奈特
内科学
Netter's
Internal Medicine

奈特
内科学
Netter's Internal Medicine

（第2版）

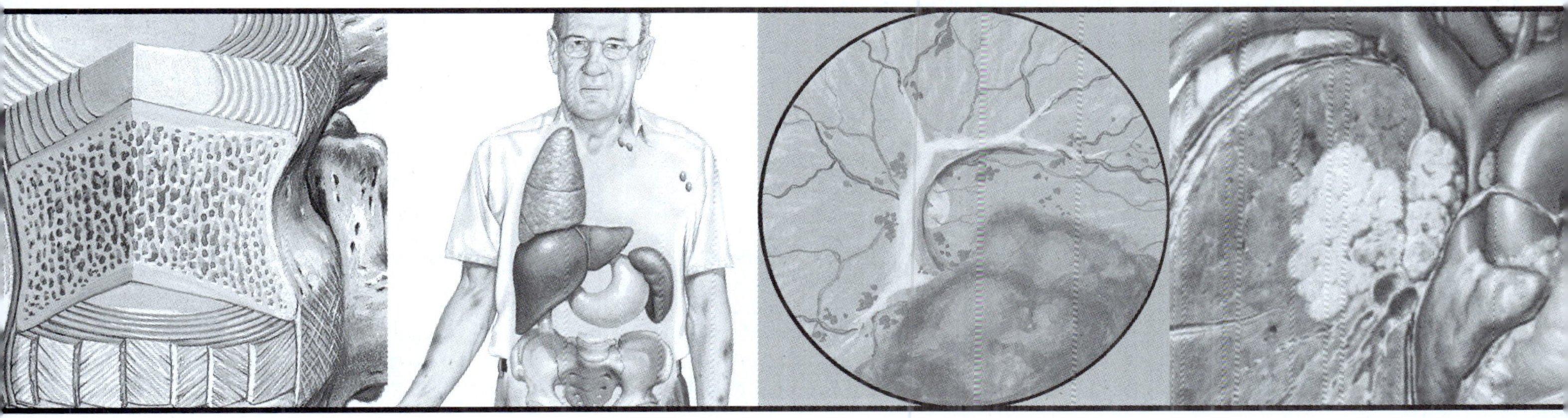

主　编　Marschall S. Runge
　　　　M. Andrew Greganti
主　译　吴寿岭　王希柱　陈乃耀
　　　　么作义
副主译　元小冬　崔刘福　马文有
　　　　翟春生　李春江
主　审　刘坤申　曹雪滨　赵宗茂

北京大学医学出版社

NAITE NEIKEXUE

图书在版编目（CIP）数据

奈特内科学：第2版/（美）伦格（Runge, M. S.），（美）格雷甘迪（Greganti, M. A.）主编；吴寿岭、王希柱、陈乃耀、么作义主译.
—北京：北京大学医学出版社，2011. 12
书名原文：Netter's Internal Medicine, 2nd Edition
ISBN 978-7-5659-0285-7

Ⅰ. ①奈…　Ⅱ. ①伦… ②格… ③吴… ④王… ⑤陈… ⑥么…
Ⅲ. ①内科学　Ⅳ. ①R5

中国版本图书馆CIP数据核字（2011）第209902号

北京市版权局著作权合同登记号：图字：01-2009-2389

Netter's Internal Medicine, 2nd Edition
Marschall S. Runge, M. Andrew Greganti
ISBN-10: 1-4160-4417-5
ISBN-13: 978-1-4160-4417-8

Elsevier (Singapore) Pte Ltd.
3 Killiney Road, #08-01 Winsland House I, Singapore 239519
Tel: (65) 6349-0200, Fax: (65) 6733-1817

First Published 2012
2012年初版

奈特内科学（第2版）

主　　译：吴寿岭　王希柱　陈乃耀　么作义
出版发行：北京大学医学出版社（电话：010-82802230）
地　　址：（100191）北京市海淀区学院路38号　北京大学医学部院内
网　　址：http://www.pumpress.com.cn
E-mail：booksale@bjmu.edu.cn
印　　刷：北京佳信达欣艺术印刷有限公司
经　　销：新华书店
责任编辑：畅晓燕　马联华　王　霞　　**责任校对**：金彤文　　**责任印制**：张京生
开　　本：889mm × 1194mm　1/16　　**印张**：88.5　　**字数**：2535千字
版　　次：2012年1月第1版　2012年1月第1次印刷
书　　号：ISBN 978-7-5659-0285-7
定　　价：398.00元

译者序言

基础医学、临床医学的快速发展，网络技术的普及，使得临床医生很容易得到所需要的各种信息。网络技术在给医生带来方便的同时，也带来了不容忽视的副作用，“打开电脑一切信息为我所用，关上电脑脑中一片空白”形象地描述了这种副作用。在网络信息的海洋中，临床医生正面临着失去独立思考、分析和综合判断能力的危险，而独立思考、分析和综合判断的能力恰恰是诊断、与患者和家属沟通、直至最后制订合理的治疗方案所必需的。

独立思考、分析和综合判断的能力来自于实践和阅读，阅读一本好书可起到事半功倍的作用。纵观国内每年新出版的医学著作，不乏好书、精品，但内容都过于单一，主要论述的是某一系统疾病，甚至某一种疾病。与之相反，随着慢性非传染性疾病的增加，老龄人群的快速增长，临床医生很难再遇到仅患单一疾病的患者，多种疾病集一身更是老年患者的特点。基于上述情况，我们急需一本既能提供最新医学信息，又涵盖了身体每一系统疾病的书籍。

看完第2版《奈特内科学》（*Netter's Internal Medicine*）的目录后，我就意识到此书是一本全面、系统的内科学巨著，阅读完全书后我发现了此书的“精”、“细”。所谓“精”，即此书将各个系统疾病的病理生理、诊断、治疗、应避免的诊疗错误要点都呈现给了读者，无一赘词。“细”体现在此书不仅包括了临床疾病诊治的内容，还包括了与临床诊疗过程密切相关的预防、现代环境下的医疗实践、改善患者安全和结局等部分的章节，治疗部分中还加入了最佳治疗的内容，其插图更是清晰准确，可以说是细大不捐，特别适合于医学生、住院医师、全科医师阅读。

由于此书的“精”、“细”，一家医院难以组织起相应的“精’、“英”队伍进行编译，因此，河北联合大学附属医院、附属开滦医院、附属人民医院、唐山市传染病院、开滦精神卫生中心、开滦林西医院组织了各个医院的精英队伍，对此书的相应章节进行了准确的翻译。在此我向参与此书翻译的每一位作者表示深深的谢意，也期望着有机会再次与各位作者合作。

在此书的翻译过程中，我的恩师刘坤申教授、同学赵宗茂教授和中国人民解放军第252医院的曹雪滨教授给予了大力的支持，并在百忙之中抽出时间对部分章节进行了校对。另外，北京医科大学出版社的各位编辑为此书的出版做了大量默默无闻的工作，对此一并表示感谢。

由于翻译此书涉及的专业多，人员广，难以就各个方面进行统一，因此同意的词语可能有不同的表述方式。尽管我们已努力使翻译工作准确无误，但鉴于水平有限，可能出现各种错误，对此谨向读者表示歉意，并欢迎读者将阅读过程中发现的错误及时反馈给我们。同时也将此书作为开滦医院建院120周年的礼物呈献给广大读者，作为寿礼恭贺父亲80岁生日。

吴寿岭

2011.8.18 于唐山

原著前言

第1版《奈特内科学》以简洁和高度可视化的版面将大量不断更新的医学信息带给临床医师。自从第1版发行后，五年来医学文献持续更新，临床医师面临着“跟上”的更新挑战。在所有内科学领域都需要整合不断增长的医学信息，并用新的知识给予患者最佳治疗。但原则上讲，最严峻的挑战也许是要求医生充分了解众多的内科学疾病。对于不同层次的学习者（医学生、住院医师、执业医师）来说，医学知识的爆炸也是一个非常现实的教育问题，他们必须迅速判断孰轻孰重，综合关键信息，然后依据临床情况有效地应用这些信息。

对于第2版《奈特内科学》，我们的目标是使其成为一本完善的教科书，既突出重点，又涵盖了第1版内科学或其他内科学未涉及的重要临床领域。为了增加第2版的内容，在保持其作为手头参考书的简洁风格的同时，我们避免了详尽地论述治疗问题。我们也竭尽所能以“方便读者”的方式论述了重要的信息，这种方式能增加读者掌握关键知识的能力，而不迷失在可混淆学习过程的细节中。

认真回顾了读者对第1版的评论后，我们做出了一些实质性的改变，以增加我们成功地实现教育目标的可能性。我们添加了一些章节，以提醒读者关注经常在临床实践中遇到的一系列重要问题，如“预防医学概述”、“现代环境下的医疗实践：改善结局和患者安全”、“心房颤动”、“心电图”、“胃肠道出血”、“多发性骨髓瘤”和“自身炎症性综合征”等。以章节副标题方式增加了“最佳治疗”和“避免治疗错误”，以提醒读者更加关注可能导致患者伤害的治疗错误。流程图被赋予不同颜色以便于快速查阅。文后的“参考文献”和“循证”用于指导读者在必要时进行更深入的学习。如同第1版，各位作者认真筛选出每一章中用以说明最重要临床问题的最佳插图，传承了Frank Netter的优点。当Netter的插图不能或难以用于阐明现代医学观点时，我们诚邀了伟大的天才艺术家Carlos A.G. Machado博士，请他绘制了新的插图，并巧妙地编辑和更新了一些Frank Netter的插图。作为一名医学艺术家，Machado将自己的笔墨技巧与医学知识结合起来，创造的插图被认为是无价之宝。

同第1版一样，我们由位于Chapel Hill的北卡罗来纳大学医学院挑选了本书的作者，这样就可以保证每一位作者均是临床专家。他们编写的章节基本上涵盖了我们日常临床实践中所需要的信息。在遴选时，我们选择了各个专业的最佳医生，并不一定是最好的研究人员。因此，本书是真正的临床教科书，它的作者不仅都是临床医生，并且许多人是国内外相关专业的知名专家。这些专家对于其他单位和其他专业的同行处理患者的方法非常熟悉。根据第1版的经验，我们深信由我们医院（主要由内科学部）编写此书能够保证重点突出，并完成为执业医师提供一本有用的教科书的目标。

我们相信，第2版所作的调整使得《奈特内科学》的水平进一步提高，并且将确保此书对所有内科医师都是极有价值的。因为无论是全科医师还是专科医师，无论是青年医师还是老年医师，无论是经验丰富的执业医师还是见习医师，都需要掌握内科学的新知识。我们成功与否取决于患者的评判。根据我们第1版的经验，我们欢迎读者的意见、建议和批评，这将有助于我们提高再版的质量。

Marschall S. Runge
医学博士，北卡罗来纳大学医学院内科学主任

M. Andrew Greganti
医学博士，北卡罗来纳大学医学院内科学副主任

不同颜色的流程图以方便快速查阅

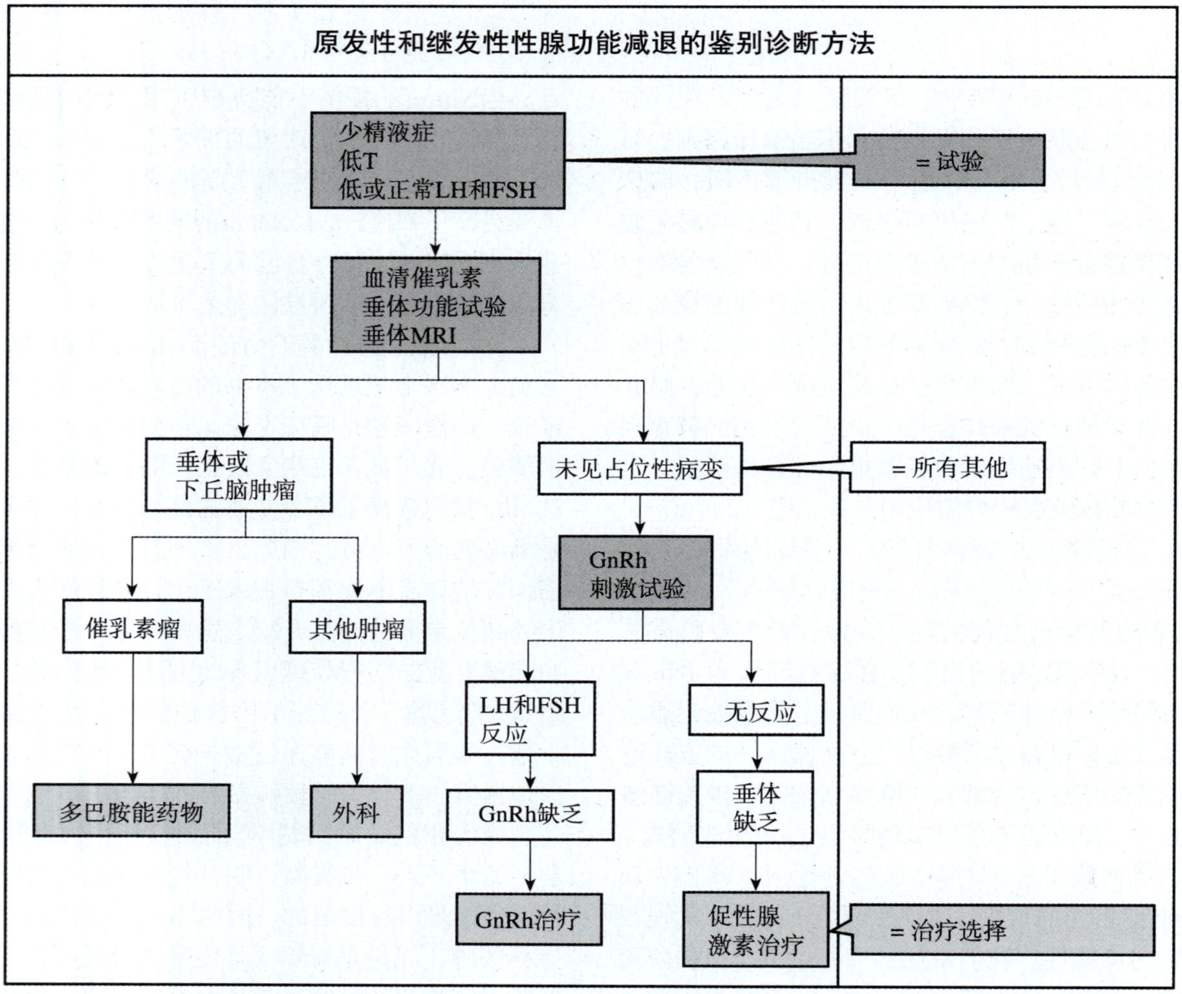

Frank H. Netter（奈特）简介

Frank H. Netter 于1906年出生于纽约市。在进入纽约大学医学院之前，他就读于艺术联盟和国家设计学院学习艺术。1931年他在纽约大学医学院获得博士学位。在求学期间，Netter博士的素描作品吸引了医学院教职工和其他医生的注意，同意他为文章和教材书绘制插图以增加收入。1933年在开始外科实习后他继续以绘图为兼职，但他最终选择放弃实习，将全部时间用于艺术创作。第二次世界大战后，他结束了在美国军队的兵役，开始了他与CIBA制药公司（诺华制药）的长期合作。这种45年的合作关系成就了大量卓越医学插图的问世，这些插图闻名于世界各地的医师和其他医疗专业人员中。

2000年7月，插图学习系统（Icon Learning Systems）收录了Netter的藏品，并继续更新Netter的原创作品，增添了经过Netter绘制风格训练的艺术家完成的作品。2005年，爱思唯尔（Elsevier）公司从插图学习系统购买了Netter的藏品和所有出版物。目前有超过50宗的刊物通过爱思唯尔公司获得Netter插图。

Netter博士的作品是使用图解教授医学概念的最佳范例。13本书的《Netter医学插图集》（*Netter Collection of Medical Illustrations*）包括了Netter博士绘制的20 000幅以上插图的大部分，成为并始终是最著名的医学出版物之一。1989年第一次出版的《Netter人体解剖学图谱》（*The Netter Atlas of Human Anatomy*）呈现了Netter藏品中的解剖插图。该书现已被翻译成16种语言版本，全世界医疗和卫生专业的学生都选用该书。

Netter图解不仅因为其艺术品质，更因为充满智慧的内容而受到了广泛赞赏。正如1949年Netter博士写道：“阐明一个主体是绘图的最终目标。不论描画得多么美丽，不论将主体绘制得多么优美和精细，如果它不能清晰地阐释一些医学要点，那么它作为医学插图毫无价值。”Netter博士的设计、理念、观点和方法体现于其绘图当中，使得这些闪着智慧光芒的插图具有重大价值。

Frank H. Netter医学博士、医生和艺术家，卒于1991年。

致 谢

第2版《奈特内科学》的出版得益于各位编写者的辛勤工作和无私奉献。

首先，我们应感谢北卡罗来纳大学医学院的各位作者，如果没有他们的睿智、倾情奉献和卓越的追求，《奈特内科学》不可能出版。第1版《奈特内科学》奠定了坚实的基础，感谢第1版编写者的辛勤工作，他们当中的许多人也参加了第2版的编写工作。

特别感谢Carlos A. G. Machado博士，他协同制作并审阅了大部分插图，补充了Frank Netter和John Craig两位博士的主要贡献。通过各位医学艺术家极具天赋的工作，将医学领域里重要且最新的概念以及新的插图包括在了本书之中。我们也要感谢Joe Chovan 和 Jim Perkins的贡献。

爱思唯尔出版社的Anne Lenehan、Elyse O'Grady 和 Marybeth Thiel帮助出版了高水平的第1版本书，在使其内容更为广泛的同时，重点也更为突出。

我们也要感谢Angela R. Rego女士，其卓越的组织能力是无法用金钱来衡量的。要特别感谢Carolyn Kruse女士，她克服了多位作者编写同一书籍带来的不便，为顺利完成首次编辑做出了不懈的努力。

我们尤其要感谢我们的家人：我们的妻子Susan Runge 和 Susan Greganti，她们的不断支持、鼓励和理解，方使此书得以完成；我们的孩子Thomas、Elizabeth、William、John和Mason Runge，以及Paul Greganti、Taylor Greganti和Katie Hall，他们激励着我们，并提醒我们：生活远远不只是著书立说；最后，感谢我们的父母，他们的执着、信仰和工作理念使我们在许多年前踏上了悬壶济世之路。

译校者名单

主　译　吴寿岭　王希柱　陈乃耀　么作义

副主译　元小冬　崔刘福　马文有　翟春生　李春江

主　审　刘坤申　曹雪滨　赵宗茂

（以下按姓氏拼音排序）

河北联合大学附属开滦医院

安丽杰　曹立瀛　陈惠艳　崔　晶　崔刘福　邓红亮　杜　鑫　方建飞　付庆江　高景利　高竞兰
郭平选　郭振玲　郝建清　侯金泓　黄　喆　黄金杰　蒋晓忠　金　成　康建忠　李　伟　李爱群
李春江　李东坤　李冬青　李海洋　李宏芬　李金峰　李雪梅　梁　洁　刘　泊　刘　星　刘　颖
刘白鹭　刘海杰　刘俊辉　刘俊江　刘四清　刘伟存　刘卫华　刘晓宇　刘业强　刘业松　刘运秋
卢开林　卢迎芬　陆　岩　陆艳萍　罗晓燕　马　英　马立国　孟庆英　苗　伟　宁旭才　牛建清
蒲景环　屈顺喜　阮春雨　舒　荣　宋海澄　唐晓霞　王　刚　王　建　王　茹　王　义　王剑利
王洁蕊　王丽晔　王淑娟　王淑青　王小洁　王秀艳　王雪利　王燕玲　王艳秀　温英武　吴寿岭
吴云涛　席文娟　肖黎保　邢爱君　徐　杰　杨文浩　于　萍　于　艳　袁　伟　袁建新　元小冬
翟春生　张　健　张　杰　张青松　张秀芳　张艳敏　张蕴霞　赵　坚　赵海燕　赵莉莉　郑晓明
周　靖　周艳茹　邹玉环

河北联合大学

陈永刚　郝雁红　黄　卫　李　云　李俊娟　刘红敏　孟令民　桑大森　孙玉艳　吴海涛　张　倩
张　颖　赵晓林　钟吉文

河北联合大学附属医院

陈乃耀　王雪明　王英曼　闫振宇　张　嵩　张海霞

河北医科大学第一附属医院

刘坤申

河北医科大学第二附属医院

赵宗茂

开滦（集团）有限责任公司精神卫生中心

代佳庚　冯　倩　高海波　谷　岩　郭金刚　胡晓辉　姜宝顺　李贺斌　刘松涛　马文有　马新英
孙　妍　孙贺祥　佟久芬　王长奇　于振剑　张　顺　张浩然

开滦医疗集团康复医院

李东贤

开滦医疗集团林西医院

曹金玲　李春江　石　峰　宋绍敏　孙　静　王张峰

开滦医疗集团钱家营医院

么太成

开滦医疗集团唐家庄医院

徐继波

开滦医疗集团赵各庄医院

侯国胜　王建军　朱　峰

上海市第一人民医院

洪　江

唐山市传染病医院

李　焱　杨海峰　么作义　赵莲蕊

唐山市第三医院

邢佳依

唐山市第八医院

刘爱华　王庆蕊

唐山市妇幼医院

陈宝丽　巩丽梅

唐山市工人医院

刘　岩　张　琦

唐山市人民医院

贾洪娟　宋巧凤　汪玉君　王希柱　杨玉梅　姚艳敏　张丽华　张云丽　朱艳辉

唐山迁安市人民医院

贺长江　宋志新　王东江　王云清　杨海英

天津市食品生物技术重点实验室

赵　辉

中国人民解放军 252 医院

曹雪滨

原著者名单

All the contributors are associated with the University of North Carolina School of Medicine at Chapel Hill.

Marschall S. Runge, MD, PhD
Charles Addison and Elizabeth Anne Sanders Distinguished Professor
Professor and Chairman, Department of Medicine
Division of Cardiology

M. Andrew Greganti, MD
John Randolph and Helen Barnes Chambliss Distinguished Professor of Medicine
Professor and Vice Chairman, Department of Medicine
Division of Geriatric Medicine
Program on Aging

Adaora A. Adimora, MD, MPH
Associate Professor of Medicine
Adjunct Associate Professor of Epidemiology
Division of Infectious Diseases

Maha Alattar, MD
Assistant Professor of Neurology
Division of Sleep and Epilepsy
Section of Adult Neurology

Robert M. Aris, MD
Associate Professor of Medicine
Director, Pulmonary Hypertension Program
Division of Pulmonary and Critical Care Medicine

Victoria Lin Bae-Jump, MD, PhD
Fellow and Instructor, Division of Gynecologic Oncology

Maria Q. Baggstrom, MD
Assistant Professor of Medicine
Division of Oncology
Washington University School of Medicine
St. Louis, Missouri

A. Sidney Barritt, MD
Instructor of Medicine
Division of Gastroenterology and Hepatology

Marc K. Bassim, MD
Chief Resident and Clinical Instructor, Department of Otolaryngology/Head and Neck Surgery

Toby Bates, DO
Instructor of Medicine
Division of Rheumatology, Allergy and Immunology
Thurston Arthritis Research Center

Anne W. Beaven, MD
Post-doctoral Fellow
Division of Hematology and Oncology

Robert G. Berger, MD
Professor of Medicine
Director, Medical Informatics
Associate Chief of Staff, University of North Carolina Hospitals
Division of Rheumatology, Allergy and Immunology
Thurston Arthritis Research Center

Lee R. Berkowitz, MD
Professor of Medicine
Associate Chair for Education
Division of Hematology and Oncology
Lineberger Comprehensive Cancer Center

Stephen A. Bernard, MD
Professor of Medicine
Co-Director, Palliative Care Program
Division of Hematology and Oncology

William S. Blau, MD, PhD
Professor of Anesthesiology
Chief, Division of Pain Medicine
Director, Acute Pain Service

John F. Boggess, MD
Associate Professor of Obstetrics and Gynecology
Division of Gynecologic Oncology

Mary C. Bowman, MD, PhD
Instructor of Medicine
Division of Infectious Diseases

Mark E. Brecher, MD
Professor of Pathology and Laboratory Medicine
Vice Chair, Department of Pathology and Laboratory Medicine
Chair, McLendon Clinical Laboratories
Director, Transfusion Medicine Service and Transplant Laboratories

Philip A. Bromberg, MD
Distinguished Professor of Medicine
Scientific Director, Center for Environmental Medicine, Asthma and Lung Biology
Division of Pulmonary and Critical Care Medicine

Sue A. Brown, MD
Assistant Professor of Medicine
Division of Endocrinology
University of Virginia
Charlottesville, Virginia

Vickie Brown, RN, MPH
Associate Director, Hospital Epidemiology
Department of Hospital Epidemiology
University of North Carolina Health Care System

Paul C. Bryson, MD
Resident, Department of Otolaryngology/Head and Neck Surgery

Robert A. Buckmire, MD
Associate Professor of Otolaryngology/Head and Neck Surgery
Chief, Division of Voice and Swallowing Disorders
Director, University of North Carolina Voice Center

Elizabeth Bullitt, MD
Professor of Surgery
Division of Neurosurgery

Craig Burkhart, MD
Resident, Department of Dermatology

M. Janette Busby-Whitehead, MD
Professor of Medicine
Chief, Division of Geriatric Medicine
Director, Program on Aging

John B. Buse, MD, PhD
Professor of Medicine
Chief, Division of Endocrinology and Metabolism

Debra L. Bynum, MD
Assistant Professor of Medicine
Division of Geriatric Medicine
Program on Aging

Lisa A. Carey, MD
Associate Professor of Medicine
Medical Director, University of North Carolina Breast Center
Division of Hematology and Oncology
Lineberger Comprehensive Cancer Center

Timothy S. Carey, MD, MPH
Professor of Medicine
Director, Cecil G. Sheps Center for Health Services Research
Division of General Internal Medicine and Clinical Epidemiology

Culley C. Carson III, MD
Rhodes Distinguished Professor of Surgery
Chief, Division of Urologic Surgery

Patricia P. Chang, MD, MHS
Assistant Professor of Medicine
Director, Heart Failure and Transplant Service
Division of Cardiology

Sanjay Chaudhary, MD
Instructor of Medicine
Division of Rheumatology, Allergy and Immunology
Thurston Arthritis Research Center

David R. Clemmons, MD
Professor of Medicine
Division of Endocrinology and Metabolism

James M. Coghill, MD
Post-doctoral Fellow
Division of Hematology and Oncology

Romulo E. Colindres, MD, MSPH
Professor of Medicine
Division of Nephrology and Hypertension
University of North Carolina Kidney Center

AnnaMarie Connolly, MD
Associate Professor of Obstetrics and Gynecology
Division of Urogynecology and Reconstructive Pelvic Surgery

Benjamin J. Copeland, MD, PhD
Practicing Otolaryngologist
Otolaryngology Associates
Carmel, Indiana

Todd Correll, PharmD
Clinical Pharmacy Specialist (ID-HIV)
University of North Carolina School of Pharmacy
University of North Carolina Hospitals

Cynthia J. Denu-Ciocca, MD
Assistant Professor of Medicine
Division of Nephrology and Hypertension
University of North Carolina Kidney Center

Thomas S. Devetski, OD
Practicing Optometrist
Alamance Eye Center
Burlington and Chapel Hill, North Carolina

Darren A. DeWalt, MD, MPH
Assistant Professor of Medicine
Division of General Internal Medicine and Clinical Epidemiology
Cecil G. Sheps Center for Health Services Research

Luis A. Diaz, MD
Professor of Dermatology
Chairman, Department of Dermatology

James F. Donohue, MD
Professor of Medicine
Chief, Division of Pulmonary and Critical Care Medicine

Mary Anne Dooley, MD, MPH
Associate Professor of Medicine
Division of Rheumatology, Allergy and Immunology
Thurston Arthritis Research Center

Jean M. Dostou, MD
Assistant Professor of Medicine
Division of Endocrinology and Metabolism

Douglas A. Drossman, MD
Professor of Medicine and Psychiatry
Co-Director, University of North Carolina Center for Functional GI and Motility Disorders
Division of Gastroenterology and Hepatology

Carla Sueta Dupree, MD, PhD
Associate Professor of Medicine
Medical Director, University of North Carolina Hospitals Heart Center at Meadowmont
Associate Director, Heart Failure Program
Division of Cardiology

Rose J. Eapen, MD
Resident, Department of Otolaryngology/Head and Neck Surgery

Charles S. Ebert, Jr., MD, MPH
Resident, Department of Otolaryngology/Head and Neck Surgery

Nurum F. Erdem, MD, MPH
Assistant Professor of Medicine
Division of Geriatric Medicine
Program on Aging

Joseph J. Eron, MD
Professor of Medicine
Director, Adult Clinical Trials Unit
Division of Infectious Diseases

Ronald J. Falk, MD
Doc J. Thurston Professor of Medicine
Chief, Division of Nephrology and Hypertension
Director, University of North Carolina Kidney Center

Mary Katherine Farmer-Boatwright, MD
Instructor of Medicine
Division of Rheumatology, Allergy and Immunology
Thurston Arthritis Research Center

Elizabeth A. Fasy, MD
Assistant Professor of Medicine
Division of Endocrinology, Metabolism and Lipids
Emory University
Atlanta, Georgia

Alan G. Finkel, MD
Professor of Neurology
Director, University of North Carolina Headache Clinic
Section of Adult Neurology

William F. Finn, MD
Professor of Medicine
Division of Nephrology and Hypertension
University of North Carolina Kidney Center

David P. Fitzgerald, MD
Instructor of Medicine
Division of Infectious Diseases

Carol A. Ford, MD
Associate Professor of Pediatrics and Medicine
Director, NC Multisite Adolescent Research Consortium for Health (NC MARCH)
Division of General Pediatrics and Adolescent Medicine

Catherine A. Forneris, PhD
Associate Professor of Psychiatry
Division of Adult Psychiatry

Amy M. Fowler, MD
Assistant Professor of Ophthalmology

W. Craig Fowler, MD
Associate Professor of Ophthalmology

Wesley Caswell Fowler, MD
Practicing Neurosurgeon
Mountain Neurosurgical and Spine Center
Asheville, North Carolina

Michael W. Fried, MD
Professor of Medicine
Director of Hepatology
Division of Gastroenterology and Hepatology

Don A. Gabriel, MD, PhD
Professor of Medicine
Division of Hematology and Oncology
Lineberger Comprehensive Cancer Center

Shannon Galvin, MD
Assistant Professor of Medicine
Division of Infectious Diseases

Lisa M. Gangarosa, MD
Associate Professor of Medicine
Division of Gastroenterology and Hepatology

James C. Garbutt, MD
Professor of Psychiatry
Medical Director, Alcohol and Substance Abuse Program, University of North Carolina Hospitals
Research Scientist, Bowles Center for Alcohol Study
Division of Adult Psychiatry

Cynthia Gay, MD, MPH
Assistant Professor of Medicine
Division of Infectious Diseases

Susan A. Gaylord, PhD
Assistant Professor of Physical Medicine and Rehabilitation
Director, University of North Carolina Program on Integrative Medicine

Leonard S. Gettes, MD
Distinguished Professor of Medicine
Division of Cardiology

Andrew J. Ghio, MD
Associate Professor of Medicine
University of North Carolina Division of Pulmonary and Critical Care Medicine
Research Medical Officer
National Health and Environmental Effects Research Laboratory
Clinical Research Branch, Human Studies Division
United States Environmental Protection Agency
Chapel Hill, North Carolina

John H. Gilmore, MD
Professor of Psychiatry
Vice Chair, Research and Scientific Affairs
Director, University of North Carolina Schizophrenia Research Center

Paul A. Godley, MD, PhD, MPP
Associate Professor of Medicine
Adjunct Associate Professor of Epidemiology and Biostatistics
Division of Hematology and Oncology
Lineberger Comprehensive Cancer Center

Lee R. Goldberg, MD
Practicing Cardiologist
Tucson Heart Hospital
Tucson Medical Center
Tucson, Arizona

Richard M. Goldberg, MD
Professor of Medicine
Chief, Division of Hematology and Oncology
Lineberger Comprehensive Cancer Center

Matthew N. Goldenberg, MD
Chief Resident and Clinical Instructor, Department of Psychiatry

Brian P. Goldstein, MD, MBA
Associate Professor of Medicine
Division of General Internal Medicine and Epidemiology
Executive Associate Dean for Clinical Affairs, University of North Carolina School of Medicine
Chief of Staff, University of North Carolina Hospitals

Robert S. Greenwood, MD
Professor of Neurology and Pediatrics
Chief, Section of Child Neurology

Ian S. Grimm, MD
Associate Professor of Medicine
Director, Gastrointestinal Endoscopy
Division of Gastroenterology and Hepatology

Steven H. Grossman, MD
Associate Professor of Medicine
Division of Nephrology and Hypertension
University of North Carolina Kidney Center

Robert E. Gwyther, MD, MBA
Professor of Family Medicine
Director, Medical Student Programs

John J. Haggerty, Jr., MD
Professor of Psychiatry
Director, Division of Social and Community Psychiatry

Russell P. Harris, MD, MPH
Professor of Medicine
Director, Program on Prevention
Director, MD-MPH Program
Division of General Internal Medicine and Clinical Epidemiology

William D. Heizer, MD
Professor of Medicine
Division of Gastroenterology and Hepatology

Ashley G. Henderson, MD
Instructor of Medicine
Division of Pulmonary and Critical Care Medicine

David C. Henke, MD, MPH
Associate Professor of Medicine
Division of Pulmonary and Critical Care Medicine

Michael A. Hill, MD
Professor of Psychiatry
Director, Adult Inpatient Program
Medical Director, Geropsychiatry Inpatient Unit
Division of Adult Psychiatry

Alan L. Hinderliter, MD
Associate Professor of Medicine
Division of Cardiology

Albert R. Hinn, MD
Associate Professor of Neurology
Section of Adult Neurology

Gerald A. Hladik, MD
Associate Professor of Medicine
Division of Nephrology and Hypertension
University of North Carolina Kidney Center

Hal M. Hoffman, MD
Associate Professor of Pediatrics and Medicine
Division of Allergy, Immunology, and Rheumatology
University of California, San Diego, Medical School
La Jolla, California

Mina C. Hosseinipour, MD, MPH
Assistant Professor of Medicine
Division of Infectious Diseases
University of North Carolina Project-Lilongwe, Malawi

James F. Howard, Jr., MD
Distinguished Professor of Neuromuscular Disease
Professor of Neurology and Medicine
Chief, Division of Neuromuscular Disorders
Section of Adult Neurology

David Y. Huang, MD, PhD
Assistant Professor of Neurology
Director, Inpatient and Emergency Neurology
Associate Director, University of North Carolina Hospitals Stroke Center
Section of Adult Neurology

Xuemei Huang, MD, PhD
Assistant Professor of Neurology
Acting Chief, Division of Movement Disorders
Medical Director, National Parkinson's Foundation Center of Excellence
Section of Adult Neurology

Burton R. Hutto, MD
Professor of Psychiatry
Division of Adult Psychiatry

Kim L. Isaacs, MD, PhD
Professor of Medicine
Associate Director, University of North Carolina Inflammatory Bowel Disease Center
Division of Gastroenterology and Hepatology

Bruce F. Israel, MD
Practicing Physician—Infectious Diseases
Asheville Infectious Disease Consultants
Asheville, North Carolina

Thomas S. Ivester, MD
Assistant Professor of Obstetrics and Gynecology
Division of Maternal-Fetal Medicine

Heidi T. Jacobe, MD
Assistant Professor of Dermatology
University of Texas Southwestern Medical Center
Dallas, Texas

Peter Lars Jacobson, MD
Professor of Neurology
Director, University of North Carolina Neurology Palliative Care Program
Section of Adult Neurology

Lukas Jantac, MD
Instructor of Medicine
Division of Cardiology

Jaspaul S. Jawanda, MD
Assistant Professor of Medicine
University of North Carolina Division of Infectious Diseases
First Health Infectious Diseases
Moore Regional Hospital
Pinehurst, North Carolina

Sandra M. Johnson, MD
Associate Professor of Ophthalmology
Director of Glaucoma
Medical College of Georgia
Augusta, Georgia

Beth L. Jonas, MD
Assistant Professor of Medicine
Division of Rheumatology, Allergy and Immunology
Thurston Arthritis Research Center

Joanne M. Jordan, MD, MPH
Associate Professor of Medicine and Orthopedics
Division of Rheumatology, Allergy and Immunology
Thurston Arthritis Research Center

Jonathan J. Juliano, MD, MSPH
Instructor of Medicine
Division of Infectious Diseases

Kevin A. Kahn, MD
Associate Professor of Neurology
Residency Program Director
Section of Adult Neurology
University of North Carolina Headache Clinic

Andrew H. Kaplan, MD†
Associate Professor of Medicine
Division of Infectious Diseases

Nigel S. Key, MB, ChB
Harold R. Roberts Distinguished Professor
Director, Harold R. Roberts Comprehensive Hemophilia Diagnostic and Treatment Center
Chief, Hematology Section
Division of Hematology and Oncology

William Y. Kim, MD
Instructor of Medicine
Division of Hematology and Oncology
Lineberger Comprehensive Cancer Center

John S. Kizer, MD
Professor of Medicine
Division of Geriatric Medicine
Program on Aging

Caroline M. Klein, MD, PhD
Assistant Professor of Neurology
Section of Adult Neurology

Philip J. Klemmer, MD
Professor of Medicine
Division of Nephrology and Hypertension
University of North Carolina Kidney Center

Karen Kölln, MD
Resident, Department of Otolaryngology/Head and Neck Surgery

Mark J. Koruda, MD
Professor of Surgery
Chief, Division of Gastrointestinal Surgery

James E. Kurz, MD
Associate Professor of Medicine and Pediatrics
Division of General Internal Medicine and Clinical Epidemiology

Jeffrey LaCour, MD
Resident, Department of Otolaryngology/Head and Neck Surgery

Alim M. Ladha, MD
Surgical Resident, Division of Neurosurgery

W. Derek Leight, MD
Resident, Department of Otolaryngology/Head and Neck Surgery

Peter A. Leone, MD
Associate Professor of Medicine
Medical Director, North Carolina HIV/STD Prevention and Care Branch, North Carolina DHHS
Division of Infectious Diseases

B. Anthony Lindsey, MD
Professor of Psychiatry
Vice Chair for Clinical Affairs
Division of Adult Psychiatry

Ryan D. Madanick, MD
Assistant Professor of Medicine
Division of Gastroenterology and Hepatology

Lawrence K. Mandelkehr, MBA
Director, Performance Improvement
University of North Carolina Hospitals

† Deceased.

J. Douglas Mann, MD
Professor of Neurology
Section of Adult Neurology

Silva Markovic-Plese, MD
Associate Professor of Neurology
Section of Adult Neurology

Allen F. Marshall, MD
Resident, Department of Otolaryngology/Head and Neck Surgery

William D. Mattern, MD
Emeritus Professor of Medicine
Division of Nephrology and Hypertension

Celeste M. Mayer, PhD, RN
Patient Safety Officer
University of North Carolina Hospitals

Travis A. Meredith, MD
Sterling A. Barrett Distinguished Professor of Ophthalmology
Professor and Chairman, Department of Ophthalmology

William C. Miller, MD, PhD, MPH
Associate Professor of Medicine and Epidemiology
Division of Infectious Diseases

Beverly S. Mitchell, MD
George E. Becker Professor of Medicine
Deputy Director, Stanford Comprehensive Cancer Center
Division of Oncology
Stanford University School of Medicine
Stanford, California

Stephan Moll, MD
Associate Professor of Medicine
Director, Thrombophilia Program
Division of Hematology and Oncology

Douglas R. Morgan, MD, MPH
Assistant Professor of Medicine
Division of Gastroenterology and Hepatology

Dean S. Morrell, MD
Associate Professor of Dermatology
Director, Residency Training Program

M. Cristina Muñoz, MD
Assistant Professor of Obstetrics and Gynecology
Division of Women's Primary Health Care

Patrick H. Nachman, MD
Associate Professor of Medicine
Division of Nephrology and Hypertension
University of North Carolina Kidney Center

Kelly C. Nelson, MD
Resident, Department of Dermatology

Carla M. Nester, MD, MSA
Instructor of Medicine
Division of Nephrology and Hypertension
University of North Carolina Kidney Center

Linda M. Nicholas, MD, MS
Professor of Psychiatry
Co-Director, Outpatient Services
Medical Director, Adult Diagnostic and Treatment Clinic

E. Magnus Ohman, MB
Professor of Medicine
Director, Program for Advanced Coronary Disease
Division of Cardiovascular Medicine
Duke University Medical Center
Durham, North Carolina

Bert H. O'Neil, MD
Assistant Professor of Medicine
Division of Hematology and Oncology
Lineberger Comprehensive Cancer Center

David A. Ontjes, MD
Professor of Medicine
Division of Endocrinology and Metabolism

Robert Z. Orlowski, MD, PhD
Associate Professor of Medicine
Division of Hematology and Oncology
Department of Pharmacology
Lineberger Comprehensive Cancer Center

Daniel J. Parsons, MD, MPH
Assistant Professor of Dermatology

Dhavalkumar D. Patel, MD, PhD
Head, Autoimmunity & Transplantation Research Basel
Novartis Institute for BioMedical Research
Basel, Switzerland

Cam Patterson, MD
Ernest and Hazel Craige Distinguished Professor of Cardiovascular Medicine
Professor of Medicine, Pharmacology, and Cell and Developmental Biology
Chief, Division of Cardiology
Director, Carolina Cardiovascular Biology Center
Associate Chair for Research, Department of Medicine

Kristine B. Patterson, MD
Assistant Professor of Medicine
Division of Infectious Diseases

Amanda Peppercorn, MD
Assistant Professor of Medicine
Division of Infectious Diseases

Harold C. Pillsbury III, MD
Thomas J. Dark Distinguished Professor of Otolaryngology/Head and Neck Surgery
Professor and Chairman, Department of Otolaryngology/Head and Neck Surgery

W. Kimryn Rathmell, MD, PhD
Assistant Professor of Medicine
Division of Hematology and Oncology
Lineberger Comprehensive Cancer Center

Daniel S. Reuland, MD
Assistant Professor of Medicine
NRSA Primary Care Research Fellow
Division of General Internal Medicine and Clinical Epidemiology

Yehuda Ringel, MD
Assistant Professor of Medicine
Division of Gastroenterology and Hepatology

M. Patricia Rivera, MD
Associate Professor of Medicine
Co-Director, Multidisciplinary Thoracic Oncology Program
Co-Director, Pulmonary/Critical Care Fellowship Program
Division of Pulmonary and Critical Care Medicine

Craig N. Rosebrock, MD
Instructor of Medicine
Division of Pulmonary and Critical Care Medicine

Pinchas Rosenberg, MD
Fellow and Instructor, Department of Ophthalmology

Robert A.S. Roubey, MD
Associate Professor of Medicine
Division of Rheumatology, Allergy and Immunology
Thurston Arthritis Research Center

David S. Rubenstein, MD, PhD
Associate Professor of Dermatology

Susan Riggs Runge, MD
Assistant Professor of Dermatology

Mark Russo, MD, MPH
Medical Director, Liver Transplantation
Carolinas Medical Center
Charlotte, North Carolina

William A. Rutala, PhD, MPH
Professor of Medicine
Division of Infectious Diseases
Director, Hospital Epidemiology, Occupational Health and Safety Program
University of North Carolina Health Care System

William E. Sanders, Jr., MD, MBA
Associate Professor of Medicine
Director, Clinical Cardiac Electrophysiology and Pacing
Division of Cardiology

Hanna K. Sanoff, MD
Assistant Professor of Medicine
Division of Hematology and Oncology

Scott L. Sanoff, MD
Instructor of Medicine
Division of Nephrology and Hypertension
University of North Carolina Kidney Center

Yolanda V. Scarlett, MD
Assistant Professor of Medicine
Division of Gastroenterology and Hepatology

Emily J. Schwarz, MD, PhD
Resident, Department of Dermatology

Brent A. Senior, MD
Associate Professor of Otolaryngology/Head and Neck Surgery
Chief, Division of Rhinology, Allergy and Sinus Surgery

Jonathan S. Serody, MD
Elizabeth Thomas Associate Professor of Medicine, Microbiology and Immunology
Division of Hematology and Oncology
Program in Stem Cell Transplantation

Nicholas J. Shaheen, MD, MPH
Associate Professor of Medicine and Epidemiology
Director, Center for Esophageal Diseases and Swallowing
Division of Gastroenterology and Hepatology

Thomas C. Shea, MD
Professor of Medicine
Director, Bone Marrow and Stem Cell Transplant Program
Division of Hematology and Oncology
Lineberger Comprehensive Cancer Center

Richard G. Sheahan, MD
Consultant Cardiologist/Electrophysiologist
Beaumont Hospital & Royal College of Surgeons in Ireland
Dublin, Ireland

William W. Shockley, MD
W. Paul Biggers Distinguished Professor of Otolaryngology/Head and Neck Surgery
Chief, Division of Facial Plastic and Reconstructive Surgery
Vice Chair, Department of Otolaryngology/Head and Neck Surgery

Roshan Shrestha, MD
Medical Director of Liver Transplantation
Piedmont Liver Transplant Program
Atlanta, Georgia

Emily E. Sickbert-Bennett, MS
Public Health Epidemiologist
Department of Hospital Epidemiology
University of North Carolina Health Care System

Micah J. Sickel, MD, PhD
Fellow and Instructor, Program in Child and Adolescent Psychiatry

Linmarie Sikich, MD
Associate Professor of Psychiatry
Director, Adolescent, School-Age Psychiatric Intervention Research Evaluation Program
Division of Child Psychiatry

Ross J. Simpson, Jr., MD, PhD
Professor of Medicine
Director, Lipid and Prevention Clinics
Division of Cardiology

Sidney C. Smith, Jr., MD
Professor of Medicine
Director, Center for Cardiovascular Science and Medicine
Division of Cardiology

Mark A. Socinski, MD
Associate Professor of Medicine
Director, Multidisciplinary Thoracic Oncology Program
Division of Hematology and Oncology
Lineberger Comprehensive Cancer Center

P. Frederick Sparling, MD
J. Herbert Bate Professor of Medicine and Microbiology and Immunology, Emeritus
University of North Carolina Division of Infectious Diseases
University of North Carolina Center for Infectious Diseases
Professor of Medicine, Duke University School of Medicine
Duke Human Vaccine Institute

Thomas E. Stinchcombe, MD
Assistant Professor of Medicine
Division of Hematology and Oncology
Lineberger Comprehensive Cancer Center

George A. Stouffer, MD
Professor of Medicine
Director, C.V. Richardson Cardiac Catheterization Laboratory
Director, Interventional Cardiology
Division of Cardiology

Teresa K. Tarrant, MD
Assistant Professor of Medicine
Division of Rheumatology, Allergy and Immunology
Thurston Arthritis Research Center

Mark Taylor, MD
Practicing Oncologist
Summit Cancer Center
Savannah, Georgia

Michael J. Thomas, MD, PhD
Practicing Endocrinologist
Carolina Endocrine, P.A.
Raleigh, North Carolina

Nancy E. Thomas, MD, PhD
Associate Professor of Dermatology

John M. Thorpe, Jr., MD
McAllister Distinguished Professor of Obstetrics and Gynecology
Division of Maternal-Fetal Medicine
Division of Women's Primary Care
Director, North Carolina Program on Women's Health Research

Stephen L. Tilley, MD
Assistant Professor of Medicine
Division of Pulmonary and Critical Care Medicine

Jenny P. Ting, PhD
Professor, Department of Microbiology and Immunology
Lineberger Comprehensive Cancer Center

Robert S. Tomsick, MD
Associate Professor of Dermatology

Charles M. van der Horst, MD
Professor of Medicine
Associate Director, Division of Infectious Diseases

Bradley V. Vaughn, MD
Professor of Neurology and Biomedical Engineering
Chief, Division of Sleep and Epilepsy
Section of Adult Neurology

Pamela G. Vick, MD
Adjunct Assistant Professor of Anesthesiology
Division of Pain Medicine

Robert J. Vissers, MD
Adjunct Associate Professor
Oregon Health Sciences University
Medical Director, Department of Emergency Medicine
Emanuel Hospital
Portland, Oregon

Peter M. Voorhees, MD
Assistant Professor of Medicine
Division of Hematology and Oncology
Lineberger Comprehensive Cancer Center

Tracy Y. Wang, MD, MS
Instructor of Medicine
Division of Cardiovascular Medicine
Duke University Medical Center
Durham, North Carolina

Lea C. Watson, MD, MPH
Assistant Professor of Psychiatry
Division of Adult Psychiatry

David J. Weber, MD, MPH
Professor of Medicine, Pediatrics, and Epidemiology
Division of Infectious Diseases
Medical Director, Hospital Epidemiology and Occupational Health
University of North Carolina Health Care System

Robert S. Wehbie, MD, PhD
Associate Professor of Medicine
University of North Carolina Division of Hematology and Oncology
Cancer Centers of North Carolina
Raleigh, North Carolina

Mark C. Weissler, MD
Joseph P. Riddle Distinguished Professor of Otolaryngology/Head and Neck Surgery
Chief, Division of Head and Neck Oncology

Ellen C. Wells, MD
Associate Professor of Obstetrics and Gynecology
Chief, Division of Urogynecology and Reconstructive Pelvic Surgery

Young E. Whang, MD, PhD
Associate Professor of Medicine and Pathology and Laboratory Medicine
Division of Hematology and Oncology
Lineberger Comprehensive Cancer Center

Park W. Willis IV, MD
Sarah Graham Distinguished Professor of Medicine and Pediatrics
Director, Cardiac Ultrasound Laboratories
Division of Cardiology

John B. Winfield, MD
Herman and Louise Smith Distinguished Professor of Medicine in Arthritis, Emeritus
Senior Member, University of North Carolina Neurosensory Disorders Center

Gary S. Winzelberg, MD, MPH
Assistant Professor of Medicine
Division of Geriatric Medicine
Program on Aging

David A. Wohl, MD
Associate Professor of Medicine
Division of Infectious Diseases
AIDS Clinical Trials Unit

Leslie P. Wong, MD
Practicing Nephrologist
Minor & James Medical
Seattle, Washington

Diem N. Wu, MD
Assistant Professor of Dermatology

Steven Zacks, MD, MPH
Assistant Professor of Medicine
Division of Gastroenterology and Hepatology

目录

第Ⅶ部分　凝血与栓塞疾病

第Ⅷ部分　血液系统疾病

第Ⅸ部分　肿瘤

第Ⅹ部分　感染性疾病

第Ⅺ部分 性传播疾病

第Ⅻ部分 生殖系统疾病

第XIII部分 神经系统疾病

第XIV部分　肾和泌尿道疾病

第XV部分　免疫系统、结缔组织和关节疾病

第XVI部分 眼部疾病

第XVII部分 精神疾病

第XVIII部分 皮肤疾病

第XIX部分 老年医学

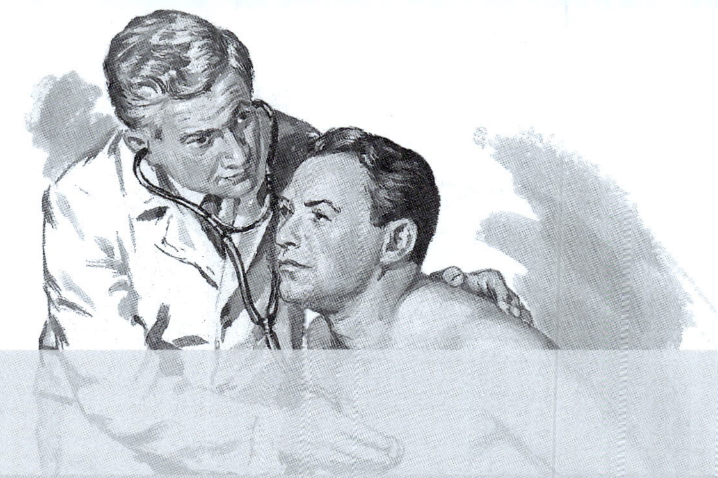

第 I 部分

一般临床挑战

1　现代环境下的医疗实践：促进患者疗效和安全

2　预防医学概述

3　诊断性检验：血栓栓塞（肺栓塞/深静脉血栓）实例

4　肥胖

5　慢性疼痛的评估和治疗

6　慢性疲劳综合征

7　中毒与用药过量

Brian P. Goldstein · Lawrence K. Mandelkehr · Celeste M. Mayer

1

现代环境下的医疗实践：促进患者疗效和安全

引言

在 21 世纪第一个十年，美国的医学专业仍然是一个需要高深学识的专业。患者和大部分公众对医生仍然非常尊重。由于医生们采用了大量针对性更强的诊断和治疗手段，医疗效果更加显著，而且与以往的方法相比，现在的许多检查和治疗创伤性更小。总而言之，与以往任何时候相比，现在的诊疗技术都更有效或疗效更好。

与此同时，近年来美国公众越来越多地意识到了他们的卫生保健系统中开业医生存在的缺点，尤其意识到了他们必须游弋其中以接受卫生服务的体系存在的缺陷。现在公众已经发现，美国的卫生保健系统经常不能发挥它应有的作用，有时甚至可以引起本来可以避免的伤害，而且这个系统在诊疗和成本方面有很大的变化，但患者获益方面的变化却不明显。对于服务提供者和机构来说，他们越来越多的工作是要证实他们各自的服务符合现行的标准以及避免可能的伤害。

作为医生，我们知道，在收集可靠的、有价值的资料方面以及在比较不同类型的服务行为和不同类型的患者方面，我们的能力有限。更为重要的是，目前的付费方式和诊疗与患者安全的目标严重脱节。目前，来自公众和个人的要求改变服务的压力还不大，但医生在面对这些需要的同时还要应付其他方面的压力——有时似乎更紧迫，如付费方式、人员不足和收入下降。尽管存在这些额外的压力，政府、纳税人、客户（顾主）以及公众对医生的工作方式还是认可的。

在 20 世纪 90 年代中以前，纳税人、政策制定者和这个行业对医保系统中存在的缺陷并没有给予足够的重视。确实，美国法院长期以来对于那些由于疏忽而导致的医疗事故受害者一向判定给予补偿。原告要想得到补偿，必须证明被告提供的医疗服务不符合标准，由此被告被判定为“更有可能而不是没有”导致了医疗事故。这种危机周期性暴发的医疗形势促使医疗保险费用不断上涨，有一些州政府已进行了一些改革，但是美国医疗事故体系基本没变，并且对临床诊疗方式的真正变化没有产生什么影响。

人们对医疗服务的质量和安全的关注是另外一些趋势的结果。大致在 20 世纪 60 到 80 年代，现在我们称为卫生服务研究者的一拨人制订了一系列标准方法，用以评估卫生保健供给模式的结构、服务提供程序以及临床结局。信息技术的发展已使计算机技术逐渐应用到这些评估服务、程序和结局的方法中。自 1990 年美国成立卫生保健政策和研究署（the Agency for Health Care Policy and Research，现为卫生研究与质量署，the Agency for Health Research and Quality）起，美国联邦政府加强了对医疗服务的评估。同时，各种多方小组——从筹集医疗保险资金的雇主，到也支付卫生服务费用且支付份额不断增长的联邦政府和州政府，到有管理的医疗保险公司和消费者组织联合会——都将更多的注意力转移到卫生服务质量和服务价值是否与他们支付的费用成比例上。

最近，卫生行业一直在强烈呼吁（或许有些晚了点）对决定医生、医院和其他提供者运营方式的系统进行改革。美国卫生保健促进协会（the Institute of Healthcare Improvement，IHI）是一个私立非营利性机构，是 1991 年由儿科医生 Donald Berwick 创立的，其旗下聚集了众多医生。开始 IHI 是卫生保健行业中提倡对卫生服务进行根本改革的唯一声音。在接下来的几年中，又有更多的声音加入到 IHI 的行列，包括许多专科医师协会、美国医学会（the American Medical Association）和医学研究所（the Institute of Medicine，IOM）。的确，IOM 的有关服务缺失和促进卫生保健系统功能的系列报告可作为一个分水岭——在提高全民对这些问题的意识和促进真正的改革两方面，无论在卫生行业内还是在公共政策上。

在近十年里，卫生服务测量方法已广泛应用。联合委员会（The Joint Commission，TJC）已采纳了一套扩展的需要由医院搜集和上报数据的绩效测量方法。这些数据公布在一个公共网站上。在这方面，美国老年医疗保险（Medicare）和医疗补助计划（Medicaid）服务中心（the Centers for Medicare and Medicaid Services，CMC）也加入到 TJC 的行列中；到 2005 年，所有希望从 CMS 获得本年度上涨费率（inflation）的医院，必须报告他们测量的服务量。CMC 已经提出了一个使其项目从"为实际服务买单"到"为绩效买单"的改革方案，其中对医院支付的一些部分要根据其在促进服务方面的进步进行调整，后者则由这些测量方法决定。The Leapfrog Group——一个成立于 1998 年的由大公司组成的协会——对改革卫生服务供给也施加了压力，有其自己的追踪医院绩效的记分卡。虽然 The Leap frog Group 的调查是自愿参加的，但是投保人和公众越来越重视这种有关医疗机构绩效信息的数据。The Leapfrog Group 和 TJC/CMS 制定了测量程序（例如，对于一位患有急性心肌梗死的患者，某家医院是否开了阿司匹林处方），如果与临床结局相反（例如，先前有急性心肌梗死的患者心脏再次受到损害的比例）。运用测量程序似乎更容易追踪绩效，因为它们可作为常规的医疗行为，而结局可能要经过一段时间才能进行评估。运用测量程序也易于符合专家的意见。运用测量程序也可避免出现人口、社会经济和严重性调整这些混合因素的复杂性。以医院为单位的结局测量数据，往往是按专业或按专科报告的，或者只能作为一个研究结果。例如，新生儿服务的 Vermont-Oxford 数据库，胸外科医生数据库协会，以及由医院资助者集团（如 the University Health-System Consortium）建立的数据库。

在美国，针对医生的测量方法形成很慢，但现在这些测量方法正在成为这个领域中一个重要的组成成分。2006 年 CMS 启动了一套针对医生的有限的程序测量自愿报告系统。2006 年 12 月，布什总统签署了 2006 年减税和卫生服务法案，强制建立一个医生报告系统并批准了一项支付奖励方案。那时，医生是否参加 CMS 的质量报告系统仍然是自愿的，但从 2007 年的下半年开始，医生参加 CMS 的这个系统，报告他们对一些疾病的诊疗资料就可以从老年医疗保险计划（Medicare）中得到 1.5% 的补贴。私立保险公司也实施了一些方案，以鼓励医生报告他们的诊疗资料。例如，通向更好的绩效的方案（the Bridges to Excellence program），就为达到几种慢性病治疗标准的医生提供奖励支付。现在仍然还没有根据服务质量和安全测量对类似的提供者给予补偿的方案，但将继续扩展。

其他对增强卫生保健系统透明度和责任运动有重要贡献的机构，更关注与激励相匹配的和有证据支持的增量变化上，而不是将绩效与认证或支付联系起来。一个显著的例子是：2005 年 IHI 的 100 000 个生命的战役（the 2005 IHI 100 000 Lives Campaign）。参加的医院（最终达到 3000 所）及其医疗人员自愿承诺循证（具有明确的可降低院内死亡率的证据）开展他们的一系列工作。IHI 的调查显示，大多数医院通过实施六个建议中一个或更多措施已成功促进了临床疗效和安全性。大多数参加的医院还在继续实施这些措施。2006 年 12 月，IHI 又提出了一项旨在降低住院患者院内感染率的措施。另一个组织，美国质量论坛（the National Quality Forum，NQF）则将重点放在制定、法定化和宣传临床诊疗规范上（包含最佳的临床证据及专家建议）。NQF 具有重大作用，他们通过实施规范统一的国家诊疗常规促进了临床诊疗工作的测量和报告。其他诸如 Leapfrog、TJC、CMS 和专科学会之类的组织可以采用这些诊疗规范而不必自己去制定，因而可以将重点放在帮助提供者促进的诊疗水平上。

尽管上述这些促进服务质量的措施对个体患者的最终影响还不确定，但没有人否认，为了达成我们的卫生服务供给系统的中心目标，做任何努力都是值得的。一些提供者对于是否参与质量促进方案的犹豫常常是由于他们工作繁忙，没有时间，而不是由于没有兴趣。为了应对现代的和资源约束的临床诊疗环境，政策制定者必须了解，医生要符合新的诊疗指南需要基本的支持。在很多情况下，要增加医院和医生的补贴以弥补这部分额外的开销。

（蒲景环　译　张　健　校）

参考文献

Donabedian A: Evaluating the quality of medical care. Milbank Mem Fund Q 44:166-206, 1966.

This article provides a good general review.

Donabedian A: Explorations in Quality Assessment and Monitoring, vols I-III. Ann Arbor, MI, Health Administration Press, 1980, 1985.

This text is considered the "bible" of the preferred methodologic approach for health services research.

Institute for Healthcare Improvement. Available at: http://www.ihi.org. Accessed February 4, 2007.

The IHI's website is an excellent source of information about U.S. and international care improvement activities. Some areas of the site are for members only, and some publications are available for sale, but a great deal of the information is free and available.

Kohn LT, Corrigan JM, Donaldson MS (eds), for the Committee on Quality of Health Care in America, Institute of Medicine: To Err is Human: Building a Safer Health System. Washington, DC, National Academy Press, 2000.

This first report of the Committee on the Quality of Health Care in America is the source of the oft-quoted figure of "98,000 deaths from medical errors each year." This figure is based on scant data, but the assertion drew attention to the remainder of this document, which focuses on all parties' obligation to prevent and mitigate harm in the course of trying to do good for patients.

National Quality Forum. Available at: http://www.qualityforum.org. Accessed February 4, 2007.

The NQF has evolved as the best developer of consensus standards for medical care. Expect its publications to continue to serve as the basis for P4P programs and Joint Commission goals.

U.S. Department of Health and Human Services, Centers for Medicare and Medicaid Services: Physician Voluntary Reporting Program. Available at: http://www.cms.hhs.gov/PQRI. Accessed February 4, 2007.

This website reviews the requirements, expectations, and general organization of this program.

循证

1. Committee on Quality of Health Care in America, Institute of Medicine: Crossing the Quality Chasm: A New Health System for the 21st Century. Washington, DC, National Academy Press, 2001.

   An excellent summary of the state of the health care system at the start of this century, and still the definitive consensus summary of the fundamental changes that physicians and health care organizations can make to improve care. The document's Six Aims for Improvement are the most widely cited definition of quality: health care should be safe, effective, patient centered, timely, efficient, and equitable.

2. U.S. Department of Health and Human Services: Hospital Compare—A quality tool for adults, including people with Medicare. Available at: http://www.hospitalcompare.hhs.gov/. Accessed February 4, 2007.

   This consumer-friendly website provides data submitted by more than 90% of U.S. hospitals, allowing the viewer to make comparisons among these hospitals.

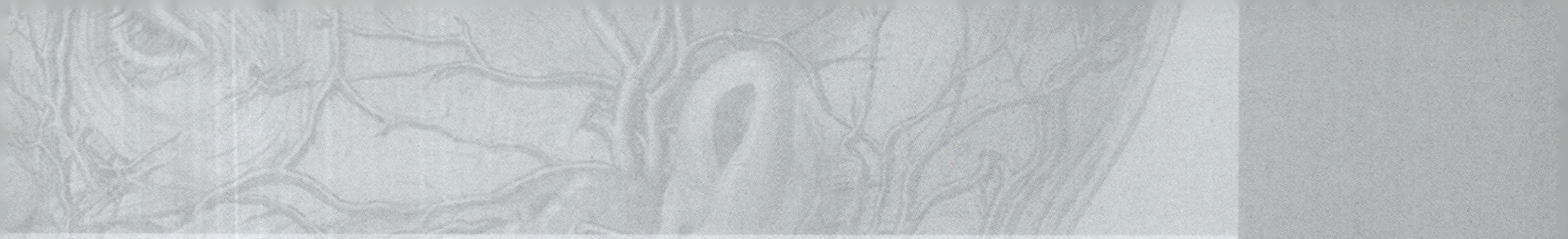

Russell P. Harris

2

预防医学概述

引言

高质量的卫生保健不仅需要治疗疾病，而且需要关注有效的预防保健。预防定义为降低未来不良健康事件的风险。许多不同的措施被视为预防，包括免疫接种、筛检、用于改变生活方式的个人的和人群的干预措施以及疾病预防。在美国，多达 50% 的死亡应用现有的医学知识是有可能进行预防的。

预防服务与其他医疗服务一样，在带来益处的同时也可导致伤害。就个体而言，与治疗严重的医学问题不同，通过预防降低的风险很小。例如，对于一位 50 岁患有乳腺癌的无症状女性患者而言，其在下一次乳房 X 检查中被检出的可能性为 4‰～5‰，而其寿命由于这次检查而延长的可能性为 1‰。但是，如果参加乳房 X 检查的人很多，则这种预防措施影响的绝对人数可能是很多的。例如，在美国，每年大约有 10 000 名妇女会因接受乳腺癌筛检而延长寿命。因此，有必要从所有病人的角度来考虑预防的益处和伤害。预防保健覆盖的人数越多，从中获益的患者人数就越多。

对于许多疾病而言，目前还没有有效的预防策略。有些时候这是令人沮丧的，可能导致预防保健的支持者们提出各种没有经过检验或没有经过充分检验的预防措施。由于这些措施最终显示的结果可能是净伤害而不是净益处，并且由于实施无效的措施可能比实施更有效措施占用的时间和精力更多，对临床医生来讲，重要的是要应用两条标准来区分预防措施的优先次序：（1）该措施适用于特定患者的重要疾病；（2）该措施已被证实益处大于伤害。

尽管面对众多预防保健措施临床医生可能会手足无措，但这些措施中实际上只有有限的一些措施满足这两个标准。然而，权衡分析每一条措施的益处和伤害仍是复杂的工作。我们建议临床医生严格遵守美国预防服务工作组（USPSTF）的建议。USPSTF 是一个非政府组织的预防医学专家小组，其主要任务是确定哪些预防措施是应该优先选择的。就预防免疫接种而言，最好的建议是由美国疾病控制和预防中心（CDC）下属的免疫接种实施咨询委员会（ACIP）提出的。

本章下文将简要讨论提供给临床医生的“预防策略”。接下来的几节将讨论常见疾病及符合我们标准的临床医生应该优先实施的预防措施和检查建议。表 2-1 给出了成人优先实施的预防措施建议。表 2-2 给出了一些不应该优先实施的选择性措施，表 2-3 提供了一些除特定情况外不应该采用的措施。

表 2-1 对成人应优先实施的预防措施

优先的健康问题	优先适用人群	有效措施 / 评价
可免疫接种预防的疾病	所有年龄	各种免疫接种方法；见 http://www.cdc.gov/nip/recs/adult-schedule.htm
烟草相关的问题（如CVD、肺癌、肺气肿）	所有年龄	对正在吸烟的人进行筛检并给予适当的咨询，对青少年给予预防咨询
心血管疾病	对所有年龄人群进行吸烟和血压筛检；重点对45岁以上的男性和55岁以上的女性进行血脂筛检；重点对高血压或血脂异常人群进行糖尿病筛检	对CVD危险因素进行筛检和适当的治疗：血脂异常、吸烟、血压和糖尿病 需要注意的是，治疗强度与总体CVD风险水平相关 对于没有高血压和血脂异常者，没有必要进行糖尿病的筛检
心血管疾病	重点关注45～75岁的男性和55～75岁女性	对10年风险＞10%的人应用低剂量阿司匹林
腹主动脉瘤破裂	65～75岁的目前或曾经吸烟的男性	腹部超声，只需筛检一次（除非出现异常） 不需要在非吸烟者和女性中进行筛检
结直肠癌	50～75岁的健康男性和女性	采用以下四种方法中的一种进行筛检：每年1次家庭便隐血检测（FOBT）卡检测；每5年1次乙状结肠镜检查；FOBT和乙状结肠镜检查联合使用；每10年1次结肠镜检查
乳腺癌	50～75岁的女性；40～50岁赞成或反对筛检的女性	每1～2年1次乳腺X线检查及临床乳腺检查（注意：50岁以上女性、前2年乳腺X线检查阴性或无异常者可每2年筛检1次）
宫颈癌	65岁以下有性行为且宫颈未受损女性	每3年1次巴氏涂片检查（最近检查结果为阳性者除外） 对无宫颈、无性行为、65岁以上既往检测阴性的女性不需要筛检
抑郁症	所有成人	采用两个问题筛检：（1）过去2周内你是否感到失落、抑郁或绝望？（2）过去2周内你是否感到工作没有兴趣或不快乐？ 对筛检结果阳性者需要进行诊断性精神检查和适当的治疗 / 随访
跌倒和骨折	65岁及以上的男性和女性	筛检是否摄入充足的维生素D，对摄入量低者进行咨询 筛检既往跌倒史，结果阳性则评估跌倒风险 尽量减少使用精神治疗药物 对65岁及以上者筛检骨质疏松，对患者进行适当治疗 对65岁以下人群没有必要进行筛检，除非他们有较高风险
车祸	所有成人	筛检是否有酒精滥用，如有则进行咨询
肥胖	所有成人	通过计算BMI筛检是否有肥胖，同时筛检体力活动量 与患者讨论肥胖的诊断和低体力活动，考虑改变的措施，包括转诊到强化社区项目
性传播性疾病（如衣原体感染和淋病）	15～26岁及以上性生活活跃的具有危险因素的女性	对以下人群进行筛检及适当的治疗：（1）符合衣原体感染的所有人（2）淋病，重点关注生活在高患病率地区的女性
HIV	所有年龄	对以下人群进行筛检和适当的治疗：要求筛检的患者；具有危险因素的患者；居住在HIV感染常见或高发地区的患者 唯一可以不进行筛检者为无危险因素且居住在HIV低发地区的人群
视力问题	65岁及以上成人	通过询问视力和Snellen视力表进行筛检；阳性结果者需要就诊于眼科医生
听力问题	65岁及以上成人	通过耳语检测或HHIE问卷进行筛检；结果阳性者需要就诊于听力医生

BMI：体重指数；CVD：心血管疾病；HHIE：老年听力障碍调查表；HIV：人类免疫缺陷病毒。

表 2-2 不应该优先实施的预防措施*

预防措施	人群	评价
筛检前列腺癌的常规前列腺特异性抗原检测和数字直肠检测	成年男性	可与 50 ～ 70 岁的男性进行讨论，对那些已了解这种方法优缺点但仍打算检测者进行
筛检黑色素瘤的常规全身皮肤检测	成人	应对在其他疾病常规检查中发现有可疑病变者进行
筛检口腔癌的常规龋齿检测	成人	应对在其他疾病常规检查中发现有可疑损害者进行
常规家族 / 家庭暴力筛检	成人	应在出现抑郁或不明原因症状的女性中保持高度怀疑
常规痴呆 / 认知损害筛检	成人	应在出现认知改变或判断能力下降的人群中保持高度怀疑
常规青光眼筛检	成人	应在老年人、具有眼部疾病的非裔美国男性中保持高度怀疑
常规甲状腺功能异常筛检	成人	应在老年人、无特定疾病女性中保持高度怀疑

* 注意所有这些建议均为针对无已知症状的一般风险人群。这些建议不适于有高风险或有特殊风险情况的人群。出现症状的人群应进行适当的检测和检查而不是筛检。

表 2-3 通常不应实施的预防措施*

预防措施	人群
筛检膀胱癌的血尿检测	成人
β 胡萝卜素，维生素 E、A 和 C 补充	有正常饮食的成人
绝经后激素治疗	绝经后女性
对已有冠心病者进行心电图、运动心电图、冠状动脉钙化、踝臂指数筛检或对将来发生冠心病风险进行筛检	成人
筛检卵巢癌的 CA-125 检测和超声检测	成年女性
筛检胰腺癌的超声检测或 CT 检测	成人
筛检睾丸癌的睾丸检查	成年男性
筛检乳腺癌的常规乳房自我检测教育	成年女性
筛检无症状性菌尿的尿常规检测	成人
丙型肝炎常规筛检	成人
筛检肺癌的胸片或螺旋 CT 检测	成人
检测颈动脉狭窄的多普勒颈动脉超声	成人
全身 CT 扫描	成人

* 注意所有这些建议均针对无已知症状的一般危险人群。这些建议不适合于有高危风险或有特殊风险情况的人群。出现症状的人群应进行适当的检测和检查——而不是筛检。

CT：电子计算机断层摄影法；ECG：心电图。

预防策略

免疫接种

在成人中，目前 ACIP 推荐了六种常规的免疫接种：

- 每 10 年加强一次破伤风、白喉免疫接种（对 19 ～ 64 岁人群至少应加强一次破伤风、白喉和百日咳疫苗接种）
- 对 50 岁及以上者（以及 50 岁以下的特定人群）每年注射一次流感（灭活肌内注射）疫苗［对 5 ～ 49 岁的健康非孕患者可注射活疫苗（FluMist）］

- 对 65 岁以上者（以及 65 岁下的特定人群）注射一次肺炎球菌疫苗
- 对 1957 年及以后出生、既往没有疫苗接种者，注射麻疹、腮腺炎和风疹疫苗
- 对 1966 年及以后出生、既往没有感染过水痘或没有免疫接种者注射水痘疫苗
- 对 9 ～ 26 岁女性注射人乳头瘤病毒疫苗

美国食品和药品管理局批准的另一个疫苗是适合 60 岁及以上者预防带状疱疹的高效水痘疫苗。其他疫苗（如甲肝疫苗、乙肝疫苗和脑膜炎疫苗）是针对特定人群推荐的。ACIP 推荐的完整的成人免疫接种表可从 CDC 网站获取。

筛检

筛检是一个广泛使用同时经常被误解的策略。我们一直在进行筛检。年度体检实际上就是采用一系列筛检问卷、体格检查和实验，在没有已知疾病症状或体征的人群中寻找疾病（或危险因素）。筛检的基本理念是：早治疗比晚治疗（出现症状或体征后）可得到更好的健康状况。但与筛检概念一样直观的问题是，只有一部分筛检结果是正确的。实际上有时候筛检带来的更多是伤害而不是益处。

筛检至少可以通过三种途径导致伤害：(1) 筛检实验本身的不良反应；(2) 筛检实验假阳性结果的不良影响；(3) 检测出需要进一步观察或治疗的疾病，但却从不会发展到引起临床问题（有时也称伪疾病）的不良影响。

筛检实验的不良反应

大多数筛检实验几乎都没有不良反应。然而，有一些实验可引起并发症。例如，2006 年发表的一个研究发现，在接受结肠镜检查者中，严重并发症的发生率为 5‰。筛检实验的各种并发症都必须与通过筛检而延长寿命的人数进行权衡。

假阳性结果的不良影响

因为筛检是在疾病危险性低（但不是没有）的人群中进行的，大多数筛检实验结果是假阳性结果而不是真阳性结果。例如，乳腺 X 线检查“阳性”结果中只有在 10% 以下的人可做出乳腺癌诊断；90% 以上为假阳性结果。筛检实验结果为假阳性的人群通常会非常焦虑，直到确诊实验结果为阴性。但是，如果确诊实验本身不完全敏感（例如，对筛检实验前列腺特异性抗原升高者进行的前列腺活检），患者的焦虑时间就会延长。此外，如果确诊实验是不舒适的或有风险的（如卵巢癌筛检实验阳性后进行的腹腔镜检查，或肺癌筛检实验螺旋 CT 结果阳性后进行的肺活检），筛检实验结果为假阳性的患者受创伤的可能性更高。这些可能的伤害必须与通过筛检而延长寿命的人数进行权衡。

伪疾病检测的不良影响

大样本人群研究告诉我们，被筛检实验检测出来的一些疾病可能从不会引起患者出现临床问题。这些疾病包括：原位癌（如乳腺原位导管癌）、疾病前期（如糖尿病前期或高血压前期）、只有偶尔才恶化的良性疾病（如结肠息肉或Ⅰ型、Ⅱ型宫颈上皮内瘤样病变）或慢性进展性疾病（如许多前列腺肿瘤）。这些疾病的检出通常会导致患者焦虑。更为严重的是，因为我们通常不能决定患有这些疾病的人哪些会出现临床问题，哪些不会，我们通常会对大多数患者或所有患者进行治疗。对那些不会出现临床问题的人而言，这是治疗过度，可能使患者提前遭受治疗不良反应带来的痛苦（如对前列腺癌行前列腺根除术导致的阳痿或尿失禁）。

生活方式改变

在美国，许多死亡是由生活方式问题引起的，包括吸烟、肥胖、缺乏体力活动、酒精滥用、不使用汽车安全带或自行车头盔以及武器存放不安全。改变这些不健康的生活方式可能会给公共健康带来巨大益处。研究已证实，正确实施并由临床医生指导有助于患者戒烟和减少酒精滥用。然而，在临床诊室就诊的情况下改变这些诸如缺乏体力活动及体重不健康增加的行为是很难完成的。越来越多的证据显示，以群体为目标进行行为和社会干预的大型项目和信息传播对不健康生活方式有正向的作用。这些项目可由社区内部或通过健康计划提出并实施。临床医生应该考虑介绍适当的患者参加这些项目。适当的患者应包括哪些有兴趣改变生活方式的人。临床医生可采用激发性交流技巧鼓励患者做出生活方式改变。

疾病预防

疾病预防与治疗是相互交融的，例如应用药物去预防一个不良健康事件。具体实例包括“治疗”

高血压和高血脂以预防心血管事件。疾病预防的许多问题都与尽力使疾病预防措施的益处最大而损害最小有关。这些问题包括：

- 在何种风险水平开始治疗
- 治疗强度如何
- 治疗的目标应是什么
- 治疗的不良反应是什么

一般情况下，风险较高的患者更易从治疗中获得益处，可更积极地进行治疗。然而，通常我们确定某个个体是否处于足够高的风险来接受治疗的方法并不适当。而且，疾病预防措施的安全性也是一个重要限制——限制疾病预防的广泛使用。在接受治疗的大量人群中，即使只有很小比例的个体出现了治疗不良反应，也可以抵消任何治疗益处。举一个例子，例如，在大多数女性中使用他莫昔芬预防乳腺癌。

常见疾病和建议预防措施

注意以下建议是针对处于一般风险的患者的，不是针对处于高风险的有特殊疾病的患者的。

心血管疾病

少数预防措施如果广泛实施的话，可以有效降低心血管疾病的巨大负担。这些措施包括对危险因素进行适当的治疗、戒烟咨询和阿司匹林药物预防。预防措施从评估患者的“总体心血管风险”开始。对总体风险高的个体应该给予积极的危险因素控制（见 USPSTF 关于高血压、血脂、阿司匹林和戒烟的建议）。对中度风险个体仍应考虑使用阿司匹林、戒烟以及适当控制其他危险因素。需要考虑的最重要的危险因素是 Framingham 模型中的危险因素：血压、胆固醇、吸烟、糖尿病、年龄和性别。

除了预防冠状动脉疾病和卒中外，对 65 ～ 75 岁既往吸烟的男性进行大腹主动脉瘤（＞ 5.5cm）的单独筛检，可以降低腹主动脉瘤破裂引起的死亡人数。

癌症

在美国，引起死亡人数最多的癌症是肺癌、结直肠癌、乳腺癌和前列腺癌。筛检在减少结直肠癌和乳腺癌死亡率方面有明确的效果。减少肺癌死亡率最有效的方法是戒烟。我们目前还没有可以减少前列腺癌死亡率有效方法。前列腺癌筛检试验方法正在研究中，还需要几年时间才能完成。

有效的结直肠癌筛检方法有以下四种：每年1次家庭便隐血检测（FOBT）卡检查；每5年1次乙状结肠镜检查；FOBT和乙状结肠镜检查联合使用；每10年1次结肠镜检查。最理想的方法是患者感到最舒适的那种方法。

理想的乳腺癌筛检方法包括乳腺 X 线检查和临床乳腺检查。50 岁以上、过去几年的筛检结果没有异常的女性可以每 2 年筛检 1 次。女性在 40 岁以后可以进行选择性筛检，即使这个年龄筛检的益处较小。

除了这些癌症外，宫颈癌筛检有明确效果。对于因非恶性肿瘤已摘除宫颈的女性不需要进行筛检。筛检结果反复呈阴性的女性可以每 3 年筛检 1 次，不需要每年筛检。65 岁以上、最近筛检结果呈阴性的女性不需要进行筛检。

抑郁症

对于发现抑郁的个体进行简单的抑郁筛检，加上评估和可能的治疗，能有效改善患者的生活质量。提问两个问题（“在过去 2 周内，你是否感到失落、抑郁或绝望？”以及“在过去 2 周内，你是否感到没有兴趣或不快乐？”）就足以检测出许多亚临床抑郁患者。

伤害预防

临床医生应当考虑三个主要的伤害预防领域：预防跌倒和骨折，预防机动车车祸，以及预防家庭暴力。

多因素风险评估和控制项目及锻炼干预能有效减少老年人发生跌倒。这些项目评价诸如体位性低血压、步态蹒跚、精神药物使用、四肢力量、营养情况及听力和视力等问题。对那些近期曾跌倒的人常规询问既往跌倒史和进行更有力度的检测也是一个合理的策略。

另一个重要的策略是对 65 岁以上女性进行骨质疏松筛检。对骨质疏松女性给予二碳磷酸盐化合物治疗可减少骨折。较年轻的女性因为骨折风险较低，除非有特殊的危险因素，没有进行筛检的指征。

使用汽车安全带和肩带约束系统可以减少机动车车祸伤害。这些装置是全自动的且不需要个人操作，它们是使用最广泛的措施。临床医生的咨询能减少过量的饮酒；临床医生应该对此问题进行筛检。

关于是否应该进行家族和家庭暴力筛检的证据并不充分；目前我们不建议进行筛检。然而，保持对见到的轻微家庭暴力症状和体征的警觉有助于发现肉体上和情感上受虐待的女性。对发现正在遭受家庭暴力的女性应给予当地相关救助资源的信息。

生活方式相关问题

肥胖和缺乏体力活动是我们社会中的主要且越来越突出的问题。有计划的减肥和增加体力活动可使糖尿病风险、高血压和死亡率降低。虽然简单的建议不太能影响这些生活方式，但是更有力度的包括行为和社会干预在内的项目是非常有效的。我们建议临床医生自身要熟悉为肥胖和缺乏体力活动患者提供的社区计划项目和健康计划项目，并能向适当的患者介绍这些项目。

性传播性疾病

对衣原体和淋病感染风险增加的女性应进行筛检。对于衣原体感染，筛检人群包括 15 ～ 25 岁女性及 15 ～ 25 岁以上有行为危险因素的女性，如多个性伴侣。对于淋病，筛检人群包括年龄较小、性生活活跃居住在高危地区的女性。

现在对于人类免疫缺陷病毒（HIV）感染的筛检建议比过去包括的人群更多。这不仅因为筛检检测效率高，假阳性结果很少，而且因为有有效的治疗方法。目前对于有其他性传播性疾病、具有行为危险因素（如男性同性恋、多个性伴侣）或居住在 HIV 高危或中危地区的男性和女性，应考虑进行 HIV 筛检。

成瘾相关问题

在我们社会，酒精滥用是引起发病和死亡的常见且重要的原因。已证明在诊所内进行酒精滥用的筛检、进行简单的咨询及随访可以减少饮酒。

在美国，吸烟每年可导致 40 多万人死亡。筛检和戒烟简单咨询可以使长期戒烟率增长。采用尼古丁替代治疗和安非他酮治疗等辅助治疗方法会进一步降低戒烟率。

视力和听力问题

65 岁以上人群经常发生视力和听力问题。这些问题可能发展缓慢，以至于患者意识不到它们的存在。因此，简单的功能问卷筛检（包括用于检测听力的老年人听力障碍检测问卷）、简化的视敏度检测和听力耳语音检测可以识别出这些人，并且他们可以从进一步的评价中获得益处。

不应该做的事情

如果临床医生能够重点关注前面已经描述的预防措施，他们就能对患者的健康做出重要贡献。其他人可能会极力推荐其他一些预防措施，但这些措施要么经常会引起严重的损害，要么没有足够的证据支持。表 2-3 列出了一些常见的有争议的预防措施，我们一般不推荐使用，除非有特殊情况。

健康维持检查（“年度体检”）

许多定期健康维持检查就是筛检。这种检查由于以下两个原因并不能作为实施预防保健的好方法：（1）许多人不进行定期检查；（2）一些预防措施，如血压控制、血脂升高控制及戒烟咨询，在一次就诊中不能有效实施。此外，这种常规的体检活动（广泛的系统回顾和全面的体格检查）对许多患者来说，不是好的筛检实验。

另一方面，对一些人来说，重点健康检测，即考虑了患者风险最高的疾病是什么以及降低这种风险最有效的预防措施是什么，才是实施预防措施的有效方法。这种体检还可带来其他益处，包括建立医患关系、帮助患者更好地理解如何使用卫生保健系统。

结论

尽管预防保健并不像一些人说的那样是万能药，但它们对患者健康有重要的作用。最好能够深入了解你的患者：他们哪种健康问题的风险最高？然后重要的是了解预防科学：哪种预防措施能最有效地降低这种风险。

过去，有人曾对每位患者采用随机方法实施预防，只要它们能够引起患者的热情和兴趣（有时间实施）。我们在推荐给每位患者之前，更愿意采取经过深思熟虑的、主动的方法决定的措施，然后在实践中发现系统化处理方法，确保所有患者都能够接受良好的信息和鼓励，从而坚持适合他们的预防措施。这种方法可能有助于你的患者尽可能长时间地保持健康。

（李冬青 译 李 云 校）

参考文献

Centers for Disease Control and Prevention. Advisory Committee on Immunization Practices. Available at: http://www.cdc.gov/nip/acip/. Accessed December 20, 2006.

This is the website for the nationally endorsed set of recommendations for immunizations. The recommendations are updated regularly. The complete table of ACIP recommendations for adult immunizations can be accessed at http://www.cdc.gov/nip/recs/adult-schedule.htm.

The Community Guide. Recommendations of the Community Task Force on Preventive Health Practices. Sponsored by CDC's National Center for Health Marketing and the Community Guide Partners. Available at: http://www.thecommunityguide.org. Accessed January 9, 2007.

This website provides the recommendations of the Community Task Force, an evidence-based group convened by the CDC to examine community-level interventions for prevention.

Med-Decisions.com. Available at: http://www.med-decisions.com. Accessed December 20, 2006.

This website provides a simple and clinically useful approach to determining global risk for coronary heart disease.

循证

United States Preventive Services Task Force. Available at: http://www.preventiveservices.ahrq.gov. Accessed January 28, 2007.

This is the website for the most evidence-based recommendations on preventive care. Recommendations are updated regularly, and the website contains key references for the recommendations in this chapter.

National Cancer Institute. Statements of the "Physician Data Query" (PDQ) Screening and Prevention Board of the NCI. Available at: http://www.cancer.gov/cancertopics/pdq/prevention or http://www.cancer.gov/cancertopics/pdq/screening. Accessed January 9, 2007.

This website gives regularly updated, evidence-based statements about issues in cancer screening and prevention.

John S. Kizer

3

诊断性检验：血栓栓塞（肺栓塞/深静脉血栓）实例

引言

检验是一种明确诊断的方法。因为在统计学上任何一种疾病的表现与其典型表现完全相符是不可能的，故而检验是必需的。诊断的可靠性需要临床医生根据疾病的严重程度和治疗的风险——即行动阈值的概念——来决定。例如，一种良性疾病的初始治疗（对乙酰氨基酚治疗病毒性咽炎）几乎不需要进一步的确诊，相反，血栓栓塞（PE/DVT）这种较严重的疾病，治疗风险较大，需要进一步的确诊。

通常情况下，临床医生会根据检验的阴性或阳性结果来“排除”或“确定”一种疾病。不过，检验结果并不是阴性或阳性的两分法变量；它们传达的信息量远高于“正常”水平。例如，在应用心电监护进行运动试验时，对于一个有 ST 段压低 4mm 并伴有压榨性胸痛的患者和一个有 ST 段压低 2mm 而无疼痛的患者，他们的检测结果都是阳性的，但是前者患冠状动脉疾病的可能性要高于后者。相反，当患者的维生素 B_{12} 检测值为 192ng/ml 和 194ng/ml 时，他们均可能有维生素 B_{12} 缺乏的表现，但在实验室曲线图中，前者为异常的，后者却为正常的。因此仅仅通过外推不能确定一个患者是否患病，而只能确定患者患病的可能性。医生还必须判断患者是否超过了需要治疗的阈值。

由于并发症、诊断困难及需要一系列繁琐的诊断性检验，PE/DVT 是令人烦恼的疾病。目前已经提出了很多诊断流程，但它们都非常繁琐，而且仍然需要二分法：如果是阴性，转到 A；如果是阳性，转到 B。能使医生对病情做出切实的估计并决定是否达到治疗阈值的诊断方法更为有用。这样的方法应简单并可使医生同时考虑另外的风险。医生们可能更愿意了解具体的风险评估而不是含糊的术语，如低概率和高风险。例如，高危人群围术期心肌梗死的风险是 4% ~ 5%。

专业术语

敏感性：疾病的检出率，即真阳性率

特异性：未患病的检出率，即真阴性率

假阳性率：（1 －特异性）

假阴性率：（1 －敏感性）

概率（或概率）：特定事件的发生次数与所有可能事件发生的次数的百分数。如投两次硬币，出现头像的概率是：2/（2+2） = 2/4 = 50%

概率比：一个事件发生的次数与另一个事件发生的次数的比例。例如，投两次硬币，出现头像的可能性是 2/2 或 1/1。因此，1/1 的概率比 = 1/2（50%）的可能性。（注意概率比不能相乘得出）

阳性似然比（+LLR）：真阳性率除以假阳性率

阴性似然比（— LLR）：假阴性率除以真阴性率

疾病验前概率：患者在检验前患有某种特定疾

病的概率。一个特定患者的疾病验前概率也等于这种疾病在相似患者人群中的患病率

验前比：把验前概率作为一个概率比计算

验后概率：用阳性检验可以得出阳性预测值。通过一个阳性检验可以检测出患者患有某种疾病的概率

验后概率：通过阴性检验也可以得出阴性预测值

阳性检验的验后比：把验后概率作为一个概率比计算。验后比 = 验前比 ×LLR1×LLR2×LLR……n = 验后比

阴性检验的验后比：同上

似然比实例

传统上，人们建议采用高敏感性检验来“排除”疾病，用高特异性检验来“确诊”疾病。但是，考虑下面两个检验。如果检验结果是阴性的，那么对这个患者可以很好地排除 50% 的患病概率（验前比为 1/1）吗？

	敏感性	特异性	阳性似然比	阴性似然比
检验 A	90%	10%	1.0	1.0
检验 B	80%	30%	1.1	0.7

检验 A 验前比（1/1）× 阴性似然比（1.0）= 验后比（1/1）= 验后概率的 50%（无变化）。

检验 B 验前比（1/1）× 阴性似然比（0.7）= 验后比（0.7/1）= 验后概率的 0.7/1.7 = 41%。因此，检验 B 比检验 A 更好。因此，似然比可以用独立的数据来反映一个检验的全部价值。作为指导，阳性似然比接近 10 且阴性似然比接近 1/10 是非常好的，并且将充分影响决定。

请记住，根据 Bayes 定理，具有极高疾病验前概率或极低验前概率的检验对临床诊断的影响不会太大。例如，一位 40 岁女性的乳腺 X 线片可疑，其患乳腺癌的概率是多少？40 岁女性患乳腺癌的验前概率（疾病的患病率）= 1/4000 = 验前比的 1/3999。40 岁女性乳腺 X 线片的阳性似然比 = 80 。验后比 = 1/3999×80 = 80/3999 。概率是 80/4079 或 1.9%。因此，即使乳腺 X 线检查可疑的妇女，98% 不会患乳腺癌。

作为一个推论，用“准确性”（阳性或阴性预测值）描述检验的意义不大，因为这些术语是验前概率（高度依赖于临床情况）和似然比（检验性能的唯一不变量）的综合。

血栓栓塞（DVT/PE）的验前概率评估

计算疾病的验后概率取决于对似然比检验知识的了解和一个合理准确的验前概率（疾病的患病率）的评估。

肺栓塞

有关肺栓塞的两个最著名的验前风险评估工具是 Geneva 评分（门诊患者）和 Wells 评分（住院和门诊患者）。两种评分方法之间的一致性非常好，但后者更为简单，应用更广泛且可能更准确：

既往 PE/DVT	1.5 分
心率＞100 次 / 分	1.5
近期外科手术或制动	1.5
有 DVT 的临床征象	3.0
其他疾病的可能性小	3.0
恶性肿瘤	1.0
咯血	1.0

得分≤1（概率＜5%）；得分为 2～6（概率为 20%～30%）；得分≥7（概率为 50%～70%）。也有建议将结果分成低（0～4）和高（≥5）两种概率，但是，这种分类方法会降低其判别能力。

深静脉血栓

同样，DVT 的简明 Wells 预测评分已证实作为评估门诊患者的临床工具是有效的，虽然它在初级保健方面的有效性可能需要更进一步的研究。

过去 6 个月患癌症，接受治疗或未治疗	1 分
瘫痪、石膏或下肢夹板固定	1
卧床 3 天，大手术超过 3 个月	1
沿深静脉系统有压痛	1
整个腿均有	1
受累下肢指凹性水肿	1
小腿肿胀超过对侧腿 3cm	1
浅表侧支静脉（非静脉曲张）	1
以前确诊的 DVT	1
其他类似 DVT 的诊断	–2

得分≤0（概率为 2%～35%）；得分 1～32（概率为 30%）；得分≥3（概率为 50%～360%）。

DVT/PE 的实验室检查

见表 3-1 和表 3-2。

表 3-1 肺栓塞的实验室检验			
检验		阳性似然比	阴性似然比
动脉血气、A-a 差等		～ 1	～ 1
V/Q 扫描	高概率	17	
	中	1.1	
	低	0.7	
	正常或接近正常	0.1	
多排胸部 CT		7.8	0.24
胸部磁共振成像		未知	
肺动脉造影		50	0.02
D- 二聚体	低敏感性	1.7 ～ 5.0	0.15 ～ 0.35
	高敏感性	1.5 ～ 2.4	0.06 ～ 0.10

A-a：肺泡动脉；CT：计算机X线断层摄影法；V/Q：通气灌注。

表 3-2 深静脉血栓的实验室检验		
检验（患者症状）	阳性似然比	阴性似然比
多普勒和彩色血流超声波扫描术	24	0.04
阻抗体积描记术	10	0.06
D- 二聚体（同上）		

表中提到的胸部 CT 的似然比不如前瞻性肺栓塞诊断（PIOPE）研究Ⅱ的结果乐观，原因在于研究者未将一些不确定的扫描结果纳入统计分析，这种方法错误地提高了检验的敏感性和特异性。因此，尽管使用广泛，胸部 CT 的特异性不如通气灌注扫描。但是，如果存在慢性肺部疾病，V/Q 扫描的似然比要降低，可能会降低一半，因为存在不确定扫描结果，在这种情况下 CT 扫描和 V/Q 扫描的诊断价值相同。

随着 D- 二聚体检验的敏感性和特异性的提高，其准确性得到了认可，但需要特别强调的是，这种检验并不适用于住院患者，因为住院患者的静脉通路处有微小凝块，其似然比不太准确。有学者建议，D- 二聚体可用于评估肺栓赛的复发风险，但尚未得到广泛验证。

检验策略

肺栓塞的诊断策略主要依赖于对疾病的深入了解。首先，有肺栓塞表现的患者常缺乏近端静脉血栓形成的直接证据，原因可能是凝块已经到达了肺部。其次，对于一个近期患肺栓塞的病情已经稳定的患者，治疗的目的不在于治疗当前的肺栓塞，而在于要防止复发。第三，如果深静脉系统（仅限于起自膝后腘窝的近端静脉）没有凝块存在，那么肺栓塞复发的风险很低。以上这些发现，加之认识到除非向近端扩散，小腿静脉很少发生栓塞，已使人们将重点放在无明显肺栓塞表现的近端深静脉血栓的诊断策略上。第四，由于这些诊断策略只对门诊患者非常有价值，对住院患者应谨慎使用。最后，并没有明确的证据表明这些检验项目和预测价值在统计学上是独立的。

对临床表现提示肺栓塞的患者，最初的检验策略是进行 V/Q 或 CT 扫描，因为在胸部发现凝块的验前概率高于在腿部发现凝块的验前概率。出于同样的原因，当怀疑 DVT 时，通常从腿部开始进行检查（框 3-1 和框 3-2）。

对于肺栓塞和 DVT，计算出的治疗阈值均为 5%（此值是指治疗疾病净获益的概率已超过了不治疗该病的净危害）。因此，由于治疗的目的相同，检验的目的是确保静脉血栓的患病概率低于 5%。如果联合多种检验方法仍不能确保静脉血栓的患病概率低于 5%，就应对患者进行强制治疗。

框 3-1 肺栓塞

高风险患者（概率为 75%）和初始检验：

- V/Q 扫描阳性：验后比（3/1）× 阳性似然比（17）= 验后比（51/1）或验后概率为 98%。行动：治疗
- CT 扫描阳性：（3/1）×（7.8）= 验后比（23/1）= 验后概率为 96%。行动：治疗
- V/Q 扫描正常：（3/1）×（0.1）= 验后比（0.3/1）或验后概率为 23%，恰好在治疗阈值之上。行动：进一步检查深静脉血栓（见下文）
- CT 扫描阴性：验后概率为 38%。行动：进一步检查静脉血栓

中等风险的患者（概率为 33%）和初始检验：

- V/Q 扫描阳性：验前比（1/2）× 阳性似然比（17）= 验后比（17/2）或验后概率为 89%。行动：治疗
- 扫描正常：（1/2）×0.1 = 验后比（0.1/2）= 验后概率为 5%。行动：不进行治疗
- CT 阴性：验后概率为 9%。行动：进一步检查
- D- 二聚体阴性：验后概率（使用保守的 LLR）为 5%

低风险患者（概率为 5%）和初始检验：

- V/Q 扫描阳性：验前比（5/95）× 阳性似然比（17）= 验后比（85/95）或验后概率为 47%。行动：因为阴性结果意味着概率低于行动阈值（见下文 DVT），故进一步检查 DVT
- V/Q 扫描阴性：（5/95）×（0.1）= 验后比（0.5/95）或概率为 0.5%。行动：不进行治疗
- CT 扫描阴性：（5/95）×（0.24）= 验后比（1.2/95）或概率为 1%。行动：不进行治疗
- D- 二聚体阴性：（5/95）×（0.1）= 验后比（0.5/95）或概率为 0.5%。行动：不进行治疗

低概率或中等概率 V/Q 扫描不会影响判断，因为 LLR 是几乎一致的。

DVT：深静脉血栓；LLR：似然比；V/Q：通气灌注。

框 3-2 深静脉血栓

高风险患者（概率为85%）和初始检验：

- US阳性：验前比（85/15）×（24）= 验后比（2040/15）或验后概率为99%。行动：治疗
- US阴性：（85/15）×（0.04）= 验后比（3.4/15）或验后概率为18%。行动：不需要进一步检查

中等风险患者（概率为33%）和初始检验：

- US阳性：验前比（1/2）×（24）= 验后比（24/2）或概率为92%。行动：治疗
- US阴性：（1/2）×（0.04）= 验后比（0.04/2）或验后概率为2.0%。行动：不进行治疗
- D-二聚体阴性：（1/2）×（0.1）= 验后比 = 0.1/2或验后概率为5%。行动：不进行治疗

低风险患者和初始检验：

- US阳性：验前比（5/95）×（24）= 验后比（120/95）或概率为56%。行动：治疗。（只有静脉造影可以使概率低于治疗阈值。）
- US阴性：（5/95）×（0.04）= 验后比（0.2/95）或概率为0.2%
- D-二聚体阴性：（5/95）×（0.1）= 验后概率为0.5%。如果初始检验是D-二聚体，并且它是阳性的（疾病的验后概率大概是10%），那么进一步的US检查是必要的。

US：超声检查。

框 3-3 针对不确定结果的进一步检查

肺栓塞高风险患者（概率为 75%），V/Q 扫描阴性（见框 3-1）验后概率为 23%：

- 如果目前 US 呈阳性：验前比（0.3/1）×（24）= 验后比（7.2/1）或概率为 88%。行动：立即治疗
- 如果目前 US 呈阴性：验前比（0.3/1）×（0.04）= 验后比（0.012/1）或概率为 1.2%。行动：不进行治疗

对于 DVT 的诊断，进一步行 D- 二聚体检查可以改变对疾病的判断。

DVT 高风险患者（概率为 85%），US 呈阴性（见框 3-2），验后概率为 18%：

- 如果目前 D- 二聚体呈阴性：验前比（3.4/15）×（0.1）= 验后比（0.34/15）或概率为 2.2%。行动：不进行治疗

DVT：深静脉血栓；PE：肺栓塞；US：超声检查；V/Q：通气灌注。

进一步检验

对于肺栓塞的诊断，当 V/Q 扫描（或 CT 扫描）未能将血栓的验后概率降至低于 5% ～ 10% 的治疗阈值时，进一步的超声检查能更好地估计血栓栓塞概率（框 3-3）。

（李宏芬 译 崔 晶 校）

参考文献

Black ER, Bordley DR, Tape TG, Panzer RJ: Diagnostic strategies for common medical problems, 2nd ed. Philadelphia, American College of Physicians, 1999.

The authors discuss methods for the use of LLRs and pretest probability estimates for many medical problems.

循证

1. Hull RD, Raskob GE, Ginsberg JS, et al: A noninvasive strategy for the treatment of patients with suspected pulmonary embolism. Arch Intern Med 154:289-297, 1994.

   An empirical trial of noninvasive strategy for assessment and treatment of suspected PE is presented.

2. Kearon C, Ginsberg JS, Douketis J, et al: A randomized trial of diagnostic strategies after normal proximal vein ultrasonography for suspected deep venous thrombosis: D-Dimer testing compared with repeated ultrasonography. Ann Intern Med 142(7):490-496, 2005.

   The authors describe a pragmatic trial to examine combined strategies for the diagnosis of DVT.

3. PIOPED Investigators: Value of the ventilation-perfusion scan in acute pulmonary embolism: Results of the PIOPED. JAMA 263:2753-2759, 1990.

   This paper describes the original large trial of diagnostic accuracy of V/Q scanning for diagnosis of pulmonary embolism

4. PIOPED II Investigators: Multidetector computed tomography for acute pulmonary embolism. N Engl J Med 354:2317-2327, 2006.

   This report is the only large, well-designed clinical trial to examine the diagnostic accuracy of CT for PE.

5. Wells PS, Owen C, Doucette S, et al: Does this patient have deep venous thrombosis? JAMA 295:199-207, 2006.

   The authors provide a systematic review of studies of D-dimer and clinical rules to predict DVT.

M. Andrew Greganti • Marschall S. Runge

4

肥 胖

引言

肥胖是一种复杂的多因素疾患，可导致脂肪组织过多堆积，增加发病和死亡的风险，使预期寿命显著减少（图4-1和4-2）。因性别和种族背景不同，权威机构对超重、肥胖和严重或病态肥胖的定义有所不同。通常，超重和肥胖根据体质指数（BMI）来定义：即体重（kg）/身高的平方（m^2）。对于白种人，BMI为25～29.9kg/m^2即为超重； BMI＞30kg/m^2为肥胖；BMI＞40kg/m^2为严重或病态肥胖。一些研究表明，代表内脏型肥胖程度的腰臀比与心血管和其他疾病的患病率更相关；然而，以BMI为基础的定义是大多数临床指南常用的标准（见图4-1）。

发达国家目前正面临着肥胖的流行。基于国家健康和营养调查的资料，比较了美国 1999—2000 年、2001—2002 年和 2003—2004 年的资料。结果显示，男性肥胖的发病率已从 1999—2000 年的 27.4% 明显增长到 2003—2004 年的 31.1%。2003—2004 年的资料显示，32.1% 的美国成年人肥胖。2003—2004 年美国男性病态肥胖的患病率为 2.8%，女性为 6.9%。也许更令人担忧的是儿童和青少年超重发病率明显增加：2003—2004 年为 17.1%。这个比率在西班牙裔和非洲裔美国人中甚至更高。目前肥胖和肥胖相关疾病的流行可能代表了影响美国男性、女性和儿童健康风险的快速增长。虽然肥胖在美国最为流行，但其快速流行已成为全球性的问题，大多数欧洲国家有相同的流行趋势。

病因和发病机制

肥胖是环境和遗传因素以及能量摄取和消耗之间不平衡的综合作用的结果。能量摄取增加和运动减少都是肥胖的标志（图 4-3）。影响成人肥胖的因素可能始于其在子宫内胎儿时期，母亲的能量摄取会影响胎儿日后的体型和组成成分。母亲吸烟和患糖尿病都会增加胎儿日后肥胖的风险。人乳喂养可降低儿童肥胖和成年后肥胖的风险。父母肥胖的人成年后肥胖的危险成倍增加。

毋庸置疑，遗传因素非常重要，但大多数专家认为，在过去的 40 年中，美国肥胖患者明显增多主要是由以下两个因素所致：

1. 只有 20% 的人的运动量能够满足生理要求。美国成年人主动运动的人数随着年龄的增长而减少，且体重随着能量消耗的减少而增加。多种因素造就了一代不愿运动的美国人。这些因素包括：从田园农业社会到现代都市社会的变迁，早期教育阶段减少了运动重要性的教育（尤其是小学和中学），以及很多美国人认为的“快节奏生活”。另一个重要的关系是长时间看电视预示着肥胖和患糖尿病的风险：每天看电视时间增加 2 小时，糖尿病的风险增加 14%，肥胖的风险增加 23%。
2. 饮食变化同等重要。通过快餐店和自动售货机(甚至是在公共学校)，人们广泛接受了高脂肪食物，加上美国饮食协会推出的传统金字塔饮食结构强调进食简单碳水化合物，导致了能量摄取和消耗之间的不平衡。群体研究清楚地显示，饮食中脂肪所占比例与体重直接相关。减少热量摄入是较高社会经济阶层普遍遵循的习惯，可减轻肥胖，也可部分地解释为什么在较低社会

图4-1 肥胖Ⅰ。

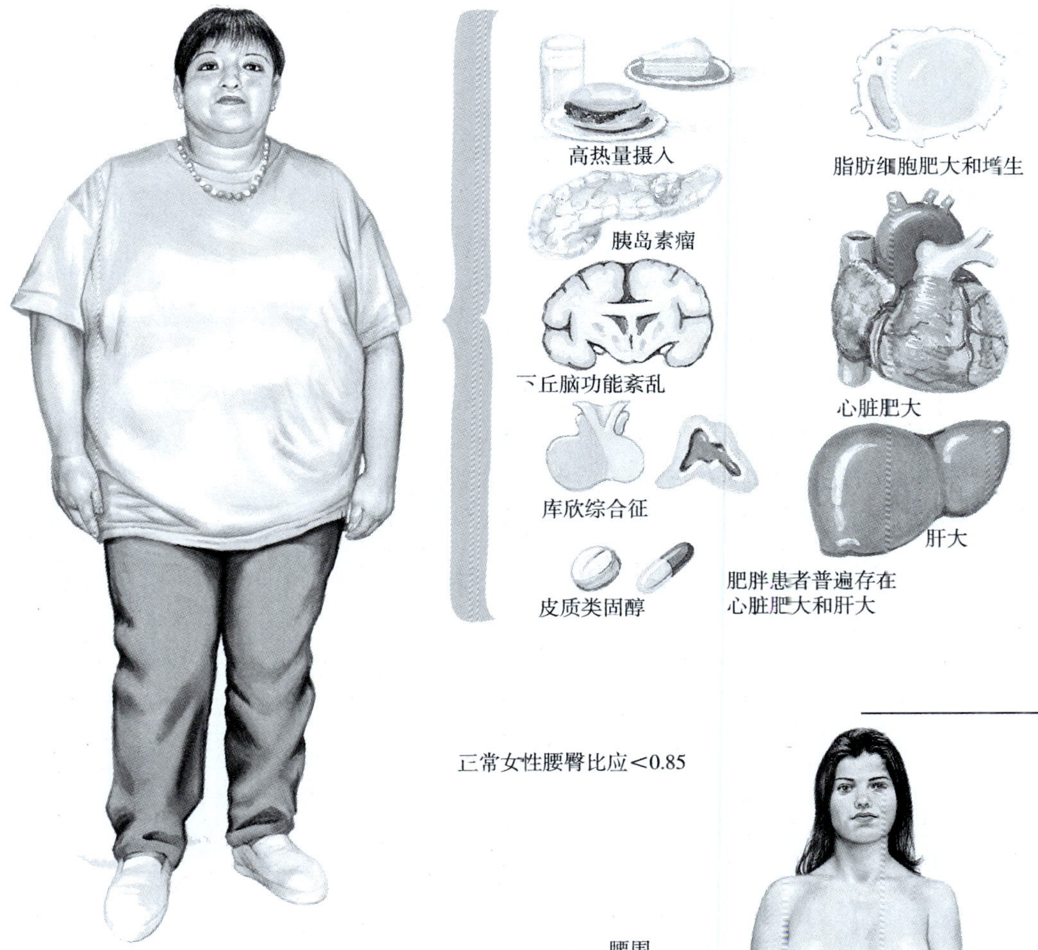

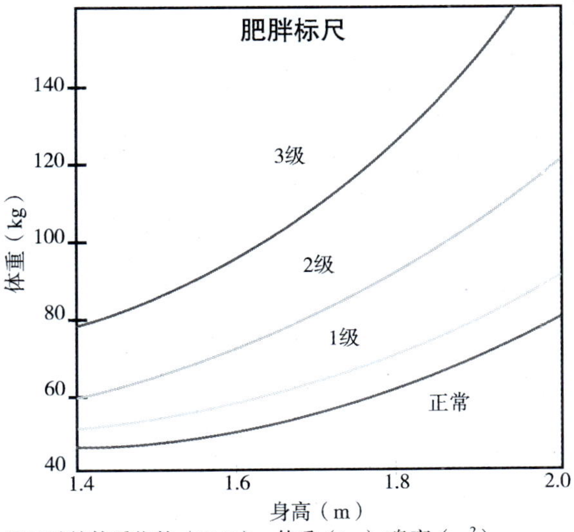

通过计算体质指数（BMI）= 体重（kg）/身高（m^2）
和与标准化表进行比较可以得出肥胖的等级。

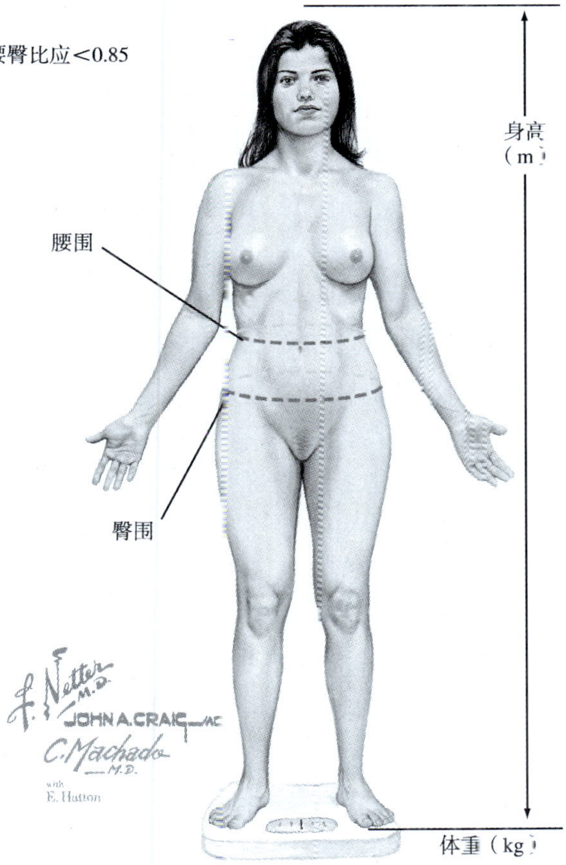

图4-2 肥胖Ⅱ。

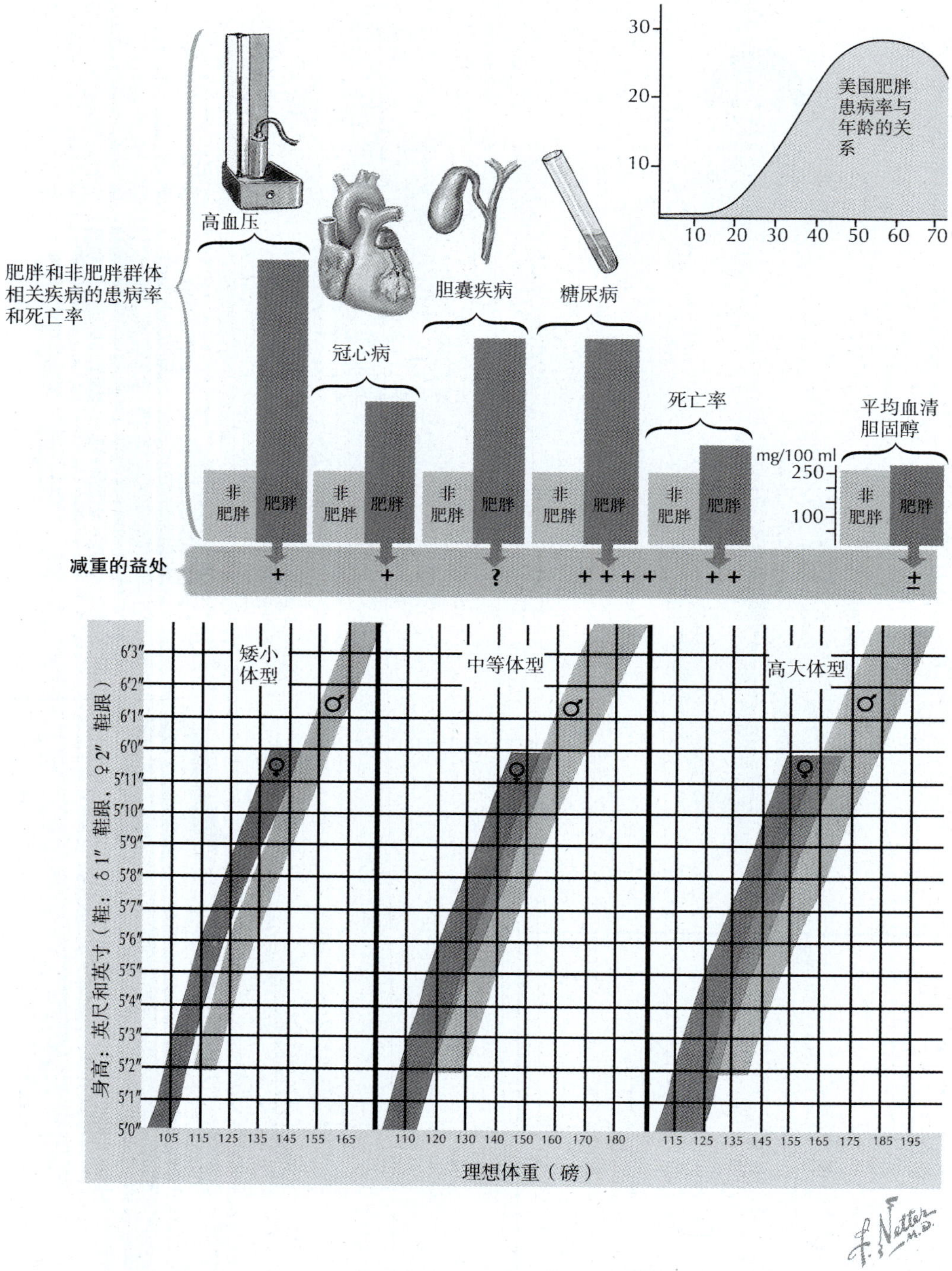

经济阶层中肥胖者增多。晚餐摄入的热量超过日摄入量 50% 者和吃夜宵者易发生肥胖。

最近，对动物进行的肥胖分子遗传学研究更强调了遗传易感性的作用。对啮齿动物的研究发现了五个单基因缺陷。研究最为深入的是 *ob* 或 *lep* 基因，它们编码脂肪细胞、肠和胎盘合成的瘦素蛋白。脂肪组织的增加可导致瘦素分泌，后者可向大脑发出减少食欲的信号，以减少热量摄入和增加热量消耗。瘦素可能通过减少弓形核神经肽 Y 的分泌而起作用。神经肽 Y 是食物摄取的强效刺激物。已发现两个有血缘关系的家族有瘦素缺乏。用生理剂量的瘦

图4-3 肥胖和热量。

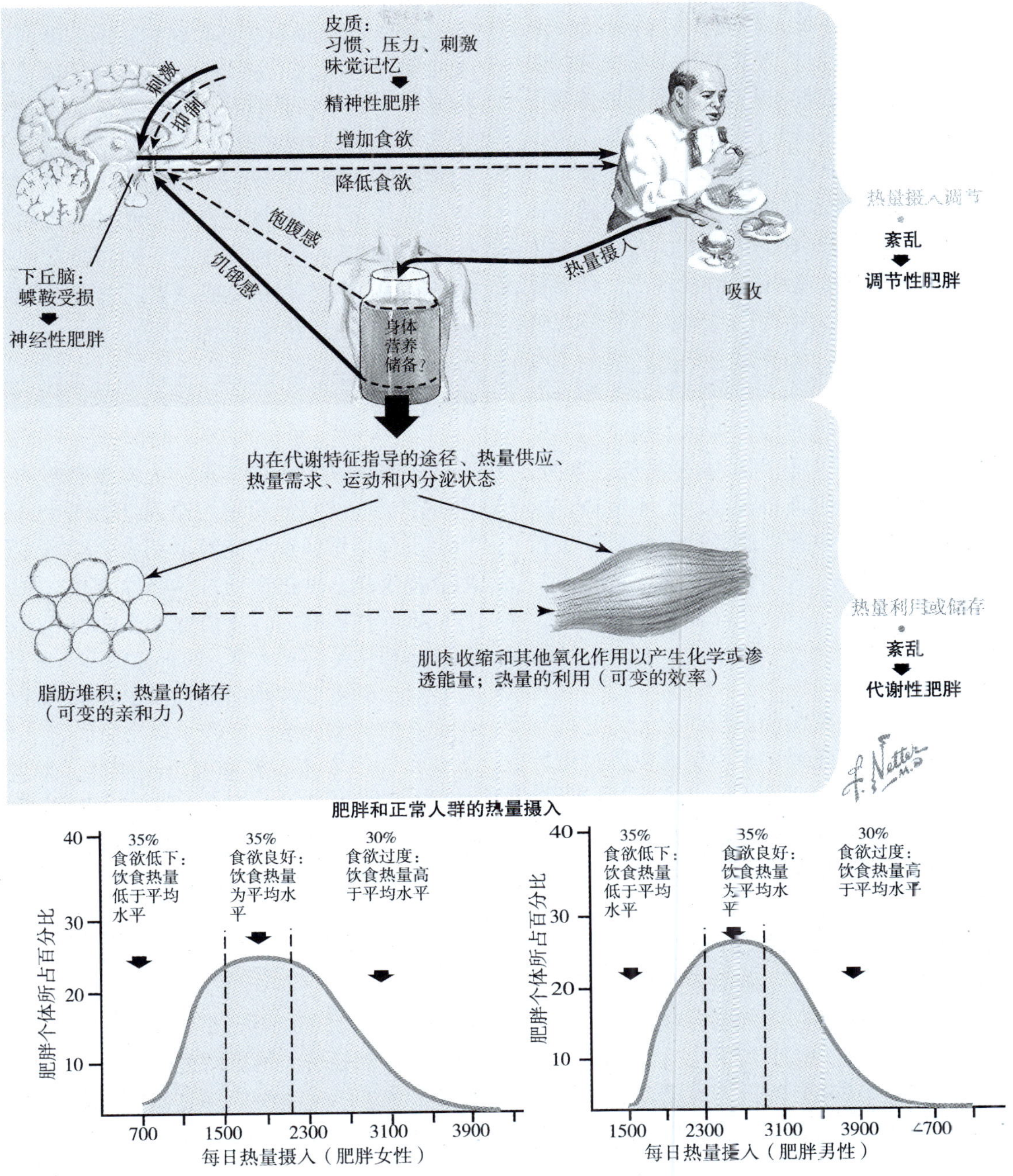

素治疗这些家族中的肥胖患者，可以减少食物的摄取和减轻体重。已有有关人类瘦素受体缺乏的报道，其表现为瘦素抵抗。基于这些观察，使用瘦素的有限的临床试验未能使普通人群的体重明显下降。

如果 agouti 基因缺陷，通过其信使蛋白与促黑素竞争位于下丘脑的黑皮质素 4 受体，可引起大鼠肥胖。这一受体的作用是减少食物摄取，其缺乏则可导致摄食过多。南美豚鼠信号蛋白在人类肥胖中的作用尚不清楚，研究中的另外个基因——肥胖大鼠基因和 TUB 基因——在人类肥胖中的作用也不清楚。

在普通人群中，尽管至今尚未发现特殊的基因缺陷，但包括双胞胎和收养者在内的家系研究已清楚地提示了遗传因素在人类肥胖中的作用。正在研究的候选基因包括：β_3- 肾上腺受体基因、过氧化物酶增殖物活化受体 γ2 和黑皮质素 4 受体。

涉及脂肪储存和胃肠道信号的复杂反馈控制系统的异常也可引起肥胖。前面已提及瘦素在脂肪组织信号传导中的作用。研究表明，包括 ghrelin 在内的几种肠激素能刺激生长激素的分泌和食物的摄取。饭后 ghrelin 水平下降。胃旁路手术后的体重下降可能部分继发于术后 ghrelin 水平低于正常。

无论致病原因是环境因素、遗传因素还是混合因素，肥胖患者维持减重非常困难，因为伴随着体重变化，代谢已发生了改变。实际上，在易于发生肥胖的个体，体重减轻时触发了增强食欲、降低能量消耗的反馈机制，因为他们的身体试图将体重恢复到基线值。研究表明，人类总能量消耗减少 15% 即可使减轻的体重增加。一个理论是：在人类社会早期，由于可获取的食物有限，人体发展了可以保护自身的生理系统，从而获得了生存优势。今天，面对高脂肪食物，这种生理机制显然已不适应，这也许可以解释为什么很多肥胖患者反复减重都失败了。

临床表现

肥胖表现为两种主要的脂肪组织分布，它们对健康的危害各不相同。腹部、中心型或内脏型肥胖以内脏区域脂肪分布增加为特征。其在男性多见，表现为腰臀比增加，这种体型常常被称为“苹果体型”。女性大多呈“梨状体型”脂肪分布，脂肪组织分布在臀部，相应的腰臀比下降（见图 4-1）。众所周知的代谢结果和内脏型脂肪增加（腹型肥胖）的危险包括：高胰岛素血症、胰岛素抵抗、糖耐量异常或成年发生的糖尿病和脂代谢异常——极低密度脂蛋白（VLDL）和低密度脂蛋白（LDL）增加以及高密度脂蛋白（HDL）降低。现已证实，腹型肥胖与高血压及胆囊炎、胆石症的发病增加有关。一些妇女的内脏型肥胖与高雄激素血症、排卵停止和皮质醇分泌增加（多囊卵巢综合征）有关。与内脏型肥胖有关的高胰岛素血症可强化雄激素的作用，使多毛及其他雄激素水平增加的表现更为明显。无论男女，肥胖的危险均随 BMI 的增加和女性腰围超过 88cm、男性腰围超过 102cm 而增加。

相反，臀部肥胖与高胰岛素血症、高血压和心血管疾病的相关性较低。内脏型脂肪的动员比外周脂肪块，因此对代谢的负面影响更大。

诊断方法

超重、肥胖和病态肥胖的诊断依据前述的 BMI 和腰臀比作出。了解 18 ～ 20 岁时的体重及何时起体重增加对诊断是有帮助的。其他关键病史信息包括：是否进行有规律的运动；是否服用了与体重增加有关的药物，包括抗抑郁药物、抗精神病药物或抗惊厥药物。因肥胖与高血压相关，故精确测量血压非常重要。评估应该包括下列实验室检查：空腹血糖、HbA1C、促甲状腺激素、总胆固醇、HDL 胆固醇、LDL 胆固醇和甘油三酯。

鉴别诊断

肥胖的鉴别诊断不多，大多数肥胖的个体没有内分泌疾病或其他明确的原因（见图 4-1）。然而必须考虑包括甲状腺功能减退和皮质醇增多症在内的内分泌疾病。常需要通过体格检查和常规实验室检查来排除这些病因。皮质醇增多症患者常有臀部脂肪分布和相关的水牛背、腹部紫纹和近端肌肉无力，这些对诊断皮质醇增多症提供了有益的线索。肥胖者常有阳性家族史，家族中多个肥胖者；而且肥胖者常在青少年或青春期就出现肥胖。继发于创伤、炎症、后颅凹手术的下丘脑腹正中损伤或颅内压增高可导致少见的摄食过多肥胖综合征。50% 以上的患有多囊卵巢综合征的妇女有肥胖。

处理和治疗

无论是对于患者还是对于卫生服务提供者，肥胖的治疗都是最大的难题之一，这反映在获得稳定疗效的患者不足 10%，并且部分患者存在不切实际的期望，希望减掉自己总体重的 20% ～ 30%。减掉 5% ～ 15% 的目标更加合理且容易达到及维持。此种程度的体重减轻将降低大多数人发生糖尿病、高脂血症和高血压的风险。图 4-4 概述了可选择的治疗方案。

饮食和运动疗法

限制热量对于任何成功的减肥方案来说都是绝对必要的，可以通过遵循一般性健康饮食指南或选择更严格的饮食方案或液体饮食来实现。成功的减重需要热量的总摄入持续低于总消耗。由于去脂肪

图4-4 肥胖的治疗。
DM：糖尿病；HTN：高血压；高脂：高脂血症；Rx：治疗。

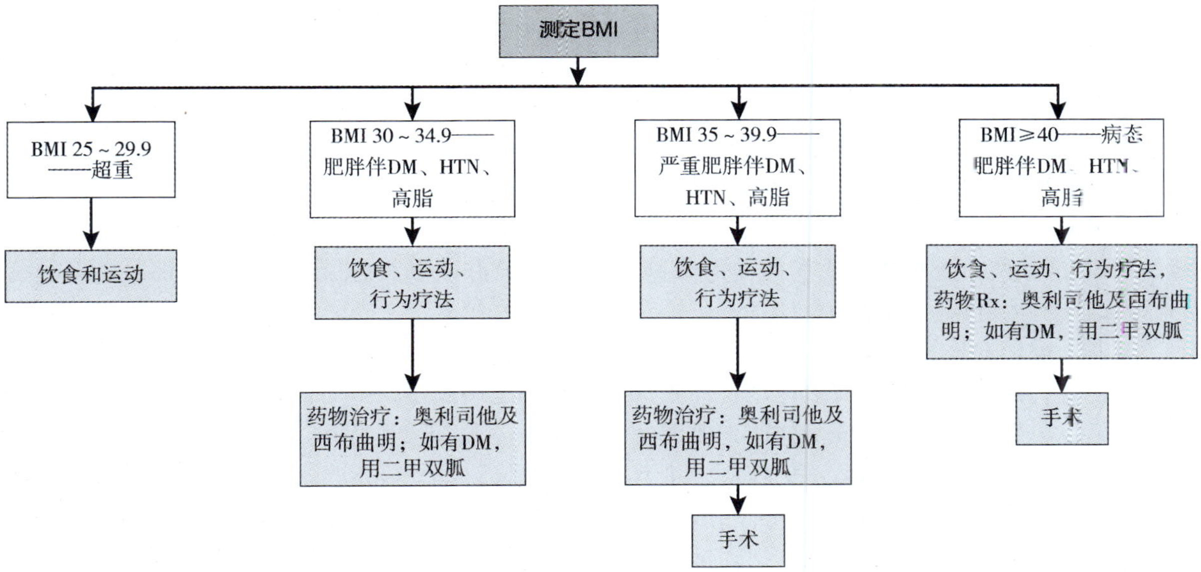

体重更大，男性比BMI相似的女性要消耗更多的热量，减掉更多的体重。老年肥胖患者消耗能量较少，体重减轻更慢。

对碳水化合物、脂肪和蛋白质成分的最佳比例仍有争论。大多数指南建议：每日饮食中的脂肪占总热量的30%或更低。最新的研究显示，低脂饮食经常含有高水平的不健康的碳水化合物，可导致高胰岛素血症，增加心血管并发症的风险。此外，垃圾食品和单纯的碳水化合物可引起血糖细微波动（非糖尿病患者）而加重肥胖患者控制食欲的难度。健康的碳水化合物含量高的饮食包括：水果、蔬菜和谷类，它们不产生控制食欲的问题。这些观察结果引致强调低热量、高纤维（健康的碳水化合物）、低脂肪和高蛋白饮食不会刺激高水平的胰岛素分泌。低碳水化合物、高脂饮食由于存在潜在的导致高脂血症的高风险而受到关注；但是一些随机试验表明这种饮食是安全的，而且比低脂饮食对短期减重更有效。如果选用脂肪含量较高到饮食，选择单不饱和和多不饱和脂肪是很重要的。长期坚持低碳水化合物饮食对很多患者来说很困难。归根到底，关键问题不是食谱而是患者是否依从处方饮食，无论此种饮食是如何平衡的。

BMI超过30kg/m^{2}的肥胖患者可能需要更积极的饮食热量控制——每天800卡或更少。虽然没有证据表明长期少于每天800卡的饮食更加有效。但在初期可更快地降低体重。一旦极低热量饮食不能持续下去，常出现明显的不良反应——快速体重增加。这种严格控制热量的关键是：确保每公斤理想体重至少有1.5g高生物学价值的蛋白质摄入，并且摄入充足的维生素、矿物质和必需脂肪酸。这些饮食对于妊娠和哺乳期患者、神经性贪食和神经性厌食患者是禁忌的。相对禁忌证包括：Ⅰ型糖尿病、慢性肝病、慢性肾病和表现为心律失常和不稳定心绞痛的冠心病患者，以及长期应用皮质醇治疗的慢性疾病患者。并发症包括全身疲乏、无力和便秘或腹泻。在体重迅速下降的情况下，由于快速动员脂肪储备的胆固醇和蛋白分解，可发生胆石症和痛风。严格控制饮食的好处之一是：快速的体重下降可产生迅速的正反馈。

很多患者愿意参加商业和自助项目，如Weight Wactchers、OPTIFAST和Take Off Pounds Sensibly。一项有关Weight Wactchers的随机对照试验结果出乎意料，报告称两年间初始体重减少了3.2%，此证据表明这些项目效果欠佳。

当控制热量与行为治疗和运动相结合时更容易成功。团体减轻体重项目的优势在于有同伴的支持，特别是如果团体长期保持完整并有一位拥有处理饮食行为经验的专业人士领导时。参加团体项目后，行为改变成功时能够得到强化，不成功时能够得到支持。团体的领导者必须教会如何自我监测，包括在什么情况下以及在哪种外部应激情况下保持记录饮食情况。这样可以更有效地控制刺激，例如，避免看电视或进行其他活动时进食，因为如果这样，可能会导致摄入较高的热量。对于许多肥胖者来说，压力是导致过度进食的主要刺激因素，问题是必需教会他们控制压力的更有效的方法，如运动和沉思。

运动是关键，但其影响会受到前面提到的机体在减重的情况下会尽可能维持体重的倾向的限制。体重下降后，一种既定强度的运动所能消耗的能量减少。当患者发现任何体重下降都需要不成比例的大量运动时，他们常感到沮丧。有氧运动仍然是成功项目的关键组成部分，而且增强身体肌肉重量的无氧力量训练常常可以加强有氧运动的作用。推荐的运动量为至少每周 3 天，每次 30 分钟，最大量为每周 6 天，每次 1 小时。在日常生活中多活动同样有效，如走楼梯而不乘电梯。

虽然单独运动很少能持续减轻体重，但运动的重要性不应忽视。运动可能是个体减轻体重动机的重要指标。《消费者报告》最近发表了一份有 32 000 名节食者参加的研究，那些初始体重减轻至少 10% 并保持 1 ～ 5 年的个体将他们体重稳定减轻的关键归功于运动而不是节食。

药物治疗

对于很多肥胖患者来说，药物治疗仍有希望，通常是在饮食治疗失败后进行。迄今为止，有关药物治疗的研究除了阐明药物治疗方法的局限外，收获甚少。总之，文献已表明了一系列令人气馁的、初始成功之后的失败，原因要么是长期疗效不佳，要么是无法耐受不良反应。幸运的是，最近公布的一些资料有了一些谨慎乐观的余地。

苯异丙胺类是最早使用抑制食欲的药物。虽然此类药物能导致短期体重下降，但却存在难以耐受的不良反应和极高的成瘾性。后来，安非他明类食欲抑制剂（苯丁胺等）的试验也未能显示长期的益处。

对苯丁胺和苯氟拉明联用（“Phen-fen”饮食）曾有的短暂热情是基于有报告说其 34 周的治疗使体重下降了 16.5 %，而安慰剂组下降了 4.3 %。6 个月后体重停止下降，而且需要继续治疗以防止减少的体重恢复。初期没有出现明显的不良反应；事实上，支持者们强调，一种药物的已知的不良反应似乎消除了另一种药物的不良反应。有关这种治疗的疑问最初是 1997 年由 Mayo Clinic 的一份报告提出的，后者描述了 24 例病例出现了一种少见的、类似瓣膜病并发类癌综合征的瓣膜功能紊乱。尽管早期报告不一致，目前已确信，瓣膜增厚、左心瓣膜反流和肺动脉高压与此治疗有关。这些观察导致美国食品药品管理局（FDA）召回了苯氟拉明和右旋酚氟拉明——另一种类似苯氟拉明的可增加 5- 羟色胺释放并减少其再摄取的药物。那时右旋酚氟拉明已成为在美国之外最常用的减肥药物之一并有良好的减重成功记录。

已研究过的拟交感神经药物包括：苯丁胺、苄非他明、苯二甲吗啉、安非泼拉酮、西布曲明和苯丙醇胺。除了西布曲明，上述药物的血浆半衰期都较短。短期研究显示苯丙醇胺和安非泼拉酮有效；但对健康结局的长期益处尚未证实。此外，苯丙醇胺与女性出血性卒中之间较小但有意义的关联已使其退出市场。安非泼拉酮是列为第Ⅳ类的药物，目前仅允许短期应用——最长 12 周。

西布曲明是一种中枢性神经递质再摄取抑制剂，能够有效抑制去甲肾上腺素和 5- 羟色胺的再摄取，对多巴胺的再摄取也有一定的抑制作用，在治疗肥胖方面已显示出令人鼓舞的效果。一项剂量为 5 ～ 30 mg/d 的多中心试验证实其减肥作用存在明显的剂量效应，30mg 组的受试者体重下降了 9.5%，而安慰剂组体重下降了 1%。在一项饮食减重后的维持试验中，受试者 1 年之后体重进一步下降了 5.2kg。安慰剂组体重增加。另一项饮食减重后受试者每日服 10 mg 西布曲明 15 个月的试验显示了类似的持续体重减轻的证据。附加的益处包括：降低了总胆固醇和 LDL 胆固醇、甘油三酯和尿酸。还有伴随的 HDL 胆固醇升高。糖尿病患者的血糖和糖化血红蛋白 A1C 显著下降。不良反应包括恶心、便秘、口干、失眠和部分患者心率加快。部分患者血压升高，但比较轻微，很少需要停药。冠心病、充血性心力衰竭、心律失常和卒中患者应避免使用西布曲明。

抗抑郁药如舍曲林和氟西汀，属于选择性 5- 羟色胺再摄取抑制剂，对部分患者显示有短期益处。在一项安慰剂对照研究中，60mg 氟西汀在 6 个月时使体重下降了 4.8kg，但到第 2 个 6 个月时，体重下降减少了 50%。

奥利斯特是一种胰脂肪酶抑制剂，最大剂量应用时能够减少 30% 的脂肪吸收。相关的脂肪吸收不良的不良反应可进一步限制摄取。在一项历时 4 年、有超过 3000 患者参加的随机双盲安慰剂对照试验中，在治疗一年末时，奥利斯特治疗组的体重较基线体重下降了 11%，而安慰剂组下降了 6%。在另一项研究中，除了减轻体重，还有其他益处，包括 LDL 胆固醇降低、HDL 胆固醇升高、空腹胰岛素水平降低、血糖控制改善和血压降低。值得注意的是，其胃肠道不良反应并没有导致高的退出率。由于存在脂溶性维生素吸收不良的风险，需要补充多种维生素并与奥利斯特分开服用。

最近，一个 FDA 专家组推荐将奥利斯特做成小剂量剂型（相对于处方大剂量 60mg、120mg 而言）作为非处方药（OTC）。这个专家组称，尽管最好的研究已显示奥利斯特存在剂量效应关系，但小剂量能够获得减轻体重的最大疗效。

现代糖尿病的药物治疗在减轻体重和控制相关风险因子方面取得了一些成功。常见的降糖药物二甲双胍可以减少肝脏糖异生、抑制肠道葡萄糖吸收以及增加肌肉和脂肪组织对葡萄糖的摄取。与外源性胰岛素和口服胰岛素促泌剂相比，二甲双胍可使体重下降，部分原因是其可抑制食欲。胰岛素依赖和非胰岛素依赖糖尿病患者的血糖、血脂控制均可得到改善。排除了肝肾功能不全患者之后，众所周知的风险——乳酸中毒并不常见。包括匹格列酮在内的噻唑烷二酮类药物除了增加外周组织对胰岛素的敏感性外，也有类似作用。患者常能减少胰岛素用量，并且体重也相应下降。然而，包括水肿和高甘油三酯血症的长期负面影响可能会使这些药物的治疗变得复杂。

一种新的实验性药物——利莫那班，通过阻滞内源性大麻素系统的大麻素 1 受体调节食欲和体重。缺失这种受体的动物体型消瘦并能够抵抗饮食诱发的肥胖和血脂障碍。最初的安慰剂对照试验数据显示，与安慰剂相比，较大剂量（20mg）的利莫那班可使体重减少 5% ~ 10%。这些阳性结果是源于早期的研究，因而需要进一步的认真研究。利莫那班在戒烟方面也显示有希望。

最佳治疗

对于治疗肥胖，缺乏明确的首选方法，所以没有任何原则性建议；不过很多专家认为，对于 BMI 在 25 ~ 34.9kg/m^2 的患者，饮食和运动值得首先尝试。如果饮食和运动方法失败，对患有高血压、心血管病或血脂异常的患者应选用奥利斯特进行下一步治疗。二甲双胍应作为肥胖伴糖尿病患者的首选治疗。对于其他方面正常的肥胖患者，西布曲明治疗作为饮食和运动疗法失败后的首选是合理的。

手术治疗

对于 BMI 超过 40kg/m^2 和 BMI 超过 35kg/m^2 的其他减重方法失败的患者，以及存在诸如呼吸暂停、心衰、失控的糖尿病或严重静脉淤滞等合并症的患者，应当考虑手术。手术的目的是改善代谢和器官功能，以及降低与严重肥胖有关的患病率和死亡率。鉴于这些患者必须认真地遵从强制性饮食治疗，以补充维生素和其他必要的营养，所以依从性差的患者必须排除。

有两种不同的手术方式：一种是限制胃的容积（限制性），另一种是降低营养的吸收效率（吸收不良性）。由于有致命的代谢并发症风险，导致吸收不良的小肠旁路手术已基本上被抛弃，取而代之的是垂直捆绑胃成形术、腹腔镜可调节捆扎带胃减容术和胃旁路术。图 4-5 概述了可考虑的术式。

胃分隔（垂直捆绑胃成形术）可减少胃的容积并限制胃的排出。患者 2 年时体重下降科大 66%，9 年可达 55%。如果患者进食大量不受胃排出限制的流体碳水化合物，则会导致体重逆转，手术失效，相当一部分患者（20% ~ 56%）由于出口带腐蚀、钉线破裂、出口狭窄、胃食管反流、频繁呕吐和胃小袋扩大需要行手术矫正。

腹腔镜可调节捆扎带胃减容术即在胃的入口处放置可调节的带，以达到限制胃入量的目的，而且后者可以通过向可及的皮下池中注入盐水进一步限制。总体上，这种手术的并发症比垂直捆绑胃成形术少。研究结果并不一致，但一些数据显示，3 个月时患者体重下降可达 15% ~ 20%，1 年时体重下降 40% ~ 53%，2 年时下降 45% ~ 58%。带子必须经常调整来控制体重下降的速度和程度。研究显示患者的糖尿病、高血压和呼吸暂停均有改善。

胃旁路术既是限制性的，又是吸收不良性的手术，包括造成一个由于胃空肠吻合术而形成的空胃袋，空肠部分与胃被隔离的部分吻合，十二指肠和胆－胰分泌通过 Roux 环进行。肠解剖结构的改变使部分小肠吸收区域被排除在外。吸收不良和倾倒

图4-5 外科手术。

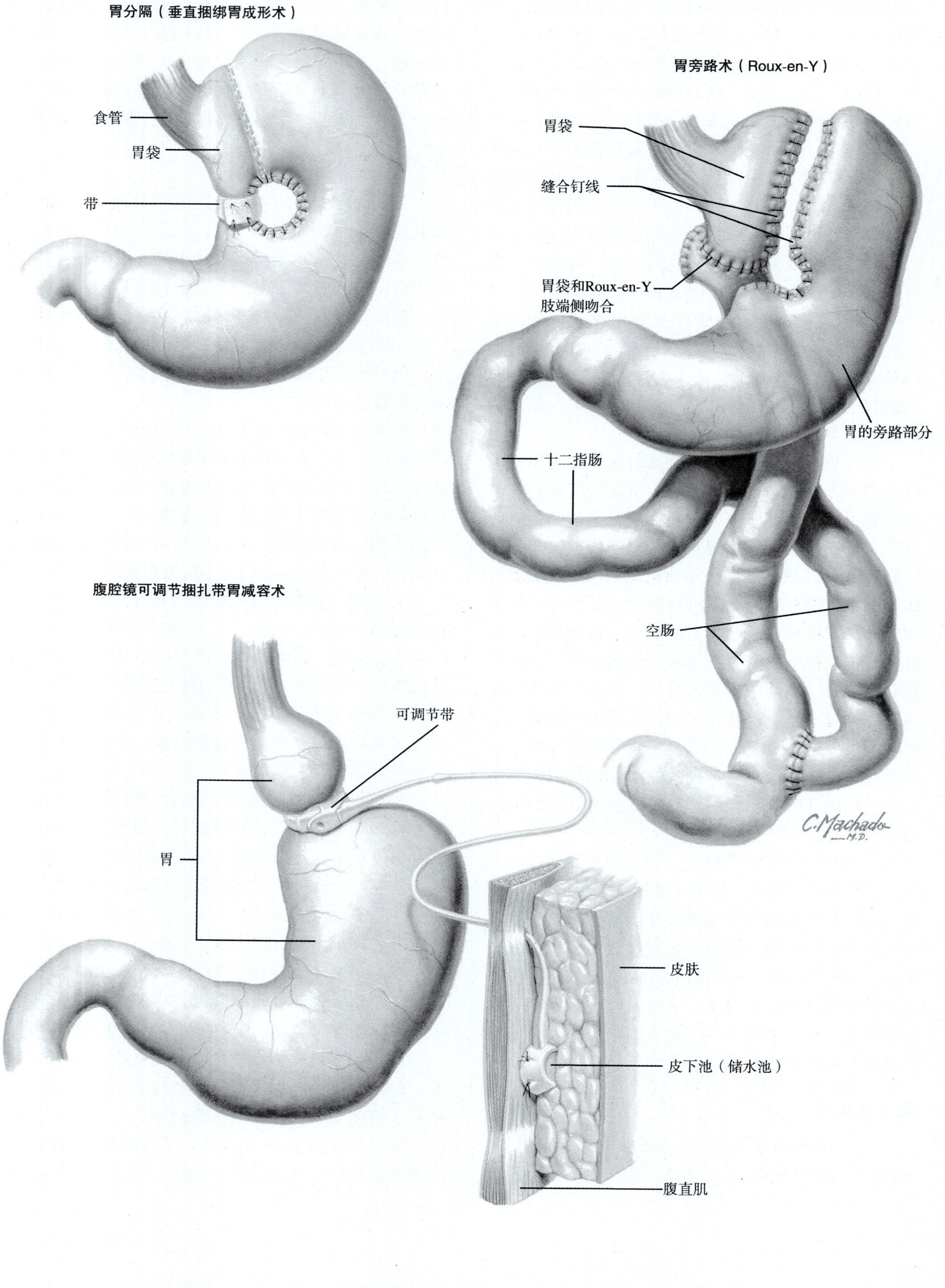

胃分隔（垂直捆绑胃成形术）
食管
胃袋
带
胃旁路术（Roux-en-Y）
胃袋
缝合钉线
胃袋和Roux-en-Y
肢端侧吻合
胃的旁路部分
十二指肠
空肠
C.Machado M.D.
腹腔镜可调节捆扎带胃减容术
可调节带
胃
皮肤
皮下池（储水池）
腹直肌

综合征可导致体重下降，除非采取细心的补充治疗，否则将伴有维生素和矿物质缺乏的风险。患者体重下降，一年平均超过 62% ~ 68%，两年超过 50% ~ 75%。

治疗肥胖的经验丰富的外科医生其手术死亡率约为 1%。死亡原因包括伤口开裂和感染、吻合口漏、造口狭窄、吻合口溃疡、肺炎、血栓性静脉炎和肺栓塞。至少部分高于预期的风险与病态肥胖患者在麻醉和手术中的相关风险有关。可能发生顽固性呕吐，伴有或不伴有造口狭窄。食管扩张、食管反流或溃疡以及小囊溃疡是胃成形术可能的并发症。叶酸、铁、维生素 B_{12} 和其他营养缺乏仅见于胃旁路术，应密切随访并要求患者有良好的依从性。即使需要面对死亡的风险，肥胖症治疗学外科还是给经选选择的患者带来了希望，并且研究不断显示手术的效果优于饮食及药物治疗。

避免治疗错误

要想选择既安全又有效的方法，一个最关键的方面是预测患者的依从性。由于缺乏有效的治疗方法，依从性差的患者的风险大于获益的可能性较大。对于治疗肥胖的外科医生尤为如此，不依从是胃旁路术后的主要病因，甚至是死因。很多疾病也可能是由于无依从性患者误用了对血压和心功能有负性作用的药物所致。患者必须遵循小心制订的治疗方案，并保证密切的医学随访。

展望

未来几年药物治疗是很有希望的。与利莫那班相似的药物能够阻滞特定的受体来控制食欲和饱食感，并很可能逐步研制出特异性更高的药物。

虽然对于目前的治疗方法正在做进一步的研究，但是必须认识到一些治疗方法也有可能作为非处方药物提供给大众。作为非处方药物，这些治疗应当安全有效的，否则就会被淘汰。由于应用这些主要是用来减少食欲和食物吸收的非处方药物，医生和卫生保健提供者可能要面对以前所不知道的代谢和电解质（或其他）问题。卫生保健提供者必须注意那些服用非处方药物的肥胖和既往肥胖的患者，及时发现这些药物已知的不良反应。

从乐观的方面看，虽然进展缓慢，但通过对基因的深入理解来改进减肥药物治疗是有希望的。正在研究的瘦素及其同源物虽然由于需要皮下及静脉给药而应用受限，其在防止通过其他方法减肥成功的患者的体重复增方面可能有效。由人类基因组计划完成而获得的大量信息很可能会推动新的治疗药物产生。目前对于肥胖患者而言，由于这种多基因疾病的复杂关系以及多种环境因素都能影响体重的增加及减少，纯粹基于遗传学的方法在肥胖患者身上取得显著成功的可能性不大。最近美国人类基因组计划与美国环境卫生科学研究所开始实施基因与环境行动（GEI）。GEI 为更好地了解肥胖的特殊介质（从细胞到机体的所有水平）以及这些环境驱动因素和人类基因之间的相互作用带来了希望。

（刘业强 译 李爱群 校）

参考文献

Centers for Disease Control and Prevention: Overweight and obesity. Available at: http://www.cdc.gov/nccdphp/dnpa/obesity/. Accessed August 22, 2006.

This well-organized CDC website provides a broad overview of the problem of obesity structured in a manner that is easily understandable for the lay public.

Willett WC, Dietz WH, Colditz GA: Guidelines for healthy weight. N Engl J Med 341:427-434, 1999.

This article provides useful information on healthy weight guidelines and emphasizes the importance of preventing weight gain and overweight in healthy-weight persons and on preventing further weight gain in those who are already overweight.

循证

1. Aronne LJ: Obesity. Med Clin North Am 82:161-181, 1998.

   This useful review points out that obesity is a chronic disease that requires long-term treatment, which is successful only if the patient is willing to make major changes in eating habits, exercise, and overall lifestyle.

2. Berkowitz RI, Fujioka K, Daniels SR, et al: Effects of sibutramine treatment in obese adolescents: A randomized trial. Ann Intern Med 145:81-90, 2006.

   This article describes a comparison study of sibutramine versus placebo in obese adolescents enrolled in a behavior therapy program. The authors document that sibutramine, when added to behavior therapy, reduces body mass index and weight more than placebo and improves the profile of metabolic risk factors in obese adolescents.

3. Bray GA: Health hazards of obesity. Endocrinol Metab Clin North Am 25:907-919, 1996.

   The author provides a thorough review of the multiple medical complications of obesity that increase morbidity and mortality.

4. Buchwald H, Avidor Y, Braunwald E, et al: Bariatric surgery: A systematic review and meta-analysis. JAMA 292:1724-1737, 2004.

   This meta-analysis documents the high level of effectiveness of bariatric surgery in achieving weight loss in morbidly obese patients and in improving the associated morbidities of diabetes mellitus, hyperlipidemia, hypertension, and obstructive sleep apnea.

5. Flegal KM, Graubard BI, Williamson DF, Gail MH: Excess deaths associated with underweight, overweight, and obesity. JAMA 293:1861-1867, 2005.

Using National Health and Nutrition Examination Survey (NHANES) data, the authors document that underweight and obesity are associated with increased mortality when compared with the normal weight category, but that the impact of obesity on mortality may have decreased over time.

6. Fontaine KR, Redden DT, Wang C, et al: Years of life lost due to obesity. JAMA 289:187-193, 2003.

   Using National Health and Nutrition Examination Survey (NHANES) data, the authors document the years of life lost secondary to obesity, noting the greatest impact on life expectancy in the younger age groups.

7. Ogden CL, Carroll MD, Curtin LR, et al: Prevalence of overweight and obesity in the United States 1999-2004. JAMA 295:1549-1555, 2006.

   This article provides useful prevalence data for overweight and obesity. Using the National Health and Nutrition Examination Survey (NHANES) data from 1999 to 2004, the authors document the increasing prevalence of overweight in children and adolescents, and of obesity in adult men, over the 6-year interval.

8. Rosenbaum M, Leibel RL, Hirsch J: Obesity. N Engl J Med 337:396-407, 1997.

   This article reviews the pathophysiology of obesity, genetic factors, and therapeutic approaches, including diet and exercise, drug therapy, and surgical therapy.

9. Tsai AG, Wadden TA: Systematic review: An evaluation of major commercial weight loss programs in the United States. Ann Intern Med 142:56-66, 2005.

   This review provides data on the efficacy of the major commercial and organized self-help weight-loss programs in the United States, noting that the evidence to support the use of these is suboptimal and that controlled studies are needed.

10. West DB: Genetics of obesity on humans and animal models. Endocrinol Metab Clin North Am 25:801-813, 1996.

    The author emphasizes the importance of defining the genetic mechanisms of obesity to allow more specific preventive and therapeutic approaches.

11. Williamson DA, Perrin LA: Behavioral therapy for obesity. Endocrinol Metab Clin North Am 25:943-954, 1996.

    These authors emphasize the importance of behavioral therapy in maintaining weight loss.

12. Yanovski SZ, Yanovski JA: Obesity. N Engl J Med 346:591-602, 2002.

    This article provides a very helpful perspective on the drug therapy of obesity, including a historical overview.

13. Zachwieja JJ: Exercise as treatment for obesity. Endocrinol Metab Clin North Am 25:965-988, 1996.

    The author emphasizes the importance of an exercise program that promotes the expenditure of 300 kcal per day in maintaining weight loss induced by dietary caloric restriction.

Pamela G. Vick • William S. Blau

5

慢性疼痛的评估和治疗

引言

每年有数百万人受到急性和慢性疼痛的困扰，为此所导致的工作生产力损失以及治疗费用超过 1000 亿美元。国际疼痛研究协会将疼痛定义为：急慢性组织损伤或潜在组织损伤引起的不愉快感觉和情绪体验。疼痛是主观的，并非所有疼痛的感觉都一样。目前还没有适宜的临床实验可以量化疼痛的程度。患者的疼痛经历是身体和心理因素共同作用的结果，包括对实际的或潜在的组织损伤产生的生理反应，也受到先前的疼痛经历、疼痛耐受、心理应对方式、情绪以及社会和家庭的影响。慢性疼痛是一种对镇痛药或常规的止痛方法（如非甾体类止痛剂）不敏感的持续性疼痛。在慢性疼痛中，疼痛成为一种疾病而不再仅仅是一种症状。对慢性疼痛患者的最佳处理策略是应用药物、介入、物理和心理疗法的多学科方法。每个患者对治疗的反应都是无法预测的，需要对不同疗法进行序贯试验以期达到最佳的治疗效果。有些类型的顽固性疼痛对现有的所有治疗方法都不敏感。

病因和发病机制

疼痛传导涉及皮肤、内脏及骨膜上的游离神经末梢——伤害性感受器。伤害性感受器不仅直接受到外源性组织损伤的刺激，而且还可受到尚未有明确机制的内源性致痛因子的影响。三种典型的内源性致痛因子包括：（1）通过局部作用激活产生伤害性疼痛的因子（如缓激肽、乙酰胆碱、钾）；（2）通过增敏接收器可促进疼痛传导而本身无激活疼痛效应的因子（如前列腺素）；（3）由伤害性感受器本身释放、通过局部外渗起作用的因子（如 P 物质）。这些内源性致痛因子可使初级痛觉过敏，使损伤组织的感受器疼痛阈值降低。

伤害性疼痛传导纤维主要包括无髓神经 C 类纤维和细的有髓神经 A-δ 类纤维。它们的胞体位于背根神经节与脊髓突触的边缘。P 物质、谷氨酸、降钙素基因相关肽、胆囊收缩素和血管活性肠肽都参与突触信号的传递。脊髓丘脑束、脊髓网状束和背侧丘脑束是大脑传播疼痛的主要途径，疼痛在那里最终被感知。下丘脑、丘脑内侧以及边缘系统参与激发性特征和情感特征的疼痛（图 5-1；彩图 5-1）。

中脑导水管周围灰质及脊髓下行抑制性传导通路均可选择性地抑制疼痛在脊髓水平上的传导。去甲肾上腺素、五羟色胺、脑啡肽和内啡肽是主要的抑制性神经递质。

慢性疼痛的发生机制可能涉及周边神经末梢的进行性损伤，如骨性关节炎或椎间盘退变引起的疼痛。在许多其他情况下，持续的神经性疼痛可能是由于疼痛信号本身已发生病理改变导致的，例如，糖尿病或带状疱疹后遗性神经痛。这两种慢性疼痛在一定程度上可持久存在，是由于中枢神经系统 *N*－甲基－D－天门冬氨酸的适应性，导致中枢致敏。

疼痛的分类

疼痛的评估有不同的分类方法，如主诉疼痛程度分级法（轻度、中度、重度）、数字疼痛分级法（0 ~ 10，0 = 没有疼痛，10 = 最坏想象）、视觉模拟评分法、faces（最适合于小儿评估）或更详尽的调查表（如 McGill 疼痛问卷）。归根结底，所有临床上有用

图5-1 疼痛传导。

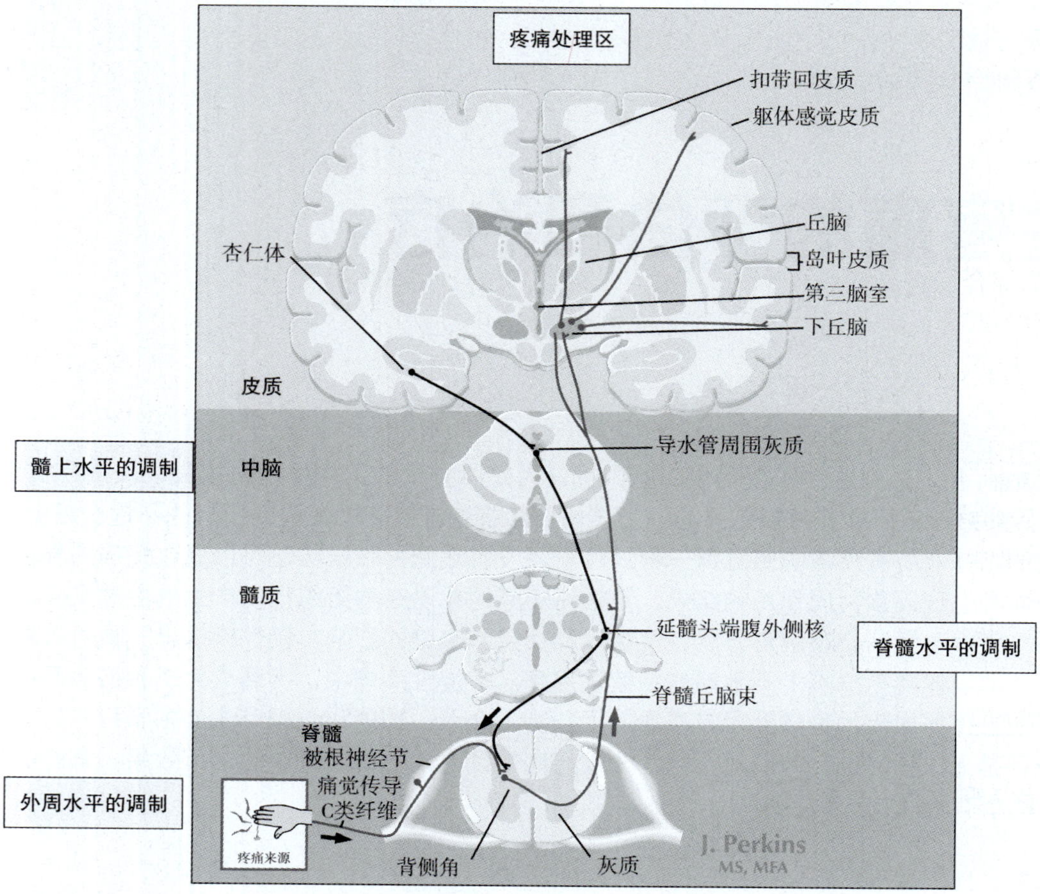

的评分都是主观的，都依赖患者的主观感觉。

目前根据病理生理学依据对疼痛进行分类的方案依然相对简单。伤害性疼痛起源于周围的疼痛感受器受到的持续进行性刺激，就像慢性或复发性创伤或退行性疾病一样；疼痛的来源可以是躯体的也可以是内脏的。神经病理性疼痛与一些重度疼痛疾病密切相关（框 5-1）。典型描述包括灼烧痛、刺痛、扳机痛、麻木和压榨样疼痛。皮肤感觉异常的范围包括麻木到疼痛过敏或异常性疼痛（对无痛性刺激的疼痛反应）。某些类型的神经病理性疼痛是由于交感神经异常活动（交感维持性疼痛）引起，因此这类疼痛及伴随症状可被交感神经阻滞消除。复杂区域疼痛综合征（反射性交感神经营养不良和灼痛）的特征是继发于有害刺激的持续性自发痛，伴有异常发汗、水肿以及皮肤颜色和纹理的改变，并且经常伴有交感神经兴奋。

痛性感觉缺失定义为传入神经阻滞疼痛综合征——是身体无感觉的某部的自发性疼痛。幻肢痛可以理解为传入神经阻滞疼痛综合征的一个极端例子。缺乏完整的神经传导通路而存在痛觉，这牵涉中枢水平的感觉整合问题。其他中枢性疼痛疾病可能与中枢神经系统的组织损伤有关（如脊髓后索损伤、后丘脑卒中综合征），或与功能性改变有关（心理性因素）。

癌症相关的疼痛被视为一个单独的类别，这是从内容上而不是从病理生理学角度给出的定义，或许这样的分类有些武断。事实上，癌痛可能是由先前描述的任何一个或多个类别的疼痛引起的。

临床表现

患者可能会同时面临一种或多种疼痛，并且没有确切的诊断。一些临床特征能将这些常见的神经疼痛综合征区分开（表 5-1）。

诊断方法

可用不同方法为慢性疼痛患者制订最佳诊疗方案。长期应用阿片类药物治疗慢性疼痛患者的十步诊疗法（框 5-2）。

处理和治疗

慢性疼痛综合征往往涉及明显的情绪和行为问题，常常会引起严重的功能障碍，并伴有显著睡眠障碍。因此，不应忽视患者疾病的这些方面，并且应取得心理学、精神病学、理疗学、物理或职业疗法以及其他方面专家的支持。

疼痛的内科治疗往往始于药物治疗。目前只有两种常用的镇痛药：非甾体抗炎药（NSAID）和阿片类药物。这两类药物的有效性受其毒性、不良反应、耐受性、躯体依赖性、成瘾性或撤药风险的限制，而且这两类药对多种慢性疼痛或活动性疼痛无效。

有些辅助药如抗抑郁药或抗惊厥药，能提高镇痛药的疗效并减少其副作用，并可治疗疼痛的伴发症状，可以对某些类型的疼痛给予镇痛。这些药物可以单独应用，也可以与镇痛药联合应用。有些辅助药还有镇静或抗焦虑方面的副作用，有助于治疗疼痛患者的失眠症或焦虑症。这些辅助药应从小剂量开始应用，并且要边观察边缓慢增加剂量，以达到最小的副作用和最大的疗效。更重要的是要提供足够的药物试验期限。有时最大镇痛作用要到 4 ～ 6 周后才能显现。在治疗过程中应告知患者这些药物的作用有可能延迟。还应告知患者在确定一种适当有效的联合用药之前进行一系列药物试验是必需的。

非甾体抗炎药（对乙酰氨基酚）

非甾体抗炎药的最佳适用范围是轻至中度的炎性痛、术后痛以及与创伤、关节炎和癌症相关的疼痛（表 5-2）。联合使用阿片类或其他辅助用药可以增强其镇痛作用。非甾体抗炎药在以下几个方面不同于阿片类止痛剂：（1）镇痛存在一个最大效应；（2）不产生耐受性、躯体依赖性或心理依赖性；（3）对重要靶器官有潜在毒性；（4）主要作用机制是抑制环氧化酶（COX），阻止能够使周围和中枢感觉神经元对痛性刺激敏感性增强的前列腺素生成。COX-2 特异性抑制剂能减少消化道出血风险，并且不抑制血小板聚集。然而，有证据表明，COX-2 抑

框 5-1 神经病理性疼痛的病因分类
毒性或代谢性因素
内分泌因素（如糖尿病）
化学疗法（如异烟肼）
接触有关化学品
营养性因素（如脚气病）
外伤性因素
Ⅰ型Ⅱ型复合性局部疼痛综合征
压迫因素
神经卡压综合征（如腕管疼痛综合征）
自身免疫
脉管炎
脱髓鞘疾病
副肿瘤疾病
类感染性疾病
感染性因素
病毒（如人类免疫缺陷病毒，带状疱疹病毒）
螺旋体（如莱姆病）
Guillain-Barré 病
遗传性因素
Fabry 病
淀粉样变

表 5-1 常见神经疼痛综合征的临床特征

诊断	临床特征
痛性糖尿病神经病变	小腿对称性感觉缺失和灼痛
腰骶神经根病	向大腿前部（L2、L3）或小腿（L4 ～ S1）放射性刀刺痛伴无力或感觉缺失
带状疱疹后神经痛	单侧痛，感觉缺失，或在带状疱疹发生过的皮区出现异常性疼痛
HIV 相关性神经病	对称性痛性感觉缺失，在足底或脚趾最明显
复杂区域疼痛综合征	局部疼痛（如四肢），伴有水肿、皮肤血流和排汗异常
术后神经痛	术后 3 个月切口仍有感觉缺失、疼痛和异常疼痛，如截肢后或乳房切除后的幻肢痛

From Gilron I, Watson CP, Cahill CM, Moulin DE: Neuropathic pain: A practical guide for the clinician. CMAJ 175(3):265-275, 2006.

框 5-2 长期应用阿片类药物治疗慢性疼痛患者的十步诊疗法

步骤一：初始全面评估

步骤二：确立诊断

X 线、MRI、CT

步骤三：确定治疗的必要性

躯体诊断
治疗干预疼痛
物理疗法
行为疗法

步骤四：评估风险 / 效益比

治疗是有益的

步骤五：确定治疗目标

步骤六：获取书面知情同意书

步骤七：初始剂量调整阶段（8 ～ 12 周）

开始小剂量治疗
使用阿片类、NSAID 和辅助药物
停止治疗的原因为：
- 缺乏镇痛效果
- 有不良反应
- 缺乏功能改善

步骤八：稳定阶段的评估

四 A 评估：
- 镇痛（analgesia）
- 活动情况（activity）
- 异常行为（aberrant behavior）
- 不良反应（adverse effect）

步骤九：坚持监测

处方监测计划
随机药检
药片计数

步骤十：结果评估

有效：继续治疗
- 稳定的剂量
- 镇痛有效，可以活动
- 无药物滥用和不良反应

无效：基于以下原因中断治疗
- 镇痛无效
- 患者不依从
- 药物滥用
- 不良反应
- 并发症

Adapted from Trescot AM, Boswell MV, Atluri SL, et al: Opioid guide-lines in the management of chronic non-cancer pain. Pain Physician 9:1-39, 2006.

制剂能增加心肌梗死和卒中的风险。因此，对非甾体抗炎药的安全性正在进行新的评估。在美国，所有非甾体抗炎药说明书上都标有一个警示黑框，并且进行过冠状动脉搭桥术的患者禁忌使用该药。

阿片类药物

当单独应用非阿片药物治疗慢性癌症或非恶性疼痛无效时，应使用阿片类药物治疗（表 5-3）。阿片类药物拥有中枢作用位点和外周作用位点，对于伴随有炎症的疼痛效果尤为明显。许多阿片类药物可与非阿片类药物联合应用；非阿片类药物是联合应用的制约因素。例如，对乙酰氨基酚治疗疼痛每日所需的最大剂量是：成年人 4000mg/d，体重不足 45kg 的儿童 90 mg/（kg · d）。对于经常性的疼痛，长效药物制剂是首选。

人们对疼痛治疗有一些误解，认为阿片类药物疗法会导致无法控制的耐药性以及躯体和心理的依赖性。耐药性可能会发生，但其不是麻醉性镇痛药剂量增加的首要原因，首先应排除疾病进展或新的疼痛综合征出现。躯体依赖性和戒断症状可以预防，但这需要认真监测和缓慢撤药。如果麻醉性镇痛药处方正确，心理依赖性出现极其罕见。假性成瘾是一种试图获得疼痛缓解的觅药行为，有可能被误认为是成瘾。这种行为常常是由于治疗不适当导致疼痛没有得到控制的结果。一旦疼痛缓解，这种行为也将随之停止。对于难以控制的疼痛，长期使用阿片类止痛药是合理的，但需要密切监测患者用药以及进行中的医患关系。

抗抑郁药

三环类抗抑郁药已被用作治疗各种神经功能紊乱的一线药，对于治疗与慢性疼痛有关的睡眠困难可能是有益的。尽管临床试验结果表明作为镇痛药的非典型抗抑郁药，5– 羟色胺再摄取抑制剂和单胺氧化酶抑制剂的镇痛效果尚不确定，但它们仍能起到一定作用（表 5-4）。度洛西汀已被批准用于治疗糖尿病周围神经病变。

抗癫痫药

抗癫痫药可缓解周围神经疼痛综合征所引起的刀刺样疼痛，如三叉神经痛、带状疱疹后遗神经痛、糖尿病神经病变、癌症疼痛、创伤后神经痛。这些药物也可作为情绪稳定药和偏头痛的预防用药（表 5-5）。

其他辅助用药

解痉药可治疗源于肌肉的疼痛，但其长期应用受到嗜睡、潜在的滥用和依赖性的限制。巴氯芬是

表 5-2 常用非甾体抗炎药及其剂量

药物名称	平均剂量（mg）	给药间隔（小时）	每日最大剂量（mg）	备注
布洛芬	200～400	4 ～ 6	3200	
萘普生	起始剂量500，后续250	8 ～ 12	1250	
吲哚美辛	25	8 ～ 12	100	
三柳胆镁	1000～1500	8 ～ 12	1500	不延长出血时间
萘丁美酮	1000～1500	12 ～ 24	2000	用餐中服用吸收率可增加
双氯芬酸钠	50～100	6 ～ 8	200	
塞来昔布	200	12	400	选择性 COX-2
对乙酰氨基酚	500～1000	4 ～ 6	4000	大剂量应用会导致肝功能异常

表 5-3 常用长效阿片药物及其剂量

药物名称	剂量（口服）	开始剂量	评论
吗啡（硫酸吗啡控释片、硫酸吗啡缓释片、硫酸吗啡缓释胶囊）	30mg	15 ～ 30mg/d	通气功能障碍、哮喘、颅内压增高、肝衰竭患者慎用
羟考酮（盐酸羟考酮控释片）	20mg	20 ～ 40mg/d	
美沙酮	使用时尤其注意患者的个体差异	10 ～ 20mg/d	血浆半衰期长（> 12h）；几天内有蓄积性，不要过快增加剂量
芬太尼（芬太尼透皮贴剂）	芬太尼透皮贴剂 25μg/h 大致相当于吗啡 45mg/d 持续释放	每贴 25μg/h	起效和失效均缓慢（延迟 12 小时）

表 5-4 常用抗抑郁药及其剂量

药物名称	剂量	不良反应
三环类抗抑郁剂		抗胆碱和 α- 肾上腺素能阻滞、心脏毒性、直立性低血压、狭角性青光眼、低癫痫阈值
阿米替林	10～100mg	
去甲替林	25～60mg	
地昔帕明	25～100mg	
多塞平	25～100mg	
杂环类抗抑郁剂		阴茎异常勃起
曲唑酮	25～300mg	轻度抗胆碱作用
选择性5-羟色胺再摄取抑制剂		失眠、坐立不安、胃肠道不适、震颤、射精延迟、恶心
氟西汀	20～60mg	
帕罗西汀	10～40mg	
舍曲林	50～200 mg	
5-羟色胺-去甲肾上腺素再摄取抑制剂		
度洛西汀	60mg/d（最大量120mg/d）	嗜睡、共济失调、恶心、口干、多汗
万拉法辛	150～225mg/d（最大量375mg/d）	高血压、共济失调、嗜睡、失眠、恶心、焦虑、食欲减退

表 5-5 常用抗癫痫药及剂量

药物	每日剂量	不良反应
加巴喷丁	按需每小时300mg作为起始量；逐步增加到900～1200mg，每日3次	嗜睡、共济失调、水肿、震动、精神运动性缓慢、注意力不集中
普加巴林	起始每8小时剂量50mg/d，分3次用；逐步增加到300～600mg/d（最大剂量600mg/d）	嗜睡、共济失调、水肿、体重增加、注意力不集中、口干
托吡酯	按需每小时50mg作为起始量；逐步增加到最大剂量200mg，每日2次	嗜睡、疲劳感、精神运动性缓慢、注意力不集中、感觉异常、肾结石
拉莫三嗪	按需每小时25mg作为起始量；逐步增加到最大剂量300～500mg，每日2次	皮疹，与其他抗癫痫药物的相互作用
卡马西平	按需要每小时200mg作为起始量；逐步增加到每天400～2400mg	嗜睡、共济失调、肝炎、发育不全性贫血、心脏传导减慢
丙戊酸盐	每天5～10mg/kg逐步增加到每天15～60mg/kg	嗜睡、AST/ALT 暂时性升高、血小板减少、大剂量会引起血小板功能障碍

ALT：谷丙转氨酶；SAT：天冬氨酸转氨酶。

治疗脊髓痉挛最有效的药物，对有脊髓损伤以及多发性硬化症的患者疗效最佳。替扎尼定是一种 α_2-肾上腺素受体激动剂，能有效治疗肌肉痉挛引起的疼痛和僵直状态。

曲马朵与 μ 阿片受体结合较强，与 σ 和 κ 受体结合较弱。它还可抑制去甲肾上腺素和 5- 羟色胺的再摄取。不良反应包括头晕、恶心、便秘、口干和头痛。对颅内压增高和肾疾病患者应慎用。

美西律是一种口腔局部麻醉剂，已安全用于神经性疼痛疾病，如慢性肌强直、糖尿病神经病变和痉挛。禁忌证包括：先前已有Ⅱ或Ⅲ度房室传导阻滞、慢性低血压、充血性心力衰竭和肝损伤。

辣椒素是用来治疗神经性疼痛的最常用的外用药物，尤其是糖尿病神经病变、带状疱疹后神经痛和乳腺手术后疼痛。许多患者反映其缓解疼痛效果良好，但也有许多人无法耐受应用时的烧灼感。

物理疗法

除了药品治疗之外，还有运动、按摩、冷热疗法、经皮烤电和针灸治疗的物理方法，它们特别有助于缓解肌筋膜疼痛或局部疼痛疾病。

不同类型的注射和神经阻滞也是诊断和治疗的重要工具。痛点注射可以有效缓解肌筋膜疼痛症状，有利于锻炼和恢复正常的肌肉功能。硬膜外类固醇注射和选择性神经根阻滞也可有效治疗神经性疼痛和椎管狭窄。小关节注射和内侧支神经阻滞可有效缓解背部和颈部的疼痛。

交感神经节阻滞（星状神经节、腹腔神经节、腰交感神经节）可以诊断和治疗交感神经持续性疼痛并有助于康复治疗。患者通过完全性外科神经松解或药物阻滞治疗其疼痛有可能得到很好而暂时的缓解，这类治疗通常不是永久性的，并且带有风险；它们只能是一种最后的治疗手段，仅仅适用于是预期寿命有限的患者。

更积极的疼痛介入治疗包括射频去神经支配疗法、脊髓刺激或应用鞘内泵。

避免治疗错误

对于慢性疼痛，个性化治疗是非常重要的。现有的最佳治疗方案是基于充分了解疼痛机制、病史和现有的药物制订的。某些药物的副作用是有利的，尤其是镇静药。慢性疼痛的治疗还需要不断对患者进行评估和宣教，以及对任何可治疗的基础疾病进行评估。应监测患者的镇痛、耐受性和诸如睡眠及生活质量的改善情况。患者的宣教应包括对有关疾病的自然史和现实的治疗期待等方面的讨论。功能性目标，如改善睡眠质量、提高生活质量，也应得到强调。药物的重新评估及剂量调整也应个体化以提高生活质量。如果一个治疗方案疗效欠佳，应对疼痛进行重新评估，并考虑使用辅助药或阿片类药物，或者使用介入治疗和注射疗法。

展望

总有一天，我们会找到有效消除慢性疼痛的方法，到那时，我们还需要有新的多学科评估患者成本效果的模型和患者保健模型。虽然我们所理解的神经性疼痛的机制和病理生理学理论仍处于初级阶段，但正在迅速发展；更新的镇痛药物不断涌现。传统止痛药主要是在细胞水平上影响疼痛的传导过程：阻断疼痛感受、神经传导以及预防神经中枢致敏。新的介入技术将会继续研发并被用来治疗顽固性疼痛。慢性疼痛的预防将是研究和临床应用的一个最新领域。

（郭平选　译　高景利　校）

参考文献

American Pain Society: Principles of analgesic use in the treatment of acute pain and cancer pain. Available at: http://www.ampainsoc.org/pub/principles.htm. Accessed November 17, 2006.

This is an excellent resource for concise information about drug selection, dosing, the treatment of breakthrough pain, and minimization of side effects.

循证

1. Gilron I, Watson CP, Cahill CM, Moulin DE: Neuropathic pain: A practical guide for the clinician. CMAJ 175(3):265-275, 2006.

   This article gives an excellent description of the pathophysiology, clinical features, and pharmacology indicated for the treatment of neuropathic pain. A primary care algorithm is also provided to assist with neuropathic pain management.

2. Trescot AM, Boswell MV, Atluri SL, et al: Opioid guidelines in the management of chronic non-cancer pain. Pain Physician 9:1-39, 2006.

   These guidelines were established after systematic review and analysis of the available literature on opioid use in the management of chronic non-cancer pain. These evidence-based guidelines should help provide consistency in opioid philosophy and treatment among diverse chronic pain groups.

M. Andrew Greganti

6

慢性疲劳综合征

引言

慢性疲劳综合征（the chronic fatigue syndrome, CFS）是于1988年首次定义的，用于描述一类通常在病毒感染后出现的严重到不能进行日常活动的疲劳。相关症状包括全身肌肉疼痛和无力、注意力不集中、易激惹和持续在24小时以上的劳累后疲劳。CFS多起病急骤，持续数小时至数天，可破坏人们的生产生活，常发生在以前工作积极精力充沛的个体。医学专家尚未就CFS是器质性疾病还是非器质性疾病（如焦虑或抑郁）做出合理的解释。由于没有确切的定义，医患对CFS均感到灰心，CFS成为医学界无法明确解释的几种疾病之一。

历史回顾和前景

至少在19世纪末医学专家就用神经衰弱一词描述了慢性疲劳患者，将其定义为一种病因不明的、以精神和身体的严重疲劳为特征的相似疾病，可使劳累后疲劳、神经性消化不良和情绪反常时间延长。这种综合征更多见于女性和工作压力大的人群。它们的出现常常被归咎于生活压力对神经系统的影响。后来，神经衰弱这个术语又被用于描述其他一些不同的综合征，每种都有相似的临床表现，常常为局部暴发或流行：冰岛病、Royal-Free病、流行性神经衰弱、肌痛性脑脊髓炎、病毒性疲劳综合征、慢性布鲁杆菌病、慢性EB病毒感染和Lake Taboe病。病例的局部暴发导致了感染性疾病的假说，并被命名为前驱感染综合征或病毒后综合征。在过去50～60年中有关CFS的研究大部分集中在病毒致病的可能性上。

CFS已成为流行性相当高、无法用确切的病因和发病机制解释的疾病之一，对疾病发生的二元论模式提出了挑战。二元论模式假定躯体与精神是分开的，每种疾病都可分为精神疾病或躯体疾病。近几年来的有关CFS的热点讨论来源于道德偏见，即将精神性疾病与人格弱点和缺陷联系起来。相比之下，躯体疾病无人格缺陷。

疾病的二元论模式产生了两种学说，每种学说都试图解释CFS特有的躯体和精神症状。躯体学说认为，慢性疲劳、肠易激和纤维肌瘤等综合征是功能性疾病而不是器质性疾病。精神学说则认为，这些疾病是伴有躯体症状的精神障碍。精神学说认为，CFS的躯体症状是抑郁和焦虑这些基础疾病的非典型躯体表现。1970年对以前报道的良性肌痛性脑脊髓膜炎的暴发进行的再次分析支持精神因素学说，分析得出的结论是：肌痛性脑脊髓膜炎流行是继发于大量的癔症反应。争论仍在持续，医生和患者们都在不断探索这个问题的答案。

流行病学

由于CFS缺乏公认的定义和诊断方法，对其流行情况的估计有很大差异毫不奇怪，其范围在2.3～600例/10万人。根据疾病控制与预防中心（Centers for Disease Control and Prevention，CDC）1988年制定的标准，在四个监测点，CFS在18岁以上人群的发病率为2.3～7.4例/10万人。这些估计是保守的，因为除外了先前有情感障碍、焦虑和躯体疾患的患者。最近一项在堪萨斯州Wichita进行的有关CFS患病率和发病率的研究表明，CFS的患病率为235例/10万人，年发病率为180例/10万人。如前所述，暴发流行也有记载。然而，CFS通常散发于成人，在按CDC标准进行的五项研究中，患者症状出现的平均年龄为37.8岁，其中女性患者占76%。根据有限的人口统计学信息，大多数患者是白种人、中产阶级及受过良好教育的人，因此被称为“雅皮士流感”。如在肠易激综合征和其他类似疾病，过度诊断可导致高估患病率。

病因和发病机制

研究者仍未明确CFS的病因。因为CFS常于呼吸道或消化道感染后即刻出现，研究人员将其重点放在寻找感染源上，其他发病机制也在考虑之中。

病毒

研究发现，多种病毒可能与CFS有关，包括肠道病毒，特别是柯萨奇病毒B。其他考虑的病毒包括：人类疱疹病毒6、单纯疱疹1型和2型、人嗜T淋巴细胞病毒2、反转录病毒和EB病毒。提出的理论是：病毒性病原体的一次侵入可能会导致易感人群的免疫功能长期失调。因此慢性EB病毒感染引起了人们的高度关注。急性传染性单核细胞增多症后一种持续的疾病状态似乎也会引起CFS的流行。这种联系的依据是：有EB病毒感染的血清标志物。最近的研究表明，CFS患者的EB病毒血清阳性率与正常人之间无显著差异。现在看来，EB病毒或其他病毒似乎不太可能是苦苦寻求的CFS的病原体。

慢性莱姆病和其他感染

关于莱姆病螺旋体是CFS病原体的初始兴奋已经消退。如果病毒是病原体，研究人员很难确定其确切的病因关联。这种情况在其他病原体时也一样，包括流产布鲁杆菌、弯曲杆菌属、肺炎支原体和鼠弓形虫。

免疫系统功能失调

文献已证明了一些免疫系统异常，包括外周淋巴细胞减少、分裂原引起的淋巴细胞增生减少、辅助性T淋巴细胞和抑制性T淋巴细胞的数目异常、杀伤细胞活性受损、迟发型皮肤试验敏感性受损、IgG亚型缺乏以及单核细胞导致的干扰素α过量产生。研究还没有得出一致和可重复的结果，还需要更多数据来证实它们之间的特殊关联。

心理因素

一些研究表明，CFS患者中有精神障碍或精神症状史者（即存在抑郁、焦虑和躯体型障碍）占42%～82%。无精神性抑郁的CFS患者特别值得注意，因为他们会引起何为原发，何为继发的争论；即抑郁是CFS综合征的临床表现还是原因。另一个根本的问题是：精神障碍是否能引起可以察觉的免疫系统调节障碍和损害。

临床表现

基于各国研究者达成的共识，已形成了一个最新的CFS的案例定义。在CFS的确切定义仍然悬而未决的情况下，为了使人们更好地理解CFS的病因和发病机制，这不失为一种为人们提供一种工作定义的新尝试。框5-1列出了CFS的诊断标准。

图6-1显示了CFS的临床症状，它们是相互重叠的，并且都有明显的抑郁和焦虑。大部分CFS患者以前有重度抑郁病史的事实使临床诊断进一步复杂化。对于那些既符合CFS诊断标准又符合重度抑郁诊断标准的患者，两种疾病通常是同时发生的。尽管两者之间存在很强的关联，半数以上诊断为CFS的患者不能根据重度抑郁的诊断标准进行有效的分类。除了抑郁之外，对焦虑作为一种基础疾病的考虑仍不能完全解释许多CFS患者存在的症状。

大部分患者没有确切的体检异常，至少没有特异性的异常。一些患者有低热（37.6℃～38.6℃）。另一些人有非渗出性咽炎，伴有可触及的或有触痛的颈部淋巴结，也可有腋窝淋巴结肿大。

鉴别诊断

以疲劳为症状的疾病包括贫血、甲状腺功能减退、Addison病、慢性肝病、高钙血症、低心输出量综合征、神经肌肉疾病、睡眠障碍及抑郁症。

诊断方法

诊断主要依赖于详细的病史分析。考虑到缺乏

框 6-1 慢性疲劳综合征的病例定义

纳入标准

持续 6 个月以上的医学及临床评估都无法解释的疲劳，即：

- 新发生的（非终身）
- 不是由正在从事的劳动引起的
- 休息不能使其明显缓解
- 引起患者活动能力实质性下降

至少包括以下四项症状：

- 记忆力减弱
- 咽痛
- 淋巴结触痛
- 肌肉疼痛
- 关节痛
- 头痛
- 睡眠后不能恢复精力
- 劳累后肌痛超过 24 小时

排除标准

- 有活动性的、无法缓解或疑似疾病
- 精神病性、忧郁性或双相性抑郁症（不是单纯的重度抑郁）
- 精神障碍
- 痴呆
- 厌食及神经性贪食症
- 酒精及其他物质滥用
- 严重肥胖症

From Fakuda K, Straus SE, Hickie I, et al: The chronic fatigue syndrome: A comprehensive approach to its definition and study. Ann Intern Med 121:953, 1994.

特异性和敏感性高的实验室检查和似然比，总体上实验室检查对诊断帮助不大，但实验室检查可以用来排除其他出现疲劳症状的疾病。抑郁症是一种特别难以排除的疾病。建议做的实验室检查包括：完全血细胞计数、血沉、电解质、钙、磷及血肌酐测定、尿液分析、血糖测定、肝功能检查、促甲状腺激素和肌酸激酶测定。对于有严重关节痛和肌痛的患者应检查抗核抗体及类风湿因子。为除外肾上腺功能不全，应考虑检测早晚皮质醇水平。应评估潜在的睡眠障碍，特别是对有白天嗜睡证据的患者。不建议行 EB 病毒抗体及肠道病毒的检测。同样，由于结果的多样性，免疫功能检查无诊断价值。基本方法是首先排除引起疲劳的其他原因，避免过早作出 CFS 诊断。

处理和治疗

一般来说，治疗的目的是提供情感支持、减轻病人的症状及各方面的压力，避免病人受到一系列未经评估和证明的治疗方法的危害。考虑到没有明确的病原学，治疗重点是改善症状。承认患者的症状和失能的“真实”性是关键的第一步。经过几次就诊后，CFS 患者会认识到现代医学还不能阐明他们所患的疾病，他们经常询问自己是否真的有病。讨论可能存在的焦虑或抑郁常会引起患者敌意，因为这类诊断常常意味着患者人格脆弱和低下，而且实际上不是“真实”性疾病。值得强调的一点是，在对病因没有充分了解的情况下，医患双方都必须查找各种可能的病因，而且无论是什么病因，重点都是改善症状。这就要求他们抛弃二元论模式，接受在每一种疾病过程中精神和躯体是不能分离的。在得到“不是你头脑有病”的保证后，患者非常愿意接受抑郁和焦虑是疾病组成部分的观点。他们也愿意接受因为病因复杂，因而没有快速的诊疗方法。

最佳治疗

由于大部分病例没有明确的病因，所以治疗必须个体化。有必要向患者及家属提供关于疾病性质的宣教材料。同时应避免关于患者病因学的无益争论。对确诊的抑郁症和焦虑症患者必须给予抗抑郁药物治疗。有抗焦虑作用的 5- 羟色胺再摄取抑制剂常有效。这些药物有助于诊疗可加重疲劳的失眠。医生应该鼓励病人回到正常的生活状态，保持体力活动。锻炼计划应逐渐加大强度，让病人说出什么能耐受，什么不能耐受。迫使病人做不能耐受的锻炼会影响病人恢复能力的自信心，破坏医患关系。一些研究表明，由技术精湛的治疗师进行的长时间的认知行为疗法能培养患者应对慢性疾病的技能。支持性的心理疗法能恢复病人的自信和自尊。

避免治疗错误

无确切证据证明静脉或口服抗生素、抗病毒药或肌肉或静脉注射 γ- 球蛋白有效。一直以来令人担心的是，这些治疗会引起医源性并发症，包括肾功能不全、血液传染和过敏性反应。

医患之间对发病机制及治疗方案的不同观点通常会妨碍治疗。患者及家属基于文献、网上信息及自助组织的信息可能坚持自己的观点。当医生必须

图6-1 慢性疲劳综合：体征和症状。

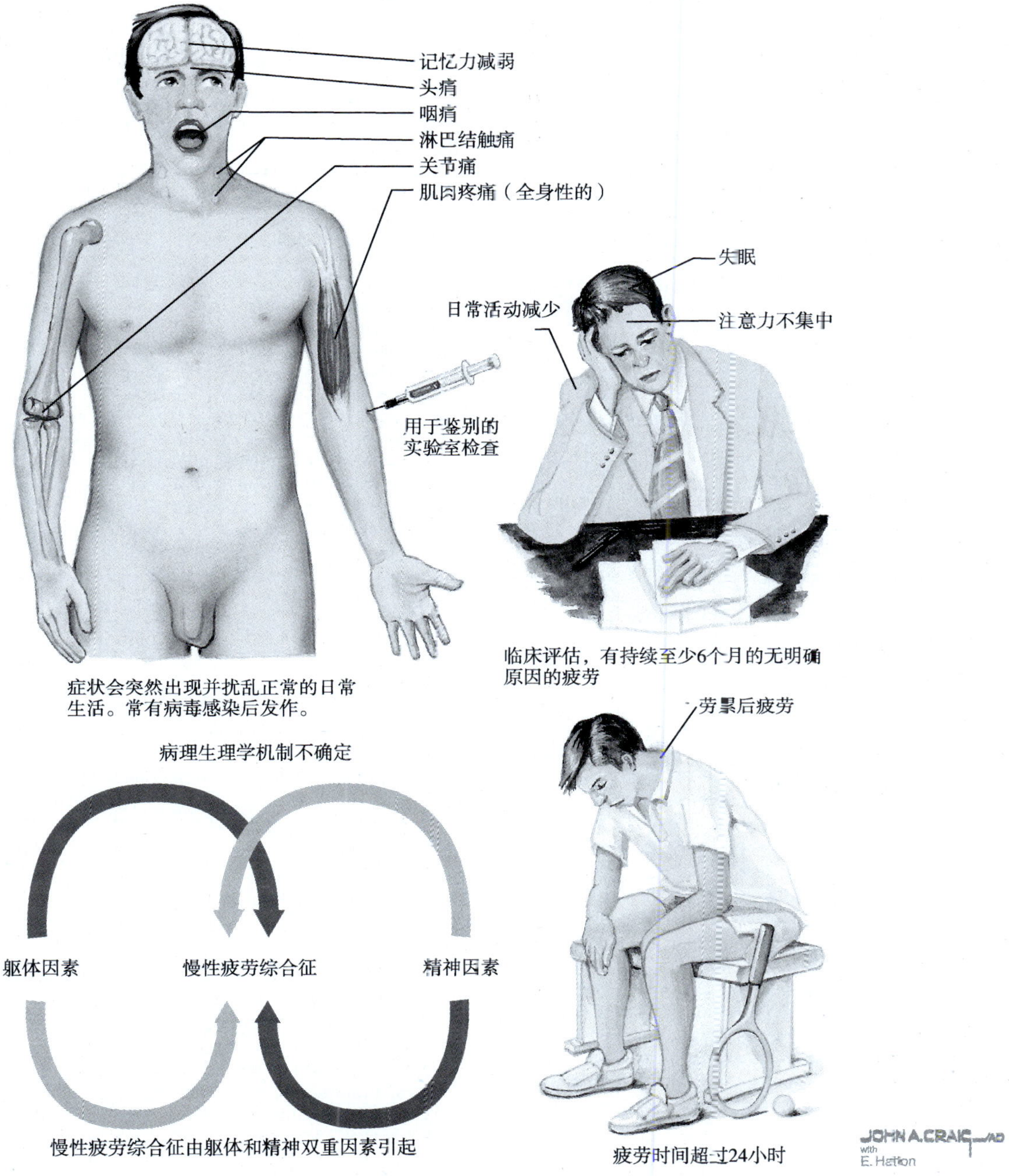

对 CFS 做出明确诊断并在帮助患者与避免自证 CFS 是不治之症预言之间割裂时，分歧即产生了。医生不能立即否定患者这些领域中的任何观点，必须专门留出时间与病人及其家属进行长时间的讨论。这种“特定时间”是应对 CFS 患者处置中挑战的众多需求之一，同时防止了医生回避患者。

预后

目前的文献没有提供关于预后的可靠信息。然而患者的预后差异很大。病情似乎每天都有变化，病情好转后失能可再次复发。疾病的病程也不同，从 1 ~ 5 年或更长时间不等。26% ~ 57% 的病人在随访期内症状缓解或康复。患病的危险很高，尤其是在疾病不确定的患者。相反死亡率很低。由病人及其医师进行的各种无益尝试（即使没有任何数据支持）导致的医源性疾病是主要危险。当患者坚持认为只有器质性疾病才能解释其症状且不接受代表复杂的躯体-心理联系的生物-社会-心理疾病模式时，他们的处境更糟。坚持身体疾病和精神疾病分开提供的医疗服务体系也会使患者的处境更为艰难，实际上也深化了二元论方法。由于病人排斥心理疗法，可能缓解他们的病情的治疗受到极大的限制。不幸的是，遇到这种患者时，即使是经过特殊训练和经验丰富的医师，也不会反对二元论观点。

展望

从“慢性疲劳综合征”这个高度的概括性术语——包含异质性极高的患者人群——向包含一个同质性更强的人群或多个人群转移的需要仍是问题的关键。同其他医学尚不能解释的综合征一样，CFS 提醒我们，现行的疾病分类模式秉承了精神-躯体分离的二元论，导致了相当多的患者不能得到适当的治疗。围绕着 CFS 的宣传已使病人、医生和研究投资者更多地转向生物心理社会医学模式。在 CFS 的明确病因确立之前，没有其他的选择。需要进行更深层次的研究以揭示潜在的发病机制，探讨跨越精神-心理分界线的疾病分类法。

（梁 洁 译 刘 星 校）

参考文献

Buchwald D: Fibromyalgia and chronic fatigue syndrome: Similarities and differences. Rheum Dis Clin North Am 22:219-243, 1996.

The author points out the demographic and clinical similarities between CFS and fibromyalgia and emphasizes that further clarification of the similarities and differences between these two entities may be useful in studies of prognosis and in defining subsets of patients who may benefit from specific therapies.

Centers for Disease Control and Prevention: Chronic fatigue syndrome. Available at: http://www.cdc.gov/cfs/. Accessed July 9, 2006.

This useful website maintains up-to-date information on diagnosis, therapy, and new research findings, organizing the information for both patients and health care professionals.

Klonoff DC: Chronic fatigue syndrome. Clin Infect Dis 15:812-823, 1992.

This is a helpful review of the history, definition, epidemiology, etiology, clinical presentation, and treatment of CFS.

Reeves WC, Wagner D, Nisenbaum R, et al: Chronic fatigue syndrome: A clinically empirical approach to its definition and study. BMC Med 3:19, 2005.

This article documents that CFS can be defined using readily available instruments that evaluate the major components specified in its 1994 case definition. Using this approach, CFS patients are clinically distinct from patients with unexplained fatigue. The authors urge that future research studies define CFS in this manner.

Resource for myalgic encephalomyelitis, chronic fatigue syndrome, and fibromyalgia. Available at: http://www.supportme.co.uk/. Accessed July 9, 2006.

This patient-oriented website provides information for the lay user, including a library of references that can be accessed.

Schluederberg A, Straus SE, Peterson P, et al: NIH conference. Chronic fatigue syndrome research: Definition and medical outcome assessment. Ann Intern Med 117:325-331, 1992.

This paper presents the results of a workshop at the NIH to address critical issues in research concerning CFS. Case definitions, confounding diagnoses, and medical outcome assessment are considered.

Sharpe M: Chronic fatigue syndrome. Psychiatr Clin North Am 19:549-573, 1996.

The author points out that the attempt to define CFS as either a strictly medical or psychiatric condition is not clinically useful. Helpful recommendations on patient management are provided.

Straus SE: The chronic mononucleosis syndrome. J Infect Dis 157:405-412, 1988.

This useful review of the early perspective on CFS set the standard for later studies.

循证

1. Fukuda K, Straus SE, Hickie I, et al: The chronic fatigue syndrome: A comprehensive approach to its definition and study. International Chronic Fatigue Syndrome Study Group. Ann Intern Med 121:953-959, 1994.

   The authors propose a conceptual framework and a set of guidelines in an attempt to provide a comprehensive, systematic, and integrated approach to the evaluation, classification, and study of patients with unexplained fatigue.

2. Holmes GP, Kaplan JE, Gantz NM, et al: Chronic fatigue syndrome: A working case definition. Ann Intern Med 108:387-389, 1988.

   The authors propose a new name, chronic fatigue syndrome, for what was previously described as the chronic Epstein-Barr virus syndrome. The article presents a working definition of CFS to improve the comparability and reproducibility of clinical research and to provide a basis for the clinical evaluation of patients.

3. Reyes M, Nisenbaum R, Hoaglin DC, et al: Prevalence and incidence of chronic fatigue syndrome in Wichita, Kansas. Arch Intern Med 163:1530-1536, 2003.

   This paper presents the results of a study of the prevalence and incidence of CFS in the general population of Wichita, Kansas in an attempt to provide more accurate population-based epidemiologic data.

Robert J. Vissers

7

中毒与用药过量

引言

故意用药过量是自杀成人最常见的导致住院及死亡的中毒原因。6 岁以下儿童在家中摄入有毒物质占报道的中毒事件的大多数，但死亡率很低。在过去的十年里，用药过量的发病率已增长了 2 倍，特别是在青少年和老年人口中。其他中毒情况包括胃肠外药物滥用、化学药品接触、药物相互作用以及有毒动物咬伤（蜇刺毒作用）。中毒诊断需要识别中毒综合征，并适当应用实验室检查。尽管大多数中毒的治疗都是支持治疗，但对某些中毒可能需要应用毒物清除法和解毒药进行特殊治疗。

病因和发病机制

随着清洁用品、化妆品及植物制剂的增多，药物制剂的中毒屡有发生，特别是镇痛药和非处方药物的中毒。直接摄入是最常见的暴露途径，但毒物也可通过皮肤接触、呼吸道吸入、黏膜侵入、注射或有毒动物咬伤（蜇刺毒作用）等途径进入。

中毒的机制因毒物种类不同而不同。中毒效应可能局限在接触部位且没有特异性化学反应。中毒全身效应是毒物与特异性靶器官（如受体或器官）相互作用的结果。多数中毒死亡发生在院前，通常是中枢神经系统衰竭或呼吸衰竭的结果。其他危及生命的机制的还有心律失常、低血压和器官坏死。

临床表现

由于中毒物质的类别和毒素性质不同，临床表现差异很大。症状和体征与毒物摄入时间、摄入量及同时摄入物质的相互作用有关。临床表现的差异性要求医生采集详尽的病史，进行彻底的体格检查；并且在所有具有无法解释的生理状态突然改变的患者的鉴别诊断中考虑可能的毒物摄入。中毒患者的病情可以迅速恶化，因而不断重新评估和密切监测尤为必要。

毒素摄入时间的鉴定对诊断及治疗至关重要（图 7-1；彩图 7-1）。大多数患者会承认摄入的物质；但其摄入量的准确性不可靠是众所周知的。另外，患者可能因为意识不清无法说出病史。对摄入量（设想瓶子是满的）以及可能存在的共同摄入物，总要设想到最坏的情况。从家属、朋友和院前接触人员那里得到的相关病史常常是有价值的。故意用药过量比意外服药过量的潜在死亡率更高。

反复进行生命体征检查后，要做各系统的全面检查，其目的是：(1) 识别中毒症候群（或中毒综合征）及中毒相关并发症；(2) 发现潜在疾病状态或其他创伤；(3) 密切监测治疗反应（表 7-1；图 7-2）。

拟交感神经药物和抗胆碱能药物均可以引起中枢神经系统兴奋、瞳孔散大及血压、脉率、呼吸次数和体温的升高。抗胆碱能药物与拟交感神经药物的显著区别是：前者可观察到皮肤黏膜干燥、肠鸣音减少、尿潴留、皮肤潮红和视力下降；拟胆碱能药物中毒则产生毒蕈碱样和烟碱样混合效应。毒蕈碱样症状表现为流涎、流泪、大小便失禁及胃肠功能亢进及呕吐。烟碱样症状包括瞳孔散大、血压升高、心动过速、肌肉震颤或肌力减退。当多种毒物混合中毒时，患者临床症状可能不典型。

图7-1 一些常见的有毒植物。

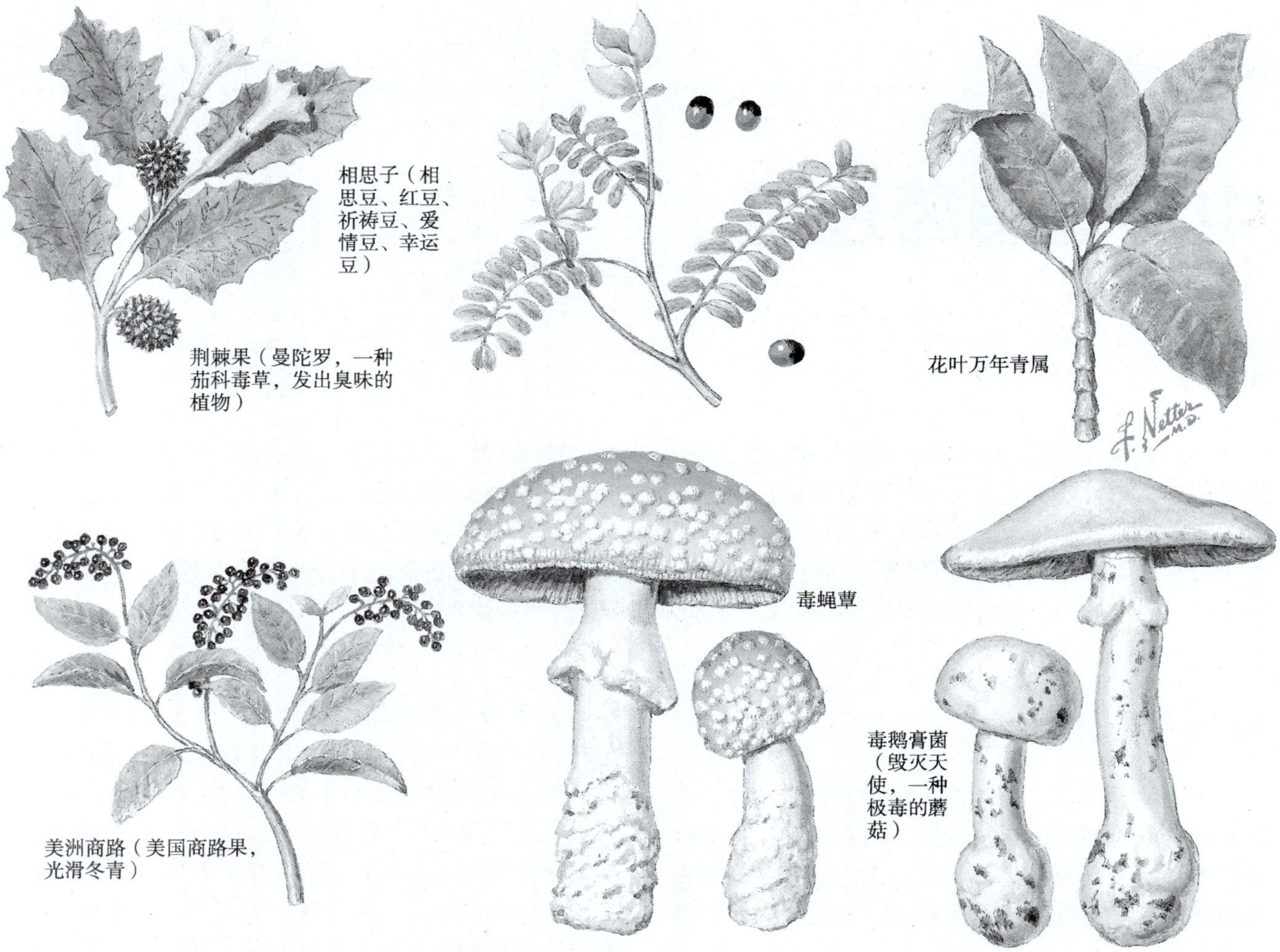

表 7-1 中毒综合征

综合征	临床表现	相关毒素
拟交感神经药	中枢神经系统兴奋、癫痫发作、心动过速、高血压、瞳孔散大、出汗	可卡因、咖啡因、茶碱、苯丙胺类
抗胆碱能药	谵妄、幻觉、皮肤黏膜干燥、瞳孔散大、肠鸣音减弱、心动过速、癫痫	阿托品、三环类抗抑郁药物、抗组织胺类药物、吩噻嗪类药物
胆碱能药	中枢神经系统兴奋或抑制、心动过缓或过速、瞳孔缩小或扩大、腹泻、流涎、出汗、流泪	有机磷酸盐、毛果云香碱、乙酰胆碱
阿片剂	中枢神经系统抑制、瞳孔缩小、通气不足、低血压、纳洛酮反应	海洛因、可待因、右丙氧芬、喷他佐辛、羟考酮
5- 羟色胺	精神改变、肌反射亢进、反射亢进、高热、震颤	单胺氧化酶抑制剂 + 选择性 5- 羟色胺再吸收抑制剂、单胺氧化酶抑制剂 + 哌替啶、选择性 5- 羟色胺再吸收抑制剂 + 三环类药物、5- 羟色胺再吸收抑制剂过量

图7-2 中毒状态的瞳孔。

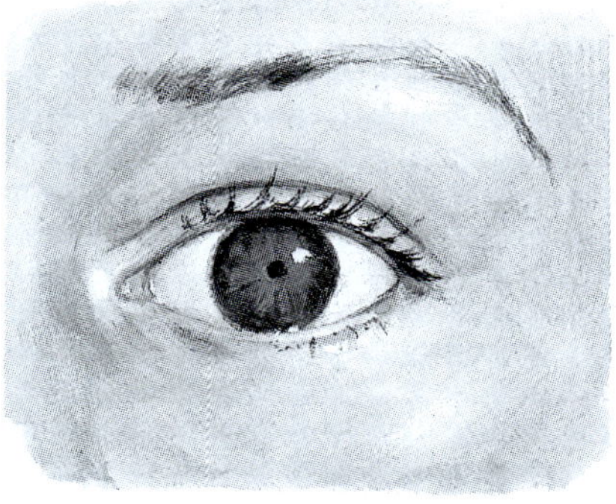

瞳孔缩小（针孔样瞳孔）
见于吗啡及吗啡衍生物、毒蘑菇、胆碱酯酶抑制剂、拟副交感神经药、烟碱、三氯乙醛水合物、抗交感神经药以及其他一些化合物的中毒状态

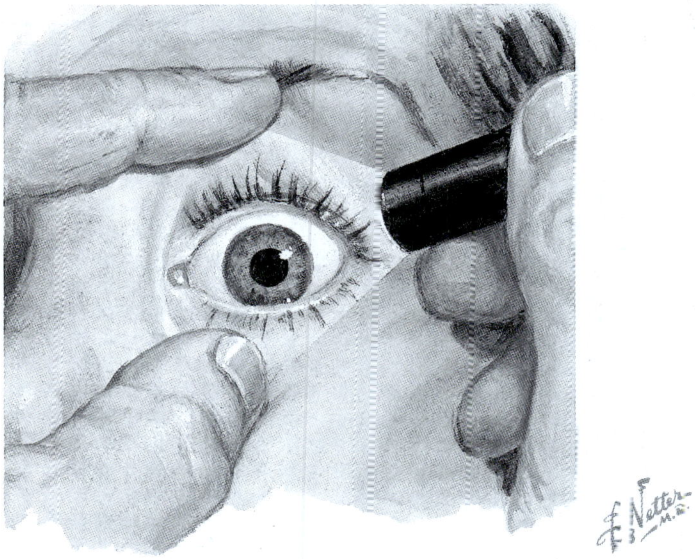

瞳孔散大（瞳孔放大且无反射）
见于巴比妥酸盐类、一氧化碳、甲醇及其他醇类、草酸、可卡因、颠茄、樟脑、氰化物、抗交感神经药、抗副交感神经药和其他一些化合物的中毒

鉴别诊断

需要鉴别的疾病范围很广且因临床表现不同而不同。对于出现临床不能解释的急性精神改变、癫痫发作或心律失常的患者，要考虑到中毒的可能。

诊断方法

实验室

急救时药物筛查的作用有限。在知道可能的摄入物时或当鉴别结果影响患者的治疗时，应做特异性药品检测。定量检测对治疗可能有帮助的特殊毒物包括：对乙酰氨基酚、羧基血红蛋白、地高辛、乙醇、乙二醇、甲醇、铁、锂、高铁血红蛋白、水杨酸盐类和茶碱。

对所有故意过量服药的患者都要常规筛查对乙酰氨基酚，因为对乙酰氨基酚用药过量经常发生，中毒时无症状，但与可预防的肝毒性相关。类似的筛查也可用于阿司匹林和乙醇，但证据不充分。阴离子间隙增大或渗透压间隙增大提示可能存在特殊毒素（框 7-1）。

对乙酰氨基酚中毒时肝功能检查是非常有益的。尿中检出草酸钙结晶通常与乙二醇摄入有关。

框 7-1 毒素相关的化验异常
酸中毒阴离子间隙增大
乙醇
甲醇
乙二醇
聚醛
铁
异烟肼
水杨酸盐类
渗透压间隙增大*
乙醇
甲醇
乙二醇
甘露醇
异丙醇

*渗透压间隙 = 测得的渗透压 －［2× 钠离子（Meq/L）+ 葡萄糖（mg/dl）/18 + 血尿素氮（mg/dl）/2.8 + 乙醇（mg/dl）/4.3］。

心电图和 X 线检查

心电图检查很少有特征性的发现，但可识别并发症，特别是阻断钠离子通道的毒素中毒。三环类抗抑郁药物过量时，QRS 波群增宽常与癫痫发作和心律失常相关。腹部放射线摄影偶然能够显示辐射透不过的摄入物（铁、吩噻嗪类、可卡因、避孕套、肠糖衣片剂、重金属），但无规律可循。

处理和治疗

相对于特殊的解毒治疗，大多数摄入毒物可以通过支持疗法成功治愈。开放气道、呼吸和循环支持是抢救的第一步。通气障碍可继发于呼吸抑制、肺水肿、支气管收缩或麻痹。气管插管常常是保证气道通畅、改善氧和状态、维持通气功能的必要措施。低血压通常反映了静脉淤血，而不是心肌抑制；因此，初始治疗包括静脉快速补液及采取头低仰卧位。α- 受体阻滞是中毒低血压状态的常见原因，因而提升收缩压首选去甲肾上腺素。

精神状态改变及昏迷

精神状态改变是最常见的中毒并发症。因为许多摄入物都包含多种毒素。如果把精神状态改变单纯归咎于乙醇中毒则会陷入误区。CT 扫描可以提示患者有无神经系统局部病灶或有无颅内肿瘤。对出现昏迷或神志改变的患者应立即做床旁血糖检测。静注 50% 的葡萄糖是纠正低血糖最有效的急救方法。所有营养不良及酗酒患者都应给予 100mg 维生素 B_1 静注治疗。所有病因不明的昏迷患者都推荐给予纳洛酮 2mg 静注。高危的戒断患者可给予 0.4mg 纳洛酮，反复静注。如果高度怀疑阿片类药物中毒（见前面讨论的中毒综合征），纳洛酮累计用药量可达 10mg 以逆转阿片类药物（丙氧酚、喷他佐辛、可待因）效应。氟马西尼是苯二氮䓬类的拮抗剂。有酗酒史或苯二氮吉兰 - 巴雷类药物滥用史或癫痫病史的患者出现顽固性癫痫及室性心律失常时，治疗用药会变得更加复杂。

表面毒物清除

表面毒物清除要求立即脱去污染的衣物，并用大量的清水冲洗皮肤。应用酸性液还是中和剂没有明确的指示。必须采取预防措施保护看护者以防发生继发性污染。

胃肠道毒物清除

胃肠道毒物清除是指排空胃肠道、清除胃肠道毒素或结合毒素以阻止其吸收的干预方法。吐根糖浆是一种催吐剂，已不再是医院必备药品，因贪食者的滥用，已经从市场消失。由于对大多数摄入毒物者而言疗效不可靠并有潜在的并发症，经口腔或鼻腔的洗胃已经很少应用（图 7-3）。在一些摄入危及生命的毒物不超过 1 小时的患者，洗胃或许有益。在摄入强碱和无气管插管保护气道的患者，洗胃是禁忌。洗胃时，患者取左侧卧位，头低位，插入一根内径粗大的胃管（36 ～ 40F）。确信胃管在胃内之后，抽吸胃液，注入 300ml 洗胃液，然后尽量排出；反复灌洗，直至回收液澄清。全肠灌洗法需要多种外科肠道清洁方法，放置经鼻导管，加快毒物通过肠道时间，以及减少毒素吸收。有证据提示，毒素（铁、锂）很少吸附在木炭、密封箱及持续释放物质上。全肠灌洗的禁忌证包括肠梗阻或肠穿孔。活性炭有巨大的表面积，因而是强力毒素吸附剂。过去多数中毒都推荐使用活性炭；然而，现在其应用已限制在有可能受益最大的病例（见下文）。活性炭在由腐蚀性毒物摄入的患者会使内镜检查模糊，不能较好吸附锂、铁、乙醇以及强酸和强碱。活性炭推荐 1g/kg 口服或胃管注入，可与导泻药山梨醇合用以减少便秘发生，且服用更容易。加倍给药及加大导泻药用量可能无效。

促进消除

因为有效性未能证实以及有潜在的容量负荷过度问题，强力利尿法已不再推荐使用。尿液碱化（尿 pH 值 7 ～ 8）可以促进一些毒素（水杨酸盐类、苯巴比妥）的排出。尿液酸化在任何中毒中均不推荐使用，因在横纹肌溶解的患者可能加重肾衰竭。透析只对水溶性的、分布容积低的以及蛋白结合能力低的有限毒素（苯丙胺类、水合氯醛、乙二醇、锂、甲醇、苯巴比妥、水杨酸盐类和茶碱）有效。是否进行血液透析则根据血清毒素浓度、支持治疗下损害程度及肾衰竭表现和其他并存病来定。

解毒药

只有很少的中毒有特异性解毒药疗法；然而，有一些毒素通过解毒药治疗能够挽救生命（表 7-2）。解毒药的半衰期可能较毒素的短，需要重复给药或注射（如纳洛酮治疗美沙酮用药过量）。

资源管理

地区毒物咨询中心通常可以 24 小时咨询。一

图7-3 洗胃：专业装置。

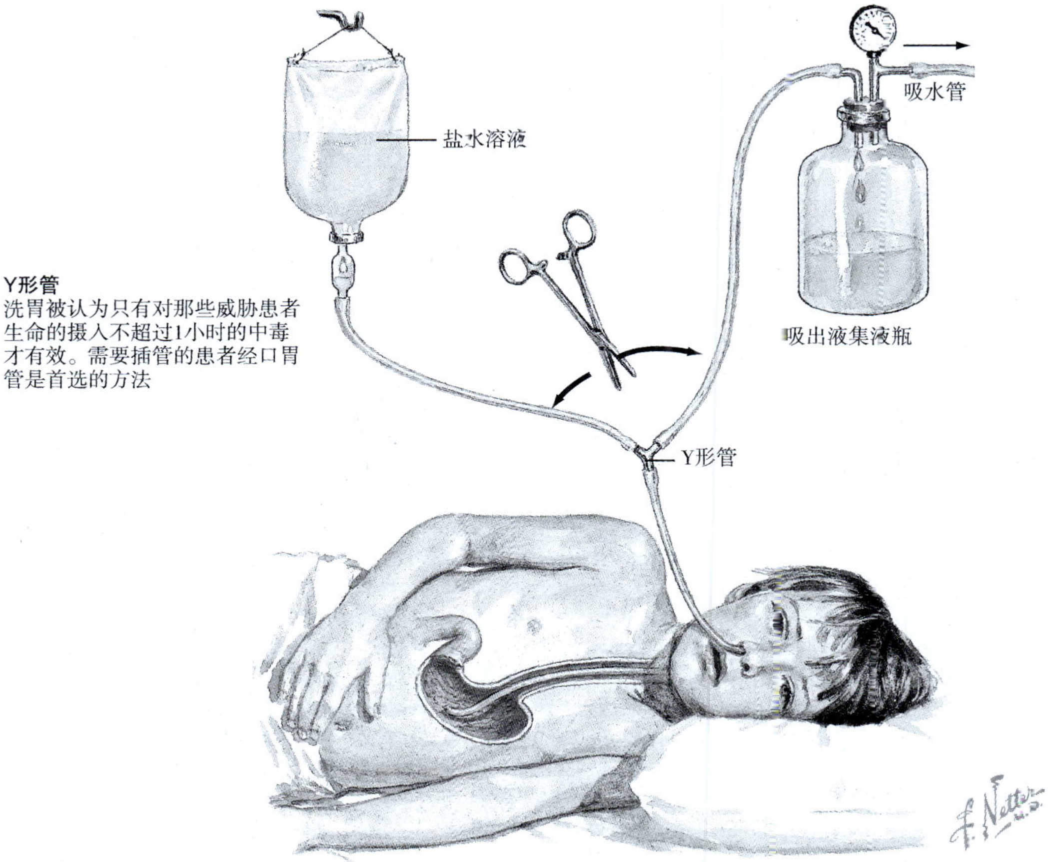

线专家通常是有经验的护士；但毒物专家常常可以随叫随到，以协助诊治复杂的中毒。“毒物索引”是多数急诊科可用的在线计算机数据库。某些毒素如对乙酰氨基酚有列线图解；然而，特定的标准，如准确的中毒时间、单一的毒物摄入以及缓释配方的缺失，必须与它们相符才能临床应用。尽早给予N-乙酰半胱氨酸，可以挽救对乙酰氨基酚用药过量者的生命。

最佳治疗

毒理学文献仍然主要是案例库。然而，一些新近的临床研究已经改变了对中毒患者的治疗，特别是对疗效可疑的胃部毒物清除法。曾经认为适用的洗胃，现在已极少应用。对中毒患者已不再常规推荐活性炭治疗，其应用应限制在那些临床可能受益的病例，诸如摄食毒物后早期就诊或者药物排空延迟的患者（抗胆碱能、阿片类或持续释放的药物）。

表 7-2 有特殊解毒药的毒素

毒物	解毒药
对乙酰氨基酚	*N*-乙酰半胱氨酸
β-受体阻滞剂	静脉胰高血糖素
钙通道阻滞剂	静脉钙剂、胰高血糖素
胆碱酯酶剂	阿托品、解磷定
氰化物	氰化物解毒包
三环类抗抑郁药	碳酸氢钠
一氧化碳	氧气
洋地黄	羊地高辛抗体 Fab 片段
乙二醇	乙醇、4-甲基吡唑
氟化物	静脉钙剂、镁剂
降血糖药	静脉葡萄糖
异烟肼	静脉维生素 B_6
铁	去铁胺
甲醇	乙醇、4-甲基吡唑
高铁血红蛋白	静脉亚甲蓝
麻醉品	纳洛酮、纳曲酮
水杨酸钠	碳酸氢钠

全肠道灌洗法对严重的锂或金属中毒可能有用，可能有助于促进毒物从胃肠黏膜皱褶中成团排除。

在一些情况下，特异性解毒药和血液透析这些特殊疗法可以挽救生命，但大多数中毒只能采取支持治疗，保持气道通畅及维持循环功能。

避免治疗错误

毒物学筛查很少能够指导患者的治疗和处理。许多摄入毒物无法筛查，多数筛查试验可出现假阳性或假阴性结果。不推荐所有中毒病例进行常规毒物筛查。更确切地说，应在临床怀疑的基础上做个别药物的浓度化验。对大多数故意用药过量的成人来说，对乙酰氨基酚是应该常规筛查的特殊药物之一，因其中毒频率较高、临床症状经常延迟出现且治疗可能会改变预后。对于出现轻微症状的患者，6个小时的观察时间通常足够；然而，缓释剂需要进行更长时间的监控和住院。

展望

Fab片段解毒药是特异性药物抗体片段，可通过与药物或蛋白抗原结合阻止毒性，然后毒素抗体可从尿中排出。地高辛和响尾蛇科蛇毒中毒已有Fab片段疗法，目前还在研发其他多种毒素的解毒药。乙醇脱氢酶抑制剂、4–甲基吡唑（4-MP）是甲醇和1,2-亚乙基二醇中毒的解毒药。它不像传统的乙醇疗法那样引起镇静状态。致幻觉药物，如迷幻药和γ-羟基丁酸盐，对中毒的识别及处理提出了新的挑战。传统中药疗法也可能发生严重的毒性反应，应用现有的数据库可以协助此类中毒的诊治。对于化学战争和恐怖活动引发大规模的中毒事件需要提高灾害防备意识。

（王剑利 译 徐继波 校）

参考文献

POISINDEX. Available at: http://www.micromedex.com/products/poisindex/. Accessed June 4, 2007.

This comprehensive, online poisoning reference can be accessed through most medical libraries or through the Internet.

Goldfrank L, Flomenbaum N, Lewin N, et al (eds): Goldfrank's Toxicologic Emergencies, 7th ed. New York, McGraw-Hill, 2002.

This comprehensive and detailed text on diagnosis and management of acute poisonings is now in its seventh edition.

循证

1. American Academy of Clinical Toxicology, European Association of Poisons Centres and Clinical Toxicologists: Position statements: Ipecac syrup, gastric lavage, single-dose activated charcoal, cathartics, whole bowel irrigation. Clin Toxicol 35:699, 1997.

   This comprehensive review of the literature both for and against gastrointestinal decontamination represents an important position that supports the increasingly limited role of these modalities.
2. Eldridge DL: Utilizing diagnostic investigations in the poisoned patient. Med Clin North Am 89:1079-1105, 2005.

   This recent review of diagnostic tools in the undifferentiated poisoned patient provides a well-referenced overview.
3. Hartington K, Hartley J, Clancy M: Measuring plasma paracetamol concentrations in all patients with drug overdoses: Development of a clinical decision rule and clinicians willingness to use it. Emerg Med J 19:408-411, 2002.

   This is one example of many studies that were used as a rationale for the suggested screening labs in the undifferentiated, poisoned patient.
4. Kulig K: General approach to the poisoned patient. In Marx JA, Hockberger RS, Walls RM, et al (eds): Rosen's Emergency Medicine, Concepts and Clinical Practice, 6th ed. St. Louis, Mosby, 2006, pp 2325-2331.

   This recent book chapter from an authoritative emergency medicine textbook nicely summarizes the approach to the poisoned patient. It is authored by a recognized leader in toxicology and incorporates recent toxicology literature and practice.
5. Merigian KS, Woodard M, Hedges JR, et al: Prospective evaluation of gastric emptying in the self-poisoned patient. Am J Emerg Med 8:479-483, 1990.

   This classic study demonstrates the limited utility of gastric emptying in the poisoned patient.
6. Perrone J, De Roos F, Jayaraman S, Hollander JE: Drug screening versus history in detection of substance use in ED psychiatric patients. Am J Emerg Med 19:49-51, 2001.

   This is one example of many studies that were used as a rationale for the suggested screening labs in the undifferentiated, poisoned patient.

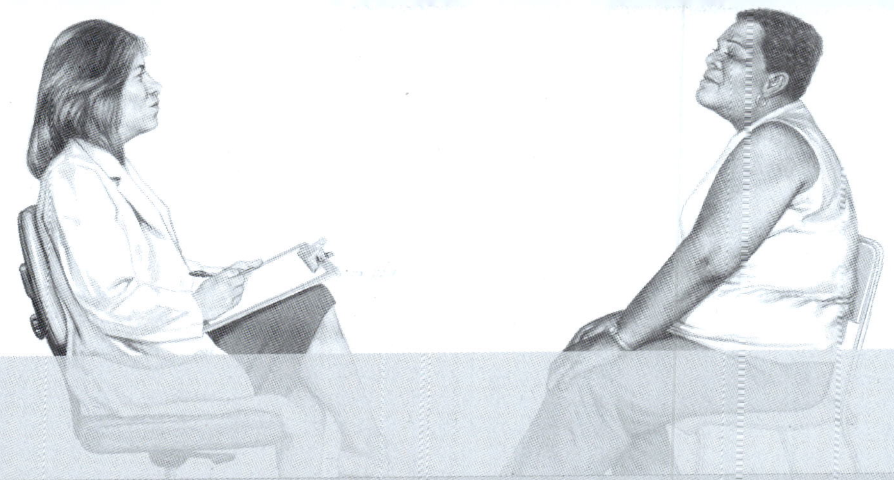

第Ⅱ部分

上呼吸道和口咽部疾病

Daniel S. Reuland

8

咽　炎

引言

在诊所、内科和急诊科就诊的门诊患者中，咽炎患者占1%～2%。其中10%～20%的病例是由A组β–溶血性链球菌感染引起的（group A β-hemolytic streptococcus, GABHS）。在日常临床工作中，咽炎诊断及治疗仍是临床医生的首要任务。

病因和发病机制

引起咽炎的最主要的呼吸道病毒为腺病毒和鼻病毒。咽炎也可见于部分急性传染性单核细胞增多症的患者中，主要见于青少年和青壮年。其他引起咽炎的病原体主要包括 HIV 急性感染、单纯疱疹病毒和柯萨奇病毒。

在急诊科和急救的咽炎患者中，最重要的常见病原体是 GABHS 和化脓性链球菌，尤其是在冬天。病原体通过咽炎患者和无症状的鼻咽炎病原携带者的飞沫传播。这些病原体能够释放出多种酶，包括链球菌溶血素、链激酶、脱氧核糖核酸和透明质酸酶，这些酶能够加强病原体对组织的直接侵入。GABHS 也能释放外毒素，其在猩红热和链球菌中毒性休克综合征的发病机制中起关键作用。其他 C 组和 G 组链球菌，尽管不会像 GABHS 感染那样产生并发症，但同样也会引起咽炎。

临床表现

尽管没有单一的临床检查能可靠地区分是病毒还是 GABHS 感染引起的咽炎，但结合临床发现和实验室检查结果通常能够做出合理的治疗决策。下面四个临床特征常见于由 GABHS 引起的咽炎：

- 发热史
- 扁桃体脓性分泌物
- 颈前淋巴结肿大
- 无咳嗽症状

临床上制定了根据四个临床特征有效评估咽痛患者是否为 GABHS 感染引起的咽炎的评分表（见诊断方法）。

链球菌性咽炎的并发症

链球菌性咽炎的并发症分为化脓性和非化脓性。

化脓性并发症

虽然化脓性并发症如扁桃体周围脓肿和咽后脓肿的发生率仅有 1% ～ 2%，但仍需快速识别并予以积极治疗，以避免发展为重病甚至死亡。发热和全身毒性症状严重且典型。疼痛常严重至患者不能进食流食而导致脱水。扁桃体周围脓肿多表现为：声音变得含混不清、舌腭弓肿胀和扁桃体向中线移位（图 8-1；彩图 8-1）。伴有休克的链球菌感染少见，但却是咽部 GABHS 感染最严重的并发症。对 GABHS 咽炎早期行抗生素治疗可以减少并发症的发生。

脓性颌下腺炎（见 16 章，图 16-1）是指其他咽旁间隙的感染，包括颌下腺、舌下腺和颌下间隙。有些为多种微生物混合感染，有些为外源性异物所致或与口腔卫生不良有关。在成人，虽然 GABHS

图8-1 咽部感染。

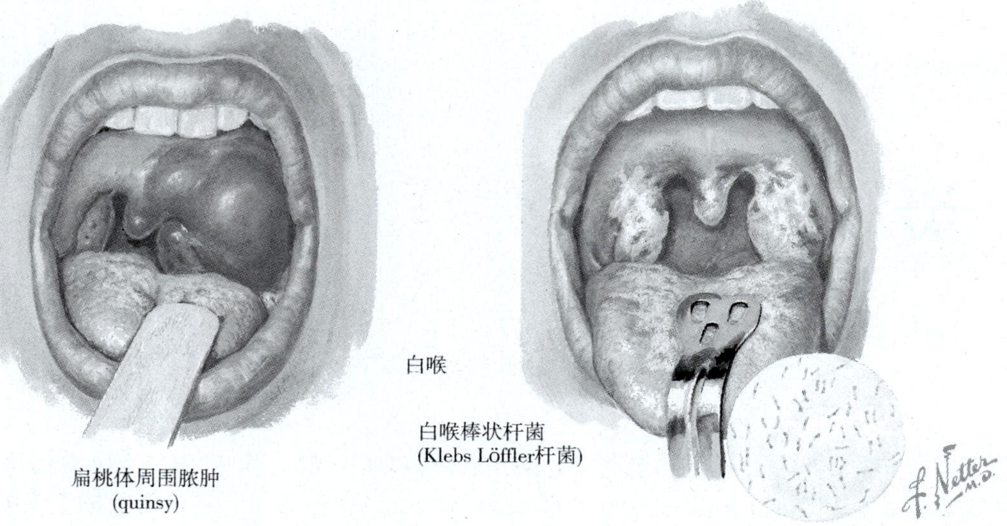

或流感嗜血杆菌感染引起的会厌炎少见，但却进展快且常导致气道阻塞。如发生阻塞，应紧急转往耳鼻喉科就诊。

猩红热多见于儿童，常与 GABHS 释放的毒素有关；始于躯干，表现为小的红色丘疹；面色红伴口周苍白、瘀斑和手掌脱皮；通常是自限性的。

非化脓性并发症

急性风湿热是链球菌性咽炎的非化脓性并发症中最严重的，抗生素可使其风险降低 2/3 以上。然而，考虑到在发达国家中急性风湿热的绝对风险很低，单独应用抗生素预防风湿热仍存在争议。另一种严重的非化脓性并发症是链球菌性肾小球肾炎，尽管它有自限性，但发生后仍很严重。目前仍不知道抗生素治疗 GABHS 是否能降低咽炎并发症的风险。

鉴别诊断

咽炎可以由口咽部的念珠菌感染（鹅口疮）引起，尤其是在免疫功能低下的宿主和那些应用广谱抗生素和皮质激素（全身和吸入）的人。偶尔淋病双球菌能通过口交引起咽炎。尽管很少诊断，其他引起咽炎的病原体包括肺炎支原体、肺炎衣原体、梅毒螺旋体（原发或继发）、小肠结肠炎耶尔森菌和梭形杆菌。某些螺旋体和厌氧菌能够引起带有恶臭的膜性咽炎，如溃疡膜性咽炎。由白喉棒状杆菌引起的咽炎多表现为扁桃体、咽、悬雍垂和鼻腔有灰色伪膜和斑点，需要迅速作出诊断并给予治疗（见图 8-1 ；彩图 8-1）。暴发性疫情多发生在未免疫的人群。咽炎也可以是急性反转录病毒综合征的一部分，伴有发热、关节痛和淋巴结炎，主要与 HIV 感染有关。

诊断方法

表 8-1 给出了咽炎诊断的循证依据和治疗方法。在普通门诊，GABHS 型咽炎的发病率约为 10%（验前概率）。在急诊科，发病率约为 20%。可用评分表评估链球菌感染的验前概率。评分表中每个临床特征赋值 1 分：发热史、扁桃体脓性分泌物、颈前淋巴结肿大和无咳嗽症状。

实验室检查项目

实验室抗原检测的敏感性约为 85%，特异性约为 95%。快速的抗原检测结果使诊断的准确性超过了单独临床评估。由参比实验室完成的咽拭子培养其敏感性达 90%，而特异性接近 99%。阴性抗原检测结果是否需要培养证实还存在争议。美国传染病学会推荐进行培养证实，而美国医师学会提出了几种处理意见，包括对得分在 3 ～ 4 分的患者进行经验性治疗。一个折中的方案是：当临床链球菌感染的疑似程度较高（如得分为 3 分）且初始抗原检测为阴性时，应进行咽拭子培养以明确诊断。

表 8-1 建议对咽炎患者的以办公室为基础的方法

Centor 分数*	链球菌感染后测试的概率（%）	治疗方法
0	1	支持治疗
1	4	支持治疗
2	9	积极的抗原检测，抗生素治疗
3	21	积极的经验性抗生素或抗原检测，抗生素治疗
4	43	经验性抗生素治疗

*Centor 得分是通过为下述临床所见分配 1 点获得的：发热史、扁桃体分泌物、前颈部淋巴结肿大、无咳嗽。注意，在急诊科测试后的概率会增高（约 1 倍）。

处理和治疗

虽然指南各有不同，但常建议对急性咽炎和得分为 4 分及得分适中（2 ～ 3 分）和快速抗原检测阳性（见表 8-1）的患者给予经验性抗生素。对在家接触过确切的现症链球菌感染者及有风湿热病史的患者，使用抗生素的标准应降低。

合理抗生素治疗

虽然头孢类菌素对儿童患者的治愈率很高，但青霉素仍然是成年人治疗的首选抗生素。青霉素 V 静脉注射 500mg，每日 3 次，连用 10 天，可缩短病程。当不能坚持用药时，苄星青霉素肌注也很有效，尽管过敏反应的风险较高。对青霉素过敏的患者，可换用红霉素、阿奇霉素、克拉霉素、克林霉素或口服头孢菌素。

对症治疗

尽管病因不同，咽炎患者的疼痛症状都需要及时解除。对乙酰氨基酚、阿司匹林和非甾体抗炎药在减轻症状方面的作用相似。目前有限的证据支持诸如使用皮质激素等其他疗法的效果。至少有一个小样本研究表明，给予口服地塞米松可缩短儿童中、重度咽炎症状的持续时间。然而，目前没有证据支持常规使用这些药物治疗成人咽炎。

避免治疗错误

采用表 8-1 提供的治疗流程应既能减少病毒性咽炎的过度治疗，又能避免 GABHS 感染治疗不充分。并发症（如扁桃体周围脓肿或咽后脓肿）的发生保持警惕是非常重要的。

展望

考虑到抗生素治疗 GABHS 相关咽炎的总体效益低，有关鉴别处于并发症高危和低危人群的研究有助于估计一些情况下的治疗益处。在发展中国家及发达国家中拥挤或经济萧条地区进行的预后研究，也有助于确定在这些人群中发生 GABHS 并发症的风险。采用严格定义的、以患者为中心的结果测定的研究，包括确认严重程度及症状持续时间，可能有助于评估抗生素治疗链球菌咽炎的真实受益程度。

（石 峰 译 曹金玲 校）

参考文献

Del Mar CB, Glasziou PP, Spinks AB: Antibiotics for sore throat. Cochrane Database Syst Rev 4:CD000023, 2006.

This recently updated systematic review focuses specifically on assessing the benefits of antibiotics for sore throat, including symptom reduction and suppurative and nonsuppurative complications. The authors conclude that antibiotics confer modest benefits for sore throat sufferers in the context of modern Western society.

Thomas M, Del Mar C, Glasziou P: How effective are treatments other than antibiotics for acute sore throat? Br J Gen Pract 50(459):817-820, 2000.

The authors present a systematic review of nonantibiotic treatment trials for sore throat.

循证

1. Cooper RJ, Hoffman JR, Bartlett JG, et al: Principles of appropriate antibiotic use for acute pharyngitis in adults: Background. Ann Intern Med 134(6):509-517, 2001.

   This position paper summarizes an extensive systematic review of evidence regarding diagnosis, treatment, and complications of acute pharyngitis in adults.
2. Snow V, Mottur-Pilson C, Cooper RJ, et al: Principles of appropriate antibiotic use for acute pharyngitis in adults. Ann Intern Med 134(6):506-508, 2001.

   This companion article presents a focused practice guideline on how clinicians can distinguish pharyngitis caused by GABHS from pharyngitis resulting from other causes.

Daniel S. Reuland · Brent A. Senior

9

鼻窦炎

引言

鼻窦炎的特征是上颌窦和筛窦发炎，在美国，每年因鼻窦炎在门诊就诊的患者达2500万。在医生开抗生素处方的原因中位居第五位。在实际工作中，鼻炎和鼻窦炎是等同的，但现在许多专家倾向于后者，因为鼻腔结构是延续的，鼻窦炎总是伴有鼻炎。

病原和发病机制

持续的黏液纤毛清除保证了鼻窦的正常无菌状态。很多种生理和解剖异常都可能引起鼻道窦口复合区的引流障碍，该区域是鼻窦引流到中鼻道的共同通道。这种机制被认为是大多数急、慢性细菌性鼻窦炎的共同发病机制（图 9-1）。虽然病毒性上呼吸道感染是最常见的诱因，但过敏和血管舒缩性鼻炎也能诱发细菌性鼻窦炎。在发病中可能起作用的因素包括：鼻中隔偏曲和鼻甲肥大，鼻甲骨充气（鼻甲大泡）。鼻息肉所引起的鼻窦慢性炎症可能导致更多感染。异物，如重症的住院患者使用的鼻导管和鼻饲管，也是致病因素。

吸烟和某些鼻内用药会损害鼻纤毛运动而诱发鼻窦炎。这些情况可能都会增加窦口水肿或损害鼻窦清除作用。一个相对特殊的发病机制是：牙齿脓肿偶尔蔓延至上颌窦并有可能扩散到邻近的鼻窦。

通过上颌窦穿刺及在内镜引导下从中鼻道获得的细菌的培养结果显示：最常见的致病菌是肺炎链球菌和流感嗜血杆菌；然而有时也可分离出其他链球菌属和莫拉卡他球菌。

在未控制的糖尿病、中性粒细胞减少症或其他免疫受损患者中，应考虑曲霉菌属、根霉菌属（毛霉菌属）、念珠菌属、链格孢属、假单胞菌属、诺卡菌属、军团杆菌属、非典型分枝杆菌属和某些寄生虫等不常见但非常重要的病原体。与鼻导管或鼻饲管相关的医源性鼻窦炎的病原体常为多种细菌。在这种情况下，可能存在耐药金黄色葡萄球菌、肠道革兰阴性菌和厌氧菌，特别是厌氧链球菌和类杆菌。

慢性鼻窦炎细菌培养研究揭示了不同的细菌学。尽管病理作用尚不清楚，但厌氧菌与某些慢性鼻窦炎有关。同样，在化脓性感染时分离出凝固酶阴性的葡萄球菌及金黄色葡萄球菌概率较高的原因也不清楚。在以前手术部位进行的细菌培养发现：包括绿脓杆菌在内的革兰阴性杆菌占多数，高达30%。

最近的研究提出了几种引起慢性鼻窦炎发病的不同机制，其与急性鼻窦炎的鉴别，以及新的治疗方式。理论建议包括：金黄色葡萄球菌超抗原、慢性骨髓炎、生物膜和对鼻中真菌存在的异常反应。

临床表现

“普通感冒”（病毒性鼻窦炎或上呼吸道感染）的患者常有下列症状：打喷嚏、流鼻涕、鼻塞、面部压痛、鼻后滴漏、嗅觉减退或嗅觉丧失、喉痛、咳嗽、耳朵闷胀、发热和肌肉酸痛。鼻涕的颜色不是细菌感染的一个准确指征。病毒性鼻窦炎和细菌性鼻窦炎的表现在很大程度上有重叠。持续时间长（> 10 天）的感冒，伴有鼻腔充血和面部疼痛，有或无脓性分泌物，细菌性鼻窦炎的概率增加。有些患者表现为双重感染。可能存在发热，但不典型，

图9-1 鼻腔鼻窦的组织学和生理学。

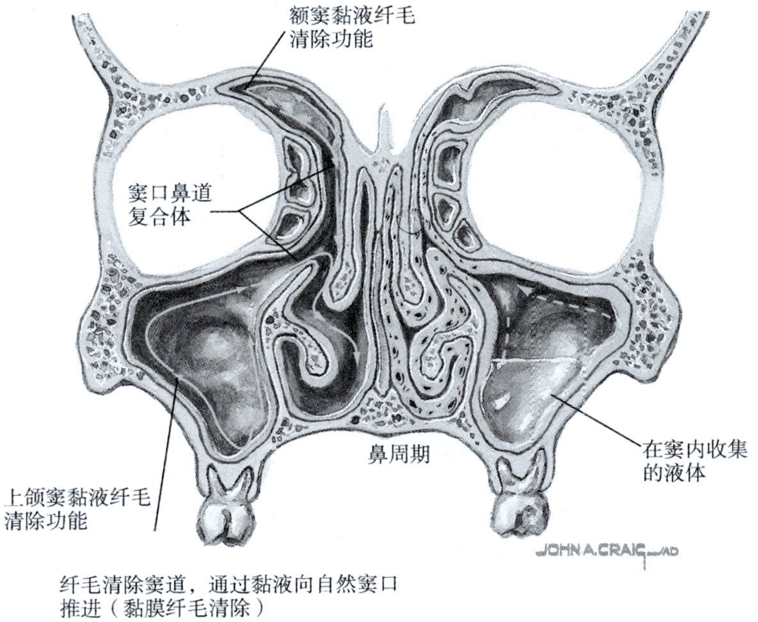

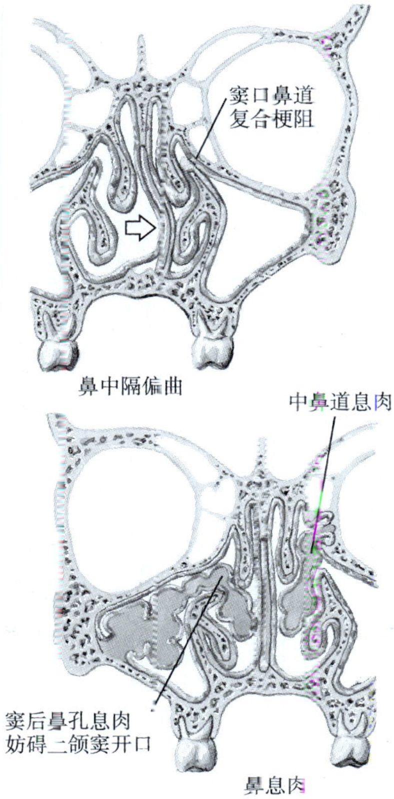

一些患者可能有亚急性（持续 4 ～ 12 周）或慢性（持续 12 周以上）症状。

临床检查可发现面部压痛，而前鼻镜检查可见下鼻甲水肿和可能存在的息肉或黏液脓性分泌物（图 9-2）。透照试验作为常规的临床诊断方法，其价值终究是有限的。

有严重威胁生命的并发症的鼻窦炎虽然不常发生，但也可见，需要迅速治疗。骨性眶部由鼻窦包绕，因此鼻窦炎可导致骨性眶部感染，尤其是儿童的筛窦炎可蔓延侵及筛骨纸样板。上睑肿胀可能是首发症状，其次可有上眼睑下垂、球结膜水肿、眼球和眼肌麻痹。额窦炎向前蔓延可导致额骨骨髓炎，表现头痛、发热和可触及的前额骨面团样水肿，称为 Pott 疏松瘤（Pott's Putty tumn）。

源于包括蝶窦在内的后组鼻窦感染灶的细菌栓子可沿静脉通道逆行游走，可导致海绵窦血栓性静脉炎。其表现为发热、中毒症状、球结膜水肿、眼球突出以及包括Ⅲ（动眼神经）、Ⅳ（滑车神经）和Ⅵ（展神经）在内的颅神经麻痹。海绵窦血栓形成可因窦间交通支而迅速波及双侧海绵窦。可直接扩散或通过静脉通道扩散至脑膜或脑实质，也可导致硬膜外或硬膜下脓肿、额叶脓肿或脑膜炎。

在包括糖尿病在内的免疫损害的患者，有真菌侵袭感染发生鼻窦炎的风险，主要是曲霉菌和毛霉菌。

鉴别诊断

在有鼻窦主诉的患者中，最常见的诊断有：病毒性上呼吸道感染、变态反应性鼻炎、血管舒缩性（非变态反应性）鼻炎、长期局部应用鼻减充血剂（药物性鼻炎）和鼻中隔偏曲。

不常见的鼻窦炎病因包括：脉管炎或肉芽肿（Wegener 肉芽肿、变应性肉芽肿、结节病）、肿瘤、脑脊液漏、药物诱导的血管舒缩性鼻炎（由于可卡因、哌唑嗪和血管紧张素转换酶抑制剂）、异物和某些激素问题（甲状腺功能减退、妊娠）。有些有所谓“鼻窦炎”的患者也可以表现明显的症状性偏

图9-2 体格检查。

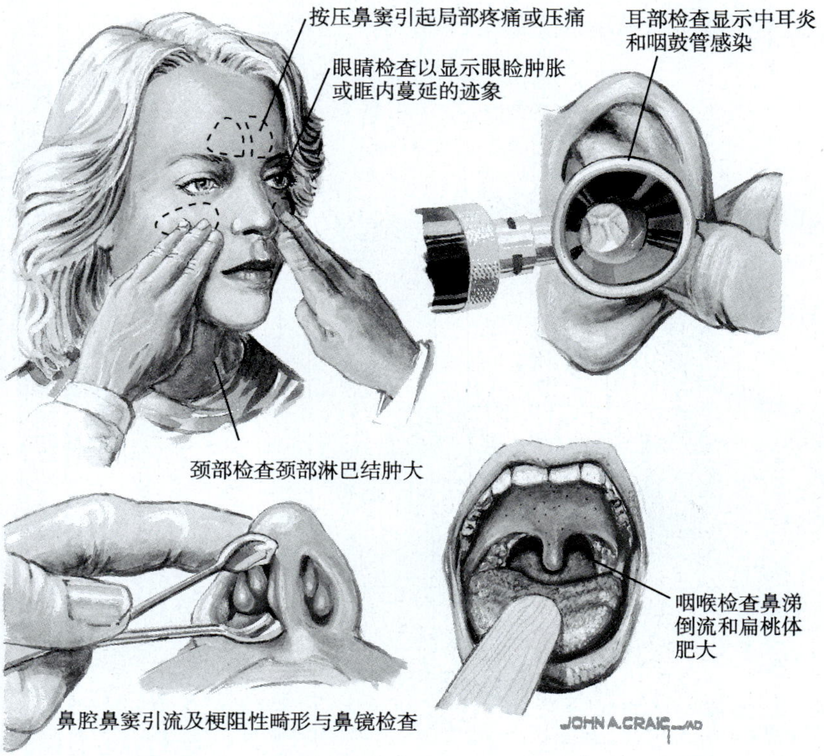

头痛（有或无先兆）。

诊断方法

对鼻窦症状持续超过 7 天、有单侧上颌窦疼痛或压痛和有脓性鼻腔分泌物的患者，临床应考虑急性细菌性鼻窦炎的诊断。虽然可以开抗生素处方，但因许多患者有病毒感染，故许多专家认为观察等待是一个合理选择。

影像检查，如 X 线平片或 CT，仅用于有鼻窦炎临床表现患者的初始评估。对于细菌性鼻窦炎，X 线平片只有中度特异性和敏感性。CT 的敏感性高，但缺乏特异性，并且不能鉴别炎症是病毒性的还是细菌性的。在青壮年人，典型的病毒性上呼吸道感染的病程在进入第 7 天时，上颌窦 X 线平片显示黏膜异常者为 40%，而同样患者 CT 扫描发现异常者占 85% 左右。

用影像方法对疑似鼻窦炎的患者进行初始评估费用高且不比其他方法有效，如经验性抗生素治疗临床上细菌性鼻窦炎可能性高的患者以及对症治疗。由于这些原因，建议影像学检查只用于初始治疗无效、复发的或慢性鼻窦炎患者。此外，许多耳科、鼻科和喉科专家们发现在难治性、复发性或其他复杂鼻窦炎的诊治方面，鼻内镜检查比影像学检查更有价值，因为能够直视并可取脓性分泌物进行培养。

处理和治疗

筛选需抗生素治疗的患者

大部分普通诊所诊断的所谓急性鼻窦炎病例是单纯的病毒性上呼吸道感染。即使有鼻窦的炎症，临床上也很难区分是细菌性还是病毒性的。在这种情况使用抗生素显然是不合理的，但对于有鼻部症状的患者应用抗生素是合理的。最近的系统性综述全面分析了抗生素治疗急性鼻窦炎的问题。根据安慰剂对照临床研究，总的看来，抗生素的绝对受益率为 15% 左右，这意味着每治疗 7 名患者约有 1 名患者受益。这种受益率是很低的，并且未使用抗生素治疗的安慰剂组的大多数患者症状都可改善。试验中接受安慰剂治疗的患者未报告严重的并发症。

考虑到抗生素耐药增加的问题，大多数医生主张给予抗生素的患者有：症状持续 7 天以上，有上颌疼痛，面部和牙部有压痛，鼻腔有脓性分泌物，以及对于减充血剂反应差或症状严重的患者。这些建议适用于免疫力正常的患者。对于有中毒症状及并发症证据的患者，应早期应用抗生素，同时迅速进行诊断性评估并转诊。当鼻窦炎多发或对经验性治疗反应差时，应将患者转诊至耳鼻喉科医生。

最佳治疗

抗生素治疗急性细菌性鼻窦炎

最近三个荟萃分析得出结论：新的广谱抗生素并不比窄谱抗生素更有效。开抗生素处方时，应选用对最常见细菌如 S 型肺炎球菌和 H 型流感杆菌有效的抗菌谱最窄的抗生素。美国耳鼻喉科学会和疾病控制与预防中心共同制定的最新指南认为：阿莫西林联用或不联用克拉维酸盐和头孢类头孢泊肟及头孢呋辛作为一线药物应用于 4 ～ 6 周前没有接受过抗生素治疗的患者时，似乎与新的更为昂贵的药物有同样效果。甲氧苄啶 – 磺胺甲噁唑（TMT-SMX）、多西环素和大环内酯类抗生素是青霉素过敏患者的替代选择。对近期接受抗生素治疗的患者，新一代奎诺酮类药物更为适合。最佳治疗持续时间还不清楚，但通常治疗 7 ～ 14 天。在一项研究中，TMT-SMX 治疗 3 天与治疗 10 天的效果一样。鉴于 S 型肺炎球菌和 H 型流感杆菌耐药菌株的快速增长，当确定治疗方案时，特别是在耐药菌流行或并发症的风险较高时，医生应考虑针对这些耐药菌的新建议。

非抗生素治疗

由于鼻窦炎并发症少见，而且不用抗生素治疗也常能痊愈，因而不需住院的急性、无并发症的鼻窦炎患者常给予止痛剂、减充血剂和局部热敷以缓解不适。目前认为局部减充血剂能减少窦口和鼻道窦口复合区的水肿。连用药物不超过 4 天可将短期反弹问题减至最小。虽然证据有限，但据称抗组织胺药可使分泌物变稠而不主张使用，至少在早期不用。吸入温暖潮湿的水汽可能会有所帮助，可用盐水冲洗鼻腔。

避免治疗错误

尽管大多数患者可自愈，但医生仍给 90% 左右的鼻窦炎患者开了抗生素处方。显然，最常见的治疗错误是过度应用抗生素治疗最常见的病毒感染。考虑到难以鉴别感染是病毒性还是细菌性，这一错误是不可完全避免的。然而，提醒患者日益严重的耐药性和抗生素对急性鼻窦炎的有限作用，可减少日常临床工作中抗生素的过度使用。

展望

由于目前没有用以诊断鼻窦炎的简便、准确的实验室检查，针对提高使用临床资料做出正确决策能力的研究是有帮助的。尤其需要注意评估不同时点的临床结果，并结合患者症状的严重程度和不同的效果，以加强临床循证研究。还需要更多的研究评估耐药菌的流行情况和治疗方式。

（王张峰　译　曹金玲　校）

参考文献

Hickner JM, Bartlett JG, Besser RE, et al: Principles of appropriate antibiotic use for acute rhinosinusitis in adults: Background. Ann Intern Med 134(6):498-505, 2001.

This article presents a detailed review of the high-quality evidence pertaining to diagnosis and treatment of rhinosinusitis. It is extremely well referenced and includes evidence grades for all principles and recommendations.

Williams JW Jr, Aguilar C, Makela M, et al: Antibiotic therapy for acute sinusitis: A systematic literature review. The Cochrane Collection Web Site. Available at: http://www.cochrane.org. Accessed October 4, 2006.

This thorough review of the evidence supports the use of antibiotics for acute maxillary sinusitis. This website also includes reviews addressing related topics such as functional endoscopic sinus surgery for chronic sinusitis and protocols for ongoing reviews such as intranasal steroids for acute sinusitis.

Zucher DR, Balk E, Engels E, et al: Diagnosis and treatment of acute bacterial rhinosinusitis. Agency for Health Care Policy and Research Publication No. 99-E016: Evidence Report/Technology Assessment Number 9. Available at: http://www.ahrq.gov/clinic/sinussum.htm. Accessed October 4, 2006.

This is another comprehensive review of evidence, along with a decision- and cost-effectiveness analysis. There is also a detailed outline of future research questions at the end.

循证

Van Buchem FL, Knottnerus JA, Schrijnemaekers VJ, Peeters MF: Primary-care-based randomised placebo-controlled trial of antibiotic treatment in acute maxillary sinusitis. Lancet 349(9053):683-687, 1997.

This is one of several examples of well-designed, randomized clinical trials demonstrating the modest utility of empiric antibiotics and the absent utility of radiography in managing primary care patients with rhinosinusitis.

David C. Henke

10

鼻炎：变应性和特发性

引言

鼻炎临床表现为鼻充血。其他的症状包括流涕、鼻痒、喷嚏和由于上呼吸道黏膜炎症引起的鼻窦压迫症状。炎症常波及鼻旁窦和咽鼓管，导致额痛和耳内杂音。相关的后鼻孔黏液性分泌物也会导致咳嗽和经常加重下呼吸道症状，如喘鸣。大部分人一生中都会经历鼻炎发作。

一些综合征与慢性鼻炎有关，包括过敏性、特发性和继发性鼻炎。过敏性鼻炎是由于暴露于变应原引发的，如果持续暴露，则可能常年有症状。典型者还会伴有眼部症状，包括眼泪过多和眼痒。特发性鼻炎，以前称为血管运动性鼻炎或非过敏非传染性常年性鼻炎，与过敏性鼻炎有很多相似的症状，如鼻黏膜高反应性，但是缺乏皮肤试验的敏感性。急性和自限性感染性鼻炎，即“普通感冒”，在此不再详述。

在美国，过敏性鼻炎患者人数超过2400万，在慢性疾病中排名第五。在过去的二十年中，过敏性鼻炎的患病率增加了25%。在美国，与之相关的疾病，如鼻息肉、鼻中隔偏曲及扁桃体和腺样体的慢性病患者有530万。美国每年与变应性鼻炎相关的直接费用估计为12.3亿美元。这些数据还不包括非处方药物治疗的花费以及应用新一代抗组胺药物、诊断试验、免疫治疗相关的费用。同时患哮喘和过敏性鼻炎的患者比单发哮喘的患者的治疗费用上升46%。

病因和发病机制

非过敏性和过敏性鼻炎与组胺、前列腺素、白细胞三烯以及肥大细胞因子、嗜碱性粒细胞和嗜酸性粒细胞的释放相关。在变应性疾病中，由于变应原激发释放的介质与肥大细胞表面的 IgE 相交连（图 10-1 和 10-2）。相似的细胞反应也发生于非变应性鼻炎，具体机制尚不清楚。

变应性鼻炎的临床表现与免疫反应是否由 T 细胞和抗原呈递细胞之间相互作用决定的 Th1 和 Th2 淋巴细胞驱动有关（见图 10-2）。如果抗原呈递细胞（如树突状细胞）触发了 Th2 细胞的表达，则包括白细胞介素 4（IL-4）、IL-5、IL-9、IL-13、组胺释放因子和神经肽在内的许多因子就会释放出来。这些因子又与其他介质相互作用，包括干扰素 -γ、IL-11、IL-12 和白细胞三烯。这种反应导致了 IgE 生成，肺部和上呼吸道的嗜碱性粒细胞和嗜酸性粒细胞积聚、肥大细胞增殖，气道的高反应性，黏液分泌量增多，以及血衍生蛋白渗出物进入气道。CD1d 限制性自然杀伤细胞是自然杀伤细胞的一种新亚型，与哮喘的关联可使我们对鼻炎的发病机制有更深入的了解，因为二者是紧密连锁的。

在对Th2炎症应答的选择中，遗传因素和环境因素都起重要作用。在非特应性个体中，出生后不久的婴儿转变为由Th1应答变应原。HLA-DR等位基因与IgE和特应性的多态性相关。特应性疾病似乎也显示出与以下因素相关：（1）西方的生活方式，即使是在第三世界国家环境中；（2）过分的卫生；（3）出生2年内使用抗生素；（4）接种疫苗（图 10-3）。

有一些证据支持微生物影响 T 细胞反应的观点。例如，烟曲病的产物可以激发 Th2 介导的 IgE 生成。相反，Thl 细胞产生的干扰素 -γ 和肥大细胞生成的 IL-18 可能会阻止 IgE 的产生。免疫疗法和

图10-1 外源性哮喘：Ⅰ型（直接）过敏机制。
APC：抗原呈递细胞。

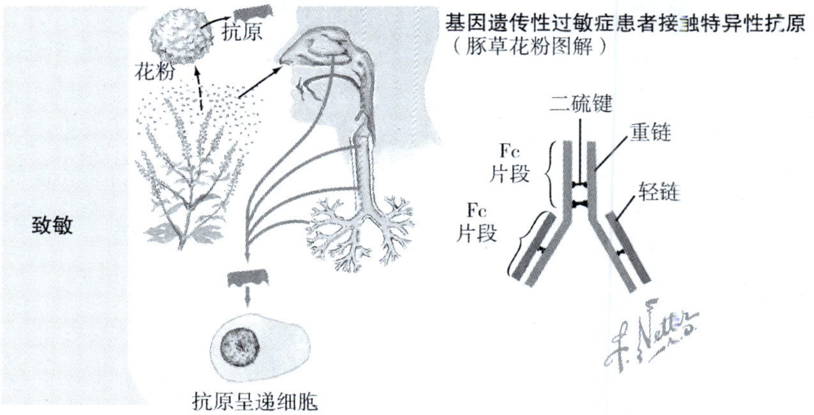

图10-2 过敏炎症。
APC：抗原呈递细胞；IFN-γ：干扰素-γ；IgE：免疫球蛋白IgE；IL：白细胞介素。

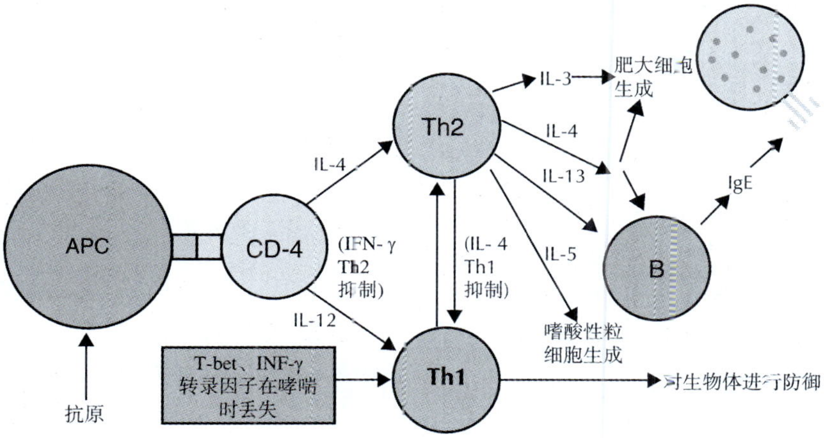

细菌的胞嘧啶鸟苷 DNA 重复序列，可将 Th2 转变为 Th1 亚型，特别是作为佐剂使用时。

变应性鼻炎患病率的增长与大气中 CO_2 浓度增加所致的花粉浓度增加有关。再有就是节能建筑的发展，这种建筑减少了室内外空气的交换，增加了室内变应原的浓度。

临床表现

各种鼻炎的诊断都要识别患者的症状模式和关联，并在一定程度上靠体格检查和实验室检查。症状包括打喷嚏、流眼泪、眼痒、耳痒、耳内杂音、鼻窦疼痛和鼻漏。确定症状持续时间——是常年发作还是季节性发作很重要。由暴露于有花植物、富含真菌环境和动物皮屑触发，春、秋季加重，有阳性家族病史，提示过敏性鼻炎。但在评估鼻充血患者时，还有许多情况应加以考虑。继发于使用违禁药物的症状包括上呼吸道刺激。

鼻减充血剂的频繁使用可以为诊断药物性鼻炎提供线索。如果是哮喘患者，应考虑对 β 受体和非类固醇抗炎类药物反应的可能。有关职业和爱好的调查可能可以揭示患者是否暴露于鼻刺激物和潜在的致癌性木尘中。食物过敏很少引起成人鼻炎，但在儿童常可引起。过敏性鼻炎可以引起上呼吸道阻力综合征，可导致嗜睡。这些患者可能没有明显的阻塞性睡眠呼吸暂停。

体格检查可以发现患者因经常摩擦鼻部引起的“过敏性皱痕”、发红、有炎症的上呼吸道黏膜、眶

图10-3 符合Th1和Th2表型的因素。

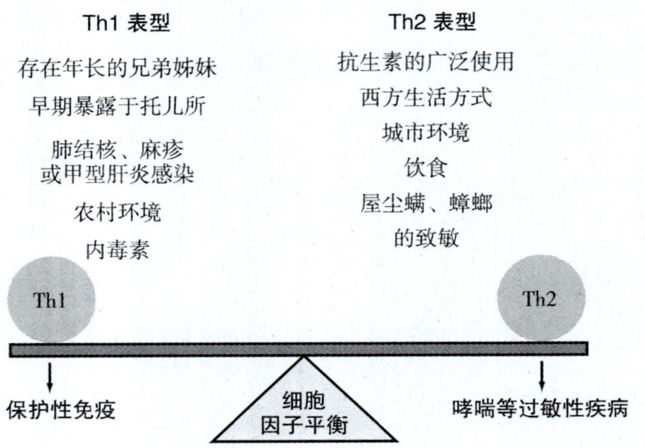

周水肿和因静脉淤滞引起的眶周泛蓝色（"过敏性黑眼圈"），这些体征支持慢性鼻漏的诊断。鼻息肉、异物、鼻中隔偏曲或穿孔、肿瘤、结膜炎、浆液性耳炎、血管炎疹、风疹和喘鸣提示特殊的病因，需要进一步检查。鼻窦痛、脓性分泌物和发热提示合并感染。特发性鼻炎的诊断需要通过排除法诊断。

一些与变应性鼻炎表现类似的局部和系统性疾病需要实验室检查和体格检查进行诊断。鼻炎与囊性纤维病、肿瘤、异物、萎缩性鼻炎、甲状腺功能减退、HIV 感染、体内激素波动（例如怀孕）、Wegener 肉芽肿、肉样瘤病、Churg-Strauss 综合征的变应性肉芽肿病都有联系。

活体皮肤抓痕试验及离体放射变应原吸附试验均可检测体内是否存在特异性 IgE，从而确立变应性鼻炎的诊断。当我们制定预防策略和免疫治疗方案时，上述试验很重要。血细胞计数分类发现嗜伊红细胞增多症、IgE 升高，肺功能检查显示可逆性气道梗阻、支气管高反应性和一氧化碳弥散力增加，有助于确诊与哮喘有关的变应性鼻炎。

处理和治疗

最佳治疗

保守最佳治疗包括局部或系统应用减充血剂、局部用皮质类固醇激素、抗胆碱能药物、抗组胺药物、避免接触变应原和刺激物、免疫疗法和机械装置，如确诊为呼吸道阻力综合征，可用持续气道正压通气（CPAP）。如果上述治疗方法失败并存在解剖病理学因素，如鼻息肉导致患者长期鼻塞，可以考虑手术治疗。变应性鼻炎的最佳治疗是患者特异性的。然而，所有患者的首要目标是用一种或几种治疗方法控制症状。当变应性鼻炎是患者哮喘的触发因素是，控制症状尤为重要。当临床症状控制后，就应开始全身治疗，以减少或停用全身用药，从而达到将不希望出现的药物不良反应减至最小的长期目标。然而，一般而言很难完全停止全身用抗组胺药物，尤其是当治疗干预中不包括免疫治疗时。

（口服或鼻用）减充血剂

局部鼻用减充血剂有效，但过量使用会导致药物性鼻炎。可通过逐渐减少药物的应用和局部应用鼻用皮质类固醇激素治疗药物性鼻炎。在治疗中，局部鼻用减充血剂应严格控制用量且疗程不能超过 7 天。口服减充血剂的疗效与局部鼻用减充血剂的相同，但可引起震颤、口干、心悸和失眠。它们还可加重心脏病、高血压、糖尿病、青光眼、甲状腺毒症和膀胱梗阻。鼻用或口服减充血剂对瘙痒、打喷嚏或流鼻涕都不会有明显作用。减充血剂和抗组胺药物联合应用的效果比单独应用的效果更好（框 10-1 和 10-2）。

皮质类固醇激素

皮质类固醇激素可以减少炎症反应，促进血管收缩，并降低鼻黏膜高反应性和血管渗透性。局部鼻用皮质类固醇激素是首选的给药途径，因为可以避免许多口服或注射皮质类固醇激素引起的不希望出现的全身效应。局部鼻用皮质类固醇激素的收缩血管的特性还有一种快速的类似减充血剂的效应。然而，鼻腔黏膜干燥可以引起鼻腔刺激、鼻出血、鼻中隔穿孔和鼻腔念珠菌感染。患者应该逐步增加局部鼻用皮质类固醇激素的用量以控制症状和避免鼻腔黏膜过度干燥；另一种选择是应用有效的水配方制剂缓解鼻腔干燥。在控制鼻部症状方面，局部鼻用皮质类固醇激素效果优于抗组胺药物（框 10-3）。

抗组胺药物

口服 H_1 受体阻滞剂已用于治疗变应性鼻炎（框 10-1）。实际上，H_1 受体阻滞剂是治疗效果最好、应用最广的药物之一。镇静作用是限制该药物使用的最主要因素。最新一代的抗组胺药物（阿伐斯汀、西替利嗪、非索非那定、氯雷他定和地氯雷他定）

框 10-1 抗组胺类药物
通用名称
第一代药物
氯苯那敏
苯海拉明
安泰乐
曲普利啶
第二代药物
西替利嗪
非索非那定
氯雷他定
地氯雷他定
局部用药
氮卓斯汀（鼻用）
左卡巴斯汀（眼用）
奥洛他定（眼用）

Adapted from Corey JP, Houser SM, NgBA: Nasal congestion: A review of its etiology, evaluation, and treatment. Ear Nose Throat J 79:690-693, 2000.

框 10-2 抗组胺药 - 减充血剂复合制剂*
▪ 阿伐斯汀和伪麻黄碱
▪ 阿托他定和伪麻黄碱
▪ 非索非那定和伪麻黄碱
▪ 氯雷他定和伪麻黄碱
▪ 曲普利啶和伪麻黄碱

* 美国 FDA 已采取措施消除所有药物中以前用作口服减充血剂使用的高度成瘾性药物苯丙醇胺（PPA），并已就 PPA 的问题提醒大众。

Adapted from Corey JP, Houser SM, NgBA: Nasal congestion: A review of its etiology, evaluation, and treatment. Ear Nose Throat J 79:690-693, 2000.

的镇静作用较小，且不会引发心脏复极延迟（心电图 QT 间期延长），因此避免了由于阿司咪唑和特非那定引起的扭转性室速导致的心脏猝死这一潜在的严重并发症。新型的抗组胺药（氮卓斯汀、左卡巴斯汀和奥洛他定）已有局部应用制剂。尽管氮卓斯汀会引起困倦、嗜睡，但除了可以阻止组胺释放外，还可以阻止其他炎症介质产生。左卡巴斯汀和奥洛他定已有滴眼液制剂，起效迅速且没有镇静效应。

抗白三烯药物

花生四烯酸的代谢产物——白三烯类是重要的介质，在许多炎性疾病中起作用。现已证明，白三

框 10-3 鼻用皮质类固醇激素
▪ 倍氯米松
▪ 布地奈德
▪ 氟替卡松
▪ 莫米松
▪ 曲安松龙

Adapted from Corey JP, Houser SM, NgBA: Nasal congestion: A review of its etiology, evaluation, and treatment. Ear Nose Throat J 79:690-693, 2000.

烯 D4 受体阻断剂——孟鲁斯特——可有效地治疗变应性鼻炎。与每日多次服用的齐留通（一种抑制白三烯生成的 5- 脂氧合酶抑制剂）相比，孟鲁斯特每日 1 次，且无肝毒性，因而使用较为广泛（见第 20 章）。

肥大细胞稳定剂

色甘酸钠及其治疗效果更佳的衍生物——萘多罗米——可增加细胞内环磷腺苷，从而升高肥大细胞脱颗粒和组胺释放的阈值。虽然相对于局部用皮质类固醇激素它们的效应较弱，但是它们都可以改善变态反应症状。色甘酸钠属于非处方药物；萘多罗米已做成眼用制剂，但尚不能鼻腔局部用药。肥大细胞稳定剂的一个缺陷是需要每天多次用药。

抗胆碱能药物

异丙托溴铵可以通过拮抗乙酰胆碱与胆碱能受体结合而抑制迷走神经支配的浆液腺和浆液黏液腺分泌。药物体内吸收很少，不会引起反弹性鼻漏，且药物的耐受性良好。异丙托溴铵的主要作用是减少鼻漏，但对于鼻充血和打喷嚏效果不明显。

免疫疗法

免疫疗法仅用于症状严重的变应性鼻炎患者，这些患者常患病多年，且药物治疗和避免接触变应原均不能控制病情。确切的治疗机制还不明确。现在认为是 T 辅助细胞抗原加工过程偏离了合成 IgE 的途径。一般而言，这种治疗过程需要持续 6 年才能停止。终止治疗后有一段“蜜月期”，此期时间不等，但在此期间患者不需要任何治疗。接受免疫治疗时，严重的哮喘患者有产生严重不良反应的高风险，包括过敏反应和死亡。

避免治疗错误

有关变应性鼻炎的治疗有两方面的问题需要注意。首先，诊断必需完全正确，因为其他可治愈的严重的情况都与慢性鼻炎有关，如以上叙述的囊性纤维病、肉样瘤病和脉管炎。其次，避免因治疗引起其他疾病加重、恶化，如上述提到的口服减充血剂引起的不良反应。

展望

过敏性鼻炎和特发性鼻炎的鉴别很难。Fas 是一种可以诱导细胞凋亡的细胞表面分子，已被认为与鼻炎的发病机制有关。血清可溶解性 Fas（SFas）水平在特发性鼻炎患者中是正常的，该病是有自主神经系统失调所致。在变态反应性鼻炎，SFas 水平下降。迄今为止，变态反应性鼻炎是唯一一种引起 SFas 下降的疾病。

抗 IgE 抗体——奥马珠单抗——临床已证明治疗变应性鼻炎和哮喘有效。但是其每年的治疗费用平均高达 12 000 美元，所以除非费用降低到合理水平，否则该药不太可能广泛应用。白介素阻断因子也是一类令人感兴趣的治疗药物。例如，可溶性 IL-4 受体已被证实治疗哮喘有效，并且可能对变应性鼻炎也有益处。抗 IL-5 可以降低哮喘患者循环中的嗜酸性粒细胞，但尚不具有临床效应。

未来的治疗可能采用 CpG 细菌 DNA 复制作为疫苗和免疫疗法的佐剂，免疫疗法的目标是改变变应原加工过程以避免或治愈特应性疾病。未来的治疗也可能将重点放在 CD1d- 限制性 NKT 细胞免疫调节的功能上。

（赵 坚 译 翟春生 校）

参考文献

American Academy of Allergy, Asthma and Immunology. Patient Fact Sheet on Allergic Rhinitis. Available at: http://www.aaaai.org/patients/resources/fact_sheets/allergic_rhinitis.pdf.
This fact sheet is suitable as a patient handout.

循证

1. Akbari O, Faul JL, Hoyte EG, et al: CD4+ invariant T-cell-receptor+ natural killer T cells in bronchial asthma. N Engl J Med 354(11):1117-1129, 2006.
This is the initial description of a new class of lymphocyte, which is resistant to modulation by steroids and linked to asthma.
2. Borish LC, Nelson HS, Lanz MJ, et al: Interleukin-4 receptor in moderate atopic asthma. A phase I/II randomized, placebo-controlled trial. Am J Respir Crit Care Med 160:1816-1823, 1999.
This article presents a review of the role of interleukins and some other inflammatory mediators in asthma and a report of therapeutic effectiveness of the IL-4 receptor that binds and sequesters circulating IL-4.
3. Kato M, Hattori T, Ito H, et al: Serum-soluble Fas levels as a marker to distinguish allergic and nonallergic rhinitis. J Allergy Clin Immunol 103:1213-1214, 1999.
This study is an example of an ongoing search to identify biologic markers for specific diseases with similar clinical presentations.
4. Kay AB: Allergy and allergic diseases. First of two parts. N Engl J Med 344:30-37, 2001.
This is the first part of a two-part review of the state of the art, describing immunologic pathways involved in allergic disease.
5. Kay AB: Allergy and allergic diseases: Second of two parts. N Engl J Med 344:109-113, 2001.
This is the second part of a two-part review of the state of the art, describing immunologic pathways involved in allergic disease.
6. Naclerio R, Solomon W: Rhinitis and inhalant allergens. JAMA 278:1842-1848, 1997.
This is a good review of pathologic allergic rhinitis and its treatment.
7. Van Cauwenberge P, Watelet JB: Epidemiology of chronic rhinosinusitis. Thorax 55(Suppl 2):S20-S21, 2000.
This lucid review of the proposed immunologic mechanisms directing the "uncommitted" biologic response toward immunity (the desired outcome) or allergic disease includes a review of the hygiene hypothesis, which suggests that the exposure to infectious agents in the first few weeks of life may be critical to encouraging the immune system to respond to the environment later in life by developing immunity rather than allergic disease.
8. Weiss KB, Sullivan SD: The health economics of asthma and rhinitis. I. Assessing the economic impact. J Allergy Clin Immunol 107:3-8, 2001.
The authors define the human and economic impacts of rhinitis.
9. Yawn BP, Yunginger JW, Wollan PC, et al: Allergic rhinitis in Rochester, Minnesota residents with asthma: Frequency and impact on health care charges. J Allergy Clin Immunol 103:54-59, 1999.
This is another perspective on the epidemiology and the limitations of present technology to understand the full extent of the impact of rhinitis.

11

Rose J. Eapen • William W. Shockley

常见口腔损伤

引言

口腔、鼻腔是病原体和刺激物进入呼吸系统、消化系统的门户。这个区域的范围是从唇红到硬腭、软腭连接处和舌轮廓乳头。口腔包括唇、颊黏膜、齿龈黏膜、牙齿、硬腭、口底、磨牙后三角以及舌前 2/3。完整的口腔检查包括所有黏膜表面的视诊以及颊黏膜表面、舌、上腭和口底的触诊。在口腔，许多类型的疾病可以呈现相同的病损，导致了口腔疾病的诊断困难。

复发性阿弗他溃疡

复发性阿弗他溃疡（recurrent aphthous ulcers, RAU）是北美最常见的口腔黏膜溃疡，在成人发病率为 5% ～ 66%（图 11-1；彩图 11-1）。RAU 高发于较高社会经济阶层，尤其是在 11 ～ 20 岁人群中。RAU 的病因仍不明确。营养不良、激素改变、细菌和病毒感染、食物过敏、压力以及遗传易感性都是可能的原因。

根据表现形式 RAU 可分为重型、轻型和疱疹样。所有类型均可在非角质化的颊部、口唇和口底的移动性黏膜发生。RAU 与发热或其他系统反应无关。复发最常见于年轻患者，30% 的患者可以持续发病数月至数年。

重型 RAU 是最严重的类型，占所有患者的 7% ～ 20%。此型的病变直径大于 10mm，可持续数周至数月。病变可相互融合形成大而不规则的溃疡，愈后可留下瘢痕。溃疡发生在柔软、可移动的黏膜上，但也可位于软腭、扁桃体和咽部。

轻型 RAU 最常见，占所有患者的 70% ～ 87%。此型的病变直径小于 10mm，病变浅表分散，痛性溃疡中心有纤维性分泌物，周缘呈红色。病变常发生于颊黏膜。溃疡持续 1 ～ 2 周后可自然愈合，愈后不留瘢痕。

疱疹样阿弗他溃疡占所有患者的 7% ～ 10%。此型的病变直径小于 5mm，数目可达 10 ～ 100 个。病变可融合成片，可发生在口腔的任何部位。溃疡常发生在舌背和腭。1 ～ 4 周可自愈。

鉴别诊断包括感染性疾病（疱疹病毒、HIV 感染）、风湿性疾病（Behçet 综合征、Reiter 综合征）、皮肤疾病（多形性红斑）、胃肠道疾病（谷蛋白敏感性肠炎）和药物（非甾体抗炎药、β 受体阻滞剂、尼可地尔、阿屈膦酸盐）。诊断的主要依据是病史和体格检查。如果患者经过 3 周的治疗还未痊愈，则应请专科医生会诊进行活检和进一步的治疗。

最佳治疗

已有几种可行的处理方法，但应根据病情的严重程度、复发频率和常用药物的不良反应酌情应用。美国食品和药品管理局新批准使用的药物包括：0.1% 的西安曲龙牙科糊剂，可降低炎症反应；5% 的氨氯地平糊剂，可以介导炎症级联反应以对抗白细胞介素 -3。它们的用法是每天 2 ～ 4 次，直到痊愈。局部用皮质类固醇也可用于治疗。当这些药物用于干燥性溃疡或前驱疼痛以及皮肤感觉异常时，它们可以减短病程，但不能改变复发的频率。肌内注射和全身系统应用皮质类固醇仅用于持续的重型阿弗他溃疡。沙利度胺可以缩短病程，可用于难治的 RAU。但是这种治疗可导致严重的不良反应——致畸和周围神经损伤——因而使用受到限制。

图11-1　常见的口腔病变。

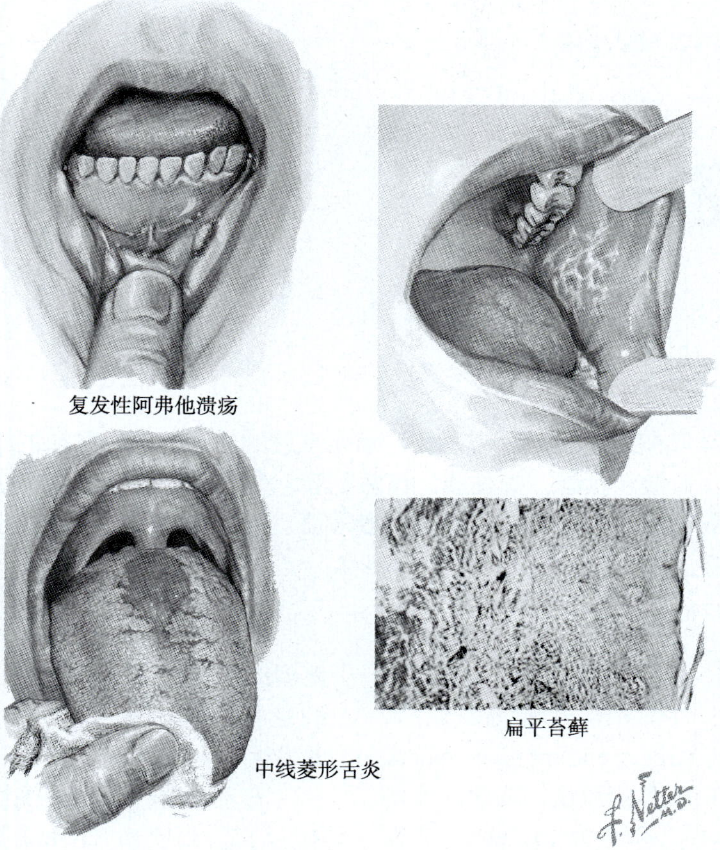

感染性损伤

病毒性口腔炎

单纯疱疹

单纯疱疹是最常见的病毒感染类型。初始单纯疱疹病毒（HSV）感染通常发生在儿童时期。初始感染消退后病毒常潜伏在三叉神经节内。原发感染通常无症状。当有症状时，典型的表现包括：突然出现 1 ～ 2mm 的水疱，周缘发红、发炎，伴有发热。皮损破裂后形成溃疡。原发性口腔 HSV 常累及颊黏膜。复发性单纯疱疹通常限于口唇或耳周角化区。溃疡一般在 10 ～ 14 天内自愈。复发性口腔疱疹可因阳光暴露、外伤和情绪紧张引起，不伴有发热。大部分患者在病变复发前 24 小时都会出现疼痛、烧灼感和刺痛。鉴别诊断同阿弗他溃疡。通常可以做出临床诊断，Tzanck 涂片发现多核巨细胞可以确定诊断。皮损处的病毒培养是诊断的金标准。

最佳治疗　大部分免疫活性正常的患有复发性唇疱疹的患者除了临时使用局部镇痛药物外，不需要治疗。类固醇疗法是禁忌使用的。当病毒处于最活跃期时，通常为出现典型皮损之前，全身应用阿昔洛韦可以缩短病程，延长无病间期的时间。其他抗病毒药物如伐昔洛韦也有同样的疗效。

原发性水痘－带状疱疹

原发性水痘 - 带状疱疹病毒（varicella-zoster virus，VZV）感染常发生在儿童感染人类疱疹病毒 -3 引起水痘期间。带状疱疹病毒感染可表现为硬腭、颊黏膜、舌和齿龈出现簇集性水疱或糜烂。然后病毒潜伏在感觉性神经节内，偶尔可以重新活跃，引起带状疱疹。带状疱疹表现为迅速出现的多个 1 ～ 2mm 的痛性水疱，可迅速破裂形成溃疡性病损。典型的病变是位于人体中线的一侧。在头颈部，带状疱疹的临床表现各不相同，从 Ramsay-Hunt 综合征的面神经麻痹，到眼部带状疱疹的葡萄膜炎、角结膜炎和视神经炎。带状疱疹发作往往提示免疫抑制状态，需要进行进一步检查。

原发性 VZV 的最佳治疗 对于具有免疫活性的宿主，水痘的治疗主要是支持疗法，对成人水痘感染和免疫抑制的患者可选择阿昔洛韦。伐昔洛韦和泛昔洛韦也有效。皮质类固醇禁用于初发的 VZV 感染。对 1 ～ 13 岁的儿童建议预防接种。对高危暴露的成人（如日间护理工）、日常接触免疫抑制的人以及育龄妇女，也建议预防接种。因为疫苗是由有活性的 VZV 稀释而制成的，所以对免疫受损的个体不建议预防接种。

复发性 VZV 的最佳治疗 阿昔洛韦、伐昔洛韦或泛昔洛韦以及皮质类固醇可用于治疗复发性疱疹。而对 50 岁以上的、出现临床表现在 72 小时内患者，进行抗病毒治疗可以获得最大效益。

A 型柯萨奇病毒

疱疹性咽峡炎与 A 型柯萨奇病毒的 A1 ～ A6、A8、A10 和 A22 型有关。它们侵犯 3 ～ 10 岁的儿童，表现为软腭和扁桃体弓上小的口疮样病损，可伴有发热和吞咽痛。这种疾病有自限性，只需支持治疗。

手足口病与柯萨奇病毒 A16 型有关，多出现在春季和夏初，常常侵犯 5 岁以下的儿童；表现为颊黏膜和舌上的小溃疡，以及手掌、脚掌上的边缘为红色的椭圆形苍白丘疹。与单纯疱疹不同的是，病变可发生于口唇和牙龈。这种疾病有自限性，只需支持治疗。

真菌性口炎

口腔念珠菌病

念珠菌是最常见的引起口腔真菌感染的原因。检测出念珠菌并不一定代表病理过程，因为 30% ～ 60% 的健康成人的口腔内有念珠菌；但继发于医源性感染的真性念珠菌感染的人数正在增加。老年人、免疫受损、营养障碍、合并感染、使用广谱抗生素、辐射诱发的黏膜炎以及口干燥症患者易感染念珠菌。最常见的口腔念珠菌病表现为假膜性念珠菌病或鹅口疮。这些白色、斑片状病损可位于颊黏膜、腭、舌或口咽部，容易被擦掉而留下疼痛的血性溃面。增生性念珠菌病表现为白色斑块样病变，不易擦去。慢性萎缩性念珠菌病是最常见的口腔念珠菌病，高达 60% 的有义齿者患有此病；表现为义齿下黏膜上的卵圆形红色溃面。中央型菱形舌炎局限于舌背（见图 11-1）；表现为红色无症状的、边界清楚的乳头萎缩区域，仅见于轮廓乳头之前。口角炎表现为口角的痛性出血性溃疡斑块。口腔念珠菌病的诊断主要依据临床表现；其鉴别诊断包括由全身感染引起的口腔病损到鳞状细胞癌在内的各种病变。对复发性或病变范围大的患者必须进行 HIV 检测以评估其免疫功能。口腔念珠菌病需要进行氢氧化钾试验确诊。将从白色假膜和溃疡处刮下的斑块在显微镜下检查，可以发现酵母菌的有或无假菌丝的芽孢。在充分治疗 1 ～ 2 周后，如果病损仍未消失，则需要转诊至专科医生进行活检。

最佳治疗 治疗包括局部和全身的抗真菌治疗。应用制霉菌素或克霉唑溶液进行口腔灌洗，每天 4 ～ 5 次。义齿相关性病损需要对义齿进行抗真菌药物浸泡和药膏涂擦，病损处也应直接涂擦抗真菌油膏或霜剂。口角炎对局部直接应用抗真菌软膏效果最好。全身性应用氟康唑、酮康唑或伊曲康唑适用于严重或难治性病损。

非感染性口腔炎

扁平苔藓

口腔扁平苔藓（oral lichen planus，OLP）（见图 11-1）是一种常见的口腔疾病，2% 的成人受累。病因尚不明确，但已确定其为 T 细胞介导的直接针对基底细胞的免疫应答的结果。OLP 的组织学特征包括基底细胞的破坏和周围组织淋巴细胞浸润。根据皮损的形态其分为几类：复杂型是 OLP 最常见的类型，患者颊黏膜上往往有 Wickham 带。腐蚀型 OLP 是第二常见类型，患者的受累牙龈、颊黏膜和舌侧可出现疼痛、溃疡性病损。佩戴不合适的义齿是扁平苔藓的刺激因素。1/3 的扁平苔藓患者可出现念珠菌二重感染，需要抗真菌治疗。由于一些药物可致苔藓样疹，故评估患者的药物治疗也是必要的。OLP 的确诊可能需要活组织检查。长期监测很重要，因为在个别患者扁平苔藓有发生恶性转化的低度风险。在许多报道的病例中，腐蚀型最常发生恶性转化。

有症状的 OLP 首选局部皮质类固醇治疗。难治型病例可给予系统性皮质类固醇治疗。严重的患者也可以选用免疫调节剂，如环孢霉素 A 和硫唑嘌呤。

黏膜白斑

口腔白斑是一种癌前病变，表现为口腔黏膜上的白色斑片或斑块，是由增生的鳞状上皮细胞组成。黏膜白斑本身是良性反应疾病。但一些病变可在10年内进展为癌症。不同的研究表明，进展至癌症的过程有一定的差异。口腔内容易受创伤的部位转化为恶性的风险较小，如颊部、舌背。任何可疑的皮损都应进行活检以评估细胞的发育异常情况。如果确诊为恶性，应将患者转诊至专科医生做进一步治疗，包括切除或化疗。目前正在研究用环氧化酶 -2 抑制剂治疗黏膜白斑。

毛状白斑

毛状白斑是舌侧的一种良性黏膜病损，可在高达 1/3 的 HIV 患者中发现。这种无痛性的皮损是由上皮的 EB 病毒感染导致的。它们表现为在舌侧增厚的不规则的白色区域。确切诊断依据临床表现，偶尔也需要活检确诊。这种疾病不需要特殊治疗；但有毛状白斑的患者要进行 HIV 检测。

口腔乳头状瘤和寻常疣

口腔乳头状瘤和寻常疣病变在口腔很容易识别。两种皮损都是由人乳头状瘤病毒珠感染引起。乳头状瘤表现为带蒂的菜花状鳞状上皮肿物，外形与身体其他部位的乳头状瘤相似（图 11-2）。寻常疣表现皮肤角化过度，可以在手足的皮肤上看到圆形的硬节。鉴别诊断包括有尖锐湿疣和疣状癌。切除性活检也是治疗的选择之一。

腭隆凸和下颌隆凸

隆凸是在硬腭和下颌骨的良性骨质隆起，表现为硬腭中线或下颌骨的舌侧面的光滑的硬节。患者常常不会意识到它们的存在。诊断依据体格检查。不需要治疗，但有时因为妨碍义齿摘戴而需要切除（见图 11-2）。

Fordyce 颗粒

Fordyce 颗粒是异位皮脂腺，看起来像颊黏膜上的簇集的黄色小点，通常在口角黏膜侧发现。诊断依据体格检查，不需要治疗。

汞合金纹

银合金用于牙科治疗过程中时可能种植到齿龈周围，表现为蓝黑的小点。汞合金纹最常见的部位是下颌牙弓。鉴别诊断包括痣和黑素瘤。诊断依据体格检查。可以通过牙片上精细的、不透射线密度影来确诊。对于可疑的着色病损可行切除活检。

黏液囊肿

黏液囊肿是小唾液腺分泌的唾液渗漏到周围组织中时形成的，大部分黏液囊肿被认为是由创伤引起的。它们可以出现在口腔的任何部位，但最常见于下唇。黏液囊肿表现为光滑的黏膜上形成的蓝色圆形病损。它们可能破裂和复发或感染而化脓。切除是对顽固性黏液囊肿的处理手段。袋形缝合术往往造成复发（见图 11-2）。

纤维瘤

纤维瘤是在反复创伤的部位出现的柔软的、褐色或粉红色肿物，通常位于颊黏膜或舌侧。反复损伤可引起慢性炎症和纤维增生。切除活检具有诊断和治疗双重意义（图 11-3；彩图 11-3）。

毛舌

毛舌是舌丝状乳头的角质物和共生细菌积聚形成的一种良性病变，有典型的外观，需要让患者认识到它是一个良性的过程。每天刮除舌体表面的角质物和碎屑对改善该病有益（见图 11-3）。

地图舌

地图舌或良性游走性舌炎是一种良性病变，其典型特征是部分舌体光滑、乳头萎缩。可以导致溃疡样病损，表现为舌背上有红色斑块，由白色的环状边界所包绕。根据临床表现可以作出诊断，活检没有必要。无痛性病变可自然消退，只是又会出现于舌体其他部位。目前病因仍不明，不需治疗（见图 11-3）。

避免治疗错误

详细的口腔检查是评估、治疗患者口腔病损的关键。这些病变需要密切监测以确定初诊的正确性。其中一些病变具有恶性转化可能，初诊后需要经常随访。活检对于诊断和检测癌前病损是很好的辅助方法。

图11-2 常见的口腔病变。

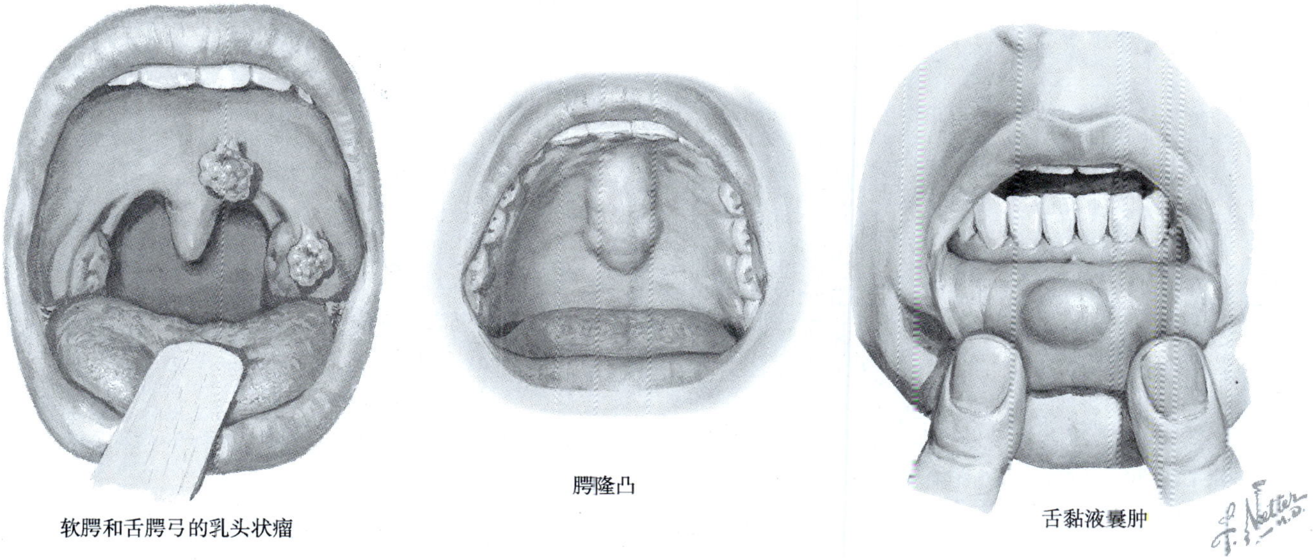

图11-3 常见的口腔病变。

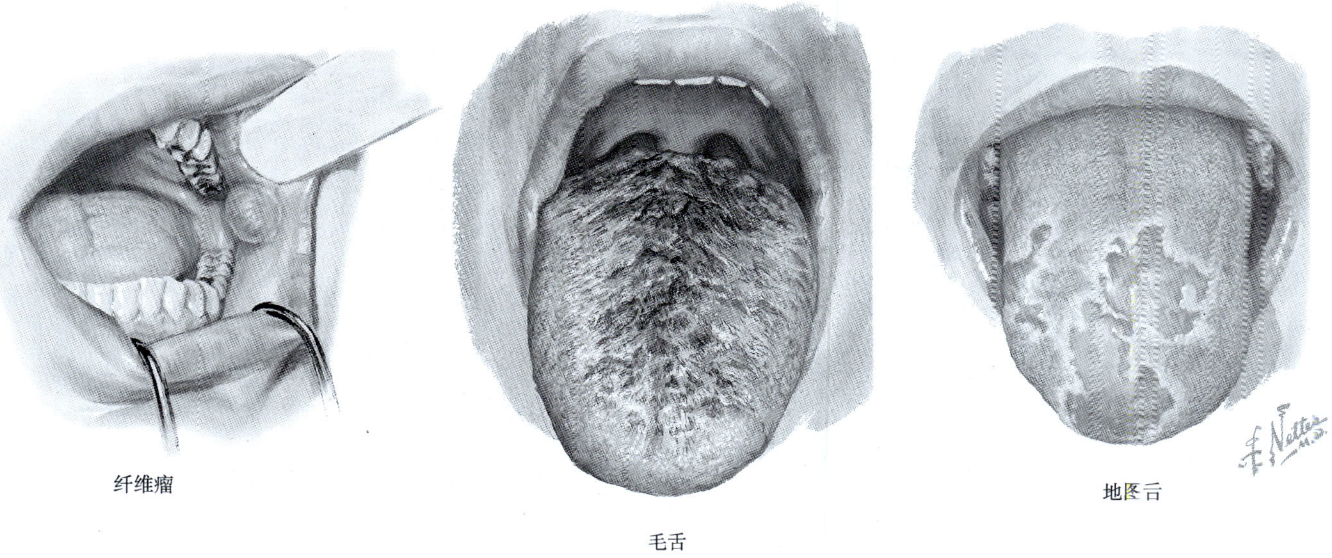

展望

需要更多的研究来明确阿弗他溃疡、口腔扁平苔藓和其他一些尚未明确原因的病变的特殊病因。最终的目标是发现更多的特异性治疗方法。

（张秀芳 译 刘 泊 校）

参考文献

Aragon S: Stomatitis. In Bailey B, Calhoun K, Derkey CS, et al (eds): Head and Neck Surgery—Otolaryngology. Philadelphia, Lippincott Williams & Wilkins, 2001.

This text provides a review of the diagnosis and treatment of oral pathology.

Marx RE, Stern D: Oral and Maxillofacial Pathology: A Rationale for Diagnosis and Treatment. Chicago, Quintessence Publishing, 2002.

This text is comprehensive in its review of oral lesions and provides detailed diagnosis and treatment for each lesion, as well as photographs.

循证

1. Allen CM, Blozis GG: Oral mucosal lesions. In Cummings CW, Fredrickson JM, Harker LA (eds): Otolaryngology—Head and Neck Surgery, 3rd ed. St Louis, Mosby-Year Book, 1527-1545, 1998.

   This chapter provides an excellent in-depth review of the physical diagnosis and treatment of oral lesions.
2. Hairston BR, Bruce AJ, Rogers RS III: Viral diseases of the oral mucosa. Dermatol Clin 21:17-32, 2000.

   This paper represents an excellent review of the oral manifestations of viral diseases.
3. Ingafou M, Leao JC, Porter SR, Scully C: Oral lichen planus: A retrospective study of 690 patients. Oral Dis 12:463-468, 2006.

   The authors present a retrospective review of 690 consecutive patients found to have clinical and histopathologic features of OLP.
4. Letsinger JA, McCarthy MA, Jorizzo J: Complex aphthosis: A large case series with evaluation algorithm and therapeutic ladder from topicals to thalidomide. Am Acad Dermatol 52:500-508, 2005.

   The authors discuss the identification and treatment of 54 patients diagnosed with complex aphthosis from 1995 to 2001.
5. Lynch DP: Oral viral infections. Clin Dermatol 18:619-628, 2000.

   This article reviews oral viral infections with oral manifestations, images, and treatment.
6. Miles DA, Howard MM: Diagnosis and management of oral lichen planus. Dermatol Clin 14:281-290, 1996.

   The authors review oral lichen planus, providing detailed descriptions of subtypes.
7. Scully C: Aphthous ulceration. N Engl J Med 2:165-172, 2006.

   The author presents a clinical practice review of aphthous ulceration with an excellent differential diagnosis of oral lesions and a current review of treatment.
8. Sudbo S, Reith A: The evaluation of predictive oncology and molecular-based therapy for oral cancer prevention. Int J Cancer 115:339-345, 2005.

   The article provides a good review of novel treatment of early carcinogenesis with COX-2 and epidermal growth factor receptor inhibitors.
9. Woo SB, Sonis ST: Recurrent aphthous ulcers: a review of diagnosis and treatment. J Am Dent Assoc 127:1202-1213, 1996.

   This paper presents a review of recurrent aphthous ulcer diagnosis and treatment.

James E. Kurz

12

急性外耳炎

引言

急性外耳炎（acute otitis externa, AOE）是一种外耳道的急性炎症，常称为游泳者耳。近 95% 的 AOE 是细菌性的，但真菌感染、变态反应性疾病和皮肤疾病也可引起 AOE。

病因和发病机制

AOE 的发病机制与外耳道的解剖结构密切相关（图 12-1；彩图 12-1）。外耳道起始于鼓膜并向外延伸至外耳道口。耳道的近中 1/3 覆盖着表皮和真皮组织，其下与骨膜直接相连；因为紧紧围绕在骨组织周围，所以此处的炎症会引起剧烈的疼痛。耳道的外 2/3 由软骨所支撑，被覆着包含耵聍腺、皮脂腺和毛囊的较厚的皮肤，这些组织共同构成了耳道的防御系统。耵聍呈疏水性和酸性，可以保持周围环境的干燥，以抵抗皮肤菌群及其他病原微生物。外耳道被覆的上皮持续脱落并向远端移行，可以持续清除耳道内的碎屑及过剩的耵聍。任何破坏耵聍 - 上皮屏障的情况，例如，长时间的潮湿环境，侵袭性地掏挖耵聍，佩戴耳内式的助听器，甚至湿疹或牛皮癣，都可以引起炎症，导致病原微生物侵入。如游泳者耳，耳朵长期暴露于水中，可因上皮浸渍而破坏保护性的耵聍屏障。这种破坏会改变耳道内的环境平衡，使其从干燥、酸性的环境变成潮湿、非酸性环境，由此可导致细菌繁殖和感染。一旦发生感染，耳道就会发炎，充满化脓性的液体和碎屑，进一步可外耳道阻塞，从而形成并维持一种温暖、潮湿、碱性的环境而使病原菌大量繁殖。除非外耳道内的液体和碎屑能够有效地引流，并且除非能够减轻炎症和水肿，否则感染会扩散到邻近的耳和颅的组织结构，继而危及生命。

90% 以上的 AOE 病例是由化脓性金黄色葡萄球菌和铜绿假单胞菌引起的，可为单独致病，也可为多种微生物联合致病。这些病原体在潮湿、碱性的环境中可以旺盛成长，因此有效治疗的基础在于清除耳道内的分泌物，减轻水肿，重建一个干燥、酸性环境。少见情况下，真菌、湿疹和其他皮肤疾病也能够引起外耳炎。

临床表现

AOE 患者表现为快速出现耳痛，有时发病前有耳道内搔痒和发胀。重要的体征是耳屏压痛或耳廓外上方牵拉痛。在病变早期，耳镜检查可能只发现耳道壁发红，但是随着炎症的进展，耳道壁会出现水肿、化脓，并常可见白色、灰色或绿色的分泌物。必要时，如果可能，应当用软刮匙或耳道灌洗轻柔地去除外耳道内的分泌物，以观察鼓膜情况。鼓膜一般表面清洁，但也可表现为不透明、不规则，呈白色或灰色；鼓膜应该完整且咽鼓管吹张时活动良好——提示不存在中耳渗液和鼓膜穿孔。

如果患者体温升高或外耳周软组织红肿，说明存在耳周蜂窝织炎，需要全身应用抗生素。如有耳周蜂窝织炎的免疫抑制患者出现发热或其他中毒表现，则提示可能为恶性（坏死性）外耳炎，需要静脉点滴抗生素并请耳鼻喉科医生紧急评估。

图12-1 急性外耳道炎。

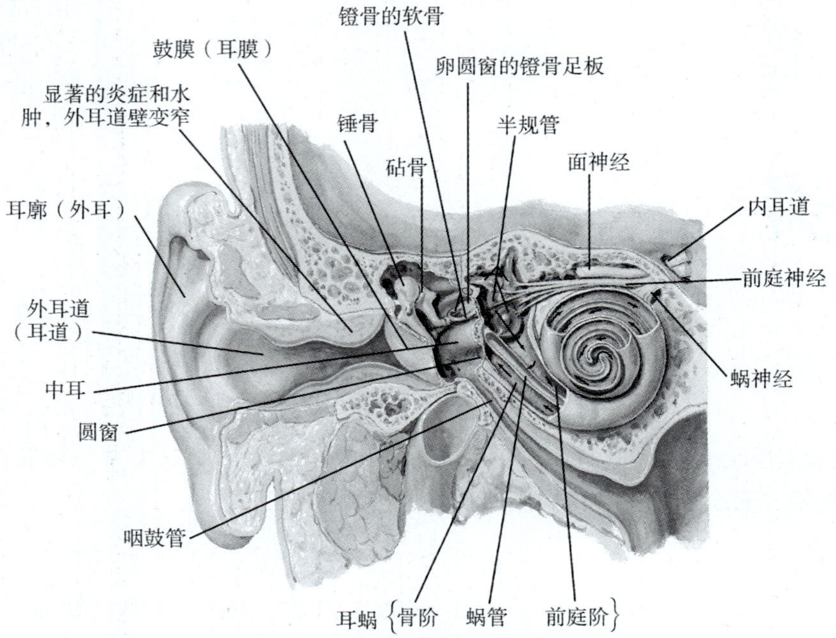

外耳道、炎症、水肿和流出通过局限的外耳道

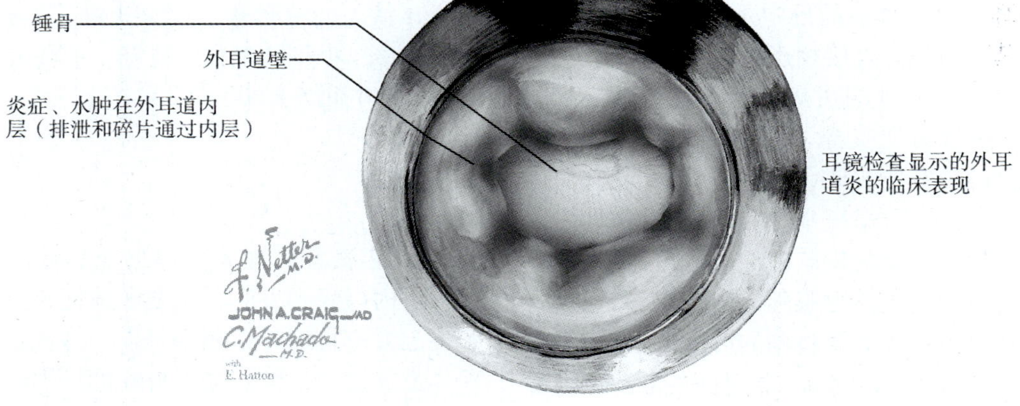

鉴别诊断

将AOE与其他原因引起的耳痛或耳流脓鉴别非常重要，因为治疗方法完全不同，并且延误诊断会导致严重的并发症（框12-1）。引起局部耳痛的常见原因是疖疮，其临床表现为压痛的红色结节、丘疹，或耳廓近端、外耳道远端的脓疱。急性鼻窦炎、牙源性感染和颞下颌关节炎也可以引起耳痛。颈部或颅神经病变的疼痛具有神经性疼痛的特征，可发生短暂、针刺样疼痛，有别于AOE的持续性疼痛。合并鼓膜穿孔的急性中耳炎也会引起耳流脓，但是一旦鼓膜穿孔，分泌物流出，疼痛将明显减轻。胆脂瘤会有慢性外耳道流脓，耳内镜检查可发现临近鼓膜的外耳道壁上有干酪样团块。念珠菌和曲霉菌属可引起耳真菌病；这类真菌感染常发生于AOE治疗以后，但也可见于糖尿病和老年患者。耳真菌病的常见表现为由长期的耳道搔痒和分泌物流出而不是疼痛。

外耳道的非感染性疾病包括皮肤疾病，如湿疹、银屑病和接触性皮炎。皮肤疾病常无疼痛，而表现为有瘙痒和脱屑。癌症是很少见的引起外耳道流脓的因素，但是如果按AOE治疗后耳道分泌物未减少，应考虑癌症的可能性。

框 12-1 耳痛或流脓的鉴别诊断
感染性疾病
有鼓膜穿孔的急性中耳炎
疖肿
耳真菌病
慢性外耳炎
慢性化脓性中耳炎
鼻窦炎
带状疱疹
坏死性（恶性）外耳炎
非感染性疾病
特异性皮炎
银屑病
接触性皮炎
癌症
胆脂瘤
其他痛性疾病
颞下颌关节功能障碍
三叉神经痛或枕神经痛
牙源性疼痛

诊断方法

AOE 是临床诊断。因为大多数 AOE 是由化脓性金黄色葡萄球菌和铜绿假单胞菌致病的，除了一些特殊情况，诸如治疗失败（可能是真菌感染）、免疫受损宿主、长期湿耳患者和合并有严重的蜂窝织炎或高热的病例，不需要进行分泌物细菌培养。AOE 很少需要血液检查及放射学检查。如果患者发热和病情较重，应考虑到坏死性外耳炎的可能；在这样的病例，血沉会显著升高，应行 CT 或 MRI 检查以明确诊断。

处理和治疗

AOE 的治疗原则有以下几个方面：(1) 适当的耳道冲洗，以使足量的药物作用于感染部位；(2) 局部使用针对主要病原体的药物；(3) 适当的镇痛治疗；(4) 熟悉需调整治疗方案的因素，如鼓膜穿孔、反复感染史、鼓膜造孔置管以及诸如糖尿病等免疫受损状况；(5) 了解鉴别诊断及潜在的并发症。

最佳治疗

为了达到治疗目的，必须将药物输送到感染部位，局部治疗的效果最佳。外耳道的碎屑和分泌物必须清除（耳道冲洗）以便药物能够达到外耳道近端。使用软刮匙、棉头拭子或直接耳镜下的微型刮匙轻柔地清洁外耳道。应用半浓度的过氧化氢液滴和冲洗也有助于更好地清除碎屑，但首先要确定没有鼓膜穿孔，否则会将感染物质冲入中耳。如果鼓膜因为碎屑阻塞或水肿窥视不清，则需要考虑局部药物治疗是否能够达到确切的发病部位，此时应该置入通管或支架以使足量的药液到达耳道近端。

AOE 局部治疗优于全身治疗，因为局部治疗可以使更高浓度的药物到达感染区域。对局部药物治疗的系统分析显示，酸化剂（如醋酸和硼酸）、防腐剂和抗生素对于治疗 AOE 有相似的功效。局部加用皮质类固醇可以有效缓解疼痛及流脓，一些研究显示可单独局部使用皮质类固醇。治疗方案的选择需要考虑到疗效、治疗费用、容易服用（依从性）和可能的不良反应。

大多数临床医生首选的治疗方案是便宜的混合皮质类固醇的局部用抗生素，如复合新霉素、多粘菌素 B 和氢化可的松（可作为联合治疗）。局部用氨基糖苷类药物如庆大霉素和妥布霉素同样有效且便宜，但是不能混合皮质类固醇制剂。酸化剂如醋酸可以抑制化脓性金黄色葡萄球菌和铜绿假单胞菌的生长，已证实与抗生素类药物疗效相当。治疗中首要的不利因素是患者的依从性，因为患者一天内必须向耳道内滴入 4 次药物。另外，新霉素制剂容易引起接触性皮炎和过敏性反应，尤其是在患者有湿疹情况下。在极罕见的情况下，氨基糖甙类药物有通过穿孔的鼓膜到达中耳引起耳毒性反应的风险。由于上述原因，局部用喹诺酮类药物治疗 AOE 的选择获得了偏爱，但这类药物费用较高。耳用氧氟沙星溶液每天只需滴用一次，但常引起耳真菌病。混合或不混合皮质类固醇的环丙沙星（环丙沙星加地塞米松或环丙沙星加氢化可的松）为每日 2 次。抗生素的治疗时间一般为 7 天。单独使用酸化剂或皮质类固醇则治疗时间延长到 10 ~ 14 天可能更好。

临床治疗指南强烈推荐进行适当的镇痛治疗，后者不会干扰临床医生评估疗效的能力。轻、中度的疼痛可以给予对乙酰氨基酚或非类固醇类抗炎药治疗，但因为 AOE 的疼痛是很剧烈的，必要时医生可以开有较强镇痛药物的处方，包括麻醉剂，如可待因。局部用镇痛药效果欠佳，并且药效短暂需多次用药。

全身应用抗生素的必要性

在一些情况下，也许需要全身用抗生素，例如，在免疫受损的宿主（HIV、糖尿病）、炎症范围超出外耳道或通过外耳道置管或支架药物仍不能到达耳道近端。在这些病例中，首选具有抗化脓性金黄色葡萄球菌和铜绿假单胞菌的喹诺酮类药物，如环丙沙星。对葡萄球菌属等有明显疗效的 β- 内酰胺类药物（如阿莫西林 - 克拉维酸钾、双氯西林、头孢氨苄）可以选用且较便宜，但是对假单胞菌属效果不佳。当临床表现很不确定时，应该进行细菌培养以指导治疗。如果患者病情在 48 小时内无缓解，提示应该选用喹诺酮类药物。坏死性耳炎必须立即静点抗生素治疗，必要时需行外科清创术。

其他病因的治疗

如果适当 AOE 治疗后，通常是指应用两种不同的药物局部试验性治疗后或成功治疗后复发，患者仍有耳流脓、搔痒，就应考虑是否患有耳真菌病（外耳道的真菌感染）。耳真菌病常不伴有疼痛。分泌液的培养可能有助于确定诊断。治疗成功需要充分的外耳道冲洗和局部抗真菌药的使用，如每日 2 次克霉唑（非处方药，常用于脚癣或股癣）。鼓膜造孔插管引流的患者较易发生中耳炎，而且患外耳炎及置管闭锁的风险也很高；治疗为局部应用喹诺酮类药物和皮质类固醇，常用混合地塞米松的环丙沙星。湿疹和银屑病可局部用类固醇溶液或乳膏治疗。

避免治疗错误

治疗 AOE 的最常见的错误是外耳冲洗不充分，以至于局部用药物无法到达患病部位。如果耳道内有严重的水肿，或碎屑难以清除，患者应到耳鼻喉科医生处就诊以清除碎屑，必要时可以放置通管或支架。有高热中毒表现的患者可能患有坏死性耳炎，需要立即住院治疗并静点抗生素。当怀疑为重型 AOE 或未达到预期治疗效果时，应毫不犹豫地请耳鼻喉科医生会诊。

预防

对患者进行有关耵聍保护耳道以及用棉签或清洗液清洁耳道是不必要的、可导致感染的宣教。对于有复发性耵聍栓塞的患者，给予每周 2 滴液状石蜡可保持耵聍处于松软状态，由此耵聍可由耳道自然排出。有反复耳道感染倾向的游泳者可以通过将患耳倾斜向下、用毛巾卷贴近耳道吸走水分的方法保持耳道干燥。不应将棉头拭子插入到耳道内。游泳后，还可用混合有异丙醇的醋酸溶液（非处方药，或自行 1 ∶ 1 混合白醋和消毒用酒精）滴耳，以帮助耳道干燥并保持其酸性。耳塞对于防止复发性感染也有显著效果。

展望

在随机试验中，多种治疗 AOE 的方法均显示出了相似的疗效，但是这种相似性可能是由于研究设计的缺陷或把握度造成。一些研究显示一些抗生素并无统计学显著性优势，特别是混合类固醇的喹诺酮。仍需要进行大量的、设计合理的随机试验，以确定 AOE 的最佳治疗方案。并且，随着人口的老龄化和糖尿病患病率的日益升高，临床症状不典型更多见，尤其是在耳真菌病和较严重的细菌性外耳炎。

（赵 坚 译 郝建清 校）

参考文献

American Academy of Pediatrics. Ear infections: Swimmer's ear. Available at: http://www.aap.org/healthtopics/earinfections.cfm. Accessed November 16, 2006.

This free online 2-minute audio describes how to prevent swimmer's ear after water exposure.

WebMD: Ear canal problems (swimmer's ear). A-Z Healthguide. Available at: http://www.webmd.com/hw/ear_disorders/hw87616.asp. Accessed December 15, 2006.

This Internet article gives tips to patients on identifying an infection and whether treatment may safely be tried at home, what treatment is appropriate, and when to seek medical care.

循证

1. Goguen LA: External otitis. In Rose BD (ed): UpToDate. Available at: http://www.utdol.com/utd/content/topic.do?topicKey=pc_id/2947&type=A&selectedTitle=5~9. Accessed August 30, 2006.

   This website provides a basic review of the pathogenesis and treatment of AOE.

2. Rosenfeld RM, Brown L, Cannon CR, et al: Clinical practice guideline: Acute otitis externa. Otolaryngol Head Neck Surg 134(4 Suppl):S4-S23, 2006.

   The authors describe evidence-based clinical practice guidelines for the diagnosis and treatment of AOE.

3. Rosenfeld RM, Singer M, Wasserman JM, Stinnett SS: Systematic review of topical antimicrobial therapy for acute otitis externa. Otolaryngol Head Neck Surg 134(4 Suppl):S24-S48, 2006.

   The authors provide a systemic review of the literature on the treatment of AOE and include a meta-analysis of randomized controlled trials comparing different treatment regimens.

James E. Kurz

13

急性中耳炎

引言

急性中耳炎（acute otitis media, AOM）是一种中耳的急性炎症过程。在美国，AOM 是最常见的儿科门诊疾病，而且是为儿童开抗生素的主要原因。1 岁以前患过急性中耳炎的儿童大约超过一半，3 岁以前患过 AOM 的儿童至少为 80%。虽然大部分 AOM 病例发生在童年，但大约 16% 以上的病例发生于 15 岁以后。

病因和发病机制

AOM 的定义是：液体在中耳积聚并伴有急性感染的征象。中耳炎的发病过程是由中耳的解剖结构决定的（图 13-1）。咽鼓管（耳咽管）的正常功能是使中耳通风，保持中耳腔的大气压平衡。如果耳咽管阻塞（主要是由病毒性上呼吸道感染引起的肿胀、分泌和充血导致），中耳的压力就会变为相对负压而将液体引流至中耳腔，从而引起堵塞。细菌随即会在中耳的液体中生长并引起炎症和化脓（图 13-2）。耳咽管的功能障碍及由此导致的中耳堵塞和感染在儿童中常见，因为儿童的耳咽管开口比成人的更为水平，重力对引流的作用更小。儿童的耳咽管较成人的更为狭窄，周围组织的支撑作用更弱。一般而言，从病毒感染到出现中耳感染性炎症需 4 天时间。

从组织学角度看，从急性中耳炎液体中分离出的细菌主要是肺炎链球菌（40%）、非典型流感嗜血杆菌（20%）和莫拉菌属（10%）。A 型链球菌感染很少见且多发生于年龄较大的儿童。然而，研究显示，自肺炎球菌结合疫苗（PCV7）应用以来，中耳渗液中分离出肺炎链球菌的比例已降至 30%，分离出流感嗜血杆菌的比例升至 50%。尽管从中耳渗液中分离出的耐药肺炎球菌的比例已经减少，但是急性中耳炎的发病率却并未改变。

在大约 15% 的 AOM 病例中仅能分离出病毒，通常为鼻病毒，可能是治疗失败的原因。呼吸合胞病毒和腺病毒可引起其他临床症状，这些症状有助于与细菌感染引起的 AOM 鉴别。

临床表现

AOM 常于上呼吸道病毒感染后数天发病，表现为耳部急性疼痛及堵闷感。检查可见鼓膜充血或有红斑，常膨隆。正常标志及光锥消失，充气耳镜下可见鼓膜固定或活动明显受限，鼓膜后可见气液平面。一旦外耳道出现脓性或血性分泌物，常提示鼓膜穿孔，常有穿孔时疼痛突然缓解的病史。鼓室造瘘的 AOM 患者可见耳漏。

美国儿科学会和美国家庭医生协会已发布了 AOM 的诊断标准（框 13-1）。如果符合三个诊断标准，即可确诊 AOM。

鉴别诊断

浆液性中耳炎或分泌性中耳炎是一种无菌性炎症，与急性中耳炎不同。其中鼓膜固定、透明可见渗液。急性中耳炎治愈后常出现浆液性中耳炎，治疗后可持续数周。病毒性上呼吸道感染时出现的中耳渗液常随病毒感染症状的缓解而消失。上

图13-1 外耳和鼓室。

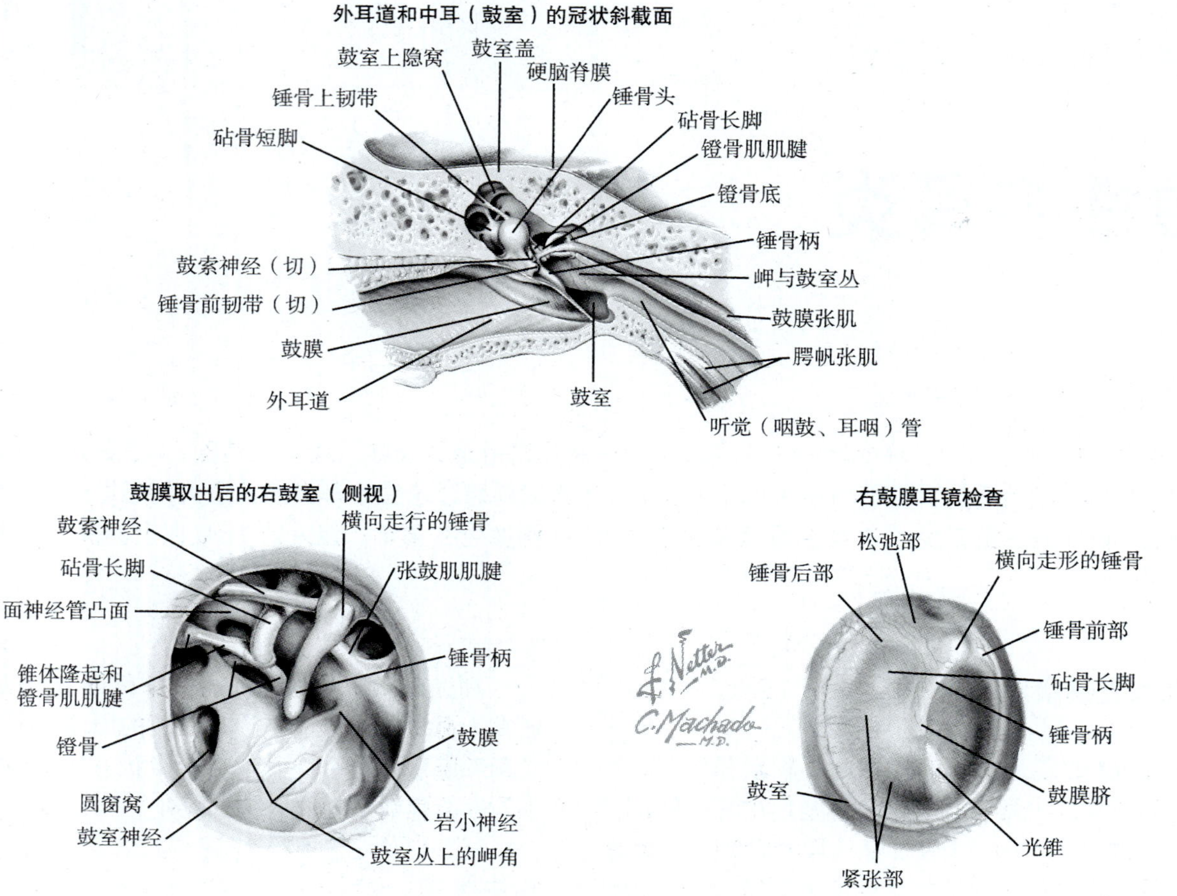

框 13-1 急性中耳炎的诊断标准
1. 急性，往往起病急骤，有中耳发炎的征象，如疼痛或其他不适、发热或听力损失的征象，以及
2. 基于鼓膜的可视化标准，有中耳积液存在，限制了鼓膜的活动，鼓膜后可见气液平面，或显示耳道内有脓性液体，以及
3. 中耳发炎的症状和体征，如鼓膜弥漫性发红或有显著耳痛，干扰正常的活动或睡眠

Adapted from the American Academy of Pediatrics and American Academy of Family Physicians Subcommittee on Management Acute Otitis Media: Diagnosis and management of acute otitis media. Pediatrics 113(5):1451-1465, 2004.

述两种情况都不需要给予抗生素治疗。本章不包括对慢性分泌性中耳炎进行评估和处理的内容，相关内容可参见美国儿科学会出版的临床实践指南（见“Evidence”）。

其他鉴别诊断如框 13-2 所示。一些较常见的引起耳部疼痛的感染性疾病包括：急性外耳道炎和急性鼻窦炎。一些最为常见的非感染性因素包括：航空性咽鼓管功能减低（气压中耳炎）、耵聍栓塞、外耳道异物、颞下颌关节紊乱综合征以及诸如枕部和三叉神经病变引起的神经痛。大疱性鼓膜炎是 AOM 的少见病因，可引起支原体肺炎，鼓膜表面出现多个大疱，常伴有出血；此病是少数最适合给予大环内酯类抗生素治疗的疾病之一。另一个值得提及的引起急性听力下降的原因是“突发性耳聋”；最近的证据表明其病因为疱疹病毒感染，需要立即给予口服类固醇和抗病毒药物治疗。

急性中耳炎的并发症可能非常严重，包括乳突炎、脑膜炎、窦静脉血栓、胆脂瘤、慢性浆液性中耳炎、听力下降、言语发育延迟和慢性化脓性中耳炎伴鼓膜穿孔。

诊断方法

AOM 是临床诊断，为明确诊断需要进行鼓膜可视化检查。如果耳垢或碎屑妨碍视诊，需要用柔

图13-2 急性中耳炎。

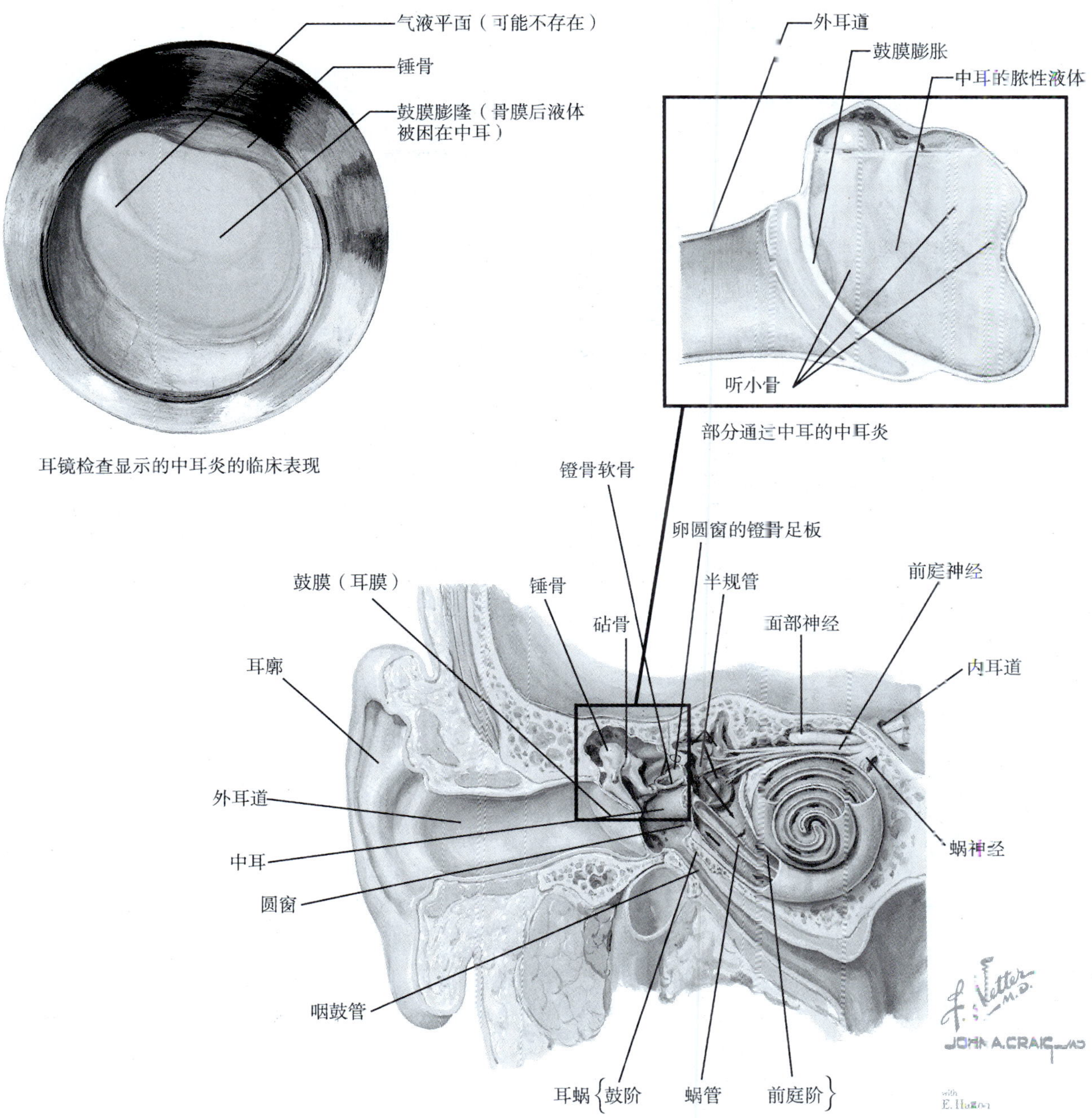

软的刮匙和温水冲洗清除。如果怀疑穿孔（耳道内有脓性或血性液体），应避免进行耳道冲洗，因为可能会把脓性碎片冲进中耳腔。不幸的是，在实际工作中，鼓膜像往往不能清楚可视。通过鼓室图和声反射参数可以客观评估鼓膜的活动度和是否有积液。除非有慢性耳漏，很少需要进行培养，除非发生乳突炎或其他感染扩散至周围组织的情况，一般不需要血液检查和 X 线检查。

处理和治疗

AOM 的治疗目的是减少疼痛与缓解症状，预防并发症，以及最大限度地减少治疗不良反应。前瞻性研究表明，大多数 2 岁以上的 AOM 儿童不管是否接受抗生素治疗，症状都会得到改善。基于这一观察结果，目前倾向于观察而非使用抗生素，特别是在一些欧洲国家，许多 AOM 病例不用抗生素治疗。但是抗生素治疗的支持者们认为，应用抗生素治疗主要不是针对 AOM，而是预防并发症。他们引例证明在抗生素应用时代，乳突炎和继发性脑膜炎的发病率已显著下降。此外，还有研究显示在 2 岁以上的儿童中，抗生素治疗优于安慰剂治疗。

最佳治疗

治疗方案取决于患者年龄。所有小于 6 个月月龄的疑似 AOM 患儿均应接受抗生素治疗。对不足 2 个月月龄的患儿童应特别注意，这些患儿极可能是全身感染波及耳所致。对于 6 个月到 2 岁确诊为 AOM 的患儿（符合框 13-1 中的三个标准），需应用抗生素以预防可能发生的并发症。对于未确诊且无症状的 6 个月到 2 岁的患儿，可密切观察 48 小时，如未自行缓解，应给予抗生素治疗。对于 2 岁以上无症状或发热的患儿及成年人，可密切观察疼痛缓解情况，但在 48 小时内应密切随访，以防病情恶化或无改善。这些建议摘自美国儿科学会和美国家庭医生协会的临床实践指南，如表 13-1 概述。

框 13-2　急性中耳炎的鉴别诊断
伴有上呼吸道症状的急性耳后疼痛
鼻窦炎（过敏或病毒）
咽炎
过敏性鼻炎
腮腺炎
乳突炎
外耳炎
大疱性鼓膜炎
不伴有上呼吸道症状
异物或创伤
颞下颌关节功能障碍
龋齿
神经性疼痛（三叉神经痛或枕神经痛）
带状疱疹（请注意，疼痛可能出现在皮疹前）
疖
气压性中耳炎

抗生素选择

对于 2 个月月龄以上的所有患者，阿莫西林仍然是治疗 AOM 的选择，大剂量使用，每日 90mg/kg，分 2 次使用，这一剂量高于每日 40mg/kg 的传统剂量，并对耐药肺炎链球菌有效。建议阿莫西林作为成人的初始用药选择，因在成人中耐青霉素肺炎链球菌感染不多见，故不必使用大剂量。

在可能对阿莫西林耐药的病例，不应将其作为首选用药。由非典型流感嗜血杆菌引起的 AOM 伴发化脓性结膜炎时可能存在耐药。此外，如果患者在过去的 30 天内曾用阿莫西林治疗 AOM 或初始对阿莫西林没有反应，则应使用另一种广谱抗生素。对于儿童患者，阿莫西林克拉维酸、二代或三代头孢霉素或克林霉素（流感嗜血杆菌感染者不适用）为次佳选择。对于成人，理论上不必考虑喹诺酮类药物对骨和软骨生长的影响，其抗菌谱包括肺炎球菌属，可选用左氧氟沙星或莫西沙星（环丙沙星除外）。过去常用的大环内酯类抗生素和磺胺类药物由于细菌耐药性增强，已不再用于治疗 AOM。由肺炎支原体引起的罕见的大疱性鼓膜炎患者是一例外，他们应该用大环内酯类抗生素治疗。大环内酯类抗生素，如阿奇霉素，对流感嗜血杆菌和莫拉菌

表 13-1　初始抗菌治疗或观察儿童急性中耳炎的标准

年龄	确定的诊断	不确定的诊断
＜ 6 个月	抗菌治疗	抗菌治疗
6 个月到 2 岁	抗菌治疗	如果严重，抗菌治疗；如果不严重 *，观察
＞ 2 岁	如果严重，抗菌治疗；如果不严重 *，观察治疗	可选观察

* 当后续治疗可以保证时，48 ～ 72 小时的观察是一个合适的选项。如果症状持续或恶化，就可以开始抗生素治疗。非严重的疾病定义为轻度耳痛和温度＜ 39℃。确定的诊断依赖于急性起病的病史、中耳积液以及中耳炎症的证据。

Modifi ed from American Academy of Pediatrics and American Academy of Family Physicians Subcommittee on Management Acute Otitis Media: Diagnosis and management of acute otitis media. Pediatrics 113(5):1451-1465, 2004. Modifi ed from the New York State Department of Health and the New York Region Otitis Project Committee.

属也有良好效果。

对出现中毒症状（高热，＞ 39℃）、持续呕吐或不能耐受口服药物的儿童，可以一次肌内注射头孢曲松 50mg/kg，如果病情没有明显改善，可在 24 ～ 48 小时内重复使用。对于服用 2 ～ 3 个疗程抗生素后仍无反应的 AOM 患者，可每日给予头孢曲松，连用 3 天。如果头孢曲松无效，则需行鼓室造孔术。

传统上，口服抗生素治疗 AOM 的疗程为 10 天，然而，最近的研究结论认为，5 天疗程对于没有 AOM 复发史的年长儿（＞ 2 岁）和成人有效。

虽然理想的止痛方法尚未确定，但对于所有病例，控制疼痛应放在首要位置。首选的镇痛药是对乙酰氨基酚或布洛芬。对于病情严重者可使用麻醉性止痛剂，如可待因。外用药物如苯佐卡因可短暂缓解疼痛，增加口服止痛剂的效果。减充血剂、抗组胺药和类固醇在治疗 AOM 方面未能显示益处，还会有发生不良反应的代价。

管漏

患者鼓膜造孔插管引流是为 AOM 建立合适的通向外耳道的引流通路。应局部使用含有或不含有类固醇的环丙沙星滴耳剂以防外耳道感染并保持管道通畅。因为管道可保持中耳腔引流，因此不必应用抗生素。只有在管道堵塞或患者呈现病态或出现高热时，才系统使用抗生素 。

避免治疗错误

AOM 治疗中最常见的错误是过度治疗。因为 AOM 的诊断是通过体检确定的，通过电话或未对患者进行检查就进行治疗是错误的。鼓膜发红、活动良好提示没有积液不能诊断为 AOM。同样，鼓膜透明伴有清亮液体也不能诊断为 AOM，而且不会对抗生素产生反应。

对许多 AOM 患者可行观察而不使用抗生素。然而，对于呈病态、有鼓膜脓性膨出、年龄小于 2 岁的 AOM 患者，应给予抗生素治疗。因为上述患者具有发生 AOM 并发症的高风险。对于任何有高热或有其他中毒表现的患者，应怀疑有乳突炎。乳突炎是由于化脓性中耳炎波及乳突气房所致。其表现为耳后红肿压痛，严重者可能向颅骨外扩散。需要及时给予静脉注射抗生素，必要时需行手术清创。

预防

研究显示，在出生后前 6 个月行母乳喂养可降低 AOM 的发病率。其他研究表明，2 岁以上儿童在寒冷季节和流感流行期间接种流感疫苗可减少 AOM 的患病风险。日托仍然是呼吸道感染和 AOM 的最大的单一危险因素。

展望

需要进行更好的随机临床试验以确定哪些抗生素最有效以及哪些患者可从抗生素治疗或留观中获益最大。随着 PCV7 疫苗的普遍接种，非典型流感嗜血杆菌正在成为导致 AOM 的主要病原菌。因此，对流感嗜血杆菌有效的阿莫西林克拉维酸或二、三代头孢霉素将替代阿莫西林作为 AOM 的首选治疗药物。对于预防 AOM，PCV7 疫苗的效果略差。但正在进行试验的 9 价和 11 价结合疫苗可能会在预防上及并发症上显示出更大的益处。另外，需要研发客观评估中耳积液的价格便宜的便携式工具，以便作出准确诊断及更准确地确定哪些患者需要治疗。

（苗 伟 译 赵 坚 校）

参考文献

Block SL, Correa AG: Update in management of pediatric acute otitis media and acute bacterial sinusitis. Contemp Pediatr Suppl 23(12): 1-12, 2006. Available at: http://www.contemporarypediatrics.com/contpeds/data/articlestandard/contpeds/502006/393168/article.pdf. Accessed January 3, 2007.

This supplement provides good guidance for clinicians and discusses how amoxicillin may soon be phased out as first choice for treatment of AOM.

Centers for Disease Control and Prevention: Get smart: Know when antibiotics work. Available at: http://www.cdc.gov/drugresistance/community/know-and-do.htm. Accessed December 15, 2006.

The CDC presents a good discussion for parents and patients on why antibiotics are usually not indicated for upper respiratory infections.

New York State Department of Health: Observation option toolkit for acute otitis media. Available at: http://www.health.state.ny.us/nysdoh/antibiotic/toolkt.pdf. Accessed December 14, 2006

This Internet article provides information sheets for health care providers and parents with guidelines for observing some children with AOM rather than treating with antibiotics.

循证

1. American Academy of Pediatrics and American Academy of Family Physicians subcommittee on Management Acute Otitis Media. Clinical Practice Guideline: Diagnosis and management of acute otitis media. Pediatrics 113(5):1451-1465, 2004.

These clinical practice guidelines address the proper diagnosis and management of AOM. They can also be accessed online at the American Academy of Pediatrics website, http://www.AAP.org.

2. American Academy of Family Physicians; American Academy of Otolaryngology-Head and Neck Surgery; American Academy of Pediatrics Subcommittee on Otitis Media with Effusion. Clinical Practice Guideline: Otitis media with effusion. Pediatrics 113(5):1412-1429, 2004.

   These evidenced-based guidelines address the management of chronic otitis media with effusion. This is an ever-changing topic that was beyond the scope of this chapter. Up-to-date guidelines can be found at the American Academy of Pediatrics website at http://www.AAP.org.

3. Klein JO, Pelton S: Epidemiology, pathogenesis, diagnosis, and complications of acute otitis media: Treatment of acute otitis media. In Rose BD (ed): UpToDate. Waltham, MA. Accessed August 31, 2006.

   The authors provide a general overview and recommendations for the diagnosis and treatment of AOM.

4. The Cochrane Collection Web Site. Acute otitis media. Available at: http://www.cochrane.org, search "acute otitis media." Accessed November 16, 2006.

   This is an excellent source of evidence for diagnosis and management of AOM. The site provides several summaries of evidence-based reviews ranging from use of decongestants to studies of observation versus antibiotics for AOM.

Mark C. Weissler · Charles S. Ebert, Jr.

14

声嘶

引言

声嘶描述的是一种由声带上皮异常振动引起的粗糙或刺耳的声音。任何引起声带僵硬或闭合异常的原因都可导致声音异常。如果声带麻痹或弓形弯曲使声带不能正常闭合，通常会引起一种气力减弱的声嘶，而声带本身及其周围的炎症则会导致一种粗糙的声音。无论何种声嘶，只要持续2周或2周以上，都必须由耳鼻喉科医生对其声带进行直接检查（图14-1）。

病因、发病机制和临床表现

因为任何损害声带振动的疾病最终均可引起声嘶，故而很多疾病可引起声嘶（框14-1和图14-2至14-4；彩图14-2至14-4）。胃食管反流性疾病（GERD）、咽喉反流（LPR）、鼻涕倒流和慢性咳嗽常引起声音改变。在成年患者中，声门型喉癌最受关注；在健康儿童中，过度用声导致的声带小结（哭喊者小结）很常见；新生儿哭喊异常时要进行喉部常规检查，以除外先天性或后天性声带问题。

患者确定声嘶的界限随如何用声而变化。职业用声者，如歌唱家、教师、牧师和演员，甚至不能容忍仅在某种环境下发出的轻微程度的声音失衡。

诊断方法

间接喉镜（见图14-1）是主要的检查手段。通常使用镜子，但更好的检查方法是使用灵巧而柔韧的纤维喉镜。采用这种方法可评估各年龄段患者声带的结构和功能。对病情轻微的病例，特别是对有细微声音问题的职业用声者，有必要用动态视频纤维喉镜进行检查。通过频闪喉镜检查可以显示黏膜波，这是检查者了解声带上皮表面细微的异常振动的唯一方法。

当临床检查显示异常时，应在手术室全麻下用直接喉镜进行活检。血液（如促甲状腺激素、游离T_4）和影像检查（如胸片、颈部CT）适用于某些临床情况。如果气道受到任何方式的损伤，耳鼻喉科医生都应紧急评估。

处理和治疗

对声嘶持续超过2周的患者，都应转诊至耳鼻喉科医生以进行声带直视检查（图14-5）。治疗取决于特定的临床情况，常用的干预措施包括禁声、戒烟、治疗胃食管反流、慢性鼻窦炎和咳嗽或请语言学专家进行治疗和指导发音。多数炎症和滥用嗓子引起的声嘶可以通过保守治疗取得很好疗效。局部组织活检可排除恶性病变。但对良性疾病采取手术治疗前应首先控制炎症。

戒烟通常是很困难的，主要的方法是全体家庭成员一起制订明确的时间表共同努力去戒烟。尼古丁替代品，如丁氯苯丙酮，对戒烟是有帮助的，其他医疗手段，如针灸和催眠疗法，对一些戒烟困难的患者也有效。

胃食管反流和咽喉反流性疾病

在上呼吸、消化道慢性炎性疾病中，咽喉反流性疾病呈逐渐增多趋势，超过50%的病例没有典型的胃烧灼感或胃食管反流症状。初始治疗包括改变

图14-1 喉部检查。

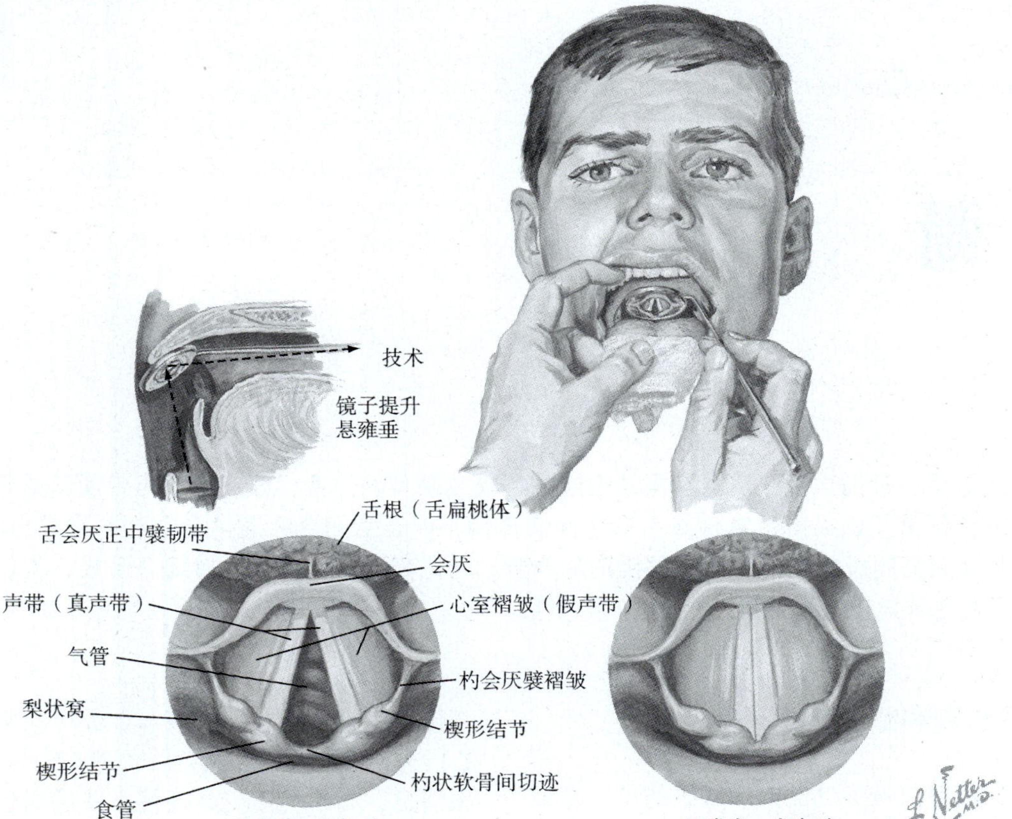

框 14-1 声音嘶哑的原因	
炎症、水肿或肿胀	**肿块**
吸烟	结节
胃食管反流	囊肿
酒精使用	肉芽肿
饮食	肿瘤
生活方式	鳞状细胞癌
慢性鼻窦炎和鼻涕倒流	颗粒细胞瘤
慢性咳嗽	某些真菌感染
过敏	**声带弯曲**
慢性咳嗽	老年嗓音
哮喘	由于使用慢性吸入类固醇导致的萎缩
与血管紧张素转换酶抑制剂相关	**瘫痪或局部麻痹**
胃食管反流	慢性疲劳综合征
慢性鼻窦炎	沿迷走神经走向的自脑干至主动脉弓的病变
语音滥用或过度使用	医源性
儿童尖叫结节	甲状腺切除术
没有适当技术的业余或专业歌手	前路颈椎椎板切除术
黏液性水肿	卒中
细菌、真菌、病毒和插管感染	Arnold-Chiari 综合征畸形新生儿
僵硬	其他先天性畸形
以前手术的瘢痕	
以前严重炎症的瘢痕	
由任何上述炎症性疾病导致的	

图14-2 喉部的炎症。

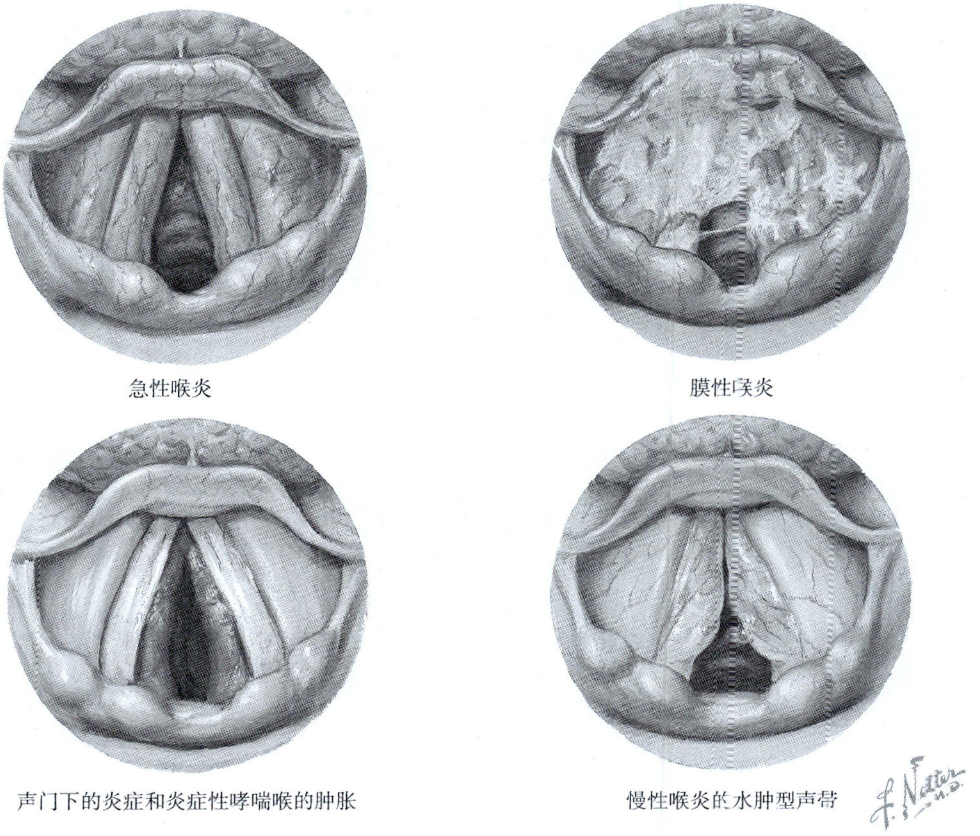

生活习惯，避免食用加重胃食管反流的食物，如咖啡、酒精、薄荷和辛辣食物或与症状相关的食物。避免在睡前 3 小时内进食，抬高床头，有规律的锻炼身体和减轻体重。如果这些方法效果不明显，建议增加非处方药如 H_2 受体阻滞剂或质子泵抑制剂。如果仍不见效，推荐使用 H_2 受体阻滞剂或质子泵抑制剂的强效处方药。如果诊断仍存在问题，在停用抗反流药的同时进行 24 小时 pH 检测，尽管这个试验不是绝对准确的，尤其是患者在这段时间没有症状时，但对诊断是很有帮助的。食管测压和钡餐造影是常用的临床检查，如果这些检查呈阳性，而药物治疗仍不见效，建议在腹腔镜下行胃底折叠手术进行治疗。

慢性鼻窦炎和鼻涕倒流

大多数病例是对污染物敏感或变态反应引起的。基本治疗包括避免接触过敏原、应用抗组胺药、白三烯抑制剂、鼻内应用皮质类固醇激素和抗组胺药、吸入色甘酸钠。用抗胆碱能作用小的抗组胺药物效果较好，因为与全身抗组胺药有关的干燥作用能加重声带问题。对严重病例，可行正规皮内过敏试验，放射变应性吸附实验以及随后的脱敏治疗。高渗缓冲液鼻腔冲洗和含漱证明是有益的。异丙脱铵适于治疗血管舒缩性鼻炎和鼻涕倒流。如果这些治疗措施仍不见效，患者应该进行鼻旁窦 CT 扫描并转诊到耳鼻喉科治疗。有一些病例需要行鼻内镜手术来纠正改善鼻旁窦引流，从而有利于疾病的痊愈。

慢性咳嗽

除慢性支气管炎、慢性阻塞性肺病、心衰、肺感染和肿瘤外，慢性咳嗽的常见病因是胃食管反流、过敏、药物（特别是血管紧张素转换酶抑制剂）、慢性鼻窦炎伴鼻涕倒流和气道高反应性疾病。对于那些无法解释而持续咳嗽的患者均应行胸部 X 线检查。如果胸片正常，那么对胃食管反流、过敏、鼻涕倒流和哮喘应制定一个逐次分阶段的探索性治疗。另外，也可逐步进行过敏试验、针对气道高反

图14-3 声带病变。

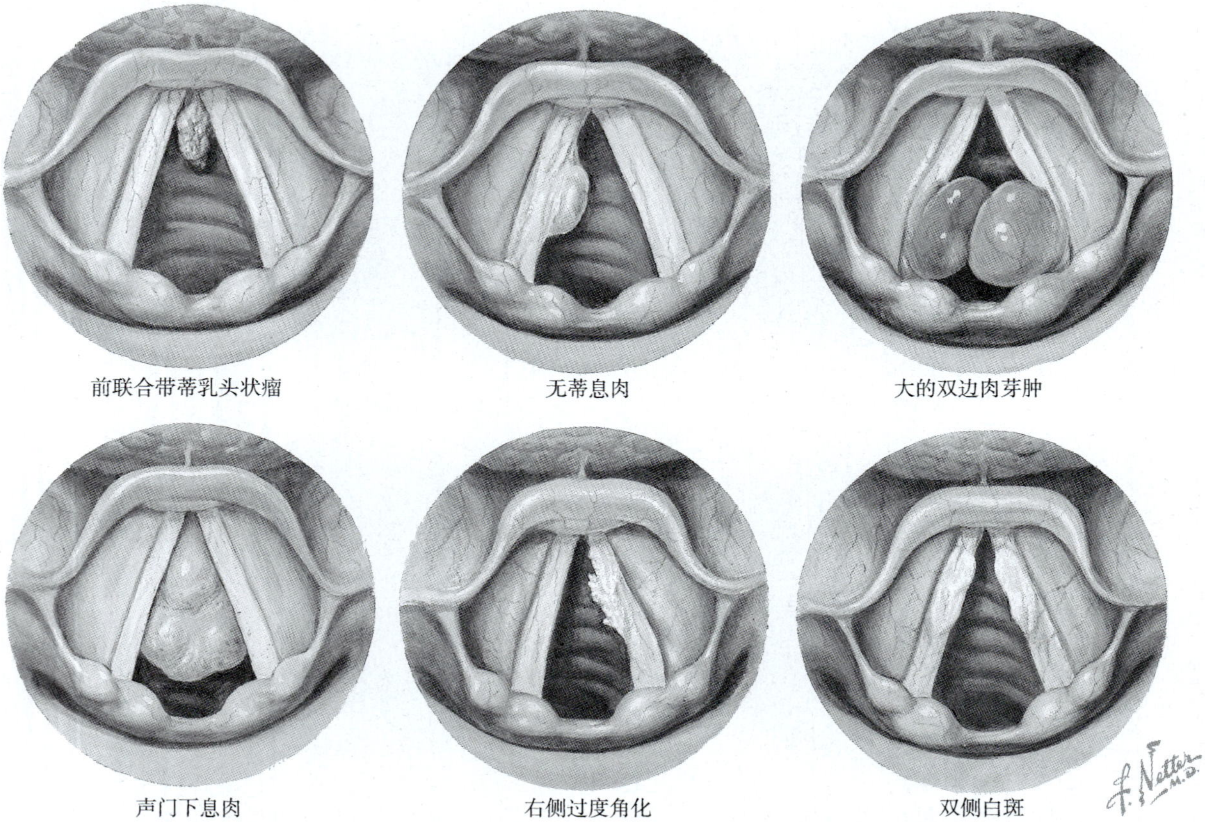

图14-4 喉部的癌症。

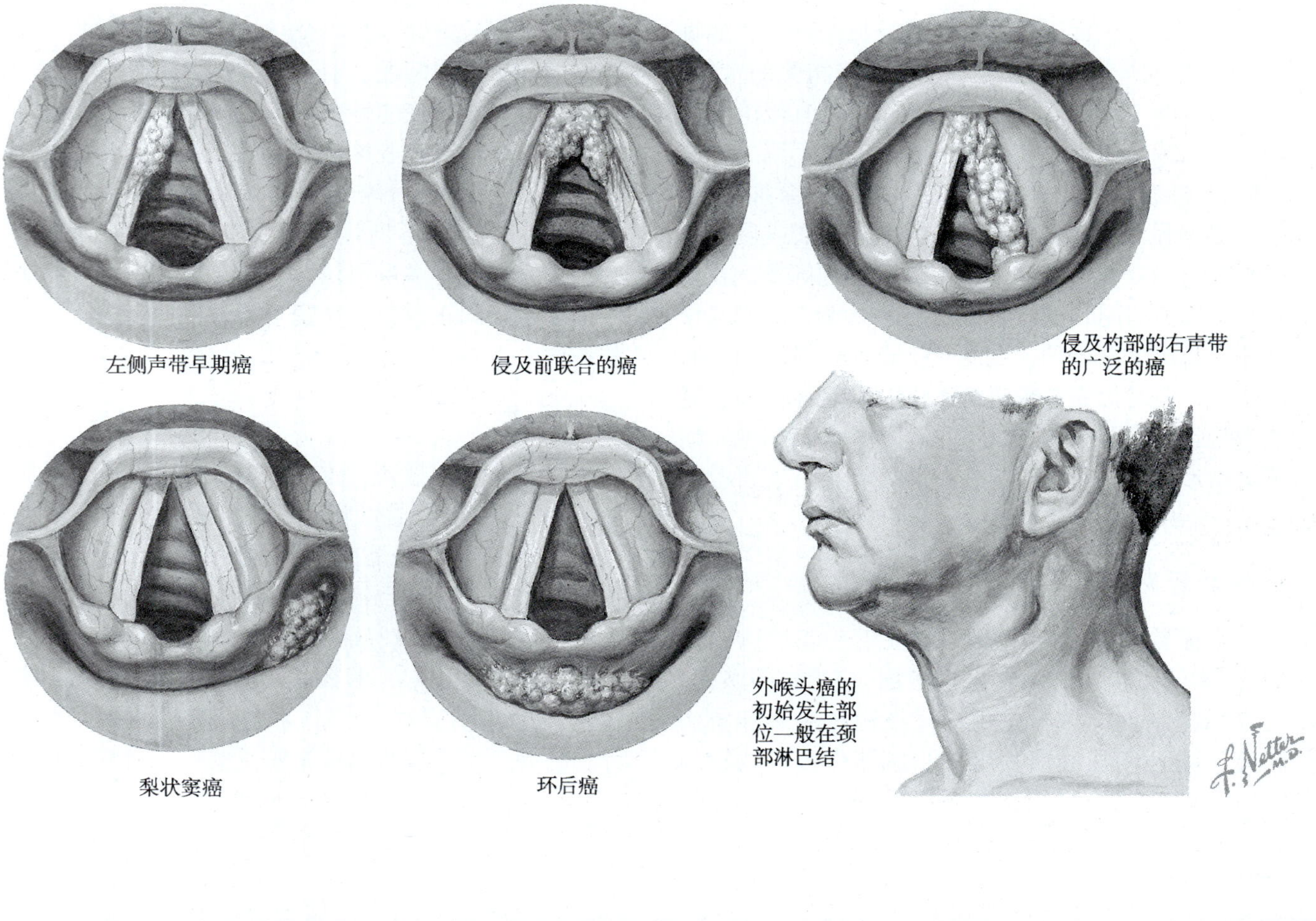

图14-5 声音嘶哑的治疗流程图。
CT：计算机断层扫描；ENT：耳鼻喉专科/耳鼻喉科医生；GERD：胃食管反流病；LPR：喉咽反流鼻涕倒流
URI：上呼吸道感染。

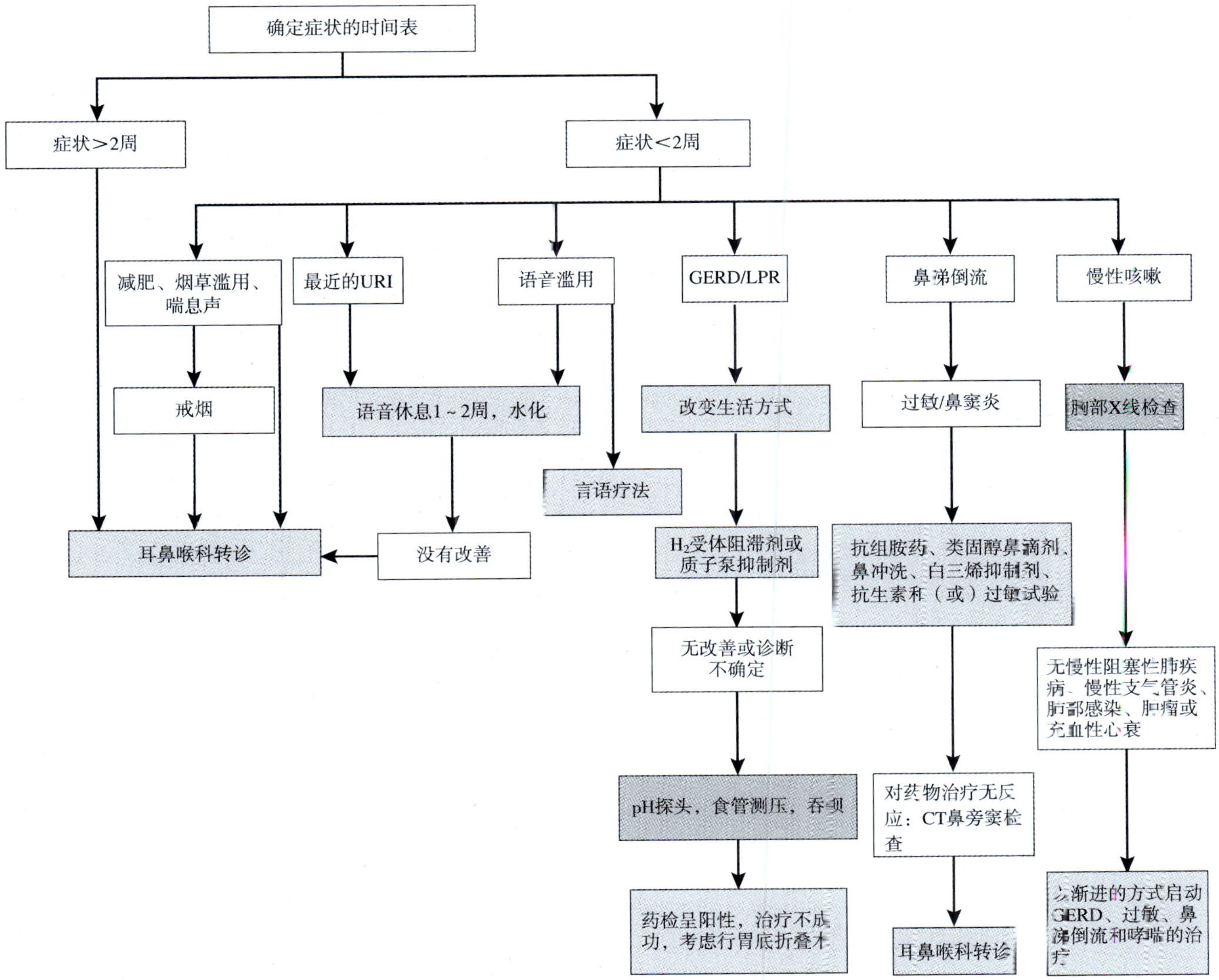

应性的乙酰胆碱激发试验、24小时pH值监测、食管测压、钡餐造影、食管镜检查及鼻窦CT检查，以明确导致疾病的具体原因。

最佳治疗

全面评估后多数患者的治疗业已明确，治疗可由社区医生或耳鼻喉科医生完成。然而对职业用声者的最佳处理方法则需要语言治疗师的帮助以促进声带保健和避免不适当的用声习惯，比如声音紧张功能紊乱或用声过量过频。

避免治疗错误

对一些声嘶患者，最值得注意的潜在治疗错误是喉癌患者的误诊。基于该原因，声嘶症状持续超过2周的患者应该由耳鼻喉科或头颈外科医生行喉镜检查。对保守治疗无效，任何纤维喉镜检查的异常均应行活组织检查。

展望

有许多正在积极研究的领域，声带功能的神经肌肉控制和反射控制正在研究中，也许能为咳嗽和声带疾病提供一个新的治疗策略。正在积极探索胃食管反流的原因，包括胃酸产生的生理机制、食管括约肌功能、引起激惹的特定物质（特别是在咽、喉）。最近提出关于反流与上呼吸道、上消化道恶性肿瘤之间的关系，值得我们进一步去研究。

（刘 泊 译 翟春生 校）

参考文献

Banfield G, Tandon P, Solomons N: Hoarse voice: An early symptom of many conditions. Practitioner 244:267-271, 2000.

This article reviews the differential diagnosis of hoarseness from the primary care physician's perspective.

Berke GS, Kevorkian KF: The diagnosis and management of hoarseness. Compr Ther 22:251-255, 1996.

This good general reference article reviews the diagnosis and management of hoarseness from the primary care physician's perspective.

Garrett GG, Ossoff RH: Hoarseness: Contemporary diagnosis and management. Compr Ther 21:705-710, 1995.

This good general reference from the otolaryngology, head and neck surgery perspective reviews the evaluation of the patient with hoarseness and cautions that this may represent serious disease.

Maragos NE: Hoarseness. Prim Care 17:347-363, 1990.

This general reference article reviews the abnormal production of voice often classified as hoarseness.

Miller RH, Nemecheck AJ: Hoarseness and vocal cord paralysis. In Bailey BJ (ed): Head and Neck Surgery; Otolaryngology, 2nd ed. Philadelphia, Lippincott-Raven, 1998, pp 741-751.

This comprehensive reference from the otolaryngology, head and neck surgery perspective reviews the relevant anatomy and differential diagnoses for the evaluation and management of patients with hoarseness and vocal cord paralysis.

Rosen CA, Anderson D, Murry T: Evaluating hoarseness: Keeping your patient's voice healthy. Am Fam Physician 57:2775-2782, 1998.

This good general reference from the primary care physician's perspective includes clinical photographs as well as discussion of the pertinent anatomy involved in the evaluation of the patient with hoarseness.

循证

1. Meyer TK, Olsen E, Merati A: Contemporary diagnostic and management techniques for extraesophageal reflux disease. Curr Opin Otolaryngol Head Neck Surg 12(6):519-524, 2004.

   The authors provide a good review from an otolaryngology, head and neck surgery perspective of recent advances in the diagnosis and treatment of extraesophageal reflux.

2. Wilson JA: What is the evidence that gastroesophageal reflux is involved in the etiology of laryngeal cancer? Curr Opin Otolaryngol Head Neck Surg 13(2):97-100, 2005.

   The author provides a good review from an otolaryngology, head and neck surgery perspective of the current literature on the possible mechanisms and role of gastroesophageal reflux in the etiology of laryngeal cancer in patients without known risk factors of tobacco abuse and alcohol use.

15

Paul C. Bryson • Robert A. Buckmire

声带功能障碍

引言

1974 年，Patterson 及其同事在医学文献中首次描述了声带功能障碍（vocal cord dysfunction, VCD），当时曾命名为“Munchausen’s stridor”，而在随后的耳鼻咽喉科学、肺病学和急救医学文献中又使用了假性哮喘、声带运动异常（paradoxical vocal fold motion, PVFM）、激素抵抗型哮喘、喉运动障碍、功能性喉喘鸣和功能性气道梗阻等名称。VCD 的临床表现是：呼吸过程中（主要是吸气相）声带的间断性、不自主内收。不同程度的声门内收运动可导致自咳嗽到严重呼吸窘迫的各种呼吸障碍。作为一种临床疾病，VCD 相对较为少见；但是，其诊断意义重大，因为患者会经常反复到急诊室就诊，住院治疗，尝试多种无效的药物，甚至采取侵入性措施以缓解气道梗阻的临床表现，如气管插管或气管切开。

对于临床表现为严重的或慢性的呼吸系统症状且常用的治疗方法无效的患者，应考虑 VCD 的诊断。常见的临床表现包括对常规抗哮喘药物无效的呼吸困难或慢性咳嗽。顽固性的呼吸道症状往往会给患者增添很大的经济负担。在作出 VCD 诊断之前，这些患者要接受为数众多的常规检查（胸片、CT、支气管镜检查和肺活量测定）和各种药物治疗（止咳药、抗组胺药、支气管扩张剂和类固醇）。

病因和发病机制

VCD 这个术语有众多不同的描述性定义是由于其缺乏明确的病因。事实上，VCD 的致病因素是多方面的。已发现有许多潜在的病因，包括脑干异常、心理因素或转换性障碍、喉呼吸张力障碍、强体力活动、环境中呼吸性刺激物以及慢性上呼吸道刺激或炎症性过程（即咽喉反流性炎症、变态反应性炎症和鼻窦炎）。所有这些因素导致的最终结果就是异常的声门关闭反射和继发的吸气相声带内收（图 15-1），引起呼吸道阻塞症状。

VCD 与心理障碍之间的相关性已得到证实。Altman 及其同事通过对 10 名 VCD 患者进行的研究发现：70% 的患者有焦虑、抑郁或人格障碍。Patterson 发表的文章支持这一发现，文献中也有类似的病例报告。有关 VCD 的一个亚型可能代表喉、呼吸张力障碍的结论得到了一系列耳鼻咽喉科学和神经病学文献的支持，这些文献引证了声带肌内注射肉毒杆菌毒素的临床反应。VCD 患者有因胃食管反流所致的喉部超敏反应、未控制的变应性鼻窦炎甚至职业暴露也已观察到。的确，在一些病例研究中发现高达 70% 的 VCD 患者存在胃食管反流。据推测，VCD 患者喉部内收反射的阈值降低。

VCD 的分类方法主要集中在病因学方面（脑干，上、下运动神经元，胃食管反流，诈病，心理因素），并根据喉部过度反应的程度（如慢性咳嗽和间断性喉痉挛）做进一步分类。

临床表现

VCD 患者多为女性，并多曾被诊断有哮喘和精神疾病（抑郁和焦虑）。最常见的主诉为间断性声嘶、喉部发紧、慢性咳嗽、失声、发声困难和呼吸困难。许多患者可以描述出某些继发因素，如应激、运动、冷空气刺激、离散的气味或呼吸道刺激。此外，许多患者告知他们已经接受了针对哮喘的治

图15-1 喉的外展和内收。
此图演示了间接喉镜技术与喉外展（左下）和内收的外观（右下）。

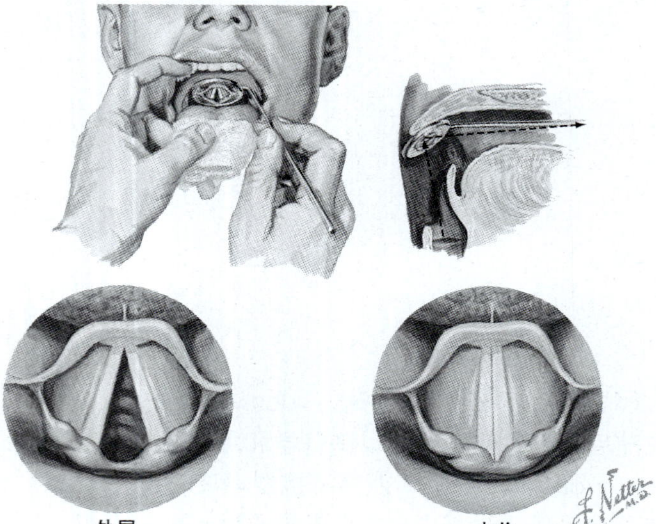

疗（无明显疗效）、有反酸症状或在服用抗变态反应药物。据报道，大约 10% 的难治性哮喘患者有 VCD。

临床上，有一类 VCD 亚型患者，其特征为年轻的、成绩优异的女性运动员，有由高强度训练后引发的孤立性呼吸困难。这些患者常被误诊为运动诱导的支气管痉挛（exercise-induced bronchospasm, EIB）。EIB 与 VCD 区别的显著特征包括：停止运动后 VCD 相关的呼吸困难消失，常用的支气管扩张剂不能缓解这种 VCD 症状。一些学者建议，用运动喉镜检查以证实这种只有在高强度运动期间才出现的喉应激反应。

对于不伴发肺部疾病但有症状的 VCD 患者，肺功能检查（pulmonary function test, PFT）提示患者的肺活量参数在正常范围内，并且吸气相平坦。肺功能检查应该不能显示气管对乙酰胆碱的高反应性。呼吸困难发作时血氧饱和度正常，这一点与严重哮喘加重患者的情况截然不同。

体格检查可发现焦虑、喘鸣（上气道吸气性声音），神经系统和肺部检查无异常。典型患者表现为吸气相困难较呼气相更为明显。可屈光导纤维喉镜检查可以显示吸气相声带内收伴典型的吸气相舌后间隙变小。在急诊科常见，患者的呼吸困难很严重，必须采取有创治疗手段，如气管插管和气管切开。在两个已发表的有 20 名患者的队列研究中，12 名患者接受了有创气道干预 (20 名患者中，5 人接受了气管切开)。

鉴别诊断

声带功能障碍的鉴别诊断见框 15-1。

诊断方法

因为 PVFM 经常被误诊为哮喘或化学物质敏感，所以获得全面详细的病史非常重要，包括以前药物治疗的成功经历、肺功能检查结果和发作的频率。尽管常规实验室检查一般正常，如基础代谢指标和全血细胞计数，但还是要进行检查以除外可能并存的疾病。胸片显示正常，没有充气过度。在有焦虑伴呼吸急促的患者，动脉血气分析可显示呼吸性碱中毒。此外，应用支气管扩张剂后 PFT（主要在门诊进行）无明显改善，一些患者显示最大吸气流速减少。

最有效的诊断方法是可屈光导纤维喉镜检查。该方法能让检查者清晰地观察到整个呼吸周期中声带的运动情况，同时可除外梗阻性病变和喉解剖结构异常。声门上区的新生物易与 VCD 症状混淆。声门上区的邻近组织结构可以引起周期性的、多样性声门阻塞症状。即使是良性声门损害，偶尔也会产生类似的症状。大的、水肿的、运动过度的声

框 15-1 声带功能异常的鉴别诊断
运动诱导的哮喘
呼吸道异物
过敏反应
焦虑发作
声带息肉样变性
双侧声带折叠
声门上炎
对空气中的刺激物敏感
慢性咳嗽
声门上病变
胸外气流阻塞（即声门下狭窄）

图15-2 喉内肌的运动。
此图展示了喉内肌、喉外展肌和后环杓肌。

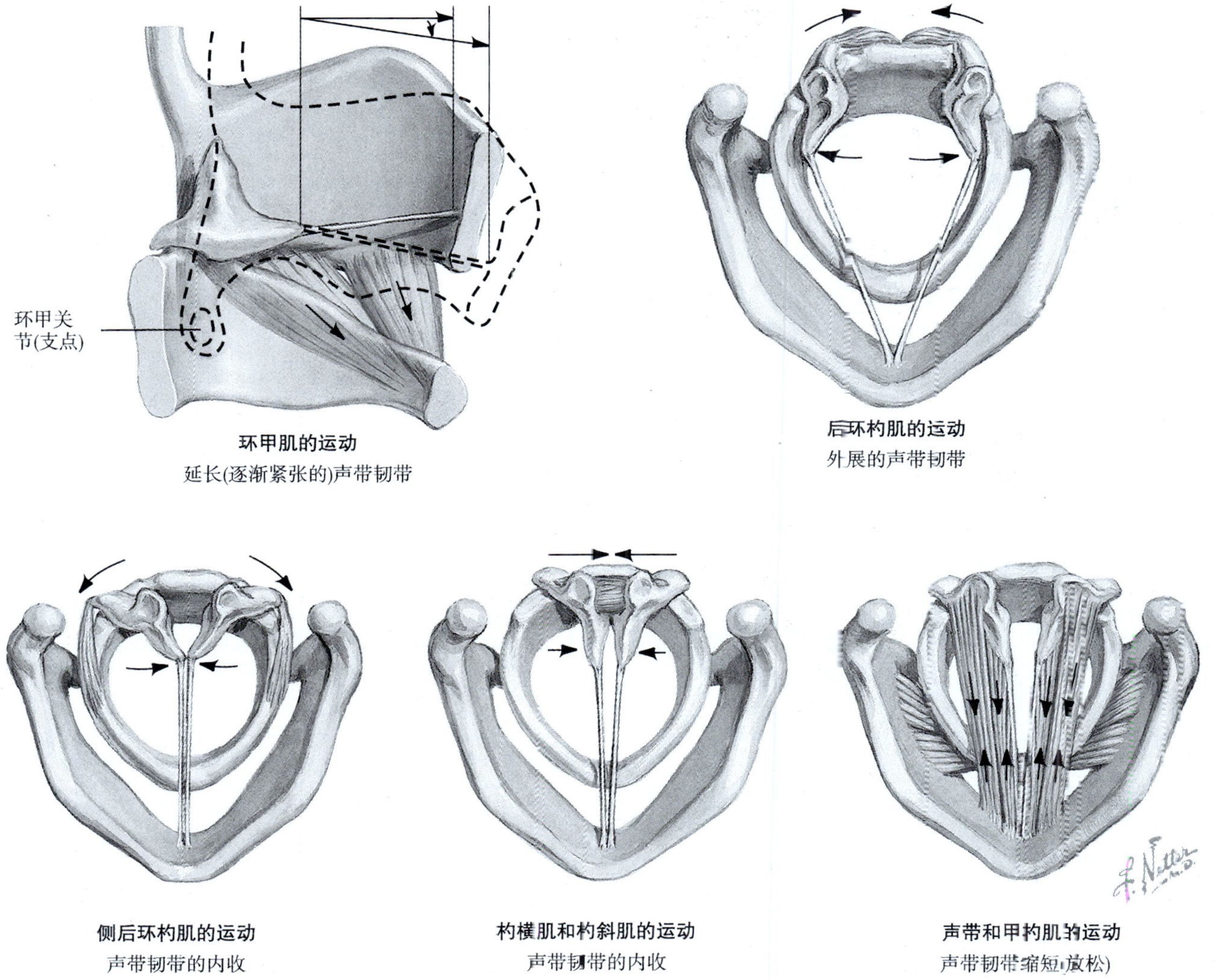

带，如声带息肉样退行性变（Reinke 水肿），也可因 Bernoulli 效应（使病变组织如同活瓣样间歇性进入声门下气道）引起相似的症状。

VCD 患者喉镜检查可发现吸气相声带矛盾性内收，引起与前面提及的临床主诉和实验室检查发现相关的功能性气道阻塞。然而，由于本病的发作性特征，当对无症状的 VCD 患者进行喉镜检查时往往不会发现喉部病理性运动。基于这种情况，一些作者认为在喉镜检查过程中使用刺激物或引发行为（基于患者的既往史）可以提高检查诊断的敏感性。

处理和治疗

最佳治疗

VCD 的治疗可分为急性和长期疗法。最初的处置应集中在维持安全、通畅的气道。措施包括支持性治疗，如辅助吸氧、持续指尖血氧监测、雾化吸入肾上腺素、氦氧混合气治疗或持续气道正压通气。气管插管和清醒状态下气管切开这些侵入性治疗措施在文献中也有提及，尽管可以早期诊断，但常常可能会避免。一旦 VCD 诊断成立，用力吸气、吹口哨或憋气可以帮助终止声带矛盾性内收运动。另外，放松技巧有助于缓解气道窘迫。在特殊的环境中，低剂量的镇静－抗焦虑药物有助于缓解急性发作过程中的心理致病因素。

个性化的、多学科治疗方法是长期治疗的最佳方法。药物治疗应包括心理功能障碍治疗（包括心理咨询）、胃食管反流治疗和变应性鼻炎治疗。当遇到这些疾病时，在各种治疗方法中最公认的疗法是行为语言治疗。言语病理医生可以教会患者有关呼吸和放松的技巧，以转移患者对呼吸运动中吸气相的注意。一些临床治疗师还应用了喉部影像反馈疗法。Bastian和Nagorsky首先提出了这种治疗方法，这种方法应用可屈光导纤维喉镜，使患者在遵循言语病理医生的指导进行各种训练时能实时观察到喉部的运动情况。研究者已经证实，这种技术是一种有效的再教育手段。

尽管一些患者可从言语疗法中获益，但似乎确实有一部分患者存在呼吸性张力障碍。这些患者是接受喉内肉毒杆菌毒素注射（注入喉内收肌；图15-2）的理想受试对象。因精神障碍而不能进行多学科治疗的患者可能需要长期气管切开，绕开喉部气道梗阻部位通气。还有另外一种PVFM亚型患者，其病因为中枢或脑干病变，前述的治疗措施对这些患者无效。这些患者常需要持续的气管切开。

避免治疗错误

声带功能障碍在临床上仍然少见。临床医生应重点关注气道安全和通畅。为了避免治疗错误，对于符合病史及体检发现的就诊患者，医生应保持高度警惕。

治疗错误包括治疗过度和不足。治疗过度包括：为避免临床医生认为即刻要发生的气道梗阻而进行的气管插管或气管切开。处理不足源于对该病的认识不足，未能正确认识可能的加重因素，如咽喉反流、变应性鼻炎和精神疾病（包括抑郁和焦虑）。发作期内，医生借助可屈光导纤维喉镜检查可及时明确诊断。

展望

声带功能障碍的未来研究方向需要医学界对该病做出正式的定义，包括纳入和排除标准。有必要对声带矛盾性运动的神经机制作进一步的研究。此外，需要进行随机对照试验以评估治疗方案，如药物疗法、喉生物反馈疗法和肉毒杆菌毒素注射的长期疗效。

（刘 泊 译 翟春生 校）

参考文献

Blager FB: Paradoxical vocal fold movement: Diagnosis and management. Curr Opin Otolaryngol Head Neck Surg 8:180-183, 2000.

A review of the diagnosis and treatment of paradoxical vocal fold motion is presented.

Morrison M, Rammage L, Emami AJ: The irritable larynx syndrome. J Voice 13(3):447-455, 1999.

The authors discuss muscular tension dysphonia, episodic laryngospasm, globus, and chronic cough. They propose a unifying hypothesis that involves neural plasticity of brainstem laryngeal control networks through which each of the latter etiologies, plus central nervous system viral illness, can play a role.

循证

1. Altman KW, Mirza N, Ruiz C, Sataloff RT: Paradoxical vocal fold motion: Presentation and treatment options. J Voice 14(1):99-103, 2000.

   A case series of 10 patients treated and followed over six years is described. There is a good review of the literature and a description of the author's experience with biofeedback and botulinum injection.

2. Altman KW, Simpson CB, Amin MR, et al: Cough and paradoxical vocal fold motion. Otolaryngol Head Neck Surg 127(6):501-511, 2002.

   The authors review the medical literature on the etiologies of chronic cough and its relationship to gastroesophageal reflux, vagal neuropathy, and paradoxical vocal fold motion.

3. Bastian RW, Nagorsky MJ: Laryngeal image biofeedback. Laryngoscope 97(11):1346-1349, 1987.

   The technique of laryngeal image biofeedback is described, including its effectiveness in a series of 20 patients.

4. Ferris RL, Eisele DW, Tunkel DE: Functional laryngeal dyskinesia in children and adults. Laryngoscope 108(10):1520-1523, 1998.

   A 20-year case series of patients with functional laryngeal dyskinesia is presented. The authors describe patient characteristics and treatment strategies.

5. Maschka D, Bauman NM, McCray PB, et al: A classification scheme for paradoxical vocal fold motion. Laryngoscope 107(11 Pt 1):1429-1435, 1997.

   A classification scheme for paradoxical vocal fold motion is described.

6. Patterson R, Schatz M, Horton M: Munchausen's stridor: Non-organic laryngeal obstruction Clin Allergy 4(3):307-310, 1974.

   This is the original article describing the clinical entity of paradoxical vocal fold motion.

Mark C. Weissler · Charles S. Ebert, Jr.

16

成人颈部包块

引言

颈部包块的原因包括先天性疾病，感染和肿瘤等原因（图16-1和框16-1）。如果详细了解病史、认真进行体格检查并正确选择辅助实验室及影像学检查，医生往往能迅速并有效地作出正确诊断。

病因、发病机制和临床表现

年龄

患者的年龄能提供诊断线索。婴儿和儿童的颈部包块常为鳃裂畸形、甲状舌管囊肿、血管瘤、淋巴管瘤或良性淋巴结肿大。有明显颈淋巴结肿大、身体不适和咽炎的青少年和年轻人多为传染性单核细胞增多症。在此年龄组，于上呼吸道感染之后在颈前外侧区出现单个巨大的炎症性包块多考虑为鳃裂囊肿。颈低位多发性、橡胶样质地的包块伴夜间多汗、发热及周身不适多提示为霍奇金病。在老年人，颈部包块常为转移癌、原发性唾液腺感染或肿瘤和淋巴瘤（见框 16-1）。

病史

病史有助于我们缩小鉴别诊断的范围。感染病程一般为数小时到数天，并伴有红、肿、热、痛。在此之前，患者常有上呼吸道和牙源性感染。早期先天性囊肿感染可引起肿大，应用抗生素能使肿大消退。下颌下腺感染经常反复发作，进食时加重，挤压腺体，口腔内会有恶臭感。霍奇金病伴有盗汗、不适、瘙痒和发热。猫抓病患者有猫类接触史。

源于上呼吸道、消化道的转移性鳞状细胞癌常常发生于重度吸烟的个体，其中大部分也为酒类滥用者。吞咽疼痛、吞咽困难、呼吸困难、耳痛、声音改变和体重下降常提示原发性恶性肿瘤。有远处转移性疾病的患者可有原发肿瘤的症状，如咳嗽、咯血、腹部疼痛、便血、异常子宫出血或排尿困难。尽管恶性程度高的唾液腺恶性肿瘤生长迅速，但唾液腺肿瘤常无疼痛且生长缓慢。腮腺的恶性肿瘤有时会引起面神经麻痹。神经鞘瘤、副神经节瘤、皮样囊肿和其他良性肿瘤常生长缓慢，几乎没有症状，常为无意中发现。

体格检查

头颈部检查应该包括对耳、鼻、口腔、口咽部、鼻咽部、喉咽部和喉部的全面视诊。在特定情况下，对儿童的检查可能需要在全麻下进行。咽反射敏感的患者可以施行纤维喉镜检查。胸部和颈部肿物的听诊可以获取重要的诊断信息。触诊颈部、腋窝、腹股沟淋巴结肿大及肝脾大高度提示疑似淋巴瘤。许多患者需要进行乳房、直肠和骨盆的检查。

颈部检查时，确定肿块的质地和位置至关重要。转移性鳞状细胞癌质地较硬，晚期固定。淋巴瘤或单纯的淋巴结肿大触诊则质软或有橡胶样感觉，而鳃裂及其他囊肿可触及波动感。淋巴结和先天性囊肿感染时组织张力增加。当感染性包块的“脓头”(point) 与表层组织相连时，常出现表皮红肿、热、痛。毛细血管瘤通常是扁平的，颜色为粉色到红色；而海绵状血管瘤是隆起的，颜色为紫色到蓝色，触诊柔软成囊性。

甲状舌管囊肿位于或接近颈中线，大部分位于舌骨水平以下；颏下区包块可能是表皮样囊肿或畸胎瘤；潜突型（口外型）舌下腺囊肿也可发生在

图16-1　成人颈部肿块。

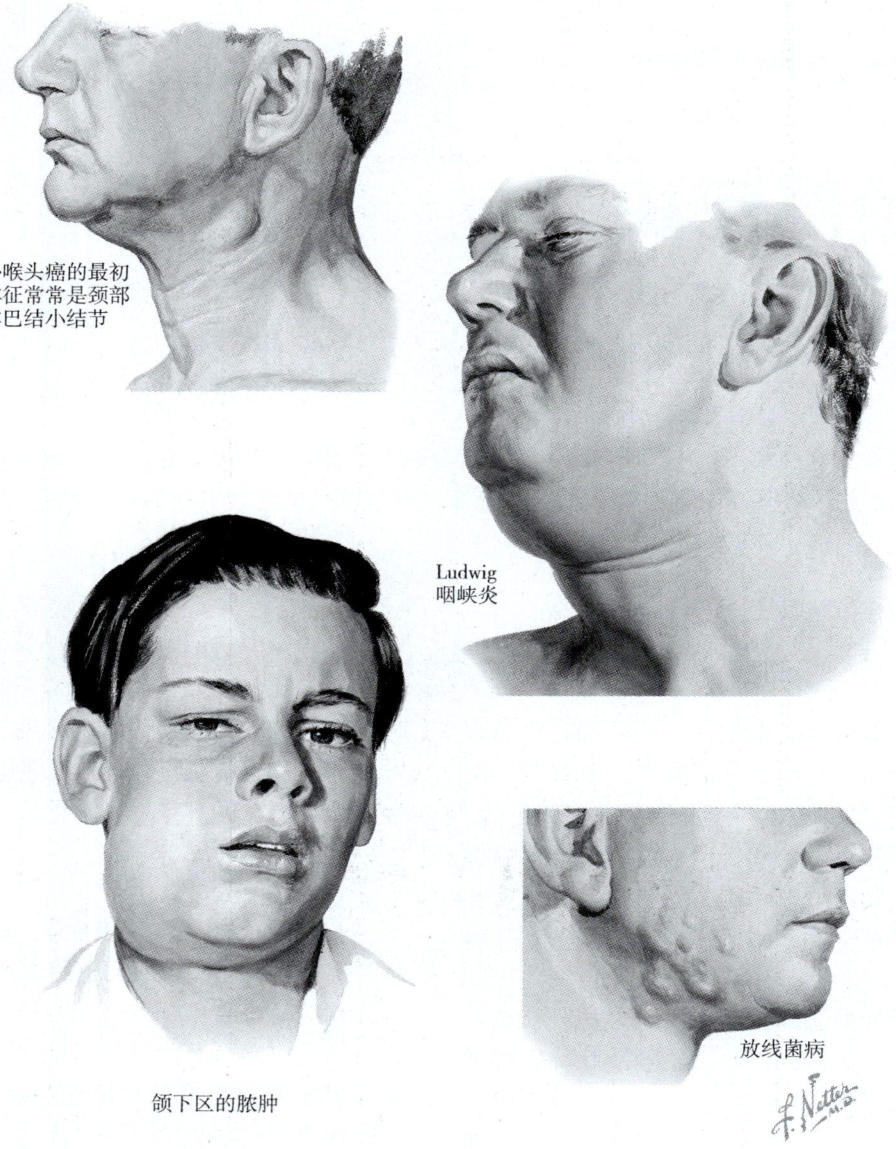

此区域。颌下区的包块可能为继发性涎腺炎、下颌下腺肿瘤或感染及转移癌引起的颌下区淋巴结肿大(最为常见的是口腔鳞状细胞癌)。

颈后三角区的淋巴结肿大多提示鼻咽部的鳞状细胞癌。咽炎时最常见颈上部淋巴结肿大，口咽癌转移的第一站也是颈上部淋巴结。肿大的锁骨上淋巴结多为霍奇金病或胸、腹部癌的转移灶。颈下前部的包块常提示为甲状腺疾病。

鉴别诊断

颈部包块的鉴别诊断是多方面的。结合组织来源和病变类型对可能的疾病进行分类是一种有效的方法（见框 16-1）。

先天性疾病

先天性颈部包块可能在婴儿时期或成长过程中显现出来。鳃裂畸形和甲状舌管囊肿最为常见。鳃裂瘘和瘘管出生时就存在，表现为沿胸锁乳突肌前缘或耳前区的小的瘘口。鳃裂囊肿多见于年轻患者，常于急性上呼吸道感染期间或以后出现。鳃裂囊肿位于胸锁乳突肌前缘，无痛性生长，表面皮温温暖，质地柔软或可触及波动感。颈深部的脓肿或蜂窝织炎不易与其区分。通常需要手术切除。甲状舌管囊

框 16-1 颈部肿块的鉴别诊断
先天性病变
鳃裂异常
甲状腺舌管囊肿
淋巴管瘤
血管瘤
皮样囊肿
肿瘤性病变
转移性鳞状细胞癌及其他
唾液腺
淋巴瘤（霍奇金淋巴瘤和非霍奇金淋巴瘤）
神经性（神经鞘瘤和神经纤维瘤）
副神经节瘤（颈动脉体瘤和血管球瘤）
甲状腺（癌和甲状腺肿）
甲状旁腺肿瘤
畸胎瘤
炎症
脓肿
Ludwig 咽峡炎
Bezold 脓肿
化脓性淋巴结肿大
颈部深间隙感染
传染病
唾液腺炎
淋巴结炎和良性淋巴结肿大
非典型结核
肺结核
猫抓病（巴尔通体）
放线菌病
真菌
单核细胞增多症
舌下囊肿
其他
其他病变
颈动脉瘤
表皮和真皮包涵囊肿
喉囊肿
食管憩室

肿位于或接近颈中线，恰好位于舌骨以下，可随吐舌向上移动，是由于甲状腺自发育起始点的舌盲孔附近向正常的气管旁位置下降过程中上皮残余引起的。皮样囊肿常位于颏下区。这些先天性囊肿可因感染而急性发病（经常发生于上呼吸道感染期间或其后）或在年轻时缓慢发病（表现为颈部囊性包块）。

毛细血管瘤和海绵状血管瘤（现在更名为静脉畸形）为良性肿瘤，多出现于出生时或出生后不久。毛细血管瘤（葡萄酒色斑）不会随年龄增长而明显消退。最近，色素追踪激光治疗已经取得了很好的效果。海绵状血管瘤可以随年龄增长而自行消退，因此对该病可以观察随诊。过早的侵入性治疗有可能导致正常组织的不必要损害。如果发生出血性损害或气道、消化道梗阻或血管瘤在学龄前仍未显著消退，应当考虑手术治疗。

临床上，海绵状淋巴管瘤或囊性水瘤表现为柔软的肉质包块。尽管为良性，婴儿的淋巴管瘤常呈浸润性生长且可能引起梗阻症状，需要手术切除。全部切除常不可能，手术时应保留正常组织。成人的淋巴管瘤很少有浸润性，切除范围可以更加局限。

肿瘤

在有吸烟史的中、老年人中，上呼吸道、消化道的鳞状细胞癌转移到颈淋巴结是单侧颈部包块的最常见原因。其他常见的肿瘤有腮腺、下颌下腺的肿瘤、霍奇金或非霍奇金淋巴瘤、神经源性肿瘤（神经鞘瘤和神经纤维瘤）以及副神经节瘤（颈动脉体瘤和血管神经肌瘤）。

转移到颈部的鳞状细胞癌多原发于口腔、咽部或喉部，但也可来源于皮肤或远处转移。尽管病变早期可活动，受累淋巴结质地较硬，当癌肿突破被膜时，常与周围组织发生粘连固定。在晚期患者，常有多个或双侧淋巴结累及。治疗方法多选用根治性手术切除，放疗和化疗可根据具体情况而定（见图 16-1）。

涎腺肿瘤多发于老年人。大约 80% 的腮腺肿瘤、大部分混合瘤为良性肿瘤。最常见的恶性腮腺肿瘤为黏液表皮样癌。大约 50% 的下颌下腺肿瘤为良性肿瘤。最常见的下颌下腺良性肿瘤是多形性腺瘤；最常见的恶性肿瘤是腺样囊性癌。对恶性程度高的肿瘤常选择手术切除，加术后放疗。

霍奇金淋巴瘤中受累的颈部淋巴结较鳞状细胞癌质软，且有橡胶样触感，常累及下颈部多个淋巴结。非霍奇金淋巴瘤多发于老年人。肿大的淋巴结表面不光滑且多发，与局部浸润引起的较硬的橡胶样质地感觉不同。有时淋巴瘤会侵犯到咽淋巴环（腭扁桃体、舌扁桃体和腺样体）。活检可以确诊。治疗可选择放疗或化疗或两者同时应用。

神经鞘瘤常在迷走神经或颈交感干上生长。神经功能一般正常，因为肿瘤生长缓慢。治疗推荐手术切除。颈部的神经纤维瘤常多发，可能同身体其他部位的神经纤维瘤并存，可以累及任何神经。手术通常采用保守性切除单个病变或引起梗阻症状或严重畸形的病变的方案。大部分神经源性肿瘤是良性的；但也有蜕变为恶性的报道，它们生长迅速或神经功能受损为特征。

副神经节瘤多为良性肿瘤，偶尔多发。这些富含血管的肿瘤多有血管杂音。颈动脉体瘤的典型表现为颈内、外动脉的局部隆起。颈动脉体瘤和血管神经肌瘤起源于特定的副神经节组织，并沿颈内动脉和迷走神经生长，常可侵犯颞骨，位于上颈部下颌角后方。治疗方法推荐手术切除。

感染性颈部包块

感染性颈部包块可逐渐发生也可突然出现。单纯的淋巴结肿大常合并急性病毒或细菌性咽炎、鼻窦炎或牙源性感染。一般而言，这些淋巴结质地柔软，急性感染控制后数天到数周内会缩小。当淋巴结中心坏死和脓肿形成时会导致化脓性淋巴结病。大多数脓肿需要抗生素治疗和手术引流。未处理的化脓性淋巴结病可导致颈深部感染，并有潜在的导致致命性纵隔感染的可能。

某些感染有其特定的感染途径。Ludwig 咽峡炎始于口腔牙源性感染。舌下区炎症及舌向后肿胀移位和抬高都可能导致急性上气道梗阻（见图 16-1）。Bezold 脓肿为急性乳突炎时乳突底部破溃致颈深部脓肿。颈深部间隙感染需立即住院治疗，静脉注射抗生素，而且常需手术切开引流。

腮腺和下颌下腺也可以发生感染。急性腮腺炎症经常发生于老年患者，特别是当他们出现脱水时更容易发病；其也可能由涎石病所致。有报道 HIV 感染者可发生腮腺的囊性变。急性下颌下腺炎常因涎石病引起。患者可能还会描述与进食相关的下颌下腺的反复肿胀。腮腺炎的患者治疗方法通常采用补液、静脉点滴抗生素、局部热敷、按摩和使用催涎剂。复发性的下颌下腺炎通常需要在炎症的静止期摘除下颌下腺（见图 16-1）。

其他的感染包括非典型性结核（淋巴结结核），最佳的治疗方法为手术切除受累的淋巴结；猫抓病的患者需要手术切开引流；放线菌病，组织呈硬板状，常有多发的慢性瘘孔，排出硫黄颗粒样的有机物（见图 16-1）。许多 HIV 感染的患者发生颈淋巴结病；这种并发症一般不需要特殊治疗，除非淋巴结迅速膨大怀疑淋巴瘤。

其他常见颈部包块

其他常见的颈部包块有突出的正常组织结构，如（搏动性的）颈动脉球或第一颈椎的横突。通过仔细的触诊可辨别这些解剖结构（尽管双侧常不对称）。虽然不常见，但当患者出现进行性膨大的包块或有颈部外伤史时应考虑颈动脉瘤。甲状腺包块非常常见。存在多年的弥散性结节性甲状腺肿大往往提示单纯性甲状腺肿。单发的甲状腺结节，尽管多为良性，但也可能为甲状腺癌，所以需要进行评估。皮肤和表皮的包涵囊肿位置非常表浅，常由反复的表皮炎症引起。

诊断方法

实验室检查

许多实验室检查有诊断价值。在有咽炎和颈淋巴结肿大的年轻患者，嗜异性抗体检查可以在疑似单纯的上呼吸道感染患者中发现单核细胞增多症患者。HIV 血清学检查在可以帮助我们评估多发性颈淋巴结肿大及腮腺肿大的高危人群。结核菌素试验、甲状腺功能检查、全血细胞计数及分类可为某些疾病的诊断提供有价值的信息。

影像学检查

胸部 X 线检查可以显示肺癌、肺部转移灶、淋巴瘤或结核的影像学表现或气管偏移。CT（或 MRI）可以显示颈部解剖关系并发现病变组织，如气道、消化道的原发性癌。尽管在细针穿刺活检应用以后，甲状腺扫描的应用已经明显减少，但在一些病例中仍可提供有价值的信息。前后位和侧位的颈部 X 线检查可以显示有无气管偏移及气道占位病变（在 CT 检查之前或替代 CT 检查）。

进一步诊断

在进行活组织检查之前，应对患者进行全面的临床评估；经过头颈外科培训的耳鼻喉科医生能更好地对有颈部包块的患者进行评估。经细针抽吸活检进行细胞学检查具有很高的诊断价值。细胞学检查的特异性、敏感性在 90% 以上，有助于患者的术前咨询及指导进一步的诊断操作。

在切开颈部包块进行活组织检查之前，对疑似颈部转移癌的患者应当首先进行直接喉镜、咽镜、食管镜及麻醉下支气管镜的检查。如果内镜检查没有发现明显的原发病灶，尤其是在之前的细胞学检查已证实为颈部鳞状细胞癌的患者，应该进行舌底、扁桃体及鼻咽部的活组织检查。如果上述检查均为阴性，外科医生可切开颈部包块进行活检并行冰冻切片检查。如果未发现原发性肿瘤，但颈部活组织检查已确认为鳞状细胞癌，则应在颈淋巴结活组织检查的同时行颈部淋巴清扫术。20% 的有上气道、消化道恶性肿瘤的患者存在第二个原发性肿瘤。

如果颈部手术活检没有发现鳞癌，外科医生及病理医生应全面评估组织标本。应进行需氧菌、厌氧菌、抗酸菌和真菌培养。另外根据冰冻切片的提示还应进行免疫组织化学检查或在电子显微镜下观察组织标本。

处理和治疗

最佳治疗

最佳治疗要求对有颈部包块的患者进行全面彻底的上呼吸道、消化道检查。如果没有明显的良性肿物的证据，则应进行细针穿刺活检和上述其他诊断检查。

避免治疗失误

治疗中的主要错误包括对上呼吸道、消化道癌的诊断延误和未对患者的原发性肿瘤进行全面彻底的检查之间就进行不适当的开放式活组织检查。因为后果可导致肿瘤扩散或周围组织污染，细针穿刺活检是首选的组织学检查。

展望

头颈部的癌症需要新型的治疗模式。以前我们选用的治疗方法主要是手术切除和放疗。新的联合应用放－化疗而保存组织器官功能的治疗方案用得更加普遍。新的治疗方法，如基因疗法、腺病毒载体、血管生成抑制因子和免疫调节剂，也已显露端倪。

（赵 坚 译 翟春生 校）

参考文献

Alvi A, Johnson JT: The neck mass: A challenging differential diagnosis. Postgrad Med 97:87-90, 93-94, 97, 1995.

This good general reference discusses the importance of accurate history taking with the use of diagnostic tests to evaluate patients with neck masses.

Schwetschenau E, Kelley DJ: The adult neck mass. American Academy of Family Physicians Website. Available at: http://www.aafp.org/afp/20020901/831.html. Accessed July 30, 2006.

This current overview of the evaluation of the adult neck mass from the primary care physician's perspective provides clinical photographs and nodal drainage patterns.

Armstrong WB, Giglio MF: Is this lump in the neck anything to worry about? Postgrad Med 104:63-64, 67-71, 75-76, 1998

This good general reference provides an overview of the process of working up neck masses. Obtaining histories and performing thorough physical exams are important parts of this process as well as referral to an otolaryngologist when there is uncertainty of diagnosis.

Park YW: Evaluation of neck masses in children. Am Fam Physician 51:1904-1912, 1995.

This good general reference includes a thorough discussion of the evaluation and differential diagnosis of neck masses in children.

Schuller DE, Nicholson RE: Clinical evaluation and surgical treatment of malignant tumors of the neck. In Thawley SE, Panje WR, Batsakis JG, Lindberg RD (eds): Comprehensive Management of Head and Neck Tumors, 2nd ed. Philadelphia, WB Saunders, 1999, pp 1395-1415.

A more thorough discussion from an otolaryngology, head and neck surgery perspective, this chapter is a comprehensive overview of the evaluation and surgical management of head and neck malignancy

Sobol SM, Bailey SB: Evaluation and surgical management of tumors of the neck: Benign tumors. In Thawley SE, Panje WR, Batsakis JG, Lindberg RD (eds): Comprehensive Management of Head and Neck Tumors, 2nd ed. Philadelphia, WB Saunders, 1999 pp 1416-1449.

A more thorough discussion from an otolaryngology, head and neck surgery perspective, this chapter is a comprehensive overview of the evaluation and surgical management of benign tumors of the head and neck.

循证

1. Goldstein DP, Irish JC: Head and neck squamous cell carcinoma in the young patient. Curr Opin Otolaryngol Head Neck Surg 13(4):207-211, 2005.

   This is a brief and concise overview, from an otolaryngology, head and neck surgery perspective, of a new demographic of patients (those ≤45 years of age) who develop squamous cell carcinoma of the head and neck. This article contrasts this age group of patients with the traditional demographic and reviews the evidence of treatment patterns.

2. Back G, Sood S: The management of early laryngeal cancer: Options for patients and therapists. Curr Opin Otolaryngol Head Neck Surg 2:85-91 2005.

   This article, from an otolaryngology, head neck surgery perspective, evaluates the current evidence for optimal treatment of early-stage laryngeal cancer. Multiple therapeutic modalities are available, and treatment choice should take into account post-treatment morbidity, patient quality of life, patient preference, and voice quality.

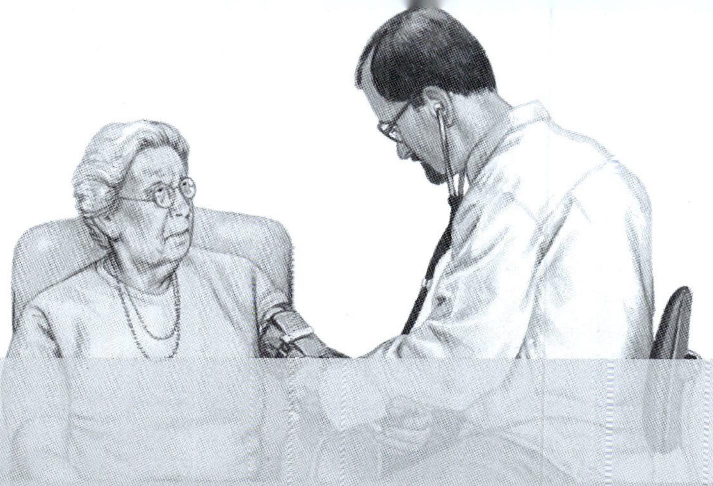

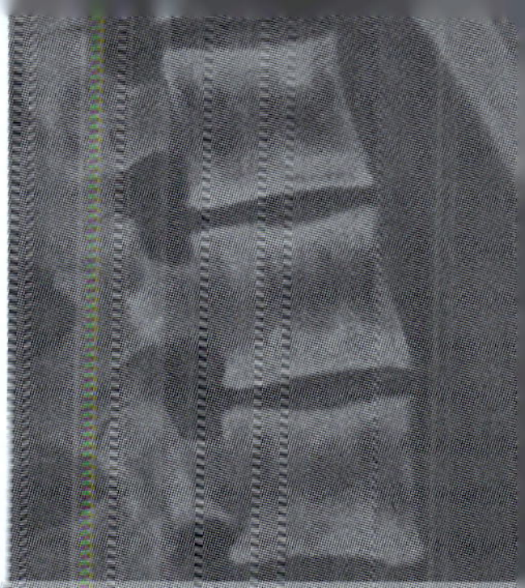

第Ⅲ部分

呼吸系统疾病

Robert M. Aris

17

咳 嗽

引言

咳嗽是患者求医的第一位原因。尽管偶然咳嗽是正常的，但过度咳嗽或伴有血痰、脓痰或无色黏痰的慢性咳嗽是异常的。咳嗽是一个症状；持续时间小于3周为急性，持续3～8周为亚急性，持续8周以上为慢性。持续时间与原发病的严重程度没有关联。有趣的是吸烟者很少报告咳嗽，可能认为它是正常现象。尽管大多数有关慢性咳嗽研究排除了吸烟者，很难用确切的数字说明吸烟者中咳嗽的发生情况，但吸烟和吸烟相关的疾病一定是急性和慢性咳嗽的主要原因。

严重的潜在威胁生命的原因包括肺炎、充血性心力衰竭、肺栓塞和哮喘严重恶化或慢性阻塞性肺病（COPD）。不严重的急性咳嗽大多由病毒性上呼吸道感染（URI）引起，但也可由慢性潜在肺病的恶化或环境、职业暴露引起。URI通常由自然界中的病毒引起，通常为良性，并具有自限性。肺炎引起的咳嗽通常伴有脓痰、发热、寒战、胸痛和呼吸困难，这不在本章的讨论范围（详见第18章）。

持续3～8周的亚急性咳嗽最常见于普通病毒性呼吸道感染后。因为这种类型的咳嗽具有自限性，如果怀疑就不要进行复杂的检查。亚急性咳嗽的其他原因包括哮喘、上呼吸道咳嗽综合征（以前称为鼻后滴流综合征）、胃食管反流病（GERD），与慢性咳嗽的病因有重合，因此需要相似的诊断检查和治疗。仅咳嗽自身引起的临床并发症就有结膜出血、鼻出血、咳嗽性晕厥或呕吐、压力性尿失禁、肋骨骨折、颈间盘突出、腹疝、食管破裂、心律失常与心肌梗死、肺气压伤，甚至脑空气栓塞。此外，慢性咳嗽可使生活质量下降， 80%以上的慢性咳嗽患者在社会关系、睡眠、注意力、情绪和日常活动方面受到显著影响。因此，对慢性咳嗽需要进行全面彻底的评估。

病因和发病机制

哮喘、上呼吸道咳嗽综合征和胃食管反流病（GERD）是亚急性、慢性咳嗽的最常见原因，并且占所有病因的75%。每一种病因可以仅表现为咳嗽一种症状。75%～90%的慢性咳嗽是由一种病因引起， 5%～20% 是由两种病因引起（如存在过敏性鼻炎和哮喘两种病因），不到5%的咳嗽同时存在三种或更多的病因。百日咳有很强的复发性，在美国过去十年内增加了10倍，达到了患病率的1%（同西欧的患病率相似）。对于严重咳嗽的青少年和成人，百日咳现在应作为一种鉴别诊断，然而，在过去，百日咳很大程度上是作为一种婴儿性疾病。现在，慢性咳嗽（≥8周）的病因20%是百日咳。

统计学认为，咳嗽的病因学部分依赖于信息资源。经验表明，超过90%的慢性咳嗽患者存在哮喘或上气道咳嗽综合征。相反，呼吸科医生发现，大约50%的咳嗽患者有COPD、支气管硬化症、肺纤维化或肺癌。通常，吸烟者不被纳入慢性咳嗽的研究，否则会导致对吸烟相关疾病的低估。有趣的是，与男性相比，女性更常被转诊至专科医生处就诊，这也许可以由吸烟习惯不同或症状引起的社会后果不同来解释。女性似乎还有天生的强烈咳嗽反应。超过100种疾病与慢性咳嗽有关，但大多数都不常见。职业病（特别是矿山、隧道或建筑工人）已越来越与慢性咳嗽相关。另外，人们逐渐认识到室内和室外空气污染（臭氧、二氧化氮、二氧化硫和颗粒物）也是慢性咳嗽的病因。尽管职业性咳嗽和空气污染导致的咳嗽的患病率还不清楚，临床医生应警惕环境因素也对慢性咳嗽起作用。最后，在最近的研究中，很高比例的咳嗽转诊患者患有无法解释的咳嗽（尽管做了全面检查），他们的咳嗽被称为“习惯性”或“心因性”咳嗽。

临床表现

伴有脓痰的慢性进行性咳嗽常见于慢性支气管炎和支气管扩张，肺脓肿患者较少见。伴有白色或米色痰地进行性咳嗽可见于哮喘或鼻后滴流综合征。两者的分泌物常来源于上呼吸道。无痰的慢性咳嗽常见于哮喘（许多患者从未报告喘鸣）、间质性肺病、充血性心力衰竭和服用血管紧张素转换酶抑制剂后。阵发性咳嗽或有吸气喘鸣应考虑百日咳，特别是那些暴露于确诊者的人群。儿童时期接种的疫苗不能预防成人后的百日咳，但可降低其严重程度。

体格检查可发现慢性咳嗽的一些病因，包括慢性气道梗阻（如果存在呼气期干啰音或喘鸣）。充血性心力衰竭和间质性肺病分别表现为吸气期湿性或干性捻发音。鼻黏膜炎症提示慢性鼻窦炎诊断。下肢末端水肿和心脏检查异常可提示充血性心力衰竭诊断，而肢体远端杵状变可提示肺部恶性肿瘤、间质性肺病或支气管扩张。

鉴别诊断

充分了解病史是确诊的关键。在吸烟者，如果没有证明其他病因，咳嗽应考虑是吸烟相关疾病所致。非吸烟慢性咳嗽的最普遍原因是哮喘、上呼吸道咳嗽综合征和 GERD（表 17-1）。在吸烟者中，慢性支气管炎是最常见的诊断。明确咳嗽的诱因可为发现潜在病因提供非常有用的线索。咳嗽发作的时间可能非常重要（如误吸或 GERD 引起的咳嗽于饭后发作，哮喘或充血性心力衰竭的咳嗽在夜间发作）。慢性支气管炎或支气管扩张患者由于睡眠过程中分泌物在肺中积聚，经常于睡醒后剧烈咳嗽。患者对于特定镇咳治疗的反应常对咳嗽的最后诊断起非常关键的作用（如对抗组胺剂或减轻充血剂有反应提示普通感冒或上呼吸道咳嗽综合征，证据级别 A 和 B*）。

诊断方法

如果病史或体格检查提示为良性或自限性病因，不必进行诊断性检查。对于症状和体征提示为 URI（即感冒）或上呼吸道咳嗽综合征（鼻后滴流综合征）的患者，应在进行诊断性检查前用非处方（第Ⅰ代）抗组胺剂 - 减轻充血剂或非类固醇类抗炎药（A 级）进行试验性治疗。由血管紧张素转换酶抑制剂引发的咳嗽，应不考虑它们之间的关联，最好的方法是进行停药试验，如果较轻了，则在治疗过程中继续观察（B 级）。慢性感染后咳嗽有可能自行缓解，最好是进行简单观察，但给予短暂的止咳药（吸入抗胆碱能吸入药物或皮质类固醇）会有帮助，可能有益（B 级）。此外，应依据病史和体格检查结果指导诊断性检查。检查早期应进行胸部 X 线检查，有可能对许多严重的肺实质性病变（如支气管恶性肿瘤、充血性心力衰竭、间质性肺病、肺脓肿或肺气肿伴支气管炎；框 17-1 和图 17-1）作出诊断。肺功能检查（PFT）对于评估有哮喘或慢性支气管炎症状的患者的效果优于胸部 X 线检查。对于有气管相关的晚期肺病或肺实质性疾病导致的慢性咳嗽患者，应进行解剖学（胸部 X 线）和生理

表 17 胸部放射检查提示的慢性咳嗽病因

病因	比例（%）
上呼吸道咳嗽综合征（既往鼻后滴漏综合征）	28～41
哮喘	24～33
GERD	10～21
慢性支气管炎	5～10
原因不明的咳嗽（“习惯性”或“心因性”咳嗽）	10
支气管扩张	4
ACEI、气管软化、嗜酸性粒细胞性支气管炎等	5

ACEI：血管紧张素转换酶抑制剂；GERD：胃食管反流病。

* 诊断和治疗的分级标准是循证性的：A 为重度；B 为中度；C 为轻度；D 为阴性；I 为不确定。

学（即 PFT）检查。对于 PFT 正常和痰支气管清洗嗜酸粒细胞增多的患者，应考虑嗜酸细胞性反应支气管炎。百日咳可通过临床诊断或咽拭子培养或聚合酶链反应技术作出诊断，但后两者存在问题（需要特殊培养基和很好的质量控制），并且阳性率在患者就医前的疾病早期最高。

下面概述了推荐的诊断方案，但依据患者的病史和查体结果的个体化原则非常重要（图 17-2；彩图 17-2）。通常胸部 X 线检查是最敏感的检查。如果胸片发现了病因，应在此基础上进一步检测（见框 17-1）。如果怀疑感染，应进行痰培养，支气管镜检查或肺活检可用于确诊肺部肿瘤和肺部炎性病

图17-1 胸部X光片正常的慢性咳嗽的原因。

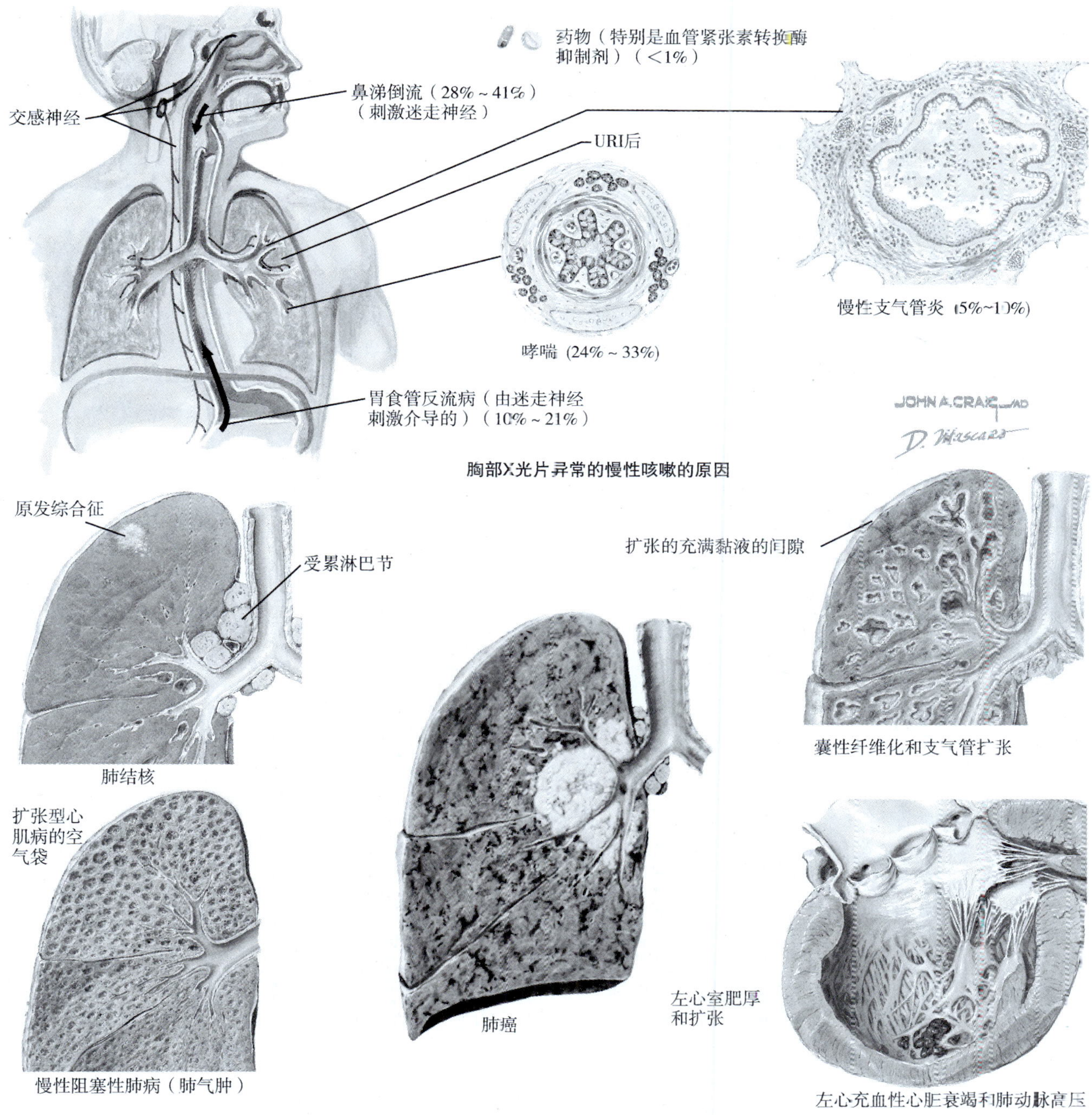

变。当胸部X线检查结果正常时或显示为非进行性疾病时，如果怀疑为气道疾病（如COPD、哮喘），则应在支气管扩张剂治疗前后测定肺活量。许多哮喘患者有气流梗阻的证据［1秒钟用力呼气容积（FEV_1）< 80%的预期值；FEV_1/FEV（用力肺活量）< 80%的预期值；用力呼气流量降至25% ~ 75%；或对支气管扩张剂的反应增加（FEV_1增加 > 10%）］。额外的PFT包括弥散功能和肺容积测量，可能有助于对肺活量正常患者进行进一步分类，有

框 17-1　可导致亚急性和慢性咳嗽的胸片异常的常见疾病
支气管肺癌
间质性肺疾病（如肺间质纤维化、结节病）
肺气肿与慢性支气管炎
充血性心力衰竭
囊性纤维变性和支气管扩张
结核病和非结核分枝杆菌感染
肺泡出血综合征
肺动脉高压

图17-2　慢性咳嗽的诊断性检查。

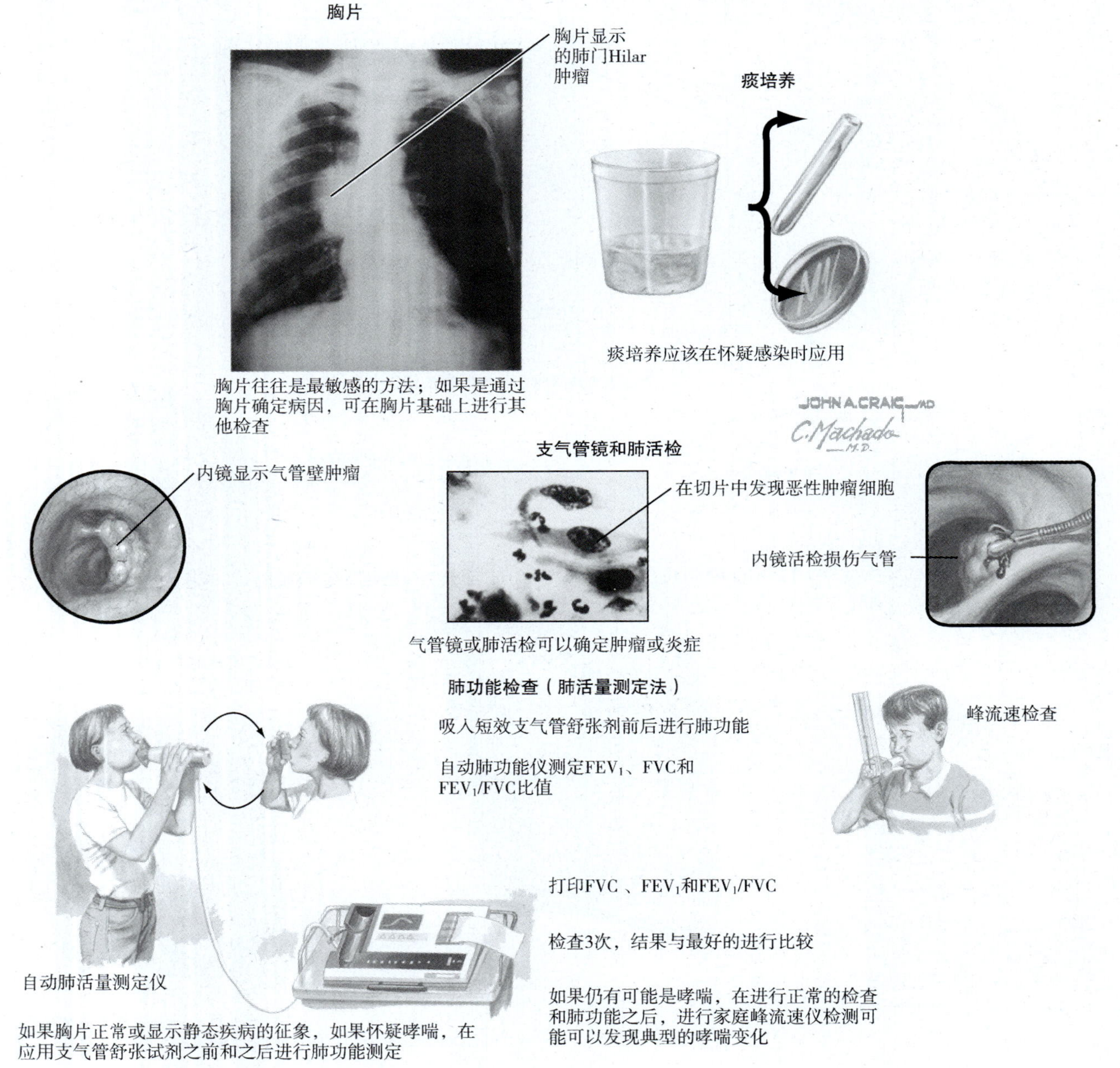

助于确定肺活量异常患者的疾病严重程度。对于胸部X线检查正常的吸烟者或有职业暴露或季节性抗原暴露和环境刺激的个体，应鼓励患者避免在接受其他诊断性检查前接触刺激因子。不幸的是，许多患者不能或不想避免接触潜在的刺激物，PFT在确定疾病及判断疾病严重程度（不仅是强调避免刺激）方面可能有帮助。

如果病史、查体、胸部X线检查和肺活量测定均不能提示慢性咳嗽的病因，应进行会诊。如果检查和肺活量正常，但仍不能除外哮喘，进行家庭气流峰值监测或乙酰胆碱激发试验可能有助于诊断。如果根据X线检查临床怀疑间质性肺病或PFT检查提示限制性病变（肺总量＜80%的预期值或FVC＜80%），则高分辨率胸部CT是最佳的诊断方法。由于胸部X线检查不敏感，高分辨率CT对于诊断支气管扩张也有帮助。如果根据症状怀疑为GERD，则24小时食管pH监测可能可以证明诊断，但许多临床医生倾向于进行减少胃酸的试验治疗以观察咳嗽是否改善。症状不明显时，鼻窦X线检查帮助不大。如果患者病史提示是上呼吸道病变引起的咳嗽（如咽喉瘙痒），喉镜检查可能可以除外声带结节和病变。支气管镜检查或心脏左室功能评估可作为最后的方法，但如果其他检查结果为阴性，则明确诊断的可能性也不高。

处理和治疗

大多数（＞80%）亚急性和急性患者可从治疗中受益。由于在至少20%的患者中慢性咳嗽具有一个以上的病因，因此如果针对病因的初始治疗效果不佳，则应考虑联合治疗。有关不明原因的难治性咳嗽的处理原则尚未确定。咳嗽的一些原因在病因学上与其他触发咳嗽的原因有关。许多哮喘患者有GERD，同样，任何原因导致的慢性咳嗽也可引发GERD。因此，有恶性循环的可能。

最佳治疗

特异性的镇咳药治疗

由于常能发现慢性咳嗽的特异性病因（＞80%，基于以前的研究），特异性镇咳治疗的成功率很高（＞80%）。普通感冒和上呼吸道咳嗽综合征的治疗上文已述。鼻内使用皮质类固醇或抗组胺药-减轻充血合剂可用于治疗过敏性鼻炎（B级）。哮喘治疗指南强调通过吸入糖皮质激素和白三烯调节剂（如孟鲁斯特）（A级，见第20章）控制病情，通过支气管扩张剂快速缓解病情。感染性鼻窦炎应使用抗生素治疗。

对于有GRED导致的慢性咳嗽患者，应采用抗反流措施（减轻体重，抬高床头，避免睡觉时间吃零食、咖啡因、茶碱和使用抗反流药物）（B级，见第50章）。即使没有反流的症状，不进行其他诊断性检查就进行试验性药物治疗也是合适的。H_2受体拮抗剂和质子泵抑制剂可有效缓解50%左右的患者的咳嗽。促动力药物的病例报告显示，甲氧氯普胺同样有效。其他抗反流药物，如抗酸剂和细胞保护药物（如硫糖铝），对控制咳嗽无效。对于由于误吸引发咳嗽（口-咽吞咽困难）的患者，应依据言语治疗师的吞咽评估进行诊断，或通过改变饮食来治疗，或当病情特别严重和难治时通过胃管来治疗（B级）。

单纯戒烟可使90%以上的慢性支气管炎、慢性咳嗽咳痰患者的至少持续2年、每年至少持续3个月咳嗽症状缓解（A级）。戒烟一个月内，一半以上时间内的咳嗽消失。感染加重的慢性支气管炎或支气管扩张患者主要依靠抗生素和支气管扩张治疗（A级）。对于病情稳定的慢性支气管炎患者，预防性给予抗生素和祛痰治疗是无效的（Ⅰ级）。COPD患者的慢性咳嗽也应给予相应的治疗（见第22章）。对于由包括间质性肺病、充血性心力衰竭（见第34章）和肺结核（见第103章）在内的严重疾病引起的咳嗽，应直接针对病因进行治疗。胸部物理治疗、高渗盐水和吸入妥布霉素有可能促进化脓性疾病患者的咳嗽（如囊性纤维化和支气管扩张症；B级）。

嗜酸性粒细胞支气管炎应给予吸入糖皮质激素治疗（B级）。对于已经确诊或可疑的百日咳患者，应给予1周的大环内酯类抗生素治疗，并且在开始治疗的前5天应隔离患者（A级）；前几周内的早期治疗将减少咳嗽发作和与防疾病传播；如果超过这一时间，患者对治疗可能不会产生反应。对于原因未明的慢性咳嗽成年患者，常见的心理问题，如焦虑、抑郁家庭暴力和虐待或忽视，常与躯体疾患有关。这些患者应由精神治疗医生进行评估（依据专家的意见强烈推荐）。

非特异性镇咳药治疗

通过抑制传出神经的咳嗽反射或减少气道分泌

物，异丙托溴铵可有效止咳。对于顽固性咳嗽患者，常试用吸入或口服皮质类固醇。对于未确诊的哮喘患者和嗜酸性粒细胞支气管炎患者，这种治疗可能有特殊价值。非麻醉药物，如右美沙芬和左美丙嗪，对急性和慢性支气管炎有效。但是由于缺乏有效性的证据，不推荐用于普通感冒或URI引起的咳嗽（D级）。麻醉药物（如可待因、吗啡）不是非常有效的镇咳药物，应审慎地使用。愈创甘油醚和黏液溶解剂的益处还不清楚。应该记住，咳嗽试验中安慰剂组患者的咳嗽改善提示，无论何种药物均有良好的“治疗”作用。

避免治疗错误

慢性咳嗽本身不过是一种讨厌的症状，其主要潜在治疗错误是原发病误诊。因此，对于持续性的咳嗽，上文建议的诊断方法主要是用于探查重大疾病。

展望

因为咳嗽是原发的呼吸系统或非呼吸系统疾病的一种常见症状，将来有关的研究应着重于原发病的病理过程，而不是症状本身。测量呼气冷凝液和支气管肺泡灌洗液中氧化亚氮和炎症介质的浓度的有关研究可能会为肺部炎症在慢性咳嗽发病机制中的作用指明方向。

（刘晓宇　译　刘运秋　校）

循证

1. Birring SS, Berry M, Brightling CE, Pavord ID: Eosinophilic bronchitis: Clinical features, management and pathogenesis. Am J Respir Med 2(2):169-173, 2003.
   This article reviews the relatively new disorder, eosinophilic bronchitis.
2. Chang AB, Lasserson TJ, Kiljander TO, et al: Systematic review and meta-analysis of randomized controlled trials of gastro-oesophageal reflux interventions for chronic cough associated with gastro-oesophageal reflux. BMJ 332(7532):11-17, 2006.
   This is an up-to-date review of the value of proton pump inhibition in treating cough.
3. Crowcroft NS, Pebody RG: Recent developments in pertussis. Lancet 367(9526):1926-1936, 2006.
   This review article covers the resurgence of pertussis in the modern era.
4. Dicpinigaitis PV: Angiotensin-converting enzyme inhibitor-induced cough: ACCP evidence-based clinical practice guidelines. Chest 129(1 Suppl):169S-173S, 2006.
   This is a review article on ACE inhibition and cough.
5. Irwin RS, Baumann MH, Bolser DC, et al: Diagnosis and management of cough executive summary: ACCP evidence-based clinical practice guidelines. Chest 129(1 Suppl):1S-23S, 2006.
   The authors provide a summary of the most comprehensive, up-to-date, evidenced-based guidelines for the diagnosis and management of cough.
6. Pratter MR: Chronic upper airway cough syndrome secondary to rhinosinus diseases (previously referred to as postnasal drip syndrome): ACCP evidence-based clinical practice guidelines. Chest 129(1 Suppl):63S-71S, 2006.
   This article reviews UACS, or the more commonly used term, postnasal drip and cough.

David J. Weber · Amanda Peppercorn · William A. Rutala

18

社区获得性肺炎

引言

在美国，社区获得性肺炎（community-acquired pneumonia, CAP）是发病和死亡的一种重要原因。每年，CAP导致大约1千万人就诊，50万人住院，4.5万人死亡。大约每10万人中有258名CAP患者需住院，每10万65岁以上人中有962例CAP患者需住院。CAP住院患者的死亡率大约为14%（范围在2%～30%）。

下面有关CAP的诊断和治疗建议主要摘自美国感染病学会（IDSA）和美国胸科学会（ATS）发布的指南，包括2007年发布的新版指南。

病因和发病机制

CAP是一种累及肺实质的急性感染性疾病，伴有感染性疾病的症状及胸片上新出现的浸润影或与肺炎相一致的听诊发现（如呼吸音的改变或局部啰音）。当住院患者或居住在医疗机构的患者患CAP时，其感染被称为“院内感染”和“医疗机构相关”性肺炎，应根据不同的指南和病例进行治疗。各种病原体均可引发正常宿主发生CAP，最常见的病原体是肺炎链球菌（表18-1）。在流行病学、病因、发病机制和治疗方面，CAP与医疗机构相关性肺炎、免疫受损宿主发生的肺炎、境外游行相关性肺炎不同。

下呼吸道始终暴露于因微吸作用而存在于上呼吸道中的微生物。通常因为有包括咳嗽和纤毛清除在内的肺的防御机制，下呼吸道可以保持无菌状态。CAP发生提示防御系统要么有缺陷（如吸烟导致上皮细胞损伤），要么暴露于毒力较强的微生物或后者过度定植。尽管微吸作用是导致病原体到达肺部的最常见机制，但是，来自远端感染灶的血行播散、来自邻近病灶的直接蔓延以及宏吸作用是其他重要发病机制。

临床表现

当患者新近出现下呼吸道症状时，如咳嗽、咳痰、胸膜炎性胸痛和短促呼吸，应高度怀疑肺炎。发热和寒战是肺炎的常见表现。高龄和免疫受损患者可能并不出现典型的CAP症状，如发热和咳嗽，如果这些患者病情恶化（如反应下降、食欲差、低热），在鉴别诊断时也应考虑CAP。

咳嗽是肺炎的标志性症状。最初，可能无痰，随着病情进展会咳痰。由于中性粒细胞产生的髓过氧化物酶的作用，咳痰的颜色可由黄色变为绿色。绿痰大多是由细菌感染引起的，但也可由病毒感染引起。偶尔，产色素的假单孢菌感染也可引起绿痰。在中性粒细胞减少的患者，由于对病原体的炎症反应受到抑制，即使有危及生命的肺炎，也可能不出现浓痰。肺炎的体征包括：体温升高，呼吸、心率加快，缺氧，辅助肌参与呼吸，以及疾病的全身表现。听诊可发现源于肺泡渗出的继发表现，包括叩诊呈浊音、呼吸音减低、啰音和支气管杂音。

肺炎传统上可以分为典型与非典型两种。典型肺炎是由胞外细菌引起，如肺炎链球菌、流感嗜血杆菌、克雷白杆菌和金黄色葡萄球菌（图18-1至18-3；彩图18-1至18-3）。典型肺炎的特征包括：

表 18-1 社区获得性肺炎的最常见的病因

患者类型	病因
门诊患者	肺炎链球菌
	肺炎支原体
	流感嗜血杆菌
	肺炎衣原体
	呼吸道病毒*
住院患者	肺炎链球菌
	肺炎支原体
	流感嗜血杆菌
	肺炎衣原体
	呼吸道病毒*
	军团菌属
	吸入（混合菌群失调，尤其是厌氧菌）
住院患者（ICU）	肺炎链球菌
	金黄色葡萄球菌
	军团菌属
	革兰阴性杆菌
	流感嗜血杆菌

*流感 A 和 B 型病毒、腺病毒、呼吸道合胞病毒和副流感病毒。

Adapted from Mandell LA, Wunderink RG, Anzueto A, t al: Infectious Diseases Society of America/American Thoracic Society Consensus Guidelines on the management of community-acquired pneumonia in adults. Clin Infect Dis 44(Suppl 2):S27-S72, 2007.

急性起病、肺炎症状和体征明显、脓性痰、临床和胸片有肺叶实变的证据。非典型病原包括病毒和胞内细菌，如军团杆菌属（图 18-4；彩图 18-4）以及支原体属和衣原体属。非典型肺炎的特征包括：渐进性的发热、前驱症状时间长、常见肺外症状和体征、非脓性痰（即干咳）、胸片显示肺间质弥漫浸润。肺外症状包括：支原体引起的头痛和大疱性鼓膜炎（鼓膜上出现血疱），流感病毒引起的头痛和肌痛，军团菌引起的胃肠道症状（恶心、呕吐、腹泻）。一般情况下，典型与非典型肺炎因症状重叠差异并不明显。

鉴别诊断

下呼吸道疾病的鉴别诊断广泛，包括上、下呼吸道感染和非感染性疾病。与肺炎类似的非感染性病因包括：吸入血液或胃内容物、有或无肺梗死的肺栓塞、充血性心衰、隐源性肺炎、肺部原发性恶性肿瘤、转移癌、急性呼吸窘迫综合征和血管炎（如韦格纳肉芽肿）、药物中毒、肺出血和结节病。这些疾病均有发热，包括吸入胃内容物、恶性肿瘤、有肺梗死的肺栓塞和血管炎。

诊断方法

CAP 的诊断需要结合临床和实验室评估（包括微生物检查）。CAP 与上呼吸道感染的鉴别十分重要，因为大部分上呼吸道感染和急性支气管炎是由病毒引起的，并不需要给予抗感染治疗。然而，在流行季节，应快速检测流感病毒 A 和 B，结果阳性者需要给予神经氨酸酶抑制剂治疗（即奥塞米韦、扎那米韦）。细菌性肺炎需要给予合理的抗生素治疗。对于提示有下呼吸道感染症状和体征的患者，行胸部 X 线检查有助于确定肺炎诊断。另外，胸片常有助于病原学诊断和预后；胸片经常有助于考虑其他疑似诊断及相关疾病，如高达 30% 的肺炎链球菌感染患者在就诊时胸片正常。

一些线索有助于评估肺炎患者。首先，病毒感染通常发生在晚秋和早春流行期。意识到地方性（流行性感冒）、全国和世界性（严重急性呼吸道经综合征）的暴发是非常重要的。其次，临床医生必须知道地方性流行病的特点，因为有几种病原体引起的肺炎只在美国一些地区发生（如荚膜组织胞浆菌、球孢子菌）。第三，对长时间咳嗽（即 > 2 ～ 3 周）患者应考虑结核和百日咳。第四，在免疫系统受损个体（HIV 感染者）、应用皮质激素者或血液系统恶性肿瘤着，鉴别时要高度怀疑肺包子虫病。第五，社区相关的耐青霉素金黄色葡萄球菌已越来越多地被视为严重肺炎（常有坏死）的病原体，特别是继发于病毒性肺炎（如流感病毒引起的肺炎）时。

处理和治疗

最佳治疗

门诊治疗还是住院治疗是与治疗相关的关键决定。大部分患者（约 75%）在门诊给予口服抗生素治疗是安全的。对合适的门诊患者，经过治疗很少失败。IDSA/ ATS 指南推荐使用严格的评分方法进

图18-1 肺炎球菌性肺炎。

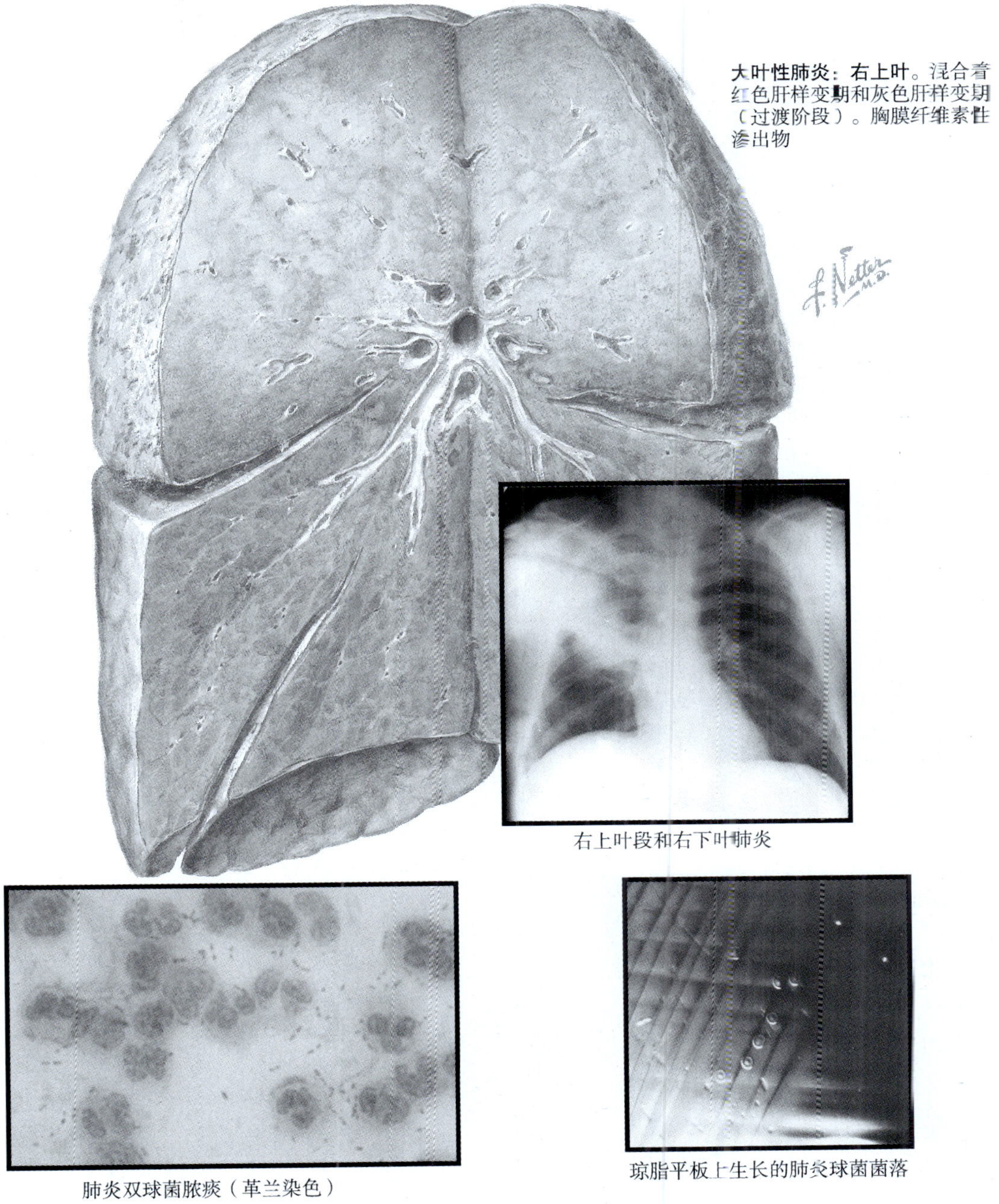

行评估，如CURB-65标准（意识障碍、尿素升高、呼吸频率增加、低血压、年龄＞65岁），或者根据预后模型，如肺炎严重性指数（PSI），确定可在门诊治疗的患者。有两种或以上CURB-65标准（意识障碍、尿素≥7nmol/l、呼吸频率≥30次/分、收缩压≤90mmHg、舒张压≤60mmHg、年龄＞65岁）者一定要住院治疗。PSI更为复杂，需要两步筛选和5种风险因素分类。第一步需要评估包括年龄、5种内科合并症和5种异常体征在内的11种危险因素。如果存在11种危险因素中的任何一种，就要对患者用包括20种危险因素的计分系统进行筛查（年龄、性别、5种合并疾病、5种异常体征、7种实验室检查和影像学表现）。尽管PSI更加复杂，但是与CURB-65相比，有关PSI的研究更广泛、更为准确。

图18-2 克雷伯菌属肺炎。

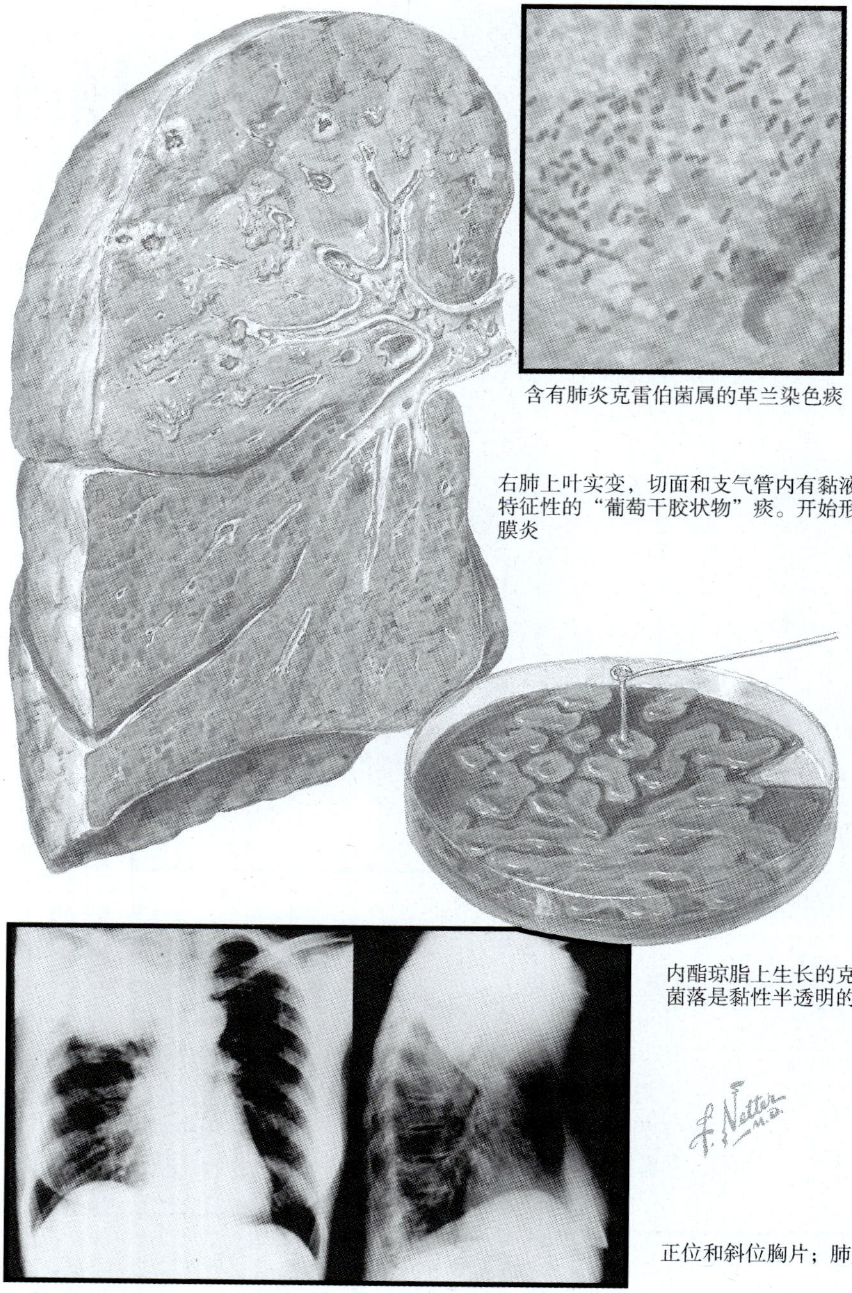

目前的建议如下：Ⅰ级（死亡率0.1%）和Ⅱ级（死亡率0.6%）患者可在门诊治疗。Ⅲ级（死亡率2.8%）患者应考虑在观察室治疗或短期入院治疗。Ⅳ级（死亡率8.5%）或Ⅴ级（死亡率31.1%）患者应住院治疗。这些预测原则是帮助医生判断而并非取代医生的判断。门诊治疗要求患者能够遵从治疗以保证口服抗生素的吸收。有认知受损、滥用药物史、恶心、呕吐的患者，以及患有增加死亡危险但未包括在评分系统之内疾病的患者，均需住院治疗。第二步就是决定患者是否需要收住ICU或进行高级监护病房而不是收住普通病房。约10%的因CAP入院治疗的患者需要收住ICU。符合一项主要标准或三项及

图18-3 葡萄球菌肺炎。

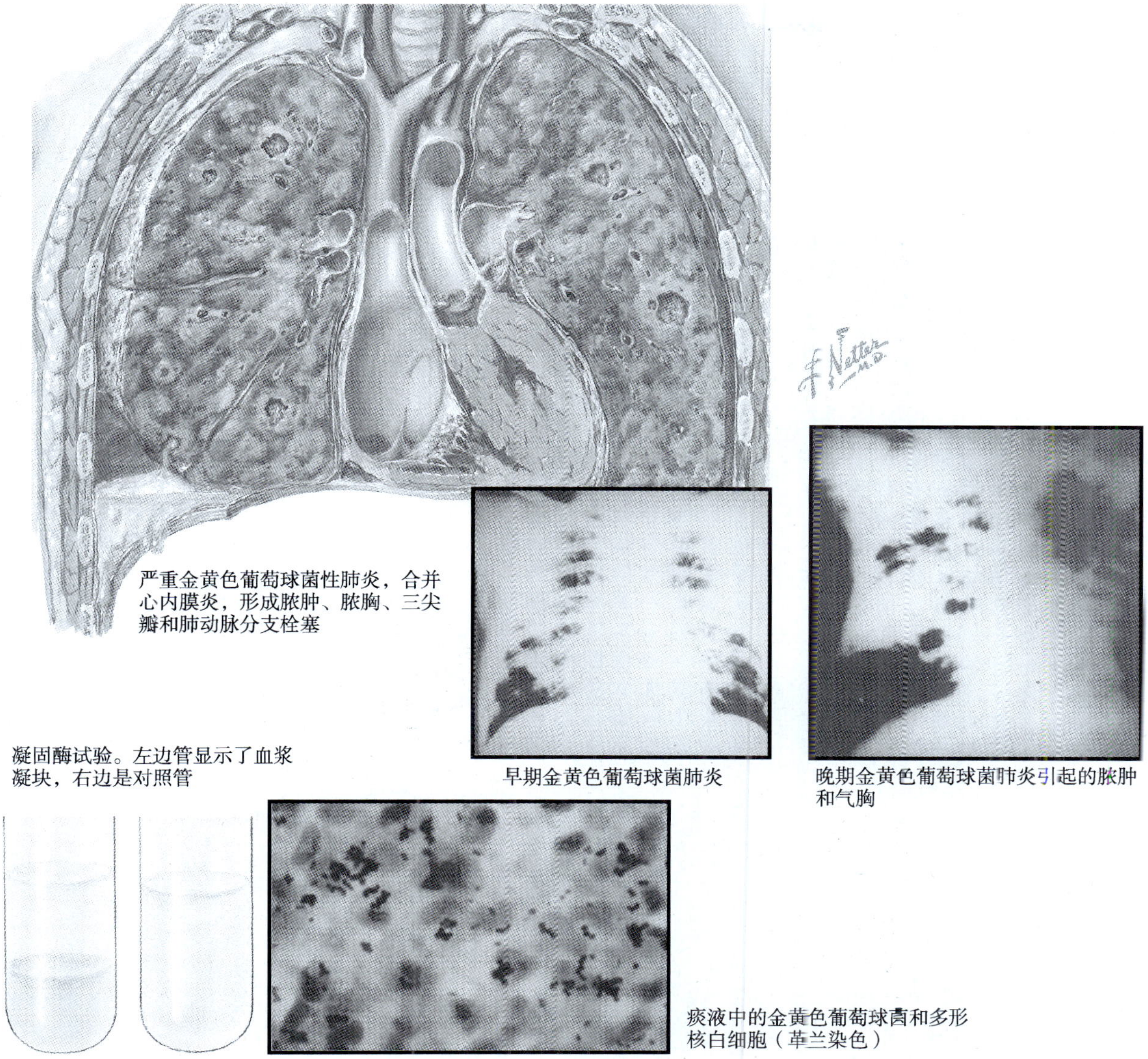

严重金黄色葡萄球菌性肺炎，合并心内膜炎，形成脓肿、脓胸、三尖瓣和肺动脉分支栓塞

早期金黄色葡萄球菌肺炎

晚期金黄色葡萄球菌肺炎引起的脓肿和气胸

凝固酶试验。左边管显示了血浆凝块，右边是对照管

痰液中的金黄色葡萄球菌和多形核白细胞（革兰染色）

以上次要标准的患者应考虑收住 ICU（框 18-1）。

临床医生应该不遗余力地确立病因诊断。首先如此才能针对病原体选择最佳的抗生素。其次还可为由非胃肠道给药转为口服给药以及选择不可避免不良反应的治疗提供给药依据。第三，特异性的诊断可以依照费用、引发耐药性和不良反应的结果来选择抗生素。最后，病原学诊断有助于确定病原体的流行病学，如军团菌、百日咳杆菌和耐青霉素酶的金黄色葡萄球菌。详细的病史有助于提示诊断(表 18-2)。

住院患者明确临床诊断之后，应尝试用痰和血培养进行微生物学诊断。理想情况下，初始检查应包括取深痰标本进行革兰染色和培养以选择初始抗生素。在低倍镜下观察，如白细胞＞ 25 个，鳞状上皮细胞＜ 10 个，痰标本可用于培养。革兰染色发现肺炎双球菌（柳叶状革兰染色阳性双球菌）、流感嗜血杆菌（小的革兰阴性球杆菌）和金黄色葡萄球菌（成串的革兰阳性球菌），即可做出假设诊断。5% ～ 14% 的因肺炎住院的患者血培养结果呈阳性。另外，根据流行病学线索、胸片、病情严重程度和宿主免疫异常，可选用其他诊断性实验室检查，包括快速检测呼吸道合胞病毒和流感病毒，特异性涂

图18-4 军团菌病。

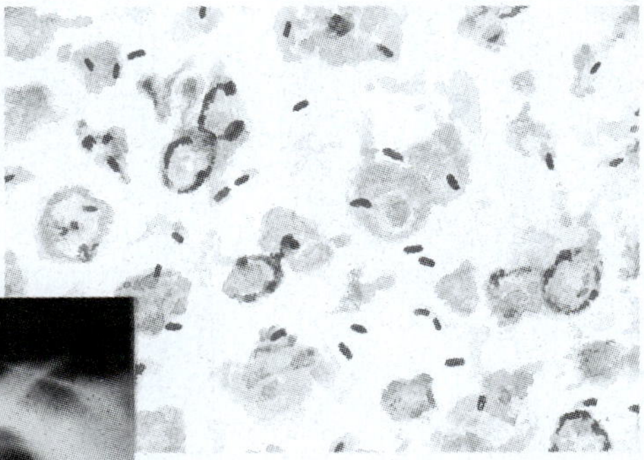

军团菌病患者肺中小的钝圆形多形性细胞内和细胞外杆菌，如图所示，Dieterle银染色，×1500（afer Chandle，et al）

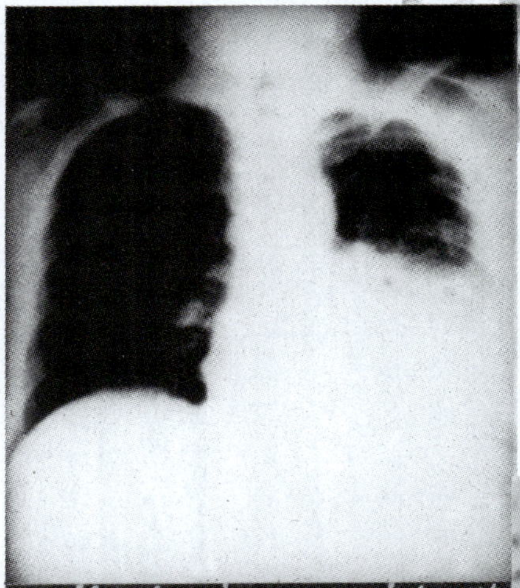

一位58岁男子的胸片，发病5天，血清学检测证实军团菌感染。左下肺叶大量渗出液。给予2~3天红霉素治疗，临床症状改善。2个月后，影像学变化并没有完全消失

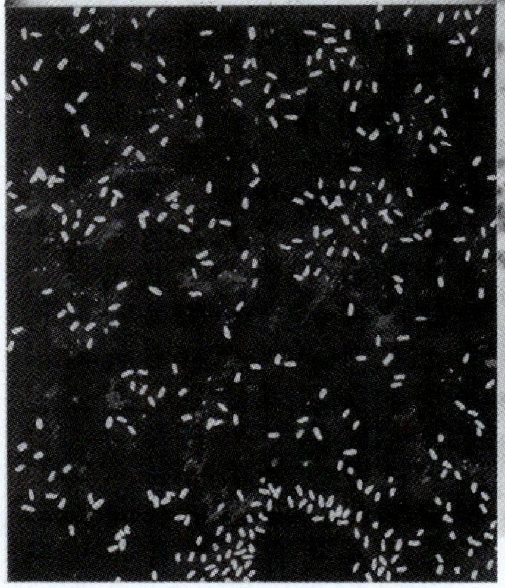

军团菌属，由特殊荧光抗体染色确定

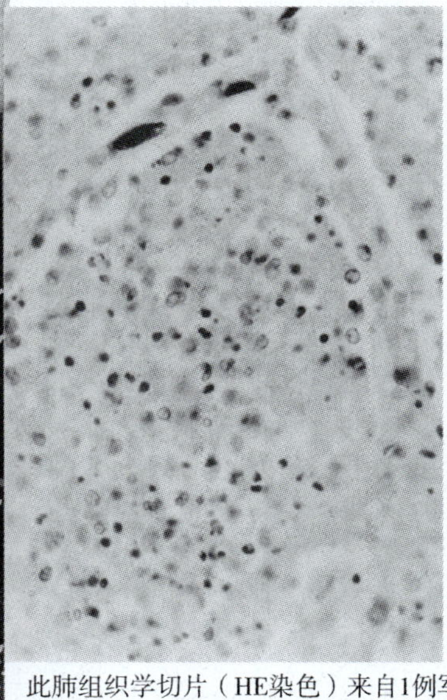

此肺组织学切片（HE染色）来自1例军团菌病死亡病例。有广泛的肺泡内渗出液，其内含有很多巨噬细胞

片（耐酸涂片）和培养结核杆菌，尿抗原检测军团菌，以及针对肺炎支原体、军团菌和衣原体的血清学检查。另外，还有许多可用于少见病原体诊断的实验室检查。

CAP的常规诊断很少需要CT或MRI检查。然而，与胸片相比，CT扫描，尤其是高分辨率CT，对评估间质疾病、双侧病变、空洞、脓胸和肺门淋巴结肿大更为敏感。因此，初始影像学检查首选胸部X线检查，CT和MRI用于进一步确定解剖结构（如空洞、肺门淋巴结肿大、占位病变）。如果X线检查提示有胸腔积液，应考虑诊断性抽吸以除外脓胸，因为脓胸需要引流。

免疫受损的CAP患者很少需要支气管镜检查。对于无明确病原体的病情严重的患者（需要收住ICU治疗或对抗生素治疗不敏感的复杂肺炎患者），应考虑行支气管镜检查。支气管镜检查对于发热、

框 18-1 严重 CAP 的标准

主要标准
▪ 有创机械通气
▪ 需要升压药物的感染性休克
次要标准[a]
▪ 呼吸[b] ≥30次/分
▪ PaO_2/FiO_2 [b]≤250
▪ 多肺叶浸润
▪ 意识不清、定向障碍
▪ 尿毒症（BUN≥20mg/dl）
▪ 白细胞减少（WBC≤4000 /mm^3）
▪ 血小板减少[c]（PLT＜100 000/mm^3）
▪ 体温过低
▪ 低血压

[a] 其他应考虑的标准包括：低血糖（非糖尿病者）、急性酒精中毒及酒精戒断、低钠血症、无法解释的代谢性酸中毒、高乳酸血症、肝硬化和脾切除者。

[b] 需要非机械通气可以取代呼吸频率≥30次/分和PaO_2/FiO_2≤250。

[c] 单独作为感染的结果。

Adapted from Mandell LA, Wunderink RG, Anzueto A, et al: Infec-tious Diseases Society of America/American Thoracic Society Con-sensus Guidelines on the management of community-acquired pneumonia in adults. Clin Infect Dis 44(Suppl 2):S27-S72, 2007.

肺囊虫、分枝杆菌、军团菌和巨细胞病毒有特殊价值。血常规、血生化和氧饱和度检查有助于评估住院患者的病情严重程度和是否需要加强治疗。

经验性抗生素治疗由可能的病原体和当地耐药菌的情况指导进行（见表 18-1 和 18-2）。由于常见病原菌对抗生素的耐药性增强（如肺炎链球菌），最近已对治疗指南进行了修改。治疗方案也要根据宿主的自身因素进行调整。宿主因素包括：年龄、妊娠、肝肾功能障碍、使用了与本次使用的抗生素可能产生互相作用的药物以及药物过敏。如有可能，应选择既便宜又有效的疗法。对于口服用药，应重点考虑以下几方面：服药次数（每日 1 ～ 2 次服用依从性最好）、味觉和胃肠道反应。

影像学诊断一旦明确，即应开始抗生素治疗，而且要用获得的革兰染色结果指导最佳的抗生素选择。如果患者是通过急诊科收住院的，应在急诊科开始抗生素治疗（最好在获得血培养样本后开始治疗）。对于重症患者，不能为获取合适的标本、革兰染色和培养结果而延误抗生素的使用。IDSA 和 ATS 建议的经验性治疗如框 18-2 所示。如果分离出来病原菌，应根据病原菌的敏感性和体外药敏结果选用抗生素。对于肺炎链球菌（特别是耐 β- 内酰胺类抗生素、耐大环内酯类抗生素、耐四环素类抗生素）和葡萄球菌（耐 β- 内酰胺类抗生素、耐大环内酯类抗生素、耐喹诺酮类抗生素），耐药已日益成为问题。治疗时间取决于病原菌、治疗反应、合并疾病和并发症。患者至少需要接受 5 天的治疗（金黄色葡萄球菌和肠道革兰阴性杆菌需更长时间治疗）。通常，当患者的血流动力学稳定、临床情况改善、能够吸收药物和胃肠功能正常时，可以从静脉给药转为口服药。临床情况稳定的标准包括：体温≤ 37.8℃、心率≤ 100 次 / 分、呼吸≤ 24 次 / 分、收缩压≥ 90mmHg、吸室内空气的情况下，动脉血氧饱和度≥ 90% 或 PO_2 ≥ 60mmHg，能经口进食，以及神志正常。

避免治疗错误

根据发热、咳嗽、咳痰和呼吸困难的典型症状，CAP 的诊断并不困难。然而，意识到老年肺炎患者仅表现为意识障碍、昏睡和进食差是非常重要的。

对疑似肺炎患者的治疗过度和不足常见。只有当确诊为细菌性肺炎或高度怀疑时，才能给予抗生素治疗。尽管大多数患者可在门诊治疗，但很多患者被过度收入院治疗。然而，也要避免应收而未收住院的情况。CURB-65 标准和 PSI 评分有助于做出是否收入院的决定。

经验性治疗对大多数患者有效，不过应获取住院患者的完整病史和适当的实验室检查以制订最佳的治疗方案。对于免疫功能受损或居住在看护院的患者，必须考虑多重细菌感染，尤其是多重耐药菌感染，这也是 IDSA/ATS 为这些患者单独制定指南的原因。

最适宜的 CAP 处理至少需要 5 天的抗生素治疗。尽管一些抗生素仅需使用 5 天（如左氧氟沙星 750mg/d，连用 5 天），但大部分抗生素需用 7 ～ 14 天。只有当临床症状改善时才能允许患者出院。应按照免疫实践顾问委员会（ACIP）的建议为有指征的患者接种流感和肺炎疫苗。

预防

每年病毒性流感对 CAP 的影响均有很大变异。

表 18-2 引起某些 CAP 的特异性病原体的流行病学线索

流行病学线索	病原体（疾病）
	与特定病原体相关
口腔卫生差：误吸危险（如癫痫发作）	厌氧菌
咳嗽＞2 周，伴喘息或咳嗽后呕吐	百日咳
与鸟接触（尤其是鹦鹉）	鹦鹉衣原体（鹦鹉热）
暴露于感染的家禽或猫（尤其是临产动物）	伯纳特立克次体（Q 热）
暴露于兔子或感染的蜱	土拉热弗朗西斯菌（野兔病）
暴露于流行地区的蝙蝠或富含鸟粪的土壤	夹膜组织胞浆菌（组织胞浆菌病）
2 周前在饭店或游艇上停留	军团菌属（军团病）
暴露于猫和少数情况下暴露于狗	多杀性巴氏杆菌（巴氏杆菌病）
暴露于流行地区的宿主动物（如牧场松鼠）和感染的跳蚤或肺鼠疫患者	鼠疫耶尔森氏菌（鼠疫）
	伴有多种病原体
酗酒	肺炎链球菌、肺炎克雷伯菌、厌氧菌、不动杆菌、结核杆菌
生物恐怖主义	炭疽杆菌（炭疽），鼠疫耶尔森杆菌（鼠疫）、土拉弗朗西斯菌（野兔热）
慢性阻塞性肺病或吸烟	军团菌属、绿脓杆菌、流感嗜血杆菌、肺炎链球菌、黏膜炎莫拉菌、肺炎衣原体
HIV 感染（早期）	肺炎链球菌、流感嗜血杆菌、结核分枝杆菌
HIV 感染（晚期）	以上加肺囊虫属、隐球菌、组织胞浆菌、曲霉菌、非结核分枝杆菌（特别是 M. 堪萨斯）、绿脓杆菌，流感嗜血杆菌
社区流感流行	流感病毒、肺炎链球菌、金黄色葡萄球菌、流感嗜血杆菌
肺脓肿	社区型耐甲氧西林金黄色葡萄球菌、口腔厌氧菌、地方性真菌性肺炎、结核分枝杆菌、非结核分枝杆菌
长期居住在看护院	革兰阴性杆菌、肺炎链球菌、流感嗜血杆菌、金黄色葡萄球菌、厌氧菌、病毒性感冒、结核分枝杆菌
肺的结构异常（如囊性纤维化，支气管扩张）	洋葱伯克霍尔德菌、绿脓杆菌、金黄色葡萄球菌
在美国西南地区定居或旅游	球孢子菌属、汉坦病毒
在东南亚旅游或定居	类鼻疽伯克霍尔德杆菌、禽流感、严重急性呼吸系统综合征

在流行年份，病毒性流感对 CAP 的影响非常明显，主要是引起原发性流感病毒性肺炎和继发细菌感染。50 岁及以上的老人、有并发症危险的人群和所有医护人员都应该接种 ACIP 推荐的流感疫苗。当前使用的 23- 价肺炎球菌多糖疫苗可使免疫受损成人因肺炎球菌性肺炎的住院率降低 50%，死亡率降低 80%。所有 65 岁以上的成人和有感染肺炎球菌高风险的年轻人，如 HIV 携带者，均应注射肺炎球菌疫苗。

展望

治疗 CAP 的建议可能需要按呼吸系统病原菌的耐药情况和新研发的抗生素而适时更改。通过针对细菌性呼吸道感染准确选用抗生素、在高度怀疑患者感染时使用抗生素，社区医生可将抗生素耐药

框 18-2 CAP 的经验性治疗

门诊患者

- 既往健康，近 3 个月内未使用抗生素者
  - 大环内酯：红霉素、阿奇霉素、克拉霉素（强力推荐）
  - 多西环素（一般推荐）
- 有伴发疾病者，如慢性心脏病，慢性肺、肝、肾疾病，糖尿病，酗酒者，恶性肿瘤，脾切除者，免疫抑制状况或应用免疫抑制剂，或近 3 个月内应用抗生素（这种情况可以选用不同种类的抗生素）
  - 呼吸系统适用的喹诺酮类（左氧氟沙星 750mg、莫西沙星）（强力推荐）
  - β- 内酰胺类：（大剂量阿莫西林，如 1g，每日 3 次）或阿莫西林 - 克拉维酸 2g，每日 2 次。可替换的药物包括头孢曲松、头孢泊肟脂或头孢呋辛（500mg，每日 2 次）+ 大环内酯类（强力推荐）
- 在耐大环内酯类（MIC ≥ 16μg/ml）肺炎链球菌性肺炎的高反应（> 25%），对无伴发疾病的患者应考虑更换抗生素（中度推荐）。

住院患者（非 ICU 病房）

- 呼吸系统常用的喹诺酮类（强力推荐）
- β- 内酰胺类 + 大环内酯类（强力推荐）

住院患者（ICU 病房）

- β- 内酰胺类（头孢噻肟、头孢曲松或氨苄西林 / 舒巴坦 + 阿奇霉素或喹诺酮）（建议对青霉素过敏者用喹诺酮和氨曲南）

特别注意

- 如果考虑假单胞菌感染（中度推荐）
  - 抗肺炎链球菌、抗假单胞菌 β- 内酰胺（哌拉西林 / 三唑巴坦、头孢吡肟、亚胺培南或美洛培南）+ 环丙沙星或左氧氟沙星（750mg）或
  - 上述 β- 内酰胺类 + 氨基糖苷类和阿奇霉素或
  - 上述 β- 内酰胺 + 氨基糖苷类和抗假单胞菌的喹诺酮类（对青霉素过敏患者用氨曲南替代 β- 内酰胺）
  - 一般常用：广谱头孢类或 β- 内酰胺类 /β- 内酰胺类抑制剂 + 喹诺酮类或大环内酯类
- 如耐甲氧西林金葡菌感染（CA-MRSA）
- 加万古霉素或利奈唑胺（中度推荐）

Adapted from Mandell LA, Wunderink RG, Anzueto A, et al. Infectious Diseases Society of America/American Thoracic Society Consensus Guidelines on the management of community-acquired pneumonia in adults. Clin Infect Dis 44(Suppl 2):S27-S72, 2007.

的进展速度降至最小。

（唐晓霞 译 刘运秋 校）

参考文献

Bartlett JG, Dowell SF, Mandell LA, et al: Practice guidelines for the management of community-acquired pneumonia in adults. Infectious Diseases Society of America. Clin Infect Dis 31:347-382, 2000.

This is an older guideline from the Infectious Disease Society of America.

Cunha BA: The atypical pneumonias: Clinical diagnosis and importance. Clin Microbiol Infect 12(Suppl 3):12-24, 2006.

This is an excellent review of atypical pathogens, including three zoonotic pathogens (C. psittaci [psittacosis], F. tularensis [tularemia], C. burnetii [Q fever]) and three nonzoonotic pathogens (C. pneumoniae M. pneumoniae, Legionella species).

File TM Jr: Clinical implications and treatment of multiresistant *Streptococcus pneumoniae* pneumonia. Clin Microbiol Infect 12(Suppl 3):31-41, 2006.

The authors provide a useful review on the antibiotic resistance mechanisms that may be present in S. pneumoniae and treatment recommendations for multidrug-resistant strains.

Mandell LA, Barlett JG, Dowell SF, et al: Update of practice guidelines for the management of community-acquired pneumonia in immunicompetent adults. Clin Infect Dis 37:405-433, 2003.

This is an update of the guideline from the Infectious Disease Society of America.

Metlay JP, Fine MJ: Testing strategies in the initial management of patients with community-acquired pneumonia. Ann Intern Med 138:109-118, 2003.

The authors review the test characteristics of the history, physical examination, and laboratory findings, individually and in combination, in diagnosing community-acquired pneumonia.

循证

1. Centers for Disease Control and Prevention. Recommended adult immunization schedule—United States, October 2006–September 2007. MMWR 55:Q1-Q4, 2006.

   These are the most recent (at time of writing this chapter) immunization recommendations for adults.

2. Fine MJ, Auble TE, Yearly DM, et al. A prediction rule to identify low-risk patients with community-acquired pneumonia. N Engl J Med 336:243-250, 1997.

   The authors describe and validate the Pneumonia Severity Index for predicting mortality in patients with community-acquired pneumonia.

3. Lim WS, van der Eerden MM, Laing R, et al: Defining community acquired pneumonia severity on presentation to hospital: An international derivation and validation study. Thorax 58:377-382, 2003.

   The authors describe and validate the CURB-65 criteria for predicting mortality in patients with community-acquired pneumonia.

4. Mandell LA, Wunderink RG, Anzueto A, et al: Infectious Diseases Society of America/American Thoracic Society Consensus Guidelines on the management of community-acquired pneumonia in adults. Clin Infect Dis 44(Suppl 2):S27-S72, 2007.

   This comprehensive guideline provides recommendations for the management of CAP including diagnostic tests, antibiotic therapy, and overall management.

M. Patricia Rivera

19

胸腔积液和气胸

引言

通常情况下，胸腔积液和气胸是其他原发疾病的继发表现，如肺炎的脓胸或肺气肿的自发性气胸。少见情况下，胸膜是疾病的原发部位（如胸膜间皮瘤）。尽管多种疾病可导致胸腔积液（框19-1），但在美国，最常见的原因是肺炎、充血性心力衰竭和癌症。胸腔积液的诊断方法在很大程度上取决于形成胸腔积液的病因。胸膜疾病的临床类型已大体清楚，但其发病机制却知之甚少。

病因和发病机制

胸膜腔的宽度为 10 ～ 20mm，充满了一薄层胸水作为润滑剂。脏层和壁层胸膜均内衬一层内皮细胞，其表面覆盖着一层结缔组织，并从全身毛细血管网获得血液供应。

胸水可起源于肺间质、胸膜毛细血管、胸腔内淋巴管或腹腔。在正常个体中，胸水主要源于胸膜壁层毛细血管，每天每公斤体重约产生0.1～0.2ml胸水。胸膜腔通过胸膜壁层上的开口与淋巴管相连。胸膜腔清除淋巴液的能力是淋巴液产生能力的20～30倍。正常胸腔液体的pH为7.6，蛋白质＜1.5g/dL，细胞数约为1500 /ml，以单核细胞为主。

当胸腔液体的生成超过吸收时，液体就会在胸腔积聚；最常见的原因是肺间质的液体量增加。胸腔积液的发病机制包括静水压升高、膨胀压或胸腔压力降低、血管通透性增加、腹水经膈肌扩散以及胸导管破裂。胸膜壁层淋巴管阻塞和全身血管压力升高是胸腔液体吸收减少的最常见原因。

临床和影像学表现

患者可无症状或出现胸腔急性胸痛、干咳和呼吸困难。胸部检查显示语颤减弱、呼吸音减弱或消失。当胸腔积液自发性或因治疗减少时，会出现胸膜摩擦音。

通常在立位 X 光片上可见后肋膈角有一个均匀的半月状阴影。随着积聚的液体增加，受累侧的膈影消失，液体沿前、侧、后胸壁向上延伸。侧卧位 X 线检查有助于计算积液的量。从肋骨内侧缘到肺外侧缘液体的宽度如＞ 10mm，可行胸腔穿刺术。

胸水有时出现在肺底而不蔓延到肋膈沟。肺底积液的 X 线特征包括横膈抬高、膈顶侧向位移、膈肌平坦，如果积液在左侧，膈肌和胃泡之间的距离＞ 2cm。

当患者仰卧位时，胸水受重力作用积聚于胸腔后部。卧位 X 光片显示肋膈角变钝，膈肌剪影消失，肺部密度均匀增加。

由于胸腔积液，会出现纵隔向对侧移位，半侧胸部不显影。纵隔向同侧移位意味着间皮瘤或同侧支气管主干被完全阻塞而导致肺萎陷。如果没有出现明显的移位，则可能是由于纤维化或恶性渗出而使纵隔固定。

诊断方法、处理和治疗

当临床出现有意义的积液时（侧卧 X 光片胸腔液体宽度＞ 10mm）或超声显示有局限积液时，可行诊断性胸腔穿刺。如果患者有心衰的典型症状和

框 19-1 胸腔积液和气胸的鉴别诊断

漏出液

充血性心衰、尿素性胸膜炎、肝硬化腹水、黏液性水肿、肾病综合征、肺栓塞、腹膜透析、恶性肿瘤、上腔静脉阻塞、肺不张

渗出液

感染性疾病： 类肺炎、脓胸、结核、曲霉菌病、酵母菌病、隐球菌病、组织胞浆菌病、球孢子菌病、病毒感染、诺卡菌病、放线菌病、肺吸虫病、阿米巴病

胃肠疾病： 胰腺炎、胰腺假性囊肿、食管穿孔、腹部手术、硬化疗法术后、脓肿

胶原血管疾病： 类风湿性关节炎、系统性红斑狼疮、Sjögren 综合征、Churg-Strauss 血管炎、家族性地中海热、免疫母细胞淋巴结病

HIV 疾病： Kaposi 肉瘤、类肺炎、结核、机会致病菌感染、其他恶性肿瘤

恶性肿瘤： 转移性癌、淋巴瘤、间皮瘤、白血病、多发性骨髓瘤

淋巴系统疾病： 乳糜胸、淋巴管肌瘤病、黄甲综合征

药物： 呋喃妥因、胺碘酮、丹曲林、美西麦角、丙卡巴肼、药物诱导的狼疮、溴隐亭、米诺地尔、博莱霉素、甲氨蝶呤、丝裂霉素

其他： 肺栓塞、结节病、良性石棉肺积液、尿毒症、Meig 综合征、放疗、血胸、开胸术后

双侧胸腔积液，并且不发热，可行利尿治疗。积液持续时间超过 3 天是胸腔穿刺的指征。

胸水的外观

胸水的外观常常能提供有意义的信息。混浊胸水提示乳糜胸、胆固醇水平升高（假乳糜胸）或脓胸。巧克力棕色胸水提示阿米巴病合并肝胆瘘。清亮或血性黏稠胸水（透明质酸水平上升）常提示恶性间皮瘤。黄绿色胸水提示类风湿性胸腔积液，黑色胸水提示曲霉菌感染。红细胞计数 > 100 000/mm^3 的血性胸水提示创伤、恶性肿瘤或肺栓塞。当胸水的红细胞比容超过周围血的红细胞比容的 50% 时，考虑为血胸，可行胸腔引流术（图 19-1）。胸水有粪便气味提示厌氧菌感染，有氨味常提示与泌尿系统疾病有关。

胸水分析

积液的常规检查包括：蛋白质、乳酸脱氢酶（LDH）、葡萄糖、pH 和细胞分类计数。其他检查还包括革兰染色与培养、氢氧化钾处理和真菌培养、抗酸菌涂片与培养、细胞学检查。在某些临床情况下，淀粉酶、甘油三酯、胆固醇、类风湿因子和抗核抗体检查可能有帮助。

白细胞分类计数是最有意义的胸水检查之一。由急性炎症所致的胸水中以中性粒细胞为主（> 50%），如急性感染、胰腺炎和肺栓塞。虽然冠状动脉搭桥术后胸水中也可能以淋巴细胞为主，但最常见的疾病还是恶性肿瘤和结核。胸水中嗜酸性粒细胞增多（> 10%）的最常见原因是胸腔中存在空气和血液；其他原因还有石棉肺、药物（丹曲林、呋喃妥因、溴隐亭）、寄生虫感染（肺吸虫病、阿米巴病）和 Churg-Strauss 综合征。胸水中嗜酸性粒细胞增多在癌症和结核患者中不常见，除非患者接受过多次胸腔穿刺术。嗜碱性粒细胞增多（> 10%）在白血病性胸水中最常见。间皮细胞计数 > 5% 可排除结核。

特殊检查可提供额外的佐证。胸水蛋白质明显升高（> 7g/dL）提示副蛋白血症或多发性骨髓瘤。胸水葡萄糖水平低（< 60mg/dL）提示类风湿、脓胸、一种合并的类肺炎积液、恶性肿瘤、食管破裂和偶尔可提示结核。胸水淀粉酶高于血清淀粉酶上限与以下四种原因之一有关：胰腺疾病、恶性肿瘤、食管破裂或异位妊娠破裂。胸水 pH < 7.30 可见于食管破裂、脓胸、类风湿、恶性肿瘤、狼疮、结核和全身性酸中毒。检测类风湿因子和抗核抗体对评估胶原血管疾病常有重要意义。

漏出液与渗出液

当影响体液形成的全身性因素（静水压或渗透压）改变时，就会形成漏出液。血管通透性是正常的。当局部液体积聚的胸膜表面或毛细血管改变时，就会形成渗出液。渗出性胸腔积液至少要符合以下标准之一（Light 标准）：（1）胸水 / 血清蛋白比 > 0.5；（2）胸水 / 血清 LDH 比 > 0.6；（3）胸水 LDH 大于正常血清 LDH 上限的 2/3。漏出液不具备上述标准的任意一点。

作为混杂因素，利尿剂治疗慢性心衰（胸腔积液中的蛋白质可升至 3 ~ 4g/dL）可干扰漏出液与

图19-1 胸腔积液。

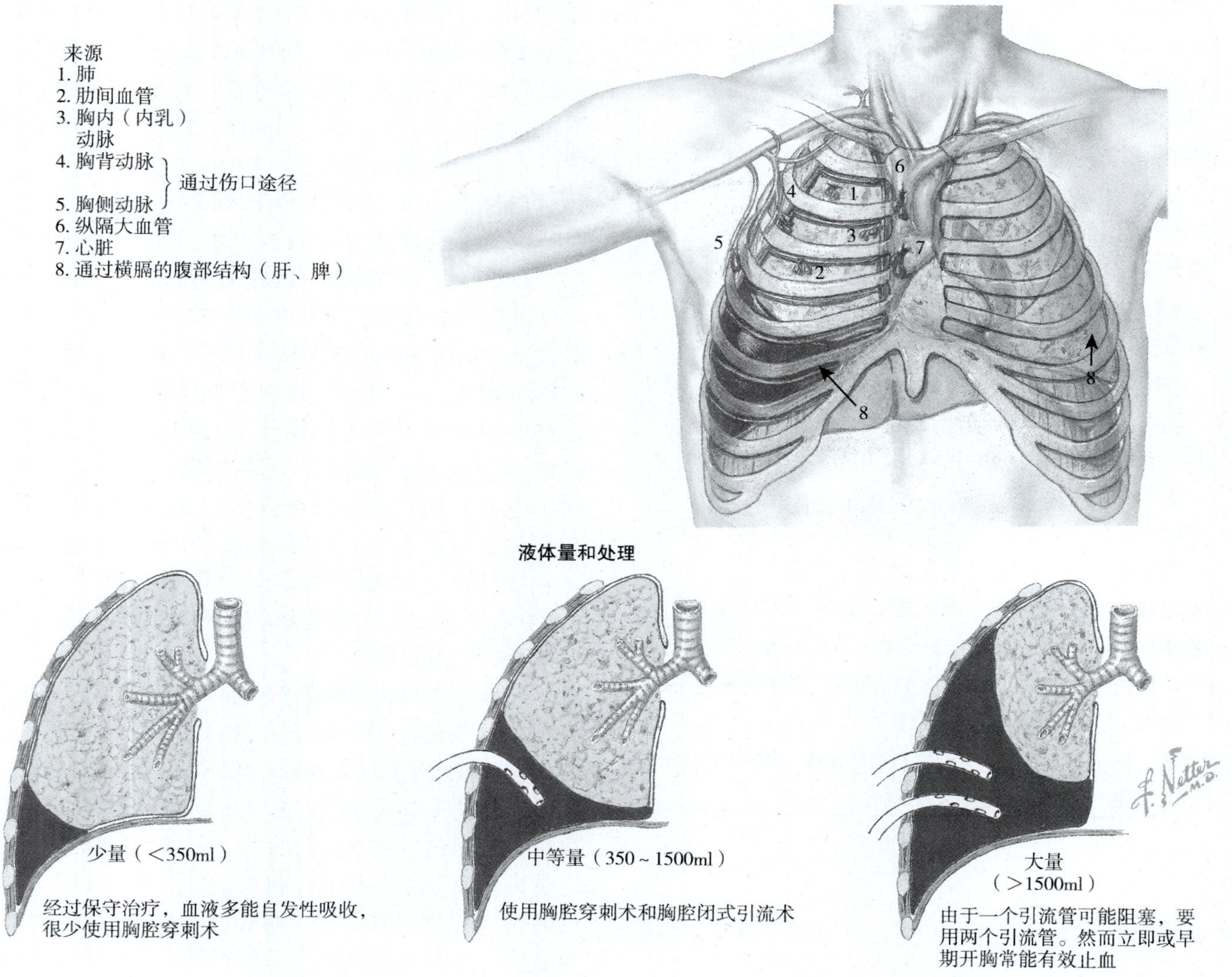

渗出液的鉴别诊断。此时，检测胸水/血清白蛋白梯度有帮助；白蛋白梯度＞1.2 g/dL，心衰引发胸腔积液的可能性增加。

漏出性胸腔积液

充血性心力衰竭是胸腔积液的最常见原因；大多数患者（88%）为双侧积液。单纯右侧积液占8%，单纯左侧积液占4%。大约25%的双侧胸腔积液的患者是由于充血性心力衰竭并发肺炎和肺栓塞所致。对于有双侧积液且伴有左心室功能障碍体征的患者，可以安全观察不至进行胸腔穿刺。抗心衰治疗未能消除胸腔积液或存在胸痛和发热症状时，应重新分析胸水形成的原因。产生漏出性胸腔积液的其他原因见框19-1。

渗出性胸腔积液

渗出性胸腔积液的鉴别诊断非常广泛（见框19-1）。最常见的原因为感染和恶性肿瘤（图19-2）。

在美国，与细菌性肺炎或肺脓肿有关的类肺炎积液是渗出性胸腔积液的最常见病因。大约40%的肺炎患者有胸腔积液。引起脓胸或复杂的胸腔积液的主要细菌有：革兰阳性需氧菌（肺炎链球菌、金黄色葡萄球菌），革兰阴性需氧菌（克雷伯菌属、绿脓杆菌、流感嗜血杆菌）和厌氧菌（杆菌、消化链球菌）。肺炎链球菌仍是细菌性肺炎的常见病因。40%～53%的肺炎链球菌肺炎患者并发胸腔积

图19-2 隐球菌病。

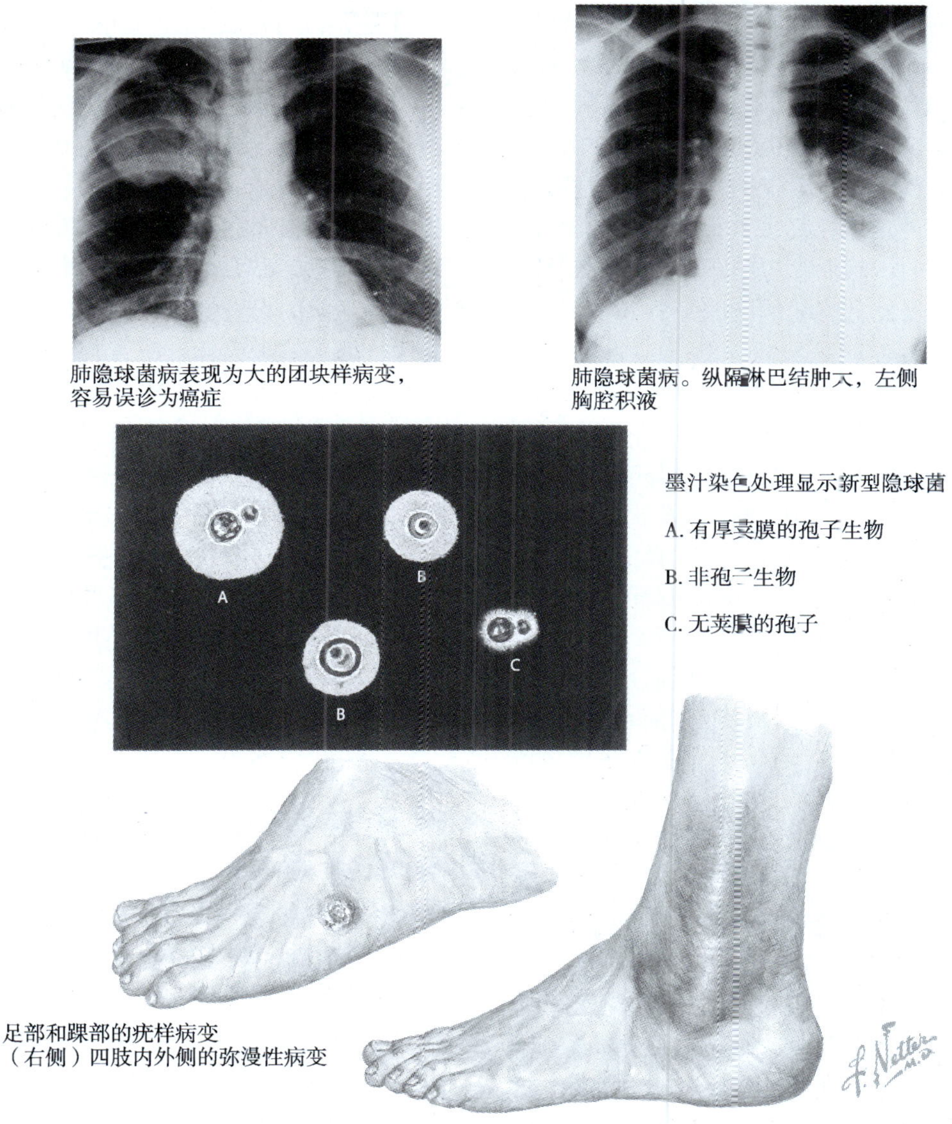

液。胸腔厌氧菌感染患者常呈亚急性起病。许多患者有酗酒史，意识丧失或其他可能引起误吸的因素存在。通常，单纯性类肺炎积液的 pH > 7.30，葡萄糖 > 60mg/dL，LDH > 1000 IU/L，而且适当的抗生素治疗后可自行吸收。除了适当的抗生素治疗外，主要的处理决策是确定是否需要放置胸腔引流管，这取决于诊断性胸腔穿刺后对胸水的分析结果。脓胸是胸膜腔积脓，应立即行胸腔引流术。并发的类肺炎积液应符合下列一个或多个条件：胸腔积液 pH > 7.0，葡萄糖 < 40mg/dL，LDH > 1000 IU/L，革兰染色和培养为阳性。单独用抗生素治疗此类胸腔积液的疗效差，必须行胸腔引流术。引流不畅或临床无改善的胸腔患者需进一步行 CT 检查和积极干预。CT 对评估局限性胸腔积液（在胸膜或叶间隙之间任何部位发生粘连并被包裹的积液）非常有价值。虽然个别研究报道向胸腔内注入溶栓剂（如链激酶）成功地溶解了脓腔，促进了引流效果，但最近的荟萃分析不支持对所有需要引流的脓胸或复杂的类肺炎胸腔积液患者常规使用纤维蛋白溶解剂。手术选择包括剥脱和切开引流。

结核性胸腔积液少见，常急性起病。在大约 1/3 的患者，纯蛋白衍生物皮试结果为阴性。胸腔积液检查为渗出液以淋巴细胞为主。内皮细胞和嗜酸性粒细胞少见。积液蛋白质＞5g/dL，LDH 中等程度升高，葡萄糖＜60mg/dL，抗酸菌涂片鲜见阳性，只有不到 40% 的患者胸水培养为阳性。有助于诊断结核性胸腔积液的其他检查包括腺苷脱氨酶（＞40U/L）、干扰素 γ（140pg/ml 相当于腺苷脱氨酶 40U/L）或聚合酶链反应扩增结核分枝杆菌的 DNA。胸膜活检的准确率高。大多数结核性胸腔积液是可自行吸收的，然而，应给予标准的抗结核治疗以预防治疾病复发。连续的胸腔穿刺并不能改善结局。

恶性胸腔积液主要见于肺癌（30%）和乳腺癌（25%）。恶性胸腔积液中淋巴瘤占 20%。积液的形成机制包括：癌组织直接浸润胸膜，与支气管阻塞有关的胸膜腔内压下降，肺栓塞，以及放疗和化疗。恶性胸腔积液多为中等量积液，有呼吸困难，以淋巴细胞为主，红细胞计数＞1 000 000/mm^3。大的肿瘤负荷与 pH（＜7.30）和葡萄糖（＜60 mg/dL）下降及生存期缩短相关。65% 的病例通过胸水细胞学检查可确诊。采用三分单独的液体标本会增加检出率。闭合式胸膜活检（CPB）只能诊断 50% 的病例。胸腔镜诊断的阳性率可达 93%。治疗方法包括：治疗原发癌，用猪尾导管和胸腔引流管引流，以及化学胸膜固定术。

乳糜胸特征为乳白色胸腔积液、甘油三酯升高，主要是由于胸导管断裂、乳糜在胸腔中积聚所致。淋巴瘤（37% 的病例）是最常见的原因。其他原因包括转移癌、手术和非手术创伤、淋巴管肌瘤病和肝硬化。胸腔穿刺术可用于诊断，治疗包括胸腔引流管引流、复张肺、禁食、肠外营养和原发病治疗。如果引流管持续引流出乳糜液，应考虑做胸导管修补。

当胸水的红细胞比容超过外周血红细胞比容的 50% 称为血胸。其主要原因是创伤和医源性血管损伤，但也可见于其他异常情况，包括动静脉畸形、腹水、恶性肿瘤、凝血障碍、子宫内膜异位症、神经纤维瘤、气胸、腹膜后出血、隔离术和血管异常。如果持续出血，治疗可采用大口径胸腔引流管胸廓造口术和开胸手术进行治疗。

气胸

当空气进入胸腔时即发生气胸。气胸可分为自发性气胸（无外伤史）和创伤性气胸（有直接或间接的创伤）。自发性气胸可进一步分为原发性气胸（发生于原本身体健康的人）和继发性气胸（原发性肺部疾病的并发症）。原发性气胸多由胸膜下肺泡破裂引起。大多数继发性气胸与多种疾病有关（框 19-2），但大多由慢性阻塞性肺病所致。

呼吸困难与胸膜疼痛是最常见的症状。如果怀疑气胸，呼气末胸部 X 光片是最有价值的诊断方法。对于无临床症状的少量自发性气胸（小于胸腔的 15%）患者，观察即可。吸氧可加速气体的吸收。对于有症状的自发性气胸患者，胸腔穿刺术是首选治疗。如果效果欠佳，应行胸腔置管排气。胸腔置管排气也用于治疗继发性自发性气胸。

张力性气胸是由于单向瓣所致的胸腔压力进行性升高，在自发性气胸患者中的发生率为 3% ～ 5%，在气压伤患者中（机械通气患者）中的发生率为 5% ～ 15%（图 19-3）。视诊患者极度窘迫，体格检查患侧呼吸音消失，气管向健侧移位。气管和纵隔移位影响静脉回流可导致心肺功能障碍。用大号针或血管穿刺针在前胸第二肋间隙穿刺可消除张

框 19-2 伴随继发性自发性气胸的疾病
肺泡蛋白沉积症
哮喘
铍中毒
慢性气道阻塞性疾病
囊性纤维化
Ehlers-Danlos 综合征
组织细胞增生症 X
特发性肺含铁血红素沉积
肺癌
马方综合征
转移性肉瘤
淋巴管肌瘤病
肺吸虫病
卡氏肺囊虫肺炎
原发性胆汁性肝硬化
肉瘤样病
硬皮病
矽肺
结核
类风湿肺病

图19-3 张力性气胸。

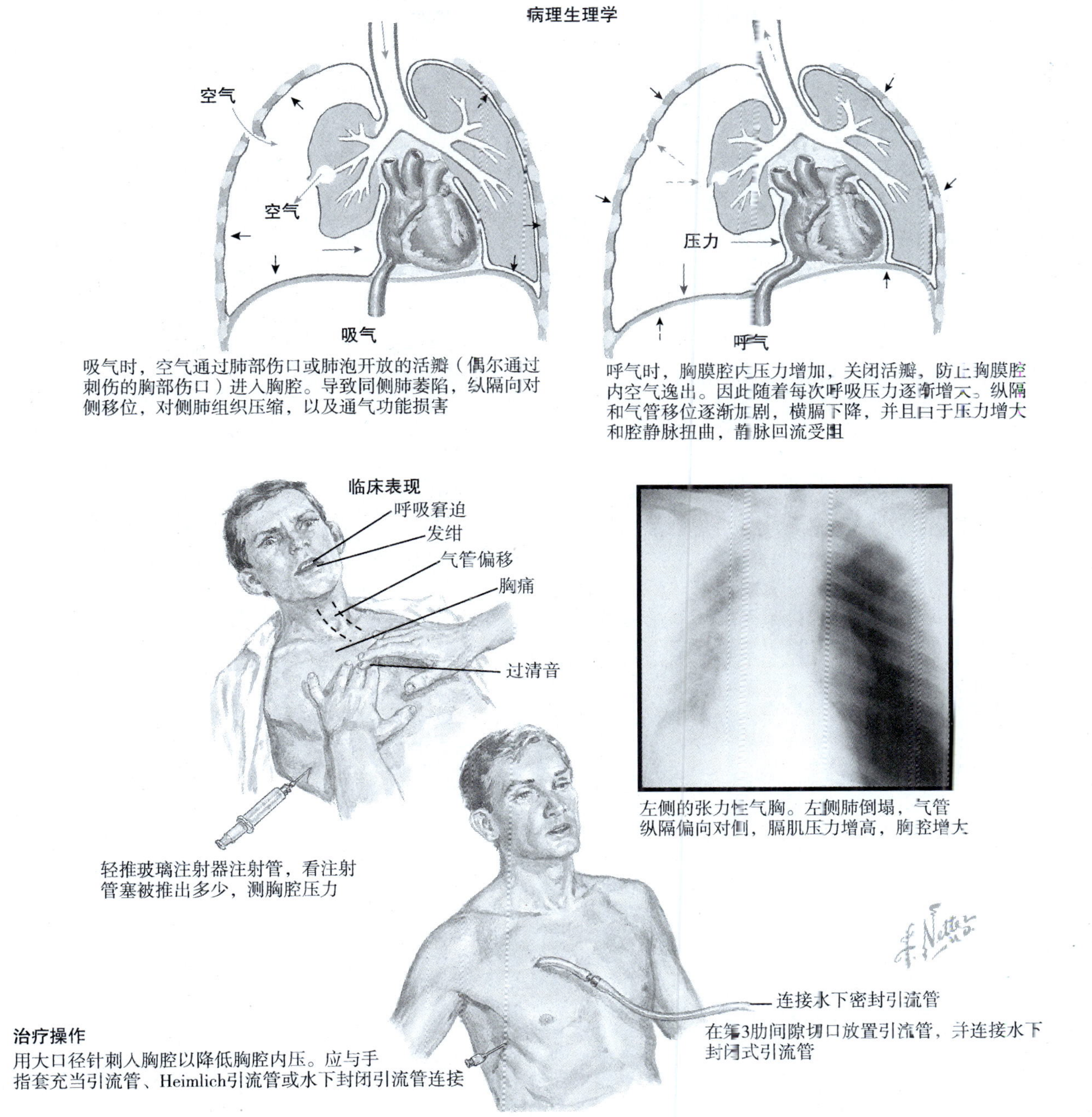

力。延迟治疗时死亡率接近30%。

避免治疗错误

早期正确选择抗生素治疗肺炎和胸腔积液取决于肺炎是社区获得性还是医院获得性。选择抗生素要根据胸水培养结果。如果考虑患者为厌氧菌感染，可应用青霉素和克林霉素。及时识别并发的类肺炎积液和脓胸非常重要，因为适时的胸腔引流和抗菌治疗具有同等重要的作用。一旦确诊患者有类肺炎积液和脓胸，就应立即插入胸腔引流管。胸腔引流管插入的越晚，局部形成小腔的机会就越多，引流就越困难。营养不良和免疫功能低下是乳糜胸患者主要的并发症，因为反复进行胸腔穿刺和长时间引流会导致大量的蛋白质、脂肪和淋巴细胞丢失。如果持续引流出乳糜液，需考虑手术缝合胸导管。张力性气胸是医学急症，需立即处理。

展望

胸腔积液的处理是一个长期而复杂的工作，尤其是恶性胸腔积液的治疗。几项研究显示，当胸腔穿刺和闭合式胸膜活检（CPB）不能确诊时，胸腔镜检查能增加胸腔良、恶性疾病的诊断率。胸腔镜检查是一种微创的相对安全的诊疗手段，将在恶性胸腔积液的诊断中取代 CPB。

（刘伟存 李 伟 译 刘运秋 校）

参考文献

Sahn SA. Diagnostic evaluation of a pleural effusion in adults. Available at www.uptodateonline.com.

Reviews the basics of pleural fluid analysis and provides a practical approach to initial evaluation of pleural effusions.

Sahn SA. The undiagnosed pleural effusion. Available at www.uptodateonline.com.

Reviews some of the nuances encountered in the diagnosis of pleural effusion when the initial basic evaluation does not yield a definitive diagnosis.

Light RW. Primary spontaneous pneumothorax in adults. Available at www.uptodateonline.com.

A helpful general review.

循证

1. Diacon AH, Theron J, Schuurmans MM, et al: Intrapleural streptokinase for empyema and complicated parapneumonic effusions. Am J Respir Crit Care Med 170(1):49-53, 2004.
   The authors provide a good review of the role of thrombolytic therapy in the management of empyema.
2. Light RW: Clinical practice. Pleural effusion. N Engl J Med 346(25):1971-1977, 2002.
   This is an excellent review on the clinical approach to pleural effusions.
3. Light RW: Pleural Diseases, 4th ed. Philadelphia, Lippincott Williams & Wilkins, 2001.
   This excellent textbook is recommended for pulmonologists in training and in clinical practice. It provides a great reference for issues related to pleural diseases.
4. Sahn SA: Management of complicated parapneumonic effusions. Am Rev Respir Dis 148(3):813-817, 1993.
   This article presents a good review.
5. Sahn SA: State of the art. The pleura. Am Rev Respir Dis 138(1):184-234, 1988.
   This very thorough review of pleural diseases is best for pulmonologists in training.
6. Tokuda Y, Matsushima D, Stein GH, Miyagi S: Intrapleural fibrinolytic agents for empyema and complicated parapneumonic effusions: A meta-analysis. Chest 129(3):783-790, 2006.
   The author provides an excellent review of data on thrombolytic therapy for empyema.

David C. Henke

20

哮 喘

引言

哮喘是一种有慢性病程和不同临床过程的综合征。其主要特征是：（1）可逆性气流阻塞；（2）非特异性气道高反应性；（3）气道炎症。其非特异性气道高反应性可能是由于气道炎症所致。哮喘可由非致敏性刺激诱发，如吸烟和某些强烈的气味，患者对这类刺激的敏感性可由吸入非致敏性物质（如组胺）进行定量测定。环境变化时有气道高反应性的患者易出现症状。

儿童和成人皆可罹患哮喘，成人缓解率为 10% ~ 15%，而儿童缓解率高达 50%。尽管我们对哮喘有了更深入的了解，并且有了更好的药物，但哮喘的发病率和死亡率仍在增加。在过去的 110 年间，我们对哮喘的认识发生了巨大变化。很长时间以来，人们认为哮喘只是一种气道痉挛的小病，按照 Osler 的说法“患者可以喘着活到老”。而现在哮喘被认为是一种慢性波动性气道炎症性疾病。在美国，每年有 5000 例患者死亡。每年有 180 万例哮喘患者在急诊就诊，其中 10% 需要住院治疗，医疗费用高达 120 亿美元，是一个重大的公共健康问题。

病因和发病机制

哮喘表现为下气道的炎症。随着病程的延长，气道的结构发生称为重构的变化（如平滑肌肥大和基底膜肥厚）（图 20-1；彩图 20-1）。急性哮喘发作加重期可导致呼吸道平滑肌收缩、黏膜水肿和脱落以及黏液、气道分泌物和破损细胞在气道的堆积增加。这些病理改变可降低气道的功能，引起呼吸系统症状，甚至可因窒息导致患者死亡。

哮喘与 IgE 在临床上和流行病学上都有相关性。转录因子，如核因子 -KB 和膜信号转导激活转录（STAT）因子家族，作用于编码炎性细胞因子的基因，如白介素（IL），并启动和维持气道的炎症反应（图 20-2）。类固醇是控制哮喘的最有效药物，能抑制这些因子和气道炎症反应。激素不敏感性哮喘其病因与肿瘤坏死因子轴相关。然而，最近发现自然杀伤 T（NKT）细胞、CD1d- 限制性 NKT 细胞具有强大的免疫调节功能，与哮喘相关，也可抵抗类固醇的调节作用。

现在广泛认同的发病机制是：吸入抗原后激活浆细胞和 Th2 淋巴细胞，引起介质释放可导致气道持续性嗜酸性粒细胞性炎症。哮喘患者气道慢性嗜酸性粒细胞性炎症和高反应性的生物学机制现在还不完全清楚。遗传因素（如 IgE 受体、β 受体、基质蛋白酶和 CD14 的多态性）、环境因素（如过分讲卫生、疫苗接种）和诱导物（病毒感染、暴露于烟草的烟雾、污染物、过敏原）所有这些因素都被认为是引发哮喘的原因（见第 10 章图 10-3）。大多数哮喘患者都有特异性反应和 IgE 介导的疾病，虽然有证据表明少部分内源性或非特应性哮喘患者可能是局部产生 IgE 增加而非循环 IgE 增加。当患者吸入抗原激发后，特应性哮喘患者可表现出炎症反应，敏感患者可表现出肺功能减低；呼吸功能测定可发现气流阻塞、第 1 秒用力呼气量（FEV_1）下降、呼气峰值流速（PEFR）降低。起病 20 分钟内就会发生这种变化，其原因是抗原与浆细胞表面的 IgE 结合，刺激浆细胞释放组胺。这种快速型反应可被组胺拮抗剂阻断，但使用激素无效。通常能自行缓解，

图20-1 哮喘的病理学。
PAS：过碘酸-希夫。Courtesy of Nizar N. Jarjour, MD, University of Wisconsin, and with permission from Morgenroth K, Newhouse MT, Nolte D: Atlas of Pulmonary Pathology. PVG Pharmazeutische Verlagsgesellschaft, London, Butterworth Scientific, 1982, p 37.

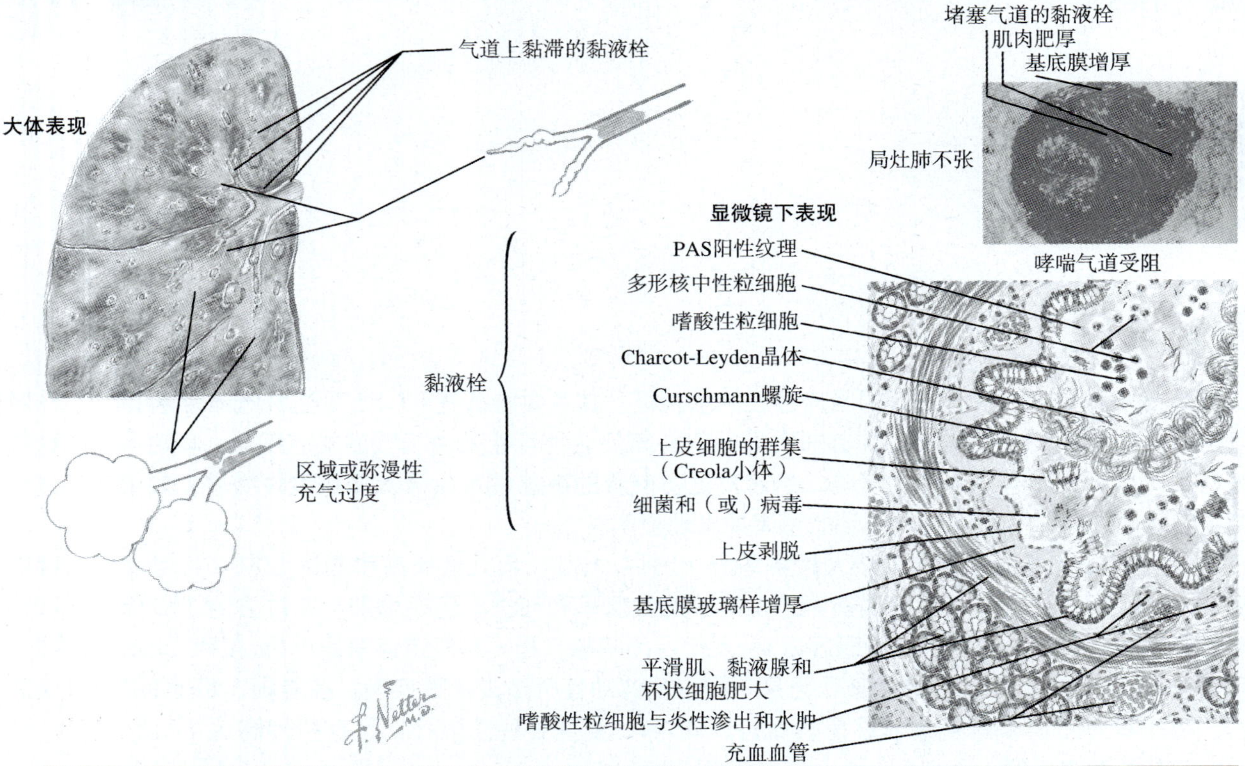

呼吸道显微镜下表现

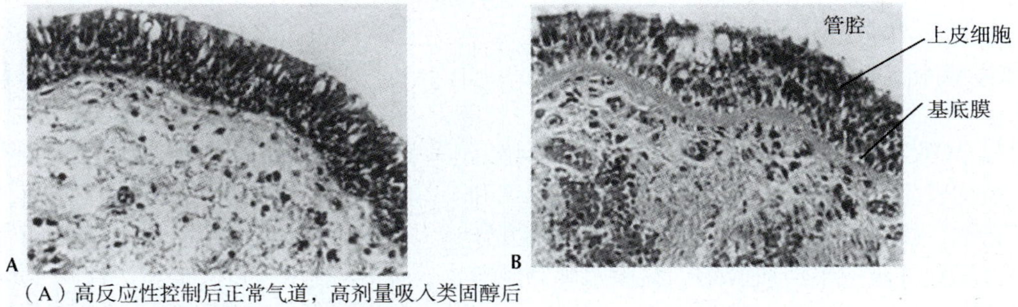

（A）高反应性控制后正常气道，高剂量吸入类固醇后
（B）吸入高剂量类固醇治疗前的哮喘气道

只伴有继发的延迟的通气流速下降。提前给予激素可抑制后期的反应，后者以炎性细胞聚集在下气道周围并进入下气道内为特征（图 20-3）。

据估计，非哮喘者的肺功能的下降速率为 FEV_1 每年下降 22 ～ 35ml，而哮喘患者每年下降 38 ～ 160ml。气道重构是加速肺功能损失的起因还是加重因素目前还不清楚。

临床表现

哮喘的临床表现是非特异性的（图 20-4；彩图 20-4）。喘息、气短和胸闷为其常见的主诉三联症。症状的轻重随时变化，有时数分钟内就改变，而有时数月都无变化，但一般情况是病情每天都发生变化。症状常在夜间加重。气道高反应性可由下列因素触发：呼吸道感染、强烈的气味或冷空气。反复接触过敏原更易诱发气道高反应性，出现非特异性症状。

少数情况下患者仅表现为呼吸费力或咳嗽。咳嗽型哮喘患者咳嗽时常无痰，但哮喘患者偶尔可有大量痰液，其成分包括嗜酸性粒细胞及其碎片、小气道黏液管型（Curschmann 螺旋体）、呼吸道上皮

图20-2 外源性哮喘：Ⅰ型（即时）过敏机制。
APC：抗原递呈细胞；IFN-γ：干扰素γ；IL：白细胞介素。Adapted with permission from Busse WW, Lemanske RF: Advances in Immunology: Asthma. N Engl J Med 344(5):353, 2001; and Schwartz RS: A new element in the mechanism of asthma. N Engl J Med 346(11):857, 2002. Copyright © 2001 and 2002, Massachusetts Medical Society. All rights reserved.

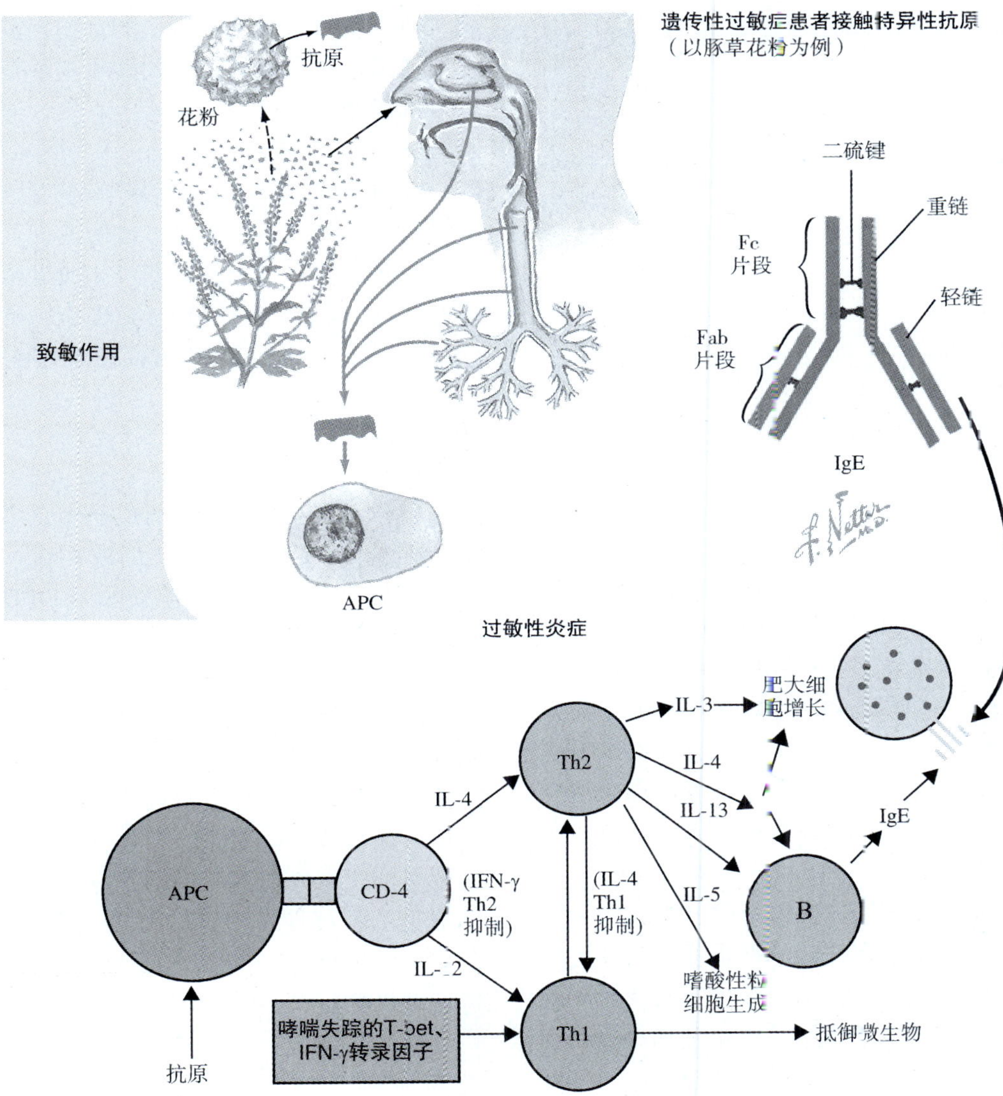

细胞（有时聚集在一起称为 Creola 小体）、Charcot-Leyden 晶体（嗜酸细胞分泌的蛋白质）（图 20-5；彩图 20-5）。30% 以上的慢性咳嗽患者有哮喘。

哮喘患者急性加重常表现为突发的呼吸窘迫。急性发作缓解后向患者或知情人询问病史常可发现，在急性加重前数小时或数天就有疾病发作的征象。然而，也有哮喘所致急性突发呼吸衰竭和死亡的报道。尸检发现这些患者的黏液性痰栓较少，其中中性粒细胞含量较多，而嗜酸性粒细胞和气道浸润较少。这种情况所致的死亡是由于支气管痉挛导致窒息所致，而不是由于黏液阻塞气道所致。及时监控呼吸系统疾病活动指征，如呼气峰值流速、气短所致夜间觉醒、胸闷以及咳嗽，有利于早期采取干预措施（图 20-6；彩图 20-6）。偶尔肺部感染或气胸也可导致急性呼吸衰竭，这种情况发生在严重哮喘患者时，应及早发现和及早治疗，以免危及生命。威胁生命的指标包括：显著的辅助肌辅助呼吸、精神萎靡、大量出汗、发绀、疲劳、奇脉伴吸气时收缩压较呼气时低 15mmHg 以上、呼气峰值流速 < 100L/min 以及 CO_2 潴留。

图20-3 抗原的变化。
FEV_1：第1秒用力呼气容积。

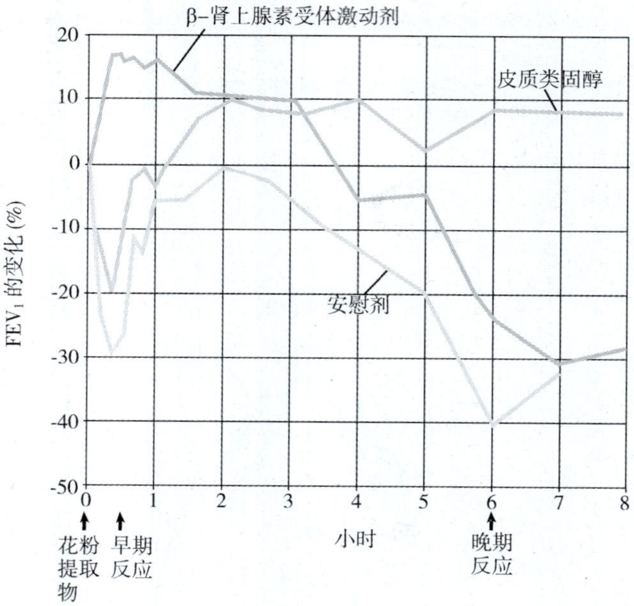

老年哮喘患者哮喘发病率和死亡率增加。通常情况下其气道阻塞和嗜酸性粒细胞增多是不可逆的。IgE 浓度也无显著提高。其症状和体征与年轻患者相似，治疗效果良好。老年患者常合并加重哮喘的疾病，如充血性心力衰竭、甲状腺功能减退和胃食管反流。对于所有难治性哮喘患者，应进行检查以除外慢性鼻窦疾病。

哮喘有多种临床类型。美国哮喘教育与预防项目（NAEPP）指南是根据哮喘的严重程度对其进行分类：每周需要支气管扩张剂治疗少于两次为间歇性哮喘；而持续性哮喘又分为轻度、中度和重度（表 20-1）。通常情况下，哮喘患者的病情都会经历轻度到中度到重度的过渡。

激素依赖型哮喘、激素抵抗型哮喘和难治性或脆性哮喘是用于描述重度型哮喘的术语。根据可能的病因哮喘又分为：内源性哮喘，没有明确的过敏源；外源性哮喘，其表现为 IgE 升高、皮肤过敏原反应阳性以及季节性变化（见图 20-2）。另外还有根据哮喘触发加重因素进行的分类：运动相关性哮喘、夜间哮喘和药物诱发性哮喘（如血管紧张素转换酶抑制剂和 β 受体阻滞剂）。

对非甾体类抗炎药（NSAID）敏感的哮喘患者常伴有严重疾病和鼻息肉（Samter 三联征）。其发病机制不是抗 NSAID 抗体生成，而是由于环氧合酶受到抑制，阻滞花生四烯酸代谢生成前列腺素，转而进入 5- 脂氧合酶途径，使炎症物质白三稀浓度升高（图 20-7）。应避免使用所有 NSAID 类药物（不仅是水杨酸或阿司匹林）、含水杨酸的食物（如标明含有少量杏、海枣核杏仁的食物）以及含有黄红食物色素的食品。使用对乙酰氨基酚是安全的。已开展的脱敏治疗已表明临床上有效，但需要在仔细的医学监控下实施。

急性呼吸道感染可引起哮喘型支气管炎，可导致较长时间的咳嗽和咳痰。过敏性支气管肺霉菌病是由于对定植在气道的真菌（如曲霉菌属）高度敏感而致病。职业性哮喘是指在工作场所新发的哮喘或接触工作环境中某种因素而使原有哮喘加重。

鉴别诊断

咳嗽、喘息和呼吸困难的病因众多，正如一句谚语所说“不是所有的喘息都是哮喘”（框 20-1）。

在患有慢性阻塞性肺疾病（COPD）的情况下确诊哮喘有困难，因为两者有许多共同的症状和体征。吸烟也常可导致哮喘患者产生固定性气道阻塞。然而，即使肺活量测定确定有不可逆性气道阻塞，临床仍有必要尝试类固醇和支气管扩张剂。另一个需要考虑的是细菌感染所致的哮喘患者支气管高反应性，如百日咳、支原体和衣原体肺炎。声带功能失调早期常与哮喘混淆，检查声带时发现呼吸过程中声带的特征性矛盾运动可以确诊（见第 15 章）。还应考虑到鼻窦炎、甲状腺功能减退和胃食管反流可加重哮喘。

诊断方法

尚未确诊的哮喘患者常主诉发作喘息、咳嗽或气短。当检查发现有喘鸣，并且确定有无症状间期病史和触发因素时应考虑哮喘。胸部 X 线检查可排除其他肺部疾病。通常情况下，哮喘患者胸部 X 线检查正常，但在哮喘急性发作期可见肺部过度充气，但过度充气更常见于 COPD。黏液栓所致肺不张也可见于哮喘（见图 20-1）。气胸在哮喘患者常见，可使哮喘加重。

在使用支气管扩张剂前后应进行肺活量测定以显示可逆性气流阻塞并确定病情严重程度（图 20-4；彩图 20-4）。肺活量正常而 D_{LCO}（一氧化碳弥散量）

图20-4　临床特征。

Bottom left photo, From Stradling P: Diagnostic bronchoscopy, 3rd ed. Philadelphia, Elsevier, 1976, p 42. **Bottom right photo,** From Smalhout B, Hill-Vaughan AB: The suffocating child; bronchoscopy: A guide to diagnosis and treatment. Munich, Boehringer Ingelheim, 1979.

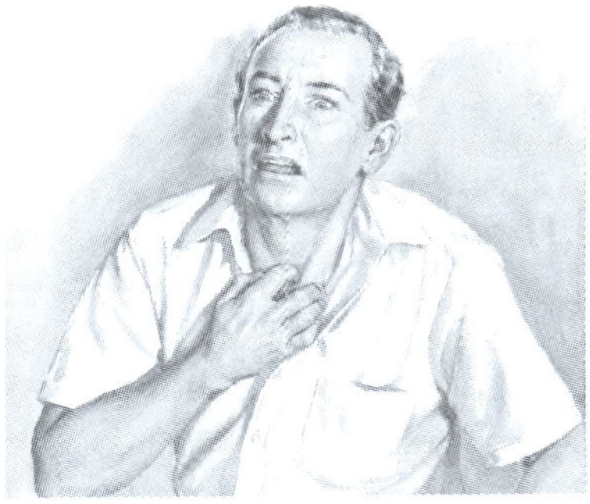

外源性过敏和内源性哮喘的共同特征：呼吸窘迫、呼吸困难、喘鸣、面色潮红、发绀、咳嗽、使用辅助呼吸肌、恐惧、心动过速、排汗、反响过强、遥远的呼吸声和干啰音、嗜酸性粒细胞增多

用支气管扩张剂（β受体激动剂）治疗后，肺量图显示气道改善的可逆性气道阻塞

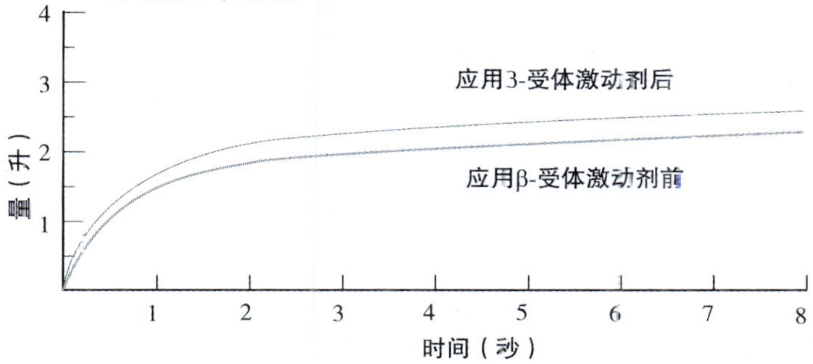

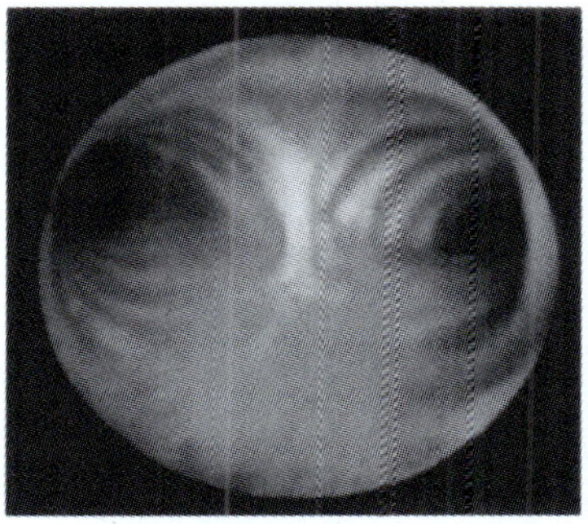

通过支气管镜可见正常气道，在右主支气管的主要分支的主要隆起部分

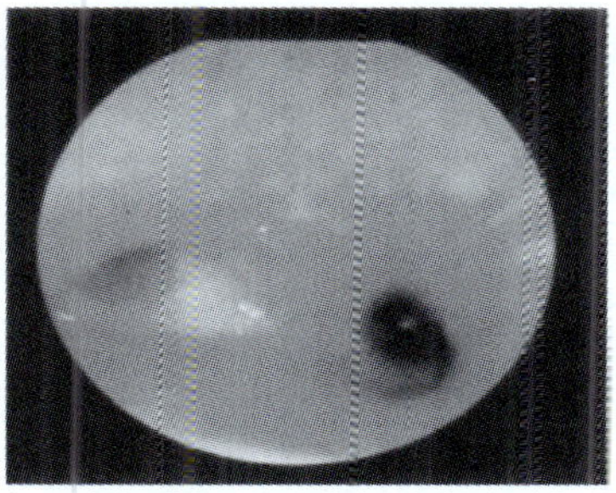

与正常气道相比，相同地方的哮喘气道

升高的慢性咳嗽提示为咳嗽型哮喘。皮肤划痕试验对诊断有帮助，可对免疫治疗提供指导，并有助于采取措施规避一些风险。其他支持哮喘诊断的项目包括家中监测 PEFR 变异性，针对哮喘治疗可改善 PEFR，组胺或醋甲胆碱激发试验出现高反应性，外周血嗜酸性粒细胞增多，IgE 升高，以及前述的特征性痰液。通常情况下，根据体格检查和病史，加上肺活量测定和胸部 X 线检查就可作出正确诊断。若针对哮喘的治疗无效，就应尽快寻找其他病因。

处理和治疗

最佳治疗

哮喘治疗的重点在于处理好气道炎症。其目的是预防病情加重，最大限度地减轻症状，并维持近似正常的肺功能。患者自我管理的目标包括早期干预、避免接触抗原和吸入刺激物、对吸入性药物的使用技术进行反复评估，这些措施是控制哮喘的关键。抗炎药物（如吸入性皮质类固醇）的应用是药物治疗控制哮喘的基石。即使哮喘症状每周只发作 1 ～ 2 次，也应该开始给予吸入性类固醇治疗。然而支气管扩张剂如 β 激动剂仍然是急性处理哮喘加重的基石。严重哮喘可能需入住重症监护室并实施机械通气。对慢性哮喘病情进行分级非常困难。事实上体格检查、症状和肺功能检查结果对病情判断缺乏充分的预测价值。即使是 PEFR 持续改善的哮喘患者也会发生猝死。根据 NAEPP 指南将哮喘患者分为轻中重三型，其死亡率没有区别。需急救使

图20-5 支气管哮喘患者的痰。

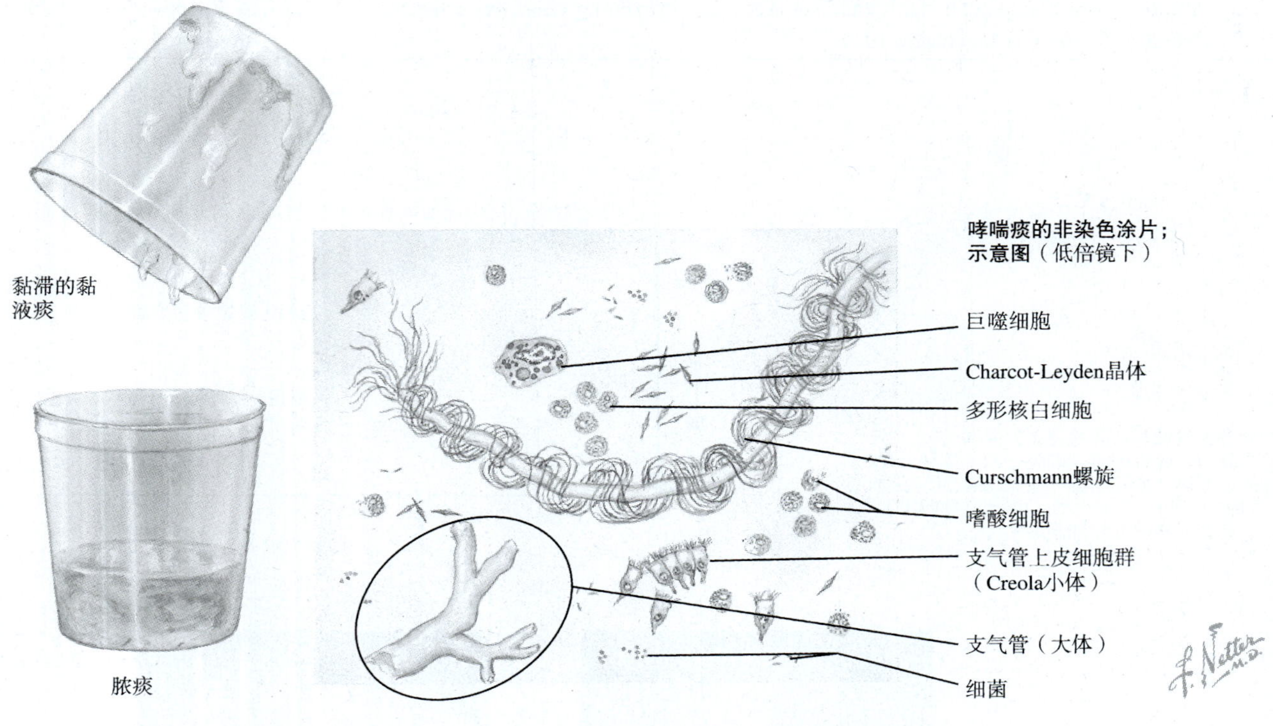

图20-6 哮喘日记。

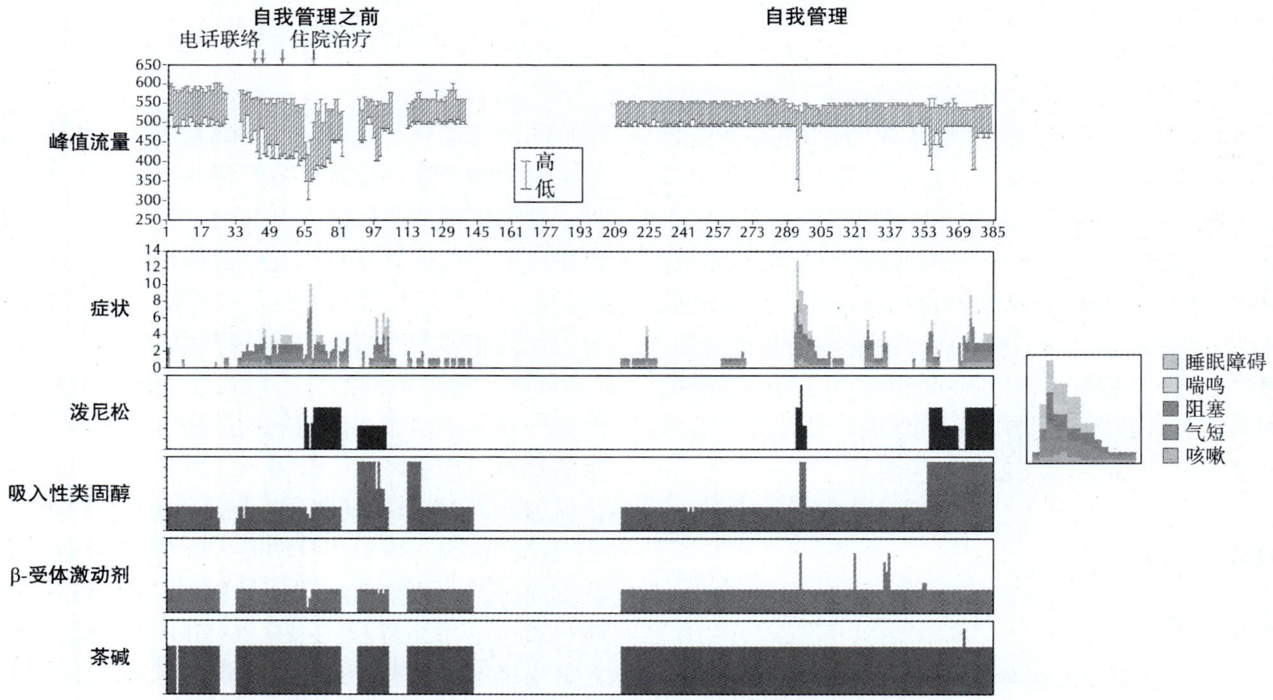

表 20-1　成人和 5 岁以上哮喘患者的处理和治疗流程

治疗或充分控制前的临床特征			长期控制所需药物
分类	**症状 / 白天** **症状 / 夜间**	**PEF 或 FEV1** **PEF 变异性**	**每天用药**
第一步 轻度间断性	< 2 天 / 周 ≤ 2 夜 / 月	> 80% < 20%	无需每天用药 在长期肺功能正常和无症状期可有严重的恶化 推荐使用一个疗程全身皮质类固醇治疗
第二步 轻度持续性	> 2 天 / 周但 < 1 × / 天 > 2 夜 / 月	≥ 80% 20% ~ 30%	适宜的治疗： 低剂量吸入皮质类固醇 可供选择的治疗： 色甘酸、白三烯调节剂、奈多罗米 或 缓释茶碱，其血清浓度维持在 5 ~ 15μg/ml
第三步 中度持续性	每天 > 1 夜 / 周	> 60% ~ < 80% > 30%	适宜的治疗： 吸入低至中剂量的皮质类固醇和长效 β_2 激动剂 可供选择的治疗： 在中度范围内增加吸入皮质类固醇剂量 或 低到中剂量吸入支质类固醇，同时使用白三烯调节剂或茶碱 如有必要（特别是在复发加重性患者）： 适宜的治疗： 在中度剂量范围内增加吸入皮质类固醇剂量，并增加吸入长效 β_2 激动剂 可选择的治疗： 在中度剂量范围内增加吸入皮质类固醇剂量并加用白三烯调节剂或茶碱
第四步 严重持续性	持续不断 频繁发作	≤ 60% > 30%	适宜的治疗： 吸入大剂量皮质类固醇 和 长效 β_2 激动剂 如有必要： 长期口服皮质类固醇片剂或糖浆（每天 2mg/kg，通常每天不超过 60mg）。（可反复尝试降低皮质类固醇用量，并用大剂量吸入皮质类固醇控制病情）
使所有患者快速缓解	短效支气管扩张剂：根据症状需要，吸入短效 β_2 激动剂 2 ~ 4 喷。 是否强化治疗需根据病情轻重来决定；连续使用 3 次应间隔 20 分钟后使用，或按需要每次只给 1 喷。可能需要全身皮质类固醇治疗。 间断性哮喘使用短效 β_2 激动剂 > 2 × / 周（每天或持续性哮喘使用增加）表明，该类哮喘需要开始（增加）长期控制治疗。		

Adapted from The National Heart, Lung, and Blood Institute's National Asthma Education and Prevention Program, National Institutes of Health Expert Panel Report, December 2002.

图20-7 白三烯调节剂。
AA：花生四烯酸；LT：白三烯；NSAID：非甾体类抗炎药；HETE：羟二十碳四烯酸；PG：前列腺素；TX：血栓。

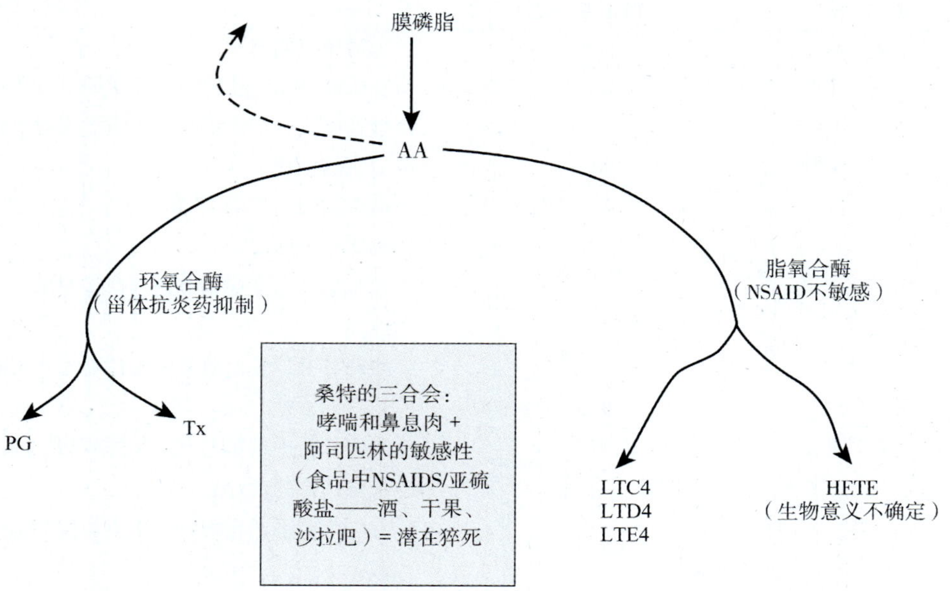

用 β_2 激动剂的哮喘患者归类为重型，但在 NAEPP 指南中归类为轻型。对大多数患者使用 β_2 激动剂的情况进行详细评估很容易完成，是为一项实用的管理措施。吸入组胺刺激试验可使哮喘患者的痰中含有嗜酸性粒细胞并出现非特异支气管高反应性，滴定抗炎治疗可消除上述反应，其控制哮喘的效果优于 NAEPP 指南的治疗方案。

即将发布的指南已将上述两者的优点结合起来，以便更好地说明哮喘加重的可能情况，并更好地确定哮喘的活动状况。分析每一位患者的个性化诊疗计划可以更加准确地判断患者的治疗反应，有助于患者的长期治疗。

β_2 激动剂

β 激动剂可逆转刺激物所致的支气管平滑肌痉挛，抑制炎症细胞释放组胺和其他介质、抑制胆碱能神经递质、抑制气道血管渗出以及增加黏膜纤毛清除。虽然在临床难以证实 β 激动剂治疗哮喘的抗炎作用，但没有哪一类药物能像该药一样缓解哮喘的急性症状。消旋沙丁胺醇（R- 沙丁胺醇）是一类常用的短效支气管扩张剂。左旋沙丁胺醇是 R- 沙丁胺醇中的有效成分，现已上市，其疗效优于 R- 沙丁胺醇。短效 β 激动剂只有在需要时用于缓解症状，不作为常规预防用药。因此其需要使用的频率就成为衡量哮喘控制的指标。当气流阻塞不是十分严重时，使用计量吸入器（MDI）与使用湿性喷雾药物吸入均有效。当气流量非常小或 MDI 技术还不完善时，应考虑使用胃肠道外 β 激动剂或湿性喷雾给药。成人静脉内给予肾上腺素有引起心血管疾病的风险。

长效 β 激动剂，如沙美特罗和福莫特罗，与吸入性类固醇联合可用于预防哮喘。这种联合方法比双倍剂量的类固醇更有效。体外研究表明，β 激动剂可增加类固醇受体转运进入细胞核，该过程能否解释临床现象还不清楚。单独使用长效或短效 β 激动剂不仅不能控制持续性哮喘的临床表现，而且能增加哮喘的死亡风险，因此不应采用。美国食品与药品管理局警告患者和医生不要使用任何 β 激动剂治疗哮喘的黑框字条引发了争议。

类固醇

类固醇有抑制炎症介质生成的作用，因此是最有效的预防哮喘症状的药物。它们是唯一一类已证实可降低哮喘死亡率的药物。当每周使用 β 激动剂超过 1 ～ 2 次以缓解慢性哮喘的急性症状时，就应推荐使用吸入类固醇以控制慢性哮喘。有效吸入类

框 20-1 出现哮喘相关症状和体征的其他常见疾病的鉴别诊断
反复发作性呼吸困难
▪ 慢性阻塞性肺疾病
▪ 冠状动脉病
▪ 充血性心力衰竭
▪ 二尖瓣狭窄
▪ 肺栓塞
▪ 反复胃食管反流伴吸入
▪ 反复发作性过敏症
▪ 系统性肥大细胞增多症
▪ 类癌综合征
▪ 肌无力
慢性咳嗽
▪ 鼻炎
▪ 鼻窦炎
▪ 耳炎
▪ 支气管炎（慢性或病毒感染后）
▪ 支气管扩张
▪ 胃食管反流伴或不伴吸入
▪ 囊性纤维化
▪ 肺炎
▪ 肺纤维化
▪ 嗜酸性粒细胞性肺炎、寄生虫感染
▪ 药物（如血管紧张转换酶抑制剂）
气道阻塞
▪ 慢性阻塞性细支气管炎和肺气肿
▪ 闭塞性细支气管炎
▪ 囊性纤维化
▪ 器质性或功能性喉狭窄
▪ 内源性或外源性气管或支气管狭窄
▪ 气道肿瘤
▪ Chrug-Strauss 脉管炎
▪ 甲状腺功能减退加重性哮喘

Adapted from Murray JF, Nadel JA (eds): Textbook of Respiratory Medicine, 3rd ed. Philadelphia, WB Saunders, 2000, p 1269.

固醇数天或数周后，患者临床状况会得到显著改善。但也有报告认为，在 2 小时内使用 4 喷氟尼缩松或使用 MDI 每 10 分钟 1 次共 3 小时有效，这些都支持急性加重期使用吸入性类固醇有效。

根据 NAEPP 指南，使用吸入性类固醇的剂量由下列因素决定：FEFR 测量结果、短效沙丁胺醇紧急使用的频率，以及患者的症状（见表 20-1）。另一方面，根据组胺刺激试验的结果，如果要使气道高反应性恢复正常，吸入性皮质类固醇的剂量需要增加很多。然而，在此剂量下哮喘可得到非常好的控制，哮喘性肺重构也将得到改善（见图 20-1）。

严重哮喘的初始激素治疗常用 60mg 泼尼松口服或 125mg 甲泼尼龙静脉给药。口服类固醇常有很好的生物利用度，但在紧急情况下，为确保药物有效投放，常采用静脉给药。药物发挥作用的时间还不确定，据报道其变化范围在 1 ～ 24 小时之间。严重发作的门诊患者通常每天早晨口服泼尼松 40mg，持续 2 周。推荐晨服有全身作用的类固醇以最大限度减少对肾上腺的抑制作用，并按标准递减剂量，但不减量维持 3 周是可以耐受的。肌内注射类固醇作为一种长期治疗方法尚未进行研究，在偶尔有使用指征，可能对从急诊科出院而又不能口服药物的患者有用。

白三烯调节剂

哮喘患者的白三烯（LT）水平升高，并与其肺部炎症性变化相关〔见第 10 章有关孟鲁司特和齐留通的论述〕。这类药物可阻止阿司匹林诱导的哮喘。白三烯调节剂可改善慢性哮喘患者的肺功能，降低 β 激动剂应急使用频率，减少皮质类固醇吸入量，以及降低控制哮喘加重期口服类固醇所需剂量。现在已不再推荐这类药物作为一线药物单独治疗轻度持续性哮喘，但当吸入性类固醇单独治疗失败或使用受限时，可加用此药治疗。使用白三烯调节剂与 Churg-Strauss 脉管炎患病风险之间的关联目前尚不清楚。虽然任何程度的持续性哮喘都强烈支持使用吸入性皮质类固醇治疗，但当不能使用吸入性支质类固醇时，白三烯调节剂也是一类可以接受的二线药物。当吸入类固醇不能控制哮喘症状时，推荐加用长效支气管扩张剂（β 激动剂）。当长效支气管扩张剂不能使用时，白三烯调节剂也是一类可接受的二线用药。吸入性类固醇、长效 β 受体激动剂和白三烯调节剂三联疗法也用于哮喘的日常控制。短效 β 激动剂应只用于哮喘的紧急治疗，并作为控制哮喘的观察指标严密监测。不论是长效还是短效支气管扩张剂，都不能单独用于治疗持续性哮喘。

图20-8 Omalizumab在IgE介导的哮喘中的作用机制。
Adapted from Am J Health-Syst Pharm 61(14):1449-1459, 2004.

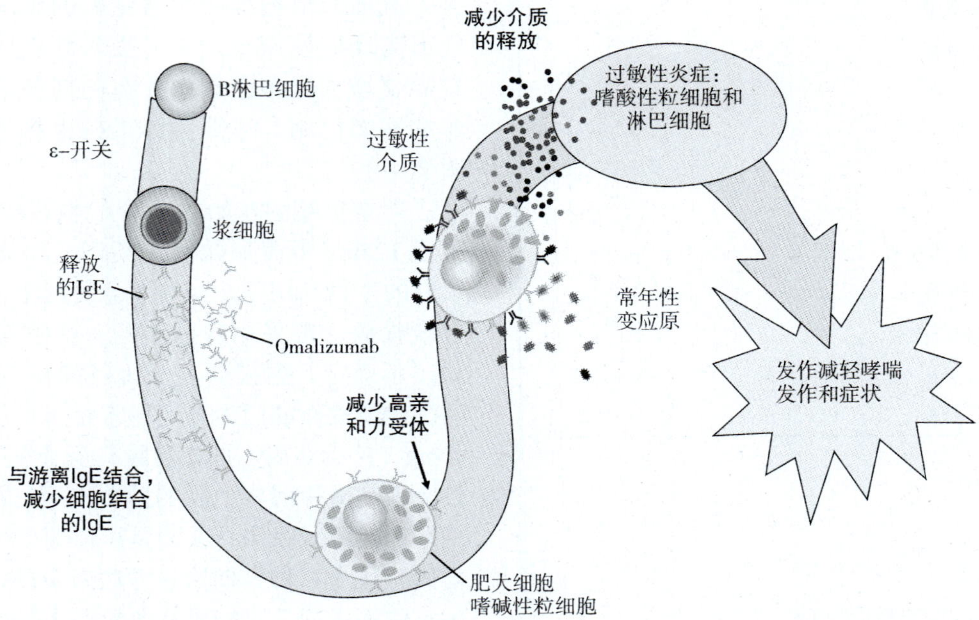

抗免疫球蛋白G抗体（Omalizumab）

Omalizumab是一种人类重组单克隆抗IgE抗体，只与血液中的IgE结合，可阻止IgE与浆细胞结合，用于治疗过敏性哮喘（图20-8）。Omalizumab不能已与浆细胞结合的IgE结合，因而不能治疗过敏症。Omalizumab可降低早发和迟发抗原刺激反应。对中度到重度哮喘，此药除了可减轻其加重的症状外，还有其他临床益处。此药对更严重的哮喘不能减轻其加重的症状，但此药显示有其他临床益处。目前还没于指南推荐使用此药。当其他治疗都无效时，可以使用Omalizumab治疗控制不良的哮喘。选定接受此药治疗患者的理想IgE水平应为30 ~ 700IU，并且至少对皮肤划痕试验或放射变应原吸附试验中的一种过敏原敏感。

Omalizumab的治疗费用相对较高（4000 ~ 20 000美元/年，平均12 000美元/年），而使用孟鲁司特的费用为1200美元/年，联合使用氟替卡松二丙酸盐和沙美特罗的费用为2160美元/年，茶碱的费用为680美元/年。由于使用Omalizumab的费用高，使用前应对患者进行健康体检，以排除可能导致治疗失败的特定原因，包括患者依从性问题以及不懂如何使用吸入器技巧。

异丙托溴铵

异丙托溴铵是一种支气管扩张剂，但治疗哮喘不如β激动剂有效；其最重要的作用是对使用β受体阻滞剂诱发的哮喘患者进行紧急治疗。当儿童和严重成人哮喘进行常规治疗无效时，使用该药可能有效。

其他药物

色甘酸钠和奈多罗米那都是抗炎药物，主要用于儿童哮喘治疗。可逆性支气管痉挛所致的严重哮喘可用2g镁静脉推注（时间大于15分钟）治疗。磷酸二酯酶抑制剂茶碱是一种支气管扩张剂，还可提高呼吸肌收缩力及增强黏液纤毛清除率，改善低通气，而且还有抗炎特性。但因其治疗窗口较窄及缺乏非常显著疗效，限制了其使用。据报道，联合使用下列方法治疗哮喘也有效：氦氧合剂、吸入性呋塞米、吸入性麻醉剂和四环素（最新的泰利霉素）以及黏液溶解剂。

避免治疗错误

β激动剂绝对不可单独用于治疗持续性哮喘。吸入性类固醇治疗仍是治疗持续性哮喘的基石。

为加强管理或控制哮喘而增加额外的治疗措施之前，必须解决患者治疗依从性问题及其掌握吸入器使用技术问题。患者复诊时应确保其治疗依从性，更重要的是，患者应充分掌握吸入器的使用技术，如果吸入器使用技术良好，10% ～ 15% 的药物可以到达气道；如果未掌握使用技术，就根本没有药物吸入气道。

请记住“不是所有喘息都是哮喘”，这一点非常重要。患者所处的环境中存在大量触发哮喘发作的因素，在其病因确定前，哮喘的控制非常困难。触发因素众多，包括胃食管反流性疾病、鼻窦疾病、吸烟、药物、食物、食物添加剂、工业品接触以及季节性空气过敏原，如花粉和真菌孢子。

展望

治疗哮喘的药物研发重点在于如何切断炎症链。现阶段在分子水平上已做了大量工作。抗 IL-5 虽然能够降低血液中增多的嗜酸性粒细胞，但在临床上无治疗效果。另一方面，可溶性 IL-4 有一定的临床效果。其他研究方向包括细胞因子、转录因子、花生四烯酸代谢产物、血小板激活因子、细胞黏附分子、磷酸二酯酶 –4 以及 T 细胞标志物。由于 10 号常染色体突变影响金属蛋白酶基质蛋白（MMP）ADAM-33 的合成，被认为与支气管高反应性有关，并被认为可能是气道平滑肌肥厚的原因。过去 MMP 被认为仅与细胞外基质重构相关，但近期观察认为，MMP 可清除细胞因子及其受体，因此具有免疫调节作用。近期报道的 CD1d– 限制性自然杀伤 T 细胞亚群具有有效的免疫调节作用，与哮喘相关，这也许是最具发展前景的研究。在哮喘的治疗中这些细胞已成为有趣的潜在治疗目标。

更重要的是，现在正在开展的工作有可能可以调控免疫系统，从而预防临床哮喘发生或逆转异常炎症反应并阻止我们现在称为哮喘的慢性气道炎症。人们热衷的工作还包括细菌 DNA 复制（而不用硫酸铝），作为疫苗辅助物，引导炎症反应离开产生慢性病理性特应性炎症反应的途径。

哮喘炎症的标志物，如呼气中的氧化亚氮（NO），可能有助于预测哮喘是否加重并对疾病程度进行分级及判断治疗是否成功。

（方建飞　卢迎芬　译　肖黎保　校）

参考文献

National Asthma Education and Prevention Program: Guidelines for the diagnosis and management of asthma. Available at: http://www.nhlbi.nih.gov/guidelines/asthma/execsumm.pdf.

This website includes a summary of the stepwise approach to managing infants, children, and adults with acute or chronic asthma, as well as usual dosages for long-term control medications. This summary is suitable for a patient handout.

National Asthma Education and Prevention Program (NAEPP) Expert Panel Report 3 (EPR 3): Guidelines for the diagnosis and management of asthma. Available at http://www.nhlbi.nih.gov/guidelines/asthma/asthgdln.htm.

This website provides the most recent guidelines on the diagnosis and management of asthma.

Swain AR, Dutton SP, Truswell A: Salicylates in foods. J Am Diet Assoc 85(8):950-960, 1985.

This site lists foods that contain salicylates.

循证

1. Akbari O, Faul JL, Hoyte EG, et al: CD4+ invariant T-cell-receptor+ natural killer T cells in bronchial asthma. N Engl J Med 354(11):1117-1129, 2006.

   This is the first report of a newly described T cell, not regulated by steroids, that is linked to asthma.

2. Barnes PJ, Grunstein MM, Leff AR, Woolcock AJ (eds): Asthma, vol 1. Philadelphia, Lippincott-Raven, 1997.

   This offers a detailed review of asthma.

3. Berry MA, Hargadon B, Shelley M, et al: Evidence of a role of tumor necrosis factor alpha in refractory asthma. N Engl J Med 354(7):697-708, 2006.

   The authors describe a role for tumor necrosis factor-α in difficult-to-control asthma.

4. Busse WW, Lemanske RF Jr: Asthma. N Engl J Med 344:350-362, 2001.

   This article presents a lucid review of the immunohistopathology of asthma.

5. Horiuchi T, Castro M: The pathobiologic implications for treatment. Old and new strategies in the treatment of chronic asthma. Clin Chest Med 21:381-395, 2000.

   The authors provide a good review of asthma therapy with detailed mechanistic descriptions of the pharmacology of the most commonly employed asthma therapies.

6. Kay AB: Advances in immunology: Allergic diseases-first of two parts. N Engl J Med 344:30-37, 2001.

   The author presents a review of the most prominent theories of how allergy and allergic diseases arise.

7. Shapiro SD, Owen CA: ADAM-323 surfaces on an asthma gene. N Engl J Med 347:936-938, 2002.

   This is a description of a candidate gene for asthma. It focuses on matrix metalloproteinases and proposes a mechanistic model showing the part they are thought to play in health and asthma.

8. Strunk RC, Bloomberg GR: Omalizumab for asthma. N Engl J Med 354(25)2689-2695, 2006.

   This clinical problem-solving exercise focuses on defining the role of omalizumab in treating refractory asthma.

Ashley G. Henderson

21

急慢性支气管炎

引言

支气管炎是临床描述支气管炎症的一个术语，分为急性支气管炎和慢性支气管炎。其表现为咳嗽，伴有或不伴有咳痰，并有呼吸道感染的可能，体格检查或胸部X线检查没有肺炎的证据。

尽管患者起始的临床表现相似，但急性支气管炎和慢性支气管炎是不同的疾病。临床上它们之间的主要区别特征是咳嗽时间的长短；然而由于两者的病理生理基础不同，急性支气管炎必须与慢性支气管炎急性加重区别开来。虽然二者都是下呼吸道疾病，但慢性支气管炎临床定义是咳嗽和咳痰，每年至少3个月，至少连续2年。慢性支气管炎是慢性阻塞性肺病中的一种，其相关内容在第22章详细探讨。本章重点讨论急性支气管炎。

流行病学和发病机制

美国每年约有 5% 的成人罹患急性支气管炎，位列最常见门诊疾病的第九位。咳嗽是导致患者就诊的主要症状，而引起门诊患者咳嗽的第一位病因是急性支气管炎。虽然可以确定部分患者有呼吸道感染，但 90% 以上的感染是病毒所致，无需抗生素治疗。实际上，在美国，急性支气管炎是抗生素滥用的第一位原因。常见的致病病毒包括：流感病毒 A 和 B、副流感病毒、冠状病毒、鼻病毒、呼吸道合胞病毒和人类变性肺病毒。也有一些急性支气管炎是细菌性的，致病菌包括肺炎支原体、肺炎衣原体、百日咳博德特菌和副百日咳博德特菌。此外，慢性支气管炎患者可因感染肺炎链球菌、卡他莫拉菌属和流感嗜血菌属而使其病情加重，但这些细菌并不是单纯性急性支气管炎的常见病因。目前还不清楚这些微生物只是定植菌还是致病菌。

引起咳嗽的原因是多方面的，组织学上有上皮细胞损伤及炎症介质前体释放，从而导致一过性气道高反应性和气流阻塞。虽然会发生一些病理变化，但其症状和体征会在 3 ~ 6 周完全消失。反复发作的急性支气管炎可导致慢性支气管炎。

临床表现

急性支气管炎的表现为突发咳嗽，不伴有发热、心动过速和呼吸急促。根据定义，应排除患者有哮喘、普通感冒或其他上呼吸道感染。单纯的急性支气管炎不包括慢性支气管炎加重期。单纯的上呼吸道感染包括鼻炎、喉炎、咽炎和鼻窦炎。它们既可以由细菌感染所致，也可以由病毒感染所致，因其不存在下呼吸道（气管、支气管和细支气管）感染，可与急性支气管炎区别开来。无下呼吸道感染可以解释为什么单纯性上呼吸道感染没有咳嗽。

有些急性支气管炎患者会主诉胸痛或轻微气短，但主要症状是咳嗽，伴有或不伴有咳痰。任何患者只要咳嗽持续超过 5 天就应考虑急性支气管炎。咳嗽常持续 10 ~ 20 天，各种原因所致的咳嗽平均持续时间为 18 天，偶尔会持续 4 ~ 5 周。仅半数患者报告咳脓痰。除了咳嗽症状以外，体格检查常正常。因此，当发热患者出现干湿性啰音时，应进一步行胸部 X 线检查以排除肺炎。如果患者有发热和咳嗽，且胸部 X 线检查呈阴性，可能是流感和百日咳引起的。此外，其他引起急性支气管炎的病因也应考虑，因为 90% 的急性支气管炎是由病毒感染所致，并且只有一种病毒——即流感病毒——会引起发热。

流感的潜在发病率和死亡率很高，93% 的流感患者出现咳嗽，并伴有无力（94%）、肌痛（94%）和发烧（68%）。在流感发病季节（主要是冬天），如果有突然发热和咳嗽，提示为流感。

其他引起急性支气管炎的病毒主要有冠状病毒、鼻病毒和腺病毒，这些病毒常引起上呼吸道感染，伴鼻塞、流涕、咽痛和咳嗽。

鉴别诊断

由于急性支气管炎和慢性支气管炎的主要症状均为咳嗽，鉴别诊断意义重大。仅凭病史和体格检查就可以除外许多疾病。

急性支气管炎的鉴别诊断包括肺炎或局限性肺炎、哮喘、上呼吸道咳嗽综合征（以前有后鼻道分泌物下滴综合征）、胃食管反流疾病、慢性支气管炎的急性加重期和药物的不良反应。上述许多疾病的病程往往要超过 3 周，常有慢性咳嗽表现。因此，急性支气管炎所致咳嗽的主要鉴别诊断是肺炎和慢性支气管炎急性加重期。这些疾病的死亡率和治疗是不同的。如前所述，急性支气管炎常无发热，除非是由流感、百日咳所致或合并肺炎。急性咳嗽的另一个原因是严重急性呼吸器官综合征（SARS）病毒感染，后者具有高发病率和死亡率，可迅速发展为肺炎。

亚急性咳嗽的原因（持续 3 ～ 6 周）包括上呼吸道咳嗽综合征、哮喘、胃食管反流疾病、百日咳、肺炎以及慢性支气管炎急性加重期。这些疾病多数可以通过病史和体格检查加以鉴别。上呼吸道咳嗽综合征往往表现为上气道充血和在后咽部“滴流”感，常持续 6 周以上。哮喘常为间歇发作或慢性过程，急性发作表现为呼吸急促加重或胸痛，伴有喘息，后者的哮喘的加重与季节、温度或气候变化有关。如果患者有慢性咳嗽和吸烟史，与平时咳嗽相比出现急性变化，咳痰增加或痰色发生改变，则其基础疾病可能是慢性支气管炎急性加重期。胃食管反流疾病的最常见表现为慢性咳嗽、有胃灼热或夜间或餐后咳嗽加重史。百日咳不仅有咳嗽还伴有发热，其咳嗽为阵发性咳嗽且持续时间长，可长达 10 ～ 12 周。成人百日咳的症状与儿童百日咳相比常较轻，不一定有特征性咳喘，40% 以上的患者出现咳嗽后呕吐。如前所述，肺炎常有咳嗽和发热，典型体征有心动过速、肺部干湿性啰音。相反，只有 30% 的年龄在 75 岁或以上的社区获得性肺炎老年患者有发热表现，37% 有心动过速。

除了流感或百日咳有特定的实验室检查外，急性支气管炎的明确病因常无法确定（诸如病毒或细菌的类型）。但有时可以通过仔细询问病史来确诊。接触某类患者、咳嗽持续时间、伴随症状和接种疫苗史都对诊断有帮助。如果急性支气管炎伴有发热且肺炎已被除外，那么百日咳和流感是两个主要病因。

关于咳嗽的进一步讨论和鉴别诊断见第 17 章。

诊断方法

常规应用实验室检查确定急性支气管炎的特定病原体的成本 - 效果很低。因此，不推荐痰菌革兰染色和培养以及常规血清学检验作为常规方法。临床如怀疑流感和百日咳，应进行上述检查。快速检测流感病毒的成本 - 效果很高，因为可由此使用抗病毒药物治疗，同时可进一步了解流感暴发流行情况。然而，不推荐对急性支气管炎患者进行常规流感病毒筛查，除非是在流感季节，患者出现了流感样症状。如果怀疑百日咳，全血细胞计数有助于发现该病伴有的严重白细胞增多。依据感染期进行血清和鼻分泌物培养的建议多且复杂。这些检查是否必要还存在争议，因为大多数急性支气管炎不是百日咳。还有一些诊断性检查可以确定其他特定病原体，但从成本 - 效果的角度考虑，单纯的急性支气管炎不推荐使用。

胸部 X 线检查（依据病史和体格检查）对排除肺炎通常有帮助，因为肺炎有较高的发病率和死亡率。

处理和治疗

最佳治疗

多数急性支气管炎是病毒感染或自限性的，因此建议只给予对症治疗。

大多数患者无需抗生素治疗，多项研究表明，使用抗生素治疗只能轻度缩短咳嗽时间（0.6 天），而患者恢复上班、上学或在家休息 3 ～ 7 天的时间不会因此改善。如果确诊为某种特定的可治性病原体，使用相应的抗生素治疗可能会很有益。如果流感症状出现48小时内使用抗流感药物，可使咳嗽持续时间减少1天。对百日咳进行治疗也显示可以限制其传播。虽然目前推荐使用抗生素治疗支原体肺炎和衣原体肺炎，但没有数据显示抗菌治疗对其转归有改善。

急性支气管炎的其他治疗包括使用镇咳药、β_2受体激动剂、化痰药和皮质类固醇。有限的资料支持使用β_2受体激动剂、化痰药和口服皮质类固醇。最近基于五项研究——包括有气道阻塞的患者——的循证医学分析不支持使用β_2受体激动剂。也没有有意义的支持使用镇咳剂的临床试验，但急性咳嗽的患者常规使用镇咳剂是有益的。

目前美国胸科医师学会（ACCP）发布的指南不推荐使用抗生素。该学会建议β_2受体激动剂只用于平时有慢性气道阻塞或喘息表现的患者。化痰药或抗胆碱能药物无效。对于百日咳的治疗，ACCP和疾病控制和预防中心都建议大环内酯类抗生素作为一线治疗药物，对于流感则使用奥塞米韦或扎那米韦。新一代流感病毒对金刚烷胺和金刚乙胺有抗药性。

避免治疗错误

如前所述，主要治疗错误是使用抗生素治疗急性支气管炎。因为这样会增加微生物抗药性，对于单纯的急性支气管炎，医生应只进行对症治疗，除非确定或怀疑特定的微生物时。

展望

在基层医疗工作中，急性支气管炎非常常见。详细的病史和体格检查依然是最有用的诊断手段。其他诊断方法，包括应用降钙素原试验区分肺炎和支气管炎，很可能很快就可以应用了。胸部的体检仍然是区别这两种疾病的最有效手段。大多数病例不建议使用抗生素；不过，有超过70%的就诊患者仍接受了抗生素治疗。这一现象已引发了限制医生使用抗生素的运动。限制过度使用抗生素可以降低医疗费用和减少耐药病原体所致的危重症。

（陆 岩 卢开林 译 李 伟 校）

循证

1. American College of Chest Physicians: Diagnosis and management of cough: ACCP evidence-based clinical practice guidelines. Chest 129(1 Suppl):1S-23S, 2006.

   This paper is a summary of the most up-to-date review of diagnosis and management of cough as recommended by the American College of Chest Physicians.
2. Aris R: Cough. In Runge MS, Greganti MA (eds): Netter's Internal Medicine, 2nd ed. Philadelphia, Elsevier, 2009.
3. Braman SS: Chronic cough due to acute bronchitis: ACCP evidence-based clinical practice guidelines. Chest 129:95S-103S, 2006.

   The author summarizes the practice guidelines recommended and published by the American College of Chest Physicians in the diagnosis and management of acute bronchitis.
4. The Cochrane Collection. Available at: http://www.cochrane.org. Accessed April 18, 2007.

   This represents a large collection of meta-analyses available on multiple subjects and accessed on two topics: antibiotics for acute bronchitis and β_2 agonists for acute bronchitis. Both are collective meta-analyses and both were updated in 2006 with good summaries of multiple papers in the topic of interest.
5. Donohue J: Chronic obstructive pulmonary disease. In Runge MS, Greganti MA (eds): Netter's Internal Medicine, 2nd ed. Philadelphia, Elsevier, 2009.
6. Wenzel RP, Fowler AA 3rd: Acute bronchitis. N Engl J Med 355(20):2125-2130, 2006.

   This recent review was published with an overview and up-to-date data on acute bronchitis.

James F. Donohue

22

慢性阻塞性肺疾病

引言

慢性阻塞性肺疾病（COPD）是一种异质性疾病，包括肺气肿、慢性支气管炎、闭塞性气管炎和喘息性支气管炎。COPD 的定义包括以下：以气流受限且不能完全恢复为特征的一种疾病状况。气流受限通常呈进行性加重并伴有肺因接触有毒颗粒或气体后的异常炎性反应。COPD 是一种可有严重系统后果的可以预防的和治疗的疾病。

病因和发病机制

在美国，COPD 患者超过 3000 万，其中只有 1000 万已明确诊断，600 万得到了治疗，而 2000 万患者有肺功能损害。吸烟是 COPD 的主要危险因素。20% 以上的长期吸烟者会发展为 COPD，80% 以上的 COPD 是由吸烟导致的。其他重要危险因素包括环境和职业因素，如工作环境和空气污染引起的慢性支气管炎。

COPD 以整个气道、肺实质和肺血管系统慢性炎症为特征。巨噬细胞、CD8 淋巴细胞和中性粒细胞增多。激活的炎症细胞释放多种介质，包括白三烯 B4、白介素 -8 和肿瘤坏死因子 -α，所有这些因子都会损伤肺结构。COPD 的另一个重要致病机制是肺内蛋白酶和抗蛋白酶体以及氧化性应激失衡。炎症的原因是由于暴露于可吸入性有毒颗粒和气体，包括吸烟草和室内空气污染。这些刺激物可直接引起肺炎症和损害。氧化性应激可引起肺的进一步损害。在长时间戒烟后炎症和氧化性应激仍会继续存在，原因不明。

病理改变通常发生于中央气道、肺血管系统、外周气道和肺实质（图 22-1）。在中央气道，腺体分泌的黏液增多，杯状细胞数目也增多，上皮表面炎症细胞浸润明显增多。炎症还会影响外周气道，气道的反复损伤与修复会导致结构重构。炎性结节和渗出是小气道的病变特点。在气道重构时，胶原和瘢痕组织增加，可导致气道狭窄和粘连。在肺实质，这些改变经常引起呼吸性细支气管破坏和小叶中心性肺气肿。当 α_1- 抗胰蛋白酶缺乏时，这些改变更加普遍甚至累及肺下叶。在吸烟者，小叶中心性肺气肿主要在上叶。可见肺动脉血管壁增厚、肌肉组织变得不光滑以及血管壁炎症细胞浸润。

临床表现

COPD 的临床过程受多种因素影响，包括遗传易感性、低出生体重、母亲吸烟、产妇营养不良、在出生第一年感染、儿童期哮喘、大气污染和在工作环境中暴露于吸入性刺激性气体。在成人非吸烟者，肺功能在整个生命过程中是逐年降低的，第一秒用力呼气容积（FEV_1）每年减少 20ml。经常吸烟者的 FEV_1 每年减少 60ml，不经常吸烟者每年减少 30ml，如果 α - 抗胰蛋白酶缺乏，则 FEV_1 每年会减少 100ml。有 COPD 风险的青少年吸烟者在 20 ～ 30 岁经常感冒，并伴有下呼吸道症状，可持续数周（图 22-2）。吸烟者通常中年开始失去锻炼能力，体力劳动者在近 60 岁时可能会丧失劳动能力。COPD 患者在接近 60 岁时会失去生活质量和功能性能。许多患者可能会因为这种疾病而缩短 10 年以上的预期寿命。有 COPD 的吸烟患者患肺癌或冠心

图22-1 支气管炎。

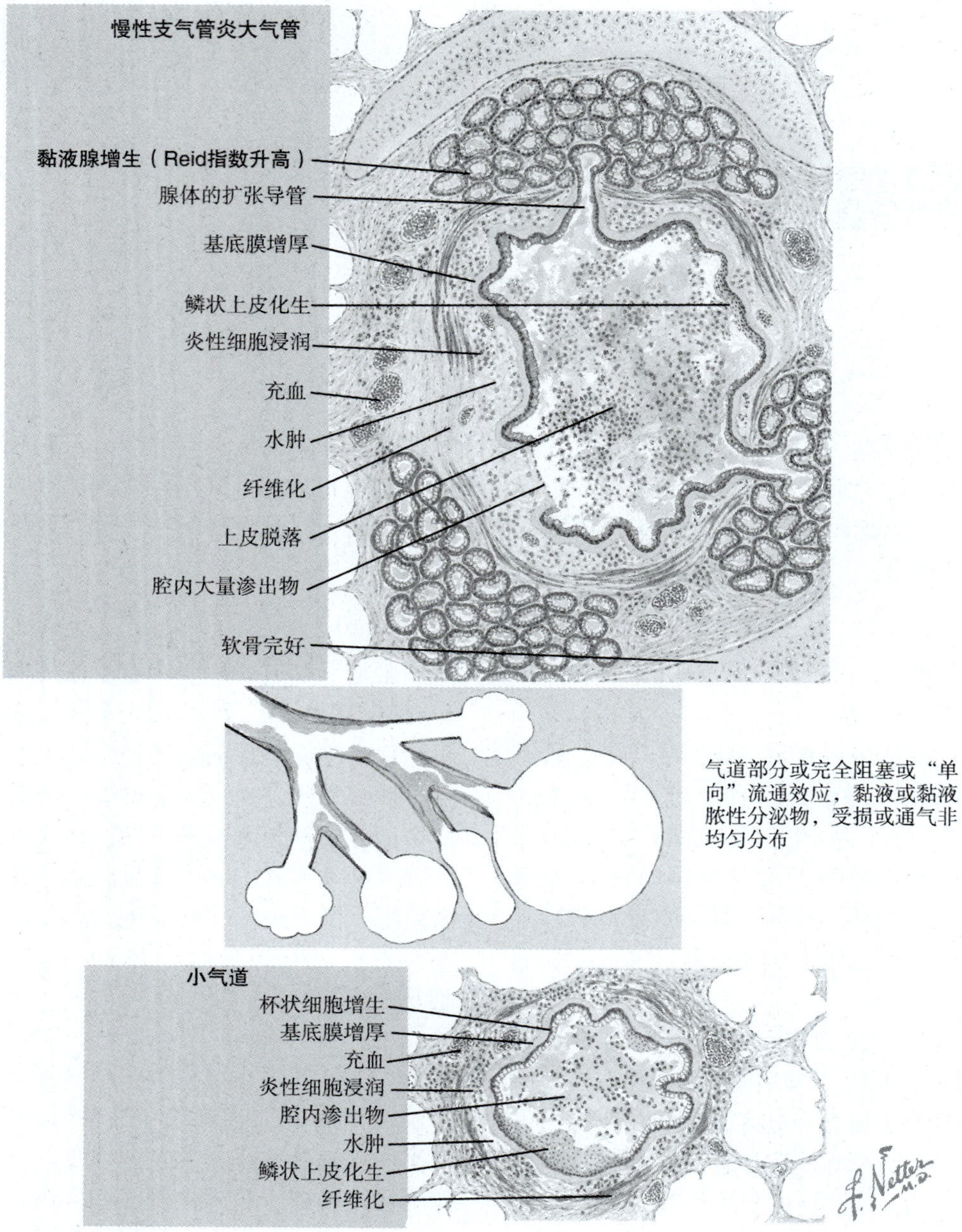

病的危险也会增加。

随着疾病进一步发展，结构改变会导致慢性肺泡缺氧，而肺泡缺氧又会引起肺动脉高压和肺源性心脏病（见图 23-2）。这些患者表现为发绀、水肿、心脏肥大、反复的呼吸衰竭、通气不足和二氧化碳潴留，被描述为“紫肿型患者”（图 22-3）。此阶段的患者需要反复住院且预后较差。大多数肥胖的 COPD 患者同时有阻塞性睡眠呼吸暂停低通气综合征。

肺气肿患者的肺部过度充气，导致严重的呼吸困难，被称做“脸色发红型哮喘者”（图 22-4）。尽管肺部病变进入晚期，他们仍可保持相对正常的血氧浓度和二氧化碳浓度，但有明确的系统疾病的证据，包括恶病质的极度虚弱的外观，疲乏和肌肉无力。这些患者通常瘦弱，有桶状胸，但无发绀和水肿，直到疾病终末阶段。大多数 COPD 患者属于混合型

图22-2 慢性支气管炎和肺气肿的相互关系。

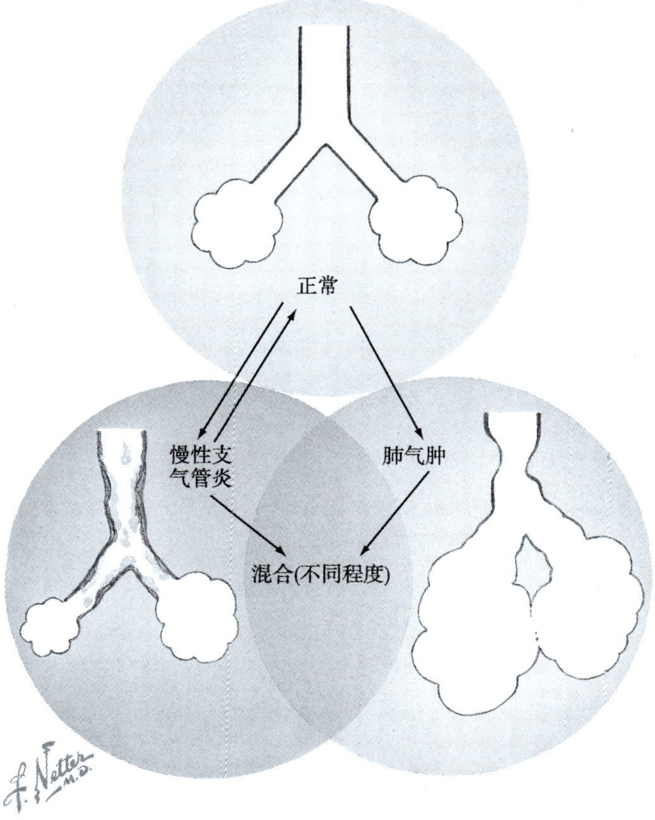

图22-3 紫肿型患者。

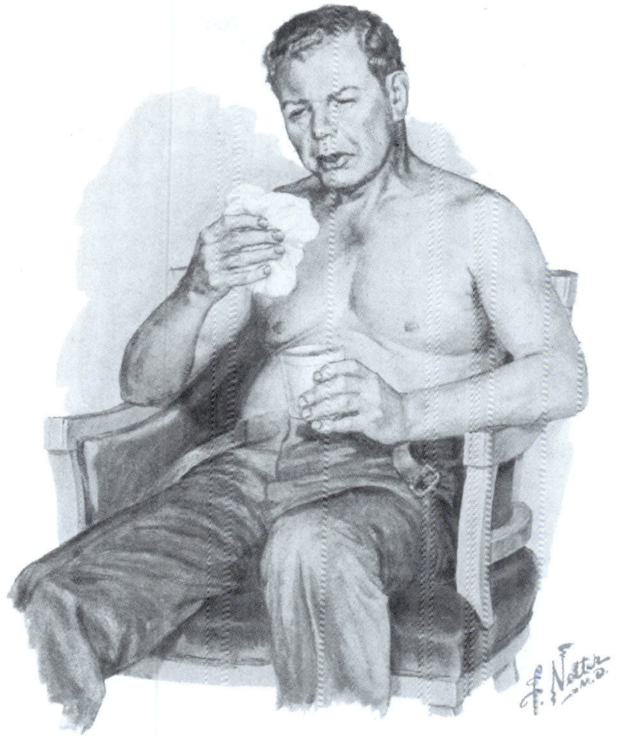

支气管炎－肺气肿临床分类（见图 22-2）。

鉴别诊断

COPD 和哮喘之间有相当大的重叠。两种疾病均以气道阻塞、炎症和气管高反应性为特征，并且两者对吸入性 β- 肾上腺素激动剂支气管扩张药物的反应有重叠。然而，与哮喘患者的气道阻塞不同，COPD 患者的气道阻塞不能完全恢复，炎症的特点是以中性粒细胞、巨噬细胞和 CD8 细胞浸润为主而非嗜酸细胞和 CD4 淋巴细胞。尽管比一般人群常见，但是气道高反应性远非像哮喘是显著标志。其他与 COPD 类似的肺阻塞性疾病包括支气管扩张，由于反复感染而伴有气管炎症和扩张。囊性纤维化是一种遗传性疾病，发病主要影响儿童和年轻人，以汗液氯化钠异常为特征，反复发生微生物感染，如铜绿假单胞菌，有浓稠的黏液脓性分泌物，与吸烟无关。伴有小气道阻塞的闭塞性支气管炎是另外一种阻塞性肺疾病，有时是特发的，但也可以是移植排斥的并发症。这种疾病与 COPD 有相同的特征，为全细支气管炎，这种小气道阻塞性疾病最早发现于亚洲。

诊断方法

对任何有咳嗽、咳痰或呼吸困难症状及有暴露于危险因素的患者均应考虑到 COPD 的诊断。通过呼吸功能测定可确定诊断。呼吸功能测定的分期标准仍在不断变化。对于确定完全不可逆的气流受限，最新的慢性阻塞性肺疾病全球指南采用的标准是：使用支气管扩张剂后 FEV_1 低于预测值的 80%，以及 FEV_1/FVC（用力肺活量）的比值小于 70%。支持诊断的临床症状和体征包括进行性气短、充气过度以及用力呼气时间延长。

对有咳嗽、咳痰、呼吸困难或暴露于危险因素的中年患者要考虑到 COPD 的诊断。50 岁后的妇女常被误诊为哮喘。呼吸功能测定可确定诊断并可用于预测病情的严重程度（图 22-5）。支气管扩张剂试验为可逆时立除外。COPD 的处理主要是对症

图22-4 脸色发红的哮喘患者。

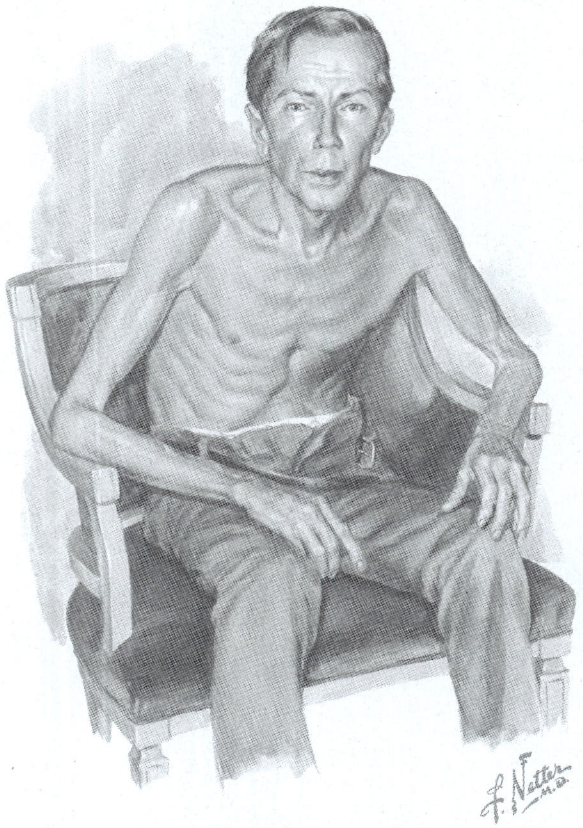

的，气流受限的程度与存在的症状之间有一定的相关性。

全球性慢性阻塞性肺疾病指南

最新的全球性慢性阻塞性肺疾病（GOLD）指南把 COPD 患者分成四期：

- Ⅰ期：轻度 COPD——有轻度的气流受阻，FEV_1/FVC 比值小于 70%，但 FEV_1 大于预测值的 80%，患者有咳嗽和咳痰。
- Ⅱ期和Ⅲ期：中度——COPD Ⅱ期的特点是有较严重的气流受阻，FEV_1 为预测值的 50% ～ 80%，Ⅲ期 FEV_1 为预测值的 30% ～ 50%。常有进行性气短，运动时更为明显。Ⅱ期和Ⅲ期患者常会寻求就医。当 FEV_1 低于 50% 时，患者会常出现病情恶化并影响生活质量，生存率也会降低。
- Ⅳ期：重度 COPD——以严重的气流受阻为特征，FEV_1 不足预测值的 30%，或出现呼吸衰竭及右心衰竭的临床征象。FEV_1 不足 30% 的患者生活质量很差，病情经常恶化，预期寿命缩短。

实验室检查

肺功能检测发现 FEV_1/FVC 比值小于 70%，支气管扩张剂治疗后不能完全恢复正常。在肺气肿时肺容量提示过度充气，二氧化碳的弥散功能能力降低。

在 COPD 的早期，胸部 X 线正常，无诊断价值。慢性支气管炎时肺下叶纹理增加，即所谓“脏肺”。肺气肿的 X 线表现包括过度充气、膈肌平坦、胸廓的前后径增大、血管减少、透光度增加以及肺大泡形成。

在伴有其他严重疾病的 COPD 患者常行动脉血气检测，特别是当 FEV_1 低于 40% 时。然而，恶化时基线值通常被用作比较的基点。在 COPD 的早期常有轻度低氧血症，在Ⅲ期和Ⅳ期，由于通气血流比异常，常见严重的动脉低氧、呼吸性酸中毒和通气不足。由于夜间常吸氧，使得继发性红细胞增多症并不多见。令人惊讶的是，20% 以上的患者有慢性贫血。

在 COPD 患者，心电图无特异性发现。病情严重的患者可出现右心室肥厚和房性心律失常。许多患者会伴有冠心病。

所有 COPD 患者，特别是那些早期发病、有肝或肺疾病家族史者，应筛查是否有 α_1- 抗胰蛋白酶缺乏，临床上 1% ～ 2% 的肺气肿患者为 α_1- 抗胰蛋白酶缺乏。受累患者的血清 α_1- 抗胰蛋白酶水平不足正常值的 15%。

处理和治疗

最佳治疗

COPD 的最佳治疗需要：（1）对患者及其家属进行宣教；（2）通过早期发现病症和避免危险因素，阻止气流受阻的进展；（3）通过减少分泌物和增加分泌物的排出，最大限度地减少气流受阻；（4）扩张支气管；（5）纠正继发性生理变化，包括低血氧、高碳酸血症和肺动脉高压；（6）通过训练调节、肌肉训练、休息、营养和社会心理康复，使肺功能达到最佳状态（图 22-6）。对稳定的 COPD 患者的综合治疗取决于患者病情的严重程度。戒烟非常重要，应向患者提供咨询、尼古丁替代治疗和新的药物，

图22-5 阻塞性疾病的肺功能。
FEF$_{25\%\sim75\%}$：用力呼气中段流量；FVL：用力肺活量；FEV$_1$：第1秒用力呼气量；MEFV：最大呼气量；TCL：肺总量。

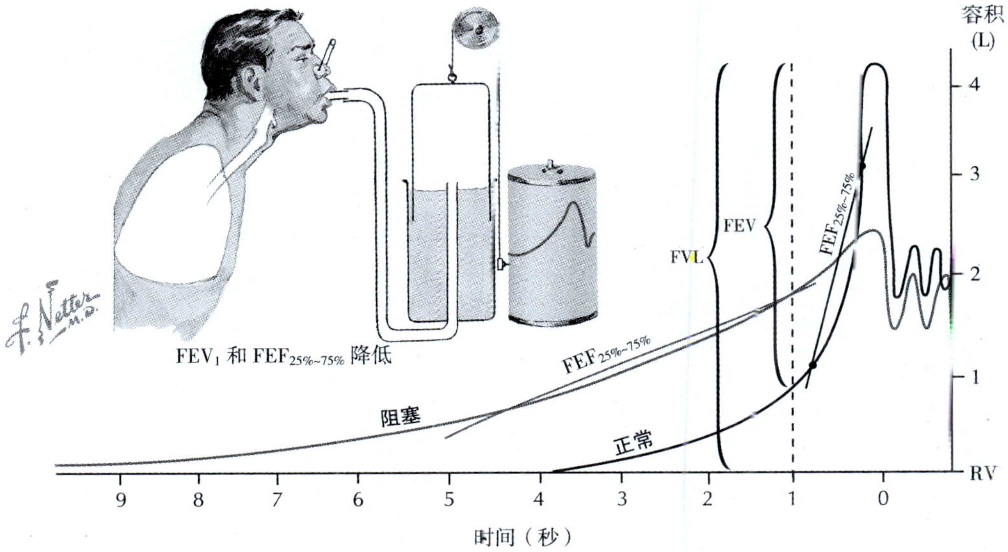

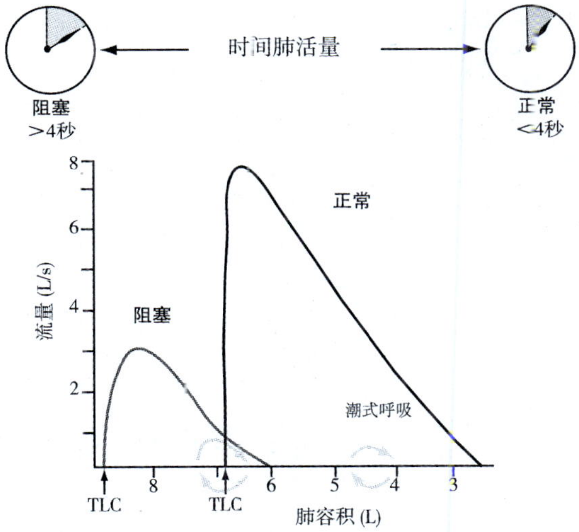

最大呼气流量-容积曲线。在阻塞时，肺总量增加，但呼气流量率下降。在严重阻塞，潮式呼吸可能符合最大呼气流量容积曲线

如安非他酮和伐尼克兰。

药物治疗

支气管扩张剂是缓解COPD症状的主要药物。这些药物是作为减轻或预防症状的基础用药或作为咳嗽用药给予的。首选气雾剂型的长效支气管扩张剂。支气管扩张剂，如长效 β_2 激动剂、抗胆碱能制剂和氨茶碱常常联合应用。对于轻度COPD患者，短效支气管扩张剂常可控制病情，如沙丁胺醇或异丙托铵；对于Ⅱ、Ⅲ和Ⅳ期病例，通常推荐单独或联合应用吸入性长效 β_2 激动剂（如沙美特罗和福莫特罗）或抗胆碱能药（如噻托溴铵）。短效支气管

图22-6 慢性阻塞性肺病的处理。

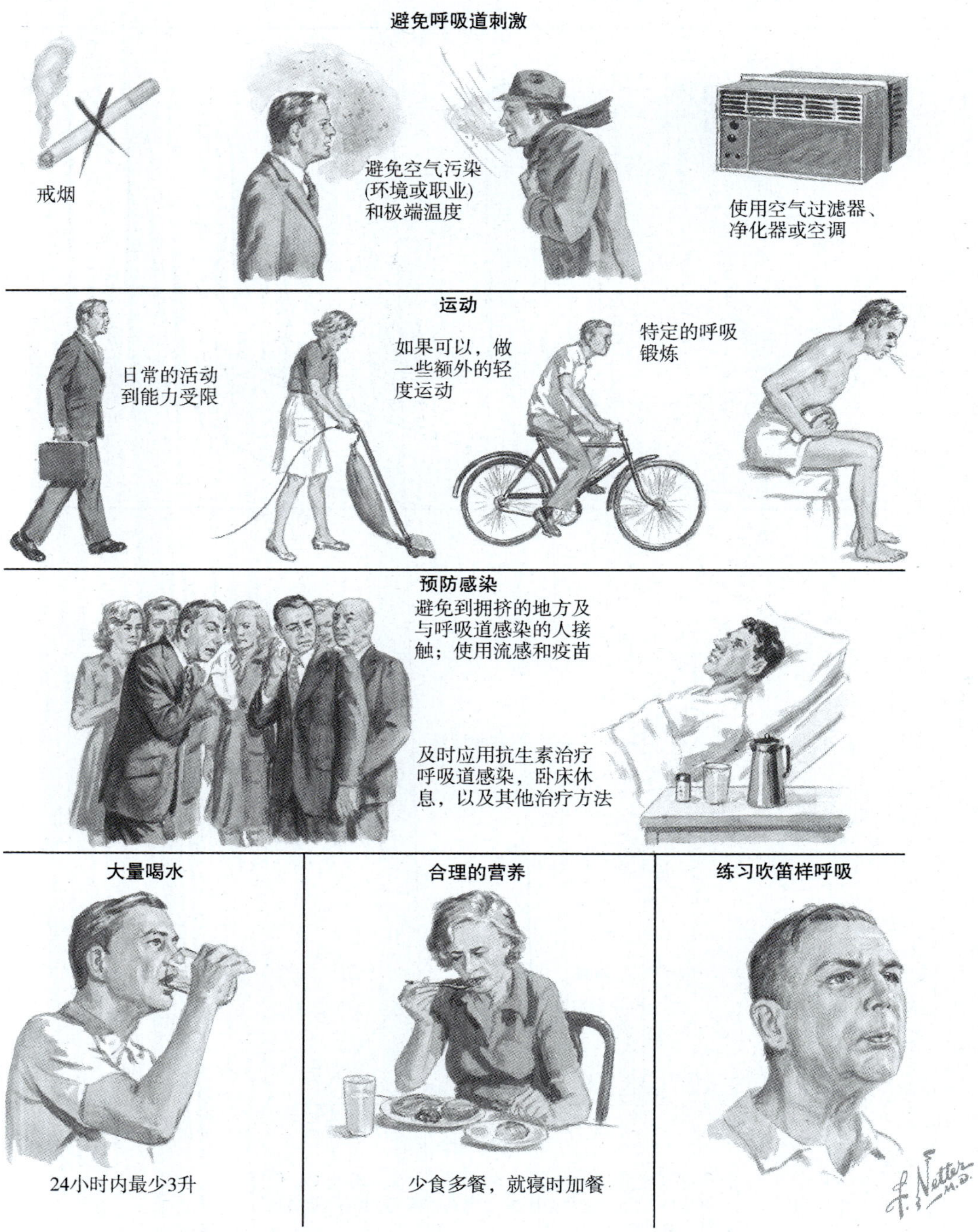

扩张剂常用作急救用药。而用于常规治疗或按需用药的短效 β_2 激动剂（如沙丁胺醇）常与异丙托铵一起使用。这些药物常可以通过计量气雾吸入器给予；然而，COPD 老年患者常常难以使用这些气雾器。沙丁胺醇－异丙托铵喷雾剂对重症COPD患者有效。随着用药量的增加，需要认真监测患者的心脏毒性表现。现已有气溶胶剂型的扩张剂（如阿福特罗和福莫特罗）供临床使用。

抗胆碱能类药物包括异丙托铵溴铵和噻托溴铵，后者是一种新的长效制剂，抗毒蕈碱样作用可持续24小时。抗胆碱能药物特别适用于COPD患者，尤其适用于长期吸烟和 FEV_1 降低的患者。该类药物全身吸收性差，不会穿过血 - 脑屏障，也不会对纤毛活动产生不利影响。其主要不良反应是引起口干和咳嗽。由于起效慢，它们不适于用作抢救用药，但用于长期治疗 COPD 患者则有效且安全。异丙托铵可以用计量吸入器吸入，也可以雾化吸入，对急性呼吸衰竭也有疗效。一般情况下，长效和短效抗胆碱能药物不同时使用。噻托溴铵常与长效 β 激动剂合用，有时长期与吸入性皮质类固醇（ICS）合用。

沙美特罗和福莫特罗是长期治疗 COPD 的长效支气管扩张剂，作用时间为 12 小时。这两种药对病情稳定的患者安全、有效，但使用剂量不宜增加。福莫特罗具有快速起效的特点。沙美特罗的耐受性更佳。长效 β_2 激动剂（LABA）用于治疗 COPD 时无用于治疗哮喘时的风险。该类药物易于与茶碱、噻托溴铵、异丙托铵溴化物以及吸入性皮质类固醇合用。

以前，氨茶碱是治疗 COPD 的一线药物，现在是作为二线治疗药物使用。虽然氨茶碱具有一定的抗炎作用，可以改善膈肌的收缩性、增加心输出量以及提高黏膜纤毛的清除能力，但对 COPD 患者有很大毒性。在先前有心脏病的老年患者会面临心律失常的危险，即使药物浓度位于较高的治疗浓度时。氨茶碱与治疗 COPD 的其他药物有严重的相互作用，如与大环内酯类抗生素、环丙沙星和西咪替丁。清除率会因并发症（如肺炎、充血性心脏衰竭、肝疾病）而变化。建议的治疗浓度为 8 ～ 12μg/dL。大多数患者的总需要量为 100 ～ 400mg/d。

因有严重的不良反应如，类固醇性肌病、骨质减少和白内障，不建议长期口服类固醇治疗 COPD。

长期用吸入性皮质类固醇治疗并不能改变 COPD 患者的远期 FEV_1 下降。GOLD 指南建议，对于 FEV_1 低于预测值的 50% 的患者，或反复加重需要抗生素和口服皮质类固醇治疗的Ⅲ和Ⅳ期 COPD 患者，给予有规律的吸入性皮质类固醇治疗。吸入性皮质类固醇治疗可以使上述患者保持生活质量，减少病情恶化的次数。为期 3 个月的吸入性皮质类固醇试验性治疗可确定哪些患者可以从治疗中受益。最近的一项历时 3 年的研究发现，采用吸入性皮质类固醇加长效 β_2 激动剂治疗可以降低 COPD 患者的全因死亡率。

肺康复性训练

肺康复性训练对所有患者均有益处。康复性训练包括：体育锻炼、营养咨询和改善运动耐力和全面健康的教育计划，特别是对 FEV_1 低于 1.5L 的患者。肺康复锻炼的目标是：减轻症状、改善生活质量、减少致残率以及增强参与日常体力和情感活动的能力。方法包括消除患者的焦虑、放松、改变有关训练和健康问题的观念以及训练管理。训练可以促患者增强运动耐力、减轻呼吸困难和疲劳的症状。有效康复训练计划的最短时间为 2 个月，训练计划持续时间越长，效果越明显。康复性训练对存活率似乎没有影响，有关减少住院率方面的资料也不一致。

外科治疗

在严格选择病例，肺大泡摘除术可以减轻呼吸困难，改善肺功能。手术适应证是：胸部 CT 扫描肺大泡明显压迫周围肺组织，肺大泡占据大部分胸腔或由于肺大泡出现呼吸窘迫，常通过视频辅助的胸腔镜进行切除。

美国肺气肿减轻手术治疗试验的结果是混杂的。肺功能非常低下（FEV_1 < 20%）、弥散能力低（< 20%）以及病变弥散者的手术死亡率远远大于药物治疗的对照组。然而，在以上叶肺气肿病变为主和基础运动耐力低的患者，术后 5 年随访期间肺功能及存活率均有所改善。

在经严格选择的晚期 COPD 患者，特别是 α_1 抗胰蛋白酶缺乏患者，肺移植可改善生命质量和肺功能。选择的标准为：FEV_1 < 35%、PaO_2 为 55 ～ 60mmHg、PaO_2 > 50mmHg。以前行单肺移植，但目前双肺移植正变得更为普遍。

加重期的治疗

COPD 急性加重的定义是：呼吸困难和咳痰加重，以及痰量连续 2 天比平日增加。加重常定义为 COPD 患者生命中的临床事件。导致加重的原因是多方面的，包括感染、空气污染、暴露于过敏原和臭氧。加重期最常见的症状是：呼吸困难加重，伴有哮喘、胸闷、咳嗽和痰量增加，痰的颜色和黏滞度改变，发热。还可能伴有全身非特异性症状，如感觉不适、失眠、疲乏、抑郁和意识模糊。加重期的结局受病情严重程度、近期口服皮质类固醇以前使用抗生素情况的影响。简单的肺功能检查有助于判断病情，但常难以完成。住院时动脉血气分析有助于指导氧疗并对即将发生呼吸衰竭的患者防止镇静。

急性加重期的鉴别诊断包括：充血性心衰、气胸、胸腔积液、肺栓塞和心律失常。可选择临床评估、胸部X线检查、心电图、螺旋CT扫描及其他诊断方法除外上述疾病。咳嗽加剧和脓性痰液是使用抗生素的强指征。最常见的病原体有肺炎链球菌、流感嗜血杆菌和黏膜炎莫拉菌。许多危重症患者还可能伴有革兰阴性杆菌感染，如克雷白杆菌或假单胞菌，这些病原体可导致严重的肺感染。少数情况下，非典型细菌可能是潜在的病原体，如支原体、衣原体或军团菌属。许多加重期是由病毒引起的，但检查结果无法判断是病毒感染还是细菌感染。同样，臭氧或颗粒物空气污染可引发加重期，也无法与细菌感染引发的加重期区别开来。

大多数急性加重期患者居家治疗。如果没有禁忌证，β受体激动剂的剂量和频率可以增加。也可加用另一种支气管扩张剂。对于仅用计量吸入器用药的患者，可以考虑大剂量治疗。

通常，急性加重期患者可从全身使用皮质类固醇获益，可缓解症状，改善肺功能。对于中度COPD患者，大多数有对照的临床试验表明，短期全身使用皮质类固醇结合其他有效的治疗方法可使患者获得轻微但有临床意义的改善，使治疗失败的概率减少。通常泼尼松的初始剂量为30 ~ 40mg/d，连用5 ~ 10天，是否调整剂量视情况而定。增加吸入性皮质类固醇的剂量疗效并不明显。

除非患者住院或有肺炎，不用行痰培养。抗生素的选择取决于细菌的社区抗药性以及疾病分期、近期使用抗生素情况和全身使用皮质类固醇情况。应选用针对常见病原菌的抗生素。对于对口服抗生素类药物无反应或在痰中发现产β-内酰胺酶细菌的患者，可使用二代和三代头孢素类抗生素、新的大环内酯类药物、阿莫西林 - 克拉维酸钾或氟喹诺酮类药物。

避免治疗错误

第一种治疗错误是源于认为，加重和慢性支气管炎仅仅是细菌和病毒感染引起的，不是慢性原发疾病的综合表现。第二种治疗错误是源于将COPD误诊为哮喘，并用适于治疗哮喘而不适于治疗COPD的方法进行治疗，如给予白三烯受体拮抗药物。第三种治疗错误是全身使用皮质类固醇，甚至在已有证据表明长期口服类固醇的不良反应大于益处。第四种错误是源于不进行肺功能检测，因而也就无法了解患者的肺功能受损程度和 选择外科治疗的相应风险，也无法了解相应的预后。

展望

COPD研究进展的速度在加快。利用先进的分子学、生物化学、微生物学和组织病理学方法对人类肺部组织细胞的特征进行的研究已取得了重要进展，如对炎症过程、氧化性应激以及细胞凋亡的观察。还要为新研发的更为有效的抗炎药物确定新的生化标志物和临床终点。对COPD的遗传因素的了解有助于识别引起疾病的生化途径，从公共卫生的角度确定干预高危个体的靶点。需要确定加重的原因和后果，有必要针对黏液腔化生和黏液分泌过多进行治疗，最后，刺激肺泡再生的治疗是一种令人兴奋的、有可能改善肺气肿治疗的一种方法。临床上，还需要进一步研究以确定更好的监测疾病的方法，并进行进一步的研究使现行的临床实践更为有效或对现行的临床实践进行改进。

（肖黎保　徐　杰　译　李　伟　校）

参考文献

American Thoracic Society/European Respiratory Society Statement: Standards for the Diagnosis and Management of Individuals with Alpha-1 Antitrypsin Deficiency. Am J Respir Crit Care Med 168(7):818-900, 2003.

The ATS/ERS guidelines closely follow the GOLD guidelines and emphasize matching treatment to level of obstruction as inhaled steroids are recommended for those with exacerbations.

Dahl M, Tybjaerg-Hansen A, Lange P, et al: Change in lung function and morbidity from chronic obstructive pulmonary disease in alpha-1 antitrypsin MZ heterozygotes: Longitudinal study of the general population. Ann Intern Med 136(4):270-279, 2002.

This study documents that most nonsmoking patients who are heterozygotes for α_1-antitrypsin deficiency do well.

循证

1. Calverley PM, Anderson JA, Celli B, et al: Salmeterol and fluticasone propionate and survival in chronic obstructive pulmonary disease. N Engl J Med 356:775-789, 2007.

This landmark study shows that the combination of fluticasone and salmeterol improves all-cause mortality, reduces exacerbations, improves quality of life, and changes the rate of decline in lung function.

2. Celli BR; Committee Members: Standards for the diagnosis and treatment of patients with COPD: A summary of the ATS/ERS Position Paper. Eur Respir J 23:932-946, 2004.

This definitive summary outline of the levels of COPD and appropriate therapy at each stage provides useful information for both diagnosing and treating patients with COPD.

3. Global Initiative for Chronic Obstructive Lung Disease (GOLD).

Available at: http://www.goldcopd.com/. Accessed April 14, 2007.

This website includes the updated GOLD statement showing the levels of COPD.

4. Hogg JC, Chi F, Utokaparch S, et al: The nature of small-airway obstruction in chronic obstructive pulmonary disease. N Engl J Med 350:2645-2653, 2004.

   This paradigm-shifting paper notes the presence of active inflammation in the small airways of the lungs long after patients have stopped smoking cigarettes.

5. Mannino DM, Homa DM, Akinbami LJ, et al: Chronic obstructive pulmonary disease surveillance—United States, 1971-2000. MMWR Surveill Summ 51(6):1-6, 2002.

   This paper underscores the large number of patients with COPD who have not been physician diagnosed.

6. National Emphysema Treatment Trial Research Group: A randomized trial comparing lung volume reduction surgery with medical therapy for severe emphysema. N Engl J Med 348:2059-2073, 2003.

   Along with a subsequent 5-year follow-up study, this trial shows that patients with upper lobe emphysematous changes and low exercise tolerance who undergo surgery will have improvements in symptoms, quality of life, and survival.

Craig N. Rosebrock • Stephen L. Tilley

23

限制性肺部疾病

引言

由远离导气道病变所致的胸部疾病可导致限制性肺部疾病（restrictive lung disease, RLD）。总之，这一系列疾病的主要临床表现为肺活量下降。虽然RLD不如阻塞性肺部疾病（如哮喘和慢性阻塞性肺部疾病）常见，但是如果在发生纤维化之前不能得到及时发现和治疗，有可能进展至呼吸衰竭和死亡。由于及时诊断和治疗可以从根本上改变发病率和死亡率，因而内科医生了解这一组异质性的疾病非常重要。

病因和病理生理学

RLD 可以分为四种完全不同的病因类型：胸壁疾病、胸膜疾病、神经肌肉疾病和弥漫性肺实质性疾病（diffuse parenchymal lung disease, DPLD）。DPLD 与间质性肺部疾病（interstitial lung disease, ILD）在文献中常被互换；然而，DPLD 这一术语更为适当，因为许多此类疾病涉及肺泡上皮细胞、肺泡腔和肺血管，而不仅限于肺间质。有关胸膜疾病的讨论详见第 19 章。

虽然发病机制不同，所有 RLD 均导致肺活量减低。RLD 的肺活量测定特征为：用力肺活量（forced vital capacity，FVC）下降，1 秒钟用力呼气容积（forced expiratory volume in 1 second，FEV_1）减少，以及 FEV_1 与 FVC 比值正常（> 75%）（图 23-1）。DPLD 时肺的顺应性下降，胸膜和胸壁疾病时胸膜和胸壁的顺应性下降，这些是导致这些疾病肺活量下降的机械学原因。肺容量测定显示肺总量（total lung capacity，TLC）、功能残气量（functional residual capacity，FRC）和残气量（residual volume，RV）下降（见图 23-1）。与之相比，神经肌肉疾病时，肺、胸膜和胸壁的顺应性均正常，而且肺活量下降的原因是膈肌无力并因而阻碍了肺完全扩张到正常的 TLC。由于 FRC 是由胸壁和肺之间的力量的平衡决定的，而神经肌肉疾病时对两者均无影响，所以神经肌肉疾病时 FRC 仍保持正常。神经肌肉疾病时 RV 可能上升，因为呼气肌无力可导致患者不能用力呼气至正常的 RV。这些肺容量参数特征对于 RLD 的初步鉴别有一定价值。伴随着显著的胸膜纤维化或胸壁畸形，膈肌无力或胸壁顺应性下降会进行性加剧，并可进而导致高碳酸性呼吸衰竭。由于这些患者的肺实质正常，除非合并继发病变（例如，神经肌肉疾病时由于分泌物潴留导致肺不张）或严重的高碳酸血症，通常不易发生低氧血症。

与其他 RLD 相比，低氧血症是 DPLD 的共同特征。低氧血症是由通气 – 灌注失衡和弥散障碍导致的，运动时，由于通过肺血管床的红细胞增多，血红蛋白装载氧气的时间减少，低氧血症更为严重。除非发展到终末阶段，大多数 DPLD 不发生高碳酸血症。

炎症或纤维化导致的肺泡 – 毛细血管单元破坏及低氧血症共同作用可使肺血管阻力增加。肺血管阻力增加可导致右心室后负荷增加，进而导致右心室肥厚和扩大，发生肺源性心脏病而出现相应的周围水肿（与继发于肺气肿时发生的变化类似；图 23-2）。当右室压力显著升高时，室间隔向左心室移位，左心室舒张功能受损，可发生肺水肿。这些病理生理变化的临床意义将在“处理和治疗”一节讨论。

图23-1 限制性肺部疾病的生理学。
限制性肺部疾病的最大呼气流量容积曲线。在RLD时，肺总量、残气量和肺活量均下降。$FEF_{25\%-75\%}$：用力呼气流量；FEV_1：1秒钟用力呼气容积。

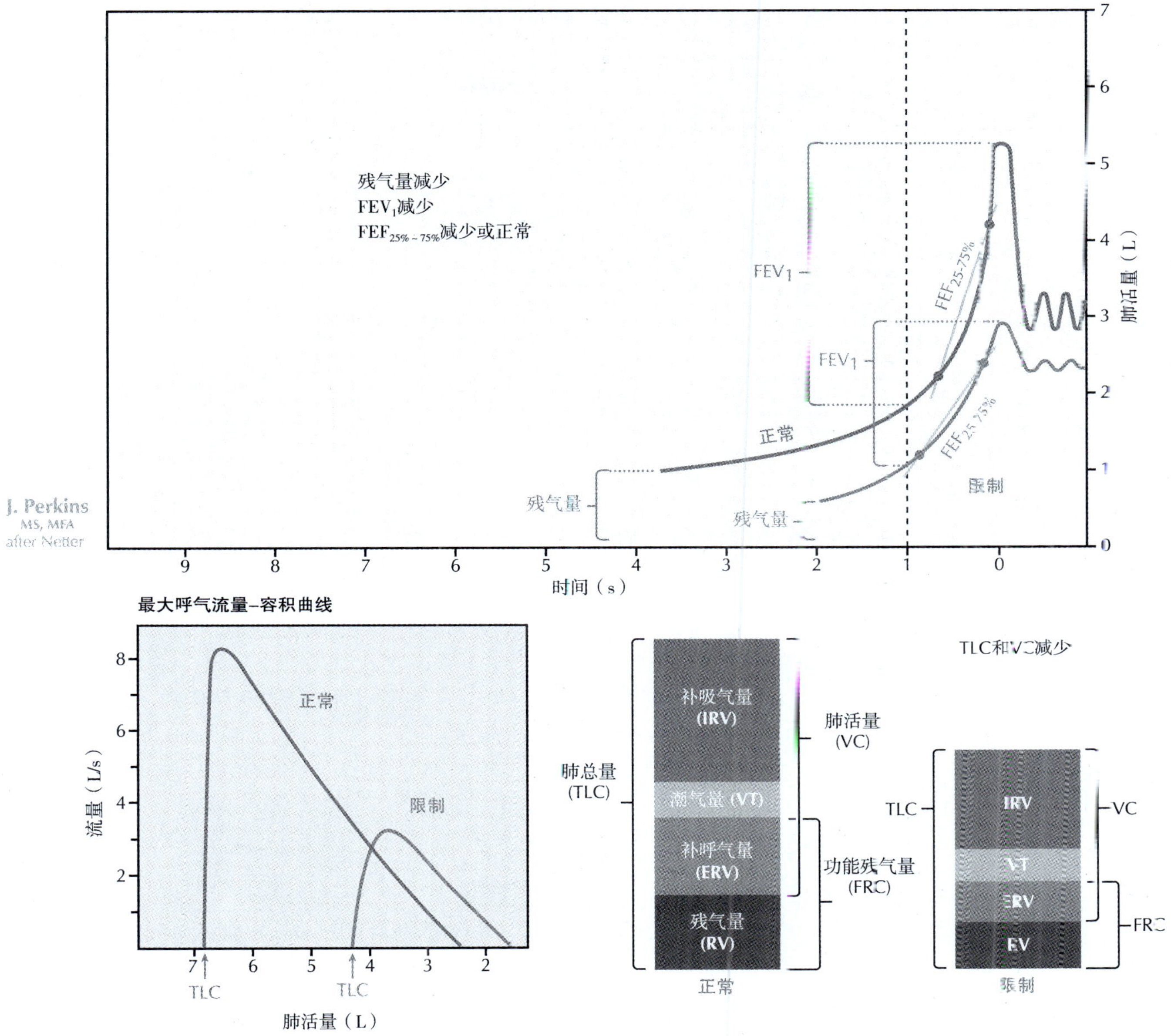

临床表现

RLD 患者最常见的主诉是劳力性呼吸困难。呼吸困难的程度常取决于限制的病因和肺功能受损的严重度。有些患者仅有轻度的运动耐力下降。病情严重的患者可表现为虚弱无力，攀登一小段楼梯后即可出现显著不适。随着肺功能进一步恶化，患者可出现静息性呼吸困难。RLD 患者，尤其是 DPLD 患者，也可出现咳嗽，通常无咳痰。相关症状还包括基于病因而产生的非特异性胸部不适。由于许多疾病有相似的临床表现，详细的病史和细致的体格检查对于鉴别限制性疾病的病因至关重要。有利于缩小鉴别诊断范围的病史和体格检查特点将在“诊断方法”一节进行讨论。

当神经肌肉疾病是 RLD 的病因时（框 23-1），患者可有其他神经肌肉方面的主诉。患者常主诉全身无力或疲乏。在一些病例，体格检查时可发现无力的客观体征。如果膈肌受累，患者可出现平卧后

图23-2 肺源性心脏病。

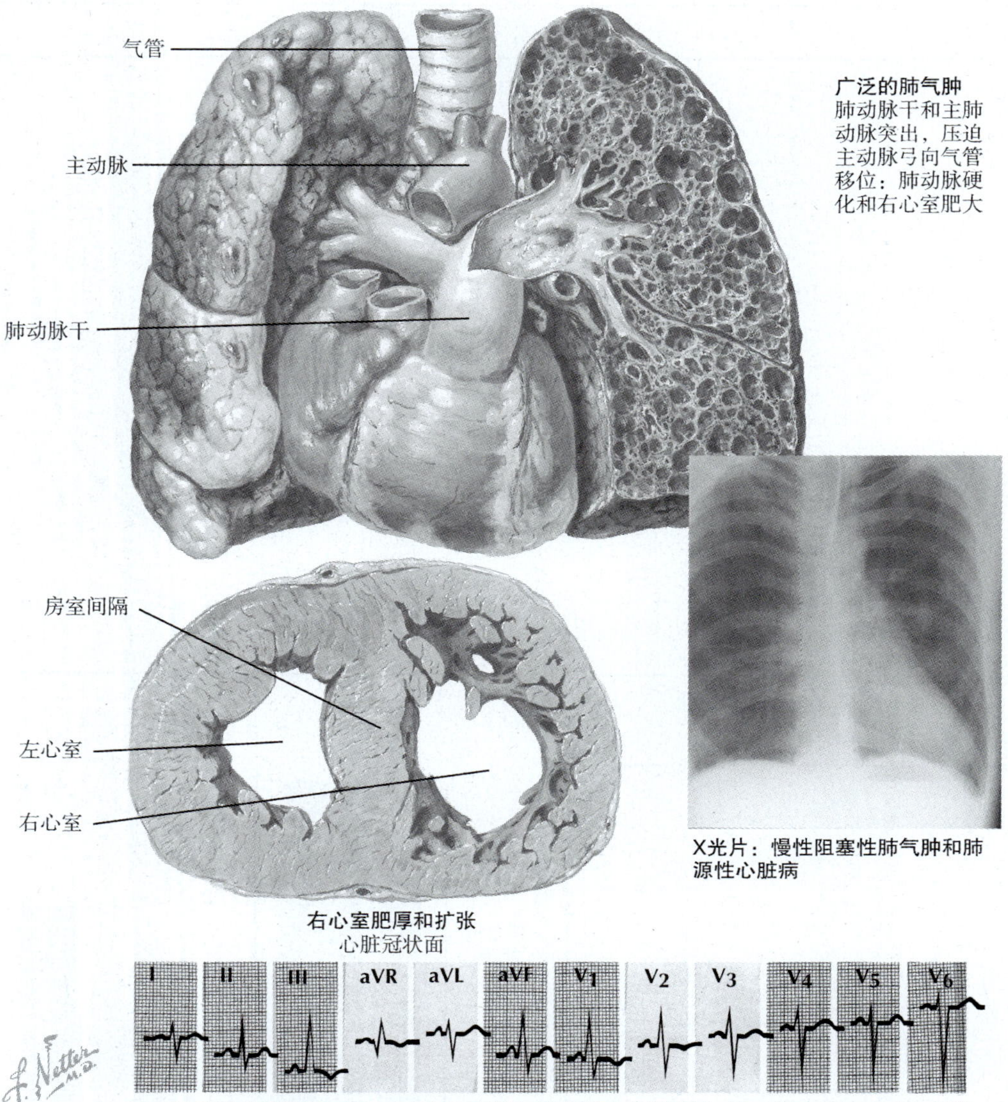

V_1和V_2导联的R波和Ⅰ、V_4、V_5和V_6导联的S波提示右心室肥厚。Ⅱ、Ⅲ、avF、V_1和V_2导联的P波高大提示右心房扩大。

呼吸困难加重和矛盾呼吸。矛盾呼吸表现为吸气时腹壁向内运动而不是向外运动。体格检查可发现骨骼肌无力；也可单独出现呼吸肌无力。

胸壁疾病（框 23-2）在体格检查时更显而易见，患者的不适更为局限。这组疾病包括影响吸气时膈肌向下移位的腹部压迫。张力性腹水、腹部包块和大量脂肪是限制的常见病因，床旁检查即可证实。漏斗胸是一种常见的影响前胸壁的先天性疾病。有这种畸形的患者其胸骨凹陷。较年轻的患者很少有症状。然而随着年龄增长，可出现轻微的劳累性呼吸困难和畸形部位的疼痛。有些漏斗胸患者可有二尖瓣脱垂，可出现与心律失常有关的心悸。有脊柱畸形的患者在体格检查时可有特殊体征。有脊柱后突的患者可见前后成角。有脊柱侧突的患者有脊柱侧移或弯曲。如果存在严重的肋骨变形，患者可出现体力劳动不耐受，但通常静息时无症状。有胸壁或脊柱畸形的儿童患者由于肋骨无硬度，通常没有症状。成人可同样没有症状直到合并其他疾病，如细菌性肺炎。健康无明显临床表现的 RLD 患者有易于发生高碳酸呼吸衰竭的倾向。有病态肥胖的患

框 23-1 引起限制性肺部疾病的神经肌肉疾病

上或下运动神经元病变
- 肌萎缩性侧索硬化症
- Guillain-Barré 综合征

累及神经肌肉接头的疾病
- 重症肌无力
- 肉毒中毒
- Lambert-Eaton 综合征

肌肉疾病
- Duchenne 肌营养不良
- Becker 肌营养不良
- 线粒体肌病
- 多发性肌炎和皮肌炎
- 甲状腺病
- 药物（类固醇）# 毒素
- 糖原贮积症

框 23-2 引起限制性肺部疾病的胸壁和胸膜疾病
- 先天性胸壁畸形（漏斗胸）
- 强直性脊柱炎
- 纤维胸
- 腹部压迫（腹水、腹部肿块、肥胖）
- 胸部肿瘤
- 脊柱后侧突
- 连枷胸
- 张力性气胸
- 血胸
- 胸腔积液和塌陷肺

者常静息时无症状，但当患者合并代偿失调和肺限制时，可发生严重的劳力性呼吸困难。

与 DPLD 相关的临床表现和体检发现是患者肺部疾病病因的重要线索。大部分患者可有气促，伴有或不伴有咳嗽。DPLD 早期偶尔可因其他原因行 X 线胸片或胸部 CT 检查而引起临床关注。然而对突然发生的呼吸衰竭必须迅速诊断。急性间质性肺炎是一种特发性间质性肺炎（框 23-3），有发热、不适和咳嗽的前驱症状，继而可在数天至数周内出现低氧血症性呼吸衰竭。由于患者可进展为呼吸衰竭并需要机械通气治疗，这种情况必须被迅速识别。胸痛在大多数 DPLD 患者中并不常见，但是一旦出

框 23-3 不明原因的弥漫性肺实质疾病
- 特发性间质性肺炎
  - 间质性肺炎：特发性肺间质纤维化
  - 非特异性间质性肺炎
  - 急性间质性肺炎
  - 呼吸细支气管炎 - 间质性肺病
  - 脱屑性间质性肺炎
  - 淋巴细胞性间质性肺炎
  - 特发性闭塞性细支气管炎伴机化性肺炎：隐源性机化性肺炎
- 结节病
- 淋巴管平滑肌瘤病
- 肺朗格汉斯细胞增生症：嗜酸细胞肉芽肿、组织细胞增生症 X
- Wegener 肉芽肿
- Goodpasture 综合征
- 慢性嗜酸粒细胞性肺炎
- 淀粉样变
- 变应性肉芽肿综合征

现，通常是由于系统性炎症性疾病所致，如系统性狼疮、混合性结缔组织疾病、类风湿性关节炎或结节病。患有严重或进展性 DPLD 的患者可出现肺高压，可出现头晕、晕厥或下肢水肿。有些 DPLD 患者由于小气道受累，可出现喘息，如结节病和变应性肉芽肿综合征时。变应性肉芽肿综合征是一种引起 DPLD 的肺血管炎。这种自身免疫性疾病有哮喘症状，患者可出现喘息。

虽然特发性间质性肺炎（见框 23-3）常局限于肺部，但其他 DPLD 都是系统性疾病的一部分，其中可有其他器官受累。例如，DPLD 可发生在许多结缔组织疾病中（见框 23-4），典型的类风湿病程中可出现其他器官特异性不适，这有助于诊断。例如，患有结缔组织疾病的患者可出现疲劳、无力、关节痛、肌肉痛、干眼或口干症状。

DPLD 的患者体格检查可发现异常，但没有特异性。胸部听诊通常可有“Velcro”音或干的吸气性爆裂音。有趣的是，尽管存在严重的实质性肺病，肺结节病时，听诊呼吸音常清晰。发绀和杵状指通常是疾病晚期的临床表现，提示肺部疾病进展。在 DPLD 的晚期也可发生肺高压，患者可出现右心奔马律或异常的 P2 心音亢进。颈静脉怒张、肝大和

框 23-4 不明原因的弥漫性肺实质疾病

- 结缔组织疾病相关的
  - 类风湿性关节炎
  - 混合性结缔组织疾病
  - 进行性系统性硬化症
  - 系统性红斑狼疮
  - 干燥综合征
  - 多发性肌炎和皮肌炎
  - 强直性脊柱炎
- 吸入有机抗原（过敏性肺炎）
- 吸入无机粉尘（碳、硅酸盐、硬金属、煤尘）
- 药物
  - 胺碘酮
  - 甲氨蝶呤
  - 非类固醇类抗炎药
  - 米诺环素
  - 柳氮磺胺吡啶
  - 乙胺丁醇
  - 异烟肼
  - 博来霉素
  - 环磷酰胺
  - 辐射
  - 吗啡
  - 可卡因

下肢水肿是由于发生右心衰——肺源性心脏病所致（见图 23-2）。

疾病的肺外表现有助于缩小 DPLD 的鉴别诊断范围。系统性高血压可见于结缔组织疾病和血管炎。皮肤改变在结缔组织疾病（如硬皮病）中常见。结节病、神经纤维瘤、皮肌炎、药物引起的 DPLD 和系统性血管炎也有典型的皮肤表现。当患有 DPLD 的患者报告眼部症状时，要考虑到结节病、硬皮病、强直性脊柱炎和系统性血管炎。体格检查中肌力减退的客观表现可能是潜在的结缔组织疾病的线索。然而即使缺乏肺外表现，也不能除外引起 DPLD 的特殊病因，因为肺部疾病偶尔可以是这些系统性疾病的首发临床表现。

诊断方法

对疑似 RLD 的患者的评估应当包括：详细的病史（包括各个系统的回顾）、体格检查、肺活量测定以及后前位和侧位 X 线胸片检查。对疑似 RLD 患者的诊断流程如图 23-3 所示。重要的体征应当包括吸入室内空气时的脉搏血氧。活动后脉搏血氧是发现 DPLD 的有效检查方法，因为活动引起的低氧血症是这些疾病的一个共同特点。虽然全面的病史询问和体格检查、影像学检查、和选择性的实验室检查可提示 RLD，但诊断的主要依据是肺功能检查。对于限制性疾病的诊断，在进行多方面的放射和病理检查之前，应当首先进行肺活量和肺容量测定予以证实。对疑似有肺部疾病的患者应当首先进行简单的肺活量测定。如果 1 秒用力呼气容积（FEV_1）、用力肺活量（FVC）和 FEV_1 与 FVC 的比值提示限制性疾病（见图 23-1），就应当进行肺容量和弥散能力（diffusion capacity，D_{LCO}）检测。肺容量测定对于 RLD 的诊断和早期鉴别诊断极为关键，因为不同种类的限制性疾病对容量参数的影响是有差别的。

在神经肌肉和胸壁疾病时，全面的病史询问、体格检查和肺功能检查对于鉴别诊断（见框 23-1）都是必需的。累及膈肌的肌无力患者的典型特点是：肺总量下降、用力肺活量正常和残气量轻度增加。肌肉压力检查显示：最大吸气压和最大呼气压下降。弥散能力正常是典型特点。在膈肌无力和外伤病例，后前位和侧位 X 线胸片检查可显示一侧膈肌抬高。透视检查对于证实膈肌运动异常是必要的。诊断神经肌肉疾病有必要行神经传导检查和肌活检。制订诊断计划时应同有经验的神经科医生协商。

框 23-2 列出了由胸壁畸形引起的 RLD。肥胖引起的 RLD 的特征是单一的用力肺活量下降。有病态肥胖时，肺总量也可下降。不伴有实质性肺部疾病时，由胸壁疾病引起的限制性通气功能不全患者的弥散功能可以正常。胸部影像学检查常可发现潜在的导致胸壁疾病的骨病。不必进行特殊的血清学检查。如果存在胸膜肿块或胸壁肿瘤，为明确诊断，可进行 CT 引导的组织学活检、视频辅助的胸腔镜检查或开放性手术。根据胸壁疾病的病因和严重程度，患者的处理应当与胸科和整形外科医生协商。

引起 DPLD 的原因是广泛的（见框 23-3 和 23-4），诊断这些疾病的方法见下文和图 23-3。根据临床表现和详细的病史进行个体化诊断是非常重要的。与任何接诊一样，临床医生获得详细的疾病发

图23-3 诊断流程。
COPD：慢性阻塞性肺疾病；DDx：鉴别诊断；DPLP：实质性弥漫性肺部疾病；HRCT：高分辨率计算机断层扫描；PFT：肺功能检查；VATS：电视辅助胸腔镜手术。

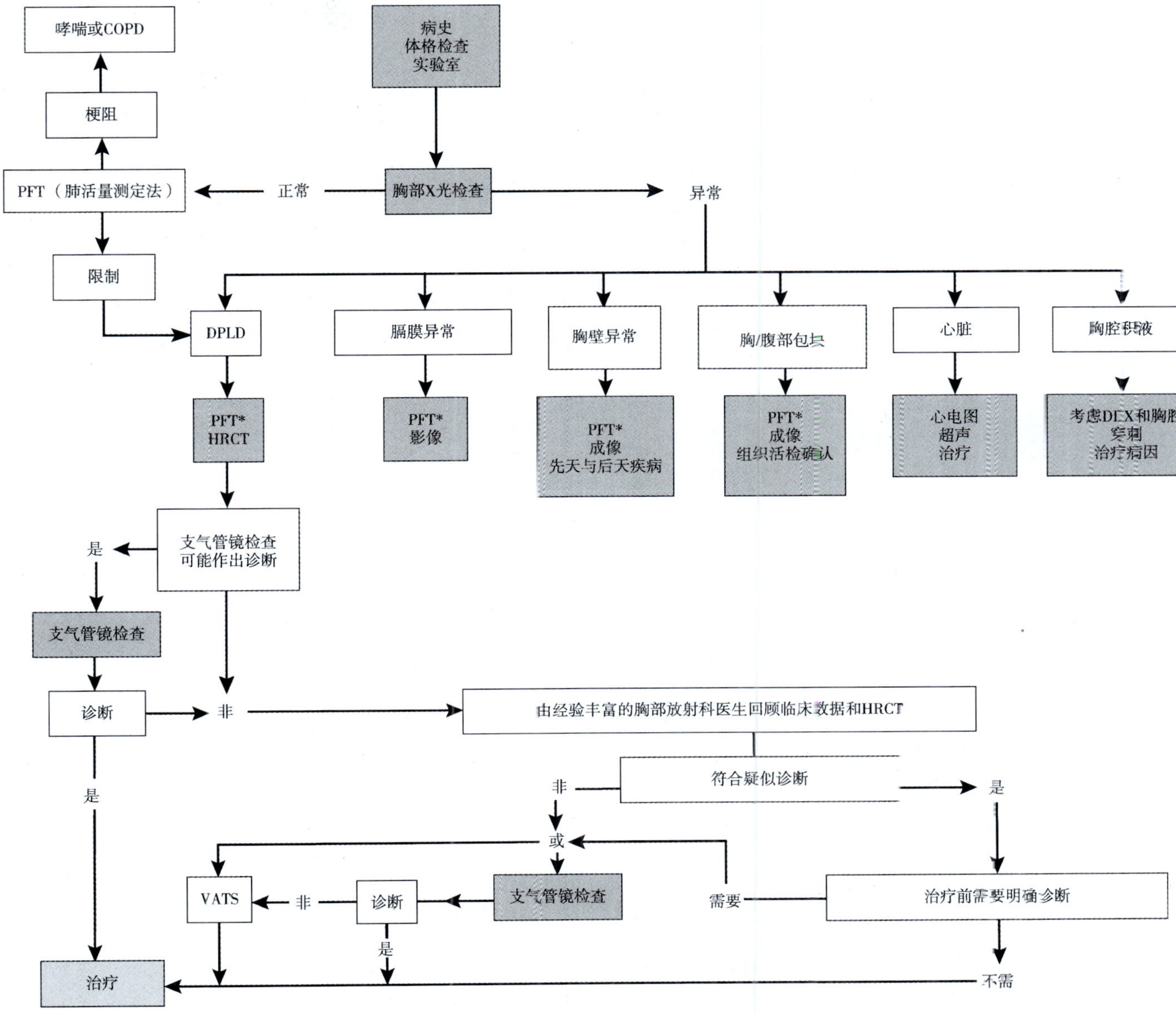

*PFT：全面检查，包括肺容和DLCD。

作史和进行广泛的系统回顾是必要的。吸烟史非常重要，因为一些疾病，包括呼吸性细支气管炎 - 间质性肺疾病、脱屑性间质性肺炎、朗格汉斯组织细胞增生症，在吸烟停止后能够得到改善。临床医生必须询问患者当前或既往的职业或休闲时的暴露的情况（见框 23-4），因为避免这些因素可以使疾病缓解。过敏性肺炎（图 23-4；彩图 23-4）是一种重要的 DPLD，只有通过询问详细的暴露史（如宠物鸟）才可引起怀疑。当前及以往用药史很重要，因为一些药物与 DPLD 的发展有关。详细的家族史能够揭示有确切遗传因素疾病诊断的线索（如结节病）。最后，完整的体格检查能够提示 DPLD 的严重程度（如肺心病的体征）和病因（如皮肤冻疮样狼疮能够提示结节病）。

当评估疑似 DPLD 患者时，胸部 X 线检查是一项重要的诊断检测手段。DPLD 患者的特征性胸

图23-4 过敏性肺炎。

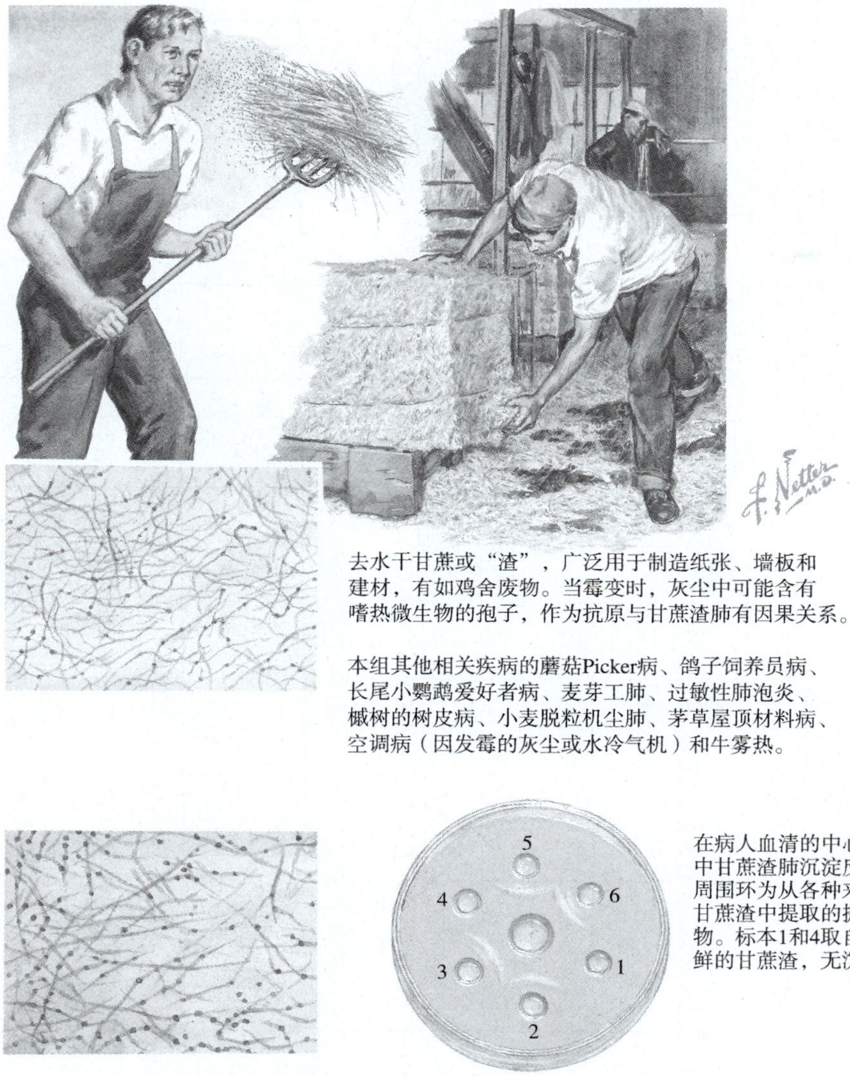

部 X 线表现是：肺纹理增加，伴有或不伴有小结节——一种小的网状结节。然而，在这些疾病中可以见到肺泡填充，是从 ICD 到 DPLD 转变的基础。胸部影像学检查能够显示与基础疾病有关的其他发现，如肺门淋巴结肿大或胸腹异常。肺门淋巴结肿大是肺结节病的特征（图 23-5；彩图 23-5）。据报道，有超过 10% 的 DPLD 患者胸部 X 线检查正常，因此，胸部 X 线检查正常并不能排除诊断。所有疑似 DPLD 的患者都应接受胸部高分辨率 CT（HRCT）检查。HRCT 可用于：（1）确定 X 线胸片尚未发现的疾病；（2）区分活动性炎症与纤维化；（3）提示特殊的诊断。一些报道认为，对于大部分病例，结合临床资料与 HRCT 所见可作出正确诊断。

DPLD 的病理生理学特征与大多数限制性病因所致疾病的病理生理学特征相同。DPLD 患者肺活量测定及肺容积测定常表现为 TLC、FRC 和 RV 下降。然而，肺结节病、过敏性肺炎、呼吸性细支气管炎 - 间质性肺疾病一般表现为混合的限制 - 阻塞功能障碍；肺结节病偶尔表现为单纯阻塞性功能障碍。弥散量下降在 DPLD 中常见，但不是特征性改变。然而，弥散量和最大肺活量改变是疾病早期的强有力的预测因子。在患者的病程中应密切观察这些数值以监测疾病进程及对治疗的反应。HRCT 上看到的肺部受累范围与患者的肺功能相关。低氧血症和肺泡动脉血氧分压差升高，支持 DPLD 的诊断。在疾病早期，肺泡动脉血氧分压差只有在用力时才

图23-5 结节病。

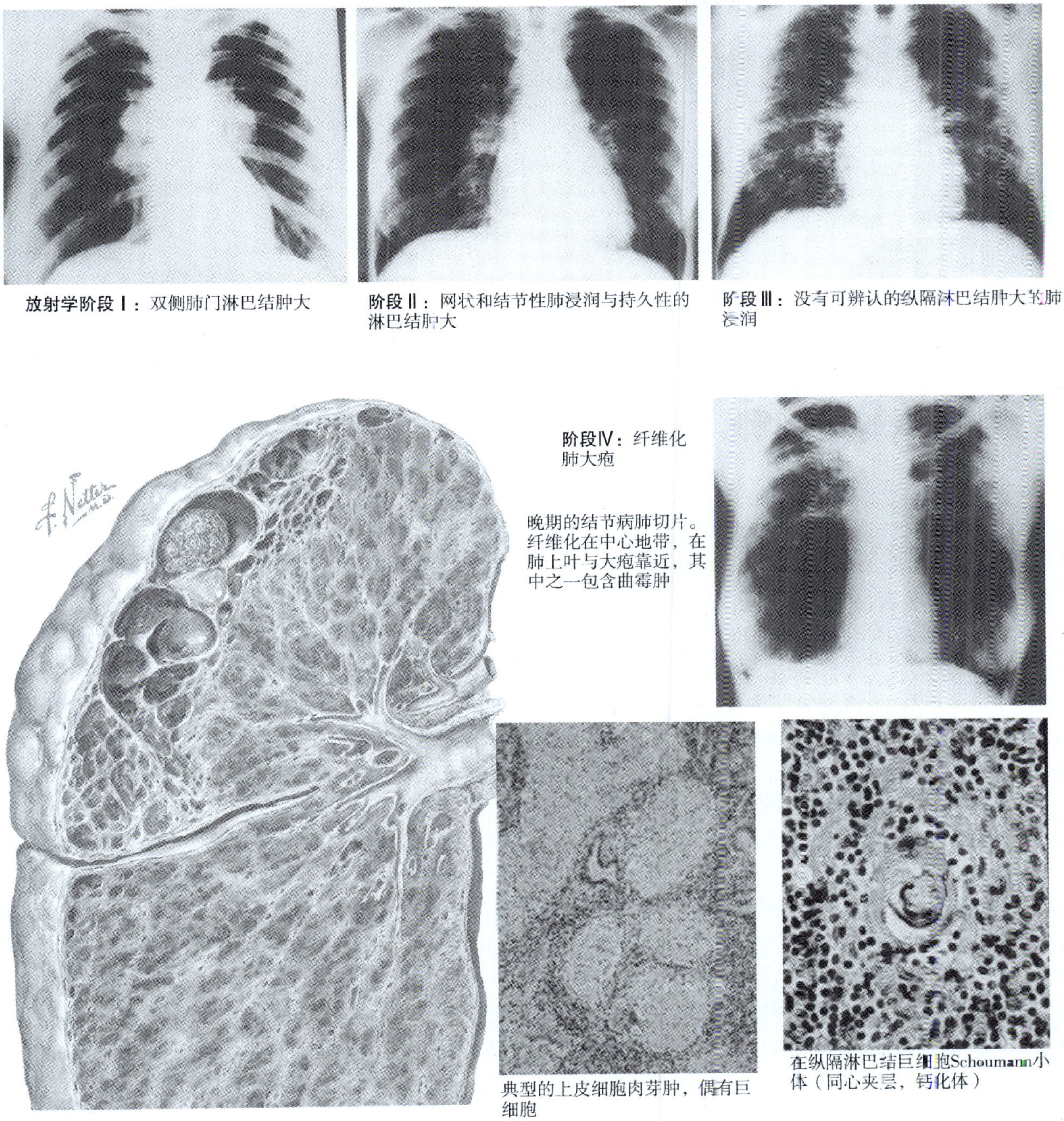

变得明显。对于发现 DPLD，运动时的脉搏血氧测定是一项有价值的检查，还可用于监测疾病的进程及对治疗的反应。生理学检查可支持 DPLD 的诊断，但很少提示特异性病因。

血清学检查对于评估疑似 DPLD 的患者有一定帮助。在初始评估中，应进行全血细胞计数、分类、网织红细胞计数、生化指标、尿液分析和肝功能检测。在结节病中，可能有外周淋巴结肿大及肝功能指标升高。血管紧张素转换酶水平升高则支持结节病的诊断，但其他肉芽肿性疾病也可导致血管紧张素转换酶水平升高。肾功能异常可能提示肺出血－肾炎综合征，如 Goodpasture 综合征和 Wegener 肉

框 23-5 与弥散性肺实质性疾病相似的肺部疾病
▪ 肺部感染
▪ 弥漫性癌（支气管肺泡细胞癌、淋巴管转移癌）
▪ 心脏病（二尖瓣狭窄、左心衰竭）
▪ 慢性吸入性胃内容物（严重胃反流）

芽肿。如果病史提示过敏性肺炎，可行针对与过敏性肺炎相关抗原的血清沉淀素检查。当怀疑原发病为炎症时，血沉可能有帮助。对于所有初始评估后仍病因不明的 DPLD 患者，都要进行抗核抗体（ANA）、抗中性粒细胞胞浆抗体（ANCA）、可提取核抗原、肌酸激酶和醛缩酶检查，因为肺部疾病偶尔是结缔组织病和血管炎的首先表现。当血清学检查支持某一特定诊断时，不必为明确诊断而进行侵袭性检查。

为收集肺泡腔细胞样本而通过纤维支气管镜检查、进行支气管肺泡灌洗（BAL）是一项侵袭性最小的检查。灌洗液的检查包括细胞计数、微生物培养和细胞学检查，有助于一些 DPLD 患者的诊断。BAL 中淋巴细胞增高提示肺结节病、过敏性肺炎或闭塞性细支气管炎伴机化性肺炎。BAL 中嗜酸性粒细胞增高常见于嗜酸性粒细胞性肺炎和 Churg-Strauss 综合征。此外，BAL 对于诊断与 DPLD 类似的一些疾病也有帮助。

当疾病的临床表现、HRCT 表现及血清学检测无特异性且不能确诊时，肺组织活检对于确定 DPLD 的病因非常必要。对于明确 DPLD 的病因，肺组织病理学检查是最敏感和最特异的方法。确切的诊断对于开始正确治疗是必需的。DPLD 的治疗常常伴有严重的不良反应，故未明确诊断时不能开始治疗。当疑诊肺结节病、嗜酸性粒细胞性肺炎或肿瘤淋巴管转移时，应选择通过纤维支气管镜进行 BAL 和通过支气管进行肺组织活检。然而，通过这种方法获得的肺组织标本常因为过少而不能满足与其他 DPLD 的区别，特别是特发性间质性肺炎（见框 23-3）。如果通过支气管进行肺组织活检仍不能诊断，或疑诊特发性间质性肺炎，则有必要进行手术肺组织活检。组织病理学分析结合临床表现及 HRCT 影像学特征，能够确保 DPLD 患者得到最为准确的诊断。最近，有证据表明，对于特发性肺纤维化这种老年人最常见的 DPLD，如临床表现及 HRCT 改变有特异性，不进行肺组织活检即可作出相应诊断。

处理和治疗

最佳治疗

RLD 的治疗目标是终止或逆转引起生理功能受限的疾病进程。虽然简单的物理方法对影响胸壁机械功能的疾病有显著的疗效（例如，肥胖患者减轻体重），但神经肌肉疾病通常是进展性的。重症肌无力是个例外，有关这种疾病的特殊治疗将在第 134 章讨论。

DPLD 的治疗应针对每种特定疾病进行，重点是对这些疾病进行准确的诊断。例如，RB-ILD 和 DIP（两种特发性间质性肺炎）在停止吸烟后能够得到改善。免疫抑制治疗对于肺血管炎或由急性、慢性炎症导致的疾病有很好的疗效（如嗜酸性粒细胞性肺炎、闭塞性细支气管炎伴机化性肺炎）。然而，对于伴有成纤维细胞增生的疾病，如特发性肺纤维化，免疫抑制剂治疗反应不佳。在特发性肺纤维化患者，这些治疗造成的不良反应常常超过了获得的治疗益处。对于肺纤维化患者和 DPLD 所致终末期肺病患者，应该考虑肺移植。特发性肺纤维化是一种严重疾病，中位数生存期为 2.5 年。因此，对这些患者应尽早进行肺移植的评估。

非特异性支持治疗是包括 DPLD 在内的 RLD 治疗的重要组成部分。无创性正压通气对于神经肌肉疾病和其他影响肺机械动能的非实质性疾病有很好的效果。氧疗对于预防低氧血症和阻止这些患者进展为肺心病非常重要。因此，应该评估这些患者在休息时、用力时及睡眠时对氧气的需求。肺心病患者最初就应进行氧疗，这样能够促进自发性利尿。如果给予足够氧疗后水肿仍持续存在，则应加用利尿剂。将来治疗原发性肺动脉高压的新型药物在也许能用于治疗原发性肺动脉高压和由 DPLD 导致的继发性肺心病。

避免治疗错误

结节病和特发性肺纤维化分别是最常侵袭年轻人及老年人的两种 DPLD。因此，这些疾病有时是由初级保健医生来治疗的。与结节病有关的最常见治疗错误之一是首诊时即决定开始治疗。大部分有结节病表现的患者，特别是 Löfgrens 综合征（发热、双侧肺门淋巴结肿大、结节性红斑），是不需要治疗的，因为这种疾病有高度自发缓解倾向。另一个与结节病有关的常见治疗错误是使用大剂量泼尼松。对于结节病所致肉芽肿性炎症，初始用泼尼松 30 ~ 40mg/d 即有效，并且能够减至低剂量，即 10 ~ 20mg/d。

特发性肺纤维化对肾上腺皮质激素治疗反应不佳，大剂量泼尼松试验已不再用于明确诊断的患者。不应忽视患者对氧疗的需要，特别是用力时的需要。如果患者在休息、用力时或睡眠中存在低氧血症，应立即吸氧。因为有可能改变疾病病程的抗纤维化新药已经出现并已进行临床试验，考虑到这种疾病除了肺移植外缺乏其他有效治疗方法，故应请胸科医生或特发性肺纤维化中心会诊。由于特发性肺纤维化患者病情恶化很快，早期进行肺移植评估是明智的。

展望

虽然对限制性肺疾病造成的生理损伤已有多年的认识，但是对于各种 DPLD 的发病机制却知之甚少。特发性肺纤维化是源于成纤维细胞增生紊乱而不是肺部炎症这种认识上的进步，以促进了抗纤维化药物研发。通过应用动物模型和人体组织进行的现代遗传学及分子学研究，我们对一些特定 DPLD 的发病机制有了更好认识，因此，我们有可能找到一些引起胸部限制性疾病的新的治疗方法和治疗靶点。

（罗晓燕　刘卫华　译　刘卫华　校）

参考文献

UpToDate. Available at http://www.uptodate.com/. Accessed February 4, 2007.

This website is an excellent source with frequently updated information.

循证

1. King TE Jr: Clinical advances in the diagnosis and therapy of the interstitial lung diseases. Am J Respir Crit Care Med 172(3):268-279, 2005.

   This review article focuses on the idiopathic interstitial pneumonias and provides a clear presentation of diagnostic workup, disease prognosis, and new developments in clinical practice.

2. Martinez FJ: Idiopathic interstitial pneumonias: Usual interstitial pneumonia versus nonspecific interstitial pneumonia. Proc Am Thorac Soc 3(1):81-95, 2006.

   This review article concentrates on differentiating the various types of DPLD. Emphasis is placed on the importance of clinical history, pulmonary physiology, radiology, and bronchoscopy. It also provides a summary of recent studies on NSIP and UIP.

3. Shneerson JM, Simonds AK: Noninvasive ventilation for chest wall and neuromuscular disorders. Eur Respir J 20(2):480-487, 2002.

   This article provides a general overview of the use of noninvasive ventilation for treatment of acute or progressive respiratory failure due to neuromuscular and chest wall disorders.

Andrew J. Chio · Philip A. Bromberg

24

环境性肺部疾病

引言

空气污染困扰人类已有千年之久。最初的空气污染来源于地壳和植物，后来则来源于由于在室内应用有机物燃料燃烧取暖和烹调产生的污染尘粒。大多数空气污染是伴随着20世纪工业化和汽车运输业加速发展而来的。空气污染达到极端水平的典型事例有：1939年比利时默兹河流域和1948年美国宾夕法尼亚州Donora地区的暴露人口的发病率和死亡率急剧升高；1948—1962年之间，英国伦敦发生了8次冬季空气污染事件，其中1952年12月发生了一次有非常清楚的记载的事件，在这次事件中死亡人数超过了12 000人，大部分是婴儿和老年人（后者大都患有慢性呼吸系统疾病）。由于空气污染损害健康越来越受到关注，美国于1970年颁布了《清洁空气法》（后来又颁布了修正案）。尽管空气污染在减轻，但20世纪80年代和90年代的流行病学调查却一再表明，在美国和世界范围内，城市空气中污染微粒的日平均浓度和急性发病率和死亡率指标之间具有相关性。同样，夏季日常臭氧水平的波动和呼吸系统疾病发病率之间也表明具有相关性。

病因和发病机制

重大的空气污染大部分是由于燃烧化石燃料造成的。其来源包括机动车（动态排放）、发电厂（静态排放）以及固定地点排放（燃烧木材做饭、壁炉取暖和烤肉）。尾气的主要主要是一氧化碳（CO）、氧化氮类（NO_x）、碳氢化合物、柴油以及其他空气悬浮微粒。空气中的二氧化硫（SO_2）主要由电厂排放，可在大气中氧化形成硫酸和各种硫酸盐微粒。垃圾焚烧、冶金、炼钢和其他工业活动也可产生各种酸性物、有机物和金属化合物，这些物质排放后会造成当地空气质量变化。气态和微粒状污染物会因大气流动而被带到很远的地方。

颗粒物

1970年，美国分布的《清洁空气法》（表24-1）制定了污染物标准，从影响健康的角度对颗粒物（particulate matter，PM）的含量进行了分级。以每立方米空气中所含颗粒物的重量（微克）进行计量和报告，其中包括所有可吸入颗粒——即足够小可以吸入人类下呼吸道的颗粒。空气中可吸入性球状颗粒物的直径上限是10μm。可吸入颗粒物可人为地分成粗颗粒(2.5 ～ 10μm)、细颗粒(0.1 ～ 2.5μm)和超细颗粒（＜ 0.1μm）；最后一类包括所谓的纳米颗粒。现在认为粗颗粒主要来源于地壳，包括化合物如铝硅酸盐，也包括生物学物质，如内毒素。细颗粒则来源于机动车和发电厂的燃料燃烧过程，包括无机碳化物和有机碳化物、金属化合物、硫化物和氮化物。有些细颗粒以原始排放物的形式存在，但许多是原始气态排出物经化学或光化学和物理过程衍变的空气颗粒物。细颗粒不容易沉积（与粗颗粒不同），因此可在空气中长期存在。超细颗粒主要为燃烧过程的排放物，也可以通过大气中易挥发性有机物经过氧化形成不易挥发的含氧物质。超微颗粒容易结块，可生成更稳定的细颗粒（有时候为堆积在一起的形式）。细颗粒通常堆积成10个细颗粒（PM_{10}）的颗粒小体。超微粒子则很少形成这样的小体，但它们占颗粒物数量的绝大部分，有时可

表 24-1 美国环境空气质量标准（2006 年）*

PM_{10}	150 μg/m²（24 hr）	50 μg/m³（每年）
$PM_{2.5}$	65 μg/m³（24 hr）	15 μg/m³（每年）
臭氧	0.12 ppm（1 hr）	0.08 ppm（8 hr）
NO_2		0.053 ppm（每年）
SO_2	0.14 ppm（24 hr）	0.03 ppm（每年）
CO	35 ppm（1 hr）	9 ppm（8 hr）

* 铅排不在这个名单中，因为它不是在本章讨论。

以超过 $10^6/cm^3$，而且有一个非常大表面积（聚集起来），这一特性可能决定了它们在生物学和物理体系中的高反应性。颗粒物直径的减小也可降低吞噬细胞对于它们的吞噬作用，使它们更容易在沉淀到呼吸道表面后渗入到其他细胞中。

对每日空气中 PM_{10} 浓度变化与每日非外伤性死亡率统计和发病率指数之间的短期时间序列分析表明，在老年人有显著相关性。老年人的死亡病因为心血管疾病（包括急性心肌梗死）和呼吸系统疾病。已观察到不同年龄组的发病率分布状况，主要是呼吸系统疾病。目前已有几种学说解释颗粒物对健康的影响。这些学说并不相互排斥。

1. 吸入有机化合物和金属在肺内产生各种反应性氧化物，导致氧化应激反应，进而产生对全身和局部的影响。
2. 生物物质（如内毒素）可作用于高亲和力受体（如 Toll 样受体）而激活先天性免疫系统并增强对其他吸入物质的反应性。
3. 超微粒子本身可以诱发氧化应激导致炎症和增殖效应。
4. 颗粒（特别是超细颗粒）可通过上皮并进入血管系统。

上述发病机制都有文献发表的证据支持；而裸露的颗粒物直接进入到血液系统尚未得到证实。

随着对空气颗粒物的成分的研究技术进一步提高，观测研究已经能够评估这些成分与影响健康的不良作用之间的即刻相关性。颗粒分级研究提示，细颗粒物（$PM_{2.5}$）较重要，但也有一些研究提出了不同的观点，认为不能排除粗颗粒物的作用。

确定引起急性和亚急性健康效应的空气颗粒物的成分及其发病机制，对于为报告的污染事件的相关性和毒性成分（及其前体）提供生物学证据非常重要，可以帮助我们更有效地监测及处理。确定颗粒物成分及其发病机制还有助于我们找到对该成分敏感的个体及预防方法。与臭氧不同，室内颗粒物浓度大大低于室外空气中的浓度，因此避免接触室外空气是一种有效措施，但室外颗粒物可渗透并存留在室内。

臭氧

臭氧是可对人类健康产生重大影响的第二大污染物。20 世纪 40 年代在阳光充足的加利福尼亚州洛杉矶市，臭氧首次被确定为一种光化学污染（雾）的气体组成成分。这种气体是在对流层中形成的几种光化学氧化剂之一，是在挥发性有机化合物存在的情况下通过太阳辐射作用于二氧化氮（NO_2）而形成的二次污染物。对流层的臭氧污染应与平流层中存在的臭氧区别开，因为在平流层中的臭氧可以防止有害的紫外线辐射到地球表面；然而，地球表面存在的臭氧不仅对人类健康有害，对农作物及其他物质也有害。

臭氧污染在春末至秋初之间较严重，浓度在一天中上午中间时段开始升高，随后数小时急速上升至傍晚达到高峰，夜间下降。臭氧浓度用 ppm 或 μg/m³（1ppm=2000μg/m³）表示。由于合成臭氧的前体（即 NO_2 和有机化合物）与其他污染物如颗粒物和 SO_2 有着共同的来源，因此这些污染物的浓度彼此间常常存在相关性。

臭氧在人类肺泡上皮层的流动脂质中可产生臭氧化和过氧化作用。食物中补充的抗氧化剂有保护作用，可防止臭氧所致的急性肺功能减退，但显然不能减轻伴发的炎症反应。通气增多（如锻炼）、接触时间延长及臭氧的浓度增高都会加重其对健康的影响。其表现包括深吸气时胸骨后胸痛加重、吸气量减少、支气管对特定过敏原及醋甲胆碱或组胺反应性增高、黏膜清除率改变以及出现中性粒细胞性气道炎症。当停止接触臭氧后这些状况会或多或少迅速减轻。反复接触臭氧是否会产生不可逆的改变还不清楚。但每天连续接触臭氧可产生显著的初期肺功能减弱及临床症状。

氧化氮类

高温燃烧时可以产生 NO_X。空气中有低浓度的 NO_X 其处理需求不在于其对人体健康有直接损害，而在于其是臭氧的前体。

二氧化硫

由于 1970 年美国颁布的《空气清洁法》以将二氧化硫纳入其中，美国空气中 SO_2 的浓度已经下降，这是改进燃料质量（含硫量）的直接结果。但世界其他地区（如在中国,使用高硫煤烹饪和取暖。）的空气中仍存在高浓度的二氧化硫。

一氧化碳

一氧化碳（CO）是碳不完全燃烧的产物。汽车行驶过程中可产生 CO，CO 的浓度在隧道公路内、室内维修车间可能很高。《美国大气质量标准》（NAAQS）设置了 CO 浓度标准，以预防血液中碳氧血红蛋白的浓度≥ 2.5%。吸入空气中 CO 的浓度每增加 7ppm，相当于血液中碳氧血红蛋白浓度增高 1%（在健康非吸烟者中为 0.5% ～ 1%）

临床表现

本节我们有选择地讨论单一污染物的标准。然而，不同污染物之间的相互作用及其与其他环境因素（主要是过敏原）之间的相互作用越来越受到关注。

颗粒物

随着接触空气中污染颗粒物浓度的提高，临床上呼吸系统症状（即咳嗽、咳痰和气喘）的发生率增多，原有的慢性阻塞性肺病（COPD）、支气管炎和哮喘病情加重而住院者也增多。大气中颗粒物增多也与呼吸道感染增多相关。一些研究（并非全部）表明，当健康志愿者可控性吸入空气颗粒物后会出现肺功能轻度可逆性下降和支气管肺泡灌洗液中中性粒细胞轻度增多。这种接触还可引起轻度急性外周血变化，包括白细胞计数增高和 C- 反应蛋白、纤维蛋白原和血黏度增高。流行病学研究表明，后两者可能与冠状动脉血栓事件相关。每日因心血管疾病的住院也与颗粒物浓度有关。据报道，急性心肌梗死事件在颗粒物浓度升高 2 小时内开始增加并可持续 24 小时。

臭氧

暴露于低浓度臭氧中 1 小时也可发生中性粒细胞性气道炎症（可持续 24 小时），即使不出现呼吸道症状或肺功能降低。健康的运动志愿者持续暴露于浓度低于 0.08ppm 的臭氧环境中可引起肺功能的变化（吸气量下降和非特异性气道反应性增强）并出现气道炎症表现。肺功能对于吸入某种既定剂量的臭氧的反应性，随着年龄增长而下降，并可能随抗氧化状态及低体质指数降低而下降。但个体反应之间有明显差别的原因仍不清楚。遗传多态性可能起一定作用。大气中日平均臭氧浓度＞ 0.02ppm 可使呼吸系统疾病日住院患者增多，浓度＞ 0.05ppm 时呼吸系统症状增多，不能坚持上学和工作、需要急诊和就医及服用药物者。近期调查发现，随着环境中臭氧增加，死亡率也增加。

虽然没有证据表明吸入臭氧会诱发特应性状态或哮喘，但已明确诊断哮喘的患者其症状会明显加重。专家小组的研究表明，哮喘儿童吸入低浓度臭氧后会出现呼吸系统症状，增加支气管扩张剂用量，其后一天住院可能性也增加。

氧化氮类和二氧化硫

在暴露于氧化氮类和二氧化硫的急性效应方面，对健康受试者的研究表明，只有它们的浓度远高于以前观察到的户外环境浓度时，才出现肺功能降低和气道反应性增加。但是，哮喘患者更容易受氧化氮类和二氧化硫的影响而发生气道痉挛。二氧化硫的影响与运动诱发的支气管痉挛有许多相似性，而且在浓度低于 0.25ppm 时即可诱发气道痉挛的症状。

一氧化碳

一氧化碳对健康的影响是由一氧化碳与血红蛋白的亲和力（是氧与血红蛋白的亲和力的 200 ～ 250 倍）决定的。暴露于高浓度一氧化碳时会迅速吸入并引起急性中毒，但此类事件在户外几乎不可能发生。碳氧血红蛋白水平在 2% ～ 4% 时可在极短时间内诱发运动型心绞痛，如果浓度进一步升高则可引起冠心病患者异位波动增多。几项研究显示，接触一氧化碳与心律失常和因心脏病住院及死亡相关，但环境空气中一氧化碳的水平应被视为其他污染物的标志而非直接作用。

诊断方法

空气污染相关的临床事件很难与这些事件的更

图24-1 基于臭氧和颗粒物水平的空气质量污染指数。
Adapted from U.S. Environmental Protection Agency at http://epa.gov/airnow.

空气质量指数	空气质量	臭氧(ppm)		颗粒物 (μ/g³)		健康建议
		8 小时	1 小时	PM 2.5	PM 10	
0 ~ 50	满意	0~0.064		0 ~15	0~50	无
51 ~ 100	中等	0.065~0.084		> 15~40	> 50~150	非常敏感患者应减少接触时间或减少剧烈活动
101 ~ 150	对敏感人群健康不利	0.085~0.104	0.125~0.164	> 40~65	> 150~250	心肺疾病患者、老年人和儿童应减少接触时间或减少剧烈活动
151 ~ 200	不利健康	0.105~0.124	0.165~0.194	> 65~150	> 250~350	心肺疾病患者、老年人和儿童应避免长时间接触和剧烈运动，其他人也应减少接触和剧烈运动
201 ~ 300	对健康有害	0.125~0.404	0.195~0.404	> 150~250	> 350~420	心肺疾病患者、老年人和儿童应避免长时间接触和剧烈运动，其他人也应减少接触和剧烈运动

常见的原因区别。因此，临床医生必须寻找证据证明症状（或病理生理变化）的发生与接触高浓度污染空气之间的关系，特别是在那些易感个体。从美国环保局网站 AIRNOW 可以得到某一地区的每日平均污染物水平。

管理和治疗

最佳治疗

针对污染空气对呼吸系统的负面影响的治疗包括限制户外活动（尤其是臭氧污染）和治疗加重的哮喘及 COPD。后者包括应用支气管舒张剂、吸入或全身应用皮质类固醇和吸氧治疗。

对于 COPD 加重期患者，常经验性给予抗生素、糖皮质类固醇和支气管舒张剂。针对污染所致疾病可能有特效的药物的化学预防和治疗效果，如非甾体类抗炎药（减少吸入臭氧所致肺吸气量下降）、白三烯拮抗剂和 Omalizumab 或抗氧化剂，尚未进行充分评估。除哮喘和 COPD 患者外，糖尿病和冠心病患者均有可能通过遵循美国环保局 AIRNOW 网站的空气指数包含的建议获益（图 24-1）。以下方法可减少颗粒物暴露：

- 避免居住在空气质量经常超过美国环保局规定标准的地区
- 在臭氧和颗粒物超标的日子，尽量减少体力活动
- 避免暴露于烟草烟雾环境
- 当环境中有野火时，推迟活动（如美国西部）
- 避免使用木柴炉、壁炉和煤油炉
- 避免特殊的引起颗粒暴露的家庭活动（如使用家居清洁剂和地膜）
- 在出游之前通过互联网咨询美国各地的情况
- 避免前往国外高污染的地区旅游

展望

美国联邦和州立机构通过监测空气质量、制定空气质量标准、管制污染物的排放来控制空气污染，试图预防空气污染对健康的损害。建议个人避免接触污染空气。未来的努力方向包括确定敏感个体（包括确定遗传易感性）。可为这些人提供包括增加抗氧化能力在内的化学预防。

（王 义 译 肖黎保 校）

参考文献

AIRNOW. Available at: http://epa.gov/airnow. Accessed November 26, 2006.

This Internet site predicts particle and ozone levels in the United States and is maintained by the U.S. Environmental Protection Agency.

循证

1. Committee of the Environmental and Occupational Health Assembly of the American Thoracic Society: Health effects of outdoor air pollution. Am J Respir Crit Care Med 153(1):1-50 and 153(2):477-498, 1996.

This two part manuscript by the American Thoracic Society is the most comprehensive review on lung injury following environmental exposures.

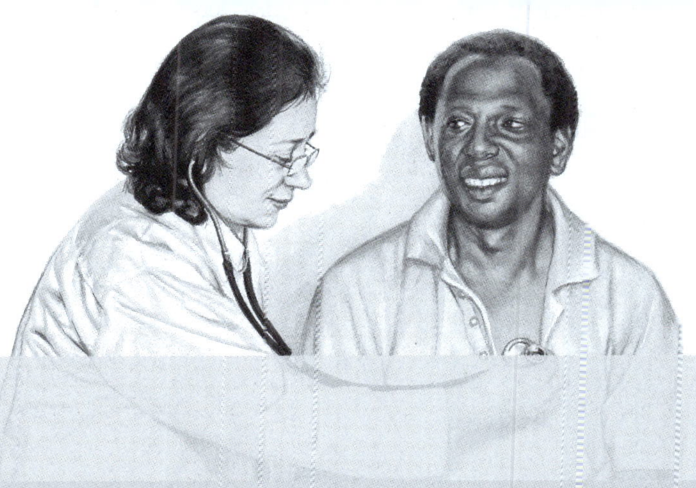

第Ⅳ部分

心血管系统疾病

Romulo E. Colindres ▪ Alan L. Hinderliter

25

高血压

引言

高血压是心血管疾病的主要危险因素（图 25-1）。许多大规模的前瞻性临床资料显示，高血压具有五个方面的影响，所有这些影响均与高血压相关的发病率和死亡率密切关系。第一，高血压可促进动脉粥样硬化，使心血管事件的危险性增加 2 ~ 3 倍。第二，收缩压和舒张压水平与心血管事件呈连续的、等级相关，二者有协同作用。对于 50 岁及以上的老年人，作为心血管危险因素，收缩压升高较舒张压升高更为重要（图 25-2；见图 25-1）。第三，从 115/75mmHg 开始，血压每增加 20/10mmHg，心血管疾病风险就增加 2 倍。在 70 ~ 110mmHg 之间，舒张压持续降低 5mmHg，可使卒中的发病率至少下降 40%，冠心病的发病率至少下降 21%。第四，高血压与动脉粥样硬化的危险因素有关且互为因果。动脉粥样硬化的危险因素包括：血脂异常、糖耐量异常、高胰岛素血症和肥胖。第五，高血压与其他心血管危险因素以乘积而非相加的方式增加心血管事件的危险。

在中老年患者，药物治疗高血压可降低卒中和冠心病的发病率及心血管疾病的死亡率（图 25-3）。治疗高血压的随机临床试验结果表明，血压降低可以分别使卒中、心肌梗死和心力衰竭的平均发病率降低 35% ~ 40%、20% ~ 25% 和 50%。在一定程度上，这些试验低估了血压控制对心血管的益处，因为一些分入活性药物组的患者终止了服药，而另一些分入安慰剂组的患者服用了抗高血压药物。此外，治疗的平均时间只有 5 年，大多数患者是心血管疾病风险低的患者。

最近的临床试验着重于不同的抗高血压药物或联合用药的面对面的直接比较，以确定某些降压药物是否具有降压以外的益处，特别是对于有心血管疾病风险因素的老年患者。荟萃分析表明，降低高血压患者的心血管疾病的发病率和死亡率的最重要的影响因素是血压下降的程度而不是用于降压的药物品种或类别，这一点在预料之中。然而，后来的研究提示，一些患者具有使用某些特殊种类药物的强适应证。有证据表明，接受 β- 受体阻滞剂预防老年高血压患者心血管疾病的效果不如其他药物。

高血压的定义

血压是连续变量，因而将任何水平的血压定为高血压都是武断的，然而，临床医生早已提出了可行的高血压定义以指导治疗。理论上这一标准是依据测得的血压值确定的，即当血压高于此值时给予药物治疗而得到的减少心血管病危险的益处大于治疗带来的风险及不便。美国预防、检测、评估和治疗高血压国联合委员会第七次会议（JNC Ⅶ）报告推荐了的成年人的血压分期，如表 25-1 所示。对比以前 JNC Ⅵ推荐的血压分期，血压在 120/80 ~ 139/89mmHg 的个体因为有发展为高血压的高风险，现在被列为高血压前期。患者和临床医生都应该意识到这一点以确保随诊及改变生活方式。一些观察性研究显示，高血压前期个体的心血管疾病发病率高，并且已证实抗高血压药物治疗甚或改变生活方式可使这些人的发病率下降。

其他组织提出的建议相似但略有不同。英国高血压协会和欧洲高血压协会将收缩压为 130 ~ 139mmHg、舒张压为 80 ~ 89mmHg 分类为正常上

图25-1 高血压引发的心血管疾病*。

A, Adapted from Kannel WB: Blood pressure as a cardiovascular risk factor. JAMA 275:1571-1576, 1996. B, Adapted from MacMahon S, Peto R, Cutler S, et al: Blood pressure, stroke, and coronary heart disease: Part 1. Lancet 335:765-774, 1990.

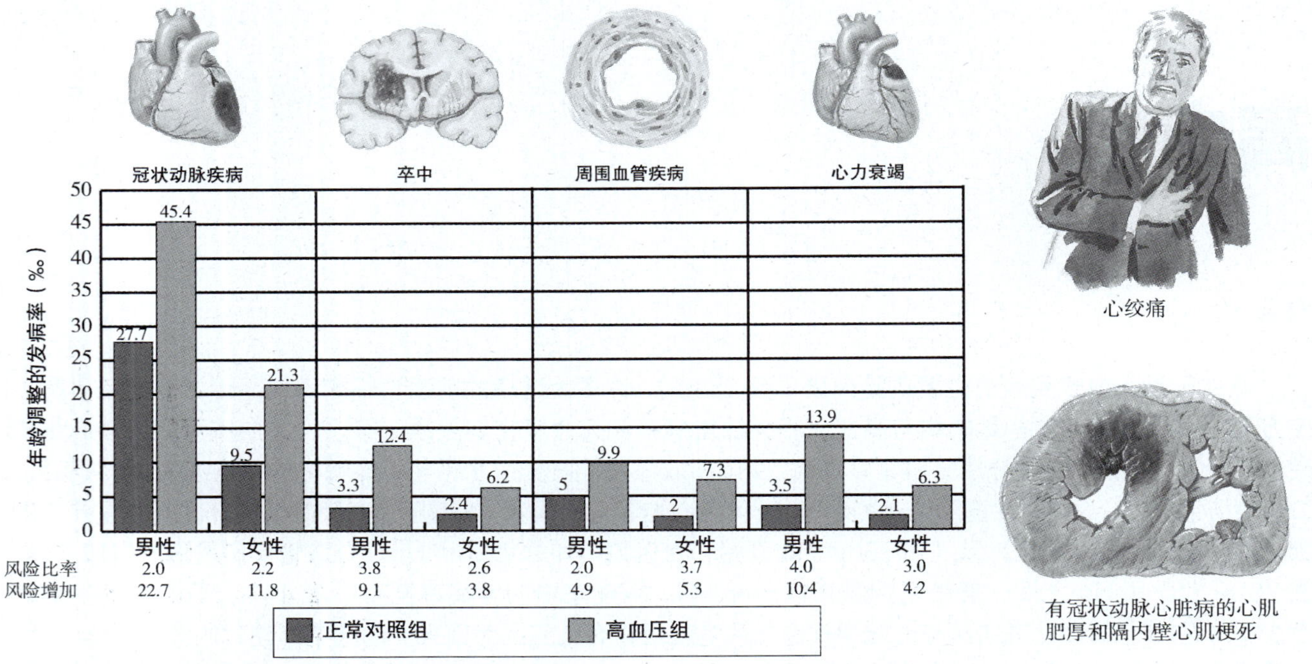

*根据Framingham对35~64岁高血压患者随诊36年的高血压状况。

A

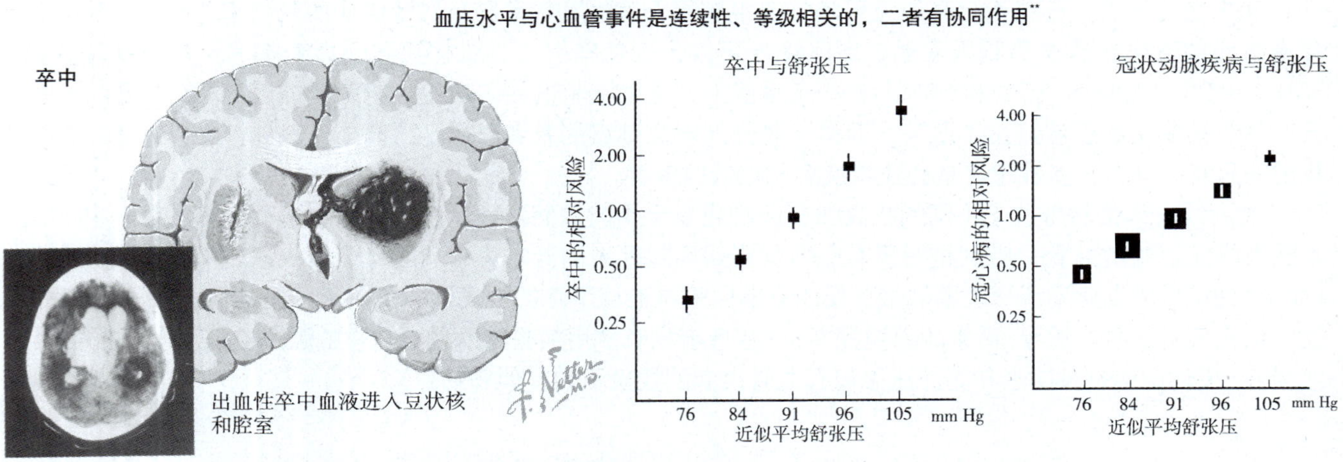

**以舒张压作为卒中和冠状动脉疾病的危险因素，420 000例25岁以上个体随诊10年结果。

B

限血压。但这两个协会都建议，有正常上限血压值的患者应该改变生活方式。美国高血压协会的健康指南建议，在合并有肾病、糖尿病的高血压患者，用药物将其血压降至130/80mmHg以下可使其受益。欧洲的高血压指南建议，在伴有心脏疾病的高血压患者，其血压也应低于130/80mmHg。

流行病学

在世界范围内，高血压仍是影响人类健康的主要疾病之一。在世界范围内高血压患者人数高达十亿，每年因高血压死亡的人数大约为七百万。在发达国家，高血压的发病率较高；在发展中国家，由

图25-2 以收缩压水平作为心血管事件危险因素：Framingham研究65～95岁人群随访30年的结果。
Adapted from Wilson WF, Kannel WB. In Laragh JH, Brenner BT (eds): Hypertension, 2nd ed. New York, Raven Press, 1995, p 101.

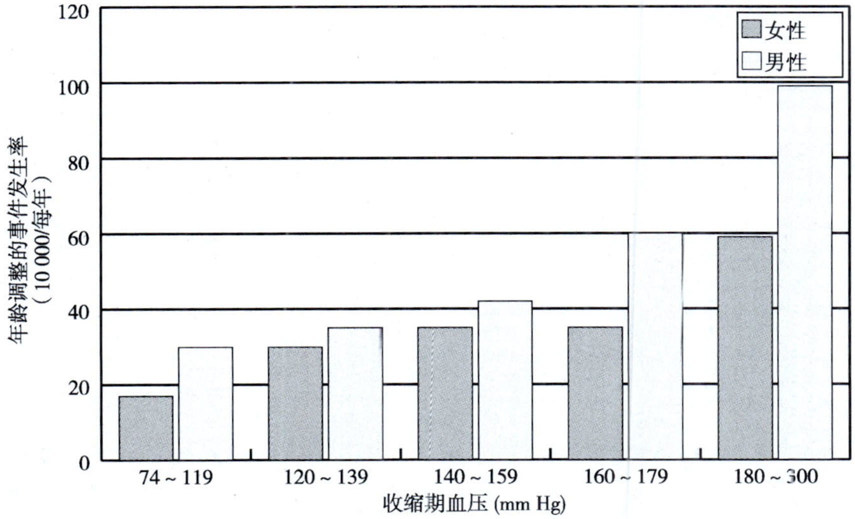

图25-3 抗高血压治疗对卒中、冠状动脉疾病、总心血管死亡和其他所有原因的死亡的影响*。
Adapted from Cutler J, et al. Public issues in hypertension control: What has been learned from clinical trials? In Laragh JH, Brenner BT (eds): Hypertension, 2nd ed. New York, Raven Press, 1995.

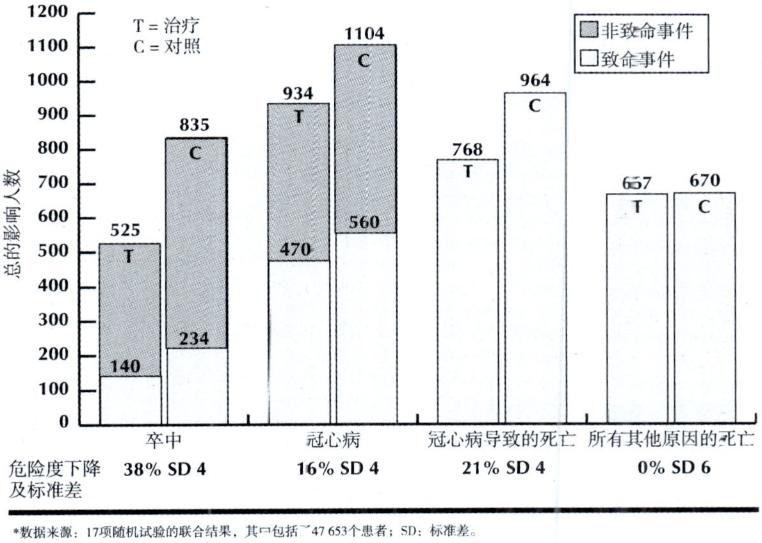

表 25-1 血压分级

级别	收缩压（mm Hg）		舒张压（mm Hg）
正常值	＜120	和	＜80
高血压前期	120～139	或	80～89
1 级高血压	140～159	或	90～99
2 级高血压	≥160	或	≥100

Data from the National High Blood Pressure Education Program; National Heart, Lung and Blood Institute; National Institutes of Health and the Department of Health and Human Services.

图25-4 按照性别、民族、种族估测的1999—2000年美国成人高血压患病情况。
Reprinted with permission from Fields LE, Burt VL, Cutler JA, et al: The burden of adult hypertension in the United States 1999 to 2000: A rising tide. Hypertension 44:398-404, 2004.

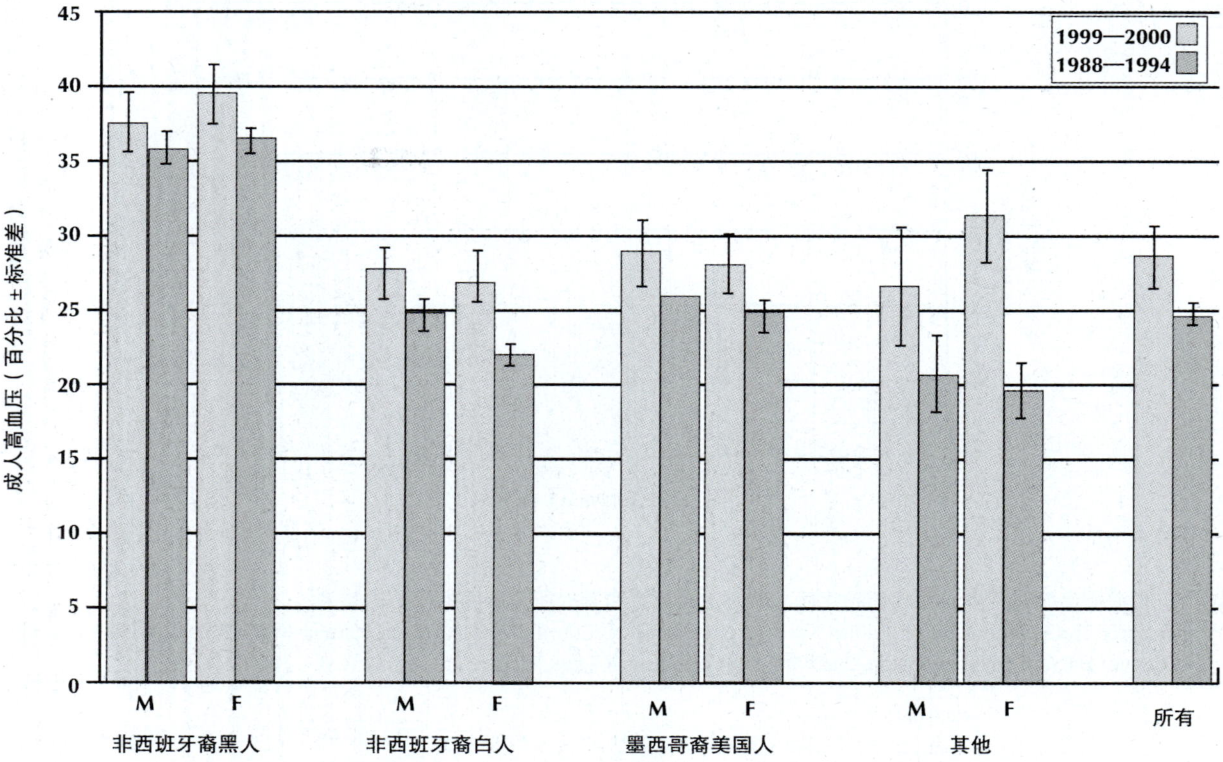

于寿命延长、肥胖和饮食习惯改变，高血压的发病率也在迅速增长。在美国，即使是55岁时血压值正常的个体，未来发生高血压的风险也高达90%。据世界卫生组织统计，非理想血压是世界各国死亡的首要原因。在发达国家中，高血压是最常见的可预防的死亡原因。

美国全国健康和营养调查（NHANES）确定了1976—2004年间美国18 ~ 76岁人群中高血压的发病特征。基于直接测量血压或被调查者报告的抗高血压药物服用情况，调查结果是：美国高血压患病率为29.3%。调查发现，美国男性高血压患者为3千万人，女性高血压患者为3千5百万人。这一阶段高血压患者对自己患病的知晓率、治疗率及控制率如表25-2。2003—2004年，美国高血压的患者知晓率达76%，治疗率达65%，控制率（即血压< 140/90mmHg）达37%。近年来，这些指标在不同性别、不同年龄和不同种族人群中均不断改善，但在服药的患者中只有57%的患者血压得到了控制。在西方其他国家，如加拿大和英国，高血压的控制率低；在发展中国家，高血压的控制率< 10%，考虑到目前已有各种有效的控制高血压的药物并已向大众和医生进行了有关高血压危险性的宣教，这一数字实在令人失望。因此高血压在世界各地都是主要公共健康问题和主要心血管疾病的高发危险因素，其预防和治疗应当放在优先位置。

病因和发病机制

高血压是一种主要由于周围血管阻力增加引起的血压调节紊乱。虽然心输出量增加也是发生高血压的病因，但大多数原发性高血压患者心输出量正常。这种矛盾现象可以用自身调节机制来解释，即心输出量增加导致周围血管阻力持续升高，但周围血管压力增高又可使心输出量恢复正常。图25-5列出了可能引起高血压的各种机制。

肾素－血管紧张素系统活性异常、肾排钠减少以及交感神经系统活性增加，单一或联合作用可能都参与了所有类型的高血压的发生发展。高血压既

表 25-2 美国成人高血压患者的知晓率、治疗率及控制率趋势

	美国健康和营养调查（%）				
	1976—1980	1988—1991	1991—1994	1999—2000	2003—2004
知晓率	51	73	68	70	76
治疗率	31	55	54	59	65
控制率	10	29	27	34	37

此组数据来源于 18 ～ 74 岁、收缩压≥ 140mmHg 或舒张压≥ 90mmHg 的人群。控制的定义是收缩压＜ 140mmHg 和舒张压＜ 90mmHg。
Modified from The sixth report of the Joint National Committee on Prevention, Detection, Evaluation, and Treatment of High Blood Pressure. Arch Intern Med 157:2413-2446, 1997. Recent data are from Hypertension 49:69-75, 2007.

图25-5 参与控制血压的因素。
Reprinted with permission Kaplan NM, Kaplan's Clinical Hypertension. 8th ed. Philadelphia, Lippincott, Williams & Wilkins, 2002.

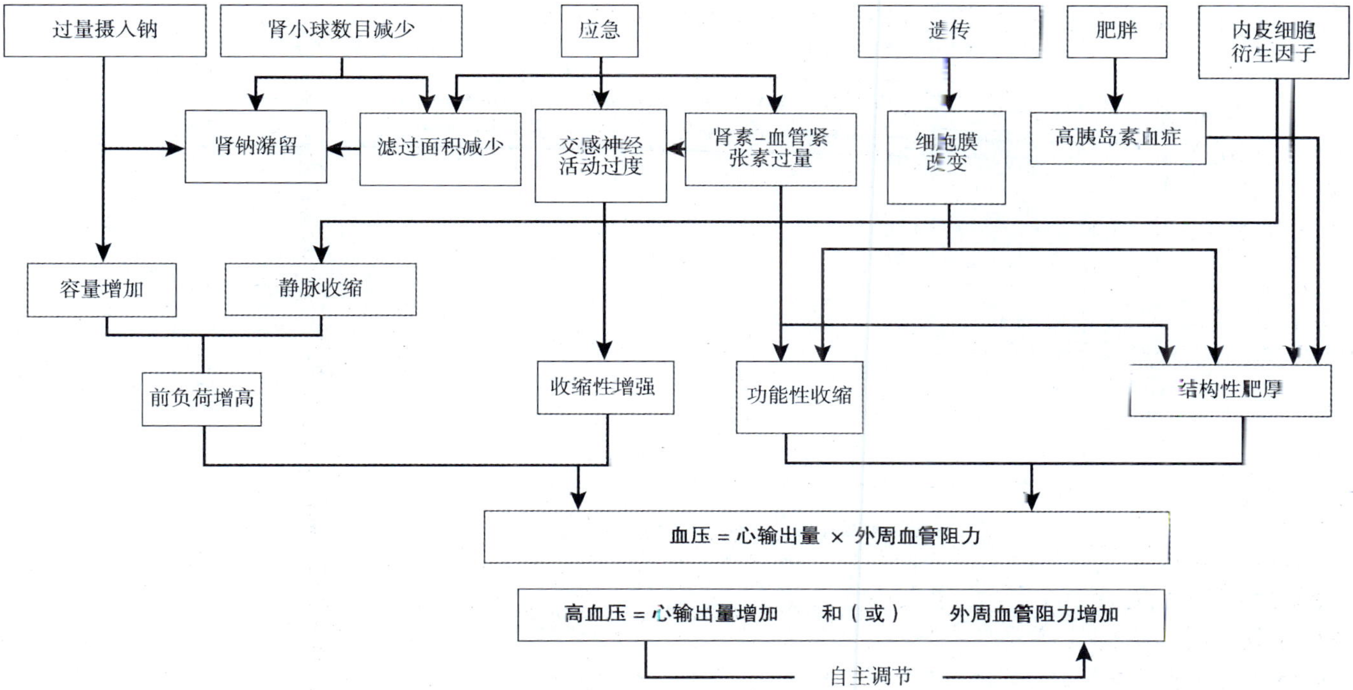

有遗传因素，又有环境因素，包括过量的钠摄入、肥胖和应急。无论什么病因导致肾排钠降低都可使血容量增加，从而导致血压持续升高。

许多老年高血压患者是单纯收缩期高血压——收缩压＞ 140mmHg，而舒张压正常。单纯收缩期高血压与大动脉硬化、收缩期脉搏波速度增加使收缩压升高以及心脏做功增加的同时冠状动脉灌注减少有关（图 25-6）。

临床表现

大多数患者早期没有血压升高引起的症状。在无症状阶段发现并治疗高血压非常重要，因为当血压长期升高至出现临床症状时，高血压性心脏病、主动脉和周围血管动脉粥样硬化、脑血管病以及肾功能不全可能已经发生。高血压引起的心脏临床表现是由于心脏后负荷增加导致的心脏肥厚效应和高血压加速冠状动脉粥样硬化导致的。左室肥厚是心血管疾病发病和死亡的独立危险因素。大多数高血压患者的左室肥厚是向心性肥厚——室壁厚度相对于心室腔增加。此外，心肌纤维化，部分是由血管紧张素Ⅱ和醛固酮水平增加所致，可导致心脏顺应性下降和舒张功能不全，也可能导致充血性心力衰竭，尽管收缩功能正常。血压持续升高，最终可导致左心室失代偿和心输出量下降。高血压是冠状动脉疾病的独立危险因素。冠状动脉事件的发生与收缩压或舒张压升高的水平成正比。左室肥厚和进行性动脉硬化这两种效应联合会极大地增加高血压患

图25-6 波反射和单纯收缩期高血压。

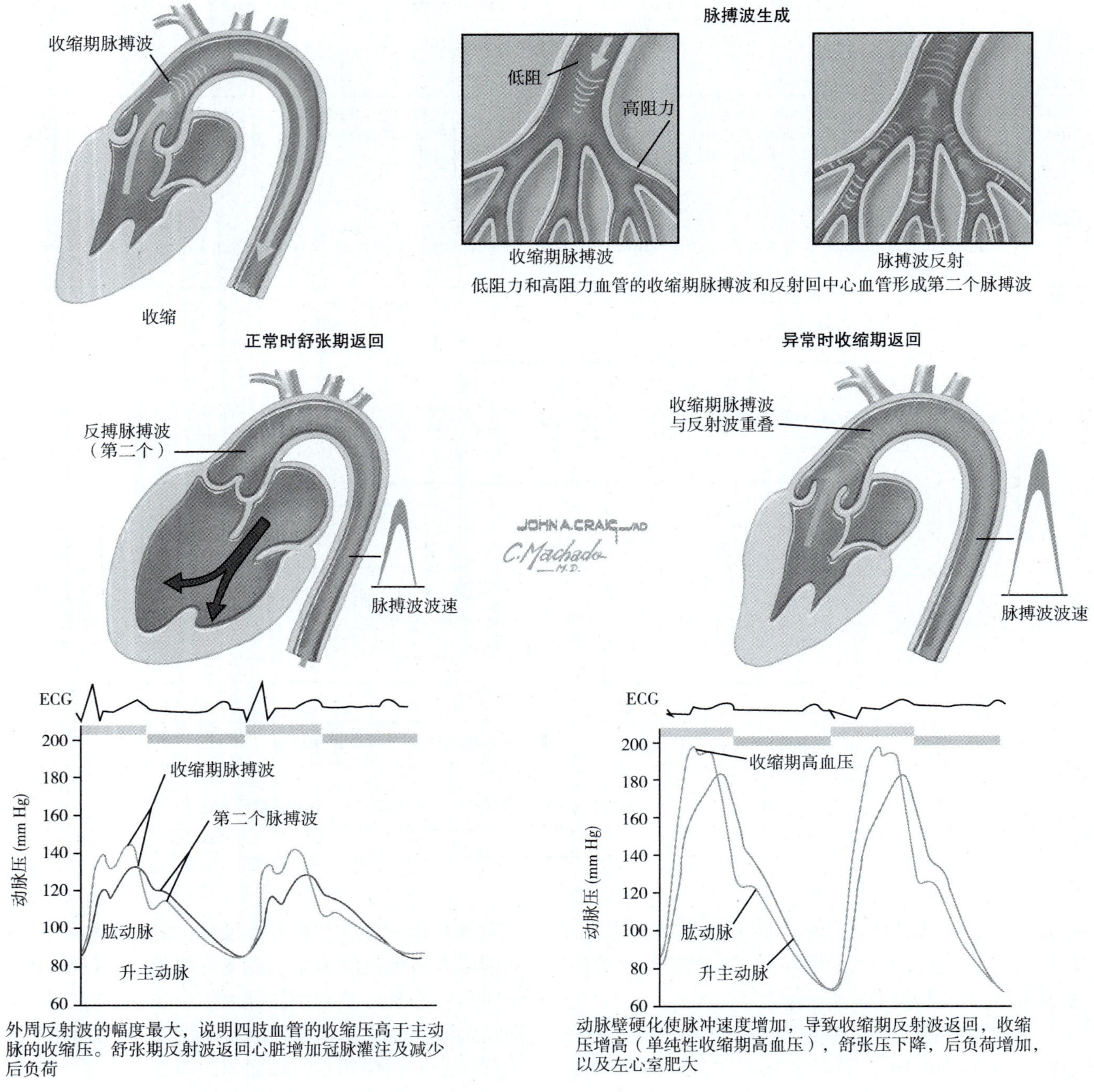

者发生充血性心力衰竭和心血管死亡的危险性（图25-7）。

近半数高血压和心功能不全患者的左室射血分数正常。通常，这些患者有长期的高血压和左室肥厚，并且他们的症状是由舒张功能障碍所致。与有心功能不全且射血分数降低的患者相比，舒张性心功能不全的患者年龄偏大，多见于女性和高血压患者。虽然舒张性心功能不全的死亡率较低，但它是发病和住院的主要因素。

偶尔，无症状性高血压可进展为恶性或急进性高血压。这种综合征的特征是：收缩压和舒张压明显升高、严重的视网膜病变、蛋白尿、镜下血尿、肾功能的损伤以及由增生性动脉内膜炎和小动脉、微动脉的纤维样坏死所致的各种症状。

图25-7 高血压患者充血性心力衰竭的发生发展。
CHF：充血性心力衰竭；LV：左心室；LVH：左心室肥厚；MI心肌梗死。
Adapted from Vasan RS, Levy D: The role of hypertension in the pathogenesis of heart failure. A clinical mechanistic overview. Arch Intern Med 156:1789-1796, 1996.

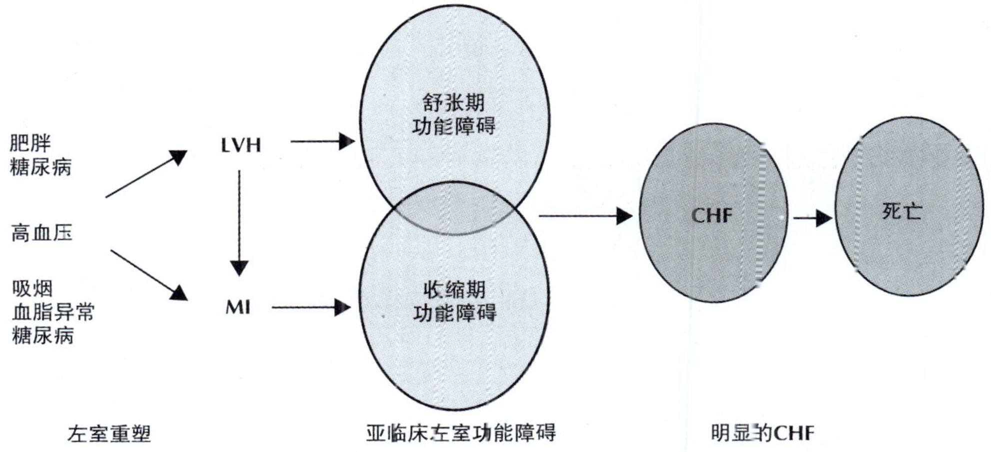

鉴别诊断

大约 95% 的动脉血压升高患者为原发性高血压。在众多这类高血压患者中，肥胖是一病因。阻塞性睡眠性呼吸暂停常与肥胖和高血压相关，但还需要确切的证据证明，即适当的治疗可使血压持续下降。其余的 5% 的动脉血压升高患者为继发性高血压（图 25-8）。继发高血压的发病率在老年人和青少年中较高。虽然继发性高血压患者人数相对较少，但确定这些患者非常重要，因为这些患者的高血压常可以通过介入疗法、特殊药物治疗或停用导致高血压的药物而治愈或改善。

应通过询问病史、体格检查和实验室检查可确定高血压的病因。当原发性高血压症状不典型时，或当初始评估提示可确认的病因时（框 25-1），应针对继发性高血压的病因进行进一步评估。用于评估及发行高血压的特殊病因的诊断性方法在第 26 章和第 27 章讨论。

诊断方法

高血压患者的初始评估包括下列步骤：

- 证实血压增高
- 明确是否有靶器官损害及其损害程度
- 确定心血管疾病的危险因素和对预后和治疗有影响的伴发疾病
- 排除或确定引起血压升高的病因

以上这些目标可以通过详细询问疾史、全面体格检查和选择性实验室检查来实现。

全面的病史询问是必不可少的，应该包括以下内容：

- 血压升高的持续时间及严重程度和先前用药治疗的效果
- 目前是否有糖尿病及高胆固醇血症，是否吸烟，是否有其他心血管疾病危险因素
- 是否有靶器官损害病史及其症状，包括冠状动脉性心脏病和心力衰竭、脑血管疾病、周围血管性疾病和肾疾病
- 提示确定高血压病因的症状
- 是否使用了引起血压升高的药品和其他物质
- 影响血压控制的生活因素，如节食、休闲时间体育活动及体重增加
- 影响抗高血压药物效果的社会心理及周围环境因素的影响，包括家庭支持、收入和教育水平
- 是否有高血压或心血管疾病家族史

体格检查应着重于确定血压水平，寻找靶器官损害的证据或可识别的高血压的病因。重要检查应

图25-8 高血压的病因。

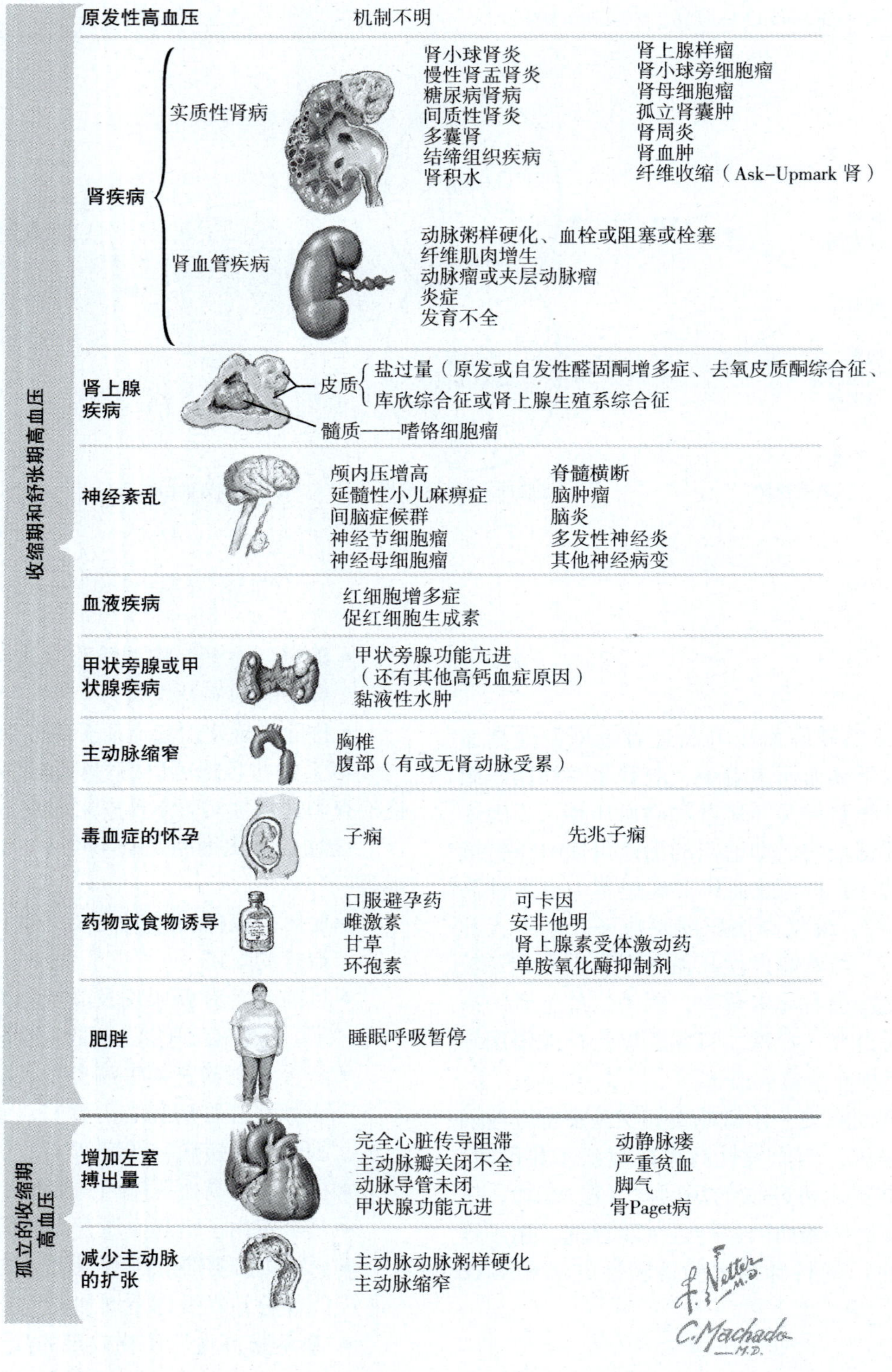
收缩期和舒张期高血压
原发性高血压
机制不明
肾疾病
实质性肾病
肾小球肾炎
慢性肾盂肾炎
糖尿病肾病
间质性肾炎
多囊肾
结缔组织疾病
肾积水
肾上腺样瘤
肾小球旁细胞瘤
肾母细胞瘤
孤立肾囊肿
肾周炎
肾血肿
纤维收缩（Ask–Upmark 肾）
肾血管疾病
动脉粥样硬化、血栓或阻塞或栓塞
纤维肌肉增生
动脉瘤或夹层动脉瘤
炎症
发育不全
肾上腺疾病
皮质
盐过量（原发或自发性醛固酮增多症、去氧皮质酮综合征、
库欣综合征或肾上腺生殖系综合征
髓质——嗜铬细胞瘤
神经紊乱
颅内压增高
延髓性小儿麻痹症
间脑症候群
神经节细胞瘤
神经母细胞瘤
脊髓横断
脑肿瘤
脑炎
多发性神经炎
其他神经病变
血液疾病
红细胞增多症
促红细胞生成素
甲状旁腺或甲状腺疾病
甲状旁腺功能亢进
（还有其他高钙血症原因）
黏液性水肿
主动脉缩窄
胸椎
腹部（有或无肾动脉受累）
毒血症的怀孕
子痫
先兆子痫
药物或食物诱导
口服避孕药
雌激素
甘草
环孢素
可卡因
安非他明
肾上腺素受体激动药
单胺氧化酶抑制剂
肥胖
睡眠呼吸暂停
孤立的收缩期高血压
增加左室搏出量
完全心脏传导阻滞
主动脉瓣关闭不全
动脉导管未闭
甲状腺功能亢进
动静脉瘘
严重贫血
脚气
骨Paget病
减少主动脉的扩张
主动脉动脉粥样硬化
主动脉缩窄
F. Netter M.D.
C. Machado M.D.

框 25-1 考虑针对高血压的可识别的病原进行试验的指征
▪ 高血压发作年龄< 20 岁或> 50 岁
▪ 存在靶器官损害
血清肌酐浓度> 1.5mg/dL
心电图示左室肥厚
▪ 存在次要原因的特征
低钾血症
腹部杂音
血压不稳定伴心动过速、发汗和震颤
肾病家族史
▪ 对一般有效治疗反应不佳

当包括以下几方面：

- 认真测量血压
- 测量身高和体重
- 进行眼底镜检查以发现高血压视网膜病变
- 检查颈部，是否有颈动脉杂音，颈静脉压力是否升高，甲状腺是否肿大
- 检查心脏，是否有异常搏动，是否有额外心音及杂音存在
- 检查腹部，是否有杂音，肾是否增大及是否有其他肿物
- 检查四肢，动脉搏动是否减弱，是否有周围水肿

建议进行实验室检查以确定是否有靶器官损害和其他心血管疾病危险因素并排除可识别的高血压的病因。这些检查应包括以下方面：

- 全血细胞计数
- 血清钾浓度、血肌酐、促甲状腺激素、空腹血糖、高密度脂蛋白和总胆固醇
- 尿液检查，尿液中是否有血细胞、蛋白质，尿液葡萄糖含量，以及显微镜下检查
- 心电图检查

探查和诊断高血压始于精确的血压测量。每次就诊均应测量血压，并根据初始血压水平确定随访时间。使用精确的仪器和标准的技术是关键。对于许多患者，家中监测血压有助于确定基线血压水平及评估治疗效果。与诊室血压测量相比，如果家中血压测量使用可靠仪器、应用系统性方法且记录准确，则同样可以与心血管事件高度关联。家中监测血压有助于确认不需要额外治疗的白大衣性高血压以及有隐蔽性高血压而危险性增加的患者。对于两次就诊时血压值差异大、疑似白大衣性高血压、症状提示高血压发作或抗高血压药物疗效差以及诊室和家中血压测量值差异大的患者，应行 24 小时动态血压监测。

处理和治疗

最佳治疗

治疗高血压的主要目标是减少心血管疾病的发病和死亡。某种程度上应根据心血管事件的绝对危险度、是否有主要的心血管危险因素或靶器官损害确定个体化的治疗方案。有糖尿病、慢性肾病或临床心血管疾病的患者尤其处于发生心血管事件的高风险之中。对于轻度血压升高或高血压前期的患者，应考虑药物治疗，治疗的目标是使血压降至正常（即< 130/80mmHg）。一段时间的观察和生活方式改变可能对低风险人群有益，如果监测数月中平均收缩压> 140mmHg 或舒张压> 90mmHg，应使用药物治疗。JNC Ⅶ报告推荐的治疗方案列于表 25-3。

改变生活方式是高血压治疗中的重要组成部分。对于高血压、高血压前期和明显高血压家族史患者，如果肥胖应鼓励他们减肥、进行有规律的有氧运动，限制饮酒，以及采取健康的饮食方式。DASH（阻止高血压的饮食方法）饮食计划包含丰富的水果、蔬菜及低脂、低饱和脂肪酸饮食，对许多高血压患者其作用与服用一种药物的效果相同。限制饮食中钠盐摄入还可获得额外收效。这些生活方式的改变不仅可以降低血压，还可以增强抗高血压药物的效果，对其他心血管疾病危险因素也可产生有益影响。戒烟能进一步降低心血管危险，应该大力宣扬。

如果改变生活方式不能使血压降低到期望水平，则应当用药物治疗。对于无并发症的高血压患者，理想的初始治疗药物仍是一个相当有争议话题。噻嗪类利尿剂、β- 肾上腺素受体阻滞剂、血管紧张素转换酶抑制剂（ACEI）、血管紧张素受体阻滞剂（ARB）和钙通道阻滞剂均可作为高血压治疗的一线药物。噻嗪类利尿剂价格便宜，耐受性好，ALLHAT* 及其他比较试验提示这类药物预防卒中和心肌梗死的疗效与其他新药相同。与 ACEI、ARB 和钙离子通道阻滞剂相比，噻嗪类利尿剂可增

表 25-3 成人血压分类和治疗

分类	收缩压*（mmHg）	舒张压*（mmHg）	改变生活方式	最初药物治疗：无明显症状	最初药物治疗：有明显症状
正常	＜120	＜80	鼓励		
高血压前期	120～139	或80～89	是	无抗高血压药物指征	强制用药‡
1 期高血压	140～159	或 90～99	是	大多数应用噻嗪类利尿剂，也可考虑 ACE-I、ARB、BB、CCB 或联合用药	强制用药‡
2 期高血压	≥160	或 ≥100	是	两药联合应用†（通常为噻嗪类利尿剂和 ACE-I、ARB、BB 或 CCB	需要时其他抗高血压药物（利尿剂、ACE-I、ARB、BB、CCB）

* 治疗决定于最高的血压分类。

† 最初的联合治疗对有直立性低血压危险的患者应小心。

‡ 对于有慢性肾病或糖尿病的患者，血压的治疗目标是＜ 130/80mmHg。

ACE-I ：血管紧张素转换酶抑制剂；ARB ：血管紧张素受体阻滞剂；BB ：β 阻滞剂；CCB ：钙通道阻滞剂。

Data from the National High Blood Pressure Education Program; National Heart, Lung and Blood Institute; National Institutes of Health and the Department of Health and Human Services.

加糖尿病的发病风险。ASCOT** 研究再次证实了以前的研究结果：β- 受体阻滞剂在预防老年人心血管事件（尤其是卒中、）的效果不如其他药物。然而，最终大多数患者会使用一种以上的抗高血压药物，而且将血压控制在理想水平比初始选用何种药物更重要。在许多患者，适当的抗高血压药是由伴发疾病决定的。表 25-4 列出了特殊特殊情况下各种药物的适用证及禁忌证。

通常，最初用低剂量药物治疗以最大限度地减轻不良反应。根据患者的反应，首选药物的剂量可以逐渐增加，或以小剂量加用第二种药物。许多专家愿意应用小剂量的两种或三种抗高血压药物，其目的是尽量减轻药物剂量 – 依赖性不良反应。其他专家愿意逐渐增加单药剂量，认为患者对单药治疗的依从性好于多药治疗。目前随着许多每日仅需服用一次的降压药物的出现，可以给予大多数患者每日服用一次药物的方法，即使一次服药可包含一种以上的抗血压药物。

2 期高血压患者应以两种药物开始治疗。联合应用不同种类的有效药物可以获得更佳治疗效果，同时可以最大限度地减轻剂量 - 依赖性不良反应。利尿剂可增强 β- 受体阻滞剂、ACEI 和 ARB 的降压作用。其他有效的联合用药还包括：二氢吡啶类钙离子拮抗剂和 β- 受体阻滞剂，或钙离子拮抗剂和 ACEI 或 ARB。作用时间持续 24 小时的长效制剂优于短效制剂，因为患者的依从性好，如前面所述，而且长效药物可使血压在 24 小时内得到平稳控制。

血压下降是高血压患者心血管疾病危险降低的机制之一。调脂药可有效降低高血压患者心肌梗死和卒中的发病率，这一作用与基线胆固醇水平无关，大多数高血压患者可以从调脂药物治疗中获益。低剂量阿司匹林也可以降低心血管事件的风险。

预防心血管疾病发病和死亡的目标通常可通过逐渐降低血压达到并可为持续许多年。偶尔，高血压危象可发生，必须立即降低血压。高血压危象的定义是：由于血压显著绝对升高或以前血压正常的个体血压突然升高，伴有心血管或神经系统急性器官功能障碍。高血压危象的初始治疗可能是在 ICU 病房给予静脉抗高血压药物（框 25-2）。

避免治疗错误

- 要区别严重的 2 期高血压和高血压危象。后者必须立即降压，血压要在数分钟或数小时内降至目标值，对 2 期高血压患者，可在数

*ALLHAT ：抗高血压和降血脂治疗预防心脏病发作试验。

**ASCOT ：Anglo-Scandanavian 心脏结局试验。

表 25-4 根据共存疾病选择降压药

特殊药物适应证	
糖尿病	ACE 抑制剂或 ARB
充血性心力衰竭	ACE 抑制剂或 ARB、β- 阻滞剂、利尿剂、醛固酮拮抗剂
心肌梗死	ACE 抑制剂或 ARB、β- 阻滞剂、醛固酮拮抗剂
慢性冠状动脉疾病	ACE 抑制剂、β- 阻滞剂
肾功能不全	ACE 抑制剂或 ARB
药物禁忌证	
怀孕	ACE 抑制剂、ARB
肾功能不全 *	保钾剂
周围血管疾病	β- 阻滞利尿药
痛风 *	利尿剂
抑郁症 *	β- 阻滞剂、中枢 α 受体激动剂
反应性气道疾病	β- 阻滞剂
Ⅱ度或Ⅲ度心脏传导阻滞	β- 阻滞剂、非二氢吡啶类钙离子拮抗剂
肝功障碍	拉贝洛尔、甲基多巴

* 相对禁忌证。

ACE：血管紧张素转换酶；ARB：血管紧张素受体阻滞剂。

日内降低血压，在数周内将血压逐渐降至理想水平。

- 在某些盐敏感的高血压患者，如非洲裔美国人和需要联合用药的患者，噻嗪类利尿剂可作为一线抗高血压药物，除非这些患者有明确的禁忌证。
- 改变生活方式应作为高血压治疗的第一步，即使最后需要药物治疗，也应继续改变生活方式。
- 在药物治疗的初期，应定期监测抗高血压药物对患者代谢的影响。
- 对一些老年人和疑有自主调节功能失调的患者，如长期糖尿病患者，应检查是否有直立性低血压。逐步调整抗高血压药物以避免立位时血压过度下降。
- 治疗单纯性收缩期高血压时，应以小剂量开始并逐步调整抗高血压药物的剂量，即低剂量缓慢调整。
- 如果舒张期血压持续＜ 65mmHg，应避免继续尝试降低升高的收缩期血压，因为有心肌缺血的危险，特别是对已有冠状动脉疾病的患者。
- 应避免突然停用某些抗高血压药物，如 β- 受体阻滞剂和可乐定，以防止急性冠状动脉综合征或血压反弹。
- 抗高血压药物根据患者的实际临床情况和伴发病情况选择。除非有禁忌证，对于某些患者，可选用特异性抗高血压药物。如合并肾病、糖尿病或心功能不全的患者可选用

框 25-2 静脉给药治疗高血压急症的药物

- 硝普钠：在大多数情况下首选，除外急性冠脉综合征或妊娠。在某些情况下应联合使用 β- 阻滞剂
- 硝酸甘油：在急性冠脉综合征时单独使用或联合美托洛尔或拉贝洛尔
- 拉贝洛尔：作为硝普钠或硝酸甘油的辅助治疗。可单独应用于非监护情况下或用于术后高血压治疗
- 依那普利拉：用于硬皮病危机或作为一些高肾素状态的辅助治疗
- 肼屈嗪：可用于治疗先兆子痫、子痫
- 非诺多泮：与硝普钠治疗指征相同。用于密切监测情况的术后或后期高血压
- 艾司洛尔：在有紧急需要时可立即使用，非常短效的 β- 阻滞剂。用于室上心动过速

ACEI 或 ARB；β- 受体阻滞剂可用于心肌梗死的二级预防和左心室收缩功能不全导致的患者；噻嗪类利尿剂和肾素 - 血管紧张素系统抑制剂可联合用于卒中的二级预防。

- 妊娠妇女禁用 ACEI 和血管紧张素Ⅱ受体阻滞剂。
- 避免过度治疗有"白大衣性高血压"患者，避免"隐蔽性高血压"患者治疗不充分。

展望

过去的半个世纪见证了高血压病理生理学、流行病学和自然史研究取得的重大进展以及治疗上的惊人进步。然而，仍有许多高血压患者没有得到诊断或没有得到合理的治疗。高血压仍然是冠脉事件、充血性心力衰竭、卒中和终末期肾病的重要病因。

未来的研究和公共健康努力应该针对以下几个方面：

- 对于单纯性高血压患者，应确定最有效的降低心血管终点事件的抗高血压药物。
- 更为准确地确定糖尿病或靶器官损害的高血压患者的起始治疗阈值及最理想的目标血压值。
- 确定老年单纯性收缩期高血压患者的起始治疗阈值和理想的目标血压水平。
- 研发更有效的药物治疗老年单纯性收缩期高血压。
- 制定更佳的策略促进患者的依从性。
- 减少饮食中的钠及脂肪含量。
- 促进筛查技术及医疗保健系统。
- 进一步明确家庭和 24 小时流动血压监测的价值。

（王希柱 译 朱艳辉 校）

参考文献

British Hypertension Society. Available at: http://www.bhsoc.org. Accessed October 11, 2007.

Through this website, the British Hypertension Society provides a medical and scientific research forum to enable sharing of clinical information for the management of hypertension. Included in the website is information regarding cutting-edge research in the field, ongoing clinical trials, and important recent publications. The website also reviews recent guidelines, such as the partial update of the UK National Institute of Clinical Excellence and British Hypertension Society's Guidelines for Management of Hypertension in Adults published in June 2006. This document reviews the most recent clinical trials on the treatment hypertension in a brief but comprehensive manner.

Kaplan NM: Kaplan's Clinical Hypertension. 9th ed. Philadelphia, Lippincott Williams & Wilkins, 2006.

This thorough, detailed, yet succinct, eminently readable textbook on clinical hypertension was authored by Dr. Norman Kaplan. It reflects the vast clinical experience and wisdom of the author and offers up-to-date references on all topics.

Pickering TG, Hall JE, Appel LJ, et al: Recommendations for blood pressure measurement in humans and experimental animals. Part 1: Blood pressure measurement in humans. Hypertension 45:142-161, 2005.

This is a scientific statement by the American Heart Association with a major focus on the recommended techniques of blood pressure measurement in different clinical settings and circumstances. There is valuable and useful information in this statement for all who treat patients with hypertension and for those in charge of selecting and maintaining the equipment used to measure blood pressure in clinical facilities.

U.S. Department of Health and Human Services, National Heart, Lung, and Blood Institute. National High Blood Pressure Education Program. Available at: http://www.nhlbi.nih.gov/about/nhbpep/index.htm. Accessed October 11, 2007.

The National High Blood Pressure Education Program provides valuable educational information on hypertension for health care providers and the general public. All of the reports, guidelines, and publications sponsored by the Program are available, and educational materials such as slides, tables, and graphs can be downloaded. Some of the materials are available in Spanish.

循证

1. ALLHAT Officers and Coordinators for the ALLHAT Collaborative Research Group: Major outcomes in high-risk hypertensive patients randomized to angiotensin-converting enzyme inhibitor or calcium channel blocker vs diuretic: The Antihypertensive and Lipid-Lowering Treatment to Prevent Heart Attack Trial (ALLHAT). JAMA 288:2981-2997, 2002.

   This is the largest double-blind trial undertaken in hypertensive patients, and strongly influenced the recommendations of JNC VII. The trial compared treatment with amlodipine or lisinopril with a reference drug, chlorthalidone, and found no advantage of newer drugs over a thiazide-type diuretic in preventing fatal coronary heart disease or nonfatal myocardial infarction.

2. Appel LJ, Brands MW, Daniels SR, et al: Dietary approaches to prevent and treat hypertension: A scientific statement from the American Heart Association. Hypertension 47:296-308, 2006.

   This scientific statement provides a concise review of dietary interventions to both prevent and treat hypertension. The DASH diet, reduced salt intake, weight loss, and moderation of alcohol consumption are promoted as dietary modifications that have an established role in blood pressure reduction.

3. Blood Pressure Lowering Treatment Trialists' Collaboration: Effects of different blood-pressure-lowering regimens on major cardiovascular events: Results of prospectively-designed overviews of randomized trials. Lancet 362:1527-1535, 2003.

   This set of prospectively designed overviews with data from 29 randomized trials examines the comparative effects of different blood pressure–lowering regimens and the benefits of targeting lower blood pressure goals on the risk of major cardiovascular events and death. The overall conclusion is that treatment with any commonly used regimen reduces the risk for major cardiovascular events and that larger reductions in blood pressure produce larger reductions in risk.

4. Chobanian AV, Bakris GL, Black HR, et al: National High Blood Pressure Education Program Coordinating Committee: Seventh report of the Joint National Committee on Prevention, Detection, Evaluation, and Treatment of High Blood Pressure: JNC 7—Complete Version. Hypertension 42:1206-1252, 2003.

   This report from the National High Blood Pressure Education Program provides a comprehensive guideline for hypertension prevention and management, and is a "must read" for all physicians who treat patients with high blood pressure. Differences from previous reports include an emphasis on systolic blood pressure as a cardiovascular disease risk factor, and introduction of the classification "prehypertension." Thiazide-type diuretics are recommended for most patients with uncomplicated hypertension, either alone or combined with drugs from other classes.

5. Chobanian AV, Bakris GL, Black HR, et al: The Seventh Report of the Joint National Committee on Prevention, Detection, Evaluation, and Treatment of High Blood Pressure: The JNC 7 Report. JAMA 289:2560-2572, 2003.

   This condensed version of the JNC VII report highlights the major points of the National High Blood Pressure Education Program recommendations.

6. Dahlof B, Sever PS, Poulter NR, et al: The ASCOT Investigators. Prevention of cardiovascular events with an antihypertensive regimen of amlodipine adding perindopril as required versus atenolol adding bendroflumethiazide as required, in the Anglo-Scandinavian Cardiac Outcomes Trial-Blood Pressure Lowering Arm (ASCOT-BPLA): A multicentre randomised controlled trial. Lancet 366:895-906, 2005.

   This large European study found an advantage of newer drugs (amlodipine ± perindopril, as required) over conventional blood pressure lowering therapy (atenolol ± bendroflumethiazide, as required) in reducing cardiovascular mortality. These results reinforced data from previous studies suggesting that β-blocker–based therapy is less effective than other first-line drugs in reducing cardiovascular events in older patients.

7. Fields LE, Burt VL, Cultler JA, et al: The burden of adult hypertension in the United States 1999 to 2000. A rising tide. Hypertension 44:498-404, 2004.

   The purpose of this study was to estimate the absolute number of persons with hypertension in the year 2000 using data from the National Health and Nutrition Examination Survey of U.S. resident adults. The authors found that at least 65 million adults had hypertension in 1999 to 2000. A more recent survey has shown that the prevalence of hypertension in this population remains constant at about 29%. Because the adult population is now greater than in the year 2000, the burden of hypertension continues to rise in the United States.

8. Guidelines Committee: 2003 European Society of Hypertension—European Society of Cardiology guidelines for the management of arterial hypertension. J Hypertens 21:1011-1053, 2003.

   Like the BHS report, this set of guidelines also recommends initiation of medical therapy based on a comprehensive assessment of other risk factors, target organ disease, diabetes, and associated clinical conditions.

9. Ong KL, Cheung BMY, Man YB, et al: Prevalence, awareness, treatment, and control of hypertension among United States adults 1999-2004. Hypertension 49:69-75, 2007.

   This latest report from the National Health and Nutrition Examination Survey (NHANES) 1999-2004 examines changes in the prevalence, awareness, treatment, and control of hypertension in the United States. Although encouraging trends are noted, the overall prevalence of hypertension remains high (>29%), and the blood pressure control rate is only 37%.

10. Sever PS, Dahlof B, Poulter NR, et al: The ASCOT Investigators. Prevention of coronary and stroke events with atorvastatin in hypertensive patients who have average or lower-than-average cholesterol concentrations, in the Anglo-Scandinavian Cardiac Outcomes Trial-Lipid Lowering Arm (ASCOT-LLA): A multicentre randomised controlled trial. Lancet 361:1149-1158, 2003.

    This study demonstrated the value of a statin in reducing the risk for coronary heart disease and stroke in patients with hypertension.

11. Williams B, Poulter NR, Brown MJ, et al: Guidelines for management of hypertension: Report of the Fourth Working Party of the British Hypertension Society, 2004—BHS IV: British Hypertension Society Guidelines. J Hum Hypertens 18:139-185, 2004.

    This comprehensive guideline differs from the JNC VII report in several important respects: it recommends a more individualized threshold blood pressure for treatment with medications, based on the presence of target organ damage, cardiovascular complications, diabetes, and estimated 10-year risk of cardiovascular disease. The report recommends basing the choice of an initial blood pressure–lowering drug on the age and ethnicity of the patient. ACE inhibitors, angiotensin receptor blockers, or perhaps β blockers are recommended for young, nonblack patients without compelling indications, whereas calcium antagonists or thiazide-like diuretics are recommended as first-line therapy for older or black patients. The report recommends statin therapy for all people with high blood pressure complicated by cardiovascular disease or with a 10-year risk for cardiovascular disease of more than 20%, irrespective of blood lipid levels.

Romulo E. Colindres ▪ Steven H. Grossman

26

肾血管性高血压

引言

在美国，高达20%的中年男性和女性患有高血压，其中90%～95%的患者的高血压原因不明，这种高血压被称为原发性高血压；其余5%～10%的患者的高血压有引起血压升高的确切病因和病理生理学改变，一些患者有特殊的临床表现或实验室发现，这种高血压被称为继发性高血压。继发性高血压的诊断是非常有益的，因为在大多数情况下，继发性高血压的病因可用特殊药物、方法或外科手段根治或治疗。而且，继发性高血压的早期诊断至关重要，因为很多研究表明，继发性高血压的治疗越晚，治愈的可能性就越小。继发性高血压在老年人中更常见，因为由肾实质性疾病和动脉粥样硬化性肾动脉狭窄导致的高血压有较高的发病率。

有一些肾动脉的原发性疾病可导致肾动脉狭窄（the renal artery, RAS），最常见的是动脉粥样硬化和纤维肌性发育不良（fibromuscular dysplasia, FMD）。动脉粥样硬化性RAS占病例的80%～90%，而FMD占10%～20%。动脉粥样硬化性RAS与腹部主动脉和其他动脉的动脉粥样硬化相关。粥样斑块可使一条或两条肾动脉近段的1/3管腔狭窄。大约75%的病例开口部受累。FMD以一条或两条肾动脉远端2/3及其分支的血管壁纤维性变为特征。虽然FMD病变在一些患者仅累及血管壁内膜或外膜，但在大多数患者累及中层。

病因和发病机制

动脉粥样硬化性 RAS 的病因与一般动脉粥样硬化的病因相同：即吸烟、血脂异常、高血压、糖耐量异常、遗传易感性和其他因素。年轻的 FMD 患者发生纤维性改变的病因仍不清楚。可能的原因包括血管滋养缺失、遗传易感性和激素方面的因素。有迹象表明，吸烟能使病情恶化。动脉粥样硬化性 RAS 和 FMD 引起的高血压是由肾灌注压降低所致，被称为肾血管性高血压（renovascular hypertension, RVH）。如果肾动脉及其分支存在一处或以上的重度狭窄（定义为管腔狭窄 60% 或以上），则可发生 RVH。在高血压患者中，RVH 占 3% 左右。重度 RAS 并不一定会引起高血压，甚至当高血压和重度 RAS 同时存在时，RAS 也可能是偶然并存，患者可能是原发性或其他类型的继发性高血压。RAS 比 RVH 更常见。图 26-1 描述了单侧重度 RAS 导致高血压的机制。双侧或单侧动脉粥样硬化性 RAS 可使肾排泄功能降低并进展为慢性肾衰竭，称为缺血性肾病。

临床表现

动脉粥样硬化性 RAS 可能无任何症状，也可能导致 RVH、缺血性肾病或两者。缺血性肾病偶尔也可发于无高血压的患者。闪电样肺水肿（突然发生的急性肺水肿）是一种与 RVH 和缺血性肾病有关的综合征。

动脉粥样硬化性 RAS 发生于老年人。大约 90% 的患者为重度吸烟者。大多数患者有其他血管床动脉粥样硬化的证据。患者可表现为突然发生高血压、原有的高血压恶化或 50 岁以后出现恶性高

图26-1 单侧RAS导致RVH的病理生理学。

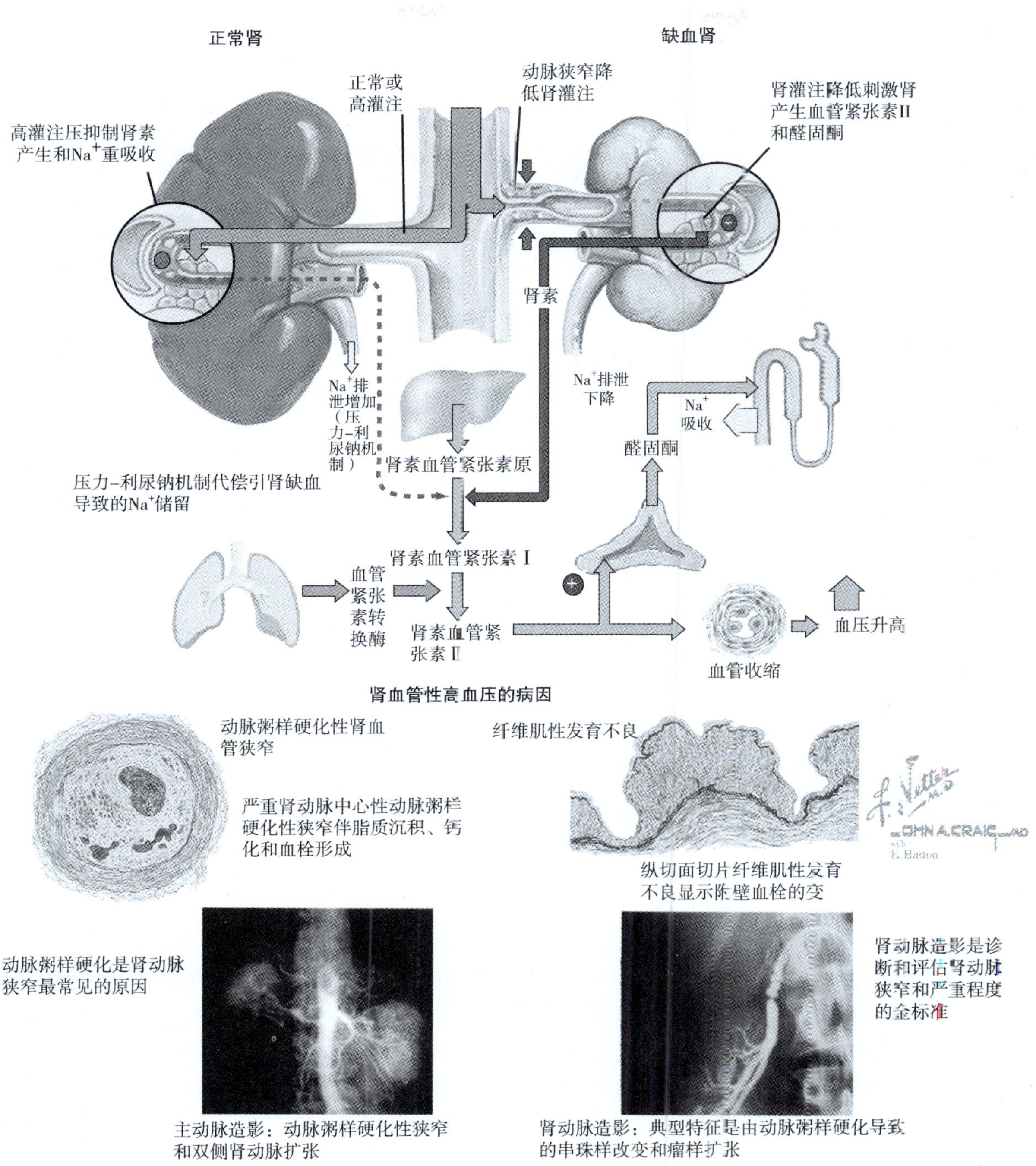

血压。体格检查可能发现晚期视网膜病变、大动脉腰腹部杂音以及搏动消失或杂音。实验室检查可发现由血浆肾素活性增加（继发性醛固酮增多症）引起的低钾血症和由缺血性肾病或其他相关肾病引起的血清肌酐浓度升高。肾体积可能存在很大的差异。

由 FMD 性肾血管狭窄导致的 RVH 起自年轻时。这种疾病多见于年龄小于 50 岁的女性，也可见于儿童。腹部可闻及杂音，但周围脉搏正常。实验室检查可发现低钾血症。肾体积常无差异。FMD 不会导致缺血性肾病和急性肺水肿。

鉴别诊断

动脉粥样硬化性 RAS 所致 RVH 主要应与原发

表 26-1 肾动脉狭窄的筛查试验

试验	评估类型	特点
卡托普利肾图	功能：ACE 抑制剂诱导的肾小球滤过率下降	如双肾体积相同，SCr ＜ 2mg/dl 时，敏感性和特异性高。对高血压改善有预后价值。
肾动脉 MRA	解剖：近端肾动脉	无肾毒性。放置支架后不能进行此项检查
肾动脉多普勒超声检查	解剖、功能：近端肾动脉	结果高度变异；技术难度大，对操作人员依赖性强
螺旋 CT 血管成像	解剖：近端肾动脉	大剂量的造影剂

ACE：血管紧张素转换酶；CT：电子计算机断层扫描；MRA：磁共振血管造影术；SCr：血清肌酐浓度。

性高血压和其他类型的高血压进行鉴别，特别是肾实质疾病所致高血压。在有周围血管疾病或腹主动脉疾病的老年人，动脉粥样硬化性 RAS 的发病率高达 38% ～ 55%。老年人原发性高血压的发病率为 60%。在这种情况下，很难确定老年患者是动脉粥样硬化性 RAS 所致高血压，还是偶然并存，还是长期高血压导致动脉粥样硬化。对于后者，纠正狭窄不会使高血压治愈或得到改善。动脉粥样硬化性 RAS 所致肾衰竭必须与肾实质疾病（如小血管疾病——肾小球硬化或动脉粥样硬化栓塞性疾病）所致衰竭或其他疾病（如糖尿病肾病）进行鉴别。缺血性肾病的特征为微量蛋白尿、微量尿沉渣，因累及双侧肾动脉可致肾体积明显不同。

FMD 所致 RVH 的鉴别诊断包括其他原因引起的青少年和年轻女性的高血压：原发性高血压、轻微的肾疾病、肥胖相关的高血压、内分泌性高血压和主动脉缩窄性高血压。

诊断方法

诊断 RAS 的金标准是肾动脉造影，它能评估狭窄程度并显示动脉粥样硬化性 RAS 的肾动脉近端 1/3 动脉粥样硬化累及特征。中层纤维组织增生是 FMD 最常见的类型（占 75%），以远端肾动脉区域狭窄和动脉瘤样扩张（串珠样改变）交替改变为特征，有时延伸至主肾动脉分支。肾动脉造影是一项昂贵的有创性检查，伴有一定的风险，一般不会提供有关功能方面的信息。考虑到这些局限性，已研发了几种探查 RAS 或评估其功能的筛查方法（表 26-1）。根据不同专家完成的研究，这些检查方法的敏感性和特异性有很大差异。例如，在一些研究中，作为筛查方法，肾动脉多普勒超声具有一定的优势，但其他研究发现其费时、可靠性差，对操作人员的依赖性强。

没有任何一种解剖学筛查方法能够准确评估肾动脉远端血管。因此，尚无适用于筛查 FMD 的方法，虽然卡托普利肾图可以提示存在功能性 RAS（图 26-2；彩图 26-2）。

图（26-3）展示了我们用于评估疑似 RAS 患者的诊断方法。评估的第一步是通过肾超声和尿液分析除外肾实质性疾病。我们建议在行肾超声检查时，用多普勒检查测量肾的阻抗指数。相对于肾动脉多普勒超声，这项检查更易于完成且更可靠。从对血管成形术的反应来看，阻抗指数有预后价值。筛查评估仅限于有相应临床表现且可能从肾动脉血管成形术中获得益处的患者。没有一项检查能够预测血管成形术后肾功能的改善情况。

处理和治疗

最佳治疗

肾动脉狭窄的治疗可分为药物治疗和手术或血管内成形术治疗。血管内成形术是指气囊血管成形术，伴或不伴置入支架（图 26-4）。动脉粥样硬化性 RAS 的药物治疗包括抗高血压治疗、戒烟、阿司匹林以及其他抗血小板药和降脂药。对于有 FMD 的年轻人，治疗选择是气囊血管成形术。如果气囊能到达病变部位，一般能扩张成功，在大约 90% 的患者高血压可治愈或显著下降。对有动脉粥样硬化性 RAS 和高血压的老年患者进行的随机临床试验提示：药物治疗与血管成形术加支架置入治疗高血压的疗效相同。有高血压和动脉粥样硬化性 RAS 的患者最有可能对球囊血管成形术有反应，高血压病史不足 5 年、无原发性肾疾病、有动脉粥样硬化性 RAS 的中年男性以及非原发性恶性高血压患者又可能治愈或有明显的改善。我们不主张用血管内成形

图26-2 卡托普利肾图。

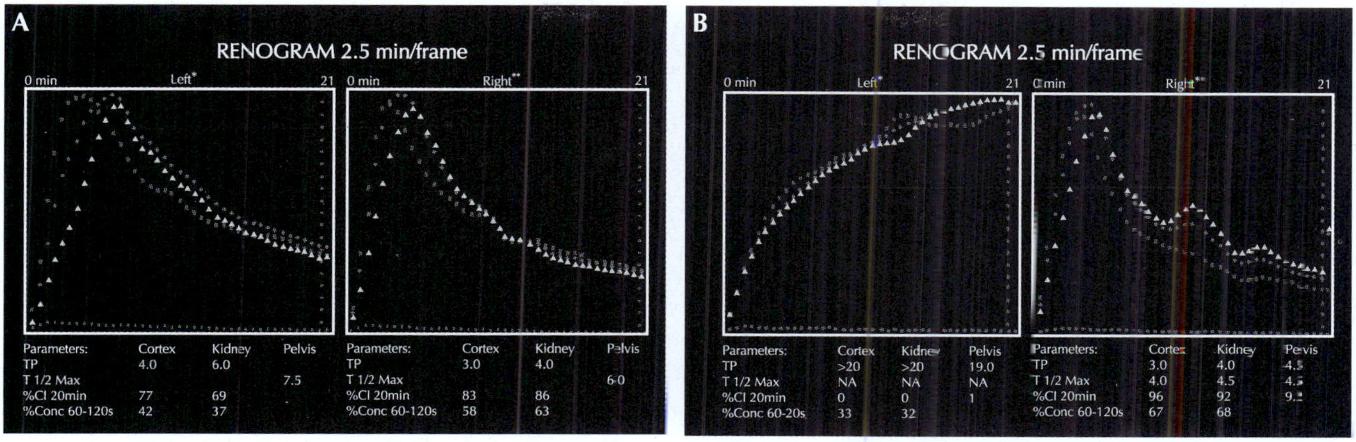

C

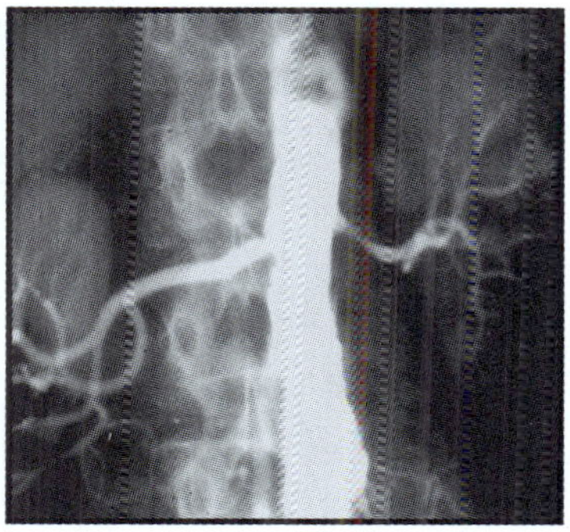

口服50mg卡托普利前（A）后（B），左右肾对静脉给予的Tc-99m 的摄取和排泄曲线图。B图曲线显示放射药剂摄取缓慢并不排泄，提示左侧动脉有功能性狭窄。主动脉造影（C）显示同一患者左侧肾动脉有严重粥样硬化性RAS及狭窄后扩张，右侧肾动脉正常。注意腹主动脉粥样硬化改变。

* 左肾
** 右肾

图26-3 有相应临床表现和预测有肾血管成形术益处的RAS患者的评估。

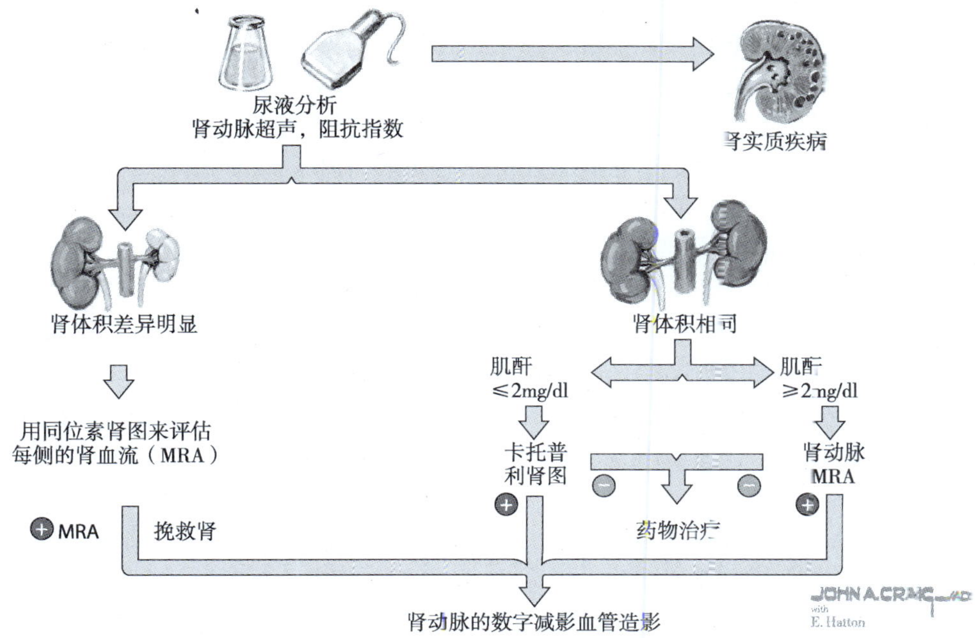

图26-4 狭窄肾动脉球囊成形术。

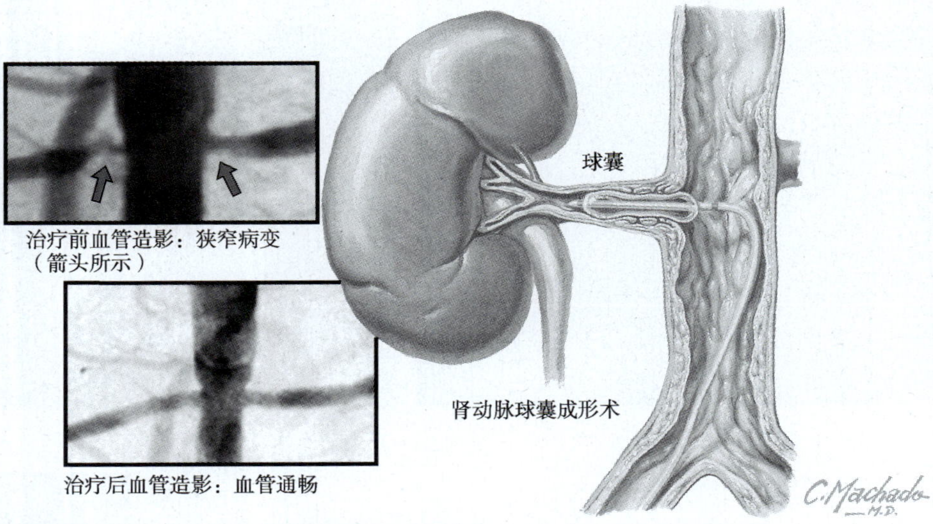

有高血压和动脉粥样硬化性RAS的患者对球囊血管成形术最有可能有反应，即高血压病史不足5年、无原发性肾疾病、有动脉粥样硬化性RAS的中年男性以及非原发性恶性高血压患者球囊血管成形术治疗后会有明显的改善。血管成形术治疗后卡托普利肾图预测的高血压治愈或改善。

术治疗伴动脉粥样硬化性 RAS 的高血压患者，除非合并上述情况或患者对 3 ～ 4 种最佳抗高血压药物无反应。卡托普利扫描阳性是预测肾血管成形术后高血压治愈或改善的好指标。

血管成形术治疗缺血性肾病

动脉粥样硬化性 RAS 可导致终末期肾病。一些研究提示，11% ～ 22% 的终末期肾病老年患者至少有一条肾动脉有重度动脉粥样硬化性 RAS。目前尚无大型临床试验比较药物治疗和肾动脉球囊血管成形术保护或改善肾功能的优劣。似乎只有少数动脉粥样硬化性 RAS 和肾衰竭的患者能从血管成形术解除狭窄中获得长期益处。因此，确定不能从血管成形术获益的患者或血管成形术有害的患者非常重要。预测纠正动脉粥样硬化性 RAS 后肾功能不能改善甚至恶化的因素有：（1）至少有一条肾动脉的内径减少＜ 50% 的轻度狭窄；（2）单侧 RAS，除非肾动脉供应孤立的肾；（3）肾的长度小于 8cm；（4）有糖尿病肾病或其他肾疾病或严重的蛋白尿伴提示原发性肾疾病的尿沉渣；（5）多普勒超声检查有高阻抗指数。

美国国家健康研究院的心、肺和血液研究所正在发起一个前瞻性的、多中心随机临床试验，称为肾动脉粥样硬化性病变的心血管结局（CORAL）。这项研究纳入了 1080 名研究对象，将比较单独使用最佳药物治疗与血管成形术和置入支架联合最佳药物治疗对有血流动力学变化的动脉粥样硬化性 RAS 和收缩期高血压的影响。

避免治疗错误

治疗动脉粥样硬化性 RAS 应避免的主要错误是：当可提示行血管内成形术在控制高血压或改善肾功能方面优于最佳药物治疗的功能性或病史资料不足时，即对有狭窄的肾血管行血管成形术和支架置入。在这种情况下，手术的风险可能超过手术的益处。在决定进行血管成形术前，医生应分析病史、药物治疗反应、实验室结果和解剖学信息。

展望

我们相信未来几年中动脉粥样硬化性 RAS 的诊断和治疗的进展需要以下因素：

- 气囊血管成形术和置入支架的技术不断改进
- 评估远端肾动脉及其分支的非侵袭性成像技术的发展
- 开发更好的功能性检查以预测肾动脉血管成形术对血压和肾功能的影响
- 寻找能发现肾小动脉和微小动脉病变的标

志物

- 随机临床试验，诸如CORAL研究，以比较肾动脉血管成形术与强化药物治疗对高血压、心血管疾病和慢性肾衰竭进展的影响。
- 研究治疗动脉粥样硬化的新药，进一步加强降低动脉粥样硬化危险的公众健康措施。

（王希柱 译 朱艳辉 校）

参考文献

Cardiovascular Outcomes in Renal Atherosclerotic Lesions (CORAL). Available at: http://www.coralclinicaltrial.org. Accessed October 11, 2007.

This is the website of the CORAL study, the only ongoing, prospective, randomized study in the United States that is comparing angioplasty plus stent placement of atherosclerotic RAS and optimal medical therapy with optimal medical therapy alone. Information about the progress of the trial, enrollment, and participating centers can be obtained through this website.

循证

1. Cooper CJ, Murphy TP, Matsumoto A, et al: Stent revascularization for the prevention of cardiovascular and renal events among patients with renal artery stenosis and systolic hypertension: Rationale and design of the CORAL trial. Am Heart J 152(1):59-66, 2006.

   The National Institutes of Health, after hearing from many experts on atherosclerotic renal artery stenosis, concluded that it is not known whether angioplasty and stent placement combined with optimal medical therapy is superior to optimal medical therapy alone for the prevention of cardiovascular morbidity and progressive kidney disease in patients with high-grade atherosclerotic RAS. Given this situation of "equipoise" regarding the best treatment for the condition, the NIH is sponsoring the study described in this publication.

2. Pedersen EB: New tools in diagnosing renal artery stenosis. Kidney Int 57(6):2657-2677, 2000.

   Many recent publications have dealt with the several tests available to screen for renal artery stenosis. This article by Pedersen is one of the most detailed and balanced reviews on this topic. Although some of the tests, such as magnetic resonance angiography, have been refined in the past few years, the recommendations and guidelines regarding diagnosis of RAS presented in this paper are still valid. The techniques, advantages, disadvantages, and predictive values of the several tests are described in detail.

3. Radermacher J, Chavan A, Bleck J, et al: Use of Doppler ultrasonography to predict the outcome of therapy for renal-artery stenosis. N Engl J Med 344(6):410-417, 2001.

   The authors relate their experience in treating RAS with renal artery angioplasty in a large cohort of patients with hypertension, kidney failure, or both. They found that a resistive index above 80 reliably identifies patients with RAS in whom angioplasty or surgery will not improve kidney function, blood pressure, or kidney survival.

4. Safian RD, Textor SC: Renal-artery stenosis. N Engl J Med 344(6):431-442, 2001.

   The authors provide a comprehensive review of the pathophysiology, clinical manifestations, diagnostic approaches and treatment of renovascular hypertension and ischemic nephropathy.

5. Textor SC: Ischemic nephropathy: Where are we now? J Am Soc Nephrol 15(8):1974-1982, 2004.

   An excellent review of ischemic nephropathy, defined as kidney failure directly caused by high-grade atherosclerotic renal artery stenosis of both renal arteries or of the artery to a solitary kidney, which describes the epidemiology, clinical manifestations, and presumed pathophysiology of the condition.

Romulo E. Colindres • Steven H. Grossman

27

继发于肾上腺疾病的高血压

引言

临床上，肾上腺疾病是继发性高血压的重要病因。本章我们将讲述其临床表现、诊断和治疗。而作为继发性高血压另一病因的肾血管性高血压我们已于第26章讲述。

肾上腺皮质可通过产生过多的醛固酮、去氧皮质酮（deoxycorticosterone, DOC）和皮质醇引起高血压。前两种是盐皮质激素，能通过肾增加水钠潴留。皮质醇是一种糖皮质激素。当高血压明显时，皮质醇可刺激盐皮质激素受体，可能与DOC和缩血管物质的释放相关。嗜铬细胞瘤是一种肾上腺髓质的肿瘤，能产生大量的儿茶酚胺。

确定肾上腺源性高血压的病因非常重要，原因是：

- 大多数肾上腺源性高血压可通过病因的特殊治疗缓解和治愈。
- 这类疾病，尤其是嗜铬细胞瘤，具有发生严重高血压和包括猝死在内的严重心血管并发症的风险。除血压升高外，醛固酮对其他心血管结局的影响也日益得到重视。
- 在高血压个体中，原发性醛固酮增多症的发病率大于1%，低于先前估计的。
- 过去几年中发现并确定了几种新的盐皮质激素性高血压综合征。
- 原发性醛固酮增多症的诊断性试验已经简化。

原发性醛固酮增多症和盐皮质激素性高血压

病因和发病机制

表 27-1 显示了盐皮质激素性高血压的病因和相关综合征，最常见的病因是原发性醛固酮增多症。醛固酮的正常生理性分泌是由肾素 – 血管紧张素系统调控。促肾上腺皮质激素（adrenocorticotropic hormone, ACTH）和血清 K^+ 浓度并不重要。激素自分泌引起的高醛固酮血症基本上或很大程度上不受肾素 – 血管紧张素系统控制。

醛固酮导致的高血压是由于肾皮质集合管内的盐皮质激素受体收到的刺激增加引起的。这可引起钠通道开放，增加肾小管对钠的重吸收和水的继发性吸收。K^+ 和 H^+ 的分泌和尿排泄也被增加了。钠水潴留可增加血容量和心输出量，导致血压升高和肾素产生抑制。总的可交换钠增加，但这个过程可由于在心房利钠肽和其他利钠肽的作用下通过较少近端肾小管和远端肾小管对钠的重吸收来限制，这种效应被称为“醛固酮逃逸”。这种效应解释了为什么原发性醛固酮增多症患者无水肿和相关症状。其他可能引起盐皮质激素性高血压的原因包括：中枢神经系统对醛固酮的影响、交感神经活性增加以及缩血管物质的释放，如抗利尿激素（图 27-1。）

大约 30% 的原发性醛固酮增多症患者为手术可治愈的分泌醛固酮的腺瘤，而另外 2/3 为双侧肾上腺增生症——一种被称作特发性醛固酮增多症的疾病。单侧增生极为少见，被称为原发性肾上腺增生。在糖皮质激素可治性醛固酮增多症（glucocorticoid-

表 27-1 盐皮质激素性高血压的鉴别诊断

病因	病理生理学
原发性醛固酮增多症 *	醛固酮分泌增加
去氧皮质酮分泌性肿瘤†	DOC 分泌增加
先天性肾上腺增生†	皮质醇合成所需酶先天性缺乏。ACTH 分泌增加；DOC 增加
Liddle 综合征†	集合管钠通道先天性上调。肾对钠的重吸收增加
11β- 羟类固醇脱氢酶不足和缺乏†	使皮质醇转化成皮质酮的酶先天性缺乏（AME 综合征）。高水平的皮质醇刺激盐皮质激素受体
盐皮质激素受体的 S810L 突变†	由于缺乏 21（OH）基因，类固醇不能转化为孕酮，盐皮质激素受体受到持续激活
异位 ACTH 综合征‡	DOC 分泌增加 皮质醇增加不能降解为皮质酮 缩血管物质增加，舒血管物质降低

* 原发性醛固酮增多症的病因在正文中讨论。
† 醛固酮分泌受抑制，PRA 受抑制。
‡ 醛固酮分泌受抑制，PRA 易变。
ACTH：促肾上腺皮质激素；AME：盐皮质激素明显过多；异位 ACTH 综合征：垂体之外的肿瘤产生 ACTH；DOC：去氧皮质酮。

remediable aldosteronism, GRA），ACTH 可控制醛固酮的分泌。这是一种常染色体显性遗传病（由 8 号染色体突变引起——醛固酮分泌不再受血管紧张素 Ⅱ 调控，而受浓度正常的 ACTH 的调控。如果 ACTH 分泌被糖皮质激素（地塞米松）抑制，则醛固酮分泌就会减少。原发性醛固酮增多症也可由分泌醛固酮的肾上腺癌或卵巢癌所致。

临床表现

原发性醛固酮增多症的典型临床特征是高血压、低血钾、尿钾排泄过多、血浆肾素活性（plasma rennin activity, PRA）受抑制、轻度高钠血症和代谢性碱中毒。低钾血症的症状可能包括多尿、烦渴、肌肉痉挛、肌肉无力和糖耐量异常。醛固酮生成性腺瘤（aldosterone-producing adenoma, APA）患者的低钾血症较特发性醛固酮增多症患者的更为严重。高血压可能很严重，难以控制。

原发性醛固酮增多症多发生于中年人（30 ~ 50 岁多见），年轻女性患者可能更为多见。上述表现在年轻患者或在有醛固酮增多症家族史的患者，提示为先天性盐皮质激素性高血压，如 GRA 或 Liddle 综合征。在大多数研究中，10% ~ 20% 的原发性醛固酮增多症患者的血钾可能是正常的。GRA 患者的血钾浓度常常正常。

鉴别诊断

以下情况应怀疑原发性醛固酮增多症：

- 高血压伴自发性低钾血症
- 高血压合并严重或难治性利尿剂引起的低钾血症（血清钾浓度＜ 3mEq/L）
- 醛固酮增多症家族史
- 不能解释的难治性高血压
- 不能解释的儿童和年轻人高血压
- 偶然发现的肾上腺肿瘤

对于有低钾血症和高血压的患者，应测量 PRA。PRA ＞ 3ng/（ml · h）提示为继发性醛固酮增多症，见于恶性高血压、肾动脉狭窄、原发性肾疾病、肾素分泌瘤和使用雌激素。PRA ＜ 1ng/（ml · h）提示为低肾素性原发性高血压或盐皮质激素性高血压；在这种情况下，应进行原发性醛固酮增多症筛查和确诊性试验。

诊断方法

图 27-2 显示了有高血压和无诱因的或利尿剂引发的严重低钾血症的患者的诊断方法。同样的方法也适用于评估病因未知的血钾正常的难治性高血压患者。

评估的第一步是鉴别原发性醛固酮增多症

图27-1　原发性高醛固酮血症和盐皮质激素性高血压。

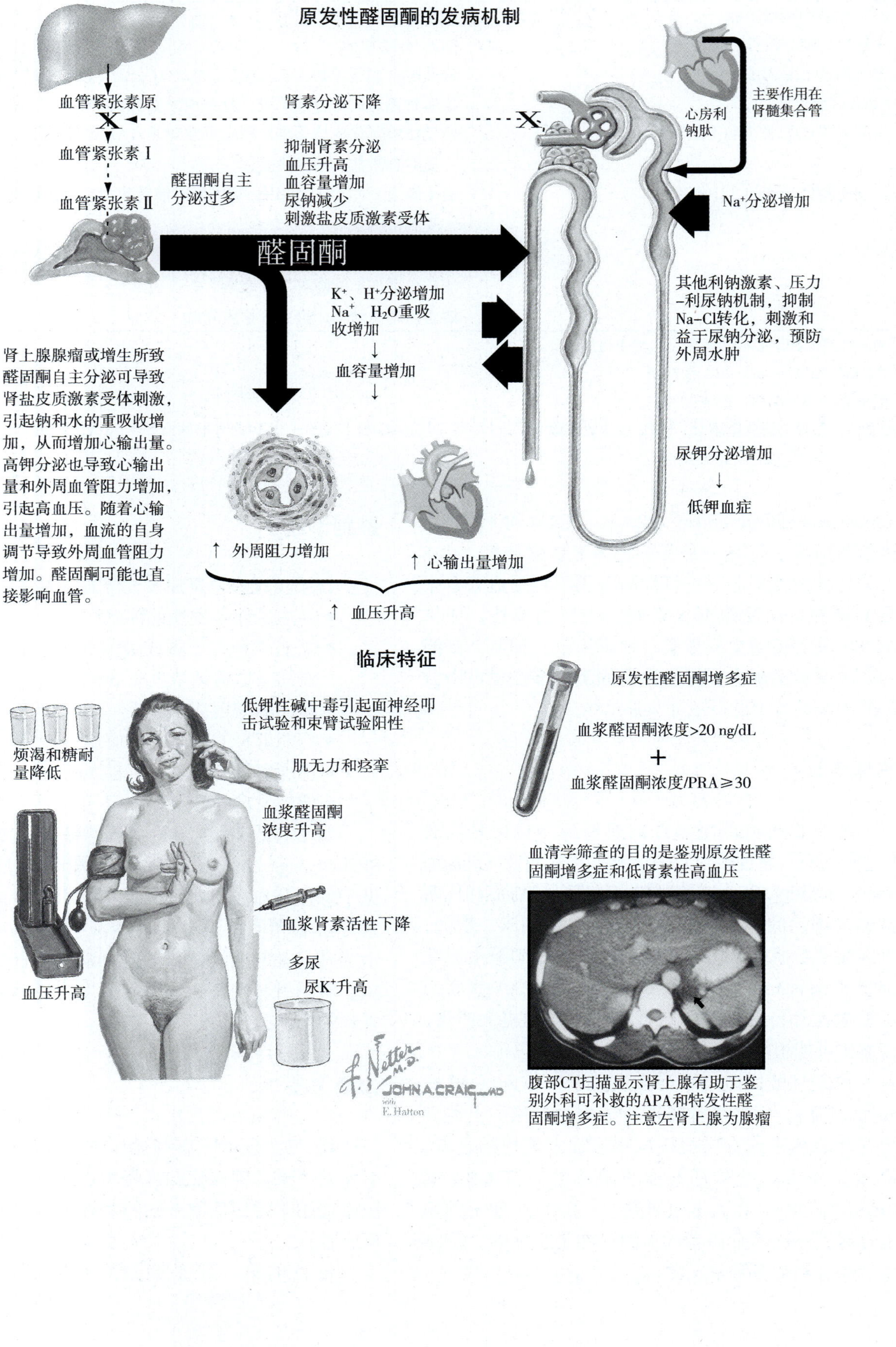

和低肾素性原发性高血压。测量外周静脉血的血浆醛固酮浓度（plasma aldosterone concentration, PAC）和 PRA 已成为最常用的筛查原发性醛固酮增多症试验。PAC ＞ 20ng/dL 结合醛固酮 / 肾素比（aldosterone-to-renin ratio, ARR）＞ 30，对肾功能正常的原发性醛固酮增多症的敏感性和特异性＞ 95%。ARR 明显增高而 PAC 正常，可见于一些低肾素性高血压或盐皮质激素性高血压的少见类型（表 27-1）。因此，只有当 ARR 增高伴 PAC ＞ 20ng/dL，才考虑原发性醛固酮增多症。有慢性肾衰竭而服用大剂量螺内酯的患者可出现 PAC 增高的假阳性结果。严重的低钾血症能导致 PAC 下降的假阴性结果。理论上，利尿剂和肾素 - 血管紧张素抑制剂可使 PRA 增高而产生假阴性结果，b 受体阻滞剂也可产生假阴性结果。在未服用抗高血压药物情况下进行上述试验最为理想，但这既脱离实际也不能保证大多数患者的安全。一些论著报道，除醛固酮拮抗剂外，即使患者服用过抗高血压药物，该试验也是可靠的。一些中心建议清晨取坐位检测 PAC 和 PRA。

如果输入等张的氯化钠溶液或摄取高盐饮食时服用或不服用盐皮质激素（氟氢可的松）数天后醛固酮分泌未受抑制，可确诊为原发性醛固酮增多症。但是，这种确诊性试验比较麻烦，会给患者带来不适和一定的风险。许多学者认为，如果一项足以证明原发性醛固酮增多症的试验呈阳性，就应该进行肾上腺的 CT 扫描或 MRI，以鉴别外科可治性 APA 和原发性醛固酮增多症。对于一些患者，证实其醛固酮分泌不受抑制至关重要，一种可行的方法是：在 3 ～ 4 小时内输入 2 升生理盐水，输入前后测量 PAC，如果血浆醛固酮未被抑制至＜ 10ng/dL，则可以确定醛固酮分泌未被抑制。

APA 患者的血清醛固酮前体 18– 羟化肾上腺皮质酮［18–（OH）–B］浓度升高。因此，除了 CT 或 MRI 外，应检测 18-(OH)-B 的浓度。如 CT 或 MRI 显示为低密度的肾上腺腺瘤，直径＞ 1cm，且血清 18-(OH)-B 浓度＞ 65 ng/dL，则可诊断为 APA，需要进行肾上腺切除术。对于不能确诊的肾上腺异常发现或血清 18-(OH)-B 浓度低的患者，需要在 ACTH 刺激后测量双侧肾上腺静脉醛固酮浓度，以发现手术可治性原发性醛固酮增多症的单侧醛固酮生成增加的指征。如果怀疑 GRA，应进行基因检测。对于长期存在高血压且肾上腺影像学发现不能确诊的异常患者，可用醛固酮拮抗剂治疗，不需要从肾上腺静脉采血，因为即使有腺瘤，也不能期待肾上腺切除术能治愈高血压，低钾血症用药物治疗常可控制。

处理和治疗

原发性醛固酮增多症的治疗取决于由诊断性检查明确的病因。

最佳外科治疗

对大多数 APA 患者应进行肾上腺切除术，可通过腹腔镜手术切除。手术前应给予患者螺内酯，100 ～ 200mg/d，6 ～ 8 周，以纠正低钾血症和改善高血压。螺内酯也可减少细胞外液容量并恢复对肾素 – 血管紧张素系统的反应。血压下降预示着对手术有好的反应。65% ～ 70% 的 APA 患者的高血压可治愈，其余患者的病情可改善。主要的术后并发症是一过性的低醛固酮血症伴钠丢失、低血压和轻度高钾血症。术前服用螺内酯可预防这些并发症，还可以增加盐的摄入量治疗这些并发症。持续性高血压提示伴发原发性高血压或由长期持续性高血压引起的肾硬化。

最佳药物治疗

双侧肾上腺增生的治疗由螺内酯 50 ～ 200mg/d 开始，最大剂量为 400mg。然而，大剂量在男性可引起乳房发育和勃起功能障碍，在女性可引起月经紊乱。因此，应将螺内酯的剂量减少至 50mg/d，若需要，可加用阿米洛利 5 ～ 15mg/d，或氨苯喋啶 75 ～ 150mg/d。美国已批准依普利酮——一种特异性醛固酮受体拮抗剂——用于治疗高血压和心力衰竭而非治疗原发性醛固酮增多症。对服用螺内酯出现抗雄性激素症状的患者可选用依普利酮，50mg，每日一次或两次服用。

许多患者需要加用抗高血压药物。可选的药物包括噻嗪类利尿剂、钙通道阻滞剂和血管紧张转换酶抑制剂。应进食低钠高钾饮食。对 GRA 患者或有盐皮质激素增多的患者可用地塞米松 1 ～ 2mg/d 治疗，以抑制 ACTH 的分泌；然而，这种治疗可产生皮质类固醇相关的不良反应，并且高血压得不到良好的控制。Liddle 综合征患者对螺内酯无反应，应使用阿米洛利或氨苯喋啶或其他抗高血压

图27-2 疑似原发性醛固酮增多症的诊断方法。

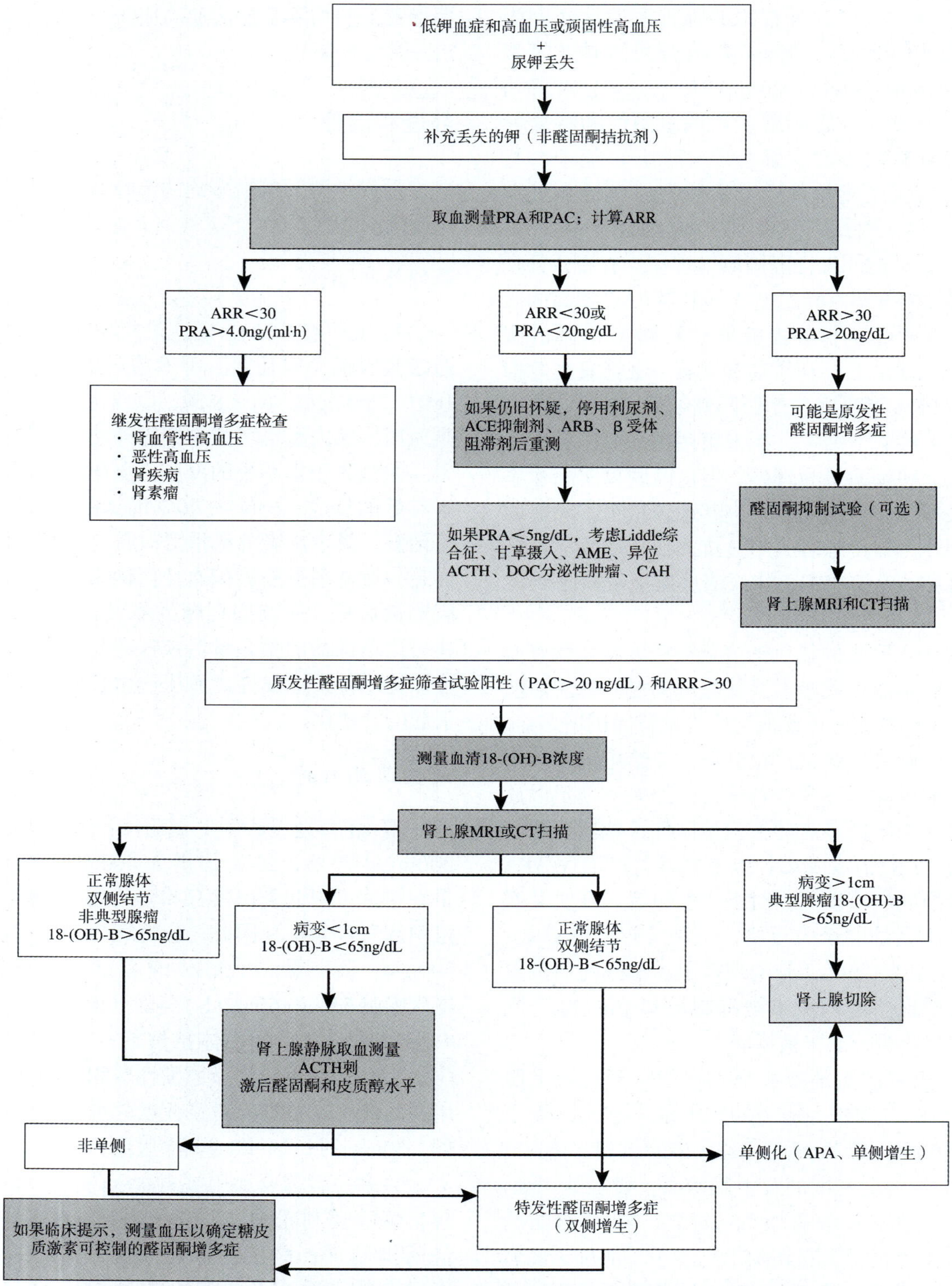

AME：盐皮质激素过多综合征；血清18-(OH)-B：血清18-羟化肾上腺皮质酮浓度；DOC：去氧皮质酮；APA：醛固酮生成性腺瘤；ARR：醛固酮/肾素比；CAH：先天性肾上腺增生；异位ACTH：垂体之外肿瘤产生的促肾上腺皮质激素；PAC：血浆醛固酮浓度；PRA：血浆肾素活性。

定义；单侧化=醛固酮/皮质醇的浓度比在一侧肾上腺静脉是另一侧肾上腺静脉的4倍；和（或）为受累的肾上腺静脉的醛固酮/皮质醇的浓度比低于大静脉的浓度比。尿钾损失可通过测量24小时尿液中的钾排泄来获得；在低钾血症存在时每天排泄30mEq钾提示钾损耗。另一种简单方法是获得随机取样的尿液，以计算尿钾排泄分数。低钾血症存在时尿钾排泄分数＞10%提示钾损耗。

药物，需要时结合限钠补钾。

避免治疗错误

术前使用螺内酯或依普利酮可避免术后高血钾。

嗜铬细胞瘤

病因和发病机制

嗜铬细胞瘤是起源于肾上腺髓质嗜铬细胞的肿瘤，释放大量的儿茶酚胺引起间歇性或持续性高血压（图 27-3）。在高血压病因中嗜铬细胞瘤所占比例不足 0.5%。虽然很少见，但嗜铬细胞瘤因具有潜在的致死性而非常重要。

临床表现

高血压是最常见的特征，90% 以上的患者有高血压。高血压可能很严重并通常是持续性的，但其高血压也可能是阵发性的发作，或可能出现高血压危象。发作可引起典型的三联症：头痛、大汗和心悸。其他常见症状是苍白、恶心、震颤、虚弱、焦虑、腹痛、胸痛、潮红和头晕。发作可以是短暂的，也可以持续数小时，发作可自行发生，也可由诸如举重、扭动或拉伸活动触发。有时高血压对药物治疗有抵抗，但通常 α- 肾上腺能受体阻断剂有效。

嗜铬细胞瘤可发生于任何年龄。98% 的嗜铬细胞瘤位于腹部或盆腔，且 90% 位于肾上腺；5% ~ 10% 是多发性的，不足 10% 是恶性的，10% 有家族史。两侧的肿瘤很可能是家族性的。当为肾上腺外起源时，肿瘤与神经节的嗜铬细胞相关，被称为副神经节瘤（见图 27-3）。作为多发性内分泌腺瘤（the multiple endocrine neoplasia, MEN）综合征的一部分，嗜铬细胞瘤可能是遗传性的。在 MEN Ⅱ A，嗜铬细胞瘤与甲状腺髓样癌和甲状旁腺腺瘤或增生有关。在 MEN Ⅱ B，嗜铬细胞瘤也与唇和舌的神经瘤、角膜神经增厚和马方综合征的身体特征有关。

嗜铬细胞瘤可从小至仅在显微镜下可见，到大至重达数公斤。肿瘤一般有包膜，只有 10% 的肾上腺嗜铬细胞瘤侵袭局部组织或转移，而大约 40% 的肾上腺外嗜铬细胞瘤会侵袭或转移。

嗜铬细胞瘤最常分泌去甲肾上腺素和肾上腺素，但很少只分泌这些儿茶酚胺类中的一种。研究表明，多巴胺的过多分泌提示恶性肿瘤。

鉴别诊断

在有原发性高血压和高肾上腺素症状（如心动过速、心悸、大汗、焦虑和疼痛）的患者，应考虑嗜铬细胞瘤的可能。其他与交感神经活性增强和高血压危象相关的综合征包括：使用抑制单胺氧化酶的抗抑郁药、可乐定或停用 β 受体阻滞剂、使用交感神经类药物（如可卡因）、颅内压增高、甲状腺功能亢进和心绞痛。

诊断方法

诊断的关键是对存在可疑的检测指标。大多数有典型临床表现的嗜铬细胞瘤患者的生化检查结果为阳性。然而，1/3 的嗜铬细胞瘤是偶然发现的。应根据临床疑似的程度选择筛查试验。如果可疑，而筛查试验又不能确定，应考虑其他筛查试验。检测血浆中游离的可甲肾上腺素类物质（间甲肾上腺素和去甲变肾上腺素）是最方便和准确的筛查试验，敏感性和特异性分别为 99% 和 89%。测量 24 小时的尿中间甲肾上腺素和游离儿茶酚胺浓度的诊断敏感性为 75% ~ 99%，特异性为 70% ~ 93%。应通过测量肌酐排泄量来确定尿液收集的是否合适。与测量尿中儿茶酚胺相比，血浆中儿茶酚胺浓度的特异性更高，但敏感性低，且不易测量。敏感性低可能与大多数患者成间歇性分泌有关。然而，浓度＞ 2000pg/ml 几乎见于所有嗜铬细胞瘤患者，浓度在 1000 ~ 2000pg/ml 则需要进行进一步检查。图 27-4 列出了对疑似嗜铬细胞瘤的诊断方法。

一旦临床和生化检查疑似嗜铬细胞瘤，需要行影像学检查以确定病变部位。CT 或 MRI 可发现大多数嗜铬细胞瘤；因为 T2- 加权影像具有高度特异性，应优先选择 MRI 检查（见图 27-3）。如果生化结果提示嗜铬细胞瘤，但腹部盆腔 CT 或 MRI 结果为阴性，应进行碘 -131 间碘苯甲胍（MIBG）核素扫描或全身 MRI 检查。

图27-3 嗜铬细胞瘤。

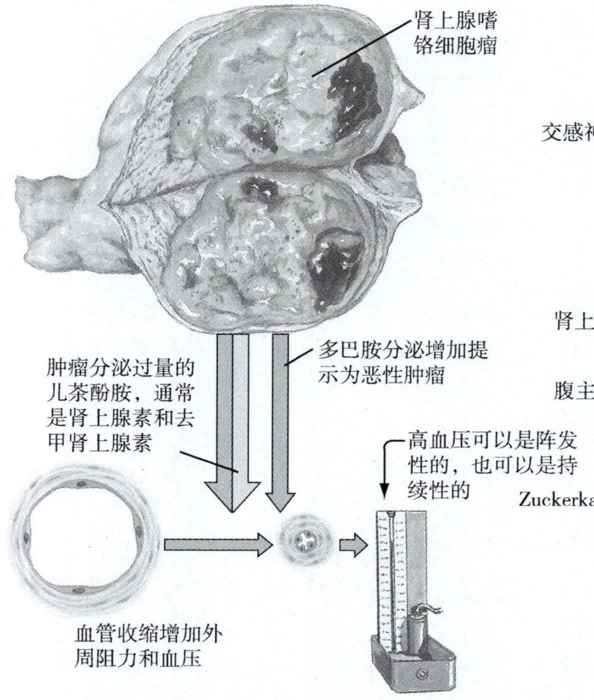

嗜铬细胞瘤是一种儿茶酚胺分泌过多的嗜铬母细胞瘤，可导致外周阻力增加和高血压

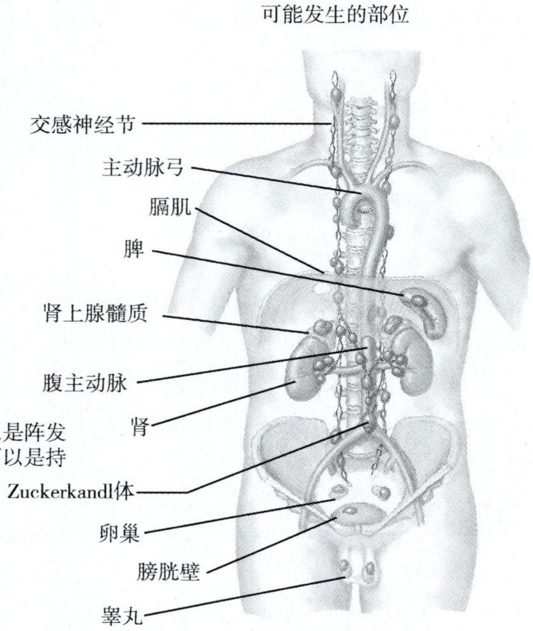

大多数嗜铬细胞瘤是肾上腺髓质起源的，但可以发生在各种地方，并且可能与多发内分泌性腺瘤综合征相关。大多是散发性的，但有些是遗传性的

嗜铬细胞瘤的临床特征

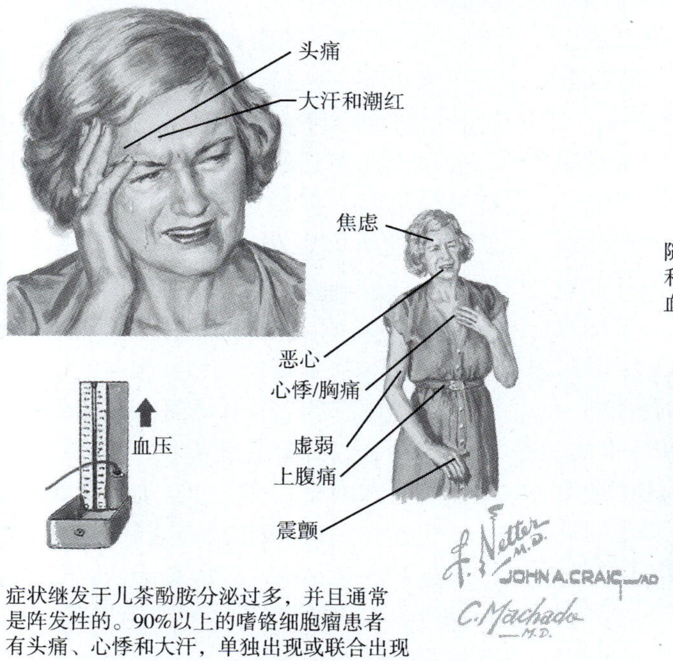

症状继发于儿茶酚胺分泌过多，并且通常是阵发性的。90%以上的嗜铬细胞瘤患者有头痛、心悸和大汗，单独出现或联合出现

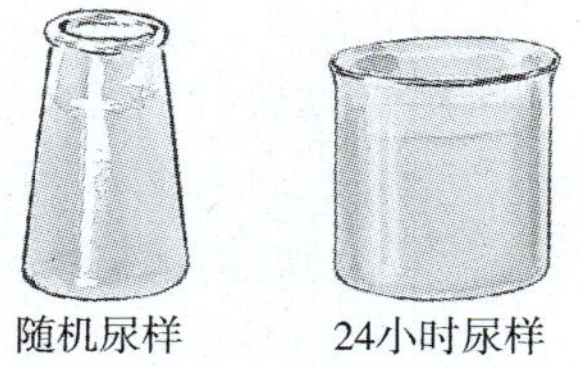

随机尿样肌酸酐和间甲肾上腺素检查和游离儿茶酚胺检查用于诊断。进行血浆游离间甲肾上腺素筛查

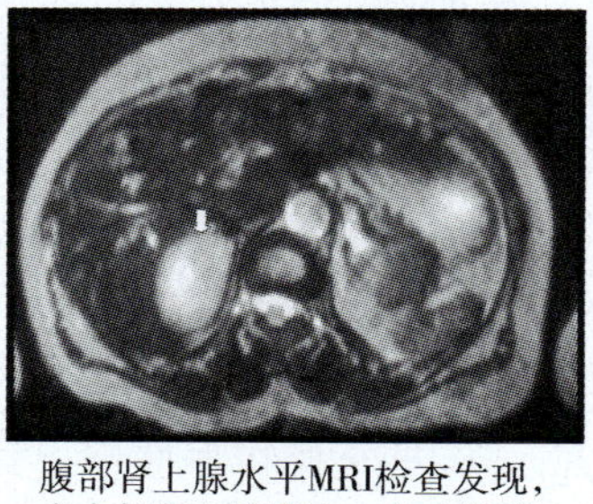

腹部肾上腺水平MRI检查发现，在右侧肾上腺存在一个大肿瘤

图27-4 临床疑为嗜铬细胞瘤。
MIBG：碘-131间碘苯甲胍。

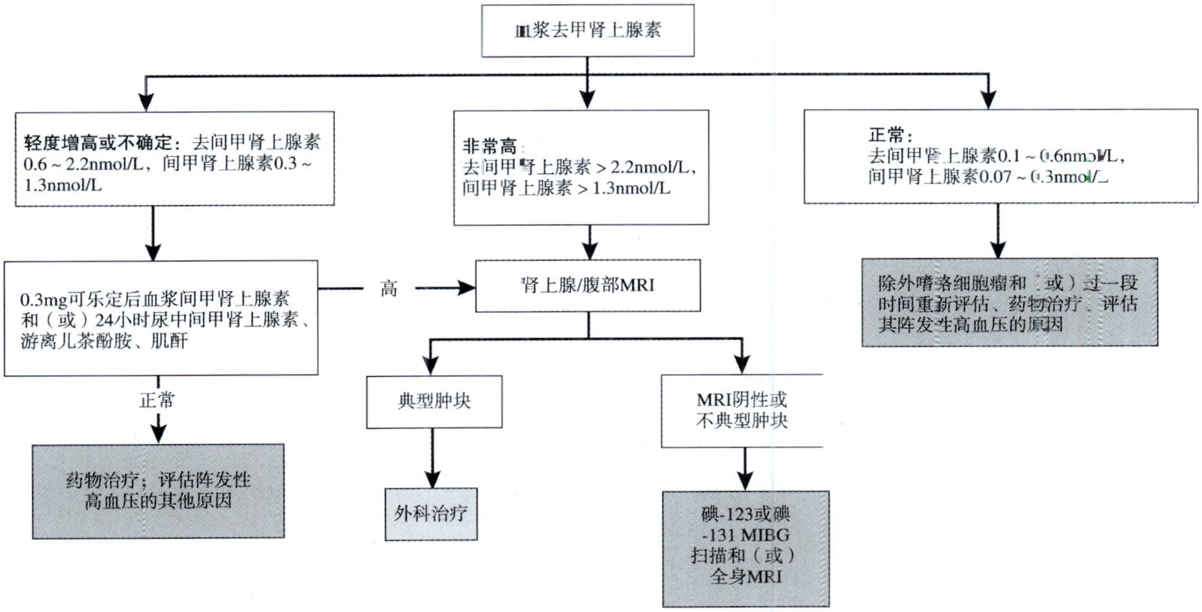

处理和治疗

最佳治疗

外科切除是治疗嗜铬细胞瘤的可靠方法。在麻醉和手术过程中，血压可能会产生巨大波动。α-肾上腺素受体阻滞剂可阻断循环中的高浓度儿茶酚胺效应。在择期手术前，给予口服酚苄明，手术当日改为静脉滴注酚妥拉明并逐步调整剂量，以维持血压稳定。近来Metyrosine已被批准用于嗜铬细胞瘤术前短期治疗，有手术禁忌证的嗜铬细胞瘤的长期治疗，以及恶性嗜铬细胞瘤的长期治疗。Metyrosine可阻断酪氨酸转化多巴胺，此步反应是儿茶酚胺生物合成途径的限速步骤。

一旦血压得到控制，可给予β-肾上腺素能阻滞剂以控制心率并预防心律失常，但不能单独使用β受体阻滞剂，因为会出现无拮抗的α-肾上腺素受体兴奋。嗜铬细胞瘤患者因为有压力性排钠，所以有容量不足的倾向。因此，术前和术后补充血容量非常重要。

避免治疗错误

正确的围术期管理可减少发病率和死亡率。

库欣综合征

临床表现

80%的库欣综合征患者有高血压（图27-5）。其高血压可能很严重，并且常出现靶器官损害。大多数库欣综合征是由于摄入外源性糖皮质激素所致，但高血压更常见于内源性皮质醇增高症：由垂体腺瘤引起的原发性ACTH分泌过多（库欣病）；肾上腺腺瘤、癌或增生和非内分泌肿瘤引起的异位ACTH分泌。在这种情况下，ACTH分泌与有垂体性分泌过多相比更多。异位ACTH分泌常合并严重高血压伴低钾血症和代谢性碱中毒。

糖皮质激素过多相关性高血压的可能机制包括：刺激盐皮质激素受体伴血容量增加，心输出量增加，以及钠离子从细胞内转移到细胞外。还有由于扩血管物质减少（氧化亚氮、前列腺素、心房利钠肽）和缩血管物质增加（血管紧张素原、肾上腺素能药物、内皮素）引起的外周血管阻力增加。可见DOC水平常增加，而皮质醇水平增加更为明显，特别是有异位ACTH分泌时（见图27-5）。

图27-5 库欣综合征和盐皮质激素性高血压。
*ANP：心房肽。

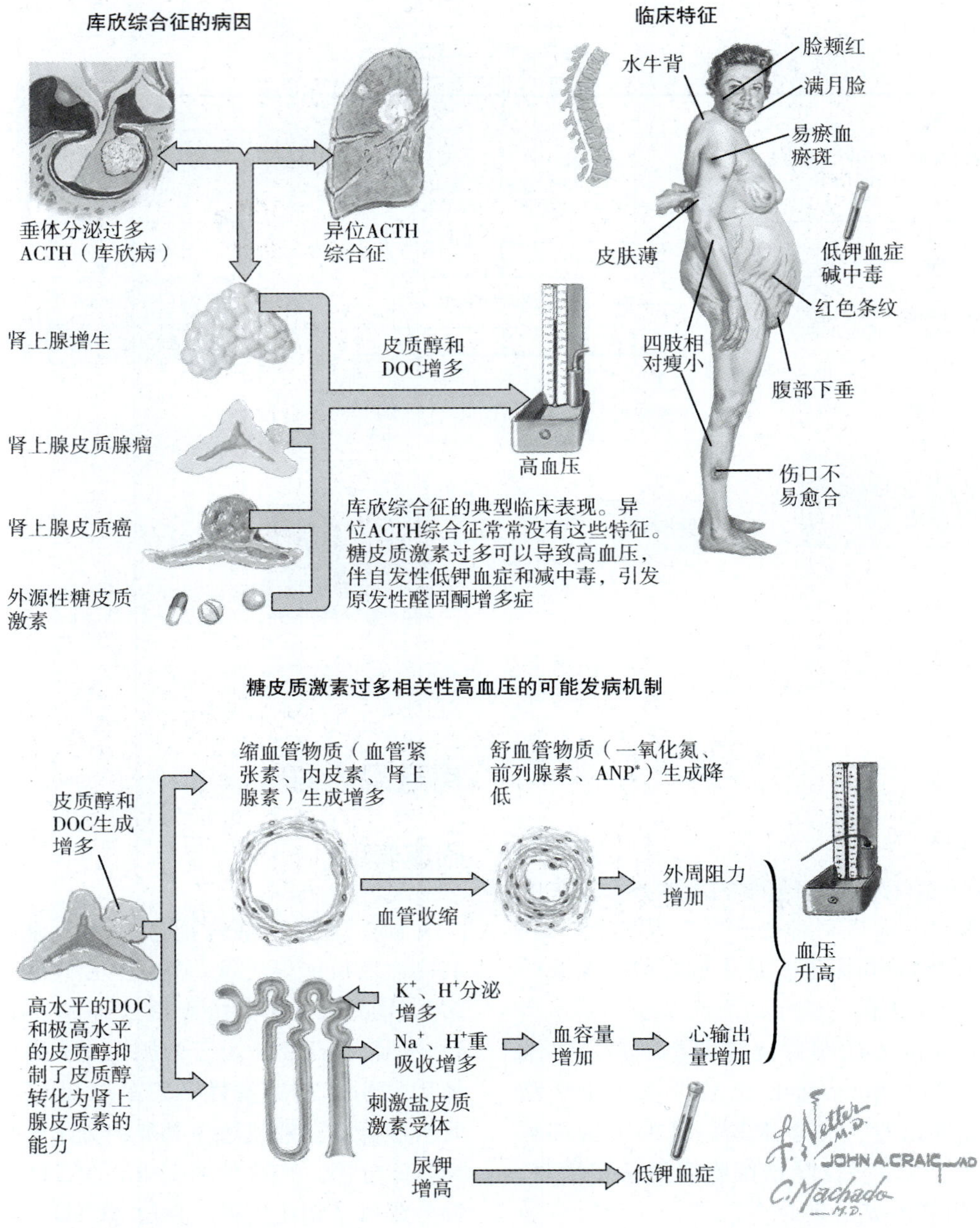

鉴别诊断

对有高血压、低钾血症和典型临床特征的患者应进行评估。有异位 ACTH 综合征的患者并不一定有与糖皮质激素过多相关的临床特征。主要鉴别诊断是其他原因的盐皮质激素相关性高血压。库欣综合征的诊断方法见第 44 章。

处理和治疗

最佳治疗

糖皮质激素过多相关性高血压的药物治疗与低肾素原发性高血压相同。如果可能，行手术治疗。包括保钾利尿剂在内的利尿剂作为一线治疗。根据血压反应和患者的个体特征可加用或改用其他药物。库欣综合征的治疗见第 44 章。

展望

在未来几年，库欣综合征的诊断、定位、治疗和肾上腺源性高血压的遗传学将取得快速进展。以下是需关注的重要领域：

- 研究新的影像学技术以鉴别功能性与非功能性肾上腺皮质肿瘤
- 确定血钾正常的醛固酮增多症的发病情况
- 继续研究原发性醛固酮增多症和嗜铬细胞瘤的遗传类型
- 优化嗜铬细胞瘤的诊断性影像技术的成本效果并确定一些新技术在诊断评估中的价值，如正电子发射成像

（王希柱 译 朱艳辉 校）

参考文献

National Cancer Institute. Pheochromocytoma treatment. Available at: http://www.cancer.gov. Accessed October 11, 2007.

This website provides a well-referenced summary of pheochromocytoma.

循证

1. Bornstein SR, Stratakis CA, Chrousos GP: Adrenocortical tumors: Recent advances in basic concepts and clinical management. Ann Intern Med 130(9):759-771, 1999.

   This review of new aspects of adrenocortical tumor genesis and their clinical implications summarizes recent advances in the diagnosis and management of adrenocortical tumors.

2. Grumbach MM, Biller BM, Braunstein GD, et al: Management of the clinically inapparent adrenal mass ("incidentaloma"). Ann Intern Med 138(5):424-429, 2003.

   The National Institutes of Health Consensus Development Program convened to address the causes, prevalence, and natural history of clinically inapparent adrenal masses, or "incidentalomas"; the appropriate evaluation and treatment of such masses; and directions for future research. The panel recommended a 1-mg dexamethasone suppression test and measurement of plasma-free metanephrines for all patients with an adrenal incidentaloma.

3. Lenders JW, Eisenhofer G, Mannelli M, Pacak K: Phaeochromocytoma. Lancet 366(9486):665-675, 2005.

   In this comprehensive review of the genetics, biochemical testing, localization, and management of suspected pheochromocytomas, the authors indicate that measurement of free plasma metanephrines is the most sensitive test for the biochemical diagnosis of pheochromocytoma.

4. Mattsson C, Young WF Jr: Primary aldosteronism: Diagnostic and treatment strategies. Nat Clin Pract Nephrol 2(4):198-208, 2006.

   In this comprehensive review with critical appraisal of the predictive value of screening and confirmatory tests for primary aldosteronism, the authors favor confirmation of the diagnosis of primary aldosteronism by demonstrating that aldosterone production is not suppressed after isotonic saline infusion or a high-salt diet.

5. Young WF Jr: Clinical practice. The incidentally discovered adrenal mass. N Engl J Med 356(6):601-610, 2007.

   In these comprehensive recommendations for the approach to the incidentally discovered adrenal mass with emphasis on proof of function and suppressibility, the author indicates that subjects need not discontinue antihypertensive medications, except aldosterone antagonists, to screen for primary aldosteronism. The author favors measurement of urinary catecholamines and metanephrines to exclude pheochromocytoma.

George A. Stouffer

28

心绞痛

引言

心绞痛是由于心脏代谢需求超过供给导致心肌缺血而引起的一种感觉。其通常表现为左胸部“压榨”、“不适”或“窒息感”，可由过劳、兴奋或寒冷天气诱发，休息或硝酸甘油可缓解。在一些患者，不适可放射至左臂、下颌，少数情况可放射至右肩（图28–1）。严重时可伴有呼吸困难、出汗或恶心。并不是所有患者都有典型症状，一些患者心肌缺血的症状不典型，仅表现为下颌痛、疲劳、上肢不适或上腹痛。心肌缺血也可以是“寂静性的”（无相关症状），尤其是在糖尿病患者。

病因和发病机制

大多数心绞痛是由动脉粥样硬化导致的冠状动脉阻塞所致（图 28-2 和 28-3；彩图 28-2 和 28-3）。动脉粥样硬化的形成需数十年，是发达国家的主要死因。其危险因素包括：高血压、吸烟、1 型糖尿病、胰岛素抵抗（如 2 型糖尿病和肥胖）、高胆固醇血症和早发血管疾病家族史。

心绞痛也可由其他少见的心肌代谢需求超过供给的疾病引起。这些疾病包括：冠状动脉异常、冠状动脉痉挛（Prinzmetal 综合征）、主动脉狭窄、贫血、甲状腺功能亢进、使用可卡因、一氧化碳中毒和肥厚性心脏病。

临床表现

冠状动脉疾病（coronary artery disease, CAD）常表现为慢性稳定性心绞痛、不稳定性心绞痛、急性心肌梗死、未识别的心肌梗死或心源性猝死。有急性心肌梗死的患者可进一步分为有心电图（ECG）ST 段抬高和非 ST 段抬高（常称为非 ST 段抬高型心肌梗死）两种。

慢性稳定性心绞痛

当心肌代谢需求超过供给的一个固定阈值时，有固定的、稳定的、阻塞性 CAD 引起的综合征称为慢性稳定性心绞痛。心绞痛常由过劳、情绪激动、心理应急或暴露于寒冷诱发，且诱因停止后可缓解。心绞痛多由同等程度的劳累诱发，但也可因时间、进餐情况和周围温度变化而变化。

常用的心绞痛严重程度分级标准是加拿大心血管学会的心绞痛严重程度分级标准。Ⅰ级为剧烈或持久体力活动引发的心绞痛；Ⅱ级偶尔为正常日常活动如上楼梯或爬小坡引发的心绞痛；Ⅲ级为体力活动明显受限，通常日常活动即可引发心绞痛；Ⅳ级为休息时发生的心绞痛。

不稳定性心绞痛或非 ST 段抬高性心肌梗死

不稳定性心绞痛或非 ST 段抬高性心肌梗死常由动脉粥样硬化斑块表面侵蚀或破裂并形成非闭塞性血栓所致（见图 28-3）。斑块表面破裂或侵蚀可使血液暴露于斑块内的致栓物质而导致血栓形成。血栓可进展直至其封闭血管腔或形成栓子而阻塞更小更远端的血管。突然发生的、无诱因的胸部不适是其特征。有一些患者的初始症状可与劳累有关，但持续数天或数周后，可引起症状的劳累程度越来越轻。

图28-1　心绞痛。

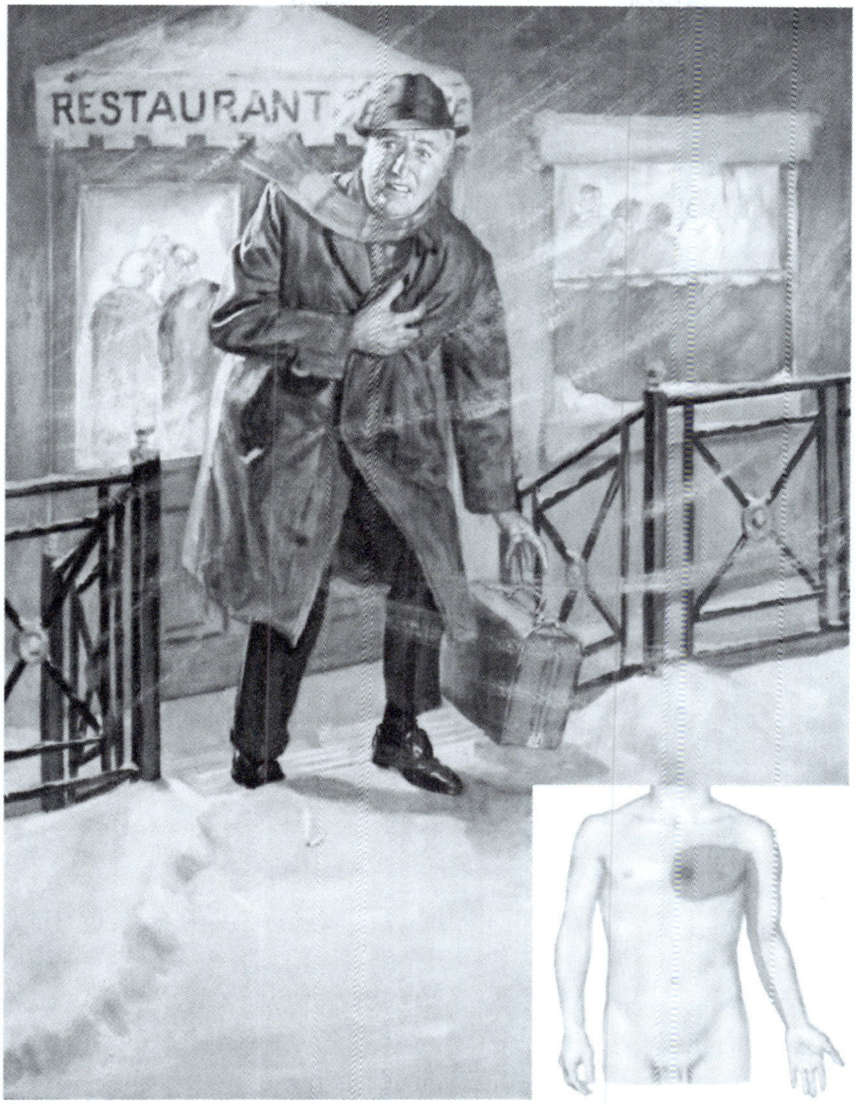

心绞痛的常见诱因：饮食过量、劳累、寒冷、吸烟　　典型心绞痛的疼痛范围

ST 段抬高性急性心肌梗死

ST 段抬高性急性心肌梗死以突然发作的持续性胸部不适为特征，常伴有大汗、呼吸困难和“濒死感”。这种症状常由粥样斑块破裂部位血栓突然闭塞冠状动脉所致。ECG 表现为与冠状动脉供应范围对应的两个或两个以上导联的 ST 段抬高。如果患者在 6 ~ 12 小时内未得到治疗，心肌会遭受严重损伤。

变异性（Prinzmetal）心绞痛

变异性心绞痛少见，常由粥样硬化病变部位的冠状动脉痉挛所致，以伴有心电图 ST 段抬高的短暂胸痛为特征，且常于休息时发作。

X 综合征

X 综合征包括有心绞痛、有运动诱发缺血的证据以及心脏表面冠状动脉正常的患者。患者多为女性（约 70%），平均年龄为 50 岁。X 综合征的病理生理学尚未完全阐明；有各种学说，包括微循环障碍、早期心肌病和痛觉改变。

图28-2 冠状动脉粥样硬化性狭窄或阻塞的程度和类型。

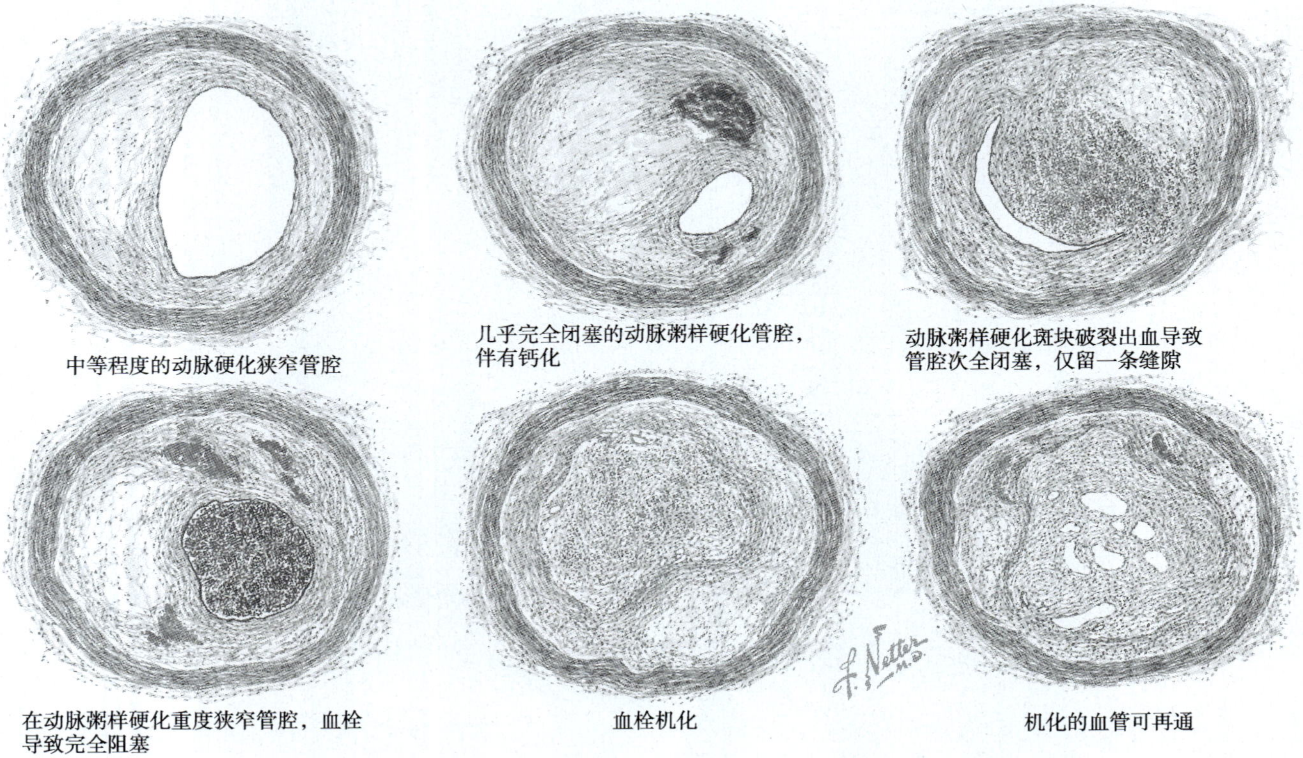

鉴别诊断

许多疾病可引起胸部不适。虽然详细病史有助于鉴别这些疾病，但有些疾病的症状与心绞痛非常相似。劳累引起的症状常见于舒张期功能障碍、劳累性高血压、哮喘和肺动脉高压。硝酸甘油可缓解食管痉挛和舒张期功能障碍引起的症状。其他与心绞痛或心肌梗死症状相似的疾病包括：食管痉挛、消化道溃疡、哮喘、主动脉夹层、二尖瓣脱垂、肺栓塞、劳累性高血压、胆囊炎、肌肉骨骼综合征、焦虑（惊恐发作）、心包炎或胸膜炎、充血性心力衰竭、舒张期功能障碍和肋软骨炎。诊断流程图见图 28-4。

诊断方法

慢性稳定性心绞痛

典型的病史和存在的危险因素是诊断稳定性心绞痛的重要信息。体格检查意义不大，但可提供左心收缩期或舒张期功能障碍的证据（分别为 S_3 或 S_4）。心绞痛发作期间，患者倾向于静止不动，可有面色苍白。50% 以上的冠状动脉粥样硬化患者的 ECG 正常，但也可有陈旧心肌梗死或心肌缺血的证据（如 ST 段压低）。决定慢性稳定性心绞痛患者的预后的三个主要因素是：年龄、冠状动脉病变支数和左心功能。

通过观察运动期间 ECG 变化平板运动试验可诊断 CAD。此外，运动期间的症状、血压反应和运动持续时间都是决定运动试验阳性或是否需要进一步评估的主要因素。通过评估左室壁运动（超声 ECG）或心肌灌注（核素成像），平板试验的结果更为准确。药物激发试验可用于不能运动的患者。

最近，先进的 64 排 CT 扫描已经能够获取非侵入性冠状动脉造影图像。具体方法是给患者快速静脉注射对比剂，而后扫描获取冠脉造影图像。这种检查方法的价值仍有待确定，但仍有一定意义，特别是排除低危 CAD 患者。CT 血管成像有一些局限性，包括大剂量射线暴露、使用对比剂、需要是窦

图28-3 粥样硬化形成：不稳定斑块形成。

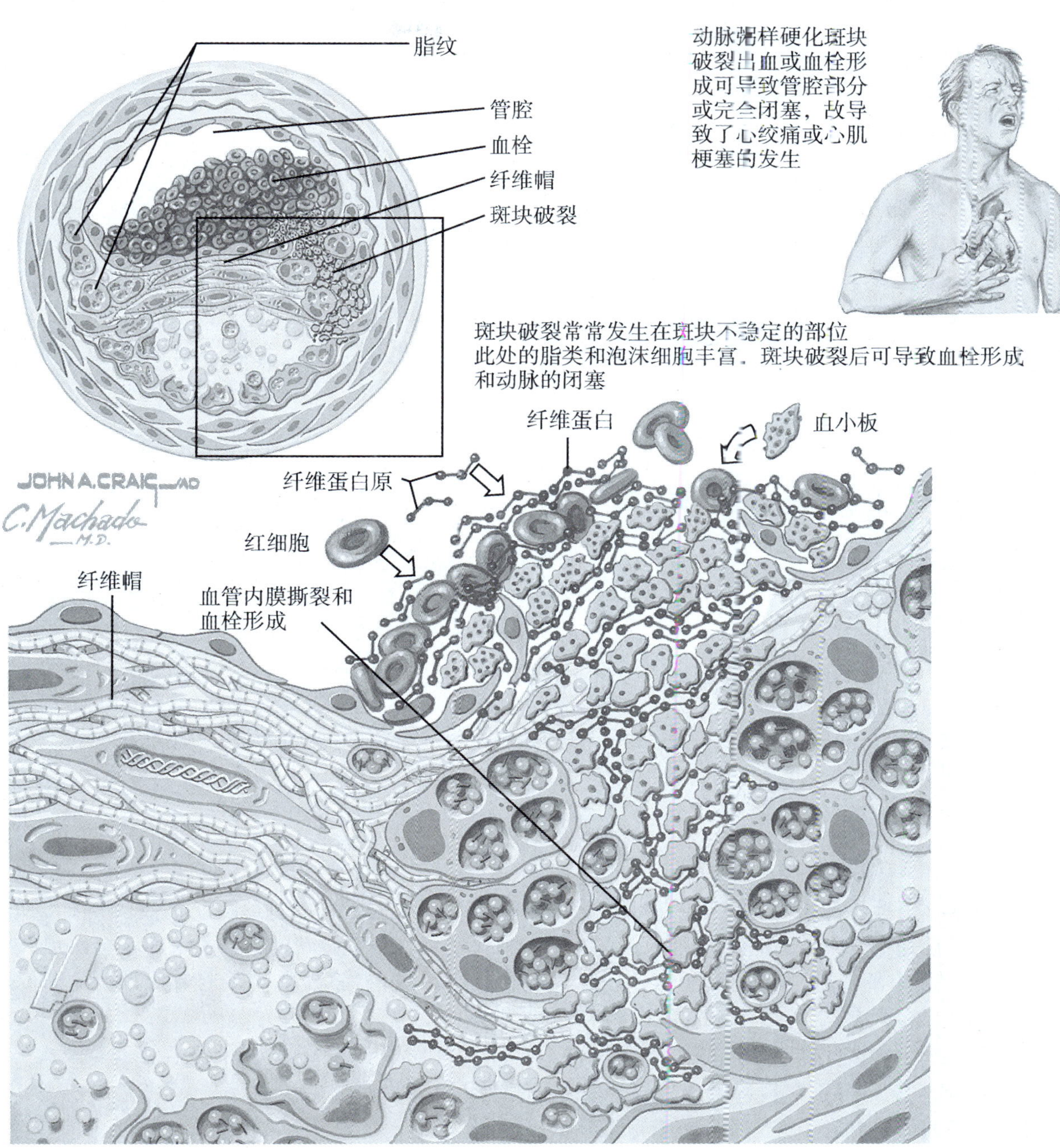

性心律以及需要能够耐受相对较慢的心率。

直接冠状动脉造影仍然是诊断冠心病的金标准。这种检查是直接将对比剂注入冠状动脉内来确定冠状动脉阻塞的部位和程度。因而冠状动脉造影是经皮冠状动脉血管成形术或外科冠状动脉旁路移植术所必需的。为了提供左心室内压和左心室功能的重要信息，通常在冠状动脉造影前或后进行左心室造影。

临床不会仅仅通过冠状动脉造影评估中等程度的病变（冠状动脉管腔狭窄 40% ~ 60%）。冠状动脉腔内超声或测量冠状动脉内血流速度或最大充盈期间冠状动脉内的压力变化可部分克服这一局限性。

急性冠脉综合征

有不稳定性心绞痛、非 ST 段抬高性心肌梗死

图28-4 冠心病诊断流程图。
这是高度简化的流程图。心肌缺血的症状因人而异。是否进行血管造影术这种决定必须是个体化的，并要考虑患者的意愿、肾功能、年龄等。
Pretest probability of coronary artery disease can be estimated using information in Diamond GA, Forrester JS: Analysis of probability as an aid in the clinical diagnosis of coronary-artery disease. N Engl J Med 300(24):1350-1358, 1979.

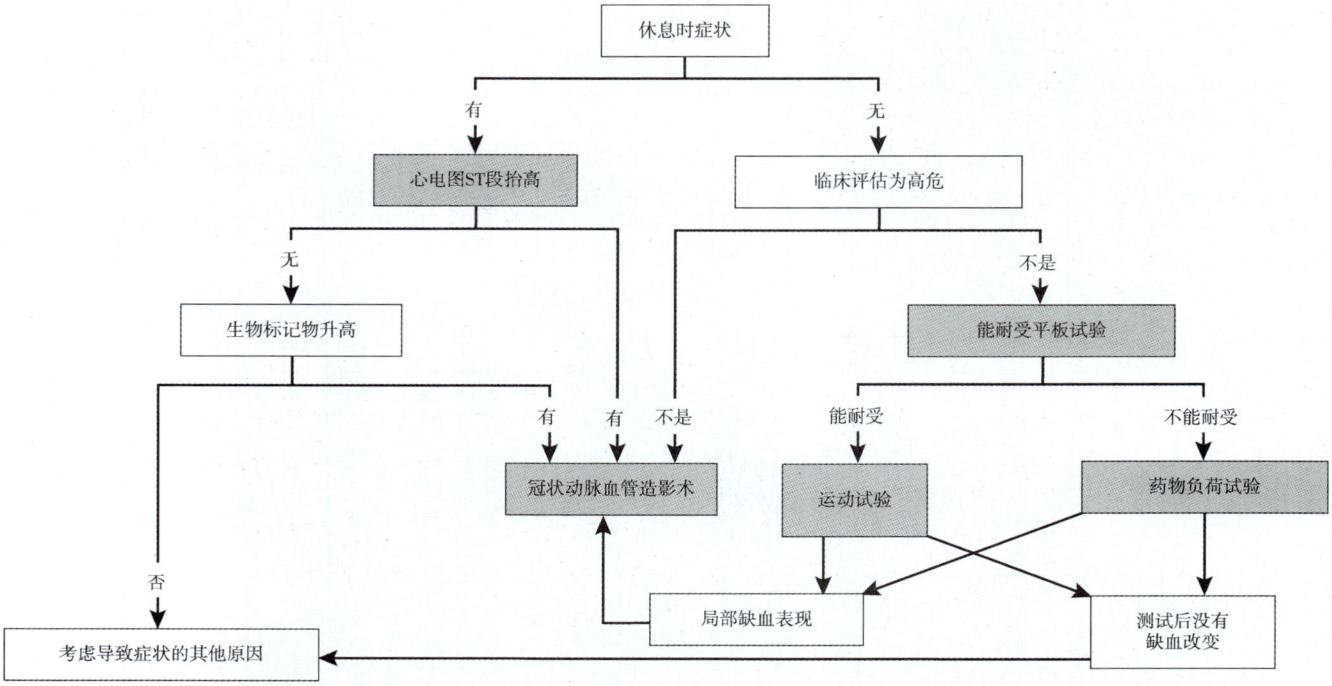

或ST段抬高性心肌梗死的患者被认为是急性冠脉综合征。诊断通常是基于典型的症候群(上文已述)、ECG变化和心肌酶水平升高（心肌梗死时）作出。

ECG对于鉴别不稳定性心绞痛或非ST段抬高性心肌梗死与ST段抬高性心肌梗死是必要手段。在不稳定性心绞痛，ECG可正常也可出现T波倒置或ST段压低。ST段压低常提示多支血管 CAD，且与不稳定性心绞痛患者的不良预后有关。在有ST段抬高性心肌梗死的患者，ECG显示相邻的ST段抬高，如累及前壁（V_1～V_4）、侧壁（V_5、V_6、Ⅰ、AVL）或下壁（Ⅱ、Ⅲ、AVF）。

心肌梗死

用高敏感性血液检测方法测定血液中心肌蛋白可使我们诊断心肌梗死的能力增强。肌钙蛋白和肌酸激酶-MB（CK-MB）是心肌死亡后释放入血的心肌蛋白。血浆中这些心肌蛋白质的水平可用于诊断心肌梗死和判断预后。肌钙蛋白和CK-MB的血浆浓度在出现症状的8个小时内不会出现有意义的增高，故在急性冠脉综合征极早期的诊断价值有限。

治疗和处理

最佳治疗

非药物干预

控制动脉粥样硬化的危险因素是至关重要的。特别是要劝导患者降低饮食中的胆固醇和饱和脂肪酸的摄入。如果患者肥胖，则减轻体重，戒烟也非常重要。应为所有患者制订一个可行的锻炼计划。运动负荷试验可用于确定患者的安全运动水平。

药物干预

传统上，药物治疗心绞痛主要是缓解症状。最

表 28-1 治疗慢性稳定性心绞痛的药物一览表

药物种类	适用人群	剂量	对心血管临床终点事件的影响
阿司匹林	所有血管病患者	80 ～ 325mg/d	降低心肌梗死、死亡和卒中的风险
他汀类药物	所有血管病患者	剂量随药物品种不同而异	降低陈旧心肌梗死患者的死亡风险
血管紧张素转换酶制剂	所有血管病（尤其是血管病合并高血压或糖尿病）患者	剂量随药物品种不同而异；初始计量依赖于血压水平	在心脏结局和预防评估试验中，雷米普利（10mg/d）明显降低了血管病患者的心肌梗死、卒中和死亡率
β 受体阻断剂	有陈旧性心肌梗死或心肌病患者（充血性心力衰竭患者初始用 β 受体阻滞剂时要注意观察）	初始低剂量（如美托洛尔，2.5mg/d，每日 2 次），并依据心率和血压调整剂量	降低陈旧性心肌梗死者的死亡风险，并改善扩张型心肌病患者的结局
硝酸盐类	有心绞痛症状的患者	根据需要舌下含服或喷雾；已有长效口服和皮贴制剂	无
钙通道阻滞剂	有心绞痛症状的患者	剂量随药物品种不同而异；初始剂量依赖于血压水平和心率	不能改善生存率；硝苯地平会降低急性冠脉综合征的存活率；地尔硫卓会降低左心室功能不全者的存活率
华法林	对一些血管病患者有益	根据反应调整剂量；需要连续监测	荟萃分析证实，如果与阿司匹林合用及 INR ＞ 2，可减少死亡、心肌梗死和卒中的风险。出血增加 1.9 倍。

INR：国际标准化比率。

近，基于对存活率的影响，对药物进行了分类（表 28-1）。改善 CAD 患者存活率和降低心血管事件的药物包括：阿司匹林、羟甲基戊二酰辅酶 A（HMG-COA）还原酶抑制剂（他汀类）以及血管紧张素转换酶抑制剂。对有心肌梗死病史或左心室功能不全的患者，β 受体阻滞剂也可降低死亡率。缓解症状但不改善死亡率的药物包括：硝酸酯类和钙通道阻滞剂。除了氨氯地平和非洛地平外，有左心室功能不全的患者应避免使用钙通道阻滞剂。

要通过饮食和他汀类药物积极降低低密度脂蛋白（LDL）胆固醇水平，即使在 LDL 水平表面正常的患者。最近的指南建议，CAD 患者的 LDL 胆固醇水平应＜ 70mg/dL。应密切监测血压，理想血压水平＜ 140/90mmHg。在糖尿病患者，理想血压水平更低，其舒张期血压目标值≤ 80mmHg。还要大力鼓励患者戒烟，并根据需要提供药物帮助（如尼古丁贴片、安非他酮、伐尼克兰）或支持组织帮助。有抗氧化作用的维生素并未显示出益处。

在治疗急性冠脉综合征患者时，中断血栓形成的治疗是关键。对于不稳定性心绞痛或非 ST 段抬高性心肌梗死，阿司匹林和肝素可减少死亡和心肌再梗死。糖蛋白Ⅱ b/ Ⅲ a 抑制剂可用于接受经皮冠状动脉介入治疗的高危患者（如肌钙蛋白升高或 ST 段压低）。

对于 ST 段抬高性心肌梗死患者，治疗目标是快速恢复血液供应。可以采用静脉溶栓或经皮冠状动脉介入治疗，如球囊扩张血管形成术。在有经验丰富的心脏病介入治疗专科医生及团队及 24 小时值班的医院，首选经皮介入治疗。在其他医院，立即进行溶栓治疗，特别是在症状出现的 6 小时内，以提高患者的存活率。已对链激酶和组织纤溶酶原激活剂（tPA）进行了广泛研究，但由 tPA 衍生的新的溶栓药物，包括瑞替普酶和替奈普酶，疗效与 tPA 相似，给药更方便（静脉推注 1 ～ 2 次）。

血运重建

血运重建可再建通畅的血流，可通过经皮介入，即通过球囊扩张血管成形术或支架植入使动脉粥样硬化性阻塞的血管开通，也可通过冠状动脉旁路搭桥，即通过应用一条动脉（如左内乳动脉）或静脉导管使血液绕过阻塞的动脉粥样硬化阻塞实现血管再通。血运重建可延长有左主干病变和多支病变伴左心功能受损的CAD患者的生存期。

避免治疗错误

一个最常见、最主要且可预防的治疗错误是急性心肌梗死误诊。据估计，接近4%的急诊科心肌梗死患者未被收住院治疗。与心肌梗死误诊有关的死亡率是收住院心肌梗死患者的2倍。心肌梗死误诊是重大的医疗事故，在美国，有20%的急诊科诉讼费用与此有关。

另一个需要避免的重要问题是对ST段抬高性心肌梗死的处理不足。不同的研究估计，20%～30%的可从再灌注治疗（溶栓或直接行血管成形术）中获益的ST段抬高性心肌梗死患者未得到再灌注治疗。这些患者的诊断是正确的，但未得到正确的治疗。常见的引起处理不足的原因有：过高估计出血风险（特别是颅内出血）、伴发疾病和出血时间。

展望

作为炎症标志物的血浆C-反应蛋白水平可用于评估不稳定性心绞痛和非ST段抬高性心肌梗死患者的预后。大量基于人群的研究也显示，C-反应蛋白水平与CAD相关。电子束CT和三维超声心动图可提升无创性检查检测冠心病的能力。在一些预试验中，基因多态性与冠心病关系的研究已取得了进展。这个领域中未来的研究进展将有助于确定可从早期特异性危险因素修改的治疗中获益的高危个体。

正在评估几种用于治疗心绞痛的新药，包括钾离子通道阻滞剂和促进氧化亚氮生成的制剂。大规模的临床试验也正在进行，以检验抗生素和抗炎药物用于延缓动脉粥样硬化进程的效果。最后，通过冠状动脉内注射生长因子（如血管内皮生长因子）或编码血管生成因子的基因以促进心肌血管生成是一个令人兴奋的领域，现已进入临床试验。

（王希柱 译 曹雪滨 校）

参考文献

American Heart Association Website. Available at: http://www.americanheart.org/presenter.jhtml?identifier=2158. Accessed October 15, 2006.

This site provides access to the most up-to-date versions of various guidelines (most developed in conjunction with the ACC).

European Society of Cardiology Website. Available at: http://www.escardio.org/knowledge/guidelines/Guidelines_list.htm?hit=quick. Accessed October 15, 2006.

This site provides access to the most up-to-date versions of various guidelines.

Gibbons RJ, Balady GJ, Bricker JT, et al: ACC/AHA 2002 guideline update for exercise testing: Summary article. A report of the American College of Cardiology/American Heart Association Task Force on Practice Guidelines (Committee to Update the 1997 Exercise Testing Guidelines). Circulation 106(14):1883-1892, 2002.

This report describes the appropriate use and interpretation of exercise stress testing as defined by an expert committee assembled by the ACC and AHA.

Thompson PD, Buchner D, Piña IL, et al: Exercise and physical activity in the prevention and treatment of atherosclerotic cardiovascular disease: A statement from the Council on Clinical Cardiology and the Council on Nutrition, Physical Activity, and Metabolism, American Heart Association. Circulation 107(24):3109-3116, 2003.

The importance of exercise and physical activity is outlined in this report.

循证

1. Antman EM, Anbe DT, Armstrong PW, et al: ACC/AHA guidelines for the management of patients with ST-elevation myocardial infarction: A report of the American College of Cardiology/American Heart Association Task Force on Practice Guidelines (Committee to Revise the 1999 Guidelines for the Management of patients with acute myocardial infarction). J Am Coll Cardiol 44(3):E1-E211, 2004.

   This article outlines the appropriate diagnosis and treatment of ST elevation myocardial infarction as defined by an expert committee assembled by the ACC and AHA.
2. Braunwald E, Antman EM, Beasley JW, et al: ACC/AHA guidelines for the management of patients with unstable angina and non–ST-segment elevation myocardial infarction: Executive summary and recommendations. A report of the American College of Cardiology/American Heart Association Task Force on Practice Guidelines (Committee on the Management of Patients with Unstable Angina). Circulation 106(14):1893-1900, 2002.

   This article outlines the appropriate diagnosis and treatment of non–ST elevation myocardial infarction as defined by an expert committee assembled by the ACC and AHA.
3. Eagle KA, Guyton RA, Davidoff R, et al: ACC/AHA 2004 guideline update for coronary artery bypass graft surgery: A report of the American College of Cardiology/American Heart Association Task Force on Practice Guidelines (Committee to Update the 1999 Guidelines for Coronary Artery Bypass Graft Surgery). Circulation 110:e340-e437, 2004.

   This report describes the appropriate use of coronary artery bypass grafting as defined by an expert committee assembled by the ACC and AHA.
4. Fox K, Garcia MA, Ardissino D, et al: Guidelines on the management of stable angina: Executive summary. Task Force on the Management of Stable Angina Pectoris of the European Society of Cardiology. Eur Heart J 27(11):1341-1381, 2006.

   This paper describes the appropriate treatment of chronic stable angina as defined by an expert committee assembled by the European Society of Cardiology.

5. Gibbons RJ, Abrams J, Chatterjee K, et al: ACC/AHA 2002 guideline update for the management of patients with chronic stable angina: Summary article. A report of the American College of Cardiology/American Heart Association Task Force on Practice Guidelines (Committee on the Management of Patients with Chronic Stable Angina). Circulation 107(1): 149-158, 2003.

This report outlines the appropriate treatment of chronic stable angina as defined by an expert committee assembled by the ACC and AHA.

6. Scanlon PJ, Faxon DP, Audet AM, et al: ACC/AHA guidelines for coronary angiography: Executive summary and recommendations. A report of the American College of Cardiology/American Heart Association Task Force on Practice Guidelines (Committee on coronary angiography) developed in collaboration with the Society for Cardiac Angiography and Interventions. Circulation 99(17): 2345-2357, 1999.

This paper describes the appropriate use of coronary angiography as defined by an expert committee assembled by the ACC and AHA.

Tracy Y. Wang · E. Magnus Ohman

29

心肌梗死

引言

全世界每年大约发生3200万例心肌梗死（myocardial infarction, MI），导致1250万例患者死亡。MI是指心肌细胞坏死，临床定义为：心肌坏死的生化标志物明显升高（首选肌钙蛋白）和恢复，伴有缺血症状和（或）心电图（ECG）改变。MI这一术语和急性冠脉综合征（acute coronary syndrome, ACS）具有相同的含义。ACS包括几种心肌缺血，包括ST抬高性心肌梗死（STEMI）、非ST抬高性心肌梗死（NSTEMI）和不稳定型心绞痛（unstable angina, UA）。MI是指ACS的前两项，其中心肌损害严重导致可检测量的肌钙蛋白释放到血中。

病因和发病机制

MI 是由心肌供氧和需氧之间不平衡导致的。大多数 MI 是在冠状动脉粥样硬化基础上发生的（图 29-1）。血管内皮局部损伤和炎症、低密度脂蛋白（LDL）的摄取和氧化以及平滑肌细胞增殖都会引起动脉粥样硬化斑块形成，粥样斑块和循环血液之间有胶原蛋白纤维帽间隔。纤维帽破裂会使炎性混合物暴露，导致血小板激活、凝血酶生成和血栓形成。STEMI 患者血管造影通常可见血栓完全阻塞梗死动脉，而 NSTEMI/UA 患者有不同程度狭窄。心外膜下冠状动脉血流量减少可导致心肌缺血，并且坏死始于更薄弱的心内膜并向外扩展。这一过程受侧支血液调节并取决于心肌耗氧量。心肌缺血无氧代谢会使心肌收缩功能受损、心肌顺应性下降、电不稳定和传导障碍。由于心脏结构破坏，可产生机械问题，如二尖瓣反流、游离壁或室间隔破裂、室壁瘤。

梗死的其他原因包括微血栓、血流受阻（局部冠状动脉痉挛或血管内异常阻塞）、心肌需氧量增加（发热、心动过速、甲状腺功能亢进）和供氧能力下降（低血压、贫血、低氧血症）。

临床表现

MI 临床表现的变异程度很大，从典型的胸部不适到无特异性症状。最典型的表现是胸痛，表现为剧烈的、胸骨下压榨，常常放射到肩臂、颈部、下颌或上腹部。伴随症状包括呼吸困难、出汗、恶心或呕吐、心悸、虚弱或轻度头痛。有时这些伴随症状而非胸痛是主要表现。不典型症状主要见于老年患者（尤其是女性）和糖尿病患者。这些患者的不良结局风险高，因而即使是症状轻微或不典型，也应考虑 MI 的可能。40% 以上的、第一次出现 MI 症状的患者会发生心源性猝死。

体格检查

体格检查的重点是识别可纠正的心肌缺血的原因、缺血的并发症和提示其他诊断的体征。生命体征包括测量双上肢血压非常重要。治疗未控制的高血压、快速心律失常、发热或明显的甲状腺毒症可以减少心肌需氧量。同样纠正心动过缓、低血压或低氧血症可以改善供氧。心动过缓常发生在下壁 MI，是房室结缺血的结果。心肺检查常发现 S_4 奔马律，是由缺血导致的左室顺应性下降所致。充血性心力衰竭的体征包括：肺部啰音、颈静脉怒张、

图29-1 粥样硬化形成：不稳定斑块形成。

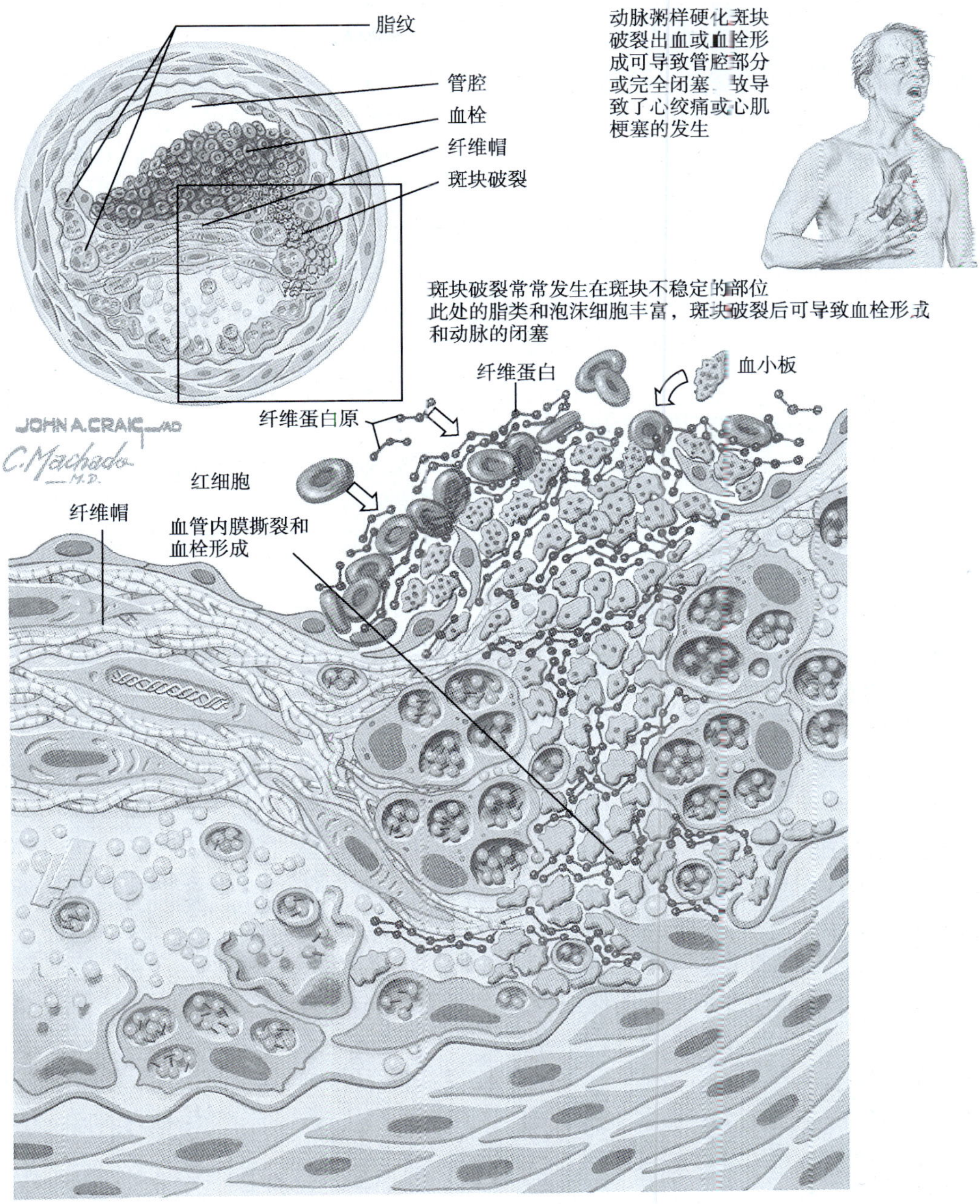

S_3奔马律和肝脾大，这些体征可能是心源性休克的预兆。心源性休克的典型表现是低血压、心动过缓和四肢末梢凉。新出现的收缩期杂音可能提示有机械性并发症，如二尖瓣关闭不全或室间隔缺损。

体格检查包括心脏风险评估。发现肥胖、黄斑瘤（提示高胆固醇血症）、手指尼古丁着色（提示吸烟史）、高血压眼底病变、肢体无力、面部不对称或语言含糊（提示卒中病史）或脉搏不对称和杂音（提示周围血管疾病）提示，患者具有冠心病的高危因素。

鉴别诊断

有几种疾病的症状与MI的症状类似，如未及时确诊，将危及生命。

主动脉夹层表现为刺痛或撕裂样胸痛，可放射至背部。双侧上肢血压不同或有新出现的舒张期杂音（主动脉反流），应考虑到主动脉夹层，而且如胸片显示纵隔增宽时诊断的疑似程度增高。确诊需行胸部CT或经食管超声心动图检查。如夹层累及冠状动脉开口（常累及右冠状动脉），急性MI可与主动脉夹层同时存在，导致夹层与主动脉真腔分离。急性MI在应用溶栓药或抗凝药物时，排除主动脉夹层非常重要。当以呼吸困难为主要症状，伴有胸膜痛、咯血和低氧血症时，应与肺栓塞鉴别。肺栓塞可经肺通气灌注扫描或胸部强化CT确诊。如呼吸音异常，考虑气胸。心包炎疼痛通常为胸膜炎样刺痛，坐位或前倾位疼痛减轻。闻及摩擦音或奇脉应考虑心包炎。

其他疾病，包括食管痉挛、胃食管反流、消化性溃疡、急性胆囊炎和肋软骨疼痛，经常存在类似的症状，应通过仔细询问病史和体格检查予以排除。

诊断方法

心电图

对于MI患者，应在患者就诊10分钟内完成ECG检查并作出治疗决策。对于新发的左束支传导阻滞或两个及以上相邻导联ST段抬高＞0.1mv的患者，应予急诊再灌注治疗（图29-2）。

除急性后壁MI伴V_1～V_3导联ST压低（等同于后壁胸导ST抬高）外，有非ST段抬高的患者不能从急性再灌注治疗中受益。NSTEMI或UA患者也可有ST压低和T波倒置。急性胸导T波对称性倒置（≥0.2mv）提示为冠状动脉左前降支严重狭窄所致急性缺血。胸痛时ECG完全正常并不能除外MI。ECG存在束支传导阻滞、左室肥厚或ST段压低提示预后不良，其预测价值独立于临床发现和心肌生化标志物升高。

既往有左束支阻滞、起搏心律、左室肥厚伴劳损、宽QRS心动过速或WPW综合征可能会混淆MI的诊断；如果可能，对比以前的ECG可提高确诊率。

生化标志物检测

心肌坏死后随着细胞膜完整性的丧失，心肌特有的生化标志物释放，并可在周围循环血中检测到。在肌钙蛋白发现之前，肌酸肌酶（CK-MB）是主要的生化标志物，但其应用因敏感性和特异性低而受到了阻碍。MI后3～4小时，CK-MB升高，12～24小时出现峰值，36～48小时仍然升高。肌钙蛋白检查已被证实有更高的敏感性和特异性，所以目前的指南将其作为诊断MI的首选生化标志物，其应用已被加入到MI的定义。检测肌钙蛋白Ⅰ和T可提供相似的诊断和预防信息。肌钙蛋白水平在MI症状出现后3～6小时开始升高，7～14天仍升高。肌钙蛋白升高可独立预测高死亡率，即使是在CK-MB正常的患者中。NSTEMI伴肌钙蛋白升高的患者可从积极的治疗中获益，如低分子量肝素、糖蛋白Ⅱb/Ⅲa受体拮抗剂或早期进行心导管介入治疗。

对于所有可疑MI的患者，应连续检测生化标志物至18小时。然而，对于STEMI患者，急诊再灌注的决策不能因为等候生化标志物结果而延误。为了能在心肌损害发生前作出早期诊断，现在的重点是发现心肌缺血和斑块不稳定的标志物，包括缺血修饰的白蛋白、丙二醛和孕期相关的血浆蛋白A。这些检查尚未广泛应用，还需要进行大型临床试验予以证实。

其他诊断方法

显然，ECG和生化标志物是疑似MI患者的最重要诊断方法，但影像学诊断，如二维超声心动图、核荧光显像或心脏MRI，可以提供补充的诊断和预后信息。床旁超声心动图检查有助于确定ECG“寂静”型的梗死，如回旋支供血区域的MI。新出现室壁运动异常支持缺血诊断。超声心动图还可提供更多的信息，如左室功能、梗死的部位和面积、瓣膜情况以及机械性并发症，如二尖瓣反流或室间隔穿孔。放射性核素成像检查，尤其是正在胸痛期间进行，可能有一定帮助，但由于人员和同位素不能24小时备用，限制了其应用。最近热衷的心脏MRI检查具有优势，可以提供确定缺血、存活心肌及血管区域瘢痕组织的结构信息。

处理和治疗

最佳治疗

对于每一位提示有MI症状和体征的患者，应迅速进行标准化的评估和治疗。所有患者均应建立静脉液路、进行鼻导管吸氧和持续心电监护以监测心律失常。询问病史和体格检查后，应给予阿司匹林，160～325mg。阿司匹林可使早期死亡率可减少24%。除非有低血压、心动过缓或右室梗死的证据，有持续心前区不适的患者应在5分钟之内舌下

图29-2　心肌梗死的定位。

前壁心肌梗死

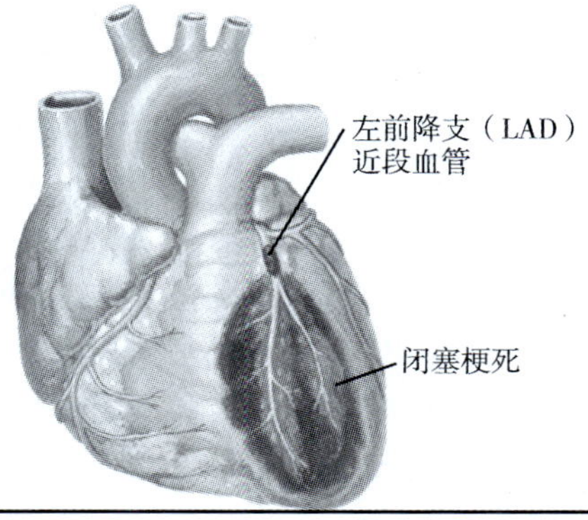

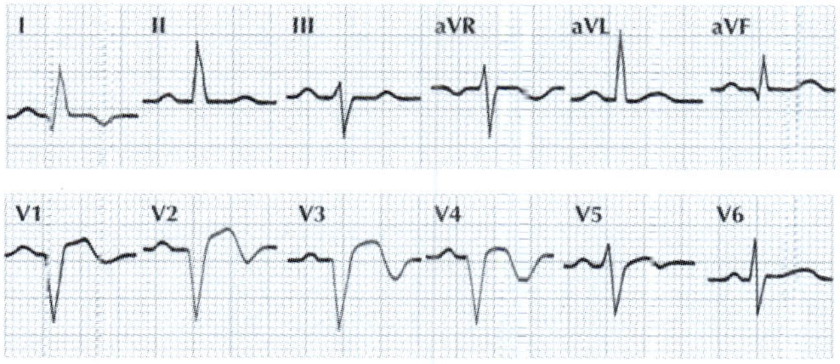

在Ⅰ、V_2、V_3V_4和导联可见明显Q波和T波倒置

前侧壁心肌梗死

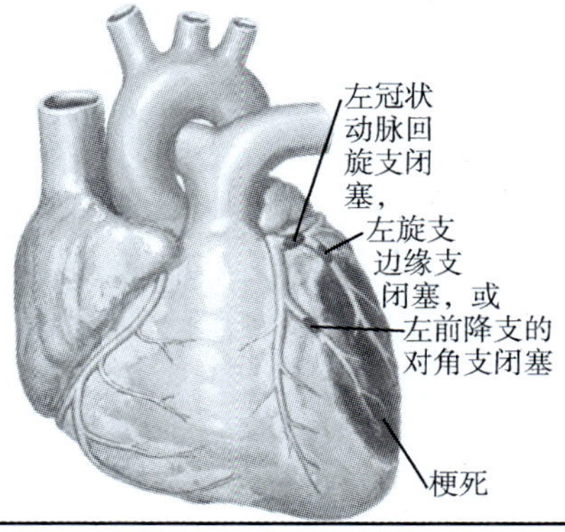

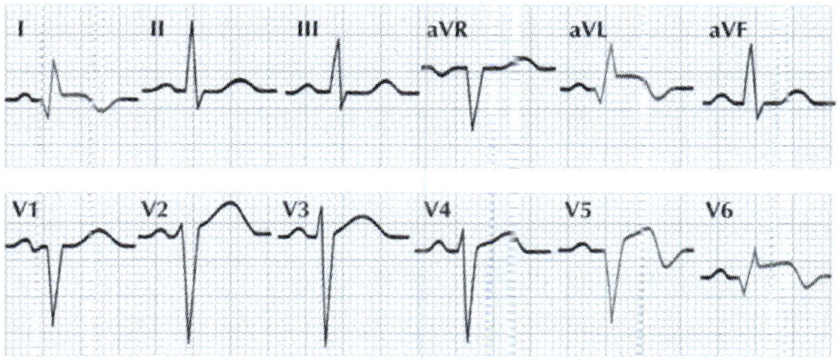

Ⅰ、aVL、V_5和V_6导联可见Q波和T波倒置

膈面或下壁心肌梗死

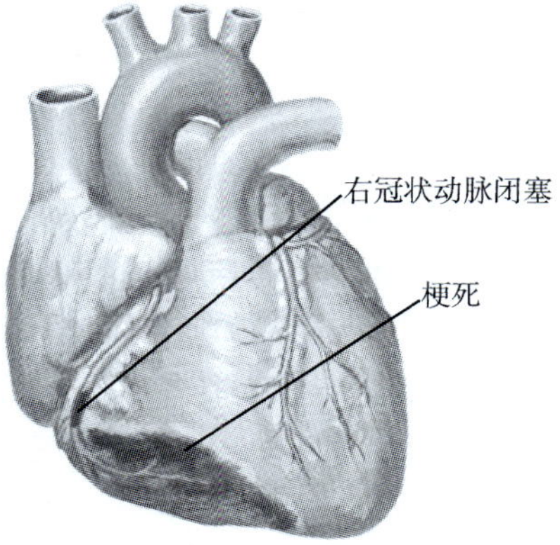

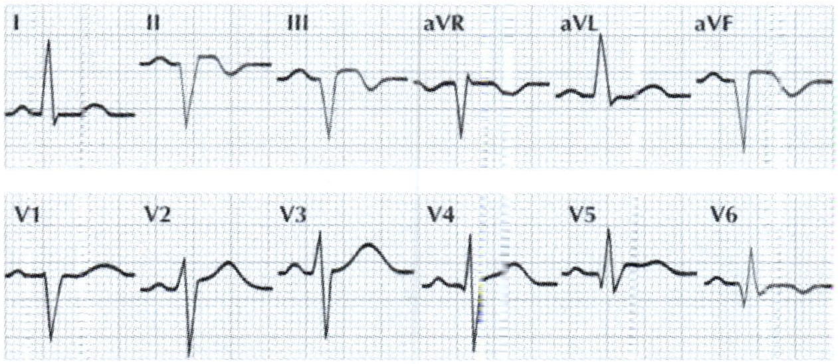

在Ⅱ、Ⅲ和aVF导联可见Q波形成和T波倒置。伴有侧壁损害时，在V_5和V_5导联也可见到变化

正后壁心肌梗死

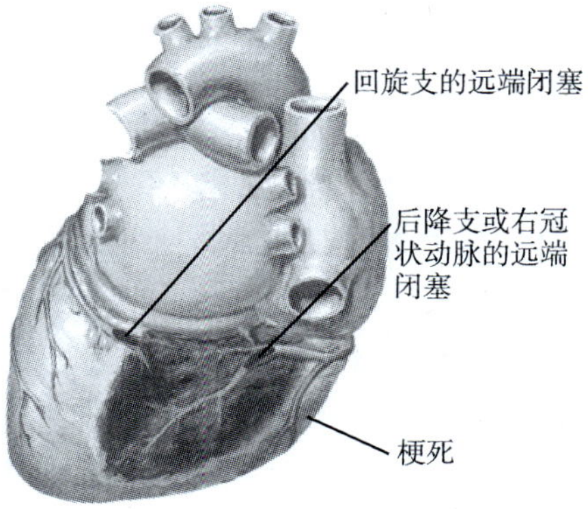

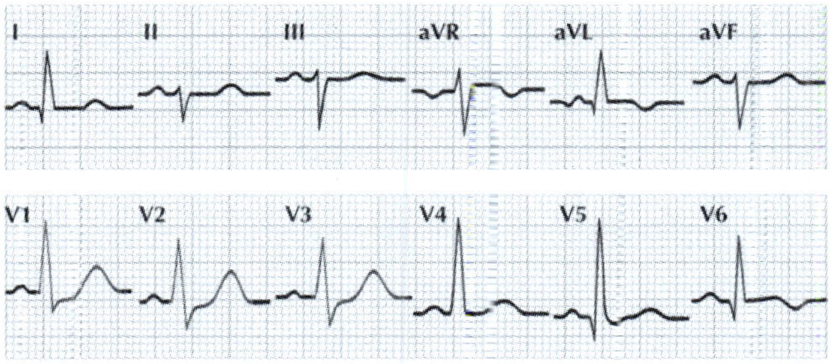

由于常规情况下没有后壁导联，可见前壁导联的镜像变化。V导联出现异常大的R波（镜像反应后壁导联的Q波）和T波直立（镜像反应后壁的T波倒置）

含服硝酸甘油。硝酸盐可降低前负荷和后负荷，并可促进冠状动脉舒张。β受体阻滞剂可降低心肌需氧量，再如无低血压、心动过缓、充血性心力衰竭或支气管痉挛病史情况下，应予口服，并在临床情况允许时逐渐增加剂量。进一步的治疗是基于ECG是否有ST抬高进行的危险分层。

ST抬高性心肌梗死

对于所有有ST抬高或新出现左束支传导阻滞的患者，应考虑立即进行再灌注治疗。可通过药物治疗（溶栓药）和机械方法（经皮冠状动脉介入治疗）使冠脉血流恢复。

常用的溶栓药物包括静脉注射用链激酶和重组组织型纤维蛋白溶酶原激活剂，如阿替普酶（tPA）、瑞替普酶（rPA）和替奈普酶（TNK）。链激酶因价格较低而应用广泛。重组制剂具有较好的疗效，rPA和TNK使用更方便。溶栓治疗可使30天和远期死亡率明显下降。溶栓的禁忌证包括：近期出血、卒中、颅内出血、大手术或长期华法林抗凝治疗。辅助治疗包括肝素和氯吡格雷。已经证实，低分子量肝素与TNK联用的疗效优于普通肝素。已证实，氯吡格雷可显著降低死亡率和再发梗死和卒中。

直接经皮冠状动脉介入治疗梗死相关的动脉在疗效（降低死亡率）和安全性（减少出血并发症）方面均优于溶栓治疗。然而，其应用受到随时可用的合格导管室设备和人员的限制。研究证实，直接经皮冠状动脉介入联合应用糖蛋白Ⅱb/Ⅲa受体抑制剂可改善预后，降低死亡率、再发梗死率和紧急再次行血运重建的需要。支架植入后常规应用氯吡格雷。近期研究显示，延迟开通闭塞的梗死相关动脉（症状出现后3天以上）没有益处，强调了及时再灌注治疗的必要性。

及时开通冠状动脉对近期和远期的预后起着决定作用；因此，快速分类并制订治疗方案非常关键。如无禁忌证，门–穿刺时间30分钟和门-球囊时间90分钟是最长的可接受的时间。两种治疗方案的选择是基于哪种治疗能够更快地开通冠状动脉。心源性休克患者应优先选择直接经皮冠状动脉介入进行再灌注治疗。

非ST抬高性心肌梗死

与STEMI相比，虽然NSTEMI患者较少需要急诊处理，但早期心导管介入治疗和恰当的血运重建（经皮冠状动脉介入或外科旁路移植）可降低发病率和死亡率，特别是对那些高危患者，如再发心肌缺血、肌钙蛋白升高、心衰症状和ECG新出现ST段改变。常规的抗血小板治疗和抗栓治疗仍然是NSTMI治疗的基石。联合应用阿司匹林和氯吡格雷优于单独应用阿司匹林。对于肌钙蛋白呈阳性的患者，与普通肝素相比，低分子量肝素可降低死亡率和主要心脏不良事件。而且，高危患者，尤其是接受经皮冠状动脉介入治疗的患者，应用糖蛋白Ⅱb/Ⅲa受体抑制剂可显著降低死亡率和不良事件。在接受阿司匹林、肝素和氯吡格雷治疗的基础上，肌钙蛋白阳性的NSTEMI患者应用糖蛋白Ⅱb/Ⅲa受体抑制剂可获得额外的益处。虽然个别糖蛋白Ⅱb/Ⅲa受体抑制剂可互换，在没有进行早期血运再建的患者，应用阿昔单抗并不能获得明显益处，因而不支持使用。在接受早期心导管介入治疗的患者，近期研究显示，比伐卢定，作为肝素联合糖蛋白Ⅱb/Ⅲa受体的替代药物，虽然抗出血疗效相似，但出血并发症减少。已经证实，与低分子量肝素相比，戊聚糖在降低非ST段抬高性ACS患者的死亡率、梗死和难治性缺血方面的疗效相同，但出血的发生率明显下降。然而，对有关导管相关的血栓风险增加的担心限制了其在保守治疗患者中的使用。

冠状动脉血运再建

最近的进展，包括应用药物覆膜支架和辅助抗血小板治疗（氯吡格雷、糖蛋白Ⅱb/Ⅲa受体抑制剂），增加了经皮冠状动脉重建术的应用和成功率。虽然导管治疗的指征不断增加，同时冠状动脉旁路搭桥手术可为高危患者提供更长时间的存活益处。高危患者包括左主干严重病变或多支冠状动脉病变患者，尤其是有左室功能异常和糖尿病的患者。

二级预防

积极控制血压和血糖、戒烟、饮食调节以及心肌康复是二级预防的主要内容（图29-3）。阿司匹林治疗可减少25%的心肌缺血事件。无论是在接受或未接受再灌注的患者，应用β受体阻滞剂在所有年龄组均可获益。血管紧张素转换酶抑制剂（ACEI）可改善梗死后患者的生存，无论这些患者伴有或不伴有左室功能障碍。在无低血压的患者，β受体阻滞剂和ACEI应在住院期间就开始应用，而且应作

图29-3 非药物治疗。

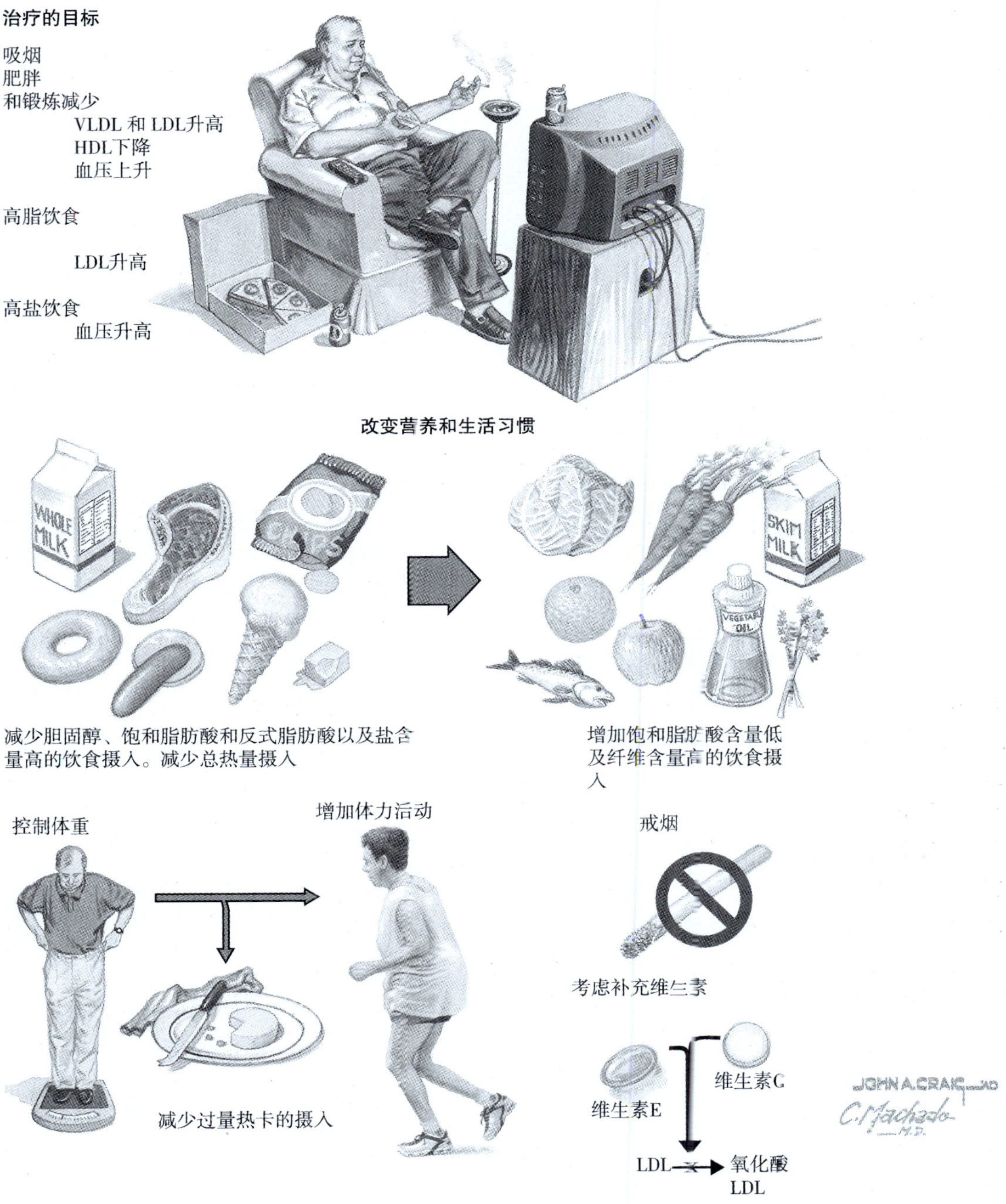

为梗死后的常规治疗。对于MI并发左室功能障碍和心衰的、已经接受上述优化治疗的患者，联合应用醛固酮受体拮抗剂可进一步降低死亡率和发病率。

住院后的前24小时应检测空腹血脂。近期研究显示，梗死后早期用他汀强化降脂治疗具有更好的保护作用，可减少死亡和其他心血管事件的发生。这一结果使得美国胆固醇教育计划——成人治疗小组（ATP）Ⅲ治疗指南进行了修订。这一指南建议，对于梗死后患者，无论基础LDL水平如何，应立即开始他汀治疗。他汀治疗应在出院前进行，目标是LDL < 70mg/dL。

由于患者MI后容易出现室性心律失常，因此这一人群猝死的风险高。抗心律失常药物如胺碘酮对预防 MI 后猝死的疗效有限。最近的随机临床试验建议：预防性植入心脏转复除颤器（ICD）。ICD 可促进有左心功能障碍的患者的生存，无论这些患者有无自发性或“激发性”室性失常。对于 MI 后接受规范药物治疗 6 周、射血分数仍< 30% 的患者，应考虑 ICD 植入。

避免治疗错误

诊疗方案应基于患者症状分门别类地制订，以便适当的诊断和治疗措施能够以快捷的方式提供。记住，快速危险分层并不是对于所有出现典型胸痛的患者都是决定性的，特别是 12 导联 ECG。一旦疑似冠脉闭塞，“时间就是心肌”这个短语常用于描述血运再建的急迫性。MI 的诊疗涉及抗血栓药物的应用，使用这些药物会带来出血的风险。严格按照体重和肌酐清除率确定合适的药物剂量可将出血风险降至最小。

展望

目前，MI 的治疗规范是建立在抗凝药物和介入治疗的基础上，这些治疗会增加出血的风险。与标准治疗相比，新药的早期试验，如戊聚糖和比伐卢定，已显示可降低死亡和出血的风险。这些药物的远期疗效和风险还有待于进一步研究。新的抗缺血药，如脂肪酸氧化抑制剂（雷诺嗪）和二磷酸腺苷受体拮抗剂（普拉格雷），治疗急性和慢性冠状动脉疾病的疗效正在研究。新的单核苷酸受体——既有针对靶分子的高特异性（如 IXa 因子）优势，又有解毒剂的有效性优势，即可有控制的、快速逆转抗凝作用——目前也正在对有冠状动脉疾病的患者进行研究。评估新一代药物 - 洗脱支架和冠状动脉斑块消蚀技术的研究也在进行中，以期最大限度减少对开胸外科手术的需求。在基因组学、蛋白质组学和代谢组学这个时代，终极目标是根据个体的基因和表型制订 MI 的治疗方案，这将使患者获得最佳治疗而无严重并发症。

（宋巧凤　译　汪玉君　校）

参考文献

Swap CJ, Nagurney JT: Value and limitations of chest pain history in the evaluation of patients with suspected acute coronary syndromes. JAMA 294(20):2623-2629, 2005.

The authors characterize aspects of the chest pain history that help to identify acute coronary syndrome.

Zimetbaum PJ, Josephson ME: Use of the electrocardiogram in acute myocardial infarction. N Engl J Med 348(10):933-940, 2003.

This report examines electrocardiographic features that help guide management and determine prognosis in patients with myocardial infarction.

循证

1. Alpert JS, Thygesen K, Antman E, Bassand JP: Myocardial infarction redefined: A consensus document of the Joint European Society of Cardiology/American College of Cardiology Committee for the Redefinition of Myocardial Infarction. J Am Coll Cardiol 36(3):959-969, 2000.

   This consensus statement defines myocardial infarction in various clinical settings.

2. Antman EM, Anbe DT, Armstrong PW, et al: ACC/AHA guidelines for the management of patients with ST-elevation myocardial infarction: A report of the American College of Cardiology/American Heart Association Task Force on Practice Guidelines (Committee to Revise the 1999 Guidelines for the Management of patients with acute myocardial infarction). J Am Coll Cardiol 44(3):E1-E211, 2004.

   This guideline statement provides an overview of STEMI management.

3. Anderson JL, Adams CD, Antman EM, et al. ACC/AHA 2007 Guidelines for the Management of Patients With Unstable Angina/Non ST-Elevation Myocardial Infarction: Executive Summary. A report of the American College of Cardiology/American Heart Association Task Force on Practice Guidelines (Writing Committee to Revise the 2002 Guidelines for the Management of Patients With Unstable Angina/Non ST-Elevation Myocardial Infarction). J Am Coll Cardiol 50:1707-1732, 2007.

   This guideline update summarizes the evidence for current recommended therapies for NSTEMI/UA.

Leonard S. Gettes

30

心电图描记

引言

1902 年，荷兰生理学家 Willem Eintoven 记录了第一份人类心电图。从那以后，记录导联从 3 个增加到 12 个，记录仪已发展成能记录、测量和解释心电图波型的先进数字化记录仪。但是，心电图的基本原理没有改变。它是从体表记录心肌细胞的有序去极化和复极化产生的微弱的电压梯度。

心电图是检查、诊断心脏疾病和监测影响心脏电活动的治疗的最常用手段。它是无创、无风险和相对廉价的检查。心电图的使用一方面可以将由体表记录的反映单个心肌细胞电活动的大量数据与心电图波型联系起来，还可以将心电图波型与患者的临床表现联系起来，因而可以观察心脏的电活动和其生理、药理和病理事件。

导联

体表心电图（electrocardiography, ECG）常规用 12 导联记录：三个双极肢体导联，即Ⅰ、Ⅱ和Ⅲ导联；3 个加压肢体导联，即 aVR、aVL 和 aVF 导联；以及 6 个单极胸导联，即 V_1 至 V_6 导联（图 30-1）。在双极肢体导联，每个导联的负极是不同的，而在单极胸导联，负极是恒定不变的，由三个肢体导联产生。胸部导联的正极实际上是可以放在任何一个位置的检查电极，ECG 阅读者知道它的位置。例如，在儿童，常规 ECG 常包括右胸导联，也就是 V_3R 和 V_4R。同样右胸导联也常用于诊断成人以诊断右室梗死。有时，将一个或更多的导联放在后背，以诊断后壁心肌梗死。

胸部导联离心脏距离相对较近，直接受记录电极处电活动的影响。这是相对肢体导联而言的，肢体导联放在身体躯干的外面。变化每一个胸导联的位置或胸导联与心脏的关系都会导致 ECG 的明显变化。例如，如果患者为坐位而不是仰卧位，各个胸前导联与心脏的关系和 ECG 波型都会受影响。同样，如果将导联放置的肋间过高或过低，则此导联记录的波形也会改变。正因如此，如果对患者进行系列 ECG 评估时，将导联放置在同一位置是非常重要的。相对于胸部导联的位置，肢体导联可以放置于不同肢体的任何一个部位而不会使 ECG 波型有明显改变。

心电图波型

ECG 波型包括 P 波、P-R 间期、QRS 波群、ST 段、T 波和 U 波。这些波形与不同心肌细胞的电活动的关系（图 30-2；彩图 30-2）。P 波反映心房的除极，QRS 波群反映心室的除极，ST 段和 T 波反映心室的复极。发生于 T 波之后的 U 波被认为是一种与收缩耦联的电活动。

窦房结的除极化发生于 P 波起始之前，但产生的电压梯度太小而不能被临床应用的 ECG 记录仪描记。所以，这种事件表现为心电静止。同样，发生于 P-R 间期的房室结和希氏束系统的心电活动也表现为心电静止。图 30-3 是一幅正常 ECG。

P 波

P 波是由心房细胞按顺序去极化产生的电压梯度而形成的。P 波的形状和持续时间取决于心房去

图30-1 心电图导联和相关连线。

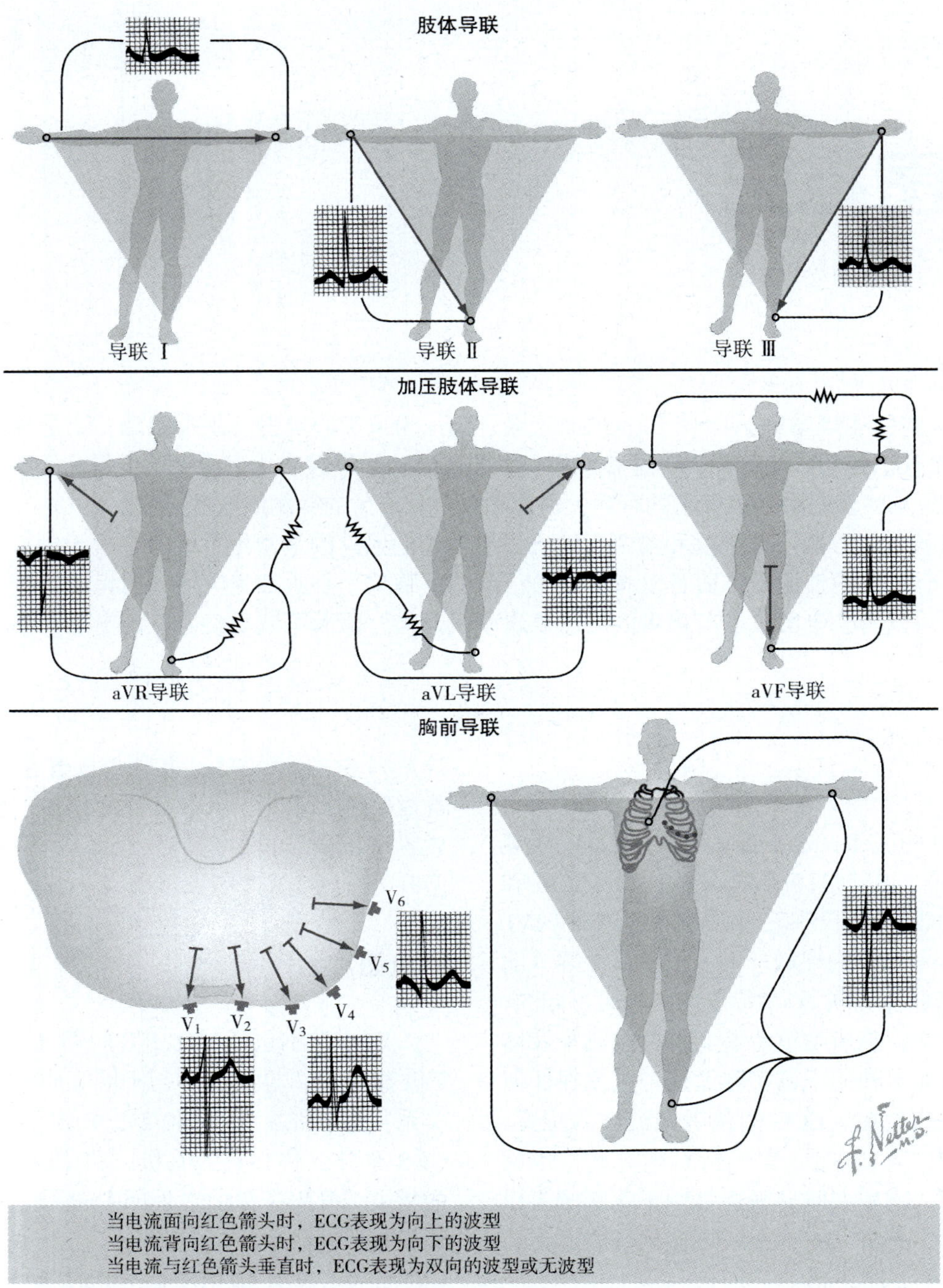

极化的顺序和两个心房的细胞去极化所需的时间。窦房结位于上腔静脉与右心房的交界处。心房除极的方向是从右向左，从上向下，从前向后。这就形成了 P 波，其特征是：在Ⅰ、Ⅱ、V_5 和 V_6 导联是向上的或正向的，在 aVR 导联是向下的或负向的。在 V_1 导联，P 波可以是正向的、双向的或负向的（见图 30-3）。正常 P 波的幅度和持续时间受心房肥厚和扩张的影响，也受心房纤维化所致心房间和心房内传导速度减慢的影响。

异位心房灶引起的脉冲与 P 波有关，P 波的形

图30-2 不同心脏部位与体表ECG动作电位之间的关系。

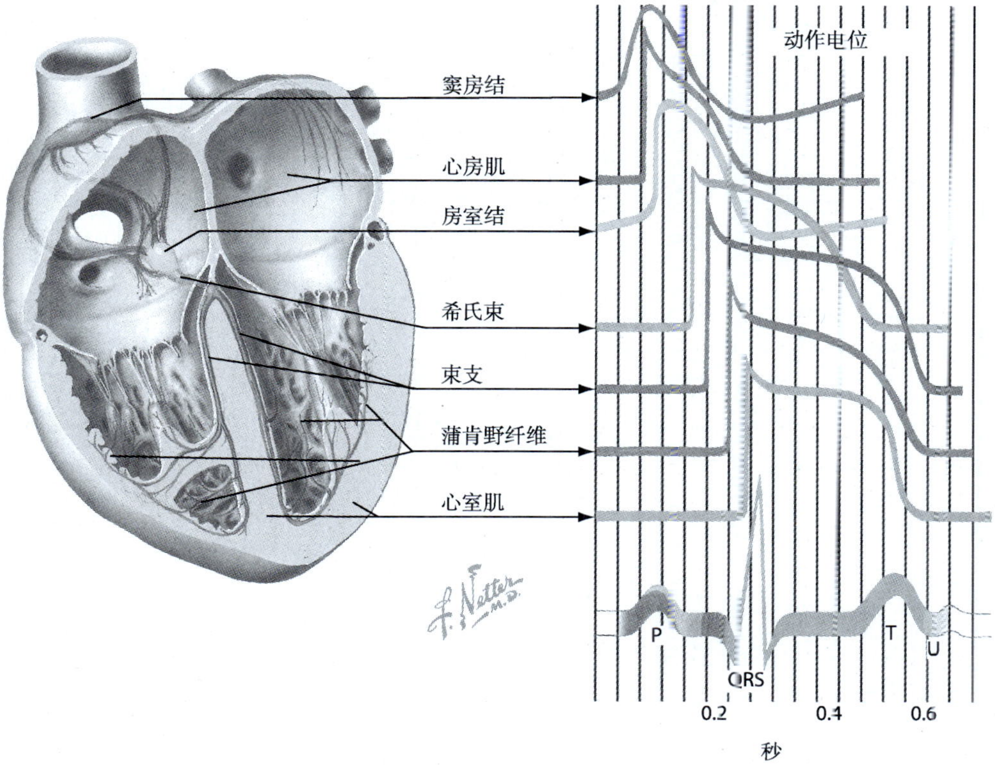

图30-3 正常心电图。

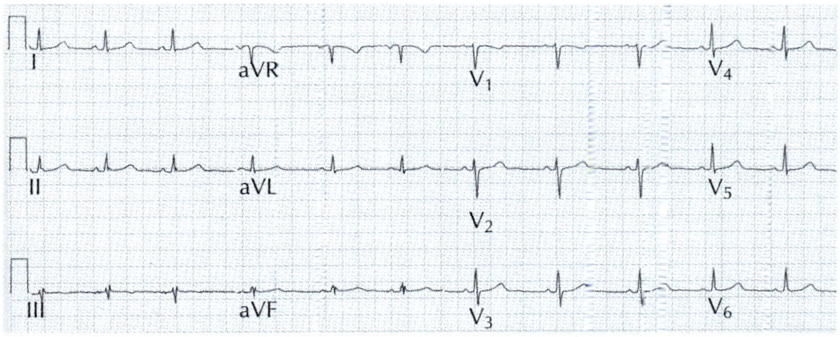

此图为一位24岁女性的正常ECG。注意P波在Ⅰ、Ⅱ导联是向上的，在aVR导联是向下的。QRS波群从V1导联的负向逐渐变化至V6导联的正向。注意T波的极性与QRS波群的相似。

状取决于异位灶的部位。如果异位灶位于窦房结附近，则心房激动的顺序会是正常或接近正常的，这时 P 波与上文所述的正常窦性 P 波相似。异位灶离窦房结越远，则心房激动顺序和 P 波形态就越不正常。例如，起源于心房下部或房室结的激动会使心房以相反的方向向上去极化，导致 2、3 导联和 aVF 导联的 P 波倒置，而在 aVR 导联直立（图 30-4）。

P-R 间期

P-R 间期包括 P 波和 PR 段，即从 P 波结束到 QRS 波群起始的间期。虽然在体表 ECG 上的表现是平坦的或等电位的，但 PR 段包含心房的复极以及房室结和希氏束－浦肯野系统的除极。存在减慢房室传导的因素时，PR 间期会延长，如存在交感神经兴奋性降低或迷走神经兴奋性增加时，使用诸

图30-4 异位心房节律。

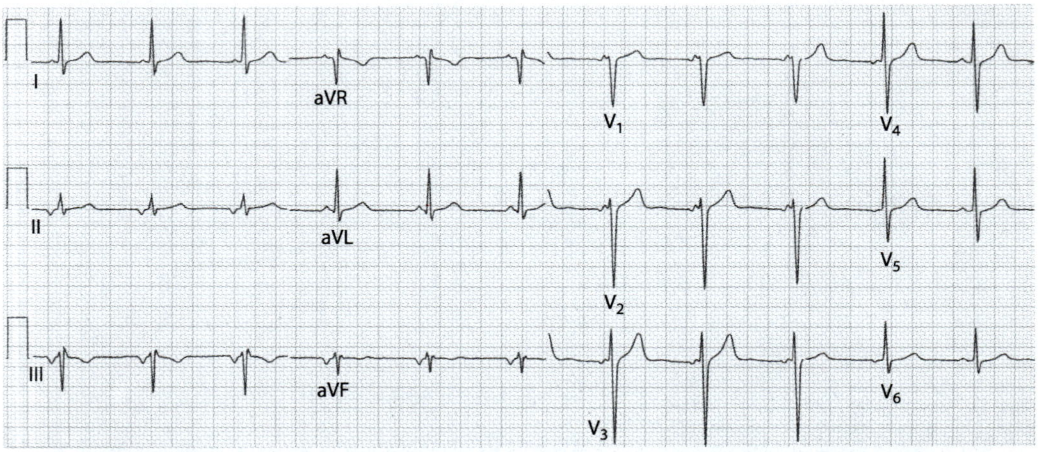

ECG显示为异位心房节律。此图记录于一位59岁男性。P波的方向不正常。在Ⅱ、Ⅲ和aVF导联倒置，而在aVR导联直立。

如洋地黄和β受体阻滞剂这类有减慢房室传导的药物时，以及存在影响房室结的炎性改变、炎性渗出和退行性病变时。当激动是通过房室旁路到达心室使心室提前兴奋时，PR间期也会缩短（如W-P-W综合征时）。

QRS 波群

QRS波群反映心室去极化。室间隔是心室最早去极化的部位。然后，两心室同时去极化，伴激动从心内膜传到心外膜，从顶端到底部。由于左心室的大小是右心室的3倍，左室的去极化大大掩盖了右室的去极化。因此，QRS波群主要反映左室的去极化，并且由于这个原因，QRS波群在Ⅰ、V_5和V_6导联以及左侧和更后的导联通常是直立的或正向的，而在aVR和V_1导联以及右侧和更前面的导联是负的或倒置的。只有在右束支阻滞和右心室明显肥厚等情况下，与右室去极化相关的电活动才能在ECG上显现出来。

QRS波的形状和宽度在心室激动顺序异常时会发生改变，包括束支传导阻滞（图30-5）、分支传导阻滞、心室提前激动（图30-6）以及非特异性心室内传导阻滞。QRS波的宽度增加可以为几毫秒，如分支传导阻滞时，也可以为80ms以上，如束支传导阻滞时。分支传导阻滞反映了左束支的一个分支发生了传导减慢，特征为电轴改变。束支传导阻滞是由于右或左束支传导减慢或阻滞所致，通常是由纤维化、钙化或传导系统先天异常所致。束支传导阻滞可引起更明显的心室激动顺序异常，因而与分支传导阻滞相比可引起更明显的QRS形态改变。非特异性传导异常可能不伴有QRS波形态改变，反映了整个心室传导减慢而不是心室激动顺序改变。这种传导减慢可由心脏活性药物和细胞外钾浓度增加所致，也可由严重心肌病患者经常发生的纤维化或瘢痕导致心室内弥散性传导减慢所致。

心室内传导紊乱的ECG诊断标准已发布。重要特征如下：

1. 分支阻滞不仅改变额状面的电轴，还影响QRS波群的起始部分。所以当引起与心肌梗死相似的其他一些改变时，分支阻滞易与原有的心肌梗死混淆。
2. 右束支阻滞不会影响QRS波群的起始部分，因为室间隔和左室的激动不受影响。因此，ECG能鉴别右束支阻滞个体的陈旧心肌梗死或左心室肥厚。
3. 左束支阻滞和心室提前激动会影响QRS波群的起始部分。因此，其与陈旧心肌梗死和肥厚相关的ECG改变常常混淆而不能明确诊断。
4. 去极化的顺序异常常导致复极顺序的异常。其结果是ST段和T波改变，这被称为继发

图30-5 束支阻滞。

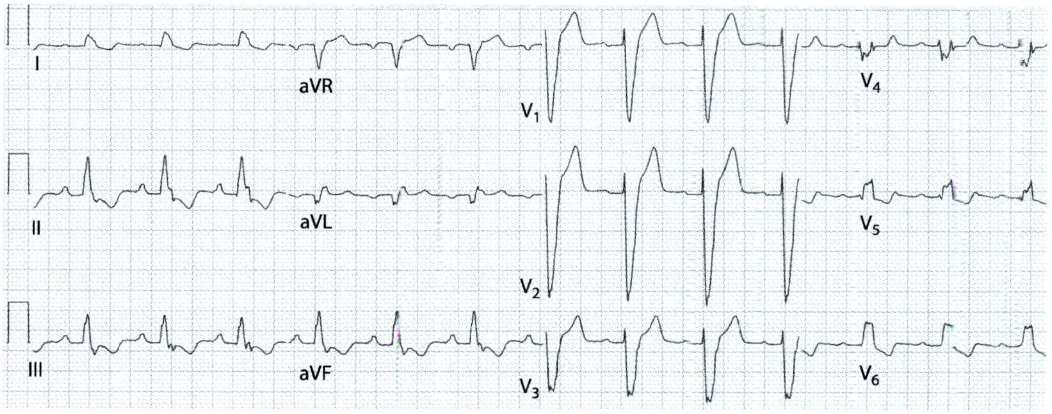

ECG显示为左束支阻滞，为一位73岁男性的ECG。注意QRS波群弥散性增宽，在V_3、V_4、V_5和V_6导联有顿锉（锯齿状）。还要注意T波与QRS波群方向相反。这是一个继发性T波改变例子。

图30-6 心室提前激动。

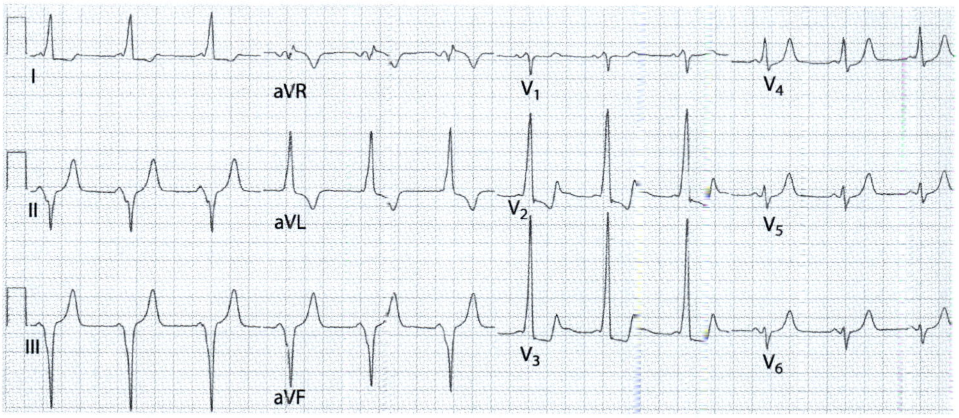

ECG显示心室提前激动，为一个28岁女性的ECG。注意表现出短P–R间期（0.9秒）和宽QRS波群（0.134秒）。QRS波起始部有顿锉，这被称为δ波。短P–R间期和宽QRS波群伴δ波组成了心室提前激动的特征。注意有T波异常，这是另一个继发性T波改变的例子。

性改变。这在诊断左束支阻滞或心室提前激动时是非常主要的（见图 30-5 和 30-6）。

5．室内传导改变可能是心率依赖性的，只有当心率高于某一特定水平或在房早之后才出现。这种情况被称为心率依赖性异常心室传导。

QRS 波群的振幅受下列一些因素的影响：左室壁和右室壁的厚度、胸腔积液和心包积液以及组织容量的增加。QRS 波群的振幅还受年龄、性别和种族的影响。例如，年轻人的 QRS 波电压高于老年人的，男性的 QRS 电压高于女性的。在左室肥厚患者，左侧导联（V_5 和 V_6）的 R 波和右胸导联（V_1 和 V_2）的 S 波增高。QRS 波的宽度可能也会增加，反映了左室肥厚的增加。复极也可能存在改变而导致 ST 段和 T 波改变（图 30-7）。ECG 很难诊断右室肥厚。右室肥厚早期的向量与左室向量相抵消，

图30-7 左室肥厚的心电图改变。

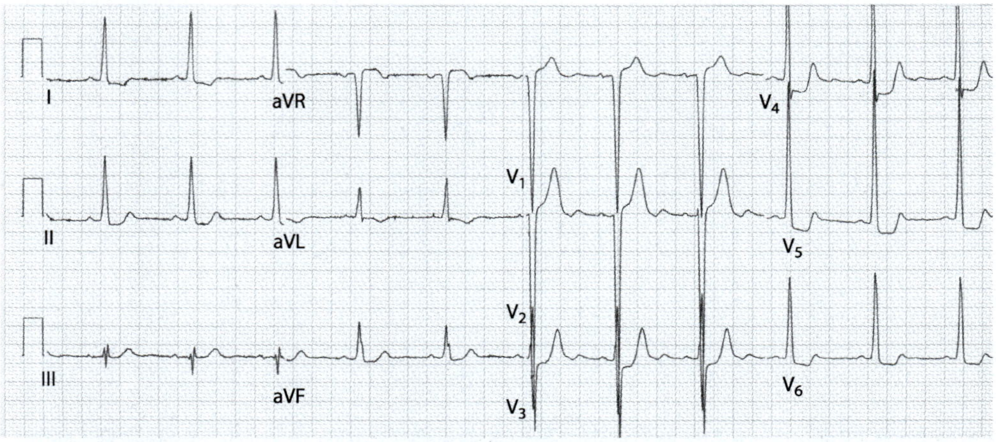

左室肥厚的ECG改变，为一位83岁、患有主动脉瓣狭窄和关闭不全的老年女性患者的ECG。注意ECG显示QRS波振幅增加，QRS持续时间轻度增宽至100ms，ST段和T波改变。

导致右胸导联 V_1 和 V_2 的 S 波振幅的降低和左胸导联 V_5 和 V_6 的 R 波振幅降低。随着右室肥厚的加重，右胸导联的 R 波增高，左胸导联可见深 S 波。心包和胸膜渗出会导致所有导联的 QRS 波的电压减低，如存在诸如淀粉样变等浸润性疾病时。

ST 段和 T 波

ST 段和 T 波反映心室复极。在 ST 段，心室动作电位处于电压平稳状态，只产生很小的电压梯度变化。因此在 ECG 上，ST 段与 TP 段和 PR 段位于同一水平，在此期间，由于动作电位都处于静息水平，没有电压梯度产生。心室细胞按顺序复极的结果产生 T 波。如果复极的顺序与去极的顺序相同，则 T 波与 QRS 波群方向相反。然而，如果复极的顺序与除极的顺序相反，则会出现正常 T 波：在 QRS 波直立或正向的导联（Ⅰ、V_5 和 V_6 导联），T 波也是直立的或正向的；而在 QRS 倒立的导联（aVR 和 V_1），T 波也是倒立的或负向的（见图 30-3）。

复极异常可表现为 ST 段升高或降低以及 T 波的极性改变。如前所述，这些改变可能是心室内传导障碍导致的，此时称为继发性 ST 段和 T 波改变。这些改变也可能是由电解质紊乱或使用心脏活性药物导致的，还可能是由心肌肥厚、缺血或心肌炎等疾病导致的，此时称为原发性 ST 段和 T 波改变。

无 QRS 波和 ST 段改变时发生的 T 波极性改变是最难解释的 ECG 异常，因为这些改变是非特异性的，可以由各种病理性和非病理性原因引起。下面的指南可用于解释异常 T 波：

1. 通常，T 波振幅应等于或大于 QRS 波振幅的 1/10。
2. Ⅰ导联 T 波倒置总是异常的，多提示有心脏疾病。
3. 监测 T 波改变，如 T 波平坦或轻度倒置，尤其是发生于无明显心脏疾病或发生于心脏疾病低风险人群时，很可能是非特异性和非病理性的，而发生于有心脏疾病或有明显 T 波改变的患者时，多提示特异性或病理性改变。
4. T 波平坦或倒置常常发生于快速心室率和无其他 ECG 改变时，这种改变是非特异性的，不提示有心脏疾病。

ST 段抬高或降低提示心室动作电位的平台期产生了电压梯度，与上文所述 T 波改变不同，最常提示心脏疾病的表现。ST 段抬高的最常见原因包括急性透壁性缺血和心包炎。高钾血症和急性心肌炎也偶尔可导致 ST 段抬高，与缺血相似，但极少见。一种被称为过早复极的正常变异也是引起 ST 段抬高的不常见原因，尤其是在年轻男性。这些改变特征性地发生于胸前导联，包括 ST 段与 QRS 波群末端连结点（J 点）的抬高，也可能与急性缺血或心

图30-8 与低钾血症相关的改变。

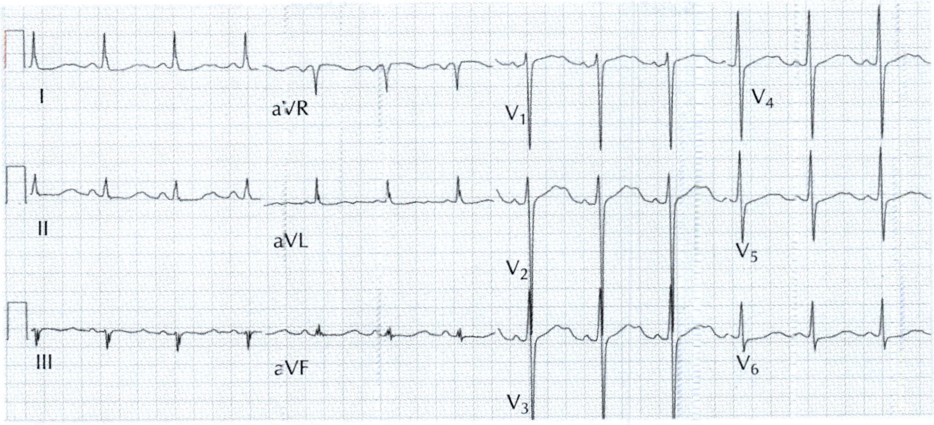

与低钾血症相关改变的例子，为一位44岁接受过长期的噻嗪类治疗的男性患者的ECG。由于存在U波，Q–T间期延长，U波位于T波的降支并与T波等幅。此例患者的血清钾为2.7mmol/L。

包炎相似。

左室肥厚、心脏活性药物、低钾血症和急性非透壁性或心脏内膜下缺血最常导致 ST 段压低。

U 波

当出现时，U 波出现在 T 波之后或 T 波终末部位，常与 T 波切迹难以区分。U 波的精确病原学尚不清楚，虽然大多数人认为其是机械事件的一种电表现。U 波振幅增加或极性改变可以发生于几种临床状况：U 波振幅增高常与低钾（图 30-8）和一些直接作用于心脏的药物相关。与 U 波振幅增加类似，T 波切迹和长 QT-U 间期常可发生于有先天性长 QT 综合征的患者（图 30-9）。

Q-T 异常

从 Q 波上升处到 T 波结束处的间期为 Q-T 间期，包括 QRS 波群、ST 段和 T 波。这些部分中任何一个持续时间改变都会改变 Q-T 间期。Q-T 间期是心率依赖性的，心率加快时会变短，心率减慢时会变长。这反映了动作电位间期的心率依赖性。为适应这种心率依赖性，几种校正因素已被用于测量 Q-T 间期并已用于在自动记录系统上计算 QTc。除了随心率变化，影响 Q-T 间期的因素还有：

1．温度
2．药物
3．电解质异常
4．遗传因素
5．神经因素
6．缺血

通过延长 ST 段或 T 波而延长 Q-T 间期的药物是很多且仍在不断增加。正因如此，在开始使用有可能延长 Q-T 间期的药物时常有必要进行心电监护。这些药物引起的 QT 间期延长临床上很重要，因为有可能引起一种特殊类型的室性心动过速——尖端扭转型室性心动过速——可以进展为室颤而引起心脏性猝死。

低钾血症和低钙血症均与 Q-T 间期延长有关。然而，它们的心电表现不同，可以鉴别。低钾血症可引起 ST 段压低、T 波改变、U 波明显及 QT-U 间期延长（见图 30-8），而低钙可延长 ST 段而不引起明显的 T 波改变（图 30-10）。血钾和血钙升高可以通过缩短 ST 段而缩短 Q-T 间期。此外，高钾可短缩 T 波宽度，使其更对称，呈现一个幕状或高尖 T 波（图 30-11）。

一个或更多个控制复极电流的基因不正常可引起先天长 QT 综合征，是引起年轻人因室性心律失常而发生心源性猝死的主要原因。先天性长 Q-T 间期的 ECG 图形很难与电解质紊乱引起的长 Q-T 间期鉴别（见图 30-9）。

图30-9 先天性长QT综合征。

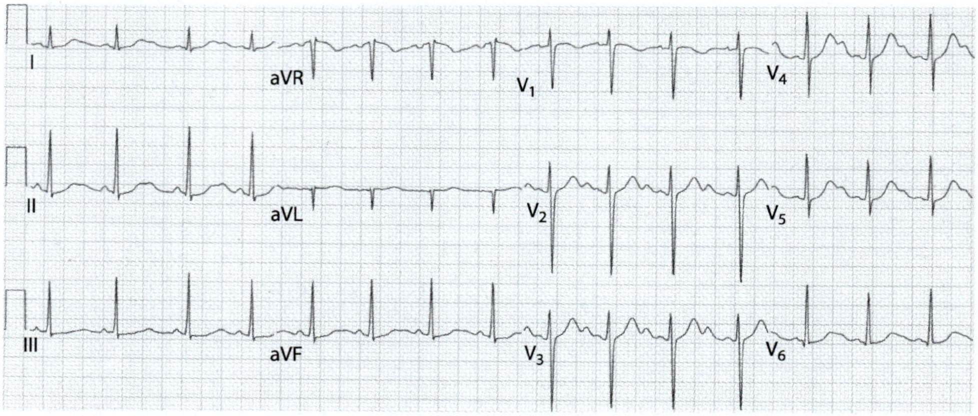

此图记录于一位16岁的有晕厥发作、快速室性心动过速的女孩，是1例长QT综合征患者。T波有切迹且延长，与低钾血症患者表现相同。然而，这种患者的血清钾正常。

明显的Q-T延长和T波深倒常见于急性心肌梗死后数日内，尤其当心肌梗死是由于左前降支堵塞引起时。Q-T延长通常可以消失，而T波倒置可持续很长一段时间。相似的T波和Q-T间期改变也可能出现在急性缺血而无梗死时的胸部导联（图30-12）。这种特殊的ECG图形通常提示左前降支近端严重而不完全的闭塞。

一些神经病学事件，尤其是颅内出血和颅内压力增高，可引起T波倒置和明显的Q-T间期延长，与图30-12所示极其相像。当其发生于这种临床状况时被称为脑血管事件图形，并被认为代表交感神经兴奋失衡。它是自限性的，一般ECG在数天内可恢复正常。

急性缺血和梗死

急性心肌缺血和梗死可引起特征性的ST段、QRS波群和T波改变，可以据其进行早期诊断和及时治疗——溶栓治疗或经皮冠状动脉血运再建——可以逆转缺血并预防心肌细胞死亡和瘢痕形成，降低发病率和死亡率。因此，ECG是早期诊断急性心肌缺血和梗死的最重要的检查方法。

急性心肌缺血和梗死引起的ECG变化顺序如下：

1．T波高尖

2．ST段抬高或压低

3．出现异常Q波

4．T波倒置

可以通过识别急性缺血或梗死是由哪支冠脉阻塞所致和此血管供应心肌部分的位置了解ECG的这些变化。这就可以通过一个定位非常好的界线带来区分缺血和非缺血区域内的过渡变化（图30-13）。

缺血区域的高尖T波是急性透壁性缺血的最早期ECG改变且是一过性的。但这一变化很少能被观察到，除非患者缺血发作时正在住院，否则ECG不太可能及时记录到高尖T波。ST段抬高或压低是最常被发现的早期改变，在急性事件发生的初始数分钟内发生。ST段改变是由于横跨缺血区域的电压梯度产生电流所致。电流流过缺血边缘，被称为损伤电流。这些损伤电流是否引起ST段抬高或降低取决于缺血是透壁性的——即从心内膜延伸至心外膜，还是位于心内膜下的非透壁性的，以及记录电极与缺血部位的关系。通常，电极正好位于透壁性缺血部位上方时可以记录到ST段抬高，而所有其他电极会记录到ST段压低或ST段没有变化。

与次全冠状动脉闭塞有关，心内膜下心肌缺血常在有血流受限的冠状动脉阻塞患者活动时发生，并不延伸至心外膜。因此，没有一个体表导联直接对应局部缺血区域，所以记录到的是ST段压低而

图30-10 与低钙血症相关的ST段和Q-T间期的改变。

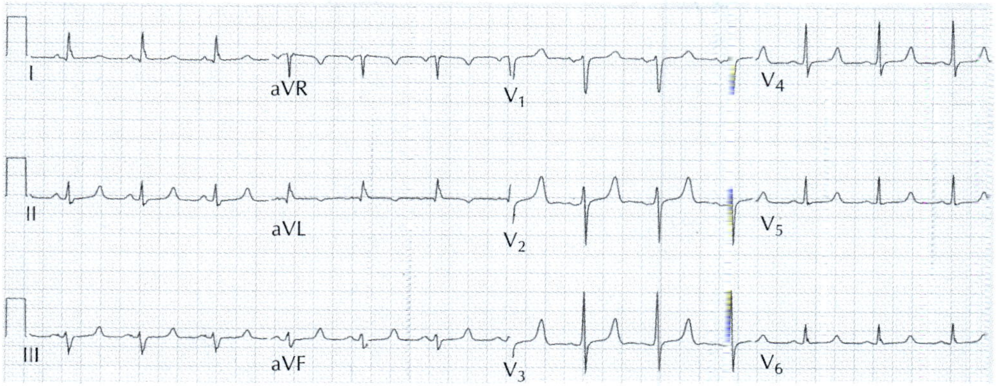

与低钙血症相关的ST段和Q–T间期改变。此图记录于一位53岁的慢性肾疾病男性患者。注意ST段延长，但T波正常。Q–T间期延长反映了ST段延长及传导拖延。

图30-11 与高钾血症相关的改变。

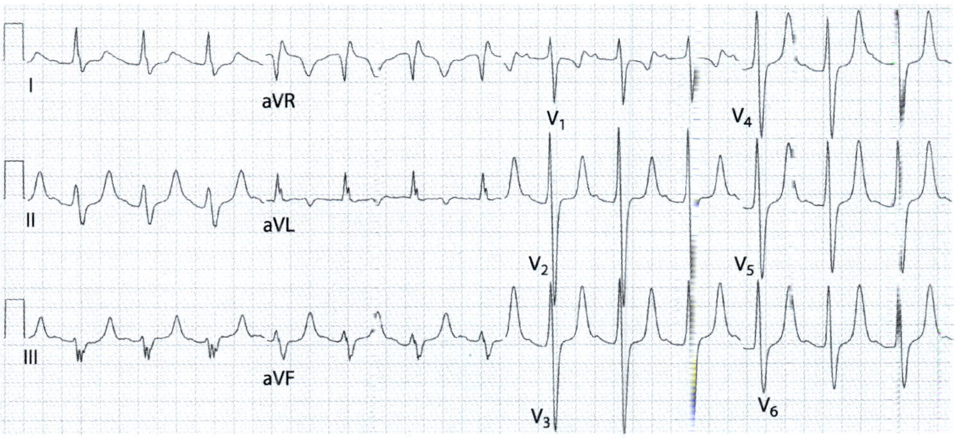

与高钾血症相关的ECG改变病例。此图记录于一位29岁的有慢性肾疾病的女性患者。P波增宽在一些导联难以辨认。QRS波群弥漫性增宽（0.188秒），T波高尖对称。这些是严重高钾血症的特征行改变，患者的血清钾为8.2mmol/L。

非 ST 段抬高。

出现异常 Q 波提示缺血部位传导减慢或缺失，意味着可能存在严重缺血或梗死。而发生在缺血事件之后的 T 波改变反映了复极的变化，而且可能持续数天或数年。

这些 ECG 改变可以用于定位缺血和梗死部位并由此确定闭塞的血管。

心律失常

ECG 对于诊断缓慢性心律失常和快速性心律失常是不可缺少的。例如，心率＞ 100 次／分可有多种原因，包括窦性心动过速、心房和房室交界处心动过速（图 30-14A）、房扑、房颤（图 30-14B）以及室性心动过速（图 30-14C）。可通过 P 波的频率和形态及其与 QRS 波群的关系、QRS 波群的形状

图30-12 由近期缺血事件引起的T波改变。

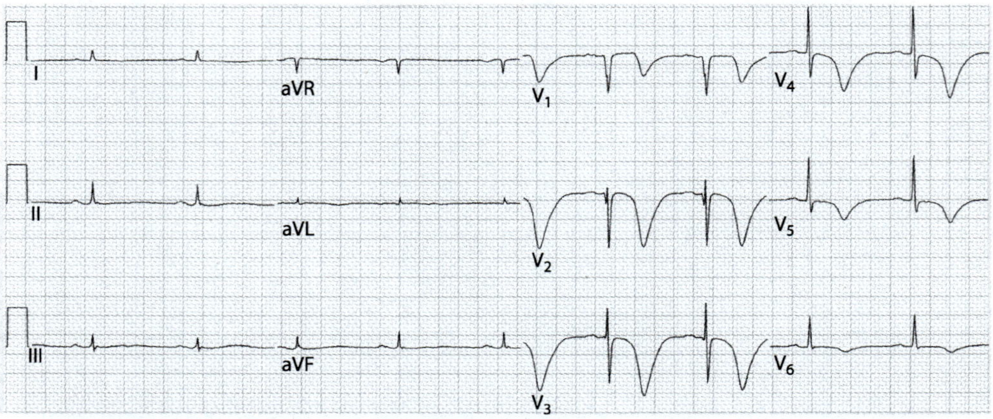

由近期缺血事件引起的T波改变，为一位70岁老年男性患者的ECG。Q–T间期延长，前壁导联的T波（V_1~V_6）明显倒置。这些改变在几天内逐渐出现，在记录此图当日做做的冠状动脉造影显示：冠状动脉左前降支次全闭塞。

图30-13 心肌缺血、损伤和梗死。

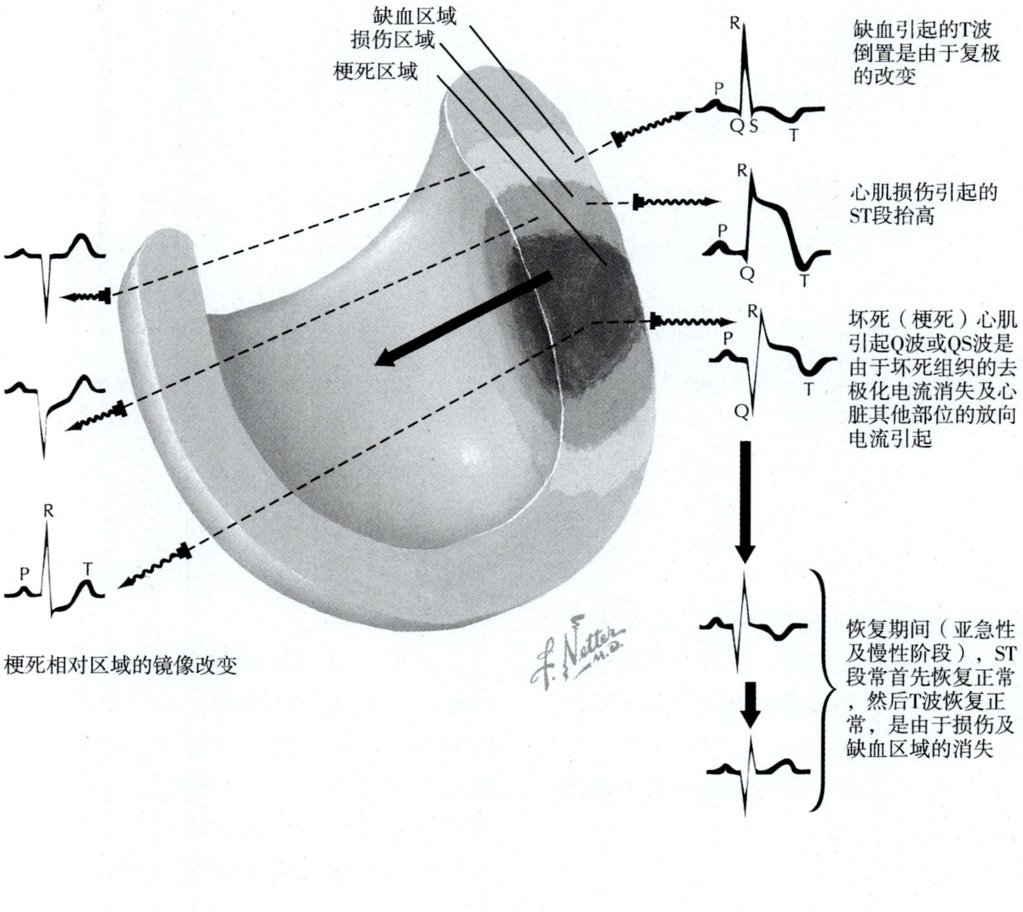

图30-14 不正常的心脏节律。

房室结折返性心动过速

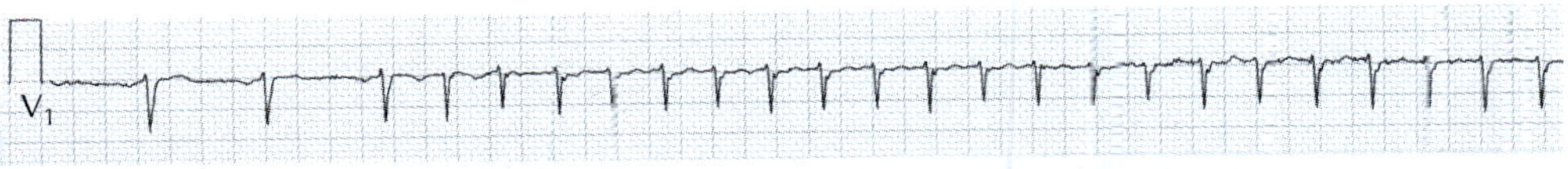

A

V_1导联记录于一位有异常心脏节律的患者。此图显示了一位47岁男性患者的房室结折返性心动过速。三个窦性搏动后出现了一个房早，后者诱发了频率为170次/分的房室结折返性心动过速。

房颤

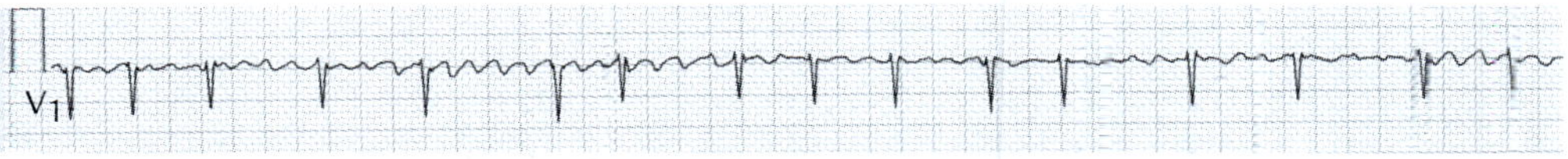

B

此图显示了一位50岁女性的房颤。注意基线波动和不规律的QRS波群，心率为105次/分

室性心动过速

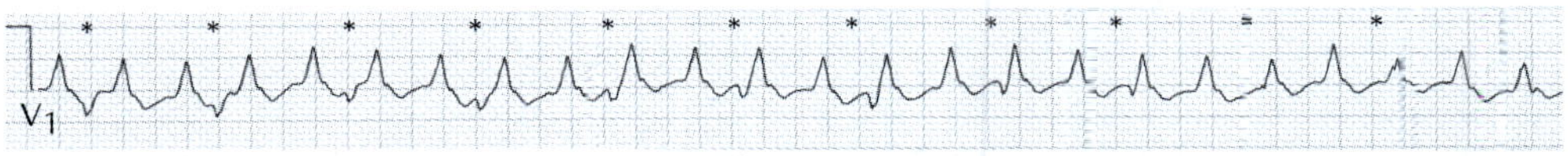

C

一位56岁男性的频率为150次/分的室速。有QRS波增宽和房室分离。P波为心房频率73次/分，如星号所示。

完全性房室传导阻滞

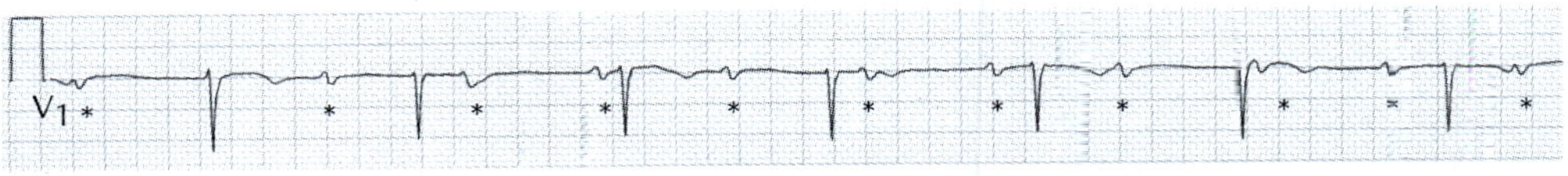

D

记录于一位78岁女性的完全性房室传导阻滞。心房频率为70次/分，心室频率为46次/分。P波（如星号所示）与QRS波群无关系。

和宽度作出正确诊断。心率异常缓慢可能有几种情况，包括窦性心动过缓或窦房或房室传导阻滞（图30-14D）。同样通过心率、节律以及P波和QRS波群的形状、P波与QRS波群的关系、P-R间期可以作出诊断。

不规则节律可由心房和心室的提前激动（图30-15A和B）、房颤（见图30-14B）和不完全的（Ⅱ度）窦房或房室传导阻滞（图30-15C）所致。

展望

ECG提供了心脏电生理及其在生理、药理和病理因素下变化的窗口。正确分析ECG对诊断和治疗多种心脏疾病有不可估量的作用。ECG对诊断心肌缺血和心律失常尤其重要。记录下日常活动和应急状态下的ECG可以使其意义更大。当把有关患者的信息如症状、用药和重要的实验室发现提供给阅读者时，ECG的价值会进一步加大。预期将来可以记录一些附加导联，如V_3R、V_4R和V_7～V_9；新的分析测量方法将会产生，尤其是QRS波群和T波处理系统；有关诊断和预后价值的资料会增加。然而，必须强调，不论是现在还是将来，由计算机ECG系统提供的自动化分析系统都不是完全的或准确的，尤其是当图形异常时，需要有资质的专业人员仔细阅读。

（宋巧凤 译 曹雪滨 校）

图30-15 心脏节律不规整。

房早

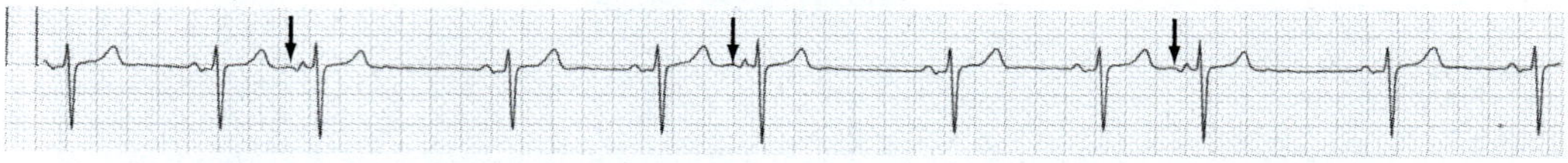

A

记录于一位77岁男性的房早（箭头所示）。在此例中，每2个窦性心博后出现1个房早，这被称为房早三联律。注意可以看出提前的P波与窦性P波形状不同，反映了异位的性质。

室早

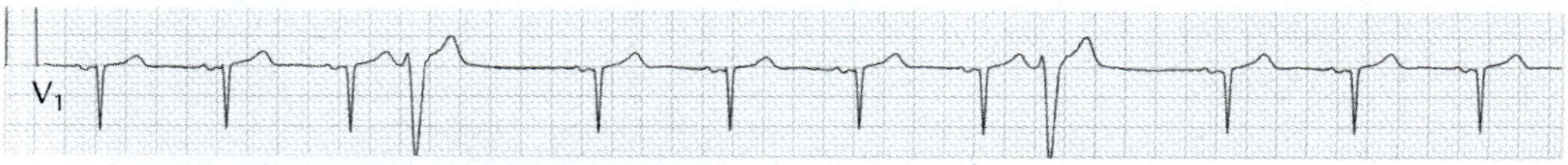

B

记录于一位30岁无明确心脏疾病的男性患者的室早。

Ⅱ度一型房室传导阻滞

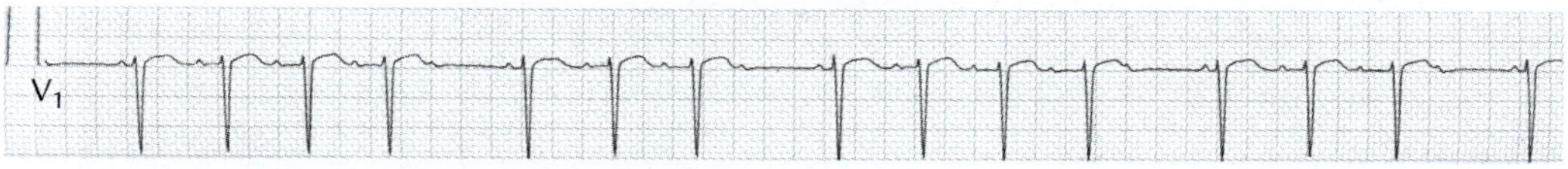

C

记录于一位74岁男性的Ⅱ度一型房室传导阻滞，伴有文氏周期（Wenckebach周期）。有逐渐延长的P-R间期，跟随着一个阻滞的或未下传的P波。这导致了不规律的QRS波群。在此例中，可见5:4和4:3房室阻滞。心房率为110次/分，心室率为90次/分。

参考文献

Kligfield P, Gettes LS, Bailey JJ, et al: Recommendations for the standardization and interpretation of the electrocardiogram. Part I: The electrocardiogram and its technology: A scientific statement from the American Heart Association Electrocardiography and Arrhythmias Committee, Council on Clinical Cardiology; the American College of Cardiology Foundation; and the Heart Rhythm Society Endorsed by the International Society for Computerized Electrocardiology. Circulation 115:1306-1324, 2007.

This is the first part of a series of reports designed to update ECG standards and interpretation. This paper focuses on the computerized, automated technology currently employed. It emphasizes areas that have clinical relevance.

Mason JW, Hancock EW, Gettes LS: Recommendations for the standardization and interpretation of the electrocardiogram. Part II: Electrocardiography diagnostic statement list: A scientific statement from the American Heart Association Electrocardiography and Arrhythmias Committee, Council on Clinical Cardiology; the American College of Cardiology Foundation; and the Heart Rhythm Society: Endorsed by the International Society for Computerized Electrocardiology. Circulation 115;1325-1332, 2007.

This is the second part of the ECG standards series. It provides a set of diagnostic statements that are more concise and streamlined than existing diagnostic statements. If accepted, these statements should eliminate differences in the various systems currently in use.

循证

1. Chou TC: In Surawicz B, Knilans TK (eds): Chou's Electrocardiography in Clinical Practice: Adult and Pediatric, 5th ed. Philadelphia, WB Saunders, 2001.

   This is a complete text with excellent figures and extensive, up-to-date references.

2. Gettes LS: ECG Tutor [CD-ROM]. Armonk, NY, Future Publishing, 2000.

   This animated graphic CD-ROM illustrates the electrophysiologic basis for the ECG and the interpretive approach.

3. Surawicz B: Electrophysiologic Basis of ECG and Cardiac Arrhythmias. Philadelphia, Williams & Wilkins, 1995.

   The author provides an in-depth correlation of basic electrophysiologic phenomena to the waveform of the normal and abnormal body surface ECG.

George A. Stouffer · Leslie P. Wong · Marschall S. Runge

31

外周血管疾病

引言

外周血管疾病（peripheral arterial disease, PAD）是指四肢远端动脉的狭窄或阻塞。大多数 PCA 患者没有症状。有症状的患者可以表现为：只有重度运动时才出现轻度症状，到中度运动时出现症状，以及在休息时缺血患肢即可出现严重症状。在 Framinghan 研究及对其他人群的研究中，PAD 是老年人常见的疾病。作为 PAD 的一个结果，间歇性跛行在中老年人群中有增长趋势。虽然青壮年人中也可发生 PAD，但很少见，根据使用的定义，成人中 50 岁以上者的发病率为 10% ~ 30%。PAD 是冠状动脉和脑血管疾病的一个标志，在许多 PAD 患者中动脉粥样硬化的发生和进展常累及全身的血管（图 31-1）。据估计，60% 的 PAD 患者有冠状动脉疾病、脑血管病或两者均有。在 PAD 患者中，即使个别患者没有血管症状，卒中和心肌梗死的发病率也较非 PAD 者高 3 倍左右，即使个别患者没有血管症状。

认识 PAD 和其他部位动脉粥样硬化之间的关系有助于制订出综合性治疗方案，其目标不仅是针对跛行，而且针对心血管疾病的发病和死亡。

病因和发病机制

动脉粥样硬化起源于血管内皮损伤和动脉粥样硬化斑块的形成。动脉粥样硬化是由局部中性粒细胞介导的炎症和脂蛋白氧化导致的，特别是低密度脂蛋白。虽然近年来取得了很大进展，但吸烟、高脂血症、糖尿病和高血压加速动脉粥样硬化的确切分子机制仍是目前研究的重点。

通过对其他原因死亡的青壮年人进行的尸检，在西方人群中证实，内皮功能紊乱和脂质条纹（动脉粥样斑块的前身）普遍存在。根据目前的理论，虽然斑块可因脂质核心区细胞和非细胞物质的堆积而逐渐增长，但斑块也可因斑块破裂亚临床发作而增大。斑块核通常由一个由钙、结缔组织和平滑肌细胞组成的复杂的纤维帽所包绕。稳定的症状，如跛行，是由于需求增加时血流供给不能相应增加所致。斑块的破裂会使高致血栓形成核心暴露于循环血液成分中，导致血小板激活和聚集，同时激活纤维蛋白原。

如前所述，斑块破裂常常只引起已存在的病变恶化而不引起动脉闭塞或临床症状。然而，严重的斑块破裂可引起肢体在体力劳动或静息时缺血加剧。这些症状是由于外周动脉血栓形成或末梢小动脉血栓栓塞引起。根据血栓闭塞的定位可以确定是否应行紧急血运再建。

冠状动脉粥样硬化的易患因素与 PAD 的相同。这些因素包括：男性、吸烟、糖尿病、高血压和高胆固醇血症。其中，与 PAD 相关性最强的是吸烟。

临床表现

PAD 可产生间歇性跛行症状。间歇性跛行一词源于拉丁语“claudatico”，用于描述运动期间血流不能适度增加而出现的下肢疼痛。跛行是当动脉管腔缩小以致不能保证活动时组织氧需求增加时的血液供应时而出现的。在这种情况下，运动引起的局部血管舒张也常受损。这两种作用共同导致了局部缺血和与间歇跛行的疼痛相关的乳酸及其他代谢产

图31-1 颈动脉狭窄。

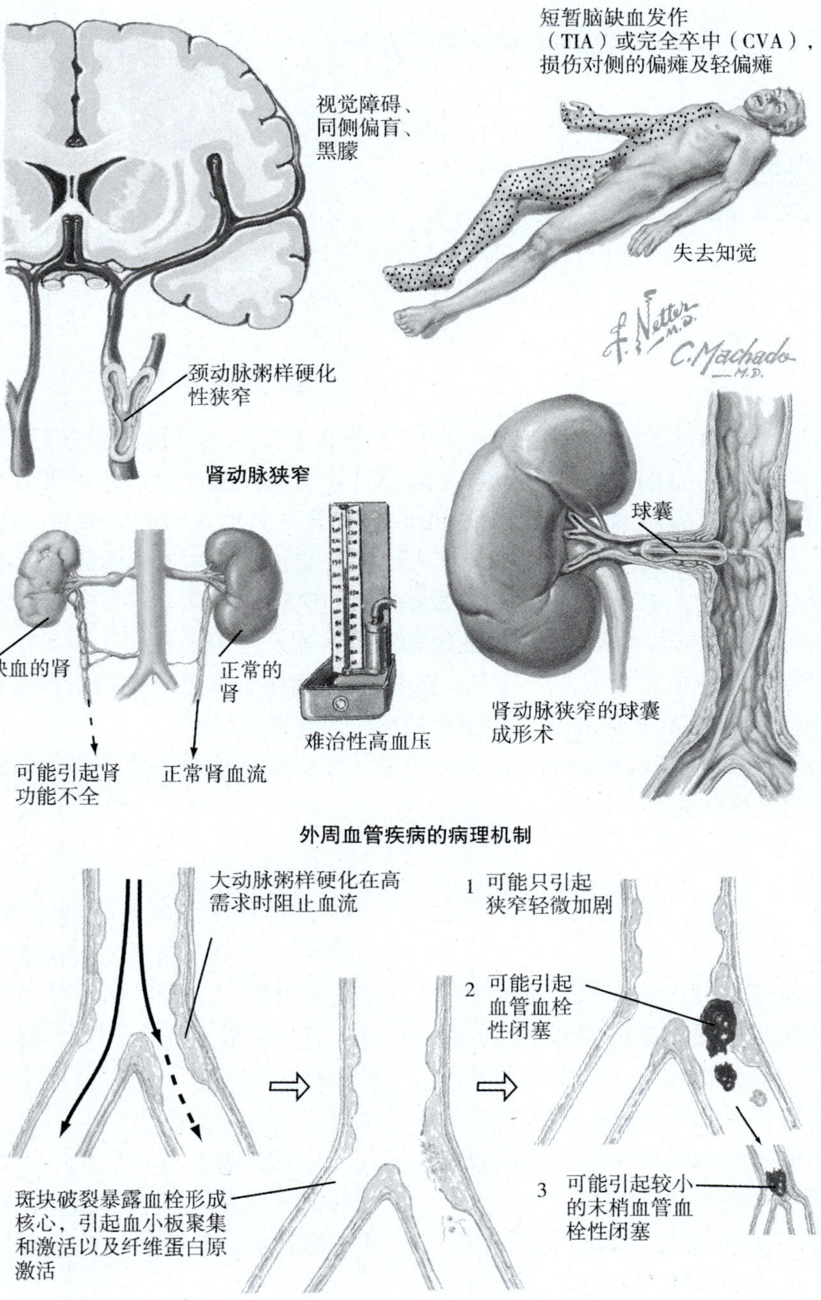

物的生成。

间歇跛行表现为由某一运动阈值诱发的下肢痉挛性疼痛，疼痛可于休息数分钟后缓解。抬高肢体可加重跛行，而使肢体下垂可以减轻疼痛。症状可以是单侧的，也可以是双侧的，取决于动脉粥样硬化疾病的程度和部位。腓肠跛行最常发生于股动脉狭窄，然而足受累时说明有腘或近侧胫动脉疾病。股或臀部疼痛表示主髂动脉受累。随着PAD病情恶化，夜间休息时也可出现疼痛。

在社区队列研究中，能行走的PAD患者最常报告非典型的劳累性下肢疼痛、无症状或间歇性跛行。典型的跛行只出现在不足1/3的PAD患者中。

一些患者只感觉到活动时下肢轻微不适而未报告给他们的医生，他们误认为这些症状是年龄增长的正常结果。因为即使是无症状的PAD患者仍有发生心血管事件的高风险，所以对症状不典型的跛行保持高度警惕非常重要。

PAD患者很少发生危险的肢体缺血，但有发生致死性并发症的可能。后者表现为疼痛，典型的描述是：休息时足部烧灼样痛，当足部抬高时疼痛加剧，而足部下垂时疼痛减轻。除了疼痛，缺血肢体还可表现为伤口不愈合或组织坏死。危险的肢体缺血常由下肢动脉的多个部位严重堵塞所致。

PAD患者体格检查最有价值的发现是有下肢动脉杂音和搏动减弱。在休息时有症状的患者还可发现：皮肤发凉、发白和发红，皮肤和趾甲萎缩，毛细血管充盈减慢，以及缺血性溃疡。缺血性溃疡会有疼痛，通常发生在踝外侧、趾尖、变形的跖骨头和拇趾尖部位。相反，静脉淤滞性溃疡常是无痛性的，常发生于踝内侧。慢性严重缺血可引起溃疡、伤口愈合差和严重的坏疽(图31-2)。无血管杂音(髂动脉、股动脉或腘动脉）或脉搏异常者患PAD的可能性降低。

双侧股动脉和所有远端搏动消失被称为Leriche综合征，是由主髂动脉分叉处阻塞所致。

鉴别诊断

通过临床症状将真正的跛行和与其相似的假性跛行（脊柱狭窄的一个症状）鉴别开来非常重要，因为两者的诊断和治疗方法完全不同。与跛行不同，假跛行的特征是：跛行很少由特定的劳力水平诱发。典型的假跛行可于坐位缓解或可于增加椎管容量（椎管狭窄在第15部分免疫系统、结缔组织和关节疾病中讨论）的腰部屈曲位缓解，而非停止运动时缓解。鉴别跛行和假跛行的一个有用的方法是问患者停止行走之后站立时症状有什么变化——假跛行的不适仍持续（只有改变体位时才能改善，如坐位），而跛行的不适会改善。

对于无易患危险因素且年龄小于50岁的患者，应首先考虑假跛行。更多的鉴别诊断见框31-1。

框31-1 跛行的鉴别诊断

- 骨关节炎
- 深静脉血栓
- Baker囊破裂
- 动脉栓塞
- 慢性静脉功能不全
- 糖尿病神经病变
- 交感神经营养不良
- 慢性间室综合征
- 腘动脉压迫
- 不安腿综合征
- 远端外伤
- 放射线损伤
- 滥用麦角胺
- 血管痉挛
- 脉管炎（如闭塞性血栓性脉管炎、Takayasu病）
- 淋巴管炎
- 深静脉血栓形成后静脉炎综合征

诊断方法

详细的病史询问和查体对于正确诊断PAD是必需的，不应遗漏任何一个症状（图31-3）。当怀疑PAD时，应测量臂踝指数（ankle-brachial index, ABI)。ABI的计算方法为：多普勒超声测得的肱动脉收缩压除以多普勒超声测得的足背或胫后动脉收缩压（图31-4）。用一侧下肢最高血压值除以上肢血压值计算每一侧的比值。ABI ≤ 90%诊断PAD的敏感性为90%，特异性接近100%。ABI ≤ 0.70提示中度的PAD，ABI ≤ 0.40被认为存在严重的PAD。ABI ≤ 0.20通常出现休息时下肢疼痛。

在平板试验后测量ABI可以提高敏感性。老年患者和有糖尿病或肾功能不全的患者可能存在明显的血管钙化，可引起ABI假性升高，ABI > 1.3。这些患者最好进行趾踝压力指数测定来进行评估。动脉超声多普勒和体积描记法是非侵袭性方法，经常用于PAD的诊断。

对比血管造影术仍然是全面评估和确诊动脉血管疾病的金指示（见图31-4）。如果考虑进行血运再建，血管造影是必要的，但其对于临床诊断并非必需。在进行经皮或外科血运再建之前，要考虑劳力性或静息缺血的症状的严重性或客观体征以及进行血运再建的目的。虽然很小，但应为存在损伤动脉和造影剂引起的肾毒性的危险，只有在选择血运

图31-2 下肢动脉闭塞性疾病。

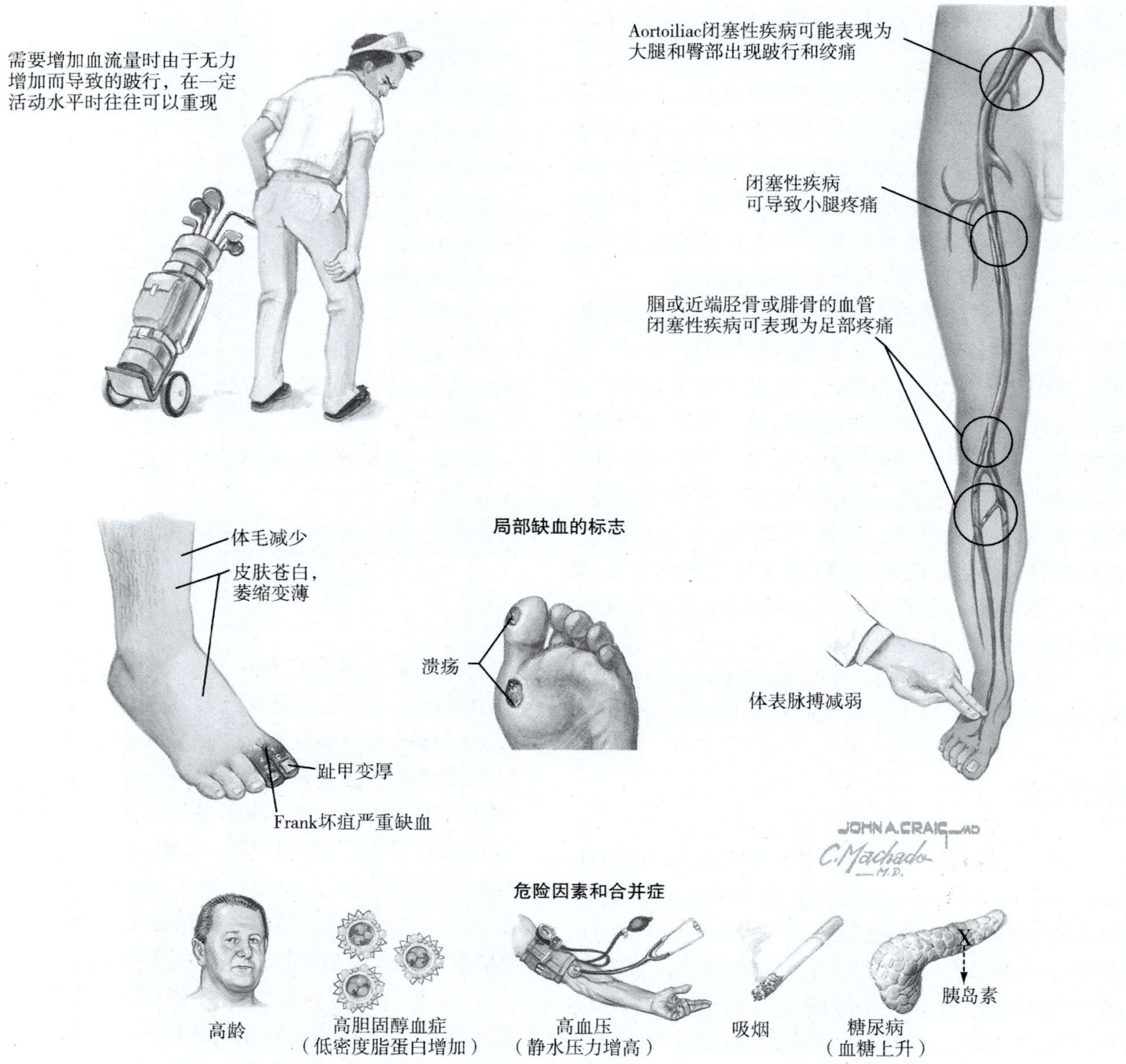

再建时才考虑进行血管造影。

目前认为计算机断层血管造影术（CTA）和磁共振血管造影术（MRA）可替代血管造影术。最近的荟萃分析显示，CTA和MRA对于评估下肢动脉疾病有很高的精确性，尤其是三维钆加强影像。虽然CTA和MRA都不能取代传统的X线动脉造影术用于术前血管评估，但这些方法值得进一步深入研究（见图31-4）。

处理和治疗

运动训练、减少吸烟、药物治疗和减少心血管危险因素是治疗PAD的基石。血运再建适用于静息性缺血或药物难以控制的劳力性缺血。

药物治疗

吸烟与动脉粥样硬化进展强烈相关并与截肢的

图31-3 疑似外周动脉疾病的评估。

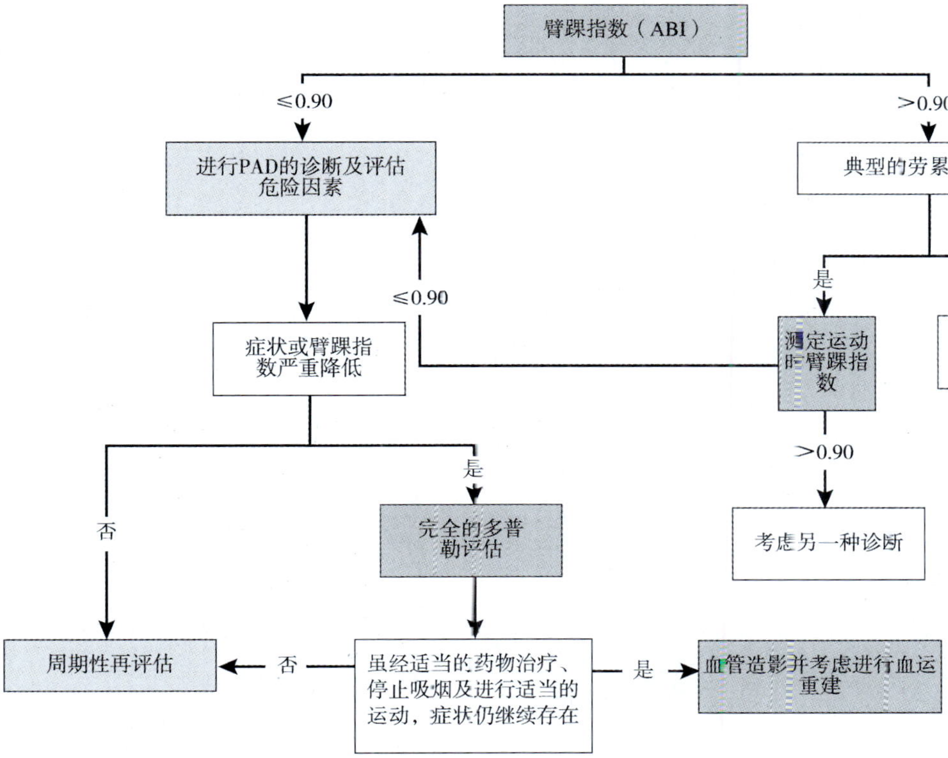

高风险相关。吸烟还与心血管死亡和事件增加相关。应认真考虑实施戒烟计划，必要时，进行尼古丁替代或其他治疗。

糖尿病是一个主要的心血管危险因素，对 PAD 患者非常重要，因为糖尿病始终与不良预后相关。虽然大型前瞻性试验尚未显示糖尿病强化患者的血糖控制对 PAD 有直接影响，考虑到减少微血管并发症的益处，血红蛋白 A1C（HBA1C）< 7% 的目标是合适的。强化血糖控制可以延缓周围神经病变的进展，后者会使 PAD 的治疗更加复杂化。

高血压与动脉粥样硬化的发展密切相关。虽然降低血压尚未明确显示能减少跛行，但其减少心血管疾病死亡的益处是非常明确的。第 6 届高血压联合委员会（Joint National Committee on Hypertension, JNCH）会议推荐：大多数 PAD 患者的目标血压值应低于 130/85mmHg。血管紧张素转化酶抑制剂（ACEI）应作为首选药物，同时可合用利尿剂和 β 受体阻滞剂。近年来已证实，β 受体阻滞剂对跛行几乎没有不利影响。

高胆固醇血症是动脉粥样硬化的一个关键因素。应用羟甲基戊二酰辅酶 A（HMG-COA）还原酶抑制剂（他汀类）的降脂治疗显示可以改善跛行、稳定动脉粥样硬化病变及进行有效的心血管事件二级预防。新近的研究显示，他汀类治疗不仅可以减少心脏事件，还可以减少卒中危险和卒中引起的死亡。新近的一些报道认为，他汀类可改善 PAD 患者的结局。

建议 PAD 患者使用抗血小板药物。阿司匹林（81 ~ 325mg/d）可以减少卒中和心肌梗死引起的死亡和致残。目前尚不清楚阿司匹林和双嘧哒莫联合治疗的效果是否优于单用阿司匹林。噻氯匹定可有效减少跛行的严重程度和负性心血管事件，但由于可以引起血小板减少性紫癜，其处方量已在下降。氯吡格雷在减少于血管疾病相关的缺血并发症方面略优于阿司匹林，但是绝对风险下降很小，但其成本 – 效果比与阿司匹林相比尚不明确。在不能耐受

图31-4 外周血管疾病。

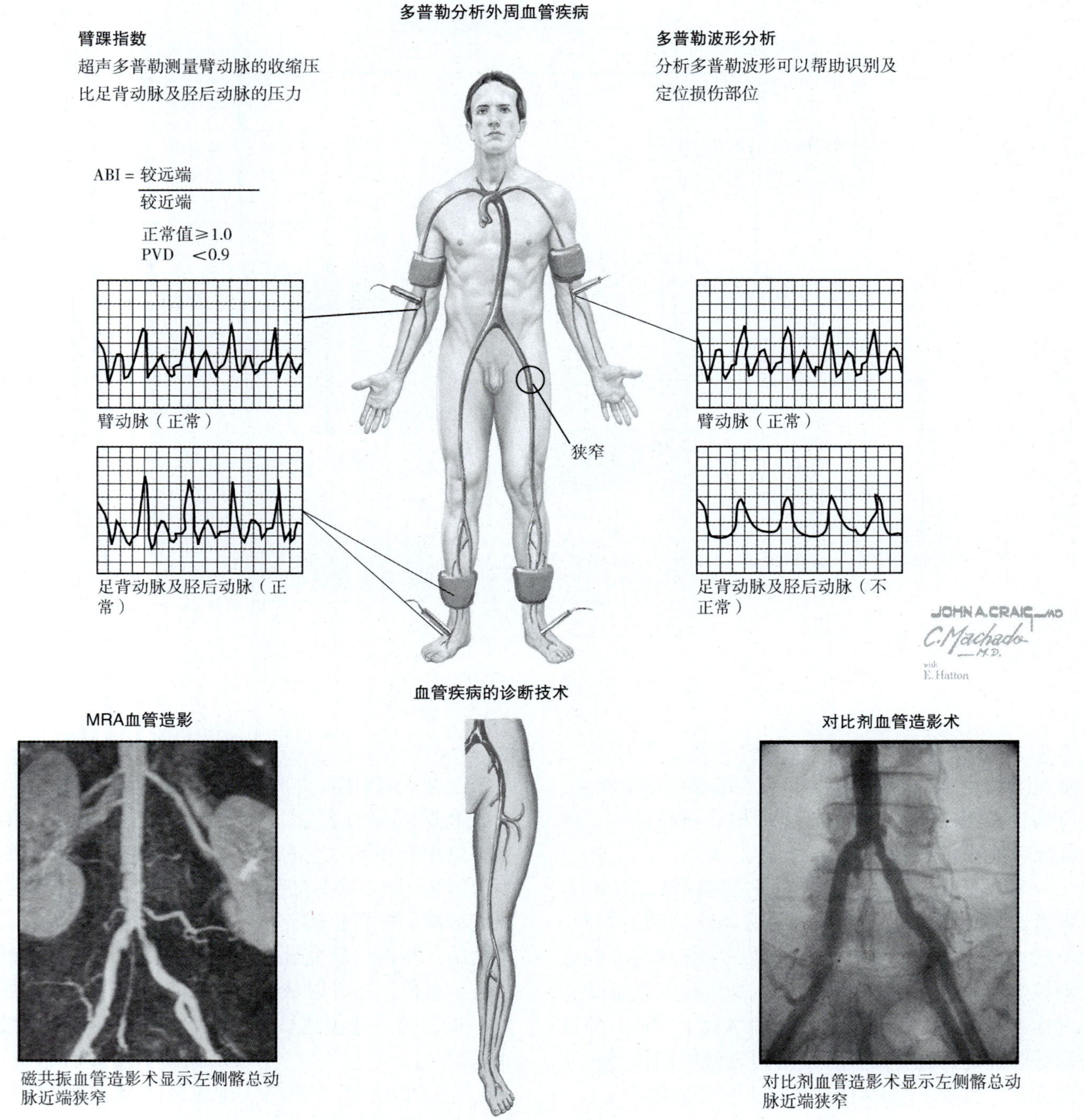

阿司匹林的患者，氯匹格雷是一个有效的替代药物。

在间歇性跛行患者，体育锻炼可以明显延长最长步行时间、出现跛行的时间并增强总体的步行能力。体育锻炼的益处似乎并非源于血流的明显改善。通过锻炼，骨骼肌氧化能力增强，运动相关的炎症减轻。锻炼也可以提高心肺功能，减少胰岛素抵抗，并对血脂产生有益的影响。这些因素可使机体功能增强，表现为步行距离延长和生活质量提高。PAD患者的理想运动计划包括每周进行数次接近最大疼痛的行走。一个运动计划应至少进行 3 个月再进行疗效评估。

抗跛行剂也可以用来改善症状。两种药物均已被批准用于治疗跛行：己酮可可碱和西洛他唑。己酮可可碱的试验已经显示出不同的结果，目前已不常规推荐己酮可可碱。磷酸二酯酶抑制剂西洛他唑，与安慰剂组和己酮可可碱相比，已经证明在缓解症状、运动能力和生活质量方面有益。临床上的好处相对于其成本并不是非常好。对于没有血运重建指征的有致残症状的患者，西洛他唑可能应该给予。西洛他唑禁用于充血性心力衰竭患者。银杏可能有一些小的益处。血管扩张剂、螯合作用、维生素 E、睾酮和雌激素没有显示出任何效果，目前不用。

血运重建

对于那些综合药物治疗难以治疗的和个别不能忍受药物不良反应的患者，应考虑行血运再建。有两种方法可供选用：经皮介入和外科旁路移植术。选择哪种方法取决定于病变动脉闭塞的长度和位置。不管选择哪种技术，早期转诊至有经验的介入放射科医生、介入心脏病专科医生或血管外科医生是非常明智的。

经皮血管成形术

近年来，经皮血管成形术（伴或不伴血管内支架植入）治疗狭窄的病变血管已常见，已成为传统的外科搭桥术的一种替代方法。血管内介入治疗适用于狭窄长度小于 3cm 的病灶。狭窄长度在 3 ~ 5cm 时也可以选择经皮方法（图 31-5）。

经皮血运再建治疗 PAD 在一些方面仍有争议。首先，经皮途径和外科血运再建之间的比较尚未进行充分研究中。第二，支架的应用已使冠脉重建发生了变革，可能会改善 PAD 经皮血运再建术，虽然直接比较球囊成形和支架的疗效的研究很少。第三，就冠状动脉经皮血运再建术而言，技术及不在很大程度上已改善了结果和安全性。最后，患者的选择起主要作用。尽管血管造影疾病严重程度相同，但由于缺乏统一的最佳治疗方案，并且症状方面存在个体差异，患者可能倾向采取不同的治疗方法。

与外科手术比较经皮途径恢复得较快，因而经皮介入治疗的人数在迅速增长。在前瞻性随机试验进行之前，对症状轻微的 PAD 患者进行各种治疗均应采取审慎态度。

外科治疗

对经过慎重选择的患者可以考虑行动脉粥样硬化血管的外科搭桥术。由于手术的死亡率在 1% ~ 3% 之间，必须仔细权衡外科手术的受益和风险，理想的患者应小于 70 岁，没有糖尿病且无远端血管受累。搭桥适用于多处狭窄且长度大于 5cm 的病变。为髂动脉搭桥进行主动脉股动脉分流术的 5 年内通畅率超过 90%。腹股沟下部手术的长期通畅率很高，如股 - 腘动脉分流术。局限性狭窄可以通过动脉内膜切除术予以纠正。需要外科手术的 PAD 患者常同时存在冠状动脉疾病，在手术前必须进行适当的筛查。

最佳的治疗

在症状稳定的 PAD 患者，最佳治疗包括：

- 戒烟
- 体育锻炼
- 控制血压
- 糖尿病管理
- 应用 HMG-COA 还原酶抑制剂调节血脂
- 抗血小板治疗
- 对于尽管经过最适的药物治疗、生活仍受限制的患者，选择血运再建术

避免治疗错误

有一些潜在的治疗错误应予以避免。跛行偶尔会与假跛行混淆。如前所述，假跛行的特征是臀部、腿和足等处的疼痛和不适，并且是体位性的（而跛行是劳力诱发的）。另一个潜在的治疗错误是没有给予 PAD 患者降脂治疗。大多数 PAD 患者死于心肌梗死，因此降脂治疗在改善症状的同时可以提高生存率。

展望

许多新的药物已在研制中。左卡尼汀、前列腺素、萘呋胺、去纤苷酸和血管生成因子有可能在某一天被纳入治疗跛行的队伍。在预防和治疗心血管事件中的进步将改善 PAD 患者的预后。对血管内支架植入经验的不断增加可能有助于明确支架在治疗中的作用。药物洗脱支架、激光再通术、腔内射线疗法和光血管成形术都是有希望的治疗方式，需要进行临床试验证实是否可改善血管内的结局。由

图31-5 经皮外周血管成形术，外科旁路移植术。

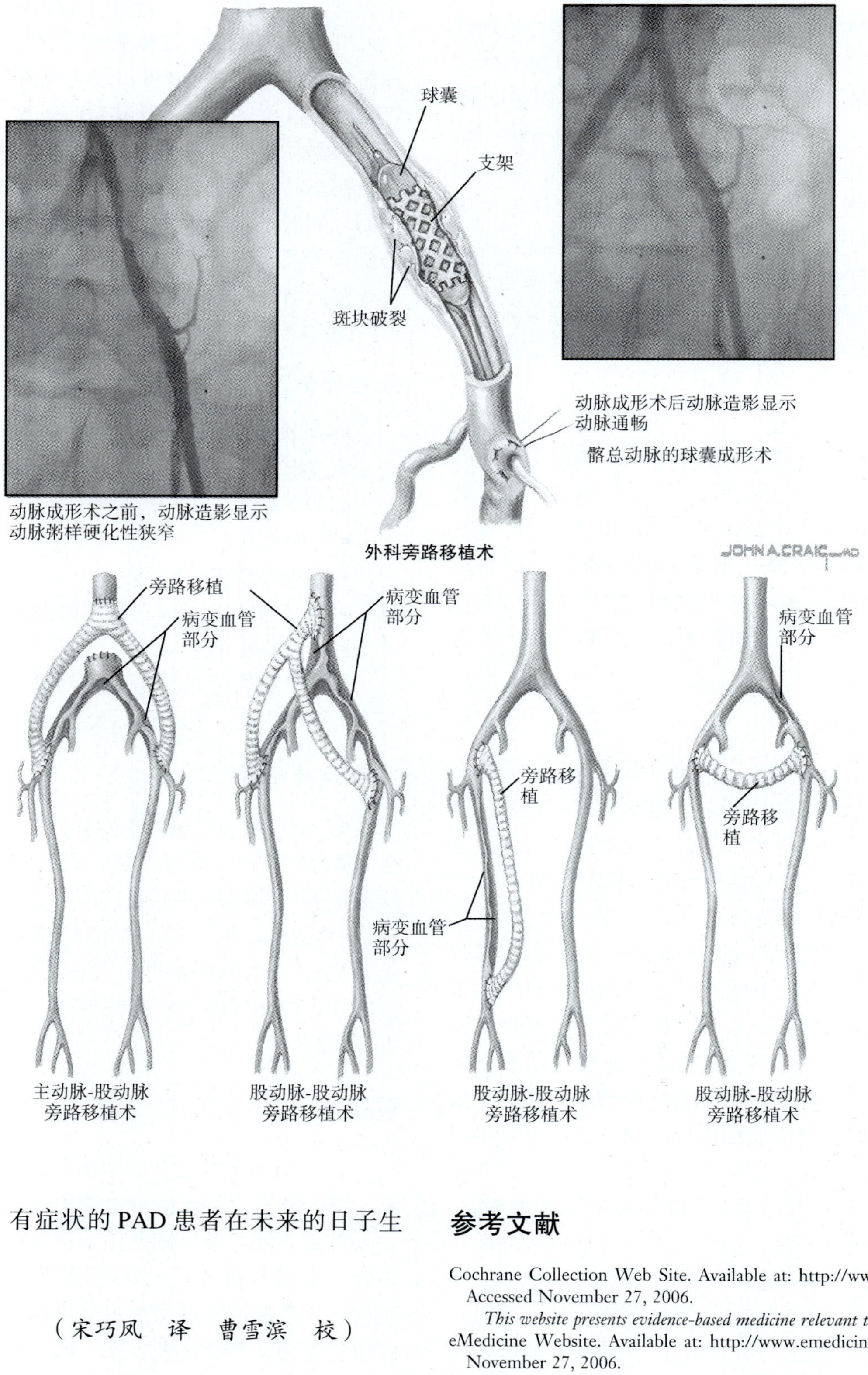

于这些进步，有症状的PAD患者在未来的日子生活会更美好。

（宋巧凤 译 曹雪滨 校）

参考文献

Cochrane Collection Web Site. Available at: http://www.cochrane.org. Accessed November 27, 2006.

This website presents evidence-based medicine relevant to PAD.

eMedicine Website. Available at: http://www.emedicine.com. Accessed November 27, 2006.

This website provides an up-to-date review of PAD.

Hiatt WR: Medical treatment of peripheral arterial disease and claudication. N Engl J Med 344(21):1608-1621, 2001.

The author provides a general overview of medical therapy in patients with PAD.

Hirsch AT, Haskal ZJ, Hertzer NR, et al: ACC/AHA 2005 Practice Guidelines for the management of patients with peripheral arterial disease (lower extremity, renal, mesenteric, and abdominal aortic): A collaborative report from the American Association for Vascular Surgery/Society for Vascular Surgery, Society for Cardiovascular Angiography and Interventions, Society for Vascular Medicine and Biology, Society of Interventional Radiology, and the ACC/AHA Task Force on Practice Guidelines (Writing Committee to Develop Guidelines for the Management of Patients with Peripheral Arterial Disease). Endorsed by the American Association of Cardiovascular and Pulmonary Rehabilitation; National Heart, Lung, and Blood Institute; Society for Vascular Nursing; TransAtlantic Inter-Society Consensus; and Vascular Disease Foundation. Circulation 113(11):e463-e654, 2006.

This paper presents guidelines relevant to the diagnosis and treatment of patients with PAD.

Koelemay MJ, Lijmer JG, Stoker J, et al: Magnetic resonance angiography for the evaluation of lower extremity arterial disease: A meta-analysis. JAMA 285(10):1338-1345, 2001.

This meta-analysis examined the usefulness of magnetic resonance angiography in diagnosing PAD.

循证

1. Golomb BA, Dang TT, Criqui MH: Peripheral arterial disease: Morbidity and mortality implications. Circulation 114(7):688-699, 2006.

   This meta-analysis demonstrates the high prevalence of coronary artery disease and cerebrovascular disease in patients with PAD and emphasizes the important implications this has for survival and treatment.

2. Hankey GJ, Norman PE, Eikelboom JW: Medical treatment of peripheral arterial disease. JAMA 295(5):547-553, 2006.

   The authors present a general overview of medical therapy in patients with PAD.

3. Hirsch AT, Criqui MH, Treat-Jacobsen D, et al: Peripheral arterial disease detection, awareness, and treatment in primary care. JAMA 286:1317-1324, 2001.

   This study examined the prevalence of PAD in an ambulatory cohort of patients being seen in primary care clinics. PAD was detected in 29% of 6979 patients aged 50 years or older.

4. Khan NA, Rahim SA, Anand SS, et al: Does the clinical examination predict lower extremity peripheral arterial disease? JAMA 295(5):536-546, 2006.

   The authors report on a study of the usefulness of the physical examination in identifying PAD.

5. Ouriel K: Peripheral arterial disease. Lancet 358(9289):1257-1264, 2001.

   The author provides a general overview of PAD.

Lee R. Goldberg · Park W. Willis IV

32 先天性和瓣膜性心脏病

引言

大多数患有先天性或瓣膜性心脏病的患者常在例行检查时发现心脏异常而来求医。其临床上不常见有心力衰竭、严重心律失常或感染性心内膜炎的症状。虽然先天性心脏病患者常在童年时代被发现，但偶尔到成年时房间隔缺损、小的无发绀型缺损才首次被发现。

随着近年来风湿热的发病率下降，后天获得的瓣膜性心脏病最常见的病因为：遗传因素或与年龄相关的退行性改变。因为大多数成人医生负责诊治外科手术修复前后的瓣膜性心脏病患者，因此本章将这部分患者作为重点。虽然有先天性心脏病的患者应该由这一领域的专科医生进行诊治，但随着外科手术修补缺损后患者存活至成年的人数逐渐增多，大多数成人医生也将有机会诊治这些患者。

为了准确定义器质性疾病和血流动力学异常，诊断方法除了标准的胸片和心电图外，还必须根据临床发现进行超声心动图检查。对于难以确诊的病例，有必要行经食管超声心动图和心导管检查。这些评估的重要性不仅在于治疗方面，而且在于人生的选择。在许多情况下应限制这些患者参加竞技性比赛，甚至对有些患者在工作场所方面也需要特别考虑。计划生育和怀孕管理则需要多学科评估。

对先天性或瓣膜性心脏病患者最常考虑的一个问题是：预防感染性心内膜炎。最近感染性心内膜炎的预防指南修改了。指南强调，所有先天性或瓣膜性心脏病患者都应保持最佳口腔卫生和健康。抗生素仅建议给予感染性心内膜炎不良结局高危个体预防性应用。这类个体包括：曾患感染性心内膜炎、有人工心脏瓣膜和心脏移植后出现瓣膜病变者。对于未修复的发绀型先天性心脏病患者，应给予包括姑息短路和分流在内的治疗。对于通过外科手术或导管介入方法用人工合成材料或机械装置完全修复的先天性心脏病患者，在术后前6个月应预防性使用抗生素；对于有一侧或对侧残留缺损的患者，应使用人工补片或机械装置择期进行治疗。

在进行包括牙龈组织或根尖区域的牙齿或穿孔的口腔黏膜在内的所有牙科操作时，建议预防性应用抗生素。当操作涉及呼吸道或已感染的皮肤、皮肤结构或肌肉骨骼组织时，也应给予预防性抗生素治疗。不建议进行泌尿生殖器或胃肠道操作时仅为预防感染性心内膜炎而预防性使用抗生素。风湿性疾病患者需要预防链球菌感染复发。

主动脉瓣狭窄

病因和发病机制

先天性主动脉狭窄最常为主动脉瓣缺损。先天性二叶式主动脉瓣畸形在一般人群中占 1% ～ 2%，会发生加速性退行性病变。在老年人，年龄相关的钙化和风湿性疾病可导致正常的三叶瓣膜产生获得性狭窄。

非瓣膜性先天性心脏病患者的症状和体征与瓣膜性主动脉狭窄难以鉴别。其病因包括主动脉瓣下隔膜不连续或主动脉瓣上狭窄。肥厚型心肌病在其他章节讨论（见第 33 章），也可出现与主动脉瓣狭窄相似的症状和体征。

任何原因所致的主动脉瓣狭窄均可导致流出道梗阻和左心室压力负荷过重。代偿性左心室肥厚会增加心肌耗氧量，即使没有冠心病也可以出现心肌缺血。虽然收缩功能仍可维持，但肥厚可引起心肌舒张异常、心室顺应性降低以及左室舒张期功能障碍。因而，心房收缩对左心室舒张期充盈和维持心排出量至关重要（图 32-1）。

临床表现

主动脉瓣狭窄引起的收缩中期杂音在胸骨右缘第二肋间最响，并可向颈部传导。中度或重度主动脉瓣狭窄的体征包括：动脉搏动消失或缓慢出现，位于胸骨右缘第二肋间或胸骨上切迹的收缩期震颤、抬举样心尖冲动。大多数先天性瓣膜性心脏病患者有主动脉喷射音。第二心音常正常，但是严重梗阻者可呈逆分裂。

中度或重度主动脉瓣狭窄的重要症状是：心绞痛、晕厥和左心衰竭。当主动脉瓣狭窄出现左心衰竭时预后不良。发生房颤可引起血流动力学的突然恶化和以前无症状的患者出现症状。

鉴别诊断

收缩期杂音可以是生理性的，尤其是在儿童和青少年或在高流量状态下（妊娠、贫血、甲状腺功能亢进）。病理性原因包括：任一类型的左心室流出道梗阻和主动脉根部或肺动脉主干扩张。肥厚性心肌病可导致动力性左心室流出道梗阻。在这些患者中，颈动脉搏动可突然出现并呈双重搏动，且收缩期杂音在胸骨左缘最响。区别正常的和异常的收缩期杂音需要仔细的体格检查，而且常需要超声心动图检查来确诊。

诊断方法

虽然仔细的体格检查和心电图检查可以发现中度或重度梗阻的左室肥厚，但要准确定量主动脉瓣狭窄需要超声心动图检查进行解剖学测量和评估左室室壁厚度、室腔大小和收缩功能。同时应进行多普勒检查以测量左心室流出速度，跨瓣压差和瓣口面积。对于有症状的患者，在无创性检查无法确诊或临床表现与超声心动图结果有误差时，建议进行侵入性心导管检查评估。

治疗

最佳治疗

对于轻度无症状的主动脉瓣狭窄患者，每年评估一次，进行宣教，如果体格检查和临床状况没有改变，每 3 ～ 5 年复查一次超声心动图。对于有中度主动脉瓣狭窄的患者，每年需要进行一次临床体检，每 1 ～ 2 年接受一次无创性检查。对于有严重主动脉瓣窄的患者，应每半年评估一次，以确定患者是否应接受瓣膜置换术。当患者症状和体征改变时，应及时进行超声心动图检查。

尽管主动脉瓣狭窄患者大多存在临床危险因素和与动脉粥样硬化相同的瓣膜组织异常，但是药物治疗不能防止或延迟主动脉瓣狭窄的进展。然而，降低这些风险对于防止并存的冠状动脉疾病非常重要。对于轻度无症状的主动脉瓣狭窄患者，不必限制体力活动，而中 - 重度主动脉瓣狭窄患者应该避免增加肌肉动态和静态需求的竞技性运动。

瓣膜置换术适用于有症状的重度主动脉瓣狭窄患者。对于老年患者或有冠状动脉粥样硬化风险的患者，应该在进行主动脉瓣置换术之前行冠脉造影术进行评估。左室收缩功能障碍不是主动脉瓣狭窄患者行外科手术的禁忌证，在有症状的 80 岁以上的老年患者，手术结果令人满意。在合适的病例，Ross 治疗可替代瓣膜置换术。经皮球囊主动脉瓣成形术适用于大多数儿童，但这种技术在有瓣膜钙化的成人患者中受到限制。

避免治疗错误

对有症状的主动脉瓣狭窄患者不能进行运动试验。相关的动脉系统高血压必须慎重处理，因为利尿剂和扩血管药物可能会对代偿良好的血流动力学带来不利影响。主动脉瓣置换术不是预防无症状的主动脉瓣狭窄患者发生猝死的指征。

主动脉瓣反流（关闭不全）

病因和发病机制

先天性主动脉瓣二叶式畸形、风湿性疾病、年龄相关的退行性改变和感染性心内膜炎均可导致瓣

图32-1 瓣膜狭窄和关闭不全Ⅰ。

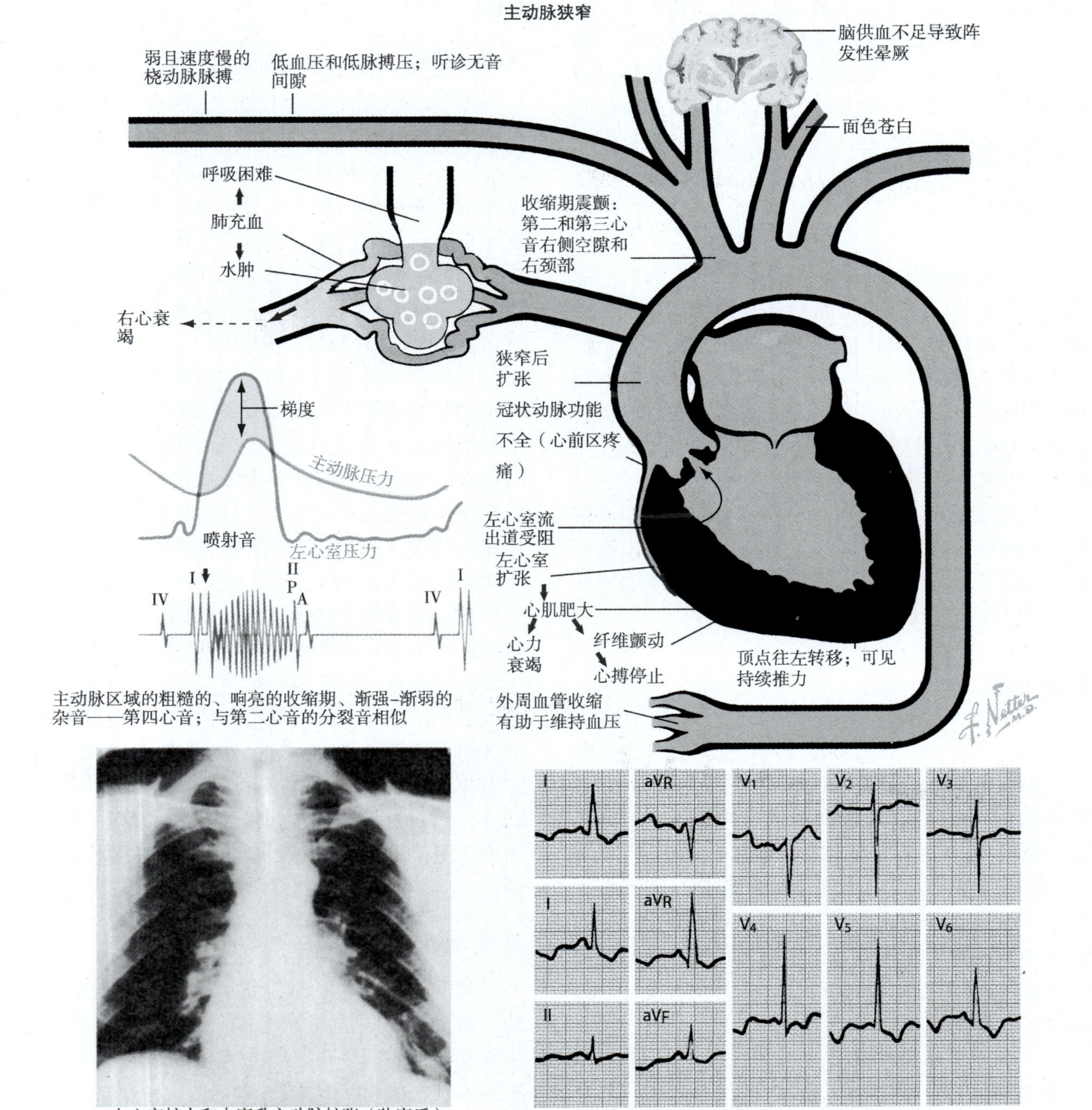

左心室扩大和中度升主动脉扩张（狭窄后）

左心室肥厚的证据（V_2导联大S波，V_5导联大R波）和“应变”（Ⅰ、Ⅱ、aVL、V_5、V_6导联T波倒置和ST段压低）

膜性主动脉瓣反流。在长期高血压和老年人，主动脉根部扩张可导致主动脉瓣反流。结缔组织异常，如马方综合征，与主动脉中层囊性坏死有关。马方综合征患者的并发症包括：主动脉根部进行性扩张、主动脉夹层和主动脉瓣关闭不全（反流）。

长期主动脉瓣反流可导致左心室代偿性扩张和室腔的顺应性增加，导致在不增加充盈压力情况下舒张末期容量增加。长此以往，左心室进行性扩张最终会导致左心衰竭。急性主动脉瓣反流大多由感染性心内膜炎、主动脉夹层或创伤引起，左心室没有充足的时间进行扩张，并且大量反流可导致舒张期充盈压迅速增加、肺水肿和休克（图 32-2）。对于有手术适应证的患者，考虑在发生不可逆的左心室扩张前进行主动脉瓣置换是非常重要的。关于瓣膜置换的指南在下文讨论。

临床表现

大多数患者在胸骨左缘可闻及高调的递减型舒张早期杂音。如果杂音在胸骨右缘最清楚，则常存在主动脉根病变。

中度或重度主动脉瓣反流可导致收缩期高血压、脉压差增大、颈动脉搏动呈双重搏动以及心尖冲动移位。由于左心室每搏量增加和湍流通过流出道，通常可闻及收缩期杂音。在三尖瓣区常可闻及类似三尖瓣狭窄的舒张中期杂音（Austin Flint杂音）。中度或重度的主动脉瓣反流症状通常反映左心衰竭。心绞痛少见。多普勒超声心动图检查可发现临床“寂静型”主动脉反流。

在急性主动脉瓣反流，左心衰竭很快出现，常无慢性反流的体征。在这种情况下，异常发现只限于第一心音减弱和短促的舒张早期杂音。

鉴别诊断

存在肺动脉高压和肺动脉瓣反流的患者有舒张期（Graham Steell）杂音，但很难与主动脉瓣反流的杂音区别。法洛四联症完全修补后的肺动脉瓣反流可引起相对低调的舒张早期递减型杂音。

诊断方法

超声心动图检查可用于明确主动脉瓣反流的原因、评估瓣膜形态和主动脉根部大小、半定量评估病变的严重程度以及测量左室大小、室壁厚度和收缩功能。连续超声心动图或放射性核素心室造影测量左室大小和收缩功能，对于慢性主动脉瓣反流患者的长期管理（轻至中度）是非常重要的。

处理和治疗

最佳治疗

对于无症状的轻度主动脉瓣反流患者，每年应进行一次评估，如果临床状况和体检无变化，每 2 ～ 3 年应复查一次超声心动图。左室大小和收缩功能发生改变时，每 3 ～ 6 个月进行一次复查，以鉴别是疾病进展还是测量变异。对于有中度或重度主动脉瓣反流的患者，每年要进行一次检查，并进行非侵入性左室功能评估。对于有中度或重度主动脉瓣反流并合并左心衰竭的患者，需进行主动脉瓣置换。对于急性严重主动脉瓣反流，需进行外科急诊干预。

左室收缩期功能障碍会影响长期预后和手术效果。大量研究显示，对于有严重的主动脉瓣反流和超声心动图测得左室收缩期末直径≥ 55mm 或左室射血分数≤ 50% 的患者，即使没症状，也应进行主动脉瓣置换。

对于继发于主动脉根部病变的慢性主动脉瓣反流患者，尤其是有马方综合征的患者，每年应进行一次超声心动图评估。这些患者进行外科干预的时间通常是基于主动脉根部扩张的程度（＞ 45mm）和速度，而不是基于反流量或左室收缩功能。

对于因有其他心脏或非心脏危险因素而不能手术的有左心衰竭症状的严重主动脉瓣反流患者，应长期给予血管扩张剂治疗。血管扩张剂治疗也适用于无症状的严重主动脉瓣反流、左室扩张和射血分数正常的患者。β- 受体阻滞剂可以减缓马方综合征患者主动脉根部扩张的进展。

避免治疗错误

血管扩张剂治疗，替代随访和及时转至外科，不适用于左室功能正常的无症状的轻中度主动脉瓣反流患者，也不适用于有手术指征且准备行择期主动脉瓣置换术者的长期治疗。

二尖瓣狭窄

病因和发病机制

二尖瓣狭窄是风湿性心脏病的最常见表现，主要表现为在二尖瓣不同部位的融合和退行性变性。左室流入道梗阻可导致左房压力代偿性升高，以便维持左室充盈。然而，长期的左房压力升高可导致左房腔扩大、肺静脉淤血和继发性肺动脉高压。这种不可逆的肺动脉血管病变是长期二尖瓣狭窄的并发症（图 32-3，彩图 32-3），然而随着二尖瓣狭窄

图32-2 瓣膜狭窄和关闭不全Ⅱ。

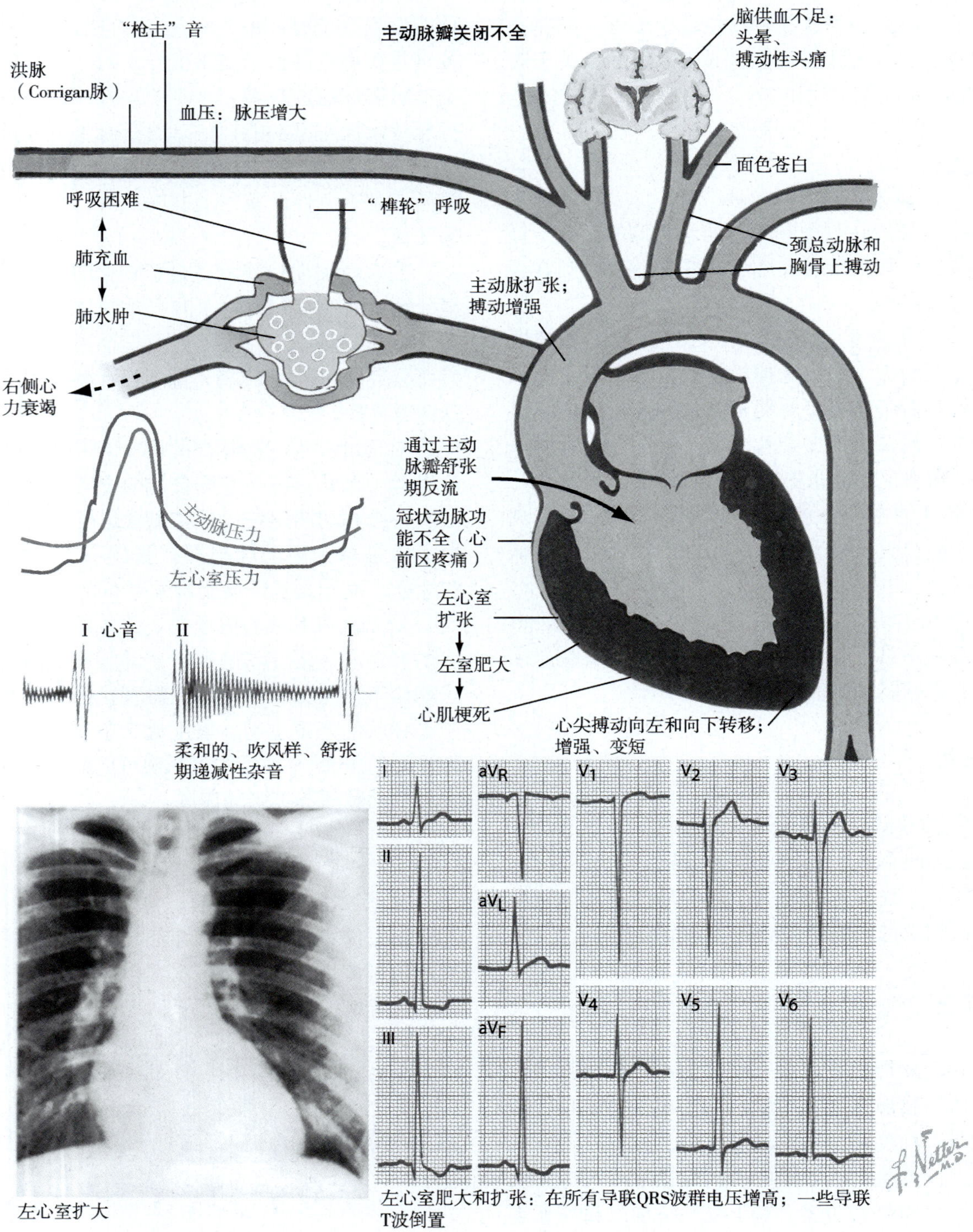

的改善，增加的肺血管压力可部分缓解。

临床表现

异常的体检发现早于临床症状的发现。早期的发现有：第一心音亢进、开瓣音和二尖瓣区舒张中期杂音。大约半数的二尖瓣狭窄患者有急性风湿热病史。左心衰的症状通常出现在妊娠期，伴有其他血流动力学应急、房颤进展或虽时间推移而进展的二尖瓣狭窄。无论是出现持续还是阵发性房颤，二

图32-3 瓣膜狭窄和关闭不全Ⅲ。

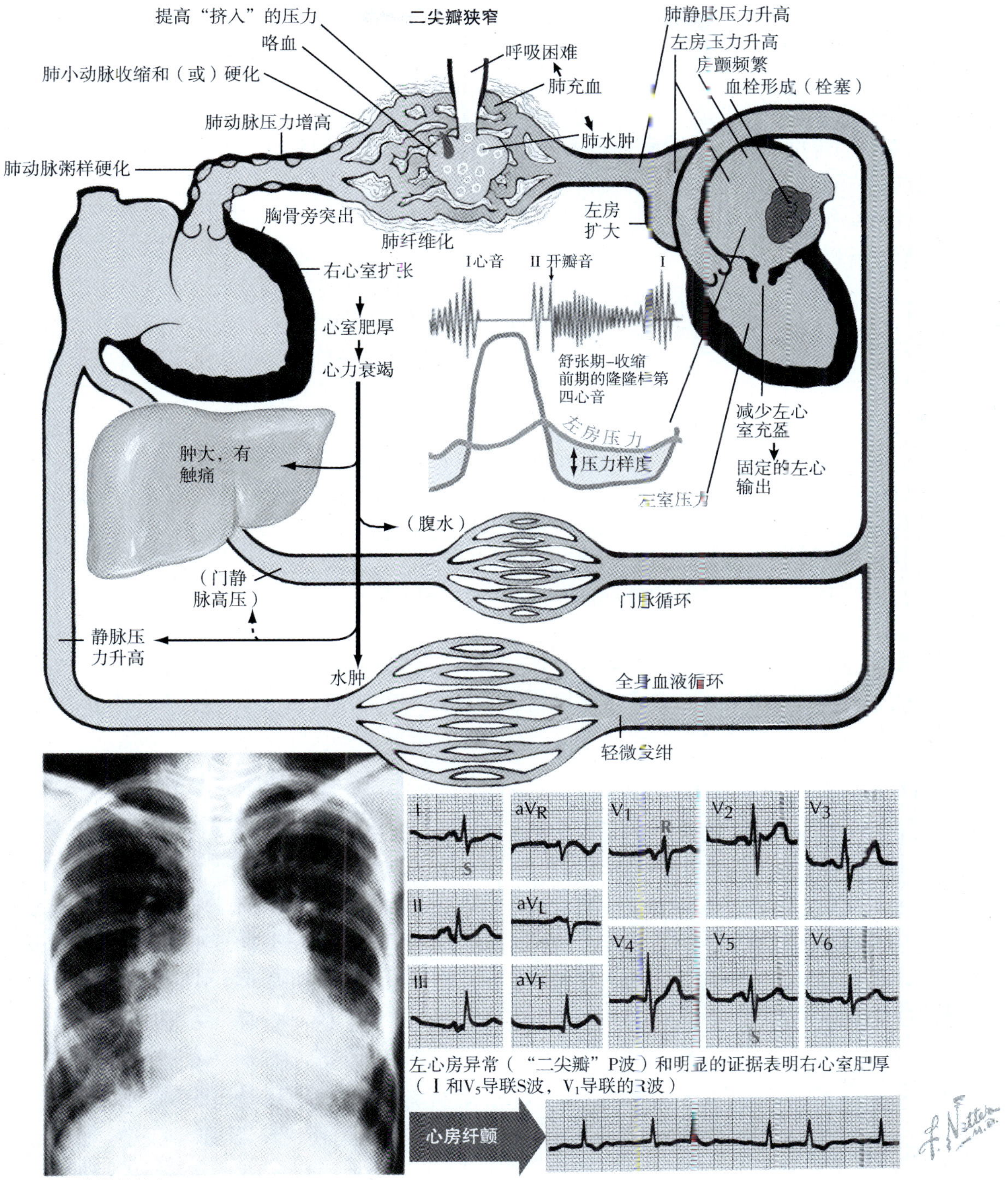

左心房明显扩大

尖瓣狭窄患者发生体循环栓塞的危险都增加。

鉴别诊断

二尖瓣和乳头肌先天性畸形、三房心和左房黏液瘤均能引起类似二尖瓣狭窄的左室流入道梗阻，甚至在二尖瓣区出现舒张中期杂音。当心输出量下降使舒张中期杂音减弱或消失时，在其他体检、超声心电图和放射性核素检查中无肺动脉高压的证据时，二尖瓣狭窄可与特发性严重肺动脉高压混淆。

诊断方法

初始的超声心动图检查评估应包括二尖瓣功能和肺动脉收缩压。在有严重二尖瓣狭窄的患者，有必要详细评估二尖瓣，以决定是行经皮球囊二尖瓣成形术还是选择外科二尖瓣瓣膜置换术。关键因素包括：退行性病变的程度和范围、瓣叶的活动度、合并二尖瓣反流的程度以及是否存在左房血栓。当非侵入性检查无确定结果、有矛盾或与临床发现不一致时，应采取导管侵入性检查。

处理和治疗

最佳治疗

症状和体征发生变化时应进行超声心电图检查。有轻度左心衰的患者预后较好，应用利尿剂并限制钠盐摄入可以获得良好的效果。β- 受体阻滞剂可以通过减慢休息或运动时的心率改善舒张期左室充盈。虽与合并房颤的患者，应给予抗凝药物和抗心律失常药物。一些研究提示，一旦出现症状，应立即进行手术治疗。谨慎选择症状不明显的患者实施经皮球囊二尖瓣成形术。对于有严重瓣膜钙化或显著瓣膜反流的患者，应采取直视分离术或瓣膜置换术。

避免治疗错误

医生认识到二尖瓣狭窄合并房颤患者发生左房血栓和栓塞并发症的风险增加是非常重要的，即使是阵发房颤，也应认真筛查。经皮球囊二尖瓣成形术、二尖瓣瓣膜修补术或置换术不适宜轻度二尖瓣狭窄患者。中度至重度二尖瓣反流和左房血栓是经皮二尖瓣球囊瓣膜成形术的禁忌证。

二尖瓣反流（关闭不全）

病因和发病机制

先天性二尖瓣反流很少单独出现。后天因素更常见，包括继发于缺血性心脏病的乳头肌功能障碍、黏液瘤、二尖瓣黏液样变性和脱垂、风湿性心脏病、自发性腱索断裂以及感染性心内膜炎。

慢性二尖瓣反流可导致左房扩大。因为在正常压力下，左房可接纳大量反流的血液，故轻度至中度二尖瓣反流患者常无症状。中度至重度二尖瓣反流可导致左室扩张，使患者活动耐力受限。如下文所述，密切随访患者非常重要，以避免发生因严重、慢性二尖瓣反流所致的不可逆转的左室功能下降。急性二尖瓣反流时，左房来不及扩张，肺静脉压力可急剧升高，导致不可避免的肺水肿和休克（图 32-4；彩图 32-4）。

临床表现

检查慢性二尖瓣反流患者的心脏时，在二尖瓣区可闻及响亮的全收缩期杂音，并可向左腋下和胸骨旁传导。多普勒超声心电图检查可发现临床“寂静型”二尖瓣反流。中度或重度慢性二尖瓣反流可导致心尖冲动向左侧移位，听诊第二心音（S_2）分裂增宽，并出现第三心音（S_3）。临床症状与左心衰和房性室性心律失常有关。急性二尖瓣反流的收缩期杂音常常较短，可能是柔和的或完全消失。

鉴别诊断

由三尖瓣反流引起的全收缩期杂音容易被误认为是由二尖瓣反流所致。鉴别二种杂音的方法是：三尖瓣反流的杂音在吸气时明显增强。室间隔缺损引起的全收缩期杂音在胸骨左缘最响。

诊断方法

需要用超声心电图或放射性核素心室造影对慢性二尖瓣反流的左室收缩功能进行全面评估，以制订初始治疗和长期随访计划。

处理和治疗

最佳治疗

对于无症状的轻微的二尖瓣反流患者要求每年进行一次体检，除非心功能检查或体检结果发生变化，否则没有必要重复超声心动图检查。对于有中度或重度反流的患者，应每年进行一次检查，并行超声心动图检查和放射性核素心室造影，以评估左室功能。慢性严重二尖瓣反流患者可出现亚临床的左室收缩功能障碍，会对手术结果和长期预后产生不良影响。因此，对于左室收缩末径≥ 40mm 或左

图32-4 瓣膜狭窄和关闭不全Ⅳ。

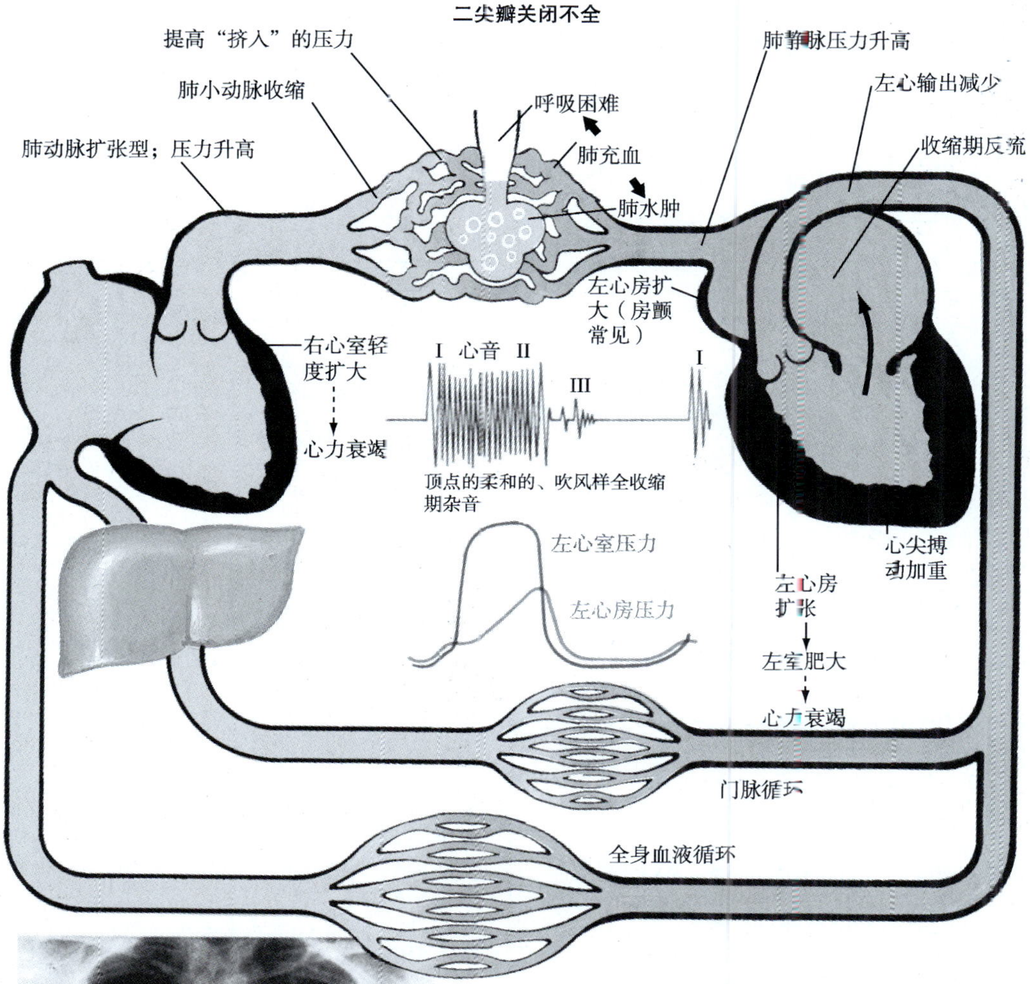

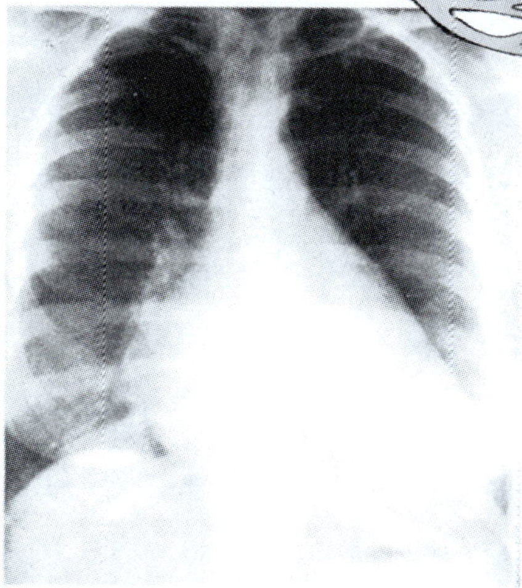

左右心室扩大

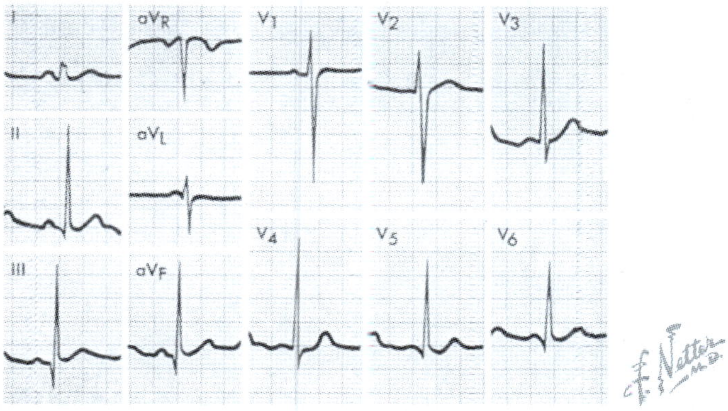

左心室肥厚的心电图证据（V_1导联大S波，V_4导联大R波）和较小的心房异常（大P波）

室射血分数为30%～60%的患者，即使无症状，也应该选择手术干预。

手术治疗也适应于有症状的急性或慢性严重二尖瓣反流患者。如果二尖瓣适当，可选择瓣膜修补术。保留腱索的瓣膜置换术是次选术式。

治疗伴发病，特别是高血压和冠心病的治疗，有助于避免二尖瓣反流的不必要进展。

避免治疗错误

轻度或中度二尖瓣反流不是手术治疗的指征。对于无症状的慢性严重二尖瓣反流且左室功能正常的患者，当手术成功的可能性＞90%时，可考虑行二尖瓣瓣膜修补术。然而，当对二尖瓣瓣膜修补术的可行性有怀疑时，不选用修补术。

展望

由于儿童和高龄患者的手术结局改善了，有先天性心脏病和瓣膜性心脏病的患者的数量将会继续增长。在一些情况下，药物治疗和介入治疗的进步将推迟或替代心脏手术治疗。随着微创手术技术的进步与应用、自体组织的利用、同体移植和耐久的人工生物瓣的广泛应用，手术的结局将进一步改善。

（宋巧凤 译 汪玉君 校）

参考文献

Brickner ME, Hillis LD, Lange RA: Congenital heart disease in adults. First of two parts. N Engl J Med 342(4):256-263, 2000.

The authors provide a comprehensive and well-written review of acyanotic congenital heart disease in adults.

Brickner ME, Hillis LD, Lange RA: Congenital heart disease in adults. Second of two parts. N Engl J Med 342(5):334-342, 2000.

This second part of a thorough review of congenital heart disease in adults covers the evaluation and management of cyanotic lesions.

Dajani A, Taubert K, Ferrieri P, et al: Treatment of acute streptococcal pharyngitis and prevention of rheumatic fever: A statement for health professionals. Committee on Rheumatic Fever, Endocarditis, and Kawasaki Disease of the Council on Cardiovascular Disease in the Young, American Heart Association. Pediatrics 96(4 Pt 1):758-764, 1995.

This comprehensive report details current approaches to primary prevention of acute rheumatic fever and also covers issues related to secondary prophylaxis for individuals after an initial attack.

Gutgesell HP, Gessner IH, Vetter VL, et al: Recreational and occupational recommendations for young patients with heart disease. A Statement for Physicians by the Committee on Congenital Cardiac Defects of the Council on Cardiovascular Disease in the Young, American Heart Association. Circulation 74(5):1195A-1198A, 1986.

This statement provides specific recommendations useful in counseling young patients with heart disease.

循证

1. Bonow RO, Carabello BA, Chatterjee K, et al: ACC/AHA 2006 guidelines for the management of patients with valvular heart disease: A report of the American College of Cardiology/American Heart Association Task Force on Practice Guidelines (Writing Committee to Revise the 1998 guidelines for the management of patients with valvular heart disease) developed in collaboration with the Society of Cardiovascular Anesthesiologists endorsed by the Society for Cardiovascular Angiography and Interventions and the Society of Thoracic Surgeons. J Am Coll Cardiol 48(3): e1-e148, 2006.

   This comprehensive and well-referenced document includes detailed discussions of level of evidence for each recommendation.

2. Bonow RO, Cheitlin M, Crawford M, Douglas PS: Task Force 3: Valvular heart disease. J Am Coll Cardiol 45(8):1334-1340, 2005.

   This is a useful consensus statement on recommendations for athletic competition in patients with congenital and valvular heart disease.

3. Wilson W, Taubert KA, Gewitz M, et al: Prevention of infective endocarditis. Guidelines from the American Heart Association. A guideline from the American Heart Association Rheumatic Fever, Endocarditis, and Kawasaki Disease Committee, Council on Cardiovascular Disease in the Young, and the Council on Clinical Cardiology, Council on Cardiovascular Surgery and Anesthesia, and the Quality of Care and Outcomes Research Interdisciplinary Working Group. Circulation. Available at: http://circ.ahajournals.org/cgi/reprint/CIRCULATIONAHA.106.183095. Accessed May 25, 2007.

   This statement updates guidelines from the American Heart Association for the prevention of infective endocarditis. The document presents an in-depth discussion of the rationale and available evidence supporting major changes in recommended practice.

Patricia P. Chang · Carla Sueta Dupree

33

心肌病

引言

HF（heart failure, HF）可由许多直接或间接引起心肌功能障碍的病理生理过程所致。虽然 HF 的一些原因反映全身的代谢（或其他）异常，但大多数 HF 患者被诊断为心肌病，“心肌病”一词源于希腊语：kardia（心脏）、mys（肌肉）、pathos（患病）。广义的心肌病是指与心室收缩期或舒张期功能不全相关的心肌疾病。传统上，心肌病被分为三种完全不同的类型：扩张型心肌病（dilated cardiomyopathy, DCM）、肥厚型心肌病（hypertrophic cardiomyopathy, HCM）和限制性心肌病（restrictive cardiomyopathy, RCM）。1955 年，世界卫生组织（WHO）确定的第四种类型的心肌病是指：与心律失常更有关而不与 HF 症状更有关的心肌病，命名为心律失常右室发育不良（arrhythmogenic right ventricular dysplasia, ARVD）或致心律失常性右室心肌病（arrhythmogenic right ventricular cardiomyopathy, ARVC）。

所有心肌病的一个特征是心肌结构或功能改变达到一定程度而引起临床症状。除 ARVC 主要的临床表现是室性心律失常外，不论哪类心肌病，最常见的临床表现是 HF 的症状和体征。本章介绍不同类型的心肌病和一般治疗方法。

病因、发病机制和临床表现

扩张型心肌病

DCM 的特征是心室（主要是左心室）扩张和收缩功能受损。DCM 是心肌病的最常见类型，由于心室收缩功能不全，心肌细胞逐渐加重的代偿反应可导致心肌重构（图 33-1；彩图 33-1）。起初，心肌细胞通过逐渐增厚来应对血流动力学负荷。随着左室功能不全的进展及伴随心输出量降低而来的神经激素改变（见第 34 章），功能下不良的心室逐渐扩张。左室腔增大可提供短时间的代偿，这种代偿反应被称作 Starling 效应。然而，随着扩张的进展，左室功能会继续恶化，导致 DCM。

DCM 有许多病因（框 33-1），最常见的是缺血性心脏病（缺血性心肌病）：冠状动脉疾病患者在所有 HF 患者中占 2/3。在心肌梗死之后，梗死的瘢痕可能会在数小时或数天内扩展而形成大面积的无功能心肌；在数天至数月内形成球形重构，导致扩张和收缩不良的球形心室（图 33-2）。

DCM 的其他病因包括：瓣膜性心脏病（瓣膜性心肌病）；感染；心脏毒素（如酒精以及者如蒽环类和赫赛汀的化疗药物）；终末期高血压；代谢紊乱，如内分泌失调（如甲状腺功能减退、甲亢毒症、糖尿病、肢端肥大症、肾上腺皮质功能不全、嗜铬细胞瘤、营养不良和浸润性疾病（如 Wilson 病的铜沉积、血色素沉着症中的铁沉积）；其他浸润性疾病（如淀粉样变性、肉瘤样病、白血病）；自身免疫性疾病，如结缔组织疾病（如硬皮病、系统性红斑狼疮）和巨细胞心肌炎；围生期状态（围生期心肌病）；家族性和遗传性疾病（如肌营养不良症）、MELAS（线粒体脑病、酸碱中毒、类卒中）综合征和最近发现的染色体异常。如未发现特殊的病因，DCM 即被称为原发性心肌病。近些年来，越来越多的证据显示，相当一部分特发性 DCM（可能高达 30%）有遗传倾向。已描述了几种家族性疾病，如肌营养不良症（如 Duchenne 病、Backer 病）、X 连锁 DCM（如

图33-1 继发于容量过度负荷的心脏重构。

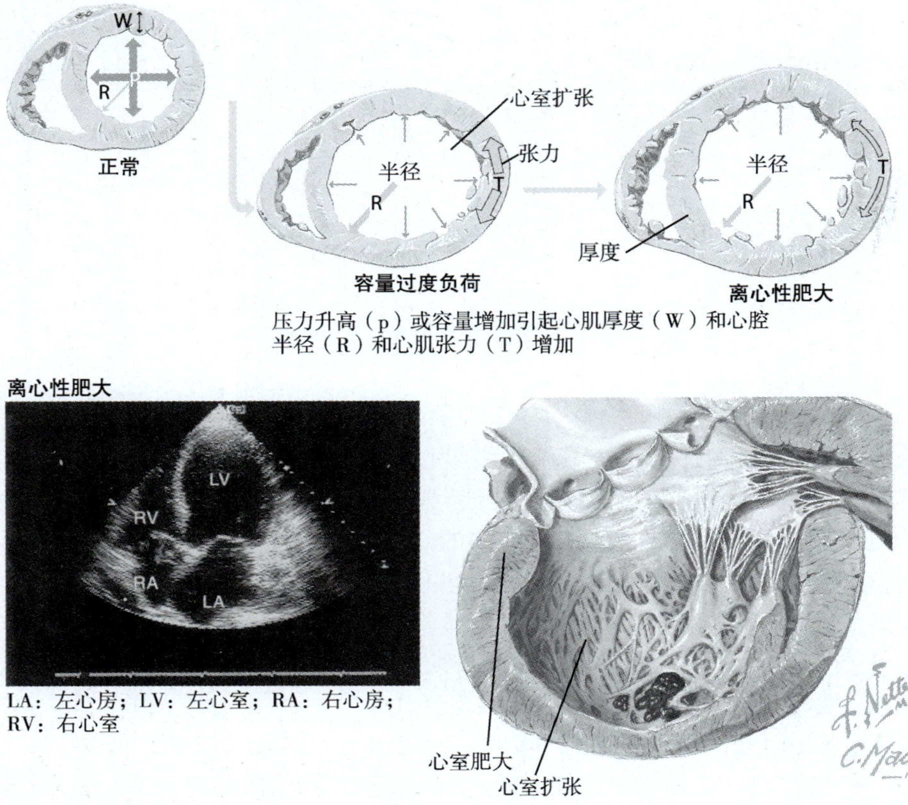

图33-2 心肌梗死后扩张型心肌病。

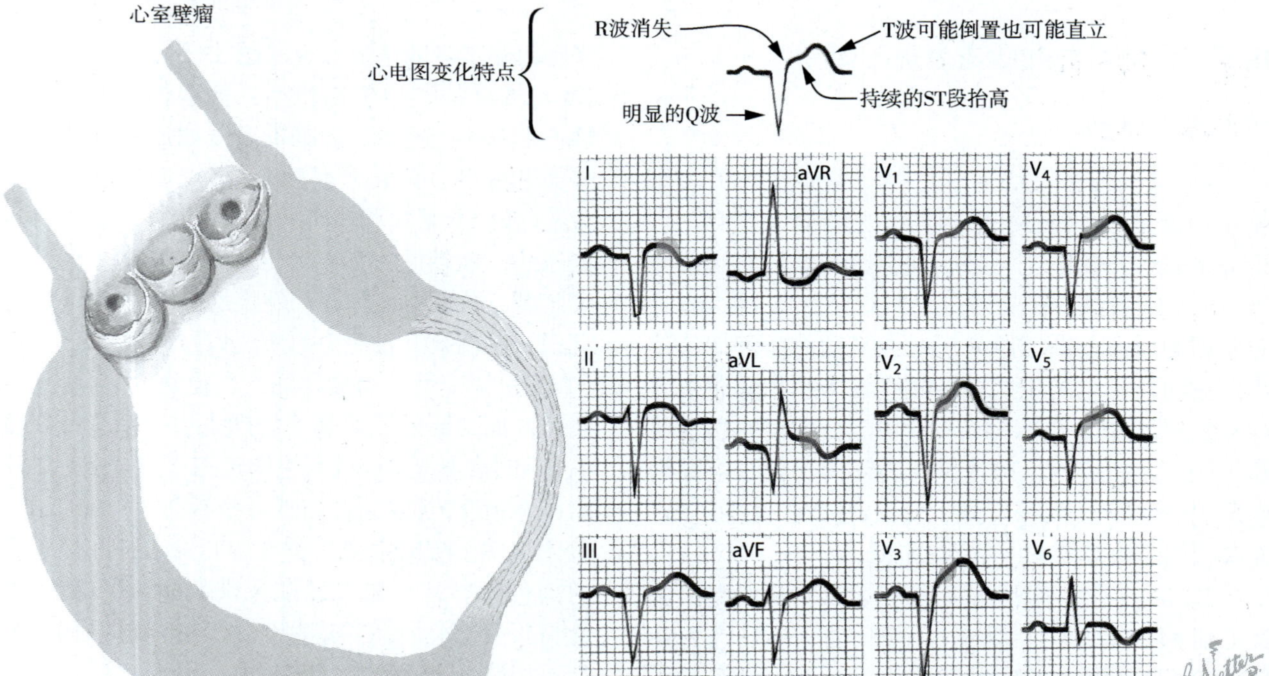

框 33-1 心肌病的鉴别诊断
扩张性心肌病
缺血性心脏病（冠心病）
高血压 *
瓣膜性心脏病
传染性（如病毒、Chagas 病、Lyme 病）
心脏毒素（如酒精、蒽环类药物 *、过量儿茶酚胺、重金属——铅、砷、钴）
代谢 / 内分泌（如甲状腺功能减退、甲状腺功能亢进、糖尿病、肾上腺功能减退、嗜铬细胞瘤）
结缔组织疾病（如系统性红斑狼疮、硬皮病 *、皮肌炎、结节性多动脉炎、类风湿性关节炎）*
浸润性疾病（如 Wilson 病、血色素沉着病 *、淀粉样变性 *、肉瘤 *）
代谢 / 营养性（镁缺乏、恶性营养不良、贫血、脚气病、硒缺乏）
围生期心肌病
巨细胞性心肌炎
肌营养不良（如进行性假性肥大、Becker 病、强直性肌营养不良）
家族性（如 X 染色体连锁）
特发性
肥厚性心肌病
高血压
不对称的室间隔肥厚并梗阻
肌节蛋白的基因突变
糖原储积病
限制性心肌病
淀粉样变 *
结节病 *
血色病 *
心肌纤维化
辐射病（如辐射纤维化）
硬皮病 *
蒽环类药物毒性
类癌心脏病
贮积或浸润性遗传病（如糖原储积病、Fabry 病、Refsum 综合征、Niemann-Pick 病、Gaucher 病、Hurler 综合征、手 -MüMller- 基督徒病）
家族性（如 Noonan 综合征、非其他特指的）
特发性
致心律失常的右室心肌病
致心律失常的右室发育不良
未分类的心肌病
弹力纤维增生症
左心室致密化不全
线粒体疾病

* 可能属于一种以上类型的心肌病。

其他营养不良基因突变）和常染色体显性遗传的家族性 DCM（如 Lamin V/C 基因突变）。将来还可能发现更多的其他遗传易感因素。

当考虑心肌病是感染因素所致时——因为有病毒感染的前驱症状——通常没有发现特异性病原体，此时常使用“病毒性心肌炎”这个术语。在考虑为病毒性心肌炎或病毒性心肌病的患者，可以发现心肌有淋巴细胞浸润的弥漫性炎症反应（图 33-3；彩图 33-3）。与 DCM 发病有关的特殊病原体包括：柯萨奇 B 病毒、肠病毒、腺病毒、细小病毒、HIV、巨细胞病毒和寄生虫（如南美锥虫病中的锥虫，在南美洲是最常见的感染性心肌病病因，以及 Lyme 病）。虽然还不知道引起心肌病的特殊细菌或真菌，但败血症可以导致急性心室收缩期功能不全。

肥厚型心肌病

HCM 的特征是左心室或右心室肥厚。主要的病理生理学改变是：肥厚的心肌损害了心室的正常松弛或顺应性，导致舒张期功能不全。表现型为左室壁明显增厚（右室壁少见），但心室腔大小正常甚或缩小（图 33-4；彩图 33-4）。典型的心电图表现为左心室肥厚。心室收缩期功能正常，甚至常常增强。虽然 HCM 通常表现为肥厚，但随着时间的推移，因为压力或容量负荷过重长期失控，导致不断重塑，在终末期，心室肥厚可能发展为 DCM。

与 DCM 不同，能导致心室肥厚至产生 HCM 的潜在病因很少（见框 33-1）。在老年人中，最常见的 DCM 病因是严重的高血压（高血压性心肌病）。心室肥厚通常是向心性的，很少引起左心室流出道血流受阻。有明显的遗传（可能也有环境）因素，可使易感个体易于发生左心室肥厚，因为只有一小部分严重高血压患者发生高血压性 HCM。

HCM 的第二位原因是心肌肌节中一些重要基因发生突变。HCM 并不罕见，据统计在成人人口中患病率约为 0.2%，是最常见的遗传性心血管疾病。这种病通常可导致年轻运动员的不可预见的心源性猝死。大多数年轻患者无症状，只是在超声心电图筛查中发现左心室异常肥厚而作出诊断。

据报道，肌节蛋白基因突变是大多数 HCM 的遗传基础。超过 400 种单个基因突变已确定在 11 个肌节基因，包括：心脏 β- 和 α- 肌球蛋白重链；心肌肌钙蛋白 T、I 和 C；心肌肌球蛋白结合蛋白 C；α- 原肌球蛋白；肌动蛋白；必需的和调整的肌球蛋

图33-3 白喉和病毒性心肌炎。

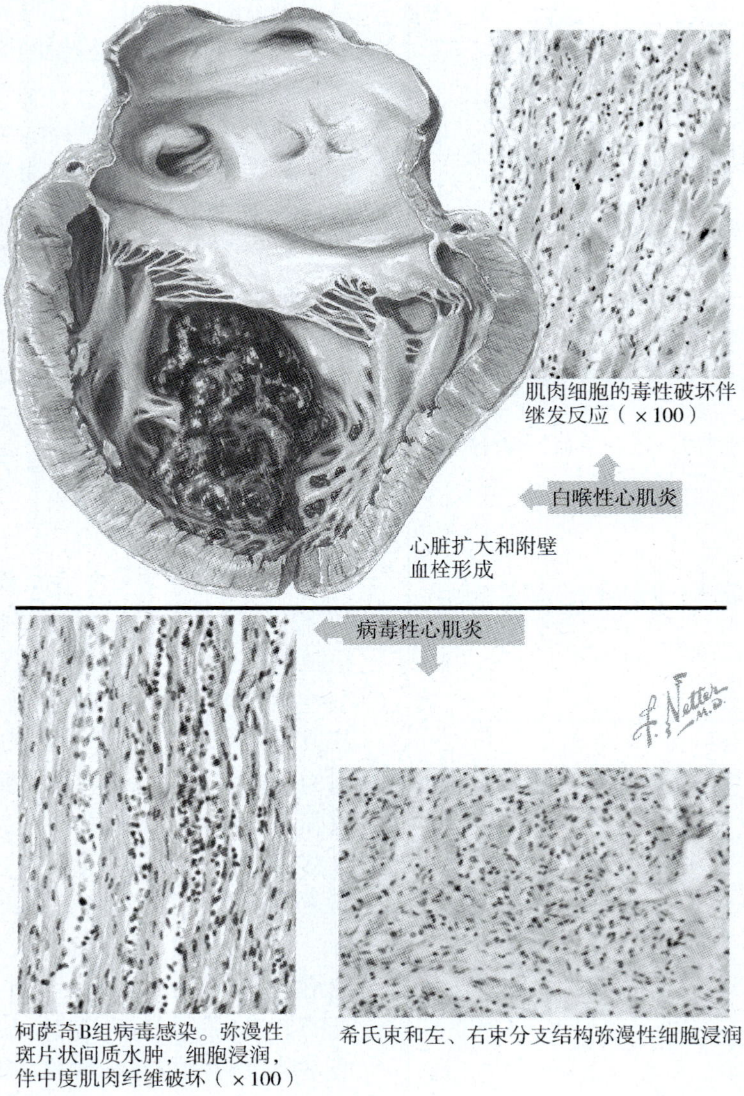

白轻链；以及肌联蛋白。糖原贮积病也与HCM有关。

肥大的具体程度和位置在不同的基因突变甚至在不同的家庭成员中（都有特定的突变）变化相当大。这个观察到的变异可能与尚未阐明的其他遗传变异及环境因素有关，后者会影响与肥厚型心肌病相关的源于基因突变的精确表型。

心室肥厚可能是同心性或偏心性的，如非对称室间隔肥厚（ASH）或心尖肥厚。当室间隔肥厚导致收缩期前二尖瓣前叶阻塞时，一个血流动力学显著的左心室流出道压差（≥ 50mmHg）可能出现在休息或活动时（图 33-5）。心室流出道梗阻、呼吸困难、心律失常、晕厥等症状往往是主要表现。在这种情况下，HCM 可称为阻塞性 HCM、肥厚型梗阻性心肌病（HOCM），或最初的特发性肥厚性主动脉瓣狭窄（IHSS）或 ASH。常见的并发症是心律失常；房性心律失常，最常见的房颤，经常很难耐受，而室性心动过速往往是年轻患者猝死的原因。然而，非梗阻性疾病的患者（75%）占 HCM 的主要部分。偶尔，年轻的 HCM 患者也有 WPW 综合征。往往用运动试验进行风险分层。

限制型心肌病

与 HCM 相似，RCM 的病理生理改变是由心室松弛受限（顺应性下降）所致的舒张功能不全。与

图33-4 高血压性心脏病。

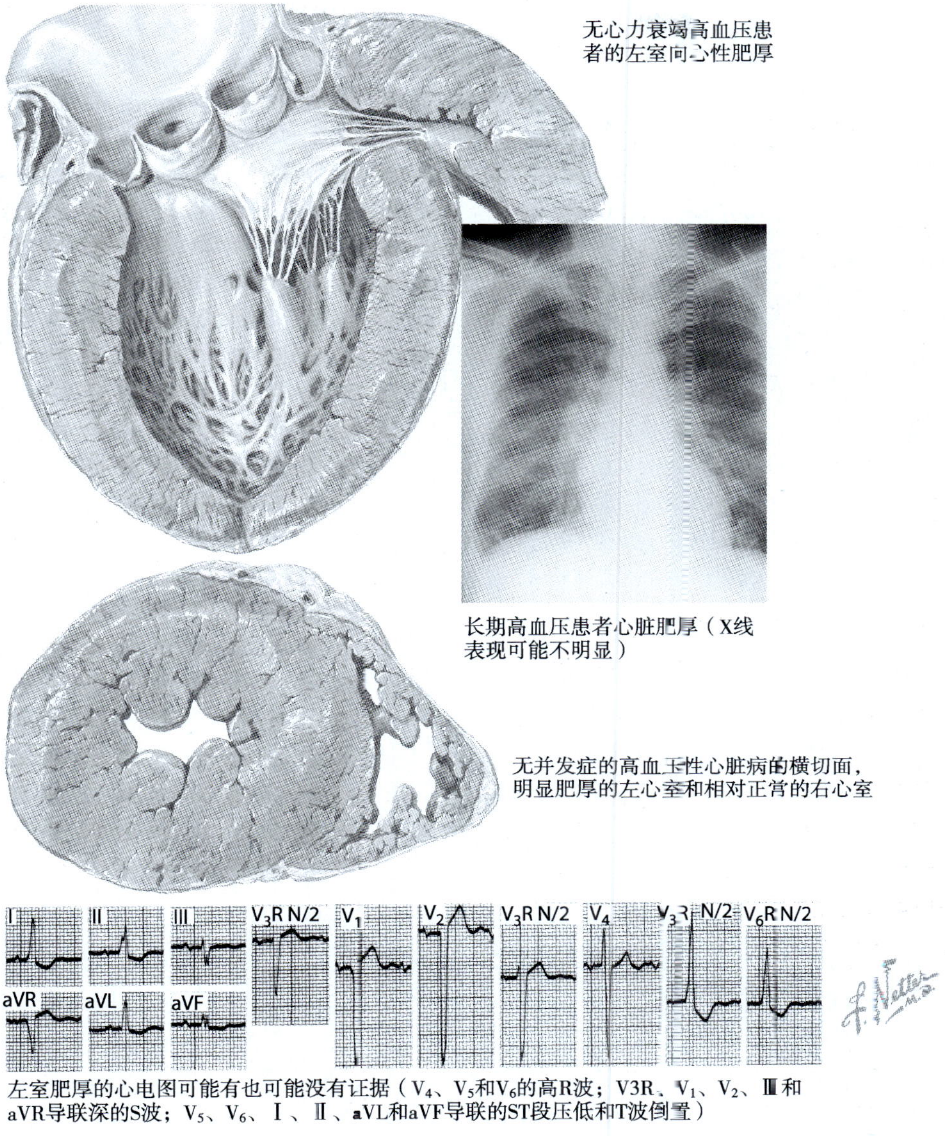

HCM不同，这种舒张功能下降不是由于心室肥厚导致的，而是由于疾病本身影响心肌导致心室僵硬，限制其舒张、充盈。心室收缩功能通常正常或轻度下降，心室大小正常，室壁厚度通常无异常或轻度增加。心脏的特征表现通常是双房明显扩大，心房不成比例地明显大于心室。组织学上的变化取决于RCM的原发病因。在所有的病例中常存在间质纤维化和心肌排列紊乱。传导系统疾病（如房室传导阻滞）可先于心室舒张功能不全的临床症状而提前出现。

RCM最常见的病因包括浸润性疾病（如淀粉样变和肉瘤样变；图33-6；彩图33-6）；非浸润性病变——不明原因的特发性纤维化或“原发性RCM”；以及心内膜病变（如心内膜纤维化、放射性纤维化、蒽环类中毒）（见框33-1）。特发性RCM常与家族性或遗传易感性相关，后者可有RCM诊断前表现（如Noonan综合征和其他肌营养不良）。在其他情况下，家族性发病的唯一表现是受累家庭成员发生RCM。

结节病和多型淀粉样变性都是系统性疾病。在所有病例，虽然最常见的初始表现是RCM，但在疾病晚期可发生DCM。原发性淀粉样变性（AL或

图33-5 左心室流出道异常。

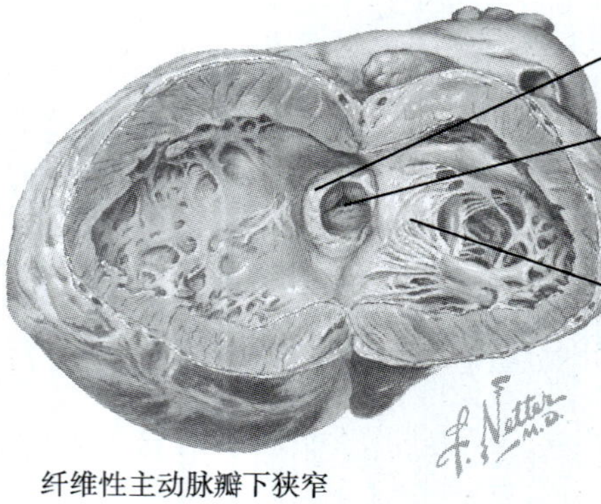

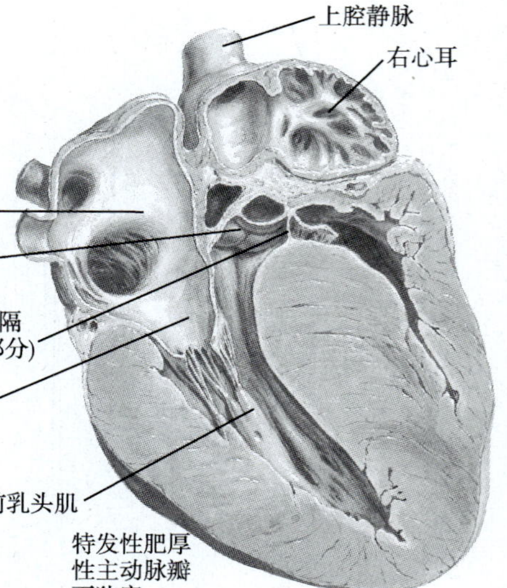

轻链相关的淀粉样变性）是由淀粉样蛋白沉积引起的，后者由单克隆血浆细胞产生的免疫球蛋白轻链组成。继发性淀粉样变性（AA 或淀粉样蛋白相关性淀粉样变性）是由非免疫球蛋白淀粉样蛋白产物引起的。家族性淀粉样变性是一种以常染色体显性遗传为特征的疾病，是由前白蛋白、转甲状腺素蛋白变异引起的。这是唯一一类心脏移植可能有效的淀粉样变性。但结果喜忧参半（一些患者在心脏移植后，淀粉样心脏疾病复发）。随着家族性淀粉样变性综合征的遗传学机制越来越明了，有可能重新考虑心脏移植的治疗作用。

对于 RCM，除非原发病因是可逆转的（并不常见），否则预后极差。随着这种疾病进展到终末阶段，心室收缩功能通常不再继续明显恶化，对于治疗来说，临床治疗 HF 的方法比治疗 DCM 和 HCM 的方法更为有限，因而治疗很困难。还应注意，有时难以确定是否有 RCM 或缩窄性心包炎，需要多种、互补的血流动力学和影像学方法。

致心律失常性右室心肌病

ARVD 是以导致室速的右室形态和功能异常为特征的遗传性疾病。右室通常扩大伴室壁运动失常，但左室的形态和功能正常。ARVD 的标志性特征是进行性纤维脂肪取代右室心肌，最初分散出现，最终发展到整个右心室。左室受累少见。随着心脏 MRI 的进展，已有可能在病变早期发现这些形态学改变。组织学检查也可能发现炎症淋巴细胞浸润。

与其他心肌病经常有 HF 的症状不同，ARVD 的临床表现常是室性心律失常和偶发的心脏猝死，特别是年轻患者。ARVD 患者的猝死风险是每年 1%。发病以男性为主，有明显的遗传特征。目前认为 ARVD 是一种桥粒功能障碍疾病，可导致肌细胞连接断裂。评估疑似患者时，需要排除的其他主要的疾病是：更为常见的起源于流出道的特发性室性心动过速（如右室流出道性心动过速），后者无心脏结构的异常。治疗目标是用药物或导管消融和植入除颤器控制室性心律失常。唯一根治的手段是心脏移植，应根据个体情况加以考虑。

未分类的心肌病

有一些散发的病例不能纳入任何一类前面定义的心肌病范畴，包括纤维弹性组织增生症、左室致密化不全和线粒体病。

诊断方法

如果能诊断，应针对心肌病的病因进行特异性治疗，特别是当病因为可逆性时。因此，诊断性评估应从确定个体的心肌病特征开始。心肌病是全心

图33-6 特发性和浸润性RCM的病因。

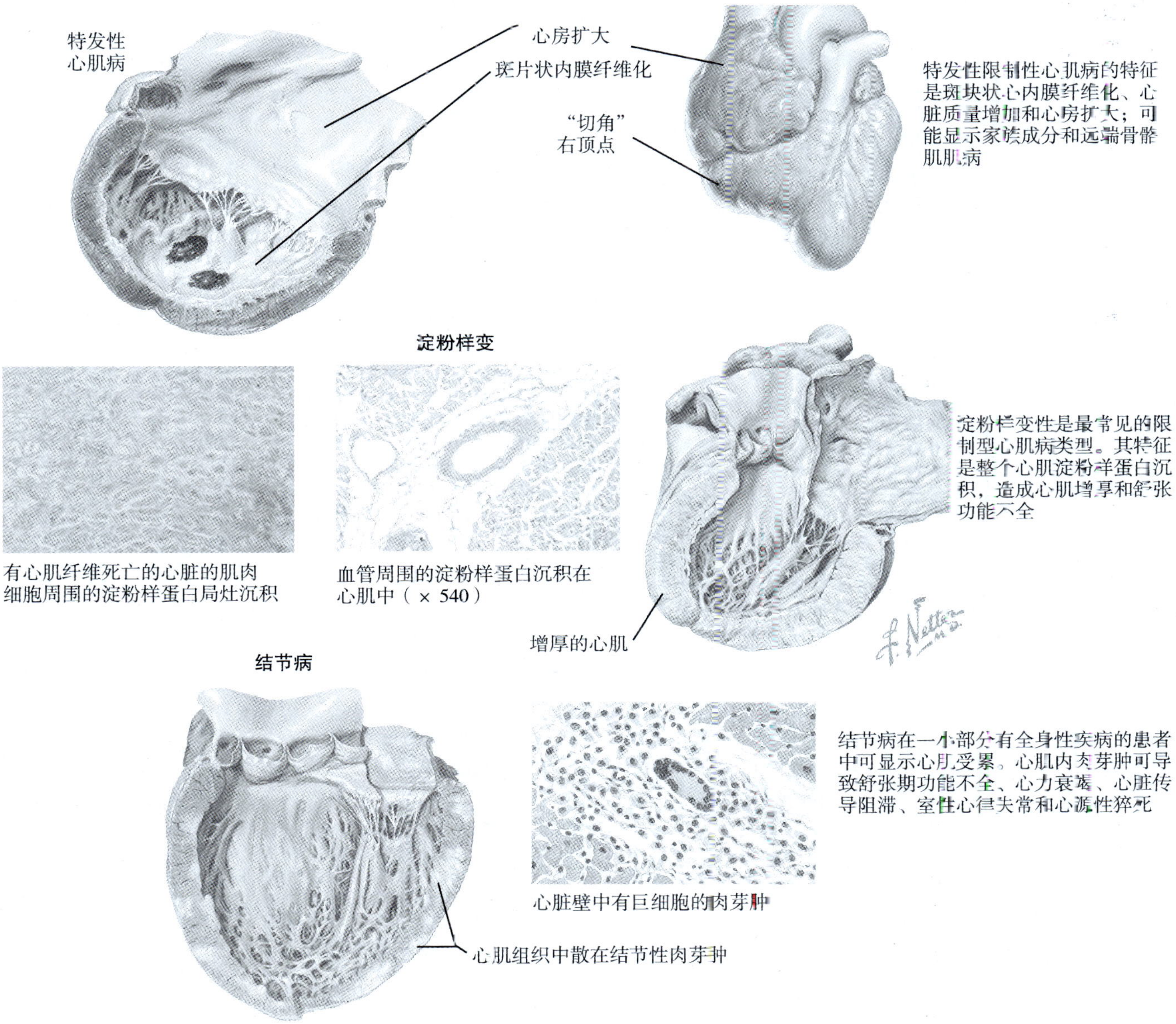

的、局部的还是限制的（或两者均有）？是否有冠状动脉疾病（表33-1）？例如，应获得完整的家族史，并应排除闭塞性冠状动脉疾病，因为缺血性心脏病是HF的最常见原因。一些特殊检查可能仅对发现心肌病的某些病因有价值。例如，心脏MRI可能仅对于发现心肌的变化（缺血性心肌病）、弥散性斑片样病变（结节病）或脂肪浸润（ARVD）有用。现在，心内膜心肌活检极少用于确定心肌病的病因，但在某些情况可能有助于诊断某些可提示特殊治疗的疾病，如巨细胞性心肌炎或急性爆发性心肌炎。这两种疾病的严重病例过去可能会考虑使用免疫抑制剂，但临床试验结果表明结果不好。

处理和治疗

扩张型心肌病

心肌病患者的治疗目标一般是针对HF症状及延缓减少疾病进展和降低猝死的风险。因此，治疗

表 33-1 不明原因的心肌病的诊断方法 *

	扩张型心肌病	肥厚型心肌病	限制型心肌病	ARVC
病史				
既往史	病因学	病因学（HTN）	病因学	病因学
家族史	家族	家族	家族	家族
心脏评估				
物理检查	S_3、$\pm S_4$、± 杂音，左和右侧 HF	$\pm S_4$、± 杂音、左侧 HF	S3、±S4、杂音，右 HF 较左 HF 明显	（无特殊）
心电图	ST 段和 T 波异常，陈旧性心肌梗死	ST 段和 T 波异常，左心室肥厚	低电压，ST 段和 T 波异常，± 房颤	复极化和去极化异常，传导异常，±RBBB、PVC
超声心动图	左室扩张；收缩期功能障碍 ± 舒张期功能障碍；瓣膜病	左室腔小，LVH；舒张期功能障碍；初始 LVEF 正常，末期收缩期功能障碍；LVOT 压力梯度	左室腔正常，±LVH，双心房明显增大；舒张期功能障碍（充盈受限），LVEF 正常；二尖瓣和三尖瓣反流	右室扩张伴收缩期功能障碍；偶发左室扩张伴收缩期功能障碍
运动试验	CAD	CAD 如果 +HTN 危险分层		危险分层
冠脉血管造影术或（少）心脏 CT 血管造影术	CAD	CAD 如果 +HTN LVOT 压力梯度		
右心导管检查	心输出量减少 充盈压增加	充盈压增加 每搏量正常 心脏输出降低	心输出量减少，充盈受限（平方根号） 充盈压增加	心输出量减少（右侧）
心脏 MRI	心肌变异、纤维化	—	结节病	纤维脂肪替代
其他检查				
血液检查	TSH 血糖、HbA1c ANA±ENA HIV SPEP、UPEP 游离铜、血浆铜蓝蛋白	遗传学	SPEP、UPEP ACE 水平 ANA、Scl-70	遗传学
血清学	柯萨奇病毒 B 抗体滴度 肠道病毒属 PCR 克鲁斯锥虫抗体（IgM、IgG）			

*根据心肌病的类型列出的病因和 / 或常见体征。

ACE：血管紧张素转换酶；ANA：抗核抗体；ARVC：致心律失常性右室心肌病；CAD：冠状动脉疾病；ENA：可提取的核抗原；HbA1c：血红蛋白 A1c；Ig：免疫球蛋白；LVEF：左室射血分数；LVH：左室肥大；LVOT：左室流出道；PCR：聚合酶链反应；PVC：室性期外收缩；RBBB：右束支阻滞；R-sided HF：右侧 HF 症状 / 体征；Scl-70：Scl-70 抗体；SPEP：血浆蛋白电泳；TSH：促甲状腺激素；UPEP：尿蛋白电泳。

是直接针对HF症状和体征进行并尽可能逆转心脏重构。如第34章所述和ACC/AHA以及美国HF学会的实践指南，标准治疗包括行为和生活方式改变，如低盐饮食、限制液体、减少冠状动脉疾病的危险因素；药物治疗，口服和静脉给药；电生理装置，如植入除颤器和心脏再同步治疗；有指征时行外科手术治疗，如血运重建、瓣膜手术、机械心脏支持和心脏移植。最佳治疗是将药物剂量减至最低目标剂量以便耐受，适当使用电生理装置或进行可行的外科手术治疗。某些心肌病需要更为积极的治疗(如植入除颤器治疗缺血性心肌病、一些肥厚性心肌病、ARVD)，相反，一些治疗不适用于特定的心肌病类型（如正性肌力药物用于ARVD，双室起搏器用于非扩张型心肌病)。

肥厚型心肌病

肥厚型心肌病的治疗直接针对退化或至少阻止心室肥厚的进展及控制伴有高血压患者的血压（因为血压升高可进一步加剧心室肥厚)。常用的药物包括β受体阻滞剂和钙通道阻滞剂（维拉帕米)。丙吡胺可减少流出道的压力梯度并改善运动耐力，针对这些适应证偶尔使用。过去起搏器更常用于逆转重构，但目前认为这种方法无效。心律失常是难以耐受的且可能是致命的。对于有高猝死风险的HCM患者，应考虑植入除颤器。猝死的危险因素包括：先前曾有心脏停搏，持续性室性心动过速，连续Holter心电监护有频发的非持续性室性心动过速，阳性新生儿HCM相关死亡家族史，晕厥史，对运动的异常血压反应（低血压)，以及左室壁厚度明显增加（≥ 30mm)。对于有梗阻症状的HCM患者，应考虑手术切除室间隔心肌或室间隔酒精消融术。

避免治疗错误

为避免治疗错误，需要仔细监测。例如，考虑到多种对HF有效的药物可增加血钾浓度（血管转换酶抑制剂、血管紧张素受体阻滞剂和醛固酮阻滞剂)，需要对患者定期评估高钾血症。考虑到上述所有药物和β受体阻滞剂均可降低血压，应定期评估患者有无低血压症状和体征。最终，对于顽固性或D级HF，应随时进行及时的特殊治疗（如心室辅助装置或在疾病的真正终末期到来之前进行心脏移植)。

心脏移植

作为唯一治愈HF的方法，在世界范围内已有200多家医院完成了73 000例多例心脏移植手术。在美国，大约134个中心每年完成2000多例心脏移植手术。心脏移植手术需要正中胸骨切开术、心肺流转术、受体心脏切除术和供体心脏植入术。最常用的供体心脏到受体心脏组织的吻合术是双心房技术（将供体心脏的左心房和右心房分别缝合到受体残留的心房)（图33-7；彩图33-7）或双腔静脉技术（在供体和受体的腔静脉和左心房之间进行缝合)。

尽管第1例心脏移植术是在30年以前完成的（1967年12月在南非由Christiaan Barnard医生以及1968年1月在斯坦福大学由Norman Shumway医生完成)，但排异反应和免疫抑制患者发生的感染仍是主要的问题，限制了手术人数。1983年，随着第一种钙调磷酸酶抑制剂（环孢素A）的应用，治疗排斥反应和免疫抑制的能力显著改善，心脏移植的例数再次增加。自20世纪90年代中期起，因为捐献的心脏有限，心脏移植的数量达到了平台期（甚至有所下降，年均4000例)。这种限制导致对心脏移植患者进行严格的选择。

现行的心脏移植指征是：终末期HF或心肌病，有New York心脏学会心功能Ⅲ或Ⅳ级症状，以及由于患者依从性差或不合理治疗导致的联合药物治疗无效。禁忌证包括：高龄，活动性感染，其他器官严重功能障碍（除非联合器官移植可治愈，如心-肾)，近期恶性肿瘤，过度肥胖，严重的慢性致残性疾病，精神疾病发作期，持续或近期物质滥用，依从性差，缺少社会支持，以及无医疗保险。有创性血流动力学检查包括：继发性肺动脉高压的可逆性，客观测量运动氧消耗峰值以评估患者是否适合心脏移植和移植时间。心脏移植中位生存时间大约为10年。常见并发症和并存病包括：心脏排异反应、感染（机会性和非机会感染)、高血压、高脂血症、肾功能障碍、糖尿病和冠状动脉异体移植血管病。移植受体的治疗包括：基于长期免疫抑制的积极预防治疗，根据需要预防性使用抗生素，以及适时健康维护和并存病的管理。

心脏的机械支持

因为不可能每一名终末期心肌病患者都能得到或适合心脏移植，已研发了其他可用于终末期患

图33-7 正位双房心脏移植技术。

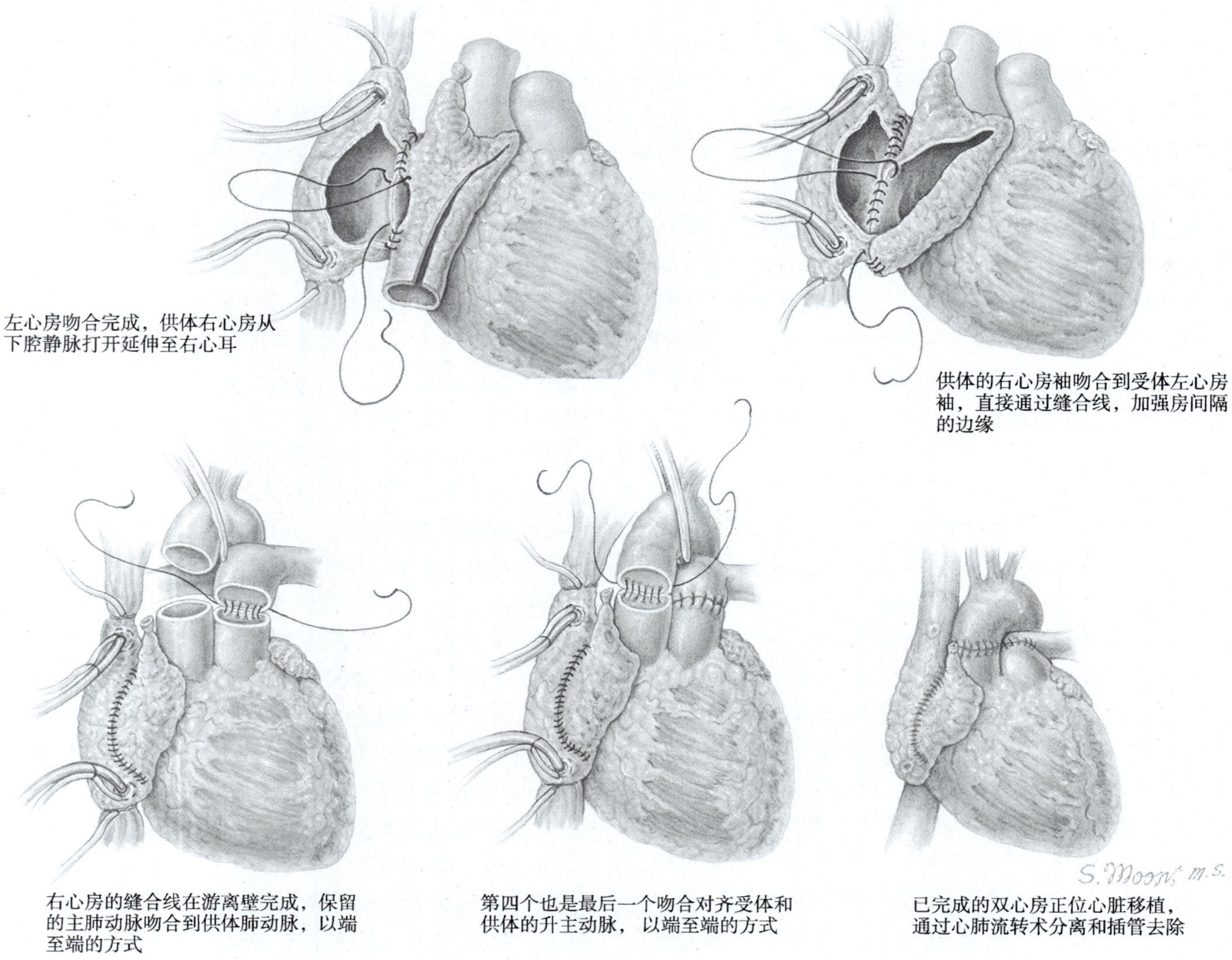

者的治疗方法。静脉注射正性肌力药物可作为姑息治疗和过渡治疗。由于有能使心律失常加剧及缺乏支持门诊患者应用有效性的数据，除了在ICU用于治疗急性恶化外，静脉注射正性肌力药物存在争议。作为移植或恢复的过渡治疗，机械性心脏支持治疗HF已有数十年时间。最早的机械性心脏支持方式是：体外模式氧合器（extracorporeal membrane oxygenators, ECMO）和经皮主动脉内球囊泵，两者均用于短期治疗。外科手术放置心室辅助装置（ventricular assistive device, VAD）已进展到负载和支持心室的高级装置，目前的许多这类装置是便携式的，并且至少能用几年。如用ECMO和球囊泵，VAD主要用于移植恢复的过渡治疗。自2002年起，左室辅助装置已作为不适合或不愿意接受心脏移植患者的最后治疗手段。因此，机械支持装置已成为晚期患者的治疗选择之一。随着机械装置的持续改进，以前认为需要心脏移植的患者可以考虑植入VAD而不再行心脏移植。少数研究甚至认为，用VAD持续支持可使左室功能改善。

展望

随着医疗技术持续进步，我们期望将来有更先进的手段来诊断和治疗所有类型的心肌病。遗传学的进步将使不能解释的疑为家族性心肌病患者的诊断更为容易。尽管目前仍在研究阶段，但新的药物、干细胞和整个人工心脏治疗可能为终末期患者提供更大的希望。最终，如前所述，治疗这些患者的植入装置会得到改进。

（朱艳辉　译　郑晓明　校）

参考文献

Heart Failure Society of America. Available at: http://www.hfsa.org. Accessed December 22, 2006.

This website contains many helpful resources about heart failure for health professionals, patients, and their families.

International Society of Heart and Lung Transplantation. Available at: http://www.ishlt.org. Accessed December 22, 2006.

This website contains many helpful resources about heart, heart-lung, and lung transplantation for health professionals, patients, and their families.

United Network of Organ Sharing. Available at: http://www.unos.org. Accessed December 22, 2006.

This website contains many helpful resources about organ transplantation in the United States for health professionals, patients and their families.

循证

1. Gronda E, Bourge RC, Costanzo MR, et al: Heart rhythm considerations in heart transplant candidates and considerations for ventricular assist devices: International Society for Heart and Lung Transplantation guidelines for the care of cardiac transplant candidates—2006. J Heart Lung Transplant 25(9):1043-1056, 2006.

   These guidelines provide current recommendations for optimizing nonpharmacologic treatment of patients being considered for heart transplantation based on available data and consensus opinion for electrophysiologic devices and mechanical ventricular assist device support (class I, IIa, IIb, III; levels A, B, C).

2. Heart Failure Society of America: Executive summary: HFSA 2006 Comprehensive Heart Failure Practice Guideline. J Card Fail 12(1):10-38, 2006.

   These guidelines provide current recommendations for treatment of chronic heart failure based on available data and consensus opinion (class I, IIa, IIb, III; levels A, B, C).

3. Ho CY, Seidman CE: A contemporary approach to hypertrophic cardiomyopathy. Circulation 113(24):e858-e862, 2006.

   This review provides an overview of hypertrophic cardiomyopathy from a genetics perspective.

4. Hunt SA, Abraham WT, Chin MH, et al: ACC/AHA 2005 Guideline Update for the Diagnosis and Management of Chronic Heart Failure in the Adult: A report of the American College of Cardiology/American Heart Association Task Force on Practice Guidelines (Writing Committee to Update the 2001 Guidelines for the Evaluation and Management of Heart Failure). Developed in collaboration with the American College of Chest Physicians and the International Society for Heart and Lung Transplantation, endorsed by the Heart Rhythm Society. Circulation 112(12): e154-e235, 2005.

   These guidelines provide current recommendations for treatment of chronic heart failure based on available data and consensus opinion (class I, IIa, IIb, III; levels A, B, C).

5. Jessup M, Banner N, Brozena S, et al: Optimal pharmacologic and non-pharmacologic management of cardiac transplant candidates: Approaches to be considered prior to transplant evaluation. International Society for Heart and Lung Transplantation guidelines for the care of cardiac transplant candidates—2006. J Heart Lung Transplant 25(9):1003-1023, 2006.

   These guidelines provide current recommendations for optimizing treatment of patients being considered for heart transplantation based on available data and consensus opinion (class I, IIa, IIb, III; levels A, B, C).

6. Kushwaha SS, Fallon JT, Fuster V: Restrictive cardiomyopathy. N Engl J Med 336(4):267-276, 1997.

   This review provides an overview as well as the diagnostic and therapeutic approach to patients with restrictive cardiomyopathy based on available data and consensus opinion.

7. Maron BJ: Hypertrophic cardiomyopathy: A systematic review. JAMA 287(10):1308-1320, 2002.

   This review provides an overview as well as the diagnostic and therapeutic approach to patients with hypertrophic cardiomyopathy based on available data and consensus opinion.

8. Mehra MR, Kobashigawa J, Starling R, et al: Listing criteria for heart transplantation: International Society for Heart and Lung Transplantation guidelines for the care of cardiac transplant candidates—2006. J Heart Lung Transplant 25(9):1024-1042, 2006.

   These guidelines provide current recommendations for evaluating patients for heart transplantation based on available data and consensus opinion (class I, IIa, IIb, III; levels A, B, C).

9. Miller LW, Lietz K: Candidate selection for long-term left ventricular assist device therapy for refractory heart failure. J Heart Lung Transplant 25(7):756-764, 2006.

   This review outlines current strategies for evaluating patients being considered for ventricular assist device support based on available data and consensus opinion.

10. Richardson P, McKenna W, Bristow M, et al: Report of the 1995 World Health Organization/International Society and Federation of Cardiology Task Force on the Definition and Classification of Cardiomyopathies. Circulation 93(5):841-842, 1996.

    This paper outlines the classification of cardiomyopathies based on expert consensus opinion.

Carla Sueta Dupree

34

心力衰竭

引言

心力衰竭（heart failure, HF），是用于描述一组症候群的可以接受的术语，以前是指充血性HF，由心脏功能障碍引起的。HF最常是由心肌功能障碍伴随左室扩张或肥厚以及神经激素激活所致。HF可分为两种主要类型。收缩性HF是心室不能正常排空伴射血分数（ejection fraction, EF）降低（EF≤40%），通常伴有心室扩张。收缩功能保持正常的HF（HF with preserved systolic function, HF-PSF），有时被称为舒张性HF，是心室不能舒张或正常充盈。在HF-PSF，心室大小和收缩功能（测定EF）常无异常，但左室舒张末期压力上升。

在美国，HF患者有500万人，每年有55万人发病，且随年龄增长而显著增加。HF是65岁及以上老年患者住院的最常见原因，每年HF患者的医疗费用都要超过290亿美元。适当的治疗可使患者病情稳定，症状明显改善。然而，尽管治疗方法有了长足进步，但HF患者的5年死亡率仍为50%左右。更广泛地应用循证方法治疗HF患者有可能使死亡率降低。考虑到HF多发生于心肌梗死后，更积极的改变危险因素的努力是非常重要的，特别是冠状动脉疾病危险因素。近期研究已经证实，治疗高血压、血管疾病或高危糖尿病可以显著减少HF的发生。

发生HF的危险因素包括高血压病史、动脉粥样硬化、高脂血症、糖尿病、心瓣膜病、肥胖、缺乏体力活动、酗酒、心脏毒物暴露、心肌病家族史、睡眠障碍性呼吸和吸烟。

病因和发病机制

在世界范围内，冠状动脉疾病（coronary artery disease, CAD）占 HF 病因的 50%。以前患心肌梗死的患者由于间质纤维化和瘢痕形成可出现收缩功能下降和舒张功能受损。高血压是 HF 的一种常见原因，特别在非裔美国人和老年女性中（图 34-1）。初期不能解释的 HF 的常见病因（在除外 CAD 之后）是特发性心肌病。家族性心肌病占心肌病的 1/3，被认为是特发性的。扩张型心肌病的其他病因包括：甲状腺疾病、化疗（多柔比星或赫赛汀）、心肌炎、HIV 感染、糖尿病、饮酒、可卡因、结缔组织疾病、围生期心肌炎和心律失常。肥厚型和限制型心肌病能引起 HF，但它们不是 HF 的常见病因。有关心肌病的更多信息参见第 33 章。

收缩性心力衰竭

收缩性功能障碍（EF ≤ 40%）可导致心输出量减少，会被肾感知为“血容量不足”并激活肾素 - 血管紧张素系统（renin-angiotensin system, RAS）。随着 RAS 激活，盐和水潴留发生。最初，这会使前负荷增加，心输出量短暂改善。但随着时间的推移，长期持续的 RAS 激活可导致容量超负荷和 HF 症状。

由心输出量减少所致的血压下降也会触发交感神经系统激活。交感神经系统激活连同 RAS 激活和循环中内皮素和加压素的水平升高可导致全身血管收缩。全身血管收缩的短期益处是增加重要器官的灌注，但随之而来的是 HF 的恶化，这是因为左室后负荷持续增加最终会导致 HF 恶化。交感神经系

图34-1 由高血压导致的心力衰竭，射血分数正常。

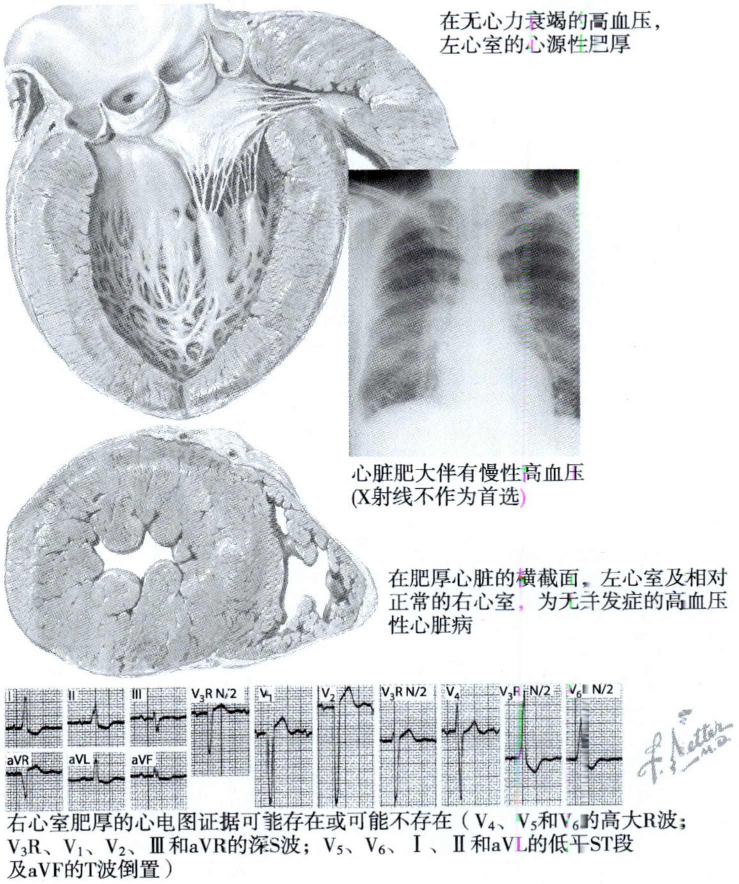

统激活还能促发室性心律失常，后者是HF患者常见的死因。

HF常发生于心肌损伤后（由于缺血、毒性作用或左室容量和压力负荷增加所致)。随后发生左室重构——一种适应不良的反应，结果是心脏大小、形状和功能改变（图34-2)。心肌细胞的长度可能增长，结果是心室容积增加以维持每搏输出量。心肌细胞肥厚也可发生，伴随由心肌细胞凋亡或坏死以及成纤维细胞增生和纤维化所致的心肌细胞减少。随着心脏重构，其椭圆形形状逐渐变为球形，因此更加扩张。二尖瓣环可能扩张，导致二尖瓣反流和室壁压力进一步增加。

血管紧张素-转换酶抑制剂（ACEI)、血管紧张素Ⅱ受体阻滞剂（ARB)、β-阻滞剂和醛固酮拮抗剂已成功用于减少HF患者的死亡率，这几乎肯定与它们阻断左室重构和扩张周期的能力有关——通过阻断发生在HF早期的由神经内激素激活。上述所有药物均显示有减弱甚至逆转心室重构的作用。

射血分数正常的心力衰竭

HF-PSF占HF病例的40%～50%或更多，直到最近，在治疗上仍相当混乱并存有争议。现在已明确，HF-PSF患者的发病率和死亡率与收缩性功能障碍导致的HF相似。HF-PSF影响老年患者，特别是女性。缺血性心脏病和高血压病是单纯HF-PSF发病的最常见病因。在典型的HF-PSF患者，心室大小正常。然而，当二尖瓣和主动脉瓣反流以及贫血或硫胺素缺乏导致高输出量HF时可发生心室扩张。

限制型和肥厚型心肌病可有相似临床表现（见第33章)，缩窄性心包炎也可有相似的临床表现。区分这些疾病确实很难，需要广泛的非侵入性和侵入性血流动力学评估。然而，鉴别诊断非常重要。

图34-2 继发于容量超负荷的心脏重构。

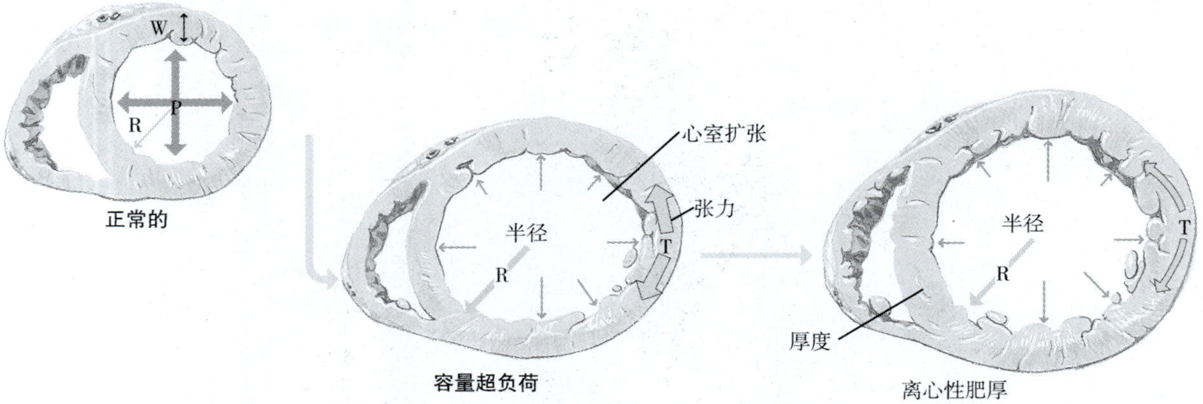

压力（P）升高或容积（V）增大导致壁厚（W）和腔半径（R）成比例增加；壁张力（T）增加

离心性肥厚

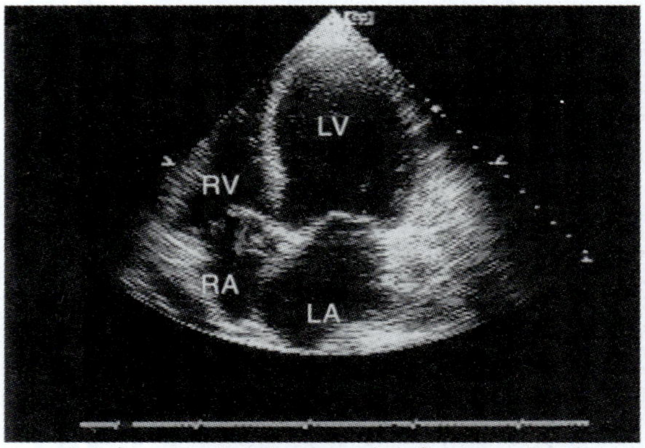

LA：左心房；LV：左心室；RA：右心房；RV：右心室

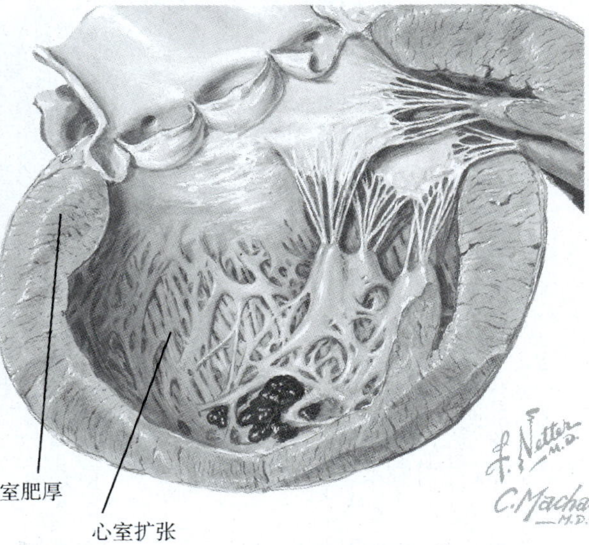

例如，对于有与心包增厚和变硬的抑制效应有关的舒张功能障碍患者，外科心包切除能完全缓解 HF 的症状和体征。

HF-PSF 的病理生理尚未完全阐明，而且所有患者并非完全相同。典型的 HF-PSF 患者的特征是左心室肥大、细胞外基质增加和钙结合异常。HF-PSF 患者常有 RAS 和交感神经系统激活。

临床表现

HF 患者的临床表现包括：肺充血的体征和症状，全身液体潴留，运动耐力降低或器官灌注不足。症状包括：劳力性呼吸困难、运动耐力降低、端坐呼吸、夜间阵发性呼吸困难、咳嗽、胸痛、虚弱、乏力、恶心、腹痛、夜尿、少尿、意识错乱、失眠、抑郁和体重下降。全身评估时体检发现包括：颈静脉充盈、肺部啰音、胸腔积液、心尖搏动点移位、右室肥厚、S_3 和 S_4 杂音、肝大、脉搏低弱以及外周水肿。

HF 和 HF-PSF 患者的临床表现可能难以区别（图 34-3）。两者通常都有心脏轮廓增大，有收缩功能障碍的 HF 的心脏扩大是由于心室扩大；而 HF-PSF 患者的心脏扩大由于心室肥厚。进行左室功能评估对于制订合理的治疗方案是至关重要的。

图34-3 左心衰竭和肺充血。

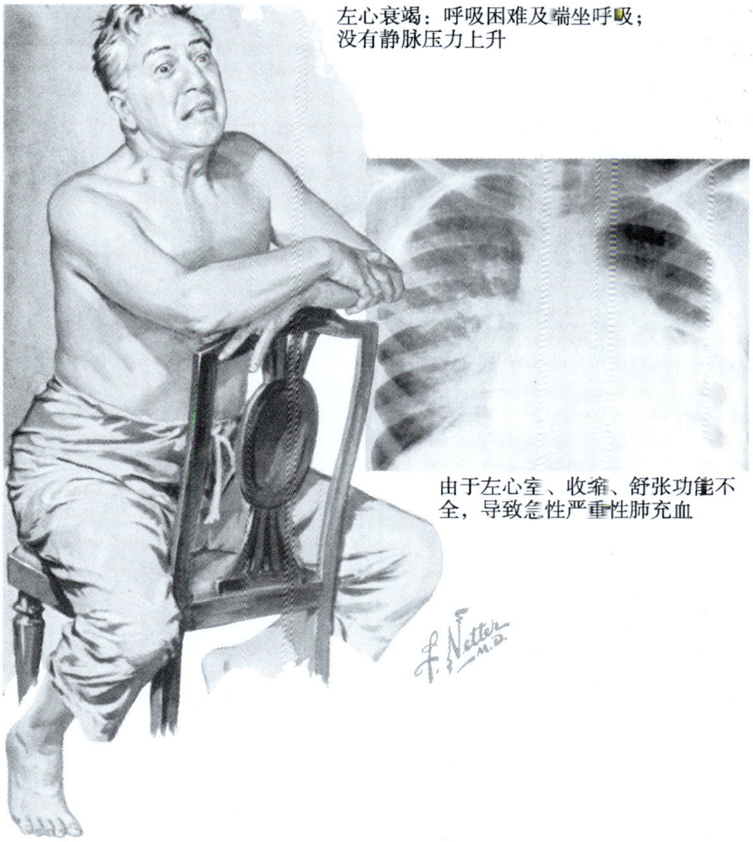

鉴别诊断

诊断新发 HF 的困难在于症状不清、体征类似（框 34-1）。呼吸困难和运动耐力降低的症状可见于多种疾病：肺疾病（包括慢性阻塞性肺疾病、反应性气道疾病、血栓性肺动脉疾病、肺动脉高压和其他疾病）、甲状腺疾病、心律失常、贫血、肥胖、去适应和认知障碍。容量超负荷的体征并非仅见于 HF。肾病和肝硬化时的钠潴留以及心包疾病时均可出现类似的体征，如颈静脉怒张、肝大和水肿。

框 34-1 鉴别诊断

- 缺血性心肌病
- 肺疾病
- 睡眠障碍性呼吸
- 肥胖
- 去适应
- 血栓栓塞性疾病
- 贫血
- 肝功能衰竭
- 肾衰竭
- 低白蛋白血症
- 静脉淤滞
- 抑郁
- 焦虑和过度通气综合征

诊断方法

HF 的诊断可通过采集详细的病史、进行定向体格检查和评估心室的收缩和舒张功能作出。实验室评估和肺功能检查可除外大多数非心脏性疾病（框 34-2）。测量血清脑钠肽（BNP > 500pg/ml）或 N 端前体脑钠肽（Pro-BNP 在 50 岁以下者 > 450pg/ml，在 50 岁以上者 ≥ 950pg/ml）有助于诊断急性 HF。这些指标与充盈压升高相关，在评估有呼吸困难的患者时特别有帮助。尽管 BNP 或 pro-BNP 的水平

图34-4 超声心动图-多普勒评估左室舒张功能的标准。
A：二尖瓣血流流入速度峰值延迟；DT：E波的减速时间；E：二尖瓣血流速度峰值提前；e′：瓣环舒张运动早期速度。© Copyright American Medical Association. From Bursi F, Weston SA, Redfi eld MM, et al: Systolic and diastolic heart failure in the community. JAMA 296(18):2209-2216, 2006.

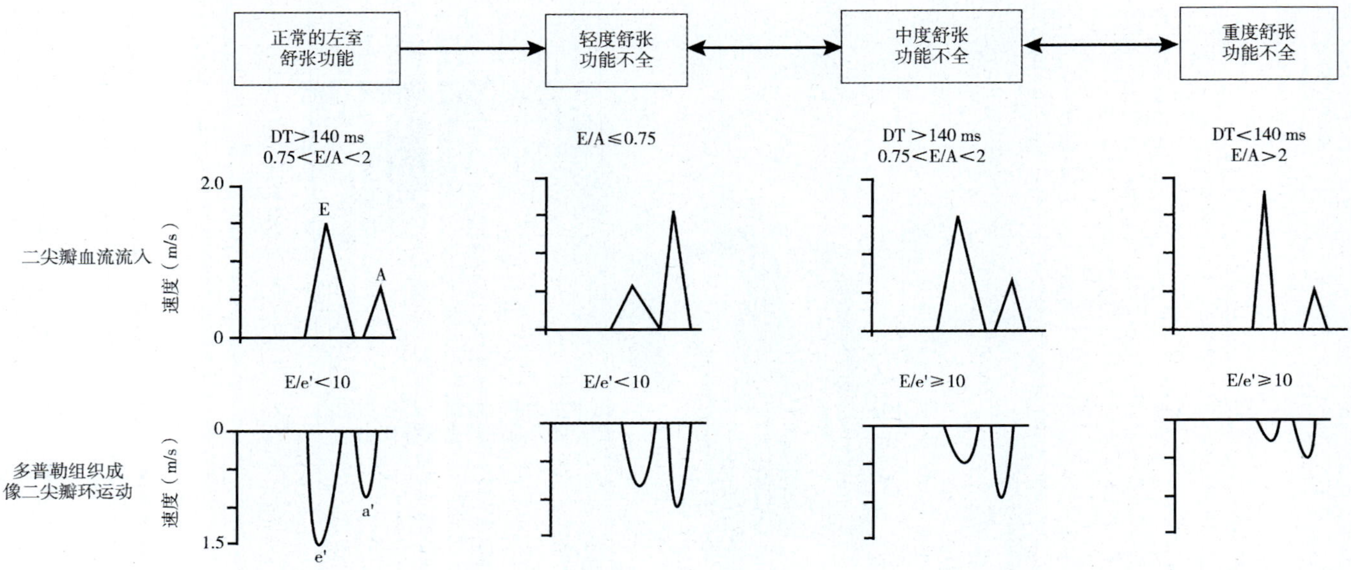

框 34-2 实验室评估
▪ 脑钠肽或氨基末端激素原脑钠肽
▪ 血清电解质
▪ 血中尿素氮
▪ 肌酐
▪ 葡萄糖
▪ 钙
▪ 镁
▪ 血脂
▪ 完全血细胞计数
▪ 血清白蛋白
▪ 肝功能试验
▪ 尿液分析
▪ 甲状腺功能
▪ 心电图
▪ 胸部 X 线片
▪ 附加的定向测试（血清蛋白电泳>尿蛋白电泳）

升高不能排除肺源性呼吸困难，但水平正常不支持心源性呼吸困难。尽管在收缩性 HF 时水平常升高，但这些指标不能区分收缩性 HF 和 HF-PSF。

确定左心室功能障碍的类型和程度

超声心动图对左室功能的初步评估是最常用的方法。EF、瓣膜的功能、肥大和舒张功能都可以迅速评估。HF-PSF 多数患者有左室舒张功能受损，伴有或不伴有左室顺应性降低和 EF 保持正常。诊断舒张功能障碍的最可复制的和验证性方法是 M 型超声心动图二维多普勒测量二尖瓣流速与通过二尖瓣环组织多普勒成像获得的敏感的、相对负荷独立的左室舒张的测量（e′ 速度）结合。这样做的结果是舒张功能被分为四类：舒张功能正常、轻度功能障碍（舒张受损、充盈压正常）、中度功能障碍（舒张受损或充盈压中度升高的假正常）和严重功能障碍（限制或进展伴顺应性降低）（图 34-4）。

在肥胖和有显著慢性阻塞性肺病的患者，通常用心肌核素检查来确定 EF。磁共振成像是一种新的成像方式，可以评估 EF、心肌活力，并能识别浸润性疾病。

确定心力衰竭的病因

心力衰竭的可逆性程度、进展和处理是不同的，取决于基础病因。HF 的许多基础病因在很大程度上是可逆的。对未控制的高血压、甲状腺疾病和活

框 34-3 纽约心脏协会心功能分级
Ⅰ级：在极度用力时出现症状，与正常个体相似
Ⅱ级：日常活动时出现症状
Ⅲ级：低于日常活动时出现症状
Ⅳ剂：休息或任何体力活动时出现症状

跃的缺血的治疗可能会使左室功能明显改善。相反，有陈旧心肌梗死和心脏收缩功能障碍的患者，高龄的患者，为男性，有左室功能显著降低，以及有低钠血症、贫血、肾功能不全或纽约心脏协会（NYHA）心功能Ⅲ级或Ⅳ级者，预后较差。

每一名患者均应除外缺血性心脏病。并非所有CAD患者均有室壁运动异常，相反，整个左室功能障碍也不能排除缺血病因。检查项目包括：心导管检查、运动或药物超声心动图或核素负荷试验。左束支阻滞患者不应行超声心动图负荷试验，因为传导延迟能导致假阳性结果。新的影像学技术包括能发现CAD的CT血管造影术，以及能评估存活心肌的心脏MRI。

评定NYHA分级对于评估预后、药物治疗、植入装置指征、长期随访和评估治疗反应是非常重要的（框34-3）。

处理和治疗

首先纠正HF的诱因，如饮食依从性差、缺血、未控制的高血压、心房纤颤、低氧血症、甲状腺疾病、贫血以及不遵守医嘱及其原因，包括经济上不能负担。所有的处理方法见图34-5。

对缺血性心脏病患者应考虑血运重。观察性研究认为，对于有可逆性缺血的患者，甚至有明显收缩功能障碍的患者，血运重建可改善病情。由美国国家卫生研究院资助的正在进行的外科治疗颅内出血（STICH）试验，将对EF ≤ 35%的CAD患者进行血运重建加或不加外科心室修复治疗进行研究。

收缩性心力衰竭的最佳治疗

对于所有收缩性HF患者，建议使用ACEI或ARB治疗以阻断RAS。现已证明，对心肌梗死后的患者和NYHA Ⅰ～Ⅳ级HF患者使用靶剂量的ACEI或ARB（表34-1）可提高其存活率、改善生活质量并降低住院次数。ACEI或ARB治疗的禁忌证包括：中度到重度主动脉瓣狭窄、双侧肾动脉狭窄和高钾血症（K > 5.5 mEq/dL）。

ACEI治疗可引起顽固的咳嗽，偶尔还可引起血管性水肿。ACEI可替代ARB治疗，尽管据报道血管性水肿很少见于ARB治疗。两种药物对肾功能有相同的影响。对于有显著肾功能障碍和高钾血症（K > 5.5mEq/dL）的患者，硝酸异山梨酯（160mg/d，分4次给药）和肼屈嗪（300mg/d，分4次给药）联合用药是一种选择，尽管疗效不如ACEI。对于所有有CAD的患者，均应给予阿司匹林（81 ～ 325mg/d），除非有禁忌证。

对于所有无液体潴留证据的患者，均应在ACEI的基础上加用β-阻滞剂。已证实使用靶剂量的β-阻滞剂可改善有NYHA Ⅱ～Ⅳ级症状患者和所有心肌梗死后患者的生存率和射血分数，减少猝死和住院次数（表34-1）。禁忌证包括：每日接受吸入性β-激动剂治疗的严重反应性气道疾病，严重心动过缓或进行性心脏传导阻滞。β-阻滞剂从低剂量开始，每2周调整一次剂量。在开始和增加β-阻滞剂剂量时，大部分患者都需要利尿剂治疗，以预防液体过负荷。对于有容量负荷过重的患者，不应使用或增加β-阻滞剂的剂量；这些患者应首先治疗液体超负荷。不良反应（短暂的疲乏、体重增加和腹泻）最常见于初始小剂量治疗时。如果患者耐受困难，应延长调整药物剂量的时间间隔或减少每次增加的剂量以缓慢增加药物的剂量。尽管靶剂量是目标，但较低剂量（即卡维地洛6.25mg，每日2次）也可获得降低患病率和死亡率的好处。研究表明，至少80%的患者可以耐受β-阻滞剂治疗。可交替增加ACEI和β-阻滞剂的剂量，而不是将ACEI加到靶剂量后再增加β-阻滞剂的剂量。

对于NYHA Ⅲ级（以前是Ⅳ级）或Ⅳ级慢性HF患者以及EF < 40%的心肌梗死后患者，可加用醛固酮拮抗剂。治疗只能在K < 5.0mEq/mL、血肌酐≤ 2.5mg/dL或肌酐清除率> 30ml/min时开始。治疗期内血钾浓度常增加，特别是在糖尿病和老年患者，需要定期监测。在治疗开始或改变剂量后，至少应1周和1个月复查一次血钾和肌酐。

有证据显示，在标准的ACEI和β-阻滞剂治疗基础上加用硝酸异山梨醇酯和肼屈嗪可使非裔美国人的发病率和死亡率进一步下降。来自最大的临床试验的靶剂量是：硝酸异山梨酯，40mg，每日

图34-5 管理流程图。
ACE Ⅰ：血管紧张素转换酶抑制剂；ARB：血管紧张素Ⅱ受体阻滞剂；BP：血压；CAD：冠状动脉疾病；CRT：慢性再同步治疗（也称双心室起搏器）；EF：射血分数；HF：心力衰竭；ICD：植入性除颤器；LV：左室；MI：心肌梗死；NYHA：纽约心脏协会；QRST：QRS波群。

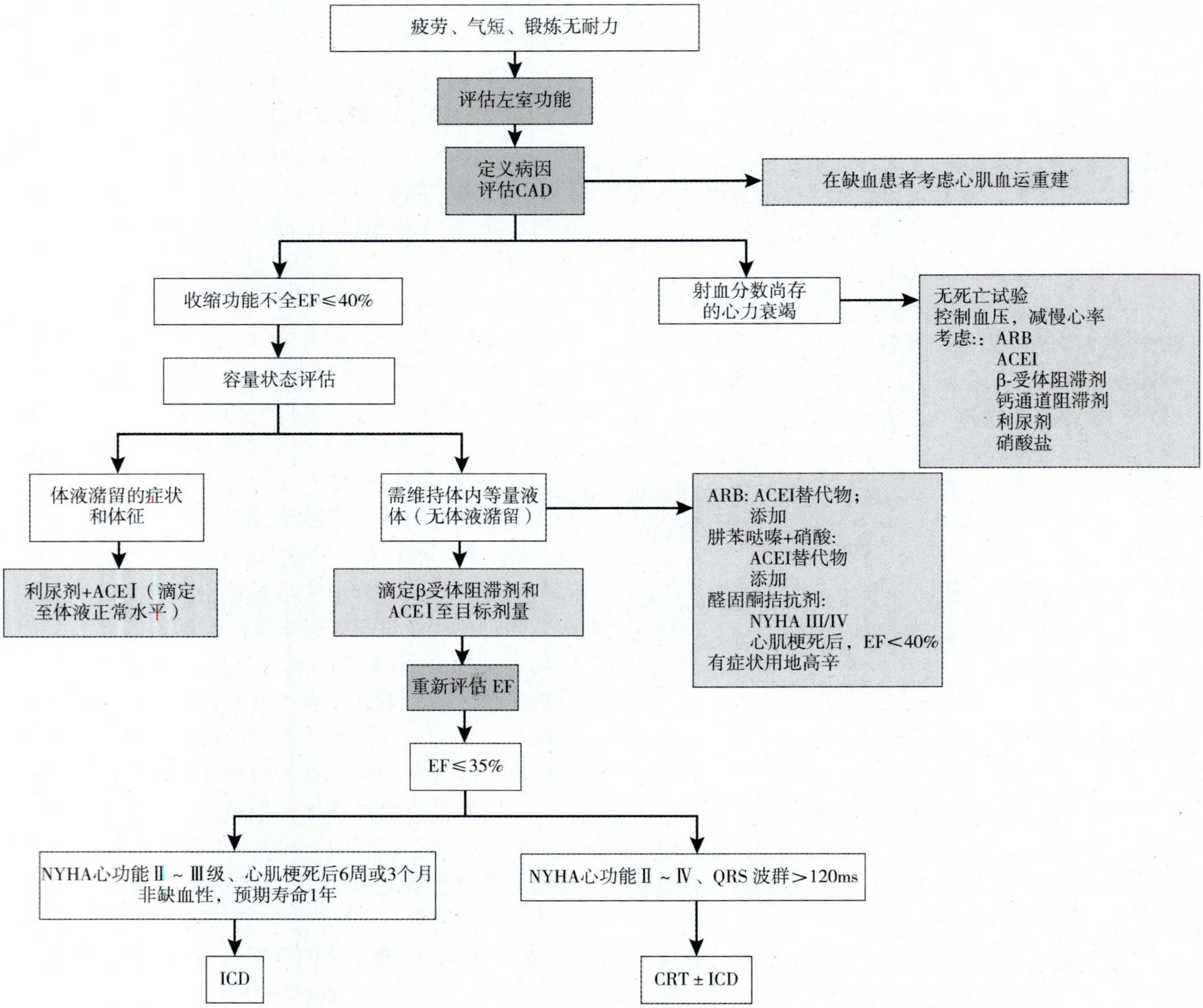

3 次；肼屈嗪，75mg，每日 3 次。

大多数患者常使用利尿剂，如氢氯噻嗪、呋塞米和布美他尼，以减轻液体负荷过度。因为它们可激活 RAS，应使用最小有效剂量。对于严重的 HF 患者，可联合使用利尿剂（一种袢利尿剂和氢氯噻嗪或美托拉宗），但必须严密监测血钾和血镁浓度。

地高辛可减少住院并改善症状，然而对生存率无益处。高血浆浓度（≥ 1.2ng/dL）与预后不良有关。因此，建议用低剂量地高辛，一般为 125μg/d，目标浓度< 1ng/dL。如果开始使用胺碘酮或华法林，地高辛应减半并严密监测血药浓度。

硝酸盐类可减少前负荷而作为抗心绞痛药。大剂量时可发生全身和肺血管舒张。硝酸盐耐药可通过增加剂量并保证至少 8 小时的无硝酸盐浓度期而即刻消除。加用肼屈嗪也能减轻硝酸盐耐药。

氨氯地平和非洛地平可用于治疗高血压和对

表 34-1 治疗收缩性心衰的药物

	开始剂量	靶剂量
血管紧张素转换酶抑制剂		
非专利		
依那普利	2.5 ~ 5mg，每日 2 次	10mg，每日 2 次
赖诺普利	2.5 ~ 5mg，每日 1 次	20 ~ 40mg，每日 1 次
卡托普利 *	6.25 ~ 12.5mg，每日 3 次	50mg，每日 3 次
专利		
雷米普利	2.5mg，每日 1 次～每日 2 次	5mg，每日 2 次或 10mg，每日 1 次
群多普利	1mg，每日 1 次	4mg，每日 1 次
喹那普利	5 ~ 10mg，每日 2 次	20mg，每日 2 次
福辛普利	5 ~ 10mg，每日 1 次	40mg，每日 1 次
培哚普利	2mg，每日 1 次	8 ~ 16mg，每日 1 次
血管紧张素受体阻滞剂		
专利		
缬沙坦	20 ~ 40mg，每日 2 次	160 mg，每日 2 次
坎地沙坦	4 ~ 8mg，每日 1 次	32 mg，每日 1 次
氯沙坦	25mg，每日 1 次	50 ~ 100 mg，每日 1 次
β- 阻滞剂		
专利		
卡维地洛控释片	10mg，每日 1 次	80mg，每日 1 次
非专利		
比索洛尔	1.25mg，每日 1 次	10mg，每日 2 次
酒石酸美托洛尔短效片 †	12.5 ~ 25mg，每日 2 次	100mg，每日 2 次
丁二酸美托洛尔缓释片	12.5 ~ 25mg，每日 1 次	200mg，每日 1 次
卡维地洛	3.125mg，每日 2 次	25mg，每日 2 次；如果 > 80 kg，50mg，每日 2 次
醛固酮拮抗剂		
非专利		
螺内酯	12.5 ~ 25mg，每日 1 次	25 ~ 50mg，每日 1 次
专利		
依普利酮	12.5 ~ 25mg，每日 1 次	25 ~ 50mg，每日 1 次

* 食物使吸收减少。

† 未被美国 FAD 批准用于心力衰竭的治疗。

ACEI 和 β- 阻滞剂治疗无反应的心绞痛。由于负性肌力作用，硝苯地平、维拉帕米和地尔硫草不能用于收缩性 HF 患者。

对于有容量超负荷的急性失代偿性 HF 患者，应静脉注射利尿剂的。持续注射呋塞米注射能达到稳定的利尿效果，特别是在对初始静脉用药有抵抗的患者。美托拉宗、螺内酯或静脉注射氯噻酮（500 mg，每日 2 次）可用于顽固性 HF 病例。

对于利尿剂抵抗且无症状性低血压患者，应给予硝酸甘油、硝普钠或奈西立肽。对于急性心肌梗死伴肺水肿的患者，硝酸盐治疗特别有效。与硝酸甘油相比，硝普钠减轻前负荷的作用相同，但减轻后负荷的作用更强。奈西立肽是一种血管扩张剂和促尿钠排泄药，适用于住院患者，特别适用于对静脉注射利尿剂无反应的患者。由于一个荟萃分析报告奈西立肽可增加接受治疗患者的30天的死亡率，所以不能用作一线药物。应当密切监测肾功能，因为有报道肾功能恶化的情况。

静脉注射正性肌力药，如多巴酚丁胺或米力农，可用于缓解晚期收缩性HF患者的症状以及外周灌注不足——低灌注综合征。多巴酚丁胺是一种正性肌力药，有轻度血管扩张活性。米力农是一种磷酸二酯酶抑制剂，也是正性肌力药和血管扩张剂，因此，有可能是重度HF患者的低血压恶化。无论如何，两种药物均可使用，但用药必须谨慎。必须监测心率和心律失常并评估心绞痛。如果收缩压＜90mmHg或平均动脉压＜65mmHg，硝酸甘油、硝普钠、米力农和奈西立肽应慎用。通常不快速注射给药。尽管不建议常规进行侵入性血流动力学监测，但对于充盈压不清楚、标准治疗无效、症状性低血压(即收缩压＜80mmHg)或肾功能恶化的患者，或对于当考虑正性肌力药用作慢性治疗时需要血流动力学改善的证据的患者，应考虑放置Swan-Ganz导管。间断慢性给予多巴酚丁胺或米力农不能改善HF患者的预后。

收缩性心力衰竭的器械治疗

植入性心脏除颤器（implantable cardiac defibrillator, ICD）适用于所有心搏骤停后存活的患者。不管是缺血性还是非缺血性HF，植入ICD也可减少NYHA Ⅱ级和Ⅲ级且EF≤35%的患者的死亡率。对于心功能在Ⅲ和Ⅳ级伴EF下降和QRS间期延长的患者，双心室起搏器可改善存活率和生活质量并减少住院。ICD仅应对最佳治疗的患者——即接受ACEI和β-阻滞剂治疗的患者——考虑使用。在达到靶剂量或最大剂量后、器械植入前，有必要再次评估左室功能，因为EF可能已经改善。

左室辅助装置最常用作心脏移植前的过渡治疗，但也已获准用于不能进行心脏移植的终末期患者的最终治疗。

射血分数正常的心力衰竭的治疗

还没有已完成的随机试验提示，药物治疗能改善HF-PSF患者的存活率；但一些研究已证实，药物治疗可改善症状和发病情况。坎地沙坦——血管紧张素受体阻滞剂——可减少EF＞40%患者因心脏原因的住院。奈必洛尔——β_1-选择性β-阻滞剂——可显著减少70岁及以上因HF住院（不考虑EF）患者的死亡或心血管病住院的联合终点事件。

控制血压非常重要。ARB、β-阻滞剂、ACEI、钙通道阻滞剂和醛固酮拮抗剂可使左室肥厚消退。常用减少前负荷的制剂，如利尿剂和硝酸盐类。硝酸盐类也用于治疗缺血。钙通道阻滞剂，特别是维拉帕米，可改善心室舒张。减慢心率的制剂（增加舒张充盈时间）通常有益，包括维拉帕米、地尔硫卓和β-阻滞剂。一些小型研究经证实，每日适度运动有益。

保持心房收缩很重要。在顺应性降低的患者，心房收缩的贡献可达到心室充盈的50%，这可以解释为什么心房纤颤患者的心房收缩丧失可导致急性失代偿。应根据患者的个体情况考虑抗心律失常药或射频消融心脏复律治疗。

避免治疗错误

不建议ACEI加ARB或醛固酮拮抗剂，因为有增加高钾血症的危险。对接受上述任何一种药物治疗的患者，强烈推荐定期监测血钾和肾功能。

不建议非类固醇类制剂常规用于治疗HF患者，因为有增加液体潴留和恶化肾功能的风险。因为负性肌力作用，硝苯地平、维拉帕米和地尔硫卓不应用于治疗收缩性HF。除非有心房纤颤，地高辛对于HF-PSF患者无益。

药物费用

HF患者平均每天使用9～10种用药物。治疗的巨大经济负担常常会导致治疗不依从。即使有保险或享受Medicare（美国老年医疗保险）D部分项目报销的患者，每张处方的专利药物的费用可高达40美元。确定患者的支付方式，估计每月的医疗费非常重要。如果可能，应开非专利药物以减少费用(见表34-1)。邮购公司也可能提供低价药物。

非药物策略

日常锻炼、每日盐摄入量限制在2.5～3g、液体限制以及每日测量体重，这些均应纳入患者的治疗计划。肥胖的HF患者可得益于体重减轻，戒酒、戒烟对所有患者有益。所有患者每年均应注射流感疫苗。向患者和家属宣教疾病的症状和体征、预后、药物治疗以及什么时候联系医生。

HF 专科医生有助于治疗复杂的 HF 患者。可能受益的患者包括：最佳药物治疗后病情仍很严重、不耐受药物治疗加量，他们是心脏移植候选者（顽固性 HF、EF < 20%、无严重的伴发疾病和并发症、心理稳定且有良好的社会支持）或临床试验或左室辅助器械的候选者。

治疗伴发疾病

常规治疗应包括积极的高血压、高血脂、糖尿病、阻塞性睡眠呼吸暂停和抑郁的管理。

展望

正在研发被动的机械装置，以预防 HF 进展过程中出现的进行性左室扩张和形状改变。冠状动脉内注射自体骨髓干细胞对急性心肌梗死患者的左室功能的影响结果差异很大。随着载体技术、心脏基因传递的不断改进以及对分子病理机制的深入了解，基因治疗方法将带来希望。通过早期发现并积极修正危险因素，疾病预防会不断对导致 HF 的心血管疾病产生重大影响。

（朱艳辉　译　汪玉君　校）

参考文献

American Heart Association. Available at: http://www.americanheart.org.

This website contains many helpful resources about heart failure for health professionals, patients, and their families.

Heart Failure Society of America. Available at: http://www.HFSA.org. Accessed December 22, 2006.

This website contains much helpful information about heart failure for health professionals, patients, and their families.

循证

1. American Heart Association. Available at: www.americanheart.org. Accessed December 22, 2006.

   This website provides the latest epidemiology data on the prevalence, incidence, mortality, hospitalization, and cost related to heart failure.

2. Bursi F, Weston SA, Redfield MM, et al: Systolic and diastolic heart failure in the community. JAMA 296(18):2209-2216, 2006.

   This is a prospective study that describes the demographic and echocardiographic characteristics and prognosis of 556 heart failure patients living in Olmsted County, Minnesota. Heart failure with preserved ejection fraction was associated with a high mortality rate, comparable to that of patients with reduced ejection fraction. Echocardiographic classification of diastolic dysfunction is also reviewed.

3. Heart Failure Society of America: HFSA 2006 Comprehensive Heart Failure Practice Guideline. J Card Fail 12(1):e1-e12, 2006.

   These guidelines provide current recommendations for treatment of heart failure based on evidence-based data and consensus opinion.

4. Hunt SA, Abraham WT, Chin MH, et al: ACC/AHA 2005 Guideline Update for the Diagnosis and Management of Chronic Heart Failure in the Adult: A report of the American College of Cardiology/American Heart Association Task Force on Practice Guidelines (Writing Committee to Update the 2001 Guidelines for the Evaluation and Management of Heart Failure). Developed in collaboration with the American College of Chest Physicians and the International Society for Heart and Lung Transplantation: endorsed by the Heart Rhythm Society. Circulation 112(12):e154-e235, 2005.

   These guidelines provide current recommendations for treatment of heart failure based on evidence-based data and consensus opinion.

5. Owan TE, Hodge DO, Herges RM, et al: Trends in prevalence and outcome of heart failure with preserved EF. N Engl J Med 355(3):251-359, 2006.

   This article reviewed the secular trends in the prevalence and mortality of 4596 heart failure patients followed at the Mayo Clinic over a 15-year period (1987-2001). The prevalence of heart failure with preserved ejection fraction increased over this period, while the mortality rate remained unchanged. In contrast, survival of patients with systolic heart failure improved over this time period but remained lower compared with that of patients with preserved ejection fraction.

Ross J. Simpson. Jr. · Sidney C. Smith, Jr.

35

高胆固醇血症：评估和治疗

引言

胆固醇存在于细胞膜，是类固醇和胆汁酸的前体。胆固醇是一种特别重要的脂质，因为它是动脉粥样硬化斑块的重要组成部分，血液中胆固醇浓度升高是冠心病的主要的可逆的病因。

胆固醇主要在肝合成并作为胆盐分泌（图 35-1；彩图 35-1）。进食普通西餐时，个体平均吸收摄入的胆固醇的 20% ～ 40%，每日平均摄入量为 300 ～ 700mg。通过分泌和作为胆盐再吸收，一本每人每日再循环量可达到 1000mg。血中胆固醇水平取决于胆固醇的饮食摄入量、遗传、体力活动和膳食脂肪摄入，特别是饱和脂肪的摄入。

胆固醇在血中以大分子的脂蛋白形式运输，其核心是非极性脂质并由极性单层磷脂——胆固醇的极性部分和载脂蛋白包绕。特异性脂蛋白在核心脂质中的成分、核心中脂质的比例以及表面蛋白各不相同。脂蛋白依密度常分为乳糜微粒、乳糜微粒残体、极低密度脂蛋白（VLDL）、低密度脂蛋白（LDL）、中间密度脂蛋白（IDL）和高密度脂蛋白（HDL）胆固醇。

甘油三酯是由甘油和长链饱和脂肪酸及非饱和脂肪酸组成的酯类。甘油三酯存在于所有血浆脂蛋白中，但主要存在于乳糜微粒、乳糜微粒残体、VLDL 和 IDL 中。大多数甘油三酯存在于 VLDL 中，后者占全部胆固醇的 10% ～ 15%。血浆甘油三酯和动脉粥样硬化性疾病之间的确切关系尚不清楚，因为甘油三酯水平升高和低 HDL 及有其他致动脉粥样硬化因素（如糖尿病、吸烟和高血压）之间呈强相关关系。如果富含甘油三酯的颗粒达到足够高的浓度（＞ 400mg/dL），则血浆呈现混浊或乳白色。甘油三酯浓度重度升高（＞ 1000mg/dL）与胰腺炎和发疹性黄色瘤相关。

HDL 胆固醇（HDL-C）是脂蛋白家族的一员，通常占总胆固醇的 20% ～ 30%。HDL-C 与冠心病风险呈强负相关关系，并可以促进胆固醇从组织反向转运。膳食中多不饱和脂肪酸含量高、肥胖、吸烟、糖尿病和药物（利尿剂、合成类固醇和孕激素）可使 HDL-C 浓度降低。体力活动和饮酒可增加 HDL-C 浓度。然而，由于生理和检测变化，HDL-C 浓度可以有很大的波动。因此，单次测量的 HDL-C 浓度不能反映患者平时的 HDL-C 水平。

LDL 胆固醇（LDL-C）占总胆固醇的 1/2 ～ 2/3，因此是总血浆胆固醇水平的主要决定因素。作为常用的测量项目，LDL 不是由一种分子组成，而是由化学和物理性质相似的一群颗粒组成。例如，IDL 胆固醇和脂蛋白（a）胆固醇二者均显示有致动脉硬化作用，一般占总胆固醇的 2% ～ 4%，并包含在 LDL-C 值中。

LDL-C 从流行病学、实验室检查和临床表现上均一致显示与冠心病发病率呈强相关关系（图 35-2；彩图 35-2）。通过饮食、运动或药物治疗可减低 LDC-C，从而可减慢动脉粥样硬化性血管疾病的进展并降低冠状动脉事件的风险。由于 LDC-C 和冠心病之间存在强相关性，因此降低高 LDC-C 水平成为药物治疗的关键。

虽然也应考虑采取降低甘油三酯和提高 HDL-C 的措施，但降低 LDL-C 的治疗（如他汀类和烟酸）常常可对甘油三酯和 HDL-C 产生积极影响。然而，迄今为止，新的仅针对提高 HDL-C 的药物与不良

图35-1 高胆固醇血症：胆固醇的合成和代谢。
APO：载脂蛋白。

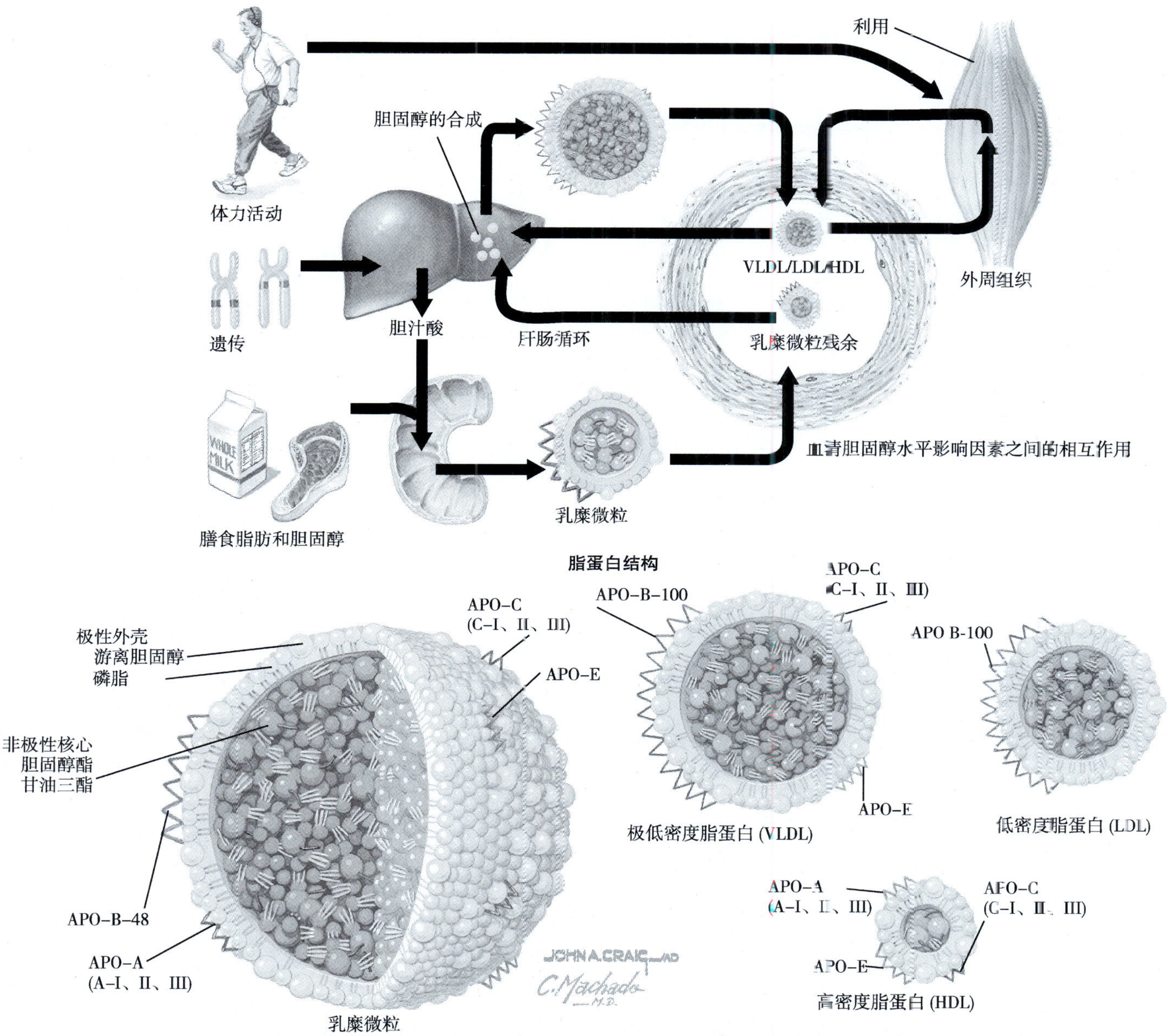

胆固醇作为大分子脂蛋白在血液中运输，非极性的脂质核心由单层极性磷脂以及胆固醇极性部分和载脂蛋白环绕。不同的脂蛋白有不同的脂质核成分、脂质比例和表面蛋白。脂蛋白根据密度被分类为乳糜颗粒、极低密度脂蛋白（VLDL）、低密度脂蛋白（LDL）和高密度脂蛋白（HDL）。

反应事件增加有关。

病因和发病机制

在无其他冠状动脉疾病危险因素的患者，高水平 LDL-C 可导致 CHD，特别是有遗传性细胞膜受体不足而不能清除循环中 LDL-C 的儿童和年轻人。杂合子型家族性高胆固醇血症的发病率为 1/500，纯合子型的发病率为 1/1 000 000。杂合子个体的 LDL-C 增高 2 ~ 4 倍，纯合子个体的 LDL-C 的浓

图35-2 高胆固醇血症作为冠心病的危险因素。

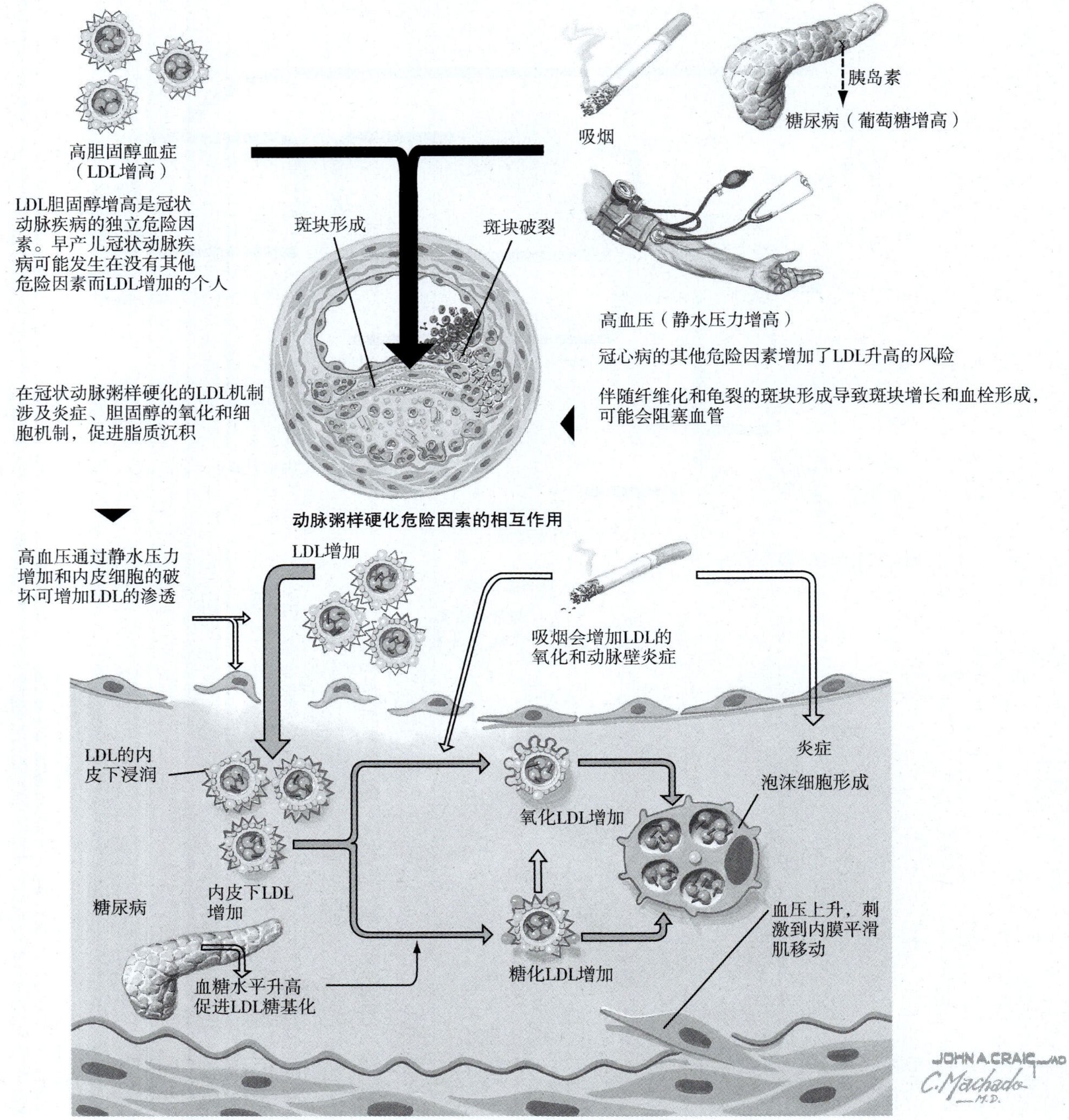

度更高。家族性混合性高胆固醇血症的发病率约为1/100，其特征是过量合成载脂蛋白B。在所有这些个体中，并存的其他冠状动脉疾病危险因素可使高水平LDL-C所致的冠状动脉疾病的危险进一步增加，如下所述。

LDL-C加速冠状动脉硬化的机制是复杂的。冠状动脉硬化是对内皮损伤的一种炎症反应的一部分，其中单核细胞浸润动脉内膜，促进胆固醇氧化及单核细胞转化为巨噬细胞，并最终成为载脂泡沫细胞（见表35-2）。这些细胞最初沉积在内皮细胞层以下的脂质条纹中。随着进一步堆积，形成富含脂质的偏心型斑块。平滑肌细胞形成纤维帽，覆盖反复龟裂的脂质核心，导致血栓形成和斑块增长。最终，出现大的裂隙，形成血栓，部分或完全阻塞冠状动脉，导致不稳定型心绞痛、心肌梗死或心源性猝死。目前正在积极探讨引起斑块破裂的原因和发现即将破裂的方法。

临床表现

有血脂异常的个体可有几种表现，但最终是通过实验室检查发现高胆固醇血症作出诊断。因为降低胆固醇的药物可有效降低冠心病的危险，所以对于任何有慢性或急性冠脉综合征症状的患者、有“高风险”家族史或有糖尿病或多种心脏危险因素的高危患者，均应筛查胆固醇水平。历史上，筛查工作做得并不好，但随着公共意识的提高，筛查工作将得到实质改进。

在有些情况下，可以识别不知自己危险增加但有高胆固醇血症的患者。家族性高胆固醇血症患者可有反映长期高胆固醇血症的阳性体征。这些体征包括皮下胆固醇沉着、最常见的肌腱黄色瘤或黄色斑。老年环曾被认为可提示高胆固醇血症，但缺乏特异性，特别在老年人。胆固醇血症患者也可通过常规血液检查发现血清混浊而确定高。

鉴别诊断

继发性胆固醇升高的原因常见。包括控制不良的糖尿病、甲状腺功能减退和肾病综合征。雌激素替代疗法可使甘油三酯升高，在孕激素和合成类固醇治疗时，HDL 可明显降低。

诊断方法

高胆固醇的诊断和治疗需要检测空腹血清总胆固醇、甘油三酯和 HDL-C。然后用这些值计算 LDL-C [总胆固醇－（HDL-C＋甘油三酯 /5)]。这种方法只有在甘油三酯＜ 400mg/dL 时才有意义。也可直接检测 LDL-C 及估计 LDL 和其他脂粒的大小和数量，但不常用。应在空腹 12 小时后检测血液标本，因为乳糜微粒会干扰 LDL-C 的估计值。

确诊的 CHD 和在其他血管床的动脉硬化性血管疾病可使高 LDL-C 的相关风险明显增加。此外，糖尿病也是冠心病的高危因素，因此，对已知有糖尿病的患者也应进行评估和治疗，就好像他们已被诊断为 CHD，因为他们有与糖尿病相关的风险增高。这些临床状况需要强化 LDL-C 管理。对于非高危人群的患者，其脂质管理的目标是延迟冠状动脉疾病的并发症，不需进行强化降脂治疗。基于这些原因，应查找主要的、确切的 CHD 危险因素。运动能力、胸痛或心绞痛的任何变化均应通过准确的病史信息或诊断试验（平板运动试验、核素成像和心脏血管造影）进行评估。

公认的主要 CHD 危险因素包括：＞ 45 岁的男性、＞ 55 岁的女性、有一级亲属早发冠心病史（猝死或冠脉疾病发病年龄男性＜ 55 岁、女性＜ 65 岁）、吸烟、存在严重的高血压、缺乏体力活动和膳食构成。应评估生活习惯的危险因素，包括肥胖（体重指数＞ 30）、缺乏体力活动以及致动脉粥样硬化饮食。如果怀疑代谢综合征（中心型肥胖，高血压，葡糖耐受不良伴低 HDL-C、高甘油三酯和轻度 LDL-C 升高），尤其应进行血糖检测。评估蛋白尿、血肌酐和肝功能也有助于指导治疗。其他 CHD 危险因素包括脂蛋白（a)、同型半胱氨酸以及致血栓性和致炎性细胞因子（C- 反应蛋白)，不是常规检测项目，但对无 LDL-C 明显升高而有家族史或发生 CHD 的患者有帮助。这些危险因素可能是冠心病的重要原因。

降低 LDL-C 应是治疗的最主要目标。对于有 CHD、其他血管疾病、糖尿病或冠心病事件 10 年 Framingham 风险超过 20% 的患者，LDL-C 的靶目标应为＜ 100mg/dL。在高危患者，强化临床试验及专家组支持的 LDL-C 的最佳目标为 70 mg/dL。HDL-C 的理想值是：在男性＞ 40 mg/dL，在女性＞ 50 mg/dL，甘油三酯应为＜ 150 mg/dL。对于甘油三酯增加（＞ 200 mg/dL）的患者，非 HDL-C 可用于指导治疗，靶目标水平较建议的 HDL-C 水平高 30mg/dL。

管理和治疗

最佳治疗

适当的饮食和运动是胆固醇管理的基石（图 35-3)。所有有高胆固醇的患者均应接受饮食咨询和强化饮食，以帮助他们达到他们的胆固醇目标。尽管对于理想饮食减少 CHD 风险的作用仍有一些争议，目前的资料强烈支持饮食咨询和强化饮食的作

图35-3 高胆固醇血症：一般管理办法。
PPAR：过氧化物酶体增生物激活受体。

饮食管理

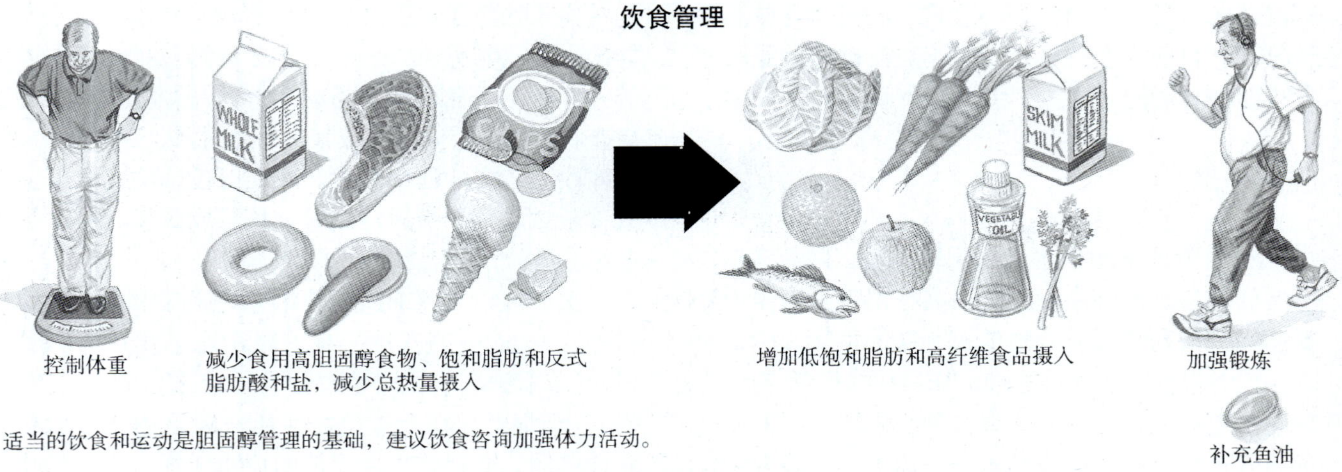

适当的饮食和运动是胆固醇管理的基础，建议饮食咨询加强体力活动。

降脂药物的作用

他汀类药物
他汀类药物（HMG-CoA还原酶抑制剂）可抑制入体内胆固醇合成及增加LDL受体结合LDL

依折麦布
选择抑制胆固醇在小肠绒毛的吸收，减少饮食中的胆固醇运送到肝

胆汁酸螯合剂
螯合剂可防止胆汁酸重吸收并增加肝LDL受体结合LDL

烟酸
降低组织脂肪酶的活性和减少VLDL的合成

苯氧酸类
通过刺激酯酶、脂蛋白脂肪酶降低VLDL，以增加脂肪分解

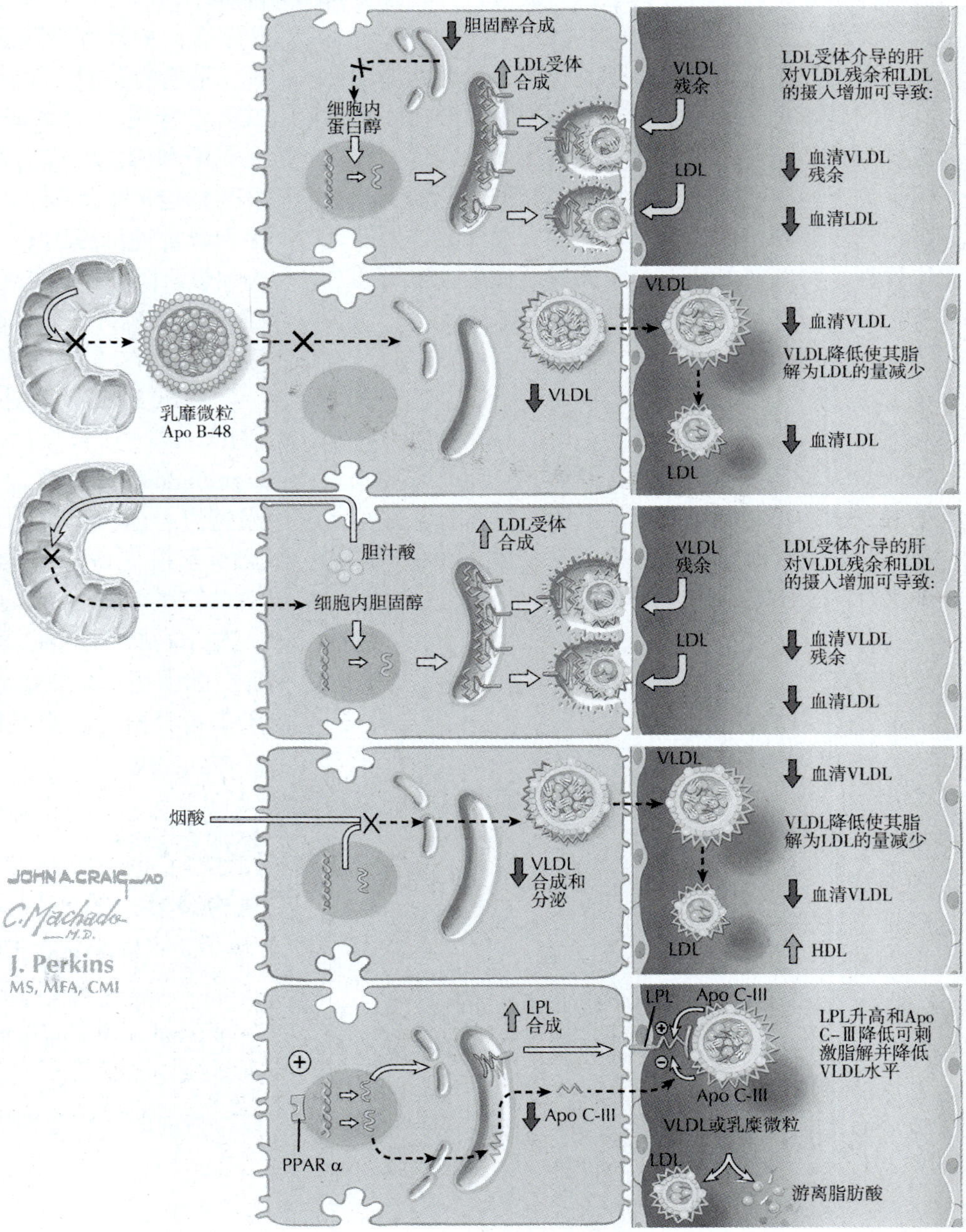

用。第二次修改的美国心脏病学会（AHA）饮食方案建议：饱和脂肪提供的热量不能超过 7%，通过减少胆固醇和脂肪的摄入而将胆固醇的日摄入量控制在 200mg 以下。鼓励每日摄入 2g 的植物甾醇和 S。这些植物中的胆固醇类似物可从胆汁盐中置换胆固醇并降低胆固醇水平，可溶性纤维素亦然。

AHA 膳食的替代方案是地中海饮食，鼓励增加鱼的摄入量和各种低饱和脂肪酸食物，但脂肪总量不如 AHA 饮食低。低碳水化合物和低糖指数饮食也已普及，初始研究发现对血脂无不良影响。应开始并强化每日的运动计划。

鱼油（二十碳五烯酸和二十二碳六烯酸）是有望减少肝甘油三酯的合成的膳食干预措施。含 2 ~ 5g 的 ω-3 脂肪酸的鱼油保健品可能可以减少 30% 的甘油三酯和 40% 的 VLDL，使 LDL-C 轻度下降和 HDL-C 轻度增加。食入大剂量的鱼油可发生胃肠道不适（腹胀、腹泻）、出血时间增加和过量维生素 A 和 D 的影响（皮炎或高钙血症）。不推荐常规使用大剂量维生素或抗氧化剂的保健品。

药物治疗根据患者发生 CHD 的绝对危险和饮食治疗后 LDL-C 的水平进行（见表 35-3）。如果患者的 Framingham 10 年风险 > 20% 或有一个冠心病危险因素，如 LDL-C > 100mg/dL，则应开始药物治疗。如果患者 Framingham 10 年风险 < 20% 并有两个或更多危险因素，如果 LDL-C > 130mg/dL，则应开始药物治疗。如果患者只有一个其他危险因素且 Framingham 10 年风险 < 10%，如果 LDL-C ≥ 160mg/dL，则应开始药物治疗。

用羟甲基戊二酰辅酶 A 还原酶抑制剂（他汀类药物）类药物治疗能有效降低 LDL-C。他汀类药物可抑制胆固醇合成及增加 LDL 受体结合 LDL。此外，他汀类药物可使甘油三酯降低 30%，使 HDL-C 升高 15%。这些药物包括洛伐他汀（10 ~ 80mg/d）、普伐他汀（20 ~ 80mg/d）、辛伐他汀（10 ~ 80mg/d）、氟伐他汀（20 ~ 80mg/d）、阿托伐他汀（10 ~ 80 mg/d）和罗苏伐他汀（10 ~ 40mg/d）。这些药物具有可预见的剂量 – 反应关系，因此他汀类药物剂量加倍可使 LDL-C 自基线水平大约再下降 6%。一般情况下，这些药物的耐受性良好。较大剂量时或与贝特类或其他影响他汀类药物代谢的药物联合使用时发生肌病的危险程度增加。也有发生轻度的剂量 – 依赖性肝酶升高的可能性。胆酸多价螯合剂、植物甾醇和肠道胆固醇吸收阻滞剂（如依泽替米贝）可增加他汀类药物降低 LDL-C 的能力。

二线药物包括多价胆酸螯合剂：考来烯胺（4 ~ 16g/d）、考来替泊（2 ~ 16 g/d）和考来维仑（每片 625 mg，4 ~ 6 片 / 日）。这些药物可阻止胆酸重吸收及增加肝 LDL 受体与 LDL 结合。这些药物可依剂量 – 依赖关系使 LDL-C 下降 30%，使 HDL-C 增加 5%，但也可能使甘油三酯水平增加。这些药物不应用于有 β 脂蛋白不良血症或甘油三酯血症的患者。这些药物不被身体吸收，不良反应一般仅限于可能干扰其他药物的吸收、便秘、消化不良和腹胀。

烟酸可降低组织脂肪酶活性及减少 VLDL 的合成，可使 LDL-C 下降 25%，甘油三酯下降 50%，HDL-C 升高 35%。不良反应包括潮红、血糖升高、血尿酸升高、腹部疼痛和肝毒性。烟酸不能用于有严重痛风、溃疡病和肝病的患者，而用于有糖尿病或胰岛素抵抗的患者时应严密监测。烟酸有三种剂型：立即释放（靶剂量为 1.5 ~ 2g/d）、延迟释放（500mg ~ 2g/d）和缓释（不推荐）。尽管烟酸高效安全，但除非有咨询支持，顺从性差。

纤维酸衍生物（贝特类）吉非贝齐（600mg，每日 2 次）和非诺贝特（48 ~ 145mg/d）可通过增加脂蛋白脂肪酶的脂解作用，降低 VLDL 和甘油三酯水平，从而增加富含甘油三酯颗粒的分解。这些药物可以使 LDL-C 下降 20%，HDL-C 升高 20%，甘油三酯下降 50%。不良反应包括消化不良、胆结石和与他汀类药物联合用药时发生肌病的可能增加。这些药物的禁忌证是肾病或肝病。依泽替米贝（10mg/d）是一种选择性抑制剂，可抑制胆固醇在小肠绒毛的吸收，使 LDL-C 下降 20%；依泽替米贝也可与他汀类药物联合用药，进一步降低 LDL-C。

特殊的血脂异常

当 LDL-C 极高（> 190mg/dL）时，应怀疑遗传性疾病并做家系筛查。可能是单基因家族性高胆固醇血症、家族性载脂蛋白 B100 合成缺陷或多基因高胆固醇血症。必须用大剂量的他汀类药物或他汀类药物联合其他药物进行治疗。有时患者需要血浆分离治疗，特别是纯合子高胆固醇血症。

也可能需要治疗其他引起血脂升高的因素。肥胖、缺乏体育锻炼、吸烟、酗酒、血脂检查前未空腹、高碳水化合物（>能量的 60%）饮食、2 型糖尿病、慢性肾功能不全和肾病综合征可引起甘油三酯升高。某些药物（类固醇、雌激素、类维生素 A

酸类、大剂量β-阻滞剂）和遗传性血脂异常也可引起甘油三酯水平增加。当甘油三酯＞500mg/dL时，应进行降甘油三酯的治疗，以免发生胰腺炎或发疹性黄色瘤。必须给予饮食指导，重点是极低脂肪饮食（＜总热量的15%）和限制糖和简单碳水化合物的摄入。贝特类、烟酸和鱼油保健品连同严格控制糖尿病，有助于高甘油三酯血症的治疗。

避免治疗错误

为使LDL-C水平重度升高的患者达到指南建议的标准，常需要联合治疗和大剂量的他汀类药物治疗。他汀类药物联合纤维酸类药物应仅考虑用于最顽固的情况，因为这样的联合用药可使严重不良反应的风险增加。在大多数患者，科学饮食、锻炼或咨询促进依从性等也可进一步改善患者的血脂管理。

血脂异常的最佳和安全的药物治疗需要认真学习并追踪医学文献。特殊的剂量建议经常改变，取决于患者病情。而且，药物相互作用的可能性高，开始和维持剂量可以有很大差异。

展望

管理血脂异常和早期动脉粥样硬化的新药物和新的治疗方法正在迅速发展。更为精确地预测发生冠脉事件风险的诊断试验包括：C-反应蛋白、多种其他血清和遗传标志物检测，脂质颗粒大小和密度的检测，以及应用电子束体层摄影术评估冠状动脉的钙化程度和高分辨率CT血管造影术。评估动脉粥样硬化程度和确定未来事件风险的其他非侵入性检查包括：颈动脉多普勒超声，可以确定动脉内-中膜厚度比例；踝臂指数测定，可以反映周围血管病变程度而提供重要的心血管疾病预后信息。微创技术包括冠状动脉内超声，可以评估斑块大小和脂质密度以及冠状动脉斑块破裂的可能。

尽管最初的结果令人失望，升高HDL-C的药物仍在研发中。其中一个可用于治疗患者的新药是依泽替米贝。依泽替米贝是一种选择性抑制剂，可以抑制胆固醇在小肠绒毛的吸收，并且可与他汀类联合用药。其他有希望的疗法正在临床试验中，将来，血脂异常的管理有可能以更有效、不良反应更少的方法进行，进而更有效地减少心血管疾病的风险。

（贾洪娟 译 高竞生 校）

参考文献

Baigent C, Keech A, Kearney PM, et al: Efficacy and safety of cholesterol-lowering treatment: Prospective meta-analysis of data from 90,056 participants in 14 randomised trials of statins. Lancet 366(9493):1267-1278, 2005.

The authors present an excellent systematic summary of effectiveness of lipid lowering therapy, including strong empirical support of ATP III recommendations.

Folsom AR, Chambless LE, Ballantyne M, et al: An assessment of incremental coronary risk prediction using C-reactive protein and other novel risk markers: The atherosclerosis risk in communities study. Arch Intern Med 166(13):1368-1373, 2006.

This article provides scientific balance on use of novel risk factors in guiding decisions on treatment.

Kris-Etherton P, Eckel RH, Howard BV, et al: AHA science advisory. Lyon diet heart study: Benefits of a Mediterranean-style, National Cholesterol Education Program/American Heart Association step I dietary pattern on cardiovascular disease. Circulation 103(13):1823-1825, 2001.

This landmark study shows the importance and practicality of diet therapy in preventing recurrent heart attacks.

Lammert F, Wang DQ: New insights into the genetic regulation of intestinal cholesterol absorption. Gastroenterology 129(2):718-734, 2005.

This paper highlights the importance and variation of cholesterol absorption in determining serum blood levels of cholesterol.

National Heart, Lung, and Blood Institute: National Cholesterol Education Program. Third Report of the Expert Panel on Detection, Evaluation, and Treatment of High Blood Cholesterol in Adults (Adult Treatment Panel III). Available at: http://www.nhlbi.nih.gov/guidelines/cholesterol/index.htm. Accessed May 31, 2007.

This website contains additional resources, including the full report of the panel, downloadable risk calculators, slide shows, and specific dietary and other information for patients.

Pearson TA, Laurora I, Chu H, Kafonek S: The Lipid Treatment Assessment Project (L-TAP): A multicenter survey to evaluate the percentages of dyslipidemic patients receiving lipid-lowering therapy and achieving low-density lipoprotein cholesterol goals. Arch Intern Med 160(4):459-467, 2000.

Lipid-lowering therapy is underused, and only a relatively small percentage of patients have achieved their guideline recommended levels of LDL-C.

循证

1. Expert Panel on Detection, Evaluation, and Treatment of High Blood Cholesterol in Adults: Executive Summary of the Third Report of the National Cholesterol Education Program (NCEP) Expert Panel on Detection, Evaluation, and Treatment of High Blood Cholesterol in Adults (Adult Treatment Panel III). JAMA 285(19):2486-2497, 2001.

   The Expert Panel provides an excellent summary of the full report of the ATP III.
2. Gotto AM Jr: Contemporary Diagnosis and Management of Lipid Disorders, 2nd ed. Newtown, PA, Handbooks in Health Care, 2001.

   This is a well-written monograph by a true expert in lipid metabolism and treatment. It includes an easy-to-follow summary of complex lipid metabolism.
3. Grundy SM, Cleeman JI, Merz CN, et al: Implications of recent clinical trials for the National Cholesterol Education Program Adult Treatment Panel III guidelines. Circulation 110(2):227-239, 2004.

   This article updates the ATP III guidelines based on key clinical trials not available at the time of the panels meeting. These studies endorse the importance of focusing on LDL-C as the primary target and suggest the need for more aggressive LDL-C targets.

Richard G. Sheahan

36

心律失常

引言

心律失常是指有症状的心脏节律的异常。心脏节律的异常包括心率异常增快（心动过速）或减慢（心动过缓），这些变化可能是规律的也可能是不规律的。患者使用不同的术语描述心律失常的相关症状（也可以无症状），心律失常的最常见症状是心悸或类似的描述。一般来说，与心动过缓相比，心动过速的诊断和治疗更复杂。

病因和发病机制

广义上，心动过速可分为两种类型，即室上性心动过速（SVT）和室性心动过速（VT），两种都可有几种不同的基础病因。

SVT多为良性的心动过速，起始于希氏束以上。大多数SVT包含两条具有不同传导特性和难治性特征的通路或分支。这两条通路由传导细胞组成，在大多数患者中，一部分传导通路是由于存在异常解剖部位的传导细胞。房室结折返性心动过速（AVNRT）有所谓的快慢双径路，这两条径路都位于房室（AV）结内或其附近。房室折返性心动过速（AVRT）则需要有一条房室结之外的其他通路。房性心动过速通常是起源于右房（或有时左房）的某一部位的快速除极 。房扑的发生通常源于右心房的折返环。

房颤是最常见的心律失常，可伴有快速、正常或缓慢的心室传导。房颤在许多基础病患者中均可出现，房颤的发生率随年龄的增长而上升，随着人口的老龄化，年龄相关的房颤常见。一个患者一旦出现过房颤，很容易复发。

在心肌功能受损、心率增快的情况下，包括冠状动脉疾病、先天性心脏病、充血性心力衰竭和肥厚型心肌病，任何SVT都可能成为危险性疾病。房颤也会带来左房血栓形成和血栓栓塞的风险——最常导致短暂脑缺血发作或脑血管意外。鉴于上述原因，除了考虑房颤伴随快速心室率的相关危险增加外，医生还必须考虑应用抗凝剂来预防血栓栓塞事件的发生。

VT通常起源于瘢痕组织，常见于有陈旧心肌梗死的患者，或来源于心肌病患者心肌组织异常增生部位，包括扩张性、肥厚性或渗透性病理改变。偶尔，运动诱发的VT（所谓的维拉帕米或腺苷敏感性VT）可发生于心脏正常患者。室颤（VF）通常发生于缺血的心肌。除非得到及时治疗，否则VF将引起致命后果。VT虽然常常也是致命性的，如果是发作性非持续性的，或在心率＜150次/分时是稳定的，也可表现为多种其他方式。

长QT综合征和Brugada综合征是遗传性离子通道异常引起的心律失常。Brugada综合征的特征是$V_1 \sim V_3$导联的R波的终末部ST段抬高，伴随ST段缓慢回落和水平或负向T波。这两种疾病都与猝死密切相关。

心动过缓是由房室结或希氏束水平的短暂性或持续性阻滞、窦房结停搏或神经源性因素（如迷走神经介导的心动过缓）引起的。心动过缓的严重性取决于心率下降的程度。依据心动过缓的类型和个体反应，其严重程度差异很大。根据定义，成人心率＜60次/分为心动过缓。然而，在运动员和训练有素的个体，心动过缓可能是正常的。许多轻度的心动过缓不需要治疗。严重的心动过缓可能危及生命，需要住院治疗。

临床表现

除心悸外，患者可有其他症状，包括呼吸困难、头晕、轻微头痛、胸痛、晕厥、乏力、疲劳、心源性猝死（SCD）或源于心律失常的其他后果。症状的严重程度取决于心律失常引起的血流动力学变化与原有心功能之间复杂的相互作用。实际上，晕厥不能鉴别良性和恶性心律失常。运动期间发生的心悸、晕厥和晕厥前症状应立即进行评估。

由于近年来SCD一词的使用已发生了一些变化，有必要对其进一步说明。最常用的SCD的定义是：急性症状发作时1小时内突然出现意识丧失并导致死亡。如果SCD者有目击者，其有可能复苏。最有效的治疗方法是心脏电转复结合其他复苏措施。经复苏而存活的患者处于因心律失常发生死亡的最高危险之中，应立即住院病并给予积极的治疗。

诊断方法

患者评估

评估心律失常时，应详细询问病史，包括相关的情况、心律失常或SCD家族史、药物（包括最近更改剂量或加用其他药物）、近期疾病或手术史以及体格检查（框36-1）。基线心电图有助于发现异常节律，并可除外AV传导异常、WPW预激综合征（δ波、PR间期缩短和宽QRS波）、长QT综合征、Brugada综合征和室内传导异常。实验室检查的选择应本着个体化的原则因人而异。电解质情况应毫无例外地进行检查。对于行为怪异的患者，应进行血乙醇检查和尿毒物筛查。对于老年患者，应特别筛查处方药物的毒物水平。

节律相关的症状

心律失常期间12导联心电图是诊断节律相关症状的金标准。这一目标难以达到，因为症状通常是阵发性的，而且并不经常发生。24～48小时的动态心电图检测可用于发现每天都发作的心律失常。1～2个月的环状记录仪可发现每4周发作一次的心律失常。由于电极上的导电凝胶可引起接触性皮炎和患者求医的意愿下降，太长时间使用这些仪器也不可能有更大的诊断价值。在一些难以证实的疑似心律失常的情况下，可使用植入型环状记录器以证实症状与心律失常之间的关系。这是一种植入在前胸皮下的记录器，可由患者开启或自动开启，可自动记录＜40次/分或＞145次/分的心率或＞3秒的心室停搏。植入型环状记录器可用于症状明显但发作不频、以出外器质性心脏病和其他明显病因的患者。

框36-1 心律失常患者的评估
▪病史和体格检查：猝死家族史、药物史
▪心电图：基础和发作时心电图
▪实验室检查：全血细胞计数、电解质、血糖、心肌酶系列、促甲状腺激素、地高辛、血尿药物筛查和酒精水平
▪超声心动图：评估心功能并除外瓣膜异常和心肌病
▪动态心电监护
▪患者自控监测设备，包括事件、闭路或植入型闭路记录器
▪普鲁卡因激发试验
▪电生理检查

Adapted from Sheahan RG: Syncope and arrhythmias: Role of the electrophysiological study. Am J Med Sci 322:37-43, 2001.

室性心律失常需要进一步评估心肌功能和有意义的冠状动脉疾病。超声心动图、核素心室成像或MRI可用于确定节段性心室壁运动异常、肥厚型心肌病、扩张型心肌病、致心律失常性右室发育不良（ARVC）、瓣膜异常和心房大小（房颤时）。通常推荐应用冠状动脉血管造影术去除外源于明显冠状动脉疾病和心肌缺血的室性心律失常。

伴有晕厥和左室功能下降的患者（EF＜35%）是猝死的高危患者，通常推荐植入性心脏转复除颤器（ICD）。必要时应进行血管重建。

处理和治疗

最佳治疗

心律失常的急诊处理

处理急性持续性心律失常时，节律的识别与心律失常引起的血流动力学结果决定立即治疗心律失常的方法（表36-1）。如果SVT患者血压

＜80mmHg 或有晕厥前兆，应立即进行同步直流心脏电复律。在电复律的准备过程中，可考虑快速静脉注射腺苷（6 ～ 12mg）以终止心律失常。同样，如果患者有 VT 且伴有血流动力学不稳定，也应立即进行同步直流电复律。无论哪一种心律失常，电复律前如果患者意识清楚，应进行麻醉（镇静），除非患者的生命受到威胁。无论是 SVT 还是 VT，血流动力学稳定且无明显症状的患者可以首选药物治疗（见下文）。电复律的禁忌证是有症状的窦性心动过速和低血压。

对于血流动力学稳定的 SVT 患者，首选的药物是腺苷，由近心端的大静脉快速注入，随后注入一定剂量的液体。也可以静脉注射地尔硫卓或美托洛尔。对于正在规律口服 β- 受体阻滞剂的患者，应避免静脉应用钙通道阻滞剂，反之亦然。对于已知 WPW 综合征患者，发生 SVT 时可选用腺苷，仅在有特殊指征时使用地尔硫卓和美托洛尔。

血流动力学不稳定的 VT 患者需紧急同步直流电复律，转复为正常的窦性心律后立即经静脉应用抗心律失常药物非常重要，常用药物为 β- 受体阻滞剂、胺碘酮和镁。

血流动力学稳定的 VT 患者应静脉应用 β- 受体阻滞剂、胺碘酮、镁或联合应用这些药物。如果一个小时仍未转为窦性心律，应进行同步直流电复律。

VF 需要立即进行非同步直流电复律，随后静脉应用胺碘酮、β- 受体阻滞剂和镁。

同 SVT 和 VT 一样，伴有快速心室率的房扑和房颤的急诊处理依赖于临床表现。血流动力学稳定的患者可采取药物治疗。可选择静脉注射地尔硫卓或艾司洛尔，因为它们可以保证逐步的、剂量相关的心室率。如果剂量不足则无效。心室率减慢至＜90 次 / 分时，舒张充盈时间延长，心输出量增加。伴有快速心室率的房扑或房颤的患者如果血流动力学不稳定，应立即进行同步直流电复律。

对于由窦性停搏或心脏完全传导阻滞引起严重心动过缓的患者，应经右心室放置临时静脉起搏器，直到症状缓解或永久起搏器植入（图 36-1；彩图 36-1）。对于有二度莫氏Ⅰ型和Ⅱ型房室传导阻滞的患者，应密切监测。如果这些心律失常导致血流动力学不稳定或进展时，需植入临时起搏器（图 36-2；彩图 36-2）。

窦性心动过速多由原发疾病引起。详细询问病史和细致的体格检查可以提供病因学线索。病因包括但不仅限于：脱水、贫血、发热、疼痛、焦虑以及治疗支气管扩张、呕吐和腹泻的药物和吸毒。窦性心动过速（或多源性房速，多发生于呼吸窘迫）的药物或其他治疗应着重病因治疗，这比治疗心动过速更重要。

长期治疗

再发性 SVT 的初始治疗用药包括 β- 受体阻滞剂或钙通道拮抗剂（见表 36-1）。初始用药选择依赖于发作的频率和伴发病。对于反复发作、无法耐受药物希望妊娠的育龄期患者，应进行电生理检查和射频消融。射频消融治疗 SVT 的成功率是 90% ～ 95%，复发率为 5%。

对于有 AVNRT 的患者，消融的靶点是“慢通道”，有时后者紧邻房室结。在该位置消融造成心脏传导阻滞的风险是 1% ～ 2%，需植入起搏器。与消融有关的其他并发症不常见（发生率约为 1%）。

WPW 综合征患者发作 SVT 有猝死的危险（图 36-3；彩图 36-3），特别是房颤是沿旁道快速前向传导时。WPW 综合征患者发生快速房颤时可迅速进展为 VF。典型患者可有宽的、快速的、无规律的心动过速，可选择的治疗包括静脉普鲁卡因胺或同步直流电复律。用药物阻滞房室结如维拉帕米或地高辛，可加速心室率，这些药物禁用于 WPW 合并快速心室率的房颤患者。

有 WPW 综合征和 SVT 的患者应进行射频消融治疗以减少猝死的风险。WPW 综合征患者有一条旁道，可允许前向（逆向型）和后向（顺向型）传导，大多数 SVT 发作是顺向性的。逆向性心动过速表现为宽 QRS 波心动过速，与 VT 相似，除非有明确的 WPW 综合征病史，否则应按 VT 治疗。

WPW 综合征患者只有在电生理检查时才有可能发现隐匿性旁道。在这些患者，心动过速通常由旁道顺传和通过房室结逆传。

应由有心律失常专业知识的医生对静息心电图有 WPW 但无 SVT 的患者进行评估。这些患者中许多人处于低风险，不需要进一步治疗。然而，另外一些人，特别是有明确高危家族史和明显症状的患者，即使无 SVT 或房颤的心电图记录，最好进行射频消融治疗。

房性心动过速大约发生于 10% 的 SVT。以前对这些患者的消融治疗有一定困难，然而，近期的标测技术已更为精确、更容易定位，消融已成

表 36-1 心律失常的急诊处理和长期治疗

心律失常	急诊处理	长期治疗
窦性心动过速（> 100 次 / 分）	治疗原发病	如不能耐受，可应用 β 受体阻滞剂或钙通道拮抗剂。考虑直立性心动过速和米多君或氟氢可的松、康复、有氧康复训练（如游泳、散步）
窦性心动过缓（< 60 次 / 分）	如无症状，无需治疗。如有症状和严重（心率< 40 次 / 分）伴不可逆病因，考虑临时起搏器	如无症状，无需治疗。如有症状且严重（心率< 40 次 / 分）的患者伴不可逆病因，考虑永久起搏器
房性早搏	如无症状，无需治疗。检查血钾、血镁	如无症状，无需治疗。检查血钾、血镁。如有症状，可应用 β 受体阻滞剂
室性早搏	如无症状，无需治疗。检查血钾、血镁	超声评估左室和右室功能及左室壁厚度。如超声正常，无需治疗。如有症状，可用 β 受体阻滞剂。如果超声异常，评估病因和加用 β 受体阻滞剂。口服镁 PRN
窦房结功能障碍	如病情稳定，不需治疗	永久起搏器。使心动过缓的患者能耐受 β 受体阻滞剂
PR 间期延长	不需治疗	如无症状，不需治疗
二度房室传导阻滞		
莫氏Ⅰ型（文氏型）	如病情稳定，不需治疗	如有症状，考虑植入永久起搏器
莫氏Ⅱ型	如病情稳定，不需治疗	永久起搏器
完全房室传导阻滞	可给予临时起搏器	永久起搏器
室上性心动过速	应用腺苷终止心动过速	对于反复发作的患者，进行电生理检查和射频消融
WPW 综合征和隐匿性旁道	应用腺苷终止心动过速	如 WPW 综合征患者发作 SVT，需进行电生理检查和射频消融，因为这些患者有猝死的风险
房室结折返性心动过速	应用腺苷终止心动过速，静脉应用 β 受体阻滞剂、地尔硫卓	对于反复发作的患者，进行电生理检查和射频消融
房性心动过速	应用腺苷终止心动过速，静脉应用 β 受体阻滞剂、地尔硫卓	对于反复发作的患者，进行电生理检查和射频消融
房颤 抗凝	均应使用肝素。确定症状发作的时间。< 48 小时应转复（直流电复律或静脉应用抗心律失常药物）；> 48 小时，应做经食管超声心动图，如无血栓，应复律，或用华法林（INR 为 2.0 ~ 3.0）抗凝治疗 3 周后复律	对所有有风险的患者应用华法林抗凝治疗，INR 为 2.0 ~ 3.0。考虑进行药物治疗或选择直流电复律 对于卒中风险低的患者，可选用肠溶阿司匹林 81 ~ 325mg
阵发性	控制心室率	对于反复发作的患者，应用抗心律失常药物。对于药物治疗失败的患者，肺静脉隔离消融
持续性	控制心室率	复律并应用抗心律失常药物防止复发。对于药物治疗失败的患者，肺静脉隔离消融
持久性	控制心室率	控制心率。如失败，考虑肺静脉隔离消融或房室结消融并植入永久起搏器
房扑	控制心室率	对反复发作的患者进行射频消融
室性心动过速	如果不稳定或抗心律失常药物难控制，应行直流电复律	超声评估左室功能。缺血评估 + / − 血运再建。EF < 35% 为 ICD 的适应证。超声正常，考虑左室或右室室速并建议射频消融
室颤	立即行直流电复律	排除急性心肌梗死。除外急性心肌梗死后应植入 ICD
非持续性室性心动过速（3 ~ 30 次）	控制心室率	排除左心室或右心室功能下降；EF < 35% 需植入 ICD。如正常，可予 β 受体阻滞剂、射频消融
左心室功能不全	主要防止猝死发生	陈旧心肌梗死或心脏扩大，EF < 35%，需植入 ICD
肥厚型心肌病	治疗心律失常	高危患者需植入 ICD
长 QT 综合征	控制心律失常	β 受体阻滞剂或永久起搏器，85 次 / 分 /ICD
Brugada 综合征	控制心律失常	有症状的患者是 ICD 的适应证。如无症状且心电图不正常，一些进行电生理检查 + / − ICD，其他应密切观察

图36-1 房室传导异常Ⅰ。

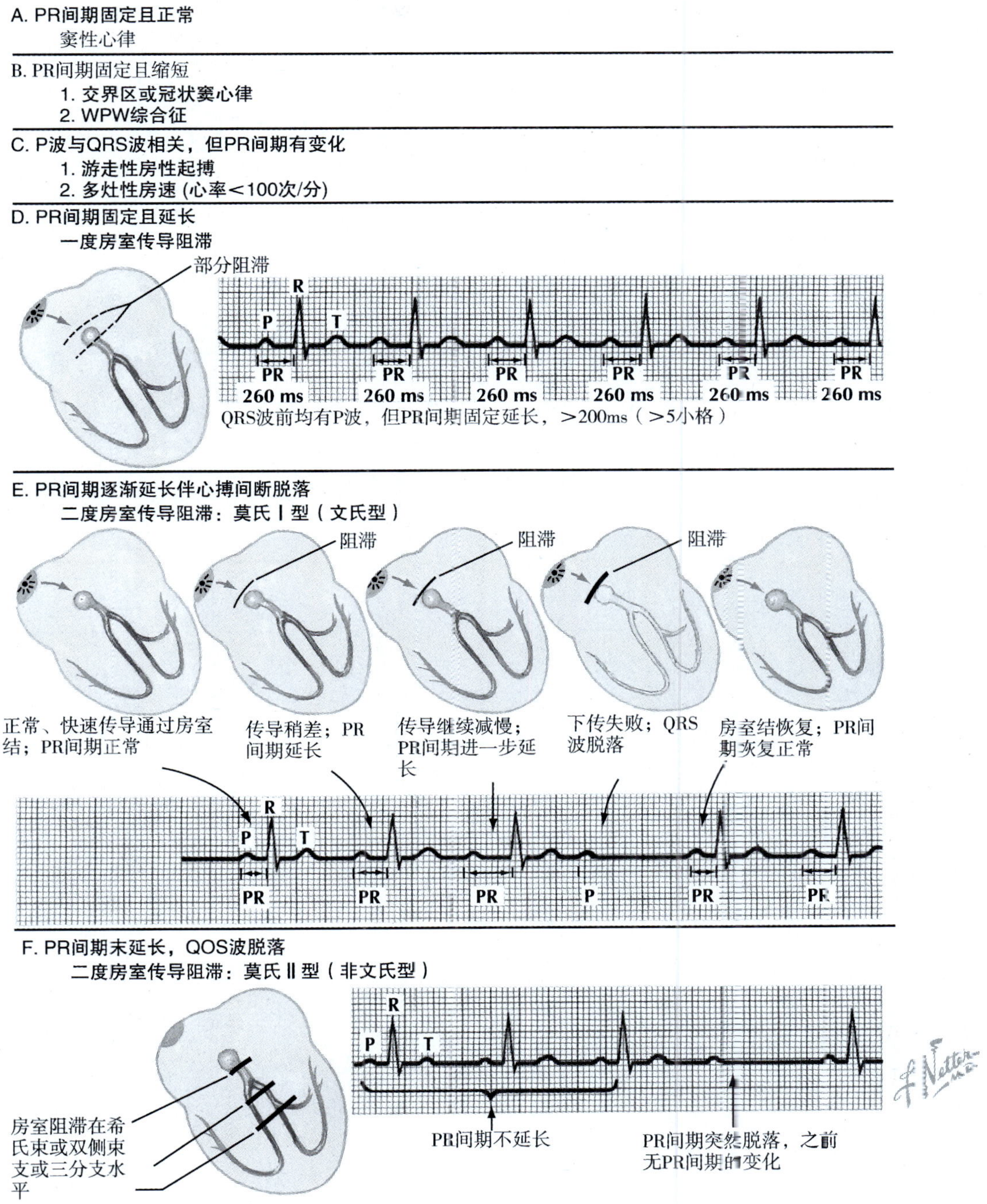

为可行。

房扑患者的心房率通常可达300次/分，房室结下传比例为2∶1、3∶1、4∶1或5∶1。在心室率控制后，用药物或电复律恢复窦性心律非常重要。反复发作可应用抗心律失常药物。对于房扑反复发作的患者，导管射频消融技术也是成熟的。

房颤是一种终身反复发作的疾病。房颤有三种：阵发性（自行终止）、持续性（需复律以终止）或持久性（不能转复为窦性心律，即为慢性）。伴有任何一种危险因素的（＞75岁的老年人、高血压、糖尿病、充血性心衰、既往栓塞病史）非瓣膜性心脏病患者脑卒中的风险高（每年＞5%），需要长期

图36-2 房室传导异常Ⅱ。

G. P波和QRS波无关：QRS波的频率低于P波

Ⅲ度（完全）房室传导阻滞

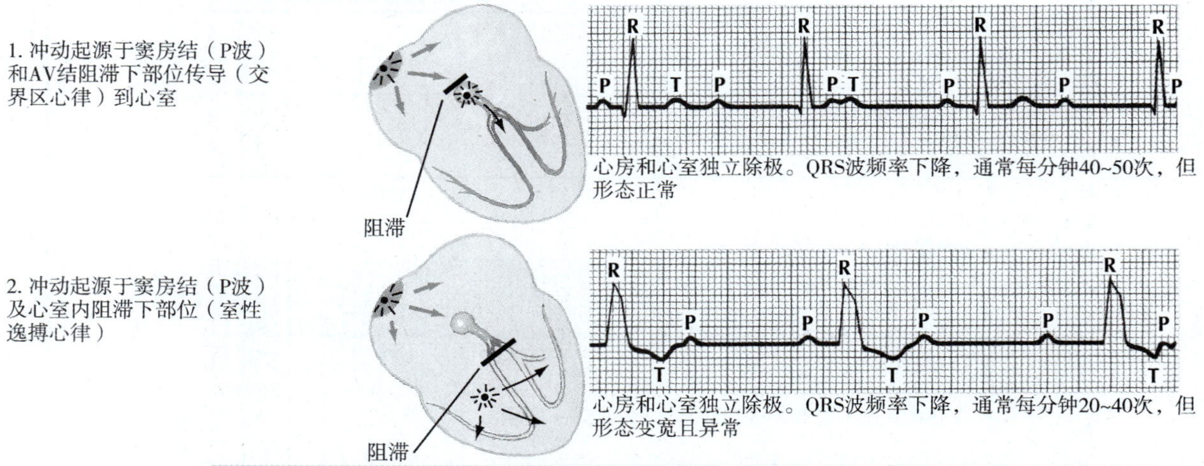

两种类型的房室传导阻滞的特征

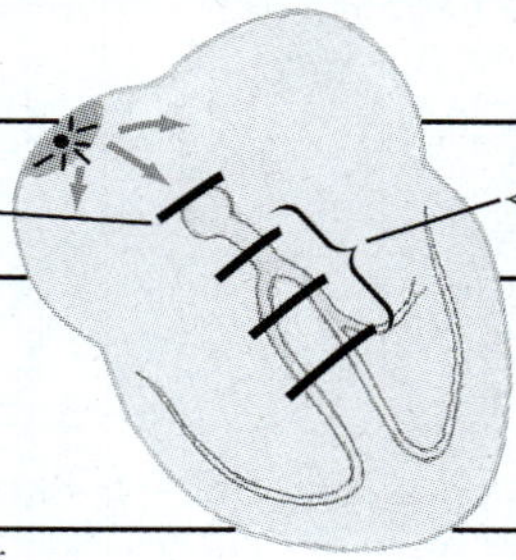

	“高位”	“低位”
阻滞的部位	房室结的顶部	希氏束 双束支或 三束支
逸搏心律的类型	交界区逸搏心律 窄QRS波 心率每分钟40～60次	室性逸搏心律 宽QRS波 心率低（20～40次/分） 有心搏停止或 室性心动过速危险
基础病因	右冠状动脉病变，膜部梗死，房室结周围水肿	左冠状动脉前降支病变，前壁大面积心肌梗死，或传导系统疾病进展
完全阻滞前的心律	之前可见二度房室传导阻滞，莫氏Ⅰ型（文氏型）	之前可见二度房室传导阻滞：莫氏Ⅱ型（非文氏型）

H. P波和QRS波无关。P波的频率低于QRS波频率

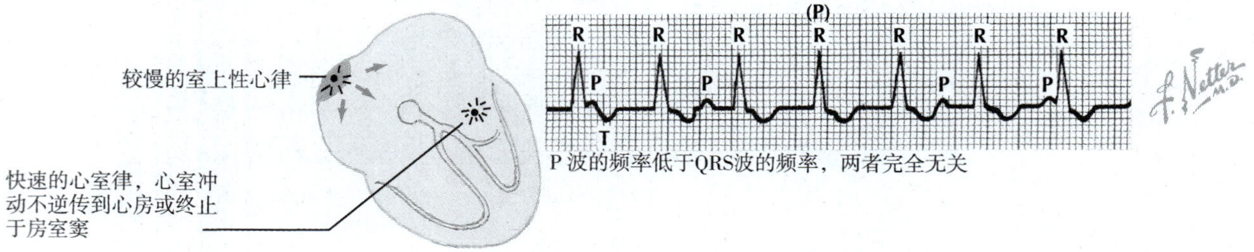

抗凝治疗，使国际标准化比值（INR）维持在2～3之间。

有必要使用抗心律失常药物防止阵发性或持续性房颤的复发。药物选择包括：胺碘酮、索他洛尔、普罗帕酮、氟卡尼和多非利特。后四种药物有致心律失常作用，需要密切监测。地高辛、β-受体阻滞剂（除索他洛尔之外）和地尔硫卓不能将房颤转复为窦性心律，但在控制心室率后有可能将房颤转复为窦性心律。对于对两种或多种抗心律失常药物无反应或不能耐受的患者，应进行肺静脉隔离消融治疗。起源于肺静脉心房组织的房性早搏可作为房颤发生的触发点，偶尔作为持续房颤的易化点。术后

图36-3 室性心律失常Ⅰ。

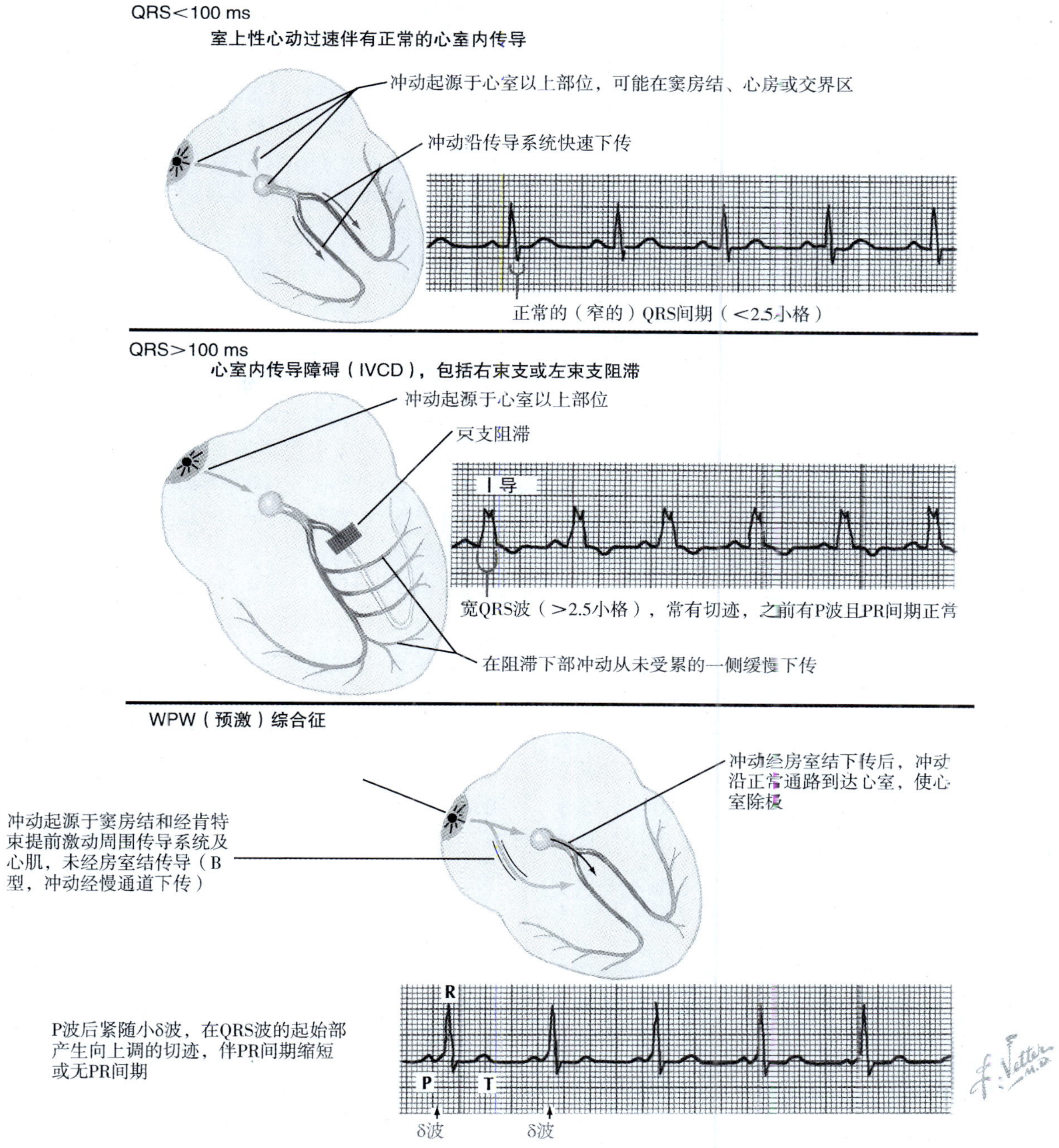

1年约70%以上的患者无房颤发作。

持久性房颤需要控制心室率，多需要联合应用β-受体阻滞剂、钙拮抗剂和地高辛。间歇性心动过缓（快慢综合征）或持续性心动过速患者需植入永久性起搏器伴或不伴房室结消融。如果不能控制心室率或不能耐受药物治疗，可进行房室结消融以控制快速的心室率，并植入永久性起搏器治疗心动过缓。消融并植入起搏器后，生活质量评分会大大提高。

对于活跃的或房颤伴有快速心室率的患者以及对控制心室率的药物反应差的患者，应考虑肺静脉隔离和射频消融。持续性房颤患者则需要更复杂的治疗，包括左房顶部的线性消融、二尖瓣环的线性消融、冠状窦口的线性消融、三尖瓣环的线性消融和上下腔静脉的隔离。这些治疗可使 50% 以上的患者恢复窦性心律。因为房颤的病因众多，以及对于某一患者房颤也可能起源于多个部位，如本文引用的成功率一样，射频消融也遇到了挑战。可以预料，随着研究的深入和技术的进步，射频消融的效果将会继续提高。

不适宜性窦性心动过速是指缺乏促发因素情况下发生的窦性心动过速，如甲状腺功能亢进、发热和系统性疾病。患者会感到失望和身体虚弱；主诉轻微活动或无体力活动时心率就会突然增加。初始β- 受体阻滞剂或钙拮抗剂可单独或联合使用。如果尽管应用了最大耐受剂量的药物之后仍有症状，应考虑进行高位窦房结射频消融。

在一些有不适宜性窦性心动过速速的患者，从卧位至 70 度直立位置时，直立倾斜测试可发现心率快速增加。这种情况被称为直立体位性心动过速综合征（POTS）。窦房结的消融治疗会使 POTS 患者的病情恶化。初步研究显示免疫学机制为 POTS 发病机制。

ICD 的应用已明显减少了心律失常 VT 引起的死亡。潜在的最大目标人群包括：由陈旧心肌梗死导致的 VT 患者。最近的指南限制了 ICD 在这组患者的植入，严格限制在有非持续性 VT 和电生理检查诱发出 VT 的因陈旧心肌梗死所致的左室功能下降的患者。最近一项研究结果建议 ICD 用于高风险患者群。一些随机研究证实了 ICD 一级预防心源性猝死的作用。目前建议 ICD 用于缺血性心肌病或扩张型心肌病左室射血分数＜ 35% 的患者及有 VT 或 VF 复苏成功者。

虽然一些心室功能正常的患者也可出现 VT（见下文），但 VT 多发生于左室功能不全的患者（图 36-4）。如果证实了患者射血分数异常，应进行心导管检查，计算心输出量并进行冠状动脉血管造影术。植入 ICD 之前应进行血运再建。尽管使用 ICD 和抗心律失常药物，一些有折返性 VT 的患者也可能需要进行射频消融治疗。左室功能下降的患者出现晕厥应考虑到 VT 和 ICD 植入。

超声心动图正常的患者，VT 可起源于右室流出道或左室，可能对维拉帕米（异搏定）或腺苷敏感。射频消融治疗可治愈这些患者。

非急性心肌梗死情况下出现 VF 的患者应植入 ICD（见图 36-4；彩图 36-4）。

对 QRS 间期＞ 120ms 的充血性有心衰和植入 ICD 指征的患者，应植入双室 ICD。这一治疗可以明显提高生活质量和延长运动时间，可降低再住院率和死亡率。

对于有完全性心脏传导阻滞、二度莫氏Ⅱ型房室传导阻滞和窦性停搏的有症状的患者，应植入起搏器。对于有 PR 间期延长、窦性心动过缓或二度莫氏Ⅰ型房室传导阻滞（文氏型）的无症状的患者，不必植入起搏器（见图 36-2）。同样，对于无症状的双束支阻滞（分支阻滞为左前分支或左后分支阻滞）患者，应进行观察而不是植入起搏器。然而，对于双束支阻滞的、有晕厥症状而无明确病因的患者，应植入起搏器。

对于无左室功能下降的室性早搏患者，应与房性早搏一样进行保守治疗。因为咖啡因、睡眠剥夺和酒精均能增加室性早搏和房性早搏的发生频率，应鼓励患者戒除或限制这些因素。规律的运动可减少室性早搏和房性早搏的发生频率。

先天性长 QT 综合征是一种表现为晕厥和猝死的遗传性疾病。运动诱发的症状是引起关注的特殊原因。常有类似发作的家族史。治疗包括β受体阻滞剂、频率＜ 85 次 / 分的双腔起搏器或 ICD。

Brugada 综合征患者出于心源性猝死的高危之中。有症状的患者应植入 ICD；心电图异常而无症状的患者应进行电生理检查，如果电生理检查结果阳性，应植入 ICD。

最近，已经认识到短 QT 综合征和儿茶酚胺诱导的多形性 VT，与心源性猝死密切相关，可能需要植入 ICD 伴或不伴抗心律失常药物。

上述各种情况均应推荐进行心脏电生理检查以便进一步治疗。

避免错误的治疗

在治疗有症状的患者时有许多发生治疗错误的机会。在一些情况下，对治疗失败进行的重新评估可以发现可以避免的错误。例如，偶尔有 SVT 的患者是在治疗惊恐发作无效后多年才确诊。同样，识别左室功能不全和晕厥的高危患者非常重要，对这些患者的最佳治疗是植入 ICD 。

在有房颤的老年患者，与华法林的防止栓塞事件的保护作用相比，医生有可能过高估计华法林治疗的相对危险。事实上，虽然老年患者跌倒（且如果进行抗凝治疗，创伤可引起出血）和胃肠道出血的危险都增加，但危及生命的脑卒中风险更大。除

图36-4 室性心律失常Ⅱ。

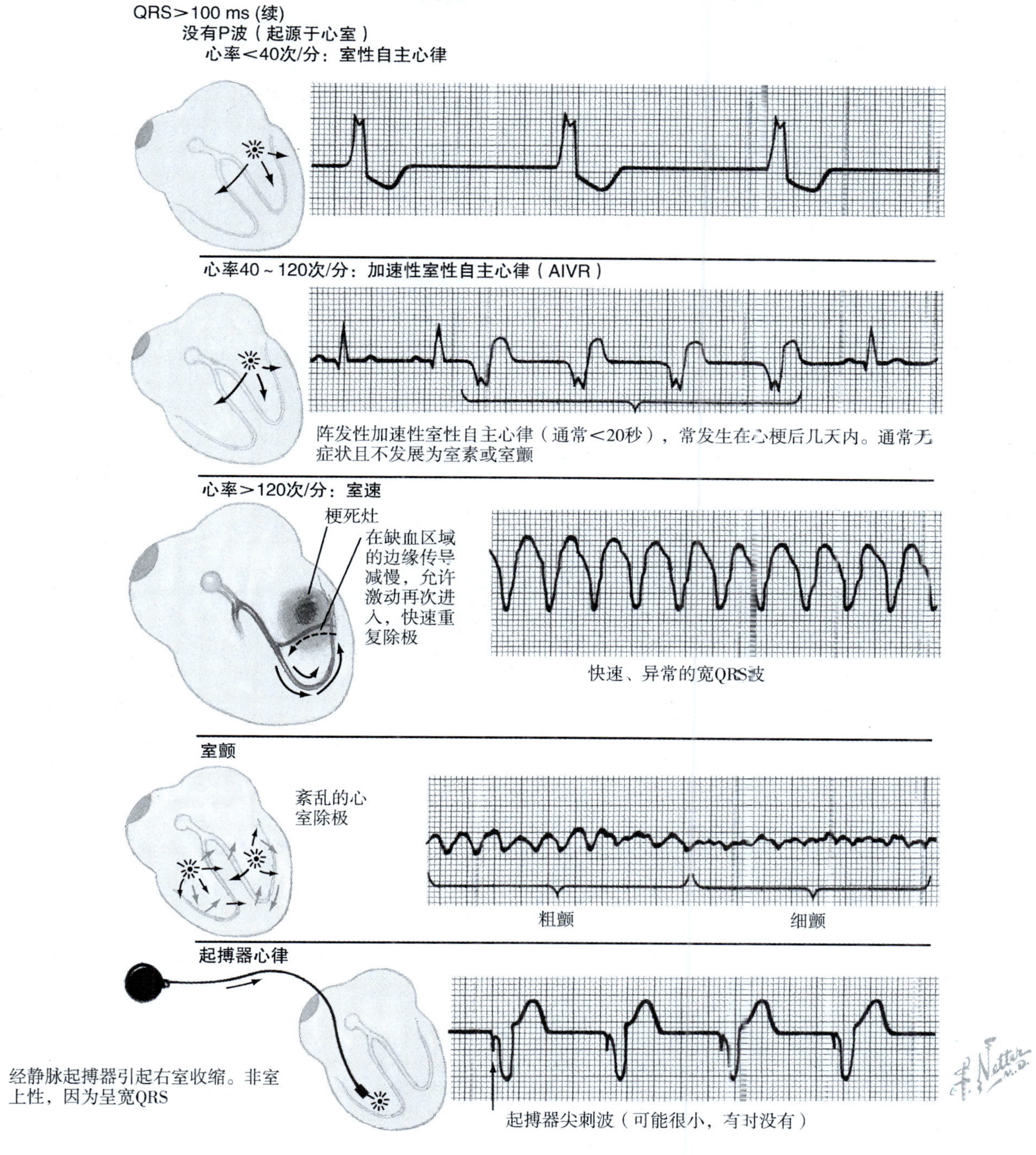

非有跌倒或胃肠道出血病史，大多数老年房颤患者可从抗凝治疗中受益。

INR < 2 增加卒中的风险而不降低出血的风险。对房颤患者一旦作出开始抗凝治疗的决定，应将 INR 调整到 2 ～ 3。在卒中高危患者，肠溶阿司匹林和氯吡格雷不能替代法华林治疗。最终应关注房颤的心率控制情况，这是评估药物疗效的客观指标。

最终的治疗包括 ICD 植入、导管射频消融、药物治疗或老年房颤患者应用华法林，治疗方案的选择取决于患者的意愿和家人的选择。

展望

房颤消融技术的进一步进展将极大地简化操作并提高其安全性和有效性。ICD 技术将继续改进以提高致死性心律失常高危患者的生活质量。对于有 CHF 和室内传导延迟（QRS 增宽）的患者，心房和双室起搏加心脏再同步治疗在这组有严重损伤和功能衰竭的患者是一种非常有效的手段。最近的器械研究正在检测双室装置在有宽 QRS 波群而植入 ICD 的患者中预防 CHF 的进展的作用（心脏再同步治疗逆转左心功能不全患者心室重塑研究）。

（贾洪娟　译　姚艳敏　校）

循证

1. Antzelevitch C, Brugada P, Borggrefe M, et al: Brugada syndrome: Report of the second consensus conference. Endorsed by the Heart Rhythm Society and the European Heart Rhythm Association. Circulation 111:659-670, 2005.

   This article outlines the diagnostic and treatment strategies for patients with Brugada syndrome and screening strategy for their family members.

2. Bardy GH, Lee KL, Mark DB, et al: Sudden Cardiac Death in Heart Failure Trial (SCD-HeFT) Investigators. Amiodarone or an implantable cardioverter-defibrillator for congestive heart failure. N Engl J Med 352:225-237, 2005.

   This paper evaluates the role of ICD therapy in the primary prevention of SCD in patients with congestive heart failure, EF <35%, and NYHA class II and III.

3. Fuster V, Ryden LE, Cannom DS, et al: ACC/AHA/ESC 2006 Guidelines for the Management of Patients with Atrial Fibrillation: A report of the American College of Cardiology/American Heart Association Task Force on Practice Guidelines and the European Society of Cardiology Committee for Practice Guidelines (Writing Committee to Revise the 2001 Guidelines for the Management of Patients with Atrial Fibrillation). Developed in collaboration with the European Heart Rhythm Association and the Heart Rhythm Society. Circulation 114:e257-e354, 2006.

   These latest guidelines confirm the importance of anticoagulation as key in the management of stroke prevention. The article has an extensive reference base and provides a great overview of atrial fibrillation management.

4. Gregoratos G, Abrams J, Epstein AE, et al: Guidelines. ACC/AHA/NASPE 2002 guideline update for implantation of cardiac pacemakers and antiarrhythmia devices. Summary article: A report of the American College of Cardiology/American Heart Association Task Force on Practice Guidelines (ACC/AHA/NASPE Committee to Update the 1998 Pacemaker Guidelines). Circulation 106:2145-2161, 2002.

   This collaborative report provides details of when placement of a device is indicated. It also provides guidance on conditions when a device is not indicated.

5. Hsu LF, Jais P, Sanders P, et al: Catheter ablation for atrial fibrillation in congestive heart failure. N Engl J Med 351:2373-2383, 2004.

   This paper confirms the importance of restoring sinus rhythm in improving the functional status of patients with CHF and atrial fibrillation.

6. Weber BE, Kapoor WN: Evaluation and outcomes of patients with palpitations. Am J Med 103:86, 1997.

   This article reviews the diagnosis, etiology and 1-year prognosis of a consecutive series of patients admitted with palpitations.

Richard G. Sheahan · Marschall S. Runge

37

心房颤动

引言

心房颤动（房颤）是成人和老年人最常见的一种心律失常，可见于很多情况。二尖瓣疾病常见的脉搏不规则（被描述为心脏紊乱）曾经被认为是房颤的最常见表现。随着风湿热发病率的降低，其他引起房颤的病因已远远多于二尖瓣疾病。此外，人们已经认识到，房颤患者并发症的发病率和死亡率都明显升高。

在世界范围内，房颤的患病率正在逐渐增长，尤其是随着人口老龄化而增长。房颤在婴幼儿中少见，随着年龄的增长而逐渐常见。在小于 55 岁的成人中，房颤的发病率 < 0.1%，而在大于 60 岁的个体中为 4%，在大于 80 岁的老人中约为 10%。据估计，美国成年人中房颤患者超过 200 万人，到 21 世纪中期将超过 550 万，其中大于 80 岁的患者将超过 50%。根据 Framingham 研究数据，在进行年龄别、疾病别配比后，房颤患者的死亡风险增加 1.5 ~ 2.0 倍，并且栓塞事件和充血性心力衰竭（CHF）的风险显著增加。

病因和发病机制

很多因素都易于导致心脏发生房颤（框 37-1 和图 37-1；彩图 37-1），包括心脏结构异常（如瓣膜性心脏病）、收缩或舒张功能障碍、CHF、高血压、糖尿病和心肌梗死。增加房颤发生率的其他疾病包括急性或慢性酒精摄入、甲状腺功能亢进或减退以及迷走或交感神经张力改变。孤立性房颤是指无结构性心脏病的证据（临床、心电图或超声心动图证据）和上述任何易患因素的房颤，在房颤患者中所占比例不足 10%。

房颤并非由单一电学机制引起。早期的研究者提出了多折返波（或子波）理论，认为这些多个小折返波在心房产生、播散和融合，形成小的折返环。这些波长短且易变的活动扰乱了心房的有组织的电活动，从而导致房颤。已经发现，位于肺静脉开口处的心房肌细胞生成的快速的、反复的冲动可引发房颤。而房颤本身可导致房颤持续（房颤的连缀现象）。解剖结构的重塑、电回路的破坏以及细胞的损害和组织纤维化可导致慢性房颤，这些都使恢复正常窦性节律的可能性减小。

最近更多的研究已发现引起房颤的触发灶和维持房颤的驱动灶。已经证实，心房组织中存在神经节丛——一种复杂而广泛的神经元网络。这些神经丛的电活动可导致异常（碎裂）电位，其对持续性房颤起着重要作用。消融这些异常电位通常可成功地终止房颤。

临床表现

房颤患者的临床表现多种多样。有些患者没有症状，房颤的诊断可能是在年度体检或在评估无关（有时候相关）疾病时偶然发现的。而有症状的患者会感觉到心脏节律不规则，常不能与频发室性或房性早搏区别。这些症状可以很明显，但对患者可能无影响到令人难以忍受。患者自己偶尔可发现心动过缓或发现桡动脉脉率减慢（低于实际心率）。还有一些患者在房颤转成正常窦性节律时可出现反射性心输出量减低的一系列表现，如疲倦到休息或活动时出现气短到胸痛。有时在新发房颤患者中可发现 CHF 的严重的症状和体征。最后，房颤的首发表现可能是脑血管事件或短暂脑缺血发作（CVA/

框 37-1 房颤的病因
心源性
二尖瓣瓣膜性心脏病
收缩期或舒张期功能障碍
充血性心力衰竭
高血压
糖尿病
心肌梗死
肥厚性心肌病
心包炎
WPW 综合征
病窦综合征
先天性心脏病
冠状动脉旁路移植术后
非心源性
急性或慢性酒精摄入（假日心脏综合征）
甲状腺功能亢进或减退
迷走神经或交感神经张力改变
肺动脉栓塞
败血症
慢性阻塞性肺病
孤立性房颤

TIA）所致的严重影响。

诊断方法

房颤的初次评估一般包括病史、体格检查、心电图以及各种实验室检查和心血管检查。通过上述信息，根据美国心脏病学会、美国心脏病协会和欧洲心脏病学会的联合指南，大多数房颤可分类为以下四种房颤中的一种：阵发性、持续性、永久性和孤立性房颤。它们的治疗有所不同。

1. 阵发性房颤的定义：突发房颤，持续时间＜1 周（常＜24 小时），可自行终止，通常反复发作。
2. 持续性房颤的定义：房颤持续时间＞1 周，不能自行终止，复律后易再发。
3. 永久性房颤的定义：房颤持续时间＞1 年，很难复律或两者兼而有之。
4. 孤立性房颤的定义：在无结构性心脏病的情况下出现的阵发性、持续性或永久性房颤。

除了房颤分类外，病史和体格检查的重点应放在寻求房颤的潜在病因上。寻找与诱发房颤相关疾病（见上文）的症状和检查结果。寻找房颤并发症的证据很重要，包括晕厥前兆（特别是房颤起始或终止时）、心输出量减少以及栓塞（包括短暂性脑缺血发作、外周性栓塞的证据或两者兼而有之）的临床表现。对房颤患者行眼底镜检查可发现一些患者存在视网膜动脉栓塞。房颤伴快速心室反应的患者属高危人群，包括旁路传导（WPW 综合征）或扩张性心肌病，可发生症状很严重的晕厥甚至心源性猝死。

心电图能够证实房颤、了解心率和有无潜在的结构性心脏病，如心腔的增大或肥厚、陈旧性心肌梗死和传导的异常。经胸超声心动图是对患者情况全面评估必不可少的一部分，尤其是考虑进行心脏复律时。与房颤相关的结构性心脏病和左房大小都是预测心脏复律短期和长期成功率的预测因子，故应进行超声心动图检查。在复律前，应经食管超声心动图检查左房或左心耳是否存在血栓。应通过实验室检查评估甲状腺功能和筛查有无电解质异常。其他试验可能包括冠心病的功能评估（包括或不包括影像在内的运动或药物负荷试验），甚至冠脉造影术。对患者初始评估时，一般不必进行电生理检查，但如考虑射频消融房颤的潜在起搏点时，则应进行电生理检查。当有室上性心动过速病史的年轻患者的心律变得不规则时，也应考虑电生理检查。在这种情况下，室上性心动过速可能是诱发房颤的触发机制。尽管不常见，这是心动过速诱发心动过速的一个例子，对这种室上性心动过速进行射频消融可避免以后房颤事件的发生。

处理和治疗

房颤的治疗主要是针对房颤引起的症状和房颤的病因（图 37-2 至 37-4）。患者是否能够耐受房颤产生的症状？房颤是否导致血流动力学恶化以致可能影响远期后果？是否已经发生栓塞事件以及栓塞的远期危险因素是什么？考虑与以上各方面相关的重要问题有助于指导选择治疗方案。

图37-1 心房颤动。

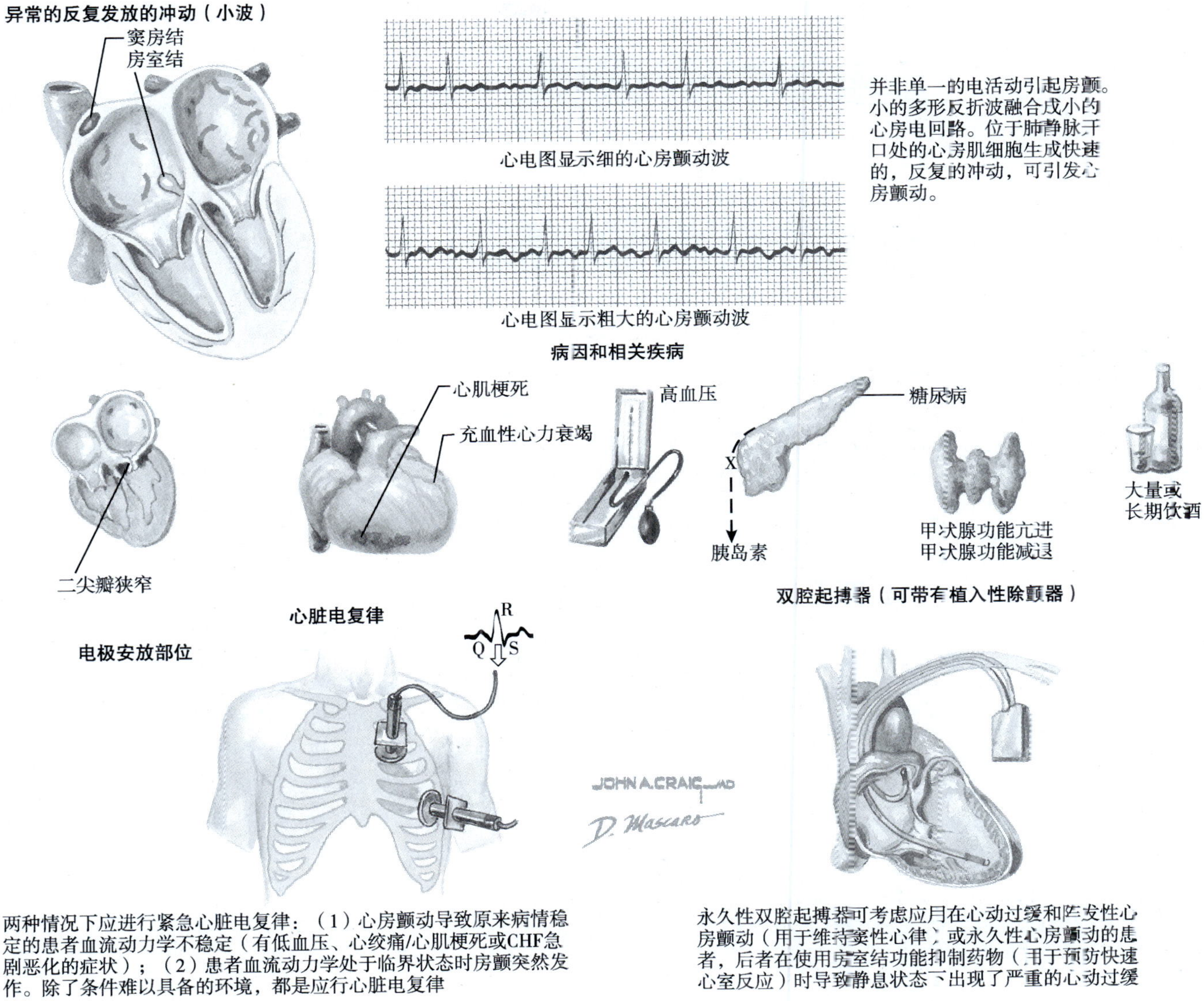

最佳治疗

房颤急性期的治疗

房颤的初始治疗取决于患者的心室反应、血压、缺血证据、呼吸困难的程度和心源性休克。图 37-2 列出了一个治疗流程图。一旦患者的病情得到控制，后续的评估和治疗取决于年龄、心率、症状、可能的病因、高血压、心肌缺血、糖尿病、甲状腺疾病、脑血管意外和可能的肺部疾病（见框 37-1 和图 37-2 至 37-4）。

非急性期房颤的治疗

在决定房颤治疗方案时必须考虑到四个主要问题：由房颤转复为正常窦性节律、维持正常窦性节律、慢性房颤患者的心率控制和栓塞并发症的预防（图 37-5；彩图 37-5）。下面阐述这四个主要问题，并重点讨论存在的争议。

心脏复律

有两种情况应考虑对房颤进行心脏复律。一种情况是：对于有严重血流动力学不稳定的房颤患

图37-2 阵发性房颤的长期的治疗。
ARB：血管紧张素受体阻滞剂；CHF：充血性心力衰竭；ECG：心电图；EF：射血分数；LA：左心房；LV：左心室。

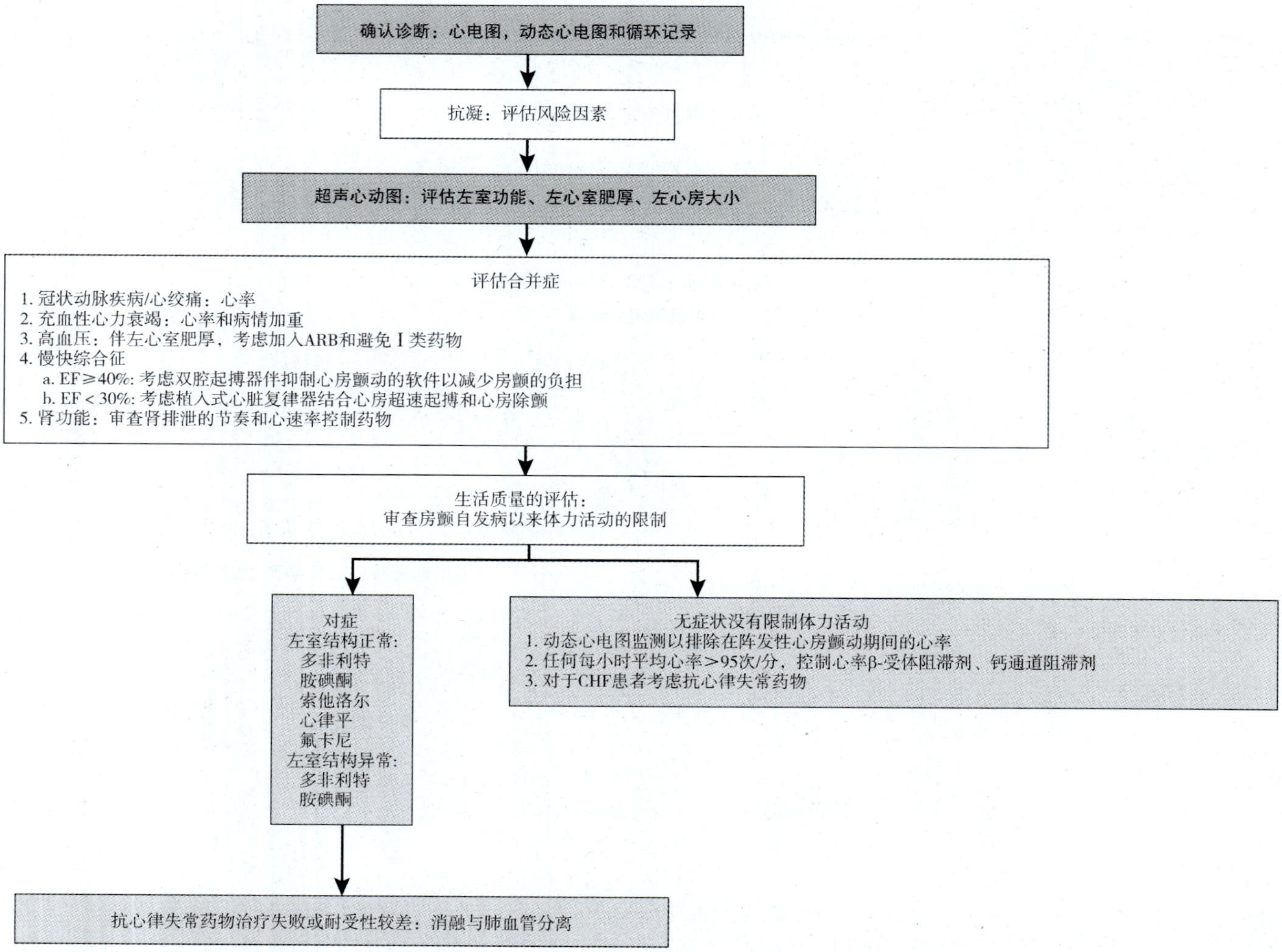

者，立刻进行心脏复律。应记住窦性心动过速的概念：房颤伴快速心室率可能由潜在的因素触发。首先，应该努力寻找这个因素，如有必要，应进行处理。应排除引起低血压和心动过速的其他原因，如血容量过低、感染性休克、急性出血、重度贫血和急性心肌梗死导致的心源性休克。房颤伴快速心室率导致低血压的患者通常也有基础心血管疾病。可纠正的因素经处理后，对这些患者应立即进行心脏电复律。控制心率可考虑静脉内注射短效β受体阻滞剂（艾司洛尔）或钙离子通道拮抗剂（地尔硫卓），但是在明显低血压情况下，开始使用时须慎重。然而，在房颤时，由于心房无效收缩，左心室（LV）被动充盈。因此，在伴有快速心室反应的患者，减慢其心室率可进一步延长心室充盈时间，从而增加心输出量。在血流动力学稳定的心肌缺血患者，在心脏复律前选择β受体阻滞剂（包括艾司洛尔或美托洛尔）或钙离子通道拮抗剂（地尔硫卓或维拉帕米）都是安全的。尽管在药物作用下心率减慢可使心脏自发复律，β受体阻滞剂或钙离子通道拮抗剂都不是心脏复律的有效药物。某些Ⅲ类抗心律失常药已经逐渐成为房颤的紧急治疗药物。静脉使用伊布利特和胺碘酮在适当监护下应用是安全的。ⅠA类药物（主要是静脉注射用盐酸普鲁卡因胺）推荐应用于紧急情况，但是随着伊布利特和胺碘酮的问

图37-3 长期持续性心房颤动的治疗。

ARB：血管紧张素受体阻滞剂；CHF：充血性心力衰竭；DC：直流电；ECG：心电图；EF：射血分数；INR：国际标准化比值；LA：左心房；LV：左心室。

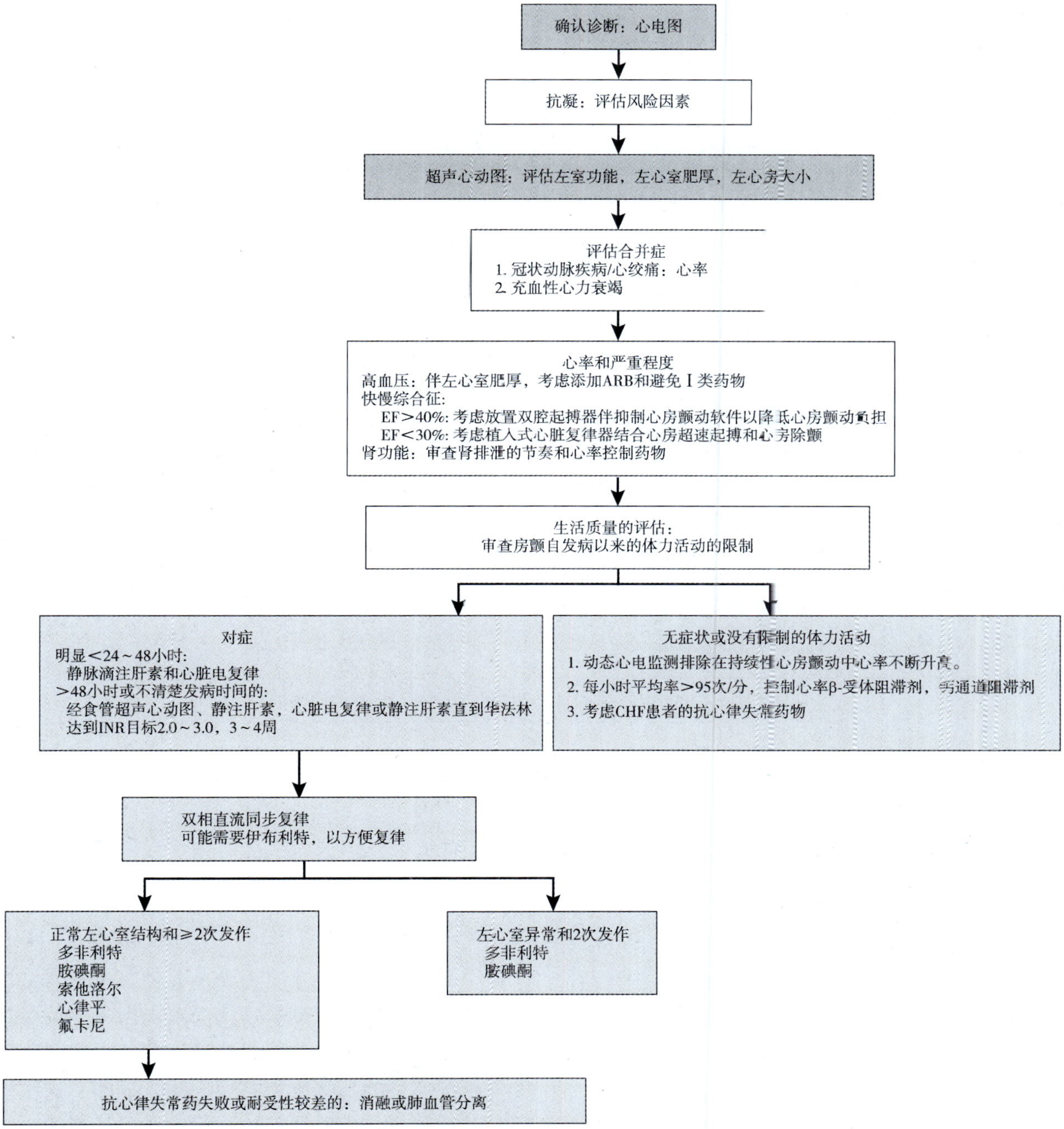

世，其应用已经被大部分替代了。

考虑进行复律的第二种情况是：房颤患者有症状（甚至有时无症状），但症状是稳定的。在这种情况下，复律前必须考虑抗凝治疗（见“房颤的抗凝治疗”一节）。总体来说，对于病情不复杂、房颤持续时间明显< 24 小时的患者，复律前不需要抗凝。对于房颤持续时间> 48 小时的患者，通常推荐静脉注射肝素抗凝。对于房颤持续时间为 24 ～ 48 小时的患者，是否应用抗凝治疗还存在不同的观点。我们采取更保守的方法，采取与房颤持

图37-4 永久性房颤的长期管理。
ARB：血管紧张素受体阻滞剂；ECG：心电图；LV：左室；LA：左房；EF：射血分数。

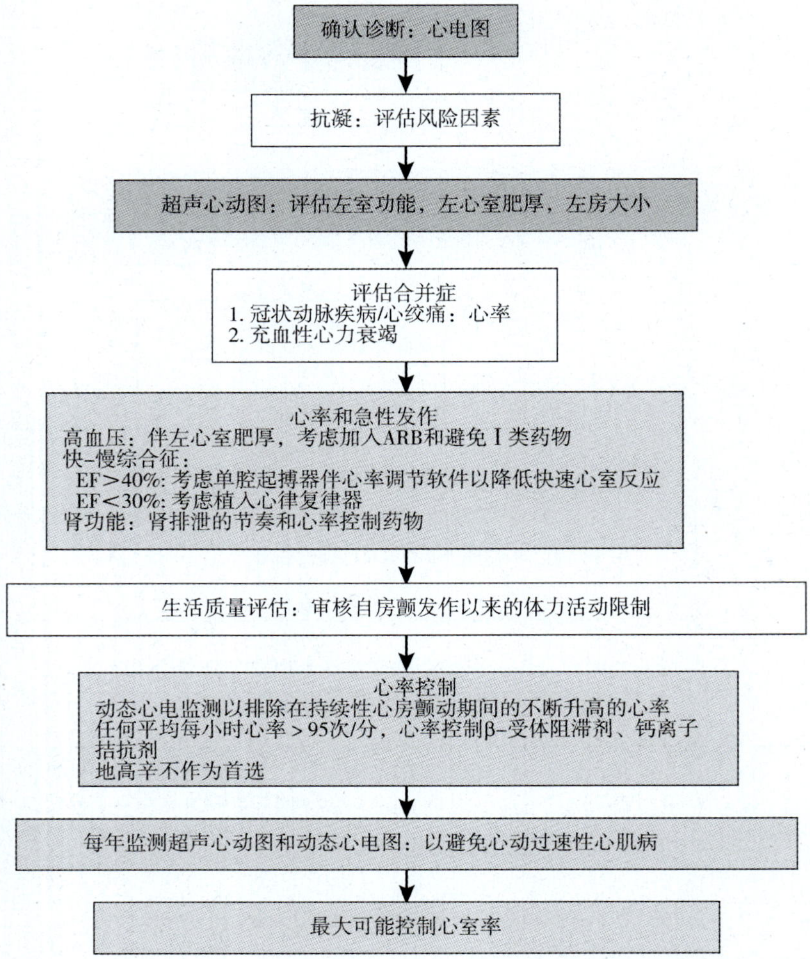

续时间＞48小时的患者一样的抗凝治疗。一个可选择的方法是：应用经食管超声心动图筛查心房或心耳血栓，如果没有血栓存在，便进行复律。在这种情况下，开始复律前用华法林抗凝治疗3～4周（INR为2.0～3.0），复律后至少持续使用1个月。这些问题将在下文有关部分详细讨论。

在欧洲较为流行而在美国很少使用的一种策略是所谓的“药片盒”（pill in the box）复律方法，对于药物致心律失常作用危险较低的患者是安全、有效的。对于在急诊室监测的患者或在以前住院期间已证明无心律失常发生的患者，可以单次口服普罗帕酮（心律平）600 mg或氟卡尼300 mg。欧洲的研究已经提示这种方法是安全的，但是在美国这种方法还未得到认可。

节律控制

使用药物复律还是使用电复律，常常是基于患者的病史和引起房颤的易感因素而做出的个体化选择。例如，对于阵发性或持续性房颤患者，可能需要用抗房颤的药物维持窦性心律。显然，这些患者在药物复律前需要保持抗凝治疗。可选择的心脏复律药物主要有胺碘酮、索他洛尔和多菲利特。这些药物各有优缺点。对于阵发性房颤患者，胺碘酮可在门诊安全应用且可能是最有效的抗房颤药物。胺碘酮的不良反应是可导致甲状腺功能异常和肝功能异常，偶尔还可导致肺纤维化，其早期表现是肺功能减退。因此，胺碘酮即使低剂量（约200mg/d）用于房颤的预防时，也要每年筛查1～2次甲状腺

图37-5 心房颤动的并发症。

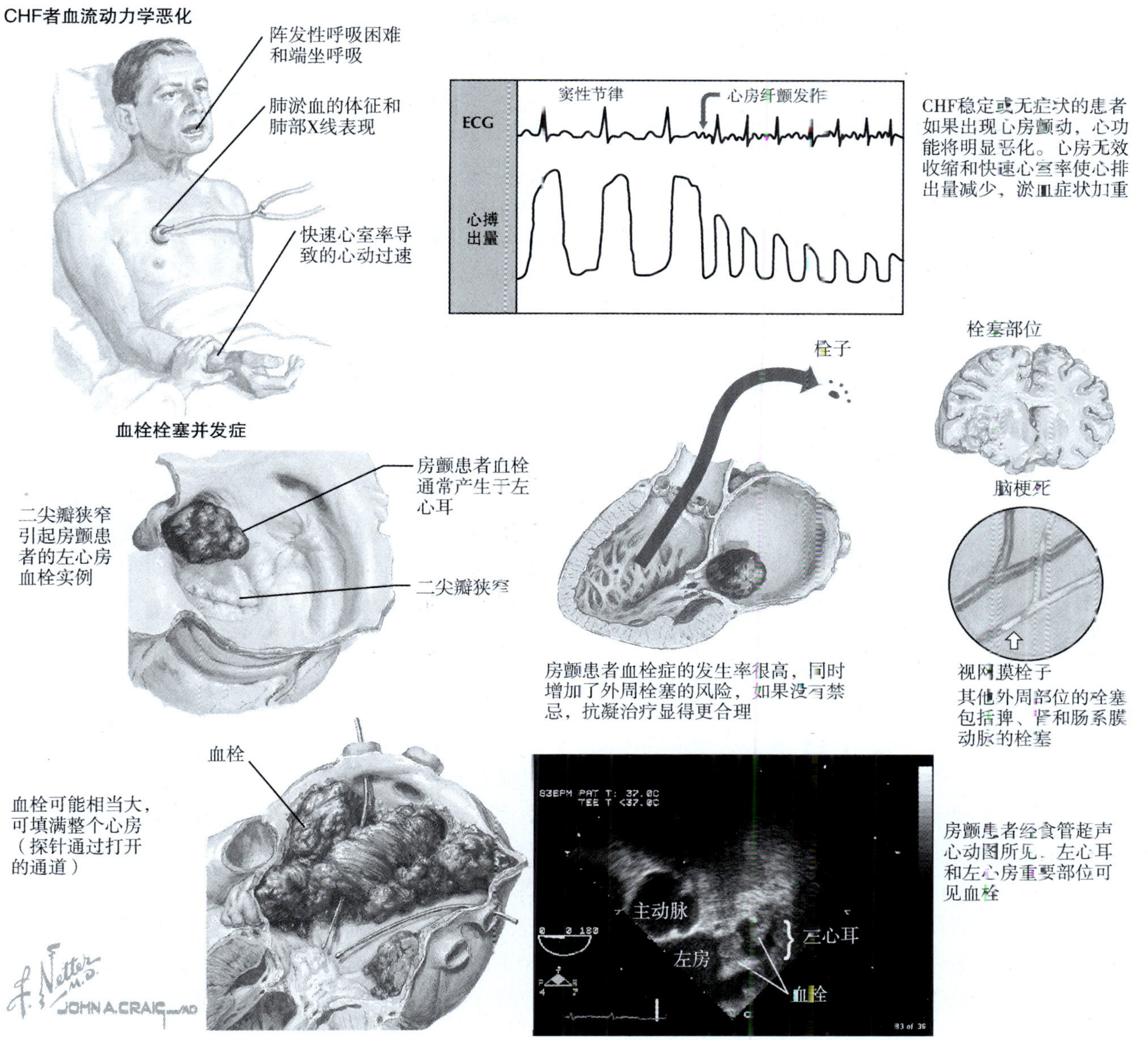

功能、肝功能和肺功能。索他洛尔也是有效的抗房颤药物，尤其是对于因为其他原因需要使用β受体阻滞剂的患者；但是其只能用于住院患者，因为可引起某些患者发生不可预知的QT间期延长。多菲利特是一种有希望的药物，但其应用需要进行3天心电监护，以防发生QT间期延长和尖端扭转性室速。多菲利特的初始剂量取决于肾功能，其后续剂量则取决于QT间期对前期剂量的反应，直到达到稳定状态。

通常的做法是尽量使用药物维持正常窦性节律。事实上，在未使用抗房颤药物治疗的情况下，房颤患者电复律成功后能够维持正常窦性节律超过一年者不足1/3。应知道还有许多可能的情况需要抗房颤治疗。有时应用β-受体阻滞剂能减弱肾上腺素的作用而防止房颤复发，但大多数情况下无效。很多心脏病专科医生认为对房颤低危患者只进行初次试验性电复律，认为这样做可使1/3的不需要抗房颤药物治疗的患者节省费用并降低风险。一般来讲，在房颤复发风险增高的患者或已进行第二次电复律的患者，使用上文讨论过的药物（见图37-2和

37-3）可以维持正常的窦性节律。然而，对这种常规做法还有争议，有关内容见下文“心率控制与节律控制”一节的讨论。

房颤患者的生活质量测量（QOL）存在着方法学困难。在填写完 QOL 问卷之前，应用意向 - 治疗分析方法不能适当控制节律。同样，采用填写 QOL 问卷时的节律对于不同治疗方法之间的差别很难做出解释。目前有几项研究显示，在填写 QOL 调查问卷当时为窦性节律的患者其 QOL 量表分数高于当时仍为房颤患者的分数。

心率控制

很多慢性房颤患者用心脏复律或用抗心律失常药物治疗失败后，或有预示治疗会失败的因素且除了心率快以外症状轻微时，都不愿意接受心脏复律，或不耐受抗心律失常药物。对于他们（见图 37-4），可以考虑用药物控制心率。β- 受体阻滞剂、钙通道阻滞剂或两者合用，不论是否应用地高辛，常常可以控制快速心率。对于因病活动能力受限或卧床不起的患者，地高辛对控制房室传导尤其有用。然而，由于房颤和传导异常（包括窦房结功能障碍或病窦综合征）之间有相当多的重叠，在心动过速和心动过缓之间可能很难取得适当的平衡。这些患者可能需要植入一个永久性心脏起搏器，以防止在使用 β- 受体阻滞剂、钙通道阻滞剂或抗房颤的药物治疗心动过速时发生心动过缓事件。尽管永久性双腔起搏（甚或单心房起搏）防止房颤的初始功能还没有完全实现，但在有偶发房颤的患者，当有起搏指征时，应考虑使用具有抑制房颤的双腔起搏器。心室起搏有可能将阵发性房颤转换成慢性房颤。另一个使用起搏器的特殊情况（稍后讨论，见“房室结消融及永久起搏”）是：房颤伴快速心室反应的患者药物控制无效或无法耐受药物的不良反应。

房颤的抗凝治疗

抗凝治疗包括复律期间的抗凝、长期的抗凝和房颤患者接受手术期间的停止和恢复抗凝。美国心脏病学会、美国心脏协会、欧洲心脏病学会和美国胸科医生学会共识小组已达成共识：在心脏复律前应进行抗凝治疗。对于房颤持续时间不明确、有瓣膜性心脏病、有左室功能不全的证据或血栓史的患者，或完全择期心脏复律的房颤患者，强烈推荐心脏复律前给予华法林抗凝治疗 3 ～ 4 周（INR 为 2.0 ～ 3.0）。心脏复律后维持同一水平的抗凝治疗至少持续 4 周。另一种方法是对于低危患者（没有上述情况），在心脏复律前应用经食管超声心动图评估心房或心耳血栓。对于无血栓或呈低流量状态（也称为“烟雾”或自发超声心动图对比）的患者，使用普通肝素或低分子量肝素抗凝，在无华法林抗凝的情况下进行心脏复律是安全的。心脏复律后必须抗凝 4 ～ 6 周。

对于有以下几种情况的患者，主张长期进行华法林抗凝治疗。对于存在高卒中风险的患者，不论哪种房颤（阵发性、持续性或永久性），都应进行终身抗凝治疗。由于许多房颤患者有复发，即使一些复发没有被察觉，也要进行抗凝治疗。其他有症状的患者也可能会有无症状房颤发作，即使他们是窦性心律时，也易发生栓塞事件。最后，在慢性房颤患者，5 项大型前瞻性随机研究显示，华法林可使脑卒中的风险降低 45% ～ 82%。在卒中低危患者中（孤立性房颤）使用阿司匹林仍有争议，或对可能增加出血风险的患者使用华法林是禁忌的。

避免治疗错误

治疗房颤的三种最常见的错误是：（1）对引起房颤的潜在的、可逆的原因缺乏认识；（2）对药物可能存在的相互作用了解不足；用房室结阻断药物治疗房颤患者可能导致心动过缓；（3）抗凝治疗缺乏严格监控和调整，导致过量出血或血栓形成。虽然这些并发症不能完全避免，但其发生的风险可通过医生认真负责监督降到最低。对所有房颤患者在开始治疗前均应进行综合评估。开始 AV 结阻断药物治疗前，应对所有治疗方法进行审查，并应密切观察患者的反应。最后，使用标准化方案可以在很大程度上避免抗凝治疗的困难，对难以控制的患者可转诊到抗凝门诊。

特殊问题

由于房颤存在多元化的病因和风险，几个特殊问题值得进一步讨论。

孤立性房颤

根据定义，孤立性房颤发生于小于 60 岁的个体，缺乏其他心血管疾病的证据，包括器质性心脏病、高血压或糖尿病。随着超声心动图被用于确认缺乏器质性心脏病，甚至包括轻度二尖瓣关闭不全、左心房扩大和左心室肥厚，这一定义已进一步明确。根据一般经验，孤立性房颤患者发生脑卒中的风险很低，没有必要进行预防性抗凝治疗，而且对房颤进一步的治疗也可能没有必要。随着孤立性房颤的定义更加明确，这种趋势也更有把握。但仍然存在一些问题，包括孤立性房颤患者应该多长时间复查一次超声心动图以确定仍然没有心脏结构异常？孤立性房颤患者应给予阿司匹林吗？这些问题目前还没有研究来回答。一般来说，孤立性房颤患者每年至少应就诊一次，对包括高血压和糖尿病这类卒中危险因素进行检查以确认没有问题，超声心动图和Holter监测应该每年进行一次，以确定没有心动过速性心肌病的证据。有关阿司匹林对孤立性房颤患者的作用研究结果不尽相同，对其应用没有形成共识。然而，鉴于流行病学数据支持，使用低剂量阿司匹林（81 ～ 325mg/d，根据耐受程度）可减少 40 岁以上患者卒中和心肌梗死的长期风险，故常推荐孤立性房颤患者应用低剂量的阿司匹林。

预防房颤的非药物方法

目前房颤的治疗有外科手术方法和经皮方法（图 37-6；彩图 37-6；见图 37-2 至 37-4）。过去，两种具有里程碑意义的手术方式已使人们了解到肺静脉在启动和维持房颤方面起着关键作用。这两种已经过充分研究的外科术式是走廊术和迷宫术。走廊术是用外科手术方法切开窦房结和房室结之间的狭长心房组织，使其与其余心房组织分隔开来，从而控制变时性心率并增强维持正常窦性节律的能力。迷宫术是在心房做很多小切口，以有效地阻断折返性房性心律失常及预防持续房颤，从窦房结到房室结仅留下一条传导路径，同时激动左心房和右心房。这两种手术的目的都是要维持正常的窦性节律和心房收缩。虽然这两种手术是有效的，但它们都需要开胸手术，通常需要持续抗凝治疗，常见的并发症是需要永久性起搏，因此，只有一小部分房颤患者是其适应证，主要是那些因其他原因（冠心病或瓣膜性心脏病）拟行心脏手术的患者。目前，改良后的术式是分离肺静脉和增加从肺静脉到二尖瓣环的消融线。

房颤的导管射频消融可分离肺静脉袖口的早期去极化心房细胞灶，成功率达 70% ～ 80%，手术后房颤消失并可停用所有抗心律失常药物。但是房颤复发、发生血栓栓塞的风险、急性心脏压塞、少见的肺静脉狭窄和罕见的动脉食管瘘是这种手术面临的技术挑战。使用先进的标测技术无疑可提高导管射频消融术的有效性，已被推荐用于药物治疗失败或不耐受和不适用其他方法的情况。现在，利用 CT 血管造影术或磁共振血管造影术获得的左心房成像，已能与电生理标测获得的信息融合而提供一个三维影像，可提高消融部位的精确度。更新的导管技术和对电描记图靶点的更好理解和识别会使消融手术更方便、更可靠地进行。未来，立体定向技术可能会使房颤消融的操作更快、更有效。

患者经常同时存在窦房结功能不全、快 – 慢综合征或药物造成的严重心动过缓，此为植入永久性心脏起搏器的指征。对于阵发性或持续性房颤患者（见图 37-2 和 37-3），应考虑使用兼有抑制房颤功能的心脏起搏器。这种起搏器是通过以比潜在的房性节律更快的频率起搏来抑制心房自身节律。在临床试验中，这种起搏器可将房颤的负担减少 25%。双腔起搏器在预防房颤发生方面优于单腔心室起搏器。

心率控制与节律控制

根据血流动力学研究，我们一直认为，恢复正常窦性节律的房颤患者会过得比只是心室率得到良好控制的房颤患者好。有两项研究报告对这种传统认识提出质疑。在两项研究中，就症状、卒中风险或其他疾病的发病率而言，节律控制并没有比心率控制获得更好生存优势。但在这两项研究的分组中，患者选择偏倚大，患者症状较轻，并且两组之间有相当大的交叉，所以在研究结束时，心率控制组的一部分实际上是在正常的窦性节律组，这对研究的效能产生了明显的负面影响。此外，这些研究很大程度上排除了有血流动力学高危因素的患者。虽然节律控制与心率控制孰优孰劣的争论尚没有最后的结论，但这些研究清楚地表明，与以前的认识相比，节律控制是一个更可行的选择。

房室结消融加永久性起搏

与节律控制是有用的这种理念一致，一些研究表明，对于房颤伴难治性快速心室反应患者，通过造成他们依赖心脏起搏器来治疗可显著改善症状。实质上就是对患者进行房室结导管射频消融术和植入永久起搏器治疗。起搏器根据恢复正常窦性节律

图37-6 房颤的手术治疗。

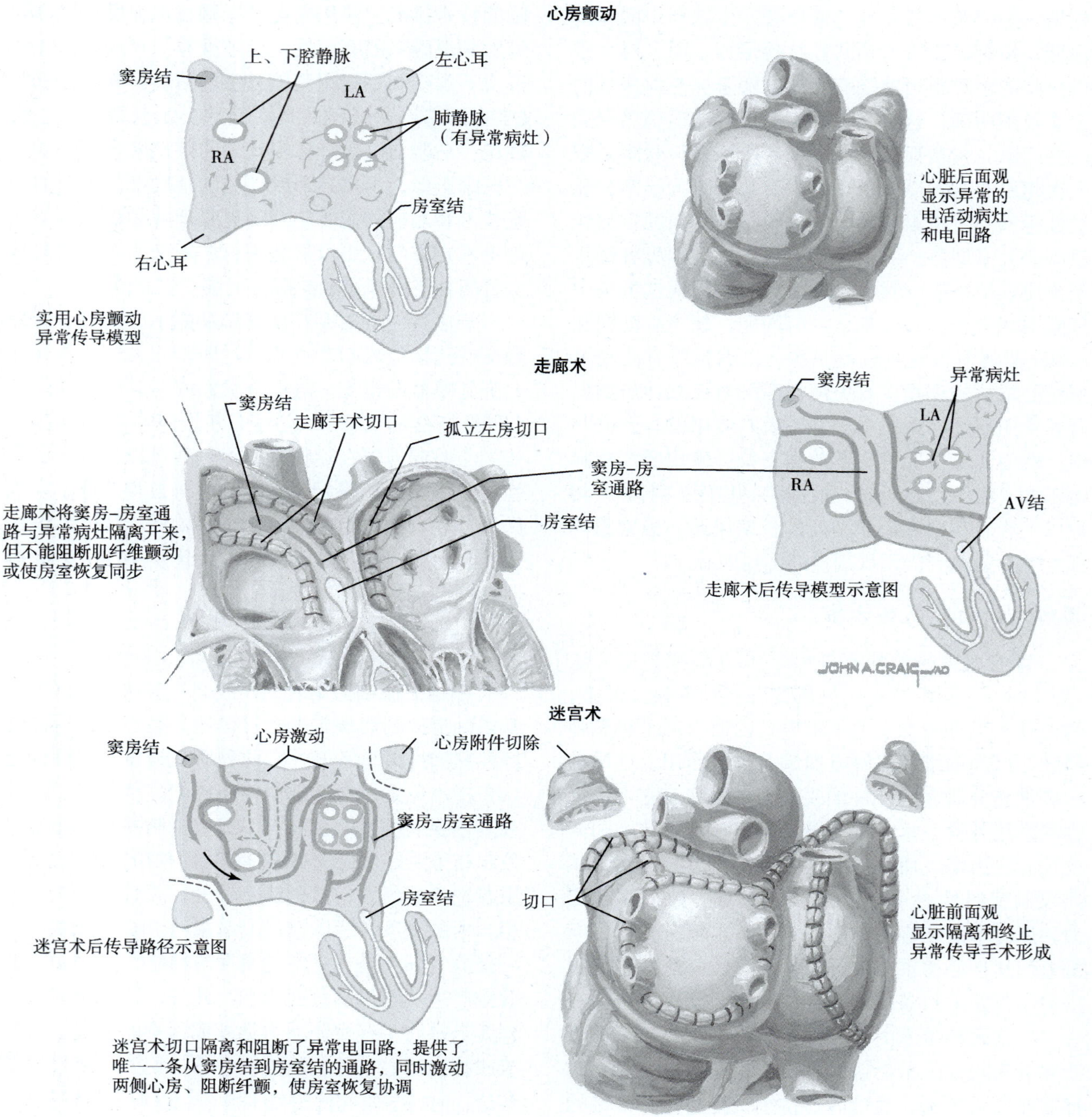

的可能性选择；若恢复正常窦性节律的可能性大，则选择双腔起搏器；若可能性小，则选择单腔起搏器。一些研究支持这种理念，认为对于某些选定的患者，这种方法可有效地消除由房颤引起的快速心室反应。这种方法也有可能逆转心动过速性心肌病，改善左心室射血分数。对于永久性房颤患者，经房室结消融和永久起搏器置入治疗后，生活质量评分和运动耐力提高，再住院率和医疗费用降低。

目前，“消融加起搏”术只适用于永久性房颤、不宜或不希望进行肺静脉隔离术的患者。许多人可能已经安装了单腔心室（VVI）起搏器。对于进行再次手术的患者，一些小型研究表明，双心室起搏优于只起搏右心室。

充血性心力衰竭

15% ~ 30% 的充血性心力衰竭（CHF）患者可发生房颤。在这些患者中，房颤可导致血流动力学恶化和再住院，现有的心力衰竭症状恶化。快速的心率和心房收缩丧失可以促使无症状的、稳定的左室功能不全患者病情加重。这些变化可以随着心率的控制或窦性心律的恢复而逆转。有更严重的 CHF（纽约心脏协会分级Ⅲ 和Ⅳ级）伴房颤的患者看来有较高的全因死亡率和泵衰竭死亡。然而，在 CHF 较轻的（纽约心脏协会分级Ⅰ和Ⅱ级）患者中，房颤与死亡率或再住院增加无关。Ⅰ类抗心律失常药与 CHF 伴房颤患者的死亡率增加独立相关，应避免应用。胺碘酮和多非利特对 CHF 患者是安全的。最佳的药物治疗可能对这些患者的预后有良好的影响。但即使在最高危的房颤合并严重 CHF 的患者中，用抗心律失常药来维持窦性心律也没能显示提高了生存率。自从肺静脉隔离术问世以来，甚至对于持续若干年的永久性房颤患者，这种手术也已显示可以提高生活质量、改善左室射血分数和症状。

植入性心房除颤器

20% ~ 30% 的患者在放置植入式心脏复律器（ICD）时同时存在房颤。ICD 植入 17 个月后，多达 45% 的患者发生房颤。最新的 ICD 还兼有心房转复治疗功能，包括超速抗心动过速心房起搏、心房高频短阵快速起搏和心房除颤。这些装置是安全和有效的。因此，对需植入 ICD 的患者，若合并房颤或可能发生房颤，应考虑植入有心房治疗功能的 ICD。

冠状动脉旁路移植术

房颤常见于冠状动脉旁路移植术（CABG）后。估计发生房颤的患者可达 40%，通常发生在术后第 1 天，因而可延长住院时间。老年患者和手术前停用 β- 受体阻滞剂者更容易发生房颤。术前使用 β- 受体阻滞剂或胺碘酮可减少术后房颤的发生。有趣的是，房颤是一过性现象，多数患者出院时已经恢复了窦性节律。只有少数患者（< 5%）的房颤发生在术后 30 天内。

一些接受二尖瓣手术的患者在 CABG 术中进行了房颤消融治疗。用冷冻消融或射频消融隔离了四个肺静脉。在某些情况下，消融线可延伸至二尖瓣环，据报道可使房颤复发减少。早期研究显示，维持窦性心律的效果比较满意，甚至是在外科手术前是永久性房颤的患者。

尸体解剖研究发现，在房颤患者中，左心耳是发生血栓的最可能部位。这在一项大样本房颤患者复律前进行经食管心脏超声心动图检查的病例研究中得到了证实。目前已经推出了经皮左心耳封堵术，即通过将左心耳与左心房隔离来预防不能服用华法林的患者的血栓形成。在 CABG 或瓣膜手术中，很多外科医生或者通过切除左心耳，或者果缝合左心耳的入口来预防血液在其内流动与淤滞。

高血压

最近的两项抗高血压研究——氯沙坦减少高血压终点事件的干预研究（LIFE）和缬沙坦抗高血压的长期评估研究（VALUE）——已公布的前瞻性观察数据表明，用血管紧张素受体阻断剂（ARB）氯沙坦和缬沙坦治疗的患者，在 LIFE 研究中与阿替洛尔比较，在 VALUE 研究中与氨氯地平比较，其房颤的患病率明显降低。在这两项研究中，阿替洛尔和氨氯地平对血压的控制要么相似要么略好。然而，尽管血压控制适当，服用 ARB 类药物的患者发生房颤者显著减少。这些结果有几种可能的解释。ARB 有抗纤维化和抗炎作用，并且对左室重构有更好的作用，可能有助于逆转左心房重构，从而降低发生房颤的倾向。这一假设将通过氯吡格雷联合依贝沙坦预防房颤血管事件研究（ACTIVE）进行前瞻性验证研究。

展望

房颤治疗的不断进展充满了希望。新的抗房颤的药物正在研发中，比华法林更容易服用、更安全新的抗凝药物也即将问世。虽然已证明口服凝血酶抑制剂西美加群（ximelagatran）的抗凝疗效与华法林相似，但遗憾的是存在不明原因肝功能检测指标的增高。目前正在研究更新的口服凝血酶抑制剂。非药物疗法正处于试验和早期临床应用阶段，包括植入式心房除颤起搏器（原理是房颤早期转复为正常的窦性节律有利于维护正常的窦性节律）、较新的标测技术和更先进的经皮技术。最后，还有可能治愈房颤，就像现在导管射频消融术可以治愈多数人的室上性心动过速以及维持大多数人的正常窦性节律。经皮左心耳导管封堵装置更易于置入，目前正在进行临床试验评估。这种技术对于不能或不愿意服用华法林的患者，或对于在服用华法林后仍有栓塞事件的患者很有吸引力。早期的临床数据提示，用封闭装置的患者 CVA/TIA 发生率低于基于充血性心力衰竭、高血压、年龄和糖尿病（CHAD）风险评分计算的预期值。期待对存在血栓高风险的患者在接受左心耳封闭装置治疗与接受华法林治疗且 INR 控制在 2 ～ 3 之间的疗效进行比较的随机研究。

（李金峰 译 洪 江 校）

参考文献

Fuster V, Ryden LE, Cannom DS, et al: ACC/AHA/ESC 2006 guidelines for the management of patients with atrial fibrillation: A report of the American College of Cardiology/American Heart Association Task Force on practice guidelines and the European Society of Cardiology Committee for Practice Guidelines (Writing Committee to Revise the 2001 guidelines for the management of patients with atrial fibrillation). Developed in collaboration with the European Heart Rhythm Association and the Heart Rhythm Society. Europace 8(9):651-745, 2006.

This paper is a collaborative effort from the ACC, AHA, and ESC to update 2001 guidelines for the diagnosis and management of AF.

循证

1. Hsu LF, Jais P, Sanders P, et al: Catheter ablation for atrial fibrillation in congestive heart failure. N Engl J Med 351(23):2373-2383, 2004.

   This study was designed to evaluate whether catheter ablation for atrial fibrillation with restoration of sinus rhythm improves cardiac function, symptoms, exercise capacity and quality of life in patients with CHF. Restoration and maintenance of sinus rhythm by catheter ablation without the use of drugs was effective and improved objective findings of cardiac function.

2. Klein AL, Grimm RA, Murray RD, et al: Use of transesophageal echocardiography to guide cardioversion in patients with atrial fibrillation. N Engl J Med 344(19):1411-1420, 2001.

   A study of 1222 patients tested the hypothesis that cardioversion can be performed safely after only a short period of anticoagulation in patients in whom transesophageal echocardiography reveals no left atrial thrombus. This study found that transesophageal echocardiography-guided management of atrial fibrillation is a feasible option when planning elective cardioversion for the AF patient.

3. Ostermayer SH, Reisman M, Kramer PH, et al: Percutaneous left atrial appendage transcatheter occlusion (PLAATO system) to prevent stroke in high-risk patients with non-rheumatic atrial fibrillation: Results from the international multi-center feasibility trials. J Am Coll Cardiol 46(1):9-14, 2005.

   This article presents the International Multi-Center Feasibility Trials reports on the viability of percutaneous left atrial appendage (LAA) occlusion using the PLAATO system. This study concluded that closing the LAA using the PLAATO system is practical, can be performed with acceptable risk, and should be considered an alternative in patients with AF when long-term anticoagulation treatment is inadvisable.

4. Singer DE, Albers GW, Dalen JE, et al: Antithrombotic therapy in atrial fibrillation: The Seventh ACCP Conference on Antithrombotic and Thrombolytic Therapy. Chest 126(3 Suppl):429S-456S, 2004.

   In this report of the Seventh ACCP Conference on Antithrombotic and Thrombolytic Therapy, grade 1 and 2 recommendations are made for the use of antithrombotic therapy in AF.

5. Wachtell K, Lehto M, Gerdts E, et al: Angiotensin II receptor blockade reduces new-onset atrial fibrillation and subsequent stroke compared to atenolol: The Losartan Intervention for End Point Reduction in Hypertension (LIFE) study. J Am Coll Cardiol 45(5):712-719, 2005.

   The Losartan Intervention for End Point Reduction in Hypertension (LIFE) study compared the effects of losartan and atenolol on new-onset AF. This study concluded that losartan-based antihypertensive therapy (as compared with atenolol-based antihypertensive therapy) significantly reduced new-onset AF and associated stroke.

6. Wyse DG, Waldo AL, DiMarco JP, et al: A comparison of rate control and rhythm control in patients with atrial fibrillation. N Engl J Med 347(23):1825-1833, 2002.

   This study compared the two approaches, rate and rhythm control, in the management of AF. There was no significant difference in survival between the two therapies. Patients randomized to rate control did have a lower risk for adverse drug effects.

William E. Sanders, Jr. · Lukas Jantac

38 晕 厥

引言

晕厥一词起源于希腊语"synkoptein"，意思为"短暂死亡"。希波克拉底首次描述了晕厥，并将其定义为突然和短暂的意识丧失和维持身体姿势的张力丧失。晕厥源于大脑10秒或更长时间的低灌注。晕厥可能是良性的，也可能是即将发生猝死的前兆。即使已证实是良性病因所致，反复发生的晕厥也可造成损害，并导致患者产生严重焦虑。Framingham心脏研究发现，在平均随访17年以上的研究对象中，11%曾有晕厥发作。人群研究显示，约1/3的个体在生命过程中经历过一次晕厥发作。这一比例随年龄增长而增长，在70岁以上老人中最常见。在非老年组人群中，75%的晕厥发作是孤立性事件，一般预后较好。虽然男性更易发生心源性晕厥，但总的发病率男女相同。目前晕厥占所有急诊就诊患者的3.5%，占所有入院患者的1%～6%。晕厥的表现和预后与伴随的急性血流动力学变化和心脏基础疾病密切相关。

病因和发病机制

虽然意识丧失的原因有很多种，但所有均可导致脑血流量突然下降或血流终止（框38-1）。神经介导的晕厥包括神经心源性晕厥和情境性晕厥，是最常见的晕厥，在明确病因的患者中占5%以上。心脏原因占18%。即使应用现代化诊断技术，仍有34%的患者无法明确病因。心血管疾病最常与晕厥并存，并且是晕厥是危险因素。研究显示，年龄调整后，心血管疾病患者的晕厥发病率是普通人的2倍。其他明显的危险因素包括系统性高血压、卒中病史、糖尿病和过量饮酒。传统上，晕厥被分为三类：心源性、非心源性和原因不明的。

心源性晕厥

在有基础心脏病的晕厥患者中，猝死的发生率和全因死亡率明显升高。与晕厥相关的心脏病因最好分为心律失常（缓慢型和心动过速型）和结构性心脏病。

心律失常

心律失常是最常见的心源性病因。在既往有晕厥和冠心病病史的患者中，除非已经证实有其他原因，晕厥的病因是室速。而且，对于经过全面诊断性检查后仍不能解释病因的晕厥患者，心律失常是最常见的原因。相关的心律失常包括心动过缓、室性心动过速及罕见的室上性心动过速。通常，心动过缓比心动过速更容易耐受。然而，如果晕厥是发作突然，两种均有可能是原因。除心率影响之外，脑血流量最终也受其他因素的影响，包括心室收缩功能、体位和压力感受器的敏感性。

结构性心脏病（非心律失常）

脑灌注下降引起的晕厥也可继发于短暂的机械性血流受阻。这种情况最常见于心动过速或低血容量引发的肥厚型心肌病和主动脉缩窄患者心输出量一过性减少或中断时。少数意识丧失源于肺栓塞、心内肿瘤、特发性肺动脉高压、主动夹层动脉瘤或心包填塞。

框 38-1 鉴别诊断
心源性晕厥
心动过速
心动过缓
心源性休克
心肌梗死
心包填塞
肥厚型心肌病
主动脉狭窄
肺动脉狭窄
先天性心脏病
心房黏液瘤
人工瓣膜血栓形成
非心源性晕厥
血管迷走性
自主神经功能失调
低血容量或贫血
颈动脉窦超敏
药物诱发
癫痫
缺氧
换气过度
低血糖
肾上腺功能低下
焦虑
肺栓塞
原发性肺动脉高压
高血压性脑病
颈动脉或脑血管动脉粥样硬化
锁骨下侧支迂回

非心源性晕厥

非心源性晕厥是最常见的，包括神经心源性、直立性低血压、颈动脉窦超敏、脑血管疾病和精神异常（框 38-1）。与继发于心血管疾病的晕厥不同，非心源性晕厥患者通常预后较好。

神经心源性晕厥（血管迷走性）

神经心源性晕厥（血管迷走性）是最常见的是反射性晕厥，通常是指神经介导的晕厥。神经心源性晕厥的特征是自主神经系统功能突然丧失而不能维持正常的血压和心率。在所有病例中神经心源性晕厥占 20%，且女性略多于男性。“情境性”晕厥可发生在排尿、排便、吞咽或咳嗽之后，典型的神经心源性晕厥多发生在年轻患者，并有特征性的前驱症状：头晕目眩、出汗和恶心。晕厥发生之前可有长时间的直立体位、不良情绪或躯体刺激、静脉穿刺、恐惧损伤、温暖环境或高强度锻炼。

直立性低血压

已经证实，直立性低血压引起的晕厥占 10%。其定义为因姿势改变引起收缩压下降 20mmHg 以上或舒张压下降 10mmHg 以上。如从卧位变为坐位及立位时不能保持正常的体位张力或有头晕目眩症状，则提示为直立性低血压。易发因素包括血容量下降、自主神经功能失调、药物（主要是血管扩张药、利尿剂和三环类抗抑郁药）和其他使血管收缩减弱的因素，包括大量饮酒。

颈动脉窦过敏和其他神经性因素

颈动脉窦超敏相对较少，被分类为“情境性晕厥”；然而最近的研究显示，高达 30% 的不能解释的老年患者的晕厥是由于颈动脉窦超敏所致。这些患者的主诉可能是在理发或穿过街道时发生了晕厥。在受累患者，任何需要将头从一侧转向另一侧的动作都可能引起颈动脉窦反射，导致意识丧失。这在老年人更常见，但即使是年轻人也应考虑。如向颈动脉窦加压后观察到明显的心动过缓或大于 3 秒的窦性停搏伴患者相关症状再现，可诊断颈动脉窦高敏。

脑血管疾病很少引起意识丧失，因为丰富的脑灌注通常可防止突然和大量的脑血流减少。然而，严重的多支脑动脉硬化和后窝的低灌注可引起晕厥和神经系统定位体征。癫痫是晕厥的原发病因，占所有晕厥者事件的 10%，且确诊十分困难。脑电图仅用于高度怀疑神经性晕厥的患者。

原因未明的晕厥

即使有详细的病史、全面的体格检查、实验室检查和先进的诊断性设备，仍有大约 1/3 的晕厥患者被归类为原因不明的晕厥。

临床表现

与晕厥有关的症状和情境可为明确原发病因提供了重要线索（框 38-2）。病史对最终明确诊断是非常重要的。大多数有良性病因的患者只有单次发作或间隔时间长的数次发作。继发于心源性的发作晕厥常反复发生且多见于老年人或既往有心脏病病史的患者。

症状

患者可有各种各样的症状。心源性晕厥患者发作可由前胸部不适或心悸。神经心源性晕厥的特征包括一些前兆，如头晕、恶心、激动和出汗。没有前兆的晕厥，尤其在卧位时发生的晕厥，通常继发于心动过缓或心动过速，特别是在有结构性心脏病的患者。发生在咳嗽、进食、喝水、排尿或排便时的情境性晕厥与迷走神经张力高有关。如果患者在身体位置突然改变时出现意识丧失，例如，长时间坐位后站立，考虑为直立性低血压。

老年患者的劳累性晕厥多继发于室性心动过速或阻塞性原因，如肥厚型心肌病或主动脉狭窄。年轻患者出现劳累性晕厥常为神经心源性晕厥；然而，在这部分人群中也可发现长 QT 综合征或肥厚型心肌病。晕厥发作后的恢复情况也有助于诊断。晕厥发生后持续出汗和恶心强烈提示为神经心源性晕厥而非一过性心律失常，后者恢复快且完全。

框 38-2　晕厥病因的病史线索
1. 发生的时间
2. 事件发生时的活动
▪ 体位改变
▪ 排尿
▪ 排便
▪ 咳嗽
3. 目前用药
▪ 处方或非处方药
▪ 最近的剂量或药物改变
4. 酒精或违法药物
5. 目前疾病
▪ 发热
▪ 恶心或呕吐
▪ 腹泻
▪ 创伤
▪ 贫血
6. 家族史
▪ 心律失常
▪ 猝死
7. 发作特征
▪ 持续时间
▪ 强直阵挛性活动
▪ 发作后即刻的意识状态
▪ 出汗、苍白、胃肠道疾病、胸痛、心悸
▪ 目睹刺激因素（出血等）

体格检查

详细的体格检查对每一个晕厥患者都有意义，尤其要关注生命体征和心血管检查。所有患者均应测量卧位、坐位和立位血压以发现直立位性低血压和包括头晕在内的大脑低灌注相关症状，为诊断提供更多的证据。心血管检查应包括认真的心脏听诊和周围血管的仔细触诊。对于主动脉狭窄或肥厚型心肌病患者，听诊可发现特征性的收缩期杂音。肥厚型心肌病患者的杂音在瓦氏动作或立位时增强。第二心音增强提示肺动脉高压。当病史提示为颈动脉窦过敏时，在心电监护且准备好复苏设备时，可进行颈动脉窦按压。此外，检查者应除外颈动脉杂音。按压颈动脉窦 3 ～ 4 秒，同时记录心电图。

诊断方法

通过采集详细的病史、进行全面的体格检查、审核基本的实验室检查和心电图常可揭示晕厥的病因。有既往心脏病史高度提示心律失常或心源性晕厥。实验室检查，包括生化全项、全血细胞计数和心脏特异性标志物，有助于某些患者的诊断（图 38-1）。

心脏检查

心律监测

心源性晕厥患者的心电图可显示窦性心动过缓、心脏阻滞、QT 间期延长、预激（WPW 综合征）的证据、陈旧心肌梗死、心脏肥大或 Brugada 综合征。心电图正常不能除外心脏原因。对于症状频发的患者（每天），可用 24 ～ 48 小时动态心电监测进一

图38-1 常用于评估晕厥患者的诊断性检查。

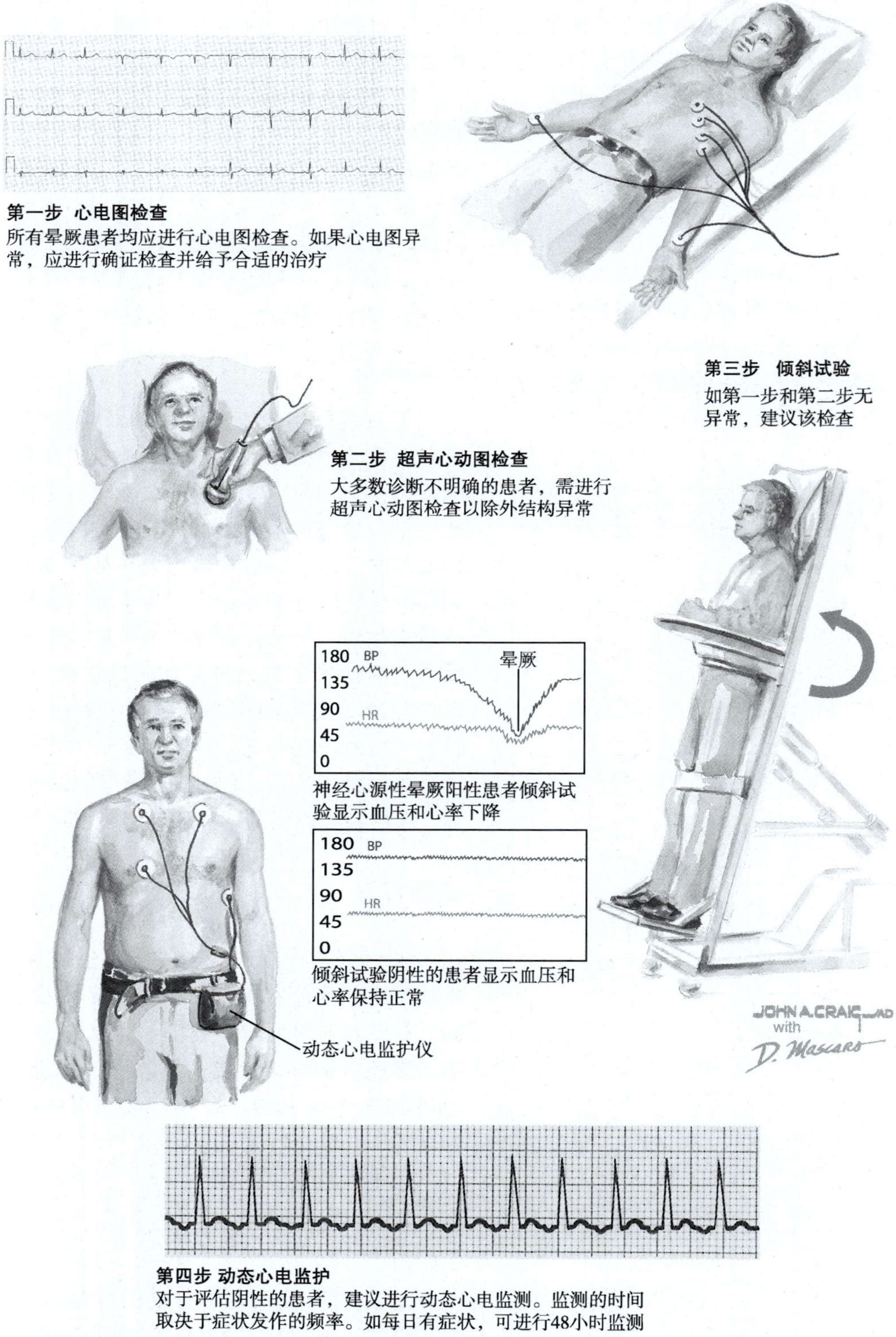

步评估。这一检查只能对 1% ～ 5% 的有晕厥发作史、在记录期内出现典型症状的患者作出诊断。事件或环形记录器的诊断价值可能略有增加，但佩带数月可使患者感到厌烦；然而，这些记录器常需要患者在晕厥前打开开关，因而实用价值不大。自动探测程序可能有助于捕捉心律失常信息，而且不需要患者打开开关，发现的心律失常不一定与症状有关。最后，对于反复晕厥但发作频率低的患者，应考虑植入环形记录器。这一装置需要外科植入，通过程序自动记录心律失常事件。

全面的心脏检查

经胸超声心动图很少能发现未考虑到的异常，但能提供结构性心脏病的证据，包括陈旧心肌梗死、主动脉狭窄和扩张型心肌病，并且能评估收缩和舒张功能。单纯的超声心电图发现不足以明确晕厥的病因，因此超声心动图不应是常规检查。对于运动诱发的晕厥患者和可疑流出道梗阻个体，运动试验有一定价值。对于基于病史疑似神经心源性晕厥且体检未发现结构性心脏病证据的患者，直立 - 倾斜试验具有确诊意义，尤其是如果检查时再现同样的前驱症状，可能需要用异丙肾上腺素或硝酸甘油诱发阳性反应。对于晕厥患者，普通心电图的意义不大，心电图的阳性预测价值非常低。T 波电交替可作为心律失常事件的预测因子；然而，还需要大量研究来证实它的价值，目前这种技术还不能广泛推广应用。是否进行心脏电生理检查取决于有无结构性心脏疾病，在心脏病患者，21% 的电生理检查（EPS）可诱发室性心动过速。在心脏正常的患者，EPS 的意义不大。

神经系统检查

CT 或 MRI 是常用的脑的影像学检查，但与病史和体格检查相比，这些检查可提供的新信息较少。包括脑电图和颈动脉多普勒在内的神经系统检查很少能揭示病因，不推荐作为常规检查。

处理和治疗

高度怀疑心源性晕厥的患者均应住院，老年心脏病患者尤其如此，症状反复发作的患者的预后差。一旦完成了应进行的检查，通常不需要反复住院。在考虑任何治疗之前，必须纠正代谢紊乱，其中包括停用或减少可能引起症状的药物。晕厥的治疗目标是针对可能的病因，以期达到预防症状复发和猝死的目的。

心脏：最佳治疗

心律失常

有冠状动脉病史的患者出现晕厥时应立即评估，因为几乎所有晕厥均继发于室性心律失常。如果心电图或心电监测发现持续性室性心动过速而无明显的代谢紊乱，应植入心脏复律除颤器（ICD）。如果怀疑室性心动过速但未证实，应进行心脏电生理检查以指导治疗。在处理室性心律失常时，应选择射频消融心律失常的起源点。但必须在植入 ICD 后进行。恶性室性心动过速或室颤不能单独用药物治疗。

在没有冠状动脉疾病或扩张型心肌病的患者，继发于心动过速的晕厥很少出现，但可见于遗传性长 QT 综合征、Brugada 综合征、致心律失常性右室发育不良和儿茶酚胺敏感的多形性室性心动过速。这几种特定疾病的特殊治疗超出了本章的范畴，但治疗目标是控制症状和防止猝死，常需要植入 ICD。晕厥也可发生于与 WPW 综合征有关的快速房颤。射频消融附加旁路可以根治这种病变。射频消融也用于所有室上性心动过速，尤其是症状反复发作的患者。研究显示，所有射血分数 < 35% 的缺血性和非缺血性心肌病患者植入 ICD 后可降低死亡率。

对于有晕厥症状且证实为继发于传导系统异常的心动过缓的患者，正确的治疗是植入永久性起搏器。关于永久起搏器和 ICD 植入的适应证见近期的 ACC/AHA 指南。

结构性心脏病（非心律失常型）

引起脑血流受阻导致晕厥的两个最主要的结构性心脏病是：主动脉狭窄和肥厚型心肌病。对于严重的主动脉狭窄，主动脉瓣置换可减轻包括晕厥在内的症状并可延长生命。肥厚型心肌病患者的动力性流出道受阻可通过药物和外科治疗。β- 受体阻滞剂和钙通道阻滞剂可降低流出道的压力梯度。外科手术切除和酒精间隔消融可有效改善症状。大量研究证实，心室起搏不适宜治疗肥厚型心肌病，指南也未推荐。

非心脏：最佳治疗

神经心源性晕厥（血管迷走性）

继发于神经心源性病因的晕厥常见，治疗应个体化，常常针对特定的易发环境暴露。首先，应建议患者避免触发情境。其次，因为常有典型的前驱症状，应指导患者在出现警示性前驱症状时由立位改为仰卧位并抬高下肢。其他治疗包括下肢弹力袜和增加盐的摄入以增加血容量。药物治疗包括β-受体阻滞剂、米多君、氟氢可的松和选择性5-羟色胺再摄取抑制剂，但仅有有限的随机对照试验资料支持使用上述药物。而且美国食品和药品管理局也未批准上述药物用于治疗神经心源性晕厥。植入起搏器研究中，植入双腔起搏器组晕厥事件的发作并未明显减少。

直立性低血压

评估血容量并用生理盐水和其他胶体液治疗低血容量是必要的。正确的治疗是避免抑制交感神经张力的药物，包括β-受体阻滞剂和一些常用的抗抑郁药。下肢穿弹力袜以减少静脉淤滞和坐位时慢慢站起来可提供一些益处。对扩容治疗无效的体位性低血压的药物治疗包括盐皮质激素（如氟氢化可的松）和α_1肾上腺素激动剂（如米多君）。

颈动脉窦过敏

继发于颈动脉窦过敏的晕厥应植入双腔起搏器治疗，虽然起搏不能完虽然起搏不能完全控制晕厥，尤其是如果初始的发病机制是血管抑制（失去血管张力）而非心脏抑制（心动过缓）。避免压迫颈动脉窦的姿势将有一定帮助。这包括避免颈部剧烈活动和不穿或不戴使颈部发紧的衣服和珠宝。

不明病因

对年轻的原因不明的晕厥患者无特殊治疗，尤其是住院检查呈阴性的患者。晕厥伴严重缺血或非缺血性心肌病的患者1年内发生猝死的风险达45%。在这部分人群中，植入ICD可改善生存率。

避免治疗错误

仔细询问病史和全面体格检查是避免误诊晕厥病因的关键。有既往心脏病史高度提示晕厥源于心律失常或心脏原因。明智地选择辅助检查将揭示大多数晕厥患者的病因。

展望

查找晕厥的准确病因十分困难，在全面诊断性检查后，超过1/3的患者仍被列为“不明原因的晕厥”。医生需要结合病史和体格检查进行相关的分析。未来研发的新的、完善的诊断技术的价值可能不会超过从床旁获得的准确临床信息的价值。

（姚艳敏 译 宋巧凤 校）

参考文献

Heart Rhythm Society. Available at: http://www.hrspatients.org. Accessed October 8, 2007.

The Heart Rhythm Society has an extensive online "Patient and Public Information Center" that provides a guide for the current methods of diagnosis and treatment of cardiac rhythm disorders.

循证

1. Gregoratos G, Abrams J, Epstein AE, et al: ACC/AHA/NASPE 2002 Guideline Update for Implantation of Cardiac Pacemakers and Antiarrhythmia Devices—summary article: A report of the American College of Cardiology/American Heart Association Task Force on Practice Guidelines (ACC/AHA/NASPE Committee to Update the 1998 Pacemaker Guidelines). J Am Coll Cardiol 40(9):1703-1719, 2002.
   This paper presents guidelines for implantation of devices, pacemakers and defibrillators, used in the treatment of patients with arrhythmic disorders and syncope. The text provides evaluation of data used to support the recommendations.
2. Grubb BP: Clinical practice: Neurocardiogenic syncope. N Engl J Med 352(10):1004-1110, 2005.
   The author presents a case review and comprehensive analysis of tests employed to evaluate syncope patients with a presumed neurocardiogenic etiology.
3. Grubb BP: Neurocardiogenic syncope and related disorders of orthostatic intolerance. Circulation 111(22):2997-3006, 2005.
   The author details the role of the autonomic nervous system in patients who manifest syncope.
4. Grubb BP, Jorge Sdo C: A review of the classification, diagnosis, and management of autonomic dysfunction syndromes associated with orthostatic intolerance. Arq Bras Cardiol 74(6):537-552, 2000.
   The authors propose a classification for autonomic disorders and note the overlap between syndromes.
5. Kapoor WN: Syncope. N Engl J Med 343(25):1856-1862, 2000.
   This concise review of all causes of syncope describes clinical features suggestive of specific diagnoses.
6. Shen WK, Decker WW, Smars PA, et al: Syncope evaluation in the emergency department study (SEEDS): A multidisciplinary approach to syncope management. Circulation 110(24):3636-3645, 2004.
   This single-center randomized trial demonstrates the value of a designated syncope unit in improving diagnostic yield in the emergency department.
7. Soteriades ES, Evans JC, Larson MG, et al: Incidence and prognosis of syncope. N Engl J Med 347(12):878-885, 2002.

This article discusses the epidemiology and prognosis of syncope among women and men participating in the Framingham Heart Study.

8. Strickberger SA, Benson DW, Biaggioni I, et al: AHA/ACCF scientific statement on the evaluation of syncope. From the American Heart Association Councils on Clinical Cardiology, Cardiovascular Nursing, Cardiovascular Disease in the Young, and Stroke, and the Quality of Care and Outcomes Research Interdisciplinary Working Group; and the American College of Cardiology Foundation in Collaboration with the Heart Rhythm Society. J Am Coll Cardiol 47(2):473-484, 2006.

A consensus statement, which outlines the causes, diagnostic evaluation, and treatment of syncope patients, is presented in this article.

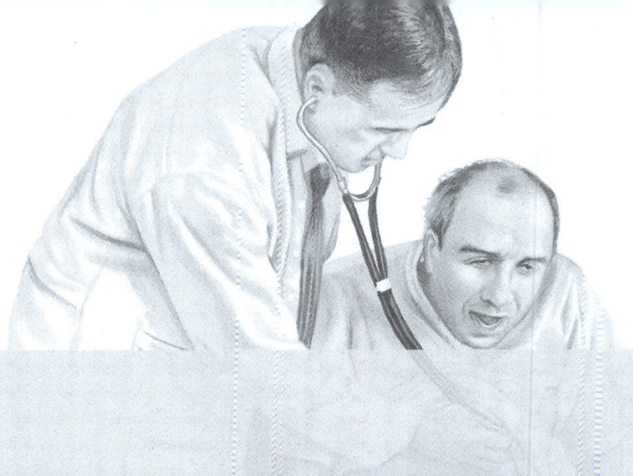

第V部分

内分泌和代谢疾病

John B. Buse

39

糖尿病和糖尿病前期：诊断与治疗

引言

在美国，糖尿病（diabetes mellitus，DM）患者约有2100万，而全世界的患者则数以亿计。美国血糖水平异常升高但未达到糖尿病诊断标准的糖尿病前期患者有5000万。据目前估算，在2000年出生的人群中，将有1/3会最终发展为糖尿病，超过1/2发展为糖尿病前期。肥胖和久坐生活方式的增加引发了糖尿病的流行。

糖尿病是导致疾病和死亡的主要原因。早期血管病变是2/3以上的糖尿病患者死亡的最终原因。那些40岁时诊断为糖尿病的患者寿命将至少缩短10年。糖尿病患者的治疗费用是惊人的，总费用占美国全部疾病费用的1/6。

我们正处于糖尿病多样化管理的革新当中。已证实生活方式干预和患者自我管理教育对糖尿病的治疗有效，并推动了此类医疗三方保险的进展。依据试验结果确立的治疗目标不仅要控制血糖，而且要控制常见的并发症，即高血压和脂代谢异常。血糖监测技术已经有了新的发展。有多种新药可用于糖尿病的治疗。所有这些进展都有可能避免糖尿病引起的早期死亡和致残。

病因和发病机制

1型糖尿病（以前称胰岛素依赖型糖尿病）占糖尿病病例的5%～10%。它可以发生在任何年龄段，以儿童和青壮年更为多见。1型糖尿病以源于自体免疫破坏朗格汉胰岛内分泌胰岛素的B细胞所致的胰岛素缺乏为特征。其他自身免疫性内分泌疾病，如甲状腺功能减退、卵巢功能减退、肾上腺功能减退、自身免疫性肝炎、白癜风经常和1型糖尿病并存。虽然传统认为1型糖尿病患者多为儿童、青少年和青壮年，但估计有10%的成人新发糖尿病为缓慢进展的1型糖尿病。在临床上，除非患者不太超重、体重下降和对口服降糖药物反应差，1型糖尿病很难与2型糖尿病相鉴别。

糖尿病风险是由于遗传决定的，而且涉及一些基因位点，最重要的是人类白细胞抗原系统基因。然而只有10%的1型糖尿病患者有家族史。1型糖尿病患者的1级亲属发生糖尿病的风险为2%～5%。胰岛细胞表面抗体、谷氨酸脱羧酶抗体、胰岛素抗体及其他自身抗体经常用于诊断。环境因素有可能引起自体免疫反应，尽管对此了解很少。

2型糖尿病（以前称为非胰岛素依赖型糖尿病）常发生于成人，但也可发生在任何年龄段。目前几乎一半的新发儿童糖尿病是2型糖尿病。大多数2型糖尿病患者的一级亲属也患有糖尿病。他们中的大多数超重，为中心型肥胖。除欧洲白种人外，2型糖尿病常见于所有种族人群。在高危人群和妇女中发病年龄更早。从最近的前瞻性研究得知，2型糖尿病是在胰岛素抵抗背景下胰岛素分泌能力逐渐减退的结果。胰岛素抵抗的定义为代谢过程对生理浓度胰岛素的不适当反应。

一些临床表现与胰岛素抵抗有关，有时与代谢（代谢失调）综合征一起讨论，特征包括中心型肥胖、脂质异常、高血糖、高血压、高凝状态、内皮功能障碍、加速的动脉粥样硬化。脂质异常的特点是三酰甘油增加，高密度脂蛋白降低。虽然与一般人群相比，低密度脂蛋白胆固醇的绝对浓度相同，但该人群的 LDL 颗粒更小、数量更多、致动脉粥样硬化作用更强，这些相关的病理生理作用尚不明确，但无论如何 2 型糖尿病患者心血管疾病发病率明显增加可能与代谢综合征及相关特征有关。

临床表现

1 型糖尿病临床进展相当迅速，患者可在数天或数周内由完全无症状快速进展至多尿、口渴、食欲亢进、体重减轻、视力模糊，且血糖波动大。低血糖作为 1 型糖尿病治疗的并发症十分普遍。

2 型糖尿病患者可以数年无症状，一些患者常表现为微血管和大血管并发症的症状，更为常见、持续的轻微症状包括疲乏、反复皮肤感染、间歇夜尿，如果未发现而让高血糖持续进展将引起致命的并发症，如酮症酸中毒以及高渗昏迷。

鉴别诊断

通常糖尿病是原发疾病，但应注意非常少见的继发病因。在继发病因中，胰腺疾病最为常见，包括慢性胰腺炎、胰腺囊性纤维化和胰腺癌。虽然数年来认为继发性糖尿病是大多数功能 B 细胞破坏的结果，但继发性糖尿病病理生理更为复杂，可能涉及体液免疫因素。继发性糖尿病的发病可有类固醇治疗等医源性因素，以及同糖皮质激素、生长激素、胰高糖素、儿茶酚胺分泌量有关的综合征。

诊断方法

在美国，约 1/3 的糖尿病患者未明确诊断，一些研究发现，约 20% ～ 50% 的糖尿病患者在诊断时已有一种或多种并发症，据估计通过筛查诊断糖尿病较症状出现后再诊断糖尿病早 7 ～ 12 年。

目前建议在 45 岁时开始检测空腹血糖筛查糖尿病，每三年重复一次，对于超重 (BMI ≥ 25kg/m ^{2}) 或有下述一种或多种危险因素的人（除超重和高龄）筛查年龄应更早，间歇时间应更短。

- 一级亲属患糖尿病家族史。
- 高危种族人群（限西欧白种人外的所有种族）。
- 高血压。
- 异常脂血症（高三酰甘油，低 HDL）。
- 有妊娠糖尿病症史，新生儿体重＞ 4.09kg 和卵巢雄激素过多的妇女。
- 有空腹血糖或糖耐量异常史。
- 黑棘皮病。
- 已知的血管疾病。

筛查糖尿病时的“空腹”是指除水外，至少 8 小时不经口进食任何食物。糖耐量检测比空腹血糖更敏感，但花费大且重复性差。为正确完成口服葡萄糖耐量实验（OGTT），患者的一般健康状况应良好，无急性或控制不良的慢性疾病，至少 3 天进含高碳水化合物（至少 200g/d）。该项检查应在晨起、空腹状态下进行。非妊娠成人应在 3 分钟内经口饮用含 75g 葡萄糖的溶液，2 小时内不吸烟，保持坐位。恶心是其最常见并发症。在 2 小时准点抽取血糖标本。

正常血糖水平定义如下：

- 空腹血糖＜ 100mg/dl。
- 2 小时 OGTT ：＜ 140mg/dl。

下述血糖提示糖尿病诊断但需要进一步确诊。

- 空腹血糖≥ 126mg/dl。
- 2 小时 OGTT ≥ 200 mg/dl。
- 有糖尿病症状的（多饮、多尿、消瘦）随机血糖≥ 200 mg/dl。

通常为明确诊断应在相隔 2 天后重复相同检查或进行其他检查。

糖尿病前期是血糖调节异常的情况，发生糖尿病的危险增加 2 倍，发生心血管疾病的危险也轻度增加。提示，糖尿病期诊断的血糖水平如下：

- 空腹血糖 100 ～ 125mg/dl（如空腹空血糖受损）。
- 2 小时 OGTT 140 ～ 199 mg/dl（如糖耐量受损）。

处理和治疗

最佳治疗

美国糖尿病协会最近提出一些对于糖尿病和糖尿病前期患者的共识建议，主要内容见图 39-1。糖尿病前期患者可以通过饮食和运动治疗将体重减少 5% ～ 10%，从而阻止或延迟糖尿病发生，包括每周至少 5 天，每次至少 30 分钟的中等强度的运动。

生活方式治疗的耐受性良好，可以获得广泛的益处，因此被推荐为治疗糖尿病和进行糖尿病前期处理的方法。为了达到效果，必须以患者为中心，灵活进行生活方式（医学营养、治疗和体力活动）调节，通过缓慢但持续的方法让患者遵循更多健康的生活方式，这需要营养师、糖尿病教育工作者、其他有资质的健康教练的帮助（图 39-2）。生活方式干预的核心是摄取中等量的碳水化合物，强调以谷物、蔬菜、水果为主，降低饱和及多饱和脂肪酸的摄入，定期进行有氧运动。

对于糖尿病前期患者的药物干预只限于那些发生糖尿病风险极高，以及预测对药物干预反应最佳的患者。这些人群包括 IFG 和 IGT 并至少有下列一项危险因素：

- 年龄＜ 60 岁。
- BMI ≥ 35kg/m^2。
- 一级亲属患糖尿病家族史。
- 三酰甘油升高。
- HDL 降低。
- 高血压。
- HbA1c ＞ 6.0%。

由于费用适中、耐受性和安全性较好，二甲双胍是目前唯一被推荐用于糖尿病预防的药物。有证据表明阿卡波糖、奥利司他、罗西利宗可有效阻止或延缓糖尿病的发生，但这些药物更为昂贵，而有特殊的副作用，这些副作用对危险－益处平衡的影响尚不清楚。

对于 1 型和 2 型糖尿病患者和管理者来说，血糖控制是核心（见图 39-2），控制其他心血管病风险因素同等重要。有充分的随机临床试验资料表明严格的血糖控制可以降低视网膜病变、肾病、神经病变的发病率。流行病学表明更严格的血糖控制可以减少心血管病疾病的风险。对于大多数糖尿病患者来说，下列血糖目标将降低并发症风险。

- 空腹血糖 70 ～ 130mg/dl。
- 餐后 1 ～ 2 小时峰值血糖水平＜ 180mg/dl。
- HbA1c ＜ 7%。

如果治疗需要，且患者可以耐受的话，更严格的血糖控制（HbA1c ＜ 6%）是可行的。对于那些预期寿命＜ 6 年的患者，治疗目标可适当放宽。目前尚无充分证据可证明控制血糖对晚期并发症患者中年龄＞ 65 岁和年龄＜ 13 岁的患者有益。严重频发的低血糖是改变治疗方案的指征，包括提高空腹和餐后血糖水平。自我血糖监测、生活方式改变和自我管理教育是强化血糖控制不可缺少的部分，可以降低并发症的风险。

没有充分的临床试验支持固定治疗可作为 2 型糖尿病的最佳治疗方案。目前有 11 种用于治疗糖尿病的药物(表 39-1)。长期的临床试验证明二甲双胍、比格列酮、胰岛素和磺脲类药物至少有减少心血管病事件发生趋势的作用。目前建议生活方式改变和二甲双胍可作为诊断糖尿病患者的初始治疗。二甲双胍单药治疗相对便宜，无低血糖风险，不增加体重，但其有一些禁忌证，使用时应加以注意。

对于那些通过改变生活方式加二甲双胍治疗仍未达到 HbA1c ＜ 7% 的患者，尤其是餐前血糖超过 250mg/dl 的，一定要考虑早期胰岛素治疗，因为这是最有效的降糖方法。每晚注射长效胰岛素，特别是 NPH(neutral protamine hagedorn) 胰岛素 glargine 或 detemir 对降低 HbA1c 非常有效，有时需要量超过 1U/（kg · d）。其他可选择的治疗方法包括磺脲类降糖药，此类药物是最为廉价的降糖药，噻唑烷二酮类降糖药可以降低低血糖、B 细胞功能衰竭的风险。如果单纯的生活方式干预治疗加二甲双胍及一种其他药物未能使空腹和餐前血糖达标，需要逐渐加用其他药物。

有六种降血糖药物未包括在治疗方案内，因为其长期的安全性和有效性的研究尚未完成。α- 糖苷酶抑制剂（阿卡波糖、miglitol）通过减少肠道对碳水化合物的吸收，降低餐后血糖。使用此类药物的主要障碍是腹部不适。瑞格列奈和那格列奈（虽然在技术上属于两种截然不同的药物，但统称为格列奈）不同于磺脲类药物，但其作用是通过磺酰脲受体介导的。与格列苯脲相比，使用该药后低血糖的风险中度下降，降餐后血糖的作用更佳。Exenatide 是胰岛素肽 –1 激动剂（GLP-1），主要降低餐后血糖，使体重轻度下降，无低血糖风险。Sitaglipti 是首个肽酰肽酶（opp）-Ⅳ 抑制剂，是一种口服药物，轻度增加 GLP-1 水平，降低血糖而不增加体重，无低血糖。Pramlintide 是支链淀粉物，已获准用于接受胰岛素治疗的糖尿病患者，可以减少餐后血糖和减轻体重。

通过联合使用增强胰岛素敏感性（二甲双胍和噻唑烷二酮 ）和增加胰岛素水平的药物（磺脲类、repaylimide、nateglinde、exenatld、sitagliptin 和胰岛素），联用主要降低空腹和餐前血糖（二甲双胍、

图39-1 糖尿病前期和糖尿病患者护理的计算。
IFG，受损空腹血糖；IGT，葡萄糖耐受性受损；OGTT，口服葡萄糖耐量试验。
Adapted from Nathan DM, Buse JB, Davidson MB, et al: Management of hyperglycemia in type 2 diabetes mellitus: A consensus algorithm for the initiation and adjustment of therapy. Diabetes Care 29(8):1963-1972, 2006; and Nathan DM, Davidson MB, DeFronzo RA, et al: Impaired fasting glucose and impaired glucose tolerance. Diabetes Care 30(3):753-759, 2007.

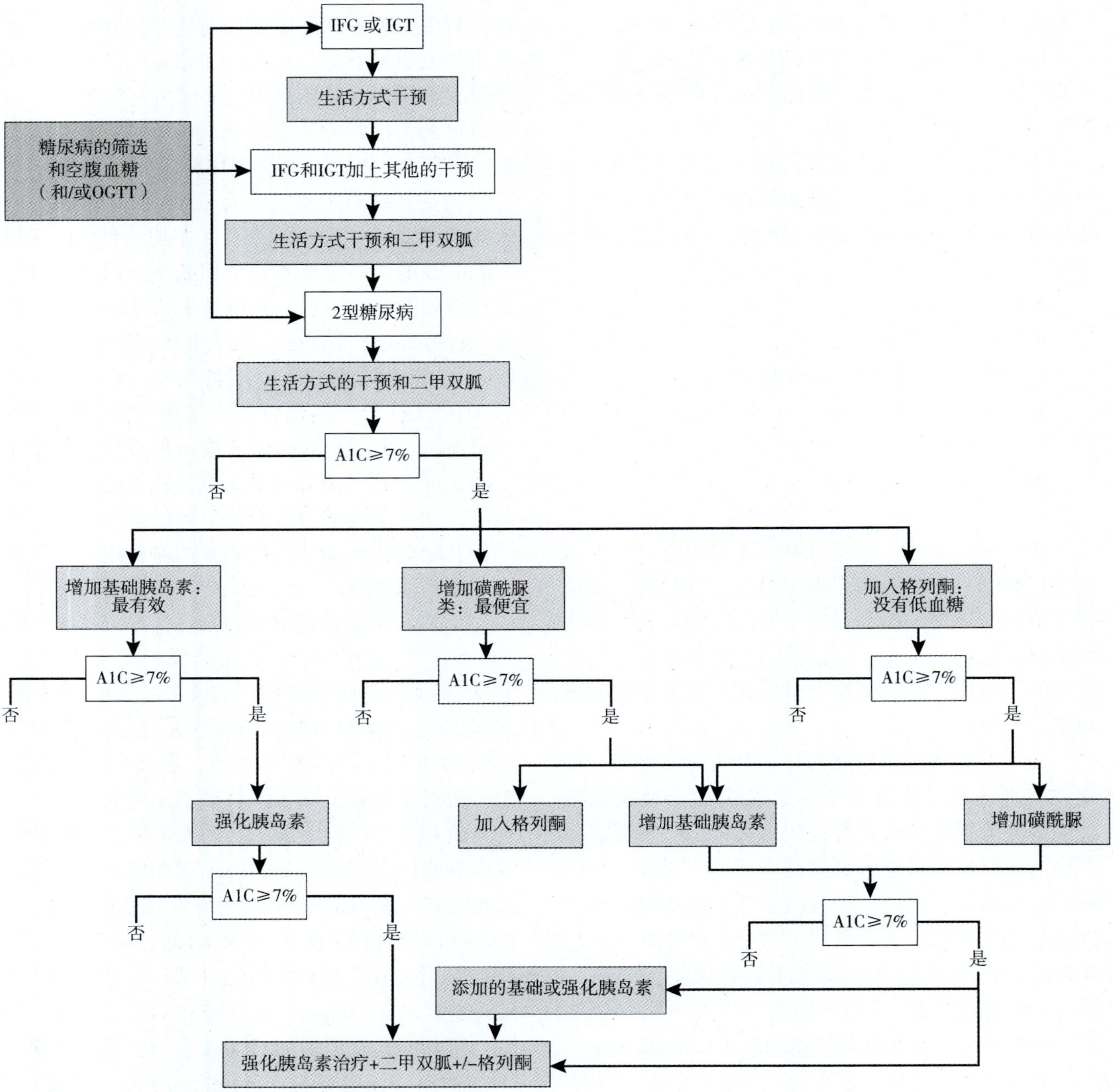

glitazoos、磺脲类、长效胰岛素）和降低餐后血糖的药物（α-糖苷酶抑制剂、repaglinid、nateglinide、速效胰岛素、exentetide、situgliptin、pramlintide）大多数患者可达到建议的血糖水平。现在甚至有可能联合使用降低体重的药物（二甲双胍、exanatid pramlinted）或不会造成低血糖的药物（二甲双胍、glituion、α-糖苷酶抑制剂、exanatid、pramlinted、situgliptin）。对于1型糖尿病要求胰岛素的生理替

图39-2 放松疗法。

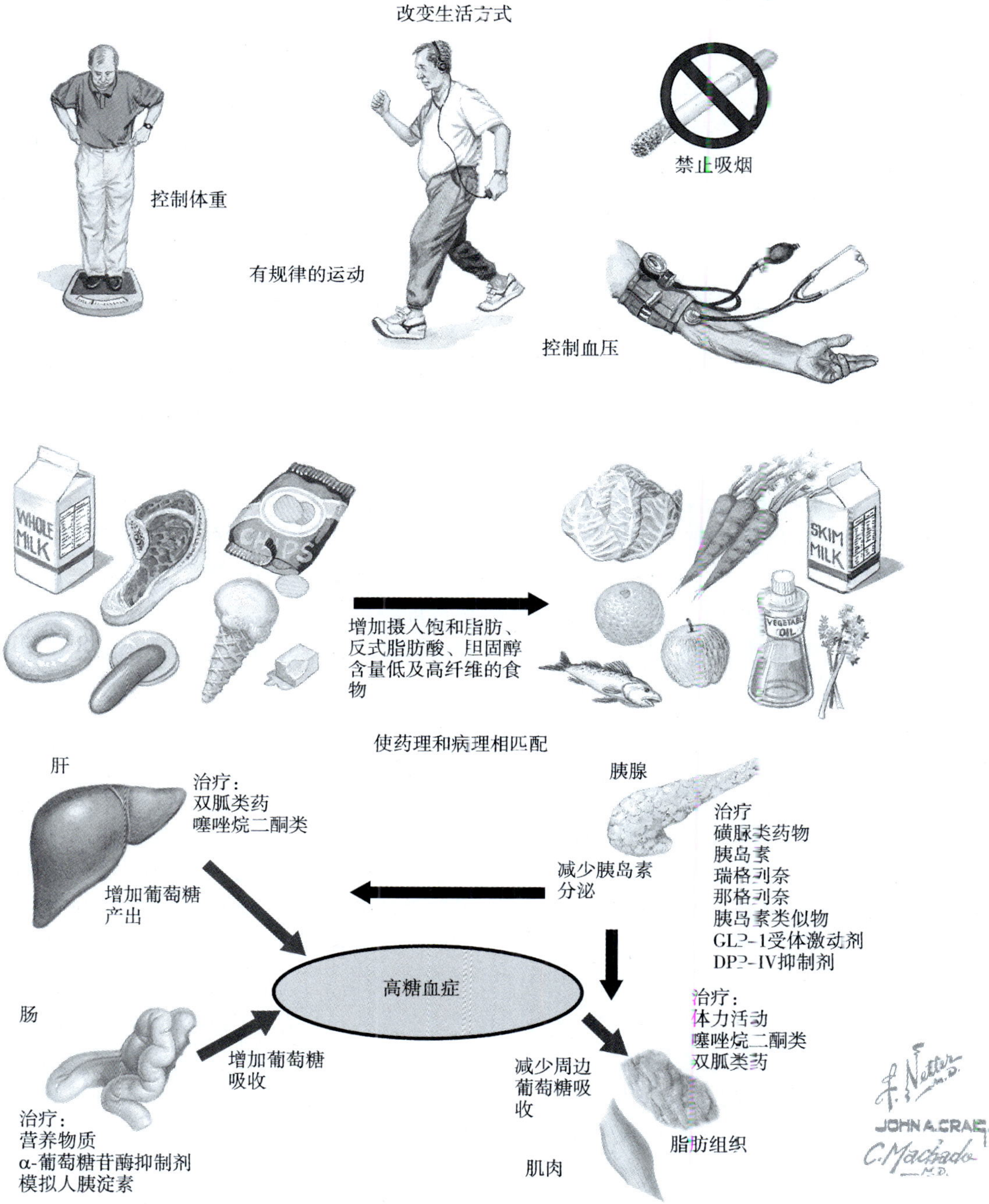

代治疗，与旧的制剂相比，新的胰岛素类似物更接近于生理作用。通常大多数1型糖尿病患者每日需多次注射长效胰岛素（glargin、detemir、NDH人胰岛素），以控制血糖升高。速效胰岛素类似物（lispro、aspart、glulsim）或正规胰岛素在每餐时按摄取碳水化合物的比例给予，要考虑到目前血糖水平和计划活动量。使用速效胰岛素或连续皮下注射（胰岛素）治疗可最大限度地减少血糖波动。强化治疗方案需要患者和健康服务人员（糖尿病教育者、营养师、医生）共同努力有效执行。有必要反复监测（每日3～8次或更多次）血糖或连续血糖监测以避免低血糖并根据控制情况快速调整。Pramlintide作为速效胰岛素类似物可用于帮助降低1型和2型糖尿病患者的HbA1c、餐后血糖和体重。

表 39-1 2 型糖尿病抗高血糖药物及其特点

分类	糖化血红蛋白	空腹 vs 餐后	低血糖症	体重改变	剂量（每日几次）
二甲双胍	1.5	空腹	否	无	2
长效胰岛素	1.5-2.5	空腹	是	增长	1（注射给药）
短效胰岛素	1.5-2.5	餐后	是	增长	1（注射给药）
磺脲类	1.5	空腹	是	增长	1
格列酮类	0.5-1.4	空腹	否	增长	1
瑞格列奈	1-1.5	两者皆是	是	增长	3
那格列奈	0.5-0.8	餐后	少见	增长	3
α- 糖苷酶抑制剂	0.5-0.8	餐后	否	无	3
Amylin 的类似物（普兰林肽）	0.5-1.0	餐后	否	降低	3（注射给药）
肠促胰岛素受体激动剂（艾塞那肽）	0.5-1.0	餐后	否	降低	2（注射给药）
DPP - IV 抑制剂	0.6-0.8	两者皆是	否	无	1

低血糖是糖尿病最常见的并发症，是严格控制血糖的主要障碍。尤其是 1 型糖尿病，低血糖可十分严重，需要别人的帮助，甚至因创伤导致死亡。每次接诊时医生应询问患者低血糖情况，包括症状和血糖水平。早期识别和治疗低血糖将防止其出现更严重的症状，可以使低血糖所致的认知功能障碍延迟数年出现。偶尔的血糖低于 70mg/dl，不必过于担心，除非意外出现或无症状。预先调整药物、饮食、运动治疗是避免低血糖的关键。有必要通过家庭监测晨间 1 ~ 4 点间的血糖以筛查夜间低血糖。通过升高血糖可使许多低血糖性认知障碍得以逆转。处理低血糖应当量化（15g 碳水化合物，如 118ml 橘汁或含热量苏打水，3 ~ 4 块糖），10 ~ 15 分钟后再次检测血糖，如需要再给予治疗。对疑似严重低血糖患者在等待接受过急救训练的专业人员到达前，可由其他人员现场注射胰高血糖素。有资质的糖尿病宣教人员应时常参加糖尿病患者的宣教，特别是有关低血糖和其他并发症的教育方面。

因为超过 2/3 的糖尿病患者死于心血管并发症，积极控制其他心血管病危险因素应与控制血糖同等重要。目前建议糖尿病患者应采取下列措施：

- 服用阿司匹林 81mg/d（年龄＞ 40 岁或年龄＞ 30 岁有其他的心血管病危险因素）。
- 应用 ACEI 或 ARB 类降压药，使血压降至 130/80mmHg 以下。
- 使用适当剂量的他汀类药物使 LDL 胆固醇降低 30% ~ 40%，使 LDL 降至 100mg/dl 以下（CVD 患者＜ 70mg/dl）。
- 使三酰甘油＜ 150mg/dl。
- 使 HDL 胆固醇＞ 40mg/dl(女性＞ 50mg/dl)。
- 停止吸烟或不吸烟。

最后，尽管一些患者已经在努力进行治疗，仍难以控制高血糖和其他心血管病危险因素。在这些患者中，抑郁或其他心理疾病、睡眠呼吸障碍、药物滥用、身体或情感虐待的发病率常较高，应当进行筛查，如发现应予治疗。

避免治疗错误

糖尿病及其并发症的药物治疗，涉及许多药物，而且由社区医生、咨询师和糖尿病宣教工作者共同管理。还有更为复杂的情况在其中，药房的经理常要求改动药品，却没有充分告知所有相关人员。患者和医务人员一定要对列出的最新的非处方和处方药物持谨慎态度。当决定进行口服药物治疗时，患者应制订好计划。患者应按医嘱服药，并反复监测血糖，尤其是 1 型糖尿病患者。患者必须了解，反复严重的低血糖是潜在的危及生命的糖尿病并发症，必须给予充分的关注，并由医疗人员立即调整治疗。

展望

目前正在研发的药物种类繁多，包括可减轻体重的药物。未来令人期待的是新生胰岛的培植。正在研发更先进的血糖监测和胰岛素注射装置，包括将这两种技术相结合的设备，即通过持续监测的血糖浓度数值，并形成一个依据该检测数值来释放胰岛素或人工胰岛B细胞的封闭回路。一些进行中的研究在探索更为严格的血糖、血压和血脂控制目标，并确定其风险和益处。研究的重点正逐渐转移到糖尿病的预防上，并在验证此类方式对改善治疗预后的效果。有必要采取针对肥胖和糖尿病流行的公共卫生措施，以避免过高的发病率，以及在治疗营养过剩和活动量低所带来的内分泌系统疾病所产生的费用。

（宋巧凤　译　姚艳敏　校）

参考文献

American College of Physicians; Diabetes Portal. Available at: http://diabetes.acponline.org.

This website provides both patient and professional information.

American Diabetes Association. Available at: http://www.diabetes.org.

This website provides patient and professional information. Every January, new Clinical Practice Recommendations are published, which can be accessed by clicking on For Health Professionals and Scientists, then Journals, then Diabetes Care, then Clinical Practice Recommendations.

Centers for Disease Control and Prevention. Available at: http://www.cdc.gov/diabetes.

This informative website for patients provides useful information on prevention and therapy with links to useful recent publications and other helpful websites.

循证

1. American Diabetes Association: Standards of medical care in diabetes—2007. Diabetes Care 30(Suppl 1):S4-S41, 2007.

   This evidence-based overview of treatment of diabetes is updated annually and is published as the first supplement to Diabetes Care in January each year. The full text is available for free at http://www.diabetes.org

2. Buse JB, Ginsberg HN, Bakris GL, et al: Primary prevention of cardiovascular diseases in people with diabetes: A joint statement and recommendations from the American Diabetes Association and the American Heart Association. Diabetes Care 30(1):167-172, 2007.

   This evidence-based review describes the techniques of CVD prevention in diabetes. A robust understanding of these principles is critical because about two out of three patients with diabetes die from CVD.

3. Nathan DM, Buse JB, Davidson MB, et al: Management of hyperglycemia in type 2 diabetes mellitus: A consensus algorithm for the initiation and adjustment of therapy. Diabetes Care 29(8):1963-1972, 2006.

   This article provides an algorithm of care for patients with type 2 diabetes and reviews available therapies, including details of insulin titration.

4. Nathan DM, Davidson MB, DeFronzo RA, et al: Impaired fasting glucose and impaired glucose tolerance. Diabetes Care 30(3):753-759, 2007.

   This article presents evidence-based recommendations regarding treatment of prediabetes.

John B. Buse

40

预防和治疗糖尿病并发症

引言

目前，与糖尿病流行相关的是死亡率和致残风险的增加。根据死亡分类报告糖尿病是位居第六的死亡原因，每年有超过20万的患者死于糖尿病。该病的负荷风险有可能被低估，因为尽管在2/3的死于心血管疾病的患者中糖尿病是明确的死因，但只有1/3的将糖尿病列为了死因。在临床心血管疾病患者中，2/3的患者有糖尿病或处于糖尿病前期，而又有2/3的患者不清楚糖尿病或糖尿病前期诊断。糖尿病的代谢障碍是心血管疾病的确切病因，是西方国家患者的主要死因。微血管并发症，即眼病、肾病、神经系统疾病是糖尿病致残的主要原因。在成人新发病例中，糖尿病是主要病因，每年因糖尿病视网膜病变导致2万名患者失明。

糖尿病是终末期肾病的重要病因，在美国新发终末期肾病中，糖尿病终末期肾病占50%。每年约有4万余人开始进行终末期肾病的治疗，超过15万人接受透析或肾移植手术治疗。

至少60%的糖尿病患者有一种或多种伴有多种症状的神经病变。严重的周围神经病变是糖尿病足溃疡和截肢的主要原因。每年有超过8万糖尿病患者被截肢，占美国非创伤截肢的60%。

糖尿病的其他并发症很多。妊娠前和孕期前3个月血糖控制不良者的新生儿出生缺陷率达5%～10%，自然流产率在15%～20%。孕晚期血糖控制不良与母婴分娩期的严重并发症有关。几乎1/3的糖尿病患者有严重的牙周疾病，与痉挛和运动能力下降有关的骨骼肌病变比普通人群更常见。糖尿病还与多种危险及癌症总死亡率增加有关，尤其是控制不良人群。由于该人群的高凝和免疫防御功能差，使其从流行性感冒到外科疾病的发病率和死亡率均明显升高。

糖尿病的花费是惊人的，在2002年，与糖尿病有关的直接医疗费用估计为920亿美元。另外，因致残失去工作，或早死而损失的间接费用达400亿美元。1320亿的费用是保守的估计，因为未被诊断患者的费用，家庭成员、朋友提供帮助的费用，糖尿病患者自付的超出一般公共医疗费用部分的费用，如牙科和眼科费用等未被计算在内。糖尿病患者的总健康花费超过非糖尿病患者的2倍以上。

另外，在美国，已确诊的糖尿病患者每小时都将发生以下情况：

- 超过1500万美元的健康花费。
- 2位患者失明。
- 5位患者开始透析。
- 6位患者患卒中。
- 9位患者遭受截肢。
- 10位患者心脏病发作。
- 26名患者死亡。

病因和发病机制

已讨论过糖依赖并发症的发病机制，包括细胞内的山梨醇积聚、蛋白激酶C过度活跃、糖基化终末产物的生成。这些特殊的血糖机制在发生糖尿病并发症中的重要性，仍不是十分清楚。对于心血管病和微血管并发症、高血糖、高血压、高凝状态、脂质异常、吸烟的作用是非常明确的。最后，可以预期的是，糖尿病患者一旦出现了一种并发症，就非常可能出现其他并发症。一级预防，筛查早期并发症的迹象，强化二级预防是保证良好结局的关键。

临床表现

对于微血管病变，常见的表现是心绞痛、心肌梗死、卒中、短暂脑缺血发作及跛行（图40-1及图40-2）。如非糖尿病患者一样，许多威胁生命的血管疾病是无症状的。一项新近的研究证明，在50～75岁无缺血性心脏病史、心电图正常、未问诉出心绞痛症状的2型糖尿病患者中，22%的患者可以通过心电图门控腺苷诱发单电子发射计算机成像发现无症状心肌缺血。

糖尿病视网膜病变常无症状，虽然在晚期，患者可以出现因视网膜剥离所致的视野变化，或者由于眼内出血、黄斑水肿所致失明（图40-1）。

糖尿病肾病也常无症状，直至晚期患者出现疲乏、水肿、液体负荷过重的症状或高血压危象等症状。

由于累及外周运动和感觉神经、颅神经和自主神经系统，糖尿病的神经系统病变的表现多种多样。最常见的是外周神经病变，呈麻木或刺痛的感觉，也可有烧灼和刺痛感（图40-3及图40-2）。这些症状常出现在远端对称的部位，伴运动神经功能障碍。单一神经病变可发生在运动神经、感觉神经或者颅神经，可以表现为单一神经功能障碍。神经病变，如腕管综合征相当常见。自主神经功能障碍可以导致失能综合征，包括夜间视力减退、进餐时面部多汗、餐后腹胀、恶心呕吐、腹泻、便秘、体位性低血压、皮肤干燥、尿潴留、性功能障碍等症状（图40-2）。

鉴别诊断

虽然肢端肥大症可表现出相同的视网膜病变，但糖尿病视网膜病变是糖尿病的特殊表现。

糖尿病肾病以蛋白排泄增加为特征，最初仅通过非常敏感的检查方法发现微量的白蛋白尿，继而发展成肾病综合征。在有蛋白尿和视网膜病变的患者中，糖尿病肾病最为常见。在无视网膜病变和大量蛋白尿，肾功能不全常继发于其他肾脏疾病，尤其是高血压病引起的肾病。外周和自主神经病变需要与众多疾病进行鉴别，首先要通过详细询问病史、体格检查，有选择地进行实验室检查以除外可逆的病因。如维生素B_{12}缺乏、三期梅毒、甲状腺功能减退、重金属中毒、单克隆免疫球蛋白缺乏等。如查体发现不对称的疼痛、相关的背部疼痛或其他神经系统体征，应该考虑中枢和脊神经病变。糖尿病神经病变的疼痛特征是在休息时加重。一定要考虑严重的外周血管病变，因为这种病变很常见，而且与神经病变一样，常在仰卧位时症状加重。

诊断方法

处理糖尿病并发症的关键是筛查和早期发现。对于心血管病，相关建议包括：

每次就诊时应测量血压，如果收缩压≥130mmHg或舒张压≥80mmHg，应隔日重新测量。每年应检查各项空腹血脂。如果患者不能空腹检测，可用非空腹非高密度脂蛋白胆固醇（non-HDL）替代低密度脂蛋白胆固醇（LDH），但可能漏掉严重的HDL和三酰甘油代谢紊乱。如果各项空腹血脂正常，可以每2年检测1次。

每次接诊时应询问患者吸烟情况，对于心电图异常、有典型和不典型心脏症状、已知的血管疾病患者，35岁以上久坐的生活方式或准备开始剧烈的锻炼计划时应考虑行诊断性负荷影像学检查。常规负荷试验可发现许多心血管病患者，但仍不清楚侵入性治疗是否可改善糖尿病并无症状心血管病患者的结局。

为了早期发现其他并发症，推荐于2型糖尿病确诊年度，1型糖尿病确诊3～5年内开始。

- 由眼科医生扩瞳进行全面的眼科检查。
- 尿检测微量白蛋白的/肌酐比例。
  - 尿白蛋白排泄率达30μg/mg肌酐提示糖尿

图40-1　小血管及大血管并发症。

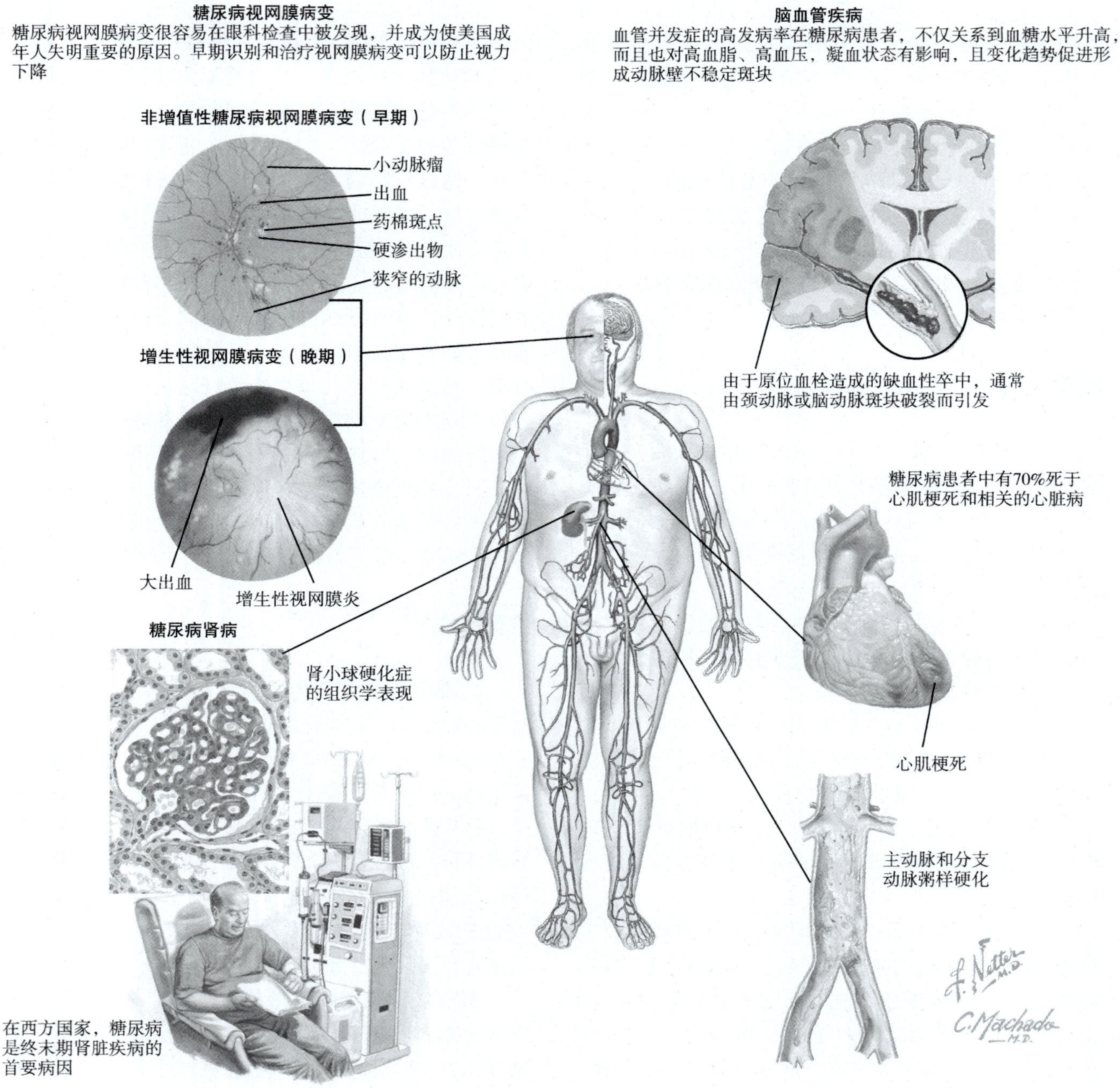

病肾病；半年之内应进行 2 ～ 3 次尿检以确诊白蛋白尿；检查血肌酐以估测肾小球滤过率；可用简单的临床检查方法，筛查远端对称性多神经病变，如用 128Hz 音叉进行震动觉检查，应用 10-g 纤维丝在双侧跗趾足底侧进行压力觉检测。很少需要电生理学检测；通过全面分析筛查自主神经病变；通过视诊、触诊发现生物力学改变、压力增加、外周血管病变或严重的甲床病变以确定足病的高危情况；每半年由口腔科医生进行口腔检查，清洁牙齿。

图40-2 周围性血管疾病。

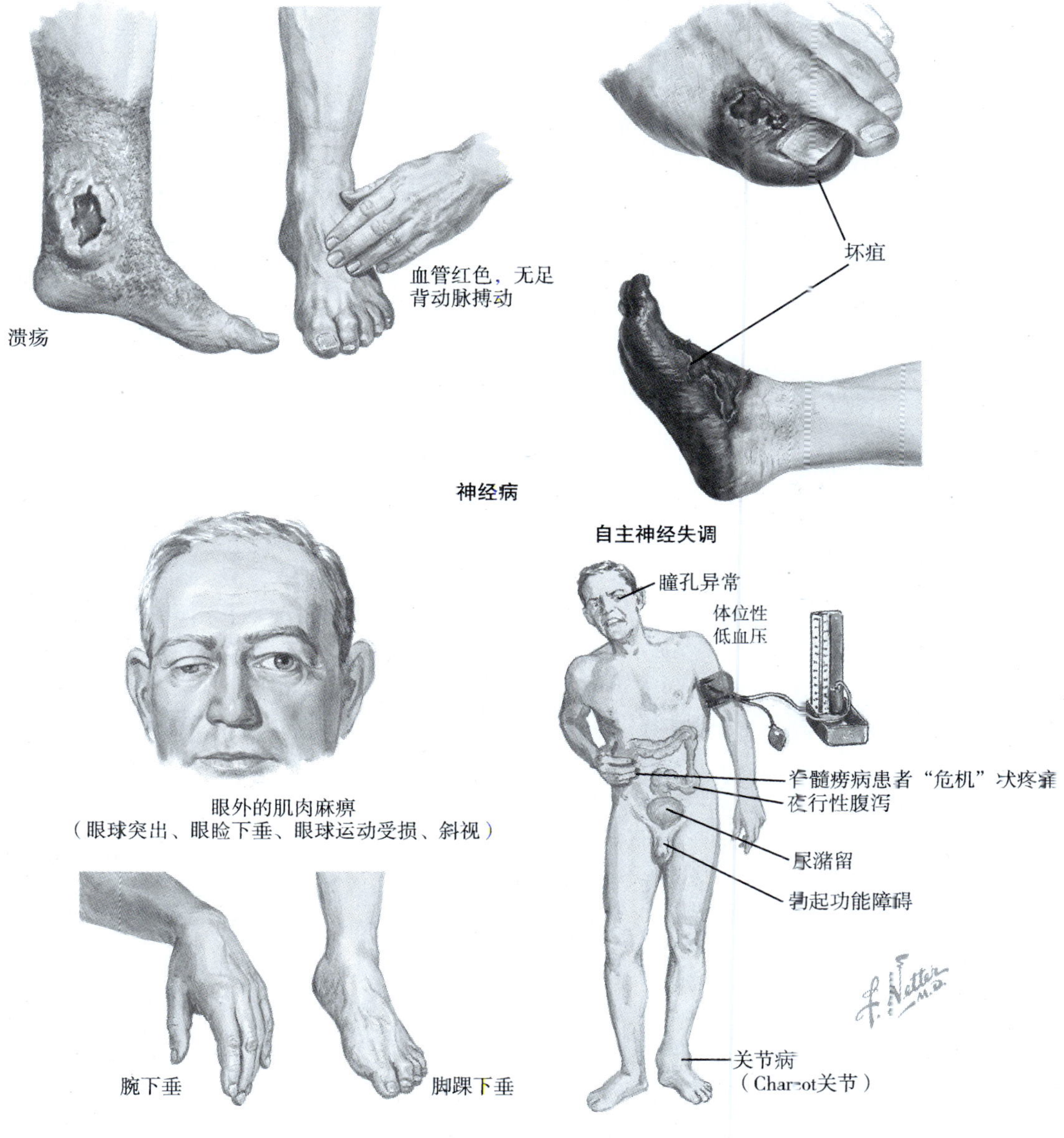

处理和治疗

最佳治疗

因为超过 2/3 的糖尿病患者死于心血管病，积极处理其他心血管病危险因素至少与控制血糖同等重要。目前建议大多数糖尿病患者采取下列措施：

- 服用阿司匹林 81mg/d（40 岁以上或 30 岁以上伴有其他心血管病危险因素者）。
- 服用降压药物使血压降至 130/80mmHg 以下，常用血管紧张素抑制剂（ACEI）或血管紧张素Ⅱ受体阻滞剂（ARB）。
- 服用合适剂量的他汀类药物使 LDL 胆固醇降低 30% ～ 40% 或 < 100mg/dl（心血管病素 < 70mg/dl）。
- 使三酰甘油降至 150mg/dl 以下。
- 使 HDL > 40mg/dl（女性 > 50mg/dl）。
- 停止吸烟或不吸烟。

除了已在第 39 章讨论的血糖处理及前述的控制心血管病危险因素外，还有一些已证实可以减少

图40-3 神经病变和真菌感染。

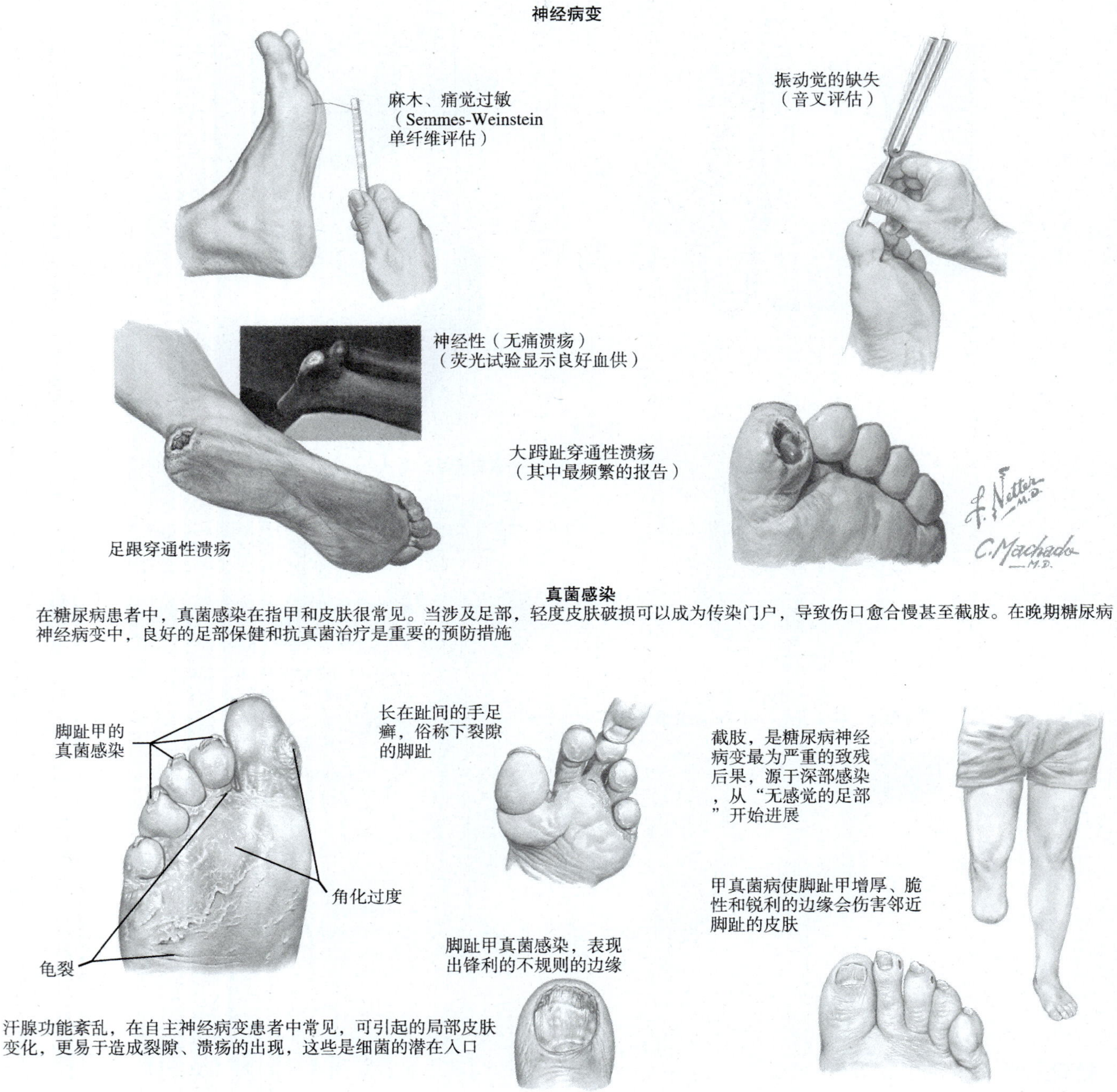

发生临床微血管病发症危险的措施，减缓进展至糖尿病肾病。

- 可考虑血压目标值＜ 130/80mmHg。
- 服用 ACEI 或 ARB 类降压药。
- 将饮食中的蛋白质减至 0.8 ～ 1.0g/（kg · d）。
- GFR ＜ 60ml/（min · 1.73m^2）时将患者转至有处理糖尿病肾病经验的医生就诊。

为最大限度减少失明危险，将所有黄斑水肿，增生性视网膜病变的患者转至有处理糖尿病视网膜经验的眼科专家就诊。

为了最大限度减少严重远端对称性多神经病变或其他高危足病患者截肢的危险，应向患者行全面足部自我保健的宣教，包括每日视诊，护理指甲、皮肤，穿合适的鞋袜。也可考虑推荐到专业的足部治疗中心进行定期的预防和检查。

最近美国食品和药品监督管理局已经批准duloxetine和pregabalin治疗痒性对称性末梢神经病变。有许多药物对末梢多神经病变和自主神经病变有一定的治疗作用，这些药物可以改善症状但是不能从根本上解决病变的自然病程。如果逐渐增加至一定剂量后并未缓解症状，医生应停止这些药物治疗。

避免治疗错误

最常见的糖尿病并发症的处理错误是由于疏忽没有及时诊断，或确诊后未遵从指南治疗。保健团队（包括患者和医务人员）应列出清单，以确保列出的筛查项目至少每年检查一次，建议连续进行预防性治疗。团队内无偏见的团结一致是保证医患遵从指南的最佳保证。在糖尿病治疗中，治疗失效主要源于团队的失败并非治疗失败。

展望

有许多针对糖介导的发生糖尿病并发症的治疗方法，虽然有一些希望，但至今结果仍不尽如人意。通过控制血糖减少心血管病危险因素，筛查早期并发症患者并将其转至专科治疗，可以预防大多数并发症。以前，健康团队基本上没有达到建议的指标，未完成建议的筛查实验。最近患者和医生的意识发生了一些转变，与健康费用变化相对应，希望在未来10年内，糖尿病的发病会大幅度下降。

（宋巧凤 译 姚艳敏 校）

参考文献

American Academy of Ophthalmology. Available at: http://www.eyecareamerica.org/eyecare/conditions/diabetic-retinopathy/index.cfm.

This website provides educational materials.

American Podiatric Medical Association. Available at: http://www.apma.org/s_apma/sec.asp?CID=430&DID=17206.

This website provides educational materials.

Centers for Disease Control and Prevention. Available at: http://www.cdc.gov/diabetes. Accessed May 10, 2007.

This informative website for patients provides useful information on prevention and therapy with links to useful recent publications and other helpful websites.

National Kidney Foundation. Available at: http://www.kidney.org/atoz/atozTopic.cfm?topic=2.

This website provides educational materials.

循证

1. American Diabetes Association: Standards of medical care in diabetes—2007. Diabetes Care. 30(Suppl 1):S4-S41, 2007.
   This evidence-based overview of treatment of diabetes is updated annually and is published as the first supplement to Diabetes Care in January each year. The full text is available for free at http://www.diabetes.org.
2. Buse JB, Ginsberg HN, Bakris GL, et al: Primary prevention of cardiovascular diseases in people with diabetes. A joint statement and recommendations from the American Diabetes Association and the American Heart Association. Diabetes Care 30(1):167-172, 2007.
   This evidence-based review describes the techniques of CVD prevention in diabetes. A robust understanding of these principles is critical because about two out of three patients with diabetes die from CVD.
3. Centers for Disease Control and Prevention: National diabetes fact sheet, United States 2005. Available at: http://www.cdc.gov/diabetes/pubs/pdf/ndfs_2005.pdf. Accessed February 7, 2007.
   This is an informative website.

Michael J. Thomas ▪ Sue A. Brown

41

甲状腺功能减退症

引言

甲状腺功能减退症是一种常见的疾病，当甲状腺不能分泌足够的甲状腺激素来满足人体需要时即发生甲状腺功能减退。可以发生在任何年龄，女性居多，在一些年龄组发病率为2%（相应男性组为0.1%）。先天性甲状腺功能减退是新生儿中最常见的内分泌异常（约为1/5000）。

病因和发病机制

促甲状腺激素（thyroid-stimulating hormone，TSH）是由脑垂体促甲状腺素细胞产生的糖蛋白，它刺激甲状腺合成和分泌甲状腺激素。TSH与位于甲状腺滤泡细胞的血浆侧细胞膜上的受体结合并激活腺苷酸环化酶。TSH刺激甲状腺碘代谢的每一步骤,促进甲状腺生长。T3、T4阻止TSH的合成分泌，形成了一种敏感的负反馈环，以保持游离甲状腺激素浓度的稳定。促甲状腺激素释放激素（thyrotropin-releasing hormone，TRH）是下丘脑合成的三肽刺激TSH释放。TRH似乎通过负反馈环确定其水平，以维持甲状腺激素的水平。TRH-TSH-甲状腺轴紊乱可以导致甲状腺功能减退病。

原发性甲状腺功能减退症（甲减）是甲状腺衰竭的最常见病因，导致血清甲状腺素水平低下伴TSH水平增加。

甲状腺组织功能丧失和甲状腺激素合成受阻是原发性甲状腺功能减退症的主要原因（图41-1；彩图41-1）。

甲状腺组织功能丧失常源于自身免疫性甲状腺功能不全（如桥本或慢性淋巴细胞性甲状腺炎见图41-1），有时与多腺体自身免疫综合征和甲状腺功能不全家族史有关。虽然有时抗体浓度低，特别是在老年人，但常见高浓度的抗甲状腺抗体（抗甲状腺过氧化物酯抗体和抗甲状腺球蛋白抗体）细胞介导的（T淋巴细胞）甲状腺破坏在甲状腺损伤中所起的作用较甲状腺抗体所起的作用更大。病理研究显示淋巴细胞浸润和纤维化伴滤泡细胞破坏导致了甲状腺腺体萎缩或变成硬的非结节性弥散性甲状腺肿。逐渐的T3、T4合成受损，TSH代偿性升高，进入亚临床期，即明显的甲状腺功能减退发作前的阶段。通常，甲状腺功能减退是持续的，但同样可出现短暂的甲减和甲亢。寂静性（无症状性）甲状腺炎是甲减和甲亢，或产后一过性甲亢、甲减（发病率约5%）的原因。手术或放射性碘治疗可以破坏有功能的甲状腺组织，造成永久性甲减。先天的甲状腺不发育和发育不全也可以造成甲减。

甲状腺激素合成受阻常见于药物诱导。碘和锂抑制甲状腺激素分泌，特别对轻度自身免疫甲状腺炎患者，地方性碘缺乏可以导致甲状腺肿、呆小病和甲减。采用硫脲嘧啶类药物过度治疗甲亢也可造成甲减。胺碘酮是一种含碘的治疗心律失常的药物，可以阻碍甲状腺激素的合成。偶有先天的T4生物合成障碍、母亲服用抗甲状腺药物或碘治疗可导致先天的甲减和甲状腺肿。

继发性的甲减（低TSH或不适当的正常TSH水平伴低水平的甲状腺激素）常由创伤、肿瘤、手术、放疗所致的丘脑或垂体功能不全所致（图41-1）。当腺垂体促甲状腺素细胞不能分泌足量的TSH调节甲状腺素的合成时即出现TSH缺乏。丘脑病变可以导致TRH缺乏。

图41-1 成人黏液水肿临床表现及病因。

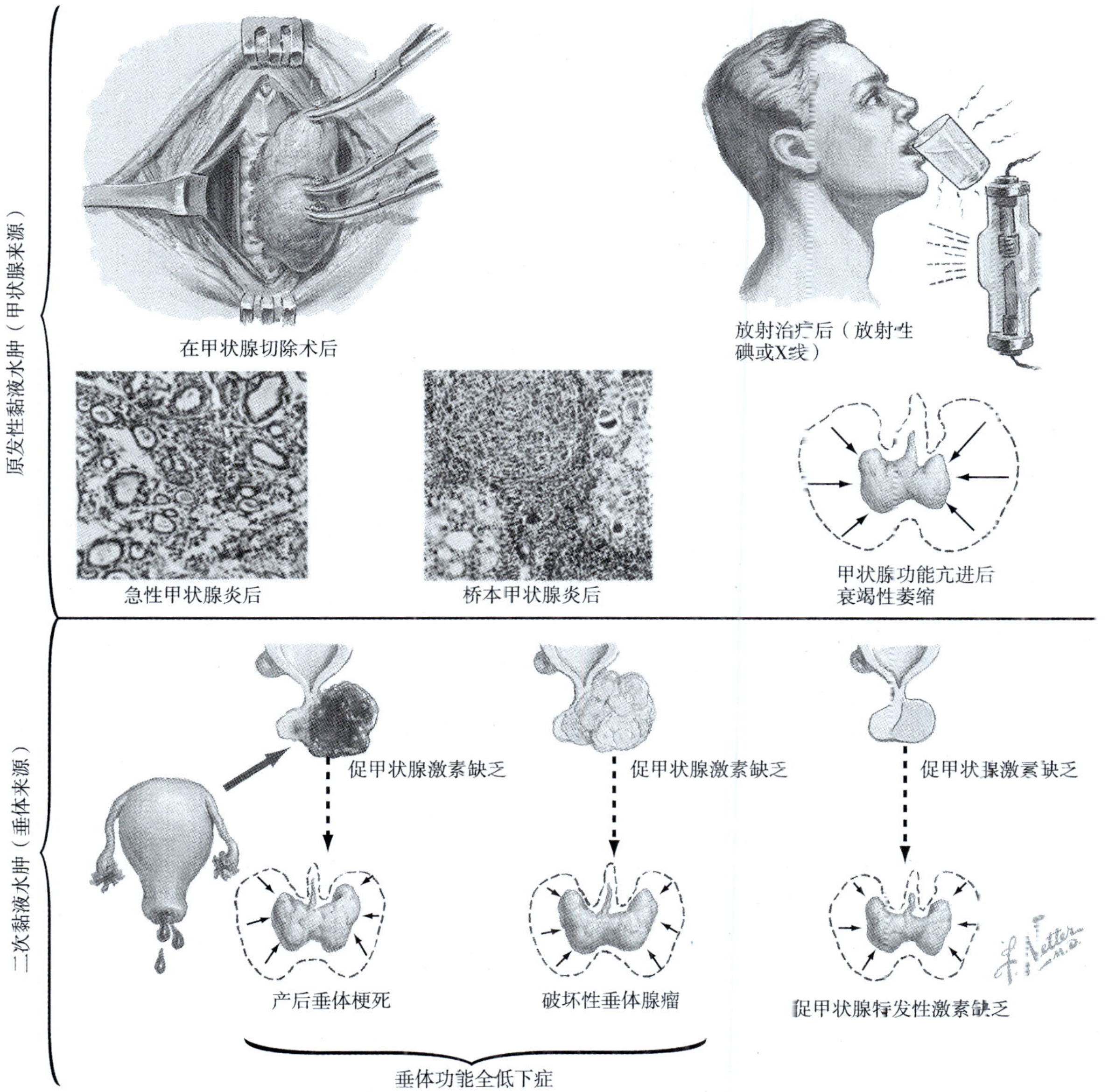

有一些罕见的家族综合征，尽管T3、T4水平升高，有时TSH水平升高，但临床上仍发生甲减。对甲状腺素的抵抗可能源于与T3结合的某些甲状腺素受体的突变，其余的受体不能激活靶DNA序列或垂体对甲状腺素的负反馈抑制产生抵抗。

临床表现

甲减的临床症状广泛，从很少或无表现的亚临床状态到黏液水肿均有发生（图41-2）。症状出现隐匿，经常被忽略，特别是老年人。不耐寒冷是最特异的症状，深腱反射减退是最特异的指征。一些临床表现可由甲状腺素缺乏来解释。代谢率下降导致不耐寒冷和体重增加。葡萄糖胺聚糖代谢障碍导致其在皮下组织聚积引起非指凹性水肿（黏液性水肿）（图41-3）。桥本甲状腺炎和碘不足可出现甲状腺肿，而在手术后，先天性甲状腺不发育或发育不良的患者，甲状腺的形态可正常、变小或缺如。一些病例垂体可轻度增大。实验室异常包括高三酰甘油血症、对甲状腺素替代治疗反应良好（框41-1）。

图41-2 甲状腺功能减退。

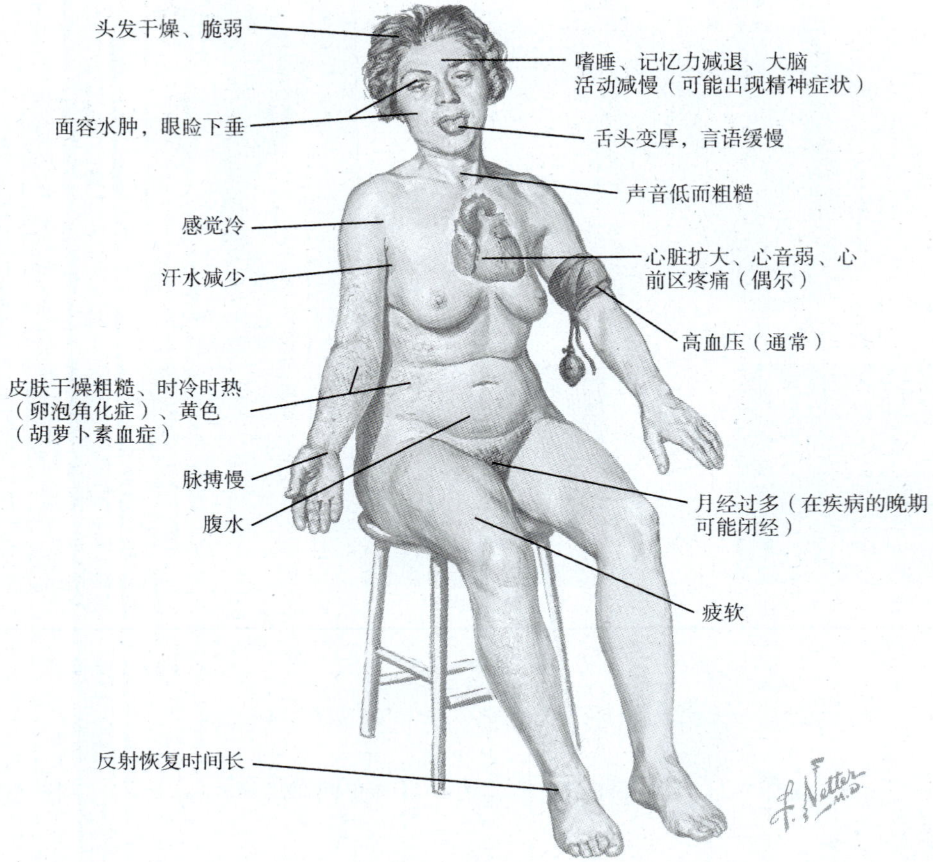

鉴别诊断

通过甲状腺功能检查可准确及时做出甲减诊断。然而，在一些重症但甲状腺功能正常的患者中，这些检查可能异常（非甲状腺疾病或甲状腺正常病态综合征）。这种变化不能提示甲状腺功能异常，因为这些患者的TSH水平正常，而且在原发病变消除后甲状腺功能常恢复正常。甲状腺正常病态综合征的生物学重要性仍不清楚，可能是对应急的适应性反应。这些综合征的存在强调了在诊断性检查前，临床判断的重要性。在非甲状腺疾病患者中有三种主要异常形式：

（1）低T3综合征伴T4向T3转化障碍，见于大多数急慢性疾病、创伤、饥饿。F3水平下降，仅T3水平增加，T4和TSH水平正常。虽然此综合征常见，但很少对此做出诊断，因为不常规测量T3水平。

（2）低T4综合征，也常见于严重疾病者，常由血浆结合蛋白水平极低所致。同样T4指数常下降，但用平衡透析法测量的游离T4正常。大多数患者TSH正常，TSH正常是除外甲减的最有力证据。

（3）偶见高T4综合征，可能是血浆结合蛋白增加所致。常为一过性，TSH水平正常提示这些患者不是甲减。

诊断方法

TSH水平升高可确定原发性甲减的诊断。T4水平将下降，可直接测量游离T4，或通过甲状腺素指数（FTI）估测T4水平。血浆游离T4下降（平衡透析法）。即使在结合蛋白变化或严重疾病时也可确认T4缺乏，因而常测量血浆游离T4而非FTI。然而，如果测量FTI，有益于解释下列二种情况：

图41-3 成人黏液水肿的临床表现及病因。

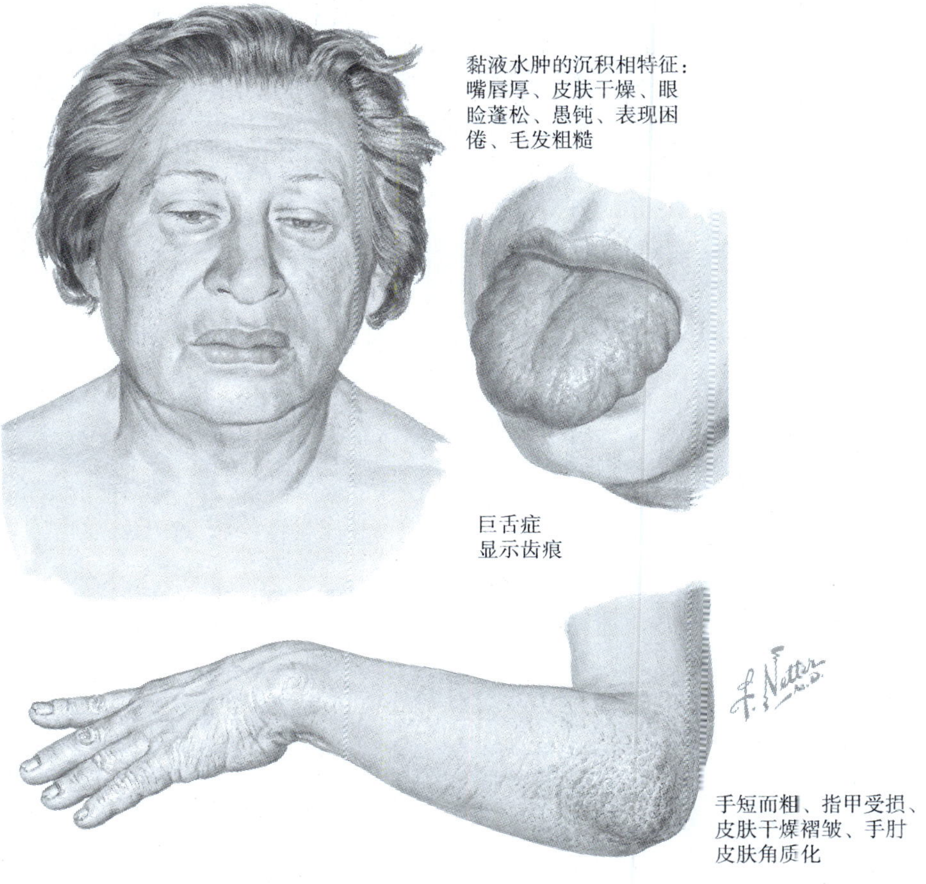

框 41-1 甲状腺功能减退症的主要临床结果
▪体质：乏力、寒冷耐受不良、疲劳、倦怠、声音嘶哑
▪皮肤：增厚、增厚、干燥、凉爽、非指凹性水肿（黏液水肿）、脱发、出汗减少
▪心血管：减低心肌收缩性和心率、支气管扩张、心包和胸腔积液、增加外周血管阻力
▪胃肠道：食欲减低、便秘、体重增加
▪肌肉骨骼：肌痛、关节痛
▪血液学：贫血（大多数儿童）
▪神经系统：延缓深腱反射松弛状态、身体和心里活动减慢、记忆减退、多寐、罕见痴呆和焦虑
▪甲状腺：可能比较大、“正常”或缺乏
▪实验室指标提示：异常高胆固醇血症、增加肌酸激酶、低钠血症、高泌乳素血症、心电图改变（PR 间期延长、低电压）、正色素性贫血、有或无轻度增加红细胞平均体积
▪新生儿和儿童甲状腺功能减退症：生长迟缓和发展、脐疝、长期新生儿黄疸、凸出的舌头、拒食、骨龄延迟

- 如果总 T4 减少，T3 摄取增加，患者血浆结合蛋白减少，不诊断为甲减。通常 FTI 正常，TSH 正常可确定患者甲状腺功能正常。
- 如果总 T4 和 FTI 减少，但 TSH 未升高，患者可能为继发性甲减，应查找其他垂体激素分泌不足的证据，大多数情况下，此种组合的实验发现是由血浆结合激素异常或非甲状腺疾病对甲状腺检查项目的影响所致。

无需对甲减的确切病因做出诊断。因为大多数病例不是医源性就是自身免疫性甲状腺炎所致。很少需要检测甲状腺自身抗体、甲状腺扫描、碘摄取，因为这些检查并不改变甲减的处理方式。如果怀疑继发性甲减重要的是评估其他垂体激素的功能获取垂体和丘脑的磁共振图像，而后行 TRH 刺激实验。

处理和治疗

最佳治疗

L-T4是可供选择的药物。它已取代替干燥法提取的甲状腺素，后者的效价和纯度变异很大。L-T4脱碘在外周转变为T3，使血浆中的T3、T4浓度正常。以100～125mg/d的平均替代剂量开始治疗［约1.6mg/（kg·d）］并根据年龄进行调整。对于老年人和患心脏疾病的患者应以小剂量开始（25～50mg/d），逐渐增量，以避免因增加代谢率和心输出量而诱发心肌缺血和心力衰竭。新生儿立即以全量开始治疗（25～50mg/d）。

T4的半衰期为7天，大多数症状在开始治疗的数天至数周内逐渐缓解。

因为半衰期短，费用略高，很少用T3进行替代治疗。同样，T3、T4的复合制剂并无药理学的优势，因为一旦被吸收，T4在外周组织自然进行脱碘。尽管甲状腺功能正常，但有疲乏、抑郁、认知障碍者补充T3的作用仍不清楚。一项最近的系统性分析没有发现支持其使用的证据。

静脉注射L-T4适用于黏液水肿昏迷（图41-3）或严重的威胁生命的甲减患者，这种情况很少且主要发生于患其他疾病后。对疑似病例也给予糖皮质激素，因为肾上腺功能不全常与严重的甲减并存。

在孕期，母体对甲状腺激素的需求增加25%，并且总T4增加伴有甲状腺结合球蛋白水平升高（雌激素增加的结果）。胎盘限制甲状腺激素的通过，TSH无法通过胎盘。然而碘和母体抗体可以通过胎盘。新近研究提示在孕期保持正常的后代是非常重要的。一定量的抗甲状腺药物可通过胎盘，但常不会导致胎儿甲减或甲状腺肿，除非给予较大剂量。

亚临床甲减较常见（TSH升高，T4正常），女性发病率约7.5%，男性平均为3%。是否治疗目前尚有争论，因为缺乏相关临床结局的资料。最近美国预防组织（US. Preventive Services Task Force）研究表明，治疗是否可以改善生存质量尚不能确定。Surks等通过科学分析得出结论：无证据支持对TSH水平在4.5～10.0mIU/L者进行常规治疗。对于患者个体来说，给予低剂量的甲状腺激素，可使甲状腺功能正常，症状改善。

避免治疗错误

应调整L-T4的维持量以使原发性甲减患者的TSH水平正常。因为T4半衰期长，使持续升高的TSH水平降低的作用延迟，剂量调整时间不能少于5～6周。避免过度治疗是非常重要的，因为过度治疗可使骨质丢失加速，心律失常增加。

对于继发甲减的患者，TSH不可能正常，不能根据TSH水平调整T4的剂量。应使T4或FT4水平维持在正常范围。如果存在肾上腺功能不全，应在甲状腺激素替代治疗前给予糖皮质激素以避免出现肾上腺危象。

展望

有关亚临床甲减患者长期结局和正确治疗的研究正在进行。考虑到母亲未经治疗的儿童认知能力丧失的最新证据，产前筛查甲减将受到更多的重视。

（宋巧凤 译 姚艳敏 校）

参考文献

Roberts CG, Ladenson PW: Hypothyroidism. Lancet 363(9411):793-803, 2004.

This article provides a recent comprehensive clinical review.

Singer PA, Cooper DS, Levy EG, et al: Treatment guidelines for patients with hyperthyroidism and hypothyroidism. Standards of Care Committee, American Thyroid Association. JAMA 273(10):808-812, 1995.

The authors review the approach by the American Thyroid Association for management of hypothyroidism.

Toft AD: Thyroxine therapy. N Engl J Med 331(3):174-180, 1994.

This paper provides some nuances relating to the administration of thyroxine therapy.

循证

1. Escobar-Morreale HF, Botella-Carretero JI, Escobar del Rey F, Morreale de Escobar G: Review: Treatment of hypothyroidism with combinations of levothyroxine plus liothyronine. J Clin Endocrinol Metab 90(8):4946-4954, 2005.

   This is a comprehensive review of the data regarding the controversial use of levothyroxine plus liothyronine.
2. Hak AE, Pols HA, Visser TJ, et al: Subclinical hypothyroidism is an independent risk factor for atherosclerosis and myocardial infarction in elderly women: The Rotterdam Study. Ann Intern Med 132(4):270-278, 2000.

   This large, well-designed epidemiologic study suggests that subclinical hypothyroidism may be a potential risk factor for cardiovascular disease.
3. Helfand M, for the U.S. Preventive Services Task Force: Screening for subclinical thyroid dysfunction in nonpregnant adults: A summary of the evidence for the U.S. Preventive Services Task Force. Ann Intern Med 140(2):128-141, 2004.

   This paper provides a concise summary and grading of the evidence regarding screening patients for subclinical thyroid dysfunction.
4. Surks MI, Ortiz E, Daniels GH, et al: Subclinical thyroid disease: Scientific review and guidelines for diagnosis and management. JAMA 291(2):228-238, 2004.

   The authors present an excellent systematic review of data regarding management of subclinical thyroid disease.

Elizabeth A. Fasy

42

甲状腺功能亢进

引言

甲状腺功能亢进（简称甲亢）是指外周组织对过量甲状腺和甲状腺素 FT4、FT3 反应而出现的一系列临床表现。甲亢是由于甲状腺合成分泌甲状腺素持续增加所致。据估计女性发病率为 2%，男性为 0.2%。甲亢患者中 60 岁以上老年人占 15%。

在西方国家，甲亢的最主要病因是 Graves 病，并发自主高功能腺瘤（亦叫毒性热结节）、多高功能结节（也称毒性多结节甲状腺肿）和甲状腺炎。每种疾病的发病机制不同（表 42-1），初始治疗相似，均为阻断大量甲状腺对外周的作用并减少业已存在的甲状腺素过量合成。

病因和发病机制

Graves 病是 40 岁以下甲亢患者的最主要原因（图 42-1），其发病机制是由于 TSH 受体抗体作为 TSH 的激动剂持续刺激甲状腺激素所致，是一种典型的受体抗体疾病。初始异常是甲状腺内淋巴细胞浸润(图 42-2;彩图 42-2)。同其他自体免疫疾病一样，女性较男性发病率高。高功能腺瘤少见，其功能独立于垂体甲状腺负反馈调节。甲状腺炎以炎症伴甲状腺组织破坏导致 T4、T3 释放而无 T4、T3 合成增加为特点。常伴随一过性甲减，但很少引起永久性甲减。其他少见的甲亢原因包括①分泌 TSH 的垂体瘤；②卵巢样甲状腺肿；③碘诱发（Jod-Basedow）；④人绒毛膜促性腺激素引起；⑤转移性滤泡样甲状腺癌；⑥无意摄入甲状腺素所致的人为甲亢。

临床表现

甲亢的常见症状包括焦虑、情绪激动、易疲劳、怕热、体重变化（常为减轻）、食欲改变（常为增加）、肌病症状、大便次数增多、月经紊乱（常为月经稀发）、多汗、中枢神经系统功能紊乱。常见的体征包括亢奋，心动过速或心房颤动，收缩期高血压，皮肤温暖潮湿、变薄，凝视眼睑、回缩、震颤，反射增加、肌无力加心悸是老年患者的突出症状，提示有心力衰竭。通常老年患者的甲亢特征不明显，常见有心脏病变或痴呆的表现。

Grvaes 病

Graves 病有三种表现：

（1）甲亢和甲状腺肿。

（2）10% ~ 25% 患者有眼病的临床证据，在男性和吸烟者中高发。

（3）皮肤局限性黏液性水肿，常局限于胫骨，皮肤增厚。4% 有临床眼病证据的患者合并皮肤病变。

甲亢通常是隐匿发病，一些患者发现逐渐出现甲状腺肿及相关症状，包括难以系领扣、颈部发胀、阻塞感。有超过一半的患者有眼病的症状（眼睛异位感、流泪、眼后压迫感、畏光、凝视、复视）（图 42-3）。甲状腺呈弥漫性肿大，有时变硬，有时可闻及杂音。虽然放射性碘成像非必须检查，但可发现弥漫性摄碘增加。

毒性多结节甲状腺肿

在年龄较大的患者中，甲状腺结节是甲亢最为

表 42-1 与甲亢相关的疾病

疾病	发病机制
放射碘摄取增加	
Graves 病	TSH 受体抗体
毒性多结节甲状腺肿	多自主功能病灶
毒性热结节	单个自主功能病灶
TSH 高分泌	促甲状腺素腺瘤或促甲状腺对甲状腺素抵抗
滋养细胞瘤	绒毛膜促性腺激素
妊娠呕吐	绒毛膜促性腺激素
放射性碘摄取减少	
寂静型和亚急性甲状腺炎	存储的甲状腺素渗漏
药物引发的甲状腺炎（胺碘酮、干扰素 -α）	存储的甲状腺素渗漏
放射性甲状腺炎	存储的甲状腺素渗漏
甲状腺腺瘤梗死	存储的甲状腺素渗漏
医源性甲亢	通过药物或食物中摄取的甲状腺素
卵巢甲状腺肿	卵巢皮样肿病中的毒素腺瘤
碘、含碘药物、放射对比剂	碘加甲状腺自主功能

TSH，促甲状腺激素。

图42-1 甲状腺功能亢进（弥漫性甲状腺肿伴功能亢进症）。

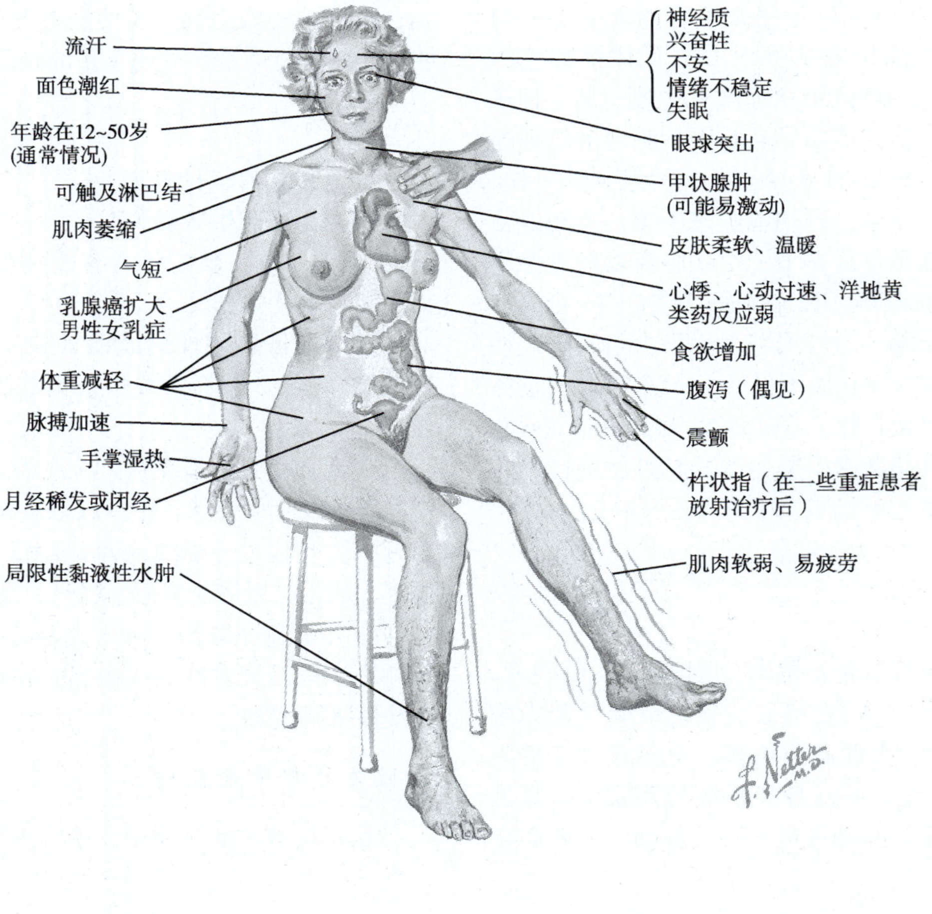

图42-2 弥漫性甲状腺肿（Graves’ Disease）甲状腺功能亢进的甲状腺病理。

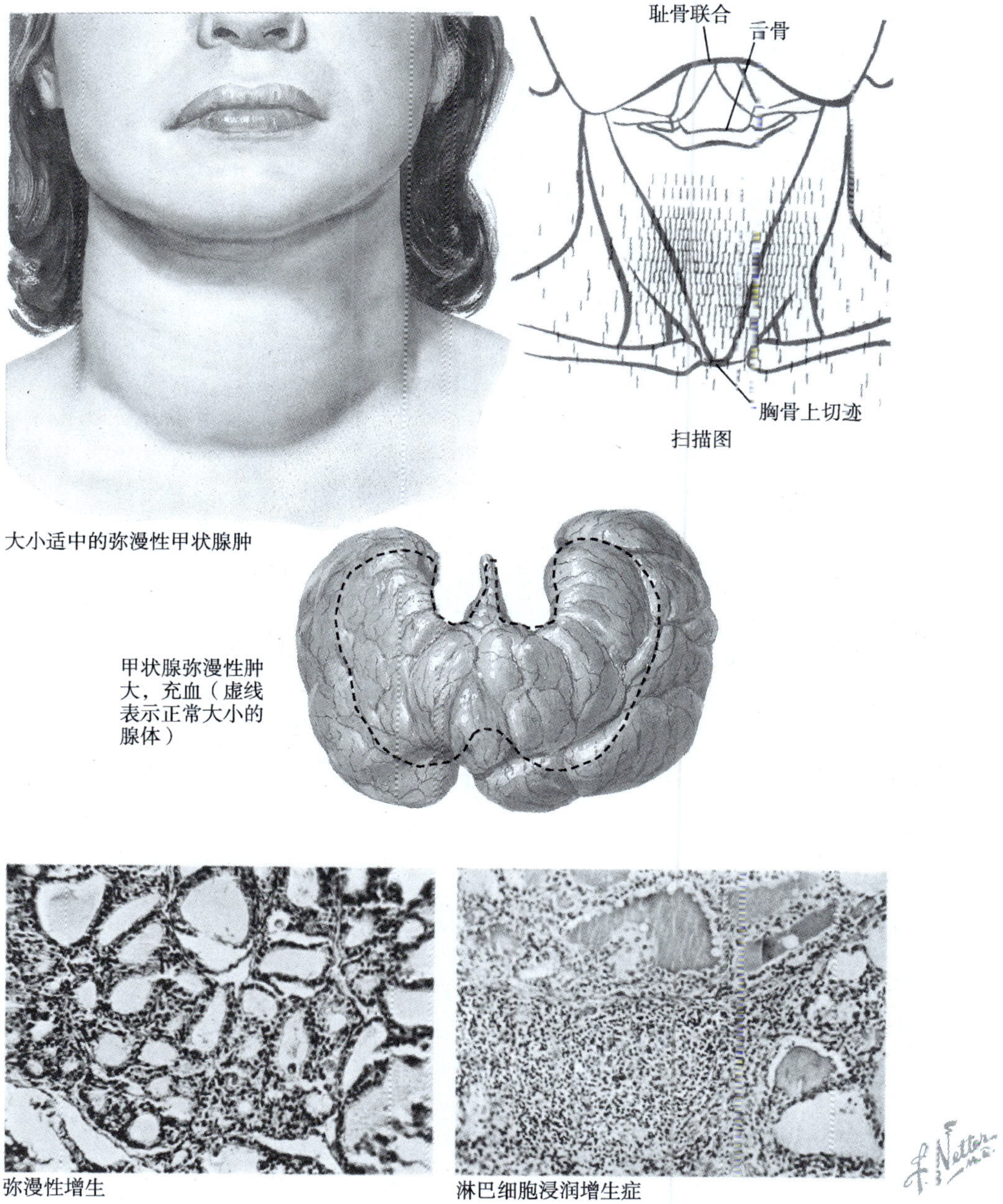

常见的原因。甲亢起病隐匿，症状较轻。弥漫性肿可以在多年前即存在。因为这种疾病多发于老年患者，可能以心脏的症状为主，如心动过速、心房颤动、心绞痛、心力衰竭。在体检时，作为单侧的孤立性毒性甲状腺结节和有多个结节的毒性多节性甲状腺肿常难以触及。放射性核素显像表现为高功能（热）的结节，浓聚碘的能力比周围萎缩的甲状腺组织更强（图 42-4；彩图 42-4）。

甲状腺炎

亚急性甲状腺炎

亚急性甲状腺炎，也可称为肉芽肿性、巨细胞性或亚急性肉芽中性甲状腺炎。患者可以表现有一过性的短暂甲亢。通常出现于病毒性疾病以后，表现为甲状腺肿大、有压痛。疼痛可放散至下颌、耳部、枕骨部。虽然可发生暂时或永久性甲减，但疾

图42-3 Graves病导致的眼部疾病。

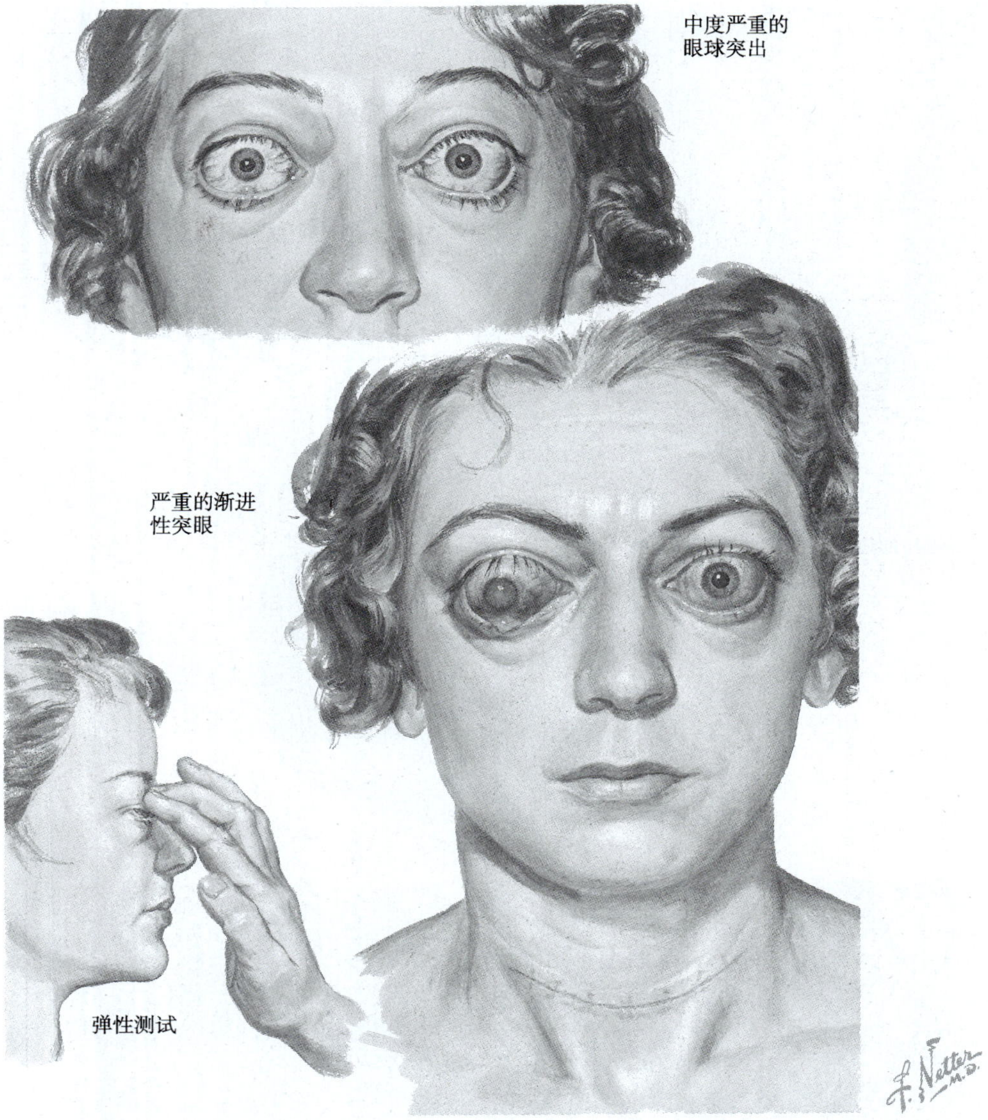

病呈自限性，常见复发。由于 T3、T4 合成并未增加，放射性碘成像揭示摄碘率低。

寂静型甲状腺炎

寂静型甲状腺炎是一种变异型的桥本甲状腺炎，体内存在自身抗体，甲状腺内有淋巴细胞浸润。甲亢症状持续时间短，而且病程自限在数周至数月内，在恢复期内可出现一过性甲减。50% 的患者存在自身抗体、甲状腺肿、甲减。产后甲状腺炎是一种变异型的寂静型甲状腺炎，5% 的产后妇女发生产后甲状腺炎。

碘引发的甲亢

饮食中碘过量，造影剂、药物如胺碘酮可引起甲亢。

鉴别诊断

甲亢的鉴别诊断可以按原发病进行分类，也可按碘的摄取进行广泛分类。使甲状腺素合成和释放增加的甲状腺疾病，在甲状腺摄取扫描时表现为碘的摄取增加。高功能性甲状腺激素合成是毒性多

图42-4 功能亢进甲状腺腺瘤病理生理。

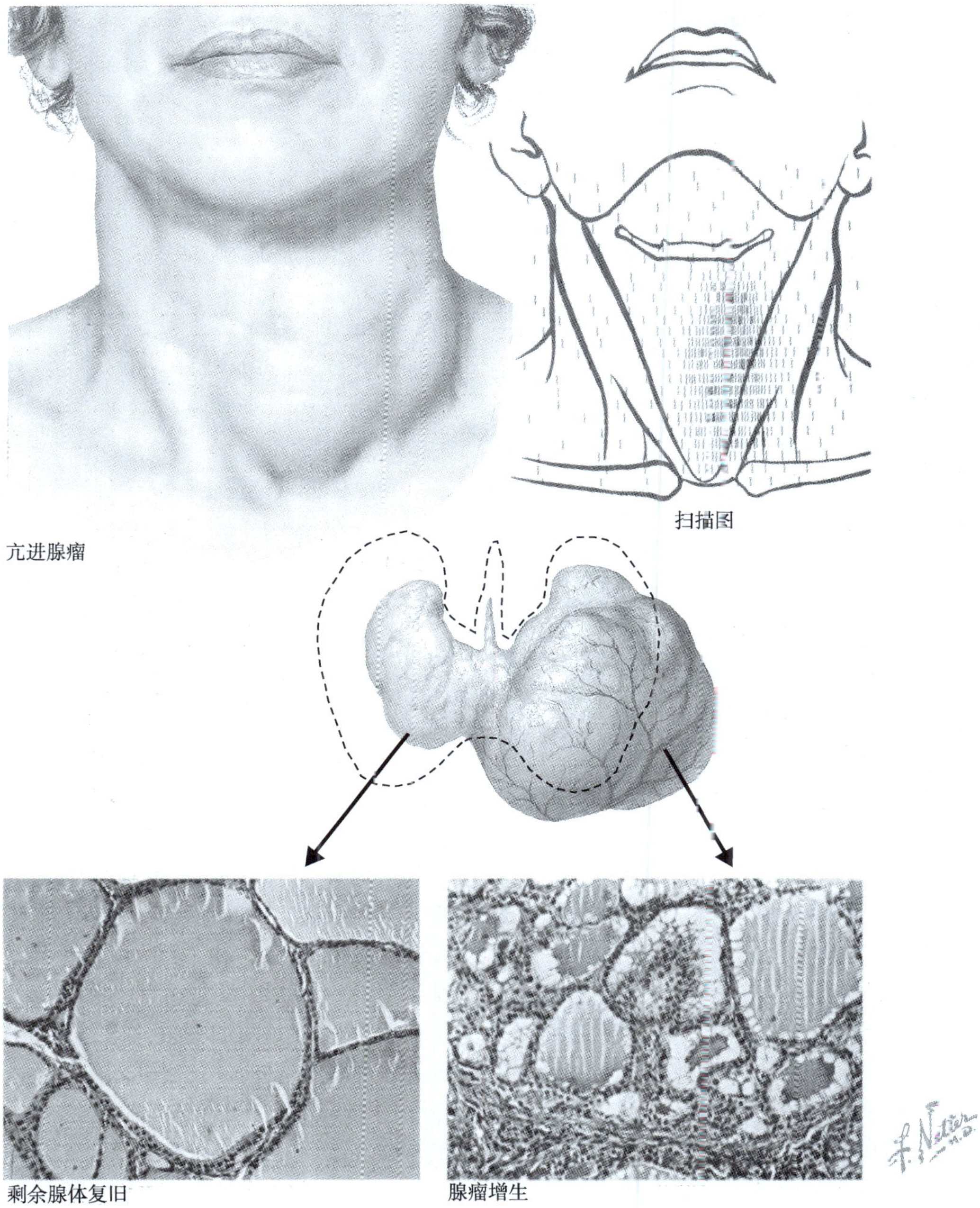

结节甲状腺肿和毒性结节的特征。自身抗体、碘、TSH过量分泌过度刺激甲状腺分别是Graves病、碘引发的甲亢和促甲状腺素腺瘤的病因。在妊娠呕吐和滋养细胞瘤时，人绒毛膜促性腺激素刺激TSH受体。

引起储存的甲状腺素渗漏但无甲状腺素过量合成的甲状腺疾病使碘的摄取率降低，见于甲状腺炎。非甲状腺过量合成的甲状腺激素增多（医源性甲亢、卵巢甲状腺肿）也可导致碘的摄取率下降（见表42-1）。

诊断方法

如游离T4水平伴TSH水平多抑制可预诊甲亢。除TSH引起的甲亢外，所有甲亢患者的TSH水平低或无法测出（< 0.1μIU/ml）。已逐渐用总

T4水平，T3树脂摄取、校正的FT4（如游离T4指数）代替FT4水平成为诊断甲亢的检查。所有甲亢患者FT3水平均增加，而且可用于监测对治疗的反应和血FT4水平正常的轻度甲亢(T3毒性)。在Graves病和毒性多结节性甲状腺肿，T3水平常高于T4水平。

甲状腺抗体检测

抗甲状腺球蛋白（TGAb）和抗微轻体（TMAb）抗体是可直接检测的细胞质抗体。这些抗体通常存在于自身免疫性甲状腺疾病Graves病和桥本甲状腺炎患者体内。这些抗体很少存在于其他类型的甲状腺炎患者体内。TSH结合抑制免疫球蛋白放射配体分析和甲状腺刺激免疫球蛋白检测可直接发现TSH受体抗体，如果存在TSH受体抗体提示Graves甲亢。

影像学检查

通常，所有甲亢患者不必行甲状腺放射性核素成像检查。扫描可用于评估有甲亢生化检查证据时的单个结节的功能，评估毒性多结节甲状腺肿时的多结节功能，当缺乏其他临床表现时，用于诊断亚急性甲状腺炎、确诊医院性甲亢、产后妇女的寂静型或产后甲状腺炎与Graves病的鉴别（见表42-1）。

处理和治疗

最佳治疗

Graves病

Graves病是自身免疫性疾病，以自然缓解或复发为特征。治疗Graves病的三种方法包括抗甲状腺药物、放射性碘消融和外科手术。这三种方法均十分有效，在全世界范围内都使用这三种治疗方法。在美国，放射性碘消融常作为最好的方案被广泛采用。

欧洲和日本抗甲状腺药物更普遍。建议抗甲状腺药物（硫脲β受体阻滞剂）作为对有临床甲亢表现的孕妇、儿童和少年的初始治疗。抗甲状腺药物丙硫氧嘧啶（PTU）和甲巯咪唑（MM）竞争性抑制甲状腺过氧化物酶，从而有效抑制甲状腺激素的合成。大剂量PTU具有抑制外周T4向T3转换的优势。这些药物具有抑制导致疾病的自身免疫的作用。PTU的常用初始剂量为100mg，每日3次。甲巯咪唑10～30mg，每日一次。考虑到依从性低的原因及证据浓度的增加更多选用丙巯咪唑。主要的副作用出现在治疗的前三个月内，包括粒细胞缺乏、肝功能阻碍、狼疮样症状、血管炎，最为常见的有皮疹、发热、荨麻疹和关节痛。患者应对发热和咽痒的症状保持警惕，这些症状常见于粒细胞缺乏。建议4～6周随诊一次，以评估临床情况和检测甲状腺功能（TSH、T3、T4）。治疗时间不固定，但治疗18个月可使30%～40%的患者获得长期缓解。病情较轻，甲状腺肿不严重的患者更有可能对抗甲状腺药物治疗产生良好反应，使疾病完全终结。

如果患者甲状腺功能亢进已达18个月且TSH未被抑制，可停止治疗。大多数复发出现在停止治疗的6个月内。大剂量硫脲类药加T4替代治疗高的持续缓解率。

β受体阻滞剂阻断过量甲状腺素的外周作用及T4向T3转化，因而可用于终解甲亢的症状。禁忌证是哮喘、慢性肺病。继发于甲亢的心衰是相对禁忌证。最常用的方法是普萘洛尔40mg，每日3次。β受体阻滞剂常与硫脲类药物合用作为一线治疗，缓解震颤、心悸、焦虑、畏热的症状。

对于那些症状严重和甲状腺肿明显的患者，应考虑放射性碘或手术治疗(甲状腺次全切)。在美国，放射性碘治疗更普遍。根据患者和医生的意愿决定是否实施进一步的治疗。服用一次剂量后，放射性碘治疗可使70%～90%的患者治愈。大多数中心给予中等剂量（15mg）的碘以确保适度消融甲状腺。应告知患者在放射碘治疗前4～7天，停用抗甲状腺药，治疗两天在恢复用药。在大多数患者在治疗期和治疗后短时间内有口干和短暂的甲状腺疼痛，在治疗后4～12周可有甲状腺功能减退。患者必须理解他们可能出现永久性甲减，需要甲状腺激素终生替代治疗。放射性碘治疗不适合年轻患者及育龄期妇女（孕妇除外）。生育年龄的妇女应在治疗前进行妊娠检查，

放射性碘和抗甲状腺药物治疗的有效性已经降低了手术概率。在特殊情况下应考虑甲状腺切除，如患者愿意、对抗甲状腺药物反应差、结节和非常大的甲状腺肿，并存有潜在恶性的甲状腺结节。

治疗甲亢的二线药物有碘化物、碘化对比剂、碳酸锂。

自主功能结节

放射性碘是毒性多结节甲状腺肿的治疗选择。

通常使用高剂量（一次给予 30mCi)。放射性碘治疗可成功治愈单个热结节的患者。但常需要重复治疗。可考虑给予抗甲状腺药物以减少因治疗引起甲状腺毒症的危险并快速达到甲状腺功能正常。甲状腺次全切除也是一种治疗选择。在欧洲正普遍开展经皮向结节内注射乙醇，但在美国很少采用。甲状腺炎是一种自限性疾病，甲亢源于储存的甲状腺素释放入血循环。如果亚急性甲状腺炎的疼痛较轻，可用阿司匹林或非甾体抗炎药治疗，如果严重可用激素治疗（泼尼松 30mg/d，在数天内迅速减量）。如需要，可用 β 受体阻滞剂治疗甲亢。虽然近半数的寂静型甲状腺炎的患者最终发生永久性甲减，但继发出现的甲减常不必治疗。

碘引发的甲亢

治疗碘引发的甲亢十分困难。需要用硫脲类药物控制甲亢，尽可能减少碘摄入。加用高氯酸盐以阻止甲状腺摄碘，对胺碘酮引发的甲亢，激素治疗可能有益。在开始放射性治疗前应进行放射性碘摄取检查以确定摄取的程度。如无其他方案可供选择，患者对其他治疗无反应，应及早考虑手术治疗。

避免治疗错误

在随诊服用甲状腺药物的患者时，应每 4 ～ 6 周检测甲状腺功能（TSH、T3、T4)，直至正常。因为促甲状腺激素水平在数周或数月后仍被抑制，建议查 T3 和 T4 水平。T4 水平先于 T3 水平恢复正常，所以主要的是检查 T3 水平以调整药物剂量。建议开始服用抗甲状腺药物前查全血细胞计数，因为有引起粒细胞缺乏的风险。

展望

正在进行的研究将重点放在了通过遗传和分子生物学技术发现自身免疫性甲亢的病因以研发更为有效的治疗方法。例如，遗传性非自体免疫性甲亢的分子学诊断以促使人们考虑进行遗传咨询，并考虑对有活性的 TSH 受体种系突变的个体早期实施甲状腺消融。

（张丽华　译　王秀柱　校）

参考文献

American Thyroid Association Website. Available at: http://www.thyroid.org. Accessed October 15, 2006.

The ATA is the professional organization of physicians and scientists dedicated to the research and treatment of thyroid disorders. This website has printable patient handouts in English and Spanish.

Thyroid Disease Manager Website. Available at: http://www.thyroidmanager.org/. Accessed October 15, 2006.

This website is designed to assist physicians caring for patients with thyroid disease with accessible text related to all types of thyroid disease.

循证

1. Allahabadia A, Daykin J, Sheppard MC, et al: Radioiodine treatment of hyperthyroidism: Prognostic factors for outcome. J Clin Endocrinol Metab 85(3):3611-3617, 2001.
   This is a retrospective review of high- and low-dose radioactive iodine ablation therapy for patients with Graves' disease.
2. Cooper DS: Hyperthyroidism. Lancet 362(9382):459-468, 2003.
   The author provides an up-to-date clinical review of the etiology and management of hyperthyroidism.
3. Cooper DS: Treatment of thyrotoxicosis. In Braverman LE, Utiger RD (eds): Werner and Ingbar's The Thyroid: A Fundamental and Clinical Text, 8th ed. Philadelphia, Lippincott Williams & Wilkins, 2000, pp 691-715.
   This classic textbook chapter is on the management of hyperthyroidism.
4. Fuhrer D, Warner J, Sequeira M, et al: Novel TSHR germline (Met463Val) masquerading as Graves disease in a large Welsh kindred with hyperthyroidism. Thyroid 10(12):1035-1041, 2000.
   This research paper details nonautoimmune hereditary hyperthyroidism.
5. Reinwein D, Benker G, Lazarus JH, Alexander WD: A prospective randomized trial of antithyroid drug dose in Graves disease therapy. European Multicenter Study Group on Antithyroid Drug Treatment. J Clin Endocrinol Metab 76(6):1516-1521, 1993.
   The authors describe a randomized trial comparing 10 mg versus 40 mg of methimazole in remission rates of Graves' disease in a European iodine-deficient population.
6. Roti E, Gardini E, Minelli R, et al: Sodium ipodate and methimazole in the long-term treatment of hyperthyroid Graves' disease. Metabolism 42(4):403-408, 1993.
   The authors review of the use of antithyroid drugs and sodium ipodate in Graves' disease.
7. Weetman AP: How antithyroid drugs work in Graves disease. Clin Endocrinol (Oxf) 37(4):317-318, 1992.
   The author reviews antithyroid drug pharmacology.

Sue A. Brown

43

甲状旁腺功能亢进症

引言

甲状旁腺功能亢进症（甲旁亢）的特征是血清甲状旁腺激素（parathyroid homone，PTH）水平的升高。甲状旁腺合成和分泌PTH，PTH可升高血钙使离子钙维持在很小的生理范围内。PTH促进25-羟维生素D在肾脏转换成1，25-羟维生素D（骨化三醇），后者可促进肠道钙的吸收。PTH还可以促进骨转换，从而促进骨钙和骨磷的释放（图43-1）。PTH的轻度升高可见于继发性因素，但本章重点介绍PTH显著升高的原发性甲旁亢。

病因和病理

原发性甲旁亢是由于甲状旁腺肥大、PTH分泌过多所致。大多数人有4个甲状旁腺，位于甲状腺附近，但甲状旁腺的数量和位置存在很大的差异。正常人中可以有2～8个腺体分布在颈部或纵膈。大多数原发性甲旁亢的患者有一个甲状旁腺腺瘤（占80%～85%），其余的有弥漫性增生（12%～15%），2～3个腺瘤（2%），甲状旁腺癌极少见（< 1%）。

大多数甲旁亢病例为散发，但有部分患者属于家族性多发性内分泌腺瘤（multiple endocrine neoplasia，MEN）综合征的一部分，其中约95%的原发性甲旁亢患者合并垂体瘤和胰腺肿瘤，即MEN1。MEN2a患者表现为嗜铬细胞瘤和甲状腺髓样癌，合并甲旁亢者较少（20%～30%）。MEN2b的特点是患有神经瘤，通常不伴原发性甲旁亢。这些家族性患者的4个甲状旁腺均增生，需要行双侧颈部手术切除治疗。

临床表现

75%～80%的原发性甲旁亢患者没有临床症状，而是通过生化筛查发现高钙血症确诊。症状随高血钙的程度和持续时间而变化（图43-2；彩图43-2）。常见的症状包括疲劳、便秘、多尿、烦渴、骨痛及恶心。据报道，神经精神症状（如抑郁、记忆力减退、头痛）较常见，但它们与高钙血症的关系尚不清楚，因为高钙血症被纠正后这些症状并未缓解。肾结石是最常见的并发症，发生率为15%～20%，而肾脏钙化比较少见。骨病是其显著的特点，常伴有骨痛或骨质疏松，纤维囊性骨炎比较少见。皮质骨（如桡骨远端）较松质骨和小梁骨（脊柱）更易受累，因此，桡骨远端的骨量丢失较脊椎更严重。髋骨是所有骨质类型的混合体，其骨密度适中。除了骨密度降低，骨折风险并不是其显著特点。心血管表现可能有高血压、左心室肥厚、心肌和瓣膜钙化。神经肌肉受累并不明显，Ⅱ型肌萎缩引起的近端肌无力较罕见。有时，胰腺炎或消化性溃疡会使临床表现复杂化，如发生痛风或假性痛风。

鉴别诊断

确诊原发性甲旁亢通常滞后于高钙血症。原发性甲旁亢和恶性肿瘤约占高钙血症患者的90%，恶性肿瘤包括多发性骨髓瘤、淋巴瘤、前列腺癌、乳腺癌和肺鳞癌。恶性肿瘤很少分泌PTH，更多的是分泌PTH相关肽，后者与目前PTH的定量分析没

图43-1 甲状旁腺生理学。

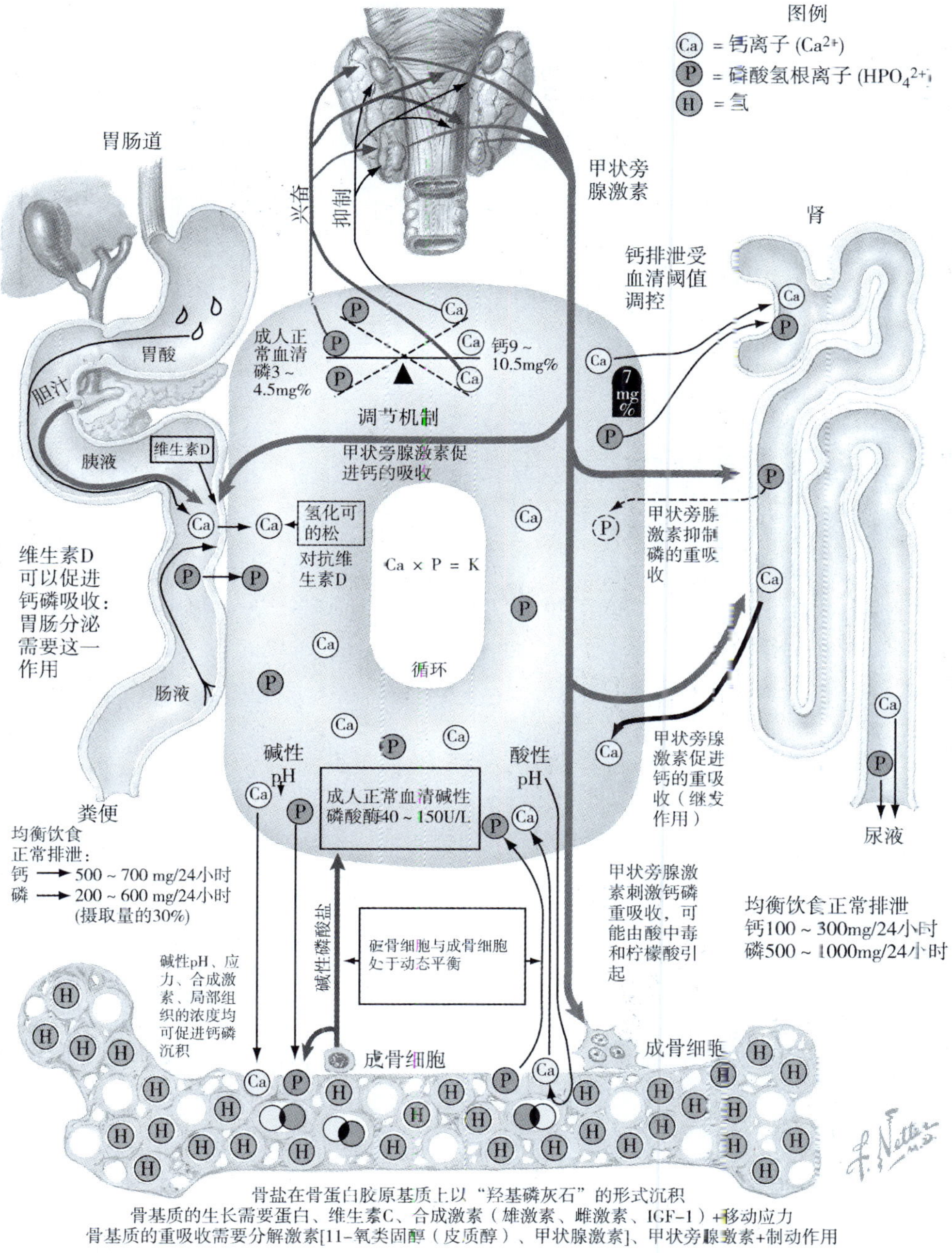

有交叉反应。某些药物也可以引起高钙血症，提示可能有潜在的原发性甲旁亢。噻嗪类利尿药可减少尿钙的排出，可能影响靶细胞对 PTH 的反应。锂可增加尿钙排泄，并可直接促进 PTH 分泌。其他原因包括各种内分泌疾病（甲状腺功能亢进症、原发性肾上腺功能减退症，还有较少见的甲状腺功能减退症和嗜铬细胞瘤）、乳碱综合征、维生素 A 或 D 摄入过量、肉芽肿性疾病（类肉瘤病、肺结核）和制动作用。总之，上述情况均抑制了 PTH 分泌，从而易与原发性甲旁亢相鉴别。家族性低尿钙性高钙血症是一种常染色体显性遗传病，常引起无症状性高钙血症，尿钙排出减少（<100mg/d），PTH 正常，钙受体基因的钝化突变是有高血钙家族史疑似人群共同的、主要的潜在异常因素，测定 24 小时

图43-2 甲状旁腺功能亢进的病理学及临床表现。

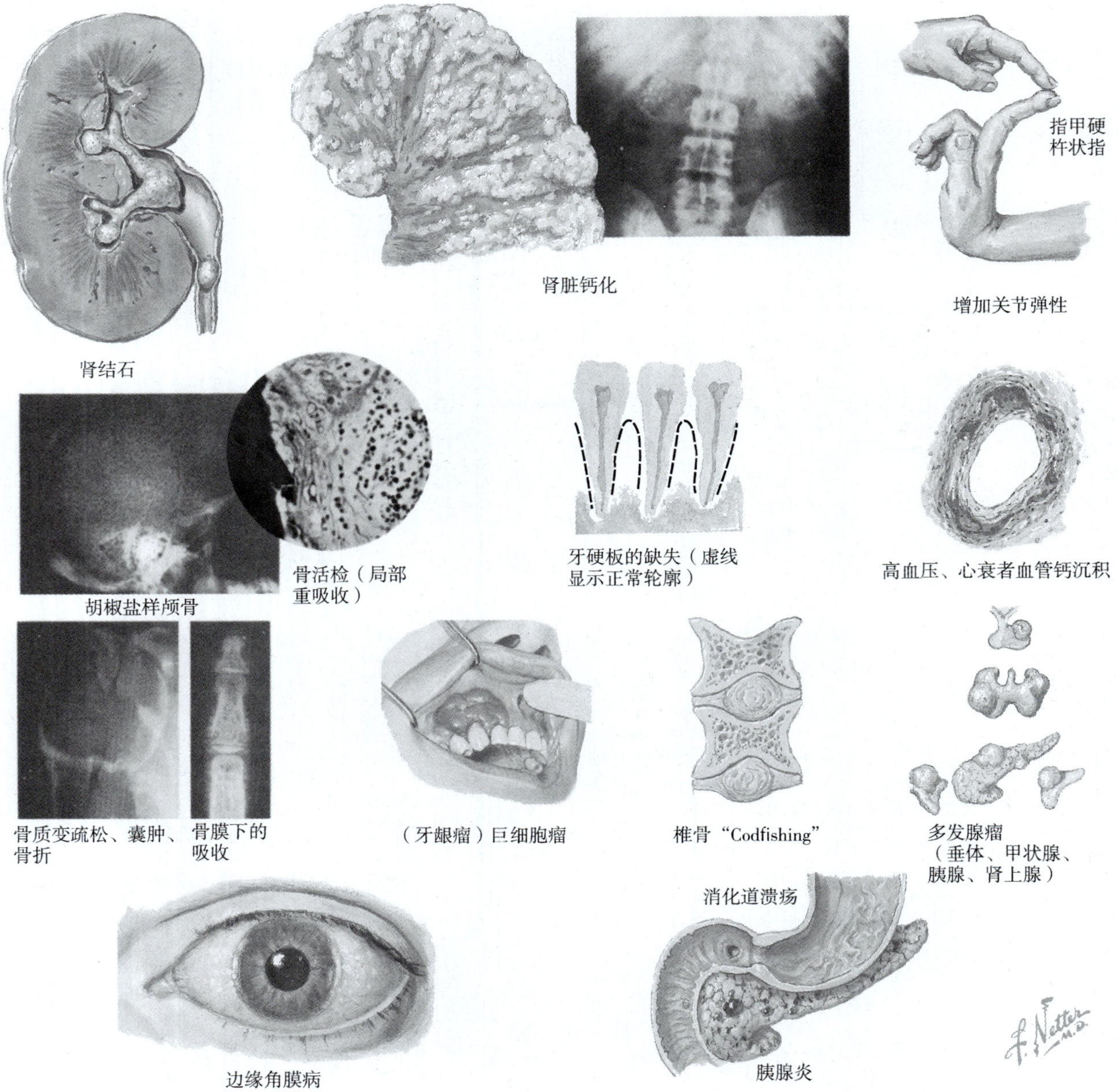

尿钙对诊断本病是至关重要的，因为这些患者无需手术治疗。

继发性甲旁亢很常见，其特点是血清钙正常或降低。PTH 升高多为机体对引起低钙血症情况的生理反应，这些情况包括维生素 D 缺乏和急性高磷血症（伴癌综合征、急性肾功能衰竭、横纹肌溶解），最常见的是肾功能减退，尤其是肾脏 1，25- 二羟维生素 D 合成障碍，引起肠钙吸收减少。长期肾功能衰竭致使甲状旁腺自主分泌，形成三发性甲状旁腺功能亢进症，PTH 常高于正常值的 2 ～ 3 倍。

诊断方法

原发性甲旁亢的诊断很简单，只需证实 PTH 分泌增加并引起高钙血症。测定血钙很重要，因为仅是微小的穿刺也可以出现假阳性结果，检测 PTH 应使用双位免疫测定法。明确诊断无需放射性检查，但考虑手术治疗时放射性检查就很重要了。有些患者的 PTH 可能在正常范围内，但血钙会不对称增高；而血钙正常，PTH 增高的情况较少见。这些病例均应寻找继发性病因，尤其要检测 25- 羟维生素 D 水平以排除维生素 D 缺乏。单纯原发性甲旁亢的 25- 羟维生素 D 水平趋于正常范围低限，1，25- 二羟维生素 D 水平则正常甚或升高（PTH 促进 25- 羟维生素 D 转换成 1，25- 二羟维生素 D）。

虽然骨骼释放磷，但甲旁亢诱导尿磷排泄增加，所以血清磷通常会降低或在正常范围低限。有代表性的是，总尿钙的排泄在正常范围高限，＞ 40% 的患者高尿钙（＞ 300mg/d）。其他骨转换指标（碱性磷酸酶、尿 N- 末端肽、脱氧吡啶诺林）可能升高，但常不能辅助原发性甲旁亢的诊断和治疗。

处理和治疗

最佳治疗

原发性甲旁亢通过手术切除甲状旁腺可获治愈，通常是症状明显患者的首选疗法。目前有症状患者接受手术治疗的适应证包括肾结石、肾实质钙化、纤维囊性骨炎、典型的神经肌肉病变、严重的高钙血症急性发作。由经验丰富的外科医生行双侧颈部探查术可获治愈率高达 90%（标准为血清钙和 PTH 水平均下降），手术死亡率不到 1%。手术并发症也较低（＜ 5%），包括失血、喉返神经损伤及少见的甲状旁腺功能减退症。甲状旁腺切除术后许多症状体征得以改善。术后虽然肾功能不全无明显恢复，但是反复发作的肾结石会显著改善。骨密度也持续升高，第一年上升 6%，10 年后上升 10% ～ 12%。有趣的是，松质骨获得骨密度最多，皮质骨较少。关于降低骨折风险的数据尚有争议，有些研究认为能降低，有些认为无改变。纤维囊性骨炎和神经肌肉病变的典型症状比较少见，并可通过手术逆转。相反，术后心血管症状不会逆转，其因果关系有待研究。特别是甲状旁腺切除术后高血压通常不会改善；左心室肥厚可能逆转也可能不逆转，心脏钙化不会改变。神经精神症状也始终未恢复。对于无症状患者的手术治疗效果还不太清楚，仍存争议。2002 年，美国国家卫生研究院召开了关于无症状原发性甲旁亢管理的会议。有关手术治疗的最新建议如下：血清总钙高于正常参考值 1mg/dl、尿钙排泄大于 400mg/d、无其他原因引起的肌酐清除率下降达 30%、年龄＜ 50 岁、任一部位的骨密度较峰值骨密度下降不足 2.5 个标准差（T-score ＜ –2.5）。

这些建议大多基于专家观点，因为相关的随机对照试验很少。有一项重要的长期观察研究，对象为 61 例轻微原发性甲旁亢甲状旁腺切除术后的患者，其中 60 例随访不足 10 年。手术治疗可使随访 10 年的生化参数（血钙、PTH、尿钙排泄）持续正常，没有肾结石复发；整个研究期间，股骨颈和脊椎的骨密度得以持续改善（10 年后分别增加了 14% 和 12%）。未经治疗组做得也很好，10 年后其疾病指标相当稳定，高钙血症几乎没有进展，生化参数没有恶化，椎骨、髋骨及桡骨远端的骨密度也没有变化；这是未预料到的，受试对象平均年龄为 58 岁，并且一半以上为绝经后妇女。亚组分析显示围绝经期妇女持续骨量丢失的速率与血钙正常的健康妇女类似。此外，27% 的患者出现了一项或多项可行甲状旁腺切除术的新适应证（血钙＞ 12mg/dl、尿钙排泄增加或桡骨远端 Z-score ＜ –2.0）。总之，这些数据显示手术可使生化参数及骨密度变化呈持续性改善，而未经治疗组的综合情况没有明显进展。争论双方均有数据支持各自的观点。一般来说，人们认为支持手术治疗应包括以下因素，如非严重创伤引起的新近骨折、中度至重度维生素 D 缺乏（＜ 15ng/ml）和围绝经期妇女。

最初传统的外科术式为双侧颈部切开术，这个方法深受经验丰富的外科医生推崇。大多数患者仅有一个独立腺瘤，因此开展了外科局部探查（术语称为微创）术，后者依赖于术前和术中对腺瘤的充分定位。术前定位研究包括超声、核素锝（^{99m}Tc）显像电子扫描、计算机断层摄影术、磁共振成像、选择性静脉导管插入测定 PTH。术中定位技术包括应用 PTH 快速检测以及使用锝探针，可以减少手术开放程度和缩短手术时间。这种术式对手术治愈率的影响尚未证实。优先定位非常重要，因为每个外科医生和医院在这项技术上的专业水平不同。对于持续性或反复发作的患者必须行双侧颈部切开术，且争议较少。这种情况下，术前定位可使手术治愈率从 60% 上升至 90% 以上。

等待手术且症状明显的患者或不能手术的患者均可以考虑药物治疗。门诊轻、中度的高钙血症患者每天消耗液体量 1 ～ 1.5L。应保证饮食中适当的钙摄入，但是可以加重高钙血症的药物如噻嗪类应当停用。据一项持续两年的二磷酸盐随机对照试验报道，口服二磷酸盐可用于减少骨转换、改善骨密度，但它们不会改变血钙或PTH水平。间断静脉应用二磷酸盐D或许很必要，尤其是药物治疗而不是待行手术的患者。一般情况下，维生素D 400～800IU/d是安全的，且不会引起高钙血症。然而，口服摄入冲击剂量的维生素D（如骨化醇50 000IU，每周1次，共8周）可能会引起高钙血症。

展望

手术方式将会精益求精，可能出现各种技术对比的数据。不断发展的临床研究将对骨折风险以及心脏和神经精神症状患者的手术适应证有更好的解释。新的研究应该阐明钙接受体刺激剂和二磷酸盐类药物治疗原发性甲旁亢的作用机制。

（张丽华 译 王希柱 校）

参考文献

Eigelberger MS, Clark OH: Surgical approaches to primary hyperparathyroidism. Endocrinol Metab Clin North Am 29(3):479-502, 2000.

This paper succinctly outlines an approach to the surgical management of primary hyperparathyroidism.

Silverberg SJ, Bilezikian JP: The diagnosis and management of asymptomatic primary hyperparathyroidism. Nat Clin Pract Endocrinol Metab 2(9):494-503, 2006.

The authors present a good recent clinical review of the approach to asymptomatic primary hyperparathyroidism.

循证

1. Bilezikian JP, Potts JT Jr, Fuleihan Gel-H, et al: Summary statement from a workshop on asymptomatic primary hyperparathyroidism: A perspective for the 21st century. J Clin Endocrinol Metab 87(12):5353-5361, 2002.

   This article summarizes the key recommendation from an expert panel NIH consensus conference on the management of asymptomatic primary hyperparathyroidism.

2. Khan AA, Bilezikian JP, Kung AW, et al: Alendronate in primary hyperparathyroidism: A double-blind, randomized, placebo-controlled trial. J Clin Endocrinol Metab 89(7):3319–3325, 2004.

   These data support the use of alendronate in primary hyperparathyroidism. This is one of the few randomized, placebo-controlled trials on pharmacologic interventions.

3. Peacock M, Bilezikian JP, Klassen PS, et al: Cinacalcet hydrochloride maintains long-term normocalcemia in patients with primary hyperparathyroidism. J Clin Endocrinol Metab 90(1):135-141, 2005.

   This short-term, small study provides information on a novel agent, cinacalcet, when used in maintenance of normocalcemia.

4. Silverberg SJ, Shane E, Jacobs TP, et al: A 10-year prospective study of primary hyperparathyroidism with or without parathyroid surgery. N Engl J Med 341(17):1249-1255, 1999.

   This key study presents the data regarding long-term outcomes in patients who were treated for primary hyperparathyroidism with or without parathyroid surgery.

David A. Ontjes

44

肾上腺皮质功能紊乱

引言

促肾上腺皮质激素（ACTH）是肾上腺皮质分泌皮质醇和雄性类固醇的主要决定物。ACTH 的分泌由来自下丘脑的促肾上腺皮质素释放激素（CRH）控制（图 44-1）。无论何时，ACTH 的分泌代表着来自中枢神经系统，由 CRH 介导的兴奋作用和循环中糖皮质激素所产生的负反馈控制之间的平衡。CRH 和 ACTH 的分泌都受昼夜节律的影响，早晨醒来时达到高峰，夜间睡眠之前降为低谷。诸如外伤、感染、出血、低血糖之类的应激通常会刺激 CRH 和 ACTH 的分泌，引起皮质醇水平升高。

醛固酮的分泌受肾素－血管紧张素系统控制（图 44-1）。醛固酮分泌的主要决定物是在肾素影响下产生的血管紧张素 II，全身性的血压下降和肾灌注下降导致肾素的释放。人类醛固酮的合成限于肾上腺皮质外层的球状带，皮质醇和雄激素产自束状带和网状带。

肾上腺和性腺的类固醇产物来自经过一系列生物合成步骤的胆固醇。糖皮质激素（氢化可的松）和盐皮质激素（醛固酮）是肾上腺皮质所产生的最为活跃和重要的激素。与类固醇生成有关的酶属于细胞色素 P450 氧化酶家族。每种酶可处理不止一种底物。因此，一些独特的酶能够催化产生十几种类固醇产物。在睾丸中存在一种酶能够将弱肾上腺雄激素，即雄烯二酮转化为睾酮；而在卵巢中存在一种芳香酶，可将睾酮转化为雌二醇。这些在性腺产生的终末产物在正常的肾上腺内是检测不到的。

肾上腺皮质功能减退

一旦血循环中的皮质醇不能满足机体需要，就会出现肾上腺皮质功能减退。在基础状态下，需要皮质醇来维持正常的血管紧张度、正常的肝糖异生和糖原储存（因此被称为糖皮质激素）。应激的时候需要更高的浓度。缺乏足够的皮质醇会导致低血压、休克和低血糖。皮质醇缺乏的患者可能也有醛固酮和肾上腺雄激素的缺乏。肾上腺皮质激素的缺乏导致肾脏失钠、潴钾和血容量减少。肾上腺雄激素不足导致女性雄激素供应全面、显著的下降，使体毛减少、性欲丧失。对于睾丸能够正常产生睾酮的男性，肾上腺雄激素的缺失不会导致雄激素的全面缺乏。

病因和发病机制

任何能够引起肾上腺皮质受损的疾病过程都会导致原发性肾上腺皮质功能减退。疾病影响下丘脑和垂体，会引起 ACTH 分泌减少，导致继发性肾上腺皮质功能减退（框 44-1）。原发性肾上腺皮质功能减退（Addison 病）是肾上腺皮质慢性免疫性损害最常见的结果。淋巴细胞浸润是常见的组织学特点。肾上腺缩小，皮层细胞大量缺失，不过髓质仍存在。肾上腺皮质抗原（包括 21- 羟化酶）的抗体，在疾病进程的早期出现。患有自身免疫性肾上腺疾病的患者很可能患有多腺性自身免疫综合征导致其他内分泌腺功能减退，包括甲状腺、甲状旁腺和胰腺 β 细胞。

其他一些机制也能导致原发性肾上腺皮质功能减退。双侧肾上腺出血可见于应用抗凝剂或存在凝血功能紊乱的危重疾病患者。原发性抗磷脂抗体综合征（狼疮抗凝物）是引起肾上腺出血的常见原因。在美国，结核病已不再成为引起肾上腺皮质功能减退的重要病因，但该病在世界其他地方仍很常见。超过 5% 的晚期 AIDS 患者具有肾上腺皮质功能减退的表现，这通常归因于细胞巨化病毒等病原体引起的重复感染。

先天性肾上腺增生综合征是由于皮质醇生物合成途径中特定的酶的遗传缺陷所致（图 44-2）。遗传方式通常为常染色体隐性遗传。最常见的遗传缺陷在于 21- 羟化酶，其次是 11- 羟化酶。这些紊乱可能导致皮质醇或醛固酮，或是两者同时不足，并在婴儿和儿童期出现急性肾上腺皮质功能减退。特征是在有缺陷的酶所处的那一步反应前，存在过量的类固醇前体。如果 21- 羟化酶缺陷，这些前体导致产生过量的肾上腺雄激素。

图44-1　皮质醇和醛固酮分泌的控制。

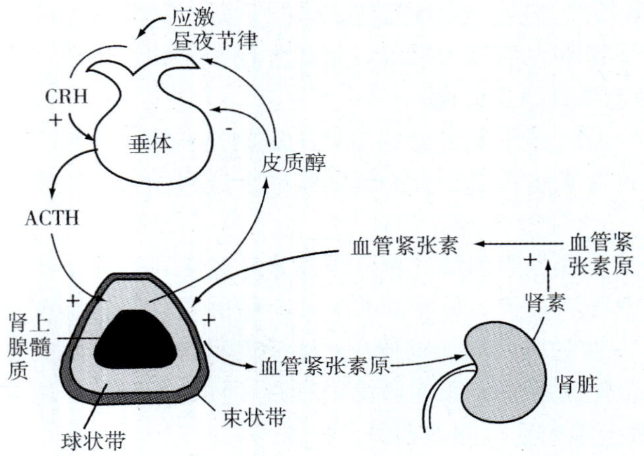

临床表现

如果患者存在无法解释的血容量不足和休克，经常伴有高钾血症、酸中毒或是低血糖症，应怀疑为急性肾上腺功能减退或肾上腺危象。慢性肾上腺皮质功能减退通常出现比较隐袭的症状，诸如乏力、体重下降、厌食和体位性低血压。患者的皮肤色素沉着为原发而非继发，是由于长期高水平的 ACTH 和相关肽的黑素细胞刺激活性所致。

鉴别诊断

血容量不足和血管萎陷可见于很多其他引起低血压的情况，包括出血和脓毒症。但这些情况少有和慢性肾上腺功能减退相似的。这些包括慢性饥饿（神经性厌食）、慢性胃肠道疾病（炎症或恶性肿瘤）、其他疾病引起的色素沉着（药物和重金属）、疲乏和倦怠（慢性疲劳综合征）。对于急性和慢性肾上腺功能减退，正确诊断的关键在于临床的高度警觉。

图44-2　肾上腺类固醇的合成途径。

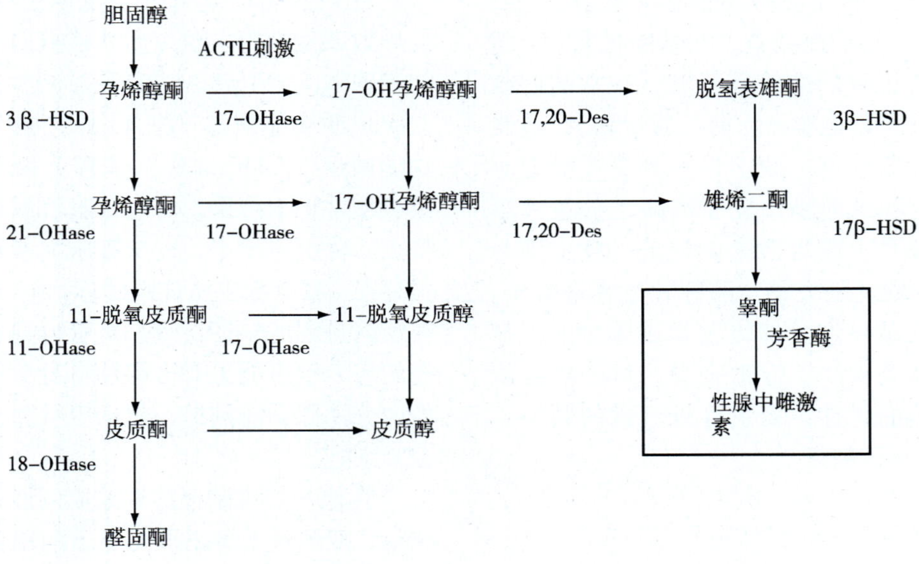

框 44-1 肾上腺功能减退的病因
原发性功能减退
自身免疫性损害
感染性疾病（结核、组织胞浆菌病、HIV）
医源性损害（双侧肾上腺切除术）
浸润性疾病（转移性肿瘤、淀粉样变性、血色沉着病）
急性双侧肾上腺出血
肾上腺脑白质退化症
先天性肾上腺增生
继发性功能减退
垂体或下丘脑肿瘤
医源性切除（垂体切除、放疗）
垂体卒中（产后坏死或卒中）
感染（结核、梅毒）
结节病和肉芽肿病
特发性垂体功能减退
大剂量糖皮质激素治疗时停药

诊断方法

证明皮质醇分泌异常减低可用于临床确诊，确定这种减低是否由于 ACTH 缺乏所致，并寻找可治疗的病因。血浆皮质醇和 ACTH 的基线测量最好在清晨进行，此时二者的水平通常升高。清晨，人体的皮质醇水平非常低，如果低于 3μg/dl，则强烈提示肾上腺功能减退，而低于 10μg/dl 也应引起怀疑。给予合成的 ACTH（合成促皮质素）有助于确定临界状态的肾上腺功能减退，并区分原发性和继发性肾上腺功能减退。正常个体给予合成促皮质素后，会反应性出现高于 20μg/dl 的皮质醇高峰，而原发和继发性肾上腺功能减退患者则不会。原发和继发的功能减退可依据基线 ACTH 水平来区分，只有在原发性功能不全时会升高（表 44-4）。

另外，原发性功能不全对重复给予合成促皮质素无反应，而继发性功能不全则会显示出较强的反应。在原发性功能不全的早期，一些患者在进展成皮质醇不足之前显示为醛固酮不足。这些个体的血清醛固酮水平低，血浆肾素活性水平升高，甚至在确认皮质醇分泌异常以前就已如此。

怀疑由于先天性肾上腺增生所致肾上腺功能减退的患者，可借助皮质醇和 ACTH 的检测，但是进

图44-3 慢性原发性肾上腺皮质功能减退（Addison病）。

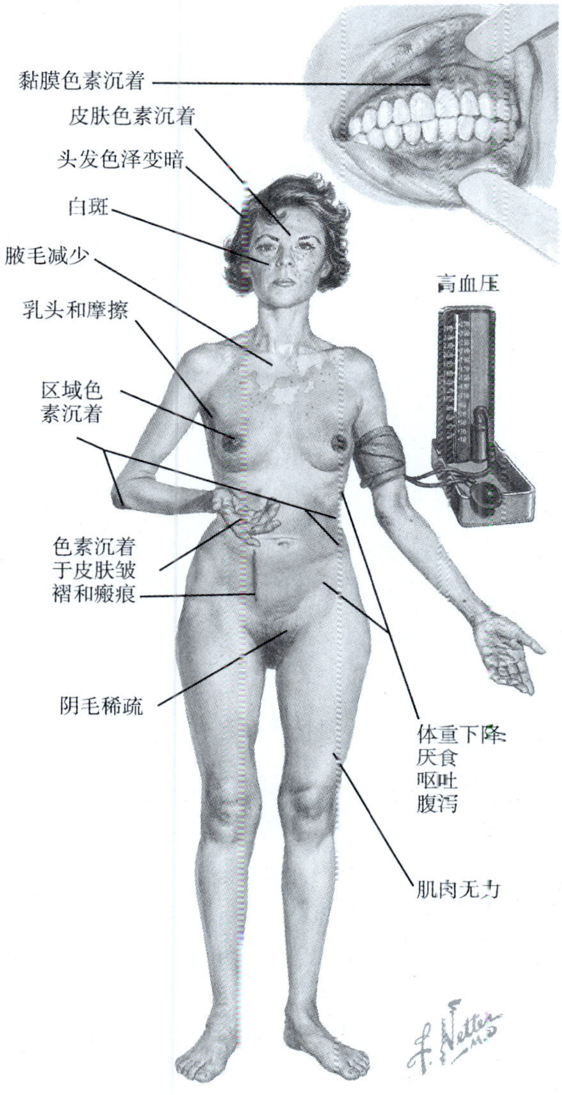

一步检测特异的类固醇中间产物对于明确特异性酶缺陷是必要的。例如常见类型的 21- 羟化酶缺陷患者，其血浆 17- 羟孕酮的水平显著升高（图 44-2）。

处理和治疗

原发性肾上腺功能减退的治疗包括糖皮质激素和盐皮质激素的替代治疗。联合治疗是通过服用氢化可的松或泼尼松来满足对糖皮质激素的需要，使用氟氢可的松以满足对盐皮质激素的需要。继发性功能减退的患者不需要盐皮质激素，因为醛固酮的产生仍受肾素和血管紧张素的控制。在监测治疗中，

图44-4 鉴别诊断肾上腺功能减退的试验概览。

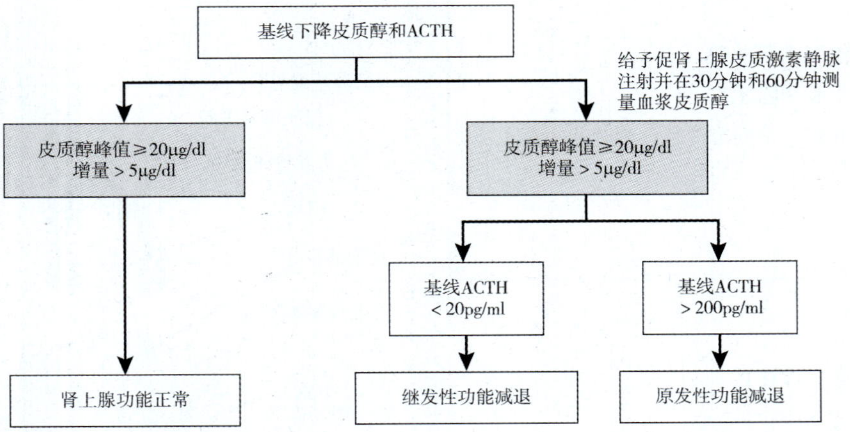

应寻找持续的肾上腺功能减退的症状和体征。定期化验血清电解质、皮质醇和 ACTH 是有益的。检测血浆肾素活性有助于评估醛固酮替代治疗的剂量是否足够。

避免治疗错误

急性疾病或应激期间，人体对糖皮质激素的需求通常会增加 2 ~ 10 倍。为了避免急性肾上腺功能减退的风险，必须临时增加糖皮质激素用量，直至应激缓解。患者需要携带证明，这样，对其不熟悉的医师就能够意识到这些患者在紧急情况下需要激素替代治疗。长期过量的糖皮质激素治疗会导致隐袭的副作用，包括过度的体重增加、高血压、糖耐量异常和骨质疏松。过度进行糖皮质激素替代治疗的患者会表现出清晨血清 ACTH 浓度抑制。

最佳治疗

患者想得到正确的肾上腺功能减退替代治疗，必须学会处置平时和应激状态下糖皮质激素和盐皮质激素不足的症状。此类患者也应明白怎样避免长期过度治疗带来的并发症。先天性肾上腺增生的最佳治疗不仅包括提供基础的糖皮质激素和盐皮质激素，还要抑制类固醇副产物的过度产生。为了抑制 21- 羟化酶缺陷所致的过量类固醇副产物，可以在初始阶段给予大剂量的糖皮质激素来抑制 ACTH，以减少肾上腺增生。一旦症状得到控制，可将糖皮质激素减为生理维持量。

肾上腺皮质功能亢进症：库欣综合征

慢性皮质醇过多导致的一系列表现被称为库欣综合征（Cushing's Syndrome）。慢性盐皮质激素过多可导致一系列不同的症状，如原发性高血压和低钾血症。

病因和发病机制

库欣综合征可以分为 ACTH 依赖性和非 ACTH 依赖性两种（框 44-2）。

大约 70% 的病例是由于腺垂体分泌 ACTH 过多（也称库欣病）。此类含有嗜碱颗粒的腺瘤一般比分泌生长激素和泌乳素的腺瘤体积小。

较大的肿瘤在组织学研究中可能表现为嫌色。分泌 ACTH 的肿瘤通常仍表现为能被糖皮质激素反馈性抑制，但是需要的糖皮质激素水平比正常高。

能确认非垂体源性的恶性肿瘤（小细胞肺癌、类癌、胰岛细胞瘤、甲状腺髓样癌和嗜铬细胞瘤）均可分泌 ACTH。约 10% 的库欣综合征由异位产生的 ACTH 导致。这些肿瘤产生的 ACTH 不能被高水平的糖皮质激素所抑制。异位产生的 CRH 导致正常的腺垂体分泌 ACTH 增加则较为少见。

在非 ACTH 依赖性的病因中，应用大剂量的外源性糖皮质激素是最常见的原因。肾上腺肿瘤产生过多的皮质醇是最常见的内源性病因，引起大约 15% 的内源性病例。食物诱导的库欣综合征是由抑胃肽所介导的，抑胃肽通常在进食时释放，能够使

框 44-2 引起库欣综合征的病因
ACTH 依赖性
分泌 ACTH 的垂体肿瘤（库欣病）
分泌 ACTH 的非垂体肿瘤（异位 ACTH 综合征）
分泌 CRH 的肿瘤
非 ACTH 依赖性
分泌皮质醇的肾上腺肿瘤；腺瘤或癌
结节性肾上腺增生
食物依赖性（GIP 介导）
外源性糖皮质激素（医源性的或人为的）

一些个体的肾上腺皮质产生兴奋。

临床表现

肥胖是最常见的症状，可见于 90% 的病例。过剩的脂肪呈典型的向心性分布，四肢纤细（图 44-5）。慢性糖皮质激素过多的其他症状包括皮肤结缔组织减少（出现条纹，易擦伤）、骨质疏松、糖耐量异常、精神异常和传染易感性增加。盐皮质激素过多的表现包括高血压、水肿、高血钾和代谢性碱中毒。女性雄激素过多会导致多毛、痤疮和闭经。

鉴别诊断

大多数患有肥胖、高血压和糖尿病的患者没有库欣综合征，而是患有更加常见的外源性肥胖。大多数肥胖、多毛和闭经的女性是患有多囊卵巢综合征，而不是皮质醇增多。一些患者的皮质醇分泌增多继发于其他功能紊乱，例如原发性抑郁症或酒精中毒。

诊断方法

第一步，证明皮质醇分泌异常增多；第二步，明确皮质醇增多症的病因（图 44-6）。最先进行的步骤是收集 24 小时尿样本测量游离皮质醇。如果数值正常，则此患者患有库欣综合征的可能性很小。如果最初的皮质醇数值升高，则给予此患者小剂量地塞米松 (2mg/d，共 2 日)，第二天重复收集尿样。如果尿游离皮质醇被抑制超过 50%，则此患者不大可能患有库欣综合征。如果小剂量地塞米松对尿游离皮质醇的抑制作用低于 50%，则抑制试验应以较大剂量地塞米松 (8mg/d，共 2 日) 重复进行。患有产生 ACTH 垂体肿瘤的患者能被大剂量地塞米松抑制，但患有肾上腺肿瘤或异位 ACTH 综合征的患者不能被抑制。后两者可以依据基线 ACTH 的水平来鉴别。异位 ACTH 综合征的患者 ACTH 水平升高。肾上腺肿瘤所致库欣综合征的患者，可出现 ACTH 抑制。

大约 80% 的垂体肿瘤可以通过磁共振成像发现。如果基线 ACTH 水平被抑制则提示肾上腺肿瘤，90% 的病例可以通过腹部 CT 扫描发现肿瘤。

处理和治疗

分泌 ACTH 的垂体肿瘤首选手术切除治疗，通常采取经蝶骨入路。治愈率为 60% ～ 85%。如果手术未能完全切除肿瘤，外部垂体放疗结合药物治疗能够抑制皮质醇的合成，使大多数患者获得缓解。酮康唑是最常使用的抑制药物。

分泌皮质醇的肾上腺肿瘤首选手术切除治疗。此类方法应用于腺瘤后，治愈率很高，但是对癌的治愈率低得多，因为通常手术时已存在转移。对于不能手术治疗的肿瘤，其二线治疗可应用皮质醇合成的阻滞剂。产生异位 ACTH 的肿瘤大多是恶性的。如果不能手术切除，可以用放疗和化疗来控制。

避免治疗错误

准确诊断库欣综合征的病因是正确治疗的基础。如果分泌 ACTH 的垂体肿瘤未能诊断，可能见于肿瘤太小，不能被影像学方法所发现的情况下。同样，产生异位 ACTH 的非垂体肿瘤，如肺部类癌，也可能被忽略。在肿瘤尚不明确的情况下，直接岩静脉窦插管引流垂体床可能显示 ACTH 梯度，确认肿瘤来源。

小的肾上腺皮质肿瘤常在检查其他无关疾病做腹部 CT 时发现。虽然这些肿瘤大多数无功能，但是其中有 5% ～ 10% 能够产生皮质醇，有引起库欣综合征的可能。因此，对于所有表现为肾上腺"偶发瘤"的患者，都应仔细检查皮质醇的分泌。

展望

有效治疗肾上腺功能减退的方法不断被提出并

图44-5 库欣综合征（临床表现）。

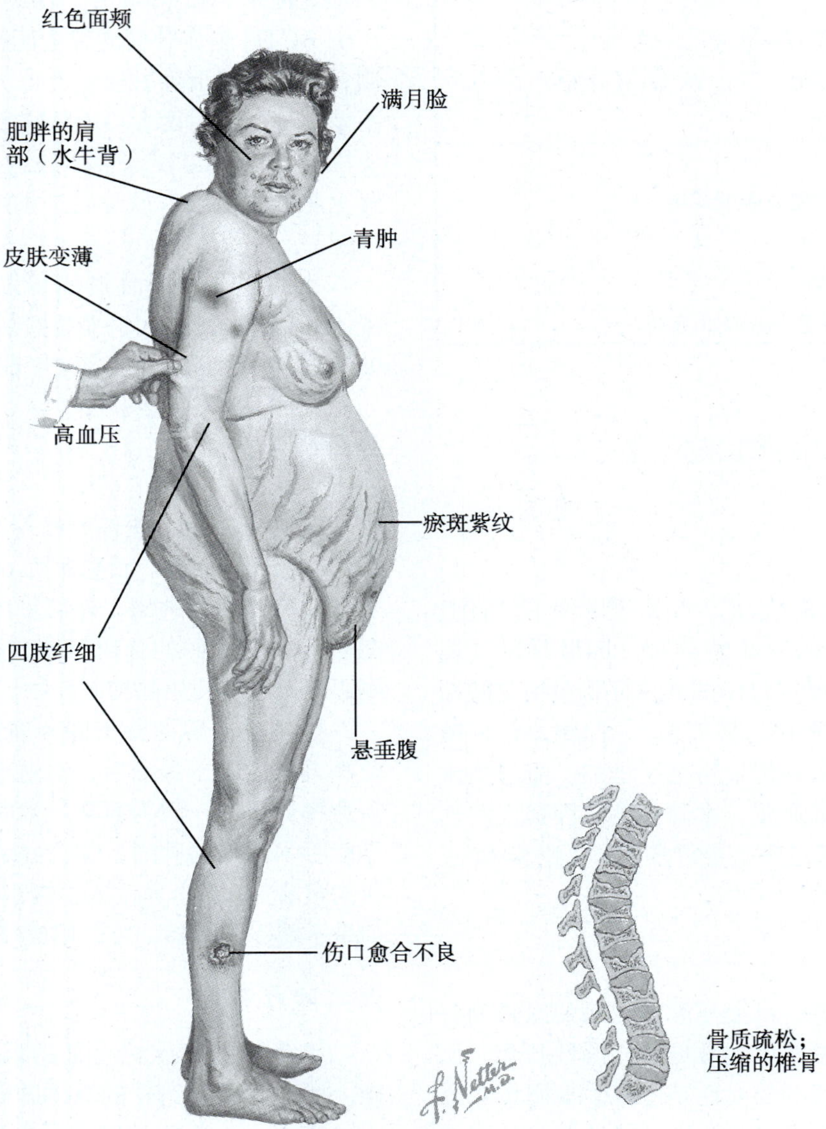

图44-6 鉴别诊断库欣综合征的试验概览。

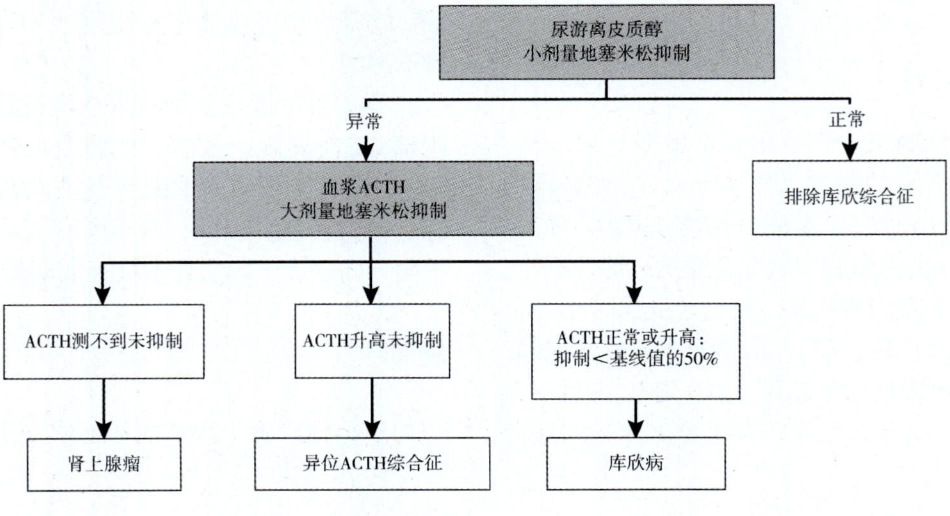

检验。对于肾上腺功能减退的女性，肾上腺雄激素的替代治疗可能同糖皮质激素和盐皮质激素一样重要。治疗先天性肾上腺增生的雄激素过多依然是个难题，因为达到完全抑制所需的大剂量糖皮质激素会导致库欣综合征。对于这些病例，增加雄激素受体的阻滞剂可能有效。对妊娠期前 3 个月的孕妇采取地塞米松治疗，可以减少女婴的雄性化发生。

对于垂体肿瘤不能被现有影像学检查显示的病例，精确诊断 ACTH 依赖性库欣综合征依然很困难。提高影像学技术和岩静脉窦插管能够明确 ACTH 来源，但仅限于少数病例。

（张丽华　译　王希柱　校）

参考文献

Loriaux DL: Adrenal insufficiency. In Becker KL (ed): Principles and Practice of Endocrinology and Metabolism, 3rd ed. Philadelphia, Lippincott Williams & Wilkins, 2001, pp 739-743.

This reference textbook is available in electronic form through Ovid in participating libraries and institutions.

Schteingart DE: Cushing syndrome. In Becker KL (ed): Principles and Practice of Endocrinology and Metabolism, 3rd ed. Philadelphia, Lippincott Williams & Wilkins, 2001, pp 723-738.

The author presents a thorough overview of the etiology, diagnosis, and management of Cushing's syndrome.

Speiser PW: Congenital adrenal insufficiency. In Becker KL (ed): Principles and Practice of Endocrinology and Metabolism, 3rd ed. Philadelphia, Lippincott Williams & Wilkins, 2001, pp 743–751.

This book chapter is a good review of all aspects of congenital adrenal insufficiency, with an emphasis on presentation and management in childhood.

循证

1. Bakiri F, Tatai S, Aouali R, et al: Treatment of Cushing's disease by transsphenoidal pituitary microsurgery: Prognosis factors and long-term follow-up. J Endocrinol Invest 19(9):572-580, 1996.

   The authors evaluate long-term results in 50 consecutive patients treated with trans-sphenoidal surgery for ACTH-secreting pituitary tumors.

2. Dittmar M, Kahaly GJ: Polyglandular autoimmune syndromes: Immunogenetics and long-term follow-up. J Clin Endocrinol Metab 88(7):2983-2992, 2003.

   This paper summarizes extensive clinical, epidemiologic, serological and genetic data from 360 patients with polyglandular autoimmune syndrome causing various combinations of type 1 diabetes, autoimmune thyroid disease, Addison's disease, vitiligo, alopecia, hypogonadism and pernicious anemia.

3. Emral R, Uysal AR, Asik M, et al: Prevalence of subclinical Cushing's syndrome in 70 patients with adrenal incidentaloma: Clinical, biochemical and surgical outcomes. Endocr J 50(4):399-408, 2003.

   This evaluation of 70 patients with incidentally discovered adrenal tumors compares the clinical and laboratory features of a subset with subclinical Cushing's syndrome to a larger subset with nonfunctioning tumors.

4. Falorni A, Laureti S, De Bellis A, et al: Italian Addison network study: Update of diagnostic criteria for the etiological classification of primary adrenal insufficiency. J Clin Endocrinol Metab 89(4):1598-1604, 2004.

   This report from the Italian Addison Network on 222 patients with primary adrenal insufficiency documents the value of 21-hydroxylase and adrenal cortex autoantibodies in determining an autoimmune etiology. In this study, 5% of patients had polyglandular autoimmune syndrome, whereas 65% had adrenal autoantibodies without evidence of other autoimmune endocrine diseases.

5. Hammer GD, Tyrrell JB, Lamborn KR, et al: Transsphenoidal microsurgery for Cushing's disease: Initial outcome and long-term results. J Clin Endocrinol Metab 89(12):6348-6357, 2004.

   This retrospective study of 289 patients with Cushing's disease who underwent trans-sphenoidal surgery by a single surgeon for ACTH-secreting pituitary tumors discusses the prognostic factors predicting long-term outcomes.

6. Liu C, Lo JC, Dowd CF, et al: Cavernous and inferior petrosal sinus sampling in the evaluation of ACTH-dependent Cushing syndrome. Clin Endocrinol (Oxf) 61(4):478-486, 2004.

   The authors present a retrospective review of 95 patients undergoing inferior petrosal sinus and cavernous sinus sampling to localize the source of ACTH in ACTH-dependent Cushing's syndrome. These techniques were very accurate in predicting a pituitary source of ACTH, but were not accurate in lateralizing the tumor site within the pituitary.

7. Piedrola G, Casado JL, Lopez E, et al: Clinical features of adrenal insufficiency in patients with acquired immune deficiency syndrome. Clin Endocrinol (Oxf) 45(1):97-101, 1996.

   This retrospective review of 75 AIDS patients with clinical or biochemical manifestations of adrenal insufficiency compares the results of basal and ACTH-stimulated cortisol levels.

8. Yu L, Brewer KW, Gates S, et al: DRB104 and DQ alleles: Expression of 21-hydroxylase autoantibodies and risk of progression to Addison's disease. J Clin Endocrinol Metab 84(1):328-335, 1999.

   An immunogenetic study in 957 patients with type 1 diabetes showed a strong association between the DQ8/DQ2 genotype, the presence of 21-hydroxylase autoantibodies, and the development of Addison's disease.

9. Zelissen PM, Croughs RJ, van Rijk PP, Raymakers JA: Effect of glucocorticoid replacement therapy on bone density in patients with Addison disease. Ann Intern Med 120(3):207-210, 1994.

   In this report on 91 patients with Addison's disease treated with glucocorticoids for a mean of 10.6 years, low bone mineral density was found in 10 of 31 men and 4 of 60 women. In men with low bone mineral density, the mean glucocorticoid dose was significantly higher than in men with normal bone density. There was no correlation between low bone density and glucocorticoid dose in women.

David R. Clemmons

45

垂体疾病

引言

垂体前叶腺体可产生六种调节其他腺体（如甲状腺和肾上腺）功能的多肽类激素。垂体后叶产生调节水盐平衡的激素。由于其位置的重要性，发生在蝶鞍、海绵窦或丘脑下部的肿瘤可导致垂体内分泌激素功能失调。根据功能的变化，垂体疾病可分为激素功能受损或破坏及激素分泌增多两类。

病因和发病机制

正常垂体的解剖和生理

垂体在大脑的底部，被蝶骨所包围，并与下丘脑相连。下丘脑包含有特殊的神经元，接受电化学刺激后，释放一种方法称为释放因子的多肽。这些已被确定的释放因子包括：生长激素释放激素（GHRH）；促性腺激素释放激素，此种激素可刺激垂体产生黄体生成素（LH）和卵泡刺激素（FSH）；同时下丘脑亦可产生促甲状腺激素释放激素和促肾上腺皮质激素释放激素。催乳素的分泌受下丘脑神经元分泌的多巴胺的负性调节。受到直接刺激后，下丘脑神经元将这些多肽释放入垂体的门脉系统，经门脉系统这些多肽被运至垂体前叶细胞。每一种刺激因子刺激特殊类型的垂体细胞合成并将相应的营养激素释放入体循环。

垂体分泌的每一种激素都作用于特殊的位置，以产生靶效应；生长激素作用于结缔组织细胞刺激胰岛素样生长因子（IGF-I）的合成。IGF-I 刺激与生长有关的营养物质的生成，包括蛋白质的合成，抑制蛋白的分解。促进结缔组织细胞的生长，例如骨细胞、肌肉细胞和软骨细胞。生长激素对于正常结构的生长，以及维持成人骨骼和肌的容积是必需的。

生长激素有一些重要的代谢功能，包括刺激脂酶而释放作为能量来源的游离脂肪酸，进而调节正常的血糖稳定和脂肪储存。生长激素促进氨基酸进入肌肉并维持骨的形成和溶解之内的平衡。催乳素主要作用于乳房刺激产后分泌乳汁。催乳素对抗雌激素的作用，超生理浓度可损害正常的生育能力和雌激素的作用。促甲状腺素（TSH）直接作用于甲状腺腺体促进 T3、T4 的合成和分泌。促肾上腺皮质激素（ACTH）同样可作用于肾上腺，促进胆固醇转化成不同的肾上腺激素，最重要的是皮质醇。黄体生成素（LH）和 FSH(卵泡刺激素)协同作用刺激男性和女性的性腺功能。在男性 FSH 主要刺激精子的产生和睾丸细胞的功能，LH 主要刺激睾丸细胞产生睾酮。在女性 FSH 刺激卵泡成熟，LH 作用于黄体而使其发挥其功能。

负反馈调节

细胞合成的所有激素都会被分泌入血液循环。它们将对垂体产生负反馈作用从而抑制垂体各种激素的分泌。例如 IGF-I 直接反馈作用于生长激素细胞从而抑制生长激素的释放。T4 抑制 TSH 产生，皮质醇抑制 ACTH 分泌；睾酮抑制男性 LH 分泌，雌激素抑制女性 FSH 释放。

垂体后叶激素分泌的调节则完全不同。下丘脑通过轴突与垂体后叶保持直接的神经联系。在下丘脑神经元合成后，这些小的肽类物质延神经轴突向下输送并以分泌颗粒的形式储存在垂体后叶。传入神经冲动调节抗利尿素的释放，后者直接作用于肾脏控制游离水的清除。同样，在适当的刺激下，大脑释放催产素，从而刺激子宫收缩。由于直接使多巴胺水平下降，哺乳可弱化多巴胺抑制催乳素分泌的作用。阻断垂体柄的病变在失去刺激，垂体前叶激素合成作用的同时，并没有完全清除垂体后叶激素的合成，因为阻断部位以下的神经元可在下丘脑的刺激下释放这些激素。由于多巴胺抑制作用的丧失，此种类型的损伤将增加催乳素的分泌。

一些疾病，如肿瘤、其他破坏性病变、血管损伤打乱了下丘脑－垂体轴的精细平衡。下面将就一些疾病进行讨论。

临床表现、鉴别诊断、诊断方法、处理和治疗

垂体前叶疾病

大多数垂体前叶的功能障碍是由肿瘤所致（图45-1）。这些肿瘤通常是良性的，由于解剖占位而破坏了垂体的正常功能。从功能上，肿瘤可分为破坏垂体激素分泌的占位性病变和分泌单一激素的导致激素过度分泌综合征的特殊类型细胞腺瘤。

引起垂体细胞破坏和功能低下的占位病变包括囊肿，如拉特可列囊肿、蛛网膜囊肿和皮样囊肿；肿瘤，如颅咽管瘤、脊索瘤、神经胶质瘤、肉瘤、错构瘤、无性细胞瘤及转移瘤和分泌激素或无功能的垂体腺瘤。各种原因，如脑动脉瘤、垂体炎、结节病性肉芽肿、组织细胞增多症X、席汉综合征和外伤性脑损伤，均可破坏垂体功能。

通常，肿瘤破坏多种类型的细胞。导致垂体功能障碍的占位性病变，可分为三种类型：起源于蝶鞍的肿瘤、起源于蝶鞍旁的肿瘤、起源于下丘脑的肿瘤。下丘脑肿瘤通过破损下丘脑释放因子的合成而引起垂体前叶功能受损，通常不会引起蝶鞍扩大。生长在蝶鞍内的嫌色细胞瘤常分泌 α 亚单位的 LH 或 FSH；因而不具备激素的功能。这些肿瘤生长缓慢，通过压迫坏死可破坏整个垂体前叶。如果肿瘤不断生长，它可以侵袭到海绵体，或者扩展至筛窦，肿瘤将压迫视交叉，导致双颞侧偏盲。

垂体内的一些其他病变包括以前垂体肿瘤部分梗死形成的囊肿，肉芽肿病变，如组织细胞瘤增多症X或结节病。错构瘤也可生长在蝶鞍区。从而导致腺垂体功能减退症。席汉综合征是一种常见的累及垂体的循环系统疾病，由于分娩时大出血引起产后垂体梗死而致全垂体功能减退。颈动脉瘤亦可破坏腺垂体。导致激素分泌受损的蝶鞍旁和下丘脑病变包括脑膜瘤和颅咽管瘤。这些源于下丘脑的肿瘤，常导致下丘脑激素的产生受损。第三脑室的无性细胞瘤亦可导致下丘脑功能受损。

医源性垂体功能减退症

蝶鞍内或蝶鞍旁手术可损伤下丘脑神经元、垂体柄或直接损伤垂体前叶并破坏正常的垂体组织。垂体瘤放射性治疗常导致正常垂体组织的破坏。其些疾病的放射性治疗，如神经胶质肉瘤、中枢神经系统的白血病或淋巴瘤、头颈部肿瘤产生的大量散射线可损伤垂体前叶的功能。

激素功能减退的结果

腺垂体或下丘脑大的占位性病变可能导致整个垂体前叶激素的破坏（图45-1）。通常 GH 分泌最先减少，其次为 LH 和 FSH，随后是 ACTH 和 TSH，最后是催乳素。如果儿童生长激素缺乏，会导致生长发育迟缓和低血糖，身体脂肪增加而肌肉组织减少。在成人，如果生长激素缺乏，会导致机体成分的改变，如肌肉减少和骨质丢失。成人低血糖少见。在女性，促性腺激素分泌减少可导致不排卵并伴随闭经和第二性征缺失。在男性，如果促性腺激素分泌减少，可致勃起功能减退，睾丸缩小，男性第二性征缺失。TSH 分泌减少可致继发性甲状腺功能减退，主要表现为皮肤干燥、便秘、怕冷、体重增加，无活力、易疲劳与原发性甲减相似。ACTH 缺乏导致继发性肾上腺功能减退，可出现体重减轻、食欲减退、早饱感、恶心、极度疲劳和倦怠感，如果循环中激素水平严重缺乏时对外界刺激不能产生相应的应激反应。与原发性肾上腺皮质功能减退不同，盐皮质激素的分泌可接近正常，虽然可出现因皮质醇对自由基清除作用消失而致的低钠血症，但严重的电解质失衡较少见。

由于病变，如席汉综合征，所致的催乳素分泌减少可致产后不泌乳。抗利尿激素（ADH）缺乏可出现的症状包括多尿、烦渴、多饮、体位性低血压和高渗状态。肿瘤较大的患者可出现占位病变的症状，如视野缺损、复视和头痛。体征取决于何种激素缺乏。全垂体功能减退的患者通常皮肤变薄、干燥，躯干部脂肪增加，肌肉组织减少，阴毛及腋毛减少，深腱反射松弛相延缓。辅助实验室检查异常包括贫血、低钠血症（皮质醇分泌减少）、高钾血症、

图45-1 成人垂体前叶功能减退。

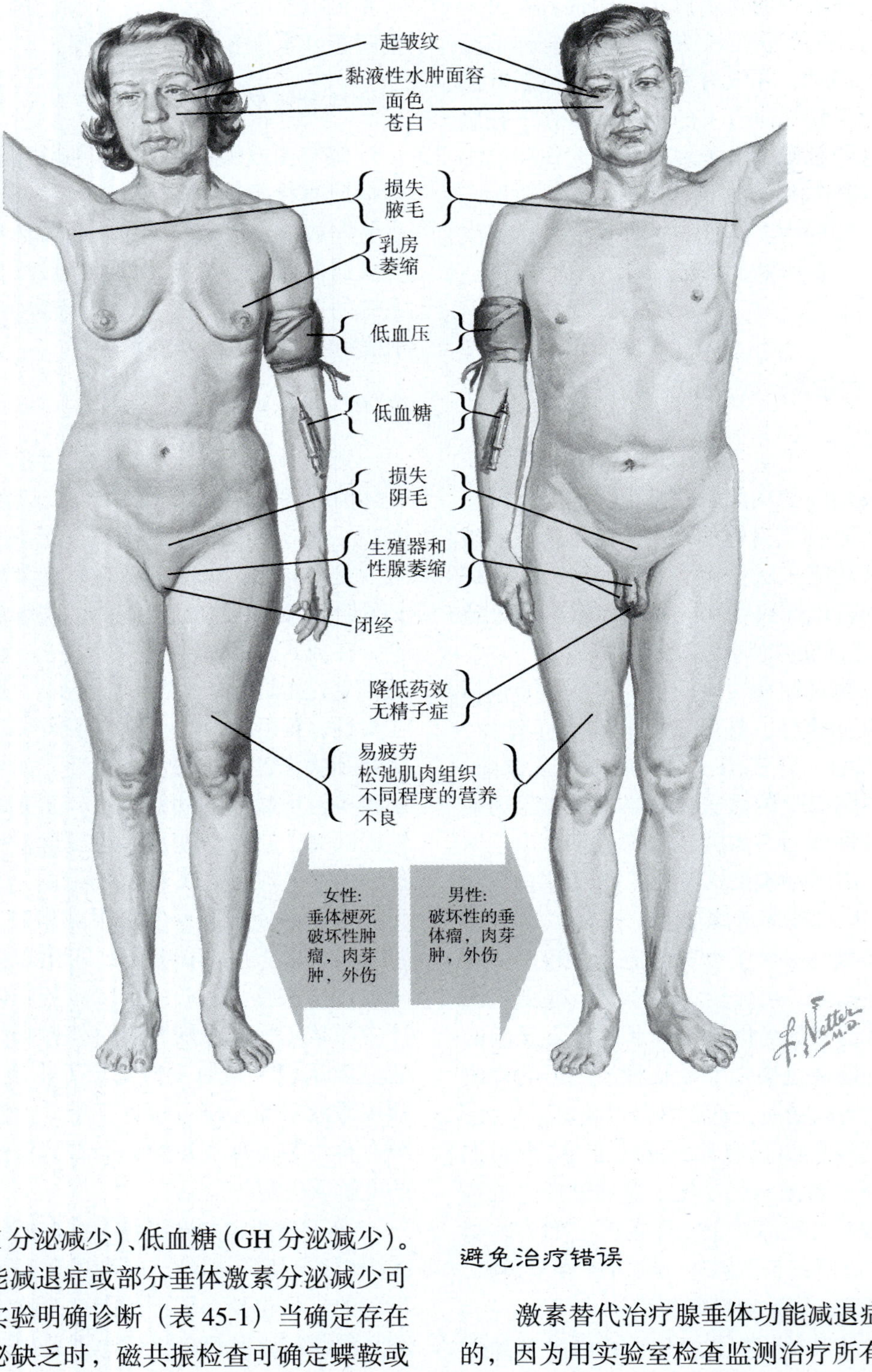

高渗状态（ADH分泌减少）、低血糖（GH分泌减少）。通常全垂体功能减退症或部分垂体激素分泌减少可通过某些刺激实验明确诊断（表45-1）当确定存在某一种激素分泌缺乏时，磁共振检查可确定蝶鞍或蝶鞍旁是否有肿瘤。治疗通常是切除肿瘤。并行激素替代治疗。甲状腺激素和皮质醇可口服替代，性激素替代也可口服（雌激素和黄体酮），亦可用透皮贴剂，还可以肌内注射。生长激素替代治疗只可以肌内注射，ADH替代可口服和透皮贴剂。

避免治疗错误

激素替代治疗腺垂体功能减退症是具有挑战性的，因为用实验室检查监测治疗所有的患者是不可行的。例如ADH替代治疗是通过监测尿和血浆渗透压调整治疗。可通过直接检测FT4而完成甲状腺激素替代治疗。皮质醇替代治疗常通过临床表现（食欲和体重）及电解质平衡进行调整。甲状腺功能减退患者皮质醇代谢减少，且生长激素缺乏，因而腺

表 45-1 确定垂体激素减少的诊断性检查

激素	筛查实验	刺激试验	峰值
GH	57% 的患者 IGF-1 下降	胰岛素耐量实验，或精氨酸注射加 GHRH	< 3ng/ml < 9ng/ml
FSH/LH	睾酮加 LH（男性） 雌激素加 FSH 和 LH(女性)	GnRH	< 10IU/ml
TSH	游离 T_4 和 TSH	TRH	< 5μU/μl
ACTH	尿皮质醇	ACTH 刺激实验	血浆皮质醇< 18μg/dl
ADH	多尿> 3L/24h 伴血浆渗透压> 295mOsm，尿渗透压< 300mOsm	禁水试验	给予 ADH 后校正渗透压< 298mOsm

通常情况下，这些缺陷确认与筛选和刺激测试不是必需的。

ACTH，促肾上腺皮质激素；乙醇脱氢酶，抗利尿激素；FSH，促卵泡激素；GH，生长激素；GnRH，促性腺激素释放激素；GHRH，生长激素释放激素；IGF，胰岛素样生长因子；LH，促黄体激素；TRH，促甲状腺素释放激素；TSH，促甲状腺激素。

垂体功能减退患者的皮质醇需要量较原发性肾上腺皮质功能减退者小。

特殊激素分泌过量所致的垂体功能不全

促生长细胞、促甲状腺细胞、促性腺细胞，或催乳素细胞增生形成的腺瘤可导致相应的每种激素的高分泌状态（图 45-2、图 45-3 及图 45-4；彩图 45-3 及 45-4）。最常见的分泌失调是催乳素分泌增多，占垂体肿瘤的 50% 以上。其次为 GH 和 ACTH 分泌增多。TSH 和绒毛膜促性腺激素分泌增多较少见。大多数情况下，这些肿瘤的病因学尚不清楚。然而它们代表一小部分细胞的克隆扩增。癌基因突变，如 PTTG（垂体肿瘤转化基因），是细胞生长的激活剂，或抑瘤基因突变，如 G- 蛋白亚单位 -α 和多发性内分泌肿瘤 1 型肿瘤抑制蛋白，可导致分泌过多激素的垂体瘤形成。至今为止，在大多数有激素高分泌症状的患者未发现特殊突变。多发性内分泌肿瘤 1 型肿瘤抑制蛋白基因突变可导致多发内分泌肿瘤 1 型综合征，该病不仅有垂体占位的临床表现，而且有甲状旁腺瘤和胰岛素瘤的表现。

高泌乳素血症

催乳素分泌过多在男性和女性导致不同的综合征。尤其在女性，一些非常小的肿瘤（< 1.0cm）可使催乳素中度增加，并导致抑制排卵，而后因直接对抗促性腺激素对排卵巢的作用，并减弱雄性激素对靶组织如子宫膜的作用而导致闭经。严重的高催乳素血症主要减弱雌激素的作用，表现为乳腺和阴道萎缩、潮热、骨质疏松。有足够雌激素刺激乳汁形成的妇女出现自发性泌乳。这些患者常出现溢乳和闭经。血清催乳素水平> 25ng/ml 可作为确诊高催乳素血症的实验室诊断。治疗取决于是微腺瘤还是大腺瘤。几乎所有催乳素瘤均对多巴胺激动剂有效。通常首先选用多巴胺治疗，然后再依据肿瘤对治疗的反应决定是否行外科手术或放射治疗。如果催乳素值< 150ng/ml，应除外其他病因，如药物（如吩噻嗪类）或甲状腺功能减退症。泌乳素值> 150ng/ml 几乎都是垂体瘤所致。压迫垂体柄的下丘脑肿瘤（如颅咽管瘤）也可引起催乳素水平升高。

肢端肥大症

生长激素分泌增多于儿童可致巨人症，于成人可致肢端肥大症（图 45-2 和图 45-3）成人的生长发育有其特点，其长骨的骨骺已融合，但手足仍能过度生长，眉骨和下颌骨亦能过度生长。常存在包括舌、皮肤和内脏增大在内的软组织增生。症状包括多汗，乏力、易疲劳和关节痛。实验室异常包括空腹血糖升高、高胰岛素血症和高磷（酸盐）血症。治疗方法包括手术切除产生 GH 的病变，而且有时术后给予放射治疗。使用多巴胺能拮抗剂、长效生长抑素和 GH 受体拮抗剂，可有效抑制 GH 的促生长作用。如果不治疗，与该病有关的发病率和死亡率将增加，主要是心血管疾病。因为死亡率高，治疗的目标是使血清 IGF-1 正常。可通过测定 IGF-1 值或确定口服 75g 葡萄糖后 GH 来确定肢端肥大症的诊断。

图45-2 肢端肥大症。

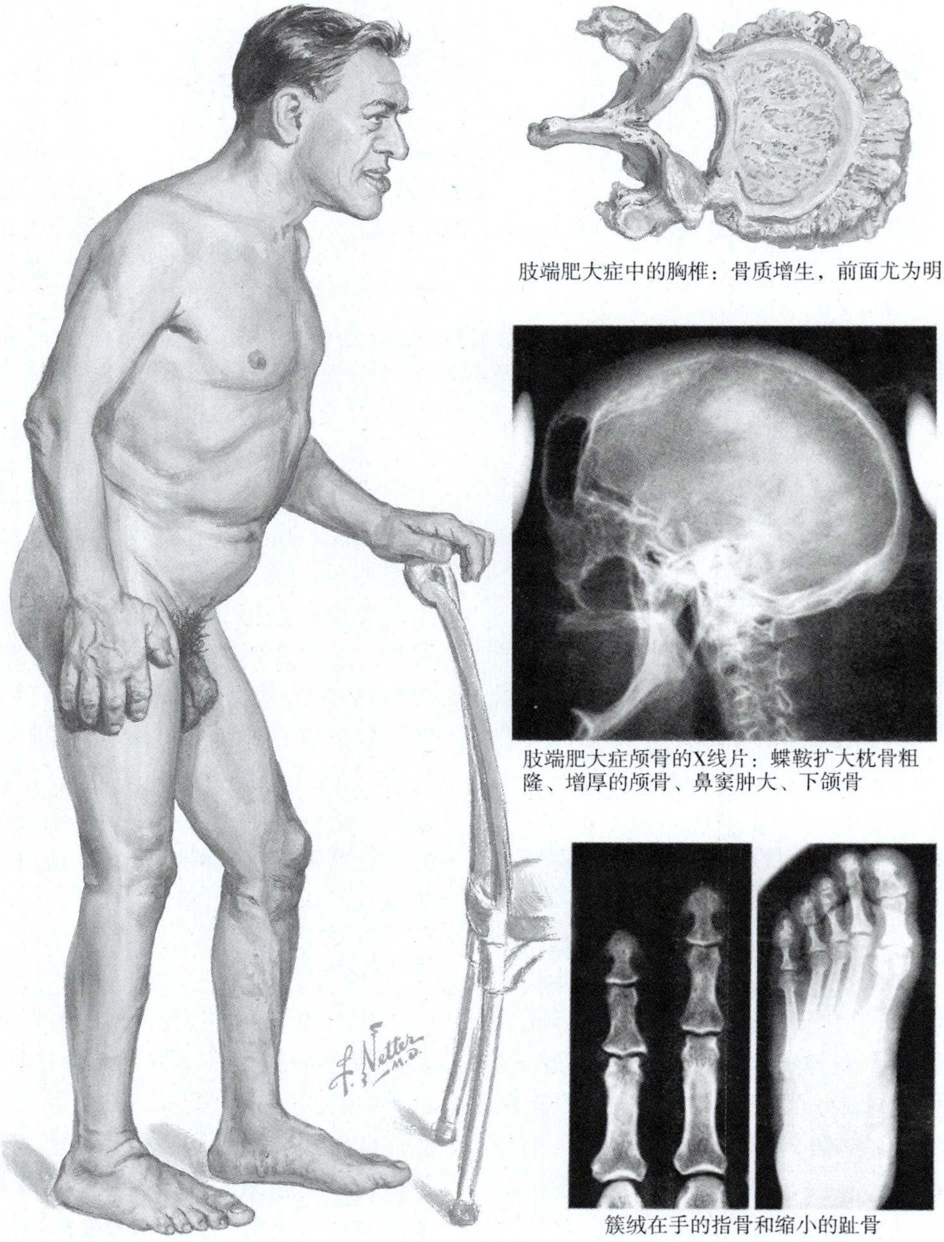

肢端肥大症中的胸椎：骨质增生，前面尤为明显

肢端肥大症颅骨的X线片：蝶鞍扩大枕骨粗隆、增厚的颅骨、鼻窦肿大、下颌骨

簇绒在手的指骨和缩小的趾骨

库欣病

垂体合成 ACTH 过量可导致分泌增加并引起库欣综合征。该病有其特有的表现形式，包括脂肪的重新分布，尤以后颈部明显（水牛背），锁骨上脂肪垫和躯干脂肪增多（第 44 章图 44-5）。结缔组织断裂会导致腹部出现特征性的条纹，毛细血管脆性增加易出现青紫。其他症状包括继发于水钠潴留的高血压；多毛症和闭经（70% 的女性）；体重增加（9 ~ 14kg 常见）；近端肌肉无力，伤口不易愈合；在大多数患者，可有面颊潮红。实验室表现有低钾血症、血尿素氮下降、骨密度下降，诊断以 24

图45-3 嗜酸性腺瘤。

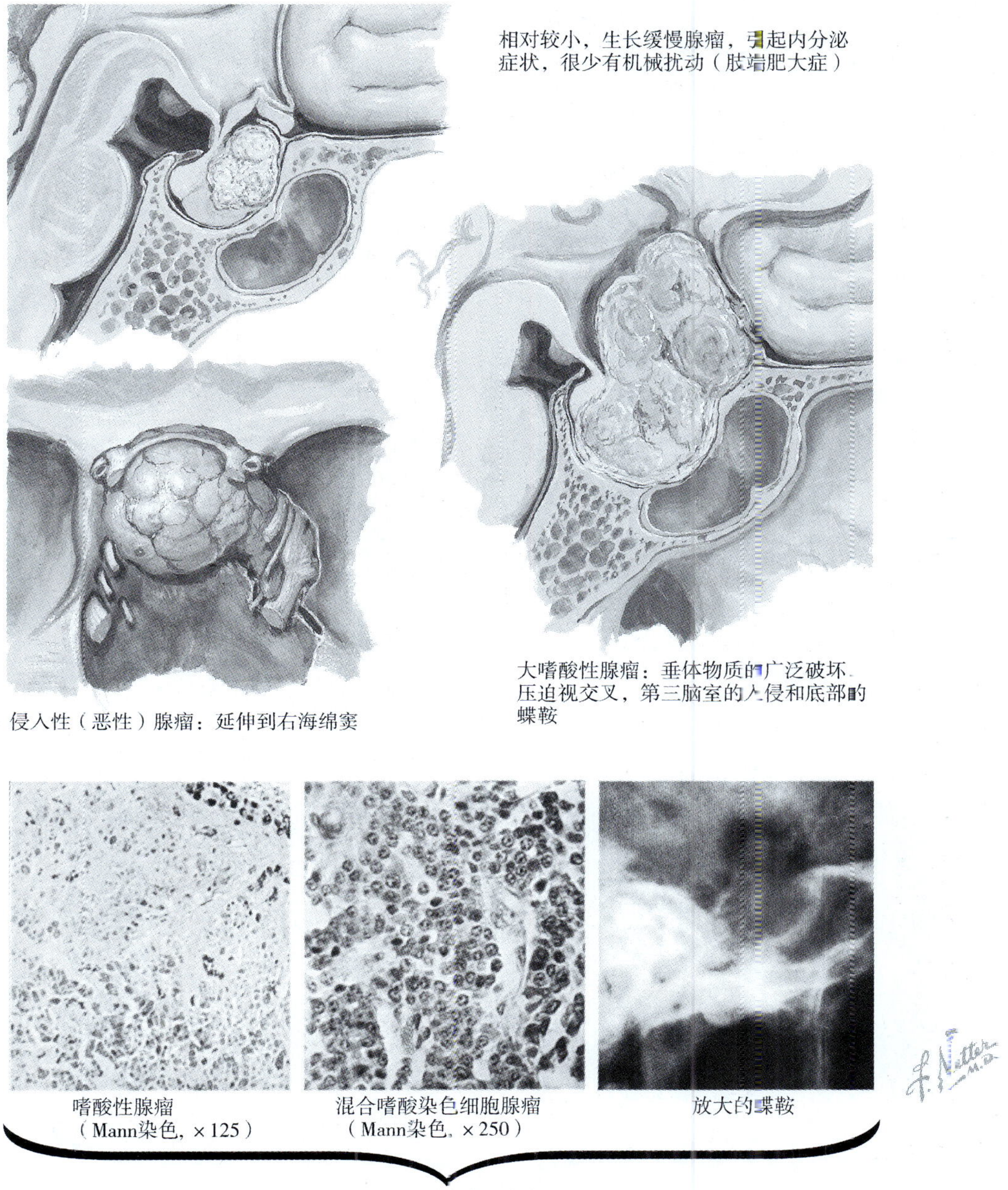

小时尿皮质醇总量升高（> 120μg/d）为基础。如果结果呈阳性，必须将垂体瘤所致或其他原因所致库欣综合征进行鉴别。具体做法是地塞米松 2.0mg，1/6h，连用 48 小时。在分泌 ACTH 垂体瘤的患者，尿皮质醇被抑制 50% 或以上。库欣病的有效治疗是切除产生 ACTH 的瘤体。如果不能达到外科治愈，可采用放射治疗和考虑肾上腺切除从而减少激素的过度分泌。如果不治疗，其 5 年死亡率为 50%。因此减少激素的异常分泌是刻不容缓的。

展望

在过去的 10 年里，垂体成像技术和经蝶骨手术均获得重要进展。在这些领域的进展有可能加快。

图45-4 嗜碱性腺瘤。

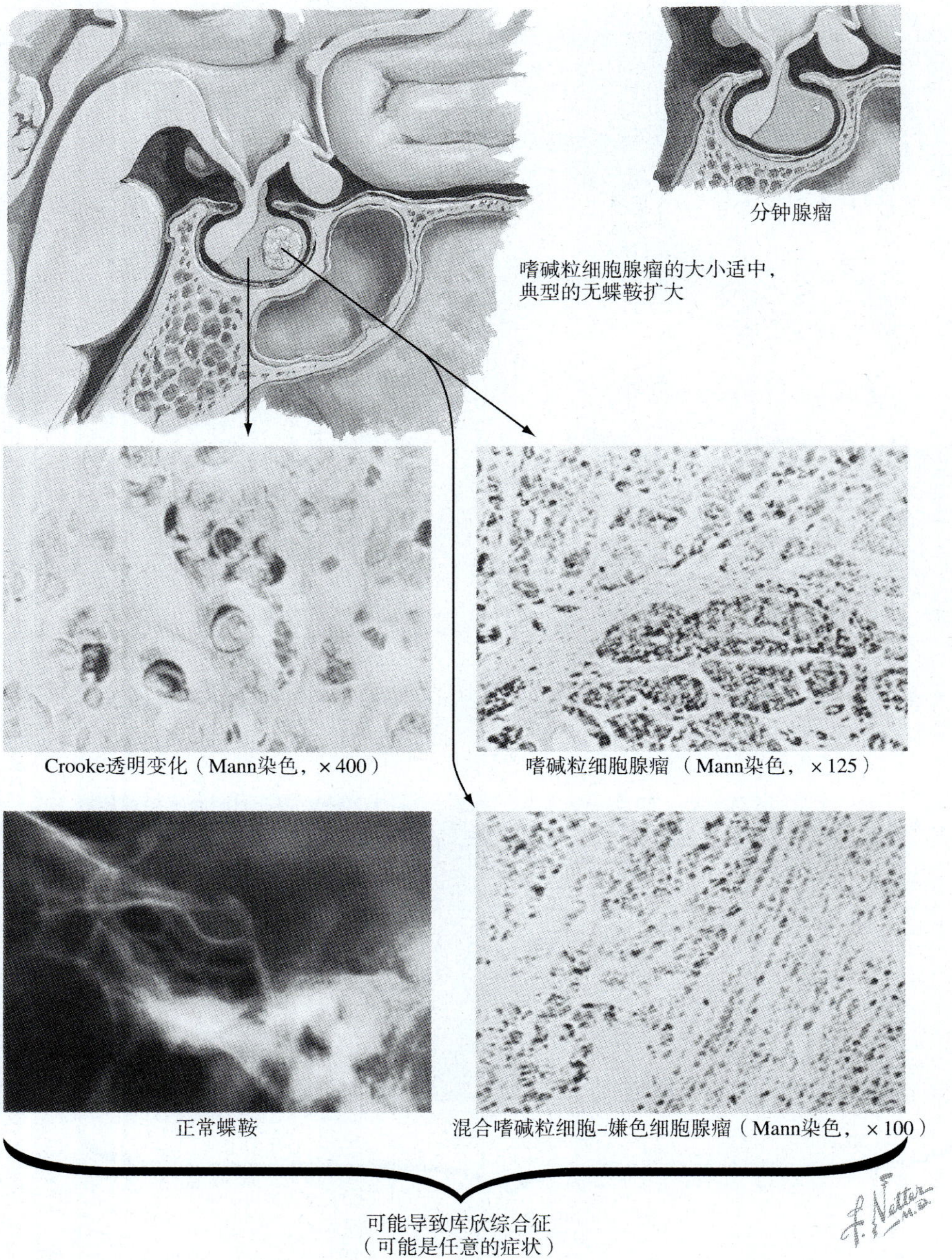

外科手术现在可通过内镜来完成，大多数病例手术非常成功，住院和术后死亡率明显下降。用于放射治疗垂体肿瘤的定位技术，减少对周围组织损伤的放疗技术的进步仍将继续。分子遗传学有可能继续改进，我们预测发生垂体肿瘤的能力。检测激素灵敏度和特异性的改善，将使诊断实验室更加可靠快捷。这些实验是否精确到足以避免使用刺激或抑制实验现在仍不清楚。

（张丽华 译 王希柱 校）

参考文献

Buchfelder M: Treatment of pituitary tumors: Surgery. Endocrine 28(1):67-75, 2005.

This excellent review of the modern approaches to pituitary surgery covers the most important issues in surgical management.

Cohen LE, Radovick S: Molecular basis of combined pituitary hormone deficiencies. Endocr Rev 23(4):431-442, 2002.

The authors present a succinct review of the molecular defects that result in abnormal pituitary gland development and hormonal deficiencies.

Darzy KH, Shalet SM: Hypopituitarism after cranial irradiation. J Endocrinol Invest 28(5 Suppl):78-87, 2005.

This is an informative review of the most likely clinical syndromes that occur after cranial irradiation.

Gillam MP, Molitch ME, Lombardi G, Colao A: Advances in the treatment of prolactinomas. Endocr Rev 27(5):485-534, 2006.

This review covers all aspects of prolactinoma therapy as well as the mechanisms of pathogenesis. There is an excellent description of the approach to tumors that are relatively resistant to medical therapy.

Hurel SJ, Thompson CJ, Watson MJ, et al: The short Synacthen and insulin stress tests in the assessment of the hypothalamic-pituitary-adrenal axis. Clin Endocrinol (Oxf) 44(2):141-146, 1996.

This well-controlled study reviews the diagnostic sensitivity and specificity of the two best tests for documenting inadequate hypothalamus pituitary adrenal axis function. The authors provide specific guidelines on directing when it is appropriate to use each type of test.

Labeur M, Theodoropoulou M, Sievers C, et al: New aspects in the diagnosis and treatment of Cushing disease. Front Horm Res 35:159-178, 2006.

This article reviews the diagnostic approach to Cushing's disease and provides an algorithm for using combinations of tests to arrive at an accurate diagnosis and to localize the source of excess cortisol secretion. The efficacy of various treatment options are reviewed.

Roelfsema F, Biermasz NR, Romijn JA, Pereira AM: Treatment strategies for acromegaly. Expert Opin Emerg Drugs 10(4):875-890, 2005.

All treatment options for patients with acromegaly are reviewed. Emphasis is placed on individual therapy and the newer treatment options that are available.

循证

1. Arafah BM: Medical management of hypopituitarism in patients with pituitary adenomas. Pituitary 5(2):109-117, 2002.

   The author presents a comprehensive review of the essential features of both diagnosis and treatment of hypopituitarism in this category of patients.

2. Burt MG, Ho KK: Newer options in the management of acromegaly. Intern Med J 36(7):437-444, 2006.

   This is an excellent summary of the latest medical treatment options in acromegaly.

3. Ezzat S, Asa SL: Mechanisms of disease: The pathogenesis of pituitary tumors. Nat Clin Pract Endocrinol Metab 2(4):220-230 2006.

   The authors provide an excellent summary of the molecular pathogenesis of pituitary tumors.

4. Freda PU, Wardlaw SL: Clinical review 110: Diagnosis and treatment of pituitary tumors. J Clin Endocrinol Metab 84(11):3859-3866.

   This paper includes a clear outline of the best approaches to diagnosis and management of pituitary tumors.

Jean M. Dostou

46

多毛症

引言

多毛症，成年女性发病率在10%左右，其特征是在女性躯体雄激素依赖区出现终毛。其发病率与种族和社会形态有关。虽然大多数病例是良性的，但是此种疾病使患者非常痛苦。医师必须鉴别良性及恶性病变并向患者提供可供选择的、有效的治疗意见。

病因和发病机制

多毛症与卵巢及肾上腺雄性激素产生过多，或毛囊对正常雄性激素水平的敏感性增高有关（图46-1）。后者常由5α-还原酶活性升高引起，此酶可将睾酮转化为一种作用更强的代谢产物二氢睾酮。与各种因素有关的高雄性激素血症可使雄性激素敏感性毛发的初始生长相延长，促使细轻的毫毛转变成粗黑的终毛。

在女性，睾酮主要由卵巢分泌。其总量的25%直接由卵巢分泌，其余部分来源于外周组织转化肾上腺和卵巢分泌的前体物质。一种作用较弱的雄激素雄烯二酮，由肾上腺和卵巢等量分泌。脱氢表雄酮硫酸酯（DHEAS），另一种作用较弱的雄激素，几乎全由肾上腺分泌。睾酮水平增高提示卵巢雄性激素分泌过多。DHEAS升高提示肾上腺雄性激素分泌增多。如果两者不升高，已除外其他原因，可以认为是外周转化增加。

血雄激素水平受性激素结合球蛋白（SHBG）浓度的影响。SHBG在血中与睾酮结合。通常，80%睾酮与SHBG结合，19%与白蛋白结合，1%在血中以游离形式存在。雄性激素分泌过多和肥胖能降低SHBG浓度，总睾酮于游离未结合、活性睾酮的比值加大。

临床表现

常见的特征是沿身体正中区域分布的性毛的质和量的异常。最常累及的部位有面部、胸部、脐部、脐正中线、臀部、骶骨、大腿内侧和外生殖器（图46-2）。严重的多毛症可依据Ferrimen和Gallwey系统进行定量分析。该系统用0～4分评估身体9个区域的无毛或严重多毛的情况。通常，如评分超过过7（有可能达36）可认为异常。其他经常发生的雄激素依赖的症状包括痤疮、月经不调、颞侧凹陷、额部秃发症。

通常，多毛症应与女性男性化相鉴别，后者具有更为严重的男性化特征，包括肌肉发达、失去女性身体曲线、胸部扁平、声音低沉、喉结突出、阴蒂肥大（测量基底部横径大于1cm）。除非雄激素水平明显升高（大于正常上限的2～3倍），很少出现这种雄激素增多症的极端表现。如果出现这种表现提示卵巢或肾上腺肿瘤，也可能使用了同化激素。

多毛症应与多毛相鉴别，多毛是在非雄激素依赖区的细小毫毛弥漫性增加（通常分布于脸颊及手臂）。常源于糖皮质激素过多、药物（苯妥英钠、青霉胺、环孢素、米诺地尔、二氮嗪）和全身疾病（神经性厌食、甲状腺功能减退症、混合型卟啉病、皮肌炎），也可能是家族性的。

图46-1 女性雄性激素过高的原因。

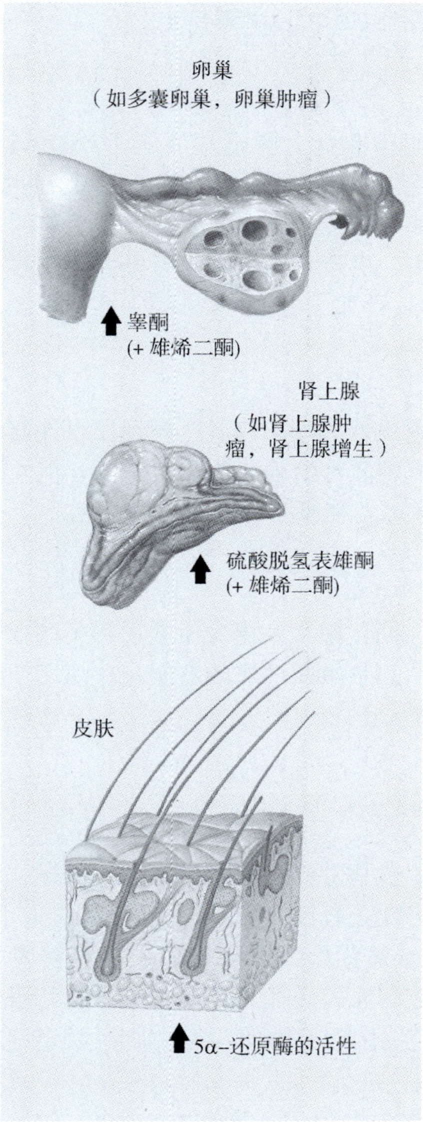

图46-2 高雄激素血症的临床表现。

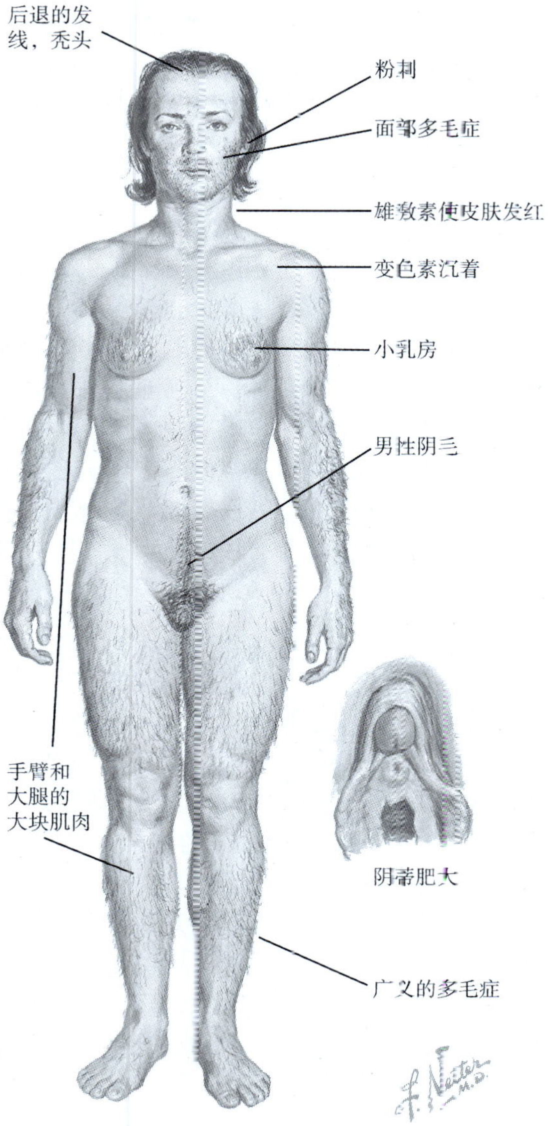

鉴别诊断

大多数成人女性多毛症是多囊卵巢综合征（PCOS，约占80%）或特发性多毛症（IH，约占15% ~ 20%）所致。这些情况常发生于月经初潮或10年以后并逐渐加重。相比之下，卵巢或肾上腺肿瘤所致的多毛常突然出现，迅速进展，更长伴有女性男性化。这些疾病更为特殊的征象及多毛症的少见病因将在下面详述。

常见病因

多囊卵巢综合征

2003年，PCOS的诊断标准进行了重新修订，必须具备以下3种特征中的2种：①雄激素过多症，可以根据临床表现如毛症或其他雄激素依赖性特征，或雄激素水平升高的生化依据确定；②月经次数过少（≤8次/年）或③超声显示多囊卵巢。诊断时应除外其他潜在的病因。

胰岛素抵抗通过卵巢P450细胞色素氧化酶17α-依赖通路调节障碍影响卵巢雄激素的合成。该通路涉及黄体酮向雄烯二酮的转化。胰岛素介导的垂体 LH 分泌异常亦被认为是原因之一。虽然胰岛素抵抗常与肥胖有关，但在体型较瘦的 PCOS 妇女已证实有胰岛素抵抗。在这种情况下，睾酮通常轻度升高。它可能与催乳素和 DHEAS 轻度升高有关，但其机制未能完全确定。

特发性多毛症

特发性多毛症的定义正在发生变化，最近版本的定义包括：①多毛；②雄性激素水平正常；③月经规律，具有正常排卵功能。可通过测量基础体温或测量黄体中期黄体酮水平证实排卵功能正常。如果有患者月经规律但不能正常排卵的证据，可以认为该患者有 PCOS。特发性多毛症的发病机制与 5α- 还原酶活性升高及雄性激素受体功能改变有关，可致毛囊对正常水平雄激素的敏感性升高。

少见原因

肾上腺增生

典型的先天性肾上腺超常增生（21- 羟化酶缺乏）是常染色体隐性遗传疾病，它常因女婴外生殖器发育不健全而被诊断。一部分为非典型（迟发的）先天性肾上腺增生（NCAH）其表现为在成人时逐渐出现多毛症。其发病机制是由于肾上腺类固醇合成酶的缺乏，从而导致雄性激素前体的蓄积。临床表现和实验室检查和 PCOS 类似，但可通过 17- 羟孕酮水平进行鉴别。在 NCAH 患者基线 17- 羟孕酮水平轻度增高（＞200ng/dl），ACTH 刺激后可超过 1500ng/dl。NACH 的患病率不足 3%，但在 Ashkenazi 的犹太人妇女中更为常见（发病率 1 ：27）。

库欣综合证

库欣综合征是由分泌皮质醇的垂体腺瘤（库欣病）、肾上腺腺瘤及异位促肾上腺皮质激素分泌过多所致的皮质醇增多症。除非医源性糖皮质激素过量所致多毛症，库欣综合征很少引起多毛。常见的其他主要临床特征包括多血质面容、毛细血管扩张、枕骨脂肪垫、腹部紫纹、肥胖、多毛症等。

卵巢肿瘤

上皮细胞瘤通常是恶性的，可通过刺激邻近的基质引起雄性激素增多症。有雄激素分泌功能的卵巢肿瘤包括塞托利细胞瘤（卵巢男性细胞瘤），脂类细胞瘤门细胞瘤。特殊的征象是更为严重和进行性的，睾酮水平＞150 ～ 200ng/dl。总之，这些肿瘤在多毛症病因中所占比例不足 1%。

肾上腺肿瘤

肾上腺腺瘤或肾上腺癌常可分泌 DHEAS，也可同时单独或联合分泌睾酮皮质醇。这些疾病少见，多毛症的发生率不足 1%，与常见的多毛症的良性病因相比，多毛更严重，激素水平升高更明显（特别是 DHEAS）。

高催乳素血症

高催乳素血症表现为泌乳、闭经、可伴有多毛症。催乳素可刺激肾上腺分泌雄性激素，但大多数高催乳素血症患者临床上无明显的多毛症。

药物

达那唑、同化激素、糖皮质激素和某些存在于口服避孕药中的孕激素（炔诺孕酮和左炔诺孕酮），可引起多毛症。

诊断方法

评估的重点应放在发病年龄、进展情况、严重程度（女性男性化程度）、月经史和种族。地中海、中东、Ashkenazi 犹太人和印度妇女易患特发性多毛症。多毛症的家族史尤为重要。应了解其服药史及父母用于控制多毛的物理方法（剃须、拔毛、脱毛、电解的频率）。

建议所有患者检测睾酮和 DHEAS。如果多毛伴有闭经或月经量少应检测催乳素和促甲状腺激素。几乎不需要更为广泛的实验室检查，因为检查结果不影响治疗。然而附加检测可包括 17- 羟孕酮以诊断 NCAH，3α- 雌烯二醇葡萄苷酸（睾酮代谢产生物，代表 5α- 还原酶活性）和游离睾酮 SHBG 浓度，如果临床有库欣综合征的表现，应检测皮质醇（24 小时尿或隔夜 1mg 地塞米松抑制试验）但其他检查究不必列为多毛症的检查。

处理和治疗

如果实验室检查提示卵巢肿瘤（睾酮水平＞150 ～ 200ng/dl）或肾上腺肿瘤（DHEAS＞

700ng/dl 或超过正常上限的 2.5 倍)，应进行腹部盆腔超声、CT 或 MRI 检查。如果发现肿瘤，应转外科治疗。

在大多数病例，主要针对病因进行治疗。大多数药物需要 3 ~ 6 个月才能达到显著的去毛疗效，应就此与患者沟通。库欣综合征是多毛症的少见病因，已在第 44 章和第 45 章讨论。

抑制雄性激素生成

复合口服避孕药可减少卵巢雄性激素分泌，而且雌激素（30 ~ 35μg 即足够）可升高 SHBG 水平。尽管临床试验资料证实其有效性，但常建议使用含有少量孕激素的制剂（诺孕酯、去氧孕烯、炔诺醇、屈螺酮）。屈螺酮有其特殊结构，其抗雄性激素作用与螺内酯有相似之处，因而可能更有效。糖皮质激素可用于治疗 HCAH，地塞米松 0.125 ~ 0.25mg 睡前口服，可显著抑制肾上腺雄性激素分泌。

雄性激素受体拮抗剂

螺内酯在毛囊的水平阻断雄激素的外周作用，治疗效果好，60% ~ 70% 的患者在 6 个月后症状可明显改善。治疗剂量为 50 ~ 200mg/d。疗效是剂量习惯性的，半数以上的患者需使用最大剂量才能获益。副作用包括短暂的利尿作用和胃肠道症状。可发生高钾血症，但在健康人很少发生。螺内酯必须与避孕药物联合使用，因为此种药物可致男性胎儿出现女性化特征。

氟他胺的剂量为 125 ~ 250mg，每日 2 次，其疗效与螺内酯相同，它的副作用有肝毒性而且价格昂贵，这限制了其用于常规治疗。

非那司提 -5α- 还原酶抑制剂（剂量为 5mg/d），其疗效与螺内酯和氟他胺相同。价格也较昂贵，因为它可引起男性胎儿外生殖器发育不良，所以必须采取适当的避孕措施。

醋酸环丙孕酮是一种具有抗雄性激素作用的孕激素。在欧洲常被广泛用于治疗多毛症。尽管激素参数有些差异，但一些对醋酸环丙孕酮与其他药物治疗多毛症疗效进行比较的研究并未发现疗效上的差异。考虑到大剂量可引起实验动物发生癌症，该药在美国未获准使用。

改善胰岛素敏感性

降低体重可改善胰岛素敏感性，并改善 PCOS 患者临床症状和生化指标。胰岛素增敏剂（二甲双胍和噻唑烷二酮类）亦可改善 PCOS 症状，但治疗多毛的作用较抗雄性激素药物差，二甲双胍可作为是治疗 PCOS 的一线药物，治疗剂量为 500mg，每日 3 次到 1000mg 每日 2 次。建议每周调整 500mg，以减轻胃肠道反应。噻唑烷二酮类药物（罗格列酮、比格列酮）能改善 PCOS 症状，作用与二甲双胍相似。然而，与二甲双胍不同，这些药物对体重的影响是中性的，而且其结构也非专一。噻唑烷二酮类价格较贵，有时伴有体重轻度增加，这限制了将长期治疗作为理想可靠的治疗方式的选择。

局部和物理治疗

2001 年 13.9% 的盐酸依氟鸟氨酸乳剂开始用于面部多毛症的治疗。其作用机制是抑制毛囊的角质蛋白合成，从而减缓毛发的生长。虽然它不能使终毛转化成毫毛，也无雄激素的抑制作用，它能减少物理治疗的次数。每日使用 2 次，4 ~ 8 周内见效；30% ~ 60% 的患者获得不同程度的改善。轻度的皮肤刺激最常见的副作用，但少见。

通过细针施放电流以破坏毛发基底部的皮肤乳头以电解的方法永久性清除毛发。这种操作费时，价格昂贵，因为每次只能处理少量的毛囊。

最近开始采用激光治疗。不同类型激光（红外线、紫外线，可产生单光谱的二极管）或强化脉冲光治疗的效果基本相同。其效果对于那些皮肤白皙、毛发为黑色的妇女较好，患者对此疗法都能够耐受，但价格较贵，需要多次治疗才能达到完全永久的祛毛作用。

最佳治疗

常需要药物治疗和美容措施已达到满意的结果。

对伴有肥胖的 PCOS 患者，尝试通过饮食和锻炼而减轻体重是首选的治疗。如果疗效不明显，可加用二甲双胍及口服避孕药、螺内酯或使用盐酸依氟鸟氨酸乳剂。对 PCOS 患者应测定葡萄糖及血脂水平，因为 PCOS 与这些代谢紊乱具有强相关性。

对于 IH 患者，如果症状不重，使用盐酸依氟鸟氨酸乳剂是合理的，虽然大多数患者需要避孕药以抑制激素分泌，有些患者需加用螺内酯才能取得最佳的激素检测。

对于上述两种疾病，经过一段时间激素治疗后，可建议采用物理治疗，而且先采用激素治疗，后行物理治疗往往可取得明显效果，因为前者显著减少雄性激素水平并抑制雄性激素活性。

避免治疗错误

应向患者提供正确的咨询，以促使他们的期待值符合实际。激素治疗的效果需要3～6个月方能显现，因而需要长时间等待以决定是否加用其他药物。有些女性患者亲身经历以前物理治疗效果不佳，便认为此病是不治之症，而有挫折感。应强调控制异常的激素水平可增强物理疗法的有效性和持续性。

展望

有多种作用机制不同的药物可用于多毛症的治疗。需要更多有关最佳治疗和费用/效益方面的资料。控制激素水平后使用物理疗法在未来仍将是主要的治疗方法。评估新的治疗方法的实验包括正在进行的生长抑素类似物治疗PCOS。诊断和治疗多毛症，从而减轻患者身体和心理负担，减少PCOS患者持续不排卵的并发症。

（赵莉莉　译　孙　静　校）

参考文献

Azziz R: The evaluation and management of hirsutism. Obstet Gynecol 101(5 Pt 1):995-1007, 2003.

This clinically oriented review is by an expert in the field and includes an extensive bibliography.

Revised 2003 consensus on diagnostic criteria and long-term health risks related to polycystic ovary syndrome (PCOS). Hum Reprod 19(1):41-47, 2004.

This paper summarizes evidence supporting current diagnostic criteria and long-term health implications of PCOS.

Rosenfield RL: Hirsutism. N Engl J Med 353(24):2578-2588, 2005.

The author presents a clinical vignette with discussion of evaluation and treatment recommendations for the hirsute patient.

Wanner M: Laser hair removal. Dermatol Ther 18(3):209-216, 2005.

The author discusses the history, types of lasers, and patient selection recommendations for this treatment modality.

循证

1. Dunaif A, Scott D, Finegood D, et al: The insulin-sensitizing agent troglitazone improves metabolic and reproductive abnormalities in the polycystic ovary syndrome. J Clin Endocrinol Metab 81(9):3299-3306, 1996.

   Early evidence of the effect of thiazolidinediones on metabolic and clinical parameters in PCOS is presented.

2. Dunaif A, Segal KR, Futterweit W, Dobrjansky A: Profound peripheral insulin resistance, independent of obesity, in polycystic ovary syndrome. Diabetes 38(9):1165-1174, 1989.

   Evidence is presented that polycystic ovary syndrome occurs in lean as well as obese women.

3. Moghetti P, Tosi F, Tosti A, et al: Comparison of spironolactone, flutamide, and finasteride efficacy in the treatment of hirsutism: A randomized, double blind, placebo-controlled trial. J Clin Endocrinol Metab 85(1):89-100, 2000.

   Comparative efficacy of above regimens in the treatment of hirsutism is discussed.

4. Nestler JE, Jakubowicz DJ, Evans WS, Pasquali R: Effects of metformin on spontaneous and clomiphene-induced ovulation in the polycystic ovary syndrome. N Engl J Med 338(26):1876-1880, 1998.

   Early evidence is provided on the effect of metformin on metabolic and clinical parameters in PCOS.

5. Serafini P, Lobo RA: Increased 5α-reductase activity in idiopathic hirsutism. Fertil Steril 43:74-78, 1985.

   Early evidence is provided of increased 5α-reductase activity in IH.

David A. Ontjes

47

男性性腺功能减退

引言

男性性腺功能减退指睾酮分泌减少，精子生成减少或两者并存。引起性腺功能减退病变可源于腺体直接受损（原发性性腺功能减退）或因下丘脑及垂体损伤（继发性性腺功能减退）。

成年男性睾丸包括两种重要结构：一是输精管，占睾丸组织的80%，包含支持细胞、胚原细胞成精子；另外一个结构是leydings细胞或间质细胞。支持细胞在垂体分泌的促卵泡成熟激素（FSH）的作用下，分泌雄性激素结合蛋白，从而升高输精管内睾酮水平（图47-1）。它们亦可为胚原细胞分化成成熟的精子提供必要的环境。支持细胞在垂体分泌的促黄体激素（LH）的作用下生成睾酮和相关类固醇。睾酮可作用于输精管促进精子生成。

在成年男性，95%可被利用的睾酮由间质细胞分泌。外周组织将部分睾酮转化成二氢睾酮，它可作用于靶组织发挥睾酮的雄性激素作用。在有芳香化酶的组织，睾酮亦可转化为有生物活性的雌激素和雌二醇。脂肪组织和中枢神经系统可通过此机制将雄性激素转化为雌激素。

睾丸的大部分功能，包括精子生成和分泌睾酮，均由垂体分泌的促性腺激素LH和FSH所控制。这些激素又为下丘脑的肽类激素所控制，后者称为促性腺激素释放激素（GnRH）。控制睾丸功能的激素见图47-1。GnRH作用于垂体的促性腺细胞分泌LH和FSH。LH受体存在于间质细胞，FSH受体存在于支持细胞。由支持细胞合成的睾酮对垂体和下丘脑形成负反馈，从而减少GnRH，LH和FSH的生成。刺激含有FSH受体的支持细胞，可促进合成雄性激素结合蛋白。在FSH的作用下，支持细胞也分泌被称为抑制素的蛋白。这些蛋白有选择的抑制垂体分泌FSH。因此，引起输精管损伤的病变可使血清FSH升高，而支持细胞损伤可致FSH和LH升高。

病因和发病机制

原发性腺功能减退

患者睾酮分泌减少，精子生成减少，血清促性腺激素水平升高。引起原发性腺功能减退的病变可引起输精管和间质细胞不同程度的破坏，但损害精子生成的作用较损害睾酮分泌的作用明显（框47-1）。

Klinefelter 综合征是男性性腺功能减退最常见的先天性病因，是由于多了一条 X 染色体所致。最常见的基因型为 47，XXY。它是由于母体的对偶染色体不分离，两条 X 染色体变形，扭曲成蛋形结构造成的。其他多余 X 染色体结构包括 48，XXXY；49，XXXXY；或镶嵌形染色体如 46，XY/47，XXY。Klinefelter 综合征发病率在存活的新生儿中为 1/1000。发病率随母亲的年龄增加而升高。染色体胚细胞的缺陷可直接引起输精管的严重损伤及间质细胞不同程度的破坏。患者出生时正常，而且青春期发可正常。于成年男性，患者睾丸发育较小，质地较硬，常出现无精症、男子乳腺发育、睾酮水平低。机体受影响的部位见图 47-2（彩图 47-2），其他与睾酮缺乏无直接关联的其他异常更为常见，包括慢性支气管炎、胚细胞瘤、静脉曲张和糖尿病。

隐睾症是指睾丸于 1 周岁时不能完全由腹腔下

图47-1 男性生殖功能减退症。

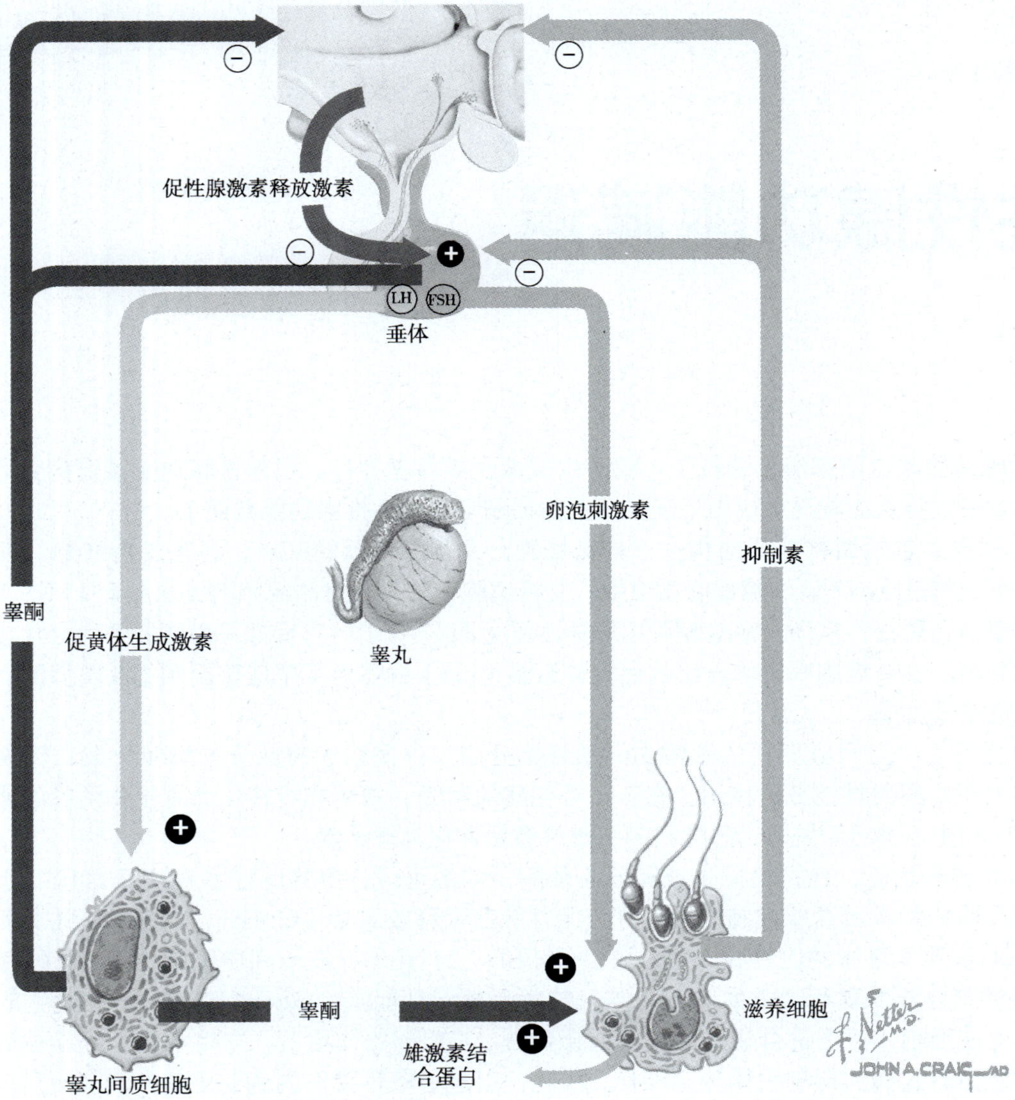

降至阴囊。一侧或双侧睾丸均可受累。约5%的男性于出生时睾丸未下降，但95%可于1周岁时下降。睾丸不能完全下降是由于出生前雄性激素分泌减少，常由于胎儿宫内睾丸发育不全所致。单侧隐睾患者，下降的睾丸常出现异常，包括精子数目减少。未完全下降的睾丸因腹腔内温度过高而受到进一步的损伤。

肌肉强直性营养不良是引起肌肉萎缩的常染色体显性遗传性疾病，伴有于青春期后出现性腺功能减退。雄性激素合成所必需的特异酶的先天性缺乏是罕见的常染色体隐性遗传性疾病，可导致妊娠早期睾酮缺乏，使男婴的男性特征发育不全。

后天获得性睾丸疾病通常对输精管的损伤较间质细胞明显。与睾丸损害有关的最常见的感染是流行性腮腺炎。放射治疗和某些治疗癌症的化疗药物可造成输精管剂量依赖性的损伤。烷化剂，如环磷酰胺和苯丁酸氮，常引起精液减少和血清FSH升高。顺铂或卡铂可使精子数目减少，但可部分恢复。通过直接损伤睾丸或使促性腺激素分泌减少的许多慢性全身性疾病可引起性腺功能减退。肝硬化、慢性肾功能不全和艾滋病均能致睾酮分泌减少，以及LH和FSH水平异常。

输精管阻塞或发育不良

附睾损伤或输精管受损可引起精液中无精子数（精子缺乏），但睾酮生成精子和分泌睾酮可正常。

图47-2 睾丸功能不全。

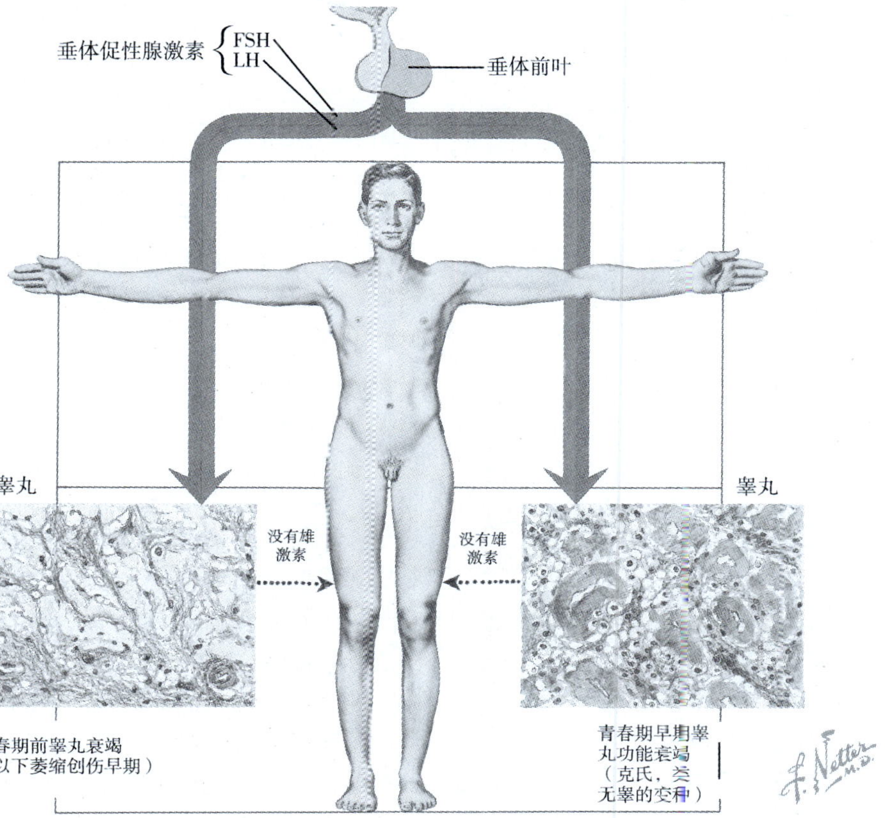

框 47-1 男性原发性性腺功能减退的原因
先天性畸形
克氏综合征和其他染色体异常
隐睾
强直性肌营养不良症
雄激素合成障碍
卵泡刺激素受体基因的突变
输精管梗阻或不典型增生
精索静脉曲张
后天异常
感染（腮腺炎）
辐射
药物和环境毒素
创伤
自身免疫性疾病
急性和慢性全身性疾病
特发性

精子输送异常既可为先天性也可为后天获得性。大多数囊性纤维的男性缺乏输精管。获得性阻塞可源于感染（淋病、衣原体感染、结核病）或手术结扎（输精管切除术）。

精索静脉曲张是阴囊静脉丛的扩张。在正常男性中的患病率为 10% ~ 15%。因为精索静脉曲张在不育症男性中发病率较高，所以被认为不育症常见原因，可能与阴囊内温度增加有关。结扎曲张的精索静脉是否能提高生育能力仍有争议。

继发性性腺功能减退

患者精子生成减少，睾酮分泌减少，血清中促性腺激素水平可正常或降低。在妊娠期早期，性分化时，支持细胞的功能是由胎盘分泌的绒毛膜促性腺激素维持的，因而性分化正常。相反，在妊娠晚期发育，发育的程度取决于由胎儿垂体分泌的 LH 控制的睾酮水平（框 47-2）。

大多数先天性促性腺激素分泌不足的性腺功

框 47-2 男性性腺功能减退的原因
先天性畸形
特发性促性腺激素分泌不足的性腺功能减退
促性腺激素分泌不足的性腺功能减退与精神发育迟滞有关
促性腺激素分泌不足的性腺功能减退与垂体异常有关
Kallmann 综合征
促卵泡激素和促黄体激素的异常形态
后天异常
良性肿瘤及囊肿
高泌乳素血症
恶性肿瘤
发炎性及感染性疾病
结节病
朗格汉斯细胞组织细胞增生症
结核性脑膜炎
血色素沉着症
垂体卒中
创伤

能减退是由于 GnRH 缺乏，其依据为反复给予合成的 GnRH 后，血清 LH 恢复正常。一些病例与其他异常有关，普拉德－威利综合征，其性腺功能减退与智力发育迟缓和肥胖有关。卡尔曼综合征是位于 X 染色体短臂的编码黏附分子 –KALIG-1 的基因缺乏所致。KALIG-1 缺乏可导致分泌 GnRH 的神经元在胚胎期不能由嗅板向嗅球和下丘脑弓状神经核迁移。其结果为嗅觉丧失和促性腺激素缺乏性性腺功能减退。大多数卡尔曼综合征为散发病例，但有些呈家族遗传性。遗传常是 X 连锁。

任何获得性影响下丘脑－垂体轴的疾病可引起促性腺激素缺乏性性腺功能减退。下丘脑或垂体的占位性病变最有可能使促性腺激素分泌减少，而促肾上腺皮质激素和促甲状腺激素正常。因而，男性患者有性腺功能减退而无肾上腺或甲状腺功能减退的症据。一般情况下，大多数肿瘤体积足以大到通过压迫破坏下丘脑及垂体周围的结构而引起功能不全。垂体分泌催乳素的腺瘤可除外。瘤体分泌大量催乳素可抑制下丘脑分泌 GnRH。如果通过药物如溴隐亭，抑制催乳素分泌，即使肿瘤仍促性腺激素分泌也可恢复正常。

在美国，脑膜炎为性腺功能减退的少见病因，但在结核好发的乡村结核性脑膜炎较为常见。包括结节病和朗格汉斯细胞组织细胞增多症（嗜酸性肉芽肿）在内的炎症性疾病可通过损伤下丘脑使 GnRH 分泌受损，血色素沉着症通过铁沉积损伤垂体。

突发的出血性垂体卒中可引起性腺功能减退，通常由于垂体瘤所致。颅底创伤，如颅底骨折，可致垂体柄损伤从而致 GnRH 从下丘脑传递至垂体路径受损。不论是垂体卒中还是颅底骨折除促性激素缺乏外，还有其他垂体激素缺乏。其他破坏促性腺激素分泌的病变包括严重营养不良和长期服用阿片类镇痛药。

临床表现

精子生成减少的临床表现是不育症和睾丸变小，正常成年男性，睾丸直径应为 4 ～ 7cm。睾酮缺乏的临床表现取决于缺乏时的年龄。胚胎期，睾酮的作用是促进沿雄性系分化出外生殖器。妊娠早期男婴缺乏睾酮可导致沿雄性系分化。如果睾酮完全缺乏，外生殖器将发育成阴蒂和阴唇，且阴道终止于盲端。部分缺乏会导致生殖器发育不能完全男性化，如严重缺乏可使后阴唇部分融合，轻度缺乏可出现尿道下裂。妊娠后期睾酮不足将不会阻止外生殖器正常分化，但可使阴茎发育较小（小阴茎）。

青春期前睾酮缺乏将致青春期不发育。如睾酮缺乏，长骨骨骺将通常不能融合，所以身高发育迟缓，将出现类无睾者体型（图 47-3；彩图 47-3）。身体的下部（足底至耻骨）长度特征性较身体的上部长（> 2cm）。两臂伸展指尖距离较身高长 2cm。成人期出现睾酮缺乏，可致性欲减退、乏力、肌肉萎缩、体毛生长迟缓。如果长期缺乏，可致骨量丢失而致骨质疏松。只有 5% ～ 30% 的睾酮缺乏者出现勃起功能障碍，在成年男性中多见。因而应测量勃起功能障碍者的睾酮浓度，因为严重缺乏时替代治疗是由帮助的。

鉴别诊断

依据患者病史和体检结果，诊断成年男性睾酮水平测定是最有价值的性腺功能减退的实验室检查。诊断不孕症时应做精液分析。对于按预期速度尚未进入到青春期的男孩很难解释其低睾酮水平，鉴别诊断包括整体青春期延迟及继发性性腺功能减退的

图47-3 睾丸功能不全：曲细精管式发育不良（克氏综合征）。

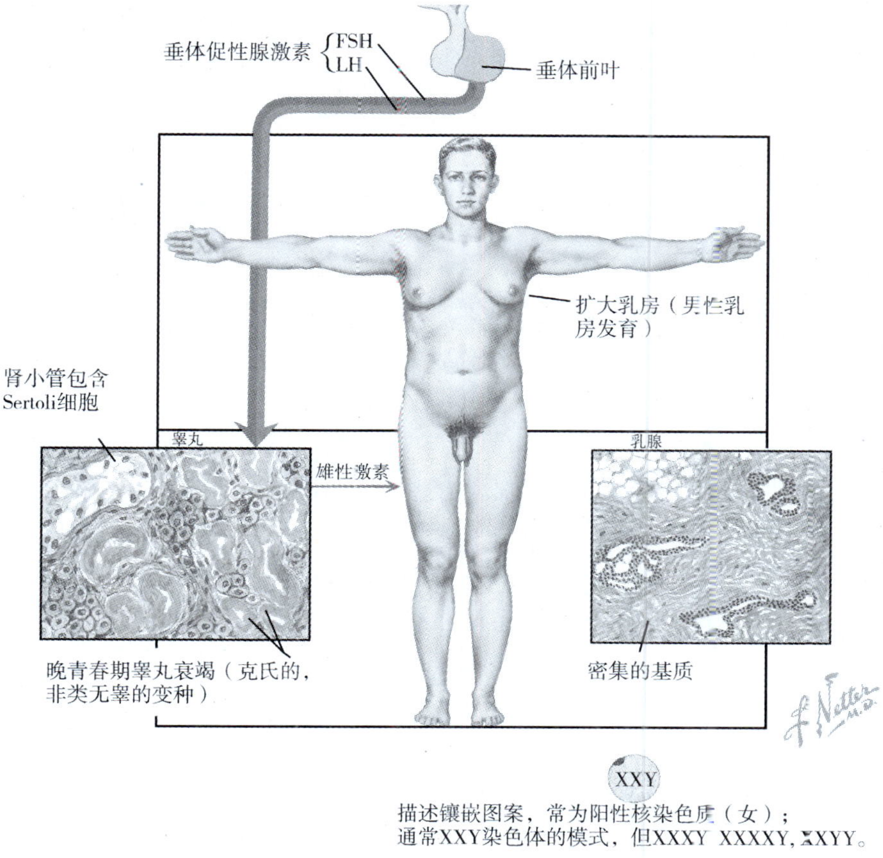

病因。如果身材矮小，牙齿发育延迟或具有青春期发育延迟的家族史，最有可能诊断为青春期发育迟缓。对于老年人，很难解释低于临界值的睾酮水平，鉴别诊断包括年龄增长所致的正常的睾酮分泌减少。病史和体检检查常能揭示性腺功能不全的原发病因。例如继发于垂体和下丘脑占位疾病的性腺功能减退的患者，通常伴有神经系统的异常，如视野缺损和其他垂体激素分泌减少的证据。原发性性腺功能减退的男性，常有乳腺增大（男性乳房女性化），其原因为升高的 LH 使睾丸芳香化酶活性增高。

诊断方法

一旦证实睾酮水平低，其他检查有助于特殊病因的诊断。鉴别诊断的简化流程见图 47-4。精液分析包括精子的数量及活动力。正常男性的精子数量 $> 2\times10^8$/ml，或全部精液精子含量 $> 4\times10^8$，活动精子数 > 60%。血清总睾酮水平测定（包括游离和蛋白结合睾酮）是评估睾酮分泌的最佳方法，但肥胖及老年男性患者除外，前者性激素结合蛋白水平常偏低，而后者常偏高。对于这些个体，测量血游离（非结合）睾酮或血睾酮生物利用分数是更为准确的评估方法。应检测 LH 和 FSH 以解释睾酮水平低或低于临界水平的意义。促性腺激素水平升高可确诊原发性性腺功能减退，甚至睾酮于正常值下限时亦可诊断。促性腺激水平升高而睾酮水平低下提示继发性性腺功能减退。

处理和治疗

除可逆的原发病外，大多数睾酮水平降低的男性需要睾酮替代治疗。可用睾酮前体制剂如睾酮酯肌内注射或其他特殊剂型经皮给药。也可使用口服制剂。在美国，最常用的肌内注射药物是睾酮庚酸盐和睾酮环戊丙酸盐，每 2 周 200mg 或每 3 周 300mg 的剂量可将大部分服药期间内的睾酮水平维

图47-4 原发和继发性腺功能减退的鉴别诊断。

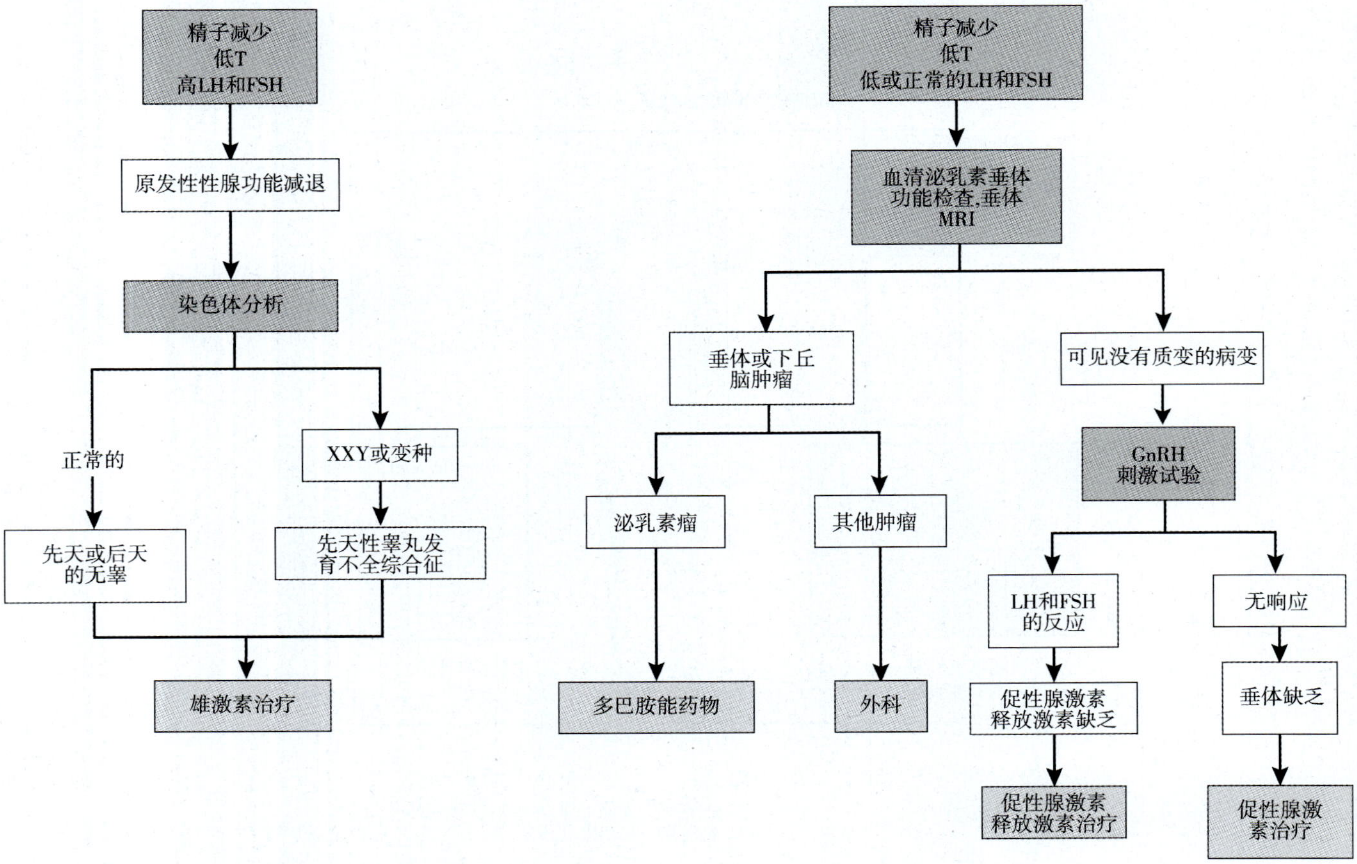

持在正常范围内。如果延长给药间期，会导致下次给药前的血清睾酮水平低于正常，可通过皮贴剂型经皮给药，每 24 小时皮贴释放 5mg 的睾酮并可维持血睾酮于正常水平。贴剂必须每日更换。也可使用含有 50 ～ 100mg 睾酮的水酒精凝胶以维持血睾酮在正常水平 24 小时。其副作用包括青春期男孩面部痤疮增多和行为激进，加重老年男性的良性前列腺增生，有可能引发前列腺癌。睾酮治疗可致红细胞增多症，加重睡眠呼吸暂停综合征。

最佳治疗

在开始治疗前，应检查前列腺，检测血清中前列腺特异抗原，血细胞比容。老年患者应检测骨密度。治疗开始后应复查血睾酮水平并进行监测，以确保用药剂型和给药途径能有效维持血睾酮在正常水平。于数周或数月内血睾酮水平正常可使性腺功能减退的男性患者改善性欲。并使青春期的男孩恢复青春期发育。随着时间的推移体能、骨容量和肌肉力量都将得到改善。如果性腺功能减退的症状在一定时间内无明显改善，应查找其他原因。成人检测应包括重复检测前面提及的基础检测项目，询问睡眠呼吸暂停的症状。

促性腺激素替代治疗仅限于继发性性腺功能减退且想生育的患者，较睾酮替代治疗更复杂、更昂贵。一些患者需要注射人绒毛膜促性腺激素（hCG）以刺激产生足够的精子进行生育，其效果与 LH 相同。hCG 和人绝经后促性腺激素联合治疗，后者具有 FSH 和 LH 的活性。应反复分析精液并测量血睾酮水平以观察疗效。

避免治疗错误

对于年轻男性，尚无睾酮水平超过正常范围的有益证据，对于所有患者应避免过度治疗，因为可使副作用的风险增加；对于因年龄增加血总睾酮及游离睾酮下降的老年男性，睾酮替代的益处仍不清楚，但副作用的危险相当高。因此，除非有明确的垂体或睾丸疾病，不建议替代治疗。

展望

提高对药物副作用和环境毒素对睾丸功能影响的认识将在世界范围内减少男性性腺功能减退的发病率，例如暴露于杀虫剂如二溴氯丙烷的农场工人精子的生成减少的案例。在美国，上述物质被严格限制使用，但其他国家仍在使用。对于接受烷化剂和其他有毒药物治疗的男性癌症患者，同时使用睾酮或 GnRH 类似物抑制剂以抑制促性腺激素可保护性腺功能。进一步了解老年男性睾酮替代治疗的益处和风险需要更多的随机临床试验资料。

辅助生育技术发展迅速，可使更多的精液严重减少或精子活力低的男性患者生育。胞浆内精子注射（ICSI）是将单个精子注进入卵母细胞浆。卵母细胞预先取自在卵巢刺激未作用下产生的卵泡内。如果精液中无精子而睾丸中有干细胞，可以用精子分离技术将精子自睾丸的活检标本中分离出来而完成 ICSI。ICSI 已成功用于 Klinefelter 综合征的男性患者。

（赵莉莉　译　孙　静　校）

参考文献

Handelsman DJ, Zajac JD: Androgen deficiency and replacement therapy in men. Med J Aust 180(10):529-535, 2004.

This review article for the primary care physician discusses indications for therapy and clinical use of a variety of testosterone products.

Mahmoud A, Comhaire FH: Mechanisms of disease: Late-onset hypogonadism. Nat Clin Pract Urol 3(8):430-438, 2006.

The authors provide a literature review of the age-related decline in testicular function, focusing on mechanisms.

Margo K, Winn R: Testosterone treatments: Why, when and how? Am Fam Physician 73(9):1591-1598, 2006.

This review article for the primary care physician deals with the benefits and adverse effects of testosterone therapy in both men and women. It provides an extensive list of testosterone products available in the United States.

Mikhail N: Does testosterone have a role in erectile dysfunction? Am J Med 119(5):373-382, 2006.

The author presents a review of the literature dealing with the role of testosterone replacement in men with erectile dysfunction.

循证

1. Bhasin S, Cunningham GR, Hayes FJ, et al: Testosterone therapy in adult men with androgen deficiency syndromes: An endocrine society clinical practice guideline. J Clin Endocrinol Metab 91(6):1995-2010, 2006.

   The authors provide a set of clinical practice guidelines for testosterone therapy developed by an expert panel of the Endocrine Society. The paper deals extensively with issues of screening, diagnosis, therapy, and applications in patients with sexual dysfunction and in older men.

2. Gruenewald DA, Matsumoto AM: Testosterone supplementation therapy for older men: Potential benefits and risks. J Am Geriatr Soc 51(1):101-115, 2003.

   This structured review of literature relating to the results of testosterone therapy in older men with low-normal or mildly reduced serum testosterone deals with potential positive effects on body composition, muscle strength, bone density, and cognitive and sexual function, as well as potential adverse effects.

3. Tracz MJ, Sideras K, Bolona ER, et al: Testosterone use in men and its effects on bone health. A systematic review and meta-analysis of randomized placebo-controlled trials. J Clin Endocrinol Metab 91(6):2011-2016, 2006.

   The authors describe a meta-analysis of clinical trials on the skeletal effects of testosterone supplementation. Intramuscular testosterone increased lumbar bone density in hypogonadal men, but insufficient information is available to determine whether fracture risk is decreased.

David A. Ontjes

48

骨质疏松症

引言

骨质疏松症是最常见的骨病，主要的风险为骨折。在美国每年有超过150万例的骨质疏松症骨折发生，每年用于康复和残疾护理的费用高达150亿美元。在美国，平均年龄为50岁的白人妇女在其有生之年至少发生一次骨质疏松症骨折的概率达50%。因为人口老龄化和老年人骨质疏松症的发病率增加，骨质疏松症骨折发生率会增加一倍，而且没有更好的方法预防和治疗。

骨质疏松症是指总骨量下降伴常骨结构断裂，导致骨强度下降和微小创伤后骨折的危险增加。从组织学上看，骨的矿物质（钙和磷）和骨基质（胶原和其他骨蛋白）均等量减少。正常骨小梁的三维结构发生改变（图48－1）。在疏松的骨髓，骨的柱状连很少，且较正常细。因此，疏松骨质的X线密度和机械强度均降低。世界卫生组织是根据骨密度测量来定义骨质疏松症的。当骨密度值低于同性别和种族的正常年轻人群平均值2.5个标准差时即可诊断骨质疏松症。这时比正常峰值量减少了25%～30%。骨量减少是指轻度的骨量丢失，骨密度测量低于峰值骨量的1.0～2.5个标准差，丢失量为10%～25%。

骨是动态组织，新的矿物质持续不断沉积，同时以前钙化的组织被不断吸收。这一重塑过程见图48－2。该过程由成骨细胞和破骨细胞控制。成骨细胞是骨形成细胞，它起源于结缔组织干细胞，后者也能分化为成纤维细胞。成熟的成骨细胞合成胶原和其他骨基质蛋白，如骨钙素。它们产生的酶，如碱性磷酸酶被认为在矿化过程中起作用。破骨细胞是最重要的骨吸收细胞，它们起源于骨髓内类似巨噬细胞的干细胞。成熟的破骨细胞大、多核，位于邻近矿化骨表面的位置。这些细胞含有能释放降解骨基质蛋白酶的溶酶体。

病因与发病机制

各种遗传和获得因素可引发骨量减少。遗传或先天危险因素包括性别（女性＞男性）、种族（白人＞非洲裔美国人）、体型（瘦小的）和家族史。获得性风险因素包括年龄增长、低钙和低维生素D饮食、过早绝经、静坐的生活方式和吸烟。当骨吸收过多或骨形成过少，及两者均有时可导致骨质疏松症。与正常妇女绝经有关的雌激素缺乏，是骨吸收增加的最常见原因。绝经后骨流失加速持续约10年左右，而后骨吸收的速度降至正常年龄水平。绝经后雌激素替代治疗可减少骨吸收率和稳固骨骼。性腺功能减退的男性可有类似于绝经后妇女的骨质流失加速。甲状旁腺功能亢进和甲状腺功能亢进也能使骨吸收增加。

与年龄相关的骨质流失可以影响男性和女性，部分是由于饮食中钙吸收减少所致。在高龄个体，骨形成的速率常较低。长期服用某些药物，如糖皮质激素、固定，或骨本身机械力的缺乏可损伤骨的形成。

毫无疑问，遗传在决定年轻成年人骨量峰值和老年人骨丢失的速率方面起重要作用。骨量和强度可能受多种基因影响。正在进行的研究提示一些基因的自然变异（多态现象），包括维生素D受体基因、雌激素受体基因和1型胶原基质蛋白可影响骨量。但是，最重要的决定骨折危险的基因还未确定。

图48-1 骨小梁结构。

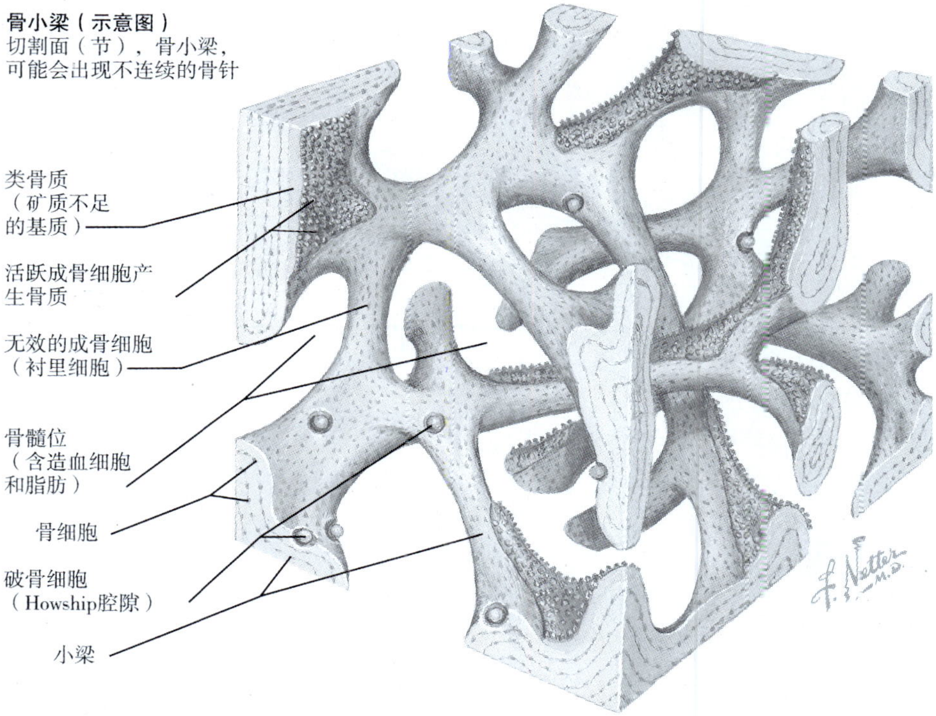

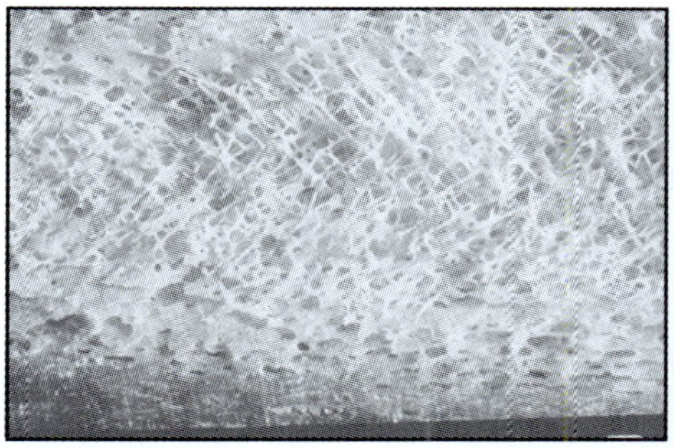
松质骨的横截面（取出骨髓元素）。骨小梁在中心，薄骨皮质在底部

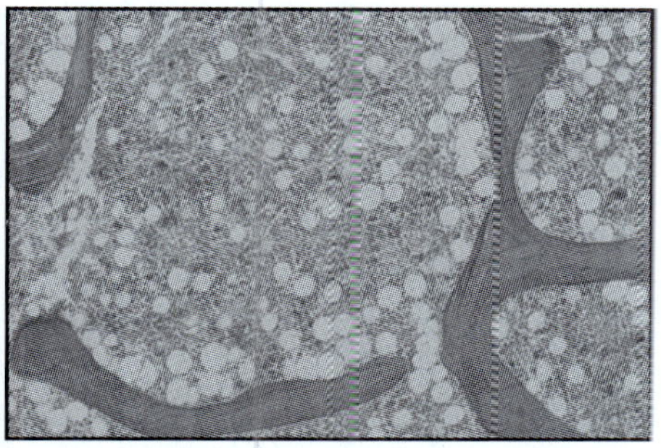
脱钙骨小梁的显微照片，表明骨小梁与骨髓间的关系(H&E染色，×35)

临床表现

虽然有骨流失，但直到轻微创伤出现骨折前常无症状。脊柱压缩性骨折最常见，其次是股骨近端骨折和桡骨远端骨折（Colles 骨折）。脊柱楔形压缩的结果是患者变矮并出现脊柱的后凸畸形（图48-3）。患有脊柱压缩性骨折的患者临床上常表现为持续性背痛。股骨近端（髋）骨折致残作用最严重，常导致老年患者制动动并失去生活自理能力。由于全部骨骼变脆，在其他部位也很有可能发生骨折，包括骨盆、肋骨和长骨。

鉴别诊断

其他可引起骨强度变弱的代谢性骨病，包括骨软化和纤维化骨炎。骨钙未能沉积在正常的骨基质部位时会出现骨软化。儿童的佝偻病相当于成人的骨软化。纤维化骨炎是由于循环中甲状旁腺激素（PTH）水平增高引起骨吸收异常增加所致。

一些特殊疾病可引起继发性的骨流失，对任何有骨量减少表现的患者均应进行鉴别诊断（图48-1；彩图48-1）。确定这些原因是非常重要的，因为合理治疗原发病常可增加骨量。

图48-2 骨重建。

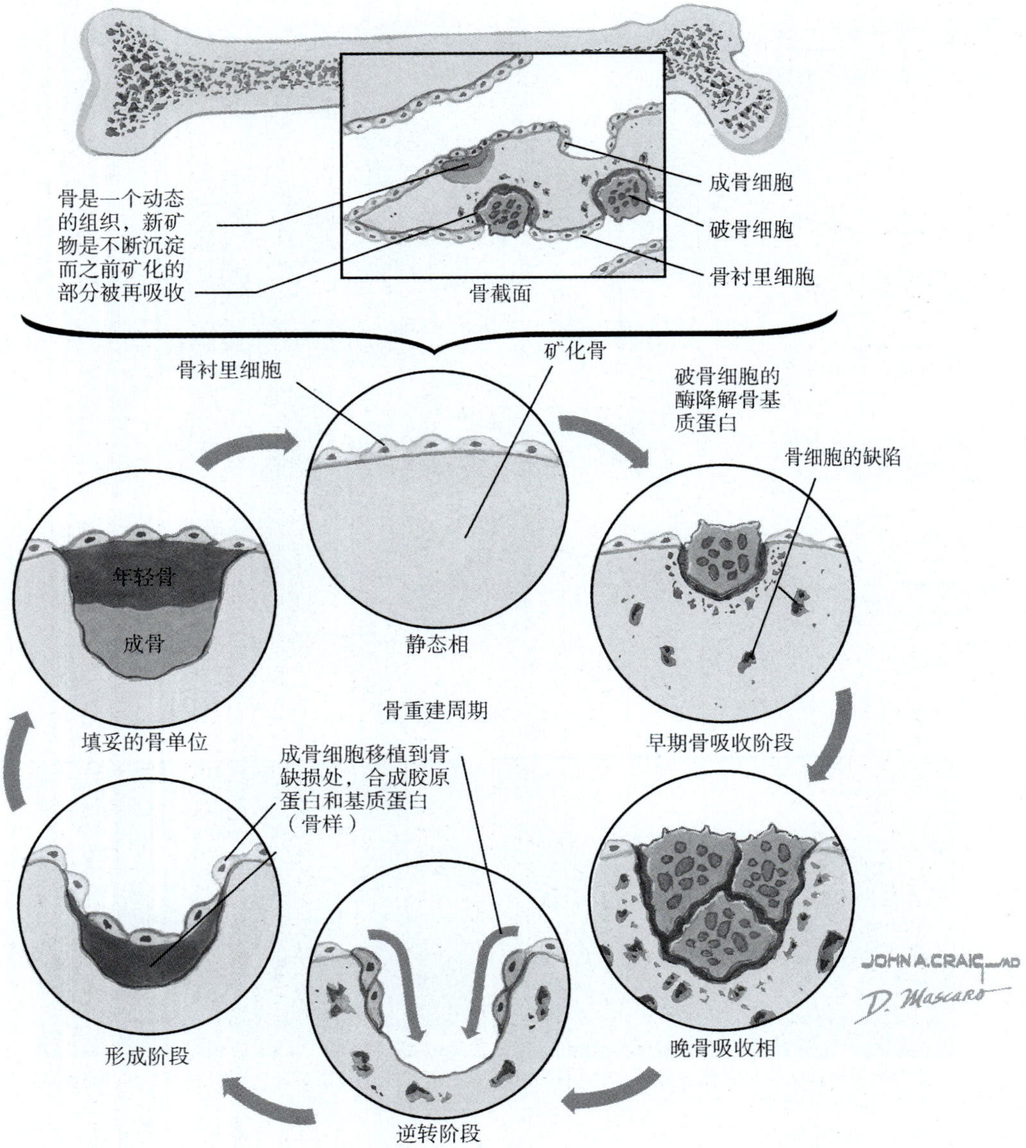

诊断方法

骨X线平片检查能显示一些提示骨质疏松或其他代谢性骨病的异常表现。最常见的表现是非特异性的骨质减少，或放射密度的降低。随着疾病的进展，可以出现畸形或骨折。在疾病早期，标准的X线检查可正常。在X线平片检查发现密度出现异常时，总骨量至少丢失了30%（图48-4）。

使用世界卫生组织的标准定量测量骨密度是诊断骨质疏松的重要方法。使用最广泛的测定骨量的方法是利用两种不同能量的X线束的双能X线吸收测定（DEXA）。不同密度的组织（骨和软组织）对X线束的传导不同，因而可计算特异的密度。定量测定骨密度可用于证实有骨软化症和骨质疏松症并可预测骨折的风险。低于正常年轻人骨密度的一个标准差提示骨折风险增加2倍。每增加一个标准差，骨折的风险就会成倍增加。

常规实验室检查对诊断骨质疏松症的价值有限，用于除外继发性骨质疏松。对于大多数患者应检测肌酐、钙、磷、碱性磷酸酶，促甲状腺激素、

图48-3 骨质疏松症的临床表现。

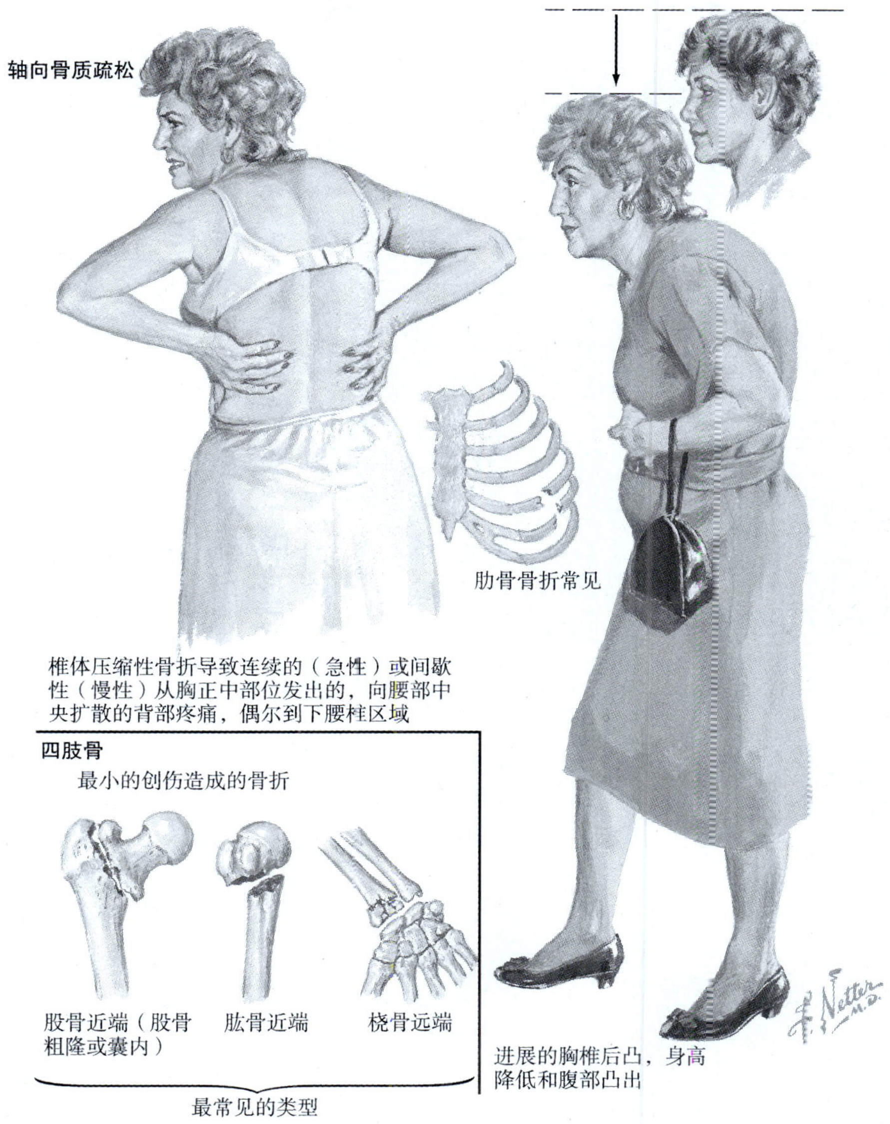

全血细胞计数。血钙增高的患者应检测血 PTH。在临床缺乏维生素 D 风险的患者，特别是卧床或住院的患者，应检测 25-OH- 维生素 D。

处理和治疗

预防

骨质疏松症的预防较治疗更为重要。青少年至中年的健康习惯对晚年骨质疏松症的风险具有重要影响。自饮食中摄入足够的钙质和维生素 D，锻炼身体，避免过度饮酒、吸烟和服用可造成骨质减少的药物是预防骨质疏松症的有效措施（表 48-1）。

对于大多数健康个体，建议每日摄入维生素 D 400IU，但对于老年人，最佳剂量为 800IU。

药物治疗

治疗目的包括预防骨质进一步流失、促进骨形成、预防骨折，减轻或消除疼痛和恢复生理功能。在随机临床试验中越来越多的治疗药物显示出改善骨密度和减少某些骨折的发生。雌激素、选择性雌激素受体调节剂（SERM）、降钙素、二磷酸盐化合

图48-4 轴向骨质疏松症的影像学表现。

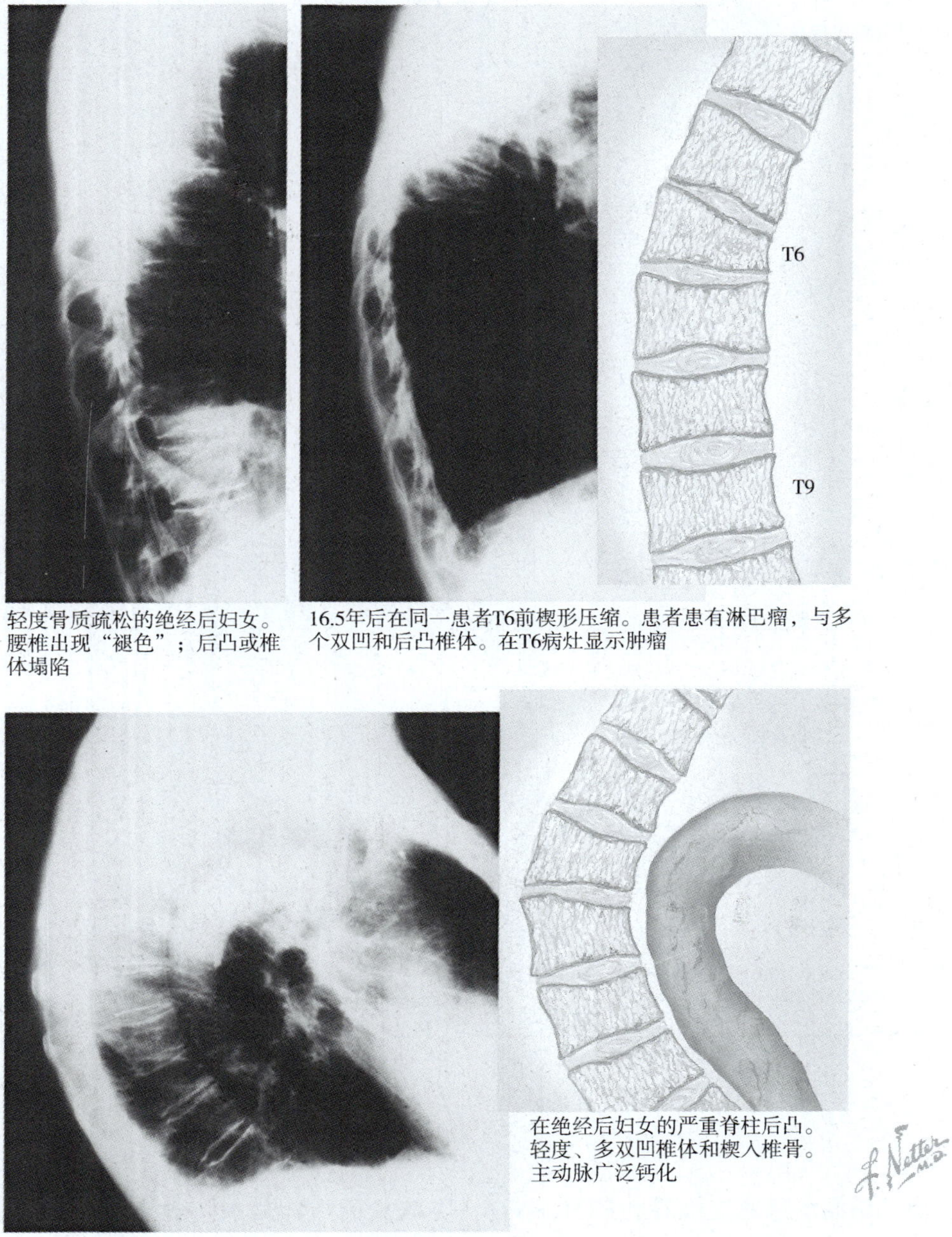

轻度骨质疏松的绝经后妇女。腰椎出现“褪色”；后凸或椎体塌陷

16.5年后在同一患者T6前楔形压缩。患者患有淋巴瘤，与多个双凹和后凸椎体。在T6病灶显示肿瘤

在绝经后妇女的严重脊柱后凸。轻度、多双凹椎体和楔入椎骨。主动脉广泛钙化

物被认为是抗吸收药物，主要通过减少破骨细胞活性而减少骨吸收率。与之对照，PTH 类似物是人工合成药物，主要通过成骨细胞作用刺激骨形成。

应依据个体患者发生骨折的绝对危险做出使用抗骨质疏松药物治疗的决策。但目前尚无公认的预测未来发生骨折可能性的公式。然而，最有力的预测因子是以前发生脆性骨折的病史。其他已知的具有独立预测骨折能力的关键因素有年龄的增长和通过 DEXA 测量的骨密度。因此，对于中年妇女和新近发生脆性骨折的男性患者均强烈提示应服用抗骨质疏松药物。对于无骨折史、骨密度测量低于年轻对照组 2.5 个标准差的大于 60 岁的男性和女性患者给予药物治疗是合理的。对于骨密度低但没有骨折史的年轻患者，可以预防为主延迟用药，同时每

2～3 年监测一次骨密度。

绝经后妇女的雌激素替代治疗可预防由于雌激素缺乏造成的过量骨流失。对有完整子宫的妇女，雌激素应与孕激素联合使用，以避免增加子宫内膜癌的风险。绝经后妇女雌激素替代治疗以女性健康初级临床试验证实，髋部骨折的风险明显降低。临床试验已显示经皮给予雌二醇对绝经后骨质疏松症患者也有益。长期给予雌激素可以增加易感患者乳腺癌和静脉血栓的风险，因此雌激素不用于许多骨质疏松妇女的治疗。

框 48-1　造成继发性骨质疏松症的原因
药品
肝素
乙醇
糖皮质激素
内分泌疾病
甲状旁腺功能亢进
甲状腺功能亢进
性腺功能减退
高泌乳素血症
糖皮质激素过剩（库欣综合征）
胃肠道疾病
胃切除术
吸收不良综合征（口炎性腹泻）
慢性胆道梗阴
胶原蛋白的合成的基因异常
丹洛斯综合征
成骨不全症
恶性疾病
骨髓瘤
白血病
淋巴瘤
长时间固定
卧床休息
应用程序转换肢体

表 48-1　确保最佳骨骼健康的钙的摄入量

儿童和青少年	推荐的每日钙摄入量（mg）
1～3岁	500
4～8岁	800
9～18岁	1300
成年妇女和男子	
19～50岁	1000
＞50岁	1200
孕妇和哺乳妇女	
15～18岁	1300
19～50岁	1000

SERM 是人工合成的雌激素类似物，有部分天然雌激素的生物效应，但无其他作用。这类药物包括他莫昔芬（一种用于治疗乳腺癌的药物）和雷洛昔芬（一种被批准治疗骨质疏松症的药物）。雷洛昔芬作为雌激素激动剂促进骨和脂蛋白代谢。绝经后妇女服用药能增加骨密度和降低血胆固醇。临床试验证明，雷洛昔芬可以降低绝经后骨质疏松症妇女的脊柱骨折风险，但是不能降低髋部骨折风险。雷洛昔芬不刺激子宫内膜，与他莫昔芬一样为雌激素拮抗剂作用于乳腺组织。因此，对于乳腺癌风险增加的妇女，作为一种抗骨质疏松药物，雷洛昔芬是一种较好的选择。

二磷酸盐是一种类似于焦磷酸盐的化合物家族，它们能协同进入骨钙结构。这些药物能抑制骨吸收和促进骨量增加。一些对包括羟乙磷酸盐在内的磷酸化合物的临床研究发现，绝经后妇女治疗 2 年或 2 年以上时，骨密度增加。进一步对口服阿屈磷酸盐和二磷酸盐的试验有力证实了这些药物可使脊柱或髋部骨折的风险降低 40% ～ 60%，但伊班膦酸盐只降低脊柱的骨折风险。这些药物对男性的疗效和女性相同。在美国，阿屈磷酸盐、二磷酸盐和伊班膦酸盐已获准用于治疗骨质疏松症，这类药物的其他品种也有可能在不久的将来获准使用。

降钙素是正常甲状腺滤泡旁细胞少量分泌的肽类激素。骨质疏松症患者应用人工合成或鲑鱼降钙素可使骨吸收减少和骨密度适度增加。临床试验发现经鼻应用降钙素治疗能减少绝经后妇女发生脊柱骨折。大剂量降钙素通过独立于中枢神经系统的作用产生止痛效果。

PTH 激动剂，包括重组人 PTH 1-34（特立帕肽）和重组人 PTH 1-84 在内的 PTH 激动剂组成了一组主要促进新骨形成的抗骨质疏松药物。一个经皮下给予绝经后妇女特立帕肽的临床试验证实了特立帕肽能增加骨密度和减少脊柱和非脊柱骨折。特立帕肽也能增加男性骨质疏松症患者的骨钙密度。在美国，特立帕肽已获准用于治疗骨质疏松症。在不久的将来，也有可能研发出此类药物的其他品种。

最佳治疗

骨质疏松症是一种慢性疾病，需要长期治疗以预防主要并发症及发病。有效的治疗要求对患者进行疾病风险及治疗益处的教育，并制订全面的患者可接受和能坚持的治疗计划。联合包括营养学家和物理治疗师在内的健康专业人员有助于制订理想的饮食和训练计划。有必要进行定期随诊并监测骨密度及可能的副作用。

避免治疗错误

未能实施骨质疏松症的有效预防和治疗策略是常见的错误。对于因存在其他疾病或服用如糖皮质激素类药物治疗而具有骨质疏松危险的患者应当通过骨密度测量进行监测并开始抗骨质疏松治疗，不考虑骨密度是否降低。令人遗憾的是，许多有脆性骨折的老年既未接受骨密度检测，也未接受抗骨质疏松治疗，即使有效治疗方法已经得到广泛使用。

展望

改善公众对于影响危险因素的饮食和生活方式的认识，将最大限度地避免骨质疏松性骨折的流行。更为广泛的使用并提供筛查骨密度降低的措施将使我们能够早期识别高危个体。制定更为完善的预测绝对骨折危险的流程将使内科医师能够选择最有可能自长期使用抗骨质疏松药物治疗中获益的患者。新的治疗策略涉及正在研发的两种药物，即促进骨形成和阻止骨吸收的药物。先使用骨形成的药物，如 PTH，而后给予抗骨吸收的药物，如二磷酸盐，较单用一种药物的长期疗效更佳。比较日益增多的抗骨质疏松药的随机临床试验将最终带来治疗指南的完善，以及治疗药物的更多选择。

（刘业强　译　刘爱华　校）

参考文献

Häuselmann HJ, Rizzoli R: A comprehensive review of treatments for postmenopausal osteoporosis. Osteoporosis Int 14(1):2-12, 2003.

This is a comprehensive review of randomized, placebo-controlled, double-blind clinical trials of antiosteoporosis drugs registered in Europe and America as of 2002; however, it does not include results of teriparatide or other PTH derivatives.

Miller PD, Bonnick SL, Rosen CJ, et al: Clinical utility of bone mass measurements in adults: Consensus of an international panel. Society for Clinical Densitometry. Semin Arthritis Rheum 25(6):361-372, 1996.

This summary of clinical opinion of an expert panel of the Society of Clinical Densitometry addresses the appropriate use of bone density measurements in determining whom to treat and in following the response to therapy.

Olszynski WP, Shawn Davison K, Adachi JD, et al: Osteoporosis in men: Epidemiology, diagnosis, prevention and treatment. Clin Ther 26(1):15-28, 2004.

This article reviews current information about osteoporosis in men discussing clinical risk factors, pathogenesis, and therapeutic options.

Rosen CJ: Clinical practice. Postmenopausal osteoporosis. N Engl J Med 353(6):595-603, 2005.

This article reviews the clinical management of low bone density and established osteoporosis with an emphasis on both preventive and therapeutic strategies.

Seeman E, Eisman JA: Treatment of osteoporosis: Why, whom, when and how to treat. The single most important consideration is the individual's absolute risk of fracture. Med J Aust 180(6):298-303, 2004.

The authors review the risks and benefits of various therapies for low bone density with guidelines on selection of patients for treatment.

循证

1. Black DM, Cummings SR, Karpf DB, et al: Randomised trial of effect of alendronate on risk of fracture in women with existing vertebral fractures. Fracture Intervention Trial Research Group. Lancet 348(9041):1535-1541, 1996.

   In this randomized clinical trial of oral alendronate in 2027 postmenopausal women with low bone mineral density and previous vertebral fractures, results showed reduction in fracture risk for both vertebral and nonvertebral fractures, including hip fracture in the treated group.

2. Chapuy MC, Arlot ME, Duboeuf F, et al: Vitamin D3 and calcium to prevent hip fractures in elderly women. N Engl J Med 327(23):1637-1642, 1992.

   In a randomized clinical trial in 3270 elderly women with average age of 84 years, supplementation with 1.2 g of calcium and 800 IU of vitamin D_3 reduced the risk for both vertebral and nonvertebral fractures in the treated group.

3. Chesnut CH 3rd, Silverman S, Andriano K, et al: A randomized trial of nasal spray salmon calcitonin in postmenopausal women with established osteoporosis: The Prevent Recurrence of Osteoporotic Fractures Study. PROOF Study Group. Am J Med 109(4):267-276, 2000.

   In a randomized clinical trial of intranasal salmon calcitonin in 1255 postmenopausal women with established osteoporosis using doses of 100, 200, and 400 IU daily, women receiving 200 IU had fewer new vertebral fractures than the control group.

4. Chesnut CH 3rd, Skag A, Christiansen C, et al: Effects of oral ibandronate administered daily or intermittently on fracture risk in postmenopausal osteoporosis. J Bone Miner Res 19(8):1241-1249, 2004.

   Results of a randomized clinical trial of ibandronate in 2946 osteoporotic women with previous vertebral fractures showed a reduction in risk for new vertebral fractures compared with placebo. Nonvertebral fractures were not significantly reduced except in a higher risk subgroup with bone density T scores of less than 3.0.

5. Cummings SR, Black DM, Thompson DE, et al: Effect of alendronate on risk of fracture in women with low bone density but without vertebral fractures: Results from the Fracture Intervention Trial. JAMA 280(24):2077-2082, 1998.

   In a randomized clinical trial with oral alendronate in 4432 women with low bone density but no previous vertebral fractures, more than 4 years of alendronate reduced fracture risk significantly in a subgroup of women with osteoporosis of the femoral neck (T score ≤–2.5), but there was no significant reduction in women having higher bone density.

6. Ettinger B, Black DM, Mitlak BH, et al: Reduction of vertebral fracture risk in postmenopausal women with osteoporosis treated

with raloxifene: Results from a 3-year randomized clinical trial. Multiple Outcomes of Raloxifene Evaluation (MORE) Investigators. JAMA 282(7):637-645, 1999.

In a randomized clinical trial of raloxifene in 7705 postmenopausal women who had osteoporosis according to World Health Organization Standards, treatment with raloxifene, 60 mg per day, significantly reduced the risk for vertebral but not nonvertebral fractures.

7. Harris ST, Watts NB, Genant HK, et al: Effects of risedronate treatment on vertebral and nonvertebral fractures in women with postmenopausal osteoporosis: A randomized controlled trial. Vertebral Efficacy with Risedronate Therapy (VERT) Study Group. JAMA 282(14):1344-1352, 1999.

   The authors report on a 3-year clinical trial with risedronate in 2458 postmenopausal women who had at least one vertebral fracture treated with oral risedronate or placebo. The treated group had a significant reduction in both vertebral and nonvertebral fractures.

8. Liberman UA, Weiss SR, Broll J, et al: Effect of oral alendronate on bone mineral density and the incidence of fractures in postmenopausal osteoporosis. The Alendronate Phase III Osteoporosis Treatment Study Group. N Engl J Med 333(22):1437-1443, 1995.

   This report on the original trial with alendronate in 994 postmenopausal women with osteoporosis showed that reduction in the risk for new vertebral fractures as well as improvements in bone mineral density of the spine and hip.

9. McClung MR, Geusens P, Miller PD, et al: Effect of risedronate on the risk of hip fracture in elderly women. Hip Intervention Program Study Group. N Engl J Med 344(5):333-340, 2001.

   This clinical trial of oral risedronate in 3886 women at least 80 years old showed reduction in hip fracture risk in a subset who had osteoporosis of the femoral neck (T score ≤3). There was no significant reduction of hip fracture with therapy in a subset who had higher bone mineral density.

10. Neer RM, Arnaud CD, Zanchetta JR, et al: Effect of parathyroid hormone (1-34) on fractures and bone mineral density in postmenopausal osteoporosis. N Engl J Med 344(19):1434-1441, 2001.

    This report of a clinical trial with subcutaneous PTH (1-34) in 1637 postmenopausal women with prior vertebral fractures showed reduction in the risk for both vertebral and nonvertebral fractures in the treated group. The 20-μg dose reduced fractures as much as a 40-μg dose but had fewer side effects.

11. Rossouw JE, Anderson GL, Prentice RL, et al: Risks and benefits of estrogen plus progestin in healthy postmenopausal women: Principal results from the Women's Health Initiative randomized controlled trial. JAMA 288(3):321-333, 2002.

    This article summarizes the overall results of an important clinical trial of estrogen replacement in 16,608 postmenopausal women with an intact uterus. Treatment with 0.6 mg conjugated estrogens plus 2.5 mg medroxyprogesterone daily for 5.2 years significantly reduced hip fractures but not the occurrence of cardiovascular events or all-cause mortality.

Sue A. Brown

49

佩吉特病

引言

佩吉特病，也称变形性骨炎，是一种骨更新加速的疾病。该病以破骨细胞活性异常导致骨破坏增加为特征。因为成骨与骨的吸收是耦联的，因而同时伴有成骨的增加，然而，形成的新骨在结构上存在异常。骨的活检标本证实，正常骨的板状结构消失，后者对于骨的强度是非常重要的。其结果是骨的强度降低，同时伴有骨表面的异常重塑。

佩吉特病的发病和流行情况很难估计，因为大部分患者没有症状。尸检及放射学检查发现在大于55岁的人群中患病率为3%～3.7%。总之，该病似乎是一种发生于英国血统个体的疾病，亚裔个体极少发病。几乎所有患者年龄均偏大，通常大于40岁。一研究报告男性多见，而也有研究提示男性和女性发病率几乎相等。

病因和发病机制

确切病因未明。显微镜下，破骨细胞结构改变，不但体积变大，而且数目增加。它们有类似病毒理粒子样包涵体的多核结构，这种病毒粒子多在副黏病毒中发现，如麻疹病毒、呼吸道合胞病毒、犬温热病毒。据推测但未证明，佩吉特病可能源于病毒感染。其他发病机制可能涉及破骨细胞对改变破骨细胞活性物质的敏感性增加，如1，25-二羟维生素D（骨化三醇）和RANK配基，后者是一种由成骨细胞分泌控制破骨细胞活性的重要的信号蛋白（图49-1；彩图49-1）。

佩吉特病也有遗传易感性。据报道，15%～40%的患者有一级亲属受累。在佩吉特病患者中已发现至少两种基因发生异型突变。至少有一个研究发现在第18号染色体长臂上有一易感基因。该易感基因是在家族性膨胀性骨溶解患者的同一染色体上确定了不同位的异常后发现的。该病很罕见，其破骨细胞内也有副黏液病毒样包涵体。可能是病毒感染遗传易感个体后引发了破骨细胞活性异常并发生佩吉特病。

临床表现

大多数佩吉特病患者无症状。通常在因其他原因检测血碱性磷酸酶和拍X线平片时偶然诊断。它主要影响颅骨和长轴骨骼，最常累及脊柱、骨盆和长骨。病变可出现在单个骨骼的单一位置。然而大多数患者为多处骨骼多部位受累。仅有5%的个体表现有骨痛，常被描述为持续的钝痛，随活动而加剧。然而，疼痛并不代表疾病的严重程度。在一项包括170名患者涉及863个病变位点的研究中，只有30%的病变引起了症状。骨痛可源于外骨膜刺激，病变骨血管增加，机械压力伴微小骨折。佩吉特病累及的部位可变热。关节或关节附近的疼痛反映了骨关节的变化，如由于长骨连接部位的佩吉特病所致的骨赘，骨赘可破坏软骨并使关节面发生改变。严重的关节畸变能使下肢呈弓形及面部结构异常，如前额突出。作为骨结构异常的结果，骨折是承重骨常见的并发症，神经损害是一种值得关注的并发症。累及脊柱时能导致脊髓和周围神经根受压。作为颅骨畸形的结果，脑神经，特别是视神经和听神经可能受累。据报道听力丧失的患者高达37%，而

图49-1 骨佩吉特病的病理生理及治疗。

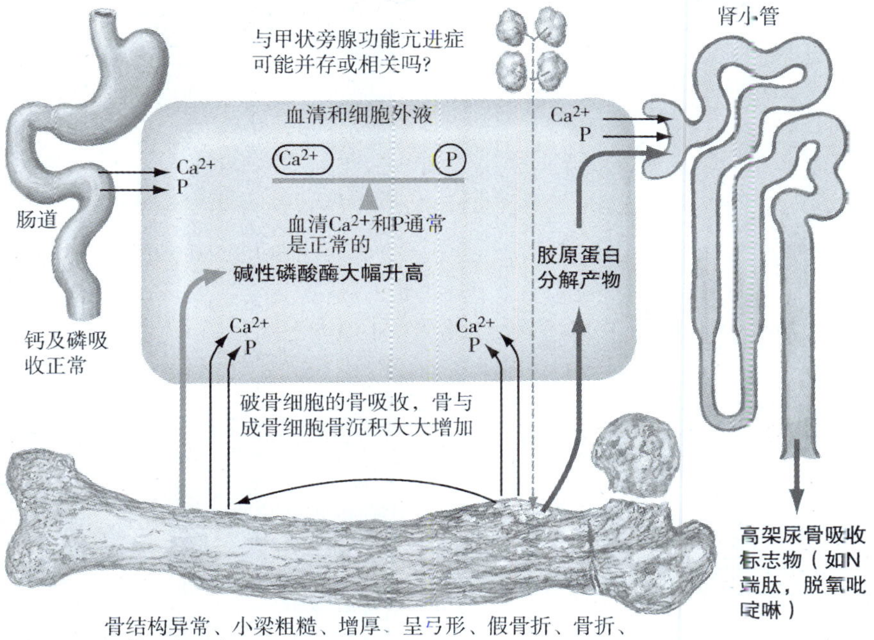

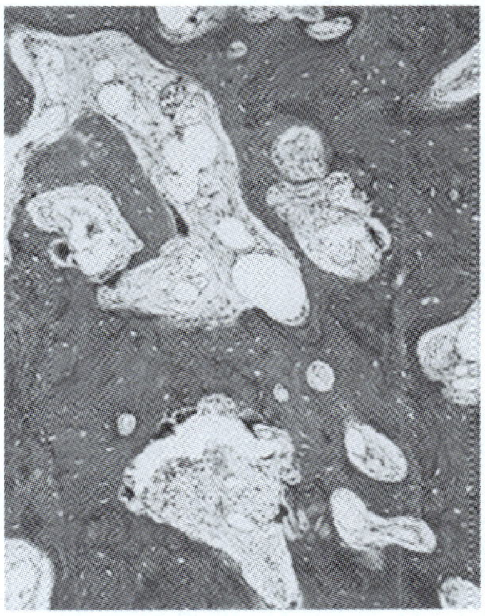

骨的部分显示了激烈的破骨细胞、成骨细胞的活动、板层骨的马赛克

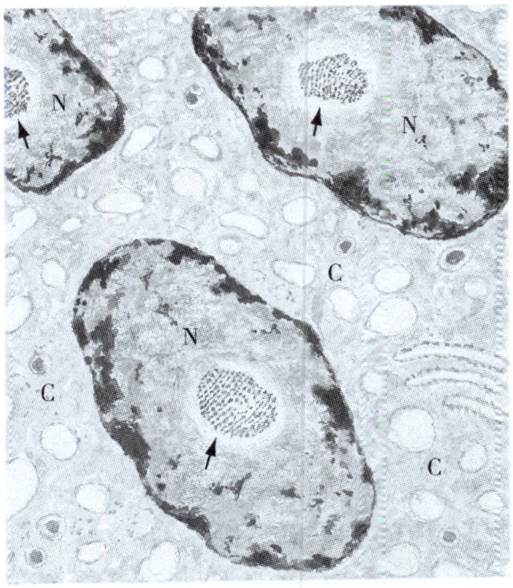

可能是病毒（箭头）的核内包涵体，多核破骨细胞的电子显微镜下照片。N，细胞核；C，细胞质

且可能是获得性耳蜗骨异常所致。颅底畸变可致脑积水，但罕见。随着病变活动扩展，骨表层重塑血管增加可引发高输出量充血性心力衰竭。一种极罕见但严重的并发症是骨肉瘤，据估计在慢性患者中发病率不足 1%。

鉴别诊断

包括恶性肿瘤、原发和转移瘤、浸润性病变，如炎症和肉瘤在内的其他一些病变可表现为骨痛、溶解性病变，碱性磷酸酶水平的增高。随着病变范围的扩展，很难将其与可能的恶性肿瘤进行鉴别。检查时，恶性肿瘤的体征更为明显，而骨转移则是

图49-2　骨佩吉特病。

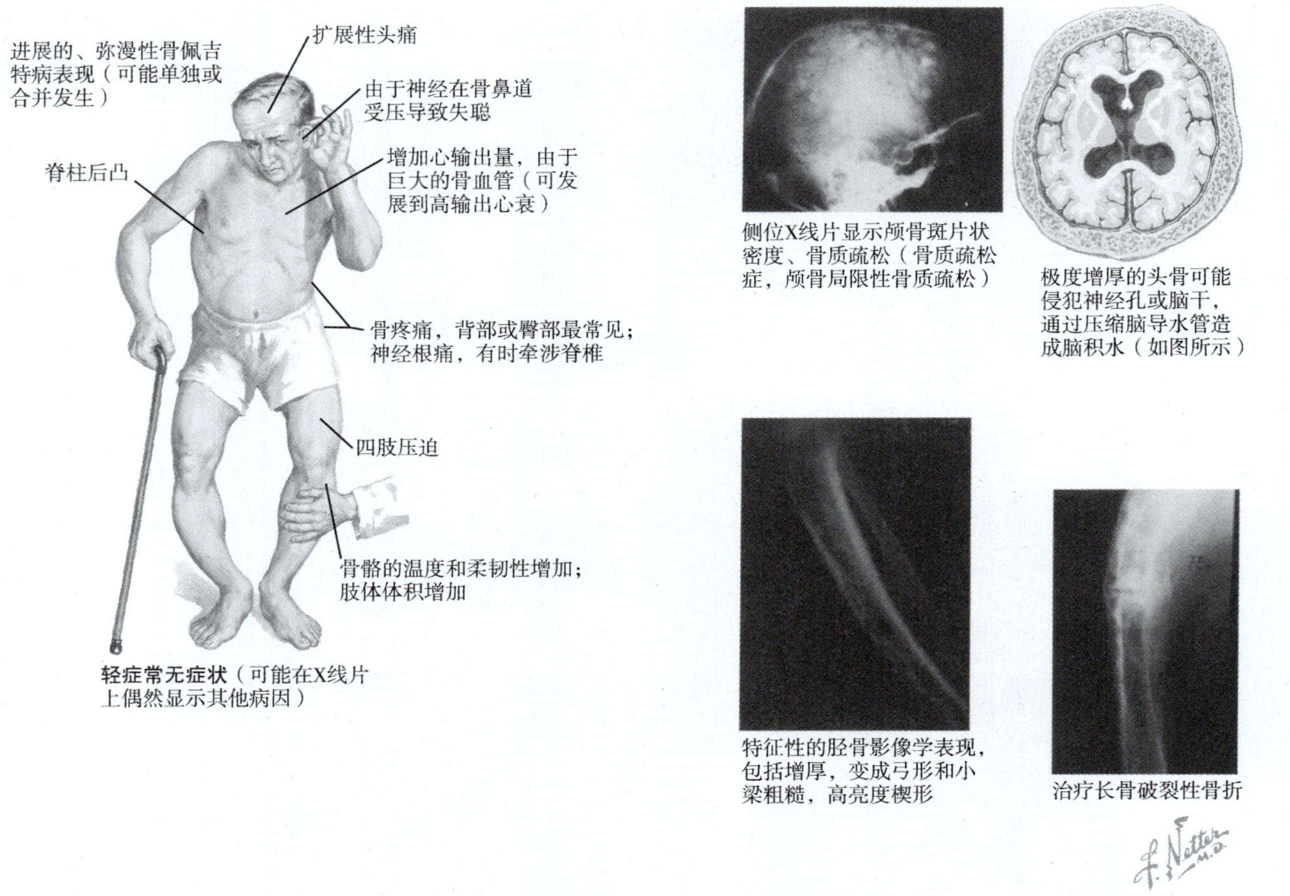

晚期并发症。如果随时间推移，X线检查证实病变相对稳定，佩吉特病的可能性更大。具有鉴别意义的佩吉特病的X线特征性改变是受损骨的直径增大，而浸润病变和转移癌无相应改变。椎体的孤立病灶可类似椎体的血管瘤或压缩性骨折。不幸的是，骨扫描不能区分这些病变。生化检查，如贫血、低蛋白血症、高钙血症，可提示一些原发病变。佩吉特病可引起高钙血症，但仅限于长期制动或新发骨折的患者。尽管有特征性X线改变，但佩吉特病的诊断常不能确定，而是一定要查找原发的恶性肿瘤或其他疾患，其中包括一些病例需行骨活检。

诊断方法

佩吉特病的诊断常依据平片上的特征性发现做出。在疾病早期，以溶解性病变为主，表现在破骨细胞再吸收的区域增加。长骨的特征改变是火焰式或V形的吸收，或为颅骨孤立的溶解性病变（也称为局限性骨质疏松症）。随着疾病进展，由于成骨细胞活动增加而引起的骨过度生成导致皮层增厚和硬化。骨扫描显示在受累部位成骨细胞的活性增加。病变程度存在个体差异。X线检查发现受累部位，对于确定病变的程度，发现易于骨折部位需要治疗的无症状性病变时非常重要的。尽管疾病可以随着某一骨骼的进一步吸收而进展，但在初始诊断后，常不会扩展影响其他骨骼。

实验室检查可发现，95%的患者碱性磷酸酶水平升高。基线值常超过正常高限的3倍。然而，单骨或孤立病灶佩吉特病的碱性磷酸酶水平可正常。骨特异性碱性磷酸酶的敏感性稍高于总的碱性磷酸酶。就个体而言，如果随访一段时间，其碱性磷酸酶水平常和疾病活动有关。血钙、磷酸盐、甲状旁腺素和维生素 D 代谢物常无异常。高钙血症仅发生于骨形成速率下降而骨吸收率仍高的患者，如长期制动或新发骨折。骨更新的标志物或胶原降解的产物，如尿 N 端肽和脱氧乙酸与佩吉特病的范围和活动一致性升高。然而，这些标志物并无特异性，内在变异很大，因而很难用于患者的处理。其他造骨细胞功能的标志物如骨钙素，对佩吉特病的诊断和治疗没有帮助。

处理和治疗

最佳治疗

自使用强效的二膦酸盐开始，佩吉特病的治疗已有了明显改善。多项研究表明治疗可改善症状，特别是骨痛，降低碱性磷酸酶和其他一些骨更新的标志物。骨活检显示二膦酸盐可使骨结构恢复正常。然而，没有长期前瞻性研究资料证实开始治疗后对未来并发症的预防作用，因此，治疗建议常因缺乏随机长期的临床试验而由临床经验和专家共识来指导。位于局部孤立病灶的轻症病例，如肩胛骨和骨盆处得病变，不太可能引起并发症，因而可能不需要治疗。为防止因骨血管增多而导致的失血过多，骨科手术前应短期使用二膦酸盐或降钙素。最常见的治疗指征是易发生骨折部位的骨瘤（承重骨、椎体）、关节周围的骨损害、广泛的颅骨病变、骨科术前准备和长期制动。

二膦酸盐是焦磷酸盐类似物，它可以通过降低破骨细胞活性和使骨基质羟磷灰石结构对再吸收的易感性下降而减少骨吸收的速率。可做一些准备工作，通常每 1 ～ 2 年进行 3 ～ 6 个月疗程的治疗或在择期手术前给予 1 ～ 2 个月的治疗。依替膦酸盐为开始使用的药物，其药效不如新型制剂，而巨大剂量使用时有发生骨软化的可能。替鲁膦酸盐、阿仑磷酸盐、利噻膦酸盐是 3 种已通过美国食品和药品管理局批准的治疗佩吉特病的强效口服二膦酸盐（口服剂量分别是 400mg/d、40mg/d 和 30mg/d）。一项包括 89 名患者的随机对照临床试验比较了阿仑膦酸盐 (40mg/d) 和依替膦酸盐 (400mg/d) 的疗效，结果发现 6 个月后 63% 服用阿仑膦酸盐的患者碱性磷酸酶恢复到正常，而服用依替膦酸盐者只有 17% 恢复到正常。服用阿仑膦酸盐者尿骨更新标志物明显减少，而且疼痛功能评分改善。延长随访研究显示在治疗结束后 25 ～ 30 个月时 52% 的患者碱性磷酸酶水平仍然正常。X 线检查改善的证据差异明显，一些研究表明以前的骨吸收减少，但其他研究未发现有意义的改变。利噻膦酸盐和阿仑膦酸盐均可在使骨更新标志物改善。帕米膦酸盐非常有效，但必须静脉给药。剂量多样化，可从轻症的单次静脉注射 60mg，到每 3 ～ 6 个月静脉注射 20 ～ 60mg。一个随机对照研究报道，单次静脉注射 5mg 的佐来膦酸盐可在试验的 2 年间使骨更新标志物下降，其疗效持续时间似乎比口服利噻膦酸盐（30mg/d 连续服用 60 天）更长。

FDA 已批准鲑鱼及人的皮下组织型降钙素用于治疗佩吉特病。然而，二膦酸盐在诱导和维持缓解方面的效果更佳，因而考虑在不能耐受二膦酸盐的情况下把降钙素作为二线药物应用。因为降钙素作用迅速而且可以减少手术中出血，所以可作为手术期间用药。其他治疗方法还包括镓制剂及普利霉素，尽但现在很少使用。通常，治疗骨性关节炎相关改变时应考虑使用镇痛药和关节置换。

治疗的一般目标是使碱性磷酸酶水平正常和减轻疼痛。每 4 ～ 6 个月检测一次血碱性磷酸酶水平。当碱性磷酸酶水平较初始治疗后水平增加 25% 时需要考虑另一疗程的治疗。其他骨更新标志物，如 N– 端肽，对二膦酸盐治疗的反应较碱性磷酸酶早。3 ～ 6 个月的单疗程二膦酸盐治疗可诱导 1 ～ 2 年或者更长时间的缓解期。随时间推移，X 线平片检查可显示出改变，但 X 线平片的改变并非始终和碱性磷酸酶水平和症状的改善相一致。尽管射线暴露和费用高限制了使用，但骨扫描对观察变化更为可靠。尽管非对照研究提示治疗能减少骨折发病率，但没有治疗能预防未来并发症的确凿证据。

避免治疗错误

如鉴别诊断中所述，将佩吉特病的放射学改变与浸润性病变有关的溶骨性病变进行鉴别是非常重要的。一位有经验的放射学专家在鉴别诊断方面具有重要作用。

展望

在成功的治疗后，患者对单一二膦酸盐的反应减弱。然而，已有至少一项研究提示，当改用另一种二膦酸盐时，患者可以出现反应。将来，联合用药可能成为一种更为有效的方案。将会继续研发新的作用更强的二膦酸盐并提供更为有效的治疗佩吉特病的药物。RISM 试验（佩吉特病：随机强化管理和症状管理）是一个正在英国进行的多中心试验，该试验比较了佩吉特病的治疗方案及对相关临床结局的影响。这些即将面世的资料可能改变治疗方案。

（刘业强 译 王庆蕊 校）

参考文献

The Paget Foundation. Available at: http://www.paget.org. Accessed February 10, 2007.

The Paget Foundation is a reliable source for patient education.

Siris ES: Goals and treatment for Paget disease of bone. J Bone Miner Res 14(Suppl 2):49-52, 1999.

This concise review outlines the clinical approach to Paget's disease.

Whyte MP: Clinical practice: Paget disease of bone. N Engl J Med 355(6):593-600, 2006.

The author provides an excellent summary of the clinical approach to Paget's disease of bone.

循证

1. Hosking D, Lyles K, Brown JP, et al: Long-term control of bone turnover in Paget disease with zoledronic acid and risedronate. J Bone Miner Res 22(1):142-148, 2007.

This article compared zoledronic acid and risedronate in one of the few long-term clinical studies on the use of bisphosphonates in Paget's disease.

2. Siris E, Weinstein RS, Altman R, et al: Comparative study of alendronate versus etidronate for the treatment of Paget disease of bone. J Clin Endocrinol Metab 81(3):961-967, 1996.

This paper provides evidence for the efficacy of alendronate compared with etidronate, an earlier-generation bisphosphonate.

3. Gutteridge DH, Ward LC, Stewart GO, et al: Paget disease: Acquired resistance to one aminobisphosphonate with retained response to another. J Bone Miner Res 14(Suppl 2):79-84, 1999.

This article supports the use of different bisphosphonate preparations in Paget's disease.

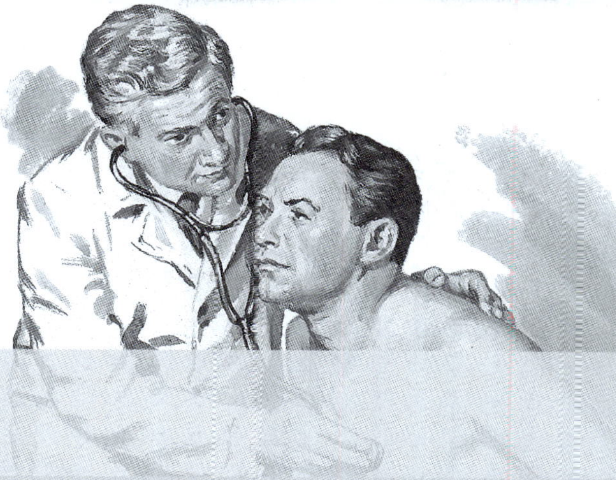

第VI部分

胃肠道疾病

Nicholas J. Shaheen · Ryan D. Madanick

50

胃食管反流病

引言

胃食管反流病（GERD）是医疗实践中最常见的疾病之一，几乎半数的美国人每个月内至少会有一次胃灼热样症状，而超过 10% 的人每周都会出现。GERD 曾被认为是一种令人烦恼的问题，但目前认为它与包括食管狭窄、哮喘和食管腺癌在内的许多严重疾病有关。反流给人们的生活质量带来重大影响。GERD 患者有时认为他们的生活质量还不如严重慢性疾病患者，如心绞痛和轻度心力衰竭。基于这些原因，临床医师应积极地处理这种疾病。

病因和发病机制

GERD 的病理生理是复杂而且是多因素的。人体已进化出一种严密的防御机制，借此机制能够使接近食管敏感组织部位的胃酸 pH 维持在 1 ~ 2。即使此防御体系发生微小的扰动也会导致反流性酸损伤。

大多数个体发生较轻的反流。然而，反流的胃酸常被分泌的唾液中和，并由于蠕动而被推入胃内。在 GERD 患者中，此防御体系常存在缺陷。虽然正常个体与 GERD 患者的食管下段括约肌（LES）有相当大的重叠，但与正常个体相比，严重 GERD 患者的 LES 压力下降。可能更为重要的是 GERD 患者 LES 一过性松弛的次数增加。虽然，正常个体也发生括约肌的短暂松弛，但有反流者括约肌松弛更为常见，松弛期间反流的发生率更高。在 GERD 患者中常见的食管裂孔疝或通过食管裂孔部分胃进入胸腔的胃移位损害了 LES 的功能。一些患者表现为蠕动功能受损，从而降低了推进反流物进入胃中的能力。对于其他一些假定的机制，如反流物的成分和作用强度，目前的了解还不多。

包括食管炎、食管消化性狭窄和 Barrett 食管在内的 GERD 的一些表现仅发生在最为严重的病例（图 50-1）。食管炎是食管黏膜组织的破坏导致了侵蚀、渗出和溃疡代替了正常的鳞状上皮。食管消化性狭窄或继发于长期酸暴露的食管狭窄，有时需要在内镜下进行扩张，极少数情况需要外科手术。Barrett 食管是食管内皮的组织化生，食管正常的鳞状上皮转化为含有杯状细胞的柱状上皮。长期酸暴露似乎是这种病理变化的先决条件。然而，由于许多严重 GERD 的患者从未发生 Barrett 食管，因而肯定有其他鲜为人知的宿主因素在起作用。

临床表现

胃灼热或胸骨后烧灼感是 GERD 最常见的临床表现（图 50-2）。这些症状在斜卧位或饱餐后加重。食物反流、胃灼热（口中充满唾液感）、咽下困难、吞咽疼痛、胸疼也很常见。

最近，关于反流引起食管外表现的论文有所增加。GERD 可引起各种发生于肺部、耳、鼻、喉的疾病，包括哮喘、支气管炎、慢性咳嗽、口臭、声音嘶哑、肺纤维化、吸入性肺炎、牙釉质的侵蚀等。

鉴别诊断

GERD 的表现与其他许多疾病表现相似，心脏病患者可能描述其胸痛为“烧心”。对于有胸痛

图50-1 消化性反流的并发症（食管炎和食管狭窄）。

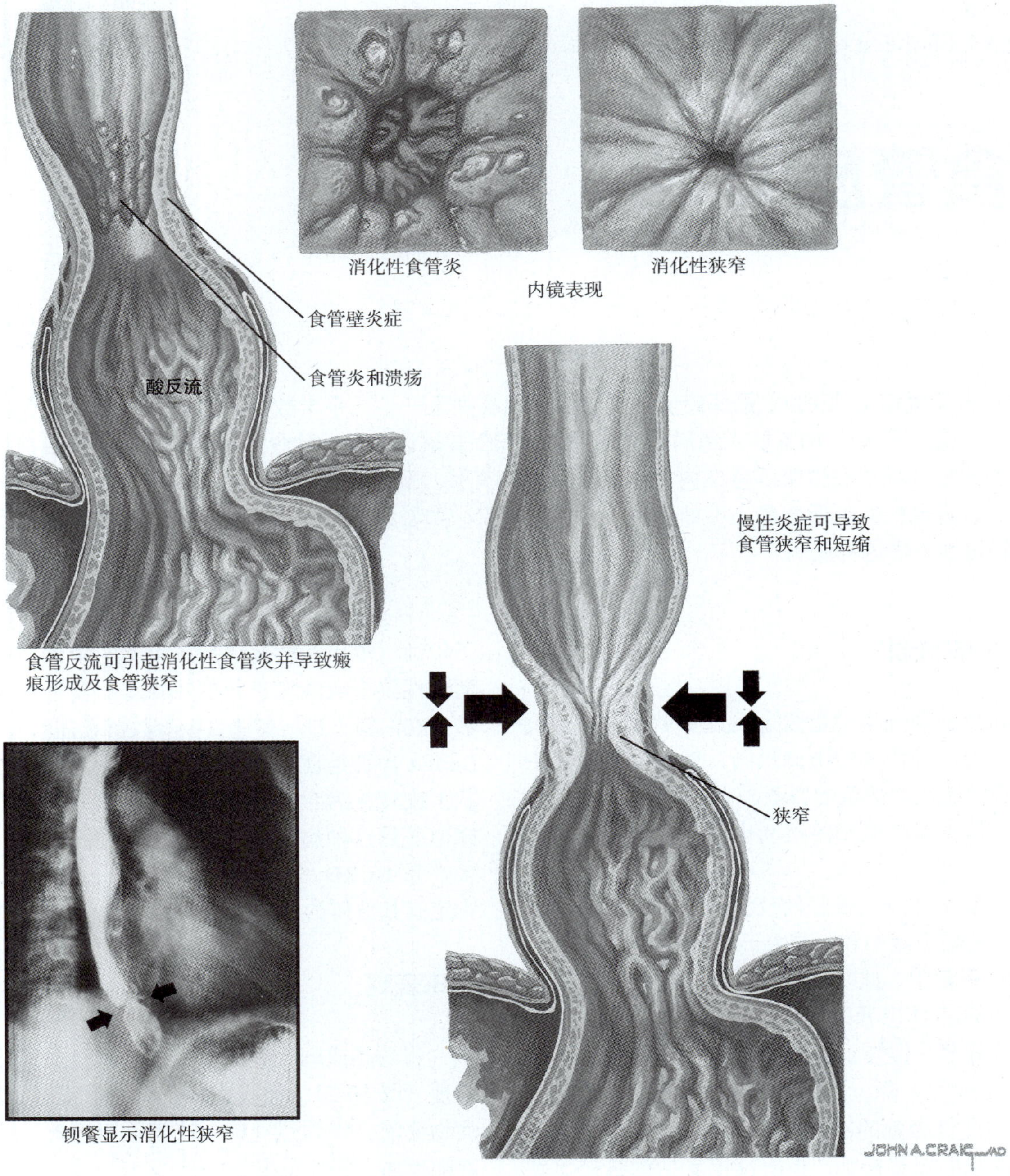

主诉的患者，必须除外心脏疾病，特别是对高危人群。咽下困难与食管癌和食管狭窄相关。很难鉴别GERD的食管外表现。GERD引发的哮喘常被漏诊，当患者对针对哮喘的治疗无反应时应考虑此病。

诊断方法

对于大多数有典型反流症状的患者，除完善的病史和体格检查外不需要做进一步的诊断性检查(图50-2)。对于这些患者，可采用经验性的抗酸治疗作为诊断和治疗方法。对抗酸治疗有反应可明确

图50-2 GERD的症状和治疗。

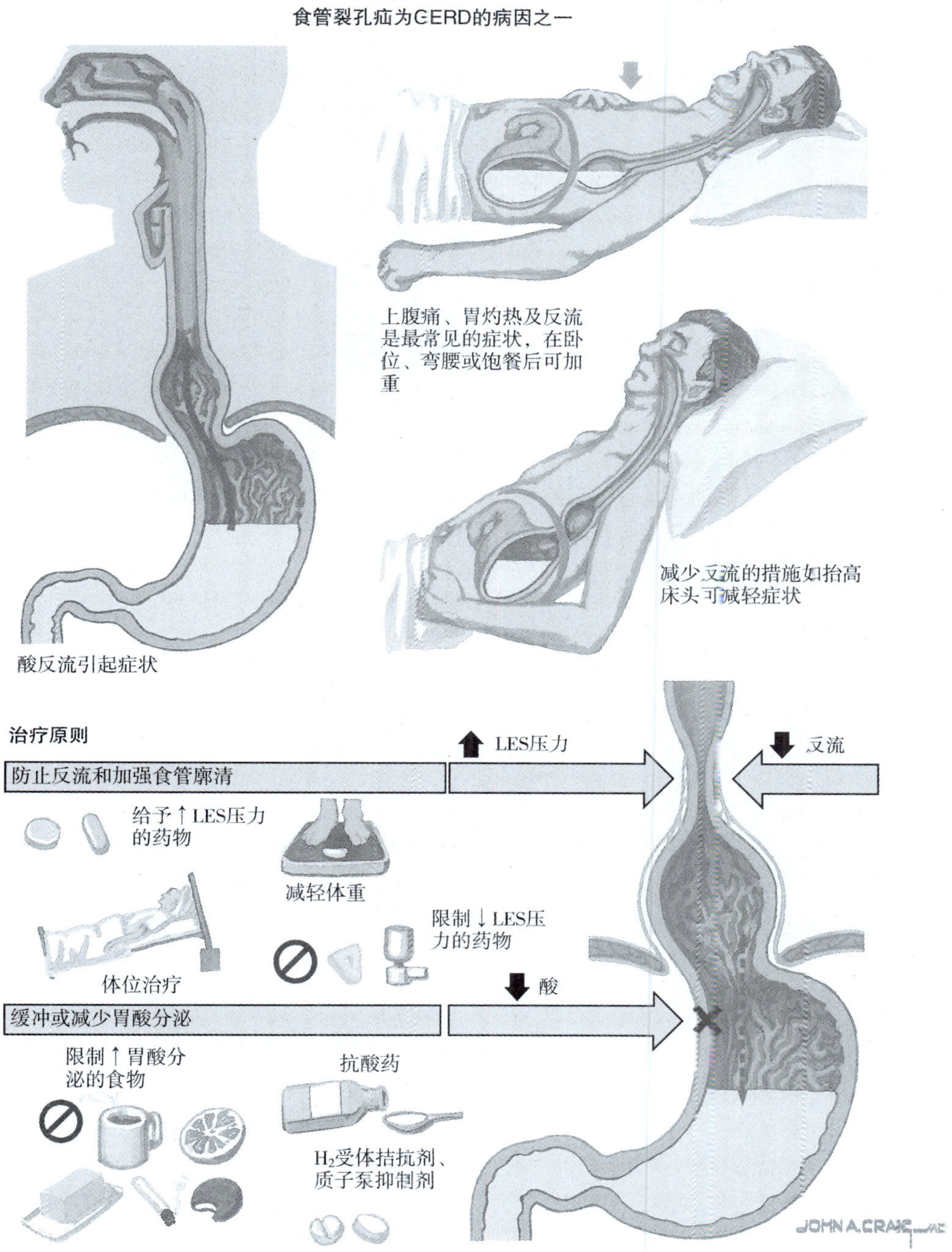

诊断并免除了进一步的检查。

针对反流性疾病的侵入性检查只适用于三种患者：有警示性症状的患者（吞咽困难、体重下降、出血和贫血），有少见或不明确的表现且诊断不明的患者，对治疗未表现出预期临床效果的患者。

一些检查可用于评估症状（图 50-3）。上消化道内镜检查对于评估黏膜损伤、确诊狭窄和癌症非常敏感。上消化道内镜结果正常也不能排除 GERD 的可能性，因为许多患者有非糜烂性反流病。24 小时 pH 探针是一种小的管状物，通过鼻腔送入食管。它可以连续监测和电子记录食管的酸度，能使临床医师更好地了解反流的程度、反流物到达食管的高度，反流发作与其他症状的关系，如咳嗽或哮喘。食管压力测定可以评估食管收缩程度和 LES 的功

图50-3 诊断技术。

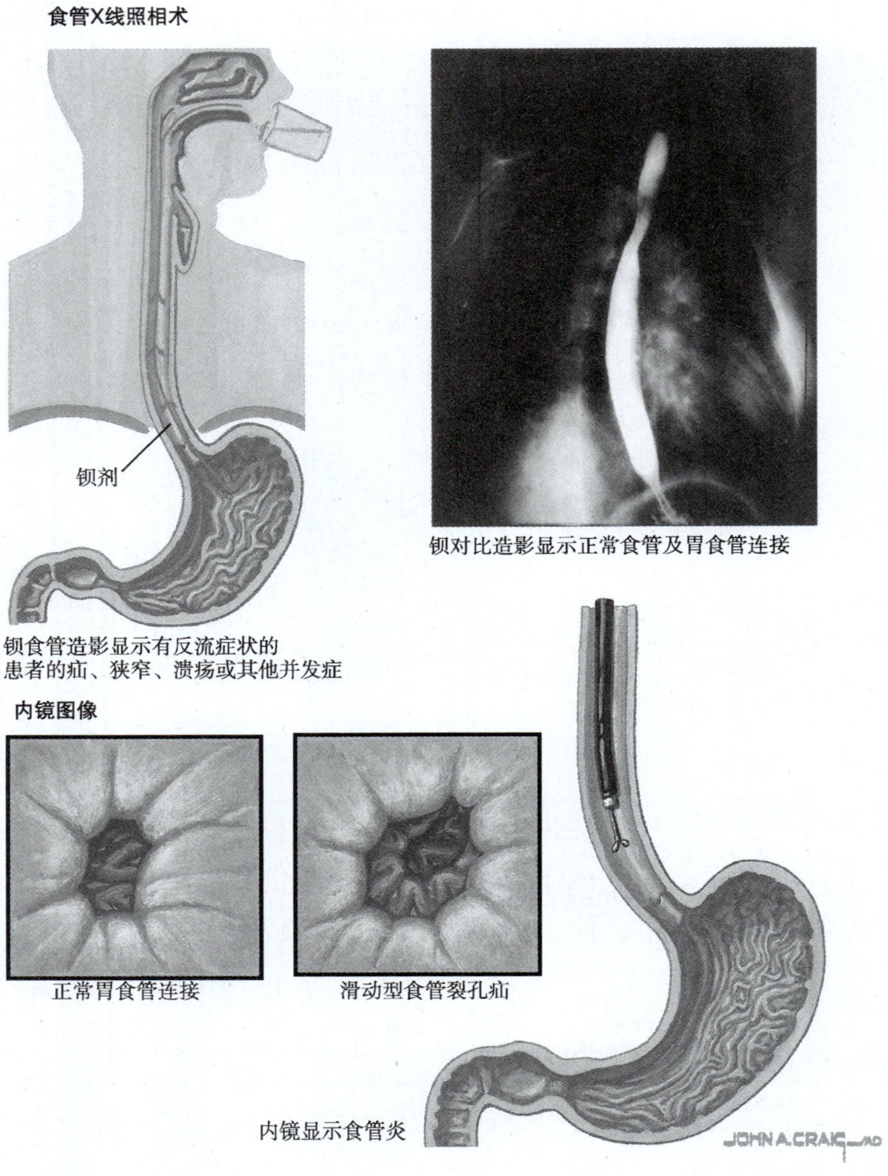

能。由于许多患者食管动力正常，它对于反流不敏感。虽然钡餐造影可以良好地显示出食管狭窄及癌变的存在，但对反流不敏感或无特异性。其他检查如食管滴酸试验、闪烁显像、食管阻抗测定即缺乏特异性又不常规使用。

一些专家主张，对于有慢性反流症状的患者应做一次上消化道内镜检查，它即可筛查腺癌，又可发现 Barrett 食管患者，后者应定期进行内镜随访以便在早期和可能治愈的阶段发现癌变。现已证实这种内镜筛查效率低又不符合效率 / 费用比的原则。

处理和治疗

最佳治疗

治疗的目的是完全缓解症状和预防并发症。考虑到内外科治疗可采用的方法，大多数患者可实现这一目标。最佳治疗有赖于疾病的严重度和患者对治疗的反应。通常，开始应保守治疗，必要时逐步加强药物治疗，也有小部分严重的患者需行外科治疗。

保守治疗

简单的饮食和生活方式改变可能对一些 GERD 患者有效（图 50-2）。通过加垫而抬高床头是一种简单的对缓解夜间症状特别有效的方法。减轻体重以降低腹内压可以减轻症状。避免夜间进食以便在卧床前胃有充足的时间排空。吸烟可降低 LES 的压力，戒烟能改善症状。咖啡因、高脂食物和酒精均降低 LES 的压力，应建议患者限制摄入这些物质。

药物治疗

对因饮食不当偶尔引发 GERD 症状的患者，自行服用抗酸药或非处方类 H_2 受体拮抗剂是安全的并且广泛应用。对于症状严重发作频繁的患者需要更为强化的治疗。H_2 受体拮抗剂，如西咪替丁、雷尼替丁、法莫替丁、尼扎替丁；质子泵抑制剂，如奥美拉唑、泮托拉唑、雷贝拉唑、兰索拉唑及左旋奥美拉唑均能缓解症状。质子泵抑制剂降低胃酸分泌的作用较 H_2 受体拮抗剂更强，但是价格昂贵。

一些专家主张采用上阶梯用药的治疗方法。临床医师开始用 H_2 受体拮抗剂，仅对 H_2 受体拮抗剂治疗无效的患者才给予质子泵抑制剂。另一些专家主张采用下阶梯用药的治疗方法，即开始就用质子泵抑制剂以控制症状，而后逐步将剂量降至仍能控制症状的最小剂量。无论采取何种策略，重要的是在开始治疗后即评估症状的缓解情况，并适当调整用药方案。罕见标准剂量的质子泵抑制剂未能控制患者的症状。如有这种情况可将质子泵抑制剂增至每日 2 次。如果患者仍无反应，临床医师应当对诊断提出疑问，并考虑进一步的检查。如每日 2 次的质子泵抑制剂不能控制 GERD 的症状，在二次质子泵抑制剂的基础上夜间加用 H_2 受体拮抗剂或质子泵抑制剂可能有效。在使用抗酸药的基础上加用促动力药是合理的。遗憾的是没有可供使用的促动力药。甲氧氯普胺的作用有限。西沙必利也有效，但对其安全性的担心缩减了它的应用及效果。不久就可能出现可供使用的其他促动力药。硫糖铝是一种黏膜保护药，可以单独应用或联合其他抗酸药应用，但是其服用间隔短及疗效使其很少用于反流的治疗。

外科治疗

对于需要长期药物治疗，特别是需要大剂量质子泵抑制剂治疗的患者一定要考虑采用外科的抗反流治疗以控制症状。在美国，腹腔镜 Nissen 胃底折叠术是最常用的抗反流外科治疗方法，该手术恢复时间短，患者耐受好。研究表明，在 2 年内大部分患者症状得到缓解，而且不再服用抗反流药物。但长期结局还不清楚。资料表明，术者的经验及合适的患者选择是改善结局的关键。

已研发出多种抗反流装置以试图不通过外科手术而改变食管裂孔的解剖结构。这些包括使胃食管结合点处形成折叠的装置，能够为黏膜下层组织提供能量，促使 LES 增厚的装置。这些仪器的长期效果尚不明确。

避免治疗错误

忽视疗程是反流病治疗时常见的错误。GERD 是一种慢性疾病，需要长期治疗。合并糜烂性食管炎的患者为一亚组人群，大多数经过药物治疗而痊愈的患者，一旦停止药物治疗，食管炎就会复发。在开始治疗症状得到控制后，这些患者应维持低强度治疗。例如初始用质子泵抑制剂治愈的糜烂性食管炎患者，可用 H_2 受体拮抗剂控制症状和病情。然而，糜烂性食管炎治愈后症状并不能完全缓解，患者仍需要积极抑酸治疗以控制症状。

展望

一些方法有希望改善反流患者的治疗。正在研发一些新的促动力药并且有可能用于 GERD 的治疗。通过改变解剖结构以改善症状为免除外科手术痛苦提供了良机。更好地处理反流并发症，如食管狭窄和 Barrett 食管，可以减少遭受最严重痛苦的患者数目。最后，客观分析治疗反流患者的实践将有助于我们发现费用 - 效益最佳的治疗方法。

（王希柱　译　蒋晓忠　校）

参考文献

International Foundation for Functional Gastrointestinal Disorders Website. Available at: http://www.aboutgerd.org/. Accessed September 22, 2006.

This website is directed at patients with GERD who wish to understand more about their symptoms and how to deal with them.

National Institutes of Health GERD Information Clearinghouse Website. Available at: http://digestive.niddk.nih.gov/ddiseases/pubs/gerd/. Accessed September 22, 2006.

This patient-focused website has detailed information written by GERD experts about both pediatric and adult GERD.

循证

1. Dean BB, Gano AD, Knight K, et al: Effectiveness of proton pump inhibitors in nonerosive reflux disease. Clin Gastroenterol Hepatol 2(8):656-664, 2004.
   This systematic review reports that the therapeutic gain of proton pump inhibitors for heartburn resolution is lower in nonerosive reflux disease than in erosive disease.
2. DeVault KR, Castell DO: Updated guidelines for the diagnosis and treatment of gastroesophageal reflux disease. Am J Gastroenterol 100(1):190-200, 2005.
   This excellent guideline critically reviews the level of evidence for various strategies for diagnosis and management of GERD.
3. Fass R, Fennerty MB, Ofman JJ, et al: The clinical and economic value of a short course of omeprazole in patients with noncardiac chest pain. Gastroenterology 115(1):42-49, 1998.
   The empiric "omeprazole test" for noncardiac chest pain is shown to be an accurate noninvasive method for diagnosing GERD in these patients.
4. Spechler SJ, Lee E, Ahnen D, et al: Long-term outcome of medical and surgical therapies for gastroesophageal reflux disease: Follow-up of a randomized controlled trial. JAMA 285(18):2331-2338, 2001.
   This investigation reveals that 62% of patients who underwent open fundoplication for treatment of GERD in a randomized controlled trial had resumed taking antireflux medications after a mean of 9 years.

Douglas R. Morgan · Nicholas J. Shaheen

51

消化性溃疡

引言

消化性溃疡是指超过黏膜肌层的胃肠黏膜缺损，可以有症状，也可以无症状。在美国，消化性溃疡病（peptic ulcer disease，PUD）发病率很高，由于该病导致的失业损失、住院治疗费用及门诊费用（不包括药物）每年超过 50 亿美元。在过去的 20 年中，关于幽门螺杆菌（Helicobacter pylori，H pylori，简写为 Hp）与 PUD 病因关联的研究取得了很大进展，而且研发了更有效的内科治疗。尽管在诊断和治疗上取得了进步，但是 PUD 的患病率仍旧没有降低，复合性溃疡的累积死亡率仍然很高。

据估计世界范围内 PUD 的终身发病率为 5% ~ 10%。估计在 Hp 感染时发病率增加一倍。在发达国家中，PUD 的发病率随年龄而增高，主要有两方面的原因：首先，由于社会经济条件的改善，40 岁以下人群 Hp 感染率正在降低。尽管如此，在非甾体类抗炎药物（NSAID）所致的溃疡中，仍有 75% 左右的十二指肠溃疡和 75% 的胃溃疡是由于 Hp 感染所致。随年龄增加 NSAID 的使用增加是溃疡病的次要原因。使用 NSAID 是胃肠道并发症，如消化性溃疡病的独立预测因子。

病因和发病机制

尽管大多数 PUD 的病因是 Hp 感染和使用 NSAID 类药物。但仍有一些少见的重要病因，包括高分泌状态、应激性溃疡、瘤形成和特发性溃疡。吸烟可增加溃疡复发和延迟愈合的危险。使用糖皮质激素是 PUD 的一个危险因素，但只有当与 NSAID 合用时危险才增加。

半数以上的世界人口受到 Hp 的感染，大多数是轻微的感染而没有临床表现。Hp 感染可导致消化性溃疡和胃癌。宿主因素（如遗传因素）、Hp 致病因素（尤其是细胞毒素相关基因 A）和其他环境因素（如饮食）之间的相互作用，使部分感染者要么发生以胃窦为主的胃炎、溃疡的病变，要么发生以胃体为主的胃炎、胃癌的病变。在胃窦炎患者，生长抑素受到抑制而胃泌素分泌增加。这两种激素的改变导致了胃体壁细胞泌酸增加。胃酸分泌增加使十二指肠酸负荷增加，并可使十二指肠球发生胃化生，可能伴有 Hp 定植。这就部分地解释了观察到的 Hp 引起十二指肠溃疡，但一般不定植于正常十二指肠上皮的矛盾现象。

在美国，使用 NSAID 是 PUD 的次要病因。随着美国人口老龄化以及容易获得这些 OTC 药物，在过去的 30 年间，NSAID 引起的胃肠毒性的发病率有所上升。美国食品和药品管理局统计的每年因服用非选择性 NSAID 而发生有临床意义的胃肠事件的风险为 1% ~ 4%，这些事件包括穿孔、溃疡和出血。NSAID 引起溃疡的机制包括对局部组织的直接损害和由内生前列腺素介导的对全身的影响。NSAID 的应用改变了胃和十二指肠局部黏膜的血流，这些改变阻止了损伤黏膜的修复，同时传统的 NSAID 抑制二种环氧合酶（COX-1 和 COX-2）同工酶。虽然同工酶 COX-2 受抑制能起到抗炎作用，从而发挥 NSAID 有益的作用，但同工酶 COX-1 的抑制却导致了黏膜的损伤。因为同工酶 COX-1 有许多有益的功能，如止血和对胃黏膜的保护功能，NSAID 对黏膜的大多数毒性作用是因为此酶受抑制所致。几乎 100% 的服用 NSAID 的人有镜下黏膜侵

图51-1 消化性溃疡病：急性胃溃疡。

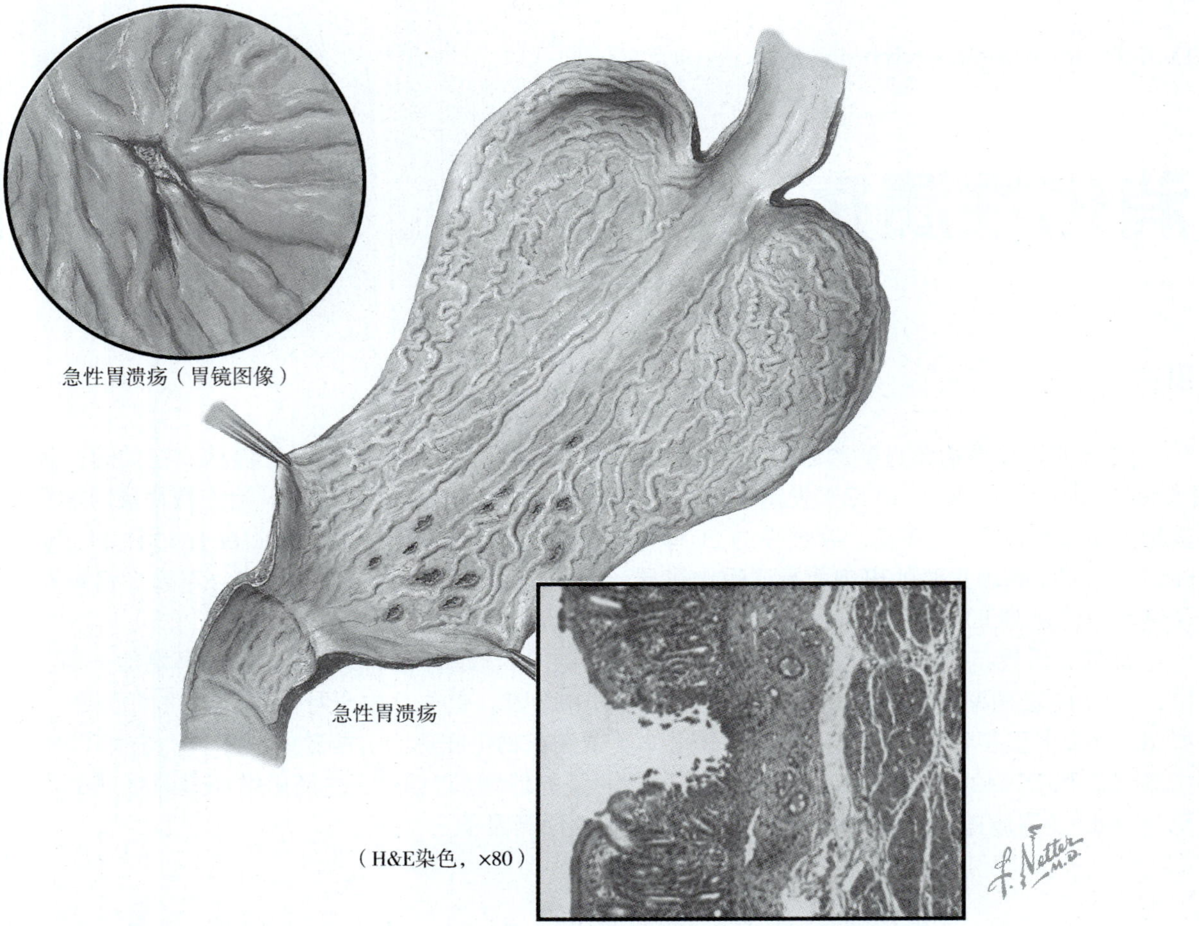

蚀的证据。然而，仅有少部分个体出现有临床意义溃疡的症状（图 51-1 ；彩图 51-1）。

临床表现

PUD 患者最常有的主诉是消化不良。传统学说提示十二指肠溃疡的典型症状为餐后 2 ～ 3 小时饥饿痛或夜间痛，经抗酸治疗能够减轻。这些症状缺乏敏感性和特异性：有症状不一定有溃疡，没有症状也不能排除溃疡（图 51-2 ；彩图 51-2）。一些患者可能表现为PUD某一并发症的症状，如出血(呕血、黑粪)、穿孔伴腹膜炎，或幽门管水肿所致的幽门梗阻（图 51-3）。极少情况下，一些患者表现为继发于隐性失血导致的晕厥和心绞痛。还有一些 PUD 患者，尤其是那些服用 NSAID 的患者，可能没有症状。

PUD 患者的临床体征常不明显，除非有明显的出血，生命体征常正常。中腹或右上腹常有触痛，但不能成为诊断的依据。粪便隐血实验可能呈阳性，对 PUD 的诊断缺乏特异性及敏感性。

鉴别诊断

准确的病史对于鉴别常见和非常见的与 PUD 类似的疾病是必要的。可通过详细询问病史和最少的检查除外胃食管反流、胃腺癌、胆道疾病和胰腺疾病。上腹痛最常见的原因为功能性或非溃疡性消化不良。但对其实质了解还不多，可能代表着不同的病理生理过程，其中本质上为胃酸消化。功能性消化不良和肠易激综合征是最常见的功能性胃肠病。

诊断方法

有腹痛的高龄患者或任何有警示症状的患者

图51-2 消化性溃疡病：慢性胃溃疡。

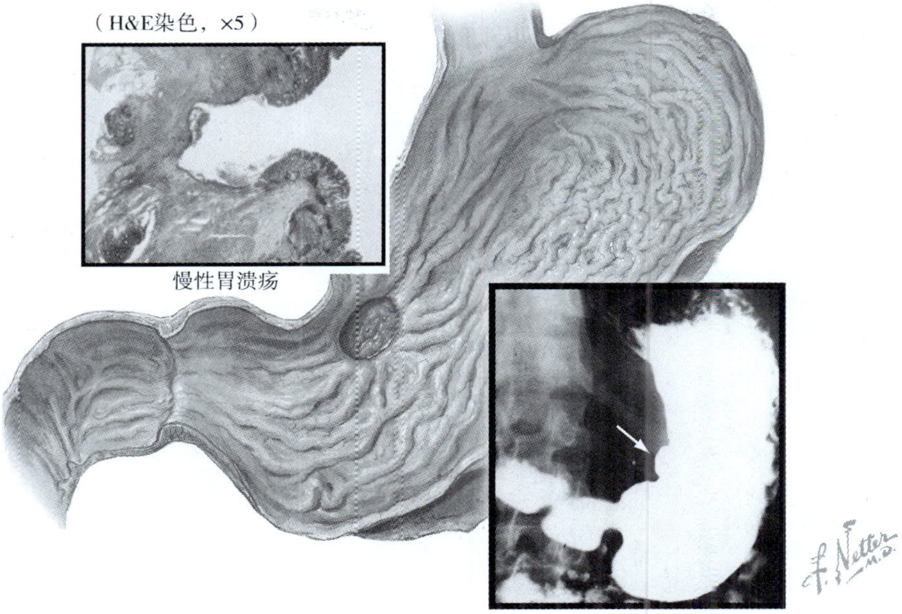

（早饱、体重下降、出血、贫血）都应当进行内镜检查以排除胃癌。对于 45 岁以下的无警示症状的年轻患者可采用检查和治疗策略，即非侵入性方法如血清或呼气试验检测 Hp 感染，如存在 Hp 感染则予根除治疗。

内镜检查是评估 PUD 的金标准（图 51-4）。内镜检查可发现溃疡并能准确获取活检标本从而排除癌症，同时，还可以通过组织学或快速尿素酶试验（如 CLO 试验）证实 Hp 感染。应对所有胃溃疡的边缘进行检查并进行组织活检以排除恶性肿瘤的可能。

在过去曾经广泛使用上消化道 X 线检查诊断 PUD，但目前只作为一种可接受的替代方法在无内镜的地区使用。虽然确凿的 X 线特征能提示良性或恶性疾患，但 X 线检查的准确性不足以排除恶性溃疡，尤其是对于胃溃疡。

处理和治疗

最佳治疗

治疗的目的有四点：缓解症状，治愈溃疡，预防并发症，减少复发的危险。对于胃溃疡主张复查内镜以证明溃疡愈合和排除恶性肿瘤，然而，尚不明确是否所有的患者均需内镜复查。

多种治疗[H_2受体拮抗剂、质子泵抑制剂（PPI）、米索前列腺醇］对于缓解症状和溃疡愈合是有效的。对于 NSAID 相关性溃疡，如可能应停用 NSAID。如果患者必须使用 NSAID，质子泵抑制剂可提高治愈率并降低复发的危险。对于需要长期 NSAID 治疗的患者，使用 COX-2 抑制剂似乎可以减少胃肠道副作用的危险，但却增加了心脑血管事件的危险，因而限制了它的广泛应用。自行服用或误用 NSAID 是引起溃疡复发的最常见原因。

Hp 在十二指肠或胃溃疡的形成过程中所起的作用是不可否认的。如果证实存在感染，采用 PPI 和二种抗生素联用 10 ～ 14 天的标准疗法根除 Hp 是非常重要的治疗方法（见 52 章）。成功根除 Hp 能使内镜诊断的十二指肠溃疡 6 个月时的复发率自 55% 降至 19%。对于有并发症的溃疡病患者（如出血、穿孔），应在 4 周时进行复查或更长时间的随访治疗以确保彻底根除 Hp。

虽然许多长期应用 NSAID 患者的 Hp 检查为阳性，但对于所有需要长期应用 NSAID 的 Hp 阳性患者，根除感染所带来的益处仍存有争论。应鼓励所有溃疡患者戒烟。尚无改变一般饮食的指征。

内镜治疗应作为 PUD 合并出血治疗的首选（图 51-4）。内镜治疗时，无论是否出血，只要血管清晰可见，常可通过各种治疗方法（如灼烧、注射、钛夹）

图51-3 消化性溃疡病：胃和十二指肠溃疡并发症。

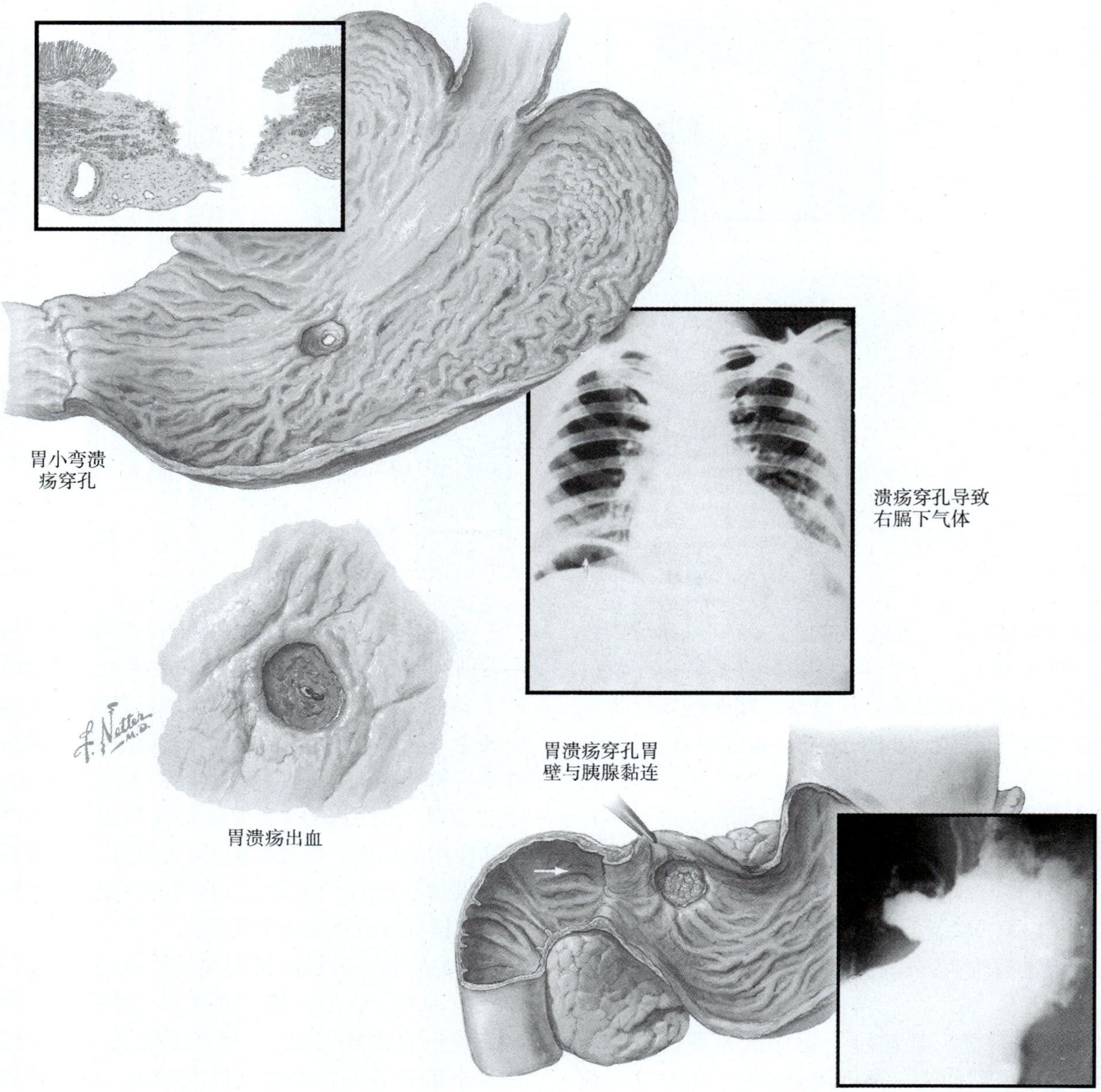

完成治疗。成功的内镜治疗也可以降低短期内再出血及手术的危险。除此之外，经静脉给予 PPI 能使与溃疡出血相关的急性发病率和死亡率降低。

上消化道内镜同样可以用于由于 PUD 慢性瘢痕引起的继发性幽门梗阻，因为内镜球囊扩张可以缓解梗阻，避免外科手术。溃疡并发难治性出血常可采用介入放射或手术治疗。强效抑酸和抗生素治疗降低了外科在治疗溃疡病中的地位，如今，必须行外科手术的情况已很少。

避免治疗错误

对于有消化性溃疡病史的大部分患者没有必要长期使用 PPI 治疗。对于 Hp 相关性溃疡，抗分泌治疗可以在 3 个月后停止。如果有可能，应劝告 NSAID 相关性溃疡患者停止使用 NSAID。最后，一定要确保胃溃疡患者在 2 ～ 3 个月后复查胃镜以排除恶性肿瘤。仍需要确切的研究以对此建议进行修正。

图51-4　诊断评估。

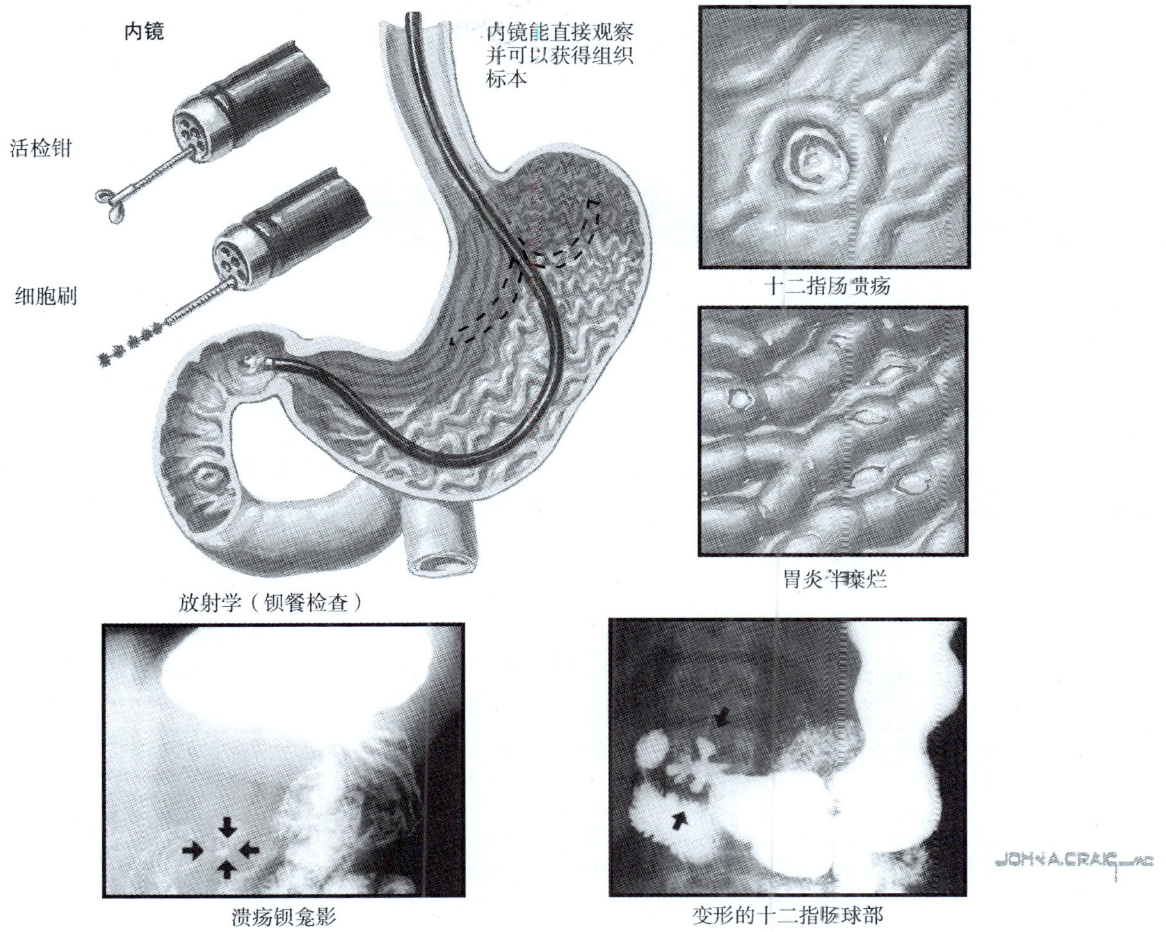

展望

虽然 Hp 感染和服用 NSAID 患者发生溃疡病的相对危险增加，但绝对危险低。研究者面对的挑战是识别这些人群中的高危亚组人群。对高危人群有针对性地进行 Hp 检查并进行根治。对于需要长期使用 NSAID 的患者，应用 PPI 预防性治疗是可行的。在一些发达国家如美国，PUD 的流行情况有可能随着 Hp 感染的减少而变化，Hp 阴性和 NSAID 无关的溃疡比例将增加。因此，针对了解溃疡形成和愈合病理生理的研究将成为重点。

（王希柱　译　蒋晓忠　校）

参考文献

Katz PO, Scheiman JM, Barkun AN: Review article: Acid-related disease—what are the unmet clinical needs? Aliment Pharmacol Ther 23(Suppl 2):9-22, 2006.

Despite the revolution in our management of peptic ulcer disease with PPIs and H. pylori therapies important gaps remain in our understanding and management options.

Yuan Y, Padol IT, Hunt RH: Peptic ulcer disease today. Nat Clin Pract Gastroenterol Hepatol 3(2):80-89, 2006.

The authors present a state-of-the-art review.

Sonnenberg A: Time trends of ulcer mortality in Europe. Gastroenterology 132:2320-2327, 2007.

Time trend analysis of ulcer disease mortality in six European countries over eight decades underscores the importance of H. pylori.

循证

1. Ford AC, Delaney BC, Forman D, Moayyedi P: Eradication therapy for peptic ulcer disease in Helicobacter pylori positive patients. Cochrane Database Syst Rev (2):CD003840, 2006.
   This is the Cochrane systematic review of the evidence for the benefit of H. pylori eradication in peptic ulcer disease.
2. Papatheodoridis GV, Sougioultzis S, Archimandritis AJ: Effects of Helicobacter pylori and nonsteroidal anti-inflammatory drugs on peptic ulcer disease: A systematic review. Clin Gastroenterol Hepatol 4(2):130-142, 2006.
   The authors review the roles of NSAIDs and H. pylori infection in peptic ulcer disease.

Douglas R. Morgan

52

幽门螺杆菌感染与相关疾病

引言

幽门螺杆菌（Helicobacter pylori，H. pylori，简写为Hp）感染是世界上最常见的慢性细菌感染，与慢性胃炎、消化性溃疡、胃腺癌、胃淋巴瘤有关。种系发生分析提示该生物与人类一起进化，最早可追溯到人类迁移时。20世纪80年代Barig Marshall和Rbin Warren的关键性工作证明了Hp与胃疾病之间的关系。由于其贡献，他们获得了2005年度的诺贝尔医学奖。最近的观点认为根治Hp的抗生素治疗可以预防胃腺癌，而且在治疗胃淋巴瘤时具有同样重要的作用。

世界上近一半的人口受到Hp感染。Hp感染在大多数发展中国家流行，约有3/4的成人受到感染，相比之下，发达国家有1/3的成人受到感染。儿童时期的社会经济状况对于感染的可能性具有决定性作用。相关的危险因素包括环境卫生差、居住条件拥挤、兄弟姐妹感染。在美国，感染的流行情况存在明显的种族和民族差异（表52-1）。

人际间传播，特别是胃-口途径，是最主要的感染方式。研究表明大多数感染发生在5岁前的儿童时期，有家族聚集性。已经从粪便和供水系统中分离出来活的病原体，提示有可能发生低水平的散发传播。在发达国家成人感染少见，每年发生率低于1%。抗生素治疗后持续感染有可能是治疗失败的结果（依从性、耐药性）而不是有新的感染，这一点非常重要。

由于社会经济状况改善导致的世界范围内的Hp感染下降已产生了一些影响。在发达国家已观察到了队列效应——老年人更有可能受到感染，这反映的是儿童时期的社会经济状况而非成人感染。这也部分解释了发达国家十二指肠溃疡及胃癌发病率下降。由于我们对于人种与种族感染率不同的进一步认识，以及治疗的进步——尤其强调了对于消化不良治疗的个体化的重要性，使得Hp的流行率可能会进一步下降。

病因和发病机制

Hp是一种胃内的革兰阴性螺旋状生物，这种细菌寄居在胃黏膜表面而不内侵。胃内的细菌负荷可达10亿个，同一个体胃内的Hp可表现出异质性。Hp感染后可激发强烈的宿主免疫反应，在大部分感染者可引起慢性活动性胃炎。Hp利用一种独特的pH依赖的尿素通道（UreI）和尿素酶产生氨并形成中性的微环境。Hp感染时尿素酶的生成高于其他细菌感染，这是许多诊断方法的基础。

Hp感染后，通过尚未了解的遗传与环境相互作用的模式引起慢性炎症而致病。消化性溃疡或癌的发生取决于胃的微环境与宿主遗传、Hp的毒力、饮食及环境的综合作用。已对一些Hp的毒力因子进行了描述，其中最重要的一个因子是细胞毒素相关基因A（CagA），它能增加发生消化性溃疡和癌的可能性。其他的毒力因子包括空泡因子（VacA）和黏附因子（babA）。促炎细胞因子基因型（如白细胞介素［IL］-1β、IL-10、肿瘤坏死因子-α基因多态性）与Hp感染者发生胃癌有关（框52-1）。

Hp感染可引起三种慢性活动性胃炎。大多数感染者有轻微的胃炎，没有临床表现。第二种，可能表现为胃窦炎，且与消化性溃疡有关。第三种，与肠化生和胃腺癌有关的胃体炎（图52-1）。不能

表 52-1 血清学证实的美国 Hp 感染情况

种族或民族	年龄（岁）			
	所有年龄	20～30	50～60	>70
白种人	27%	8%	36%	55%
非洲裔美国人	51%	36%	54%	73%
西班牙人	58%	49%	63%	74%
合计	33%	17%	40%	57%

Adapted from CDC and NHANES III data; Everhart JE, Kruszon-Moran D, Perez-Perez GI, et al: Seroprevalence and ethnic differences in H. pylori infection among adults in the United States. J Infect Dis 181(4):1359-1363, 2000; and McQuillan GM, Kruszon-Moran D, Kottiri BJ, et al: Racial and ethnic differences in the seroprevalence of 6 infectious diseases in the United States: Data from NHANES III, 1988-1994. Am J Public Health 94(11):1952-1958, 2004.

用 Hp 感染的异质性来解释众多文献的不一致性，特别是有关 Hp 感染与食管疾病的关系。最近以种族差异及 Hp 毒力因子变异为结果的基因 - 环境模式得到了普遍的认可。

临床表现

与 Hp 感染有关的主要疾病是慢性胃炎、消化性溃疡、胃腺癌、低分化 B 细胞非霍奇金淋巴瘤。Hp 相关的淋巴瘤又称为黏膜相关淋巴组织淋巴瘤（MALT 淋巴瘤）。

多数感染者为无症状的慢性活动性胃炎，消化不良为感染的主要症状。伴有急性胃炎的初始感染是自限性的，但可引起不适、口臭、恶心、呕吐。常在 1 ～ 6 个月内出现一过性胃酸缺乏。

Hp 是消化性溃疡最主要的病因。75% 的十二指肠溃疡和非 NSAID 相关的胃溃疡与 Hp 有关。Hp 感染的个体一生中溃疡病的发病危险为 5% ～ 20%。活动性溃疡病可表现为上腹疼痛、恶心、呕吐，而且可能并发出血、梗阻。根除 Hp 可减少溃疡的复发，但没有最初设想的那样明显。一项 meta 分析表明：十二指肠溃疡成功根除 Hp 后 6 个月内复发率为 20%，不经治疗的患者为 56%。最为常见的抗生素治疗失败的原因是疗程不足。对曾患或现患消化性溃疡病的患者强烈推荐检测并治疗 Hp 感染。

抗生素预防和治疗癌症是一个令人感兴趣的观点。Hp 相关胃癌或 MALT 淋巴瘤的患者在大的肿

框 52-1 Hp 感染与胃癌发生

宿主基因易感性（如细胞因子风险基因型）
儿童时期 Hp 感染
Hp 引起促炎细胞因子上调
弥漫性胃炎继发无胃酸
萎缩性胃炎
肠化生
并行的环境暴露因素（如饮食、同时感染）
微环境失调：附加的宿主基因和 Hp 因子
胃发育异常
胃腺癌

瘤出现前通常没有特异性症状。尽管胃腺癌的病因是多因素的，但 Hp 是一个重要因素，虽然不是充分必要条件。流行病学研究表明 Hp 感染使胃癌的相对危险增加了 3 ～ 9 倍，与吸烟和肺癌的关系类似。目前尚未完成确切的预防癌症试验，而且因需要 50 万人 / 年的观察量以证明其有效性，完成试验的可能性不大。因此基于费用 - 效益分析提出治疗指南。目前的指南是对有胃癌家族史、来自高发地区的移民（如亚洲、拉丁美洲）的高危人群筛查 Hp。

大多数胃 MALT 淋巴瘤患者有 Hp 感染的证据。许多研究表明大约 80% 低恶性度患者应用抗生素治疗可达到缓解。然而必须指出有 50% 的此类患者为 B 细胞单克隆。

与 Hp 感染的关系不太肯定的情况有功能性消化不良、胃食管反流病（GERD）、NSAID 和质子泵抑制剂（PPI）协同作用。大多数随机对照试验表明功能性消化不良的患者从根除 Hp 治疗中获益不大。这也支持其是功能性疾病的提法。然而，部分患者可从抗生素治疗中获益。提示应采取个体化治疗。这对深入研究消化不良有重要的指导意义。

在消化性溃疡病中，Hp 与 NSAID 有协同作用。在开始使用 NSAID 前，检测并根治 HP 是否获益目前的文献尚未达成一致。在使用 NSAID 和有 Hp 相关溃疡的情况下，应进行 Hp 的根除治疗。必须连续应用 NSAID 时，应考虑同时给予 PPI 治疗。随后的研究没有证明 Hp 感染的胃癌患者长期应用 PPI 治疗能增加萎缩性胃炎的危险。目前不建议在长期应用 NSAID 或 PPI 治疗前检测治疗 Hp。

图52-1 幽门螺杆菌相关疾病的病因和发病机制。

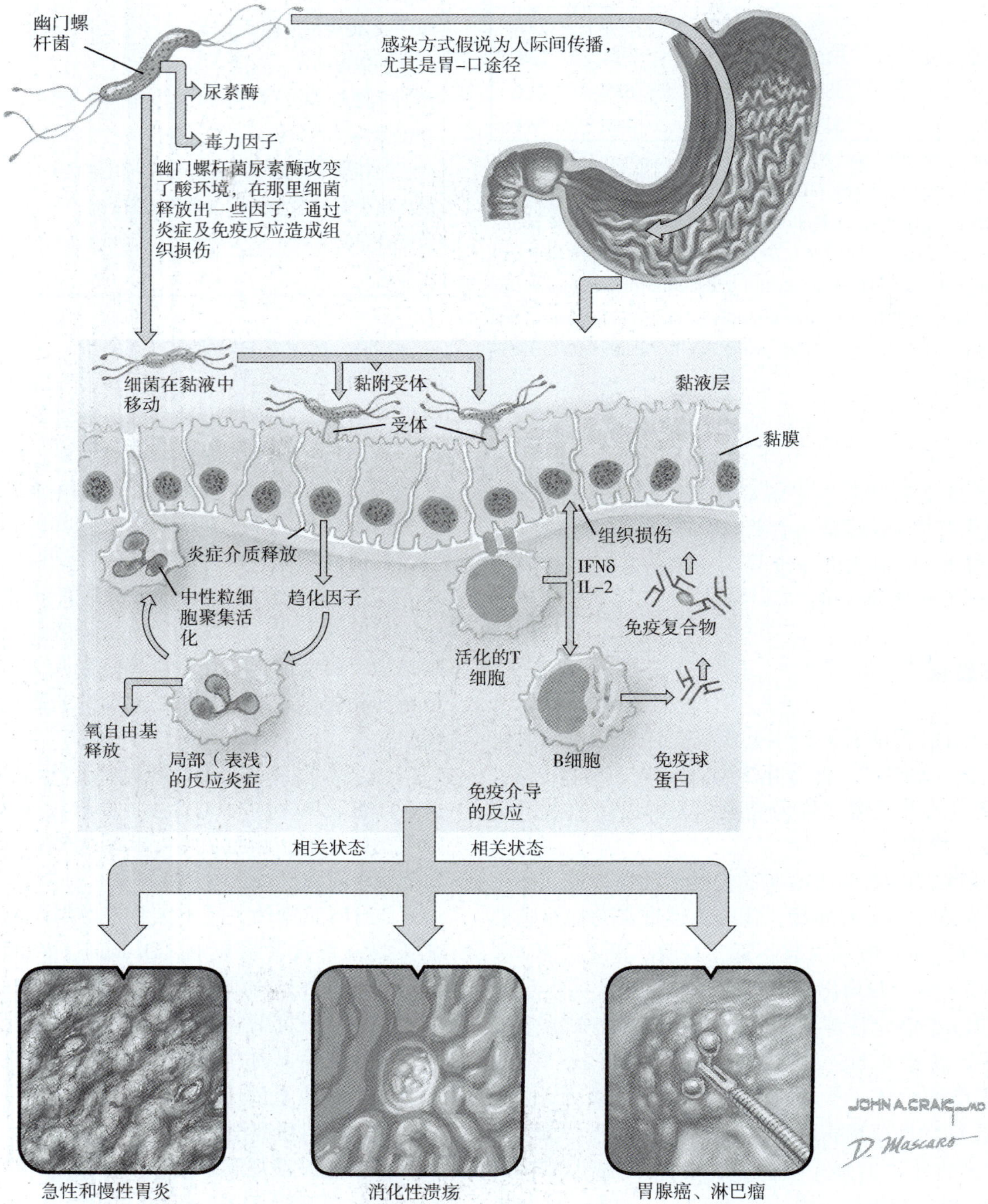

假定疾病的胃外表现很轻微。抗 Hp 治疗后，一些 GERD 患者的病情及并发症加重的研究结果不一。对于中重度 GERD 患者应检测 Hp，如 Hp 阳性应给予治疗。另外，尽管最初曾有报导，但 Hp 感染后可能引起冠心病、缺铁性贫血、红斑狼疮、慢性特发性荨麻疹或生长发育迟缓的证据并不多。

鉴别诊断

作为上腹部不适症状的消化不良的定义非常广，而且包括了 Hp 感染引起的临床表现。消化不良的鉴别诊断广泛并包括一些非 Hp 感染相关性疾病：NSAID（或其他）相关的消化性溃疡病、胃癌、食管疾病和 GERD、心肌缺血、肝胆疾病。功能性消化不良亦称非溃疡性或内镜阴性消化不良，指上腹痛而无警示症状，实验室检查及内镜检查均无异常。非特异性消化不良是指在临床评估前腹部疼痛或不适的初始表现。非特异性消化不良的患者行内镜检查，15% 患者有溃疡病、食管炎、胃炎，而仍有 40% ～ 60% 的患者病因不明，提示为功能性或自限性消化不良。

建议的诊断非特异性消化不良的方法很多，包括经验性抑酸剂、内镜检查、检测 – 治疗和检测 – 内镜检查。后一种方法是指 Hp 检查，对于阳性者给予治疗或内镜检查。在美国，主要的策略是检测并治疗 Hp。对于新出现的年龄小于 45 ～ 50 岁无警示性症状和体征（呕吐、体重下降、出血、贫血）的患者应检查 Hp，如阳性应给予治疗。持续消化不良结局的患者需转诊行内镜检查。最近的研究支持这种方法的有效性。在亚洲、拉丁美洲常采用检测 - 内镜检查方法，这些地区胃癌较胃溃疡更受关注。一些欧洲中心采用直视内镜检查来诊断消化不良。小量研究提示直视内镜检查的结局和患者的满意度略高于纤维内镜。在美国如果内镜检查的费用下降，特别是使用无麻醉内镜检查，内镜检查是合理的。目前较受欢迎的方法是用 PPI 经验性抑酸治疗 1 ～ 2 个月。虽然，检测 - 治疗策略适用于大部分患者，但应基于症状、年龄、种族、家族史和可应用的检查方法，个体化的考虑检测 - 内镜和直视内镜检查。

诊断方法

活动性或消化性溃疡史、非特异性消化不良、有胃癌家族史、经内镜诊断的中 - 重度胃炎、胃癌或胃 MALT 淋巴瘤患者应检测 Hp。所有感染的患者均应给予治疗。

诊断性检查方法包括非侵入性和侵入性方法（框 52-2，图 52-2）。血清学（酶联免疫吸附试验检测 IgG 抗体）能明确既往或现在感染，但不能证明已彻底根除。尿素呼气试验（UBT）和粪便抗原实验是活性实验，可证明活动性感染，也可以判断是否根除。为患者行上消化道内镜检查并取标本行组织学检查或行快速尿素酶试验（RUT）。组织学检查是金标准。UBT 和 RUT 均依赖细菌的尿素酶活性。Hp 培养有一定困难，仅限于研究单位。

在低流行人群，如美国年轻白人，血清学检查的假阳性率令人难以接受，推荐活性实验方法。尤其适用于采用检测 - 治疗策略的非特异性消化不良的患者。近期（2 ～ 4 周内）应用任何一种根除 HP 的药物（PPI、铋制剂、抗生素）均使非血清学检查的敏感性降低。

通常不必证实 Hp 是否已成功根除。对于复合性溃疡的患者、胃腺癌患者、MALT 淋巴瘤者或持续的消化不良症状及那些需要证明根除的患者可考虑证实。为了避免治疗后直视内镜的假阴性结果，需在治疗后 1 个月行活性实验及内镜检查。

处理和治疗

最佳治疗

根除 Hp 最佳的治疗是一种 PPI 加二种抗生素，疗程为 10 ～ 14 天（表 52-2）。所有诊断试验阳性的患者均需治疗。三种治疗方案的有效率相似，为 80% ～ 85%。

PAC 方案（一种 PPI、阿莫西林、克拉霉素）是最常用的联合治疗方案。PMC 方案（一种 PPI、甲硝唑、克拉霉素）适用于青霉素过敏的患者。使用 PPI 加用铋制剂的方案可明显增加疗效。虽

框 52-2 Hp 感染的检测方法

血清学
- IgG
- 酶联免疫吸附试验

粪便抗原实验*

尿素呼气试验*
- ^{13}C 试验，非放射性核素
- ^{14}C 试验，放射性核素

内镜 – 病理试验*
- 组织学，金标准
- 快速尿素酶试验

*活性实验，可用于判断 Hp 根除。

图52-2 幽门螺杆菌的诊断及治疗。

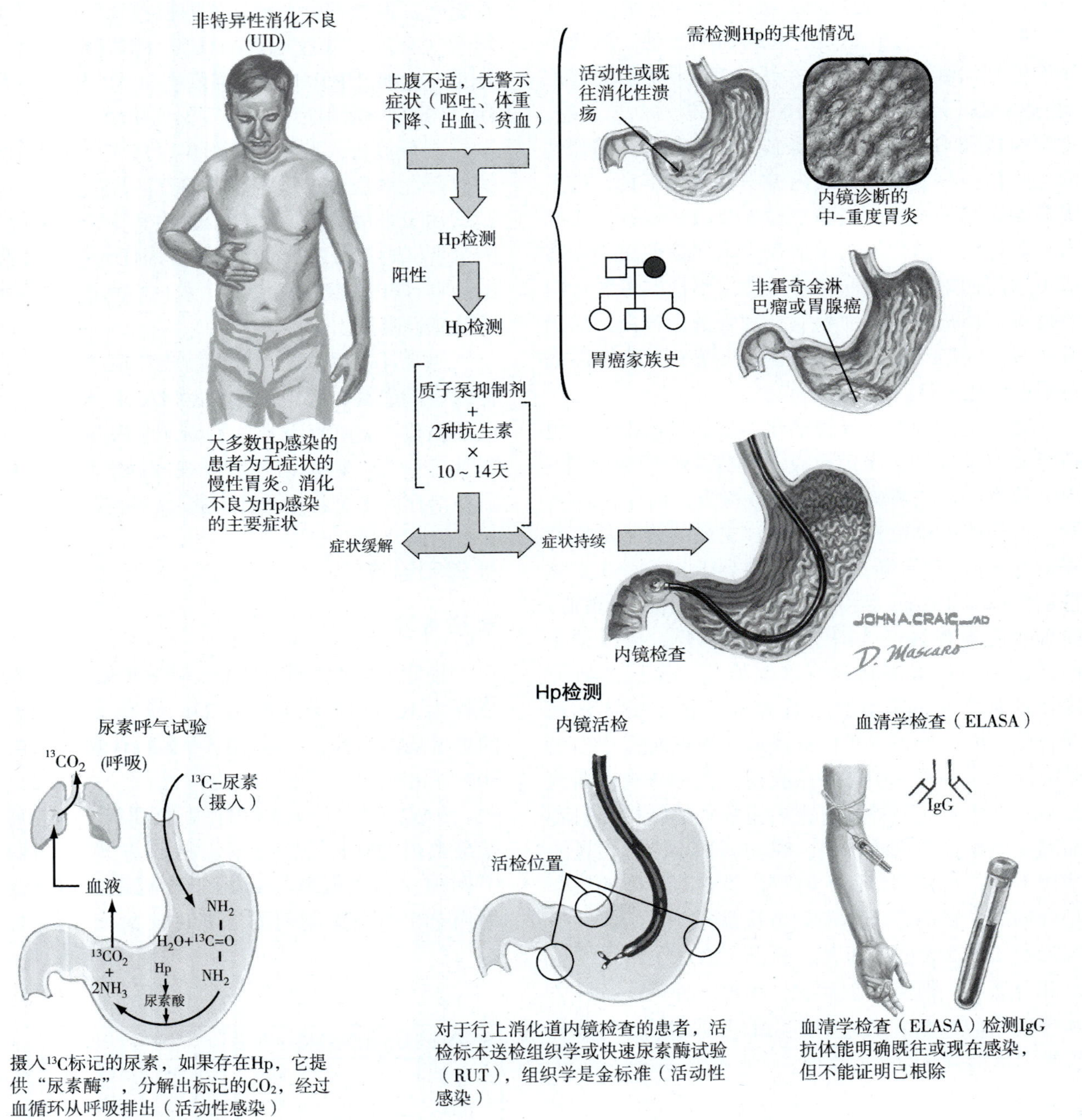

然内科医师依自己的临床经验选用不同的 PPI，但各种 PPI 的疗效无明显差别。预先包装好的或组合好的产品（如 PrevPac、Helidac、Pylera）可增加依从性。值得注意的是，大量治疗方案及短疗程的有效率基于其他国家的资料而得出，在美国并未重复此类研究。

避免治疗错误

常因患者的依从性差或细菌的耐药性而导致根除失败，应劝告患者需要完成治疗疗程，确保 2 周内不受干扰（旅行）是非常重要的。对阿莫西林、四环素无明显耐药。克拉霉素、甲硝唑的原发耐药率分别为 5% ～ 10%，25% ～ 35%，原发耐药

表 52-2 Hp 治疗标准方案*

抗生素	质子泵抑制剂（PPI）†
PAC，1 天 2 次	PPI，克拉霉素（500mg），阿莫西林（1g）
PMC，1 天 2 次	PPI，克拉霉素（250 ~ 500mg），甲硝唑（250 ~ 500mg）
PBMT，1 天 4 次‡	PPI（1 天 2 次），铋剂（525mg），甲硝唑（250mg），四环素（500mg）

*疗程 10 ~ 14 天。

† PPI（奥美拉唑、埃索美拉唑、兰索拉唑、泮托拉唑、雷贝拉唑）疗效相当。

‡ PBMT 方案中，除 PPI 1 天 2 次外，其余为 1 天 4 次。

PAC，一种PPI、阿莫西林和克拉霉素；PBMT，一种PPI、铋剂、甲硝唑、四环素；PMC，一种PPI、甲硝唑和克拉霉素。

率与年龄、性别、种族、地域均有关。高龄、女性、非洲裔美国人患者的耐药率高。甲硝唑的耐药可能为体外效应，与 PPI 或铋制剂联用可减少耐药性。克拉霉素的耐药明显减低疗效，对于这种情况，PBMT 方案（一种 PPI、铋制剂、甲硝唑、四环素）是重要的复治方案（图 52-2）。有少数研究报道对于 PAC 和 PBMT 方案均失败的患者选用其他抗生素（如利福布汀、呋喃唑酮、左氧氟沙星、阿奇霉素）。

展望

Hp 感染表明基因 – 环境相互作用通过慢性炎症导致疾病发生，特别是发生胃癌的模式。目前的研究应着重于阐明传播方式、儿童感染及免疫。期望生产一些新的抗生素。在胃癌高发区的发展中国家使用疫苗预防胃癌的发生将具有最大的费用 – 效益意义，但由于生物体的基因多变性，疫苗研制非常困难。因为 Hp 同人类共同进化，所以今后的基础和临床研究应着重于阐明生物体本身、其他细菌感染及其他人类疾病。

（王希柱 译 张云丽 校）

参考文献

Moayyedi P, Soo S, Deeks J, et al: Eradication of *Helicobacter pylori* for non-ulcer dyspepsia. Cochrane Database Syst Rev 2:CD002096, 2006.

This article presents the Cochrane systematic review of the evidence regarding the benefit of H. pylori eradication in functional dyspepsia.

Vilaichone RK, Mahachai V, Graham DY: *Helicobacter pylori* diagnosis and management. Gastroenterol Clin North Am 35(2):229-247, 2006.

This review article is by one of the leaders in the field (Graham)

循证

1. Camargo MC, Mera R, Correa P, et al: Interleukin-1beta and interleukin-1 receptor antagonist gene polymorphisms and gastric cancer: A meta-analysis. Cancer Epidemiol Biomarkers Prev 15(9):1674-1687, 2006.

   The role of proinflammatory cytokine polymorphisms in the development of gastric cancer is supported in this study, the first such meta-analysis.
2. El-Omar EM, Carrington M, Chow WH, et al: Interleukin-1 polymorphisms associated with increased risk of gastric cancer. Nature 404(6776):398-402, 2000.

   This seminal paper suggests that proinflammatory cytokine polymorphisms are important cofactors with H. pylori infection for the development of gastric cancer in European populations.
3. Peek RM Jr: Pathogenesis of *Helicobacter pylori* infection. Springer Semin Immunopathol 27(2):197-215, 2005.

   This article provides an overview of important H. pylori risk factors in the development of peptic ulcers and gastric cancer.

Lisa M. Gangarosa

53

消化道出血

引言

消化道出血是指来自食管、胃、小肠、结肠、肛门的出血，少数可来源于肝脏、胰腺。2002 年，有 116 724 位出院患者首要诊断为消化道出血（ICD-9 代码 578.9），在所有出院诊断中居第 51 位。有 74 717 位出院患者的首要诊断是憩室出血（ICD-9 代码 562.21）。各种不同的消化道出血的分类包括急性、慢性、活动性、隐性及原因不明的出血。另外，消化道出血常分为上消化道出血、下消化道出血。上消化道出血是指从食管到十二指肠屈氏韧带的出血。下消化道出血是指空肠到肛门的出血。由于涉及范围广，本章着重阐述出血的原因和治疗急性出血的策略。

病因和发病机制

消化道出血有多种不同的病因（图 53-1），一些因素增加个体发生消化道出血的危险。这些因素有肝硬化，凝血异常，使用阿司匹林或非甾体类消炎药、抗血小板或抗凝药物。

临床表现

临床表现与出血的速度、出血部位、失血量有关。上消化道出血可表现为呕血，呕吐鲜红色血液；呕吐咖啡色物质，胃酸消化过的血液；黑粪，柏油样大便。上消化道出血可为隐性的，无明显的肉眼表现。

下消化道出血可表现为便血，每次排便时排出鲜红色血液，少见黑粪。大多数下消化道出血可自行停止（约 85%）。也可为隐性。

快速、大量消化道出血的患者可有明显的血流动力学不稳定。血容量减少 15% 可有体位性血压改变（站起时收缩压下降 20mmHg 或舒张压下降 10mmHg 且心率增加 20 次）。血容量减少 20% 可发生低血压。

慢性失血可导致血红蛋白明显减低但无血流动力学改变。这些患者常表现为贫血所致的无力、疲劳、气短或胸痛。

对所有消化道出血的患者均应行体格检查，寻找慢性肝病的体征，如肝掌、蜘蛛痣、脾大、腹水、巩膜黄染。肝硬化伴门脉高压是胃食管静脉曲张所致上消化道出血的常见病因。

一些消化道出血的疾病可有上腹痛，但多数没有。仔细的腹部检查以发现腹胀、肠鸣音及压痛是评估患者的关键步骤。

鉴别诊断

许多病变可引起上消化道（框 53-1）及下消化道出血（框 53-2）。询问下列重要的病史信息以便缩小鉴别诊断的范围：

- 既往是否有类似的病史。
- 是否为呕吐后发生呕血。
- 最近用过什么药物治疗，包括处方药和非处方药。
- 是否有凝血机制异常的病史。
- 是否有相关的腹痛。
- 是否有腹主动脉瘤修复史。
- 是否有慢性肝病的危险因素。

图53-1 消化道出血。

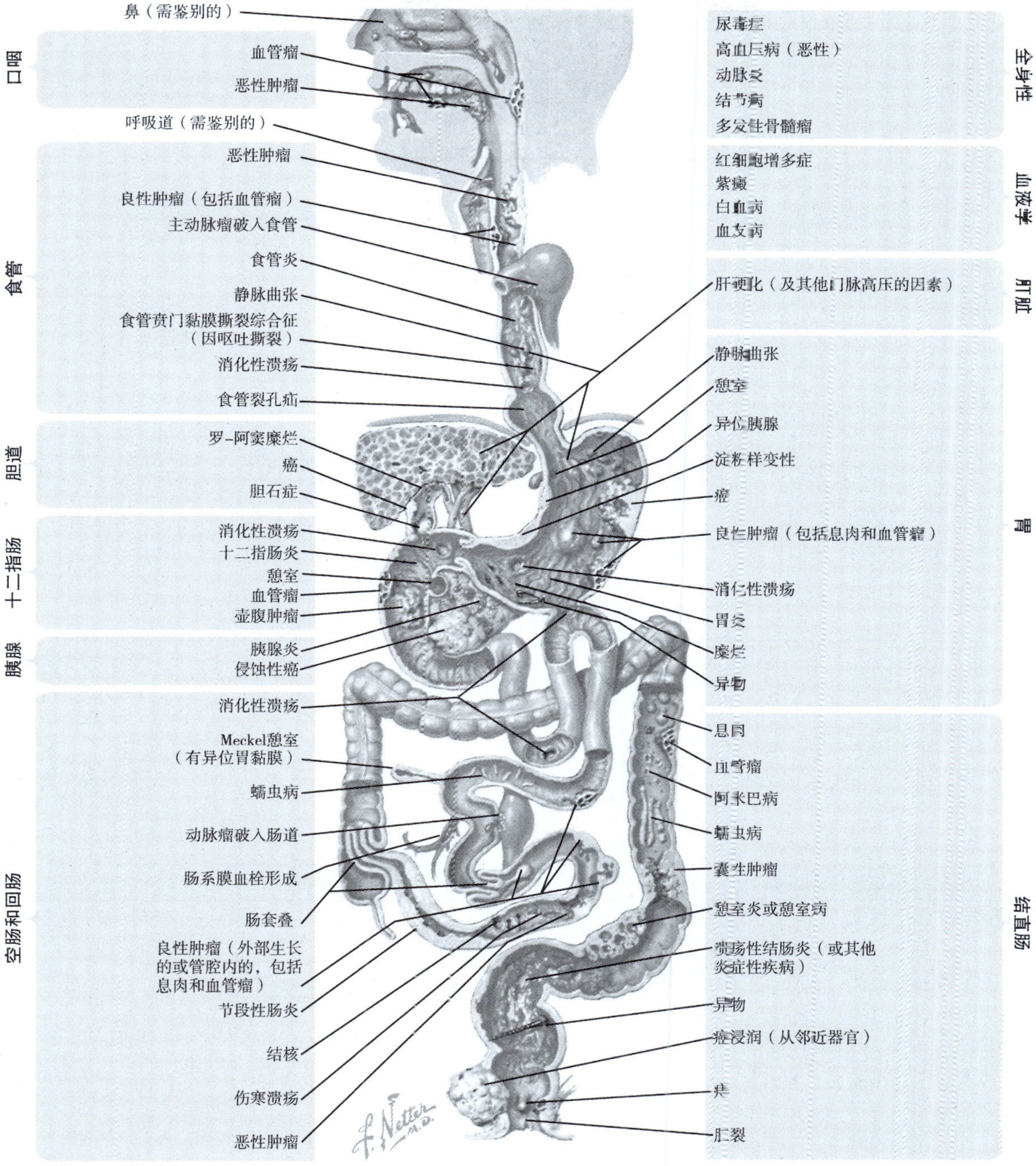

诊断方法

在一个患者存在消化道出血时，初始评估血流动力学稳定性及是否有明显的活动性出血是急症评估的基础。在评估开始时即应监测生命体征，用大号的输液器建立良好的静脉通道，查全血细胞计数、凝血酶原时间和部分凝血活酶时间，化验血型并合血。低血压时需积极地静脉补液和输血。纠正可能的凝血障碍也是治疗的关键。如果患者持续呕血，可能需要气管插管以保护气道。除了口服必要的治疗药外，应禁食物及水。

一个有经验的内镜医师应尽早查看患者。如果

图53-2A 急性上消化道出血（第1部分）。
AVM，动静脉畸形；ED，急诊科；ICU，重症监护病房；UGI，上消化道。
From Eisen GM, Dominitz JA, Faigel DO, et al: An annotated algorithmic approach to upper gastrointestinal bleeding. Gastrointest Endosc 53(7):853-858, 2001.

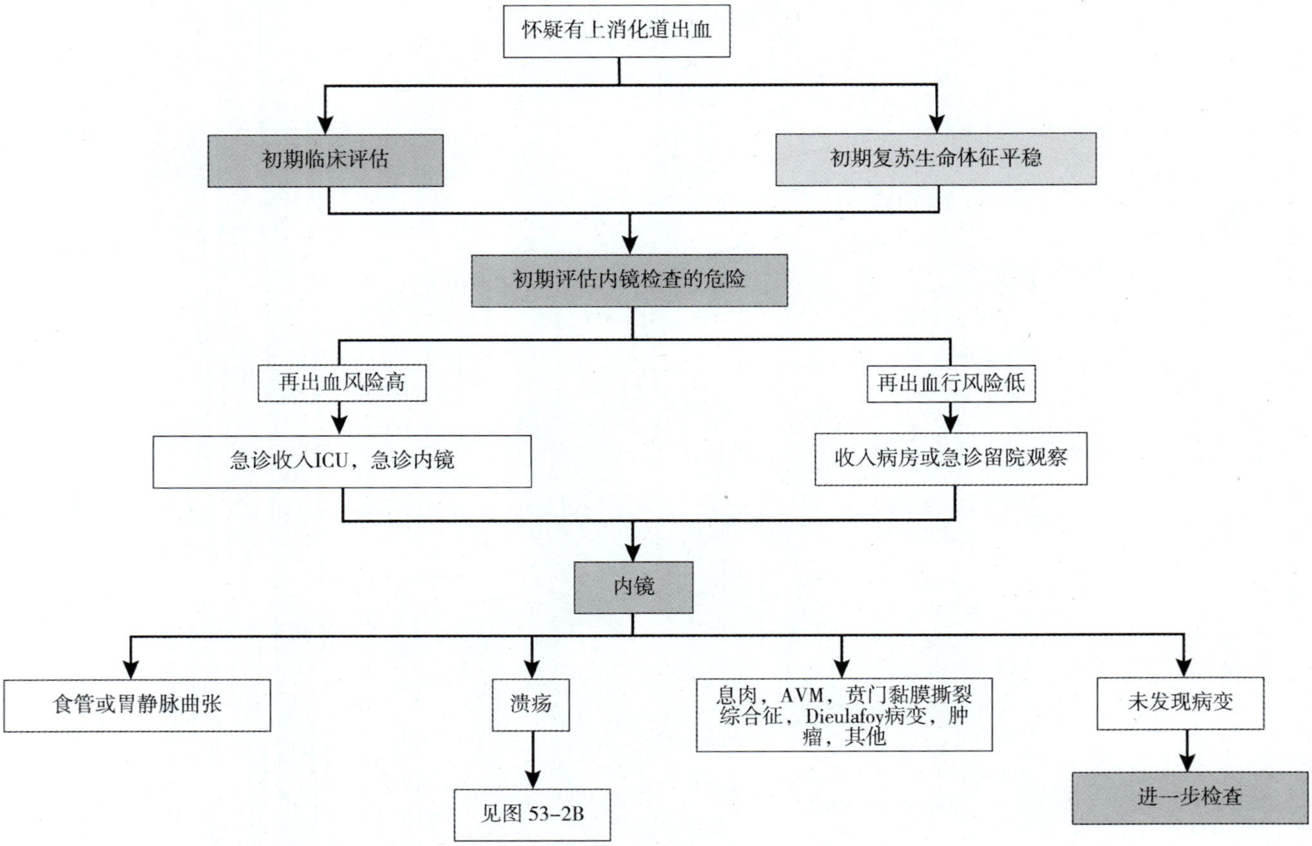

框 53-1 上消化道出血的鉴别诊断
食管、胃、十二指肠溃疡
静脉曲张
食管贲门黏膜撕裂综合征
Dieulafoy 病变
动、静脉畸形
食管炎、胃炎、十二指肠炎
门脉高压性胃病
食管、胃、十二指肠肿瘤
其他少见病因：上消化道的克罗恩病、胆道出血、胰腺出血、动脉瘘

框 53-2 下消化道出血的鉴别诊断
憩室病
动、静脉畸形
放射线相关的毛细血管扩张症
结肠炎（感染性、炎性、缺血性）
肿瘤
溃疡
痔
肛裂
息肉切除术后出血

患者血流动力学仍然不稳定，并伴有持续性出血的证据，应请外科会诊。如怀疑患者有上消化道出血，应行急诊内镜检查。内镜检查可提供诊断和预后的信息，也可行内镜下治疗。

如果明确下消化道出血的患者血流动力学稳定，应予聚乙二醇清洁肠道，每 3 ～ 4 小时一次。

如果患者有慢性隐性消化道出血的证据且血流动力学稳定，应行门诊上消化道或下消化道内镜检查。如果通过这些方法仍不能明确诊断，下一步应行小肠胶囊内镜检查或其他的小肠影像学检查。

图53-2B 急性上消化道出血（第2部分）。
From Eisen GM, Dominitz JA, Faigel DO, et al: An annotated algorithmic approach to upper gastrointestinal bleeding. Gastrointest Endosc 53(7):853-858, 2001.

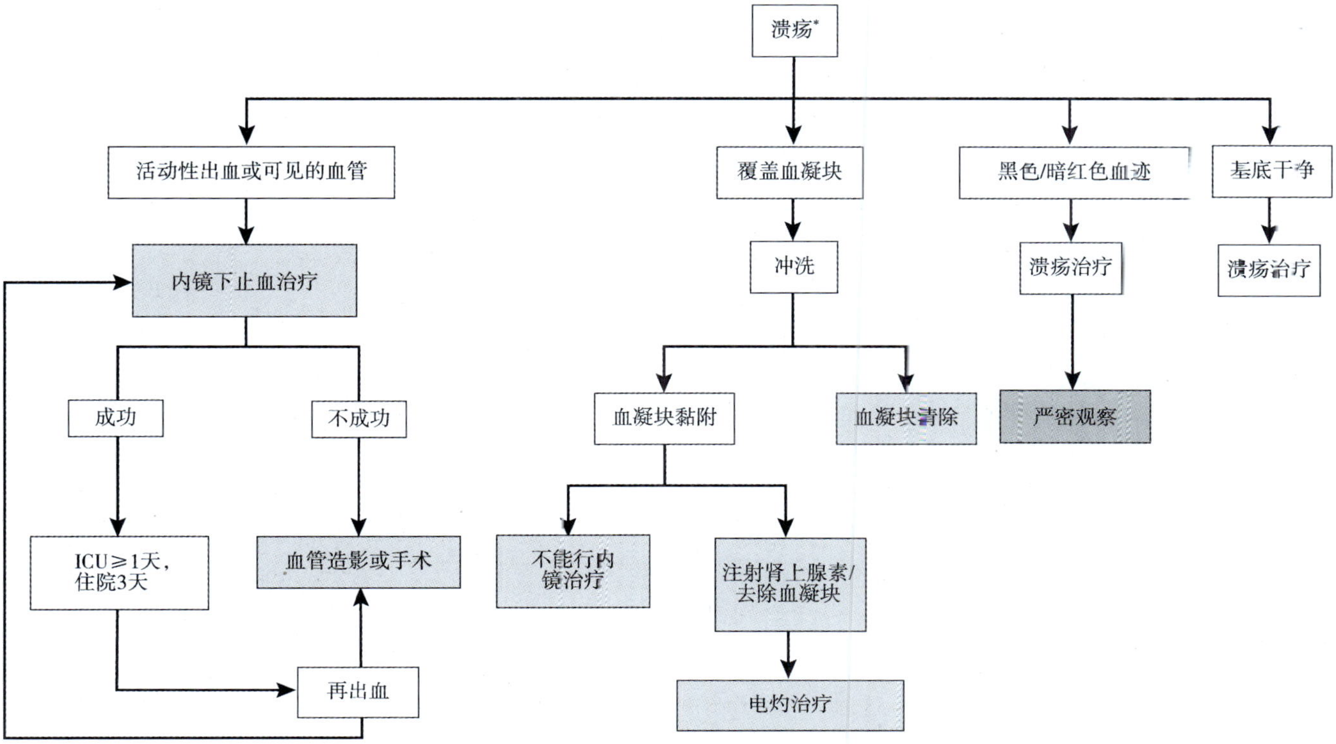

*接图53-2A。

处理和治疗

2001年，美国消化道内镜协会公布了对急性上消化道和下消化道出血处理的流程图（图53-2和图53-3）。这些方法现在仍适宜。在行胃镜检查前静脉给予250mg红霉素，有助于胃内血凝块排出。现在大多数内镜医师都试图清除血凝块，如有指征对血凝块下的病变行内镜下治疗。

对于上消化道出血的患者，以下情况预示再出血：老年人，休克、血流动力学不稳定、直立性低血压，合并其他疾病（如冠状动脉疾病、充血性心力衰竭、肾和肝脏疾病、癌症），内镜诊断的一些特殊疾病（如消化道恶性肿瘤），使用抗凝药物和凝血功能异常，存在高危病变（如动脉出血或未出血但可见的血管）。

最佳治疗

上消化道出血的患者，最佳的治疗是联合应用内镜下治疗和药物治疗。如内镜下发现有再出血危险时应延长住院时间。可使用有益的辅助治疗。口服或静脉给予大剂量质子泵抑制剂，可减少消化性溃疡的再出血率和手术率。生长抑素及其合成类似物奥曲肽联合内镜下治疗技术有助于治疗静脉曲张引起的出血。

急性下消化道出血的最佳治疗方案见图53-3。出血的患者首先必须维持生命体征平稳，然后再查找出血原因。有些下消化道出血的病变需行内镜下止血治疗，包括憩室破溃、动静脉畸形、息肉切除部位、放射性直肠炎。血管造影术适用于那些出血量大无法行结肠镜检查和那些结肠检查后未明确诊断的持续出血患者。外科治疗用于内镜下治疗失败和血管造影治疗失败的患者。

避免治疗错误

就诊和住院后的数小时内对患者的血流动力学稳定情况未给予足够的注意是治疗中最严重的错

图53-3A 急性下消化道出血，第1部分。
Coags，凝血测定包括凝血酶原时间和部分凝血活酶时间；CBC，全血细胞计数；EGD，食管胃十二指肠镜；PEG，聚乙二醇溶液；UGIB，上消化道出血。
From Eisen GM, Dominitz JA, Faigel DO, et al: An annotated algorithmic approach to acute lower gastrointestinal bleeding. Gastrointest Endosc 53(7):859-863, 2001.

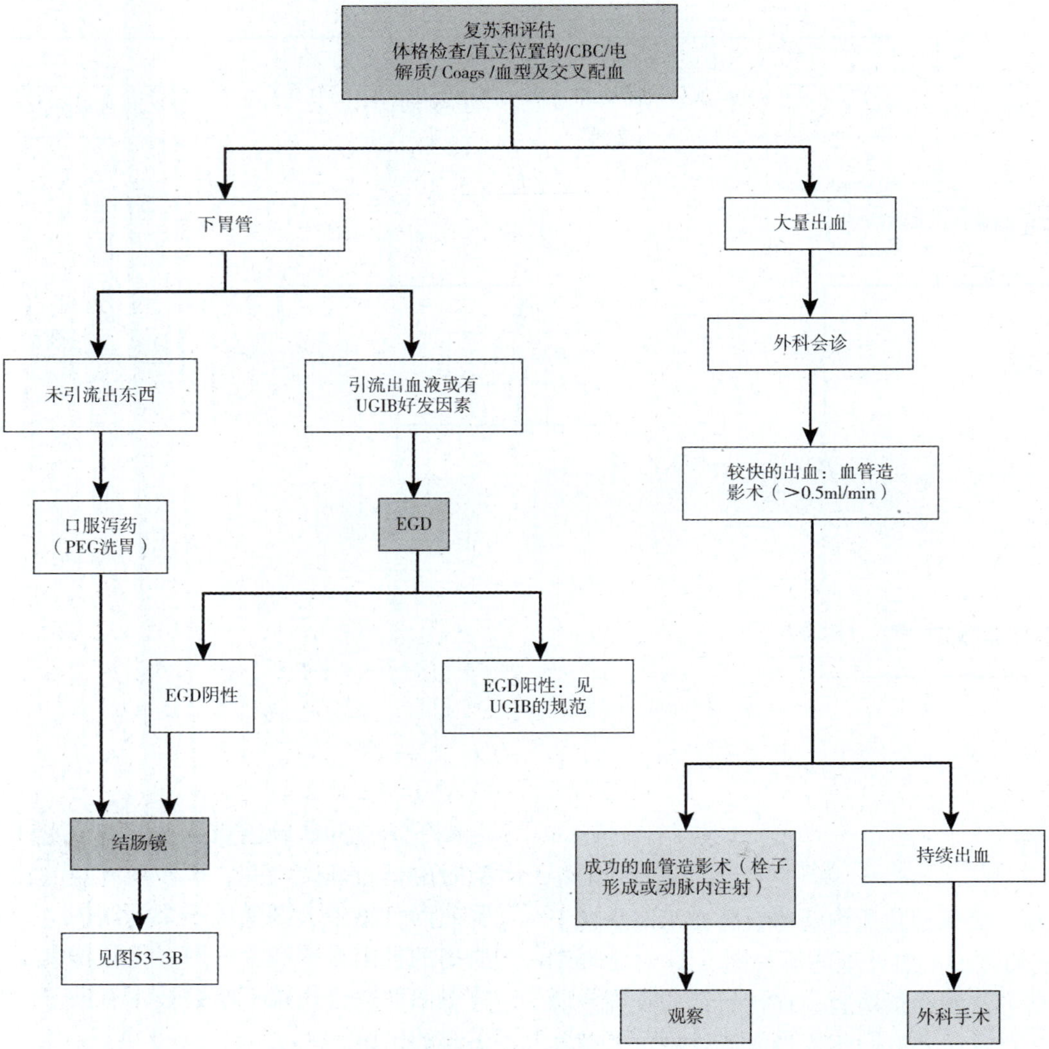

误。如果不能连续监测，也必须反复监测患者的生命体征，停止抗凝治疗或给予促凝治疗，连续监测血细胞比容，保证足够的静脉通路，补液，输血治疗。

展望

胶囊内镜将继续改进，在未来可用于下消化道出血的诊断。器械生产商也将生产一些镜下止血的器械，内镜缝合器正在研制中。

（王希柱 译 张云丽 校）

参考文献

Gastrointestinal bleeding. Gastroenterol Clin North Am 34(4):581-775, 2005.

Ten chapters of this volume are dedicated to the topic of gastrointestinal bleeding in this quarterly publication.

Tramer MR, Moore RA, Reynolds DJ, et al: Quantitative estimation of rare adverse events which follow a biological progression: a new model applied to chronic NSAID use. Pain 85:169-182, 2000.

A large review of studies of patients exposed to nonsteroidal anti-inflammatory medications for 2 months found that 1 in 150 developed upper gastrointestinal bleeding.

Triadafilopoulos G: Review article: The role of antisecretory therapy in the management of non-variceal upper gastrointestinal bleeding. Aliment Pharmacol Ther 22(Suppl 3):53-58, 2005.

The author provides a concise review of nonvariceal upper GI bleeding and the role of proton pump inhibitor therapy.

图53-3B 急性下消化道出血，第2部分。
AVM，动静脉畸形；EGD，食管胃十二指肠镜或上消化道内镜；PRBC，浓缩红细胞；TRBC，标记的红细胞扫描；UPRBC，浓缩红细胞的单位。
From Eisen GM, Dominitz JA, Faigel DO, et al: An annotated algorithmic approach to acute lower gastrointestinal bleeding. Gastrointest Endosc 53(7):859-863, 2001.

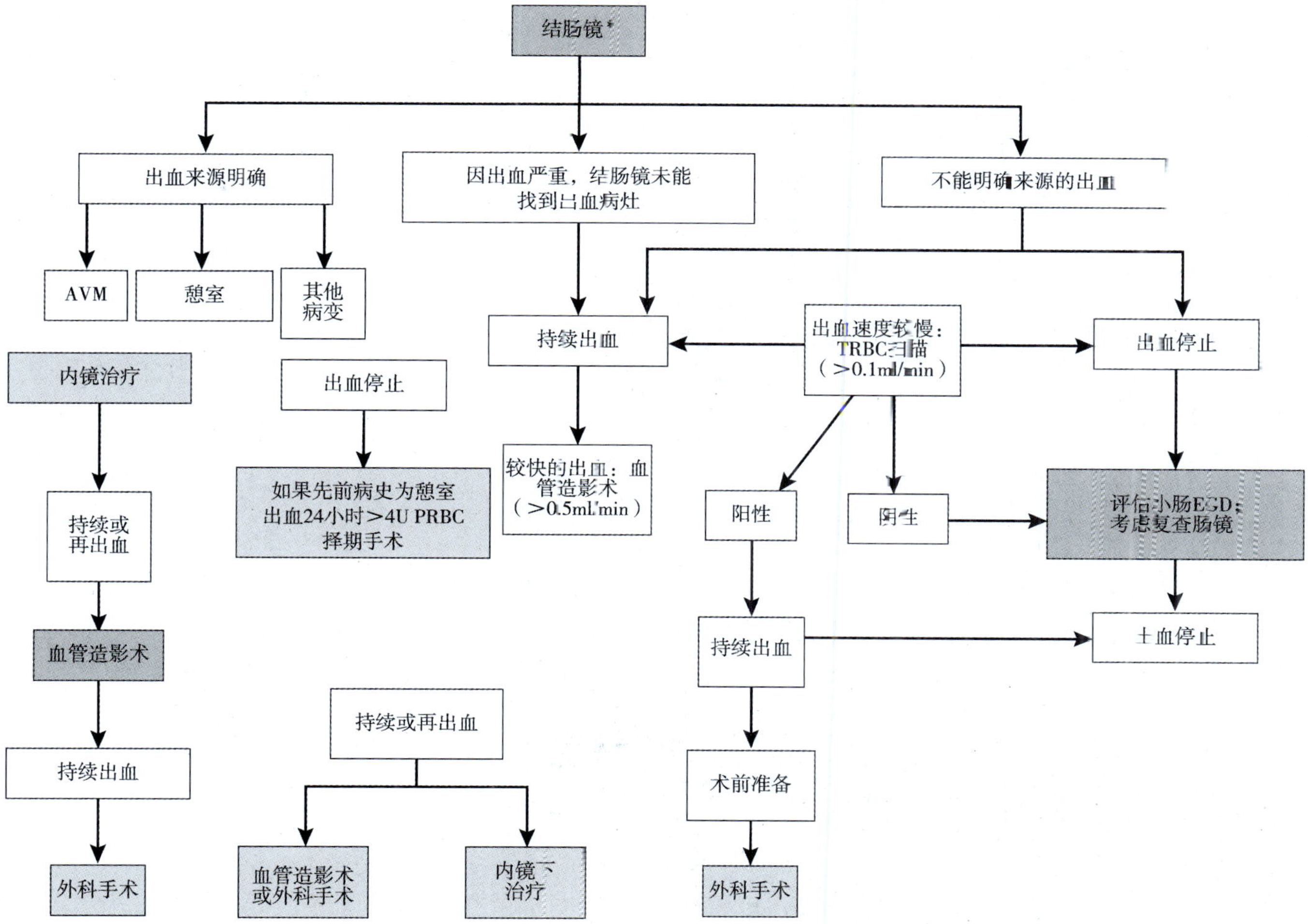

*接图53-3A。

循证

1. Agency for Healthcare Research and Quality: H-CUPnet Web Site. Available at: http://hcup.ahrq.gov/HCUPNet.asp. Accessed October 7, 2006.
   This website contains hospitalization statistics by year derived from a representative sample of U.S. hospitals.
2. Carbonell N, Pauwels A, Serfaty L, et al: Erythromycin infusion prior to endoscopy for acute upper gastrointestinal bleeding: A randomized, controlled, double-blind trial. Am J Gastroenterol 101(6):1211-1215, 2006.
   A randomized controlled trial of preprocedure erythromycin versus placebo showing improved gastric clearance of blood and quality of endoscopic exam.
3. Corley DA, Cello JP, Adkisson W, et al: Octreotide for acute esophageal variceal bleeding: A meta-analysis. Gastroenterology 120(4):946-954, 2001.
   A meta-analysis of 13 randomized trials shows improved control of acute esophageal variceal hemorrhage with octreotide as compared with all alternative therapies, vasopressin/terlipressin, and no additional intervention/placebo in those who had undergone endoscopic therapy before randomization.
4. Eisen GM, Dominitz JA, Faigel DO, et al. An annotated algorithmic approach to upper gastrointestinal bleeding. Gastrointest Endosc 53(7):853-858, 2001.
   This article contains the American Society of Gastrointestinal Endoscopists' guideline on approach to upper GI bleeding.
5. Farrell JJ, Friedman LS: Review article: The management of lower gastrointestinal bleeding. Aliment Pharmacol Ther 21:1281-1298, 2005.
   The authors present a comprehensive review of all pertinent management strategies for patients with lower GI bleeding.
6. Leontiadis GI, Sharma VK, Howden CW: Systematic review and meta-analysis of proton pump inhibitor therapy in peptic ulcer bleeding. BMJ 330:568, 2005.
   A Cochrane collaboration meta-analysis of 21 trials compares oral or intravenous proton pump inhibitor therapy to placebo.

Mark J. Koruda

54

胆石症

引言

在美国，胆结石的患病率从 4% 左右（20 岁）到 15% 以上（60 岁以上老年人）不等。在美国，胆囊切除术是最常见的腹部手术，每年完成约 75 万例手术。每年用于处理胆结石及其并发症和对社会造成的相关经济损失接近 50 亿美元。

病因和发病机制

胆石一般按其成分进行分类，其形状、数量、大小和密度各不相同。但这些特点对其是否出现临床症状影响不大（图 54-1）。

胆固醇性胆结石是最常见的类型。其形成有 3 个必要因素：①胆囊胆汁中胆固醇过饱和；②结晶核；③胆囊运动功能不足（图 54-2）。胆囊中胆固醇的溶解度依赖于胆固醇在可溶性胆酸 – 磷脂微体中的结合力。

胆固醇、胆酸或磷脂相对浓度的改变可以导致胆固醇的过饱和状态。黏液糖蛋白对胆囊结石的形成起了核心作用。黏液胶中的胆固醇结晶加之胆囊排空不足引发了结石的发生发展。

色素性结石有黑色和棕色之分。黑色素结石由纯胆红素钙盐或由钙、铜及大量的糖蛋白聚合物样物质组成。此类结石在肝硬化及慢性溶血状态下最为常见。棕色色素结石常与感染有关。存在于胆道系统的细菌自结合胆红素中水解出葡萄糖醛酸。新的非结合胆红素钙盐结晶并形成棕色结石。

大多数流行病学研究显示：20 ～ 55 岁妇女胆结石的患病率为 5% ～ 20%，50 岁以后为 25% ～ 35%。任何年龄组的男性患病率均为女性的一半。其他危险因素见框 54-1。

临床表现

胆结石因胆囊管、胆总管梗阻或侵蚀到邻近的器官而引发症状（图 54-3）。75% 的胆结石不引起症状；20% 有间断性疼痛或胆绞痛；10% 发生急性胆囊炎。5% 结石进入胆总管，引起胆管梗阻或胰腺炎；不足 0.1% 的结石合并瘘管或胆囊癌。

胆绞痛和慢性胆囊炎

75% 有症状胆石患者表现为胆绞痛，一个或多个结石引起的胆囊管间断梗阻导致了疼痛。因为不存在炎症，所以很少甚至没有全身的症状和体征。

胆绞痛是难以定位的内脏性疼痛，但常感觉上腹部、右上腹甚至左上腹疼痛。疼痛性质为持续性，而非间歇性，持续 1 ～ 6 小时。描述疼痛为“绞痛”并不准确。超过 6 小时的疼痛多并发炎症和胆囊炎。体格检查一般正常，但可出现右上腹压痛。实验室检查通常无异常。70% 的患者初发后 2 年内症状复发。反复发作的胆绞痛称为慢性胆囊炎。

急性胆囊炎

如同胆绞痛，急性胆囊炎是由于胆囊结石、胆管内或壶腹内结石而引发（图 54-4）。胆管长期梗阻导致胆汁在胆囊内淤滞，损伤胆囊黏膜并因此引起细胞内酶的释放和炎性介质的激活。随着胆囊内炎性介质浓度升高，炎性产物增加了蛋白质和前列

图54-1 胆石症：病理学特征，胆总管结石。

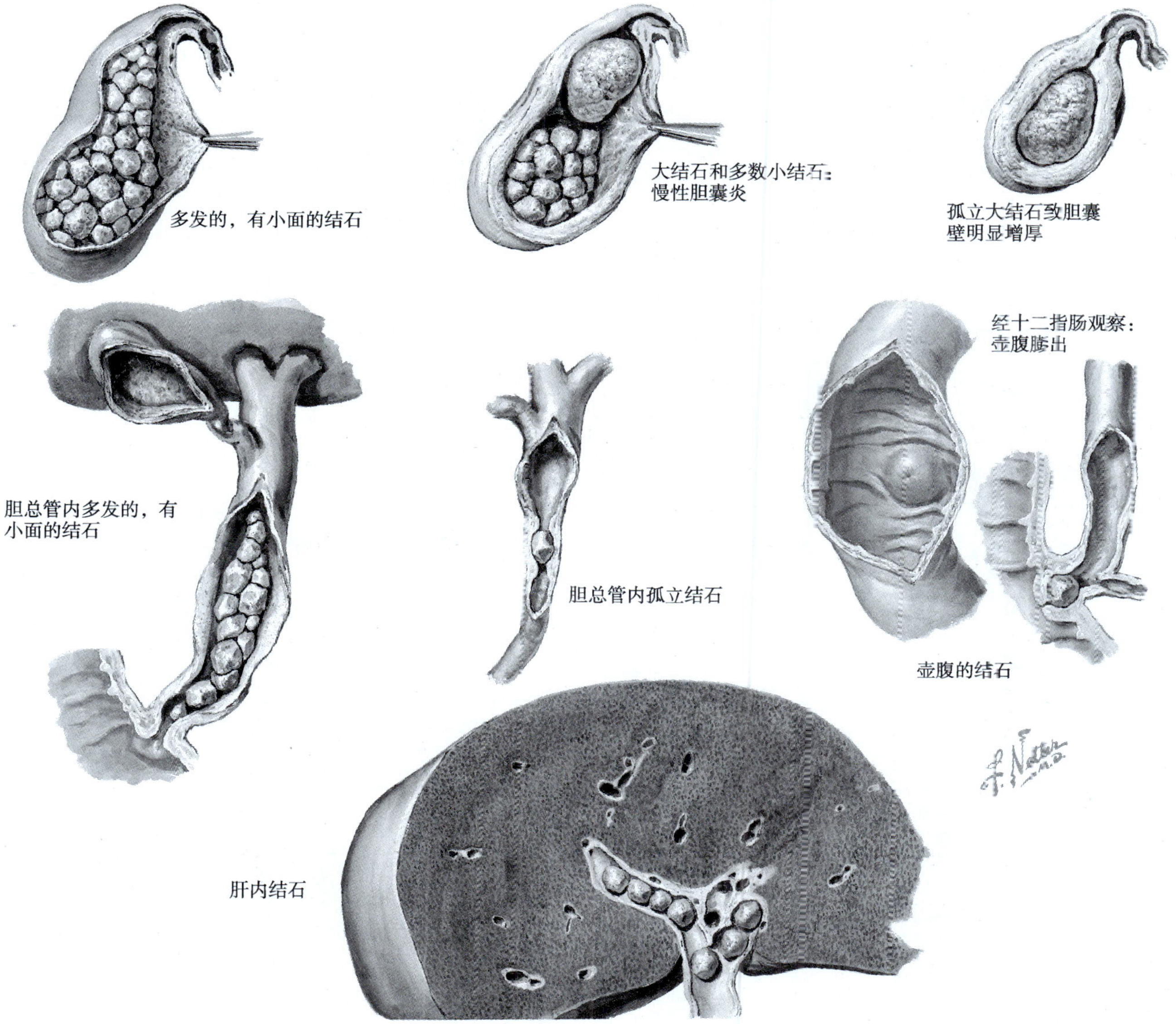

框 54-1 胆石形成的危险因素

- 高龄
- 女性
- 肥胖
- 减肥
- 全胃肠外营养
- 妊娠
- 遗传倾向
- 回肠末端疾病
- 高三酰甘油血症

腺素分泌，减少了水的吸收并引起白细胞浸润。急性胆囊炎初始是一种化学性炎症过程。可能从胆汁中培养出胆道细菌，但这些细菌可能并不是急性胆囊炎发作的原因。

症状持续且常恶化。随时间推移胆囊出现炎症，腹痛变为腔壁性质的疼痛，局限于右上腹。疼痛经常向后背或肩部放散。发热常见，但体温通常低于39℃。可以发生恶心、呕吐，20%的患者可出现黄疸，但多数患者胆红素低于4mg/dl，常见白细胞升高。腹部检查常存在右上腹压痛。1/3的患者可触及胆囊。可发现Murphy征，此征对于诊断不够敏感但具有

图54-2 胆石的发病机制。

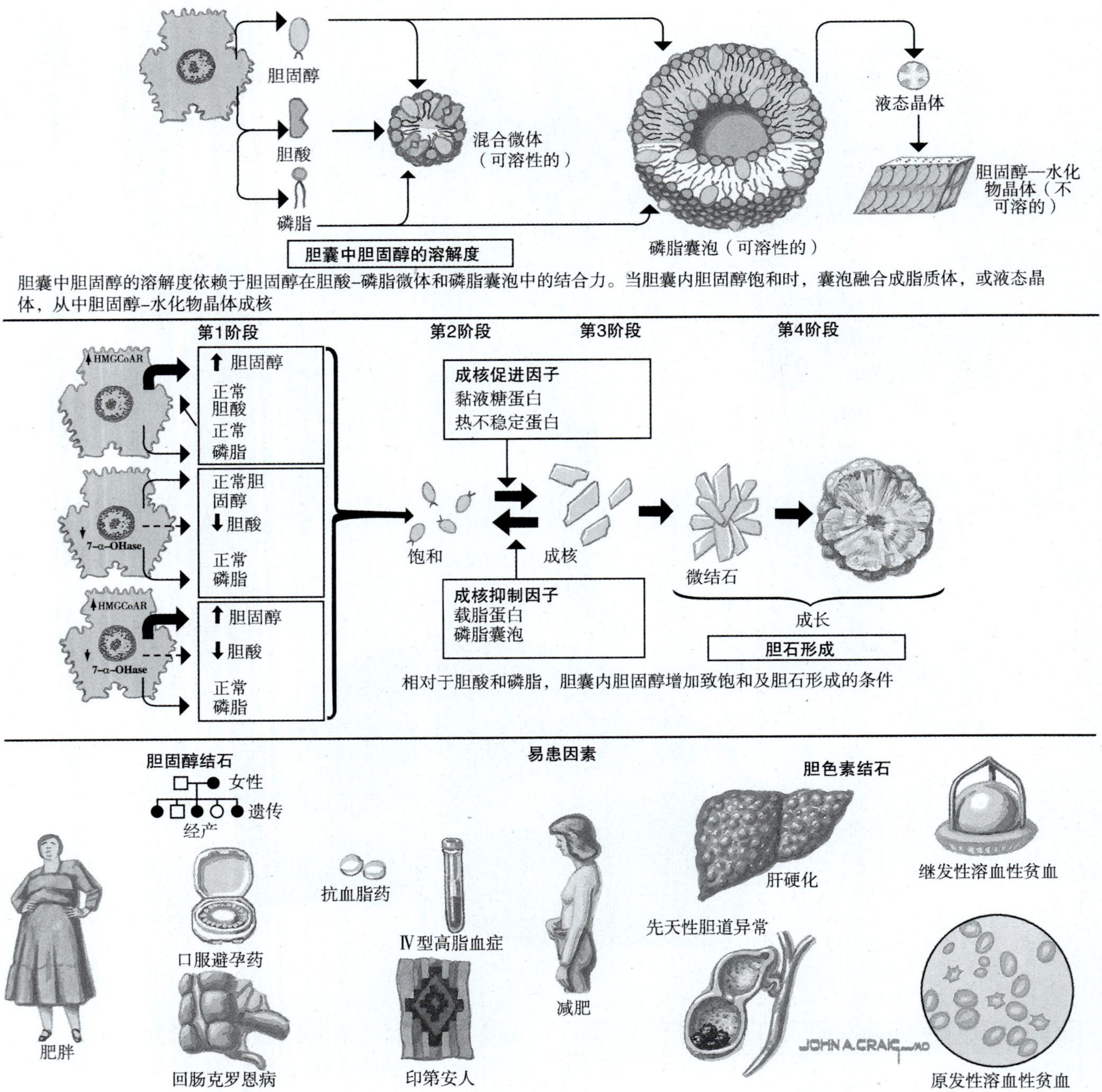

一定特异性，是指深吸气时触诊右季肋部而出现的吸气停顿。

胆总管结石、胆管炎和胆源性胰腺炎

胆结石可以从胆囊进入胆总管，引起腹痛、梗阻性黄疸、胆管炎或胰腺炎（图 54-5）。5% ～ 15% 的胆囊结石患者也有胆总管结石。胆总管内结石引起上腹部绞痛，向后背放散。由于不同程度的梗阻使胆红素水平升高，所以黄疸很常见。也常见碱性磷酸酶升高。所有胆石并发症中，胆管炎致死最为迅速。其临床表现为疼痛、黄疸和寒战（也称 Charcot 三联征）。难治性败血症的特征为神志改变、

图54-3 胆石症 Ⅱ：临床表现。

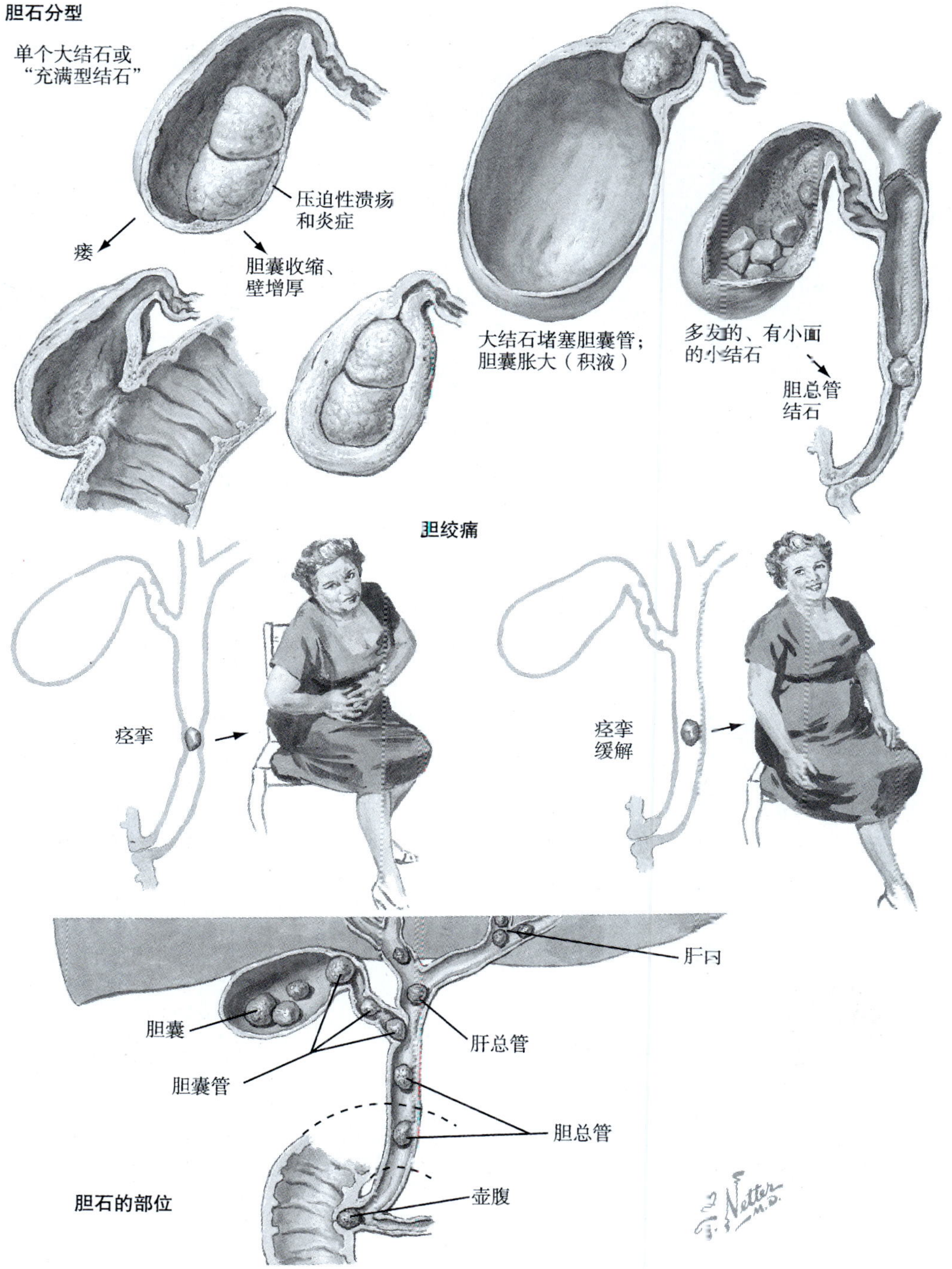

低血压，与 Charcot 三联征组成了 Reynold 五联征。

当胆囊结石引起 Vater 壶腹短暂或持续性阻塞时可发生胆源性胰腺炎。大多数患者经历轻度、自限性发作，在数天内缓解。其特征为腹痛或背痛，血清淀粉酶和脂肪酶水平升高。临床症状和异常血清生化指标在此期间可缓慢缓解。少数患者发展为严重的胰腺炎，表现为持续的腹膜后炎症、假性囊肿形成、胰腺坏死或伴有胰腺周围脓肿。

图54-4 胆痛的机制。

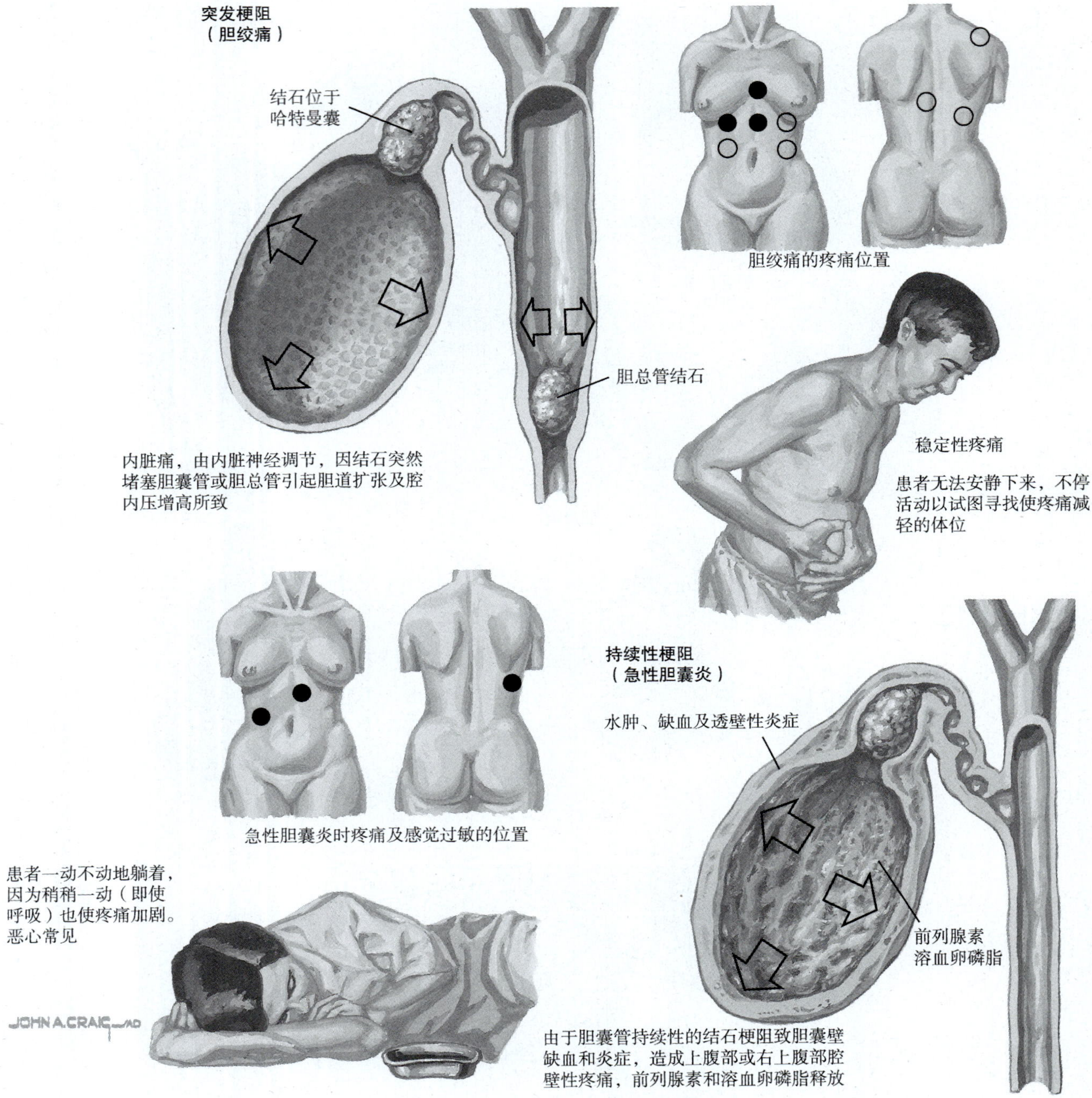

胆石的少见并发症

继发于急性胆囊炎的产气菌感染胆囊时可发生气肿性胆囊炎。气囊在胆囊壁内，可由X线检查发现。应进行紧急胆囊切除术。当胆石通过胆囊壁侵蚀邻近脏器时，则发生胆囊－肠瘘，其最常见的部位包括十二指肠、结肠肝曲和胃。

鉴别诊断

胆绞痛和慢性胆囊炎

胆绞痛和慢性胆囊炎需与上腹疼痛的疾病鉴别，包括胃食管反流病、消化性溃疡、胰腺炎、肾绞痛、憩室炎、结肠癌和心绞痛。虽然胆石的患者表现为腹胀、嗳气、消化不良，但这些症状是非特

图54-5 胆总管结石梗阻（胆总管结石症）。

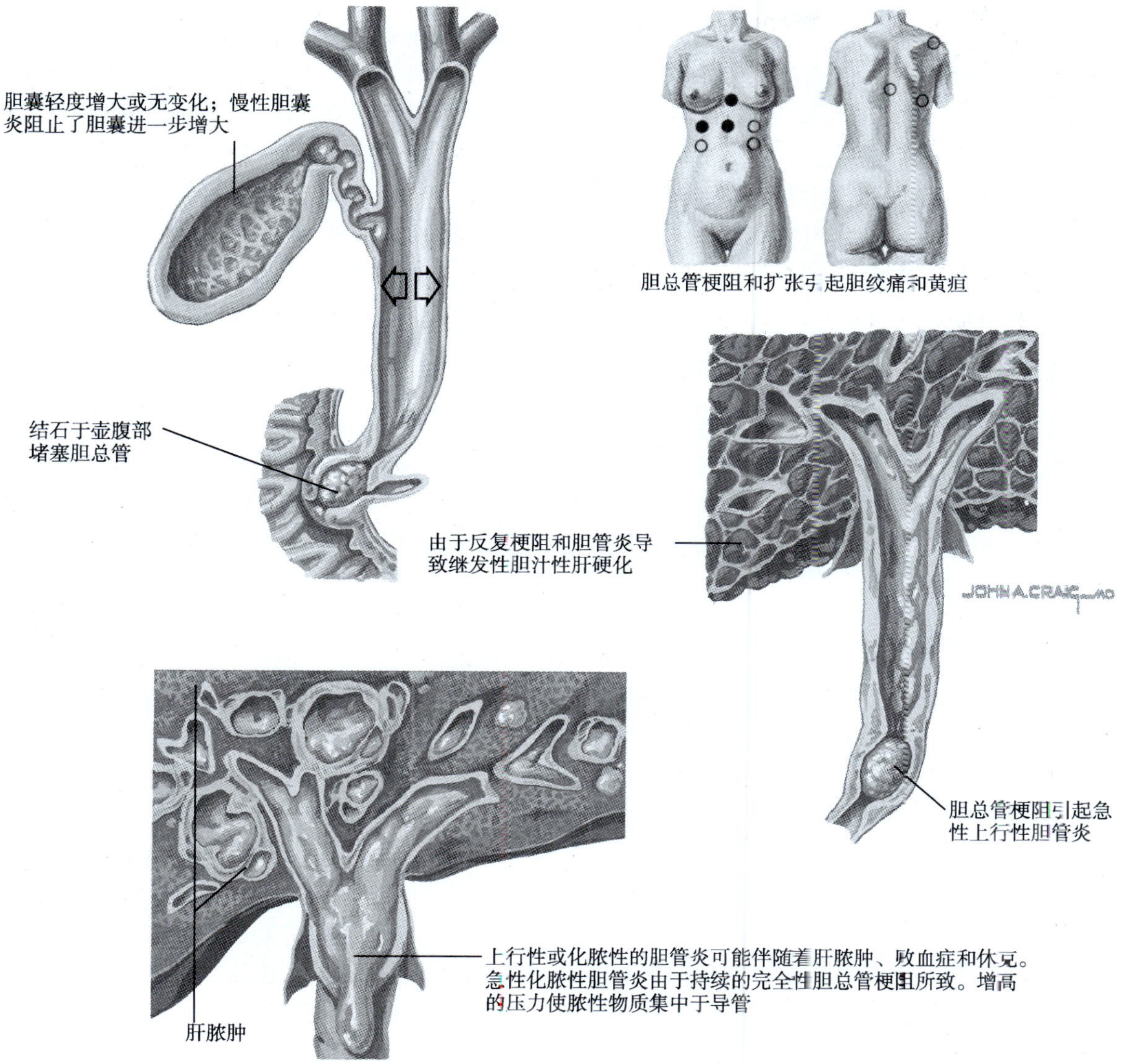

异性的，不能视为胆石症的特征性临床表现。

急性胆囊炎

急性胆囊炎需与急性阑尾炎、急性胰腺炎、右肾疾病、伴胸膜炎的肺炎、急性肝炎、肝脓肿和淋球菌感染的肝周围炎（Fitzhugh-Curtis 综合征）鉴别。

胆总管结石和胆管炎

由于胆囊和胆总管梗阻的症状很近似，常需要对胆绞痛和急性胆囊炎进行鉴别。恶性胆总管梗阻、充血性心力衰竭相关的急性肝脏充血、急性病毒性肝炎和 AIDS 病的胆道疾病也可以酷似胆总管结石病。

诊断方法

实验室检查

在无并发症的胆绞痛和慢性胆囊炎，通常没有血液和生化的异常。急性胆囊炎时可有白细胞升高，血清转氨酶、碱性磷酸酶、胆红素和淀粉酶水平可以升高。

超声检查

超声检查可用于检查胆道。超声能探知直径仅为2mm的胆囊结石，其敏感性和特异性超过95%。

超声对急性胆囊炎的诊断也有价值。超声引出Murphy征（探头下胆囊病灶压痛），对诊断伴有胆囊结石的急性胆囊炎的阳性预测值大于90%。胆囊周围存在液体而无腹水及胆囊壁增厚＞4mm是提示急性胆囊炎存在的其他非特异性表现。

超声仅能发现一半的胆总管结石，因此超声检查能确定而不能排除胆总管结石。

肝胆闪烁显像

肝胆闪烁显像对疑似急性胆囊炎患者的评估具有重要价值。腹痛患者闪烁造影肝胆正常，其胆囊管通畅，几乎可以排除急性胆囊炎，此检查的敏感性约为95%，特异性为90%。假阳性结果主要发生在禁食或危重患者。

内镜下逆行胰胆管造影术

内镜下逆行胰胆管造影术（ERCP）是评估胆总管结石及其病理改变的标准方法。内镜下治疗的应用对胆总管结石和其他胆道疾病具有革命性意义。

CT和MRI

尽管不适用于无并发症结石的评估，但标准的CT对诸如脓肿形成、胆囊或胆总管穿孔或胰腺炎等并发症不失为理想的检查方法。螺旋CT和磁共振胆管造影作为一种非侵入性方法排除胆总管结石是可行的。

处理和治疗

最佳治疗

胆囊切除术仍然是有症状的胆囊结石的主要治疗方法。

无症状的胆石症

由于高达80%的胆囊结石是无症状的，并且出现症状或并发症的危险较低，因此，对于成人无症状或偶尔出现症状的胆石患者应该予以观察和预期治疗。

胆绞痛和慢性胆囊炎

胆绞痛的自然病史是每年有38%～50%的患者胆囊疼痛复发。严重胆囊并发症的危险相对较低，估计每年在1%～2%。合理的做法是对有再发病史的胆绞痛实施胆囊切除术。对有症状的胆囊结石应选择腹腔镜胆囊切除。腹腔镜切除术不同于传统的开放手术，此法显著减轻术后疼痛，使患者能更迅速恢复工作和日常活动，因而允许外科医师在门诊进行手术。改为开腹胆囊切除的并不多见，在大多数医疗单位平均不到3%。腹腔镜胆囊切除术胆管损伤并发症的发生率低于0.5%，死亡率低于0.1%。

急性胆囊炎

如果疑似急性胆囊炎，患者应住院观察治疗。无并发症不用抗生素，但在有中毒征象的患者或有诸如可疑穿孔或气肿性胆囊炎者应给予抗生素治疗。决定性的治疗是在症状发生24～48小时内行胆囊切除术。延误时间可能增加外科手术的困难、并发症发生率和需要转为开腹手术的可能。经皮胆囊造瘘术或内镜下经乳头胆囊造瘘术用于外科手术高危险的患者，可以用于引流发炎的胆囊。

胆总管结石症

胆总管结石的最佳治疗取决于当地内镜和外科技术水平。一般来说，伴有胆总管扩张的梗阻性黄疸，应立即进行术前ERCP行乳头肌切开术并取出结石。一旦胆管被清洁，在1～2天内对患者进行常规腹腔镜胆囊切除术。

胆管炎

在胆管炎中，败血症的治疗是最为重要的。胆道引流或减压是决定性的措施。可选择ERCP取胆石或至少放支架胆管引流减压。另外可选择经皮肝穿胆管X线造影放置引流管引流感染梗阻的胆管。一旦患者的感染得到控制，便可择期进行腹腔镜下胆囊切除术。

胆石性胰腺炎

3/4以上胆石性胰腺炎是轻微的、自限性的，并且可通过保守方法治愈。当患者初次发作住院，胰腺炎治愈后就应行胆囊切除术。延迟外科治疗会增加症状复发和并发症发生的危险。术前应行ERCP或术中行胆管造影检查胆管系统以便发现残存结石。对于严重胆源性胰腺炎的患者，早期应用ERCP行括约肌切开术是有益的。

避免治疗错误

CT、超声和核素闪烁造影术的广泛应用，已大大地增加了胆囊炎及其并发症的诊断水平。需要团队的合作对此病进行治疗，因为社区医师、放射科专家、消化科专家及外科医师之间的配合对确保患者的最佳治疗是至关重要的。

展望

考虑到胆石症对公共健康的重要影响，应不断地进行旨在寻找预防胆石形成的医学研究。期望在非外科手术治疗方面有更大的进步。伴随高分辨率超声、超声内镜、MRI和胆管造影的应用，胆道影像技术可能发生最令人兴奋的进展。

（王希柱 译 曹雪滨 校）

参考文献

Bellows CF, Berger DH: Management of gallstones. Am Fam Physician 72(4):637-642, 2005.

This concise, complete review article covers the diagnosis and management of gallstones.

Browning JD, Sreenarasimhaiah J: Gallstone disease. In Feldman M, Friedman LS, Sleisenger MH (eds): Sleisenger & Fordtran's Gastrointestinal and Liver Disease, 8th ed. Philadelphia, WB Saunders, 2006.

This is a superb chapter in the hands-down best reference book on gastrointestinal diseases. It is all inclusive—has everything in one source.

NIH Consensus Conference: Gallstones and laparoscopic cholecystectomy. JAMA 269(8):1018-1024, 1993.

This is a great review, "blessing" the introduction of this landmark surgical procedure.

循证

1. Gurusamy KS, Samraj K: Early versus delayed laparoscopic cholecystectomy for acute cholecystitis. Cochrane Database Syst Rev 4:CD005440, 2006.

   Clinical trials comparing early versus late cholecystectomy for acute cholecystitis are included in this analysis. Early laparoscopic cholecystectomy during acute cholecystitis seems safe and shortens hospital stay.

2. Keus F, de Jong JA, Gooszen HG, van Laarhoven CJ: Laparoscopic versus open cholecystectomy for patients with symptomatic cholecystolithiasis. Cochrane Database Syst Rev 4:CD006231, 2006.

   Thirty-eight trials randomized 2338 patients. Meta-analysis suggests less overall complication in the laparoscopic group with a shorter hospital stay and convalescence.

3. Urbach DR, Stukel TA: Rate of elective cholecystectomy and the incidence of severe gallstone disease. CMAJ 172:1015-1019, 2005.

   Did the increase in the performance of elective cholecystectomies that occurred after the introduction of laparoscopic cholecystectomy in 1991 result in a reduction in complications of gallstone disease? This study concludes that, as a result of more elective cholecystectomies being performed, there has been an overall reduction in the incidence of severe gallstone disease that is entirely attributable to a reduction in the incidence of acute cholecystitis.

Ian S. Grimm

55

胰腺炎

引言

胰腺炎是一种常用术语，包括一系列的病理生理紊乱和临床表现。急性胰腺炎（acute pancrestitis，AP）的严重程度从单纯的间质水肿至广泛胰腺组织坏死引起多脏器功能衰竭均有出现（图55–1）。大多数AP是轻微的、预后良好、可痊愈，但是20%左右的患者可发生胰腺坏死，严重并发症和死亡的危险明显增加。无菌性坏死患者的死亡率为10%，但感染坏死性胰腺炎的死亡率可超过25%。慢性胰腺炎（chronic pancreastitis，CP）是指腺体永久性的纤维化和萎缩，伴有慢性炎性细胞浸润，内外分泌功能进行性受损（图55–2）。

病因和发病机制

在发达国家，胰腺炎最常见的病因是胆石（45%）和酒精（35%）。约 10% 的患者由多种病因所致。约 10% 的患者没有明确的病因（框 55-1）。

CP 可源于反复发作的 AP，但 CP 常隐袭性发病。例如大多数初始发作表现为酒精性胰腺炎的患者已发生了 CP 的形态学改变。CP 的危险因素见框 55-2。

临床表现

AP 患者表现为突发剧烈的上腹疼痛，常向后背放散，恶心、呕吐（图 55-1；彩图 55-1）。疼痛常在 30 分钟内达到高峰，持续数小时不缓解。可有发热、心动过速、白细胞增多。

CP 最初可有 AP 的表现，但通常有反复发作的炎性病变症状或慢性疼痛（图 55-2；彩图 55-2）。之后，可发生吸收不良、糖尿病。

鉴别诊断

AP 需与急性腹痛相鉴别，如胆绞痛、溃疡穿孔、肠系膜缺血或栓塞、肠梗阻、下壁心肌梗死、宫外孕。CP 需与溃疡病、胆道疾病、消化道恶性肿瘤、吸收不良综合征、慢性功能性腹痛相鉴别。

诊断方法

急性胰腺炎的特征是血淀粉酶或脂肪酶升高超过正常值 3 倍以上。轻度升高可见于其他疾病。脂肪酶的诊断价值更高，尤其是对于就诊较迟者。丙氨酸氨基转移酶超过正常上限的 3 倍以上对胆石源性胰腺炎具有特异性，对无饮酒史的患者阳性预测价值达 95%。除非病情很轻，腹部 CT 可明确胰腺炎诊断，并可除外其他表现类似的疾病。

慢性胰腺炎的诊断既需要有胰腺结构改变的证据，又要与典型临床表现和胰腺功能改变相结合。平片发现胰腺钙化或 CT 见胰管内结石是 CP 的特异性表现。结石也可以通过上腹部超声检查发现。内镜逆行胆胰管造影（ERCP）及磁共振胆胰管造影术检查可发现胰管细微的解剖学改变，例如胰管不规则扩张、狭窄或胰管充盈缺损。超声内镜检查是一种可敏感发现胰腺实质微小改变的方法，尽管这种发现的临床意义尚不肯定。

分泌功能检查是诊断胰腺功能不全的金标准，但这种方法不方便，也不能广泛应用。证明脂肪吸

图55-1 急性胰腺炎。

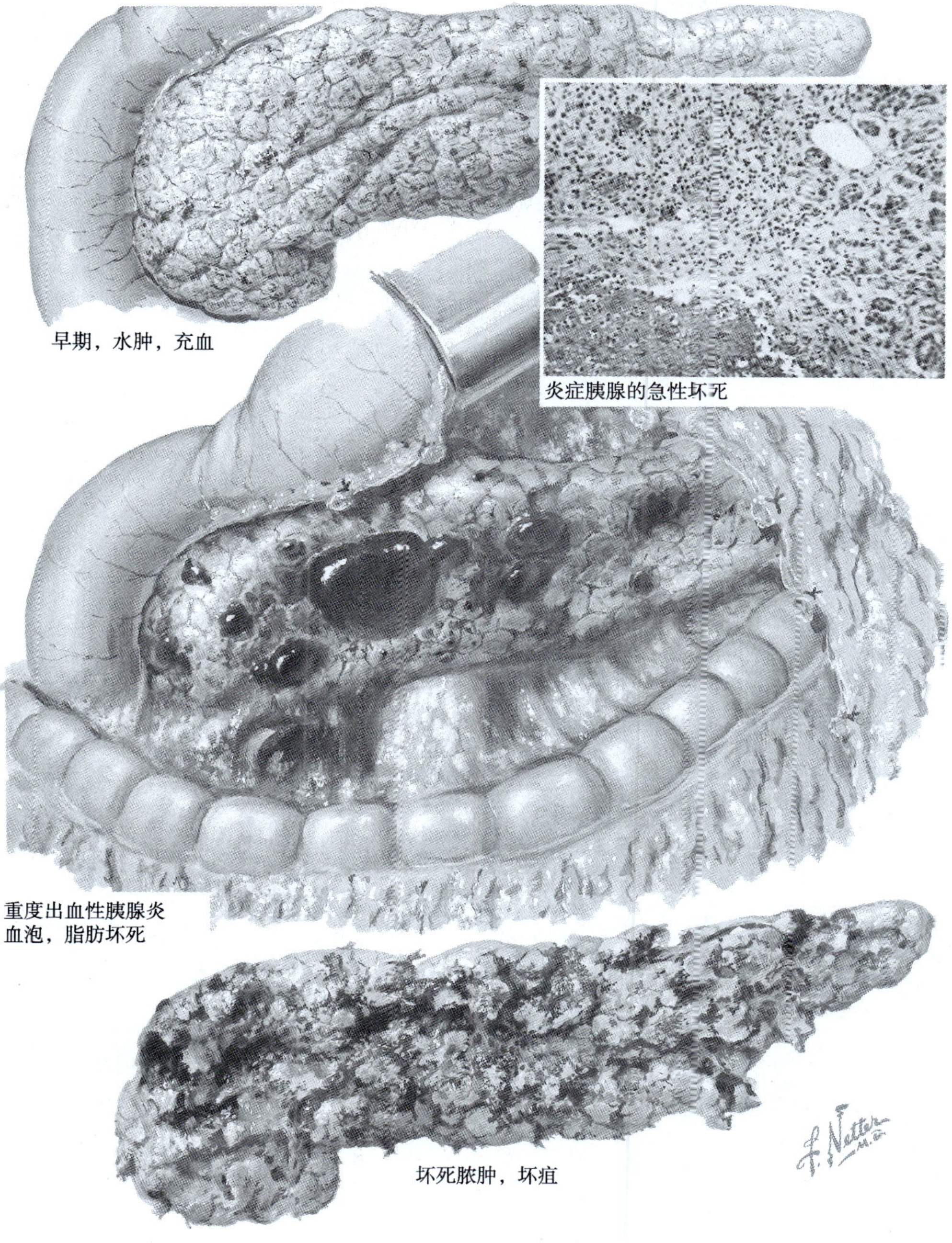

收不良的简单方法是粪便脂肪染色法，对于疑诊CP的患者，如阳性提示胰腺外分泌功能丧失了90%。

处理和治疗

急性胰腺炎

最佳治疗

AP的处理应着重及时发现并迅速处理具有重症AP危险的患者。所有患者都应给予补液、止痛、观察有无呼吸功能不全的表现及有无第三间隙液体丢失的表现（血浓缩、少尿、低血压、心动过速或氮质血症）。为迅速确定是否有重症胰腺炎，患者入院当日应行急性生理和慢性健康（APACHE Ⅱ）评分。早期预测重症胰腺炎的因素包括：APACHE Ⅱ评分≥6分，肥胖（体重指数＞30）或胸腔积液。重症AP时APACHE Ⅱ评分≥8分；Ranson评分

图55-2 慢性（复发性）胰腺炎。

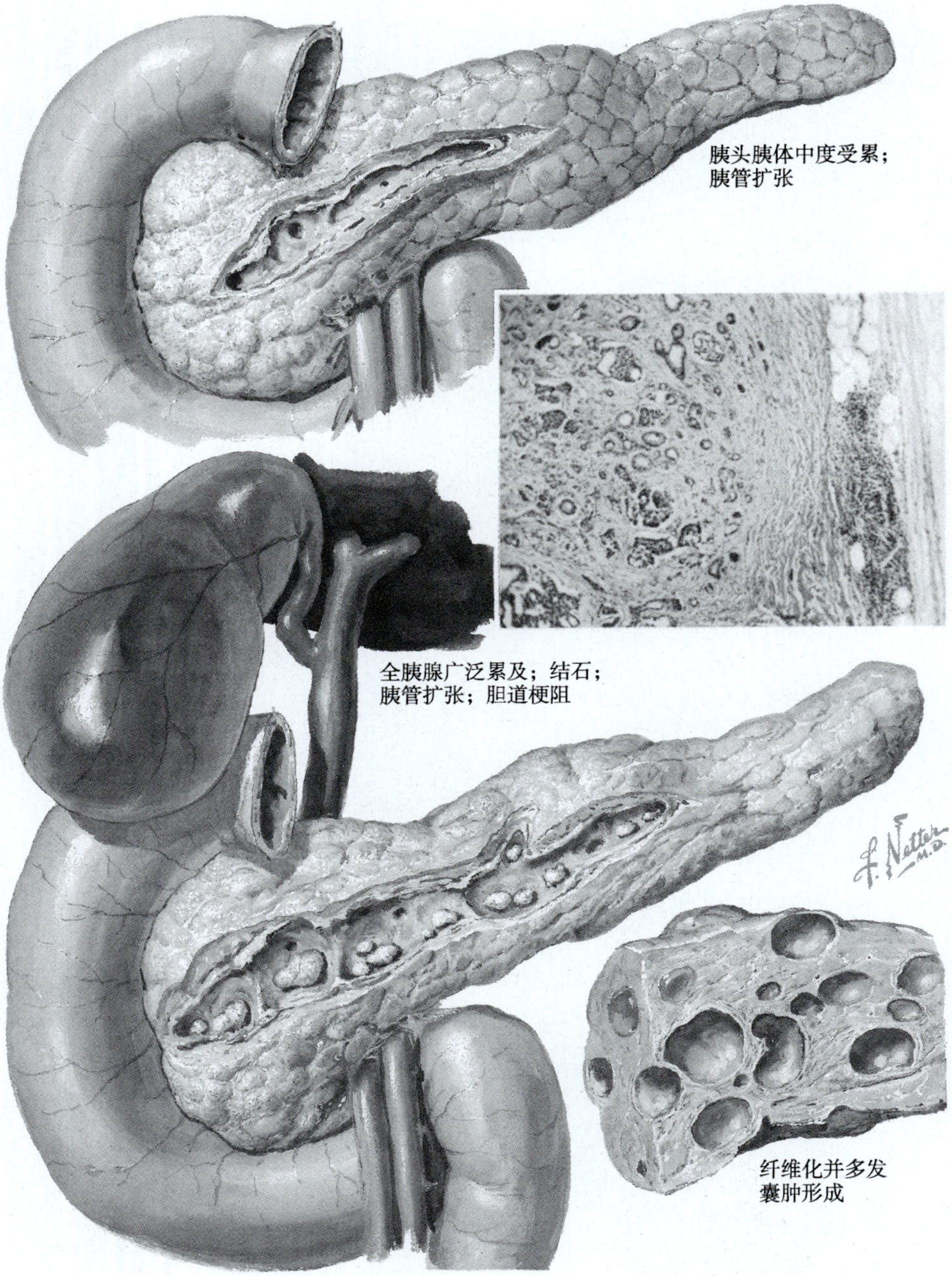

≥ 3 分；脏器功能衰竭（休克、呼吸功能不全、肾衰或消化道出血）；或局部并发症，包括坏死，脓肿或假性囊肿。应行腹部超声检查以发现胆石或胆管扩张。重症 AP 并怀疑有胆道梗阻的患者应行急诊 ERCP 检查（72 小时内）以取出胆管结石。重症胰腺炎的患者应转到重症监护室，并行增强 CT 检查动态观察胰腺是否坏死（72 小时后）。疼痛存在时应禁食。有肠梗阻或顽固的恶心、呕吐时应下胃管胃肠减压。无肠梗阻时，早期空肠营养是安全的，并可能减少并发症的发生。尽管资料与实践建议有冲突，坏死型胰腺炎患者应预防性应用抗生素（如亚胺培南 - 西司他丁 2 ~ 4 周）。坏死型胰腺炎临床症状恶化或有感染迹象的患者，应在引导下行经皮细针吸引术行细菌培养。外科清创术是感染性坏死的标准方法，否则结果是致命的。

框 55-1 急性胰腺炎和复发性急性胰腺炎的病因

常见

胆石–小结石病

酗酒

特发性病因

不常见

内镜逆行胰管造影术

代谢因素：高三酰甘油血症、高钙血症

梗阻：Oddi括约肌功能障碍、胰管病变（肿瘤、狭窄）

十二指肠或壶腹周围病变：克罗恩病、盲袢梗阻

先天的：环状胰腺、胰腺分裂

外伤

药物（如硫唑嘌呤、6–巯基嘌呤、皮质类固醇、双去氧嘧啶、雌激素、尿素、甲硝唑、喷他脒、磺胺、四环素、噻嗪类、丙戊酸）

毒素

感染：结核病、巨细胞病毒感染、流行性腮腺炎、柯萨奇病毒、支原体、寄生虫

血管性：脉管炎、栓塞、低血压

自身免疫性

遗传因素：遗传性胰腺炎、基因突变囊性纤维化

Adapted from Somogyi L, Martin SP, Venkatesan T, Ulrich CD II: Recurrent acute pancreatitis: An algorithmic approach to identifi cation and elimination of inciting factors. Gastroenterology 120(3):708-717, 2001.

避免治疗错误

开始治疗急性胰腺炎的常见错误包括补液不足、对疾病严重性认识不足，特别是在发病初期。尽管大多数患者为轻型，但在发病的数日内疾病的严重程度并未充分表现出来，因此在疾病的早期阶段，需要严密观察是否有脏器衰竭的早期表现。病情严重性的评分系统虽然不很完善，但可作为一种预测并发症及病死率的临床工具，在实际工作中尚未被广泛应用。

急性胰腺炎时可能发生积液，大多数积液无需治疗可自行吸收。积液持续至少4周方可认为是假性囊肿，过早认定假性囊肿可导致不必要的治疗干预。经皮引流急性积液可增加其他无菌环境感染的风险。

框 55-2 慢性胰腺炎的危险因素

酒精

吸烟

慢性肾功能不全

高钙血症

高脂血症（可能）

梗阻

  胰腺分裂

  胰管狭窄

  十二指肠或壶腹周围病变

遗传因素

  常染色体显性遗传性胰腺炎

    阳离子胰蛋白酶原突变（编码 29,122）

  常染色体隐性遗传

    囊性纤维化

    囊性纤维化基因（CFTR）突变

    蛋白酶分泌抑制因子（SPINK1）突变

    阳离子蛋白酶突变（编码 16,22,23）

自身免疫性

  原发性

  其他疾病相关的：Sjögren 综合征、炎症性肠病、原发性胆汁性肝硬化

再发性急性胰腺炎

坏死性胰腺炎

照射后

血管性疾病

特发性

  早发

  晚发

  热带

Adapted from Etemad B, Whitcomb DC: Chronic pancreatitis: Diagnosis, classifi cation, and new genetic developments. Gastroenterology 120(3):691, 2001.

慢性胰腺炎

最佳治疗

治疗的主要目的是减轻疼痛和改善脂肪吸收障碍。建议给予非麻醉性止痛药、低脂饮食、戒酒。剧烈疼痛时可用麻醉性止痛药。对于持续疼痛，最短要予高胰蛋白酶治疗8周。含脂肪酶高的复合酶制剂可用于治疗脂肪泻。需要查找可治愈的病变，

如假性囊肿、十二指肠壶腹及胰内的胆总管狭窄。对于存在胰管狭窄及结石的难治性疼痛的患者可从内镜治疗获益。而存在主胰管扩张的难治性疼痛的患者需行外科减压术（如胰管空肠侧吻合术）。对于没有胰管扩张的持续性疼痛患者的最后治疗方法有神经阻滞术和胰腺切除术。

避免治疗错误

制订治疗计划之前，应准确评估胰周积液和囊性病变。这需要多种影像学检查，包括超声内镜。对于无胰腺疾病病史的胰腺囊肿的患者应高度考虑囊性肿瘤的可能。胰管内黏蛋白乳头状瘤伴胰管弥漫性扩张的患者偶尔被误诊为慢性胰腺炎。内镜方法正广泛用于治疗胰腺假性囊肿和胰管破裂，因而避免了因肠外营养、经皮引流或手术恢复而长时间的住院。

展望

一些新的诊断胰腺炎的检查方法（如尿胰蛋白酶原 -2）和病变严重程度的生化标志物（如尿胰蛋白酶原活性肽、血清白细胞介素 -6 和白细胞介素 -8）有可能改进目前的诊断和治疗。对于重症 AP 的新疗法应以抑制与该病相关的全身炎症反应为目标。胰腺炎发病的遗传因素仍将是一个研究重点。

（宋巧凤 译 张 琦 校）

参考文献

Banks PA: Practice guidelines in acute pancreatitis. Am J Gatroenterol 92(3):377-386, 1997.
This comprehensive report on management guidelines for acute pancreatitis has stood the test of time.

Baron TH, Moran DE: Acute necrotizing pancreatitis. N Engl J Med 340(18):1412-1417, 1999.
This is an excellent review on pancreatic necrosis and its complications.

Bradley EL III: A clinically based classification system for acute pancreatitis. Summary of the International Symposium on Acute Pancreatitis, Atlanta, GA, September 11-12, 1992. Arch Surg 128(5):586-590, 1993.
This report of a consensus conference initially defined standard terms regarding pancreatitis and its complications.

Etemad B, Whitcomb DC: Chronic pancreatitis: Diagnosis, classification, and new genetic developments. Gastroenterology 120(3):682-707, 2001.
Review on the role of genetics in diagnosis of pancreatitis.

Jacobson BC, Baron TH, Adler DG, et al: ASGE guideline: The role of endoscopy in the diagnosis and management of cystic lesions and inflammatory fluid collections of the pancreas. Gastrointest Endosc 61:363-370, 2005.
Review of nonsurgical intervention for pancreatic cyst management.

Somogyi L, Martin SP, Venkatesan T, Ulrich CD II: Recurrent acute pancreatitis: An algorithmic approach to identification and elimination of inciting factors. Gastroenterology 120(3):708-717, 2001.
The authors suggest a diagnostic approach to recurrent pancreatitis.

Uhl W, Warshaw A, Imrie C, et al: IAP guidelines for the surgical management of acute pancreatitis. Pancreatology 2:565-573, 2002.
The authors provide consensus guidelines on surgical management.

Warshaw AL, Banks PA, Fernandez-Del Castillo C: AGA technical review: Treatment of pain in chronic pancreatitis. Gastroenterology 115(3):765-776, 1998.
Consensus recommendations are presented on the treatment of pain in chronic pancreatitis.

Whitcomb DC: Acute pancreatitis. N Engl J Med 354:2142-2150, 2006.
Current clinical practice strategies, evidence, and guidelines are presented.

循证

1. Al-Omran M, Groof A, Wilke D: Enteral versus parenteral nutrition for acute pancreatitis. Cochrane Database Syst Rev 1: CD002837, 2003.
   This systematic review concludes that there are insufficient data to recommend one method of feeding over another.
2. Ayub K, Imada R, Slavin J: Endoscopic retrograde cholangiopancreatography in gallstone-associated acute pancreatitis. Cochrane Database Syst Rev 4:CD003630, 2004.
   This systematic review concludes that urgent ERCP is indicated in gallstone pancreatitis that is predicted to be severe.
3. Tenner S, Dubner H, Steinberg W: Predicting gallstone pancreatitis with laboratory parameters: A meta-analysis. Am J Gastroenterol 89:1863-1866, 1994.
   Alanine aminotransferase elevations of more than threefold are highly predictive of a gallstone etiology of acute pancreatitis.

Yolanda V. Scarlett

56

急性和慢性腹泻

引言

腹泻可被定义为排便量增加。排便量增加可能代表排便次数增加、排便水分增多，或两者皆有。腹泻的客观定义为 24 小时排便量超过 200g。根据症状持续的时间，腹泻分为急性腹泻和慢性腹泻。急性腹泻，症状持续时间不超过 6 ~ 8 周，大部分在 2 ~ 3 周内症状消退。慢性腹泻，症状持续时间在 8 周以上。在美国，大部分腹泻是急性和自限性的；然而，腹泻疾病在世界范围内仍是造成疾病和死亡的主要原因。

病因和发病机制

腹泻的发生是因为肠道内液体和电解质转运异常及肠道动力的改变。主要的发病机制包括与渗透性腹泻有关的不易吸收的肠管内溶液增加、离子吸收或分泌异常引起的分泌性腹泻、黏膜和肠壁的炎症过程、肠动力异常（图 56-1）。

在正常情况下，24 小时内共有 8 ～ 10L 从食物摄入和消化道分泌的液体进入十二指肠。2/3 的液体在十二指肠内重吸收，1/3 的液体进入近端的空肠。进入小肠的 10L 液体，仅有 1500ml 进入结肠。小肠有氯化物（Cl^-）和碳酸氢盐（HCO_3^-）的转运机制，通过此机制减少 Cl^- 浓度并增加 HCO_3^- 的浓度，小肠内的浓度反映了血浆 Cl^- 和 HCO_3^- 的浓度。结肠吸收大部分液体，24 小时内仅排出 100ml 液体。结肠具有非常高效的转运机制，以摄取钠（Na^+）和液体，并分泌钾（K^+）。镁（Mg^{2+}）和钙（Ca^{2+}）在结肠很难吸收。排泄的粪便含有 3mmol 的 Na^+、8mmol 的 K^+ 和 2mmol 的氯化物。

渗透性腹泻是渗透压增加的结果，不吸收溶质在肠管堆积导致肠管内的盐和水潴留。渗透性腹泻的典型特征是患者禁食时或停止摄入高渗物质后症状消失。渗透性腹泻的大便中电解质容量正常但并不代表总的大便渗透压。测量的大便渗透压和根据电解质容量计算得出的等摩尔浓度之间的差值被称做渗透压差。渗透压差的计算方法为大便渗透浓度减去 2 倍大便的钠和钾的浓度，表达公式为：渗透压差 = 290mOsm/L － [2 ×（大便 Na^+ + K^+）]。

正常的大便渗透压差值 < 125，一般 < 60。大便渗透压差 > 60 提示渗透性腹泻，实际上渗透性腹泻时渗透压差常 > 125。与渗透性腹泻相比，分泌性腹泻的症状不能通过禁食减轻，可能存在大便容量和重量的减少，这是与渗透性腹泻区分的一个特点。腔道净分泌水和电解质进入肠腔，且渗透压差 < 60。

炎症性腹泻的特征是粪便中有血、黏液、脓、血浆蛋白，导致大便重量的增加和腹泻。

肠运动异常导致腹泻，腹泻继发于快速肠道转运或肠道转运减慢伴淤滞并合并细菌过度繁殖。

临床表现

腹泻患者常主诉排便频繁、水样便。常因伴随症状，如脱水、腹部不适、发热、呕吐、胃肠道出血、脓便或慢性症状而就诊。患者大便及相关症状的特征是指导诊断的关键。

鉴别诊断

急性和慢性腹泻的鉴别诊断范围很广。两者均

图56-1 腹泻的病因及发病机制。

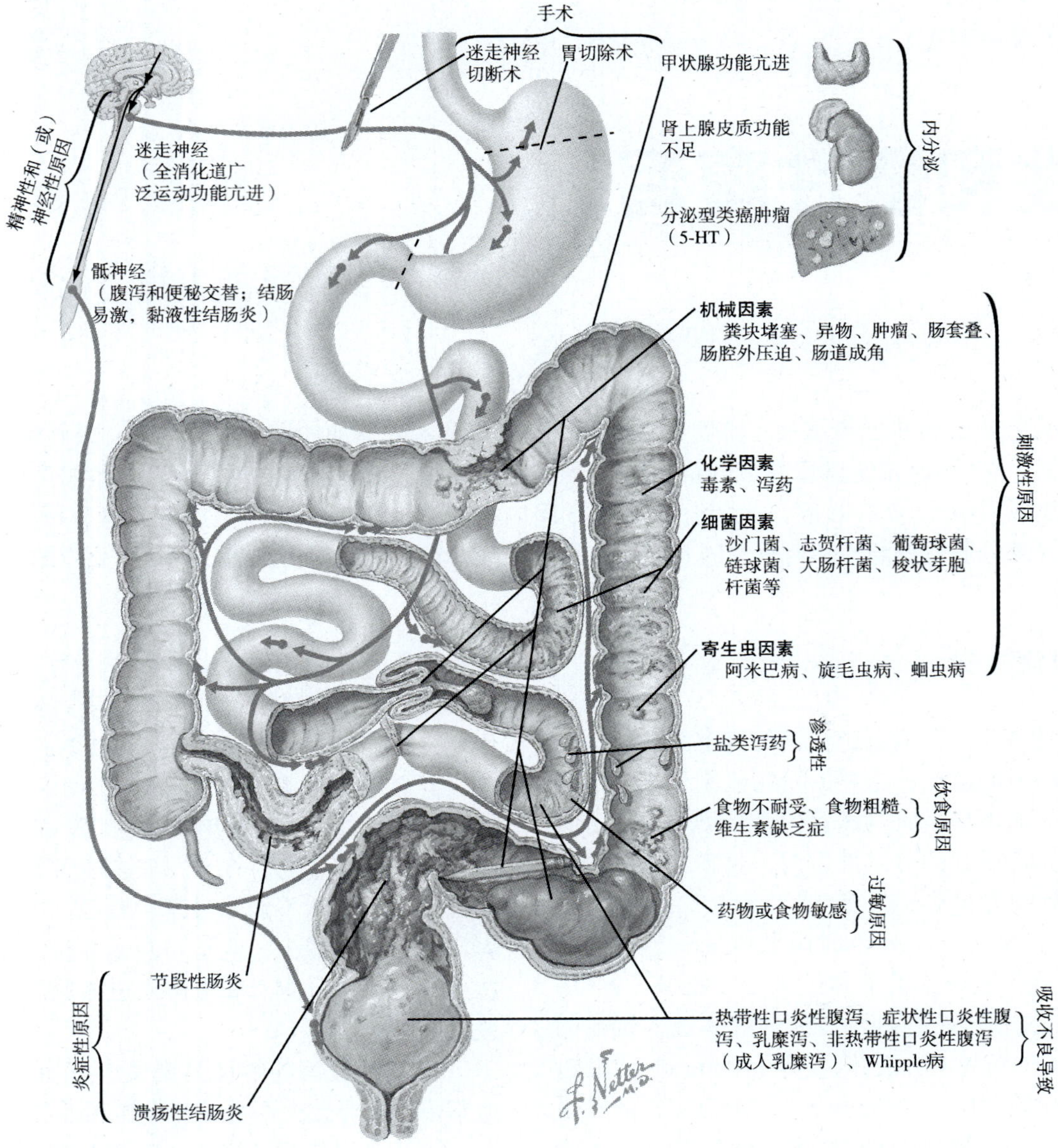

可由感染引发。引起急性腹泻的常见病菌包括沙门菌、志贺杆菌、肠出血大肠埃希菌、弯曲杆菌、轮状病毒、诺沃克病毒。霍乱弧菌和环孢子虫属是引起急性腹泻的少见原因。微孢子虫属和隐孢子虫属能引起急性腹泻并更可能感染有免疫缺陷的个体。难辨梭菌大多与医院内腹泻和抗生素相关腹泻有关。与慢性腹泻相关的常见感染包括贾弟虫病、类圆线虫病、阿米巴病。

缺血性结肠炎可引起非感染性急性腹泻，大多发生在伴有显著周围血管疾病或动脉硬化性心脏病的中老年患者。包括非甾体类抗炎药、洋地黄、加压素、利尿剂在内的一些药物已被证实与缺血性结肠炎有关。

由于乳糖酶缺乏导致碳水化合物吸收不良所致的渗透性腹泻见于乳糖不耐受、过度摄入山梨醇、乳果糖的使用、摄入果糖、摄入含镁成分的化合物（泻药、抗酸药或添加剂）、肠黏膜疾病如乳糜泻或麸质不耐受。

许多产生毒素的感染引起分泌性腹泻。毒素包括大肠埃希菌和霍乱的肠毒素。番泻叶、比沙可啶等泻药，血管活性肠肽、降钙素、P物质、胃泌素、5-HT和前列腺素也可造成分泌性腹泻。包括贾弟虫病、类圆线虫病、阿米巴病在内的寄生虫感染可造成分泌性腹泻。先天性高氯性腹泻是由于肠黏膜离子转运缺陷造成分泌性刺激物增多所致。胆酸吸收不良、显微镜下结肠炎、胶原性结肠炎、甲亢、甲状腺髓样癌，胶原血管病如系统性红斑狼疮、硬皮病也可引起分泌性腹泻。

继发于克罗恩病、溃疡性结肠炎和白塞病的肠壁炎症性疾病可引起渗出性的或炎症性腹泻。化疗药物、放射性肠病、显微镜下结肠炎、胶原性结肠炎、移植排斥反应也可引起炎症性腹泻。寄生虫感染、病毒和细菌也可引起炎症性腹泻。

以肠动力异常为基础的功能性腹泻表现为肠易激综合征（IBS）。IBS时便秘和腹泻可交替出现。典型IBS的腹泻是无炎症标志物的黏液便。一些晚期糖尿病患者出现的夜间腹泻是由于肠动力紊乱造成的。

诊断方法

急性腹泻和慢性腹泻的最初评估应包括详细的病史、症状持续时间、是否脱水、疾病的严重程度、外出史、是否存在食用被污染的水和食物、疾病接触史、近期抗生素的应用及所用药物，以及个体的免疫状态。

全面的查体应包括仔细评估患者是否脱水，如直立性低血压、黏膜干燥、皮肤弹性差。腹部检查应包括认真观察是否存在腹膜刺激征，这与肠侵入性感染有关。直肠检查应包括瘘管和肛周脓肿的检查。

急性腹泻的诊断性检查应包括大便白细胞和大便潜血试验。大便潜血阴性无白细胞的健康个体粪便培养的价值不大。院内腹泻患者的粪便培养意义也不大。难辨梭菌是最可能的病原体，酶联免疫吸附法测定毒素A含量是有效的诊断方法。免疫缺陷患者、克罗恩病或溃疡性结肠炎患者应进行大便培养。感染因素可使肠壁炎症性疾病的腹泻急性加重。内镜的诊断价值有限。纤维乙状结肠镜检查有助于疑似缺血性结肠炎的诊断。内镜检查发现假膜是诊断难辨梭菌结肠炎的证据，可能对有中毒症状的患者有益。

建议慢性腹泻的实验室检查包括全血细胞计数以评估炎症，血浆电解质评估水电解质平衡。大便常规查找白细胞有助于炎症和非炎症性腹泻的鉴别。大便渗透压差的计算可用于鉴别渗透性腹泻和分泌性腹泻。也应行大便潜血检查。大便潜血检查阳性提示炎症过程。检查发现大便中过多的脂肪有助于辨别是否存在吸收障碍。可用苏丹染色或定量计算72小时大便中脂肪含量评估大便中脂肪。大便脂肪每24小时大于7g考虑存在吸收障碍。测定粪便pH有助于辨别碳水化合物吸收不良——pH通常小于5.6。与急性腹泻相比，内镜在诊断慢性腹泻中的作用更大（图56-2；彩图56-2）。下消化道内镜检查、纤维乙状结肠镜检查，或结肠镜检查下的活检有助于诊断克罗恩病、溃疡性结肠炎、显微镜下结肠炎和胶原性结肠炎。上消化道内镜检查、食管胃十二指肠镜检查并行十二指肠近端组织活检是证明乳糜泻或麸质不耐受的金标准。对于慢性腹泻，如果进行了广泛的评估且诊断难以明确，应考虑是否为人为的腹泻，应做大便检查以明确患者是否用了泻剂。

处理和治疗

最佳治疗

腹泻的处理和治疗依赖于腹泻的病因。大多数急性腹泻是自限性的，除了支持治疗，注意液体的摄入以防止脱水外无需特殊治疗。口服补液的溶质含有氯化钠、碳酸氢钠、氯化钾和蔗糖（或葡萄糖），根据肠道钠-葡萄糖转运系统设计而成，用以促进水的吸收并减少脱水的危险。如果无血便和发热，一定要考虑用洛哌丁胺或地芬诺酯控制急性腹泻的症状。总体上，经验性抗生素治疗未能明显改变急性腹泻的病程。经验性抗生素治疗常用于伴有血便、发热、便中有白细胞的患者，症状超过1周的患者，可能伴有脱水需住院治疗的患者。抗生素治疗也用于免疫力低下的患者。益生菌有助于肠道非致病菌群重建并缩短旅行者腹泻和难辨梭菌感染所致腹泻的病程。

根据疾病的病原学或不适的症状治疗慢性腹泻。病因不明的慢性腹泻的治疗常具有挑战性。对于某些患者，长期用洛哌丁胺控制症状是可行的。长期用地芬诺酯、可待因、阿片酊须谨慎，因为可产生药物依赖。补充纤维素或膨胀剂如聚卡波非有利于减少便中液体。阿洛司琼是高选择性的$5\text{-}HT_3$

图56-2 细菌性痢疾。

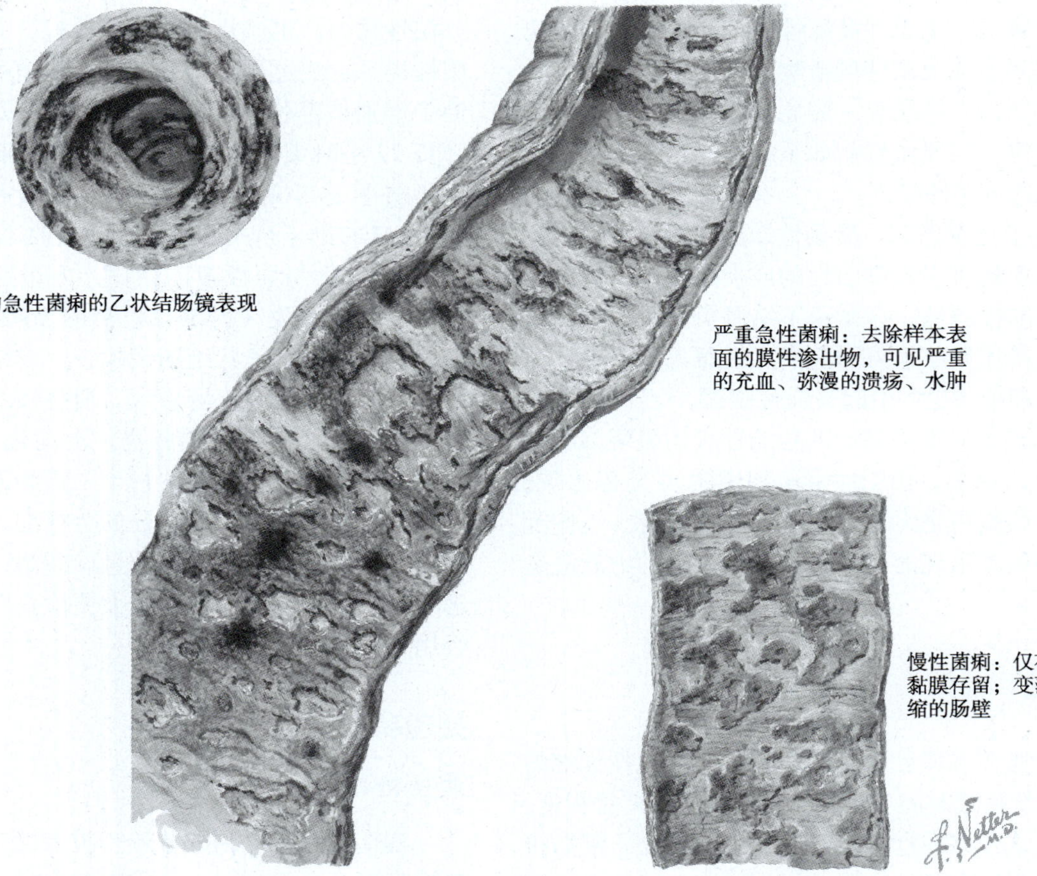

拮抗剂，能减慢肠内运输并减少排便次数。阿洛司琼已获准用于治疗腹泻型 IBS，正如制造商推荐的，应由知晓药物副作用的医师开具处方并对患者施行监测。利福昔明是一种抗生素，通过与 DNA 依赖的 RNA 聚合酶结合而抑制细菌 RNA 的合成。美国食品药品管理局批准其用于治疗由于大肠埃希菌的非侵入性菌株所致的旅行者腹泻。

避免治疗错误

急性腹泻或慢性腹泻的治疗依赖于仔细的评估大便的性状和相关的症状。成功的治疗需要准确的确定原发病因。详细询问病史，包括旅行信息、食物的摄入、疾病接触史，有助于提供关于潜在的感染因素或饮食因素导致腹泻的线索。必须注意水和电解质的平衡及补充，因为脱水和电解质失衡是腹泻的发病和死亡的主要原因。

展望

目前的研究包括 5-HT_3 拮抗剂治疗腹泻型 IBS 的临床试验。还有阿洛司琼的最佳剂量的试验研究。雷莫司琼是选择性的 5-HT_3 受体拮抗剂，动物实验表明，与阿洛司琼相比，对结肠功能异常的治疗效果更佳。雷莫司琼的后续评估可能为功能性腹泻提供一种新的治疗方法。其他研究包括评估利福昔明用于治疗小肠细菌过度繁殖相关的腹泻。

（宋巧凤 译 杨玉梅 校）

参考文献

Hirata T, Funatsu T, Keto Y, et al: Pharmacological profile of ramosetron, a novel therapeutic agent for IBS. Inflammopharmacology 15(1):5-9, 2007.

This article provides insight into the research being conducted to develop treatment options for noninfectious diarrhea.

循证

1. American Gastroenterological Association: Medical Position Statement: Evaluation and management of chronic diarrhea. Gastroenterology 116:1461-1463, 1999.

   This medical position paper provides a comprehensive guide to the diagnosis and treatment of the most common causes of chronic diarrhea.

2. Camilleri M: Management of the irritable bowel syndrome. Gastroenterology 120:652-658, 2001.

   This practical and concise review of the diagnosis and treatment of irritable bowel syndrome provides a guide to treatment when infectious, inflammatory, or dietary intolerance disorders are not diagnosed.

3. DuPont H: Guidelines on acute infectious diarrhea in adults. The Practice Parameters Committee of the American College of Gastroenterology. Am J Gastroenterol 92:1962-1975, 1997.

   This article provides guidelines for the diagnosis and management of acute infectious diarrhea and is helpful in medical management, including use of antibiotic therapy.

4. Eherer A, Fordtran J: Fecal osmotic gap and pH in experimental diarrhea of various causes. Gastroenterology 103:545, 1992.

   This helpful guide for understanding the physiology of the stool osmotic gap also addresses how it relates to various diarrheal states.

Yolanda V. Scarlett

57

便 秘

引言

便秘指与排便受损有关的特殊症状，包括排便次数异常、排便困难、大便干燥、排便不尽感。便秘很常见，各年龄人群均可受累。便秘的患者可表现为一种或多种症状。每年用于购买非处方泻药、就医、用药控制症状的费用达数百万美元。由于很多便秘患者不就医，所以便秘的真正患病率尚不清楚。报告的患病率在2%～20%。罗马Ⅲ会议制定的便秘标准包括以下2项或多项：排便困难至少占排便次数的25%，排块样便或大便干燥至少占排便次数的25%，排便时有肛门直肠阻塞感至少占排便次数的25%，采用人工方法排便至少占排便次数的25%，每周排便少于3次没有排稀便现象，且不符合诊断肠易激综合征的标准。诊断前症状出现至少6个月，而且在近3个月症状仍持续。发现患者的特殊症状对于选择最合适和最有效价比的诊断和治疗方法是重要的。

病因和发病机制

大多数人在 4 岁时通过训练能控制排便。成功的节制排泄需要一定程度的对需要排便提示有反应的神经功能、正常的肠动力、肛门内外括约肌的正常功能、协调的耻骨直肠肌收缩。直肠是顺应性良好的储存器，直肠壁内有牵张或机械感受器。当粪便由乙状结肠末端被推入到直肠时，刺激直肠壁内机械感受器而产生便意。排便时首先下蹲并用力来完成一系列的动作，从而增加腹压，降低肛门内括约肌静息张力，耻骨直肠肌收缩变直，肛门外括约肌松弛，允许粪便排出。这些动作几乎同时发生，任何一步不正常均可导致便秘。

引起便秘的病因很多，可分为代谢性、神经源性和特发性（图 57-1）。另外，有些药物可引起便秘。常见的代谢或内分泌的病因包括甲状腺功能减退、糖尿病、妊娠、高钙血症、低钾血症、尿毒症、胰高血糖素瘤、卟啉病。神经源性疾病包括周围神经病变、先天性巨结肠症、自主神经病变、神经纤维瘤病、恰加斯病和假性肠梗阻。中枢神经系统疾病包括多发性硬化、帕金森症、脑血管意外、脊髓损伤。引起便秘的药物包括麻醉镇痛药、抗胆碱能药、抗抑郁药、抗高血压药、利尿药、非甾体类抗炎药、含有铝和钙盐的抗酸药、抗组胺药和抗帕金森的药物。特发的病因包括慢传输型的便秘或结肠无力、盆底协同动作障碍、便秘为主型的肠易激综合征、巨结肠、巨直肠。

临床表现

便秘患者的主诉可能为肠蠕动减少、排便困难、有便意时大便不能排出直肠、有肠运动的要求但缺乏便意、排便少、便坚硬干燥、手抠促进排便、排便不尽感。诊断方法有赖于患者所描述的便秘情况，以指导选择适当的检查方法。

鉴别诊断

大部分便秘的病因为非致命的，且多为功能性而非器质性。功能性便秘的原因包括水分和纤维素摄入不足且缺乏运动。必须考虑引起便秘的器质性原因，这些原因包括结直肠肿瘤、疝、狭窄、慢性

图57-1 便秘的病因。

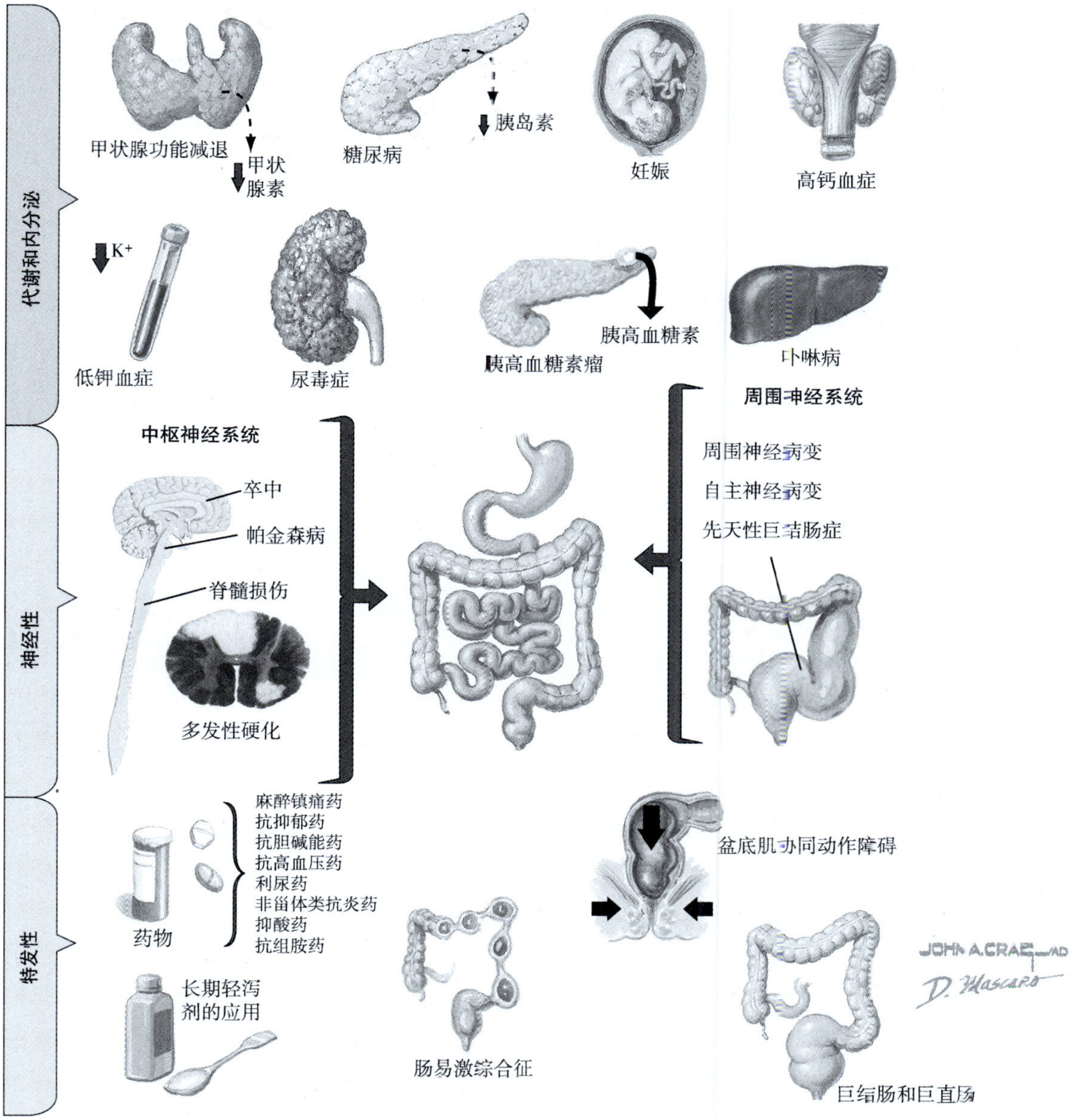

间歇性肠扭转、子宫内膜异位症、直肠前突、直肠脱垂、肛门狭窄。

诊断方法

评估主诉便秘的患者时，详细的病史非常重要。获取的病史信息可指导选择合适的检查方法。应记录 7 天内肠蠕动的次数及粪便的性状。排便次数减少反映了粪便在结肠内的传输减慢。小的、坚硬的、不成形的粪便反映了纤维素和水分摄入不足。长、细或长、扁的粪便见于排便时耻骨直肠肌和肛门外括约肌松弛不当。细便也见于肿瘤，应通过结肠镜检查除外恶性肿瘤。

标准的诊断试验包括球囊排出试验、结肠传输试验、肛门直肠测压、排粪造影（图 57-2）。其他方法如盆底肌电图描记、结肠动力试验、阴部神经

图57-2 便秘的诊断及治疗。

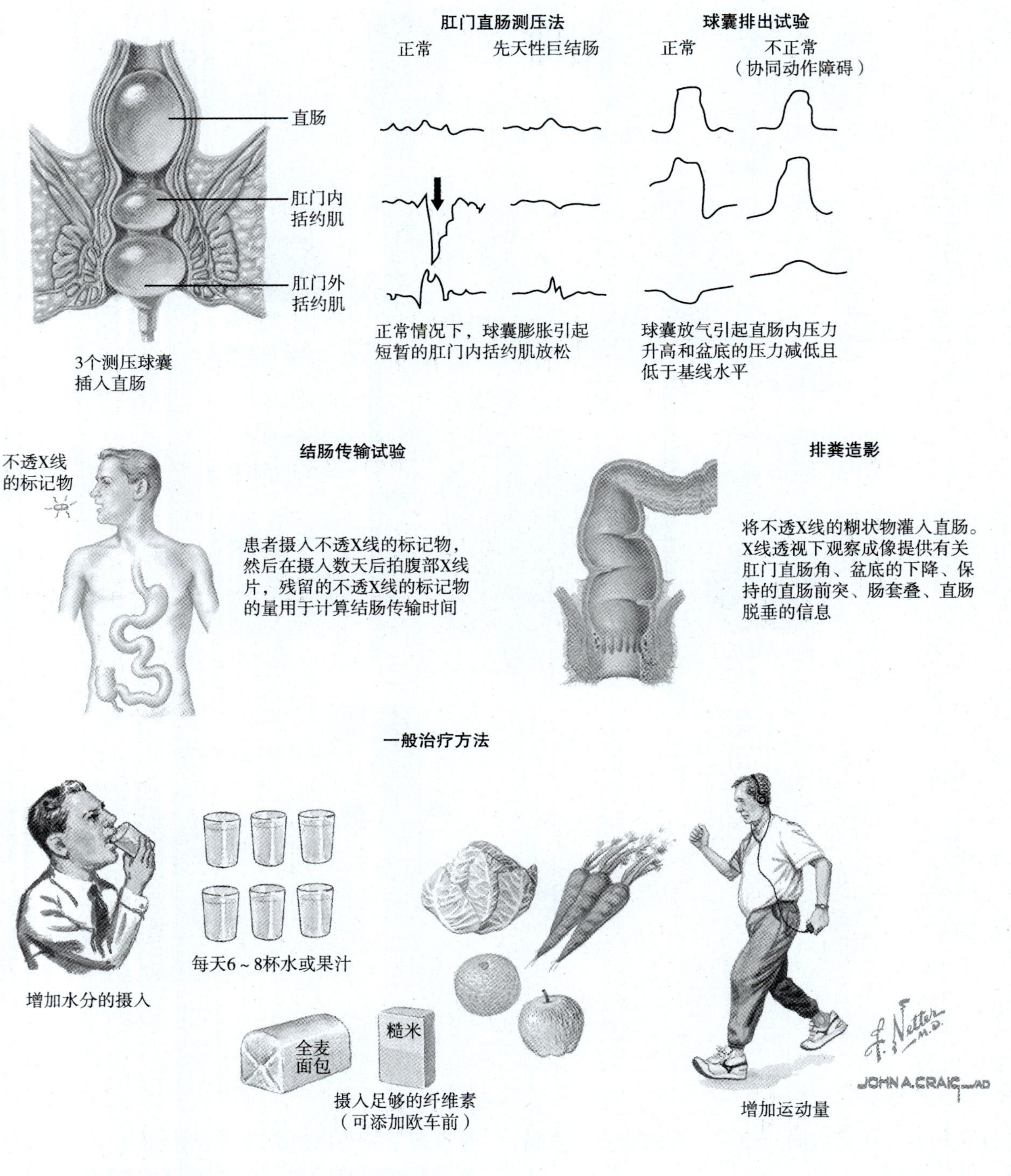

延迟试验并非所有实验中心都采用；没有这些检查也可获得足够的诊断信息。

球囊排出试验是一种简单的实验方法，看患者是否能将有 50ml 气体或水的球囊排出。一些专家建议球囊排出试验作为盆底功能障碍的筛查试验。不能排出球囊可反映盆底放松不能而致排便不畅，见于用力排便时盆底协同运动障碍或盆底矛盾收缩。

结肠传输试验评估内容物通过结肠所需的时间。最有效价比的测定结肠传输时间的方法是通过摄入不透X线的标志物，在摄入数天后，拍摄一张或数张腹部X线片，残留的不透X线的标志物的量用于计算结肠传输时间。有许多结肠传输标志物的实验方案，且这些方案有很好的相关性。结肠传输时间也能通过γ放射性核素闪烁法测定。放射性核素闪烁法测定结肠传输时间不是必备的检查，但与不透X线的标志物法比较，它与结肠传输时间也有很好的相关性。

肛门直肠测压提供有价值的关于直肠感觉、肛门内括约肌松弛、直肠顺应性、用力时盆底反映的信息。将压力记录导管插入肛门括约肌以完成肛门直肠测压试验。通过充气使导管顶部的气囊增大而获取测量值。气囊排出试验经常与肛门直肠测压试验同时进行。通过皮肤电极和肛门插头做的浅表肌电图描记，同时结合肛门直肠测压试验用于评估肛门外括约肌和耻骨直肠的功能障碍，如盆底矛盾收缩所致的排便障碍。儿童期的便秘史很有帮助。测压试验很容易筛查出先天性巨结肠症。气囊充气时肛门内括约肌适度松弛，即可除外先天性巨结肠症。

排粪造影是指将松软的钡糊灌入直肠然后在X线透视下观察排出情况。该检查可提供有关肛门直肠角、盆底下降、保持的直肠前突、肠套叠、直肠脱垂的信息。

处理和治疗

最佳治疗

初始的治疗包括建议患者摄入充足的纤维素，足够的水分和适量的体育运动。大部分西餐不能提供推荐的每天所需最少的纤维素量。如果纤维素含量缺乏，应指导患者逐渐将每天的纤维素摄入量增至20～30g。欧车前添加物可有效增加纤维素摄入（图57-2）。应在数天内逐渐增加每日纤维素的摄入量，因为高纤维素的饮食与胃肠胀气有关，而便秘患者常感到腹胀。如果担心结肠阻塞或狭窄，应避免纤维素性食物，因为它可能加重近端狭窄。患者每天至少饮6杯饮料，最好是水和果汁。生理条件限制常使运动减少，特别是老年人；然而仍强烈建议患者适当体育锻炼。经常注意纤维素、水的摄入和适当的体育锻炼将使便秘的症状改善。如果经过初步的治疗便秘未改善，将根据病史做进一步的检查。

使用粪便软化剂，如多库酯钠对肠壁蠕动减慢且排便不费力的患者有益。对于治疗依从性好，但症状仍未改善的患者应检查结肠传输时间。结肠运动慢或无力可用缓泻药治疗。如果需要长时间应用泻药，容积性泻药（欧车前）、高渗性泻药（聚乙二醇、乳果糖、山梨醇）和盐泻剂（硫酸镁、枸橼酸镁、磷酸镁）优于刺激性泻药。不建议长期使用刺激性泻药，因为它们使小肠神经丛退化，反而加重便秘的症状。常见的刺激性泻药包括比沙可啶、番泻叶、波西鼠李皮。鲁比前列素是新型的2型氯化物通道激活剂，通过增加自主肠蠕动的次数，改善粪便的稠度，降低便秘时的用力而治疗慢性便秘。

如果怀疑先天性巨结肠症、感觉障碍或盆底功能障碍，应行肛门直肠测压试验。气囊排出试验常与肛门直肠测压试验同时进行。如果确诊盆底功能障碍，生物反馈盆底肌肉再训练是有益的。指导患者在排便时放松盆底肌群而不是收缩肌群。

回肠直肠吻合的结肠次全切除术仅限于对保守治疗和泻药治疗无效的便秘患者，但这些患者不能存在盆底肌群功能障碍，包括盆底肌群协同动作障碍和出口梗阻。应确定这些便秘患者的小肠神经肌肉功能正常，因为小肠的神经病变和肌病能导致便秘。

避免治疗错误

成功治疗便秘需要采集详细的病史及个体化的评估患者的症状。对于简单的病例，增加水分和纤维素的摄入及增加运动量就能显著改善症状。对于那些对包括导致便秘症状的任何器官病变进行简单治疗无效的患者，应行诊断性检查。

展望

替加色罗是一种高选择性部分5-HT_4受体激动剂，有刺激胃肠蠕动的特性。最近，根据美国食品药品管理局的建议。替加色罗已从市场退出，因为在治疗试验中与服用安慰剂的患者相比，服用替加色罗的患者心血管事件增加。将来，替加色罗可能是无显著心血管疾病风险患者经济有效的治疗药物。近期的研究包括甲基纳曲酮用于需要麻醉镇痛剂的晚期疾病患者因阿片样物质引发便秘的治疗。甲基纳曲酮是从纳洛酮中提炼出来的，是不能通过血-脑屏障的四价甲基制剂。临床试验显示甲基纳曲酮减少便秘的症状，而镇痛效果没有减弱，也没有戒断症状。可能该药对阿片样物质引起的便秘有效。

（张云丽 译 宋巧凤 校）

参考文献

Slatkin N, Karver S, Thomas J, et al: A phase III double blind, placebo controlled trial of every other day dosing of methylnaltrexone for opioid-induced constipation in advanced illness. Gastroenterology 131(3):950, 2006.

The abstract describes a well-designed study addressing the need for additional therapeutic options for constipation in individuals requiring opioids for analgesia.

循证

1. Drossman DA, Corazziari E, Delvaux M, et al (eds): Rome III: The Functional Gastrointestinal Disorders, 3rd ed. Mclean, VA, Degnon Associates, 2006, pp 515-523.
   This text provides specific diagnostic criteria for functional constipation based on consensus of an international committee of clinicians and scientists.
2. Barnes PR, Lennard-Jones JE: Balloon expulsion from the rectum in constipation of different types. Gut 26:1049-1052, 1985.
   This article provides basic information on anorectal physiology and discussion of the mechanics of evacuation.

Mark J. Koruda

58

常见的肛门直肠疾病和结肠疾病

引言

常表现为排便时疼痛的肛门直肠疾病是常见而且可能引起严重问题的疾病。引起排便疼痛的3个常见病因是血栓性痔、肛裂、直肠周围脓肿。评估这些患者时采集导致疼痛的原因和排便时表现的完整病史是非常重要的。一般的身体检查包括肛门直肠视诊、指诊、肛门镜检查（镜下可直视肛管）。如不麻醉，肛门镜检查引起的疼痛很剧烈，有些患者可能需要全身麻醉方能明确诊断。

两个最常见的结肠疾病是阑尾（阑尾炎）和憩室（憩室炎）。虽然各自表现某些典型的症状和体征，但在诊断和治疗上也常常提出挑战。

血栓性痔

病因和发病机制

痔是肛管黏膜下层的静脉凸出物（图 58-1）。外痔源于直肠下静脉丛，发生在齿状线下方，被鳞状上皮覆盖。内痔源于直肠上静脉丛，发生在齿状线上方，被直肠黏膜覆盖，混合痔是内痔外痔并存。痔通常由便秘引起，便秘时反复用力排出硬便，导致肛门黏膜延长、充血，并可能脱垂。如果痔脱出不能还纳，血流淤滞将导致血栓。

临床表现

痔最常见的症状是便时或便后出血、用力排便后加重。如果痔不发生血栓和溃疡，一般不引起疼痛。查体时脱出的血栓性痔呈蓝色或紫色。许多患者血栓性痔周围为水肿组织。这些部位因为是肛膜的延伸，所以有触痛。

鉴别诊断

鉴别应考虑无血栓的脱出痔、肛门尖锐湿疣、表皮囊肿、真性直肠脱垂、前哨痔（伴随肛裂）。其他相关病因包括妊娠，能增加直肠静脉丛的静脉压，或为肝硬化门脉高压的表现。

诊断方法

通常根据直接的外部肛管检查即可明确诊断。偶尔，特别当患者表现为严重的疼痛时，可能需要在局麻或全麻下进行最佳的直视检查。很少需要肛门镜检查。

处理和治疗

最佳治疗

一般采用外科手术治疗。痔核的切开和引流术已足够，但切除血栓痔是更好的选择，因为切除后可使组织回复并加速愈合。可在局麻下进行上述手术。不太严重的病例可予坐浴、局部外用类固醇乳膏剂和容积性泻剂药治疗。改变饮食习惯、粪便硬度和排便习惯对于这些患者的长期治疗是非常关键的。

避免治疗错误

避免误诊导致的延误治疗是值得特殊强调的。

图58-1 痔。

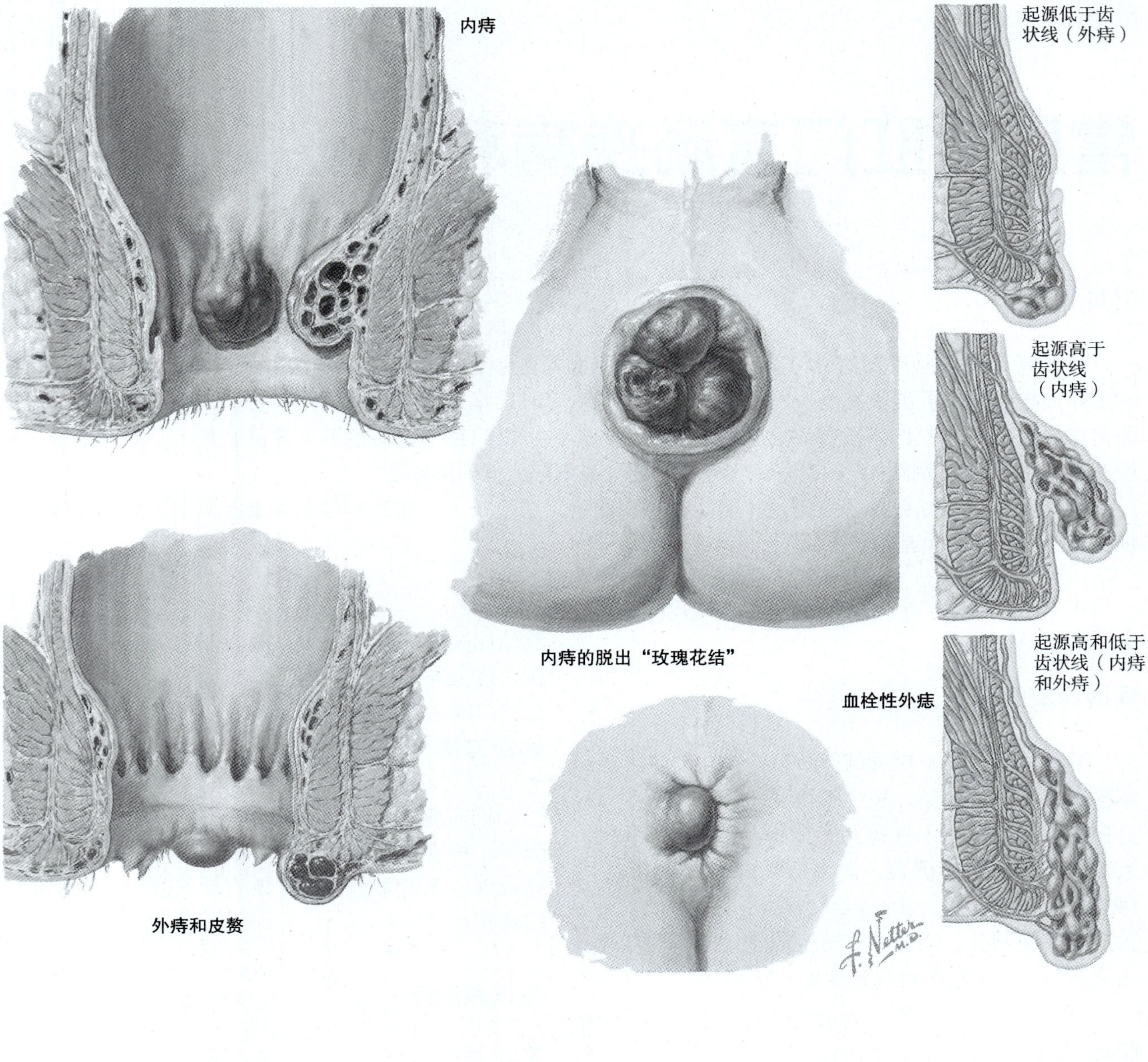

对这些患者来说，局部试用激素或止痛药只是“延长痛苦”，而及时的外科治疗可使症状几乎立即缓解。

肛裂

病因和发病机制

肛裂是齿状线以下肛膜的撕裂伤。大便坚硬的便秘和括约肌痉挛导致患者用力对抗痉挛的括约肌，其结果是使肛膜适应或撕裂。该区域的皮肤有丰富的感觉神经纤维支配，疼痛、炎症、痉挛和更严重的疼痛，患者被这种恶性的循环所困扰。当患者排便时，该区域又被拉长，导致的疼痛可持续数小时。通常，患者因怕痛而不愿排便，结果使大便变得更坚硬而致排便更痛。

临床表现

患者通常表现为急性起病或撕裂导致周期性疼

痛和痉挛。体检时发现的特殊体征是前哨痔和皮赘（图 58-2）。在成人，90% 的肛裂多发生在后正中线，而在儿童，15% ～ 20% 位于肛门前部。通常让患者取侧卧位，暴露臀部，患者用力时能看到肛裂。肛膜外翻，在前哨痔的下面通常可看见裂口。应该避免指诊，因为肛裂周围组织很敏感。如果诊断不明确且看不见裂口，可能需要在全麻下进行进一步检查。

鉴别诊断

在某些患者该部位的撕裂是由于身体创伤造成的。溃疡性结肠炎的患者常有肛裂。多种感染性疾病可引起肛裂（如阿米巴病、结核），但这些病因少见。

诊断方法

详细的询问病史和仔细的查体是明确诊断所必需的。偶尔需要在全麻下的肛门镜检查。

处理和治疗

最佳治疗

治疗的目的是阻止内括约肌痉挛，以减少疼痛和改善局部血供促进溃疡愈合。肛裂的初始治疗应选药物治疗，因为超过 80% 的急性肛裂无需治疗而消退。一线的治疗包括粪便软化剂、纤维素添加剂和坐浴以缓解疼痛的症状；这些措施对 35% 左右的患者有效。

硝酸甘油和钙离子通道阻滞剂软膏已被作为二线药物而广泛应用。两者可缓解内括约肌痉挛，45% ～ 68% 的患者裂口最初愈合但有 35% 的复发率。50% 的患者应用硝酸甘油时出现头痛因而依从性差。

肛门内括约肌注射肉毒素 A（BTX）是一种化学性的括约肌切开术，作用持续 3 个月以上，愈合率达 90% 且复发率低。治疗的金标准是肛门括约肌侧切术，用开放式或闭合式的方法切开肛门内括约肌下缘 1cm。并发症多为出血，少见脓肿和肛瘘。便失禁是手术最严重的并发症，当切口过长时发生。外科手术时小心谨慎可避免这一并发症。尽管通过外科手术使患者的症状迅速缓解，但慢性肛裂的愈合可能是长期的且需按部就班的治疗。与肉毒素注射相比，内括约肌侧切术 1 年肛裂治愈率为 94%，而肉毒素注射仅为 75%。

避免治疗错误

不强调肛裂的及时诊断并不过分，应及时将患者转诊至专家诊治，因为治疗可使患者的症状迅速缓解。

直肠周围脓肿

病因和发病机制

几乎所有的肛门直肠化脓性疾病多为由肛窦延伸来的肛腺感染引起，肛窦位于肛柱基底齿状线水平。肛窦形成脓肿后可穿过直肠壁到肛周间隙。几乎所有的肛腺开口于肛门内括约肌平面，因而脓肿多起源于那里，然后向上下扩散或扩散到肛门周围（图 58-3）。直肠周围脓肿根据所在部位分类：肛门周围脓肿、坐骨直肠间脓肿、括约肌间脓肿、肛提肌上脓肿。肛门周围脓肿最常见，发生率约 50%，最少见的类型是肛提肌上脓肿，约占 5%。

临床表现

直肠周围脓肿的患者表现为肿胀、搏动、持续性疼痛。疼痛较肛裂的起病慢但更弥散。体检时，脓肿处可有水肿、硬结、红斑。因为肛门周围的筋膜层较厚，波动感相对出现较晚。指诊时更痛。如果患者能忍受，指诊检查可显示脓肿部位。

鉴别诊断

直肠周围脓肿极易鉴别。伴有肛瘘的慢性直肠周围脓肿多为克罗恩病的并发症。结核和放线菌病感染偶尔引起直肠周围脓肿。截瘫患者发生慢性压疮的局部软组织感染易与本病混淆。

诊断方法

仔细的查体，在直肠检查时发现硬结或病灶常可明确诊断。一些临床医师建议 CT 扫描用于难诊断的患者。必要时，可于麻醉下对可疑部位进行抽吸。在大多情况下直肠周围脓肿应抽出脓液。新的

图58-2 肛裂。

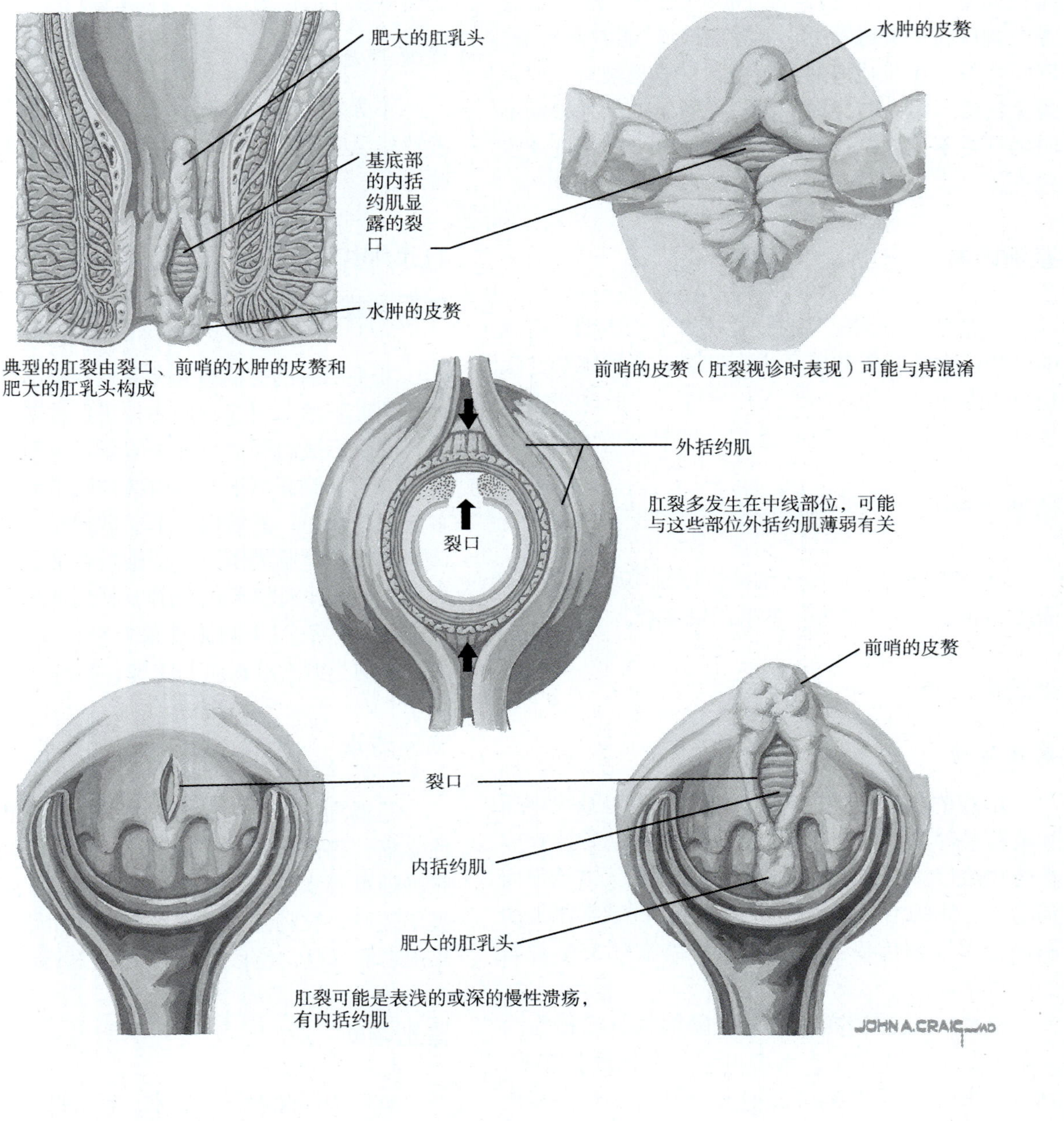

辅助检查，如直肠内超声有助于部分患者的诊断，但一般不必要。

处理和治疗

最佳治疗

直肠周围脓肿的关键治疗是切开和引流。抗生素的使用也很重要，但不能单独应用。局限化的直肠周围脓肿可在局麻下引流。更为复杂的直肠周围脓肿需要在手术室麻醉后进行检查。在内括约肌沟内的环形切口是最安全的切口，可避免损伤括约肌（图 58-3）。如果能确定受累的肛窦，则黏膜下的放射性切口能使脓肿更好的引流。约 10% ～ 15% 的病例会发生肛瘘，通常发生在那些引流到直肠而病灶部位不确定的病例。因为治疗较复杂，所以伴有肛瘘的患者应转诊至外科。

图58-3 肛门直肠脓肿的外科治疗。

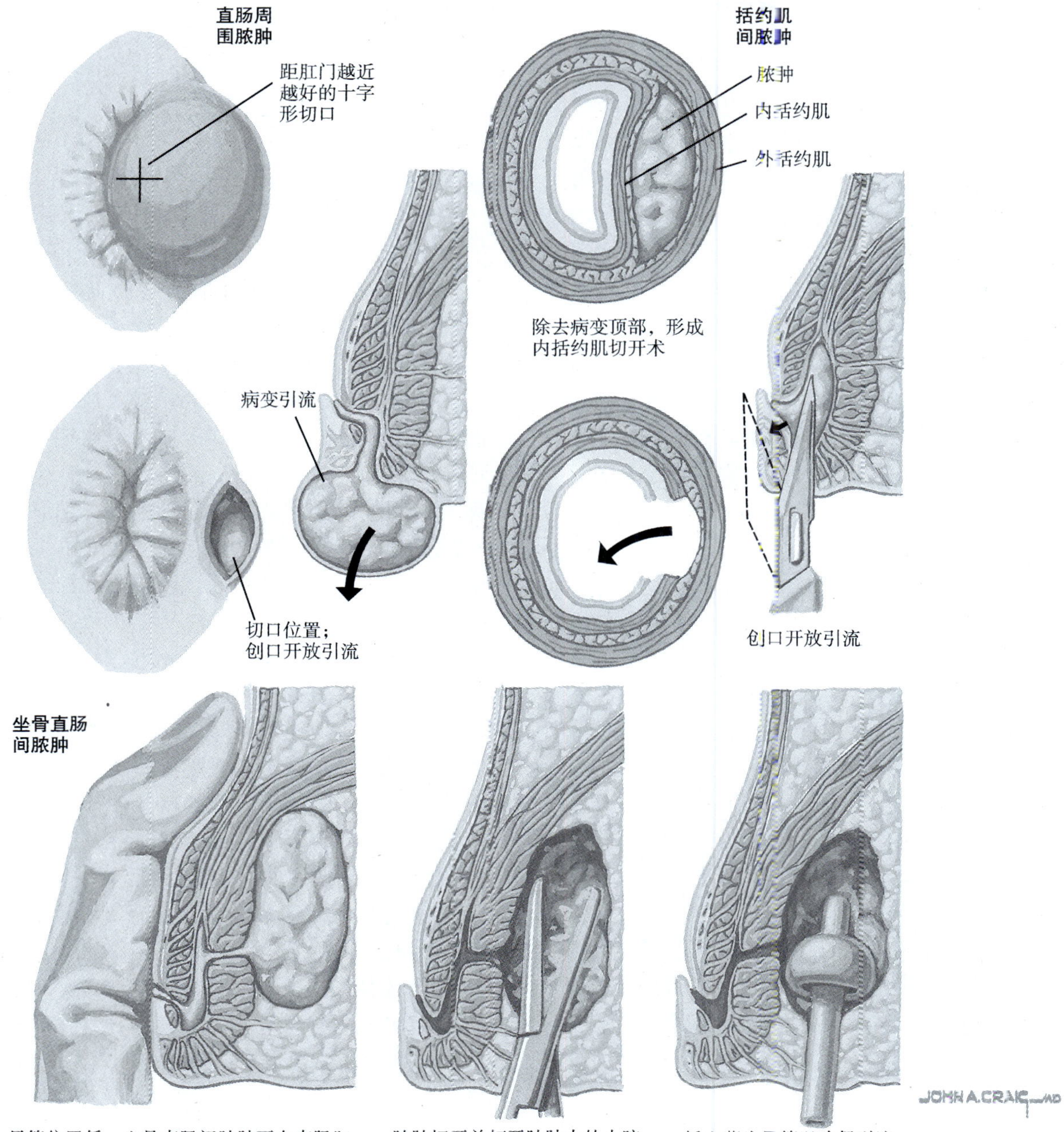

避免治疗错误

直肠周围脓肿最常见的治疗误区在于过度依赖抗生素。直肠周围脓肿为外科疾病，必须适时行手术治疗。

憩室病

憩室疾病，包括憩室病和憩室炎，在西方人中很常见。统计显示，憩室病每10年平均发生10%。大部分患者无症状；然而，10% ~ 30% 的患者出现并发症，其中憩室炎最常见。憩室炎每年导致20

多万人住院，治疗费用超过 30 亿美元（图 58-4；彩图 58-4）。

病因学和发病机制

结肠憩室实际上是假憩室，是由血管经过处薄弱的黏膜外突所致。西餐中纤维素成分相对较低导致粪便坚硬而量较小，需要结肠壁的高压力来推动。增加的压力导致在结肠壁相对薄弱处形成憩室。憩室主要发生在左侧结肠，90% 在乙状结肠，15% 发生在右侧结肠。憩室的数目从一个到数百个不等，典型的憩室直径常小于 10mm，但也有直径大至 2cm 的。憩室炎的特征为憩室炎症、感染，或两者皆有。憩室可发生穿孔。单纯的憩室炎可导致局部蜂窝织炎。憩室病的并发症为脓肿，穿孔引发的腹膜炎，与毗邻脏器形成瘘或梗阻。憩室病也可造成下消化道出血。

临床表现

典型的左下腹痛是憩室炎最常见的症状。疼痛可能为间歇性或持续性。常伴有排便习惯的改变，如腹泻或便秘，也可发生厌食、恶心、呕吐和发热。乙状结肠的炎症可造成邻近的膀胱激惹而出现排尿困难和尿频。

鉴别诊断

憩室炎的鉴别诊断很广。急性阑尾炎或为最常见的误诊。其他为炎症性肠病、缺血性或感染性结肠炎、消化性溃疡、结直肠癌和妇科疾病。

诊断方法

根据患者的病史、症状、体征和体格检查一般能诊断急性憩室炎。放射影像检查是最常用的检查，不仅证实诊断并能评估疾病的严重程度和并发症的存在。腹平片和胸片是对腹痛患者最初评估的经典方法。10% 的急性憩室炎患者出现腹腔游离气体。非特异性的发现如肠梗阻更是显而易见。

对比 X 线检查如钡剂或水溶性对比剂灌肠曾是诊断憩室炎的金标准。但横断面成像技术如 CT、MRI 和超声已取代它们使其处于次要地位。

CT 扫描诊断憩室炎的敏感性为 98%。它也能显示周围组织的影像并确定疾病的严重程度。轻度憩室炎的特征是肠壁增厚和结肠周围的脂肪垫。中度憩室炎的肠壁进一步增厚超过 3mm 伴有蜂窝织炎或小脓肿。重度憩室炎，脓肿超过 5cm，伴或不伴穿孔和腹腔内游离气（图 58-5）。

处理和治疗

最佳治疗

轻度憩室炎的患者（无腹膜刺激征并能进流食）可在门诊治疗并密切随访。口服针对革兰阴性菌和厌氧菌感染的抗生素 7 ～ 10 天。

中度憩室炎、有并发症的憩室炎或有并存病需住院治疗。一开始就应予广谱抗生素以期望在 2 ～ 3 天内有临床改善。约 75% 的患者有效，仍无缓解的患者采用外科手术。小的、局限的、结肠周围脓肿可用抗生素治疗。大的脓肿最好在 CT 引导下穿刺引流，能成功地清除脓液，使在局部脓肿控制后的一段时期后行外科切除术的风险减低。

紧急外科手术的适应证包括气腹、腹膜炎、脓毒症、不能经皮引流的脓肿、药物治疗无效。择期外科手术的适应证尚不确定。30% 药物治疗有效的初发憩室炎患者发展为复发性憩室炎。第二次发作后，第三次发作的机会大于 50%。由于复发性憩室炎药物治疗的效果差，对于无并发症的二次发作的憩室炎，应考虑外科切除病变部位。

憩室炎的外科手术传统上可为急诊手术与非急诊择期手术。急诊手术适应证是穿孔导致腹腔感染，腹膜炎伴脓肿形成，或全身脓毒症表现。切除后一期吻合存在吻合口裂开的风险并与死亡率有关。因此，对于这些情况，外科手术分两步施行。在最初的手术时，切除感染的肠管，通常为乙状结肠。在近端结肠行造口术，切面部位（远端乙状结肠 - 近端直肠）作为闭合的残根保留在盆腔内。据估计，在美国每年有 50 000 例此种结肠造口术。患者由第一次手术恢复后，择期进行第二步，即通过再吻合术去除结肠造口。大约 60% 的患者选择去除结肠造口。择期手术的适应证包括患者身体健康且局部炎症和感染已控制，选择一期切除受累肠管并直接吻合。

避免治疗错误

CT 和 MRI 的广泛应用对憩室病及其并发症的

图58-4 憩室病。

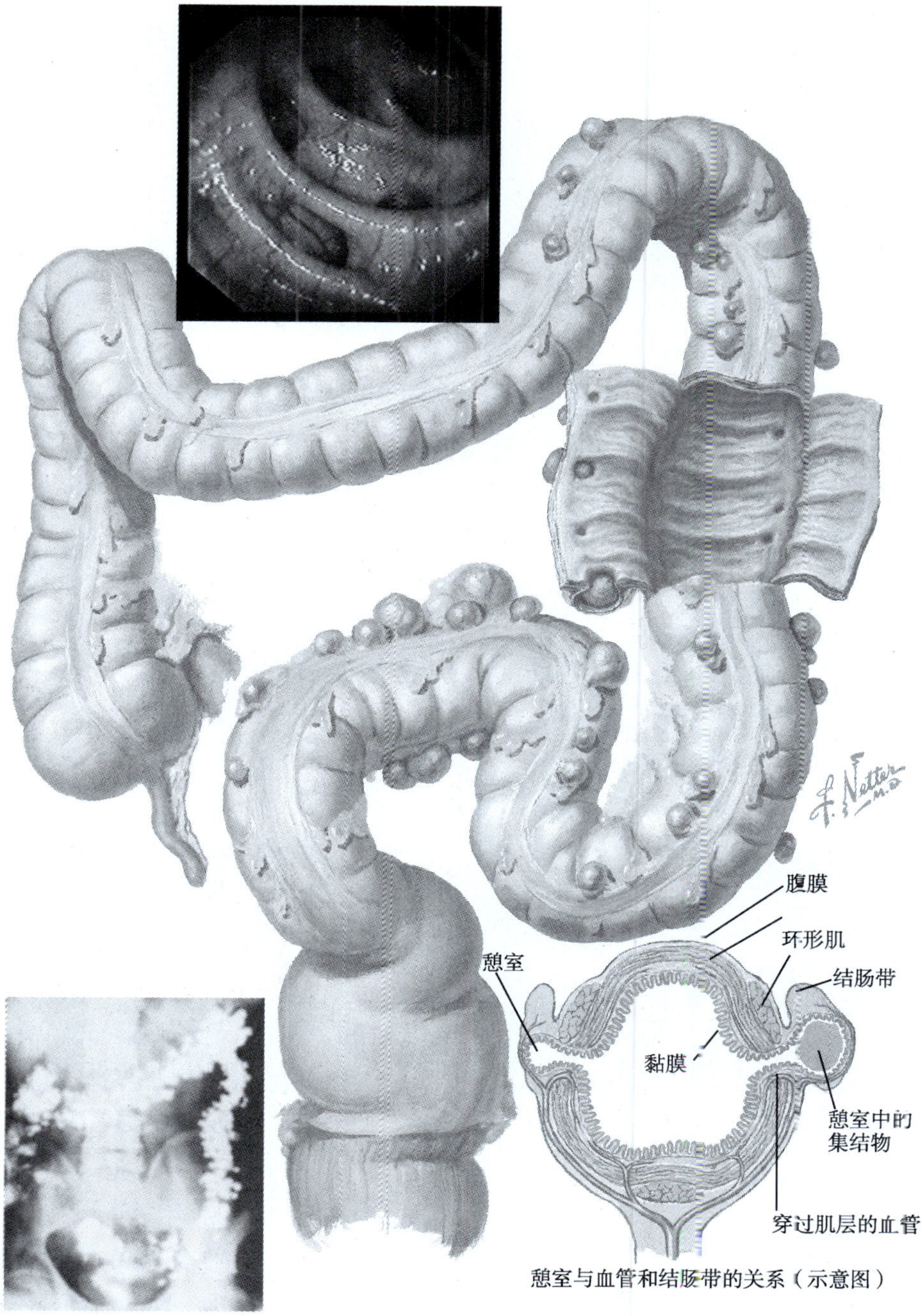

诊断有极大的帮助。社区医师、放射线学家、胃肠病学家和外科医师协作制订治疗方案是必需的，这样可以确保憩室病患者得到最佳的结果。

展望

增加西餐中纤维素的含量是否对于未来憩室病及其并发症的发生产生有益的影响尚不明确。

腹腔镜正越来越成为憩室病的常规治疗。在多

图58-5 憩室病、CT显示增厚的肠壁和憩室。

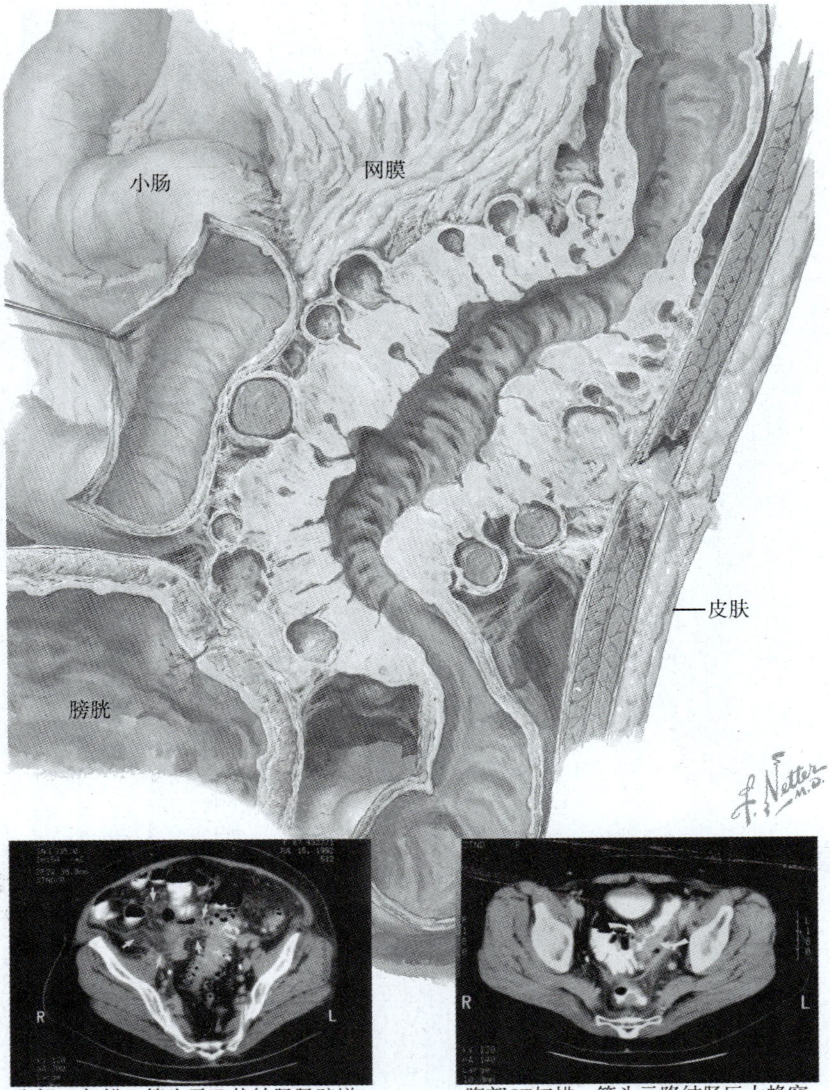

腹部CT扫描，箭头示乙状结肠肠壁增厚并有憩室

腹部CT扫描，箭头示降结肠巨大蜂窝织炎部位有数个憩室

数研究中，腹腔镜的并发症发生率低（<10%），住院天数缩短（2 ~ 5天）。

尽管对有并发症的憩室病患者，两阶段外科手术治疗被认为是最安全的选择，然而二期手术，结肠造口的去除，仍有不愈的可能。手术吻合口的裂开率平均为4%；伤口感染率为4%；死亡率接近1%。考虑到这些并发症的发生率，近期仍有报道尽管存在脓肿或局限性的脓毒症，切除并行一期吻合术仍取得了令人满意的结果。

无并发症的憩室炎在两次发作后行外科治疗的传统方法最近受到了质疑。近期的研究支持50岁以上的患者在憩室炎发作第四次后可做结肠切除术而不是第二次发作后。这种方法的死亡率不足0.5%，结肠切除术不足0.7%，平均每位患者节省了1035美元。

阑尾炎

达·芬奇在15世纪第一次制作了阑尾解剖图。在1711年，德国外科医师Lorentz Heister第一次

图58-6　有粪石的阑尾的进行性炎症。

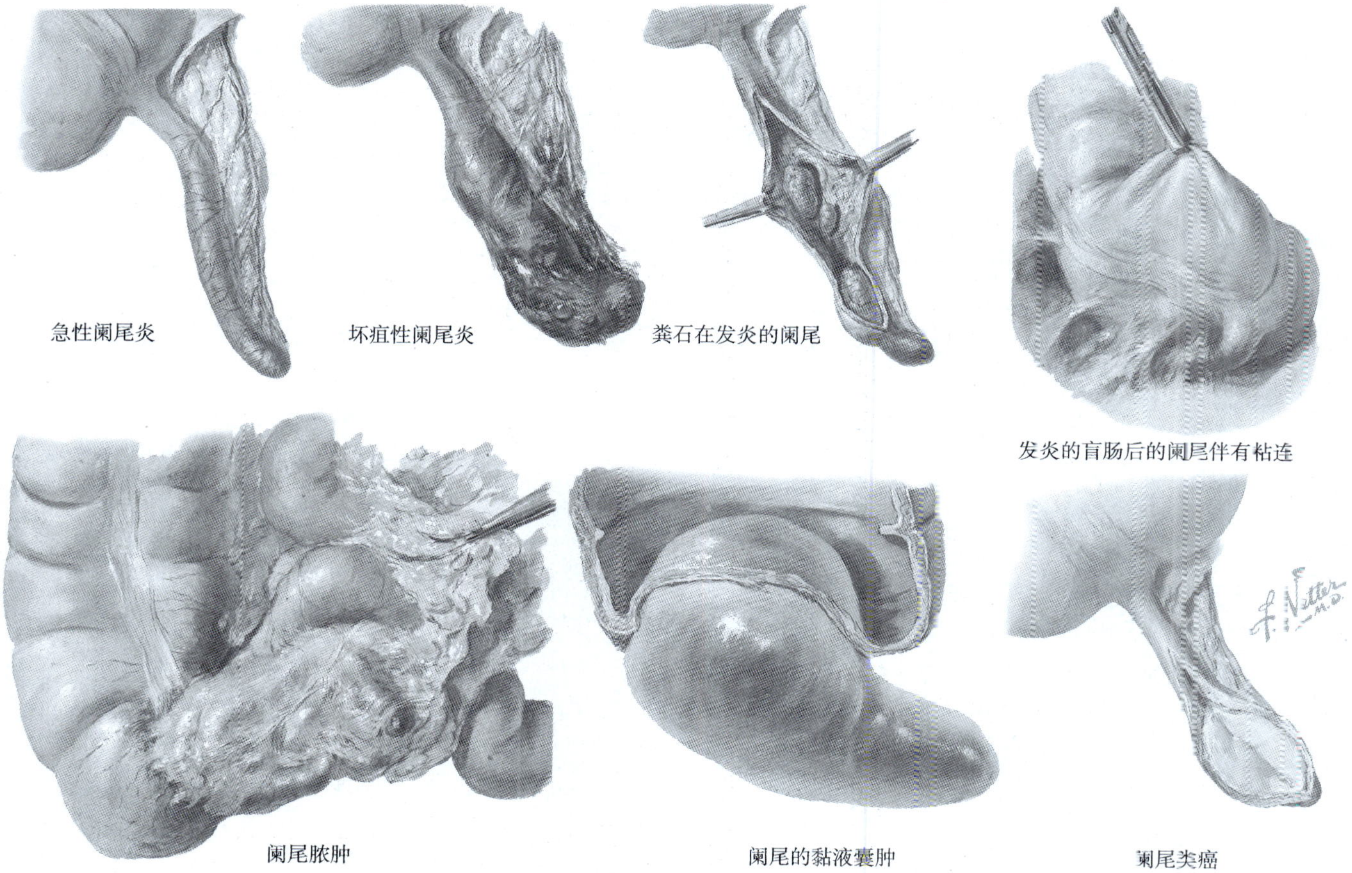

报道了阑尾炎。人一生中发生阑尾炎的风险是8%。在全世界，阑尾切除术是最常见的外科急诊手术，美国每年的手术病例超过25万。

病因和发病机制

当阑尾腔梗阻时发生阑尾炎（图58-6）。引起梗阻的原因是粪石、肿瘤、异物或肿大淋巴结组织。管腔梗阻导致管腔内的压力升高，继而静脉压增加，阑尾壁缺血，随后细菌侵入，阑尾坏死和穿孔。

临床表现

阑尾炎的早期，阑尾腔的膨胀导致典型的钝痛，位于脐周部位的缺乏特征的内脏的中度疼痛。随着炎症进展波及浆膜的表面，局部腹膜刺激，腹痛局限于与阑尾位置相符的右下腹。病情继续进展可导致阑尾穿孔和脓肿形成。许多患者有厌食和低热的症状。

鉴别诊断

虽然不是大多数，但许多腹部疾病的发病过程与阑尾炎相似。这包括细菌性或病毒性肠炎、肠系膜淋巴结炎、肾盂肾炎、肾绞痛、急性胰腺炎、克罗恩病、盲肠或乙状结肠的憩室炎、小肠梗阻、异位妊娠、卵巢脓肿破裂、卵巢扭转、急性输卵管炎或输卵管卵巢脓肿。

诊断方法

因为没有哪一种症状、体征或实验室检查对阑尾炎来说是完全敏感的或特异性的，因而阑尾炎的诊断具有挑战性。详细的病史和体格检查是做出诊断的基石。早期阑尾炎典型的表现为症状轻微，可能有低热。右下腹可探及局部腹膜刺激征，腹肌紧张，咳嗽时压痛或与之相联系的结肠充气征、腰大肌征、闭孔征。白细胞数常升高，一般在 11 000 ~ 17 000/mm^3。在不典型阑尾炎病例，可考虑腹部 CT 扫描作为影像学检查，但该检查正逐渐成为常规检查。

处理和治疗

最佳治疗

自 1894 年 McBurney 引入阑尾切除术后，该手术一直是急性阑尾炎治疗的选择，至今手术方法几乎没有改变。目前，阑尾切除术一般在腹腔镜下进行。腹腔镜手术较开腹手术的优势是恢复快、痛苦少、并发症少、伤口美观。

避免治疗错误

与大多数外科疾病一样，正确的诊断是关键。常识告诉我们阑尾切除术的阴性率（手术中无阑尾炎）在 10%。为使诊断更确切而延误外科手术将增加穿孔和其他潜在并发症的发生率。

展望

很多情况下，阑尾炎可只根据临床表现诊断。随着螺旋和多层 CT 的应用，CT 扫描逐渐成为急性腹痛患者的首先检查。显然，许多 CT 扫描对于评估阑尾炎患者是不必要的。影像学检查在阑尾炎诊断中所起的确切作用仍需进一步探讨。

（张云丽 译 宋巧凤 校）

参考文献

Dominguez EP, Sweeney JF, Choi YU: Diagnosis and management of diverticulitis and appendicitis. Gastroenterol Clin North Am 35(2):367-391, 2006.

This is an excellent review article.

Fox JM, Stollman NH: Diverticular disease of the colon. In Feldman M, Friedman LS, Sleisenger MH (eds): Sleisenger & Fordtran's Gastrointestinal and Liver Disease, 8th ed. Philadelphia, WB Saunders, 2006, pp 2613-2625.

This is a superb chapter in the hands-down best reference book on gastrointestinal disease.

Kaidar-Person O, Person B, Wexner SD: Hemorrhoidal disease: A comprehensive review . J Am Coll Surg 204(1):102-117, 2007.

As the title indicates, this is perhaps the most comprehensive review available. With 15 pages and 166 references, this article covers anatomy, pathogenesis, and all treatment modalities.

Metcalf A: Anorectal disorders. Five common causes of pain, itching, and bleeding. Postgrad Med 98(5):81-84, 87-89, 92-94, 1995.

This older review article is a good source for pathophysiology, diagnosis, and treatment of common anorectal diseases.

循证

1. Brisinda G, Cadeddu F, Brandara F, et al: Randomized clinical trial comparing botulinum toxin injections with 0.2 percent nitroglycerin ointment for chronic anal fissure. Br J Surg 94:162-167, 2007.

   One hundred patients were randomized to receive either nitroglycerin or BTX for chronic anal fissure. Although treatment with either agent is effective as an alternative to surgery, Botox is the more effective agent.

2. Lan P, Wu X, Zhou X, et al: The safety and efficacy of stapled hemorrhoidectomy in the treatment of hemorrhoids: A systematic review and meta-analysis of ten randomized control trials. Int J Colorectal Dis 21:172-178, 2006.

   A meta-analysis includes 10 randomized controlled studies that evaluated the safety and efficacy of PPH compared with open hemorrhoidectomy. Stapled hemorrhoidectomy may be as safe as traditional open hemorrhoidectomy.

3. Mentes BB, Irkorucu O, Akin M, et al: Comparison of botulinum toxin injection and lateral internal sphincterotomy for the treatment of chronic anal fissure. Dis Colon Rectum 46(2):232-237, 2003.

   The healing rate of chronic anal fissure is high with Botox; the procedure allows an earlier recovery and fewer complications when compared with sphincterotomy. It occasionally requires repeat injection, and the healing rate is lower in this circumstance.

4. Salem L, Veenstra DL, Sullivan SD, Flum DR: The timing of elective colectomy in diverticulitis: A decision analysis. J Am Coll Surg 199(6):904-912, 2004.

   Decision and cost analysis simulated clinical and economic outcomes after recovery from diverticulitis. This study suggested that the expectant management is associated with lower rates of death and colostomy and is cost-saving for both younger and older patients.

5. Sauerland S, Lefering R, Neugebauer EA: Laparoscopic versus open surgery for suspected appendicitis (review). Cochrane Database Syst Rev 4:CD001546, 2004.

   Fifty-four studies that compared open versus laparoscopic appendectomies were reviewed. Recommendations are to use laparoscopy and laparoscopic appendectomy in patients with suspected appendicitis unless laparoscopy is contraindicated or not feasible. Especially young, female, obese and employed patients appear to benefit.

Yehuda Ringel · Douglas A. Drossman

59

肠易激综合征

引言

肠易激综合征（irritable bowel syndrome，IBS）是最常见的功能性胃肠病，其定义为不能用形态或生化异常解释的慢性或复发性胃肠道症状。研究显示，在西方国家，8% ~ 23% 的成年人存在严重程度不等的肠易激综合征。每年占社区门诊患者的 12%，占胃肠道门诊患者的 28%。不同性别、年龄和地区的人群均可发生 IBS。女性患者居多（在社区女 / 男比例为 2 ∶ 1），随着年龄的增加患病率减少。与其他慢性胃肠疾病和非胃肠疾病患者或健康对照者相比，IBS 患者报告的与健康有关的生活质量低。在卫生资源利用和费用方面，IBS 增加了大量的社会经济负担。与无肠易激综合征的人比，IBS 患者平均耽误 3 倍以上的工作时间，卫生保健和看医师的时间显著的增多。患者用于卫生服务的花费远远高于对照人群。据估计，美国每年直接的治疗费用超过 20 亿美元，可计算的间接费用高达 20 亿美元。

病因和发病机制

没有单一的机制能解释 IBS 的症状。可以认为是患者对于内在刺激（如食物、肠管内球囊充气）或环境刺激（如心理压力）及肠运动过度等多因素综合作用的结果。然而，尽管确实存在肠动力异常，但它们并不能单一或很好地解释 IBS 患者特征性的疼痛或不适。在肠内或直肠膨胀时，患者也可呈现痛阈降低（如内脏高敏感性和痛觉改变）。

导致或调节内脏高敏感性和痛觉改变的病理生理机制尚不清楚。近期研究显示自主神经系统、神经内分泌系统和中枢神经系统（CNS）在处理和调节来自于肠道的内脏传入信息时扮演主要角色，并通过 5- 羟色胺（5-HT）传入受体的激活影响内脏感觉和痛觉的意识支配（图 59-1；彩图 59-1）。因此，IBS 患者表现的症状源于肠功能障碍（如肠道动力或感觉功能异常）或不同水平的肠道神经控制障碍，包括自主神经系统、脊髓通路和中枢神经系统（如脑肠轴）。图 59-2 描述了在脑、肠和内脏痛调制系统间的生理学相互作用。

对于 IBS 和一些遗传和环境易患因素之间的潜在的联系已经给予了相当大的关注。近来，遗传学研究显示 IBS 在双胞胎患者中单合子的患病率为双合子的两倍，并认为 IBS 和数个基因多态性间有关联（如 5-HT 再摄取运载体、白细胞介素 -10 和 GNb3 蛋白）。也研究了肠道炎症和黏膜免疫系统的激活在 IBS 病理生理机制中的作用，以及在肠道动力异常和内脏高敏感性的发病机制中的作用。流行病学研究显示急性细菌感染性胃肠炎恢复后高达 30% 的患者发生 IBS，故认为急性胃肠道感染是 IBS 的最重要的单一危险因子。其他研究报道了 IBS 和炎症状态（如炎症性肠病）的临床相关性，并证明在 IBS 患者的肠黏膜中存在慢性炎症和免疫活性细胞（如上皮内淋巴细胞和肥大细胞）浸润，表明在 IBS 病理生理机制中，急性炎症或轻度的亚临床炎症后发生的结构和功能的改变可能扮演一个病原学的作用。

心理学因素，通过影响中枢神经系统（如脑的认知和情感中枢）或通过影响自主神经系统和神经内分泌（如下丘脑 - 垂体 - 肾上腺轴）的途径，也影响症状的感知和行为及情感反应。心理应急影响肠道运动功能并降低肠道感觉阈值，导致胃肠道敏

图59-1 肠易激综合征：感觉传入神经上的5-HT受体。

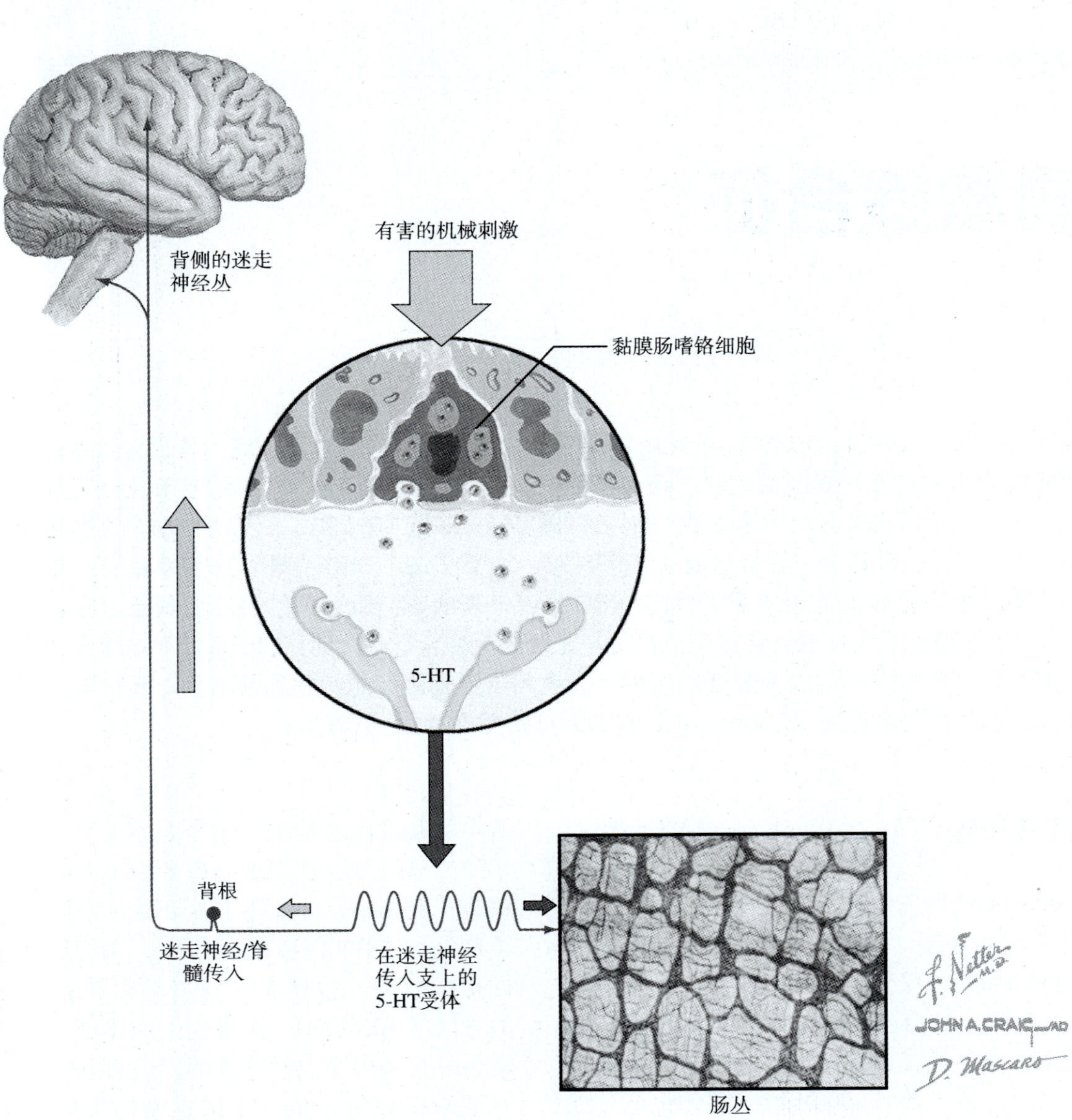

感性增高。

生理和心理因素都能造成IBS患者的症状和发病，所以已有生物心理社会学的疾病模型应用于IBS（图59-3）。这个模型集合了造成本病的临床表现并影响预后的生理、心理、行为和环境因素。与这一模型一致，所有因素在多重水平同时相互作用，并决定了疾病的表现和预后。每个致病因素对疾病的相对贡献和重要性因人而异，在同一患者中因时间的不同也可变化。因而，临床表现、症状的严重程度和预后是各因素相互作用的结果。这种复杂性提出了重要的需求，即应为IBS患者建立一个综合有效的诊断和治疗方案。

临床表现

腹痛或不适是IBS患者最常见的主诉症状（图59-4）。疼痛难以定位，性质多变，通常在排便后减轻。疼痛和不适也常伴有排便习惯的改变（如腹泻、便秘，或同时兼有）并伴有粪便硬度和排便次数的改变。相关症状包括胃胀气、紧迫感和排便不净感。

图59-2 肠易激综合征：脑–肠轴。

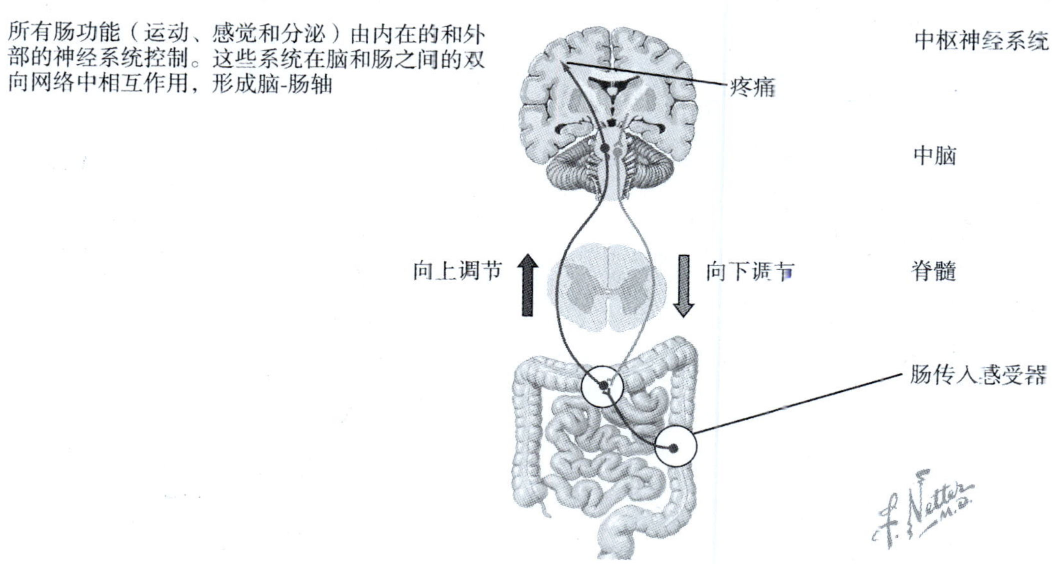

图59-3 肠易激综合征概念上（生物心理社会学的）模型。

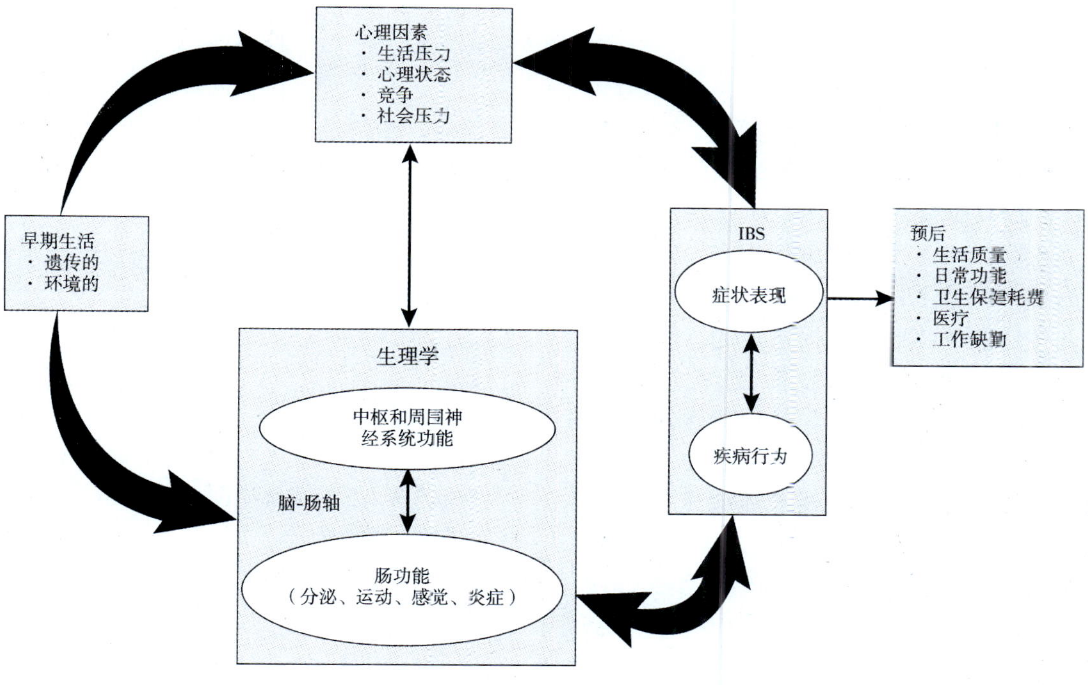

尽管症状倾向于成簇出现，但个别症状也可连续出现并随着时间的发展而类型、部位、严重程度不断变化。另外，一些患者可能主诉其他胃肠道症状（如非结肠的），如胃灼热和包括恶心、早饱的消化不良症状；或非胃肠道（肠外的）症状，包括肌肉骨骼的症状（如纤维肌痛）、头痛、生殖泌尿的症状、性功能障碍、睡眠障碍和慢性疲劳。另外，更严重IBS患者更可能同时有社会心理障碍疾病的患病率

图59-4 肠易激综合征。

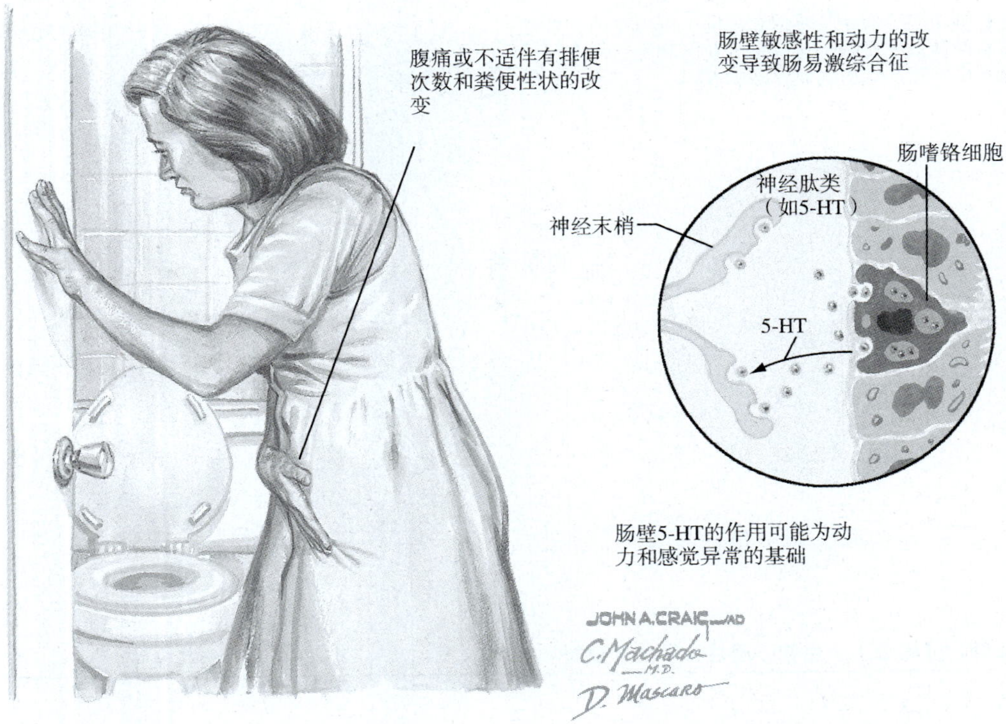

增加（如焦虑、抑郁、生活应激源、创伤、吸毒史）。这些社会心理障碍的表现常与主诉症状的增加、健康状态差、预后差有关。

根据排便模式IBS分为以腹泻为主、以便秘为主，或混合型（两者皆有）。这种亚分类法是由排便频率、粪便性状和排便过程而确定的。然而，因为主导症状随时间推移经常改变，患者的诊断在IBS不同的亚组间、甚至在不同功能失调间如IBS和消化不良间交替出现的情况并不少见。

应注意，IBS的症状在表现上具有异质性，可与其他功能性胃肠病（如消化不良、功能性胃灼热）相重叠，或与其他胃肠道疾病（如溃疡性结肠炎、克罗恩病）共存。在这些患者中，治疗共存疾病对于症状的控制和防止长远不利的结局是必需的。尽管症状有助于明确诊断和决定治疗方案，但不足以做出诊断。

鉴别诊断

IBS鉴别诊断很广泛（框59-1），包括乳糖酶缺乏症，细菌过度繁殖，胃肠恶性肿瘤（如结肠或直肠癌），药物如泻药或含镁的抗酸剂，由沙门菌

框 59-1 肠易激综合征的鉴别诊断

乳糖酶缺乏症
药物
- 泻药
- 含镁的抗酸剂

感染
- 细菌感染：沙门菌属、空肠弯曲杆菌、小肠结肠炎耶尔森菌、难辨梭菌
- 寄生物感染：肠兰伯鞭毛虫、溶组织内阿米巴
- 免疫受损患者的机会菌感染

炎症性肠病
- 克罗恩病
- 溃疡性结肠炎

吸收不良
- 慢性胰腺炎
- 口炎性腹泻

代谢性疾病
- 糖尿病

框 59-2　提示诊断其他非功能性肠病的症状
贫血
发热
粪便潜血
消瘦
夜间胃肠症状
胃肠道癌、炎症性肠病或乳糜泻的家族史
50 岁后新出现的症状

框 59-3　肠易激综合征的罗马Ⅲ诊断标准*
最近 3 个月内每月至少 3 天出现反复发作的腹痛或腹部不适并伴有以下 2 项或以上：
排便后改善
发作时伴有排便频率的改变
发作时伴有粪便性状（外观）的改变

*标准要求最近 3 个月，而首次症状发作在诊断前至少 6 个月。

属、空肠弯曲杆菌、小肠结肠炎耶尔森菌、难辨梭菌、肠兰伯鞭毛虫、溶组织内阿米巴造成的感染，免疫受损患者的机会菌感染。IBS 相似于肠炎症性疾病（如克罗恩病、溃疡性结肠炎），慢性胰腺炎，口炎性腹泻，代谢性疾病如糖尿病、甲状腺毒症，内分泌肿瘤如胃泌素瘤、类癌、输血管肠肽瘤，精神疾病包括抑郁和躯体化障碍，由于原发或继发的（如硬皮病、糖尿病）内脏肌病和神经疾病导致的假性肠梗阻。需鉴别诊断的其他慢性疾病包括显微镜下结肠炎、胶原性结肠炎和绒毛状腺瘤。

诊断方法

由于 IBS 没有生物学标志物，故应根据与疾病一致的一系列临床症状，通过查找临床警示性征象排除其他情况（框 59-2），并完成有限的诊断检查而明确诊断。

以症状为基础的诊断标准是确诊 IBS 的标准。被称为罗马委员会的多国工作团队已制定了一个被广泛接受的诊断标准。通过使用临床诊断标准，医师可做出肯定的 IBS 诊断，因而减少了为排除其他疾病而做过多的诊断实验。

根据罗马Ⅲ标准，患者必须有与肠道症状相关的腹痛或腹部不适。这些症状可包括排便后改善、排便次数的改变、粪便性状的改变。罗马Ⅲ委员会建议主要根据粪便性状（坚硬或呈块状、稀便或水样便）对 IBS 进行分型。异常的排便（用力、紧迫感或排便不净感）、排黏液便、胃胀气或腹胀不是必须条件，但当有这些临床症状时，增加了诊断的可信度并可用于诊断其他的 IBS 亚组。

为获得患者的病史应仔细问诊疼痛或不适及与排便习惯和粪便特征的关系。根据 IBS 的诊断标准，疼痛或不适最早应出现在 6 个月前并在最近的 3 个月中每月至少有 3 天满足以下标准：至少具备 3 种疼痛与排便习惯改变相关标准中的 2 种（框 59-3）。初筛实验应包括血的实验检查（血细胞计数、血沉、血生化），粪便检查（查虫卵、寄生虫和潜血），乙状结肠镜检查除外其他可能的诊断，其他检查如结肠镜、钡灌肠、超声或 CT 取决于警示性症状，如使患者从睡眠中惊醒的症状、初始症状出现在 50 岁以前；胃肠道出血的证据、消瘦、发热或结肠癌或炎症性肠病的家族史、体检中的异常发现；初筛实验异常。另外，根据病史特点或指向其他疾病的筛查实验发现如乳糖不耐受、小肠细菌过度增殖、甲状腺功能障碍或口炎性腹泻，应考虑特异性的检查。如果初筛实验结果正常，可不再行进一步的诊断性检查，并可以开始进行为期 4 ～ 6 周的随访治疗。任何临床情况的改变都应进一步检查。

因为生理和心理因素影响 IBS 的临床表现，制定诊断计划时一定要将两者考虑在内。临床医师应评估与 IBS 共存的疾病［如焦虑症、恐惧症、抑郁症、创伤后精神紧张性（精神）障碍、躯体化障碍］、人格障碍、性虐待或身体虐待史、最近应激的生活事件、早期的生活经历、家庭不和，以及不适合的心理应对策略。了解患者的社会心理状态有助于制订适合的诊断计划并最大限度地减少检查。

处理和治疗

最佳治疗

良好的医患关系是任何治疗计划的基础。这包括对患者进行有关病情、疾病自然病史和结局的宣教并让患者放心。患者理解生理和心理因素与症状的关联性，并认可需重视两者在诊断和治疗上的作用，这点非常重要但极少能做到。

考虑到病理生理因素的复杂性及对此了解有

限，目前的治疗主要针对患者的症状和整体健康而不是特异的原发的病原学机制。治疗方案的制定依赖于症状的类型、疾病的严重程度、其他病情加重的表现（如排便梗阻、大便失禁、痔），及症状对患者全身健康和心理状态的影响。症状的治疗取决于疼痛、腹泻或便秘三者中哪个占主导。症状的强度和持续性、社会心理困难的程度、卫生保健的次数决定了症状的严重程度。大部分 IBS 患者不是因为症状而就诊，并通常被认为是非 IBS 患者；大部分就诊的患者（约 70%）症状轻微，发作不频繁且很少影响日常生活。这些患者通常仅需要安慰、宣教、推荐饮食习惯和生活方式的改变，并鼓励有益健康的行为活动。当症状恶化时可采用短期药物治疗。另外 25% 的患者有中度症状偶尔影响日常活动（如缺课、误工或社会功能的缺失）。这些患者可能需要其他的药物或行为治疗。仅一小部分患者（约 5%）有严重的症状，并影响日常活动和生活质量。这些患者通常需要精神药物（如抗抑郁剂）或心理（如认知 - 行为的）治疗。极少数病例，可能需要到三级护理中心进行治疗。

药物治疗

直接作用于肠道的药物能减轻特殊的胃肠症状。如抗胆碱能制剂用于治疗疼痛和腹泻；洛哌丁胺治疗腹泻；泻药如山梨醇或聚乙二醇（PEG）溶剂治疗便秘。一些新的 5-HT 受体激动剂最近已用于 IBS 的治疗。这些 5-HT 能的药物直接减轻肠道的敏感性并改善肠道功能障碍。阿洛司琼，一种 5-HT_3 拮抗剂，被建议用于其他治疗效果不佳以严重腹泻为主的女性 IBS 患者。一种 5-HT_4 激动剂（替加色罗）被建议用于以便秘为主型的女性 IBS 患者。在美国，这两种 5-HT 能的药物的使用受到了严格的限制，因为其副作用严重（阿洛司琼所致的缺血性结肠炎和严重的便秘，替加色罗所致的心血管事件）。治疗 IBS 的其他药物（如 κ- 阿片样物质激动剂治疗疼痛）目前正在临床试验中。

影响中枢或精神调节的药物（如抗抑郁药）可用于共患的情感或精神疾病（如抑郁、焦虑）的治疗。然而，低剂量的抗抑郁药也有独立于其精神作用的止痛疗效。三环类抗抑郁药如地普帕明（50 ~ 150mg）或阿米替林（25 ~ 100mg）也似乎有控制 IBS 症状的效果。5-HT 再摄取抑制剂主要用于减少伴随的焦虑和抑郁但无止痛效果。新的 5-HT 去甲肾上腺素再摄取抑制剂，如康洛西汀，能缓解疼痛而没有三环类抗抑郁药的副作用。与生物心理社会模型一致，把药物治疗作为综合的治疗计划的一部分是重要的。最近，生物制剂的应用越发引起人们的兴趣，因为它们表现出减轻肠道炎症的作用，而肠道炎症正是内脏高敏感性的原因之一。

心理治疗

许多心理治疗用于 IBS 的治疗，包括认知 – 行为疗法、动态疗法或人际关系疗法，以及更被动的治疗（如肌肉松弛疗法、催眠术）。心理治疗在减轻心理压力，改善应对能力，减少一些肠道症状方面似乎优于传统的药物治疗。然而，没有任何一种特异的治疗更有效。对于症状频繁或出现失能症的患者，伴随精神疾病、有药物滥用史并对当前疾病有错误判断、多学科专家会诊的躯体化疾病的患者，推荐应用心理治疗。

避免治疗错误

IBS 患者应避免长期使用阿片类止痛药。这些制剂的有益作用通常是短暂的，患者经常产生药物耐受并有时产生成瘾性。长期应用阿片类药物也改变肠道功能并可导致便秘和胃胀气进一步恶化，产生恶心和呕吐。另外，有发展为麻醉剂肠综合征的可能性。当长期使用麻醉药物止痛却自相矛盾地产生疼痛加重时，可能导致增加麻醉药剂量来减少疼痛。这种情况的治疗需要停用麻醉药物。抗胆碱能的解痉药（如莨菪碱、双环维林）或具有抗胆碱能效果的药物（如三环类抗抑郁药）的使用应注意并考虑肠道排便模式，因为这些药物减低肠动力并可能导致便秘恶化。使用 5-HT 再摄取抑制剂时应注意相似的情况，因为许多 5-HT 再摄取抑制剂有腹泻的副作用，因而可能导致患者的腹泻症状恶化。

展望

在过去的 10 年里，我们对于功能性胃肠疾病和 IBS 的了解有了显著的提高；然而，这些难治又常见疾病的诊断和治疗在临床实践中仍是一种挑战。但也有希望，人们对该病不断增长的兴趣和最近在多学科研究中所取得的进展将有利于确定新的和更有效的诊断和治疗手段。

（张云丽 译 张 琦 校）

参考文献

Andresen V, Camilleri M: Irritable bowel syndrome: Recent and novel therapeutic approaches. Drugs 66(8):1073-1088, 2006.

The authors provide a recent update that focuses on pharmacologic treatments targeted toward IBS and its clinical subsets.

Longstreth GF, Thompson WG, Chey WD, et al: Functional bowel disorders. In Drossman DA, Corazziari E, Delvaux M, et al (eds): Rome III: The Functional Gastrointestinal Disorders, 3rd ed. McLean, VA, Degnon Associates, 2006.

This chapter reviews the pathophysiology of functional GI disorders with regard to normal and pathologic mechanisms relating to motility, visceral hypersensitivity, bacterial flora, and secretion and provides the basis for pharmacologic treatments targeted to these sites.

Tack J, Fried M, Houghton LA, et al: Systematic review: The efficacy of treatments for irritable bowel syndrome—a European perspective. Aliment Pharmacol Ther 24(2):183-205, 2006.

This review addresses some treatments for IBS not available in the United States.

循证

1. American Gastroenterological Association: The burden of gastrointestinal diseases. 2001. Available at: http://www.gastro.org/wmspage.cfm?parm1=3234. Accessed February 26, 2007.

   This is a good resource on the health care burden of various GI diseases, including functional GI disorders.

2. Drossman DA, Camilleri M, Mayer EA, Whitehead WE: AGA technical review on irritable bowel syndrome. Gastroenterology 123(6):2108-2131, 2002.

   The authors present a detailed and comprehensive review on the etiology, pathophysiology, and management of IBS.

3. Halvorson HA, Schlett CD, Riddle MS: Postinfectious irritable bowel syndrome: A meta-analysis. Am J Gastroenterol 101:1894-1899, 2006.

   This meta-analysis provides supporting evidence for the existence of postinfectious IBS as a sequela of intestinal infection and shows a sevenfold increase in the odds of developing IBS following acute infectious gastroenteritis.

4. Hungin AP, Whorwell PJ, Tack J, Mearin F: The prevalence, patterns and impact of irritable bowel syndrome: An international survey of 40,000 subjects. Aliment Pharmacol Ther 17:643-650, 2003.

   This large epidemiologic study investigates the prevalence, symptom pattern, and impact of IBS across eight European countries.

5. Levy RL, Olden KW, Naliboff BD, et al: Psychosocial aspects of the functional gastrointestinal disorders. Gastroenterology 130(5):1447-1458, 2006.

   The authors provide a detailed and comprehensive review on the importance and approach to the management of psychosocial factors in IBS.

6. Longstreth GF, Thompson WG, Chey WD, et al: Functional bowel disorders. Gastroenterology 130:1480-1491, 2006.

   The authors present a detailed and comprehensive review on the etiology, pathophysiology, and management of IBS.

7. Palsson OS, Drossman DA: Psychiatric and psychological dysfunction in irritable bowel syndrome and the role of psychological treatments. Gastroenterol Clin North Am 34(2):281-303, 2005.

   This review of the important role of psychosocial factors in IBS provides guidance on how to achieve satisfactory clinical outcomes as well as addressing these factors in clinical work.

8. Ringel Y, Drossman DA: Irritable bowel syndrome: Classification and conceptualization. J Clin Gastroenterol 35(1 Suppl):S7-S10, 2002.

   This article summarizes the current understanding of IBS as a multidetermined biopsychosocial disorder in which physiologic, psychological, behavioral, and environmental factors contribute to the clinical presentation of the disorder.

9. Saito YA, Petersen GM, Locke GR 3rd, Talley NJ: The genetics of irritable bowel syndrome. Clin Gastroenterol Hepatol 3(11):1057-1065, 2005.

   Genetic basis may relate to the etiology of IBS or its response to therapy. This paper includes reviews of the current literature on genetic factors that might explain the familial clustering of IBS.

10. Saito YA, Schoenfeld P, Locke GR 3rd: The epidemiology of irritable bowel syndrome in North America: A systematic review. Am J Gastroenterol 97(8):1910-1915, 2002.

    This is a systematic review of the published literature on the prevalence, incidence, and natural history of IBS in North America.

Kim L. Isaacs

60

胃肠道的炎症性疾病

引言

胃肠道的炎症性疾病可能是感染、物理损伤（暴露于放射线下和缺血）的结果，或是一种自发的、慢性复发的过程，通常指炎症性肠病（inflammatory bowel disease，IBD）。IBD包括克罗恩病和溃疡性结肠炎。两者的发病机制、临床特点和治疗有重叠。难辨梭菌结肠炎是一种重要的院内感染的结肠炎，作为住院患者的并发症正在增加。本章阐述克罗恩病、溃疡性结肠炎和难辨梭菌结肠炎的发病机制、临床表现、诊断检查和治疗。

炎症性肠病

溃疡性结肠炎和克罗恩病在北欧人群中都更为常见，发病率（5 ~ 12）/10 万。在过去的 50 年，溃疡性结肠炎的发病率相当稳定。相比而言，克罗恩病的发病率在全球范围内正在增长，1960 ~ 1987 年间增长最为显著，接下来稳定在目前的较高水平。溃疡性结肠炎的性别分布相等；克罗恩病在女性略多见。和其他种族相比，更常见于白种人和犹太人。两种疾病发病有家族聚集现象，6% ~ 20% 的患者有阳性 IBD 家族史。单卵双生的人中有高度的患病一致性。与非患病人群相比，克罗恩病患者的吸烟率较高，而在溃疡性结肠炎患者中非吸烟者所占比例高。环境因素如感染、毒物或药物暴露、饮食对于疾病的发展可能具有一定的促进作用。特殊的因子如非甾体抗炎药和口服避孕药与克罗恩病有关。

病因和发病机制

溃疡性结肠炎和克罗恩病的病因尚不清楚。研究显示遗传易感性、宿主的免疫反应、环境影响之间的相互作用引发了疾病。一旦炎症开始，就难以下调免疫反应。据认为免疫调节异常部分是通过 T 细胞反应实现的。细菌和细菌细胞产物与发病有关。包括先天的免疫系统和细菌感染所致的免疫反应如 NOD2 突变和 TLR4 在内的遗传变异已被证实与克罗恩病有关。某种疾病表型与这些突变高度相关，如早期发生的小肠疾病伴有 NOD2 变种的克罗恩病。目前正在努力查找可能在溃疡性结肠炎和克罗恩病的发病中起作用的并与表型有关的基因。

溃疡性结肠炎是仅限于结肠的黏膜疾病。开始在直肠并可连续性地累及整个肠管。在远端肠管正常和非正常的黏膜间可能有清楚的界限，或全部结肠受累（全结肠炎）。10% 的全结肠炎患者累及回肠（倒灌回肠炎）。左侧溃疡性结肠炎患者没有跳跃的病损，尽管在患者的盲肠有时会出现小片状炎症。组织结构上，有中性粒细胞浸润伴有隐窝脓肿形成和隐窝疾病。炎症局限在黏膜表面。愈合后存在肠的垂直变形和形成假息肉。

对于克罗恩病，炎症进程可累及胃肠道（从口腔到肛门）的任何部分（图 60-1）。70% ~ 80% 的患者回肠末端受累，或单独或与结肠病损共同存在。炎症是透壁性的并以肠壁被中性粒细胞浸润，紧接着为单核细胞和纤维组织浸润为特征。伴随着慢性病程发生结构扭曲。在 60% 的病例可见非干酪样肉芽肿。小的口疮样溃疡进展成深的线性溃疡和裂隙。

图60-1 局限性肠炎（克罗恩病）。

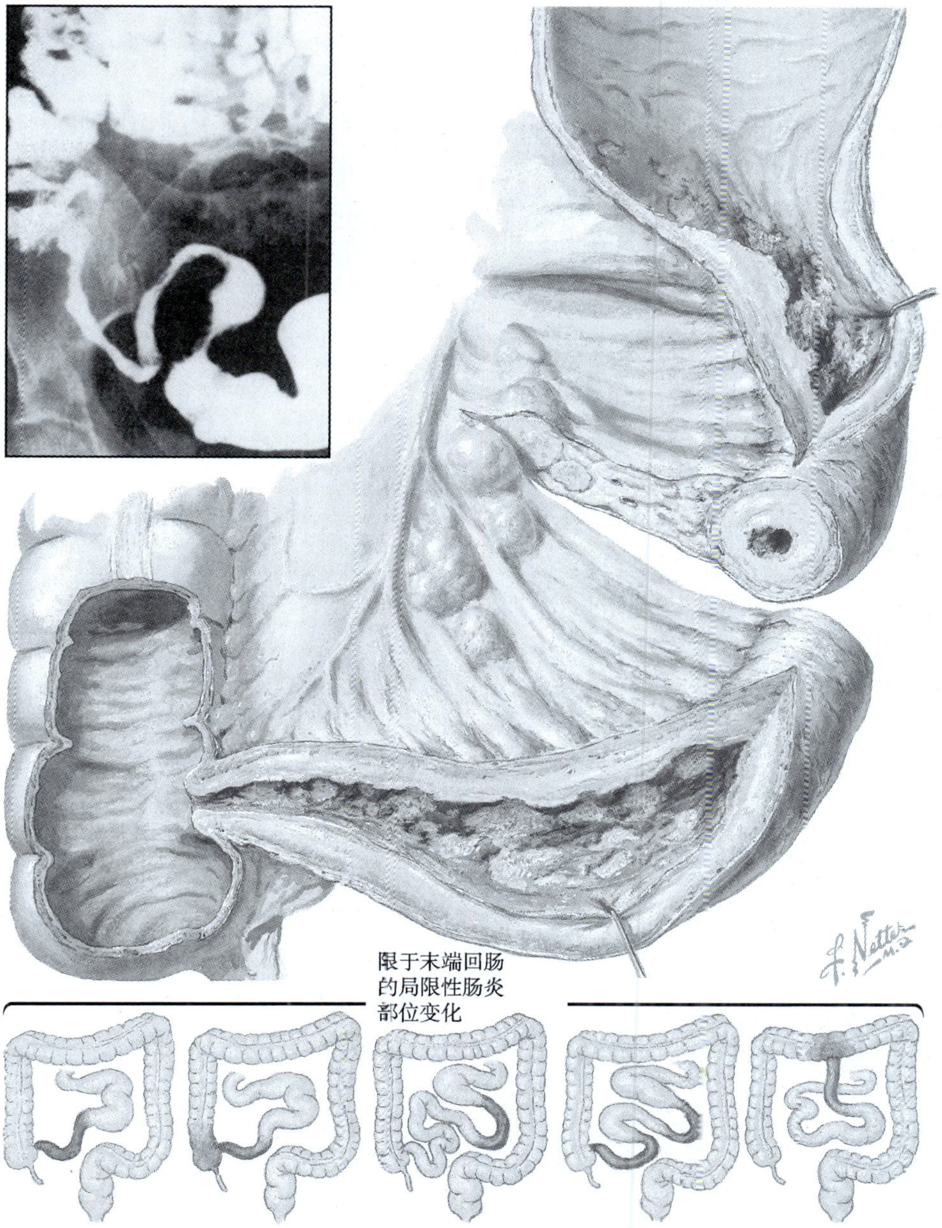

黏膜和黏膜下纤维化可导致肠腔狭窄。疾病的特征是跳跃的病损间有正常的黏膜。浆膜和肠系膜有反应性增厚和纤维化。严重时，浆膜表面出现“脂肪蔓延”。疾病的透壁性质伴有深部溃疡和裂隙，导致脓肿、瘘和梗阻并发症。

临床表现

溃疡性结肠炎

患者典型的表现是血性腹泻和里急后重。直肠受累时主诉出血和便秘。全身症状并不少见，包括厌食、消瘦、发热；伴随肠蠕动可出现腹部局限性痛性痉挛。缺乏肠蠕动的患者出现稳定持续性疼痛表示病情严重。中毒性扩张症时出现肠鸣音减少和腹胀。长期病变可发展成恶性肿瘤，患全结肠炎 10 年后，结肠癌的发病率每年增加约 0.5% ～ 1%。

克罗恩病

克罗恩病的临床表现取决于受累肠段。胃十二指肠的克罗恩病表现与消化性溃疡相似，包括中上腹痛和恶心。小肠的克罗恩病，疼痛常见，肠管狭窄可导致梗阻症状如恶心、呕吐、腹胀和疼痛。回肠的克罗恩病，无血性腹泻；回肠广泛受累的患者可能有维生素 B_{12} 的缺乏或胆盐性腹泻。常见消瘦和营养不良。全身症状如消瘦和发热及实验室检查异常如贫血、血小板增多较溃疡性结肠炎更常见。在儿童可能出现生长迟缓。

并发症包括脓肿形成、肠皮肤的瘘管和梗阻。肠外表现包括轴性或中心性和外周关节炎、坏疽性脓皮病、结节性红斑、虹膜炎、巩膜外层炎、硬化性胆管炎、口疮性口炎、淀粉样变性、胆石、泌尿系结石（图 60-2 和图 60-3；彩图 60-3）。克罗恩病和溃疡性结肠炎均可见肠外的表现。

鉴别诊断

溃疡性结肠炎的鉴别诊断（框 60-1）广泛，包括了结肠细菌和寄生虫感染性疾病和放射线和缺血直接造成的肠损伤。患者的病史很重要，有助于缩小诊断范围。可能的病原体暴露，血管的危险因素，放射线暴露史，和药物治疗史是病史的重要部分。如果患者表现仅为下消化道出血，应与痔、结肠息肉、动静脉畸形、恶性肿瘤鉴别。

结肠克罗恩病的鉴别诊断与溃疡性结肠炎相似。如患者表现为小肠症状，应考虑累及小肠的病变。这些病变包括感染、腹内其他脏器的炎症、其他小肠特发性炎性疾病（框 60-1）。

框 60-1 炎症性肠病的鉴别诊断

结肠炎
炎症性肠病
  溃疡性结肠炎　克罗恩病　未定型结肠炎
感染
  沙门菌属
  弯曲杆菌属
  志贺菌属
  难辨梭菌结肠炎
  产毒大肠埃希菌
  溶组织内阿米巴
其他
  放射性结肠炎　药物性结肠炎　缺血性结肠炎
  憩室炎
肠炎
炎症性肠病
  溃疡性结肠炎
感染
  结核
  小肠结肠炎耶尔森菌
恶性肿瘤
  淋巴瘤
其他
  溃疡性空回肠炎
  阑尾炎
  白塞综合征
  慢性肉芽肿性疾病
  结节病
  输卵管卵巢脓肿
  子宫内膜异位症

诊断方法

临床表现提示肠病的类型及应做的诊断检查。腹泻的患者应检查粪便标本。溃疡性结肠炎和结肠感染的患者粪便中可见白细胞和出血。大便细菌培养、查难辨梭菌毒素、大便查找寄生虫有助于除外其他感染原。众所周知，难辨梭菌感染可加重溃疡性结肠炎。有外出史和潜在寄生虫暴露史的患者需做综合的寄生虫筛查实验。定性分析粪便脂肪有助于确定吸收不良性腹泻。

血液学检查应包括血红蛋白、白细胞计数、血沉、C 反应蛋白、白蛋白，以确定疾病的严重程度。血清学检测抗中性粒细胞胞浆抗体和抗酿酒酵母抗体在诊断中的作用有限。其他血清学标志物，如抗乙糖苷昆布糖抗体与抗乙糖苷壳糖抗体，对克罗恩病可有较高的特异性，但目前主要作为研究工具。乙状结肠镜检查、结肠镜检查，或两者同

图60-2 局限性肠炎（克罗恩病）。

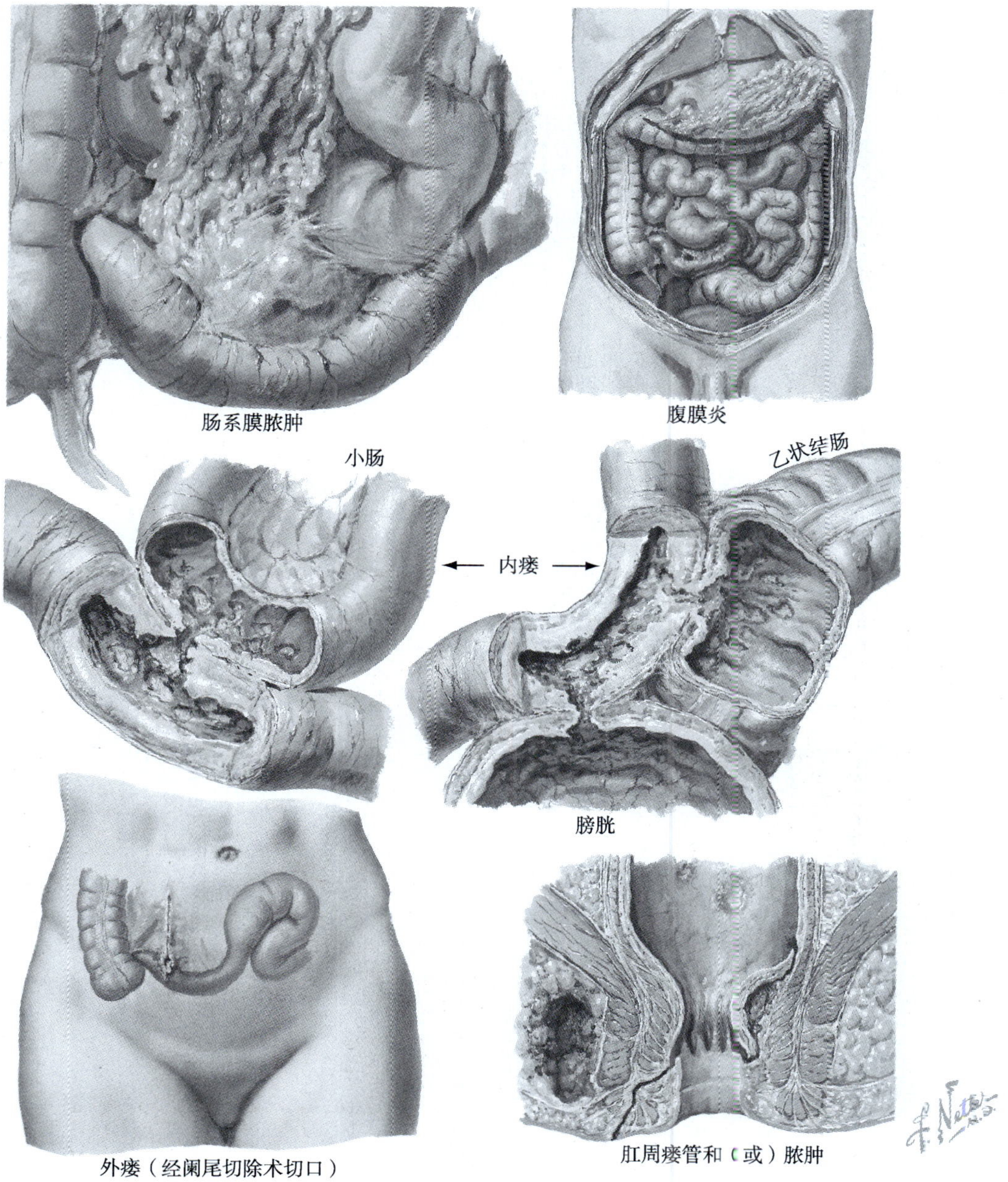

时检查可用于诊断结肠炎（图 60-4；彩图 60-4）。内镜检查有助于确定疾病的范围和严重程度。小肠放射学检查有助于诊断小肠克罗恩病并可见管腔狭窄、黏膜不规则、内瘘，也证实小肠受累的范围。结肠炎时，钡灌肠可显示肠管收缩变短并伴有肠壁标记消失。

处理和治疗

治疗原则

溃疡性结肠炎或克罗恩病的治疗取决于病变部位、范围和严重程度。疾病严重恶化时需住院治疗。对症治疗和支持治疗包括抗腹泻制剂、解痉药、补充水及营养支持。病史和体检应确定是否存在中毒

图60-3 炎症性肠病的肠外表现。

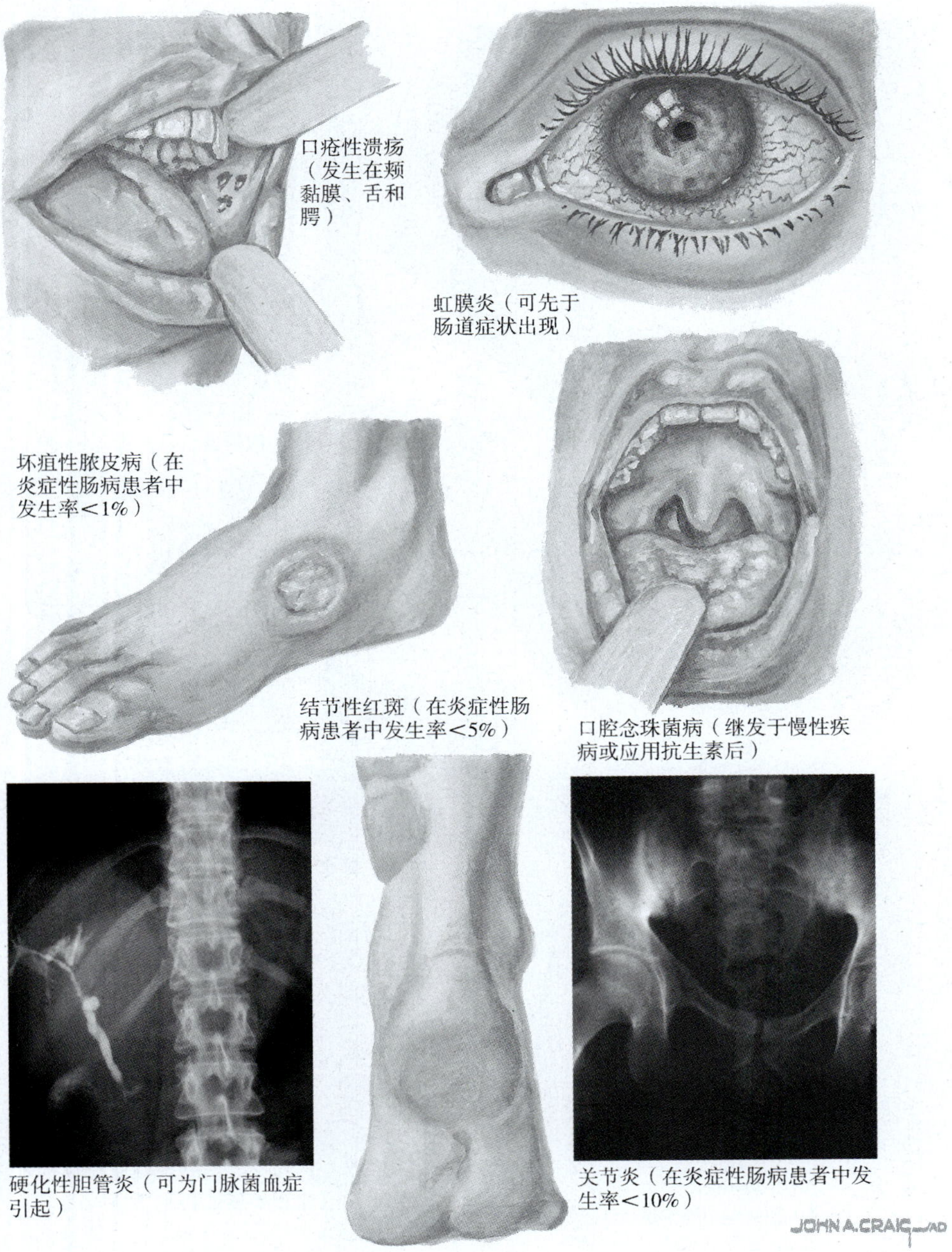

的症状和体征，是否有并发症，如中毒性腹胀、穿孔或脓肿形成。

最佳治疗

药物治疗的目标是首先用最小毒性的药物，减少类固醇的长期使用，诱导缓解。在过去的几年间，对治疗策略提出了改进，包括在明确疾病诊断时给予积极的免疫活性治疗以防止长期并发症的出现，被称为上下阶梯疗法。尚不清楚哪种方法对所有患者都有益，正在尝试确定哪些患者应接受更为积极的初始治疗。

5- 氨基水杨酸盐（5-ASA）是治疗溃疡性结肠炎的一线药物。此类药物对克罗恩病的有效性存在争议。没有一致的对照资料提示 5-ASA 对诱导和维持克罗恩病的缓解有益。5-ASA 有助于维持溃疡性结肠炎的缓解。5-ASA 释放的机制和部位不同。

图60-4 炎症性肠病：结肠炎。

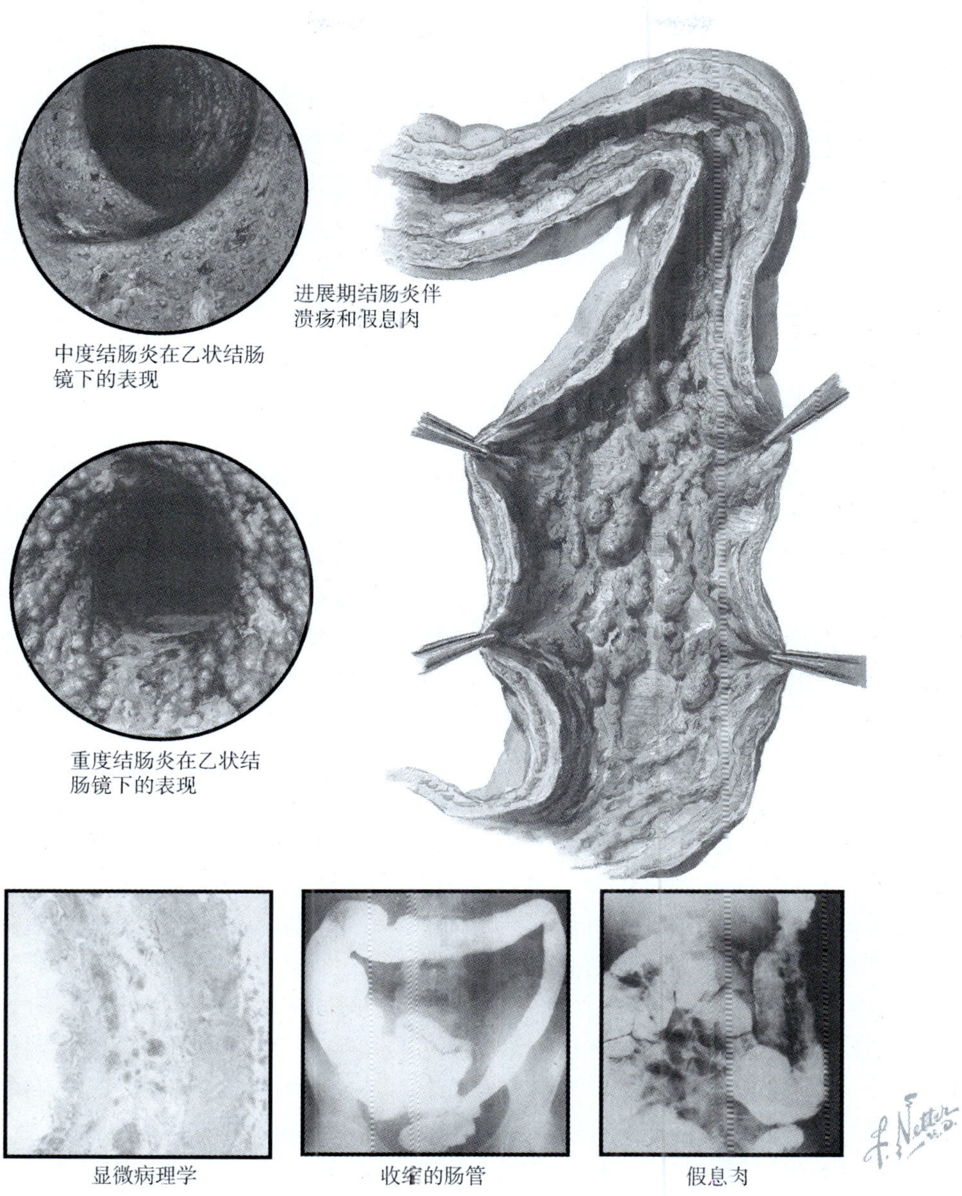

5-ASA 药物的疗效是剂量依赖性的，增加剂量可以加强效果。柳氮磺胺吡啶是一种 5-ASA 与磺胺吡啶通过一个重氮键结合的产物。磺胺吡啶是阻止药物在小肠被吸收的载体。重氮键被结肠的细菌分解，释放 5-ASA 与磺胺吡啶。副作用包括恶心、呕吐、全身乏力、光敏反应和皮疹。副作用可能由磺胺成分引起。患者能通过脱敏治疗消除一些药物的副作用。男性患者可出现精子数减少、生育能力降低。粒细胞缺乏也可见。尽管可能出现这些副作用，柳氮磺胺吡啶仍是一种非常有用的药物，对既有肠病又有关节炎患者的关节炎有益。奥沙拉秦是 5-ASA 的二聚体，由重氮键连接 5-ASA 而成，被结肠的细菌分解而释放 5-ASA。高达 20% 的患者可能出现分泌性腹泻，这限制了它在结肠炎治疗中的应用。

巴柳氮是一个 5-ASA 通过一个重氮键与一个内部载体 4- 氨基苯甲酰基 -β- 丙氨酸连接而成。进入到结肠的方式与柳氮磺胺吡啶类似但没有磺胺的副作用，标准计量 6.75g/d。

口服氨基水杨酸分为 pH 依赖释放型和缓释型。缓释型被送入末端回肠和结肠。当胶囊在回肠或结肠打开时，药物被释放。标准剂量范围为 2.4 ～ 4.8g/d。pH 依赖释放型依赖水弥散进入到乙基纤维素颗粒并从颗粒中置换出药物。药物在十二指肠被释放。它能用于治疗小肠或结肠的疾病。标准用量是 4g/d。

局部的氨基水杨酸制剂用于灌肠和做成栓剂。栓剂（500mg 和 1000mg）用于直肠疾病的局部治疗。灌肠制剂用于治疗直至脾区的结肠疾病，剂量为 4g，不像其他口服药物一样需要经载体释放。

类固醇激素用于更严重的溃疡性结肠炎或克罗恩病。皮质醇类可局部用药、口服或静脉给药。泼尼松是最常用的口服皮质醇类药物。布地奈德是一种可用于回肠释放的制剂，有快速首过的优势，而且在理论上类固醇激素的副作用少。口服泼尼松的剂量为 40 ～ 60mg/d，连用 3 周。如果有反应，逐渐减少剂量；大剂量用药不能带来更多益处。静脉给予类固醇药物可静脉推注也可静脉滴注。无对照的报道提示静脉滴注比静脉推注给药效果更好。有 3mg 的布地奈德胶囊供临床使用。标准治疗剂量从 9mg/d 开始，以不同的时间间隔递减 3mg/d。全身类固醇药物的短期副作用包括葡萄糖耐量减低、痤疮、情绪变化、睡眠障碍和体重增加。长期副作用包括骨质疏松症和白内障。这些药物没有持续的益处，因而应该用于急性疾病的治疗。可供选用的局部类固醇制剂包括栓剂、泡沫剂、灌肠剂。泡沫剂和栓剂用于直肠疾病的治疗，灌肠剂用于左半结肠疾病的治疗。所有使用类固醇药物的患者应密切随访是否有骨质疏松的发生。钙和维生素 D 的补充很重要。骨质减少或骨质疏松需要更积极的处理。

抗生素已显示对结肠疾病、会阴疾病、小肠细菌过度生长，以及感染的并发症，如脓肿和隐窝炎有治疗作用。甲硝唑是一线用药，剂量为 10 ～ 20mg/kg。不幸的是，许多患者因为恶心和味觉障碍而不能耐受。长期使用可发生周围神经病变，感觉异常是副作用的早期表现。一旦出现感觉异常，即应停用甲硝唑，因为神经病变是进行性的并是不可逆的。其他已用的具有一定疗效抗生素为环丙沙星和克拉霉素。利福昔明是一种非内吸收的抗生素，理论上它的活性仅限于胃肠道内。目前正在进行用于治疗克罗恩病的临床试验。

免疫抑制剂如硫唑嘌呤和 6- 巯基嘌呤用于治疗难治性肠病、类固醇药物依赖性疾病、会阴疾病。这些制剂主要用于治疗克罗恩病，但用于治疗溃疡性结肠炎也日益增多。为发现抑制骨髓的副作用，应认真检测白细胞计数。代谢产物的测定可能对于确定疗效和毒性有一定的作用。免疫抑制剂首次应用有延迟效应，在做出无效的结论前至少需应用 3 ～ 6 个月。其他副作用包括胰腺炎和胆汁淤积，长期致瘤的风险并不清楚。

经肠外给予甲氨蝶呤对活动期克罗恩病的治疗有益并可用于维持治疗。用量为 15 ～ 25mg，肌内注射或皮下给药，每周一次。中毒表现包括肝功能异常和肺纤维化。妊娠时禁用，哺乳期妇女慎用。

环孢素用于重度急性结肠炎。在克罗恩病的治疗中作用有限。在暴发性结肠炎，静脉给药显示能阻止和延后结肠切除。环孢素的治疗窗较为狭窄。副作用包括肾毒性、高血压、多毛症和癫痫发作。应请外科医师参与治疗并随诊患者的病程，以及时发现需要紧急结肠切除术的症状和体征。尽管环孢素的短期成功令人鼓舞，但长期的使用后，许多对初始治疗有反应的患者疾病复发，需行结肠切除术。英夫利昔单抗是一种肿瘤坏死因子 α 的嵌合体抗体，用于治疗克罗恩病的瘘并诱导患者的病情缓解和减少患者对类固醇激素的需求。也获准用于溃疡性结肠炎的缓解诱导和维持，使用方法为 5mg/kg，静脉输入，时间应超过 2 小时。应答的平均期限是 8 周。在诱导治疗期的 0、2 和 6 周给药，随后每 8 周给予维持量。可能的副作用包括输液反应、感染、关节炎或关节痛及恶性肿瘤。英夫利昔单抗的抗体形成可导致输液反应增加和疗效降低。用药前静脉滴注氢化可的松及同时交替应用免疫抑制剂抗代谢药物或甲氨蝶呤，是目前常用的试图降低抗体产生的治疗策略。阿达木单抗和 certolizumab 可替代抗肿瘤坏死因子药物，可用于产生英夫利昔单抗抗体的患者。

避免治疗错误

在炎症性肠病的治疗中，有多种潜在的可预知并可避免的治疗错误。克罗恩病和溃疡性结肠炎的特征是疾病的恶化和缓解并存。在治疗疾病恶化时，首要的是确认症状是由于 IBD 复发造成的。肠道感染、缺血性肠病和功能性肠病的症状与活动期炎症性肠病相似。如果肠道症状不是因为IBD恶化造成的，治疗的扩大化是有害的。随着IBD治疗的每一变化，根据体检、内镜评估、粪便检查、实验室检查提示，重新考虑鉴别诊断。

IBD的所有治疗都有潜在的副作用，需要警惕以便发现并发症。临床医师应熟悉这些用药的常见副作用并制定合适的监测程序。

这对于免疫活性药物尤其重要，因为可发生源于免疫抑制剂的感染。使用6-巯基嘌呤和硫唑嘌呤时，建议监测全血细胞计数（CBC）、天门氨酸氨基转移酶（AST）、丙氨酸氨基转移酶（ALT）、碱性磷酸酶、总蛋白，适当监测脂蛋白、淀粉酶。6-巯基嘌呤和硫唑嘌呤治疗前，检查患者的硫代嘌呤甲基转移酶（TPMT）表型和基因型以发现酶活性低的患者。TPMT活性低的患者易早期出现严重的免疫抑制。在治疗开始时应使用低剂量的6-巯基嘌呤和硫唑嘌呤并在早期增加监测的次数。

甲氨蝶呤治疗时建议监测CBC、AST、ALT、碱性磷酸酶、总蛋白，并监测呼吸功能。环孢素治疗时建议监测CBC、肌酐、AST、ALT、碱性磷酸酶、总蛋白，并监测血压。

展望

对于炎症性肠病病理生理学重要因素的了解将更加深入。这反映在我们如何认识和治疗克罗恩病和溃疡性结肠炎。随着进入到一个新的治疗、临床和疾病基因表型时代，我们将采用更有针对性的治疗方法。生物方法治疗IBD正在取得进展，有希望的药物包括生长因子、针对免疫活性细胞不同成分的抗体、刺激某一类白细胞的药物。肠道菌群可能对疾病活动有所影响，这种认识可能导致通过有益菌种和抗生素的使用增加肠道菌群的调控。伴随这些新的治疗，将努力尝试制定避免使用类固醇药物并允许早期干预改变疾病进程的治疗方法。

难辨梭菌结肠炎

1978年，曾首次发现难辨梭菌在抗生素相关的假膜性结肠炎中的致病作用。它成为越来越重要的院内感染的病原体，住院期的并发症，易引发炎症性肠病，使感染者的患病率和病死率显著增加。住院患者无症状的难辨梭菌定植率高达20%，而社区的发生率少于5%。大约1/3的定植患者，因细菌产生的毒素而出现腹泻。

病因和发病机制

难辨梭菌是一种厌氧、革兰阳性芽孢杆菌。它经粪-口传播，常由皮肤表面存留的芽孢致病。洗手有助于阻止传播。定植在接受抗生素治疗患者的难辨梭菌对多种抗生素耐药，在正常结肠菌群减少的环境中增殖。难辨梭菌产生毒素引起患者腹泻。如果难辨梭菌携带产生毒素的基因，即可发病。有两种主要毒素：毒素A和毒素B。毒素B的细胞毒性强于毒素A。毒素结合在结肠细胞上的受体并嵌合到细胞内，然后导致细胞极性丢失并最终导致细胞死亡。这个过程导致结肠炎并常有假膜形成。难辨梭菌的一个特殊的剧毒株（NAP1/027），最近在美国和加拿大广泛暴发传播。这种菌株比以前分离的菌株产生更大量的毒素。

临床表现

患者的典型表现是在使用抗生素后立即或期间发生腹泻。增加感染的危险因素包括高龄、合并其他严重疾病、接受抗分泌药物治疗的患者，如质子泵抑制剂、多种抗生素联合应用、住院患者（特别在重症监护病房）、下鼻饲管的患者、长期接受抗生素治疗的患者。粪便是典型的水样便和黏液样便。偶尔，粪便为血便。患者可有腹痛。在重症病例，患者有全身症状–发热、全身乏力、脱水及谵妄。

鉴别诊断和诊断方法

诊断方法和所有腹泻患者的诊断方法相类似，如有抗生素治疗史，在鉴别诊断时应先考虑难辨梭菌感染。全血细胞计数和白蛋白的检测有助于评估感染的严重程度。乙状结肠镜检查和活组织检查可发现假膜（图60-5；彩图60-5）。

处理和治疗

最佳治疗

根据费用和疗效，甲硝唑是治疗难辨梭菌性结肠炎的一线用药，用法为500mg，每日3次。在早期的研究中，高达90%的患者经甲硝唑治愈；然而，治愈率似乎正在下降，近期研究证实仅50%的治愈。静脉给甲硝唑经过胆汁排泄，可用于治疗不能忍受口服给药的患者。口服万古霉素治疗难辨梭菌结肠炎也有效，初始剂量125mg，每日4次，病情严重时可增加到250mg，每日4次。万古霉素逐渐减量用于治疗复发感染。静脉给予万古霉素，不经胃肠道排泄，对难辨梭菌结肠炎无效。硝唑尼特500mg，每日2次，连用7日，显示与甲硝唑的疗效相同。用非致病菌（益生菌）重建结肠菌群是被推荐的治疗难辨梭菌结肠炎的选择。抗酿酒酵母菌确实能减少难辨梭菌结肠炎复发。标准剂量是500mg胶囊，每日2次，连用4周。为控制腹泻症状，可用考来烯胺结合难辨梭菌产生的毒素。尽管药物治疗，但患者体内的毒素仍增加，可考虑结肠切除术。

预防难辨梭菌结肠炎与治疗同等重要。对于难辨梭菌感染的住院患者，接触时要求采取预防措施，洗手、戴手套和穿隔离衣。在病房中，患者应有专用的听诊器和体温计。在住院病房和ICU病房应监控和监督感染的控制。

避免治疗错误

治疗难辨梭菌结肠炎，重要的是要认识到抗生素必须达到胃肠道管腔才能发挥作用。口服万古霉素是有效的，然而，静脉滴注万古霉素无效。静脉滴注和口服甲硝唑均能治疗难辨梭菌结肠炎。难辨梭菌可能合并其他炎症性肠病。如果患者对治疗无反应，再评估疾病的进程和适当的治疗伴发的疾病很重要。

图60-5　假膜性结肠炎。

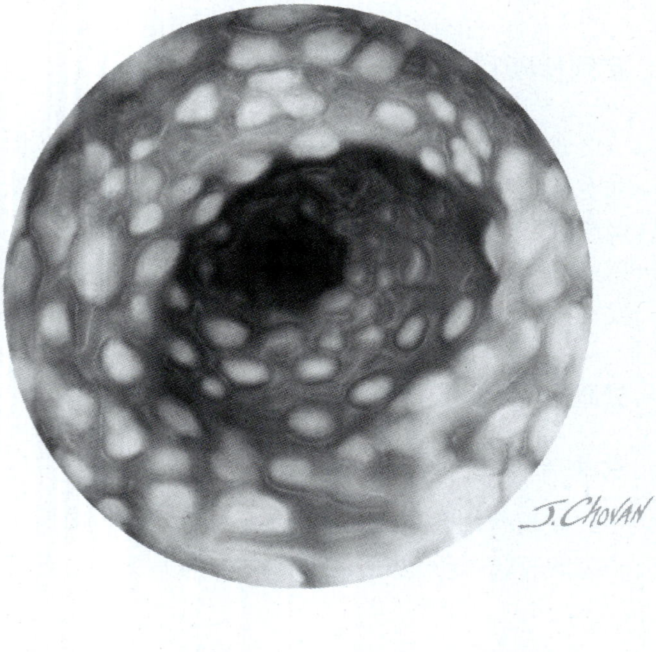

展望

有多种新的抗生素被考虑用于治疗难辨梭菌结肠炎。除前面已提到的硝唑尼特外，其他抗生素包括雷莫拉宁、利福昔明、利福拉齐和OPT-80。正在评估被动和主动免疫方法用于疾病的预防。正在试验中的疫苗包括直接对抗毒素A和B（主动免疫法）的制剂和MDX-066，它是毒素A的单克隆抗体。

（张云丽　译　张　琦　校）

参考文献

Carter MJ, Lobo AJ, Travis SP; IBD Section, British Society of Gastroenterology: Guidelines for the management of inflammatory bowel disease in adults. Gut 53(Suppl 5):V1-V16, 2004.

This paper summarizes current management guidelines for patients with ulcerative colitis and Crohn's disease.

Crohn's and Colitis Foundation of America. Available at: http://www.ccfa.org. Accessed November 21, 2006.

This website provides comprehensive information on Crohn's disease and ulcerative colitis for patients. Patient education brochures are also available through this site.

Crohn's and Colitis Foundation of Canada. Available at: http://www.ccfc.ca. Accessed November 21, 2006.

This website has information about Crohn's disease and ulcerative colitis, as well as ongoing programs, events, and research in Canada.

Itzkowitz SH, Present DH; Crohn's and Colitis Foundation of America Colon Cancer in IBD Study Group. Consensus conference: Colorectal cancer screening and surveillance in inflammatory bowel disease. Inflamm Bowel Dis 11(3):314-321, 2005.

Practice guidelines are presented regarding current recommendations for colorectal cancer screening in patients with inflammatory bowel disease.

Kornbluth A, Sachar DB; Practice Parameters Committee of the American College of Gastroenterology: Ulcerative colitis practice guidelines in adults (update): American College of Gastroenterology, Practice Parameters Committee. Am J Gastroenterol 99(7):1371-1385, 2004.

The authors present practice guidelines for the management of patients with ulcerative colitis.

Lichtenstein GR, Abreu MT, Cohen R, Tremaine W: American Gastroenterological Association Institute Medical Position Statement on Corticosteroids, Immunomodulators, and Infliximab in Inflammatory Bowel Disease. Gastroenterology 130(3)935-939, 2006.

In this summary of the current treatment options for IBD, monitoring practices are recommended, and the level of evidence that supports those recommendations is discussed.

Thorpe CM, Gorbach SL: Update on Clostridium difficile. Curr Treat Options Gastroenterol 9(3):265-271, 2006.

The authors provide a summary of the diagnosis and treatment of Clostridium difficile colitis.

循证

1. Akobeng AK, Zachos M: Tumor necrosis factor-alpha antibody for induction of remission in Crohn's disease. Cochrane Database Syst Rev 1:CD003574, 2004.

   This review and summary of all the available clinical trial data looks at the use of TNF-α antagonists for the induction of remission in Crohn's disease.

2. Lawson MM, Thomas AG, Akobeng AK: Tumour necrosis factor alpha blocking agents for induction of remission in ulcerative colitis. Cochrane Database Syst Rev 3:CD005112, 2006.

   This review and summary of all the available clinical trial data looks at the use of TNF-α antagonists for the induction of remission in ulcerative colitis.

3. Lemann M, Mary JY, Colombel JF, et al: A randomized, double-blind, controlled withdrawal trial in Crohn's disease patients in long-term remission on azathioprine. Gastroenterology 128(7):1812-1818, 2005.

   This trial addresses the question of the effectiveness of maintenance therapy with azathioprine in patients with Crohn's disease.

4. Sutherland L, MacDonald JK: Oral 5-aminosalicylic acid for induction of remission in ulcerative colitis. Cochrane Database Syst Rev 2:CD000543, 2006.

   This is a review and summary of all the available clinical trials that look at the use of 5-aminosalicylates for the induction of remission in ulcerative colitis.

Ryan D. Madanick · Nicholas J. Shaheen

61

食管疾病：吞咽困难

引言

吞咽困难是一般人群中最常见的胃肠道症状。至少超过 1/4 的老年患者间断地出现过吞咽困难。引起吞咽困难的病因不同，可为良性或恶性，如食管癌。本章讨论吞咽困难的病因、临床表现、诊断方法和治疗。

病因和发病机制

有许多吞咽困难的病因需要仔细评估。吞咽困难感觉的解剖学位置有助于了解病因和发病机制。初始吞咽困难并经常感觉哽噎或窒息的患者，被称为传输性吞咽困难，食物团块从口咽到食管上端传输困难。患者吞咽困难感觉的位置在颈部叫做颈性吞咽困难，而表现为食物、药片或流质阻塞在胸部的叫做胸性吞咽困难。

根据症状的位置不同，吞咽困难的病因学也不同（框 61-1）。主诉传输性吞咽困难的患者可能存在继发于脑血管意外（CVA）或多发性硬化的潜在的神经损伤。口咽的恶性肿瘤也应在考虑范围之内。颈性吞咽困难的患者，可能存在颈椎骨刺、食管蹼、食管的鳞状细胞癌和食管狭窄为主导的疾病。胸性吞咽困难的常见原因有胃食管反流病 (GERD)、食管狭窄（图 61-1）、沙特斯基环（胃食管连接处的良性环）、动力障碍如失弛缓症，或食管的鳞状细胞癌或食管的腺癌（图 61-2）。颈部或胸部结构对食管的外在挤压可导致与挤压部位相关的症状。

呼吸消化道的恶性肿瘤因部位和组织学的不同而引起不同的吞咽困难。舌癌、咽和喉的癌症和食管鳞状细胞癌的主要危险因素是吸烟、饮酒、美籍非洲人。相反，食管腺癌的发病机制可能与胃食管反流引起的食管远端的慢性炎症有关（见第 50 章），而且白人男性患病率较高。

临床表现

吞咽困难的确切特征是进食固体或液体食物时有阻塞的感觉，或两者兼有。患者可能描述一个逐渐进展的过程，最初仅进食大块的固体食物如肉或面包时有吞咽困难，进而出现进食布丁样浓稠食物时有吞咽困难，并最终完全不能进食固体食物。症状渐进性加重提示机械性梗阻逐渐恶化，如食管癌或食管消化性狭窄加重。另外，患者可能描述进食液体食物同固体食物一样出现咽下困难且不逐渐加重。这样的病史提示食管动力异常，如失弛缓症或弥漫性食管痉挛。尤其以热的或凉的食物引发的咽下困难特别提示弥漫性食管痉挛。长期的、非进行性的、间断性的进食固体食物团块时出现的吞咽困难提示存在沙特斯基环（图 61-3）。

严重的体重减轻几乎见于框 61-1 所列出的所有吞咽困难的病因。然而，老年患者的吞咽困难是食管癌的警示性特征。对有吞咽困难症状的患者应认真体检以发现引发吞咽困难症状的其他线索。例如继发于系统性硬化的食管动力障碍的患者可表现手指皮肤的特征性改变（指端硬化）（见第 154 章）。CREST（钙质沉着、雷诺现象、食管功能异常、指端硬化、毛细血管扩张）综合征的患者可有多种皮肤病的表现，所以应作皮肤的全面评估。

框 61-1 吞咽困难的病因
传输性吞咽困难
神经肌肉疾病
脑血管意外
帕金森病
多发性硬化
头部创伤
肌萎缩侧索硬化
周围神经病变
CNS 肿瘤
重症肌无力
炎症性肌病（多发性肌炎）
口咽的恶性肿瘤
口干燥症
抑郁症
颈性吞咽困难
UES 功能障碍
环咽的障碍
环咽的痉挛
近端食管狭窄
放射损伤
腐蚀剂摄入
食管蹼
喉 / 近端食管的鳞状细胞癌
Zenker 憩室
颈椎骨刺
外部压迫（甲状腺肿）
胸性吞咽困难
运动失调
失弛缓症
弥漫性食管痉挛
无效食管运动
系统性硬化
食管的恶性肿瘤
腺癌
鳞状细胞癌
远端食管狭窄
消化性 /GERD
药物引发
放射损伤
腐蚀剂摄入
沙特斯基环
嗜酸细胞性食管炎
迷走锁骨下动脉（食管受压性咽下困难）

CNS，中枢神经系统；GERD，胃食管反流病；UES，食管上括约肌。

鉴别诊断

如框 61-1 所示，吞咽困难症状的鉴别诊断范围很广。综合地阐明患者的症状很重要。当患者确实存在吞咽疼痛时，他们可能主诉吞咽不适或吞咽时疼痛。另外，作为由于炎症使食管壁水肿所致的临床表现的一部分，严重的腐蚀性食管炎可能存在一定程度的吞咽困难。

诊断方法

因为病因可能是恶性肿瘤，并且症状的许多病因具有进行性和破坏性的本质，吞咽困难的症状需立即引起注意并迅速地开展诊断工作。吞咽困难是 GERD 警示性症状之一，并且胃灼热时吞咽困难应进行诊断检查。

诊断方法的选择取决于吞咽困难的特点。主诉传输性吞咽困难的患者应认真地检查咽喉和颈部。如果检查未能确定症状的病因，依据患者的情况可进一步选择改良的钡餐（关注吞咽机制和食管近端的对比放射摄影术）或纤维内镜对吞咽进行评估（FEES）。当语言病理学家通过经鼻置于声带上方的鼻咽部纤维内镜进行 FEES 检查时，要求患者摄入不同稠度的食物。钡餐和 FEES 检查都可用来评估食糜团的形成，会厌的运动，以及探查每分钟物质的误吸量。两种检查方式的选择依赖于专家和设备情况。进一步的诊断工作，如脑影像学来评估多发性硬化或 CVA，依赖于对患者的分析和最初检查的发现。

颈性吞咽困难的诊断与传输性吞咽困难相似。然而，缺乏明显的危险因素（如卒中）是表明应行颈部横断层面的影像学检查以排除外部的病变对颈部食管的压迫。如果传输机制和近端食管的评估是阴性的，患者应进行远端食管病变的评估。食物发黏的感觉可能指示胸骨颈静脉切迹或以上的胸部食管的病变。

许多方法可用于评估胸性吞咽困难。食管钡剂造影有助于评估食管的整个解剖学结构，包括评估内部病变和外部压迫。也有助于失弛缓症的诊断。常可见无蠕动性收缩的食管扩张，食管内充满造影剂和胃食管连接处的锥形狭窄，所谓的鸟喙现象。当吞咽困难的位置不确定，小块食管 X 线片能帮助进一步的确认发病位置。最后，许多患者需要内镜

图61-1 良性食管狭窄的两种类型。

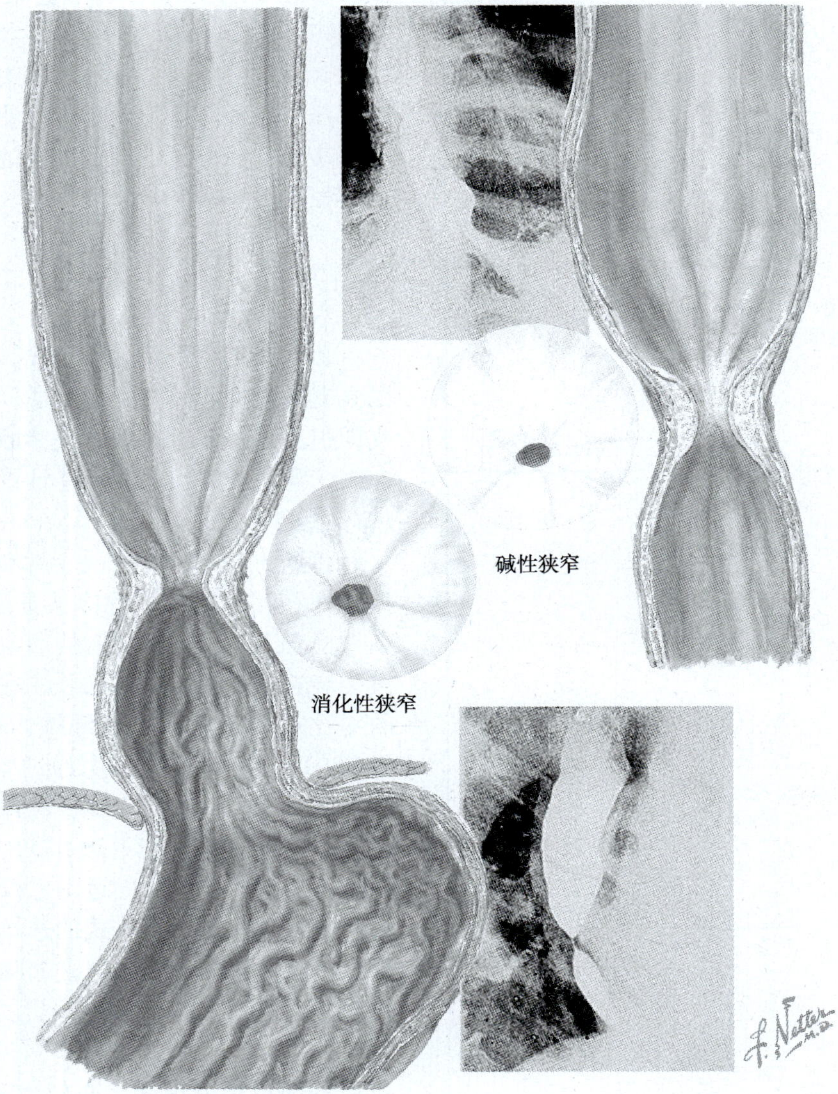

检查以评估胸性吞咽困难。医师可通过内镜评估食管炎的食管黏膜病变，完成活组织检查，扩张狭窄处，并排除钡餐检查时可能忽视的细小病变。另外，对怀疑有失弛缓症的患者，上消化道内镜检查可排除胃贲门肿瘤所致的继发性或假性失弛缓症，其症状与失弛缓症相似。如果上消化道内镜检查未见明显的结构异常，建议行食管活组织检查以排除嗜酸细胞性食管炎。如果结构检查未能发现明确的病因学，一定要行食管测压以排除食管动力性疾病。

处理和治疗

最佳治疗

吞咽困难患者的治疗方案最终依赖于吞咽困难的类型（表 61-1）。口咽部吞咽困难的患者，治疗的目的在于直接改善食糜团的传输和营养的摄入，减少误吸，改善生活质量。如果存在组织结构问题，如食管蹼和食管狭窄，初始即应处理，常通过内镜扩张。然而，对于大部分口咽部吞咽困难的患者最主要的治疗是由语言病理学家针对吞咽的治疗。教给患者各种方法，集中在增加食糜团从嘴到咽的推

图61-2 中段和远段食管的恶性肿瘤。

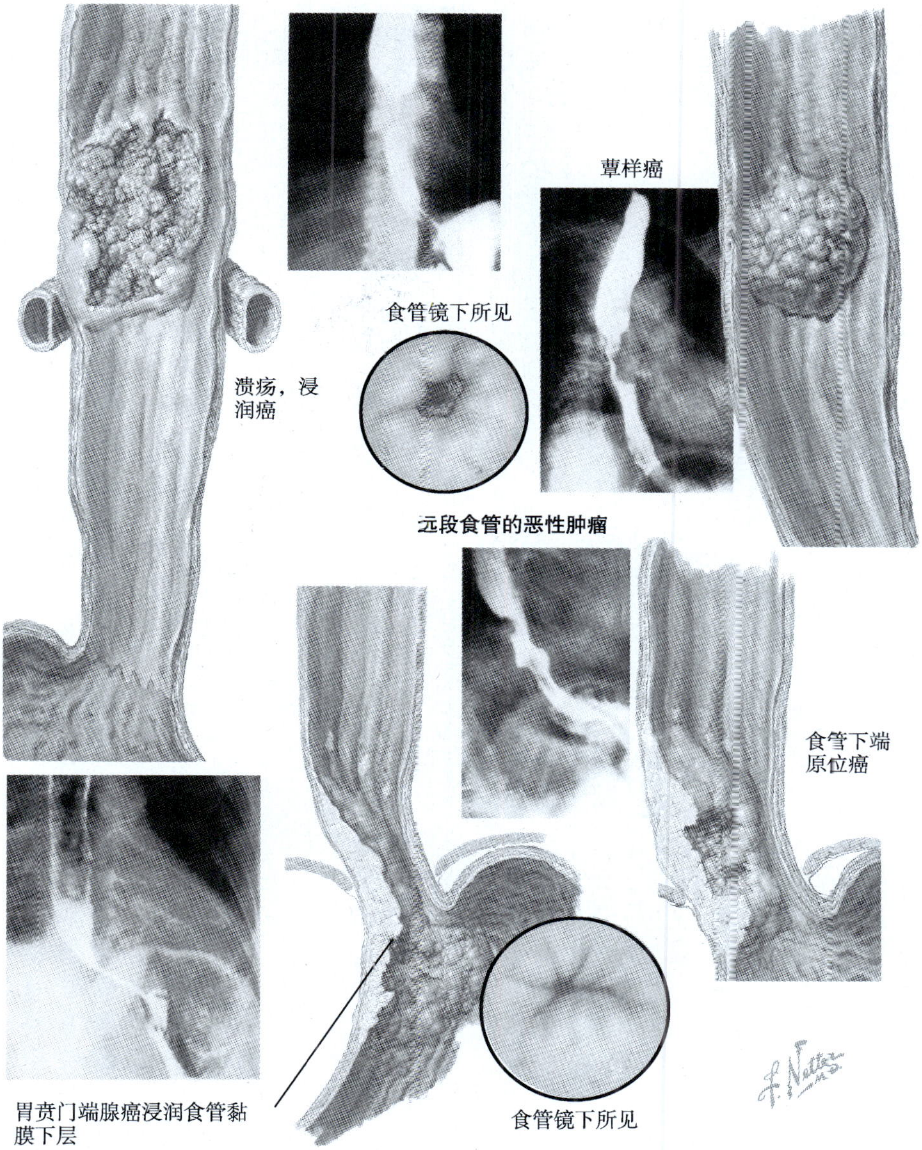

进并随后通过食管上括约肌，如收拢下颏或把头倾向更强壮的一侧。增加食糜团的稠度也是有效的，因为稀薄的流食常常引起更大的问题。在高选择的患者，主要是因环咽肌张力过高或松弛受损所致功能障碍的患者，应考虑行环咽肌切开术。总之，如果患者不能通过口服供给充足的营养，或有明显的误吸，则需要通过胃造口术或空肠造口术以提供肠内营养。

食管吞咽困难的治疗方案应根据原发病因加以区分。贲门失弛缓症可依据专家和患者的选择通过肌切开术或内镜下球囊扩张术治疗。对不愿选择外科手术治疗的贲门失弛缓症患者，向食管下括约肌注射肉毒素A是有效但临时性治疗。食管狭窄的治疗方案是通过内镜治疗增加管腔直径。良性狭窄可由各种类型的气囊或探条扩张，探条是细而柔软的锥形杆体，能轻轻地扩宽食管的狭窄部分。扩张器的选择取决于狭窄的长度和特征、原发病，以及内镜医师的喜好。许多轻度狭窄及沙特斯基环，仅通过一次扩张术就能治愈。然而，狭窄如果与临床表现紧密相关，或由于如放射、碱性液摄入，或长时

图61-3 低位食管环（沙特斯基环）。

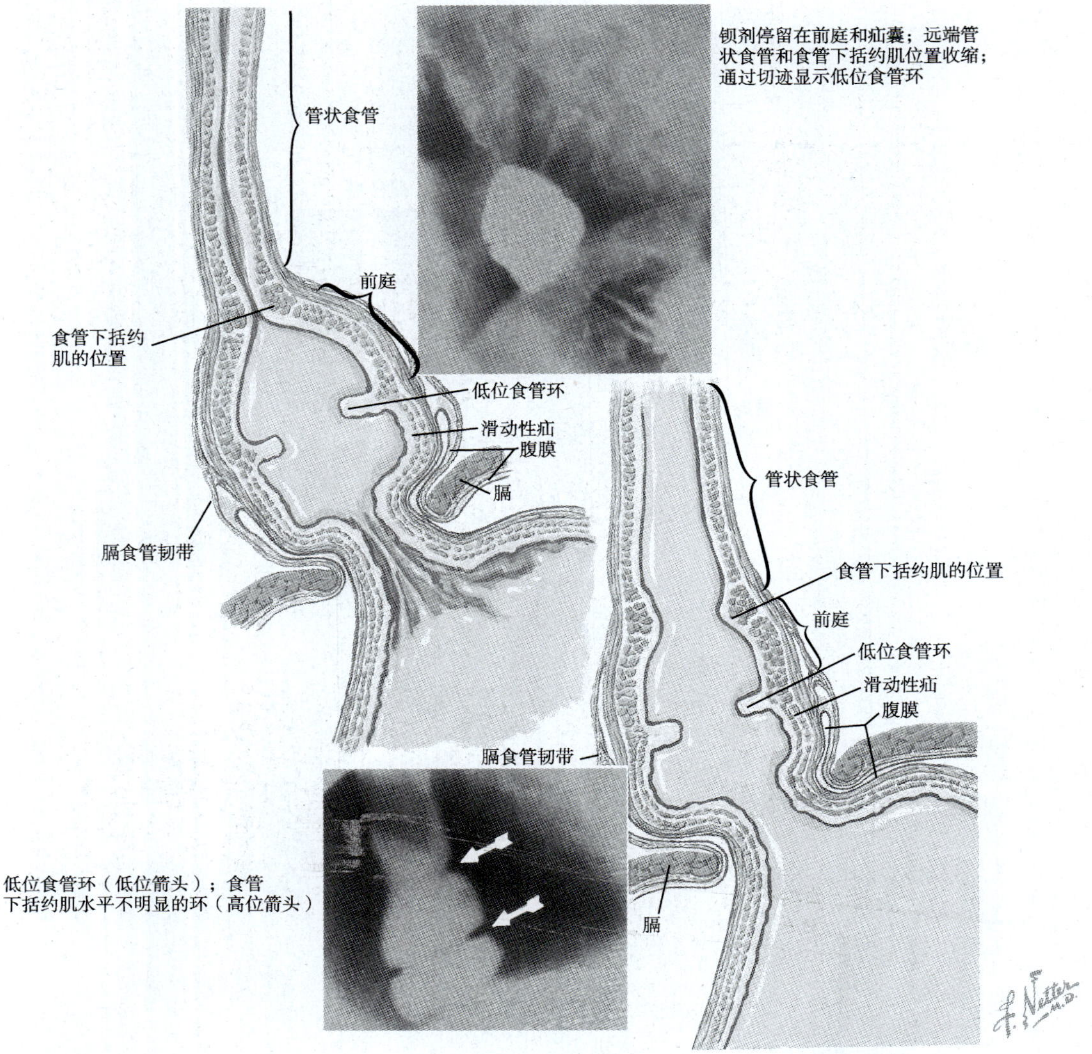

间的GERD所致，要达到理想的治疗效果可能需要几个月到几年的时间。如果病因是恶性肿瘤，则尽可能做根治切除。当肿瘤不能被切除或患者不能耐受手术时，可进行姑息性治疗，如系列扩张术、经内镜支架置放或管腔内的消融治疗。

除了失弛缓症以外，对于其他食管动力性疾病患者的治疗更为困难。缺乏针对这些疾病的设计良好的随机对照实验，主要原因是用于诊断的测压标准在不断地变化。积极地用质子泵抑制剂控制GERD可在一定程度上改善食管的运动或改善吞咽困难的症状，尽管不可能完全解决问题。弥漫性食管痉挛的患者，常用平滑肌松弛剂如钙通道阻滞剂或长效硝酸盐类药物治疗。可尝试利用抗抑郁药，特别是三环类抗抑郁药的中枢效应改善症状。

避免治疗错误

评估吞咽困难的首要原则是认清患者的临床表现作为一个警示征象一定要进一步的评估，而不是GERD或吞咽困难的经验性治疗。一旦排除了肿瘤，进一步的治疗策略可直接针对诊断检查结果。其次，因为嗜酸细胞性食管炎只是在过去的几年才逐渐被认知，所以在吞咽困难的患者中应提高警惕水平，特别是对那些反复出现食管梗阻，而内镜检查、放射线检查、测压检查却未发现明确病因的患者。如果没有发现结构损伤，应考虑行随即的食管活组织检查。嗜酸细胞性食管炎的治疗主要是吞咽氟替卡

表 61-1 吞咽困难的治疗

疾病	治疗方案
口咽性吞咽可能	吞咽治疗
	胃造口术 / 空肠造口术
	环咽肌切开术 / 肉毒素注封*
颈性或食管狭窄 / 环 / 蹼	内镜下扩张术
	抑酸剂（PPI）
不能切除的食管肿瘤	连续的内镜下扩张术
	管腔内消融
	内镜下支架
失弛缓症	外科（Heller）肌切开术
	内镜下气囊扩张术
	肉毒素注射
	平滑肌松弛剂（硝酸异山梨酯、硝苯地平）
其他食管运动性疾病	抑酸剂（PPI）
	平滑肌松弛剂
	三环类抗抑郁药
嗜酸细胞性食管炎	吞咽氟替卡松雾化剂
	全身的皮质激素
	色甘酸钠
	内镜下扩张术（慎重）

PPI，质子泵抑制剂。

*适于食管上括约肌功能障碍的患者。

松雾化剂、色甘酸钠，或全身的皮质激素的应用。内镜下扩张术必须在知情同意后慎重进行。

展望

食管动力性疾病的诊断和分类已经是动力疾病研究领域的活跃话题。近期研发的一项新技术称为多通道管腔内阻抗（multichannel intraluminal impedance，MII）。在吞咽困难的患者，MII 通过添加了一种对食团传输的形式的评估量化食管的功能，成为标准食管测压法的补充。仍需要观察此项新技术将如何影响患者的治疗，目前的研究将有助于证明该技术的疗效。口咽和食管吞咽困难的基本治疗不可能在近期改变。然而，注射肉毒素 A 已用于治疗环咽的功能紊乱和非失弛缓症的其他食管动力性疾病，并在一定程度上取得了成功。最终，在未来几年，胃肠动力药的应用进展将有希望改善食管动力性疾病患者的治疗。

（张云丽 译 宋巧凤 校）

参考文献

Cook IJ, Kahrilas PJ: AGA technical review on management of oropharyngeal dysphagia. Gastroenterology 116(2):455-478, 1999.

This comprehensive literature-based review examines the evaluation and management of patients with oropharyngeal dysphagia.

Ferguson DD: Evaluation and management of benign esophageal strictures. Dis Esophagus 18(5):359-364, 2005.

This review focuses on the options available for managing patients with benign strictures, from simple dilation techniques to more complex issues for refractory strictures.

Richter JE: Oesophageal motility disorders. Lancet 358(9284):823-828, 2001.

The author discusses the manometric diagnosis of recognized esophageal motility disorders and the management options available for these conditions.

循证

1. Lopushinsky SR, Urbach DR: Pneumatic dilatation and surgical myotomy for achalasia. JAMA 295(18):2227-2233, 2006.

   This retrospective study found that patients with achalasia who had undergone either pneumatic dilation or surgical myotomy often required subsequent intervention (surgical or endoscopic) when followed for many years after their first treatment. The risk for requiring a subsequent intervention was higher in the pneumatic dilation group.

2. Remedios M, Campbell C, Jones DM, Kerlin P: Eosinophilic esophagitis in adults: Clinical, endoscopic, histologic findings, and response to treatment with fluticasone propionate. Gastrointest Endosc 63(1):3-12, 2006.

   The authors reported that all patients in their series who were treated with swallowed aerosolized fluticasone improved clinically and histologically, but many had recurrent symptoms after completing the course of treatment.

3. Tutuian R, Castell DO: Combined multichannel intraluminal impedance and manometry clarifies esophageal function abnormalities: Study in 350 patients. Am J Gastroenterol 99(6):1011-1019, 2004.

   This investigation highlighted the utility of multichannel intraluminal impedance to show normal and abnormal bolus transit in several esophageal motility disorders.

Mark Russo · Steven Zacks

62

肝脏疾病——肝功能检查异常、非酒精性脂肪性肝病、药物性肝损伤

引言

在人群中，1% ~ 4% 的人患有肝功能异常。造成肝功能异常的病因很多。非酒精性脂肪性肝病（nonalcoholic liver disease，NAFLD）和药物性肝损伤（drug-induced liver injury，DILI）是最常见的病因。在人群中有超过 30% 的人符合肥胖的标准，其中许多人存在 NAFLD。临床医师经常遇到肝功能异常的 NAFLD 患者。药物治疗使病情进一步复杂化，如他汀类药物治疗肥胖症并与药物引起的肝功能检查结果异常有关。

肝脏生化检查异常

病因和发病机制

定期的健康检查、献血前筛查、作为保险和就业体检的一部分、住院时经常要做血浆肝脏生化检查，对有危险因素和用药史患者的异常肝脏生化检查的正确解释有助于指导进一步的评估和治疗。因为实验室正常值是由正常人群的平均值 ±2 标准差决定的，因而根据定义有 2.5% 的人将有一至多项肝功能实验高或低于正常值。肝功能实验正常值随着年龄、种族和性别变化。

最常用的肝功能检查常包括丙氨酸氨基转移酶（ALT）、天门氨酸氨基转移酶（AST）、碱性磷酸酶和总胆红素。γ- 谷氨酰转肽酶（GGT）和 5’- 核苷酸酶常用于证实为肝脏疾病而非骨疾病所致的碱性磷酸酶升高。以上检查被错误地标记为肝“功能”检查，因为 ALT、AST、GGT 和碱性磷酸酶是酶而不是肝脏合成功能的标志物。白蛋白和凝血酶原是肝脏合成的蛋白质，能用于评估肝脏的合成功能。

ALT、AST 是丰富的肝脏酶，它们催化氨基团的转移形成肝脏代谢产物丙酮酸盐和草酸盐。ALT 存在于肝细胞胞浆中，AST 存在于肝细胞胞浆和线粒体中。当肝细胞损伤或死亡时两者均被释放入血。AST 也存在于心脏、骨骼肌和血液中。胆红素是血红蛋白降解的产物。胆红素具有不可溶性，在分泌前需要接合、葡萄苷酸化作用。胆红素尿苷二磷酸 - 葡萄糖醛酸基转移酶结合胆红素使它能被分泌入胆小管中。碱性磷酸酶是一种酶，存在于许多组织，包括肝脏、骨、肠及胎盘。妊娠时可见碱性磷酸酶升高。

临床表现

无症状的患者常在常规体检和献血时发现肝脏生化值升高。因急性病毒性肝炎或梗阻性黄疸所致肝功能检查异常的患者可表现为全身乏力、恶心、呕吐或腹痛。肝功能检查对肝脏疾病并非 100% 敏感，慢性乙型或丙型病毒性肝炎患者，甚至肝硬化患者，肝功能检查可能正常。

鉴别诊断

肝功能检查异常的鉴别诊断很广（框 62-1）。

系统的评估方法有助于缩小初始检查的项目和费用。对有黄疸症状的患者，鉴别诊断应包括急性病毒性肝炎、胆石症、酒精性肝炎和药物性肝损伤。对无症状的肝功能异常的患者一定要考虑慢性病毒性肝炎、脂肪性肝病和血色素沉着症。

诊断方法

肝脏功能异常时应复查患者空腹、戒酒和停用包括非处方药品和补品或替代药物在内的非必用药物时的肝功能。二次或更多次检查发现的肝功能异常需要进一步的评估。

对肝功能异常患者的评估应考虑到最常见的慢性肝病的病因：饮酒、药物、血色素沉着症、慢性丙型肝炎和非酒精性脂肪性肝病。乙型肝炎在美国相对少见，在普遍免疫接种以后变得更为少见。其他肝脏疾病相对少见，除非存在危险因素或易患倾向，初始评估不应考虑这些疾病。腹部超声检查有助于发现胆石症，尽管有可能遗漏胆总管结石和肝脏脂肪浸润。肝脏或组织检查极少能明确不能由血液检查而确定的肝脏疾病的病因，但可用于肝纤维化的分期。肝功能异常的情况有助于基础病的诊断。总胆红素或碱性磷酸酶升高提示胆汁淤积的肝病或梗阻性肝病，如原发性硬化性胆管炎、原发性胆汁性肝硬化、胰头肿物或胆总管结石病。AST 和 ALT 升高提示肝细胞疾病。药物性肝损伤的患者 AST、ALT、碱性磷酸酶、总胆红素均升高。非酒精性脂肪性肝病和药物性肝丢伤是本章讨论的肝功能检查异常的两种常见病因。

框 62-1　肝功能异常的鉴别诊断
常见的
酒精
药物
脂肪性肝病
胆石症
血色素沉着症
慢性乙型或丙型肝炎
少见的
自身免疫性肝病
原发性硬化性胆管炎
原发性胆汁性肝硬化
α_1- 抗胰蛋白酶缺乏
极少见的
肝豆状核变性
布 - 查综合征

非酒精性脂肪性肝病

病因和发病机制

NAFLD 是由 Ludwig 首先描述的，表现为肝功能检查异常和肝活检发现肝脏脂肪变性但无确切的饮酒史。目前的假说是二次损伤或“打击”引起 NAFLD 的肝损伤。在第一次打击时，胰岛素抵抗导致脂肪沉积在肝细胞内，特别是三酰甘油。基础机制是由于线粒体 β 氧化受损使脂肪酸的清除减少。第一次打击造成肝细胞大泡性脂肪变性并产生在肝活检发现的鸡爪样表现（图 62-1）。第二次打击为氧化应激，引起肝细胞膜脂质过氧化作用并产生细胞因子。氧化应激可进一步导致脂肪变性进展至脂肪性肝炎伴或不伴有纤维化或硬化（图 62-1；彩图 62-1）。脂肪细胞合成的脂肪因子、细胞因子也起了一定作用。血浆瘦素增加和脂联素减少可能促进了肝脏脂肪变性和脂肪性肝炎的发生。

NAFLD 的常见病因是内脏型肥胖症、2 型糖尿病、低高密度脂蛋白胆固醇血症、高三酰甘油血症。线粒体功能障碍与胰岛素抵抗和肝脏脂肪变性有关。然而新的证据表明有相当比例的 NAFLD 患者缺乏这些危险因素。年龄增长与纤维化恶化有关，其可能的原因为 NAFLD 持续时间较长或老年患者肝脏线粒体功能障碍者增多。

继发性肝脏脂肪变性或脂肪性肝炎可见于先天性代谢异常和用药。胺碘酮、甲氨蝶呤、他莫昔芬、糖皮质激素、核苷类似物、钙通道阻滞剂、非甾体类抗炎药和四环素类抗生素与肝脏脂肪变性有关。继发性脂肪性肝病与以下因素有关：使体重下降的外科小肠改道术、全胃肠外营养、伴有细菌过度生长的空肠憩室病。

临床表现

NAFLD 患者的临床表现是多种多样的。最常见的表现是无症状性氨基转移酶升高，通常高出正常值 5 倍，而且 ALT 较 AST 升高明显。在排除

图62-1 营养性肝脏疾病——非酒精性脂肪性肝病。

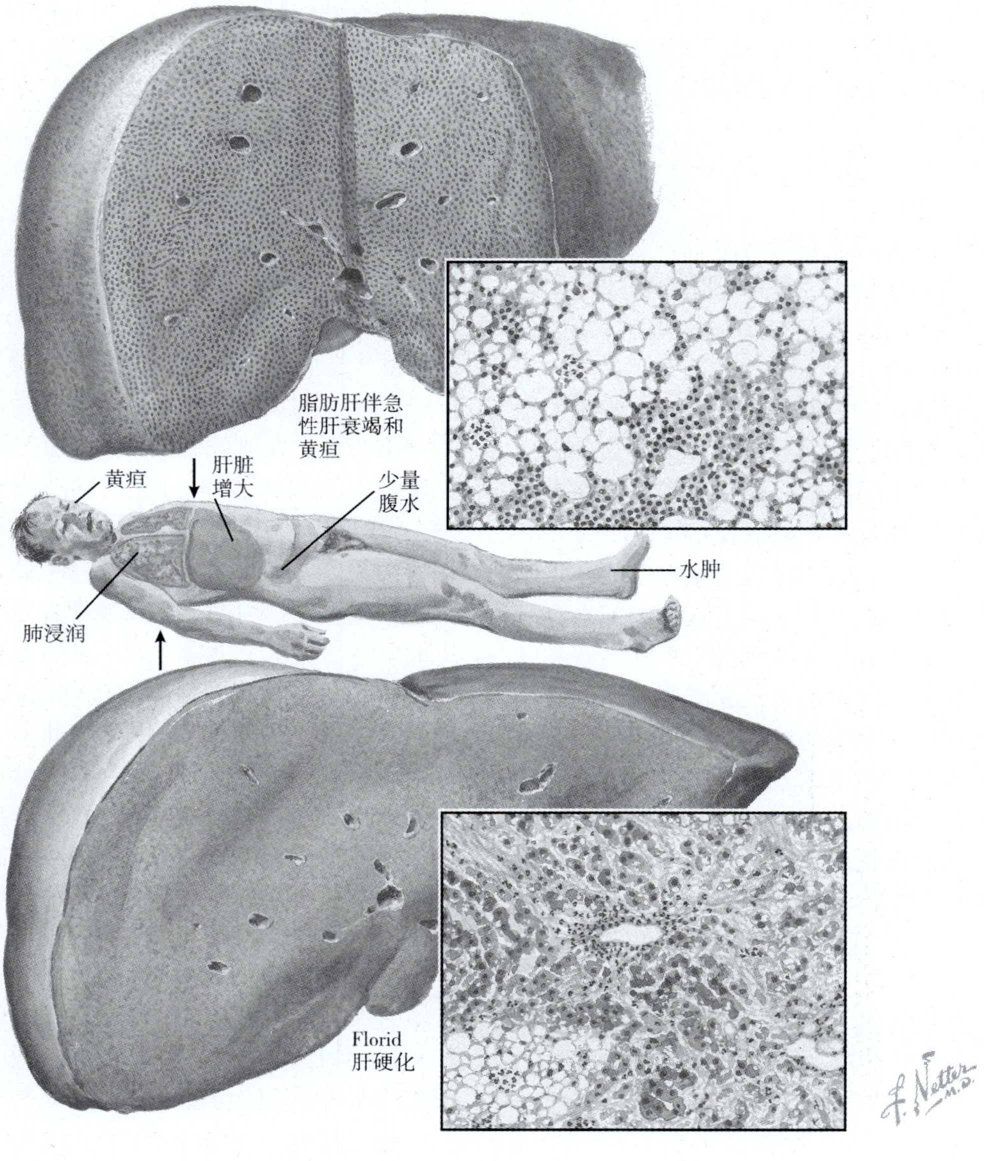

其他肝脏疾病的肝功能异常而且影像学检查发现肝脏脂肪浸润或不能解释的肝肿大患者均应怀疑NAFLD。肝脏酶可波动并可随着体重减轻而下降。经常因为不相关的原因如右上腹疼痛行超声检查时发现 NAFLD。一些患者可表现为隐源性肝硬化。其实，NAFLD 可能是隐源性肝硬化最常见的病因。

NAFLD 最常见的体征是内脏型肥胖和肝肿大。当有肝硬化时，患者可有脾大、蜘蛛痣和肝掌。最常见 ALT 和 AST 轻至中度升高，而且常是唯一异常的实验室检查。ALT/AST 的比值常＞ 1，但随着肝硬化的出现而减小。AST 或 ALT 升高的程度与组织学的严重程度之间没有对应关系。低白蛋白血症、高胆红素血症和凝血酶原时间延长可见于失代偿期肝硬化的患者。血浆铁蛋白常升高，而且 6% ～ 11% 的患者转铁蛋白饱和度升高。

存在 NAFLD 的病因学因素提示 NAFLD 诊断。如前面所述影像学检查可发现提示脂肪浸润的特征。肝脏活组织检查是确定 NAFLD 诊断的金标准并能鉴别脂肪性肝炎和单纯的脂肪变性。此外，肝脏活组织检查还可以评估脂肪性肝炎的纤维化程度并提供预后的信息。不同于 NAFLD，脂肪性肝炎有特定的组织学特征，包括脂肪变性、肝细胞气球样变性、伴有多形核白细胞浸润的小叶炎症、小叶坏死、马洛里小体和窦周纤维化。

鉴别诊断和诊断方法

为诊断 NAFLD，必须除外肝脏脂肪沉积的继发性病因。丙型肝炎和酒精性肝病是尤其重要的，因为这两种疾病患病率高。一般认为当女性饮酒量低于 20g/d 和男性低于 30g/d 时不会发展为脂肪肝。超声检查、计算机 X 线体层扫描、磁共振成像能确定肝脏脂肪变性并推荐作为 NAFLD 的诊断检查方法。对于肝脏炎症、纤维化和硬化没有一种敏感的检查方法。因为不能将单纯的脂肪变性和脂肪性肝炎区分开并确定肝损伤的严重程度。肝脏活组织检查仍是脂肪性肝炎的最好的诊断检查。然而，缺乏有效治疗 NAFLD 的药物，且活组织检查有一定的危险，在决定检查前需要仔细考虑。

处理和治疗

最佳治疗

目前尚未确立治疗 NAFLD 的方案。由于缺乏有效的治疗方法，NAFLD 的治疗强调消除病因。通过锻炼和节食，持续、逐步、适度（10% 或更少）的体重减轻可改善肝酶和组织学。用于减肥的近端胃旁路手术可能优于垂直折叠胃成形术，并可使 NAFLD 患者获益，可使体重逐步和持续地减轻。减少肝脏脂肪变性和纤维化的胰岛素增敏剂正在研发中。在应用罗格列酮和吡格列酮 48 周的试验性研究中，NAFLD 患者对胰岛素的敏感性增加，肝脏组织学改善，肝酶改善。在小样本研究中，使用 4 周的二甲双胍可改善肝酶，受试对象的体重也有显著减轻。因此，改善是继发于体重减轻还是二甲双胍的作用尚不能确定。每天服用 400 ～ 1200IU 的维生素 E，与 NAFLD 儿童的 ALT 改善有关，但活组织检查未作为实验的观察指标。甜菜碱，保肝因子 S- 腺苷甲硫氨酸的前体，已显示了希望。然而，NAFLD 可复发并迅速进展，应用贝特类治疗高三酰甘油血症的小规模试验结果并不一致，但大多数设计严谨的试验未显示出组织学益处。目前尚无 3- 羟 -3- 甲基戊二酰 - 辅酶 A 还原酶抑制剂（如他汀类）治疗 NAFLD 的资料。对于有失代偿肝硬化的 NAFLD 患者可采用肝脏移植。

避免治疗错误

治疗 NAFLD 患者的一种误解是应避免导致氨基转移酶升高的药物，如他汀类药物可使氨基转移酶升高。临床医师不愿使用他汀类药物治疗 NAFLD 和高脂血症患者。NAFLD 患者有使用他汀类药物的指征，特别是高三酰甘油血症，应使用他汀类药物和其他药物治疗高脂血症，因为没有证据表明他汀类药物治疗 NAFLD 患者时使肝损伤加重的风险增加。同样的理由适用于 NAFLD 患者和糖尿病患者。伴有糖尿病的 NAFLD 患者有使用二甲双胍或格列酮类药物的适应证时，应使用这些药物。

展望

因为 NAFLD 发病率高，所以需要大型、设计良好的以肝脏组织学作为结局的临床试验。最有希望的药物是噻唑磷二酮类和他汀类。发病机制的研究将有助于鉴别疾病进展危险最大和需要治疗的患者。美国健康国家研究所（National Institutes of Health，NIH）建立的非酒精性脂肪性肝炎的临床研究网络将回答许多 NAFLD 自然病史和治疗的问题。

药物性肝损伤

病因和发病机制

药物性肝损伤（DILI）常被分为剂量依赖型或特应性。大部分药物与特应性损伤有关，定义为在任何剂量或使用期间发生的不可预知的肝功能异常（图 62-2）。对乙酰氨基酚是一个剂量依赖型肝毒性的例子；在单次剂量超过 10g 时，大部分患者的 AST 和 ALT 升高。

大多数药物的肝毒性被认为是通过活性代谢物引起。代谢产物可与蛋白质共价结合而使蛋白质功能丧失，导致细胞坏死和死亡。代谢产物可作为半抗原，通过免疫介导的损伤导致细胞损伤。药物可产生特征性损伤，肝活检发现包括点状坏死或大块坏死、胆汁淤积、慢性肝炎、微泡或大泡的脂肪变性（图 62-2；彩图 62-2）。药物性肝损伤少见的组织学变化包括纤维化、静脉阻塞性疾病、磷脂质病、

图62-2 药物性肝损伤。

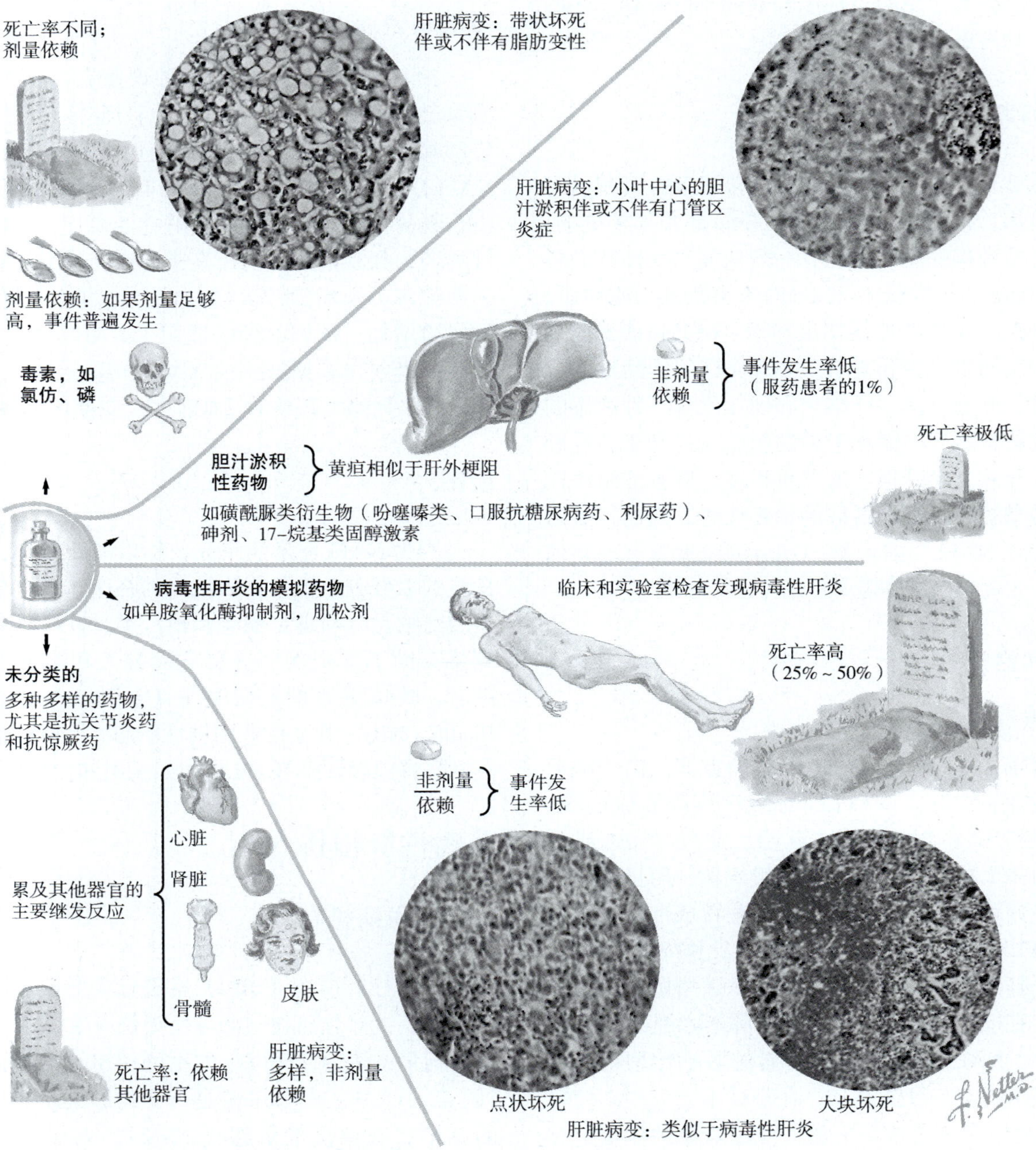

紫癜性肝炎。

药物性肝损伤的易患因素仍不明确。研究已经发现药物代谢基因的序列或人类白细胞抗原（HLA）单体型在出现或不出现由特定药物引起的肝损伤的个体之间存在差异。谷胱甘肽 S– 转移酶的多态性与他克林和曲格列酮引起的药物性肝损伤有关。HLA-DR 单体型的多态性与阿莫西林克拉维酸引起的胆汁淤积性肝脏损伤有关。基因检测最终将可用于确定具有特定药物引发 DILI 的高危个体。

临床表现

疲劳、轻度腹痛和黄疸是 DILI 患者最常主诉的症状。大多数患者可无任何症状，首先被朋友或临床医师发现的药物反应的体征是巩膜黄染。与超敏反应相关的用药可伴随皮疹和外周嗜酸性细胞增多。全身瘙痒伴或不伴皮疹是胆汁淤积的特征反应。体检常无明显体征，但触诊时常有轻度右上腹压痛。肝脾肿大不是 DILI 的常见体征。

鉴别诊断

DILI 的鉴别诊断范围很广，但最常需要排除的是急性病毒性肝炎、胆石症和自身免疫性肝病（框 62-2）。DILI 很难诊断，因为没有诊断检查能确定一个药物作为肝毒性的病因。最接近金标准的诊断是激发试验，试验中患者再次服用该药并再次出现肝毒性。激发试验仅在不注意地情况下发生，因而几乎没有病例满足诊断金标准。

诊断方法

肝功能异常和初始用药之间的时间关系并除外其他引起肝功能异常的原因是诊断的重要组成部分。应检测甲型肝炎免疫球蛋白 M（IgM）以排除急性甲型肝炎。应检测乙型肝炎表面抗原和核心 IgM 以排除急性乙型肝炎。对于总胆红素或碱性磷酸酶升高的患者，腹部影像学检查是必需的，以排除胆管炎或胆总管结石。DILI 与自身免疫性肝病很难鉴别。两者都可能表现为肝细胞性的、混合性的或胆汁淤积性的肝损伤。自身抗体不是自身免疫性肝病所特有，DILI 患者可出现抗核抗体。肝脏活组织检查可能有帮助。DILI 患者的特征性发现是出现嗜酸性细胞。已研制出用于定量评分判定药物引起肝功能异常可能性的工具，但它们太过麻烦而未用于临床。药物反应可被分为肝细胞性、胆汁淤积或混合性（框 62-3）。肝细胞反应性的定义为 ALT/碱性磷酸酶的比值＞ 5，胆汁淤积反应性的 ALT/碱性磷酸酶的比值＜ 2。混合反应性的比值在两者之间。胆汁淤积性常较肝细胞性恢复时间长。

处理和治疗

最佳治疗

DILI 的治疗应当针对早期识别肝毒性并立即停用可能导致肝损伤的药物。除 N– 乙酰半胱氨酸用于对乙酰氨基酚的肝毒性治疗和去铁胺用于铁剂过量的肝毒性治疗外，DILI 没有解毒药。怀疑由乙酰氨基酚引起的肝毒性时，应使用 N– 乙酰半胱氨酸，即使不能检测乙酰氨基酚的水平。尽管皮质激素经常用于 DILI 的治疗，但没有证据支持使用皮质激素。

大部分 DILI 患者可恢复而没有明显的后遗症。

框 62-2　DILI 的鉴别诊断
急性甲型肝炎
急性乙型肝炎
EB 病毒性肝炎
巨细胞病毒性肝炎
自身免疫性肝病
胆管炎或胆总管结石病
血管损伤（缺血性或血栓形成）
酒精性肝炎

框 62-3　选择性的药物、分类药物和补充替代药物所致肝损伤的模式
肝细胞性
异烟肼
他汀类
对乙酰氨基酚
氟烷
甲基多巴
毒蕈碱
查帕拉尔群落
胆汁淤积性
阿莫西林 – 克拉维酸盐
硫唑嘌呤
巴比妥类
红霉素
甲基睾丸酮
白屈菜
混合性
苯妥英
甲氧苄氨嘧啶 – 磺胺甲基异噁唑
酮康唑
别嘌呤醇
缬草
石蚕属植物
卡瓦根

然而，如果发生黄疸（总胆红素＞3mg/dl），患者需要密切观察。药物反应所致肝细胞损伤引起的黄疸（肝细胞性黄疸）患者的死亡率估计在10%。

肝功能异常患者的药物选择

临床上常提出的问题是如何使用已知与肝功能异常有关的药物，如他汀类。在大多数情况下，用药的适应证和益处远大于极少引起DILI的风险。他汀类药物与肝功能异常患者发生DILI的风险增加无关，可用于治疗NAFLD患者的高胆固醇血症。有基础慢性肝病的患者在开始使用有致肝功能异常的药物前应作肝功能检查，以防新药被误认为是肝功能异常的原因。一种方法是只要AST或ALT值不超过基线值的3倍，胆红素不超过正常范围的上限，患者就继续用药。

避免治疗错误

早期识别DILI，停止使用造成肝损伤的药物并避免再次使用是治疗的关键。无主诉症状的患者在开始使用新的药物后表现腹部不适或恶心，特别是使用已知具有肝毒性的药物时，如异烟肼，应当停用药物并检查肝功能。类固醇类药物可用于特定的情况，如超敏反应，尽管没有证据支持在DILI的治疗中使用类固醇类药物。

展望

因为DILI是最常见的对抗药物的调节反应，未来的研究将致力于开发精确地临床前检查来发现可能存在肝毒性的药物。肝细胞培养系统和与DILI有关的基因多态性的识别是最活跃的研究领域。药物性肝损伤网络正前瞻性地为未来的遗传相关研究收集DILI病例。

（杨玉梅　译　张云丽　校）

参考文献

Drug Induced Liver Injury Network. Available at: http://dilin.dcri.duke.edu/index.html. Accessed August 29, 2006.

This website provides information about the multicenter drug-induced liver injury study sponsored by the NIH. It is a useful resource for references and medications that have been associated with severe hepatotoxicity.

Green RM, Flamm S: AGA technical review on the evaluation of liver chemistry tests. Gastroenterology. 2002;123:1367-1384.

This guideline provides a structured approach for evaluating patients with elevated liver tests.

Farrell GC, Larter CZ: Nonalcoholic fatty liver disease: From steatosis to cirrhosis. Hepatology 43(2 Suppl 1):S99-S112, 2006.

This comprehensive review on the pathogenesis and management of fatty liver disease provides a perspective on potential therapeutics.

Novak D, Lewis JH: Drug-induced liver disease. Curr Opin Gastroenterol 3:203-215, 2003.

This review is a useful clinical resource because it describes the clinical presentation of specific medications associated with drug-induced liver injury. The article includes information on herbal hepatotoxicity.

Sanyal AJ; American Gastrointestinal Association: AGA technical review on nonalcoholic fatty liver disease. Gastroenterology 123(5):1705-1725, 2002.

This article provides a detailed review on the natural history, pathogenesis, and management for fatty liver disease.

循证

1. Andrade RJ, Jucena ML, Fernandez MC, et al: Drug induced liver injury: An analysis of 461 incidences submitted to the Spanish registry over a 10-year period. Gastroenterology 129:512-521, 2005.

   The authors describe one of the largest series of patients with drug-induced liver injury and provide a description of clinical and laboratory data as well as a list of drugs that cause DILI.

2. Belfort R, Harrison SA, Brown K, et al: A placebo-controlled trial of pioglitazone in subjects with nonalcoholic steatohepatitis. N Engl J Med 255:2297-2307, 2006.

   This key randomized clinical trial demonstrated biochemical and histologic improvement in patients with nonalcoholic steatohepatitis (NASH) treated with pioglitazone compared with placebo.

3. Matteoni CA, Younossi ZM, Gramlich T, et al: Nonalcoholic fatty liver disease: A spectrum of clinical and pathological severity. Gastroenterology 116(6):1413-1419, 1999.

   The authors provide a complete series of pathologic findings in patients with fatty liver disease. The study is particularly useful because the specific pathologic findings associated with fibrosis are provided.

4. Neuschwander-Tetri BA, Brunt EM, Wehmeier KR, et al: Improved nonalcoholic steatohepatitis after 48 weeks of treatment with the PPAR-gamma ligand rosiglitazone. Hepatology 38(4):1008-1017, 2003.

   The authors describe one of the first trials demonstrating histologic improvement on liver biopsy with medication. The data from this study supported the development of larger studies of glitazones in patients with NASH.

5. Sanyal AJ, Mofrad PS, Contos MJ, et al: A pilot study of vitamin E versus vitamin E and pioglitazone for the treatment of nonalcoholic steatohepatitis. Clin Gastroenterol Hepatol 2(12):1107-1115, 2004.

   This small randomized trial of 20 patients demonstrated that vitamin E only resulted in a biochemical response with no benefit seen in liver histology. The combination of vitamin E and pioglitazone resulted in a biochemical, histologic, and metabolic response.

6. Ueno T, Sugawara H, Sujaku K, et al: Therapeutic effects of restricted diet and exercise in obese patients with fatty liver. J Hepatol 27(1):103-107, 1997.

   Data from this study demonstrated that patients with fatty liver disease benefited from weight loss and exercise, supporting the clinicians' recommendation that changes in lifestyle can lead to improvement in liver disease.

A. Sidney Barritt · Michael W. Fried

63

急性和慢性病毒性肝炎

引言

急性和慢性病毒性肝炎是世界范围内发生疾病和造成死亡的主要原因。估计每年有150万甲型肝炎的新发病例。世界范围内有超过20亿的人均曾在其一生中的某个时间段暴露于乙型肝炎，其中3.5亿人变为慢性感染者，几乎3%的世界人口感染丙型肝炎，总计约1.7亿人。感染任一种肝炎病毒（甲、乙、丙、丁、戊型肝炎病毒）（表63-1）能引起急性、慢性或急慢性肝炎，这些感染的临床表现轻者为病毒感染的前驱症状，重者可出现暴发性肝衰竭、慢性肝脏疾病和肝硬化。其他病毒，如巨细胞病毒、EB病毒、疱疹病毒及水痘带状疱疹病毒也可引起急性肝炎，但常有全身疾病的表现，在这些感染中，肝脏不是感染的主要靶器官。

甲型肝炎

病因和发病机制

甲型肝炎是由甲型肝炎病毒（hepatitis A virus，HAV）经过粪-口方式传播引起的。最常见的传播途径是通过污染的食物或水。在发展中国家具有地方流行性。在出现症状前有1～6周的潜伏期（图63-1；彩图63-1）。HAV表现为急性疾病，感染后可获终生免疫。HAV感染无慢性过程。

临床表现

甲型肝炎的症状并不特异，可类似于流行性感冒的症状。感染患者常表现为全身乏力、疲劳、恶心、呕吐、低热和轻度右上腹疼痛。也可发生腹泻并有助于HAV传播。病毒进展到急性肝炎的黄疸阶段时，可见尿色加深或茶色尿及黄疸。体检时常见巩膜黄染、黄疸，偶尔肝脏触诊时有压痛。然而，与症状相似，体检发现不具有特异性。

鉴别诊断

急性甲型肝炎的鉴别诊断应包括任一种肝炎病毒引起的急性肝炎、急性全身性病毒感染、药物的肝毒性、胆管炎及其他病因引起的肝损害。

诊断方法

甲型肝炎患者的实验室检查表现为急性肝细胞损伤的肝功能异常。最初，血浆转氨酶［丙氨酸氨基转移酶（ALT）和天门冬氨酸氨基转移酶（AST）］升高超过正常上限值的10倍。血浆胆红素也升高，通常低于10mg/dl，升高和下降慢于血浆转氨酶。在地方性流行的地区，儿童中常见亚临床感染，随着患者年龄的增加，具有症状的急性黄疸型感染的可能性增加。急性甲型肝炎的诊断性实验室检查是血浆HAV IgM。总的反应性HAV IgG可证实以前的感染或疫苗所致的免疫。

处理和治疗

最佳治疗

除了支持治疗和监测发生暴发性肝衰竭外，甲型肝炎没有特殊的治疗，极少有并发症（图63-2和图63-3；彩图64-2和63-3）。根据患者功能状况、肝脏酶水平变化的速度、肝脏合成功能障碍的表现，决定肝炎评估的紧迫性及是否需要入院治疗或接受

表 63-1　亲肝病毒

	传播途径	大约的潜伏期	流行的地区	转为慢性的可能性
甲型肝炎	粪－口 食物和水－产生暴发	1 ~ 6 周	发展中国家	无
戊型肝炎	粪－口 食物和水－产生暴发	1 ~ 6 周	墨西哥、东南亚	无
乙型肝炎	注射、性交、母婴	1 ~ 6 月	亚洲、非洲	有
丁型肝炎	注射、性交	1 ~ 6 月	地中海地区	有
丙型肝炎	注射	1 ~ 6 月	埃及	有

图63-1　病毒性肝炎：急性型。

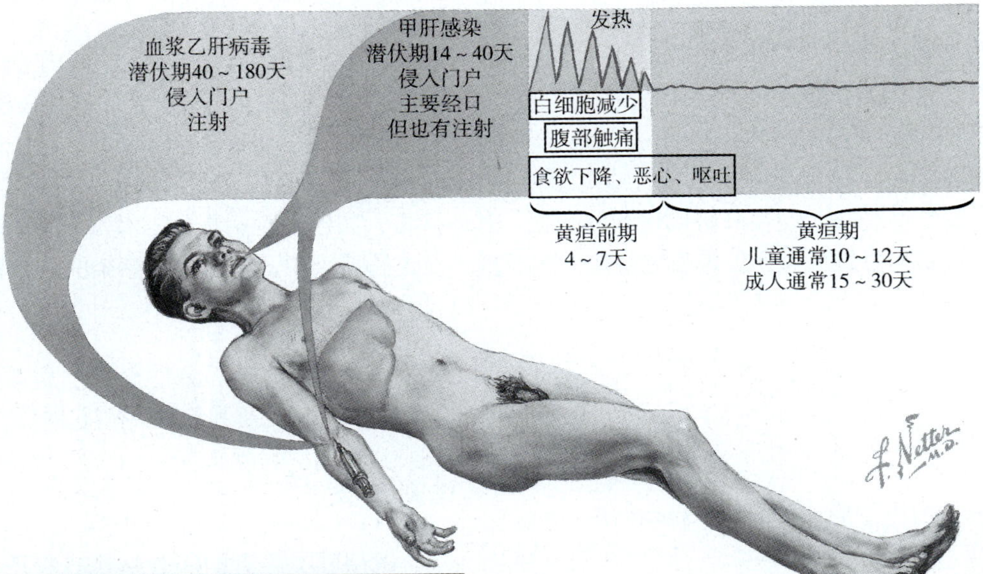

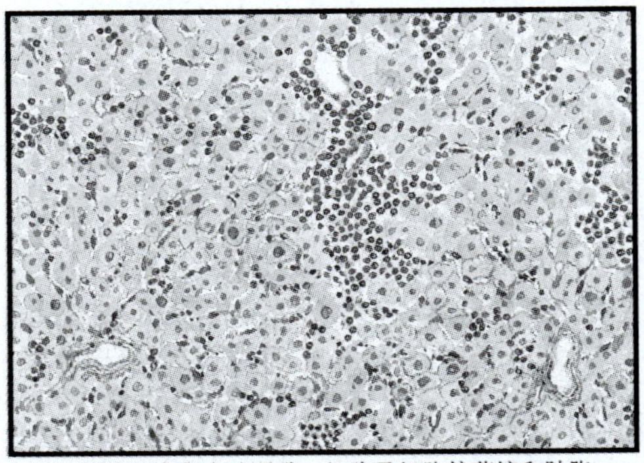
肝组织切片：中度小叶混乱；细胞及细胞核萎缩和肿胀；周围肝细胞被圆形细胞取代

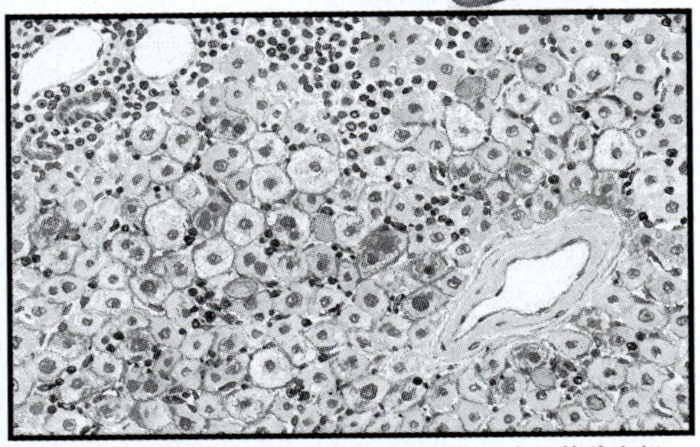
肝细胞形态和大小巨大变化；双核细胞；中央静脉变粗；周围炎症浸润

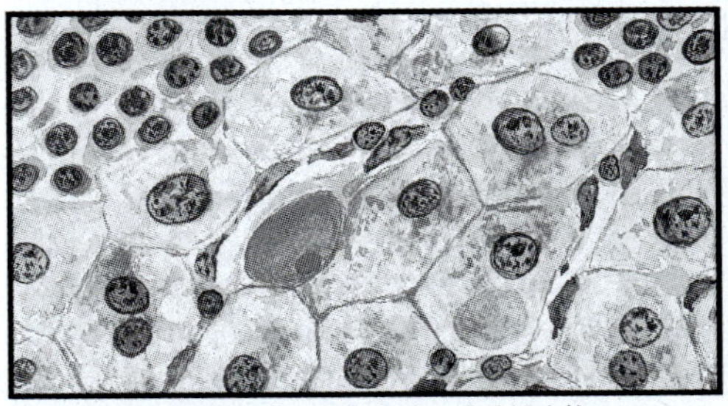
高倍视野：肝细胞变化；双核细胞；嗜酸性小体

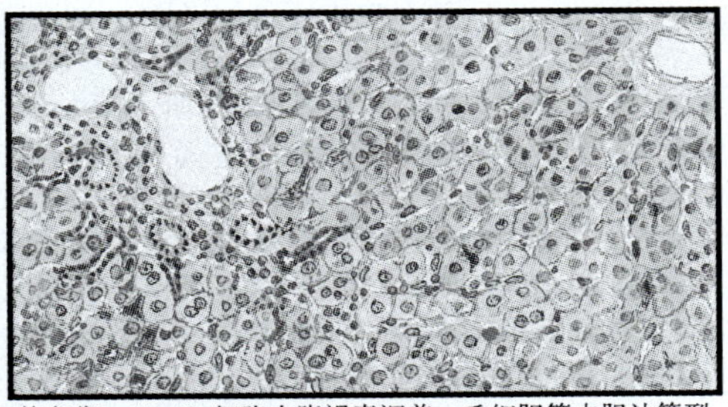
恢复期：Kupffer细胞内脂褐素沉着；毛细胆管内胆汁管型；双核细胞增多；偶见三核细胞

图63-2 病毒性肝炎：暴发型（急性大块坏死）。

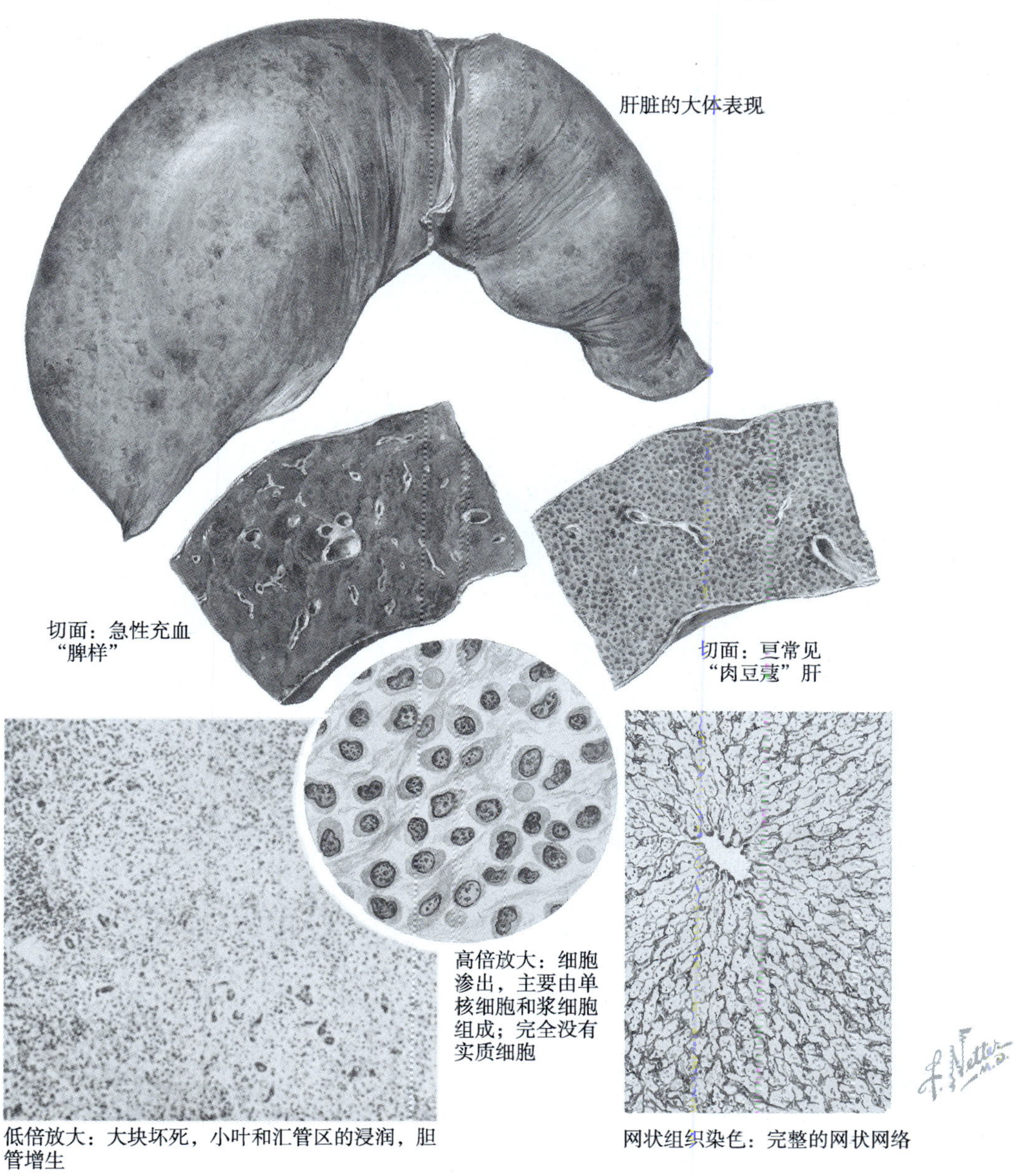

肝病专家的指导。有社会支持监测病情，对预约随访的依从性好。能继续经口进食的患者可在门诊逐渐康复。有肝脏合成功能障碍进行性加重证据（凝血酶原时间延长、精神状态改变）的患者需住院治疗直到临床症状改善，或如果肝功能衰竭进展可进行肝移植的评估。

急性 HAV 感染必须上报给公共卫生部门，以使他们能监控病例的聚簇，并可能发现暴发的根源。HAV 暴发的先证病例在出现黄疸前最具有传染性。当患者感到非特异性的流感样症状，如全身乏力、恶心和腹泻时，常正处于 HAV 从粪便排出的高峰期。密切的个人和家庭接触者存在从先证病例感染 HAV 的风险。先证病例的密切接触者在接触后的 2 周内应当接受甲型肝炎免疫球蛋白的治疗，这是预防感染的最好方法。

大部分最近的指南建议所有的儿童在 1 岁时接种甲型肝炎疫苗，作为儿童常规免疫接种的一部分。未预防接种的儿童也应考虑在 2 ～ 18 岁追加接种。

图63-3 病毒性肝炎：亚急性重症型。

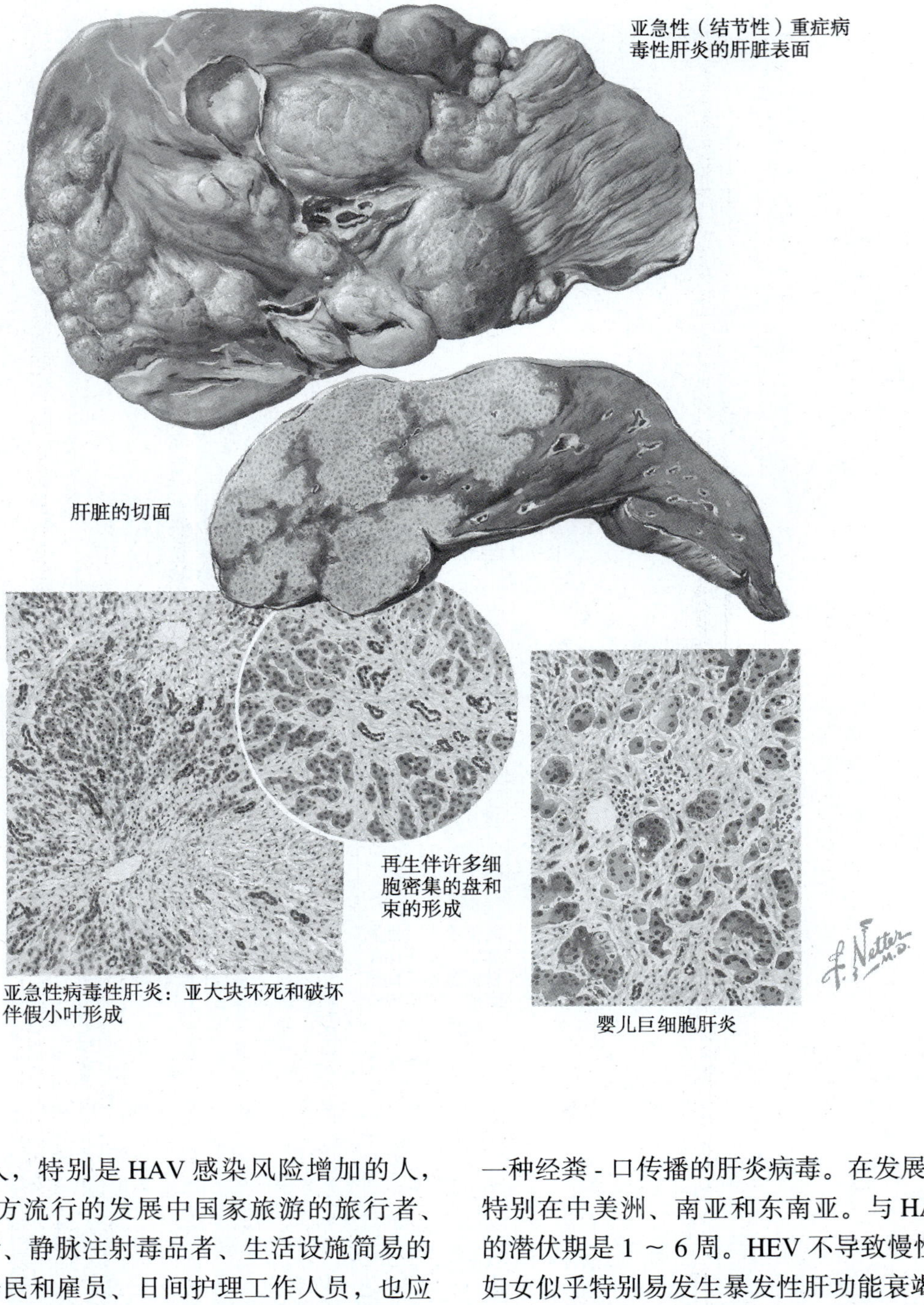

易感的成年人，特别是HAV感染风险增加的人，如到HAV地方流行的发展中国家旅游的旅行者、男性同性恋者、静脉注射毒品者、生活设施简易的公共机构的居民和雇员、日间护理工作人员，也应预防接种HAV疫苗。慢性肝病患者需要接种HAV疫苗，因为患者感染病毒将增加肝功能失代偿的风险。

戊型肝炎

戊型肝炎病毒（hepatitis E virus，HEV）是另一种经粪-口传播的肝炎病毒。在发展中国家流行，特别在中美洲、南亚和东南亚。与HAV相似，它的潜伏期是1～6周。HEV不导致慢性肝病。妊娠妇女似乎特别易发生暴发性肝功能衰竭；然而，总体上重症肝炎的发生率低。目前可用抗HEV的血清学检查，如果在急性肝炎发生前曾去过疫区的人应考虑做HEV血清学检查。如甲型肝炎，支持治疗是戊型肝炎治疗的核心。大多数病例自发缓解；然而，对出现脑病和凝血障碍的患者应立即送入移植中心行肝移植治疗。

表 63-2　乙型肝炎血清学项目

	血浆 ALT	HBsAg	Anti-HB	HBcAb	HBeAg	Anti -HBe	HBV DNA
急性	++++	+	−	+IgM	+/−	+/−	+/−
恢复期	正常	−	+	+（总）	−	+	−
慢性（野生型）	++	+	−	+	+	−	＞ 20 000IU/ml
慢性（前核突变型）	++	+	−	+	−	+	＞ 2000IU/ml
非活动性病毒携带者	正常	+	−	+	−	+	＜ 20 000IU/ml
预防接种者	正常	−	+	−	−	−	−

ALT，丙氨酸氨基转移酶；Anti -HBe，乙型肝炎外壳抗体；Anti-HBs，乙型肝炎表面抗体；HBcAb，乙型肝炎核心抗体；HBeAg，乙型肝炎外壳抗原；HBsAg，乙型肝炎表面抗原；Ig，免疫球蛋白；IU，国际单位

乙型肝炎

病因和发病机制

乙型肝炎病毒（hepatitis B virus，HBV）可引起急性和慢性肝炎。急性感染可表现为流感样黄疸性疾病，也可出现暴发性肝功能衰竭。慢性 HBV 感染可能一直无症状或导致肝硬化、门脉高压、肝细胞癌和终末期肝病（图 63-4）。它是 DNA 病毒，可通过性交、注射或母婴垂直传播。几乎半数的世界人口居住在 HBV 流行的地区，特别是亚洲和非洲（图 63-5）。

临床表现

急性感染表现为发热、厌食、恶心、呕吐和腹部疼痛，而后出现黄疸期，在成年人，可持续 1 个月以上。急性感染后，近 95% 的成年人痊愈并产生自然免疫。约 5% 成为慢性 HBV 感染，而不足 1% 的患者发展为暴发性肝功能衰竭。通过母婴垂直传播，新生儿从他们的母亲处感染 HBV，有 90% 的风险发展为慢性 HBV。

HBV 的肝外表现包括荨麻疹、结节性多动脉炎、膜性及膜性增生性肾小球肾炎导致的慢性肾病。

诊断方法

急性乙型肝炎出现与肝细胞损伤一致的肝脏酶异常，血浆 ALT 和 AST 活性明显升高。通常 ALT 和 AST 快速升高，经常高于正常上限值的 10 ～ 15 倍，伴有血浆胆红素逐步和持续的升高。感染的血清学确认是必需的，以便正确识别是急性疾病还是慢性病毒携带者、预防接种的患者及感染恢复期并产生自身免疫的患者。这些不同的临床情况见表 63-2 的定义。在感染 HBV 的自然的过程中，患者可能经历其中的几个临床阶段（图 63-4）。

处理和治疗

急性乙型肝炎：最佳治疗

如同 HAV 感染，急性乙型肝炎的治疗主要是支持治疗和监视肝功能障碍的症状和体征。出现脑病和凝血障碍提示病情恶化，应立即为患者行肝移植可行性的评估。直接的抗病毒治疗对急性乙型肝炎患者似乎无效，尽管重症急性乙型肝炎的治疗中使用抗病毒药物仍存在争议。急性乙型肝炎的患者在初次感染后的 6 个月应再行血清学检查以证实乙型肝炎表面抗原（HBsAg）的清除和免疫还是慢性感染。

急性 HBV 感染的患者应上报给当地公共卫生权威机构。与先证病例发病 2 周内有性接触的易感个体，应接受乙型肝炎免疫球蛋白治疗并接种乙型肝炎的疫苗。

慢性乙型肝炎：最佳治疗

慢性 HBV 感染能进展至肝硬化、门脉高压、终末期肝病和肝细胞性肝癌。如果有证据证实他们的血浆中有 HBV DNA 的复制，其中的一些患者可能适于抗病毒治疗。包括免疫调制剂如干扰素和聚乙二醇干扰素，以及直接抗病毒药物如拉米夫定、阿德福韦、恩替卡韦、替比夫定在内的一些药物已被证实对慢性乙型肝炎有效。关于慢性 HBV 治疗

图63-4 HBV感染的自然病史。
HbeAg，乙型肝炎外壳抗原。

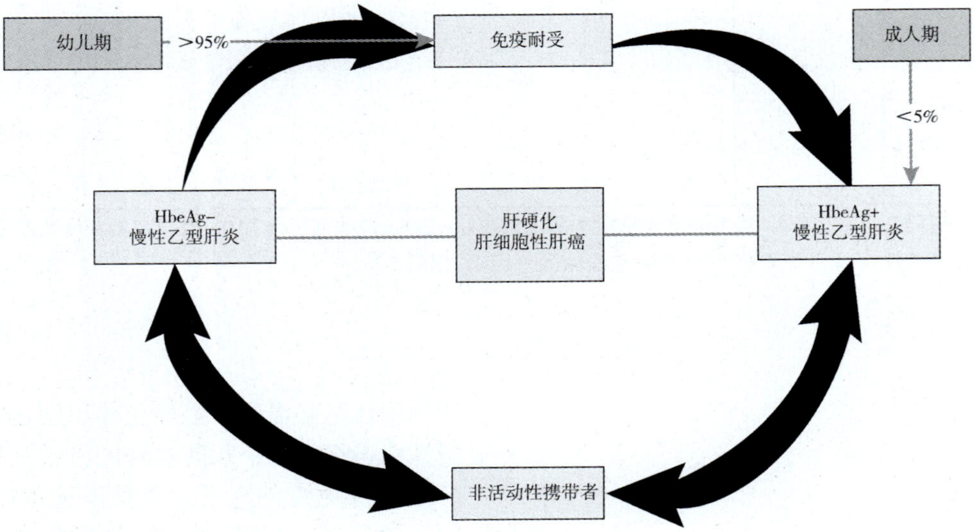

图63-5 急性乙型肝炎：危险因素（1991～1996）。
IVDA，静脉注射毒品

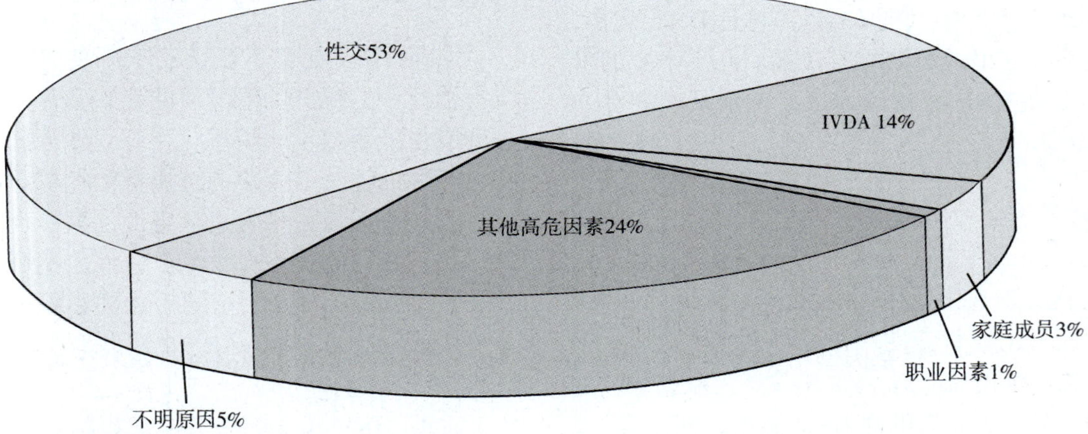

和监控的决策是复杂的，患者可从专门的评估获益。慢性HBV的患者，应当接种甲型肝炎疫苗。因为慢性乙型肝炎患者肝细胞癌的发病率高，那些高风险的患者（肝硬化患者、年龄＞40岁的亚洲男性、年龄＞50岁的亚洲女性、年龄＞20岁的非洲患者和有肝细胞癌家族史的个人、其他）应做肝癌筛查，每隔6～12个月行肝脏超声检查。

预防

预防是减少HBV感染的关键。乙型肝炎疫苗是高免疫原性的并可在接种疫苗的大多数人身上诱导产生保护性抗体，免疫抑制的患者和已有严重肝病的患者不包括在内。通常所有新生儿、卫生保健的工作人员和患有另一种肝病的患者应行HBV预防接种。在美国，要感谢新生儿的预防接种及年长儿童的追加接种程序，使HBV感染的发生和流行在一代人时间内得以显著减少。在其他HBV流行的国家，新生儿预防接种减少了母婴垂直传播的概率，减少了慢性肝病和肝细胞癌的发生率。

丁型肝炎

丁型肝炎病毒（hepatitis D virus，HDV）是有缺陷的核糖核酸（RNA）病毒，它需要乙型肝炎表面抗原来完成复制。因此，仅急性 HBV 感染的患者（共感染）或慢性 HBV 的携带者（重叠感染）存在感染 HDV 的风险。作为所知的 δ 病毒，HDV 是地中海周边国家的流行病，特别是意大利和土耳其。临床过程艰难的急性 HBV 患者或有明显重叠症状的慢性 HBV 患者均应考虑丁型肝炎的诊断。实验室证实需要血浆 HBsAg 阳性并出现肝炎 δ 病毒抗体。治疗上强调对于基础的乙型肝炎的治疗，如果适用，继续支持治疗。

丙型肝炎

病因和发病机制

几乎 2% 的美国人口和 3% 的世界人口感染丙型肝炎病毒（HCV）。HCV 与其他亲肝病毒不同，因为它更可能导致慢性肝炎。HCV 能进展为肝细胞癌或肝硬化和终末期肝病，因此，是一个主要的公共卫生问题。在美国，HCV 是肝病最主要的死因。急性丙型肝炎确实存在，但极少遇到，因为几乎 75% 的病例无症状。

丙型肝炎病毒是异质的单链 RNA 病毒，有 6 个主要的基因型。在美国，基因型 1 是最常见的类型，占 70% 的病例，余下的为基因型 2 和 3。基因型 4 是埃及和中东流行的基因型。基因型 5 和 6 在南非外极少遇到。尽管基因型不影响疾病的严重程度，但基因型 1 常常更难治疗。

HCV 感染的自然病史是有争议的。一些患者病情稳定轻微，而其他患者病情为进展性的，并在数十年后发展为肝硬化。与疾病快速进展相联系的因素包括饮酒、男性、合并 HIV 感染和肝脏脂肪变性。

临床表现

常因其他原因行常规肝功能检查而发现肝功能异常后才明确 HCV 的诊断。大多数急性感染无症状；慢性感染者可表现为疲劳、全身乏力和其他非特异性症状。一些患者的最初症状是慢性肝病的症状：黄疸、腹水、意识障碍，经常出现在不知情的情况下，病毒潜伏的数十年后。

感染的危险因素包括静脉注射毒品（70%）、1992 年前的输血者（6%）和职业接触者（3%）。可能存在性传播，但传播率低。文身、身体穿孔、吸食可卡因是否传播 HCV 尚无完全确定。几乎 10% 的 HCV 感染者没有明确的危险因素。

HCV 感染的肝外表现包括冷球蛋白血症、肾小球肾炎、迟发性皮肤卟啉病和甲状腺疾病。与 HCV 感染有关的疾病包括糖尿病、扁平苔藓和 B 细胞淋巴瘤。

诊断方法

因为慢性 HCV 通常无症状，所以对所有 ALT 异常、静脉注射毒品、1992 年前的输血或器官移植、血友病、血液透析的患者建议行 HCV 的抗 -HCV 抗体的筛查。证明接触了 HCV 感染的血液的卫生保健人员和 HCV 感染的母亲所生的儿童也应接受筛查。

有感染的危险因素或 ALT 升高，存在抗 -HCV 即可以诊断 HCV 感染。HCV 治疗前，应确定血中 HCV 病毒的活性和基因型。病毒水平并不表示感染的严重程度，但对治疗反应的随访有用。

处理和治疗

最佳治疗

如果能早期识别，如职业接触者的病例，急性 HCV 感染可用干扰素治愈。如果在感染后的 3 ~ 6 个月内开始治疗，可预防 98% 的患者转为慢性病例。

慢性 HCV 感染的患者需要像任何其他的慢性肝病患者一样的健康维护；在肝硬化的患者中可行甲型肝炎和乙型肝炎的免疫接种及肝细胞癌的筛查。

肝脏活组织检查通常是安全和有用的，尽管不是强制性的，但却是丙型肝炎感染分期的工具。对于那些有一定程度肝纤维化证据的患者应当给予治疗，尽管对所有慢性丙型肝炎的患者，如果没有禁忌证可考虑给予抗病毒治疗。

当前 HCV 治疗的常用方案是皮下注射聚乙二醇干扰素，每周一次，同时给予利巴韦林，每天 2 次，持续 6 个月 ~ 1 年。

成功的HCV治疗定义为在完成治疗后6个月内，血浆中未检出HCV RNA。这就是所谓的“持续的病毒学反应（SVR）”，是“治愈”的同义词。基因型1的HCV患者有40%～50%的机会获得SVR。基因型2和3的HCV患者有75%～80%的机会获得SVR。治疗前，应对患者进行仔细的筛查。干扰素能加重精神疾病，禁用于抑郁症或双向情感障碍控制不良的患者。治疗的其他副作用包括中性粒细胞减少、溶血性贫血、血小板减少及甲状腺功能障碍。严重心脏病或失代偿期的肝硬化患者也是治疗的禁忌证。

患者应被告知：偶然接触、共餐、分享用具、接吻、拥抱不会传播丙型肝炎。要注意应避免分享可接触血液的物品，如剃刀或牙刷。如上所述，性交传播风险低，但应采取防护措施；性伴侣应做HCV筛查，但夫妻间不推荐强制使用屏障防护。母婴垂直传播的风险也低。目前，没有指南规定HCV阳性的女性改变分娩方式和哺乳。

避免治疗错误

各种亲肝病毒最常见的治疗错误是修正诊断和确定慢性病。要注意HAV血清学的解读；如果解释错误，则可能耽误另一种诊断和及时的治疗。HAV IgM提示急性病程，然而，反应性HAV总抗体则可证实免疫。HBV血清学可更为复杂，因为在急性疾病、感染恢复期、慢性活动性疾病、慢性非活动性携带者和预防接种者之间的血清学方面有细微的不同（表63-2）。另外，感染后2周～4个月的这段时期，当HBsAg已消失而乙型肝炎表面抗体尚未被探测到时，做出诊断更困难。高度怀疑急性感染的个体，检查乙型肝炎核心IgM的滴度能解决这个问题。

治疗HCV包括治疗可能的并发症，大多因为聚乙二醇干扰素和利巴韦林的副作用所致。贫血、白细胞减少症、甲状腺功能障碍和精神疾病使治疗更复杂。因而，可考虑转诊至专科医师处治疗。社区医师在筛查有感染危险因素的丙型肝炎患者，向新诊断的患者提供指导，并帮助识别需要由专科专家帮助进行抗病毒治疗的患者方面发挥着重要作用。

展望

乙型肝炎治疗的迅速改变，要感谢用于HIV感染治疗的核苷类似物的创新。如HIV的治疗，在未来几年将强调干扰素、拉米夫定、恩替卡韦、阿德福韦和替比夫定的联合治疗。联合治疗的目标是阻止HBV耐药和改善HBV的清除。

了解影响疾病进程的病毒和宿主的特征以及治疗的反应是进一步治疗丙型肝炎的关键。抑制HCV复制关键酶的直接抗病毒治疗正在研究中。

尽管慢性乙型肝炎和丙型肝炎的治疗将继续进展，病毒性肝炎的预防仍是重要的。尽管HCV疫苗不可能在近期出现，但HAV和HBV的大范围预防接种虽未能根除但也能明显地减少几代人的感染，并显著地减少肝硬化和肝细胞癌的发生。

（杨玉梅 译 张云丽 校）

参考文献

Up-To-Date. Available at: http://www.uptodate.com.
This website has continuously updated reviews of a variety of internal medicine, obstetric-gynecologic, and pediatric topics, including the acute and chronic hepatotropic viruses as well as the sequelae of infection.

Centers for Disease Control and Prevention. Available at: http://www.cdc.gov.
The CDC website has information about immunization practices, the epidemiology of disease, and disease prevention.

循证

1. Fiore AE, Wasley A, Bell BP: Prevention of hepatitis A through active or passive immunization: Recommendations of the advisory committee on immunization practices (ACIP). MMWR Recomm Rep 55:1-23, 2006.
This article advocates universal immunization against hepatitis A in an effort to eradicate the disease.
2. Keeffe EB, Dieterich DT, Han SH, et al: A treatment algorithm for the management of chronic hepatitis B virus infection in the United States: An update. Clin Gastroenterol Hepatol 4:926-962, 2006.
Keeffe and colleagues have updated an algorithm for managing chronic hepatitis B.
3. Lok AS, McMahon BJ: Chronic hepatitis B. Hepatology 45:507-539, 2007.
This article includes the American Association for the Study of Liver Disease (AASLD) guidelines on chronic hepatitis B.
4. Mast EE, Weinbaum CM, Fiore AE, et al: A comprehensive immunization strategy to eliminate transmission of hepatitis B virus infection in the United States: Recommendations of the Advisory Committee on Immunization Practices (ACIP). Part II: Immunization of adults. MMWR Recomm Rep 55:1-33, 2006.
Mast and associates discuss catch-up immunizations in adults and the effects of universal immunizations in children as well as the natural history of hepatitis B.
5. Strader DB, Wright T, Thomas DL, Seeff LB; the Practice Guidelines Committee, American Association for the Study of Liver Diseases: Diagnosis, management and treatment of hepatitis C. Hepatology 39;1147-1171, 2004.
This article includes the American Association for the Study of Liver Disease (AASLD) guidelines for management of hepatitis C.

Roshan Shrestha

64

肝硬化

引言

在美国，肝硬化及其并发症是十大主要死因之一。肝硬化是肝脏结构不可逆的改变，以弥漫性纤维化和再生结节为特征。结节可以是小结节（<3mm）和大结节（>3mm）。同一肝脏经常可见小结节和大结节并存。通常不可能根据硬化肝脏的肉眼所见和显微镜下表现来确定病因。需要仔细地询问病史、查体、行生化和血清学检查及组织化学染色来确定病因。

病因和发病机制

酗酒和肝硬化之间的关系已得到了很好的证实。乙醇的肝毒性导致脂肪肝、酒精性肝炎，并最终导致肝硬化（图 64-1；彩图 64-1）。发病机制可能因肝病的基础病因不同而有所差异。通常存在慢性炎症，炎症可由毒素（酒精和药物）、感染（肝炎病毒、寄生虫）、自身免疫（慢性活动性肝炎、原发性胆汁性肝硬化），或胆汁梗阻 [胆总管结石、原发性硬化性胆管炎（primary sclerosing cholangitis，PSC）]，以及最近刚被认识的非酒精性脂肪性肝病（NAFLD）引起，随后进展为弥漫纤维化和肝硬化（框 64-1）。

临床表现

患者可完全无症状或可表现为非特异性的全身症状，或肝功能衰竭及并发门脉高压的表现，或两者皆有。

非特异性的症状包括无力、嗜睡、厌食、体重减轻、腹痛、性欲丧失、睡眠 - 觉醒模式的改变和恶心或呕吐。由于肝脏合成功能障碍和门脉高压造成的特异性症状包括黄疸、瘙痒、凝血障碍导致的容易皮下出血、表现为踝部水肿和腹水的液体潴留、胃食管静脉曲张出血导致的呕血和黑粪、从轻度意识错乱到昏迷的肝性脑病的症状。体检时，患者可有慢性肝病的特殊体征，如 Dupuytren 挛缩、掌红斑、蜘蛛痣、腮腺肿大和皮下出血。腹部触诊可能发现肝脏肿大或萎缩、脾大、腹水或前腹壁浅静脉曲张。男性患者显示女性化体征（男子乳腺发育）、睾丸萎缩和体毛减少。肝性脑病的患者可能出现“扑翼样震颤”。

鉴别诊断

无慢性肝病病史和特征的新出现的腹水可能不是继发于肝硬化和门脉高压。其他病因包括门静脉阻塞、肾病综合征、蛋白丢失性肠病、重度营养不良、黏液性水肿、卵巢疾病（梅格综合征、卵巢甲状腺肿样瘤）、胰源性腹水、乳糜性腹水、肾性腹水、结核性腹膜炎或继发性恶性肿瘤。

呕血和黑粪的鉴别诊断包括十二指肠溃疡、胃溃疡、食管炎、胃炎、Mallory-Weiss 撕裂、胆道出血、吻合口溃疡和 Ménétrier 病。

诊断方法

全面询问病史和体检后，全面的实验室、放射学和组织学检查对建立诊断和揭示肝硬化最可能的病因是必需的。

图64-1 中隔的肝硬化。

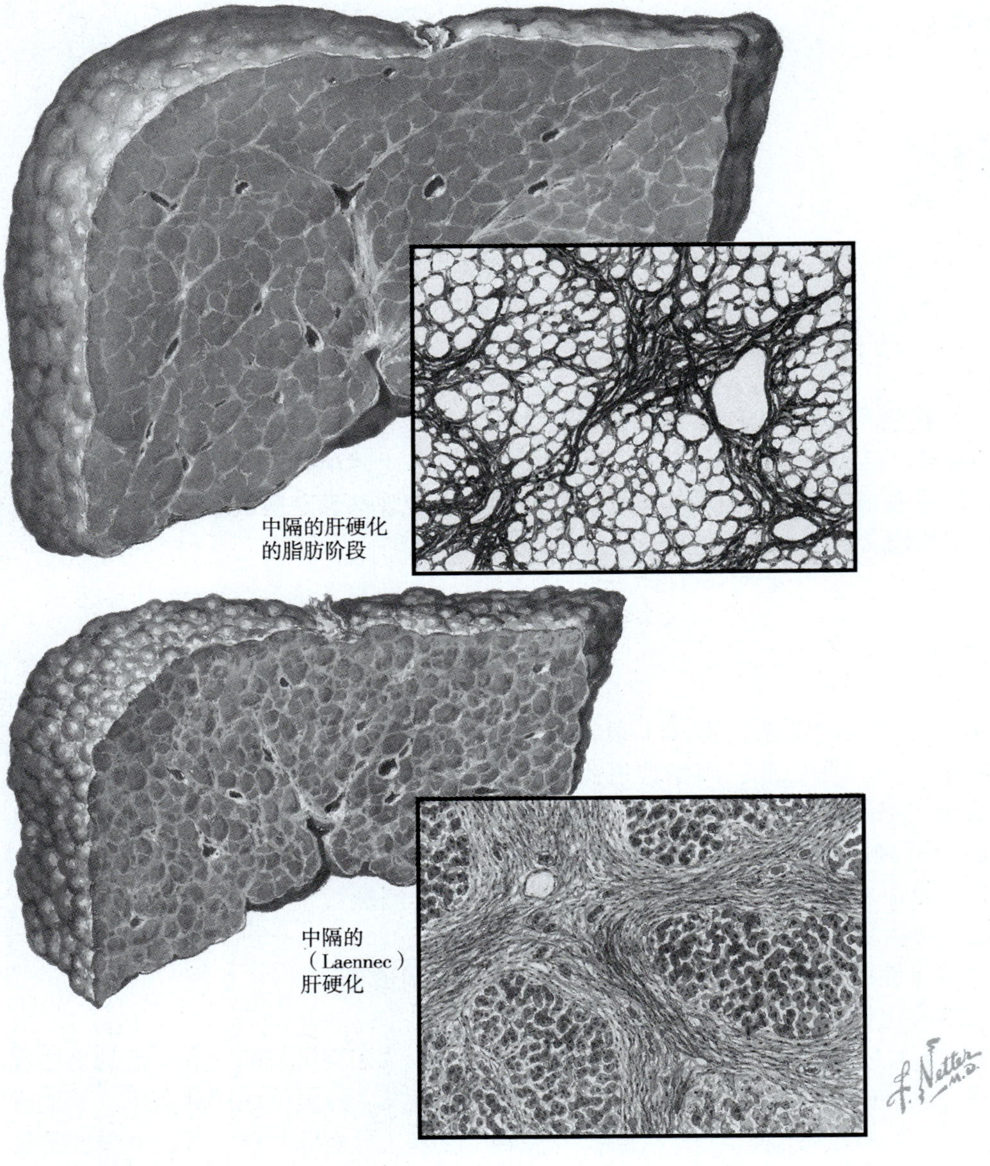

全血细胞计数可显示贫血、白细胞减少或血小板减少。脾功能亢进导致白细胞和血小板减少。慢性失血和维生素缺乏引起贫血。凝血酶原时间延长可继发于维生素 K 缺乏或凝血因子合成受损。

血浆生化检查常发现血浆胆红素水平升高和白蛋白浓度减低。一些肝硬化的患者丙氨酸氨基转移酶（ALT）和天门氨酸氨基转移酶（AST）可能正常。AST 和 ALT 升高见于自身免疫性肝炎、病毒性肝炎、酒精性肝炎和药物性肝损伤。胆汁淤积性肝病经常有碱性磷酸酶、γ- 谷氨酰转肽酶和结合胆红素水平升高。

其他血清学检查对明确病因是必需的：乙型肝炎（HBsAg）及丙型肝炎（anti-HCVAb）的病毒血清学检查，并分别定量测定 DNA 和 RNA 水平以确定病毒的活性状态；遗传性血色病的铁测定和 HFE 基因分析；肝豆状核变性的血浆铜、24 小时尿铜及血浆铜蓝蛋白水平测定；α_1- 抗胰蛋白酶缺乏的 α_1- 抗胰蛋白酶水平及基因型检查。血浆自身抗体（抗核抗体、抗平滑肌抗体、抗线粒体抗体和抗 - 肝 - 肾微粒体抗体）和定量的血浆免疫球蛋白水平可帮

框 64-1 肝硬化的病因
感染：乙型肝炎、丙型肝炎、其他可能的病毒、血吸虫病
药物和毒物：酒精、甲基多巴、甲氨蝶呤、异烟肼、胺碘酮
胆汁梗阻：原发性或继发性硬化性胆管炎、囊性纤维化病、胆道闭锁、胆总管结石
代谢障碍：遗传性血色病、肝豆状核变性、α_1-抗胰蛋白酶缺乏、囊性纤维化病、糖原积累病
自身免疫性疾病：慢性活动性肝炎、原发性胆汁性肝硬化
心血管因素：慢性右心力衰竭、布-查综合征、静脉闭塞性疾病
混合性因素：非酒精性脂肪性肝病、结节病、空肠回肠改道术、新生儿肝炎
隐源性因素：原因不明

助诊断自身免疫性肝病。肿瘤标志物的周期性升高提示应探查并发原发性肝细胞肝癌的可能；这些标志物包括甲胎蛋白、癌胚抗原和CA19-9。对于源自PSC的肝硬化患者应监测胆管癌的发生。

影像学检查（超声或多普勒超声、CT、MRI）提供了辅助的诊断信息。虽然这些检查并非总是必需的，但它们对于原发性肝细胞癌和胆管癌的筛查是有用的。它们提供了除血浆肿瘤标志物以外的信息，这些信息通常和肝硬化的各种病因有关。

肝活检标本的组织学检查常是诊断的关键。小结节、脂肪浸润和Mallory透明小体通常伴随于酒精性肝硬化。原发性胆汁性肝硬化、原发性或继发性硬化性胆管炎及自身免疫性肝炎均有典型的组织学发现。特殊染色如检查铁的普鲁士蓝染色及检查α_1－抗胰蛋白酶球蛋白的过碘酸－希夫淀粉酶染色能确认诊断。肝活检对于疾病分期是必需的，有助于判断预后和指导最佳治疗。通过测定结缔组织标志及肝脏硬度，有多种非侵入性的方法检测肝纤维化。用于探查弥漫纤维化的血浆标志物（透明质酸、Ⅲ型前胶原肽等）的灵敏度和特异性并不能令人满意。以瞬时弹性图法测定肝脏硬度及其和纤维化的相关性在病毒性肝炎和胆汁淤积性肝病中是有效的。其结果提供了一个假设模型并对于肝纤维化的评估提供了一个可信的非侵入性方法。然而，在临床实践中，尚未确认用此方法来取代肝活检。

处理和治疗

通常，肝硬化治疗包括以下几点：

- 去除致病因素（如酒精、药物）。
- 特异性潜在病因的治疗（如病毒性肝炎的抗病毒治疗、泼尼松或硫唑嘌呤治疗自身免疫性肝炎、血色病的放血术治疗、D-青霉胺或曲恩汀治疗肝豆状核变性）。
- 治疗NAFLD的潜在危险因素（肥胖、糖尿病、高脂血症、药物）。
- 失代偿期肝硬化的治疗：腹水、感染、胃肠道出血、肝性脑病和肝肾综合征。
- 对于失代偿期肝硬化患者如条件适合行原位肝移植治疗。

腹水

有腹水形成的肝硬化患者需行诊断性（10～20ml）腹腔穿刺术。适应证包括新出现的腹水、病情恶化伴有发热、腹痛、神志改变。肝硬化腹水形成因素为低蛋白血症、淋巴液肝脏回流受阻伴有生成过多及门脉高压。根据腹腔内液体的量腹水可分为轻、中、重度（图64-2和图64-3）。

最佳治疗

初始治疗包括饮食上限制钠盐摄入和应用口服利尿剂。大约20%的患者单纯限制钠盐摄入即有效。通常钠盐限制在每日2g（90mEq）。利尿剂包括螺内酯和呋塞米。这种联合治疗对于超过90%的患者有效。最大剂量为螺内酯400mg/d，呋塞米160mg/d。如果服用螺内酯出现副作用，如男子乳腺发育倾向可改用阿米洛利10～20mg/d。

大约10%的肝硬化患者会进展为难治性腹水，对于限钠及利尿剂治疗无效。应用替代疗法如经颈静脉肝内门体分流术（transjugular intrahepatic portosystemic shunt，TIPS）或腹腔静脉转流术前可予大容量腹腔穿刺术（large-volume paracentesis，LVP）。TIPS是一种相对安全的非手术操作，能有效降低门脉高压。TIPS适用于那些每月至少行2～3次LVP的难治性腹水患者。与连续的LVP相比，放置非覆膜TIPS支架可以更有效地预防腹水复发。但是，TIPS术后肝性脑病发病率增高及分流障碍等并发症使得治疗费用增高。最新研制的聚四氟乙

图64-2 腹水。

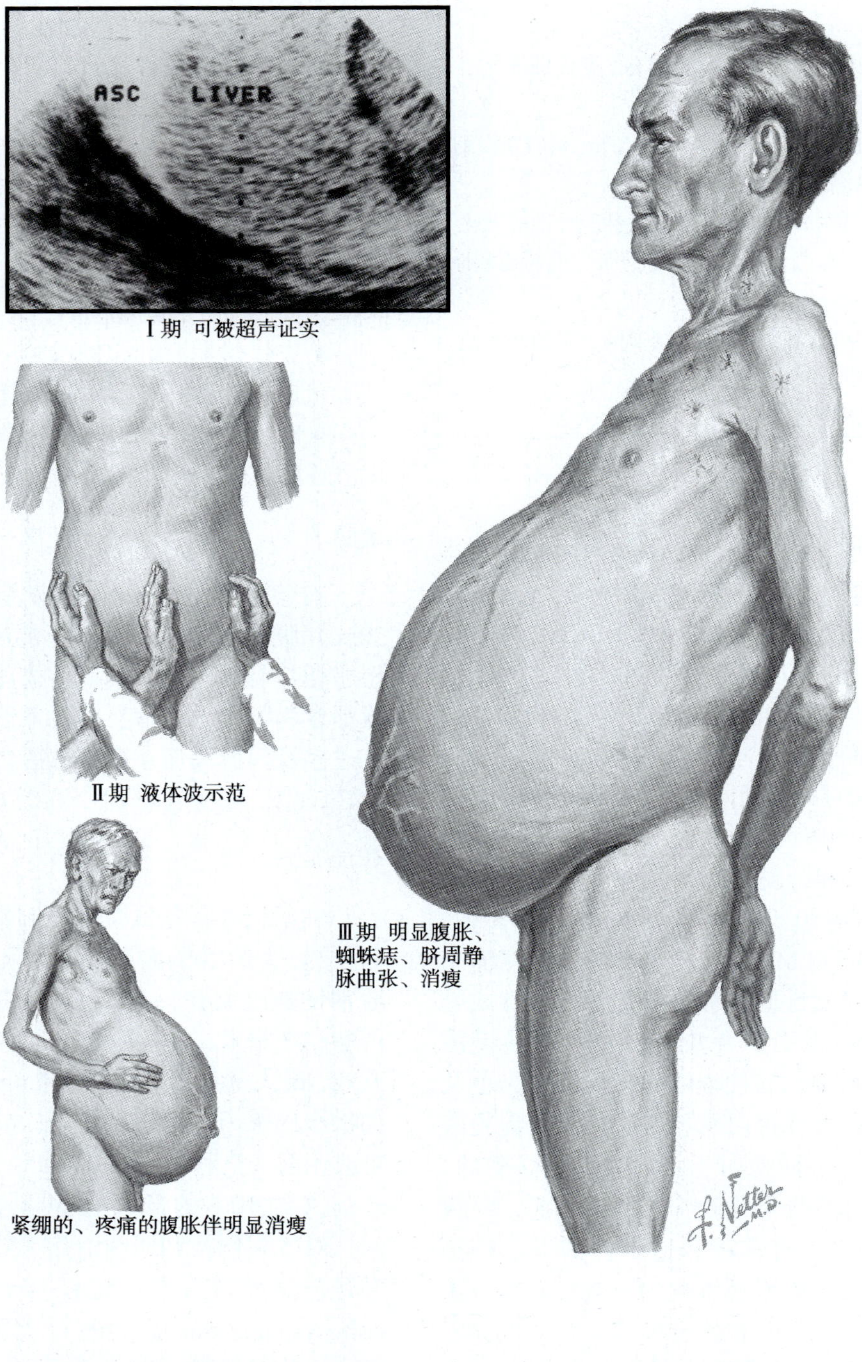

烯覆膜支架减少了分流障碍率从而使患者更好的生存。TIPS 已得到广泛应用并成为重症肝硬化患者通向肝移植治疗的桥梁。如果 TIPS 是禁忌证，可应用腹腔静脉转流术（LeVeen/Denver）。

避免治疗错误

开始治疗前做出正确的诊断是关键性的。利尿剂应慎重地并逐渐使用，以避免可能的严重的电解质和水的平衡紊乱及肾功能障碍。对于难治性腹水的患者，为了预后较好，应全面评估行腹腔静脉转流术或 TIPS 的风险和益处。

胃肠道出血

胃食管静脉曲张出血是肝硬化的最不祥的并发

图64-3 腹水形成的病理生理学。

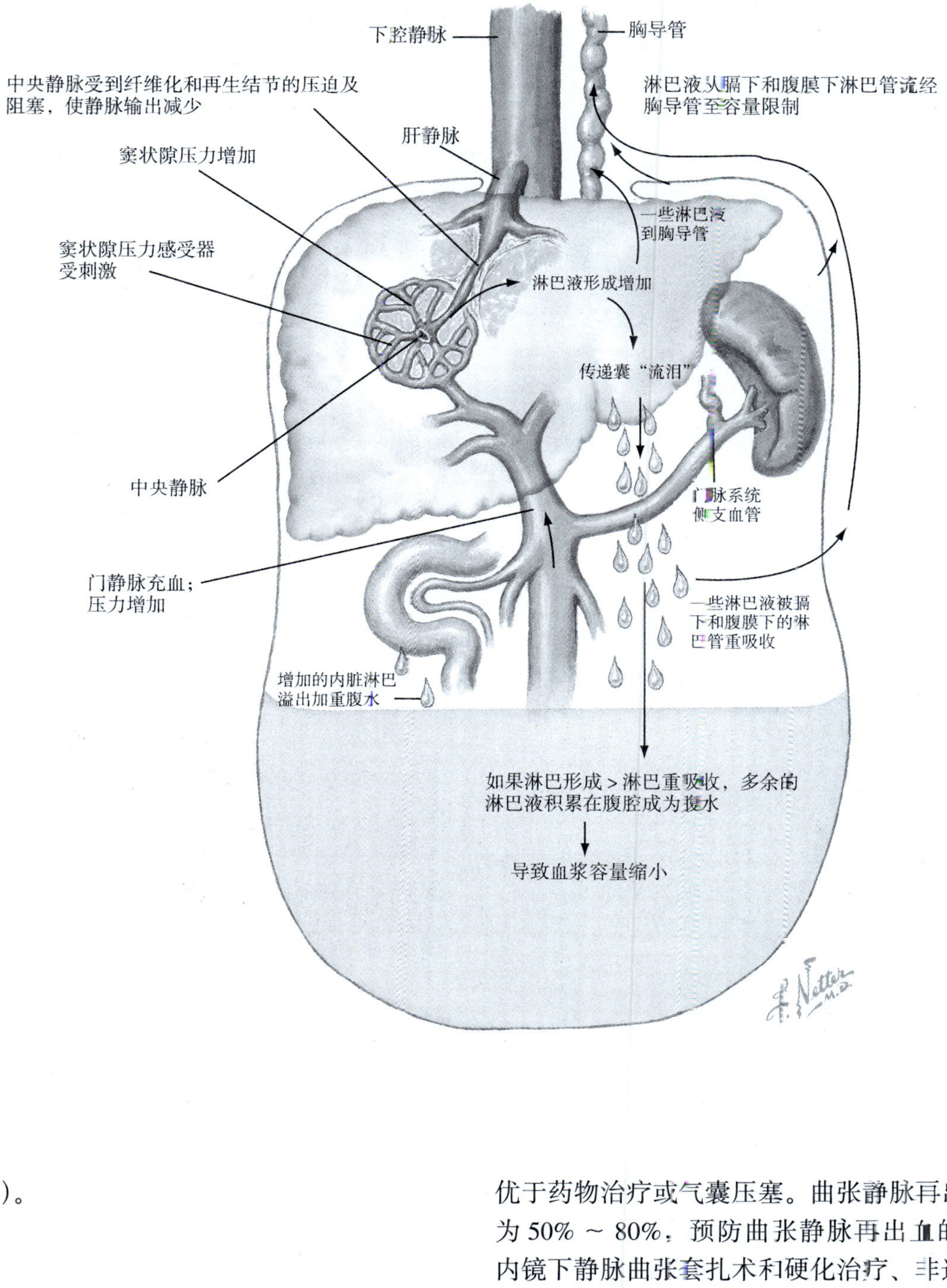

症（图 64-4）。

最佳治疗

可疑静脉曲张出血的最初处理是立即住院，大出血的患者需要容量复苏和气道保护。如果诊断明确，就应用生长抑素或其类似物奥曲肽进行药物治疗。如果内镜证实有食管静脉曲张指征，可行静脉曲张套扎术或硬化治疗。内镜下治疗可使 80% ~ 95% 的急性静脉曲张出血的患者得到控制，成功率优于药物治疗或气囊压塞。曲张静脉再出血的风险为 50% ~ 80%，预防曲张静脉再出血的方法包括内镜下静脉曲张套扎术和硬化治疗、非选择性 β 受体阻滞剂（普萘洛尔、纳多洛尔）、外科分流术、TIPS 和肝移植。

TIPS 是控制急性静脉曲张出血最可行的治疗之一。TIPS 的目标是使肝静脉压力梯度＜12mmHg，对比造影曲张静脉减少或消失。TIPS 用于那些不适于内镜下治疗及药物治疗的或急性、严重出血的静

图64-4 近期出血的食管静脉曲张内镜下表现。

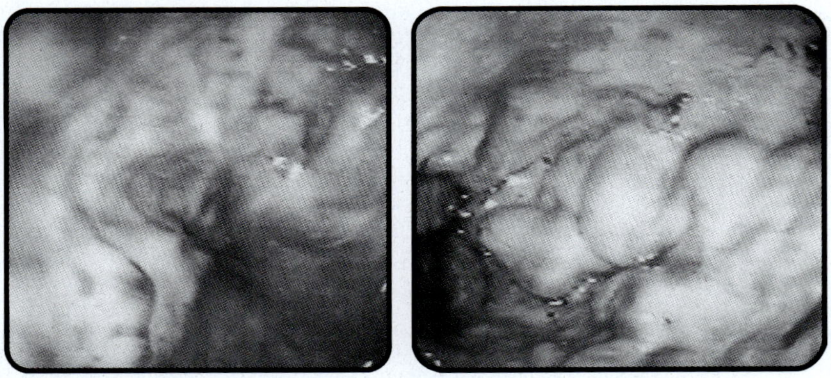

脉曲张患者。这项技术控制急性静脉曲张出血的成功率超过 90%（图 64-4；彩图 64-4）。

避免治疗错误

胃食管出血的患病率高且病死率高；及时有效的液体复苏和介入治疗对这些重症疾病非常重要。对躁动和大出血的患者应予呼吸机通气支持的气道保护以避免吸入性肺炎的发生。

肝性脑病

肝性脑病是由严重的、失代偿肝病或广泛的门体分流引起的一系列可逆的神经病学的体征和症状。肝性脑病的发病机制尚不清楚。部分归因于肠道的含氮底物代谢产生的毒性物质通过解剖学和功能性分流绕行肝脏。根据精神状态和神经病学的检查发现将肝性脑病分为 4 期：

1 期：轻度的意识障碍和动作失调。

2 期：扑翼样震颤持续存在和明显的人格改变。

3 期：嗜睡和觉醒时定向障碍。

4 期：昏迷。

常见的诱因包括肝功能恶化、胃肠道出血、过量摄入蛋白质、饮酒、镇静药和安眠药、外科手术、肝癌、脱水、电解质紊乱（低钾血症）、便秘和外科分流术或 TIPS。

最佳治疗

治疗包括识别和纠正任何诱因，限制饮食蛋白质的摄入（40g/d），口服乳果糖。如果对饮食疗法和乳果糖无反应或乳果糖不耐受，口服抗生素如新霉素、甲硝唑、阿莫西林、利福昔明，消除肠道感染。已广泛使用的利福昔明是一种源于利福霉素的广谱非氨基糖苷类抗生素，因为它不从肠道吸收，因而无其他抗生素的潜在毒性（肾毒性、耳毒性和周围神经病变）。严重的顽固性肝性脑病患者需要紧急的肝移植。

避免治疗错误

识别可纠正的诱发因素是肝性脑病治疗的关键。为确保最佳和有效地使用乳果糖需要充分教育患者及其家庭成员，并使他们理解。结果是依从性的提高并避免可能的副作用。可吸收的抗生素应慎重使用以避免可能的毒性。

肝肾综合征

肝肾综合征是一种在排除所有其他引发肾功能障碍的病因后，发生在肝硬化患者的特殊类型的进行性急性肾功能衰竭。它是功能性肾衰竭。如果肝病改善，肾功能恢复正常。肝肾综合征的发病机制尚不清楚。肝硬化患者 1 年内发生肝肾综合征的可能约为 20%，5 年内约为 40%。特征为低钠血症和氮质血症。尿钠浓度小于 10mEq/L。尿沉渣无显著特点。其他重要的生化检查发现包括尿肌酐 / 血浆肌酐的比例＞30，尿渗透压 / 血浆渗透压的比例＞1。

最佳治疗

治疗肝肾综合征时，应除外肾功能衰竭的特殊病因（如急性肾小管坏死、血容量减少导致的肾前性氮质血症、药物引起的肾毒性或先前存在的慢性肾病）。可能为肝移植候选人的患者应考虑肾脏替代治疗。试验性治疗包括前列腺素E、多巴胺、特利加压素、腹腔静脉转流术和TIPS。

避免治疗错误

肝肾综合征的病死率高，肝移植能使其恢复。因而在治疗中及时和综合的评估患者以决定他们肝移植的候选资格是重要的。

肝移植

最佳治疗

肝移植不再是试验性的手术，已成为进展性肝硬化的标准治疗。随着外科技术的提高和更好的免疫抑制剂的出现，肝移植已成为治疗终末期肝病的有效方法。患者的长期生存率接近90%，生活质量优良。不幸的是，捐献者数量减少和接受者数量继续增加间的差距在扩大。

世界上许多移植中心采用活体肝移植（living donor liver transplantation，LDLT）。第一例儿童活体肝移植完成于1989年。LDLT已成为儿童受者可靠的治疗选择。在过去的10年中，LDLT已被成功用于成人受者，患者和移植物的存活类似于那些死亡捐献者的肝移植。可供选用的合适的捐献者是LDLT的限制因素。随着合适捐献者和接受者的选择、外科技术的进步和经验的增加，LDLT可获得更好的结果。在美国，大约5%～10%的肝移植是活体肝移植。

避免治疗错误

肝移植是失代偿肝硬化唯一有效的治疗。在美国器官分享联合网络的等候名单上有18 000名患者，并且在以每年25%的速度增加。在美国，每年仅完成约5000～6000例由死亡捐献者提供的肝移植手术。因为有过量的潜在接受者，仔细确认和评估移植受者很重要。

展望

现在主要诊断技术的改进使得慢性肝病在早期即可获得诊断。治疗药物的进展包括抗病毒药物（乙型和丙型肝炎）将帮助预防肝硬化的进展。

肝移植是治疗晚期肝硬化的高效选择。终末期肝病的治疗也可选择肝细胞、干细胞和异种移植。

（王玉君 译 吴云涛 校）

参考文献

Rossle M, Haag K, Ochs A, et al: The transjugular intrahepatic portosystemic stent-shunt procedure for variceal bleeding. N Engl J Med 330:165-171, 1994.

One of the original articles published using TIPS in the management of variceal bleeding, this paper describes the technique and success of the procedure.

Runyon BA: Care of patients with ascites. N Engl J Med 330:337-342, 1994.

The author provides a comprehensive discussion in the management of patients with ascites.

Starzl TE, Demetris AJ, Van Thiel D: Liver transplantation (1). N Engl J Med 321:1014-1022, 1989.

Starzl TE, Demetris AJ, Van Thiel D: Liver transplantation (2). N Engl J Med 321:1092-1099, 1989.

Both of these articles provide the original documentation of the overall success of liver transplantation for patients with end-stage liver disease.

Stiegmann GV, Goff JS, Michaletz-Onody PA, et al: Endoscopic sclerotherapy as compared with endoscopic ligation for bleeding esophageal varices. N Engl J Med 326:1527-1532, 1992.

This is one of the leading articles describing two different endoscopic techniques in the management of esophageal variceal hemorrhage. The authors demonstrate the superiority of endoscopic band ligation in the management of bleeding esophageal varices and in decreasing the potential complications of endoscopic therapy.

循证

1. Garcia-Tsao G: The transjugular intrahepatic portosystemic shunt for the management of cirrhotic refractory ascites. Nat Clin Pract Gastroenterol Hepatol 3:380-389, 2006.

   This review article outlines the pathophysiology and utility of TIPS in patients with refractory ascites. It encompasses all relevant clinical studies to date in the literature.

2. Rector WG Jr: Complications of Liver Disease. St Louis, Mosby-Year, 1992.

   This book outlines all potential complications of liver disease and is simple to follow.

3. The Organ Procurement and Transplantation Network Web site. Available at: http://www.optn.org. Accessed August 14, 2006.

   This site provides information on all activities related to transplantation, including data from specific transplant centers, regions, and the entire country.

William D. Heizer

65

乳糜泻

引言

乳糜泻在全世界范围内均有发生，患病率估计在1/500～1/67。但日本除外，日本乳糜泻的患病率极低。大量研究证实美国人群的患病率在无危险因素人群中为1/133，在有与疾病有关的胃肠道症状的个体中为1/56，在乳糜泻患者的二级亲属中为1/39，一级亲属中为1/22。因而，在美国，大约300万人患病。但据估计只有不足5%的受累个体被确诊。

乳糜泻是可引起吸收不良综合征的小肠疾病之一。其他病因包括Whipple病、弥漫性的黏膜恶性肿瘤、细菌过度繁殖综合征和短肠（图65–1；彩图65–1）。

病因和发病机制

谷蛋白中的肽类引起的免疫反应导致乳糜泻，谷蛋白是小麦中发现的蛋白质，在黑麦和大麦中也发现有相似的蛋白质。毒性肽类对管腔内和刷状缘的蛋白水解作用有抵抗，通过上皮细胞或上皮细胞间隙进入黏膜下，被组织谷氨酰胺转移酶转化为更具抗原性的形式。免疫反应刺激 T- 淋巴细胞攻击小肠黏膜，导致上皮细胞的应激反应和肠细胞的死亡，为自身免疫过程。仅具有遗传易感性者发生该病，涉及多种基因。具有主要组织相容分子 HLA-DQ2 或 HLA-DQ8 是发病的必要条件，约 98% 的乳糜泻患者具有其中一种组织相容分子。除了饮食中含谷蛋白和遗传易感性，某些触发事件可能是初始发病所必需。小肠黏膜受损表现为一系列的组织结构的改变，包括淋巴细胞迁移至上皮细胞内、隐窝细胞增生、缩短和浓密的小肠绒毛、缩短的柱状上皮细胞。组织谷氨酰胺转移酶促进了免疫反应，它通过转换毒性肽类的谷氨酰胺侧链为谷氨酸盐并将这些残基与其他蛋白质的赖氨酸交叉链接，包括酶自身。抗组织谷氨酰胺转移酶（TTGA）的血浆抗体可用于诊断，同样的包括肌内膜抗体（EMA），两种检测抗体实验的特征决定了偶尔出现不同的检测结果。

临床表现

引出诊断的症状和体征可是肠道的（如腹泻）或非肠道的（如贫血或骨丢失）。在乳糜泻患者的亲属和存在与乳糜泻有关情况的个体中，尽管没有症状但通过血液筛查或内镜下十二指肠活检，使乳糜泻的诊断在日益增加。随着血清学检查、内镜下十二指肠活检和对疾病警惕性提高，乳糜泻的表现形式发生了很大变化。2000 ～ 2004 年间在大的治疗中心引出诊断的症状是腹泻占 37%，贫血占 13%，筛查中发现占 12%，骨病占 8%，偶然发现的占 5%，其他特点的占 26%。常因反流或消化不良的症状做上消化道内镜检查时，意外地发现十二指肠黏膜异常而偶然发现。其他导致诊断的表现包括腹痛、便秘、体重减轻、神经系统的症状（周围神经病变、癫痫发作、共济失调）、疱疹样皮炎、巨淀粉酶血症、低蛋白血症、血沉升高、需要增加口服药的数量和肝功能异常。其他文献报道的症状和体征包括肠易激综合征、恶心、呕吐、消化不良、胃胀气、腹胀、舌炎、肌肉痉挛、出血、流产、不育、生长迟缓、感觉异常、虚弱、倦怠、脾功能减退症和小肠套叠。尽管儿童和成人的患病率相等，但常在 40 ～ 60 岁时明确诊断。女性患病率超过男性的

图65-1 吸收不良综合征：小肠病因。

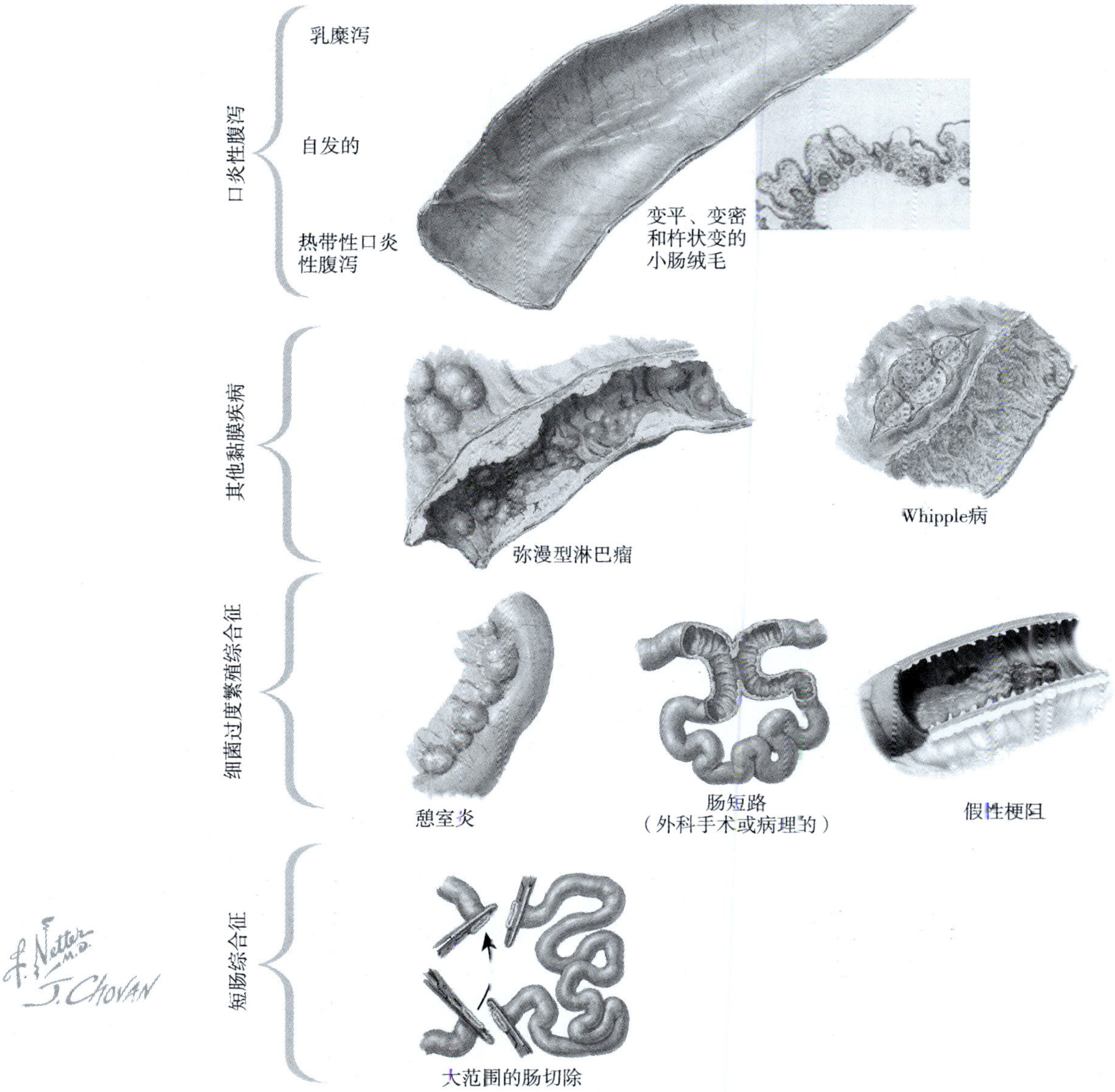

3倍。在肥胖和病态肥胖者中常存在乳糜泻。从开始出现症状到诊断确立常延误4～5年的时间。

乳糜泻典型的表现，主要为吸收不良的症状和体征，如今在发达国家中很少但可能发生。早期的吸收不良综合征的特征是腹泻、体重减轻或体重增长不良，以及大块、油腻、极为恶臭的大便（图65-2；彩图65-2）。维生素和矿物质缺乏的体征包括维生素B和铁缺乏导致的舌炎，维生素D和钙缺乏导致的骨软化症，钙和镁的缺乏导致的抽搐和维生素K缺乏导致皮肤瘀斑。低蛋白血症可导致水肿，引起低白蛋白血症的原因包括蛋白质吸收减少，肝脏合成白蛋白减少和肠病导致的蛋白质丢失。药物和营养吸收不良。贫血可为由于叶酸和偶然的维生素B_{12}吸收不良所致的大细胞性贫血，或由于铁和蛋白质吸收不良所致的小细胞性贫血，或混合性贫血。

一些恶性肿瘤与乳糜泻有关，包括霍奇金淋巴瘤、小肠腺癌、食管及头和颈部的鳞癌。这些肿瘤可在乳糜泻诊断前、诊断时或诊断后发现，除淋巴瘤外，在开始无谷蛋白饮食数年后，恶性肿瘤的发生概率下降。

图65-2 晚期吸收不良综合征。

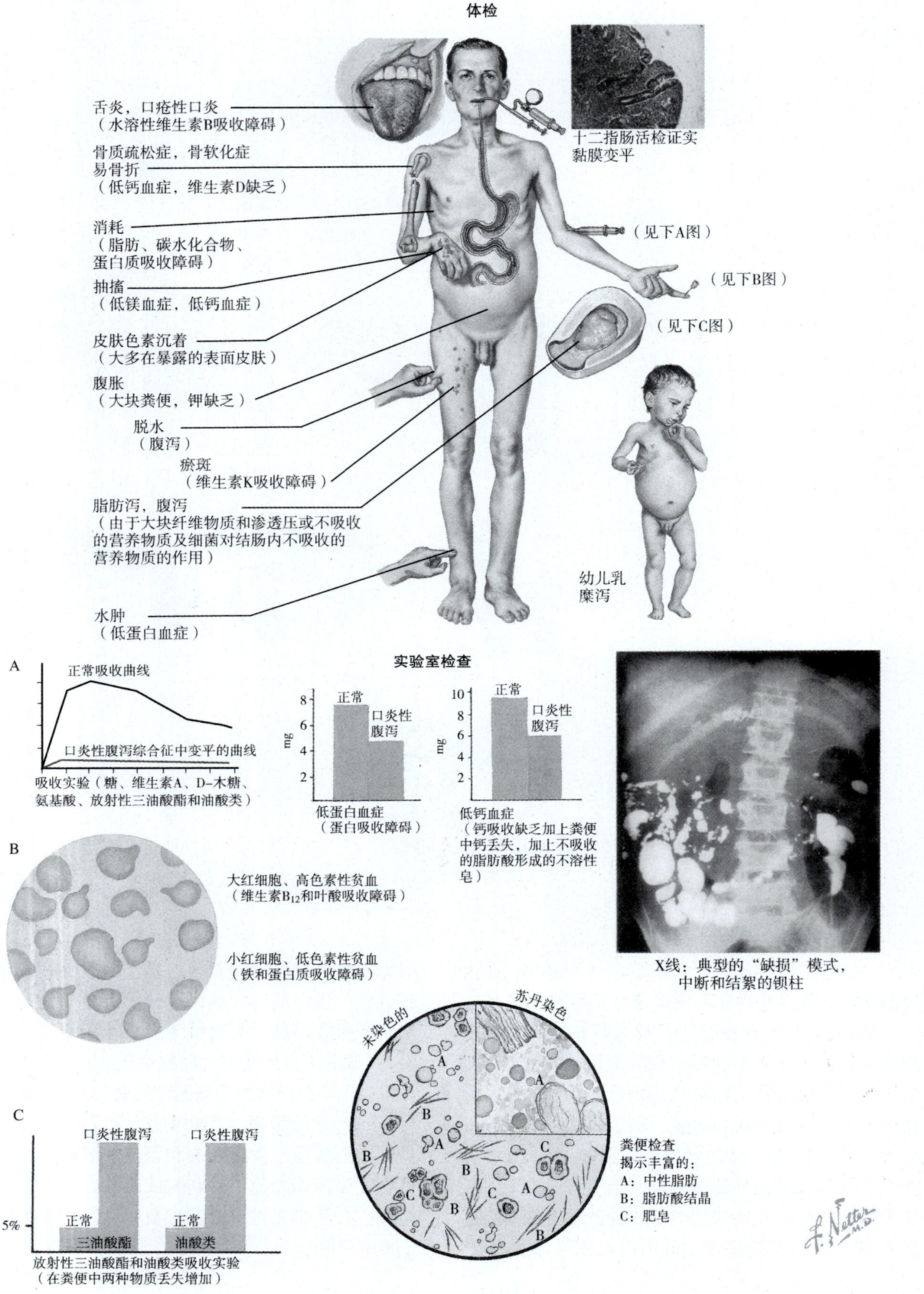

鉴别诊断

乳糜泻临床表现的多样性导致了鉴别诊断较为广泛。以腹泻为临床表现的鉴别包括肠易激综合征、乳糖酶缺乏症、炎症性肠病、贾弟虫病、小肠细菌过度繁殖、胰腺功能不全、人免疫缺陷病毒性肠病、放射性肠病和食物过敏。因为受损的黏膜中乳糖酶活性减低致乳糖酶缺陷，所以乳糜泻患者常不能耐受乳糖。这种继发的乳糖酶缺陷一定不要误认为是原发的获得性乳糖酶缺陷。贫血的鉴别诊断必须考虑结肠或胃肿瘤或恶性贫血；引起骨矿物质密度减低的可能病因包括年龄相关的骨质疏松症、性腺功能减退症、甲状腺疾病和原发性或转移性骨肿瘤。

诊断方法

临床上对此病保持高度警惕性是很重要的，要认识到此病有多种临床表现。抗组织谷氨酰胺转移酶抗体检测是一种非侵入性检查，已取得了重大进展。所有患者都应通过上消化道内镜检查和小肠黏膜活检证实诊断。最后确诊需要去除谷蛋白后临床体征和症状及黏膜组织学的明确反应。

血清抗组织谷氨酰胺转移酶抗体、免疫球蛋白 G（IgG）和免疫球蛋白 A（IgA），可通过 EMA 或 TTGA 方法进行检测。IgA 抗体较 IgG 抗体更敏感、更特异。然而，约 2% 的乳糜泻患者 IgA 缺陷。因而，需要血清 IgA 水平来正确解释血清 IgA 抗体。当行乳糜泻血清学检查时，测定血清 IgA 水平的效 - 价比尚不清楚。只有 EMA-IgA 或 TTGA-IgA 弱阳性或 EMA-IgG 或 TTGA-IgG 升高时测定 IgA 水平可能效 - 价比更高。在 EMA 实验中，用免疫荧光法探查与猴食管或人脐带的结缔组织相结合的抗体，也有报道用酶联免疫测定法。已有报道 EMA- IgA 的敏感性为 90% ～ 97%，特异性为 98% ～ 99%。TTGA- IgA 实验是酶联免疫测定法。用重组的或纯化的人组织谷氨酰胺转移酶检查 TTGA- IgA，而不是早期用豚鼠抗原检查，敏感性为 94% ～ 95%，特异性为 95% ～ 97%。乳糜泻患者的黏膜变化越轻，二种实验的敏感性越低，黏膜改变极微时可能是阴性。在谷蛋白去除后的 6 ～ 12 个月，抗体水平减低并可能消失。两个实验中的任何一个都比抗麦醇溶蛋白和抗网硬蛋白实验更具特异性。抗麦醇溶蛋白和抗网硬蛋白实验不再用于乳糜泻的诊断，尽管一些人相信抗麦醇溶蛋白和抗网硬蛋白实验帮助识别极微的组织学改变的乳糜泻患者，他们受益于谷蛋白限制饮食，但这种表面上的益处可能是安慰剂效应。其他研究者报告，诊断谷蛋白相关神经系统疾病，抗麦醇溶蛋白实验较 EMA 或 TTGA 更敏感。

作为常规，在开始饮食治疗前，所有患者均应做黏膜活检。不需要做活检的患者包括活检证实疱疹样皮炎的患者和那些高滴定度 TTGA 或 EMA 并有典型症状或有乳糜泻亲属的患者。目前认为黏膜改变在十二指肠开始并缓慢向远侧进展，很少到达回肠末端。然而，有研究揭示一些患者有补丁样改变，一些患者仅在十二指肠和空肠远侧有阳性的活检结果，尽管其他研究不支持这种发现。为最大限度地减少遗漏黏膜异常的机会，如果可能，应从十二指肠的第二、第三、第四部分每处至少采集 2 个活检标本。有经验的外科病理学人员应报告组织学的异常，并将其分类为 Marsh Ⅰ型（上皮内淋巴细胞增多，IEL）、Ⅱ型（增加的 IEL 和隐窝细胞增生）、Ⅲ a 型（部分绒毛萎缩）、Ⅲ b 型（次全绒毛萎缩），或Ⅲ c 型（全绒毛萎缩）。研究显示 95%Marsh Ⅲ型损害的患者和大部分为 Marsh Ⅱ型损伤的患者最终被证实为乳糜泻，而仅 10% 的 Marsh Ⅰ型患者最终被证实为乳糜泻。

几乎所有的乳糜泻患者都有 HLA 抗原 DQ2 和 DQ8 中的 1 种或 2 种全有。因而，它们的缺乏基本上排除诊断，阴性预测值达 99.9%。然而，这两种抗原可在 30% ～ 40% 的一般人群出现，所以出现 1 种或 2 种 HLA 抗原的阳性预测值仅为 1.7%。以下情况检查这两种抗原可能有用：血清学弱阳性和活检意义不明确者，数月前自己已经进行饮食限制者，坚持了解是否有病而又不想饮食限制持续很长时间者及希望在未来的几年避免周期的血清学检查的乳糜泻患者的孩子。

小肠 X 线照片、粪便脂肪含量测定、D- 木糖吸收实验，用于诊断乳糜泻既不敏感也不特异。胶囊内镜是有希望的检查但未经充分地研究。

由于许多原因，无谷蛋白饮食的试验性治疗是不适宜的。对于乳糜泻患者，无谷蛋白饮食是困难和终身的，未确定诊断前不应开始。无乳糜泻的个体经无谷蛋白饮食后可能表现一些症状改善而导致假阳性的诊断。无谷蛋白饮食的依从性差，即使遵照执行，达 30% 的乳糜泻患者需要 1 个月以上的时间才有反应，有 5% 的患者需要超过 6 个月。因而，患者不能很好地遵照无谷蛋白饮食并持续足够长的时间而导致假阴性的诊断。最终，一旦开始无谷蛋白饮食，患者常常寻找医学帮助以做出确定的诊断，以决定是否坚持严格的无谷蛋白饮食或是否应认为亲属患病的风险增加。因为随着无谷蛋白饮食，血清学检查和活检都可能变为正常，所以应在患者进食含谷蛋白的饮食至少 6 周才做诊断检查，3 个月后再做更好。

有下列任何一种“临床表现”并且没有其他原因可解释的患者，应考虑做检查。对众多符合肠易激综合征罗马标准的个体或有骨矿物质密度减低证据的个体是否进行检查仍存在争议。据报道有骨矿物质密度减低的个体与正常骨矿物质密度的个体相比，乳糜泻的发病率从相同到增加 10 倍。

许多情况证实了乳糜泻的患病率在增长。据报道，一般人群的患病率为 0.5% ~ 1%，包括疱疹样皮炎（100%）、1 型糖尿病（2.5% ~ 10%）、干燥综合征（10%）、Addison 病（8%）、自身免疫性甲状腺病（1% ~ 5%）、炎症性肠病（2% ~ 18%）、21 三体综合征（1% ~ 10%）、自身免疫性肝炎（6%）、原发性胆汁性肝硬化（5% ~ 10%）、自身免疫性心肌炎（4%）、IgA 缺乏（2%）和显微镜下结肠炎。不建议对具有上述情况的患者进行常规的乳糜泻筛查，因为当前的资料尚不能表明对于无症状个体的早期探查和治疗对预后有明确益处。相反，诊疗具有任何这些情况患者的医师应对其相关性保持警惕并降低那些有可能是乳糜泻造成的症状门槛。在疱疹样皮炎的患者，活检发现 100% 的有小肠黏膜异常，经常是补丁状和轻微的，而且谷蛋白限制饮食可使皮肤损害改善，皮肤损害与黏膜损害的严重程度无关，因此这种情况小肠活检不是强适应证。

实践中，乳糜泻的诊断常常陷入困境。大量患者在血清学、组织学、症状或对谷蛋白去除反应的表现方面并不一致。因为就这些个体的诊断和治疗，专家间意见不完全一致。如果不完全一致，应按简单的意见执行。

乳糜泻的诊断需要可比较的小肠黏膜的组织学异常，这种异常在谷蛋白限制饮食后可得到改善。然而，如果患者有对饮食治疗有反应的、与乳糜泻相一致的症状，可以作为间接组织学改善的证据而不必为明确诊断重复黏膜活检。

血清学检查和组织学检查阳性但无明显症状的患者，诊断为有静默或无症状的乳糜泻。关于这些患者是否应使用谷蛋白限制饮食意见尚不一致。应在全面讨论治疗的风险和对患者的益处后，再决定是否采用谷蛋白限制饮食。

血清学检查阳性但黏膜组织学正常或仅显示 IEL 增加（Marsh Ⅰ型）被称为潜在的或隐性乳糜泻，假定能合理除外血清学检查假阳性。对于先前诊断为乳糜泻而稍后饮食中再加入谷蛋白时黏膜组织仍维持正常的患者也用此称谓。在长期随访过程中，一些隐性乳糜泻的患者发展为完全的乳糜泻而一些维持或转变为正常的血清学和组织学。饮食治疗是可行的。

血清学检查阴性和黏膜组织学仅显示 IEL 增加（Marsh Ⅰ型）的患者，可能为隐性乳糜泻，但也可能为有症状的乳糜泻，但大部分没有症状。许多其他情况引起这种组织学改变，包括细菌过度繁殖、食物过敏、肠道内寄生虫感染、炎症性肠病、药物包括非甾体抗炎药和质子泵抑制剂、胃内螺杆菌属感染。在不同情况下，IEL 的详细的数量、分布和类型仍在研究中。不推荐饮食治疗。

肠黏膜变平及血清学阳性的患者，在适当的谷蛋白限制饮食治疗一年后，症状或组织学无改善，或患者对最初的饮食治疗有反应而接下来又无反应，被称为有顽固性乳糜泻（RCD）。这些患者常对联合使用免疫抑制剂和谷蛋白限制治疗有反应。另外一些肠黏膜变平和血清学常为阴性的患者，对谷蛋白不敏感，称为自发性口炎性腹泻。这种情况的病因尚不清楚，尽管一些患者经饮食蛋白而不是谷蛋白的限制治疗后有改善，一些患者对免疫抑制剂治疗有反应。

相比于那些肠黏膜异常的乳糜泻患者，一些血清学阳性或阴性的患者肠黏膜组织学正常，但症状对于谷蛋白去除有反应，如共济失调、周围神经病变、阿弗他口炎或腹泻。这些情况的病理生理学机制及命名尚未确定。这些患者中的一些人可能确定有异常的肠黏膜，但因为这种异常的肠黏膜为补丁样或亚显微镜的而未被发现，只有通过电子显微镜才能发现。另外那些患者最好称为谷蛋白敏感或谷蛋白敏感综合征。谷蛋白敏感是指遗传易感性的个体由于对摄入谷蛋白免疫应答过高所致的全身性疾病。原发损害可能为一个或多个器官，如肠道（乳糜泻）、皮肤（疱疹样皮炎）、中枢神经系统（谷蛋白共济失调、癫痫发作）、周围神经（周围神经病变）、肌肉或其他组织。已发现在这些患者中，TTGA-IgA 或其他类型 IgA 沉积于组织学正常的肠黏膜和其他组织中，包括脑组织。在非乳糜泻患者中谷蛋白敏感的患病率尚不清楚。

处理和治疗

最佳治疗

治疗的关键是饮食中去除谷蛋白，但做起来远非那样轻而易举。谷蛋白或其类似毒性蛋白存在于小麦、黑麦和大麦中。在美国，每日膳食平均含有 9000 ～ 15 000mg 谷蛋白，一片面包平均含有 1500 ～ 2000mg 谷蛋白。对于乳糜泻患者谷蛋白最小毒性剂量尚不清楚，而且对于所有患者来说可能并不相同。在一组乳糜泻患者中显示，每天 100mg 的谷蛋白，即一片面包的 1/20 的量就可产生组织学改变，因此，每天谷蛋白不应超过此剂量，10 ～ 15mg 可能最为理想。一个受到充分研究的患者其敏感性竟达到每天 1mg 的谷蛋白量。然而，在实际情况中，许多患者采用的谷蛋白限制饮食，每天谷蛋白的摄入量达到 1000mg 或者更多。许多患者可能可以耐受每天 200 ～ 1000mg 的谷蛋白而出现症状的风险极小，但此说并不确定。纯燕麦是安全的，但市售的燕麦产品通常掺有其他谷物，因而，除非患者没有乳糜泻症状或燕麦产品确实为纯化的，否则也应避免进食燕麦产品。大多数患者报告在意外摄入谷蛋白 24 小时内即会出现症状，但未出现这种即刻症状也不能表示饮食中没有谷蛋白。

最初，饮食限制可能显得极为关键。向那些对治疗乳糜泻有经验的膳食专家进行咨询是有必要的。在互联网上有许多有帮助的方法是适合的（见附加资料）。和一个已患乳糜泻多年而治疗良好的患者交谈对于一个新近确诊的患者来说可能有极大的帮助。

在饮食治疗的前 6 个月应每天 2 次给予患者推荐日常剂量的多种维生素和多种矿物质，6 个月后改为每天 1 次。对于任何贫血需明确特征。铁和叶酸缺乏应予适当的口服制剂补充治疗。对于任何一个新诊断的患者均应检测血清 25- 羟维生素 D 水平，如果低于正常，给予口服维生素 D_2 50 000IU，或维生素 D_3 更好，每周 1 ～ 7 次，根据其检测水平调整，并在 1 ～ 3 个月内复查其血清水平。调整剂量使血清 25- 羟维生素 D 水平维持在正常值上限范围。测定骨矿物质密度，如果减低，重复饮食治疗 1 年并予维生素治疗。如果没有改善，考虑予二碳磷酸盐化合物或降钙素治疗。

在治疗开始后 1 ～ 2 个月患者应复诊，与膳食专家见面并相结合，以确保患者对饮食治疗的理解和依从，之后每 6 ～ 12 个月进行一次复诊。每次复诊应回顾患者的节食情况、症状和情绪。如果开始时患者血清叶酸、胡萝卜素、25- 羟维生素 D 和铁蛋白含量低，则应定期复查。推荐每年监测血清 TTGA 水平。通常在恰当的饮食治疗 6 ～ 12 个月后血清 TTGA 浓度会减低或变为阴性。其滴定度增加可作为节食依从性不佳的证据。不推荐常规随访行十二指肠黏膜活检。如果出现腹痛、体重下降、出血或腹泻复发应仔细询问病史，如有指征，应行小肠和结肠活检、腹部及盆腔 CT 扫描或行胶囊内镜检查。

治疗常需超过 1 个月甚至长达 1 年，才有症状上的反应。在一组 161 例以腹泻为主要症状的患者中，节食治疗开始后的累积反应（腹泻停止）时间 1 天内为 3%，1 周内为 32%，1 个月内为 69%，6 个月内为 87%。

对节食治疗无症状反应的原因（近似百分率）包括偶然或故意的谷蛋白摄入（47%）；误诊（10%）；乳糜泻的并发症，如淋巴瘤、小肠癌或溃疡性空肠炎（10%）；共患病如小肠细菌过度繁殖、淋巴细胞性结肠炎、乳糖酶缺乏症或肠易激综合征（17%）；RCD（16%）。

RCD 的定义是进展的。严格来说，它是一种组织学上和乳糜泻相一致的肠病，患者对最初的谷蛋白限制饮食治疗有反应而随后反应又停止，或在 12 个月的节食治疗后组织学或症状无反应，但添加免疫抑制剂治疗后有反应。RCD 的两种形式是有区别的。RCD Ⅰ的患者有正常的 IEL 种群，对饮食控制和免疫抑制剂的治疗反应良好，预后良好。RCD Ⅱ的患者有异常的（幼稚的）IEL 种群，对饮食控制和免疫抑制剂的治疗反应不良，一般预后不良，在开始治疗的 1 年内，许多患者死于播散的与肠病相关的 T 细胞淋巴瘤。RCD 的免疫抑制剂治疗，包括口服皮质类固醇激素或硫唑嘌呤和静脉注射抗肿瘤坏死因子 α 抗体（英夫利昔单抗）。一些 RCD 患者有增厚的上皮下胶原带，称为胶原性乳糜泻。

避免治疗错误

几乎没有医师知道无谷蛋白饮食的细节。然而，医师能够并应当提供知识、鼓励和资料来帮助患者服从饮食治疗并成功坚持下去。如果可行，患者必须自觉读取甚至以前注明无谷蛋白产品上的标签，联系制药公司来确保所用的处方和非处方药是无谷蛋白的，阅读由资深专家所写的书籍或在线资料，外出就餐时提前制订计划并与厨师探讨，参加一个支持小组。小麦的种子和产品是禁止使用的，那些患者可能不认为是小麦类食品的包括 durham 小麦、kamut 小麦、spelt 小麦、单粒小麦、野小麦、farro 小麦、粗面粉、蒸粗麦粉、谷粉、米粒状面食、bulgar 小麦、全麦面粉和黑小麦。患者不曾预料到的可能含有谷蛋白的产品包括药物、麦芽、改良的食物淀粉、米浆、酱、水解植物蛋白、水解蔬菜蛋白、浸膏剂、调味品、冰淇淋、灌装水果、灌装汤、各类糖果、人造海鲜、调味的咖啡、以黄樟油为香料的无醇饮料、啤酒和各种其他酒精性饮料、封袋胶黏剂、口红、唇膏。至少在美国小麦淀粉含有微量的谷蛋白，应从膳食中剔除。

无谷蛋白的产品还包括未被污染的大米、玉米、小米、高粱、马铃薯、栗子、杏仁、大豆、苋属植物、竹芋、荞麦、奎藜籽、甘薯和埃塞俄比亚画眉草。这些产品制成的碎粉常常缺乏维生素 B 和铁，所以接受无谷蛋白饮食治疗的患者应当给予补充。

偶尔，患者因为听信误传或强迫症的心理倾向而变得过度谨慎。只要正常地洗碗盘和使用卫生设施，患者的厨房用具不需要隔离，配偶亲吻患者前也不需要洗脸和刷牙，患者不需要避免使用含谷蛋白的洗发剂和润肤液。谷蛋白肽类分子较大，不会透皮吸收。另一方面，可能摄入的重要的谷蛋白来源于还应包括被先前食用者的面包所污染的黄油、花生油或其他面包涂味品，或烤制含谷蛋白的面包后的便携式烘烤箱未完全清除干净即烤制无谷蛋白的面包。随着时间和采用合适的方法，患者能变得理性、小心但不过度强迫。

展望

在临床水平，论证无症状性乳糜泻的风险、无症状患者治疗的益处和负担，以及哪些人群应做乳糜泻筛查的相关议题是十分重要的。需要更好地论证谷蛋白最小的中毒剂量。侵入性更少的治疗将受到欢迎，包括一个或更多可完成的目标和更清晰标记的无谷蛋白饮食和药物及一个更具挑战性的减少或消灭饮食限制的目标。完成这个目标可通过遗传工程培育小麦和其他谷类以消除毒性肽类，进食含谷蛋白的食物后口服细菌内肽酶类消化毒性肽类，和阻止毒性肽类进入黏膜或激活免疫系统的药物来实现。

（汪玉君 译 吴云涛 校）

参考文献

Celiac.com. Available at: http://www.celiac.com. Accessed October 7, 2006.

This site contains lists of ingredients, foods, and alcoholic beverages that are gluten-free and a list of food items forbidden on a gluten-free diet.

Celiac Disease Awareness Campaign. Available at: http://www.celiac.nih.gov. Accessed October 7, 2006.

This is an NIH website for physicians and patients to increase awareness and provide up-to-date information about celiac disease.

Celiac Disease Foundation. Available at: http://www.celiac.org. Accessed October 7, 2006.

This site is maintained by the Celiac Disease Foundation.

Celiac Sprue Association. Available at: http://www.csaceliacs.org. Accessed October 7, 2006.

This site is maintained by the Celiac Sprue Association/USA, Inc.

Clan Thompson's Celiac Site. Available at http://www.clanthompson.com/index.php3. Accessed October 7, 2006.

Clan Thompson's "Smartlist" contains gluten-free and vegetarian status on hundreds of items and is constantly updated.

Gluten-Free Restaurant Program. Available at: http://www.glutenfreerestaurants.org. Accessed October 7, 2006.

This site lists restaurants that have gluten-free menu items but includes only some restaurants in some states.

Gluten Intolerance Group. Available at: http://www.gluten.net. Accessed October 7, 2006.

This site is maintained by the Gluten Intolerance Group of North America. Patients who join this nonprofit organization for a yearly membership fee receive an informative quarterly newsletter and a card that can be used when eating out to help the chef identify what foods on the menu are gluten free.

Lowell JP: The Gluten-Free Bible. New York, Henry Holt, 2005.

This is a comprehensive and entertaining guide.

循证

1. Fasano A, Berti I, Gerarduzzi T, et al: Prevalence of celiac disease in at-risk and not-at-risk groups in the United States: A large multicenter study. Arch Intern Med 163(3):286-292, 2003.

   The authors present results of a screening study of more than 13,000 U.S. subjects that established the prevalence of celiac disease among various not-at-risk and at-risk groups.

2. Abdulkarim AS, Burgart LJ, See J, Murray JA: Etiology of nonresponsive celiac disease: Results of a systematic approach. Am J Gastroenterol 97(8):2016-2021, 2002.

   This study establishes the cause of clinical nonresponsiveness to gluten-free diet among 55 patients diagnosed with celiac disease.

3. Goerres MS, Meijer JW, Wahab PJ, et al: Azathioprine and prednisone combination therapy in refractory coeliac disease. Aliment Pharmacol Ther 18(5):487-494, 2003.

   This article presents the outcomes of 18 refractory celiac disease patients treated with prednisone and azathioprine, including 10 with RCD I and 8 with RCD II.

4. Green PH, Fleischauer AT, Bhagat G, et al: Risk of malignancy in patients with celiac disease. Am J Med 115(3):191-195, 2003.
   This study presents the incidence of malignancy among 381 celiac disease patients from 1981 to 2000.
5. Green PH, Jabri B: Celiac disease. Annu Rev Med 57:207-221, 2006.
   This is a current summary by one of the leaders in the field.
6. Murray JA, Watson T, Clearman B, Mitros F: Effect of a gluten-free diet on gastrointestinal symptoms in celiac disease. Am J Clin Nutr 79(4):669-673, 2004.
   This study establishes the rate of cessation of diarrhea in celiac disease patients after beginning a gluten-free diet.
7. National Institutes of Health Consensus Development Panel: National Institutes of Health Consensus Development Conference Statement on Celiac Disease, June 28-30, 2004. Gastroenterology 128(4):S1-S9, 2005.
   This statement and the remainder of the supplement summarize the available information on pathogenesis, diagnosis, and therapy as of mid-2004.
8. Marsh MN: Gluten, major histocompatibility complex, and the small intestine. A molecular and immunobiologic approach to the spectrum of gluten sensitivity (celiac sprue). Gastroenterology 102:330-354, 1992.
   The author presents a widely accepted classification of the histologic changes seen in the intestinal mucosa in celiac disease.

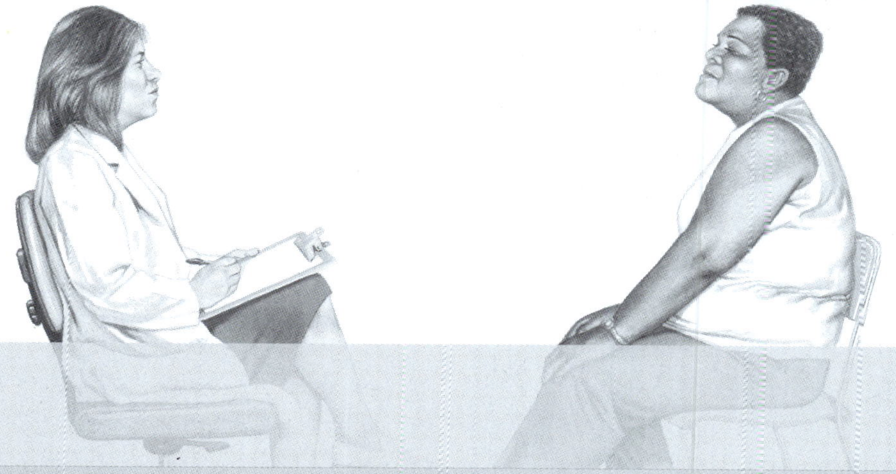

第Ⅶ部分

凝血与栓塞疾病

Stephan Moll

66

高凝状态

引言

高凝状态是指由于遗传性或获得性因素引起的一系列血栓形成之前的状态。易栓症是指易于发生血栓倾向的疾病状态。过去认为特发性血栓形成是指在未能证实无高凝状态的前提下机体形成血栓。现在看来应该尽量避免使用“特发性血栓”这个术语，因为很多所谓的“特发性血栓”并非不可解释，而是可归因为一个或者多个已知的易栓因素所致。血栓形成可以分为与短暂性危险因素相关和与短暂性危险因素不相关两类。

病因学和发病机制

概述

在高凝状态下，促凝和纤溶之间的平衡机制被打破，导致血栓形成。目前已明确的导致静脉血栓形成的高凝状态见框 66-1。少数患者因为血管壁破坏或血小板功能障碍导致高凝状态，没有短暂性危险因素的静脉血栓中，有一半患者为遗传性或获得性易栓症（表 66-1）。动脉血栓形成的患者一般没有高凝状态（框 66-2）。血栓形成是一个多因素的过程，包括环境因素、生活方式、遗传性因素及获得性因素。

遗传性易栓症

凝血因子 V Leiden 突变

凝血因子 V Leiden 是在 1994 年最初发现的凝血因子 V 基因的点突变，并以荷兰 Leiden 城市命名的，是最常见的静脉血栓形成的遗传性危险因素（图 66-1）。凝血因子 V Leiden 导致凝血因子 V 蛋白（Arg506Gln）异常，具有抗活化蛋白 C 的特性，即蛋白 C 抵抗。杂合子者静脉血栓的危险性升高 3 倍，纯合子者升高 18 倍。凝血因子 V Leiden 并不是动脉血栓事件的危险因素，但吸烟的年轻女性除外。FV Leiden 主要见于白种人，非洲人及亚洲人少见，约 5% 的美国人和 1.2% 的非洲裔美国人为凝血因子 V Leiden 杂合子。

凝血酶原 20210 突变

凝血酶原 20210A 是由于凝血酶原非编码区第 20210 核苷酸发生点突变（G → A），最终导致凝血酶原水平升高。凝血酶原 20210A 最初是在 1996 年发现的，是第二个常见的静脉血栓的遗传性危险因素（表 66-1）。杂合子者静脉血栓的危险性升高 2 ～ 4.8 倍，但不是动脉血栓的危险因素。与凝血因子 V Leiden 相同，主要见于白种人。约 2.3% 美国人和 0.5% 的非洲裔美国人为凝血因子 V Leiden 杂合子。

蛋白 C 缺乏

蛋白 C 缺乏是由于多种基因突变引起的，使静脉血栓的危险性升高 7 ～ 15 倍，动脉血栓中蛋白 C 缺乏相对少见。

蛋白 S 缺乏

蛋白 S 缺乏也是由于多种基因突变引起的，使静脉血栓的危险性升高 2 倍，同样，动脉血栓中蛋白 S 相对少见。

抗凝血酶缺乏

抗凝血酶缺乏也是由于多种基因突变引起的，与静脉血栓形成密切相关，是中高强度的危险因素，更多见于30岁以下的即出现的血栓家族中，同样，在动脉血栓中抗凝血酶缺乏相对少见。

同型半胱氨酸尿症和同型半胱氨酸血症

同型半胱氨酸尿症是一种少见的儿科疾病，由于同型半胱氨酸代谢紊乱导致体内同型半胱氨酸水平升高，一半患者在30岁之前出现静脉或动脉血栓。同型半胱氨酸血症使血清中同型半胱氨酸水平轻中度升高，增加静脉血栓、动脉粥样硬化及动脉血栓形成的危险性。升高的水平可能与亚甲基四氢叶酸还原酶基因纯合子突变（C677T MTHFR）或杂合

框 66-1 有静脉血栓形成倾向的高凝状态
获得性因素
手术、外伤、长时间制动
老龄
肥胖、吸烟
激素（口服避孕药、妊娠、激素替代治疗）
恶性肿瘤、化疗
既往静脉血栓史
炎性疾病（克罗恩病、溃疡性结肠炎）
骨髓增殖性疾病
高同型半胱氨酸血症（遗传性或获得性）
抗磷脂抗体（表 66-2）
抗心磷脂抗体
狼疮抗凝物
抗 β_2GP-I 抗体
阵发性睡眠性血红蛋白尿症
遗传性因素
因子 V Leiden（G1691A 突变）
凝血酶原 G20210A 突变
蛋白 C 缺乏
蛋白 S 缺乏
抗凝血酶缺乏
少见原因（如异纤维蛋白原血症、PA Ⅱ水平升高）
凝血因子Ⅷ、Ⅸ、Ⅺ或纤维蛋白原升高（遗传性或获得性）
凝血因子Ⅷ Val 34 Leu 基因多态性（防止静脉血栓形成）

框 66-2 有动脉血栓形成倾向的高凝状态
获得性因素
动脉粥样硬化
血管炎
肝素诱导的血小板减少性紫癜
血栓性血小板减少性紫癜（遗传性或获得性）
溶血尿毒综合征（通常为获得性）
高同型半胱氨酸血症（获得性或遗传性）
抗磷脂抗体（表 66-2）
狼疮抗凝物
抗心磷脂抗体
抗 β_2 脂蛋白（GP-I）抗体
遗传性因素
蛋白 C、蛋白 S 和抗凝血酶缺乏
少见原因（异纤维蛋白原血症）
纤维蛋白原、F Ⅷ和 vWF 水平升高（遗传性或获得性）
凝血因子Ⅷ Val 34 Leu 基因多态性（防止静脉血栓形成）

表 66-1 静脉血栓形成患者中高凝状态的发生率

高凝状态	伴有短暂性危险因素时静脉血栓的发生率（%）	不伴暂短暂性危险因素时静脉血栓的发生率（%）
蛋白 C 缺乏	3	1 ~ 9
蛋白 S 缺乏	1 ~ 2	1 ~ 13
抗凝血酶Ⅲ缺乏	1	0.5 ~ 7
因子 V Leiden 突变	12 ~ 21	52
凝血酶原 20210 突变	6	16 ~ 19
高同型半胱氨酸血症	10 ~ 14	18.8
抗磷脂抗体	8.5 ~ 14	无可靠数据

短暂性危险因素：手术、外伤、创伤以及长时间制动。

图66-1 凝血因子V和凝血酶原20210突变。

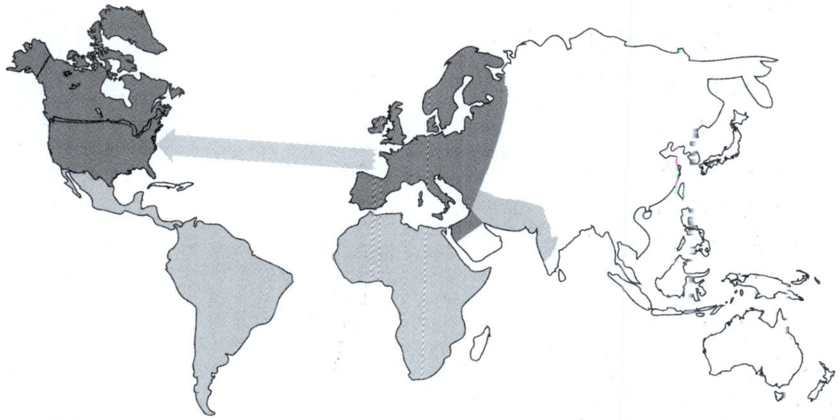

突变年代：2万～3万年
起源：欧洲

凝血因子V突变
• 美国白种人占5%
• 非裔美国人占1.2%

凝血酶原20210突变
• 美国白种人占2%
• 非裔美国人占0.5%

子多态性(C677T MTHER 和 A1298C MTHFR)有关，若基因突变不引起同型半胱氨酸水平升高，并不增加血栓发生的危险性。同型半胱氨酸水平可通过补充叶酸或联合应用叶酸、维生素 B_6 和维生素 B_{12} 而降低，但并不能降低静脉或动脉血栓形成的危险性。

抗磷脂抗体综合征

抗磷脂抗体综合征是指静脉或动脉血栓形成或伴有反复习惯性流产，同时抗磷脂抗体阳性的症候群（图 66-2）。抗磷脂综合征分为原发性和继发性，继发性一般是指继发于自身免疫病、恶性肿瘤或某些药物（见第 152 章）。

诊断方法

对于检验的时机如何确定，如何解释检验结果，以及对于遗传性易栓症患者或家庭如何进行健康教育和指导，目前尚无统一的指南。对于没有手术、外伤或长时间制动的静脉血栓患者，应该做如下检测：凝血因子 V Leiden、凝血酶原 20210A、蛋白 C 活性、蛋白 S 活性、抗凝血酶活性、同型半胱氨酸水平、抗磷脂抗体（狼疮抗凝物、抗心磷脂球蛋白抗体和抗 β_2GP-I 抗体）。此外，对于易形成血栓的恶性肿瘤，应该通过详细问病史、系统查体和适当肿瘤标志物进行筛查。

对于不能解释的动脉血栓事件，应该进行易栓症的筛查，包括蛋白 C 活性、蛋白 S 活性、抗凝血酶活性、同型半胱氨酸水平和抗磷脂抗体（狼疮抗凝物、抗心磷脂球蛋白抗体和抗 β_2GP-I 抗体）。此外，低密度脂蛋白、胆固醇、三酰甘油和脂蛋白 α 水平也可评估动脉粥样硬化形成的危险性。最后，对动脉血栓形成的所有可能原因进行评价，包括动脉粥样硬化、心内血栓、心房颤动、卵圆孔未闭等。

凝血因子 V Leiden 可通过基因检测(PCR 方法)或凝血试验（APC 抵抗）来确定。但是 5% ～ 10% 的 APC 抵抗的患者并没有凝血因子 V Leiden，而是有其他的异常，如狼疮抗凝物。若 APC 抵抗结果阳性应该应用基因检测法继续检测是否存在凝血因子 V Leiden，但是若 APC 抵抗结果阴性则可排除凝血因子 V Leiden 存在。

凝血酶原 20210A 突变的检测也是通过 PCR 的基因检测法，检测凝血因子 Ⅱ 水平没有任何意义。蛋白 C 缺乏的测定主要是检测功能蛋白 C 活性水平，因为仅仅检测蛋白 C 抗原水平偶尔会遗漏活性水平不良的功能蛋白 C。对于口服维生素 K 依赖的抗凝剂（如华法林、苄丙羟基香豆素醇）患者，其蛋白

C 活性水平下降，停药 2 周以后蛋白 C 水平才恢复正常。此外，肝病患者蛋白 C 活性也降低。

蛋白 S 在血循环中以两种形式存在：一种是与血中转运蛋白 C4b 相结合，形成结合蛋白；另一种是游离蛋白 S。只有游离蛋白 S 具有酶活性，检测包括蛋白 S 活性（功能蛋白 S）、游离蛋白 S 抗原、总蛋白 S 抗原。只检测游离蛋白 S 或总蛋白 S 抗原不能排除蛋白 S 缺乏，因为患者可能具有正常的蛋白 S 抗原水平，但其功能异常。蛋白 S 活性降低也发生于口服避孕药、激素替代治疗、妊娠、口服抗凝药物期间、肝脏合成功能降低以及急性血栓事件，上述情况下出现蛋白 S 水平降低不能诊断为先天性蛋白 S 缺乏。停药 3 周以上蛋白 S 活性水平才能恢复至正常。

抗凝血酶活性在急性血栓形成、肝素治疗、肝脏合成功能降低及肾病综合征等情况时出现活性降低，此时不能诊断为先天性抗凝血酶缺乏。

血浆同型半胱氨酸水平与高蛋白饮食相关，但一般不会超过正常水平基线的 10%，没有任何临床研究意义。MTHFR 基因多态性既与动静脉血栓无关，也与妊娠并发症无关，因此，若同型半胱氨酸水平正常，MTHFR 基因多态性的检测没有任何指导意义。

抗磷脂抗体是一组异质性抗体（表 66-2），可通过检测狼疮抗凝物或通过酶联免疫吸附法检测抗心磷脂抗体和抗 β_2GP-I 抗体来确定，这些将在第 152 章具体讨论。

对于易栓症的少见原因，如异纤维蛋白原血症、纤溶酶原缺乏、阵发性睡眠性血红蛋白尿症及骨髓增殖性疾病等可咨询相关疾病专家。

治疗与处理

最佳治疗

易栓危险因素的存在与否关系着血栓形成后抗凝治疗时间的长短、抗凝监测的精确程度（存在抗磷脂抗体时）及家族中其他成员是否有并发症。对于各种静脉或动脉血栓的治疗和处理问题将在第 29 章、第 31 章、第 67 章和第 125 章节详述。专业化易栓症检测中心对于自发性或特殊性血栓事件和无症状的易栓症患者做出的诊断参考应该认真考虑。同时，易栓症检测中心也有义务对患者的检测结果进行解释并对患者进行健康教育，也可通过因特网对患者进行教育指导。

图66-2 抗磷脂抗体。

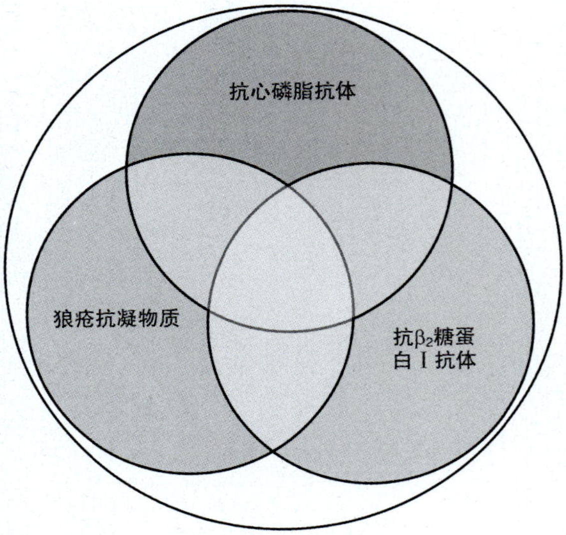

避免误治

弄清楚哪些因素会导致检验结果假阳性和假阴性（表 66-2，框 66-3），可减少误诊和延误治疗。

展望

易栓症的重要研究进展包括能够预测动静脉血栓形成基因多态性和易栓症患者反复发生血栓的危险因素的临床研究，所有这些研究有助于制定最佳的抗凝疗程和抗凝强度，患者也会从综合性易栓症诊治中心或国家止血与血栓学会获益。

框 66-3 导致获得性凝血因子缺乏的情况

- 肝脏疾病：蛋白 C、蛋白 S 和抗凝血酶活性降低
- 华法林治疗：蛋白 C 和蛋白 S 活性降低
- 雌激素（口服避孕药、妊娠、绝经后、激素替代治疗）：蛋白 S 活性降低
- 炎症性疾病：蛋白 S 活性降低
- 急性血栓形成：蛋白 S 和抗凝血酶活性降低
- 肝素治疗：抗凝血酶活性降低

表 66-2 急性血栓形成、肝素和华法林对易栓症检测的影响

检测	急性血栓形成	普通肝素	低分子肝素	VitK 拮抗剂
FV Leiden	可信	可信	可信	可信
APC 抵抗	可信[1]	不确定[2]	不确定[2]	可信[1]
凝血酶原 20210A	可信	可信	可信	可信
蛋白 C 活性或抗原	不确定[3]	可信	可信	可信度低
蛋白 S 活性或抗原	可信度可能低	可信	可信	可信度低
抗凝血酶活性	可信度可能低	可信度可能低	可信度可能低	可信度可能被高估
狼疮抗凝物	可信[4]	不确定[5]	不确定[5]	不确定[5]
抗心磷脂抗体	可信[4]	可信	可信	可信
同型半胱氨酸	可信	可信	可信	可信
F Ⅷ：C/Ag	可信度高[6]	可信	可信	可信
F Ⅸ：C/Ag	可信[6]	可信	可信	可信度低
F Ⅺ：C/Ag	可信[6]	可信	可信	可信

[1] 可信的是指检测是用乏 FV 血浆，所以临床医师需要知道实验室如何检测。

[2] 与检测方法有关，结果可能是不可信的，需要询问针对肝素的检测特殊性。

[3] 可能是可信的，但是文献的数据有限。

[4] 在急性血栓形成时，结果通常为阳性，非急性期常为阴性。

[5] 大部分狼疮抗凝物的检测试剂盒均含有使不均一肝素和低分子肝素失活的中和剂，从而使检测结果更加可靠，但临床医师应该知道自己的试剂盒含有肝素还是低分子肝素。

[6] 急性血栓形成时的检测没有明确的规定。

（闫振宇 译 赵 辉 校）

参考文献

National Alliance for Thrombosis and Thrombophilia (NATT). Available at: http://www.nattinfo.org. Accessed May 22, 2007.

The NATT website is primarily for patients and public, but also has a section for health care providers that allows them to print peer-reviewed educational materials on topics surrounding diagnosis and management of thrombosis and thrombophilia, to be used as handout materials in hospitals and clinics.

Thrombophilia Support Page. Available at: http://www.fvleiden.org/. Accessed May 22, 2007.

This education website is primarily for patients with thrombosis or thrombophilia, but also provides information suitable for health care providers. It provides a question-and-answer section, which discusses clinically relevant topics.

循证

1. Gris JC, Lissalde-Lavigne G, Quere I, et al: Prophylaxis and treatment of thrombophilia in pregnancy. Curr Opin Hematol 13(5):376-381, 2006.

   This article provides a useful summary of the data on pregnancy complications related to thrombophilia and the use of anticoagulants to prevent or treat them.

2. Moll S: Thrombophilias: Practical implications and testing caveats. J Thromb Thrombolysis 21(1):7-15, 2006.

   This clinically oriented summary includes the most common thrombophilias, their clinical relevance, and practical aspects pertaining to testing, such as when and what to test and causes of false-positive and false-negative test results.

3. Varga E: Inherited thrombophilia: Key points for genetic counseling. J Genet Couns 16(3):261-277, 2007.

   This detailed and clinically useful review educates the genetic counselor on risk assessment and genetic counseling for hereditary thrombophilia.

4. Wu O, Robertson L, Twaddle S, et al: Screening for thrombophilia in high-risk situations: Systematic review and cost-effectiveness analysis. The Thrombosis Risk and Economic Assessment of Thrombophilia Screening (TREATS) study. Health Technol Assess 10(11):1-110, 2006.

   This is an exhaustive presentation of published data on thrombophilic risk associated with the various thrombophilias, including assessments and conclusions on populations to screen.

Darren A. DeWalt • Marschall S. Runge

67

深静脉血栓形成和肺动脉栓塞

引言

深静脉血栓形成（deep veonus thrombosis，DVT）和肺动脉栓塞（pulmonary embolisim，PE）构成了静脉血栓形成中两个最重要的临床血栓事件。其发生率据统计约占总人群中约 0.1%，是心血管疾病的第三位死因。早期诊断和治疗可以显著的降低发病率和死亡率。目前仍有大部分 DVT 和 PE 患者要借助于尸检才能够得以诊断。如何加强 DVT 和 PE 的诊断和改善治疗为学界所关注，已有大量涉及该领域的研究资料出版。在本章中，我们系统总结血栓形成的各种临床表现，并对这类疾病的早期诊断和治疗进行系统概述。

流行病学和病理生理学

深静脉血栓形成可以发生身体静脉系统任何部位，但大部分发生在小腿和盆腔之间的下肢静脉系统。Virchow 的经典三联征理论（血管壁损伤、血流淤滞和高凝状态），对于我们现在理解静脉血栓形成的病理过程和危险因素仍有重要意义。血管壁损伤和血流淤滞均可导致血小板聚集，进一步启动凝血瀑布级联（包括细胞和蛋白成分），导致促凝和抗凝蛋白失衡，从而形成血管内血栓（见第 66 章）。

尽管肺栓塞的形成通常是来自下肢或盆腔的血栓栓子，但也必须考虑到下腔静脉（IVC）、肾静脉及上肢静脉，甚至右心也是栓子的来源（图 67-1）。栓子也可能来自腘静脉以下更小的静脉，但是这些栓子很少形成栓塞、风险较小。

导致 DVT 和 PE 的许多经典危险因素都与 Virchow 的经典理论有关（图 67-2）。下肢的血流主要依靠肌肉收缩，而手术、外伤后的长时间制动或肢体瘫痪导致肌肉收缩减少甚至肌肉萎缩，从而造成血流淤滞，这就极大增加了发生静脉血栓的风险。另外，手术、外伤或感染可引起血管壁损伤，而血管壁损伤也是引发静脉血栓的另一种机制。此外，大部分恶性肿瘤性疾病通常伴随有某种程度的高凝状态，特别是黏膜腺癌，我们将这种情况称为 Trousseau 综合征。对于低静脉栓塞个体而言，两个因素可引发这些个体静脉栓塞：其一常见原因是妊娠，孕妇由于有高凝状态同时伴有血流淤滞（子宫压迫 IVC），因此易发生静脉栓塞；另一个因素是长时间制动（如长时间旅行）。其他已经明确的高凝状态已在第 66 章讨论。加强对 DVT 和 PE 临床表现的认识（表 67-1 和表 67-2）和理解 DVT 和 PE 的发生机制可为临床医师提供诊断线索，尤其是对那些没有栓子来源的特殊患者诊断来讲更为重要。

临床表现

DVT 和 PE 的临床表现差异很大，从轻度的患肢肿胀、腓肠肌压痛到严重的急性呼吸困难、晕厥等都可出现。详细的询问病史有助于发现更多的血栓形成的危险因素（表 67-1 和表 67-2）。单就 DVT 而言其典型症状包括单侧下肢的肿胀、压痛和侧支静脉曲张。但是正如前所述，许多单纯的 DVT 患者并不完全表现为上述症状，因此给诊断带来困难。还要特别强点的是，40% 的单纯 DVT 患者行肺通气 / 灌注扫描（V/Q）发现合并有无症状的 PE，因

图67-1 深静脉血栓形成。

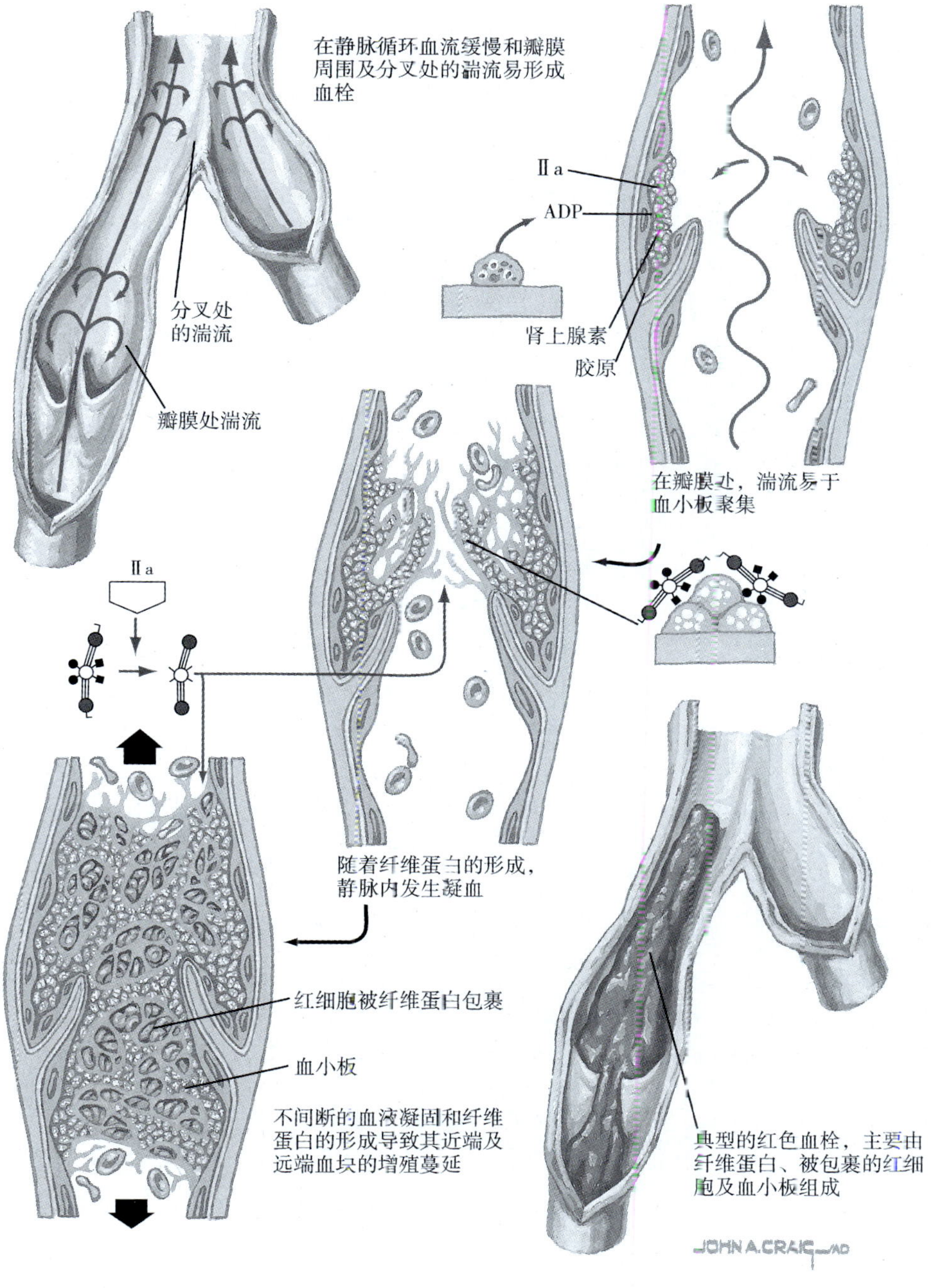

此，无论是DVT还是PE，尚未证明同时存在前均认为两者同时存在。

PE的主要临床表现包括DVT的相关症状和肺循环的部分急性灌注中断症状，突然发作的呼吸困难和心动过速多为PE的初发症状，临床医师要引起的警惕（图67-3）。其他的PE相关症状和体征包括胸痛（胸膜性或非胸膜性）、咯血、胸膜摩擦感、低氧血症或发热（很少超过38.9℃）。若患者出现晕厥、低血压或新出现的右心力衰竭则考虑为严重肺栓塞。PE最严重的临床表现是咯血。心源性休克在未明确病因之前的鉴别诊断必须包括肺栓塞。

图67-2 肺栓塞的诱发因素。

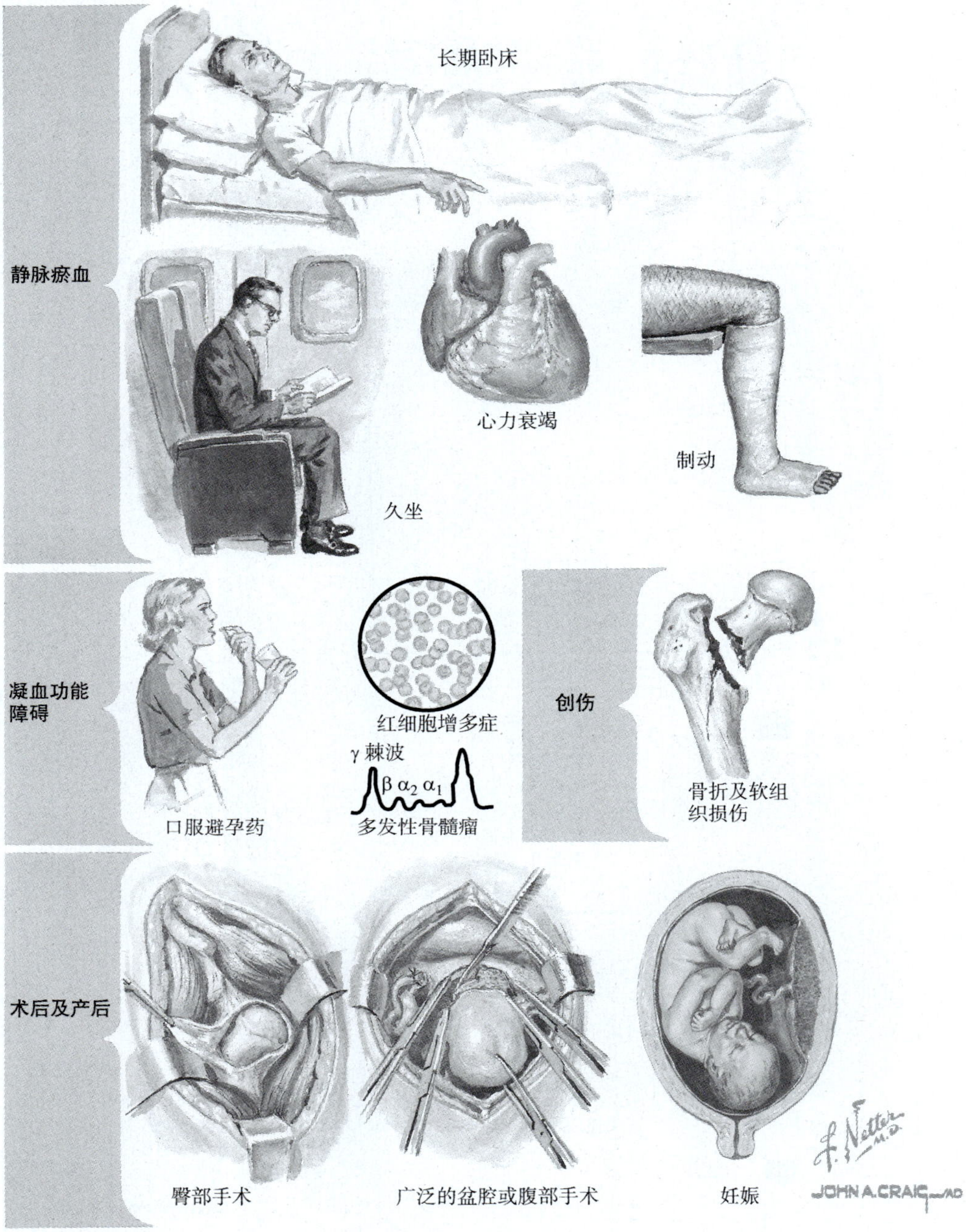

鉴别诊断

DVT 和 PE 在很多方面有共同之处，因此我们在做出诊断时要尤其注意。诊断 DVT 或 PE 的一个最重要因素是考虑该患者罹患 DVT 或者 PE 的可能性各有多大。对于 DVT，最常见的鉴别疾病有肌肉拉伤或下肢外伤、静脉反流不畅、淋巴回流受阻、腘窝囊肿、药物诱导的水肿和蜂窝织炎。对于，呼吸困难和心动过速，要注意的鉴别诊断包括肺炎、充血性心力衰竭、心肌梗死、COPD、肺出血和吸入性肺炎。诊断 DVT 或 PE 的第一步是根据症状和体格检查来评估需要鉴别诊断的疾病可能

表 67-1 预测 DVT 可能性的临床模型	
临床特征	分值
活动期肿瘤（治疗中或治疗前 6 个月内）	1
下肢瘫痪或石膏固定制动	1
卧床＞ 3 天或 4 周内大手术史	1
沿着静脉系统走行方向有局部压痛	1
整个下肢肿胀	1
腓肠肌肿胀（患侧周径较对侧＞ 3cm）	1
指凹性水肿	1
诊断其他疾病的可能性高于 DVT	–2

可能性：高度≥ 3 分，中度 1 或 2 分，低度 0 分。

Adapt from Wells PS,Anderson DR，Bormanis J，et al：Value of assessment of pretest probability of deep-vein thrombosis in clinical management.Lancet 350（9094）：1795-1798，1997.

表 67-2 预测发生肺栓塞可能性的加权法	
临床特征	分值
DVT 的临床症状	3
心率＞ 100 次 / 分	1.5
4 周内手术史或长期制动	1.5
曾经诊断为 DVT 或 PE	1.5
咯血	1
恶性肿瘤	1
肺栓塞的可能性高于其他疾病	3

可能性：高度＞ 6 分，中度 2 ～ 6 分，低度＜ 2 分。

Adapt from Wells PS, Anderson DR，Rodger M，et al：Excluding pulmonary embolism at the bedside without diagnostic imaging：management of patients with suspected pulmonary embolism presenting to the emergency department by using a simple clinical model and Dimer.Ann intern Med 135（2）：98-107，2001.

性有多大。

诊断方法

如何找到最准确且效价比高的诊断方法仍是该领域最活跃的研究方向，也是临床医师必须面对的挑战。目前，很多专家推荐应用经过慎重选择的诊断方法，来预测发生可能性的加权法来诊断。因为 DVT 和 PE 通常会漏诊，因此临床医师头脑中要经常保持警惕性。虽然并不要求对每个患者都要进行全面的检查，但是一经排除其他可能的诊断后，就应该着重考虑 DVT 和 PE。

深静脉血栓形成

对于可疑 PE 的诊断应该从开始就应该进行预测评价。虽然目前对 PE 已经提出很多诊断模式，但是应用最普遍的是由 Wells 及其同事制订的诊断模式（表 67-1）。而 DVT 由于其临床表现多样，通常很难准确做出临床诊断，这就给预测可能性带来了困难，这一问题我们已在第 3 章进行详述。预测可能性对于解释非侵入性的检查结果来说非常重要，是诊断 DVT 的必备条件。

客观检查包括 D 二聚体、静脉 B 超、阻抗体积描记法和静脉造影。静脉造影是诊断 DVT 的金标准，静脉 B 超作为非侵入性的检查方法已基本取代阻抗体积描记法。由于静脉 B 超诊断具有更高的准确率，所以导致静脉造影检查明显减少了。

D 二聚体是交联纤维蛋白的降解产物，可用来评估 DVT。从理论上讲，任何凝血活性增强的患者，其体内 D 二聚体水平均出现增高，因此 D 二聚体阴性可基本排除 DVT。而在临床实际上，对于低危组的患者由于其 D 二聚体水平不高，常常不能进行 B 超检查；对于中高危患者，D 二聚体的假阴性率太高而不能为临床提供帮助，因此，临床医师应该对中高危患者直接进行静脉 B 超检查。此外，D 二聚体阳性没有任何特异性，不能用来诊断 DVT。还要引起注意的是，对于住院患者、最近有过手术的患者或肿瘤患者来说，D 二聚体检测有很高的假阳性率。

目前，静脉 B 超是诊断 DVT 最常用的非侵入性检查，当股静脉或腘静脉不能被 B 超探头压迫时表示结果阳性，其敏感性和特异性分别高达 95% 和 96%。对于有临床症状的近端 DVT，主要依赖检查技师的技术、经验和医师对结果的解释。对于单纯的腓肠肌静脉血栓，敏感性和特异性为 60% 和 70%。当静脉 B 超证实临床诊断时，不应再进行进一步检查，而是立即进行治疗。若静脉 B 超结果可疑时可进一步行静脉造影检查。对于低危患者，若静脉 B 超结果阳性，需要进一步静脉造影进行证实，造影阴性则不必抗凝治疗。而高危患者，若静脉 B 超阴性，临床医师应该慎重考虑是否进

图67-3 无梗死形成的轻度栓塞。

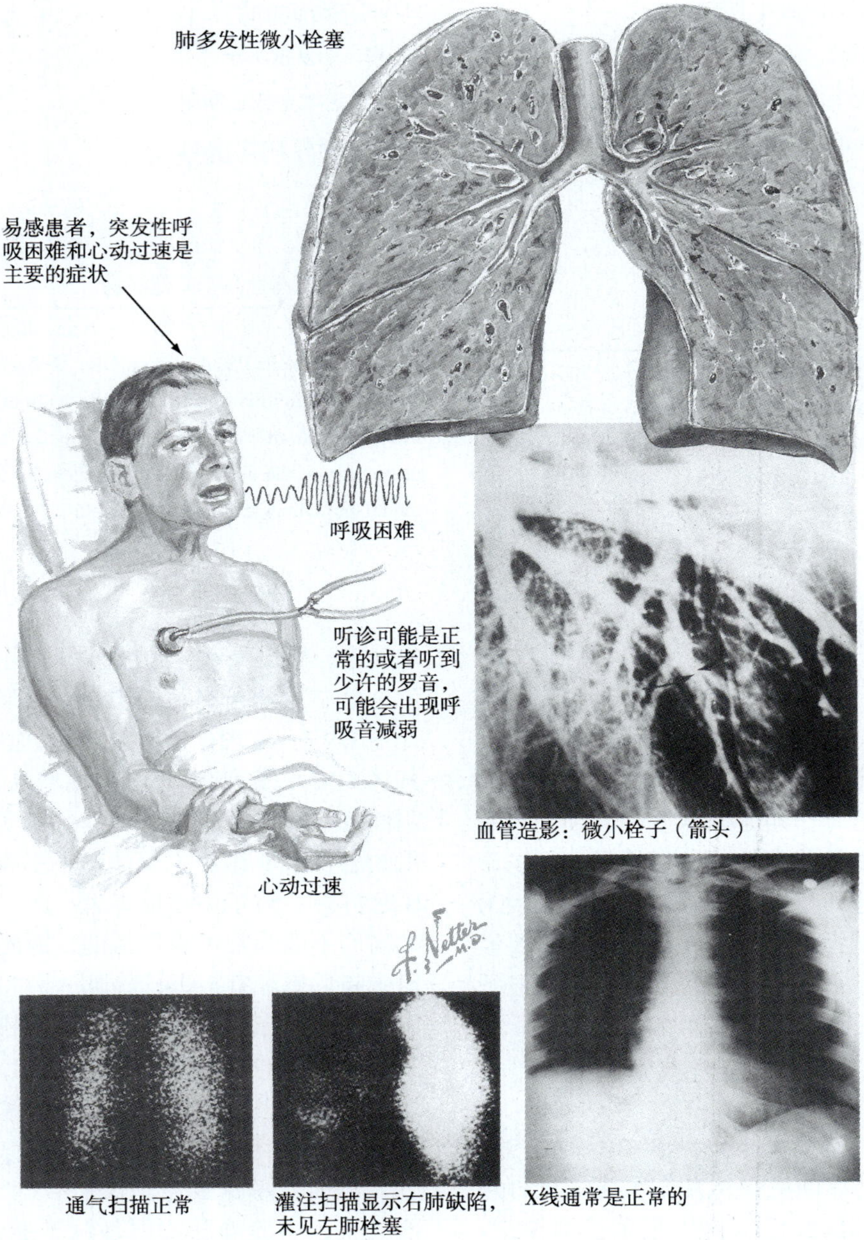

行静脉造影，因为静脉B超很少出现假阴性结果。目前多推荐应用静脉B超检查代替静脉造影，但是仍有部分专家对B超检查持有异议。若患者对造影剂过敏或有造影剂相关性肾病，静脉B超检查是最佳选择。

肺栓塞

PE的诊断也是采用相似的方法，即对临床可能性进行评估（图67-3），表67-2是预测PE可能性的临床标准，最后一栏是临床医师根据临床资料，包括病史、体格检查、心电图和胸片等进行评估的。根据表67-2，高危组PE的发生率41%、中危

图67-4 大面积栓塞。

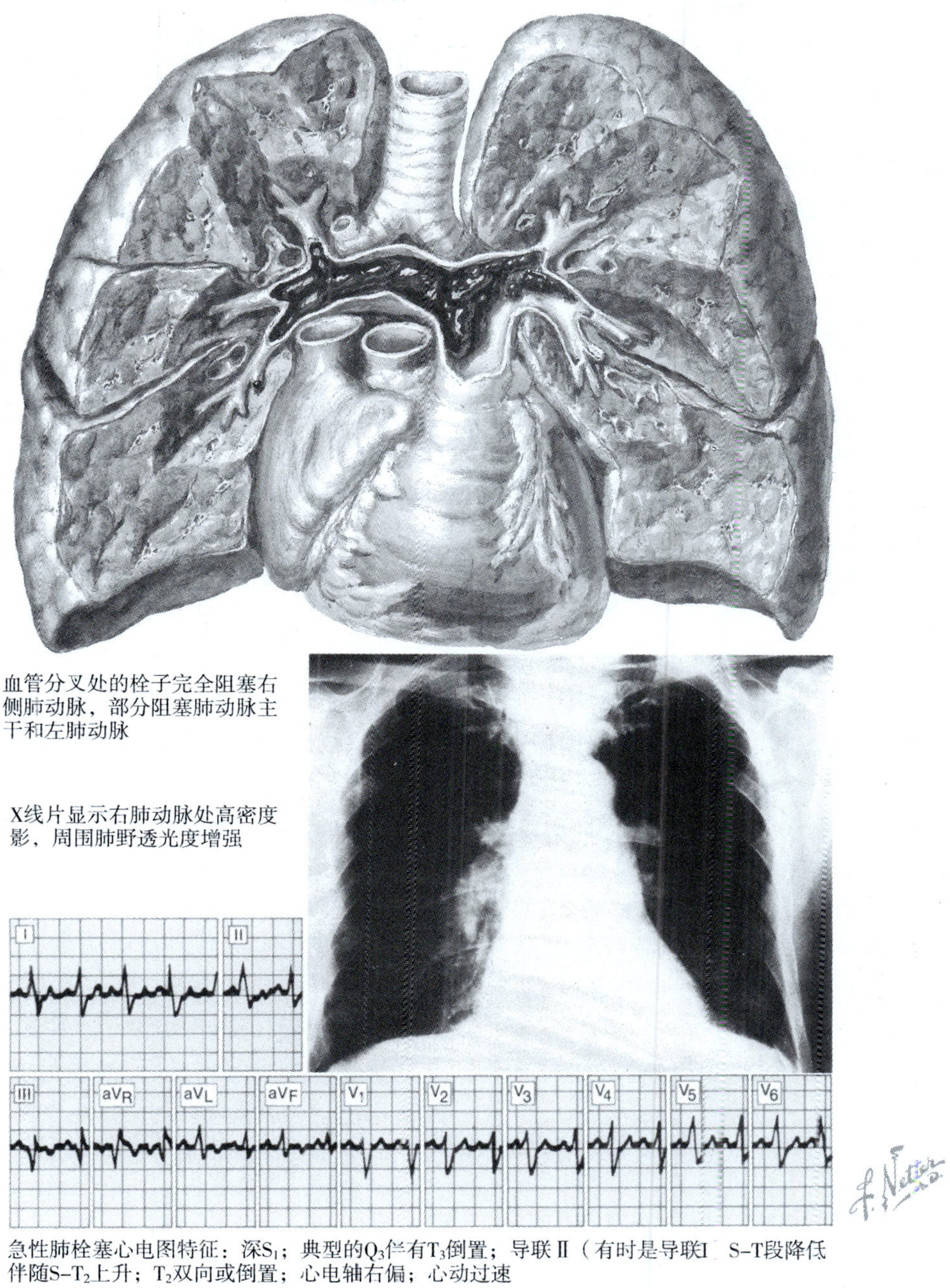

组 16%、低危组 1.3%。

应用心电图来诊断 PE 并不可靠，但可提供某些线索。典型的心电图表现为 S1Q3T3，但其发生率很低。非特异性 ST 或 T 波改变更常见（图 67-4）。新出现的右心力衰竭或电轴右偏可能是大面积肺栓塞的早期信号。此外，心电图可用来鉴别其他疾病，如心肌梗死。

胸片主要是用来帮助鉴别其他疾病，肺栓塞的典型表现为 Hamptom 峰或近端肺动脉的扩张，临床上并不多见。D 二聚体的检测意义与 DVT 相同，阴性结果提示体内不可能有肺栓塞。影像学检查包括 CT 扫描、V/Q 扫描和肺动脉造影。

增强 CT 扫描已被广泛应用于肺栓塞的诊断，并使 V/Q 扫描应用明显减少。CT 扫描对于近端肺动脉及其分支动脉栓塞的诊断有很高的特异性和敏感性，且正在改善对于亚段肺动脉栓塞的诊断缺陷。最新的荟萃分析研究表明，CT 扫描用于诊断肺栓塞有足够的敏感性和特异性。对于临床上高度可疑的肺栓塞患者，若 CT 结果阴性，应进一步行下肢静脉 B 超或肺动脉造影检查。若 V/Q 检查结果不好解释或需要除外其他疾病时，也可考虑 CT 检查。增强 CT 扫描的最重要的缺陷是部分患者可能对静脉造影剂过敏。目前，CT 扫描在临床上已基本代替了 V/Q 显像。

V/Q 扫描对于肺栓塞的诊断是一种可信赖的无创检查，其结果可分为正常、低度可疑、中度可疑和高度可疑。结果正常可排除肺栓塞，低度或中度可疑对于排除肺栓塞或进行抗凝治疗缺乏准确性，应进一步进行检查。许多疾病会使检查结果的解释复杂化，包括肺部肿瘤、感染和心力衰竭。正常的基线 X 线片有助于 V/Q 扫描结果的判断。对于许多病情复杂的患者来说，常常需要进一步的检查。

就像 DVT 一样，静脉造影也是诊断 PE 的金标准，检查过程需要肺动脉内置管并注入造影剂。肺动脉造影的死亡率不到 0.5%，远低于肺栓塞误诊的并发症。对于肺栓塞患者来说，延迟抗凝治疗可能导致灾难性的结果，应该尽早抗凝治疗，避免拖沓。对于临床上高度怀疑 PE，但诊断学上尚模棱两可的患者，应该及时行肺动脉造影。

虽然并非所有的肺栓塞都源于下肢静脉血栓，但是对于病情稳定的肺栓塞患者，通常要进行下肢部位的静脉 B 超检查。

治疗策略

最佳治疗

除了大面积肺栓塞和合并咯血的肺栓塞以外，其他情况的肺栓塞和 DVT 的治疗一样，抗凝治疗的效果是明确的，但是对于急性肺栓塞和深静脉血栓形成的抗凝治疗及其抗凝持续时间也存在一定的争论，在美国胸科医师协会（ACCP）制订的指南中有详细讲解。

深静脉血栓形成和肺栓塞患者的急性期治疗首选肝素。大量研究已经评价了持续给予肝素泵入和低分子肝素的有效性，两者都是凝血酶的间接抑制剂（需要抗凝血酶Ⅲ）。大部分专家认为两者对于深静脉血栓形成和血流动力学稳定的肺栓塞患者的治疗效果一样，许多医院已制订了肝素应用方法指南。在笔者所在医院，肝素的首剂负荷量为 80IU/kg，然后以 18IU/kg 持续泵入，肝素初始治疗 6 小时后测定部分激活的凝血酶原时间（American College of Chest Physicians，APTT），然后根据 APTT 值调整肝素剂量，使 APTT 达到正常的 1.5 ～ 2.3 倍。研究表明，每日两次皮下注射能代替静脉泵入肝素。许多指南（包括 ACCP）推荐首剂静脉负荷剂量 5000IU，然后 17 500IU 皮下注射，每日 2 次。

低分子量肝素（LMWH）治疗易于管理（每日 1 ～ 2 次皮下注射即可）且无需监测 APTT，因此许多医师更倾向于 LMWH。有研究表明，LMWH 和肝素治疗 DVT 和 PE 效果一样，因为 LMWH 通过肾脏代谢清除，对于肾功能不全的患者不宜应用，对于病情稳定的患者，LMWH 可院外家庭给药。不同组分的 LMWH 其抗凝血酶和抗 Xa 的活性不同，LMWH 唯一的缺陷是价格较肝素高很多。

fondaparinux 是一种新型的抗血栓药物，主要用来 DVT 和 PE 的急性期治疗，最初的数据表明，它可成为肝素和 LMWH 的替代药物。在笔者所在的中心，若患者出现肝素诱导的血小板减少性紫癜，可考虑应用 fondaparinux，但对于肌酐清除率小于 30ml/min 的患者禁忌应用。

无论是 DVT 还是 PE 患者，均应进行长期抗凝治疗，其中华法林是最主要的抗凝药物。华法林主要是通过抑制维生素 K 依赖的凝血因子的合成而发挥抗凝作用，因此，服药后需要几天的时间才能起效。目前推荐肝素抗凝的同时加用华法林，直到 INR 比值达到治疗范围的 2.0 ～ 3.0。

抗凝的持续时间主要决定于血栓的危险因素，也是目前争论和研究的热点。当前仍以 ACCP 指南（表 67-3）为准，但是随着对特发性血栓发病原因认识的深入，指南也会相应改变。

大部分患者的抗凝治疗按以前制订的指南进行处理，但对于大面的肺栓塞或血流动力学不稳定的肺栓塞患者，应采取更加积极的处理措施。大面积肺栓塞的溶栓治疗还未证明能降低其死亡率，但是大部分专家仍然推荐对于血流动力学不稳定的肺栓塞患者应该进行溶栓治疗。若考虑进行溶栓治疗，一定要评估出血的风险，尤其是恶性肿瘤患者。对于大面积肺栓塞或血流动力学不稳定的肺栓塞，若有溶栓禁忌或溶栓失败，则可考虑外科取栓术。

表 67-3 深静脉血栓形成和肺栓塞的抗凝时间

3 个月	第一次发生血栓事件且危险因素为时间限制性的
≥ 6 个月	第一次发生血栓事件，且有下列之一：蛋白 C 或蛋白 S 缺乏、FV Leiden、凝血酶原 20210A 基因突变、同型半胱氨酸血症、F Ⅷ水平升高
12 个月或终身	第一次血栓事件，同时有下列之一： （1）肿瘤（首次用 LMWH 抗凝治疗 3 ～ 6 个月安全有效） （2）抗磷脂抗体 （3）2 个或多个易栓原因（如 FV Leiden 和凝血酶原 20210 基因突变同时存在） （4）特发性血栓 （5）反复发生的血栓事件

From Buller HR，Agnelli G，Hull RD，et al：Antithrombotic therapy for venous thrombolic disease.Chest 126（3 suppl）：401S，2004.

对于存在抗凝禁忌或反复发生血栓的患者，需要特殊考虑。若有抗凝禁忌，下腔静脉滤器置入可减少肺栓塞的发生，若发生血栓的危险因素能去除，适宜放置临时性滤器，有时也会放置永久性滤器，但会有局部血栓形成的并发症。

避免治疗错误

为了避免治疗错误，临床医师应该了解患者的肌酐清除率（如果应用 LMWH）和以前是否对肝素过敏，包括肝素诱导的血小板减少性紫癜。对于肾功能不全的患者普通肝素是一个比较好的选择，而有肝素诱导的血小板减少性紫癜病史的患者则应该考虑应用 fondaparinux 或咨询凝血方面的专家。

预防

深静脉血栓形成和肺栓塞的预防治疗已经证明是有效的，特别是对于高危患者包括外科手术史（特别是整形外科和神经外科手术）、缺血性脑卒中后以及治疗中的恶性肿瘤、心力衰竭、重症肺疾病或心肌梗死患者，会从积极的预防血栓形成的措施中明显获益。对于接受髋或膝关节手术的患者，推荐应用 LMWH 或 fondaparinux 进行预防性抗凝治疗。对于低危患者的预防治疗目前尚不明确。当前指南推荐采用皮下注射普通肝素或 LMWH 作为预防血栓的主要方法，目前 ACCP 正在做关于血栓预防治疗的大规模临床研究。

展望

深静脉血栓形成和肺栓塞的加权法诊断水平将会随着影像学检查方法的进展而进一步提高，但最令人兴奋的将会是副作用更少，治疗窗更广阔的抗凝剂的问世。

（闫振宇 译 赵 辉 校）

参考文献

Buller HR, Agnelli G, Hull RD, et al. Antithrombotic therapy for venous thromboembolic disease: The Seventh ACCP Conference on Antithrombotic and Thrombolytic Therapy. Chest 126(3 Suppl):401S-428S, 2004.

This review is the product of a consensus conference and represents an international consensus on therapy for VTE.

Geerts WH, Pineo GF, Heit JA, et al: Prevention of venous thromboembolism: The Seventh ACCP Conference on Antithrombotic and Thrombolytic Therapy. Chest 126(3 Suppl):338S-400S, 2004.

This review is the product of a consensus conference and represents an international consensus on prevention VTE.

Piazza G, Goldhaber SZ. Acute pulmonary embolism, part I: Epidemiology and diagnosis. Circulation 114(2):e28-e32, 2006.

This concise, case-based review of acute PE provides practical information for the diagnostic workup of PE.

循证

1. Quiroz R, Kucher N, Zou KH, et al: Clinical validity of a negative computed tomography scan in patients with suspected pulmonary embolism: A systematic review. JAMA 293(16):2012-2017, 2005.
   This thorough systematic review includes several studies on the validity of CT scanning for the diagnosis of PE.

2. Stein PD, Hull RD, Patel KC, et al: D-dimer for the exclusion of acute venous thrombosis and pulmonary embolism: A systematic review. Ann Intern Med 140(8):589-602, 2004.

This systematic review summarizes the numerous studies on the role of D-dimer in the diagnosis of VTE.

3. Wells PS, Anderson DR, Bormanis J, et al: Value of assessment of pretest probability of deep-vein thrombosis in clinical management. Lancet 350(9094):1795-1798, 1997.

This prospective cohort study used pretest probability and ultrasound in the workup of patients with suspected DVT.

4. Wells PS, Anderson DR, Rodger M, et al: Excluding pulmonary embolism at the bedside without diagnostic imaging: Management of patients with suspected pulmonary embolism presenting to the emergency department by using a simple clinical model and D-dimer. Ann Intern Med 135(2):98-107, 2001.

This prospective cohort study demonstrates the safety and usefulness of using pretest probability to manage the workup of patients with suspected PE.

Stephan Moll · Nigel S. Key

68

弥散性血管内凝血

引言

弥散性血管内凝血（disseminated intravascular coagulation，DIC）是一种复杂的凝血障碍性疾病，其特征是凝血系统与纤溶系统被广泛的激活，导致血栓与出血并存。DIC并不是一种独立的疾病，而是许多疾病发展过程中的一种临床病理综合征（框68–1）。

病因学和病理生理学

DIC 是止血过程被过度激活的结果，这个过程的促发因素尚不完全明确。其中可能的机制包括内皮损伤（如多发性创伤、胎盘早剥或胎死宫内等）导致组织因子重新合成或释放进入循环系统，恶性肿瘤细胞或羊水产生组织因子类似物，血管壁损伤（败血症、大面积烧伤、低体温、低氧血症、酸中毒及肿瘤广泛转移等）导致血小板激活，继之凝血系统激活。

凝血系统的广泛激活导致大量凝血酶的产生，继而生成纤维蛋白。纤维蛋白广泛的沉积在血管系统，特别是小血管内，导致终末器官功能损伤。天然调节蛋白如 AT-Ⅲ和蛋白 C 在此过程中被大量消耗。此外，纤溶系统的继发性激活导致纤维蛋白及纤维蛋白原降解产物增多。许多情况下，如败血症时内皮细胞产生的纤溶酶原激活物的抑制物的合成与释放不足，导致不能充分溶解普遍沉积的纤维蛋白。

发生 DIC 时，促凝物质、抗凝物质和纤溶因子被消耗（图 68-1）。循环中的凝血酶还可以激活血小板，继而进一步加速进入血栓前状态，血小板的消耗减少导致血栓性血小板减少症。当促凝活性占优势时（如肿瘤和败血症），在微血管内形成广泛血栓最终导致多器官功能衰竭。然而，如果在以纤溶活性或促凝物质和血小板消耗为主的情况下，可发生出血。后者在临床上常常遇到，如急性早幼粒细胞白血病患者由于白血病细胞合成纤维蛋白原激活物以及手术或产科相关的 DIC。血栓使微血管管腔变窄，当红细胞通过时发生破坏，导致微血管病性溶血性贫血（MAHA）发生。在这种情况下，出现溶血和红细胞碎片（盔型红细胞或裂红细胞）。

临床表现

DIC 的临床表现各异，很大程度上取决于基础疾病（框 68-1）。通常情况下，临床表现是细微的、甚至是不易觉察的。尽管血管闭塞或血栓的表现多见，但是与 DIC 亚型相关的是出血，通常表现为皮下广泛微血管性渗血，包括易出现瘀斑、镜下或肉眼血尿、静脉穿刺部位、中心静脉置管部位、手术伤口以及气管内插管部位出血。在 DIC 的终末期，如严重败血症时，可见到广泛、弥散性出血，即使输注血液制品也不易控制（图 68-2；彩图 68-2）。急性 DIC 时，由于纤溶活跃导致凝血因子和血小板被快速消耗，所以出血更多见。轻型 DIC 更多见于败血症或恶性肿瘤患者，在胎死宫内的产科患者中并不多见，此时肝脏合成的凝血因子能暂时补充机体消耗的凝血因子并达到稳定水平。患者可能无任何临床症状，DIC 的诊断主要靠试验室检查。

产科患者 DIC 的诊断和管理具有很大的困难和挑战，一是因为母亲和胎儿都有高度的风险性，二

图68-1 弥散性血管内凝血（DIC）。

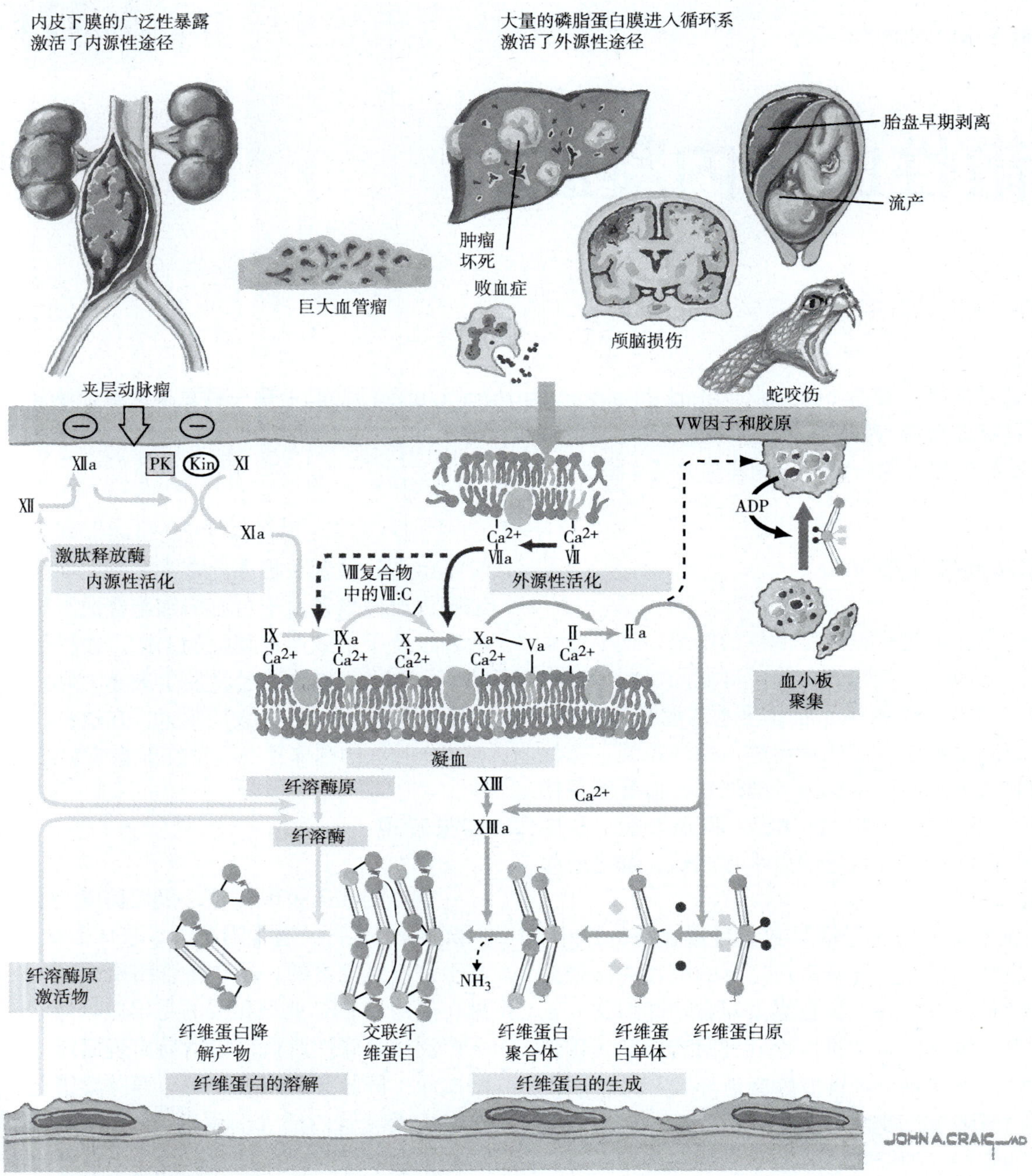

生理学和分子事件导致DIC

是因为DIC的临床表现多种多样。分娩时羊水栓塞的发生率约为1/30 000 ~ 1/20 000，母亲的死亡率约为26% ~ 86%，占母亲死亡原因的10%。羊水栓塞通常发生在分娩过程中、剖宫产术中或产后30分钟内。由于凝血因子的大量消耗，导致暴发性、弥散性出血。同时，由于广泛微血栓的形成导致出现急性低血压、低氧血症和心肺功能障碍。妊娠史、男性胎儿、过敏史和遗传性过敏症均是产科发生DIC的高危因素，而产程延长和氧化毒素并不是危险因素。非重型DIC的临床表现从轻微的阴道流血至产妇出血性休克均可出现，也可发生突然的胎盘剥离。脓毒性流产、羊膜内感染、产后子宫内膜炎

框 68-1　与 DIC 相关的临床情况

- 脓毒血症和严重感染
- 创伤（如多发伤、脑外伤或脂肪栓塞）
- 脏器功能损伤（如严重的胰腺炎）
- 恶性肿瘤
  - 实体瘤
  - 髓系或淋巴系增殖性肿瘤
- 产科危重症
  - 羊水栓塞
  - 胎盘早期脱离
  - 先兆子痫、子痫、HELLP 综合征（溶血、肝酶升高、血小板减少）
  - 胎死宫内
- 血管疾病
  - 大动脉瘤
  - 卡萨巴赫－梅里特综合征
- 严重肝衰竭
- 中毒或严重免疫反应
  - 毒蛇咬伤
  - 毒品
  - 输血反应
  - 移植排斥
- 凝血酶原复合物治疗

发生 DIC 时的表现不一。

诊断方法

对于存在发生 DIC 的潜在基础疾病时，应该慎重考虑是否存在 DIC。没有单一的试验室检查可诊断 DIC，典型的试验室检查包括 PT、APTT、纤维蛋白原活性分析、血小板计数、D 二聚体、纤维蛋白降解产物（FDP）。国际止血与血栓学会 2001 年推荐应用根据上述检查的结果评分的诊断法。此评分系统以病理生理学为基础，分为症状明显的 DIC 和无明显症状的 DIC 两组，并且每组有自己的评分标准（表 68-1）。症状明显的 DIC 是指血管内皮、血细胞以及血液成分对血管损伤没有能力维持体内凝血与出血的平衡，结果导致血栓性多器官功能障碍、出血或两者均有。无明显临床症状的 DIC 是指血管损伤触发止血系统，但同时又有能抑制进一步的炎症反应和止血的激活。对于无明显症状的 DIC 评分强调重复评估，因为疾病发展趋势无论是对诊断还是判断预后都具有重要意义。从某种程度上来讲，它们反映了不同的观点，无明显症状的 DIC 可能与某些严重的疾病状态相关。

前瞻性研究表明，两个评分系统都是有效的，特别是对于 ICU 病房。无论是症状明显的 DIC 还是无名显症状的 DIC，评分为 5 分或以上具有诊断意义（表 68-1）。需要明确的一个概念是纤维蛋白相关产物包括纤维蛋白存在的直接测定（如可溶性的纤维蛋白单体）和纤维蛋白产物的间接测定（如 D 二聚体、FDP）。在北美，D 二聚体是应用最广泛的检测产物。对于无明显症状的 DIC 诊断评分系统（框 68-1）包括除了以前提到的全球研究结果，还有更加特异的检验（尚未广泛应用），如血浆抗凝血酶和蛋白 C 活性水平。

应该特别提出的是，血浆低纤维蛋白原水平并不是诊断 DIC 的敏感指标，也不是诊断 DIC 的必需指标。事实上，高纤维蛋白原水平更多见。此外，应该行外周血涂片检查，微血管病性溶血对于 DIC 来说并不是肯定存在，对诊断来说也非必需。

鉴别诊断

一般情况下，根据临床和实验室的检查并不能明确诊断 DIC，大部分患者多是在 ICU 诊断，且同时合并很多其他临床问题。凝血功能障碍和血小板减少通常具有多种因素，鉴别诊断包括急慢性肝功能衰竭导致的肝合成功能障碍引起的凝血异常，血小板减少包括脾亢、术后或 ICU 患者维生素 K 缺乏、红细胞反复输注后引起的稀释性凝血障碍和血小板减少、肝素和其他药物诱导的血小板减少症、血栓性血小板减少性紫癜、溶血尿毒综合征以及其他的微血管病性溶血性贫血以及感染触发的免疫介导的血小板减少症。F Ⅷ活性可用来鉴别严重 DIC 和严重肝功能不全导致的合成障碍。DIC 时 F Ⅷ活性降低，而在严重肝功能合成障碍时 F Ⅷ活性是正常或升高的。维生素 K 依赖的凝血因子活性（Ⅱ、Ⅶ、Ⅸ、Ⅹ）和非维生素 K 依赖的凝血因子（纤维蛋白原、AT、Ⅴ、Ⅷ、Ⅺ、Ⅻ）可用来鉴别维生素 K 缺乏和 DIC。妊娠和产后患者，鉴别诊断包括先兆子痫、子痫、HELLP 综合征（溶血、肝酶升高、血小板减少）和 TTP/HUS。

图68-2 暴发性细菌性败血症致DIC。

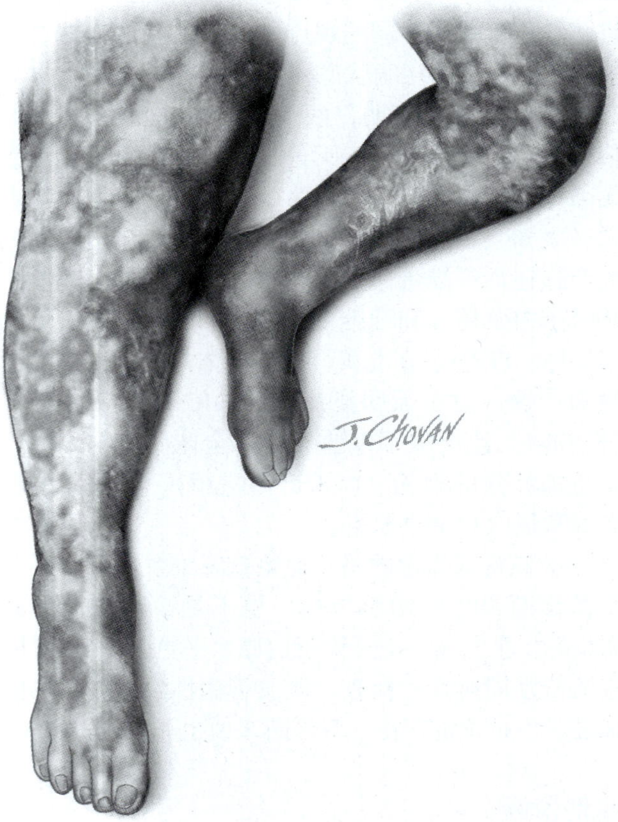

治疗和处理

最佳治疗

DIC 的治疗策略包括针对原发病的治疗，出血时血液制品的输注、肝素的应用或 AT- Ⅲ浓缩物、蛋白 C 浓缩物的应用。很多前瞻性随机化临床试验已经证实肝素在 DIC 的治疗中无明确的益处。然而，对于血栓性事件、肢端缺血或突发性紫癜患者，适合肝素抗凝治疗，但是应用剂量仍存在很大争议。

对于存在明确出血的 DIC 患者，应积极输注血制品。对于有出血倾向的 DIC 患者（术后、产后、插管等），应该做出明确指示。无出血的 DIC 患者，输注血制品不应作为常规。以前认为，输注的血制品如血浆和血小板可能加重 DIC，目前尚未证明也未得到反对。DIC 患者血制品的输注尚缺乏临床随机试验，也没有统一的临床指南，目前认为，下列情况输注血制品是合理的，如 DIC 患者合并有出血或拟行有创性操作需要血小板高于 50×10^9/L、纤维蛋白原高于 100mg/dl 以及 PT、APTT 尽可能地接近正常范围。

表 68-1 国际止血与血栓协会关于 DIC 的评分系统

1. 风险评估： 患者有没有可引起 DIC 的疾病情况？	
如果没有， 不用加权法。	
如果有， 进行凝血试验检测：血小板计数、PT、纤维蛋白原和可溶性纤维蛋白单体或纤维蛋白降解产物（D 二聚体）	
2. 根据凝血检测结果进行评分	
检测结果	**评分**
血小板计数	□
＞ 100 = 0	
＜ 100 = 1	
＜ 50 = 2	
延长的 PT 时间	□
＜ 3s = 0	
＞ 3s 同时＜ 6s = 1	
＞ 6s = 2	
纤维蛋白原水平	□
＞ 100mg/dl = 0	
＜ 100 mg/dl = 1	
纤维蛋白相关标志物升高	□
没有升高 = 0	
中度升高 = 2	
明显升高 = 3	
总分	□
3. 计算总分：	
总分≥ 5 分： 潜在 DIC，每日评估	
总分＜ 5 分： 没有潜在 DIC，1 ～ 2 天后重复检测	

DIC 时输注的各种血制品和药物如下：

新鲜冰冻血浆（FFP）

新鲜冰冻血浆包含所有的凝血因子，但是没有一个是浓缩物形式。严重 DIC 患者合并出血时可能需要输注大量的 FFP 才能达到治疗目的，但是由于容量负荷过重，可能限制了血浆的输注。对于接受多次红细胞输注的患者，为了避免稀释性的凝血障碍，应该每输注4个单位的红细胞就输注一袋血小板。

冷沉淀物

冷沉淀物主要包含纤维蛋白原、凝血因子Ⅷ、von Willebrand因子和纤维连接蛋白。在某些国家(不包括美国）有可利用的纯化纤维蛋白原产物。在美国，冷沉淀是低纤维蛋白原血症的最佳选择，一个单位冷沉淀（来自10个供者）能使非DIC患者的血浆纤维蛋白原水平升高100mg/dl，而对于DIC患者通常达不到上述水平。

血小板和红细胞输注

一袋血小板来自一个供者或5～6单位全血标本，可以使非DIC患者血小板计数升高(30～60)×10^9/L，DIC患者低于此水平。如果病情需要，红细胞也应该输注，但是对于DIC患者来说，最佳的血红蛋白水平尚存在争论。

drotrecogin alfa

自从2001年美国已经证明，drotrecogin alfa（重组人活化的蛋白C浓缩物）能降低严重败血症患者的死亡率，drotrecogin alfa是一种能水解无活性的凝血因子Ⅴa和Ⅷa的抗凝剂，此外，还有抗炎、溶解纤维蛋白酶原以及体内抗细胞凋亡活性。最近关于严重败血症患者中输注重组蛋白C的世界评估（PROWESS）研究证明，①严重败血症时症状明显的DIC（符合国际止血与血栓学会评分系统定义）患者中30%有预后不好的标志；②症状明显的DIC患者大部分会从活化的蛋白C浓缩物应用中受益，在非感染性疾病所致的DIC患者中应用是否有益尚不清楚。

抗凝血酶Ⅲ浓缩物

AT-Ⅲ浓缩物的应用指南尚不清楚，Ⅲ期前瞻性随机化研究证明，与安慰剂比较，在严重败血症患者中应用AT-Ⅲ浓缩物不能减低第90天死亡率。

避免治疗错误

对于DIC患者，当考虑应用血制品或抗凝剂时，因该仔细考虑应用适应证，也要考虑肝素、抗凝血酶和drotrecogin alfa所致的出血并发症。

展望

治疗DIC的新的抗凝剂的出现及其角色的建立需要进一步的研究，如果过度的出血能够避免，那么前炎症因子和凝血酶的促凝活性可能会成为新的治疗靶点。在最近的几个前瞻性临床研究中，drotrecogin alfa在治疗严重败血症中的作用已引起了重视，当然，还会在非败血症相关性的DIC患者检测其有效性和安全性。重组型血栓调节蛋白和其他的新型抗凝剂还处于Ⅱ或Ⅲ期临床研究中，重组的Ⅶa也处于临床研究中，目前，FDA支持纤维蛋白原浓缩物用于DIC等出血性疾病的治疗。

（闫振宇 译 赵 辉 校）

参考文献

Levi M, Ten Cate H: Disseminated intravascular coagulation. N Engl J Med 341(8):586-592, 1999.

This is a review article on pathogenesis and management of DIC.

循证

1. Bakhtiari K, Meijers JC, de Jonge E, Levi M: Prospective validation of the International Society of Thrombosis and Haemostasis scoring system for disseminated intravascular coagulation. Crit Care Med 32(12):2416-2421, 2004.
   This prospective study shows the accuracy of the simple ISTH scoring system for DIC to diagnose or reject a diagnosis of DIC in intensive care unit patients with clinical suspicion of DIC.
2. Bernard GR, Vincent JL, Laterre PF, et al: Efficacy and safety of recombinant human activated protein C for severe sepsis. N Engl J Med 344(10):699-709, 2001.
   This is the sentinel clinical study on the use of drotrecogin alfa in sepsis.
3. Dhainaut JF, Yan SB, Joyce DE, et al: Treatment effects of drotrecogin alfa (activated) in patients with severe sepsis with or without overt disseminated intravascular coagulation. J Thromb Haemost 2(11):1924-1933, 2004.
   This retrospective analysis of the PROWESS trial demonstrates that a modified ISTH overt DIC scoring system may be useful as an independent assessment for identifying severe sepsis patients at high risk for death with a favorable risk-to-benefit profile for drotrecogin alfa treatment.
4. Feinstein DI: Diagnosis and management of disseminated intravascular coagulation: The role of heparin therapy. Blood 60(2):284-287, 1982.
   This review of clinical publications addressing the use of heparin in DIC concludes that the majority of studies suggest that heparin is not helpful.
5. Kienast J, Juers M, Wiedermann CJ, et al: Treatment effects of high-dose antithrombin without concomitant heparin in patients with severe sepsis with or without disseminated intravascular coagulation. J Thromb Haemost 4(1):90-97, 2006.
   This retrospective analysis of a large phase III antithrombin sepsis trial demonstrates that an adapted ISTH DIC score may identify patients with severe sepsis who potentially benefit from high-dose antithrombin treatment.

6. Taylor FB Jr, Toh CH, Hoots WK, et al: Scientific Subcommittee on Disseminated Intravascular Coagulation (DIC) of the International Society on Thrombosis and Haemostasis (ISTH): Towards definition, clinical and laboratory criteria, and a scoring system for disseminated intravascular coagulation. Thromb Haemost 86(5):1327-1330, 2001.

The authors describe the clinically useful ISTH scoring system for DIC.

7. Toh CH, Downey C: Performance and prognostic importance of a new clinical and laboratory scoring system for identifying non-overt disseminated intravascular coagulation. Blood Coagul Fibrinolysis 16(1):69-74, 2005.

This prospective study validates the clinical usefulness of the ISTH scoring system by demonstrating its prognostic relevance.

8. Warren BL, Eid A, Singer P, et al: Caring for the critically ill patient. High-dose antithrombin III in severe sepsis: A randomized controlled trial. JAMA 286(15):1869-1878, 2001.

This prospective clinical trial demonstrates that high-dose antithrombin therapy had no effect on 28-day all-cause mortality in adult patients with severe sepsis and septic shock when administered within 6 hours after the onset, but that there was some evidence to suggest a treatment benefit of antithrombin in the subgroup of patients not receiving concomitant heparin.

Stephan Moll

69

抗凝治疗

引言

目前已经有几种抗凝剂正在临床应用，还有几种正处于临床试验阶段（表69-1）。尽管抗凝剂在预防血栓方面非常有效，但是它们也可导致非常严重的出血并发症（图69-1）。本章将着重介绍这些药物的最佳剂量、治疗监测、清除机制和药物相关作用、治疗管理和出血并发症的相关知识，从而帮助临床医师在实践中能够以最小的风险达到最好的疗效。

普通肝素、低分子量肝素和 fondaparinux

肝素是长短不同的、不分支的低糖链组成的混合物，普通肝素由平均长度为 40 单糖单位组成，它们灭活凝血酶，但灭活 Xa 的能力较弱（图 69-2）。普通肝素通过化学的或物理的分馏法提取出低分子肝素，与普通肝素比，低分子肝素由平均长度 15 的单糖单位组成，与普通肝素相比，对 Xa 的抑制作用更强，但是抑制凝血酶作用减弱。fondaparinux（arixtra）是一种合成的五糖，被认为是目前为止分子量最低的肝素。fondaparinux 能够与抗凝血酶的肝素结合区域结合，特异性地抗 Xa 活性，却没有任何抗凝血酶活性。

剂量与监测

普通肝素

普通肝素在治疗剂量时需要监测激活的部分凝血酶时间（activated partial thromboplastin time，APTT）（图 69-2）。对于肝素治疗来讲，APTT 的检测范围取决于肝素试剂的敏感性和各实验室所用的仪器。目前尚没有针对肝素治疗的标准化 APTT 检测，但是凝血酶原时间（prithrombin time, PT）是可以通过国际标准化比率（international normalized ratio，INR）来监测（维生素 K 为其拮抗剂）的。比较好的办法是将凝血实验室仪器和检测试剂相结合，测绘出肝素治疗剂量曲线，以便为临床医师提供肝素治疗时的 APTT 参考范围。如果一个实验室还没有建立起 APTT 治疗范围，那么实际测量的 APTT 与 APTT 正常范围的平均值的比值在 2.0 ~ 2.5 可认为是比较合适的治疗范畴。应该注意的是，这个比值范围对于某些厂家的 APTT 试剂所检测出来的结果代表亚治疗剂量的肝素水平。

肝素大部分是通过网状内皮系统清除，小部分是通过肾脏清除。肾衰竭患者可能需要剂量偏小的肝素即可达到治疗目的。肝素的血浆半衰期主要依赖于所给剂量：100U/kg 首剂量给药其普通肝素的半衰期大约 60 分钟。持续静脉给治疗量的肝素，其停药后 3 ~ 4 小时 APTT 回到基线水平。首先给 80U/kg 负荷剂量，随后 18U/kg/h 持续静脉泵入肝素对患者来说是常用的剂量，出血的风险一般。但是如果同时溶栓或合并血小板减少时，其出血的风险明显增加，肝素的剂量应调整。给予初始剂量 6 小时后，可以根据 APTT 的数值来决定以后每日肝素的治疗剂量。

低分子量肝素

不同的低分子量肝素主要是由于化学组分不同（表 69-1）。因此，对于不同厂家的低分子量肝素药物而言其预防和治疗的推荐剂量也不同。由于血浆

表 69-1 抗凝剂的临床应用及开发中的剂量选择

通用名	商品名[*]	剂量[†]
肝素		
普通肝素	多种名称	各种列线图；aPTT 调整剂量
达肝素钠	法安明	预防：各种剂量 足量：100U/kg，每日 2 次或 200U/(kg·d)，皮下注射
依诺肝素	Lovenox 克赛	预防：各种剂量 足量：1.0mg/kg，每日 2 次或 1.5mg/(kg·d)，皮下注射
亭扎肝素	Innohep	预防：各种剂量 足量：175U/(kg·d)，皮下注射
舍托肝素 那屈肝素 瑞维肝素	Monoembolex 速避凝 Clivarin	预防：各种剂量 尚无足量抗凝治疗的标准剂量
Xa 抑制剂		
戊聚糖化合物		
磺达肝素	Arixtra	预防：2.5mg/d，皮下注射 足量：7.5mg/d，皮下注射
Idraparinux[‡]	无	开发中
Apixaban[‡]	无	开发中
Rrivaroxaban[‡]	拜瑞妥	开发中
凝血酶抑制剂		
阿加曲班	Acova Novastan	无剂量；连续输注：2μg/(kg·min)静脉滴注；aPTT 调整剂量
比伐卢定	Angiomax	经皮冠脉介入治疗： 剂量：0.75mg/kg，静脉滴注 连续输注：介入后 1.75 mg/(kg·h)静脉滴注 4h；然后 0.2mg/(kg·h)用至 20h
地西卢定	Iprivask Revasc	15mg/h，皮下注射，每日 2 次
来匹卢定	Refludan	剂量：0.4mg/kg 连续输注：0.15mg/(kg·h)静脉滴注；依据 aPTT 调整剂量
达那肝素	Orgaran	预防：750U/12h 或 750U/8h 皮下注射 足量：2500U，静脉滴注，然后连续输注 150 ~ 400U/h；依据抗 Xa 水平调整剂量
希美加群	Exanta	已撤出市场
Dabigatran[‡]	Rendix	开发中
维生素 K 拮抗剂		
香豆素类		
华法林 苯丙香豆素 硝卞香豆素 噻氯香豆素	香豆素 Jantoven Marcumar Falithrom Phenpro Sinthrome Spegmone	个体差异；依据 INR 调整剂量
茚满二酮		
茴茚二酮 氟茚二酮 苯茚二酮	Miradon Previscan Dindevan Pindione	个体差异；依据 INR 调整剂量

[*] 可能存在其他产品。

[†] 剂量控制：因适应证、应用地区、有无肝肾损害和是否与抗血小板药或其他药物合用而不同。

[‡] 斜体印刷的药物代表在研制中。

aPTT：活化部分凝血活酶时间；INR：国际化标准比率。

图 69-1 服用维生素K拮抗剂颅内出血患者。

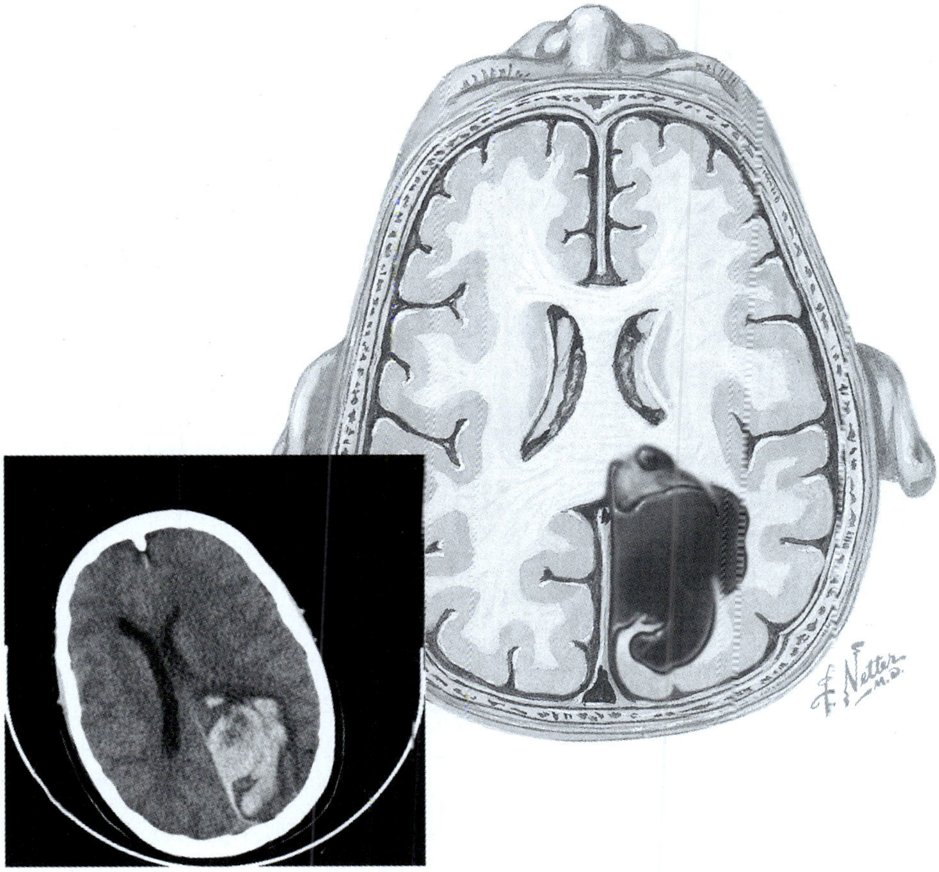

图 69-2 凝血瀑布。

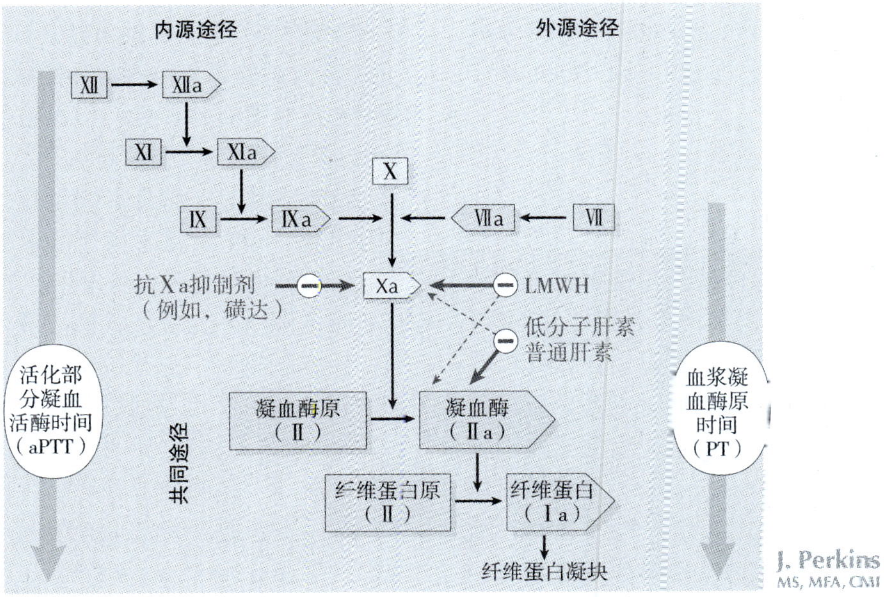

中缺乏与低分子肝素相结合的蛋白，使之比普通肝素比较更有利于监测抗凝活性，便于根据体重灵活掌握给药剂量。因此，除非特殊情况，低分子量肝素的抗凝活性不需要实验室监测。血药浓度在给药后 3 ～ 4 小时达到峰浓度，不同厂家出产的制剂半衰期在 3 ～ 7 小时不等。不同制剂每日一次或两次给药均可。特殊情况下某些患者需要测定抗 Xa 活性（也称为肝素水平滴定）来监测低分子肝素的作用。应用低分子肝素治疗的患者，测定 APTT 只有轻度延长，因此不能用 APTT 来评价抗凝效果。由于低分子肝素通过肾脏清除，因此，当患者的肌酐清除率小于 30ml/min 时，低分子肝素应适当减量且应该监测抗 Xa 活性。严重的肾损伤或行透析治疗时，应避免应用低分子肝素而用普通肝素代替。对于肥胖患者，低分子肝素的剂量应该按实际体重给药，但是，对于体重指数超过 40kg/m^2 或更大时，为了避免抗凝剂量过大应监测抗 Xa 活性。1.0 ～ 2.0U/ml，每日 1 次或 0.6 ～ 1.2U/ml，每日 2 次，皮下注射给药，3 ～ 4 小时后即可达到目的。对于那些反复血栓患者需要持续抗凝或有明显的出血倾向，但不能确定治疗是否过量的患者均需要监测抗 Xa 活性。

fondaparinux

fondaparinux（arixtra）在皮下给药后 2 小时达到血药浓度高峰。每天一次给药的半衰期为 17 ～ 21 小时。因为它不能与血浆蛋白相结合，无论是预防用药还是治疗用药均可给予固定剂量（表 69-1）。fondaparinux 同低分子肝素一样也是通过肾脏清除，不能用于肾衰竭的患者。fondaparinux 不会引起肝素诱导的血小板减少性紫癜（HIT），因此也可用于 HIT 患者的替代抗凝。

出血

若患者在应用普通肝素发生出血时，可静脉给予鱼精蛋白中和肝素。因为鱼精蛋白过量也可导致出血并发症，鱼精蛋白中和肝素时要从最小量给起。鱼精蛋白也可部分逆转低分子肝素过量，因此当低分子肝素过量时合并有明显的出血时可考虑应用鱼精蛋白。当发生大出血时，考虑给予重组凝血因子Ⅶ a（诺琪）。鱼精蛋白对 fondaparinux 没有任何作用。因此，当应用 fondaparinux 出现大出血时，重组凝血因子Ⅶ a 是唯一的选择。新鲜冰冻血浆对普通肝素、低分子肝素和 fondaparinux 均有很弱的作用，评估血浆有效性的系统研究尚无结果。

肝素诱导的血小板减少性紫癜

肝素诱导的血小板减少性紫癜（HIT）是指患者在肝素治疗过程中出现血小板减少，同时检测到肝素相关抗体阳性，其原因目前尚未被全完理解，可能与肝素和血小板 4 因子结合形成的免疫复合物有关。尽管部分患者中这些抗体与临床关系不大，但是在某些血小板减少的患者中有 1/3 的人伴有血栓事件。这些血栓无论在动脉还是静脉均可发生，但大部分发生在中等血管或大血管，引起深静脉血栓形成、肺栓塞或动脉闭塞，导致心肌梗死、卒中或下肢或指趾坏疽（图 69-3；彩图 69-3）。HIT 的严格分类标准是指血小板计数低于 100 × 10^9/L 或血小板计数基线下降 50% 以上。HIT 的非严格分类标准是指血小板计数低于 150 × 10^9/L 或血小板计数基线下降 30% 以上。但是 HIT 的患者（血小板计数减少和肝素相关抗体形成）偶尔也不出现血小板计数减少。对于任何接受肝素抗凝治疗的患者出现血小板计数减少或新发血栓事件均应高度怀疑 HIT。

能用于 HIT 诊断的试验包括：①酶联免疫吸附法检测肝素血小板 4 因子抗体（HIT-PF4 ELISA）；②肝素诱导的血小板聚集试验（HIPA）；③肝素诱导的 5-HT 释放试验。HIT-PF4 ELISA 是检测 HIT 抗体的最敏感试验，但是缺乏临床特异性。许多接受大剂量肝素治疗的患者如行心肺旁路手术的患者，虽然检测到 HIT 阳性，但是并没有出现血小板计数减少和血栓形成。HIT-PF4 ELISA 是用于诊断 HIT 的最广泛使用的方法。HIPA 和肝素诱导的 5-HT 释放试验属于血小板功能试验，它们对于检测病理性抗体更有特异性，但是这些试验操作耗时多不易于广泛推广应用。

HIT 多要见于普通肝素治疗过程，低分子肝素也可出现。HIT 最常发生于肝素静脉给药情况，皮下给药或肝素封管时也可发生。如果临床怀疑 HIT，肝素应该停用并且应用其他抗凝药物替代。选择如下：①水蛭素（静脉用 lepirudin 或 bivalirudin；皮下用 desirudin）；②静脉用阿加曲班；③静脉或皮下用 orgaran；④皮下用 fondaparinux（表 69-1）。由于普通肝素和低分子肝素存在交叉反应性 HIT 抗体，所以当普通肝素发生 HIT 时不能用低分子肝素替代治疗。fondaparinux 不存在交叉反应性 HIT 抗体，

图69-3 肝素诱导的血小板减少症患者指（趾）缺血。

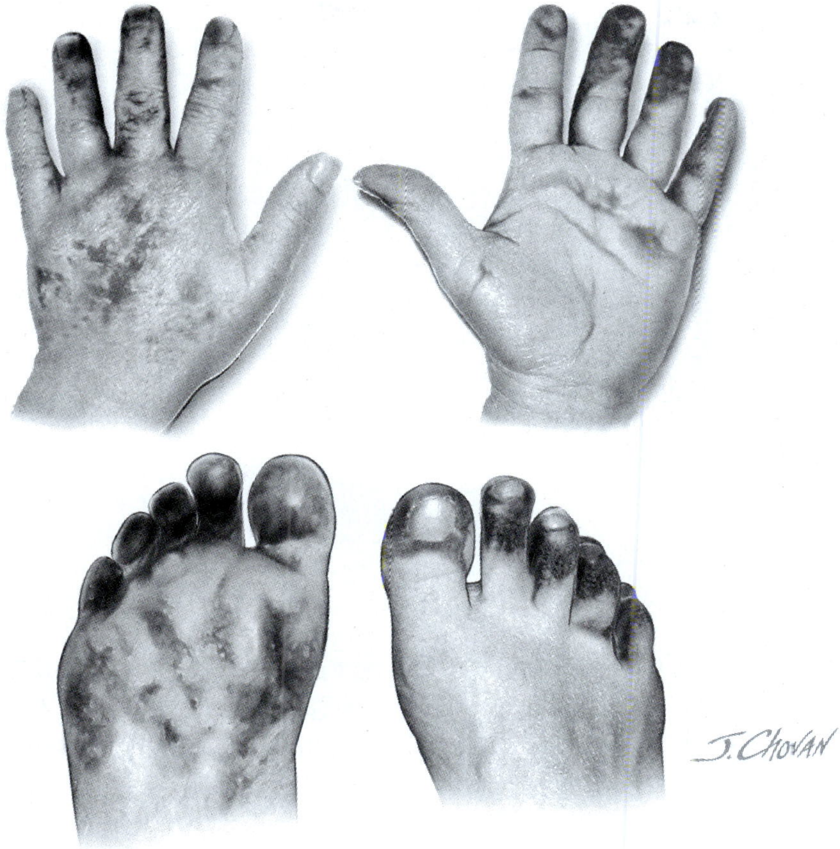

因此最近几年 fondaparinux 已成为 HIT 的治疗选择，然而 fondaparinux 治疗 HIT 的最大宗治疗试验尚未进行。华法林应在血小板计数恢复到 100×10^9/L 以上，最好在 150×10^9/L 以上时应用。维生素 K 拮抗剂也应该在其他抗凝药物替代肝素后应用，而且应该至少重叠 5 天以上，直到 INR 大于 2.0。美国胸科医师协会指南中关于接受肝素抗凝治疗的患者应该如何监测血小板计数以及关于 HIT 的诊断和治疗均有详细阐述。

口服抗凝药

肝脏是合成凝血因子的场所，凝血因子Ⅱ、Ⅶ、Ⅸ、Ⅹ需要维生素 K 的存在才能有活性（图 69-2）。目前所有的口服抗凝药均是维生素 K 的拮抗剂，因为这些凝血因子的半衰期相当长（凝血因子Ⅱ 50 小时），所以在治疗的前几天内尚有可能达不到抗栓效果。

口服抗凝剂的一个重要问题是使内源性抗凝剂蛋白 C 半衰期缩短（通常情况下蛋白 C 半衰期约为 8 小时）。口服维生素 K 拮抗剂早期出现蛋白 C 水平下降，这样使患者在抗凝治疗的前几天处于高凝状态，直到凝血因子Ⅱ水平下降到能抑制血栓发生。在维生素 K 拮抗剂发挥抗凝效果前 5 天内，机体处于血栓前状态，这就可能导致出现皮肤坏死或血栓进展（图 69-4），因此，维生素 K 拮抗剂必须和非口服的抗凝剂重叠应用至少 5 天，直到 INR 达到 2.0 以上。但是，若患者没有急性血栓事件，如心房颤动患者没有短暂缺血或卒中发作，重叠应用也不是必需的。

剂量与监测

维生素 K 拮抗剂的抗凝效果通过测定 PT 和标准化的 INR 来反应（图 69-2）。住院患者的华法林的标准负荷剂量为 5mg 每天，连续 1 ~ 2 天，随后根据 INR 结果调整剂量。对于长时间使用抗生素、

图69-4 维生素K拮抗剂引起皮肤坏死。

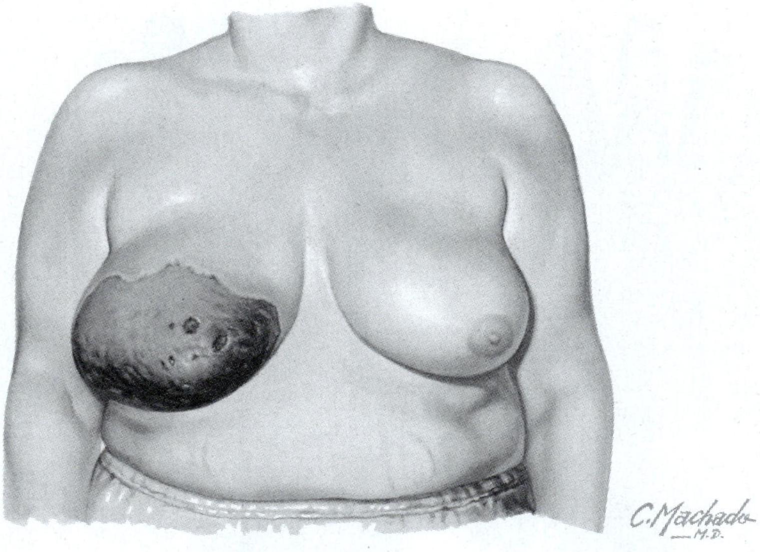

肝病或部分肠切除的衰弱或老年患者，在治疗最初几天应当减少剂量。对于营养正常的门诊患者，有些医师倾向应用更高的负荷剂量，每天 7.5 ～ 10mg。对于小于 50 岁的患者的维持剂量，应该为维持治疗浓度所需要的最高剂量（中位剂量为 6.4mg/d），大于 70 岁的女性（应该减低剂量维持中位剂量为 3.1mg/d）。偶尔，有的患者需要高达 20 ～ 30mg/d。

多中心合作研究表明抗凝治疗可以有效改善血凝、降低出血和血栓事件、减少住院日和急诊就诊次数从而降低医疗费用。临床中心用床旁检测设备或仪器检测手指末端一滴血来测定 PT，即可立即得出报告并指导治疗。患者也可以用这些仪器在家里进行自我监测，自我管理，有助于减少出血或血栓事件，获得更好的满意度。

监控治疗相关的 INR 与出血

应用维生素 K 拮抗剂的患者升高 INR 和出血的管理，主要取决于 INR 升高的程度、出血的风险因素和是否存在活动性出血等因素。ACCP 已经出台了推荐指南（表 69-2）以及如何判断是否减掉一次抗凝剂还是加用维生素 K 治疗。如果没有大出血，不必要给太多的维生素 K，因为维生素 K 可急剧的降低 INR，使再次抗凝时更加困难。新鲜冰冻血浆能一定程度的降低 INR，但是效果并不明显。因为凝血因子Ⅶ的半衰期为 4 ～ 6 小时，如果要完全的逆转过量的抗凝剂，需要大量的新鲜血浆，几乎是不可能的。如果患者发生危及生命的事件或大出血，可予以凝血酶原复合物或重组凝血因子Ⅶ a。

INR 水平波动

有些患者应用维生素 K 拮抗剂有时可能出现难以解释的 INR 水平忽高忽低，或者长时间持续的 INR 波动。这种情况下要考虑以下几点：① INR 的标准曲线是否出现错误，最常见的错误是取血时组织损伤或血标本量不足；②是否服用新药影响了血浆蛋白结合或半衰期；③患者是否服用了有相似作用的过期药品、维生素、中草药、其他抗凝药或减肥药等；④患者同时服用其他的药品；⑤是否有饮食改变影响了维生素 K 的吸收；⑥患者最近是否合并感染或腹泻；⑦患者是否不能耐受药物；⑧口服抗凝药是否过期；⑨患者是否存在狼疮抗凝物；⑩患者是否有异常的精神压力、睡眠欠佳或身体体力弱。如果没有任何原因，出现 INR 的较大波动，每日可以补充少量的维生素 K，如 150μg/d 可使 INR 维持在理想范围。

副作用

口服抗凝剂的主要副作用是出血，出血的最大风险是老年人，因为他们没有稳定的抗凝调控，而且他们需要治疗的情况更多。同时他们有更多的造

表 69-2 口服维生素 K 拮抗剂的患者 INR 升高的管理推荐

INR	出血	出血的危险因素	干预措施
<5.0	否	否 / 是	停下次维生素 K 拮抗剂并减少剂量
5.0～9.0	否	否	停下次维生素 K 拮抗剂并减少剂量
5.0～9.0	否	是	维生素K，<5mg，口服
>9.0	否	否 / 是	维生素K，5～10mg，口服
严重出血	是	否 / 是	维生素K，10mg静脉注射+FFP或PCC
威胁生命的出血	是	否 / 是	维生素K，10mg静脉注射+PCC，考虑rVⅡa

成出血的共性，如恶性疾病、顽固性高血压或潜在的出血性疾病。少见的副作用有指趾红紫综合征(图69-5；彩图 69-5)，表现为手或足剧烈疼痛伴颜色改变，发生机制认为是发生了动脉粥样硬化释放了胆固醇血栓，并且也可出现在其他皮肤部位，导致出现网状青斑和肾损害。

围术期的桥接治疗

在手术或放疗治疗前是否需要停止抗凝治疗取决于治疗过程中出血的风险大小，需要治疗前多长时间停止应用抗凝剂主要取决于停抗凝剂时的 INR 水平和所用抗凝剂的半衰期。华法林的 INR 治疗范围是 2 ～ 3 之间，停药 5 天后 INR 降至 1。皮下或静脉抗凝是否必要主要取决于治疗时发生血栓的风险有多大。术后多长时间恢复抗凝取决于手术操作时出血的风险。美国胸科医师协会推荐了治疗指南(表 69-3)。对患者进行风险评估以及健康中心提供的抗凝管理与外科医师之间的良好沟通对做好围术期抗凝计划是非常有益的。

妊娠期的抗凝治疗

对于妊娠患者的预防或全量抗凝治疗指征包括：①很强的易栓症但以前没有血栓史；②以前有血栓史或心脏机械换瓣史；或③妊娠早期反复流产史或由于易栓症在妊娠晚期出现一次或多次流产史。在妊娠 6 ～ 12 周，服用华法林有致畸的可能，但风险低；妊娠 6 ～ 12 周口服维生素 K 的拮抗剂其香豆素胚胎畸形发生率为 0.6%。然而，在妊娠任何时候服用华法林均有导致胎儿出血的可能。因此，根据抗凝管理指南，妊娠期间中断华法林，可选择低分子肝素和普通肝素。肝素可于妊娠前、妊娠开始或妊娠后 6 周内应用。

图69-5 维生素K拮抗剂治疗相关紫趾综合征。

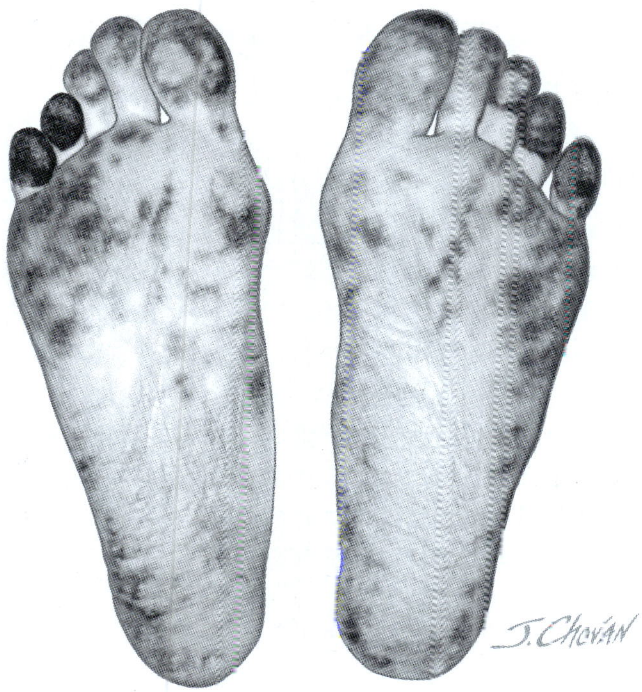

服用华法林的哺乳期母亲，在其乳汁中不能检测到华法林，但是研究的患者有限，尚不能结论。不能排除少量的华法林从乳汁中排泄，但不能引起新生儿出血，因此，哺乳期患者服用华法林是安全的，但对于其他的香豆素类研究不多（表 69-1)，安全性尚不清楚。苯茚二酮和茴茚二酮（表 69-1）在乳汁中不存在，普通肝素和低分子肝素不能通过乳汁排泄，对于哺乳期母亲是安全的。

患者教育

出血是抗凝药与抗血小板治疗相关的最大风

表 69-3 侵入性操作时中断华法林治疗推荐

血栓危险因素	术前处理	术后处理
低危	术前 4 天停用华法林	预防剂量低分子肝素或肝素（如果操作有血栓危险）
	不用肝素或低分子肝素	重新加用华法林
中危	术前 4 天停用华法林	预防剂量低分子肝素或肝素
	预防剂量低分子肝素或肝素	重新加用华法林
高危	术前 4 天停用华法林	低分子肝素或肝素（没给剂量推荐）
	术前 2 天应用全量低分子肝素或肝素	重新加用华法林

注：上述推荐均为 C 级推荐。Modified from Ansell J，Hirsh J，Poller L，et al：The pharmacology and management of the vitmin K antagonists：The Seventh ACCP Conference on Antithrombotic and Thrombolytic Therapy. Chest 126（3 Suppl）：204s-233s，2004.

险，由于缺乏相应的治疗，其发生率和死亡高。健康管理中心的建议就是加强对患者的健康教育，患者可以通过相关网站查询药物信息和疾病信息。

避免治疗失误

优化抗凝药和抗血小板药的安全性和有效性的前提是对每个患者是否具有使用抗凝药物的指征进行准确评估，治疗指征主要是根据已经确定的治疗指南建议和患者本身是否存在血栓和出血的危险因素来决定。若需要抗凝治疗时，普通肝素和口服抗凝药应该按照管理指南进行。每个口服抗凝药物的患者均应该被抗凝管理中心或按照系统管理办法进行随访。了解患者的肾功能状态和体重对避免低分子肝素和 fondaparinux 的不恰当给药至关重要。当任何患者应用肝素制剂治疗时，若出现血小板减少或新发血栓事件时均应考虑到 HIT 的可能。

展望

更加有效、安全和应用方便的抗凝药物还处于研究阶段。最有发展前景的几种口服抗凝药物（如 dabigatran、rivaroxaban 和 apixaban）正处于Ⅱ期和Ⅲ期临床试验阶段，因为可能不需要监测，所以研究进展顺利。在易发生血栓的部位如已发生病变的动脉进行局部给药或基因调控给药是一种有前景的治疗方法，它可以减少全身出血的并发症。但是局部疗法应用于治疗静脉血栓之前，关于导致静脉血栓的许多初始病理生理学事件需要进一步阐明。当更好的抗凝药物应用临床之前，对于应用抗凝药物患者的管理应该通过抗凝管理中心的协调一致来加强管理，提升患者的自我监测和自我管理，改善患者和提供健康服务中心的关于使用抗凝药物的健康教育。

（闫振宇 译 赵 辉 校）

参考文献

American College of Cardiology. Available at: http://www.acc.org/media/patient/index.htm. Accessed May 22, 2007.

This educational website of the American College of Cardiology provides a wealth of clinical and practical information regarding anticoagulant issues surrounding atrial fibrillation, mechanical heart valves, coronary artery disease, and other disorders in which anticoagulants and antiplatelet agents are used. Several treatment guidelines are included. The site is suitable for health care providers, with some information materials suitable for patients.

American Heart Association. Available at: http://www.americanheart.org. Accessed May 22, 2007.

This website of the American Heart Association includes extensive clinical and practical information regarding anticoagulant issues surrounding atrial fibrillation, mechanical heart valves, coronary artery disease, and other disorders in which anticoagulants and antiplatelet agents are used. Several treatment guidelines of interest for clinicians are included. Some information is also suitable for patients.

American Stroke Association. Available at: http://www.strokeassociation.org. Accessed May 22, 2007.

This website of the American Stroke Association contains extensive clinically relevant information on anticoagulant and antiplatelet use for primary and secondary stroke prevention, including important treatment guidelines. Some information is also suitable for patients.

ClotCare Online Resources. Available at: http://www.clotcare.com. Accessed May 22, 2007.

This multispecialty education website covers anticoagulant issues for health care providers and patients.

National Alliance for Thrombosis and Thrombophilia (NATT). Available at: http://www.nattinfo.org. Accessed May 22, 2007.

This website is primarily for patients and public, but also has a section for health care providers that allows them to print peer-reviewed educational materials on topics surrounding diagnosis and management of thrombosis and thrombophilia to be used as handout materials in hospitals and clinics.

Thrombophilia Support Page. Available at: http://www.fvleiden.org. Accessed May 22, 2007.

This educational website is primarily for patients with thrombosis or thrombophilias, but also includes information suitable for health care providers. A question-and-answer section provides a discussion of clinically relevant topics.

Vascular Disease Foundation. Available at: http://www.vdf.org. Accessed May 22, 2007.

This website contains information material on venous and arterial disease, mostly for patients.

循证

1. Ansell J, Hirsh J, Poller L, et al: The pharmacology and management of the vitamin K antagonists: The Seventh ACCP Conference on Antithrombotic and Thrombolytic Therapy. Chest 126(3 Suppl):204S-233S, 2004.

   This article provides a comprehensive discussion of clinically relevant aspects of oral anticoagulant management, with weighing of clinical evidence and specific management recommendations based on published clinical trials. The article contains a multitude of relevant references. Updated guidelines are schedule to be published in Chest in 2008.

2. Bates S, Greer IA, Hirsh J, Ginsberg JS: Use of antithrombotic agents during pregnancy: The Seventh ACCP Conference on Antithrombotic and Thrombolytic Therapy. *Chest* 126(3 Suppl): 627S-644S, 2004.

   This clinically relevant discussion of anticoagulant management during pregnancy weighs the clinical evidence and specific management recommendations based on published clinical trials. Updated guidelines are scheduled to be published in Chest in 2008.

3. Hirsh J, Raschke R: Heparin and low-molecular weight heparin: The Seventh ACCP Conference on Antithrombotic and Thrombolytic Therapy. Chest 126(3 Suppl);188S-203S, 2004.

   This comprehensive discussion of clinically relevant aspects of parenteral anticoagulant management weighs the clinical evidence and specific management recommendations based on published clinical trials. Updated guidelines are scheduled to be published in Chest in 2008.

4. Warkentin T, Greinacher A: Heparin-induced thrombocytopenia: Recognition, treatment, and prevention: The Seventh ACCP Conference on Antithrombotic and Thrombolytic Therapy. Chest 26(3 Suppl):311S-337S, 2004.

   This clinically relevant discussion of heparin-induced thrombocytopenia weighs the clinical evidence and specific management recommendations, based on published clinical trials. Updated guidelines are scheduled to be published in Chest in 2008.

Lee R. Berkowitz

70

出血性疾病

引言

凝血系统是促凝蛋白与抗凝蛋白维持相互平衡并与血小板和血管内皮相互作用共同形成的一个复杂网络，最终结果是防止出血和抑制血栓形成。血小板以及参与凝血的大部分蛋白的结构与功能已经明了，这些知识能帮助医师理解出血性疾病的诊断和治疗方法。

病因学和病理生理学

先天性出血性疾病

血管性血友病

von Willebrand 疾病以前称为血管性血友病，现在称为 vWD，是一种常见的先天性 von Willebrand 因子质量或数量异常所引起的出血性疾病。von Willebrand 因子能介导血小板黏附于内皮细胞，且能够稳定和保护凝血因子Ⅷ。vWD Ⅰ型其 von Willebrand 因子数量减少 30% ~ 50%，是最常见的类型，属常染色体显性遗传病。Ⅱ型 vWD 是由于 von Willebrand 因子多聚体质量异常，目前至少分为八种亚型，由字母 a 至 h 命名，属常染色体显性或隐性遗传病。

血友病 A

血友病 A 是最常见的 X 染色体连锁隐性遗传性出血性疾病，主要见于男性，主要是由于凝血因子Ⅷ水平降低，严重者不能检测到凝血因子Ⅷ活性，轻度血友病患者其凝血因子Ⅷ活性为 1% ~ 5%（图 70-1）。

获得性出血性疾病

弥散性血管内凝血（DIC）是多系统、多过程的临床综合征，最终导致微血管内出血与广泛微血栓的形成，多发生在严重危及生命的疾病，如败血症、严重创伤时激活凝血瀑布，导致大量的凝血酶活化，引起纤维蛋白沉着，导致继发性纤溶亢进和凝血因子大量消耗（见第 68 章，图 68-1）

免疫性血小板减少性紫癜（ITP）是指患者自身产生抗血小板表面蛋白的抗体的免疫病理过程，被抗体包被的血小板在成熟之前被网状内皮系统破坏。ITP 可自发发生，某些情况下可能是自身免疫性疾病或 B 细胞肿瘤的一种临床表现。

血栓性血小板减少性紫癜是以血小板大量聚集在微循环为特征，导致血小板减少、微血管病性溶血性贫血、不同程度的器官功能不全，特别是脑和肾脏。

血小板质量异常性疾病

当血小板与受损的血管内皮接触时，发生多个级联反应致血小板斑块的形成，最初反应是发生血小板黏附、随之血小板聚集和活化。血小板活化部分依赖于环氧化酶诱导细胞内颗粒的释放，一旦血小板斑块形成，凝血因子被激活，导致纤维蛋白沉着和止血。先天性和获得性血小板质量异常性疾病已经被识别，Glanzmann thrombasthenia 即血小板无力症，是一种先天性疾病，发病基础是血小板糖蛋白Ⅱ b/ Ⅲ a 复合体的数量或结构异常，导致血小板聚集功能异常。最常见的获得性的血小板功能异常是由于阿司匹林和非甾体类抗炎药物的使用，两者

图70-1 血友病A和B。

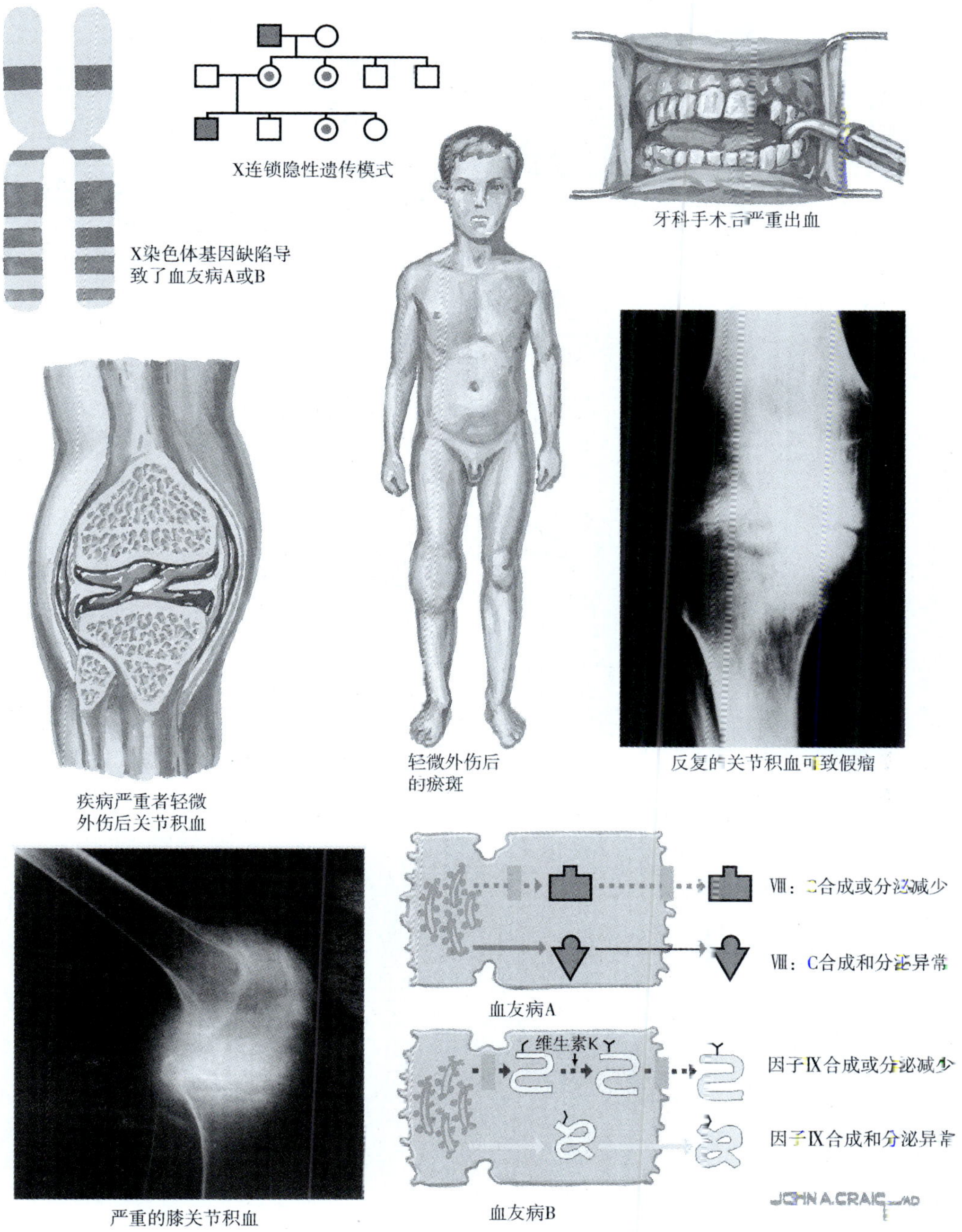

均抑制环氧化酶，阿司匹林的抑制作用是不可逆转的，而非甾体类抗炎药物的抑制作用是可逆的。

肝脏疾病

肝脏是大部分凝血蛋白的合成场所，也是活化的凝血因子的清除场所。任何引起肝功能损伤的疾病均可导致凝血因子合成的减少和因为活化的凝血因子消除半衰期延长导致的类似DIC的表现。肝脏也是维生素K依赖的凝血因子Ⅱ、Ⅶ、Ⅸ和Ⅹ调节场所，严重肝病时导致凝血因子活性降低。

图 70-2 出血性疾病患者的临床表现。

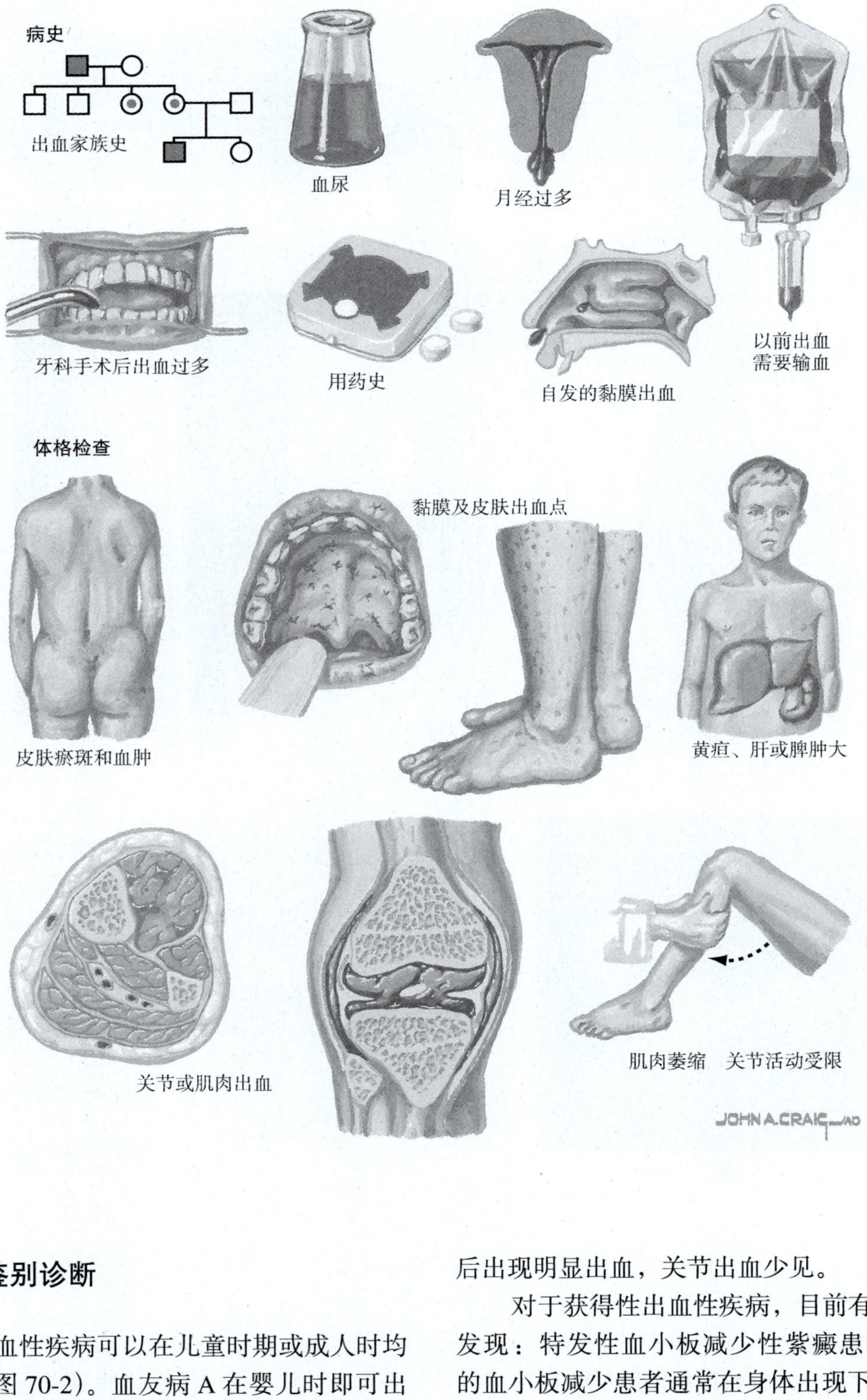

临床表现和鉴别诊断

先天性出血性疾病可以在儿童时期或成人时均可表现出来（图 70-2）。血友病 A 在婴儿时即可出现出血，成人时最多见的就是自发性关节出血，任何创伤均会导致局部出血。vWD 患者出血年龄较晚，通常表现为容易青肿、月经量多或牙科操作或手术后出现明显出血，关节出血少见。

对于获得性出血性疾病，目前有几个关键性的发现：特发性血小板减少性紫癜患者和 DIC 相关的血小板减少患者通常在身体出现下垂部位出现瘀点，血小板计数通常少于 50×10^9/L。任何穿刺部位如静脉穿刺部位、抽血部位、手术瘢痕均会出现少量渗出。血栓性血小板减少性紫癜主要发生于大肠

图 70-3 止血检验。

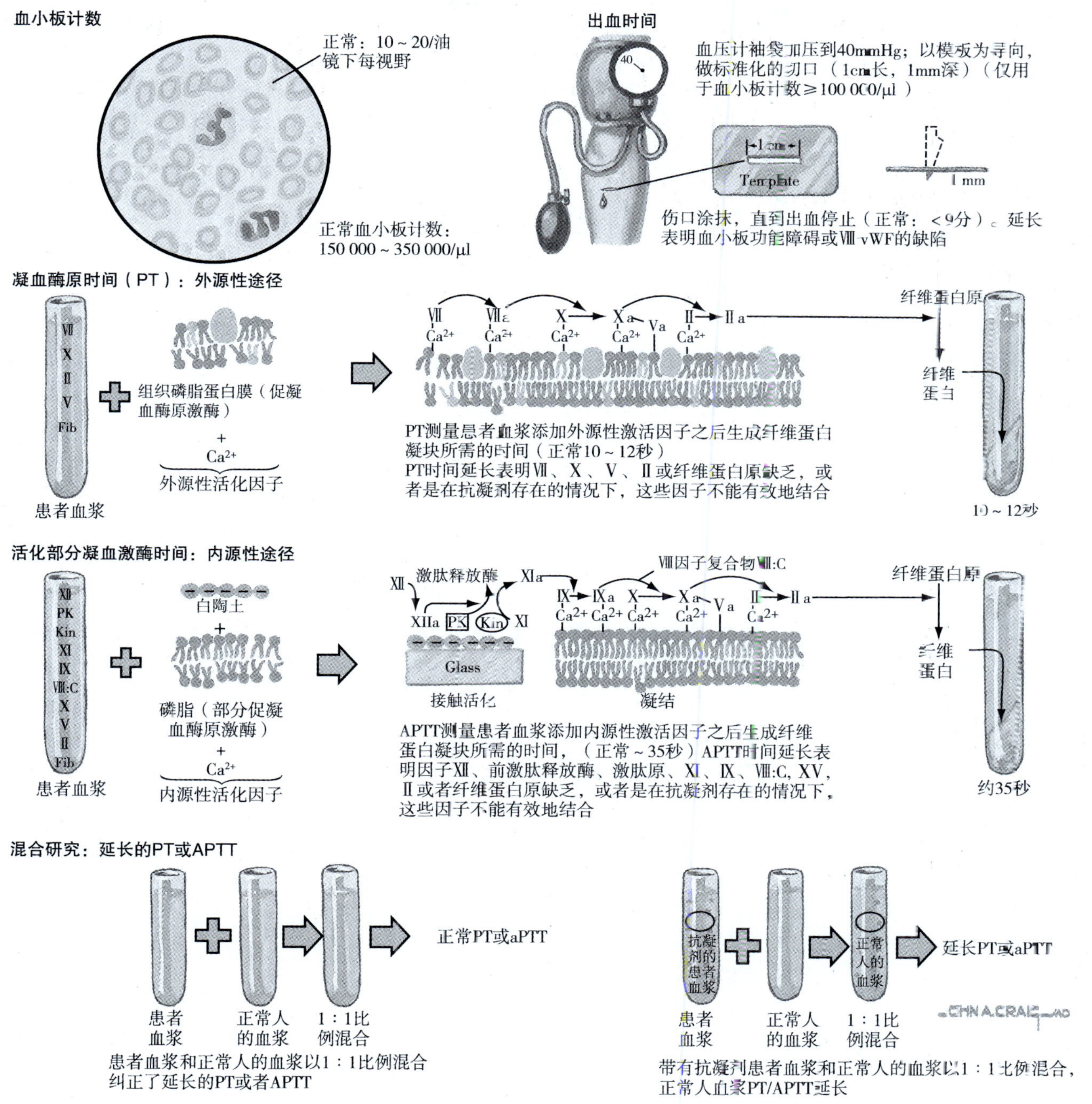

埃希菌性败血症和服用某些药物（奎宁、丝裂霉素C、顺铂、吉西他宾、氯吡格雷），患者可出现中枢神经系统病变、溶血性贫血和肾功能异常。血小板功能异常性疾病或肝病患者易出现皮肤青肿。

所有出血性疾病的表现有共同的临床表现，但缺少特异性的表现，出现上述的任何表现，医师均应该评估凝血系统。

诊断方法

有几个快速筛选试验用于出血性疾病的诊断（图 70-3），凝血酶原时间（PT）和激活的部分

表 70-1 常见凝血性疾病的诊断研究

疾病名称	PT	APTT	血小板计数	出血时间
血友病 A	正常	延长	正常	正常
vWD	正常	延长	正常	延长
DIC	延长	延长	下降或正常	延长
ITP	正常	正常	下降	延长
TTP	正常	正常	下降	正常
血小板功能异常疾病	正常	正常	正常	延长
肝病	延长	延长	正常	正常

框 70-1 TTP 的五联征

微血管病性溶血
血小板减少
肾功能不全
中枢神经系统受累
发热

凝血酶原时间（APTT）可用于凝血因子活性的测定。延长表明存在凝血因子缺乏，主要见于血友病、vWD、DIC 和肝病。血小板计数用来检测血小板数量异常，出血时间用来检测血小板质量异常（血小板功能异常）。表 70-1 表明上述检验方法的不同意义。

下面的筛选试验有特异性：凝血因子Ⅷ和 vW 因子蛋白的检测、其他凝血因子和纤维蛋白用于 DIC 的诊断、D 二聚体可用来分析纤溶系统活性也用来 DIC 诊断、特发性血小板减少性紫癜的诊断为排除性诊断，血小板抗体检测缺乏特异性（图 70-3）、血栓性血小板减少性紫癜（TTP）的诊断主要依赖于五聚体的发现（框 70-1）。

处理和治疗

先天性出血性疾病：最佳治疗

vWD

Ⅰ型：轻度出血或术前预防出血可用 DDAVP，可皮下注射或静脉注射，给药后数小时即可提高血中 vWF 蛋白水平，对于更加活跃的出血可静脉输注纯化的 vWF 蛋白。

Ⅱ型：与Ⅰ型治疗相似，但是Ⅱb 亚型禁忌输注 DDAVP。

血友病 A

对于明显的出血可静脉输注重组的凝血因子Ⅷ，预期体内达到的凝血因子Ⅷ的水平依据出血的严重性而定，对于单纯的关节出血，因子Ⅶ的目标水平为 30% ～ 50%。应用凝血因子Ⅷ治疗的患者中，10% ～ 15% 会形成凝血因子Ⅷ的抑制物，对于抑制物的治疗主要决定于出血的严重度和抑制物滴度。

获得性出血性疾病：最佳治疗

DIC

DIC 的治疗主要是治疗引起凝血障碍的原发病，否则治疗无任何改善，这可能会花几小时或几天的时间。新鲜冰冻血浆和冷沉淀可用来补充凝血因子和纤维蛋白原。若血小板计数低于 50×10^9/L 且有活动性出血，可输注血小板悬液。如果手术操作无出血倾向，即使血小板计数低于 50×10^9/L，也无需输注血小板。因为肝素可引起出血，所以肝素的使用仍存在争论。总的来说，若原发病不去除，替代治疗很难见效。

免疫性血小板减少性紫癜

目前，以糖皮质激素为首选，剂量为 1mg/kg，一般 3 ～ 7 天血小板可升至正常，若激素逐渐减量后出现血小板计数下降，则患者可能不得不采取脾切除术，其完全缓解率达到 70% ～ 80%。静脉输注丙种球蛋白也是替代激素治疗一种方法，但是与激素相比，其优势尚不清楚。激素联合丙种球蛋白是否优于单一药物治疗也尚不明确。若脾切除术后，血小板仍明显减少，可考虑化疗、激素冲击治疗或每日激素维持治疗，但治疗反应不一。

血栓性血小板减少性紫癜

血栓性血小板减少性紫癜（TTP）是一个威胁生命的急症，如不及时治疗其死亡率高达90%以上。其主要治疗方法为全血浆置换，也可应用皮质类固醇激素，其用量与ITP相似。

肝病：最佳治疗

肝脏疾病凝血异常是一个慢性过程，反复给予维生素K有益。若患者出现急性出血，应用新鲜冰冻血浆，可短暂升高凝血因子水平。

避免治疗失误

Ⅱb型vWD患者禁忌输注DDAVP，这可能会引起血小板聚集，进一步引起血小板减少。TTP患者禁忌输注血小板悬液，输注血小板后可能会加重患者病情，甚至导致死亡。

展望

对于新诊断的ITP患者可能对利妥西单抗有效，对于反复发生TTP的患者，发现其体内存在金属蛋白酶缺陷，而引起vW因子不能被分解。对于DIC患者突然出现的紫癜输注蛋白C可能有效。

（闫振宇 译 赵 辉 校）

参考文献

United States National Institutes of Health Web Site. Available at: http://clinicaltrials.gov. Accessed October 7, 2006.
This site is updated frequently for both patients and health care providers. It includes links to the National Library of Medicine.

循证

1. American Society of Hematology Web Site. Available at: http://www.hematology.org. Accessed October 7, 2006.
This site provides an annual review of many important subjects in hematology.
2. National Hemophilia Foundation Web Site. Available at: http://www.hemophilia.org. Accessed October 7, 2006.
This site provides materials for both patients and health care providers.

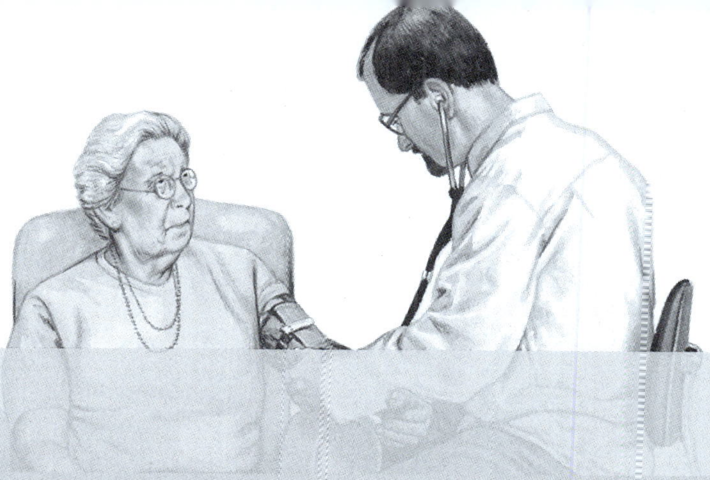

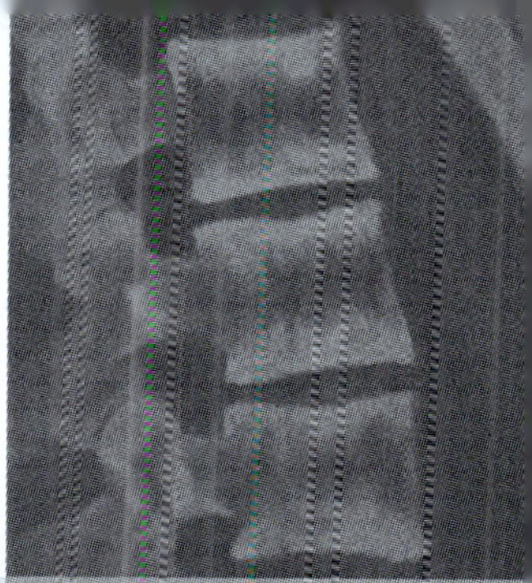

第Ⅷ部分

血液系统疾病

Lee R. Berkowitz

71

贫 血

引言

贫血是指全血细胞计数时血红蛋白含量低于正常范围，对于内科疾病患者来说，贫血是最常见的现象。许多贫血患者都有特异的发病原因，治疗的关键是查找贫血原因，并发现与贫血相关的其他疾病。尽管大多数医师对贫血已经非常熟悉，但是因为新的医学信息不断出现，需要我们不断更新对贫血的认识。

病因学、病理生理学和鉴别诊断

缺铁性贫血

对于任何小细胞性贫血同时有网织红细胞计数正常或减低，均应考虑缺铁性贫血的可能，因为成人循环的红细胞中均会含有几克铁和几克储存铁。铁缺乏的诊断需要寻找失血（blood loss）的原因。缺铁的发生顺序为储存铁缺乏、发生贫血、最后形成小细胞性贫血。

地中海贫血

地中海贫血常见于世界上的一些地域，包括地中海地区、印度、东南亚和非洲，在西方国家中，来源于地中海贫血高发地区的家族中也有较高的发生率。在分子水平，有几百种蛋白异常可导致α链异常（α地中海贫血）或β链异常（β地中海贫血）。α链或β链异常导致出现小红细胞，也可出现溶血表现，因为α链和β链不能相应配对形成血红蛋白，剩余的蛋白链被氧化并且在红细胞表面沉淀，最终导致不成熟的红细胞被脾脏破坏。骨髓通过增加网织红细胞数目来不完全性代偿。

维生素 B_{12} 和叶酸缺乏

叶酸代谢途径主要是参与胸腺嘧啶的合成，而后胸腺嘧啶掺入合成DNA。蔬菜和水果富含叶酸，但是维生素 B_{12} 仅存在于动物内脏中。叶酸主要是在空肠直接吸收。维生素 B_{12} 的吸收较为复杂，需要胃内产生内因子、胰腺分泌，然后通过回肠末端吸收。

叶酸和维生素 B_{12} 的缺乏引起的血液学改变是一致的。因为细胞核成熟障碍，导致红细胞体积变大，网织红细胞计数偏低或正常。而叶酸和维生素 B_{12} 代谢也存在于中性粒细胞和血小板，因此可出现全血细胞减少，中性粒细胞分叶过多常见。

维生素 B_{12} 缺乏还可引起神经系统的脱髓鞘表现，包括外周神经病变（本体感受器减少）、视力萎缩和痴呆。这些改变可在血液学改变之前出现，当认识到存在维生素 B_{12} 缺乏时即使补充维生素 B_{12} 神经系统改变也很难恢复。

慢性病贫血

正细胞性且网织红细胞计数不高的贫血多继发于慢性疾病，如慢性炎症性疾病、感染或肿瘤性疾病等。当具体贫血原因尚未确定之前，称做慢性病贫血，也是住院患者最常见的贫血原因，目前认为，慢性病贫血的机制：一是细胞因子水平升高导致储存铁向循环内释放障碍；二是细胞因子水平升高导致内源性促红细胞生成素减少。因为慢性病贫血缺乏特异性的诊断方法，主要靠临床观察并排除其他贫血原因。

镰状细胞贫血

镰状细胞贫血是一种由于β链单个氨基酸发生替代的遗传性血红蛋白病。在纯合子状态，当脱氧时镰状血红蛋白发生不溶解的多聚体，导致红细胞变形能力降低，进而引起微循环血管闭塞和红细胞寿命缩短。非裔美国人中，这种流行的基因编码血红蛋白S病占8%，在美国大约有50 000例该类贫血患者。同时也发现有变异型镰状细胞贫血、血红蛋白S病和其他异常的血红蛋白病，如地中海贫血（血红蛋白S-β地中海贫血）或血红蛋白C病（血红蛋白SC病）。这些变异有一个相似的镰状细胞贫血表型且临床症状不重。

临床表现

贫血的患者可出现症状，也可没有任何症状（图71-1）。关键的因素包括贫血的程度和贫血发生的快慢。一般来说，血红蛋白在几小时或几天内低于8.0 ~ 9.0g/dl会出现症状。若贫血发生过程较

图71-1 贫血

血红蛋白（Hgb），血细胞比容（HCT），红细胞（RBC），红细胞平均体积（MCV）

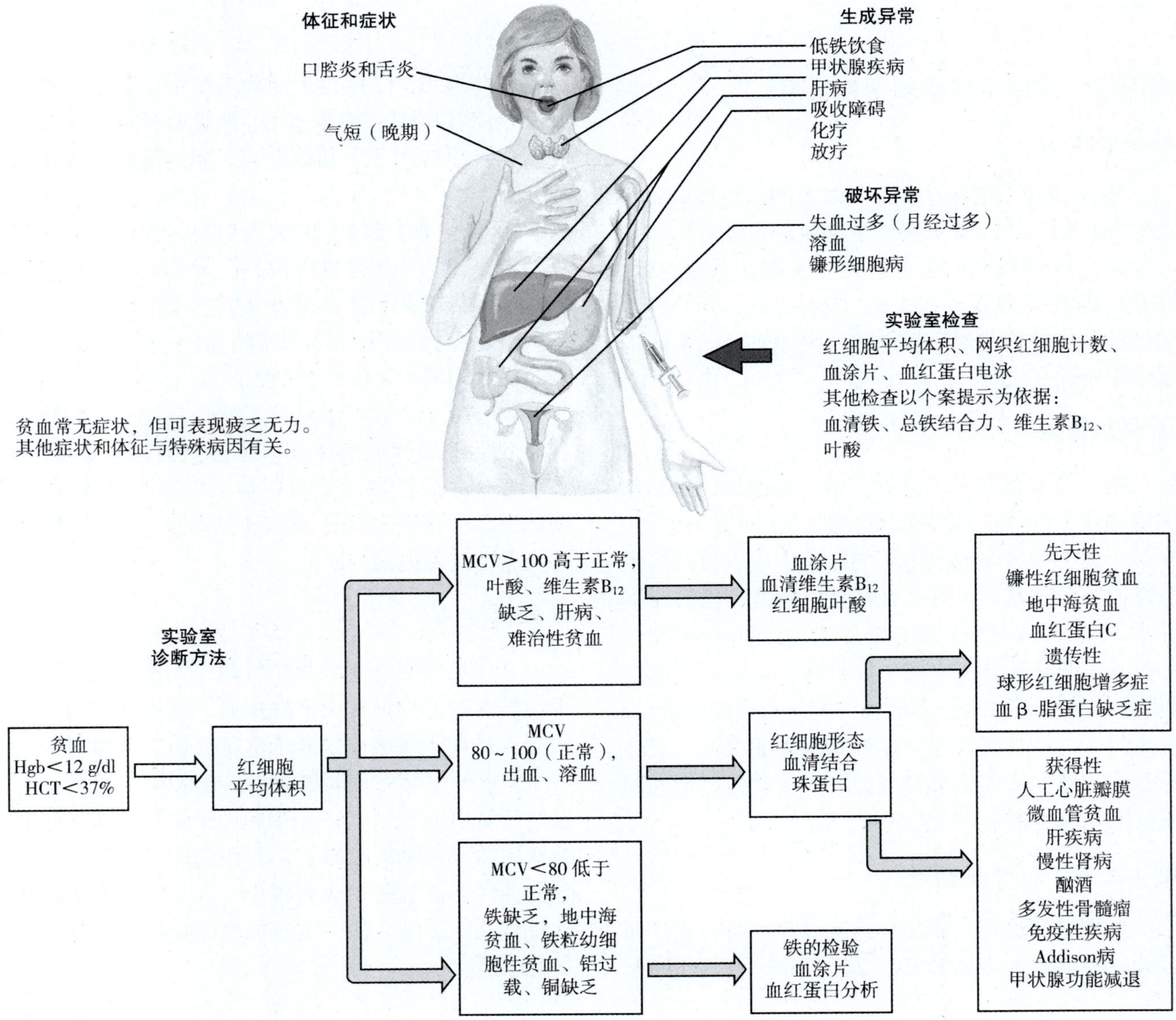

框 71-1　镰状细胞贫血的危象
血管闭塞危象
再障危象
脾隔离症危象
重度溶血危象

框 71-2　镰状细胞贫血的并发症
胆石症
急性胸部综合征
血尿
阴茎持续勃起
骨髓炎
卒中
肺动脉高压
自然流产

慢，机体可以通过增强血流动力学来代偿，即使血红蛋白低于 7.0g/dl 可能很少有症状。但是血红蛋白低于 5.0 ～ 6.0g/dl 时所有的患者均会出现症状。

贫血的早期症状包括乏力、劳累时呼吸困难。随着贫血的加重，患者会感到组织器官缺血，通常表现为心绞痛或局灶性神经病样的症状。急性失血常可出现休克，在出现缺血症状或休克时即使贫血原因尚未确定也应该紧急输血。

几乎所有的镰状细胞贫血患者均在儿童时期诊断。对于内科医师来说，认识成人患者的急性和慢性并发症是主要的挑战。急性血管闭塞危象是最常见的表现，患者可表现为后背和下肢末端的疼痛，任何部位的小动脉均可出现闭塞。这种危象发生均数是每人每年 2 次，每次持续时间平均为 7 天。再生不良或再生障碍危象是另一个最常见的表现，患者表现为贫血恶化的症状或体征，这主要是由于红细胞前体感染微小病毒 B19，引起网织红细胞减少。其他的危象类型可见框 71-1。

镰状细胞贫血患者的血红蛋白平均为 7 ～ 8g/dl，此种贫血程度加上血管阻塞可导致广泛的器官损伤。50% 成人患者出现扩张型心肌病，30% 出现肺动脉高压且死亡率达 50%。所有无脾的成人患者均易发生周围器官感染，妊娠时其并发症较普通人群更易发生，胆石症和胆囊炎很常见，其他的并发症见框 71-2。

诊断方法

由于贫血原因很多，因此推荐一种可选择的诊断方法。首先根据患者红细胞平均体积（MCV）的大小和网织红细胞计数（图 71-1 和图 71-2）将贫血分类，分为小细胞性（MCV ＜ 80μl）、正细胞性（80 ～ 100μl）和大细胞性（＞ 100μl）贫血，这样可提高精确诊断的可能性。网织红细胞计数被视为提供骨髓情况的附加信息。如果骨髓红系增生正常，贫血就会导致网织红细胞生成增多。贫血患者网织红细胞计数稍低或正常（≤ 3%）则提示骨髓没有相应的反应，而仔细检查骨髓异常情况将解释贫血的原因。有理由认为，关于网织红细胞计数的解释应当慎重，通常报告网织红细胞数只是占红细胞数的百分比，是一个相对的数值。要想转化为网织红细胞绝对的数值，应把患者的网织红细胞占红细胞的百分比值乘以患者血细胞比容与正常血细胞比容的比值（比值＝患者血细胞比容除以正常血细胞比容）。

图 71-2 显示怎样根据 MCV 和网织红细胞计数将贫血进行分类，分类后可以进行更加特异性的试验检测。

铁缺乏

许多诊断性试验用来诊断铁缺乏症，血清学标志物包括血清铁、总铁结合力和铁蛋白。血清铁蛋白低于 18μg/L 的阳性率可达 40% 以上，血清铁蛋白 19 ～ 45μg/L 阳性率大约为 3%。转铁蛋白饱和度（铁 / 总铁结合力）为 0.05 时的阳性率可达 16.5%，然而，转铁蛋白饱和度在 0.06 ～ 0.08 时阳性率只有 1.43%。铁缺乏症的金标准是骨髓普鲁士蓝染色，以表明铁的存在与缺乏。由于骨髓抽吸属于一种有创性操作，必须考虑患者本人的意愿。当诊断仍不明确时，可使用试验性铁治疗。如果患者依从性好，几周后出现治疗反应。诊断方法的选择，无论是血清学、骨髓抽吸还是试验性治疗主要取决于疾病的严重度。

地中海贫血

由于地中海贫患者红细胞中血红蛋白合成不足，

图71-2 根据网织红细胞计数、MCV将贫血分类。

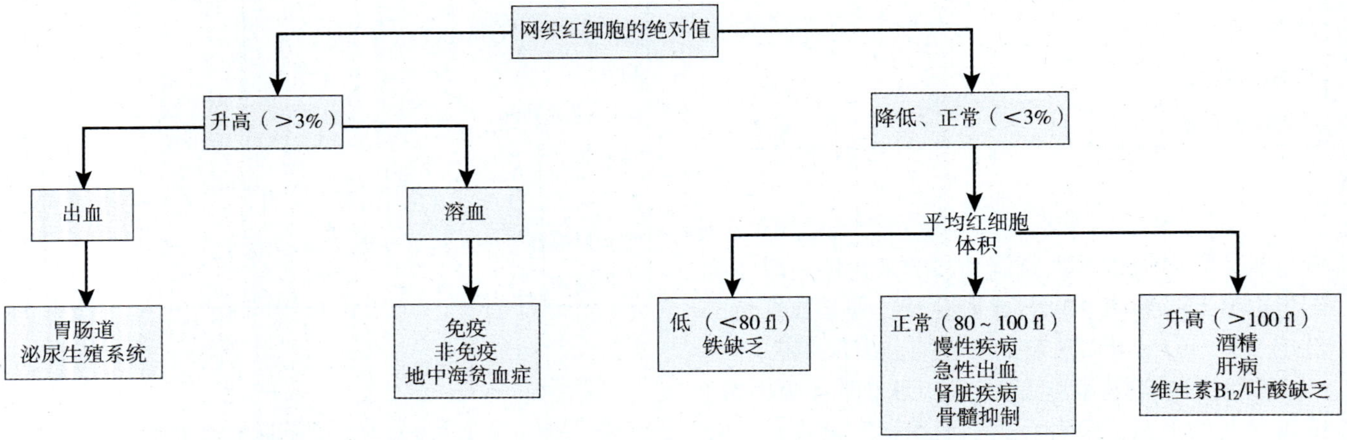

小红细胞普遍存在，同时导致溶血发生。小红细胞症和网织红细胞增多的这种组合被认为是地中海贫血特有的，并可用于地中海贫血的诊断。进一步的诊断需要行血红蛋白电泳，β地中海贫血可见血红蛋白 A_2 和血红蛋白F增加。

维生素 B_{12} 和叶酸缺乏

当存在大细胞性贫血伴有或不伴有全血细胞减少时，应考虑叶酸缺乏的诊断。临床上可导致叶酸缺乏的原因包括妊娠、营养不良、溶血、吸收障碍。虽然血清叶酸检测有益于叶酸缺乏的诊断，但需注意随着饮食的正常，叶酸水平会很快上升。红细胞内叶酸测定不受饮食影响而变化可确定诊断。维生素 B_{12} 缺乏的诊断通常需要测定血清维生素 B_{12} 水平，近期化验分析显示其敏感性高，但只有中等特异性。测定同型半胱氨酸和四氢叶酸水平的增加对伴有维生素 B_{12} 缺乏的确定很有帮助的。Schilling试验即患者摄取放射性核素标记的含或不含内因子的维生素 B_{12}，由于收集充足的尿液较为困难且对维生素 B_{12} 缺乏早期敏感性差，目前已很少应用。

镰状细胞性贫血

正细胞正色素性贫血伴有网织红细胞增多和外周血涂片中可见镰状细胞可诊断镰状细胞病。小红细胞性症提示镰状地中海贫血。伴有镰状细胞性状的人没有体检异常或血液计数的异常。诊断的金标准为血红蛋白电泳。除非对怀疑为变异型，蛋白电泳不是必需的。

处理和治疗

最佳治疗

铁缺乏

患者需要充足的铁来恢复红细胞和机体内储存铁。标准的治疗是口服硫酸亚铁325mg，一日3次，总疗程6个月。除了肠溶片外其他含铁制剂也有效果而且是同样效果。肠溶片虽然减少了胃肠道毒性，但同时也减少了胃肠的吸收。若患者不能耐受口服铁剂，也可改用静脉给药，但是总的剂量一定要补全，同时静脉给药有少数过敏反应的危险。输血也能提供静脉铁，每单位红细胞含铁250mg。

地中海贫血

杂合子的α或β地中海贫血患者有轻度的溶血性贫血，每天口服补充叶酸（1mg，口服）就能满足由于红细胞循环代谢造成的需要量的增加。纯合子的地中海贫血患者通常从孩童时期就开始出现严重的贫血，就需要输血治疗。

维生素 B_{12} 和叶酸缺乏

维生素 B_{12} 缺乏最常见的原因为恶性贫血，它是由于内因子的缺乏导致维生素 B_{12} 吸收障碍引起；维生素 B_{12} 必须肌内注射给药，一经诊断，维生素 B_{12} 每周1mg，连续4周，然后每月给药1次，其他原因造成的维生素 B_{12} 缺乏如由于蛋白泵抑制物引起的胃酸缺乏、回肠末端疾病治疗方法相同。无论何种原因造成的叶酸缺乏，治疗均为每日口服 1mg 叶酸，若患者不能耐受口服，也可静脉给药。

慢性病贫血

如果基础疾病出现改善，贫血症状会随之改善。对于慢性疾病而言，情况并不总是这样。推荐测定内源性红细胞生成素（EPO）水平。若 EPO 水平低于 500mU/ml，这类患者应考虑使用重组促红细胞生成素，每周皮下注射给药。通常在 4 ～ 8 周出现血红蛋白水平的增加。只要慢性疾病存在就应长时间维持给药。

镰状细胞性贫血

急性血管闭塞危象处置包括缓解疼痛、水化和任何突发性感染的治疗。疼痛的控制常需要麻醉药物。镰状细胞贫血患者的慢性并发症如肺动脉高压、心肌病的治疗与其他疾病引起的肺动脉高压、心肌病的治疗是相同的。成人患者每日给予羟基脲治疗，用于减少由于血红蛋白 F 造成的镰状性改变。但给予血液输注对镰状性贫血无效。对于威胁生命的并发症如急性胸部综合征、休克、急性肝衰竭可行血浆置换治疗。

避免治疗错误

成人铁缺乏症的诊断需要有失血的证据，对于绝经前的女性患者来说，月经失血是最常见的原因。对于绝经后的女性和男性患者来说，位于胃肠道的出血应给予彻底评估。任何原因造成的维生素 B_{12} 缺乏，其治疗应该是终身的，因为维生素 B_{12} 的储存仅仅能满足几个月。

展望

血管扩张剂和抗增殖药已试用于镰状细胞性贫血合并肺动脉高压的患者。最近研究表明，西地那非能减轻肺动脉压力并改善活动耐量。两种口服的铁螯合剂祛铁酮和祛铁胺已经用于镰状细胞性贫血、β 地中海贫血和慢性病贫血患者，他们的疗效和毒副作用与去铁胺相似，进一步的临床试验正在进行。

（闫振宇 译 陈乃耀 校）

参考文献

Cooley's Anemia Foundation Web site. Available at http://www.thalassemia.org. Accessed October 10, 2006.

Historical as well as current issues in thalassemia are reviewed.

Medline Plus Web site. Available at: http://www.nlm.nih.gov/medlineplus. Accessed October 10, 2006.

This website can be used by both patients and health care providers.

循证

1. American Society of Hematology Education Program Book. Available at: http://www.asheducationbook.org. Accessed October 10, 2006.

   This book is an excellent annual update of many topics in hematology.

2. Goldman L, Ausiello D: Cecil Textbook of Medicine, 22nd ed. Philadelphia, WB Saunders, 2004.

   The authors present a definitive review of the causes and treatments of anemia.

Anne W. Beaven ▪ Maria Q. Baggstrom ▪ Thomas C. Shea

72

骨髓衰竭状态

引言

骨髓衰竭状态是由于衰竭的骨髓不能产生足够数量的循环细胞导致外周血细胞计数减少的状态。骨髓衰竭由许多不同原因引起，但主要可分为再生障碍性贫血（骨髓脂肪化）、骨髓增生异常（血细胞生成异常）、特发性骨髓外化生和骨髓纤维化。

尽管病因不同，但是所有骨髓衰竭综合征的症状和体征是相似的（图72-1；彩图72-1）。贫血的患者表现为乏力、气短或面色苍白，血小板减少可导致皮肤瘀点、瘀斑或出血。感染是中性粒细胞减少的特征。大部分患者死于出血、感染或输血相关性并发症如铁超载，或进展转化为白血病。

再生障碍性贫血

病因学和发病机制

再生障碍性贫血是一种伴有一系或多系的血细胞减少的获得性或遗传性的异常。尽管成年人似乎以获得性再生障碍性贫血多见，但一些先天性的类型（Fanconi 贫血、先天性角化不良症）可能到成年期还不能诊断，因为超过半数以上患病的人可能缺乏典型的体检异常。

大部分再生障碍性贫血病例为特发性，但也能继发于接触放射线、化学物质、某些药物、感染以及免疫性疾病（框 72-1）。

临床表现

患者通常表现为感染、出血或症状性贫血的病史。有两个患病年龄高峰，20 岁和 50 岁左右。

鉴别诊断

血细胞减少症需要鉴别诊断的疾病很多。在初期检查的过程中，最重要的是排除可逆性因素（药物、感染和胸腺瘤）。对于获得性因素如阵发性睡眠性血红蛋白尿症的检查也很重要，因为它是进展为急性白血病高危因素且有可能会改变治疗策略。如果临床需要，如肝硬化、癌症、系统性红斑狼疮和结核等疾病引起的血细胞减少症也应考虑进行鉴别诊断。

诊断方法

再生障碍性贫血的诊断需要行外周血涂片和骨髓活检标本检查。血涂片显示除了白细胞、红细胞和血小板的减少外，几乎没有其他异常。骨髓活检病理显示骨髓细胞数减少，并被数量不等的脂肪所代替。其他的检查包括细胞基因分析（通常是正常的）、流式细胞仪检测 CD55/59 抗原（用于诊断 PNH）、微小病毒抗体。进行胸部 X 线检查以筛查胸腺瘤，若有可疑征象应进一步行颈胸部 CT 扫描检查。

处理和治疗

处理包括支持治疗和免疫抑制治疗的结合以及个别患者可进行骨髓移植（BMT）。患者通常需要

图72-1 骨髓造血功能衰竭的临床表现。

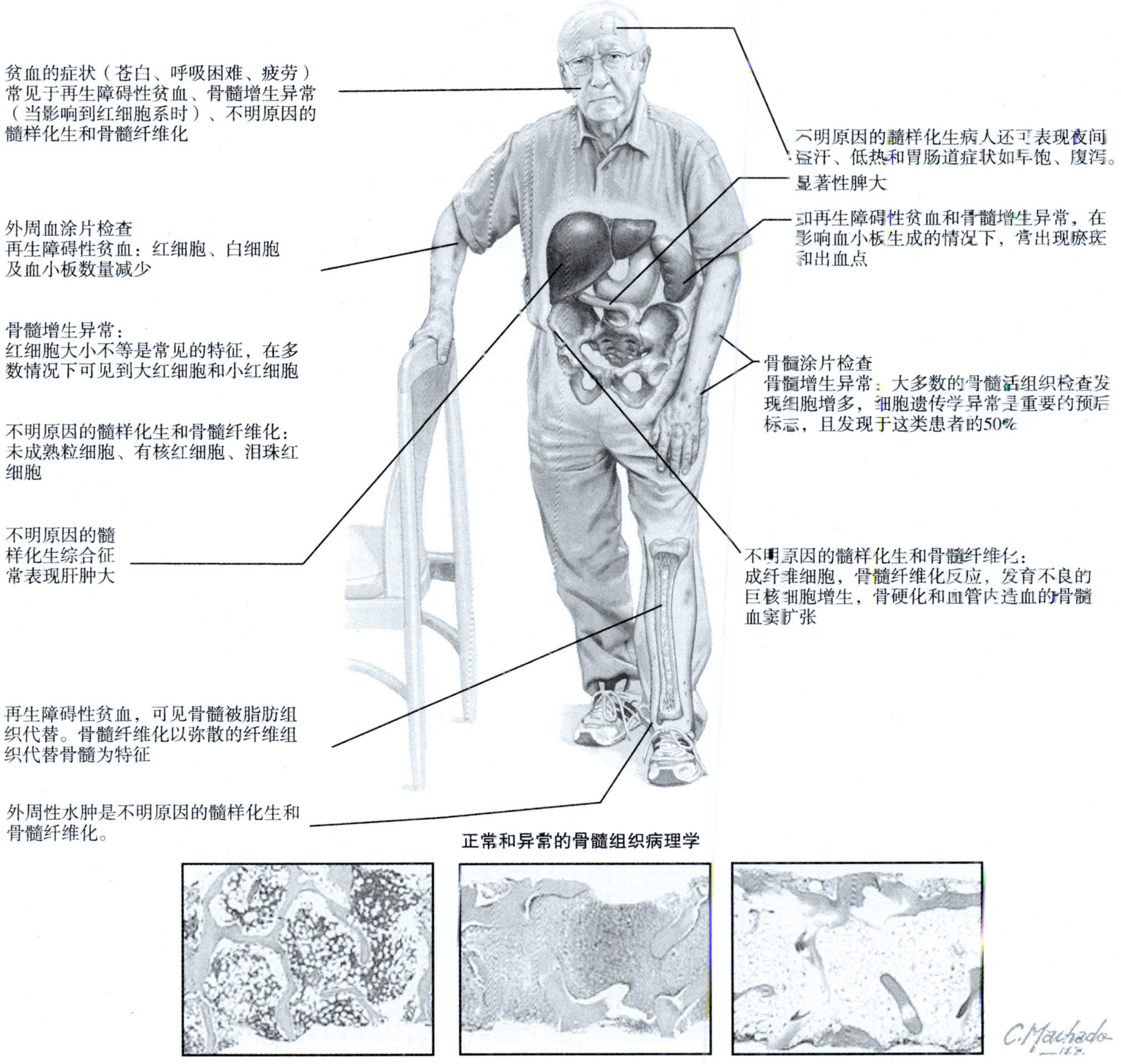

应用抗生素和输血支持治疗。为了减少同种异体免疫反应，血制品在输注前应该进行去白细胞处理。对于伴有反复感染或重度贫血的患者，给予细胞因子如 G-CSF、GM-CSF 和 EPO 治疗可能会有帮助。

免疫抑制治疗经常使用环孢素和抗胸腺球蛋白(ATG)，其总体反应率约为 70%。对免疫抑制治疗的反应与长生存相关（框 72-2）。然而，对于晚期复发患者或继发的恶性肿瘤包括 MDS、急性白血病患者，常为部分反应。

异基因造血干细胞移植一般适用于年龄小于 40 岁且同胞中有相匹配供者的年轻初治患者或经过免疫抑制治疗无效的患者。移植相关死亡率及其发生率是有意义的。尤其是年龄大于 40 岁、无关供者和先前多次移植的患者死亡率显著增加。尽管

框 72-1 再生障碍性贫血和单系血细胞减少的分类
再生障碍性贫血的病因
获得性
辐射
药物及化学物质
细胞毒药物、苯
特异体质反应(氯霉素、非甾体类药物、抗炎药、抗癫痫药、金制剂等)
病毒感染
E-B 病毒
肝炎病毒(非甲非乙非丙型肝炎病毒)
HIV
微小病毒
免疫性疾病
嗜酸性筋膜炎
低免疫球蛋白血症
胸腺瘤或胸腺癌
移植和输血后的 GVHD
阵发性睡眠性血红蛋白尿
妊娠
特发性——最常见诊断
遗传性疾病
Fanconi 贫血
先天性角化不良
骨髓增生异常症
网状发育不全
巨核细胞性血小板减少症
家族性再生障碍性贫血
非血液病综合征(Down、Dubovitz、Seckel)
单系血细胞减少病因
获得性
贫血
纯红细胞再生障碍性贫血
特发性
胸腺瘤
儿童暂时性红细胞增生减低症
中性粒细胞减少
特发性
药物或毒物
血小板减少
药物或毒物
遗传性
遗传性
贫血
先天性纯红再生障碍性贫血
中性粒细胞减少
Kostmann 综合征
骨髓增生异常症
网状发育不全
血小板减少
伴有桡骨缺失性血小板减少症
特发性巨核细胞性血小板减少症

Modified from Young NS，Maciejewski JP：Aplastic Anemia. In Hoffman R,Benz EJ Jr,Shattil SJ,et al(eds):Hematology: Basic principles and practice.Philadelphia, Churchill Livingstone,2000,p298,with perssion from Elsevier.

框 72-2 再生障碍性贫血和治疗
抗胸腺细胞球蛋白和环孢素
反应率：60% ～ 74%
复发率：20% ～ 38%
总生存率：治疗后 7 年为 55% 以上
骨髓移植
持续植入总反应率：83% ～ 97%
GVHD：31% ～ 33%
总生存率：5 年后为 78% ～ 94%

Adapt from Frickhofen N，Heimpel H，Kaltwasser JP，Schrezenmeier H:Blood 101：1236-1242，2003；Marsh J，Schrezenmeier H,Marin P,et a：Blood 93：2191-2195，1999；Rosenfeld S，Follmann D，Nunez O，Young NS：JAMA 289：1130-1135，2003；Locatelli F，Bruno B，Zecca M，et al：Blood 96：1690-1697，2000；and Ahn MJ, Choi JH，Lee YY，et al：Int J Hematol 78：133-138，2003.

如此，异基因造血干细胞移植获益优于免疫抑制治疗，因为移植组疾病的复发、进展为急性白血病或 PNH 的危险明显减小。在免疫抑制治疗组，治疗后 10 年内有 15% ～ 20% 患者发生了这些克隆性疾病，而异基因造血干细胞移植后则很少发生。

最佳治疗

治疗方案的确定受疾病的严重程度和患者年龄的影响，重型［中性粒细胞绝对计数在（0.2 ～ 0.5）$\times 10^9$/L］或极重型（中性粒细胞绝对计数小于 0.2$\times 10^9$/L）再生障碍性贫血患者应该考虑免疫抑制治疗，或者若年龄小于 40 岁，且有相匹配的同胞供者则可做骨髓移植。对于非重型再生障碍性贫血（中性粒细胞绝对计数大于 0.5$\times 10^9$/L）的患者，若年龄在 40 岁以上，无匹配的相关同胞供者则应给予支持治疗（生长因子和输血）和免疫抑制疗法。

骨髓增生异常综合征

病因学和发病机制

骨髓增生异常综合征（MDS）是造血干 / 祖细胞异常克隆性疾病，导致体内无效造血。骨髓常表现为细胞过度增生，但干细胞不能分化为成熟的细胞离开骨髓腔，而外周血中的细胞功能正常。MDS 分为五种类型（表 72-1）。MDS 通常是一种特发性的获得性疾病，但也与接触化学制剂（溶剂、杀虫

表 72-1 WHO 关于 MDS 的分类

分类	细胞减少	骨髓异常	环铁粒幼细胞	外周血幼稚细胞	骨髓幼稚细胞	Auer 小体
RA	贫血	红系	＜15%	无	＜5%	无
RA 伴环铁粒幼细胞	贫血	红系	≥15%	无	＜5%	无
RCMD	两系或全血细胞减少；单核细胞＜1000/μl	骨髓两系或多系病态造血≥10%	＜15%	罕见	＜5%	无
RCMD 伴环铁粒幼细胞	两系或全血细胞减少；单核细胞＜1000/μl	骨髓两系或多系病态造血≥10%	≥15%	罕见	＜5%	无
RAEB-Ⅰ	细胞减少，单核细胞＜1000/μl	一系或多系病态造血		＜5%	5%～9%	无
RAEB-Ⅱ	细胞减少，单核细胞＜1000/μl	一系或多系病态造血		5%～19%	10%～19%	有/无
uMDS	细胞减少	粒细胞或巨核细胞病态造血		罕见	＜5%	无
5q- 综合征	贫血、血小板正常或增多	巨核细胞正常或增多伴粒细胞核分叶过少		＜5%	＜5%	无

剂）、化疗以及放疗有关。

临床表现

同所有骨髓衰竭综合征，其临床表现取决于骨髓中主要受累的细胞系（图 72-1）。患者可表现为乏力、气短、出血、紫癜或反复感染。无症状患者多是通过血常规检查而诊断，最初表现为轻度的血细胞减少，几年后可进展为全血细胞减少。

鉴别诊断

在 MDS 患者中，全血细胞减少的鉴别诊断包括脾功能亢进、再生障碍性贫血、先天性因素、PNH、病毒所致骨髓抑制、骨髓浸润及慢性病贫血。骨髓增生异常性改变也可由于维生素（维生素 B_{12} 和叶酸）缺乏、药物（抗生素、苯妥英钠、化疗）、乙醇、苯、铅和病毒感染（HIV）引起。

诊断方法

诊断需要检查外周血涂片和骨髓活检标本。外周血涂片可表现为巨大红细胞、颗粒减少的中性粒细胞（假性 Pelger-Huët 异常）和巨大血小板。骨髓检查显示细胞数正常或增加、巨大早幼红细胞、环状铁粒幼细胞、幼稚髓细胞，常伴有髓系原始细胞增多。

细胞遗传学分析对于确定疾病的生物学特性和预后是很重要的，约半数的 MDS 患者存在细胞遗传学异常，复杂的细胞遗传学改变常与疾病侵袭性进程和快速进展为急性白血病相关。然而，只有 5 号染色体缺失（5q- 综合征）的患者多数具有良性的疾病过程，其趋势只表现为单纯的贫血，而无其他两系的受累。5q- 综合征患者中位生存期一般超过 5 年，只有 25% 的患者进展为急性白血病（表 72-2 和表 72-3）。

处理和治疗

支持治疗包括造血因子和生长因子的应用，特别是红细胞生成素和粒细胞集落刺激因子的联合应用。骨髓中原始粒细胞小于 20% 的患者可给予试用 5- 氮杂胞苷或地西他滨诱导幼稚细胞分化成熟。5q- 综合征可考虑选用雷利度胺，应用雷利度胺治疗有可能获得完全细胞遗传学缓解并减轻脾肿大和减少输血次数。其他治疗选择包括化疗和干细胞移植。免疫调节治疗可能是有前景的，在一个 25 名患者的试验性研究中，其中 11 名患者存在 HLA-DR15 单倍体，应用 ATG 治疗后逐渐变得不再依赖于输血治疗（表 72-4）。

表 72-2 MDS 的 IPSS 评分系统

生存期和急性髓系白血病进展的积分分值					
预后变量	0	0.5	1.0	1.5	2.0
骨髓原始细胞（%）	＜5	5 ～ 10	—	11 ～ 20	21 ～ 30
核型	好	一般	差	—	—
血细胞减少	0 ～ 1	2 ～ 3	—	—	—

注：核型：好是指正常，-Y，5q⁻，20q⁻；差是指复杂核型（染色体异常＞3 个）或 7 号染色体异常；一般是指其他异常。血细胞减少是指中性粒细胞低于 1800/μl，血小板低于 100 000/μl，HGB 低于 10g/dl。

Modified from Greenberg P：Aplastic Anemia. In Hoffman R,Benz EJ Jr,Shattil SJ,et al(eds):Hematology:Basic principles and practice.3rd ed,New York，Churchill Livingstone,2000,p298.

表 72-3 依据 IPSS 评估 MDS 的生存期

危险分度	分值	中位生存期（年）
低危	0	5.7
中危-1	0.5～1.0	3.5
中危-2	1.5～2.0	1.2
高危	≥2.5	0.4

注：诊断的中位年龄为 70 岁，男女比为 3 ：2，大部分患者转化为急性髓系白血病，转化率分别为：难治性贫血伴环铁粒幼细胞增多（中位生存期约为 73 个月）为 5%；难治性贫血伴原始细胞增多（中位生存期为 12 个月）为 40%；难治性贫血伴转化中的原始细胞增多（中位生存期为 5 个月）为 50%。由 MDS 转化来的急性白血病是一种特殊类型的侵袭性白血病，属难治性且 90% 是致命性的 ,1/3 ～ 1/2 的 MDS 患者发展成这种类型的白血病。

Reprinted with permission from Heaney ML，Golden DW:Myelodysplasia. N Engl J Med 340：1651，1999.

对于骨髓中原始细胞大于 20% 的患者通常采用应用于急性白血病的标准诱导化疗方法，但结果是令人失望的。采用蒽环类加阿糖胞苷联合化疗，其缓解率约为 50% ～ 60%，复发率为 90%。当有可能且患者同意，干细胞移植是唯一的治愈方法，但是这些患者通常因为年龄过大和耐药性而不能施行。

最佳治疗

MDS 患者的治疗主要是用细胞生长因子控制症状的支持治疗，包括粒细胞集落刺激因子和红细胞生成素以及需要时的输血。雷利度胺推荐用于 5q- 综合征的治疗。5- 氮杂胞苷或地西他滨可用于其他的 MDS 患者，若患者进展为急性白血病，应该予以标准的化疗方案。对于年轻的患者，骨髓移植应该被认为是唯一可能的治疗选择，移植的最佳时机为疾病进展但还没有转化为急性白血病期间。

原因不明的骨髓化生或骨髓纤维化

病因学和发病机制

骨髓纤维化分为原发性（或特发性）和继发性两种，骨髓纤维化可由肿瘤骨髓浸润、肉芽肿性感染或代谢异常性疾病引起。与骨髓纤维化相关的恶性疾病包括原因不明的骨髓化生、真性红细胞增多症、慢性髓系白血病、原发性血小板增多症、急性骨髓纤维化、急性髓系白血病、毛细胞白血病、伴有骨髓纤维化的急性骨髓增生异常、多发性骨髓瘤、非霍奇金淋巴瘤和转移性肿瘤。

与骨髓纤维化相关的非恶性疾病包括结核、组织胞浆菌病、肾性骨营养不良、维生素 D 缺乏症、甲状旁腺功能减退症、甲状旁腺功能亢进症、灰色血小板综合征、系统性红斑狼疮、系统性硬化症、辐射、骨硬化症、Paget 病、苯中毒、二氧化钍、Gaucher 病。

临床表现

患者可表现为显著的脾肿大、进行性贫血、全身症状包括乏力、体重减轻、盗汗、发热、饱胀感、腹泻、四肢末端水肿。辅助检查发现全血细胞减少、中性粒细胞核左移、LDH 水平升高，结果导致髓外造血，骨髓细胞更新加速。并发症包括门脉高压、

表 72-4 MDS 治疗

	G-CSF+EPO vs EPO 单用	5- 氮胞苷 vs 最佳支持治疗	地西他滨 vs 最佳支持治疗	雷利度胺
总反应率	73.3% vs 40%（红系反应）	60% vs 5%（至少一系血细胞反应）	17% vs 0%（所有血细胞系均有改善，骨髓原始细胞下降 50%）	总反应率为 56%；5q- 综合征为 83%；正常核型为 57%；异常核型为 12%（红系反应）
事件发生的中位时间（AML 或死亡）	尚无统计数据	21 个月 vs 12 个月（P=0.007）	12 个月 vs 6.8 个月（P=0.03）（以 IPSS 分组，MDS 中危 -2/ 高危组）	尚无统计数据
总生存	尚无统计数据	20 个月 vs 14 个月（P=0.10）	尚无统计数据	尚无统计数据

AML，急性髓系白血病；G-CSF，粒细胞集落刺激因子；EPO，促红细胞生成素；IPSS，国际预后指数；MDS，骨髓增生异常综合征。Adapt from Balleari E,rossi E，Clavio M，et al：Ann Hematol 85：174-180，2006；Kantarjian H，Issa JPJ Rosenfeld CS,et al：Cancer 106：1794-1880，2006；List A,Kurtin S，Roe DJ，et al：N Eng J Med 352：549-557，2005；and Silverman LR,Demakos EF，Peterson BL,et al：J Clin Oncol 20：2429-2440.2002.

脾梗死、与淋巴结病相关性髓外造血相同的症状、腹水、胸腔积液、肺炎、血尿、脊髓压迫和神经根压迫症状。诊断时的中位年龄为 65 岁，性别分布无显著差异。

鉴别诊断

鉴别诊断包括其他的造血系统恶性疾病，如慢性髓系白血病、淋巴瘤、多发性骨髓瘤、霍奇金病、毛细胞白血病和 MDS。实体瘤如转移性乳腺癌、前列腺癌，肺癌也可引起上述症状。

诊断方法

诊断主要是通过外周血涂片和骨髓检查，外周血涂片可见不成熟的中性粒细胞、有核红细胞（骨髓病性贫血）和泪滴红细胞。骨髓活检显示在骨髓腔中存在骨髓纤维化反应的成纤维细胞，同时伴有巨核细胞异常增生。细胞遗传学研究有助于除外慢性髓系白血病且有助于识别哪些患者有快速转化成急性白血病的风险。

伴有髓系化生的骨髓纤维化的诊断主要依据下列组合条件：合并脾肿大时需要两条必要指标加任何两条选择指标可诊断，或无脾肿大时需要两条必要指标加任意四条指标可诊断。

两条必要指标：1）弥漫性骨髓纤维化；2）Ph 染色体或外周血中 BCR/ABL 融合基因重排阴性。

选择指标：脾肿大；不均匀性红细胞异形症伴有泪滴红细胞；循环中不成熟的髓细胞；循环血中幼红细胞；骨髓切片有幼稚巨核细胞簇和异常增生的巨核细胞；髓样化生。

处理和治疗

骨髓纤维化的中位存活时间为 3 ~ 6 年（表 72-5），死亡原因通常为血小板减少（出血）或中性粒细胞减少（感染）引起的并发症。转化成急性白血病并不多见，约占不到 5%。生存期缩短的预后因素包括高龄、贫血、高代谢综合征、白细胞增多、白细胞减少、血循环中幼稚细胞、中性粒细胞前体细胞增多、血小板减少、染色体核型异常。

骨髓纤维化的管理和治疗手段大多是姑息治疗，雄激素和泼尼松主要是用于减轻贫血；羟基脲和沙利度胺可用于控制白细胞增多、血小板增多和脏器肿大。替代治疗包括干扰素 α 和克拉曲宾。对于促红细胞生成素水平低的贫血患者，给予达贝泊汀或促红素 α 注射可能有益。

对于伴有羟基脲耐药的症状性脾肿大、门脉高压和需要输血的进展性贫血患者推荐行脾切除治疗。对于有手术禁忌证的患者，脾放射治疗也是有效的。对于年轻的患者行异基因造血干细胞移植是唯一能治愈的手段。

表 72-5 预测伴有髓外化生的骨髓纤维化生存期的 Lille 评分系统

不良预后因子的数目	危险度	中位生存期（月）
0	低	93
1	中	26
2	高	13

不良预后因子是指血红蛋白低于 10g/dl，白细胞低于 4×10^9/L 或高于 30×10^9/L。

Adapt from Barosi G：Myeloprofibrosis with myeloid metaplasia：diagnostic definition and prognostic classification for clinical studies and treatment guideline.J Clin Oncol 17（9）：2961，1999.

最佳治疗

治疗的目标就是减轻症状同时避免治疗相关毒性反应。因此，对于轻度细胞减少且症状不明显的患者可暂不治疗。随着疾病的进展，对于年轻患者，造血干细胞移植治疗是一个较好的选择。否则，可选择羟基脲或沙利度胺治疗，约半数以上的患者对于治疗有反应。对于巨脾患者，也可考虑行脾切除或脾区放射治疗。

避免治疗错误

对于骨髓衰竭综合征的所有患者均应咨询血液病专家。接受治疗的患者在规范治疗或移植治疗前，均应除外易于引起骨髓衰竭的其他疾病。对于拟要进行移植的患者应尽量减少输血，因为多次输血史与移植后的不良后果明显相关。此外，接受多次输血（大于 20 ～ 30U）的患者均应进行铁的超负荷监测，并有可能实施去铁治疗以预防慢性并发症。所有患者，即使治疗后完全缓解的患者都必须密切监测疾病是否复发或进展，是否转化成急性白血病；再生障碍性贫血是否转化为 PNH。

展望

再生障碍性贫血

再生障碍性贫血治疗的未来方向包括非清髓性干细胞移植、生长因子（巨核细胞生长因子、干细胞刺激因子和其他细胞因子）、高剂量环磷酰胺、重组人抗白介素 -2 受体抗体介导的治疗；对于明确的功能障碍，如 Fanconi 贫血则行基因治疗。

骨髓增生异常综合征

MDS 的治疗未来方向包括非清髓性干细胞移植、免疫调节治疗和分子基因的方法。应用沙利度胺和三氧化二砷治疗 MDS 对部分患者是有益的，但尚需要更多的数据进一步证明。甲基化修饰剂如 5- 氮杂胞苷和地西他滨，或免疫调节剂如咪那唑胺的远期疗效尚不清楚。

原因不明的骨髓化生和骨髓纤维化

将来的治疗方向包括咪那唑胺、抗纤维化治疗和细胞刺激因子等治疗方法，更安全、更有效的方法为异基因造血干细胞移植治疗。

（闫振宇 译 陈乃耀 校）

参考文献

再生障碍性贫血

Aplastic Anemia & MDS International Foundation, Inc. Available at: http://www.aamds.org/aplastic/. Accessed October 8, 2006.
This website for patients provides details about diseases, clinical trials, and support networks.

Bagby GC, Lipton JM, Sloand EM, Schiffer CA: Marrow failure. Hematology Am Soc Hematol Educ Prog; 318-336, 2004.
This paper provides a broad review of marrow failure syndromes.

Young NS, Calado RT, Scheinberg P: Current concepts in the pathophysiology and treatment of aplastic anemia. Blood 108:2509-2519, 2006.
This is an excellent review of the pathophysiology and treatment of aplastic anemia.

骨髓增生异常综合征

Aplastic Anemia & MDS International Foundation, Inc. Available at: http://www.aamds.org/aplastic/. Accessed October 8, 2006.
This website for patients provides details about aplastic anemia and MDS treatment, clinical trials, and support networks.

The National Comprehensive Cancer Network (NCCN) Clinical Practice Guidelines in Oncology. Available at http://www.nccn.org/professionals/physician_gls/f_guidelines.asp. Accessed October 8, 2006.
The NCCN website has guidelines for the treatment of myelodysplastic syndromes.

原因不明的骨髓化生和骨髓纤维化

Barosi G: Myelofibrosis with myeloid metaplasia: Diagnostic definition and prognostic classification for clinical studies and treatment guidelines. J Clin Oncol 17:2954-2970, 1999.
The author reviews the pathophysiology and diagnosis of myelofibrosis with myeloid metaplasia.

Tefferi A: Pathogenesis of myelofibrosis with myeloid metaplasia. J Clin Oncol 23:8520-8530, 2005.
This is an excellent, detailed review of pathogenetic causes of myelofibrosis and their therapeutic implications.

循证

再生障碍性贫血

1. Di Bona E, Rodeghiero F, Bruno B, et al: Rabbit antithymocyte globulin (r-ATG) plus cyclosporine and granulocyte colony stimulating factor is an effective treatment for aplastic anaemia patients unresponsive to a first course of intensive immunosuppressive therapy. Br J Haematol 107:330-334, 1999.

   Up to 77% of patients unresponsive to first-line immunosuppressive therapy respond to treatment with rabbit-ATG, cyclosporine, and G-CSF.
2. Frickhofen N, Heimpel H, Kaltwasser JP, et al: Antithymocyte globulin with or without cyclosporin A: 11-Year follow-up of a randomized trial comparing treatments of aplastic anemia. Blood 101:1236-1242, 2003.

   Results are reported from a randomized trial comparing ATG/methylprednisolone with or without cyclosporine in 84 patients after a median follow-up of 11 years. Cyclosporine improved disease-free survival and overall response rate but not overall survival.
3. Kojima S, Frickhofen N, Deeg HJ, et al: Aplastic anemia. Int J Hematol 82:408-411, 2005.

   The authors present recommendations of a 2004 international consensus panel on the treatment of severe aplastic anemia.
4. Marsh J, Schrezenmeier H, Marin P, et al. Prospective randomized multicenter study comparing cyclosporin alone versus the combination of antithymocyte globulin and cyclosporin for treatment of patients with nonsevere aplastic anemia: A report from the European Blood and Marrow Transplant (EBMT) Severe Aplastic Anaemia Working Party. Blood 93(7):2191-2195, 1999.

   This study concluded that cyclosporine plus ATG has a higher overall response rate than cyclosporine alone.
5. Rosenfeld S, Follmann D, Nunez O, Young NS: Antithymocyte globulin and cyclosporine for severe aplastic anemia: Association between hematologic response and long-term outcome. JAMA 289:1130-1135, 2003.

   Long-term outcomes of aplastic anemia patients treated with ATG and cyclosporine showed durable responses in half of patients.

骨髓增生异常综合征

1. Balleari E, Rossi E, Clavio M, et al: Erythropoietin plus granulocyte colony-stimulating factor is better than erythropoietin alone to treat anemia in low-risk myelodysplastic syndromes: Results from a randomized single-centre study. Ann Hematol 85:174-180, 2006.

   Results showed a higher erythroid response rate with G-CSF plus erythropoietin than with erythropoietin alone.
2. Kaminskas E, Farrell A, Abraham S, et al: Approval summary: Azacitidine for treatment of myelodysplastic syndrome subtypes. Clin Cancer Res 11:3604-3608, 2005.

   This is a summary of the data used by the U.S. Food and Drug Administration to approve azacitidine for treatment of MDS.
3. Kantarjian H, Issa JPJ, Rosenfeld CS, et al: Decitabine improves patient outcomes in myelodysplastic syndromes: Results of a phase III randomized study. Cancer 106:1794-1880, 2006.

   Results showed a longer time to progression to AML or death in high-risk patients treated with decitabine than in patients treated with best supportive care.
4. List A, Kurtin S, Roe DJ, et al: Efficacy of lenalidomide in myelodysplastic syndromes. N Engl J Med 352:549-557, 2005

   Lenalidomide decreases erythroid transfusion requirements and induces some cytogenetic remissions. The highest response rates were seen in patients with 5q deletions.
5. Silverman LR, Demakos EP, Peterson BL, et al: Randomized controlled trial of azacitidine in patients with the myelodysplastic syndrome: A study of the cancer and leukemia group B. J Clin Oncol 20:2429-2440, 2002.

   Higher response rates, decreased leukemic transformation, and improved survival were seen with azacitidine therapy compared with best supportive care.

原因不明的骨髓化生和骨髓纤维化

1. Deeg HJ, Gooley TA, Flowers MED, et al: Allogeneic hematopoietic stem cell transplantation for myelofibrosis. Blood 102:3912-3918, 2003.

   Allogeneic transplantation can lead to long-term relapse-free survival.
2. Marchetti M, Barosi G, Balestri F, et al: Low-dose thalidomide ameliorates cytopenias and splenomegaly in myelofibrosis with myeloid metaplasia: A phase II trial. J Clin Oncol 22:424-431, 2004.

   Thalidomide therapy can lead to decreased splenomegaly, cytopenia, and fatigue.

Mark E. Brecher

73

成分输血治疗

引言

输血是第一个成功的人体活组织移植，今天，成分输血很普遍且安全，也很少想到它是一种移植。在 2001 年，单就美国同种异基因输血而言，估计输注全血 / 红细胞大约有 13 898 000 单位，全血分离出的血小板 2 614 000 单位，机采血小板 1 264 000 单位，血浆 3 926 000 单位。仅红细胞制品而言，相当于每 2.3 秒输注 1 单位。对成分输血相容性、输血指征以及成分输血的风险的基本认识对于为患者提供最佳的护理和输血相关知识，使患者能够做出明智的决定都是必不可少的。

基础免疫血液学

输血前试验用于确认血液成分和受者之间的相容性以及检测少见抗体，而临床上这些有意义的抗体有可能对受者造成损害或使输注的血细胞寿命缩短。红细胞血清学试验取决于体外溶血或凝集试验的结果，这是由红细胞抗原抗体交叉反应造成的。ABO 血型确定包括受者红细胞与含有效的抗 A、抗 B 定型试剂的试验（正向定型）和受者血浆或血清与含有 A_1(A 型的主要亚型)和 B 型红细胞的反应(反向定型)。ABO 抗体为典型的 IgM 抗体，在室温下可发生反应。Rh 血型确定则测试受者红细胞与一种化学修饰的 IgG 型抗 D 抗体在室温条件下反应。

对于红细胞少见抗体的筛查需要应用血清或血浆与 O 型红细胞配组试剂的试验，这种配组试剂应选择能表达所有的通常有临床意义的抗原。存在于血清或血浆中有临床意义的抗体通过 37℃孵育后或加入抗人球蛋白（间接抗人球蛋白试验或间接 Coombs 试验）后被检出。如果检测出一种少见抗体，则需要进一步进行血清学试验以确定抗原特异性。如果筛查抗体无反应则应考虑到通过红细胞的快速筛选，获得了 ABO 相合的唯一证据。少见抗体的出现需要耗费更多的时间来进行抗原阴性单位数的确证和完全交叉配血试验。完全交叉配血试验需要受者的血浆或血清与来自供者单位数量的红细胞，37℃孵育后，用抗人球蛋白检测。

婴儿例外，由于 A 或 B 抗原表达缺乏导致体内抗 A 或抗 B 抗体的形成。O 型血同时缺乏 A 和 B 抗原然后形成抗 A 和抗 B 抗体。ABO 抗原与它们相应抗体以及红细胞与血浆成分的相容性总结见表 73-1。

血小板可被认为是血浆的袋状物，理想的血小板输注应该是与血浆相合的，但是由于血小板寿命短（机采血小板只有 5 ～ 7 天），血小板输注经常跨过 ABO 相合障碍。冷沉淀由于只限于小容积输注通常也被跨过相合试验。O 型是一个万能的红细胞单位，AB 型是一个万能血浆单位。

Rh 阴性（抗 D 阴性）红细胞和血小板（只占供者的 15%）主要存在于受孕女性，新生儿有发生溶血的风险。为了库存 Rh 阴性血，如果男性发生创伤但血型不清楚时一般输注 Rh 阳性红细胞。

血液成分和输血指征

每个医疗机构都必须有成分输血指南，这些指南都是以科技文献和本地实践为依据，以聚焦于输血实践的评论为基础。尽管这些指南得到了各医疗机构的认同，但不能取代临床判断，需要在实践中

表 73-1 ABO 血型和红细胞与血浆的相容性

ABO 型（抗原）	人口百分比	ABO 红细胞相容性	血浆相容性
O	45	O	AB、A、B、O
A	40	A、O	A、AB
B	11	B、O	B、AB
AB	4	AB、A、B、O	AB

灵活把握，更不能认为是决定能否输血的标准。

在输血之前，就输血指征、风险、获益或其他选择必须和患者进行沟通并做医疗记录加以证明。患者的输血指征和结果必须记录在病案里，若有指南规定之外的情况发生需要做特殊符号的标记。

红细胞

红细胞输注的目的就是当血容量或心功能能够足够灌注时改善机体的携氧能力和保持组织氧供给。对于 70kg 的患者，每输注 1 单位红细胞可升高 1g/dl 血红蛋白或 3% 血细胞比容。红细胞输注只用于基本的病理生理学情况，而不能应用于其他情况的处置(如铁、叶酸缺乏或 EPO 水平不足等情况)。

输注指征：1）HGB 低于 8g/dl 但无其他基础疾病；2）HGB 低于 11g/dl 但有增加局部缺血的风险（如肺疾病、冠心病、脑血管疾病等)；3）急性失血且失血量在总血容量的 15% 以上（70kg 男性患者约 750ml）或存在供氧不足的证据（如心肌缺血的心电图表现、心动过速、发绀)；4）血容量正常的症状性贫血（如心动过速、精神状态改变、心肌缺血的心电图改变、心绞痛、气短、轻微头痛、头晕）或 5）业已确定治疗计划、规律性治疗的再生障碍性贫血或有骨髓抑制的血红蛋白病；输注后 HGB 不应超过 11.5g/dl（在这些患者中 HGB 超过 12.5g/dl 可增加器官或组织缺血的风险)。

输红细胞仅仅是为了康复或只是为了利用现成的预先捐出的自体血而无输血指征是不能接受的。

血小板

血小板输注主要是用于因血小板减少或血小板功能缺陷发生出血或有发生出血的重大风险的患者。一个 70kg 的患者输注 1 单位全血分离的血小板可增加血小板计数 7×10^9 ～ 10×10^9/L。1 袋血小板约含 4 ～ 6 单位。一个 70kg 的患者输注单一供者的机采血小板 1 单位可增加 4×10^9 ～ 6×10^9/L。在美国，机采血小板的使用在逐年增加。2004 年，机采血小板约占输注血小板总量的 77%。

输注指征：1）血小板计数小于 10×10^9/L（对于病情稳定且无发热时预防性输注）或小于 20×10^9/L 但病情不稳定或有发热时预防性输注；2）血小板计数小于 50×10^9/L 但有出血或血小板计数急剧下降或计划行有创操作或手术；3）DIC 患者有弥漫性微血管出血或大量失血但血小板计数尚不清楚；或 4）伴血小板功能障碍患者发生的出血。

有下列疾病但没有出血或凝血异常时，没有血小板输注的指征：血栓性血小板减少症（TTP)、溶血尿毒症（HUS）或特发性血小板减少性紫癜；无凝血障碍表现的患者经验性大量输注血小板；外源性的血小板功能障碍如肾功能衰竭、高蛋白血症或 vWD。

血浆

血浆成分中包含足够含量的所有可溶性凝血因子，血浆是可利用的，如新鲜冰冻血浆（FFP)、24 小时冰冻血浆和解冻血浆。这些血制品用来补充多种或特殊的凝血因子缺乏，或是用于 TTP 或 HUS 的经验治疗。1 单位相当于 220ml FFP，初始剂量为 5 ～ 15ml/ml（一个 70kg 受者约 2 ～ 4 单位）。

输注指征包括多种或特殊凝血因子缺乏的治疗或预防（PT 或 APTT 延长至平均正常值的 1.5 倍)。先天性缺陷（AT-Ⅲ、Ⅱ、Ⅴ、Ⅶ、Ⅸ、Ⅹ、Ⅺ、纤溶酶原或抗纤溶酶）或华法林治疗相关性获得性缺乏、维生素 K 缺乏、肝病、大量输血（24 小时内多于 1 个血液容积）以及 DIC；血浆也用于怀疑有凝血缺陷（如 PT 或 APTT 延长）的出血患者，或有出血风险且需要侵入性操作的患者。对于患者无凝血障碍的临床表现、用于营养补充或血容量替代而经验性大量输注是没有指征的。

冷沉淀

冷沉淀是 FFP 低温不溶的一小部分；每袋大约含有 80 ~ 100 单位的Ⅷ因子和 250mg 的纤维蛋白原，同时还含有因子ⅩⅢ和 vWD 因子。通常初始计量为每袋含 7 ~ 10kg。一位 70kg 的男性，10 单位预计可提高纤维蛋白原 40mg/dl。冷沉淀还可局部应用，和牛凝血酶有同样的效果，利用它的黏合优势、止血、密封性能。适合于制作成纤维蛋白密封胶或胶水的单一制剂。

冷沉淀输注的适应证包括一些与明确或支持凝血因子缺乏（因子Ⅷ、vWD 因子、因子ⅩⅢ、因子Ⅰ）相关出血的治疗和预防；出血时间延长或纤维蛋白原低于 150mg/dl 或经化验证明的其他特殊凝血因子缺乏。冷沉淀还可用于表面渗血的治疗和组织的修复，它使组织彼此间紧密附着并封闭组织渗液（纤维蛋白胶）。对于Ⅰ型血管性假性血友病、轻型血友病甲（因子ⅩⅢ缺乏）或血小板功能缺陷性疾病常常首选醋酸去氨加压素或作为冷沉淀的替代治疗。

其他血液制品

其他的血液制品，如静脉用免疫球蛋白、人血白蛋白、凝血因子浓缩物超出了本章的范围，它们的应用在相关的其他章节叙述。

血液制品的风险

感染性疾病

当今的血制品较前更加安全，但不会达到零风险。当前，发展中国家的献血者都筛查 HIV（1 型和 2 型）、HCV、HBV 和梅毒。最近，许多国家已开始应用核酸扩增试验（NAT）检测 HCV 和 HIV。鉴于上述的风险，输血前必须要签知情同意书（表 73-2）。

非感染性疾病

输血主要的风险是非感染性疾病，最常见的非感染性的死亡原因为输注 ABO 血型不合的异基因红细胞，（ABO 血型不合输血的发生比例为 1 ∶ 38 000 单位，相关死亡比例为 1 ∶ 300 000 单位）。这些事件总是因人为过失导致，典型的是患者或血样本错误识别。因为这些错误能够避免，因此血库或输血部门对患者身份识别和标本确认均有非常严格的管理规定。输血相关的非感染性并发症可分为急性（输血后 24 小时内发生）和延迟性（输血 24 小时后发生）两种（表 73-3）。

展望

未来成分输血治疗包括减少输血相关性感染性疾病风险的附加措施，如 NAT 的广泛应用，病毒和细菌灭活技术的使用。当前，机采血小板的细菌培养的应用允许延长储存至 7 天。红细胞的“替代品”——聚合血红蛋白目前已进入临床试验。这种产品延长了保存期且不需要相容试验，对于红细胞输注无法选择的患者（如野外受伤的患者）可提供短暂的（24 ~ 48 小时）携氧能力；也可用于手术中急性等容性血液稀释。

表 73-2 输血相关感染性疾病的风险

感染源	风险估计 / 单位（NAT）
病毒	
HIV 1 和 2 型	1∶400 000～1∶2 400 000
人嗜 T 细胞病毒Ⅰ和Ⅱ型	1∶256 000～1∶2 000 000
HBV	1∶58 000～1∶147 000
HCV	1∶872 000～1∶700 000
西尼罗河病毒	<1∶2 000 000 但在不断变化，存在区域、时间以及测试的偏差
细菌	
红细胞	1∶1000（污染），<1∶1 000 000（致命的）
血小板（革兰菌污染，pH 和糖含量）	1∶2000～1∶4000，>40%导致临床后遗症
血小板（需氧培养）	<1∶10 000
梅毒	<1∶1 000 000
寄生虫	
疟疾（巴贝科）	<1∶1 000 000

血小板细菌污染的高风险与血小板需要储存的温度有关（20 ~ 24℃）；若没有细菌学筛查检测，每 6 人份混合的血小板悬液和单一供者的机采血小板中导致临床发生脓毒血症的概率分别 1 ∶ 2500 和 1 ∶ 13 400，相关死亡率分别为 1 ∶ 17 000 和 1 ∶ 16 000。

Modified from brecher ME（ed）: Techenical manual，15th ed.Bethesda，MD,American Association of Blood Banks，2005，p700.

表 73-3 输血相关的非感染性并发症

类型	发生率
急性（输血 24 小时内发生）	
免疫相关性	
溶血	1 ∶ 38 000 ～ 1 ∶ 70 000
非溶血（发热、寒战）	1 ∶ 100 ～ 1 ∶ 200
输血相关的急性肺损伤	1 ∶ 5000 ～ 1 ∶ 190 000
过敏反应（轻型）	1 ∶ 33 ～ 1 ∶ 50 000
过敏反应	1 ∶ 20 000 ～ 1 ∶ 50 000
血管紧张素转化酶抑制剂介导的低血压	依赖临床检测
非免疫性	
容量过多	＜ 1%
空气栓塞	少见
枸橼酸中毒（低钙血症）	依赖临床检测
假性溶血	不明确
延迟性反应	
免疫性	
延迟性溶血	1 ∶ 5000 ～ 1 ∶ 11 000
GVHD	少见
输血后紫癜	少见
非免疫性	
铁负荷	输注红细胞大于 100U

Modified from brecher ME（ed）：Techenical manual，15th ed.Bethesda，MD,American Association of Blood Banks，2005，p634-638.

（闫振宇 译 陈乃耀 校）

参考文献

Goodnough LT, Brecher ME, Kanter MH, AuBuchon JP: Transfusion medicine. Second of two parts—blood conservation. N Engl J Med 340(7):525-533, 1999.

This is the second part of a review article on the current state of transfusion medicine, with emphasis on blood conservation.

循证

1. Brecher ME (ed): Technical Manual, 15th ed. Bethesda, MD, American Association of Blood Banks, 2005.
   This is one of the most referenced sources of information in blood banking and transfusion medicine.
2. Goodnough LT, Brecher ME, Kanter MH, AuBuchon JP: Transfusion medicine. First of two parts—blood transfusion. N Engl J Med 340(6):438-447, 1999.
   This review article provides an overview of the current state of transfusion medicine.
3. Goodnough LT, Shander A, Brecher ME: Transfusion medicine: Looking to the future. Lancet 361(9352):161-169, 2003.
   This review article looks to the future of transfusion medicine.
4. Stehling L, Luban NL, Anderson KC, et al: Guidelines for blood utilization review. Transfusion 34(5):438-448, 1994.
   This is the American Association of Blood Banks example of guidelines and indications for transfusion.

74

Peter M. Voorhees ▪ Robert Z. Orlowski

恶性淋巴瘤

引言

淋巴瘤是起源于淋巴细胞（B 细胞、T细胞、NK细胞）的恶性病变，可分为霍奇金病（Hodgkin's disease，HD）和非霍奇金淋巴瘤（non-Hodgkin's lymphoma，NHL）。HD可分为五种亚型，各型间有许多共同特征。而NHL由20多种异质性的亚型组成，这不仅不同于HD，而且各型之间也有差异（表74-1）。根据临床侵袭性，一般将NHL分为低度恶性、中度恶性和高度恶性三个组群。低度恶性NHL虽可长期生存，但大多不可治愈。相反，中、高度恶性NHL的中位生存期虽短，但通常可治愈。依目前的治疗手段，HD大多是可以治愈的。

在发达地区，HD 的发病率大约为 3/10 万，发病年龄呈双峰分布，第一高峰在 30 岁，第二高峰在 50 岁之后。NHL 相对于 HD 更为常见。在美国，NHL 约占每年新发肿瘤的 4%。据估计，2006 年美国约有 58700 例新发 NHL，而 HD 仅 7800 例。1974 ~ 1976 年期间，HD、NHL 的 5 年生存率分别为 71% 和 47%；而 1995 ~ 2001 年期间，HD、NHL 的 5 年生存率分别增长到 85% 和 60%。这些都是淋巴瘤治疗取得明显进展的见证。

病因及发病机制

有传染性单核细胞增多症病史的患者患 HD 的风险提高 2 ~ 3 倍，而且大约有一半 HD 患者的肿瘤细胞中发现 Epstein-Barr 病毒 (EBV)，这些均提示 EBV 可能在 HD 的发病机制中起一定作用。HIV 感染者患 HD 的风险也增高。此外，约 1% 的患者有 HD 家族史，而且其一级亲属及单卵双生者（与异卵双生相比）患 HD 风险增高，提示 HD 的发生可能有轻度的遗传倾向。

HD 一般无细胞遗传学异常，而非随机染色体易位在 NHL 常见，并在其发病机制中起重要作用。典型的染色体易位有：在 Burkitt 淋巴瘤中，8q24 导致 c-Myc 基因的过度表达；在滤泡性淋巴瘤中，t（14,18）导致 B 细胞存活因子 bcl-2 的过度表达；在套细胞淋巴瘤中，t（11，14）导致细胞周期调节因子 cyclin D1 的上调。

目前已明确 NHL 的几种危险因素，包括原发性免疫缺陷综合征（如博 - 塞综合征、维 - 奥综合征）、器官移植者应用免疫抑制剂引起的继发性免疫缺陷或 HIV 感染。其他增加患 NHL 的风险相关感染因素，包括丙型肝炎病毒（脾边缘区 B 细胞淋巴瘤）、人类 T 细胞白血病病毒 I 型（成人 T 细胞白血病 / 淋巴瘤）、EB 病毒（原发性中枢神经淋巴瘤和 Burkitt 淋巴瘤）、人疱疹病毒 -8 型（原发性渗出性淋巴瘤）、幽门螺杆菌（胃黏膜相关性淋巴样组织淋巴瘤）、鹦鹉热衣原体（眼附属器黏膜相关性淋巴样组织淋巴瘤）。自身免疫性疾病及慢性炎症性疾病也可增加患 NHL 的风险，包括口炎性腹泻（肠病型 T 细胞淋巴瘤）、类风湿关节炎（大颗粒淋巴细胞白血病）、干燥综合征（结外边缘区淋巴瘤）、自身免疫性甲状腺病（甲状腺淋巴瘤）、炎性肠病。另外，接触杀虫剂及放射性物质也增加了患 NHL 的风险。

框 74-1 淋巴组织肿瘤（WHO）

非霍奇金淋巴瘤 / 白血病

B 细胞肿瘤

未成熟 B 细胞肿瘤

- 前体 B 淋巴母细胞淋巴瘤

成熟 B 细胞肿瘤

- 滤泡性淋巴瘤
- B- 慢性淋巴细胞白血病 / 小淋巴细胞淋巴瘤
- B- 幼淋巴细胞白血病
- 淋巴浆细胞淋巴瘤 / 特发性巨球蛋白血症
- 套细胞淋巴瘤
- 黏膜相关性淋巴样组织边缘区淋巴瘤
- 淋巴结边缘区 B 细胞淋巴瘤
- 脾边缘区 B 细胞淋巴瘤
- 毛细胞白血病
- 弥漫性大 B 细胞淋巴瘤
- 纵隔大 B 细胞淋巴瘤，原发性中枢神经淋巴瘤
- 原发性渗出性淋巴瘤，血管内大 B 细胞淋巴瘤

Burkitt 淋巴瘤

T 细胞和 NK 细胞肿瘤

未成熟 T 细胞肿瘤

- 前体 T 淋巴母细胞淋巴瘤

成熟 T 细胞肿瘤

- T- 幼淋巴细胞白血病
- T- 大颗粒淋巴细胞白血病
- NK 细胞白血病
- 结外 NK/T 细胞淋巴瘤，鼻型
- 蕈样肉芽肿
- 赛塞里综合征
- 血管免疫母细胞性 T 细胞淋巴瘤
- 周围性 T 细胞淋巴瘤
- 成人 T 细胞白血病 / 淋巴瘤
- 全身间变性大细胞性淋巴瘤
- 原发性皮肤间变性大细胞淋巴瘤
- 皮下脂膜炎性 T 细胞淋巴瘤
- 肠病型 T 细胞淋巴瘤
- 肝脾 T 细胞淋巴瘤

霍奇金淋巴瘤

结节性淋巴细胞为主型霍奇金淋巴瘤

经典性霍奇金淋巴瘤

- 结节硬化型
- 淋巴细胞丰富型
- 混合细胞型
- 淋巴细胞消减型

临床表现

典型的 HD 和 NHL 表现为淋巴结肿大，质硬、无压痛、可活动。HD 通常从原发部位向邻近淋巴结依次转移，常累及颈部、锁骨上窝、腋窝等横膈上淋巴结区域。而 NHL 在早期即可能有血源播散，故病变部位广泛。局限于横膈下淋巴结、肱骨内上髁、咽淋巴环或结外组织的 HD 病变较为少见。HD、NHL 常累及纵隔，特别是原发性纵隔大 B 细胞淋巴瘤及淋巴母细胞淋巴瘤。纵隔受累常表现为胸痛、咳嗽、呼吸困难。HD 和 NHL 全身症状包括发热、盗汗、体重减轻、疲乏、瘙痒等。饮酒后病变淋巴结疼痛及周期性发热（Pel-Ebstein fever）在 HD 罕见。周期性发热即体温在几天内达到高峰，持续数周后下降，再重新上升。低度恶性 NHL 在就诊前几年可能有淋巴结反复肿大、缩小病史，而且在疾病恶化前常无系统症状及结外受累情况。当淋巴结不成比例增大或临床症状快速进展时常提示低度恶性 NHL 转变成中、高度恶性 NHL。中、高度恶性 NHL 的症状在数周至几个月出现，而且在疾病早期即可发生结外受累，如胃肠道、骨髓、中枢神经系统（central nerve system，CNS）。CNS 受累可表现为：硬膜外病变导致脊髓受压，脑实质病变引起局灶性神经功能缺陷，头痛，精神状态异常，颈痛及颈强直，脑神经病变以及因累及软脊膜而引起神经根症状。

HD、NHL 常有贫血、白细胞减少、血小板减少等血液学改变，特别是伴有骨髓受累或脾浸润引起脾功能亢进时。当累及肝脏时可表现为肝功能异常。由于腹膜后淋巴结肿大导致双侧输尿管梗阻，患者可表现为血肌酐升高。进展期 HD、NHL 患者的血清乳酸脱氢酶（LDH）常升高，它亦可反映肿瘤负荷的大小。当出现骨转移或 25- 羟维生素 D 转化为 1，25- 二羟维生素 D 增快时可出现高钙血症。高度恶性 NHL，尤其是 Burkitt 淋巴瘤、淋巴母细胞淋巴瘤，可发生肿瘤溶解综合征，表现为高尿酸血症、高钾血症、高磷血症、低钙血症及肾功能衰竭。中度恶性 NHL 也可发生肿瘤溶解综合征，甚至在疾病开始和治疗前。而 HD 则很少发生肿瘤溶解综合征。

表 74-1 淋巴结肿大的鉴别诊断

感染	
细菌	链球菌感染、二期梅毒、莱姆病、猫抓病、兔热病
病毒	传染性单核细胞增多症、巨细胞病毒、HIV、乙肝
真菌	隐球菌病、组织胞浆菌病、球孢子病菌
分枝杆菌	结核、非典型分枝杆菌感染
原虫	弓形体病
肿瘤	实体瘤（如肺、乳腺、头颈等）
内分泌疾病	甲状腺疾病、Addison 病
自身免疫性疾病	类风湿关节炎、系统性红斑狼疮、Wegener 肉芽肿、Still 病
	变应性肉芽肿综合征、皮肌炎
免疫异常	血清病及其他过敏反应
其他	肉样瘤病、Kikuchi 病、Rosai-Dorfman 病、淀粉样变性 Castleman 病、组织细胞增多病、川崎病、Whipple 病

鉴别诊断

淋巴结肿大的鉴别诊断范围广，应考虑与感染性疾病、自身免疫性疾病、超敏反应以及其他恶性肿瘤相鉴别（表 74-1）。

诊断方法

有淋巴结肿大但无全身症状者，只要受累区域淋巴结不是快速增长，可应用一个疗程的抗生素，给予几周时间的密切观察通常是合理的。应避免经验性应用类固醇，因类固醇可溶解淋巴细胞，可造成淋巴结活检的判读困难。因淋巴瘤发病过程中可出现淋巴结增大或缩小，故淋巴结缩小不能排除恶性淋巴瘤的可能。患者有以下临床表现应考虑立即安排淋巴结活检：持续性或进行性淋巴结肿大，特别是伴原因不明的全身症状时；异常实验室检查结果包括贫血、血沉增快、肝功能异常或 LDH 升高；胸片异常或那些 HIV 易感人群。

诊断淋巴瘤通常需要选择容易触及的淋巴结，行淋巴结切口或切除活检。如果担心有低度恶性淋巴瘤转化、症状显著或可疑的淋巴结应予以切除。标准 HE 染色结合流式细胞术、免疫组化、细胞遗传学、DNA 检测（免疫球蛋白、T 细胞受体基因重排）等可明确淋巴瘤诊断及分型。因 HD 中瘤性 R-S 细胞仅占全部细胞的 1% 或更少，而且用于组织学分类淋巴结结构会丧失，故一般不采用针吸淋巴结活检。

分期

除了详细的病史及体格检查，HD、NHL 的处理还依赖于其准确的分期。分期通常需要进行颈、胸、腹、骨盆 CT 检查来完成。18 氟 – 氟代脱氧葡萄糖 – 正电子发射体层摄影（FDG-PET）结合 CT 扫描是一种检测淋巴瘤的代谢活跃的高敏感技术。检测骨髓受累情况，CT 和 FDG-PET 作用局限，骨髓穿刺和骨髓活检仍是分期的必不可少的方法。剖腹手术分期曾常用于 HD 的检查，现在已很少应用。但对预后较好的 HD- Ⅰ期、HD- Ⅱ期患者可考虑应用。如果检查结果无异常则只给予放疗。NHL 的某些亚型（如 Burkitt 淋巴瘤、淋巴母细胞淋巴瘤、弥漫性大 B 细胞淋巴瘤伴骨髓受累、广泛结外受累或 HIV 患者）容易播散至 CNS，诊断性腰椎穿刺以除外 CNS 受累。患者按照 Ann Arbor 分期系统分期（图 74-1）。然而，与分期相比，其他临床因素在判定 HD 和 NHL 的预后方面起更加重要的作用。为了更好地确定长期的临床转归和治疗方案，设计了 HD 和 NHL 的评分系统（表 74-2）。

霍奇金病的处理

最佳治疗

预后良好的Ⅰ、Ⅱ期 HD：病变局限于横膈上，经剖腹手术分期的患者可接受初始放疗，无复

图74-1 恶性淋巴瘤分期。

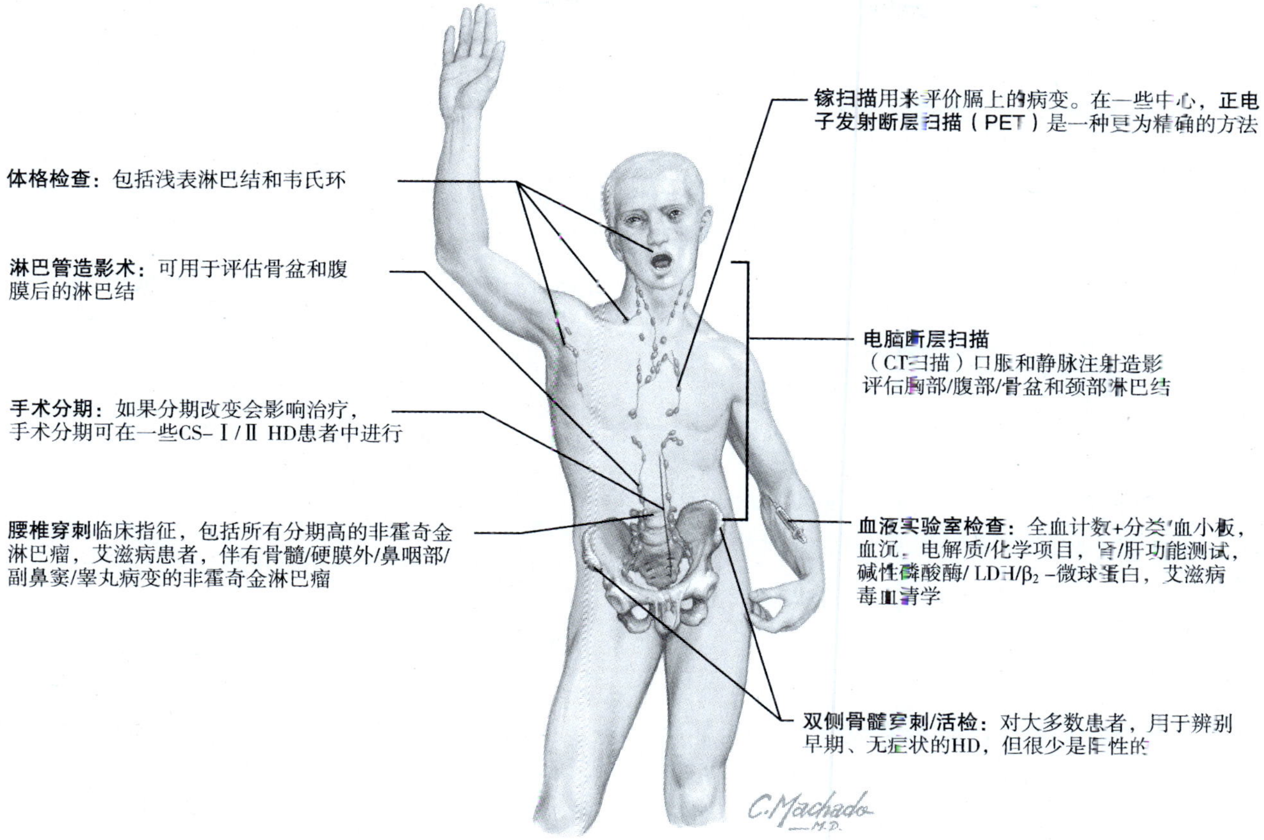

Ann Arbor分期

Ⅰ期
病变局限于1个淋巴结区（Ⅰ）或单个结外器官或部位（ⅠE）。

Ⅱ期
病变累及横膈同侧2个或以上淋巴结区（Ⅱ），或病变局限侵犯淋巴结以外器官或部位及横膈同侧1个以上淋巴结区（ⅡE）。

Ⅲ期
横膈上下均有淋巴结病变（Ⅲ），可伴结外器官或部位的局限受累（ⅢE），或脾脏受累（ⅢS），或脾与结外器官受累（ⅢSE）。

Ⅳ期
1个或以上结外器官或组织受到弥漫性或播散性侵犯，伴或不伴淋巴结肿大。

与淋巴瘤相关的常见症状：
*盗汗
*体温＞38.5℃
*体重减轻10%以上
这些症状称为“B”症状，包括在指定患者的分期中。例如患者仅有颈部和手臂以下的淋巴结受累，而没有“B”症状，则为ⅡA；相同的患者伴有盗汗则为ⅡB。

表 74-2 恶性淋巴瘤的预后评分系统

A. 弥漫性大细胞淋巴瘤国际预后指数			
分数	危险分组	完全反应率	5 年生存率
0 ～ 1	低危	87%	73%
2	低中危	67%	51%
3	高中危	55%	43%
4 ～ 5	高危	44%	26%
下列每个临床参数为 1 分：年龄＞ 60 岁，血清 LDH 升高，ECOG 功能状态评分≥ 2，Ann Arbor 分期为Ⅲ期或Ⅳ期，结外病变 1 处以上			
B. 滤泡性淋巴瘤国际预后指数			
分数	预后	完全缓解率	5 年生存率
0 ～ 1	低危	90.6%	70.7%
2	中危	77.6%	50.9%
≥ 3	高危	52.5%	35.5%
下列每个临床参数为 1 分：年龄＞ 60 岁，血清 LDH 升高，Ann Arbor 分期为Ⅲ期或Ⅳ期，淋巴结病变 4 处以上，Hb ＜ 120g/L			

发生存率达 75% ～ 85%，由于许多患者复发时使用化疗可成功地得到挽救，故 20 年生存率可达 90%。伴预后良好因素的临床Ⅰ、Ⅱ期患者可行扩大野放疗，包括主动脉旁、脾区，但多数常采用联合放化疗。伴有预后不良因素的患者也应用联合放化疗，先行 4 ～ 6 周期的化疗，随后给予受累野放疗（involved-field radiation therapy,IFRT），放射剂量比初始放疗降低。

晚期（Ⅲ、Ⅳ期）HD：大多数Ⅲ、Ⅳ期患者可接受 6 ～ 8 个周期的联合化疗。放疗用于一些选择性病例，如表现为巨大肿块，或化疗后放射片显示肿块未完全消退。Ⅲ、Ⅳ期患者化疗后无复发率可达 70%，总生存率在 80% 以上。最常用方案有 ABVD 方案（阿霉素、博来霉素、长春碱、达卡巴嗪）或 MOPP 方案（氮芥、长春新碱、丙卡巴肼、泼尼松）。由于 ABVD 方案较少引起骨髓抑制及继发性白血病，耐受性良好及以对生育能力影响小，故一般首选 ABVD 方案。

结节性淋巴细胞为主型 HD　多数患者表现为疾病早期阶段，给予放疗，有时常使用局限性放疗，预后良好。

复发性 HD　复发性 HD 多数是可治愈的。以放疗为初始治疗的大多数患者复发后接受联合化疗。对于初始治疗为化疗，且化疗后达到长期缓解（＞ 1 年）者的复发，可给予重复化疗，对于伴有局部病变的复发患者常联合放疗是合理的；若化疗后仅达短期缓解或未缓解，可考虑给予挽救化疗，随后行自体干细胞移植。

放疗的迟发性毒性各有不同，部分与应用放射野有关，包括甲状腺功能减低症、加快动脉粥样硬化、继发实体瘤（肺、乳腺、胃肠道、甲状腺、软组织、皮肤等）、血液恶性肿瘤（骨髓增生异常综合征、急性髓系白血病、NHL）等。化疗（特别是烷化剂及拓扑异构酶 - Ⅱ抑制剂）进一步增加了患骨髓增生异常综合征、急性髓系白血病的风险。蒽环类药物的使用可导致充血性心力衰竭的发生，尤其是承受高累积剂量的患者、老年人或者以前接受胸部放疗的患者。博来霉素可引起急性过敏性肺炎或亚急性、慢性纤维化肺泡炎，以后者更为常见，尤其是接受过胸部放疗患者更有可能发生。

非霍奇金淋巴瘤的治疗

在制定治疗建议的过程中，应考虑非霍奇金淋巴瘤的组织类型及分期。最常见非霍奇金淋巴瘤是滤泡性淋巴瘤和弥漫性大 B 细胞淋巴瘤，其治疗指南将在下文阐述。

低分化、滤泡性淋巴瘤

最佳治疗

低度恶性的滤泡性淋巴瘤给予标准化疗也不能治愈，没有证据表明早期治疗能够延长其生存期。对于无症状患者可以密切观察等待。而对于大多数有临床症状的患者，化疗在一段长的时间内可有效减轻患者的肿瘤负荷及临床症状，但复发是无法避免的。

早期（Ⅰ、Ⅱ期）　尽管表现为Ⅰ期或局限的Ⅱ期患者并不常见，但这些患者适用于放疗，且部分患者可能治愈。对于早期、无症状的患者是给予放疗还是单纯随诊观察尚有争议。

晚期（Ⅲ、Ⅳ期）　大多数无症状患者仍可给予随诊观察，而对有症状患者则应采取系统化疗。细胞毒性化疗的选择包括苯丁酸氮芥或环磷酰胺的单独应用，与泼尼松联合应用（这些均为口服方案，但使用烷化剂患者有导致骨髓增生异常综合征和继发性白血病的风险）；以氟达拉滨为基础的化疗（反应率高，但免疫抑制作用严重）；或 CHOP 联合化疗方案（环磷酰胺、多柔比星、长春新碱、泼尼松）；或 CVP 方案（环磷酰胺、长春新碱、泼尼松）。利妥昔单抗是直接作用于 B 细胞表面的 CD20 抗原的单克隆抗体，对低度恶性 B 细胞淋巴瘤有明显疗效。利妥昔单抗与化疗方案联合和作为化疗完成后的维持治疗，可以明显延长滤泡性淋巴瘤患者的缓解期。利妥昔单抗也可作为单药治疗淋巴瘤，特别是对于那些健康状况不适宜接受传统化疗的患者。最近，已出现用放射性核素标记的抗 CD20 单抗治疗滤泡性淋巴瘤。结果表明，对新发及复发病例均有令人满意的反应率。

复发病例　复发患者常应用其他有效的化疗方案治疗，自体移植和异基因移植疗效仍在研究中。

弥漫性大 B 细胞淋巴瘤

最佳治疗

早期（Ⅰ、Ⅱ期）：3 个周期的 CHOP 方案化疗之后给予 IFRT，5 年无进展率和总生存率达 70% ~ 80%。联合利妥昔单抗可进一步延长生存时间，特别是对于较晚期患者。

晚期（Ⅲ、Ⅳ期）：行 6 ~ 8 个疗程的 CHOP 方案化疗，完全反应率达 60%，但可治愈者不足 50%。利妥昔单抗加用 CHOP 方案可提高总的生存期，现在已常规纳入治疗。根据国际预后指数所界定的高危患者有时可考虑自体干细胞移植，结果显示，相对于单独采用化疗患者，它可以延长无病生存期，但是不能使总的生存期持续改善。

复发病例　复发病例给予挽救化疗，随后进行自体干细胞移植以图治愈。不适合移植者可采用不交叉耐药的化疗方案或姑息性放疗或两者联合治疗，但很少治愈。

避免治疗错误

决定应用放疗或化疗，还是两者联合应用以及化疗药物的正确选择依赖于 HD 和 NHL 充分的临床分期评估和精确的病理诊断。此外，根据需要充分了解所用疗法毒性概况，给予积极的支持治疗对疾病治疗成功至关重要。包括应用造血生长因子的应用（如红细胞生成素治疗肿瘤相关性贫血，粒细胞集落刺激因子预防中性粒细胞减少，止吐剂治疗化疗引起的急性或延迟性恶心、呕吐，抗生素预防特异性感染（如采用以氟达拉滨为基础的化疗患者应预防卡氏肺囊虫性肺炎）。

展望

关于 HD 和 NHL，现在正在进行的研究是进一步确定延长的化疗能否有效地取代早期阶段的 HD 放射治疗，从而降低因长期放疗引起的相关疾病的发病率与死亡率。得益于单克隆抗体在 NHL 应用的成功，HD 当前和今后的研究将包含以单克隆抗体为基础的治疗策略纳入现行的治疗（如抗 CD30）。对 NHL 的现在及今后主要研究方向是进一步澄清免疫治疗（如抗独特型疫苗策略，新型抗体治疗，放射免疫疗法）对 NHL 的有效性和作用。而且，对淋巴瘤的分子学水平发病机制的深入了解，为我们开发和管理新的靶向药物奠定了基础。

（张海霞　译　陈乃耀　校）

参考文献

National Cancer Institute: Cancer topics. Available at: http://cancer.gov/cancerinformation. Accessed December 13, 2006.

The National Cancer Institute provides up-to-date information regarding lymphoma management for the health care professional as well as patients and is an invaluable resource for information regarding clinical trials in lymphoma.

The National Comprehensive Cancer Network (NCCN) Available at: http://www.nccn.org. Accessed December 13, 2006.

The NCCN is a consortium of cancer programs across the United States that has drafted up-to-date, evidence-based clinical practice guidelines for the treatment of a variety of malignancies, including the lymphomas, as well as patient-directed guidelines for lymphoma management and appropriate oncologic supportive care.

循证

A predictive model for aggressive non-Hodgkin's lymphoma. The International Non-Hodgkin's Lymphoma Prognostic Factors Project. N Engl J Med 329(14):987-994; 1993

This study helped identify clinical parameters that on multivariate analysis predicted survival outcomes for patients with aggressive NHL and remains the most commonly used prognostication tool.

Canellos GP, Anderson JR, Propert KJ, et al: Chemotherapy of advanced Hodgkin's disease with MOPP, ABVD, or MOPP alternating with ABVD. N Engl J Med 327(21):1478-1484, 1992.

This phase 3 study established ABVD as the standard of care chemotherapy regimen for patients with advanced HD, and the ABVD regimen remains in use today.

Coiffier B, Lepage E, Briere J, et al: CHOP chemotherapy plus rituximab compared with CHOP alone in elderly patients with diffuse large-B-cell lymphoma. N Engl J Med 346(4):235-242, 2002.

This phase 3 study demonstrated an improvement in overall survival for elderly patients with diffuse large B-cell lymphoma who received the anti-CD20 monoclonal antibody, rituximab, with their CHOP chemotherapy, and defined the current standard of care for this disease.

75

Hanna K. Sanoff · Beverly S. Mitchell

白血病

引言

白血病是一类造血干细胞的恶性克隆性疾病，其结果导致骨髓内原始细胞的累积，也可见于末梢血象。白血病可起因于淋巴细胞或髓细胞，一般分为急性或慢性两种类型。如果细胞分化停滞在较早阶段（幼稚细胞或早期原始细胞）则为急性白血病；如果是成熟细胞则为慢性白血病。多数白血病均有特征性染色体或细胞遗传方面的异常，这些异常有助于判断疾病的预后。白血病的危险因素包括：电离辐射、化疗、高龄等。

急性髓细胞白血病

病因与发病机制

急性髓细胞白血病（AML）细胞来源于造血干细胞，造血干细胞有生成粒细胞、单核细胞、红细胞及血小板能力。疾病的恶性转化发生在细胞分化的不同阶段，根据细胞形态学、组织化学及免疫学（流式细胞仪）将疾病分类。FAB 分类法根据髓细胞表型将 AML 分为 8 型（M_0 ~ M_7）。由于白血病细胞停滞在细胞发育的幼稚阶段，替代了骨髓正常造血并引起贫血和血小板减少。一些细胞遗传学变异，生成特殊蛋白产物，从而导致白血病的发生。现已非常清楚，急性早幼粒白血病（M_3）中存在染色体 t（15，17)，由此产生的异常基因产物含有维 A 酸受体。对于这种白血病，给药理剂量的全反式维 A 酸治疗能达到临床缓解。这种维生素 A 衍生物能够与受体结合，诱导细胞继续分化，从而使白血病细胞分化为成熟的中性粒细胞。

临床表现

患者常表现与贫血（疲乏、苍白、呼吸困难)、中性粒细胞减少（感染）或血小板减少（出血点、出血）相关的症状。不同类型的 AML 可有不同的特征性表现。如 M_3 常表现为 DIC、出血或紫癜，而来源于单核细胞的白血病（M_4 和 M_5）常表现为皮肤、牙龈或肺浸润。一些骨髓增生不良性疾病可发展为 AML，此类 AML 血象较低，常需要输血支持治疗。

鉴别诊断

患者的外周血涂片检查发现白细胞数增高且主要由幼稚细胞构成，诊断比较容易（图 75-1；彩图 75-1)。对于全血细胞减少的患者的诊断只能依赖于骨髓检查。AML 的鉴别诊断包括再生障碍性贫血、骨髓增生异常综合征、骨髓纤维化、肿瘤骨髓浸润、极少数的脾功能亢进症。

诊断方法

外周血涂片检查是最基础的检查手段，应进一步行骨髓穿刺和活检检查，必要时行流式细胞术和细胞遗传学检查。AML 骨髓象常表现为增生异常活跃，原始细胞＞有核细胞 30% 可诊断为急性白血病。

图75-1 白血病：白血病的临床表现。
急性髓细胞性白血病（AML），急性淋巴细胞白血病（ALL），慢性髓细胞性白血病（CML）
慢性淋巴细胞白血病（CLL）

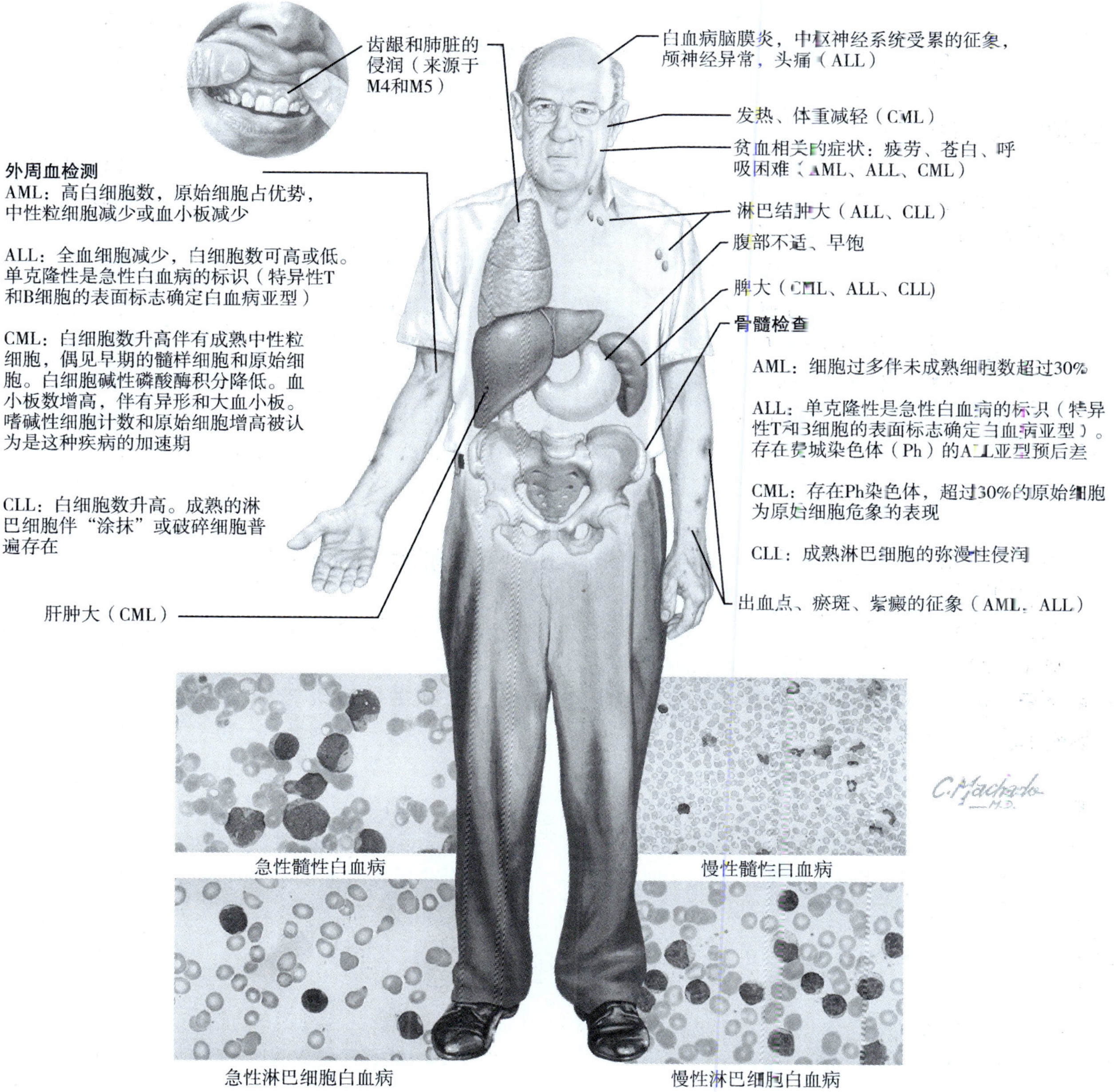

处理和治疗

最佳治疗

AML 的治疗是通过联合化疗清除骨髓中的白血病细胞，使正常细胞重新占据骨髓组织。患者通常需要住院 3 ~ 4 周并给予输血、抗感染等支持治疗。诱导缓解（骨髓内原始细胞少于 5%）后，患者需要给予几个周期的大剂量化疗，作为缓解状态的巩固治疗。细胞遗传学异常及复发的患者预后较差。这类患者应考虑骨髓移植。AML 患者 3 ~ 5 年总的生存率在 30% ~ 40%，大部分患者死于疾病复发。

避免治疗的错误

AML与急性淋巴细胞白血病（ALL）的治疗完全不同，因此治疗前，一定要明确区分白血病细胞是髓系的还是淋巴系的。

急性淋巴细胞白血病

病因学和发病机制

ALL与细胞遗传学异常及染色体易位相关。这些变异绝大部分发生在免疫球蛋白或T-淋巴细胞受体位点上。这些位点既是淋巴细胞成熟过程中发生基因重组的部位也是转录的活跃部位。ALL根据其细胞表面标志可进一步分为：前T细胞型、T细胞型、前B细胞型、B细胞型。部分ALL患者Ph染色体阳性（9，22染色体易位）且预后不佳。

临床表现

与AML相同，ALL也常表现为贫血和血小板减少，白细胞数升高或降低，幼稚细胞呈淋巴细胞样形态。与AML相比较，ALL多常表现淋巴结肿大及脾大。ALL还可侵犯中枢神经系统，可表现为脑神经异常和头痛。对于该类患者，腰椎穿刺就成为诊断脑膜白血病的一种诊断手段。

鉴别诊断

弓形虫病或一些急性病毒感染，如巨细胞病毒感染和传染性单核细胞增多症都可表现为反应性淋巴细胞增多，有时很难与急性白血病相鉴别。通过病毒抗体滴度测定结合怀疑的感染病原，可得到较准确的诊断。ALL还需与淋巴瘤骨髓浸润和慢性粒细胞急淋变相鉴别。

诊断方法

通过外周血和骨髓形态学、细胞遗传学，流式细胞术等检查确立诊断。通过T-cell和B-cell特殊的表面标志区分白血病的亚型。单克隆是急性白血病的表现，这恰恰与反应性淋巴细胞增多症相反。若所有细胞内的免疫球蛋白或T细胞受体位点有相同的基因重排，可确诊白血病。

处理和治疗

最佳治疗

ALL的治疗由多药联合的较强的诱导化疗和巩固治疗组成，历时1～2年完成。这种方案效果非常强烈，包括预防性的鞘内给药，如甲氨蝶呤和阿糖胞苷。大部分患者能够得到缓解，但在数年后复发。成人单纯化疗的总的治愈率大概为20%，年龄超过50岁的患者预后更差。儿童ALL的预后远远好于成人，总的治愈率可以达到80%以上。

避免治疗错误

ALL和AML的治疗都要求严谨的支持治疗并熟悉治疗相关的并发症。因此，若有可能，患者应尽量在三级医疗中心进行治疗。急性白血病的患者会经历机体状况急剧下降的情况，应时刻注意有无新发的或恶化的症状体征出现（如发热，呼吸困难等）。

慢性髓性白血病

病因与发病机制

慢性髓性白血病（CML）的显著特征是存在Ph染色体，表现为t（9;22）。导致22号染色体的bcr区与9号染色体的c-abl酪氨酸激酶形成融合蛋白。这种融合蛋白的形成增加了酪氨酸激酶的活性并足以使转基因小鼠致病。CML常常经历由于基因变化的进展导致原始细胞危象的形成，而这种改变没有明显的特征。

临床表现

90%的患者是以血常规检查发现白细胞数异常升高和脾大为表现。患者常感觉到疲乏无力，腹部不适，易饱。一些患者表现为高代谢综合征，如发热、体重减轻等。肝大也比较常见。外周血涂片可见成熟的粒细胞伴有偶见的早幼粒细胞和原始细胞（表75-1）。血小板数常升高，外周血涂片中可见血小板增大和形态异常。慢粒加速期是慢粒急性变的前期兆，表现为进展性脾大，嗜碱性粒细胞增多以及原始细胞比例升高。未治疗的患者从诊断到急变的平均时间是3～4年。急变期患者特点的是骨髓髓性或淋巴样的原始细胞超过 30%。

鉴别诊断

反应性白细胞增多最常见于感染、恶性肿瘤或药物反应，但与 CML 有着本质的区别。其他一些骨髓增殖性疾病，包括真性红细胞增多症、骨髓纤维化，这些疾病均表现为白细胞升高和脾大。CML 急性变还应与 AML 和 ALL 相鉴别。

诊断方法

通过骨髓或外周血的细胞遗传学分析来确定 Ph 染色体，这是 CML 与感染和其他骨髓增殖性疾病的显著区别。ALL 也可与 Ph 染色体相关。中性粒细胞碱性磷酸酶染色在反应性白细胞增多症积分增高，而在 CML 中积分降低。

处理和治疗

最佳治疗

对于白细胞数非常高的患者，开始需要使用羟基脲进行治疗。但羟基脲可控制白细胞数并不能延长患者总的生存期。一种能特异性抑制 bcr-abl 融合蛋白上酪氨酸激酶活性的药物（伊马替尼）具有很高的疗效，可使 90% 以上的慢性期患者达到血液学缓解。不幸的是，许多患者经过一段时间治疗后对伊马替尼产生了耐药。最近，第二代酪氨酸激酶抑制剂（达沙替尼）被批准用于对伊马替尼无法耐受或耐药的患者，研究表明，达沙替尼可使 60% 的患者达到血液学缓解。因为新一代酪氨酸激酶抑制剂的长期疗效尚不清楚，因此，最佳策略应是酪氨酸激酶抑制剂治疗和骨髓移植的结合，目前正在逐步开展。尽管如此，治疗发展到目前为止，伊马替尼和达沙替尼呈现出毒性最小而反应率最高。

避免治疗错误

伊马替尼和达沙替尼可显著改善 CML 患者的生活质量和前景。但同时它们也可以使年轻患者的治疗日益复杂化。因为最好的方法是整合这些进展进入临床试验，但结果尚不能确定。因此，和恶性血液病专业医师一起会诊得到了认可。

慢性淋巴细胞白血病

病因与发病机制

慢性淋巴细胞白血病（CLL）是最常见的一类白血病，常发生于 50 岁以上的老年人，伴有成熟淋巴细胞在血液、骨髓中不断聚集，绝大部分为 B 细胞型，极少数为 T 细胞型。虽然发现了许多不同的细胞遗传学异常，但本病的分子生物学基础尚不明确。研究显示 CLL 与抗凋亡或抗细胞凋亡蛋白的增加有关，如 bcl-2，具有惰性淋巴瘤的特征。

临床表现

患者多以白细胞数异常升高为主要表现，大部分为成熟淋巴细胞。其次表现为淋巴结肿大、与低丙种球蛋白血症相关的反复感染或免疫介导的溶血性贫血或血小板减少症。Rai 分级是一种简单的、与预后有关的、明确疾病分期的分类方法（表 75-1）。

CLL 的贫血和血小板减少是由于骨髓受累导致血细胞生成减少所致。研究发现，除了临床分期，细胞内酪氨酸激酶 ZAP-70 将有助于进一步确定白血病的预后。ZAP-70 阳性患者需要接受治疗的时间要比 ZAP-70 阴性患者需要接受治疗的时间平均早 6 年。早期对 ZAP-70 阳性患者进行治疗能否减缓疾病的临床进展尚无定论。

鉴别诊断

CLL 需与病毒感染、非霍奇金淋巴瘤白血病期和毛细胞白血病相鉴别。毛细胞白血病是一种少见的淋巴增殖性疾病，它以全血细胞减少、脾大为特征，并有独特的表面标志。

表 75-1　慢性淋巴细胞白血病 Rai 分级

分级	危险因素	中位生存期（年）
0	单纯淋巴细胞增多（$> 5\times10^9/L$）	> 15
Ⅰ	淋巴细胞增多合并淋巴结肿大	8
Ⅱ	淋巴细胞增多合并脾大	6
Ⅲ	淋巴细胞增多合并贫血	3
Ⅳ	淋巴细胞增多合并血小板减少	2

诊断方法

外周血表现为成熟淋巴细胞增多，常伴有“污状细胞”或具有淋巴增殖性疾病特征的破碎细胞。患者表现为血细胞减少时，是骨髓移植的适应证。当诊断困难时，流式细胞仪是一种很有价值的诊断工具。当患者出现反复感染和贫血时，需要行血清蛋白电泳，抗人球蛋白试验和网织红细胞计数检查。

处理和治疗

最佳治疗

0～Ⅰ期的患者可以先给予观察3～6个月，通过体检和监测血常规评估疾病是否进展。病情平稳的患者可以每年复查一次。Ⅲ期或Ⅳ期的患者初始治疗可间断给予烷化剂联合泼尼松或给予氟达拉宾（核苷类似物）治疗。虽然应用氟达拉宾的缓解率较高，无病状态的时间间隔较长，但总的生存期两者无明显区别。氟达拉宾引起免疫抑制时间的延长，应加强监测患者的机会性感染。高侵袭性的CLL患者和初始治疗失败的患者可进行联合化疗。B-细胞单克隆抗体制剂抗CD20（利妥昔单抗）和抗CD52（阿仑单抗）对CLL也有治疗作用，目前已批准应用阿仑单抗来治疗难治性CLL。

Richter综合征是由CLL转化来的一种高侵袭性的淋巴瘤，预后极差。患者表现为反复感染，低丙种球蛋白血症。须给予输注球蛋白治疗。关于免疫相关性溶血和血小板减少的治疗，需要治疗原发病才能有较好的疗效。

避免治疗错误

与有经验的血液病理学家会诊是确保CLL正确诊断的关键，CLL与其他淋巴增殖性疾病有时难以鉴别，如毛细胞白血病。虽然ZAP-70是一种有前途的选择患者的方法，其阳性患者早期给予多次强烈化疗可能有获益，当前最佳证据仍然支持有待进一步观察，直到疾病进展或出现症状。

展望

治疗急性白血病的进展缓慢。新的治疗手段包括单克隆抗体和化疗药物的联合应用以及用白血病相关抗原刺激宿主免疫系统的治疗。随着新的肿瘤形成分子生物学机制不断更新，分子靶向药物的研究成为新的课题。CML的治疗为分子靶向治疗开拓了一个新的领域，是对目前白血病治疗手段的一次革命。

（张 嵩 译 陈乃耀 校）

参考文献

The American Cancer Society Web site. Available at: http://www.cancer.org. Accessed October 15, 2006.

The American Cancer Society offers teaching materials, clinical trials information, and survivor support. The website and materials are all available in Spanish. This is an excellent resource for physicians and patients.

The Leukemia and Lymphoma Society Web site. Available at: http://www.leukemia-lymphoma.org. Accessed October 15, 2006.

The Leukemia and Lymphoma Society website offers teaching materials and clinical trials search engines for patients. Information booklets are available from the Society in Spanish and French.

The National Comprehensive Cancer Network Web site. Available at: http://www.nccn.org. Accessed October 15, 2006.

The National Comprehensive Cancer Network's treatment guidelines include recommendations from a panel of experts on the treatment on AML, CML, and CLL.

循证

1. Druker BJ, Talpaz M, Resta DJ, et al: Efficacy and safety of a specific inhibitor of the BCR-ABL tyrosine kinase in chronic myeloid leukemia. N Engl J Med 344(14):1031-1037, 2001.
   This sentinel paper describes imatinib response in patients with chronic-phase CML resistant to interferon therapy.
2. Hoelzer D, Gokbuget N: New approaches to acute lymphoblastic leukemia in adults: Where do we go? Semin Oncol 27(5):540-559, 2000.
   The authors review the state-of-the-art treatment options for ALL in adults.
3. Keating MJ, O'Brien S, Lerner S, et al: Long-term follow-up of patients with chronic lymphocytic leukemia (CLL) receiving fludarabine regimens as initial therapy. Blood 92(4):1165-1171, 1998.
   The authors present evidence for the efficacy of fludarabine as first-line treatment of CLL.
4. Pui CH, Evans WE: Treatment of acute lymphoblastic leukemia. N Engl J Med 354(2):166-178, 2006.
   This article reviews current treatment of ALL with a focus on emerging therapeutic options.
5. Rassenti LZ, Huynh L, Toy TL, et al: ZAP-70 compared with immunoglobulin heavy-chain gene mutation status as a predictor of disease progression in chronic lymphocytic leukemia. N Engl J Med 351(9):893-901, 2004.
   This paper presents evidence for ZAP-70 as a prognostic marker of CLL disease course.
6. Tallman MS, Gilliland G, Rowe JM: Drug therapy for acute myeloid leukemia. Blood 106(7):1154-1163, 2005.
   The authors review the prognostic features and treatment options of AML.

Robert Z. Orlowski · Don A. Gabriel

76

多发性骨髓瘤

引言

多发性骨髓瘤是一种发生于骨髓浆细胞的恶性克隆性疾病。在美国，大约每年有 50 000 例患病者，确诊的新发病例约有 15 000 例。骨髓瘤成为排名第二的常见恶性血液病。发病高峰为 60 岁，在老年和年轻人也可发病。接触辐射或某些化学物质发生骨髓瘤的危险性增加，但大多数患者并无类似物质接触史。骨髓瘤多数病例是散发的。在美国，黑人发病率是白人的 2 倍，这可能与遗传因素有关。

临床表现与评价

多发性骨髓瘤患者的临床表现各有不同，绝大多数患者表现为骨痛、贫血、肾功能不全、高钙血症、反复感染以及周围神经病变等。患者病情评估首先从病史及体格检查入手（框 76-1）。骨痛多继发于溶骨性破坏、病理性骨折，包括椎体压缩性骨折。乏力和呼吸困难是由于骨髓受累导致的贫血以及慢性病贫血所致。极少数情况下，高球蛋白导致高黏滞综合征也可引起症状。高血黏度还可引发精神状态的改变、充血性心力衰竭、凝血功能异常以及眼底视神经的改变。血黏度检测有助于高黏滞综合征的诊断，临床紧急情况下可以行血浆置换术。约 40% 的患者有不同程度的肾功能不全。高钙血症是由于骨髓瘤细胞及其微环境导致破骨细胞活化引起。反复的感染多发生于呼吸道，表现为功能性低丙种球蛋白血症的并发症。此外，也存在粒细胞缺乏和细胞介导的免疫缺陷。周围神经病变由压缩性骨折或浆细胞形成的局限性肿块（浆细胞瘤）引起神经根侵害所致。有些患者还可出现淀粉样变性，这也可导致周围神经病变和其他临床问题，包括肾病综合征、充血性心肌病、肝大、巨舌、腕管综合征、眼周紫癜以及吸收不良。值得注意的是，约 20% 的患者可无症状，多因实验室或放射学检查异常而就诊。

多发性骨髓瘤的诊断主要依据实验室检查，其特征性标志是血清和尿液免疫蛋白电泳证明有单克隆异常蛋白（框 76-2）。患者以 IgG 型、IgA 型或轻链病最常见，IgM、IgD、IgE 型也可见到，还有寡分泌型或不分泌型骨髓瘤。后者甚至不存在单克隆蛋白，可通过骨髓穿刺和活检确诊。骨髓样本对于受累程度的评估和细胞遗传学研究是非常重要的，包括染色体核型分析和荧光原位杂交。患者表现为骨髓浆细胞 >10%、血清或尿中检测到异常单克隆球蛋白、有多发性骨髓瘤的终末器官损害的证据（症状性骨髓瘤）即可诊断。那些无疾病相关症状的骨髓瘤称为无症状骨髓瘤。患者表现为低异常球蛋白，骨髓极少受累，且没有任何症状称为意义不明的单克隆丙种球蛋白病（MGUS）。如果怀疑有淀粉样变性，可以进行骨髓刚果红染色，但敏感性只有 50%。更可靠的诊断包括肾脏、直肠或牙龈和腹部脂肪垫抽吸活检等。

鉴别诊断

虽然多发性骨髓瘤的特点之一是在血清或尿液中存在单克隆蛋白，但存在异常蛋白的多数患者并不是骨髓瘤。应考虑到某些恶性实体瘤，包括华氏巨球蛋白血症、淀粉样变性、惰性非霍奇金淋巴瘤、套细胞淋巴瘤和慢性淋巴细胞白血病。尽管 MGUS

框 76-1 浆细胞疾病的诊断性评估
完整的病史和全面查体
全血细胞计数和分类以及血小板计数
外周血涂片检查红细胞成缗钱状
血肌酐、尿素氮、电解质
钙及白蛋白，高钙血症
免疫球蛋白定量
血清蛋白电泳和免疫固定电泳，单克隆免疫球蛋白定量
随机尿液蛋白电泳和免疫固定电泳
24 小时尿液总蛋白、轻链定量和肌酐清除率
骨髓瘤的骨骼检查：一些患者需要通过 MRI 和（或）PET 进行评估，包括脊椎、骨盆、颅骨、肱骨、股骨等
骨髓穿刺和活检；如有可能，进行遗传学的常规核型检查和荧光原位杂交，对骨髓瘤相关的异常特征、免疫分型、浆细胞标记指数进行分析。对怀疑有寡分泌或不分泌型的患者，双侧骨髓取样有利于的诊断
$β_2$- 微球蛋白、C- 反应蛋白和乳酸脱氢酶
如果临床需要，检测血黏度

框 76-2 浆细胞疾病的诊断标准
意义不明的单克隆球蛋白
■ 血清单克隆蛋白＜ 3.0g/dl
■ 骨髓浆细胞克隆增多＜ 10%
■ 无相关器官或组织受损（见下文）
■ 无其他与单克隆蛋白相关症状
无症状多发性骨髓瘤
■ 血清单克隆蛋白≥ 3.0g/dl
■ 骨髓浆细胞克隆增多≥ 10%
■ 无相关器官或组织受损（见下文）
症状性多发性骨髓瘤
■ 血清和（或）尿液中存在单克隆蛋白
■ 骨髓浆细胞克隆增多≥ 10%
■ 证明有浆细胞瘤克隆
■ 相关器官或组织受损，至少包括下列之一
高钙血症（＞ 11.5mg/dl ；＞ 2.65mmol/L）
肾功能不全（肌酐＞ 2mg/dl ；≥ 177μmol/L）
贫血（HGB ＜ 0g/dl, 或低于正常低限 2g/dl）
骨病（压缩性骨折伴溶骨性破坏或骨质疏松）
高黏症状
淀粉样变
经常性细菌感染（既往 12 个月中＞ 2 个月）

更为常见，且以每年 1.0% ～ 1.5% 的比例进展为前面提到的恶性血液病，但一般是良性过程。然而，MGUS 确与发生实体瘤的风险增加相关。成人 T 细胞白血病和淋巴瘤患者可以有骨病变及高钙血症而联想到骨髓瘤，但外周血常有异常淋巴细胞，而没有单克隆球蛋白。如免疫球蛋白呈多克隆而不是单克隆异常蛋白增多，常由慢性的免疫刺激引起，例如艾滋病毒或丙型肝炎病毒感染。很多自身免疫性疾病也能导致多克隆免疫球蛋白的增多，在某些情况下，其增多可能与低单克隆蛋白有关。

分期和危险分层

为了更好地估计预后和指导治疗，应用几种不同的分期系统将患者分为不同的危险组。国际分期系统（ISS）是以血清白蛋白和 $β_2$- 微球蛋白（表 76-1）的水平为基础的分期，与传统分期方法相比其优势在于它能够预测总生存期（OS）。随着细胞遗传学结果的纳入，该分期系统将来可能会被修改或替代。因为染色体异常可影响对标准化疗和大剂量化疗的反应性和耐受性。DNA 倍体影响预后，具有染色体亚二倍体的患者生存期较短，而具有超二倍体结构的患者预后较好。目前已发现，很多骨髓瘤患者存在一些常见的非随机性遗传病变。经常报道的是 13 号染色体，表现为部分缺失或完全缺失。可能是由于视网膜母细胞瘤蛋白的缺失而引起细胞周期调节异常。这种遗传异常预后较差。染色体异位部位发生于免疫球蛋白的重链区，如 t（11 ；14），t（4 ；14）或 t（14 ；16）和 t（6 ；14）较为常见。染色体异位可影响细胞周期调控，在某种程度上是由于细胞周期蛋白 D1、D2 或 D3 各自功能失调所致。有趣的是，t（11; 14）伴有中等或良好的预后，而 t（4; 14）和 t（14; 16）则预后不佳。另外，还发现有其他的遗传病变，包括 17p13 上的 p53 基因突变、c-myc 基因、ras 基因和可累及 CKS1B 基因的 1q21 病变。

处理和治疗

最佳初始治疗

有症状的多发性骨髓瘤患者需要系统治疗，以期减少肿瘤负荷，减轻症状，减少并发症的风险，提高生活质量，延长生存。初治诱导方案的选择常

表 76-1 多发性骨髓瘤的国际分期系统

分期	标准	中位总生存期
Ⅰ期	血清 β_2- 微球蛋白＜ 3.5mg/L 和血清白蛋白≥ 3.5g/dl	62 个月
Ⅱ期	既不是Ⅰ期也不是Ⅲ期	44 个月
Ⅲ期	血清 β_2- 微球蛋白≥ 5.5mg/L	29 个月

取决于患者能否进行大剂量化疗伴自体外周血干细胞移植(PBSCT)。在决策中应权衡的因素包括年龄、患者的一般状况、现有的医疗条件和重要脏器的损害情况。对选择了自体外周血干细胞移植的患者进行初期治疗时，应避免使用烷化剂，因为这些药物可导致干细胞的损害，致使不能收集到足够数量的干细胞进行移植。

对于年龄较大或其他原因不适合干细胞移植的患者，以往的初期治疗主要是联合应用美法仑与泼尼松（MP，图 76-1）。新近研究在 MP 的基础上加入免疫调节和抗血管生成剂沙利度胺（thalomid），组成 MPT 方案，其结果令人鼓舞。两组随机试验显示，MPT 组获得了较高的总反应率和完全反应率,疾病进展时间（TTP）和总生存期也优于对照组，所以建议将 MPT 作为一线治疗方案。然而，MPT 方案毒性较大，包括血栓栓塞和感染并发症，前者需要给予预防性抗凝治疗。因此，MP 方案仍然是年龄较大、一般状况较差和脏器功能不佳患者可接受的化疗方案。目前正在研究在 MP 方案基础上加入其他药剂的效果。如雷利度胺或蛋白酶抑制剂硼替佐米（万珂）加入到 MP 方案。在某些情况下，这些方案更适合于年龄较轻、符合移植条件的患者的诱导治疗。除毒性反应或疾病进展外，治疗要持续进行，直到达到完全缓解或进入稳定期，所谓稳定期是指虽然持续治疗，患者 3 个月病情稳定。然后诱导治疗停止，对患者进行动态观察或继续进行维持治疗。

对于适合行 PBSCT 的患者，在干细胞动员前，应给予 4 ～ 6 周期的诱导治疗，以降低的肿瘤负荷。常用的方案是联合输注多柔比星（阿霉素）和长春新碱，口服地塞米松。也可用聚乙二醇脂质体阿霉素（doxil; DVd）替代上述方案中的阿霉素。对于不做移植的患者，可联合口服沙利度胺和地塞米松(thal/dex)，总反应率可达到 60% ～ 70%，能使进展时间和总生存期的延长。来那度胺与地塞米松联合应用效果优于 thal/dex 方案，且毒性较低。由于存在血栓栓塞并发症的风险，两者均需要预防性抗凝治疗。混合方案的研究,如 DVd 和沙利度胺联合，结果显示该方案反应率接近或超过 90%，并获得了较高比例的完全反应。然而，这些方案毒性更大，需要长期随访，以确定这种高反应率是否在 PBSCT 后获益。硼替佐米（万珂）与这些方案的联合应用的研究也正在进行中。

支持治疗是多发性骨髓瘤多学科研究中的一个重要方面。双膦酸盐，如帕米膦酸（阿可达）和唑来磷酸（择泰），能够降低溶骨性病变或骨质疏松症患者发生病理性骨折和压缩性骨折的风险，也可影响患者的生存。长期使用这类药物有发生急性流感样输液反应、肾功能不全和下颌骨坏死的风险。促红细胞生成制剂（阿法达贝泊汀、重组人促红素，或阿法依泊汀）对疾病相关性贫血或治疗相关性贫血有效，能够改善生活质量，减少输血需求，但用药时应注意血红蛋白不能超过 12.0g/L。对于急性椎体压缩性骨折和疼痛的患者，后凸成形术或椎体形成术可明显缓解疼痛、减少止痛药的需要。局部放射治疗也能使疼痛得以控制，同时对孤立性浆细胞瘤患者也有帮助。

移植的选择

对骨髓瘤患者应用大剂量化疗都是试图延长无病生存时间及总生存期。几项随机对照研究表明，诱导化疗后自体外周血干细胞移植效果明显优于单纯化疗。有高达 40% 或以上的患者可以达到完全缓解，中位总生存期可达 5 年或更长，100 天内的移植相关死亡率(TRM)低于 2% ～ 3%。一些研究表明，以串联的方式进行两次自体外周血干细胞移植，即首次移植后不久再行第二次移植，其效果要优于单独一次移植。令人遗憾的是，大多数患者最终复发，可能的原因是：尽管应用了大剂量的美法仑，但患者体内仍有残余的骨髓瘤细胞和（或）干细胞产品中有瘤细胞污染。因此，继自体外周血造血干细胞移植后，给予一种降低强度、非清髓性的干细胞移植，即使用与患者匹配的异基因供者干细胞进行移植，这类干细胞无骨髓瘤细胞污染，还可诱发移植物抗骨髓瘤效应。此方法值得关注。完全相合异基因移植对于年轻患者来说可能也是一种选择，但这些方法常并发移植物抗宿主病，后者可导致高移植相关死亡率。

图76-1 多发性骨髓瘤目前治疗方法。
无论患者是否是干细胞移植的合适人选，均适用当前提出的治疗方法。详细资料见正文。Dex，地塞米松；DVd，脂质体阿霉素+长春新碱+口服地塞米松；DVd-T，DVd+沙利度胺；MP，美法仑+泼尼松；MPT，美法仑+泼尼松+沙利度胺；PAD，硼替佐米+阿霉素+地塞米松；PBSCT，外周血干细胞移植；SCT，干细胞移植；VAD，阿霉素+长春新碱+口服地塞米松。

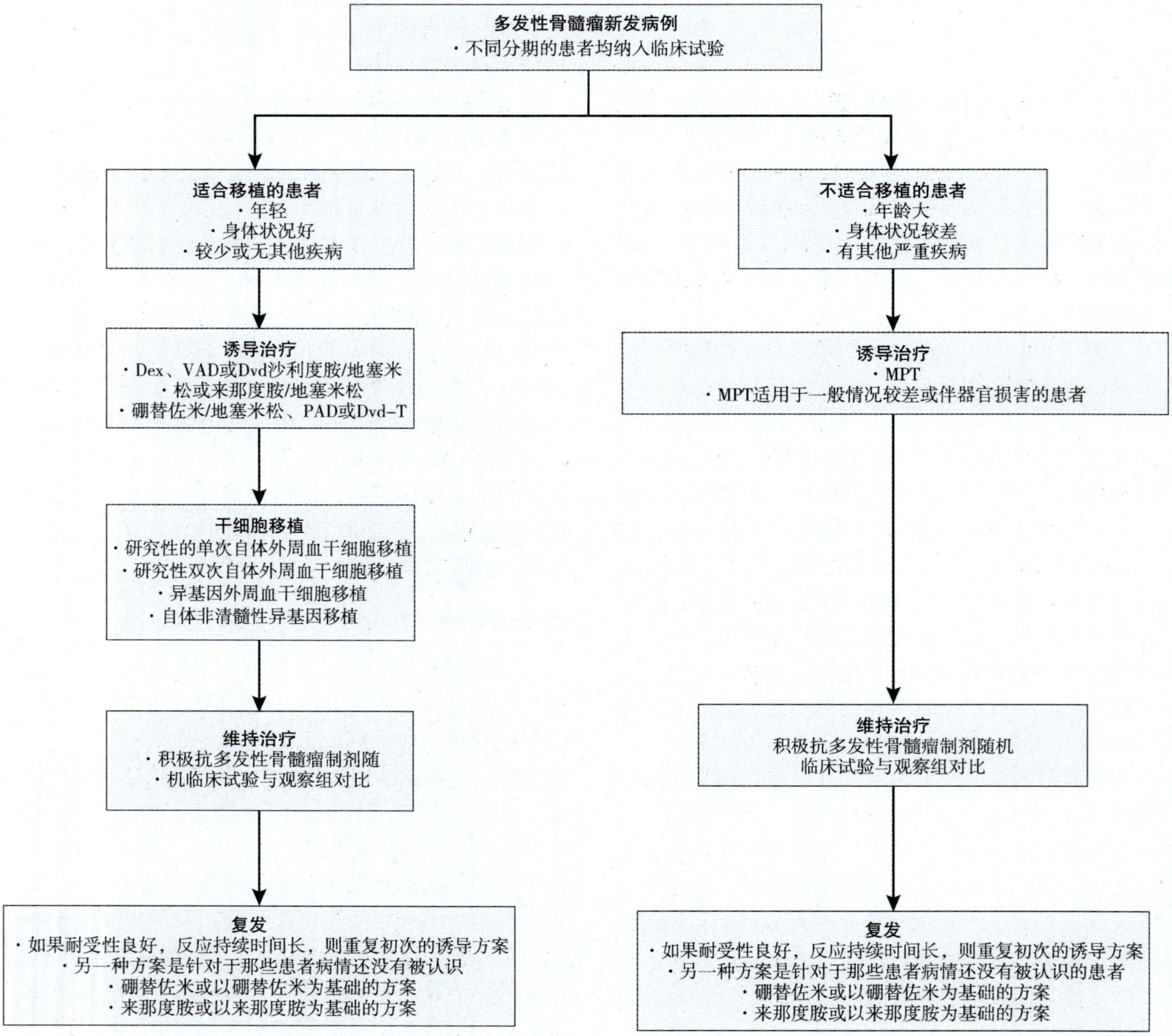

维持治疗

因骨髓瘤的一线治疗无效，而采用一种低剂量、有效的抗骨髓瘤药物进行维持治疗是值得关注的策略，这种方法延长了药物作用的时间。应用传统给药方案与当前有的药物治疗观察比较，没有研究显示在总生存期方面获益。接受大剂量化疗并给予干细胞支持的患者，应用干扰素治疗可改善生存时间大约6个月，但毒性显著。目前研究表明，沙利度胺能够提高患者移植后的无病生存期＞10个月，并可提高总生存期。来那度胺以及其他药物如硼替佐米也在进一步的研究中。

复发和难治性疾病的治疗

虽然经过诱导化疗，甚至进行了自体外周血干细胞移植，但大多数多发性骨髓瘤患者仍然会复发和症状再现，因而需要进一步治疗。有时可以重复应用以前使用过的化疗方案，特别是曾经使患者达到 6 ～ 12 个月或更长时间缓解的方案。用使用过的方案化疗有效的患者，其缓解期约为以前缓解期的一半。大多数情况下，应选用患者以前未用过的单药或联合方案进行治疗。硼替佐米是一种最近被批准用于复发和难治性骨髓瘤治疗的新药。随机对比研究表明，单用硼替咗米治疗的反应率、疾病进展时间和总生存期均优于地塞米松。以硼替咗米为基础的联合方案则能取得更好的疗效。研究显示，硼替咗米联合脂质体阿霉素疗效优于单用硼替咗米。另一种被批准的新药是来那度胺，它是新型免疫调节剂。研究显示，来那度胺联合地塞米松的疗效优于单用地塞米松，并能改善疾病进展时间和总生存期。

避免治疗错误

进行充分的初步评估非常重要。由于对无临床症状的患者尽早治疗并不能使其获益，而对已有临床症状的患者应尽快开始治疗。在初始治疗前，应仔细评估肾功能，并在可能的情况下纠正其异常，这是非常重要的，因为常用的几种药物包括美法仑和来那度胺，对于肾功能不全的患者，要适当调整化疗药物剂量。细胞遗传学研究和荧光原位杂交技术探测骨髓瘤相关染色体异常对于判断预后和确定最优治疗变得越来越重要。例如有 t（4；14）的患者进行自体干细胞移植效果不佳，可以选用新型化疗方法或异基因干细胞移植。然而，伴有 13 号染色体缺失的患者对含硼替佐米的方案有很好疗效。

展望

虽然多发性骨髓瘤依然无法治愈，但近年的进展已纳入目前的治疗方法（图 76-1），并呈现出改善总生存期的显著趋势。许多新型药物正在研究中，其中包括热休克蛋白 90 抑制剂和白细胞介素 -6 的单克隆抗体，这使得复发和难治性多发性骨髓瘤患者有了希望。因此，所有的患者应考虑进入临床试验，这些新型、有前景的药物通常都进行了有关生理临床前模型的广泛验证。在不久的将来，随着我们对多发性骨髓瘤的分子发病机制认识的不断深入，很可能得到与风险和细胞遗传学相适应的治疗策略，以期为患者提供个体化治疗，使我们更接近治愈这一疾病。

（王英曼　译　吴寿岭　校）

参考文献

The International Myeloma Foundation. Available at: http://www.myeloma.org/. Accessed December 2, 2006.

The International Myeloma Foundation is an important patient advocacy group that provides resources for multiple myeloma patients as well as their caregivers and health care providers, including information about clinical trials.

The Leukemia and Lymphoma Society. Available at: http://www.leukemia.org/hm_lls. Accessed December 2, 2006.

The Leukemia & Lymphoma Society is an important patient advocacy group that provides resources for multiple myeloma patients, as well as their caregivers and health care providers, including information about clinical trials.

The Multiple Myeloma Research Foundation. Available at: http://www.multiplemyeloma.org. Accessed December 2, 2006.

The Multiple Myeloma Research Foundation is an important patient advocacy group that provides resources for multiple myeloma patients, as well as their caregivers and health care providers, including information about clinical trials.

The National Cancer Institute. Available at: http://www.clinicaltrials.gov/. Accessed December 2, 2006.

This National Cancer Institute website provides resources for multiple myeloma patients, as well as their caregivers and health care providers, including information about clinical trials.

循证

1. Attal M, Harousseau JL, Facon T, et al: Single versus double autologous stem-cell transplantation for multiple myeloma. N Engl J Med 349(26):2495-2502, 2003.

   This was the first prospective, randomized clinical trial showing that patients receiving induction chemotherapy followed by two autologous peripheral blood stem cell transplants had an improved time to progression and overall survival compared with patients receiving chemotherapy and only a single transplantation for multiple myeloma.

2. Attal M, Harousseau JL, Stoppa AM, et al: A prospective, randomized trial of autologous bone marrow transplantation and chemotherapy in multiple myeloma. InterGroupe Français du Myélome. N Engl J Med 335(2):91-97, 1996.

   This was the first prospective, randomized clinical trial showing that patients receiving induction chemotherapy followed by autologous peripheral blood stem cell transplantation had an improved response rate, time to progression, and overall survival compared with patients receiving chemotherapy alone for multiple myeloma.

3. The International Myeloma Working Group: Criteria for the classification of monoclonal gammopathies, multiple myeloma and related disorders: A report of the International Working Group. Br J Haematol 121(5):749-757, 2003.

   This report presents the currently accepted criteria for diagnosis of plasma cell dyscrasias as formulated by the International Myeloma Working Group.

4. Greipp PR, San Miguel J, Durie BG, et al: International staging system for multiple myeloma. J Clin Oncol 23(15):3412-3420, 2005.

The authors discuss the derivation and validation of the most accurate prognostic system for multiple myeloma, which relies on the results of serum studies of albumin and β_2-microglobulin.

5. Palumbo A, Bringhen S, Caravita T, et al: Oral melphalan and prednisone chemotherapy plus thalidomide compared with melphalan and prednisone alone in elderly patients with multiple myeloma: Randomised controlled trial. Lancet 367(9513):825-831, 2006.

   This phase III, randomized, international trial demonstrated that melphalan, prednisone, and thalidomide induced a higher response rate, response quality, and improved overall survival compared with melphalan and prednisone alone, making the three-drug regimen the standard of care for myeloma patients not eligible for stem cell transplantation.

6. Rajkumar SV, Blood E, Vesole D, et al: Phase III clinical trial of thalidomide plus dexamethasone compared with dexamethasone alone in newly diagnosed multiple myeloma: A clinical trial coordinated by the Eastern Cooperative Oncology Group. J Clin Oncol 24(3):431-436, 2006.

   This phase III, randomized trial demonstrated that thalidomide and dexamethasone induced a higher response rate and response quality compared with dexamethasone alone as an initial therapy for patients with myeloma requiring chemotherapy.

7. Rajkumar SV, Hayman SR, Lacy MQ, et al: Combination therapy with lenalidomide plus dexamethasone (Rev/Dex) for newly diagnosed myeloma. Blood 106(13):4050-4053, 2005.

   This phase II study demonstrated promising activity of the novel thalidomide analogue lenalidomide, in combination with dexamethasone, as an initial induction regimen for patients with multiple myeloma.

8. Richardson PG, Sonneveld P, Schuster MW, et al: Bortezomib or high-dose dexamethasone for relapsed multiple myeloma. N Engl J Med 352(24):2487-2498, 2005.

   This phase III, randomized, international trial demonstrated that bortezomib induced a higher response rate, response quality, and improved time to progression and overall survival compared with dexamethasone for patients with relapsed myeloma.

9. Stewart AK, Fonseca R: Prognostic and therapeutic significance of myeloma genetics and gene expression profiling. J Clin Oncol 23(15):6339-6344, 2005.

   The authors review some of the important cytogenetic findings commonly seen in multiple myeloma, their biology, and how they affect prognosis and therapy.

James M. Coghill · Thomas C. Shea

77

造血干细胞移植

引言

在过去30年中，造血干细胞移植（hematopoietic stem cell transplantation，HSCT）被确立为造血系统恶性肿瘤、骨髓衰竭综合征、原发免疫缺陷病及遗传病的根治性疗法。当前的工作是进一步提高该疗法的疗效，拓展在其他疾病治疗中的应用，如血红蛋白病、自身免疫病。HSCT的应用是基于剂量依赖性肿瘤细胞杀伤的理论（即增加药物剂量以克服耐药和杀灭更多的肿瘤细胞）。来源于自体或异基因（组织相容的供者）干细胞输注可终止由清髓性治疗引起的全血细胞减少症。在自体干细胞移植的患者，肿瘤仍然对标准剂量的化疗（化疗敏感肿瘤）反应良好，甚至好于移植前的超大剂量化疗。而异基因移植的益处还包括无肿瘤的干细胞输注和移植物抗肿瘤（graft–versus–tumor,GVT）效应，后者是由供者细胞介导的抗宿主残留癌细胞的免疫效应。最近，依据这种观点提出了低剂量的化疗或放疗，也称为非清髓或低强度移植的治疗方法。此方法从调整方案本身入手，着眼于建立稳定的供者移植物以允许GVT，更少强调直接的细胞毒作用。干细胞移植在免疫学领域、感染性疾病领域及输血医学方面的进展都取得了令人鼓舞的成果（表77–1）。

处理和治疗

决定造血干细胞移植的申请和移植启动较为复杂，最好及早安排推荐到有经验的医疗中心，并就使用自体与异体移植以及供者细胞的不同类型进行全面的选择。在患者完成移植出院，重新回到当地卫生保健机构后，保持与移植中心联系对成功的长期管理患者至关重要。对接受异基因干细胞移植的患者更应重视，这类患者可发生机会性感染或移植物抗宿主病（graft-versus-host disease，GVHD），后者需要长期应用免疫抑制药物。

自体干细胞移植

前瞻性研究已表明，对于复发性霍奇金淋巴瘤、非霍奇金淋巴瘤和多发性骨髓瘤患者，在常规治疗的基础上行自体干细胞移植，其无病生存时间和总生存期均延长。大量的Ⅱ期研究也证实自体干细胞移植对获得二次完全缓解的AML患者有益。虽然自体干细胞移植较异体干细胞移植容易耐受，但对于有明显的骨髓残留病变的患者可行性差。对常规剂量化疗耐药的患者一般也不能获得成功。所谓的净化，其意义是从回输体内的产品中清除污染的肿瘤细胞，尽管概念值得关注，但目前尚无依据。

异基因移植

决定接受异基因移植的可行性取决于患者的基础疾病、年龄、伴随疾病以及有无合适的供者。异基因干细胞移植与同卵双生（同基因）或自体干细胞移植相比，减少了白血病的复发率，但显示出较高的GVT反应。轻度的慢性GVHD可增强某些疾病如慢性髓细胞白血病的GVT反应，而且与减少疾病的复发率相关。也正是基于这种免疫作用，在移植后给予患者输注来自供者的淋巴细胞来治疗疾病复发。一般来说，因为供者淋巴细胞的免疫作用可抑制受者体内残留的肿瘤细胞，而供者淋巴细胞中不含污染的肿瘤细胞，所以异基因移植更合适复

图77-1 造血干细胞移植。

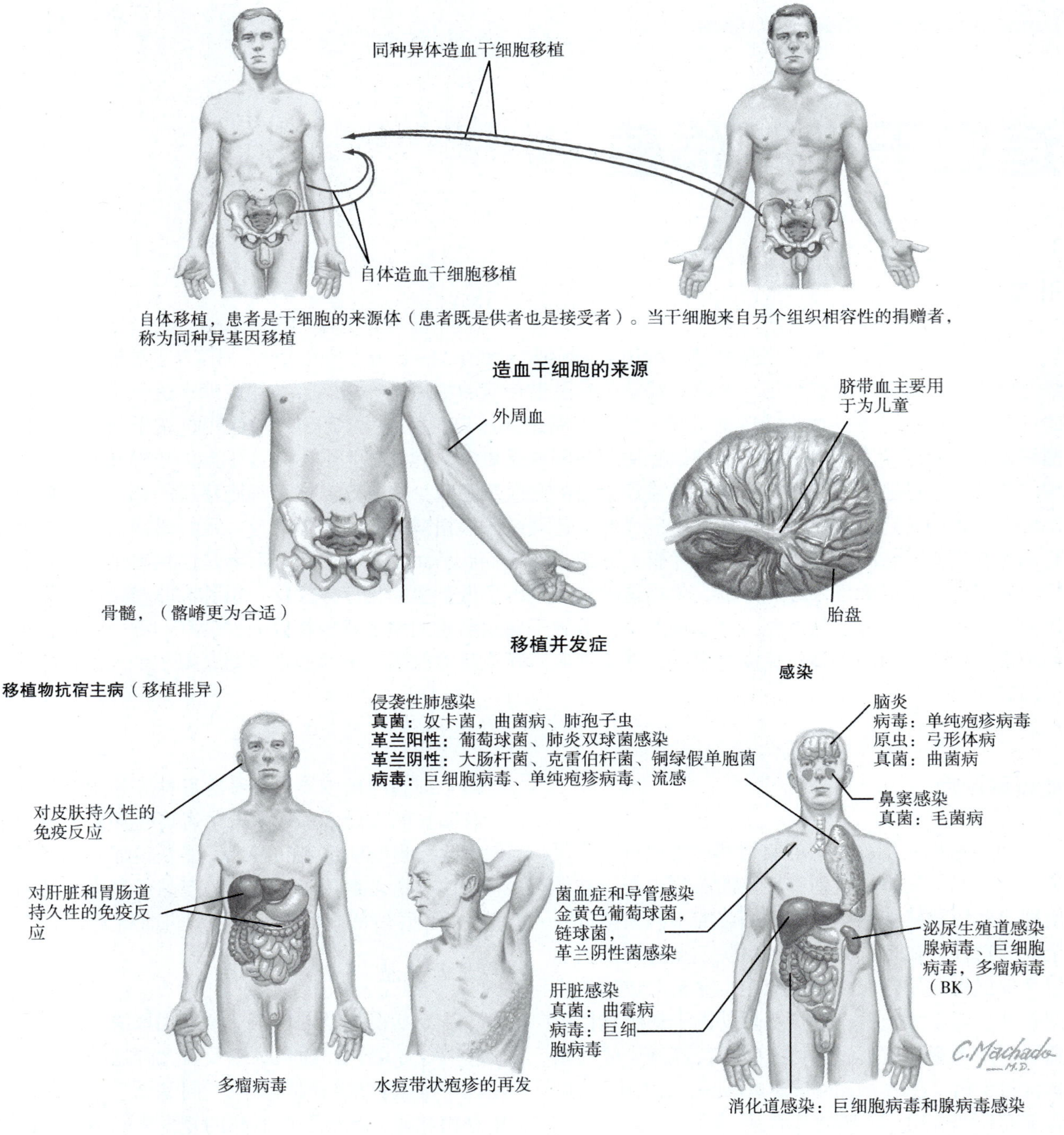

发白血病以及难治的淋巴瘤患者。对于伴有高危特征的患者，用标准方案治愈的机会将会很少，故应尽早进行鉴别和移植治疗。

组织相容性

主要组织相容性Ⅰ类抗原（人类白细胞抗原HLA-A、-B、-C）和Ⅱ类抗原（HLA-D、-DR、-DQ、-DO、-DN、-DP）是用于确定患者与供者相

表 77-1 造血干细胞移植的疗效

疾病	移植类型	移植时机	临床效果
AML	异基因移植	CR2 或高危 CR1	OS 30% ~ 60%
	自体移植	CR1 或无供者 CR2	OS 30% ~ 40%
ALL（儿童）	异基因移植	CR2	OS 40% ~ 65%
ALL（高危）	异基因移植	CR1	OS 50%
CML	异基因移植	酪氨酸激酶抑制剂（格列卫）	OS 50% ~ 60%
骨髓增生异常综合征	异基因移植	小于 65 岁	OS 40%
再生障碍性贫血	异基因移植	据个体情况而定	OS 70% ~ 90%
CLL	异基因移植或自体移植	参加临床试验	少部分患者获得持续性 CR，非清髓性移植正在研究中
中危 NHL	自体移植	化疗复发	OS 40% ~ 50%
高危 NHL	自体移植	CR1	OS 50% ~ 60%
低危 NHL	异基因移植或自体移植	化疗敏感复发	5 年 DFS 25% ~ 50%
套细胞淋巴瘤	异基因移植或自体移植	CR1	小系列自体移植持续 CR 25% ~ 50%
HL	自体移植	化疗复发	15% ~ 25% DFS
MM	自体移植	化疗复发或第一次缓解	五年 OS 50%；DFS 20%
地中海贫血	异基因移植	临床试验	无肝硬化的患者 OS 75%
镰状细胞性贫血	异基因移植	临床试验	OS 75%
自身免疫病	异基因移植	临床试验	少数患者可缓解

CR，完全缓解；DFS，无病生存；OS，总生存率；AML，急性髓细胞白血病；CLL，慢性淋巴细胞白血病；CML，慢性髓细胞白血病；ALL，急性淋巴细胞白血病；NHL，非霍奇金淋巴瘤。

容性的 HLA。由 HLA-A、-B、-DR 构成的 6 个等位基因用于对同胞的常规配型。6 个位点全相合被认为 HLA 全相合。附加的等位基因可用于评估无关供者移植配型。

供者的选用

大约 30% 的患者可由相匹配同胞供者提供干细胞。以往经验显示，这种全相合的干细胞移植由于减少了移植排异反应及 GVHD 风险，效果优于部分相合或无关供者的移植。美国国家骨髓干细胞捐献计划登记有 550 万志愿者，可为 80% 的患者提供配型，以便能够使不同种族和种族背景的患者找到供体。在资源有限的中心，患者使用脐带血干细胞或一个以上位点不合的供者干细胞移植是可行的。事实上，患者在他们健在的一级亲属中有单倍型或半相合的供者。大量的干细胞的输注，需要去除供者移植物中的 T 细胞和积极的免疫抑制治疗，以克服受者的急性排异反应和发生严重 GVHD 的风险。

造血干细胞的来源

骨髓

骨髓采集干细胞通常需要全身麻醉和多次髂骨骨髓穿刺抽吸。抽吸量为 5 ~ 20ml/kg 受者体重，收集每千克至少 2×10^9 有核细胞才能足够植入。术后供者通常当日回家，仅需要口服 1 ~ 2 天镇痛药物。

外周血

在正常情况下，外周血仅存在数量很少的表达 CD34 表面抗原的干细胞。先单独给予粒细胞集落刺激因子（G-CSF）治疗，而后应用机采方法采集干细胞，可显著增加干细胞的数量。对于自体干细胞移植的患者，可应用 G-CSF 加上化疗。与骨髓干细胞输注相比较，其优点包括较快的造血恢复和较低的移植相关死亡率。然而，在异基因移植的患者，这种做法将导致 10 倍以上的供者 T 细胞输入，导致发生 GVHD 的风险增加。但这种并发症被早期的移植恢复所抵消，且降低感染和疾病复发的风险。因此，对于有无关供者的成人异基因干细胞移植来说，外周血已成为最常见的干细胞来源。但是对于儿童，特别是非恶性疾病的治疗如再生障碍性贫血，应选择有血缘供者的骨髓干细胞以降低 GVHD 的风险。

脐带血

造血干细胞存在于脐带血中，并可在分娩后从胎盘中收集。因为新生儿淋巴细胞仍处于初级免疫状态，所以很少导致 GVHD，且允许应用于配型部分相合的患者。这种方法的主要优势是：与不相合的供者也能进行移植；脐血产品能够快速有效的冻存和储存。其缺点包括：延迟定植和增加感染风险。目前，脐带血干细胞移植主要用于儿童，但体外干细胞扩增和多种的脐血制品应用的研究表明，可允许此方法在成年患者中更广泛的使用。

移植相关治疗

预处理方案

异基因干细胞移植或骨髓细胞输入前给予预处理方案，旨在根除潜在的疾病，允许供者干细胞植入而无排异反应。清髓处理可由全身放疗（TBI）或高剂量美法仑来完成。除了骨髓再生障碍和感染外，主要的毒性包括不育症、肺和肝脏毒性、严重的黏膜炎。这些预处理方案通常都配用其他药物以增强免疫抑制和抗肿瘤的疗效。对于自体干细胞移植者的预处理，常应用不同种类的联合方案，包括 TBI- 环磷酰胺 - 依托泊苷和卡莫司汀 - 依托泊苷 - 阿糖胞苷 - 美法仑（BEAM）。

更值得关注的是放射免疫治疗（RIT）为一体的技术，此技术已成为自体及异基因移植的预处理方案。RIT 涉及放射性核素耦联到单克隆抗体，定向作用于恶性细胞表面分子靶点。这种治疗策略可以直接对肿瘤予以高剂量的放疗，而最大限度地减少对相邻正常组织的损害。最近，I^{131} 托西莫单抗和 Y^{90} 替伊莫单抗被核准在非清髓剂量下治疗非霍奇金淋巴瘤。目前，针对 CD33、CD45、CD66 的免疫耦联治疗技术，联合异基因移植正在对白血病、骨髓增生异常综合征、淋巴瘤患者进行治疗。这种治疗方法的毒性并没有显现出比单独化疗的毒性大，与历史对照相比疗效更好。

非清髓预处理方案由免疫抑制药物如氟达拉宾和环磷酰胺，低剂量 TBI 和最近应用于临床的 RIT 技术构成。最近，RIT 已被用于建立一种血液的混合嵌合体（供者细胞和宿主细胞）。对于侵袭性小的肿瘤如慢性髓细胞白血病或惰性淋巴瘤，在治疗策略上应注意减少毒性和缩短全血细胞减少期，同时维持 GTV 效应。这一方案的近期疗效令人满意。CML、慢性淋巴细胞白血病（CLL）和低恶性的淋巴瘤完全缓解率接近 85%。而且，由于非清髓性预处理方案的急性毒性减少，使造血干细胞移植成为越来越多的高龄患者的选择。从 1984 年开始，进行干细胞移植的 50 岁以上的患者数较其他年龄组人数增长更多。目前，这类患者占因 AML、ALL 和 CML 而行异基因干细胞移植总数的 20%。

免疫抑制

抑制 T 细胞反应的药物应用是使异基因干细胞移植获得成功的主要因素。甲氨蝶呤，皮质类固醇，环孢素，他克莫司等药物被用于预防移植后初期的移植排异反应及 GVHD。抗胸腺细胞球蛋白、阿仑单抗也被用于移植前后以预防 GVHD。这些药物对于降低急性及慢性 GVHD 的发生率和严重程度有显著效果，但按照特殊的方案给药，感染并发症、移植排异反应以及疾病复发的风险可能增加。新型的抗炎症反应药物如英夫利昔单抗（infliximab）、依那西普（etanercept）、利妥昔单抗、达珠单抗（daclizumab）成功应用于急慢性 GVHD 处置，但感染性并发症的风险也会增加。

输血治疗

对免疫抑制患者的输血需要从血制品中去除白细胞以降低同种异体免疫反应及 CMV 传播风险。在移植后输注的血制品还必须经过放射线照射以降低输血相关 GVHD。只要患者正在接受免疫抑制治疗或存在 GVHD 表现时，这些措施就要持续。

移植并发症

治疗相关发病率和死亡率

对于移植小组和患者来说，权衡疾病复发的风险和治愈的可能性，克服移植治疗对生活质量的影响极为重要（表 77-2）。异基因移植在移植后的第 1 ～ 2 年总死亡率约 15% ～ 50%，这取决于患者的年龄、脏器功能状态以及患者与供者匹配程度。对于非清髓性移植来说早期毒性一般较低。然而，迟发性 GVHD 仍然是重要危险因素，长期治疗相关死亡率（TRM）与清髓性移植相似。自体骨髓移植

表 77-2 比较自体干细胞移植、异基因干细胞移植及非清髓性移植的并发症

并发症	自体移植	异基因移植	非清髓性移植
细菌感染	3+	4+	2+
病毒感染	1–	4+	4+
真菌感染	1+	4+	4+
移植物抗宿主	—	3+	2+
抗移植物	恢复缓慢 1+	2% ~ 5%	5% ~ 10%
移植物抗肿瘤	—	2+	3+
深静脉血栓	1% ~ 3%	5%	少见
复发	4+	2+	3+
继发性骨髓发育不良或 AML	5% ~ 15%	—	—
治疗相关死亡率	5%	20% ~ 40%	15% ~ 25%

TRM 率约 2% ~ 10%，这取决于疾病的类型、分期、患者的生理状态以及预处理方案。尽管异基因干细胞移植的并发症较自体干细胞移植更为常见，但自体干细胞移植者复发的风险更高。由于以上因素，患者最好在具有丰富经验、可提供多种选择的移植中心详细咨询后再做出移植决定。

移植物抗宿主病（GVHD）

HLA 配型相合程度与 GVHD 的发生及严重程度直接相关。回顾性研究发现，尽管免疫抑制剂的应用及 HLA 分型取得了一定进展，但大多数严重的 GVHD 仍发生在无关供者或不相合的移植。急性 GVHD 是指发生在移植 100 天内，相合同胞受者的发生率在 10% ~ 70%。慢性 GVHD 是指发生在移植 100 天之后，表现为持久性针对宿主的皮肤、肠道及肝脏的自身免疫反应。虽然轻度的 GVHD 与减少的疾病复发率相关，但严重的 GVHD 会带来患者生活质量的降低及 TRM 的高风险，应用非清髓性预处理方案较清髓性预处理方案可降低急慢性 GVHD。

感染

细菌感染多发生于移植后的早期，处于粒细胞减少症及黏膜损伤的时期。巨细胞病毒（CMV）感染及其他病毒性感染如：腺病毒感染通常发生在移植后 30 ~ 100 天之间。细菌性、真菌性及病毒性感染的风险随着免疫抑制治疗的延长而延续，并可表现为数月至数年的不明原因发热。因 GVHD 而需要延长免疫抑制治疗时间的患者可出现快速致命的膜包被性细菌感染，如链球菌及肺炎球菌感染。对于这类患者出现发热时，应积极应用广谱抗生素，并进一步寻找发热的根本原因。约 30% ~ 40% 的患者发生水痘带状疱疹的复燃，特别是在移植后的 12 月内。如果不能早期识别这类感染和早期应用药物治疗如阿昔洛韦，可能会出现危及生命的播散性感染。侵袭性真菌感染，如曲霉菌及毛霉菌感染也可见于长期接受免疫抑制治疗的患者。两性霉素 B 是用来治疗怀疑或已证实存在侵袭性真菌感染的主要药物，但现在此药已被新型制剂如脂质体两性霉素 B、伏立康唑及卡泊芬净所替代。这些新药与两性霉素相比具有较小的肾毒性和输注副作用，在多数情况下有良效。

避免治疗错误

大多数接受 HSCT 移植的患者在移植后应在具有移植经验的医疗中心密切观察。但偶尔也有因急症就诊于当地医院和急诊部门的患者。识别这些患者非常重要，特别是接受异基因移植的患者，可能在血细胞计数恢复后仍表现为数月至数年的持续性免疫功能障碍，这增加了他们发生严重机会性感染的风险。发现如发热、咳嗽、皮疹及疼痛应积极治疗，因为 HSCT 患者会很快出现失代偿。当问题发生时，建议地方医师应及时直接与患者移植治疗的中心取得联系。

展望

随着支持治疗手段不断改进和移植供者队伍的

不断扩大，通过脐血干细胞、不相合和无关供者移植的临床应用，接受移植的人群数量将不断增加。针对自体或异基因干细胞移植的联合疫苗和其他免疫治疗方法将用于清除肿瘤细胞和减少疾病复发。应用调节性T细胞输注，全淋巴系统照射和新型免疫抑制剂来预防和治疗GVHD也正在研究中。

（王雪明 译 吴寿岭 校）

参考文献

Blume KG, Forman SJ, Appelbaum FR (eds): Thomas's Hematopoietic Cell Transplantation, 3rd ed. Malden, MA, Blackwell Science, 2004.

This excellent textbook is devoted exclusively to stem cell transplantation for those wishing to study HSCT in greater detail.

The National Marrow Donor Program Web site. Available at http://www.marrow.org. Accessed November 21, 2006.

The official website of the National Marrow Donor Program is an excellent source of information on practically every aspect of stem cell transplantation, including up-to-date survival statistics by disease type.

循证

1. Alyea EP, Kim HT, Ho V, et al: Comparative outcome of nonmyeloablative and myeloablative allogeneic hematopoietic cell transplantation for patients older than 50 years of age. Blood 105(4):1810-1814, 2005.

   This retrospective analysis from a single transplantation center in the United States demonstrates improved overall survival and a reduced incidence of GVHD in patients older than 50 years undergoing nonmyeloablative conditioning versus standard ablative regimens.
2. Aoudjhane M, Labopin M, Gorin NC, et al: Comparative outcome of reduced intensity and myeloablative conditioning regimen in HLA identical sibling allogeneic haematopoietic stem cell transplantation for patients older than 50 years of age with acute myeloblastic leukaemia: A retrospective survey from the Acute Leukemia Working Party (ALWP) of the European group for Blood and Marrow Transplantation (EBMT). Leukemia 19:2304-2312, 2005.

   This large retrospective series from Europe demonstrates comparable overall survival and reduced transplant-related toxicity in leukemia patients older than 50 years treated with nonmyeloablative conditioning regimens compared with those undergoing traditional, myeloablative procedures.
3. Child JA, Morgan GJ, Davies FE, et al: High-dose chemotherapy with hematopoietic stem-cell rescue for multiple myeloma. N Engl J Med 348(19):1875-1883, 2003.

   This landmark study demonstrates improved progression-free and overall survival in multiple myeloma patients treated with autologous HSCT compared with traditional chemotherapy.
4. Laughlin MJ, Eapen M, Rubinstein P, et al. Outcomes after transplantation of cord blood or bone marrow from unrelated donors in adults with leukemia. N Engl J Med 351: 2265-2275, 2004.

   This retrospective analysis from the United States demonstrates similar long-term outcomes between leukemia patients receiving mismatched umbilical cord stem cells and those receiving bone marrow from mismatched, unrelated, adult donors.
5. Philip T, Guglielmi C, Hagenbeek A, et al: Autologous bone marrow transplantation as compared with salvage chemotherapy in relapses of chemotherapy-sensitive non-Hodgkin's lymphoma. N Engl J Med 333(23):1540-1545, 1995.

   This important study, also known as the Parma trial, demonstrates improved event-free and overall survival in patients with relapsed non-Hodgkin's lymphoma treated with autologous stem-cell transplantation versus traditional, salvage chemotherapy.
6. Press OW, Eary JF, Gooley T, et al: A phase I/II trial of iodine-131-tositumomab (anti-CD20), etoposide, cyclophosphamide, and autologous stem cell transplantation for relapsed B-cell lymphomas. Blood 96(9):2934-2942, 2000.

   This important early study demonstrates the feasibility of combining radioimmunotherapy with traditional cytotoxic agents in the autologous HSCT setting for relapsed non-Hodgkin's lymphoma.
7. Tallman MS, Gray R, Robert NJ, et al: Conventional adjuvant chemotherapy with or without high-dose chemotherapy and autologous stem-cell transplantation in high-risk breast cancer. N Engl J Med 349(1):17-26, 2003.

   This landmark trial demonstrates a lack of benefit for HSCT compared with traditional chemotherapy for high-risk breast cancer.
8. Tauro S, Craddock C, Peggs K, et al: Allogeneic stem-cell transplantation using a reduced-intensity conditioning regimen has the capacity to produce durable remissions and long-term disease-free survival in patients with high-risk acute myeloid leukemia and myelodysplasia. J Clin Oncol 23(36):9387-9393, 2005.

   This study demonstrates that reduced-intensity transplantations are effective in producing long-term remissions of both acute leukemia and myelodysplasia, despite their reduced toxicity compared to traditional allogeneic HSCT regimens.

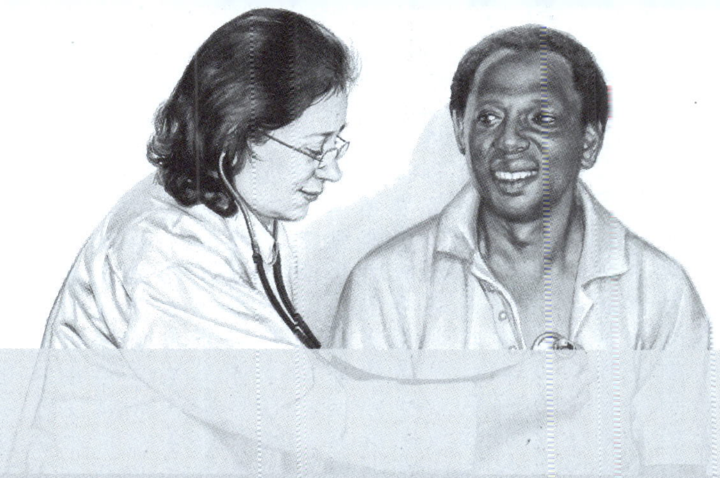

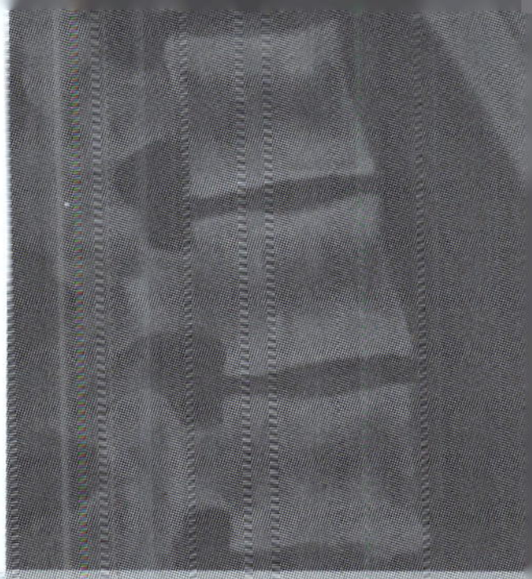

第IX部分

肿　瘤

Mark A. Socinski

78

肺 癌

引言

在美国，每年约170 000例肺癌患者确诊，其中男性患者占14%，女性占13%，分列男（次于前列腺癌）、女（次于乳腺癌）常见癌症的第二位。每年死于肺癌的患者约160 000人，是癌症相关死亡最常见的病因。自20世纪80年代后期以来，因肺癌死亡的男性患者人数有所减少，但仍占癌症死亡总数的31%。1986年，因肺癌死亡的女性患者人数超过了因乳腺癌死亡的人数，如今已占女性癌症死亡总数的25%。死于肺癌的患者数超过了因结肠癌、乳腺癌、前列腺癌及胰腺癌死亡人数的总和（图78–1）。

病因和发病机制

吸烟是肺癌的主要危险因素。虽然85% ~ 90%的肺癌患者有直接烟草暴露史，但肺癌的病因可能是多因素的。显然，易感性也在其中扮演了角色，因为许多终生吸烟的人并没有患肺癌。吸烟的数量与肺癌的风险之间存在剂量效应关系。如果停止吸烟，肺癌发病风险会下降，但在以后至少18年中仍会高于终生不吸烟者。半数以上的肺癌患者在确诊时并不吸烟。其他危险因素见框78-1。

肺癌分成两大类（表78-1）：小细胞肺癌（small cell lung cancer，SCLC）和非小细胞肺癌（nonsmall cell lung cancer，NSCLC）。每种类型及其亚型在组织学和分化程度上均有所不同。约有1% ~ 4%的肺癌组织是由小细胞和非小细胞混合而成。病理学上能很好地对SCLC与NSCLC（> 90%）加以鉴别，但准确率并非100%，因此有必要对临床表现予以密切关注。

临床表现

肺癌的临床表现（表78-2）常以胸部病灶或转移灶引起的症状为主。最常见的胸部症状是咳嗽、胸痛、咯血和呼吸困难。其他症状源自对胸部重要结构的侵犯或压迫，包括上腔静脉综合征、胸膜腔积液或心包积液、阻塞性肺炎和Pancoast综合征。

肺癌可转移至全身各个部位，最常见的部位是肝脏、肾上腺、骨、脑及淋巴结。患者经常因转移灶引起的症状而就诊，包括骨痛、癫痫、偏瘫、肝肿大。全身症状如体重减轻、疲劳不适、食欲下降十分常见，在晚期患者中更为明显。

与肺癌有关的几个副瘤综合征包括抗利尿激素分泌失调、高钙血症、男性乳腺发育和库欣综合征，还有一些神经系统综合征，包括Eaton-Lambert综合征、小脑变性、外周神经病变和痴呆。

筛查

筛查的作用仍有争议。表78-3列出了迄今已公布的试验，在这些试验中，无论是否进行痰细胞学检查均进行胸部X线检查，如果以肺癌死亡率为研究终点，试验未能显示筛查的益处。这些试验仅包括了男性患者，而且只比较了强化和非强化筛查策略，这些资料表明并非筛查无效，而是筛查被不适当地过分强调了。目前正在集中研究螺旋CT扫描在筛查中的作用。初步研究表明螺旋CT扫描可以发现早期肺癌。不过此种方法对生存率的影响尚未明确。几个随机试验正在进行中，其结果我们拭目以待，这些结果将有助于明确筛查的地位。美国

图78-1 年死亡率（每千人）。

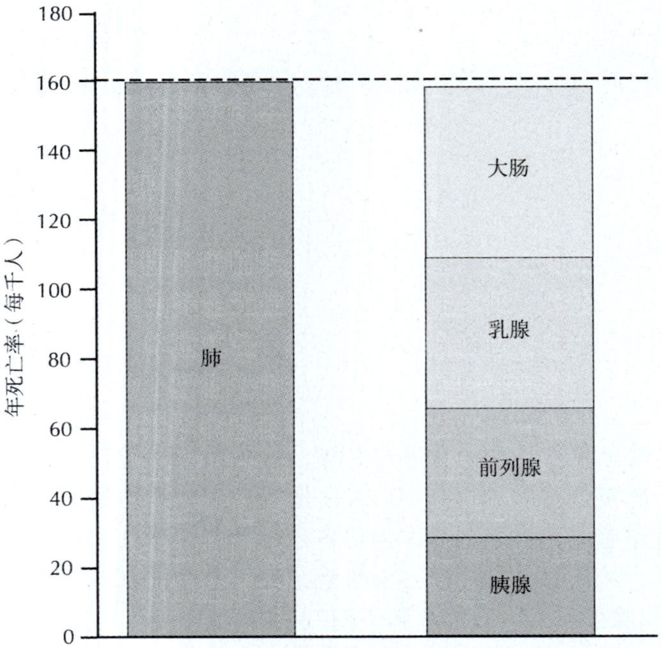

From Detterbeck FC, Rivera MP, Socinski MA, Rosenman JC(eds):Diagnosis and Treatment of Lung Cancer: An Evidence-Based Guide for the Practicing Clinician. Philadelphia, WB Saunders, 2001.

表 78-1 肺癌组织学分类 *

癌的类型	调整年龄后发病率†
小细胞	9.4
非小细胞	
▪ 大细胞	9.6
▪ 鳞状细胞癌	15.3
▪ 腺癌	15.3
• 细支气管肺泡癌	1.4
▪ 腺鳞癌	0.8
其他	
▪ 支气管腺体癌	0.6
• 腺样囊腺癌	
• 黏液表皮腺瘤	
▪ 类癌	0.5
• 典型	
• 非典型	
▪ 肉瘤	0.1
• 癌肉瘤	

* 基于 WHO 分类系统。

† 每 100 000 人口的年发病率，依据 SEER1983 ～ 1987 统计结果。

From Detterbeck FC, Rivera MP, Socinski MA, Rosenman JC(eds):Diagnosis and Treatment of Lung Cancer: An Evidence-Based Guide for the Practicing Clinician. Philadelphia, WB Saunders, 2001.

框 78-1 肺癌的危险因素

吸烟
被动吸烟
职业暴露于有害物质
遗传因素
性别
饮食
慢性肺部疾病
烟草相关癌症病史

From Detterbeck FC, Rivera MP, Socinski MA, Rosenman JC(eds):Diagnosis and Treatment of Lung Cancer: An Evidence-Based Guide for the Practicing Clinician. Philadelphia, WB Saunders, 2001.

表 78-2 肺癌临床表现

症状	发生率
咳嗽	46
体重下降	32
呼吸困难	30
胸痛	30
咯血	27
发热	28
无症状	15

From Detterbeck FC, Rivera MP, Socinski MA, Rosenman JC(eds):Diagnosis and Treatment of Lung Cancer: An Evidence-Based Guide for the Practicing Clinician. Philadelphia, WB Saunders, 2001.

国家肺癌筛查试验，将 50 000 人随机分为单纯胸部 X 线检查或者螺旋 CT 扫描。但除非这些试验以及其他类似试验的结果是有效的，否则不建议常规筛查。

诊断方法

确立肺癌的诊断要求有组织学或细胞学的证据。对所有患者都应给予多学科的检查以获得最佳方法来明确诊断，建议行胸部 CT 和 PET 扫描。方法包括痰细胞学检查、支气管镜检查、经胸腔细针抽吸活检（TTFNA）、经食管或支气管内镜超声引导下细针抽吸活检、纵隔镜检查或前纵隔切开术，以及活检或转移灶细针抽吸活检。

表 78-3 肺癌筛查

研究 *	人数	年份	检查频率（月）		研究时间（年）	肺癌诊断率		可手术患者百分数		5 年生存率 (%)		死亡率 [a]	
			对照组	筛查组		对照组	筛查组	对照组	筛查组	对照组	筛查组	对照组	筛查组
Erfurt[b]	143 880	1972 ~ 1977			6	0.65	0.95	19	28	8	14	0.8	0.6
North London[b]	55 034	1960 ~ 1963	CXR q36	CXR q6	3	0.38	0.44	29[c]	44[c]	6	15	0.8	0.7
Hopkins	10 387	1973 ~ 1978	CXR q12 —	CXR q12 Sp q4	5~7	5.5	4.8	44	47	20[d]	20[d]	4.6	3.6
Memorial Sloan-Kettering Cancer Center	10 040	1974 ~ 1978	CXR q12 —	CXR q12 Sp q4	5~8	3.8	3.7	51	53	33	37	2.7	2.7
Mayo Clinic	9211	1971 ~ 1976	CXR q12[e] Sp q12[e]	CXR q4 Sp q4	6	3.5	4.5	32	46	15	33	3.0	3.2
Czechoslovakia[f]	6346	1976 ~ 1977	CXR q36[g]	CXR q6[g] Sph q6[g]	3	2.0	3.9	16	25	0	26	1.5	1.7

[*] 选择标准：肺癌筛查的随机试验。

[a] 每 1000 患者 / 年。

[b] 患者组的随机而非患者个体的随机。

[c] $P < 0.05$。

[d] 8 年生存率。

[e] 研究的年度依从性约为 50%。

[f] 基于 3 年研究周期的数据。

[g] 在 3 年随访期期间，每年查 CXR 一次。

[h] 单次痰标本。

CXR，胸片；Sp, 痰（三次标本）。

痰细胞学检查

此方法侵袭性最小，但其准确性依赖于严格的标本采集和最佳的标本保存。痰细胞学检查的敏感性约 65%，高度依赖肿瘤的大小和生长的位置（大的中心型肺癌敏感性最高）。此方法的假阳性率为 2%，假阴性率为 10%。

支气管镜检查

支气管镜检查对中心型肺癌的敏感性为 80% ～ 85%，对周边型肺癌的敏感性为 60% ～ 65%，而对小于 2cm 的肿瘤敏感性＜ 33%。

经胸腔细针抽吸活检

经胸腔细针抽吸活检（TTFNA）总的敏感性为 88%，特异性为 97%，假阳性率为 1%，其假阴性为 27%，因此高度怀疑肺癌的肺部病变，即使 TTFNA 阴性，仍应考虑为恶性。

食管或支气管内镜超声引导下细针抽吸活检

经食管或支气管内镜超声引导下细针抽吸活检是当前使用的新方法，根据 CT 扫描结果，该方法可准确地获取病理标本，与纵隔镜检查互为补充。若仔细选择患者，其总敏感性达到 80%，而特异性接近 100%。

纵隔镜或前纵隔切开术

纵隔淋巴结活检是诊断肺癌的常用办法。纵隔镜检查的具体方法是：自胸骨切迹处切开，用纵隔镜对气管旁和隆突下淋巴结进行采样。图 78-2 中显示的是纵隔淋巴结采样的主要站次，它与 AJCC 定义的胸腔内淋巴结解剖区相对应（图 78-2）。若肿瘤位于左肺上叶，则需行前纵隔切开术取主肺动脉窗的淋巴结活检，此步骤为自左侧第二肋间切开，直接暴露主肺动脉窗前后（10 站）。

转移灶活检或细针穿刺抽吸活检

胸腔外病灶活检即可以明确诊断又可以确定分期，如肝、骨肾上腺或脑转移灶的活检，可以提供诊断以及分期（脑转移为Ⅳ期）。

鉴别诊断与分期

如果症状体征提示肺癌诊断，特别是对于有吸烟病史的患者，应该考虑该诊断（表 78-4）。影像学异常提示肺癌的诊断，但对于新发病灶需要与其他疾病相鉴别，如感染、炎症、肉芽肿、血管异常、错钩瘤及转移癌。

分期对决定患者的治疗和预后至关重要，因此对所有初诊患者必须根据 TNM（原发肿瘤、区域淋巴结、远处转移）系统进行仔细分期。该系统已简要总结于表 78-5 中。

临床分期的依据是体格检查和影像检查（表 78-6）。病理分期是通过病理累及可疑区域的活检，进一步证实影像所见。一般讲癌症的病理分期比临床分期更准确。

要求所有患者有完整的病史，详细的体格检查和胸部 X 线片，以及有助于分期的胸部 CT（该 CT 扫描范围应包括肝脏和肾上腺）。另外还可以行头部 CT 或 MRI 检查，放射性核素骨扫描和 PET 扫描。病理分期可以行纵隔镜、胸腔镜检查或可疑转移病灶活检。

尽管 TNM 系统也应用于 SCLC，但仍延用历史上更简单的系统——局限期和广泛期。局限期是指能够被一个合理的胸部照射野所包括的病变。通常包括原发肿瘤和 N1-3 的淋巴结，是否包括对侧肺门和锁骨上淋巴结引流区存有争议。病变超出这个范围则为广泛期 SCLC，其中包括恶性胸腔积液和心包积液的患者。

胸腔内分期

图 78-2 所示用于肺癌分期的各站淋巴结分区。经胸部 CT 扫描对纵隔淋巴结进行的初始评估，不过，CT 的敏感性仅为 65%，特异性为 75%，假阴性率为 10% ～ 15%，假阳性率为 30% ～ 40%。PET 扫描可以提高敏感性（达 84%）和特异性（93%），但仍有 7% 的假阳性率和 16% 的假阴性率。在某些患者应同时行 CT 和 PET 检查。纵隔镜是评估纵隔的金标准，其总的敏感性与 PET 的敏感性相似（84%），其特异性达 100%。由于纵隔镜不可能取到纵隔每站淋巴结，所以其假阴性率为 9%。显然，其假阳性率为 0%。

胸腔外分期

对于胸腔外转移灶的评价，应以无创性分期检查作为标准。检查方法的选择应该参考胸腔内分期以及通过病史和体格检查得到的各种症状体征指导

图78-2 肺癌分期的区域淋巴结。
Adapted from Mountain CF, Dresler CM: Regional lymph node classification for lung cancer staging. Chest 1997; 111: 1718-1723.

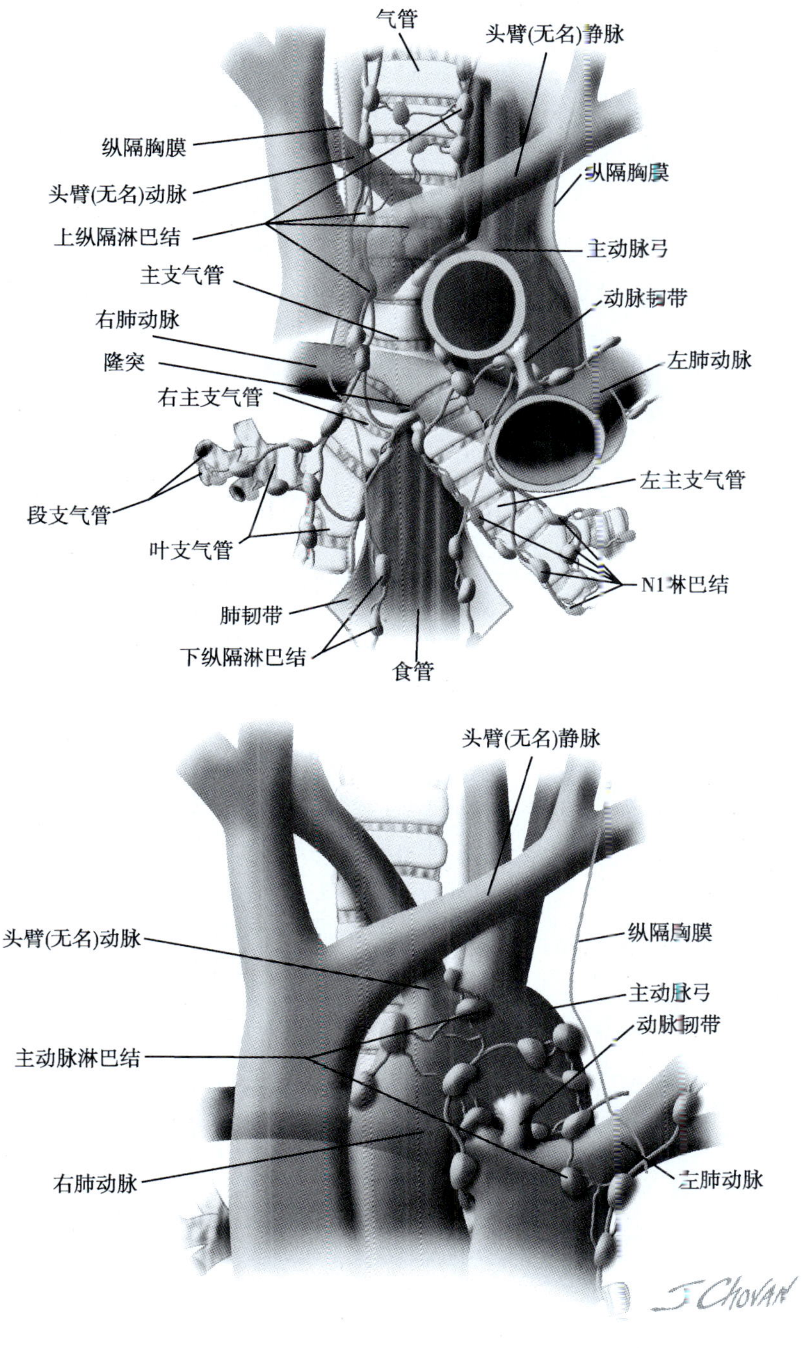

选择检查方法。最常见的转移部位是脑、骨、肝、肾上腺和对侧肺。有目的地行骨扫描、脑CT或MRI检查，个别情况下行PET-CT扫描。一旦被证实为Ⅳ期，除非患者有特定器官的症状需要在治疗上予以关注（特别是脑转移或骨转移），则可以停止进一步检查。

治疗

因治疗方法的选择依赖于组织类型和疾病分

表 78-4 肺部肿块或异常的鉴别诊断

诊断种类	有助的临床因素
肺原发癌	年龄，危险因素
转移癌	诊疗史，病灶数目
慢性良性病变	
肉芽肿，瘢痕	既往胸部X线片，散在钙化
错构瘤	既往胸部X线片，CT薄层扫描中的脂肪组织
急性良性病变	
圆形肺不张	影像学表现，消退
假肿瘤（裂间积液）	影像学表现，消退
异物，阻塞	病史
肺脓肿	病史
细菌性肺炎	病史
结核，不典型的抗酸杆菌	病史，结核菌素试验
真菌感染	病史
肺栓塞	病逝，消退
血管炎	病史

表 78-5 TNM 分期

T 状态				
T0	未见原发肿瘤			
Tis	原位癌			
T1	病灶＜3cm，位于肺内			
T2	病灶＞3cm，或侵犯脏层胸膜			
T3	病灶位于可切除组织内（胸壁或心包）			
T4	病灶位于不可切除的重要组织内（主动脉或心脏）或恶性胸膜腔或心包积液			
N				
N0	无淋巴结转移			
N1	肺内淋巴结转移（支气管周围或肺门）			
N2	同侧纵隔淋巴结转移			
N3	对侧纵隔或锁骨上淋巴结转移			
M				
M0	无远处转移			
M1	远处转移			
分期				
期别	**T**	**N**	**M**	**估计所占病例百分比**
IA	1	0	0	I：36%
IB	2	0	0	
ⅡA	1	1	0	Ⅱ：7%
ⅡB	2	1	0	
	3	0	0	
ⅢA	1～3	2	0	ⅢA：10%
ⅢB	1～4	3	0	ⅢB：20%
	4	0～3	0	
IV	任何	任何	1	IV：27%

Detterbeck FC, Rivera MP, Socinski MA, Rosenman JC(eds):Diagnosis and Treatment of Lung Cancer: An Evidence-Based Guide for the Practicing Clinician. Philadelphia, WB Saunders, 2001.

期，所以精确的分期是必不可少的。

非小细胞肺癌的最佳治疗

Ⅰ期

标准的治疗方法是肺叶完全切除或必要时行扩大切除。术中对每个患者都要进行纵隔淋巴结的系统取样或完全清扫。预期治愈率或5年生存率ⅠA期为70%～80%，ⅠB期为50%～65%。ⅠB期术后辅助化疗存在争议，但是若肿瘤≥4cm或许辅助化疗是有益的。ⅠA期辅助化疗有待研究。

Ⅱ期

肺叶完全切除或必要时行扩大切除是标准的治疗方法。术中对每个患者都要进行纵隔淋巴结的系统取样或完全清扫。Ⅱ期NSCLC预期治愈率或5年生存率为30%～50%。根治术后须行术后辅助化疗。3～4个周期以顺铂为基础的化疗被认为是标准方案。对于根治术后的患者，辅助放疗的作用尚无定论。

ⅢA/B期

ⅢA期包括两组：纵隔有大病灶者和纵隔无大病灶者。对于后者，可以接受外科手术治疗。单纯手术的生存率很低（5年生存率为9%～30%）。几个小的Ⅲ期研究表明，术前化疗可提高5年生存

表 78-6 分期评估的类型

字首	概念	定义
c	临床分期	任何治疗开始之前，利用所有可用信息（包括纵隔镜检查）
p	病理分期	基于术后病理评估
y	再次分期	在给予部分或全部治疗后
r	复发分期	复发时的分期
a	尸检分期	依据尸检确定的分期

率。Ⅲ A 期术后患者，胸腔放疗可以降低局部复发，但不能提高生存率。与Ⅱ期患者一样，他们需要行以顺铂为基础的辅助化疗。这些患者的 5 年生存率为 20% ～ 35%。

对于不能手术切除，体质好的Ⅲ A/B 期 NSCLC 患者，联合放化疗是标准治疗方法。同步放化与序贯治疗相比的Ⅲ期试验显示，同步放化疗的生存率更高，其 5 年生存率为 10% ～ 20%。

Ⅳ期

在大多病理分期较好的患者中，以铂类为基础的联合化疗提高了生存率，并减轻了疾病相关症状。以铂类为基础的联合化疗与最好的支持治疗（BSC）比较显示，化疗可以提高生存率。单纯 BSC，1 年生存率约 10%。以铂类为基础的化疗 1 年生存率为 20% ～ 25%。近期新研制出的细胞毒性药物（紫杉醇、多西紫杉醇、吉西他滨、长春瑞滨、依立替康）联合铂类治疗提高了Ⅳ期 NSCLC 的生存率。用这些新药治疗，患者的 1 年生存率为 30% ～ 40%。最近，在选择性的晚期患者（非鳞状细胞癌及无脑转移和咯血）中，化疗联合贝伐单抗 [血管内皮生长因子单克隆抗体（VEGF）] 与单纯化疗相比提高了生存率。Ⅳ期肺癌是不能治愈的，所有患者终将进展。针对这些患者，治疗用药包括多西紫杉醇、培美曲塞和厄洛替尼，这些药物都有可能提高生存率和减轻症状。

BSC 是病理分期差的患者的标准治疗方法。这些患者承受着更多的治疗相关疾病及死亡，而且治疗并未提高生存率。

小细胞肺癌的最佳治疗

局限期小细胞肺癌

局限期小细胞肺癌占所有小细胞肺癌患者的 1/3。联合放化疗是最好的治疗。顺铂联合足叶乙苷是标准的化疗方案，并且与化疗同步的放疗应在化疗疗程早期进行。在获得缓解的患者中，脑转移十分常见，因此建议行预防性全脑照射以提高生存率。

广泛期小细胞肺癌

广泛期小细胞肺癌可以治疗但难以治愈。尽管联合化疗的有效率达 60% ～ 80%，但其 2 年生存率不足 10%，中位生存期为 8 ～ 12 个月。标准的化疗方案也是顺铂或卡铂联合足叶乙苷。

避免治疗错误

因为分期是决定患者治疗与预后的重要因素，所以错误的分期最有可能导致错误的治疗。把每个患者的临床资料提交由肿瘤内科专家、肿瘤放射专家、肺部肿瘤专家和胸外科医师组成的联合团队讨论，这是避免治疗错误和确保选择最佳治疗计划的有效方法。专家团讨论会听取每个专家的意见，此过程也使诊断方法的选择更有效。好的诊断方法提高了精确分期的可能。

展望

两个主要的生长途径（VEGF 和表皮生长因子途径）已被确认为肺癌的治疗靶点。正在验证几个新的靶向药物对晚期 NSCLC 的疗效。这些新药作用于包括血管生成、信号传导，以及细胞凋亡在内的异常途径。他们或许能使生存率得到更大的提高，从而用于早期 NSCLC 的治疗。新的放射治疗技术，如三维治疗计划，调强技术，立体定向放射治疗以及减轻放疗毒性的保护剂的使用，将可能提高放射治疗的治疗指数。早期肿瘤，化学预防策略正在研究中，这有可能降低第二原发肿瘤的风险。尽管肺癌普查仍存在争议，但快速螺旋CT使肺癌普查再成热点。最后，若减少吸烟者的数量，将会大大降低肺癌的发病率，因此禁烟和更有效的戒烟治疗应作为最优先的策略。

（马立国 译 邹玉环 校）

参考文献

Centers for Disease Control and Prevention. Available at: http://www.cdc.gov/cancer/lung. Accessed June 24, 2007.

The CDC's website provides helpful information about all aspects of lung cancer for patients and their families.

循证

1. Detterbeck FC, Rivera MP, Socinski MA, Rosenman JG (eds): Diagnosis and Treatment of Lung Cancer: An Evidence-Based Guide for the Practicing Clinician. Philadelphia, WB Saunders, 2001.

   This very helpful overview of lung cancer provides a practical guide to diagnosis and treatment.

2. Lee CB, Morris DE, Fried DB, Socinski MA: Current and evolving treatment options for limited stage small cell lung cancer. Curr Opin Oncol 18:162-172, 2006.

   This article provides an analysis and review of the modern treatment approach to this disease process, including possible new therapies.

3. Mountain CF: Revisions in the International System for Staging Lung Cancer. Chest 111:1710-1717, 1997.

   The author presents a useful review of changes in the lung cancer staging system.

4. Socinski MA: Adjuvant therapy for resected non-small cell lung cancer. Clin Lung Cancer 6:162-169, 2004.

   The author addresses the role of adjuvant therapy following resection of non-small cell lung carcinoma.

5. Socinski MA, Morris DE, Masters GA, Lilenbaum R; American College of Chest Physicians. Chemotherapeutic management of stage IV non-small cell lung cancer. Chest 123:226S-243S, 2003.

   This article reviews the options available in the management of stage IV lung cancer.

6. Stinchcombe TE, Fried D, Morris DE, Socinski MA: Combined modality for stage III non-small cell lung cancer. Oncologist 11:809-823, 2006.

   This article reviews the rapidly evolving concept of combined radiation and chemotherapy therapy for the treatment of stage III NSCLC.

Robert S. Wehbie • Bert H. O'Neil • Richard M. Goldberg

79

大肠癌

引言

据专业机构统计，在美国，大肠癌（colorectal cancer，CRC）的死亡率为第二位，仅次于肺癌。大约占癌症相关死亡人数的 11%。在过去的 10 年中，人们对 CRC 的遗传学、筛查、外科技术、辅助治疗和转移癌患者治疗的认识已取得了一定的进展，尽管取得了一定进展，但多数 CRC 的病因仍不清楚。尽管给予了辅助治疗，但在诊断时病变局限的一些患者仍发生了远处转移，除少数患者外，转移病变是致死性的。

病因和病理

通常 CRC 多见于老年人，直到 50 岁发病率才明显上升（图 79-1）。世界各地发病率不同，西方工业化国家发病率高，移民的 CRC 发病率往往与移居地区居民发病率一致。因此，长期以来考虑环境因素在大肠癌发展中起了重要作用。流行病学资料显示饮食结构如高脂饮食与大肠癌患病危险相关。然而，引起 CRC 发病的特定饮食或其他环境因素尚不清楚。

CRC 家族史对患病有很强的预测作用，达 20% 的 CRC 患者有家族史。有直系亲属患 CRC 的人一生中比其他人患 CRC 的危险性高 10%。但是，仅有 5% 的 CRC 病例是由明确的遗传综合征所致。

比起其他实体肿瘤，引发癌症生成的分子事件序列更适合于描述 CRC，这归因于下例已知的遗传性 CRC 综合征：家族性腺瘤型息肉病（familial adenomatous polyposis，FAP）和遗传性非息肉性大肠癌（hereditary nonpolyposis colorectal cancer，HNPCC）。

在 CRC 中 FAP 不足 1%。它是由 2 个结肠腺瘤性息肉病（APC）基因中的一个遗传缺陷引起。在青年时期，易感人群的特定体细胞在复制过程中通过随机丢失，失去了其仅有的有功能，导致了成百上千的大肠腺瘤细胞产生。几乎所有患者在 40 岁出现 CRC。两个 APC 自发丢失是大多数散发的 CRC 大肠腺瘤发生的重要因素。

HNPCC（或 Lynch 综合征）占 CRC 的 2% ~ 4%。它是由一个家族中 DNA 错配修复（MMR）基因遗传缺陷错误累积引起的。超过 60% 的个体在 50 岁时发生 CRC。MMR 突变基因显示约 15% 散发的 CRC 是获得性的而不是遗传的微卫星不稳定性引起的。

据认为几乎所有的 CRC 都由腺瘤型息肉发展而来。如今，关于大肠癌发展的假设提示 CRC 是由基因突变累积引起的。尽管这些缺陷基因可能有一定的顺序，但异常基因的累积更为重要。超过 90% 的癌存在 2 个或 2 个以上的基因缺陷。通常，肠息肉首先在 5q 染色体累积基因突变（APC 基因突变），随着息肉不典型增生，12 号染色体发生变化（K-ras 致癌基因），接着 18 号染色体基因缺失（在结肠癌缺失），最后 p53（17p 染色体）突变，标志着从良性腺瘤转变为恶性肿瘤。

10% 的肠道慢性炎症性疾病如溃疡性结肠炎和克罗恩病可恶变为 CRC。其他情况如 Gardner 综合征，Turcot 综合征和青少年息肉增加了 CRC 发病的危险。总之，约 1% 的 CRC 是由这些疾病所致。

图79-1 大肠癌的临床表现。

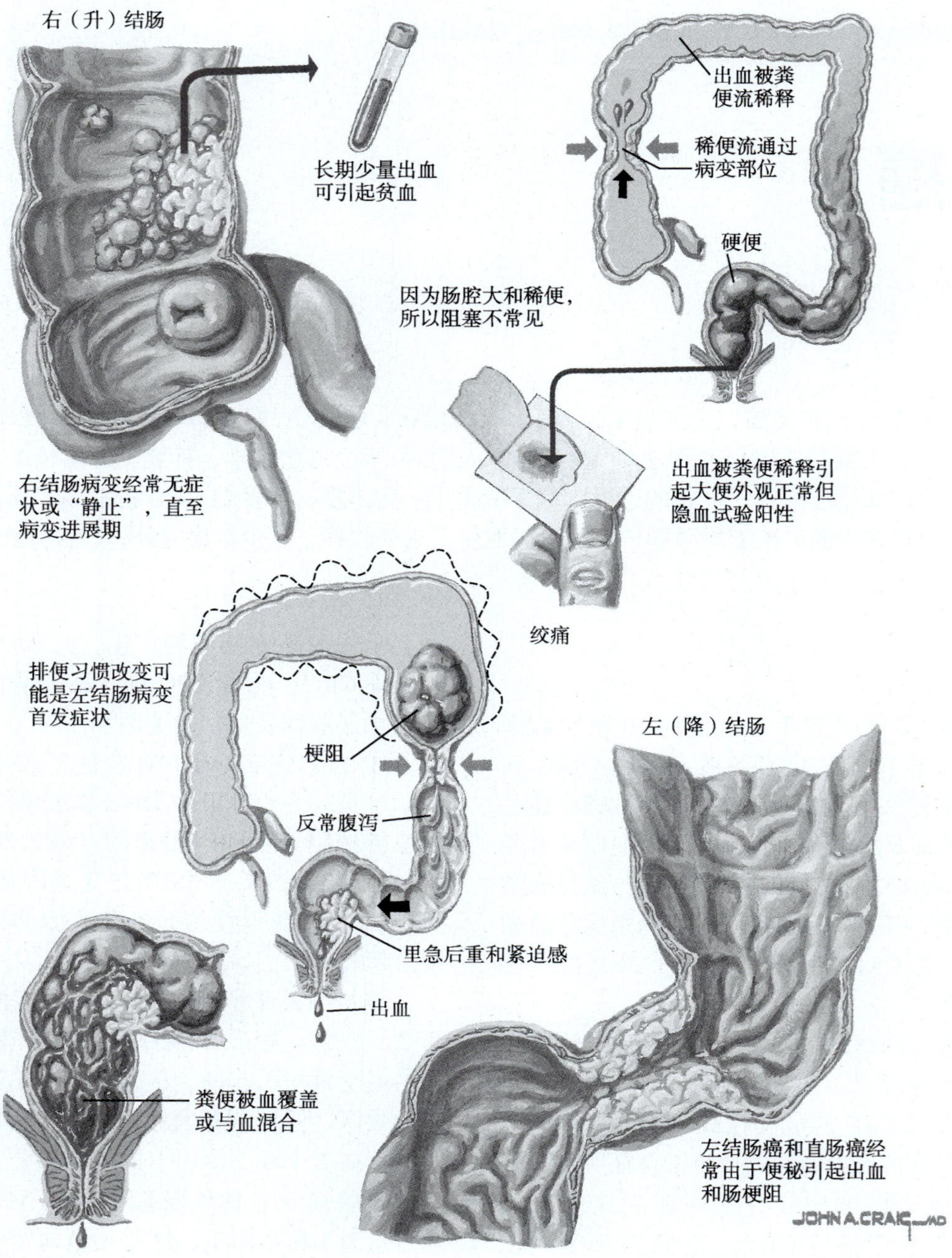

临床表现

牢记即使晚期 CRC 也常无症状是非常重要的。症状的出现取决于肿块的大小和位置（图 79-2）。典型表现为腹痛、排便习惯改变、直肠出血。右侧结肠癌一般较大，因隐性出血而导致贫血（疲乏、心力衰竭）。左侧结肠癌往往有肠梗阻症状（如腹部绞痛、排便习惯或大便直径改变）。直肠癌最常见的症状是大便带血，其他症状有黏液便、排便不尽感、直肠不适的症状、腹痛以及贫血的症状（或体征）。患者常有转移癌的症状和体征。肝脏是 CRC 最常见的转移部位，但其他部位也可发生转移。

图79-2 筛查方法。

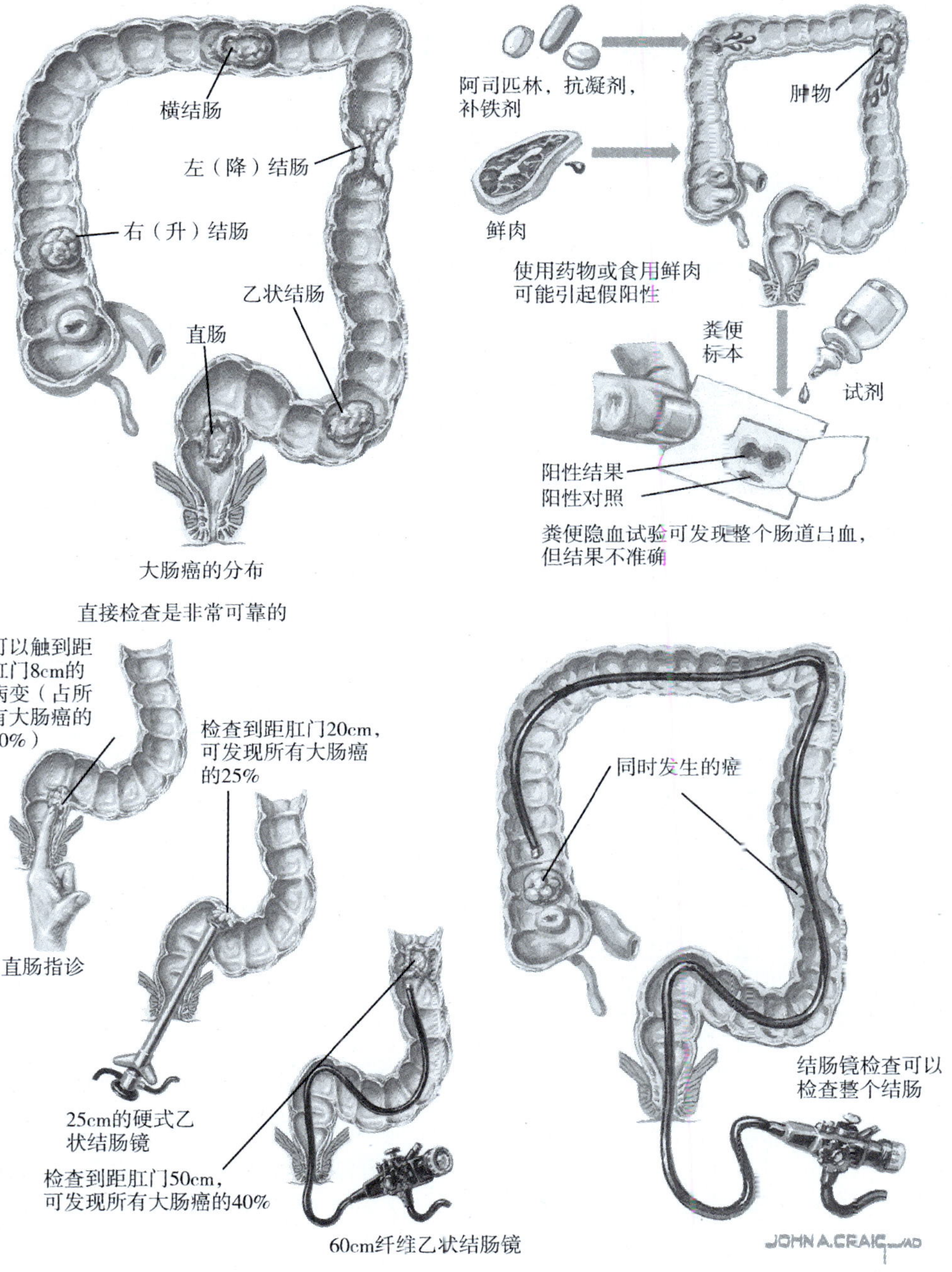

鉴别诊断

CRC大多为腺癌，其他组织学分类不足5%，包括类癌、肉瘤、淋巴瘤、黑色素瘤和HIV感染者的Kaposi肉瘤。骨盆其他部位的局部晚期肿瘤可侵犯直肠并表现为直肠癌症状。因为CRC症状是非特异性的，所以恶性肿瘤应与几乎所有的慢性胃肠道或腹部疾病和缺铁性贫血相鉴别。不要因为患者的年龄而排除患CRC的可能性。尽管年轻人CRC的发病率一段时间以来并未上升，但小于50岁的大肠癌患者比例却逐渐上升（因为老年人进行筛查防止了疾病的发生）。

表 79-1 美国胃肠协会筛检建议

- 因缺乏高危因素而被认定为平均或标准危险的患者，应该在 50 岁开始每年进行查体。
- 无论男女在 50 岁开始，都应在相关益处和风险讨论后进行下列检查之一。
  - 每年进行粪便隐血试验（无水标本）和每 5 年行纤维乙状结肠镜检查；或
  - 每年行粪便隐血试验；或
  - 每 5 年行纤维乙状结肠镜检查；或
  - 每 5 年行双重对比钡灌肠检查；或
  - 每 10 年行结肠镜检查。
  - 高危患者应更早更经常的进行大肠癌筛检（图 79-3）。
- 高危人群筛检建议如下：

家族性危险分类	筛检建议
一代直系亲属在 60 岁或 60 岁以上患大肠癌或腺瘤型息肉，或 2 个二代直系亲属患大肠癌	检查方法同平均危险水平人群，但从 40 岁开始检查
2 个或以上一代直系亲属[a]患结肠癌，或 1 个一代直系亲属不到 60 岁患大肠癌或腺瘤型息肉	40 岁开始，或无论哪个最先发病，以比家族中最早确诊发病年龄早 10 年开始，每 5 年一次结肠镜检查
1 个二代直系亲属或任意三代亲属[b,c]患大肠癌	检查方法同平均危险水平人群
家族性腺瘤型息肉病基因携带者或高危人群[d]	10 ～ 12 岁[e]开始，每年进行乙状结肠镜检查
遗传性非息肉性大肠癌基因携带者或高危人群	20 ～ 25 岁开始，或无论哪个最先发病，以比家族中最早确诊发病年龄早 10 年开始每 1 ～ 2 年行结肠镜检查

[a] 1 代直系亲属包括父母、兄弟（姐妹）和孩子。

[b] 2 代直系亲属包括（外）祖父母，姑（姨）和叔（舅）。

[c] 3 代直系亲属包括（外）曾祖父母，堂（表）兄弟（姐妹）。

[d] 包括家族性腺瘤型息肉病亚型，Gardner 综合征，一些 Turcot 综合征家族。

[e] 对于 AAPC 病，因为结肠镜检查对于近端结肠腺瘤的优越性，其应替代乙状结肠镜检查。

AAPC 患者应在十几岁或三十岁之前进行结肠镜检查。

诊断方法

筛查和诊断

便潜血试验和乙状结肠镜筛查可降低 CRC 相关死亡率（表 79-1）。大部分 CRC 病例都遵循从腺瘤到癌的发展规律。这种观点促进了结肠镜检查和息肉切除术的应用。因为超过 90% 的肠息肉可以通过结肠镜切除。腺瘤切除可降低 70% ～ 90% 的 CRC 发生率。随着筛查技术的推广应用，大部分无症状的 CRC 可被确诊。如今许多患者有症状是因为没有进行定期的筛查（图 79-3）。

内镜

硬管乙状结肠镜是检查直肠的可靠工具，但是经常不能通过直乙连接处，因此不能检查乙状结肠。纤维乙状结肠镜只能检查到结肠末 1/3 段。结肠镜可检查整个结肠并且比钡剂灌肠双重对比更敏感地发现早期 CRC 和大肠腺瘤。有 15% 的患者同时合并其他病变，因此，如果条件允许，应该检查整个结肠（图 79-3）。

分期

直肠癌的 TNM 分期已取代了 Dukes 分期（表 79-2）。肿瘤分期取决于肿瘤侵入肠壁的深度、区域淋巴结数量和是否有远处转移。肿瘤分期是预后的一个重要指标。

尽管剖腹探查术可明确分期，但常用胸腹 CT 检查指导初始分期。最近，经直肠超声或特殊磁

图79-3 大肠癌筛查表。
见表79-1。FAP, 家族性腺瘤型息肉病; HNPCC, 遗传性非息肉性大肠癌。Reprinted with permission from Winawer S, Fletcher R, Rex D, et al; U.S. Multisociety Task Force on Colorectal Cancer: Colorectal cancer screening and surveillance: Clinical guidelines and rationale. Update based on new evidence. Gastroenterology 124(2):544-560, 2003.

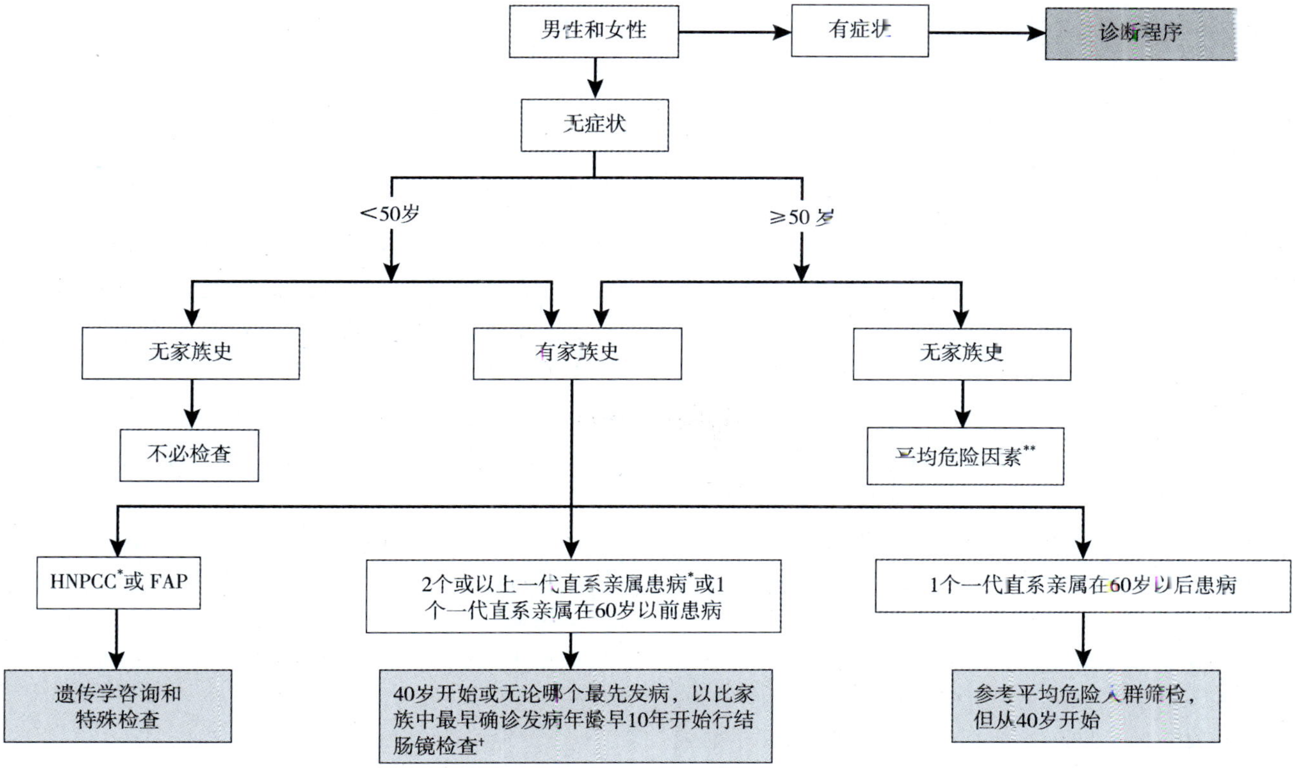

†大肠癌或腺瘤型息肉。
*遗传性非息肉性大肠癌（HNPCC）和家族性腺瘤型息肉病（FAP）。
**见表79-1。

表 79-2 AJCC/UICC 分期

0 期	Tis★	N0	M0
Ⅰ期	T1	N0	M0
	T2		
Ⅱ a 期	T3	N0	M0
Ⅱ b 期	T4	N0	M0
Ⅲ a 期	T1 ~ 2	N1	M0
Ⅲ b 期	T3 ~ 4	N1	M0
Ⅲ c 期	Any T	N2†	M0
Ⅳ期	Any T	Any N	M1

★原位癌。
†4 个或 4 个以上区域淋巴结转移。
AJCC, American Joint Committee on Cancer; UICC, International Union Against Cancer. From American Joint Committee on Cancer: AJCC Cancer Staging Manual, 6th ed. Philadelphia, Lippincott-Raven, 2002.

共振成像扫描可确定肿瘤侵犯深度和盆腔淋巴结转移。在许多单位尤其是行术前化放疗的单位，这是重要的直肠癌分期工具。常规术前实验室检验包括全血细胞计数和包括肝功能检验在内的血生化检验，这通常足够了。术前癌胚抗原（CEA）检验可能对术后随访有帮助，但不应作为筛查或诊断实验。

处理和治疗

最佳治疗方法

外科手术

肿瘤切除是 CRC 治疗的基石。手术应切除肉眼可见的肿瘤和区域引流淋巴结并保持切缘干净。大多数结肠癌可一期切除吻合。直肠被等分三段，上 1/3 段肿瘤通过低位前切除术可取得满意的疗效。一定比例的低位直肠癌和肛管癌最好的处理是经腹会阴切除术切除直肠和肛管，随后行永久结肠造瘘术。一些低位易变癌，尤其是不能手术的，最好的处理可能是经肛门局部切除。

辅助和新辅助治疗

用氟尿嘧啶（5-FU）、亚叶酸钙（LV）和奥沙利铂治疗 6 个月可改善淋巴结阳性 CRC 患者的生存率。越来越多的证据显示对于 $T_3N_0M_0$（Ⅱ期）患者进行辅助化疗可改善生存率。但是绝对获益相对较少，为 2% ～ 5%。目前国际上使用化疗受益计算，这有助于患者选择治疗方案。

直肠癌（位于腹膜返折下的肿瘤）需要其他治疗方法。如果肿瘤穿透肠壁（T3 期）或淋巴结阳性，大部分患者将会局部复发。术后辅助盆腔放疗对控制局部复发是有效的。标准的做法是静脉应用 5-FU 同时大野放疗。值得一提的是外科治疗的最新进展，如锐性分离直肠系膜（全部切除直肠系膜，TME），在某些患者中即使不放疗也会降低局部复发的风险，目前认为 TME 是直肠癌的标准术式。

术前化放疗是直肠癌治疗中的新进展。这种治疗的好处是组织受放射剂量低，手术切除受照组织降低了放疗的长期不良反应，使肿瘤降期以允许术中保留更多的括约肌。因为一些病例经过术前化放疗可以使病理分期下降，用这种方案治疗的所有患者，不论患者术后病理分期如何，都应进行 6 个月的术后辅助化疗。

随访包括术后 12 个月进行结肠镜检查，随后每隔 2 ～ 3 年进行一次。在 5 年内患者应每 6 ～ 12 个月复查一次。CEA 监测可能有助于早期发现复发。有一些证据支持随访期间进行常规影像学检查。美国临床肿瘤协会治疗指南现在也提倡随访期间常规影像学检查。

转移癌的处理

CRC 的复发常是位于可切除的器官（图 79-4），最常见的器官是肝脏，其次是肺。当肝或肺复发瘤可切除时，长期生存率为 25% ～ 40%，在选择的病例中，肝损伤可以经皮或腹腔镜射频直接切除。

不能手术切除或广泛转移的患者受益于全身的化学治疗。联合化疗比单用 5-FU/LV 更有效。在过去的几年里已发现伊立替康（拓扑异构酶 I 抑制剂）和奥沙利铂（DNA 交联）联合 5-FU/LV 可提高生存率，尽管会增加毒性。大约一半的患者对一线化疗有效。

最近，针对通过基因研究发现的靶点的抗体已进入临床应用。贝伐单抗是已知的特别有前途的抑制血管新生的血管内皮生长因子抗体。和传统化疗方案相比，这个抗体可提高化疗的生存率而降低副作用。表皮生长因子受体抗体也显示对结肠癌有效并可提高大肠癌的化疗效果。

避免治疗错误

近些年大肠癌的治疗更加复杂，特别是直肠癌，经常涉及多学科专家，例如治疗的顺序非常重要。为了避免潜在的并发症，并取得最大疗效，所有直肠癌患者和一些结肠癌患者（特别是大肠癌转移患者）应由一个多学科人员组成的小组管理，这个小组成员包括胃肠学专家、富有经验的外科医师、放射学专家、放射肿瘤学专家和肿瘤内科专家。

另一个在开始治疗时的潜在错误是因为开始的结肠镜检查不完全（经常是由于病变远侧堵塞）而漏诊第二个原发癌。所有的初始镜检不理想的患者在术后适当恢复后应进行一次充分的结肠镜检查。

展望

CRC 治疗的未来是光明的。在这些进展中，对 CRC 分子生物学和遗传学的深入了解是非常关键的。分子靶向和损伤的识别可以令我们合理设计 CRC 的预防、筛检及治疗方法。

更好地识别环境及饮食因素对 CRC 预防有明显的效果。预防性治疗仍是一个研究热点。环氧化酶 -2 抑制剂，尽管被认为是最有前途的一类药物，但却有增加心血管疾病的危险。应用阿司匹林、补钙、锻炼被认为可以降低息肉和大肠癌的发生。通过分析粪便样本中 CRC 相关基因（如 k-ras 缺失）的改变，新的筛查方法具有较高的灵敏性和特异性。新的影像技术如 CT 虚拟结肠镜可提供非侵入性方法检测息肉和 CRC。

辅助治疗的进展将包括更有效的治疗方法和改善某些患者的预后。目前正在研究靶向治疗例，如贝伐单抗和西妥昔单抗在辅助治疗方案中的潜在益处。

图79-4 大肠癌远处转移。

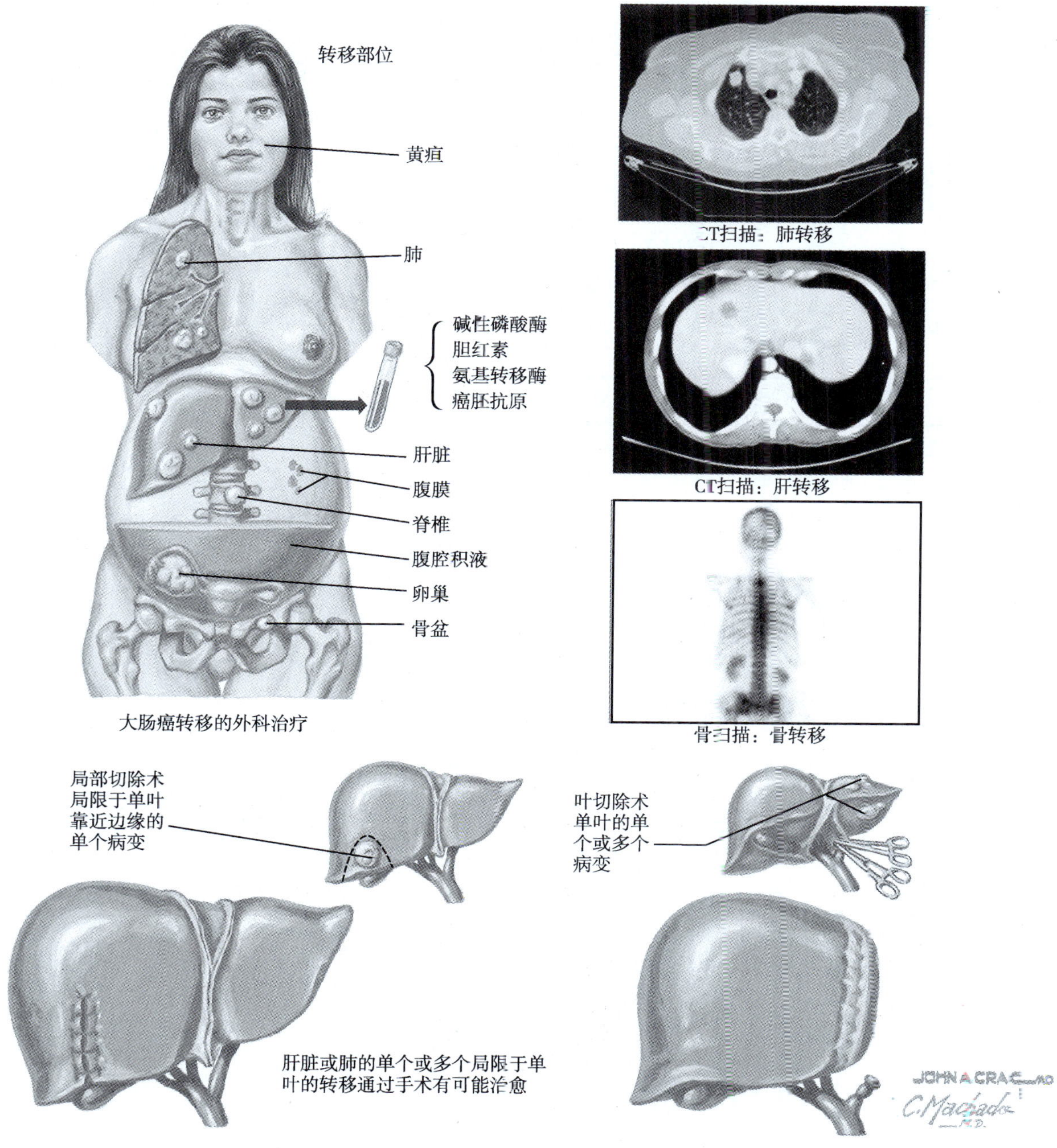

我们对CRC生物学和治疗反应标志物的不断理解，加上一个能快速扩展有效标志物的设备，将可能为患者提供更直接的个体化治疗（图79-5）。例如胸腺嘧啶合成酶（5-FU的一个重要靶点）高水平表达的CRC对5-FU反应差，一系列其他分子标志物可能对诊断和预后很重要。

（宁旭才 译 刘四清 校）

图79-5 大肠癌的预后指征。

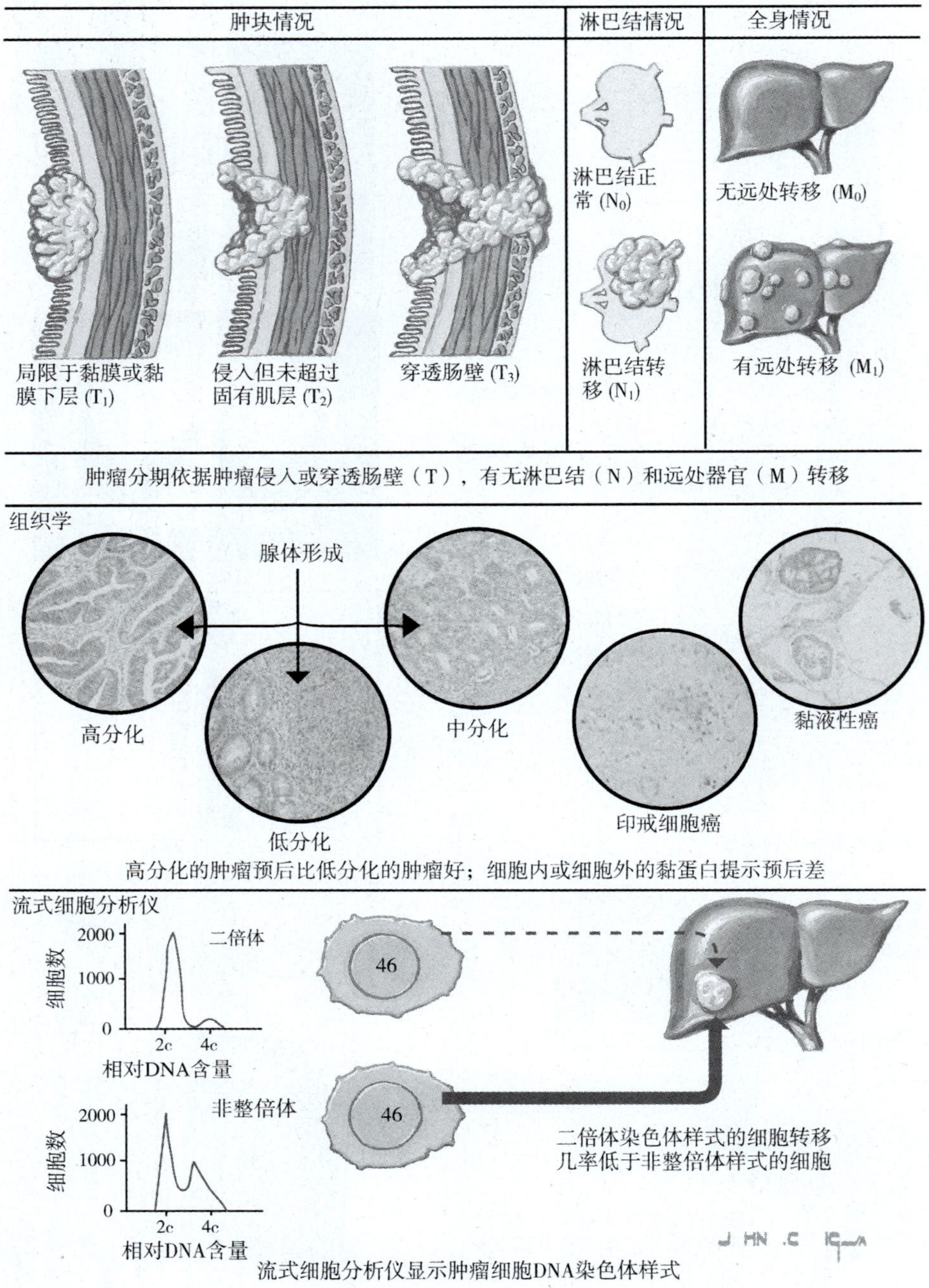

参考文献

Mayo Clinic Adjuvant Systemic Therapy Calculator. Available at: http://www.mayoclinic.com/calcs/. Accessed November 4, 2006; and Adjuvant! Online. Available at: http://www.adjuvantonline.com. Accessed November 4, 2006.

These websites include the two available risk calculators that are valuable for discussion of risks of recurrence with or without various chemotherapy treatments for patients with colon cancer.

Winawer S, Fletcher R, Rex D, et al: Gastrointestinal Consortium Panel: Colorectal cancer screening and surveillance: Clinical guidelines and rationale. Update based on new evidence. Gastroenterology 124(2):544-560, 2003.

The authors present the authoritative consensus guidelines for screening of standard and high-risk patients for CRC.

循证

1. American Cancer Society: Cancer Facts and Figures. New York, American Cancer Society, 2004.

   This book provides annually updated cancer statistics for the United States.

2. Beaven AW, Goldberg RM: Adjuvant therapy for colorectal cancer: Yesterday, today, and tomorrow. Oncology (Williston Park) 20(5): 461-9; discussion 469-70, 473-5, 2006.

This review compares today's standard of care for adjuvant colorectal carcinoma to that practiced 20 years ago. The authors examine key questions asked about adjuvant therapy and the answers that ultimately changed clinical practice standards and improved overall survival for patients.

3. Desch CE, Benson AB III, Somerfield MR, et al: Colorectal cancer surveillance: 2005 Update of an American Society of Clinical Oncology Practice Guideline 10.1200/JCO.2005.04.0063. J Clin Oncol 23(33):8512-8519, 2005.

   This update of the 2000 American Society of Clinical Oncology guideline on colorectal cancer surveillance adds a recommendation for annual surveillance CT scans of the chest, abdomen, and in certain circumstances, pelvis, for patients eligible for further potentially curative surgery.

4. Itzkowitz SH, Present DH: Consensus conference: Colorectal cancer screening and surveillance in inflammatory bowel disease (IBD). Inflamm Bowel Dis 11(3):314-321, 2005.

   No standardized guidelines have yet been set forth to guide the gastroenterologist in performing surveillance in patients with IBD. A panel of international experts was assembled to develop consensus recommendations for the performance of surveillance. The findings are presented herein.

5. Kaz AM, Brentnall TA: Genetic testing for colon cancer. Nat Clin Pract Gastroenterol Hepatol 3(12):670-679, 2006.

   Colon cancer remains the third leading cause of death due to cancer in the United States, where it affected more than 145,000 individuals in 2005. Up to 30% of these cases exhibit familial clustering, which means that tens of thousands of individuals have a disease with a potentially definable genetic component. About 3% to 5% of colon cancers are associated with high-risk, inherited colon cancer syndromes. Identification of the genes that cause these colon cancer syndromes, coupled with additional insights into their clinical course, has led to the development of specific management guidelines—and genetic tests—that can diagnose these familial disorders. These guidelines can be life saving, not only for the affected patient, but also for their family members.

6. O'Neil BH, Goldberg RM: Chemotherapy for advanced colorectal cancer: Let's not forget how we got here (until we really can). Semin Oncol 32(1):35-42, 2005

   Physicians and patients alike have been heartened by the recent advances in the treatment of colorectal cancer. The emergence of novel agents active in the treatment of this devastating disease, such as cetuximab and bevacizumab, has been particularly notable. However, even before these recent events, a substantial change in prognosis for patients with metastatic colorectal cancer had occurred as a result of advances in traditional chemotherapeutic agents. Refinements in dose, schedule, and sequence continue to be made that could lead to further improvements in outcomes. Additionally, new chemotherapeutic agents with promise for activity in colorectal cancer are being studied. Chemotherapy is likely to remain a central element of the treatment strategy. Our understanding of its current role is discussed in this article.

7. Ransohoff DF: Colon cancer screening in 2005: Status and challenges. Gastroenterology 128(6):1685-1695, 2005.

   This is an authoritative review on screening from a well-respected epidemiologist in the field.

8. Sandler RS. Epidemiology and risk factors for colorectal cancer. Gastroenterol Clin North Am 25(4):717-735, 1996.

   This is an authoritative review on CRC epidemiology from a renowned epidemiologist in the field.

Lisa A. Carey

80

乳腺癌

引言

2007 年，在美国有近 178 480 例女性和 2030 例男性被诊断为乳腺癌，乳腺癌已成为女性最常见的恶性肿瘤。美国女性一生中患乳腺癌的可能性是 1/10，年龄增加是最大的危险因素。有 2/3 的乳腺癌患者于停经后发病，而 30 岁以前患此病的情况极少。近年来，乳腺癌的发病率已稳定，并且，在过去的 10 ~ 20 年间，乳腺癌在整个人群中的致死率下降了 25%。这一成绩的取得，一半归功于有效的筛查，另一半归功于辅助治疗的进步。

发病机制

年龄是非遗传性乳腺癌最强的危险因素。65 岁以上妇女比 40 岁妇女的患病率高出数倍。在任何年龄的人群中，既往有乳腺癌或卵巢癌病史，发生乳腺癌的风险增高。家族史虽重要，但其风险相对较小（如在一级亲属中有乳腺癌患者，其患病风险增加到 2 ~ 5 倍）。对家族中存在遗传性乳腺癌病例的人群而言，其危险系数是最高的。遗传性乳腺癌占所有乳腺癌的比例为 5% ~ 10%，主要原因是 BRCA1 或 BRCA2 基因的突变，这种突变是常染色体显性遗传。带有 BRCA1 或 BRCA2 基因突变的人群一生中患乳腺癌的风险是 60% ~ 80%，且在绝经期前患病或双侧乳腺患病的可能性也增加。基因检测可以发现突变的携带者并采取有效的预防措施，因此对家族史的认识很关键。

激素因素常与一生中正常月经次数增加（特别是足月产以前的月经次数）的因素归为一组，这包括：初潮期提前、闭经延迟、未生育和 30 岁以后才首次怀孕。其他一些与乳腺癌有关的因素可能是通过增加激素水平而发生作用，如肥胖、高脂饮食和酒精都可以增加血液循环中的雌激素水平。一些良性乳腺疾病也可以增加乳腺癌的风险。非典型性乳腺增生每年发展至浸润性乳腺癌的概率为 1%。如果不考虑疾病名称，小叶原位癌并不是恶性肿瘤或癌前病变，但它却是不同侧和不同象限乳腺发生乳腺癌的标志。其每年发展为浸润性乳腺癌的概率为 1.5%。

临床表现

原发性乳腺癌有两种主要形式：浸润性和非浸润性。非浸润性乳腺癌包括原位导管癌，实际上是癌前病变，如果不进行充分的治疗，有 30% 会复发或发展为浸润性癌。大部分原位导管癌是通过乳房 X 线摄影检查出来的，只有 10% 是可以触及的。佩吉特病是一种少见的原位导管癌，它可以单独发生，也可伴有浸润性癌的形式。其表现为乳头处湿疹样改变时，就表示从原位导管癌扩展至大的导管。

浸润性乳腺癌常常表现为无痛性肿块或乳房 X 线摄影显示钙化、结构紊乱或密度不均匀。临床检查或自我检查可发现肿块表面“酒窝征”，皮肤凹陷或乳腺不对称（图 80-1）。有时，乳腺癌患者也可出现乳头内陷或乳头溢液。血性溢液提示恶性的可能性较大。在极少情况下，乳腺癌表现为乳腺皮肤的炎性改变。由于乳腺筛查的作用，更多的乳腺癌在早期可治疗阶段即被发现，这时疾病局限在乳腺或伴有局部淋巴结的转移。乳腺癌确诊时伴有远

图80-1 乳腺触诊。

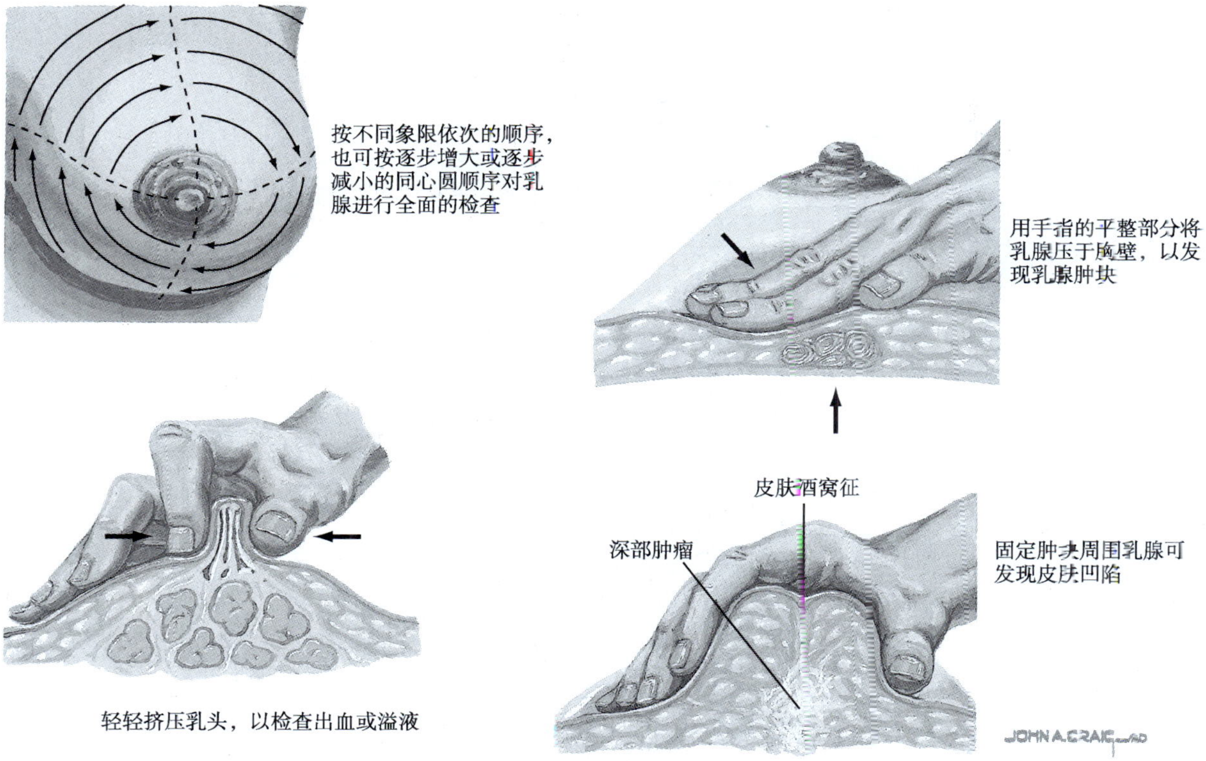

处转移的不足10%。

大部分原发性浸润性乳腺癌为导管腺癌、小叶腺癌或混合型癌。单纯管状、胶样癌、黏液腺癌或髓样癌等病理类型少于5%，这些类型的乳腺癌预后较好。临床肿瘤医师采用患者和肿瘤的特征来计算肿瘤复发的可能性。美国癌症联合委员会使用肿瘤、淋巴结和远处转移（TNM）分期法，该方法虽然不是很完美，但经常被使用。T代表肿瘤大小或与周围组织的固定情况，肿瘤越大或固定，其预后越差。N代表局部淋巴结转移，腋窝、乳腺、锁骨上、锁骨下淋巴结转移提示预后差。M代表远处转移，常预示不能治愈。其他一些与预后相关的患者及肿瘤特征没有包含在TNM分期中。一些研究表明肿瘤分期越高，预后越差。最近的研究着眼于乳腺癌的生物异质性上。分子基因序列分析认为乳腺癌实际上是生物学疾病。尽管能够对乳腺癌进行准确分型的基因序列技术目前临床尚未使用，但它们确实与目前临床常规用于乳腺癌简便检测方法不同，这些方法包括雌激素受体(ER)、孕激素受体（PR）和酪氨酸激酶（HER2）。ER或PR用于分析占约占乳腺癌70%的导管癌，ER或PR阳性预示着对内分泌治疗敏感，且较好的预后和复发时间延迟。激素受体阴性的类型，约占乳腺癌的30%，其一半由基底细胞癌组成，另一半由HER2+/ER-类型组成。基底细胞癌常被认为是“三阴”类型，而HER2+/ER-被认为是ER和PR阴性且HER2阳性。这些类型的细胞通常增殖活跃、预后差和早期复发（尽管对HER2+/ER类型的靶向治疗可以改变其自然属性）。细胞表面HER2过度表达不仅见于HER2+/ER类型，也见于乳腺导管癌。和他莫昔芬是针对ER的靶向治疗一样，单克隆抗体曲妥单抗是抗HER2的靶向治疗药物。

许多患者表现为早期、无转移的乳腺癌，尽早的综合治疗可以降低乳腺癌的复发和死亡率。乳腺癌复发和远处转移可以发生于任何时候，但多见于诊断后的5～10年。多个肿瘤和宿主因素影响肿

图80-2 肺病转移途径。

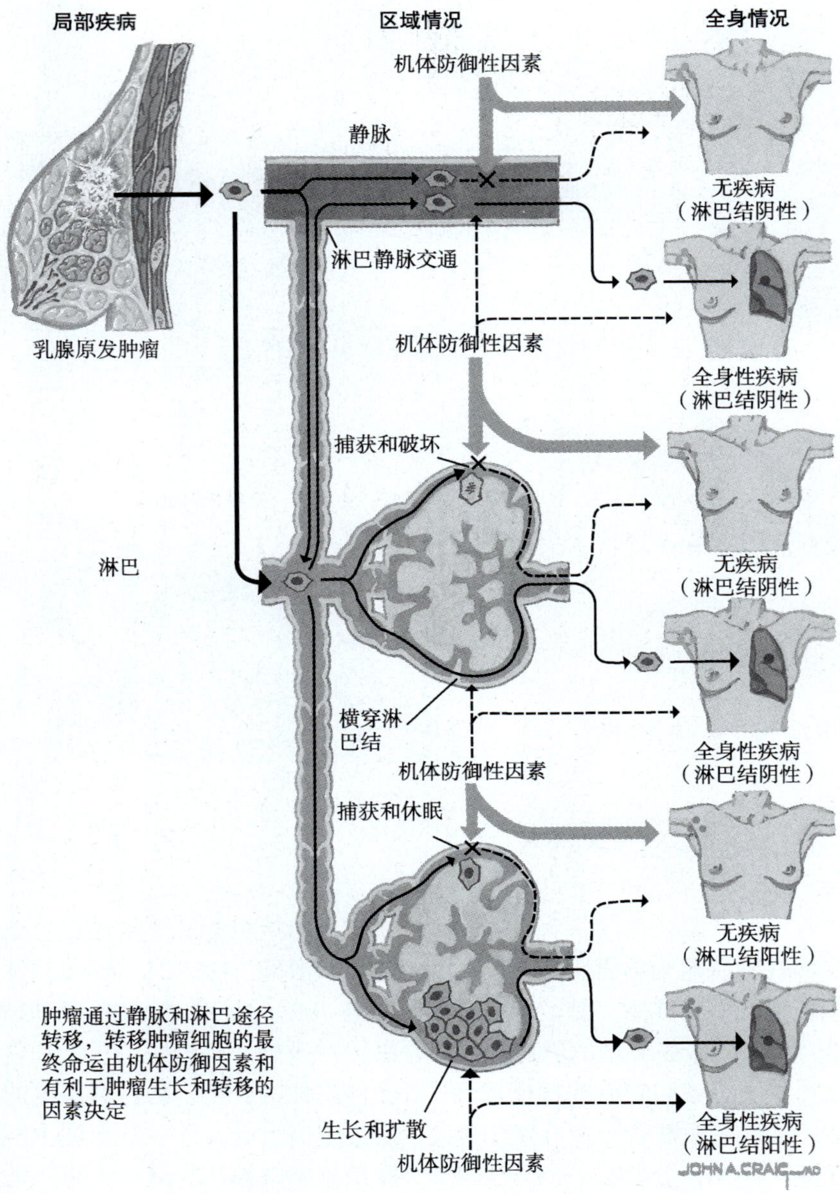

瘤在乳腺中存在，在血液和淋巴液中存活，在新的部位停留并溢出，并在该部位生长成临床能发现的转移灶（图 80-2）。常见的复发部位是局部（包括保留的乳腺或胸壁）、骨、淋巴结、肺和肝脏。中枢神经系统的复发很少见全身治疗之前，可能是由于用于预防全身复发的药物没有充分的渗透到中枢神经系统中而致中枢神经系统的复发。局部复发，特别是发生在保留乳腺是可以通过手术和放射治愈的，但它仍是预后差的因素。虽然一些有肝转移的乳腺癌患者能存活 10 年以上，且诊断为远处转移后的预后正在改善，但有远处转移的乳腺癌还是被认为是不能治愈的。

鉴别诊断

多个非恶性肿瘤疾病与乳腺癌有相似点。囊肿和纤维腺瘤常表现为可触及肿块。它们与恶性肿瘤在临床或影像学检查中存在区别，如硬度，周期性

图80-3 乳房X线摄影。
左图：乳房X线摄影呈现的是部分呈小叶，部分呈模糊状的肿块，该患者最终证实为浸润性导管癌。
右图：乳房X线摄影呈现的是分支状、聚集和多形的钙化，该患者最终被证实为原位导管癌。

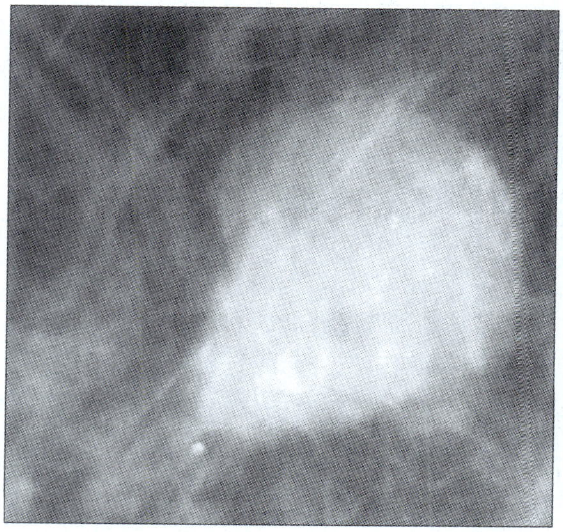

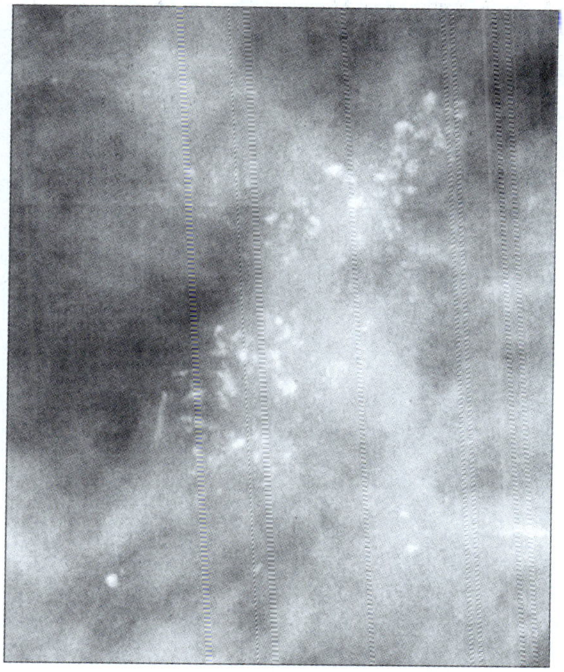

变化，囊肿的超声表现，乳腺X线片的密度、边界，乳腺纤维瘤的表现。乳头状瘤和乳腺导管扩张可产生乳腺溢液。乳腺炎症或蜂窝织炎与炎性乳腺癌较难鉴别。乳腺中非原发于乳腺组织的恶性肿瘤较少，包括肉瘤（叶状囊肉瘤）、淋巴瘤、绿色瘤和从肉瘤和癌转移来的转移灶。乳腺癌转移到对侧很少见。有乳腺癌病史的妇女，其对侧乳腺发生乳腺癌的风险增加。一般说来，这种肿瘤应看成是第二个原发性肿瘤。

诊断方法

大约20%～30%的浸润性乳腺癌和80%的非浸润性乳腺癌是不能触及的；10%的浸润性乳腺癌在乳腺X线片中无法观察到。由于这些原因，体格检查和乳腺X线片常常是互补的。超声检查可以为评价可触及的乳腺肿块提供有价值的信息。美国癌症协会乳腺筛查指南指出：20岁以上的妇女每月进行一次自我检查；20～39岁妇女每3年由专业医师进行一次乳腺临床检查，以后是每年进行一次；40岁以上妇女需每年进行一次乳腺X线检查。虽然已有的数据表明40～50岁妇女进行乳腺X线检查确实存在益处，但并不是很明显，在该年龄段妇女中，对于进行这种检查目前仍然存在争议。乳腺X线检查对更年轻妇女益处较小是由于乳腺癌很少能预防，并且该检查对闭经前妇女丰富且致密的乳腺存在技术上的缺陷。最近的研究表明对高危险妇女和致密的乳腺进行筛查时，采用数字乳腺X线片或乳腺核磁检查可提高效果。

对可触及的病变通过针吸、穿刺活检或手术活检来诊断。由乳腺X线片或超声发现的病变可通过立体定向穿刺活检、超声引导穿刺活检或穿刺针定位的手术活检来诊断。完整的病史和体格检查是肿瘤全身转移的最好的筛查方法。胸部X线片、全血细胞计数和肝脏指标常用于远处转移的筛查，然而，这些检查在肿瘤早期阶段很少是异常的。更加侵袭性的检查如骨扫描和CT检查主要用于有全身症状、局部情况较重或有远处转移的患者。

处理和治疗

预防

乳腺癌的预防有药物和手术的方法。已经表明，对中到高风险的妇女来讲，雌激素受体（ER）选择性调节药物他莫昔芬或雷洛昔芬可以降低超过40%的非浸润性和浸润性乳腺癌的风险。他莫昔芬可以降低ER阳性的乳腺癌风险，而对ER阴性乳腺癌则没有作用。其毒性作用包括增加子宫内膜癌的风险（见于他莫昔芬，未见于雷洛昔芬）、深静脉血栓形成、绝经期症状和加重白内障。手术常用于高风险患者，包括针对所有妇女的预防性乳腺切除术和针对绝经期前妇女的预防性卵巢切除术。由有经验的外科医师进行预防性乳腺切除术可至少降低高风险妇女乳腺癌风险的90%。已对预防性卵巢切除术对存在BRCA突变的人群的作用进行了评估，可以减少50%的乳腺癌的发生。

正确的治疗

局部和区域治疗

手术包括保乳手术，即肿瘤局部切除，腋窝淋巴结第一、二水平的清扫和乳腺的放射治疗。保乳手术是标准的治疗，可以与改良乳腺根治术一样有5年的生存率。有些肿瘤由于太大或部位不好而不适于行保乳手术，对这些患者，乳腺切除是标准的治疗。同侧腋窝淋巴结的清扫可以减少肿瘤复发和预测预后。通过蓝色颜料或发射物标记方法的前哨淋巴结切除可以使外科医师选择并确定肿瘤引流的第一个淋巴结。依据以往经验，如果前哨淋巴结不存在肿瘤，剩下的腋窝淋巴结也应该没有肿瘤，也就没有必要清除。保乳手术的患者需行放射治疗，该类患者长时间随访已发现局部复发率增加30%。进行放射治疗的保乳手术患者局部复发率＜10%。对肿瘤较大或有淋巴结转移的患者也需进行放射治疗，需照射胸壁和术后残留的淋巴结。

全身治疗

全身治疗是指化疗、内分泌治疗、二磷酸盐或生物治疗。对患者使用这些治疗方法的目的是预防或治疗全身的转移病变。辅助治疗作为局部治疗的补充，其目的是为了减少复发。新辅助（术前治疗）是一种新的治疗方法，它在手术前使用辅助治疗同样的药物，以达到减小肿瘤，进而可以行保乳手术，同时也可以为研究者提供关于单个药物或多个药物对原发乳腺癌病灶的作用的重要数据。辅助治疗的使用，主要包括化疗、内分泌治疗和生物治疗，选择何种治疗由患者的全身健康状况、年龄、肿瘤ER状态、依据分期推测的复发可能性和其他预后指标来决定。过去曾经用这些临床参数形成的数学模型来准确预测复发的风险。新的建立在肿瘤基因表达情况的基因模型可以提高准确率。化疗包括几个相互间无拮抗作用的药物，称为联合化疗。总的来说，辅助化疗可以使复发风险降低23%，死亡率降低17%。激素治疗，也称为内分泌治疗，只对表达ER的肿瘤起到预防复发的作用，而对ER阴性的肿瘤不起作用。在激素受体阳性的乳腺癌中，选择性ER调控剂可以使复发风险降低41%，而是死亡率降低34%。虽然没有长期的统计数据，对绝经妇女来说，使用芳香酶抑制剂比单独使用他莫昔芬有更好的无瘤生存率，其应该代替或接着他莫昔芬使用。对绝经期前且ER阳性的肿瘤来说，卵巢切除术是使用他莫昔芬时很好的辅助治疗，尤其对高危且不能或不愿意接受化疗的患者。化疗和内分泌联合使用比其中单一治疗的效果要好。对20%～30%的HER2阳性的乳腺癌患者来说，单克隆抗体曲妥单抗HER2靶向治疗合并其他化疗药物比单独化疗能更好地改善无瘤生存和生存率。

转移治疗是针对有全身复发的妇女。既然转移治疗的目的是为了减轻症状和延长生命，然而，考虑到这一阶段疾病不能治愈的特征，在选择治疗时，生存质量可考量就显得很重要。这种治疗包括化疗（单一药物或联合化疗）；内分泌治疗（如果激素受体阳性），用他莫昔芬或其他抗雌激素药物；芳香酶抑制剂（绝经后妇女）或卵巢切除（绝经期前）；二磷酸盐治疗（对溶骨性骨转移患者）或生物靶向治疗，如对合适的患者进行针对HER2的曲妥单抗或拉帕替尼治疗；尽管患者的选择较困难，针对抗血管生成的VEGF抑制剂还是可以改善疗效的。手术或放疗有时也用于局部并发症的治疗。许多临床实验已总结出用于化疗最佳化疗组合和用于治疗转移的最佳药物组合。

避免治疗错误

治疗乳腺癌最常见的错误是不能确定诊断和不能在诊断时对疾病进行多方面评估并采用合适的治疗。不能对乳腺癌进行诊断常常是由于不能进行有效的筛查，有可能是医师的问题，也可能是筛查不全面。乳腺X线检查需使用符合标准的仪器，并由有经验的人员进行操作。确定手术时，需与放射治疗医师、病理医师商量确定合适的治疗。辅助治疗需有多学科肿瘤小组确定。

展望

自20世纪90年代来，美国乳腺癌死亡率已明显下降，主要归功于在疾病的早期发现、早期诊断上所做的努力和对高危人群采取有效的预防性治疗。在美国一些医疗服务水平差的人群和不发达国家的人群的疗效没有得到提高。对这些人群采用更好的筛查手段和预防措施将会取得很好的结果。乳腺摄影可取得有利的结果，更好的技术可以得到额外的益处。新的方法将会用来发现潜在的转移，产生更精确的辅助治疗，包括通过骨髓或血液检查来发现微转移；通过肿瘤标志物来确定肿瘤生物学特性和利用成熟的分子生物学分析技术来对肿瘤进行分型。二磷酸盐，作为新的激素治疗方法和新的靶向治疗方法，现正在进行其对提高早期乳腺癌疗效的辅助治疗实验研究。他莫昔芬和曲妥单抗的有效性和低毒性提示乳腺癌的治疗将会有其他靶向治疗方法。选择这些治疗将会由肿瘤特定的分子档案来确定。

（张青松 译 吴寿岭 校）

参考文献

National Cancer Institute. The Breast Cancer Risk Assessment Tool. Available at: http://www.cancer.gov/bcrisktool. Accessed February 25, 2007.

This tool estimates a woman's risk for developing breast cancer for two time periods: over the next five years and over her lifetime.

Adjuvant Online. Breast cancer recurrence risk and impact of adjuvant therapy mathematical estimates. Available at: www.adjuvantonline.com. Accessed December 3, 2006.

This web-based program uses several clinical variables for estimating the risk of recurrence and the benefit of adjuvant therapy in nonmetastatic breast cancer.

循证

1. American Cancer Society: Cancer facts and figures 2006. Available at: http://www.cancer.org/downloads/STT/CAFF2006PWSecured.pdf. Accessed February 25, 2007.

   This website provides regularly updated statistics on cancer incidence and mortality.

2. Barrett-Connor E, Mosca L, Collins P, et al: Effects of raloxifene on cardiovascular events and breast cancer in postmenopausal women. N Engl J Med 355(2):125-137, 2006.

   This randomized, placebo-controlled evaluation of the selective estrogen receptor modulator raloxifene addresses several important end points, including breast cancer prevention.

3. Berry DA, Cronin KA, Plevritis SK, et al: Effect of screening and adjuvant therapy on mortality from breast cancer. N Engl J Med 353(17):1784-1792, 2005.

   This mathematic model-based evaluation addresses the relative contributions of improvements in screening and treatment on mortality from breast cancer.

4. Early Breast Cancer Trialists' Collaborative Group: Effects of chemotherapy and hormonal therapy for early breast cancer on recurrence and 15-year survival: An overview of the randomised trials. Lancet 365(9472):1687-1717, 2005.

   This paper presents a meta-analysis of the impact of adjuvant endocrine therapy and chemotherapy on reducing the risk of recurrence in nonmetastatic breast cancer.

5. Eifel P, Axelson JA, Costa J, et al: National Institutes of Health Consensus Development Conference Statement: Adjuvant therapy for breast cancer, November 1-3, 2000. J Natl Cancer Inst 93(13):979-989, 2001.

   This report of a consensus conference reviews the impact of various forms of adjuvant therapy in reducing the risk for recurrence in nonmetastatic breast cancer.

6. Fisher B, Anderson S, Bryant J, et al. Twenty-year follow-up of a randomized trial comparing total mastectomy, lumpectomy and lumpectomy plus irradiation for the treatment of invasive breast cancer. N Engl J Med 347(16):1233-1241, 2002.

   This article discusses the long-term impact of breast conservation versus mastectomy in local and systemic control of breast cancer.

7. Fisher B, Costantino JP, Wickerham DL, et al: Tamoxifen for the prevention of breast cancer: Current status of the National Surgical Adjuvant Breast and Bowel Project P-1 study. J Natl Cancer Inst 97(22):1652-1662, 2005.

   The authors present results of a randomized, placebo-controlled trial on the selective estrogen receptor modulator tamoxifen in breast cancer prevention.

8. Greene F, Page D, Fleming I, et al (eds): AJCC Cancer Staging Handbook, 6th ed. Philadelphia, Lippincott-Raven, 2002.

   The AJCC provides a comprehensive description of TNM staging.

9. Hartmann LC, Schaid DJ, Woods JE, et al: Efficacy of bilateral prophylactic mastectomy in women with a family history of breast cancer. N Engl J Med 340(2):77-84, 1999.

   This article reports on an observational study of the long-term impact of prophylactic mastectomy in women with a family history of breast cancer.

10. Newman EA, Guest AB, Helvie MA, et al: Changes in surgical management resulting from case review at a breast cancer multidisciplinary tumor board. Cancer 107(10):2346-2351, 2006.

    The authors present results of an observational study of the changes in treatment plan due to multidisciplinary review.

11. Perou CM, Sorlie T, Eisen MB, et al: Molecular portraits of human breast tumours. Nature 406(6797):747-752, 2000.

    This is the first of many publications examining gene expression array-identified subtypes of breast cancer.

12. Smith RA, Saslow D, Sawyer KA, et al: American Cancer Society guidelines for breast cancer screening: Update 2003. CA Cancer J Clin 53(3):141-169, 2003.

    This article provides the guidelines for screening for breast cancer from the American Cancer Society.

13. Sorlie T, Perou CM, Tibshirani R, et al: Gene expression patterns of breast carcinomas distinguish tumor subclasses with clinical implications. Proc Natl Acad Sci USA 98(19):10869-10874, 2001.

    This is the first description of the clinical and prognostic implications of molecular subtypes of breast cancer.

14. U.S. Preventive Services Taskforce. Screening for breast cancer: Recommendations and rationale. Ann Intern Med 137(5 Part 1):344-346, 2002.

    This paper presents a comprehensive review of the evidence for and against various screening modalities in breast cancer.

81

William Y. Kim · Paul A. Godley · Young E. Whang

前列腺癌

引言

前列腺癌约占男性非上皮恶性肿瘤的33%，是男性最常见恶性肿瘤。2006 年美国新确诊病例 23 400 例，较 1997 年的 334 500 例明显下降，这与最近采用前列腺特异性抗原（PSA）筛查前列腺癌有关。前列腺癌在死于癌症的男性病例中位居第三位，2006 年因前列腺癌死亡的患者有 27 350 人。20 世纪 90 年代初期以来前列腺癌和其他癌症的死亡率已明显下降，然而，这种下降与目前极力进行的筛查之间的关系尚不明确。

非洲裔美国人的发病率和死亡率较其他种族和民族的人群高，是美国白种人的 2 倍。前列腺癌的患病风险随着年龄的增长而快速增加，并且与家族史密切相关，有家族史者的患病风险是无家族史者的数倍。

病因和发病机制

对从前列腺癌死亡率低的地区移民到死亡率高的地区的人群的研究为未确认的环境致病因素提供了令人信服的证据。从日本迁移到美国的 65 ～ 74 岁男性，前列腺癌死亡率［40.2/（10 万 · 年）］介于高死亡率的美国白人［92.6/（10 万 · 年）］和低死亡率的日本人［11.2/（10 万 · 年）］之间。这项研究表明，移民暴露的环境或生活方式使他们处于前腺癌的高危险因素中。尽管有人提出饱和脂肪膳食结构会增加前列腺癌的发病风险，但系统分析前列腺癌的危险因素，并未证实环境、行为或饮食因素可作为本病的一级预防措施。

几种预防前列腺癌的策略正在研究中。SELECT 是 2002 年开始进行的一项大规模的随机对照试验，目的是研究硒和维生素 E 作为营养成分预防前列腺癌的作用。前列腺癌预防试验研究了 5α-还原酶的抑制剂（细胞内将睾酮转化为活性双氢睾酮的酶）非那雄胺化学预防前列腺癌的作用。结果表明非那雄胺使前列腺癌发病降低了 25%，却可能增加了高分级前列腺癌比例和导致性副作用的发生。

临床表现

早期前列腺癌常无症状。前列腺症状常归源于良性前列腺增生，良性前列腺增生与前列腺癌无关，或者说不是前列腺癌的危险因素。局部进展期前列腺癌可表现为膀胱出口处梗阻或血尿，有远处转移的前列腺癌患者可能表现为骨痛、椎体受压或尿路梗阻，后者较少见（图 81-1）。

鉴别诊断

除前列腺癌之外，前列腺炎和良性前列腺增生也可以出现血浆 PSA 水平升高。前列腺炎患者经应用抗生素治疗后，可以使升高的 PSA 降至正常。前列腺癌和良性前列腺增生患者的 PSA 水平均可升高。目前，组织活检是区分两者的唯一方法。

诊断方法

前列腺癌的筛查仍然是有争议的问题。公共健康组织和医师组织建议的差异，反映了对 PSA 筛查仍缺乏共识。美国癌症协会、美国泌尿协会和其他

图81-1 前列腺癌。

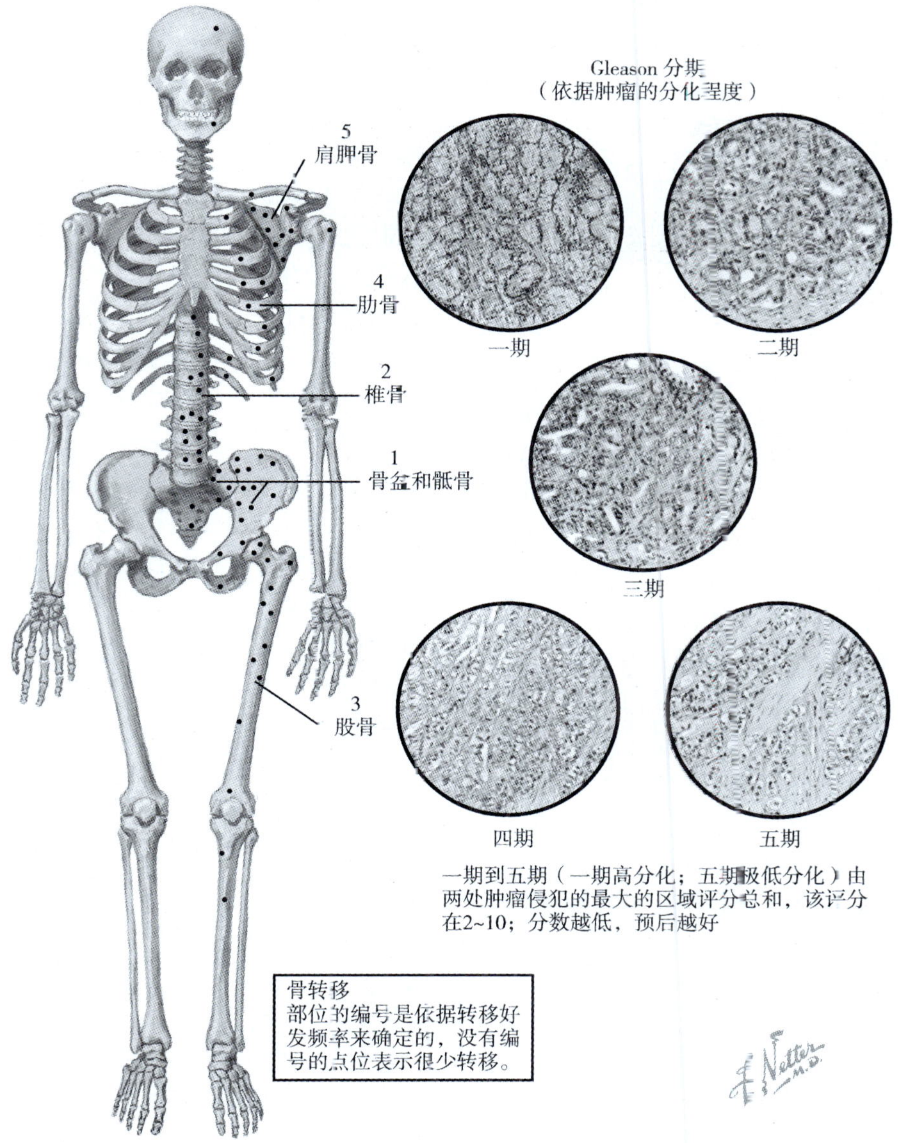

组织建议 50 岁以上人群每年应进行 PSA 筛查和直肠指诊（DRE）检查，而具有患病高风险的人群——非裔美籍人或有前列腺癌家族史人群应从 45 岁开始进行筛查，家族史的定义是一级家属在 65 岁以前确诊前列腺癌。国家癌症研究所、美国预防服务中心、加拿大定期健康检查服务中心、技术评估办公室及美国医师学院则没能明确提出是否建议患者定期筛查，他们建议有必要与患者协商定期筛查，甚至明确提出反对定期筛查。

在前列腺癌的早期筛查实验中，只有 PSA 既方便于患者，其敏感性又足以发现位于前列腺的病变。单纯的直肠指诊不是可靠的筛查方法，一项病例对照研究和队列研究结果显示直肠指诊在预防前列腺癌转移和前列腺癌死亡方面并不可靠。但是 DRE 能够检查出一些经 PSA 筛查漏诊的前列腺癌。对前列腺癌自然病史认识的不足和对无症状患者检测和治疗的缺乏可从在男性尸检中前列腺癌的发病率很高（生前并未做出诊断）的情况得到体现。来自不同国家的研究资料一致显示 20% ～ 30% 的男性死于未被发现的前列腺癌。

病理、分期和风险分层

偶尔可发现经尿道切除术的前列腺组织已癌变。具有高 PSA 水平或直肠指诊可触摸到前列腺结节的患者，需要进行前列腺针刺活检检查。几乎所有的前列腺癌都是腺癌。在格里森分级标准中，原发癌(最大的)和继发性癌分化程度都被分为 1 分(分化良好）至 5 分（分化不良)，然后加在一起，得到 2 ～ 10 的分数（图 81-1)。

分期方法采用肿瘤 – 淋巴结 – 转移系统 (TNM) 分为结节不可触及（T1 期)，和结节可触及但局限于前列腺（T2 期)。T1c 表示患者已经检测出高 PSA 水平，随机活组织检查出的不可触及的肿瘤。T3 期为肿瘤扩散到前列腺以外。T4 期为肿瘤侵犯邻近组织。N1 期和 M1 期分别表示存在着明确的淋巴结阳性和转移性病变。

根据直肠指诊确定的 T 分期临床特征，以及 PSA 水平和格里斯评分，可以确定患者是否预后良好。临床分期为 T1c 或 T2a（肿瘤累及半个小叶)、PSA＜10、格里斯评分≤6 的为低危患者。临床分期为 T2b（肿瘤累及大于半个小叶，但未累及整个小叶)、PSA 介于 10 ～ 20、格里斯评分为 7 者为中危患者。高危患者则是临床分期为 T2c（肿瘤累及整个小叶）或更多、PSA＞20、格里斯评分为 8 或更高。风险分层可以帮助判定预后。经过最后的局部治疗后，低、中和高危患者在生物化学为指标(可检测且升高的 PSA 水平）的 5 年复发率分别为 15%、50% 和 70%。

处理和治疗

局部病变

临床上局限性前列腺癌患者有几种治疗方法可供选择，包括前列腺根治术、外放射治疗、近距离放射治疗和观察等待。尽管与观察等待相比较，前列腺根治术能降低前列腺癌相关的 10 年死亡率，但目前还没有关于根治术和放射治疗随机对照试验的报道。因此，在局限性前列腺癌治疗方法的选择上仍存在争议。在＜ 70 岁的患者中前列腺癌根治术是最常选择的治疗方法（图 81-2)。经阴部后方手术时，通常首先进行盆腔淋巴结清除。1/3 以上临床确诊为局部前列腺癌患者，因癌组织穿透包膜，手术切除的边缘有癌组织或累及精索和淋巴结而分期提高。随着 T 分期、格里斯评分以及 PSA 的增加，发现明确淋巴结转移的概率增加。通过术中冰冻病理检查，可发现明确的转移性结节性，这时可以考虑放弃前列腺根治术。前列腺根治术的主要副作用包括勃起功能障碍和尿失禁。

放射性治疗可通过外部射线或应用碘或钯植入前列腺间质行近距离放射。外放射治疗的剂量约 70 ～ 78Gy/d，连续 7 ～ 8 周。可仅在门诊行永久的发射源植入或与外照射联合使用。临时将高剂量射线设备置入前列腺中，留置时间不超过 1 小时，这种方法的疗效有待于观察。放射性治疗可引起勃起功能紊乱及直肠损伤（放射性直肠炎)，较少出现尿失禁。继发于前列腺炎症的尿潴留一般较多见，而近距离放射治疗可出现一过性尿潴留。

第三种方法是不治疗，也可以被冠以多种名称，如观察等待、预期管理、主动监视、密切观察等。它包括直到出现症状和体征才可以治疗，而不是在初期就开始尝试根治性治疗。其优点在于不会发生那些与侵袭性治疗相关的早期并发症。但代价是潜在的局部癌肿或转移性病变引起的后期并发症，并死于前列腺癌。那些选择积极治疗方法的人也有可能面对这些晚期并发症。观察等待疗法一般推荐应用于低分级或预期寿命小于 10 年的患者。

对于局部进展期癌症（T3 期或 T4 期）的治疗包括放疗和去雄激素治疗。已证实对中危或高危的患者进行放疗并辅以去雄性激素治疗，能提高生存率，对于这些患者强烈推荐这项治疗。

复发病变

很多男性（估计高达 30%)，因为考虑前列腺癌仅局限于前列腺，所以只接受了根治性治疗，最终常复发。首先是 PSA 水平持续升高，但没有癌症复发的放射学证据及症状。这种情况被称为生物化学或仅 PSA 复发。仅 PSA 复发的意义在于这种复发是全身转移还是局部肿瘤复发。提示全身转移的因素包括器官肿瘤的特征（格里斯评分在 8 或以上；精囊腺受累或淋巴转移）和复发时间的特征（无 PSA 复发存活时间＜2 ～ 3 年，PSA 倍增时间＜9 个月)，考虑有局部肿瘤复发的患者，可给予补救性局部治疗。第一次行前列腺切除术的患者，可以给予补救性放射治疗，但是如果患者最初接受放射治疗，则可以给予补救性前列腺手术切除。对于考虑全身转移的生物学复发的患者常给予去雄性激素治疗（ADT)。但是当确定 ADT 治疗方案后，是立

图81-2 根治性前列腺切除术。

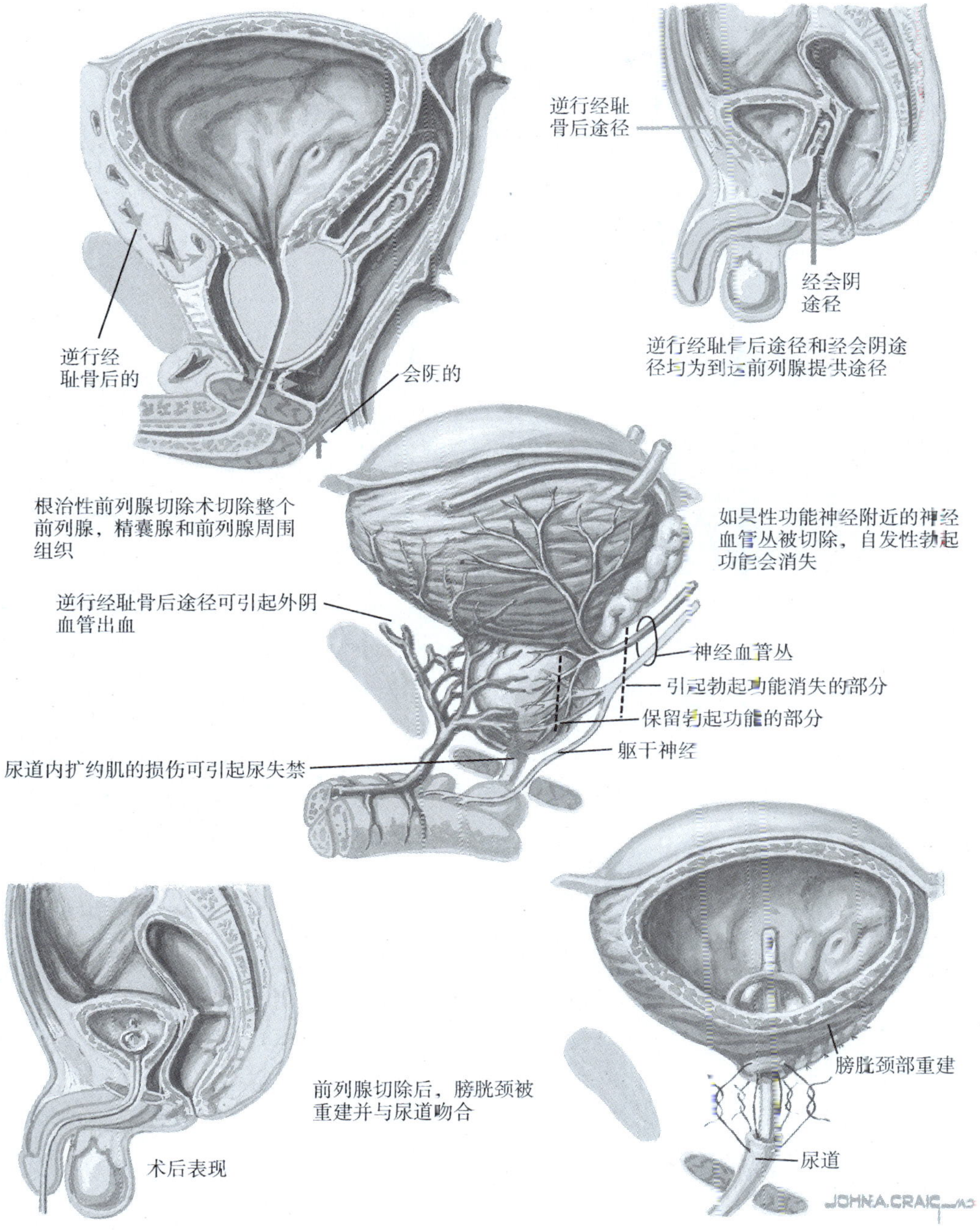

即应用还是等到出现临床转移后应用，尚存在争议。生物学复发的患者有多种预后：很多患者可能出现临床复发，并且在 10 ~ 15 年间死于前列腺癌，在这一段时间内，他们同样存在着因其他情况死亡的风险。尽管有些证据表明，早期 ADT 治疗可以延缓疾病进展，并获得延长生存期的结果，但数据是间接的而且并不一致。另外，这些研究没有考虑到 ADT 的副作用，如阳痿、骨质疏松和其他生活质量参数等。因此，对这类患者来说 ADT 的最佳治疗时间尚未确定，并且需要将之个性化。

图81-3　去势疗法对转移性疾病的作用。

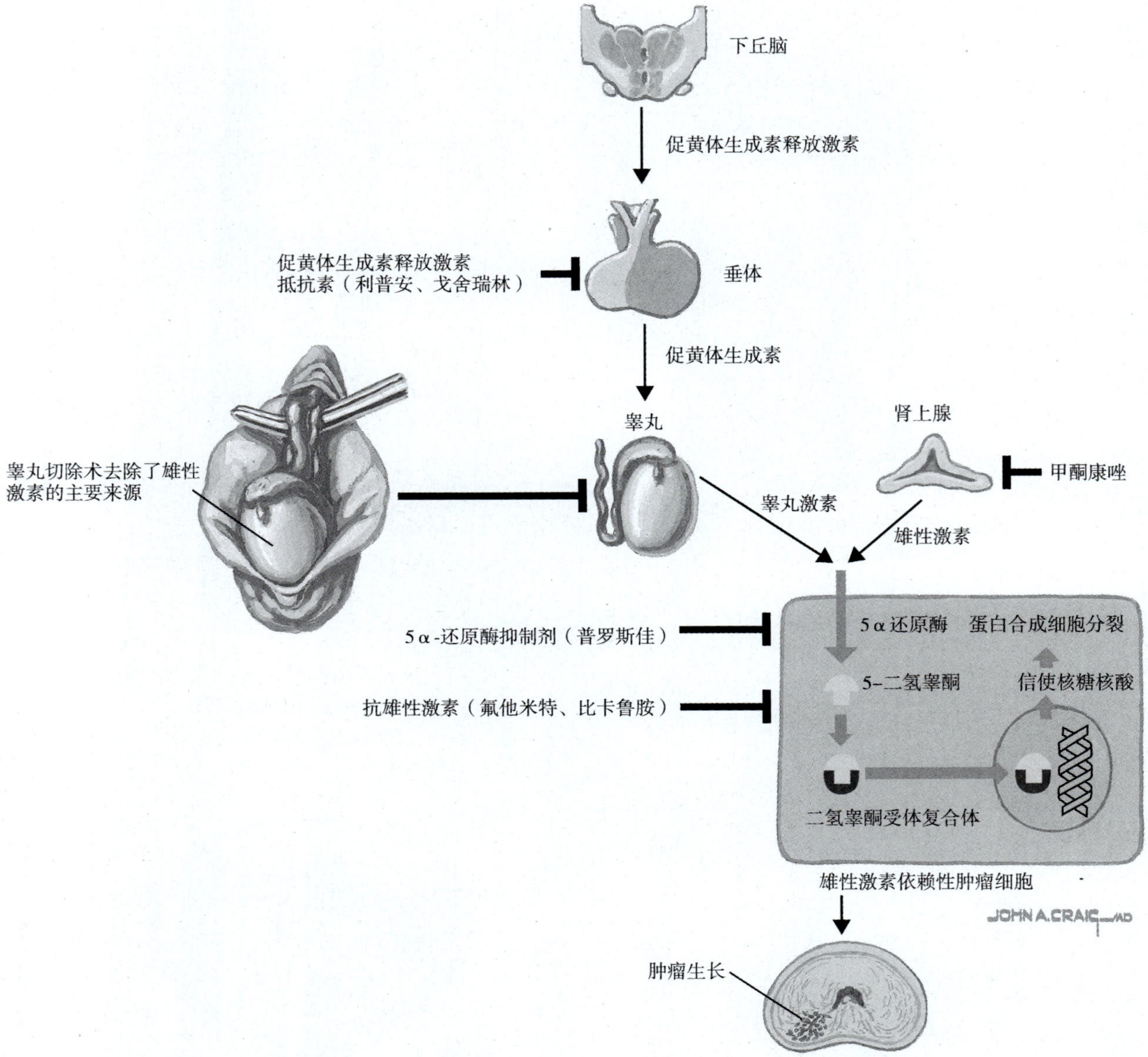

转移性病变

转移的前列腺癌是无法治愈的。对患者实施姑息性 ADT 治疗的原因在于前列腺癌细胞的生存和分化依赖于血液循环中睾酮。双侧睾丸切除的外科去势术的优点包括立即显效、依从性好和费用低。由于睾丸切除术会给患者造成心理上的伤害，使用长效促黄体酮释放激素（LHRH）复方制剂醋酸亮丙瑞林（leuprolide）或戈舍瑞林（goserelin）的药物去势方法应用更为普遍。LHRH 正常时是由下丘脑以脉冲形式释放的，但是使用 LHRH 激动剂持续刺激 LHRH 受体会导致垂体细胞 LHRH 受体功能下降。LHRH 激动剂由于对垂体 LHRH 受体的刺激而在最初导致短暂的睾酮水平升高（突发现象），因此禁止用于前列腺癌肿即将形成脊髓压迫和尿路梗阻的患者。应用 LHRH 激动剂的最初数周需要短期应用抗雄激素制剂，如雄激素受体竞争抑制剂氟他胺（flutamid）和比卡鲁胺（bicalutamide）。ADT

（包括手术和药物）主要的常见副作用包括性欲丧失、勃起功能障碍、男子女性型乳房、潮热、肌肉消失、骨质疏松症、贫血和疲劳。骨质疏松症包括因ADT所致的骨折发病率增加。二膦酸盐化合物（bisphosphonates）可以减少这种治疗方法导致的骨质疏松症。

ADT只是暂时有效，因为在用药后18～24（中位数）个月病变会再次进展。在这种情况下，可尝试包括雄激素抑制剂、低剂量的类固醇或酮康（ketoconazole）在内的二线内分泌调节剂。对于已经接受长期雄激素抑制剂治疗的患者来说，二线药物可使15%～20%患者的PSA间断下降，但是对于二线药物治疗的反应趋于减少而且作用时间短。

前列腺癌对化疗抵抗的传统观念在正在改变。联合应用盐酸米托蒽醌（mitoxantron）和泼尼松（prednisone）不能延长激素难治性转移性前列腺癌患者的生存时间，但能够提高患者疼痛控制和生活质量。而且，在随机研究中显示，紫杉醇（docetaxel-base）联合化疗可使中位生存时间延长2～3个月，盐酸米托蒽醌（mitoxantrone）、泼尼松（prednisone）。紫杉醇（docetaxel）是目前对已有转移性激素难治性前列腺癌患者的特殊治疗。

唑来膦酸（zoledronic acid）是一种新的有效的二膦酸盐化合物，可减少激素难治性前列腺癌及骨转移患者的骨骼并发症，如骨痛、骨折、脊髓受压和骨转移，目前认为可作为辅助治疗。除化疗外，与骨转移相关的疼痛可能通过外部放疗和全身应用亲骨性放射性核素（锶-89或钐-153）的近距离放射治疗而得到缓解。

前列腺癌治疗中的急诊

前列腺癌常转移至骨骼和盆腔、腹膜后淋巴结。这是最常见的引起脊髓受压的原因，这种源于硬膜外锥体转移的肿瘤科急诊，表现为后背部进行性加剧的疼痛。患者丧失行走能力，二便失禁为晚期症状，尽管治疗也难以恢复。CT扫描或非侵入性磁共振检查可明确诊断。治疗包括皮质类固醇和放射治疗，也可有选择的为患者实施手术治疗。不建议未去势治疗的患者开始使用LHRH激动剂，因为会发生“暴发现象”。

原位前列腺癌，局部侵入尿路或膀胱，或盆腔及腹膜后软组织肿物自外压迫尿路可导致尿路梗阻。尿路梗阻可导致肾功能衰竭。通过经皮肾造口术置管或内支架置入减轻梗阻而保留肾功能。

避免治疗错误

原位前列腺癌的最佳治疗方案目前尚未确定。制订治疗方案时需要考虑临床复发的危险因素、预期生存时间、伴发疾病、治疗方案的副作用及患者意愿。社区医师应帮助患者了解可供选择的治疗方案，每种治疗方案的益处和副作用，从而避免某些患者选择过度治疗方案。近期研究显示，在美国雄激素剥夺治疗作为低风险原位前列腺瘤的首选治疗已呈上升趋势。这种趋势也增加了对有慢性疾病老年患者过度治疗的担忧。

展望

人类基因组序列的公布和肿瘤分子研究的进展极大促进了更好的预防和预测标志物的研究，以及将特定癌细胞作为靶细胞的治疗药物的研究（如抑制酶的药物）。应进一步提高改善单独局部治疗不可能治愈患者（如高危人群）结局的治疗方法，将继续探索利用现有的化疗药物和新的分子靶向药物治疗激素难治性前列腺癌的方法。

另外，在早期前列腺癌治疗方面的技术成就正在普及推广。腹腔镜下前列腺切除术，以及近来应用的机器人手前列腺切除术将更为普遍。因为这些方法损伤少，患者恢复快。但是这些外科和肿瘤药物治疗的方法还需要长期的随访研究。

（王云清 译 杨海英 校）

参考文献

American Cancer Society Website. Available at: http://www.cancer.org. Accessed October 9, 2006.

The American Cancer Society site provides extensive resources for education and treatment decisions.

National Cancer Institute Website. Available at: http://www.cancer.gov/cancertopics/types/prostate. Accessed October 9, 2006.

The National Cancer Institute provides extensive information on common cancer types.

People Living with Cancer Website. Available at: http://www.plwc.org. Accessed October 9, 2006.

The People Living with Cancer website provides patient-oriented information approved by the American Society of Clinical Oncology.

Stanford JL, Stephenson RA, Coyle LM, et al: Prostate Cancer Trends 1973-1995, SEER Program, National Cancer Institute. NIH Pub. No. 99-4543. Bethesda, MD, 1999. Available at: http://seer.cancer.gov/publications/prostate/. Accessed October 9, 2006.

This is the most comprehensive available analysis of population-based trends in prostate cancer.

循证

1. Albertsen PC, Hanley JA, Fine J: 20-Year outcomes following conservative management of clinically localized prostate cancer. JAMA 293(17):2095-2101, 2005.

The indolent natural history of low-grade prostate cancer supports watchful waiting for some patients.

2. Bill-Axelson A, Holmberg L, Ruutu M, et al: Radical prostatectomy versus watchful waiting in early prostate cancer. N Engl J Med 352(19):1977-1984, 2005.

There is long-term benefit of radical prostatectomy.

3. Bolla M, Gonzalez D, Warde P, et al: Improved survival in patients with locally advanced prostate cancer treated with radiotherapy and goserelin. N Engl J Med 337(5):295-300, 1997.

This trial supports the addition of androgen deprivation to radiation therapy in intermediate- and high-risk prostate cancer.

4. D'Amico AV, Manola J, Loffredo M, et al: 6-Month androgen suppression plus radiation therapy vs radiation therapy alone for patients with clinically localized prostate cancer: A randomized controlled trial. JAMA 292(7):821-827, 2004.

This trial supports the addition of androgen deprivation to radiation therapy in intermediate- and high-risk prostate cancer.

5. Freedland SJ, Humphreys EB, Mangold LA, et al: Risk of prostate cancer-specific mortality following biochemical recurrence after radical prostatectomy. JAMA 294(4):433-439, 2005.

This article provides estimates of death from prostate cancer using clinical risk factors in patients with biochemical relapse.

6. Johansson JE, Andren O, Andersson SO, et al: Natural history of early, localized prostate cancer. JAMA 291(22):2713-2719, 2004.

This study supports early radical treatment, especially in patients with a life expectancy of more than 15 years.

7. Petrylak DP, Tangen CM, Hussain MH, et al: Docetaxel and estramustine compared with mitoxantrone and prednisone for advanced refractory prostate cancer. N Engl J Med 351(15):1513-1520, 2004.

This article establishes docetaxel chemotherapy for advanced prostate cancer.

8. Saad F, Gleason DM, Murray R, et al: A randomized, placebo-controlled trial of zoledronic acid in patients with hormone-refractory metastatic prostate carcinoma. J Natl Cancer Inst 94(19):1458-1468, 2002.

Zoledronic acid decreases skeletal-related morbidity in advanced prostate cancer.

9. Tannock IF, de Wit R, Berry WR, et al: Docetaxel plus prednisone or mitoxantrone plus prednisone for advanced prostate cancer. N Engl J Med 351(15):1502-1512, 2004.

This article establishes docetaxel chemotherapy for advanced prostate cancer.

Mark Taylor · Bert H. O'Neil

82

上消化道肿瘤

引言

上消化道肿瘤包括食管、胃、肝和胆道系统和胰腺的肿瘤。根据美国流行病学排序，在全世界范围内全部肿瘤死亡患者中死于上消化道肿瘤的是最多的。其中几种肿瘤的发病率在美国有持续上升的趋势，特别是食管癌和肝细胞癌。尽管胰腺癌相对少见，但在美国所有肿瘤的死亡率中排第四位，其发病率与死亡率之比接近 1 ∶ 1。近侧部食管鳞状细胞癌和胃远侧部腺癌的发病率有下降的趋势，而食管远侧部腺癌和胃近侧部鳞癌的发病率有上升趋势。上消化道肿瘤的发病率男性是女性的 2 ~ 3 倍，在男性中更常见。在非裔美国人中食管鳞状细胞癌的发病率要高出 4 ~ 5 倍。而腺癌在白种人中更常见。胃癌的发病率居世界第二，仅次于肺癌，世界上每年约有 750 000 以上的新发病例，俄罗斯和日本的发病率最高。1999 年，在美国有 21 900 新发病例，而 13 500 人死于胃癌。这表明在过去的 70 年里，胃癌的发病率有了明显的下降。

胰腺癌

病因和发病机制

吸烟是胰腺癌的危险因素已经很明确，25% 的胰腺癌与吸烟有关。已知的遗传综合征和慢性胰腺炎仅仅是一小部分胰腺癌的病因。需要指出的是大多数胰腺癌的病因不明。在许多病例，在确诊胰腺癌之前的 1 ~ 3 年就已经出现糖尿病的症状。

临床表现

胰腺癌最常见的症状是腹痛，但腹痛无特异性。向后背部放散痛是一个典型的表现，这也提示预后不佳。无痛性黄疸时应注意胰腺癌的可能。胰腺癌患者还常见血栓性静脉炎的形成。

鉴别诊断

应与表现为上腹痛的疾病相鉴别。还应和 CT 上胰腺有异常表现的疾病，如胰腺炎（酷似肿瘤）、胰腺囊肿、囊腺癌（相对无痛性肿瘤）和胰腺神经内分泌瘤相鉴别（图 82-1）。

诊断方法

胰腺癌的诊断有时很难，大量的瘢痕和炎症组织可表现为胰腺肿块。偶尔，胰头部肿物不需组织学证实为恶性肿瘤亦可行手术治疗。CA199 是一种糖原抗体，能用于胰腺癌的辅助诊断，但没有特异性。胰腺癌早期可表现为胸腹部 CT 影像学的改变。高质量的影像学可区别癌和局部血管，因为这决定是否可以施行手术治疗。

处理和治疗

最佳治疗

早期

大约 20% 的患者可以外科手术治疗，其中大约 20% 的手术患者可以长期生存，胰头癌通常采用 whipple 术式治疗，而大部分远端癌（胰体部或胰尾部肿瘤）作胰体尾部切除术。辅助治疗的效果存在争议。小样本的随机试验采用氟尿嘧啶和放疗

图82-1 恶性囊腺癌、胰岛细胞癌和慢性复发性胰腺炎。

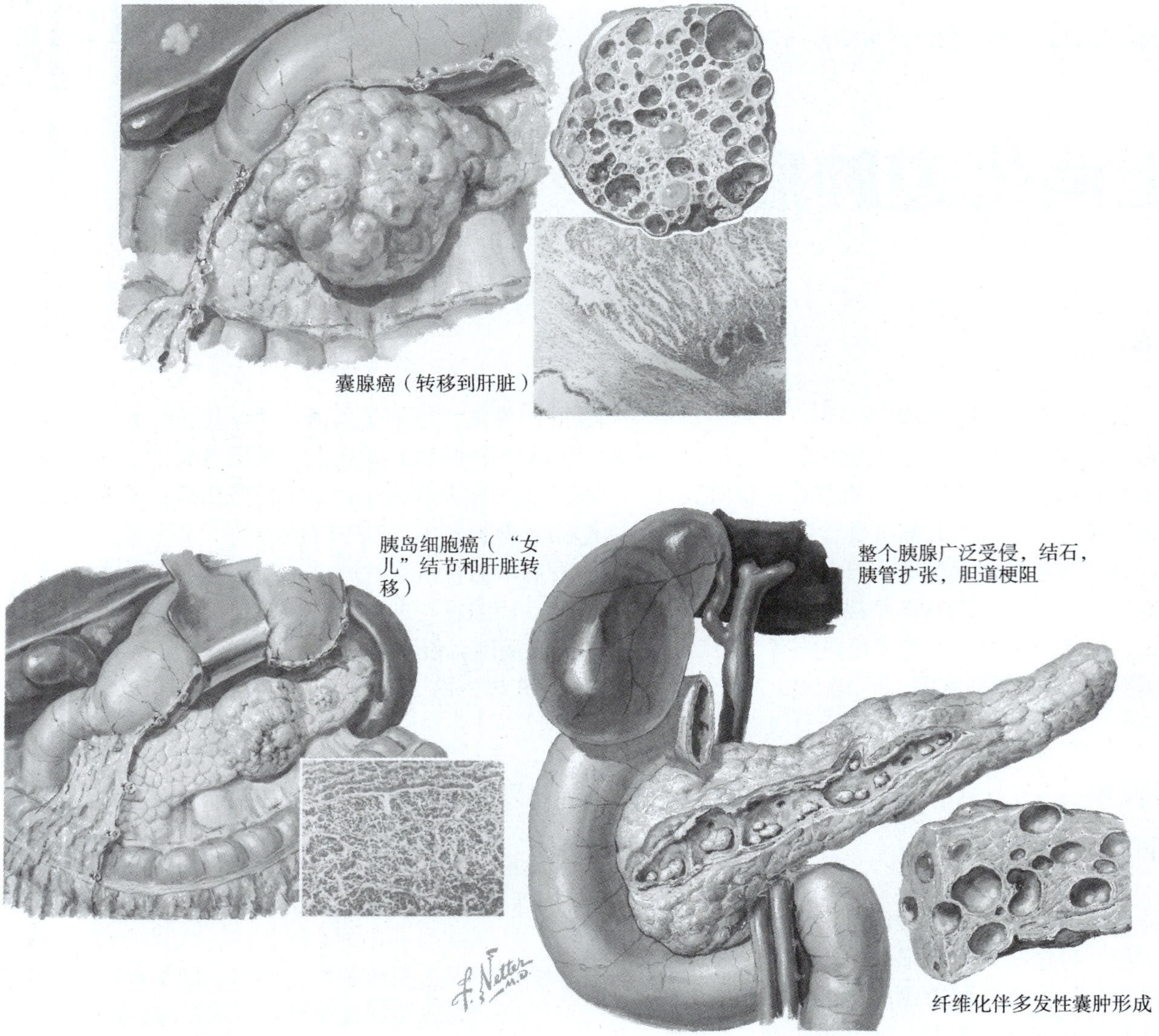

联合治疗，但是还没有数据证实近期的效果。最近，德国的一项研究表明用2,2-二氟脱氧胞嘧啶核苷化疗能减少术后复发。这项研究结果可能会促进术后单独化疗而非放化疗联合治疗的研究。一些治疗中心术前对患者进行规律的放化疗。但迄今为止，还没有随机试验支持该治疗的可行性。术前治疗的优点是预后差的患者在放化疗期间出现转移从而免于手术。

进展期

一些不能手术又没有扩散的进展期胰腺癌一般通过放化疗而得到缓解。在一些有扩散的进展期胰腺癌可通过化疗而得到缓解。目前，非常需要治疗胰腺癌的新疗法。

防止治疗错误

尽管对于化疗适应证的探讨超出了本书的范围，但是对疑似胰腺癌患者多种措施联合试验性治疗是重要的。

胃癌

病因和发病机制

环境和基因在胃癌的形成中起了主要作用。从

图82-2 胰腺癌。

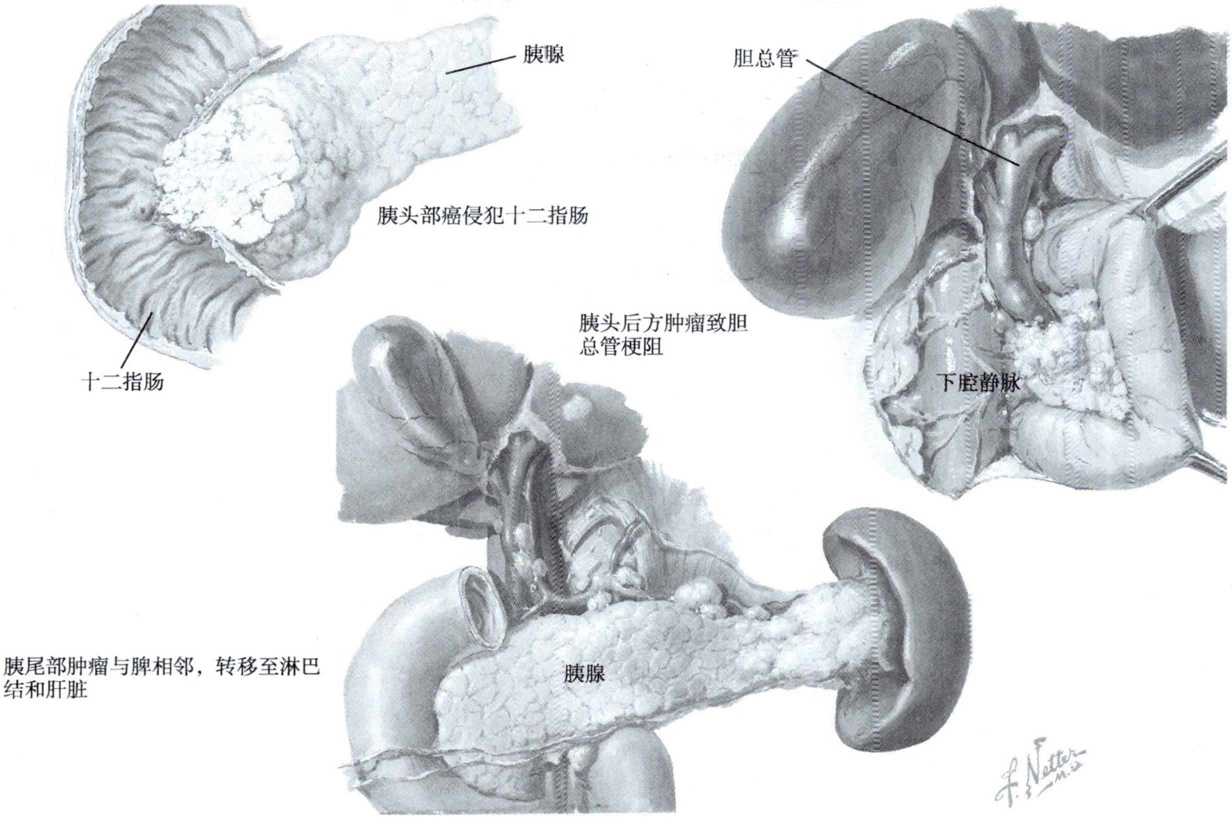

胃癌高发地区到低发地区的移民胃癌的发病率降低，HP感染者胃远侧部肠化形成腺癌的概率比未感染者增加了3～6倍。近端胃癌的发生率与远端食管癌的发生率增长相一致。

临床表现

胃癌早期可无症状，或表现为不明确的腹部症状（厌食、腹部不适、恶心呕吐、黑粪和乏力），这些症状不是肿瘤的特有表现，因此大部分胃癌不能在早期诊断。早饱与胃癌的浸润扩散有关。80%以上的患者可出现消瘦，这与营养不良有关。肿瘤转移的症状包括黄疸（胆管堵塞所致）、腹水和腹痛。

鉴别诊断

胃癌的临床表现和内镜表现有时与胃良性溃疡相似。与胃癌相似的其他恶性肿瘤有胃肠道基质瘤（比腺癌进展更快），淋巴瘤和其他少见肿瘤和肉瘤。

诊断方法

大部分患者是由于出现症状或贫血行内镜检查而确诊的。对于结肠镜检查阴性的缺铁性贫血患者应该行胃镜检查。胃癌的分期通常查胸部或腹部CT来确定。胃癌主要转移到肝、腹腔淋巴结、腹膜和肺。腹膜转移在常规影像学检查中易漏诊，因此在手术前行腹腔镜检查可避免不必要的剖腹术。纵隔淋巴结转移很常见，锁骨上淋巴结肿大（Sister Mary Joseph node）也很常见。

预后

肿瘤浸润的程度和转移淋巴结的数目与预后关系密切。其他对预后不利的因素包括高龄、皮革胃、非整倍体染色体和贲门或胃食管交界处肿瘤。即

表 82-1 危险因素

胃癌	食管癌（鳞状细胞癌）
营养因素	
高盐饮食	酒精
高硝酸盐饮食	
低维生素 A、维生素 C	
食物缺少冷藏	
环境暴露	
橡胶工人	吸烟
煤矿工人	碱性食物
幽门螺杆菌感染	人乳头状瘤病毒感染
EB 病毒感染	
放射线	
既往因良性病变行手术治疗	
遗传因素	
A 型血型	胼胝症
贫血	染色体显形遗传，表现手掌和脚掌过度角化
遗传性非息肉病性结肠癌	
李弗劳明综合征	普鲁默 - 文森综合征
P53 肿瘤抑制基因的突变引起的染色体显形综合征与软组织肉瘤、乳腺癌、骨肉瘤、脑瘤、肾上腺皮质肿瘤和急性白血病有关	食管网状变和缺铁性贫血
家族史	
癌前病变	
胃多发性腺瘤	失弛缓症
慢性萎缩性胃炎	腹泻
发育异常	其他消化道癌
肠化生	Barrett 食管（腺癌）
Menetrier 病	
胃形态上的改变，巨大胃折褶，消化不良表现，由胃肠蛋白缺少引起的低蛋白血症，原因不明的胃溃疡	

使治疗，已有转移胃癌患者的平均生存期也不足 1 年。

处理和治疗

最佳治疗

早期

未转移胃癌的治疗是胃部分或全部切除。胃食管交界处的肿瘤还应切除部分食管。手术清除淋巴结的范围存在争议。在日本，淋巴结的清除范围更广，据报道总体生存率进一步提高。在美国和欧洲，淋巴结的清除范围比较局限，他们认为较大范围地清除淋巴结只会增加死亡率。来自西方国家和日本的两个随机对照研究表明淋巴结的清除范围对预后没有影响。日本手术的预后主要取决于肿瘤分期。手术死亡率大约 5%，长期的并发症包括倾倒综合征、胃灼热和食欲减退。胃癌可以在肿瘤的最初位置、局部淋巴结、腹腔或远处脏器（常见于肺或肝）复发。胃癌的辅助治疗通常包括放化疗或放化疗后再辅以化疗。

进展期

对于进展期或已转移的胃癌可行手术以减轻症状，联合放疗以减少出血或改善进食。化疗可减轻症状，其效果是短暂的，可以使较短的生存期延长 2 ~ 3 个月。

图82-3 胃癌：息肉状腺癌和硬癌。

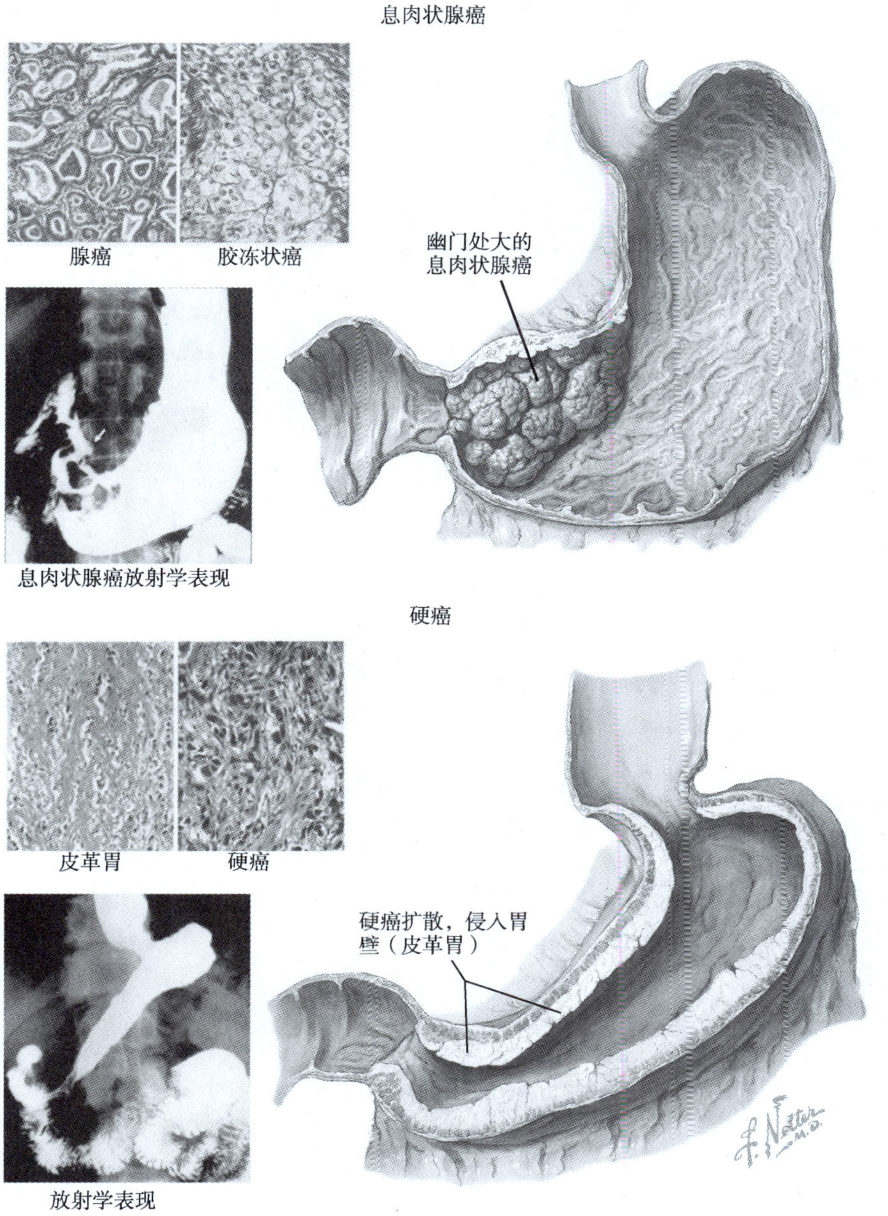

防止治疗错误

关于手术和化疗的适应证超出了本书研究的范围。由有经验的联合医疗组对胃癌患者给予术前辅助治疗是很重要的。

食管癌

病因和发病机制

对于食管鳞状细胞癌来说，饮酒和吸烟是主要危险因素，两者可单独起作用，也可协同作用。由于上述因素的作用，患上消化道空腔脏器肿瘤的患者中每年约 4% ～ 7% 患食管癌。已知腺癌的主要危险因素是 Barrett 食管，Barrett 食管可使患食管癌的危险性增加 30 ～ 40 倍（图 82-4）。

临床表现

90% 的患者表现为进行性吞咽困难，首先是对固体食物吞咽困难，而后对液体食物吞咽困难。大

图 82-4　食管中下段恶性肿瘤。

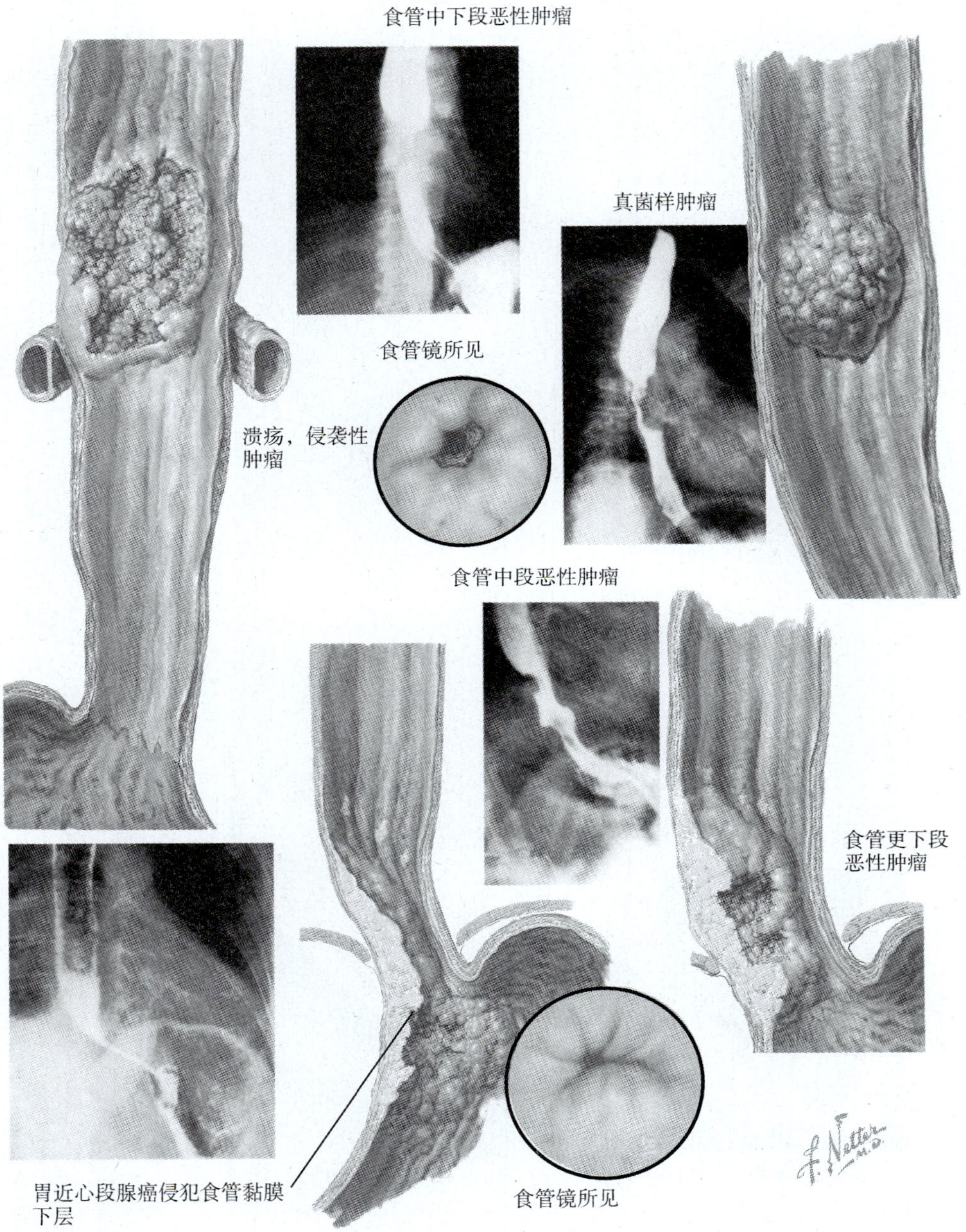

部分患者在就诊之前已有 3 ～ 6 个月的病史了。消瘦也很常见。合并气管食管瘘者可出现咳嗽和肺炎，侵犯纵隔可出现胸痛，由于喉神经容易受累麻痹而出现声音嘶哑、吞咽痛。肿瘤出血可表现为呕血。

鉴别诊断

食管咽下困难的鉴别诊断见表 82-1。

诊断方法

食管癌可以通过内镜检查确诊。应该行 CT 扫描、超声内镜和正电子体层扫描（以查找潜藏的转移瘤）来确定疾病的分期。CT 怀疑气管受累者应行气管镜检查（有气管受累者不能行外科手术）。

框 82-1 食管吞咽困难的鉴别诊断
神经肌肉紊乱
失迟缓症
肌肉痉挛紊乱
广泛食管痉挛
食管下括约肌高张力
胡桃钳食管
硬皮病
阻塞性疾病
内在性结构病变
肿瘤
狭窄
消化酶引起的
放射引起的
化学引起的
药物引起的
食管下段环（Schatzki 环）
食管网
外源性因素
外在性结构病变
血管压迫
动脉或左心房扩大
血管变异
纵隔肿块
淋巴结病变
胸骨后甲状腺肿

处理和治疗

最佳治疗

手术

手术适用于肿瘤未转移的患者或局部转移而重要组织结构未受累的患者。患者必须充分配合以行胸廓切开术。即使病灶转移，手术切除肿瘤也有利于延缓病灶转移，减轻症状。手术径路的选择取决于肿瘤的位置和术者的喜好。其中右侧胸腹部切口(Ivor-Lewis 术式)、左侧胸腹部切口和经裂孔的手术方式最常见，其发病率和死亡率相似。预后和肿瘤的分期有关，与术式无关。多数研究表明术后长期生存率 10% ～ 30%。肿瘤多在原发部位复发，转移癌复发在肝和肺脏最常见。

放疗和化疗

作为原始治疗法，化疗和手术切除治愈率相似。但化疗在控制原发肿瘤的进展方面不如手术。术前给予化疗和放疗（新辅助疗法）在许多治疗中心被认为是规范的，这是根据肿瘤Ⅱ期的情况制订的，但是这种治疗方法还有一些争议。

近期研究认为对胃贲门癌和胃食管连接部癌的治疗与食管腺癌的治疗相似。其理论基础可能是这些肿瘤的流行病学、遗传物质变异和预后相似，并且胃癌累及黏膜下层转移至远端食管的概率相似。

防止治疗错误

与这一章节讨论的其他肿瘤一样，由多学科医师组成的医疗组对初发病例进行评估和决定治疗方案固然重要，但关键是应有多种有效的治疗措施。

肝细胞癌

病因和发病机制

大部分肝细胞癌发生于慢性肝病患者（图 82-5）。在世界范围内，最常见的病因是乙肝病毒感染，这可使患者在发展至肝硬化前就出现肝细胞癌。在西方国家和日本，丙肝病毒感染是导致肝细胞癌最常见的原因。因此，患者在确诊肝癌时通常伴有明显的肝硬化（70% 以上病例）。饮酒在很大程度上促进慢性肝硬化发展为肝癌。但是单纯酒精性肝硬化发生肝癌的概率很低。其他少见的慢性肝病，如血色素沉着症、肝豆状核变性和 α_1- 抗胰蛋白酶缺乏症也可以出现肝细胞癌。

临床表现

肝脏肿瘤大多没有症状。有的肝细胞癌表现为疼痛，还可以出现厌食、消瘦、恶性腹水、肝性脑病等症状，但是这些症状均没有特异性。肝细胞癌偶尔也表现为血性腹水，或以转移癌的症状和体征为主要表现。应该对已确诊的慢性肝炎患者和肝病晚期患者进行筛查，方法是通过测定血清甲胎蛋白、超声或磁共振成像来确定患者患肝癌的风险。

鉴别诊断

肝细胞癌进展期的症状和体征和肝病晚期相似。肝功能进行性恶化的患者应行影像学检查和血清甲胎蛋白的测定。肝细胞癌在病理上的不同表现

图82-5 原发性肝癌。

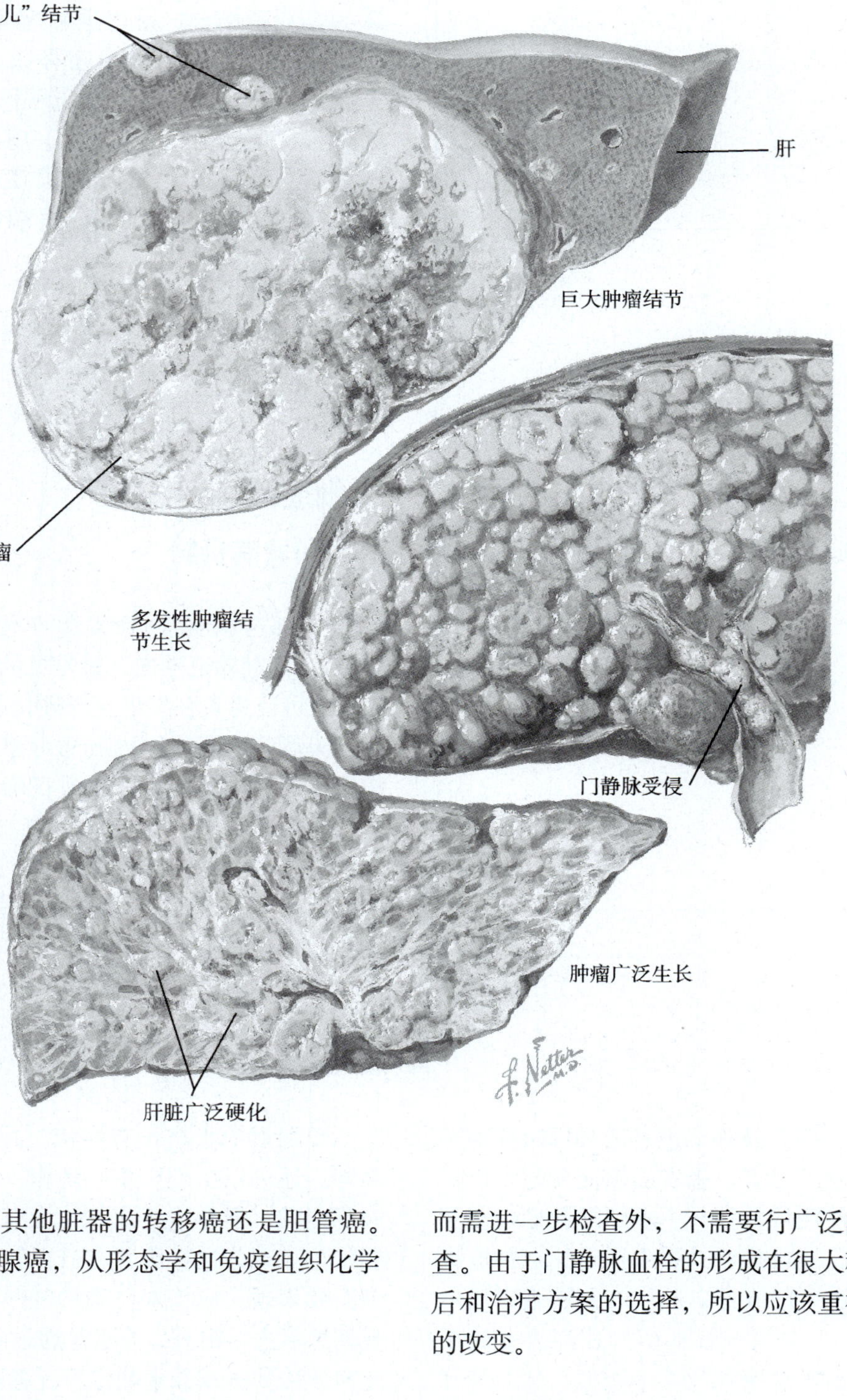

可以鉴别其是来自其他脏器的转移癌还是胆管癌。大多数肝转移癌为腺癌，从形态学和免疫组织化学上可以区分。

诊断方法

有慢性肝病基础的肝细胞癌从影像学上不易诊断。CT扫描容易漏诊，而MRI通常能显示肝脏某些难以确定的病变，这些病变可能为炎症和肝细胞再生等，其很难确定为癌或者非癌性病变。在大部分病例细胞癌仅限于肝脏，所以除患者有肝外表现而需进一步检查外，不需要行广泛的肝外影像学检查。由于门静脉血栓的形成在很大程度上影响了预后和治疗方案的选择，所以应该重视患者影像学上的改变。

处理和治疗

最佳治疗

如果可能应选择肝移植或手术切除。不幸的是仅少数患者适合这些治疗。影像学上发现的小肿瘤可以通过射频有效的切除。由于患者肝移植的标准是灵活的，晚期肝病患者应该由消化科医师、外科医师、放射科医师和肿瘤科医师共同治疗。不适合手术切除的肝细胞癌的治疗是困难的，肝癌对大部分化疗药物不敏感，对放射治疗效果不理想。一种姑息治疗是栓塞（或化学栓塞），其治疗效果有争议，其方法是通过肝静脉向肿瘤注入如吸收性明胶海绵等粒性物质或各种可溶性珠样物质。

防止治疗错误

肝胆管癌患者，特别是可能做肝移植手术患者的治疗是复杂的，应在三级治疗中心由有经验的多学科专家组来治疗。

展望

尽管在过去几十年里上消化道肿瘤患者的生存率有所提高，但是其预后仍然很差。由于上消化道肿瘤在西方国家发病率相对较低，所以研究进展缓慢。胰腺癌由于进展迅速且几乎没有什么有效的治疗手段，所以是所有肿瘤中治疗最困难的一种。近期研究表明，一种作用于表皮生长因子受体的药物显示可能有效。但在一个设计合理的随机对照试验中表明使患者生存期仅延长几周。在未来几年，应用于肺癌和结肠癌的新药可能试用于上消化道肿瘤的治疗，希望能改善患者的预后。目前对于癌前病变早期治疗的进步，特别是对于有患食管癌风险的患者（Barrett 食管患者）和肝细胞癌风险患者的二预治疗，更有助于上消化道肿瘤的早期发现。

（张艳敏　译　张　杰　校）

参考文献

Wong R, Malthaner R: Combined chemotherapy and radiotherapy (without surgery) compared with radiotherapy alone in localized carcinoma of the esophagus. Cochrane Database Syst Rev 25(1): CD002092, 2006.

This systematic review of available evidence addresses the controversial subject of the appropriate therapy for esophageal cancer.

循证

1. American Cancer Society: Cancer facts and figures. New York, American Cancer Society, 2004.
   The American Cancer Society provides annually updated cancer statistics for the United States.
2. Blackstock AW, Cox AD, Tepper JE: Treatment of pancreatic cancer: Current limitations, future possibilities. Oncology 10(3):301-307; discussion, 308-323, 1996.
   This is an excellent state-of-the-art review on pancreatic cancer treatment.
3. Blot WJ, Devesa SS, Kneller RW, Fraumeni JF Jr: Rising incidence of adenocarcinoma of the esophagus and gastric cardia. JAMA 265(10):1287-1289, 1991.
   This is a very widely cited and important article on the epidemiology of distal esophageal adenocarcinoma.
4. Bonenkamp JJ, Hermans J, Sasako M, et al: Extended lymph-node dissection for gastric cancer. N Engl J Med 340(12):908-914, 1999.
   This well-conducted European trial demonstrated the lack of apparent survival benefit of the Japanese extended lymphadenectomy in a Western population with stomach cancer.
5. Bosch FX, Ribes J, Cleries R, Diaz M: Epidemiology of hepatocellular carcinoma. Clin Liver Dis 9(2):191-211, 2005.
   The authors present an interesting review of HCC epidemiology.
6. Braga L, Guller U, Semelka RC: Modern hepatic imaging. Surg Clin North Am 84(2):375-400, 2004.
   This is a good review of commonly employed diagnostic imaging techniques (US, CT, MRI, PET) in the evaluation of liver metastatic lesions and HCC.
7. Devesa SS, Blot WJ, Fraumeni JF Jr: Changing patterns in the incidence of esophageal and gastric carcinoma in the United States. Cancer 83(10):2049-2053, 1998.
   The authors provide a follow-up article to their seminal work.
8. El-Seraq HB, Davila JA, Petersen NJ, McGlynn KA: The continuing increase in the incidence of hepatocellular carcinoma in the United States: An update. Ann Intern Med 139(10):817-823, 2003.
   This article confirmed a significant rise in hepatocellular carcinoma incidence in the United States.
9. Konner J, O'Reilly E: Pancreatic cancer: Epidemiology, genetics, and approaches to screening. Oncology 16(12):1615-1622, 1631-1632; discussion, 1632-1633, 1637-1638, 2002.
10. Macdonald JS, Smalley SR, Benedetti J, et al: Chemoradiotherapy after surgery compared with surgery alone for adenocarcinoma of the stomach or gastroesophageal junction. N Engl J Med 345(10):725-730, 2001.
    This study defined current standard-of-care therapy for resectable stomach cancer in the United States.
11. Neuhaus P, Oettle H, Post S, et al: A randomised, prospective, multicenter, phase III trial of adjuvant chemotherapy with gemcitabine vs. observation in patients with resected pancreatic cancer. ASCO Meeting Abstracts 23:LBA4013, 2005.
12. Nomura A, Stemmermann GN, Chyou PH, et al: Helicobacter pylori infection and gastric carcinoma among Japanese Americans in Hawaii. N Engl J Med 325(16):1132-1136, 1991.
    This is one of two simultaneous articles documenting this important epidemiologic association.
13. Oettle H: Adjuvant chemotherapy with gemcitabine vs observation in patients undergoing curative-intent resection of pancreatic cancer: a randomized controlled trial. JAMA 297(3):267-277, 2005.
    This study utilized chemotherapy alone as adjuvant therapy for pancreatic cancer and defines the European standard of care.
14. Parsonnet J, Friedman GD, Vandersteen DP, et al: Helicobacter pylori infection and the risk of gastric carcinoma. N Engl J Med 325(16):1127-1131, 1991.
    This is one of two simultaneous articles documenting this important epidemiologic association.
15. Shaheen NJ: Advances in Barrett's esophagus and esophageal adenocarcinoma. Gastroenterology 128(6):1554-1566, 2005.
    The author presents an up-to-date expert review of the pathogenesis and controversies surrounding management of Barrett's esophagus.

Robert S. Tomsick

83

皮肤癌

引言

在美国，皮肤癌是一种严重影响大众健康的疾病。每年分别有 130 万和 5.1 万人被诊断为皮肤癌和黑素瘤，两者合计占到所有恶性肿瘤的 40%。每年用于治疗皮肤癌的费用接近 6.5 亿美元。并且两者的发病率还在稳步增长，发病率的增长可能与过度阳光照射、人类寿命延长和诊断技术提高有关。早期发现与治疗对其发病率及死亡率有重要影响。

基底细胞癌

病因与发病机制

基底细胞癌是最常见的皮肤癌，占到所有皮肤癌的 75%，在美国每年有 75 万～ 90 万新增病例。紫外线照射是其重要的发病因素，日光烧伤及多年累积照射量是非常重要的。因此，此病多发生在暴露于阳光的部位，其中 85% 发生在头颈部。发病率会随年龄增长而升高，一般很少发生在 50 岁以下人群，青少年人群则更为罕见。白皮肤、蓝眼睛、棕色头发的人因相对缺少黑色素的光保护作用而成为高危人群。

临床表现

因无痛性肿瘤生长速度非常缓慢，不易被患者发现。常因受到轻微创伤（如洗脸）导致出血而就诊。基底细胞癌最常见的临床表现为散在的光滑粉红色丘疹，或半透明、珍珠粉色泽、毛细血管扩张、边缘隆起的结节，皮损中央常有溃疡形成，但也可有其他多种表现，表浅型基底细胞癌表现为一个薄的红色鳞屑样斑块，易误诊为湿疹或癣；硬皮病型基底细胞癌类似黄白色瘢痕；色素型基底细胞癌常呈深蓝色点状皮损或色泽较黑的结节。

鉴别诊断

一般情况下，结节型基底细胞癌因其典型的珍珠色泽和中央凹陷或溃疡而很少被误诊（图 83-1），有时需与皮脂腺癌或其他皮肤附件肿瘤相鉴别。表浅型基底细胞癌常被误诊为光化病、湿疹或癣，硬皮病型需与瘢痕组织、硬皮病或慢性放射性皮炎相鉴别，色素型偶尔需与黑素瘤相鉴别。

诊断方法

临床上诊断该病并不困难，但确诊需作活组织病理检查。

处理和治疗

最佳治疗措施

基底细胞癌生长缓慢，治疗上一般无需紧急处理。很少发生转移，但其可无限制生长，导致局部组织的破坏；因此，应该彻底切除肿瘤。有硬化、浸润或组织病理有微小结节的基底细胞癌更难于治愈。无论采用何种方法，面部癌肿的某些高危部位，包括眼内眦、鼻唇沟、耳后沟和鼻翼两侧也难予以切除，选择治疗时需要考虑多种因素：癌肿大小、部位、病理类型、患者意愿、治疗费用、治疗所需

图83-1 基底癌细胞结节。

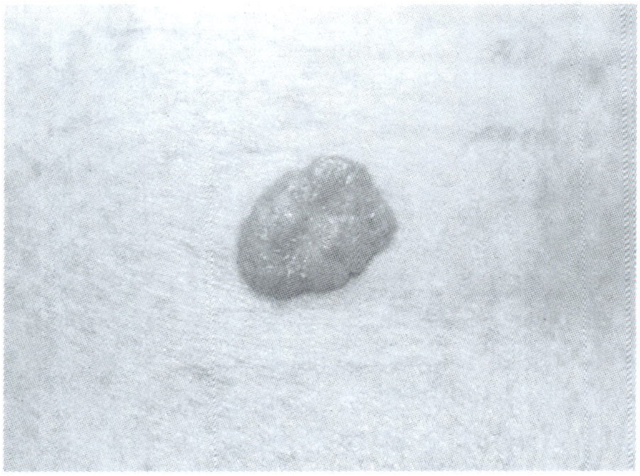

时间、医师技术水平、患者年龄和医疗条件。

不同治疗方法的指南如下：

刮除术和电灼法：小癌肿（直径＜1cm），病变位于不易复发的部位，没有侵袭性，治疗快、易刮除，二期愈合良好、费用低。

冷冻治疗：治疗适应证与刮除术、电灼法相同。

放射治疗：大癌肿，老年患者，保留组织，避免形成瘢痕。

局部化学治疗（氟尿嘧啶）：仅用于表浅癌肿治疗（位于表皮或表皮与真皮交界部位），避免或减少瘢痕。

手术治疗：用于任何部位、任何大小、任何病理类型的癌肿；康复快；可将瘢痕安排在特定部位。

显微镜（微创外科）手术治疗：任何大小，具有侵袭性，病变位于易复发部位的癌肿；复发癌肿；相对传统手术可较好保护组织。

基底细胞癌预后良好，一般情况下，无论采用何种治疗方法原发小癌肿 5 年治愈率约为 95%。大癌肿，某些特殊部位、特殊类型的癌肿治愈率不高。

避免治疗错误

治疗前活组织病理检查可避免不当治疗和过度治疗，病理检查应该报告癌肿是否具有至于某一特殊治疗的组织类型，例如病理检查证实癌肿具有侵袭性，原发性者采用更为积极的治疗手段，如手术切除、显微手术治疗，避免应用刮除术和电灼法引起的治疗不当。避免治疗错误的另一种方法是根据恶性肿瘤的部位、大小选择合适的治疗方法。

展望

治疗基底细胞癌的新措施包括咪喹莫特乳膏，光动力法，全身应用维 A 酸。更加重要的影响将来自预防教育计划，包括人群宣教减少阳光暴露，鼓励应用防晒霜和防护服，提高临床医师对皮肤癌的筛查，增强患者的意识和自我筛查。

鳞状细胞癌

病因和发病机制

在美国白种人群中鳞状细胞癌位于皮肤恶性肿瘤的第二位，发病率在 0.07‰～0.12‰。它是一种阳光相关性肿瘤，急性阳光烧伤和累积照射是重要的发病原因，因此该病易发生在白种人，户外工作者、喜爱日光浴的人，居住在热带和亚热带的人也属于高发人群。大多数鳞癌出现在以前有癌变的部位，如光化性角化病，长期日光照射引起的表皮内发育不良所致的癌前病变，鳞癌是一种红斑鳞屑状病变，直径一般在数毫米至数厘米不等。鳞屑增厚可形成皮角。皮肤表面的鳞状细胞癌称为 Bowen 病（图 83-2）。

除日光外，其他重要致病因素包括某些类型人类乳头状瘤病毒感染，特别是发生在甲周和生殖器的感染；局部接触化学致癌物［煤焦油、木馏油、氮芥和经消化道吸收的物质（砷）等］；任何皮肤慢性炎症均可导致鳞癌，在癌变之前炎症至少持续数年，慢性盘状红斑狼疮和慢性血管性溃疡是典型的癌前病变；陈旧的烧伤瘢痕或治疗目的的 X 线照射，在十余年后均可引起鳞癌。

临床表现

鳞癌皮损表现为角化过度的红斑状丘疹、结节或斑块（图 83-3）。Bowen 病表现为小的粉红色鳞状斑块，与表浅真菌感染和皮炎表现相似。鳞屑可表现为薄或密集、黄色或增厚。虽然癌肿初起生长在表皮，且可停留很长一段时间，但最终侵入真皮及皮下组织，形成深在的癌肿。或早或晚发生表皮

图83-2 Bowen病。

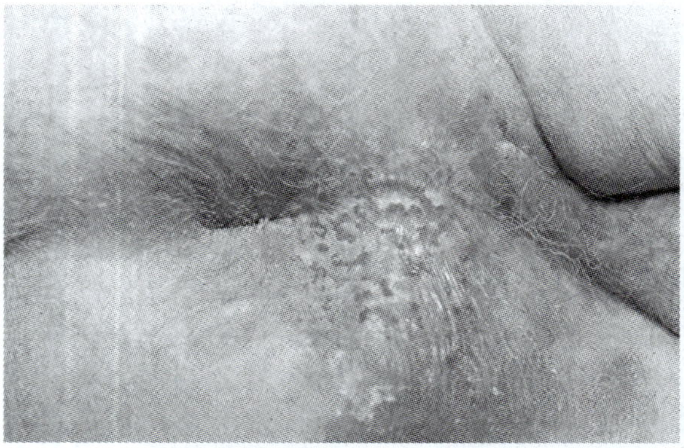

图83-3 鳞状细胞癌。

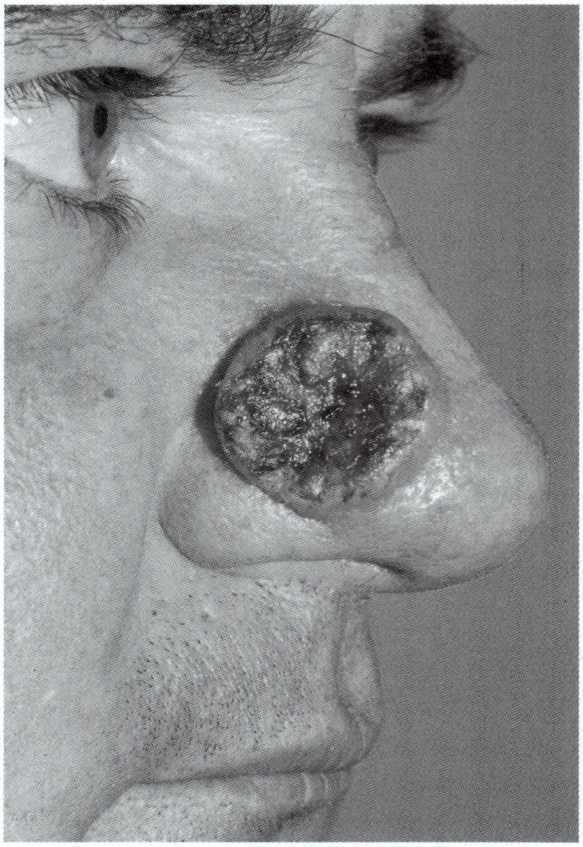

破坏或较深的溃疡。癌肿生长速度快慢不等，可以生长缓慢，也可在数周内体积倍增。癌变早期的表浅阶段，很难与光角化病或湿疹区分；晚期，当癌肿表现为深度溃疡的结节时，其恶性程度更为明显。即使晚期鳞状细胞癌的临床表现与其他不常见的皮肤恶性肿瘤相鉴别，然而发生在晒伤或烧伤皮肤处，或放射性皮炎部位的病变应怀疑此病。

鉴别诊断

原位鳞状细胞癌与光角化病、湿疹、癣、皮肤真菌病或会阴部、乳房的佩吉特病相鉴别，侵袭性鳞癌需与光角化病、皮肤肉芽肿和其他皮肤良性、恶性、原发或转移肿瘤相鉴别。

诊断方法

仅根据临床检查很难确定诊断，常需做皮肤活组织病理检查。

处理和治疗

最佳治疗措施

治疗基底细胞癌的方法和适应证均适用于治疗鳞癌，皮肤鳞癌预后良好，一般五年治愈率在90% 以上，较大较深癌肿的治愈率会相对降低，转移并不少见，3% ～ 4% 可发生转移。生长在耳或唇以及在烧伤或接受过放射治疗部位的肿瘤更易发生转移。

避免治疗错误

在切除肿瘤前获得确切的病理诊断是非常重要的，而且医师必须意识到治疗方法应适合癌肿生长的部位及大小。

展望

和基底细胞癌一样，预防措施将发挥重要作用。正在研究的针对病因的治疗包括环氧化酶抑制剂，局部免疫调节剂和抑制 hedgehog 信号通路等。

黑素瘤

病因和发病机制

黑素瘤通常发生在白皙皮肤的人群中，而黑色皮肤的人群中少有发病。1% ～ 6% 的患者有家族史，黑色素细胞痣较多的人发病危险性增加，特别是痣发育存不良者。黑素瘤可发生于正常皮肤，也可由以前存在先天或获得性的色素痣演变而来。色素病灶任何可察觉的变化都是极为重要的。虽然黑素瘤与日光照射密切相关，但常发生在日光暴露相对较少的部位。头颈、躯干、四肢都是好发部位。黑素瘤初起表现为不可触及的色素沉着。由于病变微小的良性外观常导致本病被忽视或当做老年斑和痣，后期因病变在表皮与真皮交界处扩展使直径增加或周径不规则等引起医师和患者注意。最终，由斑点状不可触及的病变转变为结节样病变。自 1986 年至今，该病的诊断率提高了一倍，但死亡率却没有变化，晚期疾病所致的比例也未发生变化。一些作者认为这不是黑素瘤的流行病学发生了变化，而是活检和诊断水平发生了变化。

临床表现

体检时可出现色素沉着的病变，颜色可由浅棕色至黑色不等，但红色或白色病变并不少见，皮损由数毫米到数厘米不等。皮损边缘常不规则并不清楚，晚期常形成溃疡，初期表现形式多种多样，常难与色素痣区分。

鉴别诊断

黑素瘤常需与良性、先天性、发育不良性的色素痣、脂溢性角化病、文身、异物、非黑色素性黑素瘤、化脓性肉芽肿相鉴别。

图83-4 黑色素瘤。

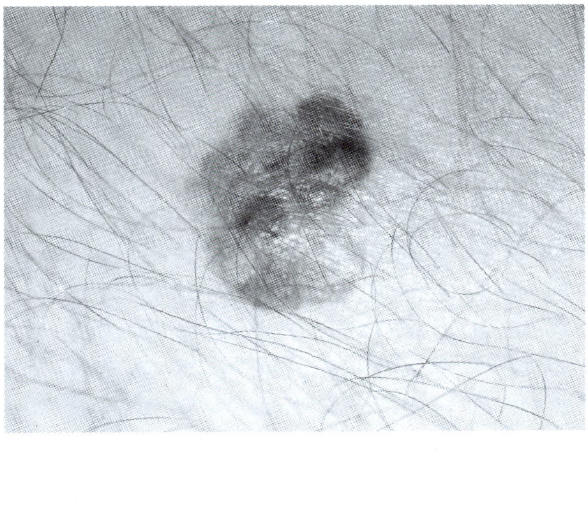

诊断方法

新进研发的仪器可更加准确地诊断黑素瘤。由于皮肤镜是利用显微镜观察病变部位黑色素的轻微变化情况，可发现恶性病变。数字电子皮肤镜可以储存和比较病变图像。确诊最终需病理组织检查，切取部分黑素瘤组织，进行病理检查并不促进转移和使预后恶化，然而获取有代表性的标本对于明确诊断是非常重要的，且有助于预后。因为不能够反映黑素瘤侵入的深度，故不刮取组织标本。由皮肤病理学家做出诊断并提示浸润深度，依据组织病理和临床表现可细分为恶性痣样黑素瘤、结节性黑素瘤、表浅扩散性黑素瘤、肢端雀斑痣样黑素瘤。在治疗和评估预后方面这种分类没有按浸润深度分类重要。

处理和治疗

最佳治疗措施

手术切除是治疗黑素瘤的理想方法。手术范围取决于病变大小、部位和浸润深度。要以毫米为单位进行病理分级（Ereshow 分级）。Breshow 分级是判断黑素瘤患者生存的最重要指标。肿瘤＜ 0.76mm 的患者 5 年生存率为 96%，而肿瘤＞ 4mm 的患者 5 年生存率为 47%。对于大而深或生长在头颈、手足的黑素瘤的手术切除范围要大。Breshow 分级决定手术切除范围：一般原位癌要切除病变周围皮肤 0.5 ～ 1.0cm；肿瘤＜ 1mm，要切除病变周围 1.0cm 的正常皮肤；1 ～ 2mm 的肿瘤，要切除病变周围 1.0 ～ 2.0cm 的皮肤；肿瘤＞ 2mm 的要切除病变周围 2.0 ～ 2.5cm 的皮肤。

辅助治疗

对于黑素瘤局限在皮肤的患者，选择性淋巴结切除并未能改善预后。对于临床有淋巴结受累的患者，选择性淋巴结切除可改善预后。应用淋巴闪烁检查技术确定局部的前哨淋巴结，而后对此淋巴结活检以发现转移病灶，这一技术对分期有所帮助，但对提高患者生存率无明显影响，也不标准的诊疗方法；干扰素 α_{2b} 已获美国食品药品管理局批准用于治疗黑素瘤，虽然前瞻性试验未显示出有统计学意义的益处；大量肿瘤疫苗也正在进行中，但尚无辅助试验显示出改善存活的益处。

避免治疗错误

治疗黑素瘤最常见错误是，未能对黑素瘤做出诊断，临床上该病很容易与多种良性色素性病变相混淆，所以治疗前皮肤病理检查是必需的。

随访

基底细胞癌和鳞癌患者需对皮肤和淋巴结常规随诊5年，以发现癌有无复发或有无新发肿瘤，大约30% ~ 50%的皮肤癌患者在数年内会患另一种不同的皮肤肿瘤，常规随诊检查的频率取决于先前的肿瘤特征、晒伤程度以及癌前病变的情况。

黑素瘤患者应终身随访，以检查复发和出现第二原发黑素瘤。80%黑素瘤患者可出现第二黑素瘤。开始至少每6个月随诊一次，术后数年可延至每12个月一次。有黑素瘤或发育不良痣家族史的患者，更应密切随访。

虽然大黑素瘤的患者常行胸部X线检查，但没有必要对早期黑素瘤的患者进行筛查以发现微小转移。

对所有患者进行有关阳光暴露危险的宣教，鼓励应用阳光保护指数在15以上并能够防护紫外线A和B的防晒霜，指导患者自查也是随访的常规内容。

展望

虽然手术治疗仍然是治疗皮肤癌的主要方法。但一些新的治疗方法正在研究中。光动力疗法是全身或局部使用光敏感化学物质，介质在局部施以强光或激光，以或多或少地选择性破坏肿瘤组织而使周围组织免受破坏。免疫调节剂正在研制中：咪喹莫特是一种杂环胺，在实验和临床中已显示出强大的抗病毒和肿瘤的作用。因为一些黑素瘤已显示出对放射治疗敏感，故放射治疗被重新应用。

（刘海杰 译 吴寿岭 校）

参考文献

Giblin AV, Thomas JM: Incidence, mortality and survival in cutaneous melanoma. J Plast Reconstr Aesthet Surg 60(1):32-40, 2007; Epub July 7, 2006.

This literature-based review also addresses etiology and public awareness issues.

Gloster HM Jr, Neal K: Skin cancer in skin of color. J Am Acad Dermatol 55(5):741-760, 2006.

Although far more common in whites, skin cancer in dark-skinned people is not rare and may have greater morbidity and mortality.

Lewis KG, Jellinek N, Robinson-Bostom L: Skin cancer after transplantation: A guide for the general surgeon. Surg Clin North Am 86(5):1257-1276, viii, 2006.

This review addresses the difficult management issues for skin cancer in the transplant population.

循证

1. Balch CM, Soong SJ, Bartolucci AA, et al: Efficacy of an elective regional lymph node dissection of 1 to 4 mm thick melanomas for patients 60 years of age and younger. Ann Surg 224:255-266, 1996.

   This article documents that overall 5-year survival is not any better after elective node dissection, but some advantage is shown in a subset of patients younger than 60 years.
2. Buzaid AC, Ross MI, Balch CM, et al: Critical analysis of the current American Joint Committee on Cancer staging system for cutaneous melanoma and proposal of a new staging system. J Clin Oncol 15:1039-1051, 1997.

   This article demonstrates that tumor thickness and ulceration remain the most important factors in prognosis.
3. Johnson TM, Sondak VK, Bichakjian CK, et al: The role of sentinel node biopsy for melanoma: Evidence assessment. J Am Acad Dermatol 54:19-27, 2006.

   The author notes that "no conclusive or high-level evidence exists that a positive sentinel lymph node biopsy (SLNB) followed by immediate complete lymph node dissection (CLND) improves overall survival in patients with melanoma."
4. Kanzler MH, Mraz-Gernhard S: Treatment of primary cutaneous melanoma. JAMA 285:1819-1821, 2001.

   This article presents a succinct summary of the current surgical options in the treatment of melanoma.
5. Martinez JC, Otley CC: The management of melanoma and nonmelanoma skin cancer: A review for the primary care physician. Mayo Clin Proc 76:1253-1265, 2001.

   The authors address reasonable approaches for the primary care physician.
6. MEDLINEplus Health Information: Skin cancer. 2002. Available at: http://www.nlm.nih.gov/medlineplus/skincancer.html. Accessed December 14, 2002.

   This website contains a wealth of information regarding all types of skin cancer suitable for the physician and for patients.
7. Morton DL, Thompson JF, Cochran AJ, et al: Sentinel-node biopsy or nodal observation in melanoma. N Engl J Med 355:1307-1317, 2006.

   The authors show that the melanoma-specific survival rates were similar in the two groups.
8. National Institutes of Health Consensus Development Confer-

ence Statement on Diagnosis and Treatment of Early Melanoma. January 27-29, 1992. Am J Dermatopathol 15:34-43, 1993.

This article represents a good summary of expert opinion.

9. Randle HW: Basal cell carcinoma. Identification and treatment of the high-risk patient. Dermatol Surg 22:255-261, 1996.

The author identifies basal cell carcinomas that have features putting the patient at greater risk for recurrence and those that should lead the clinician to more aggressive treatment and follow-up.

10. Skin Cancer Foundation. Available at: http://www.skincancer.org. Accessed December 15, 2002.

This website is a valuable source of information for patients concerning all types of skin cancer, including their prevention and treatment.

11. Szepietowski JC, Salomon J: Typical and atypical locations of basal-cell carcinoma: Relationship with clinical and histological types. Skin Cancer 15(4):193-200, 2000.

This is a reasonable guide to the subtypes of basal cell carcinoma and their management.

12. Welch, HG, Woloshin S, Schwartz LM: Skin biopsy rates and incidence of melanoma: Population-based ecological study. BMJ 331(7515):481, 2005

The authors conclude: "increased incidence of melanoma being largely the result of increased diagnostic scrutiny and not an increase in the incidence of disease."

13. Verma, S, Quirt I, McCready D, et al: Systematic review of systemic adjuvant therapy for patients at high risk for recurrent melanoma. Cancer 106(7):1431-1442, 2006.

These authors suggest that high-dose interferon can give a reduction in 2-year mortality but stop short of claiming any benefit in sentinel lymph node–positive patients.

Allen F. Marshall · William W. Shockley

84

口腔癌和口咽癌

引言

头颈部癌最常见的发病部位是口腔和口咽。在美国每年口腔癌和口咽癌新发病例为30 000例，死亡病例为8000例。在发展中国家这些数字还要更高，这是由于在发展中国家中口腔癌是第三大恶性肿瘤，排在宫颈癌和胃癌之后。90%以上口腔癌和口咽癌的病理类型是鳞状细胞癌（SCC）。除此以外，口腔癌中有一小部分是腺癌，口咽癌中有一小部分是淋巴瘤。本章节仅讨论口腔和口咽鳞状细胞癌（SCC）。

病因和发病机制

口腔的范围包括从唇边缘至硬腭后上缘，轮廓乳头以及扁桃体后柱前缘的区域。口腔由唇、颊黏膜、牙龈和压槽脊、硬腭、口底、磨牙后三角和舌的前 2/3 构成。口咽的范围包括从口腔后界到后咽壁后缘、会厌前缘和软腭上缘。口咽由舌根（舌的后 1/3）、咽壁后侧、扁桃体区（包括咽扁桃体、扁桃弓和扁桃体窝）和软腭构成。口腔和口咽在保护呼吸道、吞咽和交流过程中起到重要作用。随着肿瘤恶性程度的增加，这些功能的丧失和减退程度也随之增加，保护这些功能是治疗过程中的一项重要原则。

饮酒和吸烟是导致发生头颈部鳞癌最主要的危险因素。实际上，75% 口腔癌的发生与吸烟和饮酒有关。吸烟可导致男性患头颈部癌的风险增加 1.9 倍，女性患头颈部癌的风险增加 3.0 倍。风险的增加与年吸烟量以及每天的饮酒量是成比例的。包括雪茄、烟斗和无烟烟草在内的其他形式的吸烟都与头颈部鳞癌的发生有关。虽然饮酒和吸烟都是导致发生鳞癌的独立危险因子，但两者也有协同作用，既饮酒又吸烟会增加发生恶性肿瘤的可能性。已发现有饮酒和吸烟史患者的口咽黏膜中存在 p53 基因的诱导突变。印度和东南亚流行一种长时间咀嚼烤烟与槟榔树混合物的习惯，这一习惯也是一种已知的危险因素。另外，多方面的研究显示人乳头瘤病毒和鳞癌的一个亚型有关。虽然唇鳞癌也包含在口腔鳞癌的范畴内，但是唇鳞癌与其他口腔鳞癌不同，它最主要的危险因素是受到紫外线照射，其他危险因素包括长期免疫抑制和三期梅毒。

临床表现

口腔和口咽鳞癌可以有多种临床表现。有的患者可能会一直没有口腔和咽喉症状，有的患者可能发现口腔和咽喉病变。如怀疑患者可能患口腔和口咽鳞癌，一定要仔细的询问病史。要注意是否有出血、口臭、吞咽困难、吞咽痛、发音困难、感觉异常、牙痛、耳痛、不合适的义齿、牙关紧闭或体重减轻等症状。由于吸烟和饮酒是导致发生口腔鳞癌和口咽鳞癌的高危因素，所以临床医师对有吸烟和饮酒史的患者应提高警惕。

详细的体格检查需要配合使用头灯和齿镜，对口腔和口咽黏膜表面进行全面检查。由于磨牙后三角和口腔的前口底位于牙齿后方，这两个区域的病变在常规查体时最容易被忽略。应用压舌板可以检查这些“隐藏”的病变。检查完全部黏膜表面后，还要进行口底、舌、舌根和扁桃体区域的触诊。临床医师查体时发现可触及的肿块和有硬结、溃疡、触痛的区域应警惕恶性肿瘤的可能性。触诊时要注意肿物与骨的固定程度，固定表明病变已累及下颌骨和上颌角。通过对舌下神经、三叉神经下颌骨支和舌支进行详细的检查可以检测脑神经功能是否正常，牙关紧闭提示咀嚼肌受累。通常还要进行颈部淋巴结检查。

口腔

口腔鳞癌最常见的发病部位是舌（30% ～ 40%）、唇（25% ～ 30%）和口底(15%)。口腔鳞癌最常见的临床表现是不愈合的溃疡、外生性病变或一个浸润性肿块。原发性舌鳞癌主要发病部位位于舌的后外侧（75%）和舌的前外侧（20%）（图84-1）。通常肿瘤在发展到晚期以前并无症状，肿瘤发展到晚期后的症状包括疼痛、出血、吞咽困难、牙齿松动或者是咬合困难。

唇鳞癌（图 84-1）的临床表现为不愈合的、结痂样的、溃疡性病变或者出现过度鳞状角化的红斑；由于光照原因，大约 90% 的唇癌发生在下唇。唇鳞癌最常见的发病年龄是 50 ～ 70 岁。

原发性上颌骨和下颌骨齿龈癌占整个口腔癌的 10%，平均发病年龄为 66.7 岁。由于牙龈紧紧的包绕着肿瘤，所以肿瘤侵犯骨组织的现象并不常见。

15% ～ 30% 的口腔鳞癌患者初诊时，颈部可触及代表颈部淋巴结转移的肿块（图 84-2）。但是下唇鳞癌的颈淋巴结转移率不高（10%）。大部分口腔淋巴引流的第一站是颏下和颌下淋巴结。当出现淋巴转移时，颏下和颌下淋巴结最易受累。上颈深淋巴结也常常受累。由于多数口腔鳞癌位于体中线附近并且存在丰富的淋巴引流，所以双侧或对侧颈部常出现淋巴结转移。

口咽

口咽部肿瘤典型的表现是溃疡性病变或黏膜浸润性病变。常规查体常无法发现舌根鳞癌（图 84-2)，只有进行触诊才能发现该病变。口咽鳞癌最常见的发病部位是扁桃体和前侧扁桃弓。与口腔鳞癌相比，口咽鳞癌在发展到晚期以前症状更为少见。口咽鳞癌最主要的临床症状为疼痛和吞咽困难。在多数晚期患者中，这些症状会伴随着发音困难、牵涉性耳痛、体重减轻、咯血、声嘶和喘鸣。60% 以上的口咽鳞癌患者会出现颈部转移，最常见的部位是颈深部淋巴结。

鉴别诊断

鉴别诊断包括炎症、良性病变（见第 11 章）、涎腺肿物（囊性腺样癌、黏液表皮样癌和腺癌）、淋巴瘤（起源于扁桃体）和侵犯口腔和口咽的鼻窦恶性肿瘤。

“区域癌化”的概念是指在高危个体发生广泛异常上皮增生，这一概念可应用于上气道消化道鳞癌。据报道区域癌化伴发原发性上气道消化道鳞癌的概率是 3% ～ 15%。

因为早期发现无症状病变与低发病率和死亡率密切相关，所以要及时识别癌前病变并且密切随访。口腔癌和口咽癌最重要的癌前病变是黏膜红斑病。通常黏膜红斑病表现为一种红色、轻微突起的病变或是一种扁平、萎缩的红色病变，90% 的黏膜红斑病有可能发展成发育不良、原位癌或就诊时发现鳞癌。黏膜红斑病有时也表现为一种黏膜炎性病变，治疗措施包括 10 ～ 14 天的脱离刺激因素和抗感染治疗。如果病变没有治愈，建议进行病变边缘活检以除外癌变。

黏膜白斑病（图 84-3）是指一种与其他疾病无关的黏膜白色斑点，癌变的概率小于 5%。黏膜白斑病的处理涉及临床医师的一系列检查，只有当病变发展迅速、出现不适症状或医师怀疑恶变时才进行活检。扁平苔藓（LP）偶有恶变（3% ～ 5%），大多数病例通常观察或对症治疗就已足够了。糜烂型扁平苔藓与口腔癌密切相关，偶尔需要进行活检以明确诊断。与黏膜白斑病一样，对疑有恶变的扁平苔藓要进行活检。

诊断方法

详细询问病史和体格检查是诊断口腔和口咽病变最重要的步骤。早期诊断是至关重要的，小而无症状的病变治愈率高，死亡率低。一旦病变出现症状，治愈率下降，死亡率显著增加。脱离刺激因素并且经过 10 ～ 14 天的治疗后，应该再次评估病变。如果没有发生实质性的好转，要进行活检。出现药物治疗无效的咽喉痛、无明确耳病的耳痛和无法解释的吞咽困难时需要进一步的检查。如果怀疑病变恶变并且病变位置浅表，可以通过局部麻醉进行活检。活检不需要切除病变，但应包括病变及病变周围小部分表现正常的黏膜组织。不进行全身麻醉很

图84-1　口腔恶性肿瘤。

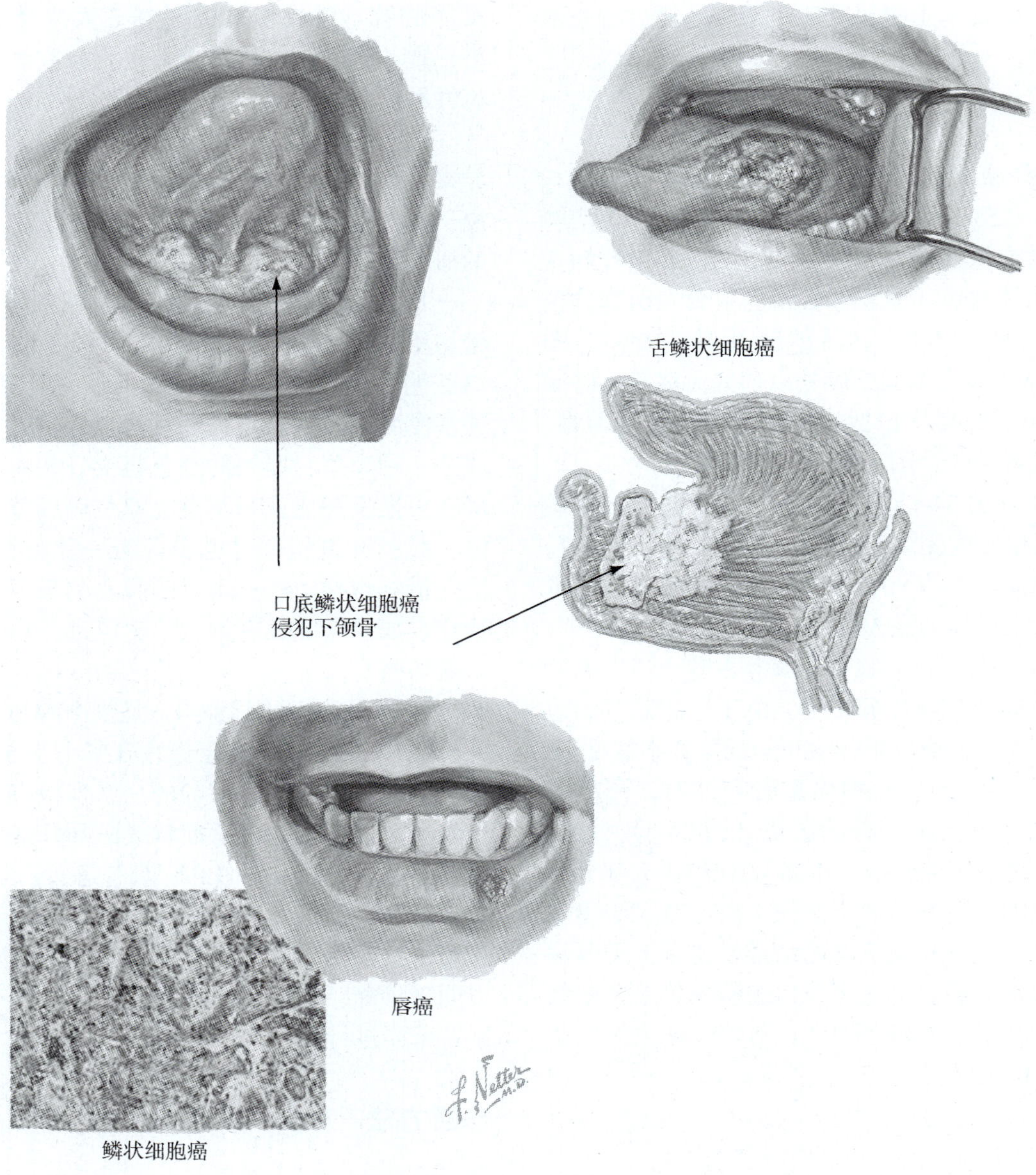

难对口咽病变进行活检。

处理和治疗

处理

如果是早期浅表型口腔鳞癌，只需切除病变不需要进一步的处理。另外，对于诊断明确或高度疑似患者，需要进行全上消化道内镜检查（喉镜检查、支气管镜检查和食管镜检查），以除外上段气道消化道第二原发鳞癌。口腔癌或口咽癌患者发生第二原发癌的概率为 15%。

术前检查包括胸片和肝功能检查以除外远处转移或同时发生肺癌。对某些口腔癌患者要进行下颌骨和牙齿 X 线的放射学评估。CT 或 MRI 可以更好地确定肿瘤和颈部转移的位置和范围。通常颈部(从颅底到锁骨）对比增强 CT 是一种方便有效的检查方法。MRI 可以较清晰的显示组织，但当肿瘤位于舌根或怀疑侵犯周围神经组织时 MRI 会显示不清。

图84-2 口咽恶性肿瘤。

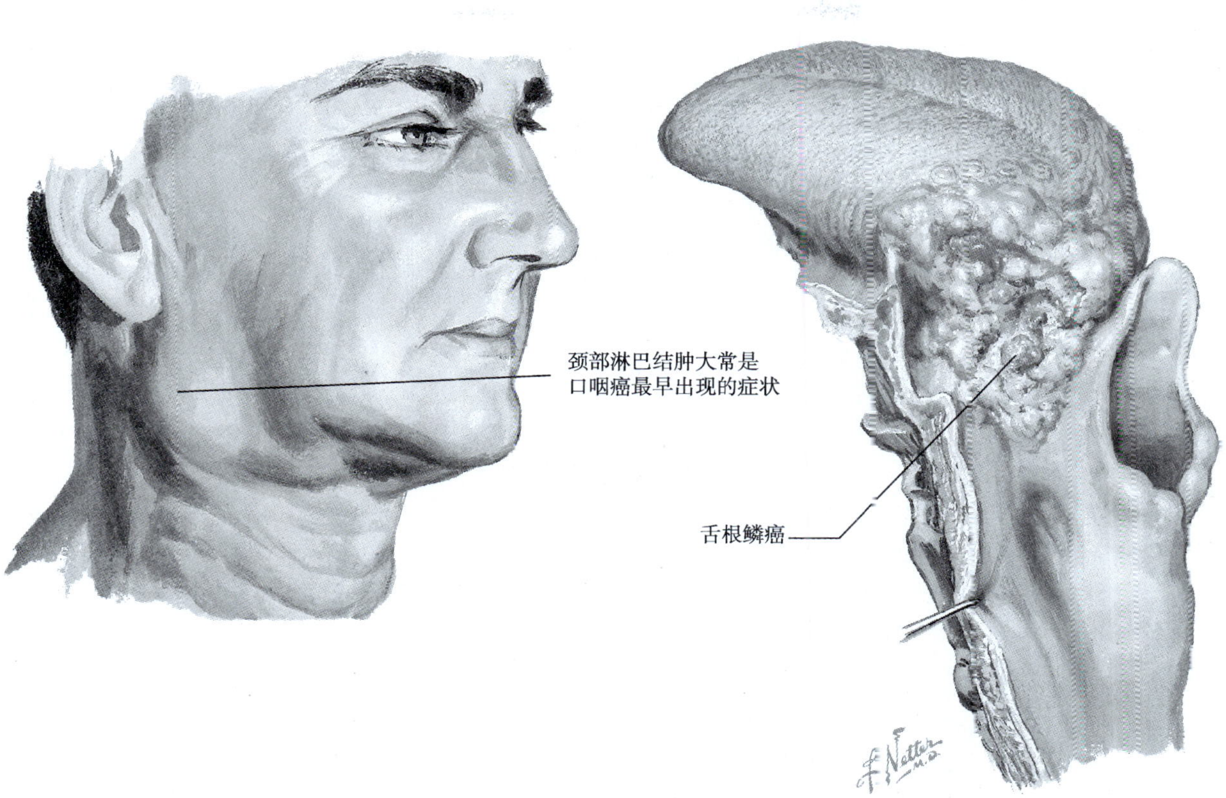

MRI 有时可以识别出体检触及不到的病态淋巴结。

肿瘤分期是提示预后最可靠的预测因子。TNM 分期系统是根据美国癌症联合委员会指南制订的（表 84-1）。T1 期和 T2 早期无颈部转移患者 5 年生存率达 60% ～ 95%。颈部出现转移导致预后不良，5 年生存率为 25% ～ 40%。晚期患者（T3 和 T4 期）5 年生存率仅 11% ～ 40%。一般来说，口咽癌的预后比口腔癌的预后要差。

其他影响预后因素包括肿瘤厚度和患者年龄。最近注意到肿瘤厚度可影响口腔鳞癌患者的预后，肿瘤厚度大于 5mm 与 5 年生存率下降密切相关。由于大部分肿瘤具有侵袭性，患病年龄轻（< 35 岁）通常提示预后不良。

最佳治疗

精确分期对制定恰当的治疗计划至关重要。治疗方案包括外科切除、放疗和综合治疗。单纯化疗对头颈部鳞癌没有根治作用，但在晚期姑息治疗中具有一定价值。

早期病变（T1 期和 T2 早期）通常仅需要使用一种治疗方法即可。大多数病例可采用外科手术切除肿瘤及周围组织（1 ～ 2cm）的方法。体质差或手术并发症多的患者可以选择放疗治疗。晚期病变（浸润性 T2、全部 T3 和 T4）需要综合治疗。口腔癌术后要联合放疗。晚期口咽鳞癌要化疗联合放疗或手术加辅助放疗。联合化放疗是扁桃体和舌根肿瘤的主要治疗方法。

治疗方案取决于原发肿瘤大小和淋巴结状态。早期病变并且无临床证据证明淋巴结转移的患者可以只进行密切随访，不用针对颈淋巴结进行特殊治疗。

多数晚期患者即使没有临床证据显示有颈淋巴结转移，也需要进行颈淋巴结清扫或颈部放疗。颈部有肿大淋巴结时，需要进行颈淋巴结清扫加辅助放疗治疗。

对晚期口腔癌和口咽癌患者进行治疗，通常会导致功能丧失。首先进行放疗或保留器官治疗，然后手术切除残存病灶，可改善长期预后。尽管治疗

图84-3 黏膜白斑病。

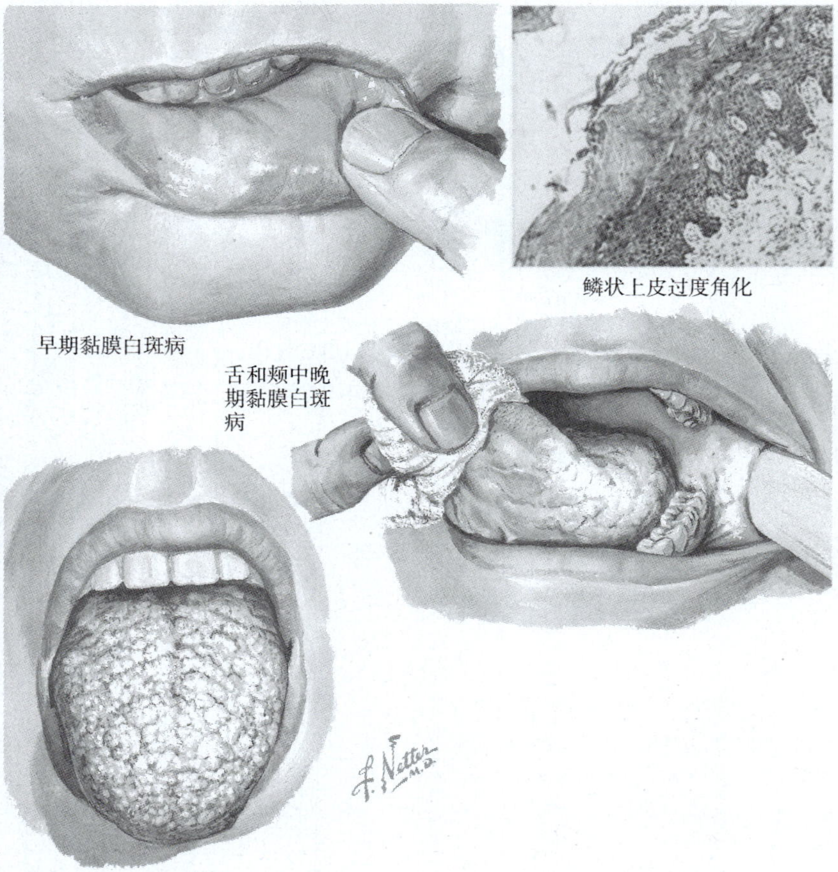

和重建技术不断改进，但术后患者仍会发生吞咽困难、发音困难和误吸。术后患者需要进行气管造口和鼻饲，并且一些患者在随后一段时间内仍然需要其中一种或两种方法。放疗常见副作用包括口干燥症、黏膜炎、纤维化、淋巴水肿和吞咽困难。

避免治疗错误

早期识别口腔癌和口咽癌的症状和体征是最佳治疗的关键。及时将患者转诊至耳鼻喉科专家有助于正确的诊断和治疗。如果颈部出现肿块，在进行详细头颈部检查以明确原发灶位置以前，不应当手术切除。头颈部全面检查要包括纤维喉镜检查，以评估肿瘤的范围以及是否存在第二原发癌。当颈部出现肿块但原发灶位置不明确时，进行术前细针吸取活检将有助于诊断和治疗。

展望

几种新型化学治疗药物，如表皮生长因子受体抑制剂有望成为头颈部癌的辅助治疗药物。进行术中放疗是另一种有前景的新方法。基因芯片分析在组织标志物鉴定方面有广阔前景，组织标志物常用于识别存在发生头颈部鳞癌风险的患者或识别能从当前治疗模式下受益的患者。在外科领域，前哨淋巴结活检术正在被评估能否作为颈淋巴结清扫术以外另一种可供选择的治疗方案，用于原发灶较大但没有临床证据显示有淋巴结转移的患者。

虽然许多新的治疗方案很快就能实施，但是吸烟和饮酒在促进口腔癌和口咽癌发生发展过程中的作用毋庸置疑。避免吸烟和饮酒是减少发生头颈部癌最有效的方法，同时临床医师有责任向患者进行

表 84-1 口腔癌和口咽癌 AJCC 分期

原发肿瘤（T）	口咽癌
Tx：无法评估原发肿瘤 T0：无原发肿瘤证据 Tis: 原位癌 T1：肿瘤≤ 2cm T2：2cm ＜肿瘤≤ 4cm T3：肿瘤＞ 4cm T4（唇）：肿瘤侵犯周围结构（浸润骨皮质累及齿槽神经、口底和面部皮肤） T4a（口腔）：肿瘤侵犯周围结构（浸润骨皮质、侵入舌深部肌肉（舌外肌）、上颌窦和皮肤） T4b（口腔）：肿瘤侵犯咀嚼肌间隙、翼板或颅底或包绕颈内动脉	T1：肿瘤最大直径＜ 2cm T2：2cm ＜肿瘤≤ 4cm T3：肿瘤直径＞ 4cm T4a：肿瘤侵犯喉、舌深部肌肉或舌外肌、翼内肌、硬腭或下颌骨 T4b：肿瘤侵犯翼外肌、翼板、鼻咽侧壁或颅底或包绕颈动脉
区域淋巴结（N）	**远处转移**
NX：区域淋巴结无法评估 N0：无区域淋巴结转移 N1：同侧单个淋巴结转移，最大直径＜ 3cm N2：同侧单个淋巴结，3cm ＜最大直径≤ 6cm，或同侧多个淋巴结，最大直径≤ 6cm，或双侧或对侧淋巴结最大直径≤ 6cm 。 N2a：同侧单个淋巴结转移，3cm ＜最大直径≤ 6cm N2b：同侧多个淋巴结转移，最大直径≤ 6cm N2c：双侧或对侧淋巴结转移，最大直径≤ 6cm N3：淋巴结最大直径＞ 6cm	MX：远处转移无法评估 M0：无远处转移 M1：有远处转移

AJCC，美国癌症联合委员会。

From the American Joint Committee on Cancer: AJCC Cancer Staging Manual, 6th ed. New York, Springer-Verlag, 2002.

宣教，这和诊断及治疗同等重要。

（王　刚　译　吴寿岭　校）

参考文献

Spiegel JH, Jalisi S: Contemporary diagnosis and management of head and neck cancer. Otolaryngol Clin North Am 38(1): xiii-xiv, 2005.

This collection of papers focuses on the newest and latest algorithms for diagnosis and treatment of head and neck cancer.

Warner GC, Reis PP, Makitie AA, et al: Current applications of microarrays in head and neck cancer research. Laryngoscope 114(2):241-248, 2004.

This article provides an introduction to microarray technology and how it is currently being applied to head and neck cancer research.

循证

1. Gassner HG, Sabri AN, Olsen KD: Oropharyngeal malignancy. In Cummings CW, Haughey BH, Thomas JR, et al (eds): Cummings Otolaryngology Head and Neck Surgery, 4th ed. Philadelphia, Elsevier Mosby, 2005 pp 1717-1757.
   This chapter in a core otolaryngology text is an in-depth review of the diagnosis and management of oropharyngeal cancer.
2. Mashberg A, Samit A: Early diagnosis of asymptomatic oral and oropharyngeal squamous cancers. CA Cancer J Clin 45(6):328-351, 1995.
   This important paper addresses diagnosing oral and oropharyngeal SCC in the asymptomatic patient by assessing risk factors and performing a thorough directed physical exam. Management of precancerous lesions and the use of toluidine blue staining are discussed.
3. Prince S, Bailey BM: Squamous carcinoma of the tongue: Review Br J Oral Maxillofac Surg 37(3):164-174, 1999.
   The authors present a good review of cancer confined to the tongue with a focus on prognosis and outcomes.
4. Summerlin DJ: Precancerous and cancerous lesions of the oral cavity. Dermatol Clin 14(2):205-223, 1996.
   This paper guides the reader to a greater understanding of the clinicopathologic appearance of oral cavity cancers and precancers.
5. Wein RO, Weber RS: Malignant neoplasms of the oral cavity. In Cummings CW, Haughey BH, Thomas JR, et al (eds): Cummings Otolaryngology Head and Neck Surgery, 4th ed. Philadelphia, Elsevier Mosby, 2005, pp 1579-1617.
   This chapter in a core otolaryngology text is an in-depth review of the diagnosis and management of oral cavity cancer.

85

John F. Boggess · Victoria Lin Bae-Jump

宫颈癌

引言

自20世纪40年代至今，宫颈细胞刮片检查（巴氏检测法）在美国的普遍应用已经使宫颈癌的死亡率降低了70%以上。宫颈癌筛查成为防癌普查历史中最成功的典范。

在美国，宫颈刮片检查降低了宫颈癌的死亡率，但仍有许多挑战。其中最主要的障碍是对筛查建议的依从性差，尤其是对老年女性、未参加保险的女性、少数民族裔及农村女性。调查表明， 50%～70%的宫颈癌患者发生在从未进行或近五年内未进行宫颈刮片检查的妇女中。无论是宫颈癌的发病率和死亡率存在明显的种族差异，越南妇女为本病的高危人群。尽管在所有死于癌症的妇女中，因宫颈癌致死的人数只占总数的2%，但在20～39岁女性癌症死因中，宫颈癌排名第二。

预防宫颈癌的发生并降低其死亡率是可行的，其原因有①因为从早期细胞异常称为低度非典型增生(LGSIL)，进一步发展到重度非典型增生（高度非典型增生）(HGSIL)，继而进展为原位癌(CIS)及侵袭性癌的过程是缓慢的，因此给检查争取了一些时间。②可确定相关细胞的异常。③可对癌前病变进行有效的治疗。尽管筛查已经减少鳞癌的发病率和死亡率，但是腺癌的发病率仍呈上升趋势。

病因及发病机制

大多数宫颈癌发生于宫颈移行带，该区域宫颈和阴道的上皮细胞可化生为柱状上皮，且宫颈腺体处于该区域。图 85-1 显示阴道镜检查所见。妇女易患鳞癌是因为该区域的组织脆弱且直接暴露于环境致癌物中，其中最主要的致癌物为人乳头状瘤病毒(HPV)。

HPV 在宫颈癌的发生过程中起着关键作用。在 95% ～ 99% 宫颈鳞状细胞癌和 75% ～ 95% 重度非典型增生病变中可检测到人乳头状瘤病毒的 DNA。HPV 主要通过性接触传播，并且可以终生存在于外阴、阴道和宫颈。对于一组拥有 100 多种类型的病毒，HPV 病毒可以导致不同的疾病。其中 HPV6、11 可导致疣病。HPV16、18 可导致癌症。以宫颈细胞学检查无异常的妇女为例，那些感染高危 HPV 病毒类型的妇女，其患高宫颈病变的相对危险是未感染者的 58 ～ 71 倍。

HPV DNA 必须整合到宿主的基因组 DNA 中才能促进导致宫颈癌的改变。这种事件似乎是罕见的，但却是癌变的必要步骤。若病毒没有进行基因整合，普通的病毒生命周期只能引起宫颈上皮轻度非典型增生。若病毒进行基因整合，则会导致重度非典型增生并最终进展成为宫颈癌（图 85-2)。相关的宿主因素如年龄、营养状态、免疫功能、吸烟状况和沉默基因多态性也影响病毒基因的整合。与少部分低度非典型增生病灶相比，几乎 100% 原位癌和癌性病变都整合了 HPV 的 DNA。从单一的病毒感染发展到基因整合及肿瘤形成的过渡时间尚不明确，但可能受患者危险因素多少的影响。自然病史研究表明，大多数病例中 HPV 病毒感染及宫颈异常改变的进程是有序的。都是从微小病变发展到更为严重的病变。因此，这个病变进程与观察到的细胞学改变是一致的，并且也符合宫颈细胞学检查的结果。

图85-1 阴道镜。

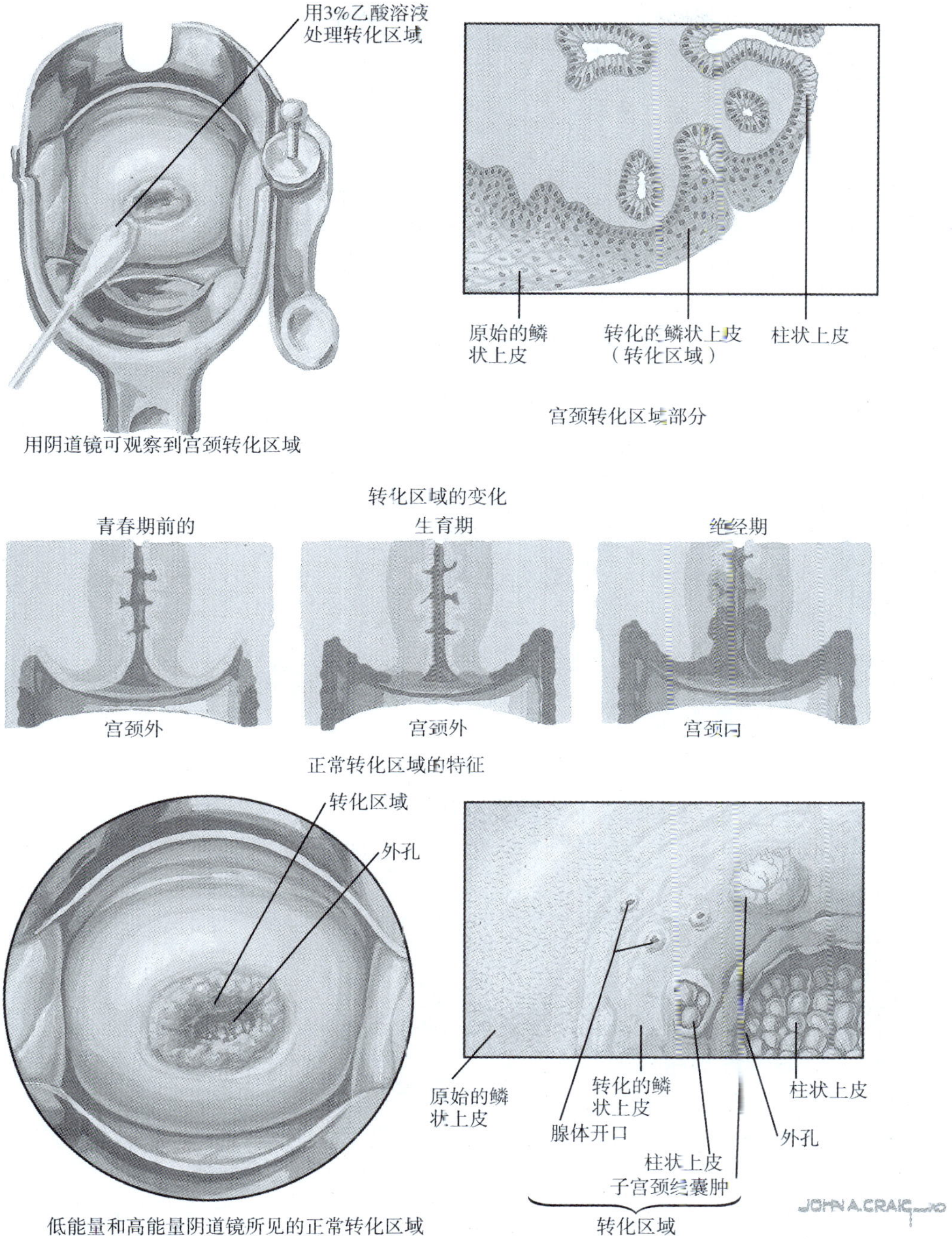

在美国，HPV 感染的流行及发病高峰发生在 25 岁以下的妇女中；然而，超过 30% 的绝经后妇女可通过聚合酶链反应方法检测到 HPV 的 DNA。由于绝大多数宫颈癌的发生和 HPV 感染相关，且不依赖于年龄因素，所以应在所有年龄组的妇女中筛查由病毒引起的上皮变化。

临床表现

宫颈癌会出现浸润时临床可发现病灶，当出现深部浸润时，癌细胞通过局部外延播散，通过淋巴及血道转移（图 85-3）。未侵袭的宫颈癌很少有相关症状。随着宫颈癌的进展，妇女们大多会发现阴

图85-2 在鳞状细胞组织中宫颈细胞的病理学。

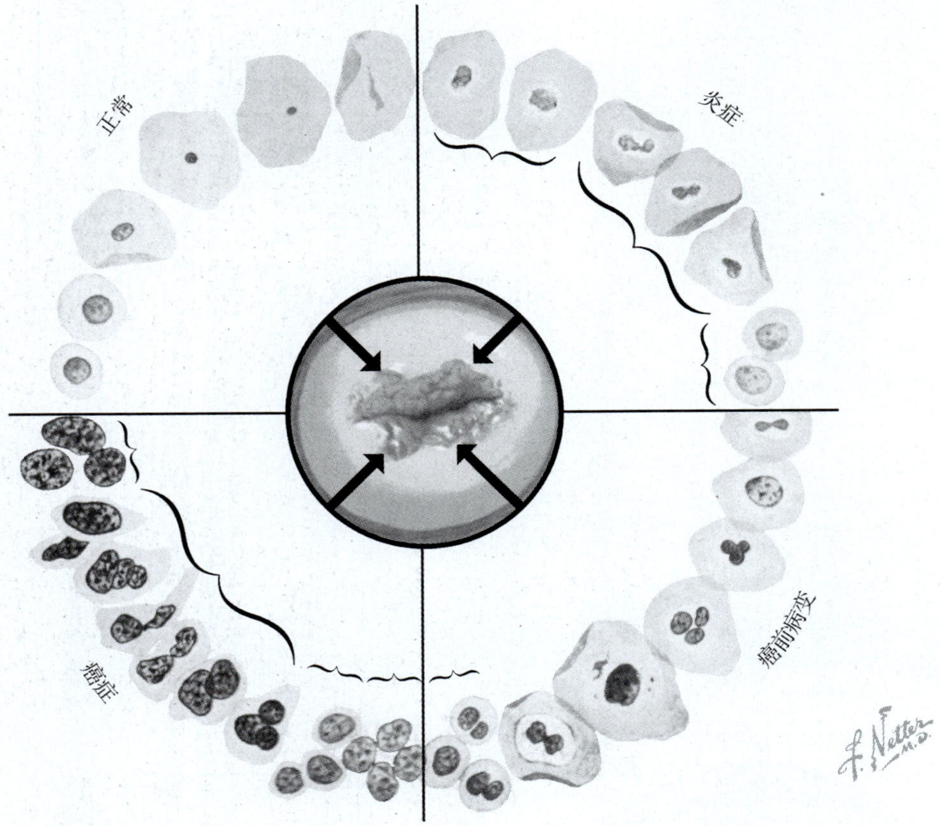

道异常分泌物及月经间期出血，尤其在冲洗及性交后更为明显。疼痛、食欲减退及体重减轻是癌症晚期表现。腰背部疼痛可能是由于肿瘤侵及骨盆侧壁引起的泌尿道梗阻所致。膀胱及直肠受侵会导致出血及瘘的形成。

鉴别诊断

很多宫颈疾病，例如生殖道感染，会影响宫颈刮片检查，产生假阳性的结果。一些良性病变，如平滑肌瘤、原发性疱疹病毒感染、子宫内膜异位症及宫颈息肉表现为可触及或可见的宫颈肿物。子宫癌可侵及到宫颈和阴道，鉴别诊断时需要注意。

诊断与治疗

筛查

建议处于性活跃期或18岁及以上的妇女行宫颈刮片检查。在连续3次或以上（每年1次）检查结果正常后，可在临床医师指导下降低筛查频率。对已经行子宫切除和没有生殖器发育异常或肿瘤的无症状妇女，不必行宫颈刮片检查。

异常巴氏检查分级

宫颈细胞学异常筛查工作应由掌握阴道镜检查方法并能够治疗宫颈非典型增生的专科医师担当。当确诊为侵袭性宫颈癌后，则由妇产科肿瘤专家进行治疗。这些妇科肿瘤专家必须同时掌握异常

图85-3 宫颈癌。

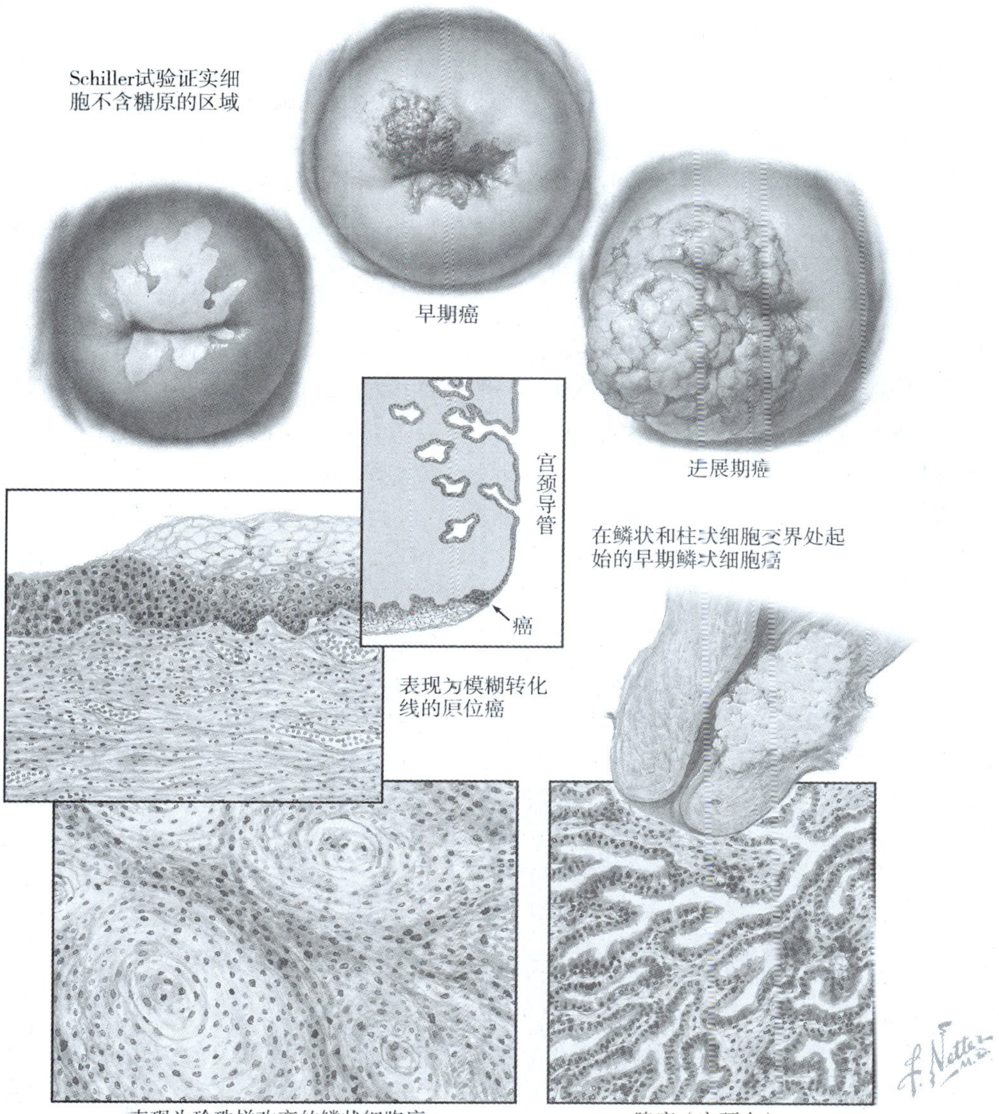

巴氏检查分类方法及解现行的 Bethesda 分类法（框85-1）。当宫颈刮片发现两个未明确意义的非典型鳞状细胞（ASCUS）或发现轻度非典型增生时，应进行阴道镜检查和定位活组织检查。发现单一的重度非典型增生或癌变时应立即进行阴道镜检查进行评估。临床发现可疑病灶或宫颈糜烂，无须考虑细胞刮片的结果，直接进行阴道镜检查和活组织检查。阴道镜检查过程中使用稀醋酸涂抹在宫颈处，使异常的上皮细胞变白，有利于观察。对变白的病灶和血管形态异常的糜烂部位进行活组织检查可确定哪些患者需要治疗，哪些则需要常规或密切随访（图85-4）。

当肉眼不能分辨全部宫颈移行带或肉眼可见的病变延伸至宫颈管内时应行宫颈内膜刮除术。多数病例的组织学检查证实轻度非典型增生是良性病变，对于依从好的患者，频繁的巴氏检查是可以接受的。重度非典型增生病变很可能发展成浸袭癌，因此应该进行治疗。如果在阴道镜检查下可见整个

框 85-1 2001 年 Bethsda 体系（节选）

样本足够
- 满意的评估（描述是否存在子宫颈内或移行带细胞成分）
- 不满意的评估（详细说明原因）
- 样本不合格 / 未被处理（详细说明原因）
- 样本处理并检验，但是由于（详细说明原因）导致上皮细胞异常的评估不满意

总分类（任选的）
- 未见上皮内病变或恶性肿瘤
- 上皮细胞异常
- 其他

解释 / 结果
- 未见上皮内病变或恶性肿瘤
- 微生物
- 滴虫性阴道炎
- 真菌形态学符合念珠菌
- 菌群变异提示细菌性阴道炎
- 细菌形态学符合放线菌
- 细胞改变符合单纯疱疹病毒感染
- 其他非肿瘤性发现（随意列举；不完全）
- 反应性相关细胞改变
  - 炎症（包括典型的修复）
  - 放射改变
  - 宫内节育器
- 子宫切除后出现腺细胞形态
- 萎缩
- 上皮细胞异常
- 鳞状上皮细胞
- 非典型鳞状细胞（ASC）
  - 无明确诊断意义的非典型鳞状上皮（ASC-US）
  - 不排除 HSIL（ASC-H）
- 低度鳞状上皮内的病变（LSIL）
  包含：人乳头瘤病毒 / 轻度非典型增生 / 宫颈内瘤变（CIN）I 级
- 高度鳞状上皮内病变（HSIL）
  包含：中度及重度非典型增生，原位癌；CIN 2 和 CIN3
- 鳞状细胞癌
- 腺细胞
- 非典型腺细胞（AGC）（特指宫颈内，子宫内膜，或无特殊说明）
- 非典型腺细胞（AGC），支持肿瘤（特指宫颈内，子宫内膜，或无特殊说明）
- 宫颈原位癌（AIS）
- 腺癌
- 其他（随意列举，不完全）
- 40 岁以上妇女的子宫内膜细胞

自动检查或辅助检测（适当地包括）

宣教要点和建议（任选）

Adapted from Solomon D, Davey D, Kurman R, et al: The 2001 Bethesda System: Terminology for reporting results of cervical cytology. JAMA 287(16):2116, 2002. Copyright 2002, American Medical Association.

病灶，可行电环切除、冷冻疗法，或激光切除所有异常的上皮细胞和宫颈移行带。若病灶不能完全可视或病变很大，应首选冷冻锥形切除术。

对患有低度非典型增生或进行了确切治疗的患者应进行随访，其方法为每 3 ～ 6 个月进行一次宫颈细胞刮片检查，直到连续三次检查结果无异常。此后每年还需进行一次筛查。随诊若发现细胞学异常，应该再次行阴道镜检查。

子宫切除术适用于已生育过和要求确定性治疗的妇女。必须注意除外侵袭性病变。

侵袭性病变的最佳治疗

框 85-2 为国际妇产学会现行的肿瘤分期标准。早期宫颈癌可进行手术和放射治疗，其治疗方法的选择受社会和临床因素的影响。Ⅱ期和Ⅱ期以上宫颈癌以放疗为主，辅以化疗可增强放疗的治疗效果。

放疗适用于各期宫颈癌，但是手术治疗只能应用于 I 期和Ⅱ a 期宫颈癌。放疗或根治性子宫切除 I 期宫颈癌的 5 年生存率约为 85%。年轻女性选择手术治疗的优点是明显的，因为这种方法可以很好地保护卵巢功能。

手术治疗原则是根据观察到的宫颈癌转移特性制定的，宫颈癌局部扩散到区域淋巴结转移是一个逐步的并且是可预测的过程。切除全部原发肿瘤及周边组织时要根治性切除子宫旁组织及 2 ～ 3cm 的阴道。切除深度取决于原发病灶的大小。如果在宫旁组织或淋巴结内发现明显的宫颈外病变，则选用放射治疗替代子宫切除术。对切除的子宫标本及淋巴结要进行术后评价，明确是否有隐性淋巴转移，子宫旁的组织浸润及广泛淋巴道侵犯，这对选择哪类患者能从辅助放疗中获益是至关重要的。

放疗可先行全骨盆外放射治疗，剂量为 5000cGy。后经阴道行内放射治疗，近距离照射宫颈、阴道及宫旁组织，总剂量追加至 7500cGy。对于瘤体较大或有骨盆淋巴结转移的患者，照射野应该扩大到包括主动脉旁淋巴结。

近期有报道指出，放疗时辅以小剂量铂类药物化疗可以提高放疗效果。这已成为宫颈外病变的标准治疗。

局部复发的宫颈癌可再行治疗，有些患者可长期生存。术后如果没有远处转移，单纯骨盆复发者可经放疗治愈。在没有其他部位复发的情况下，孤立肺部转移灶可以行手术切除治疗，且疗效显著。

图85-4 阴道镜下异常宫颈改变。

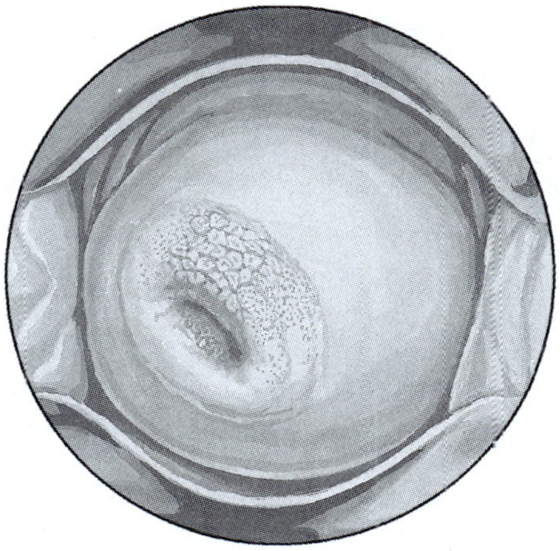

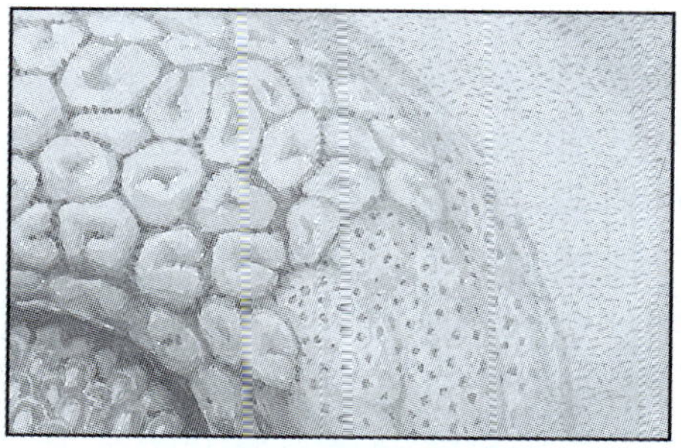

转化区域粗糙的镶嵌样和点状改变

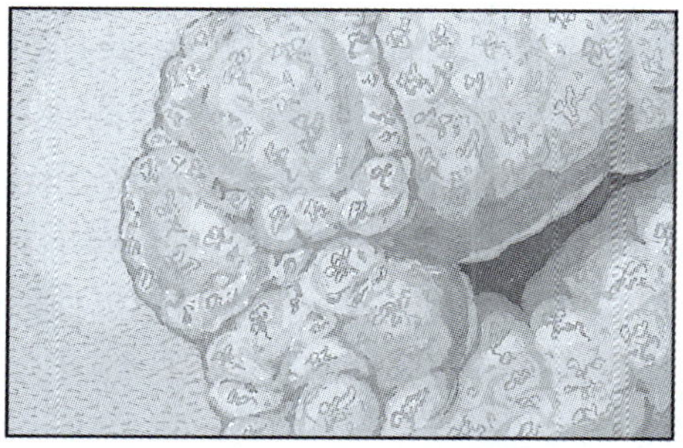

宫颈乳突状瘤。一些乳突状瘤是宫颈癌的癌前病变

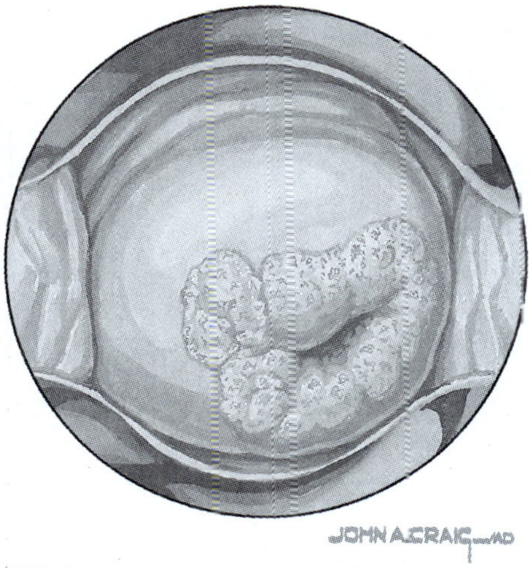

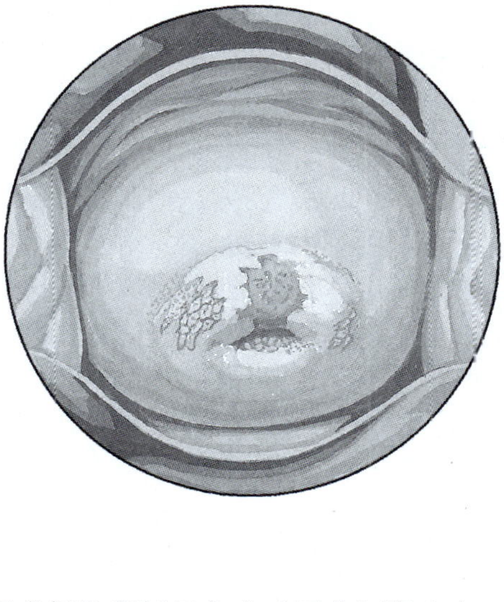

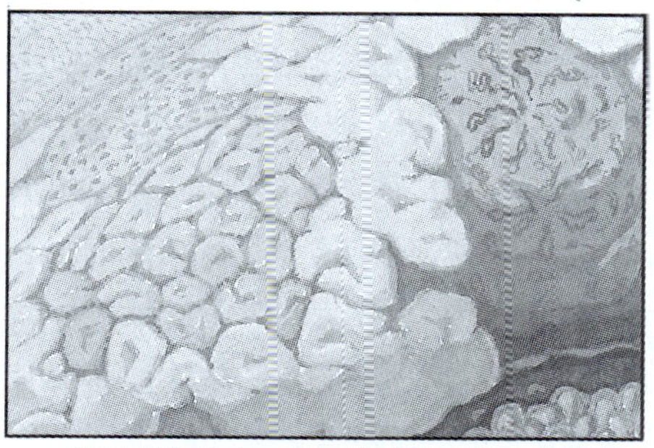

原位癌的变化。异常的脉管系统：黏膜白斑病，镶嵌样和点状改变

30%晚期宫颈癌或复发病例经化疗后可获短期生存。

避免治疗错误

尽管预防宫颈癌的筛查已见成效，但仍有误诊发生并且成为诉讼的原因之一。许多误诊归咎于以下两点原因：人为因素或巴氏试验敏感性的局限造成细胞病理学上能发现异常细胞，或不适当的细胞分类及随访结果。随着技术革新，如液基细胞学检查和计算机辅助筛查已经大大提高巴氏试验检测高度病变的敏感性。此外，附加HPV检测也能增强实验诊断的敏感性。

所有进行巴氏筛查的临床机构需要有完整的记

框 85-2 宫颈癌分期

Ⅰ期

癌灶局限于宫颈（extension to the corpus should be disregarded）

Ⅰ A 期：肉眼未见，仅在显微镜下可见。所有病灶为浅表浸润定为Ⅰb，病变为间质浸润最深达 5mm，宽度＜7mm

Ⅰ A1 期：间质浸润深度＜ 3mm，宽度＜ 7mm

Ⅰ A2 期：间质浸润深度＞ 3mm ；同时＜ 5mm，宽度＜7mm。浸润深度不应超过其发源部位上皮细胞基底部和表面 5mm，同时不浸润腺体。形成肿瘤的位置若包含血管和淋巴，不应改变分期，但应该特别指出。这关系到是否影响未来的治疗决策

Ⅰ B 期：临床可见病灶局限于宫颈或超过 IA 期的明确病灶

Ⅰ B1 期：临床可见病灶＜ 4mm

Ⅰ B2 期：临床可见病灶＞ 4mm

Ⅱ期

癌灶浸润超出宫颈但未侵犯骨盆壁。累及阴道但不超过阴道下 1/3

Ⅱ A 期：无明显宫旁浸润

Ⅱ B 期：明显宫旁浸润

Ⅲ期

癌灶侵犯骨盆壁。直肠检查发现肿瘤与盆壁间无间隙。肿瘤累及阴道下 1/3。无其他原因所致的肾盂积水或 无肾功能

Ⅲ A 期：累及阴道下 1/3，但未达到盆壁

Ⅲ B 期：癌浸润到达盆壁，和（或）肾盂积水，或无肾功能

Ⅳ期

癌灶侵犯超过真骨盆，侵犯膀胱或直肠黏膜

Ⅳ A ：侵犯到其他相邻器官

Ⅳ B ：转移到远处器官

Adapted from Modifi cations in the staging for stage I vulvar and stage I cervical cancer. Report of the FIGO Committee on Gynecologic Oncology. International Federation of Gynecology and Obstetrics. Int J Gynaecol Obstet 50(2):215-216, 1995.

录以备随诊患者用，应将所有异常结果告知她们。这些记录对于确保依从性是很重要的。一些电脑软件系统可自动进行沟通和提示尚未解决的异常检测，这可能有助于减少此类错误。

展望

考虑到 HPV 在宫颈癌发病中的作用及在性活跃妇女中的流行情况，许多研究已将重点放在 HPV 疫苗的研制上。现已研制出 Gardasil（Merck & Co.）和 Cervarix（Glaxo-Smith-Kline）两种预防性疫苗。由于 70% 的宫颈癌患者是感染了 HPV16 和 18 型，因此所研制的疫苗都是由非传染性重组 HPV 16 和 18 型病毒样颗粒组成。Gardasil 也可以预防 HPV6 型和 11 型感染，避免生殖器疣的发生。大规模Ⅱ、Ⅲ期临床随机对照试验结果表明，短期内这些疫苗几乎 100% 预防宫颈非典型增生。持续预防效果已经超过两年。

美国食品药品管理局已经批准四价 Gardasil 疫苗在 9 ～ 26 岁的女性中使用。2006 年 6 月，联邦免疫接种实践咨询委员会（ACIP）对 11 ～ 12 岁女性常规接种四价 Gardasil 疫苗推荐了三种剂量。这种疫苗最早可以用于 9 岁女童。ACIP 也支持所有 13 ～ 26 岁女性接种疫苗，而不考虑早前的性行为。

尽管这些高效、耐受良好的疫苗对减少宫颈非典型增生及宫颈癌发生具有很大的潜力，但常规接种的实现及免疫耐受性方面仍存在诸多问题。有些问题至今仍未清楚，如这些疫苗对其他类型的 HPV 病毒感染是否可以提供交叉保护作用，对男性是否同样有效。在未来挑战仍然存在，如何能让世界范围内的贫困妇女接种疫苗，降低宫颈癌所带来的危害是一个挑战。

尽管 HPV 疫苗接种和新的筛查技术提供了很好的预防保证，在美国预防宫颈癌患者死亡最主要的失败原因是缺乏筛查的依从性。研究表明医师是否强调筛查的重要性对此有很大的影响。不同种族治疗效果也存在差异。现在国家癌症研究所（NCI）已经认识到生物标记鉴定的重要性。它可以更好地辨别细胞学异常的临床意义，大大提高目前筛查的成本效益。提高现有筛查方法敏感性的一个结果就是失去了诊断特异性。自 1988 年 Bethesda 体系采用以来，巴氏检测异常的妇女人数明显增多。液基细胞学技术及计算机辅助分析技术的应用已经大大提高了筛查的敏感性，但对于许多患者来说高昂费用限制了这些技术的使用。

依据最近的少量巴氏检测异常的临床结果，NCI 已得出结论那些无高危 HPV 感染的妇女可以每年进行一次 ASCUS 筛查。这项研究成果的重要意义在于证实了 ASCUS 是最普通的巴氏检测异常，但在检测异常的妇女中有不足 50% 的妇女有组织活检异常。

我们需要不断探索预防宫颈癌的新技术，同时我们也应重视现有技术，并将现有的最成功的预防措施完全落实到实际工作中。

（李海洋 译 赵宗茂 校）

参考文献

Centers for Disease Control and Prevention. Available at: http://www.cdc.gov/cancer/cervical. Accessed June 23, 2007.

The CDC provides a very useful, well-organized, patient-friendly website that reviews risk factors, screening, and clinical presentation.

循证

1. Berek JS, Hacker NF (eds): Practical Gynecologic Oncology, 3rd ed. Philadelphia, Lippincott Williams & Wilkins, 2000.

   This excellent resource text covers screening, epidemiology, and treatment of cervical cancer.

2. National Cancer Institute. Available at: http://www.cancer.gov. Accessed May 8, 2007.

   This website provides up-to-date information for both patients and clinicians on the latest recommendations regarding screening and treatment of cervical cancer.

3. Rock JA, Thompson JD (eds): Te Linde's Operative Gynecology, 8th ed. Philadelphia, Lippincott-Raven, 1997.

   This excellent text provides an atlas of gynecologic operative procedures with an emphasis on history and technique.

4. Schiller JT, Lowy DR: Prospects for cervical cancer prevention by human papillomavirus vaccination. Cancer Res 66(21):10229-10232, 2006.

   The authors provide an excellent review of recent innovations in cervical cancer screening.

5. U.S. Preventive Services Task Force: Guide to Clinical Preventive Services, 2nd ed. Washington, DC, U.S. Dept of Health and Human Services, 1996.

   This is a meta-analysis of all available published literature related to cervical cancer screening.

86

W. Kimryn Rathmell · Paul A. Godley

睾丸癌

引言

睾丸癌占全身肿瘤的比例小于 1%，但却是 15 ～ 35 岁男性最常见的恶性肿瘤。这年龄组 95% 的睾丸肿瘤属于生殖细胞肿瘤，其余为淋巴细胞性或生殖腺细胞性肿瘤，包含组织学上生殖细胞瘤，分为生殖细胞或非生殖细胞型（胚胎细胞、卵黄囊、畸胎瘤、绒毛膜癌）。

2006 年，美国新确诊大约有 8250 例睾丸生殖细胞瘤。随着各种有效化疗方法的实施，只有不足 5% 的患者死于这种疾病。在过去几十年中睾丸肿瘤的发病率持续上升。尽管这种趋势的原因不为人们所知，但与非裔美国人相比白人男性的发病率更高，并且发病率增加的趋势也仅局限于白种人。非裔美国男性睾丸肿瘤的发病率仅为白种人的 25%。

病因和发病机制

尽管研究认为一些危险因素与这种癌症有关；然而大部分患者没有这些已知的危险因素。隐睾被认为是值得注意的高危险因素，到 5 岁睾丸下降仍未纠正的患者，具有对侧睾丸发生癌变的高风险。大约 10% 的睾丸肿瘤与隐睾有关，其中 25% 发生于对侧正常下降的睾丸。据报道，隐睾恶变率约为正常睾丸的 3 ～ 14 倍。其他的危险因素包括不育症或低生育能力、HIV 感染及睾丸肿瘤家族病史。

临床表现

睾丸生殖细胞瘤最常见的表现为睾丸无痛性结节，但大约 30% 的患者表现睾丸隐痛，约 10% 的患者为睾丸剧烈疼痛，另外 10% 表现为远处转移的症状和体征（图 86-1）。对任何可疑的病变和症状均需行睾丸超声波检查，以进一步评估，超声检查对对睾丸癌的诊断具有高度敏感性。睾丸生殖细胞瘤的超声波检查表现为内部实质回声不均匀，而正常睾丸内部光滑、回声均匀（图 86-2）。

生殖细胞瘤有时起源于睾丸以外，通常位于身体中线原始胚胎分化区域。另外一种情况是有转移病变的表现，但无睾丸原发肿瘤的证据。在这种情况下，原发灶“偃旗息鼓”了。虽然无睾丸肿块也应高度怀疑睾丸癌，当出现位于中线的淋巴结肿大或睾丸肿瘤常伴有的症状时。最后，一些副癌征象，如男子女性型乳房、癌瘤转移的症状和体征增加了诊断的挑战性。

鉴别诊断

睾丸肿瘤的鉴别诊断包括其他原因引起的睾丸结节、疼痛、肿大。常需与睾丸扭转，附睾炎、鞘膜积液相鉴别。应考虑到的其他诊断有睾丸炎、创伤或血肿、疝，以及与梅毒有关的梅毒瘤。

诊断方法

睾丸肿瘤的生物学

睾丸肿瘤常常分泌可在外周血中检测到的生物标志物。可靠的血清标志物的使用大大改善了生

图86-1 阴囊及其内容。

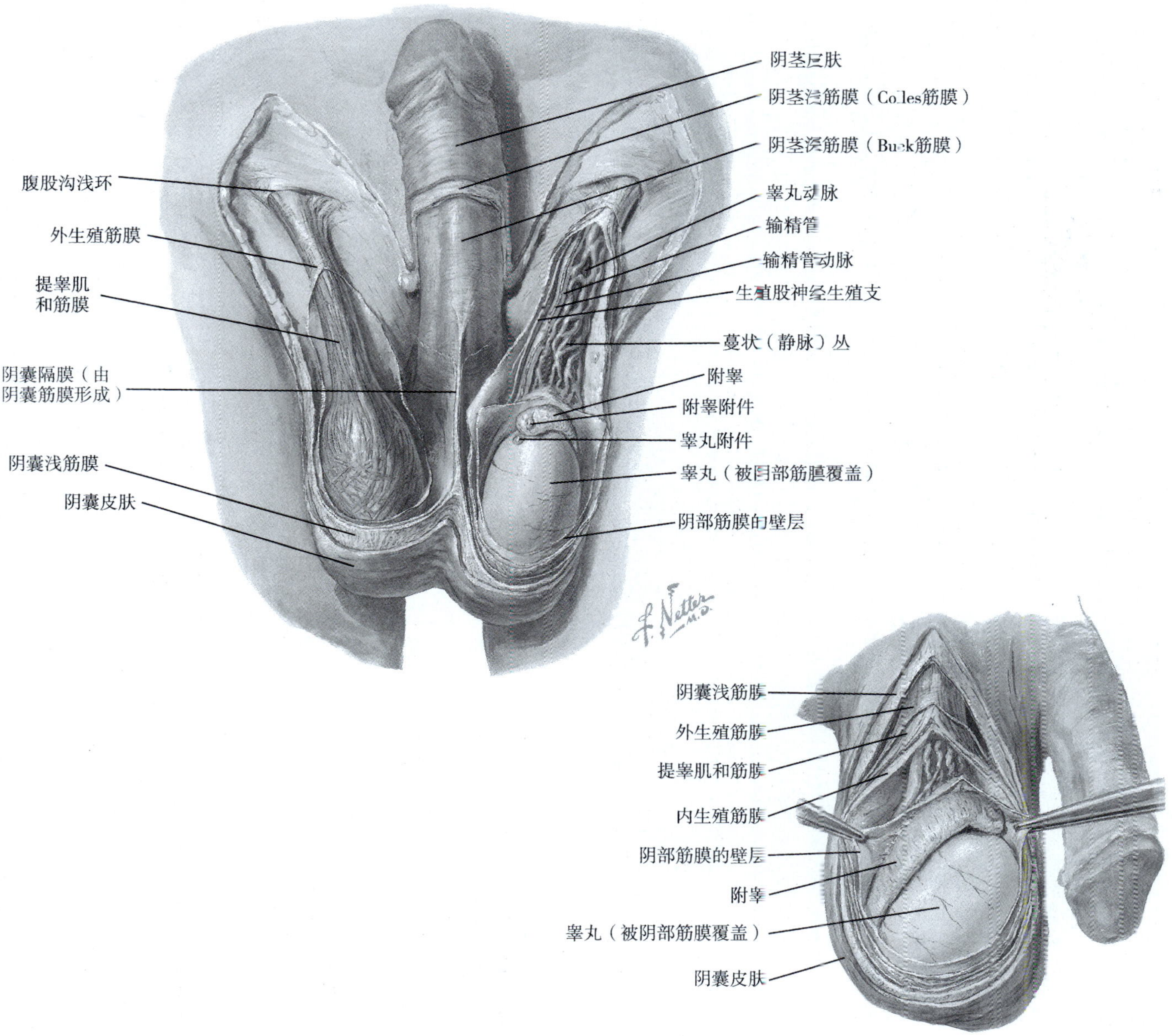

殖细胞肿瘤筛查和诊断。在许多情况下甲胎蛋白（AFP）、人绒毛膜促性腺激素（β-HCG）、乳酸脱氢酶（LDH）可快速定量测定生殖细胞肿瘤的活性。另外还可用于肿瘤的分期，监测及估计预后。睾丸肿瘤的评估应优先测得这些标志物。

AFP常源于胚胎细胞的非精原细胞瘤的肿瘤细胞分泌。这些蛋白质不是由非精原细胞瘤产生的，常标志着原发灶或转移灶中非精原细胞瘤的出现，甚至在组织已经更倾向于表现为精原细胞瘤。睾丸切除术后第6天AFP将明显下降。

β-HCG是由滋养层巨型核糖核酸细胞中分泌的。此细胞为绒癌、胚胎肿瘤、精原细胞瘤的一个组成成分。β-HCG作为重要激素，可诱发类肿瘤现象，如男子女性型乳房，增强睾丸对雌激素的分泌。一些细胞遗传标志物是和睾丸生殖细胞瘤联系在一起的。特别是isochrome12p（i12p），常常有

图86-2 睾丸超声所见。

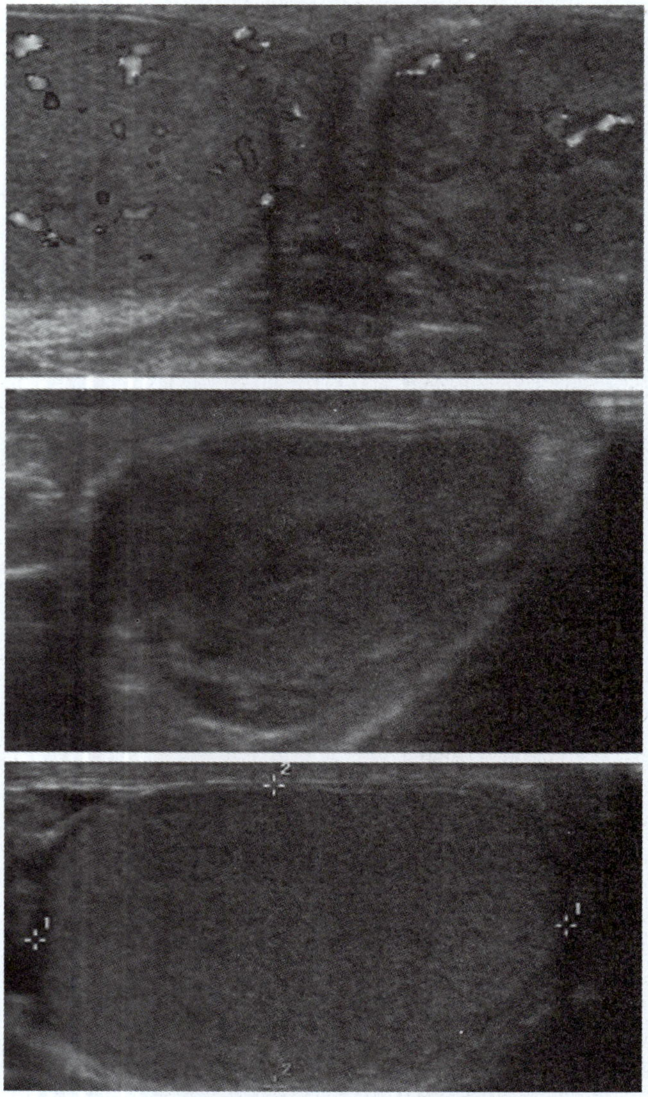

A，依次检查血流，左为正常睾丸，右为有疾病的睾丸；B，睾丸的标准超声所见：背景均匀低回声团；C，正常睾丸超声见均一的腺体。

细胞遗传异常，在生殖细胞肿瘤组织中测出，提示预后较差。

病理分类

睾丸生殖细胞肿瘤的分类包括两种主要亚型：精原细胞瘤和非精原细胞瘤（NSGCT）。这两种组织类型任何一种的发生率大致相同。肿瘤组织学的类型是决定治疗计划重要因素。特别是癌细胞在输精管或淋巴管的出现是疾病播散到腹部的高危险征兆。

非精原生殖细胞瘤

因为睾丸肿瘤来源于多潜能细胞，非精原生殖细胞瘤的组织学多为混合型，尽管一种或多种类型为大的比例。来源于精原细胞可能混有类似卵黄囊的、胚胎的、畸胎瘤的细胞。这些肿瘤能够产生所有或部分典型肿瘤标志物，同时产生典型的甲胎蛋白与人绒毛膜促性腺激素（图 86-3）。

精原生殖细胞瘤

睾丸精原细胞瘤是睾丸肿瘤的一个独特亚型。尽管这两种肿瘤传播途径具有同一性，但其化学治疗及放疗的敏感性，病情的发展，治疗的效果及预后是有差别的。精原细胞瘤的诊断不仅需要在肿瘤中发现丰富的精原细胞，而且还需排除其他恶性细胞特征。选择细胞类型可以很好的诊断混有 NSGCT 的精原细胞瘤。典型的精原生殖细胞瘤不能分泌肿瘤标志物，但这类肿瘤有时呈人绒毛膜促性腺激素试验阳性。相反，血清中可测出 AFP 和 LDH 应警惕医师考虑 NSGCT。

性腺间质细胞瘤

肿瘤起源性腺间质细胞，尽管少见，是由不同亚型组成。这些新生物被分为 Leydig 瘤、Sertoli 瘤，或性腺胚胎细胞瘤和总计约少于 5% 睾丸起源的所有肿瘤。

肿瘤分期

睾丸生殖细胞肿瘤的分类主要依据如下：肿瘤侵犯阴囊内容物、腹膜后淋巴结、肿瘤标志物水平、转移疾病（排除肺的转移性疾病）。当评估带有睾丸结节的患者时，临床医师将注意睾丸最初淋巴引流途径及睾丸胚胎下降同侧肾门区（图 86-4）。从前分期使用 TNM，患者被分 3 组：低风险、中风险、高风险组。主要目的是可预知无瘤生存率和治疗计划。风险分级在化学治疗选择方面占有等同决定性地位。TNM 分期及判定风险尺度分级见表（表 86-1、表 86-2、表 86-3 及表 86-4）。

处理和治疗

精原细胞瘤的最佳治疗

Ⅰ期

对Ⅰ期精原细胞瘤的治疗仍存在较大争议，这是由于随访发现有 15% ～ 20% 的患者将出现腹膜后复发。精原细胞瘤是对放射线敏感的肿瘤，对绝

图86-3 睾丸肿瘤：精原细胞瘤，胚胎性肿瘤。

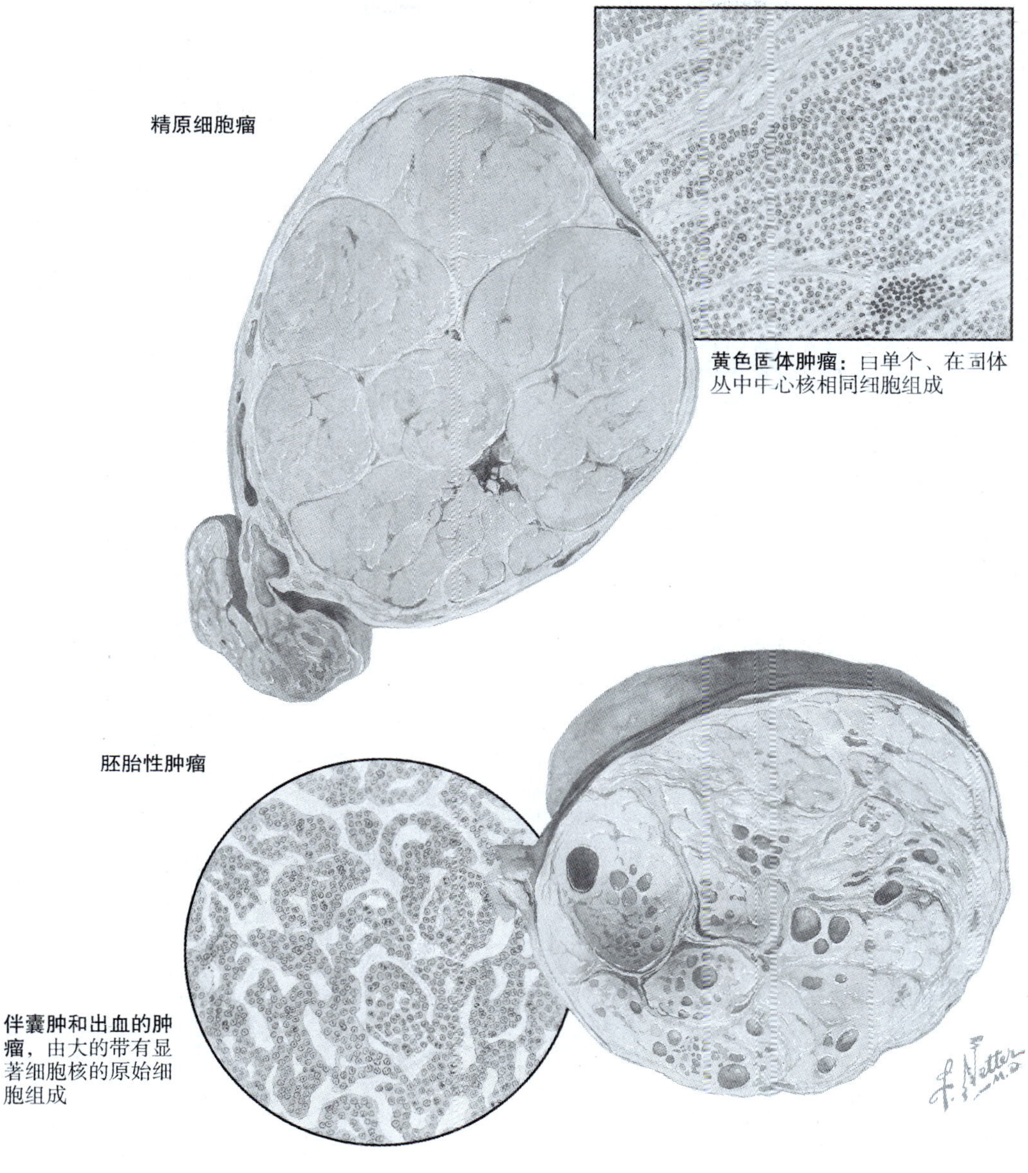

大多数患者进行膈下区域包括主动脉旁淋巴结在内的 20 ~ 30Gy 照射已经成为治疗规范。1 ~ 2 周期的单药顺铂或卡铂辅助化疗，已经被看做是可以替代放疗的一种新方法。然而，超过 85% 的 I 期精原细胞瘤患者可以获得长期无病生存期，他们仅进行了睾丸切除术，没有接受其他更多治疗。因此，对能够保证进行密切随访的患者（表 86-5），或对放化疗有禁忌的患者，仅进行睾丸切除术是一种恰当的选择。通过放射治疗和化学治疗，进行辅助治疗的患者复发率少于 5%。

Ⅱ 期

Ⅱ期精原细胞瘤与Ⅱ期非精原细胞瘤一样，要进行常规化学治疗（具体详见化学治疗原则）。

非精原细胞瘤的治疗

化学治疗原则

在睾丸生殖细胞瘤的治疗中顺铂是单药最有效的化学制剂；在辅助治疗中除对纯精原细胞瘤以外，卡铂不是一种可供选择的药物。

图86-4 睾丸从腹膜后下降。

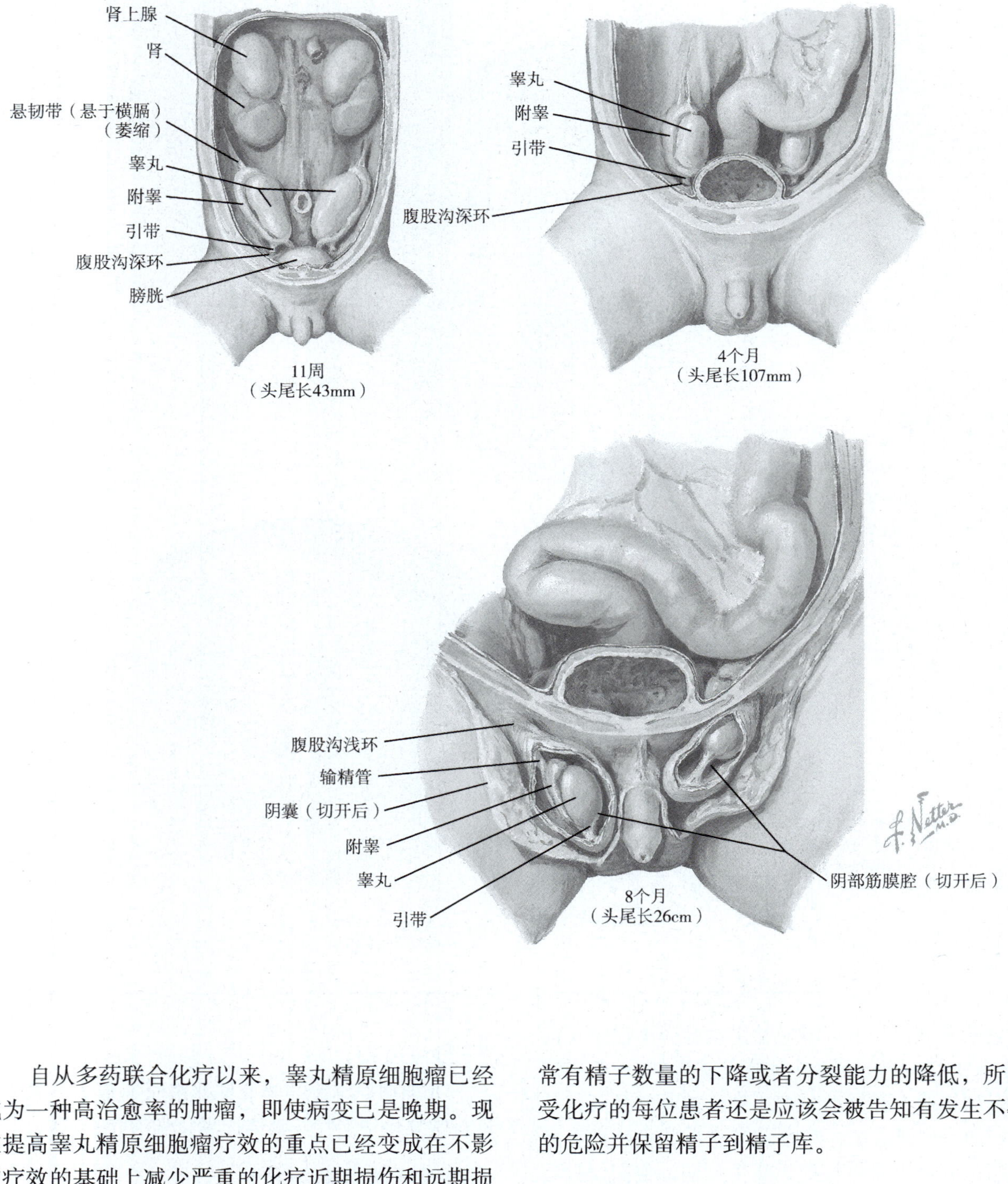

自从多药联合化疗以来，睾丸精原细胞瘤已经成为一种高治愈率的肿瘤，即使病变已是晚期。现在提高睾丸精原细胞瘤疗效的重点已经变成在不影响疗效的基础上减少严重的化疗近期损伤和远期损伤。标准的三药联合化疗方案是BEP，包括博莱霉素、足叶乙苷、顺铂，3周为一个化疗周期。化疗的远期损伤包括非成熟型心肌缺血、肾脏损伤和高血压。另外一个不得不关注的远期损伤是接受化疗的患者有生育能力下降的可能性。由于这些患者经常有精子数量的下降或者分裂能力的降低，所以接受化疗的每位患者还是应该会被告知有发生不孕症的危险并保留精子到精子库。

Ⅰ期最佳治疗

非精原细胞瘤不如精原细胞瘤对放射线敏感，所以放疗不作为Ⅰ期非精原细胞瘤治疗的一种方法。这些患者复发率在25% ~ 35%，但是在接受挽救治疗后有接近95%的治愈率。有三种治疗方案是

表 86-1 精原细胞瘤和非精原细胞瘤的危险分级

风险	精原细胞瘤	非精原细胞瘤
低	任何原发灶，任何肿瘤标记值	睾丸或后腹膜早期和
	无内脏转移（肺脏除外）	无内脏转移（肺脏除外）和
		低的肿瘤标记（所有）：AFP1000 β-HCG ＜ 5000；LDH ＜ 1.5×ULN
中	任何原发灶，任何肿瘤标记值	睾丸或后腹膜早期，和
	无内脏转移（肺脏除外）	无内脏转移（肺脏除外），和
		中等肿瘤标记（任何一种）：AFP，1000 ～ 10 000；β-HCG，5000 ～ 50 000；LDH，1.5× ～ 10×ULN
高		纵隔早期肿瘤，或
		无内脏转移（肺脏除外），或
		高肿瘤标记（任何一种）：AFP ＞ 10 000；β-HCG ＞ 50 000；LDH ＞ 10×ULN

ATP，甲胎蛋白；β-HCG，人绒毛膜促性腺激素；LDH，乳酸脱氢酶，ULN，正常限度。

表 86-2 TNM 和血清标记分期

T 分期		**M 分期**	
PTX	原发肿瘤不能被评估	MX	远处转移不能被评估
PT0	原发肿瘤不能被证实	M0	无远处转移病灶
PTIS	小管内的生殖细胞肿瘤形成	M1	远处转移灶
PT1	肿瘤局限于睾丸和附睾，无淋巴管和血管浸润；肿瘤可侵及白膜，但未侵及睾丸鞘膜	M1a	非区域转移或肺转移
PT2	肿瘤局限于睾丸和附睾，合并血管和淋巴管浸润，或肿瘤侵透白膜并侵及睾丸鞘膜	M1b	除了非区域淋巴结转移和肺转移以外的远处转移
PT3	肿瘤侵及精索	**S 分期**	
PT4	肿瘤侵及阴囊	SX	
N 分期		S0	所有肿瘤标记在正常范围内
NX	区域淋巴结不能评估	S1	AFP ＜ 1000；β-HCG ＜ 5000；LDH ＜ 1.5×ULN
N0	无区域淋巴结转移	S2	AFP，1000 ～ 10 000；β-HCG，5000 ～ 50 000；LDH，1.5× ～ 10×ULN
N1	总的转移淋巴结直径≤ 2cm		
N2	总的转移淋巴结直径 2 ～ 5cm	S3	AFP ＞ 10 000；β-HCG ＞ 50 000；LDH ＞ 10×ULN
N3	总的转移淋巴结直径≥ 5cm		

AFP，甲胎蛋白；β-HCG，人绒毛膜促性腺激素；LDH，乳酸脱氢酶；ULN，正常限度。

可行的：①外科的腹膜后淋巴结清扫术；②辅助化疗；③密切随访。

对这类肿瘤进行手术要求有熟练的泌尿外科技术。尽管腹腔镜技术是一种令人值得兴奋的、前沿的并且比较有价值的治疗手段，但是开放性腹膜后淋巴结清扫术（open ipsilateral template retroperitoneal lymph node dissection，RPLND）仍是标准的治疗方案。外科手术的意义在于提供了诊断性的材料并且提高局部控制率。当腹膜后淋巴结病理检查阴性时，腹部复发的概率几乎为零。但是，这些患者仍然有着将近 10% 的机会出现最常见的肺转移。他们应该每年定期检查随访，早期发现病情复发。当腹膜后淋巴结清扫术应用于睾丸精原细胞瘤的治疗后，腹部局部复发的概率相对来说已经小

图86-5 一期非精原细胞癌治疗原则。
BEP，博来霉素，表柔比星，顺铂；F/U，随访；RPLD，腹膜后淋巴结切除。

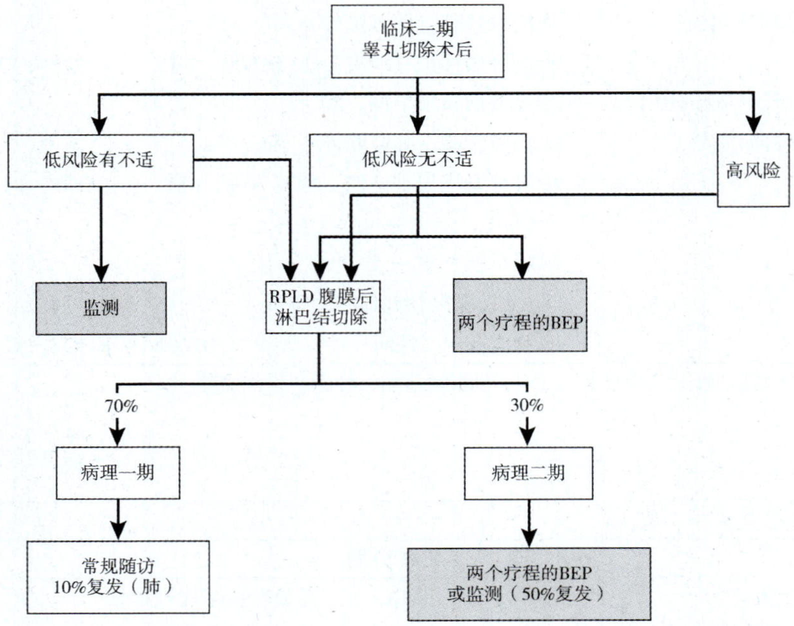

表 86-3 分期的定义

分期	定义
Ⅰ	局限于睾丸
Ⅰa	T1，N0，M0，S0
Ⅰb	T2 ~ T4，N0，M0，S0
ⅠS	任何 T，N0，M0，S1 ~ S3
Ⅱ	纵隔淋巴结转移
Ⅱa	任何 T，N1，M0，S0 ~ S1
Ⅱb	任何 T，N2，M0，S0 ~ S1
ⅡC	任何 T，N3，M0，S0 ~ S1
Ⅲ	远处转移
Ⅲa	任何 T，任何 N，M1a，S0 ~ S1
Ⅲb	任何 T，N1 ~ N3，M0，S2
	任何 T，任何 N，M1a，S2
ⅢC	任何 T，N1 ~ N3，M0，S3
	任何 T，任何 N，M1a，S3
	任何 T，任何 N，M1b，任何 S

表 86-4 睾丸肿瘤 5 年生存率

分期	精原细胞瘤	非精原细胞瘤	整体
Ⅰ期	99%	98%	98%
Ⅱ期	95%	95%	95%
Ⅲ期	90%	76%	78%
所有分期			96%

表 86-5 随访治疗表

年	检查	肿瘤标志物	影像学
1	每月	每月	每 2 个月
2	每 2 个月	每 2 个月	每 4 个月
3 ~ 5	每 3 个月	每 3 个月	每 6 个月
＞5	每年	必要时	必要时

了许多。然而，肿瘤腹腔内或腹腔外复发却仍然有将近 50%。这些患者必须接受密切的随诊观察，包括影像学检查和肿瘤标志物的检测，至少 5 年，或给予辅助化疗。腹膜后淋巴结清扫术后有可能出现的远期损伤包括神经损伤后的逆行射精。因此，一个有经验的泌尿外科手术医生在神经保留方面应该有独特的技术。有了这些新的方法，逆行射精的并发症减少了 5% ~ 10%，但是，不管是腹膜后淋巴

结清扫的主要并发症还是次要并发症，如果是在化疗后进行手术则都会增加。

辅助化疗（常规给予2周期BEP）将使局部复发率< 5%。

最后，对那些原发灶属于低风险并且能够严格进行随访的患者，他们可以把密切随访作为替代腹膜后淋巴结清扫或者辅助化疗的一种合理选择。

Ⅱ期最佳治疗

Ⅱ期患者的治疗主要依靠手术和化疗。PRLND被认为是睾丸切除术后标志物为阴性时的标准治疗。在确定肿瘤活性和侵犯范围的基础上，辅助化疗被考虑使用。低危的肿瘤的化疗建议做4周期的EP或者3周期的BEP。在随机临床研究中两种方案的效果是相等的。或者说基本的化学药物治疗是必要的。腹膜后残留肿物需要被切除以防止成熟畸胎瘤恶变，如果临床表现支持，也可仅做观察。尽管分期相似，达到中高危诊断标准的患者应该接受辅助化疗或尽早入组临床研究。

临床医师必须承认在化疗中也常出现腹膜后或其他部位肿物进展。这些现象预示着原发肿瘤对化疗抗拒，但是更多的可能是这些肿块中畸胎瘤的成分生长，尽管化疗对残余生殖细胞有效。

Ⅲ期最佳治疗

Ⅲ期的治疗原则实际上类似Ⅱ期，对标志物无持续增高的低危肿瘤，常规化疗后手术切除残存肿物是一种合理的选择。对于中危或高危的肿瘤来说，更为密集的4周期BEP方案化疗或者做临床试验是两个主要的临床决策。

复发或残存肿瘤的治疗

许多研究开展了一线化疗无效的那些患者的挽救治疗。大多数还是依靠应用顺铂作为单一的最有效的化疗药物。多中心研究，异环磷酰胺、长春碱、紫杉醇和顺铂联合化疗提高了有效率，延长了生存期。另外，在专业的治疗中心已成功进行了大剂量化疗后自身干细胞的移植。对于存活期长的肿瘤复发的患者再次给予EP或者BEP化疗既是可行的也是有效的。

避免错误治疗

最常见的睾丸肿瘤的治疗致命错误为化疗剂量，包括BEP方案、严重的肺损伤、发热、中性粒细胞减少和肾衰竭，在这种情况下有可能出现。标准化、计算机化、化疗程序表，以及附加的检查化疗剂量算法的系统将有助于使医疗错误减少到最低程度。

展望

当抱着能够治愈的想法去治疗一个普通的年轻患者时，需要特别强调的是治疗的远期效果。尽管的获得较高的治愈率是治疗方面的一大胜利，但患者从二十岁左右即开始接受治疗，一直需要持续到退休的年龄甚至更晚，所以新的研究工作必须着重于辨别治疗的远期损伤，包括早发冠状动脉疾病、神经系统疾病及肾脏疾病。最后，重要的是需要跟进对患者的宣教，按照应特别强调的注意事项进行随访。这需要有一个有效的、能提供长期支持和随访的体系来支持。

（王东江　译　宋志新　校）

参考文献

American Cancer Society. Available at: http://www.cancer.org. Accessed September 29, 2006.

The American Cancer Society website provides extensive resources for education and treatment decisions.

Lance Armstrong Foundation Survivor Care. Available at: http://www.laf.org. Accessed September 29, 2006.

This informative website is oriented toward cancer survivors.

National Cancer Institute: Testicular Cancer Home Page. Available at: http://www.cancer.gov/cancertopics/types/testicular/. Accessed September 29, 2006.

The National Cancer Institute provides extensive information on common cancer types.

NCCN Guidelines for the Management of Testicular Cancer, vol. 1, 2006. Available at: http://www.nccn.org. Accessed September 29, 2006.

The NCCN provides frequently updated treatment algorithms for the management of common cancer types.

People Living with Cancer. Available at: http://www.plwc.org. Accessed September 29, 2006.

This website provides patient-oriented information approved by the American Society of Clinical Oncology.

循证

Chemotherapy regimens for stage II and III nonsemitomatous germ cell tumors are supported by randomized phase III clinical trials. The U.S. Preventive Services Task Force Rating of the quality of the evidence is good, and the strength of the chemotherapy treatment recommendations is A–.

1. Bosl GJ, Motzer RJ: Testicular germ cell cancer. N Engl J Med 337(4):242-253, 1997.

The authors present an elegantly written and authoritative review of testicular cancer.

2. Huddart RA, Norman A, Shahidi M, et al: Cardiovascular disease as a long-term complication of treatment for testicular cancer. J Clin Oncol 21(8):1513-1523, 2003.

Late effects of chemotherapy can be significant in treating a youthful population. This manuscript describes a concerning late sequelae of chemotherapy.

3. International Germ Cell Collaborative Group: International germ cell consensus classification: A prognostic factor-based staging system for metastatic germ cell cancers. J Clin Oncol 15(2):594-603, 1997.

This authoritative assessment of the tumor and patient-specific factors that affect the prognosis for testicular cancers establishes the currently utilized classification system.

4. McGlynn KA, Devesa SS, Sigurdson AJ, et al: Trends in the incidence of testicular germ cell tumors in the United States. Cancer 97(1):63-70, 2003.

This article examines the trends in incidence of germ cell tumors over the previous 30 years.

5. Read G, Stenning SP, Cullen MH, et al: Medical research council prospective study of surveillance for stage I testicular teratoma. Medical Research Council Testicular Tumors Working Party. J Clin Oncol 10:1762-1768, 1992.

This article examines the utilization of surveillance for disease recurrence in patients with stage I tumors as an alternative to adjuvant surgical or chemotherapy.

6. Saxman SB, Finch D, Gonin R, Einhorn LH: Long-term follow-up of a phase III study of three versus four courses of bleomycin, etoposide, and cisplatin in favorable-prognosis germ-cell tumors: The Indiana University experience. J Clin Oncol 16(2):702-706, 1998.

Three cycles of chemotherapy were established here as the new standard of care for good-risk germ cell tumors, thus significantly reducing the short- and long-term toxicities of the exposure to chemotherapy.

7. Toner GC, Stockler MR, Boyer MJ, et al: Comparison of two standard chemotherapy regimens for good-prognosis germ cell tumours. Lancet 357:739-745, 2001.

This study established the superiority of the standard BEP regimen over similar variations. The impact of this paper is to document the necessity of full-dose-intensity chemotherapy to maximize patient survival outcomes.

8. Williams SD, Birch R, Einhorn LH, et al: Treatment of disseminated germ cell tumors with cisplatin, bleomycin and either vinblastine or etoposide. N Engl J Med 316:1435-1440, 1987.

This seminal manuscript established BEP chemotherapy as the standard of care for treatment of testicular cancer.

Thomas E. Stinchcombe

87

甲状腺癌

引言

甲状腺癌是相对少见的恶性肿瘤。据估算 2006 年美国有约 30 000 例新发甲状腺癌患者，并有约 1500 人死于甲状腺癌。甲状腺癌常常表现为甲状腺结节，而甲状腺结节的发生率很高。据估计美国每年有约 275 000 新发甲状腺结节病例，其中有约 5% 的成年人表现为可触及的结节。在可触及的结节中，有约 5% 为恶性。为此，尽管甲状腺癌发生率相对较低，然而进行甲状腺癌评估的患者却很多。

临床表现

病史可以为诊断提供帮助。在几小时内迅速增大的结节提示已有甲状腺结节的出血。虽然出血性结节大部分是良性的，但是仍有约 10% 为恶性。几个星期内迅速增长提示为恶性。甲状腺结节（> 3cm）且在短时间内形成常提示为未分化的甲状腺癌、淋巴瘤或甲状腺转移癌，然而单靠甲状腺的大小并不能诊断恶性。在甲状腺替代治疗期间已存在的结节大小发生改变或迅速生长提示恶性。

患者的性别、年龄、环境暴露和家族史也可以提供其他方面有价值的信息，并能帮助评估恶性的风险。甲状腺结节在男性患者的恶性风险是女性患者的 2 倍。年轻患者恶性风险高，20 岁以下年轻患者实性结节有约 20% 为恶性。颈部放射线暴露史增加甲状腺良恶性结节的风险。在 19 世纪五六十年代常常用放射线治疗皮肤感染、扁桃体增大、腺样增殖体和胸腺增大。前苏联切尔诺贝利核泄露事件导致放射线遍布于整个欧洲。在这次事件后，短效碘放射性核素在俄罗斯、乌克兰和白俄罗斯降解。在这些地区，甲状腺癌的发病率增加了 12 ~ 34 倍。对从这些地区移民的人群要重视放射线暴露的病史。

既往恶性肿瘤病史、肿瘤综合征和其他临床综合征也增加了甲状腺癌的可能性。多发性内分泌肿瘤（MEN）综合征Ⅱ A 和Ⅱ B 增加了甲状腺髓样癌的可能。MEN Ⅱ A 型包括甲状腺髓样癌（所有病例）、嗜铬细胞瘤和甲状旁腺功能亢进。MEN Ⅱ B 型包括甲状腺髓样癌、黏膜神经瘤和嗜铬细胞瘤。这些患者易有马方综合征。非甲状腺髓样癌甲状腺癌的家族史同样重要，这是因为 5% ~ 10% 乳头样甲状腺癌有甲状腺癌家族史。Gardner 综合征和 Cowden 疾病（多发性错构瘤）与分化好的甲状腺癌有关。

鉴别诊断和诊断方法

甲状腺结节的鉴别诊断范围较广（框 87-1）。评估的第一步是进行头颈部体格检查。注意结节的大小、数量和硬度。甲状腺和甲状腺结节随吞咽移动，而甲状腺外的结节则不移动。应对每个病变淋巴结进行颈部触诊。大的、多发的或固定的淋巴结提示恶性肿瘤。评估的第二步是进行针吸穿刺（FNA）。这项检查准确性强、死亡率低且在几天内就可以获得结果。敏感性和特异性大约分别为 90% 和 70%。针吸穿刺的结果包括良性、恶性、怀疑和不能诊断。不能诊断的原因常常是由于细胞数量不够，不能认为是良性。临床怀疑是指细胞学检查不能确定，阴性结果占 97%。然而，活检阴性而临床

框 87-1 甲状腺结节的鉴别诊断
恶性肿瘤
甲状腺癌
甲状腺转移癌
甲状腺淋巴瘤
非肿瘤原因
非毒性结节性肿大
桥本甲状腺炎
良性腺瘤
囊肿
出血性结节
化脓性甲状腺炎
亚急性甲状腺炎
Riedel 甲状腺炎
增生性结节

高度怀疑为恶性时，需进一步行外科的或超声引导下的活检。如果针吸穿刺提示为淋巴瘤，应当进行切取活检。

初步诊断常需要进行多个实验室检查。促甲状腺激素（TSH）水平的价值在于确定甲状腺功能是否正常、低下或亢进。在与良性疾病，如桥本甲状腺炎鉴别时有一定的价值。TSH 增高的患者需进行完整的甲状腺功能检查。如果患者有个人或家族性甲状腺髓样癌的病史，或针吸穿刺提示甲状腺髓样癌，则需要检测血钙和原癌基因 RET。疾病的表型与 RET 促癌基因的突变的部位和类型有关。甲状腺免疫球蛋白用于监测高分化甲状腺癌在行甲状腺全切除后的复发情况，然而它并不是初步诊断时的检查项目。放射性碘和锝 -99 在评估甲状腺结节的作用有限，不能区分甲状腺的良、恶性。影像学检查首选甲状腺超声，它可用于检查不可触及的结节，评估恶性肿瘤的颈部淋巴结和随访结节。超声下的一些特征提示为恶性，然而，超声特征不能准确区分恶性和良性病变。超声引导下的针吸穿刺通过减少对怀疑结节的遗漏而增加活检的敏感性。

处理和治疗

手术治疗

甲状腺癌常常被分为三类：分化好、分化差和髓样癌。组织学检查的结果可直接影响手术处理的方式。甲状腺癌最主要的处理方式是手术切除。进行甲状腺手术的所有患者都要进行用于评价声带麻痹的纤维喉镜检查。这是因为依据症状和临床病史评估声带麻痹的灵敏度差，声带麻痹提示喉返神经或气道受侵。CT 检查会导致放射性碘扫描和治疗延后 6 ~ 8 周，因此 CT 检查应限于依靠 CT 检查结果能够有利于手术的患者。体格检查或超声发现有淋巴结病变的患者和诊断为甲状腺乳头样癌的患者（淋巴结转移的可能性大），应进行术前 CT 检查。术前进行全面的结节评估有利于在手术时完整而准确的切除结节。这种情况下，手术切除方面的改善比术后早期进行放射性碘更有利。

分化好的甲状腺癌

分化好的肿瘤包括乳头状甲状腺癌、滤泡状甲状腺癌和许尔特累癌。乳头状甲状腺癌与在镜下呈钙化、B 超下呈微钙化灶的沙粒小体有关（图 87-1）。乳头状甲状腺癌有形成多病灶的特征，约 1/3 的患者在诊断时有淋巴结的转移。在所有分化好的甲状腺癌中，乳头状甲状腺癌发生远处转移的概率最低。滤泡状甲状腺癌的病理特征是有包膜或血管侵犯。滤泡状甲状腺癌表现为实性肿瘤、具有更强的侵袭性和比乳头状甲状腺癌有更高的远处转移率。在诊断时，有约 10% ~ 15% 的患者在诊断时有远处转移。许尔特累癌的特征是在线立体中有较丰富的嗜酸颗粒（许尔特累细胞）。许尔特累癌和滤泡状甲状腺癌的诊断必须依靠手术标本，这是因为包膜或血管侵犯有助于诊断。

分化好的甲状腺癌手术的原则是切除所有甲状腺病变和受侵淋巴结。对于手术的范围，选择甲状腺部分切除还是甲状腺全切除，目前还存在争议。许多回顾性研究并不能确定哪种手术方式更好。有数种模型能很好地预测复发，许多内科医师认为手术本身也是复发的潜在危险因素，然而，许多数据在手术前并不能取得，这就限制了这些模型在选择手术方式方面的应用。对侧甲状腺无结节，无淋巴结转移的患者复发的可能性低，行受累甲状腺小叶和峡部切除就能达到治疗的目的。建议对复发概率高的患者行甲状腺全切除术。行甲状腺全切除的潜在价值在于切除对侧甲状腺微转移病灶，可以依据甲状腺免疫球蛋白的水平来监测疾病的复发并能用放射性碘来消除剩余的甲状腺组织。无淋巴结转移的患者不需要进行选择性颈清扫。术前临床提示有

图87-1 甲状腺乳头状癌。
甲状腺乳头状癌的临床表现。

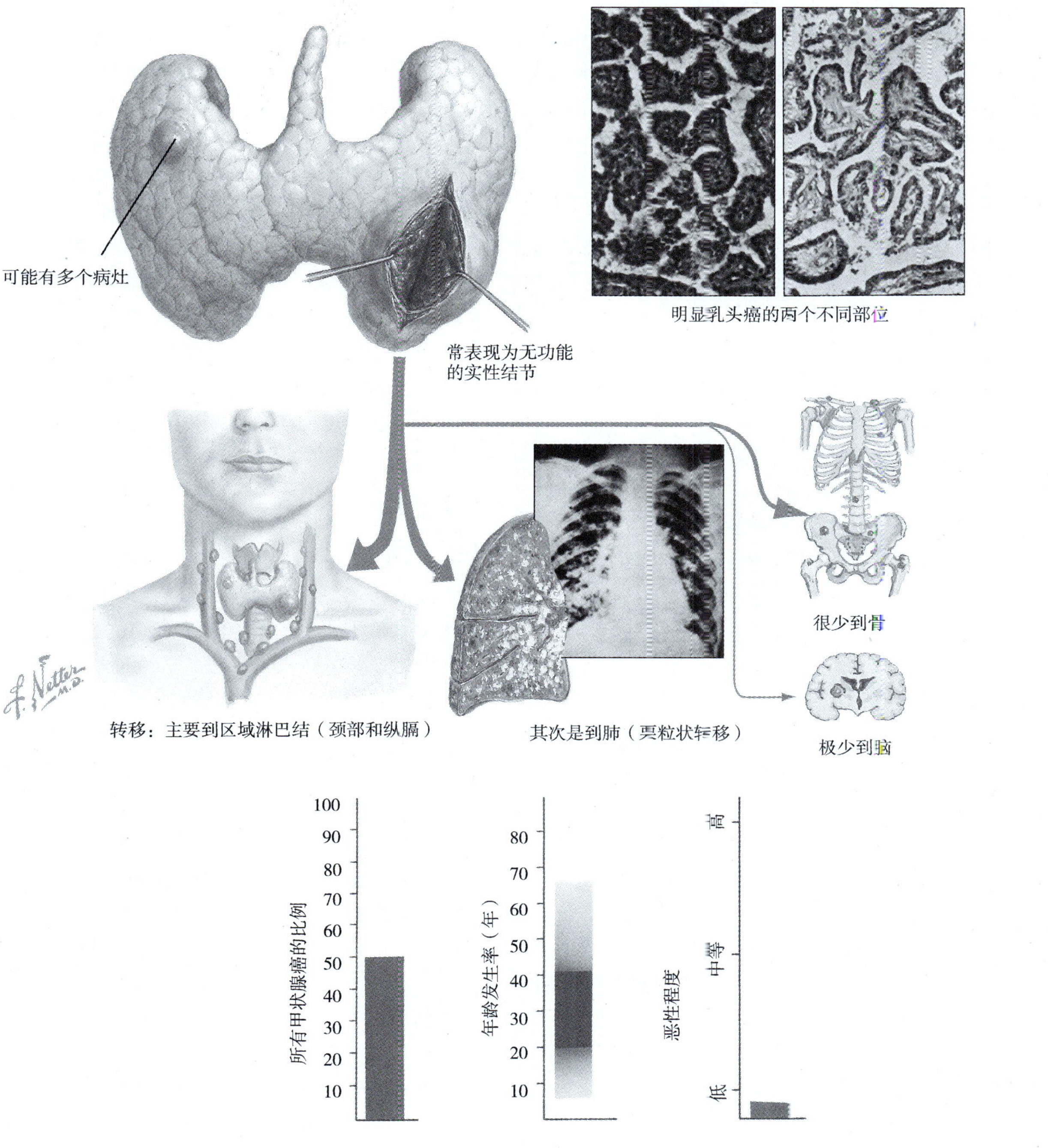

淋巴结转移的，应清除受侵淋巴结，但不需行传统的颈清扫。

分化差的甲状腺癌

未分化甲状腺癌和一些少见的甲状腺癌，如岛状大细胞，常被归为分化差的甲状腺癌。未分化癌是侵袭性最强的癌，约占所有甲状腺癌的1%～2%。这种高侵袭性恶性肿瘤的中位生存期为3～6个月。许多患者表现为晚期的局部症状，包括喘鸣、呼吸困难、颈部疼痛和压痛。局部淋巴结转移、声带麻痹和直接侵犯周围组织也很常见。远处转移的常见部位是骨、肺和脑。病理上，未分化癌可与淋巴瘤和髓样癌相混淆，但是髓样癌的降钙素升高，淋巴瘤的白细胞共同抗原阳性。姑息性治疗的重点是确保气道通畅，以免使患者死于呼吸困难。如果患者遇到紧急气道阻塞，需行气管切开术。在非紧急情况下，可在气管切开术和放射治疗之间选择。放射治疗对 80% 的患者起到局部控制的作用，但并不能长期控制疾病。

髓样癌

髓样癌的外科处理存在差异。目前指南建议外科处理包括甲状腺全切除和改良颈清扫术。是否行生物化学治疗（保持降钙素正常水平）取决于是否有淋巴结的转移。

患者在手术前应检测降钙素的水平。如果术后降钙素水平保持升高，颈部就不太可能有疾病残留。血浆降钙素、胸腹部扫描或核磁用于检测远处转移。在有经验的治疗中心，对残留或复发的髓样癌，手术且进行生物化学治疗的比例约占 20%。由于 MEN 综合征的患者形成甲状腺癌的风险非常大，对这些患者可行预防性甲状腺切除术。

术后处理

甲状腺癌术后处理由三部分组成，分别是放射性碘甲状腺消融治疗、TSH 抑制治疗和复发的监测。哪些人群应该接受放射性碘消融治疗差异很大，并存在争议。由于直径＜ 1cm 的肿瘤复发的可能性不大，这样的肿瘤就不适合行放射性碘甲状腺消融治疗。一些医师对直径＞ 1.5 ～ 2.0cm 的肿瘤，不管是否存在危险因素，都进行该治疗。其他一些医师只对直径＞ 2cm 或存在危险因素的患者进行该项治疗。已经表明放射性碘治疗可以降低复发率和肿瘤相关的死亡率。

放射性碘治疗在 TSH 上升到 30μIU/ml 才停用，这大概需要 4 ～ 6 周。治疗前 2 周，患者进行低碘饮食，然后进行全身低剂量放射性碘扫描，并选择合适的放射性碘剂量。放射性碘甲状腺消融常常在全身扫描后进行。患者在 6 ～ 9 个月前进行碘对比 CT 扫描时，其 24 小时尿碘清除会减少。在进行放射性碘甲状腺消融治疗前，尿碘清除应小于每克肌酐 200μg/d。治疗要等到指标符合要求才进行。

在放射性碘治疗后，甲状腺激素会被激发，剂量增高会抑制 TSH。一些研究表明，终身 TSH 抑制可以降低肿瘤复发的可能，恰当的 TSH 抑制水平可以改变肿瘤的复发。复发的监测包括定期体格检查，每 6 ～ 12 个月复查 TSH、甲状腺球蛋白和抗甲状腺球蛋白水平。抗甲状腺球蛋白需与甲状腺球蛋白一起检测，因为抗体会使甲状腺球蛋白不准确。由于实验室的问题，甲状腺球蛋白需在同一实验室进行。有远处转移或早期有软组织侵犯或可检测到甲状腺球蛋白的应该定期进行颈部扫描或每 12 个月进行一次诊断性放射性碘扫描。重组 TSH 刺激甲状腺球蛋白实验适合低风险的患者。甲状腺球蛋白和诊断性放射性碘试验不适合甲状腺次全切除的患者。当患者甲状腺球蛋白升高时，就应该进行远处转移的检查。进行的检查包括评估局部复发的超声检查和放射性碘扫描。如果肿瘤产生甲状腺球蛋白，但放射性碘阴性，18- 荧光脱氧葡萄糖正电子扫描可以提供有价值的信息。CT 扫描和骨扫描也经常使用。

复发和远处转移

约 1/3 的患者会复发，大部分在诊断后 10 年内复发。不同的组织类型其远处转移率不同。乳头状甲状腺癌的远处转移率约为 10%，滤泡状甲状腺癌约为 25%，许尔特累癌约为 35%。在远处转移中，对放射性碘敏感的肺转移预后较好，而骨转移和放射性碘不敏感的转移预后差。如果发现有局部复发，应进行穿刺活检以明确诊断，以免进行不必要的手术。手术切除局部复发灶是恰当的治疗，这种治疗常在放射性碘甲状腺消融治疗后进行。在不适合行手术且对放射性碘治疗不敏感时，可进行外放射治疗。外放射治疗后，会形成纤维，并对进一步手术不利。因此，这种治疗应与外科医师商量后进行。

当患者出现不能切除的转移灶时，主要的治疗就是放射性碘治疗，这可能是一种有效的治疗。然而，有约 1/3 的患者会出现去分化，并导致产生甲状腺球蛋白和浓缩放射性碘的能力缺乏，并使得监测疾病增加难度和放射性碘治疗无效。化疗常常是转移性疾病标准的治疗。针对转移性甲状腺癌，已发现几种化学治疗的药物，然而对分化好的甲状腺癌，还没有明确有效的化疗药物。对未分化甲状腺癌，已证实多柔比星和紫杉醇的有效率为 20%。髓样癌的转移灶是局部病灶时，可以通过手术切除。当复发范围广泛时，化疗对转移性病变的治疗作用较有限。由于缺乏对各种甲状腺癌转移灶有效的治疗方法，患者参加临床实验对建立新的治疗观点会起很关键的作用。

避免治疗错误

一种临床错误是将未诊断的或活检怀疑的病例认为是恶性的。如果高度怀疑是恶性的。就应该行B超引导下穿刺活检或手术切除病理检查。手术前，一种易犯的错误是不顾忌地进行CT扫描。术后监测期间，易犯两种错误，即不能充分的甲状腺抑制和用生物化学的方法监测复发。未分化癌是一种少见且恶性度高的肿瘤，气道处理的延迟可导致气道并发症的发生，并需进行紧急气管切开。

展望

由于目前治疗复发和转移疾病的药物效果是有限的，研究的兴趣集中在发现新的治疗药物。在过去的几年里，随着对促癌基因和恶变通路的更好的认识，特异性针对这些通路的药物已进入临床试验。乳头状甲状腺癌中常存在RET原癌基因和RAF激酶的突变。现在研究的热点是发现多靶点酪氨酸激酶抑制剂，ZD6474和AZD6244就是作用于这一通路的药物。这些药物已进入临床Ⅱ期研究。目前正在研究其他靶向治疗，不久将进入临床试验。

（李东坤　译　刘俊江　校）

参考文献

Lansford CD, Teknos TN: Evaluation of the thyroid nodule. Cancer Control 13(2):89-98, 2006.

This is an up-to-date, concise, well-written article about the valuation of a thyroid nodule.

Patel KN, Shaha AR: Poorly differentiated and anaplastic thyroid cancer. Cancer Control 13:119-128, 2006.

This is an excellent review of a rare and very difficult disease to manage and treat.

Sherman SI, Angelos P, Ball DW, et al: Thyroid carcinoma. J Natl Compr Canc Netw 3(3):404-457, 2005.

This article provides clear-cut guidelines and algorithms for the evaluation and management of thyroid cancer.

Slough CM, Randolph GW: Workup of well-differentiated thyroid carcinoma. Cancer Control 13(2):99-105, 2006.

This excellent review article is about the preoperative workup for thyroid cancer.

Sturgeon C, Angelos P: Identification and treatment of aggressive thyroid cancers. Part 1: Subtypes. Oncology 20(3):253-260, 2006.

This excellent review article is about thyroid cancer.

Sturgeon C, Angelos P: Identification and treatment of aggressive thyroid cancers. Part 2: Risk assessment and treatment. Oncology 20(4):397-408, 2006.

This excellent review article is about thyroid cancer.

循证

1. Ain KB, Egorin MJ, DeSimone PA: Treatment of anaplastic thyroid carcinoma with paclitaxel: Phase 2 trial using ninety-six-hour infusion. Collaborative Anaplastic Thyroid Cancer Health Intervention Trials (CATCHIT) Group. Thyroid 10(7):587-594, 2000.
   This study demonstrated the activity of paclitaxel in anaplastic thyroid cancer.
2. Belfiore A, Garofalo MR, Giuffrida D, et al: Increased aggressiveness of thyroid cancer in patients with Graves' disease. J Clin Endocrinol Metab 70(4):830-835, 1990.
   This paper evaluates thyroid cancers associated with Grave's disease.
3. Bitton RN, Sachmechi I, Tabriz MS, et al: Papillary carcinoma of the thyroid with manifestations resembling Graves' disease. Endocr Pract 7(2):106-109, 2001.
   This article describes the risks factors for thyroid cancer.
4. Bouvet M, Feldman JI, Gill GN, et al: Surgical management of the thyroid nodule: Patient selection based on the results of fine-needle aspiration cytology. Laryngoscope 102(12 Pt 1):1353-1356, 1992.
   This article describes the role of fine-needle aspirate in evaluation of a thyroid nodule.
5. Castro MR, Gharib H: Thyroid nodules and cancer. When to wait and watch, when to refer. Postgrad Med 107(1):113-116, 119-120, 123-124, 2000.
   This review article helps with the management of a common clinical problem.
6. Eng C: Familial papillary thyroid cancer—many syndromes, too many genes? J Clin Endocrinol Metab 85(5):1755-1757, 2000.
   The author describes familial thyroid cancers.
7. Frank-Raue K, Hoppner W, Frilling A, et al: Mutations of the ret proto-oncogene in German multiple endocrine neoplasia families: Relation between genotype and phenotype. German Medullary Thyroid Carcinoma Study Group. J Clin Endocrinol Metab 81(5):1780-1783, 1996.
   This paper reviews the important relationship between the RET proto-oncogene and the phenotype.
8. Gilliland FD, Hunt WC, Morris DM, Key CR: Prognostic factors for thyroid carcinoma. Cancer 79(3):564-573, 1997.
   The authors provide a classification of the current prognostic factors for thyroid cancer and cancer recurrence.
9. Haigh PI, Urbach DR, Rotstein LE: AMES prognostic index and extent of thyroidectomy for well-differentiated thyroid cancer in the United States. Surgery 136(3):609-616, 2004.
   This paper includes a prognostic index that helps estimate the chance of recurrence and the extent of surgery.
10. Hegedus L: Clinical practice. The thyroid nodule. N Engl J Med 351:1764-1771, 2004.
    This is an excellent review article of this common clinical problem.
11. Jemal A, Siegel R, Ward E, et al: Cancer statistics, 2006. CA Cancer J Clin 56(2):106-130, 2006.
    This is a review of the epidemiology of thyroid cancer with the expected rates and deaths for 2006.
12. King AD, Ahuja AT, King W, et al: The role of ultrasound in the diagnosis of a large, rapidly growing, thyroid mass. Postgrad Med J 73(861):412-414, 1997.
    This review article describes the role of ultrasound.
13. Lansford CD, Teknos TN: Evaluation of the thyroid nodule. Cancer Control 13(2):89-98, 2006.
    This comprehensive and useful review article is highly recommended.
14. Leonard N, Melcher DH: To operate or not to operate? The value of fine needle aspiration cytology in the assessment of thyroid swellings. J Clin Pathol 50(11):941-943, 1997.

The authors provide an assessment of the role of FNA in the evaluation.

15. Machens A, Gimm O, Hinze R, et al: Genotype-phenotype correlations in hereditary medullary thyroid carcinoma: Oncological features and biochemical properties. J Clin Endocrinol Metab 86(3):1104-1109, 2001.
    This article describes the genotype and phenotype.
16. Maxon HR, Thomas SR, Saenger EL, et al: Ionizing irradiation and the induction of clinically significant disease in the human thyroid gland. Am J Med 63(6):967-978, 1977.
    This paper describes the risk for prior radiation therapy in the development of thyroid cancer.
17. Mazzaferri EL: Management of a solitary thyroid nodule. N Engl J Med 328(8):553-559, 1993.
    This is an excellent review article on the management of a solitary thyroid nodule.
18. Mazzaferri EL: Thyroid cancer in thyroid nodules: Finding a needle in the haystack. Am J Med 93(4):359-362, 1992.
    The authors address management of a thyroid nodule.
19. Mazzaferri EL, Jhiang SM: Long-term impact of initial surgical and medical therapy on papillary and follicular thyroid cancer. Am J Med 97(5):418-428, 1994.
    This article presents a valuable follow-up of patients treated with surgical resection.
20. McHenry CR, Slusarczyk SJ, Khiyami A: Recommendations for management of cystic thyroid disease. Surgery 126(6):1167-1172, 1999.
    This paper provides guidelines and recommendation for management of cystic thyroid disease.
21. Nel CJ, van Heerden JA, Goellner JR, et al: Anaplastic carcinoma of the thyroid: A clinicopathologic study of 82 cases. Mayo Clin Proc 60(1)51-58, 1985.
    This paper presents the pathologic characteristics of anaplastic thyroid cancer.
22. Pasieka JL: Anaplastic thyroid cancer. Curr Opin Oncol 15(1):78-83, 2003.
    The author describes treatment options for anaplastic thyroid cancer.
23. Patel KN, Shaha AR: Poorly differentiated and anaplastic thyroid cancer. Cancer Control 13(2):119-128, 2006.
    The authors present an excellent review of a rare and very difficult disease to manage and treat.
24. Raab SS, Silverman JF, Elsheikh TM, et al: Pediatric thyroid nodules: Disease demographics and clinical management as determined by fine needle aspiration biopsy. Pediatrics 95(1):46-49, 1995.
    This article describes thyroid nodules in the pediatric population.
25. Rojeski MT, Gharib H: Nodular thyroid disease. Evaluation and management. N Engl J Med 313(7):428-436, 1985.
    This is a review article on nodular thyroid disease.
26. Ruegemer JJ, Hay ID, Bergstralh EJ, et al: Distant metastases in differentiated thyroid carcinoma: A multivariate analysis of prognostic variables. J Clin Endocrinol Metab 67(3):501-508, 1988.
    This paper provides prognostic variables in the metastatic setting.
27. Samaan NA, Schultz PN, Haynie TP, Ordonez NG: Pulmonary metastasis of differentiated thyroid carcinoma: Treatment results in 101 patients. J Clin Endocrinol Metab 60(2):376-380, 1985.
    This article reflects the distribution of metastases and the response to therapy.
28. Shaha AR: Controversies in the management of thyroid nodule. Laryngoscope 110(2 Pt 1):183-193, 2000.
    The author addresses management of a thyroid nodule.
29. Sherman SI, Angelos P, Ball DW, et al: Thyroid carcinoma. J Natl Compr Canc Netw 3(3):404-457, 2005.
    This article provides clear-cut guidelines and algorithms for the evaluation and management of thyroid cancer.
30. Shimaoka K, Schoenfeld DA, DeWys WD, et al: A randomized trial of doxorubicin versus doxorubicin plus cisplatin in patients with advanced thyroid carcinoma. Cancer 56(9):2155-2160, 1985.
    This trial demonstrates the activity of doxorubicin in the treatment of advanced thyroid cancer.
31. Singer PA, Cooper DS, Daniels GH, et al: Treatment guidelines for patients with thyroid nodules and well-differentiated thyroid cancer. American Thyroid Association. Arch Intern Med 156(19):2165-2172, 1996.
    The authors present guidelines for the management of thyroid cancer.
32. Slough CM, Randolph GW: Workup of well-differentiated thyroid carcinoma. Cancer Control 13(2):99-105, 2006.
    This is an excellent review article about the management of well-differentiated thyroid cancer.
33. Sturgeon C, Angelos P: Identification and treatment of aggressive thyroid cancers. Part 1: Subtypes. Oncology 20(3):253-260, 2006.
    This is an excellent review article about thyroid cancer.
34. Sturgeon C, Angelos P: Identification and treatment of aggressive thyroid cancers. Part 2: Risk assessment and treatment. Oncology 20(4):397-408, 2006.
    This is an excellent review article about thyroid cancer.
35. Weber T, Schilling T, Buchler MW: Thyroid carcinoma. Curr Opin Oncol 18(1):30-35, 2006.
    The authors provide a current update about the therapeutic options for thyroid cancer.

Stephen A. Bernard · Thomas E. Stinchcombe

88

晚期肿瘤患者的姑息治疗

引言

姑息治疗可归类于临终关怀。目前，姑息治疗学作为医学领域的独立学科日益被人们所接受，而外科学、儿科学、全科医学及内科学也在吸取着对症治疗的原则。姑息治疗的目的是减轻疾病晚期患者的症状和痛苦，虽然这种治疗多用于癌症患者，不过现在人们已经认识到对症治疗对某些疾病的重要性，如心、肺疾病末期及阿尔茨海默病、侧索硬化性肌肉萎缩等神经变性疾病。尽管对疼痛这种症状的简单治疗不需要采取姑息治疗的专业方法，但在疼痛症状对疾病的影响日益增大的背景下，我们可能常从心理疏导中，从处理社会、现实、精神及症状的其他方面中获益。姑息治疗与其他学科的区别在于，采用多学科的手段，利用多种方法治疗临终患者。

患者诊断

诊断癌症患者进入晚期必须认定对于原发疾病的积极治疗已无价值。这在美国这一认为肿瘤可治的环境中是非常困难的。该环境导致患者在美国临终关怀医院住院天数持续减少（临终关怀是停止积极治疗的标志）。

在最近发表的综述中，Okwon 和 Gomez 描述了一种确定临终护理的多维性的方法。疼痛应考虑下列因素：抑郁程度，对功能的影响及社会支持。作者讨论了几种方式和方法，用以评估临终时的自主性、人际交流、生活封闭程度，经济负担等。

疼痛

癌症晚期患者，疼痛常为疾病伴随症状，以及治疗所致。全球流行病学观察表明 70% ～ 80% 的癌症患者会发生疼痛，其中至少 1/3 的患者，疼痛将影响到功能。病史的重点在于疼痛部位、特点和严重程度。游走性痛（偶发疼痛）的地位同样重要。痛觉经常被其他症状（如疲劳、虚弱、恶心、便秘、呼吸困难、咳嗽）；或者心理因素（如抑郁、焦虑及绝望或愤怒的感觉）改变。疼痛对患者日常活动和各种重要的社会心理功能的影响是非常大的。疼痛及其所在的观察环境可能频繁变化，隔一段时间就应该对解释说明变化率进行重新评估。

疼痛的病理生理

疼痛在神经系统中的传输途径始于伤害感受器，这种感受器专门负责感受有害的理化刺激，它遍布于除大脑以外的全身各处。疼痛传入纤维通过后根和后角触突进入脊髓，然后，通过脊髓丘脑束和脊髓网状束分别到达丘脑和网状系统。调控疼痛传输的传出途径源自中枢神经系统，并沿侧后索向下传入外周神经。传出途径受内生内啡肽激活，也能被类内源性内啡肽功能的阿片样物质在中枢激活。神经递质 5-HT 在某些下传途径中起重要作用，这也许可以解释为什么抗抑郁药能治疗疼痛。

疼痛分类

伤害性疼痛源于组织损伤引起的神经末梢的理化刺激直接对伤害感受器的刺激；疼痛常分为躯体痛和内脏痛。躯体痛就是通常描述的疼痛，常能精确定位。内脏痛很难定位，常被描述为压榨和压迫感，这常被认为由于远离皮肤表面。它实际是由于肿瘤对由交感神经支配的胸腔脏器、腹腔脏器的浸润、挤压或扩张所致。肿瘤浸润或压迫外周神经或脊髓引起的神经性痛为烧灼感或麻木感伴随间断性刀割样剧痛。这类疼痛也见于糖尿病神经损伤能够或疱疹后神经痛。

疼痛的最佳治疗

如果疾病敏感，下述情况的治疗能够明显减轻疼痛。但是，在大多数患者的病程中，仍需要对症治疗。癌痛的治疗遵循20年前确定的世界卫生组织阶梯止痛。Foley对这种三阶梯止痛进行历史回顾性研究，该研究结论强调了疼痛的多维性。许多癌症患者，治疗开始即使用WHO第三阶梯强阿片类药物。这些患者中的多数，疼痛将不能被第一、二阶梯药物所控制。第三阶梯药物包括吗啡、氢吗啡酮和美沙酮。镇痛可能在疾病开始即使用，但是随着疾病的进展或对原发病治疗不能使疼痛缓解，此时使用强阿片类或其他方法对症治疗变得更加重要。对骨转移疼痛的放射治疗在这个群体中仍扮演角色，且许多美国之外的其他国家使用过的短程计划目前也在美国应用，并得到极好的结果。用外固定架稳定脊柱可以减少伴随而来的疼痛。对某些肿瘤，如乳腺癌、前列腺癌和骨髓瘤，选择性使用二膦酸盐可以减轻骨转移痛。尽管世界卫生组织的疼痛阶梯疗法并不完美，但它已成为全世界采用的最著名的癌痛治疗原则。现在有来自超过12个国家的30多个指南。但是，全世界范围内，止痛药物的使用方法仍是关键问题。

避免治疗错误

广泛的研究评论超出了本章所涉及的范围，本文仅对几篇论著进行简单讨论。几乎所有的患者在治疗中都面临平衡减轻疼痛与治疗的副作用的问题。其中有些观点简单把二者联系起来，如对芬太尼药物的使用，利用患者控制的止痛泵，按需给予微克药等。有些药物如美沙酮，在体内半衰期长，潜在的累积效应不能立刻显现。最近，FDA发出警告，此类药物有引起心律不齐的潜在风险。许多阿片类药物是在肝脏被药物代谢酶清除（细胞色素P-450系统），并且临床上有和可待因及其他影响CYP 2D6同工酶作用的药物发生明显药物相互作用的可能性，如表现模拟。

所有阿片类药物转换，特别是美沙酮，都需要考虑对于新药的不完全交叉耐受的问题，若新药未减少起始剂量，则会导致药物过量。

厌食和恶病质

肿瘤恶病质指癌症晚期体重下降，特别是肌肉和一般的脂肪组织均有萎缩。与疼痛一样，食欲下降和体重减轻症状在肿瘤晚期很常见。尽管在诸如艾滋病等情况下同样有体重减轻，但癌症患者中代谢异常更为严重。与饥饿相比，能量和蛋白质的消耗更多。曾经有观点认为由于肿瘤高代谢而消耗能量导致宿主能量缺乏，与饥饿的形式一样，但是最近的研究表明情况更加复杂。肿瘤代谢产生的物质，如蛋白水解诱导因子，促使蛋白质崩解。为应对肿瘤，患者（宿主）可能产生许多因子，如肿瘤坏死因子、白细胞介素-6和白细胞介素-1，这些源于宿主的细胞因子加速了患者体重的下降。患者还存在自主神经功能紊乱，如胃排空减低，或倡导排空运输减慢。

厌食的定义是食物摄入减少程度造成热量摄入不足以提供足够能量。在肿瘤晚期，这种症状源于几种原因，包括甜与苦味觉临界点的变化，由于治疗对黏膜的损伤使口咽环境改变；唾液分泌功能下降。症状的轻重因肿瘤种类及其治疗而不同。两种症状经常共存，它们使患者的家属及护理人员非常烦恼；不过，它们并不总是引起患者的不适。患者及其家属的教育非常重要。

最佳疗法

最初的治疗措施包括鼓励患者增加经口摄食量或食用高热量的营养物质。但是，随着患者的病情加重，这些措施是不够的。使用全胃肠外营养也未证明能提高成人及儿童癌症患者的存活率。治疗厌食症和恶病质的一个重要方面，是缓解引起这些综合征的临床症状。

使用药物可以增加食欲或使感觉好转，但它很少增加客观指数，如增加体重或改善肌肉质量。而且考虑它相对温和疗效的同时，也要注意它潜在的不良影响。通常，选择治疗方案时要根据患者和家庭的喜好及由厌食症和恶病质产生的焦虑和不适的程度。

在皮质类固醇类药物中，通常地塞米松或甲泼尼龙使用得最为频繁。试验表明，它们能改善食欲，但却会引起一些不良反应，如胃肠道出血、库欣综合征和肌肉病变。这类药物相对廉价，对慢性恶心和疼痛有一定疗效，对癌症引发的疲劳也有一定作用，但适当的剂量和治疗时间尚未最终确定。

孕激素、甲地孕酮常用于这种情况。一些研究已经证明：有相当比例的患者在使用后食欲增强、食物摄入量显著增加。使用的剂量从 480 ~ 1600mg/d 不等。副作用包括肿胀、水肿、男性勃起障碍，以及可能增加深静脉血栓形成的风险。同类固醇相比，甲地孕酮成本高，使用本剂时应予考虑。

新兴疗法

屈大麻酚，一种大麻衍生物，在提高食欲和治疗慢性恶心方面已经显示出一些作用，这也增加了人们对用它来治疗癌症恶病质和厌食症的关注。正如所料，它对情绪有影响，并能引起嗜睡和混乱。沙利度胺被认为能改变肿瘤坏死因子（一种细胞因子，可能由它引发厌食症和恶病质）水平，一项初步研究已经发现了一些治疗效果。另外，沙利度胺也有助于治疗失眠，但它能致畸，并能引起口干、嗜睡和周围神经病变。褪黑激素被认为能改变肿瘤坏死因子水平，并且相对耐受性良好。初步研究发现它在预防转移性肿瘤患者体重减轻方面有一定成效。促蛋白合成类固醇也可用于治疗这些症状，尽管最近的一项随机对照试验表明，它的治疗效果不及地塞米松和甲地孕酮。最近，人们把研究焦点集中在生长素（一种能刺激人体增加食物摄入量的肽）的使用上。

水化作用

晚期癌症患者由于癌症引发的疲劳、持续恶心呕吐、厌食、恶病质等，摄食量会下降，其家庭成员及医护人员往往会提出静脉输液（IVF）的姑息治疗。很多家庭成员担心，如果不启动 IVF，患者将“死于饥渴”。如果患者有黏液干结或脱水外观时，这种担心往往是复杂的，因为家庭成员感觉若是停止 IVF 如同让他或她死亡。当然，在他们做任何讨论决定放弃或停止输液之前，必须接受专门教育。

在姑息治疗社区，人们就 IVF 的风险和好处进行辩论。许多评价其使用效果的研究已经在庞杂的患者群中展开。但是，因为症状、临床疗效及评价方法各不相同，无法直接进行比较。赞同者认为使用 IVF 能减少脱水引发的谵妄和因药物代谢改变而导致的肾功能不全的发生。没有证据证明使用 IVF 能延长生命。反对者主要考虑 IVF 有液体过多的危险。他们认为不输液可能会有某些好处，如减少肺部和胃肠道分泌物的产生，就减少了恶心、呕吐的发生；减少了尿失禁患者尿液的生成，就减少了导尿管的使用。

在疾病的终末阶段，许多患者主诉口渴或口干，这给患者及家属造成很大困扰。一项由 McCann 和其同事进行的研究发现，姑息治疗病房 66% 的患者入院时主诉口渴、口干。但是随着漱口液、冰块的使用及日常口腔护理工作后，大多数患者的症状能缓解几个小时，这项研究支持使用这些简单的方法解决患者的口渴、口干，而不是一开始考虑 IVF。

避免治疗错误

鉴于对静脉输液及姑息治疗的风险和好处的研究数据相对匮乏，不能对这个问题给予确切建议。通常，根据患者病情、患者和家属的意愿及医务人员的意见决定是否输液。谨慎控制输液量，能避免急性肾功能损伤及阿片样物质引起的神经毒性的发生。同时不可过度输液，以免加重呼吸困难。

展望

在全世界范围内，不论发达国家还是发展中国家，姑息护理专家的人数都在增加。在美国，姑息治疗作为一项独立的专业学科正在进行和发展，尽管这些学科的发展需要解决资金的问题。然而，对这些服务的需求还在不断增加。

（于 艳 译 安丽杰 校）

参考文献

The Cochrane Collection Website. Reviews of evidence-based palliative care. http://www.cochrane.org/reviews/en/topics/85.html. Accessed November 4, 2006.

Okun T, Gomez C: Patient evaluation in palliative care. Available at: http://www.uptodateonline.com.libproxy.lib.unc.edu. Accessed August 26, 2006.

This is one of several topics on this website dealing with palliative care.

Walker P, Bruera E (eds): Palliative care. Hematol Oncol Clin North Am 16(3):511-762, 2002.

The entire June 2002 issue is devoted to topics in palliative care.

循证

1. Bernard S, Bruera E: Drug interactions in palliative care. J Clin Oncol 18(8):1780-1799, 2000.
The authors review drug interactions seen with the common classes of drugs used in palliative care.
2. Bruera E, Neumann CM, Pituskin E, et al: Thalidomide in patients with cachexia due to terminal cancer: Preliminary report. Ann Oncol 10:857-859, 1999.
A trial of thalidomide for relief of symptoms that included appetite and caloric intake as outcome variables showed a positive result in this study; however, only 28 patients were evaluated.
3. Cleary J: Putting evidence about cancer pain into practice: The role of clinical guidelines. Cancer Pain Release 18:1-12, 2005.
An interview with one of the individuals responsible for developing the revision of the American Pain Society 2005 guidelines addresses the goals, current views of guidelines, and their limitations.
4. Foley K: Appraisal of the WHO Analgesic Ladder on its 20th anniversary. Cancer Pain Release 19:1-8, 2006.
In this interview with one of the key individuals who developed the WHO Ladder, the rationale, limitations, and future use are discussed.
5. U.S. Food and Drug Administration, Center for Drug Evaluation and Research: Methadone hydrochloride information. Available at: http://www.fda.gov/cder/drug/infopage/methadone/default.htm. Accessed January 19, 2007.
6. Caraceni A, Portenoy RK: An international survey of cancer pain characteristics and syndromes. IASP Task Force on Cancer Pain. International Association for the Study of Pain. Pain 82:263-274, 1999.
Fifty-one clinicians in 24 countries and 1095 patients were surveyed to provide an overview of cancer-related pain. A multivariate model suggested that the presence of breakthrough pain, somatic pain, and lower performance status were the most important predictors of intense pain.
7. Clark D, Centeno C: Palliative care in Europe: An emerging approach to comparative analysis. Clin Med 6:197-201, 2006.
The article discusses the variation in palliative care in European countries. Future directions to better integrate palliative care in health care delivery are discussed.
8. Cleeland CS, Gonin R, Hatfield AK, et al: Pain and its treatment in outpatients with metastatic cancer. N Engl J Med 330:592-596, 1994.
A survey of a group of 1308 outpatients seen at Eastern Oncology Group institutions showed that 67% had pain, and 36% had pain severe enough to interfere with function. In 42%, the pain was not adequately treated.
9. Fainsinger R, Bruera E: When to treat dehydration in a terminally ill patient? Support Care Cancer 5(3):205-211, 1997.
This article reviews the issues in hydration and dehydration in the terminally ill patient, suggesting that hydration may have some advantages. The advantages and disadvantages of each side in this controversy are addressed.
10. Loprinzi CL, Kuglet JW, Sloan JA, et al: Randomized comparison of megestrol acetate versus dexamethasone versus fluoxymesterone for the treatment of cancer anorexia/cachexia. J Clin Oncol 17:3299-3306, 1999.
This randomized, double-blind trial showed equivalency of megestrol acetate to dexamethasone in improvement in appetite in a population with cancer anorexia and cachexia.
11. McCann RM, Hall WJ, Groth-Juncker A: Comfort care for terminally ill patients. The appropriate use of nutrition and hydration. JAMA 272:1263-1266, 1994.
The authors report on a prospective observational and interventional trial of patients admitted to a palliative care unit. Thirst was either not experienced or experienced only initially. The symptom could be alleviated with small amounts of oral fluid, suggesting that more aggressive hydration is not appropriate.
12. Pereira J, Lawlor P, Vigano A, et al: Equianalgesic dose ratios for opioids: A critical review and proposals for long-term dosing. J Pain Symptom Manag 22(2): 672-687, 2001.
The authors provide a review of the literature on equianalgesic dosing that includes articles on methadone. Discrepancies in this literature are discussed.

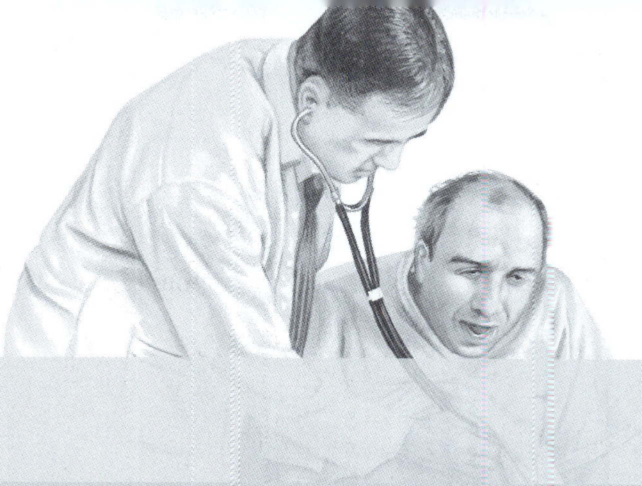

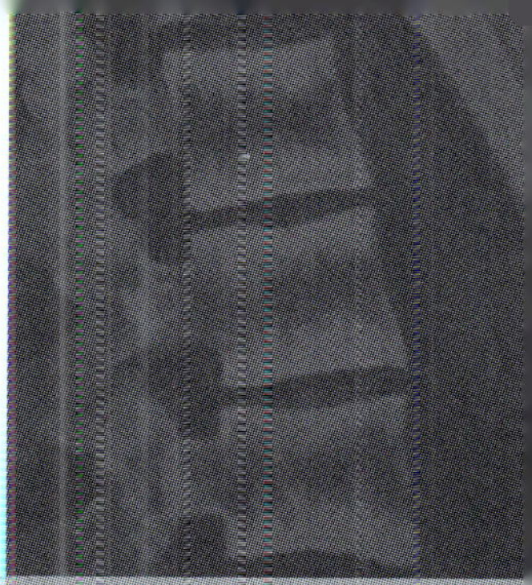

第X部分

感染性疾病

William C. Miller · Cynthia Gay

89

不明原因发热

引言

发热常见于多种急性疾病。发热通常自行消退。然而某些患者可能出现无明确病因的长时间发热，医生很难确定诊断。

1961年，Petersdorf和Beeson提出了不明原因发热（fever of unknown origin，FUO）的定义。其定义为：（1）病程3周以上；（2）数次测体温达38.3℃；（3）入院检查1周后不能明确诊断。尽管该定义已被广泛使用，但随着医学实践的进步，对发热患者的诊疗手段已有了显著改善。1991年Durack和Street提议修订该定义，包括以门诊就诊3次或住院3天替代第3条标准。另外，可用评估一周后未明确诊断取代第3条标准。除此之外，考虑到病因和原发病的不同，Durack和Street建议对典型的FUO与医院内、中性粒细胞减少症及HIV感染相关的FUO进行鉴别。

病因学和发病机制

与FUO有关的疾病超过200种，主要分为5大类：感染性疾病、恶性肿瘤、非感染性炎性疾病、混合性疾病和未明确诊断的疾病（图89-1；彩图89-1）。感染性疾病占30%～50%，恶性肿瘤占20%～30%，非感染性炎性疾病占10%～30%，混合性疾病占15%～25%，未明确诊断的疾病占5%～15%。关于FUO的报道中感染性疾病是最常见的诊断；然而，一些研究显示非感染性炎性疾病的病例在逐渐增多。发热性疾病在地理分布上是有差异的，感染更多见发展中国家和热带地区。病因也取决于宿主的情况，如免疫抑制状态以及医院和健康服务暴露。

最常见的明确的感染性疾病是脓肿、结核和病毒感染。在过去30年中，腹部脓肿是FUO最主要的原因。肝内、肝下、膈下脓肿最为常见。其他位置的脓肿包括腹膜后、脾、阑尾、结肠、肾周围和盆腔。在糖尿病、接受免疫抑制药物治疗、术后早期、肝硬化等情况下，可能会出现隐匿性脓肿。

结核是FUO最常见的原因，常表现为粟粒样肺结核或肺外组织受累。因为可对巨细胞病毒（CMV）和EB病毒（EBV）进行有效检测，越来越多的病毒感染被发现。HIV感染（无论是急性感染还是以前未发现的HIV感染）合并机会性感染时可以导致FUO。通常不认为急性HIV感染是发热的原因，但是当患者表现为单核细胞增多症样疾病时，特别是患者有高危的性接触史和注射毒品史，应除外急性HIV感染。除疟疾和伤寒外，急性HIV感染常是旅行归来者FUO最常见的病因。许多其他感染性疾病也与FUO有关，如猫抓病（巴尔通体感染）、布氏杆菌病、组织胞浆菌病、利什曼病、疟疾、鹦鹉热、回归热、细螺旋体病。

亚急性细菌性心内膜炎（SBE）、骨髓炎、鼻窦炎和泌尿系统感染也可引起FUO。由于血培养方法和超声心动图技术的改进，亚急性细菌性心内膜炎引起的FUO比过去明显减少。然而，真正血培养阴性的病例（在采集血培养标本前没有使用抗生素治疗）在大的系列研究中仍占3%～5%，血培养阴性的心内膜炎多见于以下感染：伯内特立克次体（Q热）；*Tropheryma whipplei*；布氏杆菌、支原体、衣原体、组织胞浆菌、军团菌和巴尔通体感

图89-1　不明原因发热（FUO）的潜在原因。

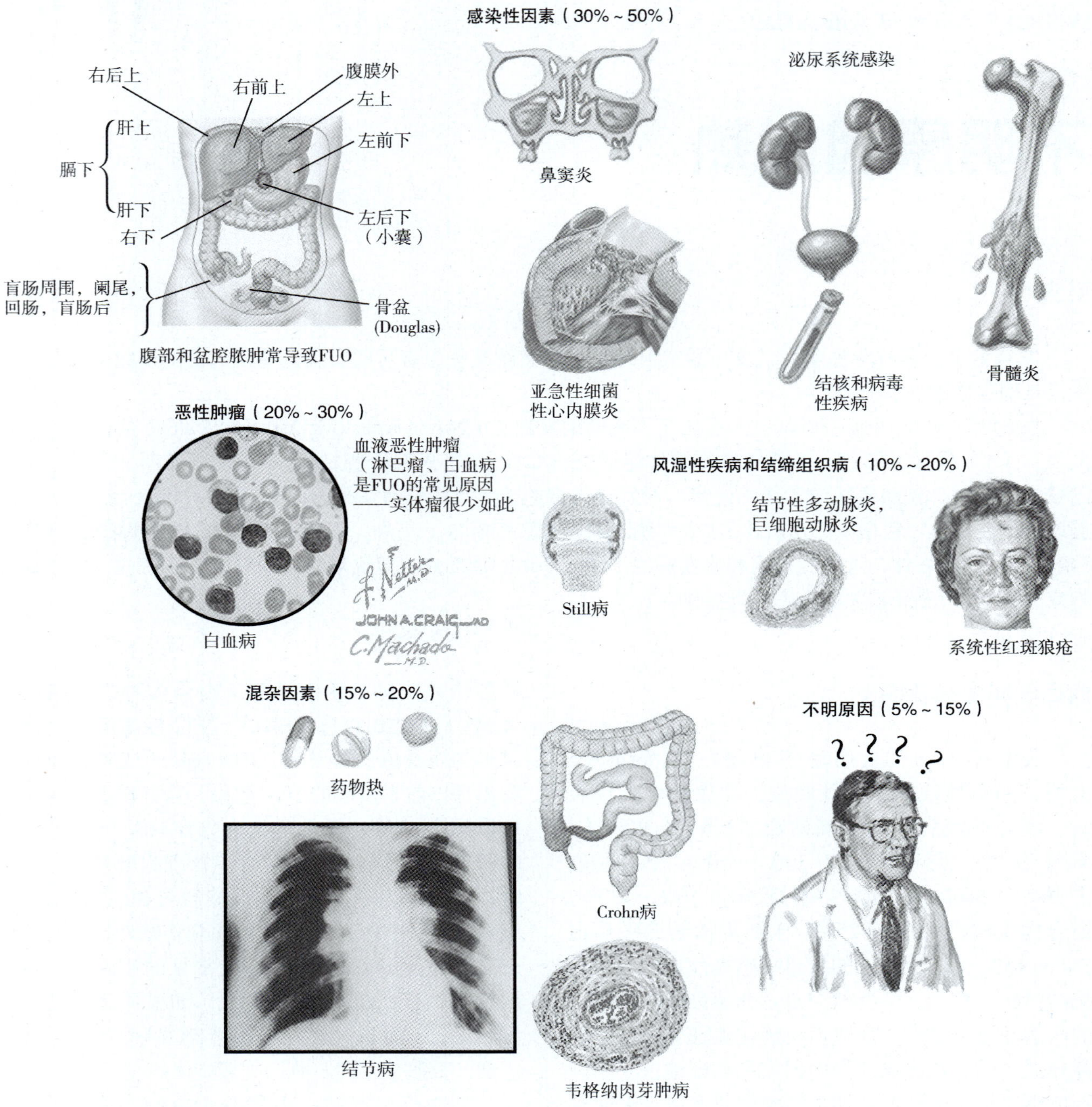

染；HACEK 群，包括嗜血杆菌、放线杆菌、心杆菌、艾肯菌和金氏杆菌。常规培养方法可能会漏掉难培养菌。

一些肿瘤性疾病可以引起发热并表现为 FUO。恶性的血液系统疾病最为常见，包括霍奇金病和非霍奇金淋巴瘤。白血病也可以引起 FUO，但较少见。与淋巴瘤和白血病相比，实体瘤更少引起 FUO。尽管只有 2.5% 的病例表现为 FUO，但肾细胞癌会出现发热和 FUO。结肠癌也可以引起长期发热。其他实体瘤，如肝细胞癌、胃癌、胰腺癌、间皮瘤和平滑肌肉瘤，偶尔会引起 FUO。

与 FUO 有关的两个最常见的风湿性疾病是

Still 病（青少年风湿性关节炎）和巨细胞动脉炎。Still 病发生于青年人，表现为间断发热、关节痛和关节炎，多数伴有皮疹。发热可以先于关节症状出现，但是只有出现关节炎时才能确定诊断。对于 50 岁以上的老年人，巨细胞动脉炎是 FUO 的重要原因，其红细胞沉降率（ESR）明显升高。发生于中老年人的 FUO 常为非感染性炎性疾病所致，在发达国家中比感染性疾病更多见。结节性多动脉炎很少见，但却是 FUO 的重要病因。其他引起 FUO 的风湿性疾病包括系统性红斑狼疮（SLE）、多发性肌炎、风湿性关节炎、大动脉炎和混合性冷球蛋白血症。

许多其他疾病纳入混合性疾病中。药物热是另外一个常见的病因。药物热可由过敏反应、特应性反应和体温调节的改变所致。药物热常见于住院患者和艾滋病患者。药物热可以没有其他的症状和体征，但同时出现的皮疹和外周血嗜酸性粒细胞增多可提示诊断。

人工性发热令人惊讶地多见，在与医药职业有某种程度相关性的青年人中较为常见。一些肉芽肿性疾病与 FUO 有关，包括 Crohn 病、韦格纳肉芽肿病、肉瘤样病和肉芽肿性肝炎。酒精性肝炎可以出现持续的发热，在社区环境里更常见。与 FUO 有关的其他疾病包括反复发生的肺栓塞、甲状腺疾病、血肿、心房黏液瘤和家族性地中海热。大面积卒中和缺氧性脑损伤引起的下丘脑功能障碍也可以出现发热。

尽管进行了充分的诊断评估，但仍有相当一部分 FUO 患者不能获得明确的诊断。许多患者自然痊愈没有任何后遗症。还有一部分患者随着时间的进展出现了原发病的临床表现，并最终做出明确诊断。

临床表现

顾名思义，FUO 的临床表现包括发热。这种发热体温或高或低，可以是持续性的也可以是间断性的。通常发热时间越长，感染的可能性越小。其他的症状和体征可有可无。如果有，这些症状和体征将为诊断提供重要线索。任何细微发现都不应该被忽视和遗漏。

鉴别诊断

如前所述，很多疾病可以引起 FUO。在处理符合 FUO 诊断标准的患者时，医生首先应判断患者是否为经典的、院内的、粒细胞减少症性或与 HIV 相关的 FUO。经典的 FUO 是指发生于免疫功能正常个体、在院外发生的发热，发热至少经三次门诊检查证实或持续 3 周以上。院内 FUO 是患者入院后出现的发热。发热至少持续 3 天，初步检查仍未明确诊断。院内 FUO 的鉴别诊断包括耐药菌感染、药物热、继发于制动的深静脉血栓形成、艰难梭菌性肠炎、炎症反应引起的术后非感染性发热，以及继发于外科操作、泌尿和呼吸系统的器械操作、血管内介入治疗后增加的感染风险。另外，气管内插管和胃肠道的鼻饲管会增加院内鼻窦炎发生的风险，鼻窦炎可能是 ICU 病房患者 FUO 的病因。

在所有患者群体中，免疫抑制的患者发生 FUO 的概率最高，且常无炎症的症状和体征。在中性粒细胞减少症或 HIV 感染的患者中，FUO 的鉴别诊断较多且较复杂。对于中性粒细胞减少症和免疫抑制患者的诊断检查，应考虑到潜在的病毒感染，如疱疹病毒、念珠菌属和曲霉菌属等真菌感染、药物热和移植物抗宿主反应。对 HIV 感染患者病原的鉴别诊断还包括机会致病菌感染，如弓形虫病、播散性鸟分枝杆菌复合感染、耶氏肺孢子虫病和巨细胞病毒感染，CD4 细胞计数有助于诊断。

因为感染是发热最常见的原因，旅游史对于评估国外旅行者患热带病风险和与特定地理区域有关的感染风险是至关重要的，例如洛矶山斑疹热在美国的东南部和中西部流行，疟疾和利什曼病在疫区流行。评价与节肢动物有关的感染风险必须获得与昆虫和动物的接触史，特别是在蚊子和蜱活跃的季节。

特异性器官受累的证据可以缩小鉴别诊断的范围。例如，淋巴结受累提示淋巴瘤、巨细胞病毒感染、EB 病毒感染、肺结核、弓形虫病、巴尔通体感染（猫抓病）及其他病因。

诊断方法

虽然常常被忽视，但评估 FUO 的一个关键步骤是证实发热。如果在评估期间不能证实发热，那么患者就需要用可靠的体温计来证实发热。然而，记录和评估热型对诊断帮助不大。

全面的病史和体格检查是有必要的（图 89-2）。在病史和体格检查中经常可以发现提示下

图89-2 不明原因发热（FUO）的诊断考虑。

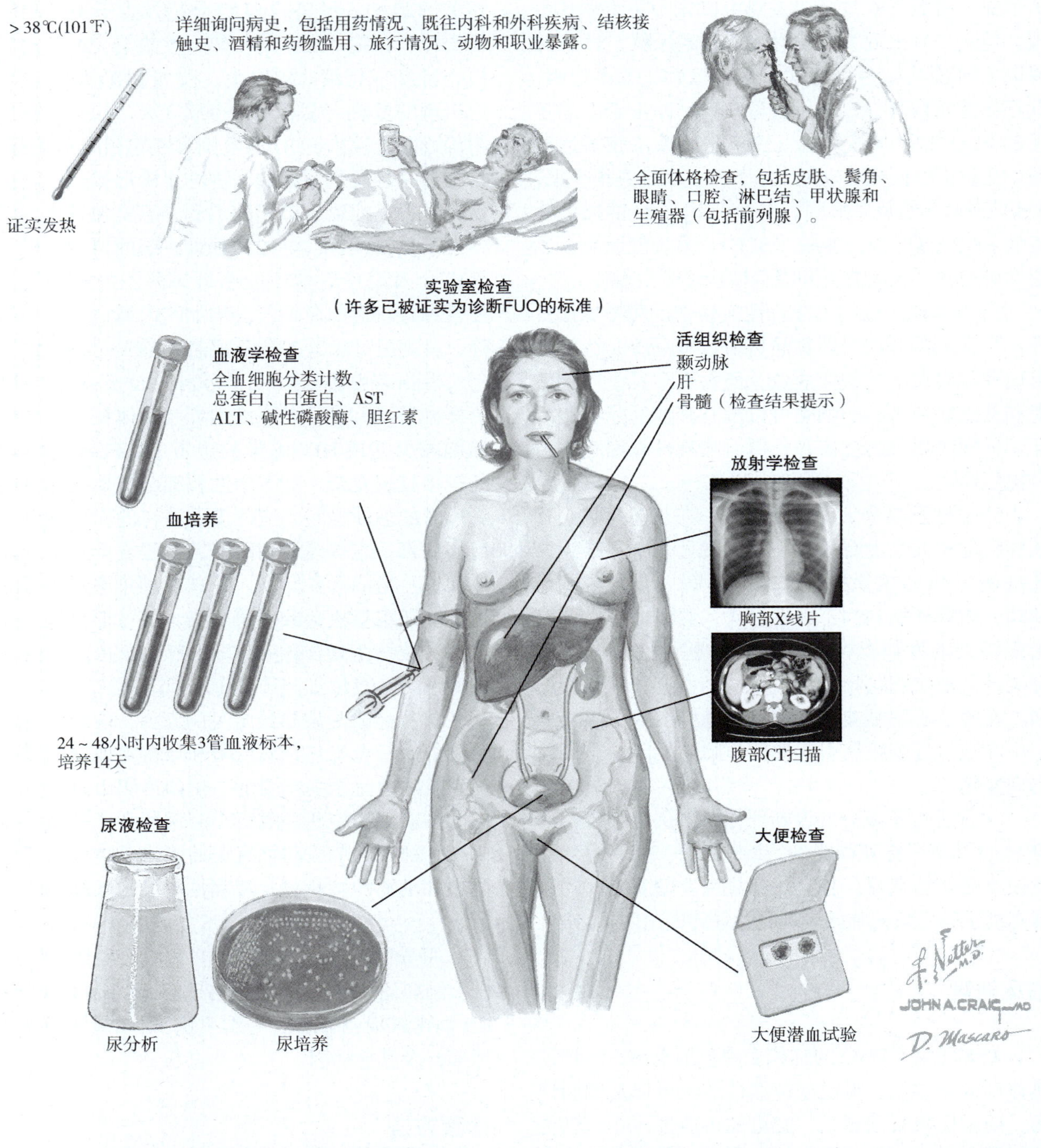

一步检查的线索。病史应该包括详细的用药史、内外科疾病史、结核接触史、既往纯化蛋白衍生物（PPD）评估情况、饮酒史和使用违禁药物史、国内和国外旅游史、动物接触史、职业暴露史、性接触史、疾病接触史和个人嗜好。详细询问身体每个系统的情况对发现一些能为诊断提供重要线索的轻微症状是必不可少的。免疫抑制状态扩大了初始实验室和放射影像学检查的范围，诊断进程缓慢可能导致病情恶化。

作为全面查体的一部分，应该仔细地检查皮肤、颞部、眼睛、口腔、淋巴结、甲状腺和生殖器。男性应该检查前列腺，女性应该检查盆腔以确定有无盆腔炎症。阳性体检结果可指导有针对性的检查，并及早做出诊断。然而一些细微的查体结果可能被忽视，特别是老年患者。查体结果可随时间推移而发生变化，因此有必要进行反复、细致的检查。

在患者确诊为FUO之前，应完成许多常见实验室检查。初始的实验室检查应包括常规检查，如全血细胞分类计数、总蛋白、白蛋白、天冬氨酸转氨酶、丙氨酸转氨酶、碱性磷酸酶和胆红素。应该进行尿分析和尿培养检查。对于女性，特别是有腹部不适的女性患者，应该做妊娠试验以排除引起发热的异位妊娠。

通常，在24～48小时内做3次血培养就足够了。用抗生素治疗时血培养可以出现假阴性结果，如果做血培养前已经开始了药物治疗，需要重复做血培养。按FUO的标准，要做罕见菌属培养。血培养应该持续至14天。应该考虑使用替代技术的血培养方法，如裂解－离心法，以增加难培养菌属的阳性率。鼓励与微生物实验室直接沟通，以确定在特定实验室分离罕见或难培养菌属的首选技术。

应进行胸部X线检查。在评估早期即应行结核菌素皮肤试验，但仅PPD阴性尚不能除外结核病。PPD对肺外结核的敏感性相对较低，免疫抑制患者可能没有反应。要做包括受累淋巴结、骨髓和肝在内的组织活检，因为痰液抗酸杆菌染色和培养的结果在粟粒性结核中较低。至少要做3次大便潜血检查，以提供胃肠道疾病的线索，如Crohn病和结肠癌。

应该检测HIV抗体以排除慢性HIV感染，如果怀疑是急性HIV感染，应该直接检测病毒。血沉（ESR）可以提供有意义的信息。在多数情况下，血沉大于100mm/h提示存在严重的系统性疾病，如巨细胞动脉炎和结核病。遗憾的是，血沉轻度或中度升高（20～40mm/h）在FUO中是普遍存在的，且很难解释，特别是老年患者。血沉正常可以排除结缔组织病。

在评估早期应尽早行腹部和盆腔的CT扫描。CT检查可发现隐匿性脓肿，后者是FUO常见的病因。CT扫描发现异常后应行CT指引下的组织活检以确定诊断。胸部CT扫描偶尔可发现胸部X线检查难以发现的肺部病变。如果怀疑血管炎，应行MRI或血管造影检查。

许多放射性核素扫描技术被用于FUO的评估。最常用的方法是镓－67扫描和铟－标记白细胞扫描。有时骨扫描对诊断隐匿性骨髓炎或转移癌是非常有意义的。[18] 氟－荧光脱氧葡萄糖标记的正电子发射断层扫描术也已用于临床。通常，这些检查不能做出特异性诊断，但偶尔可以提示进一步评估的重点。作为二线影像学检查，在缺少临床诊断线索或当临床线索混乱时，应进行核医学检查。内科医生不应该过分依赖这些检查，而且应该谨慎解释结果。

对于年轻的患者，血清学检测在诊断评估中具有重要作用。在初始评估长期发热的患者时，应该留取血清标本，并且冰冻保存以便以后进行检查。通常，没有针对性的血清学检查费用效益比低。因为许多引起FUO的疾病发病率低，所以血清学试验的验前概率很低，甚至出现假阳性结果。一个典型的例子是莱姆病的血清学检查，莱姆病不会引起FUO，但是可能会有假阳性的血清学结果。血清学检查通常仅用于验证病史、体格检查和常规实验室检查方面的诊断线索。然而，在流行地区一定要做特定病原的常规血清学检测，如在地中海国家和中东地区的布鲁杆菌属和利什曼原虫属及Q热。另外一个重要的特例是SLE的血清学检测，大多数长期发热的年轻患者均应进行抗核抗体（ANA）和抗－dsDNA抗体检测。

有淋巴结病和长期发热的患者应该做CMV、EBV和HIV的血清滴度检测。对CMV和EBV的抗体滴度一定要谨慎解释。HIV的血清学检测应在2～3个月后重复进行，以证实血清学转化。聚合酶链反应（PCR）可以更快速地诊断各种感染，可用于EBV、CMV、结核菌、HIV和人类疱疹病毒6和7的检测。

活组织检查，特别是骨髓和肝的活组织检查，是评估FUO的主要工具。骨髓活检有助于发现血液系统恶性肿瘤和粟粒性结核。所有活检标本均应做分枝杆菌以及细菌和真菌的培养。单纯骨髓抽吸术不能满足评估FUO的需要。肝活检可以确定诊断，但只有在肝功能异常时方可进行。

对伴有血沉增快的老年FUO患者应该尽早做颞动脉活检。巨细胞动脉炎的症状和体征可能很轻，或者仅有发热的表现。进行颞动脉活检时通常要取2～3cm长的标本，并且必须取双侧。

对老年患者，通过结肠镜检查结肠癌是可行的。应考虑经胸或经食管超声心动图检查，以发现与心内膜炎一致的心脏瓣膜损伤，特别是以前使用过抗生素而血培养阴性时。

通过各种检查仍不能明确诊断时，偶尔需要做腹腔镜检查。大多数腹腔内病变都可以由CT证实，并且可以在CT指导下经皮活检。如果影像学检查呈阴性，就无需行腹部侵入性探查。

经过各种检查后，许多FUO患者仍未能明确诊断。通常，如果全面检查后仍不能明确诊断并且患者情况稳定，应该观察一段时间。观察期内可能因新发现而做出明确诊断，或者症状自行消失。

处理和治疗

FUO的正确处理主要依靠病因学的诊断。然而，应该掌握一般的处理原则。

在评估FUO的早期，特别是老年患者，应该停用所有非必需的药物。包括长期使用的药物。长期使用的药物可以引起药物热。如果停药后发热消退，可以避免昂贵的诊断过程。

只要可能，就应避免经验性的试验性治疗，特别是对于有免疫反应的FUO患者。因为FUO常可以自行消退，所以病情痊愈不能都归因于某些治疗。另外药物治疗特别是抗生素治疗，可以干扰对确定诊断有重要价值的临床表现和检查。

相反，根据经验立即应用抗生素或抗真菌药是治疗粒细胞减少症FUO患者的基础。粒细胞减少症的患者在出现发热前就应该预防性使用抗生素和抗真菌药，在诊断尚未明确前应考虑使用广谱抗生素。随着中性粒细胞计数恢复，发热常随之消退，且仍无明确的诊断。依据病情的严重程度和可能的感染源，对于院内或HIV相关的FUO患者必须进行经验性的抗生素治疗。

最佳治疗

特异性的治疗是针对发热病因进行治疗，预后取决于病因及是否存在免疫抑制和并存疾病。

避免治疗错误

在查找FUO可能的病因时，最严重的错误是未获取全面的病史，未进行全面的体格检查。除非完成了所有的诊断检查并且患者的病情不允许继续观察时，应该避免经验性的试验性治疗。如果开始经验性的抗微生物治疗，在治疗前应进行培养，以便以后针对培养出的病原进行最佳治疗，使治疗完善。

展望

虽然影像学和诊断性试验的进步可以快速诊断许多长期发热的原因，但FUO的诊断仍然是严峻挑战。快速抗原和PCR试验的效率和可检测的病原数量在今后10年有望进一步提高。新的分子遗传学方法正在研究中，以用于难诊断性疾病，如家族性地中海热和Muckle-Wells综合征，未来这些遗传学分析可用于某些疾病的诊断。那些仍不能明确诊断的疾病对医生提出了严峻的挑战。

（么作义　译　张　倩　校）

参考文献

Erten N, Saka B, Ozturk G, et al: Fever of unknown origin: a report of 57 cases. Int J Clin Pract 59:958-960, 2005.

Knockaert DC: Fever of unknown origin in adults. Clin Infect Dis 24:291-302, 1997.

Mourad O, Palda V, Detsky A: A comprehensive evidence-based approach to fever of unknown origin. Arch Intern Med 163:545-551, 2003.

Sørensen HT, Mellemkjaer L, Skriver MV, et al: Fever of unknown origin and cancer: A population-based study. Lancet 6:851-855, 2005.

循证

1. Durack DT, Street AC: Fever of unknown origin reexamined and redefined. Curr Clin Top Infect Dis 11:35-51, 1991.
   The authors revisit FUO and provide a new framework for thinking about FUO in an era where evaluations occur more commonly in the outpatient context. The authors also consider FUO in special populations, such as nosocomial FUO.
2. Gaeta GB, Fusco FM, Nardiello S: Fever of unknown origin: A systematic review of the literature for 1995-2004. Nucl Med Commun 27(3):205-211, 2006.
   A systematic review of the published literature, including reports from developing countries, on classical FUO from 1995 to 2004. Case series were reviewed to evaluate the use of tests in determining the cause of FUO, and failed to reveal a standardized diagnostic approach for all cases of FUO.
3. Hirschmann JV: Fever of unknown origin in adults. Clin Infect Dis 24(3):291-302, 1997.
   The author provides an overview of FUO including common causes and approach to diagnosis.
4. Knockaert DC, Vanderschueren S, Blockmans D: Fever of unknown origin in adults: 40 Years on. J Intern Med 253(3):263-275, 2003.
   The authors report on a systematic search of published literature of FUO from 1990 to 2002, focusing on changes in FUO during this time period and compared with a prior review of literature published from 1961 to 1990 by the same author.
5. Mackowiak PA, Durack DT: Fever of unknown origin. In Mandell GL, Bennett JE, Dolin R (eds): Principles and Practice of Infectious Diseases, 6th ed. Philadelphia: Churchill Livingstone, 2005, pp 718-727.
   The authors present a comprehensive review of FUO with specific attention given to classic FUO, nosocomial FUO, immune-deficient FUO, and HIV-related FUO, in addition to FUO in return travelers. They present a thorough differential diagnosis for each category and provide historical, diagnostic, and imaging recommendations for the evaluation of FUO.
6. Petersdorf RG, Beeson PB: Fever of unexplained origin: Report

of 100 cases. Medicine 40:1-30, 1961.

In this landmark paper, Petersdorf and Beeson developed criteria for the definition of FUO that remained the medically accepted definition in the clinical evaluation and studies of FUO until changes to the original definition were proposed in 1991.

7. Vanderschueren S, Knockaert D, Adriaenssens T, et al: From prolonged febrile illness to fever of unknown origin. Arch Intern Med 163(9):1033-1041, 2003.

A prospective study of FUO among only immunocompetent patients between 1900 and 1999 reported on the time period until diagnosis, the final diagnoses, and the percentage of cases that remained undiagnosed.

Joseph J. Eron · Cynthia Gay

90

败血症

引言

以发热、心动过速、低血压和代谢性酸中毒为特征的已证实或怀疑为感染的临床疾病被赋予多种名称，如败血症、脓毒血症、脓毒血症综合征和败血症休克。有些医生交替使用这些术语，但是专家已经提出了更严谨的定义，为临床医生和科研工作者提供观察和治疗的统一标准。然而，有临床证据及有效程序可识别患者正从败血症进展到败血症休克。

败血症的定义是机体对可能或确切感染的全身反应（微生物侵入正常情况下无菌的部位），有以下临床特征：体温异常（＞38℃或＜36℃）；心动过速；代谢性酸中毒，通常伴有代偿性呼吸性碱中毒和呼吸急促；血细胞计数升高和降低。严重败血症有组织器官灌注不足的表现，如肾功能下降、低氧血症、精神状态改变。尽管输入足够的液体，败血症休克仍可有低血压和组织灌注不足的表现（表90-1）。

败血症和败血症休克是临床常见的极难成功救治的疾病。因为在到达医院前或在血培养前急性复苏期间常使用抗生素治疗，难以做出微生物学的诊断。患者常患有一些严重的疾病，如免疫抑制、血液或其他恶性肿瘤、机体防御屏障损坏（如严重烧伤）。患者可以有神志改变，以致不能获取既往病史或获取的病史不可信。休克快速进展到多器官功能衰竭，可能导致难以确定原发病（如肺炎、肾盂肾炎和腹腔感染）。

在美国，败血症是第10位导致死亡的病因，是危重症患者的首要死因。然而，败血症可能是其他常见的独立分类疾病的死亡原因，如癌症和肺炎。20世纪90年代美国和欧洲80%的严重败血症发生在因为其他原因住ICU病房的患者中。自1979年到2000年，美国败血症的发病率增加了4倍，估计每年有660 000例败血症或败血症休克（240/100 000）。虽然近年来败血症死亡率有下降趋势，但死亡率仍很高。

病因学和发病机制

如前所述，败血症和败血症休克是由病原微生物引起的。其他一些疾病可以引起与败血症相关感染难以区分的临床综合征，而导致这些疾病临床表现的确切机制仍未阐明。

过去，在美国发生的菌血症和败血症病原菌多为革兰阴性杆菌。在过去的15～20年，革兰阳性球菌如金黄色葡萄球菌、凝固酶阴性的葡萄球菌和肠球菌越来越多见，尤其是作为医院源性血流感染的原因。近年来真菌特别是念珠菌属引起的严重败血症有增多的趋势。然而，几乎所有的微生物感染都可以引起败血症综合征和败血症休克。可能的病原体包括：立克次体和类立克次体；真菌，如念珠菌属、曲霉菌属和隐球菌属；引起疟疾等疾病的寄生虫；免疫低下宿主的急性弓形虫病；甚至一些病毒感染。肺、腹部和泌尿系统是最常见的感染部位，但是仍有多达1/3的病例不能确定感染源。仅有30%的病例血培养阳性。其他培养（如痰液、尿液、脑脊液和胸水）可能发现特殊的病原，但有时不能进入引发败血症的病灶获取标本进行培养。

感染的病原引发由单核细胞、巨噬细胞和中性粒细胞部分介导的致炎和抗炎反应。这些活化的细

表 90-1 败血症的诊断标准

类型	标准	注解
败血症	在正规的消毒场所已被证实或可疑的感染 体温 > 38℃或 < 36℃ 心率 > 90 次 / 分 呼吸 > 20 次 / 分或 $PaCO_2$ < 32mmHg WBC > 12 000/mm^3 或 < 4000/mm^3，或未成熟白细胞 > 10% 收缩压 < 90mmHg，MAP < 70mmHg，或较基线水平降低大于 40mmHg	败血症相关的低血压需除外其他原因
严重败血症	乳酸性酸中毒 少尿 精神状态改变 急性肺损伤	意味着由感染部位引起的败血症相关的器官功能障碍 通过液体复苏可逆转低血压
败血症休克	需要升压治疗以维持血压	足够的液体复苏仍不能纠正低血压

MAP：平均动脉压；$PaCO_2$：动脉血二氧化碳分压；WBC：白细胞。

胞与内皮细胞受体相互作用，导致释放细胞因子，如肿瘤坏死因子（TNF）、白细胞介素（IL）、蛋白酶、白三烯、活性氧、一氧化氮、花生四烯酸和血小板激活因子。微血管损害、血栓形成和毛细血管渗出是血管内皮复杂作用的结果，并且进一步受凝血功能障碍和补体系统激活的影响。弥漫性的内皮损害可以导致组织缺氧和相关的器官功能障碍。

严重败血症和败血症休克的确切发病机制仍然不清，可能与患者的异质性、感染原和触发炎症的事件有关。以前的理论认为败血症休克是机体对菌血症、内毒素血症、真菌血症和局部严重感染的一种不可控的过度炎症反应（图 90-1），这个理论主要基于动物研究，在这些研究中发现血液中一些细胞因子水平升高，如 TNF-α。然而，作为主要的致炎细胞因子，实验动物体内的 TNF-α 和 IL-1 的浓度与败血症患者相比呈指数样升高。值得注意的是，高水平的 TNF-α 与人类脑膜炎球菌血症导致的败血症有关，而且与死亡率密切相关。然而，在人类的进一步研究发现，根据 TNF、TNF-α 和 IL-1β 水平确定的过度全身炎症反应较预期的少。

TNF-α 和 IL-1 在败血症病理生理学中的确切作用仍需进一步确定。这些细胞因子使白细胞附着于血管内皮，并释放血小板激活因子、IL-8、花生四烯酸代谢产物和凝血因子，这些因子使机体出现发热、心动过速、呼吸急促、通气 – 灌注异常、乳酸酸中毒和弥散性血管内凝血。然而，最近的研究发现败血症患者有免疫抑制的特征，包括医院交叉感染的易感性增加、迟发型超敏反应降低和不能清除病原。新的理论认为早期的败血症可能涉及炎症介质增多，但随后进展为抗炎反应占优势的免疫抑制状态。

临床表现

败血症最初的表现可能是轻微的，尽管特异性的感染源仍然不清，但因疾情快速进展，诊断并不困难。轻微的精神状态改变或者精神混乱可能是败血症非常早期的征象。通过对发展为败血症的患者严密监测发现，过度通气是一个早期征象。大多数患者有发热或体温下降，并诉有畏寒或有寒颤。一些衰弱和老年患者除了精神混乱之外，其他症状可不明显，而且除体位性晕厥和直立性低血压之外也无明显的体征。中性粒细胞计数可以升高，但中性粒细胞减少症也是其常见的表现。

尽管早期临床表现和后续并发症之间的划分是武断的，但包括组织低灌注、高凝状态和内皮损伤在内的并发症，则代表了从败血症综合征到败血症休克的过渡阶段。患者经常有组织低灌注的表现，如低血压、少尿、低氧血症、酸中毒和肝功能障碍。患者可有伴血小板减少和出血的消耗性凝血病征象，以及伴心率和心排出量增加的心肌功能下降。病程晚期可出现成人呼吸窘迫综合征（adult respiratory distress syndrome，ARDS）或弥漫性肺毛细血管渗出综合征。因为败血症进展非常迅速，一些患者可能直接表现为 ARDS。

图90-1 败血症。
PAI-1：纤溶酶原激活物抑制剂-1；TAFI：凝血酶激活的纤溶抑制剂。

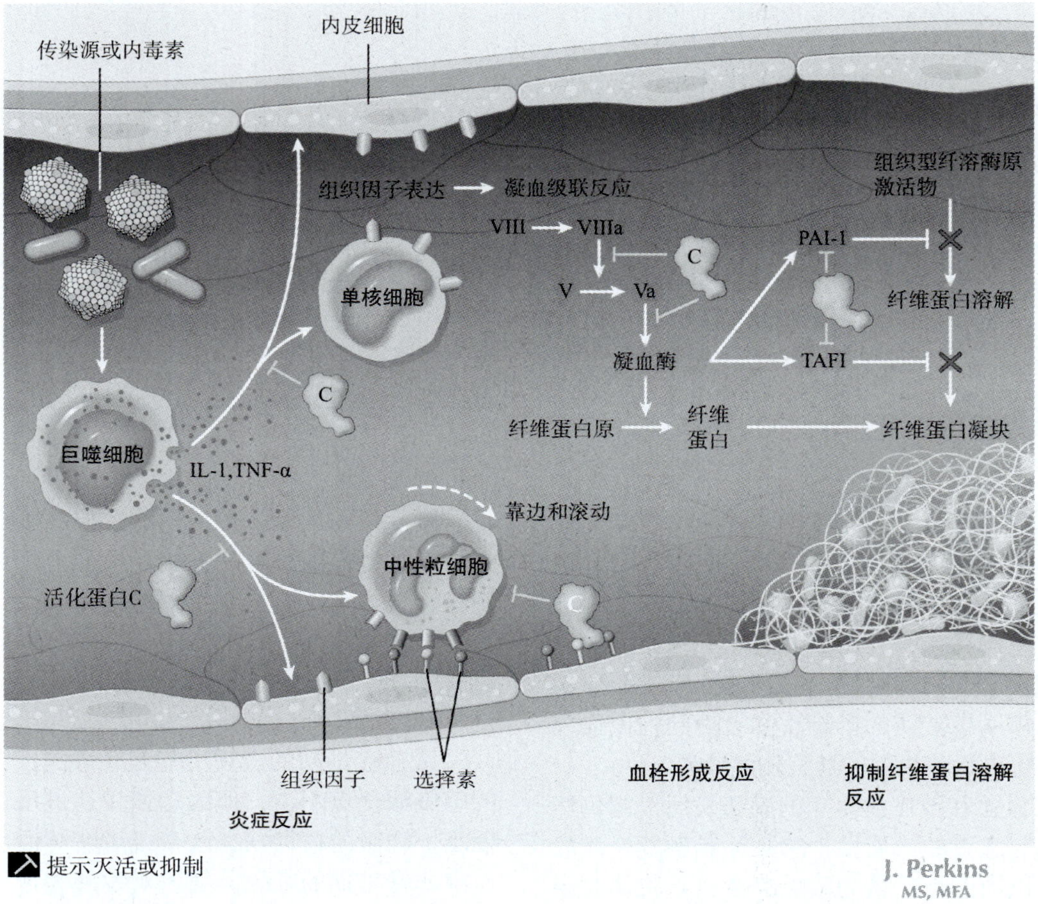

鉴别诊断

其他一些疾病或刺激可以引起系统的炎症反应，并可导致与败血症难以鉴别的临床综合征。烧伤和胰腺炎是最常见的非感染性原因，其他原因有肾上腺功能减退、肺栓塞、心肌梗死、心脏压塞、主动脉夹层或动脉瘤破裂、隐匿性出血和药物过量。另外，严重组织损伤（如创伤）也可以引起类似败血症的表现。

诊断方法

败血症休克早期的诊断性征象可不明显，但是一旦病情进展，诊断性征象则非常明显。确定感染源和明确致病微生物是诊断的关键。病史是非常重要的，包括既往疾病、最近的抗生素治疗、饮食、旅游和感染。如果可能，应该从患者获得症状的发展过程以便于确定感染源的部位。血、尿和痰（有指征时脑脊液、伤口和腹水）的培养是必需的。在抗生素治疗前，应该做适当的诊断性检查以明确诊断。大多数评估菌血症患者使用抗生素治疗结果的回顾性研究表明，在采集血培养的48小时内给予经验性抗生素治疗可以降低死亡率。有时会忽略大便培养及艰难梭菌毒素的筛查。

处理和治疗

治疗分为以下几方面：血流动力学支持、抗生素治疗、组织氧合的目标指向治疗、特异性阻断炎症级联反应。虽然在过去的半个世纪中，抗生素治疗取得了很大进步，但严重败血症综合征的死亡率并没有明显改善。氧的消耗和供应之间失衡导致所

表 90-2 有循证医学证据的败血症治疗建议

治疗形式	建议	证据等级
抗微生物制剂	对于败血症疑似病例应该在 1 小时内给予静脉抗生素治疗	E
碳酸氢盐	不适用于由血流灌注不足引起的 pH 值≥ 7.15 的乳酸性酸中毒	C
培养	应在抗生素治疗前进行适当部位的培养	D
预防深静脉血栓形成	如肝素为禁忌，采用低剂量肝素或低分子肝素或机械装置预防深静脉血栓形成	A
液体复苏	天然或人工胶体液、晶体液均是适当的，因为没有数据支持哪一种更好	C
血糖控制	维持血糖＜ 150mg/dl（8.3mmol/L）。	D
	每 30 ~ 60 分钟血糖监测下持续胰岛素和血糖输注以达到上述目标	
前 6 小时的复苏	前 6 小时的复苏目标： • 中心静脉压：8 ~ 12mmHg • 平均动脉压≥ 65mmHg • 尿排出量≥ 0.5ml/（kg · h） • 中心静脉或混合静脉血氧饱和度≥ 70%	B
机械通气	ALI/ARDS 患者在保持吸气末压力＜ 30cmH_2O 时，给予低潮气量 6ml/kg 以标准体重计算	B
重组人活化蛋白 C	适用于 APACHE Ⅱ ≥ 25、多器官衰竭，或源于败血症的 ARDS、败血症休克，以及没有出血的绝对禁忌证或风险大于益处的相对禁忌证	B
输血	假如前 6 小时内中心静脉或混合静脉血氧饱和度未达到 70% 应输注红细胞。	B
	初始复苏过程中在无冠心病或乳酸酸中毒的情况下，血红蛋白在血流灌注不足纠正后仍小于 7.0g/dl（＜ 70g/L）时需要输注红细胞	
类固醇	对于液体复苏反应差的败血症休克，给予皮质类固醇（氢化可的松 200 ~ 300mg/d，连用 7 天，分 3 ~ 4 次或持续静点）	C
	对于严重败血症或败血症休克，氢化可的松不应大于 300mg/d	A
应激性溃疡预防	所有的严重败血症患者都应用 H_2 受体拮抗剂	A

ALI：急性肺损伤；APACHE：急性生理学和长期健康评估；ARDS：成人呼吸窘迫综合征；推荐等级：A：至少两个Ⅰ级研究支持；B：一个Ⅰ级研究支持；C：仅仅Ⅱ级研究支持；D：至少一个Ⅲ级研究支持；E：Ⅳ级或Ⅴ级证据支持。

证据等级：Ⅰ：有确切结果的大的、随机的研究；Ⅱ：没有确切结果的小的、随机的研究；Ⅲ：非随机的、同期对照研究；Ⅳ：非随机的、病历对照研究和专家意见；Ⅴ：病例系列研究、无对照研究和专家意见。

Adapted from Dellinger RP, Carlet JM, Masur H, et al: Surviving Sepsis Campaign guidelines for management of severe sepsis and septic shock. Crit Care Med 32(3):858-873, 2004.

有的组织和器官缺氧，这是由败血症和败血症休克的生理学特点造成的，包括周围血管扩张、心功能减退、由内皮功能障碍导致的血容量丢失、代谢需求增加。败血症治疗的最新进展包括严重败血症时使用重组人活化蛋白 C、败血症休克时使用皮质类固醇、迅速改善组织低灌注的目标指向治疗、强化胰岛素治疗（详见后文）。2003 年，专家小组同意依据可靠资料更新严重败血症和败血症休克处理的要点（表 90-2），后面将详述建议的要点。

最佳治疗

诊断性培养应该在抗生素治疗前完成，理想的抗生素应直接针对特殊的病原。然而在败血症休克早期常不能明确病原，并且可能在全面检查后病原仍然不清。除非高度考虑为某一可能的病原，对严重疾病通常给予广谱抗生素治疗，并且应该在怀疑或确定严重败血症的 1 小时内使用。表 90-3 列出了在不同情况下针对败血症和败血症休克的经验性抗生素治疗建议。

早期的治疗目标应着重于保证组织的氧供，具体指标为混合静脉血氧饱和度、pH 值和动脉乳酸水平。与标准的补液和维持血压相比，已证明改善组织氧供可以提高存活率。复苏前 6 个小时的生理学指标包括：（1）中心静脉压 8 ~ 12mmHg；

表 90-3 经验性的抗生素治疗

临床情况	可能的治疗
门诊患者住院	第三代头孢菌素（如头孢曲松、头孢噻肟）或哌拉西林 / 他唑巴坦，或亚胺培南（或美罗培南或厄他培南）各加一种氨基糖苷类抗生素；加用万古霉素
腹内感染的患者	哌拉西林 / 他唑巴坦或亚胺培南（或美罗培南或厄他培南）各加一种氨基糖苷类抗生素；当不考虑覆盖假单胞菌属时，可选择替吉环素；加用万古霉素
住院的患者*	亚胺培南（或美罗培南或厄他培南）或哌拉西林 / 他唑巴坦（抑制绿脓杆菌的药物剂量）加氨基糖苷类抗生素；也可选择头孢他啶、头孢吡肟、环丙沙星；加用万古霉素
中性粒细胞减少症患者	亚胺培南（或美罗培南或厄他培南）、头孢吡肟、头孢他啶单用或联合一种氨基糖苷类抗生素；可选择哌拉西林 / 他唑巴坦（抑制绿脓杆菌的药物剂量）；加用万古霉素和氟康唑（也可以选择卡泊芬净）
怀疑耐甲氧西林金黄色葡萄球菌感染	根据感染的部位可以选择利奈唑胺和达托霉素替代万古霉素。[肺炎不能应用达托霉素，某些特定综合征（如心内膜炎和脑膜炎）利奈唑胺受到限制]
怀疑蜱暴露	加用多西环素

*医院内感染的流行病学和抗生素耐药模式应该用于指导治疗。

(2) 平均动脉压≥ 65mmHg；(3) 中心静脉血氧饱和度≥ 70%；(4) 尿量≥ 0.5ml/(kg · h)（在补液、强心药、机械或非机械通气吸氧的情况下）。

重组人活化蛋白 C（替加色罗 -α）有促进纤维蛋白溶解、抑制血栓形成和炎症的作用，在随机对照试验中，可使严重败血症的死亡率从 30.8% 降至 24.7%。并不惊奇的是，该药使包括颅内出血在内的严重出血事件轻度但有统计学意义的增加。随后的一个研究评价了替加色罗 -α 对成人严重败血症的疗效和低死亡风险——急性生理学和慢性健康状态评估（APACHE）Ⅱ评分＜ 25 和至多一个器官衰竭。该研究显示这些患者并未获益，并且严重出血并发症的发生率增加。目前美国食品和药品管理局批准替加色罗 -α 仅用于一个以上器官衰竭或 APACHE Ⅱ评分大于 25 的严重败血症患者。

在过去的 10 年里，很多针对终止败血症发病机制中炎症级联反应的试验令人失望。抗内毒素抗体、TNF 拮抗剂、IL 受体拮抗剂和其他制剂未被证明有明显疗效。然而一些针对败血症休克治疗的随机对照试验证明，糖皮质激素能有效逆转休克。最近的指南推荐对补液效果差的败血症休克患者，可静脉输入皮质类固醇（氢化可的松，200 ～ 300mg/d，分 3 ～ 4 次，连用 7 天）。

大规模临床试验证实，在持续输入胰岛素和葡萄糖的基础上严格控制血糖，使血糖维持在 80 ～ 110mg/dl（4.4 ～ 6.1mmol/L），可以降低严重败血症患者的死亡率。对于菌血症患者，与传统的治疗方法相比，严格控制血糖可以降低死亡率（12.5% vs. 29.5%），并且败血症的发生率可降低 46%。无论以前是否有糖尿病史，强化胰岛素治疗降低死亡率的影响持续存在。最近的指南建议保持血糖低于 150ml/dl（8.3mmol/L）或维持在 100 ～ 140mg/dl 之间。反复检测血糖对避免低血糖性脑损伤至关重要。

尽管随着无菌技术和设备的改善，导管相关感染（catheter-related infection，CRI）已有所减少，但它仍是血液感染的主要原因。一些随机对照试验评估了导管外涂肝素、氯已定 – 磺胺嘧啶以及抗生素预防 CRI 的效果，结果显示可减少导管定植感染，但不能降低血液感染的发生。

避免治疗错误

与败血症综合征有关的最严重的错误可能是诊断而非治疗。一定要考虑到系统性炎症反应综合征的非感染性原因（如胰腺炎），以及与败血症综合征表现相似的疾病，如大的肺栓塞和肾上腺功能不全。也要考虑到各种血培养阴性的不常见病原菌，如疟疾、结核、组织胞浆菌病。

展望

败血症是一种越来越常见的临床综合征，尽管有现代化的治疗方法，但病死率很高。抗炎药物未能改善败血症的预后，促使研究人员重新考虑败血症和败血症休克的病理生理学，考虑是否促炎症反应和免疫抑制反应导致了败血症综合征。在过去10年，出现了一些治疗败血症的新方法，包括替加色罗-α（活化）、糖皮质激素治疗败血症休克、强化胰岛素治疗、有目标导向的复苏。更有针对性的支持疗法将会广泛用于临床并且提高生存率，这些支持疗法包括确定目标生理学参数以及达到这些参数的最有效的特殊干预措施。针对炎症和凝血级联反应的治疗措施还在进展中，并需要进一步研究。需要探讨针对抗炎介质的新策略，及其在败血症时引起免疫抑制中的作用。考虑到老年人和免疫抑制患者的数量在不断增加以及耐药菌的增加，仅依靠抗生素治疗不可能改善败血症的死亡率。因而，严重败血症和败血症休克对卫生保健资源的要求将有可能增加。

（李 焱 译 陈永刚 校）

参考文献

Annane D, Sebille V, Charpentier C, et al: Effect of treatment with low doses of hydrocortisone and fludrocortisones on mortality in patients with septic shock. JAMA 288(7):862-871, 2002.

The paper reports findings from a randomized, placebo-controlled, double-blind trial of hydrocortisone and fludrocortisone versus matching placebos in 300 patients with septic shock. The authors concluded that a 7-day treatment course of low-dose hydrocortisone and fludrocortisone reduced mortality in patients with septic shock and relative adrenal insufficiency.

Matthay MA: Severe sepsis—new treatment with both anticoagulant and antiinflammatory properties. N Engl J Med 344(10):759-762, 2001.

This editorial accompanied the publication by Bernard and colleagues (below) on findings from the randomized controlled trial of activated protein C for the treatment of severe sepsis. The editorial discusses potential theories regarding drug efficacy and provides a critique of the study.

Nguyen HB, Rivers EP, Abrahamian FM, et al: Severe sepsis and septic shock: Review of the literature and emergency department management guidelines. Ann Emerg Med 48(1):28-54, 2006.

Nguyen and colleagues present a comprehensive review of sepsis and septic shock with a focus on the early management of sepsis in the emergency department.

循证

1. American College of Chest Physicians/Society of Critical Care Medicine Consensus Conference Committee: Definitions for sepsis and organ failure and guidelines for the use of innovative therapies in sepsis. Crit Care Med 20(6):864-874, 1992.

   This report by the ACCP/SCCM Consensus Conference Committee presents the consensus definitions for sepsis and related syndromes developed by the committee.

2. Andrews P, Azoulay E, Antonelli M, et al: Year in review in intensive care medicine, 2004. I. Respiratory failure, infection and sepsis. Intensive Care Med 31(1):28-40, 2005.

   Andrews and colleagues present a review of research published on respiratory failure, infection, and sepsis. In regard to sepsis, a summary of findings from studies of catheter-related infection and endocarditis, nosocomial infections and antimicrobial use, and sepsis in HIV-infected patients is presented.

3. Angus DC, Linde-Zwirble WT, Lidicker J, et al: Epidemiology of severe sepsis in the United States: Analysis of incidence, outcome, and associated costs of care. Crit Care Med 29(7):1303-1310, 2001.

   The authors report on an observational cohort study of the incidence, cost, and outcomes of severe sepsis in the United States in the year 1995.

4. Bernard GR, Vincent JL, Laterre PF, et al: Efficacy and safety of recombinant human activated protein C for severe sepsis. N Engl J Med 344(10):699-709, 2001.

   Bernard and colleagues present findings from their randomized, double-blind, placebo-controlled trial of recombinant human activated protein C for the treatment of severe sepsis.

5. Dellinger RP, Carlet JM, Masur H, et al: Surviving Sepsis Campaign guidelines for management of severe sepsis and septic shock. Crit Care Med 32(3):858-873, 2004.

   The Surviving Sepsis Campaign Management Guidelines Committee published a systematic review of the literature on sepsis. Treatment and diagnostic recommendations are summarized and graded by the level of recommendation and class of evidence to support the recommendation.

6. Hotchkiss RS, Karl IE: The pathophysiology and treatment of sepsis. N Engl J Med 348(2):138-150, 2003.

   Hotchkiss and colleagues published a review of sepsis focusing on advances in the understanding of the pathogenesis of sepsis and therapeutic strategies.

7. Martin GS, Mannino DM, Eaton S, Moss M: The epidemiology of sepsis in the United States from 1979 to 2000. N Engl J Med 348(16):1546-1554, 2003.

   A retrospective study of sepsis that analyzed discharge records from hospitals participating in the National Hospital Discharge Survey, providing a nationally representative sample. The authors report on temporal changes in incidence, sepsis outcomes, and risk factors for sepsis.

8. Munford R: Sepsis, severe sepsis, and septic shock. In Mandell GL, Bennett JE, Dolin R (eds): Mandell, Douglas, and Bennett's Principles and Practice of Infectious Diseases, 6th ed. Philadelphia, Churchill Livingstone, 2005, pp 906-922.

   Munford and colleagues provide a comprehensive review of sepsis, severe sepsis, and septic shock encompassing the epidemiology, clinical manifestations, diagnostic approach, and therapy of sepsis and associated syndromes. They present an in-depth review of the current evidence on the pathogenesis of sepsis and related syndromes.

9. Rivers E, Nguyen B, Havstad S, et al: Early goal-directed therapy in the treatment of severe sepsis and septic shock. N Engl J Med 345(19):1368-1377, 2001.

   The authors report on findings from a randomized study of 6 hours of early goal-directed therapy versus standard therapy for sepsis or septic shock in the emergency department.

10. Wheeler AP, Bernard GR: Treating patients with severe sepsis. N Engl J Med 340(3):207-214, 1999.

    Wheeler and Bernard published a review of severe sepsis with a particular focus on the pathophysiology and treatment of specific organ system involvement.

Mary C. Bowman · David A. Wohl · Andrew H. Kaplan

91

葡萄球菌感染

引言

在葡萄球菌中，作为一个特殊种属，金黄色葡萄球菌和一组被称做凝固酶阴性葡萄球菌（coagulase-negative staphylococci，CoNS）的菌属可以引起严重的人类疾病。金黄色葡萄球菌在所有葡萄球菌中毒力最强，而且是最重要的人类致病菌之一。它是院内感染和一些社区获得性感染的主要病因，包括皮肤和软组织感染（skin and soft tissue infection，SSTI）、败血症、血源性感染、留置导管和人工器械植入的感染。耐甲氧西林金黄色葡萄球菌（methicillin-resistant *S. aureus*，MRSA）引起的败血症有超强感染性，有很高的发病率和病死率，治疗费用日益增多。在相对封闭的医疗环境中，很容易感染MRSA，并且在人群中迅速播散。CoNS是血培养中最常被分离出的病原菌，主要由表皮葡萄球菌构成。尽管大多数作为污染菌出现，表皮葡萄球菌仍然是器官移植和免疫抑制的住院患者感染的确切原因。葡萄球菌对目前许多抗生素的耐药性是广泛存在的，并且对临床医生提出了严峻的挑战。治疗的主要问题是抗生素的选择和疗程、去除感染组织或异物，以及外科引流感染液体。

流行病学

金黄色葡萄球菌是存在于人体前鼻孔最常见的人类共生菌。研究表明无症状携带金黄色葡萄球菌是相对普遍的，成人中有 20% ~ 40% 的携带者，有 50% 的成年人在生命中的某些时候携带有金黄色葡萄球菌。对高危人群的横断面研究表明携带率高达 90%，高危人群包括糖尿病、慢性表皮剥脱、长期接受血液透析的患者。医护工作者和静脉用药者也有很高的携带风险。有几个研究证实了无症状携带的临床意义，即携带者感染的风险和病原由医护人员传染到患者的风险均增加。

金黄色葡萄球菌的院内感染对临床结局和治疗费用产生了重大影响。金黄色葡萄球菌是报道的最常见的院内感染原因，估计引起 2% 的住院患者临床发病。院内金黄色葡萄球菌感染的患者住院时间是正常情况的两倍，并且住院期间死亡风险也增加。应对 β- 内酰胺类抗生素耐药菌的广泛播散予以重视。事实上，所有从医院和社区获得性感染分离出的病原都对青霉素耐药，最近的报道表明从住院患者和长期护理设施中分离出的病原有 55% ~ 59% 对甲氧西林耐药。医院获得性耐甲氧西林金黄色葡萄球菌感染的危险因素包括长时间住院治疗（大多超过 14 天）、以前有过抗生素治疗（特别是头孢菌素或氟喹诺酮类）、在 ICU 或烧伤病房住院、血液透析、存在外科感染情况、与携带或感染 MRSA 的患者接触。

在社区金黄色葡萄球菌是引起皮肤软组织感染最常见的病原菌，社区获得性耐甲氧西林金黄色葡萄球菌（CA-MRSA）感染越来越普遍。1997—2001 年的研究表明，所有从社区患者分离出的葡萄球菌中有 12% ~ 22% 是耐甲氧西林的。2004 年的研究表明，严格从 SSTI 分离出的葡萄球菌有 59% 是 CA-MRSA。CA-MRSA 感染的风险因素包括非洲裔美国人口、HIV 感染、过去 6 个月内接受过抗生素治疗和皮肤创伤。有报道通过人和公用设施的密切接触造成 CA-MRSA 的暴发流行，这种暴发常发生在小群体、军队、足球队和家庭成员中。

CoNS 可以存在于人体皮肤和黏膜的正常菌群中。过去曾经以为血液培养中分离出的 CoNS 是由经皮静脉采血标本感染所致。据报道，超过 50% 的血培养阳性结果是 CoNS。然而，近年来随着医学研究的进步，已确认 CoNS 是一个确实的病因。感染的危险因素包括中心静脉置管、植入人工装置和免疫抑制的宿主，大多数为恶性血液病患者。血培养阳性结果的判断错误会引起严重的临床后果。事实上，CoNS 对青霉素和抗葡萄球菌青霉素类均耐药，所以必须用万古霉素治疗血培养结果阳性的病例。由 Tokars 所做的一个重要研究有助于判断没有明显败血症症状和体征的患者培养结果是污染所致还是真正的病原所致，依据培养菌的数量、静脉切开的位置和呈现出阳性的时间进行判断。

发病机制

金黄色葡萄球菌生存力极强，能适应很大范围的温度、pH 值和盐浓度变化。许多细菌产物与细菌在环境中生存和致病的能力有关。这些产物被归类为使病原菌可以在体表生存的物质和与组织入侵及损害密切相关的各种毒素和酶。

金黄色葡萄球菌感染的关键在于它在置入和植入的异物上定植、生存的能力，如静脉导管和人工关节。这种细菌也常见于受损的自体血管内皮，如异常心脏瓣膜和血栓形成的血管。细菌的附着是由许多细菌产物介导的，如磷壁酸。一旦附着在表面，在一些干扰免疫清除因素的帮助下，细菌可以在附着部位长期生存。这些因素包括抑制中性粒细胞接近细菌（凝固酶）、限制吞噬作用（荚膜或黏液层）、抑制调理素作用（凝聚因子和蛋白 A）、干扰细胞内杀伤作用（过氧化氢酶）。

黏附后，在一些酶和毒素的作用下细菌对周围组织造成破坏。通过对细胞壁的破坏，一些细胞外酶直接造成组织损伤。

金黄色葡萄球菌分泌出的可以在远隔部位产生作用、导致重要临床表现的毒素非常重要。这些毒素分为直接造成组织损伤的毒素（A、B、C、D 型毒素）和导致免疫损伤的毒素［中毒性休克综合征（toxic shock syndrome，TSS）毒素、肠毒素、表皮脱落毒素］。许多葡萄球菌毒素作为超级抗原起作用。这些细菌蛋白与抗原结合位点外面的主要组织相容性Ⅱ型受体相互作用。这种高亲和力的结合激活大量的 T 淋巴细胞，随后这些 T 淋巴细胞产生大量的细胞因子。金黄色葡萄球菌感染引起的各种临床症状均与这些细胞因子密切相关，包括 TSS、皮肤剥脱综合征、葡萄球菌食物中毒综合征。

基因组的突出特征是存在携带致病和耐药基因的可动遗传因子。这些遗传因子被称为“致病岛”，可以在细菌间移动。目前人们感兴趣的是 SCC 片段，这些片段携带耐甲氧西林因子及毒力因子——潘顿－瓦伦丁（Panton-Valentine）杀白细胞素。SCC 片段的序列特异类型（Ⅰ～Ⅳ型）已经被用于医院和社区获得性 MRSA 感染的流行病学追踪。

临床表现

金黄色葡萄球菌感染的临床表现是多样的，反映出宿主和细菌因素的相互作用。宿主因素可以造成患者的感染，并且影响疾病的过程和表现。吞噬功能数量和质量缺陷、皮肤完整性被破坏可增加感染的风险。吞噬功能缺陷的患者、中性粒细胞趋化作用受损的患者（如 Job 综合征、Chediak-Higashi 综合征）和细胞杀伤作用受损的患者（如慢性肉芽肿病）风险最大。控制不良的糖尿病患者也具有严重感染的高风险。

皮肤和软组织感染

皮肤和软组织的葡萄球菌感染有特定的临床表现。最特征的表现是组织形成脓肿。感染可能从体表及相关毛囊的良性感染（毛囊炎）扩展到毛囊周围的组织（疖病）。这些小脓肿可以融合成大脓肿（痈）。罕见情况下，下面的肌肉和筋膜会受累（化脓性肌炎和坏死性筋膜炎）。深位综合征的患者通常有发热，诉受累部位疼痛，呈病态。这些患者需要外科和适当的抗生素治疗。与异物有关的伤口葡萄球菌感染应予特殊关注，如缝线和外科引流管。症状较轻时可以口服抗生素保守治疗。肌炎和坏死性筋膜炎要求紧急的外科干预，以引流和去除感染组织。尽管社区 MRSA 的 SSTI 有高发倾向，但如果能正确治疗，与敏感菌感染相比其临床转归没有不同。

葡萄球菌烫伤样皮肤综合征

大疱病几乎仅见于儿童，葡萄球菌烫伤样皮肤综合征与金黄色葡萄球菌产生的表皮剥脱素有关。

在病理上，本病与表皮颗粒细胞层断裂有关。通常感染5岁以下的儿童，表现为发热和易激惹。表面未受累皮肤腐肉形成（Nikolsky征）是特征性表现。如果充满液体的大泡破裂，会有大面积的表皮破坏，可造成严重的血容量和电解质丢失，特别是对于低龄儿童。治疗包括抗生素和补充血容量、电解质的支持治疗。

葡萄球菌中毒性休克综合征

这种毒素介导的综合征最初发现于使用棉塞的经期妇女（图91-1）。此后在男性和非经期妇女中也发现了葡萄球菌TSS。TSS初始表现是皮疹、发热、肌痛、腹泻和意识障碍。在出现上述症状和体征后24～48小时内可很快出现肾衰竭、肝炎和休克。休克可能很严重并造成指端坏死。TSS常伴有剥脱性皮疹表现，通常出现在手和足。

与最常见于年轻女性的月经相关TSS不同，非月经相关TSS多与外科操作有关，可在没有活动性感染证据的情况下发生。对外科操作后出现日晒样皮疹并很快出现休克的患者，一定要高度怀疑TSS。应给予TSS患者积极有效的抗生素治疗，以对抗金黄色葡萄球菌，并针对休克和器官衰竭给予支持治疗。任何可能存在细菌繁殖和毒素产生的部位（如外科缝合感染、棉塞）都应该去除。

葡萄球菌食物中毒

在美国，金黄色葡萄球菌与10%～20%报道的食物相关性疾病暴发有关。食入任何一种耐热的细菌外毒素即可引起该综合征。因为产生的毒素存在于食物中，不要求有细菌繁殖，症状迅速出现和消退是本病的特征。恶心和呕吐通常发生在进食被污染食物后的6小时内,症状通常在12小时内缓解。患者不发热。但是严重的腹泻和呕吐引起血容量减少导致病情危重。本病的暴发通常与进食半加工的食物有关（如马铃薯沙拉）。治疗为支持治疗，不需要抗生素治疗。

肺炎

金黄色葡萄球菌是引起化脓性肺炎的重要原因之一（图91-2；彩图91-2）。病原菌可以通过吸入鼻咽部寄生的葡萄球菌或者通过血源播散（如菌血症或右侧心内膜炎的脓毒性栓子造成的转移播散）进入肺内。葡萄球菌肺炎有暴发起病的倾向，常与形成空洞和胸腔积脓的浸润性损害有关。金黄色葡萄球菌是流感病毒感染后继发细菌性肺炎的常见病因。抗葡萄球菌抗生素通常有效，而在胸腔积脓的情况下可能需要外科引流。

心内膜炎

在感染性心内膜炎中金黄色葡萄球菌是第二位最常见的病原菌，在感染性心内膜炎中占20%～30%（图91-3；彩图91-3）。尽管主要累及主动脉瓣和二尖瓣，但静脉注射毒品者三尖瓣受累日渐增多。与其他病原菌相比，金黄色葡萄球菌更易感染有异常情况的心脏瓣膜（如退行性心脏瓣膜病、风湿性心脏病、先天性心脏病）。然而，1/3病例的心脏瓣膜正常。葡萄球菌心内膜炎也与使用心导管有关。

与草绿色链球菌心内膜炎相比，葡萄球菌心内膜炎起病急、进展快。金黄色葡萄球菌心内膜炎易发生心肌脓肿，如瓣周脓肿，通常需要外科修补。近半数的患者发生重要脏器的损害。

治疗包括使用适当的抗生素杀灭病原菌。如果存在严重的传导性疾病、心肌脓肿形成、有瓣膜不稳定的证据、多发大器官栓塞、虽经适当的抗生素治疗仍存在菌血症、顽固性充血性心力衰竭，可能需要外科手术置换感染的瓣膜。

鉴别诊断 / 诊断方法

金黄色葡萄球菌感染不易与其他细菌感染相鉴别。感染组织或血液的细菌培养是诊断的基础。然而，考虑到许多葡萄球菌感染进展迅速的特征，对有易感因素的患者，如吞噬功能障碍和糖尿病患者，要保持高度警惕。

处理和治疗

最佳治疗

引流感染组织和使用抗生素是主要的治疗手段。在医院和社区环境发现的病原菌常对许多抗生素耐药。

β-内酰胺酶的作用或青霉素结合蛋白（penicillin-binding protein，PBP）的改变均可产生耐药。β-内酰胺酶在细胞外分泌，通过断裂β-内酰胺环而导致复合物失活。对这种方式耐药的病原菌可以用β-内酰胺酶稳定的抗生素治疗，如萘夫

图91-1 中毒性休克综合征。

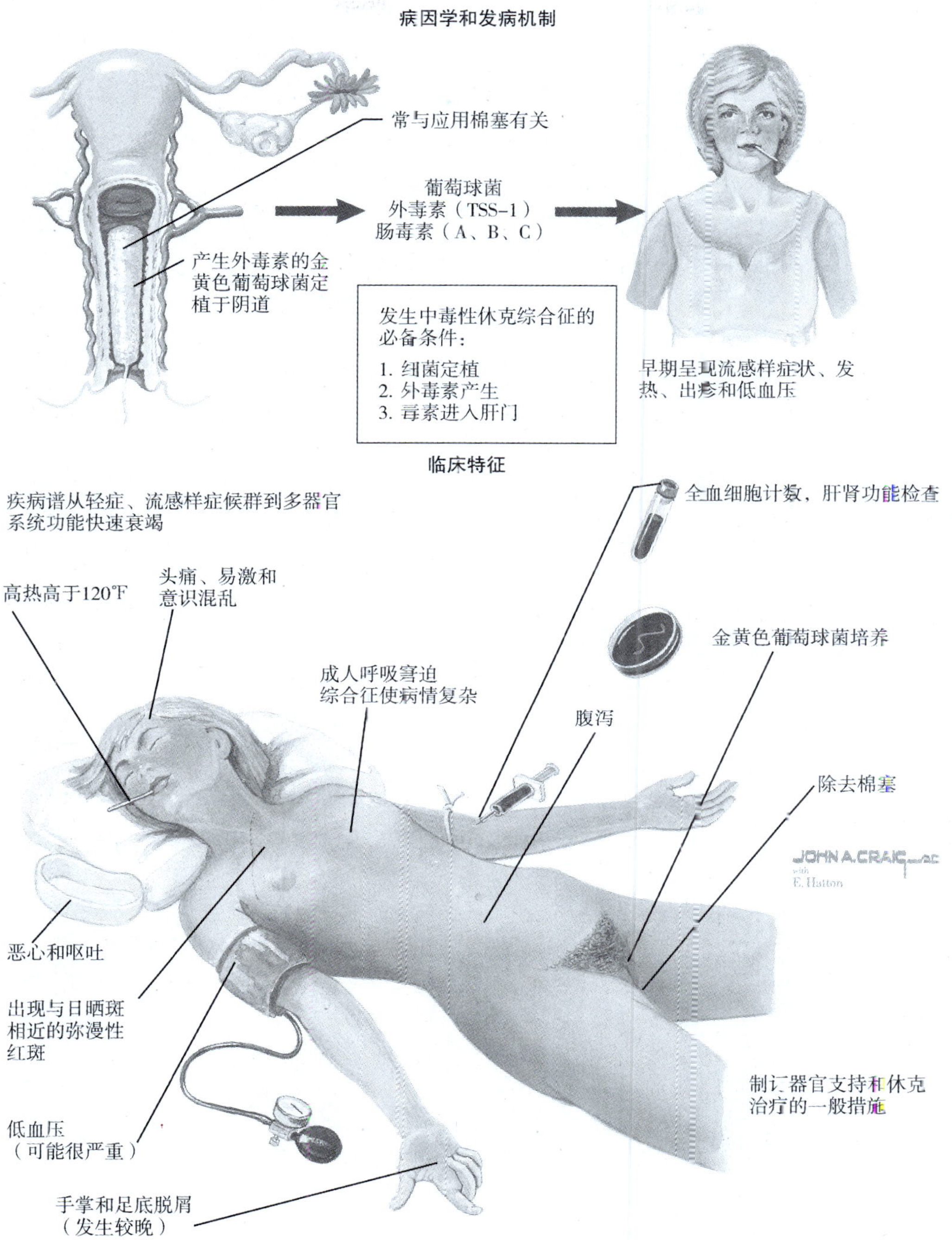

西林或苯唑西林。对于以耐甲氧西林为特征的PBP改变的病原菌，青霉素和头孢菌素无效。β-内酰胺抗生素直接作用于PBP，以破坏细胞壁的完整性。在医院和社区分离出的耐甲氧西林病原菌有不同的药物敏感性。不同的地域中，其耐药的模式也不同。因此根据地区抗生素易感模式制订治疗方案是非常重要的。

对糖肽类抗生素（如万古霉素）敏感性下降的金黄色葡萄球菌属备受关注。在日本和美国已经多次分离到这种病原菌。迄今为止，这些病原菌对万

图91-2 葡萄球菌性肺炎。

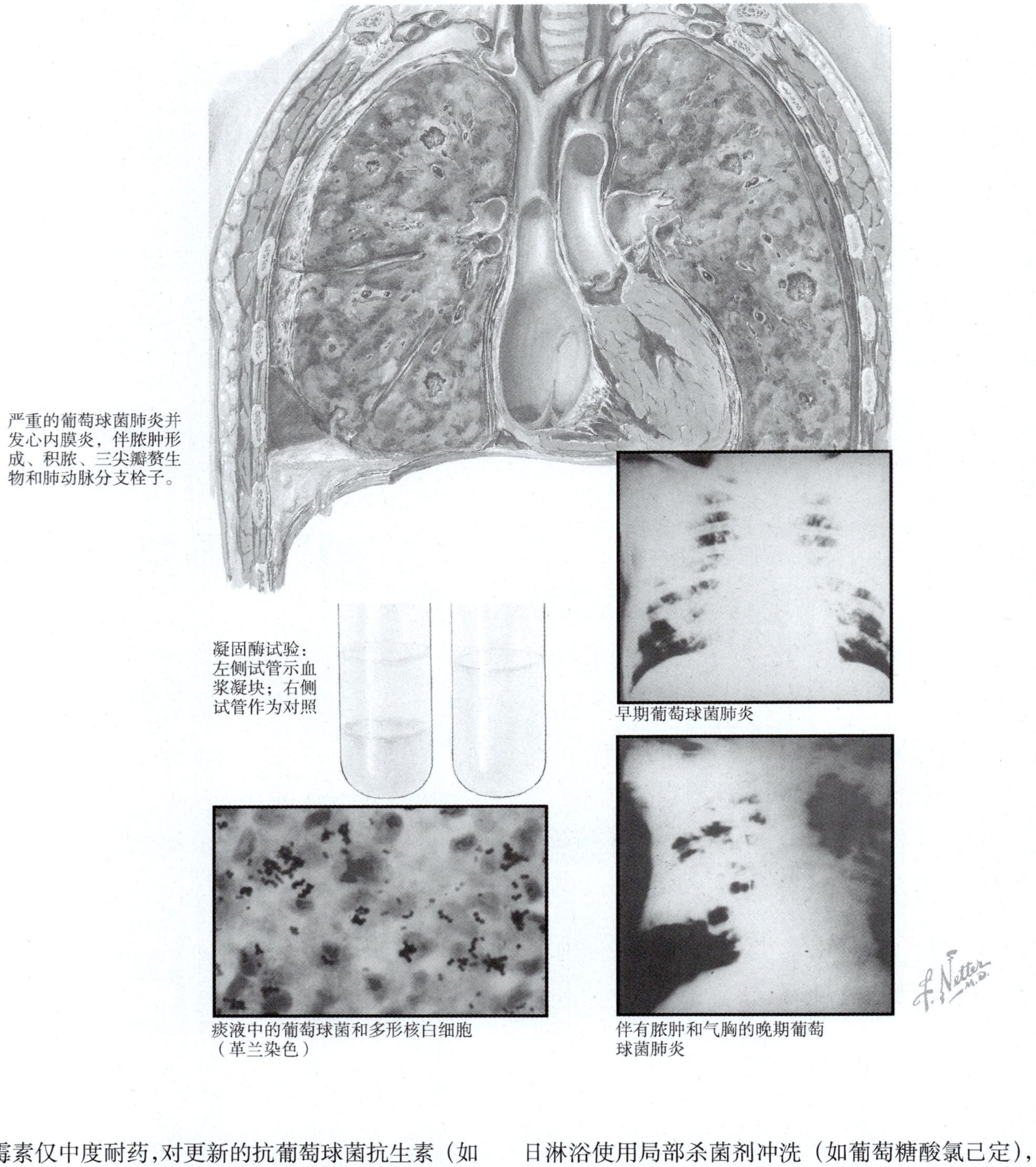

古霉素仅中度耐药，对更新的抗葡萄球菌抗生素（如恶唑烷酮类、奎奴普丁－达福普汀、环脂肽达托霉素、甘氨酰环素替吉环素）仍然敏感。

新的治疗方法包括根除定植菌以阻止人与人之间的传播，终止个体MRSA皮肤和软组织感染的暴发周期。目前尚无统一的指南，对照试验的证据也有限。但常用的措施包括：鼻内滴莫匹罗星，每日淋浴使用局部杀菌剂冲洗（如葡萄糖酸氯己定），每周用含氯液泡浴一次（大约每加仑浴液加一茶匙消毒液，浸泡10分钟）。个人的卫生措施包括：保持剪短指甲，每天用肥皂冲洗，单独使用浴巾和浴衣，用热水洗衣服。如果一个患者重复暴发MRSA感染，则常需联合口服抗生素。所以家庭成员也应采取一般性的防治措施。最近的一项研究第一次证

图91-3 细菌性心内膜炎。

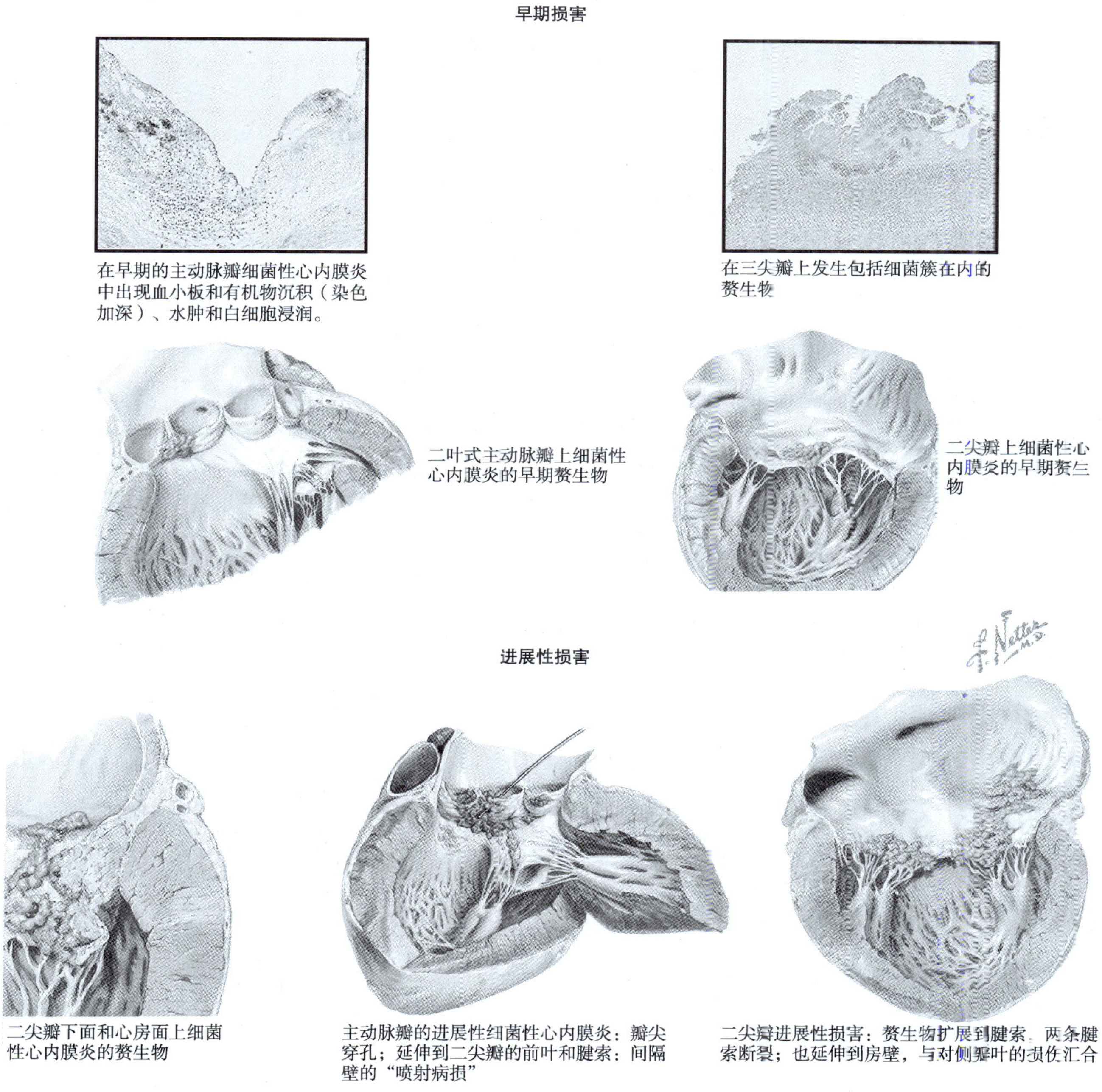

实联合使用鼻内莫匹罗星、葡萄糖酸氯己定冲洗、利福平和多西环素治疗 7 天，可以有效地根除住院患者携带的 MRSA，其作用至少维持 3 个月。

避免治疗错误

正确地处理每一种感染性疾病需要早期识别感染的表现，包括鉴别不同的病原菌，以及在可能的时候给予足够疗程的针对病原菌的抗生素以达到理想的结局。因为大多数葡萄球菌感染是严重的，处理上的典型错误包括没有考虑到葡萄球菌是病原菌和对细菌耐药性估计不足。标本的培养（如伤口引流物、痰液、血液）是明确诊断、确立敏感药物以指导治疗的基础。

治疗由金黄色葡萄球菌引起的血管内感染常见

的一个错误是：尿液中发现病菌就假定为尿道感染。尿液中分离出金黄色葡萄球菌时要迅速评估是否存在心内膜炎和血管内感染，因为病原菌常通过血源性播散进入泌尿生殖系统。

展望

今后的研究将对葡萄球菌感染的发病机制有更深入的了解。特别是加强对细菌基因组的研究，重点放在阐明动态基因组分上。

耐药的流行病学研究仍将作为重点。尽管新一代的抗生素已经加强了对金黄色葡萄球菌耐药株的杀灭能力，并且对这些药物的耐药还很少见，但是可以预测随着这些药物的普遍应用耐药菌将逐步流行，因此防治感染是首要的。消除长期携带者定植菌的政策需要进一步研究，但已显现出希望。疫苗的研制和定向抗附着策略正在研究之中。

（幺作义 译 李 焱 校）

参考文献

Crossley KB, Archer GL: The Staphylococci in Human Disease. New York, Churchill Livingstone, 1997.

This book provides a more in-depth discussion of the disease processes associated with staphylococci that are beyond the scope of discussion in this chapter.

Lewis JS, Jorgensen JH: Inducible clindamycin resistance in staphylococci: Should clinicians and microbiologists be concerned? Clin Infect Dis 40:280-285, 2005.

This article reviews the clinical importance of inducible clindamycin resistance in Staphylococcus aureus. Patients with life-threatening infections due to CA-MRSA should not be treated with clindamycin alone because of this concern.

Liu C, Chambers HF: *Staphylococcus aureus* with heterogeneous resistance to vancomycin: Epidemiology, clinical significance, and critical assessment of diagnostic methods. Antimicrob Agents Chemother 47:3040-3045, 2003.

This article provides an excellent overview of staphylococcal resistance and intermediate resistance to vancomycin that may aid general practitioners in understanding appropriate therapeutic use of vancomycin.

Mandell GL, Bennett JE, Dolin R (eds): Principles and Practice of Infectious Diseases, 6th ed. Philadelphia, Churchill Livingstone, 2004.

This text provides a more in-depth discussion of the disease processes associated with staphylococci that are beyond the scope of discussion in this chapter. It is the primary general reference source of infectious disease practitioners.

循证

1. Foster TJ: The Staphylococcus aureus "superbug." J Clin Invest 114:1693-1696, 2004.

   This article reviews the factors contributing to Staphylococcus aureus virulence. These include its altered PBP, adhesion molecules present on its surface, and ability to produce exotoxins that are capable of promoting inflammation and cellular injury.

2. Miller LG, Quan C, Shay A, et al: A prospective investigation of outcomes after hospital discharge for endemic, community-acquired methicillin-resistant and -susceptible *Staphylococcus aureus* skin infection. Clin Infect Dis 44(4):483-492, 2007.

   The authors report on a prospective trial comparing the 30-day outcome of CA-MRSA vs. CA-MSSA skin and soft tissue infections. They found no significant differences between the groups when appropriate incision and drainage of abscesses was performed. However, there was a trend noted toward close contacts of persons with CA-MRSA developing an infection.

3. Moran GJ, Krishnadasan A, Gorwitz RJ, et al: Methicillin-resistant *S. aureus* infections among patients in the emergency department. N Engl J Med 355(7):666-674, 2006.

   This paper reports the prevalence of MRSA as a cause of skin infections among adult patients presenting to emergency departments in several geographically diverse, metropolitan areas in the United States. It also presents data on antimicrobial-resistant patterns and strain genotypes.

4. Simor A, Phillips E, McGeer A, et al: Randomized controlled trial of chlorhexidine gluconate for washing, intranasal mupirocin, and rifampin and doxycycline versus no treatment for the eradication of methicillin-resistant *Staphylococcus aureus* colonization. Clin Infect Dis 44:178-185, 2007.

   This is the second randomized controlled trial performed to assess the efficacy of eradication of MRSA colonization. Such therapies are often offered to patients with recurrent infections despite the lack of evidence. The results of this study, using a combination of topical and oral systemic antimicrobial agents, indicate that MRSA decolonization in hospitalized patients may be achieved for prolonged periods of time and that such treatment is generally well tolerated without significant adverse effects.

5. Tokars JI: Predictive value of blood cultures positive for coagulase-negative staphylococci: Implications for patient care and health care quality assurance. Clin Infect Dis 39(3):333-341, 2004.

   The author presents a mathematical model for the interpretation of whether blood cultures positive for CoNS are likely to represent true bacteremia vs. contamination and thus necessitate antimicrobial therapy. These clinical guidelines are very useful in daily practice.

David J. Weber · Amanda Peppercorn · William A. Rutala

92

蜂窝织炎

引言

蜂窝织炎是一种可以蔓延到皮下组织的皮肤感染。尽管是一种临床常见疾病，但其发病率和流行情况仍不清楚。一项大的卫生保健研究发现，蜂窝织炎患者占门诊就医者约2.2%。

病因学和发病机制

蜂窝织炎是皮肤和软组织感染的一个亚型（图92-1）。其流行病学、发病机制、临床表现、病原菌和治疗与深部感染不同。蜂窝织炎是一种急性、可蔓延并累及皮下组织的真皮感染。丹毒是截然不同的浅表蜂窝织炎，皮肤明显肿胀，但不累及皮下组织。受累组织和正常组织间的界限明显，特别是在骨突部位，而蜂窝织炎的边缘常不明显。蜂窝织炎常不同于普通的脓皮病，如小脓疱疹（一种浅表的水疱脓疱样皮肤感染）、毛囊炎（毛囊感染）、疖（毛囊的炎症结节）、痈（从毛囊向外引流的皮下组织脓肿）。这些感染不同于蜂窝织炎，其病原菌是链球菌而非金黄色葡萄球菌，仅需要局部处理（局部用药或引流），很少需要住院治疗。深部软组织感染包括筋膜炎（皮下组织和肌肉之间的感染）和肌炎（肌肉的感染）。

蜂窝织炎通常源于外伤所致的皮肤裂口（如切割伤）、皮肤病变（如银屑病、湿疹）、溃疡（如糖尿病或褥疮）、浅表皮肤感染（如皮肤病，尤其是足癣）。主要的易患因素包括静脉（如静脉功能不全、隐静脉切除）和淋巴系统损害（如骨盆放射治疗、丝虫病、乳癌根除术）。蜂窝织炎病史也是一个易患因素。蜂窝织炎反复发作常见于与乳癌根除术和病态肥胖相关的引流淋巴管受损的患者。

丹毒几乎均由A组β-溶血性链球菌引起。偶尔，丹毒可继发于C和G组链球菌感染，主要发生于淋巴和静脉系统损伤的患者。极少情况下，金黄色葡萄球菌（包括耐甲氧西林金黄色葡萄球菌）、肺炎链球菌、肠球菌、需氧的革兰阴性杆菌也可引起丹毒。A组β-溶血性链球菌是蜂窝织炎最常见的病原菌，包括B、C、G组链球菌在内的其他链球菌也可以引起蜂窝织炎。在链球菌之后，金黄色葡萄球菌是蜂窝织炎最常见的病原菌。除此之外，还有许多病原菌（表92-1）。

临床表现

蜂窝织炎是一个很容易识别的临床综合征。典型的局部表现包括融合褪色的斑丘疹，伴受累部位发热、肿胀、压痛。淋巴管炎常见，伴局部引流淋巴结肿大、压痛。蜂窝织炎最常见于下肢，其次是上肢，而后是头部和颈部。全身症状常见，特别是发热和寒战。患者可诉肌痛和乏力。

蜂窝织炎常以亚急性起病，在数天内红斑面积不断扩大。病变向近端蔓延。一些患者症状可突然发作，伴发热和严重的寒战。可出现定向障碍和精神状态的改变，尤其是老年患者。

鉴别诊断

根据蜂窝织炎特殊的表现，可准确地做出临床诊断。偶尔，莱姆病的红斑皮疹可引起误诊。

某一肢体严重的疼痛、明显的坏死、水疱或捻

图92-1 皮肤横断面图显示分层和感染类型。

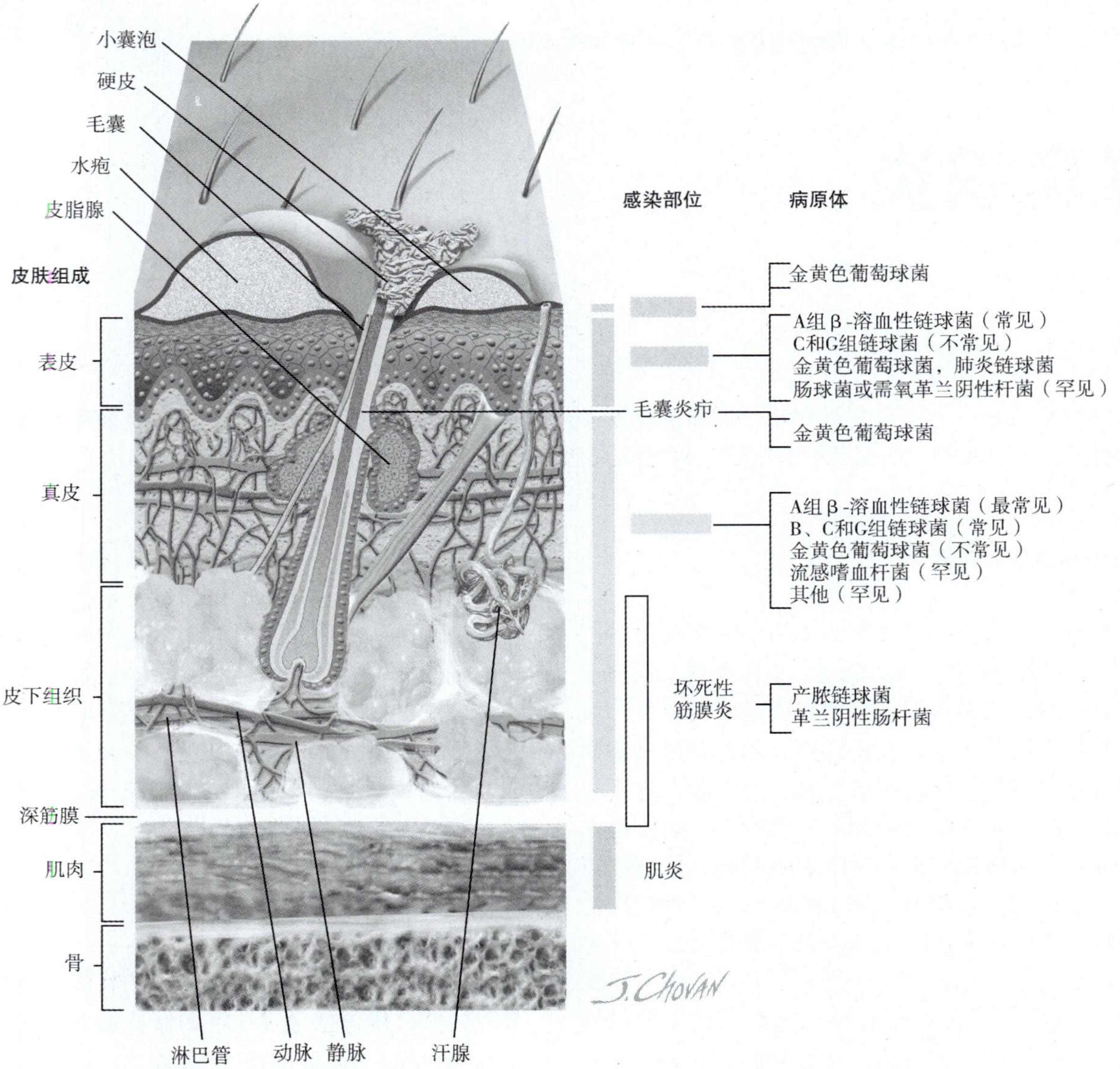

表 92-1 罕见的蜂窝织炎病原体及其危险因素

病原体	危险因素
亲水气单胞菌	在淡水或半咸水中游泳：水中受伤或污染开放性伤口。药物浸膏的使用
社区获得性 MRSA	接触运动（如足球）的参与者、在研究所居住、药物注射、文身（非无菌操作）、家庭成员有金黄色葡萄球菌定植或感染、个人卫生条件差。近期研究指出社区获得性 MRSA 可以发生在没有明确危险因素的情况下
丹毒杆菌	伤口暴露于被感染的动物，包括猪、羊、马、牛、鸡、蟹、鱼、狗和猫
多杀性巴氏杆菌	被猫抓伤或咬伤，被狗咬伤
绿脓杆菌	足部跖面刺伤；水暴露史
创伤弧菌	在半咸水或海水中游泳：在水中受伤或开放性伤口污染。

MRSA：耐甲氧西林金黄色葡萄菌球菌。

表 92-2 特殊解剖部位的蜂窝织炎和易感原因

不同解剖部位的易感原因	部位	可能的病原菌
眼眶周围蜂窝织炎	眼眶周围（可能来自牙齿或额窦）	金黄色葡萄球菌、肺炎球菌、A 组链球菌
面颊蜂窝织炎	面颊	流感嗜血杆菌
并发于身体穿孔的蜂窝织炎	耳、鼻、脐	金黄色葡萄球菌、CA-MRSA、A 组链球菌
乳腺癌乳房切除术（伴腋窝淋巴结切除）	同侧上肢	非 A 组溶血性链球菌
乳腺癌病灶切除术后放疗（伴局部腋窝淋巴结切除）	同侧上肢	非 A 组溶血性链球菌
冠状动脉旁路手术取隐静脉	同侧下肢	A 组或非 A 组溶血性链球菌
吸脂	大腿、腹壁	A 组链球菌、消化链球菌属
术后（非常早期的）伤口感染	腹部、胸部、臀部	A 组链球菌
注射用药（皮下注射麻醉毒品）	四肢、颈部	金黄色葡萄球菌、CA-MRSA、链球菌（A、C、F、G 组）
肛周蜂窝织炎	会阴	A 组链球菌、革兰阴性肠杆菌
有捻发音的蜂窝织炎	躯干、四肢	梭菌属、混杂感染（厌氧菌和革兰阴性杆菌）

CA-MRSA：社区获得性耐甲氧西林金黄色葡萄球菌。
Adapted from Swartz MN: Clinical practice: Cellulitis. N Engl J Med 350:904-912, 2004.。

发音提示为坏疽性蜂窝织炎或筋膜炎。坏死性筋膜炎是一种医学急症，需要紧急的外科清创和静脉输注抗生素。I 型筋膜炎是急性、快速进展的深筋膜感染，以严重的疼痛、压痛、肿胀、大泡和皮肤坏死为特征。由厌氧菌加任一种链球菌或肠道革兰阴性杆菌引起的混合感染常有捻发音。要切记坏死性筋膜炎的一个临床特点：疼痛程度和体检发现不符。

Ⅱ型筋膜炎是一种急性感染，常伴有中毒性休克综合征。体格检查可以发现严重的水肿快速进展至出现紫色大泡和皮下组织坏死而不伴有捻发音。Ⅱ型筋膜炎通常由 A 组链球菌感染所致。

下肢深静脉血栓形成（deep venous thrombosis，DVT）与蜂窝织炎很相似，因为在 DVT 患者受累静脉的部位常出现红斑、压痛和肿胀。DVT 患者也可出现发热。其他可引起误诊的非感染性综合征包括：接触性皮炎、昆虫叮咬或蜇伤、药物反应、静脉淤滞、异物反应。与蜂窝织炎相似的少见综合征有：皮肤游走性幼虫病、坏疽性脓皮病、白血病、淋巴瘤、Paget 病、脂膜炎、肉瘤样病、Sweet 综合征（急性发热性嗜中性皮肤病）、系统性红斑狼疮、荨麻疹。

诊断方法

蜂窝织炎的诊断依赖于皮肤的表现，而且在大多情况下，不要求明确病原微生物学诊断。另外，难以用血培养、皮肤渗出物、皮肤活组织检查明确病原学或微生物学诊断。一项研究发现，在 500 多例蜂窝织炎患者中，仅有 2% 的血培养为阳性。对于环境暴露的患者，血培养或皮肤活检分离致病菌可能有一定帮助（表 92-2）。严重免疫受损的蜂窝织炎患者应进行皮肤活检和血培养（如治疗恶性肿瘤导致的中性粒细胞减少）。在这些患者，真菌和其他系统感染（如念珠菌病、组织胞浆菌病、芽生菌病）可以表现为蜂窝织炎。

查体应注重确定病变的范围。必须让患者脱去衣服以全面检查皮肤。检查者应该用标记笔勾画出蜂窝织炎的皮损范围，以评估初始治疗后皮损扩大的程度。发现疱疹、坏死、感觉减退、捻发音提示筋膜炎或肌炎。这些感染是医学急症，需要一个急诊治疗团队。用 CT 或 MRI 评估病变的程度，为急诊手术引流和去除坏死组织做出迅速评估。因为蜂窝织炎易累及远端，应该仔细检查远端趾（指）蹼的表皮细菌或真菌感染，如足癣。治疗表皮感染可以减少蜂窝织炎复发的风险。考虑到相关的动静脉功能不全是感染和抗生素治疗失败的危险因素，因而观测动静脉的血流是非常重要的。应评估蜂窝织炎相邻结构（如关节和骨）的脓毒性损害。对面部蜂窝织炎的患者，评估鼻窦炎和牙科感染是非常重要的，因为这些感染与蜂窝织炎有关联。

白细胞分类计数是仅有的有用的实验室检查。如果所选抗生素合适，患者的发热和白细胞计数会有所反应。

处理和治疗

最佳治疗

大多数蜂窝织炎患者适合在门诊口服抗生素治疗。合并脓肿时需要引流，并对引流物进行革兰染色和培养。有以下危险因素的患者需要住院治疗：口服抗生素 72 小时后无好转，不能口服药物，伴有严重疾病（如慢性肾或肝衰竭、胰岛素依赖型糖尿病）。全身中毒反应的症状和体征[如心动过速(心率 >100 次 / 分)、低血压（收缩压< 90mmHg 或较基础血压下降 20mmHg)]也是住院治疗的指征。需要住院治疗的患者应该做以下实验室检查：2 次血培养、全血细胞分类计数、血尿素氮和肌酐、碳酸氢盐和肌酸磷酸激酶。

潜在的严重深部软组织感染的线索包括：与查体不相符的疼痛；紫色大疱疹；皮肤出血；皮肤腐肉形成或坏死；受累皮肤感觉减退；病情进展快；出现组织气肿。对这些患者应该紧急请外科会诊。如果怀疑为肌炎或坏死性筋膜炎，常用 CT 或 MRI 检查以确定感染的范围；然而，除非诊断可疑，否则不应为获取扫描资料而延误外科急症处理。对于葡萄球菌或链球菌中毒性休克患者，克林霉素可以快速终止毒素的产生，并且与其他用于治疗链球菌（如青霉素）或葡萄球菌（如苯唑西林或万古霉素）感染的抗生素联合使用。

局部使用莫匹罗星可有效治疗轻症丹毒。一般认为杆菌肽和新霉素的疗效较差。有多处受损或对局部用药无效的患者，应该接受针对化脓性链球菌或金黄色葡萄球菌的口服抗生素治疗。这类药物包括双氯西林（成人剂量，250mg，每日 4 次，口服）、头孢氨苄（成人剂量，250mg，每日 4 次，口服）、克林霉素(成人剂量,300 ~ 450mg,每日 3 次,口服)、克拉维酸 – 阿莫西林（成人剂量，875/125mg，每日 2 次，口服）。治疗应维持 7 天。住院患者选用青霉素。

与疖、痈、脓肿有关的蜂窝织炎通常由金黄色葡萄球菌引起。这些患者需要引流，引流的脓液应该做革兰染色和细菌培养。应高度怀疑这些患者为社区获得性耐甲氧西林金黄色葡萄球菌（CA-MRSA）感染。初始的门诊治疗应该包括一种针对 CA-MRSA 的抗生素，如甲氧苄啶 – 磺胺甲基异噁唑（成人剂量，2 片复方制剂，每日 2 次，口服）或克林霉素（成人剂量，300 ~ 450mg，每日 3 次,口服)。用培养结果指导选择最佳的抗生素。对于住院患者，最初的治疗应该包括一种对 MRSA 有效的药物，如万古霉素、达托霉素、利奈唑胺、替吉环素。

弥散性的或没有确定感染源的蜂窝织炎最常由链球菌属引起。双氯西林（成人剂量，250mg，每日 4 次，口服）、头孢氨苄（成人剂量，250mg，每日 4 次，口服）对这些患者有效。对青霉素药物过敏的患者，建议换用克林霉素（成人剂量，300 ~ 450mg，每日 3 次，口服）。其他病因蜂窝织炎的重要临床线索包括：体力活动、外伤、水源接触、动物咬伤、昆虫叮咬、人咬伤。这些患者可能需要广谱抗生素或多种抗生素治疗。住院患者应该静脉给予头孢唑林或苯唑西林治疗。然而，对可能由 MRSA 引起的感染，最初治疗一定要考虑给予万古霉素、达托霉素、利奈唑胺、替吉环素。根据疗效，疗程为 7 ~ 10 天。当蜂窝织炎病情稳定（不进展）或患者有反应时，如疼痛减轻、发热消退、蜂窝织炎面积减少（如前面提及的，用标记笔标记初始病变范围有助于识别变化)，可以考虑改为口服治疗。一个重要的辅助措施是抬高患肢以减轻水肿和促进愈合。

避免治疗错误

门诊治疗的单纯蜂窝织炎患者需要严密随访。72 小时内无疗效、感染快速扩散、出现全身征象的患者需要住院治疗。与蚊虫叮咬有关的蜂窝织炎(抗生素取决于叮咬的物种)、静脉注射毒品、水中损伤造成的感染、外科手术后伤口感染等需要广谱抗生素或多种药物。对患有蜂窝织炎并有免疫抑制的患者，或显示全身中毒证据的患者，或怀疑为坏死性蜂窝织炎、筋膜炎或肌炎的患者，或患肢动脉或静脉血运障碍的患者，或有潜在的胰岛素依赖型糖尿病、肾衰竭或肝衰竭的患者，应收住院治疗并给予广谱抗生素。

展望

CA-MRSA 的流行病学尚有待进一步阐明。随着 CA-MRSA 流行的增加，改变蜂窝织炎的标准经验性治疗是很可能的。一旦初次感染被治愈，这些患者的治疗应立足于个人卫生和消除可能的定植菌。对单次发生 CA-MRSA 皮肤感染的患者，目前尚无根除定植菌的建议。

最近已研发出了对 MRSA 有效的抗生素，包括利奈唑胺、达托霉素、替吉环素。尽管所有药物都已获得美国食品和药品管理局的批准，以治疗皮肤和软组织感染，但尚未确定什么时候使用这些新药。在不远的将来，可能会研制出其他对 MRSA 有效的药物。

快速检测 MRSA 的试验（如聚合酶链反应）正在临床广泛应用。这些试验已经开始用于检测新入院患者是否携带病原菌，以确定是否需要接触预防。尚未评估这些试验在皮肤感染中指导治疗选择的作用。

预防金黄色葡萄球菌感染的疫苗正在开发研制中。迄今为止，尚没有研制出有效的疫苗。

（么作义 译 李 焱 校）

参考文献

Hanson, PG, Standridge, J, Jarrett, F, Maki, DG: Freshwater wound infection due to *Aeromonas hydrophila*. JAMA 238:1053-1054, 1977.

This brief paper describes freshwater wound infections due to Aeromonas hydrophila.

Noonburg GE: Management of extremity trauma and related infections occurring in the aquatic environment. J Am Acad Orthop Surg 13:243-253, 2005.

The author presents an excellent review of infections related to the aquatic environment, including those due to Vibrio species, Aeromonas hydrophila, Erysipelothrix rhusiopathiae, and Mycobacterium marinum. Also covered is the management of noninfectious aquatic injuries such as boating accidents, propeller injuries, Morey eel and barracuda bites, and envenomation injuries (e.g., stingrays).

Ulusaraac O, Carter E: Varied clinical presentation of *Vibrio vulnificus* infections: A report of four unusual cases and review of the literature. South Med J 97:163-168, 2004.

The authors present four cases of Vibrio vulnificus infections and review the literature on this important pathogen.

循证

1. Falagas ME, Vergidis PI: Narrative review: Diseases that masquerade as infectious cellulitis. Ann Intern Med 142:47-55, 2005.

   This is an excellent review of noninfectious diseases that masquerade as infectious cellulitis, such as vascular disorders, primary dermatologic disorders, rheumatic disorders, immunologic-idiopathic disorders, malignant diseases, familial syndromes, and foreign-body reactions.

2. Perl B, Gottehrer NP, Raveh D, et al: Cost-effectiveness of blood cultures for adult patients with cellulitis. Clin Infect Dis 29:1483-1488, 1999.

   This important paper demonstrates that blood cultures are rarely positive in patients with cellulitis.

3. Stevens DL, Bisno AL, Chambers HF, et al: Practice guidelines for the diagnosis and management of skin and soft-tissue infections. Clin Infect Dis 41:373-406, 2005.

   This comprehensive guideline focuses on appropriate antibiotic therapy for skin and soft tissue infections.

4. Stulberg DL, Penrod MA, Blatny RA: Common bacterial skin infections. Am Fam Physician 66:119-124, 2002.

   This good review of the common bacterial skin infections includes cellulitis, erysipelas, impetigo, folliculitis, furuncles, and carbuncles.

5. Swartz MN: Clinical practice: Cellulitis. N Engl J Med 350:904-912, 2004.

   A comprehensive, concisely written review of cellulitis, including specific anatomic variants, important processes that should be distinguished from cellulitis, and initial treatment recommendations.

Kristine B. Patterson • Cam Patterson

93

感染性心内膜炎

引言

感染性心内膜炎（infective endocarditis，IE）是心脏内膜表面的感染，并且提示病变处有微生物存在。尽管内外科治疗技术不断进步，感染性心内膜炎仍有较高的发病率和死亡率，特别是在抗生素耐药不断进展的情况下。早诊断、快速和恰当的抗生素治疗、超声心动图检查、适时的外科治疗是成功救治的基础。

病因学和发病机制

引起感染性心内膜炎的三个主要致病菌是链球菌、葡萄球菌和肠球菌。由于在三级医院和社区获得性感染中耐苯唑西林金黄色葡萄球菌越来越多，金黄色葡萄球菌已经取代了草绿色链球菌成为主要致病菌。IE 常发生在既往被损坏的瓣膜表面。损伤的瓣膜为细菌的定植和黏附提供了一个适宜的场所，允许细菌在局部繁殖并最终形成感染性赘生物。

临床表现

IE 患者可以有多个器官系统受累，因此临床表现多种多样，包括以下四个方面：(1) 瓣膜的感染引起心脏局部并发症［如瓣周脓肿、瓣膜关闭不全、传导障碍、充血性心力衰竭 (congestive heart failure，CHE)］（图 93-1）；(2) 血管表现（如肺或动脉的脓毒性栓子、真菌性动脉瘤、颅内出血）；(3) 菌血症远处播散的表现（如骨髓炎、腰大肌或肾周脓肿）（图 93-2）；(4) 免疫学方面的表现（如肾小球肾炎、Osler 结节、Roth 斑、类风湿因子和抗核抗体阳性）。

当出现典型的症状和体征时，如发热、菌血症或真菌血症、瓣膜关闭不全、外周血栓塞和免疫介导的血管炎（见于亚急性 IE），IE 的诊断并不难。然而，因为急性 IE 进展迅速，免疫学方面的损害尚未显现出来时，患者可能仅有发热或其他严重症状，如与瓣膜关闭不全有关的表现。在急性和亚急性 IE 患者中，发热是最为常见的症状。

通常，经过仔细的体格检查可以做出临床诊断。要注意检查结膜（点状出血）、扩瞳眼底镜检查（Roth 斑）、全面的心血管检查（新的或变化的杂音，特别是主动脉瓣、二尖瓣或三尖瓣反流及 CHF 的体征）、脾大及肢体病变（裂片形出血、脓毒性栓塞、Janeway 或 Osler 结节）（图 93-3）。一些非特异性的但有提示作用的实验室检查可以完善补充全面的体格检查，包括（但不局限于）贫血、血小板减少、白细胞升高、有意义的尿沉渣、血沉增快、高 γ 球蛋白血症、类风湿因子阳性、抗核抗体、低补体血症、假阳性的性病实验室检查和莱姆病的血清学检查。

鉴别诊断

几乎所有严重的细菌、真菌、分枝杆菌、病毒、寄生虫及螺旋体引起的播散性感染都可以有 IE 的某些表现。一些结缔组织病或自身免疫性疾病和恶性血液病的表现与 IE 类似。应及早请微生物学家和心脏病学家参与诊断，确切的阳性诊断提醒临床医生要注意到任何可能的并发症及相应的治疗措施。相反，阴性的超声心动图检查结果提示要尽快考虑其他诊断。

图93-1　细菌性心内膜炎。

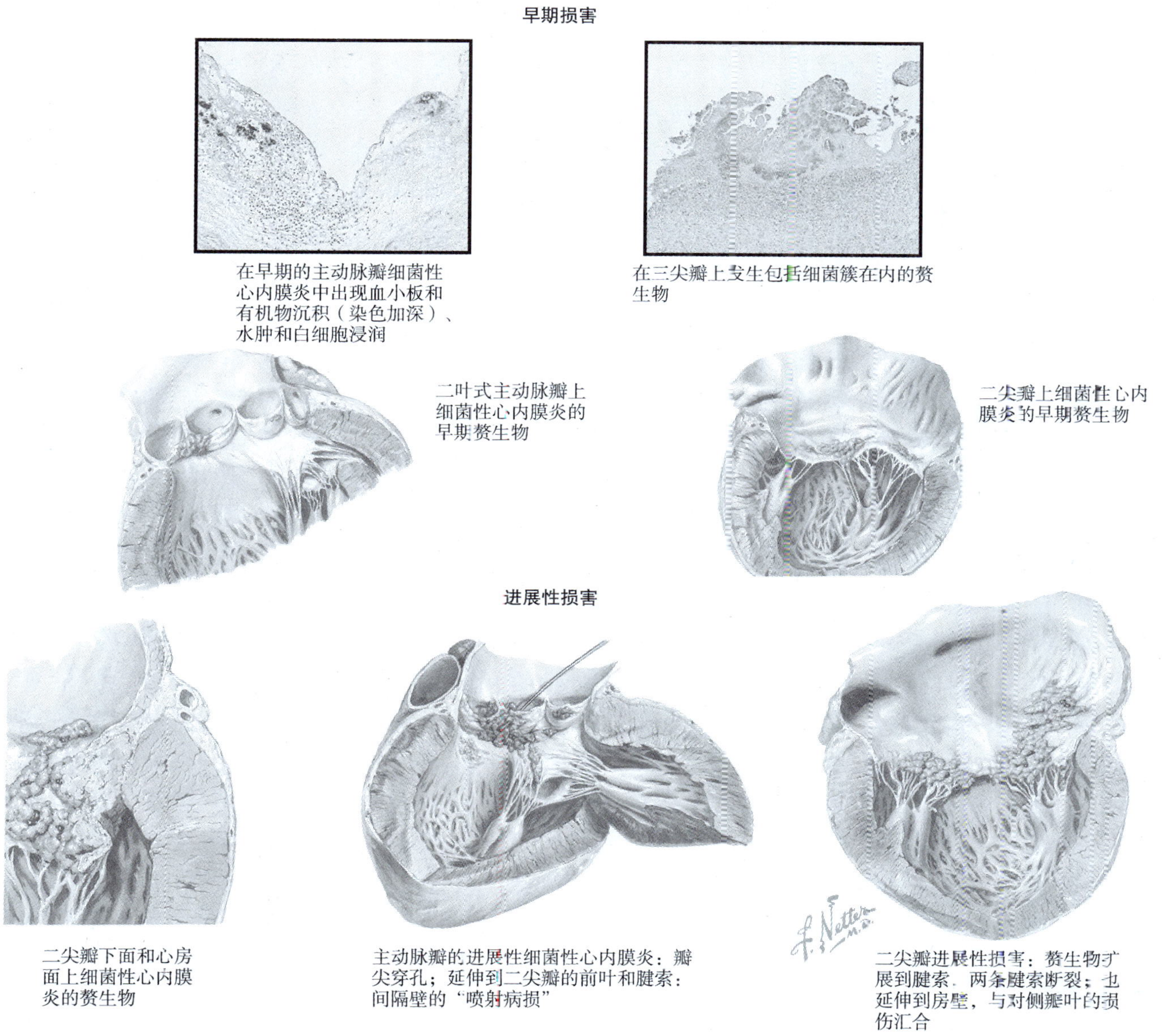

诊断方法

自从 1994 年，一直使用杜克（Duke）诊断标准将怀疑为感染性心内膜炎的患者分为确诊、疑似或除外三类。最近对该标准进行了修改，包括了一些新的诊断方法。尽管修改了的杜克标准可以提供基本的诊断方案，但是并不能代替医生的判断。

微生物学

首先要做的确诊试验是在观察的第一个 24 小时内至少做三次常规血培养。如果患者在前几周内接受过抗生素治疗，可能需要做更多次的血培养。几乎 50% 培养阴性的感染性心内膜炎都与采集培养标本前的抗生素应用有关。病原体，例如 HACEK 群（嗜血杆菌、放线杆菌、伴放线杆菌、心杆菌、艾肯菌、金氏杆菌）和布鲁杆菌属生长缓慢，需要延长培养时间。某些病原体（如军团菌属）要求特殊的培养技术和培养基。50% 以上的真菌性心内膜炎的血培养结果是阴性的。在诊断 Q 热、布鲁杆菌病、军团菌病、鹦鹉热时经常需要做血清学检查，

图93-2　细菌性心内膜炎：远距离栓子效应。

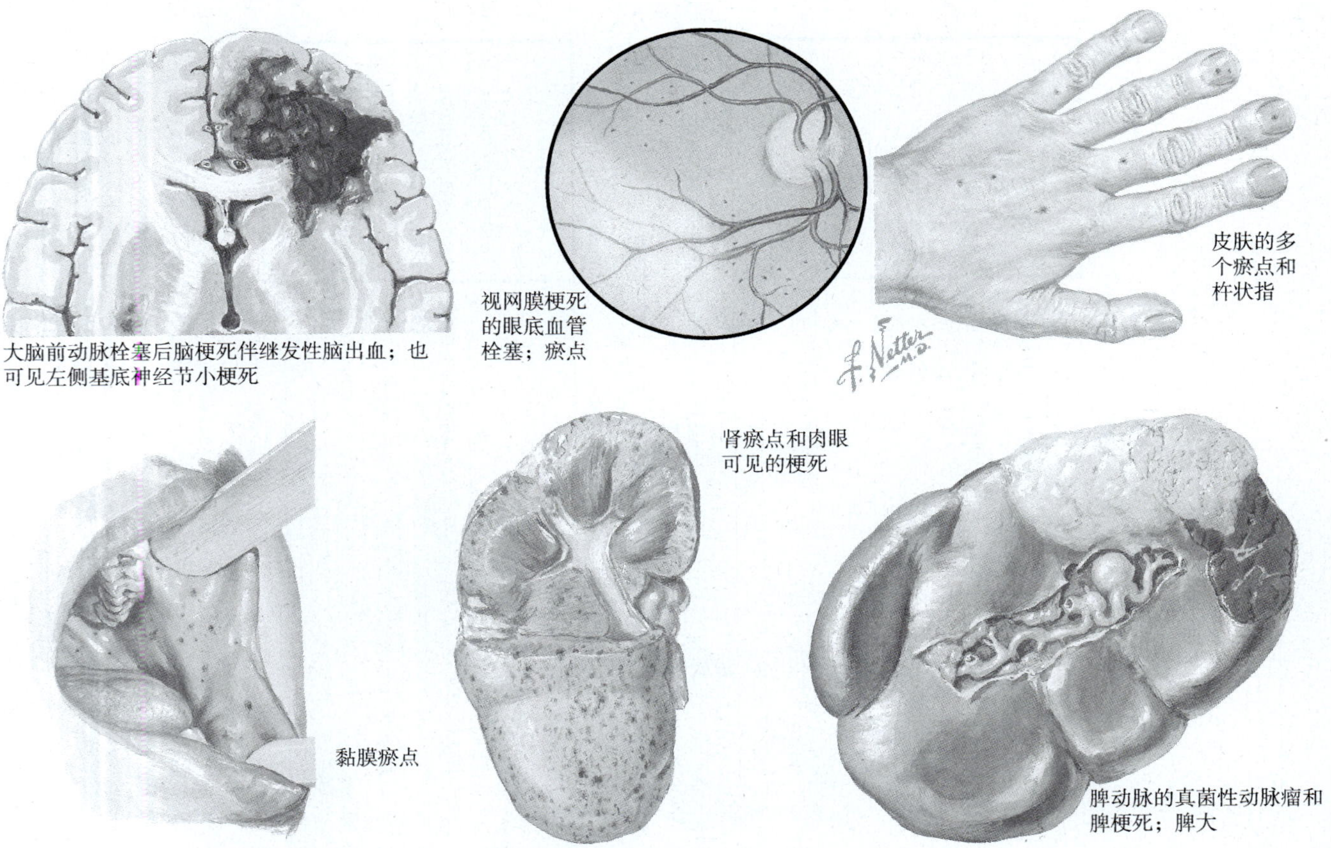

在诊断上血清学检查现在已经作为血培养阳性的替代标志物。

特殊病原

葡萄球菌性心内膜炎

目前葡萄球菌是感染性心内膜炎最常见的病原菌，特别是导致原生瓣膜IE的金黄色葡萄球菌。据报道耐甲氧西林金黄色葡萄球菌的感染率正在增多。金黄色葡萄球菌性心内膜炎表现为典型的暴发性心肌和瓣环脓肿，并且常有广泛的转移感染灶。30%的患者有神经系统的表现。由耐苯唑西林金黄色葡萄球菌引起的IE多见于静脉吸毒者（injection drug user，IDU）或院内感染的患者。凝固酶阴性葡萄球菌是人工瓣膜心内膜炎（prosthetic valve endocarditis，PVE）的主要病原菌。右侧IE更多见于IDU，对苯唑西林可能敏感，也可能耐药。

链球菌性心内膜炎

目前链球菌是IE第二常见的致病菌，草绿色链球菌是最常见的亚群。治愈率超过90%，但是30%左右的患者出现并发症。

肺炎链球菌IE很少见，通常累及主动脉瓣。多为暴发性病程，常伴有瓣周脓肿、心包炎和脑膜炎。青霉素抗药性逐渐增多。瓣膜置换有利于防止早期死亡。

咽峡炎链球菌更易播散和形成脓肿，与其他α-溶血性链球菌相比疗程更长。牛链球菌IE提示可能存在肠道恶性肿瘤。

典型的营养变型链球菌属IE常隐匿起病，并且与已有的心脏病有关。微生物学鉴别要求使用特殊的培养基。因为可出现全身栓塞和经常复发，治疗是非常困难的。

图93-3 细菌性心内膜炎常见的细菌侵入途径。

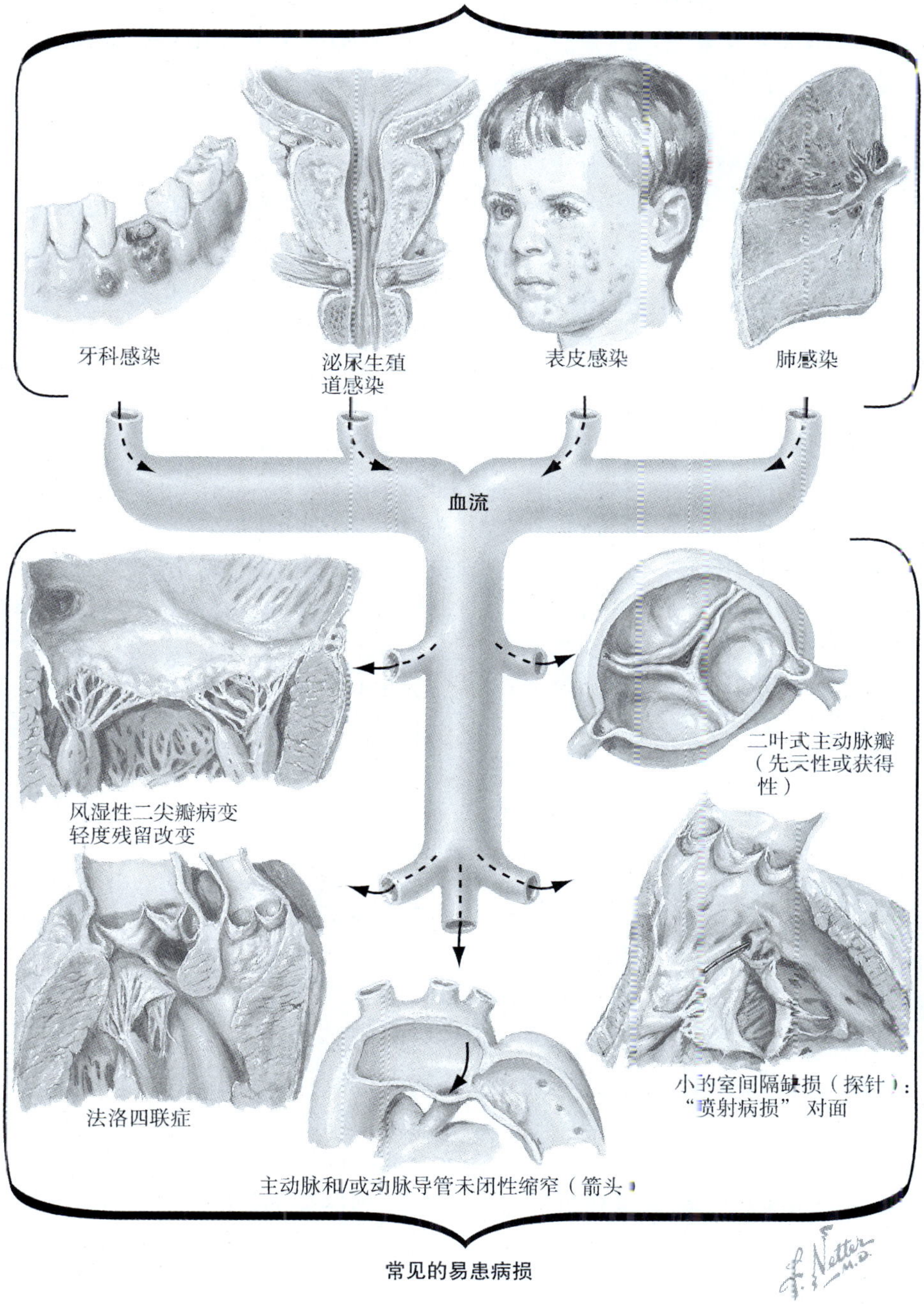

肠球菌性心内膜炎

粪肠球菌和屎肠球菌IE经常发生在接受泌尿生殖道操作的老年人或产科操作的年轻女性。典型的外周表现少见。在三级医疗中心耐青霉素肠球菌的感染率增长迅速。

革兰阴性菌心内膜炎

静脉吸毒、人工瓣膜及肝硬化患者发生革兰阴性菌心内膜炎的风险增加，常见于CHF。

沙门菌属引起的IE常累及异常瓣膜，并造成明显的瓣膜破坏、心房血栓、心肌炎和心包炎。常需要经过 7 ~ 10 天抗菌治疗后进行瓣膜置换。

假单胞菌属 IE 几乎仅见于 IDU，经常累及正常的瓣膜。常表现有肺栓塞、瓣膜感染、神经系统并发症、瓣环脓肿、脾脓肿、反复发作的菌血症和进展性心力衰竭。对左侧心内膜炎，建议早期外科治疗。

淋球菌很少引起 IE，常隐匿起病，伴有主动脉瓣受累、巨大赘生物、瓣环脓肿、CHF 和肾炎。

HACEK 性心内膜炎

HACEK 群的革兰阴性杆菌占自体瓣膜 IE 病原菌的 5% ~ 10%。其都是难养菌，并且需要 3 周或更长时间的培养分离。HACEK 心内膜炎更多见于牙科感染的患者或唾液污染注射物的 IDU。

真菌性心内膜炎

念珠菌属和曲霉菌属是真菌性心内膜炎最常见的原因。念珠菌属多见于置中心静脉导管或肠外营养的患者。念珠菌和曲霉菌性心内膜炎均可见于人工瓣膜置换者。其他念珠菌属、近平滑假丝酵母菌和热带假丝酵母菌多见于 IDU。曲霉菌属性 IE 血培养结果常为阴性。经常需要外科治疗，特别是对于有人工瓣膜的患者，并给予一个疗程的抗真菌治疗。要考虑给予患者终生的抗真菌治疗。

培养阴性的心内膜炎

培养阴性的 IE 常见。原因包括近期的抗生素治疗、艰难菌属生长缓慢（如 HACEK 群）、真菌性心内膜炎、考克斯体属感染、细胞内寄生虫（如巴尔通体或衣原体）以及非感染性心内膜炎。

人工瓣膜心内膜炎（PVE）

在植入人工瓣膜的患者中，终生发生 PVE 的概率为 10%，早期 PVE（瓣膜植入后 60 天内）多源于手术期间的瓣膜污染。晚期 PVE（60 天后）多源于短暂菌血症。临床表现与自体瓣膜 IE 相似；但新出现的或变化的杂音更多见。持续阳性的血培养结果和超声心动图显示瓣膜功能障碍是特征性表现。需要做经食管超声心动图（transesophageal echocardiography，TEE）以明确诊断，并发现并发症如瓣周脓肿、反流等。在第一年，凝固酶阴性的葡萄球菌是 PVE 的主要病原菌。一年以后，病原菌与自体瓣膜 IE 大致相同。必须给予积极有效的治疗。奈夫西林治疗甲氧西林敏感的金黄色葡萄球菌和万古霉素治疗甲氧西林耐药的金黄色葡萄球菌时可加用利福平和庆大霉素。对培养阴性的 PVE，联合使用万古霉素和庆大霉素可以保证更宽的抗菌谱。

超声心动图

超声心动图是诊断和处理 IE 患者的必要手段，应该用于所有怀疑和证实 IE 的患者（图 93-4）。摆动的赘生物或团块、瓣环脓肿、人工瓣膜断裂和新的反流都是主要的杜克标准，并可证实为 IE。经胸超声心动图（transthoracic echocardiography，TTE）是快速无创的，对赘生物有很高的特异性（98%），但敏感性低（< 60%）。低度怀疑为 IE 时首先应该做 TTE 检查。经食管超声心动图（TEE）可以看到很小的赘生物，可选择用于观察肺动脉瓣、人工瓣膜和瓣周脓肿。对瓣膜周围延伸的感染，TEE 比 TTE 有更高的敏感性（76% ~ 100%）和特异性（94%）。当临床高度怀疑时应尽早做 TEE，特别是怀疑 PVE 或 TTE 图像不清楚时（如严重的肺病或肥胖）。如果最初的 TEE 为阴性结果，而后仍怀疑为 IE，在 7 ~ 10 天内务必重复检查。若 TEE 和 TTE 结果均为阴性，则阴性预测价值为 95%。

处理和治疗

最佳治疗

抗生素治疗

在最初的经验性治疗之后，应该根据分离出的病原菌的药敏试验选择抗生素（表 93-1）。要求使用足够疗程的抗生素治疗，几乎都经胃肠外途径。杀菌药或抗生素可以互相产生协同作用，药物选择要达到快速杀菌的效果。在使用氨基糖苷类抗生素时，要严密监测血浆药物浓度。治疗早期采集血培养标本用以确认菌血症的消失，当患者长期或反复发热时在治疗的自始至终均要采集血培养标本。有心律失常和 CHF 并发症的 IE 患者要在 ICU 病房严密观察。自体瓣膜 IE 禁忌抗凝治疗。

许多新的抗生素对 IE 的作用尚未进行评估。达托霉素，一个环脂肽抗生素，在体外可以杀灭大多数革兰阳性菌，特别是对苯唑西林敏感和耐药的金黄色葡萄球菌。最近报道达托霉素对菌血症和右侧 IE 的疗效不低于标准的治疗用药。因为左侧 IE

图93-4 超声心动图对感染性心内膜炎的诊断和处理。
IE：感染性心内膜炎；Rx：心内膜炎的抗生素治疗；TEE：经食管超声心动图；TTE：经胸超声心动图。
Modified with permission from Bayer AS, Bolger AF, Taubert KA, et al: Diagnosis and management of infective endocarditis and its complications. Circulation 98(25):2936-2948, 1998.

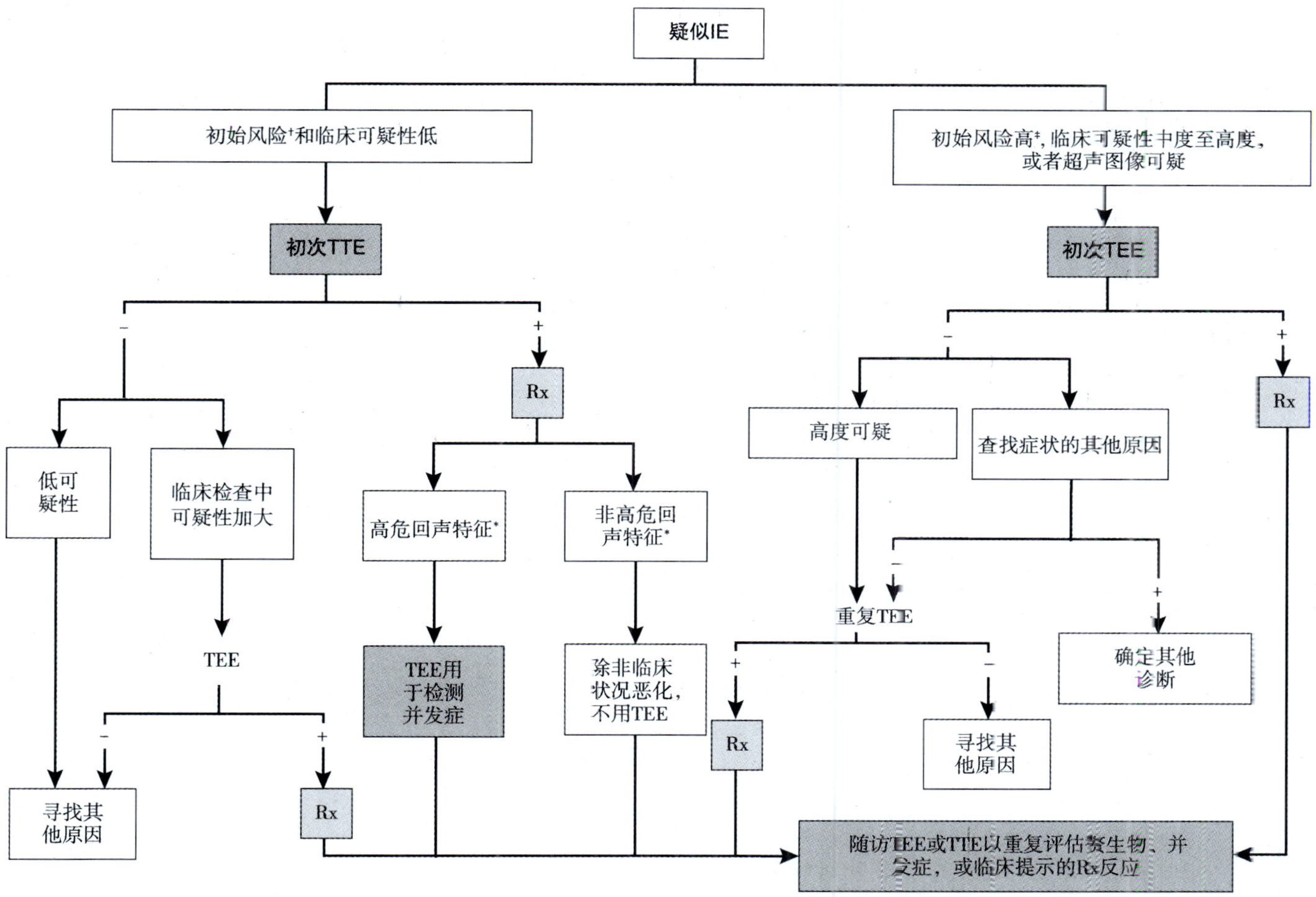

*高危超声心动图特征包括大的和/或移动的赘生物、瓣膜关闭不全、向瓣周延伸的提示或继发性心室功能障碍。
†例如，患者存在发热和原来已知的心脏杂音，没有IE的其他特征。
‡高初始风险包括人工瓣膜、许多先天性心脏病、既往心内膜炎、新出现的杂音、心力衰竭或心内膜炎的其他特征。
Rx指心内膜炎的抗生素治疗。

的病例太少，所以不能证明达托霉素在这方面的非劣效性。

超声心动图

在初步诊断后，超声心动图可用于确认具有高并发症风险的患者和评估是否需要外科手术。发现以下情况提示并发症风险增大或需要外科手术：

- 栓塞后仍有赘生物
- 赘生物大于 10mm，特别是在二尖瓣前叶（栓塞风险大）
- 巨大赘生物
- 在治疗过程中赘生物继续增大
- 急性主动脉瓣或二尖瓣关闭不全伴 CHF
- CHF 治疗无效
- 瓣膜穿孔或破裂
- 巨大脓肿或脓肿治疗无效
- 新的心脏传导阻滞
- 瓣裂

表 93-1 感染性心内膜炎的抗生素治疗*

病因学	抗生素治疗
青霉素敏感的草绿色链球菌和牛链球菌（MIC ＜ 0.2μg/ml）	青霉素 G，（1200 ～ 1800）万 U/24h，静点，分 6 次给药†，应用 4 周，*或* 头孢曲松，2g，静点，1 天 1 次，应用 4 周，*或* 青霉素 G，（1200 ～ 1800）万 U/24h，静点，分 6 次给药†，联用庆大霉素 3mg/kg，静点，1 天 1 次，应用 2 周，*或* 万古霉素，30mg/（kg · 24h），静点，分 2 次给药，应用 4 周（仅推荐应用于对 β-内酰胺类抗生素过敏的患者）
青霉素相对耐药的草绿色链球菌和牛链球菌（MIC，0.1 ～ 0.5μg/ml）	青霉素 G，2400 万 U/24h，静点，连续应用或分 6 次给药，应用 4 周，联用庆大霉素，3mg/kg，静点，1 天 1 次，应用 2 周（在对青霉素高度敏感的患者中，青霉素可能取代第一代头孢菌素），*或* 万古霉素，30mg/（kg · 24h），静点，分 2 次给药，应用 4 周（仅推荐应用于对 β- 内酰胺类抗生素过敏的患者）
肠球菌（和青霉素 MIC ＞ 0.5μg/ml 的草绿色链球菌、营养变异型草绿色链球菌）	青霉素 G，（1800 ～ 3000）万 U/24h，静点，分 6 次给药，联用庆大霉素 1mg/kg，静点，每 8 小时 1 次，应用 4 ～ 6 周，*或* 氨苄西林，12g/24h，分 6 次给药，联用庆大霉素 1mg/kg，静点，每 8 小时 1 次，应用 4 ～ 6 周，*或* 万古霉素，30mg/（kg · 24h），静点，分 2 次给药，联用庆大霉素 1mg/kg，静点，每 8 小时 1 次，应用 4 ～ 6 周（仅推荐应用于对 β- 内酰胺类抗生素过敏的患者；对于青霉素过敏的患者不选用头孢菌素）
葡萄球菌（青霉素敏感的）	青霉素 G，2000 万 U/24h，静点，分 6 次给药，应用 6 周†
葡萄球菌（甲氧西林敏感的，青霉素耐药的）	萘夫西林（或苯唑西林），2g，静点，每 4 小时 1 次，应用 6 周，联合庆大霉素，1mg/kg，静点，每 8 小时 1 次，应用 3 ～ 5 天†，*或* 头孢唑啉（或其他第一代头孢菌素），2g，静点，每 8 小时 1 次，应用 6 周，联合庆大霉素，1mg/kg，静点，每 8 小时 1 次，应用 3 ～ 5 天
葡萄球菌（甲氧西林耐药的）	万古霉素，30mg/（kg · 24h），静点，分 2 次给药，应用 6 周
HACEK 微生物	头孢曲松，2g，静点，1 天 1 次，应用 4 周，*或* 氨苄西林 - 舒巴坦，12g/24h，静点，分 4 次给药，应用 4 周
培养阴性（自体瓣膜）	氨苄西林 - 舒巴坦，12g/24h，静点，分 4 次给药，联用庆大霉素 3mg/kg，1 天 1 次，应用 4 ～ 6 周，*或* 万古霉素，30mg/kg，分 2 次给药，加庆大霉素，1mg/kg，分 3 次给药，加环丙沙星，1000mg/24h，口服，或 800mg/24h，分 2 次静点，联合应用 4 ～ 6 周
人工瓣膜心内膜炎	参考 2005 年美国心脏协会心内膜炎指南

MIC：最小抑菌浓度。

*肝肾功能正常的成人抗生素剂量。检测对氨基糖苷类耐药的肠球菌感染菌株。高水平的耐药意味着失去协同作用，因此在这些病例中不应该应用氨基糖苷类抗生素。疗程应该延长至8～12周。

†采用家庭疗法患者的青霉素、萘夫西林和苯唑西林的剂量通常遭到质疑。因为这些药物在24小时内常温条件下是稳定的，这些患者应该使用24小时仅需要调整1次的微量泵给予药物。在革兰阳性菌感染的病例中，氨基糖苷类作为协同药物。需要连续治疗。

Adapted from Wilson WR, Karchmer AW, Dajani AS, et al: Antibiotic treatment of adults with infective endocarditis due to streptococci,enterococci, staphylococci, and HACEK microorganisms. American Heart Association. JAMA 274:1706-1713, 1995. Copyrighted 1995. American Medical Association.

心脏外科

合理适时的外科干预可以大大降低患病率和死亡率。相对被证实的外科治疗适应证包括：

- 难治性 CHF
- 超过一个系统的严重栓塞
- 真菌性 IE，特别是累及人工瓣膜时
- 抗生素耐药或抗生素治疗无效的 IE
- 抗生素治疗一周后血培养持续阳性
- 假单胞菌属或沙门菌属引起的左侧 IE
- 瓣膜置换后 12 个月或更短时间的人工瓣膜 IE

- 超声心动图发现前面所述情况

避免治疗错误

IE 的有效治疗涉及感染科、心脏学科和胸心外科多种学科的治疗方法。尽管已经有很多指南和标准（如杜克标准），但应该根据临床判断进行个体化治疗。

给予患者适当的抗生素治疗后，必须确认重复的血培养为阴性。如果不是，应该重新评估治疗方案和查找并发症。在抗生素治疗接近结束时和抗生素治疗结束后不久应该重复做血培养，以确认感染消退，并且需要重新做一基线超声心动图。必须要教会患者识别 IE 的征象。经常忽略的是对牙齿全面检查和对滥用药物者治疗的需要。

预防

心脏的侵入性操作可能使细菌繁殖，使患心内膜炎的风险增加，建议对这些患者预防性使用抗生素。详细的预防建议可在美国心脏协会（American Heart Association）网站上查看。

展望

一些医生认为赘生物的大小和其他一些超声心动图的特征可以预测不良结局风险和是否需要早期外科手术。目前特异性的超声心动图诊断标准尚未确定。将来的研究将有助于确定目前外科适应证中是否可以增加除瓣周和心肌脓肿之外的其他超声心动图特征。

（李　焱　译　孟令民　校）

参考文献

American Heart Association Website. Available at: http://www.americanheart.org.

The AHA website provides guidance in the management of other cardiac-related diseases.

European Society of Cardiology: 2004 European Society for Cardiologist guidelines for infective endocarditis. Available at: http://www.escardio.org/knowledge/guidelines/Guidelines_list.htm. Accessed November 25, 2006.

The European guidelines, which differ from the IDSA and AHA guidelines, are reviewed.

Schlant RC, Alexander RW, O'Rourke RA, et al (eds): Hurst's The Heart, 10th ed. New York, McGraw-Hill, 2001.

The management of IE from a cardiologist's perspective is comprehensively reviewed in this textbook.

循证

1. Infectious Diseases Society of America: 2005 American Heart Association infective endocarditis guidelines. Available at: http://www.idsociety.org/. Accessed November 25, 2005.

   The IDSA published updated guidelines for the management of IE and serves as an essential tool in managing these complicated patients.

2. Mandell GL, Bennett JE, Dolin R (eds): Mandell, Douglas, and Bennett's Principles and Practice of Infectious Diseases, 5th ed. New York, Churchill Livingstone, 2000.

   This chapter provides more specific guidance in the diagnosis and treatment of suspected or confirmed IE. Less common pathogens and complicated IE are comprehensively reviewed.

3. Fowler VG Jr, Boucher HW, Corey GR, et al: Daptomycin versus standard therapy for bacteremia and endocarditis caused by *Staphylococcus aureus*. N Engl J Med 355(7):653-665, 2006.

   The authors describe the use of a newer-generation antibiotic in resistant bacterial infections.

Shannon Galvin

94

脑膜炎

引言

脑膜炎是一种以脑脊液（CSF）中细胞数增多为特征的脑膜炎症。临床表现有头痛、发热、假性脑膜炎（痛性颈强直）、癫痫、局灶性神经系统损害和意识混乱。脑膜炎是一种急症感染性疾病，需要迅速评估和治疗。因为许多细菌和非细菌病原都可以引起脑膜炎，所以早期的广谱治疗和诊断性试验是非常重要的。

病因学和发病机制

脑膜炎患者可以表现为急性或慢性过程，区分之有助于确定可能的病因。最常见的急性起病者多为细菌性或非细菌性脑膜炎。非细菌性脑膜炎多发生在病毒感染的患者或与药物不良反应有关。脑脊液细胞数持续增多超过 4 周的亚急性脑膜炎，大多可能与真菌或血管炎性脑膜炎有关。

急性细菌性脑膜炎

众多病例系列研究表明，细菌性脑膜炎中最常见的病原菌是肺炎链球菌，其占社区获得性病例的 50% ～ 60%，其次是脑膜炎奈瑟球菌，占社区获得性病例的 14% ～ 37%。其他常见的病原菌有流感嗜血杆菌（3% ～ 4%）和单核细胞增多性利斯特菌（4% ～ 11%）。其他少见的细菌性脑膜炎病原菌包括革兰阴性杆菌、其他链球菌、金黄色葡萄球菌、厌氧菌和类白喉菌。老年人和免疫低下的患者比其他人更可能出现利斯特和革兰阴性杆菌感染。以前有过神经外科手术的患者更容易出现皮肤病原菌的感染，如金黄色葡萄球菌和表皮葡萄球菌，及少见的铜绿假单胞菌和其他革兰阴性杆菌。

急性病毒性脑膜炎

病毒性脑膜炎最常见的病原是柯萨奇病毒和埃可病毒。其他的病原包括西尼罗病毒、HIV、虫媒病毒、单纯疱疹病毒 1 和 2 型、腺病毒、巨细胞病毒、水痘带状疱疹病毒、EB 病毒、淋巴细胞性脉络丛脑膜炎病毒和流感病毒。

急性和慢性脑膜炎的其他原因

脑膜炎的其他感染原因包括隐球菌病、结核病、钩端螺旋体病、梅毒、莱姆病、其他真菌感染和阿米巴脑膜脑炎。除阿米巴脑膜脑炎外，亚急性或慢性病程更常见于这些病原。

无菌性脑膜炎可以由许多药物引起，也可以是某些风湿性疾病或其他系统疾病的表现（框 94-1）。癌性脑膜炎多见于恶性血液病或某些腺癌。

临床表现

症状和体征

头痛、发热、颈强直是脑膜炎的标志。头痛多是严重的，位于额部，伴有畏光和呕吐。尽管在评价症状严重性的时候一定要考虑到患者提高免疫反应的能力，但比较严重和急性的症状常提示为细菌感染。免疫低下的患者临床表现可能不明显，然而这些患者不良结局的风险非常高。细菌性脑膜炎患者的体温常超过 37.7℃。低热多见于病毒性脑膜炎。免疫低下的患者可能完全不表现发热。颈强直是特异性体征，敏感性约为 70%。神志状态改变见于 44% 的细菌性脑膜炎，但仅见于 3% 的病毒性脑

框 94-1 无菌性脑膜炎的病原学
病毒
埃可病毒、柯萨奇病毒、虫媒病毒、2 型单纯疱疹病毒、HIV、淋巴细胞性脉络丛脑膜炎病毒、腺病毒、腮腺炎病毒、流感病毒、副流感病毒、巨细胞病毒、EB 病毒、水痘带状疱疹病毒、西尼罗河脑炎病毒、其他
药物
非甾体类抗炎药、甲氧苄啶 - 磺胺甲噁唑、异烟肼、青霉素、环丙沙星、OKT3、硫唑嘌呤、免疫球蛋白、卡马西平、阿糖胞苷、其他
全身性因素
结节病、Behçet 综合征、系统性红斑狼疮、中枢神经系统血管炎、Vogt-Koyanagi-Harada 综合征、韦格纳肉芽肿、癌性脑膜炎、其他
脑脊液培养阴性的其他感染综合征
洛矶山斑疹热、斑疹伤寒、人埃利希体病、心内膜炎、阿米巴病、其他

膜炎。有 20% ～ 25% 的细菌性脑膜炎患者出现癫痫，这些患者局灶性损害（如颅神经损害）是很常见的，约占 25% ～ 30%。不幸的是，典型的发热、颈强直和神志状态改变三联征即使在细菌性脑膜炎中也仅见于不足一半的患者。然而，在一系列研究中，95% 的患者至少有头痛、发热、颈强直和神志状态改变四项中的两项。特别在奈瑟菌脑膜炎中，从开始到死亡症状的发展可能仅有几小时，败血症表现先于脑膜炎表现。

病毒性脑膜炎的临床表现和病程通常不像细菌性脑膜炎那么严重。病毒性脑膜炎的脑脊液检查多表现为淋巴细胞增多，大多数都为 5 ～ 7 天的自限性病程。一些少见的病毒性脑膜炎，如特殊的西尼罗病毒，可以引起混合性脑膜脑炎的表现和意识明显改变。

详细的病史可以提供更多罕见细菌性脑膜炎病因的线索。钩端螺旋体性脑膜炎患者多有啮齿类动物、狗或家畜尿液的暴露史，这些患者常伴有黄疸和肾功能障碍。梅毒和莱姆病在病程的第二阶段可以有无菌性脑膜炎的表现，通过获取完整病史可以发现他们几乎都有相关的接触史。继发于福氏耐格里原虫和棘阿米巴属的阿米巴病是暴发性的，常发生在有淡水湖暴露史的人。

体格检查

脑膜炎体征，见于 88% 的细菌性脑膜炎患者，最为常见的是假性脑膜炎征。其他典型的体征有 Kernig 征和 Brudzinski 征（图 94-1）。Kernig 征是一侧腿被动伸展引起膝盖和大腿背侧疼痛。Brudzinski 征是患者颈部屈曲时出现大腿屈曲。摇头加剧头痛是发现脑膜炎的敏感方法，让患者在水平位快速转头，每秒旋转的次数可以评价患者头痛的程度。

要做详细的神经系统查体，注意准确评价意识水平、有无中枢神经系统的损害、评价视盘水肿和检查一些局灶的运动或感觉障碍。应该仔细检查皮肤损害。紫癜强烈提示脑膜炎球菌性疾病。瘀点与紫癜一样多见于脑膜炎球菌性脑膜炎，也可见于立克次体病，有时见于肺炎球菌性脑膜炎。栓塞现象如裂片形出血、Janeway 损害和 Roth 斑提示心内膜炎，可以引起脑膜炎和类脑膜炎。应该记录脑脊液分流、以前的神经外科手术或头外伤，因为这些都是造成脑膜炎的因素。

患者还可以表现出与细菌性脑膜炎相关的潜在的持续感染，如鼻窦炎、中耳炎和乳突炎，以及与脑膜炎相关的并发症，如海绵窦血栓形成和颅窦的血栓性静脉炎（图 94-2；彩图 94-2）。

鉴别诊断

对表现有发热、头疼和神志状态改变的患者，鉴别诊断包括脑炎、局灶性脑损害和包括心内膜炎和立克次体感染在内的系统感染。脑炎与脑膜炎的区别在于缺少脑膜刺激征而有弥漫性神经系统损害表现，如性格改变、意识错乱和癫痫。脑损害（感染或恶性肿瘤）更多表现有局灶性神经系统损害，并可由 CT 扫描发现。一定要进行血培养以确定全身性感染和立克次体病。在热带国家，一定要除外脑型疟疾。

诊断方法

腰椎穿刺可以明确脑膜炎的诊断（图 94-3 和 94-4）。观察脑脊液压力和性状是非常重要的。所有脑脊液要送检细胞计数和分类、葡萄糖、蛋白、革兰染色和培养（表 94-1）。在免疫抑制或亚急性起病的患者中，性病研究实验室（VDRL）试验和隐球菌抗原检查对诊断是有帮助的。其他重要的试验包括疱疹病毒属和肠道病毒的聚合酶链反应（PCR）检查、抗酸菌和结核菌 PCR 检查及脑脊液的细胞学检查。细胞学和分枝杆菌培养需要 10ml 的脑脊液。

图94-1 Kernig征和Brudzinski颈征。

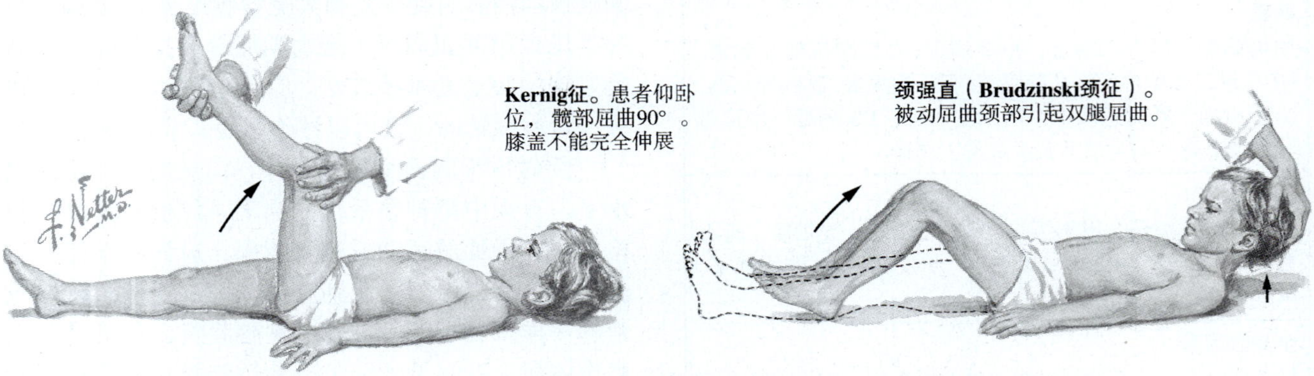

图94-2 细菌性脑膜炎。

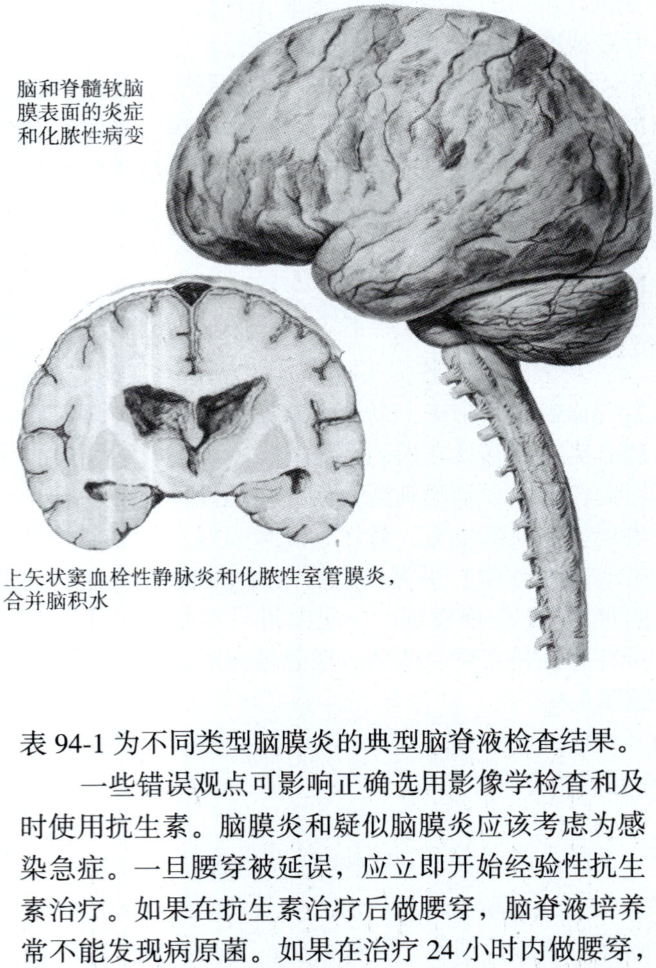

表94-1为不同类型脑膜炎的典型脑脊液检查结果。

一些错误观点可影响正确选用影像学检查和及时使用抗生素。脑膜炎和疑似脑膜炎应该考虑为感染急症。一旦腰穿被延误，应立即开始经验性抗生素治疗。如果在抗生素治疗后做腰穿，脑脊液培养常不能发现病原菌。如果在治疗24小时内做腰穿，对脑脊液细胞计数和分类无任何影响。患者腰穿引发脑疝的风险不超过6%，并且可能仅在占位影响使颅内压不均衡的情况下发生。最近建议所有昏迷的患者、局灶性损害和视盘水肿的患者、既往有中枢神经系统疾病或新发癫痫的患者以及HIV阳性的患者在做腰穿前应行CT检查。

培养是细菌性脑膜炎诊断的金标准。也可以应用乳胶凝集试验，因为其敏感性仅有70%，所以阴性结果也不能除外细菌感染。也曾报道过假阳性的凝集试验结果。

肠道病毒（如柯萨奇病毒和埃可病毒）以及疱疹病毒（单纯疱疹病毒、水痘-带状疱疹病毒、巨细胞病毒）可以用脑脊液PCR检查，这有助于疑似病毒性脑膜炎的诊断。在夏季和秋季或可能有蚊子暴露的情况下，应该考虑用脑脊液PCR和血清学检查西尼罗病毒以及虫媒病毒（如委内瑞拉马脑炎和东方马脑炎病毒）。

神经梅毒脑脊液细胞数升高不明显，并且仅60%的病例脑脊液VDRL试验阳性。血清学检查可诊断钩端螺旋体病。脑脊液和血清学检查可用于有神经系统受累的疑似莱姆病，但更多用于有临床指征的情况，并且要慎重解释检查结果，因为常有假阳性和假阴性结果。阿米巴病的诊断需要发现脑脊液中有活动的阿米巴。

处理和治疗

最佳治疗

针对各种可能的病原菌进行治疗，直到除外细菌性脑膜炎（表94-2和94-3）。目前建议使用三代头孢菌素，如头孢曲松，2g静脉滴注，12小时一次，加万古霉素1g静脉滴注，一天2次（保持最低血药浓度15～20μg/ml），加地塞米松。有证据显示地塞米松可以减少成人细菌性脑膜炎的不良结局。如果怀疑细菌性脑膜炎，可给予地塞米松0.15mg/kg静脉滴注，6小时一次，且应该在用首剂抗生素前或同时给予。如果证实为细菌性脑膜炎，可以连续使用

图94-3 细菌性脑膜炎。

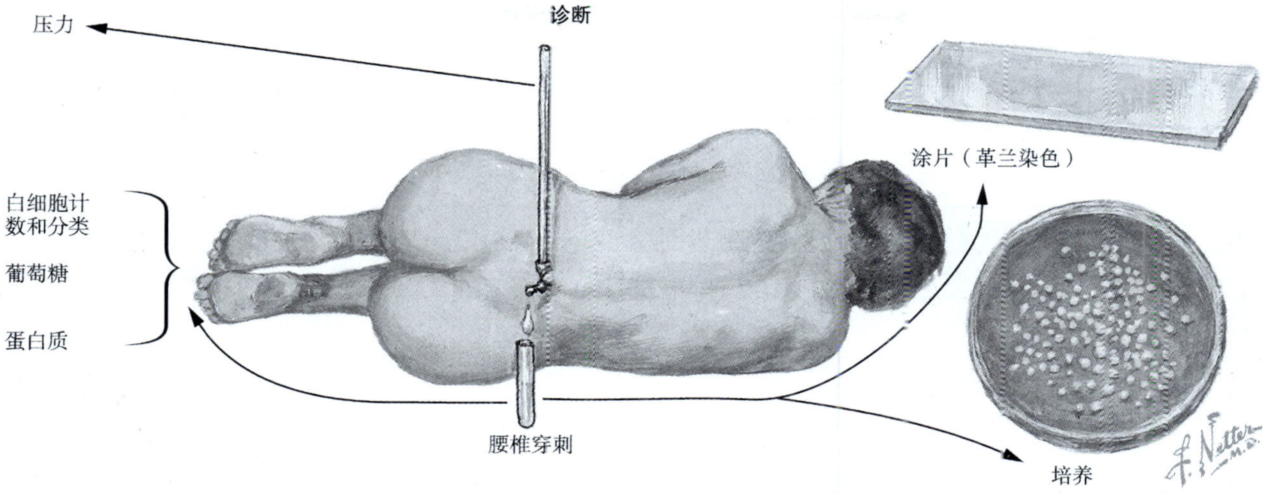

图94-4 诊断流程。

CT：计算机断层扫描；PCR：聚合酶链反应；LP：腰椎穿刺；VDRL：性病研究实验室。

Modified from Tunkel AR, Hartman BJ, Kaplan SL, et al: Practice guidelines for the management of bacterial meningitis. Clin Infect Dis 39(9):1267-1284, 2004.

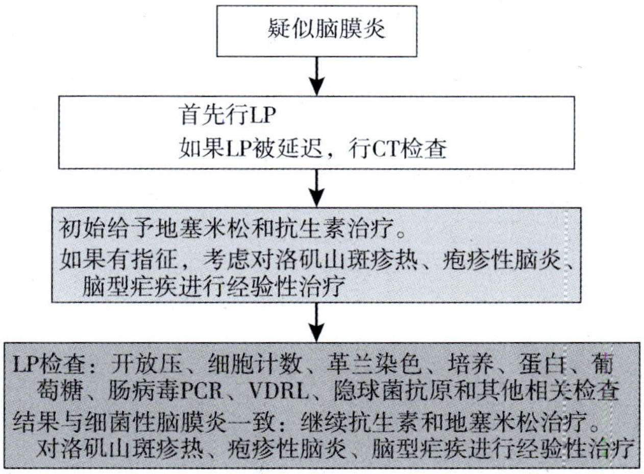

4天。

头孢曲松不是治疗单核细胞增多性利斯特菌的最佳选择。对高风险患者，如50岁以上的老年人或有免疫抑制和所有治疗效果不佳的脑膜炎，都应在等待培养结果给予经验治疗的基础上加用氨苄西林2g静脉滴注，4小时一次。对任何脑膜炎患者和流行地区有洛矶山斑疹热表现的患者，治疗计划中应该包括多西环素100mg，一天2次。针对病毒性脑炎要给予静脉滴注阿昔洛韦，因为其表现可能与脑膜炎相似。能有效杀灭假单胞菌属可以代替头孢曲松的头孢他啶或头孢吡肟，联合万古霉素，可以作为神经外科和头部创伤患者的经验性治疗。如果得到培养和药敏试验结果，应对所有的经验性治疗进行修改。结核性脑膜炎要用4种药物治疗，并且可以考虑加用类固醇激素。隐球菌性脑膜炎需要用两性霉素B治疗，常与5-氟胞嘧啶（5FC）联用。

细菌性脑膜炎的治疗期限依赖于分离的病原和患者的反应。静脉应用抗生素至少要持续7天，肺炎球菌和一些不常见的细菌（如革兰阴性杆菌、金黄色葡萄球菌）至少要延长至14天，利斯特菌疗程至少21天。在缺乏卫生资源的地区，单剂量头孢曲松对暴发性脑膜炎球菌疾病有效。

预防

现已证实针对三种脑膜炎病原菌的疫苗可有效地预防脑膜炎。针对B型流感嗜血杆菌的疫苗已经部分列入儿童常规免疫计划。肺炎球菌多糖疫苗可以阻止病原菌侵入，有助于减少高危人群肺炎球菌脑膜炎的发病，所有65岁以上的老年人、慢性病患者和脾切除患者均应接受接种。作为儿童常规免疫计划的一部分，七价肺炎球菌多糖蛋白复合疫苗可用于儿童。

已有针对血清型A、C、Y和W-135奈瑟球菌脑膜炎的A型多糖疫苗可供使用，最近已推荐在暴发流行地区用于11～12岁儿童，或用于补体功能缺陷和功能性无脾的个体。大学新生、入伍新兵和在撒哈拉大沙漠以南非洲地区旅游的人也应接受注射。

预防措施

与脑膜炎球菌性脑膜炎患者密切接触的人应单次口服环丙沙星 500mg，或口服利福平 600mg，12 小时一次，连服 4 次，以杀灭咽部的定植菌。密切接触指生活在同一家庭及其他有意义或长期的接触。

避免治疗错误

最常见且危害最大的治疗错误是未能给予及时合理的抗生素治疗。如果怀疑为脑膜炎，必须立即

表 94-1 脑膜炎典型的脑脊液改变

	正常	细菌性	病毒性	真菌性	结核性	其他
WBC 计数	0 ～ 5 /mm^3	100 ～ 10 000/mm^3	5 ～ 3000/mm^3	5 ～ 500/mm^3	5 ～ 500/mm^3	—
WBC 组成	—	多形核白细胞＞ 50%	淋巴细胞＞ 50%	淋巴细胞＞ 50%	淋巴细胞 >50%	癌性脑脊液存在单克隆种群和细胞异型度
蛋白	50 ～ 80 mg/dl	＞ 200 mg/dl	正常或轻度升高	正常或轻度升高	升高	在任何破坏血脑屏障的疾病中，蛋白可升高。
葡萄糖	70 ～ 80 mg/dl 或血糖水平＞ 60%	＜ 40 mg/dl 或血糖水平＜ 60%	正常	正常	在 20% 的病例＜ 40mg/dl 可为正常	在癌性脑膜炎可降低
革兰染色	阴性	60% 为阳性	阴性	50% 隐球菌印度墨汁染色为阳性	抗酸染色阳性率为 25% ～ 37%	—
压力	75 ～ 200 mmHg	升高	正常	升高	正常或升高	—

注意：除参考上述数值之外，诊断时也应考虑临床表现。

表 94-2 根据分离出的病原体和对药物的敏感性，细菌性脑膜炎的特定抗生素治疗建议

微生物敏感性	标准治疗方案	候选治疗方案
肺炎链球菌		
青霉素 MIC		
<0.1μg/ml	青霉素 G 或氨苄西林，	第三代头孢菌素[a]、氯霉素
0.1 ～ 1.0 μg/ml[b]	第三代头孢菌素[a]	头孢吡肟（B-II）、美罗培南（B-II）
≥ 2.0 μg /ml	万古霉素加一种第三代头孢菌素[a,c]	氟喹诺酮[d]（B-II）
头孢噻肟或头孢曲松 MIC ≥ 1.0 μg/ml	万古霉素加一种第三代头孢菌素[a,c]	氟喹诺酮[d]（B-II）
脑膜炎奈瑟球菌		
青霉素 MIC		
＜ 0.1 μg/ml	青霉素 G 或氨苄西林	第三代头孢菌素[a]、氯霉素
0.1 ～ 1.0 μg/ml	第三代头孢菌素[a]	氯霉素、氟喹诺酮、美罗培南
单核细胞增生性利斯特菌	氨苄西林或青霉素 G[e]	甲氧苄啶 - 磺胺甲噁唑、美罗培南（B-Ⅲ）
无乳链球菌	氨苄西林或青霉素 G[e]	第三代头孢菌素[a]（B-Ⅲ）
大肠埃希菌和其他肠杆菌科[g]	第三代头孢菌素（A-II）	氨曲南、氟喹诺酮、美罗培南、甲氧苄啶 - 磺胺甲噁唑、氨苄西林
绿脓杆菌[g]	头孢吡肟[e]或头孢他啶[e]（A-II）	氨曲南[e]、环丙沙星[e]、美罗培南[e]

Shannon Galvin

95

化脓性关节炎

引言

化脓性关节炎是一种可以发生在自体和人工关节滑液腔的细菌性感染。多累及单关节，但也可为多关节受累。要重视化脓性关节炎以预防其发病或死亡。尽管本章的重点是化脓性关节炎，病毒和其他系统感染也可引起关节炎，通常为多关节炎，是系统性表现的一部分。这些疾病将在疑似化脓性关节炎的鉴别诊断中讨论。

病因学

化脓性关节炎的危险因素包括：细菌种植后易发生感染的特殊关节结构和增加感染风险的特殊宿主因素。业已存在的关节疾病是主要的危险因素。风湿性关节炎（rheumatoid arthritis，RA）和人工关节是危险最大的因素，骨性关节炎也是一个高危因素。增加化脓性关节炎的宿主因素包括：糖尿病、慢性肾衰竭、年龄大于 80 岁和免疫抑制状态。

化脓性关节炎最主要的致病菌是金黄色葡萄球菌，约占病例的 40% ～ 60%。在风湿性关节炎和多关节化脓性关节炎，金黄色葡萄球菌是主要的病原菌。链球菌占第二位，占病例的 14% ～ 18%，包括 A、B、C、G 型和少见的肺炎链球菌。革兰阴性菌约占病例的 7% ～ 12%。流感嗜血杆菌曾是主要的病原菌，特别是儿童，但在接种疫苗的国家，流感嗜血杆菌的感染已经明显降低。淋病奈瑟菌感染约占病例的 5%。其他重要的病原菌包括金氏杆菌、布鲁杆菌、结核杆菌。偶尔可发生真菌性关节感染，包括隐球菌、芽生菌和其他土壤真菌。

某些情况可以增加特殊病原的感染风险。糖尿病患者和老年人更容易出现革兰阴性菌感染的关节炎。免疫抑制的患者可以出现由分枝杆菌、真菌及其他少见病原（如李斯特菌）引起的化脓性关节炎。

某些暴露可以感染特定的病原。在美国，淋病奈瑟菌是性滥交年轻成人化脓性关节炎最可能的病原。静脉吸毒者和留置导管的个体可因病原的血源性传播而患化脓性关节炎，如金黄色葡萄球菌。因创伤而暴露于土壤的病原可以导致真菌性关节炎。

按发生频率的降序排列，人工关节感染可由表皮葡萄球菌、凝固酶阴性葡萄球菌、金黄色葡萄球菌、链球菌、革兰阴性杆菌、肠球菌和厌氧菌引起。约 10% 的人工关节感染病例由多种病原引起。

临床表现

关节疼痛是最常见的症状。在典型的病例，患者表现为近期某一关节出现疼痛和肿胀。不足 50% 的患者有发热。膝关节是最常受累的关节，其次是髋关节。其他关节也可累及，多关节表现并非少见，特别是菌血症和风湿性关节炎的患者。

风湿性关节炎患者的发病更为隐匿，因此要保持高度警惕将化脓性关节炎与风湿性关节炎鉴别开。以前未被累及的关节出现新的疼痛、某一关节的疼痛超出其他关节、新出现的累及两个或更多关节的病变，都是化脓性关节炎的线索。没有急性发作的慢性表现和更为隐匿的症状常见于结核杆菌和真菌感染引起的化脓性关节炎。

物理检查常发现皮肤发热、发红、关节积液和活动受限。检查所有关节是除外多关节受累的关键。

应检查皮肤有无皮疹；播散性淋病可有脓疱或丘疹样损害，可能很少并且容易被漏掉。应仔细检查以发现结膜炎、葡萄膜炎和肌腱端病，这些是病毒性和反应性关节炎的特征。应认真检查心脏，并查找肺栓塞证据，以除外化脓性关节炎病因之一的心内膜炎。

许多患者白细胞增高。C- 反应蛋白（C-reactive protein，CRP）几乎都增高，血沉常升高但非全部升高。自体关节 X 线平片没有任何变化，但是在人工关节可以表现为假体松解。磁共振成像（MRI）不能确诊，但出现关节液增多时可以提示诊断。约 70% 的病例可通过 MRI 发现关节渗出。

人工关节感染可以分为早期（术后 3 个月以内发生）和晚期。发生在早期的人工关节感染常有典型的炎症表现，更可能由高毒力的病原菌如金黄色葡萄球菌所致。晚期的人工关节感染可以表现为更隐匿的关节疼痛和肿胀，或仅为关节不稳定，很少由强毒力的病原菌引起。窦道排脓可能是最早的表现。

鉴别诊断

急性关节炎的鉴别诊断包括：晶体性关节炎，如痛风和假痛风、红斑狼疮、风湿性关节炎；血清阴性关节炎综合征，如银屑病关节炎、Reiter 综合征；其他反应性关节炎，如链球菌感染后关节炎。其他非感染性的原因包括结节病，但是发病更隐匿，并为多关节炎。其他一些主要累及多关节但应予以考虑的感染性原因包括病毒感染、莱姆病和支原体感染。引起关节炎的病毒包括甲型肝炎病毒、乙型肝炎病毒、丙型肝炎病毒、细小病毒属、流行性腮腺炎病毒。从全球看，引起发热性关节炎综合征的蚊虫传播病毒是非常重要的，包括罗斯河甲病毒、切昆贡亚热、奥尼翁尼翁病和 Sindbis 病毒。不常引起关节炎的常见病毒包括腺病毒、柯萨奇病毒、埃可病毒和 EB 病毒。急性 HIV 感染也可有关节炎表现。

诊断方法

化脓性关节炎的诊断依赖于关节液分析（图 95-1）。关节液应送检细胞计数、革兰染色和培养、晶体检查。一般情况下，关节液白细胞超过 50 000/mm^3 可以直接抽出脓液。晶体检查对于除外痛风和假痛风

图95-1 关节脓液吸引术。

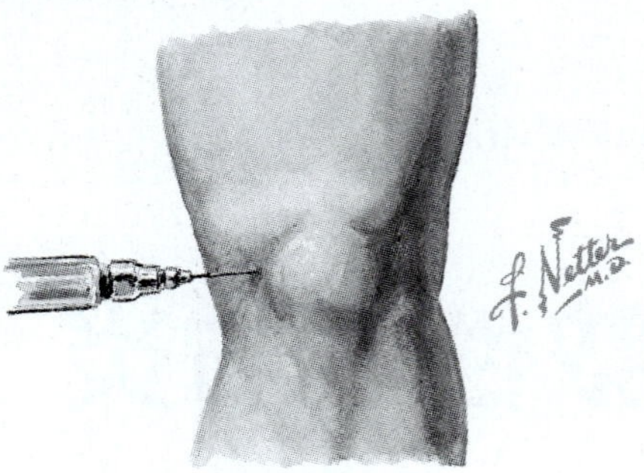

是非常重要的，这两种疾病的表现和化脓性关节炎相同。革兰染色是指导初始抗生素治疗的关键。

化脓性关节炎时血培养常为阳性（占全部患者的 50%），并且都应该送检。其他血液检查方法对于诊断和除外化脓性关节炎的作用有限。仅 40% 的患者有白细胞增多。血沉升高普遍存在，但是没有特异性，而且血沉偶尔正常。据报道 CRP 升高的敏感性可达 100%，但是该检查特异性很差，因为其他类型的炎症性关节炎也可升高。一项研究表明，对于鉴别化脓性关节炎和晶体性关节炎或风湿性关节炎，血清降钙素原水平高于 0.5ng/ml 的敏感性为 55%，但特异性达 94%，但是目前临床使用此项检查受到限制。关节穿刺对于诊断是必需的，可以指导疑似化脓性关节炎的治疗。

特定的病原要求特殊的诊断方法。淋球菌性关节炎的关节液培养可能为阴性，但是尿道、宫颈、直肠和咽拭子 Thayer-Martin 培养基多为阳性，可以得出诊断。布鲁杆菌感染一定要注意到骶髂关节炎和动物的职业暴露史；确定诊断通常要求持续培养达 35 天，并且要做布鲁杆菌血清学检查。对于继发于穿透伤的土壤暴露者和免疫抑制患者，应该考虑到真菌性关节炎。在流行地区应考虑到隐球菌病和芽生菌病的诊断。分枝杆菌关节炎可以由结核杆菌和非典型分枝杆菌引起，包括海分枝杆菌。海分枝杆菌感染的患者常有鱼或水的接触史。同样，对于任何抗生素治疗无效的患者也应该考虑到真菌性或分枝杆菌性关节炎。这些病例应该做关节液的真菌和分枝杆菌培养。

对于多关节炎患者，应该做甲、乙、丙型肝炎病毒和细小病毒血清学检查，以及血清细小病毒 DNA 聚合酶链反应。对这些患者也应评估有无风湿

病，可以查风湿因子和抗核抗体以及后继的相关检查。莱姆病是一个复杂的诊断，需要在有资质的临床中心检查 Western 印记试验阳性。血清学检查可以明确支原体感染的诊断。

人工关节感染严格按以下标准之一进行诊断：关节液中有病原生长，两个关节液或外科标本中有低毒微生物生长，脓性滑液，假体周围组织的病理学检查为炎症反应，窦道形成。然而，许多关节感染并不符合这些标准，对有症状的患者一定要给予治疗。

处理

最佳治疗

依据以下三类不同患者，给予经验性抗生素治疗：性滥交的成年人、无性滥交的成年人、有人工关节的人。

对性滥交的成年人，首先要针对淋球菌和革兰阳性菌给予头孢曲松；如果革兰染色证实为革兰阳性球菌，应加用万古霉素以更全面地覆盖革兰阳性菌。低淋病风险的患者可以给予万古霉素加三代头孢菌素或喹诺酮，以覆盖葡萄球菌、链球菌以及革兰阴性菌。有人工关节的人可以直接用万古霉素治疗葡萄球菌和链球菌感染；在典型的人工关节感染，应该在获得标本培养以后开始治疗。一旦获得培养结果，如需要应根据培养结果和药敏试验调整治疗。

针对特殊病原菌，胃肠外抗生素治疗至少应维持 2 周，而且可能达到 4 周。

如果确诊为淋球菌关节炎，头孢曲松可以换成口服喹诺酮，治疗 7 天。如果可能有其他性传播疾病，要做 HIV 和梅毒检查，并针对衣原体进行治疗。

针对人工关节葡萄球菌感染的抗生素治疗可以在万古霉素的基础上加用利福平，以提高穿透细胞壁的能力。凡是接受利福平治疗的患者都应定期检测肝功能和全血细胞计数，并且要注意利福平与其他药物的相互作用。

自体关节，经常需要反复的关节穿刺以引流关节积液，特别是化脓性感染。在一些关节，如髋关节，有时为肩关节，常需要关节镜或开放性治疗。外科途径引起关节感染的作用仍有争议。尚无随机试验验证这个问题。尽管有些数据指出关节的外科治疗可以增加化脓性关节炎的发病率，但这可能仅与病情严重有关。

相反，人工关节的化脓性关节炎需要外科手术去除假体以达到治愈。假体去除后，根据培养结果，经胃肠外途径给予抗生素治疗 6 周。在确定感染痊愈后，可以考虑再次置入假体。有些作者提倡在病原是低毒力病菌时采用一期治疗，例如凝固酶阴性葡萄球菌、假体位置良好、周围组织无损害。一期治疗对髋关节比膝关节效果更好。如果难以根除异物部位的感染，而且治疗失败的风险高、后果严重时，二期去除假体常是最佳选择。然而还要权衡其他外科条件，如重复手术的技术可行性和患者对二次手术的耐受力。

关节炎其他感染性原因的治疗主要取决于特异性的诊断。多西环素用于莱姆病关节炎的治疗，口服 100mg，2 次 / 日，连服 30 天。真菌和分枝杆菌关节炎针对特定的病原治疗。反应性和病毒性关节炎给予对症治疗。

避免治疗错误

做出正确的诊断是避免治疗错误的第一步。这就意味着对化脓性关节炎要保持高度的警惕，并采集关节液做分析和培养。应该针对最常见的病原治疗，但必须是培养结果确定的病原菌。一定要给予最佳的抗生素剂量，以保证滑液和骨骼内有足够的药物浓度，通常要求至少 2 周经胃肠外给药。始终应以患者的临床和微生物学反应确定疗程，因为可能需要更长的治疗过程。如果未发现病原菌或患者对治疗无反应，应增加抗菌谱覆盖范围或考虑其他诊断。人工关节感染通常需要外科去除假体，因为其他任何方法的治愈率都低。尽管早期适当应用抗生素可以成功救治，医生务必要详细了解患者的过敏史和已知的抗生素不良反应，并且要适当监测以避免不良事件。

展望

将来可能会研发出更好的血清学和放射影像学检查，以区分化脓性关节炎和其他原因的关节炎；然而，近期不可能放弃关节液培养。应该监测抗生素耐药进展情况以指导最初的治疗，特别是革兰阳性菌和淋球菌。

（李 焱 译 赵晓林 校）

参考文献

Goldenberg DL: Septic arthritis. Lancet 351(9097):197-202, 1998.

The author presents an excellent review of the topic.

Zimmerli W, Trampuz A, Ochsner PE: Prosthetic joint infections. N Engl J Med 351(16):1645-1654, 2004.

The authors provide a complete discussion of the medical and surgical management of prosthetic joint infections.

循证

1. Eder L, Zisman D, Rozenbaum M, Rosner I: Clinical features and aetiology of septic arthritis in northern Israel. Rheumatology (Oxford) 44(12):1559-1563, 2005.

   The authors present a case series that describes the presentation and etiology.

2. Gupta MN, Sturrock RD, Field M: A prospective 2-year study of 75 patients with adult-onset septic arthritis. Rheumatology (Oxford) 40(1):24-30, 2001.

   The authors report on a prospective study of the presentation, etiology, and outcome in patients with septic arthritis.

3. Karchevsky M, Schweitzer ME, Morrison WB, Parellada JA: MRI findings of septic arthritis and associated osteomyelitis in adults. AJR Am J Roentgenol 182(1):119-122, 2004.

   This article discusses the utility of MRI in septic arthritis.

4. Li SF, Henderson J, Dickman E, Darzynkiewicz R: Laboratory tests in adults with monoarticular arthritis: Can they rule out a septic joint? Acad Emerg Med 11(3):276-280, 2004.

   This useful article examines which tests can be used to exclude or confirm septic arthritis from other causes of arthritis.

5. Martinot M, Sordet C, Soubrier M, et al: Diagnostic value of serum and synovial procalcitonin in acute arthritis: A prospective study of 42 patients. Clin Exp Rheumatol 23(3):303-310, 2005.

   The authors describe a new test in the evaluation of acute arthritis.

6. Weston VC, Jones AC, Bradbury N, et al: Clinical features and outcome of septic arthritis in a single UK Health District, 1982-1991. Ann Rheum Dis 58(4):214-219, 1999.

   This case series describes the management and outcome of septic arthritis.

Jaspaul S. Jawanda

96

骨髓炎

引言

骨髓炎的致残率很高，而且单独使用抗生素常无效。感染骨再生缓慢，可能形成抗生素和免疫系统难以通过的缺血带。因为医疗保健体系的变化、人口老龄化和病原的进化，骨髓炎的发病率可能逐渐增加。置入人工关节和置入中心静脉导管的增加（有并发菌血症的风险）可以增加骨髓炎的发病率。有证据表明，逐渐增多的社区获得性耐甲氧西林金黄色葡萄球菌（MRSA）作为一种病原可以增加骨和关节的感染。

骨髓炎可以继发于血源性播散、邻近感染灶、开放性骨折或肢体血管功能不全。慢性骨髓炎常见于保留的无血管骨，仅用抗生素治疗无效。骨感染的病原谱十分广泛，没有一定的法则可用于治疗。单独的药物治疗有时便足够了，但外科治疗常常是必需的，治疗团队包括初级保健医师、骨外科医师、整形外科医师、感染病专家以及血管外科医师。

病因学和发病机制

感染的微生物和相关的宿主炎症反应导致了骨髓炎症疾病。感染的病原可以通过直接感染（如穿透伤）、血液途径或邻近组织感染播散途径到达骨组织。在长骨急性血源性骨髓炎病例，最初的感染位于骨内膜，随后扩散到骨皮质和骨膜，而其他类型的骨髓炎可能首先累及骨皮质。如果急性骨髓炎发展成慢性骨髓炎（通常超过数月或数年），就会留有死骨，经常从骨皮质形成窦道引流到皮肤（图96-1）。

Waldvogel 标准是最常用的骨髓炎分类标准，根据可能的病因分为 3 类。第 1 类是血源性骨髓炎，见于成人和儿童。成人常累及椎骨；相反，儿童多累及长骨。血源性感染可能源于严重的败血症，但是经常继发于与远端部位感染有关的亚临床菌血症（图 96-2；彩图 96-2）。第 2 类是继发于邻近感染部位的骨髓炎。这包括继发于创伤、金属器件置入（人工关节、外或内固定术）、邻近软组织感染、牙科感染和褥疮的骨髓炎（图 96-3；彩图 96-3）。最后一类是继发于血管功能不全的骨髓炎，多数与软组织感染有关。这类骨髓炎可由于大或小血管疾病引起组织灌注不良而加重。这类患者中的大部分患有糖尿病，足骨（特别是趾骨和跖骨）最常被累及。

Cierny-Mader 标准也用于对骨髓炎进行分类，但更侧重于解剖描述，共分为 4 类。第 1 类是源于骨髓的骨髓炎，包括急性血源性骨内膜感染或髓内的相关感染。第 2 类是源于骨表面的骨髓炎，如累及骨皮质表面的邻近感染。第 3 类是骨全层受累，即没有骨破坏且可进行清创术。第 4 类是弥散性骨髓炎，这类骨髓炎既可在清创术后引起骨不稳定，也可因反复受累而进行截骨。

常见骨髓炎的病原菌是需氧的革兰阳性球菌和革兰阴性菌。金黄色葡萄球菌是最常见的病原菌，可见于所有类型的骨髓炎。肠道菌属和假单胞菌属是最常见的革兰阴性菌。厌氧菌也可感染骨，可以单独引起感染，也可以是混合感染的一部分。真菌——最常见的是白色念珠菌（但很少为原发真菌感染），以及隐性菌属或丝状真菌——也可以引起骨髓炎。众所周知，结核分枝杆菌可以引起成人轴向骨（附属骨罕见）的骨髓炎。最新的分析表明，可以引起侵袭性疾病的任何微生物都可以引起骨髓

图96-1 胫骨干骺端慢性骨髓炎。

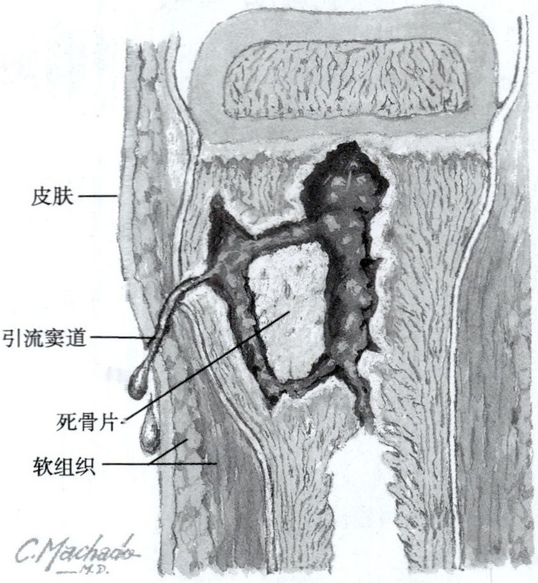

胫骨干骺端慢性骨髓炎

图96-2 血源性骨髓炎。

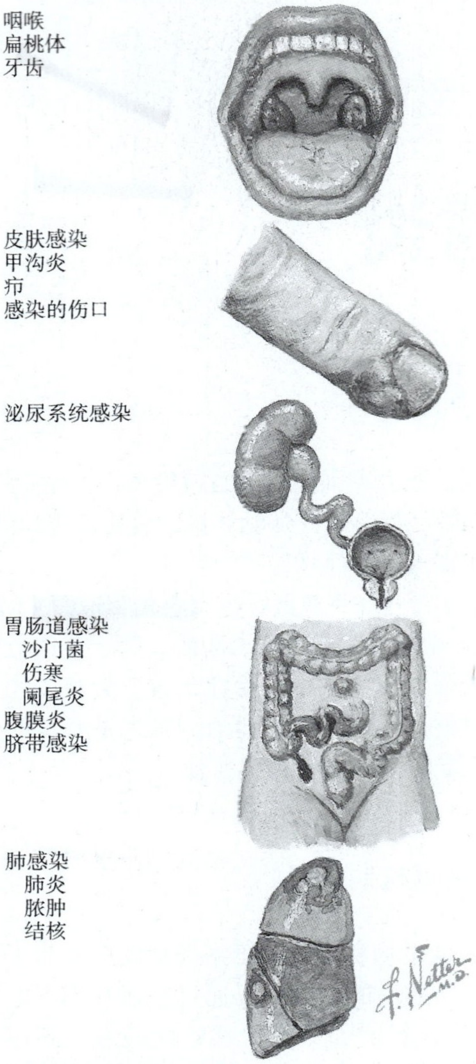

血源性骨髓炎可能继发于包括扁桃体炎、蜂窝织炎、肾盂肾炎、腹内感染和肺炎在内的多种感染相关的亚临床菌血症。

炎，文献报道了许多由罕见病因引起的骨髓炎。病原之广说明在任何可能的时候确立培养诊断的重要性。骨髓炎及特异的病原菌列于表96-1。

临床表现

临床表现取决于病原菌。在很多情况下，患者没有败血症表现，发热和白细胞升高不明显。除非被神经性疾病和止痛药所掩盖，几乎都伴有疼痛，这是一条重要线索。据统计，大部分有肢体局部、关节或背部疼痛的患者没有骨感染，因此在血源性和其他类型骨髓炎病例，最初把疼痛考虑为其他常见病因就不足为奇了。

成人血源性骨髓炎可以累及长骨，但更常累及椎骨。腰椎比胸椎更常受累，颈椎骨髓炎（罕见于关节突）仅见于少数病例。患者几乎都有相关的疼痛，程度轻重不等。因为缺乏系统症状，很难在腰疼患者中鉴别出早期的椎骨骨髓炎。可以表现有发热，在进展性骨髓炎或硬膜外脓肿的病例，可以有神经系统损害。对于有新发持续加重或没有好转的背痛患者，应该考虑骨髓炎诊断。

大多数与血管功能不全相关的骨髓炎伴有软组织感染。检查发现与骨髓炎相关的糖尿病足溃疡具有一定的挑战性。患者可能表现出发热、红斑和受累骨外面的窦道排脓。多数患者没有系统症状，也可以没有疼痛。在早期症状被忽视的患者，继发性败血症和菌血症可能导致明显的寒战和发热。在晚期病例，伤口创面可见骨骼。

人工关节感染是继发于邻近感染的一种骨髓炎。这些患者很少有发热或系统症状。最主要的临床表现是疼痛，特别是在负重时。通常患者有严重的疼痛，持续很长一段时间（几个月），最终被诊断为人工关节感染。诊断延迟可能与最初忽视疼痛以及症状与无菌性松懈或机械功能障碍相似有关。

慢性骨髓炎常表现为病变部位疼痛和红斑。可在感染骨的邻近部位发现引流窦道。大部分慢性骨髓炎的患者诉有慢性疼痛、窦道和有骨髓炎病史。

图96-3 与骨髓炎相关的邻近感染示例。

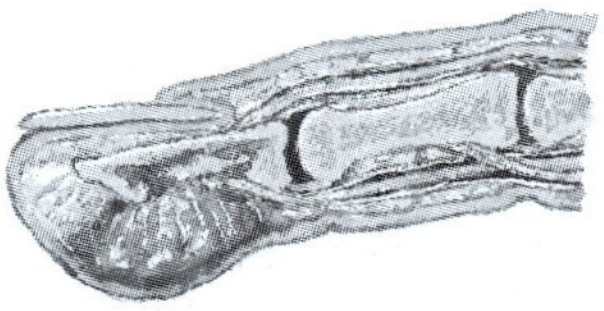

甲沟炎（或其他手部感染）累及骨

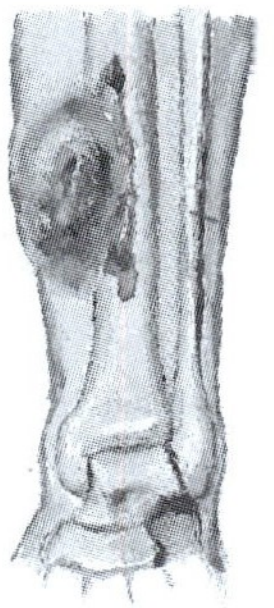

邻近骨骼的脓肿或感染性伤口

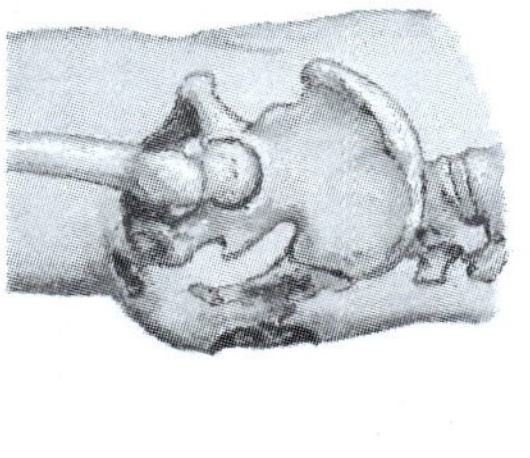

蔓延到骶骨、骨盆或脊柱的压迫性溃疡

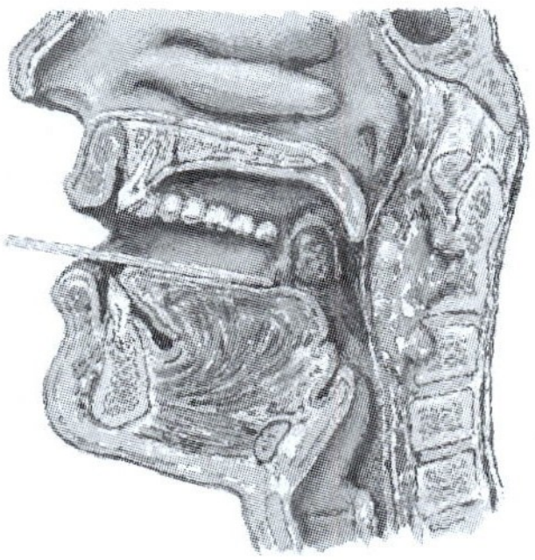

咽后脓肿扩展至颈椎

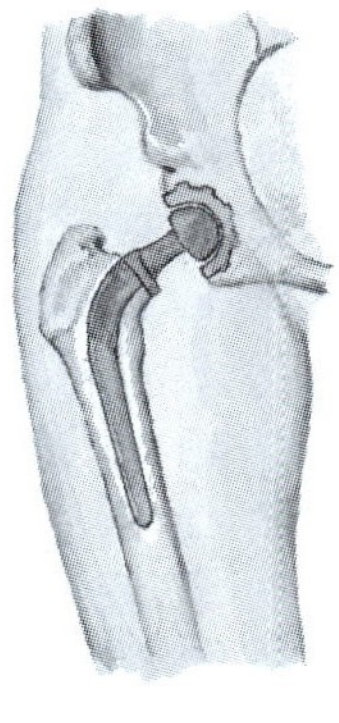

关节置换术（假肢经常松动，但不一定提示感染）

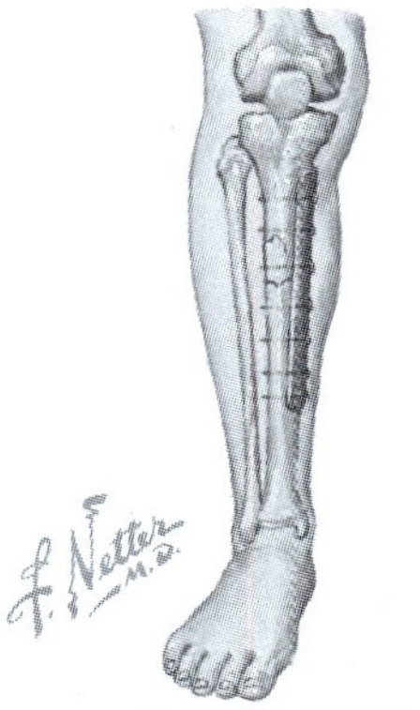

骨折后骨内固定

鉴别诊断

骨髓炎的鉴别诊断范围不宽，但很难确诊。诊断难度取决于所考虑的骨髓炎类型。骨感染诊断的问题包括不能确定诊断（如血源性骨髓炎早期）和不能确定如何证实疑似病例（如与骨连接紧密的感染软组织溃疡）。区分 Charcot 足（神经性骨关节病）和糖尿病足患者的骨髓炎常是一个特别的挑战。另外，镰状细胞病患者的骨髓炎很难与骨梗死区分。

对脊椎骨髓炎的诊断要保持高度警惕。椎间盘脱出、脊椎压缩性骨折、肌肉拉伤、关节炎都可以表现有类似的疼痛。

糖尿病足的骨髓炎包括疑似诊断和明确诊断，这依赖于软组织感染和骨破坏的程度。鉴别诊断包括糖尿病足溃疡（没有骨感染）、Charcot 足、晶体性关节病、关节退行性变和骨折。

人工关节感染时，其鉴别诊断的范围很窄。需要考虑的诊断包括无菌性松懈、机械功能障碍（如髌骨的不稳定性）、感染和少见的继发性肉瘤。

诊断方法

由于骨髓炎的临床表现多种多样，所以没有一个共同可接受的流程去指导诊断。详细的病史和体格检查是关键。可进一步通过实验室检查、病原学、培养和放射影像学检查证实诊断。总而言之，需要临床医生对各种资料进行综合分析以做出确定或疑似骨髓炎的诊断。

某些病史和物理检查有助于诊断骨髓炎。常见受累部位疼痛。如伴有发热就增加了临床疑似程度。如在感染溃疡的基底部看见骨组织或在伤口探查时遇见骨组织时，应常规诊断为骨髓炎。瘘管常见于慢性骨髓炎，大部分患者曾明确骨髓炎的诊断。

白细胞计数常升高（以中性粒细胞为主），但是白细胞计数正常绝对不能除外骨髓炎。在慢性骨髓炎和迟发人工关节感染的患者，白细胞计数正常尤其常见。大多数骨感染的病例有血沉增快，但随时间推移变慢。C- 反应蛋白对治疗的反应变化更快，但是 C- 反应蛋白正常不等于治愈。

培养出病原菌并做相关的药敏试验对于诊断和指导治疗是非常重要的。培养标本包括血液、骨组织、关节液、邻近骨髓炎的深部软组织标本。对于血源性骨髓炎，可以依据血培养阳性做出诊断，并且不需要做活检。一定要强调在获得培养结果前坚持抗生素治疗的重要性。单次血培养出某一病原菌可能为皮肤污染（如凝固酶阴性葡萄球菌、痤疮丙酸杆菌、棒状杆菌），不能做出诊断。瘘管引流物的培养可以被污染，尽管金黄色葡萄球菌的生长通常是可靠的。骨髓炎邻近部位溃疡表面的拭子培养也经常被污染。外科取骨活检培养或 CT 指导下活检最具有特异性。所有的标本都应该做需氧和厌氧培养，在某些情况下（原来培养阴性、有病理学提示、临床情况综合）标本应该做分枝杆菌和真菌培养。血培养阴性的脊椎骨髓炎，常在 CT 指导下活检以

表 96-1 常见骨髓炎病原菌和临床联系

临床疾病	病原菌	注释
血源性骨髓炎	金黄色葡萄球菌，肠道菌属，铜绿假单胞菌	单个病原最常被分离
人工关节相关骨髓炎	凝固酶阴性葡萄球菌，金黄色葡萄球菌，肠道菌属	血培养很少阳性；关节液抽取和多次培养可帮助诊断
椎骨骨髓炎	见"血源性骨髓炎"；结核分枝杆菌	应该考虑结核，尽管它仅负责很少一部分病例
糖尿病性足感染相关骨髓炎	金黄色葡萄球菌，无乳链球菌和其他链球菌，肠道菌属，厌氧菌，假单胞菌属和肠球菌属，凝固酶阴性葡萄球菌	几乎总是多种微生物感染
镰状细胞病相关骨髓炎	沙门菌属，肠杆菌属，金黄色葡萄球菌	血源性
独特的地方性病原	布鲁杆菌，地方性真菌病（粗球孢子菌和组织胞浆菌属），类鼻疽（类鼻疽伯霍尔德杆菌）	骨髓炎发生于一小部分由这些病原引起的感染

明确诊断。如果活检培养阴性，一定要重复CT指导下活检或开放活检，或者在某些病例给予经验性的治疗。在人工关节感染的情况下，应该培养假体周围骨组织和软组织的多点标本（超过5处）。一些矫形外科医生在关节矫正手术中依靠术中冰冻病理切片发现感染（每高倍视野多于10个中性粒细胞）。

当临床怀疑为骨髓炎时，应常规做X线平片摄影。尽管X线平片摄影的特异性很差，但可以帮助确定诊断，并且用于以后的对比。平片表现为关节腔变窄、骨膜增厚、骨质减少或溶解改变。在急性骨髓炎，需要数周或更长时间诊断在平片上可见的任何异常情况，其实平片变化不显著也会做出骨髓炎诊断。

CT和MRI可以提供更好的骨解剖结构的图像，有助于确定诊断。CT提供了骨皮质和邻近软组织的清晰图像，足以发现慢性骨髓炎的死骨。当扫描范围内有植入的金属装置时，人工装置的折射影严重限制了图像的质量。植入装置也可能干扰MRI的效果。因为MRI能发现骨髓水肿（在T2加权序列表现为白色，在T1加权序列为黑色），故MRI在确诊急性骨髓炎方面具有优势。对于脊椎骨髓炎，MRI可用于硬膜外脓肿的诊断。MRI很难将骨髓炎与Charcot骨关节病和继发于镰状细胞贫血的骨髓改变鉴别开。MRI很少用于观察治疗效果，因为感染被成功治疗后骨髓改变还将持续存在。

用锝-99m结合磷酸盐可以做骨的三相扫描，在新骨生成的区域有同位素聚集。这种扫描技术用于平片正常但疑似骨髓炎的病例。在创伤后损害、非感染性炎性骨病、骨髓炎痊愈的情况下可能会出现假阳性结果。放射性核素标记的白细胞扫描敏感性较差，很少用于骨髓炎诊断。

处理和治疗

骨髓炎的治疗要根据患者的情况、病原学、骨破坏的程度而定。最佳的治疗常要求多学科介入。尽管单独药物治疗很多情况下是适宜的，仍然有很多情况需要外科干预。

某些原则应时刻牢记。第一，当治疗与金属器件植入有关的骨感染时，如果不去除金属器件（钢板或螺旋固定、髓内固定针、人工关节），骨髓炎很少能治愈。早期的人工关节感染可以给予清创治疗，并可以例外地保留假体，但是不去除金属附件也可以引起持续的感染。第二，在糖尿病足感染伴邻近部位骨髓炎时一定要给予清创。尽管有些人主张局部清除和单纯抗生素治疗也可以治愈骨髓炎，但一般原则是清除病骨直到出现健康、出血的骨组织。第三，慢性骨髓炎是一个不能用抗生素治愈的外科疾病。抗生素可以与外科治疗连用或短期治疗改善症状。第四，当在感染水平以上行截肢术（如膝关节以下截肢术治疗难治性糖尿病足感染），且无播散性感染时停止抗生素治疗。第五，对血运障碍伴远端骨髓炎的患者，应该考虑血运重建。

最佳的抗生素疗程仍然未确定。对于急性血源性骨髓炎的病例，大多数医生给予6周的抗生素治疗。这是依据骨再生的时间和治疗骨髓炎的临床经验。也有一些情况需要短期或长期的抗生素治疗。在糖尿病足感染伴骨髓炎的病例，如果已经完成了周围软组织的根治性清除术并去除了骨髓炎骨，短期（约4周）的抗生素治疗常是有效的。相反，一些由难治性病原引起的脊椎骨髓炎，如MRSA，要给予更长疗程的抗生素治疗，特别是累及硬膜外的复杂感染或椎旁脓肿。对这些病例，一些内科医生主张长时间的胃肠外抗生素治疗（8 ~ 12周），另外也有人主张在6 ~ 8周的胃肠外抗生素治疗后尝试换为口服抗生素治疗。

经静脉还是口服给予抗生素是一个常见的问题。在大多数情况下，经静脉给予抗生素。然而有些情况也适用口服抗生素。氟喹诺酮类有很好的生物利用率和骨穿透力，对于怀疑为革兰阴性杆菌感染的病例（假单胞菌属除外），可以单用口服氟喹诺酮治疗。尽管口服利福平和氟喹诺酮已成功治愈金黄色葡萄球菌引起的骨髓炎，但该方法还没有成为标准治疗。克林霉素可用于治疗尚无构成或诱导耐药证据的金黄色葡萄球菌感染。它有很好的生物利用率和骨穿透性能，适合口服或胃肠外治疗。治疗成人金黄色葡萄球菌骨髓炎时，口服克林霉素可以替换初始的胃肠外抗生素治疗。利奈唑胺是一种新的抗生素，有很高的生物利用率及骨穿透能力，对革兰阳性菌的作用强，长期使用可引起神经系统病变及更为常见的白细胞下降，这些副作用限制了其在治疗骨髓炎方面的应用。

针对常见病原菌的抗生素治疗方案列于表96-2。根据药物的代谢和排泄途径，肾和肝功能障碍时需要调整剂量。肠球菌感染时，氨基糖苷类作为协同用药可以全程或部分疗程使用。在治疗与金属器件有关的葡萄球菌骨髓炎时，作为辅助用药可以加用利福平。治疗假单胞菌属骨髓炎时，经常全程或部分疗程使用二重抗生素。

最佳治疗

对于椎骨骨髓炎，药物治疗是标准。应始终根据培养和抗生素敏感试验结果选择抗生素。在少见的培养阴性的情况下，应该注意难养菌、真菌和分枝杆菌。针对这些病例的经验性治疗最常选用覆盖革兰阴性和革兰阳性菌的抗生素，疗程最少为6周。对脊柱不稳定、有相关的神经症状、对药物治疗无效的大的椎旁感染或较大的硬膜外脓肿者，外科介入可能是必需的。手术通常分为两个阶段：首先为早期清创术，而后是延期的融合固定。

对于与糖尿病足感染有关的骨髓炎，大血管病变常是一个潜在的问题，需要血运重建以最大限度地增加治疗成功的机会。如果患者有败血症和晚期被忽略的足部感染，立即进行截肢术可能是降低死亡率的唯一选择。幸运的是，大部分患者可通过清除软组织和感染骨而治愈。清创后，伤口处理是关键，可能涉及负压引流和皮肤移植。这种感染几乎总是多种微生物感染，表面的拭子培养不能指导治疗。

对于大部分人工关节感染的患者，标准的治疗分两个阶段。第一阶段包括去除感染假体、清创、置入内含抗生素浸润胶泥的隔离物。许多矫形外科医生使用关节隔离物，这样可以允许患者支撑重量和维持受限的关节活动。胃肠外抗生素治疗应持续6周或6周以上，然后停用。其次，除非有提示存在感染的证据，第二阶段为植入人工关节。

为使患者康复，慢性骨髓炎需要用外科治疗。不接受手术的患者可以间断应用抗生素治疗以缓解症状。外科治疗是复杂的，特别是反复感染的骨组织。在治疗中，切除死骨片后死腔的处理是主要问题，常需要多阶段治疗。可能需要骨科和整形外科治疗，有时需要原位或游离骨瓣修复来处理死腔。需要辅以由骨培养结果指导的抗生素治疗。

避免治疗错误

在制订骨髓炎患者的治疗方案时，医生必须认真考虑患者对理想治疗的耐受能力。当骨髓炎与邻近褥疮有关时，根据患者衰弱的水平，可能适用局部小范围的清创术及短疗程的抗生素治疗败血症，但不能治愈。对后期人工关节感染的患者，采用清创术治疗而保留假体常具诱惑力。这种方法可能适合虚弱的患者，但是在一般情况下即使积极采用胃肠外抗生素治疗，保留假体可导致慢性骨髓炎。治疗的医生应始终意识到抗生素治疗的局限性。对与邻近感染有关的骨髓炎，如果严重缺血不能改善或坏死失活组织不能清除，长期应用抗生素是不适宜的。

表 96-2 针对骨髓炎病原菌的抗生素治疗方案

病原菌	抗生素选择	备选治疗方案
甲氧西林敏感的金黄色葡萄球菌	苯唑西林或萘夫西林（2g 静点，每 4～6h 一次）	头孢唑啉（1～2g 静点，每 8h 一次） 克林霉素[a]（600～900mg 静点，每 8h 一次；300～450mg 口服，每 6h 一次） 万古霉素（1g 静点，每 12h 一次） 利福平[b]（600mg 口服，1 次 / 日，或 300mg 口服，2 次 / 日）
耐甲氧西林金黄色葡萄球菌	万古霉素（1g 静点，每 12h 一次）	替考拉宁（400mg 静点，第 1 天每 12h 一次，以后每 24h 一次） 利福平[b]（600mg 口服，1 次 / 日，或 300mg 口服，2 次 / 日）
链球菌（A、B、C、F、G 组）	青霉素 G（12～20 mU/d，静点，分 6 次给药或连续输注）	克林霉素[a]（600～900mg 静点，每 8h 一次；300～450mg 口服，每 6h 一次） 万古霉素（1g，静点，12h 一次）
肠球菌属	氨苄西林（2g 静点，每 4h 一次），或青霉素 G（同上）	庆大霉素[c]（1mg/kg 静点，每 8h 一次） 万古霉素（1g 静点，每 12h 一次）
肠细菌科[d]	氟喹诺酮类[如环丙沙星(400mg 静点，每 12h 一次；750mg 口服，2 次 / 日)]，或 第三代头孢菌素[如头孢曲松（2g 静点，每 24h 一次）]	头孢吡肟 (2g 静点，每 12h 一次) 亚胺培南[e](500mg 静点，每 6h 一次)
绿脓杆菌	哌拉西林(2～4g 静点，每 4～6h 一次）或哌拉西林 - 他唑巴坦（3.375～4.5g 静点，每 6h 一次），或头孢他啶（2g 静点，每 8h 一次）和庆大霉素（每日 1 次）[f]，或环丙沙星（400mg 静点，每 12h 一次；750mg 口服，2 次 / 日）	头孢吡肟（2g 静点，每 8～12h 一次），*或* 亚胺培南 (500mg 静点，每 6h 一次)，*和* 环丙沙星，*或* 庆大霉素（每日 1 次）

[a] 假设没有构成性或诱导性耐药的证据。
[b] 不单独使用。
[c] 在部分或整个治疗中考虑使用青霉素、氨苄西林或万古霉素和一种氨基糖苷类抗生素。
[d] 头孢菌素单一疗法在肠道杆菌和沙雷菌属感染中应该谨慎使用。
[e] 用于耐药菌群。
[f] 应用庆大霉素几周后应停药以减少前庭、耳或肾毒性风险。

展望

金黄色葡萄球菌是引起骨髓炎的重要病原菌，MRSA 更日益增多。无对照临床观察提示万古霉素对某些病例的疗效不佳。治疗失败很少由于直接抵抗万古霉素或细胞壁厚度增加导致的抵抗。有些人认为“异质耐药性”MRSA 是万古霉素治疗失败的原因，也有些人提出金黄色葡萄球菌附属基因调节子功能障碍可能与万古霉素治疗失败有关。目前万古霉素仍然是 MRSA 所致严重感染的一线用药。今后的研究应着重开发对万古霉素反应不佳的 MRSA 预测分离技术上，并探讨针对这种感染的抗生素治疗。

（么作义 译 李焱 校）

循证

1. Calhoun JH, Manring MM: Adult osteomyelitis. Infect Dis Clin North Am 19(4):765-786, 2005.
The authors provide a comprehensive review of osteomyelitis in adults.
2. Jeffcoate WJ, Lipsky BA: Controversies in diagnosing and managing osteomyelitis of the foot in diabetes. Clin Infect Dis 39(Suppl 2):S115-S122, 2004.
This is a good discussion of the pitfalls in diagnosis and treatment of osteomyelitis associated with diabetic foot infection.
3. Lew DP, Waldvogel FA: Osteomyelitis. Lancet 364(9431):369-379, 2004.
The authors provide a comprehensive review of osteomyelitis, including its pathogenesis.
4. Mader JT, Calhoun JC: Osteomyelitis. In Mandell GL, Bennett JE, Dolin R (eds): Mandell, Douglas, and Bennett's Principles and Practice of Infectious Diseases, 5th ed. Philadelphia, Churchill Livingstone, 2000, pp 1182-1195.
This chapter presents a comprehensive review of osteomyelitis.
5. Parsons B, Strauss E: Surgical management of chronic osteomyelitis. Am J Surg 188(1A Suppl):57-66, 2004.
The authors present a discussion of staged surgical procedures used to treat chronic osteomyelitis.

David J. Weber · Vickie Brown · Emily E. Sickbert-Bennett · William A. Rutala

97

血管内导管感染

引言

美国国家疾病控制和预防中心（CDC）估计每年医疗相关感染有 200 万例，死亡 9 万例，并且每年过度医疗花费 45 亿美元。医院获得性血源性感染估计每年有 25 万，其中死亡 26 250 例，在美国是第八位致死原因。一项前瞻性分析评估了 49 家医院 1995—2002 年内发生的 24 179 例医院源性血液感染病例，结果发现血源性感染的发病率为每 10 000 名住院患者中发生 60 例。约 51% 的病例发生在重症监护病房。血管内装置是最常见的易感因素；中心静脉导管（CVC）占 72%，周围静脉导管占 35%，动脉导管占 16%。

本章着重阐述血管内导管相关感染的预防和处理。

血管内导管的类型和用途

血管内导管广泛用于内科以补充液体、进行血流动力学监测和给予药物治疗（表 97-1）。CVC 是尖端置于大血管（如腔静脉）内的血管内导管（图 97-1）。

血管内导管相关的并发症

与外周静脉导管相关的并发症包括静脉炎、出血、渗出和感染。其中，无菌性静脉炎最常见。通常，移除导管和热敷足以缓解无菌性静脉炎。CVC 的并发症依据中心导管的类型和位置而不同，包括血栓、空气栓塞、导管误放、静脉刺破、局部和系统的感染。锁骨下穿刺有气胸和血胸的危险，颈内静脉穿刺的风险较小。锁骨下静脉穿刺时可刺入锁骨下动脉。肺动脉置管的并发症包括心律失常和肺梗死。罕见情况下，在操作过程中剪掉一块 CVC，导致导管栓塞。

导管相关感染的病因学和发病机制

所有血管内导管均有感染危险，因为插入和使用导管时必须刺破皮肤。导管相关感染由多种发病机制形成（图 97-2）。穿刺部位的皮肤微生物迁移至经皮导管顶端定植，是经皮穿刺短期置管最常见的感染途径。由侵入管腔内的细菌（如导管内表面的定植菌）造成的导管污染主要见于 CVC 的定植细菌。偶尔，置管可以造成其他感染灶的血行播散。罕见情况下，输液的内部（来自制造商）和外部（卫生保健设施操作过程中）污染引起导管相关性血液感染。Safdar 和 Maki 评估了无鞘短期 CVC 所致导管相关性血液感染的发病机制。他们报道 45% 的感染是外源性的，26% 为穿刺部位内源获得性的，感染机制不明确的占 29%。

留置导管表面形成生物膜是留置导管发生感染的关键。生物膜的特征是胞外聚合物的存在，主要是多糖，这些物质包围并包裹微生物。实际上所有经皮 CVC 均定植有植入生物膜基质中的微生物。最常见的从导管生物膜中分离出的病原菌是凝固酶阴性葡萄球菌、金黄色葡萄球菌、肺炎克雷伯杆菌、绿脓杆菌和白色念珠菌。虽然中心静脉导管形成生物膜是普遍存在的，但生物膜生成的多少及部位则取决于导管留置的时间：短期留置导管（<10 天）在导管外表面有较大生物膜形成；长期留置导管（30 天）在导管内表面有较大生物膜形成。病原体被包

表 97-1 血管内导管的类型及使用备注

导管类型	备注
外周静脉导管	通常在前臂和手部静脉穿刺，短期导管装置最为常用；很少引起血源感染
外周动脉导管	短期应用；通常用于监测血流动力学情况，测定危重患者血气水平；发生血液感染的危险与中心静脉导管（CVC）相似
中线导管	外周导管（大小 7.6 ~ 20.3cm）从肘窝处穿刺进入贵要静脉、头静脉，导管不进入中心静脉；引起静脉炎和感染的危险比 CVC 小
非隧道式 CVC	应用最广泛的 CVC；估计占所有导管相关性血源感染的 90%；经颈内和股静脉穿刺增加感染的危险
压力监测系统	用于动脉导管的连接；与流行性和地方性医院源性血液感染有关；感染常源于患者内置导管和压力监测装置之间的液体、污染的输液或非一次性传感器
经外周置入 CVC（PICC）	有锁骨下或颈静脉导管可供选择；经外周静脉插入，进入上腔静脉，通常由贵要静脉、头静脉插入；容易保持；较非隧道式 CVC 发生机械并发症（血胸）的风险低。然而，约 2.5% 发生 PICC 相关静脉血栓
肺动脉导管	通过 Teflon 鞘如 Cordis 置入，通常只留置平均 3 天时间；通常使用肝素封管，以降低导管血栓形成和细菌黏附
隧道式 CVC	手术植入 CVC(如 Hickman、Broviac、Groshong 或 Quinton 导管),隧道出口在皮肤，出口内置有 Darcon 套管；套管可促进周围组织生长，阻止细菌移行至导管内，因此封闭导管管道；为需要长时间静脉化疗、家庭注射治疗或血液透析的患者提供血管通路
完全植入式导管	皮下埋植有自动封闭隔膜的皮下端口或贮器，可用针穿刺完整皮肤进入；感染率低
主动脉内球囊反搏（IABP）	IABP 是胸主动脉降段带有球囊装置的导管，用于提供心脏功能的临时支持
Phoresis 导管、Vas-cath、PermCath	较大较坚固的导管，用于血浆置换和透析的高速血液回流
Powercath	允许高流速高压力的中心导管，可快速注射对比剂

裹在生物膜里也增加了对抗生素治疗的抵抗。

导管相关感染的流行病学和微生物学

一项 1447 家欧洲重症监护病房（ICU）的 10 038 名患者的流行病学研究中分析了血源性感染的发病情况。资料显示 247 名患者（2.5%）因住院获得性血源感染而接受治疗。感染的危险因素包括肺动脉导管（比值比 1.2）和 CVC（比值比 1.35）。在 ICU 中发生的导管相关性血源感染的发病资料在疾病控制和预防中心（CDC）国家医院感染监督中心（NNIS）获得。在 2002 年 6 月至 2004 年 6 月间，根据 ICU 的类型，感染的发病率（每 1000 导管 - 日）为 2.7 ~ 7.4。一项 Meta 分析报告了不同类型导管相关血源感染的发病率（表 97-2）。

CVC 相关血源感染的微生物学已有报道。最常见的病原体是凝固酶阴性葡萄球菌、金黄色葡萄球菌、肠球菌、肠道革兰阴性杆菌（大肠埃希菌、肺炎克雷伯杆菌、肠杆菌属）、绿脓杆菌和念珠菌属（表 97-3）。

导管相关血源性感染的发病率因导管类型、导管操作频率、患者相关因素（如基础病和急性病）不同而有明显变化。导管留置时间是最主要的危险因素。与外周静脉导管相关感染发病率较高的相关危险因素包括在下肢置入导管（在手静脉置入危险最低）、未能每 72 ~ 96 小时更换位置以及使用钢针。CVC 相关血源感染高发病率相关的危险因素包括：

- 医院特点
  - 教学医院与非教学医院
  - 较大医院
- 患者特点
  - 基础疾病的严重程度
  - 其他部位活动性感染

图97-1 置管。

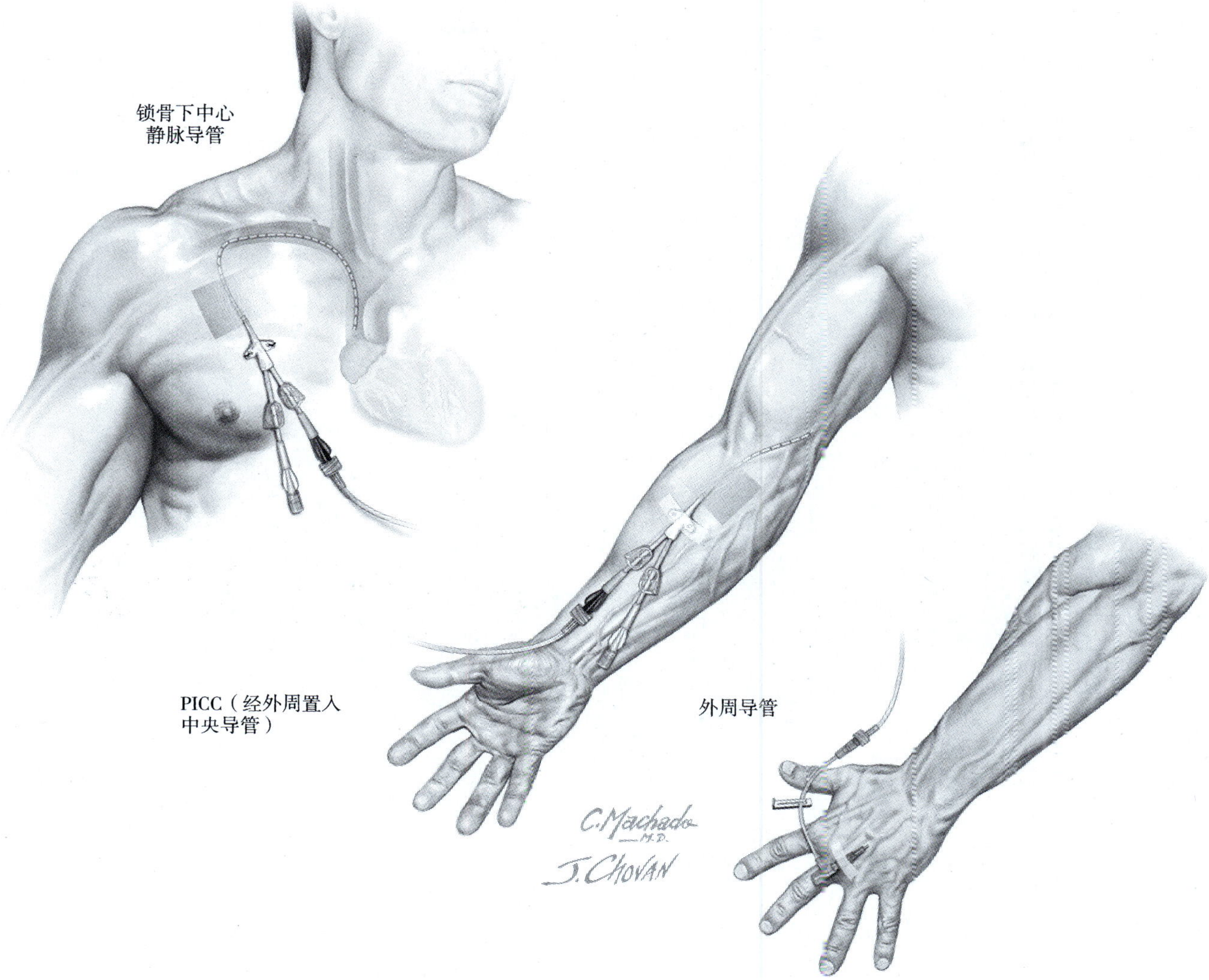

- 在 ICU 治疗
- 免疫抑制（如 HIV、器官移植）
- 手术患者
- 置入特点
  - 紧急置入
  - 置入部位（股部 > 颈内 > 锁骨下）
  - 多腔导管
  - 未最大限度防护（用无菌巾覆盖整个身体、戴无菌手套、穿手术衣、医生戴口罩）
  - 非隧道式导管
- 留置特点
  - 导管留置时间
  - 导管中心定植
  - 胃肠外营养
  - 未正确使用导管

血管内导管相关感染的预防

预防血管内导管相关感染的关键措施包括：牢固固定无菌穿刺针并保持，穿刺点用消毒剂准备，当医疗不再需要导管时立即拔出。没有证据表明预防性抗生素能有效防止导管相关感染。现已证明用消毒剂和抗生素浸泡的导管能降低导管定殖和导管相关血源感染的发病率。这个方法在长时间留置导管时应考虑使用。如果要求 30 天以上的中心静脉通道，应考虑植入 CVC。当不要求通过锁骨下或颈内静脉位置建立中心静脉通路时，对于需要长期建立静脉通道的患者可经外周置入中央导管(peripherally

图97-2 感染的发病机制。

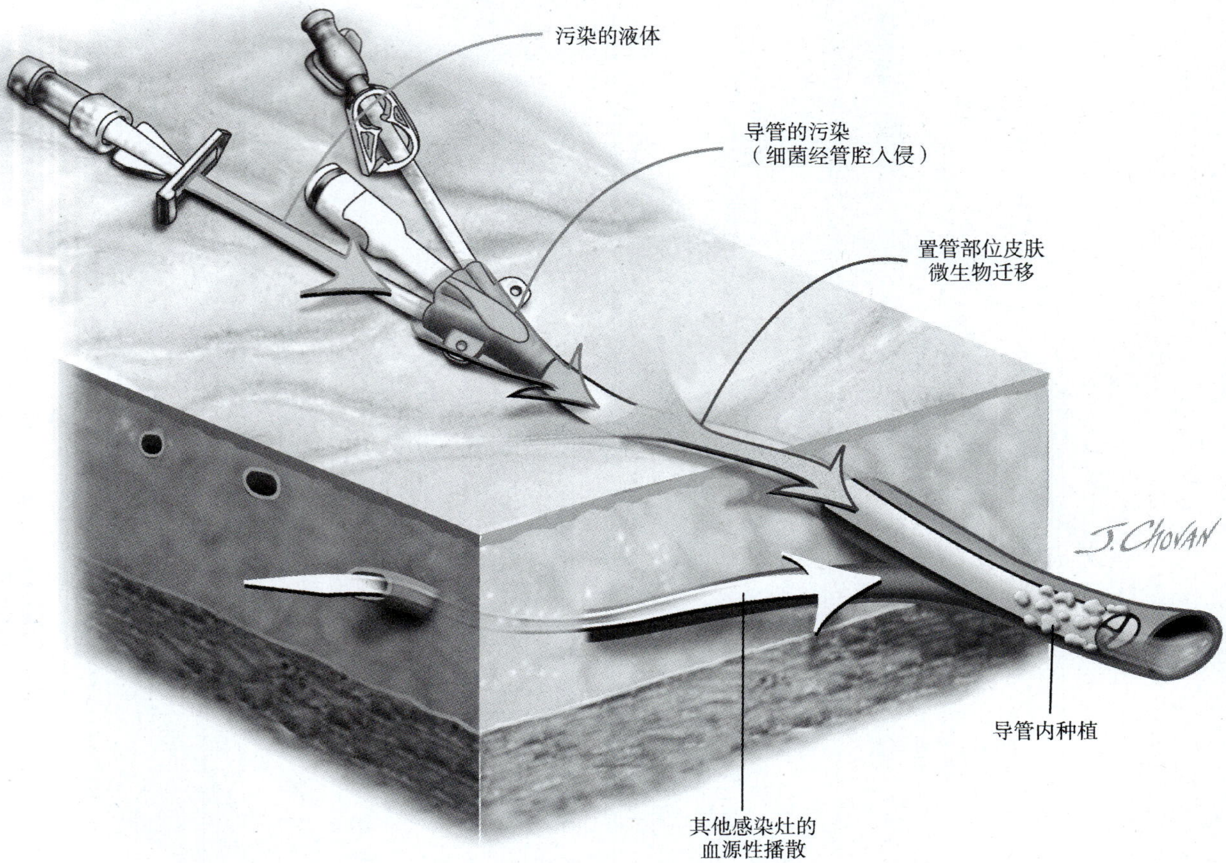

inserted central catheter，PICC）。根据目前的资料，中心静脉或PICC导管不需要定期更换。已经发表了有关预防血管内导管相关感染的建议（框97-1）。

临床表现

导管相关感染包括局部和全身感染。外口感染、隧道感染、囊袋感染均为局部感染。在导管外口2cm内红斑、硬结、触痛是外口感染的常见表现。其他相关的感染症状和体征包括发热或外口溢脓。隧道感染特征是从导管外口2cm以上的范围，沿隧道式导管（如Hickman或Broviac导管）的皮下走行位置出现压痛、红斑和硬结。囊袋感染的定义是完全置入性血管内装置的皮下囊袋出现感染性渗出。它们常表现为囊袋上方出现触痛、红斑和硬结。囊袋上方的皮肤也可出现自发性破裂、引流和坏死。局部感染可伴发血源感染。系统症状常见，而且可分为全身性（发热、寒颤、低血压、休克）、呼吸性（过度通气、呼吸衰竭）、胃肠道（腹痛、呕吐、腹泻）和神经性（意识障碍、癫痫）。

临床表现对确诊导管相关性感染帮助不大，因为它们缺乏敏感性和特异性。提示血管内导管相关性败血症的症状和体征包括下列情况：导管置入部位炎症或化脓；有败血症体征，但无明确的局部感染（如肺炎、皮肤或软组织感染、泌尿道感染）；突发性休克；败血症的症状和体征加导管功能障碍；与CVC有关的大静脉感染性血栓性静脉炎的证据；由葡萄球菌（尤其凝固酶阴性葡萄球菌）或棒状杆菌、念珠菌属或芽孢杆菌引起的血源感染；严重菌血症或念珠菌血症（多次血培养阳性）；合理抗生素治疗无效的败血症。

诊断方法

所有出现发热或其他感染征象且留置血管内导管的患者均应进行导管相关感染的评估。应检查

表 97-2 导管类型与导管相关血液感染的危险

	CR-BSI 混合均值（95%CI） 每 100 根导管	CR-BSI 混合均值（95%CI） 每 1000 导管 - 天
外周静脉导管		
塑胶导管	0.1（0.1 ~ 0.2）	0.5（0.2 ~ 0.7）
钢针	2.0（0.0 ~ 4.3）	8.6（0.0 ~ 18.2）
静脉切开	3.7（0.0 ~ 10.8）	9.0（0.0 ~ 26.5）
中线导管	0.4（0.0 ~ 0.9）	0.2（0.0 ~ 0.5）
动脉导管用于血流动力学监测	0.8（0.6 ~ 1.1）	1.7（1.2 ~ 2.3）
外周置入中央导管		
住院患者和门诊患者	3.1（2.6 ~ 3.7）	1.1（0.9 ~ 1.3）
住院患者	2.4（1.2 ~ 3.6）	2.1（1.0 ~ 3.2）
门诊患者	3.5（2.8 ~ 4.1）	1.0（0.8 ~ 1.2）
短期非隧道式中心静脉导管		
▪ 不掺入药物的		2.7（2.6 ~ 2.9）
非隧道式	4.4（4.1 ~ 4.6）	1.7（1.2 ~ 2.3）
隧道式	4.7（3.2 ~ 6.2）	1.6（1.3 ~ 2.0）
▪ 掺入药物的		1.2（0.3 ~ 2.1）
氯己定 - 磺胺嘧啶银	2.6（2.1 ~ 3.2）	4.7（1.5 ~ 8.0）
米诺环素 / 利福平	1.0（0.3 ~ 1.8）	3.3（1.7 ~ 5.0）
浸银	5.2（1.7 ~ 8.7）	4.8（2.1 ~ 7.5）
银离子导入	4.0（2.1 ~ 6.0）	3.7（2.4 ~ 5.0）
苯扎氯铵	4.3（1.9 ~ 6.7）	
肺动脉导管	1.5（0.9 ~ 2.0）	
血液透析导管		
临时的，非袖套式	8.0（7.0 ~ 9.0）	4.8（4.2 ~ 5.3）
长期的，袖套隧道式	21.2（19.7 ~ 22.8）	1.6（1.5 ~ 1.7）
袖套隧道式中心静脉导管	22.5（21.2 ~ 23.7）	1.6（1.5 ~ 1.7）
皮下静脉部位		
中心	3.6（2.9 ~ 4.3）	0.1（0.0 ~ 0.1）
外周	4.0（2.4 ~ 5.6）	0.1（0.1 ~ 0.2）
主动脉内球囊反搏	3.0（0.0 ~ 6.3）	7.3（0.0 ~ 15.4）
左室辅助设备	26（19.2 ~ 33.0）	2.1（1.5 ~ 2.7）

CI：可信区间；CR-BSI：导管相关血液感染。

Adapted from Maki DG, Kluger DM, Crnich C: The risk of bloodstream infection in adults with different intravascular devices: A systematic review of 200 published prospective trials. Mayo Clin Proc 81(9):1159-1171, 2006.

表 97-3 从中心静脉导管相关血液感染分离的病原体

病原体	1986—1989	1992—1999
革兰阳性球菌		
凝固酶阴性葡萄球菌	27%	37%
金黄色葡萄球菌	16%	13%
肠球菌	8%	13%
革兰阴性杆菌		
大肠埃希菌	19%	14%
肺炎克雷伯杆菌	4%	3%
肠杆菌属	5%	5%
绿脓杆菌	4%	4%
真菌		
白色念珠菌	8%	8%
其他	9%	3%

Adapted from O’Grady NP, Alexander M, Dellinger EP, et al: Guidelines for the prevention of intravascular catheter-related infections. Centers for Disease Control and Prevention. MMWR Recomm Rep 51(RR-10):1-29, 2002.

导管周围有无红肿、触痛、化脓。隧道检查也很重要。对疑似血管内导管相关感染的患者至少取两次血标本培养，其中至少一次经皮取样。导管相关血源感染的定义为在留置有血管内装置的患者出现菌血症，外周静脉血培养一次以上为阳性，有感染的临床表现（发热、寒战、低血压），除导管外没有明显的血源感染源。导管相关感染可通过导管皮下部分半定量［每段导管有≥ 15 个菌落形成单位（cfu）］或定量（每段导管有≥ 10^2cfu）培养来确定，导管皮下培养分离出病菌与导管培养和血培养分离出病菌的定义相同。其他诊断标准包括同时取导管和外周血定量培养，至少 5 ∶ 1 比例（CVC *vs*. 外周），出现阳性结果的时间差（取自 CVC 的阳性结果较取自外周血的阳性结果至少提前 2 小时）。评估诊断性试验诊断血管内导管相关感染准确性的

框 97-1 为成人、儿童放置血管内导管的部分建议

手的卫生

A．用方便的含有消毒剂的肥皂和水，或含无水酒精的凝胶或泡沫洗手以完成手的消毒。在触摸导管穿刺位置前后，在置入、重置、使用、修理、敷盖血管内导管前后，也注意手的无菌。使用消毒剂后就不能再触摸穿刺部位，除非保持无菌操作（IA）。

导管置入和留置期间的无菌技术

A．血管内导管置入和留置期内保持无菌操作（IA）

B．按 OSHA 要求，置入血管内导管时戴清洁或无菌手套（IC）。如果消毒皮肤后穿刺部位未被感染，戴清洁手套而非无菌手套，置入外周静脉导丝是可行的。置入动脉和中心导管时，应戴无菌手套（IA）。

C．更换血管内导管上的敷料时戴清洁或无菌手套（IC）。

导管置入

A. 不要常规使用动脉或静脉切开作为置入导管的方法。

血管内导管的选择和置入

A．根据预期的静脉内治疗的类型和持续时间，以最大限度降低并发症危险（感染性和非感染性的）为原则选择导管、置入方法和置入部位（IA）。

B．无必要时，立即拔出导管（IA）。

C．不要仅为降低感染发病率而常规更换中心静脉或动脉导管（IB）。

D．为预防静脉炎，成人至少 72 ~ 96 小时更换外周静脉导管。儿童直至血管内治疗结束才拔除导管，除非发生并发症（静脉炎和渗出）（IB）。

E．当不能确保严格无菌操作时（导管在紧急情况下置入），应尽快更换所有导管而且不能超过 48 小时（II）。

F．根据临床分析确定何时更换可能是感染源的导管（如不更换仅有发热的患者的导管）。如果感染源自导管的可能性不大时，不常规更换菌血症、真菌血症患者的静脉导管（II）。

G．如果在穿刺部位发现提示感染的脓性分泌物，应立即更换短期的中心静脉导管（IB）。

H．如果患者血流动力学不稳定，而且怀疑导管相关性血源感染，应更换所有的中心静脉导管（II）。

I．对怀疑导管相关感染的患者，不要使用导丝技术更换导管（IB）。

预防性抗生素

A．在置入血管内导管之前或留置血管内导管期间，不要预防性常规经鼻或全身使用抗生素，以预防导管相关的定植和血源感染（IA）。

外周静脉导管

选择外周静脉导管

A．根据计划目的和使用时间、已知并发症（静脉炎和渗出）、导管置入者的经验选择导管（IB）。

B．避免使用钢针给予液体和药物，因为如果发生外渗可引起组织坏死（IA）。

C．如经静脉治疗的时间可能超过 6 天，使用中央置管或 PICC（IB）。

外周静脉导管置入部位的选择

A．在成人，使用上肢而非下肢部位置入导管（IA）。

B．在儿科患者，手、足背或头皮可作为置入导管的部位（II）。

中心静脉导管

一般原则

A．治疗患者时，按需选择最小开口或管腔的导管（IB）。

B．对需要长期、间断血管通路的患者，使用整体可置入导管装置。对需要反复或持续通道的患者，应采用 PICC 或隧道式中心静脉导管（II）。

导管置入部位的选择

A．衡量在建议的部位置入导管的危险及益处，以降低感染及机械并发症（气胸、刺破锁骨下动脉、锁骨下静脉血栓形成、血胸、血栓、空气栓塞和导管误放）（IA）。

B．成人使用锁骨下部位（而非颈或股部）以减少置入非隧道式中心静脉导管感染的风险。

PICC：经外周置入中央导管。

IA：强烈推荐应用，并有设计良好的实验室、临床或流行病学方面的研究强烈支持。

IB：强烈推荐应用，并有一些实验室、临床或流行病学方面的研究以及有力的理论基础支持。

IC：州或联邦的规则、条例或标准所要求。

II：建议使用，有推断性的、临床及流行病学方面的研究或理论基础支持。

Adapted from O'Grady NP, Alexander M, Dellinger EP, et al. Guidelines for the prevention of intravascular catheter-related infections. Centers for Disease Control and Prevention. MMWR Recomm Rep 51(RR-10):1-29, 2002.

meta分析证实，最准确的是配对定量血培养（如一个标本自导管抽出，另一个自外周静脉抽出），其次是配对定性血培养。最准确的诊断方法是对撤出的导管进行培养。将撤出的导管浸入培养基并培养24 ～ 72小时，而后做半定量培养（用5cm长的导管在血琼脂平皿滚动4次并培养）。虽然配对定量血培养是诊断导管相关血液感染最精确的实验，但其他方法学研究显示出了可接受的敏感性和特异性（均＞ 0.75）及阴性预测值（＞ 99%）。更重要的是，导管不能常规地拔除培养，除非临床怀疑导管相关血液感染。

处理和治疗

最佳治疗

初始抗生素治疗的选择取决于患者疾病的严重程度、感染的危险因素以及与特异性导管装置相关的可能病原体。通常，应包括有效对抗葡萄球菌的抗生素，尤其是耐甲氧西林菌属，例如万古霉素或达托霉素，以及有效对抗革兰阴性杆菌的抗生素，尤其是绿脓杆菌，例如头孢他啶、头孢吡肟、哌拉西林-他唑巴坦或碳青霉烯（亚胺培南或美罗培南）。初始的抗生素治疗应通过血管内给药，一旦获取培养结果，即应调整治疗。治疗持续时间为10 ～ 14天至4 ～ 6周，并取决于患者的基础疾病（免疫抑制）、对治疗的即刻反应、感染并发症（脓毒血栓、心内膜炎、骨髓炎或其他转移性播散）。使用推导法有助于诊断和处理。撤出导管的指征包括：

- 隧道或囊袋部位感染
- 多重耐药菌感染，金黄色葡萄球菌、念珠菌、杆菌属或棒状杆菌
- 不明原因败血症
- 感染性血栓性静脉炎
- 心内膜炎
- 难治性或进行性外口部位感染
- 持续菌血症（血培养阳性3天以上）

避免治疗错误

确定特异病原体是关键。对怀疑血管内导管相关性感染的患者，应抽取两份血样培养，至少一份经皮抽取。对于留置导管、有隧道感染证据的患者，应做渗出物培养和革兰染色。对分离出的病原体做抗生素敏感试验是非常关键的。美国感染病协会（IDSA）关于血管内导管相关感染处理的指南提供了基于病原体正确选用抗生素的建议。

对并发血行感染（脓毒血栓、心内膜炎、骨髓炎）且可移除CVC的患者，应将CVC撤出，并系统给予抗生素治疗4 ～ 6周（骨髓炎6 ～ 8周）。未能撤出导管或治疗持续时间不足常常导致进行性败血症、发生迁徙性感染及病情严重或死亡。金黄色葡萄球菌、革兰阴性杆菌和念珠菌感染也要求撤出导管。

对于并发感染的患者（隧道感染、端口化脓、脓毒血栓、心内膜炎、骨髓炎）有与隧道式CVC或植入装置相关的菌血症时，要求撤出导管或设备。通常与隧道式CVC一样，发生金黄色葡萄球菌、革兰阴性杆菌或念珠菌感染时，要求撤出非隧道式CVC。然而，也可采用全身性抗生素或抗生素经治疗14天的挽救性方法，治疗由金黄色葡萄球菌或革兰阴性杆菌引起的感染。如果出现临床恶化、持久或复发的菌血症或治疗无效时，应撤出CVC或血管内装置。

对所有接受抗生素治疗的患者，应常规进行适当的实验室检查以评估不良事件。至少每周应进行一次全血细胞计数、血小板计数和肾功能检查。

展望

实施安全培养，由经过培训的控制感染的专业人员进行监测，支持教育计划，采用由Pronovost及其同事近期提出的五步干预法，使得重症监护病房中CVC相关感染降低了66%。五步干预法包括正确清洁双手、用氯己定准备皮肤、在置入CVC过程中使用全屏障预防方法、首选锁骨下静脉作为导管置入的位点、撤除不必要的CVC。在美国，这一预防措施被广泛采用，每年大概能挽救10 000多名患者的生命。

除了实施CDC的建议之外，研发阻止生物膜形成和细菌黏附的新材料导管有可能降低导管相关的感染率。

（赵莲蕊　译　么作文　校）

循证

1. Maki DG, Kluger DM, Crnich C: The risk of bloodstream infection in adults with different intravascular devices: A systematic review of 200 published prospective trials. Mayo Clin Proc 81(9):1159-1171, 2006.

   This is an impressive meta-analysis of all published studies that report infectious complications associated with intravascular catheters.

2. Mermel LA, Farr BM, Sherertz RJ, et al: Guidelines for the management of intravascular catheter-related infections. Clin Infect Dis 32(9):1249-1272, 2001.

   This article presents the IDSA Guideline for management of intravascular catheter-related infection.

3. National Nosocomial Infection Surveillance (NNIS) System Report: Data summary from January 1992 through June 2004, issued October 2004. Am J Infect Control 32(8):470-485, 2004.

   This article includes the most recent surveillance data from CDC of health care–associated device-related infections.

4. O'Grady NP, Alexander M, Dellinger EP, et al: Guidelines for the prevention of intravascular catheter-related infections. Centers for Disease Control and Prevention. MMWR Recomm Rep 51(RR-10):1-29, 2002.

   This CDC guideline for the prevention of intravascular catheter-related infection is key reading for persons inserting or caring for catheters.

5. Pronovost P, Needham D, Berenholtz S, et al: An intervention to decrease catheter-related bloodstream infections in the ICU. N Engl J Med 355:2725-2735, 2006.

   This recent paper details a five-component intervention that reduced catheter-related infections by more than 50%.

6. Safdar N, Fine JP, Maki DG: Meta-analysis: Methods for diagnosing intravascular device-related bloodstream infection. Ann Intern Med 142(6):451-466, 2005.

   The authors provide an excellent analysis of methods used to diagnose catheter-related bloodstream infections.

7. Safdar N, Maki DG: The pathogenesis of catheter-related bloodstream infection with noncuffed short-term central venous catheters. Intensive Care Med 30(1):62-67, 2004.

   This article represents an excellent and concise review.

8. Trautner BW, Darouiche RO: Catheter-associated infections: Pathogenesis affects prevention. Arch Intern Med 164(8):842-850, 2004.

   The authors present an important discussion of the pathogenesis of catheter-related infections.

9. Vincent J-L, Bihari DJ, Suter PM, et al: The prevalence of nosocomial infections in intensive care units in Europe. Results of the European Prevalence of Infections in Intensive Care (EPIC) Study. JAMA 274(8):639-644, 1995.

   This is the best prevalence study of health care–associated infections.

10. Weber DJ, Rutala WA, Sickbert-Bennett E: Efficacy of antibiotic or antiseptic impregnated devices in preventing nosocomial infections. In Rutala WA (ed): Disinfection, Sterlization and Antisepsis: Principles, Practices, Challenges, and New Research. Washington, DC, Association for Professionals in Infection Control and Epidemiology, 2006.

    The authors provide a concise review of efficacy and safety of antibiotic or antiseptic impregnated intravascular catheters.

11. Wenzel RP, Edmond MB: The impact of hospital-acquired bloodstream infections. Emerg Infect Dis 7(2):174-177, 2001.

    This excellent analysis addresses the overall impact of hospital-acquired bloodstream infections in the United States.

12. Wisplinghoff H, Bischoff T, Tallent SM, et al: Nosocomial bloodstream infections in US hospitals: Analysis of 24,179 cases from a prospective nationwide surveillance study. Clin Infect Dis 39(3):309-317, 2004.

    The authors review a very large data set of nosocomial bloodstream infections.

Adaora A. Adimora • David J. Weber

98

流行性感冒

引言

流行性感冒（简称流感）是一种急性呼吸系统疾病，临床特点包括发热、咳嗽、肌痛和周身不适，由甲型或乙型流感病毒在每年冬季引发流行。流感的公共健康重要性很大程度取决于全球流行的程度及相关的发病率和死亡率。近来，鸟类的流感病毒H5N1亚型已经在欧亚大陆的鸟类中开始流行；散发的传播到人类的病例，引发了有关人与人之间大规模传播的关注，成为严重的公共健康威胁。

病因学和发病机制

流感病毒是核糖核酸类病毒，根据抗原的不同可分为甲、乙、丙三型。流感病毒属于正黏病毒科。丙型流感病毒仅引起轻微症状，不会发生流行，因此它的公共健康重要性较甲型及乙型实际上要低。甲型流感病毒进一步依据两种结构蛋白：血凝素和神经氨酸酶，分为不同类型。血凝素保证病毒与细胞受体结合，神经氨酸酶促进病毒由感染细胞释放并复制，同时也使病毒在呼吸系统扩散（图98-1）。在甲型流感病毒至少分离出9种神经氨酸酶和15种血凝素。目前，造成流行的甲型流感病毒包括H1N1和H3N2亚型。对这些抗原所产生的抗体是对流感病毒免疫应答的重要决定因素。甲型流感病毒引起流行的能力主要取决于其血凝素和神经氨酸酶抗原所发生的严重变异，称作*抗原转换*，较小变异称作*抗原漂移*。乙型流感病毒仅经历抗原漂移。作为流感病毒族定期发生抗原变异的结果，绝大多数人群缺乏免疫力，并容易受到感染。

流感病毒主要通过咳嗽和喷嚏所产生的飞沫进行传染，还有其他途径，例如手与手接触。人类感染甲型流感病毒H5N1是与受感染的鸟类密切接触的结果；人与人之间的传播是罕见的。流感病毒感染呼吸道上皮细胞，并在被感染的细胞内复制，导致退行性变化和细胞死亡，然后被释放出来感染其他细胞。疾病的严重程度与病毒复制量和宿主的防御有关。肺外病毒感染少见。机体的免疫反应是复杂的，并且涉及一系列的防御机制，包括细胞介导的免疫、产生局部和系统抗体、生成干扰素。由于病毒血症罕见，全身症状例如肌痛、发热、头痛可能与细胞因子的产生有关。人感染流感病毒H5N1的临床严重程度增加可能部分与其刺激致炎反应增加所致的异常升高的血清细胞因子有关。

临床表现

流感通常在24～72小时潜伏期后突然起病。典型的症状包括发热、寒战、头痛、肌痛、全身酸痛。呼吸系统症状如咳嗽、流清涕、咽痛均是特征性表现，但不如全身症状明显。流感的临床表现多种多样，从前述的典型症状到轻微症状或无临床症状。老年患者可仅表现为发热、意识障碍、虚弱。通常，体检可发现患者有中毒症状伴咽部发红，但无分泌物，颈淋巴结轻度肿大。发热和全身症状通常持续3天，但恢复期仍有肌痛、乏力。完全康复可能需要数周时间。

各种呼吸道疾病可使流感恶化，如气管支气管炎、喉炎、慢性肺部疾病的加重期。原发性流感病毒肺炎表现为发热、咳嗽、呼吸困难、呼吸功能受损，但痰革兰染色无细菌感染证据（图98-2；彩图

图 98-1 流感病毒及其流行病学。
From Kilbourne ED: The molecular epidemiology of infl uenza. J Infect Dis 127:478-487, 1973.

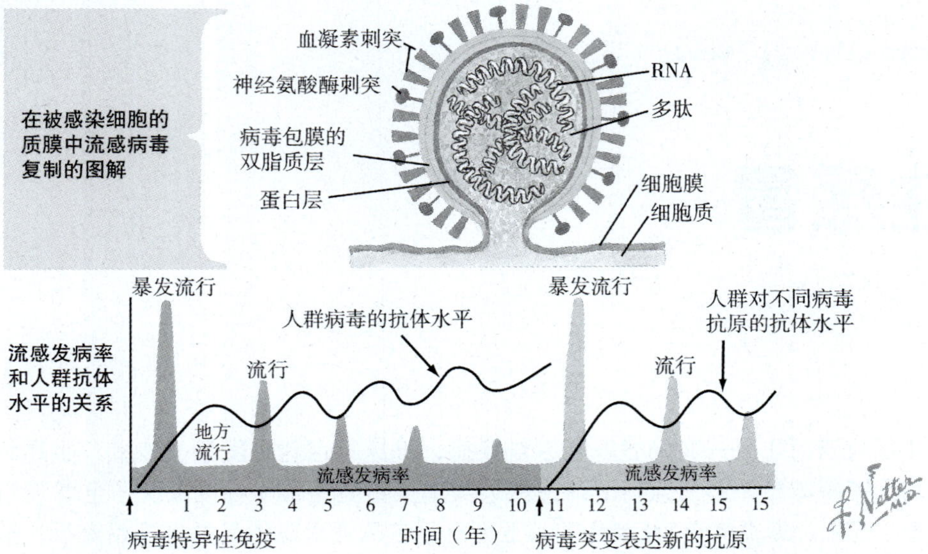

98-2）。痰培养显示仅有正常口腔定植菌生长。一个常见的并发症——继发性细菌性肺炎，通常由肺炎链球菌、流感嗜血杆菌或少见的金黄色葡萄球菌所致，通常见于老年、慢性心肺疾病、肾病或糖尿病患者。常于流感发生后 7 天发病，通常发生在患者“康复”之后。近来有报道流感之后发生社区相关性耐甲氧西林金黄色葡萄球菌（CA-MRSA）感染。这些感染以高热、咳血、休克、多发肺空洞和脓胸为特性。

肺外并发症相对少见，包括肌炎、心肌炎、心包炎、吉兰 - 巴雷综合征、脑病、继发于链球菌或金黄色葡萄球菌感染的中毒性休克。目前 Reye 综合征是流感罕见的并发症，因为认识到阿司匹林是儿童患病的一种危险因素，并建议患流感的儿童避免应用。

H5N1 亚群已经导致部分临床重症病例，死亡率高。一般特征包括发热、肺炎、呼吸道和胃肠道症状。实验室检查可发现全血细胞减少和血清转氨酶水平升高。

鉴别诊断

由于许多感染性疾病均可突然发生发热、头痛、周身不适和肌肉酸痛，因此鉴别诊断主要依据在确定的流感暴发期内发生，具有流感疾病特征的流行病学证据。鉴别诊断包括腺病毒、呼吸道合胞病毒、副流感病毒、支原体肺炎、嗜肺军团菌属和鹦鹉热衣原体感染。

对于患有严重肺炎或严重呼吸窘迫综合征且未明确病因的患者，如果他们曾在家禽或人类感染 H5N1 的国家旅行且在 10 天内出现症状，应考虑 H5N1 病毒感染。禽流感的鉴别诊断包括早先列出的病原体及严重急性呼吸窘迫综合征。

诊断方法

在疾病急性期，诊断人流感病毒最有用的实验室方法是在呼吸道分泌物中分离出病毒或确定病毒抗原。鼻拭子或洗液、咽拭子、痰样本可作为检测标本。培养 3 ～ 7 天，可通过细胞病变效应或血细胞吸附方法发现病毒。离心壳瓶内细胞上的标本，应用荧光免疫检测法或酶联免疫吸附法检测抗原，诊断时间可减至 1 ～ 2 天。一些分析方法可在数小时得到与培养结果的敏感性和特异性相当的结果。相比之下，禽流感 H5N1 可通过病毒培养或 H5N1 聚合酶链反应做出诊断。当怀疑 H5N1 感染时，临床医生应提醒实验室人员以便采取适当的生物安全方法处理标本。

急性期和恢复期血清学补体结合试验或红细胞凝集试验是敏感的、特异性的，但对急性疾病的治疗没有用处。

图98-2 流感性肺炎。

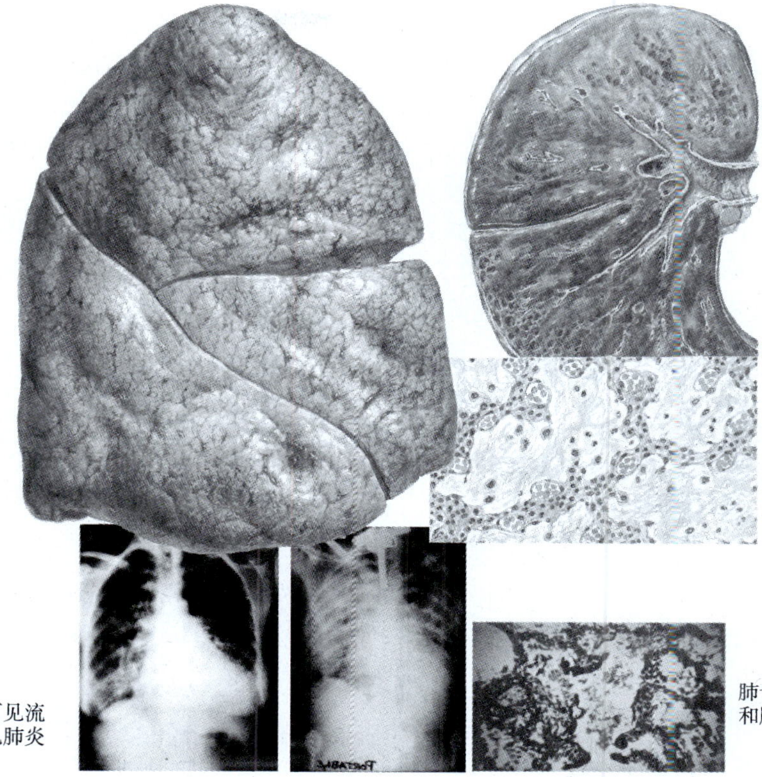

右肺的侧面。明显的充血水肿，伴淡蓝色实变区域

肺横切面。支气管黏膜明显充血，实质出血水肿并融合成片，合并肺气肿

肺泡间隔水肿增厚，细胞浸润；毛细血管充血；肺泡充满含纤维蛋白的脱落的上皮细胞、白细胞和巨噬细胞

二尖瓣狭窄患者早期左肺可见流感性肺炎，几天后右肺可见肺炎

肺切片显示透明膜和肺泡壁坏死

处理和治疗

无并发症的流感病例通常仅给予支持治疗和对症处理。建议适当休息，补充足够的水分。如果需要，应用醋氨酚缓解发热和头痛。儿童避免应用阿司匹林，以免引发 Reye 综合征。

最佳治疗

抗病毒治疗可用于治疗流感。神经氨酸酶抑制剂——扎那米韦和奥司他韦，能有效治疗甲型流感和乙型流感。金刚烷胺和金刚烷乙胺能有效治疗甲型流感。由于在美国 2005—2006 年甲型流感流行期间，对金刚烷胺和金刚烷乙胺耐药性的显著增加，美国疾病控制和预防中心已建议不用这些药物治疗流感；由扎那米韦或奥司他韦替代。推荐奥司他韦治疗流感 H5N1，因为自东南亚分离出的病毒出现氨基酸替代，导致它们对金刚烷胺和金刚烷乙胺耐药。

当给起病 2 天内无其他疾病的成人应用扎那米韦和奥司他韦时，可使无合并症的甲型或乙型流感持续时间减少 24 小时。扎那米韦给药形式为吸入粉末，剂量 10mg，每日 2 次，疗程 5 天。因为扎那米韦吸入剂能使患有哮喘或慢性阻塞性肺病患者的支气管痉挛加重，故不建议用于下气道疾病的人群。奥司他韦的用药剂量为 75mg，口服每日 2 次，疗程 5 天。它最常见的副作用是恶心和呕吐，与食物同时服用可以减轻副作用。现有的证据提示治疗病毒性流感可降低住院和继发细菌性肺炎的风险；因此，应考虑给患有基础疾病的流感患者使用奥司他韦。

避免治疗错误

未考虑流感诊断可能是最常见的治疗错误。考虑到有限的几种治疗方案以及需要在疾病早期就开始治疗，对有中毒性上呼吸道疾病表现的患者，考虑流感是其可能的病因是十分重要的。在社区中有确定诊断的流感病例经常会帮助临床医生做出正确的诊断。为了更有效，治疗必须在发病 2 天内开始。

预防

预防流感的重要方法是每年注射流感疫苗。流感疫苗是从前次流感季节中分离出的、并且在即将到来的冬季可能流行的流感A和B病毒株制备的。对流感并发症的高危人群推荐免疫接种，这包括：6～59个月的儿童；50岁以上的老人；有慢性心、肺或肾疾病的人群；糖尿病；免疫抑制或血红蛋白病患者。建议养老院和慢性病患者居住机构的人员、接受长期阿司匹林治疗且有发生Reye综合征危险的儿童和青少年、准备在流感季节怀孕的妇女，接种流感疫苗。卫生保健工作者或高危人群的家庭成员也强烈推荐接种疫苗以降低流感传播的危险。对鸡蛋或其他疫苗成分过敏的人不能接种。美国疫苗接种的最佳时间是10月初至11月中旬。

流感疫苗的效果依赖于接种人的年龄和免疫活性，以及疫苗病毒种系和流感季节流行种系的相似性。当疫苗和流行病毒种系很接近时，小于65岁健康成人的有效性为70%～90%。虽然在养老院的老年人中，疫苗的有效性低（30%～40%），但是它预防肺炎发生的有效性为50%～60%，预防死亡的有效性为80%。

美国有两种流感疫苗制剂得到许可：一种是注射灭活疫苗，一种是鼻内给药的减毒活疫苗。鼻内给药的减毒活疫苗可用于5～49岁的健康个体，但不能用于免疫受损、孕妇和曾患吉兰-巴雷综合征的人，也不能用于慢性代谢性疾病、肾病、肺或心血管疾病的患者。

虽然疫苗接种是预防流感的首要方法，但抗病毒药物是重要的辅助治疗。奥司他韦（13岁以上，75mg每日1次）可作为流感的化学预防药物。然而，化学药物预防不能替代疫苗接种。流感暴发期间，临床医生应该考虑对几种人群进行抗病毒预防：（1）所在社区流感暴发后接种疫苗的流感并发症高危人群；（2）没有接种的卫生保健人员，或不考虑是否接种疫苗，在暴发了疫苗不能控制的流感地区工作的医务人员；（3）免疫缺陷的人；（4）不能接种的流感并发症高危人群和其他一些想避免患病的人。预防应持续6周，因为这涵盖了大多数季节性流感暴发的持续时间。在确定给予抗流感病毒药物预防的时间和时程时，应考虑费用、依从性和潜在的副作用。

展望

流感仍然是最常见和重要的感染性疾病。近来在亚洲致病性更强的病毒种系潜在的威胁已经促使研发有效的疫苗和治疗策略。期待着新的直接抗流感的治疗方法在应对局部和大流行中发挥重要作用。

（王建军　译　么作义　校）

参考文献

Advisory Committee on Immunization Practices; Smith NM, Bresee JS, et al: Prevention and control of influenza: Recommendations of the Advisory Committee on Immunization Practices (ACIP). MMWR Recomm Rep 55(RR-10):1-42, 2006.

This paper presents a useful general review of prevention and control measures.

Centers for Disease Control and Prevention: Influenza (flu). Available at: http://www.cdc.gov/flu/. Accessed November 28, 2006.

This article contains information for clinicians and patients.

Dolin R: Influenza. In Braunwald E, Fauci AS, Kasper DL, et al (eds): Harrison's Principles of Internal Medicine, 16th ed. New York, McGraw-Hill, 2004.

This chapter on influenza provides a helpful general textbook overview.

Francis JS, Doherty MC, Lopatin U, et al: Severe community-onset pneumonia in healthy adults caused by methicillin-resistant *Staphylococcus aureus* carrying the Panton-Valentine leukocidin genes. Clin Infect Dis 40(1):100-107, 2005.

The authors document the increasing impact of MRSA infections in the community.

Gubareva LV, Kaiser L, Hayden FG: Influenza virus neuraminidase inhibitors. Lancet 355(9206):827-835, 2000.

This article presents a useful review of the agents currently used in influenza prevention and therapy.

Smith C: Influenza viruses. In Gorbach SL, Bartlett JG, Blacklow NR (eds): Infectious Diseases, 2nd ed. Philadelphia, WB Saunders, 1998, pp 2120-2124.

The author presents a useful general textbook review of the influenza viruses.

Treanor J: Influenza virus. In Mandell GL, Bennett JE, Dolin R (eds): Mandell, Douglas, and Bennett's Principles and Practice of Infectious Diseases, 5th ed. Philadelphia, Churchill Livingstone, 2000, pp 1823-1849.

The author presents a useful overview of influenza infection.

UpToDate. Available at: http://www.uptodateonline.com. Accessed November 28, 2006.

This website contains information for clinicians and patients.

循证

1. Hayden FG, Atmar RL, Schilling M, et al: Use of the selective oral neuraminidase inhibitor oseltamivir to prevent influenza. N Engl J Med 341(18):1336-1343, 1999.

   In this randomized placebo-controlled trial of oseltamivir (75 mg, 150 mg, or placebo) for influenza prophylaxis, protective efficacy of the two active-treatment groups combined was 74%.

2. Hayden FG, Osterhaus AD, Treanor JJ, et al: Efficacy and safety of the neuraminidase inhibitor zanamivir in the treatment of influenza virus infections. N Engl J Med 337(13):874-880, 1997.

   In randomized double-blind studies of adults with influenza in Europe and North America, zanamivir decreased the duration of illness compared with placebo.

3. Nicholson KG, Aoki FY, Osterhaus AD, et al: Efficacy and safety of oseltamivir in treatment of acute influenza: A randomised controlled trial. Neuraminidase Inhibitor Flu Treatment Investigator Group. Lancet 355(9218):1845-1850, 2000.

   The authors conducted a randomized, controlled trial of influenza treatment with oseltamivir among 726 healthy adults. Oseltamivir use shortened the duration of illness by about 1 day.

4. Randomised trial of efficacy and safety of inhaled zanamivir in treatment of influenza A and B virus infections. The MIST (Management of Influenza in the Southern Hemisphere Trialists) Study Group. Lancet 352(9144):1877-1881, 1998.

   Zanamivir reduced the duration and severity of illness in this randomized double-blind placebo-controlled trial.

5. Treanor JJ, Hayden FG, Vrooman PS, et al: Efficacy and safety of the oral neuraminidase inhibitor oseltamivir in treating acute influenza: a randomized controlled trial. US Oral Neuraminidase Study Group. JAMA 283(8):1016-1024, 2000.

   In this randomized, double-blind placebo-controlled trial, oseltamivir treatment reduced the duration of fever, and oseltamivir recipients were able to return to their usual activities 2 to 3 days earlier than those who received placebo.

Bruce F. Israel

99

传染性单核细胞增多症

引言

传染性单核细胞增多症（infectious mononucleosis，IM）是初次 EB 病毒（EBV）感染的典型临床表现，通过临床三联征——发热、咽炎和颈部淋巴结肿大，结合外周血异型淋巴细胞增多可确诊。全球大约 95% 的成人都曾经感染过 EBV。虽然也有可能通过性接触来传播，但该病毒一般是经唾液传播的，故 EBV 感染又被称为“接吻病”。在发展中国家和社会经济地位低的人群中，初次感染更常见于儿童时期，在 4 岁儿童中有超过 80% 的儿童血清阳性，感染率远远高于美国和英国，其 5 岁儿童的血清阳性率仅为 50%。在发达国家，初次感染发病率的高峰在青春期和年轻的成年人。儿童期的感染往往因临床症状不明显或无症状而不到医疗机构就诊，而少数 30 岁以后初次感染者更可能表现不典型，但发病率较高。诊断试验是鉴别 EBV 感染这种自限性疾病与其他可能有类似表现的更严重疾病的关键。

病因学和发病机制

EBV 属人类 γ 疱疹病毒属，通常仅限于感染咽部和 B 细胞。当一个未受感染的易感者暴露于 EBV 病毒体时就会发生原发 EBV 感染，通常由一个持续感染宿主的唾液传播到易感者的口咽部。EBV 也可出现性传播，但不常见。病毒感染首先出现在黏膜层，随之迅速感染出现在局部的循环 B 细胞。上皮和 B 细胞内的 EBV 可以按照病毒裂解复制的编码程序产生大量裂解病毒蛋白，这些裂解病毒产物既具有高免疫原性，又是产生病毒颗粒所需。急性感染后接着出现病毒血症和循环 B 细胞感染。受感染的 B 细胞亚群采用另一种被称为*潜在复制*的病毒生命周期，以潜在病毒基因（低免疫原性）的表达促进宿主细胞的存活，潜伏的病毒在宿主细胞有丝分裂的过程中复制并逃避免疫监视。初次感染后不久即产生强有力的细胞介导的免疫应答，随后出现弥漫免疫应答。EBV 感染的多数临床表现是针对受感染循环 B 细胞的免疫反应所致。产生的大量活化 CD8+ T 细胞在数周内清除溶解的感染细胞。实际上见于外周血涂片的异型淋巴细胞就是这些 CD8+ 毒性 T 细胞。如同许多其他病毒感染一样，症状、体征和实验室异常（如肝功能检测升高）见于 CD8+ T 细胞应答期间，并于感染控制后消失。因此，当患者表现出症状时，他们已经产生了初步的体液免疫和细胞应答。如后面讨论，这种疾病模式有助于 EBV 感染的诊断。重要的是要注意这种病毒潜伏感染永远不会根除。每隔一段时间，裂解病毒基因在黏膜表面再活化，使新的病毒颗粒脱落，从而可能感染新的宿主。再活化是无症状的。已有许多关于潜伏的 EBV 在多种肿瘤发病中起作用的文献报道，包括非洲 Burkitt 淋巴瘤和自发 Burkitt 淋巴瘤、T 细胞免疫抑制患者的 B 细胞淋巴瘤以及鼻咽癌。相反，急性 EBV 感染很少与癌症的发生相关（见后续讨论）。

临床表现

多数情况下，初次 EBV 感染无症状或临床症状不明显，但在就诊的病例中发热、咽炎以及颈部淋巴结肿大的三联征还是典型的。这些典型的表现结合反应性异型淋巴细胞和绝对淋巴细胞增多可确

图99-1 传染性单核细胞增多症。

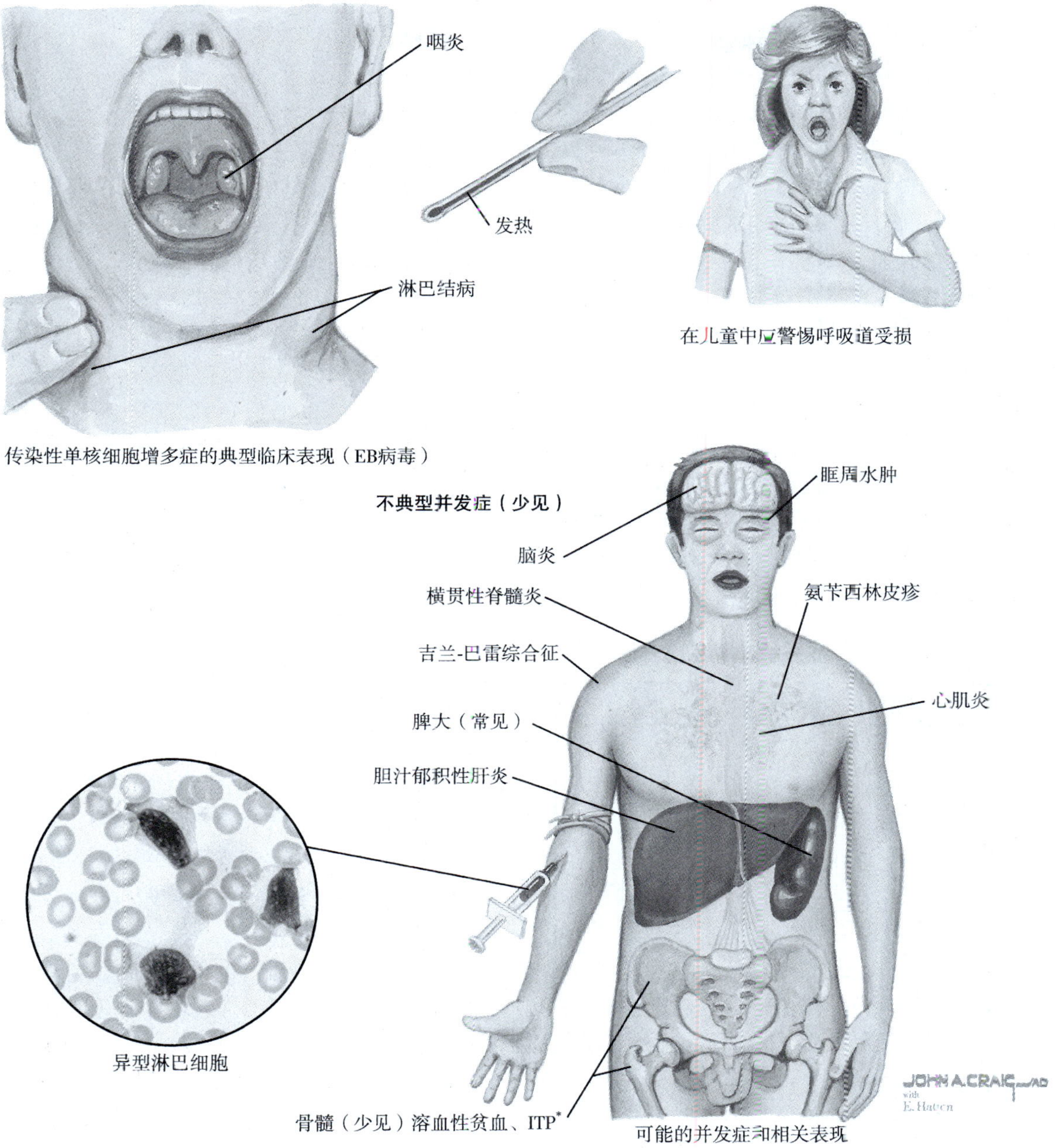

*ITP=特发性血小板减少性紫癜

诊传染性单核细胞增多症（图 99-1）。青少年和年轻成人的原发 EBV 感染多表现为三联征，通常伴有不适，并经常伴有血管网状内皮器官的炎症而引起轻度肝炎（腹痛、恶心、呕吐或转氨酶增高）和脾大。尽管 EBV 感染的证据可能会持续数月，但症状和实验室异常通常在发病后的 4 ~ 6 周内自行缓解。明显的皮疹和其他皮肤表现并不仅仅与 EBV 感染相关。然而急性 EBV 感染期间抗生素治疗常引起弥漫的斑丘疹。β-内酰胺类抗生素，尤其是氨苄西林和阿莫西林，与此类皮疹的产生呈强相关，但也有关于多种其他抗生素皮肤反应的报道，包括头孢菌素类和氟喹诺酮类。

不典型临床表现可以发生于任何年龄，涉及几乎所有的器官、系统；胆汁郁积性肝炎和脾破裂（创伤后）是在临床实践中见到的较为严重的临床表现之一。罕见情况下，可能出现其他并发症，这些包括脑膜炎或脑炎、横贯性脊髓炎、吉兰 - 巴雷综合征、心肌炎、噬血细胞综合征、溶血性贫血、血小板减少以及再生障碍性贫血（框 99-1）。在中老年患者中往往缺乏发热、咽炎或淋巴结肿大等典型症状，但严重的并发症则更常见。也许是由于母体抗体的保护，感染一般不会出现在 8 个月以内的婴儿。尽管上述任何症状均可出现，但婴幼儿感染的症状较为温和。此外，严重的扁桃体周围水肿可见于幼儿，并且偶尔导致气道梗阻。尽管在正常的宿主中急性感染与恶性肿瘤不相关，由于对 EBV 没有有效的免疫应答，那些少见的家族性 X- 连锁淋巴细胞增生综合征的个体，不是死于 IM 就是发展为急性 B 细胞性淋巴瘤。在极少数情况下，可出现慢性活动性 EBV（chronic active EBV，CAEBV）感染，伴有慢性 IM、多脏器损害、疾病进展以及高死亡率。CAEBV 在日本人群中报道较多，但原因不明。现在有一种普遍存在的误区，认为慢性疲劳综合征（chronic fatigue syndrome，CFS）与既往 EBV 感染相关，但没有证据支持这一论点，并且 CFS 明显地区别于 CAEBV，因为发热和器官受累的客观证据仅见于后者。

框 99-1　传染性单核细胞增多症的临床表现
常见症状 *
发热
咽炎
颈部淋巴结肿大
肝炎
脾大
暂时的眶周水肿
淋巴细胞增多
异型淋巴细胞
不常见的症状 *
胆汁郁积性黄疸
气道损害
脾破裂
极少报道的症状 *
溶血性贫血
血小板减少
再生障碍性贫血
中性粒细胞减少
脑膜炎和脑炎
颅神经麻痹和神经炎
吉兰 - 巴雷综合征
噬血细胞综合征

* 青春期前的儿童和 35 岁以上的成年人急性感染可能缺乏共同的特点，更有可能出现不典型的症状。

鉴别诊断

许多播散性感染在其急性期，尤其是病毒，可以产生与 IM 重叠的临床综合征。尽管如此，EBV 仍是导致 IM 样症状最常见的原因。虽然在免疫功能正常的个体，巨细胞病毒（CMV）、人类疱疹病毒 -6（HHV-6）和 HHV-7 感染的临床表现相似，但也有少数关于 HHV-6 和 HHV-7 引起非常不典型后果的报道。HHV-6 导致玫瑰疹，并常与儿童热惊厥相关。HIV 可以酷似急性 EBV 感染，有时表现为发热、咽炎、淋巴结肿大或反应性淋巴细胞（尽管绝对淋巴细胞计数常可能短暂降低）。急性 HIV 感染也可能偶尔会产生轻微的皮疹、无菌性脑膜炎或轻度肝炎。在易感者或未接受预防接种的免疫抑制的育龄女性中，应考虑 HIV、CMV、麻疹、腮腺炎、风疹和弓形虫感染，特别是潜在的分枝杆菌感染可引起胎儿感染并影响发育。在一些患者中，麻疹可能导致伴有异型淋巴细胞出现的发热和淋巴结肿大，但常有咳嗽，并且黏膜疹（Koplik 斑）以及病程末期的广泛皮疹有助于麻疹与其他感染相鉴别。同样，流行性腮腺炎可能会产生异型淋巴细胞，但可以通过腮腺炎或睾丸炎来鉴别。细小病毒感染在儿童中可以产生“掌击脸”样皮疹，并且在成人中可能导致小关节关节痛或关节炎。风疹在儿童和成人中很少有特异性的相关症状。急性弓形虫病在临床上可能与 EBV 感染难以区分。当有猫接触史时，应重点考虑急性弓形虫病。对于肝炎病毒，高达数千单位每升的转氨酶水平可以区分急性 EBV 感染与甲型、乙型肝炎。在丙型肝炎中，转氨酶的增高往往小于 10 倍正常值，与 EBV 类似。血清学检测能够帮助区分这两种疾病。在儿童中出现 IM 样症状时，在鉴别诊断中必须考虑川崎病。A 组链球菌咽炎也可能酷似 IM。当患者出现持续渐进的发热和淋巴结肿大时，提示应排除各种恶性肿瘤和风湿类疾病。最后，一些药物，包括氨苯砜和苯妥英，不仅与发热和肝功能检测升高相关，而且也与反应性异型淋巴细胞相关。

诊断方法

几乎所有的儿童和青少年都经历过 EBV 感染，

它往往通过临床表现和单纯的反应性淋巴细胞增多而诊断（非最终诊断）。由于鉴别诊断包括很多自限性疾病，因此轻症病例应考虑此诊断。由于治疗链球菌咽炎是很重要的，所以应进行 A 组链球菌检测（快速链球菌抗原检测或培养），由此避免检测阴性患者可能因使用阿莫西林所导致的 EBV 相关性 β- 内酰胺皮疹。应予除外的重点的病毒疾病是急性 HIV 感染，它可能出现非特异性表现。正确诊断病例对于患者个人以及公共卫生是至关重要的。临床医生需要获取初始基线 HIV 血清学资料（可能在急性 HIV 感染后数周呈阴性），并进行后续检测。如果患者被认为是 HIV 高危人群（近期无保护的性行为或使用不安全的注射器视为高风险），则 HIV 病毒载量检测可能是适当的。正如前一节中所建议的，育龄女性应进行疫苗接种以及接触史的采集，并且对可能感染者进行进一步的检测。

在不典型或更严重的 IM 病例中，如对不明原因发热的评估，急性 EBV 感染（HIV 除外）的特定检测可能有助于缩小上述评估的范围。有几种血或血清检验可供选用。

嗜异性抗体（传染性单核细胞增多症检测试剂盒）

嗜异性抗体的产生是一种尚未完全明了的 B 细胞感染 EBV 急性期的附带现象。EBV 感染产生多克隆、非特异性、非适应性抗体，这些常常包含具有凝集马和绵羊红细胞能力的抗体。该现象常见于急性 EBV 感染的青少年，其敏感性为 90%。然而，其特异性和敏感性在儿童和 35 岁以上的成人则显著下降。因此，传染性单核细胞增多症检测试剂盒对于这些人群 EBV 的筛查并不是一种有效的手段。

EB 病毒特异性血清学检测

血清学检验具有高度的敏感性和特异性，是 EBV 暴露评估的金标准。在市面上有两种具有免疫原性的裂解病毒蛋白 [病毒壳蛋白抗原 (VCA) 和早期抗原 -D(EA-D)] 和一种低免疫原性的潜伏病毒蛋白 [EB 病毒核心抗原 -1(EBNA-1)] 的常规检测试剂盒。当患者有症状的时候，VCA 的免疫球蛋白 M（IgM）几乎肯定存在，而 IgG 抗体应答会在数周内出现，并且将持续终生。EA-D 抗体出现很快，但不会增加评估的价值。对 EBNA-1 的 IgG 应答通常需要数周至数月，但随后会持续终生，这标志着持续感染。因此，在疾病的急性期应用血清学检测可以除外 EBV 感染，或诊断早期初始感染以及既往感染（表 99-1）。大多数成年人都有既往感染的血清学证据（EBNA-1 的 IgG 抗体），这不能提示 CAEBV（如前所述）。由于病毒持续感染和再活化是无症状的，实际上具有 EBNA-1 IgG 抗体患者的病情不能通过 EBV IM 来解释，并且可能需要进一步的评估。

EB 病毒定量聚合酶链反应（病毒载量）

定量聚合酶链反应技术已经用于多种 EBV 相关疾病的评估。未暴露于 EBV 者将检测不到病毒载量。既往感染已缓解的免疫力正常的个体，其血液中循环 EBV DNA 的水平同样极低乃至检测不到。其水平显著升高与急性 EBV IM 相符，但该检测通常不能有效地区分急性感染与其他 EBV 相关疾病，尤其是恶性肿瘤。这项检测是比较昂贵的，因此，该检测仅适于病情复杂或难以鉴别的情况下排查 IM。

处理和治疗

应建议患者避免接触有创伤风险的体育运动或类似的活动，因为有关脾破裂的报道很常见，并且是与 EBV 相关的几个死亡原因之一。罕见情况下，幼儿出现明显的口咽部梗阻，并可能需要紧急气管插管以保护气道。另外，由于急性 IM 一般是自限的，故以支持疗法为主。

最佳治疗

药物治疗急性 EBV 感染的效果一直令人失望。阿昔洛韦，一个耐受性良好的抗病毒药物，可有效地对抗裂解 EBV，具有抑制口咽部 EBV 脱落的能力，但它不用于急性 EBV 感染的治疗，除非在特殊情况下。这是根据一些未能显示其有效性的小型随机

表 99-1　EB 病毒特异性血清学检测的解读

血清学指标	既往无 EBV 感染	急性 IM	既往感染
VCA IgM	–	+	–
VCA IgG	–	–/–	+
EBNA-1 IgG	–	–	+

EBNA-1：EB 病毒核抗原 -1；Ig：免疫球蛋白；VCA：病毒壳蛋白抗原。

研究而得出的结论。同样，由于许多不典型的EBV相关症状被认为是由过度的CD8+ T细胞应答所致，由此而支持使用大剂量激素治疗的观点，但并未证实有益。重要的是要注意迄今为止的相关研究样本小，没有足够的把握度以发现微小的疗效。另外，随机试验均未把重点放在病情更严重或不典型的患者上。因此，对于病情不复杂的IM患者，建议不予特殊干预。而对于伴有严重或危及生命的并发症的患者，建议采用诸如阿昔洛韦联合或不联合激素这样的低毒治疗方案。

避免治疗错误

IM的治疗应避免使用β-内酰胺类抗生素。

展望

几种针对IM治疗的新型药物已在进行临床前研究，但因为其症状通常不干预即可缓解，所以需要前瞻性的、具有适当把握度的随机试验以证实其疗效和没有明显的毒性。仍然需要针对发病率较高的不典型EBV疾病进行干预。由于缺乏严重病例，所以目前没有进行有关重症EBV感染的试验。针对EBV的疫苗是一种有吸引力的方法，是否仅对高危个体接种还是大范围接种以及采用何种接种方法，目前正进行进一步的临床试验。

（赵海澄 译 朱 峰 校）

参考文献

Epstein-Barr Virus and Infectious Mononucleosis. Available at: http://www.cdc.gov/ncidod/diseases/ebv.htm. Accessed December 3, 2006.

This website provides useful information about the disease and diagnosis of EBV in a format appropriate for both patients and physicians.

循证

1. Auwaerter PG: Infectious mononucleosis in middle age. JAMA 281(5):454-459, 1999.
   This case report and literature review addresses atypical features of EBV in middle-aged and older adults.
2. Chan KH, Tam JS, Peiris JS, et al: Epstein-Barr virus (EBV) infection in infancy. J Clin Virol 21(1):57-62, 2001.
   The authors report on a prospective longitudinal survey of EBV seroconversion in infants up to 2 years old in Hong Kong.
3. Crawford DH, Macsween KF, Higgins CD, et al: A cohort study among university students: Identification of risk factors for Epstein-Barr virus seroconversion and infectious mononucleosis. Clin Infect Dis 43(3);276-282, 2006.
   A prospective cohort of university students showed an association between sexual intercourse and EBV acquisition.
4. Jenson HB: Acute complications of Epstein-Barr virus infectious mononucleosis. Curr Opin Pediatr 12(3):263-268, 2000.
   The author provides a literature review of common and atypical complications in pediatric cases.
5. Linde A: Diagnosis of Epstein-Barr virus-related diseases. Scand J Infect Dis Suppl 100:83-88, 1996.
   Viral capsid antigen antibody, in the absence of EBNA antibodies, defines acute EBV seroconversion.
6. Ohga S, Nomura A, Takada H, et al: Epstein-Barr virus (EBV) load and cytokine gene expression in activated T cells of chronic and active EBV infection. J Infect Dis 183(1):1-7, 2001.
   One of numerous studies showing the ability of EBV viral load to discriminate between active EBV-related disease, prior infection, and uninfected patients.
7. Rea TD, Russo JE, Katon W, et al: Prospective study of the natural history of infectious mononucleosis caused by Epstein-Barr virus. J Am Board Fam Pract 14(4):234-242, 2001.
   This prospective observational case series describes 150 subjects, 16 to 46 years old, with acute primary infection with EBV. Most clinical findings resolved within 1 month, although a minority of cases resolved more slowly.
8. Torre D, Tambini R: Acyclovir for treatment of infectious mononucleosis: A meta-analysis. Scand J Infect Dis 31(6):543-547, 1999.
   The authors report on a meta-analysis of five randomized controlled trials of acyclovir used for treating IM. A trend toward efficacy did not achieve statistical significance.

Peter A. Leone

100

单纯疱疹病毒感染

引言

在美国由单纯疱疹病毒（HSV）引起的生殖器和口腔感染为地方性疾病。生殖器疱疹主要由HSV-2引起，少数由HSV-1所致。生殖器HSV感染在成年人中可引起生殖器水疱和溃疡，而在新生儿和免疫力低下的个体可出现严重的全身性疾病。

HSV-2的传播几乎均为性传播，而HSV-1通常是通过人与人的非性接触来传播的。每年新发HSV-2感染者估计在150万以上。HSV-2血清阳性在12岁以下人群中极少见，发生性行为后急剧上升，在40岁时达到高峰。在1978—1991年间HSV-2感染的血清阳性率上升了30%，达到了21.7%。据估计1999—2004年间全国的血清阳性率下降至17%。下降主要见于14～18岁人群。大多数生殖器HSV感染的个体在早期感染时未能诊断，并且再发时仍未被识别。口唇HSV-2感染少见，而且几乎总伴有生殖器感染。

HSV-1感染常见于儿童期，大约20%五岁以下的儿童血清学检测阳性。HSV-1的血清阳性率随着年龄的增长几乎呈线性增加，直至约50%。HSV-1感染越来越常见，估计50%的生殖器感染事件可归因于它。

病因学和发病机制

原发 HSV 感染发生在黏膜的接种部位，然后逆行感染至感觉神经节。原发感染缓解后，HSV 在感觉神经节内进入潜伏状态，并且可以再活化导致感染神经节支配的黏膜感染。

在 HSV 原发感染过程中，自然杀伤（NK）细胞是免疫的重要效应细胞。NK 细胞的活化取决于多种直接或间接限制病毒复制的细胞因子的产生。当免疫应答完成后，从受感染的组织中清除 HSV 是由 T 细胞介导的，并且涉及细胞因子介导的效应机制以及直接溶解病毒感染的细胞。在清除感染的过程中 CD4+ 和 CD8+ T 细胞均起着重要作用。

免疫应答的效率似乎影响了潜伏在神经节内病毒的数量。促成这一控制作用的因素尚不完全清楚，但干扰素 -γ 可能起着重要作用。初步的证据表明，在维持 HSV 潜伏方面免疫应答可能起到了补充作用，但还有待于证实。

临床表现

生殖器 HSV 感染分为五型。

原发性初发生殖器疱疹指的是从未感染过单纯疱疹病毒的个体感染 HSV-1 或 HSV-2。在具有免疫能力的宿主中，这种情况通常不能被识别。经过 1 ～ 14 天（平均 4 天）的潜伏期后，宿主将会出现丘疹，并在 24 小时之内进展成小水泡（图 100-1）。这些小水泡可为清澈或者呈脓性，并迅速演变成表浅无硬结的痛性溃疡。临床的伴随症状包括排尿困难、腹股沟淋巴结炎、阴道分泌物以及宫颈炎。也可能出现全身症状，包括肌痛、不适以及其他流感样症状。在 1 ～ 2 周内分批出现皮疹。结痂以及愈合还需要再过 1 ～ 2 周的时间。

非原发性初发生殖器疱疹是一种在有任一类型 HSV 感染史的个体中发生的感染，以既往口唇 HSV-1 感染者出现生殖器的 HSV-2 感染为代表。一般来说，由于非原发性初发生殖器疱疹体液和细胞

图100-1 单纯疱疹病毒的损害。

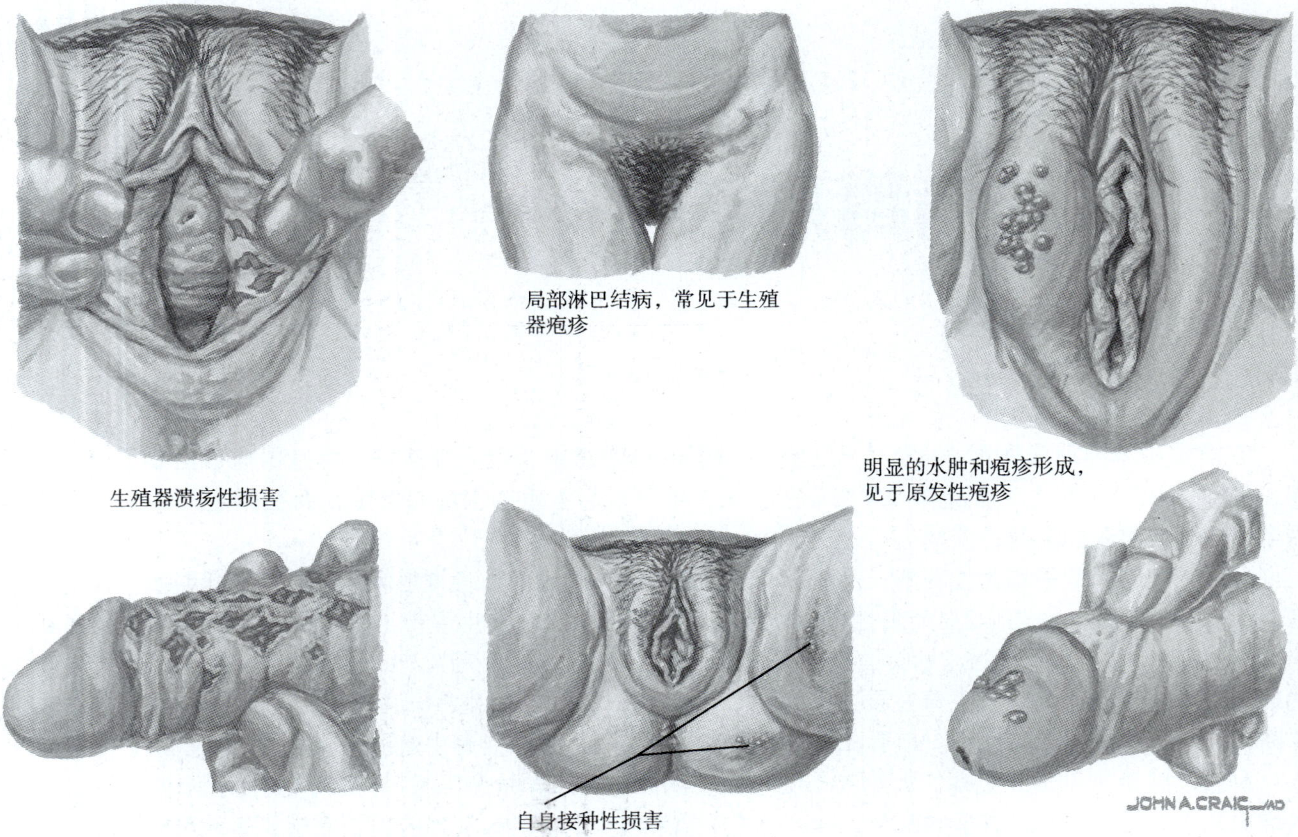

免疫应答不完全，所以其病情轻于原发性初发生殖器疱疹。与原发性初发生殖器疱疹相比，其病损较少，疼痛轻，全身症状较少见，并且病变缓解更快（通常5～7天）。在临床上与复发性生殖器疱疹更相似，并可能被误认为是再发感染。

第一次被确认的发作即为初始感染，无论它是首次发作还是再发感染。

复发性生殖器疱疹是由于同一类型病毒所致的生殖器疱疹第二次或以后的发作。HSV-2感染占复发性生殖器疱疹的90%以上。复发的中位次数为每年4次，38%的个体每年6次或6次以上。复发性发作通常不伴全身症状，相当温和，而且往往不能被识别，但在出疹前或许伴有感觉异常或感觉迟钝的前驱症状。局限的水疱或溃疡性病变呈集群发展，并趋向于中线的一侧。不典型病变多见，并且可能被误认为表皮脱落或过敏。病变主要位于男性的龟头或阴茎体部和女性的阴道口或阴唇以及男女的臀部和肛周。在病变出现前的6～24小时可能出现神经系统的前驱症状。

亚临床排毒是指在没有明显病变的情况下检出病毒。我们对生殖器疱疹的理解已经从间断暴发转变为低度持续排毒，通过生殖器和肛门的病毒培养每天可检出5%～7%，通过聚合酶链反应（PCR）每天可检出15%～20%。在罹患生殖器疱疹的最初6～12个月中，亚临床排毒的频率最高。这在HSV-1中很少见。而在HSV-2中，亚临床排毒见于几乎所有的个体，更常见于女性，并且随着时间的推移而递减。亚临床排毒与临床识别的发作在时间上具有相关性，即在发病前或病变缓解后的1至数天可检出病毒。症状或病变的进展似乎与排毒的持续时间更相关，而与宿主的免疫不相关。曾接受过复发症状和体征宣教的患者有可能掌握识别哪些时段他们具有将HSV传染给配偶的风险。但不幸的是，由于超过70%的传播可归因于无症状的排毒，不管症状或体征如何，患者有可能传染给所有的性伴侣。

鉴别诊断

在性活跃的年轻人中，散发的生殖器或肛门溃疡的鉴别诊断范围相对较小。软下疳在美国很少见，而且梅毒的发病率正处于历史低点，并且集中于某些地区。

鉴别诊断应包括以下传染性病因：生殖器疱疹、梅毒、软下疳、原发 HIV 感染、性病淋巴肉芽肿以及腹股沟肉芽肿。

一期梅毒可通过出现无压痛、质硬的非脓性溃疡区别于其他溃疡。其他溃疡的特征无助于区分感染的病因，但更倾向于疱疹所致。诊断检测对于防止从生殖器溃疡中漏诊生殖器疱疹是至关重要的。

诊断方法

到目前为止，病毒培养依然是诊断的金标准。目前已知 HSV DNA PCR 检测的敏感性是病毒培养的 3 ～ 4 倍，并且与细胞培养相比，可以使自生殖器病变检出病毒的阳性率由 11% 增加至 70%。尽管许多参考实验室推荐 PCR 方法，但并未商业化。病毒的检测方法，无论是培养还是 PCR 检测，均可用于生殖器溃疡的病因学诊断。它们还可用于区分 HSV-1 和 HSV-2，这是一个预后判断和咨询的重要因素。病变为水泡 - 脓疱期时，培养的敏感性最高。当病变成为溃疡和形成结痂时其敏感性迅速降低。直接免疫荧光抗体检测较培养更快捷（4 ～ 6 小时），但不能区分 HSV-1 和 HSV-2。

采用酶联免疫吸附测定法（ELISA）对临床标本进行 HSV 抗原检测较培养更为快捷（3 ～ 4 小时得到结果），但其使用一般仅限于大型实验室和教学机构。巴氏涂片显微镜检查或吉姆萨染色（Tzanck 试验）不敏感并且缺乏特异性，因此并不推荐用于生殖器疱疹的诊断。针对 HSV 糖蛋白 G 的 A 型特异性抗体检测是最重要和最可靠的诊断 HSV 感染的方法。抗体检测以补体结合作用、间接荧光免疫技术或中和技术为基础，故不能区分 HSV-1 和 HSV-2 的抗体。阴性的抗体检测结果更为可靠，可在具有提示复发性疱疹症状的患者中除外该诊断。而阳性的检测结果，如果不是基于糖蛋白 G 的 HSV 检测则诊断价值很小，因其不能确切地区分 1 型和 2 型感染。因为超过半数的美国成人 HSV-1 血清阳性，所以一个阳性的检查结果在生殖器溃疡性疾病的评估中没有价值。免疫球蛋白 M（IgM）抗体通常见于复发性 HSV 暴发，并不提示近期感染。IgM 抗体仅适用于病情评估和新生儿疱疹病毒感染的诊断。

依据群体研究发现，新型特异性血清学检测方法对检出 HSV-2 抗体的特异性超过 98%，并且敏感性大于 90%。一种快速诊室测定法也是有效的，它可以对血清或手指针刺采血进行测定，并且在 10min 以内给出结果。当拟进行 HSV 检测时，必须进行基于糖蛋白 G 的检测。

以下是目前美国食品和药物管理局批准的型特异性检测：Western 免疫印迹法、HerpeSelect HSV-1 和 HSV-2 ELISA（Focus Diagnostics，Cypress，CA）、HerpeSelect HSV-1 和 HSV-2 免疫印迹（Focus Diagnostics，Cypress，CA）、BioKit HSV-2 快速检测法（Biokit USA，Lexington, MA）以及 Captia HSV-1 和 HSV-2（Trinity Biotech，Wicklow, Ireland）。

处理和治疗

不应把生殖器疱疹当做一件耻辱的事情，并且大多数患者需要安慰和适当的辅导。只有这样才可以使患者充分掌握有关该病的一些事实和误传。

药物与其他治疗

早期生殖器疱疹的抗病毒治疗可防止新病灶的形成，并迅速降低排毒、感染以及自身感染的风险。但是，它并没有防止以后复发的效果。当其连续给药时，可有效地抑制 HSV 复发，降低亚临床排毒，并且使 HSV 传染风险降低 50%。发作期治疗可缩短复发的病程。目前推荐的生殖器疱疹的抗病毒治疗方案的不良反应很少，但当肾功能受损时，血清水平可能增高（需要减少剂量）（表 100-1）。阿昔洛韦、泛昔洛韦、伐昔洛韦不能在妊娠期间使用。一些专家建议在孕晚期对有复发性疱疹症状的女性使用抑制性阿昔洛韦治疗，以减少短期内暴发的可能性，从而避免不必要的剖宫产。

局部应用 2% 利多卡因凝胶辅助口服抗病毒药物可有效治疗严重的初发女性患者。它应反复使用，尤其在排尿前，但不超过 24 ～ 36 小时。有一种理论上的致敏风险，但这在实践中很少见。可能需要抗真菌药或抗菌药治疗继发感染。

表 100-1 特定类型 HSV-2 感染的药物和剂量

感染类型或治疗	阿昔洛韦	泛昔洛韦	伐昔洛韦
初发感染	400mg，3 次 / 日，10 天	250mg 口服，3 次 / 日，10 天	1g 口服，2 次 / 日，10 天
复发感染	800mg 口服，3 次 / 日，2 天	1000mg 口服，2 次 / 日，1 天	500mg 口服，2 次 / 日，2 天
抑制治疗	400mg 口服，2 次 / 日	250mg 口服，2 次 / 日	500mg 口服，1 次 / 日（暴发＜ 10 次 / 年）或 1000mg 口服，1 次 / 日（暴发≥ 10 次 / 年）。

目前没有证据表明盐浴、局部抗菌剂、赖氨酸、维生素或其他非主流药物在治疗或预防生殖器疱疹上较安慰剂更有效。

最佳治疗

首次发作

诊断后，如果临床怀疑梅毒、软下疳、早期 HIV 感染或其他感染，为进一步评估需要立即进行检测。检查包括暗视野检查、血清的快速血浆反应素检测、HIV p24 抗原或血清中 HIV RNA 或抗体检测。

应考虑使用 7 ～ 10 天的口服抗病毒药物。症状通常在 3 ～ 4 天内缓解。如果不是这样，应考虑继发感染的可能性。病变的时间超过 14 天应考虑同时感染 HIV，并且应考虑在 2 ～ 4 周后重复进行梅毒血清学试验和其他生殖器感染的检查。如果早期 HSV 病毒学检测结果均阴性，应在出现症状的 6 周后进行 HSV 型特异性血清检测，并且在 3 个月后复查。建议对所有诊断为生殖器疱疹的个体进行 HIV 检测。

再次发作

如果诊断尚未得到证实，则应在活动病变处取得病毒学标本。在病变不典型、病毒检测阴性或病变部位不能进行 HSV 检测的患者中应考虑进行型特异性血清学检查。

对于那些近期没有进行过 HIV 检测的患者应强烈建议进行 HIV 检测。

其他重要的因素包括间断口服抗病毒药物治疗，并且在治疗方案上征求患者的意见——包括一旦出现发作的症状和体征即开始连续的发作期治疗或为防止复发而给予抑制治疗。

咨询。首先，最重要的是应提供疾病各方面的准确信息。初次诊断生殖器疱疹，可对精神造成毁灭性的打击，并可能导致对信息的理解和记忆困难。在首诊时所涉及的重要信息包括以下内容：

- 可使用的对初次感染有效的治疗
- 可使用的对复发有效的治疗
- 复发往往较首次发作轻
- 疱疹的传染通常源于不知道自己（他或她）已感染或不相信对方暴露时可被感染的配偶
- 每日抑制疗法可以降低 50% 的传播风险
- 使用安全套的次数超过 25% 者可减少 50% 的 HSV 传播

应长期随访以解决患者所关注的问题，并提供适当的辅导。患者可能得到书面资料，访问互联网网站以及电话热线咨询。

预防

多数患者一旦接受了有关暴发的轻度症状和体征的宣教后即能识别暴发的症状。下面的步骤可以帮助防止获得和传播生殖器疱疹：

- 向性伙伴公开 HSV 的情况
- 暴发期间禁欲
- 安全套可以减少传播，特别是在首次感染后的最初 6 ～ 12 个月
- 选择配偶时应了解血清学情况
- 现已证实每日抑制疗法可以将 HSV 传染给未感染配偶的风险降低 50%

避免治疗错误

HSV 感染患者的主要问题包括：(1) 未能积极调查是否在同一个体上存在其他的性传播疾病；(2) 未征求感染者对治疗方案的意见。了解免疫抑

制个体更应积极治疗 HSV 感染的需要也同样重要。

展望

预防和治疗性疫苗的研究目前处于 2 期和 3 期临床试验阶段。在 4 年内可以取得有关这些疫苗临床效果的资料。即使有一个有效的疫苗，对于一般公众对性传播疾病疫苗的可接受性以及目标人群是否应为青少年或年轻人的问题尚需加以解决。阴道杀菌剂的研发将为女性对抗 HSV 以及其他性传播感染提供保护。

（赵海澄　译　侯国胜　校）

参考文献

American College of Obstetricians and Gynecologists. Available at: http://www.acog.com.

This website provides the latest recommendations for ACOG guidelines on HSV and HSV management.

American Social Health Association. Available at: http://www.ashastd.org.

This is one of the best sites for patients looking for the latest information on STDs in an easily understood yet complete manner.

ASHA National Herpes Hotline: (919) 361-8488.

This hotline is the best immediate resource for herpes information.

Ebel C, Wald A: Managing Herpes: How to Live and Love with a Chronic STD. Research Triangle Park, NC, American Social Health Association, 2002.

This is one of the best overviews of genital herpes for patients. It provides important insights on the impact of diagnosis on patients and gives clear guidance for counseling.

Handsfield HH: Genital Herpes. New York, McGraw-Hill, 2001.

This book provides a one-stop resource for clinicians and patients.

CDC Division of Sexually Transmitted Diseases. Available at: http://www.cdc.gov\std.

The CDC provides the best public health site and the website for the STD Treatment Guidelines.

CDC National STD Hotline: English: (800) 227-8922, (800) 342-2437; Spanish: (800) 344-7432.

This hotline is bilingual and offers an excellent service.

WebMD. Available at: http://www.webMD.com.

This excellent site for patients and clinicians provides information on counseling patients concerning HSV.

循证

1. Ashley RL, Wald A: Genital herpes: Review of the epidemic and potential use of type-specific serology. Clin Microbiol Rev 12:1-8, 1999.

   This excellent overview of the HSV epidemic addresses the utility of type-specific serology for diagnosis and counseling of genital herpes.

2. Corey L, Wald A, Patel R, et al: Once-daily valacyclovir to reduce the risk of genital herpes. N Engl J Med 350:11-20, 2004.

   The authors present pivotal data on the benefit of suppressive therapy to reduce the transmission risk of genital HSV-2.

3. Wald A: New therapies and prevention strategies for genital herpes. Clin Infect Dis 28(Suppl 1):S4-S13, 1999.

   This paper provides a summary for approach to treatment of this disease.

4. Workowski KA, Berman SM: Centers for Disease Control and Prevention: Sexually transmitted diseases treatment guidelines, 2006. MMWR Recomm Rep 55(RR-11):1-94, 2006.

   This article provides the latest and best expert guidance for treatment of genital herpes.

5. Xu F, Sternberg MR, Kottri BJ, et al: Trends in herpes simplex virus type 1 and type 2 seroprevalence in the United States. JAMA 296(8):964-973, 2006.

   The authors report on the latest population-based survey for the prevalence of HSV-1 and HSV-2 in the United States.

Adaora A. Adimora • David J. Weber

101

水痘带状疱疹病毒感染

引言

水痘带状疱疹病毒（varicella-zoster virus，VZV），一种大分子DNA病毒，属于疱疹病毒家族，而且像所有疱疹病毒一样，可引起长期潜伏感染。VZV可引起两种临床综合征：水痘，由于原发感染VZV引起的具有高度传染性的儿童出疹性疾病；带状疱疹，由于潜伏感染的VZV再度活动引起的皮肤水疱疹。在免疫力正常的儿童水痘病情常是较轻的，但在成人、孕妇和免疫缺陷的宿主水痘的发病率和死亡率均明显增加。带状疱疹能引起严重和持续的疼痛，而且像水痘一样，在免疫缺陷的宿主病情有时非常严重。20世纪90年代中期，水痘疫苗的接种显著降低了美国水痘的发病率，以及在儿童和成人中由于水痘和其并发症引起的住院率和死亡率。

病因学和发病机制

原发感染通过疱疹皮肤破损处或呼吸道分泌物的感染飞沫经空气传播而形成，并导致上呼吸道感染，随后病毒在局部淋巴结复制、病毒血症，继而感染皮肤和表皮细胞。水痘带状疱疹感染的皮疹最初的特征是清澈的水泡，泡内含有传染性的病毒。水疱随着多形核白细胞的迁移而成为脓疱，而后破裂或吸收。

原发感染 VZV 后，病毒潜伏在背根神经节。促使再度活动和随后出现临床带状疱疹的因素尚不清楚。

临床表现

水痘极具传染性；据报道无既往感染史的人发病率超过 90%。在无疫苗以前，5 ～ 9 岁的儿童最易感染。在美国，15 岁以上的人大约有 10% 对 VZV 易感。疾病的特点是感染后 8 ～ 21 天出现皮疹、周身乏力和发热。皮疹是水痘的标志，开始数天是分批出现，从头部到躯干，最后到四肢（图 101-1）。皮肤损害经历一系列典型的变化，开始时是中间凹陷的水泡，而后进展成脓疱，最后形成结痂状丘疹。在皮疹出现前 1 ～ 2 天至所有损害形成结痂，水痘均有传染性。

在以前被免疫过的人水痘通常是一种轻微的疾病，皮疹和典型的水痘不同。以前感染过的患者损害会更少，皮疹倾向于丘疹样疱疹或丘疹而非水疱。他们也会传染水痘给他人，但比典型水痘的患者传染性小。

水痘在免疫正常的儿童是较轻的；然而，在青年和成人常更严重。母亲在分娩前 5 天或分娩后 2 天内发病的新生儿具有高死亡率危险。在各年龄段免疫缺陷的患者，病情可能很严重。如果母亲发生水痘，可引起致死性的畸形（约 4% 的感染孕妇），尤其是妊娠早期。

并发症包括继发的皮肤感染，通常由于金黄色葡萄球菌和化脓性链球菌引起，是搔抓瘙痒皮损的结果。肺炎在儿童不常见，但约 16% ～ 20% 的成人感染者通常在发病后 3 ～ 5 天并发肺炎（图 101-1；彩图 101-1）。肺炎经常表现有呼吸困难、咳嗽和发热，但是肺炎的放射学证据可出现在呼吸系统症状出现之前。常见的 X 线表现包括间质和结节的浸润。出现水痘和肺炎的孕妇病情尤其严重。

图101-1 水痘性肺炎。

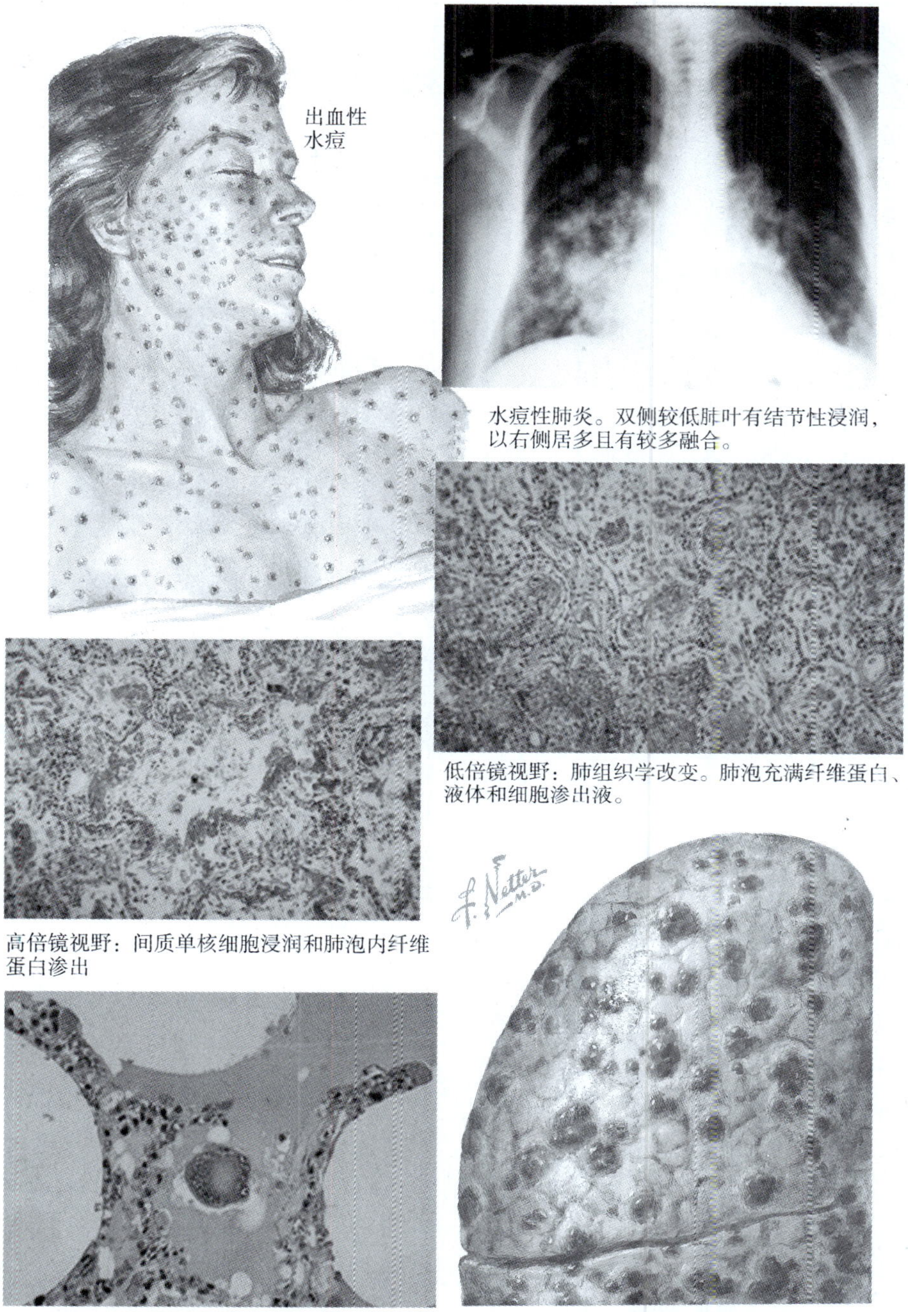

中枢神经系统并发症包括小脑共济失调、无菌性脑膜炎、脑炎、吉兰 - 巴雷综合征、Reye 综合征和横贯性脊髓炎。其他并发症有心肌炎、肝炎、肾炎、关节炎。

带状疱疹可发生在任何年龄，但发病率随年龄增加和细胞介导的免疫减弱而上升。首发症状是疼痛，48 ~ 72 小时内在皮区支配范围内出现单侧斑丘疹，随后变成水疱。胸部和腰部皮肤最常受累。皮损常持续 10 ~ 15 天，但皮肤完全恢复至正常需数周时间。三叉神经受累可能引起眼部损伤（带状疱疹眼炎），可能危及视力（图 101-2）。带状疱疹相关的疼痛和带状疱疹后神经痛是最麻烦的症状，可能会致残，尤其是年龄在 50 岁以上的患者。在先前的水疱区域疼痛是特别严重的。带状疱疹后神

图101-2 带状疱疹角膜炎。

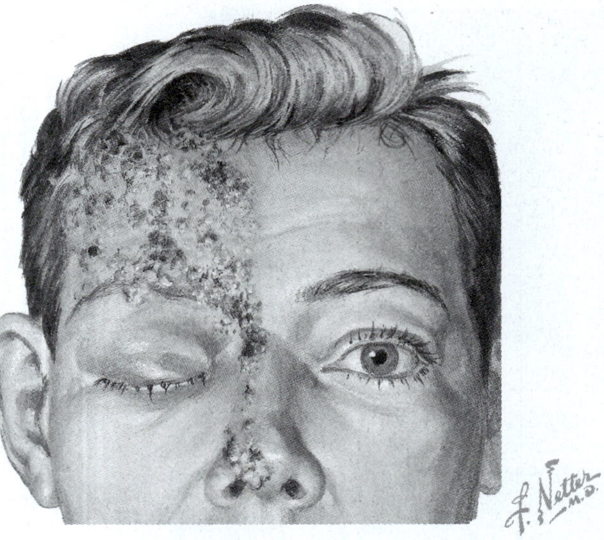

经痛的危险因素包括高龄、感觉缺失和剧痛。迅速的抗病毒治疗似乎可减少带状疱疹后神经痛的危险。中枢神经受累可表现为脑膜脑炎或脑炎。与正常人相比，免疫缺陷患者带状疱疹病情更为严重。例如，淋巴瘤患者皮肤播散和内脏受累的风险增加。

鉴别诊断

鉴别诊断包括播散性单纯疱疹病毒、柯萨奇病毒、埃可病毒、非典型麻疹病毒引起的感染，但这些病毒更常引起麻疹样皮疹而非疱疹病变。脓疱疹的外观与水痘相似，但脓疱疹的结痂脱落提示由金黄色葡萄球菌或化脓性链球菌引起的革兰阳性球菌感染。

诊断方法

通过病史和体格检查足以做出诊断。多阶段出现的特征性皮疹应高度怀疑水痘，特别是有暴露史的患者。对于皮区分布的水泡疹，应怀疑带状疱疹的可能。实验室检查有助于鉴别疑似病例。可将皮肤病变的小泡刮破以获取病毒培养样本或直接荧光抗体染色。免疫吸附血凝试验测定抗体、膜抗原荧光抗体测定以及酶联免疫吸附测定有助于显示血清转换或诊断性的滴度升高。皮损处的 Tzanck 涂片发现特征性的多核巨细胞，但敏感性只有 60%。这些涂片不能从 VZV 中分辨出单纯疱疹病毒。聚合酶链反应测定脑脊液中 VZV DNA 有助于中枢神经系统受累的诊断。

处理和治疗

沐浴以保持良好的皮肤卫生对于减少水痘患者并发症的危险非常重要。指甲应剪短以减少继发感染。止痒剂和敷料能减少瘙痒。阿昔洛韦 (800mg 口服，4 次 / 日，5 ～ 7 天) 或其他相似的药物（如泛昔洛韦、伐昔洛韦）在发病 24 小时内给药可降低皮损的数量和持续时间以及减轻发热，应该用于成人和青少年。对有发生并发症高度危险的儿童也应予以治疗。

水痘带状疱疹的患者，用泛昔洛韦（500mg，3 次 / 日，7 天）、伐昔洛韦（1g，3 次 / 日，7 天）或阿昔洛韦(800mg，5 次 / 日，7 ～ 10 天)抗病毒治疗，可加速病变和疼痛的消退，但在皮疹出现的 3 天内给药最为有效。伐昔洛韦消除疼痛的速度比阿昔洛韦快。一个研究表明泼尼松辅助阿昔洛韦可改善疼痛和其他生活质量指标；然而，在糖尿病和其他有皮质类固醇应用并发症危险的患者应谨慎。尚不清楚泼尼松辅助伐昔洛韦、泛昔洛韦治疗是否会增加额外的益处，因为这些抗病毒药物比阿昔洛韦更为有效。阿米替林、地昔帕明、加巴喷丁对减轻疱疹后神经痛可能有益。

避免治疗错误

避免治疗错误最关键的步骤是尽可能在水痘带状疱疹感染临床过程的早期做出正确诊断。治疗效果主要取决于早期开始抗病毒治疗。如以前提到的，水痘的皮肤损害会偶然被误诊为脓疱病。这是一个可能延误抗病毒治疗的错误范例，进而会导致可预防的并发症（包括疱疹后神经痛）发生。

预防

水痘疫苗是一种减毒活疫苗，有效率至少可达 95% ～ 99%，已获准用于至少 12 月龄的健康儿童和易感青少年及成人。所有儿童需在 12 ～ 18 月龄间常规接种水痘疫苗，而易感儿童应该在 13 岁之前接种疫苗。水痘带状疱疹病毒免疫球蛋白(VZIG)可用于有并发症危险的暴露人群［如免疫受损人群、孕妇、早产儿 (孕期不足 28 周生产或者出生体重小于 1000g)]。水痘免疫球蛋白应在暴露后 96 小时内给予。然而，美国已不再生产 VZIG。VZIG 可以从加拿大制造商处获得，但必须有知情同意书和研究方案。虽然未获美国食品和药品管理局（FDA）的批准，在暴露后 8 ~ 21 天使用标准剂量抗病毒治疗，已成功地预防免疫受损人群发生水痘。

最近 FDA 已批准在 60 岁及 60 岁以上的老年人群中使用一种新疫苗 ZOSTAVAX 预防 VZV。在一个大型临床试验中，该疫苗可以减少带状疱疹和疱疹后神经痛的发病率。免疫实践顾问委员会即将出台相关的使用建议。

展望

水痘疫苗的发明及广泛使用已改变了水痘感染的流行病学。长期随访对于决定是否有再接种的必要和因疫苗免疫力消退而发病的患者是否出现新的或不同的临床表现是很重要的。疫苗和新型免疫抑制剂治疗可以使水痘呈现不同的临床表现。新获准使用的带状疱疹疫苗可很大程度降低未来疱疹及疱疹后神经痛的发病率。

（赵连蕊 译 么作义 校）

参考文献

Grose C, Zaia J: Varicella-zoster virus. In Gorbach SL, Bartlett JG, Blacklow NR (eds): Infectious Diseases, 2nd ed. Philadelphia, WB Saunders, 1998, pp 2120-2125.

This chapter provides a good general reference.

Nguyen HQ, Jumaan AO, Seward JF: Decline in mortality due to varicella after implementation of varicella vaccination in the United States. N Engl J Med 352(5):450-458, 2005.

The authors review the population impact of the varicella vaccine.

UpToDate. Available at: http://www.uptodateonline.com. Accessed November 29, 2006.

This website contains information for clinicians and patients.

Vazquez M, Shapiro ED: Varicella vaccine and infection with varicella-zoster virus. N Engl J Med 352(5):439-440, 2005.

This article provides additional perspective on the varicella vaccine.

Whitley R: Varicella-zoster virus. In Mandell GL, Bennett JE, Dolin R (eds): Mandell, Douglas, and Bennett's Principles and Practice of Infectious Diseases, 5th ed. Philadelphia, Churchill Livingstone, 2000, pp 1580-1586.

This chapter provides a good general review.

Whitley R: Varicella-zoster virus infections. In Braunwald E, Fauci AS, Kasper DL, et al (eds): Harrison's Principles of Internal Medicine, 15th ed. New York, McGraw-Hill, 2001.

This chapter provides a good general review.

循证

1. Beutner KR, Friedman DJ, Forszpaniak C, et al: Valaciclovir compared with acyclovir for improved therapy for herpes zoster in immunocompetent adults. Antimicrob Agents Chemother 39(7):1546-1553, 1995

   Valacyclovir administration to immunocompetent adults with herpes zoster older than 50 years resulted in faster resolution of pain than acyclovir in this randomized double-blind study.

2. Nyerges G, Meszner Z, Gyarmati E, Kerpel-Fronius S: Acyclovir prevents dissemination of varicella in immunocompromised children. J Infect Dis 157(2):309-313, 1988.

   In this randomized double-blind study of immunocompromised children with varicella and no signs of dissemination, acyclovir decreased time to full crusting of lesions.

3. Oxman MN, Levin MJ, Johnson GR, et al: A vaccine to prevent herpes zoster and postherpetic neuralgia in older adults. N Engl J Med 352(22):2271-2284, 2005.

   This large randomized placebo-controlled trial of the zoster vaccine demonstrates efficacy in preventing both zoster and postherpetic neuralgia in persons 60 years and older.

4. Wallace MR, Bowler WA, Murray NB, et al: Treatment of adult varicella with oral acyclovir. A randomized placebo-controlled trial. Ann Intern Med 117(5):358-363, 1992.

   This randomized placebo-controlled trial demonstrates that early treatment (within 24 hours of rash onset) of adults with acyclovir decreased the time to healing of cutaneous varicella as well as duration of fever.

Cynthia Gay · Joseph J. Eron

102

脑 炎

引言

脑炎是指广义的感染性和非感染性病因引起的脑实质炎症。本章重点讨论感染性脑炎。感染性脑炎被认为是一种内科急症，因为针对特定病原体如单纯疱疹病毒（herpes simplex virus，HSV）和洛矶山斑疹热（Rocky Mountain spotted fever，RMSF）的早期治疗可显著降低发病率和死亡率。急性脑炎，在发达国家中最为常见的致命性散发脑炎类型，是一种可怕的并且具有潜在毁灭性表现的HSV感染。

病因学和发病机制

脑炎和脑膜炎有许多共同特征，临床上均以发热和头痛为主要表现。单纯脑炎的患者存在神经功能障碍有助于与脑膜炎相鉴别；然而，当患者出现脑实质和脑膜同时受累时，鉴别较为困难。由于脑炎和脑膜炎的病因有相当大的差异，故区分这两种疾病非常重要。当感染性脑炎出现意识变化时，提示大脑皮质广泛受累，这种损害是感染性病原体或感染诱导的炎症反应所导致的结果。在具有免疫能力的宿主中，单纯疱疹病毒 1 型（HSV-1）、水痘 - 带状疱疹病毒（VZV）、腮腺炎病毒、麻疹病毒以及肠道病毒是最常见的病因。HSV 脑炎的年发病率约为每 100 万 2 ～ 4 例，约占病毒性脑炎的 10% ～ 20%。许多虫媒病毒可引起脑炎，如日本脑炎和西尼罗病毒脑炎。单核细胞增多性利斯特菌和立氏立克次体（RMSF 的病原体）可引起细菌性脑炎。脑炎重要的非病毒性原因也包括非洲地方性锥虫病和免疫缺陷患者的弓形虫病。

病原体可从原发感染部位 [如呼吸道（麻疹病毒、腮腺炎病毒）或皮下组织（东方和西方马脑炎病毒）] 经血行播散感染中枢神经系统（CNS）。CNS 感染也可以通过周围神经逆行入侵途径引起，如狂犬病。也可经皮肤或黏膜逆行感染感觉神经节引发，如 HSV 和 VZV 的感染。

在 HSV 感染时，病毒经原发感染部位的黏膜或皮肤表面入侵，有时临床症状不明显，随后通过自主神经或感觉神经末梢感染神经节的神经元细胞体。多数 HSV 脑炎由 HSV-1 导致。原发感染时，HSV 在神经节和周围神经组织复制并潜伏。在儿童和一些青年人中，HSV 感染口唇并通过嗅球直接沿神经蔓延引起 HSV 脑炎。在多数成人中，当出现 HSV 脑炎时，若存在 HSV-1 感染的血清学证据和病史，则提示此时脑炎是通过神经节潜伏感染、复活机制侵犯 CNS 的。在非神经系统原因死亡患者的脑组织中，通过聚合酶链反应（PCR）已经检测出 HSV DNA，故病毒在 CNS 潜伏感染后复活是有可能的。因此，HSV 感染 CNS 有三种途径：（1）HSV-1 原发感染口咽部位后经三叉神经直接累及 CNS；（2）HSV-1 潜伏后复活累及 CNS；（3）CNS 内 HSV-1 的原位复活。

在 HSV 脑炎的病程中，大脑颞叶是早期受累的特征性感染部位。潜伏在三叉神经节的病毒复活后经三叉神经脑膜支侵入脑组织，这是 CNS 最常见的感染方式。在部分病例中，当引发脑炎的变异型 HSV-1 与从患者口咽部位分离出的病毒不同时，提示脑炎可能是另一类型的 HSV 感染。当促进细胞溶解的 HSV 感染神经元和神经胶质细胞后，可导致脑组织坏死从而引发脑炎。感染可从颞叶蔓延至大脑的其他区域。

不同感染源引发的脑炎临床表现各异，这可能反映出CNS所感染的不同类型细胞。神经元感染时可出现部分性或全面性癫痫发作。通过磁共振成像（MRI）发现的单纯脱髓鞘病变，可能起因于神经胶质细胞损害，并引起卒中样症状。大脑皮层的炎症或反应性脑实质肿胀可加重意识障碍，脑干部位感染可导致昏迷或呼吸抑制。

随感染的病因、宿主的免疫应答能力和感染各个阶段的不同，组织病理学改变各异。但一般表现为脑实质损害、反应性神经胶质细胞增生以及炎细胞浸润。在重症病毒性脑炎中，尽管脑膜和血管周围能够见到多形核细胞，但以单核细胞浸润为主。组织学改变可表现为神经细胞坏死和噬神经细胞现象。与腺病毒、麻疹以及疱疹病毒感染相关的特征性核内包涵体也可见于脑炎，狂犬病脑炎时脑组织中可发现内氏小体。立克次体脑炎时血管炎的表现很突出。

病毒性脑炎既可为病毒原发感染CNS直接损害神经元所致，也可为感染后继发性脑炎。在原发性病毒感染时，神经元受累并且能够发现病原体。在感染后继发性脑炎时，不能检出或发现病毒。感染后脑炎的病理改变表现为血管周围单核细胞炎性浸润，静脉周围散在的神经元髓鞘脱失。这类脑炎其症状出现于原发感染痊愈后或继发于亚临床疾病，这一事实以及相应的组织学改变均提示该综合征为免疫介导性疾病。临床上区分这两种疾病很困难，而且某些病毒感染如麻疹，与二者均有关联。

临床表现

在常见的感染性疾病中，感染性脑炎并不常见，多见于小儿、65岁以上老人以及免疫缺陷患者。脑炎相关病毒感染机体后一般不会导致临床发病，约1%的圣路易病毒和西尼罗病毒出现脑炎症状。东方马脑炎病毒是一个例外，感染该病毒后在所有年龄的人群中大多出现症状性脑炎。

脑炎患者通常因急性发热、头痛、意识水平改变以及神经功能障碍就诊。意识的改变可以从瞻妄到昏迷程度不等。神经功能障碍包括行为和认知改变、局灶性神经功能损害和癫痫发作。临床表现从烦躁不安和急性记忆障碍到精神异常和无反应状态。自主神经和下丘脑功能失调、尿崩症以及抗利尿激素分泌异常可以使病程更复杂。无论何种病原体感染，在脑炎病程中常常会出现局灶性神经功能损害表现，且部分性和全面性癫痫发作常见。其他各种神经系统异常也可发生，包括轻偏瘫、偏盲、颅神经麻痹、不自主运动和腱反射异常。脑膜炎也同样表现为发热、头痛和颈强直，通常不伴有神经功能异常，尤其在疾病的早期常常不会出现，但呕吐和畏光可能也比较明显。

尽管脑炎的某些特征能够为特定病因提供线索，但其临床表现通常缺乏特异性。腮腺肿痛高度提示流行性腮腺炎，胃肠道症状提示肠道病毒感染的可能性。帕金森震颤症状已经被证实与日本脑炎相关。有蚊虫接触史的免疫缺陷患者出现迟缓性瘫痪时提示为西尼罗病毒感染。狂犬病脑炎可能先出现动物咬伤部位的局部感觉异常，随后出现喉部痉挛、恐水症和恐高症（图102-1；彩图102-1）。皮疹的出现有助于以下疾病的诊断：双侧手掌和足底的皮疹与RMSF相关，牛眼征是莱姆病的损害，沿皮区分布的疱疹是VZV的特征。局灶性神经功能损害如人格改变、癫痫发作、幻觉和失语等提示病变部位位于颞叶，立高度怀疑HSV脑炎。HSV脑炎患者可能出现行为异常，包括Kluver-Bucy综合征——视觉失认、过度口部探索、感情淡漠、行为异常和饮食习惯改变。其他的症状包括记忆缺失和轻度躁狂症状，如情绪激动、睡眠质量下降和性欲亢进。此外，失语也可是HSV脑炎就诊的局灶性神经功能缺失症状。

细菌性和病毒性脑炎通常急性起病，而莱姆病以及免疫缺陷患者感染肠道病毒、腺病毒和弓形虫脑炎时可能呈亚急性过程。神经功能损害的亚急性表现伴持续发热多见于脑膜感染，如脑脓肿或结核性脑膜炎。感染后脑炎的神经系统症状通常急性起病，且发生在原发感染症状出现后的2～12天。

鉴别诊断

广义上的炎症性和非炎症性综合征均可引发脑炎或出现与之类似的临床表现（框102-1）。细菌性脑膜炎、脑脓肿和脑膜脑炎（如利斯特菌属感染）应被除外，在明确诊断的检验完成前可给予经验性治疗。因中毒和疟疾所致的脑病应该鉴别。非感染性病因包括颅内出血、伴或不伴全身免疫性疾病（如系统性红斑狼疮）的CNS自身免疫病、韦格纳肉芽肿或原发性CNS血管炎。甲状腺毒症、抗精神药

图102-1　狂犬病。

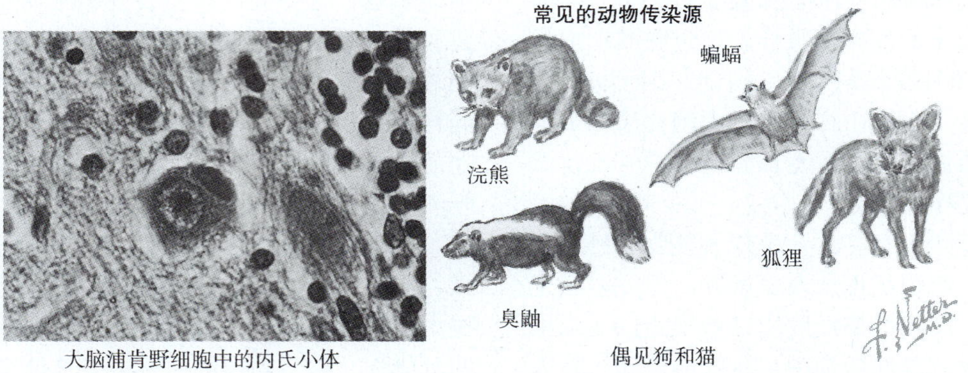

框 102-1　脑炎的鉴别诊断，不包括病毒病原体感染

非感染性	感染性
急性播散性脑脊髓炎	阿米巴感染
肾上腺脑白质营养不良	汉氏巴尔通体，播散性
药源性脑膜炎（NSAID、磺胺药物、抗胸腺细胞球蛋白、静脉内注射免疫球蛋白）	布鲁杆菌感染
	脑型疟疾
硬脑膜静脉窦血栓形成	伯内特立克次体感染
伴有脑脊液细胞增多的偏头痛综合征	细粒棘球绦虫感染
神经 Behçet 病	CNS 真菌感染（隐球菌病、球孢子菌病、组织胞浆菌病、北美芽生菌病、念珠菌病）
抗精神药物恶性综合征	
原发性和继发性肿瘤（脑膜或脑实质）	军团杆菌感染
Reye 综合征	单核细胞增多性利斯特菌脑膜炎
结节病	肺炎支原体感染
硬膜下血肿	福氏耐格里原虫感染
系统性红斑狼疮	治疗不完全的细菌性脑膜炎
甲状腺功能亢进	立克次体（立氏立克次体、斑疹伤寒立克次体、普氏立克次体、沙费埃利希体）感染
中毒性脑病	
脑血管炎	脑膜周围感染（脑脓肿、硬膜外或硬膜下脓肿）
	朊蛋白病
	伤寒杆菌感染
	血吸虫病
	螺旋体感染（梅毒、莱姆病、钩端螺旋体病）
	结核分枝杆菌感染
	弓形虫病
	锥虫病
	结核病
	Whipple 病（*Tropheryrna whippelii*）

CNS：中枢神经系统；NSAID：非甾体抗炎药。

物恶性综合征以及接触某些毒素或药物等因素也应高度注意。在 HSV 感染的患者中，从脑膜炎中识别出脑炎缩小了鉴别的范围，并且非常关键。HSV 脑炎是致命的，并且死亡率高，但 HSV 脑膜炎通常是一种自限性疾病，特别是单纯疱疹病毒 2 型（HSV-2）引起的与原发感染相关的脑炎。脑炎其他的感染性原因包括梅毒、结核以及人类免疫缺陷病毒（HIV）隐匿或显性感染时发生的 CNS 机会性感染病原体，如新型隐球菌或鼠弓形虫。

病毒性脑炎的常见原因在世界各地有所不同。

狂犬病在印度和墨西哥是常见的原因；麻疹在非洲是主要原因；日本脑炎多见于中国和东南亚地区。许多病毒可引起脑炎，有些病毒性脑炎的临床表现具有季节性或地域分布特征，这有助于诊断（表102-1）。

如前所述，HSV脑炎多以颞叶功能损害相关的临床症状就诊，包括人格改变、失语和癫痫发作。其他的疱疹病毒可能出现同样的症状，包括巨细胞病毒（CMV）、VZV和EB病毒（EBV）。其他的病毒感染还包括肠病毒和虫媒传播病毒所致的脑炎（东方马脑炎病毒、圣路易病毒和西尼罗脑炎病毒，还有其他等）。散发的病毒性脑炎不常见，与之直接或间接有关的病毒如腺病毒、流感病毒、腮腺炎病毒、麻疹病毒和急性HIV感染应该考虑（见表102-1）。

发病季节、治疗史、旅行史、体格检查、实验室检查或放射线检查常有助于明确感染的病因。尽管HSV脑炎可能更多见于青少年和50岁以上的成人，但一年四季散发，各个年龄阶段均可发病。相比之下，只有当蚊子和蜱在各自场所活跃的时期，虫媒病毒传播的脑炎才会发生。在温带地区，蚊子传播的脑炎在夏末达到高峰，蜱传播的脑炎主要发生于春末和夏季。大多数虫媒病毒由于其动物宿主和带菌者的原因，也存在着地域分布的特点（见表102-1）。东方马脑炎病毒主要出现于大西洋沿海沼泽地和北美与南美之间的海湾沿岸，而圣路易脑炎病毒最常见于美国的中西部和南方地区。肠道病毒引起的脑炎主要见于夏末和秋季。与感染后继发性脑炎相关的病毒包括腮腺炎病毒、麻疹病毒、VZV、EBV、风疹病毒和流感病毒。

在蜱盛行的地区旅行或长期户外暴露，其息非病毒病原体脑炎的可能性增加，如RMSF、莱姆病或科罗拉多蜱传热。在疏螺旋体盛行的地区暴露，如美国东北部和欧洲，应该考虑莱姆病的可能。额外的动物暴露和地理因素可使鉴别诊断进一步扩大。在马来西亚养猪场的工人中暴发脑炎后，尼帕病毒首次被确认，并且随后在新加坡和孟加拉国也相继被发现。尼帕病毒是被发现的引起脑炎的感染性病原体之一，并且被证实具有流行病学特征，尤其与虫媒病毒一致。1999年流行期间，西尼罗病毒最早在北美洲发现，之后出现的地域增加归因于鸟类的迁徙。日本脑炎最初集中在中国和东南亚，但已经扩展到印度、巴基斯坦、俄罗斯、菲律宾和澳大利亚。最近一些新的病原体导致了脑炎的暴发，包括从澳大利亚马和人体内分离出的Hendra病毒以及澳洲蝙蝠中发现的Lyssa病毒，后者可导致狂犬病样的疾病。

免疫缺陷的患者发生弓形虫脑炎或肠道病毒脑炎后也可呈亚急性或慢性病程。对于获得性免疫缺陷综合征（AIDS）或用药过程中出现免疫抑制的患者，诱发其脑炎的其他原因还包括组织胞浆菌属、CMV、JC病毒（进行性多灶性白质脑病）和少见的隐球菌感染。隐球菌感染通常引起脑膜炎。

尽管在免疫抑制的患者中皮肤和黏膜容易感染HSV-1，且程度较重，但发生HSV-1脑炎的可能性并未增加。因此，推断CNS感染HSV-1的病理生理学机制为免疫介导，并且可以解释在免疫抑制的HSV脑炎患者中，临床表现呈亚急性过程和活检标本呈较轻的组织病理学改变这些特征。

诊断方法

诊断检查应依据病史、地理环境因素、近期的旅行史、职业、季节、动物或昆虫接触史以及患者的免疫状态来决定。如果患者由于神经功能损害不能提供上述信息，应从其亲属或其他相关人员中获取。病毒性脑炎患者的外周血检测价值不高，但常可显示淋巴细胞增多。也可以发现疟疾或与EBV感染相关的异型淋巴细胞。在脑炎早期，因脑部MRI比计算机断层扫描（CT）对水肿和炎症更敏感，故首选脑MRI检查。出现精神状态改变的患者在腰穿检查前应进行脑CT或MRI检查，以评估占位性病变和脑脓肿，并且确定脑疝的风险。影像学检查有颅内压增高迹象、癫痫持续状态、全面性癫痫发作后即刻、凝血障碍或严重血小板减少的患者，应延缓腰椎穿刺术。

在明确病史和可能感染因素的同时，及时进行脑脊液（CSF）检查至关重要，包括压力测量、细胞分析、蛋白质和葡萄糖测定、病毒培养、恰当PCR检测以及血清学检验。如果临床考虑有脑膜炎、脑膜脑炎和脑膜周围感染征象重叠存在时，应进行细菌和真菌的染色和培养。因免疫抑制的患者具有较高的结核性脑膜炎风险，故应进行抗酸杆菌染色和培养检查。

早期CSF检查可能无法从病毒性脑炎中分辨出无菌性或细菌性脑膜炎。然而，除非患者存在严重

表 102-1 引发脑炎的病毒

病毒家族	病毒	分布
腺病毒科	腺病毒	遍及全球
布亚病毒	加利福尼亚脑炎	美国中西部和东北部，加拿大南部
	拉克罗斯病毒	美国北部
	裂谷热病毒	非洲撒哈拉以南
	托斯卡纳病毒	欧洲
肠道病毒	柯萨奇病毒	遍及全球
	埃可病毒	遍及全球
	甲型肝炎病毒	遍及全球
	脊髓灰质炎病毒	——
黄病毒科	登革热	美洲中部和南部、加勒比海、东南亚、非洲
	墨累谷脑炎病毒	澳大利亚、新几内亚岛
	日本脑炎病毒	东亚和东南亚、印度
	圣路易脑炎	美国南部和中部、加拿大、加勒比海
	西尼罗病毒	美国、以色列、中东
人类疱疹病毒（HHV）	巨细胞病毒	遍及全球
	EB 病毒	遍及全球
	HHV-6 和 HHV-7	遍及全球
	单纯疱疹病毒 -1 型	遍及全球
	单纯疱疹病毒 -2 型	遍及全球
	水痘 - 带状疱疹病毒	遍及全球
正黏病毒科	流感病毒 A	全球暴发、流行性
沙粒病毒科	淋巴细胞性脉络丛脑膜炎病毒	欧洲、南美和北美
	胡宁病毒	阿根廷
	拉沙病毒	西非
	Machupo 病毒	玻利维亚
副黏病毒科	Hendra 病毒	澳大利亚
	麻疹病毒	遍及全球
	腮腺炎病毒	遍及全球
	尼帕病毒	马来西亚、新加坡、孟加拉国
多瘤病毒属	JC 病毒	遍及全球
弹状病毒科	狂犬病病毒	遍及全球
	Lyssa 病毒	澳大利亚
呼肠病毒科	科罗拉多蜱传热病毒	美国洛矶山
反转录病毒	人类免疫缺陷病毒	遍及全球
风疹病毒属	风疹病毒	遍及全球
披膜病毒类	东方马脑炎病毒	美国东部和海湾沿岸、加勒比、南美
	委内瑞拉马脑炎病毒	美国南部和中部、佛罗里达、美国西南部
	西方马脑炎病毒	美国西部和加拿大

的免疫抑制而不能对炎症反应做出应答，否则当脑脊液中无淋巴细胞增多表现时，提示为非感染病因。病毒性脑炎的 CSF 特征包括单核细胞增多，为 10 ~ 2000/mm^3，但通常 < 250/mm^3。病程早期可出现中性粒细胞显著增加，在 8 ~ 24 小时后复查腰椎穿刺常有助于评估细胞的变化。CSF 中蛋白通常正常或轻度升高。相对于结核性脑炎、细菌性脑炎、真菌性脑炎和阿米巴感染而言，病毒性脑炎时 CSF 的

葡萄糖明显下降不常见。结核性脑膜炎时CSF常常出现淋巴细胞增多和葡萄糖含量降低。在没有穿刺损伤的情况下，出现红细胞计数增加提示HSV脑炎和出血性脑炎，或利斯特菌脑炎和原发性阿米巴脑膜脑炎。相反，细菌性脑膜炎时CSF检查细胞显著增多（> 2000/mm^3），以中性粒细胞为主，蛋白含量> 200mg/dl，并且糖含量减少。

病毒培养是诊断病毒性脑炎的金标准，但特异性PCR病毒DNA扩增技术是相当先进的诊断检测方法，目前适用于CSF中HSV-1、HSV-2、VZV、人类疱疹病毒6和7、CMV、EBV、肠道病毒、呼吸道病毒、HIV、肺炎衣原体以及结核分枝杆菌的检测。该技术的优势包括高敏感性和高特异性，并且仅用少量的脑脊液即可快速反应。应用PCR技术检测HSV DNA是诊断的金标准，敏感性达98%，特异性为94% ～ 100%，而且在疾病早期即呈阳性。在发病后的第1周诊断率最高，在此后的第2和3周迅速并持续下降。脑炎诊断性检查一般应包括HSV、肠道病毒和西尼罗病毒的PCR检测。是否进行其他的PCR和血清学检测将根据患者的旅行史、接触史以及免疫状态而定。在一些病例中，应考虑检测狂犬病病毒、腮腺炎病毒、EBV和HIV。所有免疫缺陷的患者应进行CSF的隐球菌抗原检测和CMV的PCR检测。

因为PCR检测更快捷，并且因为抗体试验解读的难度较大，所以PCR检测已广泛取代了血清和脑脊液的抗体试验。病毒抗体滴度的增高可能缺乏特异性，并且反映的是由于感染、既往感染或病毒复活而不是原发感染导致的多克隆活化。无论如何，CSF中检出特异性免疫球蛋白M确实提示CNS感染。许多病毒感染的诊断需要急性期和恢复期的双份血清学样本进行检验，急性期应留取血清样本进行测定，或保留急性期样本根据病史需要以后检测备用。

当考虑有支原体、军团杆菌或结核菌感染时应进行胸部X线检查。脑部MRI检查对HSV脑炎的诊断具有一定价值，从组织局部水肿到大面积坏死和出血均可显示，局部水肿时T2加权像呈增强信号改变。尽管如此，只有极少数的异常情况可能见于疾病早期（图102-2）。由于脑部CT在疾病早期检出颞叶异常的敏感性仅有50%，所以脑部的MRI是首选的影像学检查方法。除HSV脑炎患者外，脑电图很少具有诊断价值。然而，在证实脑部早期损害以及在感染性脑炎和脑病的鉴别方面，脑电图是敏感的。

处理和治疗

有很多脑炎是可以治疗的，非病毒性感染就诊时症状与病毒性感染可能相似，应进一步明确诊断（框102-1）。细菌、真菌和寄生虫感染引起的脑炎应根据病因进行特异性治疗，本章将不再阐述。大多数病毒性脑炎病原体不明确，但研究表明VZV和HSV-1是常见的病原体。病毒性脑炎的特异性治疗很局限。因此，当精神状态损害严重时，支持治疗至关重要，包括气管插管、镇静和机械通气。有病情急剧恶化风险的患者，甚至是感觉系统存在轻微改变时，都要求对其进行仔细的观察。

HSV是引发病毒性脑炎最重要的原因，因为它可能是致命的，可造成严重的症状，同时又是可以治疗的。治疗HSV脑炎时应选择静脉应用阿昔洛韦。不要等诊断明确后才开始使用，而是一旦考虑该诊断时即开始使用，并同时等待HSV PCR的结果。口服的阿昔洛韦生物利用度差，并且静脉应用时必须给予大剂量（10 ～ 15mg/kg），每8小时一次，连用14 ～ 21天，以确保CNS中足够的药物浓度，并防止疾病复发。在早期与阿糖腺苷的对照研究中显示，阿昔洛韦可使死亡率减少50%（从54%至28%）。因此，尽管事实上HSV-1对阿昔洛韦非常敏感，但HSV脑炎相关的死亡和后遗症依然很普遍，尤其见于接近昏迷或已经昏迷才开始治疗的患者。即使采用阿昔洛韦治疗，也仅有38%的HSV脑炎患者在感染后6个月功能恢复正常，9%的患者遗留有中等程度的无力。长期的认知和记忆障碍常见。

阿昔洛韦也用于治疗VZV脑炎，剂量和时间同前。在大部分患者中，如果HSV和VZV的PCR检测结果阴性，阿昔洛韦仍继续使用。很多种情况，包括阿昔洛韦治疗猕猴传播的B型疱疹脑炎，均具有较高的死亡率；无论如何，支持性数据非常有限。更昔洛韦（5mg/kg，静脉应用，每日2次）和膦甲酸（60mg/kg，每8小时1次，或90mg/kg，每12小时1次）联合应用是治疗CMV脑炎的首选。对于AIDS合并CMV脑炎的患者，抗反转录病毒的药物应继续或开始加用。

治疗脑炎时关于皮质类固醇的应用仍然存在争议，但普遍认为只有严重的VZV脑炎或短期内（3 ～

图102-2 单纯疱疹病毒——脑炎。

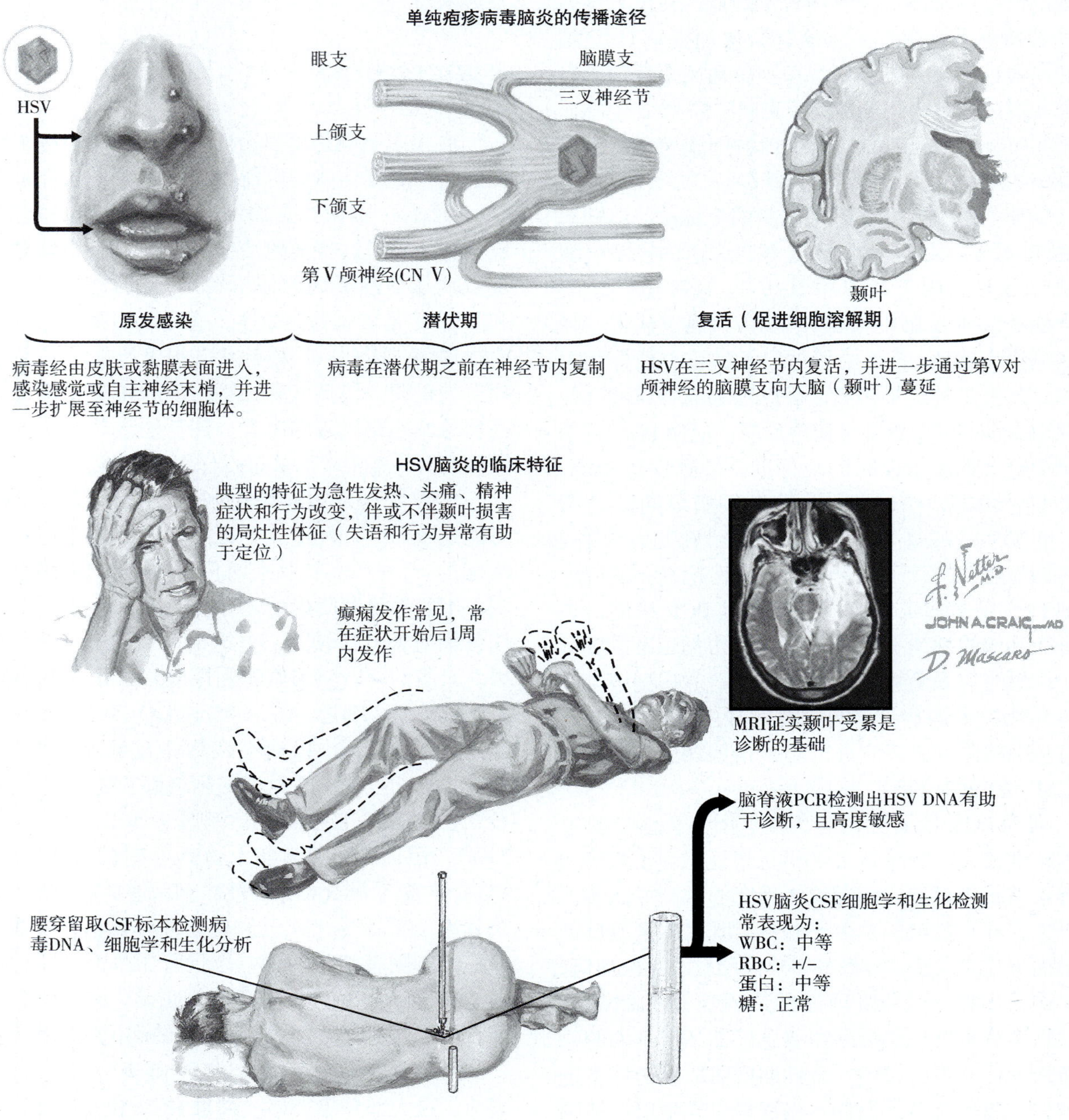

5天）因严重的、进行性血管源性水肿而出现血管炎时，才建议应用大剂量的地塞米松或甲泼尼龙。支持和对症治疗仍然是至关重要的，尤其是对于大多数病毒性脑炎却没有特异性治疗的患者。只有病因不明确且症状无改善的患者，或难治性颅内压升高需要手术减压的患者，才考虑脑组织活检。预后取决于特定的病原体、宿主的免疫状态以及早期恰当的治疗。除怀疑狂犬病或接触传染性疾病、病毒性出血热外，社区获得性感染性脑炎无需隔离治疗。甲型肝炎、流感、日本脑炎、麻疹、腮腺炎、脊髓灰质炎和狂犬病可用疫苗预防。

避免治疗错误

以发热和头痛就诊的患者很容易被误诊为其他疾病，从而延误脑炎的诊断和早期的病因治疗，如HSV、利斯特菌感染和RMSF。如果发热和头痛的表现比轻度认知障碍更突出，那么医生可能更侧重于脑膜炎的诊断和治疗，而不再追问病史用以与脑炎鉴别。早期的广泛治疗包括阿昔洛韦、多西环素、氨苄西林或联合用药，这样可以避免脑炎后遗症，如持久的神经功能缺失或死亡。

几乎所有发热、头痛、颈强直或精神状态改变的患者，延误腰穿可能妨碍其明确诊断和有效的治疗。很常见，对早期CSF样本不进行HSV PCR检查可能会延误诊治，并且有必要复查腰穿进一步明确诊断。在疾病的早期，头MRI或CT检查阴性不能排除脑炎的诊断，因为二者在疾病的早期均可正常。腰穿检查前给予抗生素治疗常常使CSF的结果变得复杂，难以解释，并且使治疗后的细菌性脑膜炎和不明原因的病毒性脑炎难以区分。细菌性脑膜炎时延长静脉应用抗生素的疗程很有必要。详尽的病史，包括旅行、职业和接触史对于鉴别诊断至关重要，因为病史信息可提供具体的病因而不必再考虑中毒或结核的诊断。

展望

PCR试验的发展已经为脑炎的诊断提供了更新、更快的方法。现有的PCR检测技术将被越来越广泛地应用，并且有可能为其他病因的检测提供新的方法。多重PCR检测，即单一的PCR组成微阵列技术，有望成为微生物检测和基因分型的新技术。如果该技术的敏感性提高并且成本降低，那么在未来微阵列技术将成为一项快速、高效的标准诊断技术。在过去的十年中，由于已知虫媒病毒地理分布范围的扩大和不明病原体的流行，已经有多次脑炎的暴发。这种趋势仍有可能继续延续下去。迫切需要治疗脑炎常见病因、尤其是病毒性病原体的新药。未经治疗的HSV脑炎患者其死亡率接近70%，并且几乎所有的幸存者都遗留有严重的神经系统后遗症。因此，HSV PCR试验和其他病原体PCR试验的广泛应用，将有助于更快速地诊断，并早期指导治疗。

（王秀艳　译　黄　卫　校）

参考文献

Bellini WJ, Harcourt BH, Bowden N, et al: Nipah virus: An emergent paramyxovirus causing severe encephalitis in humans. J Neurovirol 11:481-487, 2005.

A review of henipaviruses includes their virology and epidemiology and the clinical presentation of Nipah virus infection.

Hayes EB, Gubler DJ: West Nile virus: Epidemiology and clinical features of an emerging epidemic in the United States. Annu Rev Med 57:181-194, 2006.

A comprehensive review of West Nile Virus, including updated data on epidemiology and clinical manifestations with symptomatic infection.

Koskiniemi M, Rantalaiho T, Piiparinen H, et al: Infections of the central nervous system of suspected viral origin: A collaborative study from Finland. J Neurovirol 7(5):400-408, 2001.

This article reviews the causes of acute central nervous system symptoms in 3231 patients suspected of related viral infection; 46% of cases were due to viral infection, with varicella-zoster virus the most common cause, followed by herpes simplex virus and enteroviruses.

Koskiniemi M, Piiparinen H, Rantalaiho T, et al: Acute central nervous system complications in varicella zoster virus infections. J Clin Virol 25(3):293-301, 2002.

This study of 174 patients with CNS infection due to varicella-zoster infection defined the best diagnostic approach.

Mackenzie JS: Emerging zoonotic encephalitis viruses: Lessons from Southeast Asia and Oceania. J Neurovirol 11:434-440 2005.

The author presents an updated review of emerging virus infections with a focus on Japanese encephalitis virus, tick-borne encephalitis virus, Nipah virus, hendra virus, and Australian bat Lyssavirus.

循证

1. Chaudhuri A, Kennedy PG: Diagnosis and treatment of viral encephalitis. Postgrad Med J 78(924):575-583, 2002.

   This comprehensive review of the diagnostic investigations and treatment of viral encephalitis gives special attention to distinguishing between viral encephalitis and encephalopathy. The authors provide clear recommendations for the diagnostic approach to infectious encephalitis and a more detailed discussion of encephalitis due to HSV, CMV, and Nipah virus.

2. Corey L: Herpes simplex virus. In Mandell GL, Bennett JE, Dolin R (eds): Mandell, Douglas and Bennett's Principles and Practice of Infectious Diseases, 6th ed. Philadelphia, Churchill Livingstone, 2005, pp 1762-1780.

   The author has written a comprehensive review of herpes simplex virus including pathogenesis, clinical presentations, and treatment recommendations.

3. Griffin DE: Encephalitis, myelitis, and neuritis. In Mandell GL, Bennett JE, Dolin R (eds): Mandell, Douglas, and Bennett's Principles and Practice of Infectious Diseases, 6th ed. Philadelphia, Churchill Livingstone, 2005, pp 1143-1147.

   This comprehensive review of encephalitis and myelitis due to infectious and noninfectious causes encompasses the distinctive pathogenesis and pathologic findings of encephalitis, as well as the clinical, laboratory, neuroimaging, and epidemiologic characteristics. It includes an in-depth discussion of the lumbar puncture procedure and CSF evaluation.

4. Jääskeläinen AJ, Piiparinen H, Lappalainen, et al: Multiplex-PCR and oligonucleotide microarray for detection of eight different herpes viruses from clinical specimens. J Clin Virol 37(2):83-90, 2006.

   This paper documents findings from an evaluation of multiplex PCRs and microarray for the detection of eight herpesviruses compared with conventional PCR tests on CSF, whole blood, plasma, and serum. Microarray detected 94% (214 of 227) of herpes viruses positive by conventional PCR testing.

5. Klein RS: Herpes simplex virus type 1 encephalitis. UpToDate. Last updated September 27, 2005. Available at: http://www.uptodateonline.com.

   The author provides a thorough review of the pathogenesis, clinical manifestations, diagnosis, treatment, and outcomes of encephalitis due to HSV-1.

6. Lakeman FD, Whitley RJ: Diagnosis of herpes simplex encephalitis: Application of polymerase chain reaction to cerebrospinal fluid from brain-biopsied patients and correlation with disease. National Institute of Allergy and Infectious Diseases Collaborative Antiviral Study Group. J Infect Dis 171(4):857-863, 1995.

   The authors review the findings of a study evaluating the sensitivity of PCR detection of HSV in CSF as compared with isolation of HSV from tissue from brain biopsy.

7. Schmutzhard E: Viral infections of the CNS with special emphasis on herpes simplex infections. J Neurol 248:469-477, 2001

   The author reviews CNS infections due to herpes simplex and herpes zoster. This article includes an extensive compilation of viruses causing CNS infection and a thorough differential diagnosis for HSV encephalitis.

8. Steiner I, Budka H, Chaudhuri A, et al: Viral encephalitis: A review of diagnostic methods and guidelines for management. Eur J Neurol 12(5):331-343, 2005.

   The European Federation of Neurological Societies (EFNS) task force published a systematic review of the literature from 1966 to May of 2004 and present an up-to-date comparison of diagnostic investigations including neuroimaging, viral culture, PCR testing, serological testing, antigen detection and histopathology, and a review of the management of viral encephalitis.

9. Whitley RJ, Cobbs CG, Alford CA Jr, et al: Diseases that mimic herpes simplex encephalitis. Diagnosis, presentation, and outcome. NIAD Collaborative Antiviral Study Group. JAMA 262:234-239, 1989.

   This report is on diagnoses following brain biopsy in a study of patients suspected of having herpes simplex encephalitis.

10. Whitley RJ, Gnann JW: Viral encephalitis: Familiar infections and emerging pathogens. Lancet 359(9305):507-513, 2002.

    The authors review the pathogenesis, clinical manifestations, and diagnosis of viral encephalitis. The epidemiology, clinical presentation, diagnosis, and treatment of viral encephalitis due to HSV, B virus, rabies, enterovirus, and several arthropod-borne viruses are reviewed in more detail.

11. Zunt JR, Marra CM: Cerebrospinal fluid testing for the diagnosis of central nervous system infection. Neurol Clin 17:675-689, 1999.

    The authors review CSF testing for the diagnosis of CNS infection due to bacteria, virus, fungi, and prion disease.

David J. Weber · Peter A. Leone · William A. Rutala

103

肺结核

引言

结核病仍是威胁人类健康的主要疾病，据估计目前世界上约有三分之一的人口感染了结核。全球每年约有 800 多万人新发活动性肺结核，约 190 万人死亡。由于在众多发展中国家中，人类免疫缺陷病毒（HIV）和结核病双重感染是 HIV 相关疾病发病和死亡的首要病因，所以 HIV 和结核病的双重感染已成为公共卫生危机。2005 年美国报道了 14 097 例（4.8/100 000），这已是该国的最低记录。美国大约有 1500 万人受到结核分枝杆菌的感染。在美国，结核病的发病率因年龄和性别的不同而变化，据报道老年人和男性的发病率较高。2005 年，不同种族和少数民族人群中发病率不同。按降序排列，最高为亚裔人群（29.6/100 000），然后是夏威夷或其他太平洋岛人（16.1/100 000）、非西班牙黑人（11.7/100 000）、西班牙人（10.3/100 000）、美国印第安人或阿拉斯加人（8.2/100 000）和非西班牙白人（1.4/100 000）。国外出生的患者占总发病人数的 54.3%。1993 年国外出生的患者占美国总发病人数的 29%，此后国外出生的结核病患者比例稳步提高。

病因学和发病机制

人类结核病是由分枝杆菌属中三种密切相关的分枝杆菌引起的疾病。这些分枝杆菌包括结核分枝杆菌、牛分枝杆菌和非洲分枝杆菌，为需氧、无芽胞、无运动能力的轻度弯曲或笔直的杆菌，大小为（0.2 ～ 0.6）μm×（1.0 ～ 10）μm。结核分枝杆菌的细胞壁含有大量液体，使革兰染色无法透过细胞壁（术语为抗酸染色）。大多数实验室应用荧光染色在荧光显微镜下观察到结核杆菌（图 103-1；彩图 103-1）。

在美国，结核分枝杆菌是分枝杆菌属中最重要的人肺结核的致病菌。世界各地均可发现此菌，人类是目前发现的唯一宿主。在发展中国家，牛分枝杆菌是重要的病原菌，人类最常因食用病牛感染的牛奶而被牛分枝杆菌感染。实质上，牛分枝杆菌引起的人结核病和结核分枝杆菌所致人结核病难以辨别，治疗也相似。世界许多地区应用卡介苗（BCG），即牛分枝杆菌的减毒菌株，作为疫苗用于预防结核病。尽管有证据显示卡介苗能防止结核扩散和儿童脑膜炎，但其对防止肺结核的效力仍未被证实。

结核病在人群中通过飞沫传播，飞沫的核心为含有结核分枝杆菌的直径为 1 ～ 5μm 的微滴（图 103-2）。肺结核或喉结核的患者在咳嗽、打喷嚏、说话或唱歌时均可产生飞沫。在吸入传染性飞沫后，如果感染了结核分枝杆菌，宿主的初级防御系统不能杀灭进入体内的活菌。结核杆菌生长 2 ～ 10 周后，可诱导细胞免疫反应，结核菌素皮肤试验（tuberculin skin test，TST）可发现此免疫反应。在发生细胞免疫之前，结核杆菌经淋巴管到达肺门淋巴结，再通过血流播散到远处器官。在感染了结核杆菌后，未经预防性治疗的个体中约有 10% 发展为结核病。

HIV 和结核病之间呈协同作用，相互增强对方的致病性。不同于许多仅在 HIV 感染晚期才能导致疾病的 HIV 相关病原体（如卡氏肺囊虫、弓形虫、巨细胞病毒），结核分枝杆菌在 HIV 的任何阶段均可致病。

图103-1 结核病：痰涂片（染色）检查。

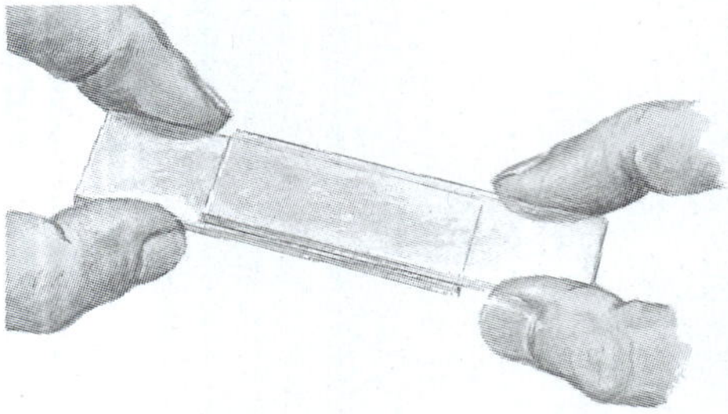

A. 将脓痰滴于载玻片上，用另一玻片刮涂制成均匀涂片

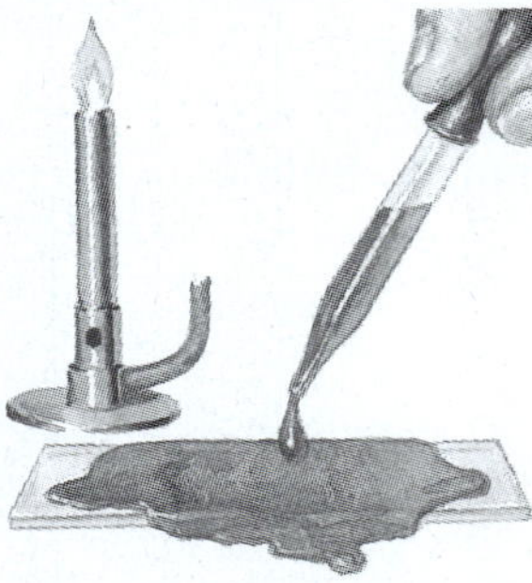

B. 用石碳酸品红染液初染，然后加热

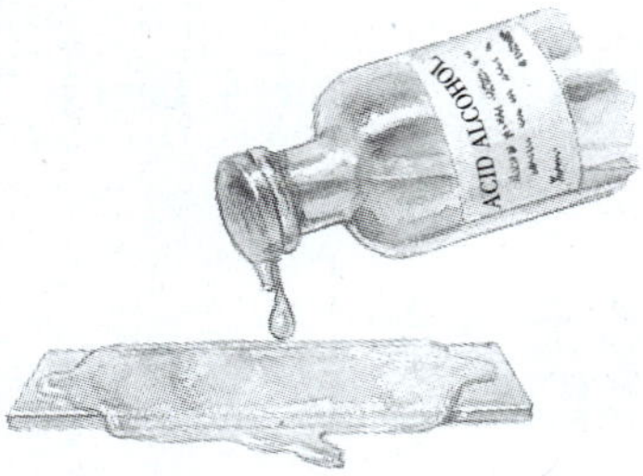

C. 用水冲洗涂片，用酸性乙醇褪色后再次冲洗

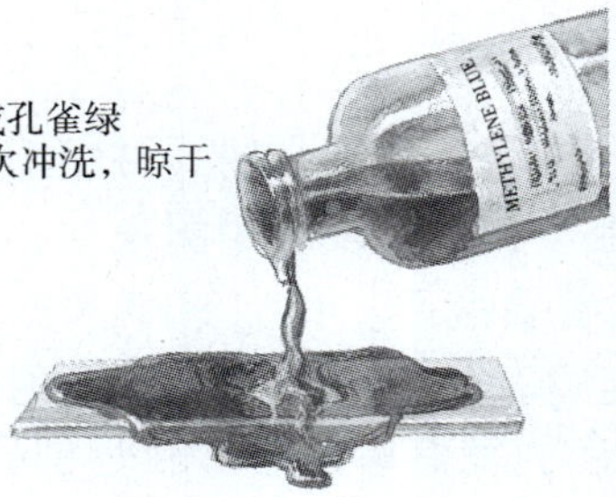

D. 用亚甲蓝或孔雀绿复染30秒，再次冲洗，晾干

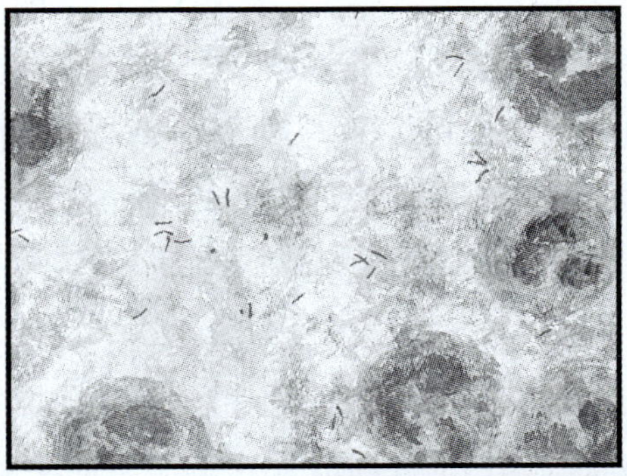

E. 将石碳酸品红染液染色后的痰涂片（齐–尼染色方法同上），在油浸的显微镜下观察，显示出亮红色形如杆状的抗酸杆菌（结核分枝杆菌）

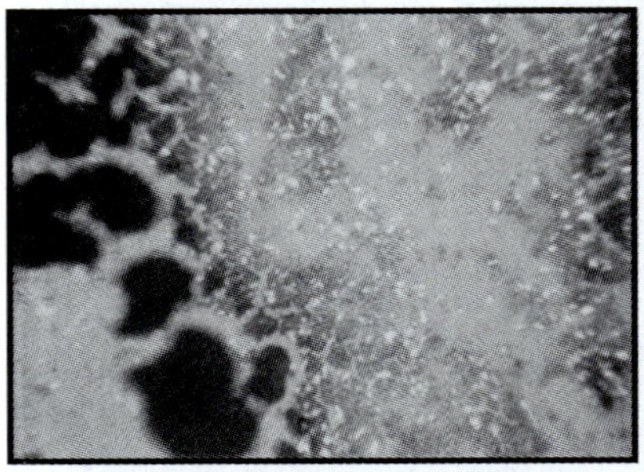

F. 用金胺O染色，可在荧光显微镜下观察到结核分枝杆菌（×200）

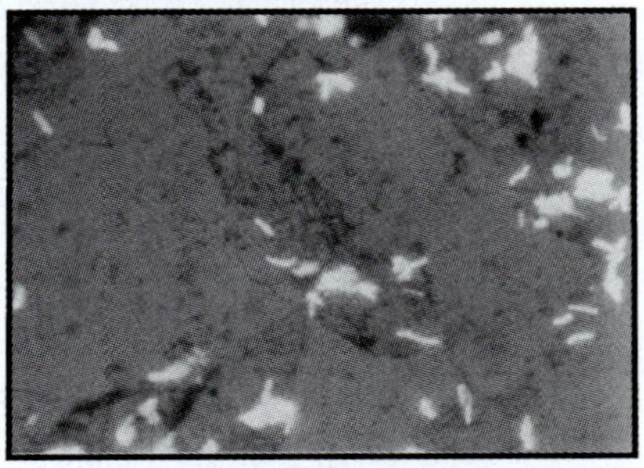

G. 金胺O染色的堪萨斯分枝杆菌（不典型抗酸分枝杆菌），此细菌比结核分枝杆菌大得多（×200）

临床表现

原发性肺结核通常是一种轻度、自限性肺病，常不能确诊。原发感染可在胸部X线片上显示结节影。但大多数肺结核感染的X线片表现不明显。因此，感染的唯一依据是出现TST阳性或全血γ-干扰素（IFN-γ）测定结果阳性。

结核病的症状变化多端，无特异性，可以分成全身症状或器官特有的症状。典型的全身症状包括发热（约见于35%～85%的患者）、盗汗、不能解释的体重减轻、厌食和乏力。实验室检查包括外周血白细胞增高（约10%）、贫血（约10%），偶尔出现单核细胞和嗜酸性粒细胞增高。肺是常累及的器官，在向疾病预防和控制中心（CDC）报告的病例中，肺结核占80%（图103-3）。肺结核的典型症状包括咳嗽、胸膜炎性胸痛、咯血。原发性肺结核在胸部X线片上常显示中下肺野有渗出，伴同侧肺门淋巴结肿大（图103-3；彩图103-3）。复发性肺结核的典型X线表现包括肺上叶渗出，常伴空洞。合并HIV感染且CD4 < 200/mm^{3}患者的X线表现常不典型：空洞很少见；常出现下肺渗出或弥漫性渗出、纵隔淋巴结肿大；大约50%患者出现肺外结核。

肺外结核包括胸膜、淋巴结、骨或关节、泌尿生殖系统、脑膜、腹腔或其他部位的结核。结核累及的器官和系统的症状和体征变化常带来诊断上的挑战。播散性结核的症状和体征通常没有特异性，

图103-2 结核病的播散。

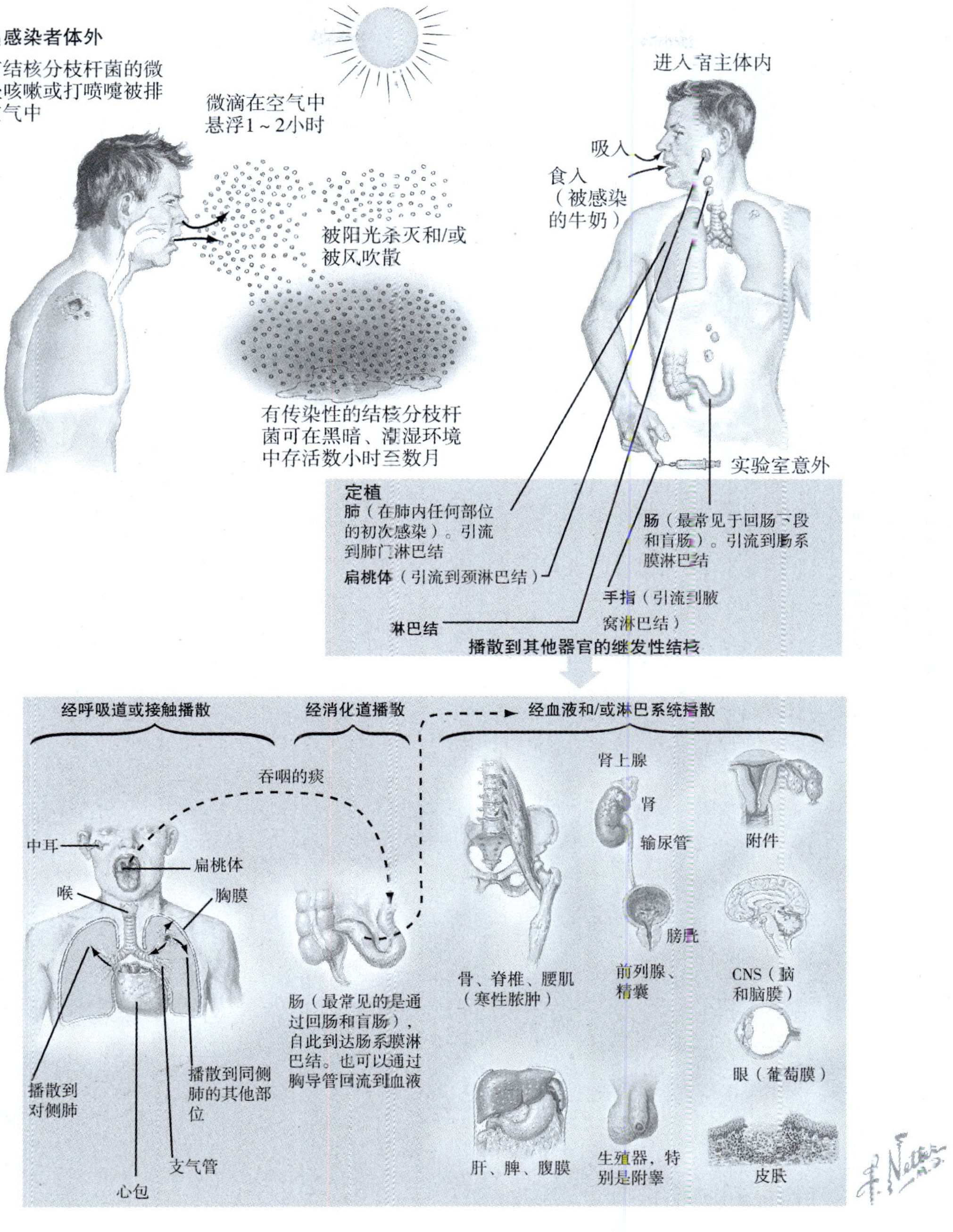

包括发热、体重减轻、盗汗。由于播散性结核患者也伴有肺结核，所以咳痰很常见。体检表现多变，但常包括发热、消瘦、肝大、肺部表现、淋巴结肿大、脾大。大约 85% 的患者 X 线胸片可见 1 ～ 2mm 的小结节。这些粟粒样损害可导致被称为*粟粒性肺结核*的播散性结核病。

鉴别诊断

肺结核病患者可表现为急性或慢性病程。急性感染的鉴别诊断包括肺炎链球菌、流感嗜血杆菌、支原体属和呼吸道病毒等常见病毒或细菌导致的肺炎。慢性感染可能与非感染性肺疾病相混淆，包括结

图103-3　初发（原发性）结核综合征。

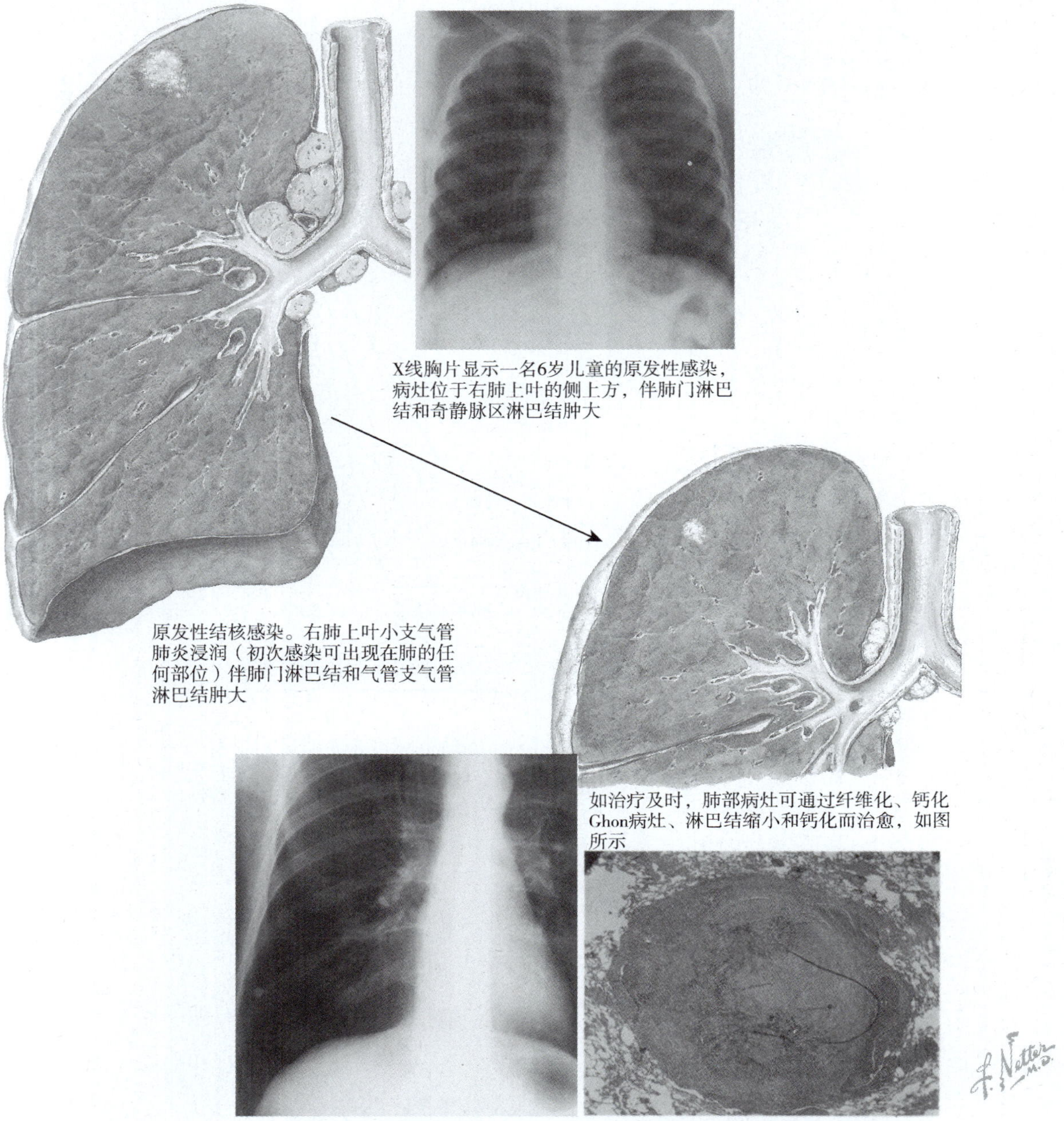

原发性结核感染。右肺上叶小支气管肺炎浸润（初次感染可出现在肺的任何部位）伴肺门淋巴结和气管支气管淋巴结肿大

X线胸片显示一名6岁儿童的原发性感染，病灶位于右肺上叶的侧上方，伴肺门淋巴结和奇静脉区淋巴结肿大

如治疗及时，肺部病灶可通过纤维化、钙化Ghon病灶、淋巴结缩小和钙化而治愈，如图所示

右肺下叶侧方钙化的Ghon病灶

带有纤维囊的浓缩、干燥病灶的切面

节病、胶原血管病、自身免疫病和肿瘤。慢性肺结核也需与其他慢性肺感染相鉴别，特别是地方性真菌病（芽生菌病、隐球菌病、组织胞浆菌病、球孢子菌病）和非结核性分枝杆菌。已出版的指南列出了何时应考虑为肺结核（框 103-1）。

诊断不明原因的发热时必须考虑结核病的可能。血液、骨髓和肝的分枝杆菌培养有时可确立诊断。在 X 线扫描显示为器官功能衰竭或异常时，器官活组织标本的检查中应包括分枝杆菌培养。

在包括脑膜炎、腹膜炎、附睾炎、心包炎、胸膜炎、骨髓炎等慢性疾患中，考虑到分枝杆菌感染是很重要的。活检发现结节增加了疑诊为结核的可能，尽管结节也可存在于组织胞浆菌病、球孢子菌病、芽生菌病和结节病。

最近的研究发现，结核病与应用肿瘤坏死因子 - α （TNF-α）拮抗剂有关。这些药物（英夫利昔单抗、依那西普、阿达木单抗）可有效治疗类风湿关节炎和活动性 Crohn 病。这些药也常用来治疗

框 103-1　评估肺结核的指南
咳嗽持续 2 ~ 3 周以上的患者，伴有至少一种附加症状，包括发热、盗汗、体重减轻或咯血
TB 高危人群*伴有不明原因疾病，包括呼吸道症状持续 2 ~ 3 周以上
HIV 感染者伴不明原因的咳嗽和发热
被诊断为社区获得性肺炎的 TB 高危人群接受治疗 7 天后病情无改善
TB 高危人群无意中通过胸片提示为肺结核，即使患者无症状或症状轻微

TB：结核病

*有下列特征之一的患者：近期接触过有传染性的肺结核患者；曾进行有关结核分枝杆菌感染的检验且结果阳性；HIV 感染者；应用注射或非注射型药物；国外出生及自结核病高发地区迁入时间≤ 5 年；结核病高危人群聚集场所的居民或职工；属医疗服务无保障和低收入人群；或具有患结核病的危险因素（即糖尿病、需长时间应用皮质类固醇药物或其他免疫抑制剂、慢性肾衰竭、一些恶性血液病、比理想体重低 10% 以上、矽肺、胃切除术或空肠回肠旁路术）。

Adapted from Taylor Z, Nolan CM, Blumberg HM; American Thoracic Society; Centers for Disease Control and Prevention; Infectious Diseases Society of America: Controlling Tuberculosis in the United States. Recommendations from the American Thoracic Society, CDC, and the Infectious Diseases Society of America. MMWR Recomm Rep 54(RR-12):1-81, 2005.

白塞病、银屑病、眼葡萄膜炎、坏疽性脓皮病、Still 病、结节病和干燥综合征。已报道的大多数结核病例与服用英夫利昔单抗有关，但依那西普、阿达木单抗也可能与结核病的发病危险增加相关。患者在服用这些药物之前应筛查 TST 或 QuantiFERON-TB Gold（QFT-G，见后述），详细询问关于近期旅游史和是否有结核病接触史，对咳嗽、体重减轻等症状进行评估，检查胸部 X 线片以使其感染结核或使结核复发的风险降到最低。隐性结核病患者应在接受 TNF-α 拮抗剂治疗之前进行抗结核治疗。

诊断方法

直至最近，隐性结核感染（latent tuberculosis infection，LTBI）只能通过应用纯化蛋白衍生物（purified protein derivative，PPD）进行 TST 检测（图 103-4）。此方法可出现假阳性或假阴性结果（表 103-1），但可以通过仔细进行适宜的定位和正确解释结果而使结果的误判降到最小。大多数人对 TST 的敏感性持续终身；然而，测试区皮肤反应的范围可能随时间的推移而减小或消失。如果对那些皮肤测试反应消退的感染者进行 PPD 试验，初次试验反应可能很弱或无反应，而再次试验（2 ~ 4 周后）显示为强反应。不能将这种增强反应错误地解释为皮肤试验的转变，而应考虑第二次试验为该个体对结核菌素试验的真实反映。两步法适用于以下人群：可能重复进行结核菌素试验的人群（即医务人员），免疫功能可能减弱的人（即老年人）以及最近 12 个月内没检测过 TST 的人群。TST 阳性结果的分类标准根据硬结的大小、患者的流行病学和临床特征来确立（表 103-2）。TST 发现活动性肺结核的敏感度为 75% ~ 80%，但在某些人群如老年人或 HIV 感染者中可能更低。在没有其他结核接触史或卡介苗接种史的人群中 TST 的特异性约为 99%，但在常有其他分枝杆菌交叉感染的人群中（如美国东南部）TST 的特异性下降至 95% 左右。常规检验只适用于结核病高流行和高危险人群（表 103-1）。以往接种过卡介苗不会改变对 TST 反应结果的解释，妊娠也不是 TST 的禁忌证。

最近，一种名为 QFT-G 的血液检查已成为诊断隐形结核感染的可行方法。QFT-G 试验包括一种合成肽，代表两种结核分枝杆菌蛋白——ESAT-6 和 CEP-10。如果患者受到结核分枝杆菌的感染，白细胞将反应性释放 IFN-γ 以接触抗原。在 QFT-G 试验中，患者血液与试验抗原一起孵育 16 ~ 24 小时后测定 IFN-γ 的数量。QFT-G 适用于最近应用 TST 试验的所有情况，包括接触调查、对已接种过卡介苗的新迁入移民的评估和卫生保健工作者的结核病筛查。QFT-G 的潜在优势包括便捷、避免了 TST 固有的测量皮肤硬结的主观性，患者只需就诊一次，能进行重复检测而无增强反应，如同进行系列结核菌素试验。然而，因为 QFT-G 的资料有限，用于检测某些人群时需谨慎，包括免疫耐受人群、肺外结核疾患者、儿童和结核病高发国家的人群。此外，关于此试验长期重复测量的资料有限，特别是进行系列检查的情况（如医务人员）有限。在进行 QFT-G 试验操作前，应具备实验室资质和配套服务。如需要，确保对血液进行快速恰当的处理。

疑诊为活动性肺结核时，所有患者均需用 TST 评估。应详细询问病史以发现结核病的非特异性症

图103-4 结核菌素试验。

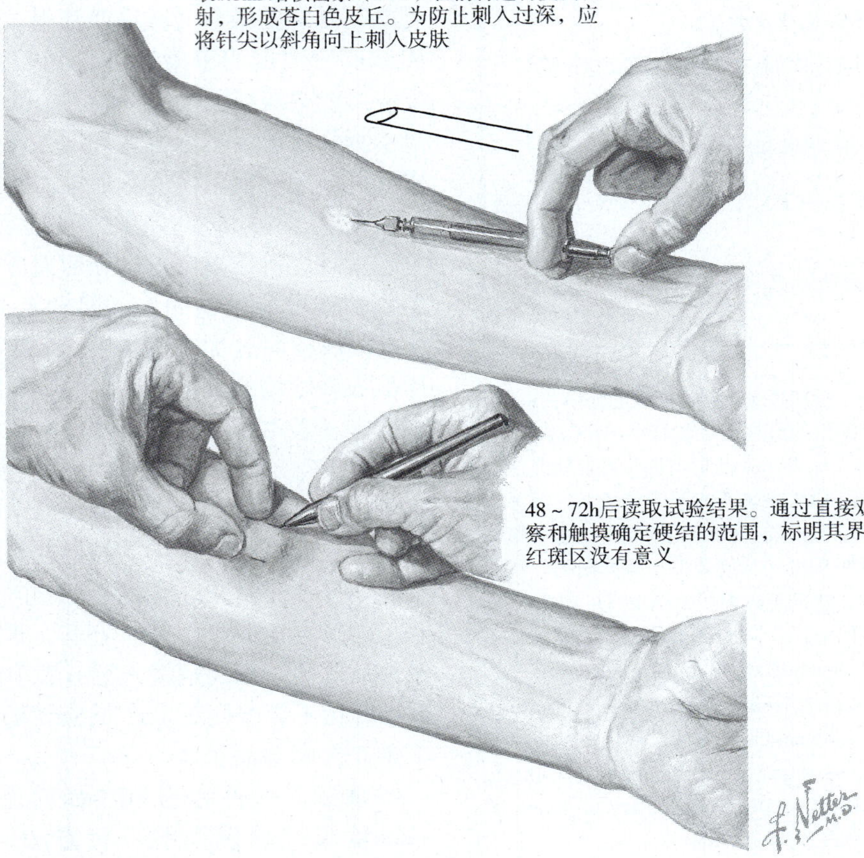

表 103-1 结核菌素试验假阳性和假阴性反应的可能原因

假阳性反应的原因	假阴性反应的原因
误将红斑认作为硬结	结核的感染力太强导致无反应力
非结核分枝杆菌的感染	近期受到结核分枝杆菌的感染（<10 周）
曾接种过卡介苗	药物（类固醇激素、免疫抑制剂）
读取皮肤试验结果的时间过早，此时结果提示的是免疫球蛋白介导的免疫反应而不是细胞介导的免疫反应	代谢紊乱（如慢性肝病或肾病）
注射的 PPD 浓度不正确（即 250TU）	免疫抑制性疾病（如 HIV、血液系统恶性肿瘤或淋巴瘤）
标准化的抗原含量不足	营养不良
	近期接种过活病毒疫苗（如麻疹病毒疫苗）
	新生儿，老年人
	不恰当地储存或稀释 PPD
	给药方法不当（如抗原过少或皮下给药）
	错误地读取或记录 TST 试验结果

BCG：卡介苗；PPD：纯化蛋白衍生物；TST：结核菌素试验；TU：结核菌素的单位。

Adapted from Diagnostic Standards and Classification of Tuberculosis in Adults and Children. Am J Respir Crit Care Med 161(4 Pt 1):1390, 2000.

表 103-2 高危组结核菌素试验阳性的标准

硬结 ≥ 5mm	硬结 ≥ 10mm	硬结 ≥ 15mm
HIV 阳性者	近期从结核高发区迁入者（< 5 年）*	无明确结核危险因素的人群
近期接触结核病患者*	注射型药物使用者	
胸片提示纤维性病变与以往结核病一致	结核杆菌实验室研究人员*	
有器官移植和免疫抑制疾病的患者（接受等效于泼尼松 15mg/d 以上的皮质类固醇激素 ≥ 1 个月）‡	结核病高危人群聚集场所的居民或职工：监狱、疗养院和其他卫生保健场所、AIDS 患者寄托医疗所和无家可归者避难所*	
	具有某些临床情况使其成为高危人群的患者*,†	
	< 4 岁的婴幼儿、儿童、暴露于结核病高危人群聚集场所的青少年*	

TST：结核菌素皮肤试验。

* 用于划分 TST 皮肤反应的流行病学标准。

† 高危病情包括矽肺、糖尿病、慢性肾衰竭、白血病、霍奇金病、免疫抑制治疗和营养不良。

‡ 用于划分 TST 皮肤反应的临床情况。

From Targeted tuberculin testing and treatment of latent tuberculosis infection. A joint statement of the American Thoracic Society (ATS) and the Centers for Disease Control and Prevention (CDC). Am J Respir Crit Care Med 161(4 Pt 2):S221-S247, 2000. Also adapted from Screening for tuberculosis and tuberculosis infection in high-risk populations. Recommendations of the Advisory Council for the Elimination of TB. MMWR Recomm Rep 44(RR-11):19-34, 1995.

状和器官的特有症状，尤其是肺结核。体格检查在诊断中作用有限，但有助于发现常需进一步检查的特殊器官感染。所有 TST 或 QFT-G 结果阳性或有结核症状的患者都应拍摄胸片，以辅助诊断肺结核并确定病变的程度。

通过胸片可推断有无肺结核，对疑诊为肺结核的病例，通过对痰的抗酸染色（齐 - 尼或 Kinyoun 法）或金胺 O 或金胺若丹明染色可以确定肺结核的诊断。涂片结果阳性表明传染性更强。涂片阳性的肺结核病例，核酸扩增（nucleic acid amplification，NAA）试验可用于快速发现结核分枝杆菌，灵敏度为 95%，特异度趋于 100%。美国食品和药品管理局不建议对涂片阴性的标本进行 NAA 检测，因为灵敏度低。

从痰标本或其他组织中分离出结核分枝杆菌对确定病原体和随后进行的药物敏感试验是至关重要的，建议每位患者尽早进行细菌分离。结核分枝杆菌的培养仍是涂片阴性肺结核和肺外结核的诊断基石，它和抗酸杆菌的痰涂片一起，是监测患者对治疗的反应、使患者解除隔离、诊断为治疗失败和复发的基础。可每隔 8 ～ 12 小时取一次痰标本。为获得足够的痰标本可用高渗盐水诱导咳痰，增加咳痰量，特别是对 HIV 感染的患者。常用的 Löwenstein-Jensen 或 Middlebrook 7H10 介质检测结核分枝杆菌生长需要 4 ～ 8 周。通过检验二氧化碳的产量或小量的氧消耗，可在 14 ～ 21 天发现结核分枝杆菌生长。通过代谢检验发现结核分枝杆菌的精确时间很大程度上取决于接种体上微生物的数量。CT 扫描为评估异常的胸片表现与结核病是否一致提供了有价值的信息。抽吸胃液培养对不能留取痰液的婴幼儿常有帮助，纤维支气管镜对于不能咳痰的患者获取标本是个有益的诊断性检查。

肺外结核的诊断常需要用一种侵袭性操作来获得体液（如脑脊液），以用于涂片或培养，用组织活检术以获取培养所需的组织。应留取清晨首次排尿的中段尿标本培养以诊断泌尿生殖器结核。用作结核分枝杆菌培养的血液需经肝素抗凝，通过裂解 - 离心系统或接种于为结核分枝杆菌的血培养设计的肉汤培养基。中枢神经系统结核是通过脑脊液培养确诊的；用消毒容器盛装不少于 5ml 脑脊液送至实验室培养。当非侵袭性检查不能提供诊断时，允许考虑进行肝、心包、淋巴结、骨和关节、肠、输卵管、附睾等部位的侵袭性检查以获得标本。所有培养生长出结核分枝杆菌后，进行抗菌药物的敏感试验都是必要的。

表 103-3 潜伏性结核感染的推荐治疗

药物	疗程（月）	给药间隔	等级*（证据）† HIV 阴性	HIV 阳性
异烟肼	9	每日	A（Ⅱ）	A（Ⅱ）
		每周 2 次	B（Ⅱ）	B（Ⅱ）
异烟肼	6	每日	B（Ⅰ）	C（Ⅰ）
		每周 2 次	B（Ⅱ）	C（Ⅰ）
利福平	4	每日	B（Ⅱ）	B（Ⅲ）

*A：优先选择的药物；B：可以选用的药物；C：当 A 和 B 不能应用时，提供的药物

† Ⅰ：随机临床试验的数据；Ⅱ：非随机临床试验或其他人群中实施的数据；Ⅲ：专家共识。

From Targeted tuberculin testing and treatment of latent tuberculosis infection. A joint statement of the American Thoracic Society (ATS) and the Centers for Disease Control and Prevention (CDC). Am J Respir Crit Care Med 161(4 Pt 2):S221-S247,2000.

处理和治疗

最佳治疗

所有被确诊或疑似结核的患者一旦在医疗机构接受治疗时，就应给予患者可预防空气传播的环境（每小时进行 6 ～ 12 次的气体交换、负压、直接将废气排到室外）。在进入传染期结核病患者的房间时，医务人员应佩戴 N95 呼吸器。患者仍需进行空气隔离，直至患者经至少 2 ～ 3 周的标准多种药物联合抗结核治疗，证实患者的临床症状改善（即咳嗽次数减少），痰标本培养 8 ～ 24 小时后痰涂片连续 3 次阴性（其间至少 1 次痰标本为清晨痰）。已知或怀疑对多种抗结核药物耐药的患者仍需隔离，直到培养结果阴性。活动性肺结核的密切接触者需进行结核病的评估，因为在这些患者中活动性结核占 2% ～ 3%，而潜伏性感染者占 5% ～ 15%。

所有对 TST 有反应（见表 103-1）或 QFT-G 阳性的患者在通过病史、体格检查、胸部 X 线片和细菌学检查（当有指征时）等除外活动性结核后，均应进行 LTBI 治疗（表 103-3）。更理想的是，患者接受至少每月 1 次的评估。随访评估应包括询问药物不良反应和针对肝炎体征的简要体检评估。基线肝功能检验（即丙氨酸转氨酶 / 天冬氨酸转氨酶 / 胆红素）只推荐用于可能发生肝功能不良的高危人群：HIV 感染者、慢性肝病病史者（如丙肝）、妊娠妇女、产后未满 3 个月的妇女和规律饮酒者。活动性肝炎和肝病晚期是应用异烟肼和吡嗪酰胺的相对禁忌证。LTBI 治疗期间常规监测也适于基线肝功能结果异常或有肝病危险的人群。伴有肝炎症状或体征的患者也应进行这些检验。如果有肝病症状的患者转氨酶水平超过正常上限的 3 倍或无症状患者转氨酶水平超过正常上限的 5 倍，均应停用异烟肼治疗。

活动性结核患者应用多种药物联合治疗以预防耐药性的发生、强化抗结核治疗，并为已对 1 种或更多药物耐药的结核分枝杆菌菌株提供适宜的治疗。对用药完全敏感的患者首选治疗方案为疗程 6 个月，最初 2 个月持续应用异烟肼、利福平、乙胺丁醇（因年龄太小而不能监测视敏度的儿童用链霉素治疗）和吡嗪酰胺，后 4 个月使用异烟肼和利福平。如果有证据显示患者对治疗反应较慢或欠佳，应治疗 9 个月或培养转阴后继续治疗 4 个月。所有患者均应使用强化的直接观察疗法（directly observed therapy，DOT）治疗以确保依从性。除脑膜炎的推荐治疗时间为 9 ～ 12 个月外，其他成人肺外结核的处理和肺结核相似（即治疗 6 个月）。患粟粒性肺结核、骨和关节结核或结核性脑膜炎的儿童应接受至少 12 个月的治疗。在治疗合并有 HIV 感染的结核患者时需要专家会诊，因为存在抗结核药物吸收不良的可能以及利福平与蛋白酶抑制剂之间的相互作用将使治疗变得更为困难。

内科医生应熟悉一线抗结核药物的用法、不良反应和禁忌证。肺结核患者可通过随访痰培养监测治疗效果。如果治疗 2 个月后痰培养结果未能转阴，有必要对治疗进行重新评价。在这些病例中，重新检测药物的敏感性是必要的，应继续或开始进行 DOT 疗法。对患者进行关于依从性、药物毒性反应

的症状和药物相互作用等方面的教育，对于确保正确的治疗非常关键。

因为存在潜在的药物毒性重叠、药物相互作用和难以预知的反应，使对 HIV 和结核分枝杆菌双重感染患者的治疗成为挑战。例如，许多抗反转录病毒的药物与抗结核药物存在相互作用，特别是利福平。在首次接受 HIV 治疗的患者，开始高效抗反转录病毒治疗的时间选择很复杂。建议请感染科专家会诊。多重耐药（multidrug resistance，MDR），定义为至少对异烟肼和利福平耐药，是个日益增长的世界性问题。在美国，结核病的 MDR 更常见于国外出生的人群、培养仍为阳性的患者或治疗 3 个月后症状不缓解的患者。所有 MDR 患者均应接受 DOT 治疗，并由熟悉诸如氨基糖苷类（如链霉素）、多肽、氟喹诺酮类（环丙沙星）、硫代酰胺、环丝氨酸、对氨基水杨酸等二线药物用法的人员管理。与以异烟肼和利福平为基础的一线药物相比，二线药物的疗效较低、毒性更大、费用更高。最近，结核病广泛耐药（extensively drug-resistant，XDR）的出现已成为世界性问题。CDC 和 WHO 将结核病 XDR 定义为在结核病患者中分离出对异烟肼、利福平、氟喹诺酮类和对 3 种注射用二线药物中的至少 1 种药物（如阿米卡星、卡那霉素或卷曲霉素）均耐药的结核杆菌菌株。从 2000—2006 年，美国约有 1% 的病例（n=922）经培养证实为结核病的多重耐药菌株，在这些 MDR 菌株中，约有 2% 的病例（n=17）为结核病的广泛耐药菌株。尽管结核病的广泛耐药在美国尚不常见，但在韩国（约占所分离的多重耐药菌株的 15%）、东欧和西亚的国家（约占所分离的多重耐药菌株的 14%）更为常见。

避免治疗错误

在诊断结核病时最常见的错误是当患者存在变化多端的表现，包括低热、体重逐渐减轻、咳嗽、盗汗和疲劳时，未能考虑结核病的诊断。通过胸片恰当的评估和收集 3 次痰标本进行涂片通常能发现肺结核。诊断肺外结核病更为困难，因为这需要进行侵袭性操作。用于发现肺外结核涂片或培养所需的材料更多地是来源于组织而不是体液（例如，更多来源于腹膜组织而不是腹腔积液，来源于心包膜而不是心包积液）。骨髓抽吸或活检术常用于发现播散性结核（在采集标本之前应通知实验室）。

为预防可能发生的医院内传播，应立即使所有已确诊或疑似患者居于能预防空气传播的环境中。医务人员应接受使用 N95 呼吸器的适宜训练。

为能提供给隐性结核感染者合适的药物并使其完成全部疗程，应仔细商讨隐性结核感染者的治疗需求。活动性肺结核患者最好应用 DOT 治疗。未能恰当地用药或未能完成抗结核的全程治疗是发生药物耐药性的主要原因。

展望

治疗结核病的主要挑战是多重耐药菌株比例的增加和 HIV 感染者中结核病的预防和治疗。几个领域的抗结核都取得了进展。用以快速发现痰或组织标本中结核分枝杆菌（如 PCR）和快速鉴定耐药菌株的新型诊断方法正在研究中。正在研究治疗结核病的新药物，包括喹诺酮类的莫西沙星、硝基咪唑吡喃（如 PA-824）、大环内酯类（如阿奇霉素、克拉霉素）、恶唑烷酮类（如利奈唑胺、PNU-100480）、二胺类（SQ109）和咪唑类。有一支强大的研究团队正致力于新型结核疫苗的研发，在不远的未来，就会将一些新疫苗用于人类试验。

（王丽晔　译　么太成　校）

参考文献

Campbell IA, Bah-Sow O: Pulmonary tuberculosis: Diagnosis and treatment. BMJ 332(7551):1194-1197, 2006.

The authors provide an excellent, concise review of current advances in the diagnosis and treatment of pulmonary tuberculosis.

de Jong BC, Israelski DM, Corbett EL, Small PM: Clinical management of tuberculosis in the context of HIV infection. Annu Rev Med 55 283-301, 2004.

This superb paper reviews the management of patients dually infected with HIV and M. tuberculosis.

Diagnostic Standards and Classification of Tuberculosis in Adults and Children. Official statement of the American Thoracic Society and the Centers for Disease Control and Prevention. Am J Respir Crit Care Med 161(4 Pt 1):1376-1395, 2000.

This official guideline describes methods of detecting tuberculosis

Nahid P, Pai M, Hopewell PC: Advances in the diagnosis and treatment of tuberculosis. Proc Am Thorac Soc 3(1):103-110, 2006.

The authors provide a brief review of new methods for the diagnosis and treatment of tuberculosis.

Rychly DJ, DiPiro JT: Infections associated with tumor necrosis factor-alpha antagonists. Pharmacotherapy 25(9):1181-1192, 2005.

This important paper reviews the evidence that tumor necrosis factor-α antagonists are a risk factor for reactivation of tuberculosis.

Screening for tuberculosis and tuberculosis infection in high-risk populations. Recommendations of the Advisory Council for the Elimination of Tuberculosis. MMWR Recomm Rep 44(RR-11):19-34, 1995.

This important guideline describes the standards for tuberculosis screening.

Taylor Z, Nolan CM, Blumberg HM; American Thoracic Society; Centers for Disease Control and Prevention; Infectious Diseases Society of America. Controlling Tuberculosis in the United States. Recommendations from the American Thoracic Society, CDC, and the Infectious Diseases Society of America. MMWR Recomm Rep 54(RR-12):1-81, 2005.

This important statement describes public health measures for controlling tuberculosis in the United States.

Winthrop KL, Siegel JN, Jereb J, et al: Tuberculosis associated with therapy against tumor necrosis factor alpha. Arthritis Rheum 52(10):2968-2974, 2005.

The authors provide an excellent review of tumor necrosis factor-α antagonists associated with reactivation of tuberculosis.

Winthrop KL: Risk and prevention of tuberculosis and other serious opportunistic infections associated with the inhibition of tumor necrosis factor. Nat Clin Pract Rheumatol 2:602-610, 2006.

This is the most recent review of tumor necrosis factor-α antagonists associated with reactivation of tuberculosis.

循证

1. American Thoracic Society; CDC; Infectious Disease Society of America: Treatment of tuberculosis. MMWR Recomm Rep 52(RR-11):1-77, 2003.

   This excellent guideline provides detailed recommendations for the treatment of tuberculosis.

2. Blumberg HM, Leonard MK Jr, Jasmer RM: Update on the treatment of tuberculosis and latent tuberculous infection. JAMA 293(22):2776-2784, 2005.

   This excellent, concise review describes current therapy guidelines for the treatment of tuberculosis.

3. Furin JJ, Johnson JL: Recent advances in the diagnosis and management of tuberculosis. Curr Opin Pulmon Med 11(3):189-194, 2005.

   This short paper provides an excellent review of new methods for the diagnosis and management of tuberculosis.

4. Small PM, Fujiwara PI: Management of tuberculosis in the United States. N Engl J Med 345(3):189-200, 2001.

   This older paper provides a comprehensive review of the treatment of tuberculosis.

5. Targeted tuberculin testing and treatment of latent tuberculosis infection. A joint statement of the American Thoracic Society and the Centers for Disease Control and Prevention. Am J Respir Crit Care Med 161(4 Pt 2):S221-S247, 2000.

   This important guideline describes the detection and treatment of latent tuberculosis infection.

Amanda Peppercorn · Jonathan S. Serody

104

真菌感染

引言

20年来，有临床意义的真菌感染的发病率明显增加，并且与免疫缺陷患者人数的增加呈正相关。AIDS的流行、干细胞研究的开展和实体器官移植、化疗和免疫抑制剂使用的增加，使人类继发感染真菌的概率升高（框104-1）。在过去的十年中，随着新的抗真菌药物的应用，人类在真菌感染的诊断和治疗方面取得了新的进展。然而，考虑到感染高危人群的复杂性（框104-2），早期诊断和治疗仍有机遇与挑战。在某些情况下，死亡率仍很高。在接受造血干细胞移植的患者中，侵袭性真菌感染的死亡率可高达90%。

真菌可以以酵母菌和霉菌的形式存在。酵母样真菌通常是圆的、单细胞生物，且以出芽形式繁殖，并形成平滑的菌落。霉菌由长的称为菌丝的丝状结构组成，蔓生式生长，在培养平皿上呈绒毛状。尽管大多数真菌都以酵母菌和霉菌方式存在，但包括组织胞浆菌、芽生菌、孢子丝菌、球孢子菌、副球孢子菌在内的二态真菌在宿主体内以酵母方式生长，在体外以霉菌方式存在。霉菌病是由真菌引起的感染。通常情况下，霉菌病不在人与人之间传播。

真菌的细胞壁是由坚硬的葡聚糖和壳多糖构成的屏障。一些真菌，如隐球菌属，有一多糖荚膜，其作用是增加了一个保护层，并有助于免疫系统逃逸。细胞壁内有一层含麦角固醇的细胞膜。唑类和聚烯类抗真菌药物以麦角固醇为作用靶点。新型棘球白素类抗真菌药以细胞壁的β-D-葡聚糖为作用靶点（表104-1）。

现行的诊断性检查包括感染区域的真菌培养、特殊染色的组织学检查（GMS染色法、过碘酸-Schiff染色、钙荧光染色）、抗原检测（半乳甘露聚糖、β1,3-D-葡聚糖、隐球菌和组织胞浆菌抗原检测）、配对的急性和恢复期抗体滴度。检测抗体的试验方法有局限性。交叉反应性和假阴性率高，降低了抗体检测的准确性，尤其是在不能逐渐增加免疫应答反应的免疫受损宿主。因此，目前侵袭性真菌感染的诊断方法主要依靠临床怀疑、培养和组织病理学诊断。

HIV 相关的免疫缺陷

HIV 所致免疫抑制患者的许多病原体可引起多种真菌病，包括念珠菌、隐球菌、组织胞浆菌、肺囊虫。组织胞浆菌病在真菌的流行病学部分中已做过讨论。在 AIDS 患者中皮肤黏膜念珠菌病极其常见，并且是诊断 HIV/AIDS 患者免疫系统功能障碍的线索。对以前身体健康的患者出现皮肤黏膜念珠菌感染时应立即查找可能存在的免疫学问题，如急性肿瘤或 AIDS（见“念珠菌病”。）

隐球菌病

新型隐球菌是一种有荚膜的类酵母有机物，可使免疫能力正常和免疫能力受损的人群患病，已成为 AIDS 患者发病和死亡的重要病因（图 104-1）。可在受鸽子排泄物污染的土壤中发现隐球菌。吸入隐球菌后可发生感染，并通过血流播散至其他器官。尽管隐球菌可以存留在血液中，并导致肺、尿道、皮肤、关节和骨的感染，但最常见的感染部位是脑和脑膜。在发明抗反转录病毒联合治疗前，5% ～

框 104-1 人类真菌感染的重要致病菌

念珠菌属
- 白色念珠菌、光滑假丝念珠菌、吉利蒙念珠菌、乳酒假丝念珠菌、克鲁斯念珠菌、葡萄牙假丝念珠菌、近平滑念珠菌、多皱念珠菌、热带念珠菌

其他酵母菌
- 新型隐球菌
- 马拉色菌属
- 赤酿母属
- 酵母菌属
- 毛孢子菌属

接合菌
- 犁头霉属
- 小克银霉属
- 毛霉菌属
- 根毛霉属
- 根霉属
- 瓶霉属

其他霉菌
- 支顶孢属
- 曲霉菌属（烟曲霉菌、黑曲霉菌、黄曲霉菌、土曲霉菌、杂色曲霉菌）
- 枝虫霉属
- 镰刀菌属
- 丝孢菌属
- 木霉属

暗色丝孢霉菌
- 链格孢属
- 双极霉属
- 弯孢（霉）属
- 枝孢瓶霉属
- 指霉属
- 外瓶霉属
- 瓶霉属
- 枝氯霉属
- Wangiella 霉属

双相型真菌
- 皮炎芽生菌
- 粗球孢子菌
- 夹膜组织胞浆菌
- 巴西副球孢子菌
- 马尼弗青霉菌
- 申氏孢子丝菌

其他
- 耶氏肺囊虫

框 104-2 侵袭性真菌感染的高危人群

接受移植的患者（包括器官移植和骨髓移植）

血液恶性肿瘤患者（白血病、淋巴瘤）

注射毒品者

HIV/AIDS 患者和 CD4 计数减低 / 晚期免疫抑制的患者。

免疫抑制治疗药物（化疗、皮质类固醇、肿瘤坏死因子抑制剂、环孢素、硫唑嘌呤、吗替麦考酚酯、西罗莫司、阿那白滞素）

早产儿（妊娠小于 26 周或者体重小于 1 千克）

以下类型的住院患者：
- 过长时间的制动
- 重症监护室患者
- 广谱抗生素
- 高敏感人群
- 糖尿病
- 肾衰竭和血液透析
- 胃肠外营养
- 癌症和化疗
- 严重胰腺炎
- 大手术
- 侵入性装置（导尿管、中央静脉导管）

10% 的 HIV 患者发生隐球菌性脑膜炎。

临床进程可以是急性或亚急性，具有脑膜炎的典型症状和体征，包括发热、颈强直、畏光、嗜睡、意识障碍。真菌涂片染色和脑脊液培养（包括印度墨汁染色）可明确诊断。隐球菌抗原检测也可确定血清和脑脊液中存在隐球菌。预后不良的特征包括就诊时精神状态改变、腰椎穿刺显示脑脊液压力增高、脑脊液中白细胞计数减低，后者提示更为严重的免疫抑制。如果不进行治疗，死亡率高达 100%。

对于 HIV 和脑膜炎患者，治疗指南建议用两性霉素 B 每天 0.7~1mg/kg，加氟胞嘧啶（每天 100mg/kg），进行诱导治疗持续 2 周，然后口服氟康唑（每天 400mg）最少 10 周，以后终身服用氟康唑（每天 200mg）以抑制隐球菌生长。最近的资料支持在大剂量抗反转录病毒治疗后有免疫重建的患者可以停用维持剂量的氟康唑。

肺囊虫病

*耶氏肺囊虫*是肺囊虫性肺炎（PCP）的病原体，它是一种少见的微生物，最初被分类为原核生物，但最近基于它的核蛋白 RNA 分析被重新分类为单

表 104-1 抗真菌药物及特性

药物	给药方式	作用原理	抗菌谱
聚烯类化合物 ▪ 两性霉素 B ▪ 脂质制剂 ▪ 两性霉素 B 脂质复合物 ▪ 两性霉素 B 胶体分散系 ▪ 脂质体两性霉素 B	静脉注射	与真菌细胞膜上的麦角固醇结合，增加其通透性	广谱，包括念珠菌属、双相和丝状真菌
唑类 ▪ 酮康唑（K） ▪ 氟康唑（F） ▪ 伊曲康唑（I） ▪ 伏立康唑（V） ▪ 泊沙康唑——待批准（P） ▪ 雷夫康唑——待批准（R）	静脉注射（F、I、V）和口服（所有的唑类）	抑制细胞膜组成部分麦角固醇生物合成所需的酶活性	白色念珠菌，伏立康唑抗曲霉菌，泊沙康唑抗接合菌
棘球白素 ▪ 卡泊芬净 ▪ 米卡芬净 ▪ 阿尼芬净	静脉注射	抑制有助于真菌细胞壁完整性的 β-D- 葡聚糖的合成，	所有念珠菌属、曲霉菌属

细胞真菌。不过因其缺乏麦角固醇，吡咯和聚烯类抗真菌药对其无效。在 AIDS 流行前肺囊虫被认为是一种免疫受损宿主肺炎的罕见原因。在 20 世纪 80 年代到 90 年代间，AIDS 患者与之相关的发病率和死亡率明显增加（图 104-2；彩图 104-2）。自 20 世纪 90 年代末，尽管高效抗反转录病毒的治疗使肺囊虫性肺炎的发病率明显下降，但在美国每年仍有 16 000 例患者，它仍是最常见的 AIDS 相关的机会性感染，通常发生在那些不知道自己是 HIV 感染的患者。在 AIDS 流行的非洲和亚洲一些发展中国家，其作为肺炎的一个病原体，重要性越来越受到重视。

*耶氏肺囊虫*可以导致亚急性或急性肺炎，并可以迅速恶化为呼吸衰竭，胸部 X 线检查可发现蜂窝样改变（肺囊虫得名的原因）、肺间质浸润性改变或者轻度异常，但这些改变通常不伴有胸腔积液。血清乳酸脱氢酶水平可能升高，常有肺泡动脉血氧梯度增宽。当临床表现为劳力性呼吸困难、发热、胸痛、逐渐加重的呼吸短促伴影像学改变，以及支气管镜获取的深部痰液或标本应用特殊染色法染色发现滋养体或包囊时可明确诊断。不能培养出该种生物体。治疗包括给予大剂量甲氧苄啶 - 磺胺甲噁唑（每天 15mg/kg，分 3 次静注或口服），疗程 21 天，随后预防性给予药物。如果局部氧分压低于 70mmHg 或者肺泡动脉梯度大于 35mmHg，则在治疗开始阶段就应给予皮质类固醇，降低治疗过程中的炎症反应和继发的肺损伤。

念珠菌病

病因学和发病机制

目前为止，人们已经发现 154 种念珠菌，念珠菌是人体生殖泌尿系统和胃肠道的正常菌群，且大部分寄居在皮肤。世界上大部分真菌感染都是念珠菌导致的，医院中存在大量念珠菌，8% 的医院感染为真菌感染，其中 80% 为念珠菌感染。医学史上，白色念珠菌是寄居在人体内的主要念珠菌属病原体。然而，最近的资料显示非白色念珠菌在人体内的比例在上升（如光滑假丝念珠菌、近平滑念珠菌、热带念珠菌、克鲁斯念珠菌）。值得关注的是这些菌群对氟康唑耐药，而氟康唑常规用于预防和一线治疗。

大部分念珠菌可以形成基质包裹的生物膜，从而使它们黏附在体表。这些菌群黏附在导管中很难被清除，可以在导尿管、腹部引流管和中心静脉导管等无菌部位中持续存在。念珠菌是血液细菌感染中第四种常见菌。进入血液感染后，死亡率达 30% ~

图104-1 隐球菌和隐球菌病。

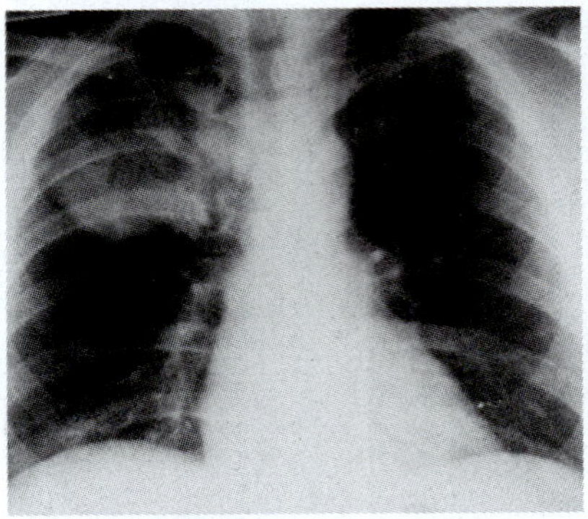

肺的隐球菌感染表现为大的团块样病变，很容易被误认为肺癌。

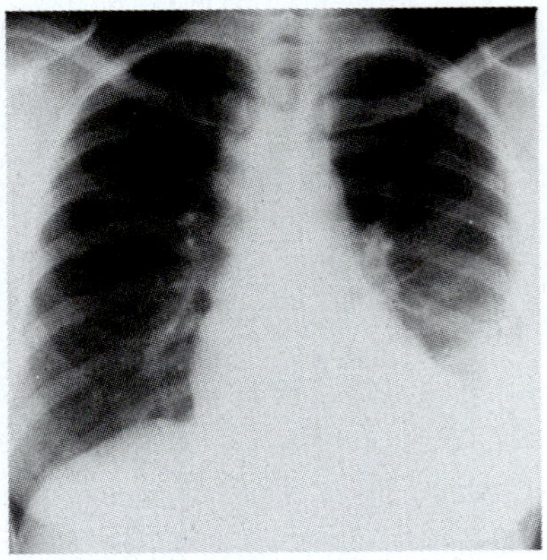

肺隐球菌感染。纵隔淋巴结肿大和左侧胸腔积液。

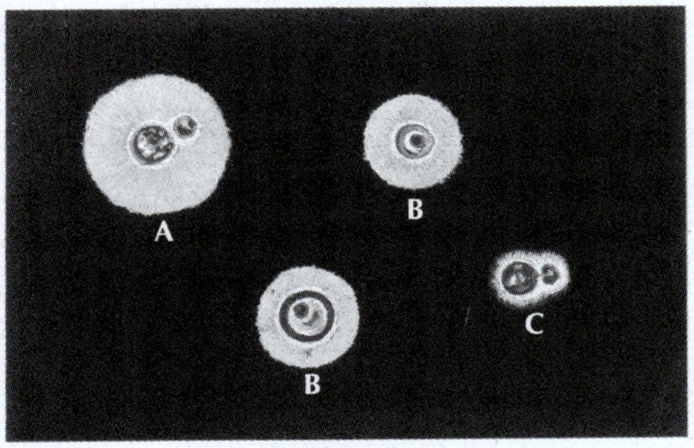

墨汁染色示新型隐球菌

A. 带有厚被膜的芽生幼体
B. 非芽生幼体
C. 不带被膜体

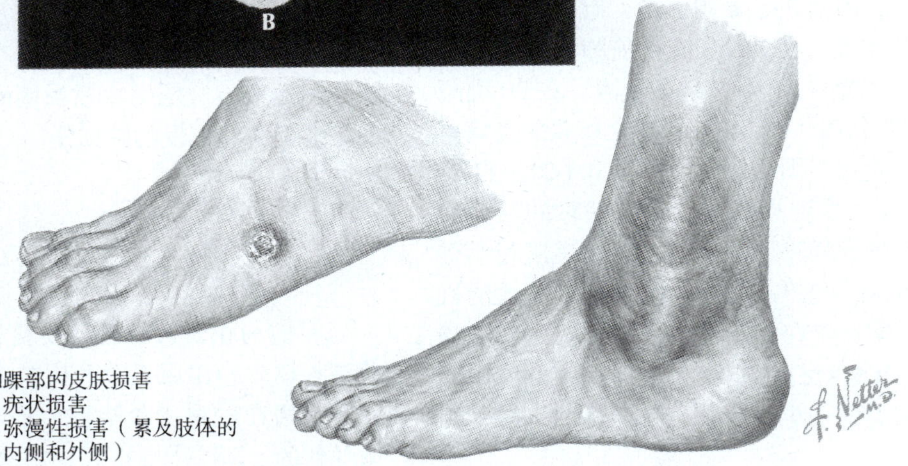

足部和踝部的皮肤损害
（上）疣状损害
（右）弥漫性损害（累及肢体的内侧和外侧）

60%，念珠菌血症大约要增加10天的住院时间。念珠菌血症更常见于以下患者：接受过干细胞和器官移植的患者，接受长时间重症监护病房（ICU）治疗的患者，长期静脉注射药物史、长期抗生素治疗、接受胃肠外营养及有频繁大手术的患者和AIDS患者。

临床表现和诊断方法

念珠菌感染可引起一个广泛的疾病谱，包括外阴阴道炎、口炎（鹅口疮）、食管念珠菌病、唇炎、血液感染、心内膜炎、外科腹部感染、尿道感染和深部器官感染。感染的类型主要由宿主的免疫状况决定，外阴阴道念珠菌病在具有免疫能力的女性中常见，尤其是接受抗生素治疗使正常菌群改变时。血流播散性念珠菌感染在干细胞移植后和长期中性粒细胞减少时更常见。黏膜皮肤念珠菌病在细胞免疫功能障碍的个体中更常见，如长期使用类固醇或AIDS患者。侵袭性念珠菌病通常为非特异性表现，

图104-2 肺囊虫病。

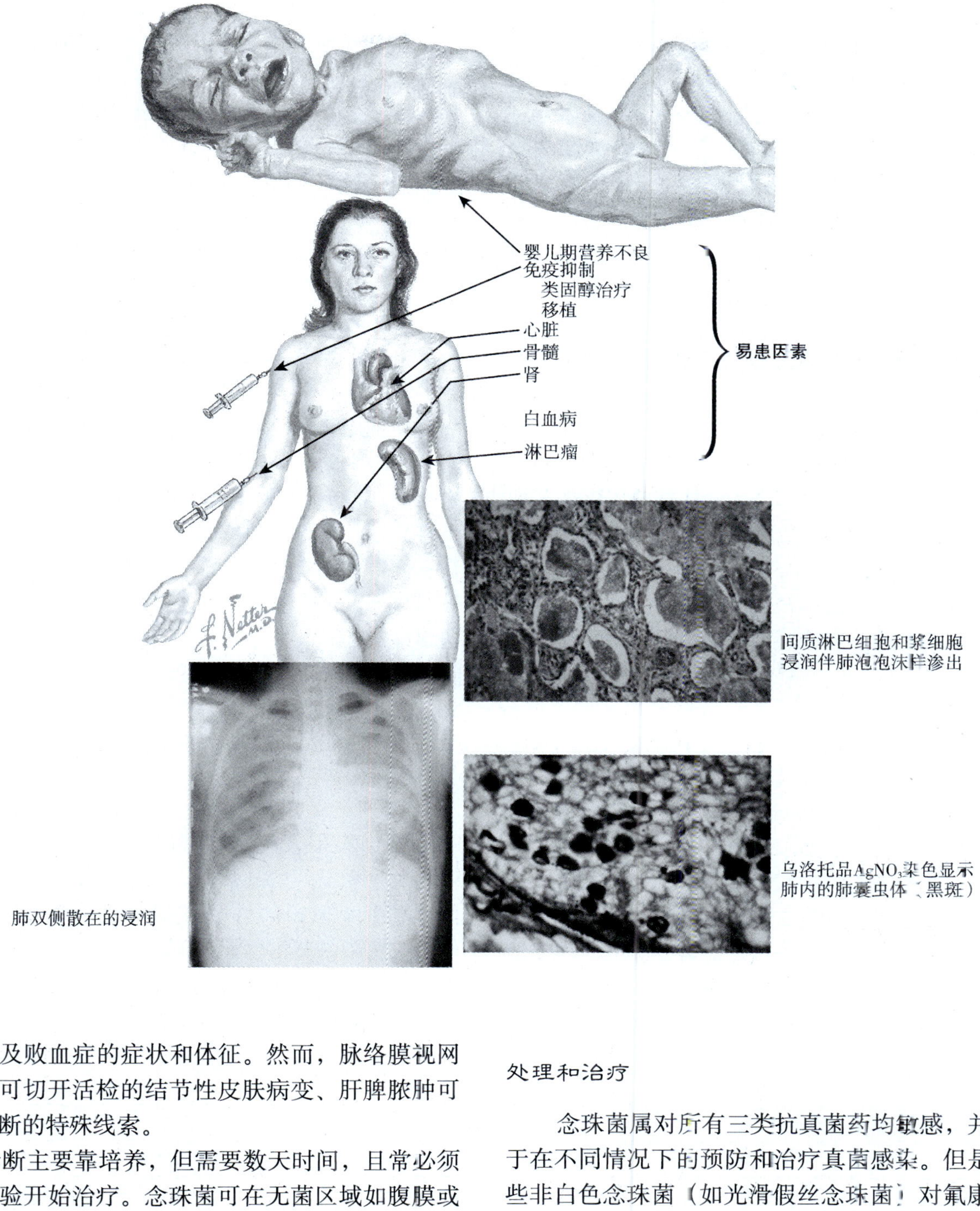

如发热及败血症的症状和体征。然而，脉络膜视网膜炎、可切开活检的结节性皮肤病变、肝脾脓肿可作为诊断的特殊线索。

诊断主要靠培养，但需要数天时间，且常必须根据经验开始治疗。念珠菌可在无菌区域如腹膜或血液中生长，这点可以作为感染的明确证据。然而，对留置导尿管的患者，肺标本和尿液培养阳性更有可能提示定植而非活动性感染。这些培养结果应根据宿主的免疫状况和其他症状、体征进行解释。正在研究将β-1,3-D-葡聚糖检测作为一种基于抗原的诊断方法，用以快速检测侵袭性念珠菌病，这样有助于选出那些需要加强治疗的患者。

处理和治疗

念珠菌属对所有三类抗真菌药均敏感，并且用于在不同情况下的预防和治疗真菌感染。但是，某些非白色念珠菌（如光滑假丝念珠菌）对氟康唑耐药，在一些病例中，对其他唑类交叉耐药。克鲁斯念珠菌对氟康唑有耐药性，但对伏立康唑仍敏感。最近一些医疗研究机构进行了不同念珠菌属的药敏试验，药敏试验的结果因地理位置和医疗环境的不同而有差异。对于皮肤和黏膜的念珠菌病，开始阶段可以先用局部治疗。如果有严重的鹅口疮和食管炎，可以短期给予氟康唑（100 ~ 200mg/d）。对治疗结束后复发的严重免疫抑制患者，推荐长期用氟康唑抑制。当发生念珠菌血症时，应立即撤出中央静脉导管，并进行评估以排除心内膜炎。在治疗的初始阶段，给予两性霉素B（考虑到副作用可使用脂质制剂）或棘球白素以增加敏感性，尽管体外研究资料提示近平滑念珠菌对棘球白素敏感性降低。这些资料的临床重要性还有待证实。一旦发现了微生物且获得了感染证据，即可给予相应的治疗。念珠菌导致的侵袭性疾病通常需要长疗程的治疗，疗程取决于病变部位和免疫抑制的程度。

肿瘤、移植和严重免疫受损者发生的感染

曲霉菌属

曲霉菌是一种丝状霉菌，可以产生分生孢子，孢子在菌丝的一侧或顶部产生，曲霉菌属有很多种不同的菌株，尽管大多数感染是由烟曲霉菌、黄曲霉菌、黑曲霉菌、土曲霉菌所致（图104-3）。曲霉菌普遍存在，大多数存在于土壤、粉尘中，也可能在水中。曲霉菌导致的感染类型因机体的免疫状况而不同（表104-2），多数情况下人体通过吸入而感染曲霉菌。

有关曲霉菌病的诊断已进行了深入阐述，并建立了一个辨别感染可能性的标准。X线表现包括结节样病变、空洞或代表肺结节周围水肿的月晕征。曲霉菌病的确切诊断要求在无菌部位培养出曲霉菌或在培养阳性的组织中发现曲霉菌。在缺少阳性培养结果和胸片异常部位支气管肺泡灌洗样本中的病原学证据时，诊断曲霉菌病可能需要组织的病原学证据。对于那些有高度感染风险的接受移植的患者，不需要按确定诊断的标准考虑治疗。影像学证据伴支气管肺泡灌洗标本培养阳性且无其他病原菌存在时，支持曲霉菌病的诊断。

免疫受损个体中曲霉菌病相关的死亡率很高，在异体干细胞移植的患者中，高达60%～95%。因此，快速诊断是关键。中性粒细胞减少和长期使用皮质类固醇是感染的高危因素。治疗的主要药物是伏立康唑（给予2次初始负荷量6mg/kg，以后4mg/kg，2次/日，静脉注射），而后长期口服治疗，200mg，2次/日。对于侵入性或播散性曲霉菌病，目前还没有资料证实外科切除或联合抗真菌治疗（棘球白素、唑类或聚烯）的有效性。

一些新的非创伤性检查已用于曲霉菌病的诊断。在美国最常用的检查为Platelia半乳甘露聚糖的酶联免疫吸附试验，半乳甘露聚糖是存在于感染宿主血清中的一种真菌成分。在美国该试验的阳性临界值为0.5，通常连续2次的阳性结果可以增强其特异性。感染其他霉菌的患者、新生儿、接受源自真菌产品的抗生素（如哌拉西林-他唑巴坦）治疗的患者，可出现假阳性。假阴性结果见于预防真菌感染的人。其他一些可用的试验包括检测血液中β-1,3-D-葡聚糖和实时聚合酶链反应技术。检测半乳甘露聚糖有助于监测治疗反应，因为该试验在充分治疗的患者可迅速转为正常。

接合菌

接合菌是一组主要分布在土壤中的真菌，主要引起免疫受损人群的感染。接合菌家族中有多种不同的真菌（框104-1）。接合菌感染主要通过暴露的气溶胶感染易感宿主而获得。因此，接合菌感染的主要部位为鼻脑部和肺部，而少见部位为胃肠道、皮肤、肾和中枢神经系统。接合菌感染的最常见危

表104-2 曲霉菌感染的临床表现

类型	宿主免疫状况	临床表现	治疗
变应性支气管肺曲霉菌病	免疫活性	哮喘	类固醇，伏立康唑
曲霉肿	免疫活性	通常无症状，咳嗽，不适，体重减轻，咯血	手术切除，伏立康唑
侵袭性肺炎	免疫活性	发热，胸痛，咳嗽，呼吸短促；影像学改变	伏立康唑
播散性侵袭性曲霉菌病	免疫活性	取决于累及的器官系统	伏立康唑伴或不伴棘球白素
眶-窦曲霉菌病	免疫活性和免疫损害	急性型：发热，头痛，面部疼痛； 慢性型：头痛，充血	伏立康唑

图104-3 曲霉菌病。

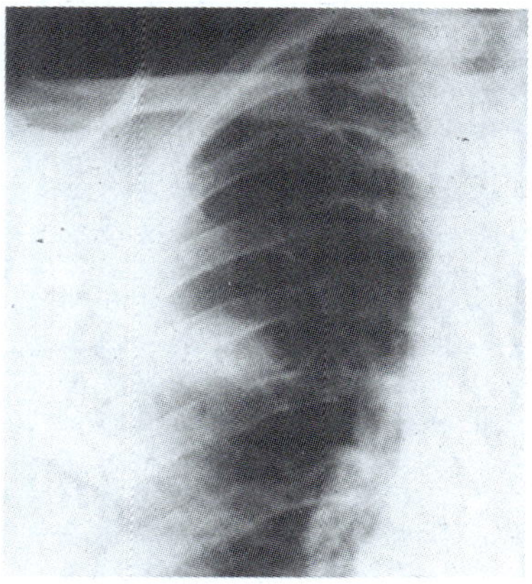

图像显示右肺空洞内曲霉肿

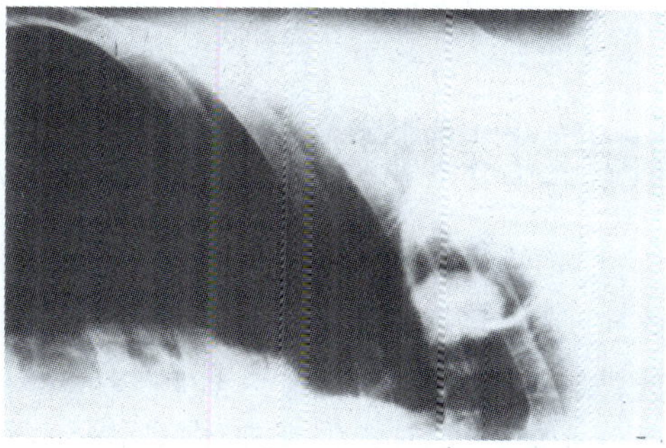

与左图同一患者侧卧位的胸片显示真菌球随空洞的移动而移动

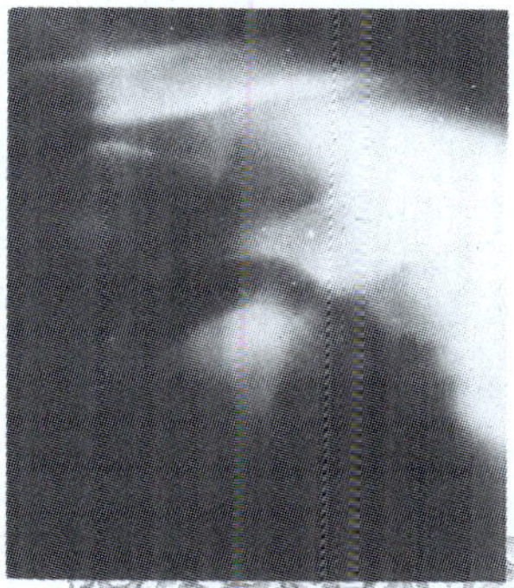

左上肺叶空洞内曲霉肿胸片显示，在真菌球上方有特征性的射线可穿透的新月体

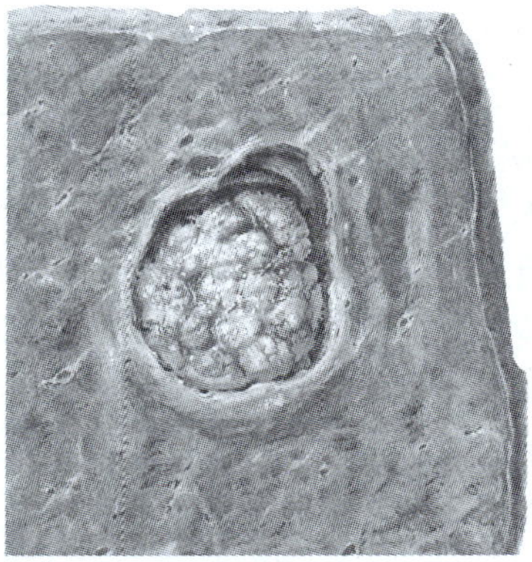

慢性肺空洞内曲霉肿的大体形态

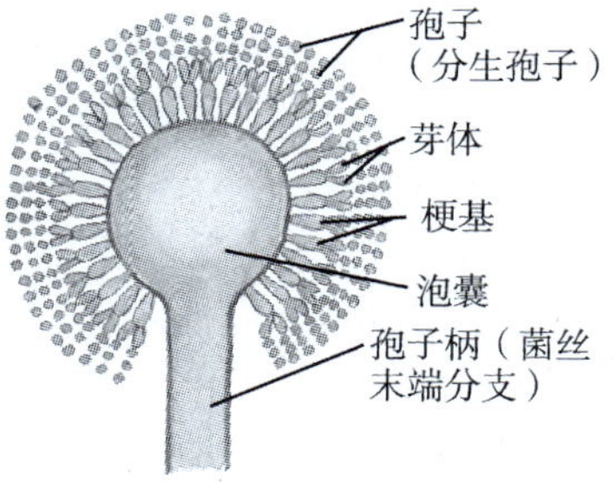

黑曲霉菌的菌体结构。曲霉菌属的其他亚群结构形态有所不同，但是基本的组织结构是相似的

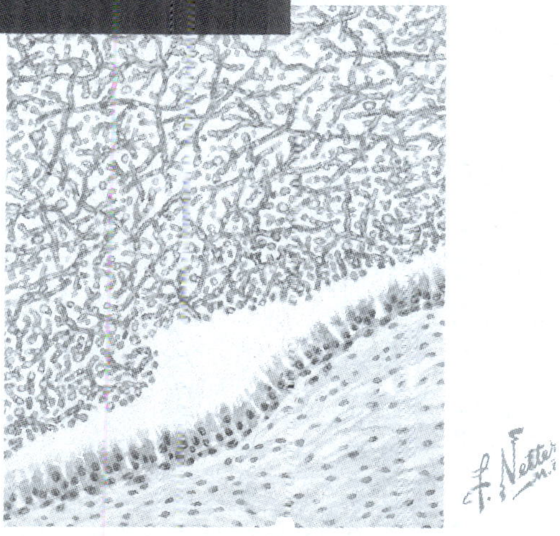

镜下曲霉肿结构是由在一个膨胀的囊体内絮状菌丝团块构成 未见组织侵入

险因素是糖尿病、中性粒细胞减少症、异体干细胞和器官移植、长期接受皮质类固醇治疗的个体。因为接合菌生长需要铁，并且能利用螯合铁，用去铁敏铁螯合剂治疗是侵入性接合菌感染的危险因素。

易感人群有发热、头痛、鼻充血、流涕应怀疑有鼻脑型接合菌感染。控制不良的糖尿病和酮症酸中毒的患者危险更高。由于局部组织受损可出现典型黑痂，鼻黏膜可出现坏死。病变常直接蔓延至皮肤、眼眶、海绵窦和中枢神经系统，并常常是破坏性的。中性粒细胞减少症、干细胞移植和长期接受皮质类固醇治疗者常发生肺接合菌感染。感染时常表现为发热、咳嗽、咯血。X线表现为多发的结节样病变，而且结节常与曲霉菌病的结节相混淆。累及胃和结肠的胃肠道感染常表现为腹痛、腹泻。

通常使用两性霉素B或脂质制剂长疗程治疗接合菌感染。泊沙康唑是一种口服的唑类药物，已有效地用于治疗接合菌感染；然而，伏立康唑和棘球白素治疗不是十分有效。外科清创是治疗鼻脑型结合菌感染的关键。接合菌感染引起的总死亡率为 25% ~ 50%，海绵窦感染时为 80%，肺或脑部感染时死亡率更高。

地方性真菌病

在美国，地理环境不同，土壤中存在的真菌种类也不同，这是地方性真菌病的主要原因，其中有芽生菌病、组织胞浆菌病、球孢子菌病和孢子丝菌病。对于大部分病菌，其临床表现和体征取决于感染途径和宿主的免疫力。

在美国，皮炎芽生菌分布在俄亥俄州、密西西比河谷、中西部各州、五大湖和劳伦斯河流域。户外工作或娱乐的人可发生皮炎芽生菌侵入，这种感染与暴露于洞穴或水边有关。最常由于吸入分生孢子后发生感染。因此，芽生菌病最常见的临床表现是急性或亚急性呼吸道感染。根据威斯康星州和明尼苏达州流行地区的调查，大多数感染的患者无或仅有轻微流感样症状。然而，急性发病时可有类似于细菌性肺炎的表现，有发热、咳嗽、呼吸短促和X线胸片上肺实变；也可表现为亚急性的呼吸系统症状。已阐述过感染可播散至皮肤、骨、泌尿生殖道、中枢神经系统和其他部位。通过感染组织的培养或显微镜下发现病原体明确诊断。芽生菌感染的影像学改变不具有特异性，包括肺叶和间质浸润性改变、结节样病变、胸腔积液。

与多数地方性真菌病不同，免疫受损患者对皮炎芽生菌感染并不表现更高的风险。但免疫受损人群感染后死亡率极高，对治疗反应差、复发危险增加。地方性真菌病的治疗方法见表 104-3。

荚膜组织胞浆菌分布在美国的俄亥俄州河及劳伦斯河流域。这种微生物可见于鸟类如鸽子和蝙蝠的排泄物中或在洞穴的气溶胶中。荚膜组织胞浆菌最常通过吸入方式造成感染。免疫应答对控制感染尤为重要，且需要产生干扰素 -γ 的 1 型 CD4+ 辅助 T 细胞和巨噬细胞的相互作用，二者通过白细胞介素 -12 激活 T 细胞，通过产生细胞因子和活性氧来抑制其复制。在人类，微生物包含在非无菌性的肉芽肿内，从而导致 T 细胞缺陷者的高复发率。

荚膜组织胞浆菌导致的临床疾病因宿主的免疫状况和其暴露环境而异（图 104-4）。大多数感染荚膜组织胞浆菌的个体为无症状或轻微流感样表现，有发热、寒战、头痛、咳嗽和胸部不适。如果过度暴露于有荚膜组织胞浆菌的环境中，将会导致严重的肺炎伴成人呼吸窘迫综合征。小部分感染此菌的人会发展为有不同表现的慢性组织胞浆菌病。慢性播散性组织胞浆菌病的特征为体重下降、发热，常与分枝杆菌感染（如结核）相混淆。亚急性播散性组织胞浆菌病表现为肝脾大、外周血细胞计数异常、发热和口腔黏膜破溃。急性播散性组织胞浆菌病可发生在免疫受损的个体，表现为突发的伴有脓毒血症综合征的感染。未治疗的慢性播散性组织胞浆菌病通常是致命的。组织胞浆菌病可通过在体液或组织中发现酵母菌而确诊。抗体检查效价升高 4 倍或尿液中组织胞浆菌的抗原检查，有助于急性感染的诊断。

表 104-3 地方性真菌病的治疗

真菌病	急性	播散性	慢性	免疫损害*
皮炎芽生菌病	伊曲康唑，200 mg/d	两性霉素 B 或脂质复合物，随后伊曲康唑		两性霉素 B 或脂类衍生物，随后长期伊曲康唑
组织胞浆菌病	伊曲康唑	两性霉素 B，随后唑类治疗	两性霉素 B，随后长期唑类治疗	两性霉素 B，随后长期唑类治疗
粗球孢子菌病	可以不治疗或者用伊曲康唑或氟康唑	伊曲康唑或氟康唑；脑膜炎：大剂量氟康唑		大剂量唑类长期治疗（伊曲康唑、氟康唑）或两性霉素 B，而后唑类治疗
申克孢子丝菌病	伊曲康唑或氟康唑	两性霉素 B 或脂质制剂	累及骨或关节时伊曲康唑治疗	两性霉素 B 或脂质制剂或伊曲康唑

* 对此种免疫受损人群的感染，需要大于 2 年的长期治疗或终生维持治疗。

图104-4 组织胞浆菌病。

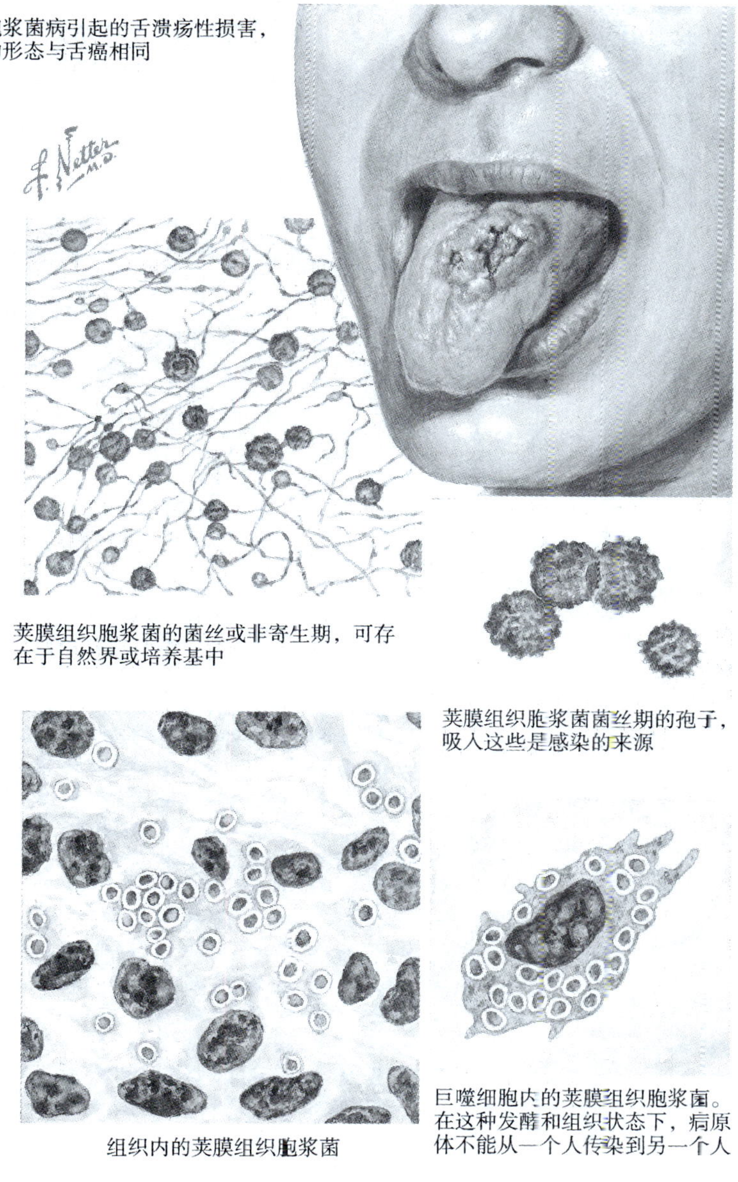

粗球孢子菌感染主要发现于美国下北美生物带，即亚利桑那州、加利福尼亚州，内华达州、新墨西哥州和德克萨斯州的沙漠地区。除美国之外，还可见于墨西哥和美洲中部和南部。如同芽生菌病和组织胞浆菌病，粗球孢子菌也通过吸入方式引起感染。大多数感染者无症状。那些暴露后发病者则有呼吸道流感样病变特征，如发热、寒战、干咳、胸膜炎性胸痛和乏力。急性感染常在2～3周后痊愈，然而少部分人发展为慢性感染，慢性粗球孢子菌病可以表现为以空洞形成为特征的肺部表现和包括脑膜、皮肤、软组织、骨、关节损害在内的肺外表现。如果不进行长期特异性治疗，慢性粗球孢子菌感染将致命。表现为急性感染的免疫功能正常患者通常不需要治疗。然而，任何免疫受损患者的感染均需治疗（表104-3）。

申克孢子丝菌是存在于土壤中的真菌。像上述其他真菌一样，它以菌丝和酵母菌的方式存在。与其他微生物不同，申克孢子丝菌导致的感染为全球性的，感染方式为与带菌土壤直接接触或被带菌植物刺伤。临床上孢子丝菌病患者可有接种区域的局部表现。病损表现为典型的紫色或红色皮肤结节，且易发展为溃疡。随着时间的推移，在一些患者中，孢子丝菌可直接蔓延至关节或骨。播散性孢子丝菌病只发生在免疫受损的个体，自感染区域培养出孢子丝菌即可诊断该病。有抗体试验可供使用，但不常用。对皮肤或局部软组织孢子丝菌病的治疗主要选用吡咯类药物——伊曲康唑（200mg/d）或氟康唑（400 ~ 800mg/d）。对于直接蔓延至骨或关节的孢子丝菌感染，主要用伊曲康唑治疗。

（赵莲蕊 译 钟吉文 校）

参考文献

Doctor Fungus. Available at: http://www.doctorfungus.org/mycoses/index.htm. Accessed November 25, 2006.

This online reference focuses broadly on mycology.

Infectious Diseases Society of America. Standards, practice guidelines, and statements developed and/or endorsed by IDSA. Available at: http://www.idsociety.org/Content/NavigationMenu/Practice_Guidelines/Standards_Practice_Guidelines_Statements/Standards,_Practice_Guidelines,_and_Statements.htm. Accessed November 25, 2006.

This website provides consensus guidelines for the management of fungal infections from infectious disease experts.

Patterson T, Wingard J: Changing the treatment paradigm to improve fungal infection outcomes. Available at: http://www.projectsinknowledge.com/init/ID/1743/. Accessed November 25, 2006.

This excellent overview, part of the Projects in Knowledge website, addresses the treatment of invasive fungal infections with an emphasis on the treatment of Candida, Aspergillus, and Cryptococcus species from acknowledged experts in mycology.

Richardson MD: Changing patterns and trends in systemic fungal infections. J Antimicrob Chemother 56(Suppl 1):i5-i11, 2005.

This very good overview covers new trends in the prevalence and management of invasive fungal infections.

Stevens DA, Kan VL, Judson MA, et al: Practice guidelines for diseases caused by *Aspergillus*. Infectious Diseases Society of America. Clin Infect Dis 30(4):696-709, 2000.

This article includes the consensus guidelines from the Infectious Disease Society of America as part of their practice guidelines management tools for the diagnosis and management of aspergillus infections.

循证

1. Anaissie E, McGinnis MR, Pfaller MA (eds): Clinical Mycology. London, Churchill Livingstone, 2003.

   This outstanding general reference deals in a comprehensive manner with fungal organisms and the infections that they cause.

2. Bennett JE: Introduction to mycoses. In Mandell GL, Bennett JE, Dolin R (eds): Principles and Practices of Infectious Diseases, 6th ed. London, Churchill Livingstone, 2005.

   Dr. Bennett is one of the leading experts in fungal infections. His chapter in this comprehensive textbook of infectious diseases summarizes basic mycology and provides an overview of significant fungal infections in humans.

3. Kauffman CA: The changing landscape of invasive fungal infections: Epidemiology, diagnosis, and pharmacologic options. Clin Infect Dis 43:S1-S39, 2006.

   This supplement provides the most recent and comprehensive update on invasive fungal infections encompassing epidemiology, diagnostics, and use of antifungal agents written by leading experts in the field.

4. Pappas PG, Rex JH, Sobel JD, et al: Guidelines for treatment of candidiasis. Clin Infect Dis 38(2):161-189, 2004.

   These consensus guidelines from the Infectious Diseases Society of America address the management of infections due to Candida species.

105

Mina C. Hosseinipour · Douglas R. Morgan

寄生虫感染

引言

在发展中国家，肠道寄生虫感染仍然是引发疾病的重要原因。随着移民的不断涌入、到发展中国家的旅游者数量增加，以及与HIV相关的免疫抑制、移植、接受化疗者的数量增加，对寄生虫疾病的了解日益重要。大体上寄生虫病可分为两类：蠕虫病（其中线虫是主要的一类）和原生病。

线虫类：线虫

线虫根据成虫的寄居部位而分类。肠内线虫最为常见。虽然肠内线虫感染在世界范围内存在，但最常见于热带和亚热带国家，而且主要影响儿童。卫生条件差是发病的重要原因，因为虫卵必须在环境中成熟以维持蠕虫的生活史并感染人类。症状主要取决于感染寄生虫的数量,即所谓的“蠕虫负荷”。但蠕虫低负荷感染（轻度感染）常无症状，而高度蠕虫负荷感染（重度感染）常引起严重的症状和并发症。在未成熟蠕虫的组织移行期，常出现嗜酸性粒细胞增多症，但当成虫寄居在肠道内时可无嗜酸性粒细胞增多。常见个体肠道内多种蠕虫同时感染。

蛲虫病

病因学和发病机制

蛲虫感染是由蠕形住肠蛲虫（简称蛲虫）引起的（图 105-1)。当食入传染性虫卵后，幼虫在肠内成熟，成熟的雌性蛲虫在肛门周围皮肤产卵。未成熟的虫卵必须在环境中成熟后才可成为感染源。由于蛲虫卵在数小时内成熟，因此常见儿童重复感染或传染给家庭成员及密切接触者。

临床表现

夜间肛门瘙痒是最主要的症状，尤其在儿童。女童可出现外阴瘙痒和泌尿生殖系统症状。

鉴别诊断

其他线虫感染或阴道念珠菌病可有相似的表现。

诊断方法

透明胶纸检查是最好的诊断方法。清晨将透明胶纸贴在肛门周围的皮肤上可发现虫卵，也可发现雌性蛲虫。粪便涂片查找虫卵或寄生虫常为阴性，对诊断意义不大。

处理和治疗

最佳治疗方案：甲苯咪唑 100mg，单次服用；双羟萘酸噻嘧啶 11mg/kg；或阿苯达唑 400mg。洗涤衣服和床上用品以清除环境中的虫卵。家庭成员应同时接受治疗，而且 2 周内全体家庭成员应重复治疗。

鞭虫病

病因学和发病机制

鞭虫感染是由毛首鞭形线虫（简称鞭虫）引起的。这种感染可持续终生。然而，鞭虫卵需要数周至数月才能成熟，因此不会发生自体感染（自身重复感染）。

临床表现

大多数患者无症状。营养不良的婴幼儿发生重

图105-1 寄生虫病：蛲虫病。

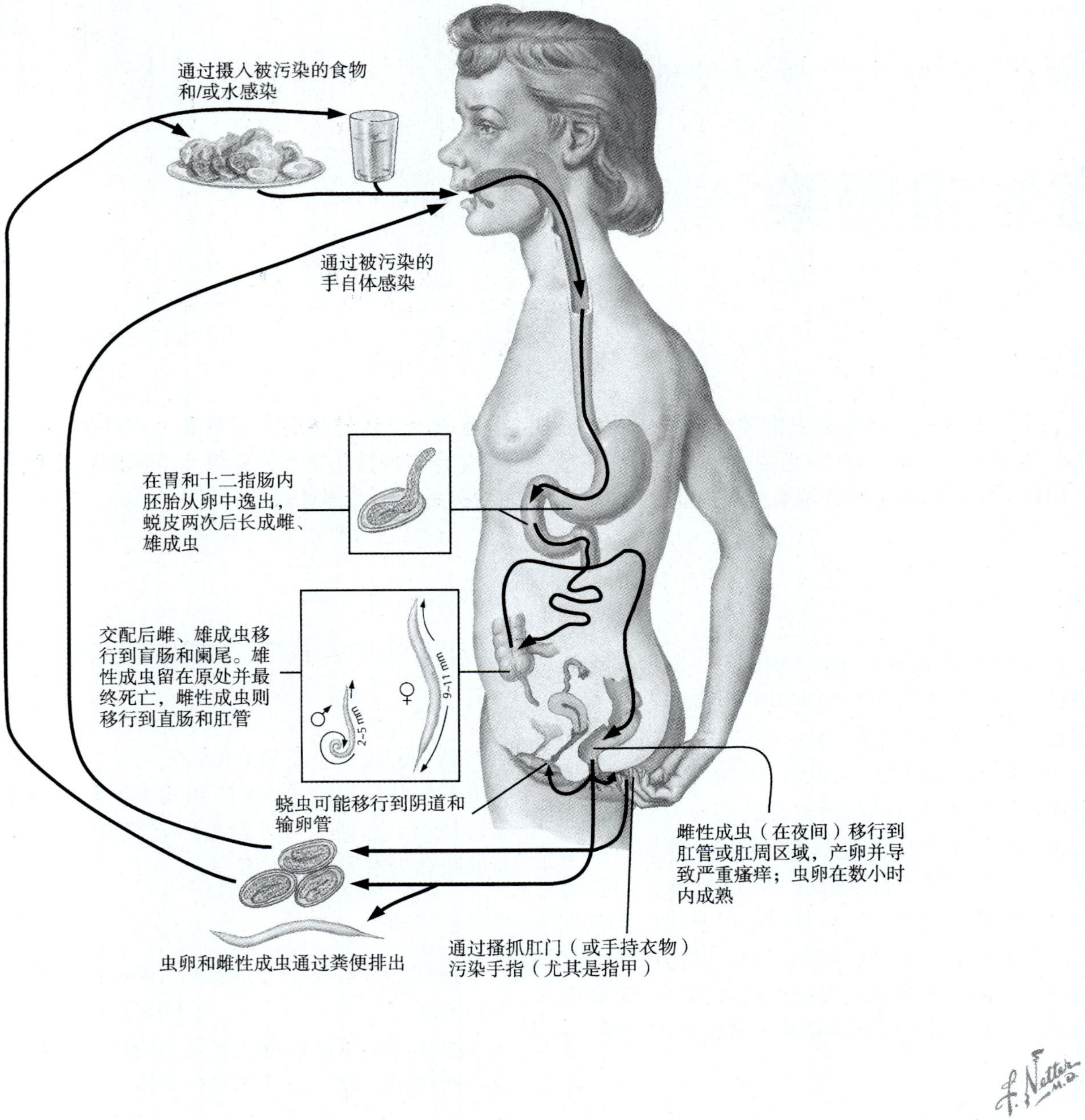

度感染时可导致腹泻和直肠脱垂。

鉴别诊断

应考虑其他线虫感染。

诊断方法

首选的诊断方法是粪便涂片发现虫卵和寄生虫。

处理和治疗

最佳治疗方案：甲苯咪唑 100mg，2 次 / 日，连服 3 天；甲苯咪唑 500mg，单次服用；阿苯达唑 400mg，1 次 / 日，连服 3 天；或伊维菌素 20μg/kg，1 次 / 日，连服 3 天。

蛔虫病

病因学和发病机制

似蚓蛔线虫（蛔虫）感染是通过复杂的生活史完成的（图 105-2）。食入有感染性的虫卵后，在达到肠内发育为成虫前，未成熟的幼虫移行到肺部。

图105-2 寄生虫病：蛔虫病。

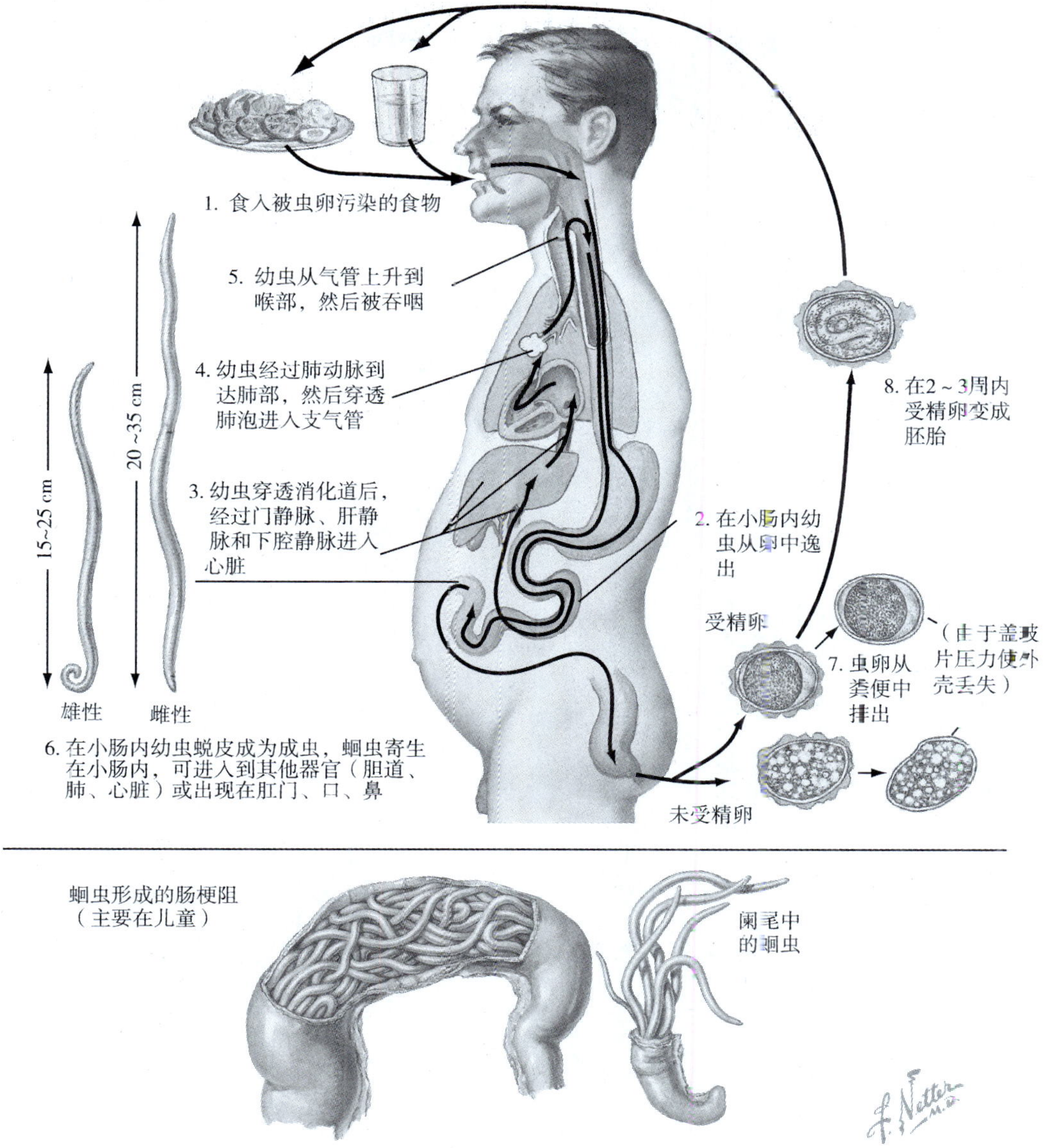

临床表现

在肺移行期，可出现肺部症状，如咳嗽、呼吸困难、哮鸣伴浸润和嗜酸性粒细胞增多。轻微的感染多无症状，然而高蛔虫负荷可引起胃肠道症状，表现为腹痛、恶心、小肠梗阻。罕见情况下，蛔虫移行到胆道或胰管，引起胆绞痛或胰腺炎的症状。偶尔在患者的排泄物中会出现大量的成熟蛔虫。

鉴别诊断

在移行阶段，可引起肺部病变，如哮喘、嗜酸粒细胞性肺炎、间质性肺病。可因腹部症状而被认为是消化性溃疡、胆道系统疾病、胰腺炎。也应考虑其他线虫感染。

诊断方法

因为蛔虫的排卵量大，粪便涂片常能发现虫卵或蛔虫。

处理和治疗

理想治疗是：甲苯咪唑 100mg，2 次 / 日，连服 3 天；甲苯咪唑 500mg，单次服用；阿苯达唑 400mg，单次服用；双羟萘酸噻嘧啶 11mg/kg，单

图105-3 寄生虫病：板口线虫病和钩口线虫病。

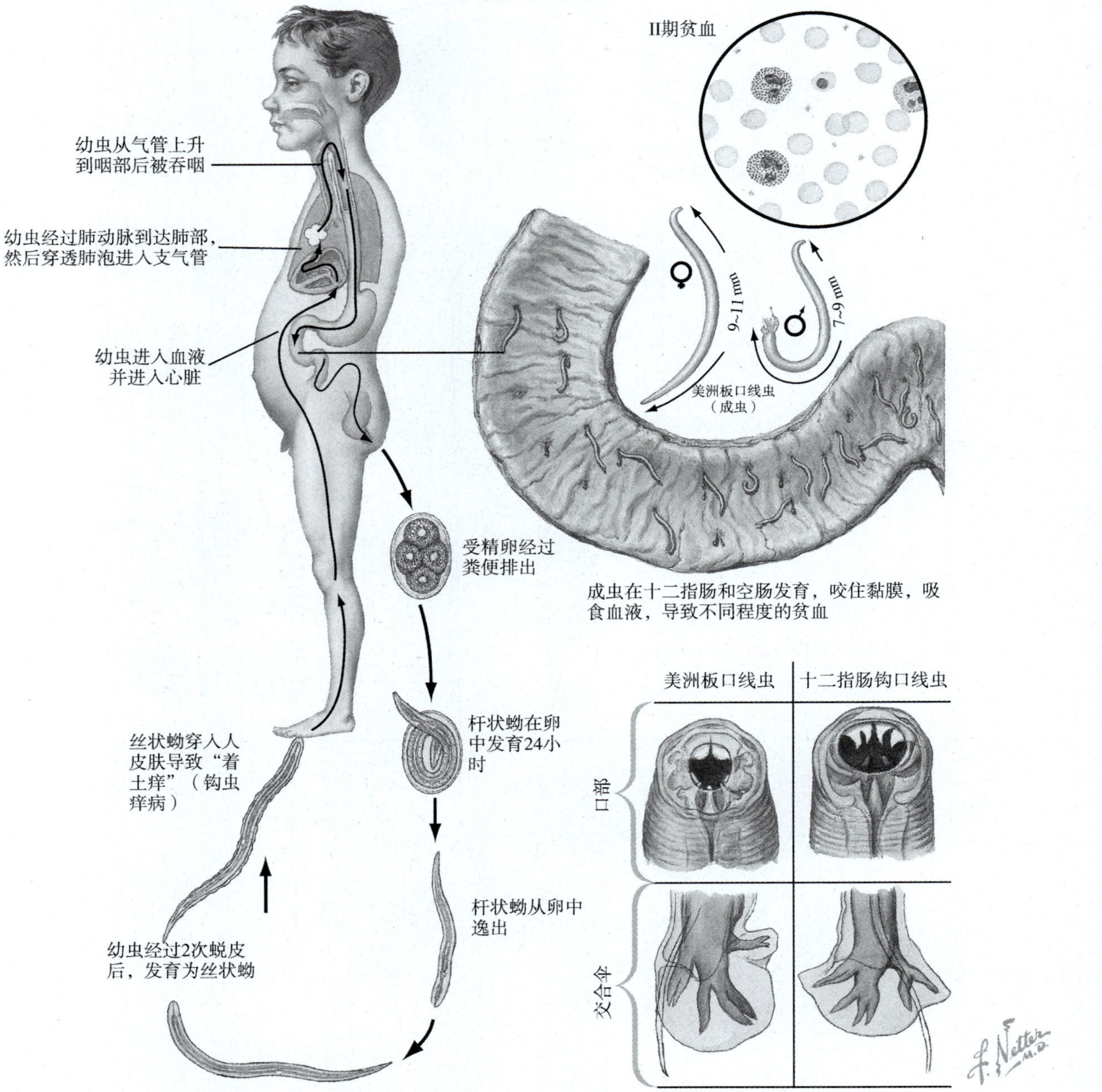

次服用；硝唑沙奈500mg，2次/日，连服3天。治疗之后，成虫可能从患者鼻或口移行而出，一定要告知患者。

钩虫感染

病因学和发病机制

钩虫感染是由美洲板口线虫或十二指肠钩口线虫引起的（图105-3）。钩虫的生活史自感染的丝状蚴穿入皮肤开始，常通过赤足感染。幼虫从皮肤移行入肺部，最终进入小肠，成虫在小肠寄居并向粪便中排卵。在再感染前，虫卵必须孵化出杆状蚴，然后形成丝状蚴。成虫反复咬附小肠黏膜并松开，导致少量出血和贫血。

临床表现

丝状蚴侵入皮肤后可引起瘙痒的斑丘疹。幼虫移行通过肺部时可出现咳嗽、喘鸣、肺浸润、嗜酸性粒细胞增多。腹部症状包括腹痛、腹泻、恶心和呕吐。慢性感染可发生缺铁性贫血的症状，如疲劳、呼吸困难或异食癖。慢性感染的儿童可出现低蛋白血症和发育迟缓。

鉴别诊断

在钩虫的移行阶段，肺部异常可表现为哮喘、嗜酸粒细胞增多性肺炎、肺间质病变。由钩虫引起的腹部症状与消化性溃疡、胆道疾病和胰腺炎引起的腹部症状类似。考虑到在一些病例有缺铁性贫血的表现，也应考虑其他胃肠道失血的病因（癌症、憩室病、消化性溃疡）。

诊断方法

在粪便涂片中发现虫卵和钩虫可明确诊断。

处理和治疗

最佳方案：甲苯咪唑 100mg，2 次 / 日，连服 3 天；甲苯咪唑 500mg，单次服用；阿苯达唑 400mg，单次服用；双羟萘酸噻嘧啶 11mg/kg，1 次 / 日，连服 3 天。补充铁剂以治疗缺铁性贫血。

目前正在研究一种钩虫疫苗。在疫苗投入使用以前，注意卫生和穿鞋是预防钩虫病的关键。

类圆线虫病

病因学和发病机制

粪类圆线虫穿入完整皮肤，移行到肺部，而后成虫在小肠内寄居。在宿主体内，通过杆状蚴转化成感染性的丝状蚴，它具有持续自身感染的能力，造成重复感染和持续感染数年。在免疫受损的患者，自体感染可导致危及生命的播散性疾病，称为*超感染*。感染人类 T 细胞白血病病毒 -1 的患者发生超感染的危险增加。在美国南部，类圆线虫病的感染率估计在 0.4% ～ 4%。

临床表现

肛周匐行疹——一种常于臀部出现的多发性匐行性荨麻疹，提示自身感染。在肺部移行的阶段，患者可出现咳嗽、气喘、肺部浸润。腹部症状包括腹痛、腹泻、恶心、呕吐。严重时会出现吸收不良和体重减轻。严重感染可引起肠梗阻、肺炎、脑膜炎、多种革兰阴性细菌引起的菌血症及多脏器功能衰竭。

通常存在的嗜酸性粒细胞增多在严重感染时可不表现。

鉴别诊断

在移行阶段，肺部疾病可被误认为哮喘、嗜酸粒细胞性肺炎、肺间质疾病。腹部症状可被误认为消化性溃疡、胆道系统疾病和胰腺炎。也应考虑其他线虫感染。

诊断方法

大便涂片常阴性，可能需要多次大便标本浓集技术以明确诊断。需要时可通过内镜抽取十二指肠标本或吞线试验以明确诊断。在严重感染病例，痰液检查可发现幼虫。来自疫区准备接受免疫抑制治疗（如化疗或器官移植）的患者，开始治疗前应行酶联免疫吸附血清学检查，对感染的患者应进行适当治疗。

处理和治疗

最佳方案：伊维菌素，每天 200μg/kg，用 1 ～ 2 天，对于无并发症的患者非常有效且无毒副作用。阿苯达唑 400mg，2 次 / 日，连用 3 天，或噻苯达唑 25mg/kg，2 次 / 日，连用 2 天，同样有效，但考虑到伊维菌素的疗效更好，该药的用量已下降。对于播散性疾病，用伊维菌素治疗，每天 200μg/kg，连用 7 ～ 10 日。

绦虫

病因学和发病机制

人进食未烹饪或未煮熟的感染绦虫的肉制品时可引起绦虫感染（图 105-4）。绦虫感染取决于进食肉的种类，进食牛肉引起牛肉绦虫感染，猪肉引起猪肉绦虫感染，鱼肉引起阔节裂头绦虫感染。

临床表现

感染者无症状，有些患者可感到节片通过肛门移动。感染阔节裂头绦虫的患者可因维生素 B_{12} 缺乏而出现巨幼红细胞性贫血。

鉴别诊断

应考虑其他线虫感染，特别是蛲虫。

诊断方法

大便中发现节片或虫卵可明确诊断。

图105-4 寄生虫病：猪肉绦虫病（猪囊尾蚴病）。

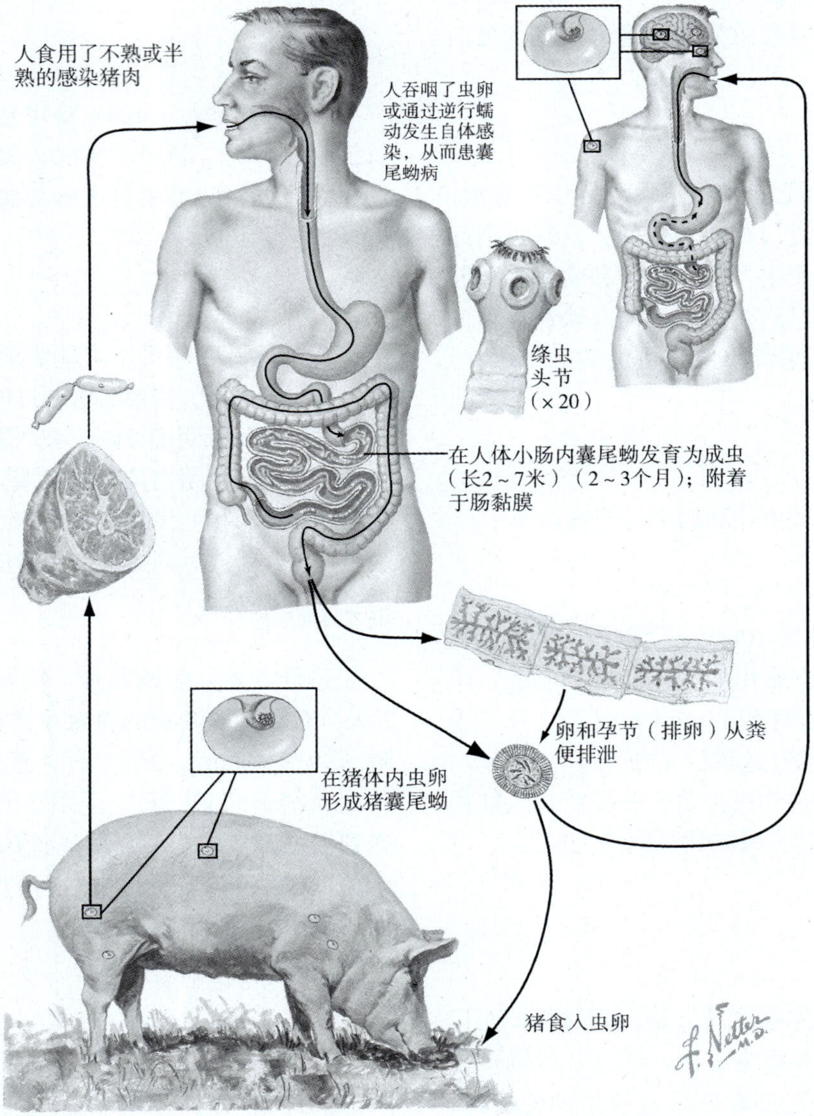

处理和治疗

最佳治疗方案：吡喹酮 10mg/kg，单次服用；或氯硝柳氨 2g，单次服用。

囊尾蚴病

病因学和发病机制

猪肉绦虫有可能引起囊尾蚴病（图 105-4）。进食源于粪便污染的虫卵或通过逆行蠕动发生自身感染时，可发生猪囊尾蚴病（幼虫引起的疾病），并在皮下、组织、肌肉和大脑形成组织囊肿。

临床表现

体检可触及皮下结节。根据囊尾蚴的位置、数量、感染的阶段和宿主的反应，神经系统的症状变化很大，尤其是感染后的第 1 年，常无明显症状。癫痫是最常见的症状，头痛、颅内压升高、神志改变、神经系统定位体征并不常见。

鉴别诊断

盘尾丝虫病也可出现皮下结节。根据神经系统的表现，应考虑到原发性癫痫和中枢神经系统感染性疾病（弓形虫病、脑膜炎、结核、脑脓肿）。

诊断方法

CT 扫描和 MRI 是诊断神经系统囊尾蚴病的主要方法。MRI 在诊断实质外囊尾蚴和囊尾蚴的炎性反应方面更为敏感。酶联免疫吸附试验（血清滴度）对猪肉绦虫有较高的特异性，对有多个活动性囊尾蚴的患者更为敏感。

处理和治疗

根据囊尾蚴的位置和活动情况，抗寄生虫治疗方案应个体化。阿苯达唑 400mg，2 次 / 日，连用 8 ～ 30 天，如果治疗需要，联合应用皮质类固醇可能效果更好。吡喹酮 50mg/kg，1 次 / 日，连用 15 日，联合应用皮质类固醇效果更佳。建议请感染科医生会诊。

即使成功治疗后也可能需要抗癫痫药物治疗。

肠内原虫

尽管人体肠道内存在多种原虫，但许多都被认为是非致病性正常菌丛。在美国免疫能力正常的人群中，蓝氏贾第鞭毛虫和溶组织内阿米巴是最常引起肠道原虫病的病原体。在 AIDS 患者中，隐孢子虫、环孢子虫、微孢子和等孢子球虫属是重要的肠道原虫病病原体，并在别处讨论。

贾第虫病

病因学和发病机制

蓝氏贾第鞭毛虫是世界最常见的肠内寄生虫之一，常引起腹泻和营养吸收障碍。常通过进食被污染的食物和水或者通过人与人之间的接触传播而致病。贾第虫病包括贾第虫肠炎和贾第虫十二指肠炎（图 105-5；彩图 105-5）。

贾第虫病以散发流行的方式发病。散发感染常见于世界各国旅游、在乡村宿营或人与人之间接触引起的病例。暴发的报道见于社区水系统污染以及密切接触和可能发生粪 - 口污染的场所，如日间护理中心。贾第虫病在发展中国家呈地方性流行。依据粪便标本的研究显示：发达国家的发病率为 2% ～ 5%，相比之下，发展中国家达 20% ～ 30%。在美国，感染无季节差异，春天可能有一小的高峰。

蓝氏贾第鞭毛虫的生活史有两个阶段：包囊，感染型；滋养体，生殖型。包囊不活波，对环境有抵抗，在宿主体外可存活数月。通过过滤或煮沸处理水可预防蓝氏贾第鞭毛虫感染。在饮用水中添加一定浓度的碘和氯在一定时间内能够灭活包囊。滋养体可以活动，吸附在小肠黏膜上。在肠道内病原体通过二分裂进行生殖，倍增时间大约 12 小时。在回肠内形成包囊，可能是由胆汁触发，包囊随粪便排出。

临床表现

长期腹泻是贾第虫病的一个明显特征，通常大便不成形，伴难闻气味，可有黏液但无血便。常见的症状是厌食、恶心、腹绞痛、腹胀和体重下降。10% 的患者有发热。长期感染贾第虫的患者常有吸收障碍和体重下降。

决定疾病严重程度的因素仍然不清楚。60% 感染的患者无症状，40% 为急性或者慢性感染（包括 40% 的急性感染者）。约 10% 无症状者的大便内有包囊，能够传染这种疾病。仅 10 ～ 25 个包囊即可引起感染。平均潜伏期为 1 ～ 2 周，范围为 1 天至 6 周。

鉴别诊断

急性腹泻的评估主要是寻找感染源。应包括在鉴别诊断内的重要细菌感染包括沙门菌、志贺菌、弯曲杆菌、耶尔森菌属、大肠埃希菌、艰难梭状芽胞杆菌。也要考虑其他潜在的寄生虫感染，尤其是溶组织内阿米巴和隐孢子虫属。病毒性肠炎也常见，包括轮状病毒和诺瓦克因子。也应考虑饮食不合理、近期更换药物和慢性腹泻再次发作。

慢性腹泻的鉴别诊断很广，有很多种分类方法。应该考虑到其他感染性疾病，尤其对于返回的国际旅行者。鉴别诊断包括炎症性腹泻（如 Crohn 病）、消化不良（如胰腺功能障碍）和吸收不良（如细菌过度生长）。其他考虑因素包括系统性疾病、淋巴瘤、药物副作用和罕见的肿瘤相关分泌性腹泻（如胃泌素瘤、类癌瘤）。

诊断方法

排泻物检测是主要的诊断方法。粪便中排出包囊很少见。推荐采集 3 个标本，可使敏感度从只检查 1 个标本的 60% 上升到检查 3 个标本的 90%。许多实验室通过采用免疫荧光或 ELISA 技术，进行贾第虫抗原检测，通常单个标本的敏感度大于 90%。

图105-5 贾第虫病。

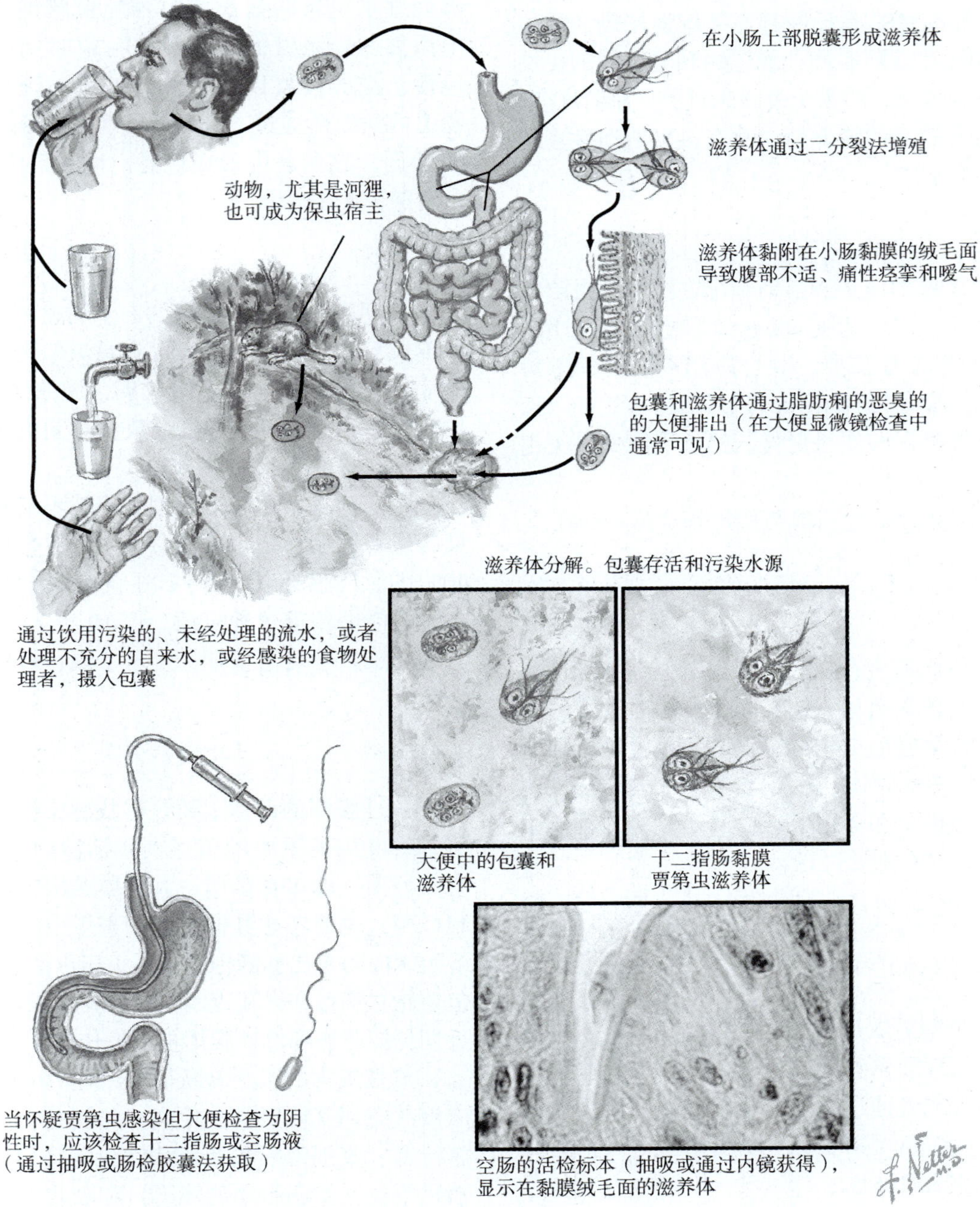

处理和治疗

建议对有症状的患者进行治疗，在有些情况下，为预防疾病传播，对无症状的患者也进行治疗。有效治疗包括：甲硝唑250mg口服，3次/日，连用5天；替硝唑，起始剂量2g；硝唑沙奈500mg，2次/日，连用3天。孕妇的贾第虫病难以治疗，目前尚无公认的治疗建议。

沉淀、过滤以及用高浓度氯处理水，可防止贾第虫病通过供水系统暴发流行。对野外露营和去国外旅游者，建议对水进行煮沸（至少10min）、过滤（孔径≤2mm）或者卤化（氯、碘）。在日托中心和其他机构，洗手也是非常重要的。因为母体的免疫球蛋白A可有效防止婴儿感染，建议母乳喂养。

阿米巴病

病因学和发病机制

溶组织内阿米巴经粪-口途径传播（图105-6）。如果包囊变成能够侵及结肠黏膜的滋养体，

图105-6 阿米巴病。

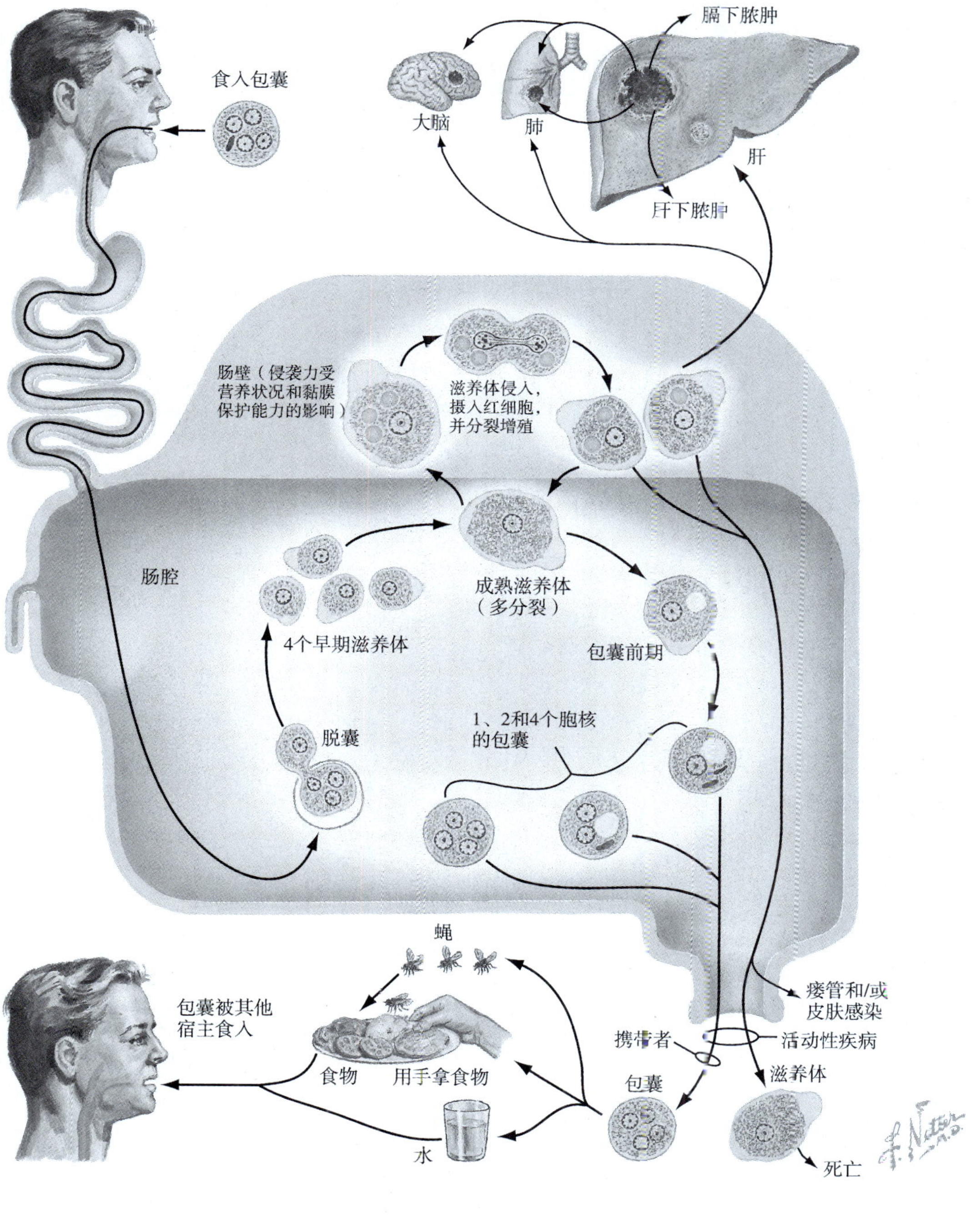

就可出现症状。溶组织内阿米巴包囊从形态学上无法与非致病性迪斯帕内阿米巴（*Entamoeba dispar*）进行鉴别。

临床表现

大多数粪便中有内阿米巴包囊的感染个体没有症状，因为实际上大多数是迪斯帕内阿米巴感染。在溶组织内阿米巴包囊感染人群中只有 10% 有症状。在有症状的患者中，持续 1 ～ 2 周的腹泻、血便、黏液便、腹痛是其重要表现。少见情况下，因阿米巴脓肿形成而表现为腹部局限性疼痛肿物。慢性阿米巴肠炎表现为持续数年、反复发作的血性腹泻，并可能与炎症性肠病相混淆。肠外表现包括肝、肺、脑和心包脓肿形成，肝脓肿最常见。大多数阿米巴肝脓肿的患者有发热、右上腹疼痛、肝区压痛，其他患者可仅有发热。

鉴别诊断

根据患者的临床表现，鉴别诊断应包括细菌性痢疾、贾第虫病、炎症性肠病、细菌性肝脓肿和胆道疾病。

诊断方法

在新鲜大便涂片中发现内阿米巴包囊和噬红细胞性滋养体可诊断溶组织内阿米巴感染。对于无症状的包囊携带者，可根据阿米巴血清学阳性而将溶组织内阿米巴与迪斯帕内阿米巴相鉴别。肝超声、CT 和 MRI 可用于诊断肝脓肿。结肠组织活检发现滋养体可诊断阿米巴结肠炎。

处理和治疗

无症状的迪斯帕内阿米巴包囊携带者不需要治疗。无症状的溶组织内阿米巴包囊携带者应予以治疗：双碘喹啉 650mg，3 次 / 日，连用 20 天，或巴龙霉素 12mg/kg 口服，3 次 / 日，连用 7 天。阿米巴结肠炎的治疗为：甲硝唑 750mg，3 次 / 日，连用 10 天，或替硝唑 2g，1 次 / 日，连用 3 天，而后用双碘喹啉或巴龙霉素进行治疗。肠外阿米巴疾病的治疗为：甲硝唑 750mg，3 次 / 日，连用 10 天，或替硝唑 2g，1 次 / 日，连用 5 天，而后用双碘喹啉或巴龙霉素治疗。

展望

努力改进环境卫生、食品处理过程和动物饲养过程，确保净化水的质量，可以从根本上消灭肠内感染。着重治疗高危个体，如发展中国家的儿童，同时改善卫生状况，仍然是一个挑战，从全球健康角度来看值得优先考虑。

（杨海峰　译　孙玉艳　校）

参考文献

Centers for Disease Control and Prevention. Available at: http://www.cdc.gov. Accessed December 20, 2006.

This website provides comprehensive information related to traveler's health related to geographic regions.

UpToDate Web site. Available at: http://www.uptodate.com. Accessed December 20, 2006.

This website provides a treatment summary for parasitic diseases not covered in this chapter.

World Health Organization. Available at: http://www.who.int. Accessed December 20, 2006.

Provides up-to-date information on general statistics and public health programs targeting control of parasite and soil transmitted helminths.

循证

1. Guerrant RL, Walker DH, Weller PF (eds): Tropical Infectious Diseases: Principles, Pathogens, and Practice, 2nd ed. Philadelphia, Churchill Livingstone, 2006.

This textbook provides comprehensive chapters on tropical infectious diseases, including the parasitic infections highlighted in this chapter.

William C. Miller • Jonathan J. Juliano

106

疟 疾

引言

疟疾是一种常见的严重传染病，并遍布全球。估计全世界每年有 3 ~ 5 亿的感染病例，其中死亡病例超过 100 万，主要发生在亚洲、非洲、中南美洲（图 106-1）。虽然疟疾在美国部分地区曾是常见病，但在美国每年报道的约 1300 例病例中，大部分曾到流行地区旅行过。病例报告来自所有的 50 个州，主要是纽约、加利福尼亚、马兰里州。在美国，超过 50% 的输入病例是恶性疟疾——疟疾中最严重的一种。

病因学和发病机制

疟疾由以下四种病原体之一引起：恶性疟原虫、间日疟原虫、卵形疟原虫和三日疟原虫。它们在形态学上存在区别，为明确诊断提供了依据。

这四种疟原虫的生命周期是相似的（图 106-2），但有着重要的区别。人类的感染始于感染的雌性按蚊唾液腺中孢子体的接种。孢子体很快侵入肝细胞，在接种的 30 分钟内大部分从血液中清除。在肝内，寄生虫通过无性繁殖形成肝或组织型裂殖体。经过一系列发育周期，裂殖子从肝细胞中进入血液。肝内的时间通常持续 1 ~ 3 周，而三日疟原虫长达 2 ~ 4 周。

不同疟原虫主要的区别在于疟原虫在肝内的存活方式，卵形和间日疟原虫为休眠子。休眠子在变为活性状态或导致复发前，可以保持休眠状态数月或数年。恶性疟原虫和三日疟原虫不在肝内存活。但恶性疟原虫和三日疟原虫在血液中持续低度感染，可能引起疾病的临床复发。

从肝中释放出来的裂殖子附着并进入红细胞，在红细胞内形成有一小核和白色环状胞浆的环状体。然后发育成滋养体，并最终成为红细胞裂殖体。裂殖体破裂释放裂殖子到血液中，在新鲜红细胞内继续另一个无性繁殖周期。

这种寄生虫也可进行有性繁殖周期，这需要人体宿主和蚊子。在红细胞内，一些裂殖子发育成雌性或雄性配子母细胞。这些配子母细胞可被雌性按蚊在吸食血液时摄取。在蚊虫胃内，配子形成。大配子通过雄配子受精形成合子，然后发育成动合子。动合子进入消化道形成卵囊，孢子在卵囊中发育。孢子移行到蚊子的唾液腺中，等待接种到人体宿主。

在人体宿主内的循环周期受宿主和寄生虫因素的影响。三日疟原虫侵入成熟的红细胞，卵形和间日疟原虫侵入幼稚红细胞，恶性疟原虫可侵入任何阶段的红细胞。因此，寄生虫血症仅限于三日疟原虫、间日疟原虫和卵形疟原虫的感染，但在恶性疟原虫感染时能达到极高水平。

由于减少了寄生虫在红细胞中的存活，高水平血红蛋白 F 和 S 的患者抵抗恶性疟原虫的能力增加。杂合子血红蛋白 AS 的患者感染恶性疟原虫的严重程度较轻，具有生存优势。葡萄糖 -6- 磷酸脱氢酶缺乏的个体抵抗恶性疟原虫的能力增加。

红细胞上缺乏 Duffy 组抗原的个体具有抵抗间日疟感染的能力。这一特征在非洲普遍存在，这也是非洲间日疟发病率低的原因。

疟疾的症状、体征和并发症是由红细胞内循环引起的。裂殖体破裂引起发热。各种疟疾均可引起贫血，主要是因感染的红细胞破裂、被吞噬所致。

恶性疟疾可有严重的威胁生命的并发症，包括脑型疟疾、急性肾衰竭、肺水肿、成人呼吸窘迫综

图106-1 疟疾的地理分布。

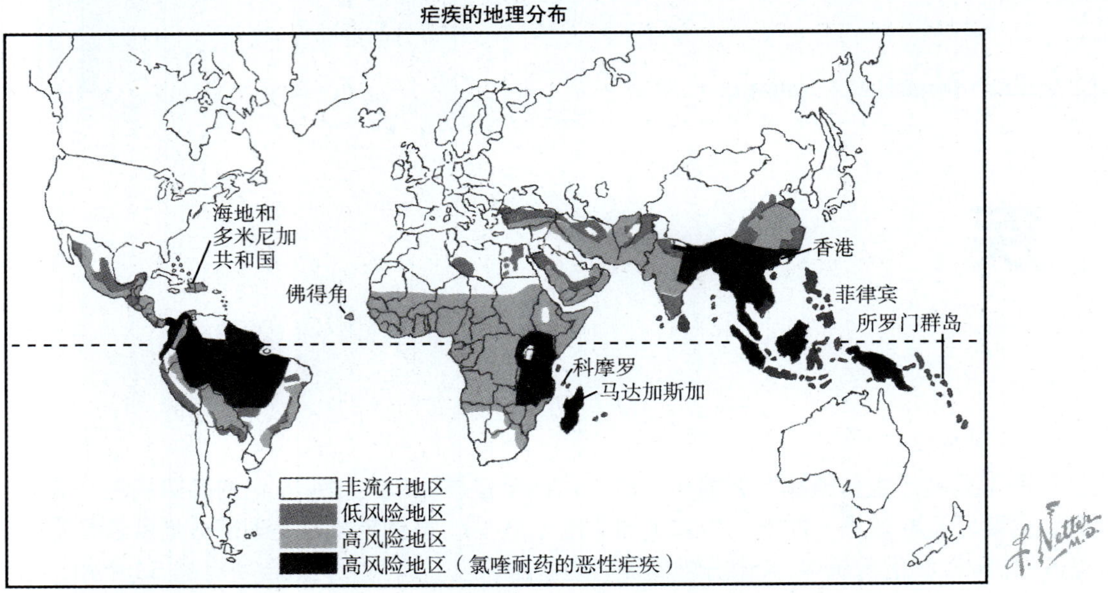

图106-2 疟原虫（间日疟原虫）的生命周期。

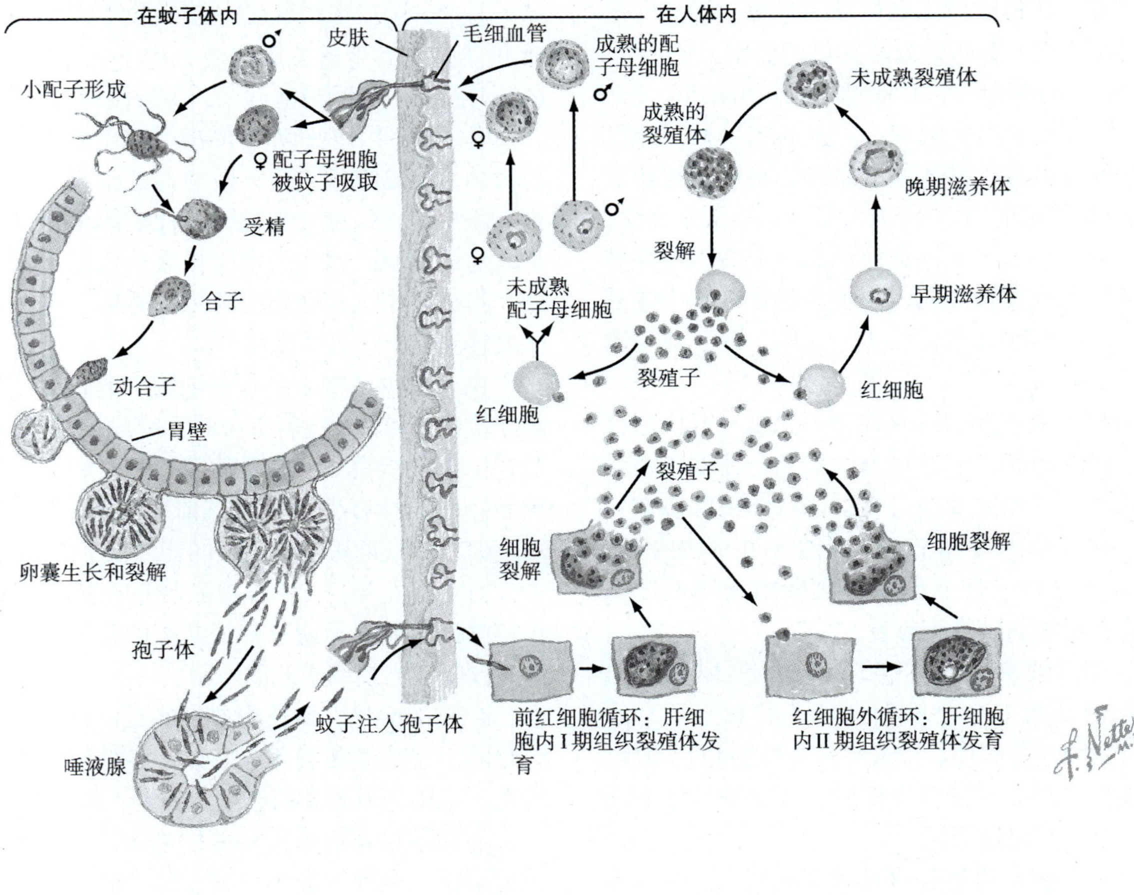

合征（adult respiratory distress syndrome，ARDS）、低血钠和低血糖。脑型疟疾至少部分是由于大量感染的红细胞黏附于大脑毛细血管内皮细胞所致。急性肾衰竭是由于血容量不足或高寄生虫血症所致的急性肾小管坏死、血管内溶血和血红蛋白尿所致。肺水肿可源于液体过量。伴 ARDS 样表现的肺水肿更为常见，推测是由于细胞因子生成导致毛细血管渗漏增加所致。抗利尿激素异常分泌导致低钠血症。肝糖原合成受损引起低血糖。应注意的是，给予奎宁或奎尼丁可加剧低血糖。脾破裂伴有寄生虫血症的加剧。这是间日疟和卵形疟患者死亡的主要原因。

临床表现

许多疟疾患者有头痛、食欲减退、身体不适、肌痛及偶发低热的前驱症状。前驱症状持续 2 ~ 3 天，但在部分免疫或因预防而部分抑制的患者，前驱症状可能更长。

发热是疟疾的典型表现。阵发性发热以突然发作的寒战开始，常伴有牙齿打战和全身颤抖。然后出现发热，恶性疟疾体温最高可达 40℃ ~ 41℃，通常持续 2 ~ 4 小时，而后出现大汗。整个发作期持续 8 ~ 12 小时。在发作间歇期，患者感觉良好。

阵发性发热和寒战间断出现，并呈周期性（图 106-3）。间日疟原虫和卵形疟原虫有关的阵发性发作每 48 小时出现一次，而三日疟原虫的发作间期为 72 小时。这些病原体引起的阵发性发热多发生于日间。在疾病初期发热没有规律。恶性疟疾的发作周期常不明显，但可能每隔 48 小时发作一次。缺乏周期性不能除外疟疾。

除发热外，其他症状包括头痛、背痛和肌痛。在发热期间常有恶心、呕吐。也可有腹泻。由于血容量不足可出现头晕、体位性低血压。在发热期间还可能出现意识模糊、瞻妄。

疟疾患者的体检表现包括发热、心动过速和直立性低血压。常有脾大、肝大伴压痛，也可有黄疸和肺部啰音。

脑型疟疾是恶性疟疾最重要和严重的并发症。常在疟疾发病后数天内出现，但也可在病程早期出现。常见的早期表现为意识模糊和幻觉，但需要有昏迷方可作出脑型疟疾的明确诊断。体检可能无定位体征，也可有非共轭凝视、肌张力增高、轻偏瘫和假性脑膜炎。

脾破裂可能是自发的或轻微创伤所致。常出现腹痛，并放射至左肩部。出血和快速血容量减少可导致低血压和心动过速，必须迅速进行外科干预。

正细胞正色素性贫血最为常见，通常伴有溶血的证据。常见血小板减少。也可出现低钠血症、血尿素氮升高、高胆红素血症、轻度肝转氨酶升高。血清肌酐水平升高提示由于急性肾小管坏死或低血容量引起的急性肾衰竭。

来自疫区的成人疟疾患者的临床表现常较轻，主要表现为发热、头痛、胃肠道症状。轻型病例是由于获得部分免疫所致。免疫不是永久性的，长时间无暴露时免疫可逐渐消失。事实上，在美国重要的疟疾发病人群是到疫区旅行的本土居民的输入性病例。那些曾居住在疟疾流行区和在流行区停留后返回的人很少采取预防措施。

孕妇感染疟疾较其他成人更为严重。死亡率增加，感染与死胎、早产、低体重儿有关。孕妇感染疟疾时贫血更为严重。低血糖普遍存在，与其他感染者相同，奎宁或奎尼丁治疗可加重低血糖。

鉴别诊断

疟疾的临床表现没有特异性，可有许多其他发热性疾病的表现。可与美国常见的感染性疾病（如流感、菌血症、病毒性胃肠炎、病毒性肝炎、病毒性脑炎、病毒或细菌性脑膜炎）临床表现相似。鉴别诊断时必须考虑的与旅游相关的发热性疾病包括伤寒、回归热、黄热病、钩端螺旋体病、布鲁杆菌病和旅行者腹泻。也应考虑非感染性疾病引起的发热，如药物引起的溶血性发热。

诊断方法

对任何有疫区旅行史的发热患者必须考虑患疟疾的可能。仔细地询问旅行史有助于诊断，并非除可能感染疟疾的其他原因。旅行史有助于了解可能感染的疟疾类型，并指导治疗。恶性疟疾可发生于全球的疟疾疫区，但以非洲、海地、新几内亚为主，常见于印度、东南亚、大洋洲、南美。卵形疟疾主要发生在非洲。间日疟发生在中南美洲、西亚、北非。间日疟很少发生在非洲撒哈拉沙漠以南地区。三日疟广泛分布于全球疟疾疫区。

包括美国在内的世界各国，主要的诊断方法是

图106-3 疟疾：临床进程和诊断。

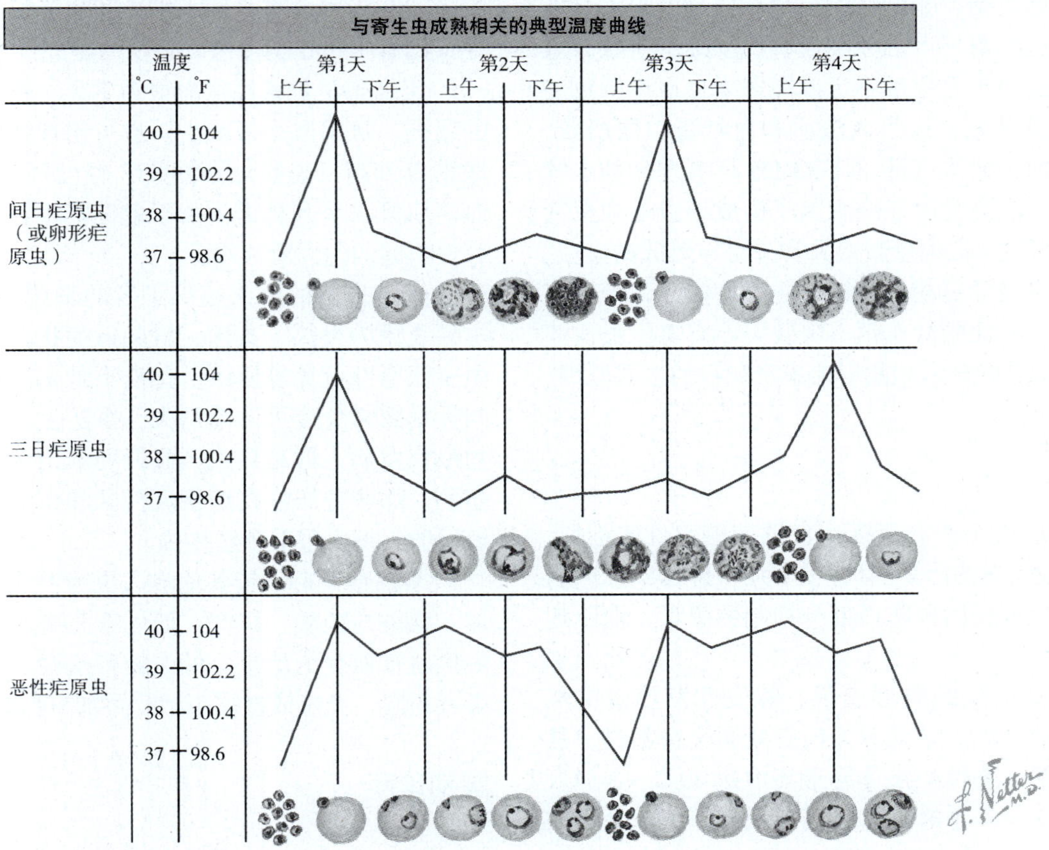

血涂片检查（图 106-4）。刺破指尖将鲜血滴在载片上制成厚涂片。干燥后，用蒸馏水溶解细胞，然后载玻片用 Giemsa 或 Wright-Giemsa 染色。用同样方法制备薄涂片以检查红细胞形态。虽然抗凝剂可破坏寄生虫的形态，但可用抗凝的试管血制备薄涂片。厚片比薄片更敏感，但薄片对于辨认疟原虫的种类是必要的。疟原虫的种类对确定治疗方法很重要。

薄涂片和厚涂片可出现假阴性。为确保诊断的可靠性，反复采集标本是必不可少的。应在一天的不同时间内采集标本以提高阳性检出率。一个有经验的实验员应该检查涂片。

对显微镜的维护和质量要求是很高的，这可能导致一些资源缺乏地区难以对疟疾做出正确诊断。因此，已开发出可替代的诊断方法，一些依据抗原捕获技术的快速诊断试验已在世界范围内得到应用。对于恶性疟疾，这些方法的敏感性和特异性高，最终将极大提高疟疾的诊断。

处理和治疗

疟疾的治疗方案取决于疟疾的种类和严重程度（图 106-5）。在过去的 10 年中，由于耐药疟原虫的增多，治疗决策变得越来越复杂。可使用疾病控制和预防中心（CDC）和世界卫生组织（WHO）制订的疟疾治疗指南。疟疾是国家法定报告的传染病，应向卫生部门报告。CDC 还提供了咨询疟疾的 24 小时服务热线（770-488-7788 或 770-488-7100）。

最佳治疗

严重的恶性疟疾需要经肠外给予奎宁、奎尼丁和一种青蒿素衍生物。因为在美国不常用经静脉给予奎宁和青蒿素化合物，所以选择奎尼丁。目前，CDC 建议经静脉给予奎尼丁，同时口服多西环素、四环素或克林霉素。在严重寄生虫血症时（感染红细胞 >10%），应考虑换血作为奎尼丁的辅助治疗。然而，还没有应用换血疗法的对比试验，世界卫生

图106-4 疟疾：临床进程和诊断。

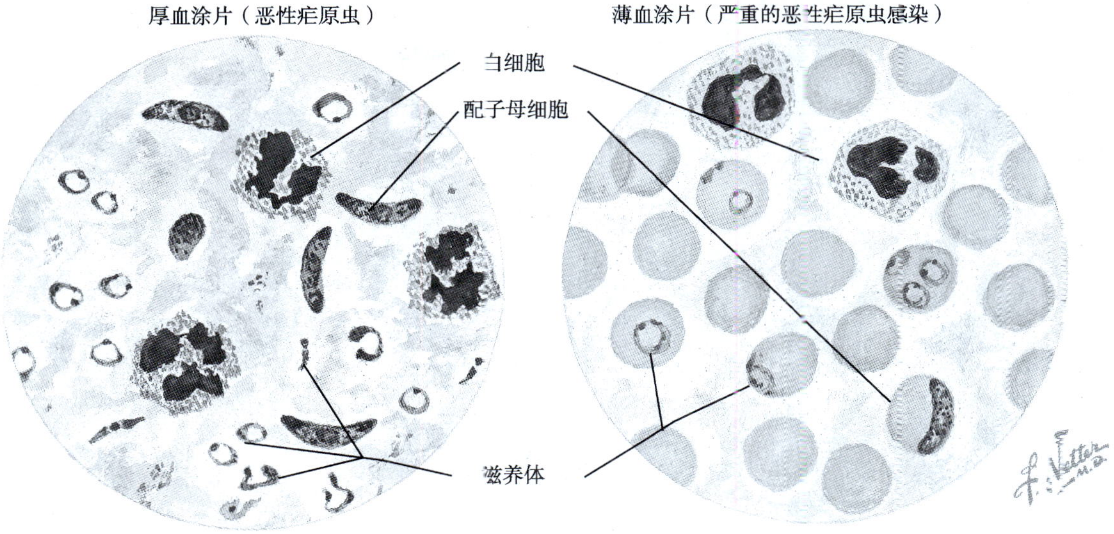

组织对此没有任何建议。

对于无并发症的恶性疟疾，治疗根据获得感染的地区而定。在疟疾流行的大部分地区，最常见的是氯喹抵抗。然而在美国中部、海地、多米尼加共和国和中东，恶性疟原虫对氯喹仍敏感。在过去的10年，对乙胺嘧啶-磺胺多辛的抗药性已很普遍。因此，世界上许多国家试图引进青蒿素联合治疗（artemisinin combination therapy，ACT）来治疗疟疾。ACT极为有效，但高昂的费用和获取药物的可能性限制了ACT的使用，在美国市场上，目前并不供应青蒿素衍生物。

曾到对氯喹敏感的恶性疟疾流行区旅行的患者，应当用氯喹进行治疗。如果不知道疟原虫的种类或在对氯喹抵抗的恶性疟疾流行区旅行，治疗应包括口服硫酸奎宁并联合下列一种药品：多西环素、四环素和克林霉素。CDC还建议使用阿托伐醌和氯胍进行治疗。如果无法获得这些药物，CDC建议将甲氟喹作为三线用药。

感染间日疟原虫、卵形疟原虫和三日疟原虫的患者应选用氯喹。氯喹对肝内的间日疟原虫和卵形疟原虫无效。感染间日疟原虫和卵形疟原虫的患者必须用伯氨喹进行治疗以防复发。

在印度尼西亚和巴布亚-新几内亚（PNG）已有对氯喹抵抗的间日疟的报道。在这些地区感染间日疟的患者应选用口服硫酸奎宁，并加用多西环素/四环素和伯氨喹/甲氟喹进行治疗。

避免治疗错误

一个常见的治疗错误是未能正确选用抗疟药物。在治疗之前，必须确定疟原虫的种类和获得感染的地区以便正确治疗。此外，必须根除肝内的间日疟原虫和卵形疟原虫。

药物的副作用使疟疾的治疗变得非常复杂。葡萄糖酸奎尼丁可引发低血压、低血糖，使QRS波增宽，QT间期延长。出现心脏并发症时必须临时中断用药或减慢静脉滴注药物的速度，并及时请心脏科医生或有治疗疟疾经验的内科医生会诊。

预防

对去疟疾流行区的旅游者来说，化学药物预防是疟疾预防的一个重要组成部分。应根据旅行地选择药品。在CDC网站上有供使用的建议。对在氯喹敏感的恶性疟疾和其他种类疟疾疫区的旅行者来说，氯喹是有效的。在其他大部分地区药物预防可使用甲氟喹、阿托伐醌-氯胍或多西环素。然而在泰国-柬埔寨和泰国-缅甸边界地区，疟原虫对甲氟喹有抗药性，因而在这些地区应避免使用该药。除了化学药物预防外，个人防范措施如驱除昆虫、处理床单和穿长衣服等，对预防疟原虫也是非常重要的。

展望

在可预见的未来，疟疾很可能仍是一个世界范

图106-5 当前美国国家疾病控制和预防中心治疗指南的规则。
AMS：精神状态改变；ARDS：成人呼吸窘迫综合征；DIC：弥漫性血管内凝血；PNG：巴布亚新几内亚

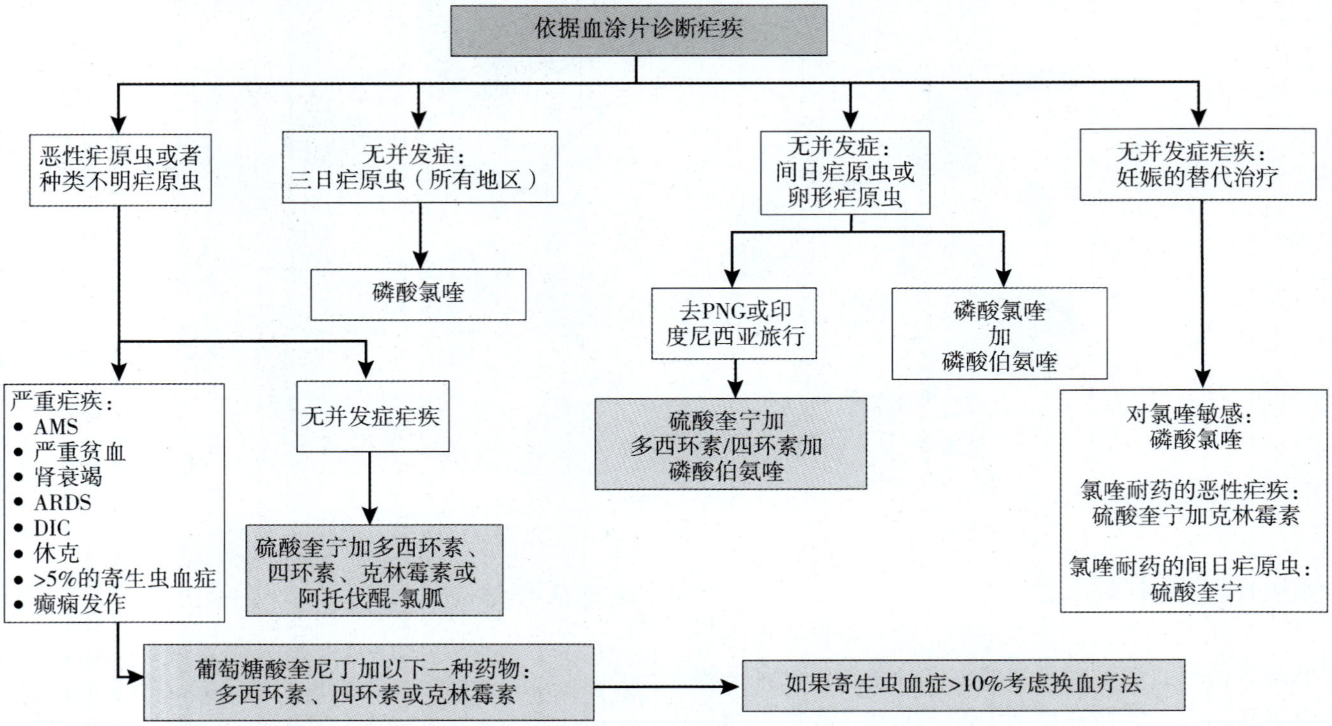

剂量：
葡萄糖酸奎尼丁：最低6.25mg/kg负荷量，静点1～2小时，然后最低0.0125mg/(kg·min)持续输注至少24小时。
磷酸氯喹：最低600mg负荷量口服，然后第6、24和48小时最低口服300mg。
硫酸奎宁：最低口服542mg，3次/日，连用3～7天（假如感染来自东南亚或孕妇，用7天）。
多西环素：100mg口服，2次/日，连用7天。
四环素：250mg口服，4次/日，连用7天。
克林霉素：最低每日20mg/kg，口服，分3次，连用7天。
阿托伐醌-氯胍：成人剂量4片，口服，1次/日，连用3天。
磷酸伯氨喹：最低30mg口服，1次/日，连用14天。

围内的疾病。在过去的10年，在非洲撒哈拉沙漠以南地区，疟疾情况更为严重，这与气候不稳定、全球变暖、国内动乱、HIV感染、药物抵抗和杀虫剂抵抗等多种因素有关。因此，设立了一些控制疟疾的新组织，如Roll Back疟疾合作组织和Gates基金会。其他可用的资源包括传播所有研究领域信息的免费网上杂志，如载体控制、药物抵抗和卫生政策。

（席文娟 译 赵海燕 校）

参考文献

Gates Foundation. Available at: http://www.gatesfoundation.org. Accessed November 28, 2006.
The website for the Gates Foundation includes information about activities and research the foundation is currently funding.

Malaria Journal. Available at: http://www.malariajournal.com. Accessed November 28, 2006.
This free online journal has articles related to all areas of malaria research.

Roll Back Malaria Partnership. Available at: http://www.rbm.who.int/. Accessed November 28, 2006.
The website for the WHO Roll Back Malaria Partnership contains general information about their activities and research.

循证

1. Centers for Disease Control and Prevention: Malaria topic home. Available at: http://www.cdc.gov/malaria. Accessed November 28, 2006.
This CDC website has information specifically about malaria. The current treatment guidelines can be accessed through this site.
2. Centers for Disease Control and Prevention: Traveler's health. Available at: http://www.cdc.gov/travel. Accessed November 28, 2006.
This CDC website has information for malaria prophylaxis and travel counseling.
3. Greenwood B, Bojang K, Whitty C, et al: Malaria. Lancet 365(9469):1487-1498, 2005.
This article provides a recent review of current issues in malaria treatment and diagnosis.
4. White NJ: Malaria. In Cook G, Zumba A (eds): Manson's Tropical Diseases, 21st ed. London, WB Saunders, 2003, pp 1205-1295.
This textbook chapter contains general information on malaria.
5. World Health Organization: Malaria. Available at: http://www.who.int/topics/malaria/en/. Accessed November 28, 2006.
This WHO website has information on malaria as well as treatment recommendations for malaria in developing countries.

107

David J. Weber · David A. Wohl · William A. Rutala

旅游者传染病

引言

2004 年，约有 7 亿旅客环游于全球各国之间，而且该数字在过去的 15 年内增加了大约 75%。国际游客的健康风险显著增加：1% ～ 5% 的游客寻求医疗救助，0.01% ～ 0.1% 要求医院转送，并且有 1/100 000 的游客死亡。本章要阐述的是游客所面对的患病风险及减少此类风险的方法，以及对自发展中国家旅游归来者出现发热症状的评估。其重点在于对传染病的预防和管理。

旅游相关疾病的预防

卫生保健人员应该对前往发展中国家的旅行者就旅游相关疾病的风险及如何预防进行指导。风险率的精确评估需要患者提供病史（如年龄、免疫疾病史、基础疾病史、女性妊娠史、药物过敏史和机体免疫功能异常等）和确切的行程信息（例如，旅行的具体地点，包括准确的滞留时间、城市或农村、住宿条件和活动，如水体暴露、接触的动物和性生活）。要特别注意识别高危旅游人群（如在安全无保障的地区旅游、计划长期滞留、免疫功能不全、准备脱离常规旅游路线、医疗保健提供者）。从疾病控制和预防中心网站即可获得关于旅游相关疾病的预防信息。

一般风险咨询包括指导如何避免下列事故：

- 意外事故、创伤和损伤
- 交通运输相关的损伤
- 高空病
- 高温、潮湿和紫外线照射相关的疾病
- 疫水相关疾病

特别强调的国际旅行者常见传染病包括：

- 旅游者腹泻（TD）
- 呼吸道感染
- 虫媒传播疾病（特别是疟疾、登革热、黄热病、日本乙型脑炎）
- 性传播疾病（特别是 HIV）
- 血液传播疾病（特别是乙肝和 HIV）
- 动物咬伤（特别是狂犬病）和蛰刺伤

所有的患者都应该回顾免疫接种状况，如发现常规免疫有遗漏（如麻疹、腮腺炎、风疹、水痘、白喉、破伤风），应提供相应的预防接种。根据个体的危险率评估，应为旅行者提供疫苗以预防旅行相关疾病。尽管免疫球蛋白能够预防甲型肝炎，但最好提前注射甲型肝炎疫苗以便在旅行前产生免疫力。

病因学和发病机制

热带国家旅行后发热的病因

有关旅游者从发展中国家返回后发热的参考资料很少。最近一分评估 1998—2004 年澳大利亚患者的报告将发热病因进行了排序：疟疾占 27%，胃肠炎占 12%，上呼吸道感染占 8%，登革热占 7%，伤寒或副伤寒发热占 4%，肺炎占 4%，甲型或乙型流感占 4%，病毒综合征占 4%，立克次体疾病占 3%，泌尿道感染占 3%，皮肤感染占 2%，蠕虫感染占 2%，甲型肝炎占 1%。在这些患者中仅有 7% 有发热而无明确诊断。该研究也评估了移民和难民感染性疾病的情况。这组患者更常患有他们本籍国家的疾病，报道的诊断结果如下：结核占 50%，血吸虫病占 13%，蠕虫感染占 10%，慢性肝炎占 9%，麻风病占 6%，疟疾占 3%，胃肠炎占 2%，上呼吸道感染占 2%，HIV 占 2%，嗜酸性粒细胞增多症占 2%，阿米巴病占 1%，其他疾病占 9%。因此，识别短期旅游回到本土后出现发热的患者的特殊疾病谱是非常重要的，并且这些疾病谱与移民的疾病谱有明显的差别。

自 1996—2004 年，来自 6 个大陆 30 个国家专门从事旅游和热带医学临床工作的研究者报道了 17 353 例旅游归来者病例。旅行的原因包括：旅游占 59%，商务占 14%，探亲访友占 15%，传教或志愿者工作占 8%，研究或教育占 4%。旅游者经历的综合征包括：全身发热性疾病占 22.6%，急性腹泻占 22.2%，皮肤科疾病占 17%，慢性腹泻占 11.3%，呼吸道疾病占 7.7%，泌尿生殖系统疾病占 3.5%，药物和疫苗的不良反应占 1.2%，死亡占 0.1%。全身发热性疾病患者中，下列特殊疾病被诊断：疟疾占 35.2%，登革热占 10.4%，单核细胞增多症占 3.2%，立克次体感染占 3.1%，伤寒或副伤寒发热占 2.9%。急性腹泻患者中，下列疾病被诊断：贾第虫病占 17.3%，阿米巴病占 12%，弯曲菌病占 8.5%，细菌性痢疾占 4.1%，副伤寒发热占 11%。

诊断方法

旅行归来者的发热

评估旅行归来者的发热，检查生命体征以评估患者的病情是否稳定是至关重要的第一步。如果出现心肺功能抑制，初始的治疗目标是稳定病情。接下来，应评估患者是否具有潜在的传染性以决定是否需要隔离和个人防护设备。按标准的防护措施对所有患者进行评估，包括与患者的分泌物和排泄物（除外汗液）接触时要戴手套。如果怀疑患者有经飞沫（如脑膜炎球菌血症）或空气传播（如水痘）的疾病时，应戴外科口罩。如怀疑患有肺结核、禽流感或病毒性出血热时，应该使用 N-95 防毒面具。

临床医师使用流程图有助于完成旅行归来发热患者的鉴别诊断。首先，考虑到可能病原体的潜在危害程度，评估患者是否有出血表现是非常重要的。如果有出血的表现，应考虑病毒性出血热（Ebola、Lassa、Marburg、Congo-Crimean、黄热病）、脑膜炎球菌血症、革兰阴性脓毒症和立克次体感染。如果依据病史、临床表现和潜伏期疑似病毒性出血热，应对患者立即进行适当的隔离，请专家会诊，并考虑用利巴韦林治疗。其次，考虑疟疾的诊断。如果可能感染恶性疟原虫，且患者急性起病并伴有严重疟疾征象，应进行经验性的治疗。如果患者起病不急，应进行一系列的薄、厚血涂片检查，并根据实验室检查决定如何治疗（见第 106 章）。然后医生应获取完整的病史，完成体格检查，获取初步的实验室检查。如果有局部表现，一定要进行相应的鉴别诊断（表 107-1）。如果没有局部表现，应考虑肠热病、登革热、立克次体感染、钩端螺旋体病、血

表 107-1 热带传染病可能的物理体征

体检发现	感染或疾病
皮疹	急性 HIV 血清转化病、布鲁杆菌病、埃博拉（Ebola）病毒、巨细胞病毒、登革热、EB 病毒、淋病、麻疹、梅毒、伤寒、斑疹伤寒
焦痂	炭疽、疏螺旋体感染、刚果 - 克里米亚热、南非蜱咬热、丛林斑疹伤寒、蜱传斑疹伤寒
黄疸	布鲁杆菌病、巨细胞病毒、钩端螺旋体病、疟疾、Q 热、回归热、立克次体病、病毒性肝炎（甲、乙、丙、丁、戊）、黄热病
淋巴结病	急性 HIV 血清转化病、布鲁杆菌病、猫抓病、登革热、Lassa 热、钩端螺旋体病、鼠疫、二期梅毒、兔热病、内脏利什曼病
肝大	阿米巴病、钩端螺旋体病、疟疾、伤寒、病毒性肝炎
脾大	急性美洲锥虫病、非洲锥虫病、布鲁杆菌病、巨细胞病毒、登革热、EB 病毒、疟疾、钩端螺旋体病、Q 热、回归热、锥虫病、伤寒、兔热病、内脏利什曼病
出血热	刚果 - 克里米亚热、登革出血热、埃博拉病毒、流行性虱传斑疹伤寒、汉坦病毒、Lassa 热、Marburg 病毒、脑膜炎球菌血症、裂谷热、黄热病
神经学表现	虫媒病毒（包括登革热、日本脑炎）、布鲁杆菌病、疟疾、钩端螺旋体病、脑膜炎球菌血症、Q 热、立克次体感染、伤寒

吸虫病、布鲁杆菌病和非感染性疾病。

关键的病史问题包括具体行程、免疫接种史和预防措施。体格检查的重点是：全身皮肤检查，检查眼睛是否有巩膜黄染、结膜充血或瘀斑，全身淋巴结是否有肿大，是否有肝脾大，进行肺部听诊以发现肺炎证据，检查神经系统以发现神志改变。旅行归来者若有神志改变则为医疗急症。初步的实验室检查包括全血细胞计数、血生化、肝功能、尿检以及血、尿、便的培养，另外还要拍摄胸片。根据病史、体格检查和初始实验室检查结果再行其他检查。

评估旅行归来者的发热时，应注意以下事项：

- 应对患者所有可能引起发热的病因进行评估，包括与旅游相关的和与旅游无关的感染（如肺炎、泌尿系统感染）。切记旅游后出现的发热可能与旅途中的暴露无关。
- 最常见的热带感染性疾病是疟疾、呼吸道感染、感染性胃肠炎、登革热、伤寒和副伤寒、病毒性肝炎和立克次体感染。
- 疟疾是潜在致命性的疾病且发展迅速。对有发热和流行区暴露史的患者，即使就诊时无发热症状，也要尽可能除外疟疾。
- 有价值的诊断要点包括旅游史、旅游路线、免疫和预防史、潜伏期评估（框 107-1）和特殊的暴露史。

框 107-1 旅行归来者发热的鉴别诊断*

短潜伏期（<7天）
- 虫媒病毒感染（包括登革热）
- 炭疽
- 肠细菌感染
- A 型和 B 型流感
- 疟疾
- 副伤寒
- 鼠疫
- 回归热（疏螺旋体属）
- 斑疹伤寒（虱传、跳蚤传播）
- 病毒性出血热（埃博拉、Lassa、Marburg）

中等潜伏期（8～21天）
- 炭疽
- 阿米巴肝脓肿
- 布鲁杆菌病
- 甲、丙、戊型肝炎
- 钩端螺旋体病
- 疟疾
- 麻疹
- Q 热
- 丛林斑疹伤寒
- 美洲锥虫病
- 非洲锥虫病
- 伤寒
- 斑疹伤寒
- 病毒性出血热（埃博拉、Lassa、Marburg）

长潜伏期（>21天）
- 阿米巴肝脓肿
- 布鲁杆菌病
- 丝虫病
- 甲、乙、丙型肝炎
- HIV
- 疟疾
- 类鼻疽
- 血吸虫病（钉螺热）
- 结核
- 内脏利什曼病

* 该目录并不详尽

旅游者腹泻和伤寒的临床表现和处理

旅游者腹泻

临床表现

旅游者腹泻（traveler's diarrhea，TD）以排便次数成倍或明显增加，大便不成形为特征。症状包括腹部绞痛、恶心、呕吐（15% 左右）、腹胀、里急后重、发热和全身不适。常突然发作且呈自限性。最重要的决定性危险因素是旅游者的目的地，高度危险的目的地包括拉丁美洲、非洲、中东和亚洲。TD 患者毫无例外地是食用了被粪便污染的食物和水引起的。严重 TD 患者每日排便 4 ～ 5 次，为不成形或水样便。腹泻的平均病程为 3 ～ 4 天，但约 10% 的患者病程超过一周。有 2% ～ 10% 的患者会出现发热和血便。50% ～ 75% 腹泻时间少于 2 周的患者可发现确切的病原体。最常引起 TD 的细菌是肠毒性大肠埃希菌、沙门菌属、志贺菌属、空肠弯曲杆菌和副溶血性弧菌。病毒包括轮状病毒和诺罗病毒。另外，贾第虫属、溶组织内阿米巴（图 107-1；彩图 107-1）、微小隐孢子虫和环胞子虫等肠道寄生虫虽然少见，但仍可引起 TD。

图107-1 阿米巴病。

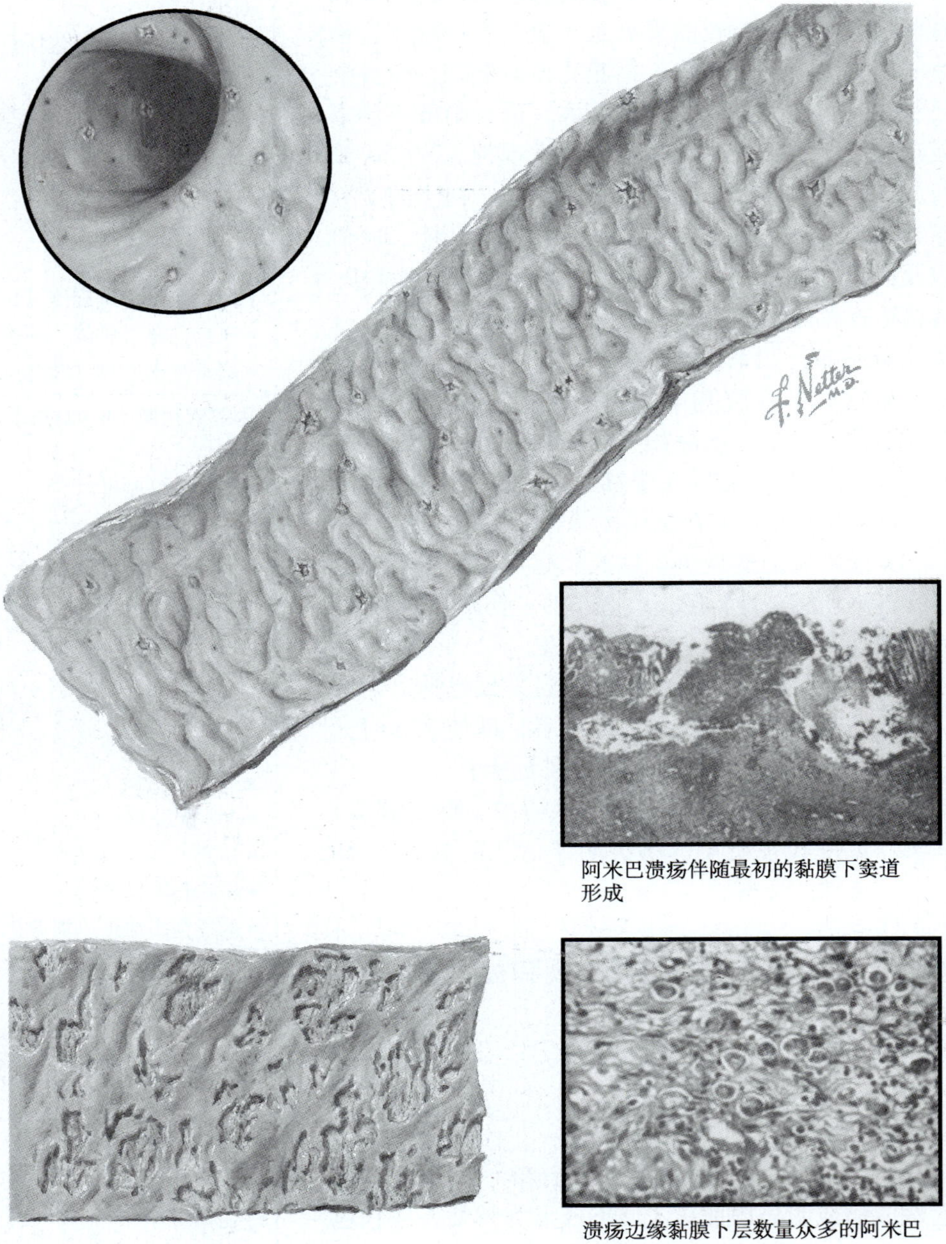

乙状结肠镜影像：急性阿米巴结肠炎；针尖样溃疡；微小的黏膜下脓肿和出血性渗出

大肠片段：中等程度的阿米巴结肠炎；隆起的、边缘破坏的小溃疡

阿米巴溃疡伴随最初的黏膜下窦道形成

严重的阿米巴结肠炎——现已少见：小溃疡汇合成大的溃疡区域；溃疡有凹凸不平、破坏的边缘；黏膜充血

溃疡边缘黏膜下层数量众多的阿米巴

处理和治疗

预防TD有三种方法：进行食物和饮料消费方面的咨询，用非抗菌剂，预防性使用抗生素。次水杨酸铋可使腹泻发病率减少60%，但可引起一过性舌发黑及黑便，偶尔引起恶心和便秘，极少数可引起耳鸣，且不能用于新生儿和幼儿、对阿司匹林过敏人群以及服用抗凝药物、丙磺舒和甲胺蝶呤的患者。一些抗生素（甲氧苄啶 - 磺胺甲噁唑、多西环素、甲氧苄啶单用、氟喹诺酮）可使TD发病率减少50% ~ 95%。然而抗生素的有效性取决于当地耐药菌的抵抗情况。因为其潜在的副作用，不建议预防性使用抗微生物制剂。尽管没有直接的证据支持，但对有免疫抑制的旅行者进行预防是可取的。

TD的初始治疗包括补液（口服或静脉）、次水杨酸铋、抗胃动力药（如阿片酊、地芬诺酯、洛哌丁胺）。但发热和血便的患者应避免使用抗胃动力药。另外，如果症状持续超过 48 小时应停用抗胃动力药。对于长时间 TD、严重 TD、血便或发热的患者应考虑使用氟喹诺酮类抗生素。然而，弯曲杆菌属对氟喹诺酮类的抵抗正日益增加。出现抵抗时应考虑应用阿奇霉素治疗。诊断性评估应包括大便培养、查找大便中的虫卵和寄生虫、评估是否轮状病毒和诺罗病毒感染。

伤寒

临床表现

伤寒是一种由伤寒杆菌引起的急性、严重时可危及生命的发热性疾病。临床表现包括发热、头痛、全身不适、厌食、脾大、相对心动过缓。感染也可引起轻微症状。其他沙门菌属（副伤寒病）引起的感染可产生与伤寒非常相似的临床综合征（图 107-2 和 107-3）。

处理和治疗

预防措施包括仔细挑选食物和饮料，以及进行免疫预防。建议到高危地区（印度次大陆和亚洲发展中国家、非洲、中南美洲）的旅行者进行免疫预防。

凡是旅行归来有高热和全身症状的患者，都应考虑伤寒的可能，大便及血培养可确诊。治疗应从静脉注射抗生素开始，常选用一种第三代头孢菌素或喹诺酮抗生素。由于伤寒杆菌表现出对抗菌药的耐药性，应对所有分离出的细菌做药敏试验。

避免治疗错误

筛查旅行归来者潜在的传染病暴露是非常重要的。因为暴露后预防和早期治疗是可行的。筛查问题应包括接触的水（血吸虫病）、性接触（HIV、STD）、疟疾的预防、疫苗接种、动物咬伤或抓伤（狂犬病）。对于那些返回的发热旅行者，全面检查患病的原因是非常重要的，包括旅行相关或非旅行相关的病因。对于临床有发热疾病征象的患者，无论是否有疟疾预防史，都应行薄、厚血涂片检查以除外疟疾。对于有出血表现的患者，应除外病毒性出血热（如 Ebola、Lassa、黄热病）、脑膜炎球菌血症、立克次体感染和革兰阴性脓毒症。一旦怀疑任何人与人之间传播的疾病（如脑膜炎球菌血症、病毒性出血热）时，采取适当的预防措施（隔离、使用个人防护设备）是至关重要的。对于有临床症状但无局部表现的患者，也应进行评估以除外肠热病、登革热、立克次体感染、钩端螺旋体病和病毒性肝炎。

评估已回到家中数天的发热旅行者时，常见的错误是未能考虑在美国本土获得的常见感染，如洛矶山斑疹热、病毒性脑炎、肺炎、泌尿道感染和腹腔内感染。

对病情严重的患者应迅速完成诊断性检查。对危重症患者需要针对可能的传染源进行经验性治疗。

展望

2001 年 9 月 11 日的恐怖事件已经产生了生物恐怖主义的阴霾。虽然最终影响仍待观察，但医师必须对这一新的威胁保持警惕。因为许多潜在的生物恐怖主义病原体（天花除外）可在旅行者中形成潜在感染，为旅行者提供服务的医疗人员应注意这些病原体，包括炭疽、鼠疫、Q 热、兔热病和肉毒杆菌毒素。另外，医生必须知道新出现的疾病，如严重急性呼吸道综合征和禽流感。

全世界都在努力研发针对大范围流行疾病（如 HIV、疟疾和结核病）的安全、有效的疫苗。这是可影响去发展中国家旅行者的最活跃的研究领域。希望这些疫苗将能在下一个 10 年内投入使用。

（杨海峰　译　王艳秀　校）

参考文献

Centers for Disease Control and Prevention: Health Information for International Travel 2005-2006. Atlanta, U.S. Department of Health and Human Services, 2005.

This excellent comprehensive text focuses on methods to prevent illness in travelers. It is an outstanding resource for health care providers on medical recommendations for travelers.

Freedman DO, Weld LH, Kozarsky PE, et al: Spectrum of disease and relation to place of exposure among ill returned travelers. N Engl J Med 354(2):119-130, 2006.

This is the largest study (30 sites, 17,353 ill travelers) published regarding the spectrum of illnesses reported in ill returned travelers.

MacLean JD, Libman M: Screening returning travelers. Infect Dis Clin North Am 12(2):431-444, 1998.

图107-2 伤寒：副伤寒，肠热病。

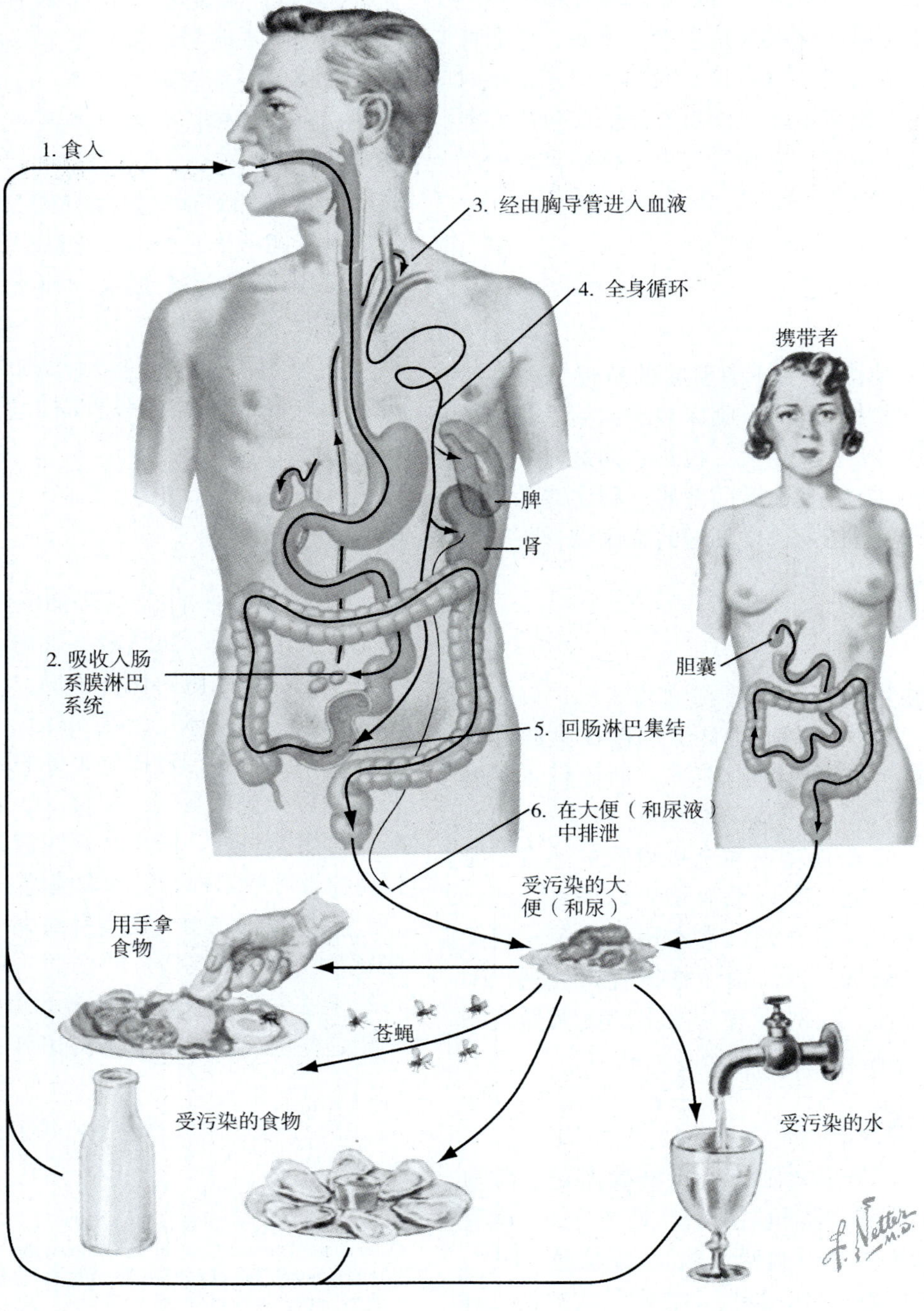

The authors present an excellent overview of screening tests for infectious diseases in returned travelers.

O'Brien D, Leder K, Matchett E, et al: Illness in returned travelers and immigrants/refugees: The 6-year experience of two Australian infectious disease units. J Travel Med 13(3):145-152, 2006.

The authors report on more than 1000 patients evaluated for fever subdivided by returned travelers and immigrants.

Pigott DC: Emergency department evaluation of the febrile traveler. J Infect 54(1):1-5, 2007.

This concise review describes the appropriate emergency department evaluation of the febrile traveler.

循证

1. Centers for Disease Control and Prevention. Available at: http://www.cdc.gov. Accessed February 4, 2007.

   This website contains current information regarding prevention of travel-associated diseases. The best source of up-to-date information for physicians and travelers planning trips abroad. Information is provided in a country-specific format.

2. Lo Re V 3rd, Gluckman SJ: Fever in the returned traveler. Am Fam Physician 68(7):1343-1350, 2003.

图107-3 伤寒：副伤寒，肠热病。

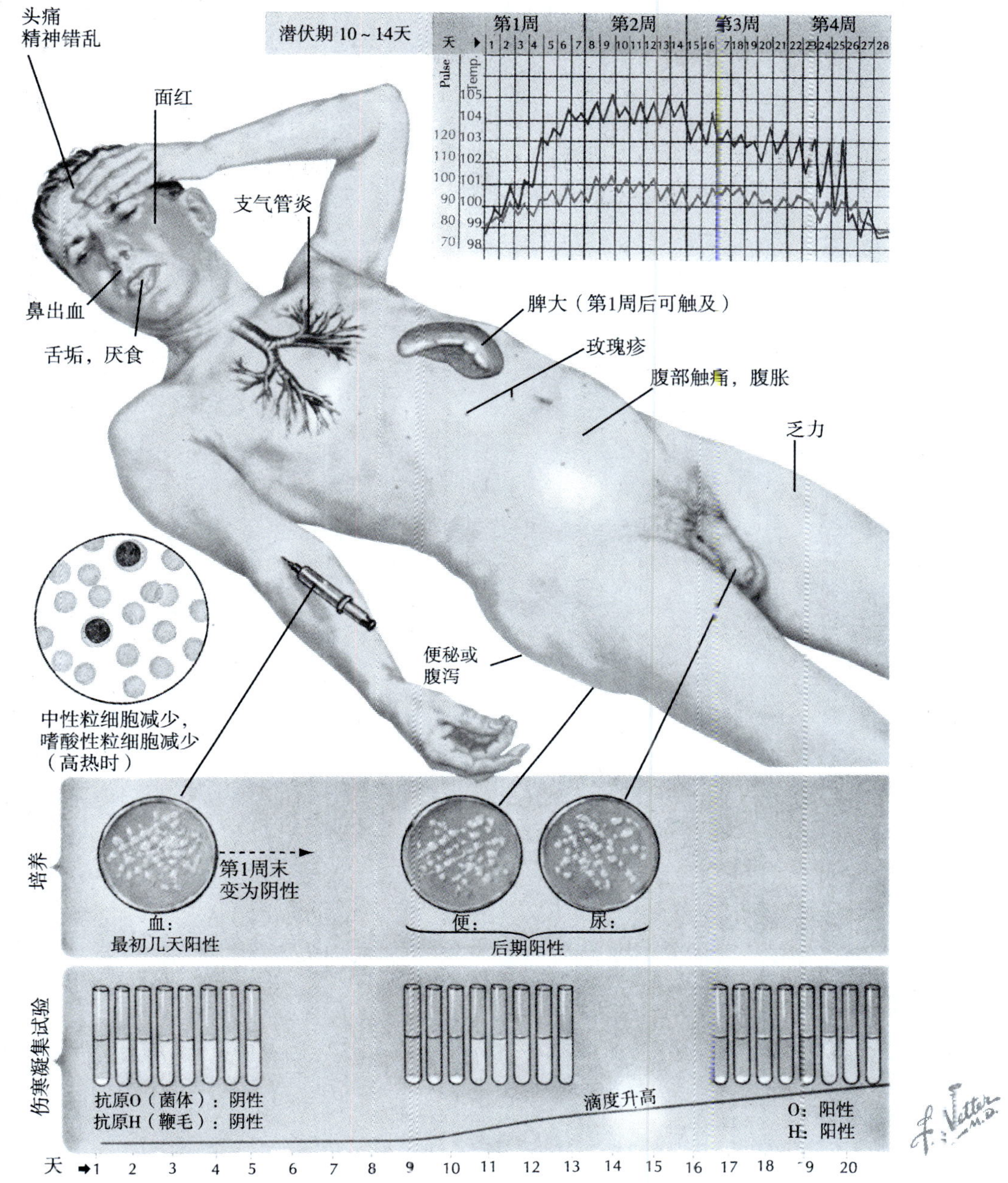

The authors present a short review of the appropriate evaluation of fever in the ill returned traveler.

3. Magill AJ: Fever in the returned traveler. Infect Dis Clin North Am 12(2):445-469, 1998.

   This review provides both an algorithm for evaluating ill returned travelers and review of the most common infections to consider.

4. Ryan ET, Wilson ME, Kain KC: Illness after international travel. N Engl J Med 347(7):505-516, 2002.

   This review article addresses the most common or important infectious diseases that may cause fever in travelers.

5. Shlim DR: Update in traveler's diarrhea. Infect Dis Clin North Am 19(1):137-149, 2005.

   The author reviews the prophylaxis and treatment of traveler's diarrhea.

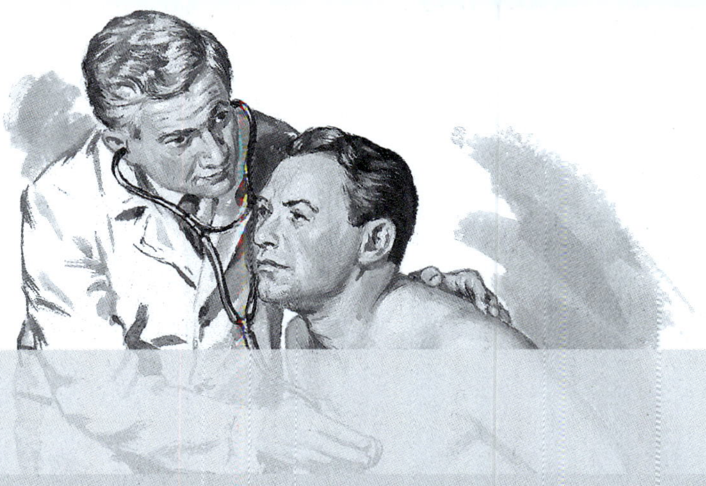

第XI部分

性传播疾病

David P. Fitzgerald · Todd Correll · Charles M. van der Horst

108

获得性免疫缺陷综合征（AIDS）

引言

感染人类免疫缺陷病毒（HIV）引起一系列疾病，包括急性（初始）HIV感染、慢性无症状HIV感染及AIDS。确诊ADIS意味着人体免疫系统已遭受到了极大的损害，作为HIV感染患者临床分类的一部分，疾病预防和控制中心（CDC）规定AIDS是需要监管的病例。

到目前为止，已确认两种类型 HIV——HIV-1 和 HIV-2 是引起 AIDS 的病原体。一些 HIV-1 的亚型在世界范围内有不同的分布，而 HIV-2 更多流行于西非。HIV 的流行一直是一个严重的国际问题。截上 2005 年，全世界有 3860 万 HIV/AIDS 患者，2005 年有 280 万人死亡，400 万人新感染 HIV。

病因学和发病机制

HIV 主要感染携带有 CD4 表面蛋白的 T 细胞和其他与免疫有关的细胞。HIV 对大多数感染细胞产生病变效应，它也能在细胞内保持潜伏状态，有非常长的潜伏期，因而根除病毒很困难。许多 HIV 患者都会经历缓慢进行性的 CD4+T 细胞计数下降，其下降速度与血浆病毒负荷有关，机会性感染和某些恶性肿瘤的风险会逐渐增加。

HIV 通过血液、其他血制品以及性交传播，或在分娩、围生期及哺乳时通过被感染的母亲感染婴儿。目前还没有 HIV 通过日常社交而感染的证据。

临床表现

40% ～ 90% 感染 HIV 的患者有临床表现，包括发热、疲乏、皮疹（典型的斑丘疹）、头痛、淋巴结肿大、咽炎、恶心、呕吐和腹泻。这些症状持续不超过 2 周（图 108-1）。

这些初期症状消失后，感染 HIV 的患者能持续多年无症状。一旦 CD4+ 细胞数量减少到 200 ～ 500/ml，将会发生某些感染，包括水痘带状疱疹、口腔毛状白斑、传染性软疣、口腔念珠菌病、肺结核复发、肺炎球菌性肺炎发生的频率和严重程度增加、单纯疱疹病毒感染、食管或阴道念珠菌病（图 108-2、108-3 和 108-4；彩图 108-2、108-3 和 108-4）。这些患者发生恶性肿瘤的风险增加，包括 Kaposi 肉瘤和淋巴瘤，也可有无法解释的体重下降、鼻窦炎、腹泻和疲乏。有这些症状的患者应作 HIV 检查。CD4+T 细胞数量低于 200/ml 之后，患者将面临机会性感染和某些恶性肿瘤的巨大风险。他们可能具有许多症状，包括发烧、头痛、无力、咳嗽、气喘、恶心、呕吐和腹泻。详细地询问病史和体格检查是非常必要的，因为 HIV 的临床表现变化很大，因此应对 HIV 感染保持高度警惕。

鉴别诊断

初始 HIV 感染的表现可能与其他病毒性疾病相似，包括由 EB 病毒或巨细胞病毒（CMV）引起的传染性单核细胞增多症、风疹病毒、单纯疱疹病毒感染及二期梅毒。罕见的先天性免疫缺陷患者也可能发生机会性感染。然而，HIV 的血清学检查可发现 HIV 感染者。

图108-1 性传播疾病：人类免疫缺陷病毒。
ELISA：酶联免疫吸附试验；CBC：全血细胞计数；G6PD：葡萄糖-6-磷酸脱氢酶；VDRL：性病研究实验室；RPR：快速血浆反应素试验。

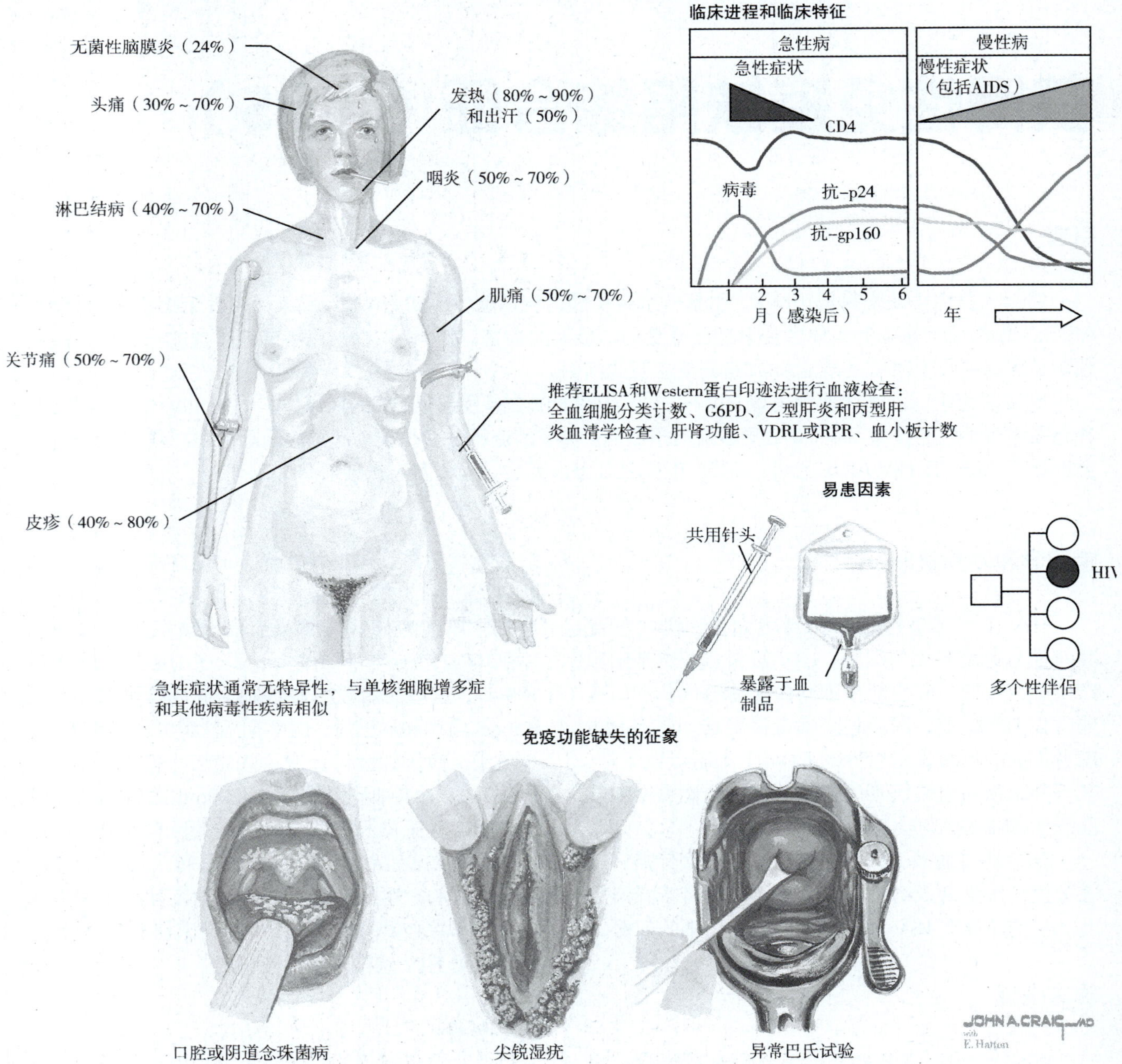

诊断方法

早期诊断HIV是至关重要的。目前，建议13～64岁内的所有人都应进行HIV检查。在缺乏病毒检测的情况下，为明确HIV的诊断，需要详细地询问病史以发现潜在的高危行为，进行体格检查以发现机会性感染和恶性肿瘤的临床证据。

需通过酶联免疫吸附试验（ELISA）检测并由蛋白质印迹实验证实HIV抗体，从而确立慢性HIV感染者。美国食品和药品管理局（FDA）批准快速ELISA法检测全血、血浆、唾液和尿液的HIV抗体。

同时，美国FDA不批准用HIV核糖核酸聚合

图108-2 舌上的毛状白斑。
With permission from Mandel G (ed):Essential Atlas of Infectious Diseases, 2nd ed., Philadelphia, LWW, 2002, p 21.

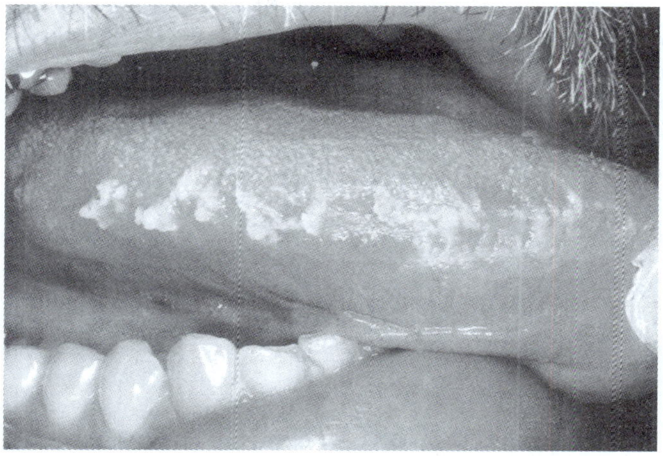

图108-3 播散性带状疱疹。
With permission from Cohen PR, Beitrani VP,Grossman ME: Disseminated herpes zoster in patients with human immunodefi ciency virus infection. Am J Med 84:1076-1080, 1988.

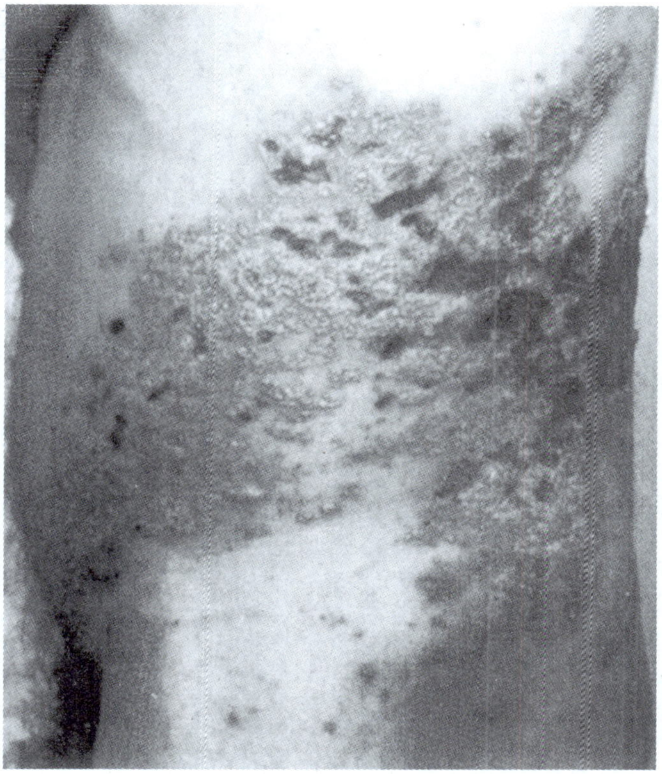

图108-4 上腭的假膜念珠菌病。
With permission from Mandel G (ed):Essential Atlas of Infectious Diseases, 2nd ed., Philadelphia, LWW, 2002, p27.

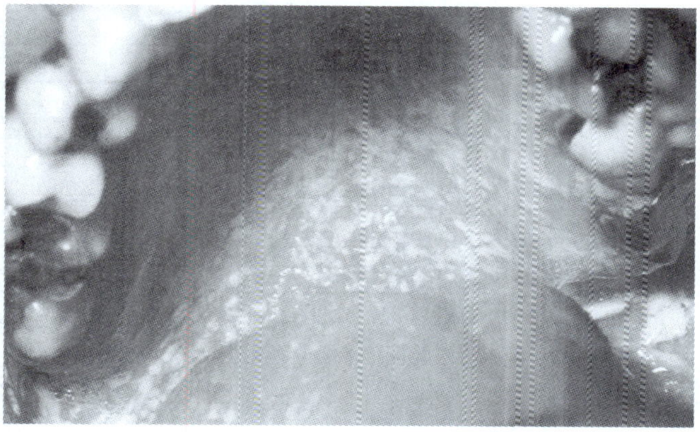

酶链反应（PCR-RNA）诊断初始的HIV感染，但许多临床医生常规采用这种方法。急性HIV患者的ELISA和蛋白质印迹实验结果常为阴性。

定量检测HIV RNA水平（病毒负荷）和CD4+T细胞计数可用于评估预后和监测抗反转录病毒治疗的疗效。

在已证实HIV感染的患者，如有机会性感染或CD4计数小于200/ml，可确诊AIDS。1993年，CDC修订了成人HIV感染者的AIDS分类，见框108-1。

处理和治疗

HIV感染的治疗

一般原则

尚无治愈HIV感染的方法。目前的治疗原则是使用3种或多种抗反转录病毒药物来维持不能探查到的病毒负荷，从而使免疫系统得以恢复。这种方法阻止了HIV疾病的进展，提高了生存率。更为重要的是，同时使用多种抗反转录病毒药物可降低HIV早期可能出现的对1种或多种药物耐药的风险。

目前，FDA批准的4类抗反转录病毒药物有：核苷反转录酶抑制剂（NRTI）、非核苷反转录酶抑制剂（NNRTI）、蛋白酶抑制剂（PI）和融合抑制剂（表108-1）。除了融合抑制剂外，几乎所有这些药物都可引起恶心、呕吐和不同程度的腹泻。

治疗时机

美国卫生和人类服务部（DHHS）最近的指南建议，当CD4+T细胞计数减少至＜350/ml或发生AIDS时，应进行抗反转录病毒治疗。另外，所有孕妇均应进行抗反转录病毒治疗以减少围生期传播和改善母婴健康，而不考虑CD4+T细胞计数。开始抗反转录病毒治疗是一个重要的治疗决定，它需要患者和医生共同遵守，以便无论CD4计数如何，都应全面依从治疗。对抗反转录病毒治疗的依从性差与病毒快速产生耐药性有关，有可能限制未来治疗的选择。精神疾病（尤其是抑郁）和成瘾是充分依从的潜在障碍，在开始HIV治疗前应予以筛查和治疗。

最佳治疗

选择抗反转录病毒药物应考虑许多因素，包括既往抗反转录病毒药物服用史（有机会出现HIV耐药菌株）、患者的免疫系统情况、存在混合感染、患者依从药物治疗的能力、潜在的副作用和药物间相互作用。所有新诊断的患者均应做耐药基因检查。

目前，患者通常至少以2种NRTI结合1种PI或者1种NNRTI开始治疗（表108-2）。可根据参考资料选择替代方案。可用两种或多种抗反转录病毒药物的复方片剂，复方片剂有助于简化药物治疗，提高依从性。在多数情况下，低剂量利托那韦（100～200mg口服，1～2次/日），可用于加强其他PI的药代动力学特性。

避免治疗错误

抗反转录病毒治疗的错误从药物-药物间相互作用到不适当使用了单药治疗方案。通常，应至少使用3种适当剂量和次数的抗反转录病毒药物。应根据发表的指南或HIV耐药试验选择无重叠副作用的抗反转录病毒药物。融合抑制剂不常规治疗新发患者，应该用于曾经治疗过的患者。由于竞争性拮抗，应避免一些药物联用，如齐多夫定和司他夫定。药物的相互作用常见于含PI和NNRTI的治疗方案，可改变联用药物的有效性和安全性及抗反转录病毒的方式。如果怀疑过敏反应，一定不能重新服用阿巴卡韦。

对于怀孕和并发结核、乙型肝炎（HBV）和丙型肝炎的患者，一定要特别注意选择合适的治疗方案。

框 108-1 1993 年版 AIDS* 监测病例定义包括的疾病

- 支气管、气管、肺或食管的念珠菌感染
- 宫颈癌，侵入性
- 球孢子菌病，弥漫性或肺外
- 隐球菌病，肺外
- 隐孢子虫病，慢性胃肠道（＞1个月）
- 巨细胞病毒疾病（除肝、脾和淋巴结病变外；包括巨细胞病毒性视网膜炎所致的失明）
- HIV相关的脑病
- 单纯疱疹：慢性溃疡（＞1个月）或支气管炎、肺炎或食管炎
- 组织胞浆菌病，弥漫性或肺外
- 等孢子球虫病
- Kaposi肉瘤
- 进行性多病灶性白质脑病
- 淋巴瘤，Burkitt（或相同类型）、免疫母细胞型（或相同类型）或脑的原发性淋巴瘤
- 鸟复合分枝杆菌或堪萨斯分枝杆菌，弥漫性或肺外
- 结核分枝杆菌，肺或肺外
- 分枝杆菌，其他种类或未确定种类，弥漫性或肺外
- 卡氏肺囊虫
- 肺炎，复发
- 沙门菌性败血症，复发
- 脑部弓形虫病
- 由HIV引起的消耗综合征

* 感染HIV并且CD4+T细胞计数＜200或CD4+比例＜14%的患者可被分类为AIDS患者。

Adapted from 1993 Revised classification system for HIV infection and expanded surveillance case definition for AIDS among adolescents and adults. MMWR Recomm Rep 41(RR-17):1-19, 1992.

对于感染HIV和HBV的患者，应进行评估以决定是否治疗HBV。3种NRTI（恩曲他滨、拉米夫定、替诺福韦）有抗HBV的作用。对于混合感染的患者，3种治疗药物中应包括2种不同的抗HBV药物，以防出现HBV耐药株。中断抗HBV药物治疗可能会导致严重的肝炎发作，在中断治疗的数月内要反复检查肝功能。

副作用

抗反转录病毒药物的副作用列于表108-1。更为重要的是，近年来注意到了特殊类型副作用。

表 108-1 抗反转录病毒药物汇总

药物	常用剂量	主要副作用（除恶心、呕吐和腹泻）
核苷及核苷酸反转录酶抑制剂（NRTI）		
齐多夫定（AZT）	300mg，2 次 / 日，口服	贫血、粒细胞减少、头痛、肌病
拉米夫定（3TC）	150mg，2 次 / 日，口服，或每天 300mg	胰腺炎（儿科试验发现）、头痛、脂肪消耗、停药后乙型肝炎复发
阿巴卡韦（ABC）	300mg，2 次 / 日，口服，或每天 600mg	过敏性反应（包括发热、呼吸道症状、肠胃不适、头痛、皮疹——不需要再激发）
去羟肌苷（ddI）	■ > 60kg：每天 400mg 肠衣片，口服 ■ < 60kg：每天 250mg 肠衣片，口服	胰腺炎、周围神经病变、乳酸酸中毒
司他夫定（d4T）	■ > 60kg：40mg，2 次 / 日，口服 ■ < 60kg：30mg，2 次 / 日，口服	胰腺炎、周围神经病变、乳酸酸中毒、脂肪消耗、血脂异常
替诺福韦（TDF）	每天 300mg，口服	虚弱、头痛、肾衰竭、骨质疏松、停药后乙型肝炎复发
恩曲他滨（FTC）	每天 200mg，口服	皮疹、光过敏、头痛、停药后乙型肝炎复发
非核苷反转录酶抑制剂（NNRTI）		
奈韦拉平（NVP）	200mg 口服，1 次 / 日，2 周，然后 200mg 口服，2 次 / 日	肝毒性、皮疹（包括 Steven-Johnson 综合征）
地拉夫定（DLV）	400mg 口服，3 次 / 日	皮疹、头疼
依非韦伦（EFV）	600mg 口服，每晚	眩晕、失眠、嗜睡、梦异常，皮疹（包括 Steven-Johnson 综合征）、致畸、肝毒性
蛋白酶抑制剂（PI）		
安泼那韦（APV）	■ > 50kg：1200mg 口服，2 次 / 日 ■ < 50kg：20mg/kg，2 次 / 日	皮疹
茚地那韦（IDV）	800mg/8h，口服，或 800mg 口服 + 利托那韦 100mg/12h	肾石病、失眠症、皮疹
奈非那韦（NFV）	1250mg 口服，2 次 / 日，或 750mg 口服，3 次 / 日 ■不要与利托那韦一起使用	皮疹、腹泻
利托那韦（RTV）	主要以低剂量（100～200mg，1～2 次 / 日）与蛋白酶抑制剂合用	口余苦味、口周感觉异常、血脂异常、肝毒性
沙奎那韦（SQV）	1000mg 口服 + 利托那韦 100mg，2 次 / 日	胃肠道紊乱
洛匹那韦 / 利托那韦（LPV/r）	400/100mg（2 片）口服，2 次 / 日	血脂异常、肝毒性
呋山那韦（FPV）	1400mg 口服，2 次 / 日，或 1400mg+ 利托那韦 200mg，口服，1 次 / 日，或 700mg+ 利托那韦 100mg，口服，2 次 / 日	皮疹、血脂异常、肝毒性
达芦那韦（DNV）	600mg+ 利托那韦 100mg，口服，2 次 / 日 ■总需与利托那韦合用	皮疹
替拉那韦（TPV）	500mg+ 利托那韦 200mg，2 次 / 日	皮疹、肝毒性、颅内出血（当服用抗凝药物、外科手术或中枢神经系统病变时慎用）
阿扎那韦（ATV）	400mg 口服，1 次 / 日，或 300mg+ 利托那韦 100mg，口服，1 次 / 日	黄疸、无症状高胆红素血症、外周感觉异常、PR 间期延长
融合抑制剂（FI）		
恩夫韦肽（T-20）	90mg，皮下注射，2 次 / 日	注射部位 / 皮肤反应

表 108-2 由 DHHS 建议的初始抗反转录病毒方案

	以非核苷反转录酶抑制剂为基础	以蛋白酶抑制剂为基础
首选	依非韦伦 +（拉米夫定或恩曲他滨）+（齐多夫定或替诺福韦 DF）*	洛匹那韦 / 利托那韦 +（拉米夫定或恩曲他滨）+ 齐多夫定
药片数量	2 ～ 3 片	6 ～ 7 片

* 除外孕妇或极有可能怀孕的妇女。

DHHS：卫生和人类服务部。

NRTI 可引起线粒体功能障碍，以及虽然少见但可危及生命的乳酸酸中毒和肝衰竭。PI 或某些 NRTI 与脂营养不良伴外周脂肪消耗、中心脂肪聚集有关，也与治疗 1 年后高达 50% 的患者出现高脂血症有关。在这些受影响的患者中，2 型糖尿病的发病率也增加。这些代谢副作用的治疗与非 HIV 感染者相同；然而，考虑到药物间相互作用及这些药物（如他汀类）与抗反转录病毒药物共同的副作用，治疗时需特别注意。

在初始高效抗反转录病毒治疗（highly active antiretroviral therapy，HAART）后 1 ～ 8 周出现的免疫重建综合征正日益增加。它表现为患者的临床状况、影像学检查、实验室检查反常性恶化（尽管病毒负荷和 CD4 计数改善），其原因是针对 QI 和恶性肿瘤的免疫反应恢复。危险因素包括基线 CD4+ 计数低（＜ 50/ml）、病毒毒力强和对 HAART 的免疫反应。处理方法通常是继续进行 HAART 和 OI 治疗，偶尔需加用 NSAID 或激素。

随访

理想情况下，在治疗前和初始治疗后 4、8、12 周检测 HIV 病毒负荷和 CD4+T 细胞计数，以后每 3 ～ 4 个月复查一次。如果治疗有效，在 4 ～ 6 个月内病毒负荷应降至少于 50 拷贝 /ml。应严密监测治疗中可能出现的副作用。每次就诊时应考虑完成下列实验室检查：血生化检查、肝功能检查、淀粉酶、脂肪酶、全血细胞计数及分类、病毒负荷和 CD4+T 细胞计数。

HIV 相关感染的治疗和预防

在治疗之前应获取下列基础实验室检查资料：甲型肝炎免疫球蛋白 G（IgG）、乙型肝炎表面抗原和抗体、丙型肝炎 IgG；CMV IgG；弓形虫 IgG；快速血浆反应素试验（RPR）。应做皮肤结核菌素试验。应做基础的巴氏（Papanicolaou）试验，在 6 个月及 1 年后重复检查，如结果异常应积极处理。

建议所有 HIV 感染患者接受肺炎、HBV 和流感疫苗注射。建议易感患者（抗 HAV 抗体阴性）接种甲肝疫苗。

根据 CD4 计数，按下列流程预防 HIV 感染者的严重机会性感染：

- CD4 计数＜ 200/ml：进行基础的眼科检查，用复方甲氧苄啶 - 磺胺甲噁唑（TMP-SMX）开始肺孢子虫病的预防，每日 1 片双倍强度片剂（首选方案）；或氨苯砜，100mg 口服，1 次 / 日（检查基线葡萄糖 -6- 磷酸脱氢酶）；或阿托伐醌，每日 1500mg。
- CD4 计数＜ 100/ml：如弓形虫 IgG 呈阳性，开始每日 TMP/SMX 双倍强度片剂或氨苯砜 50mg/d，和乙胺嘧啶 50mg，1 次 / 周，亚叶酸 25mg，1 次 / 周。
- CD4 计数＜ 50/ml：每 3 个月做一次眼科检查；用阿奇霉素 1200mg，1 次 / 周，或克拉霉素 500mg 口服，2 次 / 日，预防鸟复合分枝杆菌。

在评估 HIV 阳性患者，特别是 CD4 计数＜ 200/ml 时，要考虑下列临床并发症：

- 呼吸道症状：细菌性肺炎、PCP、肺结核和组织胞浆菌。需进行 X 线检查、动脉血气分析和痰培养，如果临床情况允许，早期行支气管镜检查。
- 头痛：要进行头颅 CT 和 MRI 影像学检查，腰椎穿刺。鉴别诊断包括弓浆虫病（如弓形虫 IgG 阳性，CD4 细胞计数 <100/ml）、中枢神经系统淋巴瘤、脑膜炎（细菌、隐球菌、梅毒、结核）。
- 腹泻：沙门菌属、贾第虫、志贺菌属、弯曲杆菌属和耶尔森菌属。需进行便培养、虫卵 /

寄生虫筛查；考虑隐孢子虫、等孢子球虫和微孢子属、鸟复合分枝杆菌、CMV 和艰难梭菌感染。

- 皮疹：要考虑药物引起的皮疹，最常由抗反转录病毒药物和 TMP-SMX 引起。

为针对性地治疗上述及其他 HIV 相关的机会性感染，必须及早将患者转至专家诊治。

感染和传播的预防

医生应该加强患者的预防教育，特别是对有性行为或沉溺于高危行为的人，如静脉注射毒品或吸食可卡因。对要求进行测试和有 HIV 和其他性传播疾病高风险者提供 HIV 检测（要求得到患者的同意）及检测前和检测后咨询。对急性 HIV 感染一定要保持高度警惕，应做 HIV RNA PCR 检查，因为在初始感染后 HIV 抗体检测有一窗口期，在数周至数月内 HIV 抗体不呈阳性。急性 HIV 感染的患者常有非常高的病毒负荷，并且此期传播病毒的风险最高。

应认真指导 HIV 感染的患者通过安全的性行为避免 HIV 传播，并且将感染 HIV 的情况通知过去和将来的性伴侣。禁止共用针头，告知那些参与治疗他们 HIV 感染的人员。

展望

随着新的有效治疗药物的引进和临床试验结果的发表，HIV 感染的治疗也一直在迅速发生变化。在 2007 年，两类新的抗反转录病毒药物——CCR5 受体通道抑制剂（Maraviroc）和整合酶抑制剂（Raltegravir）获准使用。这两类药物获准用于有耐药病毒的复治患者，并且正在初始抗反转录病毒感染的患者中进行研究。

分析病毒基因型，查找针对特异抗反转录病毒药物耐药的突变是可行的，而且有助于复治和初治的患者选择最佳的联合治疗方案。很多生产抗 HIV 疫苗的方案正在试验中。

（杨海峰　译　邢爱君　校）

参考文献

AIDSinfo. Guidelines for the use of antiretroviral agents in HIV-1-infected adults and adolescents, October 10, 2006. Available at: http://www.aidsinfo.nih.gov. Accessed December 3, 2006.

This website is an excellent source for frequently updated guidelines on the evaluation and treatment of HIV-infected patients, in both general and specific populations.

Johns Hopkins POC-IT. HIV guide. Available at http://www.hopkins-hivguide.org. Accessed December 3, 2006.

This is an excellent interactive website that is easy to browse and search and is up to date and accurate.

循证

1. Kahn J, Walker B: Acute human immunodeficiency virus type 1 infection. N Engl J Med 339(1):33-39, 1998.

   This concise and accurate description of acute HIV infection should be read by all providers to aid in identification of acutely infected HIV patients.

2. National Institutes of Health: Recommendations for use of antiretroviral drugs in pregnant HIV-1-infected women for maternal health and interventions to reduce perinatal HIV-1 transmission in the United States. Available at: http://aidsinfo.nih.gov. Accessed December 3, 2006.

   These are important recommendations to review when initiating ARV therapy in pregnant women.

3. Revised recommendations for HIV testing of adults, adolescents, and pregnant women in health-care settings. MMWR Recomm Rep 55(RR-14):1-17, 2006.

   The new guidelines advocate universal opt-out HIV testing of all patients to aid in early detection of HIV infection

Peter A. Leone

109

非淋菌性尿道炎

引言

尿道炎指尿道的炎症，是一种以尿道分泌物和排尿困难为典型特征的综合征，但尿道炎也可能是没有症状的。尿道炎更准确的定义是前尿道中多形核白细胞（polymorphonuclear leukocytes，PMN）计数增加。它是通过性行为感染的，更重要的是它有许多感染源。通常，这种疾病可分为淋球菌或非淋球菌性尿道炎（nongonococcal urethritis，NGU）。在尿道上出现革兰阴性细胞内双球菌（gram-negative intracellular diplococci，GNID）与淋球菌感染有很大的相关性，出现感染而没有GNID可以诊断为NGU。黏液脓性宫颈炎（Mucopurulent cervicitis，MPC）是女性特有的。非感染性病因包括化学和机械刺激。与大多数性传播感染相同，NGU在19～24岁年龄组中非常普遍，当改变性伴侣时更为常见。大多数病例病情不重，有三个原因显示出MPC的临床重要性：（1）当沙眼衣原体为病原体时，其潜在并发症，特别是盆腔炎症疾病（pelvic inflammatory disease，PID），可引起女性生育能力下降；（2）当不被理解时，可破坏人际关系；（3）虽然症状轻，但恢复缓慢或复发时可引起长期的焦虑。

病因学和发病机制

在已知的病原体中沙眼衣原体最为常见，可在15%～55%的男性NGU患者的尿道中分离出沙眼衣原体。与大多数细菌不同，沙眼衣原体依赖宿主细胞新陈代谢产生的能量生存，因此是一种专性细胞内寄生物。由沙眼衣原体感染引起的NGU的患病率随年龄的变化而不同，老年人群患病率低。由沙眼衣原体感染引起的NGU的并发症包括前列腺炎、附睾炎和Reiter综合征。

通常，NGU的病因未被详细阐明，但最近发现的病原体包括解脲脲原体、生殖器支原体、阴道毛滴虫、念珠菌属、腺病毒和脑膜炎奈瑟球菌（图109-1）。30%首次生殖器感染的男性患者具有生殖器单纯疱疹病毒（herpes simplex virus，HSV）引起的尿道炎。但在生殖器HSV感染复发的病例中，尿道炎的发病明显下降。通常，解脲脲原体可从患NGU的男性尿道中分离出，不同的抗生素研究也支持有时它是致病原的观点。然而，这种微生物常在男性尿道中分离出，并且没有简单的方法确定哪些病例是它引起的。20%～30%的男性NGU患者未发现病原体。近来的观察发现NGU与细菌性阴道病和口交有关。无症状的尿道炎（没有明显的分泌物，但涂片中有PMN增多的证据）可能有与有症状尿道炎不同的病原体。在这种情况下发现沙眼衣原体的概率很小。

非感染性病因包括化学刺激物（如杀精剂、洗浴产品）、物理刺激物、尿道狭窄、异物、细菌性尿路感染、反复用力剥离尿道、在尿道中有大量结晶尿和结石碎片。

临床表现

典型患者的症状包括排尿困难、尿道分泌物（黏液或脓性）和阴茎刺激。尿道分泌物是NGU的一个体征，可在体检时发现，大多数无症状患者在涂片检查时发现（图109-1）。

感染后数天至数周，患者开始出现症状，一般

图109-1 尿道炎。
NGU：非淋菌性尿道炎。

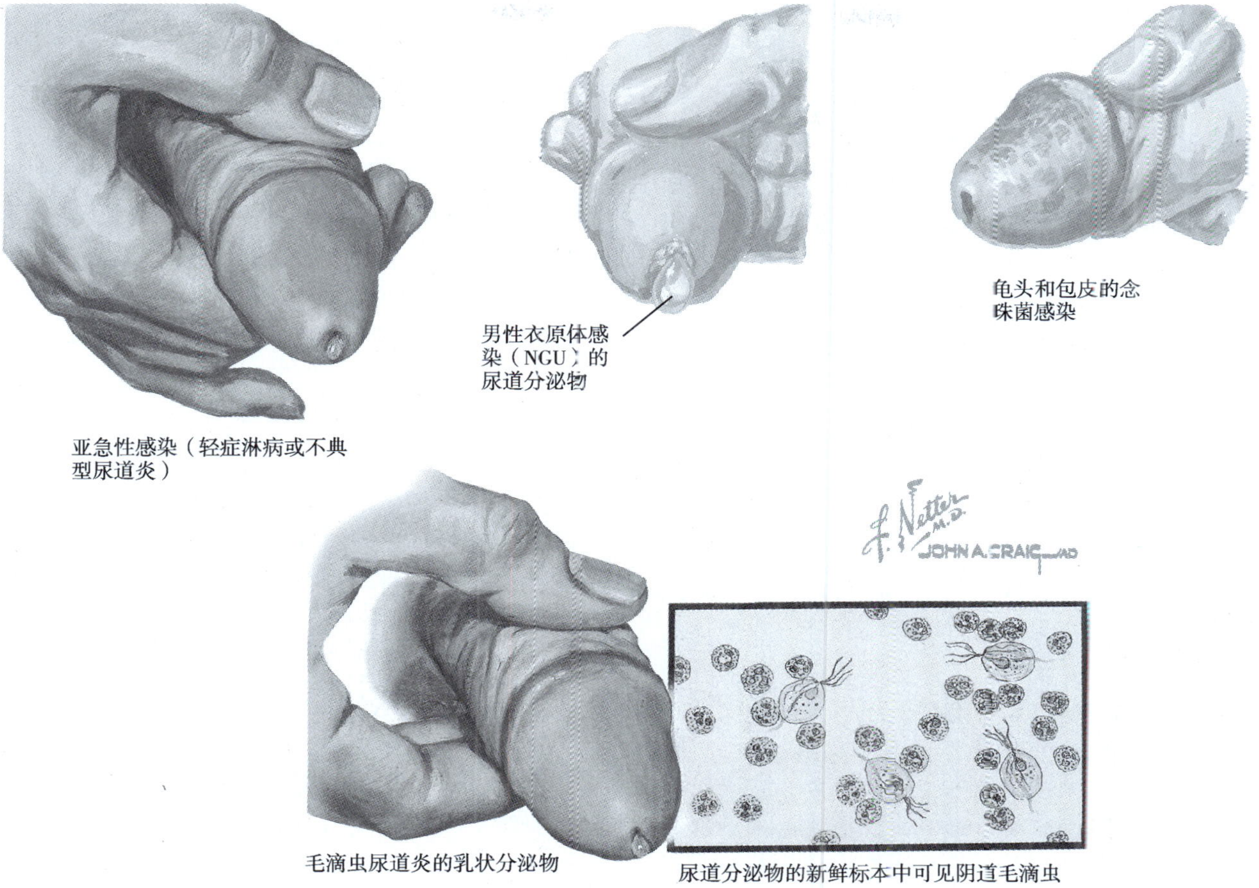

情况下潜伏期为 2 ～ 3 周。尿道炎症常引起尿道出现分泌物和排尿困难，并且患者可出现尿频。当后尿道受累时，症状常轻微，可为间断或一过性，仅持续 1 ～ 2 天。无症状不能排除 NGU 的诊断。沙眼衣原体引起的尿道感染常无症状。

在未切除包皮的男性，由念珠菌过度生长引起的斑点状龟头炎是 NGU 最常见的并发症。患龟头炎的男性即使无症状也应检查有无 NGU。因为糖尿病患者常有念珠菌性龟头炎，因此应除外高血糖。其他并发症包括附睾炎、睾丸炎、获得性反应性关节炎和 Reiter 综合征。

附睾炎少见，阴茎的远端首先出现肿胀和疼痛。在疾病早期，附睾与睾丸之间的沟仍明显，但随着疾病的进展可逐渐消失。偶尔患者主诉因精囊炎而出现的血性精液。Reiter 病是少见的并发症，在性接触后 10 ～ 30 天出现。患者可出现累及一个或多个外周大关节的急性关节炎，同时也可能出现结膜炎。

诊断方法

如证实前尿道有 PMN，革兰染色无革兰阴性双球菌且培养或淋球菌检查结果呈阴性，可确定诊断。尿道分泌物涂片革兰染色每高倍视野（×1000）PMN ＞ 2 或第一杯尿标本革兰染色每高倍视野 PMN ＞ 9 可确定 PMN 增多。第一杯尿标本白细胞酯酶活性与尿道炎有关，但作为诊断 NGU 的实验室检查缺乏足够的敏感性。涂片的质量取决于标本的采集。

每高倍视野（×1000）下 PMN ≥ 5 可作为尿道炎的诊断标准。单次尿道分泌物涂片未发现 PMN 不能除外诊断，尤其是检查前已排尿的患者。还没有关于排尿和样本收集之间最佳时间的建议，但常在 2 ～ 4 小时内进行，最少 30 分钟。尿标本应该用一个 5mm 的塑料杯或棉签拭子收集。尽管塑料杯对男性患者的躯体和心理创伤都比较小，目前还没有使用哪一种方法更好的建议。

对于有症状但无炎症证据的患者应进行检查以做出病原学诊断。在大多数临床情况下，这些检查包括淋球菌和沙眼衣原体。在次日晨起进行复查，让患者排出隔夜尿可能会增加革兰染色诊断的概率。经验性治疗可用于那些有脓性分泌物的患者、感染的高危人群（如性传播疾病诊所的患者、在拘留中心的青少年男性）或不大可能复诊的患者。通过尿道涂片或尿的显微镜检查不能确定从暴露到出现可检查的炎性反应之间的最短时间，但是在有危险接触后的一周内的阴性结果不能作为结论。由于二杯实验的敏感性和特异性低，不建议用于 NGU 的诊断或尿道感染的鉴别诊断。

处理和治疗

最佳治疗

应通过明确存在尿道炎症并除外淋病而确定诊断。尽管所有的患者应进行淋球菌和沙眼衣原体的检测，但当条件受限时，尿道分泌物涂片证实有炎症可能会延迟检测。对有症状但尿道分泌物涂片无明显 PMN 证据的男性患者，应检测沙眼衣原体。患者应该提供一份详细的性生活史以确定所有需要的评估和治疗。即使没有感染的征象，考虑到其危险性，也应该对性伴侣进行治疗。女性伴侣可无任何先兆而突然发生衣原体宫颈炎和 PID。如果已暴露于感染，宁可进行不必要的治疗也不应冒并发症的危险。即使症状在数天内缓解，也应完成全疗程的抗生素治疗。适量的饮酒不会影响结局。在炎症治愈之前应避免性行为。

一旦明确诊断，即应选用对衣原体有效（沙眼衣原体的治愈率大于 95%）、服用方便（选择单次用药，不选择每日二次用药）、副作用少并且对生活方式影响最少的药物进行治疗。常选用的药物有阿奇霉素，1g 单次口服，或多西环素，100mg 口服，2 次 / 日，连用 7 天。可选用的药物包括：红霉素，500mg 口服，4 次 / 日，连用 7 天；琥乙红霉素，800mg 口服，4 次 / 日，连用 7 天；氧氟沙星，300mg，2 次 / 日，或 400mg 口服，1 次 / 日，连用 7 天；或左氧氟沙星，500mg，1 次 / 日，连用 7 天。

甲氧苄啶 – 磺胺甲噁唑（复方新诺明）对衣原体有效，但对 NGU 无效，因此，不建议使用。

患者随访

应告知患者在开始治疗后的 7 天内禁止性生活。除非症状或体征持续或治疗后复发，否则不需要复诊。

非淋菌性尿道炎的复发或迁延不愈

在 NGU 复发或迁延不愈时，尿道炎症一般比较轻微，并且正确的抗生素治疗可使其在数天内治愈。治疗急性 NGU 时，20% ～ 60% 男性患者的症状可迁延不愈，但数周内症状可消退。偶尔，即使没有发生再感染也会出现复发。在初始发作后的前 3 个月复发最为常见。复发的病理学基础还不清楚，可能是多因素的。如症状和体征持续超过 3 个月，提示临床医生应考虑慢性前列腺炎或慢性盆腔疼痛综合征。

在固定性伴侣的情况下复发时，通过确定性伴侣已完成了规定疗程的抗生素治疗来除外再感染的可能性是非常重要的。必须谨慎地解释，因为复发有时可导致还有其他性伴侣的错误结论。

症状迁延或复发的 NGU 男性患者的女性性伴侣，如果作为接触感染者得到适当的治疗，发生 PID 的危险并不增加。

在 NGU 治愈后，尿道轻微刺激的症状可持续一段时间，患者常认为感染仍然存在。在给予另一疗程的抗生素前，证实尿道确实有炎症是非常重要的。

在尿道涂片确认存在炎症后，应考虑更换抗生素。假如患者对初始治疗依从性差，应考虑更换为单次剂量药物治疗。阿奇霉素或多西环素无效可能是耐药解脲脲原体或阴道毛滴虫所致。假如患者有症状、对初始治疗方案依从好、没有与未治疗的性伴侣发生性接触，考虑使用红霉素，500mg 口服，4 次 / 日，连用 7 天，加单次剂量的甲硝唑，2g 口服，或替硝唑，2g 口服。一些分离出的解脲脲原体耐红霉素，但氧氟沙星可能有效，300mg 口服，1 次 /12h，连用 7 天。持续两个疗程后，NGU 仍迁延不愈，应考虑其他诊断（如膀胱炎和前列腺炎），并进行泌尿科检查以除外异物、狭窄和尿道周围脓肿。生殖器支原体可能会引起迁延不愈的 NGU，并且需要 6 周的红霉素治疗。如未发现 NGU 迁延不愈的病因，6 周疗程的多西环素或红霉素经验性治疗是合理的。

性接触和性伴侣，包括有症状的男性患者在症状发作前2周以及无症状的男性患者在诊断前6个月的所有性接触和性伴侣，都应进行评估，并提供经验性治疗。治疗方案应与性伴侣使用的方案相同，至少应对无并发症的衣原体感染有效。无论衣原体检测结果如何，均应对与衣原体尿道炎男性患者有性接触的女性进行治疗。男女应同时进行治疗，同时治疗也可改善衣原体阴性NGU男性患者的临床疗效。

如果患者不愿意透露详细的性生活史，应将其转至专科诊所。如果完成了两个疗程的抗生素治疗后，症状仍然持续或出现并发症，应该对高危的所有性伴侣进行治疗。

避免治疗错误

只要有可能，对NUG单次剂量、直接的观察治疗是确保治疗依从性的最佳办法。治疗后症状复发的重要原因是源于未治疗伴侣的再感染。与所有细菌性传播感染一样，NGU需要对性伴侣进行筛查和治疗。对于再感染不被认为是持续感染或复发感染可能病因的患者，医生必须考虑到抗生素耐药或初始治疗未覆盖感染病原体的可能性。

展望

使用尿核酸扩增检查（nucleic acid amplification test，NAAT）诊断淋球菌和衣原体尿道炎可确保将尿道炎进一步分为三类：淋病性、衣原体性和非淋病-非衣原体性尿道炎。随着NAAT费用的持续下降，强烈推荐对男性患者进行沙眼衣原体的筛查和检查，因为衣原体感染对公共健康有明显的影响。其他的进展包括阐明了生殖器支原体在NGU发病中的作用，建立了筛查NGU复发风险增加的男性患者的流程图。

（杨海峰 译 黄 喆 校）

参考文献

Carder C, Mercey D, Benn P: Chlamydia trachomatis. Sex Transm Infect 82(Suppl 4):iv10-12, 2006.

This excellent review of Chlamydia trachomatis is probably best suited to clinicians.

Centers for Disease Control and Prevention, National Center for HIV/AIDS, Viral Hepatitis, STD and TB Prevention: Male chlamydia screening consultation. Available at: http://www.cdc.gov/std/chlamydia/ChlamydiaScreening-males.pdf.

This website provides the latest recommendation for C. trachomatis screening in men. This sets the stage for the next level of community screenings in an attempt to lower prevalence of C. trachomatis infection.

Stamm WE, Koutsky LA, Benedetti JK, et al: Chlamydia trachomatis urethral infections in men. Prevalence, risk factors, and clinical manifestations. Ann Intern Med 100:47-51, 1984.

This important historical article addresses the role of C. trachomatis in NGU.

循证

1. Arya OP, Mallinson H, Andrews BE, Sillis M: Diagnosis of urethritis: Role of polymorphonuclear leukocyte counts in gram-stained urethral smears. Sex Transm Dis 11:10-17, 1984.
   The article provides a historical reference for the diagnosis of NGU.
2. Janier M, Lassau F, Casin I, et al: Male urethritis with and without discharge: A clinical and microbiological study. Sex Transm Dis 22:244-252, 1995.
   This article provides an etiologic diagnosis in addition to the clinical diagnosis of NGU.
3. Podgore JK, Holmes KK, Alexander ER: Asymptomatic urethral infections due to Chlamydia trachomatis in male US military personnel. J Infect Dis 146:828, 1982.
   This historical reference underscores the rate of asymptomatic infection of chlamydia in males.
4. Root TE, Edwards LD, Spengler PJ: Nongonococcal urethritis: A survey of clinical and laboratory features. Sex Transm Dis 7:59-65, 1980.
   This historical reference set the criteria for NGU diagnosis.
5. Stamm WE, Hicks CB, Martin DH, et al: Azithromycin for empirical treatment of the nongonococcal urethritis syndrome in men. A randomized double-blind study. JAMA 274:545-549, 1995.
   This was the pivotal study on which the indication of azithromycin to treat NGU was based.
6. Taylor-Robinson D, Horner PJ: The role of Mycoplasma genitalium in non-gonococcal urethritis. Sex Transm Infect 77:229-231, 2001.
   This important article first described the growing role of Mycoplasma genitalium as a cause of NGU.
7. Workowski KA, Berman SM; Centers for Disease Control and Prevention: Sexually transmitted diseases treatment guidelines, 2006. MMWR Recomm Rep 55(RR-11):1-94, 2006.
   These guidelines provide the latest and best expert guidance for diagnosis and management of NGU.

P. Frederick Sparling

110

淋病

引言

淋病是一种自圣经时代就被人所知的性传播疾病（sexually transmitted disease，STD），已经有两千多年的历史，以深或浅黏膜特别是生殖器黏膜的淋病奈瑟球菌感染为特征。未经治疗的感染经常会导致深部脏器的并发症，包括输卵管炎或附睾炎，偶尔发生菌血症、关节炎、脑膜炎或心内膜炎。尽管在过去十年内抗生素耐药很普遍，但是治疗仍有效。主要的问题是发现病例。因为一些感染者可能没有症状，未重视病史中的危险因素和对淋病的流行情况不了解，一些患者可能被漏诊。在美国，最新的非侵入性诊断性试验得到了广泛使用。

大部分淋病是性传播的，新生儿可通过母亲产道感染。青春期前儿童的感染应怀疑由性虐待引起。青少年和青壮年感染最为常见，15～19岁的女性和21～25岁的男性是高发人群。在美国，非洲籍美国人淋病的发病率相当高，这可能是一种复杂的社会经济、行为、寻求和获得健康服务途径的综合反应。在东南各州的农村和大城市感染率相当高。在一些内陆城市，发病率接近5%，但现在已不常见。通常，年轻人和未婚者、有新的性伴侣或多个性伴侣或性伴侣有多个性伴侣者感染的风险增加。在过去的10年内感染率已下降，但在某些人群，如与男性有性关系的年轻男性，以及某些地区直肠淋球菌感染增加的人群，感染率正在上升。避孕套可能对预防生殖器性传播疾病很有效。与一个感染的性伴侣发生未保护的性行为后感染的风险男性为30%，女性为70%～80%。抗生素耐药株越来越常见，但分布并不均衡，包括对环丙沙星耐药的多重耐药菌，特别是从东南亚或部分非洲国家患者中分离出的耐药菌。

病因学和发病机制

淋球菌是一种仅在人体内生长而且在体外不会长时间存活的革兰阴性双球菌。淋球菌通过与特异受体相联的一些黏附配体附着在上皮表面。附着后在局部侵入上皮，有时可侵入深部组织并发生菌血症。尽管对致病的分子机制了解很多，但目前仍无候选疫苗。早期以菌毛黏附配体为基础的疫苗研究失败了。可以根据与一系列多克隆抗体抗膜孔蛋白（主要是细胞外膜）的反应（血清型），或根据人 *Por* 基因的 DNA 序列差异（基因型）对淋球菌进行分型，但这些方法仅在研究实验室中使用。

临床表现

在男性，暴露后2～7天出现化脓性尿道炎，伴排尿困难并有小量的黄色或绿色黏液排出，特别是在晨起排尿前（图110-1；彩图110-1）。有5%～10%的男性患者，可出现持续的轻度或无症状尿道感染。这些男性不到医疗机构就诊，并且可能把感染传播给他们的性伴侣。35岁以下男性患者的附睾炎常由淋球菌或生殖器衣原体感染引起。

50% 的女性患者可出现无症状或少症状的宫颈感染；其他可有阴道分泌物增加或排尿困难（图110-2）。体检可发现宫颈有黏液脓性分泌物。轻度的子宫内膜感染相对常见。在女性，10% ～ 15% 未治疗的生殖器感染可引起输卵管炎，表现出附

图110-1 男性尿道炎。

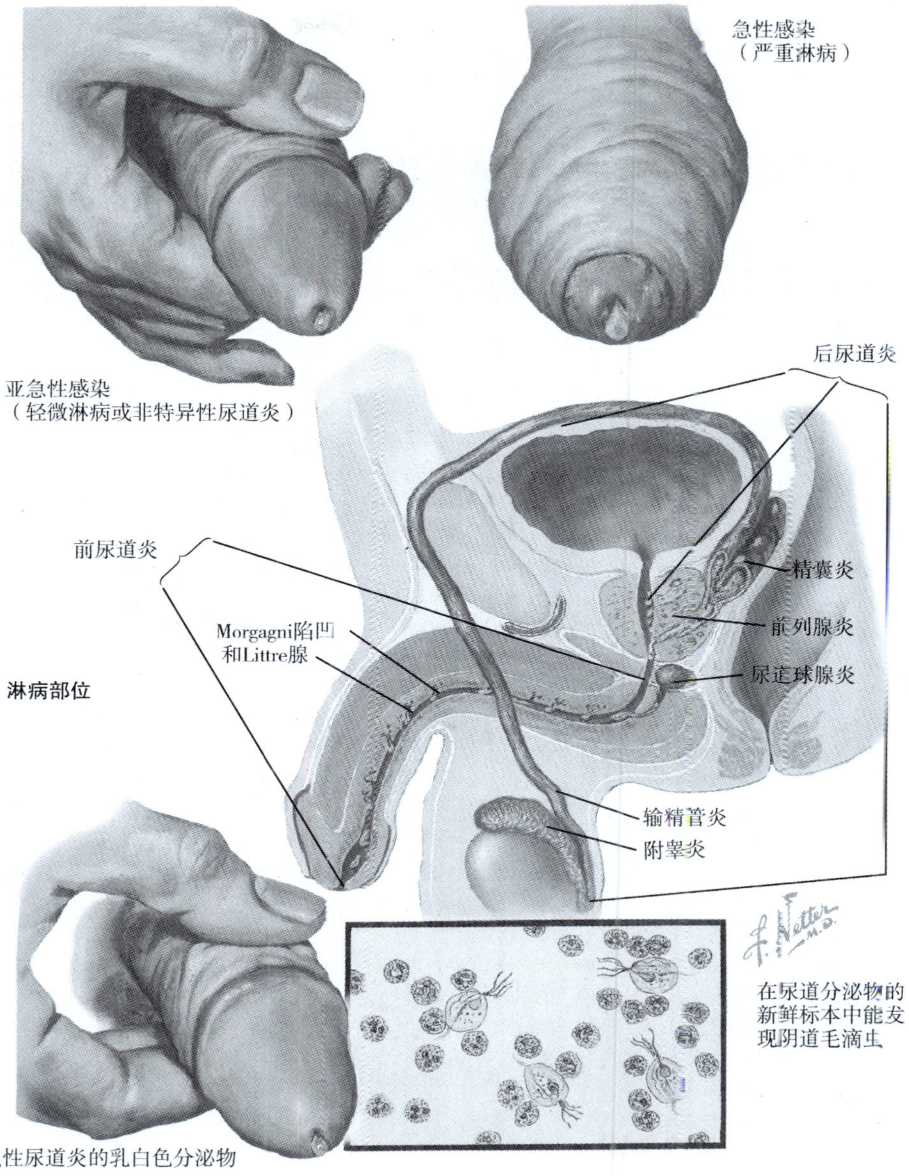

件疼痛，有时出现发热和白细胞增多。青少年女性（15 ~ 16 岁）和既往感染者发生输卵管炎的危险增加。病变的严重程度从轻度到危重变化很大。一些患者可能在门诊治疗，而其他一些要求住院治疗。体检可发现宫颈举痛、附件压痛和饱满感。输卵管炎可导致瘢痕形成和不孕，增加异位妊娠的危险（图 110-2）。

近 20% 生殖器淋病的患者有咽部感染，但通常无症状。近 40% 的宫颈淋病妇女有直肠淋病，而且也无症状，可能反映了相邻生殖器感染的扩散。相比之下，男性同性恋者直肠淋病经常有疼痛、分泌物和下坠的症状。

约 1% 的患者出现菌血症，特别是感染对血清补体有高度抵抗性的菌株者。纯合子型迟发补体成分缺乏的人容易反复发生淋球菌或脑膜炎球菌血症；5% 的播散性淋球菌感染（disseminated gonococcal infection，DGI）综合征的患者缺乏迟发补体成分 C5 ~ C9 中的一种。CH50 检测可发现这样的个体，最好在急性感染消退后进行检测。DGI 有几种表现形式，但与脑膜炎球菌菌血症不同的是，患者通常起病不急且不严重。50% 的 DGI 患者无发热。许多患者有典型的皮疹分布于外周，特别是手，

图110-2 女性淋病。

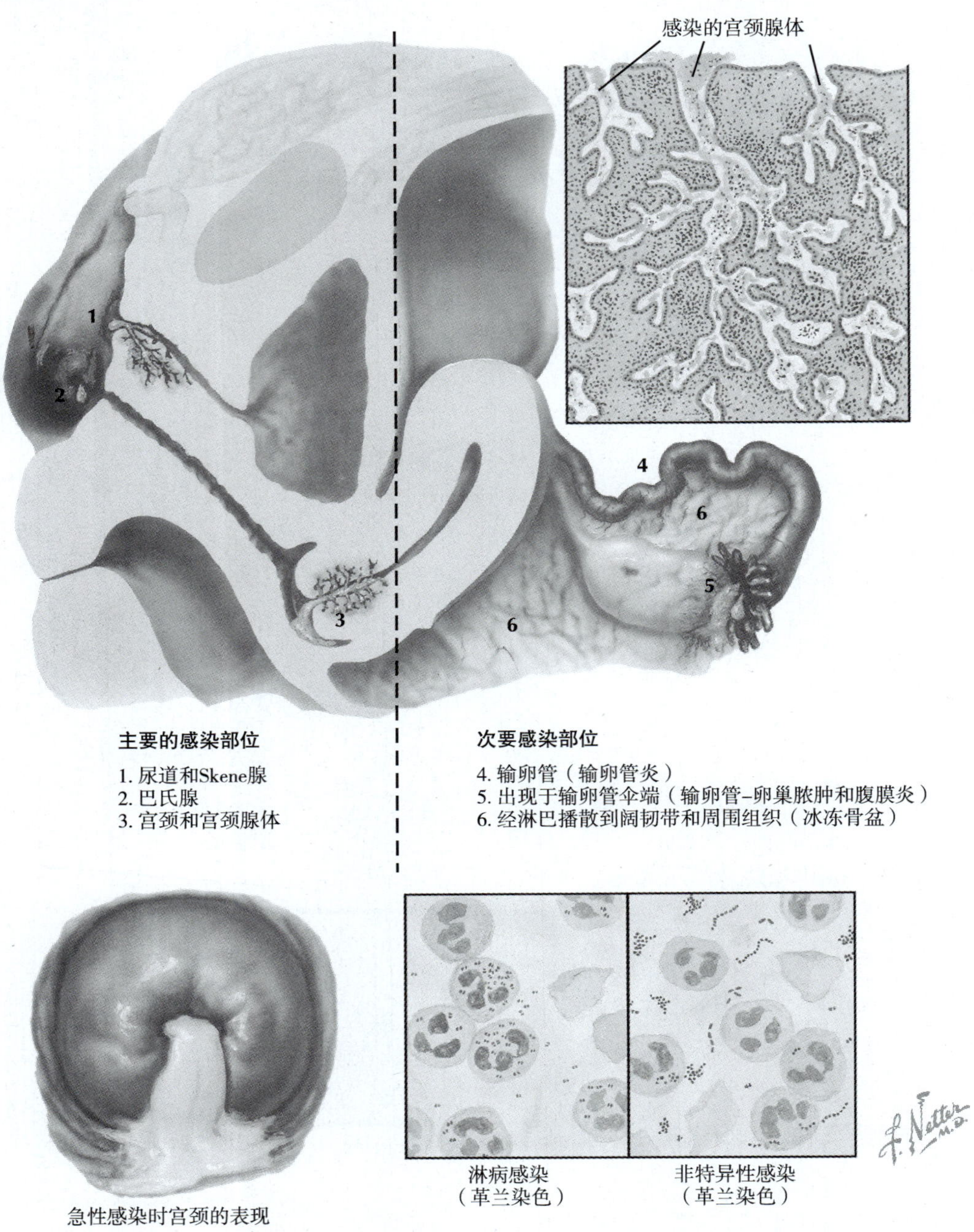

伴有少量（小于 30%）脓疱或出血性压痛性病变。可伴有多关节痛或单关节炎，常累及大关节。关节炎患者可能不出现皮疹。DGI 患者常出现无症状的生殖器或咽部感染。

典型的新生儿感染表现为化脓性结膜炎，曾是引起失明的一个主要原因，但现在很少见。年轻女性感染者最常见的表现是外阴阴道炎。

鉴别诊断

淋菌性尿道炎必须与沙眼衣原体尿道炎进行鉴别，而且需要与其他原因引起的尿道炎进行鉴别，包括生殖器支原体尿道炎，偶尔需要与单纯疱疹病毒或阴道毛滴虫引起的尿道炎进行鉴别（图110-1）。淋菌性尿道炎的分泌物量多且为脓性，但是对鉴别诊断没有帮助。附睾炎的鉴别诊断包括衣原体附睾炎和睾丸扭转。伴黏液脓性分泌物的淋球菌性宫颈炎必须与衣原体宫颈炎进行鉴别，二者的临床表现相似。包括异位妊娠和阑尾炎在内的许多疾病可与输卵管炎类似。DGI综合征可能与Reiter综合征、细菌性心内膜炎、其他类型的急性关节炎类似。

诊断方法

淋病的诊断依靠对患者风险因素的评估，包括性生活史。尿道分泌物或黏液脓性宫颈炎提示淋球菌或衣原体感染。对于女性，将宫颈炎与阴道分泌物和阴道炎进行鉴别是非常重要的。除青春期前的女性，淋球菌不引起阴道炎。

对于有脓性尿道分泌物的男性，革兰染色发现细胞内革兰阴性双球菌（图110-2）具有很高的敏感性和特异性，通常不需要进行培养和其他检查。对没有明显分泌物的男性感染者，革兰染色的敏感性超过60%，应通过尿道拭子或新鲜尿沉渣培养或者通过核酸扩增检测（NAAT）（聚合酶链反应、转录介导的扩增或DNA链替代分析）确定诊断。对尿和自己获取的阴道拭子标本进行NAAT的敏感性超过98%，特异性达98%，和细菌培养的敏感性相同，但对于一些患者和机构费用可能是一个限制因素。NAAT可以用来筛查淋病和衣原体感染，一种联合试验(Aptima Combo II)在淋病患病率只有0.5%的人群中报道的阳性预测值超过95%。咽部或直肠感染仍需要进行培养，因为NAAT未批准用于这些标本。尽管方便，但NAAT不能单独用于检测对抗生素的敏感性，不易用于菌株分型，而菌株分型对医疗法律案例有帮助。应选择在含有抑制正常菌群的抗生素的巧克力琼脂培养基上进行培养，或放置在能迅速转移到实验室检查的转移培养基上进行培养。目前尚无淋病的血清学检测方法。

女性常需要做宫颈培养或尿道及阴道口标本的NAAT检测。在大多数诊所，宫颈分泌物革兰染色的敏感性只有50%，特异性也不足以做出正确诊断。对可能患有输卵管炎的患者，请求会诊并进行经阴道超声检查输卵管的解剖，可能有一定帮助。可能需盆腔CT和腹腔镜检查。应进行妊娠试验，如果能在输卵管获取培养标本，应该进行厌氧菌和需氧菌的检测。

如怀疑有DGI，应获取血液、生殖器、咽和直肠位置的标本进行培养，并进行尿的NAAT检测。仅有约1/3的患者感染关节的标本培养结果为阳性，皮肤病变培养的阳性结果更少见。要检测全血清溶血补体，特别是DGI复发的患者。

各种淋病患者的性伴侣应该就诊，并进行正确的诊断评估。无症状的携带者是传播的重要媒介。尿的NAAT是发现无症状生殖器感染的最好方法。应假定任何淋病患者有其他STD，并且应进行必要的检测，包括梅毒的血清学检测和HIV的筛查试验。

处理和治疗

最佳治疗

对无并发症的成人生殖器淋病，有几种治疗方案非常有效，包括单次肌内注射头孢曲松125mg或单次口服头孢克肟400mg或头孢泊肟400mg。这些治疗方案对直肠或咽部感染同样有效。四环素或青霉素类不能用，因为质粒介导的基因和各种染色体突变使耐药性明显增加。在亚洲和非洲对环丙沙星的耐药已成为一个临床问题，在美国，耐药性也在迅速增加，并且自西向东，从夏威夷和加利福尼亚向其他州蔓延。在许多地区，20%或更多分离出的淋球菌对氟喹诺酮类耐药。因此，应避免用环丙沙星进行治疗。在大多数病例中，应加用抗衣原体的治疗，因为常同时合并生殖器衣原体感染，可选用阿奇霉素1g，单次口服，或多西环素100mg口服，2次/日，连用7天。可直接观察疗效。对包括输卵管炎或DGI在内的复杂感染者，正确的治疗方法可参照标准的文本。

应对患者的性伴侣进行筛查，对可能的淋病进行治疗。许多感染是通过无症状感染的伴侣传播的，他们不愿意诊断和治疗。大多数卫生部门没有能力追踪除梅毒和HIV以外疾病的性伴侣。对伴侣的诊断和治疗取决于医生和源头患者的责任心。如果可能，在对性伴侣治疗之前应作淋病及其他STD和HIV的诊断性检查，但在一些情况下对性伴侣提供药物治疗是最实际的。许多权威人士建议在这种情况下加快对性伴侣的治疗，既可通过源头患者将药物给予性伴侣，也可为性伴侣开具处方。一个随机对照试验显示这对淋病或衣原体感染者的伴侣是安全有效的。未对感染的接触者进行治疗可导致反复的“乒乓”感染。感染情况应该向公共卫生机构报告。

应将每一次接诊包括淋病在内的STD患者视为向患者宣传有关无保护性接触危险性的机会，特别是有多个性伴侣或高危性伴侣的患者。向这些患者提供正确的建议可以预防包括HIV在内的更为严重的STD。

避免治疗错误

只要遵循治疗指南，就能正确选择药物。

展望

尽管对发生淋病的分子学机制进行了数十年的研究，但仍未研发出备选疫苗。以前尝试针对菌毛蛋白的疫苗失败了，新近尝试用孔蛋白作为疫苗仍处于临床研发的早期阶段。疫苗的价值不仅在于淋病是一种特有的疾病，特别是考虑到女性健康，而且淋病还是一个传播和感染HIV的辅助因素。

预防依靠良好的性行为（禁欲、很少的性伴侣、低风险伴侣，以及除了稳定的一夫一妻性行为，其他性行为都要使用避孕套）和筛查发现未寻求治疗的感染者。在美国，对妇女实施筛查使感染得到了更好的控制，但在某些社区或人群感染率一直居高不下，并正在增加。尿的NAAT检查提供了一种非侵入性、患者易接受的方法筛查高危人群，包括青少年、有新性伴侣的人以及急诊患者和监狱的服刑人员。

在美国以外的工业化国家，淋病流行率的急剧下降显示了在疾病控制中疫苗并非必需。毫无疑问，这些国家成功控制淋病的原因是多因素的，包括更好的医疗服务，以及鼓励媒体宣传健康的性行为，包括使用避孕套。

（杨海峰 译 张 颖 校）

参考文献

Fleming DT, Wasserheit JN: From epidemiological synergy to public health policy and practice: The contribution of other sexually transmitted diseases to sexual transmission of HIV infection. Sex Transm Infect 75:3-17, 1999.

This classic paper documents the roles of STDs in transmission of HIV.

Golden MR, Whittington WL, Handsfield HH, et al: Effects of expedited treatment of sex partners on recurrent or persistent gonorrhea or chlamydial infection. N Engl J Med 352(7):676-685, 2005.

This randomized trial tests the efficacy of partner-delivered therapy as opposed to standard partner notification and treatment methods.

Handsfield HH, Sparling PF: Gonococcal infections. In Goldman L, Ausiello D (eds): Cecil Textbook of Medicine, 23rd ed. Philadelphia, WB Saunders, 2007.

This is the most current general clinical chapter on gonorrhea with more coverage on treatment of DGI and salpingitis.

Sparling PF: Biology of *Neisseria gonorrhoeae.* In Holmes KK, Sparling PF, Stamm WE, et al (eds): Sexually Transmitted Diseases, 4th ed. New York, McGraw-Hill, 2007.

This article is the most current review of gonococcal biology and pathogenesis.

循证

1. Workowski KA, Berman SM; Centers for Disease Control and Prevention: Sexually transmitted diseases treatment guidelines, 2006. MMWR Recomm Rep 55(RR-11):1-94, 2006.

The authors present the latest guidelines from the CDC, available also at http://www.cdc.gov/std/treatment/default.htm.

Peter A. Leone

111

盆腔炎症性疾病

引言

盆腔炎症性疾病（pelvic inflammatory disease，PID）是一种临床综合征，定义为女性上生殖道的炎症，包括子宫内膜炎、输卵管炎、输卵管-卵巢脓肿和盆腔腹膜炎。在美国PID的发病率从20世纪80年代后期开始下降，但估计现在美国每年仍有100万的女性诊断为PID，治疗PID和其后遗症的花费将近20亿美元。PID的生殖并发症包括不孕、异位妊娠和慢性盆腔疼痛。临床诊断是不精确的，因为PID没有特定的症状和体征用于诊断。然而，对PID的诊断非常重要，因为及时的诊断和有效的初步治疗对保留生育功能至关重要。

病因学和发病机制

PID 主要是由性传播微生物所致，奈瑟淋球菌和沙眼衣原体引起的 PID 占 PID 感染的 1/3 ～ 1/2。然而，阴道定植菌群的微生物也与 PID 有关，其中包括厌氧菌、阴道加德纳菌、流感嗜血菌、阴道革兰阴性杆菌和无乳链球菌。其他与 PID 有关的微生物有巨细胞病毒（CMV）、人支原体、生殖器支原体和解脲支原体。感染的多种微生物性质使治疗选择变得复杂化，并使得应该是用临床终点还是微生物终点来决定治疗时间更为复杂。

PID 主要是由存在于阴道菌群的一种或多种性传播病原体或微生物自下生殖道至上生殖道感染所致（图 111-1；彩图 111-1）。PID 的危险因素包括可改变的因素（使用避孕套和性伴侣的数量）及人口特征（如年龄、种族、人种）。

由于解剖学因素，青少年是患 PID 的高危人群，男性性伴侣中奈瑟淋球菌或沙眼衣原体的感染率较高；近期性伴侣数越多（一段时间内性伴侣重叠），性伴侣并发感染的可能性越大。相对于成年妇女，青少年女性外宫颈部存在较大比例的柱状上皮细胞（异位），因此青少年宫颈获得性传播感染的危险增加，易发生 PID。柱状上皮细胞是性传播感染的靶细胞。另外，与青春期持续高雌激素水平相关的宫颈黏液改变和初始性行为引起的宫颈内免疫力下降也增加了患 PID 的风险。

细菌性阴道病（bacterial vaginosis，BV）作为发生 PID 的辅助因素，其作用仍不清楚。与产生 H_2O_2 乳杆菌属缺乏有关的 pH 改变和阴道内厌氧菌浓度增高有关。与 BV 有关的阴道定植菌群的改变增加了感染奈瑟淋球菌和沙眼衣原体的危险。两项 BV 妇女患 PID 危险的研究得出了相矛盾的结果。PID 评估与临床健康研究（PID evaluation and clinical health study，PEACH）发现 BV 与发生 PID 无关。Ness 和同事却发现在阴道内存在与 BV 有关的微生物时 PID 的危险增加两倍（相对危险 =2.0）。

PID 最重要的危险因素是近期感染奈瑟淋球菌或沙眼衣原体，或既往有 PID 病史。一项急性 PID 妇女的研究发现，分别在 49% 和 36% 的妇女中分离出了奈瑟淋球菌和沙眼衣原体。

临床表现

PID 的诊断是不精确的，因为症状和体征繁多并且严重程度不同。腹腔镜检查具有高度的敏感性，并且可做出准确的微生物诊断；但因侵袭性操作和

图111-1　盆腔炎症性疾病。

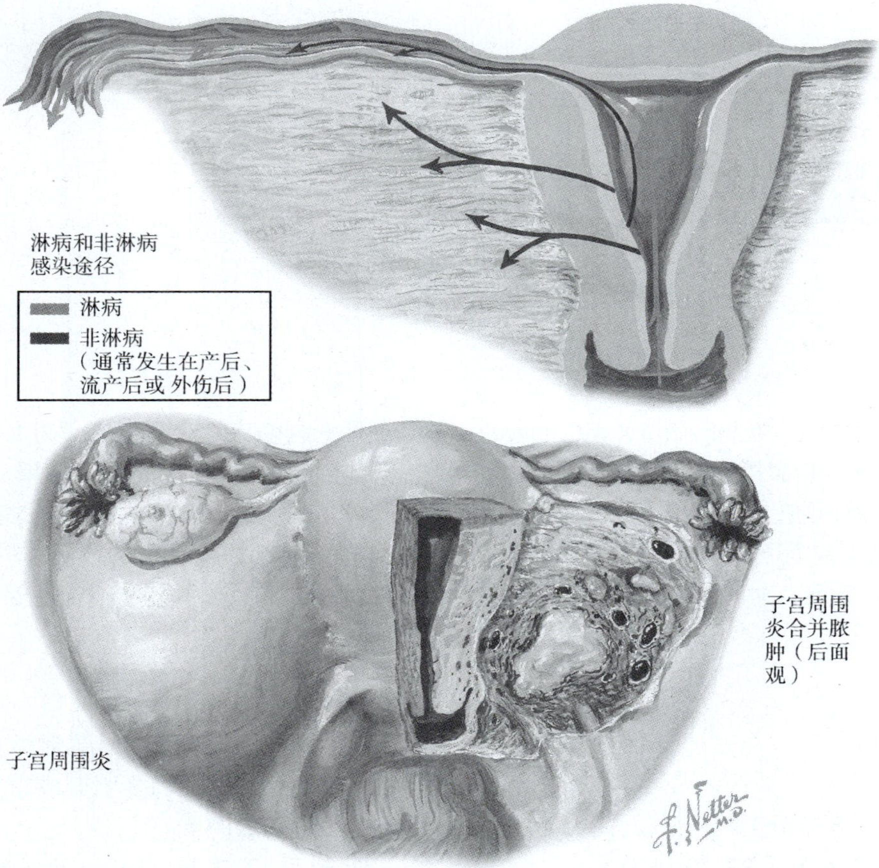

不能检查出子宫内膜炎和轻度至亚临床的输卵管受累而受限。无单一的临床症状或体征可明确 PID 的诊断。因为诊断延误可进一步导致上生殖道的炎症，因此，更好的 PID 诊断方法受到关注。

令人遗憾的是，任何改善 PID 临床诊断特异性的方法联合起来就使敏感性下降。因此对于 PID 的诊断，临床医生必须保持高度的警惕，降低初始治疗的标准。在排除其他可能引起下腹痛的原因后(包括异位妊娠、急性阑尾炎、子宫内膜异位症、卵巢囊肿破裂、肠激惹综合征、炎症性肠病和尿路感染)，可以开始治疗。对于青少年人群、性传播疾病门诊患者以及衣原体和淋球菌感染的高发人群给予关注，可以提高临床诊断水平。

对有高危性行为的妇女，盆腔检查有下列发现时应开始经验性抗生素治疗：宫颈举痛、子宫压痛、附件压痛。

当患者有下生殖道炎症的证据，如宫颈或阴道异常黏脓性分泌物或阴道湿涂片中细胞数量增加，细微临床发现的特异性也相应增加。

鉴别诊断

见框 111-1 PID 的鉴别诊断。

诊断方法

没有评估和诊断 PID 的特异性实验室检查。如前所述，有临床表现时应开始经验性治疗。在所有疑似 PID 患者，应进行宫颈内膜淋球菌或衣原体感染的评估。阴道生理盐水显微镜检查发现白细胞以及宫颈内有黏脓性分泌物，在存在疼痛的情况下，增加了 PID 的可能性。缺乏上述表现则应该考虑其他诊断。由于费用和有创的原因，以及在任何情况下均不能延误初始治疗，子宫内膜活检、经阴道超声、磁共振成像或腹腔镜检查仅用于少数患者。如

框 111-1 盆腔炎症性疾病的鉴别诊断
妇科疾病
子宫内膜异位症
卵巢囊肿破裂
卵巢扭转
卵巢肿瘤
异位妊娠
痛经
胃肠疾病
阑尾炎
炎性肠病
肠激惹综合征
肠胃炎
泌尿系统疾病
膀胱炎
肾盂肾炎

同所有的性传播感染，PID 患者应作 HIV 感染的筛查。

排除其他诊断和评估疾病严重性的诊断性检查包括尿液分析和尿培养、血清和尿液的孕检、白细胞总数、红细胞沉降率或 C 反应蛋白。

处理和治疗

最佳治疗

治疗 PID 必须涵盖各种可能的病原体。所有经验性治疗方案必须包含有效针对奈瑟淋球菌和沙眼衣原体的抗微生物药，因为它们是与 PID 有关的最常见的性传播感染。针对这些病原体的治疗不必依靠发现这些病原体，因为即使宫颈这些病原体检查阴性也不能排除上生殖道感染。更有争议的领域是需要考虑厌氧菌的可能性。因为大量研究发现 PID 妇女上生殖道有厌氧菌，许多专家建议使用针对厌氧菌的高效抗微生物药。然而，一项女性子宫内膜培养的研究并未证实有厌氧菌存在。此外，PEACH 试验结果，一项比较静脉注射头孢西丁和多西环素 48 小时后口服 14 天多西环素治疗和门诊单剂应用头孢西丁后口服 14 天多西环素疗效的研究，未发现两种方案有不同的优越性。这项研究对急性 PID 治疗方案中包括抗厌氧菌治疗的疗效提出了质疑。因为只评估了短期治愈率而没有远期的生殖结局，这些研究的意义受到了限制。目前，许多专家仍首选用广谱抗生素治疗。

选择住院或门诊治疗取决于 PID 的严重程度。对不排除异位妊娠和外科急症、门诊治疗失败或不能耐受、有输卵管 - 卵巢脓肿和所有的怀孕妇女，推荐住院治疗。Ness 和同事的研究发现，不论是在短期临床 - 微生物结局还是长期生殖结局方面，轻至中度 PID 门诊治疗与住院治疗均无差别。疗程取决于临床反应，但建议至少 14 天。

住院和门诊患者的治疗建议如框 111-2 和 111-3 所示。

性伴侣的治疗

2006 年疾病控制和预防中心治疗指南建议，与女性性接触 60 天内出现 PID 症状的男性，应接受包括 HIV 在内的性传播疾病的评估。这些伴侣也应该经验性给予抗奈瑟淋球菌和沙眼衣原体的治疗。

框 111-2 急性盆腔炎症性疾病的胃肠外抗生素治疗建议 *
推荐的胃肠外治疗方案 A
头孢替坦，2g IV，每 12h
或
头孢西丁，2g IV，每 6h
加
多西环素，100mg 口服或 IV，每 12h
推荐的胃肠外治疗方案 B
克林霉素，900mg IV，每 8h，
加
庆大霉素负荷量，IV 或肌肉注射（2mg/kg），然后每 8h 给予维持量（1.5mg/kg）；每日单次剂量可能被取代
其他胃肠外治疗方案
1. 左氧氟沙星，500mg IV，每日 1 次
或
氧氟沙星，400mg IV，每 12h，
加或不加
甲硝唑，500mg IV，每 8h
2. 氨苄西林 – 舒巴坦，3g IV，每 6h.
加
多西环素，100mg 口服或 IV，每 12h

* 依据 2006 年疾病控制和预防中心的性传播疾病治疗指南。

框 111-3 急性盆腔炎症性疾病的口服抗生素治疗建议*
推荐的口服治疗方案 A
左氧氟沙星，500mg 口服，每日 1 次，连用 14 天， *或* 氧氟沙星，400mg 口服，每日 1 次，连用 14 天， *加或不加* 甲硝唑，500mg 口服，每日 2 次，连用 14 天
推荐的口服治疗方案 B
头孢曲松，250mg，一次性肌肉注射 *或* 头孢西丁，2g，一次性肌肉注射；和丙磺舒，1g，同时一次性口服给药。 *或* 其他三代头孢菌素（如头孢唑肟或头孢噻肟） *加* 多西环素，100mg 口服，每日 2 次，连用 14 天。 *加或不加* 甲硝唑，500mg 口服，每日 2 次，连用 14 天。

* 依据 2006 年疾病控制和预防中心性传播疾病治疗指南。

避免治疗错误

最重要的治疗错误可能在于没有治疗，即对轻症 PID 患者不予治疗或延迟治疗。临床医生对 PID 要保持高度的警惕，并根据临床诊断立即开始治疗。及时开始治疗的目的是避免 PID 的长期后遗症，即输卵管性不孕和慢性盆腔疼痛。

展望

将来的研究需要评估单一疗法及短疗程（3 ~ 5 天）治疗 PID 的疗效，以及现行的抗微生物方案对远期生殖系统发病的效果。耐药奈瑟淋球菌和厌氧菌的出现需要持续评估治疗方案的有效性。

（杨海峰 译 么作义 校）

参考文献

U.S. Preventive Service Task Force. Chlamydial infection: Screening 2001. In Guide to Clinical Preventive Services. Alexandria, VA, International Medical Publishing, 2001, p 332.

These are the current recommendations for chlamydial screening. Chlamydia is the number one preventable cause of preventable tubal infertility. Screening for asymptomatic infection in young women is an effective strategy to reduce the incidence of PID.

循证

1. Ness RB, Soper DE, Holley RL, et al: Effectiveness of inpatient and outpatient treatment strategies for women with pelvic inflammatory disease: Results from the Pelvic Inflammatory Disease Evaluation and Clinical Health (PEACH) randomized trial. Am J Obstet Gynecol 186:929-937, 2002.
   This important study serves as the basis for expansion in the use of outpatient therapy for PID.
2. Ness RB, Haggerty CL: Newest approaches to treatment of pelvic inflammatory disease: A review of recent randomized clinical trials. Clin Infect Dis 44:953-960, 2007.
   The authors present a well-written review of recent clinical trials for the treatment of PID.
3. Weisenfeld HC, Sweet RC, Ness RB, et al: Comparison of acute and subclinical pelvic inflammatory disease. Sex Transm Dis 32:400-405, 2005.
   This article is an important read in describing the significance of low-grade to subclinical PID.
4. Workowski KA, Berman SM; Centers for Disease Control and Prevention: Sexually transmitted diseases treatment guidelines, 2006. MMWR Recomm Rep 55(RR-11):1-94, 2006.
   This is the definitive reference for the diagnosis and management of PID.

Peter A. Leone

112

生殖器疣

引言

生殖器感染人乳头瘤病毒（human papillomavirus，HPV）十分常见。大部分感染是良性的，且不引起发病。生殖器 HPV 感染的程度可从无症状感染到疣和宫颈癌。已经发现了 80 多种 HPV，30 多种引起生殖器感染的 HPV 被分为可发生细胞恶性变如宫颈癌和直肠癌的低危和高危组。低危型的临床表现是生殖器疣，发病率在世界范围内不断增加。HPV 的生殖器亚型易发生于肛门生殖器的鳞状上皮。主要的传播途径是性接触。HPV 相关的临床疾病表现广泛，包括与生殖器肿瘤的强相关性，生殖器疣仅是其中的一种。

在美国，尚没有生殖器疣的确切发病率统计。据估计，在 14 ~ 59 岁的美国女性中 HPV 感染率为 26.8%。20 ~ 24 岁年龄组发病率最高，达 44.8%。超过 70% 的成年人群曾有或正在感染 HPV。1996 年疾病控制和预防中心（CDC）的报告估计 2400 万美国人感染 HPV，并且每年有 50 ~ 100 万的尖锐湿疣新发病例。这就意味着，任何时间在美国都有约 1% 的性行为活跃者有可见的生殖器疣。大部分病例（约 80%）是由 HPV-6 引起。在美国 14 ~ 59 岁的女性中，HPV-11 和 HPV-5 的感染率分别为 0.1% 和 1.3%。90% 以上的生殖器疣是由 HPV-11 和 HPV-6 引起。流行病学研究提示，HPV 感染的独立危险因素包括青少年、青壮年、婚姻状况、终生或近期的性伴侣数量增加。

病因学和发病机制

HPV 是一种有蛋白质包囊、无外壳的二十面体病毒。它有 8 ~ 10 个环状、双链 DNA 基因。早期区产物控制病毒复制、转录、细胞转化和编码癌蛋白 E6 和 E7。晚期区编码结构蛋白，而长控制区含有转录增强基因和启动子元件。

HPV 感染复层鳞状上皮细胞。含有 HPV 的细胞并不溶解，而是从皮肤表面脱落。感染 HPV 后，上皮细胞转化增生形成良性肿瘤，称之为疣。在未角化的鳞状上皮，外生性生长形成尖锐湿疣。

临床表现

除了典型的菜花状增生外，HPV 感染也可表现为光滑、平坦的病变（有或无色素沉着）、丘疹疣（肉色、圆顶形丘疹）、角化疣（结痂状增厚层）或亚临床感染。最常见为多处病变，但也可是单一、散在或融合的病变。最常见于青年。尽管从暴露到发病的潜伏期变化较大，但一般为 2 ~ 3 个月。全部生殖道，包括外阴、阴道、宫颈、阴茎、肛周、直肠和尿道，均对 HPV 易感。

男性的临床特征

典型的尖锐湿疣（图 112-1）主要发生在潮湿的区域，如包皮的内面、冠状沟和系带，并且可蔓延至肛周区。在阴茎体或会阴皮肤的干燥区可见更多的圆形丘疹疣。其他临床上明显的病变包括无蒂病变和扁平角化斑，其表面粗糙不平伴有不同程度的色素沉着。尖锐湿疣可能累及尿道和尿道口，造成血尿和排尿困难或尿道分泌物。

图112-1 阴茎尖锐湿疣。

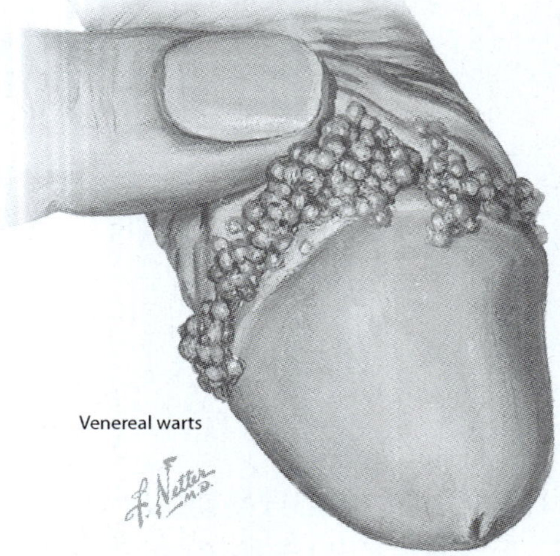

图112-2 女性尖锐湿疣。

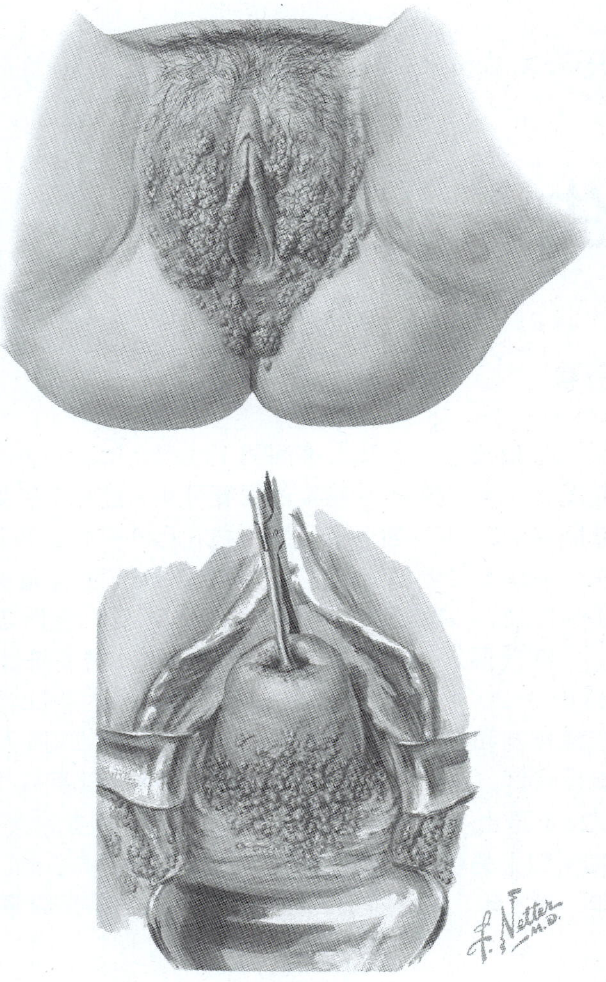

女性的临床特征

尖锐湿疣通常首先出现在阴道口后部和邻近的阴唇，并且可累及外阴、会阴和肛门，但很少累及邻近的大腿。阴道（上、下1/3）可能受累，偶尔宫颈受累（图112-1）。宫颈HPV的亚临床感染更为多见，仅在应用5%的醋酸后通过阴道镜检查可见扁平的醋白色上皮细胞，或者巴氏检查结果阳性（2%～3%可有疣状改变）。HPV的亚临床感染可发生在生殖道的任何部位。阴道疣通常是无症状的，但有时会出现阴道分泌物、瘙痒或性交后出血。

妊娠和免疫抑制的女性，病变可能非常明显。偶尔，阴道分娩有发生梗阻和出血的危险。然而，病变在产褥期常减退或消失。对外阴和阴道HPV亚临床感染的自然病史仍了解不多；宫颈感染者，部分病变可消退，部分病变将进展至异型增生、上皮内瘤样病变或癌变。

儿童的临床特征

儿童很少发生生殖器疣。如果儿童有生殖器疣，其母亲可能有妊娠期患生殖器疣的病史。对年龄较大的儿童，应考虑到骚扰。极少情况下，妊娠期内孕妇患生殖器疣可引起新生儿喉乳头状瘤病。这种病变在20岁前可能没有临床表现。

鉴别诊断

必须与肛门生殖器疣相鉴别的其他乳头瘤样病变包括：(1) 解剖变异（如乳头状阴茎头冠或珍珠样阴茎丘疹）；(2) 感染情况 [如二期梅毒的扁平湿疣（广泛而扁平的病变，梅毒血清学检查阳性和病变的暗视野显微镜检查）] 和热带地区的腹股沟肉芽肿；(3) 良性和恶性肿瘤（如上皮内癌或侵袭性癌）。

诊断方法

阴道镜检查、细胞学（宫颈内外涂片的巴氏检查）和活检材料的组织学检查可发现HPV相关病变的特殊改变。尽管HPV不能在体外培养，但随着近年来分子生物学技术的进步，利用DNA探针可以识别HPV DNA。这种技术已显示有100多种不同类型的HPV存在，这些HPV（HPV 6、11、16、18和少见的HPV 31、33、35）的一些亚型特异性感染生殖区。HPV 6和11型易感染肛门生殖器外的皮肤，常引起外阴和肛周区的外生性尖锐湿疣，但偶尔可引起亚临床感染或宫颈湿疣。

HPV 16 和 18 型常与黏膜表面的亚临床病变有关，特别是宫颈。它们被认为与阴茎、外阴、阴道、特别是宫颈的致瘤性组织病变进展有关（良性疣到异型增生、到上皮内肿瘤形成、到浸润性癌）。除 HPV 外，其他辅助因素也毫无疑问地参与了致瘤性病变进程。

处理和治疗

- 应除外其他相关的性传播疾病，特别是二期梅毒的扁平湿疣。
- 应按下面讲述的方法进行治疗，所有疣的预后都不可预测，可自行消退、增大和扩散，或者复发。
- 治疗期内应每周或每两周复诊一次，直至病变消退。
- 评估并存的宫颈异型增生（巴氏试验）是非常重要的。此后每 6 ~ 12 个月应复检一次巴氏试验。
- 如果有宫颈异型增生或持续宫颈 HPV 感染的证据，应进行阴道镜检查。
- 确保检查性伴侣，并治疗其湿疣。
- 建议使用避孕套，直到病变消失。
- 对任何不典型疣应进行活组织检查。

药物治疗

对 HPV 没有特效的抗病毒治疗，并且没有一种治疗方法优于其他治疗方法。治疗常涉及尝试非特异性破坏感染组织的方法。大多数细胞破坏性疗法是痛苦的，并且需要多次就诊或坚持每天应用药物。细胞破坏性疗法的有效性尚未在安慰剂对照试验中得到证实，并且报道的成功率和高复发率差异很大。新的治疗包括刺激免疫反应或抗病毒反应的药物疗法，以提高治愈率和降低复发率。可用于治疗的药物包括细胞毒性药物（鬼臼树脂）、破坏性药物（三氯乙酸）和免疫制剂（干扰素、咪喹莫德）。治疗可分为两类：医务人员实施和患者自行使用。

医务人员实施的治疗方法

鬼臼树脂用于阴茎和外阴疣。它不能用于血管丰富的部位，如阴道或肛门。鬼臼树脂最主要的副作用是使用不当时对皮肤有刺激，大剂量或反复使用会产生全身毒性和潜在的致癌作用。对怀孕、异型增生或瘤样变者，禁止使用。考虑到目前的治疗方法和鬼臼树脂治疗相关的毒性，已无使用鬼臼树脂的临床指征。

常局部用 5% 的 5- 氟尿嘧啶（5-Fu）乳膏治疗阴道病变及尿道尖锐湿疣，并预防性用于免疫力下降的患者。其副作用是使用不当时可引起广泛腐蚀的皮炎，要求患者严格遵守医嘱。妊娠时禁忌使用 5-Fu 治疗。2006 年性传播疾病治疗指南没有建议 5-Fu 用于治疗生殖器疣。

使用未稀释的三氯乙酸（TCA）和二氯乙酸（DCA）(25% ~ 85% 的溶液)，并且在 12 小时后洗掉。它们是微弱的破坏性制剂，有时对小的湿疣有效。可每周使用，连用 6 周。应在病变周围使用石油胶或羊毛脂，以防止药液溢至周围正常组织。

干扰素具有抗病毒、抗增殖和免疫调节作用，并且已用于病变持续或难治性患者。使用方法为每周 3 次肌内或病变部位内注射。然而，它的价格昂贵，无特异性，并可能引起多种副作用（如流感样症状）。

患者使用的治疗方法

咪喹莫德乳膏（5%）是一种免疫反应调节剂，能够诱导包括干扰素-α和肿瘤坏死因子在内的多种细胞因子。每周3次用于病变部位，并且在8小时后冲洗掉。临床反应可能需要2 ~ 8周，治疗可能持续16周。副作用包括局部炎症反应，无全身反应。

鬼臼毒素（0.5% 的溶液或凝胶），一种自鬼臼树脂提纯的抗有丝分裂药物，引起全身毒性的可能性少。现已获准用于男性或女性的自我治疗。用法为每日 2 次，连用 3 天；4 天后可重复这一疗程，如果必要可持续 4 周。对孕妇的安全性尚未得到证实。

其他治疗方法

其他方法包括依据病变的部位和程度，在局麻或全麻下行电烙术和刮除术。如果病变范围不大，冷冻疗法对生殖器和肛门疣有效。治疗还包括将冷凝探针放在每个疣上 30 ~ 60 秒(无需麻醉)。另外，生殖器疣可使用液氮冰冻。烧灼和冷冻手术用于角化疣或其他难治疣的治疗。这些方法也可用于黏膜疣的初始治疗。对病变广泛者，可在全麻下行手术切除或二氧化碳激光破坏。

最佳治疗

外生殖器的外生性湿疣

如病变不广泛，在治疗之前应该与患者讨论治疗方案。应考虑患者对治疗的依从性及疣的数量和位置。对于医务人员实施的治疗，应采用冷冻疗法（每周 1 次直至病变消退）、三氯乙酸或二氯乙酸（每周 2 次）。对患者自己使用的治疗方法，应采用咪喹莫德膏（5%）和 0.5% 的鬼臼毒素溶液或凝胶。假如病变广泛，可采用激光疗法、烧灼或手术切除。对于女性患者，应除外宫颈 HPV 感染（细胞学），对于有同性性伴侣的男性，应除外肛门 HPV 感染（肛门镜或直肠细胞学检查）。

宫颈 HPV 感染

宫颈 HPV 感染患者应该接受阴道镜检查，对异常区域直接进行活组织检查。

怀孕患者

对于孤立病变可用三氯乙酸或冷冻治疗，对于广泛病变可采用激光治疗。有必要行认真的细胞学和阴道镜检查。除非病变阻塞产道，应尽可能经阴道分娩，因为剖宫产并不能防止新生儿感染。

转诊至专家

建议尿道或宫颈疣患者、细胞学检查有宫颈 HPV 相关改变者、异型增生或肿瘤形成者、免疫缺陷患者（对常规治疗无反应）、难治疣和儿童湿疣，转至专家诊治。

避免治疗错误

考虑生殖器 HPV 感染患者可能患有其他性传播疾病是很重要的。在考虑全身治疗之前检测是否怀孕同样也很重要。

疫苗

在研发预防和治疗性疫苗方面已获得了持续进展。已研发出两种针对最常见的与宫颈癌有关的 HPV-16 和 HPV-18 疫苗，并正在进行临床试验。第一个获准使用的疫苗是四价疫苗（Gardasil）——抗 HPV 6、11、16 和 18。第二个疫苗是二价疫苗（Cervarix）——抗 HPV 16 和 18。Cervarix 已于 2007 年第 4 季度使用。两种疫苗的机制是使用由病毒主要结构蛋白（L1）组成的乳头瘤病毒样颗粒疫苗，诱导机体对感染产生保护。两种疫苗预防 HPV-16 或 HPV-18 相关的宫颈上皮内肿瘤形成（cervical intraepithelial neoplasia，CIN）的效果达 100%。因为目前只有 Gardasil 获得了美国食品和药品管理局的批准，对疫苗的建议仅限于 Gardasil。预计对 Cervarix 也会制订出相似的建议。疾病控制和预防中心与免疫实践咨询委员会指南建议，11 ~ 12 岁的女性应常规免疫接种。也建议 13 ~ 26 岁女性接种疫苗。目前还没有对年轻男性接种疫苗的指南建议，但有可能批准男性接种疫苗。HPV 疫苗的有效期尚不清楚，但根据目前随访的时限和抗体下降的速度，提示疫苗的免疫效果可能是终生的。目前还不知道是否仅女性接种疫苗就可有效地阻止 HPV 流行。研发可有效治疗 HPV 持续感染、疣和癌前病变的治疗疫苗，已经取得了一些进展。尚无资料证实疫苗对孕妇的安全性，因此妊娠妇女不应接种 HPV 疫苗。

展望

未来的发展方向将主要涉及将 HPV 疫苗的适应证扩大到老年妇女和男性。未来的研究也将会探索目前的 HPV 疫苗对 HPV 相关疾病的治疗益处。

（杨海峰 译 么作义 校）

参考文献

Beutner KR, Spruance SL, Hougham AJ, et al: Treatment of genital warts with an immune-response modifier (imiquimod). J Am Acad Dermatol 38:230-239, 1998.

Imiquimod is notable because it provides another option for patient-applied treatment of genital warts and is the first topically applied immune modulator for the treatment of genital warts.

Koutsky L: Epidemiology of genital human papillomavirus infection. Am J Med 102:3-8, 1997.

This outstanding overview of HPV epidemiology is also a good reference.

Langley PC, Richwald GA, Smith MH: Modeling the impact of treatment options in genital warts: Patient-applied versus physician-administered therapies. Clin Ther 21:2143-2155, 1999.

This paper provides a sound base for choosing treatment options for the treatment of genital warts.

循证

1. Auborn KJ, Carter TH: Treatment of human papillomavirus gynecologic infections. Clin Lab Med 20:407-422, 2000.

   This is an excellent review for the treatment of HPV in women.

2. Beutner KR, Reitano MV, Richwald GA, Wiley DJ: External genital warts: Report of the American Medical Association Consensus Conference. AMA Expert Panel on External Genital Warts. Clin Infect Dis 27:796-806, 1998.

   This article presents a general review of the treatment of genital warts.

3. Dunne EF, Unger ER, Sternberg M, et al: Prevalence of HPV infection among females in the United States. JAMA 297(8):813-819, 2007.

   The authors report on the latest population-based survey of HPV infection among women.

4. Koutsky LA, Ault KA, Wheeler CM, et al: Proof of Principle Study Investigators. A controlled trial of a human papillomavirus type 16 vaccine. N Engl J Med 347(21):1645-1651, 2002.

   This is the landmark study for the HPV vaccine.

5. Markowitz LE, Dunne EF, Saraiya M, et al: Centers for Disease Control and Prevention Advisory Committee on Immunization Practices (ACIP): Quadrivalent Human Papillomavirus Vaccine: Recommendations of the Advisory Committee on Immunization Practices (ACIP). MMWR Recomm Rep 56(RR-2):1-24, 2007.

   These recommendations form the bases for current state and local HPV vaccine policies.

6. Workowski KA, Berman SM: Centers for Disease Control and Prevention. Sexually transmitted diseases treatment guidelines, 2006. MMWR Recomm Rep 55(RR-11):1-94, 2006.

   This article provides the latest and best expert guidance for diagnosis and management of HPV infection and HPV-related diseases.

P. Frederick Sparling

113

梅毒

引言

梅毒是一种由梅毒螺旋体引起的传染性疾病，通常通过性传播，但也可以通过胎盘由患病母亲传染给婴儿。此病曾经很常见，在一般人群中感染者高达 10% 或以上，但发现青霉素后，此病的发病率明显下降。在美国，梅毒的感染率一直在稳步下降，仅在 HIV 时代初期在男同性恋者（men having sex with men，MSM）间升高，以及在 20 世纪 80 年代末和 90 年代初因获取可卡因而商业异性恋行为流行期间升高。然而，在 21 世纪的最初几年，在美国梅毒在 MSM 间也曾升高，包括大学生和其他用网络寻找性伴侣的人群。梅毒作为一种瘟疫在世界大多数地区流行，在撒哈拉以南的许多非洲国家发病率超过了 10%。早期梅毒被认为是艾滋病传播的辅助因素，引起临床医生和调查人员的高度重视。在美国的一些人群中梅毒感染更为多见，特别是非洲裔美国人发病率可能是白人的 20 倍。这可能反映了一些行为上的差异，包括性行为和寻求健康的行为、获取适当医疗保健的能力以及有助于确定行为的社会经济因素的综合作用。减少非洲裔美国人中梅毒感染的工作近期已经取得了进展。

病因学和发病机制

梅毒螺旋体是一种螺旋体细菌，现正对其基因组进行测序。尽管梅毒螺旋体可在动物身体接种，但它不能在实验室进行培养，因此与其他许多细菌病原体相比，我们对它了解很少。它是一种细长的螺旋形的微生物，不能通过普通革兰染色发现，但可以通过暗视野显微镜发现，并具有特征性的运动，借此可对早期感染灶做出诊断。相对罕见的外鞘蛋白中，目前正对其中一些蛋白进行紧密的研究，因为它们似乎可以快速变异，这可能有助于解释这种微生物尽管有免疫系统也能持续存在于体内的原因。这种微生物不能在干燥环境中存在，唯一的天然宿主是人类，与感染性伴侣的病变部位接触是疾病传播的必要条件。

半数感染量，即使个体感染 50% 所需要的量，大约是 10 个微生物。螺旋体在人体或动物体内生长率比较缓慢，倍增时间大约是 24 小时，这可以解释疾病是缓慢进展的，并有助于解释需要长时间治疗方可治愈。

未治疗梅毒的间歇性、复发性和缓慢进展的性质，提示在病原体和宿主免疫系统之间存在微妙的平衡。50 年前监狱志愿者的试验表明，人对后期获得性梅毒或先天性梅毒有部分免疫。尽管有困难，但在兔的梅毒实验中可出现免疫。一些梅毒的晚期病变似乎是对感染的过敏性反应结果，这或许可以解释晚期梅毒某些病变的肉芽肿反应（尤其是梅毒瘤）。常有营养血管的血管炎，这可以解释包括大动脉炎及一些中枢神经系统（CNS）病变在内的晚期表现。

在未治疗的感染后 6 ～ 7 年，妇女可通过胎盘传播感染，但是仅发生在妊娠晚期，原因是妊娠晚期胎盘屏障破坏所致。妊娠早中期常规检测并治疗孕妇，可预防先天性梅毒。

临床表现

梅毒通常分为一期梅毒、二期梅毒、潜伏梅毒和晚期梅毒。疾病是与感染病灶接触所致。梅毒螺旋体进入皮肤或黏膜，然后早期扩散到许多器官，包括皮肤、CNS 和其他器官。梅毒自接触部位的病变进展到全身病变，其间有一段临床无症状期。原发梅毒和二期梅毒称为早期梅毒。随后是潜伏梅毒，潜伏梅毒除了感染的免疫学证据外，无其他异常。约 1/3 未经治疗的患者会发展成晚期或三期梅毒。从开始感染到晚期梅毒发作之间的间期可能非常长，可长达 20 年或更多年，取决于疾病的类型。

一期梅毒

在 10 ～ 21 天的潜伏期之后，出现典型的丘疹，继而发展为无痛性溃疡，即硬下疳（图 113-1；彩图 113-1）。约 10% 的硬下疳生长在生殖器以外部位，特别是口腔和肛门周围或内部（图 113-2；彩图 113-2）。典型的硬下疳为边缘清晰的圆形肿块，基底部清洁无触痛，常伴周围淋巴结肿大。直肠周或口腔的硬下疳可能不出现典型表现，不保持高度警惕就可能漏诊（图 113-2）。未治疗的感染 3 周可自愈。

二期梅毒

二期梅毒病变偶尔与一期梅毒病变同时存在，但是最常发生于最初感染的数周或数月后，甚至达 6 个月（图 113-3；彩图 113-3）。可能已无可识别一期病变。二期梅毒疹可在 3 周内自愈，但如果不治疗，可能会在未来 2 年内复发一次或多次。二期梅毒的主要症状是黏膜或皮肤上梅毒疹。躯干常最先出现梅毒疹，然后蔓延到身体的大部分，包括手掌和足底。早期梅毒疹可能不明显，在黑色皮肤的患者可能漏诊。梅毒疹从紫铜色到棕褐色斑疹、到丘疹鳞屑性病变、到结节而变化不等，但在成人很少出现水泡、大疱或瘙痒。梅毒疹在潮湿的黏膜表面可能增生（尖锐湿疣或梅毒疣）或呈扁平斑，如同在口腔或其他部位的灰色黏膜斑。黏膜病变具有相当大的传染性，但是皮疹的传染性小。这时，病变是全身性的，经常有发热、咽喉痛和全身淋巴结肿大。约 30% 的患者可出现脑膜炎伴头痛和脑脊液（CSF）单核细胞增多。偶尔患者临床上有肝炎或免疫沉积性肾小球病。

潜伏梅毒

根据定义，潜伏梅毒是指患者已感染梅毒，而且梅毒血清学检查阳性，但无临床表现，且 CSF 检查正常。根据流行病学情况，潜伏梅毒分为早期（第 1 年）和晚期（1 年以后），因为未经治疗的梅毒感染 1 年以后传染给性伴侣的危险性基本为零。未经治疗者，约 2/3 的患者不会继续进展超过潜伏期，但有 1/3 的患者发展为晚期梅毒。

晚期梅毒

晚期梅毒可以累及多个器官，但总体上可分为 3 种类型：梅毒瘤、神经梅毒和心血管梅毒。梅毒瘤通常表现为肉芽肿或破坏性溃疡，或者皮肤或内脏的占位性病变。过去较为常见，现在已少见，可能是因为对抗生素的良好反应。在过去 10 年，在 HIV 感染患者中已发现多例。

在心血管梅毒中，升主动脉炎症使主动脉壁薄弱并形成动脉瘤，导致主动脉瓣关闭不全，偶尔发生冠状动脉闭塞。感染后往往需要 10 年或更长时间才出现主动脉关闭不全的临床症状。

在神经梅毒中，神经系统受累有多种类型，初始感染后的发作时间也不同。脑膜炎（头痛、颈项强直）可能与二期梅毒同时出现或在二期梅毒后 5 ～ 6 年出现。CSF 成分与其他原因引起的无菌性脑膜炎难以区分，但 CSF 性病研究实验室（Venereal Disease Research Laboratory，VDRL）检查阳性。脑脊膜血管梅毒发生在感染的最初 12 年内，伴有中小血管闭塞和卒中综合征。没有明显卒中原因的年轻人应考虑脑脊膜血管梅毒。卒中类型变化不等，可自包括第八对颅神经在内的单纯颅神经麻痹到大脑半球病变。CSF 检查结果异常，包括淋巴细胞异常增多，CSF 梅毒血清学检查通常呈阳性。全身轻瘫发生于感染后 10 ～ 20 年，伴有大脑半球受累及各种症状和体征，包括痴呆、偏执和夸大妄想。虽然 CSF 检查结果常异常，但可能不伴脑脊液细胞增多，梅毒血清学检查结果也并非总是阳性。脊髓痨影响脊髓后柱，伴有本体感觉丧失，还常常伴有肢体或腹部严重急剧的间歇性神经根痛。可能会有视神经萎缩和阿 - 罗瞳孔（瞳孔小，存在调节反应，但对光反射消失）。CSF 检查结果常异常（高蛋白、单核细胞增多、VDRL 阳性），但可能缺乏一个或多个异常检查结果。脊髓痨为迟发性。一些典型的临床表现可能不明显或重叠。

HIV 感染患者的梅毒

无对照的研究提示，存在 HIV 感染时梅毒的

图113-1 一期梅毒的生殖器损害。

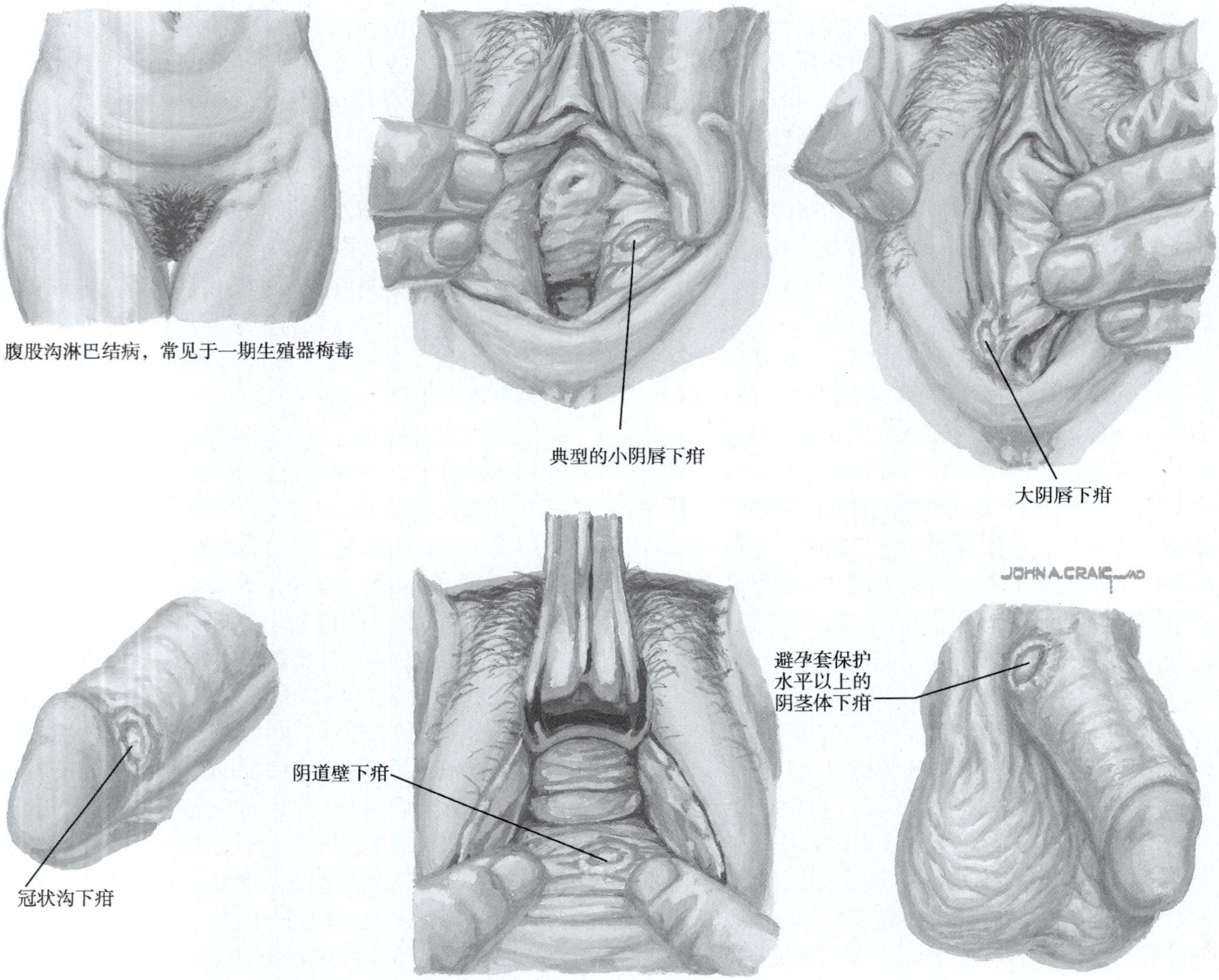

表现不同，但尚没有明确的研究证实这一观察。血清学检查和对治疗的反应与那些非 HIV 感染患者相似。然而，由于晚期 HIV 感染患者有多种原因可引起 CSF 检查异常和神经系统病变，神经系统检查的表现更无特异性。

鉴别诊断

在一期梅毒，主要的鉴别包括其他原因的生殖器溃疡综合征，特别是单纯疱疹病毒（HSV）。HSV 往往有多个溃疡，常感疼痛，有触痛，而梅毒硬下疳是无痛的，除非存在继发感染（图 113-1）。在世界其他地区，软下疳（杜克雷嗜血杆菌）是单个或多发溃疡的常见病因，常表现为有触痛的生殖器溃疡。二期梅毒有非常广泛的鉴别诊断，包括单核细胞增多、药物反应、病毒疹、肝炎等，应根据特有的表现进行鉴别。晚期梅毒也需与多种疾病进行鉴别，但在目前的临床实践中，鉴别诊断常限于神经系统疾病。梅毒血清学异常及 CNS 功能异常的老年人，CNS 梅毒是常见问题，而且更进一步的检查也不可能提供确切的诊断，因为许多 CSF 检查项目对神经梅毒的敏感性低。

诊断方法

有两种主要的检查方法：一种是暗视野检查，

图113-2 一期梅毒的生殖器外损害。

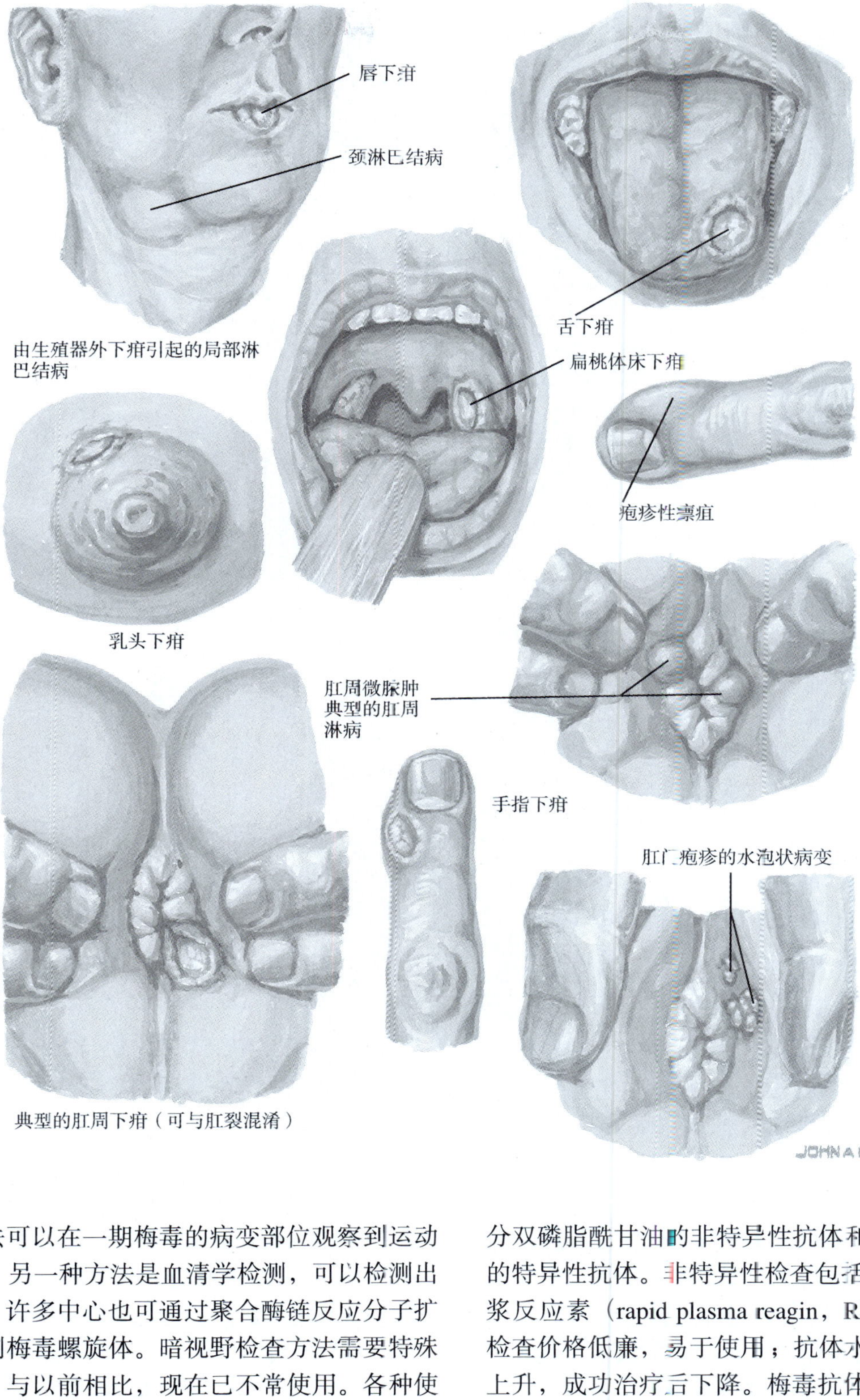

通过该方法可以在一期梅毒的病变部位观察到运动的螺旋体；另一种方法是血清学检测，可以检测出各种抗体。许多中心也可通过聚合酶链反应分子扩增技术检测梅毒螺旋体。暗视野检查方法需要特殊的显微镜，与以前相比，现在已不常使用。各种使用荧光抗体在玻片上检测梅毒螺旋体的方法尚未得到广泛应用。

血清学检查通常有两种类型：检测正常组织成分双磷脂酰甘油的非特异性抗体和检测梅毒螺旋体的特异性抗体。非特异性检查包括 VDRL 和快速血浆反应素（rapid plasma reagin，RPR）检查。这些检查价格低廉，易于使用；抗体水平在疾病急性期上升，成功治疗后下降。梅毒抗体升高可能是因为螺旋体与宿主的双磷脂酰甘油结合，使其免疫性增加所致。出现假阳性检查结果的原因包括其他感染和自身免疫性疾病；后者阳性结果持续存在（超过

图113-3 二期梅毒。

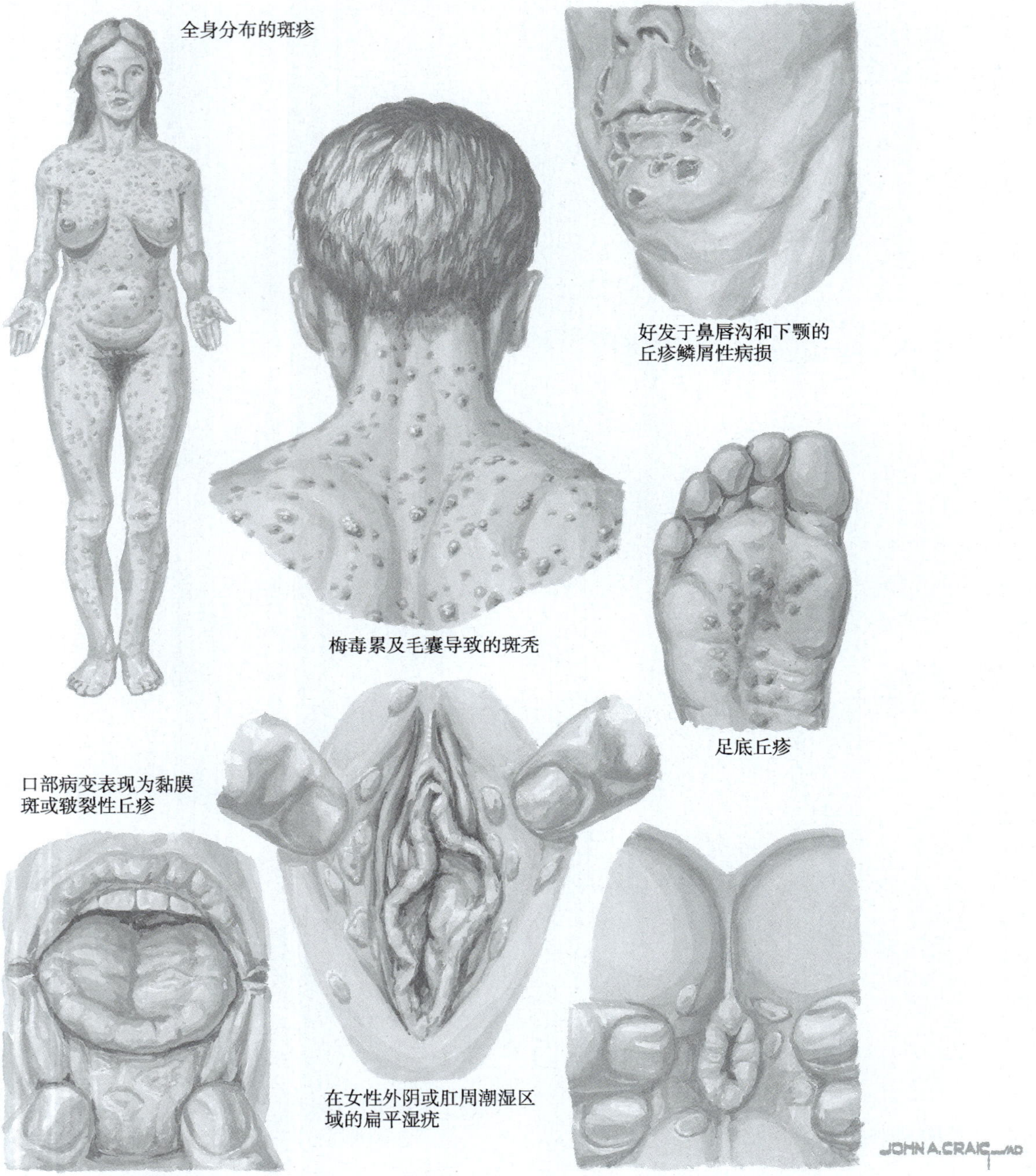

6个月）。老年是VDRL检查结果持续假阳性的另一原因，80岁以上患者阳性检查结果通常可以忽略。

特异性检查包括荧光密螺旋体抗体吸收试验（FTA-ABS）和梅毒螺旋体显微血凝试验。现在广泛使用的该检查变异型是梅毒螺旋体颗粒凝集试验（TPPA）。这些检查不报告滴度，只报告阳性或是阴性。这种抗体一旦出现，常伴随终生。因此，阳性结果提示目前或既往感染梅毒螺旋体。很少见假阳性结果，但是因为有些研究显示1%无性传播疾病风险的人FTA-ABS检查结果阳性，所以这些检查不能用作筛查性试验。这些检查不能用于观察对治疗的反应。

对于一期梅毒，约80%的患者VDRL和RPR检测结果为阳性，特异性密螺旋体检测结果阳性率略高一些（约85%）。二期梅毒患者所有的血液检查结果均为阳性，几乎所有晚期梅毒患者的密螺旋体检查结果仍为阳性。某些晚期梅毒患者的非特异性检查结果可能为阴性；因此，血 RPR 或 VDRL 结果阴性不能排除晚期梅毒。

神经梅毒患者的诊断可能有些困难。如果在无外伤的情况下 CSF VDRL 检查结果阳性，可确诊神经梅毒，但是阴性检查结果不能排除诊断，因为 30% ～ 40% 的患者 CSF VDRL 检查结果阳性。CSF FTA-ABS 结果似乎比 VDRL 更敏感，但有人担心这可能是从血液被动转移而来。神经梅毒患者 CSF 中的细胞或蛋白可能正常。一些专家用 CSF FTA-ABS 试验结果阴性来帮助排除 CNS 梅毒。

处理和治疗

处理的首要原则是做出诊断，这就需要对在其他综合征中有溃疡性病变、皮疹和淋巴结肿大、不明原因卒中或无法解释的神经系统疾病的年轻或老年患者，考虑到梅毒的可能。性生活史可提高风险评估的准确性。在实践中，一个很常见的问题是如何诊断和治疗那些无特异性神经系统发现但 VDRL 或 TPPA 检查结果阳性的患者，以及血清学检查阳性但没有梅毒临床证据的患者。详细的病史和体检以及 CSF 检查，有助于这些问题的处理。

最佳治疗

梅毒螺旋体对许多抗生素敏感，直到最近也没有出现抗生素耐药的证据。但是，近年来有关于阿奇霉素治疗失败的报告，并从康复的对阿奇霉素耐药患者的梅毒螺旋体DNA序列中发现了证据。早期梅毒的标准疗法是单次肌内注射2.4 MU的苄星青霉素；有些专家提出每周分2次注射。也可选择头孢曲松，每日1g肌内注射或静脉注射，持续8～10天，但对青霉素过敏患者并非完全安全。多西环素，100mg口服，每日2次，持续14天，是不能耐受青霉素或头孢曲松的患者可接受的替代治疗。尽管临床试验报告显示单剂量阿奇霉素可非常有效地治疗早期梅毒，但鉴于阿奇霉素治疗失败的报告以及耐药基因的证据，不鼓励用阿奇霉素治疗早期梅毒。潜伏和晚期梅毒的治疗用2.4 MU苄星青霉素肌内注射，每周1次，共注射3次。

如果有神经梅毒的症状，多数专家主张静脉滴注水剂青霉素 G，每 4 小时 4 MU，最少持续 10 天，因为苄星青霉素血浆浓度低且 CSF 中检测不到。基于苄星青霉素治疗后反应差且 CSF 中持续存在梅毒螺旋体的无对照证据，同样的治疗也适用于 HIV 伴任何类型神经梅毒的患者（包括无症状神经梅毒）。有充分的证据显示，HIV 阴性的早期梅毒患者，即使 1/3 有异常 CSF，经苄星青霉素治疗后痊愈。因此，HIV 阴性的早期梅毒患者通常并不需要腰椎穿刺（LP）检查 CSF。但是，对于梅毒和 HIV 双重感染的患者，LP 是明智的，尤其当 CD4 细胞计数少于 350 或者 RPR 或 VDRL 滴度至少是 1:32 时，因为这些都是神经梅毒的强预测指标。建议将青霉素过敏的患者转诊至专家进行青霉素脱敏治疗，因为没有其他有效的治疗方法。

对于接受治疗的梅毒患者，前半年应每 3 个月复查一次，第二年每 6 个月复查一次。对于 HIV 患者，第一年至少应 3 个月复查 1 次。如果治疗成功，患者没有再次感染，VDRL 或 RPR 滴度应至少下降 4 倍。如果滴度持续不变或者下降后又上升至少 4 倍，应该进行重复治疗，以前没做过 CSF 检查的应进行检查。一些患者，尤其是潜伏或晚期梅毒患者，VDRL 低水平阳性的检查结果可持续数年，对重复治疗没有反应。所有患者应被报告到公共卫生部门，以便于对性伴侣进行评估和治疗。

避免治疗错误

唯一的问题可能出现在开具苄星青霉素（Bicillin）处方时，这是一种苄星青霉素 G 的长效剂型。其他含有短效青霉素的剂型也有类似的名称；一定要仔细检查以确保用的是 Bicillin，并且它仅含有苄星青霉素 G。

展望

需要在高危人群中推广良好的性行为以进行预防，包括使用避孕套、个人与公共部门之间良好合作。预防的重点应放在高危人群，包括 MSM 和不良社会经济背景的非洲裔美国人，以最终在美国消除梅毒，但根除梅毒将需要有效的疫苗。在遥远的将来疫苗有可能成为现实。

（杨海峰 译 么作义 校）

参考文献

Holmes KK: Azithromycin versus penicillin G benzathine for early syphilis. N Engl J Med 353(12):1291-1293, 2005.

The author presents a short discussion of the pros and cons of using azithromycin in therapy of early syphilis, concluding with a note of caution.

Sparling PF, Swartz, MN, Musher DM, Healy BP: Clinical manifestations of syphilis. In Holmes KK, Sparling PF, et al (eds): Sexually Transmitted Diseases, 4th ed. New York, McGraw-Hill, 2007 (in press).

This is the best current summary of syphilis in both HIV-negative and HIV-positive patients.

循证

1. Workowski KA, Berman SM; Centers for Disease Control and Prevention: Sexually transmitted diseases treatment guidelines, 2006. MMWR Recomm Rep 55(RR-11):1-94, 2006.

   These are the latest guidelines from the CDC, available also at http://www.cdc.gov/std/treatment/default.htm.

2. Marra CM, Maxwell CL, Smith SL, et al: Cerebrospinal fluid abnormalities in patients with syphilis: Association with clinical and laboratory features. J Infect Dis 189(3):369-376, 2004.

   The authors present an analysis of the CSF findings that best predict who has neurosyphilis.

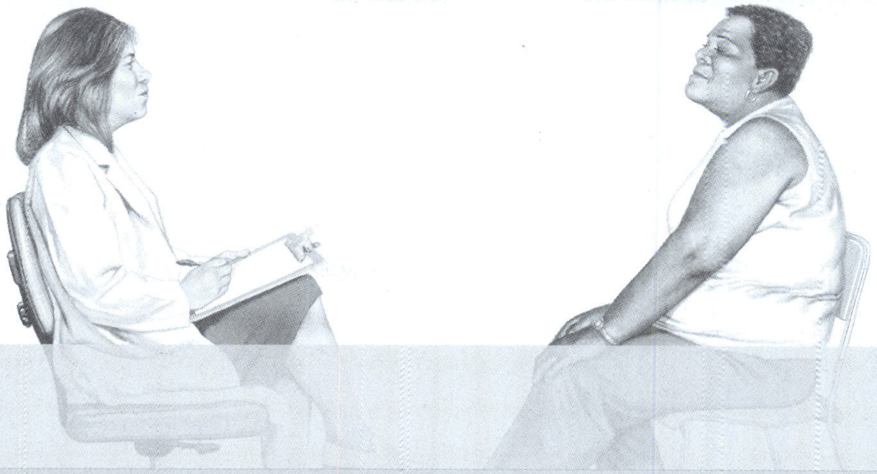

第XII部分

生殖系统疾病

M. Cristina Muñoz

114

避　孕

引言

目前为止，缺乏一种有效的方法控制生育，这意味着计划生育对大部分妇女来说是不可行的。在过去的 50 年里，随着新避孕方法的发展和传播，尤其是避孕药的广泛应用，使社会发生了多种改变，如婚前性行为增多、接受教育和工作的女性增多，以及一些人口统计学的变化，如晚婚和丁克家庭。

在计划生育项目中，避孕是一种有效的方法。例如，在肯尼亚，通过避孕使总的生育率降低，由 20 世纪 70 年代末的每个妇女 8 胎下降到 1998 年的不到 5 胎。在育龄妇女中，避孕措施的使用在不同国家中有所不同，从尼日尔的 3.9% 到中国的 84%，而每一种避孕方法的使用率也有很大差别。中国占世界人口的 1/5，并且有 1/3 的人口采用避孕措施，对数据的统计有很大影响，而且也强烈地影响对宫内节育器（intrauterine device，IUD）和绝育手术的数据统计，因为这些方法在大多数国家中很少使用（表 114-1）。

优点

避孕的医学优点

选择是否生育和什么时候生育，除了对社会和经济有益之外，避孕也可以产生直接的医学益处（通过阻止妊娠而获得）和非避孕的益处（有益的副作用）。避孕所带来的健康益处如框 114-1 所示。

表 114-1　2005 年，世界范围内使用的避孕方法

方法	使用率（%）
任何方法	60.5
女性绝育术	20.5
男性绝育术	3.4
药片	7.5
注射或植入	4.8
宫内节育器（IUD）	13.6
男性避孕套	4.8
阴道阻碍法	0.4
节律	2.9
撤退	3.1
其他方法	0.6

From United Nations, Department of Economic and Social Affairs, Population Division: World Contraceptive Use 2005

有效率和失败率

每一种避孕方法都存在着失败的危险，可导致一些使用者妊娠。但是如果使用者严格按照说明使用，则避孕方法是非常有效的，只要期望避免妊娠，每次都需要采取避孕措施。事实上，大部分避孕失败者都是因为使用方法不正确或者是在应用一种新方法之前已经停止使用前一种方法。各种避孕方法（如宫内节育器、植入、节育术）的理论有效率与实际使用有效率是相似的，使用者做出最初的选择后在使用上无需再做任何事情。医务人员指导使用者选择合理的避孕方法，消除对风险的担忧、指导合理使用，对有关的副作用预先给予指导。护理人员、计划生育门诊人员、法律顾问可能会比普通内科医生花费更多的时间而且可能更为有效，尤其是咨询关于行为问题时。表 114-2 说明了大部分方法的有效率。

避孕方法

行为方法

禁欲被广泛的宣传对避孕是百分之百有效的。

框 114-1 避孕的健康益处
延长生育间隔可导致：
▪ 低出生率和婴幼儿的死亡率
▪ 减少母亲贫血的危险性
▪ 更多时间哺育使婴儿的身体健康和存活率得到明显改善
预防下列人群高危妊娠：
▪ 非常年轻的青少年
▪ 35～40岁的妇女
▪ 生育多胎的妇女
▪ 有疾病的妇女
阻止由于意外怀孕而导致的不安全的人工流产，从而可减少：
▪ 妊娠妇女死亡
▪ 损害健康
▪ 不孕
阻止由于意外生产而导致的产妇和婴儿的死亡及损害健康
促进性传播感染疾病和其他疾病的筛查
非避孕的益处
口服避孕药
▪ 预防卵巢癌和子宫内膜癌
▪ 减少良性乳腺疾病
▪ 减少需住院治疗的盆腔炎症性疾病
▪ 减少异位妊娠
▪ 治疗月经相关的缺铁性贫血
▪ 治疗痛经
▪ 治疗月经过多
▪ 治疗痤疮和多毛症
▪ 减少子宫内膜炎疼痛
非激素类宫内节育器
▪ 减少子宫内膜癌
含孕激素类宫内节育器
▪ 减少月经过多和贫血
▪ 阻止由于使用他莫昔芬和雌激素替代物而引起的子宫内膜增生
▪ 减少由于月经疾病而引起的子宫切除
屏障法
▪ 阻止各种性传播疾病

Data from Singh S, Darroch JE, Vlasoff M, Nadeau J: Adding it Up: The Benefits of Investing in Sexual and Reproductive Health Care. Washington DC and New York, The Alan Guttmacher Institute and UNFPA, 2004; Dayal M, Barnhart KT: Noncontraceptive benefits and therapeutic uses of the oral contraceptive pill. Semin Reprod Med 19(4):295-303, 2001; and Hubacher D, Grimes DA: Noncontraceptive health benefits of intrauterine devices: A systematic review. Obstet Gynecol Surv 57(2):120-128, 2002.

但有目的禁欲的有效性难以被证实。一些专家建议变换性表达方式（手淫或体外性行为）来减少性交行为。

周期性禁欲或自然计划生育（natural family planning，NFP）涉及到定时性交，从而避免在排卵期性交而导致怀孕。研究表明在排卵之前6天以上性交也可能怀孕，而在排卵之后性交几乎没有怀孕可能。重要的是排卵时间比以前认为的变异性更大。现代的NFP技术包括对与排卵有关的生理变化进行观察（体温和宫颈黏液的变化）。有妊娠意愿的夫妻也可用NFP来确定周期中最易怀孕的时间。在射精之前将阴茎从阴道中撤出与传统方法和最佳方法（如NFP）有相似的失败率。

屏障法

屏障法，例如男性避孕套、女性避孕套、宫颈环、宫颈帽等这些方法都是通过阻止精子与卵子结合而达到避孕。坚持正确地使用这些方法是非常有效的，尤其是在成熟、容易激动的人群中。乳胶避孕套对阻止艾滋病和其他性传播疾病的传播是极为重要的。女性避孕套价格昂贵，但是不需要男伴再应用避孕套。这些方法也阻止疾病的传染。即使宫颈环和宫颈帽没有阻止精液与阴道接触，也可以减少性传播疾病。

杀精子剂

杀精子剂可以放在避孕套中，以及避孕阴道栓、凝胶、薄膜和泡沫中使用。杀精子剂可以直接杀灭精子。当前的杀精子剂不能杀灭HIV病毒，却可以增加HIV的感染率。

激素方法

激素方法包括单纯孕激素法（植入、IUD、注射或小剂量避孕药片）和雌孕激素联合法（口服避孕药、贴剂、阴道环和注射）。单纯孕激素法可以通过使宫颈黏液变稠、子宫内膜变薄、抑制排卵而阻止妊娠，其中包括一些最有效方法可供选用。紧急避孕可以阻止精子传送和阻止成熟卵子种植。

自20世纪60年代以来，已有联合口服避孕药（oral contraceptive pill，OCP）可供使用，但药物的剂量和化学成分已发生了很大的改变。雌孕激素联合比单一应用相同剂量的孕激素更有效，预计每28天可撤离出血（模拟一个月经期）。目前大部分OCP

表 114-2 在使用传统的和最好的避孕方法的第一年内，女性的意外妊娠率，以及第一年后的继续使用率

	使用第一年内女性的意外妊娠率（%）		
方法	传统方法	最佳方法	第一年后继续使用率（%）
未用任何避孕措施	85	85	
杀精子剂	29	18	42
射精前撤出	27	4	43
多产意识	25		51
标准天方法		5	
两天法		4	
排卵期方法		3	
海绵体			
经产妇女	32	20	46
未产妇	16	9	57
宫颈环	16	6	57
避孕套			
女性	21	5	49
男性	15	2	53
药物联合小剂量避孕药片	8	0.3	68
Evra 避孕贴片	8	0.3	68
阴道环	8	0.3	68
Depo-Provera（醋酸甲羟孕酮注射液）	3	0.3	56
宫内节育器			
ParaGard	0.8	0.6	78
Mirena	0.2	0.2	80
Implanon（皮下埋植型避孕剂）	0.05	0.05	84
女性绝育术	0.5	0.5	100
男性绝育术	0.15	0.10	100

注意：虽然在美国不常用，Norplant 和 Norplant-2 与 Implanon 的有效率相似，联合雌激素和孕激素注射与 Depo-Provera 的有效率相似。
From Trussell J: Contraceptive efficacy. In Hatcher RA, Trussell J, Nelson A, et al (eds): Contraceptive Technology, 19th revised ed. New York, Ardent Media, 2007, Table 27-1.

包含炔雌醇，剂量范围为每天 20 ~ 35μg。目前有几种不同的孕激素，它们的效能和副作用各不相同。持续应用（无安慰剂周）OCP 可阻止月经相关疾病，如贫血、月经过多、经前期综合征、经期偏头痛发作、癫痫发作和镰状细胞危象。药物制造商目前正在生产长周期剂型，可长期抑制月经出血。

节育贴剂与联合 OCP 在化学成分和效果上都非常相似。可用于皮肤，每周一次，连用三周。对于不方便每天服避孕药的女性来说这是非常有用的，但是需要交付的总费用与 OCP 相比要昂贵得多，而且有形成血栓的危险，但是另一方面它的效果确实不错。

阴道环与贴剂相比，释放的雌激素量少，且释放不同的孕激素。在 28 天周期中使用 21 天，使用者耐受良好。此装置中含有的药物量足以在标注的 21 天后阻止怀孕，因此在一个周期内可以连续使用达 1 个月。

雌孕激素联合注射与单用孕激素注射比较，效果相似，但是它对出血控制得更好。目前在美国已不再应用。

包括雌激素化合物在内的所有避孕方法，可以剂量依赖方式诱发血液的高凝状态，增加深静脉血栓形成、心肌梗死和卒中的危险。即使是现在的低剂量配方，如果与增加凝血风险有关的糖尿病、肥胖、高血脂、吸烟共同存在，血栓形成倾向则可能增加心血管事件的风险。如果持续使用含有雌激素的 OCP 可加重高血压。Depo- 甲羟孕酮是一种单纯孕激素药物，被认为与骨质疏松相关。

宫内节育器

宫内节育器（IUD）是一种置于子宫内部阻止妊娠的装置。IUD 与永久性节育产生的效果相似，但是此装置摘除后则仍可以妊娠。铜的 IUD 可以引起放置部位炎症反应从而使精子裂解。含有孕激素的 IUD 可在放置处向内膜释放高剂量的药物，使黏液变厚，子宫内膜变薄，从而阻止精子通过。已证明 IUD 与盆腔感染相关，如盆腔炎症性疾病和脓毒性流产。虽然当前的 IUD 较以前更安全，但对于有盆腔感染的女性来说仍不推荐使用。

永久性节育

完成生育的夫妇常会选择永久性节育术，主要是由于其保险性和长期有效性。输精管结扎术非常容易，在门诊局麻下即可完成，而且比输卵管结扎更安全更有效。双侧输卵管结扎术可以在剖宫产时完成，也可在产后即刻通过小切口或腹腔镜完成。存在的危险包括抱怨，尤其是刚开始生活的年轻的夫妻，还有手术风险、节育失败的风险（异位或宫内妊娠）。

流产

由于流产的花费高、可行性差和一些社会、情感、精神因素，使其不是主要的控制生育的方法。但是在医疗监管下可用作一种备用方法，对减少孕妇的发病率和死亡率是非常重要的，尤其是对复杂的高危妊娠患者非常重要。手术的安全性主要取决于怀孕的年龄和一些系统因素如操作人员技能、流产后的护理。

针对患者的方法

在临床实践中要经常了解女性规律的性交史、有无生育计划和有无应用避孕措施。选择的原因可能包括对接触的缺乏，以及对性活动和做父母的矛盾。由于先前对生育控制的经验、避孕方法现实的或想象的风险及其副作用，使夫妻对现行的避孕方法不满意。对于那些近期不打算妊娠的人群，她们的目的可能是打算推迟妊娠、间隔生育或避免抚养孩子。这些目的都会影响其对避孕方法的选择。选择避孕方法必须考虑到地域性和个体化，这是非常重要的。一些最有效的和高效价的避孕方法，如种植体、IUD、永久性节育术具有较高的初始成本，使它们望尘莫及。

展望

目前一些避孕方法对阻止妊娠几乎是百分之百有效，但由于获取途径有限，意外妊娠仍然是一个全球性问题。虽然新的避孕方法在将来可能出现(包括男性激素法)，但在近几年之内还主要通过对那些不了解避孕方法的人群进行避孕指导来减少意外妊娠。很多方法依从性差，尤其是避孕套的应用，希望能找到一个更好的男性和女性都能依从性好的方法。对于大部分女性来说，性交最大的危险不是妊娠，而是死于 HIV/AIDS。目前已在研发能有效阻止妊娠和预防 HIV 感染的杀精子剂和杀菌剂。

（刘 英 译 牛建清 校）

参考文献

ACOG Committee on Practice Bulletins-Gynecology: ACOG practice bulletin. No. 73: Use of hormonal contraception in women with coexisting medical conditions. Obstet Gynecol 107(6):1453-1472, 2006.

This paper describes medical conditions in which estrogen-progestin combination oral contraceptives or progestin-only pills can be safely used as well as their contraindications.

Dickey RP: Managing Contraceptive Pill Patients, 12th ed. Durant, OK, Essential Medical Information Systems, 2004.

This book helps with rational explanations of the different pills available, different potencies and side effects of progestins, and detailed information on managing side effects. It also explains the use of extended-cycle pill regimens.

Hatcher RA, Zieman M, Cwiak C, et al: A Pocket Guide to Managing Contraception, 8th ed. Tiger, GA, The Bridging the Gap Foundation, 2005.

The WHO Medical Eligibility Criteria for Starting Contraceptive Methods is included as an appendix, and it explains patient selection and medical contraindications for each method. The full text is available online as a free downloadable PDF at http://www.managingcontraception.com/cmanager/publish/.

循证

1. Dayal M, Barnhart KT: Noncontraceptive benefits and therapeutic uses of the oral contraceptive pill. Semin Reprod Med 19(4):295-303, 2001.

   This article summarizes a number of medical benefits that accrue to pill users, and the use of the pill as therapy for different medical conditions.

2. Department of Economic and Social Affairs, Population Division: World Contraceptive Use 2005. Available at: http://www.un.org/esa/population/publications/contraceptive2005/WCU2005.htm. Accessed September 24, 2007.

   This comprehensive dataset on contraceptive use by reproductive-age women is downloadable as an Excel spreadsheet or as a wall chart. Differences in use by region and level of economic development are listed

3. Edelman AB, Gallo MF, Jensen JT, et al: Continuous or extended cycle versus cyclic use of combined oral contraceptives for contraception. Cochrane Database Syst Rev 3:CD004695, 2005.

   This review of several studies comparing traditional oral contraceptive dosing to regimens using active pills for greater than 28 days showed similar efficacy, safety, and patient satisfaction. Menstrual symptoms and bleeding patterns were better in the longer cycle regimens.

4. French R, Van Vliet H, Cowan F, et al: Hormonally impregnated intrauterine systems (IUSs) versus other forms of reversible contraceptives as effective methods of preventing pregnancy. Cochrane Database Syst Rev 3:CD001776, 2004.

   This meta-analysis showed that users of the levonorgestrel intrauterine system, IUDs containing more than 250 mm^2 of copper, and Norplant-2 had similar (very low) rates of pregnancy, but different effects on menstrual bleeding patterns.

5. Gallo MF, Grimes DA, Schulz KF: Skin patch and vaginal ring versus combined oral contraceptives for contraception. Cochrane Database Syst Rev 1:CD003552, 2003.

   This study found three randomized controlled trials comparing the combination contraceptive patch to a combination oral contraceptive, showing similar efficacy but more breast tenderness with the patch. Adequate trials comparing the ring to the pill were not found.

6. Gallo MF, Grimes DA, Schulz KF, et al: Combination injectable contraceptives for contraception. Cochrane Database Syst Rev 3:CD004568, 2005.

   In a meta-analysis, combination injectable contraceptives were associated with more regular bleeding patterns than progestin-only injectables were.

7. Hubacher D, Grimes DA: Noncontraceptive health benefits of intrauterine devices: A systematic review. Obstet Gynecol Surv 57(2):120-128, 2002.

   This review documents a large number of gynecologic conditions that are ameliorated by intrauterine devices.

8. Kulier R, Helmerhorst FM, O'Brien P, et al: Copper containing, framed intra-uterine devices for contraception. Cochrane Database Syst Rev 3:CD005347, 2006.

   This analysis of multiple studies showed that those containing a higher dose of copper are more effective in preventing pregnancy over a longer time period.

9. Nardin JM, Kulier R, Boulvain M: Techniques for the interruption of tubal patency for female sterilisation. Cochrane Database Syst Rev 4:CD003034, 2002.

   A review of nine trials found that all techniques studied (e.g., clips, rings, cautery, resection) effectively prevent pregnancy, although there were minor differences in morbidity with different techniques.

10. Singh S, Darroch JE, Vlasoff M, Nadeau J: Adding it Up: The Benefits of Investing in Sexual and Reproductive Health Care. Washington, DC and New York, The Alan Guttmacher Institute and UNFPA, 2004.

    This document describes in economic, medical, and social terms the recognized and potential benefits of family planning services worldwide, including contraception, maternal health services, and prevention and treatment of sexually transmitted infection.

11. Trussell J: Contraceptive efficacy. In Hatcher RA, Trussell J, Nelson A, et al (eds): Contraceptive Technology, 19th revised ed. New York, Ardent Media, 2007, Table 27-1.

    This chapter includes very detailed information about each method of contraception, including information for counseling patients. It also covers related health matters such as prevention of sexually transmitted infection, sexuality, and issues related to the study of family planning and population.

12. Wilcox AJ, Dunson D, Baird DD: The timing of the "fertile window" in the menstrual cycle: Day specific estimates from a prospective study. BMJ 321(7271):1259-1262, 2000; and Wilcox AJ, Weinberg CR, Baird DD: Timing of sexual intercourse in relation to ovulation: Effects on the probability of conception, survival of the pregnancy and sex of the baby. N Engl J Med 333(23):1517-1521, 1995.

    In a large cohort, a study showed that pregnancy could result from intercourse up to 6 days before ovulation, but not after ovulation, and the day of ovulation was more variable than previously believed.

M. Cristina Muñoz

115

妊娠的常见问题

引言

妊娠是即将成为母亲的适应阶段。一些妊娠的症状，如恶心、乳腺压痛、尿频、腰痛、疲乏几乎总是会出现。然而这些所谓妊娠的轻微不适却引起了明显的病态。诸如便秘、痔疮、鼻充血、水肿、腕管综合征等这些良性病症在妊娠期间非常常见，但治疗上却与未怀孕者一样。妊娠期间常见问题见表 115-1，而后是关于妊娠期间用药的讨论。

处理和治疗

最佳治疗

妊娠期间药物的合理使用

为妊娠期妇女开药非常困难，因为过多的限制性惯例认为妊娠妇女不应该服药，大部分妇女会自愈。下面是对妊娠妇女治疗的总指南。必须将妊娠前就已经患病或复杂的妊娠患者转诊至围生期专家。向专家咨询处理建议永远是正确选择，非正式的咨询能使咨询者及早干预或识别那些复杂的病例和必须转诊的病例。

计划妊娠

实际上在妊娠之前就应该计划使用药物治疗，尤其是患有慢性疾病的妇女。苯丙酮酸尿症、糖尿病、高血压、吸烟、肥胖的患者若想要一个健康的宝宝，就更需要改变自己的生活方式和对疾病进行治疗。对存在以上疾病的母亲在怀孕前改善其健康状况，可以减少流产、胎儿畸形、妊娠高血压、分娩并发症等。患有高血压、糖尿病的妇女在怀孕之前最好改变一下治疗方案，因为有一些有效的治疗方法在怀孕期间应用是安全的。

期待意外妊娠

计划妊娠对于所有处于生殖期的妇女都是非常必要的。在美国超过一半的妊娠妇女都是意外妊娠。妊娠危险评估对那些不打算妊娠者来说是非常有帮助的，其中包括性行为、避孕药选择、使用方法是否正确等。不打算妊娠的妇女可以暂不必行孕前护理，也可延长应用那些对妊娠有害的药物。另外，妊娠妇女为了保护孩子可以在怀孕早期停止用药，然而在一些情况下，这样做可能对妊娠者本身和发育的胎儿都会造成伤害。但是一般推荐怀孕前的生育期妇女服用含有 400μg 叶酸的复合维生素以减少神经管畸形。

当前的处方、非处方药物、草药和药物的滥用

妊娠妇女经常认为她们妊娠前使用的药物是安全的，尤其是非处方药物。这些药物主要包括阿司匹林、非甾体类抗炎药或是怀孕期间不适宜使用的其他药物。像抗组胺类与减轻充血药的联合用药也存在问题，因为许多医生不清楚药物的准确成分。通常治疗感冒的药物可以有 6 种或更多种成分，而患者的症状可能仅需要一种或两种药物治疗。草药的治疗也备受关注，因为缺乏对妊娠患者应用草药危险度的研究，而且医生也忽视了这方面的资料。其他被关注的药物还包括酒精和违禁药物，这些可能对胎儿有致畸和毒性作用。对于有疾病或身体不适的妊娠者来说，非药物治疗可能有效。这些包括食物、自信心的建立、社交活动、休息周期及工作

表 115-1 妊娠的常见问题

问题	病因及发病机制	临床表现，鉴别诊断，诊断方法	需考虑的严重疾病	处理和治疗
孕早期阴道出血	宫颈出血： 炎症或息肉； 子宫出血： 合子植入、先兆流产	超声显示妊娠囊、胚胎、心脏活动。超声表现应该与定量 β-hCG 和孕龄相关 在妊娠早期，每 48 ~ 72 小时 β-hCG 会成倍增长；β-hCG 不增或减少都表示妊娠异常	先兆流产、不全流产、完全流产、异位妊娠、卵巢囊破裂出血。早期妊娠疼痛出血要首先考虑异位妊娠，直至排除此病	先兆流产：观察，多数情况可继续妊娠无后遗症 不全流产或难免流产：真空吸引术引产 稽留流产或萎缩卵：期望疗法，米索前列醇引产术 异位妊娠：甲氨蝶呤或手术
孕晚期阴道出血	由于胎盘分离引起出血，显示宫颈处于分娩时改变	如果胎盘位置不明确则避免宫颈指诊。多普勒超声可见血管	胎盘前置、胎盘早剥、子宫破裂	出血严重危及母婴安全，应尽快行剖宫产手术及输血治疗
宫缩	子宫肌肉活动增强	Braxton-Hicks 收缩是无痛且不规则的；可随脱水而增加	收缩可导致宫颈改变（经常出现膜破裂或出血）	对于早产，出生前给予激素可改善新生儿结局。长期应用保胎药是无效的，但是短期保胎可以使类固醇更好地发挥功效
心率加快	心输出量增加	持续的心动过速通常为室上性	高危情况包括：马方综合征、主动脉瓣狭窄、肺动脉高压，无论何种病因纽约心功能分级为Ⅲ或Ⅳ级 甲状腺功能亢进可引起心动过速、心悸、兴奋和甲状腺危象	安抚，限制咖啡因摄入，如果是一过性或轻度的，改变活动。如果是严重的 / 持续性，评价心脏功能（心电图、Holter 监测）。当存在威胁母婴安全的高危因素时需流产 甲状腺功能亢进患者需服用 β 受体阻断剂和丙硫氧嘧啶
妊娠期恶心、呕吐	β-hCG、雌激素、维生素对中枢的副作用	在妊娠开始的 10 周内出现，不伴有发热、头痛、腹痛或黄疸	剧吐，孕期体重减轻 > 5%，大量酮尿，单次或多次妊娠时均可发生	多次少量、刺激性小的含盐饮食；高碳水化合物、低脂肪饮食；食生姜或薄荷；避免快速体位改变；避免使用香气较重的物品；避免用铁剂；针刺或针压腕环；口服维生素 B_6、多西环素、吩噻嗪 严重呕吐可应用盐酸甲氧氯普胺、昂丹司琼（ondansetron）、氟哌利多或皮质类固醇。需要时给予静脉输液、高营养支持
消化不良（烧心、反流）	黄体酮使下段食管括约肌松弛	进食后加重，使头部抬高后症状减轻	HELLP 综合征（高血压、肝转氨酶升高、低血小板）；右上腹疼痛；恶心，由于肝受损或脂肪肝引起的呕吐	少量饮食，床头抬高。抗酸药、H_2 受体拮抗剂、盐酸甲氧氯普胺、质子泵抑制剂

续表 115-1　妊娠的常见问题

问题	病因及发病机制	临床表现，鉴别诊断，诊断方法	需考虑的严重疾病	处理和治疗
呼吸困难	黄体酮可加快呼吸频率增大的子宫限制膈肌活动	在妊娠晚期加重，坐位可减轻症状	咳嗽或发热提示哮喘或感染。严重症状、粉红色痰或急性改变可考虑肺栓塞	安抚；哮喘治疗与非妊娠者相似；正确的治疗可阻止胎儿宫内发育迟缓和死亡的发生
疲劳、晕厥	血压下降；激素的影响	孕早期和晚期较明显；如果症状持续应筛查贫血	低血容量性休克（异位妊娠，妊娠囊破裂出血）	缓慢站起，保持充足饮水
贫血	血容量扩大；铁缺乏	常规检查可发现	高危妊娠者应做地中海贫血或镰状细胞疾病检查	食用含铁多的食物，口服铁剂
妊娠期糖尿病	胎盘产生的致糖尿病激素	常规检查可发现	妊娠前即存在的糖尿病	饮食调整，血糖监测，适当运动，必要时使用胰岛素
妊娠期高血压	先兆子痫可由胎盘的生长因子引起	在产前应完善血压测定和尿蛋白测定	慢性高血压、先兆子痫、子痫	血压升高严重需应用抗血压药物；先兆子痫者需结束妊娠
头痛	激素（引起血管舒张）；体位改变	妊娠期间头痛频率（包括偏头痛）可能增加或减少	先兆子痫：头痛伴高血压、蛋白尿	休息，按摩，改变体位。可使用醋氨酚、麻醉剂。（避免使用非甾体类抗炎药，其可以引起出血和胎儿动脉导管早闭。）
后背痛	机械性牵拉	妊娠后期加重	肋脊角触痛提示可能存在肾盂肾炎；预产期前宫缩可引起后背痛	使身体直立，不穿高跟鞋，对子宫使用弹性支持；可应用醋氨酚
腹痛或骨盆疼痛	机械性（圆韧带或其他结构牵拉）	行走或站立时常见	异位妊娠；足月或早产分娩；妊娠时阑尾炎疼痛定位不准确	安抚；止痛
静脉曲张；体位性下肢水肿	血容量扩张；增大的子宫阻止静脉回流	在妊娠晚期加重	深静脉血栓形成：单侧疼痛、充血、肿胀。神经受压可引起下肢虚弱无力或麻木	穿弹性丝袜或垫压血管，平卧休息

续表 115-1 妊娠的常见问题

问题	病因及发病机制	临床表现，鉴别诊断，诊断方法	需考虑的严重疾病	处理和治疗
腿痉挛	原因不明	在妊娠晚期加重	深静脉血栓形成	补充镁剂
呼吸道感染	妊娠期病毒或细菌感染症状更为明显	与非妊娠状态的发病率相似	如果患者久坐或症状加重则怀疑肺栓塞	可应用醋氨酚、抗组胺药、愈创甘油醚、盐水鼻喷剂。出现肺炎应及时住院治疗
尿道感染	肾小球滤过率增加引起的淤积，输尿管受压，平滑肌张力下降，糖尿	孕早期和孕晚期尿频是正常现象。妊娠期出现无症状菌尿也非常常见，常规尿检可诊断	伴有肋脊角触痛和发热表明存在肾盂肾炎	应用青霉素类、头孢类抗菌素是安全的。复方新诺明和呋喃妥因是非常有效的，但可引起新生儿黄疸。妊娠患者发生肾盂肾炎需住院治疗
阴道分泌物	雌激素可增加生理分泌；由于阴道菌群失调引起细菌性阴道炎	阴道 pH 值，分泌物涂片可诊断念珠菌、滴虫、细菌性阴道炎	羊水漏出可引起水样分泌物	局部氮二烯五环抗真菌药治疗白色念珠菌。甲硝唑可治疗细菌性阴道炎或滴虫感染；一些人将治疗推迟至孕中期。细菌性阴道炎增加前期膜破裂、早产和分娩及羊水感染的危险
牙齿问题	牙床的水肿和充血可导致牙龈炎	应尽早完善牙齿检查和 X 片（遮挡腹部），以便尽快开始预防治疗	牙周感染可引起早产	清洁牙齿，拔牙和其他需要的可以在妊娠期间完成的治疗
皮肤病问题	激素改变可引起色素沉着、皮赘；腹部膨隆可引起条纹	妊娠期常见皮肤病包括瘙痒性荨麻疹和妊娠斑，它们可引起腹部剧烈瘙痒和妊娠痒疹。伴有瘙痒者应完善肝功能检查以除外胆汁淤积	妊娠疱疹可增加早产的危险	在分娩后大部分症状可改善。抗组胺药或外涂类固醇氟化物可用于治疗瘙痒
焦虑，抑郁	多因素引起，包括对角色改变和身体改变的调整、激素影响、社会因素	妊娠期间物质滥用常见，大多数患者可能被误诊。在所有社会阶层中妊娠期间家庭暴力增加	在妊娠期或产前既往的情绪障碍或精神疾病可再发，有自杀或杀婴倾向	对每个妊娠者来说安抚和社会支持非常必要。对非药物治疗无效的精神病患者可用抗抑郁药、精神抑制药或抗焦虑药。物质滥用的受害者开始可能拒绝帮助，但后来可能会接受女性、医院、警察的帮助

环境改变、心境改变、局部的热敷或冰敷，以及应用背带裤或支持物。

使用最小的有效剂量

妊娠的生理改变包括血流量和心输出量的增加、肾小球滤过率的增加、蛋白结合减少、胃蠕动的延迟、肝代谢的改变及其他影响药物动力学的改变。这些改变需要进行药物剂量的调整，对患者应使用最小的有效剂量。

立即停止使用无效的药物

妊娠前三个月孕检时间一般为每4～6周一次，有效的药物治疗通常在应用数天后就会产生作用，然而，有的患者也可能直到下一次孕检一直应用一种无效的药物。应用一种新药后应及时随访，需要与医生进行电话沟通或是去医院进行随诊。

很好的了解几种药物

对于经常给孕妇看病的医生来说，在给她们开药时应该有一套自己的治疗方案。开始时应用几种药物是合理的（如醋氨酚、多西拉敏、维生素 B_6、青霉素、头孢菌素、叶酸及左甲状腺素片），按照研究文献所示的剂量应用应该是既有效又无副作用。最好使用一些经过多年临床实践的药物，而不应用从未应用于妊娠患者的新药。

查询不了解的药物

有很多关于妊娠期和哺乳期应用药物危险性方面的书籍及在线资料，如 REPROTOX（治疗信息服务组织机构）。畸形学信息服务组织和它的成员组织向医生和患者免费提供信息，而且可以从网上直接下载打印。

众所周知的致畸剂包括酒精、放射性碘、锂、汞、沙利度胺、异维 A 酸、血管紧张素转换酶抑制剂、香豆素、米索前列醇、甲巯咪唑、青霉胺、四环素、性激素（如己烯雌酚、雄激素类）、抗癫痫药物（如苯妥英钠、三甲双酮、卡马西平、丙戊酸）和许多抗肿瘤药物。

虽然应用药物可能出现胎儿畸形生长的危险，但是完全抵制药物也存在着危险。对于某种疾病，其应用药物治疗的益处远大于所出现的危险性。例如母亲严重的发热应用退热药治疗对于胎儿来说是有益的，而治疗妊娠期恶心、呕吐对于母亲来说是有益的，对哮喘、水痘、甲状腺疾病、艾滋病的治疗对于母婴都有益处。一种药物应用的危险性应该与其他可能存在疾病的治疗的危险性、未治疗的母亲疾病的危险性和分娩前期为保护胎儿而未使用药物的危险性相比较。即使知道应用某种药物对胎儿有害（抗癫痫药、抗恶性肿瘤药、抗凝血药），但是如果不使用会产生更大危险的情况下也可能应用。

避免治疗错误

因为高血压非常常见，所以患有高血压病的妊娠妇女可能被误诊，并可能使用正规降压药物治疗。妊娠或产褥期妇女在晚上可出现严重的子痫前期症状而进入急救室。这些症状包括严重头痛、视觉改变、由于肝损害引起的上腹部或右上腹疼痛。其他子痫前期的异常表现包括血压≥ 160/110mmHg、羊水过少、宫内生长受限、HELLP 症状（溶血、肝酶升高、血小板减低）。虽然降压药物可以用于子痫前期的治疗，但是对于妊娠末期和进行性加重的严重子痫前期妇女来说，最重要的治疗就是终止妊娠，尽快分娩。

围生期心肌病是一种罕见的疾病，它通常出现在妊娠最后一个月或分娩的六个月内，出现此疾病的妊娠妇女通常无心肌病史。初始症状包括疲劳、胸痛、气短，患者可能出现心动过速、低血压，静脉补充液体可使症状加重。虽然年轻、健康的妊娠期妇女能够承受血容量的增加，但是被诊断为围生期心肌病的妇女却不能承受血容量的增加，快速补液可以引起肺水肿或死亡。超声心动图、心电图和胸片可帮助诊断该病，该病的治疗可应用地高辛、利尿剂、限钠、β 受体阻断剂、减轻后负荷。

展望

对妊娠妇女的研究总受到一些概念的阻碍，人们认为妊娠妇女出现的症状都微不足道，在一些试验中并未将妊娠妇女及其胎儿包括在内。大部分妊娠的理想结局导致了对传统治疗方法无异议的接受。目前的循证医学可以帮助我们确定什么样的治疗有效，什么样的治疗应该被废除。

（刘 英 译 张蕴霞 校）

参考文献

Briggs GG, Freeman RK, Yaffe SJ: Drugs in Pregnancy and Lactation: A Reference Guide to Fetal and Neonatal Risk, 7th ed. New York, Lippincott Williams & Wilkins, 2005.

This book covers more than 1000 drugs commonly used by pregnant or nursing women, outlining the risks of each drug to the fetus and nursing infant. It is especially useful in determining which drug to choose when there are a number of treatments available.

European Network of Teratology Information Services. Available at: http://www.entis-org.com/. Accessed February 12, 2007.

This website rapidly provides information for providers on drugs that may affect the fetus or breast-feeding infant.

MotheRisk. Available at: http://www.motherisk.org/women/index.jsp. Accessed February 12, 2007.

This website provides online information on teratology and medical treatment during pregnancy for providers and patients.

循证

1. Levichek Z, Atanackovic G, Oepkes D, et al: Nausea and vomiting of pregnancy. Evidence-based treatment algorithm. Can Fam Physician 48:267-268, 277, 2002.

   This article describes Motherisk's treatment algorithm, with supporting data on both safety and efficacy. Doxylamine with pyridoxine is a first-line therapy, with other drugs and tests used for refractory cases. The treatment algorithm is also described—"The Management of Nausea and Vomiting of Pregnancy"—and a tutorial is also presented at the Motherisk e-learning center: http://www.motherisk.org/prof/elearning.jsp#2. Accessed February 12, 2007.

2. Nanda K, Peloggia A, Grimes D, et al: Expectant care versus surgical treatment for miscarriage. Cochrane Database Syst Rev 2: CD003518, 2006.

   This meta-analysis found that women randomized to expectant management instead of surgical evacuation had a higher rate of incomplete abortion and a greater chance of unplanned surgery, but a lower risk for infection than women randomized to surgery, when the groups were followed for up to 2 weeks.

3. Roberts D, Dalziel S: Antenatal corticosteroids for accelerating fetal lung maturation for women at risk of preterm birth. Cochrane Database Syst Rev 3:CD004454, 2006.

   In 21 studies testing corticosteroids given to mothers at risk for preterm delivery, including studies of preterm rupture of membranes, treatment did not increase maternal infection. It did decrease neonatal respiratory distress, brain hemorrhage, necrotizing enterocolitis, and systemic infections in the first 48 hours of life.

Thomas S. Ivester

116

妊娠期糖尿病

引言

糖尿病（diabetes mellitus，DM）是最常见的妊娠期并发症。早于妊娠出现的糖尿病被称为孕前糖尿病（pregestational diabetes，PGDM），而在妊娠期诊断的糖尿病被称为妊娠期糖尿病（gestational diabetes mellitus，GDM）。全部妊娠者中有 2% ~ 5% 并发糖尿病，而在这些人中有 90% 为妊娠期糖尿病。但是，很多妊娠期糖尿病患者在被诊断之前没有明显的表现。尽管目前对糖尿病的认识和治疗已经有所提高，但是糖尿病仍然是围生期发病率和死亡率的一个重要原因。对胎儿的影响包括严重的异常，涉及心血管、中枢神经、骨骼、泌尿系统以及生长受限、巨大儿、宫内死亡、新生儿低血糖症、呼吸窘迫；$HbA_1C>8.5\%$ 者发生率可高达 22%。大部分胎儿的异常可与产前血糖控制直接相关。而且，10% ~ 15% 的妇女在妊娠后仍出现糖耐量受损或明显的糖尿病，这其中 50% 以上的人在 10 年内确诊糖尿病。不幸的是仅 23% ~ 45% 的妇女按建议进行了随访检查。

病因和发病机制

胎盘激素包括孕酮、雌二醇、泌乳刺激素、生长催乳激素，它们的产生可以导致妊娠者处于糖尿病状态（图 116-1）。雌激素可增加胰岛素与细胞的结合，但是黄体酮和皮质醇却减少胰岛素的结合，抵消了雌激素的这一作用。黄体酮、皮质醇、泌乳刺激素、生长催乳激素也可以引起胰岛素结合后作用缺陷。如果努力抵消这些变化，就会出现胰岛素分泌显著增加，在妊娠晚期达到高峰。

GDM 与 2 型糖尿病有很多相似特征。高血糖症与两种缺陷有关：第一，与正常妊娠者相比胰岛素分泌减少，这可以通过胰岛素第一时相分泌减少和进食后血糖高峰反应延迟和下降来证明；第二，胰岛素敏感性下降到非妊娠时的 1/3。

随着复杂研究的进展，发现胰岛素可通过多种途径对胎儿产生非常明确的影响。胎儿的血糖水平常比母亲的血糖水平低 20mg/dl。随着严重的高血糖，肌醇、花生四烯酸合成减少，以及其他类花生酸生物合成途径异常，导致细胞内的自由基和血糖水平升高。每一个因素都可能成为胎儿异常的起源，且这些因素可以相互影响。胎儿高血糖可以导致酸中毒、组织缺氧、高胰岛素血症，并随之导致巨大儿。高血糖对胎儿皮质醇的影响表现在可使胎儿Ⅱ型肺泡细胞分泌的肺表面活性物质减少，从而引起肺成熟延迟。

诊断方法

主要的争论点仍然是关于对GDM的常规筛检。低危女性[年龄＜25岁；非糖尿病流行的种族群体，如西班牙、美国印第安、东南亚、太平洋岛或非洲裔美国人；体重指数(BMI)＜25；无异常糖耐量史；无关于GDM住院的产科记录；一级亲属无糖尿病]可能不需要筛检。高危患者包括病态肥胖、既往不明原因的胎儿死亡、既往婴儿体重超过4公斤、有GDM或尿糖病史，这些患者一定要在妊娠早期和中期进行筛查。如果筛查正常，需在妊娠26～

图116-1 妊娠期糖尿病。

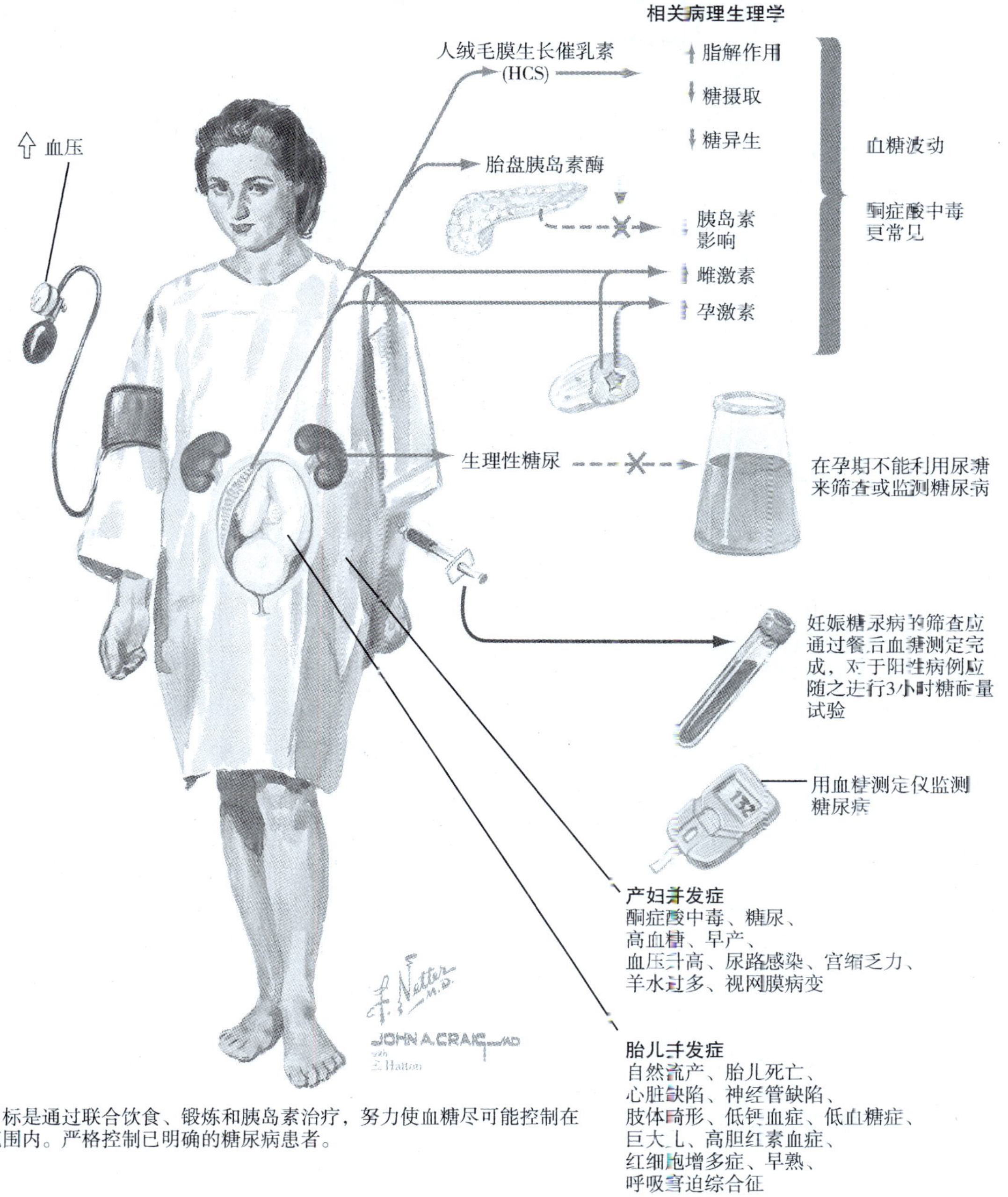

28周时复查。而其他正常妊娠者在孕24～28周只检查一次即可。

正常检测口服 50g 糖负荷后 1 小时的血糖，患者无需禁食。如果血糖超过 140mg/dl，一定要评估口服 100g 糖负荷后 3 小时的糖耐量。有些检测中心以 130mg/dl 为临界值，这是由于高阈值使诊断 GDM 的敏感度降低 10%。见表 116-1。

处理和治疗

孕前咨询

PGDM 患者在计划妊娠前应严格控制血糖，因为有 50% 以上的妊娠者都是无计划妊娠，生育年龄妇女每次就诊时社区医生必须询问避孕及计划妊娠的情况。应测定糖化血红蛋白，使其控制在正常水平。研究表明孕妇在妊娠前每日服用包含 0.4mg 叶

图116-2 妊娠期糖尿病的筛查流程。
BMI：体重指数；DM：糖尿病；GDM：妊娠期糖尿病；OB：产科；OGTT：口服葡萄糖耐量试验。

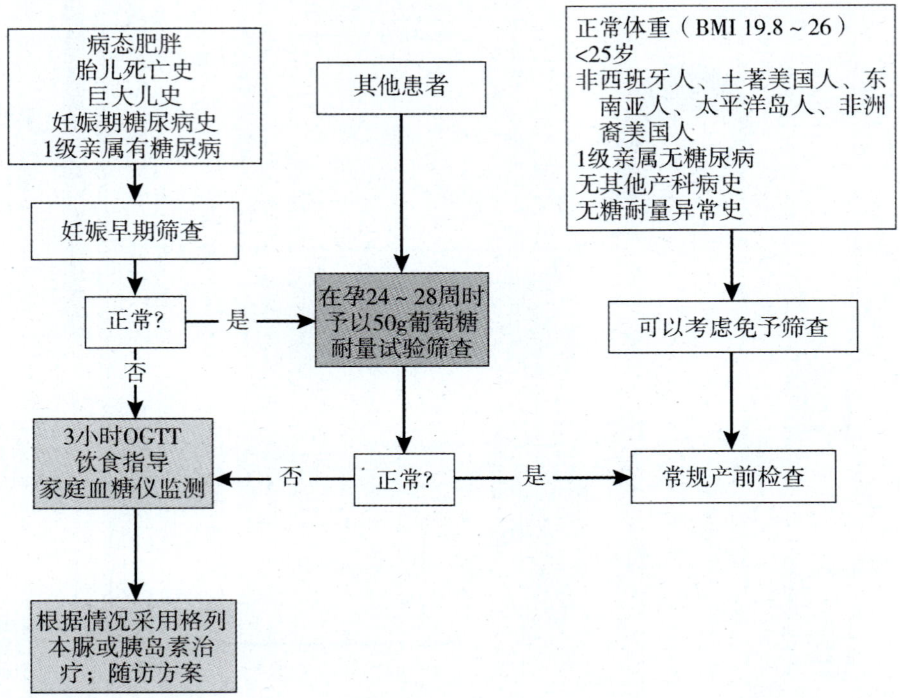

表 116-1 妊娠期糖尿病的诊断标准

参数	美国国家糖尿病数据组*	Carpenter 和 Coustan†
口服葡萄糖剂量 (g)	100	100
禁食	105	95
1 小时	190	180
2 小时	165	155
3 小时	145	140
诊断标准	2 个或更多值超过	2 个或更多值超过

* 此标准得到美国妇产科医师学会的赞同。
†美国人常用的诊断标准。

酸的复合维生素至少 3 个月，可以减少神经管畸形、唇裂、某种先天性心脏病的危险。高血压患者如果服用血管紧张素转换酶（ACE）抑制剂，应该考虑换用钙离子拮抗剂，因为 ACE 抑制剂可能会引起胎儿肾损害，尤其在孕中期服用。

血糖控制

饮食

不管是 PGDM 患者还是新诊断的 GDM 患者，均应该进行饮食指导。表 116-2 可以用作计算总热量。

虽然传统建议总热量的 50% ~ 60% 为碳水化合物，但近来的研究表明碳水化合物限定在 40% 可以降低巨大胎儿的发生率。蛋白应该占总热量的 20%，脂肪占 40%。少量多餐可使血糖平稳控制，建议能量分配如下：早餐 10% ~ 15%，上午点心占 0% ~ 10%，午餐占 20% ~ 30%，下午点心占 0% ~ 10%，晚餐占 30% ~ 40%，夜宵占 0% ~ 10%。

胰岛素

孕前糖尿病。采用口服降糖药治疗的孕妇通常都要转换为每天两次的胰岛素治疗，采用常规和中性鱼精蛋白锌（neutral protamine Hagedorn，NPH）联合治疗。然而目前很多孕妇仍然口服格列本脲，偶尔服用二甲双胍治疗。从怀孕至孕 12 周胰岛素剂量为每日 0.5U/kg，孕 12 ~ 28 周胰岛素用量为 0.8U/ kg，此后的胰岛素用量为 1U/ kg。孕妇使用胰岛素泵应慎重。由于孕期前三个月有与怀孕相关的食欲下降和睡眠模式改变，使孕妇增加了低血糖的危险。指导孕妇在发现低血糖早期反应时按方案

表 116-2　妊娠期糖尿病患者需要的热量计算

体重分类	体重指数*	所需热量†
低体重	＜ 19.8	40 kcal/kg
正常体重	19.8 ～ 26.0	30 kcal/kg
肥胖	26.0 ～ 29.0	24 kcal/kg
病态肥胖	＞ 29.0	12 kcal/kg

* 怀孕开始的实际体重除以身高的平方米。

†饮食能量的制订需要以妊娠体重为基础。

口服含糖食物是非常重要的。家庭成员应该学习正确使用胰岛素笔。每天应该用家庭血糖测量仪测量血糖 4 ～ 7 次。应用胰岛素的孕妇应该每周通过电子邮件和传真方式向医生汇报血糖及胰岛素用量情况。

妊娠期糖尿病。许多医生在医院为患者每周测量一次外周静脉空腹血糖和 1 或 2 小时餐后血糖值，尽管研究提示与家庭血糖仪测量相比，其发生巨大胎儿的概率较高。但是否开始应用胰岛素治疗取决于家庭血糖测量仪反映的血糖水平。通过记忆芯片和电脑软件的应用可以准确记录平均血糖值。每天至少应该测量 4 次空腹及餐后 1 或 2 小时血糖。现已证明利用餐后血糖值调整胰岛素用量对阻止新生儿低血糖和出现巨大儿比餐前血糖值更为有效。一个更严密的监测计划包括餐前血糖水平（每日测量 7 次），并计算每天平均血糖值。当每天测量证实血糖控制良好时，可减至每周测定三次。重复测定空腹血糖值大于 95mg/dl 或餐后 1 小时血糖值大于 140mg/dl 则必须应用胰岛素治疗。胰岛素的剂量需按照实际体重每天 0.7U/kg 计算，每天分两次在早餐前及晚餐前注射。早餐前通常应用 2:1 比例的常规和 NPH 胰岛素，晚餐前应用 1:1 的常规和 NPH 胰岛素。偶尔有一些患者空腹血糖水平持续升高，则需要把晚餐前注射的 NPH 改为睡前注射，仅在晚餐前注射常规胰岛素。毛细血管血糖的目标值空腹应小于 95mg/dl，餐前血糖小于 95mg/dl，餐后 1 小时血糖小于 140mg/dl，平均血糖在 90 ～ 100 mg/dl。

口服降糖药

到目前为止，由于考虑到口服降糖药可能导致胎儿异常或新生儿低血糖，所以孕妇不服用口服降糖药。GDM 和 2 型糖尿病有相似的病理生理学，这一发现使人们对口服降糖药治疗 GDM 产生了新的兴趣。新的降糖药如格列本脲只与蛋白结合而且半衰期短，所以减少了对胎儿的作用。近来对 GDM 的研究表明，口服降糖药导致巨大胎儿或新生儿低血糖的发病率与胰岛素相似，并且有很好的依从性，低血糖事件减少。没有充足的证据和资料证实其他口服药的致畸情况。很多资料还不能证明血糖控制不佳与口服降糖药是否相关。

其他产前监护

所有的 PGDM 患者都必须接受基本的眼科检查，了解是否存在视网膜病变。如果存在增生病变，则可以在妊娠期进行光凝治疗。良性病变需要在妊娠的早、中、晚期进行随访，因为血糖的控制与否与疾病恶化密切相关。尿培养、24 小时尿蛋白测定及肌酐清除率应该在妊娠早期测定。有 10 年以上糖尿病病史的患者，以及有肾病和高血压的患者，则应该做心电图检查。

胎儿监护

因为糖尿病患者易发生先天性胎儿畸形，因此在怀孕早期需检测糖化血红蛋白水平。所有糖尿病患者均应该通过血清或超声检查来发现异常。孕早期检查包括血清标志物和超声检查颈部半透明膜，以筛查先天性心脏病和非整倍体遗传。孕中期检查包括甲胎蛋白和 18 ～ 20 周时全面的超声检查。如果孕早期发现糖化血红蛋白水平升高，则在孕 22 周应该做胎儿超声心动图评估是否存在先天性心脏病。心脏病变包括室间隔缺损、大血管移位、法洛四联症、动脉导管未闭、左心发育不全。血糖控制不佳、血管疾病或合并其他疾病的孕妇应在 28 周之前完善产前检查。大多数情况下在孕 32 周开始检测。许多中心应用一种改良的生物物理技术，包含胎心无负荷试验（nonstress test，NST），并联合超声检查羊水容积；其他中心只进行 NST 或者全面的生物物理评估（biophysical profile，BPP）。一般孕妇需要一周检测 1 次，但对于 1 型糖尿病或 GDM 需要胰岛素治疗的患者，最好每周检测 2 次。

分娩

糖尿病患者的最佳分娩时间说法不一。代谢控制不佳和羊水穿刺发现胎儿肺成熟的患者可在孕 37 ～ 38 周进行引产。一些研究证实在孕 38 周进行正常生产可减少巨大胎儿的发生。即使患者代谢良好和测试正常，大部分医院不允许糖尿病患者（PGDM或GDM）妊娠超过40周。

巨大胎儿是糖尿病最可怕的并发症，因为巨大儿常与肩难产和新生儿臂丛神经损伤有关。10%～50%的体重超过4500g的胎儿在经阴道分娩时都会伴有肩难产。4%～8%的经阴道分娩巨大婴儿可发生Erb麻痹（图116-3），但其中仅10%～20%在一年之后仍存在Erb麻痹。使用目前的临床和超声检查不能预测巨大儿。但是由于法医学的关注，当估计胎儿体重超过4500g时，糖尿病患者分娩最常用的方法是剖宫产。

如果母体血糖控制良好则新生儿低血糖的发生会相应减少。静脉输注葡萄糖液可防止酮症。持续的小剂量胰岛素输注，并联合每小时检测指血血糖，以维持母体血糖在90～120 mg/dl。

产后护理

血糖控制

随着分娩结束胎盘激素的急性下降，1型糖尿病患者在产后24小时之内对胰岛素极度敏感，所以维持血糖水平不超过200mg/dl即可。通常在分娩后第一个24小时之内患者只需妊娠前胰岛素剂量的一半，可逐渐调节剂量以达到理想控制。在产后的第二天，如果饮食正常，则可恢复妊娠前胰岛素的剂量。如果患者产后进行哺乳，则热卡的摄入应该比妊娠前所需的热卡量增加500kcal。妊娠前服用降糖药的患者在产后哺乳时可维持低剂量的胰岛素治疗，因为口服降糖药可分泌至乳汁中而引起新生儿严重低血糖。

需要胰岛素治疗的GDM患者在产后应该继续进行血糖监测，随着时间的推移血糖监测可以逐渐减少或终止。所有患者应在产后6周时口服75g葡萄糖进行糖耐量试验。糖尿病的临时诊断标准是空腹血糖值超过126mg/dl或餐后2小时血糖超过200mg/dl。空腹血糖受损是指血糖介于110～125mg/dl之间，而糖耐量受损指餐后2小时血糖介于140～199mg/dl之间。空腹血糖受损和糖耐量减低的患者有发生显性糖尿病的高风险，所以需要小心随访。

避孕

目前口服避孕药所含的雌激素和孕激素量已减少，所以对血糖影响不大。在监测血糖和血脂水平的情况下，糖尿病患者应用避孕药物是可以的。糖尿病患者不是使用新型宫内节育器避孕的禁忌者。注射和种植孕激素也可以应用。有研究表明西班牙的GDM患者进展为2型糖尿病的概率高，这些患者因担心哺乳问题，服用仅含孕激素的避孕药。

最佳治疗

对于患有糖尿病的妊娠患者进行饮食治疗或调整是治疗的主要基础。强化饮食咨询、健康教育和支持是治疗成功的关键。每日所需总热量见表116-2。但是，对营养物质所占的比例也应该予以高度重视。正确对待家庭监测的空腹和餐后血糖值，因为这是决定进行何种治疗的基础。一旦血糖超过了正常阈值，治疗则应及早开始。初始治疗推荐使用格列苯脲，但是对于严重高血糖的患者则将胰岛素作为首选。每1～2周进行血糖评估，并通过记录的血糖值来指导下一步治疗。在严重的病例建议使用超声检查监测胎儿生长情况，所有糖尿病孕妇至少应该在妊娠晚期评估1次，应在40周前分娩。血糖控制较差但胎儿肺已成熟的孕妇需更早结束分娩。估计胎儿体重超过4500g可行剖宫产手术。通过NST或BPP每周1～2次对胎儿健康状况进行评估。在妊娠期应用胰岛素治疗的患者产后仍应该继续监测血糖，所有患者应在分娩后2～4个月内行2小时口服葡萄糖耐量试验。

避免治疗错误

由于在妊娠期发生低血糖的危险增加，所以在妊娠早期应避免过度的胰岛素治疗。有些医生建议初始的胰岛素剂量为0.5～0.7U/kg，比前面提及的常规剂量低。发生低血糖的潜在危险不仅危害妊娠者和胎儿，而且明显的症状还会影响将来的依从性。如果不遵循饮食指导和支持，也不进行家庭血糖监测，则血糖控制不会成功。初始应用格列本脲治疗的患者可能会有很好的依从性，因此治疗可能会成功。了解格列本脲与其他药物的相互作用非常重要，如阿司匹林可将其从蛋白中置换出来，H_2受体阻滞剂可竞争性抑制代谢，β受体阻滞剂可拮抗调节性激素。

图116-3 出生时臂丛和颈神经根受损（Erb麻痹）。

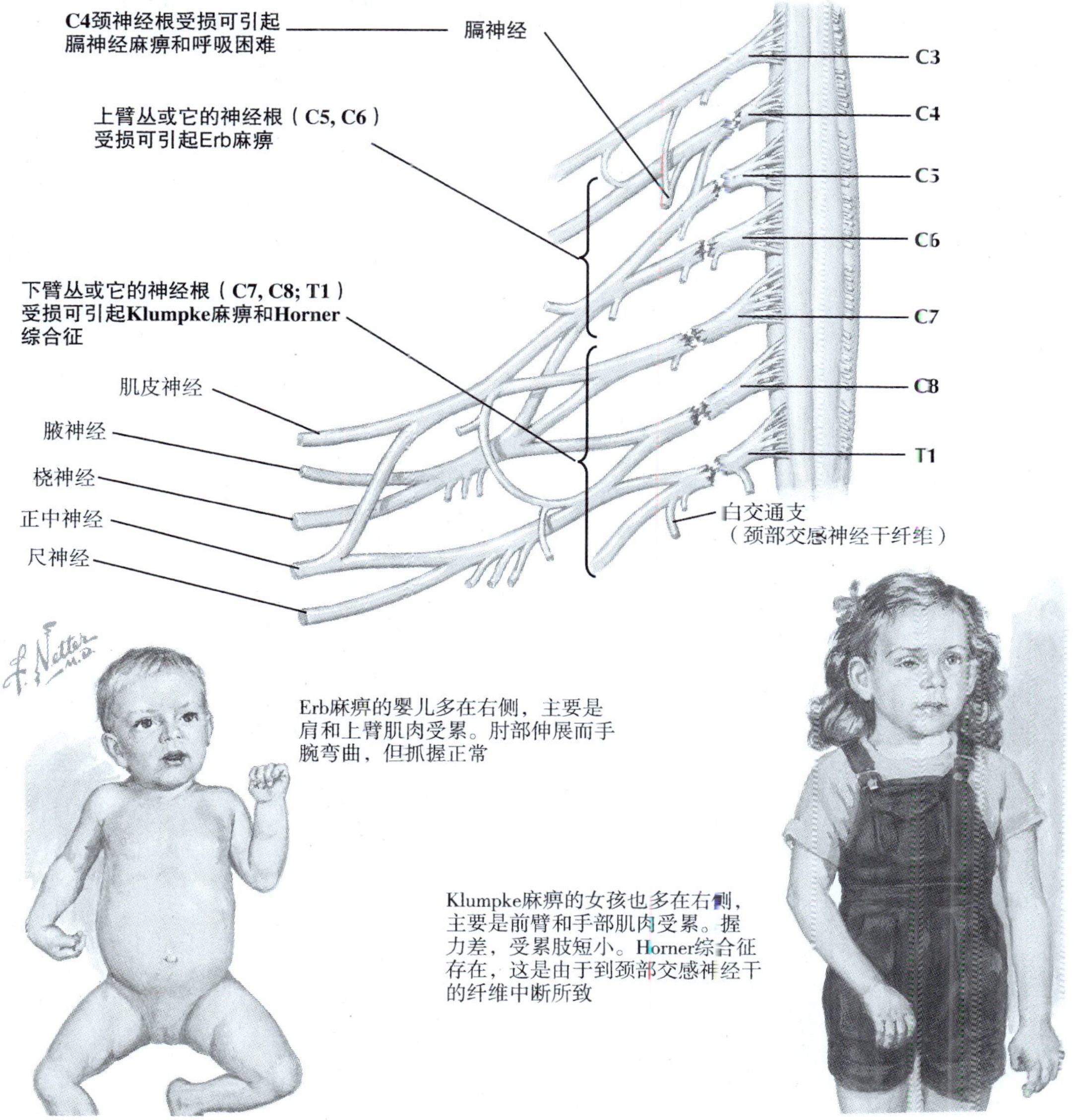

长期预后

产妇

GDM 产妇以后发展成 2 型糖尿病的危险最高。其发生率取决于几个因素，特别是种族和民族背景。约 10% 的 GDM 白人妇女在产后 10 年内发生 2 型糖尿病，而在产后第三个 10 年发生率可提高到 30% ～ 40%。相反，50% 的拉丁裔 GDM 女性在分娩 5 年之内可发生 2 型糖尿病。虽然产次多少似乎不影响患糖尿病的风险，但是对于 GDM 女性来说，连续妊娠可导致患 2 型糖尿病的风险增高。肥胖也是一个重要的危险因素，在产后体重每增加 10 磅（1 磅 = 0.454kg），患 2 型糖尿病的风险就会增加 2 倍。因此，了解女性在孕期的身体健康状况，为评估危险性、预防疾病和更好地进行靶向筛查，提供了独特的良机。

新生儿

由于母体血糖控制不佳导致的短期有害影响是巨大儿、低血糖、高胆红素血症和红细胞增多症。更为关注的是，长期研究结果提示母体代谢控制不良可对子宫发育产生影响。持续到青春期的肥胖发生率增高，葡萄糖耐受不良、甚至智力和精神运动发育较差的发生率也增高。

展望

确实需要有关 GDM 治疗干预以及新生儿短期和长期结局关系的随机试验。此外，应研究妊娠期糖尿病的新的治疗方法，如鼻内胰岛素和新型口服降血糖药。

（刘 英 译 周艳茹 校）

参考文献

American College of Obstetricians and Gynecologists Committee on Practice Bulletins, Gabbe S: Pregestational diabetes mellitus. ACOG Practice Bulletin No. 60. Obstet Gynecol 105:675-685, 2005.

This article provides an excellent overview of pregestational diabetes in the setting of pregnancy and suggests practice guidelines. It encompasses an overview of the literature and provides consensus and expert opinion where evidence is lacking.

American College of Obstetricians and Gynecologists Committee on Practice Bulletins, Coustan D: Gestational diabetes. ACOG Practice Bulletin No. 30. Obstet Gynecol 98:525-538, 2001.

This article provides a brief overview of the current understanding of gestational diabetes and provides management guidelines based on evidence and supplemented by expert opinion where necessary.

Tran N, Hunter S, Yankowitz J: Oral hypoglycemic agents in pregnancy. Obstet Gynecol Surv 59:456-463, 2004.

The authors present a detailed review of the use, efficacy, and safety of various oral agents for the treatment of diabetes in pregnancy.

循证

1. Ferrara A, Weiss N, Hedderson M, et al: Pregnancy plasma glucose levels exceeding the American Diabetes Association thresholds, but below the National Diabetes Data Group thresholds for gestational diabetes mellitus, are related to the risk of neonatal macrosomia, hypoglycemia, and hyperbilirubinemia. Diabetologia 50:298-306, 2007.

   This study demonstrates the elevated risk of pregnancy complications using the lower thresholds for 3-hour glucose tolerance testing endorsed by the ADA and originally proposed by Carpenter and Coustan.

2. Gabbe S, Graves C: Management of diabetes mellitus complicating pregnancy. Obstet Gynecol 102:857-868, 2003.

   This paper reviews key aspects and standards of care in management of pregnancies complicated by diabetes mellitus.

3. Langer O: Maternal glycemic criteria for insulin therapy in gestational diabetes mellitus. Diabetes Care 21(Suppl 2):B91-B98, 1998.

   This review of 58 clinical studies helps to establish criteria for initiating various therapies for diabetes in pregnancy. It demonstrates the increased risk for adverse pregnancy outcomes relative to the degree of glycemic control.

4. Langer O, Conway D, Berkus M, et al: A comparison of glyburide and insulin in women with gestational diabetes mellitus. N Engl J Med 343:1134-1138, 2000.

   This study demonstrates the efficacy of glyburide for glycemic control in pregnancies complicated by diabetes mellitus. It also shows a lower risk for hypoglycemic complications with glyburide compared with insulin therapy.

5. Miller E, Hare J, Cloherty J, et al: Elevated maternal hemoglobin A1c in early pregnancy and major congenital anomalies in infants of diabetic mothers. N Engl J Med 304:1331-1334, 1981.

   This study establishes the correlation between glycemic control in early pregnancy, as measured by glycosylated hemoglobin levels, and the risk for congenital anomalies. As hemoglobin A1C levels increase, the risk for major anomalies also increases.

6. Russell M, Phipps M, Olson C, et al: Rates of postpartum glucose testing after gestational diabetes mellitus. Obstet Gynecol 108(6):1456-1462, 2006.

   This retrospective study highlights that postpartum follow-up of pregnancies complicated by gestational diabetes is low, with less than 45% receiving appropriate testing. Among those who were tested, abnormal tests were discovered in more than one third.

7. Yang J, Cummings E, O'Connell C, Jangaard K: Fetal and neonatal outcomes of diabetic pregnancies. Obstet Gynecol 108:644-650, 2006.

   A population-based study that demonstrates an increased risk for poor pregnancy outcomes among pregestational diabetic patients compared with those without diabetes. Risks for adverse outcomes were 3 to 9 times more common, including perinatal mortality, congenital anomalies, and large-for-gestational-age infants.

8. Zhao Z, Reece A: Experimental mechanisms of diabetic embryopathy and strategies for developing therapeutic interventions. J Soc Gynecol Invest 12:549-557, 2005.

   The authors present a comprehensive review of the types and mechanisms of development for major congenital anomalies seen in diabetic pregnancies. Hyperglycemia, ketone bodies, and triglycerides and the secondary effects of increased oxidative stress have been shown to exert adverse effects on developing embryos.

M. Cristina Muñoz

117

月经失调

引言

月经是指子宫内膜周期性脱落出血，它是一种生理现象，代表了女性性成熟、具有生育能力和身体健康。但是它也可能伴随一些疾病的发生。常见的月经异常主诉为大量出血、月经频发或稀发、痛经、经前期综合征（premenstrual syndrome，PMS）。

月经周期（图117-1）是指卵巢激素活动和子宫内膜对激素变化的反应。出血的第一天为月经周期的开始。卵巢周期以卵泡期开始。一些卵泡（小囊泡，每个囊泡含一个卵母细胞，周围被产生雌激素的粒层细胞所包绕）在垂体前叶分泌的卵泡刺激素（FSH）和促黄体生成素（LH）刺激下开始成熟。由于正反馈作用，分泌大量雌二醇的卵泡（优势卵泡）对FSH的刺激更敏感，卵泡直径可达2cm，而其他卵泡则萎缩。下丘脑和垂体对卵巢激素产生反应，出现FSH和LH分泌高峰。排卵发生在LH高峰的24～48小时之内。排卵后排卵卵泡的卵泡颗粒细胞和鞘膜细胞形成黄体，并在黄体期产生雌激素和孕激素。卵巢激素水平的升高对FSH和LH产生负反馈。当FSH和LH水平下降时（未怀孕），黄体开始退化。

子宫通过固定模式对卵巢和药物激素起反应。在月经期间由于激素水平下降，子宫内膜上层激素反应性脱落流出。当内膜脱落到基底层时，又有新的卵泡形成。雌激素使内膜增厚，出血停止。排卵前腺体和基质的增加属于增生期。排卵后，孕激素和雌激素引起内膜腺体更弯曲，分泌也更多，此期称为分泌期。

正常月经周期为24～35天，平均为28天，排卵发生在第14天。每个女性月经周期长短不一。每个女性每年都可能出现长或短的月经周期。20～40岁的健康女性通常都有规律的月经周期。在月经初潮后5～7年或停经前几年可能会出现月经周期不规则。

在排卵周期，出血平均持续3～6天，通常为第2天出血量最多。平均出血量为每周期30～40毫升。

周期紊乱和大量出血

月经可以是大量、频繁或持久的，或者这些情况联合出现。月经过多是指月经时间延长（超过7天）或出血量多（超过80毫升），而周期规则。月经频繁是指月经正常，但是发生频繁，周期少于21天。子宫不规则出血是指周期不规则、频繁的出血；月经频多是指月经频繁而且出血量多。闭经是指没有出血。月经稀发是指周期不规则且出血不频繁。功能不良性子宫出血是指由于未发现的某器质性病因引起的异常月经出血。

病因和发病机制

大量规则出血常由于子宫的解剖学异常（图117-2）。子宫肌瘤（黏膜下或大的壁内平滑肌瘤）、子宫腺肌病和子宫内膜息肉均可引起大量出血，其原因可能与子宫内膜面积增加有关。非激素类的宫内节育器由于异物排斥反应也可以引起大量、长期的出血。遗传性凝血障碍（如von Willebrand病）和由于应用抗凝药或阿司匹林引起的凝血功能改变均可增加月经出血量。

图117-1 月经周期。

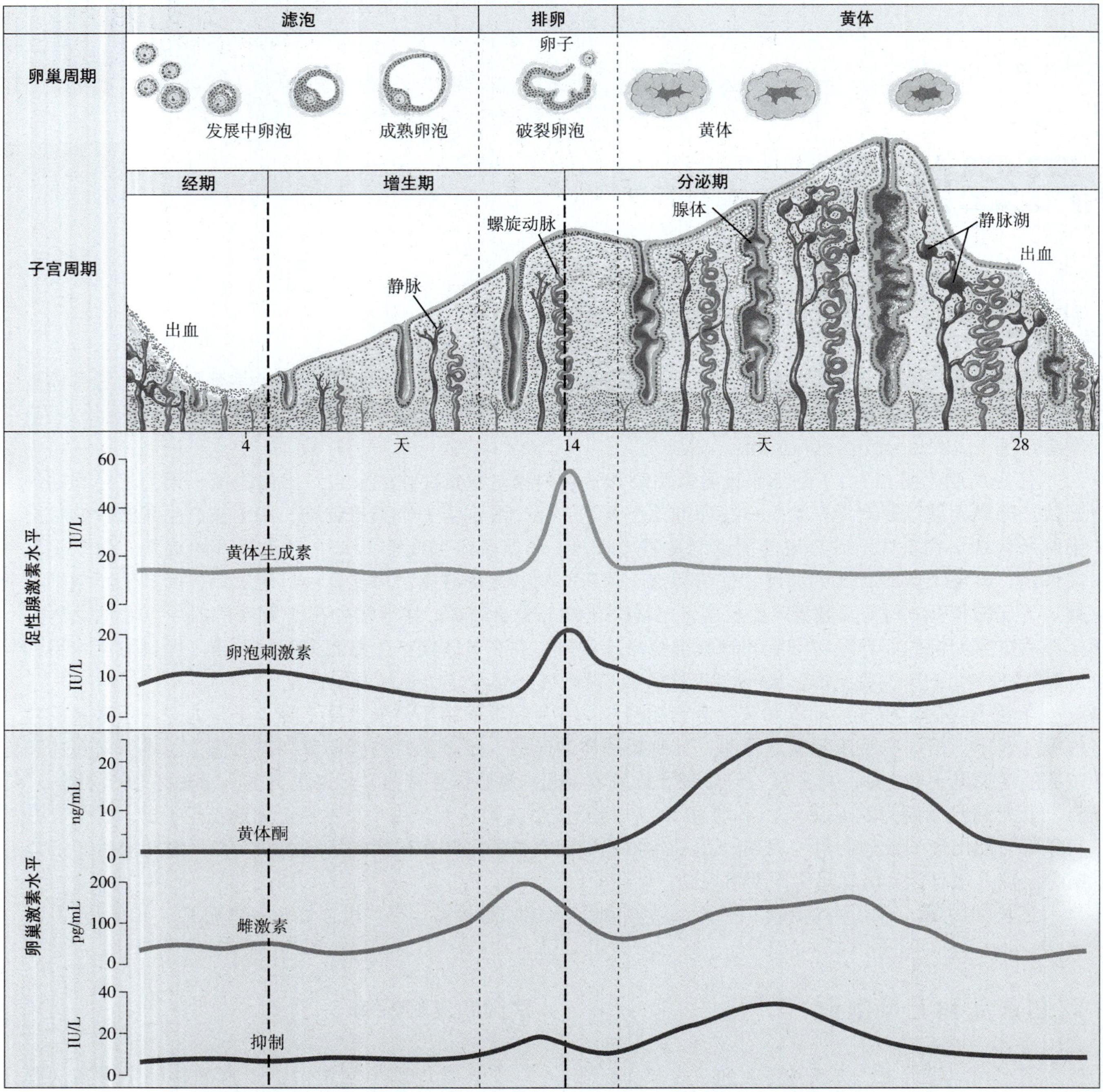

重要的病理情况也可以引起不规则的大量出血。这些情况包括异常妊娠（先兆或不全流产）、异位妊娠或葡萄胎妊娠。子宫内膜炎可引起不规则的子宫出血和炎性子宫触痛。解剖学异常如肌瘤或息肉均可引起不规则出血。子宫内膜癌也可出现不规则的、有时是大量的出血。腺瘤是最常见的子宫内膜肿瘤，通常是由于不典型囊性增生引起，该病常可导致出血，因此在发展成癌之前可以对疾病及早评估和治疗。因此，对不规则出血及时进行评估，对围绝经期或绝经后妇女尤为重要。

宫颈和阴道出血（如宫颈炎、宫颈外翻、侵入性癌、严重的萎缩性阴道炎、滴虫病）可以与子宫出血混淆。直肠和肛门出血及大量血尿，有时易被误认是生殖器原因。

图117-2　异常子宫出血的原因。

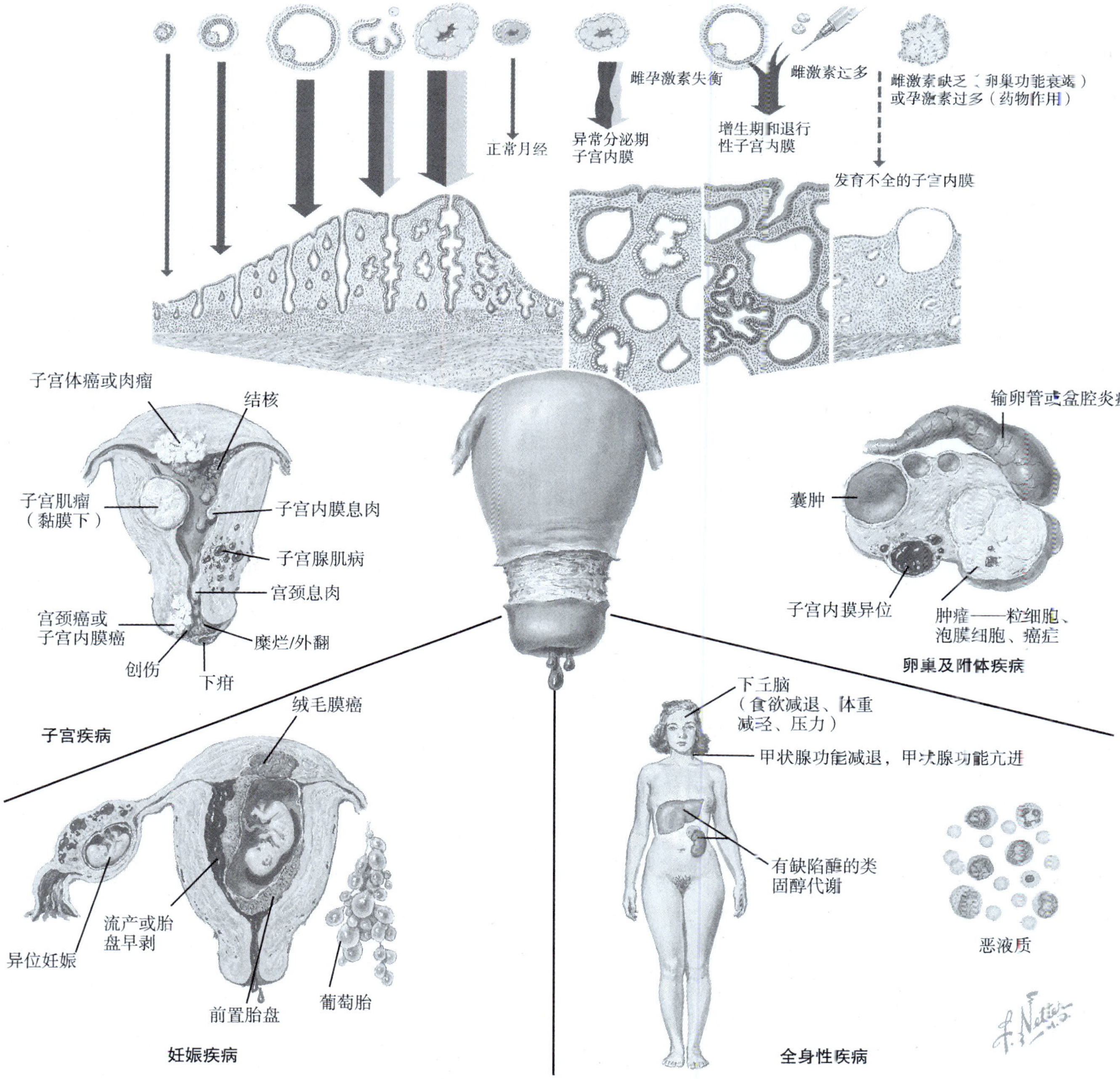

妊娠是闭经最常见的原因。其他原因有高催乳素血症、甲状腺功能减退或促肾上腺皮质激素缺乏、促性腺激素分泌不足性性腺功能减退、停经或卵巢早衰、神经性厌食、体重骤降、严重的精神压力、过度运动以及服用大量药物。

持续的排卵停止可以引起一段时间的闭经，随后可出现子宫线性增生引起的大量出血。在多囊卵巢综合征（polycystic ovary syndrome，PCOS）中，垂体的LH分泌增加和大量的卵巢雄激素可以阻止卵泡在卵巢中成熟。卵巢雄烯二酮在外周转化成雌酮，而雌酮可进一步刺激LH释放，从而形成一个恶性循环。雌激素可引起持续性内膜增生，但无排卵，即不会出现正常的月经。最后，厚且质脆的内膜脱落引起大量出血。体征包括肥胖、痤疮、多毛症，严重病例可出现多发卵巢囊肿。雄激素过多的排卵过少的轻症患者可无上述体征。PCOS与血脂升高、向心性肥胖、胰岛素抵抗有关，增加了罹患糖尿病和心脏病的风险。

临床表现

患者主诉月经模式改变、有大的血块出现或月经过多而从卫生护垫溢出。慢性月经过多也会频繁引起缺铁性贫血。有时，一些因月经过多而引起严重贫血的妇女尚未意识到自己月经周期的异常。无贫血也不能除外月经过多，因为女人可以通过补充铁剂以代偿严重失血。

鉴别诊断

见框 117-1 有关月经失调的鉴别诊断。

诊断方法

月经史包括对月经持续时间、周期、出血量（血块的大小、防护措施类型、护垫或止血塞的最大渗出量）的评估。月经初潮年龄、围绝经期症状（如潮热、夜间盗汗等）有助于年龄相关性无排卵周期的诊断。月经史有助于鉴别是疾病还是药物因素影响下丘脑 - 垂体 - 卵巢轴。乳溢、多毛症、痤疮和体重的增加或减轻均为重要的伴随症状。快速进展的男性化（嗓音增粗、阴蒂肥大、短期内脱毛、肌肉增加、性欲增强）应高度考虑卵巢或肾上腺肿瘤。有月经失调、子宫切除术和出血性疾病的家族史均应明确是否存在遗传性月经失调。体格检查应该评估身高、体重、血压、毛发分布情况和痤疮。内镜检查明确有无阴道炎症、宫颈糜烂、肿瘤或宫颈息肉。双手触诊可以触及凹凸不平的平滑肌瘤。子宫触痛可能是由于感染或子宫腺肌病引起。排卵停止的患者可出现卵巢增大或囊肿。肥胖的患者卵巢则通常不能触及。绝经的妇女触及卵巢是不正常的，可触及的卵巢应行超声评估。

有帮助的实验室检查包括敏感的妊娠试验、全血细胞计数、月经过多妇女的铁蛋白和血清铁水平测定，怀疑出血性疾病的妇女应检测凝血酶原时间和部分凝血活酶时间。对于闭经患者，检测 β- 人绒毛膜促性腺激素、泌乳素、甲状腺刺激激素、FSH 和雌二醇是非常有帮助的。当雄激素过多的体征存在时，检查睾酮和 17- 羟孕酮（晨起和空腹时）。由于慢性的排卵停止可能与代谢综合征有关，因此检测血脂非常重要，并检查有无高胰岛素血症和糖耐量减低。子宫内膜活检可以诊断息肉、感染、内膜增生或肿瘤。超声可显示完整的子宫大小、内膜纹理厚度、平滑肌瘤、卵巢囊肿或多囊卵巢。液体超声（hydrosonography）和子宫输卵管造影术对于描绘子宫内膜腔内病变（如息肉）有很大帮助。宫腔镜检查可允许直视子宫腔和很多病变（如黏膜下或带蒂的平滑肌瘤或子宫内膜息肉），操作期间还可进行治疗。

处理及治疗

最佳治疗

激素治疗适用于大量出血的患者，即使是非激素因素引起的出血也可以应用。雌激素可以通过刺激新组织生长覆盖脱落的内膜而停止出血。孕激素可使子宫内膜成熟，使子宫内膜变得致密，并在药物撤退后脱落，模拟月经周期分泌期的正常变化。孕激素也可以用于诊断闭经，因为孕激素（如：醋酸甲羟孕酮每日10mg，连用10～14天）诱导的撤退性出血证明子宫内膜受足够的雌激素刺激，且流出道通畅。在排卵停止时，周期应用孕激素可阻止子宫内膜增厚，从而引起规律的撤退性出血，阻止增生及癌的进展。联合口服高剂量的避孕药物（雌-孕激素，一天4片，服用数天）可阻止大量出血，正常剂量可以建立可预测性的每28天一次的撤退性出血。用药者所谓的“周期”和突然出血都是由于药物引起，这既不代表月经正常也不代表月经异常。连续应用口服避孕药（无安慰剂）可以阻止撤退性出血和失血。含有左炔诺孕酮的宫内节育器和种植或注射孕激素也可以减少月经失血量，但是在应用的第一个月内可以出现不规则的出血。非甾体类抗炎药物（NSAID）可以减少子宫出血总量和减轻痛经。NSAID若与口服避孕药或周期性孕激素联合使用效果非常好。氨甲环酸（在美国未上市）可以有效地减少出血量。

手术治疗包括刮除术、切除子宫内膜的各种手术、子宫肌瘤切除术和肌瘤的破坏术以及子宫切除术。

避免治疗失误

治疗异常出血的最严重错误就是对子宫内膜癌

框 117-1　月经失调的鉴别诊断

月经过多

- 平滑肌瘤
- 子宫内膜或宫颈内息肉
- 子宫内膜增生或子宫内膜癌
- 无排卵（下丘脑、垂体、多囊卵巢综合征、围绝经期）
- 出血性疾病（von Willebrand 病、血友病、血小板减少症、抗凝药物的应用）
- 甲状腺功能减退症
- 子宫内膜异位症
- 子宫内膜炎
- 系统性红斑狼疮
- 白血病
- 坏血病

子宫不规则出血

- 妊娠（子宫内、异位、先兆流产）
- 排卵停止
- 突然出血（孕激素或雌 - 孕激素避孕药）
- 子宫内膜或宫颈内息肉
- 平滑肌瘤
- 子宫腺肌病
- 子宫内膜炎
- 子宫内膜增生或子宫内膜癌
- 出血性疾病
- 受孕产物滞留

原发性闭经

- 苗勒管异常（子宫或阴道发育不全、阴道隔、处女膜闭锁）
- 对雄激素不敏感
- 卵巢发育不全（Turner 综合征、Swyer 综合征、镶嵌现象）
- 青春期延迟
- 甲状腺功能减退或甲状腺功能亢进
- 垂体功能减退
- 妊娠
- 雄激素
- 产生雄激素的肿瘤
- 子宫切除术或卵巢切除术
- 有化疗或放疗史
- 有毒物质（如铅、汞、酒精）
- 营养不良
- 运动
- 慢性疾病
- 垂体瘤（如颅咽管瘤）
- 厌食或抑郁

继发性闭经

- 妊娠
- 无排卵、多囊卵巢综合征
- 功能性卵巢囊肿
- 绝经、卵巢早衰
- 甲状腺功能亢进、甲状腺功能减退
- 催乳素升高（正常泌乳、泌乳素瘤）
- 垂体功能减退（肿瘤、Sheehan 综合征、遗传综合征）
- 下丘脑性闭经（由于应激引起 GnRH 分泌抑制、神经性厌食、食欲过盛、体重急剧下降、营养不良、抑郁、剧烈运动、慢性疾病）
- 药物作用（激素避孕药、GnRH 激动剂、雄激素、酚噻嗪类药）
- 重金属中毒（铅、汞）
- 化疗、放疗
- 子宫内膜损害（Asherman 综合征、结核病、血吸虫病）
- 糖尿病
- 系统性红斑狼疮
- 血管炎
- HIV 感染
- 结核病
- 由于手术因素引起的垂体功能减退
- 子宫切除术或卵巢切除术
- 产生雄激素的肿瘤

或癌前病变的误诊。子宫内膜癌有一个非常长的癌前期阶段，早期癌症多可手术治愈。子宫内膜活检可以诊断大多数子宫内膜癌和癌前病变。由于可出现假阴性结果，因此高风险患者（子宫癌家族史、肥胖、糖尿病、非洲裔美国人种、先前活检结果异常）若出现不规则出血，通过激素治疗无效，则应及时考虑刮除术。

在开始的几个周期内口服避孕药和应用其他激素经常引起突然出血，告知患者使其了解这些情况，避免其终止治疗。随着孕激素、雌孕激素联合使用的延长，子宫内膜可以出现萎缩，所以当子宫内膜由厚变薄时可出现出血。超声和宫腔镜检查可发现内膜变薄。激素治疗对存在激素失衡（如排卵停止）的女性效果更好。由于黏膜下肌瘤或息肉可引起子宫解剖学改变，此种情况应用激素治疗可以改善症状，而手术治疗是最有效的方法。

对于严重的子宫内膜异位症和子宫腺肌病，子宫切除术可以更好地缓解患者的症状，尤其是生育后妇女。如果条件有限，则通过详细询问病史也可以判定患者是否需要子宫切除术。

痛经和经前期综合征

月经不适困扰着 30% ～ 60% 的女性。大约有 5% 的女性有严重的症状，影响日常生活。经前期综合征（PMS）包括很多物理和精神症状，出现在周期的黄体期，周期性影响一半以上的行经妇女，然而只有 2% ～ 3% 的女性出现严重症状。

病因和发病机制

原发性痛经主要由于前列腺素 F2α 导致的子宫收缩引起。继发性痛经可由于急性和慢性盆腔感染、子宫内膜异位症和子宫腺肌病产生的大量前列腺素以及宫颈狭窄引起。PMS 的身体症状（如肿胀和乳腺触痛）与自身激素水平有关，精神症状（如生气、易激惹、抑郁等）由 5- 羟色胺介导。

临床表现

表现非常明显，因为患者记录了每一个症状，并准备治疗。

鉴别诊断

PMS 和经前焦虑障碍（premenstrual dysphoric disorder，PMDD）必须与慢性情绪障碍相鉴别。因为精神疾病会受到责难，所以存在抑郁或焦虑的妇女常常会寻求 PMS 的治疗。然而，PMS 和 PMDD 的精神表现仅发生在黄体期，而在月经期和卵泡期则消失。PMDD 可单独出现，也可以出现经前情绪障碍的加重。在这两种疾病中，如果出现抑郁、易激惹和行为异常等症状则可能对女性的工作和家庭关系产生严重损害，并出现内疚和羞耻感。

诊断方法

询问患者月经史以阐明起病年龄是非常重要的，因为症状可随年龄、避孕药的应用、妊娠、泌乳、相关症状（如后背痛和性交疼痛）以及对以前治疗的反应而变化。对 PMS 患者来说，通常使用月经日历来记录数个周期的症状。月经失调的家族史可影响女性对月经的反应，而子宫内膜异位症和子宫腺肌病病史可增加对这些疾病的怀疑。盆腔检查可发现宫颈运动性触痛或附件炎、子宫内膜异位症中子宫骶骨结节、子宫腺肌病中子宫触痛。

处理及治疗

最佳治疗

可以用 NSAID 来治疗痛经，因为此药可减少前列腺素的产生，减少子宫高度收缩并减少月经失血量。口服避孕药物可使 90% 的痛经患者症状减轻，并且可以与 NSAID 合用。加热、经皮电神经刺激、针刺和针压法也是非常有效的。难治性的严重疼痛应行腹腔镜检查，同时内膜异位性病损可行电灼法治疗。疑诊子宫内膜异位症可行促性腺激素释放激素（GnRH）激动剂经验性治疗，然而症状改善并不能确诊为子宫内膜异位症，这是因为停经可以治疗多种月经失调。妊娠和阴道分娩者痛经的发生率低，来自于家庭的压力也可以引起 PMS。子宫切除术对于减少单纯痛经的发生是有效的。慢性盆腔痛在子宫切除术后常复发，即使检查时疼痛局限于子宫。

PMS 的身体症状可以通过应用小剂量的利尿剂和止痛药治疗。精神症状可以通过应用选择性 5 羟色胺再摄取抑制剂（小剂量持续应用或只在黄体期应用）、抗焦虑药、三环类抗抑郁药或通过使用达那唑、GnRH 激动剂或口服避孕药抑制月经来改善。

避免治疗失误

子宫内膜异位症、子宫腺肌病、慢性盆腔炎可引起轻微腹部不适和腹胀，而在月经期变得更严重。详细的盆腔检查和腹腔镜检查可以将它们与经前期综合征区分开来。

疑有经前焦虑障碍的女性可能患有 PMDD、抑郁或二者兼有。症状图表有助于区分这些可能性疾病。把抑郁误诊为 PMDD 可导致治疗不足，因为到目前为止治疗 PMDD 的药物较治疗抑郁的药物要少。忽视 PMDD 的周期模式可能会导致错失激素治疗和月经周期手术切除的时机。

展望

对于严重的、疼痛性出血常应用激素类避孕药。随着药物输送系统的选择性增加（宫内、种植、注射、贴片、环或药片）和药物剂量方案的改变（从传统的 21 天方案到更加延长的方案），了解哪种治疗方法对出血模式和相关症状最为有效是非常重要的。子宫切除术对停经是 100% 有效的，但是非常昂贵而且伴有很高的手术死亡率。许多较少侵入性损害的技术（如切除子宫内膜）已开始发展。需要继续研究的是这些方法中哪种最安全、最有效且性价比高。

超重和肥胖在全世界范围内流行，排卵停止及与其相关的代谢综合征问题日趋重要。应详细研究对这些综合征的一级预防、胰岛素敏感性药物的作用、饮食、运动和其他治疗。

（元小冬　译　孟庆英　校）

参考文献

Speroff L, Fritz M: Clinical Gynecologic Endocrinology and Infertility, 7th ed. Philadelphia, Lippincott Williams & Wilkins, 2005, Chapters 6, 11, 12, and 14.

This text discusses all of the menstrual irregularities, with extremely thorough discussions of the biochemistry of normal and abnormal endocrine function, and with clinical applications.

循证

1. Futterman LA, Rapkin AJ: Diagnosis of premenstrual disorders. J Reprod Med 51(4 Suppl):349-358, 2006.

1. Futterman LA, Rapkin AJ: Diagnosis of premenstrual disorders. J Reprod Med 51(4 Suppl):349-358, 2006.

2. Kroll R, Rapkin AJ: Treatment of premenstrual disorders. J Reprod Med 51(4 Suppl):359-370, 2006.

   This article discusses FDA-approved drugs for premenstrual syndrome and premenstrual dysphoric disorder, including selective serotonin reuptake inhibitors (SSRIs) and oral contraceptives containing drospirenone. Research on other treatments, such as exercise, cognitive behavioral therapy, dietary changes, and use of supplements, is described.

3. Lethaby A, Augood C, Duckitt K: Nonsteroidal anti-inflammatory drugs for heavy menstrual bleeding. Cochrane Database of Systematic Reviews 1998, Issue 3. Art. No.: CD000400. DOI: 10.1002/14651858.CD000400.

   This analysis of 16 randomized, controlled trials showed that NSAIDs reduced menstrual blood loss, although danazol and tranexamic acid were more effective.

4. Lethaby AE, Cooke I, Rees M: Progesterone or progestogen-releasing intrauterine systems for heavy menstrual bleeding. Cochrane Database of Systematic Reviews 2005, Issue 4. Art. No.: CD002126. DOI: 10.1002/14651858.CD002126.pub2.

   An analysis of 10 randomized controlled trials of the levonorgestrel-releasing intrauterine device (LNG IUS) showed that the LNG IUS was more effective than cyclic progestin treatment. It was less effective than surgical ablation and hysterectomy, but there was no difference in quality-of-life measures between these groups.

5. Lethaby A, Hickey M, Garry R: Endometrial destruction techniques for heavy menstrual bleeding. Cochrane Database of Systematic Reviews 2005, Issue 4. Art. No.: CD001501. DOI: 10.1002/14651858.CD001501.pub2.

   This meta-analysis lists a large number of techniques for destroying the endometrium. Women undergoing new techniques such as balloon, microwave, cryoablation, thermal laser, bipolar electrode ablation, and hydrothermal ablation had fewer complications than women undergoing traditional hysteroscopic ablation or resection.

6. Lord JM, Flight IHK, Norman RJ: Insulin-sensitising drugs (metformin, troglitazone, rosiglitazone, pioglitazone, D-chiro-inositol) for polycystic ovary syndrome. Cochrane Database of Systematic Reviews 2003, Issue 2. Art. No: CD003053. DOI: 10.1002/14651858.CD003053.

   Multiple studies demonstrated that metformin increases ovulation in women with PCOS and metformin with clomiphene increases ovulation more. Additionally, fasting insulin levels, blood pressure, and low-density lipoprotein cholesterol (LDL) all improved on metformin.

7. Marjoribanks J, Lethaby A, Farquhar C: Surgery versus medical therapy for heavy menstrual bleeding. Cochrane Database of Systematic Reviews 2006, Issue 2. Art. No.: CD003855. DOI: 10.1002/14651858.CD003855.pub2.

   In studies comparing oral therapy with hysterectomy, more than half the women randomized to medication eventually required hysterectomy. Studies of the levonorgestrel intrauterine system was less effective at controlling bleeding but patient satisfaction was similar to that in women undergoing resection or hysterectomy.

AnnaMarie Connolly

118

子宫内膜异位症

引言

子宫内膜异位症是良性的妇科疾病，偶尔具有恶性肿瘤的侵入特征，是长期困扰医生和患者的一种疾病。因子宫内膜腺体和间质存在并生长于子宫内膜腔外，子宫内膜异位症可导致周期性盆腔疼痛、性交困难、痛经，偶尔还可致子宫异常出血、胃肠道和泌尿系统症状。有推测认为生育力与子宫内膜异位症有关。

子宫内膜异位症的发病率和患病率不详，因为它通常是在因其他疾病手术时偶然发现的。通常认为育龄期妇女的发病率为 5% ～ 15%。1/3 的慢性盆腔炎女性患有活动性子宫内膜异位症。

病因学和发病机制

没有单一的理论可以解释子宫内膜异位症的发病机制。不清楚为何子宫内膜异位症仅发生于某些而不是所有女性。可能的解释包括解剖学（经血逆行、血液及淋巴播散）、组织学（体腔组织化生）、免疫学、遗传易患因素及其他方面。

约 90% 的女性在生理周期可出现经血逆行，这是明确而普遍的现象。经期子宫内膜细胞脱落并种植可导致子宫内膜异位症的发生。已证实，育龄期妇女的经血及腹腔积液中存在能存活的子宫内膜细胞。支持这一理论的证据包括研究证实子宫内膜异位症妇女易伴有生殖器流出道阻塞（多达 10% 的青少年为先天性流出道阻塞），以及子宫内膜异位常发生在紧邻输卵管口和子宫附件的区域（图 118-1 和 118-2；彩图 118-1）。

子宫内膜异位症可源于多潜能体腔上皮化生。这种上皮化生可由于某些情况诱发，如接触经血、雌激素或孕酮。支持证据包括：卵巢表面上皮分化为不同类型的组织细胞；妊娠期间腹膜蜕膜反应；青春期前女孩和先天性子宫缺失的女性发生子宫内膜异位症罕见。

关于子宫内膜异位症与免疫应答的关系还在进一步研究中。免疫应答失败包括自然杀伤细胞的细胞毒性受损而致细胞免疫下降和 B 淋巴细胞的分泌产物受损而致体液应答下降。细胞介导和体液介导的联合免疫缺陷很可能导致异位内膜种植的清除机制受损，继而发生子宫内膜异位。在子宫内膜异位症患者，过度反应可能包括腹膜巨噬细胞活动过度，分泌多种生长因子和细胞因子，并显示吞噬细胞的作用减弱。

盆腔外远处子宫内膜异位症的发生可由淋巴和血液转移解释，包括肺、脑和脊柱的转移。有报道称 30% 的子宫内膜异位妇女累及盆腔淋巴结。医源性传播可导致子宫内膜异位症在腹部手术后发生于腹壁前，罕见情况下可发生于会阴切开术的瘢痕位置。

子宫内膜异位症有遗传易感性。有研究表明亲属患有子宫内膜异位症的妇女患此病的风险增加 7 倍，1/10 的重症患者其母亲或姐妹有该病症状。

临床表现

不应忽视子宫内膜异位症表现的异质性，而且多达 1/3 的患者无症状。典型症状为经前 2 ～ 4 天出现周期性盆腔疼痛。子宫内膜异位症更常见的临床表现为继发性痛经、性交困难、不孕、子宫后倾和陷凹的触痛结节。然而，Brisbane 研究显示，在 717 名子宫内膜异位症患者中，仅有 5% 的患者有

图118-1　子宫内膜异位症：腹腔镜所见。

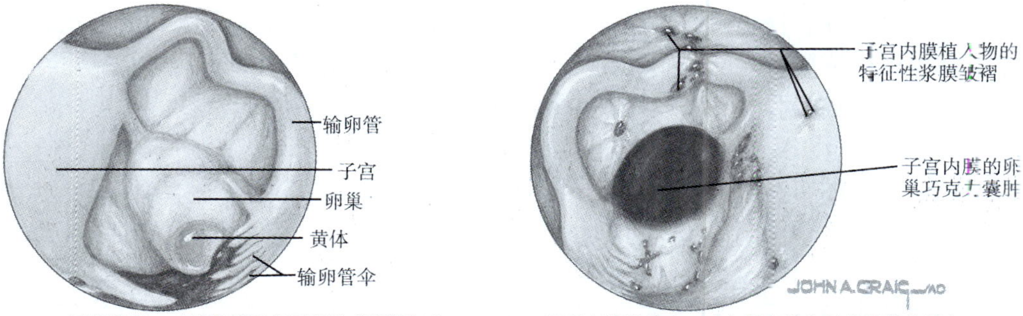

A. 正常表现。（输卵管尾部可见靛蓝胭脂红）　**B.** 子宫内膜异位症。（包括卵巢和扭曲的输卵管）

图118-2　子宫内膜异位症：骨盆——种植部位。

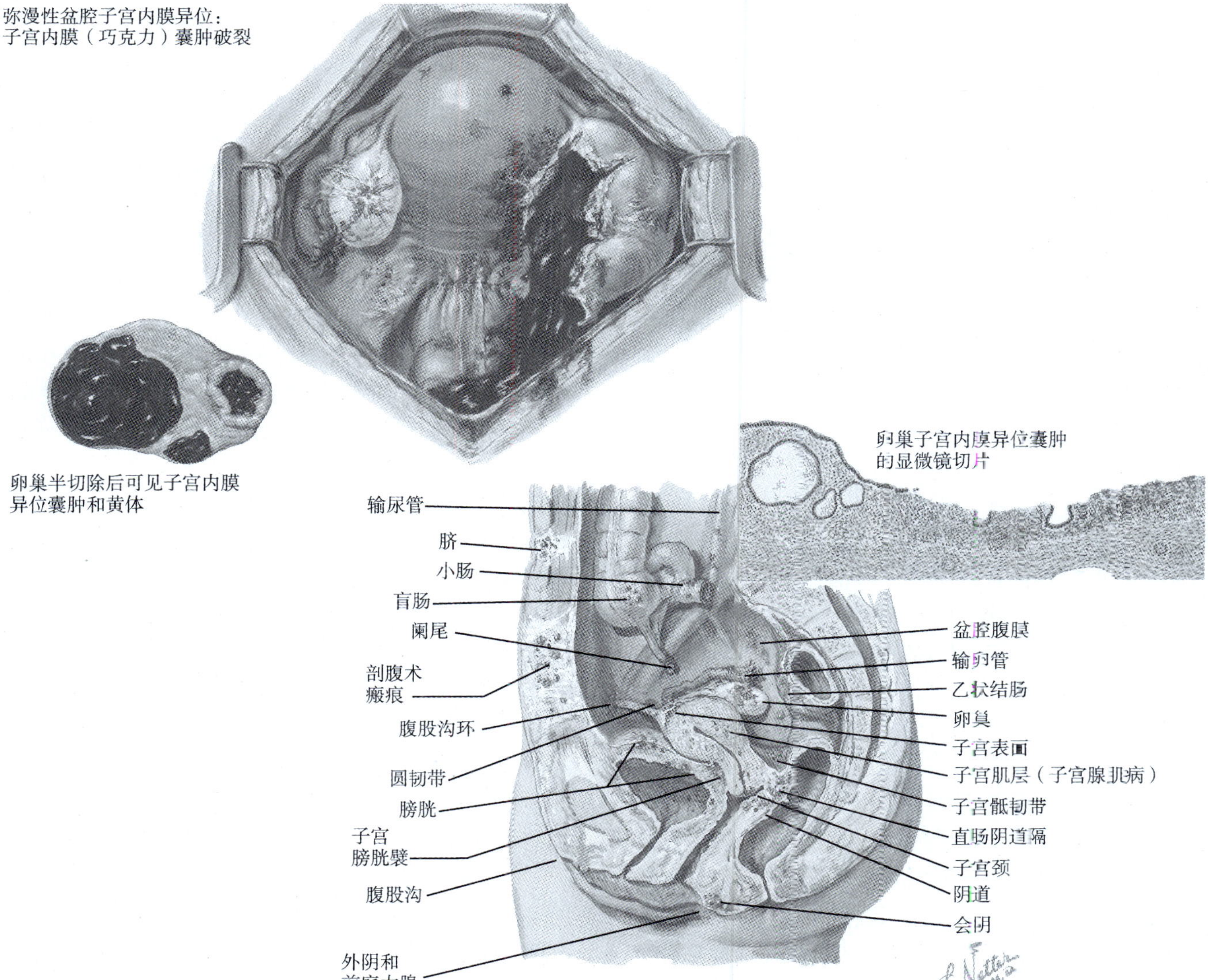

子宫内膜异位症的可能分布位置

上述全部临床表现。而且临床医生常观察到子宫内膜异位症的病变程度和疼痛程度呈反向联系。

症状包括周期性盆腔疼痛、继发性痛经、性交疼痛、子宫异常出血、全身症状和不孕。周期性盆腔疼痛是由于子宫内膜异位症植入部位周期性肿胀，血液外渗至周围组织所致。继发性痛经表现为持续性疼痛，30% 的患者可有该症状，这也是青年患者的一个主要症状。性交疼痛，在性交过程中一种深在的盆腔疼痛，发生于约 30% 的患者，可能是由于盆腔器官固定或者瘢痕组织和子宫支持组织的牵拉所致。多达 15% 的患者可出现异常出血，这可能是由于排卵功能障碍、并发肌瘤或者子宫腺肌病所致。15% 的患者可出现全身症状，如周期性胃肠道症状（周期性腹泻或便秘,腹痛）或尿道症状（尿频、血尿或排尿困难）。不孕可伴有子宫内膜异位，但在 O’Connor 的研究中,只有少数人出现（13%）。

体检时发现：子宫后倾（多达 15% 的患者）；直肠阴道隔和陷凹有触痛和结节（多达 30% 患者），这些可被直肠阴道检查所证实；子宫触痛或增大伴随附件肿胀（约 20% ～ 30% 的患者）。

鉴别诊断

鉴别诊断包括盆腔炎症性疾病、卵巢肿瘤、周期性卵巢扭转、出血性卵巢囊肿、子宫肌瘤变性、子宫腺肌病、原发性痛经和功能性肠病（如肠易激综合征）。

诊断方法

尽管症状可强烈提示疾病进程，但明确诊断需要通过腹腔镜或者剖腹术进行活组织检查，证实子宫外子宫内膜腺体和间质的存在。疾病分期以美国生殖医学学会制订的最新评分系统为基础。

处理和治疗

治疗目标是减轻疼痛和保留生育能力。对比治疗效果，药物和手术治疗对缓解疼痛均有效。药物治疗可有效地减少雌激素合成，从而诱导子宫内膜异位部位萎缩。可选择的药物包括促性腺激素释放激素（GnRH）激动剂、口服避孕药和其他激素治疗、达那唑。手术选择包括消融或切除异位部位、切除子宫内膜异位、松解粘连组织、甚至阑尾切除术。约 13% 的病例需切除阑尾。骶前神经切除术和子宫骶神经切除术为该病的治疗提供了其他选择。手术方式包括腹腔镜和剖腹术。最终，当其他手段不能缓解症状时，需要经腹子宫全切，可伴或不伴双侧输卵管 – 卵巢切除术。

最佳治疗

药物治疗

尽管子宫内膜异位症的最终治疗目标是减轻疼痛和保留生育能力，但药物治疗目的是闭经。目前使用的药物治疗在缓解症状、改善美国人生育分期评分和复发率方面与安慰剂效果相同。停止治疗后第一年复发率为 5% ～ 15%，5 年复发率高达 40% ～ 50%。复发与原发病的程度密切相关，轻症患者为 35%，重症患者为 75%。在选择使用何种药物时，药物副作用是一个主要的考虑因素。

GnRH 激动剂与受体结合导致促性腺激素分泌减少，继而使卵巢类固醇合成减少。建议疗程为 6 个月。药物（醋酸亮丙瑞林、醋酸那法瑞林、醋酸戈舍瑞林）可经肌肉、经鼻或皮下给药。卵巢切除术可使 75% ～ 90% 的子宫内膜异位症妇女疼痛症状缓解。副作用包括潮热、阴道干涩、失眠、头痛、性欲减退、情绪波动和乳房改变。经过 6 个月的治疗骨密度可降低 2% ～ 7%，但是完全恢复需要在治疗结束后 12 ～ 24 个月。应用小剂量雌激素和孕酮可治疗原发性雌激素缺乏和骨质丢失，而对 GnRH 激动剂的作用没有影响。

对于子宫内膜异位症患者，连续口服避孕药诱发闭经是有效的治疗方法。尽管 80% 的患者症状可得到改善，但是副作用也较常见，如体重增加和乳房疼痛。其他激素治疗包括甲羟孕酮（10 ～ 30mg，口服,1 次 / 日）和醋酸甲孕酮（150 ～ 200mg,肌注，每 3 个月 1 次）。已证实抗孕酮片米非司酮（RU486）也能够诱发闭经、减轻疼痛症状，并能够减少子宫内膜异位症的病损面积。迄今为止，还没有一项大型随机对照研究证实米非司酮在子宫内膜异位症妇女中的应用。

达那唑，是 17- 炔孕酮的衍生物，其雄性激素作用弱。虽然作用机制尚不明确，但达那唑与雄激素和孕酮受体结合，也与性激素结合球蛋白结合，抑制卵巢类固醇生成和月经中期促黄体激素释放。初始治疗

6 ～ 8 周内可诱发闭经。副作用包括痤疮、潮热、抑郁、头痛、体重增加和性欲减低。80% 患者可出现其他雄激素相关作用，如面毛增多、阴蒂肥大和声音变化。结果，20% 的患者因副作用终止治疗。

外科治疗

为明确诊断或者药物治疗失败后可行外科治疗。保守治疗包括诊断性腹腔镜检查，伴激光或电灼切除异位部位。激光切除后 18 个月 95% 的患病妇女有效。经腹腔镜行子宫骶神经切除术和骶前神经切除术可缓解盆腔正中疼痛；然而，没有对比这些方法和安慰剂治疗的循证研究。其他明确的手术治疗方法包括 20 ～ 30 岁妇女行子宫切除术，保留单侧或双侧卵巢。对于无需考虑未来生育力的妇女，可考虑行经腹子宫全切术伴双侧输卵管 – 卵巢切除术。

避免治疗错误

雌激素治疗的禁忌证包括原因不明的阴道出血、乳腺或子宫内膜癌、活动性肝病和活动性血栓性静脉炎。对于期望有未来生育力的所有患者应考虑保守治疗，尤其是保守外科治疗。

展望

子宫内膜异位症的显著异质性对诊断和治疗提出了挑战。虽然目前治疗集中在抑制类固醇合成或手术消融或切除，然而未来的治疗方向可能指向参与子宫内膜异位症发生的某些免疫介质。当前的动物试验表明，芳香酶抑制剂、选择性雌激素和选择性孕酮受体调节剂、免疫调节剂（如肿瘤坏死因子 –α）可能最终对治疗有效。以研究目前治疗方法有效性（包括药物治疗和手术方法的对比）的临床试验为基础的循证医学将指导治疗。根据这些情况，患者和医生可制订更好的治疗方案，来处理这个常见但有时却棘手的疾病。

（王玉珍 译 陈宝丽 校）

参考文献

Stenchever MA, Droegemueller W, Herbst AL, Mishell DR Jr: Comprehensive Gynecology, 4th ed. St Louis, Mosby, 2001.

循证

All articles below provide a helpful overview perspective and data that remain timely to the overall understanding of endometriosis pathophysiology and the current science behind management options available to patients and providers at this time.

1. Farquhar C, Sutton C: The evidence for the management of endometriosis. Curr Opin Obstet Gynecol 10(4):321-332, 1998.
2. Fedele L, Parazzini F, Bianchi S, et al: Stage and localization of pelvic endometriosis and pain. Fertil Steril 53(1):155-158, 1990.
3. Ferrero S, Abbamonte LH, Anserini P, et al: Future perspectives in the medical treatment of endometriosis. Obstet Gynecol Surv 60(12):817-826, 2005.
4. Halme J, Hammond MG, Hulka JF, et al: Retrograde menstruation in healthy women and in patients with endometriosis. Obstet Gynecol 64(2):151-154, 1984.
5. Kruitwagen RF, Poels LG, Willemsen WN, et al: Endometrial epithelial cells in peritoneal fluid during early follicular phase. Fertil Steril 55(2):297-303, 1991.
6. O'Connor DT: Endometriosis (Current Reviews in Obstetrics and Gynaecology). Edinburgh, Churchill Livingstone, 1987.
7. Revised American Society for Reproductive Medicine classification of endometriosis. Fertil Steril 67(5):817-821, 1997.
8. Simpson JL, Elias S, Malinak LR, Buttram VC Jr: Heritable aspects of endometriosis. I. Genetic studies. Am J Obstet Gynecol 137(3):327-331, 1980.

AnnaMarie Connolly

119

绝 经

引言

绝经定义为月经持久性停止，然而这一术语常用于描述临床症状和卵巢功能衰竭所致后果。女性的一生中，绝经是一种生理反应。临床表现和后果因类型和程度不同而有所不同。绝经年龄由遗传因素决定，其他独立因素包括种族、教育和社会经济地位，也包括体重、身高和末次怀孕年龄。有研究表明吸烟可使绝经提前约 1 年。在美国，绝经的平均年龄是 51 岁，95% 置信区间为 45 ~ 55 岁，但有 1% 女性 40 岁之前绝经。患者从生殖期到绝经后期过渡的一段时期称之为更年期，常持续 4 年。在美国，女性的平均预期寿命为 78 岁，绝大多数女性生命中 1/3 的时间在绝经后期度过。美国目前 50 岁以上的妇女超过 6000 万。

病因学和发病机制

卵巢衰竭导致绝经（图 119-1）。持久性绝经之前的几年即有卵巢功能减退。卵巢卵泡数量和卵泡细胞产物糖蛋白抑制素——抑制脑垂体产生卵泡刺激素（FSH），随年龄增加而下降，导致 FSH 水平升高。FSH 的释放主要由抑制素控制，因此检测 FSH 水平并非确定绝经后雌激素替代治疗药物剂量的有效方法；给予大剂量外源性雌激素治疗 FSH 水平也会升高。绝经前一年多时间内粒层和鞘膜细胞退化，卵巢雌二醇分泌显著减少，而间质细胞持续合成雄激素雄烯二酮和睾酮。

多达 1% 的妇女出现卵巢过早衰竭或 40 岁之前卵巢衰竭，绝大多数病例为 X 染色体异常。有早期绝经家族史的妇女 46 岁之前绝经风险增加 6 倍；妇女的母亲或者姊妹在 40 岁之前绝经，则有强相关性。手术摘除卵巢和化学疗法可导致绝经，出现绝经后症状。

临床表现

潮热和阴道干涩是绝经后常见表现，但是月经周期改变常为第一个出现的征象。作为卵巢功能减退的结果，其周期长度的变化反映了无排卵周期延长，这可发生于绝经前 4 年。

50% 的妇女可出现潮热，可能是由于中枢神经系统介导的下丘脑体温调节变化所致。症状发作的频率和严重程度与雌激素水平波动强度有关；雌激素水平波动越大，潮热发生就越频繁、越严重。潮热的发生率随时间推移而减少，有报道称仅 20% 的妇女在绝经后 4 年存在该症状。肥胖者少见潮热症状，原因为外周脂肪组织中雄烯二酮芳香化形成雌酮增加。

阴道干涩和泌尿生殖器萎缩为更年期妇女的常见主诉。雌激素缺乏可导致阴道上皮组织萎缩，从而出现瘙痒症状、阴道分泌物减少、性交困难、甚至阴道出血（图 119-2）。绝经后也可出现性欲下降。雌激素缺乏伴胶原含量减少可使阴道壁和子宫失去支撑。其他雌激素缺乏相关症状包括尿急、尿频、夜尿多、排尿困难，这些是雌激素依赖性下尿道上皮组织萎缩的结果。

绝经可伴有体重和全身脂肪的改变。绝经后雌激素 / 黄体酮干预研究（Postmenopausal Estrogen/Progestin Interventions study）的随机试验报道，接受激素替代治疗的女性较安慰剂组体重增加更少。同时还注意到身体脂肪转移至腹部减少，后者与心

图119-1　绝经的垂体和卵巢激素变化。

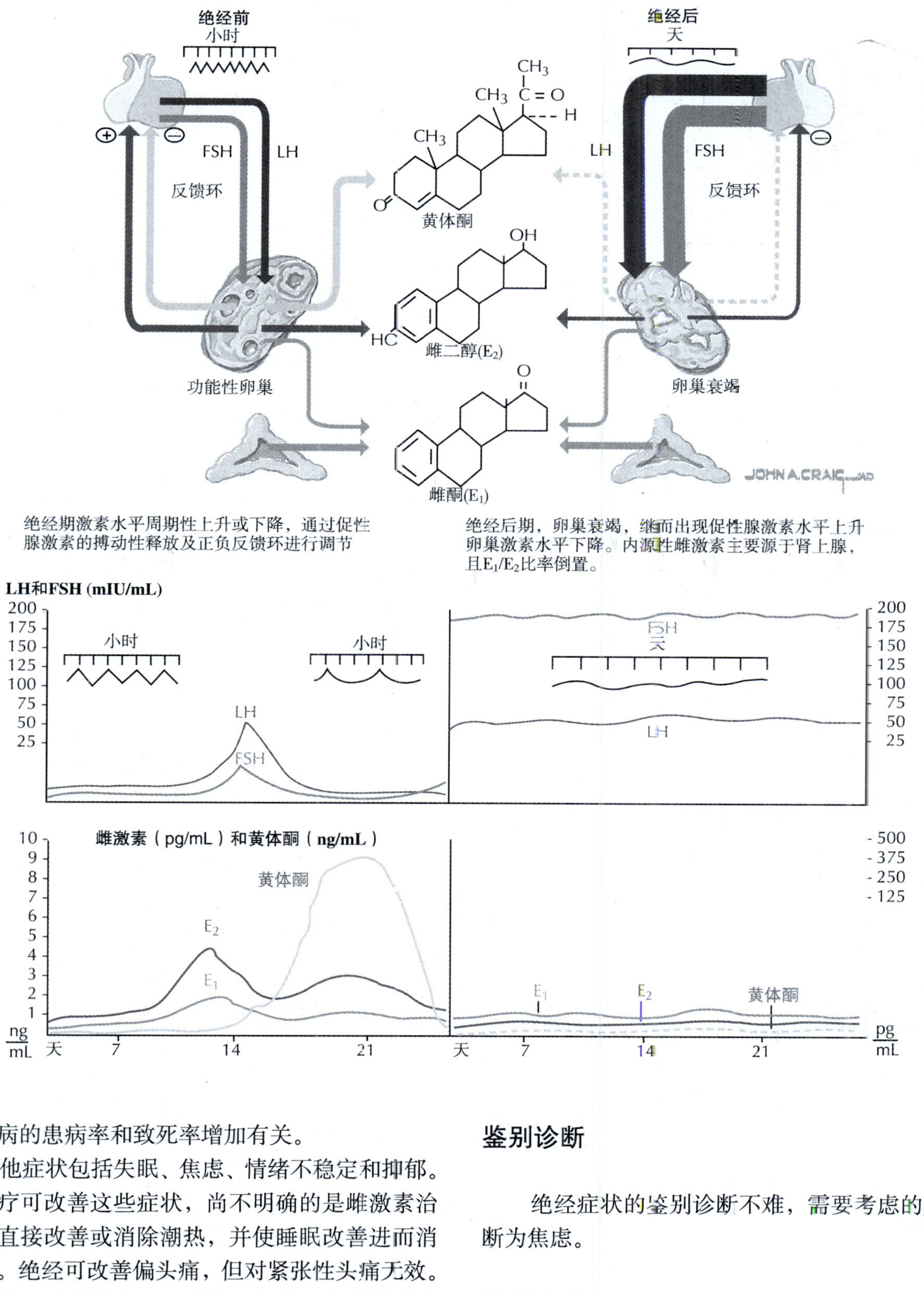

血管疾病的患病率和致死率增加有关。

其他症状包括失眠、焦虑、情绪不稳定和抑郁。激素治疗可改善这些症状，尚不明确的是雌激素治疗是否直接改善或消除潮热，并使睡眠改善进而消除症状。绝经可改善偏头痛，但对紧张性头痛无效。认知功能亦可受影响。一项研究表明，接受雌激素治疗的绝经后妇女精神状态检查评分高于未用激素治疗者。

鉴别诊断

绝经症状的鉴别诊断不难，需要考虑的其他诊断为焦虑。

诊断方法

绝经诊断主要依靠病史。常有报道称排卵减少

图119-2 绝经期靶器官变化。

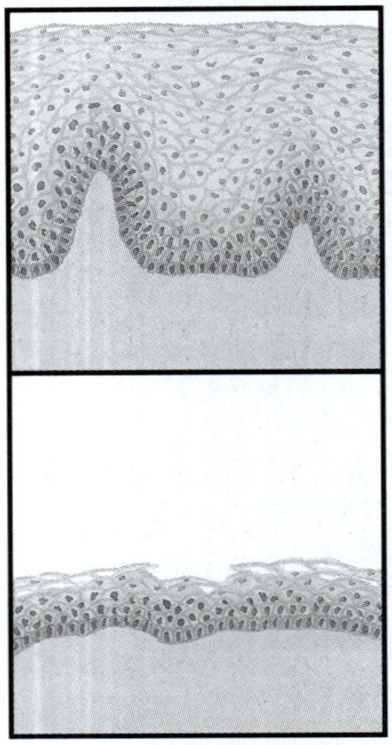

和不排卵继发出现月经周期不规则。雌激素水平波动可出现间断性潮热，从而导致失眠、疲劳、易激、焦虑和抑郁。有关心血管和骨质疏松危险因素的个人和家族史很重要。

体格检查包括体重、身高和血压。盆腔检查可以发现外生殖器的萎缩性改变，包括阴唇变薄、大小阴唇融合。随着阴道 pH 值降低，阴道黏膜变薄。血清 FSH 和促黄体生成素浓度升高。

所有 50 岁以上的绝经后妇女应每年行乳房 X 线照片，宫颈癌筛查的年龄上限很难确定。常建议巴氏检测连续三次阴性的 30 岁以上女性应每 2 ～ 3 年筛查一次。

处理和治疗

为何要对这种生理情况进行治疗？这是一个许多患者会向医生问起的问题。答案在于考虑到绝经后妇女的健康问题和制订有效的预防措施。可以有效预防的两个主要健康问题包括心血管疾病和骨质疏松。

心血管疾病

心血管疾病是绝经后死亡的主要原因，高于其他所有死亡原因的总和。绝经前女性和男性的心血管疾病风险为1：3。50岁以上者女性和男性患心肌梗死的比率变为2：1。由此，控制绝经后妇女的心血管危险因素很重要，包括控制高血压、高胆固醇血症、糖尿病和戒烟。

多年来文献中关于是否应用雌激素减少心脏危险存在争论。在临床观察、流行病学研究和强有力的试验资料的基础上，长期以来建议雌激素治疗以降低女性发生心脏疾病风险。这一建议来自女性健康随机对照试验（Women's Health Initiative Randomized Controlled Trial），绝经后妇女接受联合激素替代治疗（雌激素 – 孕激素）心脏危险因素稍有增加，有统计学差异。然而，单用雌激素治疗对冠心病发病率的影响无统计学差异。有趣的是，年轻妇女单用雌激素治疗可使冠心病危险降低。因此，目前不建议联合激素替代治疗预防心肌梗死。既往无心脏病的年轻绝经后女性单用雌激素治疗，对预防冠心病有效。

骨质疏松

骨质疏松常无症状，表现为骨量减少，直到出现骨折才被发现。在美国，每年约有 80 万例骨折患者，约 30 万例为髋骨骨折，15% 的髋骨骨折发生于 80 岁以上妇女，这些骨折者常在 6 个月内死亡。骨质疏松者多年后才发生骨折。绝经后妇女的基本病理生理学为骨形成正常但骨破坏活动增加。双能 X 线吸收测量是目前测定骨密度的最精确检查，然而在常规检查检测出骨质疏松前已有 25% 的骨量缺失。骨吸收的标志物，如尿液中的胶原降解产物，在骨质疏松的诊断中应用很局限。

青春期至20多岁期间骨量增长最为快速。女性30多岁骨质密度可能继续增长，直至达峰值。绝经期后骨密度每年降低1%～2%，骨小梁较骨皮质降低更为迅速，如不行激素替代治疗，25%的60岁白种人和亚洲妇女可出现椎体压缩性骨折。骨质疏松的危险因素包括家族史、种族（白种人、亚洲人）、体型、久坐生活方式、饮食钙不足和吸烟。然而，仅有30%的骨质疏松妇女有这些危险因素。

虽然承重训练对整个健康很重要，但单纯锻炼不能预防绝经后骨质丢失。1994年国立卫生研究院（NIH）的建议包括绝经后妇女每日服用1000～1500mg钙剂、维生素D 400～800 IU。目前数据表明建议补钙量太高，补钙仅对那些行激素替代治疗而摄入钙量低于500mg的妇女有必要。NIH目前仍保留这一建议。

雌激素替代治疗似乎可减缓骨吸收。成骨细

胞中已证实存在雌激素和孕激素受体。有报道称可减少绝经后骨丢失，减少髋骨和椎骨骨折的发生率。预防骨丢失的雌激素最小剂量为结合马雌激素0.625mg，酯化雌激素0.5mg，或者每天0.3mg结合马雌激素与1500mg钙剂合用，或经皮雌激素0.05mg。额外的孕激素替代治疗并没有减弱这种骨保护作用。

当不能选择激素治疗时，可用双膦酸盐（如阿仑膦酸钠和利塞膦酸盐）以减少骨吸收和降低骨折发生率。降钙素鼻喷剂可治疗骨质疏松，增加椎骨骨量。最后，可选用选择性雌激素受体调节剂（selective estrogen receptor modulator，SERM）雷洛昔芬增加椎骨骨量，然而资料未证实该治疗对预防髋骨骨折有保护作用

最佳治疗

激素替代治疗

自从女性健康随机对照试验刊出，预防措施的重要性上升到新的高度。这些措施包括均衡饮食、补充多种维生素和钙及适当运动。有时，选择性5-羟色胺再摄取抑制剂（selective serotonin reuptake inhibitor，SSRI）可能对缓解症状有效，尤其是缓解由于雌激素缺乏所致的潮热症状。绝经后药物治疗中，激素替代治疗（hormone replacement therapy，HRT）起主导作用，HRT包括行子宫切除术妇女单用雌激素治疗和保留子宫者雌激素-孕激素联合治疗。HRT对缓解雌激素缺乏症状（如潮热）和泌尿生殖道萎缩症状（如阴道干涩、性交痛和尿频）相当有效。HRT方案有多种。在美国，常采用持续和周期性疗法。持续疗法应用结合马雌激素0.625mg，醋酸甲羟孕酮2.5mg，均每日一次。周期疗法为1～25日每日应用结合马雌激素0.625mg，14～25日每日应用醋酸甲羟孕酮5mg。持续疗法中，初始治疗后3个月女性常不同程度地出现不规则斑点。周期疗法中多数患者表现为撤退性出血。

避免治疗错误

患者和医生最可能关注的领域是雌激素替代治疗，询问是否存在潜在并发症的病史很重要。雌激素替代治疗的禁忌证包括原因不明的阴道出血、乳腺癌或子宫内膜癌、活动性肝病和血栓性静脉炎。

展望

在美国，绝经后健康问题影响了越来越多的女性，最终，预防保健成为妇女和医务人员共同关注的问题。已经概述了激素替代治疗的益处。然而，长期服用雌激素者发生乳腺癌的危险仍然受到关注。女性健康随机对照试验对这一问题提供一些观点。长期服用药物（如SERM）也可提供预防保健优势，而对子宫内膜和乳房无潜在的不利影响。循证医学将继续努力优化绝经后女性的医疗保健，提供医疗指导。

（王玉珍 译 巩丽梅 校）

参考文献

Stenchever MA, Droegemueller W, Herbst AL, Mishell DR Jr: Comprehensive Gynecology, 4th ed. St Louis, Mosby, 2001

循证

All articles below provide helpful overview perspective and data that remain timely to the overall understanding of menopause physiology and the current science behind management options.

1. American College of Obstetricians and Gynecologists: Cervical cytology screening. ACOG Practice Bulletin No. 45. Obstet Gynecol 102:417-427, 2003.
2. Anderson GL, Limacher M, Assaf AR: Effects of conjugated equine estrogen in postmenopausal women with hysterectomy: The Women's Health Initiative randomized controlled trial. JAMA 291(14):1701-1712, 2004.
3. Cramer DW, Xu H, Harlow BL: Family history as a predictor of early menopause. Fertil Steril 64(4):740-745, 1995.
4. Effects of estrogen or estrogen/progestin regimens on heart disease risk factors in postmenopausal women. The Postmenopausal Estrogen/Progestin Interventions (PEPI) Trial. The Writing Group for the PEPI Trial. JAMA 273(3):199-208, 1995.
5. McKinlay SM, Brambilla DJ, Posner JG: The normal menopause transition. Maturitas 14(2):103-115, 1992.
6. Precis V: An Update in Obstetrics and Gynecology. Washington, DC, American College of Obstetricians and Gynecologists, 1994.
7. Rossouw JE, Anderson GL, Prentice RL, et al: Risks and benefits of estrogen plus progestin in healthy postmenopausal women: Principal results from the Women's Health Initiative Randomized Controlled Trial. JAMA 288(3):321-333, 2002.
8. Stanford JL, Hartge P, Brinton LA, et al: Factors influencing the age at natural menopause. J Chronic Dis 40(11):995-1002, 1987.
9. Steffens DC, Norton MC, Plassman BL, et al: Enhanced cognitive performance with estrogen in nondemented community-dwelling older women. J Am Geriatr Soc 47(10):1171-1175, 1999.

Culley C. Carson Ⅲ

120

勃起功能障碍

引言

勃起功能障碍（ED）是指性交过程中不能完成或维持充分勃起。基于马萨诸塞州男性衰老研究（Massachusetts Male Aging Study）的推断结果，在美国 ED 影响了大约 2000 ~ 3000 万男性，这些人多数年龄超过 50 岁。这项波士顿郊区的社区流行病学研究调查了 1709 名男性，报道 52% 的 40 ~ 70 岁男性患有 ED：总样本的 10% 患重度 ED，25% 为中度，17% 为轻度。ED 发病率随年龄增长而增加，中重度 ED 增加更为显著。有危险因素的男性发生 ED 的比例更高，这些危险因素包括心脏疾病、应用降压和血管活性药物、肥胖和吸烟。

勃起生理学

性刺激引起阴茎海绵体神经末梢释放神经递质一氧化氮（NO），使得阴茎海绵体充血（图 120-1）。NO 产物导致阴茎海绵体平滑肌组织松弛，白膜下静脉结构受压，抑制静脉回流，从而迅速勃起。阴茎内，硝基能神经和内皮细胞产生 NO。通过刺激鸟苷酸环化酶系统和增加环单磷酸鸟苷（cGMP），NO 导致平滑肌细胞中钙流出，产生松弛作用。磷酸二酯酶（PDE）降解 cGMP。阴茎海绵体中 PDE 优势类型为 PDE5，PDE5 抑制剂（PDE5i）如昔多芬、他达拉非和伐地那非，延长 cGMP 存在时间，促进阴茎海绵体平滑肌松弛。

病因学和发病机制

ED 的病因包括器质性和精神性，60% 的患者为器质性 ED，病因为血管性、神经源性、激素性或平滑肌异常（图 120-2）。40% 以下患者为单纯精神性 ED。精神性 ED 的病因尚存在争议。压力、焦虑状态和抑郁使得阴茎海绵体平滑肌组织中 α 激动剂过度活动，而该作用可以抑制平滑肌松弛。

临床表现

危险因素

ED 的危险因素包括导致血管异常的全身疾病，如高脂血症、糖尿病、高血压降压治疗的影响和动脉粥样硬化。

神经源性 ED 可见于多发性硬化、糖尿病和截瘫、盆腔根治手术后或盆腔恶性肿瘤（前列腺、结肠或膀胱癌）放射治疗。

激素异常和性腺功能减退也是 ED 的危险因素，不仅使中枢神经系统异常、性欲降低，而且也引起阴茎海绵体平滑肌松弛的局部变化。

精神因素很重要，ED 常伴有抑郁，多为轻度。应用选择性 5 羟色胺再摄取抑制剂（SSRI）治疗抑郁，可减少或延缓射精功能，使 ED 加重。

评估

仔细询问一般史和性生活史是评估和治疗 ED 患者的基础。病史应包括发病年龄、发病相关的生活方式改变、发病速度、与其他性伙伴在一起时或手淫时是否有或无勃起、是夜间还是清晨。应询问患者射精功能、射精后有无疼痛和射精量。仔细查问性欲下降的原因可能提示与激素有关，但更常见

图120-1 阴茎平滑肌松弛的细胞学机制。
cAMP：环单磷酸腺苷；GTP：三磷酸鸟苷。

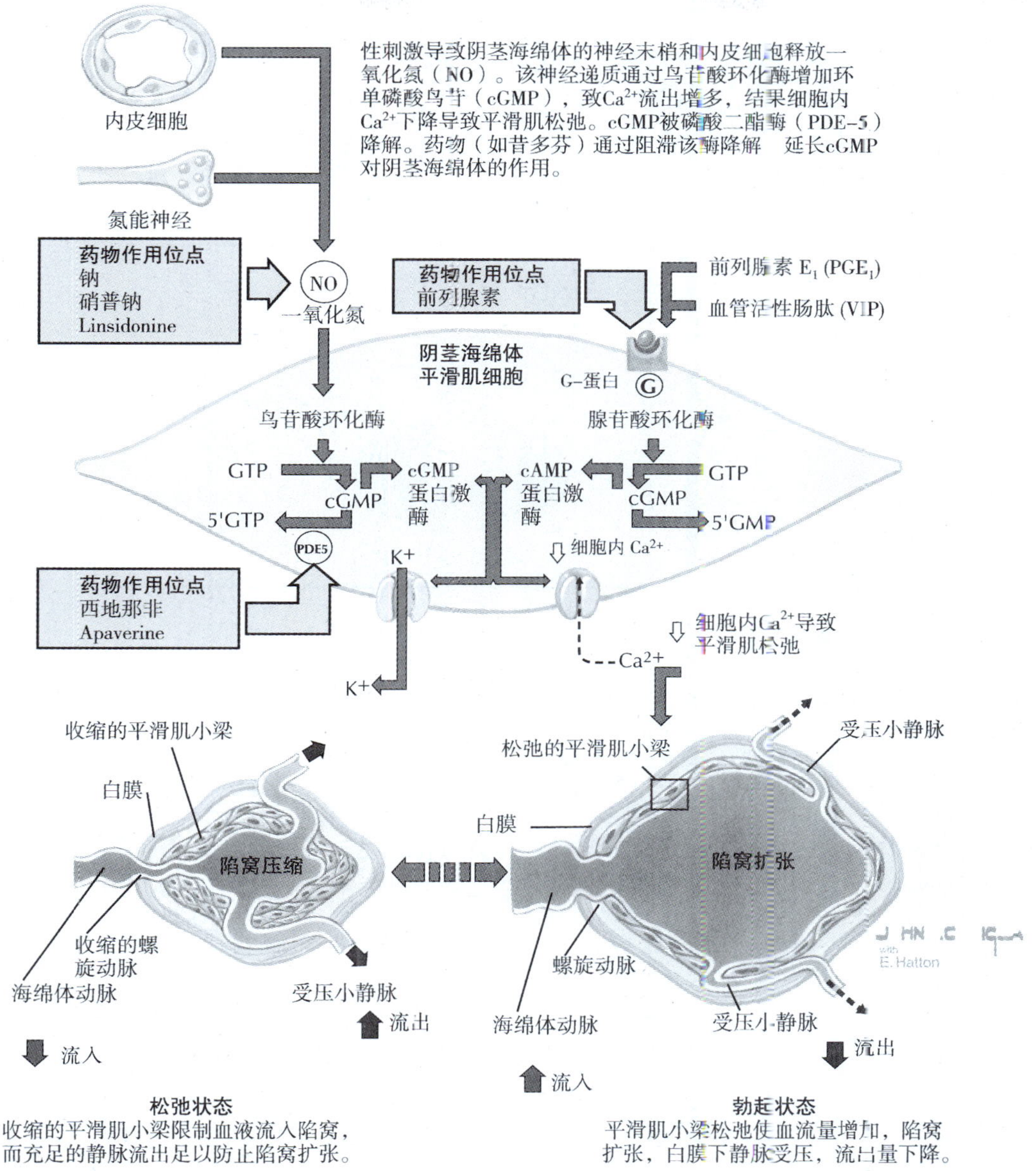

与临床抑郁症有关。由于ED与下尿路症状高度相关，因此应询问患者排尿症状。

器质性ED患者常逐渐起病，开始时间断出现勃起障碍，间期逐渐缩短，射精时勃起不能维持。患者主诉早泄，可能存在ED，询问病史是鉴别患者的最佳方法。

精神性ED常以突然精神异常为首发，如抑郁、焦虑状态、生活方式或人际关系改变。这些男性可能在手淫下有夜间和清晨勃起。器质性ED患者亦可继发出现精神性ED。单纯性欲减退或者有雄激素缺乏症状的老年男性患者，可通过激素测定来确定。

体格检查

体格检查包括第二性征、毛发分布和生殖器检查。评估外周脉搏、神经反射（如球海绵体反射）和肛门括约肌张力。这对鉴别某些并发外周神经损伤或糖尿病的患者有帮助。原发性性腺功能减退者可有睾丸大小和质地的改变。血压、下肢反射、脉搏和视野（评估垂体瘤）等一般体格检查可发现导

图120-2 勃起功能障碍的病因和发病机制

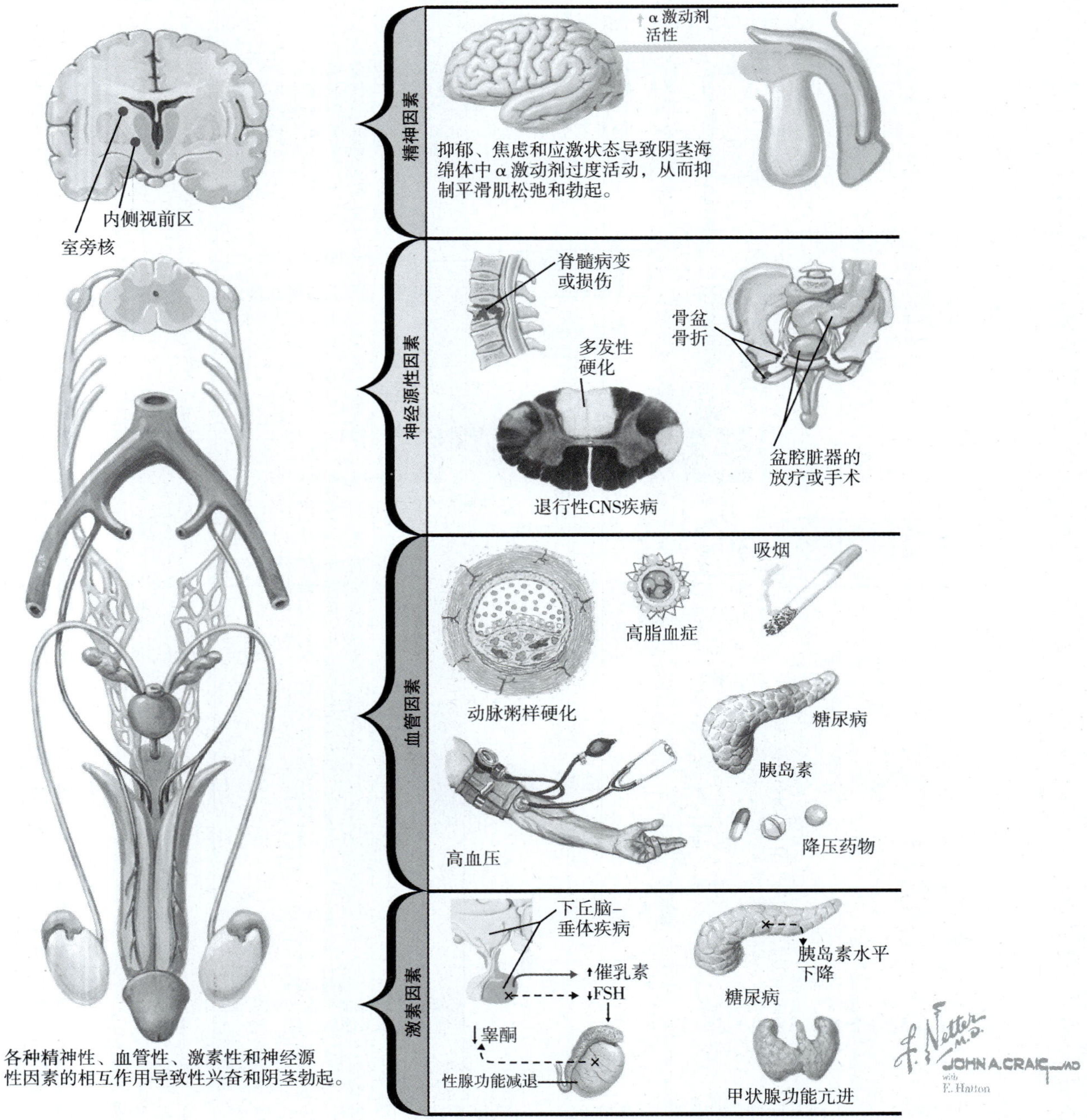

致 ED 的潜在系统性病因。

鉴别诊断

详细的病史和实验室检查对鉴别诊断意义重大。射精功能障碍和其他非勃起性性功能障碍迫切需要最好的治疗建议。许多 ED 男性主诉为早泄（premature ejaculation，PE）。由于治疗 PE 应选用抗抑郁药选择性 5 羟色胺再摄取抑制剂，因此必须加以鉴别。应通过病史和清晨睾酮测定排除雄激素缺乏。应鼓励存在明显问题的夫妇进行性咨询。

诊断方法

ED 可能为糖尿病、高胆固醇血症、高血压或其他全身疾病的首发症状，因此为患者全面评估每一种疾病是很重要的。激素测定包括清晨总睾酮测定。如果总睾酮异常，再次测定总睾酮以及游离睾酮、促黄体生成素和催乳素，这些可鉴别雄激素缺乏、垂体瘤和性腺功能减退的患者。垂体瘤和慢性肾衰竭透析患者通常睾酮水平低下而催乳素水平高。血脂、糖化血红蛋白和其他一般检查措施有助于诊断。

行血管重建或血管旁路手术前患者需行其他检查，有帮助的特殊检查包括注射血管活性药物后阴茎多普勒血流检测、夜间阴茎勃起监测和骨盆血管造影。血管旁路手术的适应人群常为盆腔动脉单支病变的年轻男性和有明确会阴或盆腔外伤史者。老年患者，尤其是伴有高胆固醇血症、糖尿病、高血压或吸烟者，血管旁路手术很少成功。

夜间阴茎勃起监测有助于鉴别器质性和精神性ED患者。

治疗

初始治疗应集中在更换药物和改变异常生活方式。戒烟、控制糖尿病、高胆固醇血症和高血压可改善勃起功能，便于药物治疗。

把降压药物更换为α-受体阻滞剂、血管紧张素转换酶抑制剂或钙通道阻滞剂，可维持降压治疗，并恢复勃起功能。睾酮水平低下者应接受注射或外用睾酮补充剂。

如果抑郁或者夫妻关系问题为主要根源，除了药物治疗外性指导也很有益处。指导患者和其伴侣可使其更好地了解勃起功能障碍的原因，了解替代治疗和预期效果。

最佳治疗

一线治疗

目前口服制剂西地那非、他达拉非和伐地那非为治疗ED的一线药物。这些选择性PDE5i增加了cGMP浓度和持续时间，继而使阴茎海绵体平滑肌松弛。服用PDE5i后勃起功能可延长30～60分钟，西地那非常用初始剂量为50mg，伐地那非或他达那非为10mg，但是多数患者前者100mg而后者20mg效果更佳。要取得圆满成功和成效可能需要多达8个试验。口服制剂的副作用包括头痛、消化不良、面部潮红、肌肉酸痛和蓝视。对于糖尿病、脊髓损伤、高胆固醇血症、抑郁、心血管疾病、根治性前列腺切除术后和精神性勃起功能障碍者，PDE5i对发生勃起显著优于安慰剂组。尽管PDE5i对几乎所有原因及严重程度的ED均有效，但是对严重血管病变患者效果甚微。通常服用PDE5i非常安全，但是，其与硝酸盐制剂合用于冠状动脉疾病时可产生严重的一过性低血压。因为这个原因，PDE5i和硝酸盐药物合用被禁忌。根治性前列腺切除术后患者服用西地那非，双侧神经保留的根治性前列腺切除术后效果最好。PDE5i对不保留神经的前列腺切除术或盆腔放射治疗常无效。

二线治疗

如果口服药物无法改善勃起功能，则选择其他治疗方法。海绵体内药物治疗对产生生理勃起最有效果。该治疗应用前列腺素 E_1（PGE_1）或合用罂粟碱和酚妥拉明。PGE_1可经海绵体内或经尿道球部注射。

经尿道PGE_1剂量为250、500或者1000 μg。大规模临床试验证实有效率为30%。可将含有PGE_1丸剂的涂敷器放置在尿道。在丸剂沉积和移去涂敷器后，患者尿道受刺激使得PGE_1进入阴茎海绵体。10～15分钟内可勃起，可持续40分钟。副作用包括长时间或异常勃起、阴茎明显疼痛、尿道烧灼感和疼痛，较为少见。这一制剂是对阴茎修复极好的补充，使其进一步充血，但对于明显器质性ED患者的效果却令人失望。

海绵体内注射PGE_1已被广泛应用了二十余年。尽管有时会出现阴茎疼痛和偶发长时间勃起，但总体来说是安全的。PGE_1的初始剂量为2.5～5μg。有严重的血管性ED患者需要较高的初始剂量和维持剂量。医生帮助调整初始剂量以性交中勃起不超过60分钟为佳，许多男性需要在家调整剂量。如果勃起时间超过4小时，建议患者去急诊接受α激动剂治疗，如海绵体内注射去氧肾上腺素或吸入疗法。尽管这一并发症罕见，但早期治疗有助于保存远期勃起功能。如果海绵体内PGE_1治疗无效或出现严重疼痛，联合应用罂粟碱（伴或不伴酚妥拉明）和PGE1可减少阴茎不适，产生满意的勃起。联合用药的副作用包括延长勃起和阴茎异常勃起、海绵体纤维化和偶发一过性低血压。

除了延长勃起和阴茎异常勃起，应用PGE_1、罂粟碱及酚妥拉明的副作用还包括阴茎疼痛。这一副

作用在注射 PGE_1 时最为显著，发生率约 20%。患者也可出现血肿、水肿和偶发海绵体纤维化（< 5%）。尽管初始治疗的成功率在 70% 以上，仍有少数患者需要继续注射治疗 3 ~ 4 年以上。中断治疗的原因包括焦虑、勃起不足、阴茎疼痛以及患者和性伙伴满意度差。

避免治疗错误

治疗错误包括将 PDE5 抑制剂用于治疗 PE，而 PE 的最佳治疗药物是 SSRI 制剂。许多应用 PDE5 无效的患者，需要学习如何应用这些药物，并随着低睾酮水平的正常化而疗效得到改善。应用硝酸盐药物的患者和不能耐受中度运动的心血管疾病患者，PDE5 制剂为禁忌。

勃起功能障碍的治疗建议

多年来，应用真空勃起装置来刺激、促进并延长勃起时间。这些外在装置通过一个置于阴茎底部的紧缩环使阴茎周围产生真空状态，使其充血、勃起。尽管这是非自然勃起，但可使性交满意。收缩装置可产生阴茎疼痛、淤伤、瘢痕和阴茎硬结症。它们也可抑制射精。该措施成本低，但患者满意度差。初次使用前指导及详细介绍可提高患者满意度。

对于阴茎硬结症和阴茎勃起障碍的严重 ED 患者行阴茎重建，植入阴茎假体是恢复勃起功能的一项成功、重要的方法。这些植入手术装置最常见为充气型，由置于阴茎海绵体的两个空心圆筒组成，与置于阴囊的一个小的泵装置相连。液体（生理盐水）由腹直肌下方一水囊提供。患者可感觉并触及阴囊中此泵装置，感觉到阴茎海绵体充气，维持正常感觉和整个刚性性交的勃起。该装置随即瘪下以保持外观完美。该装置寿命相当令人满意，93% 植入后寿命可达 3 年，86% 达 5 年，76% 达 10 年。出现机械故障则予以更换。患者及其性伙伴的满意度高达 90% 以上。

雄激素替代治疗

对于老年男性或者性功能减退的雄激素缺乏者，睾酮替代治疗对于提高性欲、促进其他药物治疗很有必要。应用长效注射制剂行睾酮替代治疗，如庚酸睾酮或环戊丙酸盐，每 2 ~ 3 周 200mg，以及局部应用睾酮贴片或凝胶。局部治疗多为生理性治疗，使其清晨睾酮水平高而夜间低，这和年轻的性活跃男性睾酮水平相似。同样，睾酮代谢产物雌二醇和双氢睾酮在局部治疗中维持最佳效果。睾酮替代治疗的目标是使睾酮水平恢复至生理水平范围内。精神性勃起功能障碍者应用睾酮，如超过生理水平，则无效且伴有其他严重的潜在并发症。睾酮替代治疗与发生前列腺癌有关，增加血细胞比容和血脂水平，增加良性前列腺增生的发生。对接受睾酮替代治疗的患者应详细评估，每年应行两次直肠指检、前列腺特异性抗原、血脂和血细胞比容检查。慢性肾衰竭和泌乳素患者，接受睾酮替代治疗前催乳素正常化是关键。除了应用睾酮替代治疗，应用溴隐亭或者卡麦角林会产生更好的继发结果。

展望

1998 年引进西地那非是 ED 治疗的里程碑。目前正在研究新的药物，为 ED 患者提供其他治疗手段。作用于中枢神经系统的药物将可能用于刺激勃起。第一代药物阿扑吗啡舌下含服，在欧洲目前已被批准使用，而促黑激素激动剂 PT-141 仍在临床试验阶段。临床试验证实这些药物刺激中脑勃起中心的多巴胺受体，对产生勃起功能有效。副作用包括恶心、呕吐和晕厥，首剂效应占主导地位的少数患者可出现这些症状。按需 5- 羟色胺再摄取抑制剂达泊西汀治疗 PE 在临床试验中已显示出较大的优势。

关于基因治疗 ED 的可行性和有效性的研究正在进行。在因糖尿病、高胆固醇血症和其他血管疾病所致的 ED 动物模型中，基因治疗恢复海绵体平滑肌的 NO 合成酶浓度、内皮细胞功能和钾通道功能为一种好办法。这一模型为血管性 ED 患者提供了长远的解决办法。

尽管在药理学治疗方面取得了进展，但是许多患者仍需要通过阴茎假体行手术重建。在过去的 25 年中，当前可用的阴茎植入假体已被改进和完善，为阴茎异常和 ED 患者提供安全、可靠的重建，降低预期并发症和死亡率，提高患者满意度。新型的抗生素涂层装置使感染的风险降低至不足 1%。

（王玉珍 译 刘 岩 校）

参考文献

Carson CC III, Kirby RS, Goldstein I (eds): Textbook of Erectile Dysfunction. Oxford, UK, Isis Medical Media, 1999.

This textbook is a good general reference.

循证

1. Carson CC, Lue TF: Phosphodiesterase type 5 inhibitors for erectile dysfunction. BJU Int 96(3):257-280, 2005.
   This comprehensive review addresses the pharmacology and clinical effects of the three currently available PDE5 inhibitors.
2. Feldman HA, Goldstein I, Hatzichristou DG, et al: Impotence and its medical and psychosocial correlates: Results of the Massachusetts Male Aging Study. J Urol 151:54-61, 1994.
   This most robust and extensive epidemiologic study of male sexual dysfunction has become the index paper from which many other epidemiologic data have been derived.
3. Kostis JB, Jackson G, Rosen R, et al: Sexual dysfunction and cardiac risk (the Second Princeton Consensus Conference). Am J Cardiol 15;96(2):313-321, 2005.
   This report from a consensus conference for the role of cardiovascular factors in erectile dysfunction includes caveats for treatment of men with erectile dysfunction with cardiac disease.
4. Mikhail N: Does testosterone have a role in erectile function? Am J Med 119(5):373-382, 2006.
   The author presents an excellent review of the place of testosterone in the sexual function of men, both physical and psychological.
5. Thompson IM, Tangen CM, Goodman PJ, et al: Erectile dysfunction and subsequent cardiovascular disease. JAMA 294(23):2996-3002, 2005.
   This report is on a study of the incidence of cardiac events and disease in men with erectile dysfunction followed for 5 years.
6. Wald M, Meacham RB, Ross LS, Niederberger CS: Testosterone replacement therapy for older men. J Androl 27(2):126-132, 2006.
   This article provides data on the safety and efficacy of testosterone replacement therapy in hypogonadal men.

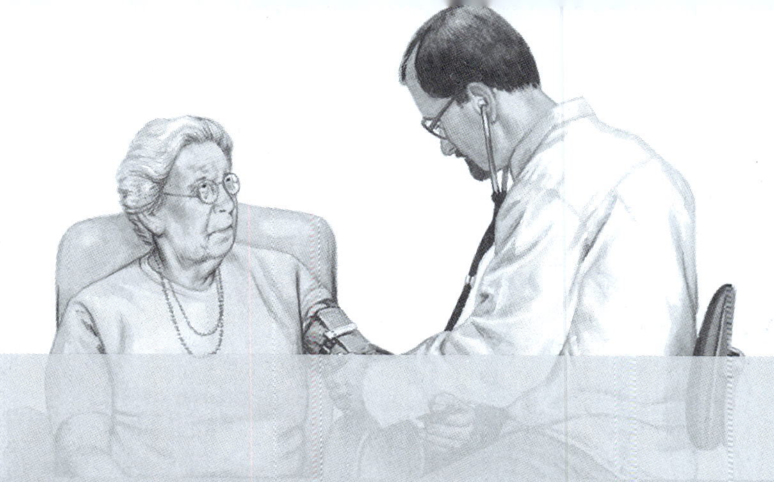

第XIII部分

神经系统疾病

David Y. Huang

121

意识障碍

引言

意识是指人的觉醒程度和认知能力，是机体通过思维、躯体运动对内外环境的刺激做出应答反应的能力。意识障碍包括意识水平受损、意识内容受损，或者二者兼而有之，但通常是指意识水平的下降。本章主要集中阐述对急性期意识水平的评估与治疗。导致意识改变的病因有很多，快速识别病因并进行治疗，尤其是识别那些对生命具有潜在威胁的病因，是非常重要的事情。

病因学和发病机制

意识的维持依赖于脑干上行网状激活系统和下行网状激活系统的功能。网状激活系统（reticular activating system，RAS）是起源于髓质的核团和纤维束，并发放兴奋传至丘脑，再由此弥散投射至大脑皮质，皮质区域下行纤维再以反馈的形式返回至丘脑。觉醒是由 RAS 的正常环路维持，而认知则归属于更高皮质中枢的活动。损害上行网状激活系统或下行网状激活系统的任何部位，或两者均损害，都可导致意识的改变。这种损害可能是由于局灶的或多发的损害，或者挤压大脑或脑干的重要区域而引起，还可能是由于大脑半球神经功能障碍导致机体紊乱的结果。

临床表现

意识障碍表现为不同程度的意识水平和意识内容的改变。意识水平障碍以唤醒和觉醒的损害为特征，这种损伤是短暂的，数秒至数分钟可以消失，但也可延长或持续数小时或更长时间。许多唤醒障碍的患者很难对其意识内容的改变进行评估，但在一定条件下，意识内容受损而意识水平可以正常，不同的痴呆即表现出此种形式，海马的损害可以出现单独的记忆丢失，优势半球的卒中也可以出现单纯的失语表现。

意识水平改变的患者对刺激程度的反应不同。昏迷是意识下降的最严重程度，且昏迷的患者无意识反应，不能被唤醒。有定向力障碍、嗜睡或者注意力不集中的患者经常被描述为意识错乱、抑郁或者嗜睡等。谵妄是指患者的意识内容障碍，伴随交感神经兴奋的征象，如烦躁、心率加快、血压升高和幻觉。迟钝的患者需要反复的刺激以维持其注意力，木僵状态的患者对快速或持久的刺激仅有轻微的反应。

其他特征取决于意识改变的病因学。患者可表现出局灶的神经功能缺失，尤其是功能区域的损害。意识损害的性质及程度主要取决于病灶的位置、大小或继发的损害程度（图 121-1）。一般意识障碍的患者可以表现出局灶的特征，脑膜炎患者可单独出现颅神经缺失的体征，癫痫发作后的患者可出现短暂的肢体力弱（Todd 麻痹）。

头痛是常见的症状，尤其是有颅高压或者脑膜刺激征的患者更为常见。颅高压患者在查体时往往可见视觉障碍和眼球运动障碍，还可出现肌紧张，如蛛网膜下腔出血（SAH）、脑膜炎和脑膜脑炎。

颞叶沟回疝、脑干损伤及大面积的小脑损伤均可出现脑干受压的征象。根据脑干损伤的严重程度，患者可出现双侧瞳孔不对称、单侧瞳孔散大固定或者双侧瞳孔散大固定。还可以出现动眼神经麻痹、

图121-1 意识改变的鉴别诊断

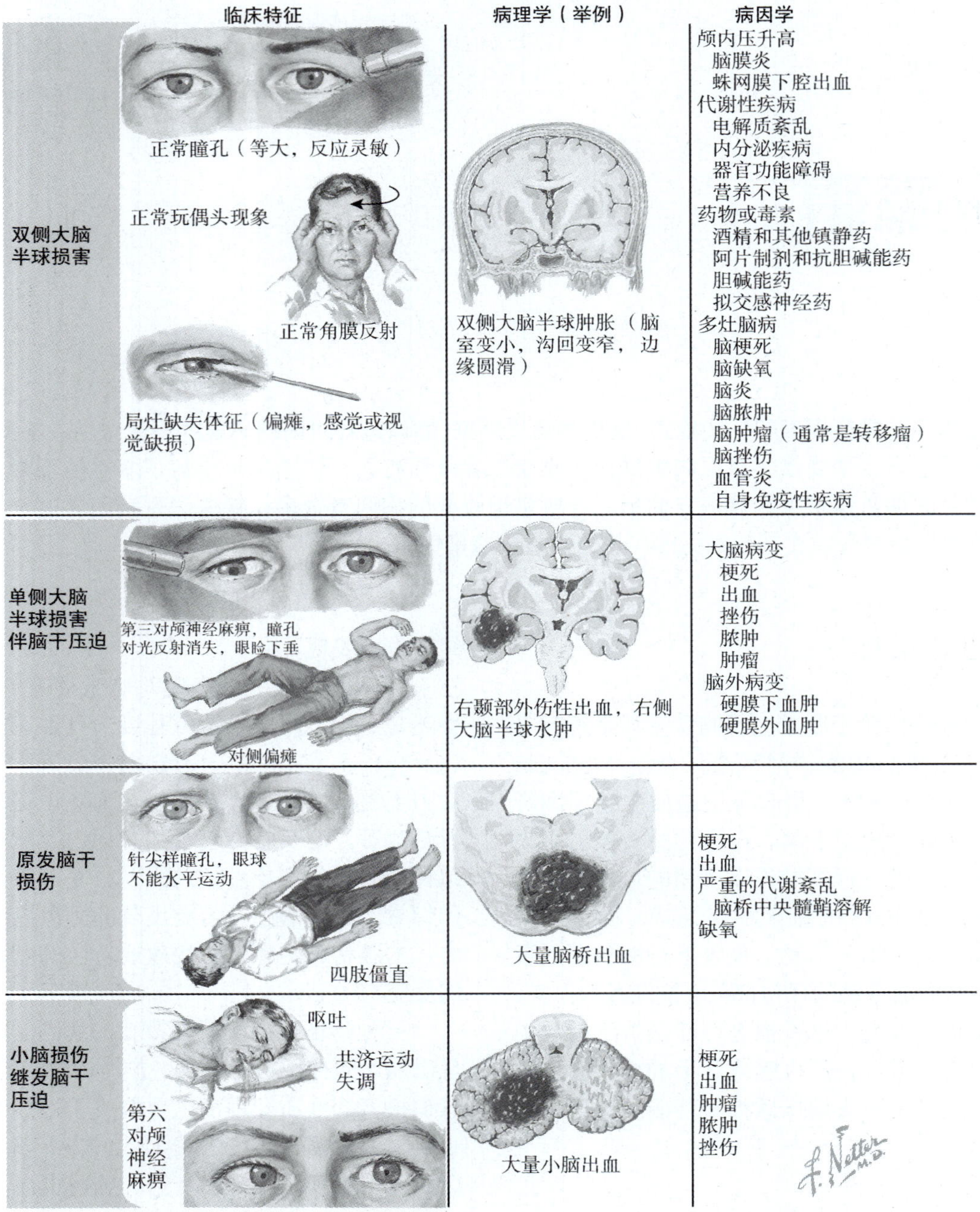

轻偏瘫，以及因刺激产生的屈肌反应（去皮层强直）或伸肌反应（去脑强直）等表现。检查者还应仔细观察患者的异常呼吸模式（如潮式呼吸、过度呼吸、长吸气式呼吸），一旦患者出现脑干受压的征象，需要快速的诊断和治疗。

在大脑严重受损的情况下，查体时患者神经功能缺失的体征很少。当昏迷的病因明确并证实为不可逆的损伤时，脑干神经功能缺失，出现呼吸暂停，这种情况被称为脑死亡。在美国和其他许多国家，这种情况被视为法定的死亡。

鉴别诊断

引起意识改变的病因很多且不尽相同（图

121-1)。从理论上讲，引起意识改变的原因可以分为颅内结构病变以及全身性疾病。颅内结构病变可以分为外伤性损害和非外伤性损害，也可按损伤的部位进一步分为：幕上（大脑半球）、脑干和小脑。硬膜外血肿、硬膜下血肿、挫伤和剪切伤可继发于外伤而发生。非外伤性原因包括缺血性卒中、脑实质和脑室内出血、SAH、肿瘤及脑脓肿。

许多全身性疾病也可导致意识改变：代谢紊乱、药物中毒和药物戒断、缺氧、中枢神经系统感染、败血症、自身免疫性疾病、血液系统疾病、弥漫性血管疾病（如血管炎）、癫痫发作（如非惊厥癫痫持续状态和发作后状态）。导致意识障碍的代谢性原因一般有：电解质紊乱（低钠血症、低钙血症、高钙血症），内分泌紊乱（低血糖症、高血糖症、糖尿病酮症酸中毒、甲状腺功能减退、甲状腺功能亢进、肾上腺功能减退、肾上腺功能亢进），器官功能障碍（尿毒症、肝性脑病），以及营养不良（Wernicke 脑病）。可导致精神状态改变的药物包括：酒精和其他镇静药、阿片制剂、胆碱能药物、抗胆碱药物及拟交感神经药物，另外还有一些其他药物的报道。脑（脊）膜炎可由许多病因引起：细菌、结核、梅毒、真菌、病毒、转移性疾病。单纯疱疹病毒可引起疱疹病毒性脑炎。

常被误诊为昏迷的疾病

闭锁综合征，患者意识清醒，因运动传出通路几乎完全受损而导致失运动状态。由基底动脉闭塞、脑桥肿瘤、脑桥出血、脑桥中央髓鞘溶解、脑干脑炎、重症肌无力及急性炎症性脱髓鞘性多神经病导致的双侧脑桥梗死可表现为这种形式。

无动性缄默症，患者仍留有意识，保留活动和言语的能力，但缺乏主动对环境做出反应的能力。他们常有网状 - 皮质和边缘 - 皮质联系中断的脑部病变，但皮质脊髓路径未受损。意志丧失是这种疾病的一种轻症形式。

紧张症与精神疾病有关，但也可认为与代谢紊乱和药物中毒有关。患者对刺激无反应，但神经系统查体正常。患者通常双眼睁开躺卧，对视觉干扰可无眨眼反应，但光动反应正常。四肢常呈蜡样屈曲，或者呈僵直的特征，如僵硬的肢体和固定的姿势。

精神性昏迷是一种精神分离性障碍。患者常自动抵抗被动性睁眼，轻微触动眼睫毛时，眼睑可出现震颤。运动系统检查时，当检查肌张力时患者可出现自动抵抗，或者出现齿轮样强直。患者在睡觉时偶有自发性活动，或者改变身体姿势。自我保护反射体征存在，如将一条带子放在患者的脸部上方，带子会落在一边而不会打在患者的脸上。

诊断方法

严重的意识障碍应该按照医学急症来处理，因为严重者将会对生命构成威胁。治疗的重点应首先解除对患者的生命威胁。

因为大多数意识障碍患者不能提供详细的病史，因此通过目击证人、家庭成员和急诊医务人员获得信息是很重要的。获得有关最近发生事件的信息（如，是否受过外伤？患者有无癫痫发作？之前有无主诉或者前驱症状？），以及既往史（糖尿病、肝病、肾衰竭、神经系统疾病、精神障碍等）和治疗情况（用过何种处方药物，以及自服药物等），也是很重要的。

在进行一般体格检查时，异常的重要体征也可以给诊断提供重要的线索，并进行鉴别诊断（如低血压、高热、心律失常），此时常需要进行快速的处理。一些伴有严重颅内压升高和高血压的患者，可同时合并心率减慢和呼吸减弱（Cushing 现象）。查体时还应注意因头部外伤导致的征象，如眼眶周围的瘀斑（浣熊眼）、耳廓后的瘀斑（Battle 征）、血鼓室、脑脊液耳漏或者脑脊液鼻漏。颈强直是外伤和脑膜刺激征的征象。应检查皮肤是否有皮疹、紫癜、发绀、黄疸、针状痕迹等。器官增大或淋巴结增大会给诊断进一步提供依据。

任何一个意识障碍的患者都应首先快速进行神经病学的意识障碍程度评分。临床上常用修订的Glasgow昏迷量表（GCS）评价患者的意识水平，主要从以下三个参数进行评估：睁眼、对语言命令或对伤害性刺激的运动反应，以及言语反应（图121-2）。虽然这个15分量表最初是用来评估脑外伤的预后，但也可以对意识水平做出很好的评估。对于评分异常的患者（GCS＜15分），脑的影像学检查被推荐应用。小于9分的患者常提示昏迷，应当迅速对气道进行处理。除此之外，还应进行简单的神经系统检查，注意观察脑干损伤的表现。存在局灶的神经系统体征可以为诊断提供线索，以确定还需要进行哪些额外的检查。

图121-2 Glasgow昏迷量表

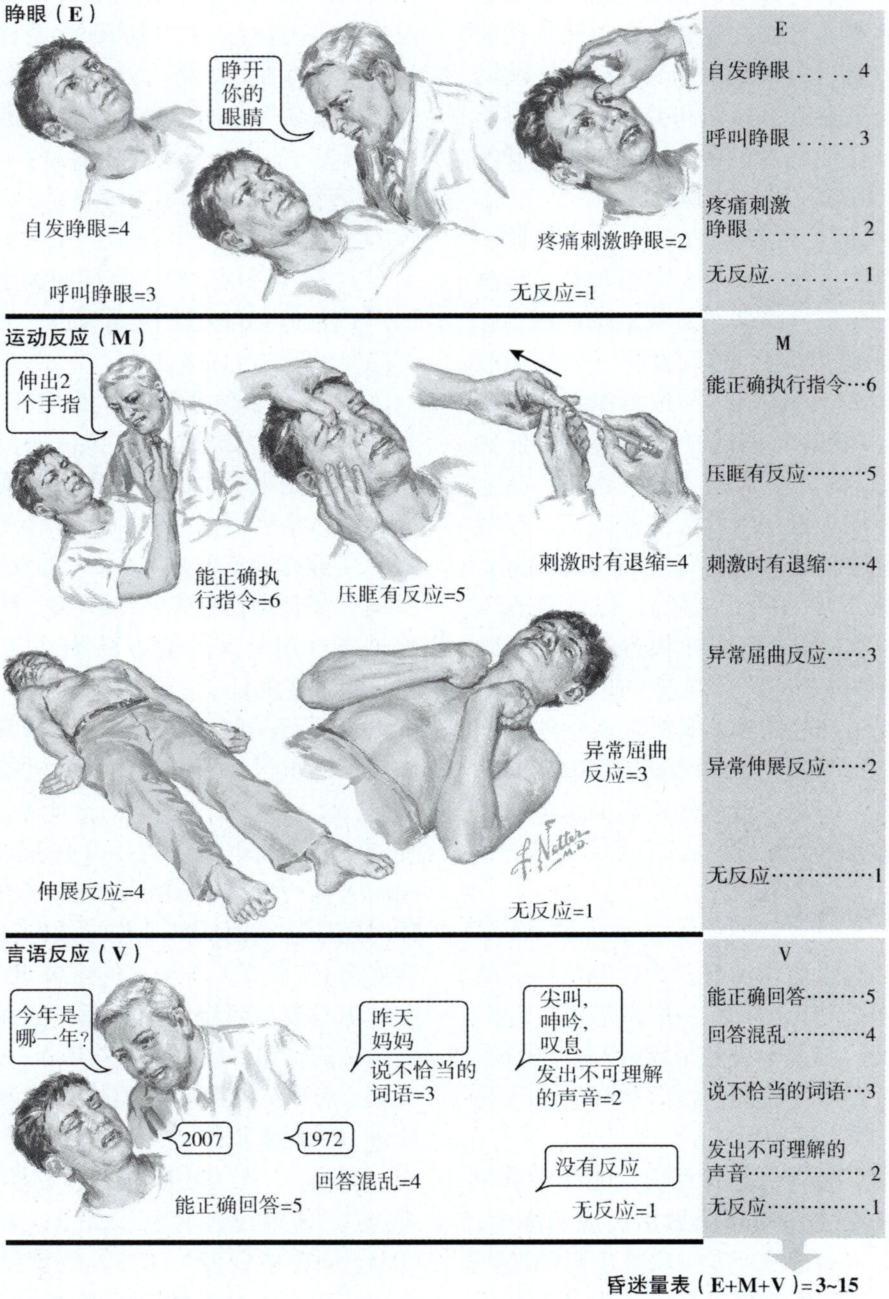

应抽取血液样本以检查血糖、电解质（包括钙、镁）、全血细胞计数、肾功能、肝功能、凝血检查、心肌酶和药物筛查。当怀疑感染时，应进行血培养，还应进行腰椎穿刺获取脑脊液，以检查细胞计数、糖、蛋白质、革兰染色、培养和HSV聚合酶链反应。次要的血液检查包括动脉血气、甲状腺功能检查、血涂片、血氨、梅毒试验和抗惊厥药物水平，可根据患者的病史和查体发现进行。还应常规做心电图，并进行连续心功能监测。

当病因不明而脑部急症已经出现时，CT是一种有效的检查方法，因为许多颅内结构性病因会很快在CT上显示出来。如果怀疑缺血性卒中或SAH，CT血管造影对鉴别血管闭塞或者动脉瘤有很大帮助。磁共振成像可以很好地使脑干和小脑的病理学变化显影，可以显示急性脑梗死，检查弥漫性脑损伤，如脑炎、脑缺氧-缺血所致的层状坏死以及创伤所致的剪切伤；然而，检查需要较长的获取时间、扫描仪的利用度有限、需要专家来解释影像，常使得该检查模式在紧急情况下难以采用。

脑电图是癫痫发作或癫痫持续状态患者所采用的一种特殊检查。脑电图对于诊断中毒或代谢性脑病、镇静药服用过量及 HSV 脑炎也有帮助。脑电图还可用于鉴别闭锁综合征昏迷、精神性昏迷和紧张症等。

处理和治疗

最佳治疗

治疗这类患者时应同时进行诊断性评估，首先应评估气道通畅性、呼吸及循环功能。有效地通气及吸氧，可能需要辅助供氧、面罩通气或者气管插管。在危险解除之前，颈椎应当被固定。低血压、心肌缺血、心律失常需要强有效的治疗，高热应随后进行处理。

经验性给予硫胺素、纳洛酮和葡萄糖，可以立即控制可逆病因引起的意识障碍。硫胺素应在葡萄糖之前给予，以避免加重 Wernick 脑病，如果可以，应及时检测血糖水平，避免因高糖而引起的昏迷。

发热的患者常被怀疑由于败血症、脑膜炎而导致意识改变，应立即进行血培养，经静脉给予广谱抗生素、阿昔洛韦（用于 HSV 感染）。中枢神经系统感染时需腰椎穿刺，此操作应推迟到脑成像除外占位性病变之后。

如果出现颅高压征象或一开始即出现脑疝症状，经验性用药不应推迟到脑成像之后。治疗在评估的开始即应进行，过度换气应尽早开始，因为大多数患者 PCO_2 减少 30 ~ 35 mmHg，颅内压可降低 25% ~ 35%。脑水肿可导致颅高压，静脉注射甘露醇是一种有效的治疗方法。类固醇用于急救的病例尚未介绍。一旦药物处理已经开始，紧急的颅脑 CT 成像即可进行，对及时调整用药有很大的帮助。

其他急性期常见的干预措施包括放置导尿管和鼻饲管。动脉导管和中央静脉通路对于监测血流动力学状态有很大帮助。侵入性颅内压监护仪对存在颅高压危险的患者有很大帮助，但需要使用镇静药，这就对接下来的神经系统检查造成困难。

避免治疗错误

延误诊断和治疗是最常见的错误，也是最容易避免的。时刻记住，尽管患者的意识障碍程度很轻，但也有迅速恶化的可能。对每一位患者都要进行紧急评估，直到生命威胁被解除。病危特别护理应该用于意识下降或者昏迷的患者，使其能够迅速得到评估和治疗。使用诊断系统可以在鉴别诊断中防止遗漏威胁生命的情况。

预后

一般来说，预后取决于疾病的严重程度及潜在的原因。研究人员根据已明确病因的昏迷患者的研究，提出了不同的预后结果。所选病例包括严重头部外伤、非外伤性昏迷以及缺血 - 缺氧性昏迷患者。尽管此类研究为临床提供了大体的指导，但是因为个体差异的原因，其预后是不同的。影响预后的各种因素均应考虑在内，如年龄、合并症、神经系统异常的严重度，以及影像学和神经生理检查的异常等（图 121-3）。

如果患者的 GCS 评分及在接下来的查体中评分较低，那么患者的预后很差。大多数由中毒或代谢性原因引起昏迷的患者，预后比较乐观，即使他们有长期的神经系统疾病。影像学正常的患者预后较好；影像学显示出局部病灶（如硬膜下血肿）的患者，一般来说比弥散性损害（如缺氧 - 缺血所致损伤）的预后要好。在神经系统查体中，瞳孔反应缺失、其他脑干损伤体征（如冷热水试验异常）或者出现异常姿势的患者，预后不良。在脑电图或诱发电位中出现异常的患者，预后也很差。

展望

低温疗法作为一种神经保护方法已经开始进行研究，用来减少脑卒中、脑外伤、缺氧 - 缺血性脑损伤患者的进一步损害。在对心脏停搏后复苏患者的研究中，已经看到了很好的治疗效果。但是大部分时候，此项技术的应用仅限于神经危重症专科中心中。

神经保护剂应用于缺血性脑卒中也已开始进行研究，但是尝试利用这些制剂来减少神经损伤的程度并不是很乐观。尝试利用神经保护剂治疗创伤性脑损伤还处于一个早期阶段，有待于进一步发展。

图121-3 抑郁精神状态的预后

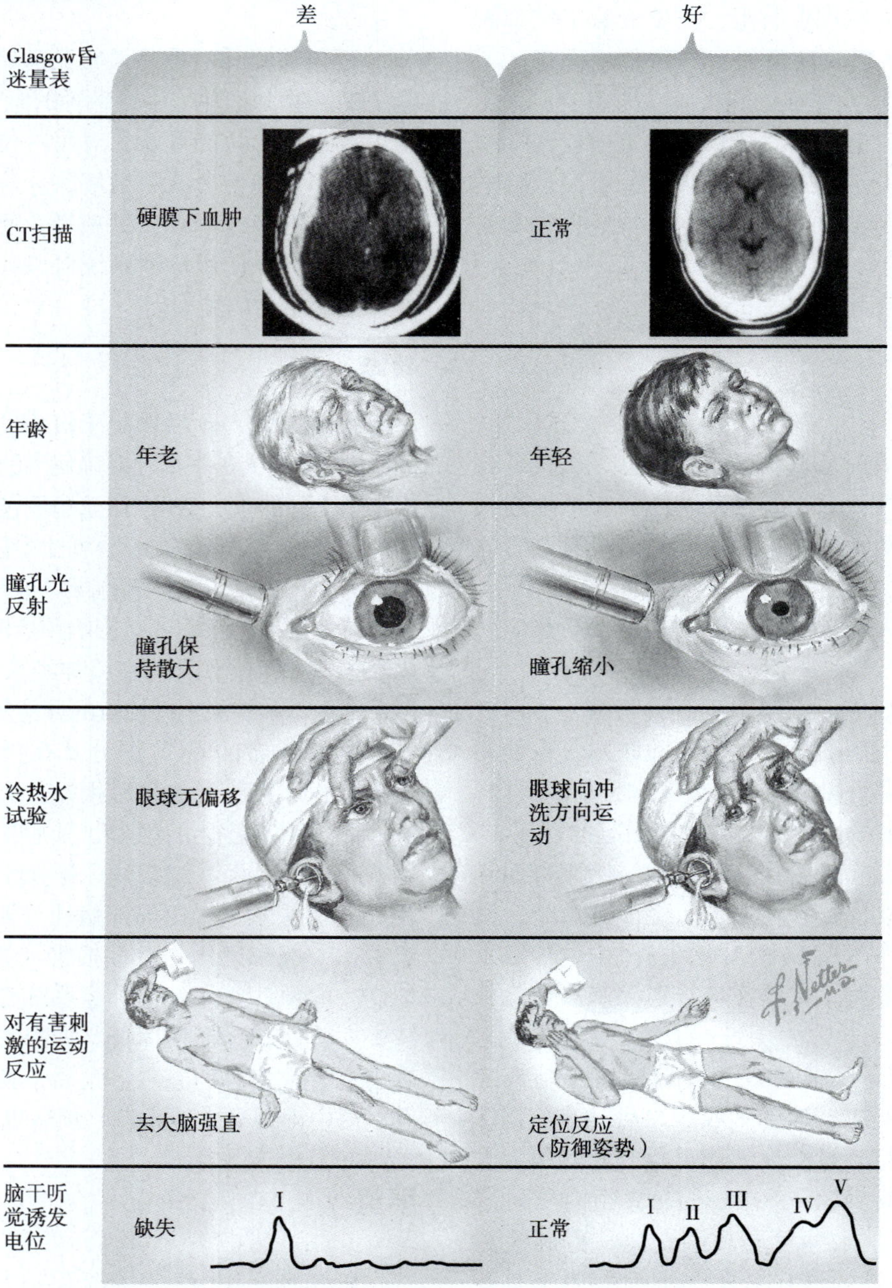

（袁建新 译 赵宗茂 校）

参考文献

Greer DM: Hypothermia for cardiac arrest. Curr Neurol Neurosci Rep 6(6):518-524, 2006.

This well-written article reviews the evidence for and use of hypothermia following cardiac arrest.

Levy DE, Caronna JJ, Singer BH, et al: Predicting outcome from hypoxic-ischemic coma. JAMA 253(10):1420-1426, 1985.

This study identifies predictors of outcome in cases of hypoxic-ischemic injury.

Practice parameters for determining brain death in adults (summary statement). The Quality Standards Subcommittee of the American Academy of Neurology. Neurology 45(5):1012-1014, 1995.

This paper presents guidelines for determining brain death.

循证

1. Greenberg DA, Aminoff MJ, Simon RP: Disorders of consciousness. In Clinical Neurology, 5th ed. New York, Lange, 2002, pp 1-69.

This is a well-written and well-organized survey of common disorders of consciousness.

2. Levy DE, Bates D, Caronna JJ, et al: Prognosis in non-traumatic coma. Ann Intern Med 94(3):293-301, 1981.

This study identifies predictors of outcome in cases of nontraumatic coma.

3. Plum F, Posner JB: Diagnosis of Stupor and Coma, 3rd ed. Philadelphia, FA Davis, 1982.

This classic volume focuses on diagnosis through understanding of the anatomic, biochemical, and physiologic disruptions that cause stupor and coma.

4. Stubgen JP, Caronna JJ: Altered mental status. In Samuels MA (ed): Hospitalist Neurology. Boston, Butterworth Heinemann, 1999, pp 27-43.

The authors present a hospitalist approach to disorders of consciousness.

5. Teasdale GM, Jennett B: Assessment and prognosis of coma after head injury. Acta Neurochir (Wien) 34:45-55, 1976.

This is the original description of the revised Glasgow Coma Scale.

Caroline M. Klein

122

神经根病：颈椎、腰椎、椎管狭窄

引言

在美国，每年都有很多人因颈部和腰背部疼痛就医，甚至因此留下重大残疾、失业和支付昂贵的医疗费用。据估算，腰背部疼痛的患者每年的医疗费用超过 80 亿美元。高达 80% 的人一生中至少有一次腰背部疼痛发作。神经根病，或者脊神经根病，是颈部和腰背部疼痛的主要原因，可能由于各种病因，其中最常见的是脊柱退行性病变。椎管狭窄，或者中央椎管或神经孔（脊神经从此穿出）的解剖学狭窄，由脊椎的先天性或获得性疾病引起，可导致神经根病或者脊髓压迫。椎管狭窄可发生于颈椎或腰骶椎部位，其中腰椎狭窄最为常见。

病因学和发病机制

脊柱解剖

脊神经由前根和后根在椎间孔水平进入中央椎管形成，椎间孔由椎管外侧邻近椎体的关节突关节形成。脊神经共 31 对（颈神经 8 对，胸神经 12 对，腰神经 5 对，骶神经 5 对，尾神经 1 对），每对神经的命名都来源于与它相应水平的椎体。但是，脊神经与其对应椎体之间关系的改变取决于相应脊髓节段的水平。在颈椎，脊神经根从同序数椎体上位椎间孔穿出（C5 神经根从 C4 和 C5 椎体之间出椎管）；但是，C8 神经根由 C7 和 T1 之间的椎间孔穿出，因此，以后的神经根均在同序数椎体的下位椎间孔出椎管（即 T1 神经根从 T1 和 T2 椎体之间出椎管）。脊神经出椎管后即分为前后两支，前支在适当水平加入臂神经丛和腰骶神经丛形成周围神经，支配肢体和躯干，形成对躯干肌肉和皮肤结构的节段性支配。根据脊神经根的节段性支配模式可以绘出相应的皮节支配区。脊髓下端一般平对 L1-L2 椎体水平，这是因为脊柱与脊髓的生长速度不同，脊神经根的鞘内长度从颈部至腰骶部水平逐渐增加。在 C4 椎体水平以上，脊神经根出脊髓节段与进入椎间孔的水平基本与脊髓垂直；在 C4 水平以下，神经根逐渐向下倾斜，在穿出椎间孔之前与相应脊髓节段的距离逐渐增加；在 L1 椎体水平以下，神经根几乎垂直下降，在穿出马尾椎间孔前延伸最长的鞘内距离，形成大家熟知的马尾（图 122-1；彩图 122-1）。

神经根病和椎管狭窄的发病机制

神经根病是指一根或者多根脊神经或脊神经根受损或发生病理改变，其中脊神经根病变在临床中更为常见（图 122-2；彩图 122-2）。病理生理机制包括炎症机制或免疫介导机制、缺血、肿瘤，或者由于脊柱解剖改变（无论先天性还是获得性）导致的机械性压迫，其中后者最为常见。先天性脊柱解剖改变包括先天性椎管狭窄。获得性脊柱解剖改变可以导致脊神经根压迫和临床神经根病，包括椎间盘突出或疝、椎体间关节突关节的硬化或退行性变、韧带（如椎管内后部的黄韧带）增厚、脊椎前移或者相邻椎体间由于椎间盘退行性变而滑脱，以及由于慢性机械应力而导致的脊柱活动性减退。某一椎体水平发生椎间盘疝或突出，神经根可能会受到压迫，出现神经系统症状和体征。C4 和 C5 椎体间的椎间盘疝可能会影响 C5 神经根；同样，因为前述的正常解剖改变，L4 和 L5 之间的椎间盘疝将会影响 L4 神经根，因为 L4 神经根在此椎间盘水平

图122-1 脊神经和感觉皮节。

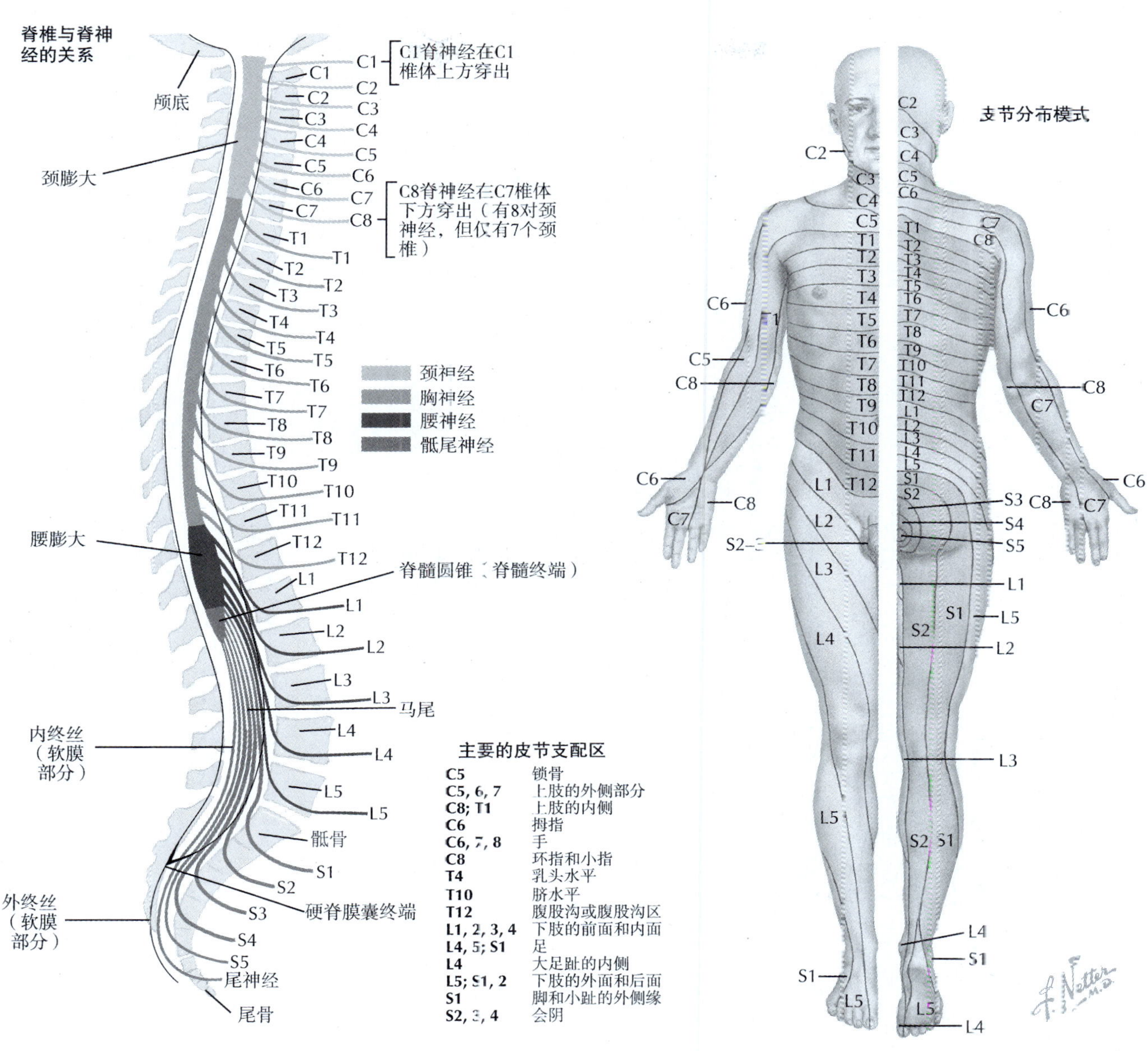

穿出。同样，其他神经根也会受累，尤其是马尾的下位腰椎，取决于突出的椎间盘位于椎管中央还是外侧，因为此水平的神经根在鞘内聚集在一起，大的椎间盘突出可以影响3个或更多的神经根。最终，随着疾病逐渐侵蚀脊柱的结构部件至中央椎管或椎间孔，会发生多发性神经根病或椎管狭窄，并导致神经病学损害和症状。椎管狭窄提示容纳神经元件的解剖腔隙异常狭窄。

临床表现

神经根病

颈神经根病

颈神经根病通常累及中下部的颈神经根（C5至C8），最常见的病因是椎间盘突出。颈神经根病的临床表现包括颈部疼痛，可伴有相应皮节支配区

图122-2 脊神经起源：横断面。

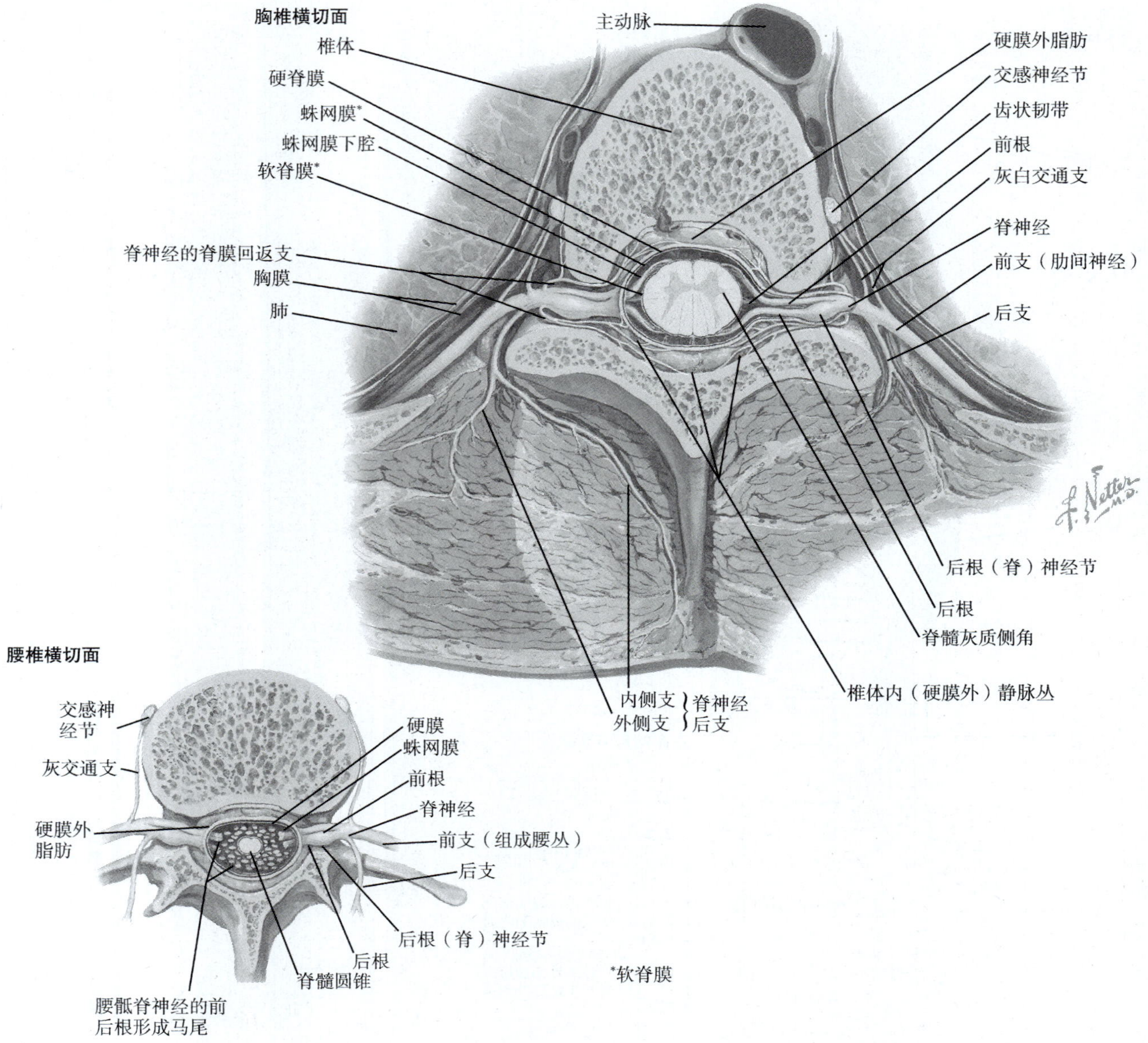

的后肩部及上肢放射痛、麻木感和力弱，受累上肢的深反射消失。肢体的放射性疼痛可因头颈部及肢体本身的活动而加重，或在咳嗽、打喷嚏或用力拉伸时因 Valsalva 动作而加重。相应皮节区可有肌无力和感觉缺失，但是常规的临床检查很难辨别，因为肌肉存在重叠的神经根支配模式。近端肩胛带和肩外展肌力弱，疼痛放射至后肩胛区和侧肩并伴相关的感觉异常，提示 C5 神经根病。肱二头肌和其他前臂屈肌力弱，伴有前臂外侧至拇指的放射痛，提示 C6 神经根病。肱三头肌和手指伸肌力弱，伴有示指和中指的放射痛和针刺感，提示 C7 神经根病。手内在肌力弱以及前臂内侧和第四、第五指的痛性感觉异常，提示 C8、T1 神经根病。肱二头肌和肱桡肌反射的不对称降低提示 C6 神经根病，肱三头肌反射异常提示 C7 病变（图 122-3）。

腰神经根病

腰神经根病主要累及低位腰椎，包括L4和L5，临床上当椎间盘突出导致单一水平的神经根病时，上位的神经根很少受累。临床上，患者有急性腰背

图122-3 颈椎间盘突出：临床表现。

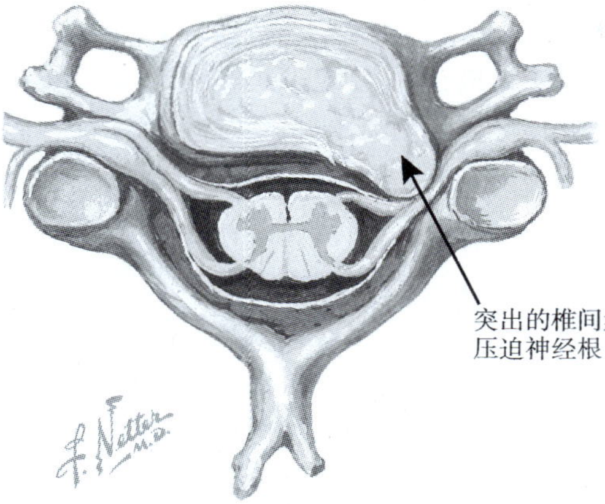

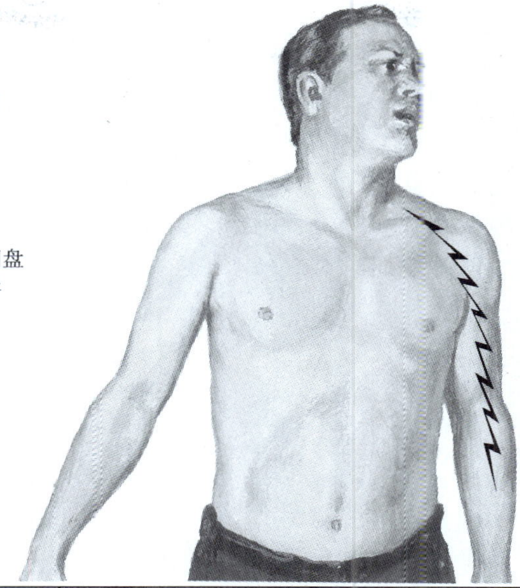

Spurling手法：向患侧过度伸展和弯曲颈部引起颈部和患侧手臂的神经根痛

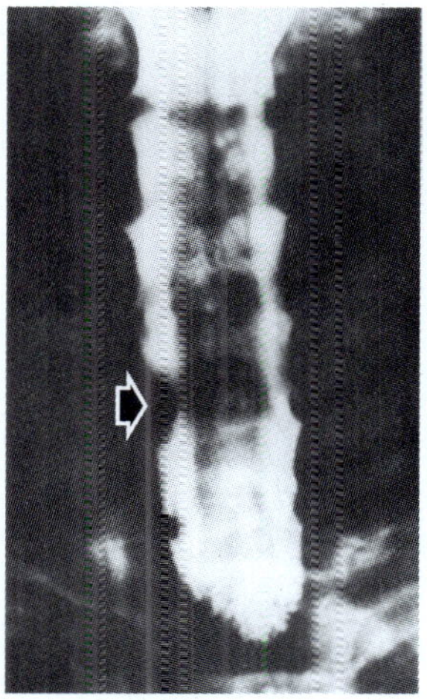

脊髓造影（前后位）显示C6-7段明显的硬膜外缺损（箭头示）

水平	运动体征（力弱）	反射体征	感觉缺失
C5	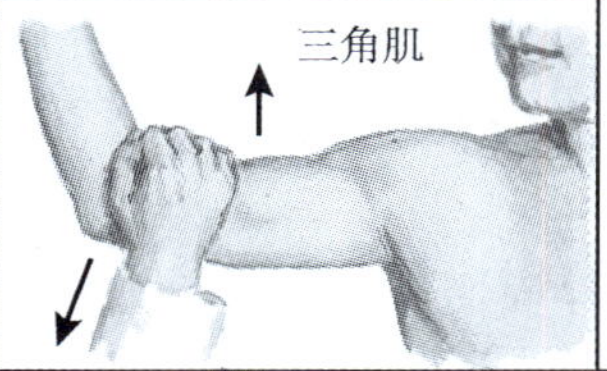	0	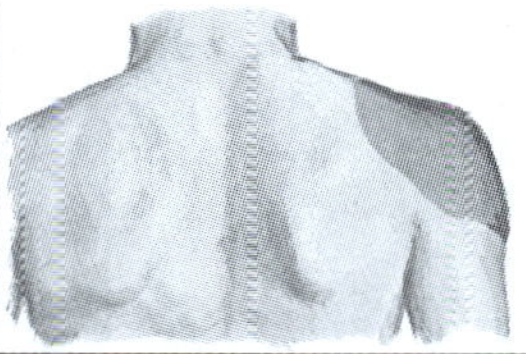
C6	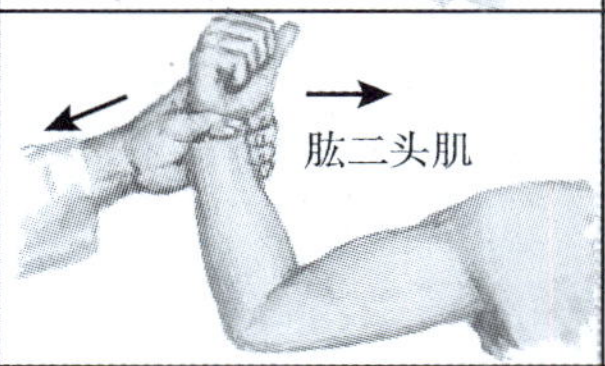	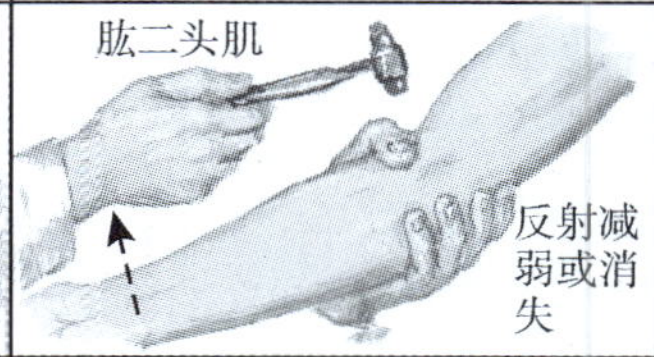	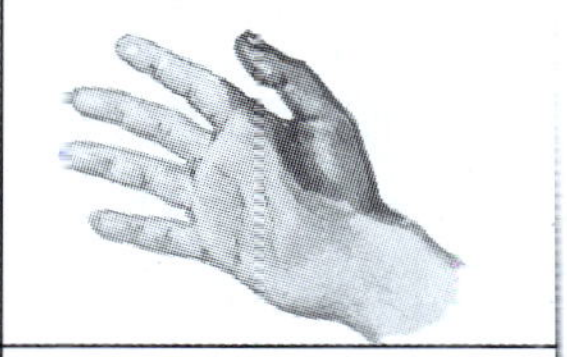
C7	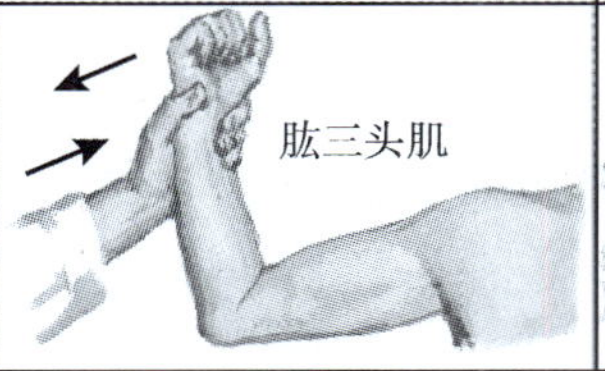	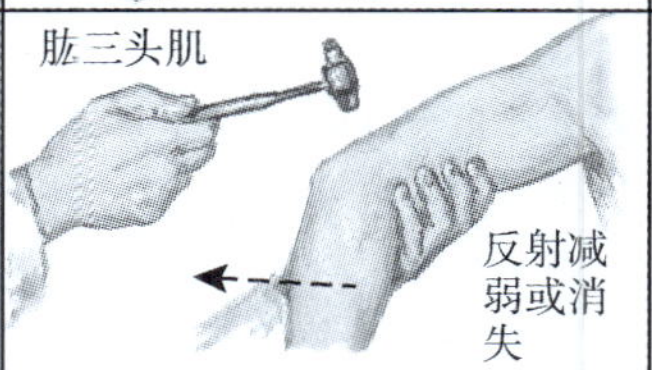	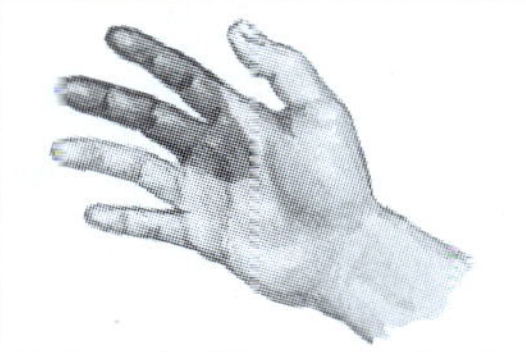
C8	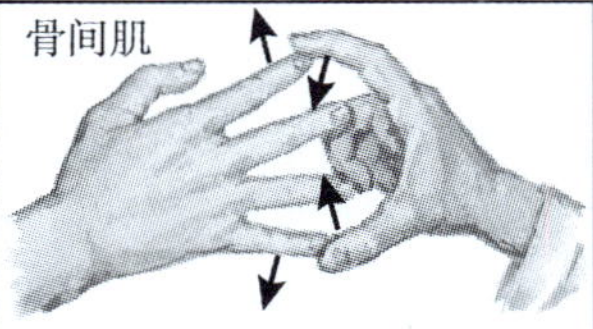	0	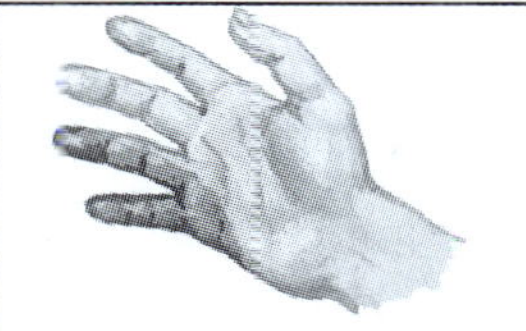

痛，并且沿臀部、大腿后外侧和小腿一直放射至脚。当腰椎弯曲时，腰神经根病有典型的疼痛加重，并且在平躺时得到缓解。L5神经根病表现为足背内侧到大脚趾的感觉疼痛伴肌无力，累及足背曲、内翻、外翻及足趾伸展（尤其是大脚趾）。L4神经根病主要表现为膝关节的伸展无力、疼痛，以及大腿前内侧、小腿内侧和足内侧的麻刺感。上位腰神经根病（L1、L2、L3）主要表现为腰背部疼痛，并且放射到大腿前部、腹股沟和腹股沟区，伴臀部屈曲和内收的肌无力。骶骨神经根病，尤其是S1神经根病，常常伴随L5神经根病变，也表现为腰背部疼痛放射至大腿和小腿的后部以及远端的足

外侧区和足底区。S1神经根病的肌无力累及踝和足趾的跖屈，以及髋关节的伸展和膝关节的屈曲。深部腱反射受累包括膝跳反射或者膝腱反射，提示L4神经根病；累及踝反射或者跟腱反射，提示S1神经根病。直腿抬高实验时，使患者仰卧位，在臀部使腿在水平面以上被动屈曲30°至70°，如果测试时引起下肢的放射性疼痛，对证实椎管内病变累及下位腰神经根有很大帮助。直腿抬高试验时患者俯卧位，如果患者大腿前侧出现放射性疼痛，对诊断上位腰神经根病很有帮助。

椎管狭窄

颈椎椎管狭窄

颈椎椎管狭窄最常见的病因是颈椎关节突关节退行性变伴骨赘形成、退行性椎间盘突出、韧带肥厚导致椎管狭窄和侧隐窝凸入椎间孔。颈椎椎管狭窄会导致多神经根病，如果严重，也可能导致脊髓型颈椎病或直接压迫颈部脊髓。颈椎椎管的直径一般是18～21mm，脊髓的直径一般是7～11mm。显著狭窄的椎管（直径≤12mm）可能会导致脊髓间歇性受压，而后损伤神经实质。这些改变通常是退行性或后天获得性病变，但先天性椎管狭窄的患者可使病情加重。脊髓病发生时，临床可表现为上运动神经元受损征象，如肌力下降、肌痉挛、深腱反射活跃伴踝阵挛、刺激跖时的伸跖反应。这些改变可能累及上下肢，也可能导致肠和膀胱功能障碍，包括尿潴留和尿失禁。由于脊髓病的进展，感觉缺失不仅包括这些与多神经根病有关的征象，还包括下肢远端的振动觉和关节位置觉缺失（图122-4）。

腰椎椎管狭窄

腰椎椎管狭窄最常见于下位腰椎水平，且60岁以上老年人的发病率呈上升趋势。最常见的病因是脊柱退行性病变侵犯中央椎管和因此导致的腰骶部多神经根病。腰椎椎管狭窄的典型症状为脊柱伸展时腰腿痛加重，因此直立位或行走后出现疼痛，即所谓的神经源性跛行或假跛行，以与血管性跛行综合征相区别。如果患者的腿部疼痛是神经源性病变造成，如在腰椎椎管狭窄的患者，腿部疼痛在坐位时减轻，在站立时发生，下肢动脉供血不足造成的血管性跛行也可发生此类症状。腰椎椎管狭窄的患者夜间仰卧位时会加重疼痛，而侧卧位并且屈膝时可以减轻椎管狭窄和椎管内神经根压迫而使疼痛缓解。腰椎椎管狭窄的患者可表现出宽基、镇痛步态伴弯腰体位和Romberg征阳性。

马尾综合征是一种特殊类型的疾病，椎管内腰骶神经根受压导致直肠和膀胱功能障碍。这种疾病较为罕见（占腰椎间盘突出病例的2%），需要立即接受治疗。在临床上，它可能表现为慢性腰椎椎管狭窄症状在经过一段时间后逐步恶化，也可能表现为慢性腰椎椎管狭窄症状经过一段时间后出现急性直肠和膀胱的功能障碍。后者的临床表现大概是由于腰椎椎管狭窄并发急性椎间盘突出，导致椎管的严重狭窄和骶神经根受压。最早的膀胱症状通常为尿潴留，逐步进展为尿失禁。也有报道称马尾综合征的患者会出现会阴部和腹股沟的感觉改变或消失（马鞍麻醉），是与其相应的位置较低的骶神经根病变所致。他们的腿部疼痛和感觉症状以及运动无力可以是不对称的。

鉴别诊断

颈和腰骶神经根病的鉴别诊断包括周围神经病或肢体的多发单神经病，可能表现为疼痛以及感觉和运动系统的症状和体征。周围神经病包括神经末梢的多神经病和多发性神经根病，可能与广泛的后天病因有关，如炎症或免疫介导、营养、糖尿病、毒素、感染性原因、肿瘤或癌症。与恶性肿瘤相关的神经根病可能是由于肿瘤转移到脊椎导致神经根受压或癌细胞浸润，或者由于神经根是癌症的原发病灶，如淋巴瘤或癌性脑膜炎。对于背部持续性疼痛，并且夜间及变换体位时症状不能缓解的患者，以及保守治疗6～8周后无缓解的患者，癌症被认为是其产生症状的潜在原因，尤其是那些既往有癌症史并已知转移到脊柱的患者（乳腺癌、前列腺癌、肺癌、结肠癌、黑素瘤、多发性骨髓瘤）。同样，背部疼痛合并发热、血沉和白细胞计数增高，保守治疗无效的患者，应强烈考虑其症状是由感染性原因引起，如脊柱骨髓炎或脊柱硬膜外脓肿。脊髓型颈椎病的鉴别诊断包括运动神经元病、多发性硬化症、脊髓空洞症、脊髓肿

图122-4 颈椎病。

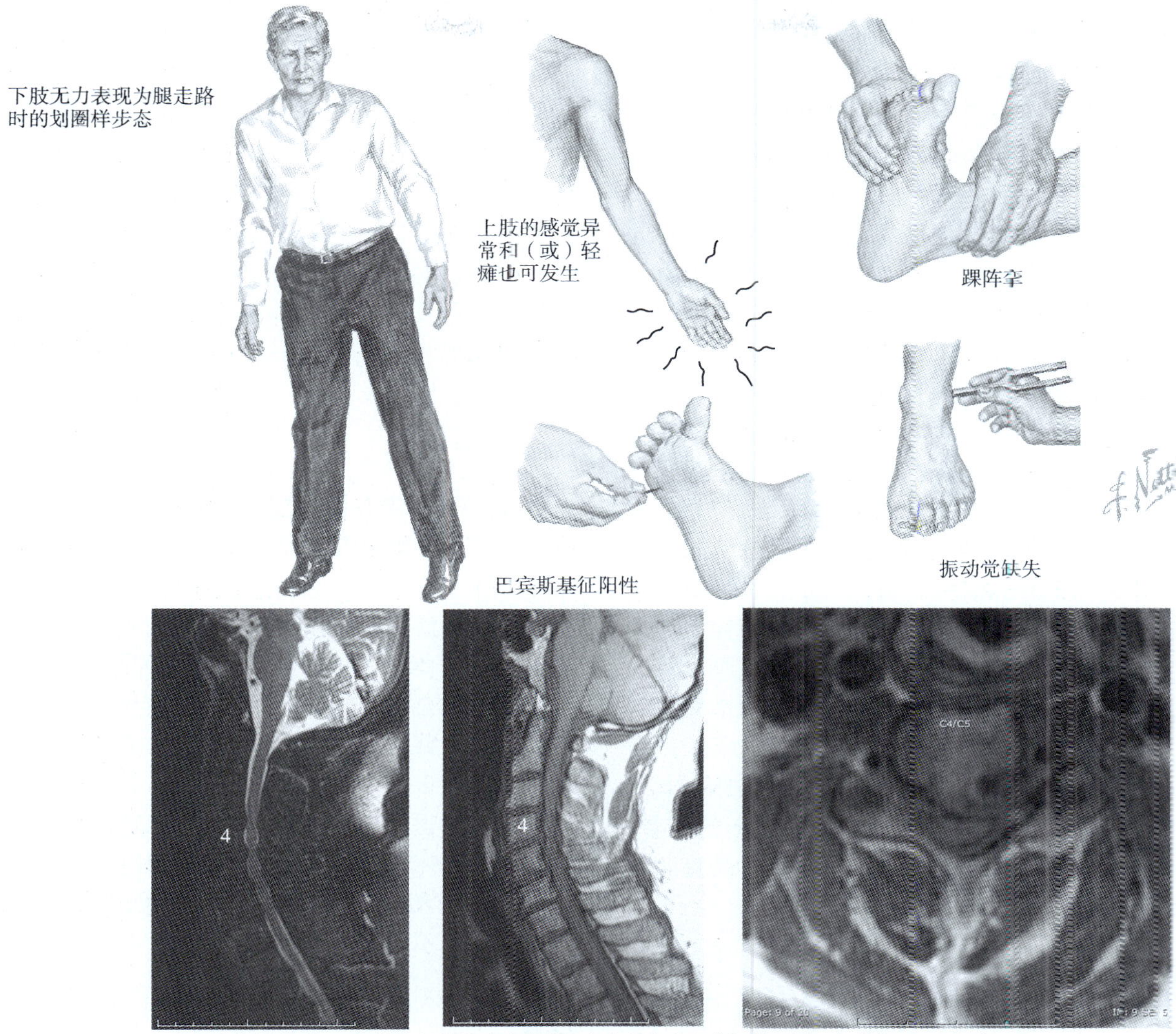

退行性病变伴脊髓压迫。特发性椎管狭窄伴椎间盘向前突出和黄韧带肥厚，尤其在C4-C5水平

瘤或血管畸形导致的脊髓压迫。

诊断方法

获得有关发病和症状类型的详细病史、触发和缓解因素、症状的进展程度，是诊断最重要的第一步。外伤史、既往脊髓损伤或手术史以及其他疾病史（如糖尿病或癌症）都有助于诊断。仔细的神经系统查体，特别是神经肌肉检查，是诊断的第二步，它能通过患者的体征做出初步定位诊断。神经系统查体包括肌力、肌张力、深腱反射、各种能证明皮节感觉缺失的感觉系统检查、包括Romberg检查在内的步态检查、髋部躯干活动范围的机械检查、脊柱触觉检查、脊柱侧凸和其他骨性畸形的脊柱检查。

检查者在了解患者的基本症状并且对病因做出判断后，如果怀疑病因是某个神经根病变或者多个神经根病变（如椎管狭窄），应该进一步做实验室检查和影像学检查。电诊断检查，特别是神经传导检查和肌电图，可用来确诊神经根病或者排除其他可能的诊断（如周围神经病或单神经病），定位受累的节段神经根水平，而且能够提供有关慢性病变及是否存在神经支配的信息。对于多种病变同时存在的患者，如糖尿病患者伴有神经根病，并叠加有潜在的周围神经病，或者患者虽然有症状但神经系统检查阳性体征很少，在这些情况下电诊断检查尤其有帮助。如果怀疑脊神经根病的病因是感染，如近期有发热史、其他系统感染史、免疫抑制或棘突局部触诊压痛合并急性或亚急性颈痛或背痛的患者，应立即做血常规检查，包括全血细胞计数和血沉。有癌症史的患者出现不明原因的体重下降，或者保守治疗不能缓解背部疼痛，对所累及的脊柱区域做磁共振成像（MRI）是重要的，如果可能给予对比增强。其他检查包括脑脊液检查，如软脑膜转移瘤（CSF 细胞学检查）或中枢神经系统感染（CSF 细胞计数和培养）。对于在症状发作前有外伤史的患者，应该进行 X 线平片检查，包括前后位和侧位，以及脊柱屈曲位和伸展位。对于没有外伤史但有脊柱疼痛的患者，拍 X 线平片的价值不大，但是应该注意的是有骨质疏松的老年人，轻微的不引起重视的外伤也有可能导致脊柱骨折。对于有脊柱退行性变的患者，尽管进行了合理的保守治疗而症状仍进行性加重和仍有神经系统缺损的患者，也应该考虑做 MRI 或 CT 脊髓造影。然而，许多影像学异常发现缺少特异性，也可发现于无症状个体，因此影像学检查结果应该与临床上患者的病史、查体、电生理检查结果相结合。对于可疑马尾综合征的患者，应紧急行 MRI 神经影像学检查，因为这种疾病的早期诊断和治疗对于临床结局非常重要。

处理和治疗

最佳治疗

神经根病和椎管狭窄患者的治疗选择包括物理保守治疗、止痛疗法、硬膜下激素注射、间歇疗法以及限制可加重脊柱症状的体力活动。神经根病患者的处理方法与其病因相关，大剂量的抗生素和必要时外科引流脊髓脓肿对于感染引起的神经根病有效，恶性肿瘤引起的神经根病外科手术或必要时的化疗或放疗有效。脊柱退行性变引起的神经根病或椎管狭窄导致的多水平神经根病，最佳疗法尚不明确，除了那些合并严重疾病的患者，其他患者手术治疗似乎最为合理，因为这些患者术后得到了良好的临床效果（图 122-5）。可以确定的是，马尾综合征患者出现症状 48 小时内手术治疗效果要好于 48 小时后。但是，对于轻中度神经根病或椎管狭窄患者，其疾病进展过程稳定且缓慢，例如中重度的椎管狭窄患者，短期内手术治疗效果不显著，因此手术治疗尚存在争议。许多作者认为对于轻中度的椎管狭窄患者，合理的做法是用 6 ～ 8 周的保守治疗作为最短疗程以确定该患者的症状是否会持续进展。再者，对于考虑手术治疗的患者，要结合患者的意愿和药物治疗效果来决定是否进行手术。脊髓型颈椎病患者应该考虑手术治疗，来阻止脊髓的进一步损伤。

避免治疗错误

对于可能患有神经根病或椎管狭窄的患者，最重要的管理策略就是评估患者潜在的“红色信号”，对于发生显著变化的患者建议接受治疗。这些包括感染或者癌症的症状和体征、脊髓病或马尾综合征。这些疾病可能引发神经根病或者导致椎管狭窄，需要进一步评估和尽快干预。评估和治疗的延迟可能导致永久的截瘫。轻中度神经根病或椎管狭窄患者，由于存在很多混杂因素，如病史和非特异性 MRI 异常，现有的医学文献并没有提供明确的指导方针来比较外科手术治疗和保守治疗的相对获益。根据现有的文献，没有红色信号的患者，推迟手术治疗并没有表现出不利的一面。

展望

通过前瞻性的、双盲、随机的临床试验，改善神经根病和椎管狭窄的诊断准确率，制订最佳治疗方案，对于将来改善患者的评估和治疗是必要的。先进的成像技术，如 MRI 能够拍摄患者的直立位和功能位片，将有助于了解患者病程的进展情况。同样，现有的电生理检查项目（包括磁刺激神经根），有助于病变的定性和诊断。进一步了解有关疾病的病史、各种外科治疗和保守治疗的相对风险和获益以及结局的预测因素，将有助于临床医生做出更有效的决策去治疗他们的患者。

图122-5 椎管狭窄的外科处理。

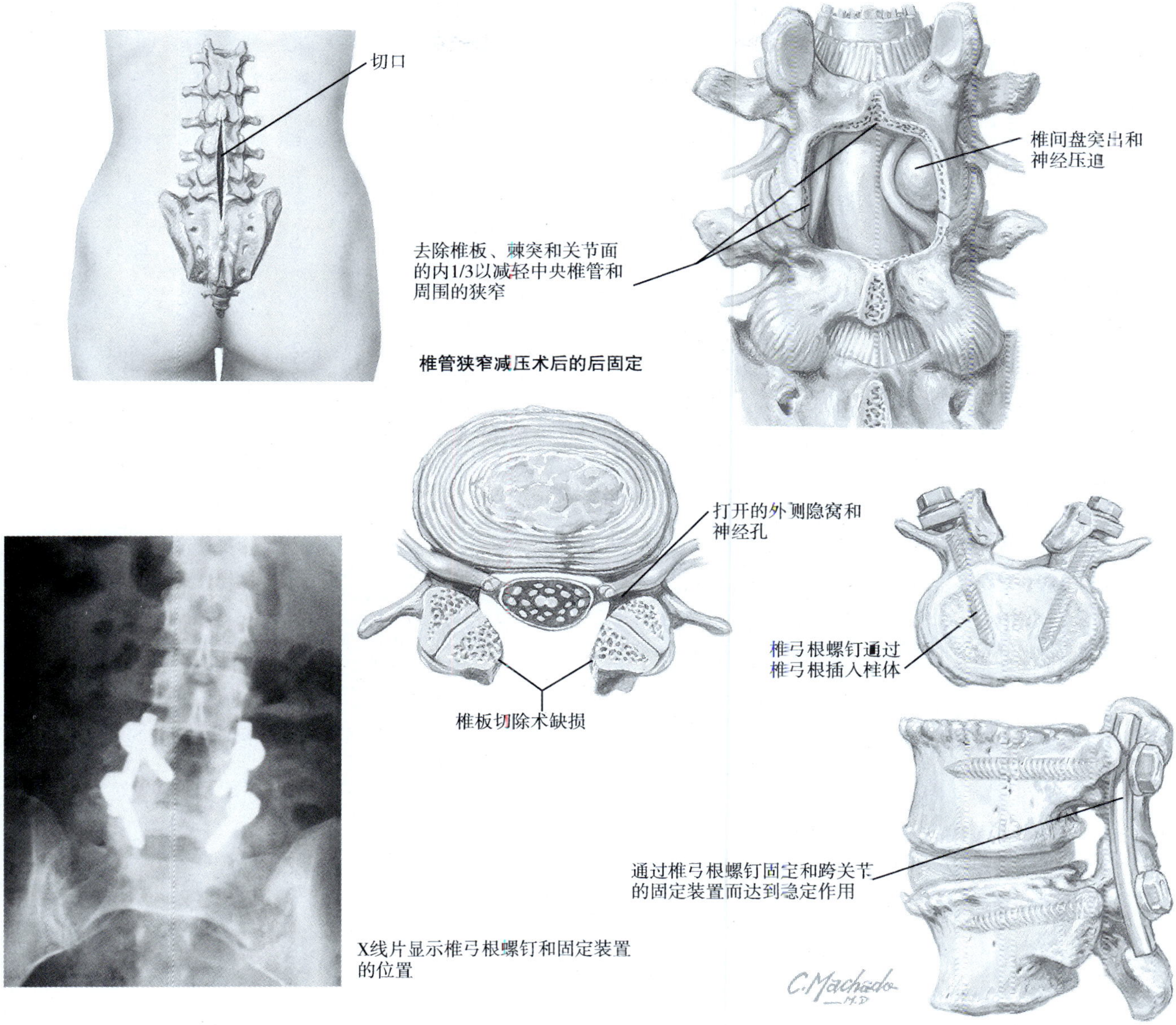

（袁建新 译 马 英 校）

参考文献

Chalk C: Diseases of spinal roots. In Dyck PJ, Thomas PK (eds): Peripheral Neuropathy, 4th ed. Philadelphia, Elsevier, 2005, pp 1323-1337.

This excellent overview of the anatomic and pathologic correlates of radicular spine disease also provides a comprehensive review of the differential diagnosis in terms of the various etiologies of nerve root disease.

Devereaux MW: Neck and low back pain. Med Clin North Am 87(3):643-662, 2003.

This is a basic overview of the clinical symptoms and signs in patients with cervical and lumbosacral radiculopathies and cervical myelopathy. It provides an excellent review of the anatomic features of the spine and their pathophysiologic correlates.

Katz JN, Sheon RP: Evaluation of low back pain in older subjects: Degenerative spinal disease and lumbar stenosis. Available at: http://www.uptodate.com. Accessed February 4, 2007.

This concise overview of the clinical features and therapeutic approaches for lumbar spinal stenosis specifically highlights important clinical "red flags" to be mindful of in an older patient population.

Kim SL, Lim RD: Spinal stenosis. Dis Mon 51(1):6-17, 2005

This basic review of the anatomy and pathophysiology of lumbar spinal stenosis provides important guidelines regarding diagnostic evaluation and treatment.

Lehrich JR, Katz JN, Sheon RP: Approach to the diagnosis and evaluation of low back pain in adults. Available at: http://www.uptodate.com. Accessed February 4, 2007.

This comprehensive review of the clinical features, examination findings, and diagnostic and therapeutic approaches to consider in evaluation of patients with low back pain provides clear details of the clinical features and findings due to various radicular lesions.

Lehrich JR, Sheon RP: Laboratory evaluation of low back pain. Available at: http://www.uptodate.com. Accessed February 4, 2007.

This concise review of laboratory and radiographic tests available for evaluation of low back pain provides excellent guidelines regarding specific clinical features and their impact on the direction of the clinical evaluation.

Ronthal M: Cervical spondylosis, ankylosing spondylitis and lumbar disk disease. In Noseworthy JH (ed): Neurological Therapeutics: Principles and Practice. London, Martin Dunitz, 2005, pp 1597-1601.

The authors present a brief but concise review of the clinical features and therapeutic options for patients with cervical spondylosis or lumbar radiculopathy.

循证

1. Ahn UM, Ahn NU, Buchowski JM, et al: Cauda equina syndrome secondary to lumbar disc herniation: A meta-analysis of surgical outcomes. Spine 25(12):1515-1522, 2000.

   This meta-analysis of 42 citations was used to determine the effect of the timing of surgical decompression after onset of clinical symptoms of cauda equina syndrome on clinical outcome. It also provides a review of the clinical presentation of cauda equina syndrome and which clinical features were associated with poor versus good surgical outcomes.
2. Atlas SJ, Keller RB, Wu YA, et al: Long-term outcomes of surgical and nonsurgical management of lumbar spinal stenosis: 8 to 10 year results from the Maine Lumbar Spine Study. Spine 30(8):936-943, 2005.

   A long-term observational study of patients with lumbar spinal stenosis treated either surgically or conservatively included data were from physician and patient questionnaires regarding symptoms and clinical course.
3. Fouyas IP, Statham PF, Sandercock PA: Cochrane review of the role of surgery in cervical spondylotic radiculomyelopathy. Spine 27(7):736-747, 2002.

   The authors report on a limited study (only two trials used for the analysis), but provide an important review of surgical intervention in cervical spondylotic myelopathy and its timing in relation to final clinical outcome.
4. Hall S, Bartleson JD, Onofrio BM, et al: Lumbar spinal stenosis. Clinical features, diagnostic procedures and results of surgical treatment in 68 patients. Ann Intern Med 103(2):271-275, 1985.

   The authors report on an important, early retrospective study from Mayo Clinic of the clinical features and surgical outcomes of 68 patients diagnosed with lumbar spinal stenosis, presenting an excellent review of the clinical presentation and laboratory results of patients with surgically confirmed lumbar spinal stenosis.
5. Kent DL, Haynor DR, Larson EB, Deyo RA: Diagnosis of lumbar spinal stenosis in adults: A meta-analysis of the accuracy of CT, MR and myelography. AJR Am J Roentgenol 158(5):1135-1144, 1992.

   In this review of various radiographic methods commonly available to diagnose lumbar spinal stenosis, the authors make specific reference to their sensitivity and correlation of various abnormalities with clinical presentation and features.
6. Niggemeyer O, Strauss JM, Schulitz KP: Comparison of surgical procedures for degenerative lumbar spinal stenosis: A meta-analysis of the literature from 1975-1995. Eur Spine J 6(6):423-429, 1997.

   The authors review data comparing clinical outcomes from various surgical treatments for lumbar spinal stenosis and the preoperative clinical variables that may influence clinical outcome after surgery.
7. Persson LC, Carlsson CA, Carlsson JY: Long-lasting cervical radicular pain managed with surgery, physiotherapy, or a cervical collar. A prospective, randomized study. Spine 22(7):751-758, 1997.

   This prospective, randomized clinical trial from Sweden compared clinical outcomes over a period of 1 year in patients with cervical radiculopathy treated with surgical or nonsurgical measures.
8. Weber H: Lumbar disc herniation: A controlled, prospective study with ten years of observation. Spine 8(2):131-140, 1983.

   The author reports on a comparative study at a single center of long-term clinical outcomes in patients with lumbar disk herniation who underwent either surgical or conservative therapy.

James F. Howard, Jr. • Caroline M. Klein

123

周围神经病

引言

周围神经病是由于运动、感觉或植物神经元或其轴突的结构及功能异常所引起的疾病。神经病可以广义地分为三类：主要影响髓鞘（脱髓鞘病）；影响轴突（轴突病）；影响神经元细胞体（神经元病或神经节病）。每一类型的周围神经病都有许多遗传性和获得性病因。周围神经病也可以根据其病因进行分类，这包括遗传性、中毒 - 代谢性、外伤性、卡压性和系统性疾病等病因。

病因学和发病机制

神经病的病因是多种多样的，可存在众多的发病机制。为了便于诊断和治疗，神经病通常分为获得性或遗传性。

对于获得性神经病，有许多潜在的病因。它们包括：(1) 代谢性疾病（如重症多神经病、糖尿病、尿毒症、维生素 B_{12} 缺乏、甲状腺功能减退）（图 123-1）；(2) 中毒性暴露（如重金属、工业毒素）（图 123-2）；(3) 感染性原因（如麻风病、带状疱疹、HIV、西尼罗河病毒、丙型肝炎）；(4) 药源性（如长春花生物碱、ddC、ddI、维生素 B_6、胺碘酮、顺铂、别嘌呤醇）；(5) 血管炎性和结缔组织疾病（如红斑狼疮、类风湿关节炎、非系统性血管炎影响周围神经、干燥综合征）；(6) 免疫系统异常 [如吉兰 - 巴雷综合征（GBS）、慢性炎性脱髓鞘多发性神经根神经病（CIDP）、臂丛神经炎（Parsonage-Turner 综合征）、神经类肉瘤病、淀粉样变性]；(7) 潜在的恶性肿瘤（如副蛋白血症、淋巴瘤、各种实体细胞瘤伴副肿瘤性神经病）；(8) 嵌压性单神经病（如腕管和肘管综合征、腓总神经在腓骨头处受压）。

遗传性神经病很少见。常染色体显性、隐性和 X- 连锁遗传都已被描述。在某些疾病中，神经病是该病的主要特征 [如 Charcot-Marie-Tooth（CMT）病或遗传性运动和感觉神经病]。在其他遗传性疾病中，神经病仅是更为广泛疾病中的一个表现（如异染性脑白质营养不良、肾上腺脑白质营养不良、Fabry 病和 Refsum 病）。

自主神经病是一个特殊的类别，因为它们也可由获得性（糖尿病、干燥综合征、自身免疫性自主神经病）或遗传性 [遗传性感觉和自主神经病（HSAN）] 病因引起，可伴有或不伴躯体神经系统受累。

临床表现

典型的周围神经病对称性累及运动和感觉神经末梢，产生袜套样（超过手套样）分布的感觉障碍和肌无力。神经病的临床表现多种多样，但常遵循特征性神经系统受累模式，表现为广泛的运动无力、感觉障碍和自主神经障碍。神经系统受累模式可表现为远端且对称、近端或不对称性（图 123-3）。

主要的运动系统症状包括肌无力和肌萎缩，常伴有肌束震颤。病变的分布和严重程度取决于神经病的病因。典型的肌无力症状通常开始于远端并伴有足下垂，这样可能会导致患者运动困难，特别是在崎岖的地形上行走、跨越门槛或在地毯上行走时。可能会有手指的精细运动困难，如开罐和操纵小物体。更多近端运动神经受累常表现为上下楼梯困难，或执行需要手臂抬高超过头部的运动任务（如梳头

图123-1 周围神经病变：代谢、中毒和营养。

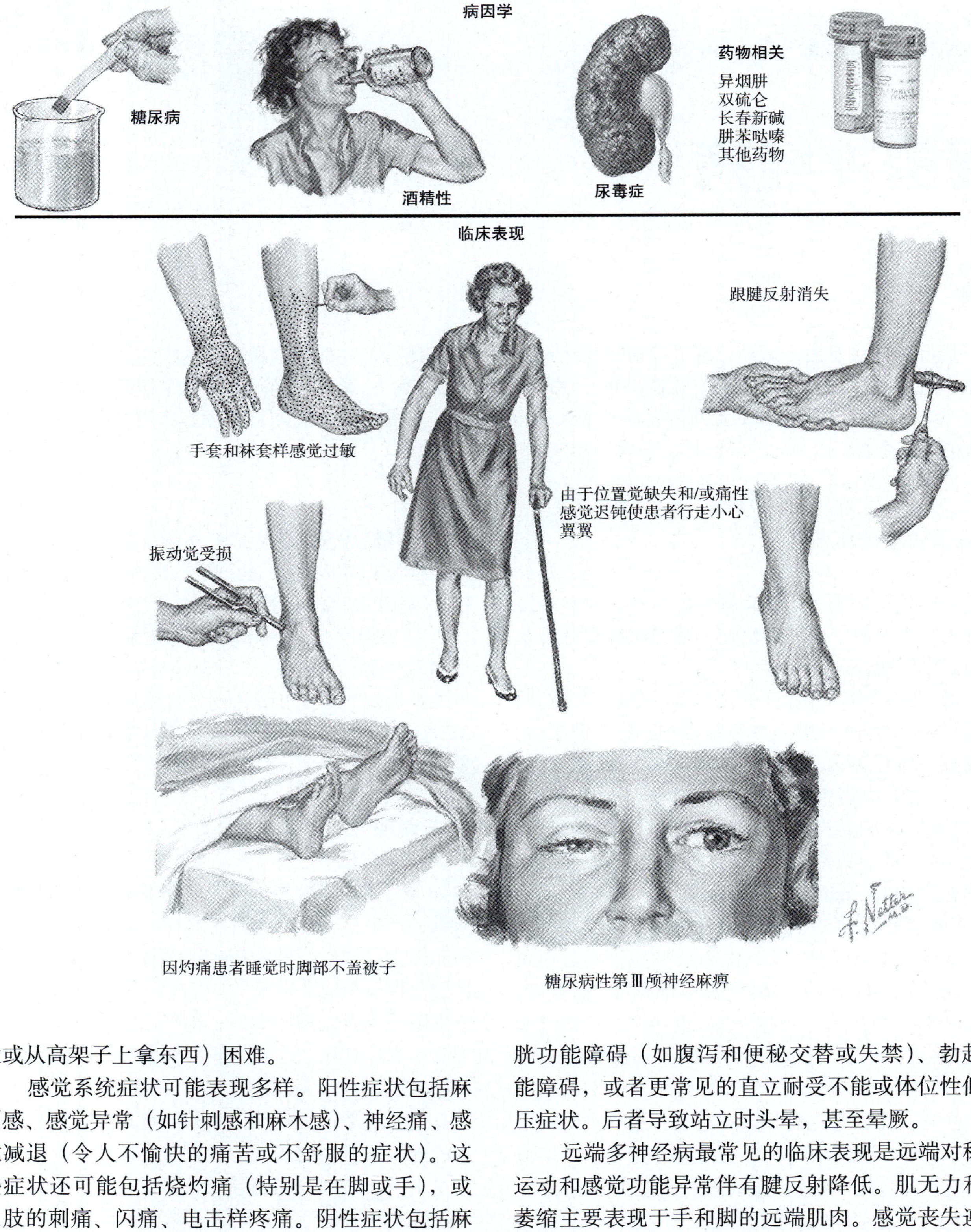

发或从高架子上拿东西）困难。

感觉系统症状可能表现多样。阳性症状包括麻刺感、感觉异常（如针刺感和麻木感）、神经痛、感觉减退（令人不愉快的痛苦或不舒服的症状）。这些症状还可能包括烧灼痛（特别是在脚或手），或患肢的刺痛、闪痛、电击样疼痛。阴性症状包括麻木或感觉丧失。

自主神经障碍可能会表现出轻微的症状，如眼干或口干、出汗异常、皮肤血管收缩异常、肠和膀胱功能障碍（如腹泻和便秘交替或失禁）、勃起功能障碍，或者更常见的直立耐受不能或体位性低血压症状。后者导致站立时头晕，甚至晕厥。

远端多神经病最常见的临床表现是远端对称性运动和感觉功能异常伴有腱反射降低。肌无力和肌萎缩主要表现于手和脚的远端肌肉。感觉丧失遵循典型的远端对称分布（手套 - 袜套样）模式，腱反射减低具有同样的分布模式。其他疾病可表现为近端肌无力，GBS 是最众所周知的，也可见于卟啉性

图123-2 重金属中毒引起的周围神经病。

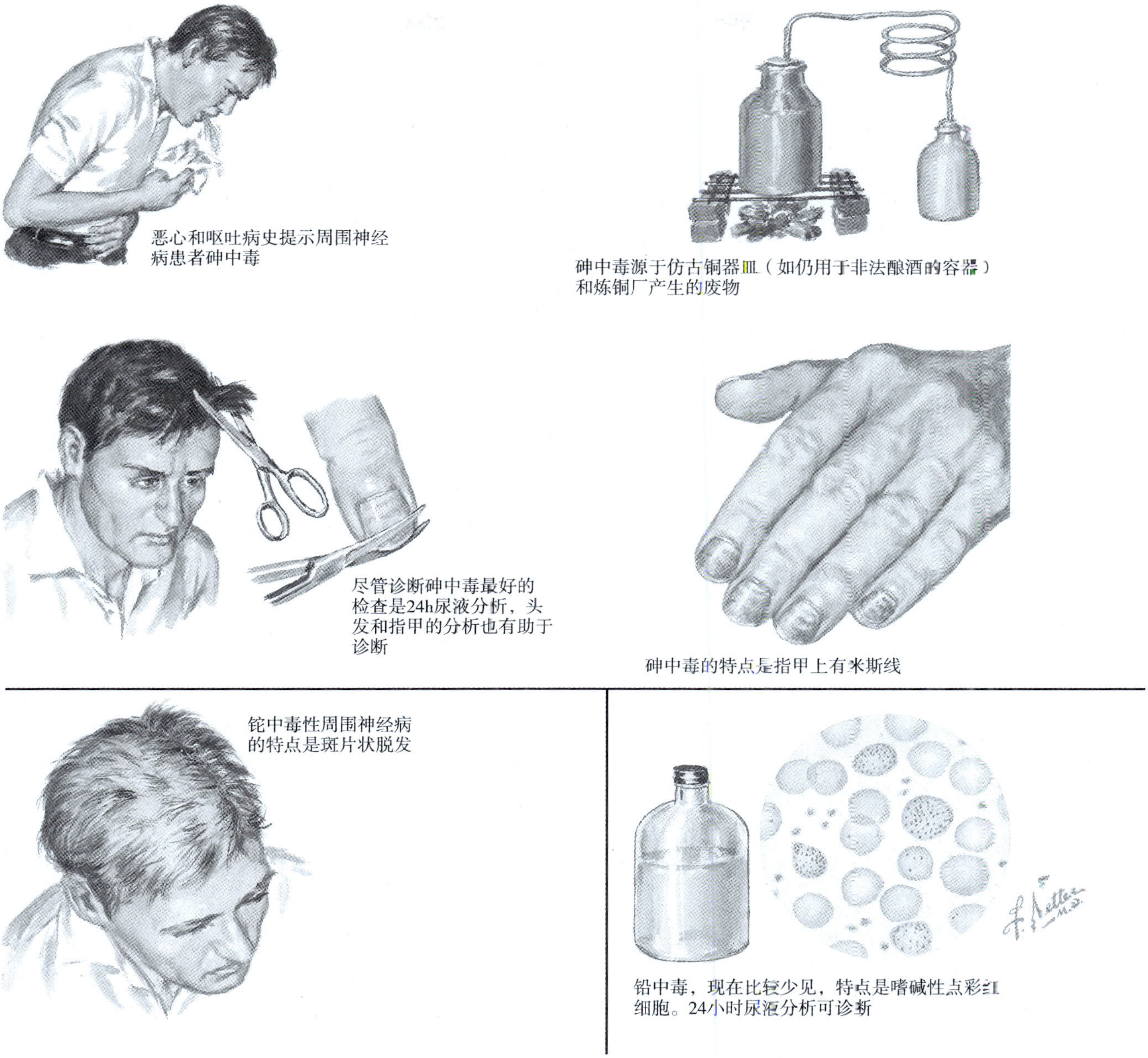

神经病或 CIPD。感觉丧失较少见，运动无力一般是对称性的。

感觉异常主要发生于某些感觉神经病或神经节病伴隐匿的恶性肿瘤（如副肿瘤综合征），但也可能见于糖尿病、维生素 B_6 缺乏、麻风病、HIV、干燥综合征和 HSAN。以运动障碍为主要症状的神经病包括 GBS、多发性运动神经病、白喉和铅中毒。自主神经障碍是 HSAN、糖尿病多发性神经病、淀粉样变、干燥综合征及自身免疫性自主神经病的特点（图 123-4；彩图 123-4）。在多发性单神经炎中可能会出现多病灶受累，提示可能是血管炎或炎症和免疫性病因、多发卡压性单神经病、易发生压迫性麻痹的遗传神经病（HNPP）、糖尿病性肌萎缩或遗传性臂丛神经病（图 123-5；彩图 123-5）。

一些神经病进展非常迅速，常有戏剧性的临床病程。这些疾病包括 GBS、血管炎或缺血性神经病，以及急性重金属中毒（砷）。迅速进展的神经病也可以发生于因出血导致的急性压迫（如腕管内或前间隔综合征）、直接损伤或暴露于极端寒冷中。慢性毒物或药物接触、危重病、莱姆病、HIV 及营养

图123-3 症状和体征符合神经病。

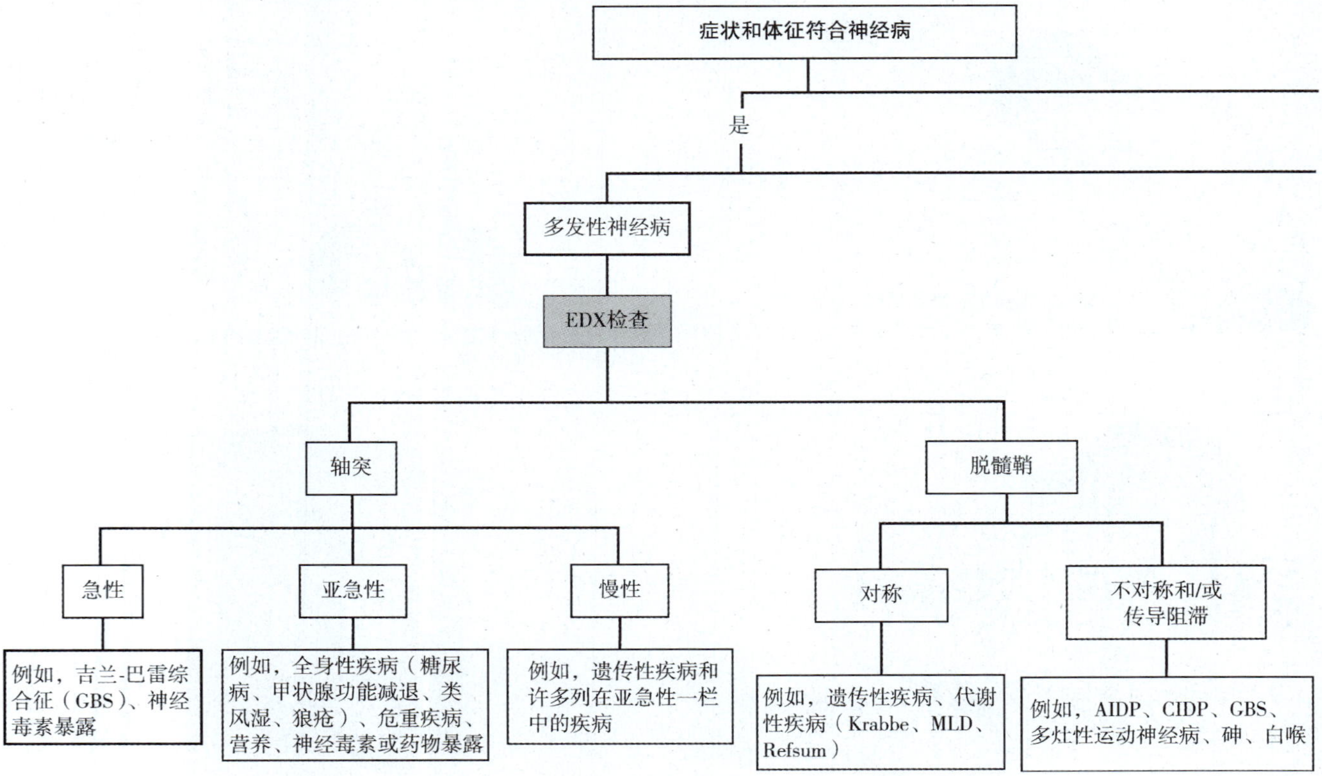

紊乱表现为亚急性神经病，病程从数天至数周逐渐进展。典型的遗传性疾病、营养缺乏、副蛋白血症、某些形式的炎症和HIV神经病是一个慢性病程。

鉴别诊断

一旦神经病被定位于周围神经系统内，鉴别诊断便比较容易。这需要仔细地询问病史和全面的神经系统检查，以确定神经受累模式、神经纤维受累数目和具体累及的神经节段。在周围神经病中，必须存在感觉缺失和肌牵张反射减少或消失。儿童期发病且隐袭进展的神经病很可能与遗传有关。类似的发病过程出现在成年人则应该考虑副蛋白血症，尽管遗传性病因也应考虑。急性或亚急性脱髓鞘神经病提示炎症性改变。显著的感觉障碍提示糖尿病、重金属中毒、维生素 B_6 或维生素 B_{12} 缺乏、副肿瘤综合征或酒精为可能的病因。特定年龄出现的纯感觉神经病常提示为副肿瘤综合征或结缔组织病（如干燥综合征）。当成年人出现快速进展的疼痛性感觉神经病且有显著的自主神经特征时，应怀疑淀粉样变性的可能。

在有些情况下可能难以区分是感觉神经病变还是运动神经病变。例如，脊髓性肌萎缩、小儿麻痹或脊髓灰质炎后综合征、肌萎缩侧索硬化和西尼罗河病毒感染可能很难与轴突运动神经元病区分。同样，由于颈椎和腰骶椎椎管狭窄或退行性椎间盘病合并椎间孔狭窄而导致的多发性运动神经根病可能难以和运动神经病变相区分。

仔细询问病史以及电生理学和实验室检查可以帮助区分这些疾病。脊髓综合征的初期表现可能与感觉神经病相混淆，因为均表现为远端感觉异常。躯干感觉障碍和皮质脊髓束受累可以经过仔细的查体区分出来。在少见情况下，单一的颅运动神经病变可能与重症肌无力相混淆。然而，当重症肌无力的症状逐渐加重后，电生理学和实验室检查应有助于正确诊断。肌病可能很少表现为远端肌无力。存在肌牵张反射、无感觉异常、典型的实验室检查（肌酸激酶升高）和电生理学检查能够使这一问题变得清晰。因为晕厥或直立耐受不能的原因，自主神经病和原发性心脏疾可能会混淆。它们也可能难以和中枢自主神经系统退行性疾病相区分，如多系统萎缩或Shy-Drager综合征。然而，通过仔细询问自主

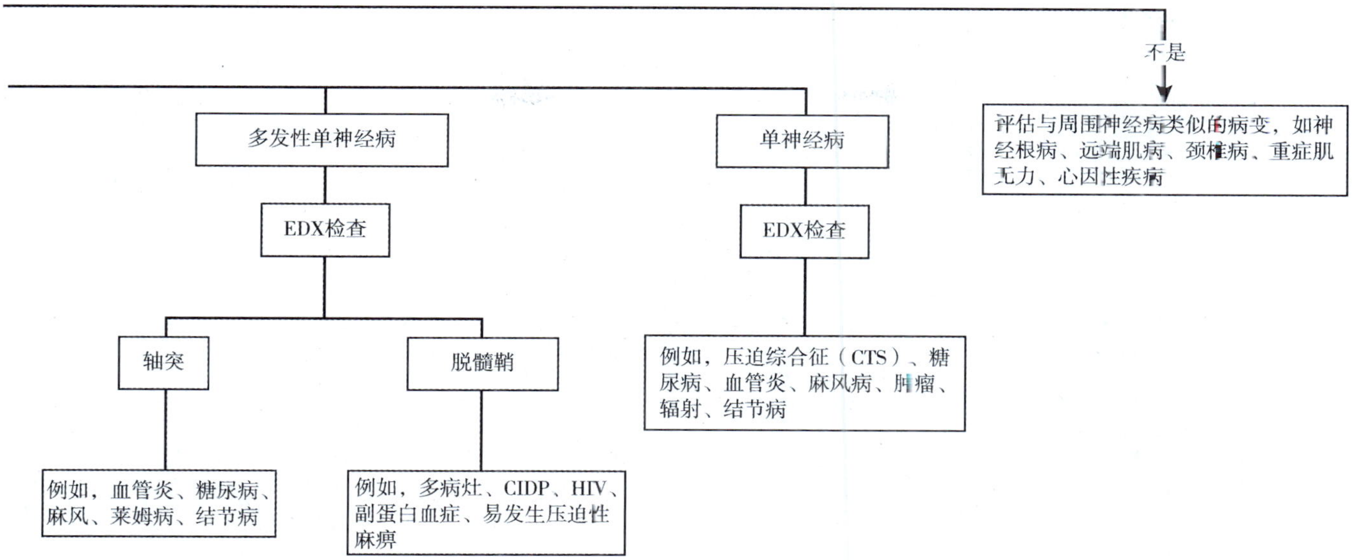

AIDP：急性炎症性脱髓鞘多发性神经病；CODP：慢性炎症性脱髓鞘多发性神经病；CTS：腕管综合症；EDX：电诊断性；GBS：吉兰-巴雷综合征；AIDS：人类免疫缺陷病毒；MLD：异染性脑白质营养不良；RA：类风湿关节炎。

神经系统的症状病史、神经系统查体结果以及电生理学测试自主神经系统的反射功能，应能够对这些疾病加以区分。

诊断方法

几乎 75% 具有神经系统症状的患者通过经验丰富的医生评估神经肌肉疾病，能够得到一个具体的诊断。一个正确的诊断是建立在临床症状、电生理学检查和实验室检查的综合评估上。在某些情况下，周围神经病理检查或脑脊液分析对于诊断也是必要的。

实验室血液常规筛查的作用尚未确定。最有价值的检查包括维生素 B_{12} 水平测定、血清免疫蛋白电泳、全血细胞分类计数、肾功能检查及糖化血红蛋白。为了明确患者的诊断，还应该仔细进行其他常规检查，如甲状腺功能测定、维生素 B_6 水平、莱姆滴度、24 小时尿重金属定量和胶原血管检查（如血沉、抗核抗体、可提取核抗原、类风湿因子和 C 反应蛋白）。其他检查还包括 HIV 和丙型肝炎病毒的血清学检查。如果发现了血清单克隆蛋白，应该进行尿蛋白电泳与免疫固定、骨髓瘤骨检查，必要时行骨髓活检以排除多发性骨髓瘤。

针对神经节苷脂和糖蛋白的特异性血清抗体可见于多个运动和感觉神经病。这些包括抗髓鞘相关糖蛋白（MAG）、抗 GM1、抗 GM2、抗 GD1a 和 b、抗 GQ lb、抗硫脂和副肿瘤性抗体。不幸的是，这些抗体对于诊断及预后的价值仍不清楚。虽然它们的存在提高了对某些免疫介导或副肿瘤性神经病进行诊断的可能性，但许多具有相同临床症状的患者血清反应却是阴性，而一些没有神经系统临床症状的患者低水平表达这些抗体。在怀疑为运动神经病但是无法与肌萎缩侧索硬化症区分，或者在纯运动神经元病患者但缺乏上运动神经元损害表现且运动神经电生理检查提示为多灶性传导阻滞，抗 GM1 抗体的检验是有益的。抗 GQ lb 抗体可能有助于确认 GBS 的变异型 Miller-Fisher 综合征。当检查发现患者具有近端不对称性感觉异常或在这些患者中主要是感觉神经病的表现且有大量吸烟史时，抗 Hu 抗体对诊断是有帮助的，因为这可能是恶性肿瘤的早期表现。抗 MAG 抗体可能与免疫介导的感觉神经病有关。

有周围神经病家族史的患者应考虑基因检测，如 CMT 病或 HNPP 病患者。大多数目前已知的 CMT 突变型可引起脱髓鞘感觉运动性周围神经病（CMT IA 型）（图 123-6；彩图 123-6）。CMT IA 型患者的一个常见遗传学异常是 PMP 22 蛋白的重复基因，它位于 17 号染色体。有趣的是，HNPP 中最常见的基因突变，是由同一基因敲除造成，在常见卡压位置也有压迫性神经病的脱髓鞘特征。

图123-4 异常蛋白血症：淀粉样变性神经病。

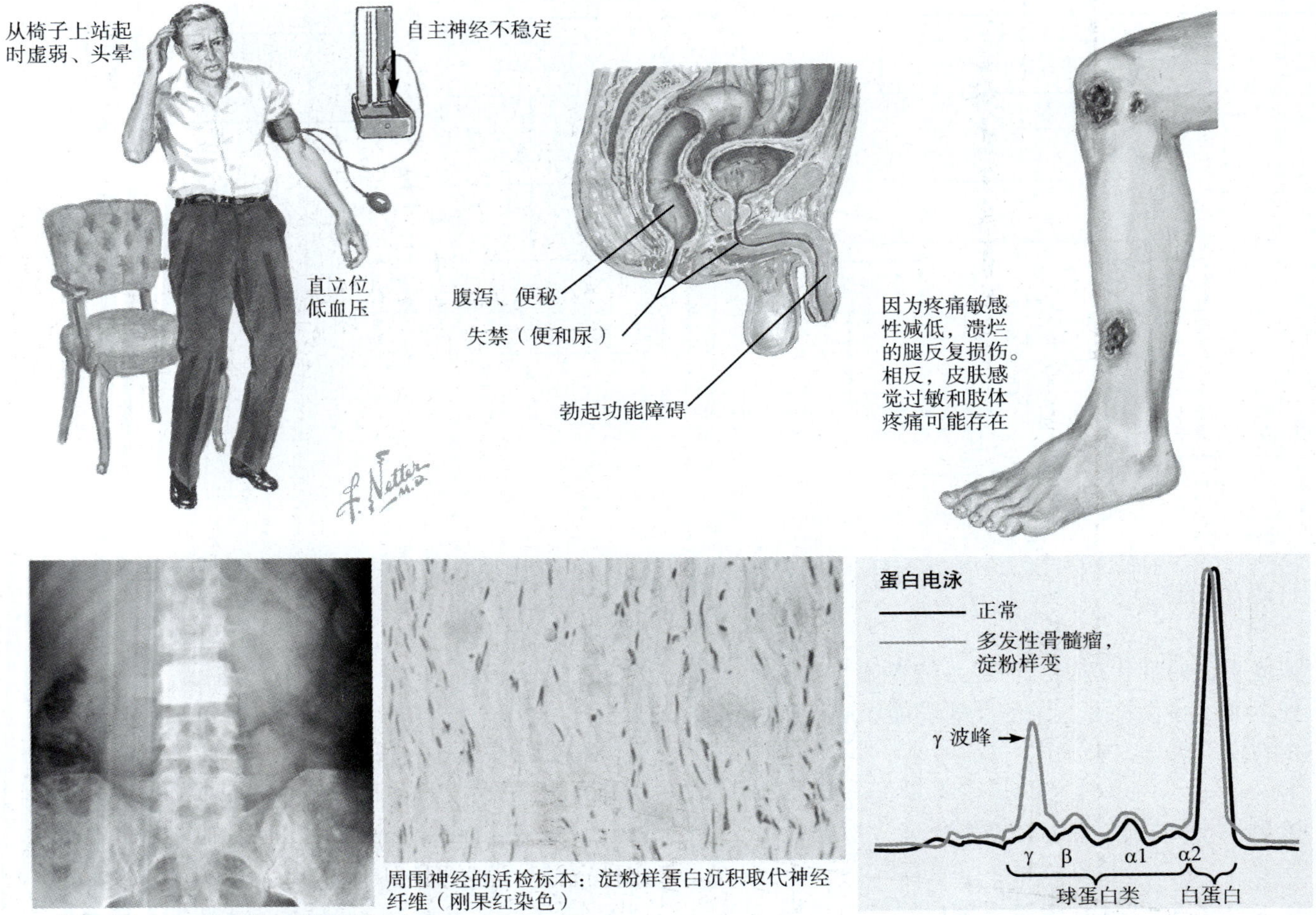

周围神经的活检标本：淀粉样蛋白沉积取代神经纤维（刚果红染色）

X线片显示POEMS综合征中骨硬化性骨髓瘤累及单独的椎体

POEMS：多发性神经病-器官巨大-内分泌病-单克隆丙种球蛋白病，皮肤改变。

电生理检查包括神经传导检查、针刺肌电图（EMG）和特定情况下自主神经反射功能检查。电生理学检查可以提供神经病变分布范围和受累神经种类（如运动性、感觉性、自主神经性或混合性）的信息。电生理学检查还可以帮助确定病变是否累及髓鞘、轴突或神经元细胞体。电生理学检查也可以帮助区分获得性和遗传性疾病。髓鞘病变的显著特点是传导速度中度至显著减慢，然而那些轴突源性为主的疾病仍保留传导速度；或者传导速度仅轻度减低，但是神经刺激诱发的反应幅度降低。针刺EMG检查通常应用在脱髓鞘疾病中，显示存在去神经支配与否及轴突再生过程中有无神经再支配。自主神经反射功能测试检查可再生的自主神经途径（包括发汗的节后交感催汗轴突反射）、心脏迷走反应（包括深呼吸和Valsalva动作对心率的影响）和肾上腺素能神经纤维功能（在Valsalva动作或直立倾斜试验时的血压变化）。在自主神经病中部分或全部这些反射通路可能受到损害。

在选定部位进行神经活检有助于确定神经病的病理生理学改变。它在诊断获得性疾病（如血管炎、结节病和淀粉样变病变）、神经鞘肿瘤浸润、电生理学检查正常的小纤维神经病以及遗传性葡聚糖紊乱性神经病方面，是最有价值的。在那些已被分子遗传学阐明的遗传性疾病中，神经活检的作用可能变得不那么重要。腓肠神经是最常见的活检神经，然而在专业的中心，必要时也可以对其他神经进行活检。由于腓肠神经是皮肤感觉神经，对于仅影响运动或自主神经功能的疾病，它可能毫无价值。

图123-5 多发性单神经炎合并结节性多动脉炎。

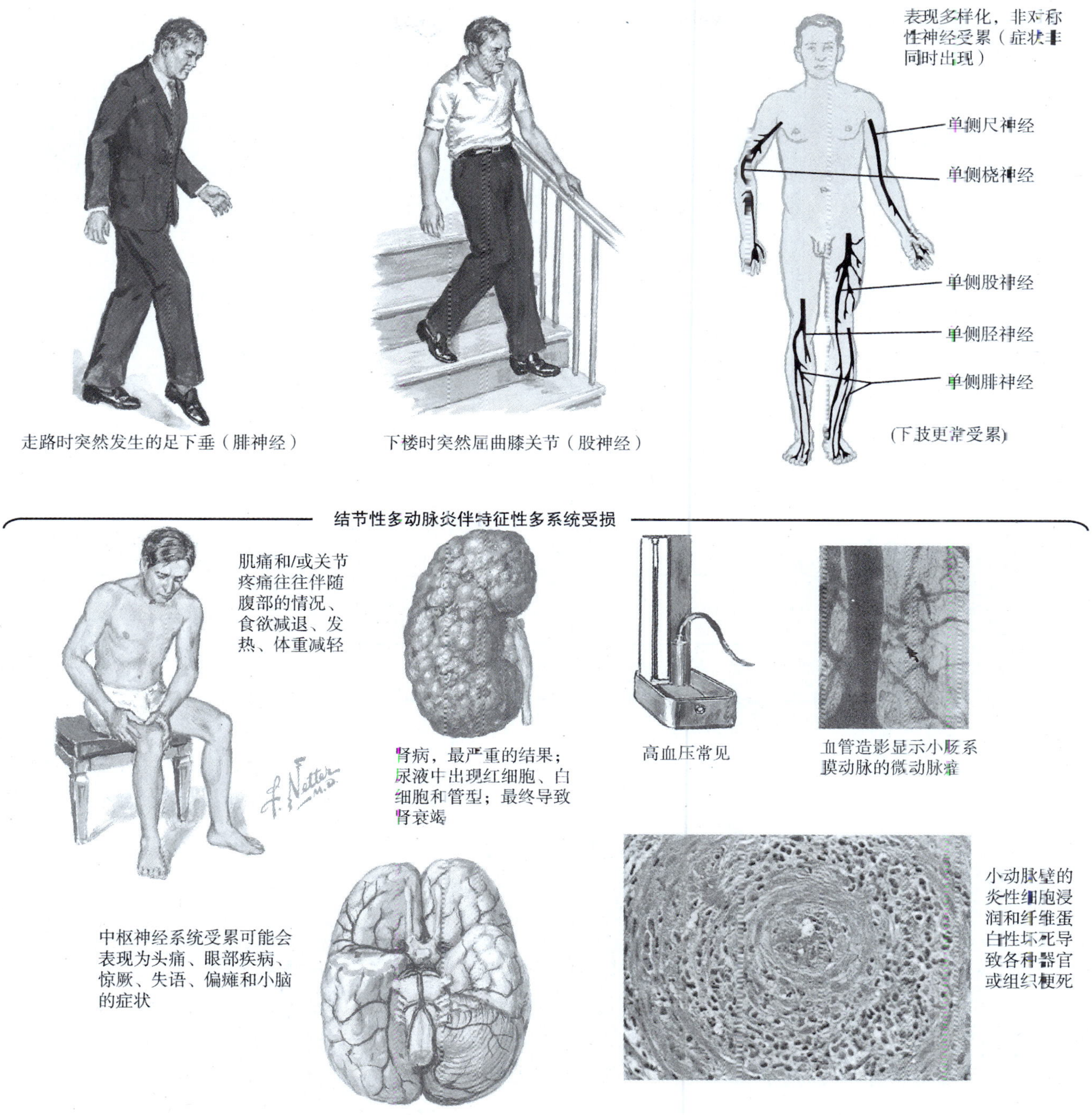

处理和治疗

最佳治疗

神经病的治疗取决于其病因，同时可以针对疾病的潜在过程或特殊的症状进行治疗。治疗是为了改善某一特定症状，一般是疼痛或因功能受损导致的残疾，如对足下垂患者使用踝足矫形器改善行走不平衡，这对一个功能受损的患者可能非常有益。控制疼痛的治疗是渐进的，也是重要的。除了较常使用的三环类抗抑郁药和某些局部麻醉剂，许多新的抗惊厥药物对治疗神经性疼痛被证明是有益的。

停止使症状加重的那些活动是治疗嵌压性神经病的最好方法。在某些情况下，外科干预是必要

图123-6 遗传性运动感觉神经病Ⅰ型（CMT Ⅰ型）：运动神经传导速度。

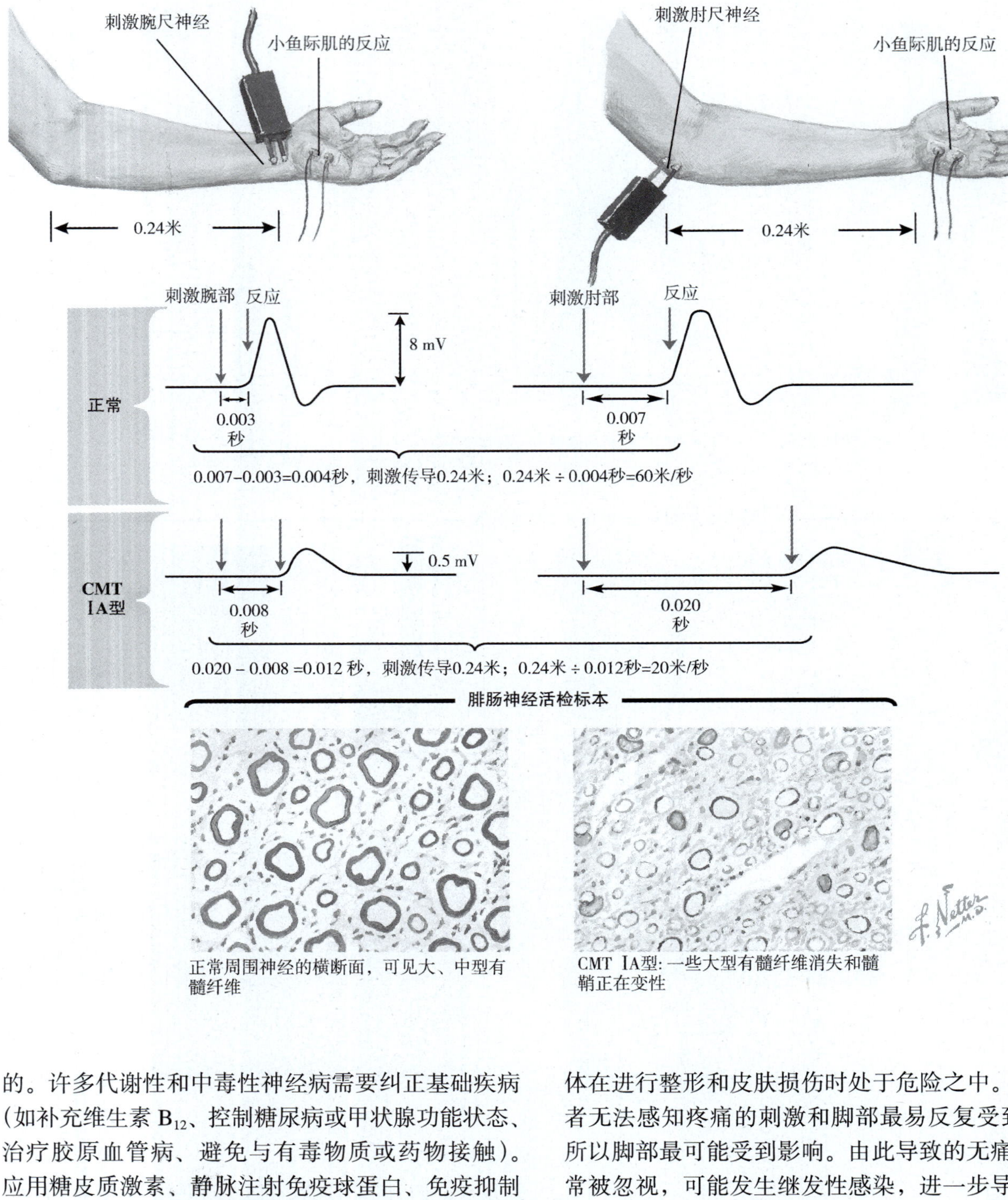

正常周围神经的横断面，可见大、中型有髓纤维

CMT ⅠA型：一些大型有髓纤维消失和髓鞘正在变性

的。许多代谢性和中毒性神经病需要纠正基础疾病（如补充维生素 B_{12}、控制糖尿病或甲状腺功能状态、治疗胶原血管病、避免与有毒物质或药物接触）。应用糖皮质激素、静脉注射免疫球蛋白、免疫抑制药物（如硫唑嘌呤或霉酚酸酯）以及应用血液透析可以成功地治疗炎性疾病（如 CIDP、GBS）、血管炎或副蛋白血症性神经病。物理与职业疗法和使用适当的设备对更严重的神经病治疗是有利的。同样，这些方式也适合遗传性神经病的治疗。

由于神经病导致明显的感觉障碍，使患者的肢体在进行整形和皮肤损伤时处于危险之中。因为患者无法感知疼痛的刺激和脚部最易反复受到创伤，所以脚部最可能受到影响。由此导致的无痛性溃疡常被忽视，可能发生继发性感染，进一步导致蜂窝织炎和骨髓炎。在最严重的病例可发生 Charcot 关节。这些情况通常发生在糖尿病性神经病或 HSAN 患者，患者和护理人员的警觉非常重要。

避免治疗错误

仔细诊断——确认患者的症状和体征是因存在

周围神经病所致，追其根本原因——使临床医生给每一个患者提供最适当的治疗。对症治疗，如对神经痛的药物治疗和支持治疗（如物理和职业治疗），均应建立在所有周围神经病患者的需要之上。然而，针对每个周围神经病患者根本原因的适当治疗，都需要认真和彻底的检查。周围神经病病因的误诊可导致误治，从而加重患者病情，如免疫抑制疗法。因此，这种疗法只应用在明确考虑为免疫介导性神经病且病情严重时才采用。

展望

神经病的治疗正向三个方向进展：确定基因突变参与了遗传性神经病，这将可以更好地诊断疾病和进行基因治疗；阐明一些免疫介导的获得性神经病的免疫病理学；控制疼痛。

随着对一些神经性疾病免疫介导机制的了解，将会制订新的免疫抑制方案。我们的目标是制订具体、有针对性的无害的疗法，迅速和永久地移除异常免疫反应，以便使损伤的周围神经再生和恢复其正常功能。干扰素和细胞因子的作用以及其干扰抗原呈递或共刺激过程的能力正在研究中。由于疼痛是许多神经病的显著特点，目前正在开展的大量工作是神经生长因子调节疼痛感知和促进神经元恢复的作用。

（刘业松　译　邓红亮　校）

参考文献

Bromberg MB: Peripheral neurotoxic disorders. Neurol Clin 18(3):681-694, 2000.

This excellent review of peripheral neuropathies caused by neurotoxic etiologies describes pharmacologic, environmental, and industrial causes for this subgroup of neuropathies.

Dyck PJ, Dyck PJ, Chalk CH: The 10 P's: A mnemonic helpful in characterization and differential diagnosis of peripheral neuropathy. Neurology 42(1):14-18, 1992.

This landmark reference aims to provide clinicians from all backgrounds with an easily remembered working framework to the clinical approach needed to diagnose and characterize peripheral neuropathy. It outlines a simple and basic approach to categorizing clinical features of peripheral neuropathy so that a focused investigation into its cause can be designed appropriately.

Dyck, PJ, Dyck PJ, Grant IA, Fealey RD: Ten steps in characterizing and diagnosing patients with peripheral neuropathy. Neurology 47(1):10-17, 1996.

This is an important reference for clinicians interested in designing an approach to diagnosis and characterization of peripheral neuropathy in their patients. It provides an outline of diagnostic approaches to peripheral neuropathy based on its clinical features and provides specific examples of common clinical cases.

England JD: Entrapment neuropathies. Curr Opin Neurol 12(5):597-602, 1999.

This review article highlights advances and interesting observations that cover a wide spectrum of such focal neuropathies. Selected disorders that can affect individual peripheral nerves and masquerade as entrapment neuropathies are also emphasized.

Keller MP, Chance PF: Inherited peripheral neuropathy. Semin Neurol 19(4):353-362, 1999.

This article is a comprehensive review of the spectrum of inherited neuropathies. It provides a logical approach to their diagnosis.

Leger JM, Salachas F: Diagnosis of motor neuropathy. Eur J Neurol 8(3):201-208, 2001.

This article is a comprehensive review of pure motor neuropathies and details distinguishing features between various causes of motor neuropathy and non-neuropathic etiologies.

循证

1. England JD, Gronseth GS, Franklin G, et al: Distal symmetrical polyneuropathy: A definition for clinical research. Report of the American Academy of Neurology, the American Association of Electrodiagnostic Medicine, and the American Academy of Physical Medicine and Rehabilitation. Neurology 64(2):199-207, 2005.

   This seminal article establishes the definition of a distal symmetrical polyneuropathy based on the available evidence and, where adequate evidence was not available, consensus of more than a dozen leading experts in the field of peripheral neuropathy. This definition will serve as the basis for defining patient populations for further clinical research studies.

2. Hughes RA, Bouche P, Cornblath DR, et al: European Federation of Neurological Societies/Peripheral Nerve Society guideline on management of chronic inflammatory demyelinating polyradiculoneuropathy. Report of a joint task force of the European Federation of Neurological Societies and the Peripheral Nerve Society. Eur J Neurol 13(4):326-332, 2006.

   This article establishes guidelines for the definition, diagnosis, and treatment of chronic inflammatory demyelinating polyradiculoneuropathy (CIDP) based on the available evidence and, where adequate evidence was not available, consensus.

Kevin A. Kahn · Alan G. Finkel

124

偏头痛

引言

在人类疾病史上偏头痛被证实是很常见的疾病。早在新石器时代（公元前 7000 年）人们在被认为患有头痛的人颅骨上钻孔，埃及人（公元前 1200 年）在头痛患者头部用布缠绕一个土制的鳄鱼，上面写着“上帝”。Cappadocia 的 Arateus（公元 2 世纪）第一次归纳了众多偏头痛患者的特点，并在之后的历史记载中加以描述。Galen（公元 200 年）第一次用希腊语“hemicrania”命名，偏头痛来源于这个词。

现在，我们知道偏头痛作为一种致残性疾病，其在美国的患病率女性是 18%，男性是 6%。1988 年，国际头痛协会公布了所有公认的偏头痛类型的分类指南。不久以后，Stewart 和 Lipton 公布了美国偏头痛研究的结果，从而在世界的其他国家公认了它的普遍性和重复性。

据估计，偏头痛疾病每年消耗掉美国的资金 50 ～ 170 亿美元。50% 的偏头痛患者每个月两天不能坚持工作，6 天工作效率减低。2/3 的偏头痛患者认为疾病很大程度地影响他们的家庭生活。患者中只有 52% 被内科医生诊断为典型的偏头痛，这些事实强调了内科医生在工作和家庭环境下认识、诊断和治疗偏头痛的重要性。

病因学和发病机制

偏头痛一直被认为是血管性疾病，直到 20 世纪 80 年代中期 Moskowitz 提出了偏头痛的三叉神经 - 血管学说。应用动物模型，他指出电刺激脑桥三叉神经核尾部，引起硬脑膜血管中血浆蛋白的渗出。他得出结论：偏头痛不是依赖于血管的炎性反应，而是依赖于神经元兴奋后 5- 羟色胺递质的产生。因此，疼痛引起血管炎症，尽管它的起因是定位于三叉神经核中心区域的神经元。在人类，外科手术时刺激三叉神经会引起明显的炎症和颅外循环中各种物质的释放（降钙素基因相关肽、神经激肽 -A、P 物质），这点类似于动物实验中的结果（图 124-1；彩图 124-1）。

15% ～ 25% 的偏头痛患者出现先兆症状（图 124-2 和 124-3；彩图 124-3）。先兆是先于头痛发生的可以定位和完全可逆的神经缺陷，由于进行性神经元功能异常在大脑皮层弥散所致。相同的弥散性皮层抑制也发生在经过化学或者电刺激的实验动物脑皮层中。各项研究，包括单光子发射计算机断层摄影、正电子发射断层摄影、功能磁共振成像、含磷磁光谱、脑磁波描记术，已经充分证实了该假设。血流的减少程度不至于引起缺血。其他系统也参与了偏头痛过程，这包括：5- 羟色胺能、去甲肾上腺素能、多巴胺能途径；激素，如雌激素；下丘脑和深部脑干结构。因此，偏头痛可以被描述为在多种神经化学物质影响环境中的神经致敏和神经源性炎症。治疗偏头痛的目标是减弱神经致敏性和神经源性炎症，同时牢记其他中心机制的重要性。

临床表现

偏头痛存在各种表现形式，但是总体被分为两种：有先兆（典型偏头痛）和无先兆（普通型偏头痛）（图 124-4）。前驱症状可能发生在头痛前 24 小时。前驱症状包括饥饿、口渴、欣快感、狂躁、抑

图124-1 偏头痛的机制。

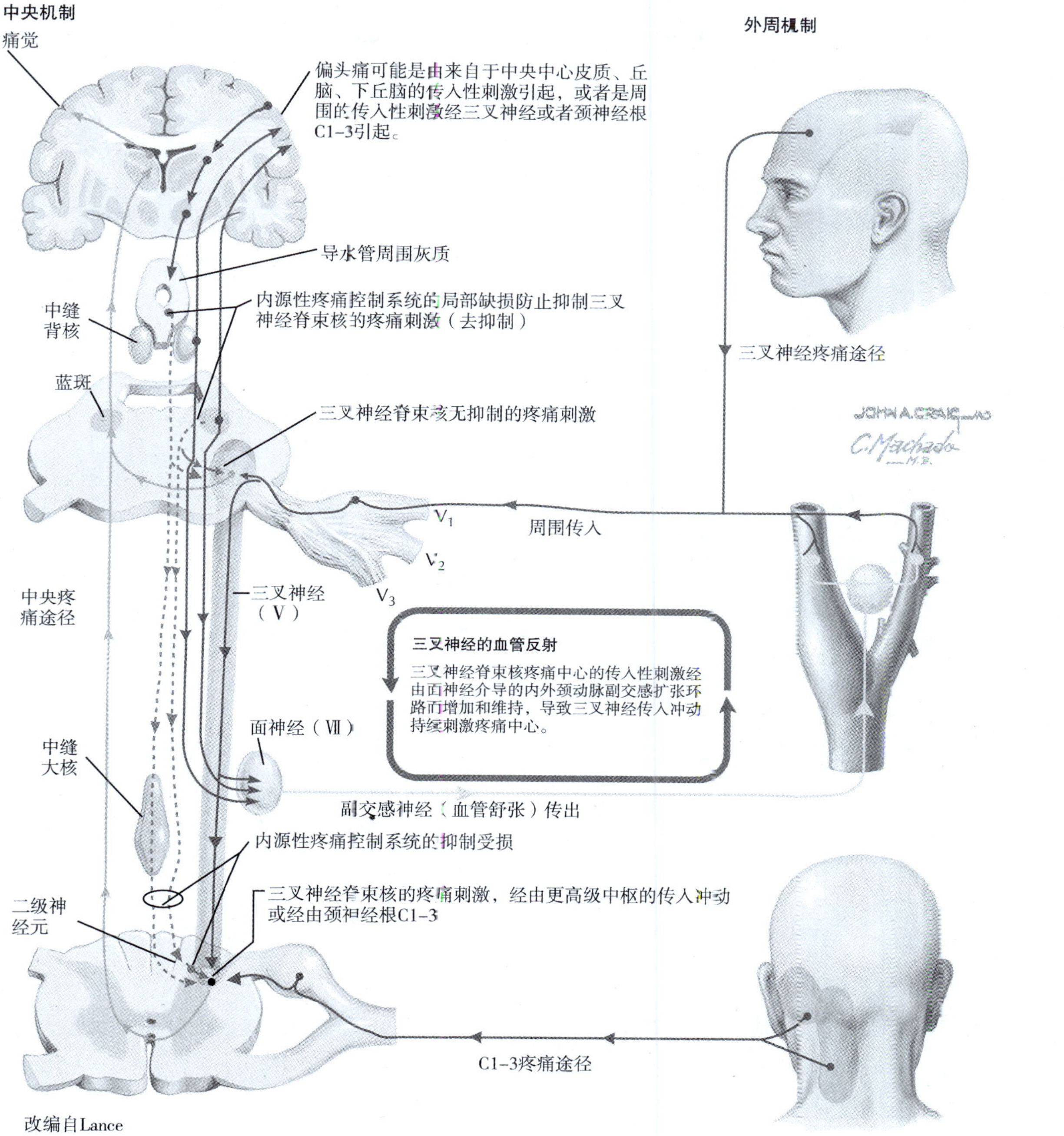

改编自Lance

郁、嗜睡、心理活动缓慢或者易怒。仅仅 15% ～ 25% 的偏头痛患者出现先兆。先兆症状包括视觉盲点（黑点）、闪光幻觉（光点）、闪光暗点（光线变弯曲）、麻木、麻刺、无力、混乱或者失语。触发因素包括环境刺激，例如：强光、噪音和气味；特定的食物（硝酸盐类、亚硫酸盐类、味精、酒精）；不规律的睡眠或者饮食；运动；应激；激素的波动（图 124-5）。1988 年国际头痛协会制订了偏头痛诊断指南，见框 124-1 和 124-2。

鉴别诊断

偏头痛必须与继发性原因引起的头痛相鉴别，以除外引起严重头痛的致死性原因。其他原发性头痛疾病、紧张性头痛、丛集性头痛和丛集变异型常与偏头痛相混淆。紧张性头痛典型的表现是不引起

图124-2 偏头痛的前驱症状和发作。

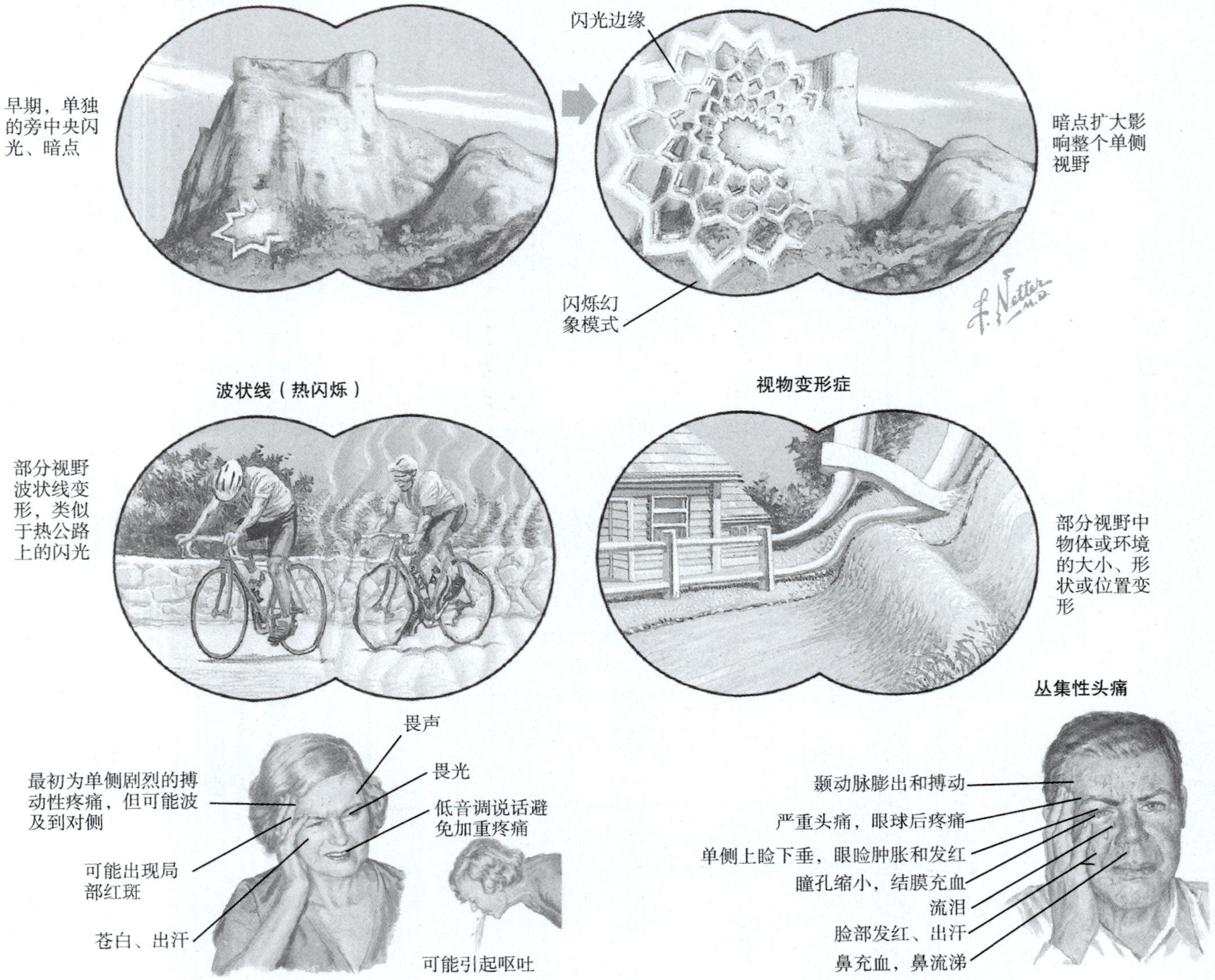

框 124-1 无先兆偏头痛的诊断标准（普通型偏头痛）

- 对于诊断，没有单一的必需或充分的特征
- 至少发作 5 次，持续 4 ～ 72 小时
- 头痛至少有下列特征的两个：
  - 单侧
  - 搏动性
  - 中度或重度（日常活动被限制或禁止）
  - 常规体力活动使之加重
- 头痛时至少伴有下面其中一项：
  - 恶心或呕吐
  - 畏光（光敏性）
  - 声音恐怖（声音敏感性）

病史和查体不支持可引起头痛的器质性疾病，或疾病已经发生，头痛与疾病无紧密的联系。

框 124-2 有先兆偏头痛的诊断标准（典型偏头痛）

- 至少两次发作
- 先兆表现至少具有以下特征中的 3 项：
  - 完全可逆的和预示局部大脑皮层或脑干功能异常
  - 缓慢起病
  - 持续不超过 60 分钟
  - 随后发生头痛，无症状间歇期不超过 60 分钟
  - 头痛可在先兆前或与先兆同时发生

病史和查体不支持可引起头痛的器质性疾病，或疾病已经发生，头痛与疾病无紧密的联系。

图124-3 基底动脉性偏头痛。

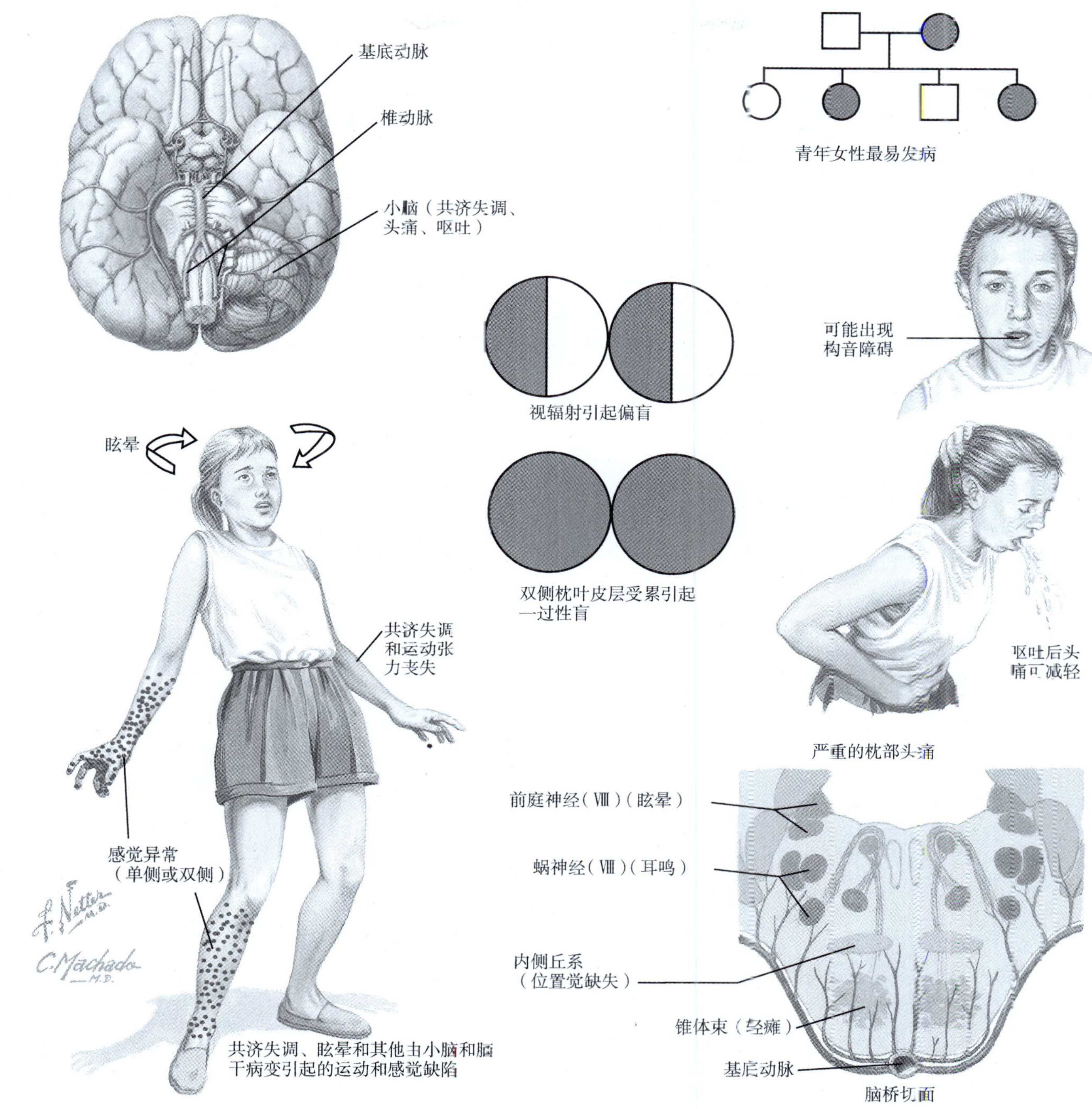

恶心，且不伴有畏声和畏光。关于紧张性头痛是一个独立的疾病，还是代表偏头痛连续体的一部分，存在较大的争议。虽然如此，紧张性头痛可能和偏头痛共存，且紧张性头痛的出现并不能排除存在偏头痛的可能性。丛集性头痛名字的由来是在数天至数月特定的期限内反复成簇状头痛的发作。它的典型特点为极痛苦、典型的眶后或颞部疼痛持续15～180分钟，男性多于女性。头痛会在一天中特定的时间持续发作。它可通过持续时间短和患者发作过程中的行为与偏头痛鉴别。丛集性头痛患者在发作时不能保持安静，而偏头痛患者表现不动和睡眠。除此之外，它必须表现出以下特征之一：流泪、鼻漏、睑下垂、瞳孔缩小、鼻充血、结膜充血、眼睑水肿、额部或面部出汗异常。丛集变异型包括那些具有类似丛集性特点的头痛，但持续时间较短。慢性发作性偏头痛，一种丛集变异性，女性多于男

图124-4 偏头痛的触发因素。

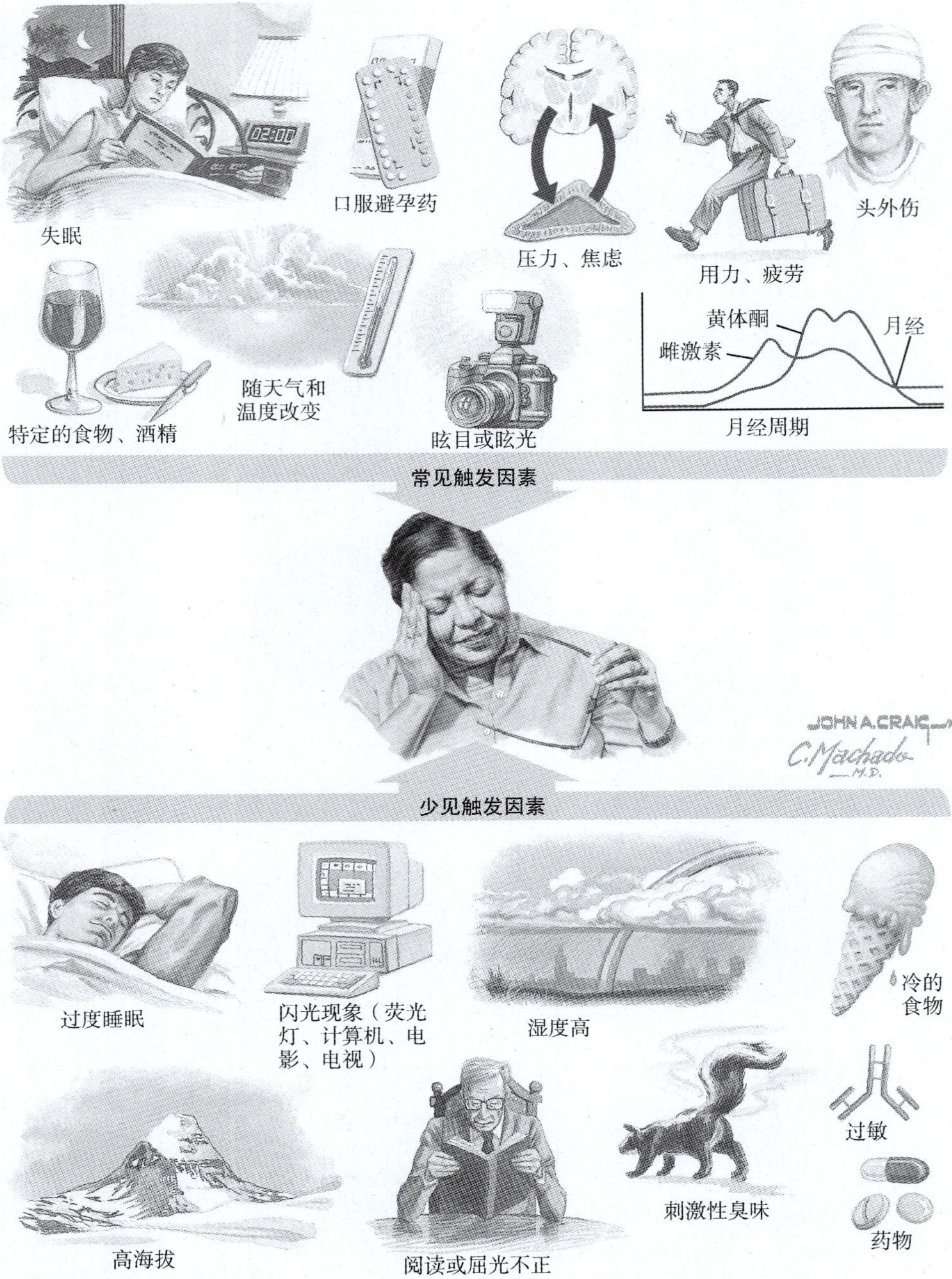

性，对吲哚美辛有较好的反应。

头痛的继发原因包括头部外伤、血管病（如出血、卒中、血管炎）、颅内病变（如肿物、颅压增高或降低）、停药、感染、代谢性疾病（如缺氧、高碳酸血症、低血糖、透析）和头颈部其他结构疾病（如颈椎、眼、耳、鼻和鼻窦、颞下颌关节）。这些大部分可通过详细询问病史及查体阐明；但是有时当怀疑这些疾病时，有必要实施诊断程序。

诊断方法

对偏头痛没有特定的诊断试验，但是如果考虑头痛为继发性时需要调查。当患者诉为“最剧烈的头痛”、有异常的神经系统查体、新近发生的头痛或头痛性质发生戏剧性改变时，应可疑继发性头痛。为了排除急性出血，优先选择非增强CT扫描，因为它速度快、敏感性高。对CT扫描阴性但高度怀疑出血的患者（一生中最剧烈的头痛），腰穿是必要的，可发现脑脊液黄变。腰穿对评价压力相关性头痛（体位影响头痛）或感染（颈强直加上畏光或精神状态改变）有很大帮助。然而如果怀疑颅内肿物,应选择 MRI 对比增强。若后颅窝出现异常情况，在咳嗽、用力、弯腰等情况下出现明显头痛。增强 MRA 在判定血管炎和动脉瘤时有帮助，当 MRA 为阴性但又高度怀疑时，应考虑传统的血管造影术。颈动脉多普勒超声对判定伴 Horner 综合征的急性新发头痛有帮助，以排除颈动脉夹层。对那些伴认知和行为改变的阵发性头痛患者需行脑电描记以除外癫痫。

图124-5 偏头痛先兆

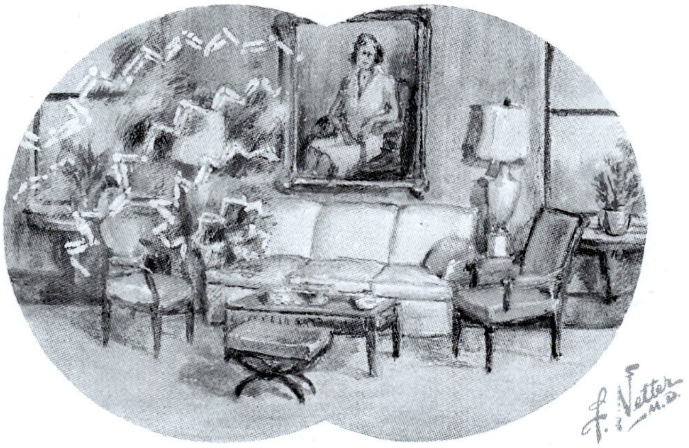

视觉障碍，最常见的偏头痛先兆：视物模糊、暗点、闪光曲线（闪光暗点）、闪光等

处理和治疗

最佳治疗

治疗偏头痛首先应明确诊断和认识它的病理生理学（图 124-6）。偏头痛的急性治疗应对患者劳动能力丧失程度进行分层。非特异疗法（表 124-1）包括非甾体抗炎药（如咖啡因）或镇痛药（对乙酰氨基酚、阿片制剂）。长期使用会出现停药后头痛和止痛药反弹。中度至重度的致残性头痛，应使用特定的药物（表 124-2）。这些中最有效的是曲坦类药物。它们除了结合硬脑膜血管外，还特异性结合三叉神经末梢的 5- 羟色胺受体来阻止神经源性炎

表 124-1 偏头痛和紧张性头痛的非特异急性治疗[*]

药物	剂量	给药方法	注释
阿司匹林	325mg	需时每 6 小时口服 1 ～ 2 粒，随餐	
对乙酰氨基酚	325 或 500mg	需时每 6 小时口服 1 ～ 2 粒	妊娠用 B 类剂型
阿司匹林 / 咖啡因	250mg/65mg	需时每 6 小时口服 1 ～ 2 粒，随餐	
对乙酰氨基酚 / 咖啡因	250mg/65mg	需时每 6 小时口服 1 ～ 2 粒	
异美汀 / 氯醛比林 / 对乙酰氨基酚	65mg/100mg/ 325mg(1 粒)	头痛开始为 2 粒；每小时 1 粒直至头痛缓解	最大剂量每日 5 粒
麦角胺 / 咖啡因	1mg/100mg	头痛开始为 2 粒，每 30 分钟 1 粒直至头痛缓解	最大剂量每日 6 粒，妊娠用 X 类剂型
布洛芬	400、600 或 800mg	需时每 4 ～ 6 小时口服 1 粒，随餐	妊娠用 B 类剂型
吲哚美辛	25 或 50mg	需时每 8 小时口服 1 粒，随餐	妊娠用 B 类剂型
酮洛芬	25 或 50mg	需时每 8 小时口服 1 粒，随餐	妊娠用 B 类剂型
萘普生钠	375 或 500mg	需时每 8 ～ 12 小时口服 1 粒，随餐	妊娠用 B 类剂型
4% 利多卡因	1ml	每个鼻孔 0.5ml, 需时每 4 小时一次	给药时头向后仰；首选仰卧位；妊娠用 B 类剂型
甲氧氯普胺	10mg	需时每 6 小时口服 1 粒	用于其他急性给药；妊娠用 B 类剂型
丙氯拉嗪	5 或 10mg	需时每 8 小时口服 1 粒	用于其他急性给药
异丙嗪	25 ～ 50mg	需时每 8 小时口服 1 粒	用于其他急性给药

[*] 在妊娠末三月所有非甾体抗炎药禁忌使用。

症，减轻疼痛性肿胀。没有曲坦类药物疗效分级，如果一种无效，可试用另一种。它们对不能控制的高血压和有冠心病病史的患者是禁忌的，但通常情况下是安全和有效的。曲坦类药物比非特异疗法费用高，但对于中至重度头痛患者来说可节省费用，并减少致残。

如果患者每月有超过2次的不可治疗的头痛，或患者愿意每天用药来预防头痛，就应采取预防性治疗。预防性药物治疗在给药后2～3个月产生作用。美国食品和药品管理局批准的偏头痛预防性药物包括丙戊酸、普萘洛尔和美西麦角。有证据（表124-3）支持其他试剂的使用，包括其他抗惊厥药（降低神经元的应激性）、其他β受体阻滞剂（调整去甲肾上腺素能系统和血管系统）、三环类抗抑郁药（调整5-羟色胺和去甲肾上腺素）、钙通道阻滞剂（血管和中枢因素）和激素治疗。口服螯合镁剂、高剂量口服核黄素（每天400mg）和辅酶Q_{10}在双盲试验中报道有效。

非药物方法包括避免偏头痛的触发因素（如食物、饮食不规律）、生物反馈和自我催眠、心理咨询来提高压力缓解技巧、规律训练、良好的睡眠卫生和均衡的饮食。所有这些方法可降低神经元的应激性，因此减少偏头痛的发作频率。

避免治疗错误

急性治疗错误

治疗错误在头痛的专业人员及全科医师均可出现。一个常见的错误是把偏头痛作为一种普通的病症，使用基础的方法。这种方法为非特异性和便宜的疗法，如果最初治疗失败，接着给予更高级的治疗。已经显示分层疗法对减少致残和降低费用更有效。用这种方法，有中至重度头痛病史的患者可以在开始便得到偏头痛特异性（曲坦类药物）治疗，而不是等到非特异治疗（如阿司匹林、咖啡因、非甾体抗炎药）失败时才用。

另一个常见错误是试图使用急性治疗作为诊断工具。虽然曲坦类药物对治疗偏头痛有特异性，它们没有分级效果，所以如果一种药物失败，另一种可能有效。因此，对所给曲坦类药物无效并不能排除偏头痛的诊断。

治疗时间是偏头痛急性治疗的一个常见陷阱。几项研究显示在头痛开始的1～2小时内治疗最好。应该教育患者在他们头痛的最初症状出现，并且还未进一步发展时给予治疗。这种方法可能增加药物效能和减少头痛持续时间。早期治疗减少残疾，降低治疗每一次头痛的成本。

表 124-2　偏头痛特异性急性治疗

药物	剂量	给药方法	注释
麦角衍生物			
二氢麦角胺Ⅳ	1mg	需时每8小时静脉注射	给药前使用止吐剂/抗组胺剂；妊娠用X类剂型
二氢麦角胺鼻内喷剂	1mg	需时每2小时每个鼻孔1喷，15分钟内重复一次	FDA最大剂量每日2瓶；给药前必须启动注液泵；妊娠用X类剂型
曲坦类			
阿莫曲坦	12.5mg	需时每2小时口服1粒	FDA最大剂量每日25mg
依来曲坦	20或40mg	需时每2小时口服1～2粒	FDA最大剂量每日80mg
那拉曲坦	1或2.5mg	需时每4小时口服1粒	FDA最大剂量每日5mg
利扎曲普坦	5或10mg	需时每2小时口服1粒	FDA最大剂量每日30mg
舒马普坦口服剂	25、50或100mg	需时每2小时口服1粒	FDA最大剂量每日200mg
舒马普坦鼻内喷剂	5或20mg	需时每2小时每个鼻孔1喷	FDA最大剂量每日40mg
舒马普坦注射剂	4或6mg	需时每2小时1支，皮下注射	FDA最大剂量每日12mg
佐米曲普坦口服剂	2.5或5mg	每2小时2.5～5mg，口服	FDA最大剂量每日10mg
佐米曲普坦鼻内喷剂	5mg	每2小时每个鼻孔1喷	FDA最大剂量每日10mg

表 124-3 偏头痛的预防药物（FDA 批准和否定）			
药物	**剂量**	**给药方法**	**注释**
三环类抗抑郁药			
阿米替林；去甲替林	10、25、50、100 或 150mg	每晚 100～150mg 口服	每周缓慢增加剂量至≤25mg；可能引起口干、视物模糊、困倦和尿潴留
麦角衍生物			
美西麦角	2 或 4mg	2～4mg，3 次/日	FDA 批准药物；但是在美国不再使用；每 2 天缓慢增加剂量至≤2mg；4～6 个月后减量，因为有致腹膜后纤维化的危险；妊娠用 D 类剂型
线粒体增强因子			
辅酶 Q_{10}	50、100、120 200 或 300mg	150～300mg，分 2 次服	约 50% 偏头痛患者有效
维生素 B_2	50 或 100mg	400mg，1 次/日，口服，随餐	约 50% 偏头痛患者有效
其他			
赛庚啶	4mg	1～6 片，每晚口服	偏头痛的儿童应服用小剂量；合并变态反应的偏头痛成人，剂量应提高
氧化镁	200～250 或 400～500mg	1 片，口服，2 次/日，随餐	对月经期偏头痛有效；首选 400mg，2 次/日，但是如果发生腹泻，剂量应减至 200～250mg，2 次/日
β 受体阻滞剂			
阿替洛尔	25～100mg	1 次/日或 2 次/日	缓慢加量；在糖尿病、哮喘、心脏传导阻滞的患者禁忌使用；妊娠用 D 类剂型
纳多洛尔	40～120mg	1 次/日	FDA 批准药物。缓慢加量；在糖尿病、哮喘、心脏传导阻滞的患者禁忌使用
吲哚洛尔	5mg	2 次/日；增加至每日总量为 10～60mg	缓慢加量；在糖尿病、哮喘、心脏传导阻滞的患者禁忌使用；妊娠用 B 类剂型
普萘洛尔 LA	30～160mg	1 次/日或 2 次/日	FDA 批准药物。缓慢加量；在糖尿病、哮喘、心脏传导阻滞的患者禁忌使用
钙通道阻滞剂			
维拉帕米	120～720mg	1 次/日或 3 次/日，取决于总剂量	常需高剂量；可能出现副作用；缓慢加量；在充血性心力衰竭患者禁忌使用
氨氯地平	5～15mg	1 次/日或 2 次/日	从 5mg 起，缓慢加量（每 2 周）
非洛地平	5～15mg	1 次/日或 2 次/日	从 5mg 起，缓慢加量
尼索地平	10～40mg	1 次/日或 2 次/日	从 10mg 起，缓慢加量
抗惊厥剂			
加巴喷丁	300、400、600 或 800mg	每日 1800～4500mg，分 3 次剂量	缓慢加量每 2 周 900～1200mg；可引起疲劳或水肿
拉莫三嗪	25 或 100mg	每晚 25～200mg 或分 2 次服用	缓慢加量每周 25mg；快速加量可能会有皮疹的危险
左乙拉西坦	250、500 或 750mg	1000～4000mg 分 2 次服用	缓慢加量每周 250～500mg；可能引起嗜睡
丙戊酸钠 丙戊酸钠 ER	125、250 或 500mg（ER 剂型为 250 和 500mg）	500mg，2 次/日；ER 剂型每晚 1000mg	FDA 批准药物。从每天总量 25mg 开始，2～4 周缓慢加量；妊娠妇女应加用叶酸；妊娠用 D 类剂型；在 5% 的患者引起头发变细；不能应用丙戊酸钠者可在进餐时服用硒；1～3 个月后应行肝功能监测
托吡酯	15、25、50 或 100mg	50～100mg，2 次/日，或每晚 100～200mg	FDA 批准药物。可引起体重减轻；可逆/短暂的副作用包括麻刺感和嗜睡；对肾石病和青光眼患者禁忌
唑尼沙胺	25、50 或 100mg	每晚 100～400mg	缓慢加量每周 25mg；可引起体重减轻；可逆/短暂的副作用包括麻刺感和嗜睡；对肾石病和青光眼患者禁忌

FDA：美国食品和药品管理局。

Data from Krymchantowski AV, Bigal ME, Moreira PF: New and emerging prophylactic agents for migraine. CNS Drugs 16(9): 611-634, 2002; and Silberstein SD: Practice parameter: Evidence-based guidelines for migraine headache (an evidence-based review). Report of the Quality Standards Subcommittee of the American Academy of Neurology. Neurology 55(6):754-762, 2002.

图124-6 偏头痛治疗流程

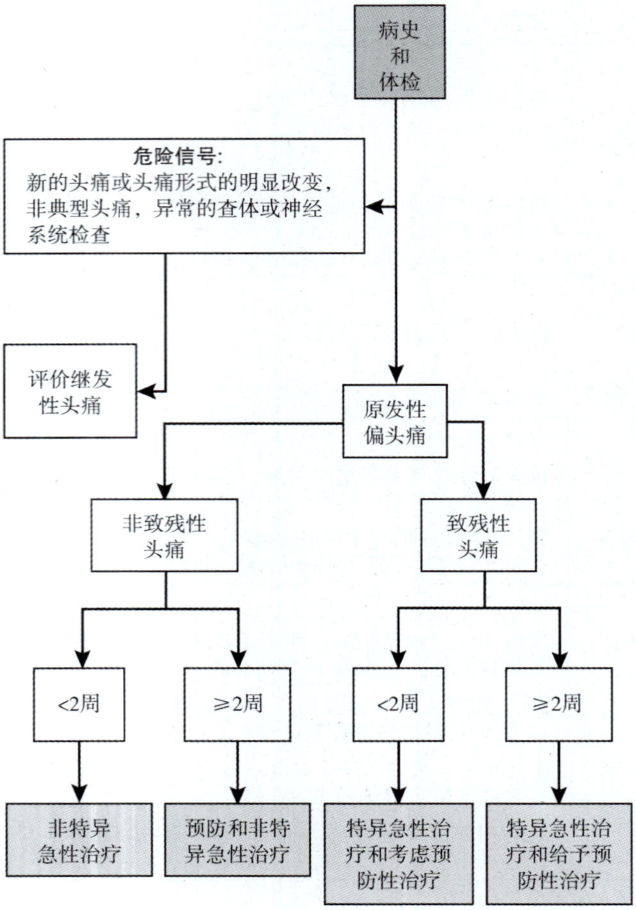

预防治疗陷阱

长时间治疗失败的患者常陷入没有寻找原因或加重因素的尝试性治疗中。对于过度使用药物性头痛（几乎每天给药）的患者，应完全停止给药以使预防治疗有效。如果咖啡因出现在药物成分中或患者饮食中长期服用时，应撤除咖啡因。其他因素包括认识和治疗睡眠障碍（如睡眠呼吸暂停或不宁腿综合征）。环境敏感和饮食敏感也是使头痛持续的原因。月经和排卵的雌激素撤退与头痛的关系也应考虑。退行性关节炎或退行性椎间盘疾病引起的颈椎结构改变在顽固性头痛中也应考虑。这些潜在的问题，如果任何一个或几个联合出现，急性和预防性用药可能效果不佳，患者可能错误地得出结论认为，潜在的有效治疗已经失败。

展望

伴随偏头痛病理生理学的发展，偏头痛治疗的未来取决于药理学与非药理学策略的研发。遗传研究结合偏瘫性偏头痛（可逆性偏瘫的先兆）发现编码电压－门控通道 P/Q 型钙通道的 19p13 染色体缺陷。遗传多态现象研究显示在无先兆偏头痛有 5- 羟色胺受体基因改变，而在有先兆偏头痛存在多巴胺受体基因改变。这些研究可以提供线索来解释为什么偏头痛患者易于诱发中枢致敏和神经源性炎症。神经影像学研究能继续提供动物和人类模型之间的联系。非药物疗法刚刚开始进行循证医学试验。在研究期间，有可能对偏头痛给予催眠疗法、针灸、音乐疗法和其他附加药物治疗。卫生保健人员的教育也是治疗偏头痛的一个重要部分，因为几乎半数的偏头痛未能诊断。积极的和受过教育的卫生保健提供者可改善偏头痛患者的生活质量，减少这一普遍存在和致残率高的疾病的影响。

（刘 颖 译 马 英 校）

参考文献

Silberstein SD, Lipton RB, Goadsby PJ: Headache in Clinical Practice. Oxford, UK, Isis Medical Media, 1998.

This text describes many of the principles of diagnosis and treatment outlined in this chapter as well as history of migraine.

Olesen J, Tfelt-Hansen P, Welch KMA: The Headaches. Philadelphia, Lippincott Williams & Wilkins, 2006.

This book describes many of the principles of diagnosis and treatment outlined in this chapter.

循证

1. Bigal ME, Lipton RB, Krymchantowski AV: The medical management of migraine. Am J Ther 11(2):130-140, 2004.
   The authors provide an evidence-based reference to the tables of medications used for treatment.
2. Burstein R, Collins B, Jakubowski M: Defeating migraine pain with triptans: A race against the development of cutaneous allodynia. Ann Neurol 55(1):19-26, 2004.
   This paper provides evidence-based support for early rather than late taking of medication in the acute treatment of migraine.
3. Calhoun AH: A novel specific prophylaxis for menstrual-associated migraine. South Med J 97(9):819-822, 2004.
   This reference speaks to the evidence-based relationship of estrogen to migraine.

4. Headache Classification Subcommittee of the International Headache Society: The International Classification of Headache Disorders, 2nd ed. Cephalalgia 24(Suppl 1):9-160, 2004.

   This is the key literature reference for the diagnostic criteria for all the classifiable headaches mentioned in this chapter.

5. Krymchantowski AV, Bigal ME, Moreira PF: New and emerging prophylactic agents for migraine. CNS Drugs 16(9):611-634, 2002.

   This article provides an evidence-based reference to the tables of medications used for treatment.

6. Lipton RB, Silberstein SD: The role of headache-related disability in migraine management: Implications for headache treatment guidelines. Neurology 56(6 Suppl 1):S35-S42, 2001.

   This paper provides evidence-based support for stratified care in the acute treatment of migraine.

7. Lipton RB: American Migraine Study II. 42nd Annual Scientific Meeting of the American Headache Society, June 23, 2000.

   This article is key to understanding the epidemiology of migraine.

8. Silberstein SD: Practice parameter: Evidence-based guidelines for migraine headache (an evidence-based review). Report of the Quality Standards Subcommittee of the American Academy of Neurology. Neurology 55(6):754-762, 2000.

   This paper is very important for evidence-based use of medications presented in treatment table.

9. Warner JS: The outcome of treating patients with suspected rebound headache. Headache 41(7):685-692, 2001.

   This evidence-based article discusses features of analgesic rebound headache and implications of its management.

David Y. Huang • Albert R. Hinn

125

脑卒中和短暂性脑缺血发作

引言

脑卒中是由于脑血管闭塞或破裂引起的急性脑损伤。脑卒中可进一步分为缺血性卒中或出血性卒中（图125-1；彩图125-1）。短暂性脑缺血发作（transient ischemic attack，TIA）是由于脑血管病变引起的短暂性神经功能障碍，临床症状常常在1小时内缓解，且无梗死证据。TIA是缺血性脑血管病的先兆，近5%的患者在48小时内有进展为脑卒中的风险。本章主要介绍缺血性卒中和TIA，该类疾病占所有脑卒中的85%。

病因学和发病机制

大多数缺血性脑卒中的病因为血栓性或栓塞性，通常由颅内或颅外血管动脉粥样硬化所致，或由心脏疾病导致。腔隙性脑梗死是由于小的皮层下穿支动脉血栓形成引起，大多数与高血压有关。

据统计，常见的脑卒中危险因素包括高血压、吸烟、糖尿病、房颤、心脏病、颈动脉狭窄、血脂异常、活动减少、绝经后激素替代治疗和肥胖。其他危险因素包括饮酒和药物滥用、代谢综合征、高同型半胱氨酸血症、高凝状态和口服避孕药。一些内科疾病（如镰状细胞病、红细胞增多症、脑膜血管性梅毒、细菌性心内膜炎）为脑卒中少见的危险因素；但是，当找不到其他危险因素或有相关病史时应考虑这些病因（图 125-2 ；彩图 125-2）。

临床表现

根据症状和体征可以确定受损的脑血管。

颈动脉系统

常见临床表现有单眼视力丧失（一过性黑矇）、对侧肢体力弱或感觉障碍、构音障碍、优势半球受损时出现的语言障碍、非优势半球受损时出现的偏身忽视、其他高级皮层功能缺失和同向性偏盲（图 125-3 ；彩图 125-3）。

椎基底动脉系统

常见的临床表现为单侧或双侧力弱或感觉障碍、交叉性瘫或感觉障碍、构音障碍、瞳孔异常、眼肌麻痹、其他颅神经受损表现、Horner 综合征、共济失调、不同程度的视野缺损和意识水平改变（图 125-4）。数个脑干综合征对特定血管损害时出现的临床表现进行了描述，从而更易理解脑卒中时所累及的特定神经核团和解剖通路。

腔隙性脑梗死

一些腔隙性脑梗死综合征已经被描述，包括纯运动性轻偏瘫、纯感觉卒中、手笨拙 - 构音障碍综合征和共济失调性轻偏瘫。

鉴别诊断

许多内科疾病容易与脑血管病相混淆，这些包括：部分性癫痫发作；偏头痛；心源性晕厥和近乎晕厥；周围前庭系统病变；低血糖；脑肿瘤、硬膜下血肿和其他颅内占位性病变；脱髓鞘疾病；脊髓损伤或病变；精神异常。还应注意系统感染、代谢性疾病和药物中毒或过量也可导致全身无力和意识障碍。

图125-1 卒中的分类。

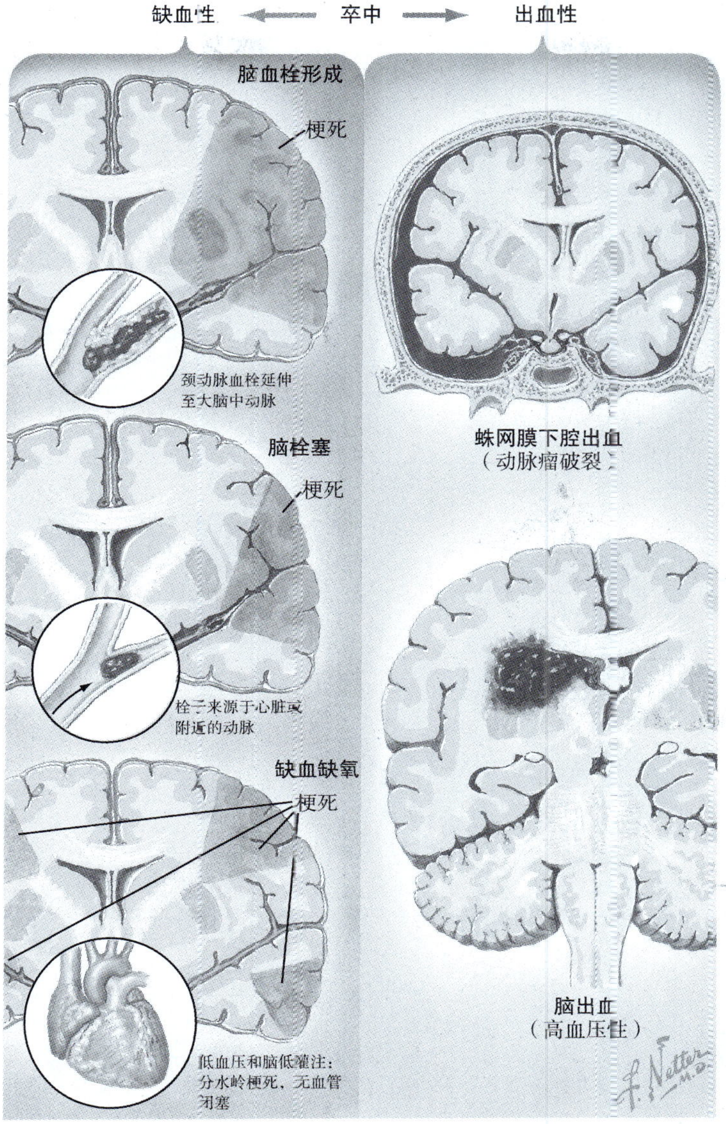

诊断方法

迅速的诊断对急性脑卒中的治疗非常重要。获取发病时间和详细的病史很关键。发病时间是指患者发病前最后看起来正常的时间。对意识不清的患者，是指最后清醒且没有症状的时间。神经功能的最初评价包括详细的病史和神经系统体检。许多研究中心采用国立卫生研究院卒中量表（NIHSS）来评价卒中的严重程度。

血液化验包括血糖、电解质、肾功能、全血细胞计数、凝血系列和血沉。其他实验室检验有助于排除系统感染和药物中毒或过量。急诊脑部影像学检查对治疗很有必要。通常，计算机断层扫描（CT）是急性脑卒中的常用检查方法，特别是当患者适合采用溶栓治疗时。弥散－加权磁共振成像对明确急性脑梗死非常有用，但存在一些相关的问题，如检查时间长、操作者能力有限且需要专家阅片等，这通常使其在急诊诊治过程中运用起来非常困难。在某些中心，如果神经介入专家需要进行介入治疗，则需急诊检查CT或磁共振血管造影（MRA）（见“展望”）。

在初始急性评估和治疗后，或对亚急性期的患者，应重点评估患者卒中的病因和危险因素，以进行二级预防。该阶段的患者通常行MRI检查明

图125-2 少见的卒中发病因素。

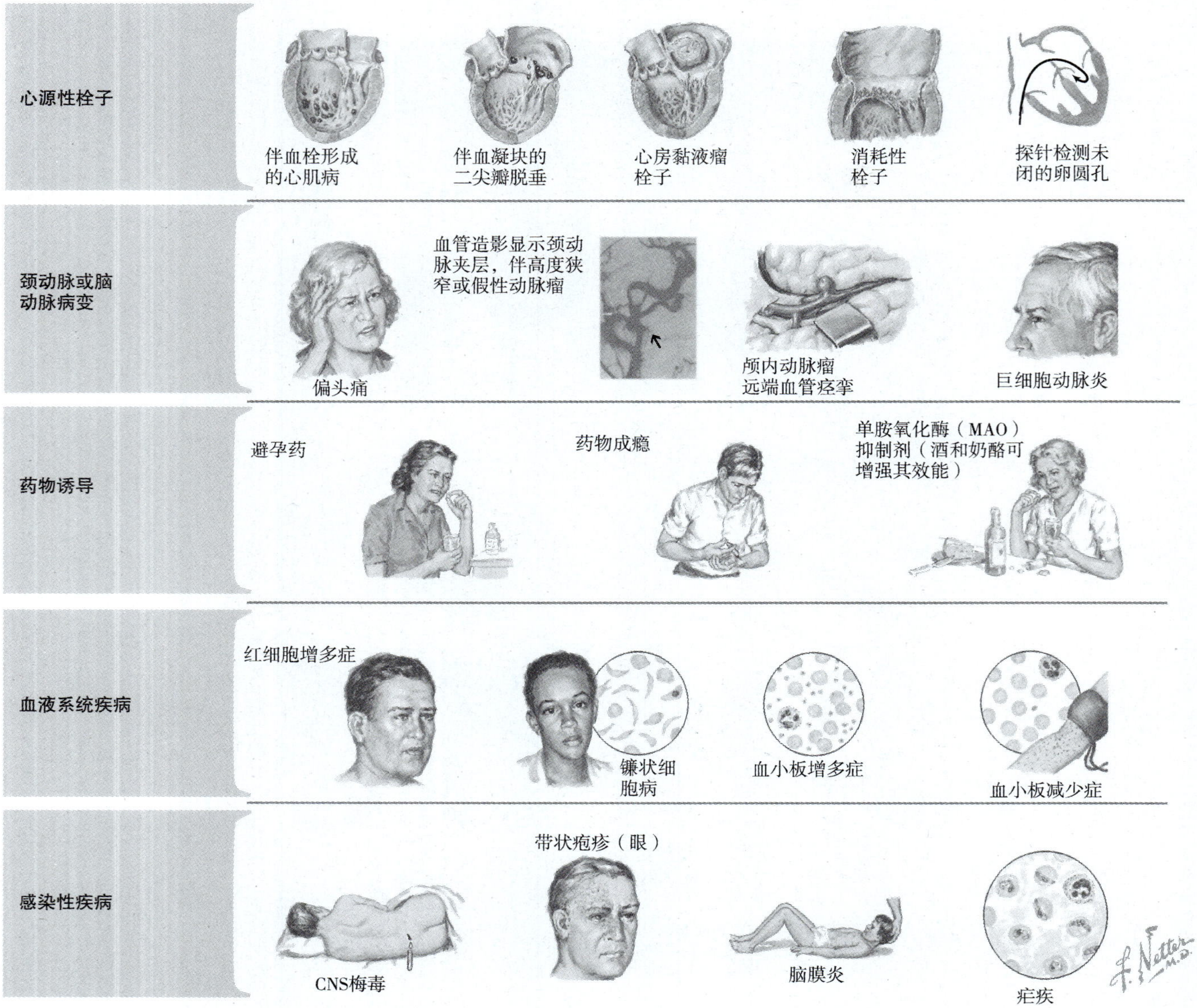

确诊断。应进行脑血管的评估，颈动脉超声、CT、MRA和传统的血管造影都是可采用的方法。心脏评估也应进行，包括12–导联心电图和超声心动图以寻找栓子的来源。心电监测很有用途，尤其是对可能存在心律失常的患者。血脂和胆固醇、梅毒、同型半胱氨酸水平和超敏C反应蛋白也应进行检测。对于年轻的卒中患者，应进行血液高凝状态的评估，包括抗凝血酶III活性、蛋白C和S活性、镰状细胞检测、狼疮抑制剂、抗核抗体和抗心磷脂抗体的检测。

处理和治疗

急性卒中的最佳治疗

在急性期治疗时，最初的关注应放在稳定心肺功能方面，这将使卒中患者避免不必要的延误。目前，急性卒中的治疗重点在于应用重组组织纤溶酶原激活剂（rt-PA）静脉溶栓方面，该方法是唯一被美国食品和药品管理局批准的治疗急性缺血性卒中的方法。国家神经疾病和卒中研究院的研究表明：溶栓治疗后3个月评估其治疗效果时，轻度至无致残的发生率治疗组为30%，显著高于安慰剂

图125-3 颈内动脉流域缺血：临床表现。

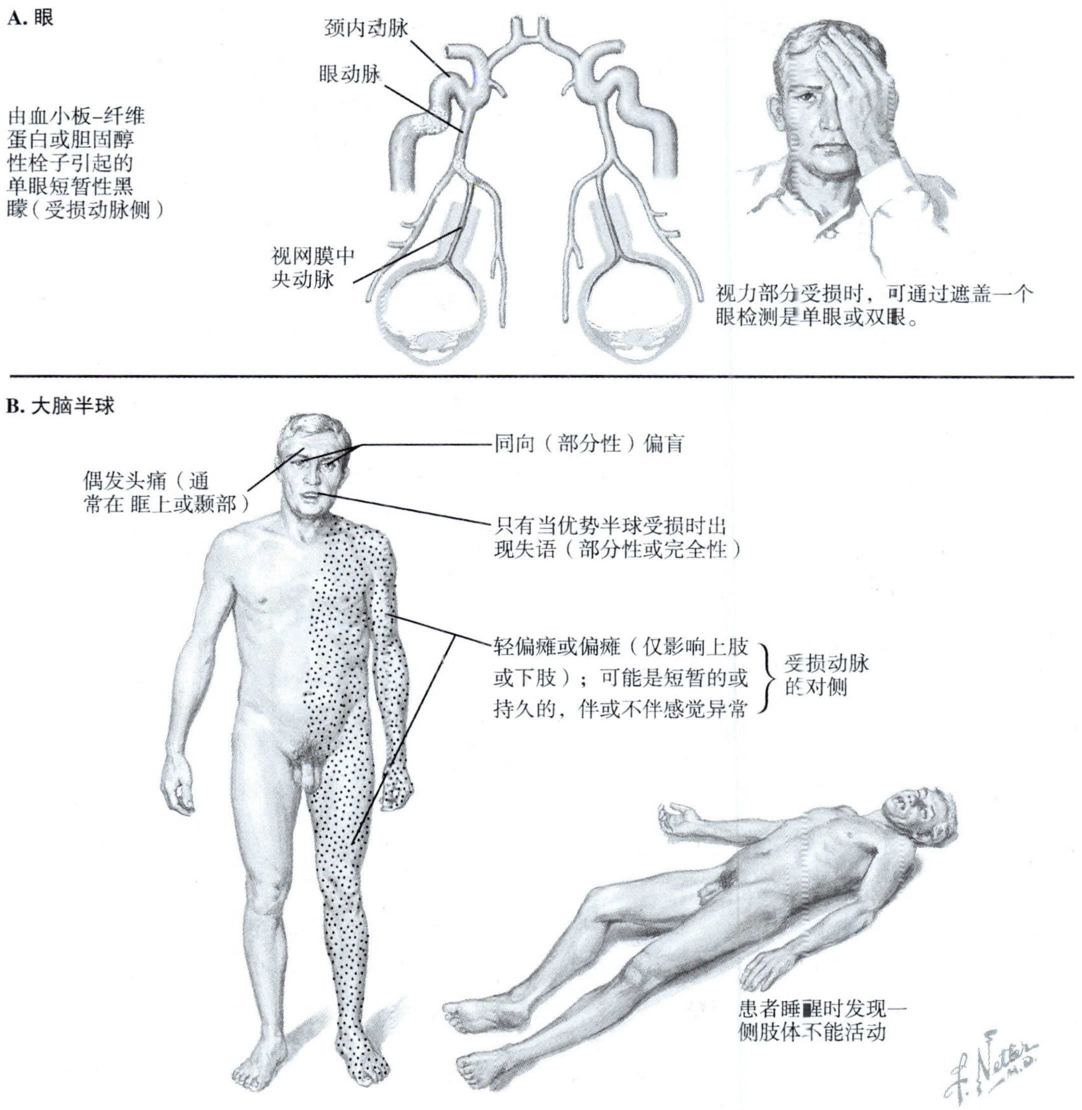

组的 12%。rt-PA 治疗组中 6% 的患者并发颅内出血，较安慰剂组显著增高。该治疗方法必须在卒中发病 3h 内进行，并要仔细分析是否适合溶栓治疗（框 125-1）。rt-PA 的推荐剂量是 0.9mg/kg（最大剂量 90 mg），首先给予 10% 的剂量静推，时间大于 1min，剩余剂量需要在 60min 内静脉滴注。

rt-PA 溶栓的患者必须严密观察至少 24h，注意观察急性恶化的一些体征（如进行性力弱和意识改变），这可能提示卒中进展或出现颅内出血（intracranial hemorrhage，ICH）。如果怀疑 ICH，应立即行头 CT 检查，并且立即停用 rt-PA。采血检验全血细胞计数、凝血系列、纤维蛋白水平、血型和交叉配血。如 CT 证实为 ICH，就应输注冷沉淀物，包括纤维蛋白原和凝血因子 VIII，或新鲜冻干血浆。如果需要，应静脉输注血小板和浓缩红细胞。必要时请神经外科会诊进行血肿清除。

rt-PA 治疗后，必须动态监测和控制血压。对接受溶栓的患者舒张压控制在 110mmHg 以下，收缩压控制在 185mmHg 以下。接受 rt-PA 溶栓的患者 24h 内不能应用抗血小板药物（如阿司匹林、双嘧达莫、氯吡格雷、阿昔单抗）或抗凝药物（如肝素、华法林）。

在不应用 rt-PA 治疗的脑血管疾病中，绝大多数卒中和 TIA 患者应该一直住院治疗，以进一步检

图125-4 椎基底动脉缺血：临床表现。

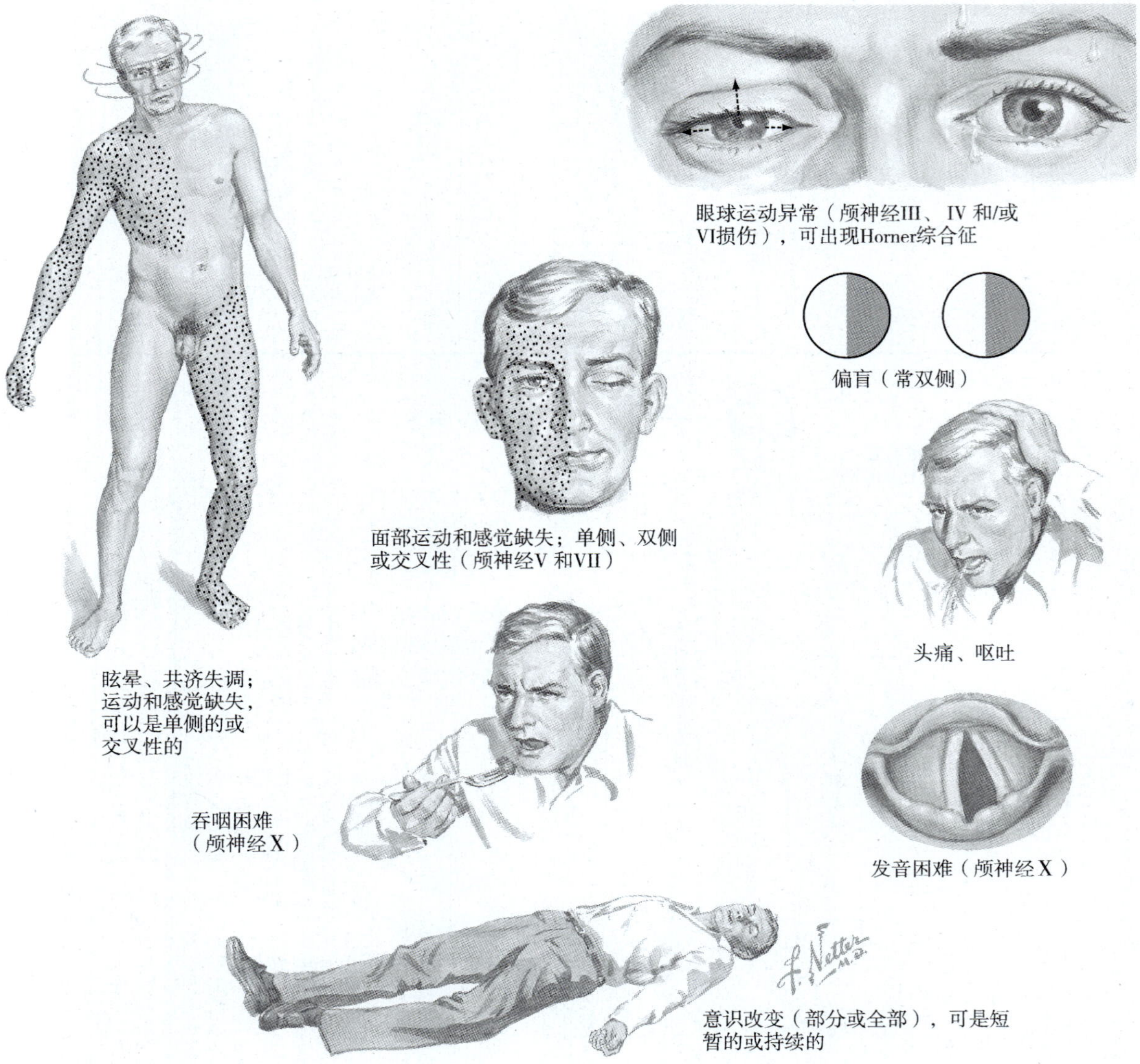

测、评估和治疗短期和长期的卒中危险因素。一般在发病 24 ～ 48h 内给予阿司匹林口服。阿司匹林不能替代其他急性介入治疗，尤其不能替代静脉 rt-PA。在急性期应用其他抗血小板药如双嘧达莫、氯吡格雷或阿昔单抗的证据尚不充足。

在过去，尽管肝素抗凝已经应用于急性缺血性卒中患者——特别是症状进行性加重的患者（称之为进展性卒中），但没有足够的证据表明这一方法对临床有益，也没有太多的证据对这一方法的出血风险进行评估。早期抗凝对某些患者（如存在严重大血管动脉粥样硬化的患者或那些有高风险发生栓塞的患者）可能有效，但还需要进一步研究。

急性和亚急性卒中的患者通常会出现血压增高。如有必要，门诊患者降压药物应减量以维持缺血半暗带的灌注。对不能溶栓的患者，当舒张压超过 120mmHg、收缩压超过 220mmHg 时才需紧急降压治疗。

脑卒中后不能活动的患者可能发生深静脉血栓和肺栓塞。基于这个原因，对所有不能活动的脑卒中患者应给予预防深静脉血栓和肺栓塞的治疗。早期活动是预防急性卒中内科并发症的重要方法。语言训练、物理治疗、职业疗法和康复药物对预防卒

框 125-1 rt-PA 溶栓标准指南

- 明确诊断的缺血性脑卒中伴神经功能缺失
- 神经功能缺损不能自发缓解
- 神经系统体征较重且不是孤立存在
- 严重神经功能缺失患者慎用
- 排除蛛网膜下腔出血
- 症状开始至干预时间＜ 3h
- 无头部外伤或 3 个月内未曾患过脑卒中
- 3 个月内未曾患心肌梗死
- 21 天内无胃肠道或泌尿系统出血
- 14 天内无大手术史
- 7 天内未在无法压迫止血的部位进行过动脉穿刺
- 无脑出血病史
- 血压不能过高（收缩压小于 185mmHg，舒张压小于 110mmHg）
- 无活动性出血或急性外伤（骨折）
- 未口服抗凝药或抗凝治疗者 INR ≤ 1.7
- 如在 48h 内曾用肝素治疗，部分凝血活酶时间必须在正常范围
- 血小板计数≥ 100 000mm^3
- 血糖≥ 50mg/dl（2.7mmol/l）
- 无伴神经功能缺失的癫痫发作
- CT 未发现多发梗死灶（低密度灶大于半球的 1/3）
- 患者或家属理解治疗的潜在风险和获益

From Adams H, Adams R, Del Zoppo G, Goldstein LB: Guidelines for the early management of patients with ischemic stroke: 2005 Guidelines update. A Scientific Statement from the Stroke Council of the American Heart Association/American Stroke Association. Stroke 36:916-921, 2005.

中患者的并发症和最大限度地恢复患者病情都是非常重要的方法。患者度过急性期出院后，康复治疗对降低远期死亡率很有必要。

避免急性卒中的错误治疗

已经表明，卒中的早期诊断和治疗可促进卒中后患者的功能恢复并缩短病程，降低远期死亡率和致残率。要缩短途中转运时间。任何可疑卒中患者应及早给予不同的治疗措施，并尽快进行神经功能评估和脑影像学检查。

然而，在进行快速治疗的同时，还必须注意采集完整的现病史和进行仔细的神经系统检查，以排除类似卒中表现的其他诊断。采集可靠的发病时间对避免错误治疗时间窗外的患者非常关键。熟悉 rt-PA 溶栓指南可排除一些不符合条件的患者，所有的治疗程序均应遵循这些指南。

卒中二级预防

预防卒中再发应从预防卒中危险因素开始。应积极控制高血压和糖尿病。应该应用他汀类药物治疗伴有动脉粥样硬化和血脂异常的卒中和 TIA 患者。要求所有患者不要吸烟，对目前吸烟的患者要戒烟。

绝大多数非心源性栓塞的卒中或 TIA 患者应常规给予抗血小板治疗。可每天服用阿司匹林 50 ~ 325mg，联合应用时应给予阿司匹林 25mg 和双嘧达莫 200mg，每日二次，并加用氯吡格雷 75mg，每日一次。联合应用氯吡格雷和阿司匹林多用于治疗急性冠状动脉综合征的患者；但研究尚未证实这种方法比单用氯吡格雷有益。一项最近的研究 [MATCH（在短暂性脑缺血发作和缺血性卒中的高危患者使用氯吡格雷治疗动脉粥样硬化血栓形成）试验] 表明：联合应用氯吡格雷和阿司匹林比单用氯吡格雷可增加 1.3% 的致命性出血风险。

对心源性栓子来源的脑栓塞患者，用华法林抗凝治疗是有效的，INR 应控制在 2.0 ~ 3.0 范围。对心房纤颤和阵发性房颤的患者推荐应用华法林长期抗凝治疗，不能应用华法林的患者推荐应用阿司匹林 325mg，每日一次。抗凝治疗的其他适应证包括风湿性心脏瓣膜病和心脏瓣膜置换术后。对伴左心室血栓的急性心肌梗死患者，抗凝治疗至少 3 个月至 1 年的时间。

外科介入可适用于累及大动脉的脑血管病。对一侧颈动脉严重狭窄（狭窄率 70% ~ 99%）的卒中和 TIA 患者可行颈动脉内膜剥脱术。对狭窄率为 50% ~ 69% 的中度狭窄患者，治疗时应考虑年龄、性别、并发症以及卒中或 TIA 起病时的严重程度等因素。对高度狭窄且外科手术风险较高的患者，可考虑颈动脉支架介入治疗。

展望

诊断方面，新的脑部影像学检查，如 CT 和磁共振灌注成像，正用于迅速确定脑异常灌注范围和缺血性脑损伤程度等方面。这些检查有助于内科医生更好地确定哪些患者会受益于特异性急性卒中治疗。

用于治疗大血管闭塞的急诊介入治疗正在进一步发展和评估。Merci取栓器是美国食品和药品管理局2005年批准的用于缺血性卒中血管内取栓的一个血管内取栓系统。该装置中的金属丝用于恢复颅内大血管的血流非常有效，适用于发病8h内的卒中患者，再通率46%，优于过去介入研究中18%的自发再通率。虽然如此，但此设备仅限于有介入条件和专业技术人员的中心。介入程序包括动脉内使用rt-PA溶栓，在部分病例和小型试验中已有报道，还没有大型试验。联合静脉内和动脉内rt-PA溶栓正在试验中。

大多数使用神经保护剂促进神经功能恢复的研究令人失望。一些新的方法正处于研究和试验阶段。

（李雪梅 译 王秀艳 校）

参考文献

Brott T, Adams HP Jr, Olinger CP, et al: Measurement of acute cerebral infarction: A clinical examination scale. Stroke 20:864-870, 1989.

This is the original published description of the NIH Stroke Scale.

Diener HC, Bogousslavsky J, Brass LM, et al; MATCH investigators: Aspirin and clopidogrel compared with clopidogrel alone after recent ischaemic stroke or transient ischaemic attack in high-risk patients (MATCH): Randomised, double-blind, placebo-controlled trial. Lancet 364(9431):331-337, 2004.

This article presents the MATCH trial results.

Goldstein LB, Adams R, Alberts MJ, et al: Primary prevention of ischemic stroke: A guideline from the American Heart Association/American Stroke Association Stroke Council. Stroke 37:1583-633, 2006.

The authors present the general consensus guidelines from the American Heart Association/American Stroke Association for primary prevention of stroke.

Smith WS, Sung G, Starkman S, et al: Safety and efficacy of mechanical embolectomy in acute ischemic stroke: Results of the MERCI trial. Stroke 36(7):1432-1438, 2005.

This article presents the MERCI trial results.

循证

1. Adams HP Jr, Adams, RJ, Brott T, et al: Guidelines for the early management of patients with ischemic stroke. A scientific statement from the Stroke Council of the American Stroke Association. Stroke 34:1056-1083, 2003; and Adams H, Adams R, Del Zoppo G, Goldstein LB: Guidelines for the early management of patients with ischemic stroke: 2005 Guidelines update. A Scientific Statement from the Stroke Council of the American Heart Association/American Stroke Association. Stroke 36:916-921, 2005.

   These articles present the general consensus guidelines from the American Heart Association/American Stroke Association for acute and subacute (hospital admission) management of stroke.

2. Albers GW, Amarenco P, Easton JD, et al: Antithrombotic and thrombolytic therapy for ischemic stroke: The Seventh ACCP Conference on Antithrombotic and Thrombolytic Therapy. Chest 126(3 Suppl):483S-512S, 2004.

   This paper presents the American College of Chest Physicians guidelines for use of antiplatelets, anticoagulants, and thrombolytics for acute stroke and for secondary stroke prevention.

3. Sacco RL, Adams R, Albers G, et al: Guidelines for prevention of stroke in patients with ischemic stroke or transient ischemic attack: A statement for healthcare professionals from the American Heart Association/American Stroke Association Council on Stroke. Stroke 7:577-617, 2006.

   This paper presents the general consensus guidelines from the American Heart Association/American Stroke Association for secondary stroke and TIA prevention.

Marc K. Bassim · Benjamin J. Copeland · W. Derek Leight · Harold C. Pillsbury III

126

眩 晕

引言

头晕是患者一种常见的主诉。该主诉占首诊患者的10%，占耳鼻喉和神经科患者的20%。患者通常把多种感觉罗列在头晕范畴。然而，真正的眩晕是头晕的一种，是指相对于周围环境的虚幻运动感觉。虽然被称之为旋转，但运动本身可以向任何方向。眩晕不是一种疾病，而是反映平衡系统障碍的一种症状。视觉、躯体感觉、本体感觉和前庭系统都参与平衡调节功能。这些系统功能异常可导致平衡不稳。眩晕反映前庭系统功能障碍，既可与周围神经系统相关，也可与中枢神经系统相关。

这一章主要介绍眩晕，并描述了临床实践中最常见的引起眩晕的疾病。

病因学和发病机制

周围前庭系统由半规管、椭圆囊和球囊构成（图126-1和126-2；彩图126-1和126-2）。半规管感受角加速度，它们相互间按直角排列，并与对侧耳的半规管成对存在。因此，当某种运动刺激一侧半规管引起上升时，对侧的反应则是下降。另一方面，球囊和椭圆囊感受直线运动。

这些信息被传导到脑干，在这里与来自其他平衡系统的信号进行整合，以维持身体姿势和视觉平衡。在脑干，前庭系统还与源自内脏系统的纤维相联系，因此，可以解释眩晕时伴有的自主神经和情感表现。前庭系统受刺激或抑制均可导致平衡障碍，出现与之相关的症状。

正如上面提及，眩晕既可由周围前庭功能异常引起，也可由中枢前庭系统异常引起。病因包括感染、炎症、自身免疫、外伤或肿瘤（图126-3；彩图126-3）。引起眩晕的常见病因见框126-1，在本章将被阐述。

临床表现

病史

完整的病史对评估眩晕患者很有必要。最重要的病史是眩晕的持续时间。让患者描述眩晕发作的细节，包括起病特点、持续时间、间隔时间和加重或缓解因素。明确眩晕与运动和位置是否有关。应该清楚疾病的演变过程，主要是开始发作的情况和此后的发作频率。与病史相关的症状，既可是耳的（听力、耳鸣、耳痛、耳堵塞感），也可是神经系统的表现（头痛、视觉改变、无力、麻木），这对诊断很有帮助。完整的用药经过和既往病史也可提供有帮助的信息，尤其是心血管、自身免疫和精神科相关疾病。了解所有患者的既往用药，特别是最近的用药情况。

体格检查

体格检查必须包括头部、颈部和神经系统评估。这包括充气耳镜检查、颅神经检查、眼底镜检查、前庭眼反射、眼球运动和眼震、小脑检查（包括Romberg试验和步态检查）和心脏及颈部的听诊。其他检查包括体位性生命体征、肌力、本体感觉和视敏度。出现眼震，是自发的还是与眼球运动或身体位置相关的，很重要（图126-4）。眼震的方向、持续时间和反复诱发逐渐减弱的特征可帮助鉴别病因是周围性的还是中枢性的。用震动的音叉检查中耳和听力。Dix-Hallpike试验用于检查良性发作性

图126-1 前庭蜗神经（Ⅷ）。

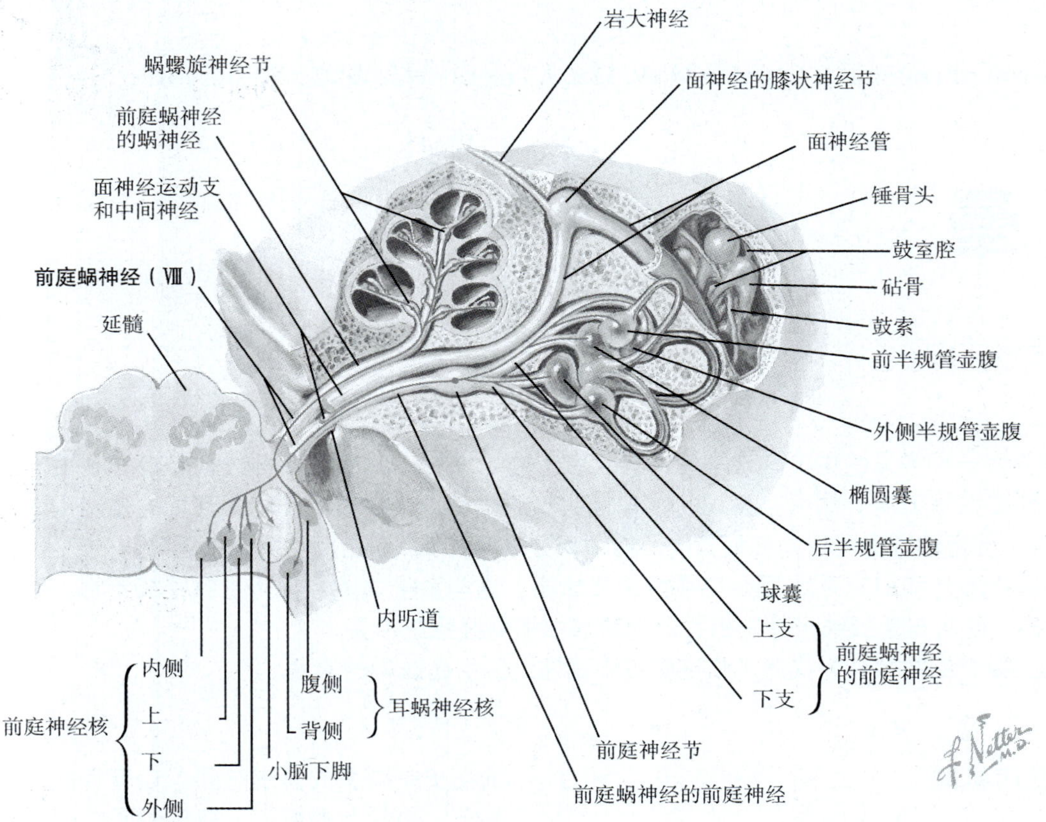

图126-2 骨迷路和膜迷路（模式图）。

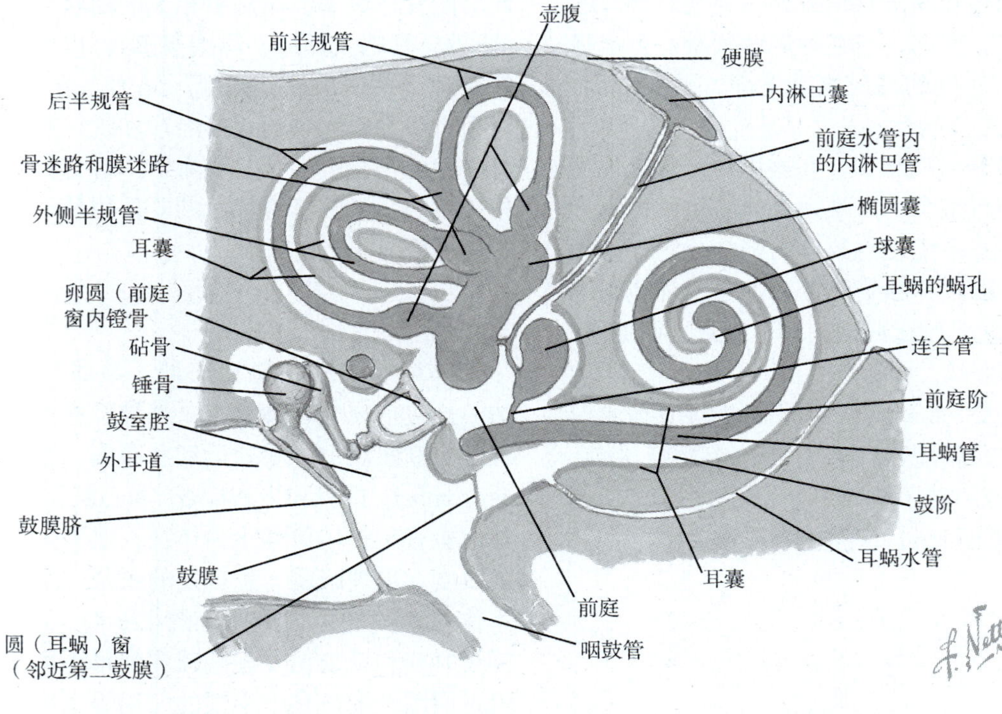

图126-3 眩晕的病因。

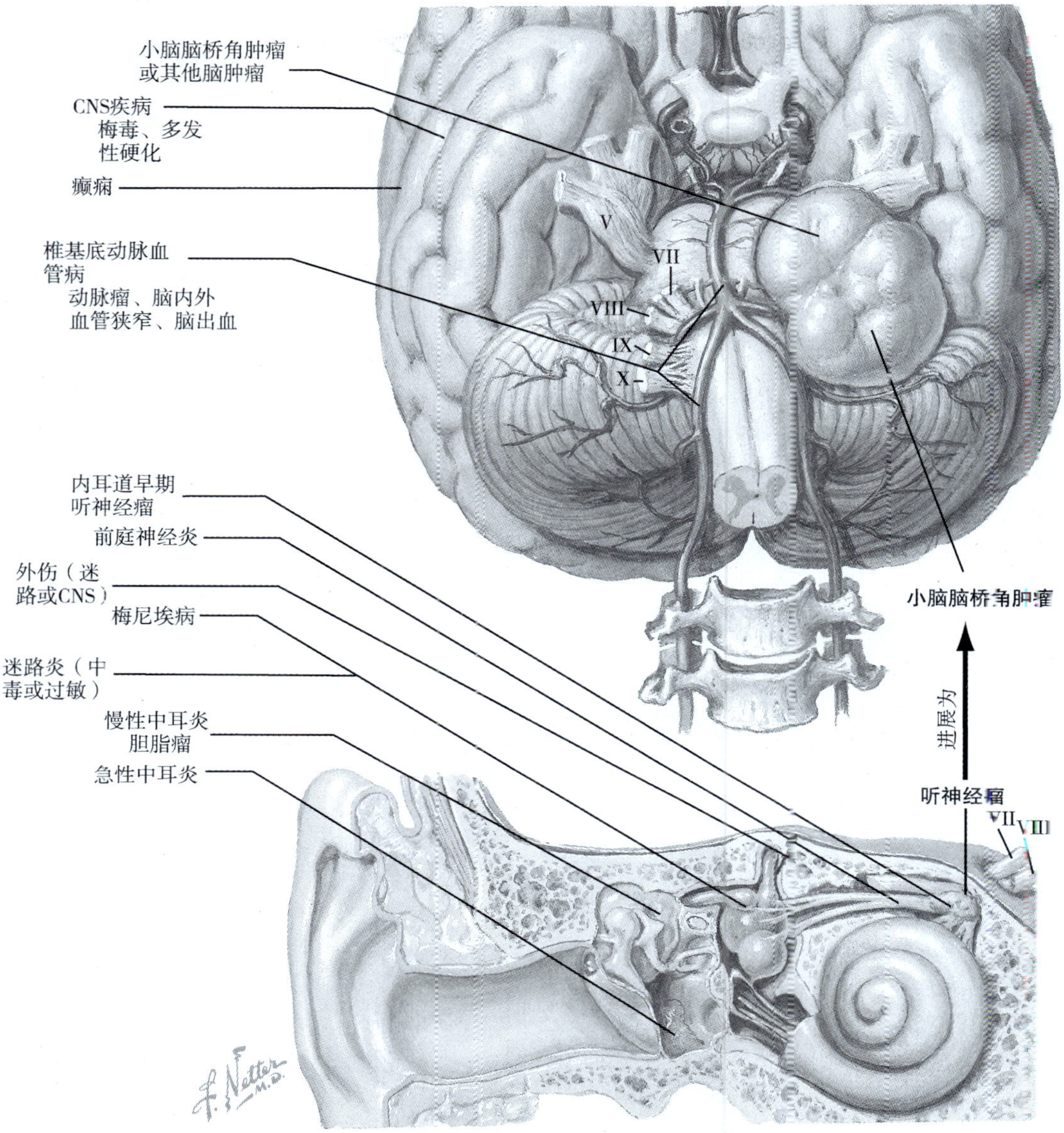

位置性眩晕（benign paroxysmal positional vertigo，BPPV）。辨距不良、轮替动作困难、Romberg 试验和步态失调有助于鉴别中枢性和周围性病变。

鉴别诊断

眩晕的鉴别诊断很多。无论如何，根据病史和体格检查缩窄病因学的鉴别诊断范围是可能的。相关的鉴别诊断如下（表 126-1；框 126-1）。

诊断方法

诊断试验用于鉴别几种可能的临床诊断。进行纯音测听试验以评估患者的听力障碍。眼震电图通常可以识别单侧前庭系统功能减弱，并有助于鉴别是中枢的和周围的病因。耳蜗电图有助于诊断梅尼埃病。当多系统受损时，动态姿势图可帮助确定导致平衡障碍的部位。实验室检查对诊断眩晕的病因作用有限，包括全血细胞计数、血沉、

图126-4 位置性眩晕的检查。

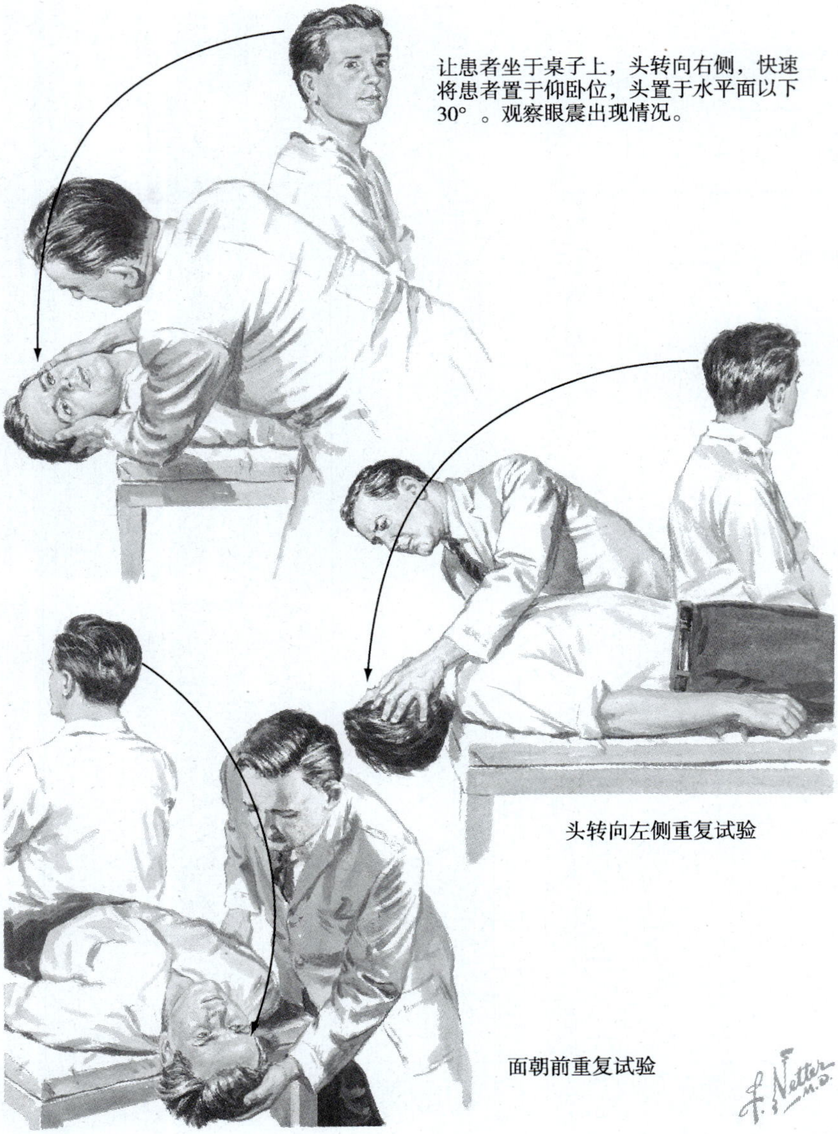

框 126-1 眩晕的常见病因
周围性
急性前庭病（前庭神经炎或迷路炎）
内淋巴积液（梅尼埃病）
外淋巴瘘
良性发作性位置性眩晕
前庭神经鞘瘤（听神经瘤）
慢性中耳炎（胆脂瘤）
中枢性
多发性硬化
偏头痛
血管疾病
脑干肿瘤

抗核抗体、快速血浆反应素试验或 VDRL 检查以及甲状腺功能评估。脑脊液分析有助于多发性硬化的诊断。

X 线影像学检查对眩晕患者有时有用。对中耳疾病和颞骨病变或外伤的患者，CT 可清晰地显示骨解剖，帮助发现胆脂瘤或中耳肿瘤等病变。对软组织检查（如小脑脑桥角肿瘤、前庭神经鞘瘤、多发性硬化病灶）选择 MRI 检查。怀疑血管病时，可进行经颅多普勒、MRA 或选择性动脉造影检查以明确诊断。

处理和治疗

基本原则

眩晕的治疗方法取决于病因和病理。总体上对症治疗对所有患者都相同。大多数常用药物包括传统的抗组胺药，如美克洛嗪、茶苯海明和异丙嗪。这些药物有助于减轻运动和不平衡感觉，也可减轻相关胃肠道症状。副作用大多表现为困倦。新的抗组胺药不能透过中枢神经系统，因此对眩晕无效。其他药物包括抗胆碱能药物，如治疗晕动病的东莨菪碱、抗多巴胺类药物和单胺能药物。抗多巴胺类药物可抑制化学感受器触发带，而单胺能药物可增强抗组胺药的作用，适用于严重病例。

苯二氮䓬类药物，如地西泮，有抑制前庭功能的作用，对快速控制急性眩晕发作有效。但长期使用会影响前庭功能代偿作用，因此不提倡使用。

前庭康复治疗常用于门诊患者，这些康复训练是根据适应能力和中枢代偿设计的。

常见眩晕病的最佳治疗

下面介绍了眩晕的最常见病因，包括周围性和中枢性。这些均概括于表 126-1。

急性前庭病是指突发的平衡功能障碍。多种证据已经证实病毒感染是病因之一。当听力丧失时，通常考虑迷路炎。当听力保存时，常考虑前庭神经炎。急性前庭病的典型表现为突发长时间的眩晕，伴恶心呕吐，一般持续 24h 以上，经数天至数周逐渐消失。患者通常有上呼吸道感染的病史。如为前庭神经炎，听力不受影响，而急性迷路炎时，则伴有感音神经性耳聋和耳鸣。约 20% 的患者可复发，但症状比开始发病时轻。治疗方法主要是控制急性症状，此外还要卧床休息和多饮水。已经表明皮质类固醇类药物可促进恢复，而抗病毒药无明显的效果。应停用抑制前庭系统的药物以使中枢尽快出现有效地适应。前庭功能康复训练和早期活动可改善预后。一种特殊的病毒性迷路炎、耳部带状疱疹或 Ramsay-Hunt 综合征，是由水痘带状疱疹病毒引起的。该病具有独特的临床表现，以烧灼样疼痛症状首发，之后出现前庭功能受损、听力丧失、眩晕，相继出现面瘫。除类固醇外，阿昔洛韦对此病治疗有效。要注意面瘫侧的眼保护。

内淋巴积液（梅尼埃病）被认为是由于内淋巴管吸收障碍导致的内淋巴积水。该病准确的病理机制还不清楚。内淋巴积液时症状常常持续数小时，临床特点以反复发作的神经性耳聋、眩晕和耳鸣为特征。许多患者主诉发病前或发病中有耳胀满感。发病无规律，可间隔数年，随着病情进展可发展为双侧。晚期梅尼埃病表现为永久性的严重感音神经性耳聋和相对较轻的眩晕。急性期主要是对症治疗。可给予低盐饮食（1 ~ 2g/d）和利尿剂预防发作。症状进行性加重的患者可采用鼓室内注射庆大霉素、分流手术、前庭神经切断术或迷路切除术治疗，取决于病情进展情况、听力和对侧耳的情况。

与外淋巴瘘相关的发作性眩晕被认为是耳囊内的外淋巴液泄漏所致，常见于卵圆窗或圆窗损伤。眩晕的发作性特征和与之相关的感音神经性耳聋是淋巴液间断漏出从而使内耳周围压力发生变化的反应。最近对前半规管裂开疾病的描述与淋巴管瘘的表现一致，在本章将一同叙述。外淋巴瘘最常见的病因是耳外伤——可以是直接的、手术引起的或气压相关性的。通常眩晕多于早晨起床时或于晚上躺下时最轻，白天站立或活动后加重。Valsalva 动作（猛烈吸鼻、提重物、用力、呕吐）可使症状加重，也可由充气耳镜检查时诱发。诱导发作的外伤事件可依靠详细的病史（如潜水、头部外伤、直接耳外伤、孕妇生产、过度用力或提重）发现。开始治疗时应卧床休息，抬高床头并保持大便通畅。一些外淋巴瘘患者需外科手术治疗，要进行中耳探查和修补。

良性发作性位置性眩晕（BPPV）多由于耳石引起，耳石积聚影响半规管系统（主要是后半规管），由于耳石重力作用，可随头部位置的变化而产生刺激导致眩晕。BPPV 的典型表现是短暂的（数秒钟）眩晕发作，与头部位置的改变有关。仔细询问病史可发现眩晕的发作存在潜伏期，多于头部运动后 1min 发作，并且随头部位置变化（如翻身、仰头）症状加重。通常无听力丧失。通过 Dix-Hallpike 试验可诱发出水平或扭转眼震，多次试验后眼震强度减弱。诱发动作可使耳石在半规管内移动。指导患者在数天内睡眠时要保持头部直立（半坐位），避免耳石积聚。对严重病例通过重复位置改变不能减轻时，行后半规管闭塞术或单纯神经切断术可能对控制症状有效。

慢性中耳疾病可以是慢性炎症，也可以是胆脂瘤，可通过局部破坏或破坏耳囊而出现外淋巴瘘引起眩晕发作。发病机制与以前介绍的外淋巴瘘相似。此外，严重的迷路炎出现慢性化脓时可加重眩晕。

表 126-1 常见眩晕病的临床特征

临床特征	偏头痛	前庭神经炎	迷路炎	梅尼埃病	外淋巴瘘	BPPV	前庭神经鞘瘤	慢性中耳炎
眩晕程度和持续时间	数小时	数天	数天	数小时	不定，随时间加重	数秒	平衡障碍	不定
恶心和呕吐	有	有	有	有	无	有	无	无
耳聋	无	无	SNHL	SNHL，波动性	轻度 SNHL	无	SNHL，一侧，进行性	CHL
发作性	是	否	否	是	休息时减轻，活动后加重	是	否	否
耳鸣	无	无	无	有	不定	无	有	不定
伴随症状	先兆、视觉变化	URI 的 Hx	URI 的 Hx	耳胀满感，复听	外伤	位置性	面部麻木，耳麻木	耳瘘，穿孔，中耳鸣
检查	MRI	ENG	ENG	MRI	充气耳镜	Dix-Hallpike 试验	MRI	CT

BPPV：良性发作性位置性眩晕；CHL：传导性耳聋；ENG：眼震电图；HX：病史；MRI：磁共振成像；SNHL：感音神经性耳聋；URI：上呼吸道感染。

慢性中耳疾病常常表现为耳道持续流液和疼痛，对抗生素治疗耐药。耳瘘多出现在慢性期。鼓膜通常有穿孔。鼓膜深处可发现有胆脂瘤。对于外淋巴瘘，充气耳镜检查可诱发眩晕。慢性中耳疾病多选择手术治疗，切除胆脂瘤或感染组织，恢复听力，并防止进一步波及颞叶或脑，出现相应的并发症。

多发性硬化（MS）常伴有眩晕，引起眩晕的病因可能是影响了脑干或第八对颅神经。中枢性眩晕可源于内侧纵束的损害，可引起眼共轭运动异常（核间性眼肌麻痹）。MS 以神经功能缺失反复发作为特征。随着 MS 的病程演变，眩晕和感音神经性耳聋的症状可有波动。近半数的 MS 患者在某一时期出现眩晕，体检可发现核间性眼肌麻痹、同侧内直肌麻痹伴对侧外展时眼震。MS 导致的眩晕在中枢代偿前通常持续数天至数周。MS 的大剂量皮质类固醇冲击疗法有效，可使症状的持续时间缩短。此外，加巴喷丁可减轻眼震和眩晕症状。

偏头痛可出现眩晕，但病理机制尚不清楚，眩晕可发生在头痛前（先兆等位征）或替代头痛（偏头痛等位征）。最近有关偏头痛的基因研究发现离子通道相关基因与前庭系统有关，但确切的发病机制尚不清楚。与偏头痛相关的眩晕很难分类。它可替代偏头痛先兆和头痛，也可出现于头痛发作间期。与偏头痛相关的眩晕持续时间长短不等，从数小时至数天，在女性可与月经周期相关。严重病例可因眩晕从睡眠中醒来，伴有恶心和呕吐。偏头痛通常有家族史，发作时无其他神经功能缺失体征。偏头痛治疗包括行为治疗和药物干预。5- 羟色胺受体拮抗剂对治疗和预防有效，还有 β- 受体阻滞剂、三环类抗抑郁药、丙戊酸和钙离子拮抗剂也有效（见第 124 章）。

椎基底动脉系统的脑血管病可引起眩晕，包括后循环闭塞或栓塞。最常受损的动脉有小脑前下动脉、小脑后下动脉和小脑上动脉。严重的颈椎病可引起椎基底动脉系统缺血。此外，血管的解剖变异可压迫第八对颅神经而出现眩晕和耳鸣。后循环血管闭塞和栓塞可引起严重的平衡障碍、垂直性眼震和多种神经功能缺失表现，特别是脑干受累时。血管缺血时表现出头晕或晕厥前期的感觉，牵拉颈部时症状加重，而无听力丧失。相比之下，血管压迫第八对颅神经时常出现耳鸣，头部活动可使之加重。此种眩晕伴有进行性神经功能缺失，由于中枢代偿，通常眩晕不严重。血管病引起的眩晕需查找危险因素，需系统抗血小板治疗。对严重的血管狭窄，可考虑用华法林抗凝。

前庭神经鞘瘤（也称听神经瘤）是起源于前庭神经的良性肿瘤，最终可累及内听道和小脑脑桥角。通常随着肿瘤增长和局部压迫出现进行性加重的前庭功能受损和听力减退。前庭神经鞘瘤多表现单侧进行性加重的感音神经性耳聋、平衡障碍和耳鸣。随着肿瘤生长，前庭功能逐渐代偿，故眩晕症状逐渐消失。20% 的患者听力突然丧失，肿瘤较大时同侧面神经常受损。前庭神经鞘瘤可行外科手术切除。如不能外科手术切除或全身麻醉风险较高时，可进行立体定向放射治疗。

累及小脑脑桥角的其他脑干肿瘤（脑膜瘤、表皮样囊肿、脂肪瘤、胶质瘤和星形细胞瘤）可引起眩晕。病因通常是相关结构受损，可以是肿瘤直接侵犯第八对颅神经和脑干，也可是脑积水。脑干肿瘤增大时可出现小脑受损和脑积水表现。听力受损，还可有耳痛、复视和头痛。引起眩晕的脑干肿瘤需要手术切除和其他辅助疗法，详细情况需根据肿瘤的组织病理学决定。

避免治疗错误

评估头晕患者最重要的因素是临床病史和全面的体格检查。准确鉴别真性眩晕和其他类型的头晕症状，如不稳定、平衡障碍或头重脚轻，是病史中最关键的方面，并且是避免误诊和误治最有效的方法。一旦诊为真性眩晕，对发作过程的详细描述非常重要，最重要的是眩晕持续时间。当神经系统评估正常时，应对患者进一步行心血管、代谢或神经病理方面的评估。

展望

详细了解前庭系统和其病理生理学对治疗眩晕患者很有必要。诊断的关键依靠病史，但将来有必要进行几个领域的研究。外淋巴瘘通过可靠的客观试验可以确诊和进行治疗。应进一步提高血管定位的影像学研究，而不是有风险的有创性血管造影检查。梅尼埃病最根本的病理生理机制仍在研究中，终有一天会找到答案。眩晕对临床医生的知识和技能仍是一种挑战，尚需进一步的研究。

（李雪梅　译　王秀艳　校）

参考文献

Eaton DA, Roland PS: Dizziness in the older adult, Part 1. Evaluation and general treatment strategies. Geriatrics 58(4):28-30, 33-36, 2003.

The authors present a good overview of the workup of the dizzy patient.

Eaton DA, Roland PS: Dizziness in the older adult, Part 2. Treatment for the four most common symptoms. Geriatrics 58(4):46, 49-52, 2003.

The authors describe the diagnosis and treatment of vertigo, presyncope, disequilibrium, and nonspecific dizziness.

循证

1. Eaton DA, Roland PS: Dizziness in the older adult, Part 1. Evaluation and general treatment strategies. Geriatrics 58(4):28-30, 33-36, 2003.

   The authors provide a good overview of the workup of the dizzy patient.
2. Eaton DA, Roland PS: Dizziness in the older adult, Part 2. Treatment for the four most common symptoms. Geriatrics 58(4):46, 49-52, 2003.

   The authors describe the diagnosis and treatment of vertigo, presyncope, disequilibrium, and nonspecific dizziness.
3. Fetter M: Assessing vestibular function: Which tests, when? J Neurol 247(5):335-342, 2000.

   The author presents a thorough review of diagnostic tests of vestibular function.
4. Luxon LM. The medical management of vertigo. J Laryngol Otol 111(12):1114-1121, 1997.
5. Shephard NT, Solomon D: Functional operation of the balance system in daily activities. Otolaryngol Clin North Am 33(3):455-469, 2000.

   This article provides a good description of the physiology of the vestibular system.
6. Strupp M, Arbusow V: Acute vestibulopathy. Curr Opin Neurol 14(1):11-20, 2001.

   This paper updates the etiology and treatment of peripheral and central vestibular disorders.
7. Strupp M, Zingler V, Arbusow V, et al: Methylprednisolone, valacyclovir or the combination for vestibular neuritis. N Engl J Med 351(4):354-362, 2004.

   This prospective, randomized, double-blind trial examined the effectiveness of medical therapy in vestibular neuritis.
8. Weber PC, Adkins WY Jr: The differential diagnosis of Meniere's disease. Otolaryngol Clin North Am 30(6):977-986, 1997.

   This article discusses how to correctly diagnose Meniére's disease by exclusion.

Bradley V. Vaughn · Maha Alattar

127

睡眠障碍

引言

睡眠是一种可逆性的生理过程，在这一过程中脑神经对周围环境的反应能力下降。尽管睡眠机制一直是一个神秘话题，但睡眠可以改善觉醒状态和认知功能，并且失眠极易引发意外事件，增加健康花费，降低生活能力和质量。

1/3 的人群就诊时存在与睡眠相关的主诉。在第 2 版睡眠障碍国际分类中，睡眠障碍被分为失眠、睡眠过度、呼吸相关睡眠障碍、昼夜节律失调性睡眠障碍、异态睡眠、运动相关睡眠障碍和其他睡眠障碍（包括生理性和心理性）。这些睡眠障碍可表现为白天过度睡眠、入睡困难、维持睡眠或维持睡眠相关因素困难。

病因学和发病机制

睡眠状态由神经元的活动所决定。根据脑电图（EEG）、眼球运动（眼动电图）和肌张力（肌电图）的特征，可将睡眠障碍分为不同的时期。N1 ～ N3 期称为非快速眼球运动（non-rapid eye movement，NREM）睡眠。N1 期睡眠常常与困倦的感觉相关，EEG 以低波幅慢波和顶部尖波为特征。N2 期（浅睡期）以 K 复合波或睡眠梭形波为特征。N3 期（深睡期）为广泛分布的高波幅慢波。快速眼球运动（REM）睡眠或 R 期的脑电图以低波幅、混合频率的电活动为特征。做梦可以发生于睡眠的各个时期，但 REM 睡眠期更可形象回忆。所有这些时期都存在着其他生理联系。NREM 睡眠期呼吸、心脏节律和自主神经功能相对稳定，而 REM 睡眠期存在着呼吸和心脏功能的波动，此期体温调节功能丧失。

健康的成年人睡眠周期反复出现。进入睡眠后通过 N1 期进入 N2 期，20 ～ 30min 后进入 N3 期，之后可再次出现 N2 期睡眠。第一个 REM 睡眠期发生于入睡 90min 后。这种周期在睡眠过程中每 90min 重复一次，且在每一个循环周期中 N3 期逐渐缩短而 REM 期逐渐延长。

外源性和内源性的因素均可影响睡眠。干扰睡眠的外源性因素包括环境因素，如噪音、不舒适的体位和明亮的光线。与睡眠相关的内在致病因素可促发内源性睡眠障碍。阻塞性睡眠呼吸暂停（obstructive sleep apnea，OSA）和睡眠时周期性肢动就是典型的例子。一旦中枢神经系统（CNS）已经进入睡眠状态，上述症状将会变得更加明显。OSA 与上气道狭窄有关，这种狭窄可由解剖结构异常或气管舒张肌舒张引起。睡眠时周期性肢动可能与脊髓的兴奋性刺激有关，从而引起睡眠时每 10 ～ 120 秒出现一次重复性肢动。其他睡眠障碍如发作性睡病为睡眠 - 觉醒辨别机制异常所致。伴猝倒的发作性睡病与人白细胞抗原（HLA）DQB1* 0602 和 DR2(DR15) 主要组织相容性复合物相关，同时和下丘脑 Orexin（Hypocretin）神经元丧失相关。

昼夜节律的改变也可影响睡眠 - 觉醒周期。这种内在的生物钟形成与机体的活动或休息时间相关。因此，一天中的某一时间，如凌晨 4:00，更倾向于为睡眠时间。基因和蛋白质的影响可诱导这种化学节律，同时这种节律也可受一些外源性刺激因素的影响，包括光线、运动水平和社会因素影响。

框 127-1 睡眠障碍
内源性睡眠障碍
阻塞性睡眠呼吸暂停
原发性中枢性睡眠呼吸暂停
睡眠相关的低通气
伴有或不伴有猝倒的发作性睡病
复发性过度睡眠
特发性过度睡眠
心理生理性失眠
矛盾性失眠（睡眠状态倒错）
特发性失眠
不安腿综合征
周期性肢体运动障碍
意识模糊性觉醒
睡行症
夜惊
REM 睡眠行为障碍
反复发作性单纯睡眠麻痹
梦魇
睡眠相关腿痛性痉挛
睡眠相关磨牙
外源性睡眠障碍
高原周期性呼吸
行为性失眠
适应性睡眠障碍
睡眠卫生不良
药物或物质滥用所致睡眠过度
行为问题所致睡眠不足综合征
药物或物质滥用所致睡眠障碍
昼夜节律失调性睡眠障碍
睡眠时相延后
睡眠时相提前
自由节律型
睡眠 - 觉醒节律不规则型
飞行时差反应综合征
倒班工作型睡眠障碍

REM：快速眼球运动

临床表现

通常，睡眠障碍患者的主诉为以下三种症状之一：白天过度睡眠、入睡或维持睡眠困难、夜间发生异常情况。患者可能集中于某一种症状，然而却已经具有了多种疾病的特征。下面讲述的是几种常见的睡眠障碍。

睡眠剥夺

总睡眠时间的慢性减少将妨碍正常的日常工作。通常，睡眠剥夺是自发的。对于成人来讲，是社会压力增加、处理事务时间延长和睡眠时间减少的结果。睡眠不足可持续数年。这种睡眠不足可能使其在不适当的时间（如工作或驾驶时）出现睡眠，从而降低工作效率，并增加发生意外事件的风险。睡眠剥夺的生理学影响也可以出现食欲增加、体重增加和情绪变坏。

框 127-2 与睡眠障碍相关的内科和精神疾病
内科疾病
慢性肺疾病
睡眠相关性哮喘
充血性心力衰竭
胃食管反流
糖尿病
感染
纤维肌痛
肾功能障碍
铁缺乏
神经系统疾病
中枢变性疾病
痴呆
帕金森病
头痛
癫痫
卒中
多发性硬化
头外伤
脑炎
精神疾病
心理障碍
情绪障碍
焦虑症
惊恐状态
酒精和物质滥用

睡眠呼吸暂停

睡眠呼吸暂停以反复出现的气道阻塞和睡眠紊乱为特征。通常，睡眠呼吸暂停分两种类型：阻塞性和中枢性。阻塞性睡眠呼吸暂停（OSA）与上呼吸道狭窄有关，这种狭窄可使通过气道的压力发生变化，从而出现睡眠时打鼾、呼吸声音粗响或急促。这些患者常常超重，但许多 OSA 患者有相对正常的体型。该类患者颈部粗短或气道狭窄。这种综合征可以增加高血压、糖尿病和反复发生血管事件的风险。中枢性睡眠呼吸暂停以反复发作的下呼吸道呼吸肌运动缺失为特征，与呼吸停顿相关。两种类型均可引起患者每夜出现数百次短暂的觉醒，导致失眠和白天过度睡眠。

发作性睡病

发作性睡病是一种 NREM 和 REM“开”/“关”控制异常的疾病。这种疾病呈非进展性，且常常青春期发病。患者表现为全天内数次不可控制的睡眠发作。传统的四大症状为白天过度睡眠、猝倒发作、睡眠麻痹和睡眠幻觉（图 127-1）。然而，失眠和睡眠紊乱是常见的主诉。尽管总的睡眠时间相对正常，但白天过度睡眠仍然发生，可以描述为无法控制的数次睡眠（睡眠发作）。猝倒发作表现为突发的肌张力减低，但不伴有意识丧失，由过度情绪波动和体育运动诱发。患者可以摔倒，或经历轻至重度的力弱。睡眠麻痹发生于从睡眠到觉醒的过程中，机体保留着 REM 睡眠时相的张力缺乏。这些情况均可伴有濒死感或幻觉。睡眠幻觉是发生于睡眠开始前的视幻觉，与现实生活很难区分。多数患者并不同时具备上数四种症状。

不安腿综合征

不安腿综合征是一种与双下肢不适（双上肢少见）相关的疾病。其表现包括蚁走感、强烈活动双腿的愿望和电击感。这些症状在休息时加重，活动后减轻，并且在夜间更常见。这种疾病有时出现周期性肢动。睡眠时周期性肢动为上肢或下肢反复出现的刻板运动，持续 0.5 ～ 4 秒，每 20~120 秒发作一次，有时发生于觉醒时。患者可能意识不到肢动，且没有失眠的主诉，但同屋的人可以发现这种肢动。缺铁性贫血、尿毒症、周围血管疾病、关节炎、周围神经病和脊髓损害已证实与这两种疾病相关。三环类抗抑郁药、选择性 5- 羟色胺再摄取抑制剂、多巴胺激动剂和咖啡因可加重这种感觉和运动异常。

昼夜节律失调性睡眠障碍

睡眠行为和中枢性睡眠周期不同步，可以导致白天过度睡眠或夜间睡眠紊乱。当突然改变时差或工作时间表时，大部分个体出现上述情况，但其他人具有慢性的生物钟与周围环境不同步现象。睡眠时相延迟型，在成人中特征性的表现为躺下后直到后半夜才能入睡，且早晨觉醒困难。睡眠时相提前型更常见于老年人，晚上躺下后即可入睡，但早晨觉醒提前数小时。自由节律型个体缺乏 24.3h 内源性昼夜生物钟的调节。这在盲人中最常见。下丘脑功能失调的患者睡眠 - 觉醒周期不规律，这种不规律归因于节律调节机制的障碍。

入睡或维持睡眠困难的原发性失眠症

失眠症是指入睡或维持睡眠困难，伴有白天睡眠、疲劳或白天的执行功能受损。大多数成年人偶尔夜间失眠，这常常与白天的突发事件或机体情况突然变化有关。对于较少数的患者而言，失眠持续数周、数月或数年，并出现显著的心理和生理症状。原发性失眠症占所有失眠患者的 1/3 以上。精神障碍所致失眠以躯体紧张和阻止睡眠的联想为特征。在新环境中睡眠良好的人群不会出现与睡眠困难相关的睡眠联想。矛盾性失眠是睡眠状态感知不良。在用多导睡眠描记法记录时，可有正常的睡眠，但患者对已经发生的睡眠却不能感知。特发性失眠是指获取足够睡眠的神经功能异常，常为不完整的和不能消除疲劳的睡眠，从儿童期开始，并持续一生。

异态睡眠

在成人中，异态睡眠的发生率约为 3%。并不是所有的异态睡眠都是深眠状态，部分患者与其他非睡眠相关性疾病有关。无论如何，异态睡眠可以出现在从 NREM 睡眠期醒转时（睡行症、夜惊或意识模糊性觉醒），也可以出现在 REM 睡眠期（REM 睡眠行为异常）。觉醒障碍常常发生在 NREM 睡眠较深阶段的部分醒转时。REM 睡眠行为障碍与 REM 睡眠期间的肌张力降低不能有关。帕金森病、Lewy 小体痴呆或多系统萎缩发生这种异态睡眠的风险较高。其他异态睡眠可发生在从觉醒到睡眠的过渡阶段。当夜间神经生理功能变化时，其他疾病如癫痫或精神疾病可以发生，这使得那些病理性疾病更易发生。

鉴别诊断

鉴别诊断包括内源性睡眠障碍、外源性睡眠障碍、内科系统疾病和精神疾病（见框 127-1 和 127-2）。睡眠呼吸暂停、睡眠时周期性肢动和节律失调性睡眠障碍尽管发生了严重的睡眠剥夺，但可有或没有睡眠障碍的主诉。伴有内科系统疾病（如充血性心力衰竭、肾衰竭、关节炎和疼痛综合征）

图127-1 睡眠障碍。

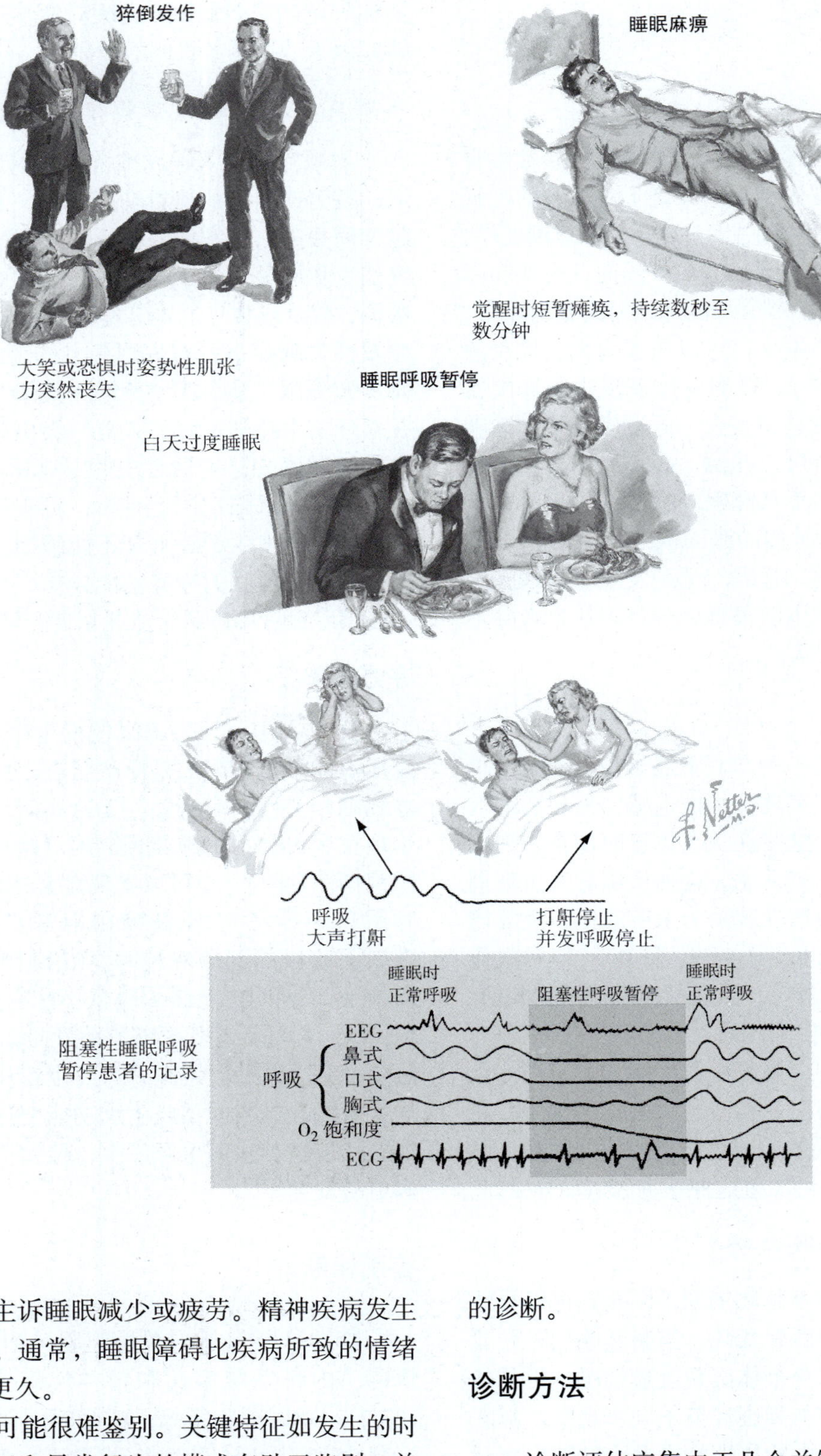

的患者，可能主诉睡眠减少或疲劳。精神疾病发生前常常有失眠。通常，睡眠障碍比疾病所致的情绪改变持续时间更久。

异态睡眠可能很难鉴别。关键特征如发生的时间、事件的记忆和异常行为的模式有助于鉴别，并且可以指导临床医师进行评估（表 127-1）。临床医师应该认真筛查睡眠障碍的患者，以明确异态睡眠的诊断。

诊断方法

诊断评估应集中于几个关键点，主诉应该归结为白天过度睡眠、失眠或夜间异常行为几大类。详细的病史非常关键，包括临床病情演变情况、影响

表 127-1 异态睡眠的鉴别特征

特征	NREM 异态睡眠	REM 异态睡眠	夜间癫痫发作	精神疾病
发生时间	第一、三期	REM 期	任何时间	任何时间
事件记忆	常常无	梦样回忆	常无，可有记忆	常无
异常行为	无	无	有	无
多导睡眠描记	从深 NREM 睡眠醒转	REM 期宽大的 EMG 波形	潜在的癫痫波	觉醒时发生

程度、睡眠 - 觉醒模式、睡眠质量感知、源于睡眠伴侣的主诉、饮食习惯（特别是咖啡和酒精的摄入）、行为活动情况、用药情况（包括从店里买的、草药和家庭治疗）和内科疾病。临床医师应该从四维睡眠障碍疾病中寻找潜在病因，包括内源性睡眠障碍、外源性睡眠障碍、节律失调性睡眠障碍和其他内科、神经或精神性疾病，并应同时考虑多种潜在因素。

为了良好睡眠，需要有助于睡眠的环境、良好的心理准备、足够的睡眠周期和神经生理睡眠机制。大多数慢性失眠的患者存在影响睡眠、入睡和维持睡眠困难的系列因素。性别、年龄和处理问题的能力可以影响睡眠，而不良的睡眠卫生、药物滥用和焦虑情绪可使这种失眠持续存在。必须询问患者睡眠障碍的主要症状，如打鼾、踢腿或与睡眠相关的活动。

多种睡眠障碍可以通过客观的评估来解释。当有睡眠障碍主诉的患者其症状提示存在与睡眠相关的呼吸系统疾病（打鼾、气促）、运动性疾病、发作性睡病、阵发性觉醒或具有潜在危险的不典型的异态睡眠行为时，临床医师应该考虑在合格的睡眠实验室进行多导睡眠描记（框 127-3）。被评估为白天过度睡眠的患者需要进行多重睡眠潜伏期试验（multiple sleep latency test，MSLT），以测定白天睡眠的深度和白天不适当地进入 REM 睡眠的潜力，如发作性睡病的患者。其他试验如清醒度维持试验（maintenance of wakefulness test，MWT）可以测量个体清醒的程度。该试验适于睡眠障碍患者和某些工作职业（卡车司机、飞行员）。尽管 MSLT 和 MWT 是非常相似的试验，但患者在入睡和维持觉醒方面可显示出显著不同。因此，应进行每种测试以获取具体信息。

框 127-3 多导睡眠描记的主要适应证

1. 白天过度睡眠、失眠或有夜间异常行为并伴打鼾的患者
2. 有血管疾病病史并伴有打鼾的患者
3. 尽管睡眠时间足够但白天过度睡眠的患者
4. 顽固性失眠

治疗

最佳治疗

治疗睡眠障碍的患者需要密切随访和清晰地明确治疗目的。在进行昂贵的多导睡眠描记之前，临床医师应该识别并解决外源性的睡眠干扰因素。通过发现潜在病因，直接干预治疗更易成功。例如，传统上治疗 OSA 采用持续气道正压通气（CPAP），或者对更严重的病例采用双水平正压通气。这些治疗方法要求患者每夜戴面罩，因此，面罩的舒适度非常重要。其他治疗包括口腔装置和外科手术。这就要求医生识别患者的特征，以决定哪种治疗方法更适宜。但对于不能耐受 CPAP 治疗的患者应提供其他治疗。不安腿综合征的患者可能需要药物方案治疗，包括多巴胺激动剂、加巴喷丁、阿片制剂和苯二氮䓬类，但需要密切观察症状加重的情况。应该应用中枢神经系统活性药物以影响特定的神经生化过程。兴奋性药物，如咖啡因、哌甲酯、右旋苯异丙胺和莫达非尼，已经用于治疗发作性睡病或特发性嗜睡患者的过度睡眠。苯二氮䓬受体激动剂（右佐匹克隆、唑吡坦和扎来普隆）和新的褪黑素激动剂与老的催眠药物相比，精神运动性副作用少且失眠的反弹概率低。对于原发性失眠症，行为矫正和认知治疗显示出极好的远期疗效。还有，对于生理

节奏有问题的患者，通过在明亮光线下暴露和在特定时间下锻炼来强化觉醒时间，从而改变睡眠-觉醒生物钟。大多数患者需要临床监测和培训以加强有助于良好睡眠的治疗和行为矫正。

避免治疗错误

现在的社会观点对充足睡眠强调不足。就某些医生而言，这种观点延伸到了睡眠障碍患者的治疗过程中。临床医师应该分析这类患者的主诉，以此寻找时机探究可能存在的长期社会和健康问题。应该用提示潜在病因的合理描述分析这些主诉，并且将治疗集中于那些病因。通常，内科医师仅仅治疗疾病的症状而不充分地分析病因。尽管患者最初可能获益，但直接的病因治疗更可能获取长期疗效。

展望

对睡眠-觉醒机制的研究正飞速进展。用来探测新型神经活性物质和受体的分子生物学技术已经使我们对该机制有了更新的了解。这种了解为调控睡眠-觉醒周期的分子靶向治疗提供了时机。

（王秀艳 译 李雪梅 校）

参考文献

Watson N, Vaughn BV (eds): Clinician's Guide to Sleep Disorders. New York, Taylor Francis, 2006.

This text provides an excellent clinical approach for primary care physicians caring for patients with sleep complaints.

循证

1. Chesson AL, Ferber RA, Fry JM, et al: The indications for polysomnography and related procedures. Sleep 20(6);423-487, 1997.
   This is an excellent review of when to order sleep studies and what type to order.
2. Chokroverty S (ed): Sleep Disorders Medicine: Basic Science, Technical Considerations, and Clinical Aspects. Boston, Butterworth-Heinemann Medical, 1999.
   This excellent text reviews sleep disorders medicine.
3. Kryger MH, Roth T, Dement WC (eds): Principles and Practice of Sleep Medicine, 4th ed. Philadelphia, WB Saunders, 2005.
   This text provides a comprehensive review of the basic and clinical knowledge in sleep medicine.

Bradley V. Vaughn · Robert S. Greenwood

128

癫 痫

引言

早在 2500 多年前就有了癫痫的记载。希波克拉底在其著作“圣病”中，详细描述了痫性发作的类型，并把癫痫定位于大脑疾病。“epilepsy（癫痫）”一词来源于希腊语“曾有发作”：痫性发作。在很长时间内，癫痫患者一直被认为具有特异功能或能力。同时，许多著名历史人物，如凯撒、凡高、拿破仑和杜思妥耶夫斯基在世时都有癫痫发作，从而人们认为癫痫患者能够做出巨大贡献。

病因学和发病机制

癫痫广义的定义是指任何突然发作的异常症状。这些症状包括晕厥、猝倒以及精神疾病。但是，癫痫狭义的定义仅指痫性发作这一发作形式，是大量神经元过度同步异常放电导致的大脑异常神经电生理活动。癫痫的痫性发作是大脑功能异常最常见的临床表现之一。在 80 岁之前约 10% 的人群都会出现痫性发作。一些类型的痫性发作是自限性的，可以是急性疾病或接触致痫物质的部分表现；而其他类型的痫性发作则是神经生理和神经网络异常的临床表现之一。

癫痫是一种慢性疾病，具有反复发作的特点。因此，癫痫的诊断依赖于病史的特征，无诱因第二次发作后即可做出诊断。癫痫患者可表现为多种痫性发作类型，例如青少年肌阵挛癫痫可以表现为失神、全面性强直 - 阵挛和肌阵挛发作。而且，同一患者可表现出所有这些发作类型。

癫痫发作的分类

根据行为症状（症候学）和脑电图信息对痫性发作进行分类（框 128-1）。痫性发作基本上分为两大类：局部开始（部分性）的发作和弥漫性开始（原发全面性）的发作。约 2/3 的癫痫患者表现为部分性痫性发作。部分性发作进一步分为简单部分发作和复杂部分发作。简单部分发作的特征是不伴有意识和记忆丧失。复杂部分发作在痫性发作过程中出现意识或记忆丧失。部分性发作也可以继发全面性发作，并且这种继发性全面发作是成人中最常见的全面发作类型。

原发性全面发作起源于全脑的同步异常电活动，并且可以表现为多种多样的异常行为。行为停顿与 3 次 / 秒的弥漫性棘慢复合波相关联，是失神发作的特征。这类发作常见于儿童，持续不到 20 秒，并且无发作后意识障碍。突发肌张力丧失是失张力发作的特征。失张力发作常常引起患者摔倒和受伤。强直发作时出现全身强直。强直发作的患者也频繁出现摔倒。强直发作时可以发现患者反复快速抽搐并缓慢进入放松阶段。强直发作可以转变为阵挛发作，也可以进展为强直 - 阵挛发作。机体的全部或部分肌肉快速突然抽动是肌阵挛的特征。只有少数肌阵挛是起源于大脑皮层的，所以肌阵挛常常不出现 EEG 异常。只有 EEG 异常的肌阵挛才考虑为肌阵挛癫痫发作。

癫痫的分类

根据年龄、家族史、痫性发作类型、相关临床表现、实验室检查，特别是 EEG 和神经影像学的异常结果对癫痫进行分类。病因学、解剖因素、发病年龄、相关神经系统体征、诱发因素、预后、昼夜

框 128-1 痫性发作的分类*

非局灶性起源的全面性发作
强直 - 阵挛发作
强直发作
阵挛发作
失神发作
失张力发作
肌阵挛发作
部分性发作
简单部分性发作（不伴有意识丧失）
▪ 运动症状
▪ 感觉症状
▪ 自主神经症状
▪ 精神症状
▪ 混合性
复杂部分性发作（伴有意识丧失）
▪ 从单纯部分性发作开始继之以意识障碍
▪ 开始即有意识障碍
▪ 伴或不伴自动症
部分性发作发展至复杂部分性发作或继发全面发作
不能分类的痫性发作

*ILAE 分类委员会（1985）。

Adapted from Commission on the Classification and Terminology of the International League Against Epilepsy: Proposal for classification of epilepsies and epileptic syndromes. Epilepsia 26:268-278,1985.

节律周期和痫性发作类型是癫痫分类的重要依据。癫痫分为两大类：部分性发作和全面性发作。框 128-2 列出了目前的癫痫分类。现正制订修改上述分类的计划。

痫性发作和癫痫的病因

部分性发作是起源于一组神经元的异常放电，并导致周围神经元进行有节律的神经放电。尽管关于部分性发作如何形成的理论有多种说法，但最可能是多种因素作用的结果。在细胞学水平，部分性发作时典型的发作间歇期异常说明了阵发性去极化偏移（paroxysmal depolarization shift，PDS）现象。PDS 是一种细胞内的异常情况，以细胞膜广泛去极化为特征，产生宽大的动作电位，随后伴有神经元超极化。在大脑表面或头皮，PDS 表现为棘波后的慢波。随着痫性发作的发生，细胞内呈现持续去极化状态，之后的超极化不再发生。只有当脑内大量

框 128-2 癫痫的分类*

与部位相关的（部分性）
原发性，发病与年龄相关（可能有遗传性并且智力常正常）
症状性（痫性发作起源于已知病变或部位）
原因不明的（不能找出癫痫的病因）
全身性
原发性，发病与年龄相关
原因不明或症状性
症状性
不能确定局灶性或全身性
特殊综合征

* 分类委员会（1989）。

Adapted from Commission on Classification and Terminology of the International League Against Epilepsy: Proposal for revised classification of epilepsies and epileptic syndromes. Epilepsia 30:389-399, 1989.

的神经元同步进行这种电活动时临床上才会发生痫性发作。当痫性发作脑内癫痫病灶从局部向周围扩散时，通常被周围神经元的超极化所抑制。这种抑制作用绝大部分是由 γ－氨基丁酸介导的。全面性发作的发生机制是大脑中大量神经元共同参与的结果。

引发癫痫的潜在致病因素可能与年龄相关。发作开始的年龄可以提示癫痫和痫性发作的潜在发病原因。然而，任何引起大脑皮层结构的严重损伤均可诱发癫痫。这些损伤包括肿瘤、卒中、出血、感染或外伤（图 128-1；彩图 128-1）。超过 2/3 的患者癫痫病因不明确。下面列出了与年龄有关的常见癫痫病因（框 128-3）。

大多数已明确体内基因缺陷的癫痫患者存在膜通道异常。目前，只有少数几种基因缺陷引起的癫痫为神经递质异常（表 128-1）。

临床表现

癫痫患者的临床表现多种多样。不连续的刻板症状或体征突然发作是痫性发作的临床特点。由于患者可能不能感知症状的发作且大多数发作持续不足 5min，所以痫性发作的精确描述可能需要多种渠道，有时甚至需要现场摄像。

图128-1 痫性发作的病因

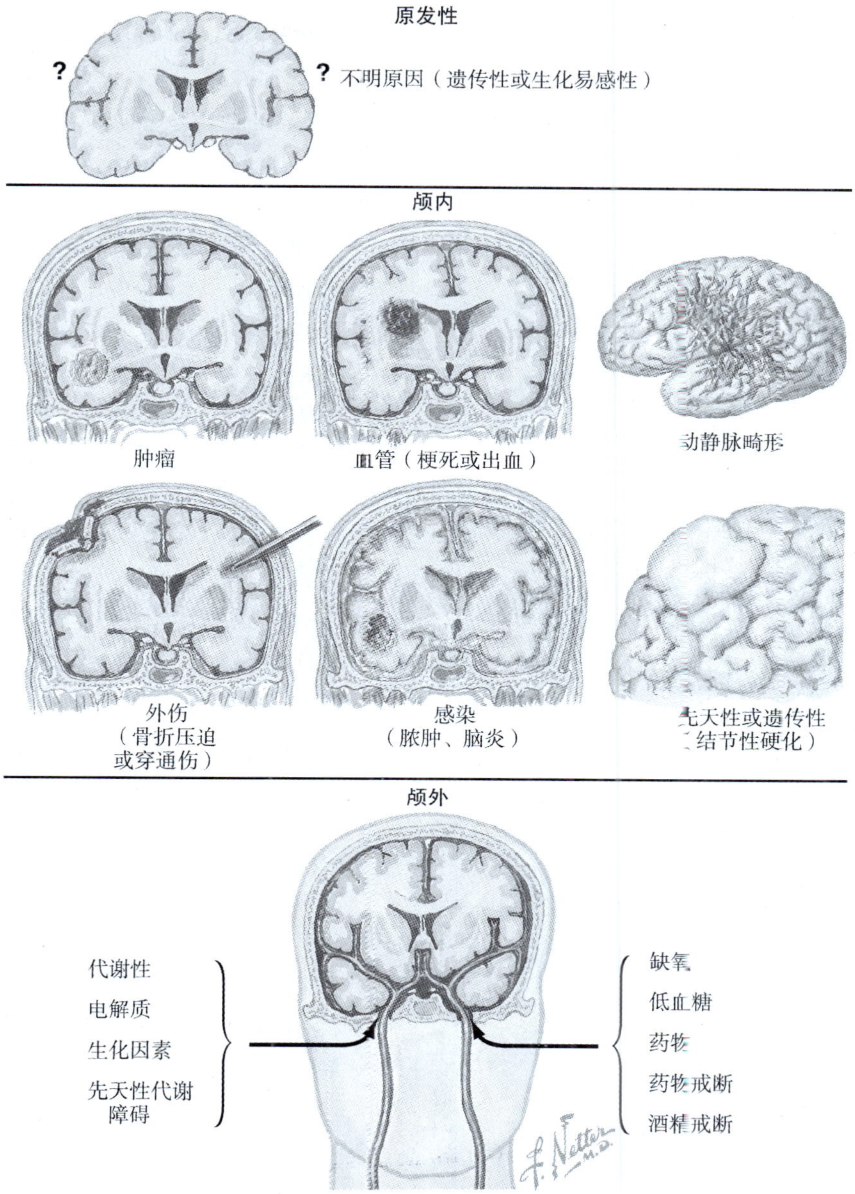

部分性发作

痫性发作的表现取决于受累脑组织的病理生理变化（图 128-2）。几乎所有大脑支配的功能都可成为癫痫患者的临床表现。这些症状可以从运动和感觉受累到复杂的自动症或幻觉。与痫性发作相关的症状或行为是由于癫痫病灶刺激大脑皮层所引发的。因此，枕叶癫痫可表现为视觉症状，颞叶癫痫可表现为闻到了烧焦的气味或有胸部上升的感觉。额叶癫痫可能出现异常的运动表现，如旋转和骑车动作。患者可以表现为自动症。自动症是一种重复性的运动行为，为无意识控制下出现的无目的、无方向和不协调动作。患者可表现为咂嘴、吸吮、吞咽、咀嚼、刻板性的手部运动、撕破衣服或坐立不安。发作后，患者时常意识模糊并且定向力差，这称之为“发作后状态”。这些症状和体征对明确癫痫类型和后续治疗非常重要。

原发性全面发作

全面性发作开始即累及双侧大脑半球。全面性

框 128-3 与年龄有关的癫痫病因
新生儿
▪ 围生期缺血缺氧
▪ 药物戒断
▪ 低钙血症
▪ 低镁血症
▪ 高胆红素血症
▪ 低血糖
▪ 水中毒
▪ 颅内出血
▪ 出生时颅内产伤
▪ 新生儿代谢障碍
▪ 吡哆醇缺乏
▪ 脑先天畸形
▪ 中枢神经系统感染和炎症（自身免疫疾病）
▪ 败血症
婴儿
▪ 先天性缺陷
▪ 遗传性代谢障碍
▪ 脑肿瘤和其他恶性肿瘤
▪ 中枢神经系统感染和炎症（自身免疫疾病）
▪ 外伤
▪ 高热惊厥
▪ 原发性
儿童
▪ 外伤
▪ 脑肿瘤和其他恶性肿瘤
▪ 先天性缺陷
▪ 颅内出血、动静脉畸形
▪ 中枢神经系统感染和炎症（自身免疫疾病）
▪ 原发性
青少年
▪ 外伤
▪ 药物和酒精戒断
▪ 颅内出血、动静脉畸形
▪ 脑肿瘤
▪ 原发性
成人
▪ 酒精中毒
▪ 脑肿瘤
▪ 脑血管疾病
▪ 外伤
▪ 代谢性疾病
▪ 尿毒症
▪ 肝衰竭
▪ 电解质异常
▪ 低血糖
▪ 中枢神经系统感染
▪ 原发性

发作的表现是大脑半球、丘脑和脑干相互作用的结果。

全面性发作可分为几种具体类型。最常见的发作形式是全面性强直－阵挛发作(以前称大发作)(图128-3)。这种发作从四肢强直开始,四肢呈伸直姿势,之后肌肉同时阵挛性抽动。偶尔，患者仅表现为强直或仅表现为阵挛。痫性发作后，患者嗜睡、意识模糊且失定向。

失神发作（以前称小发作）以持续不足20秒的愣神为特征，常常伴眼睑阵挛（图128-4）。患者不能感知发作的开始，也没有发作后状态。通常，他们对发作过程没有记忆，但可有短暂的意识丧失。每天常常数百次的发作。这种类型多见于儿童，多数患者首次发作是在学校被发现。频繁的过度通气可以诱发失神发作。EEG呈典型的弥漫性3次/秒的棘慢复合波是该发作类型的特点。

失张力发作是指突然摔倒或姿势性肌张力短时间丧失。患者可以成串发作，由于摔倒而引发外伤。这些患者不得不佩戴头盔防止严重的头部外伤。

肌阵挛发作是快速而短暂的，常常为肌肉组织同步收缩。患者表现为突发的机体快速抽动，意识状态损伤轻微。

鉴别诊断

发作性疾病的鉴别诊断分为几类：血管性、内分泌性、代谢性、神经性和精神性（表128-2）。内科医师在明确诊断前应该想到更多的疾病进行鉴别。非癫痫所致的发作性疾病常常被误诊为癫痫的痫性发作。

诊断方法

对痫性发作患者进行评估的目的是明确其发作类型、找出潜在病因、阐明诱发癫痫再发的可能危险因素、回顾以前的治疗、确定癫痫对患者生理和心理的影响以及接受患者的目标。病史是评估过程中最重要的因素。目击者对发作过程的清晰描述可以提高正确诊断的可能性。内科医师应该特别关注诱发癫痫、痫性发作过程中和癫痫发作后的所有情况。患者可能存在某些危险因素，如明显头外伤、卒中、痫性发作家族史、发热惊厥或发育迟滞。体格检查应注重于心血管系统和全面的神经系统检查。大多数癫痫患者神经系统检查正常，所以神经

表 128-1 遗传性癫痫的基因缺陷

基因	蛋白	神经元功能	癫痫
SCN1A	α1 Na 亚单位	膜电荷与	全身性发作和高热惊厥
SCN1B	β1 Na 亚单位	动作电位	（GEFs+）
SCN2A	α2 Na 亚单位	膜电荷与 动作电位	良性家族性新生儿 - 婴儿惊厥
SCN1A	α1 Na 亚单位	膜电荷与 动作电位	婴儿期严重肌阵挛癫痫
GABRG2	GABA 受体	抑制	
GABRG2 γ2 亚单位	GABA 受体	抑制	GEFs
GABRA1 α1 亚单位	GABA 受体	抑制	青少年肌阵挛癫痫
KCNQ2 KCNQ3	V- 敏感 K^+ 通道	膜电荷与 后超极化	良性家族性新生儿癫痫
KCNA1	低 V- 敏感 K^+ 通道	膜电荷与 后超极化	家族型颞叶癫痫
CNRN α4 CHRNB2	烟碱 α4 亚单位 烟碱 β2 亚单位	刺激	家族型额叶癫痫
KCNJ11 基因	ATP 敏感的钾（K_{ATP}）通道 成孔亚单位（Kir6.2）	膜电荷与 后超极化	发育迟滞、癫痫和新生儿糖尿病——DEND
Cav2.1 亚单位	电压依赖 Ca^{2+} 通道	刺激或抑制	失神发作

表 128-2 发作性疾病的鉴别诊断

分类	病因
血管性	心律失常、短暂性脑缺血发作、晕厥、偏头痛、过度通气
内分泌性	低血糖、甲状腺危象
运动障碍	发作性眩晕、抽搐、交替性偏瘫
睡眠障碍	猝倒发作、睡眠麻痹、睡眠过度
代谢性	缺氧、周期性瘫痪
中毒	药物
精神性	惊恐发作、精神病、转换障碍、神游状态

功能缺失的体征缺如不能排除癫痫诊断。

所有癫痫患者都要进行 EEG 检查。这项检查所记录的是透过头皮的电活动。尽管 40% 的癫痫患者常规 EEG 正常，进行人为干预睡眠的方法再次进行 EEG 检查可将阳性率提高到 80%。典型的异常 EEG 波形为棘波、尖波和棘慢复合波。这些波形是癫痫的电学特征。无论如何，无痫性发作的人群发生这些异常波形的比例可高达 2%。

怀疑部分性发作的患者应进行头 MRI 检查。该项检查可以更详细地显示大脑皮层结构，并能发现其轻度的异常。

处理和治疗

最佳治疗

治疗癫痫患者的目的是为了让他们完全控制痫性发作，且不出现副作用，并可逆转癫痫的不良反应。这些目标不能在所有的患者中全部实现，但我们必须努力争取。20% ~ 44% 的癫痫患者在用药物治疗时不能达到完全控制。药物治疗的原则是单一药物小剂量开始，缓慢增加药物的剂量直到达到下面的两点之一：或者是患者的痫性发作完全控制；或者是患者发生了随药量增加无法避免的严重副作用。如果第一种药物不能有效控制痫性发作，那么

图128-2 部分性运动和躯体感觉痫性发作。

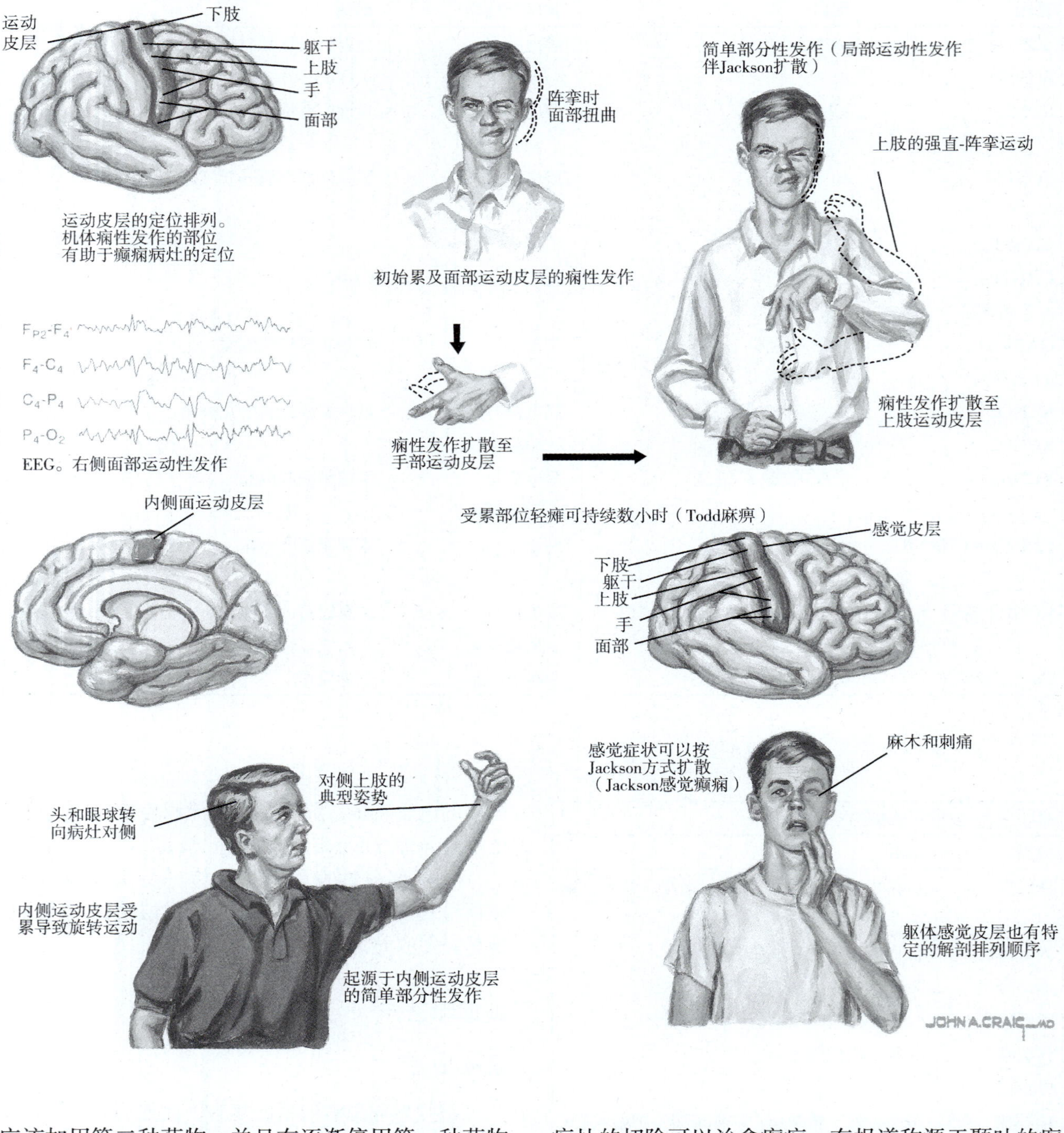

应该加用第二种药物，并且在逐渐停用第一种药物之前逐渐增加第二种药物的剂量以达到有效浓度。药物要给予足够的试用时间，让副作用随时间延长而减少。抗癫痫药物表见框 128-4。

如果药物治疗不能改善症状，内科医生应该考虑对患者进行重新评估。用可以提供帮助的视频 EEG 监测以证实诊断。此外，这种监测可以显示患者是否具有手术治疗癫痫的指征。在某些病例中癫痫灶的切除可以治愈癫痫。有报道称源于颞叶的癫痫手术切除后成功率达 85%。遗憾的是，手术切除脑组织的方法还不成熟。作为选择，神经元刺激疗法可以采用。对于难治性癫痫，迷走神经刺激器被证实有效。

避免治疗错误

最常见的治疗错误是内科医师不能积极有效地

图128-3　全面强直-阵挛发作。

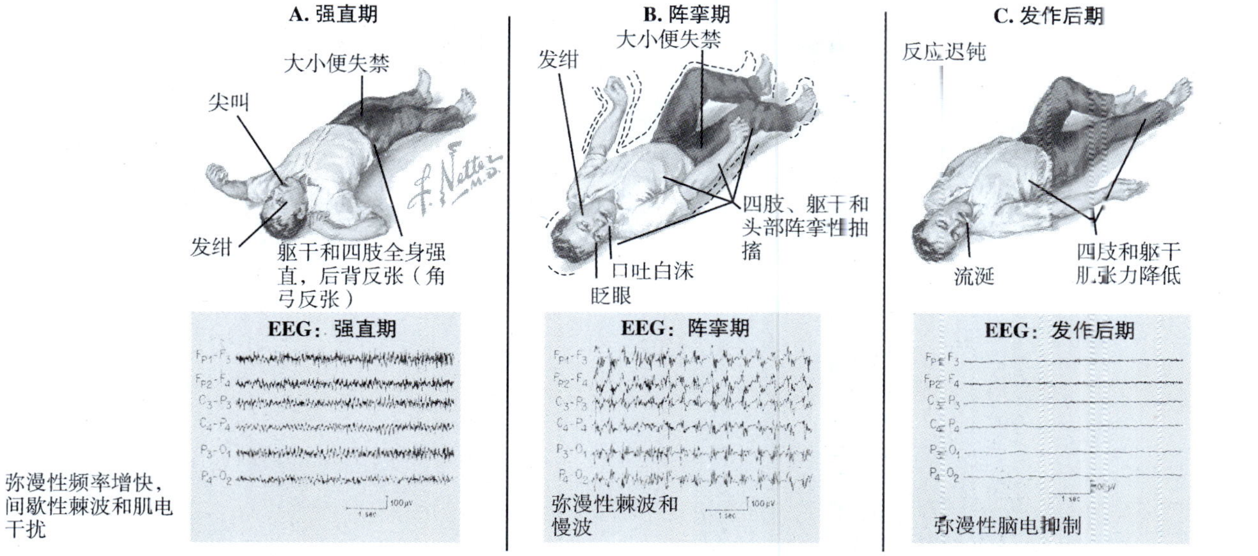

框 128-4　痫性发作的治疗药物
部分性发作
苯妥英
卡马西平
苯巴比妥
扑米酮
甲琥胺
丙戊酸
加巴喷丁
拉莫三嗪
非尔氨酯
托吡酯
噻加宾
唑尼沙胺
奥卡西平
左乙拉西坦
普瑞巴林
氯拉卓酸
氯噻西泮
劳拉西泮
原发性全面发作
丙戊酸
拉莫三嗪
托吡酯
乙琥胺（失神发作）
非尔氨酯
唑尼沙胺

完全控制反复出现的痫性发作。对于患者来讲，为了显著提高生活质量，这种发作必须完全控制。因此，每年一次痫性发作仍然影响着他们的生活。应该逐渐增加抗癫痫药物的剂量直到患者痫性发作控制或出现副作用。内科医生也要意识到血药浓度只反映血液中的药物数量，而不能反映治疗的靶器官——大脑中的药物数量。有效治疗范围仅仅是一项指南，但不是绝对的。当治疗剂量较低时患者可能出现痫性发作，但当剂量增加后即可控制这种发作。相反，低于治疗量血药浓度时患者也可出现副作用。因此，内科医师必须根据患者的症状和临床检测结果决定药物剂量是否需要调整。

展望

癫痫的研究正朝着治愈癫痫和癫痫发疾过程的方向努力。尽管痫性发作被定义为癫痫内容的一部分，但进一步研究需要全面描述癫痫发作过程对脑和机体的影响。新型的治疗方法是选择性治疗参与痫性发作的神经元，而不是改变正常的大脑功能。这将为我们最终揭开神经元网络控制和可塑性的神秘面纱提供钥匙。此外，基因调控和应用环路计算机整合处理器技术选择性刺激脑神经元异常放电部位，可以改变受损的大脑功能，并可增加脑功能的恢复。

图128-4 失神发作（小发作）。

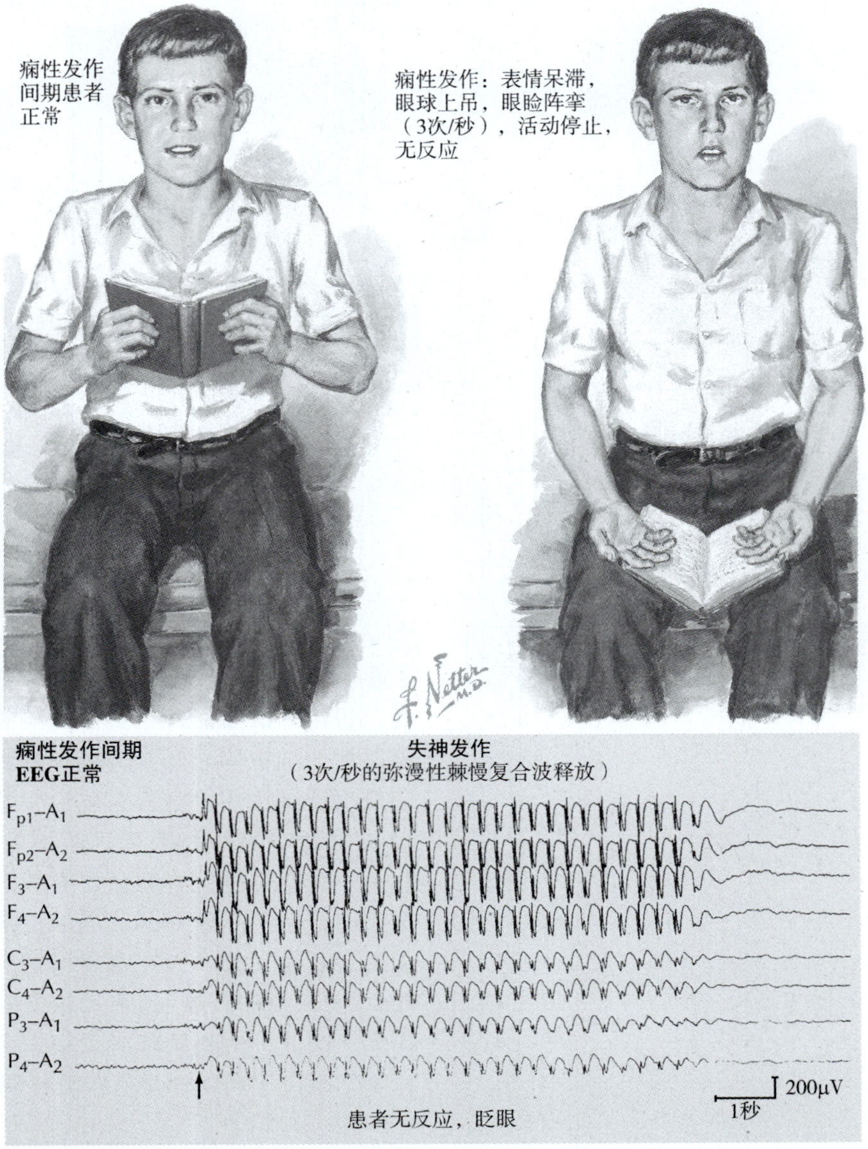

（王秀艳　译　李雪梅　校）

参考文献

Engel J Jr, Pedley TA (eds): Epilepsy: A Comprehensive Textbook. Philadelphia, Lippincott-Raven, 1998.

This text provides an excellent overview of epilepsy.

循证

1. Levy RH, Mattson RH, Meldrum BS, Perucca E (eds): Antiepileptic Drugs, 5th ed. Philadelphia, Lippincott Williams & Wilkins, 2002.

   This text provides an excellent review of the pharmacologic aspects of epilepsy.
2. Pellock JM, Dodson WE, Bourgeois BFD (eds): Pediatric Epilepsy: Diagnosis and Therapy, 2nd ed. New York, Demos, 2001.

   This text provides a comprehensive review of pediatric epilepsy.
3. Wyllie E (ed): Treatment of Epilepsy Principles and Practice, 4th ed. Baltimore, Williams & Wilkins, 2001.

   This book is an excellent resource for clinicians treating patients with epilepsy.

Xuemei Huang

129

震颤

引言

震颤是指身体的一部分不随意、有节律的颤动。相关的身体部分可以是近端（如头震颤）或远端（如手震颤）。震颤可以是细微或粗大的、快速或缓慢的；可能在静止时、维持一种姿势时或运动时存在。临床上缺乏统一的分型，直至1998年运动障碍协会一致通过了一份有关临床分型的文件，作为本章的指导文件。

病因学和发病机制

震颤是一种非特异性表现，可能由各种各样的中枢神经系统病变和一些潜在疾病引起。位于基底节、小脑或脑干区域的病灶更易引起震颤。一些比较常见的震颤没有明确的定位（见后文），一些存在代谢性或中毒性原因。

临床表现

观察是鉴别病因的关键，包括描述身体累及的部位（如上肢或下肢、唇、舌、颈或声音）、震颤的类型（如静止性震颤、姿势性震颤或动作性震颤）、震颤的频率[如低频(＜4Hz)、中频(4～7Hz)或高频(＞7Hz)] 以及加剧或减轻震颤的因素。

震颤现象

生理性震颤

8 ～ 12Hz 震颤是正常神经系统的固有表现。这是由于运动单位生理性强直收缩造成，临床表现通常不明显。当肌肉持续收缩时，如手臂伸展，特别是在上面放一张纸，肉眼可见生理性震颤(physiologic tremor，PT)。增强的 PT 在应激状态(如疲劳、焦虑、发热和一些高代谢状态）以及某些药物治疗后（如拟交感神经药、锂、丙戊酸钠和咖啡因）表现更明显。在手臂外展、写字或喝水过程中明显的 PT 比较容易看见。当没有潜在的神经系统疾病证据，或者如果去除致病因素后震颤可逆，就可以诊断为 PT。

静止性震颤

静止性震颤（通常 4 ～ 5Hz），通常称为帕金森震颤，发生在无自主活动的肢体。它可被自主活动抑制，可以表现为“搓丸样动作”（拇指摩擦整个手掌或手指）（图 129-1，上图）。在帕金森病(Parkinson’s disease，PD）早期，静止性震颤可能是间歇性，或只有在情绪激动或生理应激状态下明显。与几乎所有的运动障碍一样，它在睡眠时消失。

动作性震颤

动作性震颤包括姿势性、运动性和等长性震颤，肌肉自主收缩可增强动作性震颤。当保持一种姿势，如手臂前伸时，可以出现姿势性震颤。动作性震颤发生在自主运动期间，可分为简单运动性震颤（无目的运动期间）、意向性震颤（随着手或足接近自主运动目标时加重，如指鼻）和特异性震颤。等长性震颤发生在对抗一个固定物体的肌肉收缩（挤压

图129-1 震颤。

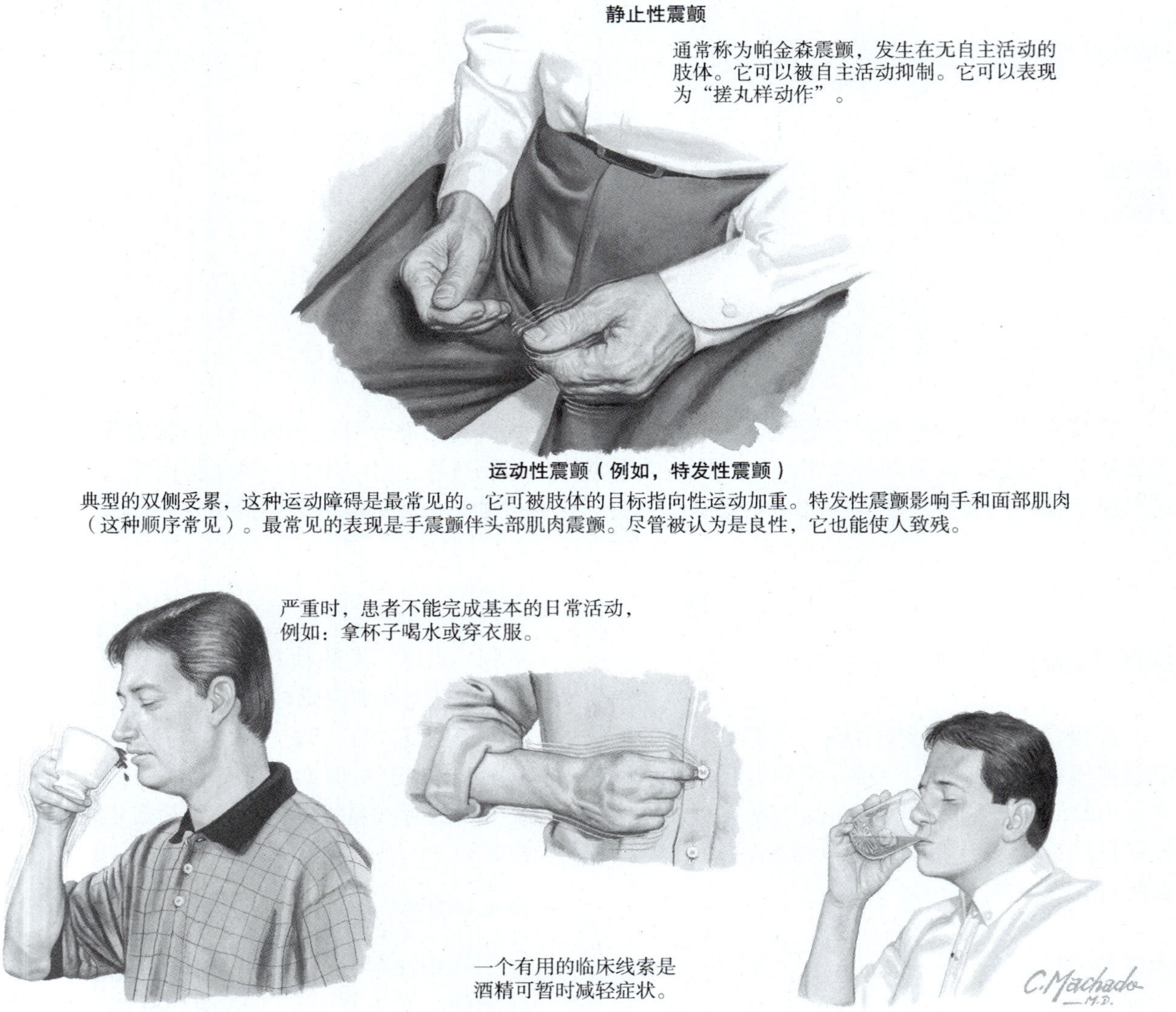

检查者的手指)。

不同临床震颤综合征的定位和病因

各种震颤（前文已讨论）可结合下面有特定病因的临床综合征进行讨论，这对临床诊断和治疗有帮助。

静止性震颤（帕金森震颤）

这种情况最常发生在基底节病变，尤其在原发性帕金森病（PD）较典型。PD的诊断通常通过伴随症状确诊，如运动迟缓（行动缓慢、面具脸）、强直（包括由震颤和强直叠加造成的齿轮现象）、步态异常（缓慢移动、行走时缺乏摆臂）。静止性震颤的其他原因包括原发性帕金森病（如进行性核上性麻痹、多系统萎缩）和继发性帕金森病（如基底节受损引起的卒中、一氧化碳中毒、线粒体疾病）。最近，良性单症状性静止性震颤已被公认为是一种既没有PD典型症状，也没有PD进展性病程的疾病。它被赋予了不同的名字，如良性震颤性PD和良性震颤性帕金森综合征，其确切的神经病理学机制不明确。

动作性震颤（小脑性震颤）

姿势和动作性震颤是疾病的常见特征，涉及小脑深部核团与脑干的小脑束。有明显的意向性成分，可能致残。其他表现如眼球震颤、扫描式语言困难、言语节律紊乱和躯干共济失调有助于小脑定位。伴随颅神经和锥体束受累，也提示脑干疾病。许多累及这些结构的疾病过程可能造成震颤，包括肿瘤和副肿瘤综合征、遗传和散发的退行性疾病、脱髓鞘疾病、外伤、感染和心血管疾病。酒精是造成这种震颤最显著的有毒物质之一。

特发性震颤

特发性震颤（essential tremor，ET ）是最常见的运动障碍（患病率 0.4% ~ 3.9%），病因不明，典型表现是双侧、大多对称的姿势性震颤，随着肢体有目的的运动可能加重。严重的 ET 也可表现静止性震颤。ET 最常影响手，其次是影响头部肌肉。虽然舌、头或声音可能单独受累，但手震颤联合头部肌肉震颤是它最常见的形式。腿部和躯干是受影响最轻微的，通常只在疾病的晚期。关于 ET 解剖定位和病理机制的知识，我们了解很少。动物模型研究显示，小脑似乎为功能障碍的主要部位，并且晚期 ET 和患有小脑疾病的患者有相似的临床症状和体征。目前 ET 被认为可能是中央振荡的结果，通过反射通路可以被加强或抑制。

ET 可散发或有家族史。它可能会出现在任何年龄，但成年人早期更常见。有家族史比散发者更早出现 ET。病程是不可预测的，但可能是静止的或多年来缓慢进展。虽然通常被认为是良性的，但它可以使人残废，尤其是需要精细手部动作的职业。病情严重的患者可能无法完成基本的日常活动，如用杯子喝水或穿衣。家族史将有助于 ET 的诊断，不同的成员可能有不同的表现方式。在 ET 的诊断中一个有用的临床线索是酒精可能会暂时减轻症状（图 129-1，下图）。与大多数其他震颤一样，ET 在睡眠时缓解。

张力障碍性震颤综合征

张力障碍性震颤被描述为姿势性、局限性和不规则性，在肌肉松弛时减轻，调整到张力障碍方向相反的身体部位时加重。颈部张力障碍引起的震颤通常表现“no-no（摇头否定）”样的头部摇动。手和头张力障碍性震颤与 ET 很难区分，但是 ET 的治疗反应差，在其他身体部位出现一些张力障碍的特征，可能帮助诊断。张力障碍性震颤的病因尚不清楚，但是可能与基底节功能障碍有关。

原发体位性震颤

原发体位性震颤（orthostatic tremor，OT），也称为摇摆腿综合征，是一种少见疾病，开始于成年晚期。患者的感觉是站立时双腿发抖。这可能导致跌倒，但通常在运动时消失，坐下或躺着时不出现。肌电图评估显示，站立时在腿的肌肉组织中有 14 ~ 18 Hz 的振动性震颤，在休息或运动时消失，这有助于诊断。病因不清，虽然提示是 ET 的一种变异型，但它可能是一个独立的疾病，因为发病年龄不同、累及部位不同（ET 很少影响腿）、缺乏家族史和缺乏对酒精的反应。

Holmes 震颤

Holmes 震颤综合征具有静止性、意向性、姿势性震颤的综合特点。静止时的幅度可能很小，但当试图维持一种姿势时可能会变得无法控制，甚至当尝试一种运动时情况会更差。1904 年，Holmes 首次将它描述为 rubral 震颤，但后来它被称为中脑或丘脑震颤。Holmes 震颤现在是首选，因为综合征的病变可能不仅影响脑干的红核和 rubral 脊束，而且还影响小脑和丘脑。震颤可能在一个已知的病变（如卒中）后几周至几个月出现，一些患者可能伴随肌张力障碍。鉴别这种震颤总需要对一个潜在的局灶性损害进行评估。

药物诱导性震颤

如果震颤发生在食入或接触药物或毒物后一段合理的时间内，它被认为是由药物或毒物引起的。药物诱导性震颤可以表现为任何形式，最常见的临床表现是增强的 PT，可由以下药物引起：拟交感神经药，包括支气管扩张药、黄嘌呤（如咖啡因）和肾上腺素；中枢作用药物（如丙戊酸钠、锂、三环类和其他抗抑郁药、可卡因）；抗心律失常药（如美西律、普鲁卡因胺和胺碘酮）；类固醇（如肾上腺皮质类固醇、甲羟孕酮和黄体酮）；环孢素和抗代谢药物，如长春新碱。停用苯二氮䓬类药物或酒精也可能促进 PT 增强。精神安定药和多巴胺受体阻断药（如氟哌啶醇或甲氧氯普胺）或多巴胺阻滞剂（如利血平）可以导致帕金森病震颤。锂或酒精中毒后可能出现小脑性震颤。环境毒物，如有机磷酸盐和其他杀虫剂、有毒金属以及一些工业化学制剂，也能够引起或加剧震颤。

下运动神经元疾病和周围神经病的震颤

震颤可能会伴随前角细胞病变（如肌萎缩性脊

髓侧索硬化症）和周围神经病变。脱髓鞘和血球蛋白异常神经病变尤其可能与震颤相关，通常表现为姿势性或动作性。目前还不清楚伴周围神经病变的震颤是由于PT增强继发力弱引起，还是由于中枢神经系统异常引起，或两者兼而有之。

精神性震颤

精神性震颤几乎可以表现任何类型的震颤，有时难以诊断。当其他形式震颤的特征未被发现时，应怀疑精神性病因。精神性病因的线索包括突然发病、频率和方向极不协调的波动、当注意力集中到运动时震颤增加、继发获得史以及对安慰剂敏感。必须始终记住，精神性疾病的患者可能并存有器质性疾病。

鉴别诊断

震颤必须与其他运动障碍相鉴别。与震颤不同，阵挛表现为在被动伸展肌肉时增强。肌阵挛，虽然难以区分，可通过脑电图加以鉴别，一般表现是更明显的节律紊乱，在抽搐期间可看见间歇。部分性癫痫持续状态可在睡眠时持续发生，通过睡眠脑电图可以鉴别。扑翼样震颤（也称为负性肌阵挛）的特点是突然失去了保持的姿势，然后很快恢复，而不是一个主动运动。

诊断方法

病史上应着重于震颤的发病、家族史、酒精敏感性、蔓延顺序、伴随疾病、用药史或化学品接触史，以及可能的药物滥用。神经系统检查应评估运动不能和运动迟缓、肌张力、姿势异常、张力障碍、小脑体征、锥体束征、神经病性体征、步态和姿态。不应仅限于神经系统考虑，因为震颤可能由其他原因造成，如内分泌障碍性疾病、肝衰竭或肿瘤。

由于病史上神经症状的复发和缓解，或发现其他神经系统异常伴随动作性震颤，可以建议评价多发性硬化症、大面积损伤或卒中。对一些可诱导震颤发生的疾病（甲状腺功能不全或肝豆状核变性），在所有运动障碍患者中检查甲状腺功能以及在年轻患者中检查血浆铜蓝蛋白水平，是合理、有效的治疗。Holmes震颤需要与脑干、小脑或丘脑通路中的局部损伤相鉴别。如果震颤是双侧的和对称的，但不伴有其他临床异常，头部影像不太可能有阳性发现。

处理和治疗

最佳治疗

对隐匿性疾病的有效治疗通常是最合适的初步做法。在PD早期，震颤可能对抗胆碱药物有反应（金刚烷胺、苯海索），以后可对左旋多巴和多巴胺激动剂有反应。ET可能对普萘洛尔有反应(最初长效制剂每天80mg，如果需要和能耐受，逐步增加至每天320mg)，虽然扑米酮也可有效（最初每天50mg，如果需要和能耐受，增加至250mg，每日2次或更多）。托吡酯也被证实对治疗ET有效（最初是每天25mg，如果需要和能耐受，增加至100mg，每日2次或更多）。个别报告还建议加巴喷丁、可乐定、氯氮平、乙酰唑胺或醋甲唑胺也可减轻病情。

初期PT有时可以用氯硝西泮、苯巴比妥、扑米酮或丙戊酸钠治疗，但无详细研究。酒精和普萘洛尔是无效的。用肉毒毒素治疗肌张力障碍往往可以使震颤显著改善（如颈部肌张力障碍），但肌张力障碍性震颤也可能对苯二氮䓬类药物有反应（如氯硝西泮，0.25 ~ 2mg/d）。小脑性震颤的所有治疗仍然不能令人满意。对手腕的附加重量可抑制小脑性、肌张力障碍性和ET的幅度，但这很少能引起持续的功能改善。

立体定向手术治疗，或目前更为常见的脑深部电刺激丘脑或基底节，用于严重丧失功能的患者和医学上棘手的静止性、特发性、意向性、肌张力障碍性和红核震颤。训练有素和经验丰富的多学科综合小组、适当的患者和明确的神经解剖学目标，是成功的关键因素。

避免治疗错误

- 药物是引起震颤的一种常见原因，可加剧现有的较轻的震颤。在提出新的药物治疗震颤之前，重要的是要解决这些药物问题。
- 不同类型的震颤可以表现在同一患者和需要不同的治疗方法。举例来说，长期站立性ET患者在老年时发展成PD震颤并非不常见。介绍多巴胺能药物对于控制震颤和其他相关的PD症状是非常重要的。

- 伴随肌张力障碍的震颤通常被误诊为ET。在某些情况下（如头震颤伴颈部肌张力障碍），定期注射肉毒毒素可以获得非常满意的控制效果。评价震颤时寻找肌张力障碍成分，尤其是在ET治疗无反应的患者，是非常重要的。
- 使用当前药品完全控制大多数震颤是不容易的。震颤治疗的目标，不是使患者免于震颤症状，而是在可接受的药物副作用范围内最大限度地改善患者功能。追求无震颤的目标有时在医学上是无价值的，甚至对患者有害（尤其是老年患者）。

展望

随着目标和方法的改善，脑深部电刺激可能会变得越来越有用。同样，拥有大量有关脑化学神经环路的新知识，可以帮助我们更好地理解相关机制和发现新的药物制剂。

（马　英　译　刘　颖　校）

参考文献

Some very good websites about tremor and its treatment include the following:

http://www.ninds.nih.gov/disorders/tremor/detail_tremor.htm
http://www.wemove.org
http://www.medicinenet.com/tremor/article.htm
http://www.essentialtremor.org/
http://www.pdcaregiver.org/tremor.html

循证

1. Britton TC, Thompson PD: Primary orthostatic tremor. BMJ 310:143-144, 1995.
   This short essay addresses the clinical presentation, diagnosis, and treatment of primary orthostatic tremor.
2. Deuschl G, Bain P, Brin M; Ad Hoc Scientific Committee: Consensus statement of the Movement Disorder Society on Tremor. Mov Disord 13(Suppl 3):2-23, 1998.
   This article includes a proposal of the Movement Disorder Society for a clinical classification of tremors. The classification is based on the distinction between rest, postural, simple kinetic, and intention tremor (tremor during target-directed movements).
3. Gross RE, Krack P, Rodriguez-Oroz MC, et al: Electrophysiological mapping for the implantation of deep brain stimulators for Parkinson's disease and tremor. Mov Disord 21(Suppl 14):S259-S283, 2006.
   This most recent review article discusses the techniques used in deep brain stimulation to treat Parkinson's disease and tremor.
4. Josephs KA, Matsumoto JY, Ahlskog JE: Benign tremulous parkinsonism. Arch Neurol 63:354-357, 2006.
   This article describes the features of a cohort of 16 patients with Parkinson's disease who developed moderate to severe rest tremor, but otherwise suffered less disability than is typical for Parkinson's disease. Authors proposed that "benign tremulous parkinsonism" may be a distinct clinical entity from classic Parkinson's disease.
5. Koller W, Hristova A, Brin M: Pharmacological treatment of essential tremor. Neurology 54(11 Suppl 4):S30-S38, 2000.
   This is an excellent overview of medical approaches to treating essential tremor.
6. Marsden CD: Origins of normal and pathological tremor. In Findley LJ, Capildeo R (eds): Movement Disorders: Tremor. London, Macmillan, 1984, pp 37-84.
   This is a classic, but still useful, overview of the physiology and pathology of various types of tremor.
7. Thanvi B, Lo N, Robinson T: Essential tremor—the most common movement disorder in older people. Age Ageing 35(4):344-349, 2006.
   The authors provide a review of the very common essential tremor.

Xuemei Huang · Peter Lars Jacobson · J. Douglas Mann

130

帕金森病

引言

帕金森病（Parkinson's disease，PD）是一种病因未明的、慢性进行性神经变性疾病，如果不早期治疗，它可以导致严重的残疾和早期死亡。詹姆斯·帕金森于1817年在一篇名为“震颤麻痹（Shaking Palsy）”的专著中首次对帕金森病进行了描述。在美国60岁以上的人群中发病率为1%，且在未来50年内，它在美国的发病率将达3%以上。男性的PD患病风险高于女性——2.0% *vs*. 1.3%。据估算，每年美国在帕金森病上的费用将达60亿美元之多，这包括直接医疗费用、间接与残疾相关的费用，以及生产力损失费用。

目前在改善患者症状的治疗方面取得了重大进步，这主要依赖于多巴胺替代疗法。最近，运用深部大脑刺激的方法极大改善了患者的生活质量，延长了患者的寿命。然而，即使如此，仍然不能阻止患者的进行性病变所导致的运动性和非运动性功能障碍。这不仅影响了患者的生活质量，同时对照顾他们的人也是一个极大的挑战。

病因学和发病机制

PD最重要的病理学改变是位于中脑黑质致密部的含黑色素的多巴胺神经元变性。黑质最明显的改变在腹外侧区。受损神经元内还发现了细胞内包涵体，即Lewy小体，目前已知其包含蛋白质聚集体，与本病的发生有一定关系。在蓝斑区、Meynert基底核、脚桥核、大脑皮质和脊髓中也发现神经变性改变。

在神经化学方面，纹状体多巴胺减少是PD的特征性标志。PD出现运动症状和体征最可能的原因是基底节内多巴胺缺失或功能障碍，PD个体确切的病理生理学基础还不是十分明确。

遗传因素可见于家族性PD，占所有患者的不到5%。数个基因发生突变，导致突触功能和蛋白质加工过程受到影响。这为研究提供了重要线索，但并非更为常见的散发型PD的特异原因。当研究人员给患者静脉内注射MPTP（一种违禁阿片类物质的副产品）时，发生了与散发型PD非常相似的快速进展性综合征，导致了另外一个标志性推断。虽然这种有关环境中的MPTP样复合物在PD发生过程中起一定作用的推断并未被后来的研究所证实，但这一发现促进了相关假说的形成，即散发型PD是由于遗传和环境因素相互作用而导致。

帕金森病在某些方面呈现出有趣的矛盾性。例如，吸烟和喝咖啡的人患PD的概率较低。吸烟的确对人身体健康有害，但令人惊讶的是，它与PD的低发病率相关。目前，有报道认为载脂蛋白ε2等位基因而非ε4，与PD的发病率增加有关。总的来说，载脂蛋白ε2等位基因与阿尔茨海默病有关，它可以延长寿命，降低阿尔茨海默病的患病率，而ε4等位基因却是它的重要危险因素。因此，如果散发型PD是由于多基因遗传和环境因素相互作用的结果，那么寻找它的单纯病因是不可能的。

临床表现

主要特点

PD 的主要临床症状是震颤、运动迟缓、强直和步态异常（图 130-1）。至少有前面三项中的两项症状才能做出诊断。

典型震颤通常静止时出现，频率 4 ~ 7Hz。与特发性震颤（以姿势性和动作性为主）不同，PD 的震颤是静止性的，几乎不影响运动功能，因此它在活动时停止。同样，与特发性震颤不同，PD 的震颤影响下颏而不引起头部震颤和声音改变。

运动迟缓是指运动缓慢。强直是指被动活动肢体时肌张力增加。不同程度的运动迟缓和强直导致了这些临床表现。写字也会受到影响，开始时手写困难并伴有字逐渐减小（写字过小症）。走路活动缓慢，伴手臂摆动减少，转头缓慢；转弯时困难，反应时间短，小碎步并易于跌倒；面部表情减少（面具脸），自发性眨眼减少；言语缓慢，音量小。强直导致了全身僵硬，当站立或行走时呈弯腰体位（见图 130-1，阶段 3）。四肢在被动运动时可出现齿轮样强直，这是由震颤和强直共同作用的结果。PD 一般来说非对称性起病。对称性疾病早期对提示其他原因（如接触酚噻嗪类、甲状腺功能减退）或其他原因帕金森病是一个红色预警。

面具脸、眨眼减少、静止性震颤、齿轮样强直、写字过小症、运动迟缓、走路时两臂摆动减少、弯腰体位、慌张步态都可以通过检查而证实。还有其他临床表现，如腱反射异常、一侧肢体无力、感觉变化和小脑体征。最近几年，人们发现 PD 常常伴随：(1) 认知障碍，如注意力不集中、执行功能障碍和记忆力受损，这些均与额叶功能有关。(2) 情绪异常、睡眠障碍、嗅觉和自主神经功能异常。在疾病的发展过程中，当运动障碍通过多巴胺替代治疗或深部大脑刺激（deep brain stimulation，DBS）改善时，这些非运动症状就会变得更加明显。

框 130-1　帕金森病的鉴别诊断

- 药物影响：药物，尤其是典型的抗精神病药（如酚噻嗪类），可以产生 PD 的临床表现。
- 抑郁：情感贫乏、精神运动性阻滞和假性痴呆可以出现，但是 PD 最基本的表现（如震颤和齿轮样强直）不存在。
- 头外伤：单侧腱反射、运动力弱和感觉检查有助于鉴别外伤和 PD（如硬脑膜下血肿）。
- 卒中：脑血管病变可以产生帕金森病症状和体征，但这些症状都是突然出现，并不再进展。
- 肝豆状核变性：根据家族史、裂隙灯检查有 K-F 环、开功能障碍、异常铜蓝蛋白在血中出现、血和尿中铜升高，可以诊断。
- 进展性核上性麻痹（PSP）：可以出现运动迟缓和强直，眼球自主运动减少，特别是上视功能受损。
- 颅内肿瘤：神经系统检查有助于鉴别与 PD 不一致的特征，从而引起进一步的诊断研究。
- 病毒感染或感染后：神经系统检查提示大脑更加广泛的病变，且伴有其他症状和体征。
- 正常颅压脑积水（NPH）：步态不稳、淡漠性痴呆和尿失禁明显。
- 亨廷顿舞蹈病：明确的家族史，舞蹈样运动，痴呆明显。
- 多系统萎缩（MSA），包括 Shy-Drager 综合征：可能存在帕金森病的特征，自主神经功能障碍，包括体位性低血压等。
- 甲状腺功能减退症：运动迟缓，皮肤增厚，便秘，怕冷，无精神。

鉴别诊断

框 130-1 提供了帕金森病的鉴别诊断。

诊断方法

PD 的诊断基于临床诊断标准，包括经典三联症中的至少两项（静止性震颤、强直和运动迟缓）、早期症状和体征呈不对称性、对左旋多巴胺有明显的反应。该病没有可靠的生物学标志物。尽管一些研究中应用单光子发射计算机断层扫描和正电子发射断层扫描来确定多巴胺系统的完整性（如多巴胺转运蛋白和氟多巴摄取），但它们在诊断 PD 方面并没有高素质的临床医师精确。磁共振成像可以在鉴别诊断中帮助排除其他疾病，如占位性病变、卒中、多系统萎缩中的小脑脑桥萎缩、进行性核上性麻痹中的脑干萎缩及正常压力脑积水中的脑室扩大。实验室检查应包括对甲状腺和甲状旁腺功能的评估。如果 50 岁以前发病，检查铜蓝蛋白以排除肝豆状核变性。

图130-1 帕金森病的临床体征。

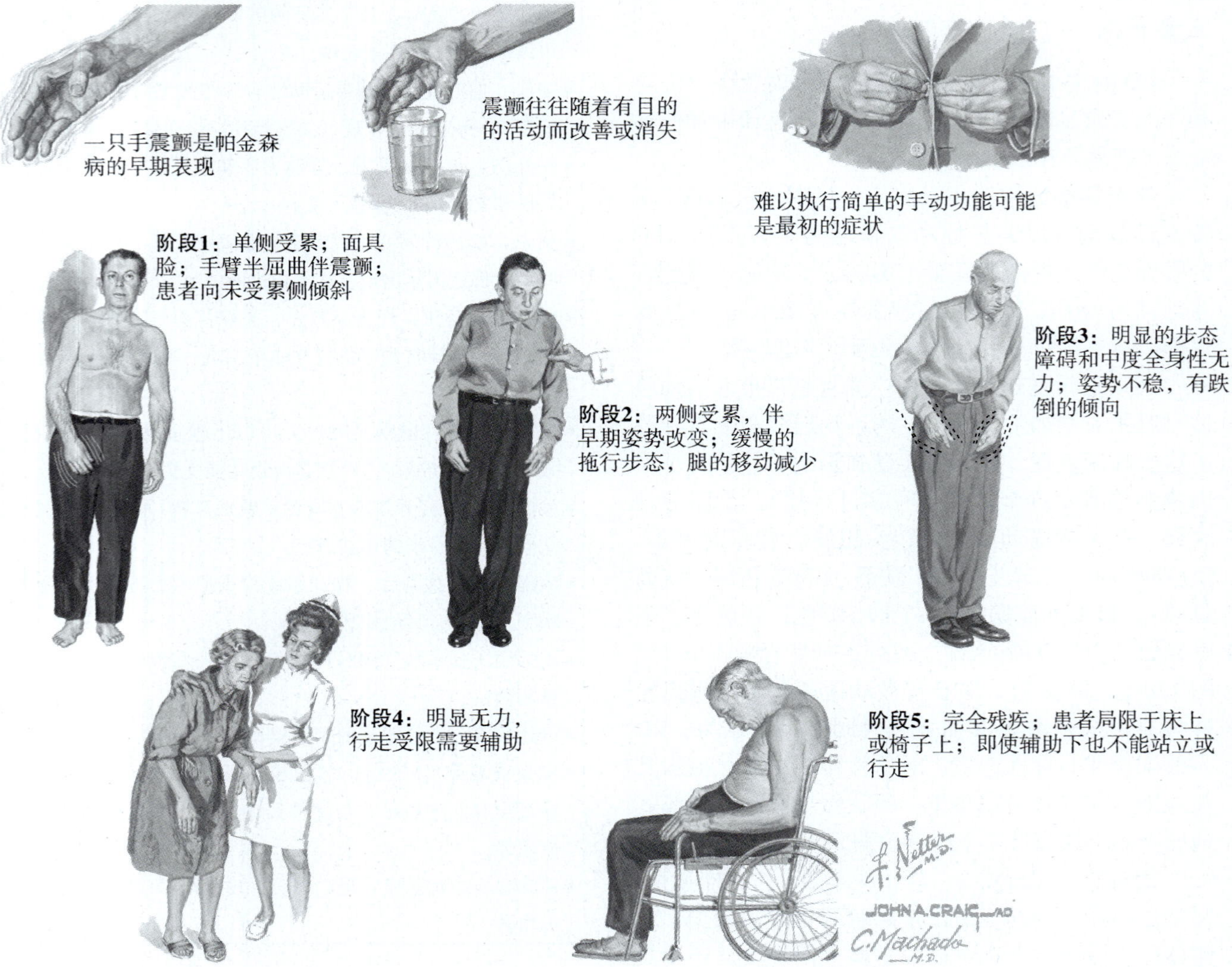

处理和治疗

最佳治疗

药物

左旋多巴是多巴胺的前体，依然是缓解症状最有效的药物，包括PD的所有主要症状。左旋多巴被认为可以使黑质中其余多巴胺神经元产生更多的多巴胺,因此导致了近似正常的多巴胺受体激活（图130-2）。几乎所有PD患者都对左旋多巴反应良好，缺乏这种对左旋多巴的反应将会使诊断困难。没有证据表明延迟PD的症状性治疗可以获益。使用左旋多巴可见早期的短期副作用和晚期的长期副作用。早期副作用包括恶心、体位性低血压、意识模糊、幻觉和心律失常等。长期使用将会出现作用减弱和运动失调。作用减弱可导致对药物剂量的需求不断增加。开关（On-off）现象是不可预测、突然的，通常是由于长期应用导致左旋多巴疗效短暂消失。大约一半的患者在使用左旋多巴治疗5年后都会出现运动症状的波动，15年之后将增加至70%。卡比多巴（芳香氨基酸脱羧酶抑制剂）通常与左旋多巴联合使用，减少外周血中左旋多巴的代谢降解。通过减少外周血中左旋多巴转化为多巴胺、去甲肾上腺素和肾上腺素，使全身副作用（如低血压、心律失常）显著下降。在左旋多巴的治疗过程中，验血并非必需的。

多巴胺激动剂可以在大脑中直接激动多巴胺受体而不需要进行生物转化。多巴胺激动剂与左旋多

图130-2　左旋多巴在帕金森病中的假设作用。

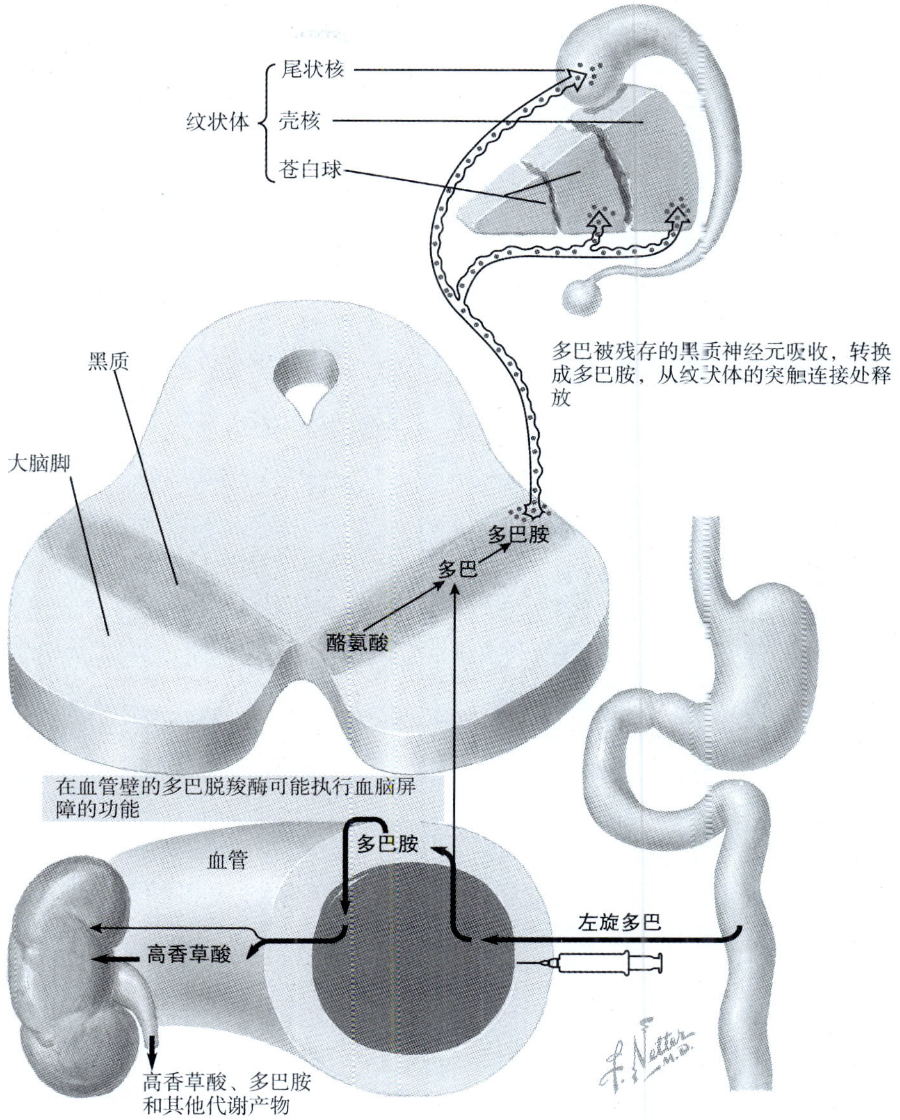

巴联用的好处包括对左旋多巴疗效的波动减少，以及对多巴胺受体的激活作用。有临床证据表明，在治疗过程中，多巴胺激动剂可能降低由左旋多巴导致的运动障碍。传统的多巴胺激动剂（溴隐亭和培高莱）是麦角衍生物，具有极大的副作用，包括错觉、幻觉、低血压以及肺和腹膜后纤维变性。虽然新的多巴胺激动剂，如罗匹尼罗和普拉克索，作为非麦角衍生物，可以明显降低这些症状，但它们却可以导致体位性低血压、外周性水肿、恶心、运动迟缓、意识模糊、过度睡眠等。最近发现，强迫行为（如赌博）也与多巴胺激动剂的应用有关。罗匹尼罗和普拉克索在早期PD的初始治疗阶段可能是有益的，但它们的作用主要是辅助的。阿扑吗啡于2005年进入美国市场，用来治疗严重震颤的PD患者。

儿茶酚氧位甲基转移酶（COMT）抑制剂通过降低外周左旋多巴转化成3-O-甲基多巴来增强左旋多巴的有效性。COMT抑制剂降低对左旋多巴疗效的波动性。应用COMT抑制剂时应减少左旋多巴的日剂量20%～30%，以避免因过多药物产生的副作用，如运动障碍。托卡朋和恩他卡朋属于COMT抑制剂。恩他卡朋应用更为广泛，因为它导致的肝脏副作用比托卡朋小。急性肝衰竭虽然仅在一小部分服用托卡朋的患者中发生，仍需在用药之前和用药6个月后对肝功能进行监测。托卡朋的其他副作用包括腹泻、腹痛、睡眠障碍和体位性低血压等。尽管有这些限制，但托卡朋有很好疗效，可能是由于它可以穿过血脑屏障形成较高浓度，因此增加了多巴胺的作用时间。

金刚烷胺对PD的疗效显著，但这种改善是暂时的。它是治疗运动障碍唯一有效的药物。它的作用方式是通过影响N-甲基-D-天冬氨酸谷氨酸受体。虽然这种药已经普遍耐受，但副作用有外周性水肿、尿潴留、网状青斑、多动、意识模糊、眩晕、多梦和失眠等。

单胺氧化酶B抑制剂司来吉兰和雷沙吉兰具有神经保护作用，并延缓疾病的进程。因为它们对改善原发性症状的作用较小，因此很难找到明确的资料证实它们的神经保护作用。司来吉兰和雷沙吉兰可以降低左旋多巴引起的疗效波动，减少每日服用左旋多巴的剂量。虽然它们不需要像单胺氧化酶A抑制剂那样进行饮食控制，但它们确实可以与某些药物相互作用，包括哌替啶、三环类抗抑郁药和5–羟色胺重摄取抑制剂。司来吉兰有更多的副作用，如幻觉和睡眠障碍，可能因为它代谢成L–苯丙胺。新型药物雷沙吉兰在老年人中的副作用相对较小。

抗胆碱药苯扎托品和苯海索可以减少震颤和流涎，但应限制其用量，因为它们具有严重的副作用，主要包括视力模糊、尿潴留、记忆障碍、幻觉和意识混乱等。

饮食

限制饮食中的蛋白质可以促进左旋多巴在胃肠内的吸收，并促进左旋多巴穿过血脑屏障。高蛋白饮食会使氨基酸增多，后者会与左旋多巴竞争载体，且可能导致神经系统内左旋多巴水平的波动。虽然维生素E（生育酚）可以限制自由基的影响，从理论上来说是有神经保护作用的，但大量的研究并没有证实对PD有改善作用。

理疗和训练

有证据表明定期训练可以降低发生PD的危险，并且长时间改善患者的生活质量。定期训练和物理治疗帮助维持机体的弹性和肌力。言语疗法有助于保持音量和口齿清楚。

神经外科治疗

过去用来控制震颤和强直的许多消融性神经外科手术都被深部大脑刺激（DBS）伴植入电极所取代，它效果显著，且发病率和死亡率低。在过去5年中DBS成为那些不能用药物治疗的患者中重要的治疗手段。DBS可以改善运动障碍的波动和运动迟缓，同时也降低了可以导致非运动障碍副作用的药物剂量。DBS的这一优点在某些病历中被报道了达10年之久。潜在的副作用除了手术中卒中和感染外，还有思维混乱、失语、视力和感觉障碍、步态异常、共济失调、头痛、癫痫、抑郁。随着这种技术的不断改进和经验的不断积累，开展DBS来治疗PD的医疗中心越来越多。

避免治疗错误

- 避免应用抗精神病药物，因其可加重PD。这些药物包括典型的抗精神病药（如氟哌啶醇）和非典型的抗精神病药（如奥氮平和利培酮）。如果需要，应优先考虑用非典型的抗精神病药（氯氮平和喹硫平），它们很少加重PD。
- 避免止吐药物，因其可以加重PD。这些药物包括丙氯拉嗪、甲氧氯普胺和异丙嗪。相反，如果需要的话，使用曲美苄胺或昂丹司琼。
- PD是一种慢性进展性疾病。许多应激因素，无论是医疗中的（如感染）还是社会的（如离婚、失去配偶），可以使PD症状急剧加重。在PD急性加重期，这些因素应被重视与处理。
- 治疗PD常常涉及多种药物治疗，因为许多患者是老年人。向患者、家属和照顾者仔细地解释治疗方案，明确地制订治疗计划，在成功实施治疗中可以发挥关键作用。
- 从低剂量开始药物治疗，逐渐向上缓慢加量，是尽量减少所有PD药物副作用的原则。
- 治疗通常与PD相关的非运动性症状（如抑郁症、睡眠障碍、认知和行为障碍），为患者及其家属提供最佳的生活质量，是至关重要的。

展望

在许多研究的基础上，人们发现许多神经受体在PD的进展过程中起着很大作用。几个新的多巴胺激动剂正在试验中，它们采取新的药物递送方式（如舌下和经皮），或针对不同多巴胺受体的人群。此外，腺苷和谷氨酸受体拮抗剂以及几种新型药物，正在开发中。目前人们正在进行用移植胚胎神经元来治疗严重PD的试验。一项重要的研究旨在确定基因工程干细胞治疗是否有效。人们对神经保护治疗策略也有极大兴趣，包括小分子和基因疗法。虽然神经保护和药物治疗的目标未实现，但目前在这些领域的研究活动使我们看到了成功的希望。

（马 英 译 刘 颖 校）

参考文献

Some very good websites on Parkinson's disease and its treatment include the following:

http://www.ninds.nih.gov/funding/research/parkinsonsweb/index.htm
http://www.parkinson.org
http://www.apdaparkinson.org
http://www.pdf.org
http://www.parkinsonsinfo.com
http://www.parkinsonsdisease.com/
http://www.mdvu.org
http://www.wemove.org/par/
http://www.michaeljfox.org

循证

1. Davis GC, Williams AC, Markey SP, et al: Chronic parkinsonism secondary to intravenous injection of meperidine analogues. Psychiatry Res 1:249-254, 1979.

   This article provides the first description of acute, permanent, and dramatic parkinsonism caused by injection of MPTP, a compound made accidentally by addicts seeking to synthesize a meperidine congener. The subject responded to antiparkinson medication and, at necropsy, had pathologic changes remarkably similar to PD. This led to the most useful animal model of PD.

2. Dubois B, Pillon B: Cognitive deficits in Parkinson's disease. J Neurol 244:2-8, 1997.

   Cognitive deficits are seen in some patients with PD, including impaired executive function, defective memory storage, and impaired visuospatial processing. Evidence is reviewed for possible causes and underlying neural mechanisms.

3. Edwards LL, Pfeiffer RF, Quigley EM, et al: Gastrointestinal symptoms in Parkinson's disease. Mov Disord 6:151-156, 1991.

   This controlled clinical study in 98 subjects with PD supports direct involvement of gastrointestinal function by the primary disease process that is not explained by medication side effects or other factors. Symptoms that were greater in PD subjects included abnormal salivation, dysphagia, nausea, constipation, and defecatory control.

4. Elbaz A, Bower JH, Maraganore DM, et al: Risk tables for parkinsonism and Parkinson's disease. J Clin Epidemiol 55:25-31, 2002.

   This epidemiologic study found that lifetime risk for developing parkinsonism from birth was 4% for men and 3.7% for women in Olmsted County, Minnesota. For PD, the figures were 2% for men and 1.3% for women. These figures provide useful information in discussions with patients and their families.

5. Garcia-Borreguero D, Larrosa O, Bravo M: Parkinson's disease and sleep. Sleep Med Rev 7:115-129, 2003.

   Sleep disturbance is found in almost two thirds of those with PD and includes excessive daytime sleepiness, parasomnias, and problems with initiation or maintenance of sleep. This is an important area of clinical inquiry and management because quality of life can be severely affected by poor sleep in this population.

6. Hornykiewicz O, Kish SJ: Biochemical pathophysiology of Parkinson's disease. Adv Neurol 45:19-34, 1987.

   Our basic understanding of the pathophysiology of PD is reviewed. Complex interrelationships of neuroanatomy and neurochemistry are explained and explored.

7. Huang X, Chen PC, Poole C: APOE-ε2 allele associated with higher prevalence of sporadic Parkinson disease. Neurology 62:2198-2202, 2004.

   A meta-analysis revealed that APOE-ε2 allele but not the ε4 allele is positively associated with sporadic PD. This contrasts to Alzheimer's disease, for which the APOE-ε4 allele increases the prevalence of the disease and the APOE-ε2 allele is protective, underscoring that neurodegenerative diseases differ.

8. Katzenschlager R, Lees AJ: Olfaction and Parkinson's syndromes: Its role in differential diagnosis. Curr Opin Neurol 17:417-423, 2004.

   Loss of olfactory function is common in PD, dementia with Lewy bodies, and some of the spinocerebellar syndromes but not in PSP, corticobasal degeneration, or vascular parkinsonism. Testing olfaction has become more standardized and can lead to early diagnosis in some movement disorders, including PD.

9. Kish SJ, Shannak K, Hornykiewicz O: Uneven pattern of dopamine loss in the striatum of patients with idiopathic Parkinson's disease: Pathophysiologic and clinical implications. N Engl J Med 318:876-880, 1988.

   Eight patients with PD undergoing necropsy were found to have severe losses in dopamine in major portions of the putamen, but highly focal and individualized, restricted losses in the caudate nucleus.

10. Langston JW, Ballard PA Jr. Parkinson's disease in a chemist working with 1-methyl-4-phenyl-1,2,5,6-tetrahydropyridine. N Engl J Med 309:310, 1983.

    This is another early case report of MPTP exposure leading to parkinsonism.

11. Nussbaum RL, Ellis CE: Alzheimer's disease and Parkinson's disease. N Engl J Med 348:1356-1364, 2003.

    This article compares and contrasts these two neurodegenerative disorders from the perspectives of phenotypic expression, genetics, neuropathology, neurochemistry, and functional neuropharmacology.

12. Parkinson J: An Essay on the Shaking Palsy. London, Sherwood, Neely, and Jones, 1817.

    This was the first description of PD.

13. Sherer TB, Betarbet R, Greenamyre JT: Pathogenesis of Parkinson's disease. Curr Opin Investig Drugs 2:657-662, 2001.

    This review of the role of mitochondrial dysfunction in the development of PD considers genetic and environmental factors as well as oxidative stress and excitotoxicity.

14. Tanner CM, Goldman SM: Epidemiology of Parkinson's disease. Neurol Clin 14:317-335, 1996.

    The authors present PD as a multifactorial disorder with both environment and genetics playing a role in the development of the disease. They stress early detection as important in successful disease management and prolongation of function.

15. Tanner CM, Goldman SM, Ross GW: Etiology of Parkinson's disease. In Jankovic J, Tolosa E (eds): Parkinson's Disease and Movement Disorders. Philadelphia, Lippincott Williams & Wilkins, 2002, pp 90-103.

    This chapter is an updated review of the etiology of PD from the 1996 article.

Karen Kölln · Jeffrey LaCour · Harold C. Pillsbury III

131

贝尔麻痹

引言

我们与周围人进行情感交流时，需要面部表情肌的密切参与。急性单侧面瘫，也称贝尔麻痹（Bell’s palsy），由 Charles Bell 先生在 1821 年首次描述，是面肌无力最常见的原因，也是最常见的颅神经疾病。过去，作为一种排除诊断，贝尔麻痹曾被认为是特发性疾病；然而近来的研究表明，疱疹病毒感染有关的炎症过程是面肌轻瘫或瘫痪的起因。贝尔麻痹是单侧下运动神经元性面瘫最常见的原因，占全部周围性面瘫的 60% ～ 75%。本病无性别及季节差异，其发病率为每 10 万人中 20 ～ 30 人。约 71% 未经治疗者可完全恢复，而 84% 的患者面肌功能可基本恢复正常。功能恢复差的指征包括老年人、高血压、味觉障碍、非耳内疼痛及完全性面瘫。

病因学和发病机制

熟悉面神经解剖对于理解本病至关重要。面神经核主要发出运动纤维，支配面部表情肌、镫骨肌和二腹肌的后腹。除运动纤维外，面神经还包括感觉支和副交感神经纤维。舌前 2/3 的味觉通过鼓索支加入到面神经中。副交感神经纤维分别通过岩浅大神经和鼓索神经到达泪腺及颌下腺。面神经传导通路受损可能导致所有这些纤维的中断（图 131-1；彩图 131-1）。

面神经穿行于颞骨的骨性通道（面神经管）中，由内耳道进入颞骨，由茎乳孔穿出。骨性通道最狭窄处位于内耳道的侧端终末。急性单侧面瘫被认为是由于面神经在骨性通道中的炎性改变引起面神经肿胀所致。

尽管还存在争议，但大量证据表明单纯疱疹病毒（HSV）感染是急性单侧面瘫的主要原因。已有人在面神经的膝状神经节中发现了 HSV 核酸，并在急性面瘫患者行外科减压术的面神经内液中检测到了 HSV DNA。有研究将 HSV 接种于小鼠的耳部和舌部可得到面瘫的动物模型。推测 HSV 可能潜伏于膝状神经节内，其复活后的炎性过程导致第Ⅶ对颅神经病变。另一种疱疹病毒，即水痘 - 带状疱疹病毒，被认为与 Ramsey Hunt 综合征中急性面神经麻痹有关。

临床表现

典型的贝尔麻痹为急性发病，面肌无力可于数小时至整夜进展至高峰（图 131-2；彩图 131-2）。本病可出现完全性偏侧面瘫，多数患者则表现为不完全瘫，数天后可能进展或未进展至完全性瘫。多数患者前驱症状表现为患侧耳后疼痛以及患侧面部麻木，但感觉异常也可出现于无力之后。味觉障碍（味觉异常）、听觉过敏（患耳听到的声音过大）及饮水困难也是常见表现。

体格检查可见单侧面部表情肌轻瘫或瘫痪。一个重要的特征是单侧面肌瘫痪可使患侧上、下面部肌肉均受累（下运动神经元性瘫）。严重时，整个患侧半的面肌无任何自主运动，静止时明显不对称。临床上常应用 House-Brackmann 量表对面瘫的程度予以量化，该量表结合面部大体表现、静止时的对称程度和运动时前额、眼及口的对称程度进行评价（表 131-1）。微笑时可见患侧口角移向对侧，用力

图131-1 面（Ⅶ）神经。

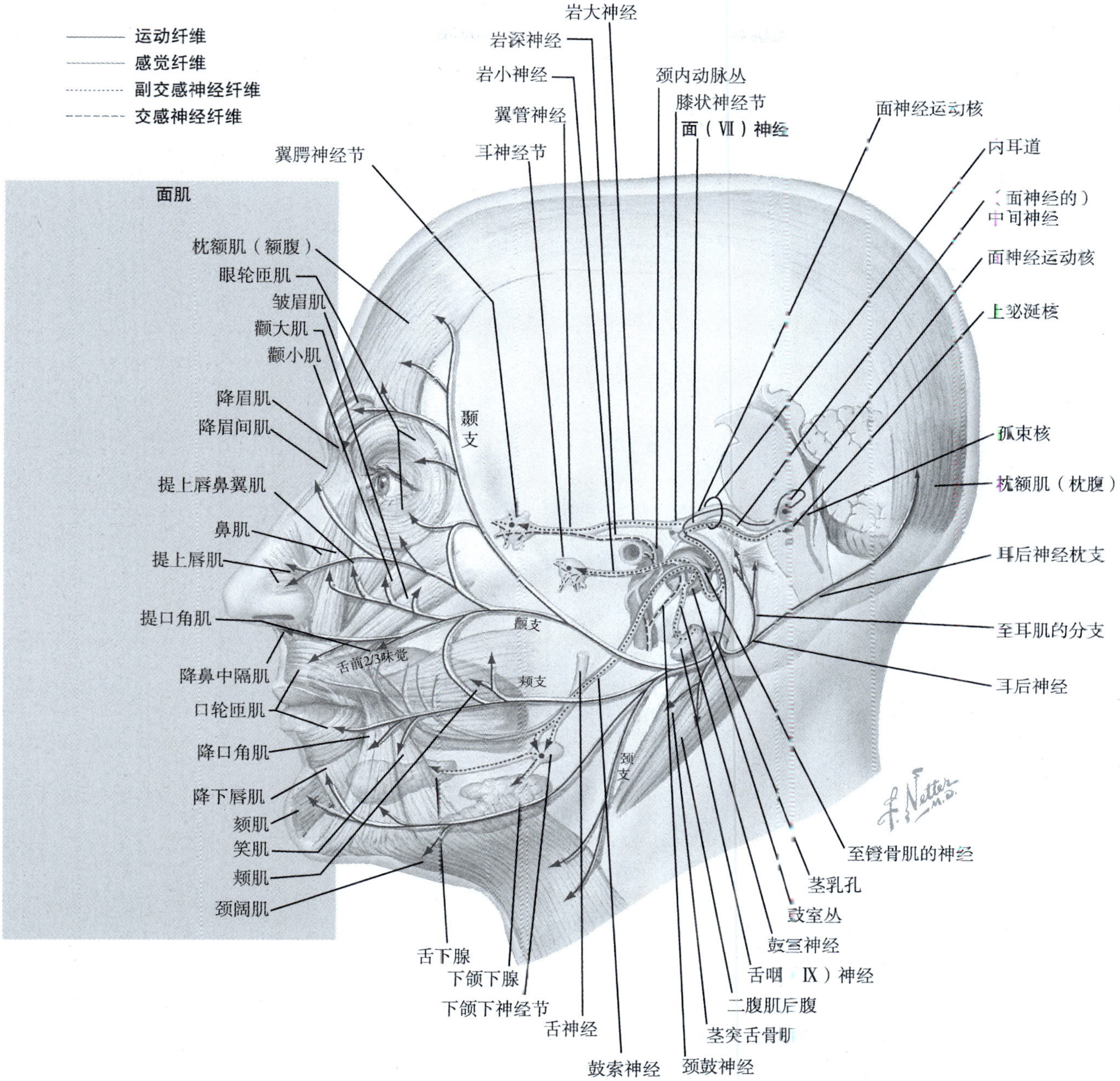

患眼常不能完全闭合。闭目时，眼球转向眼眶上方，露出巩膜（贝尔现象）。

详细的病史采集和颅神经查体对于明确诊断十分关键。一定要检查腮腺是否肿大，耳镜检查确定鼓膜是否感染或有病变。患侧舌部常可见炎性蕈状乳头。患眼泪液分泌减少。听力检测常能发现镫骨肌功能异常，导致患耳听觉过敏。

研究显示面神经麻痹可能会有其他病因，如在以下情况中：再发面瘫病史、其他颅神经受累、面部抽搐、病情 3 ～ 6 周后仍未见好转或 3 ～ 6 个月后仅有部分恢复，以及麻痹缓慢进展持续 3 周以上。

鉴别诊断

贝尔麻痹是一种排除性诊断。据报道，将面瘫误诊为贝尔麻痹的发生率为 13% ～ 20%。单侧面瘫的鉴别诊断应包括感染性原因、肿瘤、外伤、炎性过程及代谢性疾病；有些症状也可能是由中枢性损

图131-2 贝尔麻痹。

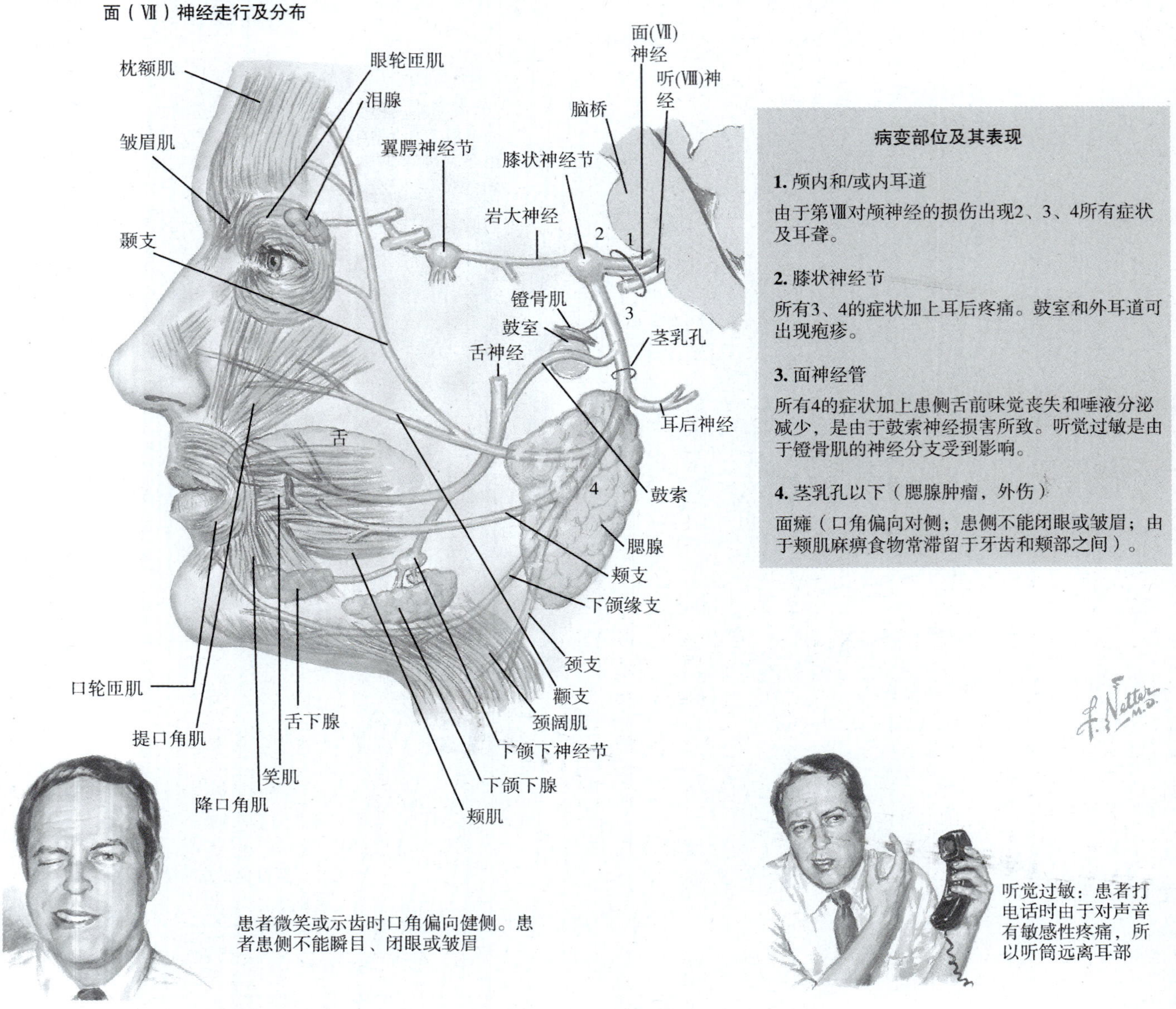

害导致，如脑血管病或多发性硬化（表131-2）。

感染性病因包括莱姆病、Ramsey-Hunt综合征（水痘-带状疱疹病毒）、HIV、中耳炎及乳突炎。水痘-带状疱疹病毒感染（Ramsey-Hunt综合征）是偏侧面瘫的第二常见病因。典型的水痘-带状疱疹病毒感染与鼓膜、外耳道或耳后皮肤起泡或出现疱疹有关。患者常主诉患侧耳廓周围剧烈疼痛，并有感音神经性听力丧失。水痘-带状疱疹病毒感染者面神经功能恢复的程度和预后不良。

单侧面瘫的其他感染性病因也应加以考虑。急性中耳炎可出现单侧面瘫，被认为是由于穿过中耳道的面神经管的自然腔隙处继发感染所致。化脓性或融合性乳突炎可改变面神经垂直穿过颞骨时的神经传导。有趣的是，莱姆病最常见的头颈部表现是面神经麻痹。HIV相关性面神经麻痹也有报道。

腮腺肿瘤由于侵犯中耳道可能出现偏侧面瘫。颞骨原发性或转移性恶性肿瘤也可出现上述表现。胆脂瘤也可侵犯面神经管出现面神经麻痹。小脑脑桥角肿瘤（如听神经瘤）可出现面肌无力、听力丧失、眩晕及面部感觉减退。

一定要除外颞部行程内或出茎乳孔后的面神经挫伤，可见于近期腮腺、中耳或内耳道外科手术以

表 131-1 House-Brackmann 面神经分级系统

级别	程度	临床表现
Ⅰ	正常	面部所有区域功能正常
Ⅱ	轻度功能障碍	大体：仔细观察可见轻度力弱，有轻微的联带运动 静止：对称性和张力正常 运动：前额——中度至良好的功能；眼——稍用力即可完全闭合；口——轻度不对称
Ⅲ	中度功能障碍	大体：双侧存在明显但不毁损面容的差异，有显著但不严重的联带运动 静止：对称性和张力正常 运动：前额——轻至中度运动；眼——用力后可完全闭合；口——最大用力时有轻度力弱
Ⅳ	中重度功能障碍	大体：有明显的力弱或毁损面容的不对称 静止：对称性和张力正常 运动：前额——无运动；眼——闭合不全；口——最大用力时不对称
Ⅴ	重度功能障碍	大体：很少见到运动 静止：不对称 运动：前额——无运动；眼——不能闭合；口——轻微运动
Ⅵ	完全麻痹	无运动

表 131-2 周围性面瘫的鉴别诊断

类别	症状与体征
感染	
莱姆病	蜱咬伤史，其他神经系统症状，及全身症状（无力、厌食症、头痛）
Ramsey Hunt 综合征（水痘带状疱疹）	外耳或耳道内的疼痛性疱疹病变，偶见软腭受累
人类免疫缺陷病毒（HIV）	HIV 接触史
中耳炎、乳突炎	耳镜检查可见中耳化脓；耳后红斑，水肿
肿瘤	
中耳肿瘤	耳镜检查可见病灶
腮腺肿瘤	触诊时有肿物
小脑脑桥角肿瘤（听神经瘤）	感音神经性听力丧失、眩晕、面部感觉减退（第Ⅴ颅神经受损）
胆脂瘤	慢性耳道排异物史，耳镜可见鳞状碎片
外伤	
颞骨骨折	外伤史，可有感音神经性听力丧失，CT 扫描显示面神经通路骨折
中耳外伤	中耳穿透性外伤，鼓膜穿孔
炎症	
干燥综合征	干燥复征：眼、口腔黏膜干燥
淀粉样变	可有蛋白尿、肝大、心力衰竭、心律失常
结节病	可合并肺部症状史
吉兰 - 巴雷综合征	由下至上进展性无力，麻木感从下肢开始
代谢性疾病	
糖尿病	糖尿病史；视力或肾受累
先兆子痫	高血压或蛋白尿的妊娠患者
中枢损害	
多发性硬化	视力改变、眩晕、肢体无力或麻木
脑血管意外	患侧可出现轻偏瘫、偏身感觉丧失、偏身忽略，前额未受累

及鼓膜外伤或颞骨骨折。

面瘫的炎性病因包括干燥综合征、淀粉样变、结节病及吉兰-巴雷综合征。出现双侧面瘫应警惕上述疾病的可能。

代谢性疾病如糖尿病、先兆子痫所致面瘫的发病率可能高于其他病因。

中枢神经系统疾病（如脑血管病和多发性硬化）可出现面瘫，但典型者为上运动神经元性瘫，不累及患侧上面部肌肉。

诊断方法

临床上如面瘫 1 个月后仍无改善、听力丧失、多发颅神经病，或出现肢体瘫痪、感觉缺失等体征，应进行影像学检查。颞骨 CT 可除外颞骨外伤或颞部面神经肿瘤。钆强化磁共振成像检查可除外小脑脑桥角肿瘤、多发性硬化或其他结构性损害。如果听力丧失，可行听力图及镫骨肌反射检查以除外听神经瘤。

如患者出现全身症状，如发热、体重减低、皮疹或进行性面肌无力而无改善，全血细胞分类计数有助于除外淋巴网状内皮细胞的恶性肿瘤。如怀疑有糖尿病,应查血糖（或糖化血红蛋白）。如有指征，应作水痘-带状疱疹病毒及伯氏疏螺旋体的血清抗体检测。如怀疑结节病，应检测血钙和血管紧张素转换酶水平。

处理和治疗

急性单侧面瘫的处理在于减轻炎症对面神经的影响，防止可能出现的并发症，预测功能恢复。

最佳治疗

贝尔麻痹的最佳治疗包括应用剂量相当于每日 1mg/kg 的泼尼松，即皮质类固醇，治疗 1 周，第 2 周开始减量至停用。此疗法被证实有助于面神经功能的恢复。抗病毒治疗与激素治疗联合应用也可提高疗效，标准的剂量等同于每日 1000mg 的阿昔洛韦，通常应用 7 ～ 10 天。发病 3 天内的早期阿昔洛韦 – 泼尼松疗法可获得最佳的治疗效果。

对于眼睑不能完全闭合的患者（House-Brackmann 分级Ⅳ级或更高）来讲，精细的眼保护与护理非常重要。这包括应用大量的人工泪液和每日多次外用眼膏直到眼能够闭合为止。另外，睡前应将患眼罩上或用药物贴片使眼睑闭合，以避免睡眠中不小心损伤眼睛或使暴露的角膜干燥。极少应用睑缝合术来保护眼睛免受损害。

应用电学试验可帮助预测急性面瘫的预后。与其他神经不同的是，面神经兴奋后冲动不易由近端传向可能的炎症或水肿部位。因此，面神经主干兴奋后在其穿出茎乳孔处测量面部表情肌的复合肌肉动作电位波幅有助于明确预后。这种神经电图学（ENOG）检查仅在自主运动完全丧失后的第 3 ～ 21 天有益。与对侧相比，90% 以上患者的复合肌肉动作电位波幅下降,如发病第 14 天还未见动作电位，则提示预后极差，可考虑外科减压手术。

对于急性面瘫患者，外科减压手术的效果一直存在质疑。经神经电学证实并仔细筛选后行外科减压手术的患者，其面神经的功能最终得到改善。这种外科手术方法涉及中颅窝开颅术，通过有经验的耳鼻喉科医师或神经外科医师选择性减压面神经的膝状神经节。这提示减压集中于面神经区域，在骨性解剖管道的最狭窄处，已显示能提高最终的面神经功能 House-Brackmann 分级水平。

避免治疗错误

避免治疗差错最好的方法是在应用阿昔洛韦-泼尼松疗法之前，彻底评估面瘫患者，并考虑到所有可能的病因。否则将可能漏诊严重的医学疾病或肿瘤。

恢复

多数面神经麻痹患者恢复良好。对于发病 3 ～ 6 个月或无其他明显原因而恢复较差的患者，可考虑应用几种外科手术帮助其恢复功能。对于闭睑功能恢复差者，应用金重睑植入术可能会促进保护角膜功能。对于面部表情肌恢复差者，近年来有应用各种面神经修复及神经移植手术的报道。

展望

尽管目前大量证据表明 HSV 感染与贝尔麻痹相关，但何时及为何出现潜在的感染导致发病尚不十分清楚。为探讨 HSV 从潜伏处复活至完全裂解的过程，应开展利用反转录聚合酶链反应探测 HSV 裂解状态的特异性信使核糖核酸方面的研究。最近有篇文章关于鼻内给予灭活的流感疫苗后导致面瘫的报道，提示其他病毒感染可能会致病。

（王小洁 译 王淑娟 校）

参考文献

American Academy of Otolaryngology—Head and Neck Surgery. Available at: http://www.entnet.org. Click on Bell's Palsy. Accessed October 9, 2006.

This site provides a basic overview of the facial nerve anatomy and function. It offers a one-page summary of diagnosis, treatment, and prognosis.

Bell's Palsy Information Site. Available at: http://www.bellspalsy.ws/. Accessed October 9, 2006.

This website provides the most frequent questions from physicians and patients, with corresponding answers.

eMedicine: Bell's Palsy. Available at: http://www.emedicine.com/EMERG/topic56.htm. Accessed October 9, 2006.

This site provides the physician with a more comprehensive approach to the diagnosis and treatment of patients with Bell's palsy.

循证

1. Adour KK, Ruboyianes JM, Von Doersten PG, et al: Bell's palsy treatment with acyclovir and prednisone compared with prednisone alone: A double-blind, randomized, controlled trial. Ann Otol Rhinol Laryngol 105(5):371-378, 1996.

   This trial demonstrated that treatment with acyclovir-prednisone is statistically more effective in returning volitional muscle motion and in preventing partial nerve degeneration than placebo-prednisone treatment.

2. Ahmed A: When is facial paralysis Bell palsy? Current diagnosis and treatment. Cleve Clin J Med 72(5):398-401, 405, 2005.

   This article provides a broad differential diagnosis for facial palsy and discusses appropriate tests to order as well as treatment options.

3. Alaani A, Hogg R, Saravanappa N, Irving RM: An analysis of diagnostic delay in unilateral facial paralysis. J Laryngol Otol 119(3):184-188, 2005.

   This analysis demonstrates how Bell's palsy has commonly been misdiagnosed when there is an underlying cause for the facial palsy.

4. Gilden DH: Clinical practice: Bell's palsy. N Engl J Med 351(13):1323-1331, 2004.

   This article emphasizes the likely viral etiology of Bell's palsy: herpes simplex virus type I. It also provides a detailed diagram of the facial nerve and physical findings associated with central and peripheral facial weakness.

5. Linder T, Bossart W, Bodmer D: Bell's palsy and herpes simplex virus: Fact or mystery? Otol Neurotol 26(1):109-113, 2005.

   This article questions herpes simplex virus as the etiology of all Bell's palsy; the authors recommend a study in the future to demonstrate the identification of an active replicating virus in Bell's palsy patients to confirm the causality.

6. Ramsey MJ, DerSimonian R, Holtel MR, Burgess LP: Corticosteroid treatment for idiopathic facial nerve paralysis: A meta-analysis. Laryngoscope 110(3 Pt 1):335-341, 2000.

   This meta-analysis indicates that corticosteroid treatment improves complete facial motor recovery for individuals with complete idiopathic facial nerve paralysis.

132

Alim M. Ladha ▪ Wesley Caswell Fowler ▪ Elizabeth Bullitt

三叉神经痛

引言

三叉神经痛（trigeminal neuralgia，TGN），也称三叉神经痛症，临床定义为三叉神经感觉分布区的短暂、撕裂样面部疼痛发作。疼痛发作通常可被特定的感觉刺激所诱发，如咀嚼、轻触或是刮胡须。除发作性疼痛外没有其他伴随症状，如果有则提示医生应对诊断产生怀疑。在临床检查中如发现神经功能缺失的症状，应进行更详细的检查寻找其他病因。多数病例发生于40～50岁或50岁以上，每年发病率为（1～4）/100 000，有报道女性多于男性，比例约为2∶1。

病因学和发病机制

TGN 的确切病因未明。1934 年，Walter Dandy 研究了 215 例 TGN 病例，尽管他没有详述这些患者的症状，但他发现大多病例中存在三叉神经感觉支的血管压迫，多数为小脑上动脉，或者没有明显异常改变。近来，主要的病因学理论认为三叉神经感觉根进入区尤其容易受到机械压迫，多数来自小脑上动脉。从微观上讲，神经根进入区邻近脑干，是从中枢到周围髓磷脂的过渡区。从病理生理学上讲，机械干扰作为血管压迫的结果，可导致假突触传递和疼痛刺激的传导。

临床表现

患者自述出现短暂的、局限于三叉神经分布区 1 支或更多支的反复发作性撕裂样疼痛（图 132-1；彩图 132-1）。疼痛主要发生在单侧三叉神经第 2 支（上颌支）和第 3 支（下颌支）分布区，第 1 支（眼支）受累不足 6%。触碰受累皮区可诱发疼痛。多有长时间的自发缓解期。随时间进展，发作可能愈加频繁和严重，可导致营养不良和受累区域的卫生差，不敢清洗。5% 的患者症状发生于双侧面部，应警惕多发性硬化的可能。TGN 患者一般疼痛部位恒定，多为阵发性撕裂样疼痛，咀嚼或触碰触发点可诱发疼痛，症状通常发生在白天，夜间较少发生。一些医生把试验性应用卡马西平后患者的症状缓解作为诊断依据，而应用后无反应者提示存在其他病因。

鉴别诊断

存在神经功能缺失的症状应提示医生除外其他疾病而不支持特发性三叉神经痛。面部疼痛伴随神经功能缺失的症状可由多种实质性病变所致，如肿瘤、感染、动脉瘤、血管畸形或是多发性硬化。少数有潜在实质性病变患者可无神经功能缺失的症状，仅出现撕裂样、发作性疼痛，有别于三叉神经痛。三叉神经痛的鉴别诊断很多（框 132-1）。诊断依靠详尽的病史和体格检查。任何偏离三叉神经痛的典型症状或是存在其余伴随症状及体征时应考虑其他疾病。

诊断方法

详尽的临床病史采集和体格检查是成功诊断首发和再发 TGN 的关键，尤其是确认疼痛的特征非常重要。精确定位、定性、症状持续时间和发作时间、疼痛的诱发和缓解因素均应注意。出现不典型

图132-1 三叉神经痛的典型分布图及相关解剖。

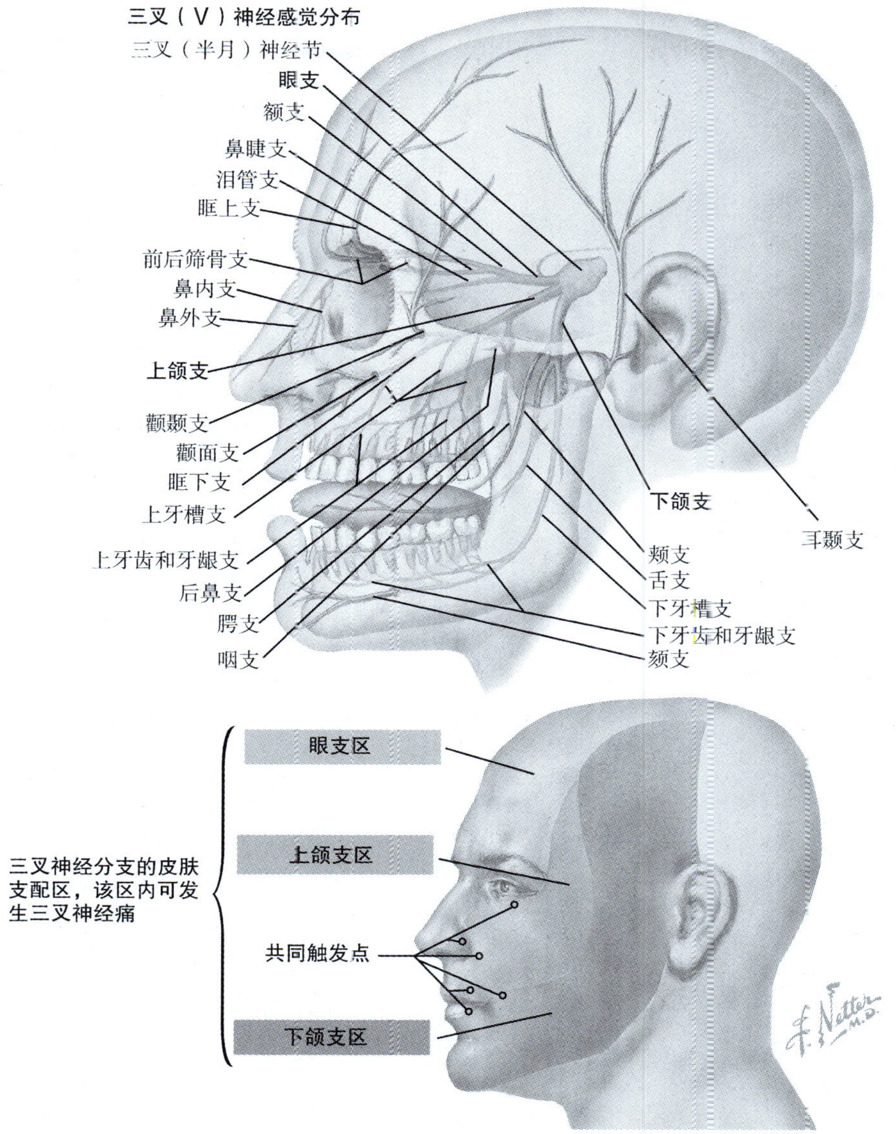

疼痛症状（连续的、钝痛或搏动性疼痛；使患者从睡眠中疼醒或分布不典型的疼痛）时应寻找其他的病因，因为上述不典型症状使三叉神经痛的诊断可疑。更进一步说，查体发现任何神经功能缺失症状时不支持特发性 TGN，应考虑其他疾病。最后，大多 TGN 患者服用卡马西平后可有暂时的症状缓解。一些与 TGN 表现类似的疾病可行头颅磁共振成像（MRI）检查，以排除其他面部疼痛的病因。MRI 阴性者 TGN 的可能性大，可能有三叉神经的血管压迫。没有相关的实验室检查可帮助诊断，虽然这些试验有助于缩窄由病史和体格检查所提示的鉴别诊断范围。

处理和治疗

最佳治疗

最佳治疗的目的就是减轻患者痛苦，使副作用减到最小。常首选药物治疗。一线用药是卡马西平，该药可减轻 80% 以上患者的症状。多次用药后卡马西平在许多患者的疗效减弱，40% 的患者出现各种副作用。此外，卡马西平是肝代谢诱导剂，可以和许多其他药物相互作用。常用起始剂量为每日 200mg，逐渐增大至治疗剂量每日 800 ~ 1200mg。副作用有头晕、镇静、眼震、肝和骨髓毒性、抗利尿激素分泌不足综合征、充血性心力衰竭及皮

框 132-1 面部疼痛的几种鉴别诊断
神经痛
三叉神经痛
膝状节神经痛
舌咽神经痛
枕神经痛
蝶腭神经痛
感染
带状疱疹
脱髓鞘
多发性硬化
肿瘤
颅内肿瘤
小脑脑桥角肿瘤
头颈部肿瘤
牙和腭部疾病
牙科病
颞下颌疾病
眼、眼眶和鼻窦
青光眼
虹膜炎
视神经炎
鼻窦炎
血管
颞动脉炎
微动脉瘤
血管畸形
头痛综合征
丛集性头痛
偏头痛
精神性
非典型面部疼痛

疹。应定期监测全血细胞计数、血小板计数及肝功能。其次可加用加巴喷丁，或替代卡马西平，起始量为 300mg，第二天为 300mg，2 次 / 日，之后为 300mg，3 次 / 日，最大量可达每日 2.4g。也常用苯妥英钠，尽管认为其疗效不如卡马西平，但在其他药物无效时可应用。如抗惊厥药物无效或是突发剧烈疼痛，可加用巴氯芬或单独应用。但巴氯芬长期应用有效率不足 50%。起始量为 5mg，3 次 / 日，每 3 天增加 5mg，直至最大量每日 80mg。氯硝西泮也可有一定疗效，但由于镇静作用在临床中较少应用。

外科治疗

对于药物治疗无效或不能耐受副作用者需手术治疗。外科治疗有三种方式：经皮烧灼法、微血管减压术及立体定向放射疗法。

多种烧灼术已被用于 TGN 的治疗，均可引起一定程度的面部麻木。最常用的手术有经皮半月神经节后根甘油注射、经皮三叉神经节球囊压迫术和经皮射频三叉神经根切断术（PTR）。各种手术均是经皮刺入后由患侧的卵圆孔处进针。适应证包括：药物治疗无效、年龄 >70 岁、健康状况不好、能忍受面部麻木以及出现三叉神经第 1 支分布区以外症状的患者。三叉神经烧灼术治疗后，99% 的患者疼痛减轻。46% 的患者面部无痛觉，42% 的患者痛觉明显减退，而 17% 的患者痛觉轻度减退。感觉迟钝发生在 36% 术后无痛觉的患者、15% 痛觉明显减退的患者以及 7% 痛觉轻度减退的患者。再发疼痛可发生于 18% 术后无痛觉的患者、21% 痛觉明显减退的患者以及 47% 痛觉轻度减退的患者。死亡较罕见。

三叉神经微血管减压术（microvascular decompression，MVD）比经皮烧灼术损伤性大，但具有面部感觉保留的优点。该方法适用于年轻、三叉神经第 1 支分布区有症状、不能耐受面部麻木的患者。据报道，75% 的患者为小脑上动脉压迫三叉神经根，12% 的患者由静脉压迫。82% 的患者术后疼痛立即减轻。术后 10 年，70% 的患者仍有良好的止痛效果。面部麻木的发生率为 1%，面部感觉迟钝需要治疗的为 0.3%。在一项对 1185 名患者的研究中，发现术后的主要并发症有：2 例死亡（0.2%），1 例脑干梗死（0.1%），16 例同侧听力丧失（1%）。术后长期预后良好的因素有：男性、术前症状出现在 8 年之内、无静脉压迫、术后症状即刻减轻。

据报道，TGN 治疗的成功率很高，所有术式术后疼痛立即减轻的比率可达 91%（甘油注射神经根切断术）至 98%（MVD 和 PTR）。甘油注射复发率最高 (54%)，MVD 最低（15%），PTR 的复发率为 20% ～ 23%。PTR 后 2% ～ 10% 患者出现感觉迟钝，而甘油注射后的发生率为 55%，MVD 为 0.3%。MVD 手术期间死亡率为 0.6%，经皮手术的死亡率接近 0%。

最近，立体定向放射外科手术（stereotactic radiosurgery，SRS）被应用于 TGN 的治疗。SRS

在外科手术中的破坏性最小，主要为聚焦光束放射疗法。近来的证据表明，尽管复发率未明，它仍是一种有效的方法。常见的副作用为面部麻木。如果患者有既往手术治疗史，则疗效减低。SRS的主要优点是破坏性小。SRS的主要缺点是，与其他手术治疗不同，SRS后不会立即出现疼痛减轻，而可能需要数周或数月才能出现。因此SRS不适用于进食困难的严重TGN患者，但症状轻者可适用。

总之，TGN的诊断应基于详尽的病史、体格检查以及MRI的帮助。明确诊断后应及早药物治疗，如果没有禁忌常选用卡马西平。对卡马西平无效者可考虑其他抗惊厥药或巴氯芬。所有药物治疗都无能为力时，可考虑手术治疗。手术方法取决于疼痛分布区、患者特点以及患者意愿。

避免治疗错误

治疗错误可分为两类。第一类与做出正确诊断和初始治疗有关。对于病史和体格检查无特征性的病例，应积极查找其他病因。之后，应随访患者症状改善和药物耐受的情况。第二类是未能对有手术适应证的患者进行手术治疗。对药物治疗无效或是由于身体虚弱（如厌食症）而影响日常生活的有症状患者，可以考虑新的有前景的手术方法。

展望

TGN仍是一种消耗性疾病。当前，药物治疗仍占主体。然而，手术疗法对于经合理药物治疗失败的患者有较好的疗效。MVD相对安全，耐受性好，术后疼痛即刻减轻，应加以考虑。外科手术能迅速减轻症状，应尽早决定，尤其对那些因为严重症状（如厌食症）而影响日常生活的患者。另有研究调查SRS的有效性和安全性。最近的小规模研究资料显示反复的SRS有效，但也显示有些出现感觉缺失。SRS的主要优点在于无创及可重复性操作。此外，对于不能耐受手术的患者，放射外科手术不失为一种好的选择。

（王淑娟　译　王小洁　校）

参考文献

UpToDate Website: Trigeminal Neuralgia. Available at: http://www.uptodate.com. Accessed October 11, 2006.

This website provides an excellent overview of disease diagnosis and medical treatment.

eMedicine: Trigeminal Neuralgia. Available at: http://www.emedicine.com/EMERG/topic617.htm. Accessed December 8, 2006.

This website provides a very brief overview.

循证

1. Dworkin RH, Backonja M, Rowbotham MC, et al: Advances in neuropathic pain: Diagnosis, mechanisms, and treatment recommendations. Arch Neurol 60(11):1520, 2003.
   This article contains recent treatment recommendations for pharmacologic management of TGN.
2. IRSA: Stereotactic radiosurgery for patients with intractable typical trigeminal neuralgia who have failed medical management. In Radiosurgery Practice Guideline Report, No. 1-3. Harrisburg, PA, IRSA, 2003.
   This paper outlines an algorithm for treatment and patient selection for radiosurgical treatment of TGN.
3. Lopez BC, Hamlyn PJ, Zakrzewska JM: Systematic review of ablative neurosurgical techniques for the treatment of trigeminal neuralgia. Neurosurgery 54(4):973-983, 2004.
   This review of the literature discusses ablative surgical techniques. These techniques are often underutilized and are deemed appropriate in debilitated patients and those desiring to avoid an open procedure.
4. Wiffen PJ, McQuay H, Moore RA: Carbamazepine for acute and chronic pain. Cochrane Database Syst Rev 3:CD005451, 2005.
   This article reviews carbamazepine and its current usage.

Silva Markovic-Plese · Susan A. Gaylord · J. Douglas Mann

133

多发性硬化

引言

多发性硬化（multiple sclerosis，MS）是一种累及中枢神经系统白质的疾病，年轻人多见，发病高峰在20～30岁之间。在美国患者数接近30万。此年龄发病对患者的影响极大，使其不能正常地工作及生活，总体生活质量明显下降。

MS的诊断基于详细询问病史、神经系统查体以及磁共振成像（MRI）检查，但在某些情况下，需要腰椎穿刺（lumbar puncture，LP）进行验证。近来最新的治疗进展是通过更好地理解神经系统的免疫介导损害，研究出有效的免疫调节疗法，以阻止疾病在特定阶段的发展。在过去10年中，已批准6种免疫调节疗法治疗MS，现常规用于大多数复发–缓解（relapsing-remitting，R-R）型疾病患者。这些免疫疗法能有效地减少新的病灶形成，降低复发率和致残率。

病因学和发病机制

MS 是一种中枢神经系统（CNS）慢性炎症性疾病。大多数研究表明，它是一种自身免疫性炎症过程导致的 CNS 血管周围白质的脱髓鞘性疾病。由于部分修复及反复多次受损使髓鞘再生不完全。脱髓鞘病变的启动、持续和发作停止的具体机制不明，正在深入研究中。

遗传和环境因素在本病的发展中起重要作用。虽然研究发现，主要组织相容性亚型 HLA-DR2、B7 和 A3 型个体患病的风险更大，但很可能许多基因都参与了疾病的发生。孪生子研究表明遗传因素影响发病，其中单卵双生子中 MS 发病的一致率是 35%，而双卵双生子发病的一致率只有 5%。患者的一级亲属发病风险至少比同年龄的普通人群高 10%。

较早的流行病学研究指出，部分 MS 发病与患者 15 岁以前所居住的地理位置有关，越远离赤道发病率越高。北欧人的后裔有相对高的发病风险，而非裔美国人发病风险仅为白种人的一半，美国的亚裔和西班牙裔人群发病率较低。但在 MS 发病过程中，其地理因素与环境或遗传因素哪一个关系更为密切尚不清楚。

尽管有疾病活动与季节变化有关的报道，但 MS 的起病在很大程度上是独立于环境因素之外的。身体创伤、情绪压力和上呼吸道感染与之有关联，并可能导致突然发病。体温暂时升高可带来潜在而可逆的神经损害，出现部分轴突的脱髓鞘而影响神经传导。

临床表现

典型病例通常在数年内多次发病，表现为 CNS 白质内多个部位的斑片样病变（图 133-1）。可出现几种发作形式，约 85% 的病例为复发–缓解（R-R）型 MS，更常见于年轻女性，且常以感觉–视觉症状起病（图 133-2；彩图 133-2），平均发作间隔在一年以上。R-R 型 MS 不仅是最常见的亚型，也是唯一对免疫调节疗法有较好反应的亚型。慢性进展型 MS 无缓解特性，可见于 10%的患者，此型多为男性，发病时间较晚。R-R 型 MS 患者 10 年后有一半的人病情进展，称为继发进展型 MS。暴发性起病而无缓解者很少见。单次发病且无进展者也有报

图133-1 多发性硬化：中枢神经系统斑块样病变。

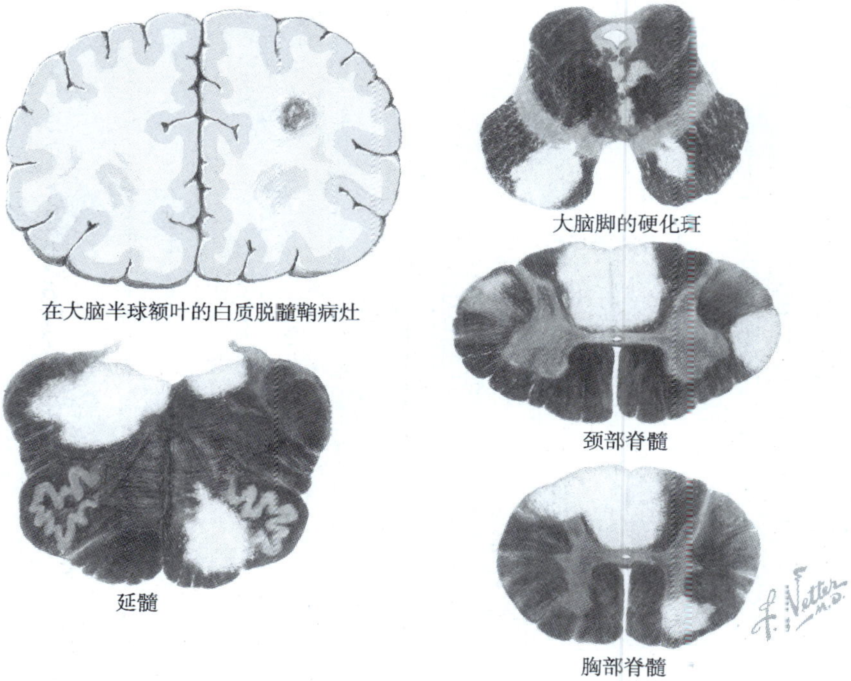

道。仅有MS临床表现的患者，或是第一次临床发作支持MS且MRI扫描也符合MS的病例，2年内发展为临床确诊MS的风险为80%。最近，研究重点是尽早启动免疫调节治疗以减少长期的残疾，这需要疾病的早期诊断，也需要高质量的MRI技术。

R-R型患者的症状可在数小时至数天内进展，之后的数天到数周可有不同程度的恢复。感觉症状、肌肉无力、单眼失明、复视、眩晕（见图133-2）、动作不协调和膀胱功能障碍是MS最为常见的临床表现。在一次发病中出现多种症状提示多个部位的白质病变。第一次发病，尤其如果未累及视觉或运动功能，则往往被忽视，但当回顾病史时才发现有病毒感染、压力或轻微外伤等原因。有些患者可能出现累及同一大脑区域的疾病复发。初次发病后常可出现各种各样的临床症状，包括疲劳、认知障碍、弥漫性疼痛和抑郁症。本病的发病时间及恢复程度个体差异很大，较好的预测指标有发病最初2年的临床病程、MRI上的多发损害及提示急性炎性改变的MRI对比增强表现。

虽然疼痛并不常见，但2/3的MS患者在其疾病过程中曾有明显的疼痛。疼痛综合征包括中枢神经病性疼痛、烧灼样感觉迟钝和类似三叉神经痛的根性疼痛。Lhermitte征是一种疼痛性休克样感觉，常可自发或在颈部运动时出现颈部、上背部或四肢的疼痛。痉挛可导致疼痛的肌肉收缩。自主神经系统受累可导致膀胱功能障碍，出现痛性腹胀。MS患者中27%出现头痛，较同龄人群（12%）多见。视神经炎患者在发病之前和病程期间可出现疼痛。MS患者癫痫发生率是同龄人群的2倍，但全面性癫痫大发作者较少见。便秘和膀胱功能障碍往往需要认真处理。在一些MS患者中，情绪不稳和认知缺陷与进展性皮质萎缩有关。

预后

R-R型MS的平均病程为自诊断起5～10年。病情反复加重期间的有限恢复及遗留的多种残疾是继发进展型的特征性表现。总体的预期寿命减少只有5～7年。进展型MS患者死于并发症者多见于男性，肺炎和呼吸衰竭为可能的死因。抑郁症也很常见，自杀率可增加7倍，尤其是在首次诊断，继而出现高级功能障碍时。

MS中40%是良性过程，15年后可遗留轻微的功能障碍。预后较好的因素包括发病年龄较轻、

图133-2 多发性硬化。

多发性硬化的眼部表现

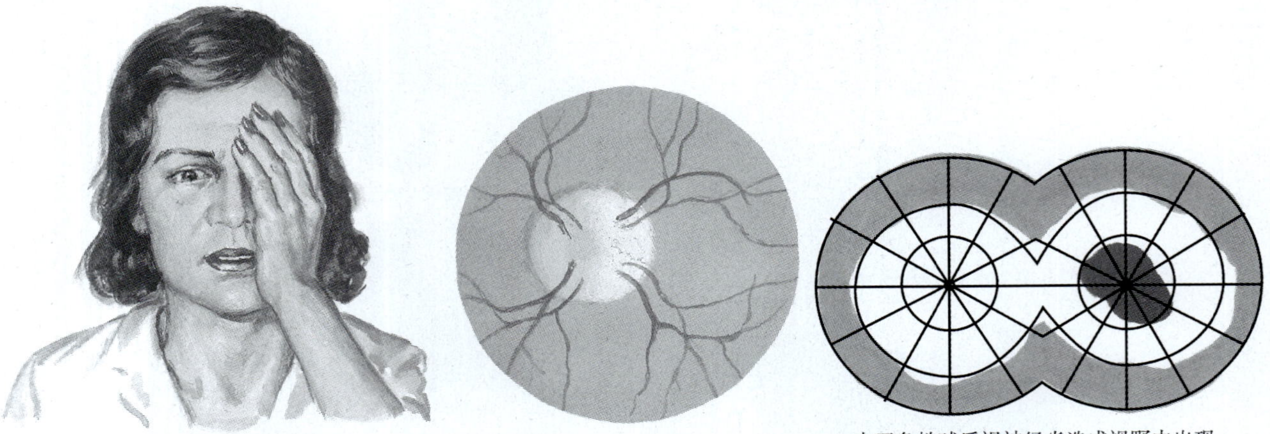

突发单眼失明，有自限性（通常为2～3周）。患者遮盖一只眼睛，突然意识到另一支眼睛部分或完全失明

颞侧视盘苍白，由颞侧视（Ⅱ）神经恢复延迟所致

由于急性球后视神经炎造成视野内出现中心暗点

核间性眼肌麻痹

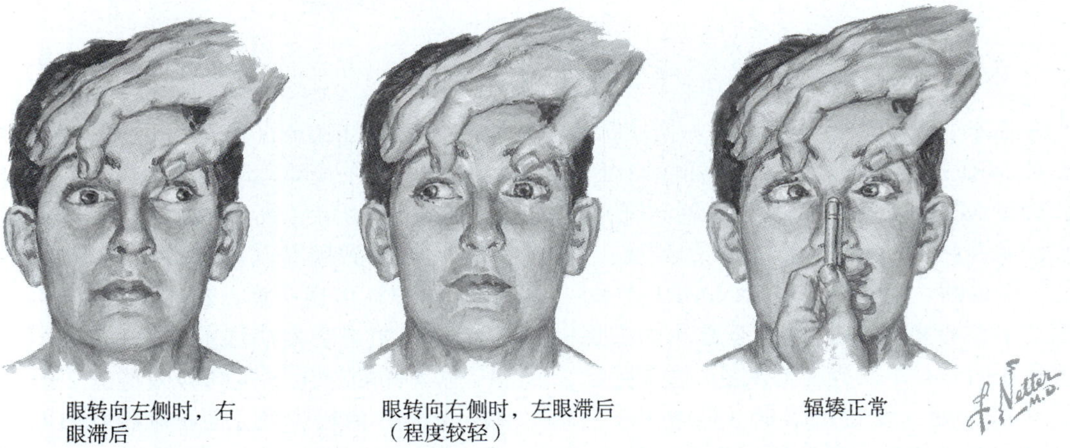

眼转向左侧时，右眼滞后

眼转向右侧时，左眼滞后（程度较轻）

辐辏正常

以感觉和视觉症状为主、女性、R-R 型以及脊髓和膀胱受累较轻者。预后不良与发病年龄 35 岁以上、早期运动障碍、男性、慢性进展型及小脑和脊髓受累等因素有关。

MRI 是在随后的 6 ～ 12 个月出现临床加重风险的最好预测指标，它的诊断敏感性为临床查体的 10 倍左右。如果随时间推移，MRI 出现明显可见的多处损害和钆增强病灶，则提示可能会突然临床发病。

鉴别诊断

CNS 血管炎的再发加重表现与 MS 相似。MS 的不典型特征，如精神病、癫痫发作以及 MRI 灰质病变，可协助作出正确的诊断。CNS 系统性红斑狼疮（SLE）的特点是皮层下血管周围区域的多发损害，但一般不会有复发 - 缓解的临床过程，而且往往出现血清抗核抗体滴度升高，并伴随 MS 患者所没有的系统性损害表现。白塞病（Behçet's disease）和干燥综合征可表现为多发性 CNS 损害。当出现多个颅神经病变合并口腔或生殖器溃疡、葡萄膜炎和脑膜脑炎时，应高度怀疑白塞病的可能。可行唇或腮腺活检来确诊干燥综合征。维生素 B_{12} 缺乏可出现进展性的脊髓损害症状，MRI 扫描可见相应的脊髓后柱白质病变。肾上腺脑白质营养不良和热带痉挛性截瘫也可以出现MS样表现，但非常罕见。血管病中短暂性脑缺血发作或脑梗死通常发生于老年人，或者是有明显血管疾病危险因素的人群中，通常不会误诊为MS。同时需注意除外结节病、梅毒、肿瘤，如怀疑时可结合MRI和脑脊液（CSF）结果加以区分。首次发病且症状不典型的病例诊断MS是相当困难的。

诊断方法

MS的诊断有赖于CNS功能障碍的多次发作，发作期数月至数年，恢复期长短不等，神经系统检查发现的异常体征与CNS多发病灶有关。MRI常用于确诊MS，可表现为脑室周围弥散性T2高信号和液体衰减反转恢复（FLAIR）序列的强度变化。典型病灶通常大于0.5cm，圆形或椭圆形，且其长轴与胼胝体及侧脑室垂直。腰穿（LP）和诱发电位检查有助于确定临床可能的病例及帮助排除其他疾病（图133-3和133-4）。

临床确诊MS的特点是两次独立的发作史，并存在两处或两处以上经临床或实验室检查支持的CNS病变。脑和脊髓MRI结果，有或无钆强化，用于明确活动性病变（对比增强），并用于评估T2加权和FLAIR MRI成像上可见的全部病变。缺少MRI可见病变者则不能诊断MS。如病程超过1年，则在95%的确诊病例CSF寡克隆区带呈阳性，或出现免疫球蛋白G升高，白蛋白CSF/血清的比率升高。首次发病CSF可正常，需重复LP以确定CNS是否存在抗体的合成（图133-3）。

诱发电位脑电图有助于发现临床上静止的脑白质病变，可通过明确多个CNS病变部位来帮助确立诊断（图133-3和133-4）。

处理和治疗

应帮助患者了解本病临床表现的多样性及进展性的病程特点。告知患者MS发病和缓解的情况多种多样，预测某一个体的残疾程度是非常困难的。

所有考虑为临床孤立MS综合征和确诊为R-R型MS的患者均推荐应用免疫调节疗法。虽然在初发和继发进展型患者应用免疫调节制剂还没有被证明是有效的，但给予一些对症治疗有助于改善患者的生活质量。

最佳治疗

最佳的治疗包括让看护者熟悉疾病的各种不同表现、针对急性加重期的主要药物和直接影响长期预后的药物、饮食和应激处理建议，以及各种对症治疗的策略。有许多治疗方法可选择（见后），强烈建议应用的治疗方法列在最前面。

急性加重期

大剂量、脉冲式给予皮质类固醇激素可以立即发挥其抗炎作用，并能显著缩短临床发作时间。短期静脉注射类固醇治疗的副作用十分有限。对于慢性进展的患者长期口服类固醇药物并未显示有益的疗效，所以应避免使用。

急性发作的最佳治疗药物为甲泼尼龙，每日1克静脉注射，连续5天。新发症状出现后2周内开始应用类固醇是最有效的。尽管类固醇的积极作用多可立即显现，但在一些患者可能延至1个月或更长时间才会出现治疗反应。

长期治疗

已有证据表明几种药物对于抑制疾病的活动疗效较好。治疗药物的选择往往是依据最少的副作用、患者对于用药方式和用药时间的选择。

干扰素(IFN)-β1a和IFN-β1b能平均减少35%的R-R型MS患者的发作次数，还可减少MRI发现的高达85%的新病灶数。干扰素的作用机制非常复杂。对于MS患者，IFN-β1a和β1b可能抑制炎症细胞活性和T细胞迁移通过血脑屏障的过程。可以每周肌肉注射（IFN-β1a）或隔日皮下注射（IFN-β1a和1b）。副作用包括流感样表现、头痛、注射部位反应，以及可能加重抑郁症状。5%～45%的患者出现中和抗体，从而可能降低疗效。5%～20%的患者出现肝酶异常和血细胞计数的变化，需要在治疗期间对患者密切随访监测。

醋酸格拉替雷（共聚物1，COP-1）是由四种氨基酸组成的混合物，是一种髓鞘碱性蛋白，可能在自身抗原优势免疫表位处出现过度反应。由于髓鞘抗原触发自身免疫反应，建议应用醋酸格拉替雷诱导对髓鞘抗原的免疫耐受。如果每日皮下注射本药，可减轻1/3 R-R型MS患者的病情加重。本药具有很好的耐受性，副作用也小。

图133-3 多发性硬化：诊断试验Ⅰ。

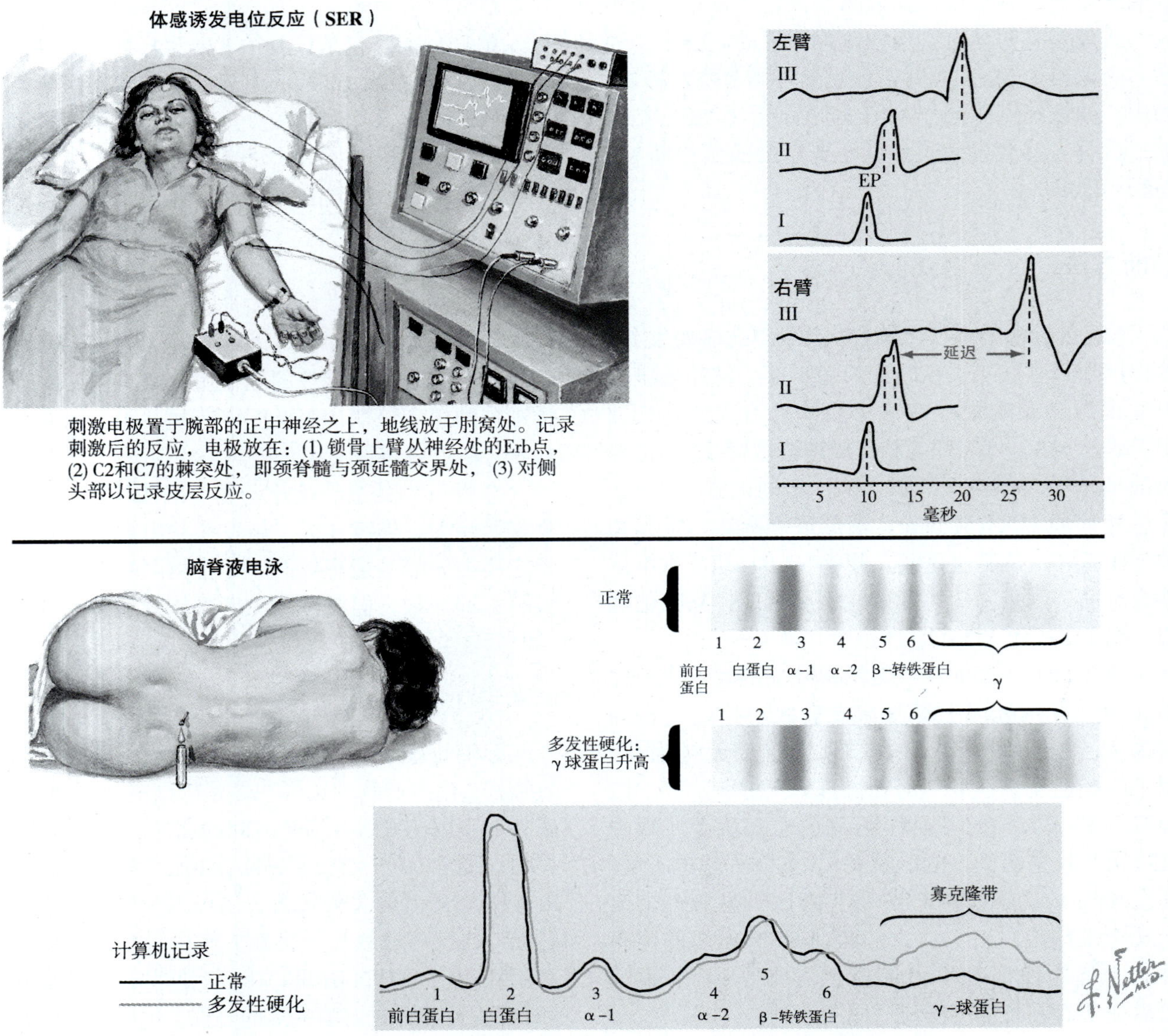

米托蒽醌（诺肖林）是一种免疫抑制剂，被批准用于进展型MS患者的临床加重期，尽管一线治疗多应用IFN或醋酸格拉替雷。每3个月静点一次。米托蒽醌具有心脏毒性，因此需要监测心脏射血分数。它还可引起中性粒细胞减少症，从而增加感染的风险。用药过程中需要进行仔细监测，并加用止吐药物。

那他珠单抗（Tysabri）是最近批准使用的免疫调节药物。它是人化的单克隆抗体，可对抗表达在活化单核细胞上的黏附分子。该药阻止活化的单核细胞从外周循环进入CNS，其疗效有时高于干扰素。然而，在最初批准使用时，三例致死性的进展性多灶白质脑病与应用此药有关，因此即使患者愿意承担治疗风险，也使此药物的应用受到限制。

静脉滴注免疫球蛋白和血浆置换疗法用于治疗视神经脊髓炎，此病是抗体介导MS的一个亚型。

硫唑嘌呤、甲氨蝶呤、克拉屈滨、环磷酰胺以及环孢素对快速进展型MS有一定的疗效，但因这些药物副作用太大，只在很少情况下才考虑应用，因而限制了其应用。

图133-4　多发性硬化：诊断试验Ⅱ。

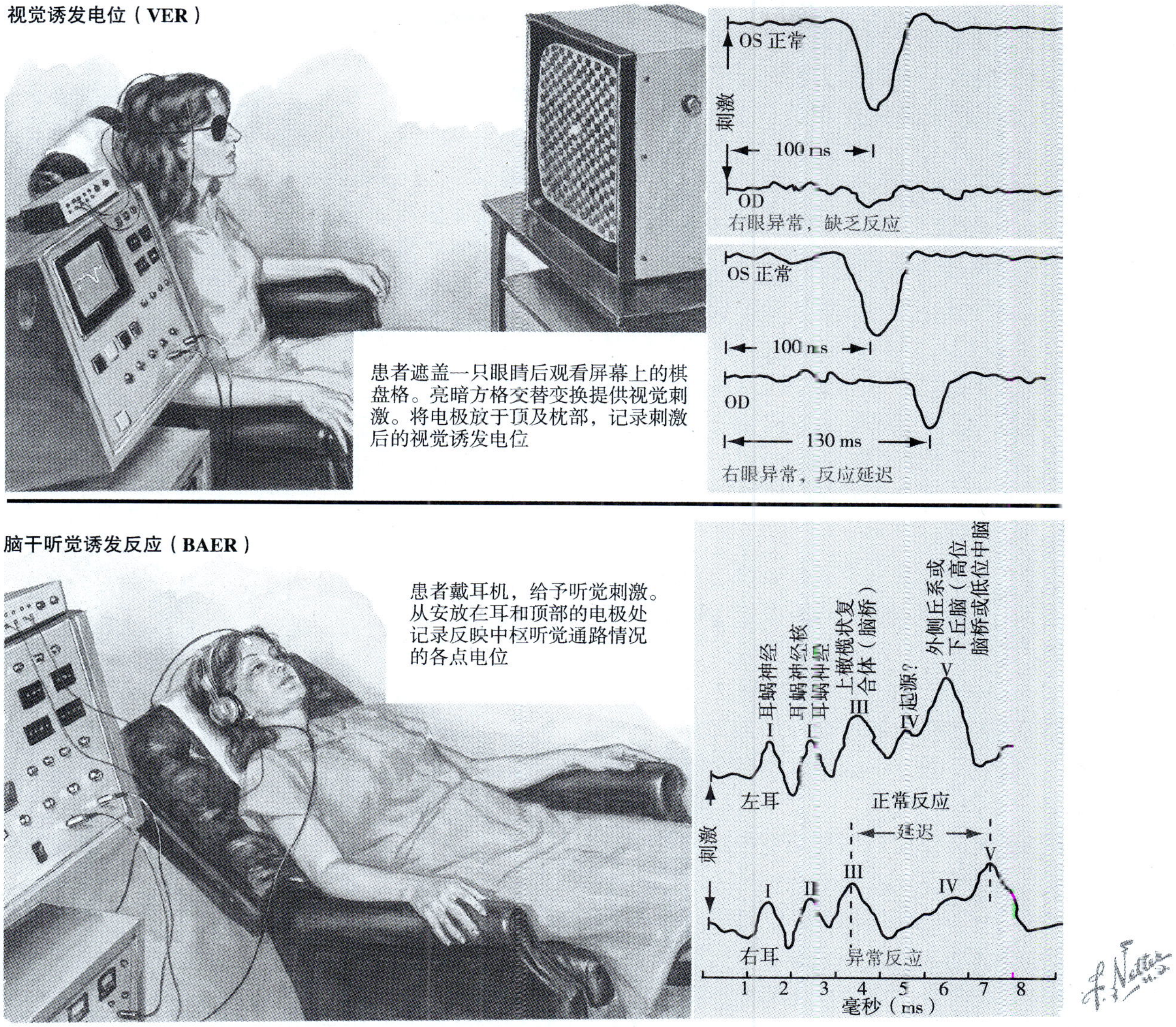

饮食疗法

目前建议补充维生素 D 和低饱和脂肪酸饮食。流行病学研究表明，规律摄入维生素 D 制剂而不是从食物中摄取，可以延缓 MS 的进展。早期研究表明，低饱和脂肪酸饮食可减轻病情的加重趋势。

其他有关饮食中脂肪的研究出现了不同的结果。一项随机、对照临床试验表明，比较两组补充含亚油酸或油酸的植物油的患者，2 年后食用油酸的患者较食用亚油酸者有更为严重的临床复发。另一随机临床试验比较了四组使用较低和较高剂量亚油酸和油酸的患者。结果显示食用较高剂量亚油酸组病程略有缩短，且其进展、加重的程度降低。

应激处理

应激处理是成功治疗 MS 的一个重要因素。有研究表明，MS 复发率可通过急性应激频率和利用社会支持的处理策略进行预测。这些研究结果提示，避免多种应激因素、改善知觉压力、提高社会支持可能有利于减少 MS 的复发风险。冥想、专注和其他松弛疗法已显示可能有助于减少各类患者的自我知觉压力和焦虑。

对症治疗

MS 的对症治疗包括应关注疾病的一些伴随症状,并应尽力处理可能降低功能及生活质量的症状。

可通过规律锻炼、练瑜伽、复合碳水化合物饮食及补充多种维生素来降低疲劳感。金刚烷胺，每日 100mg 至 100mg 3 次 / 日；莫达非尼（Provigil），每日 100mg 至 100mg 2 次 / 日，是唯一证实能减轻疲劳感的治疗方法。

应用巴氯芬可减少痛性肌肉痉挛，从 5mg、3 次 / 日开始,直至每日 80mg;或替扎尼定(Zanaflex)，从 4mg、3 ～ 4 次 / 日，至每日 36mg。较高剂量时可出现睡意和疲劳的副作用。重症肌肉痉挛患者可鞘内注射巴氯芬，放置引流管后可提供更高的 CSF 药物浓度，且系统性副作用更少。物理治疗、按摩、整骨疗法、瑜伽、针灸、冥想和生物反馈都可减轻痉挛症状。

可能情况下，明显尿失禁或尿潴留的治疗应遵循尿动力学特点。尿急、尿频或尿失禁可以抗胆碱能药治疗，如奥昔布宁（Ditropan），5mg、2 次 / 日，至每日 20mg，或每天一次延长释放形式。当尿动力学揭示存在膀胱排空问题可予导尿，每 4 ～ 6 小时排空一次。生物反馈治疗也可以帮助调控膀胱功能障碍。

灼性感觉迟钝、撕裂样痛和痉挛样疼痛可用加巴喷丁，直至 800mg，4 次 / 日；卡马西平，可用至 400mg，3 次 / 日；或其他抗癫痫制剂。肌肉疼痛可行缓慢伸展运动、按摩和冰敷。经皮神经电刺激和触发点注射药物也可缓解肌肉疼痛。三环类抗抑郁药的使用由于其副作用而受到限制。自我催眠训练也是有益的。

在病程中的某段时间内有一半以上的患者曾患有抑郁症，尤其是疾病早期的年轻患者。心理咨询联合选择性 5- 羟色胺再摄取抑制剂可改善这一慢性致残性疾病的症状。图像引导、自我催眠、按摩和冥想练习是治疗焦虑的有益的替代疗法。

避免治疗错误

急性加重者的治疗中，重要的一点是避免应用类固醇超过几个星期。类固醇往往加重肺、泌尿系统和皮肤的感染，经常导致疾病中度或重度加重。

最近重大的治疗进展是通过更直接的免疫系统修饰，从而为患者和临床医生提供多种选择。重要的是，从依从性的角度给患者选择适宜的药物治疗方式（尤其是注射药物）。有时，抑郁症或认知功能下降在个别患者被误认为是疾病的主要进程，而实际上可能是一些可逆的药物副作用。能够正确识别 MS 中的抑郁症非常重要，因为可以给予有效的药物治疗。隐性感染，尤其是泌尿系统感染，可导致明显的临床恶化，在每次查看患者及每次临床症状加重时要提起注意。社会支持的水平、身体残疾的程度和营养状况评估对全部患者的管理都至关重要，应定期进行评估。

展望

研究的主要领域包括进一步确定导致斑块形成的免疫过程的关键步骤：抑制 T 细胞活化，限制 T 细胞侵入 CNS，抑制促炎细胞因子的产生。由于这一疾病与早期的不可逆性轴突崩解有关，因此目前正在积极寻求适宜的神经保护剂。联合治疗可能是未来治疗的一个发展方向，应针对疾病发展的不同阶段给予不同的免疫调节治疗。此外，神经保护剂将对新的病变和既往多次神经功能障碍导致的残疾提供更好的保护作用。在基因表达图谱的指导下，针对不同疾病亚型以及个别患者给予特异性的治疗。生活方式的调整，如饮食、补充物和替代疗法，很有前途，且将在临床对照试验中进一步加以评估。

（王小洁　译　王淑娟　校）

参考文献

This is an excellent source for assessment of the nature of evidence for and against use of complementary and alternative therapies in multiple sclerosis.

Noseworthy JH, Lucchinetti C, Rodriguez M, Weinshenker BG: Multiple sclerosis. N Engl J Med 343(13):938-952, 2000.

The authors provide a good review of the major clinical features of multiple sclerosis.

Bowling AC: Alternative Medicine and Multiple Sclerosis, 1st ed. New York, Demos Press, 2005.

This is an excellent compendium of evidence and recommendations relating to the use of complementary and alternative therapies in multiple sclerosis. The potential for the effects of diet on the disease is covered, as are such topics as use of herbals and supplements, movement therapy, acupuncture, and many other modalities.

Ernst E, Pittler MH, Wider B: The Desktop Guide to Complementary and Alternative Medicine: An Evidence-Based Approach, 2nd ed. London, Mosby, 2006.

循证

1. Brown RF, Tennant CC, Sharrock M, et al: Relationship between stress and relapse in multiple sclerosis: Part I. Important features. Mult Scler 12(4):453-464, 2006.

   In this important prospective study of 101 subjects with MS followed for 2 years, a bidirectional effect of stress and increased relapse rates was discovered. Chronic stress, including the stress of having MS, did not have an effect, whereas acute stress was correlated with increased relapse rates, and vice versa. Multiple lesser acute stress events had a greater effect on relapse than fewer major stress events.

2. Brown RF, Tennant CC, Sharrock M, et al: Relationship between stress and relapse in multiple sclerosis: Part II. Direct and indirect relationships. Mult Scler 12(4):465-475, 2006.

   This is an extension of the above study showing again that the frequency of acute stressors was the most important factor correlating with an increase in relapse. Rates of relapse were not correlated with extent of disease, demographics, psychosocial factors, or lifestyle. Management of even minor acutely stressful situations may be important in slowing disease activity.

3. Calabresi PA: Considerations in the treatment of relapsing-remitting multiple sclerosis. Neurology 58(8 Suppl 4):S10-S22, 2002.

   Thorough review of immunomodulatory medications available for relapsing-remitting MS, which is largely still current. The evidence for effectiveness through use of MRI is discussed along with the role of corticosteroids in management of acute exacerbation.

4. Hafler DA: Multiple sclerosis. J Clin Invest 113(6):788-794, 2004.

   After a brief review of what is known about the immunology of MS from the standpoint of autoreactive T cells and the chain of events leading to CNS damage, the author discusses new methods to define the molecular pathology through cutting-edge genetic methodology.

5. McDonald WI, Compston A, Edan G, et al: Recommended diagnostic criteria for multiple sclerosis: Guidelines from the International Panel on the diagnosis of multiple sclerosis. Ann Neurol 50(1):121-127, 2001.

   A panel of experts presents recommendations that allow integration of MRI data with clinical presentations to facilitate diagnosis, determination of prognosis, and decision making in the management of the disease.

6. Sospedra M, Martin R: Immunology of multiple sclerosis. Annu Rev Immunol 23:683-747, 2005.

   This highly informative review of the role of the immune system in multiple sclerosis is written from the standpoint of possible inciting events, the resulting immunologic cascade with particular attention to key reactions, and the contributing role of the nervous system in determining clinical presentations.

James F. Howard, Jr.

134

重症肌无力

引言

重症肌无力（myasthenia gravis，MG）是最常见的神经肌肉传递障碍性疾病。常见的病因是获得性免疫异常，也有一些是源于维持正常神经肌肉接头功能的关键性蛋白、受体和激素的遗传学异常。MG的年发病率约为9/1 000 000，患病率约为200/1 000 000，但也有部分诊断证据不足，未计算在内。既往研究显示女性患病多于男性，发病高峰年龄女性为10～30岁，男性为60～80岁。随着人口老龄化，MG的平均发病年龄亦呈上升趋势。目前，男性比女性更易罹患该病，并且多在50岁以后发病。

病因学和发病机制

正常的神经 - 肌肉接头是由运动神经末梢间断地释放乙酰胆碱（ACh）（量子）。这些 ACh 穿越突触间隙，并与肌肉终板处膜皱褶上的特异性受体结合。刺激运动神经可释放许多 ACh 量子，使肌肉终板和肌膜去极化，导致肌肉收缩。获得性 MG 患者神经肌肉接头的突触后膜皱褶减少或丧失。ACh 受体（AChR）特异性抗体黏附在肌膜上，导致肌肉终板膜上的 AChR 浓度减少。虽然 AChR 释放正常，但由于上述异常，其作用于突触后膜的作用降低，减少了神经冲动产生动作电位的可能性。

胸腺异常与 MG 有关，但其具体机制不明。MG 患者中 10% ～ 15% 患有胸腺肿瘤，70% 患胸腺增生（生发中心），提示胸腺存在活跃的免疫反应。胸腺增生样改变发生在 B 细胞和辅助 T 细胞相互作用产生抗体的淋巴样组织区域内。由于胸腺是免疫自身耐受的中心器官，故可推测出，在 MG 患者中胸腺异常导致免疫耐受力下降，产生免疫介导的 AChR 损伤。胸腺包含 MG 发病机制中所有的必需因素：表达 AChR 抗原的肌样细胞、抗原递呈细胞、免疫活性 T 细胞。将取自 MG 患者的胸腺组织植入具有免疫缺陷的鼠体内可产生 AChR 抗体，这表明胸腺在 MG 发病机制中的重要作用。

大多数 MG 患者的胸腺肿瘤是良性、高分化、有包膜的，可以完全被外科手术摘除，它不同于慢性胸腺功能亢进所导致的胸腺瘤，因为 MG 可以在胸腺瘤摘除后存在很多年，而且在胸腺增生的患者中主要的白细胞抗原单倍型与胸腺瘤患者不同。同时患有胸腺瘤的患者与其他患者相比，通常合并有严重的疾病、AChR 抗体的高表达和较重的肌电图异常。大约 20% 在 30 ～ 60 岁发病的 MG 患者并发胸腺瘤，而 60 岁后发病者则很少。

临床表现

MG 患者表现为特定的肌无力而不是周身乏力。2/3 的 MG 患者最初表现为眼球活动障碍、上睑下垂或复视，并多在 2 年内出现所有的症状（图 134-1；彩图 134-1）。1/6 的患者以口咽部肌无力（咀嚼、吞咽或说话困难）为首发症状。首发肢体无力仅发生在 10% 的患者当中。初期的肌无力很少局限于某一肌群（如颈或手指伸肌或髋屈肌）。本病肌无力程度在 1 天内可有明显的波动，通常晨起较轻，之后逐渐加重，尤其是受累肌肉运动过度后无力更加明显。

该病病程多种多样，但通常逐渐进展。约 10% 的患者仅限于眼肌无力。其余患者在病初 2 年内可

图134-1 重症肌无力。

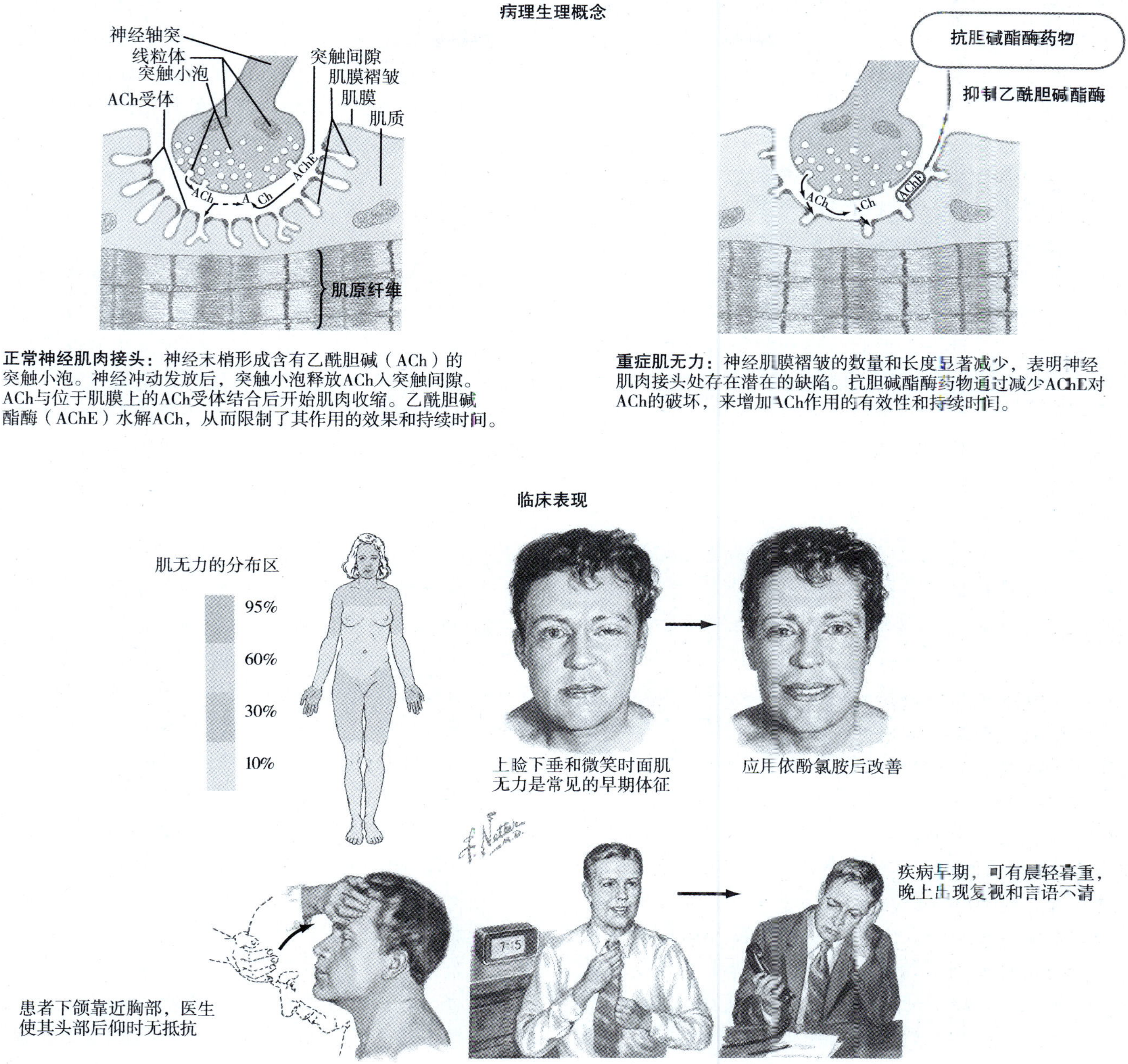

逐渐进展，出现口咽部及四肢肌无力。约2/3的患者在发病第1年肌无力最重。未经皮质类固醇激素治疗者，约1/3患者可有自发缓解，1/3出现病情恶化，1/3患者死亡。未经治疗的自发缓解可发生在疾病早期，但典型症状的波动持续时间较短，然后在几年内出现进展性加重。治疗（见后）可以改善MG的病程和预后。情绪低落、全身疾病（尤其是呼吸道病毒感染）、甲状腺功能减退或亢进、怀孕、经期、使用影响神经肌肉传导的药物以及体温升高，都可以导致肌无力症状加重。

鉴别诊断

肌无力的鉴别诊断很多，但其典型的症状有助于临床医生作出诊断。多变的眼睑下垂和波动性的眼肌麻痹是MG的特征性症状。对于不典型的症状，应该考虑到运动神经元病和肌膜疾病（线粒体肌病）。神经中毒、累及脑干的中枢神经系统疾病、海绵窦血栓形成很少见，但应考虑在内。仔细的神经系统查体和适当的诊断性试验可以帮助证实每一个诊断。

诊断方法

神经肌肉信号传递异常导致肌无力的特点是静脉应用依酚氯胺后症状可有所改善。通常，患者出现眼睑下垂和眼肌麻痹即可诊断该病，而其余部位肌无力对诊断帮助不大。一些患者，尤其是婴儿和儿童，由于动作电位持续时间较长，对静脉注射依酚氯胺反应不明显，但肌注新斯的明后有明显的反应。有些患者给予常规的吡斯的明试验性治疗后，症状有所缓解，但应用单一剂量的依酚氯胺或新斯的明后症状改善并不明显。

70% ~ 90% 获得性全身无力患者和 50% ~ 75% 眼肌麻痹的患者血清 AChR 抗体阳性。肌无力程度相似的患者血清中 AChR 抗体滴度可有很大差异，故不能以此来预测疾病的严重程度。约 10% 的患者血清中未检测到结合抗体，且在组织培养中显示有其他抗体参与调节 AChR 的更新。在发病早期 AChR 抗体滴度很低甚至检测不到，随疾病进展其滴度呈上升趋势。系统性红斑狼疮、炎症性神经病、肌萎缩侧索硬化、风湿性关节炎、应用 D- 青霉胺者、胸腺瘤不伴 MG 以及 MG 患者的健康亲属等，AChR 抗体滴度很少升高。外科手术过程中应用全麻和肌松剂后 48 小时内测定 AChR 抗体，会出现假阳性结果。AChR 结合抗体滴度升高并有相应的临床表现时可明确诊断 MG,但正常的抗体滴度也不能排除本病。抗肌肉特异性受体酪氨酸激酶（MuSK）抗体是形成神经肌肉接头的一种重要的表面膜成分，发现于近 50% 的血清 AChR 抗体阴性的 MG 患者。

非 MG 患者重复神经刺激（repetitive nerve stimulation，RNS）诱发的复合肌肉动作电位波幅正常或仅轻度下降。肌无力患者低频神经刺激后的第 4 或第 5 波波幅至少从初值下降 10%（图 134-2）。RNS 后波幅递减多见于近端肌无力，如面肌、肱二头肌、三角肌和斜方肌，而手部肌肉受累时少见，这种递减反应随着疾病的进展可更为明显。60%的 MG 患者有明显的 RNS 后波幅递减反应。

单纤维肌电图（图 134-2）是神经肌肉传递性疾病最敏感的临床试验，几乎所有 MG 患者单纤维肌电图均出现颤抖（jitter）增多。肌无力时颤抖现象最明显，但正常肌力者也可出现此现象。在轻微的或单纯眼肌无力患者，颤抖增加可能仅发生于面肌。颤抖现象是神经肌肉信号传递异常的非特异性指标，也可见于其他运动单位疾病。如肌无力患者单纤维肌电图颤抖现象正常，可除外由神经肌肉信号传递异常所致的肌无力。

处理和治疗

MG 有很多治疗方案可供选择。所有推荐的治疗方案都是经验性的，对于是否应选择某一特定的治疗方案，专家尚未达成共识。治疗方法的选择应基于对每一患者病史的了解和预测该患者对某一特定治疗方式的反应。应根据疾病的严重程度、患者的年龄和性别以及功能缺损的程度来制订个体化治疗方案。由于存在显著的症状波动性，因此对任何治疗的反应很难加以评估。未经特殊治疗的患者，尤其是疾病的早期，可出现自发缓解乃至症状减轻。

胆碱酯酶（ChE）抑制剂能够延缓胆碱能突触处 ACh 的酶解作用，导致神经肌肉接头处的 ACh 聚集，作用时间延长。一些患者应用 ChE 抑制剂后症状可有相当程度的改善，而另外一些患者则改善不明显或无改善，但肌力很少恢复至正常水平。溴吡斯的明和溴新斯的明是最常用的 ChE 抑制剂。没有适用于所有患者的固定的剂量方案。感染、月经、情感应激和高温天气时所需 ACh 抑制剂在每一日或一天当中的剂量可有很大差异。不同肌肉对药物的反应不同；给予任一相同剂量的药物，在某些患者可出现肌力恢复，有些则无变化，有的甚至出现肌无力加重。

胃肠道反应（如恶心、大便稀软、反酸、呕吐、腹部痛性痉挛和腹泻）常见。对于有吞咽功能受累和呼吸功能不全的患者来说，支气管和口腔分泌物增加是十分严重的情况。ChE 抑制剂的副作用可能是由于 ACh 在平滑肌和自主分泌腺体的毒蕈碱受体以及骨骼肌的烟碱受体上聚集的结果。MG 患者常规剂量应用 ChE 抑制剂很少出现中枢神经系统的不良作用。超剂量的毒蕈碱症状提示可能出现烟碱过量(无力)症状。过量的烟碱受体可导致肌无力危象，出现严重的全身无力和呼吸衰竭。

目前主张多数 MG 患者行胸腺切除术。但遗憾的是，很少有研究表明术前肌无力的严重度与术后改善的时间或程度有直接的关联。通常情况下，胸

图134-2 辅助检查。

重症肌无力患者的胸腺异常

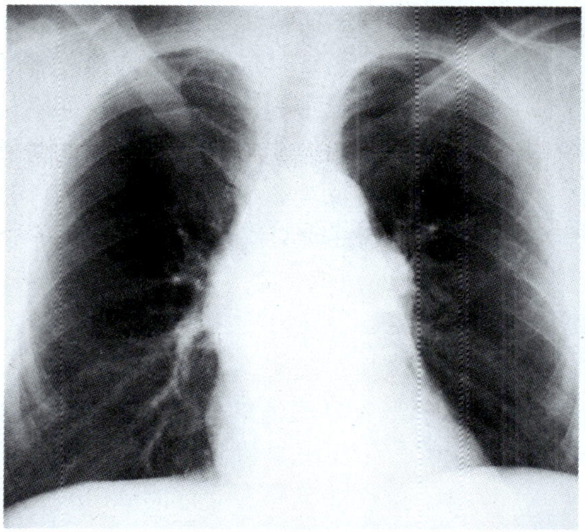

X线显示位于前纵隔的巨大纵隔肿瘤（图像显示不清）

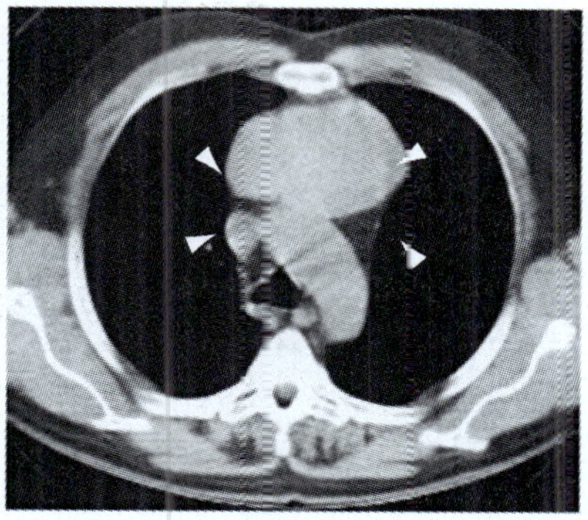

CT扫描清楚显示了主动脉弓前的同样的巨大肿瘤（箭头所示）

重复神经刺激

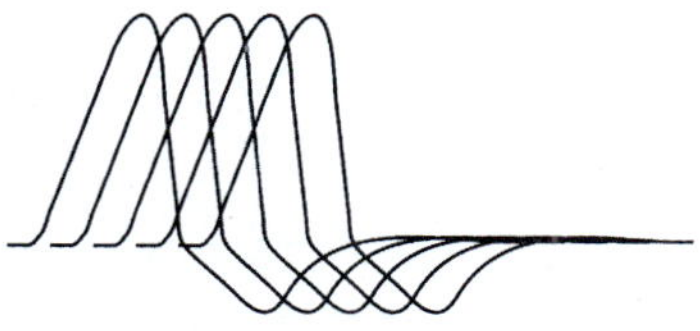

正常人低频刺激后没有递减反应

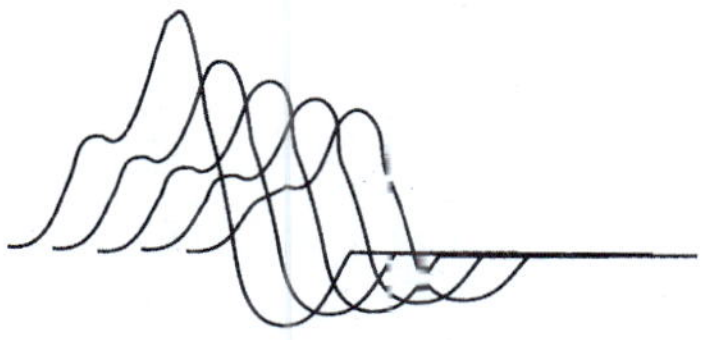

突触传递异常的患者低频刺激后可见递减反应

单纤维肌电图

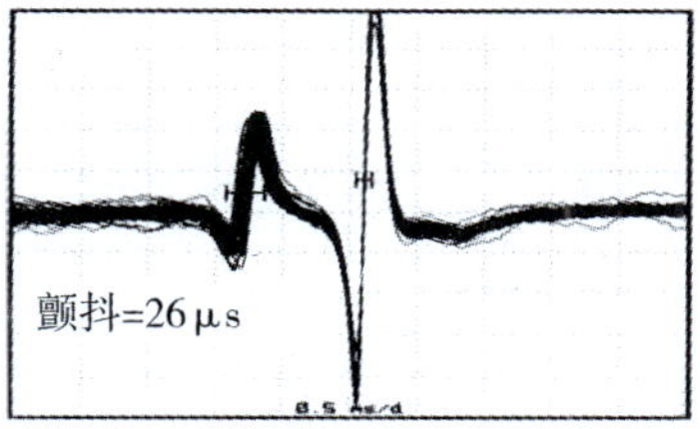

正常人的正常神经肌肉颤抖（单一动作电位间期不同）

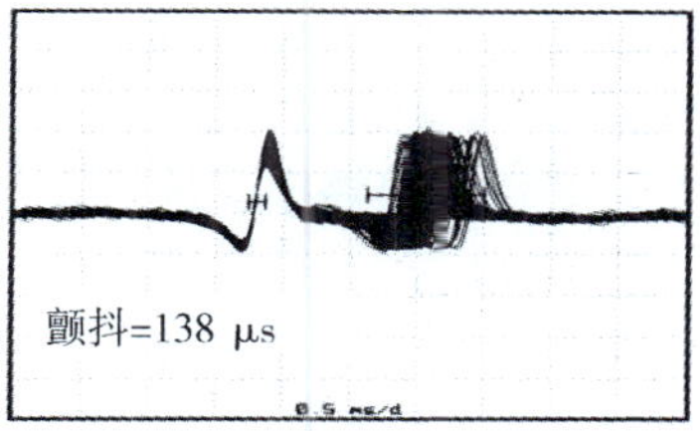

突触传递异常的患者神经肌肉颤抖增加

腺切除术后 2 ～ 5 年会有最明显的症状改善，但改善的时间并不能完全确定，明显的功能障碍可能在术后持续数月或数年。年轻患者在疾病早期行胸腺切除术的效果最好，但是症状改善可能会发生在术后 30 年或更长时间。而 60 岁后发病者行胸腺切除术后，症状很少会有本质上的改善。有胸腺瘤的患者在胸腺切除术后不如无胸腺瘤患者的术后反应好。

应用泼尼松治疗后 75% 以上的患者症状有明显改善或完全缓解，剩余 25% 的患者用药后也有部分改善。大部分症状改善发生在治疗后的最初 6 ～ 8 周，之后的数月内可出现肌力增加到完全恢复。新发病的患者用药后症状改善较明显，但慢性病程者症状也可出现部分改善。病情严重程度并不能预测患者的预后。患有胸腺瘤者在胸腺瘤摘除前后应用泼尼松均有明显的症状改善，以每日 1.5 ～ 2 mg/kg 为起始剂量时可获得最好的治疗反应。约 1/3 患者在开始用药后可出现暂时的肌无力加重，通常发生在治疗后 7 ～ 10 天内，可维持 6 天左右。故可以从不致使病情加重的最小剂量开始治疗，然后缓慢加量至症状改善。这样的用药方法也可能会加重病情，且治疗反应不可预测。长期应用皮质激素的主要不利方面是副作用的发生。

还有一些免疫抑制剂也可用于 MG 的治疗。大多数患者应用吗替麦考酚酯和硫唑嘌呤也可使症状缓解。应用硫唑嘌呤治疗后的效果在4～8个月后方可出现。一旦症状出现缓解，应继续用药维持，如停药或低于治疗剂量用药后2～3个月可再次出现复发。应用皮质激素效果不明显者也可能对其他免疫抑制剂敏感，反之亦然。一些患者联合应用皮质激素和另一免疫抑制剂效果比单一用药效果好。由于硫唑嘌呤的作用较迟缓，故联合用药时当硫唑嘌呤发挥作用时快速起效的泼尼松在体内的含量已迅速减少。大约1/3患者出现轻微的剂量依赖性副作用，只需减量即可，而无需停药。

环孢素主要抑制T淋巴细胞依赖的免疫反应，有时会对MG治疗有效。大多数患者在应用环孢素1～2个月后症状开始改善，维持治疗剂量症状会有持续的缓解。在开始用药6个月后出现最明显的治疗效果，此时应逐渐减量直至最小维持剂量。肾毒性和高血压是该药的主要不良反应，应禁用或慎用影响环孢素代谢的药物。

MG患者可静脉或口服应用环磷酰胺。半数以上的患者用药1年后症状可完全消失。副作用也很常见。危及生命的感染是免疫抑制患者和侵袭性胸腺瘤患者的重要危险因素。但恶性肿瘤的长期危险不明。

血浆分离置换疗法（血浆置换）用于各种原因引起的肌无力症状突然加重患者的短期干预治疗，也可用于手术前迅速改善肌力，亦可长期间断用于对其他治疗无效的MG患者。根据临床的反应来决定是否采用血浆置换以及置换次数。几乎所有的患者在血浆置换后都有症状的暂时减轻，最早在第1次、最迟在第14次血浆置换后患者会出现明显的症状改善，症状改善可持续几周到几个月，但如继续治疗而不采取胸腺切除术或免疫抑制剂治疗则会失去治疗效果。大多对初次治疗反应良好的患者在随后的血浆置换治疗中症状也会有所改善，多次血浆置换并不能使治疗的效果累加。

大剂量（2g/kg，在2～5天输入）静脉输注免疫球蛋白（intravenous immunoglobulin，IVIG）可出现较好疗效。50%～100%的患者通常在1周内症状改善，通常可持续几周或几个月。IVIG的常见不良反应与输注速度有关。本药确切的作用机制未明，但可能与非特异性下调抗体产生有关。

避免治疗错误

临床医生如果能够全面彻底地了解每一位患者可能的病程经过、特定治疗后可能出现的反应以及治疗后的潜在副作用，就可以避免一些治疗误区。应依据疾病的严重程度、患者的年龄和性别以及功能损害程度，来确定个体化的治疗方案。成功的治疗需要进行严密的医学监测和长期随访。长期症状改善后的肌无力复发预示着疾病的进展，临床医生应重新评估现有的治疗方案，并估计是否有潜在的系统性疾病或胸腺瘤。

展望

未来MG患者的治疗目标有赖于阐明抗AChR反应的分子免疫学机制，制订合理的治疗计划，治疗由于免疫系统异常导致的AChR免疫反应。为达到这一目标，应进一步关注以下6方面的治疗策略：首先，治疗目标为抗原特异性B细胞；第二，治疗目标为抗原特异性CD4+ T细胞；第三，对抗原提呈细胞协同刺激反应的干预治疗；第四，CD4+ T细胞对自身抗原或CD4+表位耐受或无反应的诱导治疗；第五，刺激免疫学环路，激活CD4+细胞表达的活化抗原特异性CD8+细胞；第六，干预细胞因子功能和阻碍自身免疫介导的炎症反应治疗。

（王淑娟　译　王小洁　校）

参考文献

Conti-Fine BM, Protti MO, Bellone M, Howard JF: Myasthenia Gravis: The Immunology of an Autoimmune Disease. Austin, TX, RG Landes, 1997.

This comprehensive reference provides a thorough understanding of current knowledge on the immunologic mechanisms of myasthenia gravis. This monograph serves as a source reference for additional readings on the topic.

Howard JF: Structure and function of the neuromuscular junction. In Stalberg E (ed): Clinical Neurophysiology of Disorders of Muscle and Neuromuscular Junction, Including Fatigue. St. Louis, Elsevier, 2003, pp 27-46.

This article provides an overview of the anatomy and physiology of the neuromuscular junction and will complement readings on the clinical aspects of myasthenia gravis.

Howard JF Jr: Adverse drug effects on neuromuscular transmission. Semin Neurol 10:89-102, 1990.

This article provides a comprehensive review of the adverse effects of pharmaceuticals on neuromuscular transmission and disorders of the neuromuscular junction. Many drugs have the potential to acutely and severely worsen the strength of myasthenic patients, and in some instances this may be life threatening. The reader is also referred to http://www.myasthenia.org/docs/MGFA_MedicationsandMG.pdf.

Howard JF Jr, Sanders DB, Massey JM: The electrodiagnosis of myasthenia gravis and the Lambert-Eaton myasthenic syndrome. Neurol Clin 12(2):305-330, 1994.

In this comprehensive review of the tools available for the diagnosis of disorders of neuromuscular transmission, attention is focused on the electrodiagnostic principles, methodology, anticipated findings, and pitfalls.

Sanders DB, Howard JF Jr: Disorders of neuromuscular transmission. In Bradley WG, Daroff RB, Fenichel GM, Jankovic J (eds): Neurology in Clinical Practice: Principles of Diagnosis and Management, 4th ed. Boston, Butterworth-Heinemann, 2004, pp 2441-2461.

This is the most current review of the clinical features of myasthenia gravis, its pathophysiology, diagnosis, and treatment, based on the 30 years of experience with nearly 2600 patients.

Vincent A: Immunology of disorders of neuromuscular transmission. Acta Neurol Scand Suppl 183:1-7, 2006.

This is a recent review of the immunology of disorders of synaptic transmission by one of the leading experts in the field.

循证

1. Benatar M, Kaminski H: Medical and surgical treatment for ocular myasthenia. Cochrane Database of Systematic Reviews 2006, Issue 2. Art. No.: CD005081. DOI: 10.1002/14651858.CD005081.pub2.

   This is a comprehensive review of evidence-based literature regarding the treatment of ocular myasthenia gravis.

2. Gajdos P, Chevret S, Toyka K: Plasma exchange for myasthenia gravis. Cochrane Database of Systematic Reviews 2002, Issue 4. Art. No.: CD002275. DOI: 10.1002/14651858.CD002275.

   This is a comprehensive review of evidence-based literature regarding the use of plasma exchange in the treatment of myasthenia gravis.

3. Gajdos P, Chevret S, Toyka K: Intravenous immunoglobulin for myasthenia gravis. Cochrane Database of Systematic Reviews 2006, Issue 2. Art. No.: CD002277. DOI 10.1002/14651858.CD002277.pub2.

   This is a comprehensive review of evidence-based literature regarding the use of intravenous human immunoglobulin in the treatment of myasthenia gravis.

4. Hart I, Sathasivam S, Sharshar T: Immunosuppressive agents for myasthenia gravis. (Protocol) Cochrane Database of Systematic Reviews 2005, Issue 2. Art. No.: CD005224. DOI: 10.1002/14651858.CD005224.

   This is a comprehensive review of evidence-based literature regarding the use of immunomodulatory agents in the treatment of myasthenia gravis.

5. Schneider-Gold C, Gajdos P, Toyka KV, Hohlfeld RR: Corticosteroids for myasthenia gravis. Cochrane Database of Systematic Reviews 2005, Issue 2. Art. No.: CD002828. DOI: 10.1002/14651858.CD002828.pub2.

   This is a comprehensive review of evidence-based literature regarding the use of corticosteroids in the treatment of myasthenia gravis.

6. Zinman L, Ng E, Bril V: IV immunoglobulin in patients with myasthenia gravis: a randomized controlled trial. Neurology 13;68(11):837-841, Mar 2007.

   A randomized controlled trial evaluating the effectiveness of IV immunoglobulin in patients with MG.

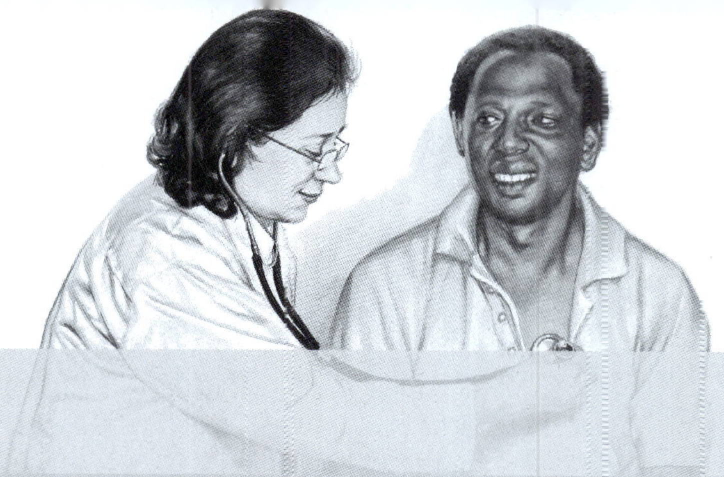

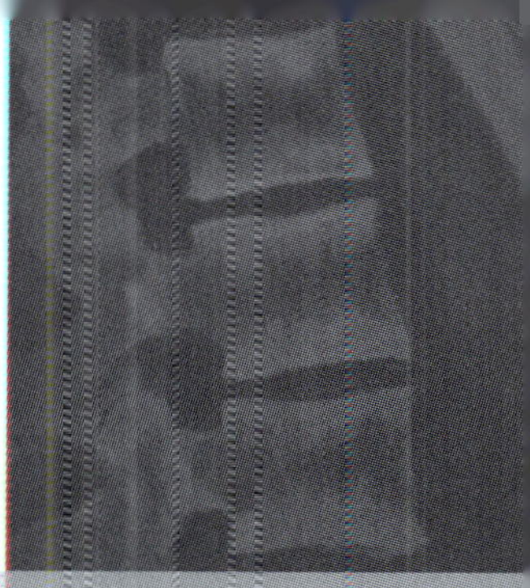

第XIV部分

肾和泌尿道疾病

135

Philip J. Klemmer · William D. Mattern

泌尿道感染

引言

泌尿道感染（urinary tract infection，UTI）是描述尿中微生物定植和所有泌尿道构成部分（包括尿道、膀胱、输尿管、肾盂和肾）感染的一个宽泛术语。在日常诊疗中，UTI是门诊患者最常见的就诊原因。它也是住院患者发生菌血症和脓毒血症最常见的诱因。UTI分为四类：无症状性菌尿（asymptomatic bacteriuria，AB）、非复杂性UTI、复杂性UTI和急性肾盂肾炎。非复杂性UTI是指那些发生在非孕期、无潜在尿路畸形且其他方面健康的成年妇女的尿路感染。复杂性UTI是除外非复杂性UTI的其他所有尿路感染。

病因学、发病机制、临床表现、鉴别诊断和诊断方法

无症状性菌尿

在成年育龄非孕期的健康女性中，以尿培养结果大于 10^5cfu/ml 为诊断标准，无症状性菌尿（AB）的发生率大约是 6%。最常见的感染微生物是大肠埃希菌。流行病学研究提示 AB 可能自发缓解，但有时与伴随性行为发生而发生率增加的有症状 UTI 相关。除非有反复泌尿系感染史，AB 才需要治疗。

AB 的筛查和治疗是孕前护理的关键部分，因为未治疗的 AB 与孕晚期 UTI 发病风险的 40% 及急性肾盂肾炎发病风险的 20% ～ 60% 相关。AB 也与早产和低出生体重相关。

在糖尿病女性患者，AB 的发生率可高达 18%。治疗仍不被广泛推荐，因为再发率极高，治疗的长远益处并未被证实。在老年独居患者治疗也不被推荐，因为不良反应尚未被证实。对于那些长期留置尿管的患者在感染时，治疗要筛选出顽固菌株，若尿管持续存在则不可能完全消除菌尿。

非复杂性泌尿道感染

急性膀胱炎是极常见的。大约一半的成年女性至少患过一次 UTI。年轻的性生活活跃的妇女大约每人年发作 0.5 次。在健康成年女性中，大肠埃希菌占感染菌株的 80%，而余下者腐生葡萄球菌最常见。当来自直肠粪便的菌群在阴道口和尿道口周围定植，进而在尿道定植，向上侵入膀胱黏膜，在尿液中增殖，引起炎症反应就发生了膀胱炎（图 135-1；彩图 135-1）。女性较短的尿道可有助于解释为什么女性比男性更易感染，但不能解释为什么一些女性比其他女性更易感染。研究显示泌尿道菌群，例如大肠埃希菌，有特殊的特性以利其增殖和侵入的过程，而其他研究提示宿主因素也相当重要。特别有趣的是有关行为或机械因素作用的研究。在女性，其他 UTI 的诱因、性生活频繁和使用含杀精子成分的避孕药，特别是隔膜 - 杀精子药的联合应用，与 UTI 密切相关，可作为 UTI 的病史。会阴的卫生保健和擦拭的方向未显示与其相关。

膀胱炎的通常症状是排尿困难，伴尿频、尿急、耻骨上不适（和压痛）及血尿。诊断依据病史、体格检查（体温、腹部检查和肋脊角压痛评估）和尿液检查。虽然诊断脓尿的金标准是以计数器计数在未离心的中段尿中找到 10 ～ 20 个白细胞 /mm^3，但检查尿沉渣中白细胞和细菌数在日常中使用更普遍。实际上，尿纤维素试纸检测白细胞酯酶提示明显的脓尿，这提供了一个可靠的排除方法和确定感染可能性的快速方法。试纸也检测亚硝酸盐，当其

图135-1 膀胱炎的病因。

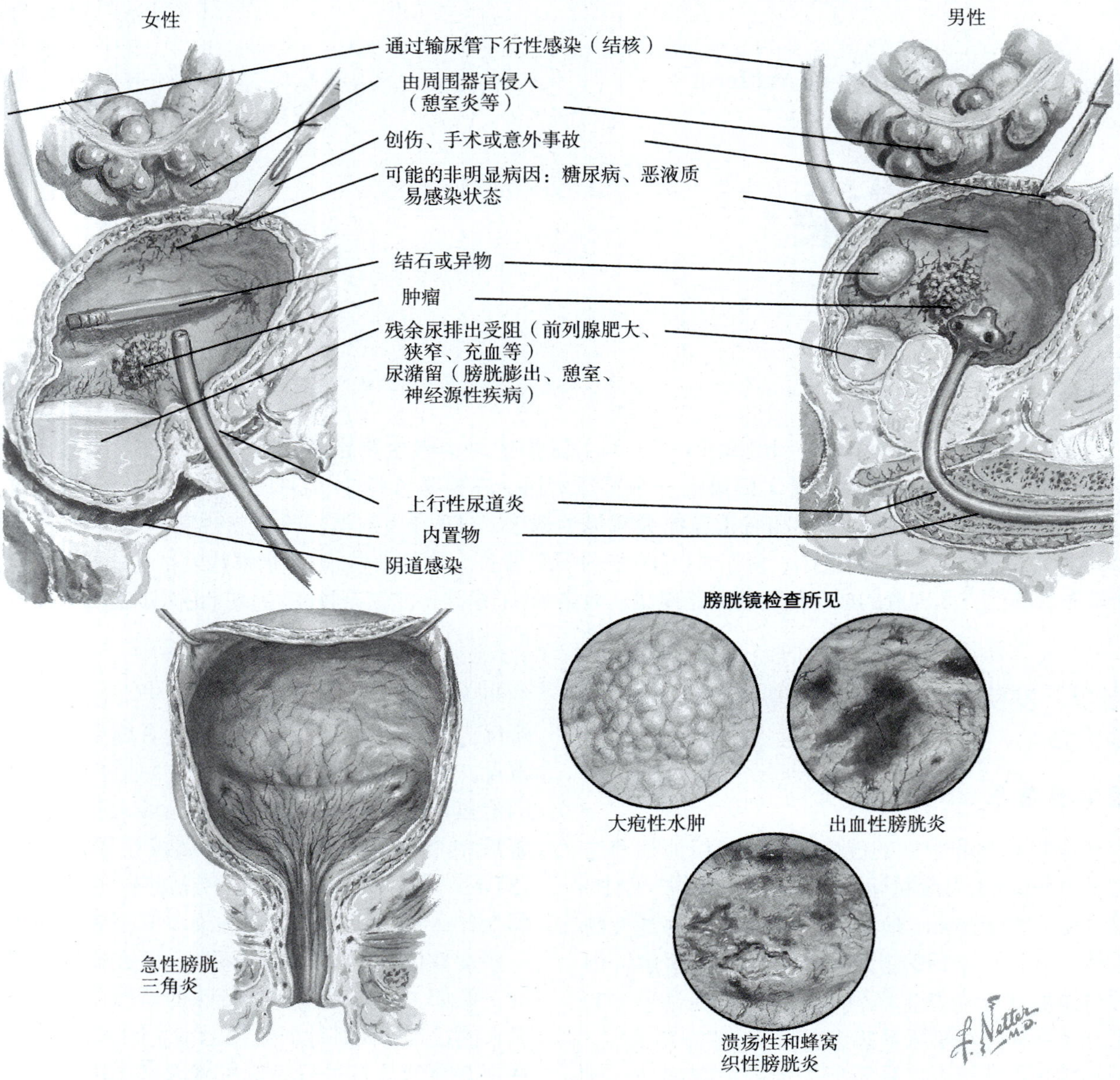

阳性时，提示肠杆菌的出现，肠杆菌可把硝酸盐转化为亚硝酸盐。在非复杂性 UTI，尿培养不是常规检测项目，除非治疗失败、治疗后快速复发或频繁再发。尿道影像检查也是不必要的。

以排尿困难为主要表现的患者可有广泛的鉴别诊断。血尿常见于膀胱炎。有性传播疾病（STD）病史、有一个新配偶或性伴侣有尿道症状、症状起始较缓慢或反复，以及有脓尿而尿培养阴性，均提示由于淋球菌或沙眼衣原体感染引起的尿道炎。骨盆检查有助于区分分泌物来自尿道还是阴道。尽管革兰染色和分泌物培养仍然对淋球菌感染的诊断有价值，但尿液 DNA 扩增试验因其对沙眼衣原体和淋球菌的检测均具有高度敏感性和特异性而利用度在上升。排尿困难的患者，特别是有外阴烧灼感并伴有阴道炎症状（阴道分泌物或阴道异味、瘙痒和性交困难），白色念珠菌、阴道毛滴虫和阴道加德纳菌感染的可能性更大，尤其是年轻的性活跃女性。阴道炎患者通常尿培养阴性，脓尿更少见。骨盆检查可发现和总结分泌物特征，同时行分泌物显微镜检查可鉴别三种常见微生物感染以指导治疗。

反复泌尿道感染

大部分反复发生 UTI 而其他方面健康的女性表现为再感染，而不是复发或重复感染同样菌株。流行病学、微生物学、临床表现和治疗原则和首次发作一样。大部分复发发生在3个月内，单次复发更常见。在那些易感者，频繁性交和联合应用隔膜-杀精子剂与之强烈相关，也和近期应用抗生素和UTI感染史有关。

复杂性泌尿道感染

复杂性UTI是那些发生在孕期、存在尿路结构或功能异常（梗阻、结石或留置导尿管）、伴有基础疾病的（如免疫力低下的糖尿病）患者、福利院的老年患者以及男性和儿童的尿路感染（图135-1）。

在妊娠患者，目标是通过尿培养检测无症状性菌尿，阻止UTI发病率的增加以及妊娠晚期急性肾盂肾炎的发生。所涉及的尿路病原体同非复杂性UTI相同。易感因素包括输尿管扩张和子宫增大引起的膀胱向前移位，伴不完全排空。

在男性，UTI可能无症状或表现为膀胱炎、前列腺炎、附睾炎或肾盂肾炎。细菌尿和有症状的感染在年龄小于50岁、无尿道留置物或前列腺炎的男性并不常见。在年轻男性，微生物持续存在于前列腺并间断在膀胱尿液中定植，经常引起反复UTI。前列腺感染很难根除，尤其存在前列腺结石时。在老年患者，所感染的微生物经常和复杂性泌尿道感染相关，通常与梗阻症状或使用尿管有关。

糖尿病患者通常有非复杂性UTI。然而，一些糖尿病患者，大部分为女性，有由多重耐药菌引起的反复UTI史，其患严重急性膀胱炎和急性肾盂肾炎的危险增加，可并发乳头坏死、肾周脓肿和细菌尿。这些患者的易感因素包括膀胱排空功能受损、白细胞功能受损和作为糖尿病微血管病变结果的肾局灶损害。

有脊髓损伤和脱髓鞘疾病（如多发性硬化）的患者，与神经源性膀胱相关的尿脓毒症的发病率和死亡率很高。在这些患者应避免长期留置导尿管，可以间歇性导尿（4次/日）取代。

UTI在比较虚弱的老年患者经常比较复杂，常有伴发疾病，如膀胱功能障碍、尿失禁或留置尿管。在福利院的老年患者，50%以上的菌尿发作是因为UTI，这些患者经常长期留置导尿管。

急性肾盂肾炎

急性肾盂肾炎的临床表现为发热、下腹部疼痛、肋脊角压痛、白细胞增多、尿沉渣发现脓尿伴白细胞管型、尿培养结果阳性和频繁的细菌尿（图135-2和135-3；彩图135-3）。肾盂肾炎的危险因素与急性反复发作的膀胱炎的危险因素相似，这支持肾盂肾炎是由膀胱的微生物上行而来的这种观点。肾盂肾炎相关的特异因素包括频繁性交、新的性伴侣、杀精子剂的使用、糖尿病、既往UTI病史和压力性尿失禁。至于特殊的性行为，肛交与急性肾盂肾炎发生的相关性处于有无的边缘，但口交与之无关。引起急性肾盂肾炎最常见（85%）的微生物是大肠埃希菌。大部分非复杂性感染发生在年轻女性，治疗后没有后遗损伤。在其他所有患者，肾和膀胱超声检查是常规的，这些检查为快速、非侵入性的检查，比其他放射学检查更便宜，可以显示肾损害的范围，排除梗阻和结石情况，显示膀胱排空能力。鉴别诊断包括肾或尿道结石、急性胆囊炎、阑尾炎、肠憩室炎、输卵管-卵巢脓肿和急性胰腺炎（框135-1）。

处理和治疗

最佳治疗

非复杂性泌尿道感染

膀胱炎3天短期应用抗生素，对非复杂性UTI应用甲氧苄啶-磺胺甲噁唑、甲氧苄啶或氟喹诺酮（氧氟沙星、环丙沙星、诺氟沙星）比应用1天更有效，与应用7天抗生素效果一样，且价格低、依从性好。呋喃妥因治疗7天仍为一种待评定的可选治疗方案。许多患者不推荐首选氟喹诺酮类，这是因为价格原因和抗药性的出现。大肠埃希菌对甲氧苄啶-磺胺甲噁唑不断增加的耐药性需要予以考虑。在文献中没有对非复杂性UTI引起肾功能损害和远期损害的报道。

框135-1　急性肾盂肾炎的鉴别诊断
■急性阑尾炎
■急性输卵管炎
■肾石病
■急性胆囊炎
■腰大肌或椎旁脓肿
■多囊肾病囊内出血
■急性胰腺炎

图135-2 肾盂肾炎。

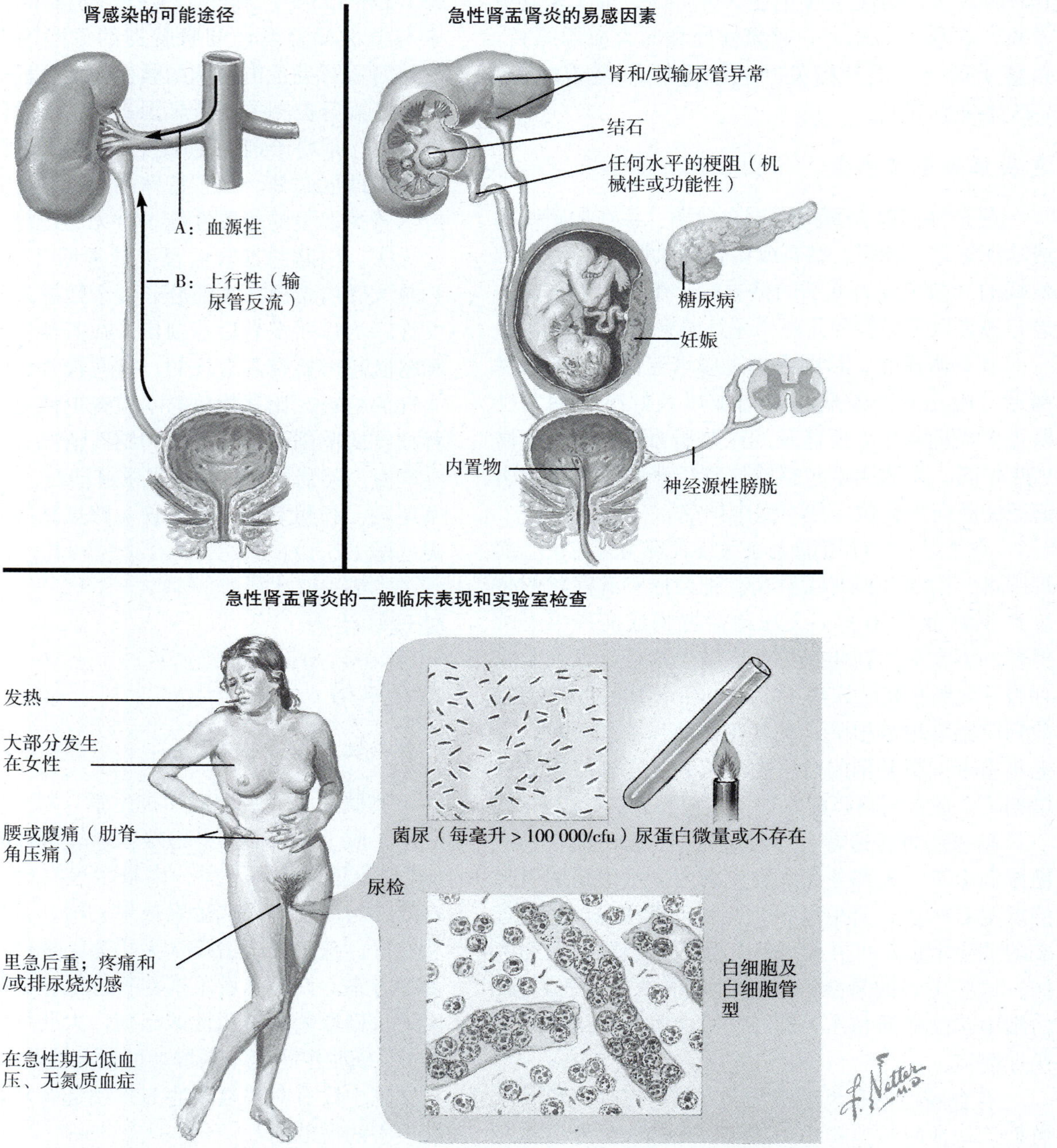

反复泌尿道感染

若反复感染的发生率高，一年内多于两次，需要考虑阻止和预防的方法。有效的方法用甲氧苄啶－磺胺甲噁唑、甲氧苄啶或氟喹诺酮类（氧氟沙星、环丙沙星、诺氟沙星），已报道有三种用药方式：每天应用，至少6个月，若有复发可再用2年；如果感染发作和性交相关，可在性交后单剂量治疗；有高度主动性的患者在第一次发生明确症状后采用间歇治疗。决定采用哪种治疗是以医生和患者的选择为基础的。影像学检查几乎不能揭示异常，远期副作用没有被注意。

复杂泌尿道感染

潜在的结构异常决定侵入微生物的性质和治疗的选择。复杂感染的治疗仍然是困难的；缓解梗阻、移出异物（如结石和导管）、恢复完全的排空功能

图135-3 急性肾盂肾炎：病理学。

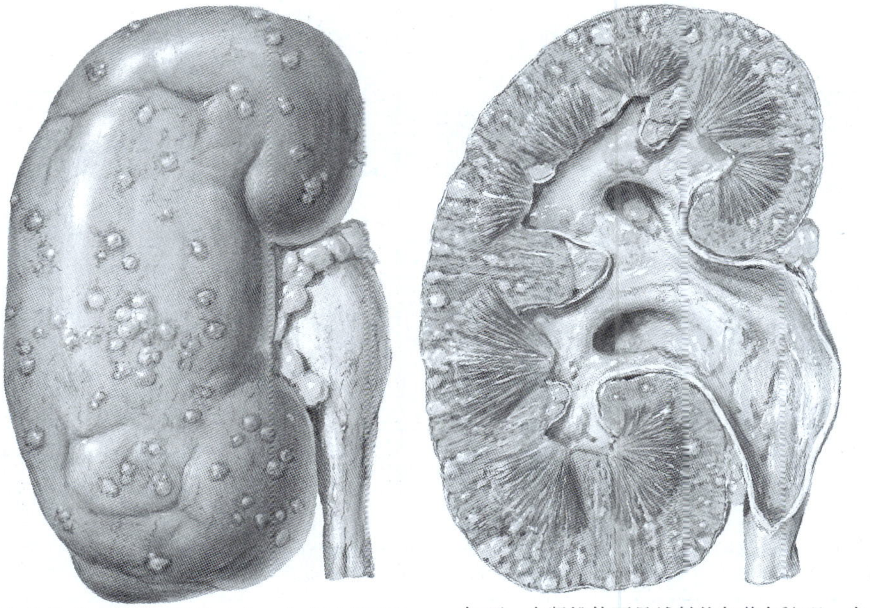

肾大体外观：多发小脓肿（在一些病例表面看起来相对正常）

切面：在肾锥体可见放射状灰黄色纹理；皮质处可见脓肿；中度肾积水伴感染；肾盏变钝（上行性感染）

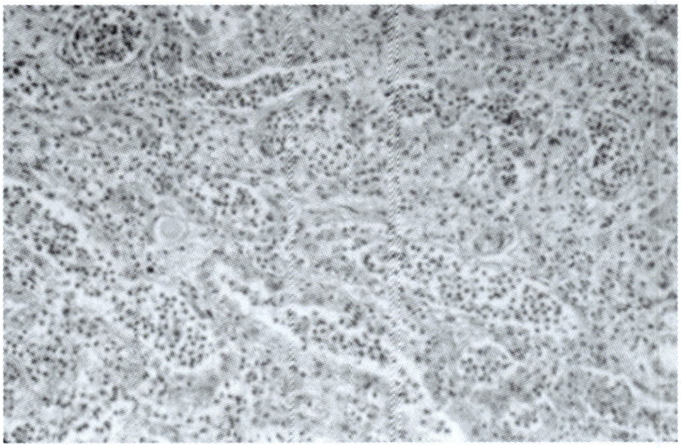

急性肾盂肾炎，在肾间质和集合管有大量多形核白细胞渗出

而不是清除微生物，对治疗更为重要。通常的病原体包括更加耐药的大肠埃希菌菌株、肠革兰阴性菌、假单胞菌、葡萄球菌、肠球菌、酵母菌和真菌。

妊娠期间的治疗是复杂的，因为不支持使用甲氧苄啶和喹诺酮，四环素是禁用的，因为它在骨和牙齿聚集。β- 内酰胺类抗生素和呋喃妥因非常有效。单独一个疗程的治疗并不总是有效，治疗后行尿培养是必要的，包括产后当危险因素仍很高时也要做尿培养。在那些治疗重复失败的患者中，需要做腹部和肾超声。

在男性，抗生素的选择应以尿培养结果作为指导。呋喃妥因和 β- 内酰胺类可能达不到预想的组织浓度。氟喹诺酮类可提供最好的抗菌范围和足够的药物组织浓度。感染的部位、症状的严重程度和复发的频率决定治疗的持续时间。除了非复杂表现的年轻男性患者外，应进行影像学检查。

糖尿病患者可以氟喹诺酮类为初始的治疗药物。后续的治疗以尿培养、尿道和肾的影像学检查为指导。当膀胱排空受损持续存在时，阻止复发是困难的。

在独居和排尿功能正常的老年患者，UTI 通常不是复杂的，治疗后不会增加发病率和死亡率。然

图135-4 非复杂性UTI的治疗流程。

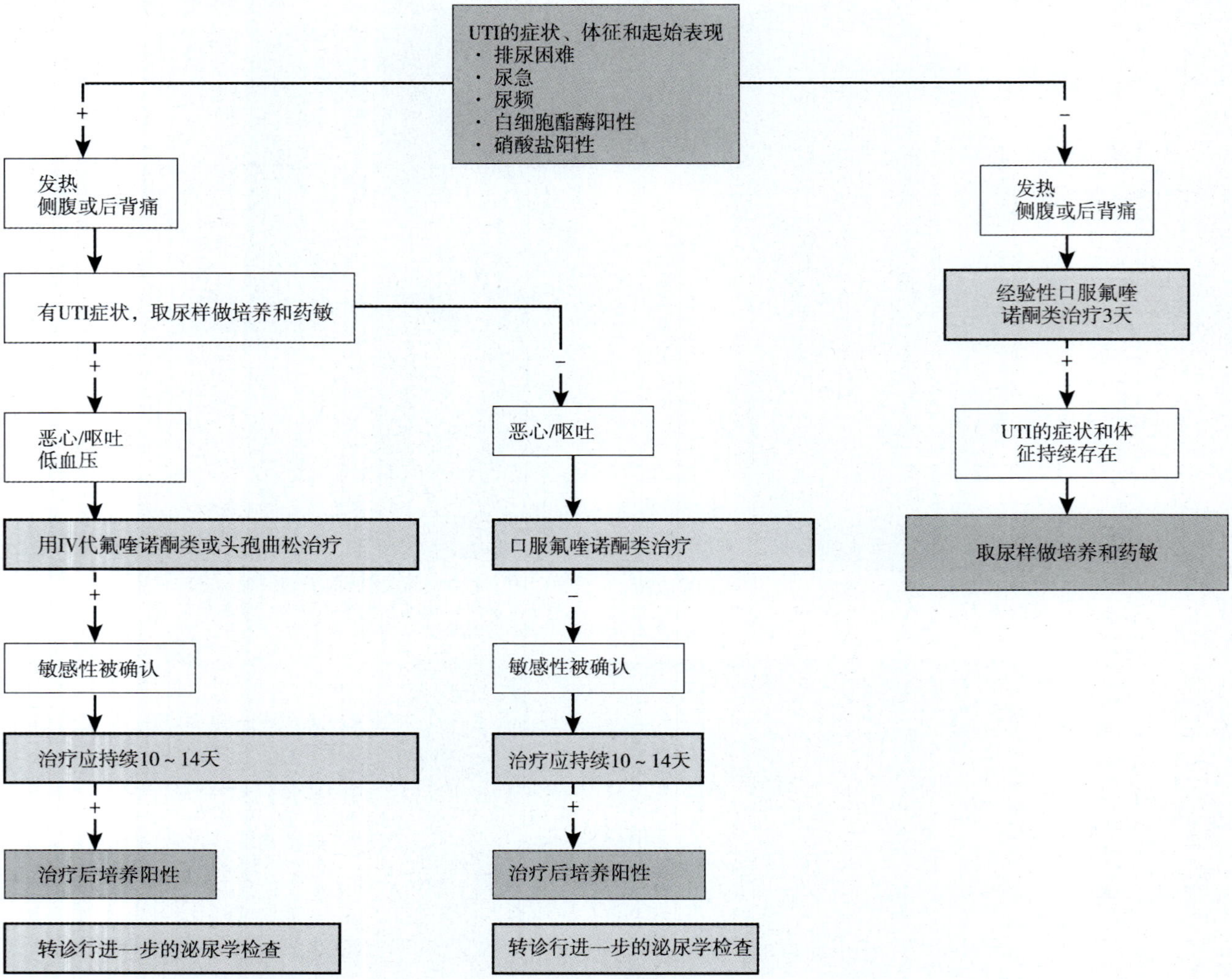

而，在比较虚弱的老年患者情况是复杂的，1/3 可合并感染性休克，菌血症患者的死亡率接近 20%。这些感染对许多抗生素有抵抗性，如果潜在异常不能被纠正则治疗是困难的。在独居的老年患者，尿失禁的发生率占 5% ~ 10%，这些患者中的 50% 需长期留置尿管。尽可能不应用导尿管，女性患者在反应较好者应用促排尿方法或应用尿布，在男性患者应用避孕套。留置导尿管对于过早死亡是独立危险因素。

急性肾盂肾炎

住院治疗和静脉应用药物（根据尿培养和超声结果）适用于低张力脓尿患者以及伴有恶心在家中不能治疗的患者；其他患者则口服治疗。通常治疗持续 10 ~ 14 天，推荐经验性应用氟喹诺酮类药物，待药敏结果回报调整用药。如果尿培养未找到肠球菌，头孢曲松（每日静点 1 克）是一种既有效、价格又便宜的药物。

避免治疗错误

鉴别下尿道（膀胱炎）和上尿道（肾盂肾炎）UTI 是重要的，因为肾盂肾炎经常需要更积极的抗生素治疗。临床表现为肋脊角压痛、发热、心动过速和低血压，支持肾盂肾炎的诊断，需胃肠外抗生素治疗。未发现和治疗尿动力学异常（如神经源性膀胱、膀胱 - 输尿管反流、前列腺梗阻），将经常导致长期根除 UTI 的失败。在抗生素治疗前先去除引起感染的结石，对避免反复感染是有效的。最后，长期留置导尿管的患者，长期抑菌治疗是错误的，因为它会引起耐药菌感染。

展望

需要更好地了解尿道定植和膀胱感染的易感因素，尤其是其他方面健康的女性患者。需要找到一个恢复尿道功能的方法，以减少发生复杂性感染的易感性，尤其是在福利院生活的老年患者。当出现对现今标准抗生素的耐药性，则发展新的抗生素将很重要。乳酸益生杆菌代表治疗在福利院居住女性的新改革。这些可降低尿道周围的 pH 值，减少大肠菌的定植风险。

（周　靖　译　王淑青　校）

参考文献

Graham JC, Galloway A: ACP Best Practice No. 167: The laboratory diagnosis of urinary tract infection. J Clin Pathol 54:911-919, 2001.

This article reviews laboratory and specimen handling procedures that will quickly exclude patients who do not have UTI.

Hooton TM: Recurrent urinary tract infection in women. Int J Antimicrob Agents 17:259-268, 2001.

The author discusses risk factors for recurrent UTI in young women as well as preventive strategies.

Regal RE, Pham CQ, Bostwick TR: Urinary tract infections in extended care facilities: Preventive management strategies. Consult Pharm 21:400-409, 2006.

This paper provides useful information about the approach to management in this special group of patients.

Stamm WE, Hooton TM: Management of urinary tract infections in adults. N Engl J Med 329:1328-1334, 1993.

This article presents a useful general review.

循证

1. Ebell MH: Point-of-care guides: Treating women with suspected UTI. Am Fam Physician 73:293-296, 2006.

   Validated clinical decision rules have been combined with patient historical, physical, and laboratory findings to assist in correctly diagnosing UTI.

2. Hooton TM, Stamm WE: Diagnosis and treatment of uncomplicated urinary tract infection. Infect Dis Clin North Am 11:551-581, 1997.

   This is an excellent review of the epidemiology of uncomplicated UTI in young and middle-aged adults.

3. Kunin CM: Urinary Tract Infections: Detection, Prevention, and Management, 5th ed. Baltimore, Lippincott Williams & Wilkins, 1997.

   This text provides a good general review.

4. Saint S, Kaufman SR, Rogers MA, et al: Condom versus indwelling urinary catheters: A randomized trial. J Am Geriatr Soc 54:1055-1061, 2006.

   Condom catheter use was found to be superior to indwelling catheters.

5. Scholes D, Hooton TM, Roberts PL, et al: Risk factors for recurrent urinary tract infection in young women. J Infect Dis 182:1177-1182, 2000.

   The authors review risk factors associated with lower UTI.

6. Scholes D, Hooton TM, Roberts PL, et al: Risk factors associated with acute pyelonephritis in healthy women. Ann Intern Med 142:20-27, 2005.

   Multivariate models of risk factors associated with the development of acute upper UTI are developed in this group of young and middle-aged women.

7. Schooff M, Hill K: Cochrane for physicians: Antibiotics for recurrent urinary tract infections. Am Fam Physician 71:1301-1302, 2005.

   This article presents an evidence-based examination of prevention and treatment of UTI in women.

8. Warren JW, Abrutyn E, Hebel JR, et al: Guidelines for antimicrobial treatment of uncomplicated acute bacterial cystitis and acute pyelonephritis in women. Infectious Diseases Society of America (IDSA). Clin Infect Dis 29:745-758, 1999.

   This article provides useful guidelines for treatment in women with UTI.

Ellen C. Wells

136

膀胱功能障碍

引言

膀胱症状是患者就医时的常见主诉。多数病因是感染或下尿路的炎症性疾病，其他是因为膀胱储尿和排空功能异常。尿失禁是常见且令人痛苦的症状，25% ~ 38% 的女性受其困扰。很多女性因为害羞和缺乏相关治疗知识而没有就诊。

膀胱的正常储尿和排尿功能依赖于下泌尿生殖系统的解剖关系及排尿中枢的控制。膀胱功能也受其他系统疾病以及药物的影响。

病因学和发病机制

当尿道闭合压超过膀胱内压时才不会漏尿（图136-1）。尿道闭合压由平滑肌、横纹肌、尿道脉管系统以及尿道弹力组织维持，它也受到腹压的影响，因为近端尿道位于腹腔内。当腹压增高及逼尿肌收缩时，膀胱内压增加。盆腔解剖结构正常的情况下，腹压向膀胱及近端尿道的传导是相等的。

交感神经系统通过激活尿道括约肌平滑肌上的 α 受体来控制尿道闭合压。另外，通过去甲肾上腺素激活 β 受体而使逼尿肌松弛，以利于储尿。副交感神经系统通过激活乙酰胆碱受体而使逼尿肌收缩排尿。

排尿的控制依靠连接大脑皮质、脑干、骶椎排尿中枢、逼尿肌和尿道括约肌的复杂神经环路来完成。这些环路的完整性是膀胱正常的储尿和排空功能所必需的。因此，各种神经系统疾病、系统性疾病和药物都可能影响相关的神经通路。

临床表现

评估尿失禁的患者时，需要仔细地询问病史及进行体格检查。重要的信息包括排尿时间、频次、估计尿量、夜尿、遗尿、排尿不尽感、排尿后淋漓、影响生活质量、泌尿道感染或尿路结石、排尿困难、血尿以及漏尿相关因素（如咳嗽、大笑等）。相关的病史还包括用药史、全身疾病史、既往手术史、特殊的妇科或泌尿外科操作，以及生育史（包括分娩方式、新生儿体重和分娩相关并发症）。功能状态的评估对判断患者能否正常排尿和配合治疗十分重要。吸烟、咖啡因及酒精的摄入也需要引起重视。系统回顾应该包括胃肠系统，重点是便秘史；还应该包括能够影响正常膀胱功能的潜在神经系统疾病或内科疾病。患者应该记录 3 ~ 7 天的日志，记录摄入液体的量和种类、排尿时间和尿量、漏尿事件。

全面的骨盆检查应该包括测量骨盆底部肌肉的力量、反射和感觉。盆腔器官是否脱垂及其程度需要重点评估。用双合诊法评估妇科疾病，还应触诊尿道检查肿块及触痛情况。棉签试验是将棉签的棉花端放入尿道达膀胱颈平面，患者取平卧位，测量在放松状态和做 Valsalva 动作时棉签棒与水平线之间的夹角。角度变化≥ 30° 表明尿道膀胱夹角运动度过大。直肠检查要排除粪块影响，下肢神经检查也是必要的。

储尿和排空功能障碍的鉴别诊断

尿动力学压力性尿失禁（urodynamic stress inc-

图136-1 膀胱功能。

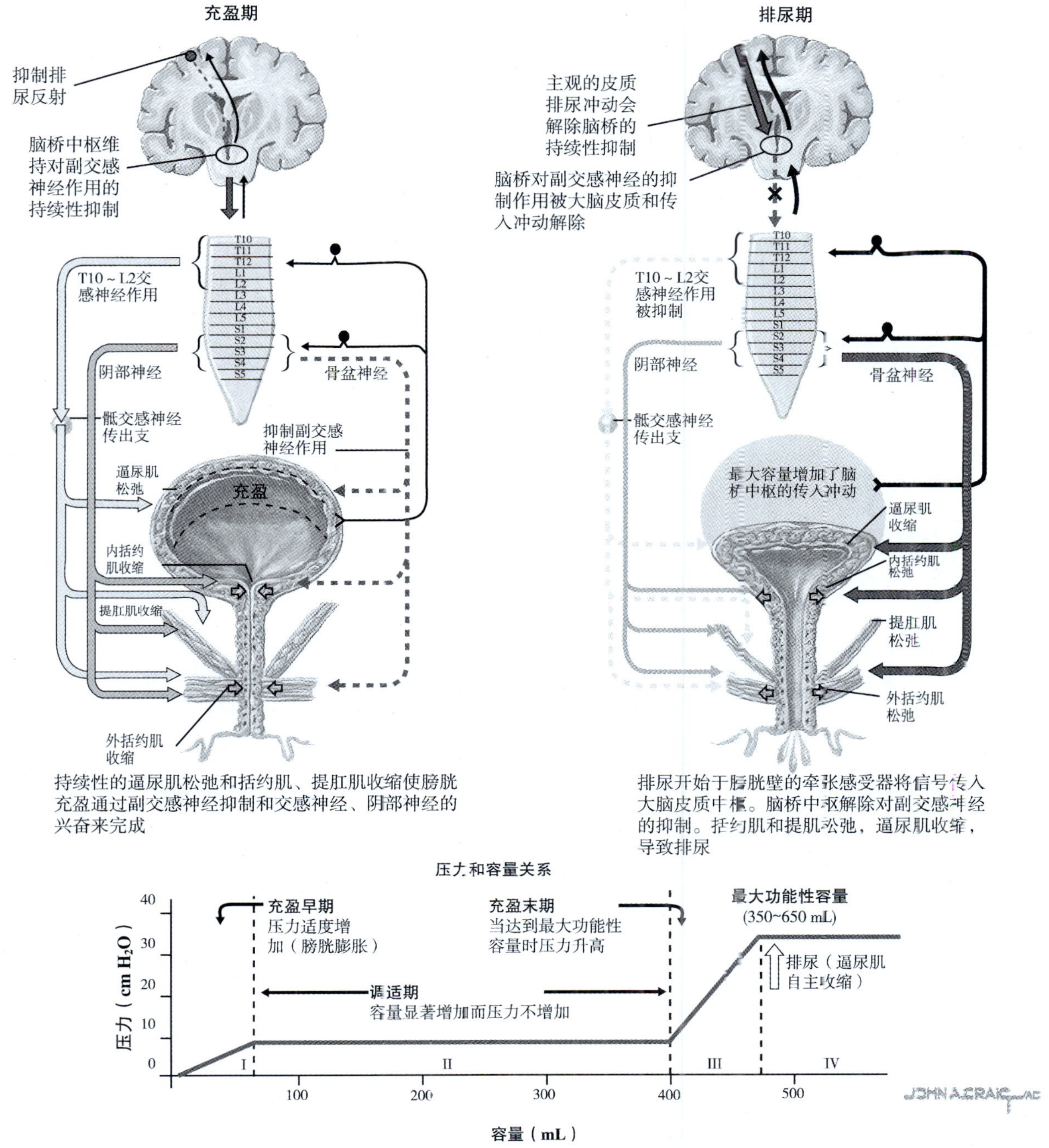

ontinence，USI）定义为当腹压增加时尿液不自主地经尿道漏出，其间不伴有逼尿肌的收缩。患者主诉在咳嗽、打喷嚏或跑步时发生漏尿。病因多是由于分娩、反复 Valsalva 动作或老年性萎缩等导致对近端尿道的支撑减弱。近端尿道向下移位，偏离其在腹内的正常位置，结果当腹压增加时膀胱内压的升高幅度大于尿道压升高幅度，从而导致尿失禁。体格检查常可发现膀胱尿道脱垂（图 136-2）。棉签试验显示尿道膀胱夹角活动度过大。

固有括约肌功能缺失（intrinsic sphincter deficiency，ISD）指尿失禁是由于尿道不能有效地闭合以阻止尿液的漏出，尿道闭合压减小。患者主诉腹压轻微增加即出现漏尿。ISD 可能是由于去神经损伤、放射线（辐射）、神经系统疾病或瘢痕等所致。棉签试验显示膀胱尿道结合部收缩时活动度正常或增强。确诊需要比膀胱测压更为复杂的检测

图136-2 尿失禁：压力性尿失禁。

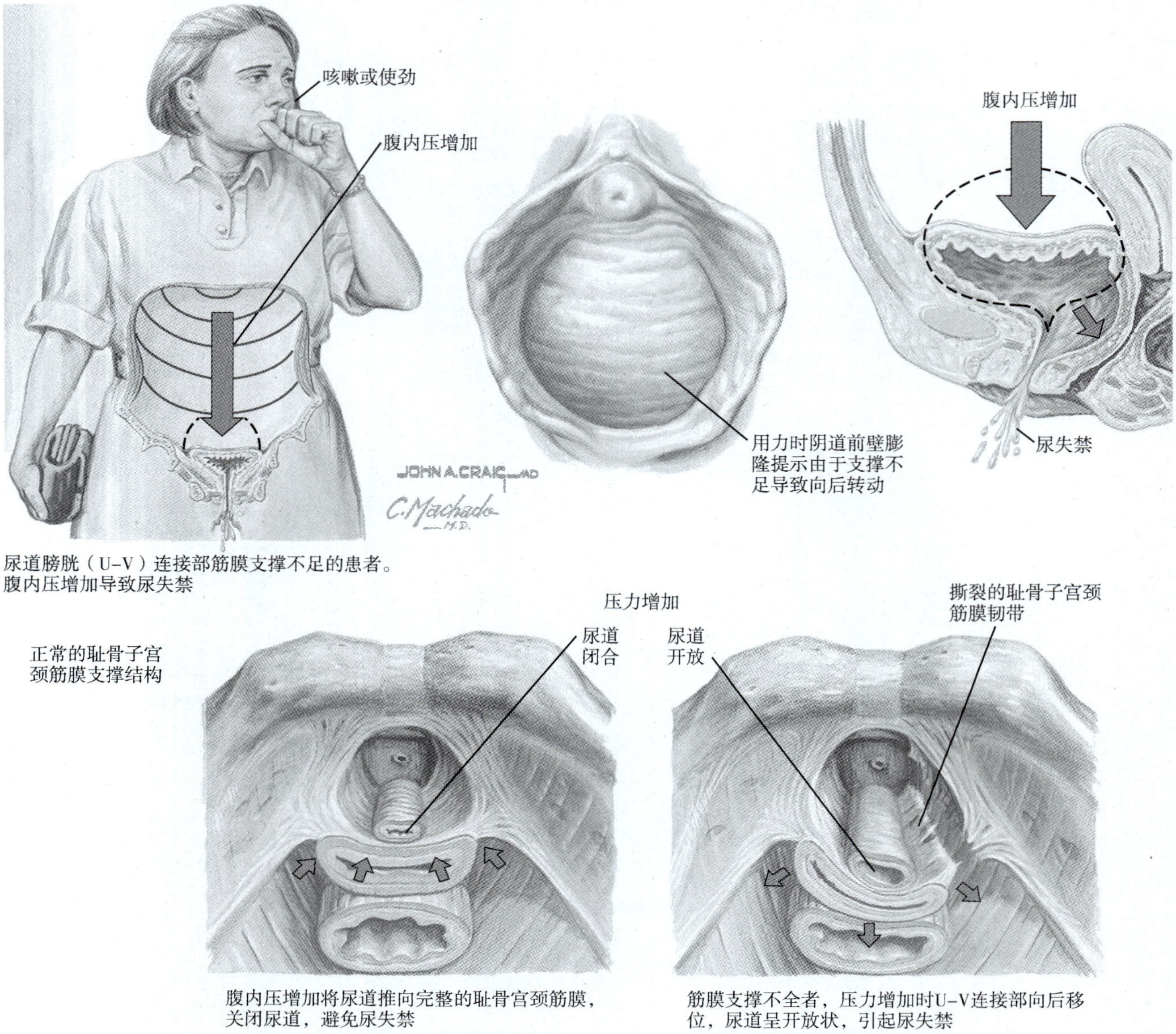

方法。

逼尿肌过度活动（detrusor overactivity，DO）是由于在膀胱充盈过程中逼尿肌的无抑制收缩。患者常主诉大量漏尿、夜尿、尿频（在正常液体摄入情况下每天超过7次）、遗尿以及担心漏尿产生的紧迫感。DO可以是特发性的或神经源性的。可能的病因包括疾病或肿瘤引起的中枢神经系统抑制作用降低、脊椎损伤、进食刺激性食物。继发原因包括感染、异物、膀胱结石或肿瘤以及外科膀胱颈悬吊手术后压迫尿道。在老年患者可发现伴有膀胱收缩力受损的逼尿肌过度活动，这些患者表现为逼尿肌过度活动与逼尿肌收缩无力导致的膀胱排空不全共同存在。

充溢性尿失禁（overflow incontinence，OI）发生在排空不完全以及存在充盈感减退，导致膀胱内容量达到最大值，从而患者不断有尿液漏出。排泄后残余尿量高（通常大于300ml）支持这一诊断。患者主诉有排尿不尽感、尿流缓慢或排尿时腹部用力。OI可能由于前列腺肥大导致尿路梗阻或逼尿肌收缩力不足。后者可能是源于神经系统疾病、糖尿病、药物或生理性衰退。

功能性尿失禁发生于膀胱排空能力正常而活动

图136-3 尿失禁的其他原因。

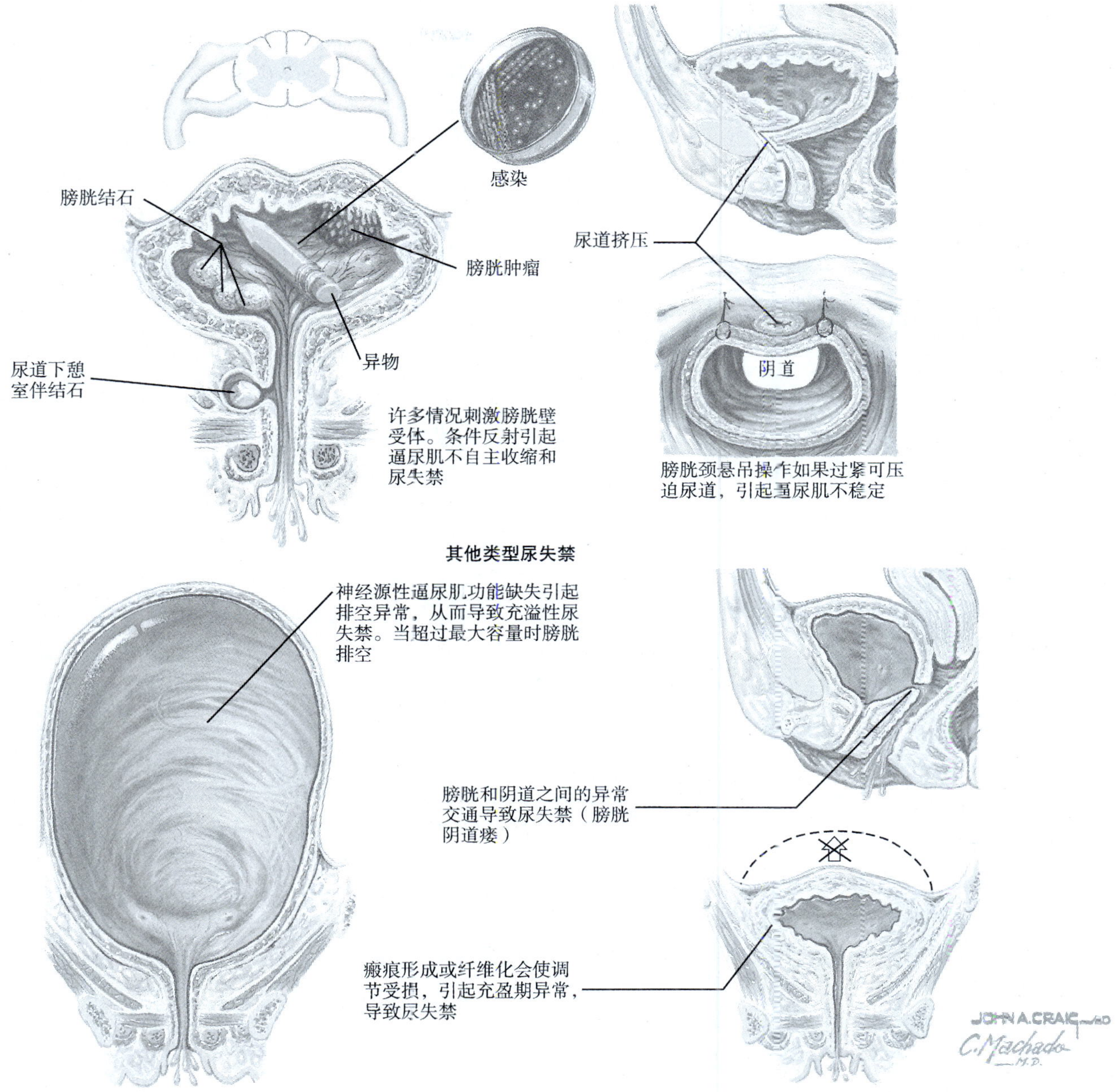

能力或认知功能减弱的个体。那些不能自控排尿的儿童可能患先天性异位输尿管。盆腔手术、炎症性疾病（如炎症性肠病）可导致泌尿道瘘而表现为尿失禁。患者主诉不断由阴道漏尿。患者口服非那吡啶后放置阴道内的棉球染为橙黄色，可以证实阴道内的液体是尿液。尿道憩室是尿道黏膜的外凸，排尿时尿液流入憩室而当患者站立时尿液流出，因此表现为排尿后淋漓。体检中尿道憩室有时可以触诊到或发现尿道内流出脓液。确诊通常需要双气囊尿道摄影。

系统性疾病或药物可破坏控制排空和储尿功能的神经环路（框 136-1 和 136-2）。

诊断方法

最初的评估包括尿液分析和尿培养。尿垫试验用来记录漏尿量，在患者会阴部放置一个尿垫，嘱患者做规定动作，1 小时后称重，重量增加 2 克说明有尿失禁。非那吡啶可用来证实液体是尿液。膀胱测压步骤如下：患者排尿，通过经尿道导尿测得

框 136-1 能够影响膀胱功能的系统性疾病
糖尿病
重症肌无力
帕金森病
多发性硬化
脑血管疾病
中枢神经系统肿物
脊髓损伤或肿物
痴呆症

框 136-2 能够影响膀胱功能的药物
乙醇（酒精）
α 或 β 受体阻滞剂
抗胆碱能药物
抗抑郁药
抗精神病药
咖啡因
钙拮抗剂或激动剂
利尿药
麻醉镇静剂
镇静催眠药

排尿后残余尿量（postvoid residual，PVR）。正常情况下 PVR 小于 50ml，PVR 大于 200ml 提示膀胱排空不全。用一个没有活塞的 50ml 注射器通过尿管在重力作用下向膀胱内注入水。在充盈过程中，记录感觉和膀胱容量。在没有腹压增加的情况下，充盈过程中注射器内水柱升高，通常伴随尿急，提示逼尿肌收缩。此时拔出导尿管，患者起立后咳嗽，记录所有漏出尿液。

多通道尿流动力学检查通常在学术性机构完成，能够提供更为详细的信息。此项研究多用于那些有混合症状或接受过尿失禁手术治疗失败的患者。其他适应证包括排除那些病史可疑但简单膀胱测压阴性的逼尿肌过度活动、确定手术失败的危险因素（如 ISD）以及明确其排尿模式以尝试预测术后是否会出现尿潴留。膀胱尿道镜检查可确定膀胱病变、异物、尿道憩室、尿瘘、狭窄和 ISD。

处理和治疗

最佳治疗

真性压力性尿失禁（genuine stress urinary incontinence，GSI）的保守治疗包括骨盆肌训练（Kegel 体操）、有或没有电刺激的生物反馈疗法、阴道锥体训练法和放置阴道子宫托。外科手术通过稳定尿道膀胱角来治疗 GSI。尿道固定术和耻骨阴道吊带术是治疗 GSI 首选的外科手术。

固有括约肌功能缺失（ISD）伴有尿道膀胱连接部活动度过强的病例需要手术建立耻骨阴道吊带以支撑和闭合尿道。不伴有尿道膀胱连接部活动度过强的ISD病例适合在尿道周围注入胶原等填充剂。

逼尿肌过度活动和急迫性尿失禁的治疗包括骨盆肌训练、膀胱再训练以及基于排尿日记确定的行为训练。膀胱感染应用抗生素治疗。避免摄入对膀胱有刺激的物质，如酒精、咖啡因、碳酸饮料、酸性食物或饮料，通常会有所帮助。抗胆碱能药物能减少尿频及尿失禁的发生，可口服缓释剂或皮下应用，常见副作用包括口干和便秘。夜尿通常与 DO 相关，也可能与平卧后下肢水肿回流有关。白天抬高腿部或穿弹力丝袜可以减少此问题。

梗阻所致的充溢性尿失禁（OI）需要解除梗阻。膀胱无收缩的 OI 适合自我导尿、Credé 法排尿或者是腹部加压技术（图 136-3）。功能性尿失禁的解决方法包括提供一个床头柜、床旁活动的辅助设备或语言提示来促使排尿。膀胱阴道瘘和膀胱憩室需要手术切除及修补。神经系统和内科疾病要求恰当的治疗计划，包括用药剂量和服药时间。对于所有类型的尿失禁，都要先尝试保守治疗，如果治疗失败再选择手术治疗（框 136-3）。

避免治疗错误

阴道前壁修补术和悬吊缝合手术，曾经广泛用于治疗 USI，由于其失败率高目前不再作为首选。保守治疗方法（如骨盆肌肉锻炼）对 ISD 的效果不如对 USI 和 DO 好。DO 最好通过行为疗法和饮食调整进行联合治疗，必要时给予药物治疗。失败原因包括依从性差、用药量及用药时间不足或是因为其副作用而停药。用抗胆碱药物治疗 DO 需要在治疗前和治疗中评估 PVR，以防尿潴留和 OI。

展望

对手术效果的研究一直在进行，包括比较 Burch 尿道固定术和吊带手术治疗 USI、不同吊带的效果以及腹腔镜和机器人操作的悬吊手术的比

框 136-3 尿失禁的治疗
尿动力学压力性尿失禁
▪ 骨盆底肌肉锻炼
▪ 尿失禁环（阴道环）
▪ 尿道固定术或悬吊术
固有括约肌功能缺失
▪ 不伴尿道活动度过大——应用尿道周围填充剂
▪ 伴有尿道活动度过大——悬吊装置
逼尿肌过度活动
▪ 行为疗法
▪ 骨盆底肌肉锻炼
▪ 饮食控制
▪ 抗胆碱能药物
充溢性尿失禁
▪ 解除梗阻
▪ 排尿 / 导尿
功能性失禁
▪ 床头柜
▪ 床旁活动的辅助设备
▪ 语言提示
夜尿
▪ 减少夜间液体摄入
▪ 弹力长袜
▪ 改善睡眠形式
▪ 夜间服用抗胆碱能药物或三环类抗抑郁药

较。对排空不全或逼尿肌过度活动的患者，可以用骶神经刺激的办法以调节排空或储尿功能。对于ISD患者，现在有新的尿道周围填充剂比以往用的胶原维持时间更长。初期研究显示注射肉毒素可控制逼尿肌过度活动。

（侯金泓 译 温英武 校）

参考文献

The American Urogynecological Society Website. Available at: http://www.augs.org.

This website contains educational materials and resources for physicians and patients. It also identifies urogynecologists by practice location.

The National Association for Continence Website. Available at: http://www.nafc.org.

The National Association for Continence promotes newsletters, an online forum, advocacy, educational materials, and products to serve the needs of men and women with continence problems.

The National Institute of Diabetes and Digestive and Kidney Diseases Website. Available at: http://www.niddk.nih.gov.

This site provides excellent patient educational materials on incontinence.

The Simon Foundation for Continence Website. Available at: http://www.simonfoundation.org.

This site similarly provides resources for individuals, families, and health care providers in areas of incontinence education and treatment.

循证

1. Bo K, Talseth T, Holme I: Single blind, randomized controlled trial of pelvic floor exercises, electrical stimulation, vaginal cones, and no treatment in management of genuine stress incontinence in women. BMJ 318:487-493, 1999.
   This article provides a comparison of commonly used behavioral therapies for genuine stress incontinence.
2. Burgio KL, Goode PS, Locher JL, et al: Behavioral training with and without biofeedback in the treatment of urge incontinence in older women: A randomized controlled trial. JAMA 288:2293-2299, 2003.
   This article demonstrates the techniques and efficacy of behavioral therapy and the additional benefit of biofeedback in the treatment of urge incontinence.
3. Goode PS, Burgio KL, Locher JL, et al: Effects of behavioral training with or without pelvic floor electrical stimulation on stress incontinence in women: A randomized controlled trial. JAMA 290:345-352, 2003.
   This paper documents the additional benefits of electrical stimulation in the treatment of women with stress incontinence.
4. Urinary incontinence in women. ACOG Practice Bulletin No. 63. American College of Obstetricians and Gynecologists. Obstet Gynecol 105:1533-1545, 2005.
   This article summarizes the current concepts in the diagnosis and management options for women with incontinence and reviews behavioral, medical, and surgical therapy.

Scott L. Sanoff · Patrick H. Nachman

137

血　尿

引言

血尿是需要仔细评估的临床症状，它可能是某种严重疾病（如肾癌、膀胱癌或肾小球肾炎）最早期的表现。根据尿的外观，血尿可分为肉眼血尿和镜下血尿；根据出血部位，血尿可分为上尿道血尿和下尿道血尿。血尿也可能是良性的，例如月经出血或近期的剧烈运动。根据被调查人群和筛选方法的不同，估测的镜下血尿患病率变化很大，由不到 1% 至大于 16%。由于病因不同，考虑到血尿的解剖来源和疾病的独立危险因素，需要针对患者制订个体化的评估方案。

病因学和发病机制

从肾到尿道的整个尿路中，血可以在任意部位进入尿液。可以将泌尿系统分为两部分来考虑：上尿路（肾、肾集合系统）和下尿路（输尿管、膀胱、前列腺、尿道)，这有助于医生进行鉴别诊断，并重点进行评估。肉眼血尿往往来自于下尿路，镜下血尿比较难以定位（图 137-1)。

上尿路

血液通过肾小球滤过屏障(毛细血管内皮细胞、基底膜、上皮细胞）过滤生成尿液（图 137-2；彩图 137-2)。完整的肾小球允许尿素等血浆超滤成分通过，同时阻止重要的蛋白质和细胞成分（如白蛋白和红细胞）通过。炎症造成肾小球毛细血管内皮损伤，如在血管炎和新月体性肾小球肾炎中，可使红细胞通过进入尿液。同样，肾小球基底膜结构的改变也会导致红细胞进入尿液。遗传性肾炎和薄基底膜肾病就是这种情况，在这些疾病中，基底膜的胶原成分发生突变。单纯的肾小球上皮细胞损伤很少产生血尿。微小病变型肾病的特征是病变局限在上皮细胞，表现为大量蛋白尿而血尿少见。

尿液通过肾小管到达近端集合管时，成分发生了进一步改变。缺血导致的肾小管损伤（如动脉栓塞或败血症所致低血压）或毒素损伤（如氨基糖甙类药物毒性）可以引起急性肾小管坏死（acute tubular necrosis，ATN)，继而红细胞进入尿液。此外，由于肾结石造成集合管、肾盏、肾盂的损伤以及肾细胞癌或肾盂肾炎，均可能引起血尿。

下尿路

尿液流出肾进入输尿管，最终进入膀胱。肾结石、泌尿道上皮肿瘤以及逆行感染可损伤泌尿系统内组织，导致出血。肿瘤、感染或异物会损坏膀胱壁，也可引起血尿。对于男性，血尿可能是继发于前列腺癌或感染的前列腺的炎症性疾病。血液还有可能在更远端进入尿液，就像尿道炎或者来自于月经的污染。

临床表现

肉眼血尿是指可以见到尿液颜色变为红色、粉红色或者棕色。这往往能引起医生对相关患者的注意。红色或粉红色尿液是不透明的，来自于泌尿道。棕色（茶色）半透明尿液提示是肾小球源性血尿。镜下血尿肉眼不能发现，通常在尿液涂片检查或自动尿液分析时被发现。血尿可能掺杂在复杂的局部症状之中，例如肾结石相关的一侧腰腹部绞痛。

图137-1 镜下血尿和肉眼血尿的来源。

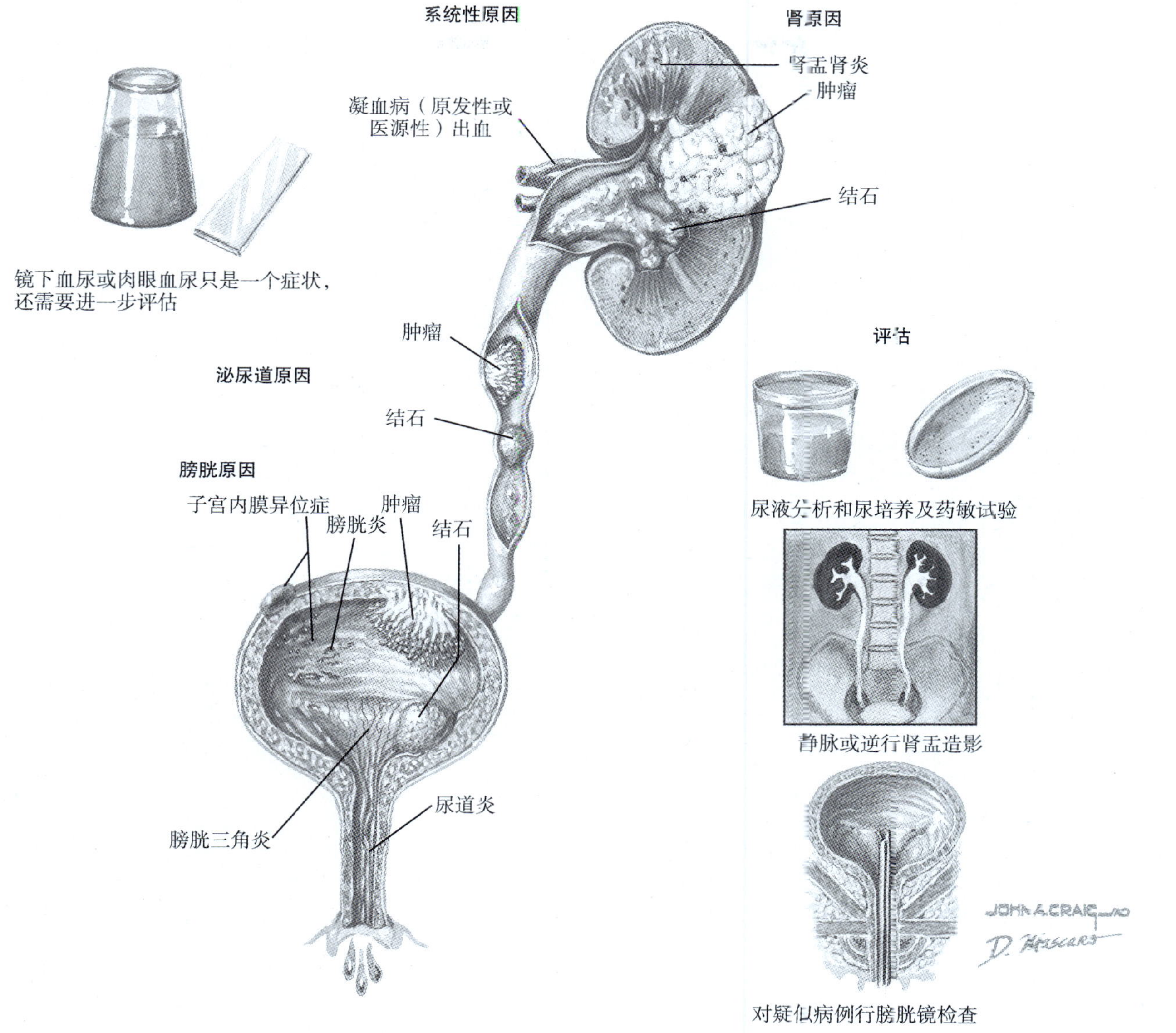

血尿可能在糖尿病患者蛋白尿筛查时无意中被发现（无症状血尿），蛋白尿是糖尿病肾病的早期表现。由于尿液涂片检查缺乏特异性，反复进行尿液检测和镜检对确诊镜下血尿是非常重要的（见“诊断方法”）。如同以往一样，重视病史采集和必要的体格检查能够指导临床检查和缩小鉴别诊断。

病史

重要的病史采集应该从主诉的全面描述开始，对潜在疾病的相关症状和危险因素需给予特殊的关注。综合考虑血尿的流行病学有助于依据年龄、解剖结构进行回顾分析，以做出鉴别诊断。

当肉眼血尿为患者的首发症状时，作为医生明确血尿为第一次偶然发生还是频繁出现是非常重要的。与月经同时出现的周期性血尿有可能提示尿路的子宫内膜异位症或者标本污染。尽管临床上严重的失血比较罕见（除非是血凝块阻塞尿路），我们应该尝试通过评估尿液的性质来定量血尿（如尿液为鲜红色并混有血块、浅粉色或是棕色？）。

对于肉眼血尿和镜下血尿，明确血尿的诱发因素或疾病是很重要的，这有可能提示血尿的来源（如新近的损伤、锻炼、性活动、月经期或上呼吸道感染——肾小球肾病的常见诱因）。应该特别注意相关疼痛的部位和性质［如与泌尿道感染（UTI）有

图137-2 肾小球结构。

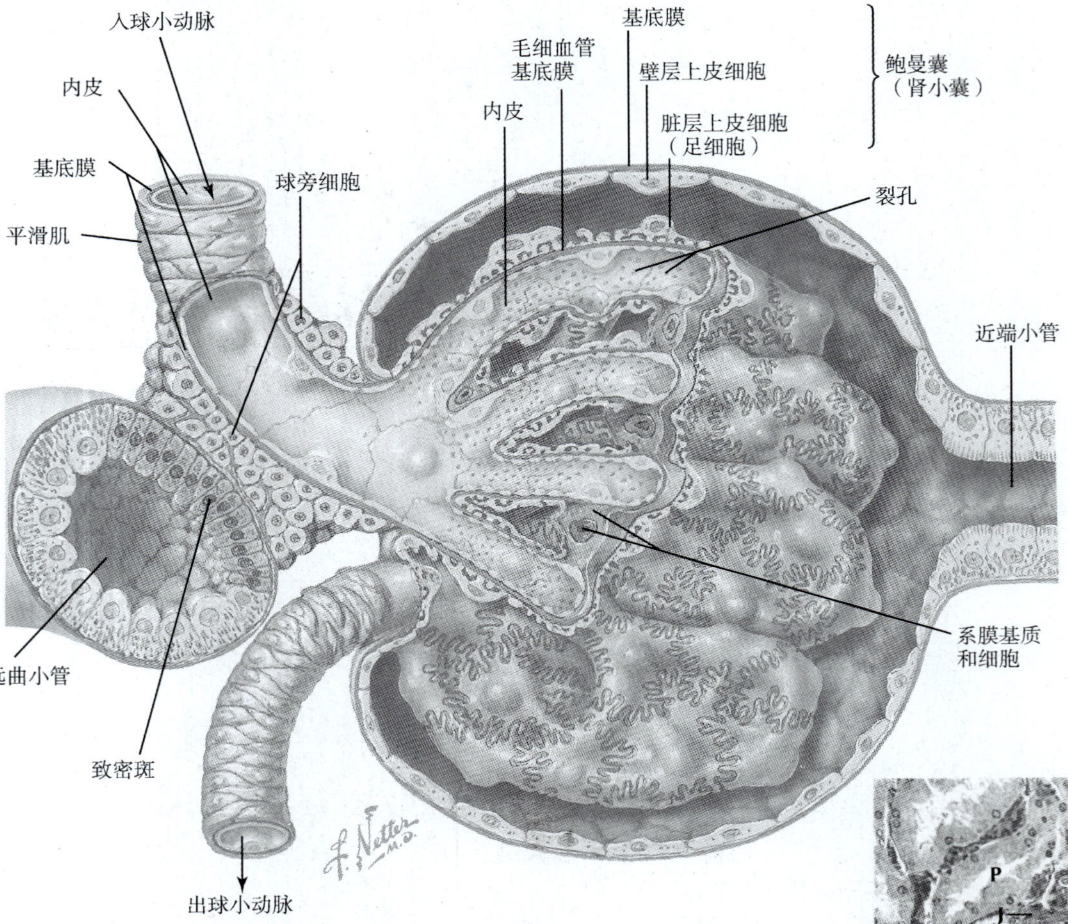

肾小球图片

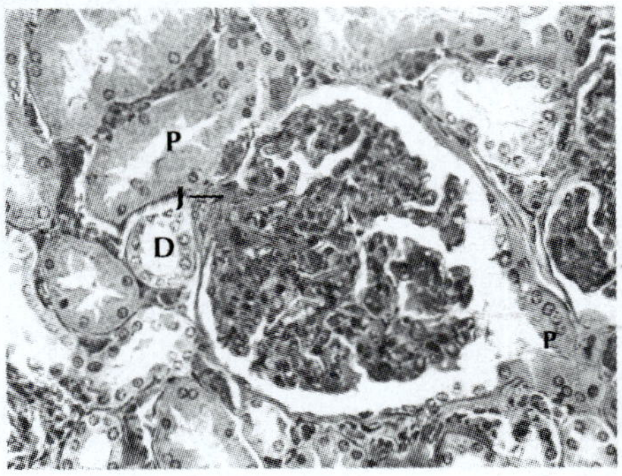

肾小球（人类）；
HE染色，×3350
P=近端肾小管
D=远端肾小管
J=球旁细胞

关的排尿困难、UTI和肿瘤导致的腹压减低、肾结石和肾盂肾炎相关的侧腹痛]、感染的表现（如发热、寒战、出汗）、梗阻的症状（如排尿不畅、尿急、尿失禁）、肾功能不全的症状（如少尿、恶心、食欲减退），还有一些提示系统性疾病的症状（如疲劳；呼吸道、胃肠道或者肌肉骨骼系统症状；皮疹）。侧腹痛伴随发热和排尿困难提示要积极进行评估，以排除梗阻相关的感染，此感染可能引起危及生命的脓毒症综合征。

详细的用药史是非常重要的，特别是非甾体类抗炎药的应用（如镇痛剂肾病、肾乳头坏死）、抗生素类（间质性肾炎）、已知能改变尿液颜色的药物（如利福平）以及抗凝血药。重要的是，抗凝药物引起的血尿尚需要全面的评估。综合分析既往用药史能够鉴别已确诊的肾脏疾病（如肾小球肾炎，髓质海绵肾）、既往UTI或肾盂肾炎、肾结石、癌症（应特别注意化疗损伤和放疗辐射）、镰刀形细胞病（如肾乳头坏死）和出血障碍等。家族史能够明确其他病因所致的血尿或已知的肾病（如薄基底膜肾病、Alport综合征或多囊肾）。此外，应该详细地询问旅游史，对地域性感染的危险因素做出评估（如血吸虫病、肺结核），还要考虑到烟草、非那西丁、环磷酰胺和工业化学原料等诱变剂成为泌尿生殖系统癌症的危险因素。

体格检查

体格检查的目的是为了明确血尿的部位或成因。在多种肾小球疾病中，常常出现高血压和水肿。肾病水平蛋白尿（> 3 克 / 天）在许多肾小球疾病中很常见，与水肿相关，并且是肾静脉血栓的独立危险因素。在多种血管炎和自身免疫性疾病中，还常可见口腔溃疡、巩膜充血、关节肿大和皮疹。恶液质、淋巴结肿大和侧腹或腹部压痛可能是癌症和慢性炎症的反映。心房颤动和心脏瓣膜赘生物（往往在心脏听诊时闻及心脏杂音而被发现）增加了肾动脉栓塞的危险。前列腺和睾丸质地不均匀或有触痛也提示癌症或感染的潜在可能。

鉴别诊断

以流行病学为基础，综合解剖学特点并按照危险程度分层，能够指导临床诊断（框 137-1）。全面平衡这些因素是非常重要的，可以肾小球肾炎和泌尿系统癌症举例说明。

肾小球疾病是引起儿童血尿的常见原因，但在成人血尿中不足 5%。但是，对任何有血尿或者肾功能不全的患者都应当立刻考虑到存在肾小球疾病的可能，因为急进性肾小球肾病不经过治疗常常很快进展为终末期肾病，并需要进行透析治疗。同时，成人的单纯肾小球性血尿（不伴有蛋白尿和肾功能不全的血尿）最常见的病因是 IgA 肾病、Alport 综合征（遗传性肾炎）或薄基底膜肾病（良性家族性血尿）。在对任何一个新确诊血尿患者的早期评估中，尽早进行肾功能检查是关键的。

另一个例子就是泌尿系统恶性肿瘤。这是引起成年人血尿的重要原因，多达 15% 的成年人血尿是由肿瘤引起，其中 2/3 是源于膀胱癌。但是，膀胱癌在年龄 35 岁以下的患者中很罕见（大约为 1/100 000）。

诊断方法

由于镜下血尿常常是暂时性的，并且可能继发于一个良性过程（如剧烈运动、近期性生活或者月经期），因此在留取第一次标本后的几天里再次进行尿液标本分析是很有帮助的，在留取标本期间应避免对检测结果可能造成影响的活动。然而，需要重点指出的是，在那些估计有恶性肿瘤危险的人群中出现一过性血尿，如果缺乏后续的阳性结果，此时应该进行更加全面的评估。理想状态下，尿标本应该是在没有月经等外部出血的影响下收集中段尿液，并在 1 小时之内进行检验。肉眼血尿则需要对上尿路和下尿路做出彻底的检查。

开始时应该对尿分析提供的所有信息加以考虑。在正常条件下，白细胞酯酶或亚硝酸盐同时阳性时应该进行尿培养。确定蛋白尿应该依据尿蛋白 / 肌酐比来估测 24 小时尿蛋白排泄率（比率 > 0.2 提示尿蛋白异常，可能是肾小球疾病）。或者，也可以收集 24 小时尿液送检，进行尿蛋白定量。对所有新诊断血尿的患者来讲，测量血清尿素氮和肌酐来评价肾功能也很重要。这些检查的任意项升高均提示需对梗阻或原发肾病进行紧急评估。

某些物质，如肌红蛋白（源于横纹肌溶解）和血红蛋白（源于溶血），能够造成肉眼下尿的颜色改变和尿常规化验的假阳性结果。因此对尿的上清液做大体肉眼检查和重复进行尿常规检验是很有帮助的。同时对沉淀物进行镜下分析也是非常重要的。

将 10ml 尿液以 2000rpm 离心 5 分钟来制备标本。由未经破坏的红细胞构成的血尿，上清液是透明的，沉渣呈淡红色，沉渣的颜色取决于细胞的数量。大多数尿涂片检查每高倍视野红细胞为 1 或 2 个，而通常血尿的定义为每高倍视野红细胞大于 2 个。如果上清液持续为红色，就应该反复行尿常规检查。阳性结果往往提示肌红蛋白尿或血红蛋白尿。上清液为红色而涂片检查为阴性，有可能是非那吡啶的药物影响或是卟啉病。

然后弃去上清液，将沉渣混悬液置于低倍和高倍显微镜下进行检验。在没有污染的情况下找到完整的红细胞（常显示为双凹扁平状细胞）可明确血尿的诊断。

光镜下变形红细胞（棘形红细胞）和红细胞管型能够确定肾小球疾病的诊断，这是一个重要发现，常提示不必再进行下尿路检查。蛋白尿也支持这一诊断。其他成分（如白细胞管型、颗粒管型和色素管型）提示小管或间质病变，如肾盂肾炎、间质性肾炎或 ATN。血肌酐升高也支持肾源性血尿。

当肾小球性血尿被排除后，行上尿路影像学检查对于确定上尿路肿瘤、结石、梗阻或多囊肾等疾病显得尤为重要。选择合适的影像学检查方式要求对各项检查的不同特点有所了解。超声作为一种无创性的检查，常比其他检查花费低，但在小肿瘤的检查中有一定的局限性。CT 平扫是评估结石的一

框 137-1 血尿的解剖学病因*

肾性

肾小球

IgA 肾病（最常见的原发性肾小球肾炎，常发生在上呼吸道感染的 1 ～ 3 天内）

链球菌感染后肾小球肾炎(最常发生在链球菌性咽炎 10 天后）

遗传性肾小球基底膜病（如薄基底膜肾病或 Alport 综合征）

狼疮性肾炎

Goodpasture 综合征

Wegener 肉芽肿

显微镜下多血管炎

过敏性紫癜

肾小管间质

间质性肾炎（多与药物相关，如青霉素、头孢菌素、甲氧苄啶 - 磺胺甲噁唑和非甾体类抗炎药）

结节病

髓质海绵肾

多囊肾

急性肾小管坏死

肾细胞癌（最常发生在肾皮质）

集合系统

肾结石（可沉积和阻塞尿路任何部位）

肾盂肾炎

肾积水（常由于下尿路梗阻所致）

膀胱上皮细胞癌（最常见移行细胞癌）

肾血管

肾动脉血栓形成伴梗死

肾静脉血栓形成

动静脉畸形

镰刀形细胞病

肾乳头坏死

胡桃夹综合征

肾外性

输尿管

膀胱上皮细胞癌（最常见移行细胞癌）

肾结石(可沉积和阻塞尿路任何部位)

膀胱

移行细胞癌

传染性膀胱炎

放射性膀胱炎

膀胱憩室

膀胱结石

膀胱颈挛缩

尿道

尿道炎

尿道狭窄

男性特有

前列腺癌

前列腺炎

良性前列腺增生症

附睾炎

女性特有

子宫内膜异位症

月经污染

非特异性

剧烈运动

泌尿生殖系结核

泌尿生殖器外伤

人为因素

异物

会阴部刺激

性交

血吸虫病（考虑是否到过疫区，如非洲）

腰痛 - 血尿综合征

* 在某些情况下（如肾结石），解剖学病因的差异在某种程度上是人为的，因为该病的血尿可能发生在尿路中的多个部位。

种理想检查。排泄性尿路造影，尽管存在与静脉注射造影剂相关的风险（如肾损害和过敏反应），但对诊断髓质海绵肾或当 CT 效果不佳时诊断结石有帮助。CT 和磁共振成像增强扫描对肾实质的检查最为详尽，但对于肾功能不全的患者应当谨慎。

尿细胞学检查是指对那些有泌尿系统肿瘤风险的患者晨起第一次尿进行的检查。检验的准确程度取决于标本的质量、病理科医生的经验和肿瘤细胞的分化程度。细胞学检查对膀胱癌的敏感性比其他上尿路癌症的敏感性高，如移行细胞癌。一般而言，细胞学检查尽管具有特异性，但相对不是很敏感。

膀胱镜检查，通过光纤摄像机插入到膀胱内对下尿路进行直视检查，适合于考虑有膀胱癌风险的患者。这包括：40 岁以上男性（尽管对合适的年龄划分意见尚不统一）；有服用非那西丁、滥用镇痛药、大量吸烟、接触诱变染料和应用环磷酰胺等病史的患者；以及有持续或反复肉眼血尿的患者。特殊病例要求专科会诊或参考可用的指南。

许多病例通过全面的检查仍不能明确出血的原因。此类病例最常见的原因是无痛性的肾小球疾病。但是，由于最终可能发展成明确的恶性肿瘤，特别是针对那些高危人群，制订一个合适的随访计划是很重要的。

处理和治疗

最佳治疗

血尿治疗的恰当与否以及是否需要后续治疗，取决于血尿潜在的病因和进一步的专科评估。对已确诊肾小球疾病或多囊肾的患者，推荐一名肾病专科医师较为合适。肾小球疾病患者出现进行性肾功能减退时，应该考虑立即行肾活检。对于那些有肉眼血尿、确定肿物、持续性血尿和有恶性肿瘤高危因素的患者，应该推荐他们去看泌尿科医生。

避免治疗错误

在所有检测出血尿的患者中，仔细查找血尿的病因是非常重要的。尽早对每个病例的肾功能进行分析，有助于对进展性肾小球肾病及时作出诊断，这种情况下需要肾病医生立刻做出评价。对有患恶性肿瘤高危风险的人进行泌尿系统的彻底检查，一旦确诊应及时转诊至合适的专科医生，以确保可能有好的转归。带着关于必要性或及时性的问题就诊于专科医生，将有利于避免不必要的错误。

展望

随着无创性影像技术和疾病尿液标志物的不断发展与改进，消除有创检查及与其相关的并发症最终将成为可能。更加敏感和特异性的低风险检查将毫无疑问地改变血尿诊治的临床方法。

（温英武 译 侯金泓 校）

参考文献

Agency for Health Care Research and Quality (AHRQ) National Guideline Clearinghouse Website. Available at: http://www.guideline.gov. Accessed October 2, 2007.

This website provides the recommendations of various professional groups for the evaluation and management of hematuria and many associated conditions.

循证

1. Brenner BM, ed. Brenner & Rector's The Kidney, 7th ed. Philadelphia, WB Saunders, 2004, pp 1128-1131.

   This comprehensive textbook offers a concise evaluation strategy for the patient with hematuria as well as multiple well-referenced chapters reviewing related conditions.

2. Cohen RA, Brown RS: Microscopic hematuria. N Engl J Med 348(23):2330-2338, 2003.

   This commonly sited, clinically based review of the epidemiology, evaluation, and management of patients with microscopic hematuria includes a flow diagram as a quick summary of the suggested evaluation process.

3. Khadra MH, Pickard RS, Charlton M, et al: A prospective analysis of 1,930 patients with hematuria to evaluate current diagnostic practice. J Urol 163(2):524-527, 2000.

   This analysis of a large prospective cohort describes the epidemiology of microscopic and macroscopic hematuria in patients seen in a hematuria clinic. Presented tables clearly illustrate the prevalence of associated tumors by age and gender.

4. Yun EJ, Meng MV, Carroll PR: Evaluation of the patient with hematuria. Med Clin North Am 88(2):329-343, 2004.

   This thorough, evidenced-based discussion of the evaluation and management of patients found to have hematuria provides an especially helpful review of relevant testing and a concise algorithm for patient evaluation.

138

Cynthia J. Denu-Ciocca • Romulo E. Colindres

泌尿系统结石（肾石病）

引言

肾石病是一种常见病，年发病率 0.1% ~ 0.5%。发病高峰年龄为 20 ~ 30 岁，在 60 岁以前男性发病率高于女性，以后，女性发病率上升而男性发病率下降。结石的发病率可能与遗传、营养和环境因素有关。有家族史的患者肾结石患病风险增加 2.5 倍。在美国，过去 20 年内结石的患病率由 3.2% 上升至 5.2%。存在广泛地区差异，在美国，南部人群中患病率最高。这可能归因于饮食和水质成分的不同，并与地理环境和阳光照射有关。估计 28% ~ 50% 的患者 5 年内再次复发。

病因学和发病机制

钙盐结石

75% ~ 80% 的肾结石中含有钙盐。大部分单独由草酸钙构成，或与磷酸钙混合而成。草酸钙结石呈棕褐色或灰色，较小，X 线平片易显影。草酸钙结晶呈哑铃形或锥体形（图 138-1）。磷酸钙结石呈浅褐色或白色，并形成磷灰石或磷酸氢钙晶体。草酸钙结石被认为源于肾钙斑并生长。这些斑块样物质聚集在肾髓袢基底膜上并蔓延；它们能深入到肾乳头上皮，并以此为巢穴使结晶聚集并生长。钙盐晶体可以在草酸钙或尿酸排出量增加而呈过度饱和的尿液中形成。尿液中柠檬酸盐减少也可导致钙盐结石形成。50% 的肾结石患者有高尿钙症，高尿钙是肾结石患者中最常见的代谢性疾病。高尿钙症可广义地分为吸收性、肾漏性或激素性。

吸收性高尿钙症

吸收性高尿钙症是钙排泄异常最常见的原因。这些患者饮食中钙的吸收与排泄比例高于正常人。这类疾病具有家族性，并且男女患病率相等。

肾漏性高尿钙症

肾漏性或肾性高尿钙症是肾不适当失钙的综合征。这种失钙刺激甲状旁腺激素，并使 1,25-$(OH)_2$ 维生素 D 增加，以维持血钙水平正常。

激素性高尿钙症

原发性或类肿瘤性甲状旁腺功能亢进均可导致激素性高尿钙症。肉芽肿性疾病（如结节病）也可因 1,25-$(OH)_2$ 维生素 D 水平增高而导致高尿钙症。

低柠檬酸尿症

柠檬酸盐是钙盐结石形成的一种抑制剂，它能与钙形成复合物，减少尿中游离钙的浓度，进而降低草酸盐和磷酸盐的饱和度。低柠檬酸尿症可以是特发的或继发于代谢性酸中毒，酸中毒时通过增加近端肾小管对柠檬酸盐的重吸收而减少尿液中柠檬酸盐的排泄。I 型肾小管性酸中毒由于氢离子分泌不足导致代谢性酸中毒而不能使尿液酸化。50% 以上的 I 型肾小管性酸中毒患者患有肾结石、肾钙质沉着症或两者兼有。由代谢性酸中毒引起的破骨增加导致钙和磷的过滤增加。代谢性酸中毒减少了钙的重吸收而增加了柠檬酸盐的重吸收。最终，碱性尿液 pH 值导致钙磷的过饱和。

高草酸尿症

原发性高草酸尿症 I 型和 II 型是罕见的由于酶

图138-1　在尿沉渣中可发现的无结构成分。

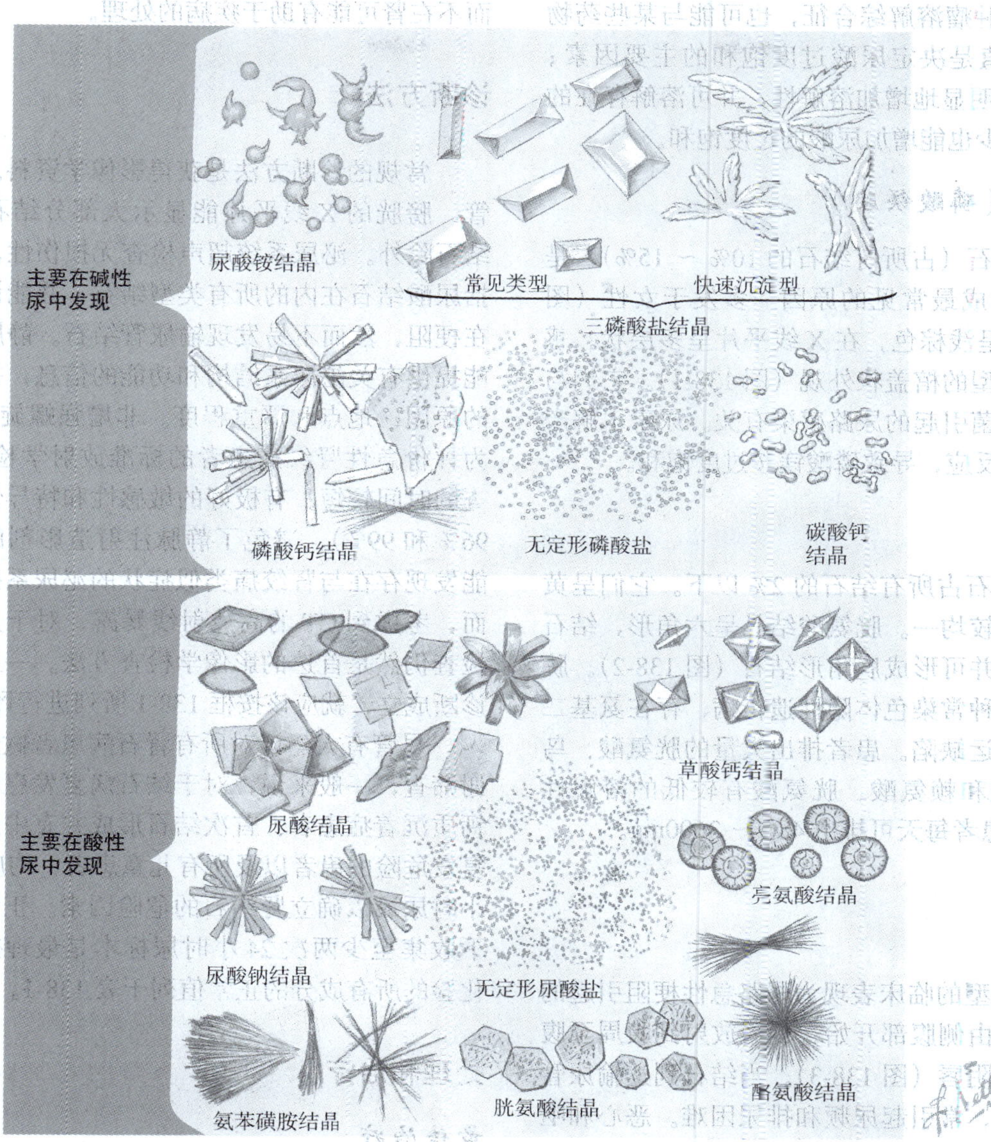

缺乏导致大量草酸尿的遗传性疾病。这些患者每天可排出 300mg 的草酸钙，并且在包括肾、心脏、血管在内的多种组织中有草酸钙沉积。各种原因引起的小肠吸收发生改变时，可发生肠源性高草酸尿。这可导致肠腔内胆汁盐和脂肪酸的增高，这样增加了结肠黏膜对草酸盐的渗透性并与钙结合，最终结果是可吸收的游离草酸盐增加。由于通过肠和系统性酸中毒使碳酸氢盐额外丢失，因此尿液中柠檬酸盐明显减少。高草酸尿症也可发生于摄取草酸盐含量较高的食物，如菠菜、甜菜、巧克力、大黄和干果。

高尿酸尿症

高尿酸尿引起的钙盐结石越来越多。尿酸结晶可作为非均质晶核形成的巢穴；5% ~ 10% 的钙盐结石含有尿酸核心。

尿酸结石

尿酸结石占结石的 5% ~ 10%，然而在地中海国家尿酸结石可达 30%。它们呈黄色或橙色，X 线平片上不显影。尿酸盐结晶呈多种形态，包括菱形、玫瑰形、针形或不定形状态（图 138-1）。高尿酸尿、尿量减少和尿 pH 值低均可引起尿酸结石。过多排泄尿酸可继发于过量摄入含嘌呤类食物或血尿酸过多的疾病，如肿瘤溶解综合征，也可能与某些药物有关。尿 pH 值是决定尿酸过度饱和的主要因素；pH 增至 6.5 能明显地增加溶解性，并可溶解存在的结石。尿量减少也能增加尿酸的过度饱和。

感染性结石（磷酸镁胺）

感染性结石（占所有结石的 10% ～ 15%），是鹿角形结石形成最常见的原因，多发于女性（图 138-2）。它们呈浅棕色，在 X 线平片呈多层状。感染性结晶有典型的棺盖状外观（图 138-1）。它们与产尿素酶的细菌引起的尿路感染有关。尿素水解产生一系列级联反应，导致磷酸镁胺过度饱和。

胱氨酸结石

胱氨酸结石占所有结石的 2% 以下。它们呈黄绿色，平片上较均一。胱氨酸结晶呈六角形，结石常双侧发生，并可形成鹿角形结石（图 138-2）。胱氨酸尿症是一种常染色体隐性遗传病，存在氨基二羧酸的小管转运缺陷。患者排出大量的胱氨酸、鸟氨酸、精氨酸和赖氨酸。胱氨酸有较低的溶解性（300mg/L），患者每天可排出 480 ～ 3600mg。

临床表现

肾石病典型的临床表现为尿路急性梗阻引起的肾绞痛。剧痛由侧腹部开始，然后放射到腹周至腹股沟、睾丸或阴唇（图 138-3）。当结石到达输尿管膀胱连接部时，常引起尿频和排尿困难。恶心和呕吐较常见。75% 的患者有镜下血尿，20% 或以下的患者有肉眼血尿。

鉴别诊断

各种引起腹部疼痛的疾病均可与肾绞痛相混淆。腹主动脉瘤或急性肠梗阻可引起腹部剧痛，但是这两种情形均无血尿。对于育龄女性，应通过检测血 β- 人绒毛膜促性腺激素除外异位妊娠。引起严重血尿的疾病可产生血块阻塞输尿管，类似于肾绞痛。偶尔，肾细胞癌可引起上述表现，但与肾小球相关的疾病不会产生足够的血尿引起尿路梗阻。

药物成瘾者可能为得到麻醉药品而自伤引起血尿。不幸的是，有肾石病史的患者也可诉肾绞痛之苦而试图得到麻醉药品。影像发现结石位于输尿管而不在肾可能有助于疾病的处理。

诊断方法

常规的诊断方法是获得影像学资料。肾、输尿管、膀胱的 X 线平片能显示大部分结石，但尿酸结石除外。泌尿系统超声检查无损伤性，能显示包括尿酸结石在内的所有类型结石，并能评估是否存在梗阻，然而不易发现输尿管结石。静脉肾盂造影能提供有关泌尿系结构和功能的信息，并显示梗阻的原因、地点和严重程度。非增强螺旋 CT 已经成为评价急性肾绞痛患者的标准放射学检查。CT 检查的时间较短，有极好的敏感性和特异性（分别占 96% 和 99%），避免了静脉注射造影剂的风险，并能发现存在与肾绞痛类似症状的泌尿系外疾病。然而，考虑到 CT 的高放射线暴露，对于儿童，超声检查仍然是首选的影像学检查方法。一旦肾石病的诊断成立，就应该按框 138-1 所列进行评估。

尽管有人建议对所有肾石病患者做进一步的代谢筛查，一般来说，对于结石病复发患者、那些肾钙质沉着症患者、首次结石形成并有中至高度结石复发危险的患者以及所有儿童患者，均应该收集 24 小时尿液以确立肾结石的危险因素。正常饮食情况下收集至少两次 24 小时尿标本是最理想的。应该化验的所有成分的正常值列于表 138-1。

处理和治疗

最佳治疗

肾绞痛急性期，治疗目标是缓解疼痛，治疗感染，确定结石的大小、部位以及是否有梗阻，促进排石。大部分直径在 4mm 或以下的输尿管结石能自然通过。直径大于 4mm 的结石自然通过率逐渐减少。对于脓尿、急性肾衰竭、顽固性疼痛、恶心或呕吐的患者，立即请泌尿系专家会诊是必要的。对于那些经保守治疗结石不能通过的患者和结石直径＞ 10mm 的患者，应该在泌尿科门诊治疗。进一步的治疗措施包括体外冲击波碎石、输尿管镜取石术或经皮肾切开取石术。

为了减少结石的复发，所有患者应进行非特异性治疗。尿量应该超过 2 升 / 天。已显示单独增加尿量能减少肾石病的复发，也显示一些饮食限制

图138-2　肾结石。

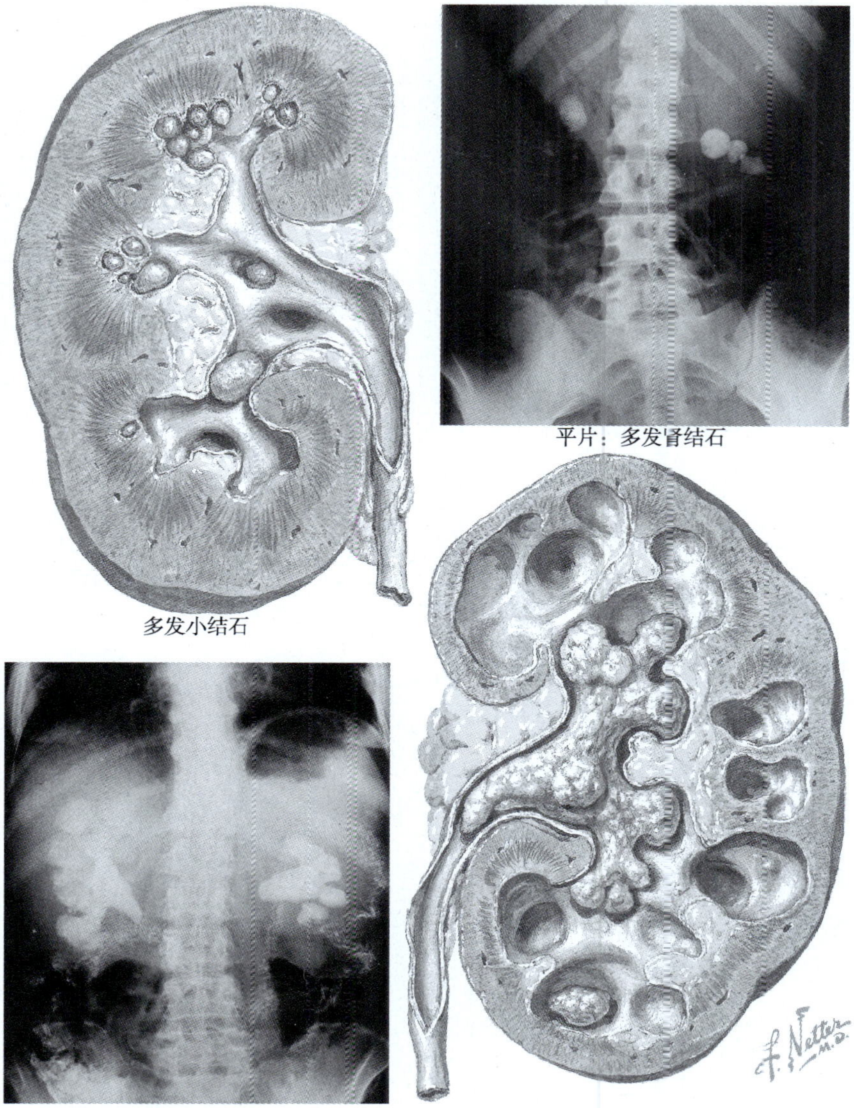

多发小结石

平片：多发肾结石

双侧鹿角样结石

鹿角样结石加小结石

能改变尿液的成分。对于结石患者，可推荐低蛋白饮食（每天 0.8g/kg），因为高蛋白饮食（每天 2.0g/kg）能增加尿酸和钙的排泄，并减少柠檬酸盐的排泄。大量的研究已证实高钠饮食会增加钠和钙的排泄，低钠饮食有相反的效果；因此，建议轻度限钠饮食（每天 2 ～ 3g）。为了防止肾结石而全面限制含钙的饮食是不可取的。研究已显示，正常钙盐摄入量的患者患肾石病的风险降低。这是因为钙可与草酸结合，降低肠道所吸收草酸的可用性。饮食上应该限制草酸的摄入。除了传统的方法，特殊的治疗方法可因病施治于反复结石患者。

钙盐结石

高尿钙症时，噻嗪类利尿药通过减少肠内钙的吸收并增加肾小管的重吸收，使尿钙排泄减少。肾漏综合征患者噻嗪类药物是首选用药，并且已显示对于特发性尿钙增多症患者在减少结石复发方面有效。加用柠檬酸钾可有助于避免相关的低血钾，而且有利于增加尿中柠檬酸的含量。对于原发性甲状旁腺功能亢进和肾石病患者可选择甲状旁腺外科治疗。低柠檬酸盐尿症时，碱性钾盐能显著地减少结石复发率。柠檬酸钾的剂量可从 15 ～ 30mEq、2 ～ 3 次 / 天增至每天 100mEq。由 I 型肾小管性酸中毒

图138-3 结石性尿路梗阻。

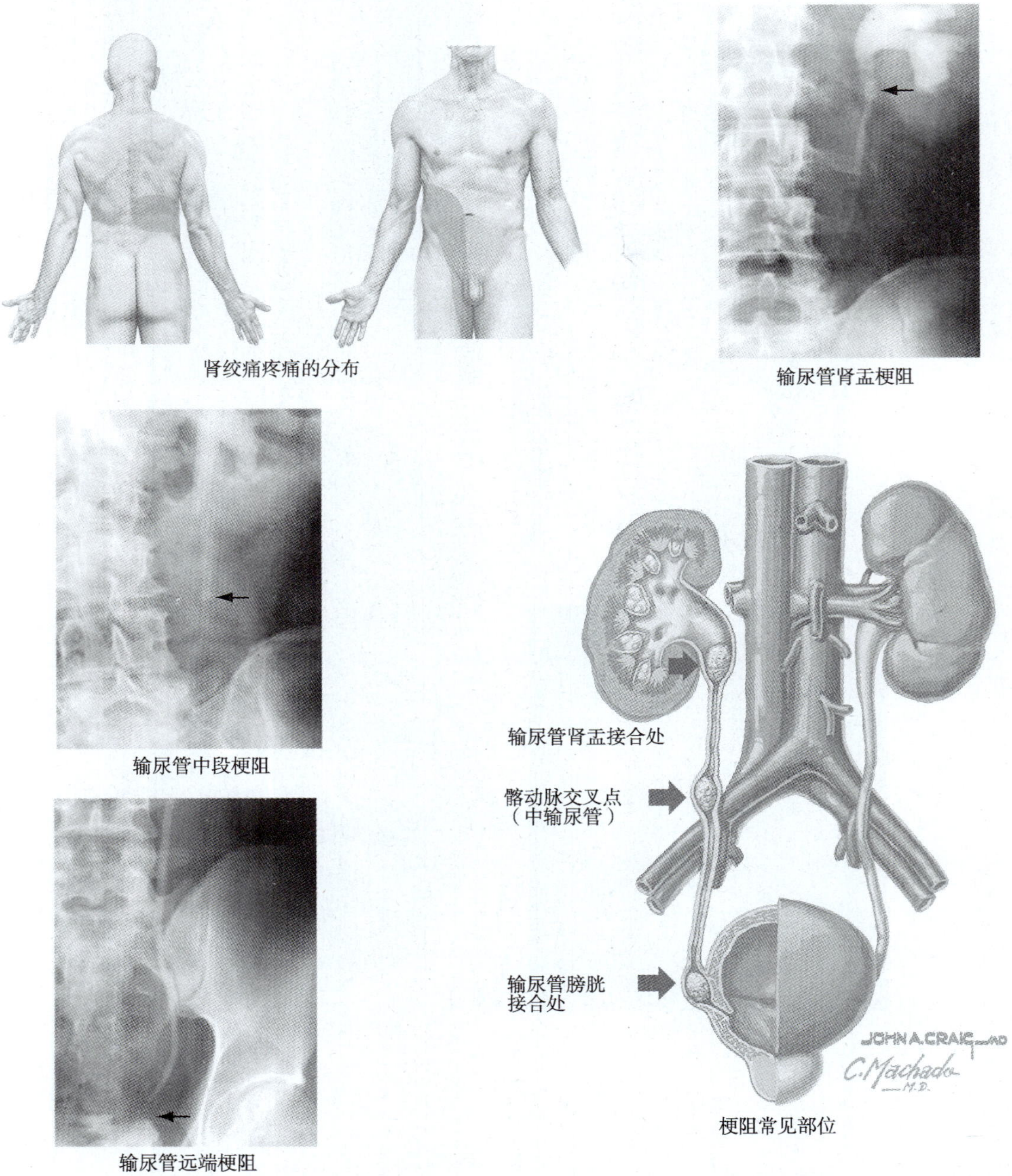

引起的磷酸钙结石，治疗目标是减少全身代谢性酸中毒，这可反过来减少骨吸收和尿钙排泄，增加柠檬酸盐尿。可用柠檬酸钾或碳酸氢钾，但常需大剂量。如果高尿钙症持续存在，可加用噻嗪类利尿药。控制草酸盐饮食和增加尿量可治疗原发性高草酸尿症。一些患者得益于维生素 B6 的治疗。对于肠源性高草酸尿，进餐时补充钙盐可与饮食中的草酸盐相结合。低脂饮食和可与胆汁酸结合的考来烯胺可减少草酸盐的吸收。由于腹泻引起的代谢性酸中毒患者，柠檬酸钾可起辅助治疗作用。对于高尿酸尿，限制含嘌呤的饮食和增加尿量为首选。若持续存在，应加用别嘌呤醇。

尿酸结石

保守治疗方法，包括增加尿量和限制含蛋白与嘌呤的饮食，可减少尿酸的过度饱和。用柠檬酸钾或碳酸氢钾碱化尿液，使 pH 值为 6.0 ~ 7.0，可帮助溶解现存的结石，并阻止复发。尽管饮食调整，

框 138-1　肾石病患者的评估
病史
结石病史
与结石病相关的内科疾病：
结节病、炎症性肠病、恶性肿瘤
家族史：发病年龄、肾石病类型
药物因素：髓袢利尿剂、茚地那韦
社会史：职业
饮食：液体、蛋白、嘌呤、钠、钙、草酸盐
实验室检查
结石分析
尿分析和尿培养
血清电解质、血尿素氮、肌酐、钙、磷、尿酸，如果钙升高检测甲状旁腺激素

Adapted from Bushinsky DA: Nephrolithiasis. J Am Soc Nephrol 9(5):918-924, 1998; and Monk RD: Clinical approach to adults. Semin Nephrol 16(5): 375-388, 1996.

表 138-1　正常 24 小时尿液值

量	＞ 2 ～ 2.5 升
钙	男性＜ 300mg，女性＜ 250mg
尿酸	男性＜ 800mg，女性＜ 750mg
草酸盐	＜ 40mg
柠檬酸盐	＞ 320mg
磷	＜ 1000mg
钠	＜ 200mEq
pH	5.0 ～ 7.0

Adapted from Monk RD: Clinical approach to adults. Semin Nephrol 16(5):375-388, 1996.

但如果尿 pH 值持续降低或高尿酸尿持续存在，可加服别嘌呤醇。

感染性结石

治疗目标是消除现有的含有产尿素酶细菌的结石，根治感染。醋羟胺酸，一种尿素酶产生抑制剂，已显示能减少结石生长率，但因为它的多种副作用而耐受性差。

胱氨酸结石

治疗目标是利用水合和碱化尿液(pH 6.5 ～ 7.0)，增加胱氨酸在尿中的溶解性。对于严重的患者，为减少胱氨酸的排泄，应使用螯合剂进行特异性治疗。

避免治疗错误

应用柠檬酸钾治疗钙盐结石的患者时必须谨慎。尽管证实这种治疗能减少结石复发，并且是低柠檬酸尿症患者的标准治疗方案，仍推荐收集 24 小时尿液来评价疗效。钙盐结石患者可能有一种以上的尿路危险因素。柠檬酸盐治疗可导致尿 pH 值明显升高。尽管尿柠檬酸盐可升高，但易于引发磷酸钙结石形成，尤其是在高尿钙症的患者。

文章中已经介绍了整体的治疗方案，但是要重点重申几点。尽管药物治疗在减少结石复发方面很有效，但应该避免过度应用，并应强调改变饮食的重要性，它也能减少肾结石复发，如增加液体摄取量和避免限制含钙饮食。为了减少高血钙，若有必要可使用大剂量噻嗪类利尿剂。因此，为了评价包括低钠血症、低钾血症、高尿酸血症在内的潜在副作用，要对患者进行一系列的监测。最后，考虑到与含钠药物治疗相关的高尿钙症，肾小管性酸中毒的患者应该避免应用碳酸氢钠。为了治疗相关的代谢性酸中毒和低柠檬酸尿症，应该使用柠檬酸钾或碳酸氢钾。

展望

在肾石病的外科治疗方面有许多进步，包括通过发明小口径内镜和改进输尿管鞘，提高到达肾不同部位的能力，减少输尿管的损伤。尽管外科治疗在肾石病治疗方面仍占主导地位，但在结石形成病理机制方面的深入研究可为其他治疗选择提供思路。对结石结构中晶体表面黏附力的测量，可能有助于阻止结晶聚集的药物研发。需要进一步研究的其他领域包括晶体结合分子（如透明质酸）在晶体留滞和增长中的作用。

（贺长江　译　宋志新　校）

参考文献

Bushinsky DA: Nephrolithiasis. J Am Soc Nephrol 9(5):917-924, 1998.
This comprehensive review of nephrolithiasis includes pathophysiology, etiology, and treatment guidelines.

Coll DM, Varanelli MJ, Smith RC: Relationship of spontaneous passage of ureteral calculi to stone size and location as revealed by unenhanced helical CT. AJR Am J Roentgenol 178:101-103, 2002.

The prospective study analyzed the rate of stone passage depending on stone size and location.

Curhan GC, Willett WC, Rimm EB, Stampfer MJ: Family history and risk of kidney stones. J Am Soc Nephrol 8:1568-1573, 1997.

The authors report on a study of the significance of family history on kidney stone formation in a cohort.

Parks JH, Coe FL: Pathogenesis and treatment of calcium stones. Semin Nephrol 16(5):398-411, 1996.

The authors review nephrolithiasis with a focus on specific treatments aimed toward the specific stone type and underlying etiology.

循证

1. Borghi L, Schianchi T, Meschi T, et al: Comparison of two diets for the prevention of recurrent stones in idiopathic hypercalciuria. N Engl J Med 346(2):77-84, 2002.

   This randomized trial compared the effects of a low-calcium diet with those of a normal-calcium, low-protein, low-sodium diet in patients with recurrent calcium stones. The trial demonstrated the benefit of a normal-calcium, low-protein, and low-sodium diet in decreasing the incidence of recurrent nephrolithiasis.

2. Chen MY, Zagoria RJ, Saunders HS, Dyer RB: Trends in the use of unenhanced helical CT for acute urinary colic. AJR Am J Roentgenol 173(6):1447-1450, 1999.

   This prospective study evaluated the potential uses of unenhanced helical CT in evaluating patients with typical renal colic and unspecified flank pain and verified the accuracy of uncontrasted CT for detection of nephrolithiasis.

3. Moe OW: Kidney stones: Pathophysiology and medical management. Lancet 367(9507):333-344, 2006.

   This in-depth review of nephrolithiasis concentrates on the pathophysiology and management of the disease. The authors focus on advances in genetics, medical and surgical interventions, and potential directions for further therapeutic options.

4. Monk RD: Clinical approach to adults. Semin Nephrol 16(5):375-388, 1996.

   The author presents a systematic review of the evaluation and medical treatment of nephrolithiasis.

5. Pearle M, Roehrborn C, Pak CYC: Meta-analysis of randomized trials for medical prevention of calcium oxalate nephrolithiasis. J Endourol 13(9):679-685, 1999.

   An analysis of 14 randomized, controlled trials investigated drug therapy for the prevention of renal stone recurrence. Drug therapy significantly reduced recurrent stone disease.

6. Verkoelen CF: Crystal retention in renal stone disease: A crucial role for glycosaminoglycan hyaluronan? J Am Soc Nephrol 17(6):1673-1687, 2006.

   The author discusses various proposed mechanisms involved in the development of nephrolithiasis.

Gerald A. Hladik

139

慢性肾脏疾病

引言

慢性肾脏疾病（chronic kidney disease，CKD）是一种常见病，美国人群中患病率约为 12%。广义的 CKD 是指肾功能损伤持续 3 个月以上，并根据肾小球滤过率（glomerular filtration rate，GFR）反映的肾功能受损程度进行分期（表 139-1）。1 期 CKD 是指患者 GFR 正常，但存在持续的尿沉渣异常，影像学检查证实肾结构异常，或者肾活检异常。单独的血清肌酐水平常不能准确反映 GFR，这导致诸如 MDRD（Modification of Diet in Renal Disease）、Cockcroft-Gault 等公式的常规使用。当根据血清肌酐浓度评估肾功能时应常规使用这些公式（表 139-2）。

在美国 5 期 CKD[终末期肾病 (end-stage renal disease，ESRD)] 患者的数量持续增多，2003 年患者数达 452 957。约 45% 的 ESRD 患者合并糖尿病。ESRD 患者中，约 70% 进行持续性透析，仅 30% 为有功能的肾移植患者。5 期 CKD 年发病率在近 15 年稳步增长后目前趋于稳定化，这可能归功于延缓 CKD 进展的措施实施，如控制高血压等。用于 ESRD 患者的花费持续增长，大约占总医疗支出的 7%。人口老龄化及糖尿病患者的增多，对 ESRD 患者的增多有显著影响，预计美国到 2030 年 ESRD 患者将达到 224 万。心血管疾病是 CKD 患者患病及死亡的最重要原因。ESRD 患者的预期寿命仅仅是同年龄、同性别、同种族对照人群的 16% ~ 37%。我们希望随着 CKD 的早期发现、纠正患病的危险因素并且及时治疗并发症，患者的预期寿命将会增加。

病因学和发病机制

根据美国肾数据系统统计，2003 年 ESRD 的常见发病原因如下：

- 糖尿病（36.2%）
- 高血压（24.5%）
- 肾小球肾炎（19.9%）
- 肾囊肿、遗传病或先天因素（6.7%）
- 间质性肾炎（4.7%）
- 肿瘤或肿物（0.9%）
- 混杂因素或不明原因（7.1%）

一旦 GFR 降至每分钟 50ml/1.73m^2 体表面积以下，肾功能将快速降低。在肾脏疾病膳食改良（MDRD）研究中，85% 的非糖尿病肾病患者 GFR 以平均每年 4ml/min 的水平持续降低。未予治疗的糖尿病肾病患者，GFR 降低速度可达每年 12ml/min。除外初始病因，在所有 CKD 患者中已识别有几种常见的病理和生理因素。肾小球内高压、入球小动脉舒张、血管紧张素 II 增多为部分原因的细胞外基质转换降低，三者相互作用促进肾小球和血管硬化、小管间质纤维化和进行性肾单位丢失。研究证实血管紧张素转换酶抑制剂（ACEI）和血管紧张素受体拮抗剂（ARB）不仅能降低血压，而且能降低肾小球内高压和减少小管间质纤维化。事实表明，这些药物能够减慢、在一些病例中甚至能够暂停肾衰竭的进展，降低死亡率。

慢性肾脏疾病中心血管疾病

ESRD 患者中心血管风险增高，目前认为这部分归因于前炎症状态。在血液透析患者中 C- 反应

表 139-1 慢性肾脏疾病的分期			
分期	描述	GFR [ml/(min · 1.73m²)]	治疗计划
1	肾损伤伴 GFR 正常或增加	≥ 90	合并症的治疗； 延缓肾病进展； 降低心血管病危险因素
2	肾损伤伴 GFR 轻度减低	60 ～ 89	评估进程
3	肾损伤伴 GFR 中度减低	30 ～ 59	评价和治疗并发症
4	GFR 严重减低	15 ～ 29	准备肾替代治疗
5	肾衰竭	< 15	肾替代治疗

GFR：肾小球滤过率

Modified from National Kidney Foundation: K/DOQI clinical practice guidelines for chronic kidney disease: Evaluation, classification, and stratification. Kidney Disease Outcome Quality Initiative. Am J Kidney Dis 39:S1-S266, 2002.

表 139-2 计算肌酐清除率和评估肾小球滤过率的方法	
方法	公式
Cockcroft-Gault 公式（传统单位）	$C_{cr}(ml/min)=\frac{[140-年龄(岁)]\times 体重(kg)\times[0.85(如果是女性)]}{72\times S_{cr}(mg/dL)}$
Cockcroft-Gault 公式（SI 单位）	$C_{cr}(ml/min)=\frac{[140-年龄(岁)]\times 体重(kg)\times[0.85(如果是女性)]}{S_{cr}(\mu mol/L)}$
四变量 MDRD 公式（传统单位）	$eGFR[ml/(min\cdot 1.73m^2)]=175\times S_{cr}(mg/dl)^{-1.154}\times 年龄(岁)^{-0.203}\times[0.742(如果是女性)]\times[1.21(如果是黑人)]$
四变量 MDRD 公式（SI单位）	$eGFR[ml/(min\cdot 1.73m^2)]=175\times[S_{cr}(umol/L)/88.4]^{-1.154}\times 年龄(岁)^{-0.203}\times[0.742(如果是女性)]\times[1.21(如果是黑人)]$

C_{cr}：肌酐清除率；eGFR：估计肾小球滤过率；MDRD：肾脏疾病膳食改良试验；S_{cr}：血清肌酐浓度；SI：国际标准。

蛋白升高率达 50%。与前炎症状态有关的因素包括肾对炎症细胞因子清除减少、代谢性酸中毒、氧化应激增强和容量负荷过重。其他因素，包括血液透析膜的影响和透析液中混有细菌产物（如脂多糖），也可能加速 ESRD 血液透析患者的动脉粥样硬化。最近，钙磷代谢紊乱作为心血管疾病和死亡的重要危险因素被广泛关注。血清中钙磷浓度升高可加速血管钙化，并且和 ESRD 人群的死亡率升高相关。

ESRD 前期的 CKD 患者也被证实有过重的心血管疾病负担。传统的危险因素（如高血压、血脂异常）和非传统意义上的危险因素（如血管钙化和慢性炎症），也能解释观察到的高死亡率。已发现 ACEI、ARB 和他汀类能够部分改善 CKD 患者的微炎症状态。阿司匹林和抗氧化剂（如维生素 E）的效果越来越难以确定。

临床表现

CKD 的临床表现取决于基础疾病和肾脏疾病所处的阶段。早期糖尿病肾病患者可能以无症状性微量白蛋白尿为主要表现，然而那些进展至肾病范围蛋白尿的晚期肾病患者常出现水肿，并且合并视网膜病变及神经病变。缺血性肾病患者多存在肾动脉及其他血管床杂音。临床评估高血压时患者常被诊断为 CKD，而且值得注意的是，肾实质疾病一直是继发性高血压的主要原因。成人多囊肾患者临床表现为腹部包块和高血压。家族史常显示存在常染色体显性遗传病。许多患者由于进行性贫血及氮质血症，存在疲劳等非特异性症状。不幸的是，CKD 患者的症状和临床表现常常是轻微的，直到 GFR 降至 5 ～ 10ml/min 时才引起注意，而到那个阶段尿毒症症状已变得明显（框 139-1），并且为了维持生命需要行肾替代治疗（renal replacement therapy，RRT）。

鉴别诊断和诊断方法

通过仔细询问病史和详细体检后 CKD 的病因经常是明确的（框 139-2；图 139-1）。患者如果有长期糖尿病和高血压病史，并且临床合并其他血管床终末器官损害（如视网膜病变），则糖尿病肾病的可能性极大。CKD 患者的评估应首先进行详细的尿沉渣检查及肾超声检查（图 139-2）。血清学研究，如抗核抗体、血清补体水平和蛋白电泳，特别有助于诊断系统性血管炎、蛋白尿、血尿的患者。为了明确诊断，需要肾病会诊及肾活检。

处理和治疗

最佳治疗

CKD 的治疗要因病施治。当患者显示为狼疮性肾炎时开始免疫抑制治疗。合并糖尿病的患者，要注意控制血糖。加强血糖控制能推迟甚至阻止从正常尿白蛋白排泄水平到微量白蛋白尿、临床蛋白尿、显性肾病这一过程。HbA1C 的理想水平是保持在 6% 左右。

积极控制心血管病危险因素（如血脂异常等）应该在所有 CKD 患者治疗之初就进行。低密度脂蛋白应该维持在低于 100mg/dl（2.6mmol/L）水平，如果存在或怀疑动脉粥样硬化，则维持低密度脂蛋白水平低于 80mg/dl（2mmol/L）。其他推荐措施包括戒烟和停止使用肾毒性药物，如非甾体类抗炎药、环氧化酶 -2 抑制剂、放射性碘剂等。

高血压的治疗

控制血压是当前有助于延缓 CKD 进展的重要且独立的治疗干预措施。理想的血压维持在 130/80 mmHg 以下，而 24 小时尿蛋白排泄超过 1g 的患者血压目标值应低于 120/80 mmHg。ACEI 或 ARB 是首选药，特别是对于有蛋白尿的患者。微量白蛋白尿的糖尿病患者即使血压正常，也应该采用 ACEI 或 ARB 治疗。在开始使用 ACEI 或 ARB 类药物后，如果血清肌酐升高不超过原水平的 30% 是可以接受的。有研究显示 CKD 3 期和 4 期的患者持

框 139-1 尿毒症综合征：临床改变
神经系统
木僵，昏迷
多神经炎
疲倦
癫痫
痴呆
运动肌无力
全身乏力
扑翼样震颤
睡眠障碍
头痛
痛性痉挛
不宁腿
胃肠道系统
胃痛
恶心、呕吐
胃炎
溃疡
厌食
血液系统
贫血
出血
心血管系统
心包炎
高血压
动脉粥样硬化
心肌病
水肿
舒张功能障碍
呼吸系统
胸膜炎
肺水肿
尿毒症肺
皮肤
瘙痒
黑色素沉着
伤口愈合延迟
指甲萎缩
骨骼疾病
骨营养不良
淀粉样变
甲状旁腺功能亢进
动力缺失性骨病
混合性
口渴
尿毒症恶臭
体重降低
低体温
勃起功能障碍

框 139-2 慢性肾脏疾病的鉴别诊断
A. 糖尿病肾病
B. 非糖尿病肾病
肾小球疾病
■ 自身免疫病
■ 全身性感染
■ 骨髓瘤相关肾小球疾病
血管疾病
■ 高血压性肾硬化
■ 缺血性肾病
小管间质疾病
■ 肾硬化
■ 慢性尿路梗阻
■ 慢性间质性肾炎
■ 严重缺血或肾小管中毒性损伤
■ 骨髓瘤管型肾病
囊性病
■ 常染色体显性多囊肾病
■ 髓质囊性病
结构异常
■ 肾发育不良
■ 梗阻性肾病

续应用 ACEI 治疗将有益于对肾的持久保护，因此 CKD 患者在可以的情况下应持续应用 ACEI。为避免高钾血症风险，ACEI 或 ARB 的每日剂量应从低剂量开始给予。在调试初始剂量时，应每 7 ～ 10 天测量一次血钾及血肌酐浓度，然后渐延长至每 2 ～ 3 个月一次。

大多数晚期 CKD 患者普遍需要 2 ～ 3 种以上降压药以使血压达到目标值。首选药物（图 139-3）治疗之初应逐步加用。同时也需要按照每个患者的需要采用个体化治疗方案，如对于心绞痛患者应用 β 受体阻滞剂。持续蛋白尿超过每天 500mg 的患者，联用 ACEI 和 ARB 除降压外还能获得其他益处。

贫血的纠正

大多数 CKD 3 至 4 期患者由于促红细胞生成素合成减少而逐渐出现正细胞正色素性贫血。贫血是 CKD 患者发生左心室肥大、入院及心血管情况恶化的危险因素。已证实 CKD 患者贫血的纠正可以提高生活质量。对于血红蛋白低于 11g/dL（110g/L）的患者推荐使用重组促红细胞生成素或，血红蛋白目标值为 11 ～ 12g/dL（110 ～ 120g/L）。特别注意的是血红蛋白不应超过 13g/dL（130g/L），心血管事件的风险提高与之相关。患者应同时给予铁剂治疗。

钙、磷与骨代谢

当 GFR 降至 60 ～ 80mL/min 以下时，肾磷的排出降低，导致高磷血症。这导致短暂的血钙降低，而 1,25-$(OH)_2$ 维生素 D 降低使钙吸收减少，加重低血钙。低钙血症、高磷血症及 1,25-$(OH)_2$ 维生素 D 缺乏均能导致继发性甲状旁腺功能亢进。尽管甲状旁腺素（PTH）升高能够使血钙恢复至正常范围，但这样同时会加剧骨转化。持续未治疗的甲状旁腺功能亢进将导致明显的骨骼疾病，以增加的骨转化和纤维化（名为纤维囊性骨炎）为特征（图 139-4；彩图 139-4）。骨代谢紊乱一旦发生，基本上是不可逆的。因此预防是最好的治疗策略。

继发性甲状旁腺功能亢进的治疗依赖于使用含钙的磷结合剂和维生素 D 类似物。近来 CKD 患者使用含钙的磷结合剂和维生素 D 类似物治疗，其动脉钙化的风险越来越受到关注。维生素 D 类似物也存在增加磷吸收的副作用，加重高磷血症。研究证实，虽然不是因果关系，血磷水平大于 3.5mg/dL（1.13mmol/L）和升高的心血管病死亡率是相关的。

限制饮食中磷的摄入一般来说对于防止高磷血症无效，因此通常必须口服磷结合剂，如碳酸钙或醋酸钙、司维拉姆和碳酸镧。使用含钙的磷结合剂时，为了避免钙超载，每日元素钙的总摄入量不应超过 2000mg。口服维生素 D 类似物（如骨化三醇、度骨化醇和旁卡西醇）能抑制 PTH 的分泌，并阻止肾性骨病的进展。治疗的目标值，CKD 3 期患者是甲状旁腺激素水平在 35 ～ 70ng/L，CKD 4 期患者维持在 70 ～ 110 ng/L，CKD 5 期患者维持在 150 ～ 300 ng/L。仔细监测，初始每 4 ～ 8 周一次，然后每 3 个月一次，对于防止高钙血症或过度抑制 PTH 的释放是重要的。血清钙和磷应分别维持在低于 9.5mg/dL（2.37mmol/L）及 4.7mg/dL（1.52mmol/L）。西那卡塞主要通过作用于甲状旁腺钙敏受体抑制 PTH 分泌，能够有效降低 ESRD 合并继发性甲状旁腺功能亢进患者的血清 PTH 浓度及血清磷浓度。该药物在前 ESRD CKD 患者能否优化骨骼及矿物质代谢尚未确定，有待进一步临床试验证实。

图 139-1 慢性肾衰竭的病因。

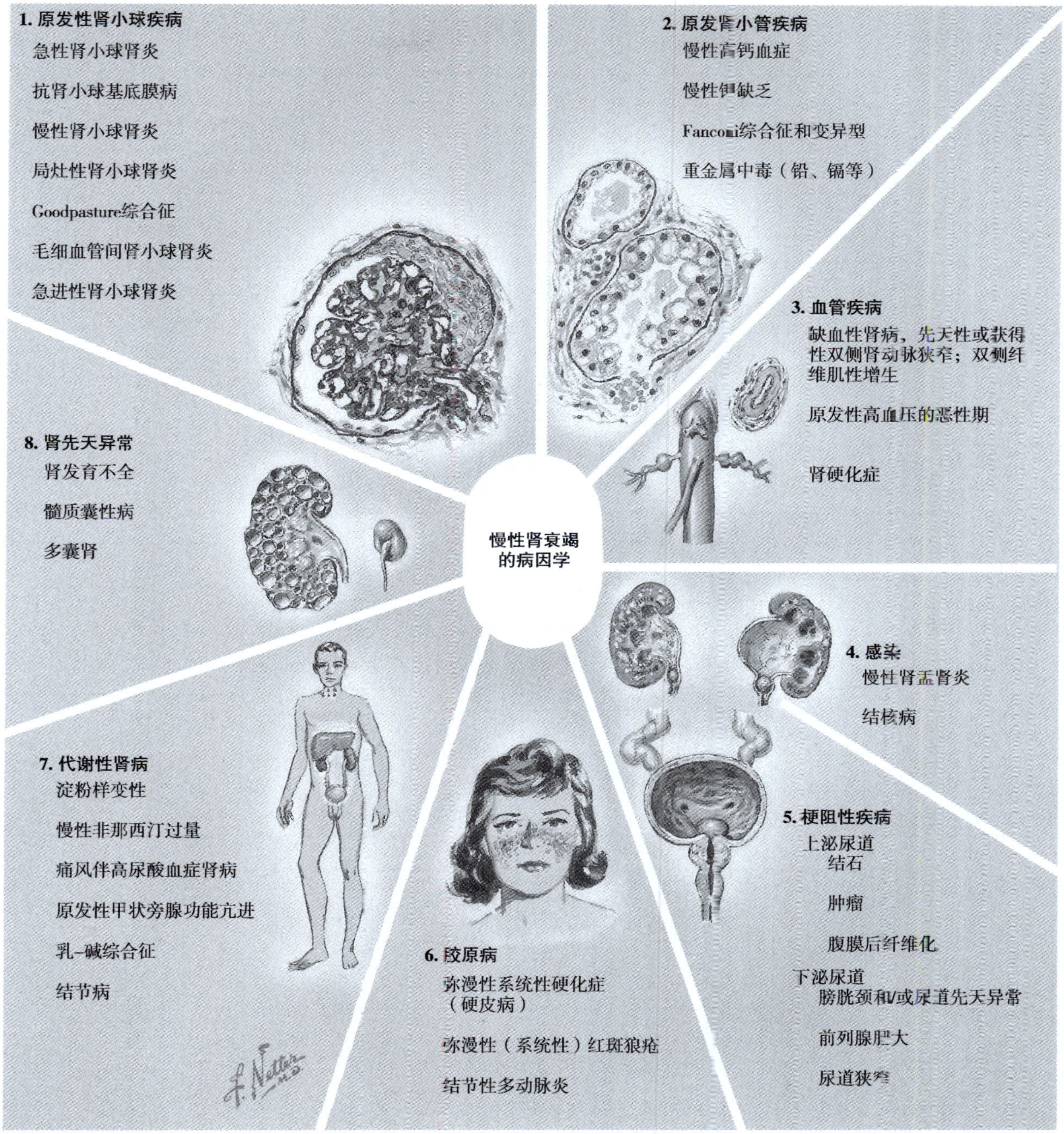

行肾替代治疗的准备

在患者开始透析至少 1 年前即应该讨论 RRT 的必要性，并选择透析方式。在决定适宜患者的透析模式时要同时考虑是否适合肾移植。选择腹膜透析（peritoneal dialysis，PD）的患者在开始透析前 3 ~ 4 周应行腹透管置入术。选择血液透析的患者应在 RRT 开始时拥有有效、永久的血管通路。天然动静脉瘘具备极好的长期通畅率，与其他类型的血管通路相比，一直有着最低的死亡风险。动静脉瘘成熟时间需要几个月，因此一旦患者血肌酐浓度达到或超过 4mg/dL（305μmol/L），或 GFR 降至低于每分钟 30ml/1.73m^2，就应当建立动静脉瘘。头静脉行切开术或静脉内插管可能影响瘘手术的成功。因

图139-2 慢性肾脏疾病的诊断。

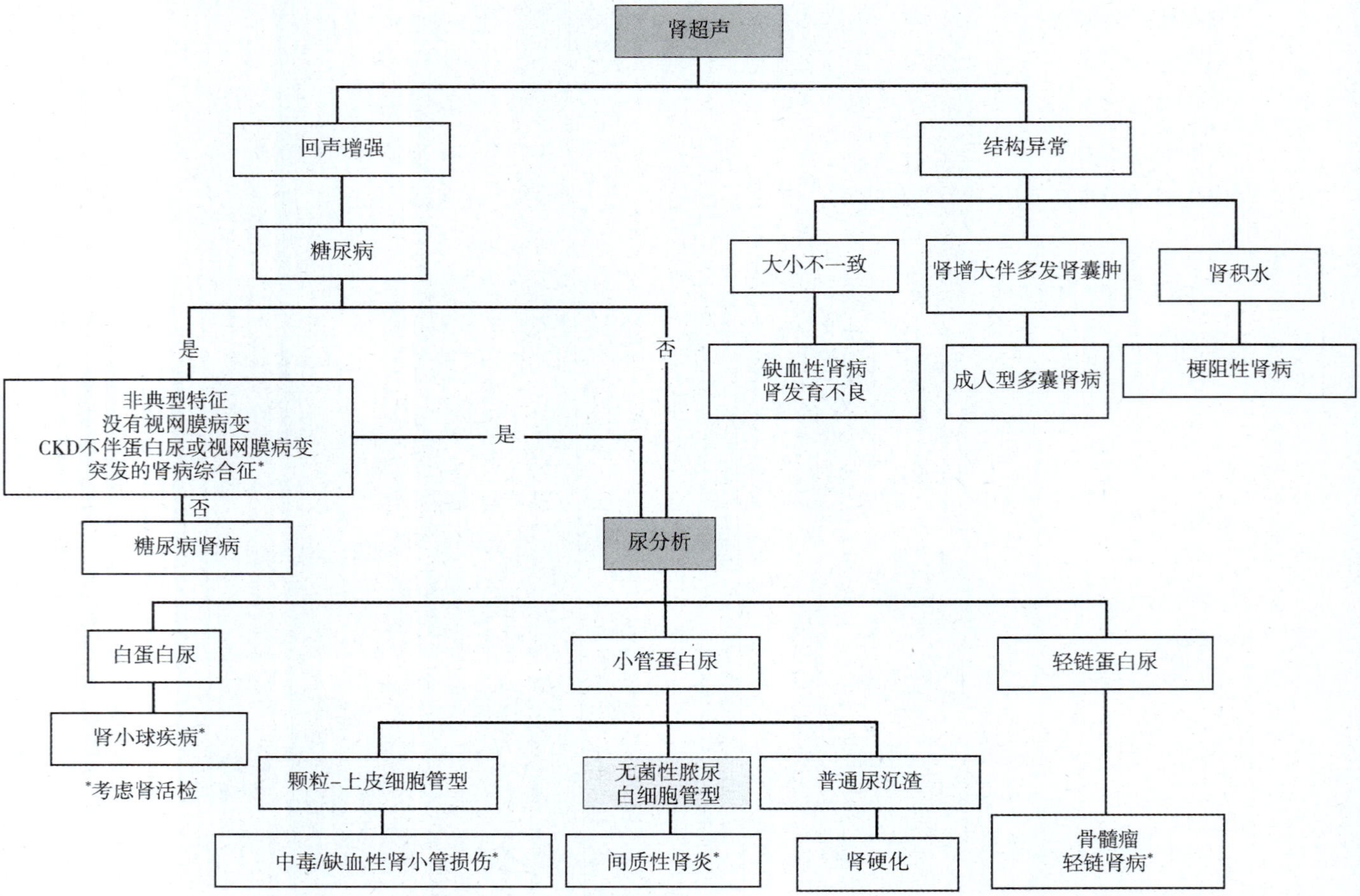

图139-3 慢性肾脏疾病高血压治疗的首选药物。

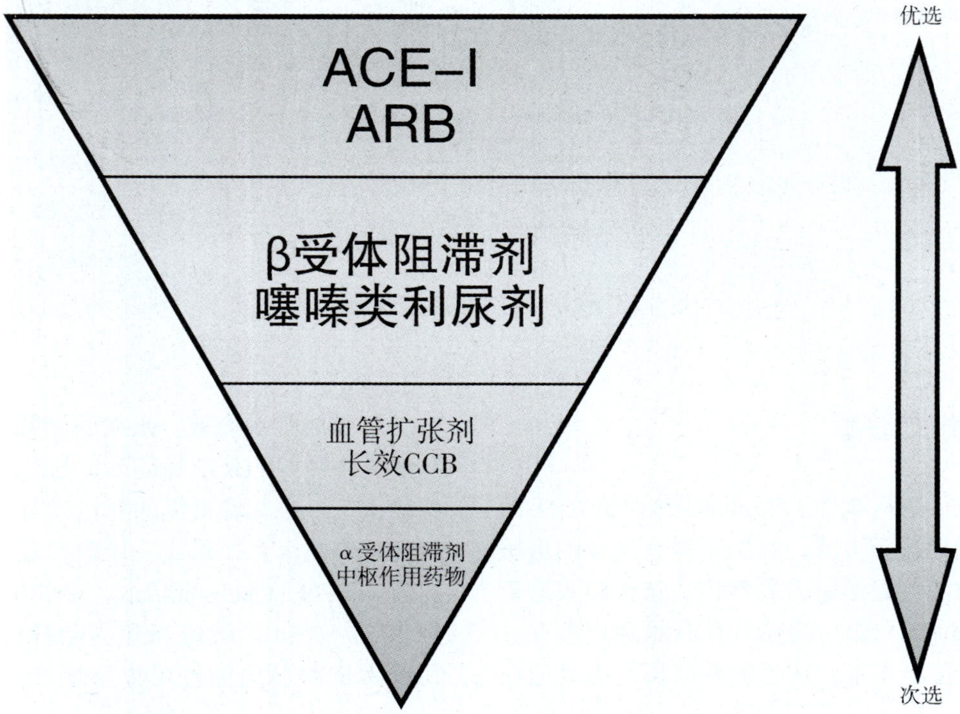

图139-4　慢性肾脏疾病的继发性甲状旁腺功能亢进中血管和软组织钙化。

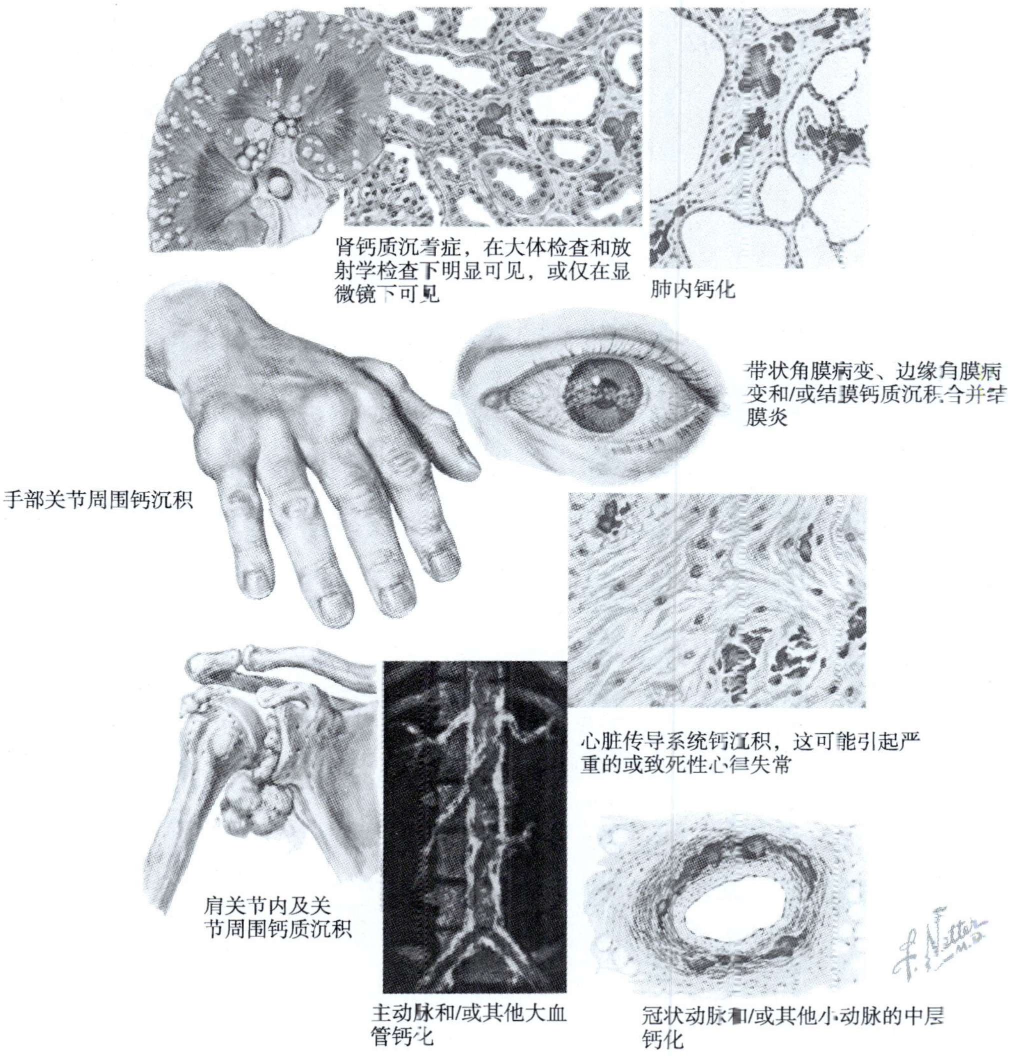

此，慢性肾衰竭患者的医生必须教育患者和医护人员，严格避免手部上方的静脉穿刺及静脉内插管，特别是在非惯用肢体。周围静脉插管及锁骨下静脉插管也能影响动静脉瘘的建立及功能，对CKD患者应禁行。如果需行中心静脉插管时，首选颈内静脉插管。

肾移植始终是大多数ESRD患者治疗的选择。在人群中与透析相比，肾移植将获得更多益处；通过移植，糖尿病患者可收获最大的生存益处。不管是先做肾移植还是短期透析后再做移植，都已证实对患者具有生存益处。这使得及早安排进展性CKD患者，促使确认潜在的活体供者变得非常重要。

透析开始的时机

美国肾疾基金会KDOQI（Kidney Disease Outcomes Quality Initiative）工作组建议当患者肾肌酐清除率降至每分钟$15ml/1.73m^2$以下时，应考虑行RRT。在尿毒症并发症出现之前，肾功能水平一般已经降低。然而如果患者无水肿，体重稳定，营养良好，完全缺乏尿毒症的症状和体征，仍可以延迟开始RRT的时间。早期开始透析治疗的观点是基于它可以改善患者死亡率的考虑，但是随后的研究并不支持该假设。在决定透析起始时间时，也应权衡另一些因素，如营养状态和生活质量等（表139-3）。一般而言，年轻患者和糖尿病患者如早些

表 139-3 决定透析开始时机的影响因素

肾清除	肌酐清除率＜ 15ml/(min · 1.73m^2)
	尿素清除率＜ 8ml/(min · 1.73m^2)
营养状态	饮食中每日蛋白质摄入＜ 0.8gm/kg（以 24 小时尿中尿素氮排泄为基础评估）*
	体重降低
	低白蛋白血症
充血性心力衰竭	未接受常规医疗干预措施
尿毒症症状	恶心、味觉异常、认知损害、瘙痒
尿毒症并发症	心包炎、周围神经病变、酸中毒、高钾血症
考虑生活质量	特别是老年人

* 估计饮食中蛋白质摄入 =6.25{24 小时尿中尿素氮 (g)+[30mg/kg × 体重 (kg)/1000mg/g]}

开始透析，将获得最大的利益。

避免治疗错误

在进展性 CKD 病程中，只要有可能，应尽量开始和维持使用 ACEI 和 ARB 类药物。每日一次给予这类药物，并结合饮食中限制钾的摄入及使用髓袢利尿剂，可以将高钾血症发生的风险降至最低。接受促红细胞生成素治疗的患者，应至少每月测一次血红蛋白水平，以维持合适的用药间隔时间，使血红蛋白维持在目标值范围。每次测量血清肌酐浓度时，都应评估 GFR，以便及时开始干预，如建立血管通路。

展望

尽管目前关于 CKD 发病机制的研究已经有相当的进展，但仍然需要进一步的研究阐明进行性肾单位丧失的发病机制。希望通过相关研究找到新的方法，以进一步阻止肾功能损害的进展。需要进一步阐明 CKD 人群中快速进展的心血管疾病的发病机制，以帮助建立新的治疗策略。矿物质和骨代谢的治疗仍在进展中，最佳治疗方法仍有待于确定。在关注骨代谢异常的同时，要注意其可能带来的不良心血管事件。最后，在 CKD 人群中，行心血管系统筛查和介入治疗的影响需进一步研究，以期最终能降低过高的心血管病死亡率。

（王 茹 译 王淑青 校）

参考文献

Levey AS, Coresh J, Balk E, et al: National Kidney Foundation practice guidelines for chronic kidney disease: Evaluation, classification, and stratification. Ann Intern Med 139:137-147, 2003.

This is an excellent summary of the National Kidney Foundation clinical practice guidelines.

National Kidney Disease Education Program. Available at: http://www.nkdep.nih.gov/professionals/gfr_calculators/idms_con.htm.

This website provides a tool for calculating estimated GFR using the MDRD equation.

National Kidney Foundation—Kidney Disease Outcomes Quality Initiative Clinical Practice Guidelines. Available at: http://www.kidney.org/professionals/kdoqi/guidelines.cfm.

This website provides the most comprehensive and updated compilation of practice guidelines for CKD patients.

循证

1. Brenner BM, Cooper ME, de Zeeuw D, et al; the RENAAL Study Investigators. Effects of losartan on renal and cardiovascular outcomes in patients with type 2 diabetes and nephropathy. N Engl J Med 345:861-869, 2001.
   This well-designed randomized placebo-controlled trial demonstrated the renoprotective effect of losartan beyond the effect of hypertension control.
2. Go AS, Chertow GM, Fan D, et al: Chronic kidney disease and the risks of death, cardiovascular events, and hospitalization. N Engl J Med 351:1296-1305, 2004.
   This article underscores the importance of progressive CKD as an independent risk factor for increased mortality and cardiovascular events.
3. Kestenbaum B, Sampson JN, Rudser KD, et al: Serum phosphate levels and mortality risk among people with chronic kidney disease. J Am Soc Nephrol 16:520-528, 2005.
   The authors present evidence for an association between increased serum phosphorus levels and mortality in the pre-end-stage kidney disease population.
4. Klahr S, Levey AS, Beck GJ, et al: The effects of dietary protein restriction and blood-pressure control on the progression of chronic renal disease. Modification of Diet in Renal Disease Study Group. N Engl J Med 330:877-884, 1994.

This large, well-designed trial did not document benefit of protein restriction on decreasing the rate of progressive renal failure; it is best known for validation of the MDRD equation for estimation of GFR in the CKD population.

5. Lewis EJ, Hunsicker LG, Bain RP, Rhode RD: The effect of angiotensin-converting enzyme inhibition on diabetic nephropathy. The Collaborative Study Group. N Engl J Med 329:1456-1462, 1993.

   This classic study demonstrated the salutary effects of ACE inhibitors in treating type 1 diabetes with overt nephropathy.

6. Nakao N, Yoshimura A, Morita H, et al: Combination treatment of angiotensin-II receptor blocker and angiotensin-converting-enzyme inhibitor in non-diabetic renal disease (COOPERATE): A randomised controlled trial. Lancet 361:117-124, 2003.

   This was the first well-designed clinical trial documenting that combination therapy with an ACE inhibitor and an ARB may be superior to either agent alone in slowing progressive renal failure in nondiabetic kidney disease.

7. National Kidney Foundation K/DOQI clinical practice guidelines for chronic kidney disease: Evaluation, classification, and stratification. Kidney Disease Outcome Quality Initiative. Am J Kidney Dis 39:S1-S266, 2002.

   This paper includes comprehensive evidence-based clinical practice guidelines for CKD patients.

8. Ruggenenti P, Fassi A, Ilieva AP, et al; the Bergamo Nephrologic Diabetes Complications Trial (BENEDICT) Investigators: Preventing microalbuminuria in type 2 diabetes. N Engl J Med 351:1941-1951, 2004.

   ACE inhibitors were shown to prevent onset of microalbuminuria in diabetic patients with hypertension and normoalbuminuria. It was not clear, however, whether this was due to an effect of the ACE inhibitor or to better blood pressure control in the ACE inhibitor group.

9. United States Renal Data System (USRDS) 2006 Annual Report. Atlas of End-Stage Renal Disease in the United States. Bethesda, National Institutes of Health, National Institute of Diabetes and Digestive and Kidney Diseases, Division of Kidney, Urologic and Hematologic Diseases, 2006. Available at: http://www.usrds.org/2006/ref/H_morte_06.pdf Accessed September 23, 2006.

   This is the most complete and authoritative database for characteristics and outcomes of CKD and end-stage kidney disease patients in the United States.

William F. Finn

140

急性肾损伤

引言

急性肾衰竭一词是指肾功能在数小时至数天内下降的各种情况。在重症患者中，肾功能下降导致血浆尿素和肌酐浓度持续增加、液体和电解质失衡、酸碱代谢紊乱和肾内分泌功能损害。

然而许多患者肾功能损害并不严重而且无明显肾衰竭。现已明确即使血清肌酐浓度（S_{Cr}）轻微升高，对长短期死亡率均有负面影响。因此，目前认为急性肾损伤（acute kidney injury，AKI）一词更为合适，AKI 可根据其严重程度进一步分期（表 140-1）。

由于 AKI 定义本身的不明确性，难以确定 AKI 的实际发病率。一种定义认为 S_{Cr} 升高 25% 以上或增加 0.5mg/dL，即考虑肾功能受损。S_{Cr} 升高超过基线水平 50% 以上或增加 1.0mg/dL，提示肾功能严重损害。

5% 的住院患者可发生获得性 AKI；缺血性损伤和接触肾毒性药物是主要原因。在重症监护病房的患者中，AKI 的发生率更高。当这些患者必须行透析时，其死亡率超过 50%。AKI 也可能从社区获得，全身血流动力学改变和泌尿道梗阻是其首要的原因。在所有患者中，由于慢性肾脏疾病（CKD）恶化的危险增加，CKD 患者更易发生 AKI。

病因学和发病机制

AKI 常分为肾前性、肾后性或肾性，根据肾损伤的直接原因，各种肾损伤可进一步分类。每种肾损伤都有不同的损伤机制。

肾前性急性肾损伤

肾前性 AKI 以全身或肾血流动力学紊乱引起的肾小球滤过率（GFR）下降为标志。严重脱水、失血或感染性休克所致的血容量绝对减少是肾前性 AKI 的常见原因。其他情况下，有效血容量的功能性而非绝对下降可导致肾功能急性改变。一些情况，如失代偿性肝病或充血性心力衰竭，肾前性 AKI 可并发肾血管阻力（renal vascular resistance，RVR）增加，导致肾血流量（renal blood flow，RBF）和 GFR 下降，使情况更为复杂。

在肝病的晚期，GFR 可能下降到需要血液透析疗法进行肾替代治疗（RRT）的程度。这常提示肝肾综合征（图 140-1）。除非纠正肝功能衰竭或行肝移植，否则总体预后差。由于心输出量减少和 RVR 增加，充血性心力衰竭患者可发生肾前性 AKI。肾前性 AKI 可使某些药物治疗更为复杂，尤其是利尿剂、血管紧张素转换酶抑制剂和非甾体抗炎药。在这些情况下，肾对内环境的变化产生反应。但是，如果严重或长期的 RBF 减少，可能发生缺血性损伤。

肾后性急性肾损伤

肾后性 AKI 可能源于尿路系统任何部位的梗阻（图 140-2），这在 AKI 中并不罕见。除孤立肾和由原发的肾实质疾病所致的明显肾功能受损患者外，必须是双侧输尿管梗阻才产生明显的临床异常。如果是部分梗阻，可能通过梗阻部位近端压力升高来维持尿流正常。结石、占位性病变、乳头坏死脱落可能引起输尿管梗阻。乳头坏死可并发镰状细胞病、糖尿病，并导致大量使用镇痛药。前列腺增生的男性患者更常见尿道梗阻。

表 140-1 急性肾损伤的分类和分期

分期	肌酐标准	尿量标准
1	血清肌酐升高≥ 0.3 mg/dL（≥ 26.4μmol）或自基线水平升高≥ 150% ~ 200%	< 0.5mL/(kg · h)，持续 6 小时以上
2	血清肌酐自基线水平升高> 200% ~ 300%（> 2 ~ 3 倍）	< 0.5mL/(kg · h)，持续 12 小时以上
3	血清肌酐自基线水平升高> 300%（> 3 倍）或血清肌酐≥ 4.0 mg/dL（≥ 354μmol/L）伴急性升高至少 0.5 mg/dL	24 小时尿量< 0.3 mL/(kg · h) 或无尿 2 小时

图 140-1 肝病中肾损伤。

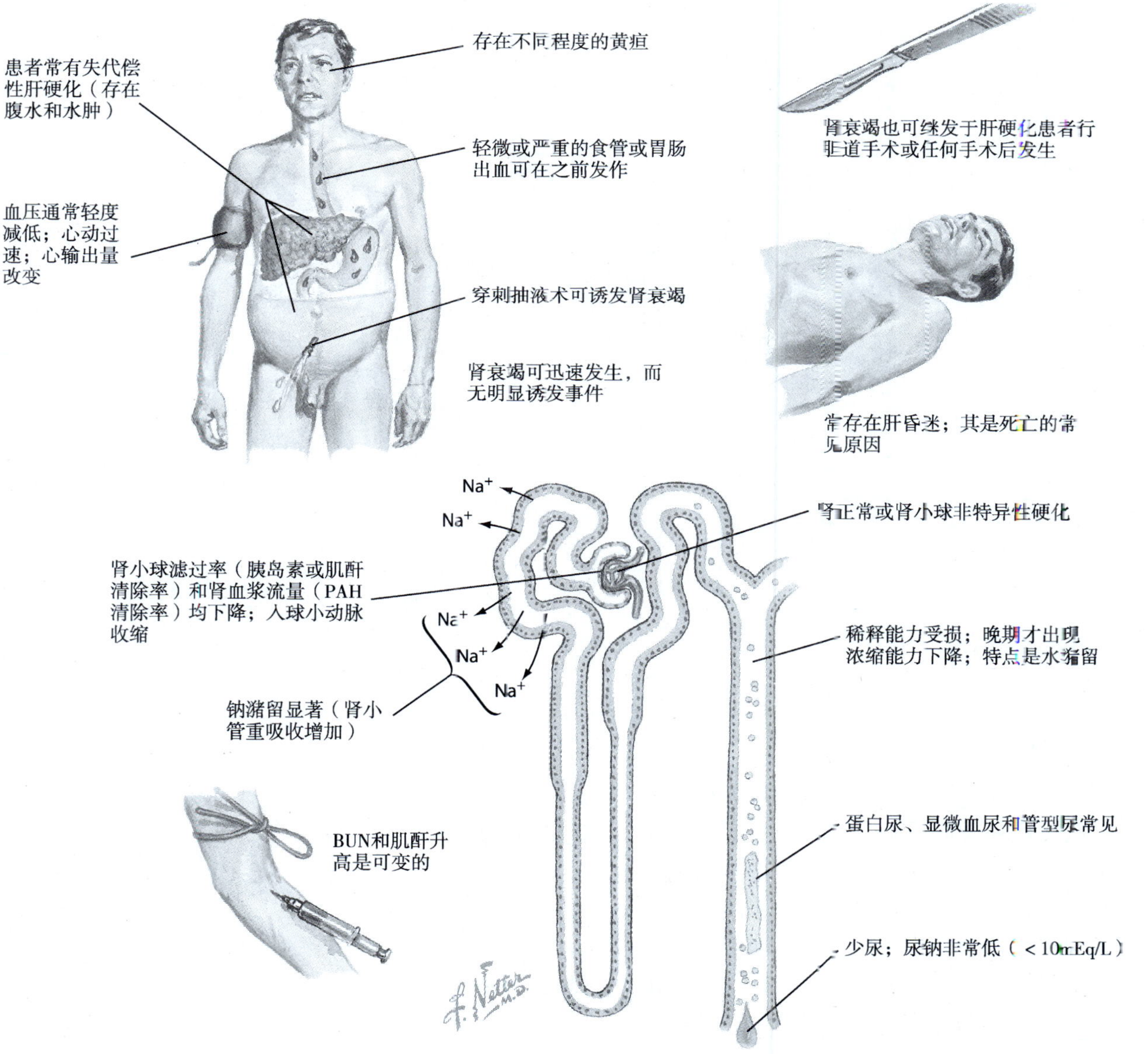

图 140-2 梗阻性尿路病：病因。

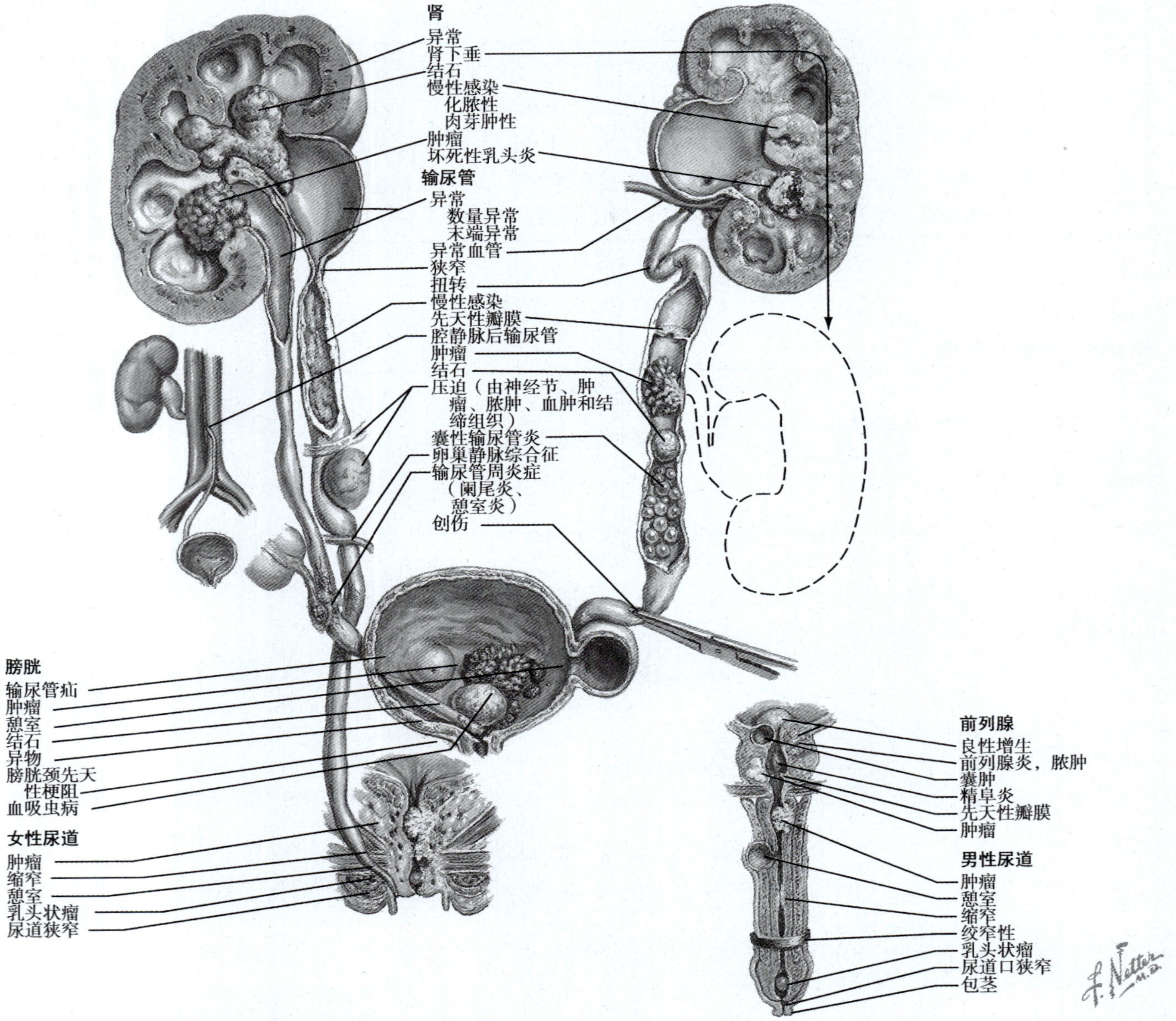

肾性急性肾损伤

与 AKI 相关的缺血和肾毒性损伤的发病机制是复杂的。在缺血性和肾毒性 AKI 时，肾小管上皮细胞受损，有些可能发生坏死或凋亡。严重肾小管损伤时，肾小管内碎片沉积可能阻碍小管液流动和挤压相邻的小管周毛细血管。肾小管上皮细胞坏死导致滤液反漏到肾间质。在多数情况下，RVR 增加和 RBF 减少。最后，肾小球毛细血管膜通透性可能发生改变，引起 AKI。损伤的肾有恢复的可能。最近的研究表明，肾小球毛细血管通透性的改变可能影响 AKI 的程度。

临床表现

AKI 的临床病程差异很大，从短暂的自限性肾功能损害到长期且危及生命的肾衰竭。典型的病程包括三个阶段：起始期、持续期和恢复期。起始期开始于特异性肾受损并持续直至肾功能发生异常。在起始期，从损伤到肾功能受损的时间取决于损伤的严重程度。持续期可出现少尿（尿量＜ 500ml/d）

或无尿（尿量＜100ml/d）。然而在某些情况下，虽然尿液质量差、GFR 严重降低、血液尿素氮（BUN）和 S_{Cr} 上升，但尿量仍然正常。典型情况下，持续期常持续 10 ～ 14 天，取决于肾损伤的性质，虽然有更长病程的报道。AKI 的最后阶段是恢复期。如果曾为少尿型患者，在数小时至数天，尿量可能以相对恒定的速率急剧增加。利尿的程度取决于患者的血容量，与持续期持续的时间呈负相关。在非少尿型患者，尿液质量而不是尿液数量的改善预示着恢复。在恢复后期，肾小球和肾小管功能恢复，肾功能逐渐恢复到或接近以前的水平。肾功能完全恢复的可能性受多种因素影响。不良的预后指标包括曾患肾脏疾病、肾损伤患者为高龄和持续少尿。高达 10% ～ 15% 的患者肾功能未能恢复到正常水平，近 1/3 的患者发展为慢性肾脏疾病。

鉴别诊断

在 AKI 中，缺血性损伤和暴露于肾毒性药物占了相当大的比例，这些情况可使肾功能急剧下降。引起 AKI 的病变可累及部分或全部肾组织，包括肾小球、肾小管、间质和血管（框 140-1）。

由于长时间动脉血压降低和 RBF 下降而引起的肾前性 AKI 持续发作，可能演变为以肾小管损伤为主的缺血后 AKI。由于严重缺血，肾小球损伤和皮质坏死可能使临床表现更为复杂。皮质坏死也可能源于肾小球内微血栓，如发生于溶血尿毒症综合征或其他类型的血栓性微血管病（图 140-3）。其他导致横纹肌溶解症和肌红蛋白尿的挤压性创伤可引起缺血后 AKI。导致 AKI 的非创伤性横纹肌溶解症可能是处方药和非处方药的副作用，包括降胆固醇药物和可卡因。热应激也可能导致横纹肌溶解症。

AKI 与溶血和血红蛋白尿有关。已证实许多物质（异源物质）可引起严重的肾损伤。最常见的导致肾毒性 AKI 的是药物，包括抗生素（特别是氨基糖苷类）、抗真菌和化疗药物、诊断试剂（如碘造影剂）、环境物质（包括有机溶剂和重金属）。镇痛药、某些抗生素、利尿剂可能与弥漫性急性间质性肾炎有关，因为有变态反应的证据，因此与缺血后和肾毒性 AKI 不同。少见的肾性 AKI 发生于多发性骨髓瘤，其轻链蛋白及尿酸沉积在肾小管，导致肾病的发生。

框 140-1　急性肾损伤的病因

肾血管性疾病
肾动脉闭塞
　血栓栓子
　粥样硬化栓子
　血栓形成
　主动脉夹层动脉瘤
　肾动脉狭窄
　血管炎
肾静脉血栓形成
　脱水（婴儿）
　高凝状态
　肿瘤

肾皮质疾病
双侧皮质坏死
　产科意外
　胎盘早剥
　前置胎盘
革兰阴性败血症
缺血
超急性肾移植排斥反应
胃肠炎（儿童）

急性肾小管间质疾病
急性肾盂肾炎
急性过敏性间质性肾炎
低钾性肾病
高钙血症
急性尿酸性肾病
多发性骨髓瘤

急性肾小球疾病
急性肾小球肾炎
　感染后肾小球肾炎
　细菌性心内膜炎
　过敏性紫癜
　变应性血管炎
急进性肾小球肾炎
　系统性红斑狼疮
　Wegener 肉芽肿
　Goodpasture 综合征

血栓性微血管病
血栓性血小板减少性紫癜
溶血尿毒症综合征
硬皮病
恶性高血压

肾髓质疾病
双侧乳头坏死
滥用止痛剂
镰状细胞病
糖尿病

尿路梗阻
肾内异常
输尿管梗阻
膀胱或尿道疾病

缺血后急性肾损伤

肾毒性急性肾损伤

图140-3 溶血尿毒症综合征。

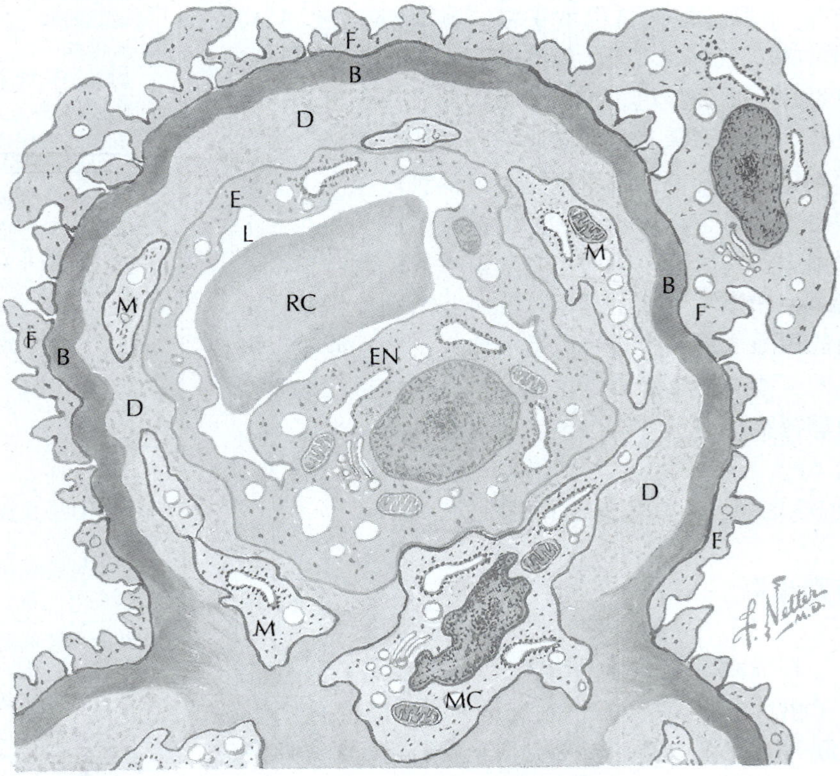

血管内凝血、溶血尿毒症综合征和血栓性微血管病

电子显微镜的常见发现：内皮下间隙可见沉积物（D）和系膜细胞胞质突（M）；内皮（E）肿胀；系膜（MC）和内皮细胞（EN）均含许多液泡和扩张的粗面内质网；管腔（L）狭窄（可呈裂隙状）；红细胞（RC）可有可无；基底膜（B）常皱缩；上皮足突（F）部分融合。

诊断方法

AKI 的诊断需要详细和系统性的方法来鉴别和处理潜在的可逆性病因。详细地询问病史和体格检查后，进一步明确病因应进行血、尿检查。尿液检查包括对尿沉渣镜检和电解质的检测。肾前性和肾后性 AKI 患者尿沉渣镜检通常正常，除了存在透明管型。在肾性 AKI，尿沉渣镜检常可发现异常，如粗大棕色颗粒管型、游离肾小管上皮细胞和管型、白细胞和红细胞。

尿钠浓度和渗透压有助于将肾前性肾衰竭与肾脏疾病引起的 AKI 进行鉴别。在肾前性 AKI 时，钠排泄分数（FE_{Na}）和尿素低，尿渗透压和比重均高。尿液肌酐 / 血浆肌酐比值（U/P_{creat}）通常高于 20 ：1。在缺血后和肾毒性 AKI 时，尿钠高，尿渗透压和比重接近于血浆，U/P_{creat} 可能低于 20∶1。肾性 AKI 有高 FE_{Na}，通常大于 1%，常超过 3%，这有助于将它与肾前性 AKI 进行鉴别。血浆电解质、BUN 和 S_{Cr} 的检测可提示 AKI 的严重程度。尿液中可能出现小管水通道蛋白和钠转运蛋白 NHE-3。

由于迅速诊断肾后性 AKI 的重要性，肾超声检查被强烈推荐用于早期 AKI 的评估。偶尔行腹部 X 线平片检查以发现尿路结石。如果怀疑 AKI 的诊断或怀疑全身性疾病，应行肾活检以指导治疗。

处理和治疗

最佳治疗

一旦疑诊AKI，其处理和治疗应予特别关注。首先，对于CKD患者，需要对发生AKI的风险进行评估，并随之采取适当的措施减少风险。第一步是使用来源于肾脏疾病膳食改良研究中的公式，估算基线GFR。单独使用S_{Cr}是不可靠的。AKI的风险在3期CKD（GFR 30～60 ml/min）、4期CKD（GFR 15～30 ml/min）、5期CKD（GFR＜15 ml/min）逐步增加。必须以此为基础，调整肾毒性药物（如氨基糖苷类抗生素）的剂量及给药间隔，并补充血容量或纠正全身血流动力学。预防对于防止造影剂肾病（contrast-induced nephropathy，CIN）的重要性是显而易见的，CIN在医院获得性肾衰竭的病因中位居第三位。在一般人群中，CIN的发病率约为3%。在包括CKD、糖尿病或二者均有的高危患者中，CIN的危险高达50%。尽管肾功能下降常是可逆的，但与死亡率的增加有关。

当发生 AKI 时，需即刻确定所有潜在的可逆原因并予纠正。在肾前性 AKI 时，通过补充血容量纠正异常循环，可使肾功能恢复。在所有患者中，必须停用肾毒性药物。对于未能快速恢复的轻微 AKI 患者，常需保守药物治疗。保守治疗包括仔细监测液体和电解质的摄入，对于并非危及生命的高钾血症和代谢性酸中毒，分别使用钾结合树脂和碳酸氢钠。对于补充血容量后持续少尿的患者，常使用袢利尿剂，虽然袢利尿剂与死亡率改善和肾恢复无关，但可能与更短期的 RRT 有关。有确切证据提示，"肾剂量"或"低剂量"多巴胺对任何原因引起的 AKI 没有预防作用，对是否需要透析或死亡率也无影响。

使用 RRT 常常是必需的，这包括间歇性血液透析（intermittent hemodialysis，IHD）或连续肾替代治疗（continuous renal replacement therapy，CRRT）。与IHD相比，CRRT更有利于肾功能的恢复，但死亡率相似。根据发表的报告，与隔日治疗相比，每日 IHD 与生存率改善有关；然而，目前的建议是每周至少进行 3 次透析，并监测透析是否充分以确保达到清除和超滤的目标。几乎没有指标能有助于预测 AKI 的严重程度或预后；然而，为了保存肾功能和避免严重的并发症，必须及时诊断和积极治疗。

避免治疗错误

在 AKI 病程中，监测尿液质量的连续变化而非尿量往往更有价值。这样，可以通过 U/P_{creat} 比值增加和 FE_{Na} 下降来观察肾小管功能的恢复。有时，恢复延迟是由于超滤液生成过多和血管内血容量下降导致血容量减少的叠加结果。在 AKI 患者中，由于肾损伤而无法通过降低 RVR 来代偿，血压下降可能导致 RBF 成比例下降。为了避免更多的损害，选择可最大程度减小透析时低血压危险的透析方法是非常重要的。这应是整体透析方案的一部分，方案中还应包括营养支持计划。重要的是要记录透析液量，并与计划透析量比较，以避免未被认识的透析不足和营养不良。

展望

AKI 患者死亡率居高不下和许多存活的患者肾功能难以恢复到正常，使人们将肾损伤的反应机制放在了重要位置。研发兴趣主要集中于一个或多个判断 AKI 的生物标志物。这些生物标志物包括肾损伤分子 -1（KIM-1）、中性粒细胞明胶酶相关脂质运载蛋白（NGAL）、尿白细胞介素 -18（IL-18）。寻求改善存活率的药物治疗大部分都以失败告终。有关细胞周期细节的深入研究和应用分子生物学工具可能最终研发出保护肾免受损害或促进其全面恢复的药物。越来越多的证据表明，至少有三个机制有助于肾的再生。这些机制包括：肾小管上皮细胞能够分化、增殖并重新填充肾小管；肾特定的原始生干细胞可能具有相同的功能；更新的资料提示骨髓干细胞可能有助于肾实质的再生。

（郝雁红　译　吴寿岭　校）

参考文献

Bell M, Granath F, Schön S, et al: Continuous renal replacement therapy is associated with less chronic renal failure than intermittent haemodialysis after acute renal failure. Intensive Care Med 33(5):773-780, 2007.

The authors suggest that recovery from AKI is improved with continuous versus intermittent hemodialysis.

Friedrich JO, Adhikari N, Herridge MS, Beyene J: Meta-analysis: Low-dose dopamine increases urine output but does not prevent renal dysfunction or death. Ann Intern Med 142(7):510-524, 2005.

The authors present definitive data concerning the controversial use of low-dose dopamine for AKI.

Kale S, Karihaloo A, Clark PR, et al: Bone marrow stem cells contribute to repair of the ischemically injured renal tubule. J Clin Invest 112(1):42-49, 2003.

This article introduces the concept that stem cells—in addition to tubular epithelial cells—contribute to the recovery from renal ischemic injury.

Kellum JA, Mehta RL, Angus DC, et al: ADQI Workgroup. The first international consensus conference on continuous renal replacement therapy. Kidney Int 62(5):1855-1863, 2002.

The authors discuss the indications for and advantages of continuous versus intermittent renal replacement therapy for AKI.

Nguyen MT, Devarajan P: Biomarkers for the early detection of acute kidney injury. Pediatr Nephrol, March 30, 2007 [ePub ahead of print].

This is an excellent discussion of the ideal properties of renal biomarkers with emphasis on NGAL, Cystatin C, KIM-1, and IL-18.

Schiffl H, Lang SM, Fischer R: Daily hemodialysis and the outcome of acute renal failure. N Engl J Med 346(5):305-310, 2002.

This article represents an early proponent of daily hemodialysis for AKI.

Trof RJ, Di Maggio F, Leemreis J, Groeneveld ABJ: Biomarkers of acute renal injury and renal failure. Shock 26:245-253, 2006.

This article presents an extensive review and categorization of a broad range of renal biomarkers with a discussion of the corresponding pathophysiology.

循证

1. Bellomo R, Ronco C, Kellum JA, et al: Acute renal failure—definition, outcome measures, animal models, fluid therapy and information technology needs: The Second International Consensus Conference of the Acute Dialysis Quality Initiative (ADQI) Group. Crit Care 8(4):R204-R212, 2004.
   The authors provide consensus statements for the physiologic and clinical principles for defining acute renal failure, selection of animal models, methods of monitoring fluid therapy, and choice of physiologic and clinical end points for trials.
2. Chertow GM, Burdick E, Honour M, et al: Acute kidney injury, mortality, length of stay, and costs in hospitalized patients. J Am Soc Nephrol 16(11):3365-3370, 2005.
   The authors describe the effects of AKI on in-hospital mortality, length of stay, and costs associated with AKI.
3. Mehta RL, Kellum JA, Shah SV, et al: Acute Kidney Injury Network (AKIN): Report of an initiative to improve outcomes in acute kidney injury. Crit Care 11(2):R31, 2007 [ePub ahead of print].
   The authors propose uniform standards for the diagnosis and classification of AKI.

Patrick H. Nachman · Ronald J. Falk

141

肾小球肾炎

引言

肾小球肾炎是一种典型的肾小球炎症性损伤，导致血尿、蛋白尿、水肿、高血压和氮质血症。多数肾小球疾病有相同的临床表现，但各自又具有不同的病理特征、自然史和治疗反应。例如，无症状镜下血尿是几种不同病理类型的结果，最常见的是薄基底膜肾病和 IgA 肾病。因此，首先判断肾小球疾病的临床分类，然后分析每组疾病的不同，对评估肾小球肾炎的患者是有利的，如框 141-1 所描述。

病因学和发病机制

肾小球肾炎有几个发病机制。最常见的是免疫复合物形成，其沉积在肾小球基底膜或系膜导致肾小球炎症性损伤。免疫复合物启动许多炎性途径，尤其是补体激活、细胞因子和趋化因子的产生和释放。循环中的炎症细胞，包括中性粒细胞、单核细胞、淋巴细胞，浸润到肾小球和肾小管间质周围。肾小球内免疫复合物的形成可通过下列三种基本方式：循环免疫复合物的沉积（如狼疮性肾炎），抗原的沉积和随后原位免疫复合物的形成（如围传染性疾病），或者循环中的抗体对肾小球固有成分的反应（如抗肾小球基底膜肾病）（图 141-1；彩图 141-1）。肾小球系膜细胞对损伤的反应是细胞外基质的增生、产生和沉积，最终肾小球瘢痕化。肾小球内皮细胞是一些疾病损伤的靶标，如溶血尿毒症综合征和血管炎等。

遗传性肾炎是 IV 型胶原基因突变的结果，包括 Alport 综合征和薄基底膜肾病。从遗传上看，Alport 综合征可能是 IV 型胶原 $\alpha5$ 链突变的结果（X 连锁传递），或者是与常染色体显性或隐性遗传模式有关的 $\alpha3$ 或 $\alpha4$ 链突变的结果。一种比较常见的常染色体显性遗传病——薄基底膜肾病，也是与 $\alpha3$ 或 $\alpha4$ 链突变有关。虽然两种疾病都表现为无症状性肾小球血尿，它们又各自有自己的病程。薄基底膜肾病（也称良性家族性血尿）长期预后良好，Alport 综合征则会导致肾功能逐渐下降。一些家族性 Alport 综合征会出现感觉神经性耳聋、眼部异常、智力障碍及平滑肌瘤病。

临床表现

肾小球肾炎的临床表现与病理类型有关，病理损伤越严重，疾病表现越严重。有些患者表现为无症状性血尿和反复发作性肉眼血尿。血尿是指离心后尿沉渣镜检每高倍视野红细胞超过 3 个，可分为肾小球源性和非肾小球源性（图 141-2）。红细胞通过肾单位时受到化学应力的作用导致红细胞形态发生改变，形成异形红细胞。棘红细胞（米老鼠细胞）是肾小球性血尿最具特征性的。红细胞管型伴有其他管型尿和蛋白尿，多提示肾小球源性血尿（非尿路来源性血尿）。

无症状性血尿的常见原因列于框 141-1。IgA 肾病患者表现为三个综合征之一。大约一半患者有肉眼血尿史，与上呼吸道感染有关，可反复发作，以后可出现咽炎、发热和重劳顿感。患者通常无症状，高血压和外周水肿不常见。无症状镜下血尿伴蛋白尿是第二常见的表现，与长期预后较差有关。第三个表现是血管炎综合征的一部分——过敏性紫癜，最常发生于儿童。IgA 肾病的感染后肾炎综合

框 141-1 各种肾小球肾炎的临床表现

无症状镜下血尿
- 薄基底膜肾病
- IgA 肾病
- 系膜增生性肾小球肾炎（GN）
- Alport 综合征

复发性肉眼血尿
- 薄基底膜肾病
- IgA 肾病
- Alport 综合征

急性肾炎
- 急性弥漫性增生性 GN
- 链球菌感染后 GN
- 葡萄球菌感染后 GN
- 局灶或弥漫增生性 GN
- IgA 肾病
- 狼疮性肾炎
- 膜增生性 GN

急进性肾炎
- 新月体性 GN
- 抗肾小球基底膜（GBM）GN
- 免疫复合物性 GN
- 抗中性粒细胞胞质自身抗体（ANCA）GN

肺 - 肾血管炎综合征
- Goodpasture（抗 GBM）综合征
- 免疫复合物性血管炎
- 狼疮性肾炎
- ANCA 血管炎
  - 显微镜下多血管炎
  - 韦格纳肉芽肿
  - Churg-Strauss 综合征

肾 - 皮血管炎综合征
- 免疫复合物性血管炎
- ANCA 血管炎
- 冷球蛋白血症
- 过敏性紫癜

慢性肾衰竭
- 慢性硬化性 GN

征与链球菌感染后肾小球肾炎不同，因为前者仅发生在感染后 1 ～ 2 天，而链球菌感染后肾小球肾炎发生在感染后 10 ～ 14 天。

急性肾小球肾炎患者通常表现为突然出现的蛋白尿、血尿，以及尿沉渣包含异形红细胞、红细胞管型和细胞碎片。患者通常有水肿、高血压、少尿和肾功能不全。最严重的可表现为急进性肾小球肾炎（rapidly progressive glomerulonephritis，RPGN），血肌酐浓度在数天至数周内迅速升高，导致严重的肾功能不全。在结构上，RPGN 通常是肾小球上皮细胞和单核巨噬细胞在鲍曼囊内增殖形成肾小球新月体。新月体不能提示肾小球损伤的特异性原因，但可能是许多不同发病机制的结果。

各种急性肾炎，包括 RPGN，可能都是链球菌或葡萄球菌感染的结果或是免疫性疾病的结果。疾病的特点是突然出现水肿和少尿，伴严重蛋白尿和血尿（图 141-3）。高血压、心脏扩大、肺水肿使临床病程更为复杂。在西方国家，导致感染后肾小球肾炎的感染类型已发生改变，因此有潜在免疫受损状态的患者，包括肝硬化、恶性肿瘤和移植，肾小球病变的发生与各种革兰阴性菌有关。

最近，丙型肝炎病毒被认为在 I 型膜性增生性肾小球肾炎和冷球蛋白血症的发病机制中具有作用。混合性冷球蛋白临床综合征的特点是紫癜、乏力、关节痛以及肾小球疾病（在某些病例）。

系统性红斑狼疮（SLE）是与免疫损伤有关的急性肾炎的典型原因。狼疮肾的特征性损害是免疫复合物在肾小球系膜和毛细血管壁沉积的结果。狼疮性肾炎从几乎没有病理学异常到严重的弥漫性增生和新月体病变；临床表现从肾功能正常到有微量蛋白尿（< 1g/24h），到 RPGN 和严重蛋白尿。几乎所有的患者均有血尿。弥漫增生性肾小球肾炎的其他原因包括 IgA 肾病和膜增生性肾小球肾炎。

RPGN 与新月体形成有关的最常见病因包括：免疫复合物介导的疾病、与抗中性粒细胞胞质自身抗体（antineutrophil cytoplasmic autoantibodies，ANCA）有关的疾病、与抗肾小球基底膜（anti-GBM）有关的疾病。除了抗 GBM 介导的肾炎外还存在肺出血表现，定义为 Goodpasture 综合征。Goodpasture 综合征患者发病年龄呈双峰分布，高峰年龄分别为 20 ～ 30 岁和 50 ～ 60 岁。1/3 患者有孤立的肾小球疾病。全身乏力、疲劳和体重下降是常见的表现。

在肾小球肾炎患者，最重要的是确定肾病是感染所致系统性疾病的一部分，还是由免疫性疾病引起。确定的一个方法是患者是否有肺 - 肾综合征或皮 - 肾综合征。肺 - 肾血管炎综合征包括 Goodpasture 综合征、ANCA 血管炎（包括显微镜下

图141-1　循环免疫复合物介导的急性肾小球损伤的发病机制假说。

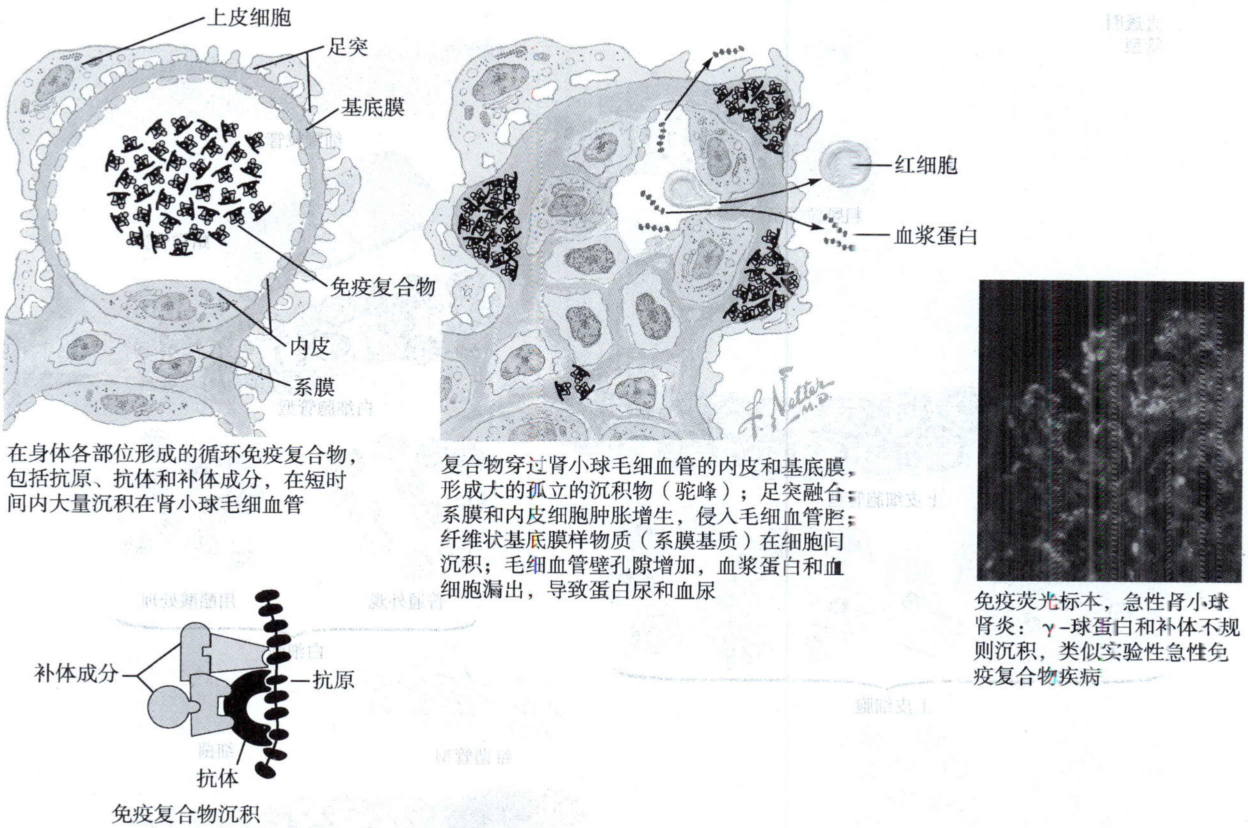

在身体各部位形成的循环免疫复合物，包括抗原、抗体和补体成分，在短时间内大量沉积在肾小球毛细血管

复合物穿过肾小球毛细血管的内皮和基底膜，形成大的孤立的沉积物（驼峰）；足突融合；系膜和内皮细胞肿胀增生，侵入毛细血管腔；纤维状基底膜样物质（系膜基质）在细胞间沉积；毛细血管壁孔隙增加，血浆蛋白和血细胞漏出，导致蛋白尿和血尿

免疫荧光标本，急性肾小球肾炎：γ-球蛋白和补体不规则沉积，类似实验性急性免疫复合物疾病

多血管炎、韦格纳肉芽肿和 Churg-Strauss 综合征）、免疫复合物性血管炎（尤其是 SLE 和冷球蛋白血症）。在肾 - 皮血管炎综合征中，肾小球肾炎伴随许多皮肤表现，包括瘀点、紫癜、荨麻疹、网状青斑和瘀斑。这些疾病通常可归因于SLE、ANCA 血管炎、过敏性紫癜或冷球蛋白血症。

鉴别诊断

肾小球肾炎的鉴别诊断广泛，包括其他原因的血尿和氮质血症。肾小球肾炎只占成人血尿的 5%；在成人，泌尿系结石、感染和肿瘤是血尿的主要原因。氮质血症可由小管间质性疾病（如急性小管坏死或急性间质性肾炎）、血栓形成性微血管病或泌尿道梗阻引起。存在异形红细胞尿、红细胞管型以及尿蛋白每天大于 500mg，强烈提示肾小球源性血尿。通过全面的系统回顾和体格检查发现肾外表现，提示存在与肾小球肾炎有关的全身感染或自身免疫性疾病。

诊断方法

肾脏疾病的最初诊断方法是检查尿液中是否存在肾小球血尿、蛋白尿或其他有形成分。这项简单的检查可以排除或纳入许多肾病变。多系统疾病通常与炎症的全身症状和体征有关，包括关节痛、肌痛、发热和体重下降。器官受累的模式和特征为鉴别诊断提供线索。在与肾小球肾炎相关的各种血管炎中，眼睛、耳、鼻窦、上呼吸道、肺、胃肠道、中枢和外周神经系统以及皮肤均可能受累。血清学试验有助于诊断肾小球疾病。根据患者是否存在循环免疫复合物来区分肾小球疾病是可能的，如冷球蛋白、抗核抗原抗体（包括抗双链 DNA 抗体）、ANCA、抗 GBM 抗体、低补体血症；或者可根据感染性疾病的证据来区分，包括乙型肝炎、丙型肝炎、链球菌疾病的检测，以及脱氧核糖核酸酶 -B 和抗链球菌溶血素 O 试验（图 141-4）。

诊断通常需要肾活检标本的病理学特征评估。

图141-2 尿沉渣：有机成分。

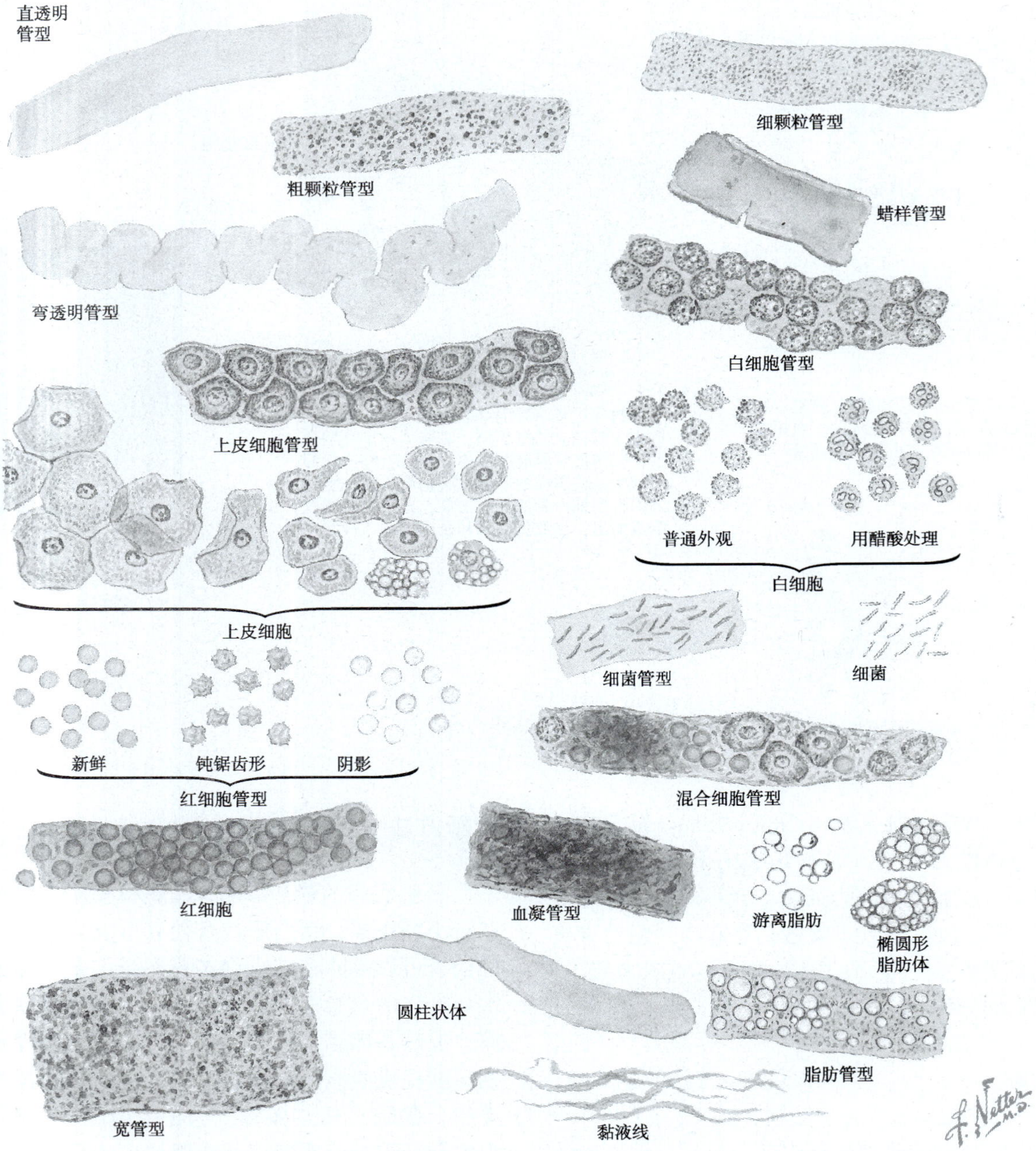

光镜、免疫荧光和电镜被用于建立损伤的精确模式。确定的诊断常常取决于疾病临床特征、血清学检查和病理结果的综合分析。例如，与增生性病变有关的肾小球肾炎可归因于感染、狼疮性肾炎和IgA肾病，需要血清学试验进行鉴别。除了其诊断价值，肾穿刺活检也能评估预后和选择治疗方案。一般来说，当临床表现和实验室检查不能充分确定肾病的病因时，提示需要肾活检。鉴别诊断导致不同的治疗和预后，症状和体征提示肾原发疾病，可通过肾活检诊断（图141-5）。

肾活检的禁忌证包括孤立肾、不配合的患者、各种出血性疾病、严重高血压、多发肾囊肿、尿路梗阻、肾肿瘤和肾皮质特别薄（通常提示终末期肾病），这些情况下不能行肾活检。

图141-3 急性肾小球肾炎的临床病程。

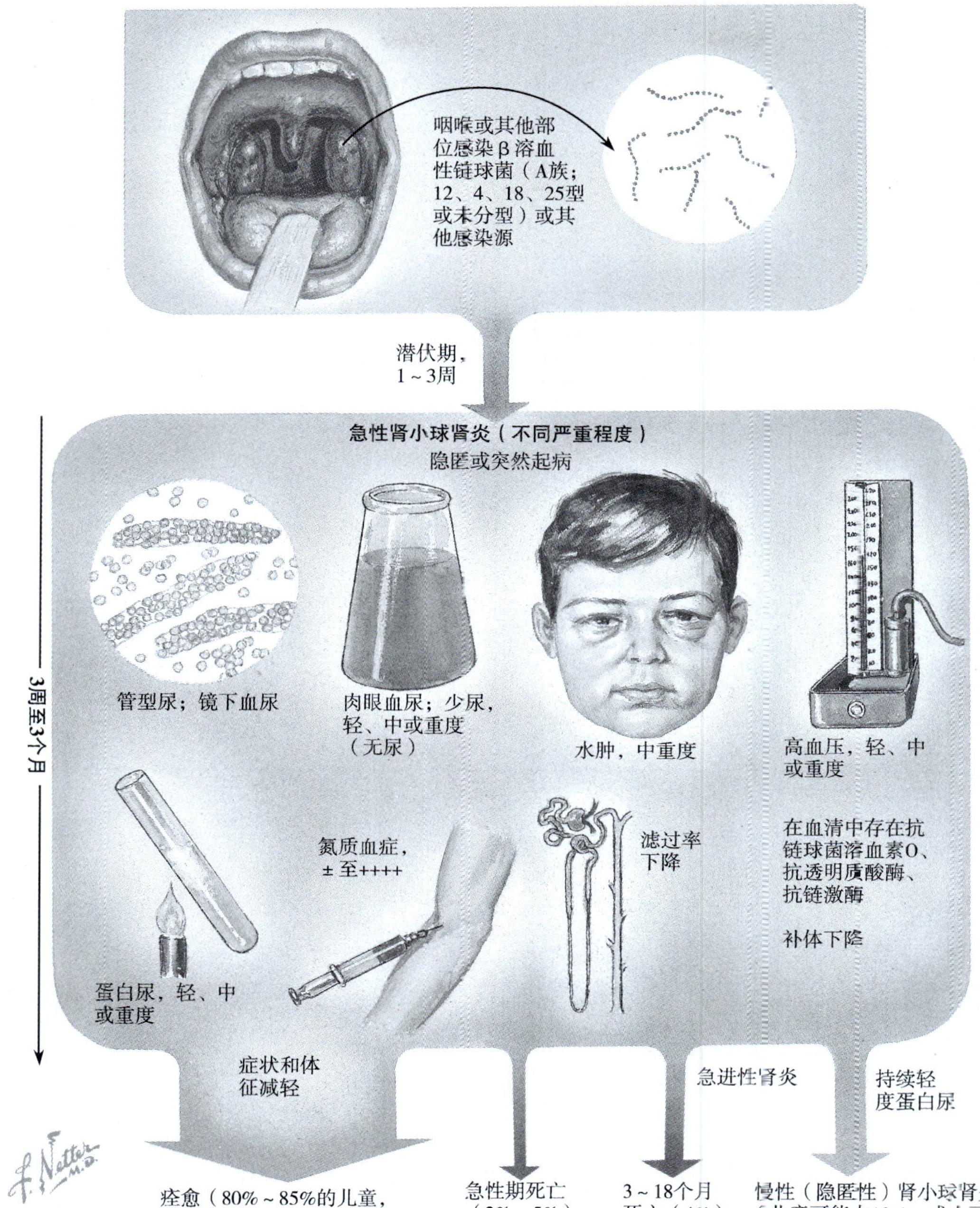

处理和治疗

最佳治疗

各种肾小球疾病都需要支持治疗。高血压治疗是治疗的基石。血管紧张素转换酶抑制剂或血管紧张素受体拮抗剂因为它们能控制血压、减少蛋白尿和降低肌酐清除率而被选择。其他支持治疗措施包括利尿剂减轻水肿、降低高血脂、预防糖皮质激素所致的骨质疏松、适量蛋白质摄入（避免严重蛋白尿所致的蛋白质营养不良）。

有些疾病仅需要观察，如薄基底膜肾病、Alport综合征和轻微肾小球损伤。链球菌感染后肾小球肾炎可自发缓解，其他有潜在感染的感染性疾病需要特殊治疗，包括抗丙型肝炎病毒治疗。许多类型的急性肾炎患者糖皮质激素治疗是有效的，尤其是那些随后可发生肾损害的患者，通常是口服。糖

图141-4 肾小球肾炎的血清学方法。

深灰色框表示疾病仅限于肾；浅灰色框表示系统性疾病。ANCA：抗中性粒细胞胞质自身抗体；GBM：肾小球基底膜；IF：免疫荧光显微镜；Ig：免疫球蛋白；GN：肾小球肾炎；anti-HCV：抗丙型肝炎病毒抗体；anti-HBV：抗乙型肝炎病毒抗体；MPGN：膜增生性肾小球肾炎；SLE：系统性红斑狼疮。

From Falk RJ, Jennette JC, Nachman PH: Primary glomerular disease. In: Brenner BM (ed): Brenner & Rector's The Kidney, 6th ed. Philadelphia, WB Saunders, 2004, pp 1293-1380.

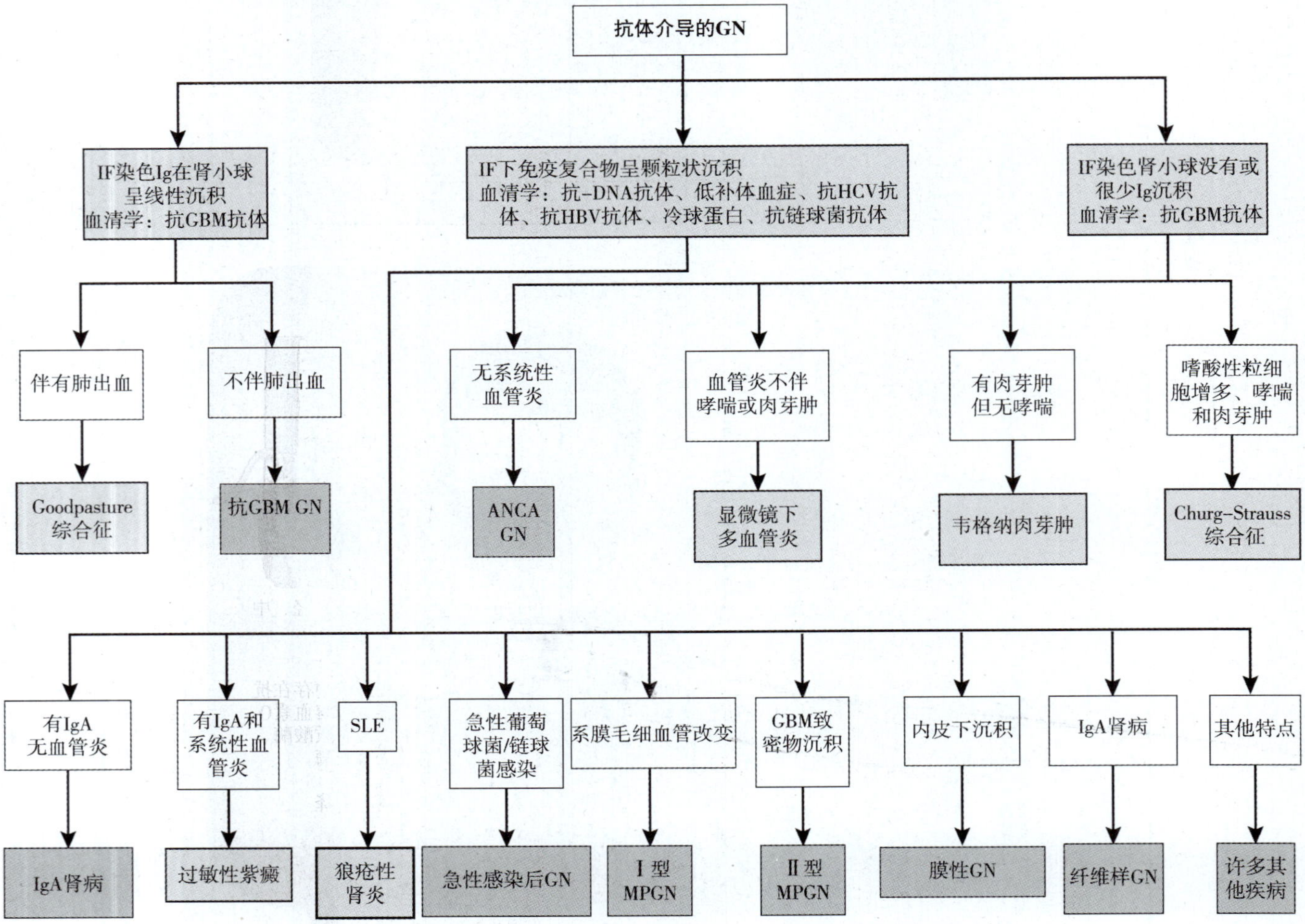

皮质激素通常起始剂量为泼尼松每天 1mg/kg（<每天 80mg），口服 4 周，然后迅速改为隔日一次，持续 3 ～ 4 个月。这种方法被用于治疗狼疮性肾炎、ANCA 肾小球肾炎和其他类型肾小球肾炎的轻型。环磷酰胺被用于严重狼疮性肾炎、抗 GBM 肾病、Goodpasture 综合征、ANCA 肾小球肾炎和血管炎的患者。环磷酰胺的治疗方法是多样的。狼疮性肾炎推荐每月静脉注射 1 次，至少 6 个月；对于严重狼疮性肾炎，需再延长 18 个月进行巩固治疗，以维持肾的缓解。同样，静脉和口服环磷酰胺被用于 ANCA 肾小球肾炎的治疗。治疗的时间和强度必须与潜在的肾小球 - 系统性炎症的强度和严重度相适合。虽然相关资料并没有特异性推荐，但一般 6 ～ 12 个月的治疗对所有类型的肾小球肾炎是足够的。

肺出血或 RPGN 的后果是威胁生命的。这些疾病中，连续 3 天静脉注射甲泼尼龙 7mg/kg（<每天 1000mg）行诱导治疗，是一种有效的辅助治疗。肺出血或严重肾衰竭的患者除了应用糖皮质激素和环磷酰胺，可行血浆置换治疗。抗 GBM 病和 Goodpasture 综合征患者可每日进行血浆置换。

避免治疗错误

进展性肾小球肾炎的转归取决于及时的诊断和早期治疗方案的制订。开始治疗时血肌酐越低，进

图141-5 慢性肾小球肾炎的临床病程。

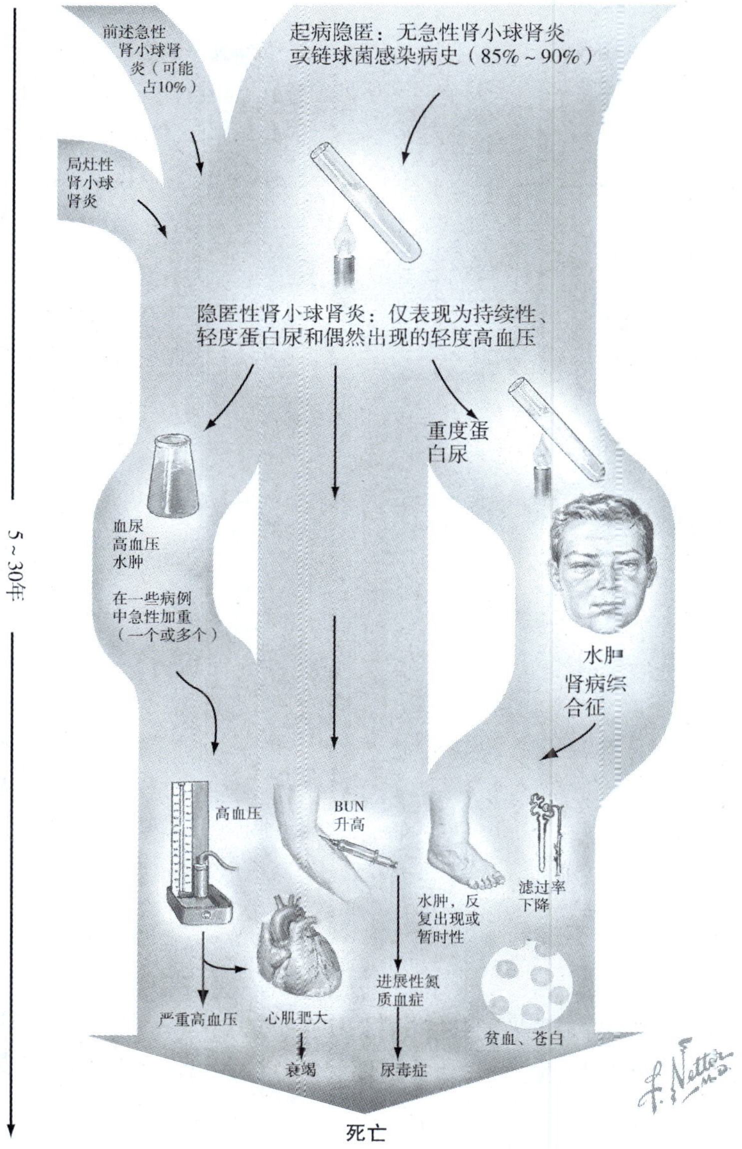

展至终末期肾病的风险越小。延误诊断和治疗会给各种肾小球炎症带来不利的长期结局。

一旦开始免疫抑制治疗，密切注意以预防和早期发现潜在的感染和代谢并发症是重要的。大剂量应用糖皮质激素的同时要应用钙剂、维生素 D 及适当应用双膦酸盐，以预防骨质疏松。必须进行密切监测以早期发现和治疗类固醇诱导性糖尿病。对所有正接受环磷酰胺治疗的患者，应考虑预防性应用甲氧苄啶 - 磺胺甲噁唑。在环磷酰胺治疗期间（尤其是静脉注射后 2 周）监测外周血白细胞计数是必要的，以调整用药剂量和避免严重的白细胞减少。

展望

有关肾小球肾炎的确切发病机制了解甚少，基于这些疾病的发病机制进行靶向治疗是很难的。针对免疫系统特定效应因子的新药剂，如细胞因子、补体激活、淋巴细胞共刺激分子及免疫效应细胞，正处于不同阶段的研发中。T 细胞和 B 细胞抑制剂已试验性应用于肾小球疾病，这些包括环孢素、他克莫司和吗替麦考酚酯。这些因子对肾小球疾病的确切治疗作用仍在研究中。

精确的靶向治疗有待于对肾小球炎症直接原因

的了解，最终目标是疾病的预防。高危人群的评估需要仔细了解肾小球损伤的基因和环境因素。

（黄金杰 译 王 茹 校）

参考文献

Falk RJ, Jennette, JC, Nachman PH: Primary glomerular disease. In Brenner BM (ed): Brenner & Rector's The Kidney, 7th ed. Philadelphia, WB Saunders, 2004, pp 1293-1380.

This extensive review of primary glomerulonephritides, covers clinical, pathogenetic, pathologic, and therapeutic aspects.

Jennette JC, Falk RJ: Glomerular clinicopathologic syndromes. In Greenberg A (ed): Primer on Kidney Diseases, 4th ed. Philadelphia, WB Saunders, 2005, pp 150-164.

The authors present a succinct review of the general aspects of glomerulonephritis.

Mandal AK, Jennette JC: The syndrome of glomerulonephritis. In Mandal AK, Jennette JC (eds): Diagnosis and Management of Renal Disease and Hypertension, 2nd ed. Durham, NC, Carolina Academic Press, 1994.

This chapter provides a comprehensive review of glomerulonephritides.

循证

1. Levy JB, Turner AN, Rees AJ, Pusey CD: Long-term outcome of anti-glomerular basement membrane antibody disease treated with plasma exchange and immunosuppression. Ann Intern Med 134(11):1033-1042, 2001.

   This important article describes the optimal therapy of anti-GBM disease.

2. Jayne D, Rasmussen N, Andrassy K, et al: A randomized trial of maintenance therapy for vasculitis associated with antineutrophil cytoplasmic autoantibodies. N Engl J Med 3;349(1):36-44, 2003.

   The authors describe their landmark study on the management of ANCA vasculitis.

3. Weening JJ, D'Agati VD, Schwartz MM, et al: The classification of glomerulonephritis in systemic lupus erythematosus revisited. Kidney Int 65(2):521-530, 2004.

   This important study defines the new approach to the classification of lupus nephritis.

Patrick H. Nachman

142

肾病综合征

引言

肾病综合征是一组不同疾病的总称，其共同的临床表现为蛋白尿（≥每天 3.5g/1.73m^2）、低白蛋白血症、水肿、高脂血症和脂质尿。肾病综合征在所有年龄组均可发病，在儿童和青少年以微小病变型肾病（minimal change glomerulopathy，MCG）和膜增生性肾小球肾炎（membranoproliferative glomerulonephritis，MPGN）（系膜毛细血管性肾小球肾炎）多见，在成人以膜性肾病（membranous glomerulopathy，MGN）多见。

病因学和发病机制

肾病综合征有多种病因及发病机制（图 142-1）。一般情况下，它们为原发性（特发性）肾脏疾病，或者继发于系统性疾病。继发性肾病综合征最常见的病因为糖尿病，其他病因还包括感染、恶性肿瘤、结缔组织病、药物或环境致病因素、血流动力学异常及遗传性疾病等（表 142-1）。

大多数原发性和继发性肾病综合征导致大量蛋白尿的确切发病机制尚不清楚（图 142-2）。

临床表现

水肿是最常见的主诉。传统观念认为血浆胶体渗透压的降低引起肾血容量不足，继而导致肾对水钠重吸收增加以维持水盐平衡（图 142-3）。但事实上这一观点受到了质疑，一些患者表现为血容量增加以及高血压。而且，在儿童复发性 MCG 中，在血浆蛋白浓度降低之前即可出现钠潴留，经治疗尿钠增多亦可出现在低白蛋白血症缓解之前。肾小管对钠的重吸收增加可能是多种介质的共同作用，包括肾素 - 血管紧张素 - 醛固酮系统、交感神经系统及血管加压素系统的激活。

通常认为高胆固醇血症和高甘油三酯血症是由于脂质合成增加和代谢减低的结果，并且在临床症状缓解后可持续存在。高胆固醇血症主要是因为血浆胶体渗透压降低，刺激肝合成脂蛋白过多。低密度脂蛋白（low-density lipoprotein，LDL）受体的不足导致 LDL 清除减少。脂质尿是尿中游离脂质小体、透明脂肪管型、卵圆形脂质小体共同存在的结果。卵圆形脂质小体是由坏死脱落的肾小管上皮细胞混合尿中过多的脂质和脂蛋白合成的。低白蛋白血症是尿中蛋白丢失以及白蛋白代谢增加的结果，同时肝合成白蛋白也增加。虽然蛋白尿和脂质尿是肾病综合征尿检的主要标志，但在局灶节段性肾小球硬化（focal segmental glomerulosclerosis，FSGS）、MGN 和膜增生性肾小球肾炎（MPGN）患者中也可存在镜下血尿。

由于尿中免疫球蛋白的丢失和补体的缺乏，肾病患者易患感染，尤其是腹膜炎。

凝血系统异常可导致静脉血栓的发生，少数情况下，还可发生动脉血栓。静脉血栓可发生于任意静脉血管，尤以肾静脉好发。高凝状态是由于蛋白质 C 和 S 以及抗凝血酶Ⅲ等抗凝因子由尿中丢失和血管内消耗的结果。

图142-1 肾病综合征的多发病因。

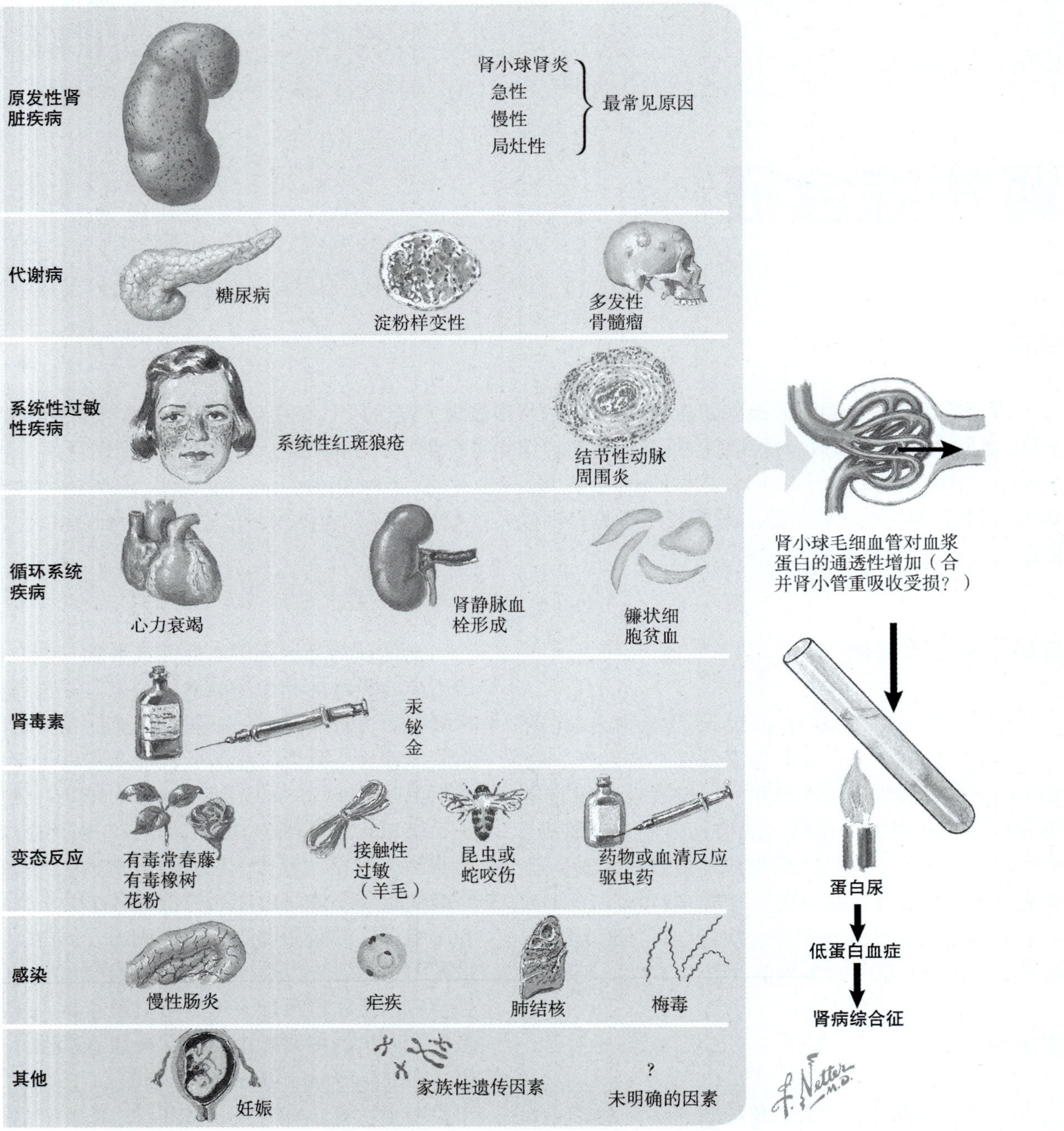

原发性肾病综合征的主要类型

微小病变型肾病（MCG）

MCG好发于儿童，占10岁以内儿童肾病综合征的70%～90%，以及成人原发性肾病综合征的10%～15%。光镜下肾小球大致正常，免疫荧光检查各种免疫球蛋白或补体均阴性（图142-4；彩图142-4）。电镜下发现肾小球足细胞广泛足突消失。原发性MCG被认为是由未识别的T细胞淋巴因子介导的损伤引发肾小球对蛋白的通透性增加所致。MCG的主要临床特征为突发的肾病综合征，高血压和肾功能不全在儿童中罕见，可见于成年患者。

局灶节段性肾小球硬化（FSGS）

FSGS是一组包含多个病因和发病机制的临床-病理学症候群。近20年FSGS的发病率较前增加，

表 142-1 肾病综合征的潜在病因和相关病理学表现

潜在病因	疾病
感染	
HIV	塌陷性 FSGS
丙型肝炎病毒	MPGN > MGN
乙型肝炎病毒	MGN > MPGN
亚急性细菌性感染（心内膜炎、骨髓炎）	MPGN，MGN
疟疾	增生性肾小球肾炎 > MGN
梅毒	MGN > MPGN
自身免疫	
自身免疫性甲状腺炎	MGN
系统性红斑狼疮	MGN，MPGN
过敏	
食物过敏	MCG
恶性肿瘤	
霍奇金淋巴瘤	MCG
非霍奇金淋巴瘤，白血病	MGN
实体瘤	MGN
代谢和血流动力学	
糖尿病	糖尿病肾病
肥胖	FSGS
镰状细胞病	FSGS
发绀型先天性心脏病	FSGS
先天性肺病	FSGS
肾单位丢失	FSGS
暴露因素	
NSAID	MCG
青霉胺、金制剂	MGN
海洛因、静脉内药物滥用	塌陷性 FSGS
遗传	家族性 FSGS

FSGS：局灶节段性肾小球硬化；MCG：微小病变型肾病；MGN：膜性肾病；MPGN：膜增生性肾小球肾炎；NSAID：非甾体抗炎药。

成为非洲裔美国人（黑人）肾病综合征最常见的原因。FSGS 可以是原发性肾脏疾病，也可能与一些其他因素有关（表 142-1）。其组织学特征为肾小球局灶、节段性硬化。尽管一些样本中硬化改变是非特异性的，但至少有三种主要的结构改变被大家所公认（图 142-5）。

门周部病变的特点是硬化病变好发于肾小球门周节段，常伴有玻璃样变性和与球囊粘连。免疫荧光检查免疫球蛋白及补体多为阴性。电镜下表现为局部的足突融合。

塌陷性肾小球病可见于 HIV 相关肾病、静脉吸毒者或为原发性疾病。其特征性改变为肾小球毛细血管局灶节段性或球性塌陷，伴毛细血管腔闭塞。覆盖在塌陷部位的脏层上皮细胞（足细胞）肥大及空泡变性。

肾小球尖端型病变的特征是肾小球节段的硬化邻近起始部，可突入近端小管的管腔。硬化节段周围的脏层上皮细胞肥大、空泡变性及玻璃样变。

FSGS 的发病机制尚不明确。许多理论认为足细胞损伤是一个致病因素。FSGS 可能由于部分肾单位缺失从而引起健存肾单位代偿性球内高压及肥大所致，然而对单侧肾切除个体的长期研究表明

图142-2 肾炎性水肿的病理生理学因素。
ADH：抗利尿激素

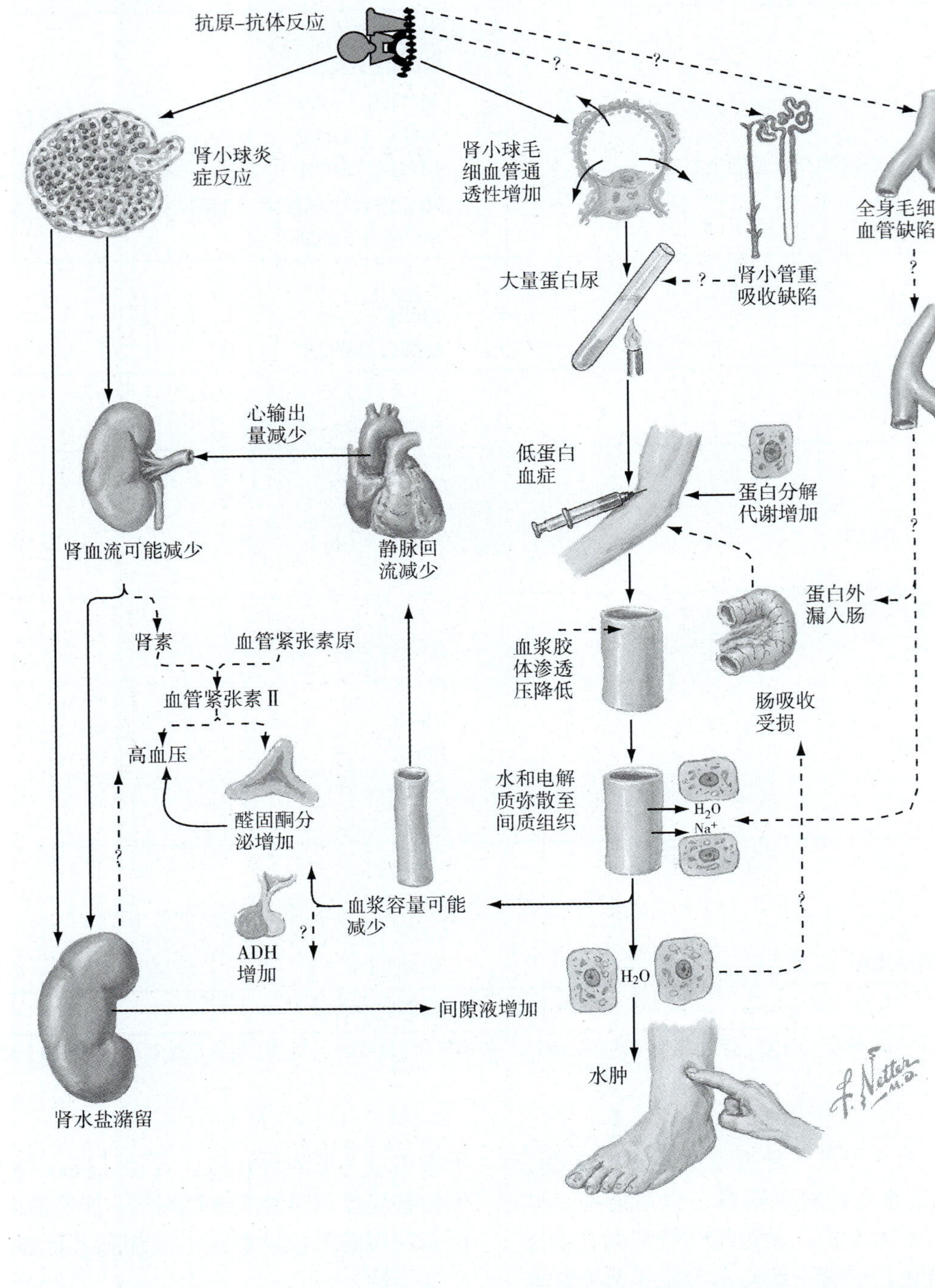

仅有少数出现微量蛋白尿或收缩期高血压。在部分原发性FSGS患者，特别是肾移植后再发FSGS的患者中，几乎没有特征性致病因子。超过半数的FSGS患者可出现镜下血尿，1/3患者可出现不同程度的肾功能不全或高血压。塌陷性肾小球病患者通常可表现为大量蛋白尿和肾功能不全，预后较门周部病变者差。尖端型肾小球硬化患者常突发水肿，类似于MCG。

膜性肾病（MGN）

膜性肾病是白种成年人肾病综合征最常见的病因，儿童少见。30 ~ 50岁为发病高峰。可为原发

图142-3 肾病综合征的临床表现和实验室检查。

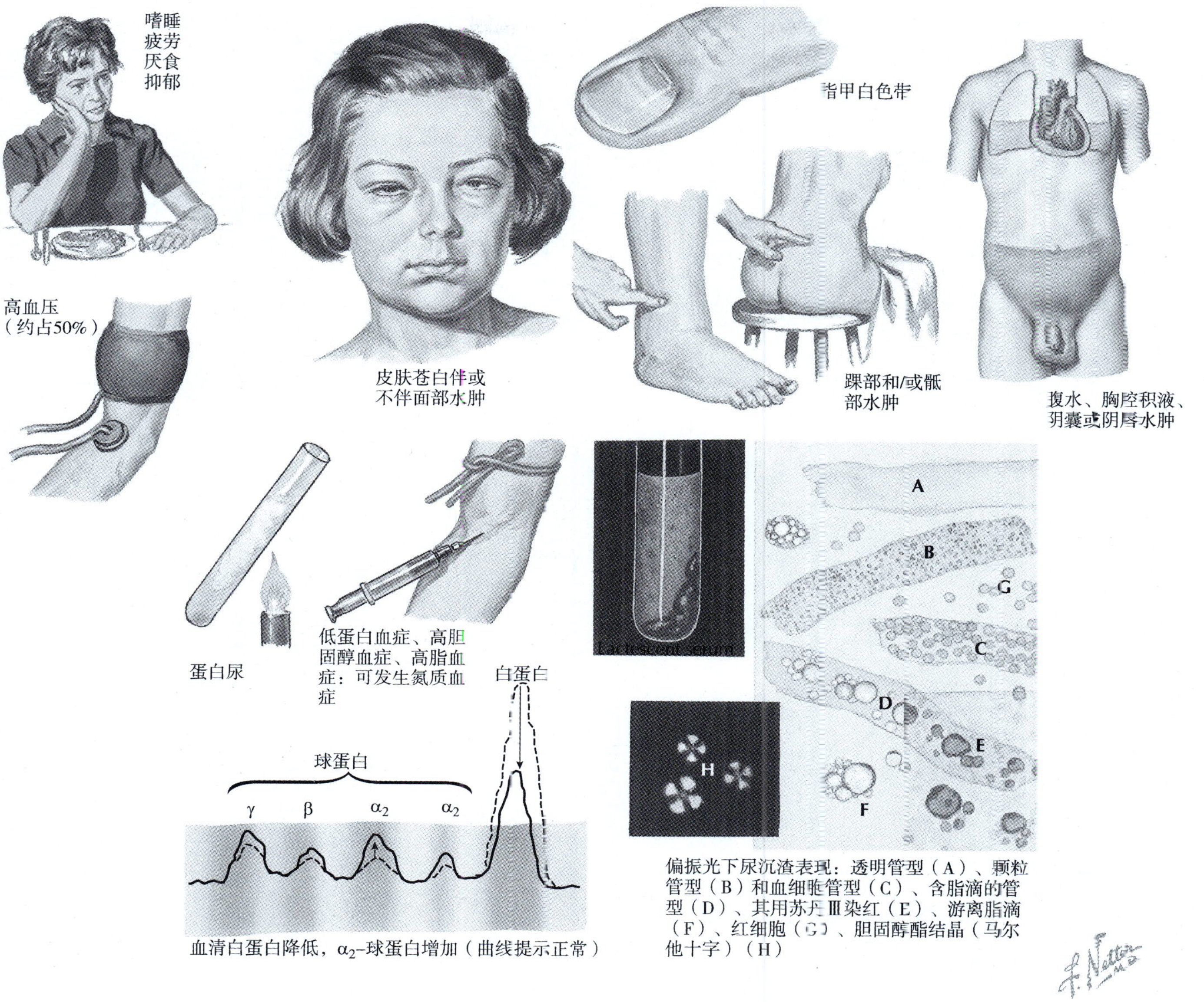

或继发性（表 142-1）。在儿童中感染或自体免疫是常见原因，对于 60 岁以上老年人，20% ~ 30% 患者可能有潜在的恶性肿瘤。特征性的组织学改变为肾小球毛细血管壁弥漫性增厚，伴上皮下免疫复合物沉积，细胞增生不明显（图 142-4）。免疫荧光镜检查可见免疫球蛋白和补体沿肾小球毛细血管壁颗粒样沉积。在原发性 MGN 中，上皮下免疫复合物的抗原性质尚不清楚。免疫复合物激活补体途径，导致 C5b-C9 膜攻击复合物形成，造成上皮细胞损伤。患者多表现为肾功能正常或轻度受损。如果肾功能不全持续进展（通常相对缓慢），最终有 25% 的患者可进展至终末期肾病。在 5 年内 25% 的患者蛋白尿可完全自然缓解。

膜增生性肾小球肾炎（MPGN）

Ⅰ型 MPGN 的特点为肾小球毛细血管壁弥漫性增厚，以及毛细血管内单核细胞及中性粒细胞增生。免疫荧光显示补体（特别是 C3）和免疫球蛋白颗粒状、条带状沿周边沉积。电镜下可见内皮下免疫复合物沉积及系膜插入现象。多数情况下免疫复合物的抗原种类并不清楚。

Ⅱ型 MPGN，也称致密物沉积病，其特点是肾

图142-4 肾病综合征的病理学。

肾病综合征的病理学

微小病变型肾病

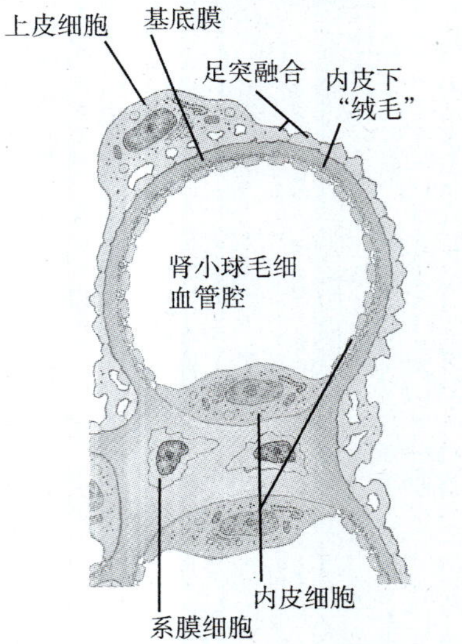

电镜下表现：仅见上皮细胞足突融合和少量内皮下绒毛样改变

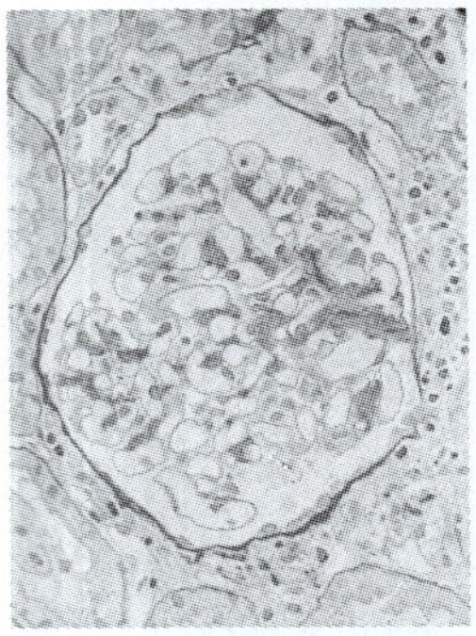

光镜下表现：肾小球基本正常；可能存在肾小管腔内蛋白沉积及小管细胞脂质空泡变性
(PAS，×250)

膜性肾病

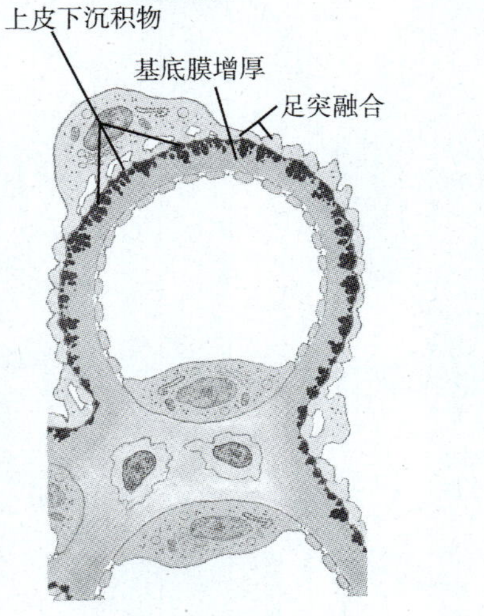

电镜下表现：上皮细胞下电子致密物沉积，基底膜增厚，以及足突融合

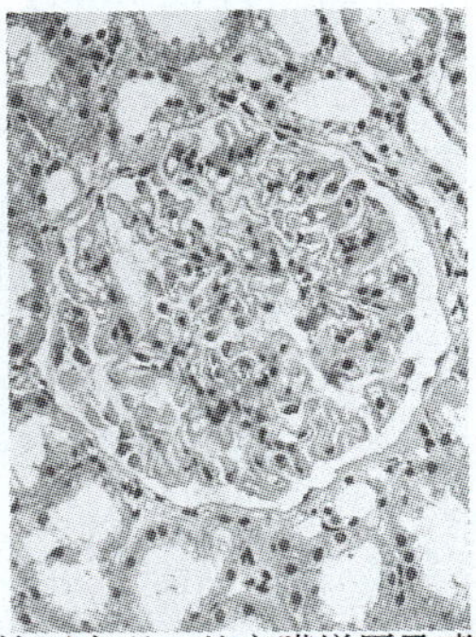

光镜下表现：基底膜增厚及嗜酸性；上皮细胞、内皮细胞和系膜细胞显著但无增生（HE×250）

增生性肾小球肾炎

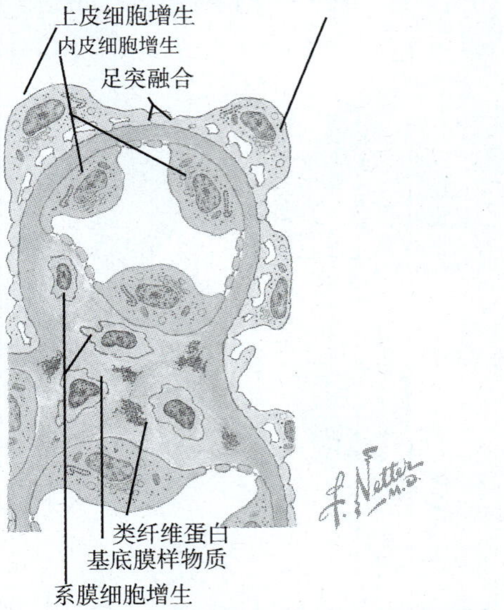

电镜下表现：上皮细胞、内皮细胞和系膜细胞增生；基底膜无增厚或增厚很少，但系膜区可见数量不等的基底膜样物质（系膜基质）沉积；足突融合

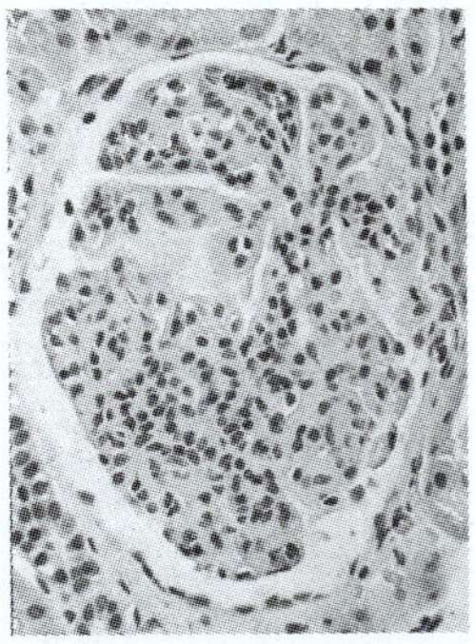

光镜下表现：上皮细胞、内皮细胞和系膜细胞增生；基底膜几乎无增厚（HE×250）

小球基底膜内断续的电子致密物条带样沉积。免疫荧光可见C3沿毛细血管壁呈带状沉积，免疫球蛋白的沉积较少见。这些病理学特征显示免疫复合物或补体沉积引起肾小球系膜细胞和内皮细胞增生，以及中性粒细胞和单核细胞等炎症细胞浸润。

低补体血症是各型MPGN的一个常见表现。在Ⅰ型MPGN中补体激活是由于免疫复合物启动的经典途径激活，而Ⅱ型MPGN中补体激活可能是通过旁路途经。超过60%的Ⅱ型MPGN患者体内可发现自身抗体C3肾炎因子，可结合C3转化酶从而阻止C3灭活。

所有类型的MPGN临床表现通常为肾病综合征，但大约30%的患者（特别是Ⅱ型MPGN患者）可表现为急性肾炎综合征，伴有血尿、高血压和肾功能不全。通常情况下，1/3的Ⅰ型MPGN患者可自行缓解，1/3可持续进展，1/3可反复发作终生不愈。Ⅱ型MPGN的预后较Ⅰ型差，通常难以临床治愈。MPGN可能与丙型肝炎病毒感染有关（可存在冷球蛋白），还可能与其他感染或自身免疫性疾病相关。

图142-5 局灶节段性肾小球硬化的组织学类型。
Courtesy of Charles Jennette, MD.

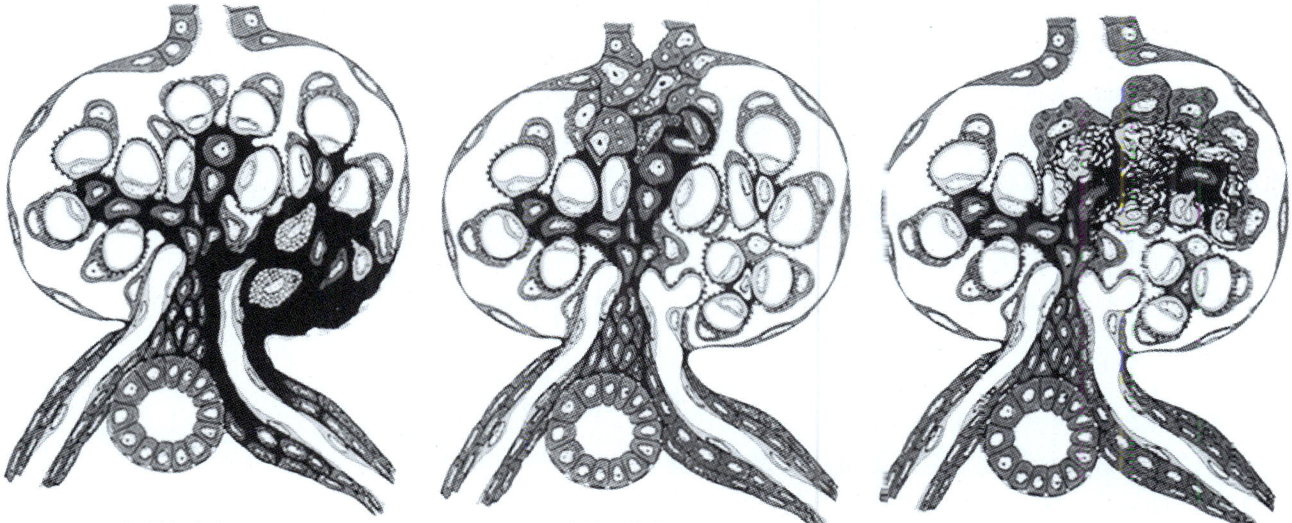

鉴别诊断

要注意评估患者的蛋白尿原因，应除外非肾小球源性蛋白尿，如功能性蛋白尿、一过性蛋白尿和直立性蛋白尿等。这些类型的蛋白尿一般不超过每天 500mg。

诊断方法

肾病综合征的诊断首先要测量 24 小时尿蛋白和尿肌酐排泄量。尿肌酐量男性为每天 20 ～ 25 mg/kg、女性为每天 15 ～ 20 mg/kg。

除非潜在的系统性疾病已明确，成人肾病综合征需要行肾活检以明确诊断和评估疾病严重程度。通过详细询问病史和进行血清学检查（包括 HBV、HCV、HIV、梅毒、抗核抗体、冷球蛋白、低补体血症等检查），评估是否存在继发性肾病综合征尤为重要。根据临床表现,检测是否存在慢性感染（如亚急性细菌性心内膜炎）是必要的。还要明确是否存在潜在的恶性肿瘤，尤其是老年患者。

处理和治疗

最佳治疗

肾病综合征治疗的根本目的是设法使尿蛋白减少或转阴。对大部分类型，尿蛋白的部分减少也是一种好的转归。基于此原因，针对所有成年患者均应选用血管紧张素转换酶抑制剂、血管紧张素受体拮抗剂或二者联合应用，并在可耐受的前提下加大用药剂量（要避免低血压和高血钾的发生）。

改善水肿要限制钠盐的摄入，并要恰当地应用利尿剂。应禁忌过度利尿以免导致血容量不足、低血压和急性肾衰竭。

肾病综合征的高脂血症使患者易患动脉粥样硬化性心血管病，并可能加速肾病的进展。高脂血症的治疗很困难，最有效的药物是 HMG-CoA 还原酶抑制剂和胆汁酸螯合剂。

继发性肾病综合征的治疗要视疾病的种类而定。若为药物相关性肾病，如应用非甾体类抗炎药，停药后蛋白尿可能缓解。同样，感染相关的肾病综合征主要是治疗感染因素。

对于原发性肾病综合征的治疗，要根据不同的病理类型选择不同的治疗方案。

微小病变型肾病（MCG）

MCG 主要的治疗药物为皮质类固醇。90% 以上的儿童可在 4 ～ 6 周内蛋白尿消失，而成人可能需要 15 周。在初始治疗有效后，大约 25% 的患者可长期治愈，25% ～ 30% 的患者可偶然复发（每年 1 次或更少），其余患者可表现为反复发作、激素依赖或激素抵抗。频繁复发或激素依赖的肾病患者需要加用环磷酰胺。环孢素可使多达 90% 的激素抵抗型 MCG 患者达到部分或完全缓解，但是一旦停药可能导致频繁复发。

局灶节段性肾小球硬化（FSGS）

FSGS 患者的治疗存在争议。尽管一些早期的研究表明仅有 15% 的患者对激素有效，但近期较多的研究显示通过大剂量长疗程地应用激素，有 40% ～ 55% 的成年患者可取得一定程度的缓解。当前的数据没有仔细评估治疗的风险 - 效益比。环孢素治疗取得了不同程度的成效，但复发比率也有增高。

膜性肾病（MGN）

由于 MGN 的病程多变，必须根据每个患者疾病进展的风险选择个体化治疗。随机和前瞻性研究的综合分析显示，单独应用激素在诱导肾病综合征缓解或患者肾长期存活方面没有益处。近期的研究显示，在应用激素或环孢素的同时联合应用苯丁酸氮芥或环磷酰胺，可以使蛋白尿完全或部分缓解。停用环孢素后容易复发。

膜增生性肾小球肾炎（MPGN）

Ⅰ型 MPGN 的治疗取决于疾病的潜在病因。对儿童来说，激素治疗可提高肾的存活率。加用双嘧达莫、阿司匹林和华法林等抗凝治疗疗效不肯定。遗憾的是，近期对Ⅱ型 MPGN 有效治疗的理论依据还非常有限。

避免治疗错误

肾病综合征在使用糖皮质激素治疗时，降低骨质疏松风险的重要措施是应用钙剂和维生素 D，必要时应用二磷酸盐治疗。在肾病综合征的治疗中，环孢素的适合剂量还不是很明确。为避免环孢素治疗的不良反应，应选择恰当的初始剂量（每天 2mg/kg，分两次服用），逐渐增加剂量，同时注意监测其血药浓度，以及是否有不良反应发生（高血压、高血脂及肾小球滤过率下降）。目前环孢素有多种剂型。由于它们的药代动力学不同，最好避免从一种剂型改为另一种，否则将引起血药浓度的改变及药物不良反应。

展望

遗传学最新研究的进展使我们在很大程度上明确了肾小球足细胞的分子结构，以及足细胞在肾病综合征发病机制中的作用。诊断及治疗的进展取决于更好地解读诱发因素（如继发型疾病的感染或毒素）及其发病机制。近期的研究揭示有希望由特异性的靶器官治疗替代有不良反应的免疫抑制治疗。

（侯金泓 译 王淑青 校）

参考文献

Falk RJ, Jennette, JC, Nachman PH: Primary glomerular disease. In Brenner BM (ed): Brenner & Rector's The Kidney, 7th ed. Philadelphia, WB Saunders, 2004, pp 1293-1380.
This extensive review of primary glomerulonephritides covers clinical, pathogenetic, pathologic, and therapeutic aspects.

循证

1. Cattran D: Management of membranous nephropathy: When and what for treatment. J Am Soc Nephrol 16(5):1188-1194, 2005.
   This is an excellent review of the management of membranous nephropathy.
2. D'Agati VD, Fogo AB, Bruijn JA, Jennette JC: Pathologic classification of focal segmental glomerulosclerosis: A working proposal. Am J Kidney Dis 43(2):368-382, 2004.
   This landmark article describes the new approach to the classification of focal segmental glomerulosclerosis.
3. D'Amico G, Ferrario F: Mesangiocapillary glomerulonephritis. J Am Soc Nephrol 2(10 Suppl):S159-S166, 1992.
   This article reviews mesangioproliferative glomerulonephritis.
4. Donckerwolcke RA, Vande Walle JG: Pathogenesis of edema formation in the nephrotic syndrome. Kidney Int Suppl 58:S72-S74, 1997.
   The authors review the mechanisms of edema formation in nephrotic syndrome.
5. Glassock RJ: Secondary membranous glomerulonephritis. Nephrol Dial Transplant 7(Suppl 1):64-71, 1992.
   The author reviews the underlying causes of membranous glomerulopathy.
6. Kerjaschki D: Pathogenetic concepts of membranous glomerulopathy (MGN). J Nephrol 13(Suppl 3):S96-S100, 2000.
   The author reviews the pathogenic mechanisms of membranous glomerulopathy.
7. Passerini P, Ponticelli C: Treatment of focal segmental glomerulosclerosis. Curr Opin Nephrol Hypertens 10(2):189-193, 2001.
   The authors present an expert review of the treatment of focal segmental glomerulosclerosis.
8. Shankland SJ: The podocyte's response to injury: Role in proteinuria and glomerulosclerosis. Kidney Int 69(12):2131-2147, 2006.
   This is an excellent review of new information on the role of podocytes in glomerular disease.
9. Thomas DB, Franceschini N, Hogan SL, et al: Clinical and pathologic characteristics of focal segmental glomerulosclerosis pathologic variants. Kidney Int 69(5):920-926, 2006.
   This article presents a description of clinical characteristics of the pathologic variants of focal segmental glomerulosclerosis as classified according to the new proposed system described in Am J Kidney Dis 43(2):368-382, 2004.

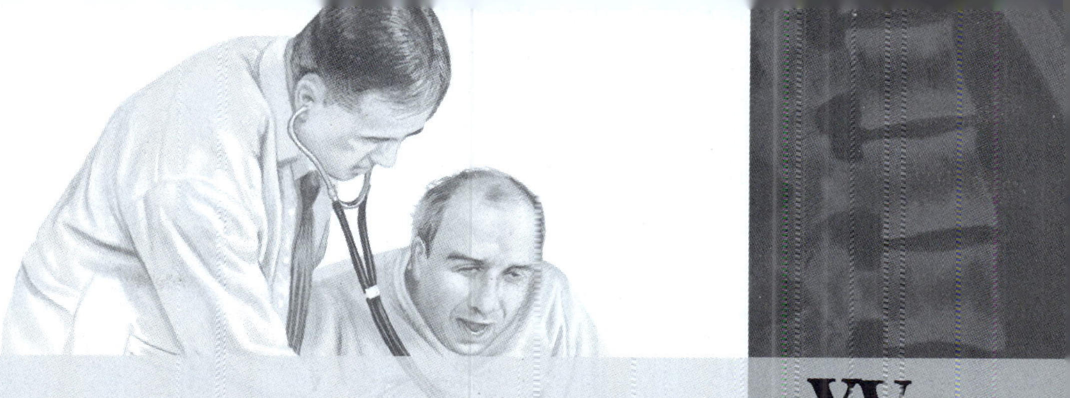

第XV部分

免疫系统、结缔组织和关节疾病

Joanne M.Jordan · Sanjay Chaudhary

143

骨关节炎

引言

骨关节炎（OA）是关节炎的最常见类型，在美国有2100万患者。膝和髋关节损害是导致关节置换的主要原因，它可以导致残疾，并且降低老年人的生活质量。在40～50岁之前发病的OA很少见，并且其发病率随年龄增长而增加。在50岁之前男性OA患者超过女性，但是50岁以后，女性较之男性更易患OA，特别是在手和膝关节这两个部位。

OA或许是多种因素共同作用的最终通路。虽然OA大多通过影像学检查确诊，但是在没有任何症状时也可以存在影像学变化。综合因素导致OA患者疼痛和残疾，其中包括并发疾病、肌无力和心理社会因素，严重的影像学改变也是OA预后较差的因素。

病因学和发病机制

OA最初被认为是原发于软骨的疾病，影响整个关节，包括软骨、软骨下骨、韧带、滑膜和周围肌肉。其早期的病理变化是水分增加和软骨蛋白多糖丢失，继而软骨下骨增厚和硬化。病情进展，软骨磨损、纤维化，有时导致软骨下组织暴露。骨性增生是一个标志性的病变，其发生在关节周缘，可以伴发中度的滑膜炎。韧带松弛和周围肌肉减弱以前曾被认为是废用性萎缩，实际上述变化在疾病早期就已发生了（图143-1和143-2）。

OA的病因尚不清楚，但疾病发生发展的危险因素已经被确认，这些因素在不同人群和不同关节的相对重要性可能不同。例如，体重指数的增加与手和膝关节OA相关，但对髋关节则没有那么明显的相关性。这样的关系在女性中表现更加明显，所以减肥可以减少膝关节OA发生的危险。随着女性绝经，体内激素水平和骨密度发生复杂变化，OA的发生率增加。OA病因中遗传占65%，其他因素包括关节损伤、职业和体育锻炼、骨四头肌无力。

临床表现

OA的特征性症状取决于受累的关节（图143-3）。最常见受累的关节有膝、手、脚、髋以及脊柱关节。OA最常见的主诉最初是活动后疼痛，随着疾病进展则出现静息痛。休息后关节僵硬是最突出的表现，但是晨僵的持续时间和强度则弱于系统性炎症性关节炎。

体检发现受累关节出现硬的骨性膨大，伴或不伴软组织肿胀、骨擦音、压痛和活动受限。如果进行滑膜液检查，发现典型的非炎症或仅仅轻微的炎症，可能与焦磷酸钙结晶有关。

受累部位：膝

膝关节OA的特征是隐痛、僵硬、活动受限，甚至出现行走、移动、爬楼梯困难（图143-4；彩图143-4）。体检提示捻发音、骨性膨大，内侧或外侧关节线疼痛，伴或不伴关节积液。畸形很普遍，关节屈曲畸形和关节不稳是病情严重的体征。股四头肌力弱可以在早期发生，并且导致疾病的进展。

图143-1 正常关节和关节面：早期退行性改变。

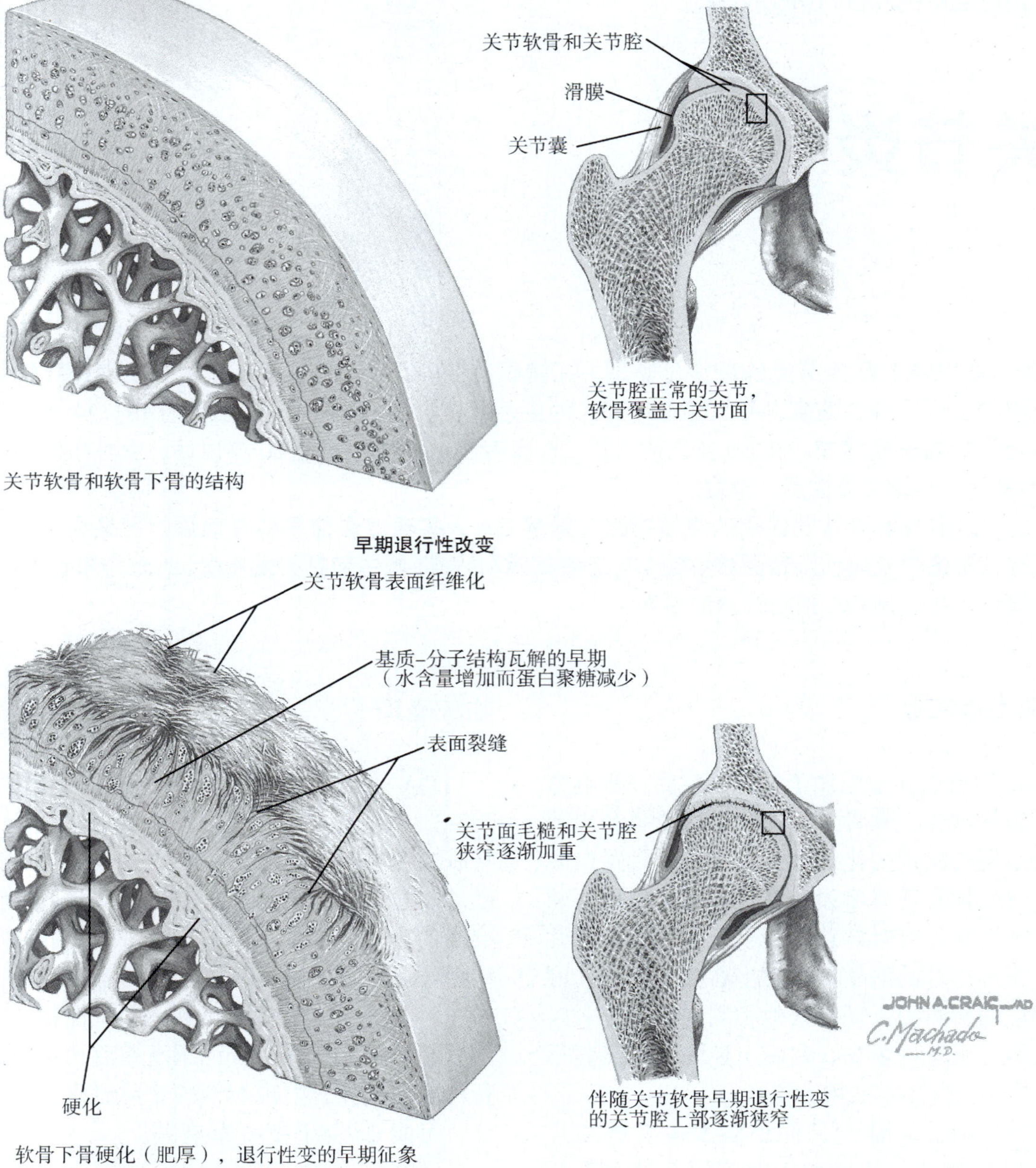

受累部位：髋

髋关节 OA 通常表现为腹股沟部疼痛，有时疼痛也可表现在大腿、臀部或者膝关节。疼痛和活动受限在行走、弯腰、移动时更严重。体检发现，疼痛使内旋活动受限可以是早期征象，畸形以及髋部屈曲受限则是进展期的表现（图 143-5）。

受累部位：手

远端指间关节骨质增生（Heberden 结节）和近端指间关节骨质增生（Bouchard 结节）始于急性炎症阶段，但是急性炎症缓解后关节症状也相应减轻。一部分患者可以有侵蚀性的手部骨关节炎，其表现为间歇性炎症、疼痛和肿胀。第一腕掌关节受累可

图143-2 退行性变的进展期和终末期。

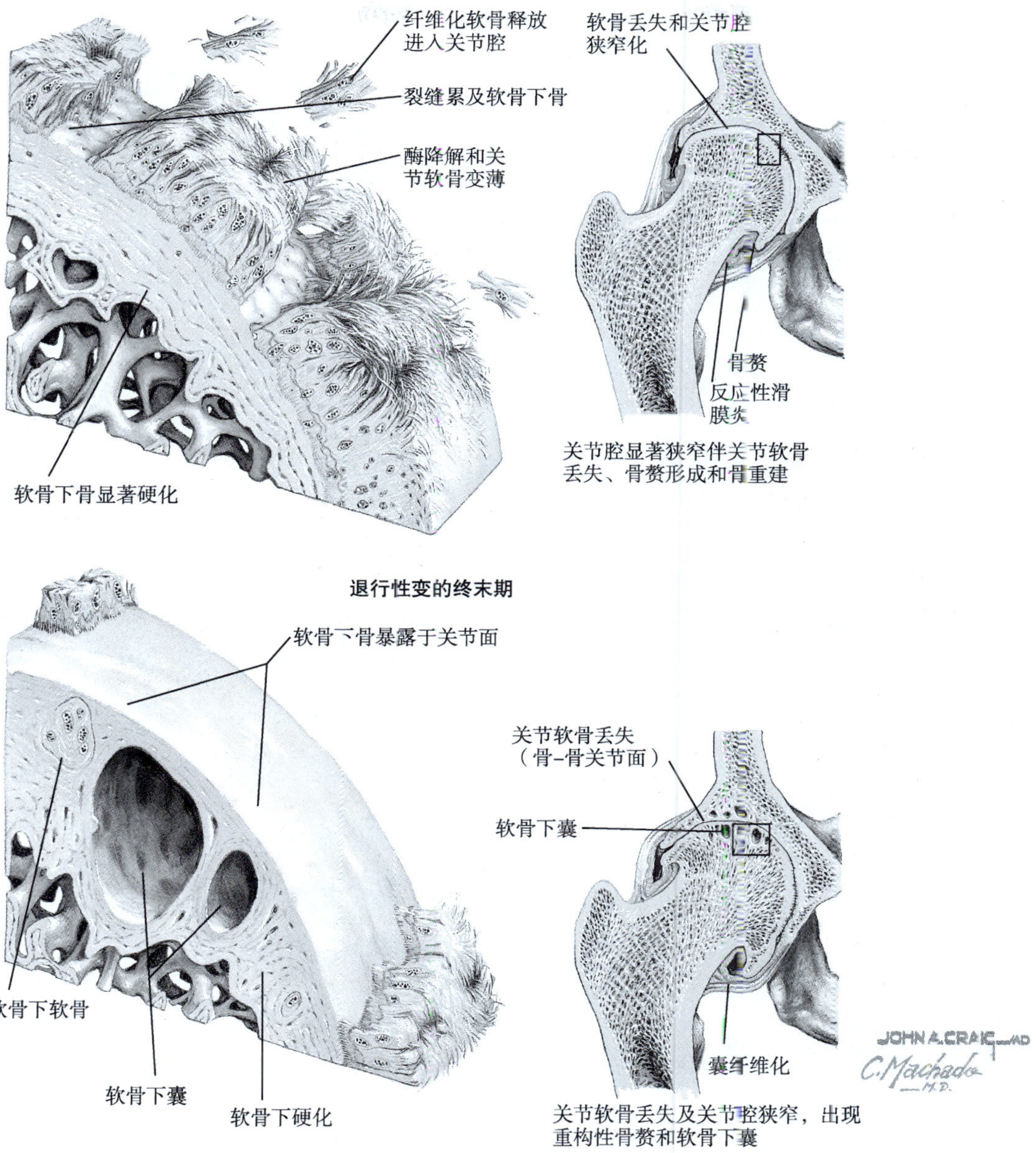

以表现出明显的疼痛和功能受限（图 143-6）。双侧多关节以及关节周围组织受累很普遍。掌指关节受累比先前公认的更多见；但是 OA 中这些关节严重受累也应考虑其他继发性因素（见“鉴别诊断”）。

受累部位：脊柱

颈椎和腰椎 OA 的影像学改变通常伴随着椎间盘退行性变，在 45 岁以上人群中很普遍，但是可不伴相应的临床症状。颈椎 OA 的症状可表现为颈部和枕部疼痛，并沿手臂向下放射，肌无力或感觉异常，这是由于骨赘侵蚀椎间孔压迫颈神经引起。类似的情况也可发生于下位胸椎和腰骶椎。

鉴别诊断

概述

OA 诊断通常依靠临床，但也要根据受累的关节考虑到其他疾病。45 岁以下个体发病通常具有

图143-3 骨关节炎受累关节的分布。

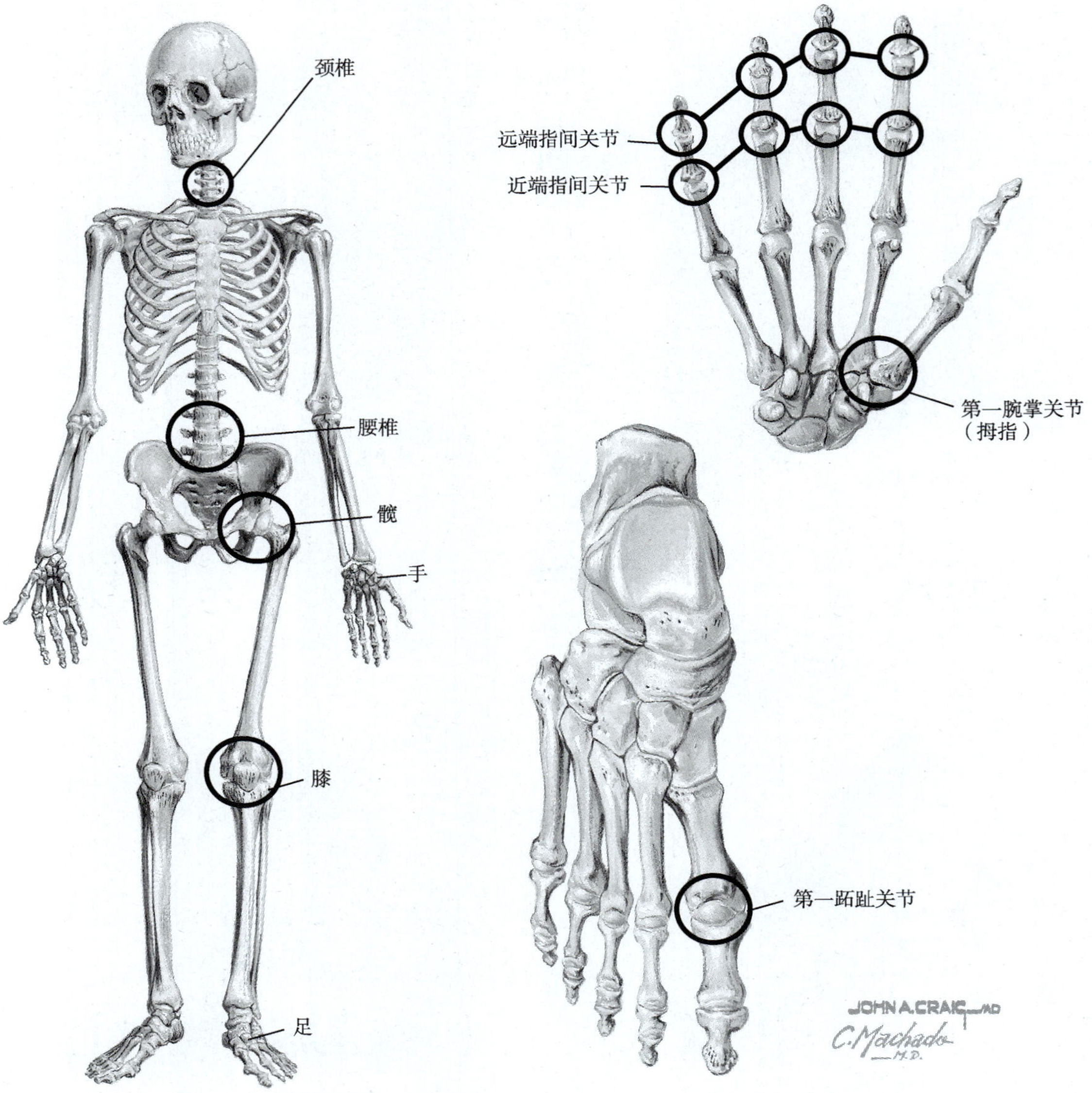

骨关节炎的放射学改变（不同关节）
（100%人群）

年龄（岁）	手	足	膝	髋
18 ~ 24	1.6	2.8		
25 ~ 34	3.4	7.0		
35 ~ 44	14.3	14.1	1.6	
45 ~ 54	36.4	23.9	3.0	
55 ~ 64	63.0	36.9	5.7	2.7
65 ~ 74	74.5	44.2	13.8	3.5

图143-4 临床表现。

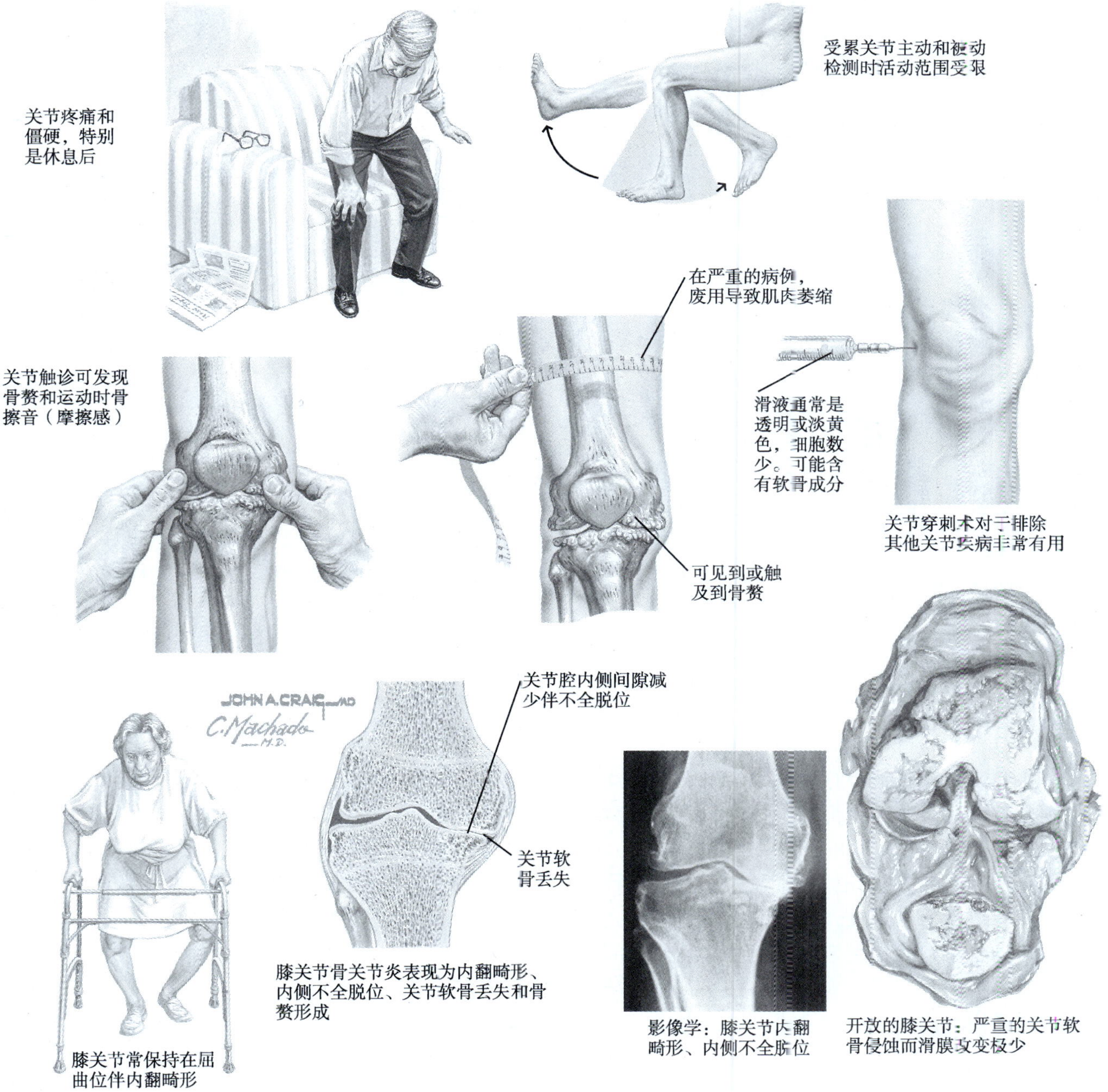

一个前期原因，例如遗传因素、受伤史、先天性或发育性疾病（如 Legg-Perthes 病）。典型的 OA 起病通常隐袭，急性发病要考虑晶体性关节病、创伤和感染。OA 没有系统性炎症的特征以及长时间晨僵。如果有上述特点，应该考虑系统性炎性关节病，如类风湿关节炎、系统性红斑狼疮、恶性肿瘤或感染。

髋关节骨关节炎

患者可能错误地把腰椎、骨盆或者股骨大转子认为是髋关节。因此髋 OA 的鉴别诊断应该包括骨折、缺血性坏死、炎性关节病，以及累及腰椎、骨盆或周围结构的病理学改变。大转子滑囊炎表现为髋部不适，特别是爬楼梯和患侧卧位时。触诊患者

图143-5 骨关节炎的髋关节受累。

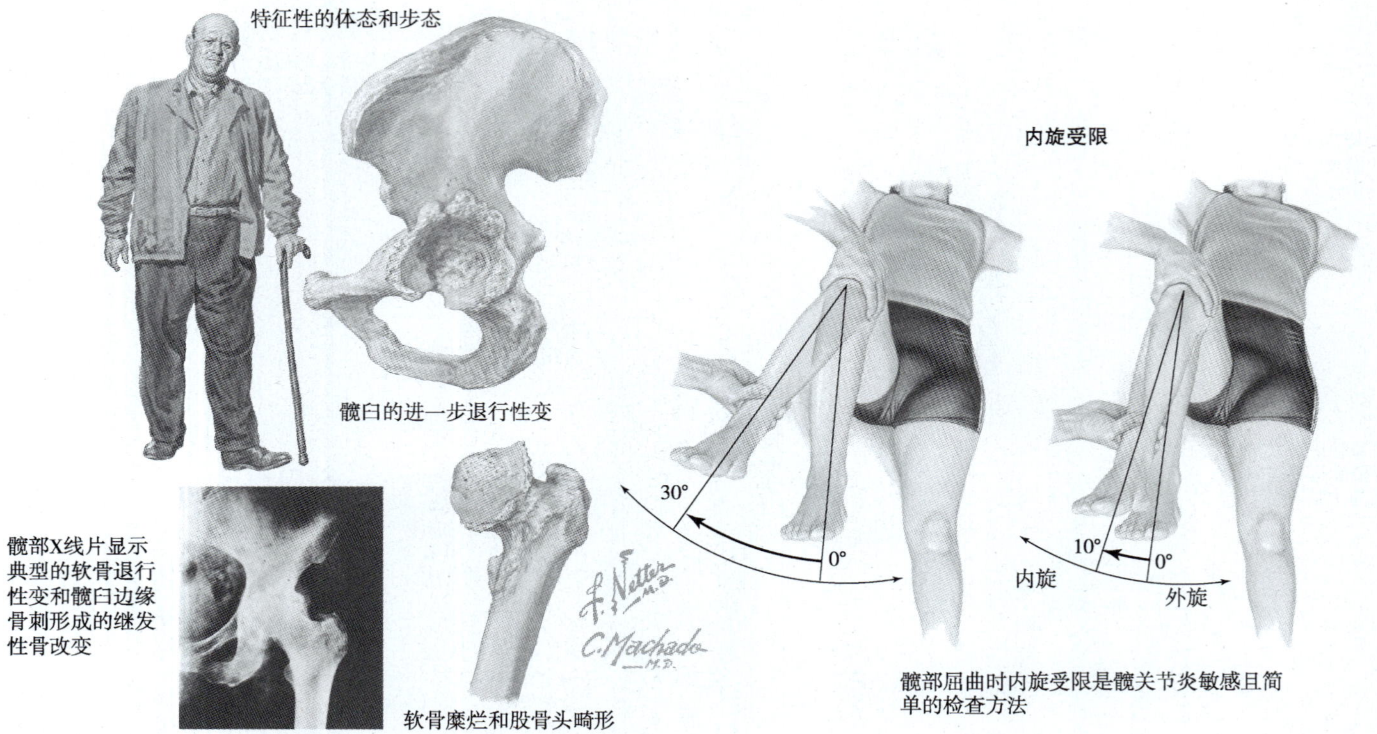

的大转子可引起疼痛，但不存在腹股沟区疼痛以及髋关节疼痛性旋转受限。腰部放射性痛、无力、麻木和感觉异常有助于髋OA和腰椎疾病的鉴别。

髋关节骨折通常在外伤后立即发生，但是在骨质疏松患者可以没有外伤史。临床上应高度警惕这类患者，特别是剧烈疼痛发生在髋关节运动或髋部屈曲、外旋姿势时。如果患者有镰状细胞贫血、糖尿病、皮质类固醇应用史或酗酒史，应该考虑股骨头缺血性坏死。

手骨关节炎

因为手OA很常见，特别在女性中，应评估手部的主诉以排除伴随的、叠加的炎性疾病。掌指关节受累伴明显的软组织肿胀提示炎性关节病，如类风湿关节炎或二磷酸钙沉积。掌指关节受累伴骨质增生可以发生在手OA，但是这种表现也可以提示其他疾病，如甲状腺功能减退、血色素沉着症、甲状旁腺功能亢进或者二磷酸钙沉积。

足骨关节炎

足部第一趾跖关节受累可类似痛风，尤其如果存在明显的肿胀和红斑时。若累及多个趾跖关节则提示炎性关节病，如类风湿关节炎，特别当伴有长时间晨僵和手部小关节症状时。

诊断方法

OA没有确定性的检查，诊断仍需依靠临床。全面的病史和仔细的查体会提示其他不同的疾病。除非临床上高度怀疑存在系统性炎性关节病或系统性自身免疫疾病，否则类风湿因子、抗核抗体或其他血清学检查都意义不大。在开始药物治疗前，应该检查全血细胞计数、血糖和肌酐等电解质以及肝功能，特别是对于那些有并发症的老年人。非典型病例，特别是累及掌指关节的病例，则应做甲状腺功能减退或是血色素沉着病的相关检查。

典型的OA影像学表现为骨质增生、关节间隙狭窄、软骨下骨硬化、囊肿和关节畸形。这些

图143-6　骨关节炎的手受累。

伴有炎症改变的早期Heberden结节

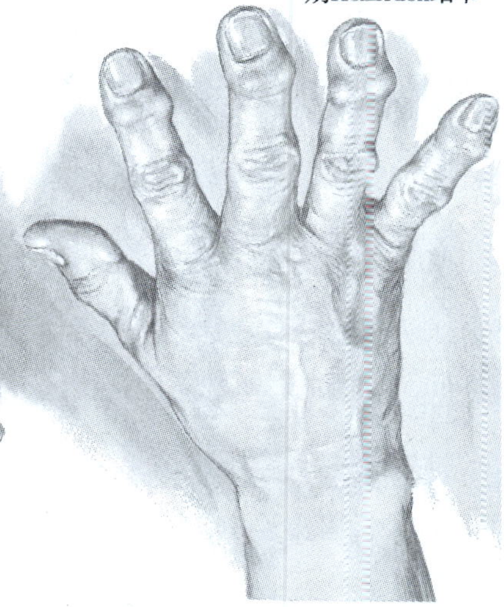

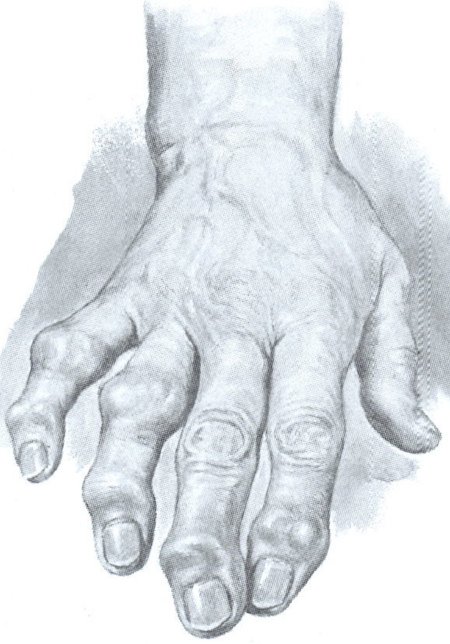

慢性Heberden结节。退行性病变也累及第4和第5近端指间关节

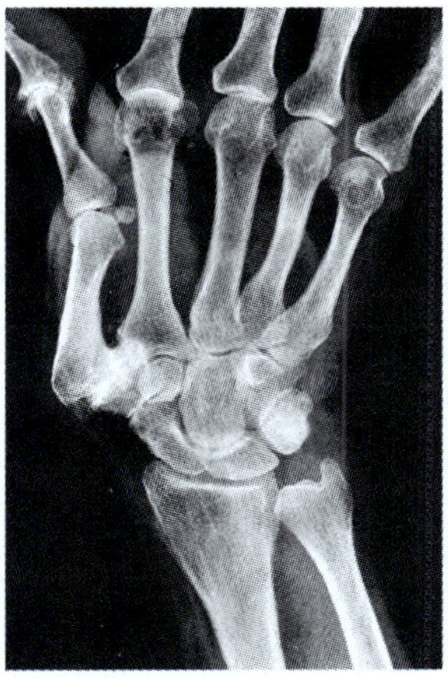

拇指腕掌关节的终末期退行性变

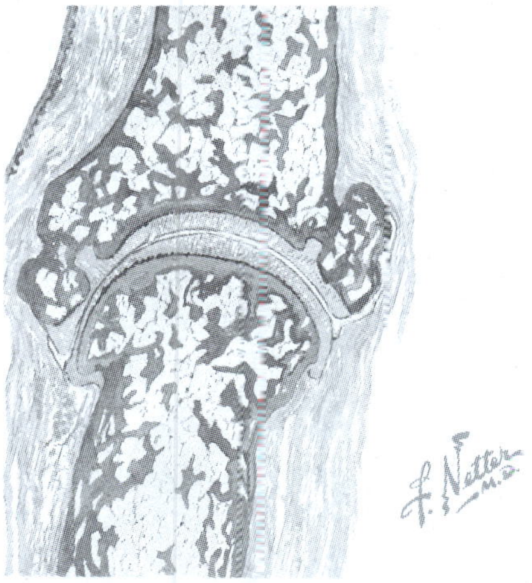

远端指间关节的切面显示远节指骨关节边缘不规则、增生的骨性结节（Heberden结节）

影像学表现可以确定诊断或排除其他疾病，特别是那些临床表现不典型的病例，或者可能存在其他诊断时，如炎性关节病、髋关节骨折、缺血性坏死、感染或恶性肿瘤。在OA的侵蚀性亚型，影像学表现为中央侵蚀和指间关节的“天鹅颈畸形”。放射性核素扫描、磁共振成像以及其他影像学检查在某些特定的情况下可能有用，但不是常规的临床检查方法。

处理和治疗

最佳治疗

OA不能治愈，目前也没有药物可以明确阻止其病理改变。最佳的临床处理方法为非药物方法结合药物治疗，以缓解疼痛，改善功能，提高生活质量，并避免治疗的并发症。在更为严重的病例，手术治疗可能有效，尤其是关节置换术。最近，美国风湿病学会和欧洲抗风湿病联盟发表了相似的髋和膝骨关节炎的治疗指南。

非药物治疗

大多数OA患者使用物理疗法和康复疗法。评价步态障碍、下肢不等长、功能障碍和其他困难，这对于制订个体化治疗方案是非常重要的。助步器、矫形器、夹板和其他辅助装置可以通过纠正力线不良、更加均匀地分布体重以减轻对某一特殊关节的应力、改变异常关节的生物力学，从而减轻疼痛和改善功能。指导患者保护关节、保存体能、有氧锻炼、加强肌肉训练、练习关节活动范围技巧，有助于患者恢复、维持和提高关节功能。对于超重OA患者要建议减轻体重，结合减轻疼痛的锻炼可能更加有效。

药物治疗

如果以上方法无效,那么可以考虑药物疗法（口服、局部外用和关节腔内用药）。

醋氨酚和非阿片样镇痛药（如曲马多），对于轻中度和间歇性疼痛的患者有效。非甾体类抗炎药（NSAID）可以用于醋氨酚无效的患者，但其具有潜在的严重副作用，包括消化道溃疡和出血、高血压加重及液体潴留，尤其对于有并发疾病的老年人，因而限制了其使用。虽然选择性环氧化酶-2抑制剂具有与传统NSAID类似的止痛作用，并且很少引起消化性溃疡和出血，但考虑到肾和心血管安全性，也应该限量使用。吗啡只能给那些疼痛严重而其他药物不能控制的患者。

应用氨基葡萄糖、软骨素、营养品可能改善OA症状，缓解疾病，它们的应用虽然很流行，但也备受争议。最近的一个临床试验显示，联合应用氨基葡萄糖和软骨素可以有效缓解膝关节OA的中至重度疼痛。其他研究也显示混杂的结果。局部应用水杨酸甲酯、辣椒辣素和NSAID作为辅助或单独性治疗，对于一些患者是有用的。

关节内注射皮质类固醇治疗可以缓解OA患者的疼痛和炎症。如果需要反复多次皮质类固醇注射，则应该重新评估治疗方案，考虑外科治疗。对于膝关节OA患者可进行多次关节内透明质酸注射；尽管并没有显示出明确的病情缓解，但其减轻疼痛的疗效可持续数月。

随着测量软骨丢失影像学技术的提高，最近对一些药物进行了研究，以评估它们对OA病情进展的疗效。两个试验已显示，与安慰剂相比，硫酸氨基葡萄糖可以减轻膝关节OA患者的关节间隙狭窄。其他旨在抑制关节分解过程和骨转换的药物，包括双醋瑞因、多西环素和双膦酸盐，它们改善病程的作用已经或正在评估中。将来的研究将揭示它们的意义及在临床实践中的有用性。

避免治疗错误

OA的治疗错误包括：(1) 没有发现合并的炎症性关节炎，例如类风湿关节炎和痛风，这些需要不同的治疗方法；(2) 不重视非药物治疗，如减肥、锻炼、改变生活方式、生物力学和辅助器械治疗；(3) 对敏感个体使用安全性低的药物；(4) 对OA和其他合并症的治疗，没有意识到药物间潜在的相互作用。例如，给具有心脏、肝、肾疾病的老年个体应用NSAID。因为这些药有致消化性溃疡的危险，预防性治疗溃疡应该实施。任何药物的应用都应该定期评价其副作用，注意肾、电解质、肝和胃肠道的毒副作用。

展望

现阶段对OA的治疗还只是缓解症状，而非改变疾病的进程，一旦出现症状则病情肯定进展。未来研究的目标是确定OA高危个体，并早期干预，来影响疾病进展。这方面的探索包括遗传学、先进的影像学（如磁共振成像）、血清学标志物、尿液和滑膜液检查。对于那些进展期的OA患者，新的研究则致力于改进关节置换的工艺和材料，并研发新的方法来促使患病关节中软骨生长、修饰甚至软骨移植。

（王　健　译　宋海澄　校）

参考文献

American College of Rheumatology. Available at: http://www.rheumatology.org.

This website has information for health care professionals, patients, and the public about osteoarthritis, services available, and links to further information.

Arthritis Foundation. Available at: http://www.arthritis.org.

This website has information for health care professionals, patients, and the public about osteoarthritis, medications, services, upcoming educational and advocacy events, and links to further information.

循证

1. American College of Rheumatology Subcommittee on Osteoarthritis Guidelines: Recommendations for the medical management

of osteoarthritis of the hip and knee. 2000 update. Arthritis Rheum 43(9):1905-1915, 2000.

This article provides evidence-based recommendations for the treatment of hip and knee OA.

2. Clegg DO, Reda DJ, Harris CL, et al: Glucosamine, chondroitin sulfate, and the two in combination for painful knee osteoarthritis. N Engl J Med 354(8):795-808, 2006.

The authors report on a randomized, double-blind, placebo and active comparator-controlled multicenter trial to evaluate glucosamine hydrochloride and chondroitin sulfate, alone and in combination, in the treatment of symptomatic knee OA. The combination of glucosamine and chondroitin was associated with significant pain reduction in those with moderate to severe pain.

3. Hochberg MC: Nutritional supplements for knee osteoarthritis-still no resolution. N Engl J Med 354(8):858-860, 2006.

This editorial on the strengths and weaknesses of the above study addresses multiple relevant points in the current debate about the use of glucosamine and chondroitin in OA.

4. Jordan KM, Arden N, Doherty M, et al: EULAR recommendations 2003: An evidence based approach to the management of knee osteoarthritis. Report of a Task Force of the Standing Committee for International Clinical Studies Including Therapeutic Trials (ESCISIT). Ann Rheum Dis 62(12):1145-1155, 2003.

This evidence-based article evaluates various treatment options for knee OA, classifying them into four broad categories: nonpharmacologic, pharmacologic, intra-articular, and surgical. The authors emphasize that recommendations should be tailored to the individual patient.

5. Zhang W, Doherty M, Arden N, et al: EULAR evidence based recommendations for the management of hip osteoarthritis. Report of a task force of the EULAR Standing Committee for International Clinical Studies Including Therapeutics (ESCISIT). Ann Rheum Dis 64(5):669-681, 2005

The authors provide 10 key recommendations for the treatment of hip OA, based on evidence from literature and expert opinion.

Timothy S. Carey

144

成年人下背痛

引言

下背痛（腰痛）是成年人中常见的阵发性病痛。大约 80% 的成年人一生中会有 1 次背痛发作，有时严重到至少 1 天无法进行日常活动。大约 8% 的个体症状可持续一年，3% ～ 4% 因慢性下背痛不能正常生活和工作。大多数下背痛患者可以给予初级保健治疗。

病因学和发病机制

成年人的椎体具有复杂的解剖学和生物力学结构（图 144-1）。通常这些结构在各种负重、姿势、扭转以及轻到中度损伤中具有良好的适应性。大多数背痛发生在腰椎区域，95% 的椎间盘问题发生在 L2 ～ L5 区域。

大多数病例背痛的始动因素并不明确。椎间盘纤维环受丰富的神经支配，因此多数病例背痛源自椎间盘。小关节、韧带以及肌肉可导致慢性背痛。腿部疼痛通常更可能与椎间盘受压相关，但也可由于骨刺或椎管狭窄压迫神经根引起。坐骨神经痛通常定义为放射到膝或膝以下的放射性疼痛。典型的椎间盘疼痛在腿部很明显，而不是在背部。椎管狭窄的患者，神经根受到压迫的程度不同，腿部疼痛通常在行走或长时间站立后加重（即假跛行）。假跛行的发病机制是先天性椎管狭窄伴随关节面周围骨质增生所致。

大于 85% 的急性背痛与坐骨神经痛、椎管狭窄或严重原因（如恶性肿瘤或腹主动脉瘤）无关。非特异性慢性背痛通常最难治疗，要求医生具备与患者沟通的能力和协调治疗的技巧。

临床表现

因为大多数患者的诊断相对非特异，所以区分那些少数具有明确背痛病因的患者便非常重要。急性背痛其症状普遍存在 2 周。疼痛的发生通常不是外伤，而是常发生于日常活动中，如举重、弯腰或是扭转。患者常常担心背痛的病因很严重，将来会导致慢性背痛或永久性残疾；可通过提问“你认为什么原因导致背痛？”来明确患者担忧的原因，从而帮助患者缓解焦虑。

鉴别诊断

病史应包括寻找以下与患者背痛有关的预警因素，从而作出正确诊断，排除重要的、可纠正的背痛病因。

马尾综合征

马尾综合征的典型表现为急性尿潴留、便失禁、肛门括约肌失张力和肛周麻痹，还可出现双腿乏力。应立即行磁共振成像（MRI）检查，就诊于矫形外科或神经外科医师。病因大多与转移的恶性肿瘤相关，很少由椎间盘突出导致。

感染性椎间盘炎和骨髓炎

感染性椎间盘炎或骨髓炎可出现背痛，伴随发热、多汗及体重减轻。这些患者通常血沉增快，可能存在免疫缺陷或有感染灶，如慢性泌尿道感染。

图144-1 腰骶部脊柱和韧带。

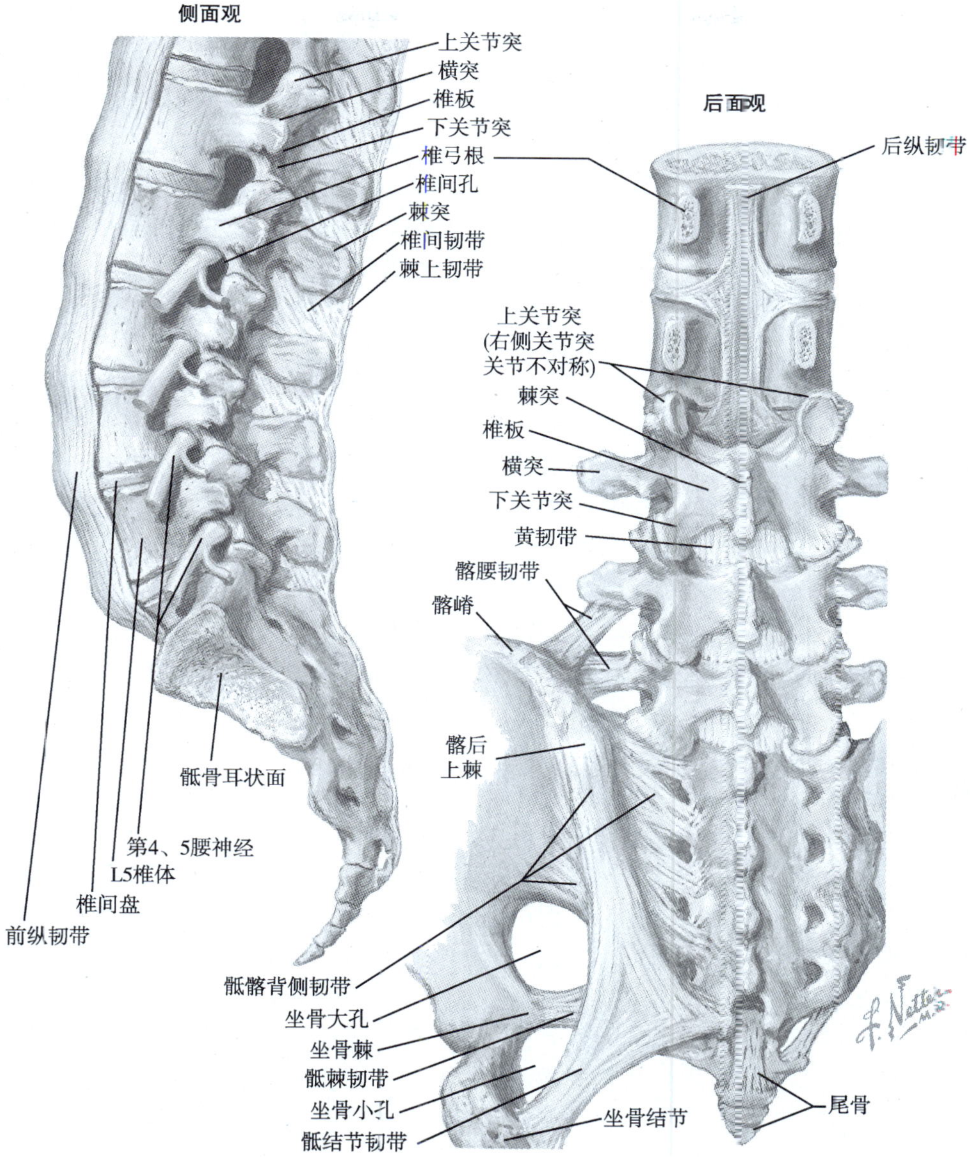

对于早期椎间盘炎，胸片只有 70% 的敏感性。

转移癌

不断进展而无缓解的背痛可能是前列腺癌、乳腺癌或肺癌的体征。多发性骨髓瘤最初也可表现为背痛。有癌症史（除皮肤癌外）的患者，在 5 ~ 10 年内应监测 X 线平片、血沉，或进行先进的影像学检查，如骨扫描、MRI 或计算机断层（CT）扫描。

创伤

创伤，特别是那些具有骨关节炎危险因素的患者，应警惕骨折的危险。

强直性脊柱炎和其他综合征

晨僵并使疼痛加重，发生在青壮年男性，活动后减轻，则预示着强直性脊柱炎，是一种虽不常见但是重要的背痛原因。

背痛有时表现为腹部或腹膜后的牵涉痛。这包括早期带状疱疹的灼烧性痛（带状疱疹），或继发于腹主动脉瘤或肾盂肾炎的背痛。

上述预警性综合征对诊断很重要，因为某些原因引起的背痛可导致不可逆的神经缺陷。在门诊，背痛伴有这些预警综合征之一的患者很少，但在急诊或三级医疗保健中心，这些患者相对常见。

可以对预警信号进行简单的评估。一些社会因素包括人身伤害诉讼或工资补偿纠纷、对疼痛过分敏感或者对雇主不满，这些可提示背痛的预后较差。存在这些因素之一并不表示患者在装病以逃避责任，而应该提醒医生调整方案，鼓励功能锻炼和加强心理治疗。

诊断方法

体格检查在大多数个体比较简单。腹部检查偶尔可以发现杂音或搏动性肿块，提示腹主动脉瘤，这在50岁以上男性、有吸烟史和其他动脉粥样硬化体征者尤其重要。背部触诊有时可发现触痛区或疼痛触发点。通常，这些表现不十分特异，但是这样确保患者接受了全面的评估。膝跳反射和踝反射检查可以发现神经根损伤（图144-2、144-3和144-4）。足背屈试验可以评估L4 ～ L5的神经根损伤，踝反射可评估L5 ～ S1的神经根损伤。多于90%的神经根损伤发生在这两个水平。L4 ～ L5椎间盘损伤可以表现为足背异常。

直腿抬高试验对于神经根损伤相对特异，但不敏感。操作时腿部应该被动抬高，如果主动抬高，患侧疼痛可放射至膝或膝以下水平。

当怀疑有前列腺癌（长期疼痛，老年男性）或有潜在的马尾综合征（双腿无力、尿失禁、尿或便潴留）时，提示应进行直肠检查。

夸大的疼痛行为，并且按压头顶可以诱发疼痛（轴负荷，对腰椎的压力几乎为零），强烈提示疼痛有心理因素。这些患者通常不需要手术，应该给予心理社会方面的治疗。

大多数患者不需要立即进行影像学检查。当有外伤、存在预警信号或疼痛4 ～ 6周内功能未恢复时，可以做腰椎X线片检查。对于行CT或MRI检查的适应证，没有一致的说法，当怀疑有转移癌或感染时，应尽早行该类检查。一般来说，这类先进的影像学技术只用于存在预警信号时或是积极准备手术治疗时。虽然这类检查的敏感性高，但非特异性结果也很普遍，椎间盘突出可发现于20% ～ 30%的无症状个体；60岁以上无症状个体，MRI显示椎管狭窄的阳性率达20%以上。

处理和治疗

当发现有严重原因引起的下背痛（如转移性恶性肿瘤或椎间盘炎），应紧急进行特异性治疗。然而，这是不常见的，大多数非急性背痛病例可分为三类：非特异性背痛、椎间盘压迫神经根性背痛和椎管狭窄性背痛。

非特异性下背痛

多于80%的患者表现为非特异性或机械性下背痛。缺乏特异性让患者和医生都很为难。重要的是为患者提供一种背痛的合理解释，这样患者能够忍受症状，知道根据背痛的自然史，他们的症状很可能会改善。这样患者接受这种症状就像背部“感冒”或韧带拉伤，因为这些常见综合征有相对良好的预后。

95%有急性非特异性背痛的患者（疼痛时间短于2个月），保守治疗3个月内即可恢复正常的生活。

最佳治疗

放松、适当镇痛、鼓励尽可能早地恢复日常活动，是最有效的治疗方法。卧床超过48小时似乎适得其反。醋氨酚、非甾体抗炎药以及肌松剂对大多数患者均可缓解症状。那些初始症状非常严重的患者可以短期给予麻醉止痛药。鼓励患者尽早恢复工作很重要，因为长时间的不工作似乎会导致背痛恶化，对疾病不利。强调和提醒患者在一定时期内不要抬举重物或做危险动作，是非常有益的，应该提倡。2周内的电话或诊所复诊，对疾病的恢复也很有利。如果患者可以脱离工作大于2周，则应安排更有特异性的治疗。脊柱理疗应该由推拿师、正骨医生以及理疗师完成。随机试验显示脊柱推拿的效果不肯定，最近的研究显示，与传统保守治疗相比，疗效并不十分明显。

腰椎间盘突出

腰椎间盘突出的诊断线索包括坐骨神经痛和存在神经系统表现（图144-5）。如果缺乏预警信号，给予支持疗法。90%的坐骨神经痛患者需要3个月以上的保守治疗。

图144-2　下肢的感觉和运动神经支配。

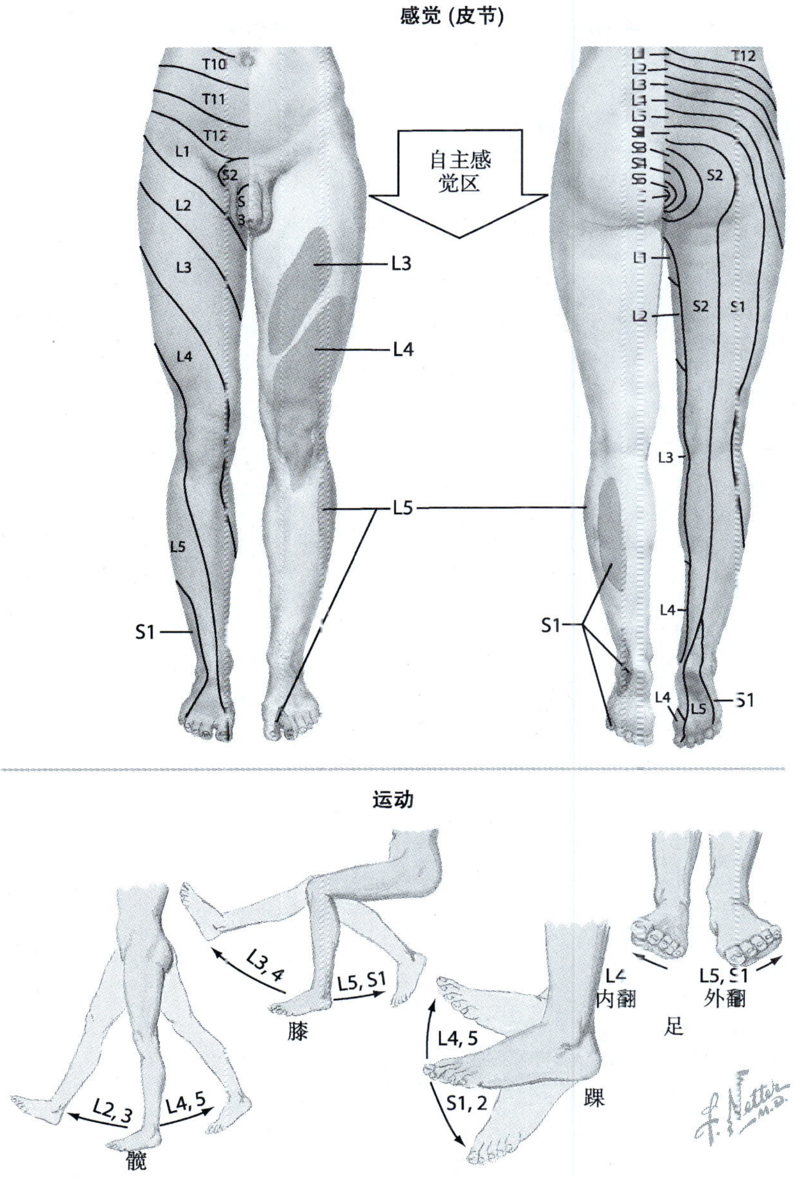

最佳治疗

一些患者可卧床休息 1 ~ 2 天。通常患者害怕恢复日常生活，这时理疗师可以指导患者进行日常活动（如散步），即使感到不舒服也要鼓励进行。如果患者背痛时有长时间的显著的腿痛，特别是如果合并双侧反射不对称、足背屈乏力，这些证据提示患者应进行先进的影像学检查，考虑显微椎间盘切除术治疗。

椎管狭窄

队列研究已显示，在过去几年中，1/3 的患者保持原状，1/3 的患者病情加重。一些患者因持续的疼痛和活动受限而受到严重损害。

最佳治疗

止痛药和物理治疗的疗效有限。因为疾病本身的性质使步行受限，游泳或原地骑自行车运动可能有所帮助。手术减压似乎可以改善腿部症状，延长

图 144-3 腰椎髓核脱出的临床特征。

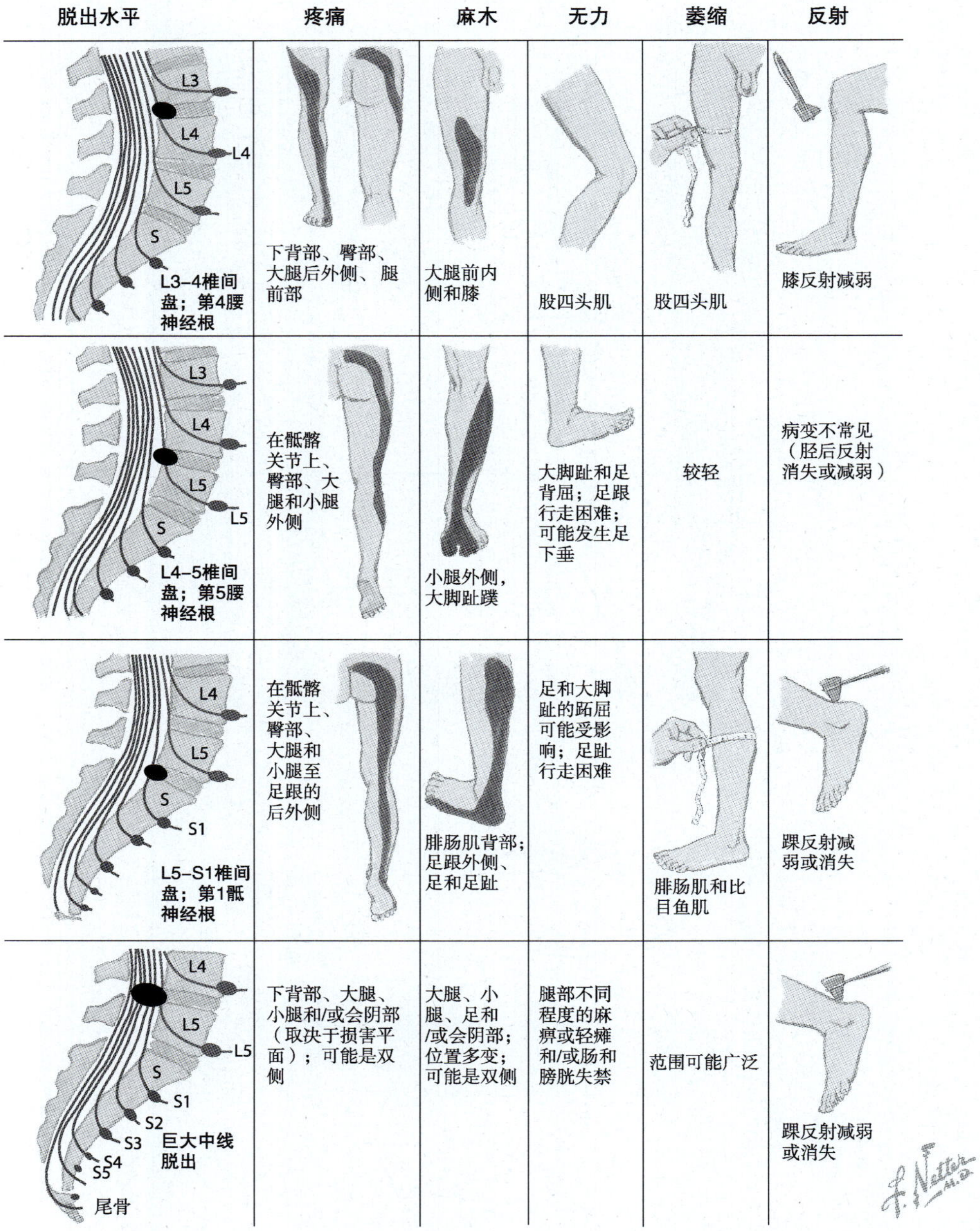

步行距离，尽管大多数患者仍旧有背痛和步行受限。老年人手术时容易出现心脏并发症。

慢性背痛

许多慢性下背痛的患者并没有明确的神经根病或解剖学异常可以解释他们的症状。持续两个月慢性背痛的患者 50% 以上在 1 ～ 2 年后出现明显的背痛。没有一个单一疗法可以缓解他们的这种症状。腰椎融合术可以提供一些缓解，但是手术的致残率和失败率很高，并且仅有不到 50% 的患者症状可以缓解。如果严重背痛的急性发作期得到缓解，慢性背痛患者通过坚持康复锻炼（物理治疗师推荐），可以减轻背痛程度及加重的概率。

图 144-4 腰椎疾病的疼痛模式。

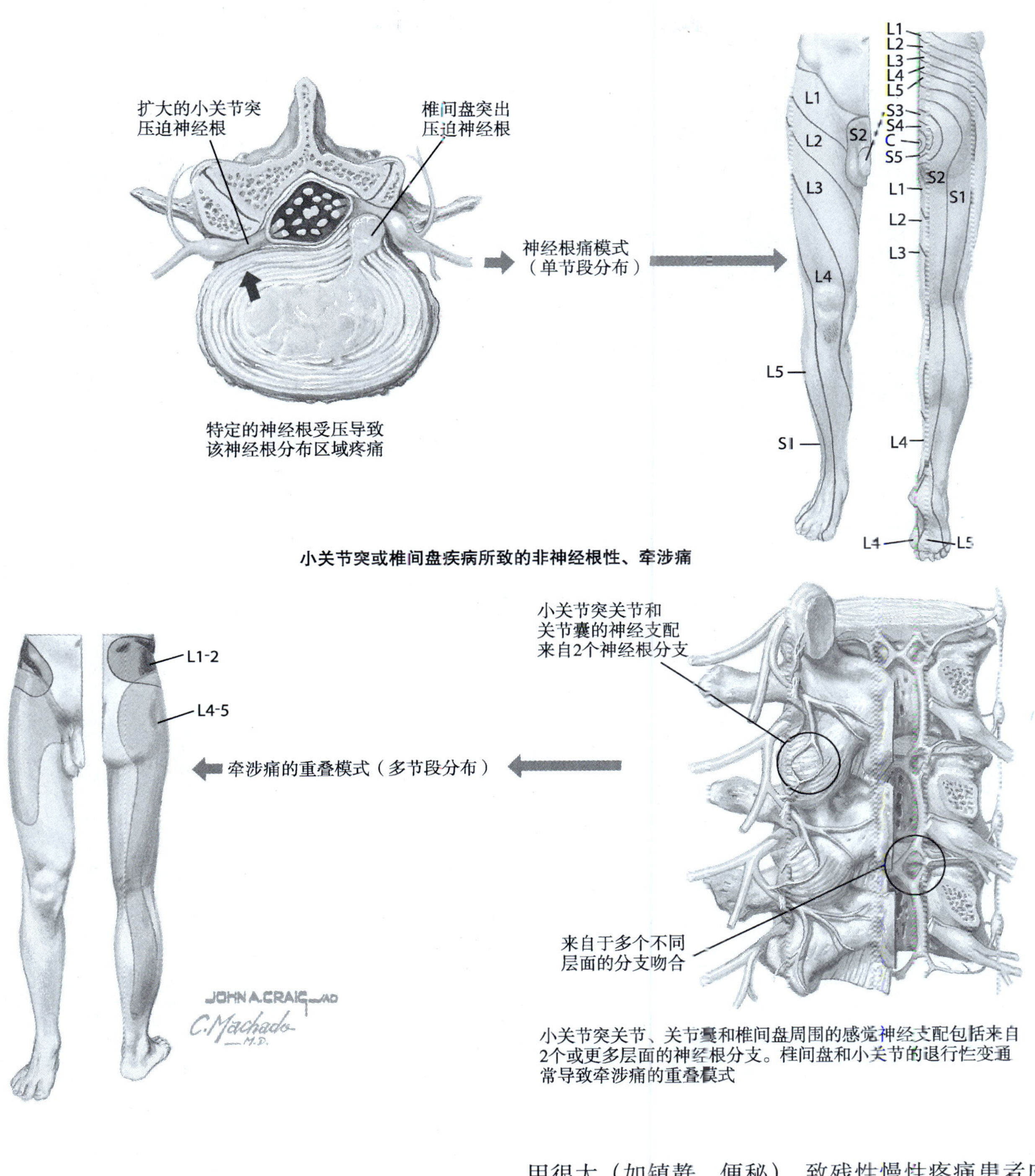

最佳治疗

强化运动疗法可以减轻疼痛，并提高功能。正如之前所提到的，强化训练要建立在持续进行的基础上。三环类抗抑郁药或抗癫痫药（如加巴喷丁）有辅助治疗作用，长效阿片类药物被一些专家所推崇。然而，一个小的随机试验证实阿片类药物只能减轻疼痛，而未能提高患者的活动能力，并且副作用很大（如镇静、便秘）。致残性慢性疼痛患者应该到综合疼痛治疗中心接受治疗。

避免治疗错误

背痛的错误治疗发生于对严重的病理变化没有正确认识，如对乳腺癌并发严重下背痛的患者未进行影像学检查。常见的错误是进行太多的诊断性检查或推荐不恰当的治疗方法。非特异性背痛患者

图144-5 椎间盘。

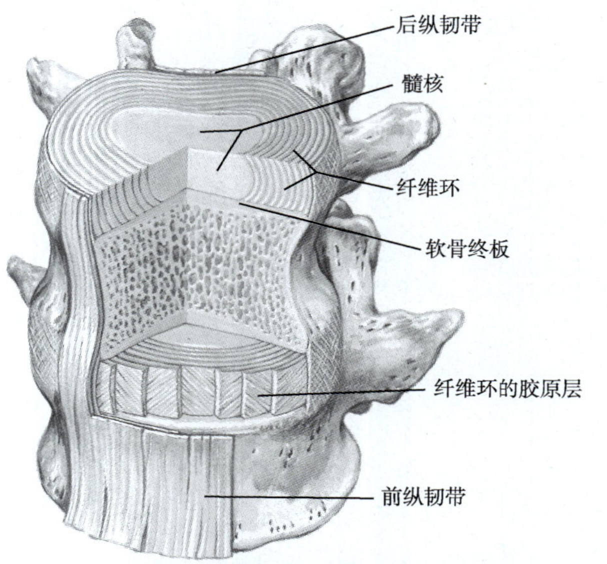

椎间盘由中心的胶原和水合蛋白聚糖组成的髓核和包绕髓核的向心性胶原纤维层构成

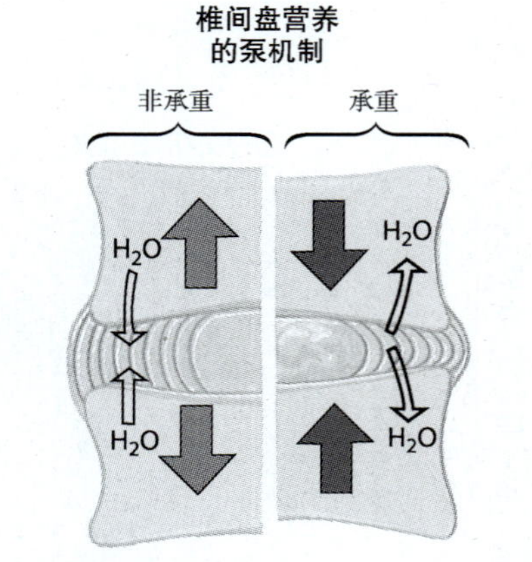

运动驱动的泵机制交替性压迫和松弛椎间盘，将水和代谢废物泵出，并将水和营养物质泵入。亲水性的蛋白质维持基础性的充盈。泵机制障碍引起的生化异常可导致背痛

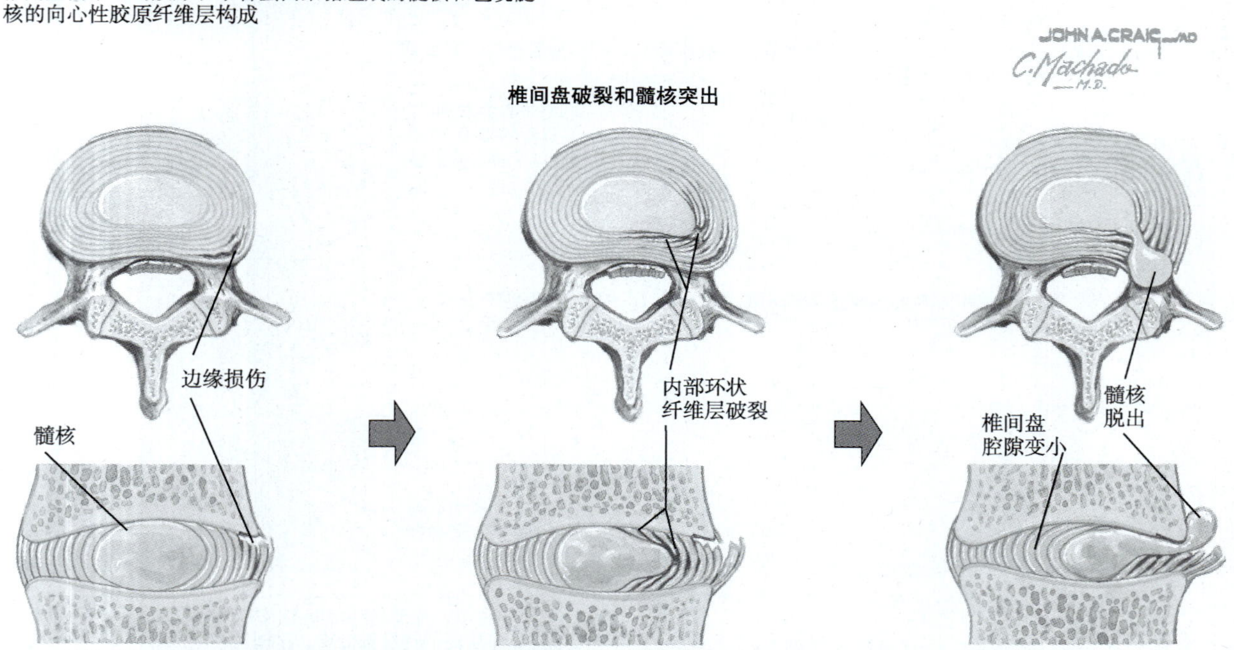

纤维环和软骨终板的周边破裂（边缘损伤）引发一系列变化，它减弱并破坏了内部环状纤维层，导致髓核被挤出和突出

进行MRI检查后，他们可能被告知有椎间盘退行性变或突出，但事实上这个结果可能未考虑到年龄的影响，导致患者焦虑和对活动的恐惧。其推荐的治疗方法疗效有限，如椎间盘电热疗法和长疗程的牵引，可能只是浪费时间和金钱，并导致并发症的增加。向慢性背痛患者推荐手术治疗必须慎重，因为患者很少能得到长期缓解，而且需要后续治疗。

展望

对背痛患者进行初步临床诊断评估，进行程序性治疗，可以减少患者的痛苦，树立信心，改善愈后，包括改善功能状态以及早期恢复工作。基于大样本的关于背痛发病原因的基础研究，能够提高诊断率，更好地指导治疗。正在进行的随机试验将明确提示

临床医生，哪些患者可受益于椎间盘切除、椎体融合和脊髓减压手术。

（陆艳萍 译 宋海澄 校）

参考文献

Deyo RA, Weinstein JN: Low back pain. N Engl J Med 344:363-370, 2001.

This is an excellent overall review of diagnostic and treatment options.

循证

1. Assendelft WJ, Morton SC, Yu EI, et al: Spinal manipulative therapy for low back pain. A meta-analysis of effectiveness relative to other therapies. Ann Intern Med 138:871-881, 2003.

   This very complete review and meta-analysis indicates that spinal manipulation is not superior to conventional medical treatments, but may be helpful in some circumstances.

2. Atlas SJ, Keller RB, Wu YA, et al: Long-term outcomes of surgical and nonsurgical management of sciatica secondary to lumbar disc herniation: 10 year results from the Main Lumbar Spine Study. Spine 30:927-935, 2005.

   In this long-term cohort study, patients receiving surgical treatment for sciatica had greater improvement in symptoms than patients who chose nonoperative treatments. However, at 10 years, the work and disability outcomes were similar regardless of treatment chosen. This is the best evidence at present until new randomized trials are reported.

3. Hayden JA, van Tulder MW, Tomlinson G: Systematic review: Strategies for using exercise therapy to improve outcomes in chronic low back pain. Ann Intern Med 142:776-785, 2005.

   Exercise of longer duration and programs that were individually tailored to the patient had the greatest benefit. The magnitude of benefit for the best-performing exercise regimens was both clinically and statistically significant.

4. Jamison RN, Raymond SA, Slawsby EA, et al: Opioid therapy for chronic noncancer back pain. A randomized prospective study. Spine 23:2591-2600, 1998.

   This article describes one of the very few true randomized controlled trials of opioid use for nonmalignant pain. Pain scores were improved by opiates, but patient functional status was not.

John B. Winfield

145

纤维肌痛

引言

纤维肌痛是一种女性多发的慢性疾病，女 / 男比例为 10 ∶ 1。该病特点是疼痛放大（表现为广泛性疼痛）和精神压抑（表现为疲劳、睡眠不佳，一些患者可有焦虑、抑郁和许多身体的不适）（图 145–1）。纤维肌痛可与常规临床和实验室检查不能解释的其他疾病重叠出现，如慢性疲劳综合征、肠易激综合征（irritable bowel syndrome，IBS）、颞下颌关节痛及其他部位疼痛综合征。我们在遗传神经生理、神经内分泌和诱导这些疾病恶化的环境因素等方面的进一步认识，促使我们将疾病重新分类为中枢敏感综合征（central sensitivity syndrome，CSS）（框 145–1）。

不明原因的慢性疼痛和疲劳在美国和欧洲的普通人群中很常见，特别是在女性以及社会经济地位较低的人群中：局部疼痛占 20%，弥漫性疼痛占 11%；根据美国风湿病学会（ACR）的纤维肌痛标准，女性患病率为 3% ～ 5%，男性为 0.5% ～ 1.6%；慢性疲劳大约占 20%。老人和儿童均可患纤维肌痛。

病因学和发病机制

虽然纤维肌痛和其他 CSS 的慢性疼痛和疲劳由许多生理和心理因素导致，该病用生理 – 心理 – 社会模型的观点能很好解释，即健康状态受生理、心理以及社会因素的综合影响。

生物因素

一直以来，人们对纤维肌痛的生物学因素（如肌肉的结构性病变）缺乏了解，直至最近，人们才对纤维肌痛的生物学因素及其部分特征有所认知。这些因素包括性别、基因、中枢与周围疼痛放大机制、睡眠障碍以及应激反应系统失调。女性似乎更容易受基因与环境相互作用的影响，这使她们更易放大疼痛和心理抑郁。例如，与男性相比，女性对疼痛的敏感性更高，缺乏一定的疼痛抑制机制，对应激或不良刺激显示出更高的交感神经系统、神经内分泌和心理反应，患慢性疼痛疾病的危险更高。高通量基因分析发现，放大疼痛以及加重心理压力的易感基因数量呈指数增加。疼痛放大的神经生理和神经内分泌基础包括中枢神经系统的致痛和镇痛通路的多处异常。这些包括神经胶质激活、炎性细胞因子和兴奋性氨基酸水平增高、5– 羟色胺和去甲肾上腺素及脑啡肽水平降低、调节 P 物质释放的生物胺缺乏。非快速眼动睡眠 3 和 4 期的脑电波插入 α 波以及其他睡眠异常导致睡眠后不能恢复精力。应激反应系统失调表现为交感神经反射对应激的反应功能低下、下丘脑 – 垂体 – 肾上腺轴以及其他神经内分泌轴异常，包括锻炼后生长激素分泌增加的反应。

心理（认知 – 行为）因素

心理压力，特别是伴随抑郁、焦虑、创伤后精神紧张性障碍和人格障碍，在纤维肌痛以及其他 CSS 中很常见。当那些表达多种遗传易感基因的脆弱个体遭遇无法减轻的压力和痛苦时，即可导致应激系统的功能改变。其他对纤维肌痛症状学起作用的心理因素包括疼痛观念、疾病的环境病因、疼痛行为、过度警觉、应对策略和对疼痛控制的自我认知程度。

图145-1　纤维肌痛的表现。

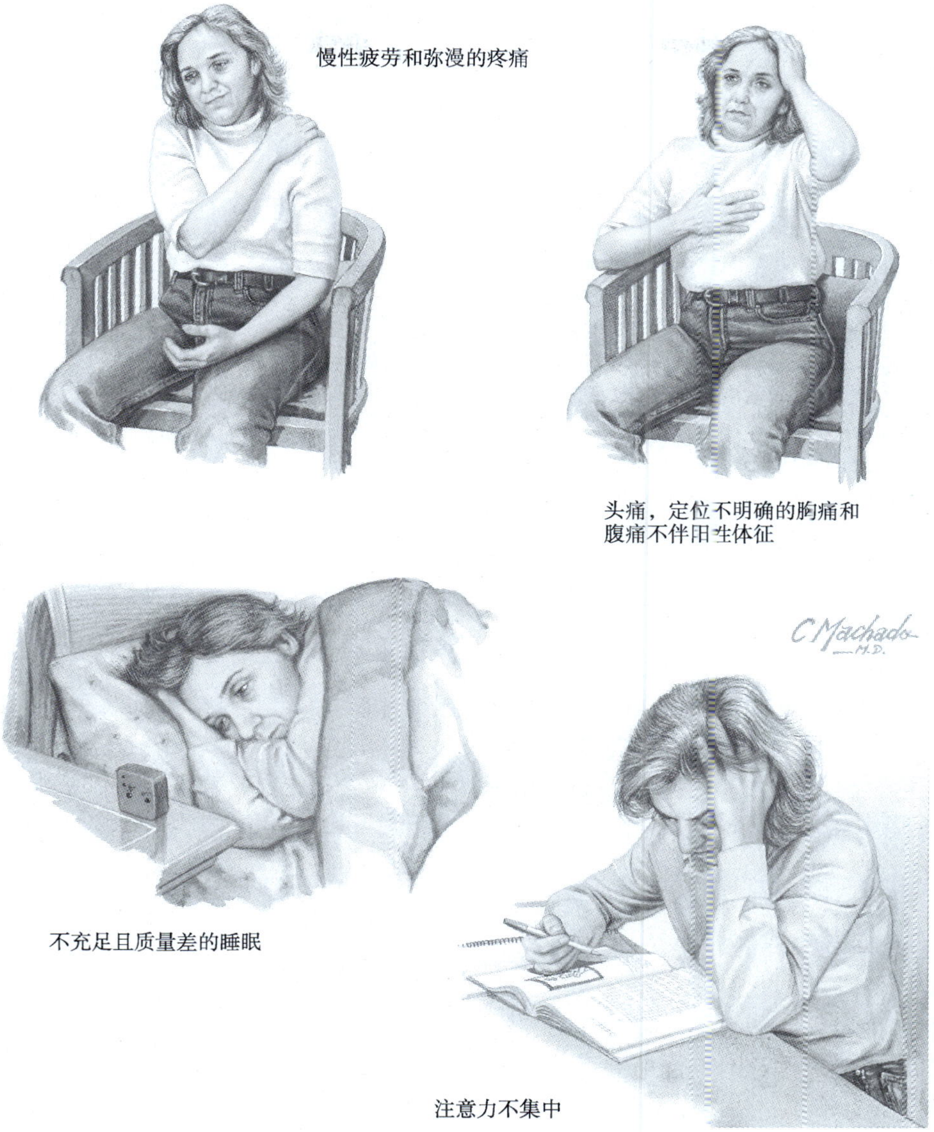

社会（环境和社会文化）因素

社会因素包括生活方式和文化背景对成长经历的影响，它们与性别、遗传易感基因相互作用，导致纤维肌痛。这些包括童年时的心理社会经历、家庭支持、工作环境、工作满意度以及种族因素。尤其重要的是，童年的负面经历，如家庭贫困或儿童性虐待，在成年后会发展成慢性疼痛，这在 IBS 中已被广泛研究。

临床表现

纤维肌痛表现为全身广泛疼痛、疲劳、虚弱、失眠，并且许多患者有抑郁和焦虑，“就像我一直在感冒。”疼痛从中轴骨放射到肌肉以及颈、肩、髋、四肢等处肌肉与肌腱附着点。疼痛可以被描述为“筋疲力尽”、“悲惨痛苦”或“难以忍受”，通常主诉即使轻微的碰触就可引起疼痛（异常性疼痛）。疲劳可能是主要的临床表现。认知障碍，如注意力不集中、记忆力下降，也可能是主要表现。许多患者主诉身体忍受巨大痛苦，但经过仔细临床评价却不能解释。日常生活功能明显下降，其原因是缺乏运动，事实上患者恐惧和避免过度运动后加重症状。纤维肌痛通常伴随着具有明确病理结构变化的炎症

框 145-1 目前建议的中枢敏感综合征成员

纤维肌痛（合并慢性疲劳综合征）
肠易激综合征（包括功能性消化不良）
颞下颌关节病
肌筋膜痛综合征、局部软组织疼痛综合征
睡眠周期性四肢运动
对多种化学物质过敏
女性尿道综合征、间质性膀胱炎（可能包括外阴痛）
创伤后紧张综合征
抑郁

性疾病，如系统性红斑狼疮（SLE）、类风湿关节炎、强直性脊柱炎、Crohn 病以及溃疡性结肠炎。最佳的治疗要求识别和治疗纤维肌痛及其他伴随疾病。

在 IBS 人群中，严重的纤维肌痛患者可能有儿童期被虐待史、巨大心理压力、创伤后紧张综合征、人格障碍或严重抑郁。这些患者需要请精神科会诊。三类亚型的患者其预后不同。适应性强的纤维肌痛患者，许多并不寻求帮助，对疼痛、睡眠障碍和疲劳有很好的耐受性。那些社交焦虑患者对综合治疗有效。疼痛明显、焦虑、功能障碍、有阿片类药物依赖史的患者，对治疗的反应差。

鉴别诊断

虽然纤维肌痛的鉴别诊断很广（表 145-1），除非患者在体检或神经系统检查中表现出客观的结构性病变体征，否则不应进行广泛的诊断性测试。在临床上鉴别纤维肌痛与慢性疲劳综合征（参考第 6 章）或许多局部疼痛综合征是没有益处的。然而给患者一个疾病名称，可使他们坚信能够逐渐康复，而不要不断地寻找病因和治疗方法。

表 145-1 纤维肌痛的鉴别诊断

主要疾病	选择的特定疾病
风湿性	系统性红斑狼疮*
	类风湿关节炎，干燥综合征*
	多关节骨关节炎，退行性脊柱炎
	风湿性多肌痛*
	多发性肌炎，他汀类药物诱导性肌病
	局部疼痛综合征*
	骨软化症
	过度活动综合征*
神经科	腕管综合征*
	颈神经根病*
	代谢性肌病
	多发性硬化*
	颈髓压迫
慢性感染	亚急性细菌性心内膜炎
	布鲁杆菌病
	肝炎
	HIV
内分泌	甲状腺功能减退*
	2 型糖尿病
	甲状旁腺功能亢进
肿瘤	转移性（如乳腺癌、肺癌、前列腺癌）
	骨髓瘤
精神病	心理因素导致的疼痛*（从前的躯体性疼痛）
	躯体化障碍（癔症、Briquet 综合征）

* 常见的鉴别诊断。

From Winfield JB: Fibromyalgia. In Dale DC (ed): ACP Medicine. New York, WebMD Professional Publishing, 2006, pp 1412-1418.

诊断方法

纤维肌痛还没有公认的诊断标准，虽然 ACR 分类标准为研究对象的选择提供了两个主要特点：查体全身广泛疼痛和压痛点疼痛（图 145-2）。在实践中，当患者表现为全身广泛疼痛大于 3 个月、日常活动疲劳、睡眠差以及其他多种不易解释的症状时，则可考虑纤维肌痛。除了压痛点疼痛（可能 5 处便足够），体格检查和神经系统检查的意义不大，除非合并其他疾病。常规诊断性测试应限于少数筛选性测试，以排除或证实那些易于与纤维肌痛混淆或常与纤维肌痛共存的疾病（框 145-2）。

关键的病史

- 评估起病情况、部位、疼痛的性质、改善或加剧的因素。
- 询问有关睡眠质量、日常活动障碍、过去或现有的应激因素、焦虑或抑郁感、婚姻适应度、获得社会帮助的程度。正确认识这些方面的困难对全面治疗纤维肌痛是必不可少的。
- 提问“你的童年过得怎么样？”。这类询问通常会揭示不良的童年经历，如虐待，这使患者更易患慢性疼痛（虐待的后果不限于儿童；成人

图145-2 纤维肌痛的压痛点。

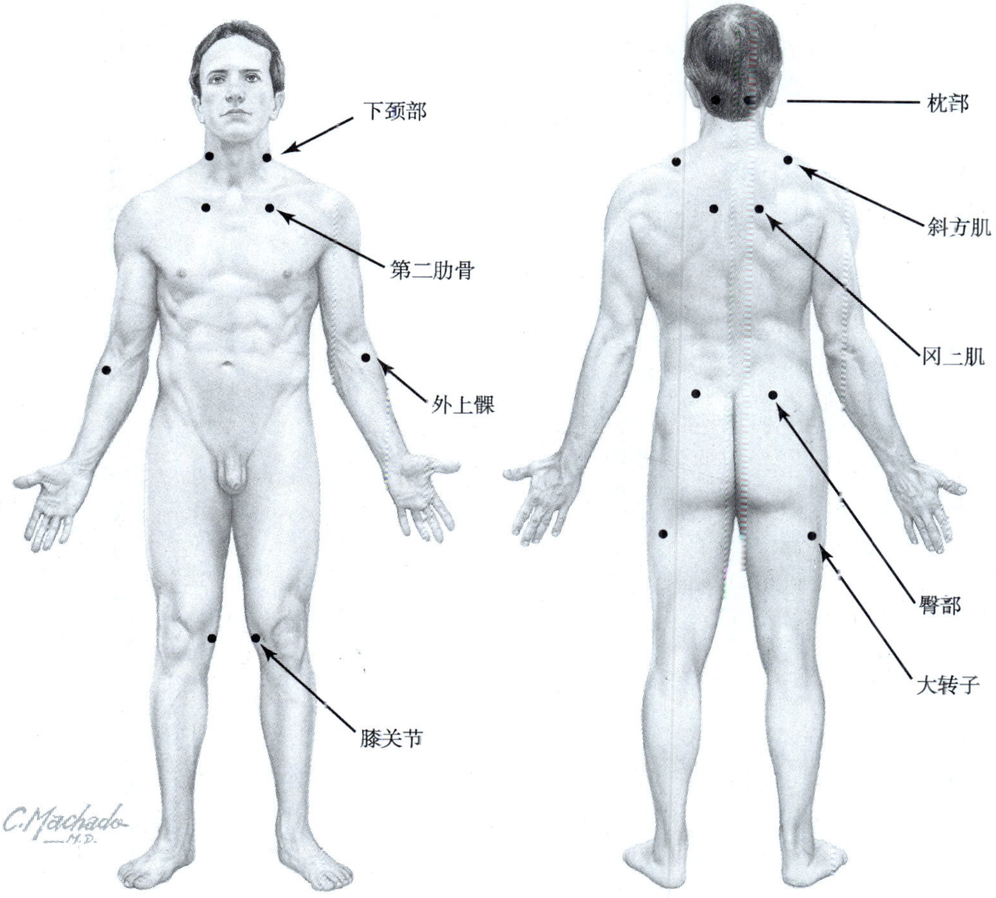

家庭暴力是纤维肌痛的一个重要前提)。

- 确定是否存在局部疼痛综合征，如颞下颌关节痛、IBS和慢性盆腔痛，它们常与纤维肌痛重叠和共存。
- 询问以前对于疼痛和失眠的治疗，这可以指导医生制订治疗方案。依赖于阿片类药物或是之前通过多学科疼痛中心治疗不成功，提示预后不佳。
- 询问使用补充与替代医学（complementary and alternative medicine，CAM）的情况。一些CAM药物是不安全的，并且与传统药物有相互作用的可能。

一份简单的自我评价量表能够评估心理和生理健康状况；视觉模拟量表可以评估疼痛和疲劳、认知表现和自我效能；当前症状量表可以在候诊室内仅用几分钟完成。这些信息可用于繁忙的医疗实践，

框145-2 常规诊断性检验

全血细胞计数和分类
肌酸激酶
促甲状腺激素（TSH）
红细胞沉降率（ESR）
抗核抗体（ANA）
类风湿因子
其他可考虑进行的检查：
- 保守治疗情况下睡眠无改善则可进行实验室睡眠评估
- 40～60岁患者考虑筛查血清转铁蛋白饱和度和血清铁蛋白浓度，因为血色素沉着病患者可有弥散性关节痛和肌痛
- 压力痛觉测定可在纤维肌痛相关的4个压痛点（即双侧的上髁、斜方肌的中点）评估压力痛觉探测阈值，可作为一种辅助诊断手段和半定量指导治疗。正常值≥4 kg/cm²

对于纤维肌痛的综合评价很有价值。

阳性体征

在无并发疾病的情况下，除了压痛点疼痛以外，体格检查和神经系统检查正常。初诊时用压力痛觉测定仪在纤维肌痛的几个压痛点处检查痛觉探测阈值（正常是大约 4kg/cm^2）；随诊时观察治疗反应，提供指导。并且，从测量痛觉阈值那一刻，就应该教育患者正确认识疾病。

诊断性试验

虽然纤维肌痛没有特异的实验室检查，对相关疾病以及其他可以导致疼痛和疲劳的疾病进行筛查是有用的。这些包括抗核抗体、全血细胞计数、红细胞沉降率或 C- 反应蛋白、促甲状腺激素、肌酸激酶、天冬氨酸转氨酶和丙氨酸转氨酶等。病毒感染、自主神经功能失调（倾斜台试验）、神经传导速度、肌电图和影像学检查则通常没有必要。

诊断陷阱

误诊共患疾病：想当然地把所有症状归因于纤维肌痛，记住纤维肌痛患者可以有并发症。纤维肌痛常与其他有明确结构性病变的疾病共存，如 SLE 和类风湿关节炎，最佳的治疗应兼顾两种疾病。

过度检查：相反，应避免仅基于症状的大规模诊断性检查，它不仅没有作用而且还影响最佳治疗效果。

忽略共存的感觉和神经性疼痛：确定疼痛的激发因素（如合并骨关节炎或椎间盘退行性变伴坐骨神经痛），这些可以加剧纤维肌痛，必须分别治疗。

没有意识到患者有意夸大症状或装病：一些可能继发获益的情况下，如在人身伤害诉讼案件中，医生可能会遇到患者夸大症状和装病。例如，一些健康的索赔者可能会告诉压痛点的位置。用听诊器而不是用手指，用力按压后胸或斜方肌，可以了解是否装病。

处理和治疗

总体考虑

治疗纤维肌痛坚持四个原则：（1）确认患者悲伤痛苦；（2）诊断以及保守治疗；（3）药物及非药物治疗要个体化；（4）治疗而不是治愈。确定患者的症状和痛苦开始于病史的询问和体格检查。“完全是心病”或“你根本没有什么病”这样的评语只能延长病程或成为治疗障碍。首要的治疗目标是坚定信念，让患者相信疼痛和疲劳是可以战胜的。

虽然现在的治疗方法多是经验性治疗，随机对照试验的数据显示药物治疗结合身体、心理和行为干预的多方面治疗，对疼痛、疲劳、睡后精力不恢复、抑郁和焦虑有效。当诊断不清、当纤维肌痛合并自身免疫性或肌肉骨骼疾病以及当对治疗反应差时，这时应该咨询熟悉纤维肌痛的风湿科专家。转诊精神科对并发精神病或有严重抑郁伴自杀倾向的患者至关重要。

最佳治疗

药物治疗

纤维肌痛的弥漫性疼痛，初始治疗可以给予小剂量三环类药物（TCA），如 10 ～ 50 mg 阿米替林睡前服用，约 1/3 的患者可以改善疼痛、睡眠以及总体感觉，但由于其胆碱能效应以及镇静等副作用，使一些患者的应用受到限制。选择性 5- 羟色胺再摄取抑制剂，如氟西汀和西酞普兰，以及双向 5- 羟色胺 - 去甲肾上腺素再摄取抑制剂，如文拉法辛和度洛西汀，被证实对控制疼痛有疗效（而不论有无抑郁），也可与 TCA 合用（应该仔细监测患者是否有抑郁加重和自杀倾向）。加用抗癫痫药物，如加巴喷丁、托吡酯、噻加宾或普瑞巴林，对于异常性疼痛和痛觉过敏患者有效。中枢性骨骼肌松弛剂（如环苯扎林、巴氯酚、替扎尼定）一般效果差。每天两次用辣椒碱按摩疼痛部位也是有效的。除非患者通过其他方法不能达到合理的生活质量和日常生活功能，否则一般避免应用阿片类药物。合并症疼痛的治疗是一个渐进的过程，可以用非甾体抗炎药合用或不合用阿片或非阿片类镇痛药。

随着疼痛、抑郁、睡眠障碍的有效治疗，结合有氧运动，可以改善疲劳症状。莫达尼非可以使持续性重度疲劳患者受益。睡眠障碍应积极治疗，从良好的睡眠卫生教育开始。大多数患者要求使用药物治疗，如阿普唑仑、环苯扎林、替马西泮、曲唑酮或多塞平，可以单独使用，或联合应用非苯二氮䓬催眠药，如唑吡坦、扎来普隆或右佐匹克隆。氯硝西泮或罗皮尼罗睡前应用，对常见并发病不宁腿综合征有效。若前述简单的方法无效，则应进行正规的睡眠测试。合并抑郁也需要积极的药物治疗，也可同时进行正规或非正规的心理治疗。

非药物治疗

许多非药物治疗可以提高体力、减轻疼痛以及改善全身情况，但应与药物治疗结合进行。有效的非药物治疗方法包括分级的有氧锻炼、冥想、瑜伽、单独或联合放松训练和有氧锻炼进行生物反馈训练、心理咨询治疗以及参与群体支持。治疗效果因缺乏活动而受到限制，然而高强度的体力锻炼、疼痛点注射药物、超声、激光疗法、蝶腭骨阻滞治疗、素食、磁疗、推拿疗法或转诊于麻醉疼痛诊所，既不是纤维肌痛的治疗方法，其是否有益也未证实。

老人和小孩的治疗

老人和小孩全身疼痛的治疗要求特殊方法。准确评价疼痛和有效治疗在老年人很困难。他们害怕诊断性检查，不愿报告疼痛，自我效能差，较少应用认知疗法。在儿童中，不明原因的广泛或局部性疼痛最常见于青春期前至青春期女孩，通常与心理失衡有关，她们在学校表现不均衡、在家庭中承受心理压力，或两者同时存在。应停止药物治疗，并制订相应的有氧锻炼计划。在某些情况下心理测评和心理治疗很有必要。幸运的是，大多数孩子对治疗反应良好。

避免治疗错误

没有诊断出假性成瘾：意识到寻找药物的行为可能是某种疾病控制不佳的表现（假性成瘾），而不是药物依赖。

医源性因素：一个缺乏同情心、被误导的医生容易忽略纤维肌痛，认为这种疾病不会导致永久性痛苦。

将急性损伤误认为慢性疼痛性疾病：急性损伤的治疗，例如，一场小车祸中的颈部牵拉伤应避免诊断时间过长、自己选择治疗方案、长时间脱离工作、使用颈部支架，应该定义为外伤后纤维肌痛。

展望

将来会在以下四个领域取得巨大进步。第一，现在已认识到，纤维肌痛与其他多种局部疼痛性疾病（如IBS、慢性头痛）常同时存在。它们有共同的病理生理学特征，可以被统一分类为CSS。第二，疼痛放大和精神抑郁是导致这种疾病的两种主要途径；第三，我们对该病的神经生理学机制和途径有更深的了解。最后，高通量基因分型可以使我们进一步了解在临床疾病表达中，慢性疼痛和精神抑郁的遗传学因素和个体差异基础。这些领域的进展将促使临床医生接受纤维肌痛及其相关症状是一种“真正”的疾病，为提高治疗和药物研发提供合理的指导。

（杨文浩　译　宋海澄　校）

参考文献

American College of Rheumatology. Available at: http://www.rheumatology.org/patients/factsheets/fibromya.html. Accessed December 2, 2006.

This is an excellent source of information from a rheumatologist's perspective.

Arthritis Foundation. Available at: http://www.arthritis.org/conditions/DiseaseCenter/Fibromyalgia/fibromyalgia.asp. Accessed December 2, 2006.

This is an excellent source of practical information for patients and their families.

Medlineplus Health Information. Available at: http://www.nlm.nih.gov/medlineplus/fibromyalgia.html. Accessed December 2, 2006.

This website provides insight into how the federal government is approaching the fibromyalgia problem.

National Fibromyalgia Association. Available at: http://www.fmaware.org/. Accessed December 2, 2006.

循证

1. Burckhardt CS, Goldenberg D, Crofford L, et al: Guideline for the Management of Fibromyalgia Pain in Adults and Children. APS Clinical Practice Guidelines Series. No. 4. Glenview, IL, American Pain Society, 2005.

   This comprehensive guide represents the consensus of the American Pain Society regarding current management of fibromyalgia.

2. Diatchenko L, Nackley AG, Slade GD, et al: Idiopathic pain disorders—pathways of vulnerability. Pain 123(3):226-230, 2006.

   This brief and insightful review summarizes recent advances in the genetics of chronic pain disorders and conceptualizes how genes and environmental influences interact in fibromyalgia and other central sensitivity syndromes.

3. Winfield JB. Fibromyalgia. In Dale DC (ed): ACP Medicine. New York, WebMD Professional Publishing, 2005, pp 1412-1418

   The author provides a detailed and practical approach to fibromyalgia, its diagnosis, and its management.

4. Yunus MB: Fibromyalgia and overlapping disorders: The unifying concept of central sensitivity syndromes. Semin Arthritis Rheum 36(6):339-356, 2007.

   Dr. Yunus exhaustively reviews the clinical features and neurobiology of fibromyalgia and allied chronic pain disorders. The literature in this area is critically reviewed and combined with the author's own vast experience.

146

Robert G. Berger

痛　风

引言

晶体性关节病是由于炎性晶体沉淀于滑膜或腱鞘滑膜间隙中形成的。炎性物质当以其晶体形式存在时成为产生炎症的生物化合物。在骨骼肌系统中，最常见的炎性晶体是尿酸盐，它会引起痛风疾病。本章将讨论滑液中的尿酸盐晶体形成的病理生理学、痛风的不同临床表现和个体化治疗。

病因学和发病机制

20 年的随访中痛风的累计发病率大约为 8%，主要在男性多发。痛风的急性发作与血清尿酸水平相关，随着血清尿酸水平的升高，其痛风急性发作的危险性也增高。如果血清尿酸水平为 9mg/dl，发展为痛风的危险性是血清尿酸正常人群的 5 倍。虽然很多患者有升高的血清尿酸水平，但其尿酸水平可能被错误地认为偏低，特别是在疾病的急性加重期，此时尿酸在结晶过程中沉积在滑膜上。

尿酸形成是嘌呤代谢生物化学途径的结果，清除主要是由肾的排泄和分泌完成的。血清尿酸浓度的升高和最终痛风的发生是由以下 3 种病因学之一造成：肾的尿酸排泄障碍、导致尿酸产生过多的遗传缺陷和高的细胞转化。

肾的尿酸排泄障碍占临床痛风产生病因的 85% ~ 90%。在一些病例中，排泄障碍可能是由于肾处理尿酸的遗传缺陷。尿酸排泄障碍也可能是由于肾小管疾病（有正常的肌酐清除率）或者一些导致肾功能下降的疾病造成。药物和饮食使肾对尿酸的清除降低，如噻嗪类利尿剂和袢利尿剂、环孢素、乙胺丁醇、饮酒、铅和低剂量阿司匹林，这些都导致了排泄障碍和高尿酸血症。

在嘌呤清除的生物化学途径中，遗传缺陷导致了尿酸的产生增多，这在临床痛风的病因中占 5%（图 146-1）。PRPP 合成酶活性的增加（饮酒也可以引起该酶的活性增加）和嘌呤清除途径酶 HGPRT 的部分或者完全缺乏，是引起高尿酸血症的发病机制中常见的酶学异常。HGPRT 酶的完全缺乏导致 Lesch-Nyhan 综合征伴随神经系统后遗症。Lesch-Nyhan 综合征在儿童中最常见。

高的细胞转化状态在嘌呤生化代谢途径正常的患者中导致尿酸产生过多，它可以发生在不同的阶段。最显著的是在恶性血液病中，特别是在老年患者的多发性骨髓瘤、恶性肿瘤的化疗阶段（血液肿瘤和转移癌）、恶性贫血治疗的初始阶段和表皮脱落性疾病（如银屑病）。

临床表现

急性痛风

典型的急性痛风常累及蹈趾的跖趾关节。这种急性单关节炎，即称为痛风，其急性发作常发生在凌晨的几个小时内。红、热、剧烈疼痛发生在整个关节的背面，并且可能累及伸肌腱和周围组织。疼痛性质剧烈，临床检查常不能合作，患者常常描述痛风是他们所经历的最痛的疾病。患者诉不能忍受薄的床单或者冷空气接触受累关节。如果不予治疗，病程可能持续 5 ~ 7 天，可伴有整个受累关节表面皮肤的脱落。复发的急性痛风较常见，可能发作频繁至每月发生，或者在每几年偶发。

急性痛风可能影响全身的任何关节，最常见的

图146-1 嘌呤清除的生化途径。

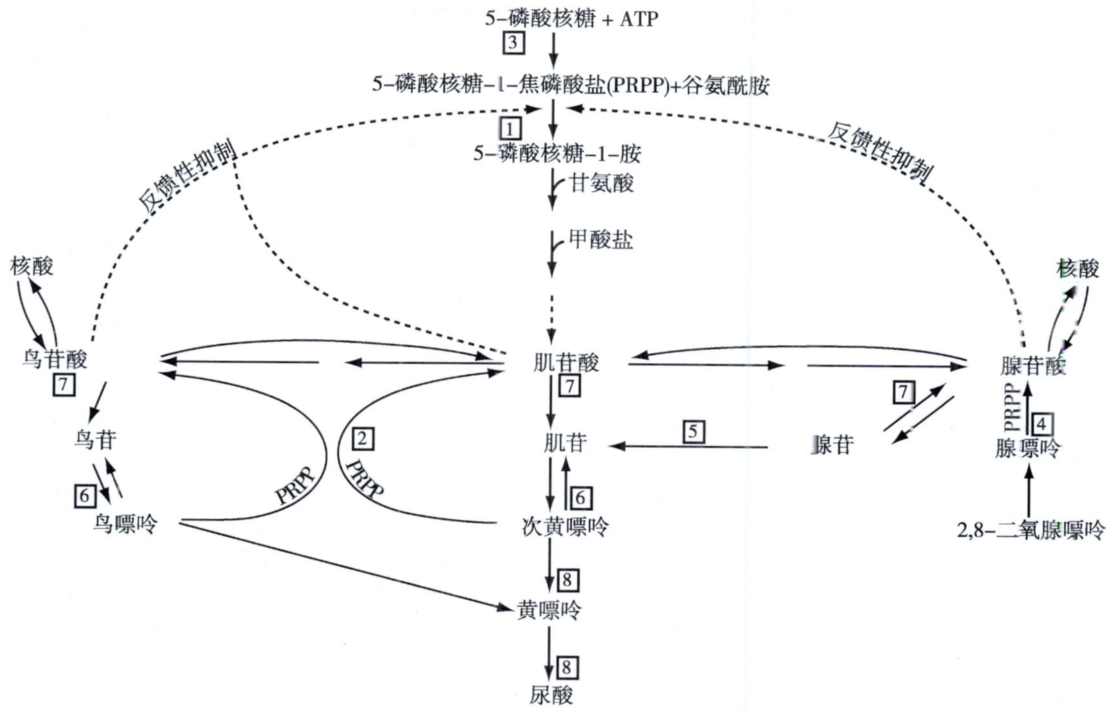

是膝关节、腕关节、肩关节、跖趾关节、近端或远端指（趾）间关节。中轴骨骼（包括臀部骨骼）很少累及，但急性痛风在骶髂关节和胸锁关节中有报道。发作可能局限在滑膜鞘内，并可能与其他肌腱炎相混淆，特别是过度使用肌肉骨骼综合征。多关节发作包括 2 个或者更多的关节或者肌腱，比较常见，可与其他系统性风湿性疾病相似。发热和不适在多关节急性痛风中常见，但在单关节发作的痛风中较少见。

在体格检查中，患者常常不能移动受累关节或者肌腱。肌腱的累及可以由伸展可疑的肌肉－肌腱单元引出，而不用移动受累关节。在急性痛风发作时，严重张力性关节积液常发生于膝关节、肩关节或者踝关节。偶尔，后腘窝囊肿（Baker 囊肿）可能在累及膝关节的急性痛风中形成，在一些患者中，可向下沿后腓肠肌破裂，表现类似于深静脉血栓形成。

急性发作期的实验室检查包括升高的白细胞计数并有核左移、升高的血沉（有时高于 100mm/h，Westergren 法）、其他急性时相反应物（如铁蛋白和 C 反应蛋白）水平增高。滑液包含大量的多形核白细胞，并可能类似于严重的脓性关节液。血尿酸可能正常，对于痛风的诊断可能没有什么价值。如果不是反复发作或者有慢性痛风而使受累关节有损害形成，除了软组织肿胀及大关节积液外，影像学改变可能正常。

慢性痛风

患者慢性病程，有时可能出现畸形，关节炎影响手、腕、足、膝和肩（图 146-2；彩图 146-2）。可产生尺偏畸形、天鹅颈样畸形和其他手足畸形，常常误诊为类风湿关节炎。患者可能诉受累关节周期性急性发作的肿、红、疼痛，或者长时间的慢性肿胀和疼痛。在体格检查中，共同的发现是慢性滑膜炎，常累及手和足，并且常常是不对称的（与类风湿关节炎不同）。可能存在关节畸形和活动受限。

实验室检查可能与类风湿关节炎相混淆，因为 20% ～ 25% 的慢性痛风患者类风湿因子（RF）阳性。血清尿酸水平常常是升高的，但也可能是正常的。血沉常有轻度增快。影像学检查表现为与类风湿关节炎相似的关节破坏性疾病，但是一个有经验的骨骼影像学医生可能会注意到关节周围的囊性损害伴随新骨的生成，这有助于区分慢性痛风和类风湿关节炎。

图146-2　痛风性关节炎：自然史。

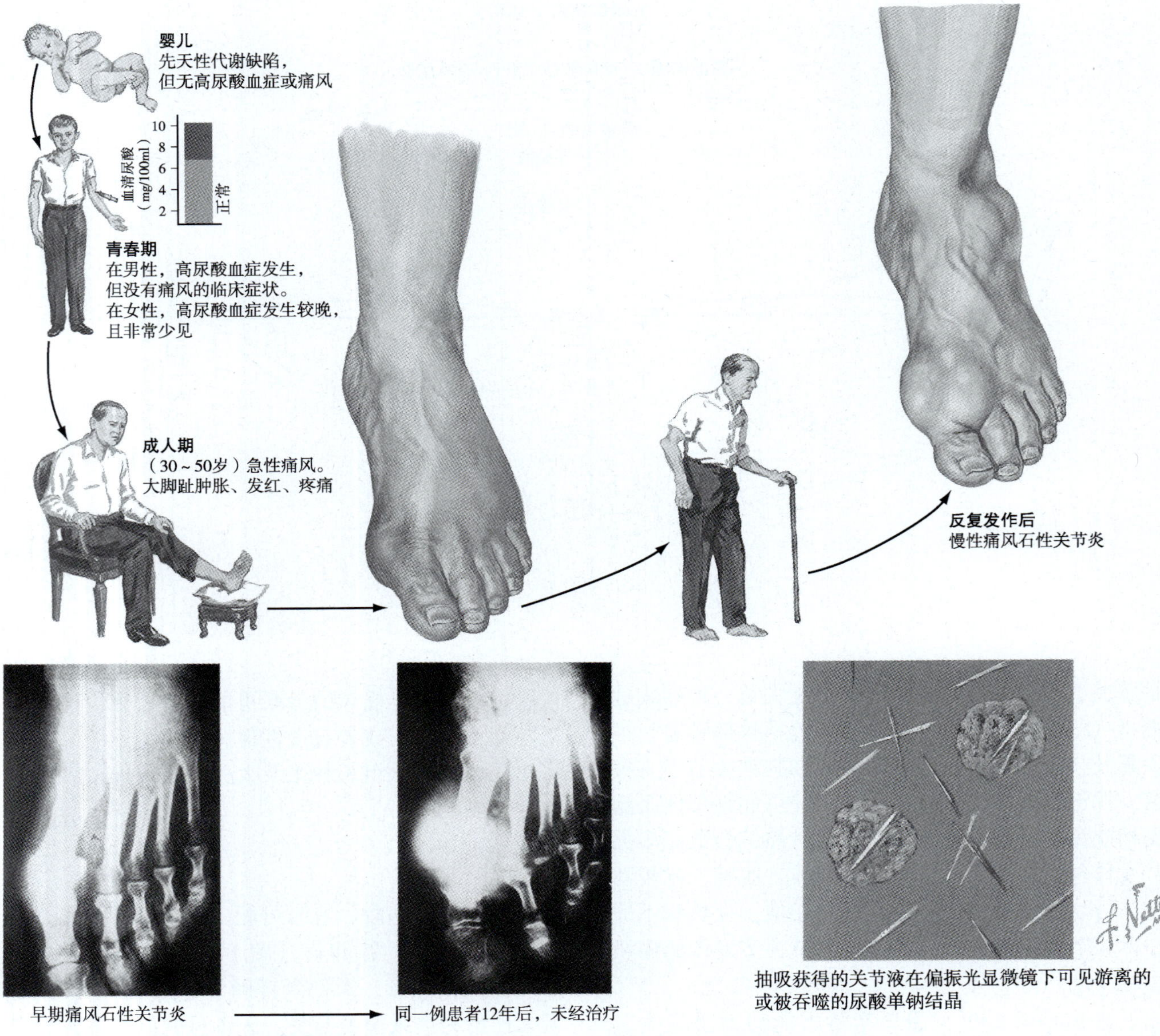

痛风石性痛风

一些慢性痛风的患者，尿酸盐在皮下沉积，被称为痛风石。这些沉积形成结节，通常在肘关节的伸面、跟腱、手和足的伸面以及在耳廓内（图146-3）。这些痛风石在体格检查中类似类风湿结节，只能通过用偏振光显微镜检查是否存在尿酸盐结晶而加以区别。结晶可以在关节抽出液和结节活检样本中发现。滥用家酿酒（这种酒是用含铅的老式酿酒容器酿造而成）的患者可能发展为重症痛风石样痛风，称为铅中毒性痛风。

鉴别诊断

急性痛风中最常见的错误是忽略脓毒性关节炎，这可以通过急性炎症性关节的关节穿刺术而避免。如果发现尿酸盐晶体，则可以确诊，因为细菌和尿酸盐晶体在同一关节中存在是极其少见的。偶尔，HLA-B27相关性疾病，特别是Reiter综合征，可能与急性痛风以相同的形式存在。痛风石性痛风

图146-3 痛风石性痛风。

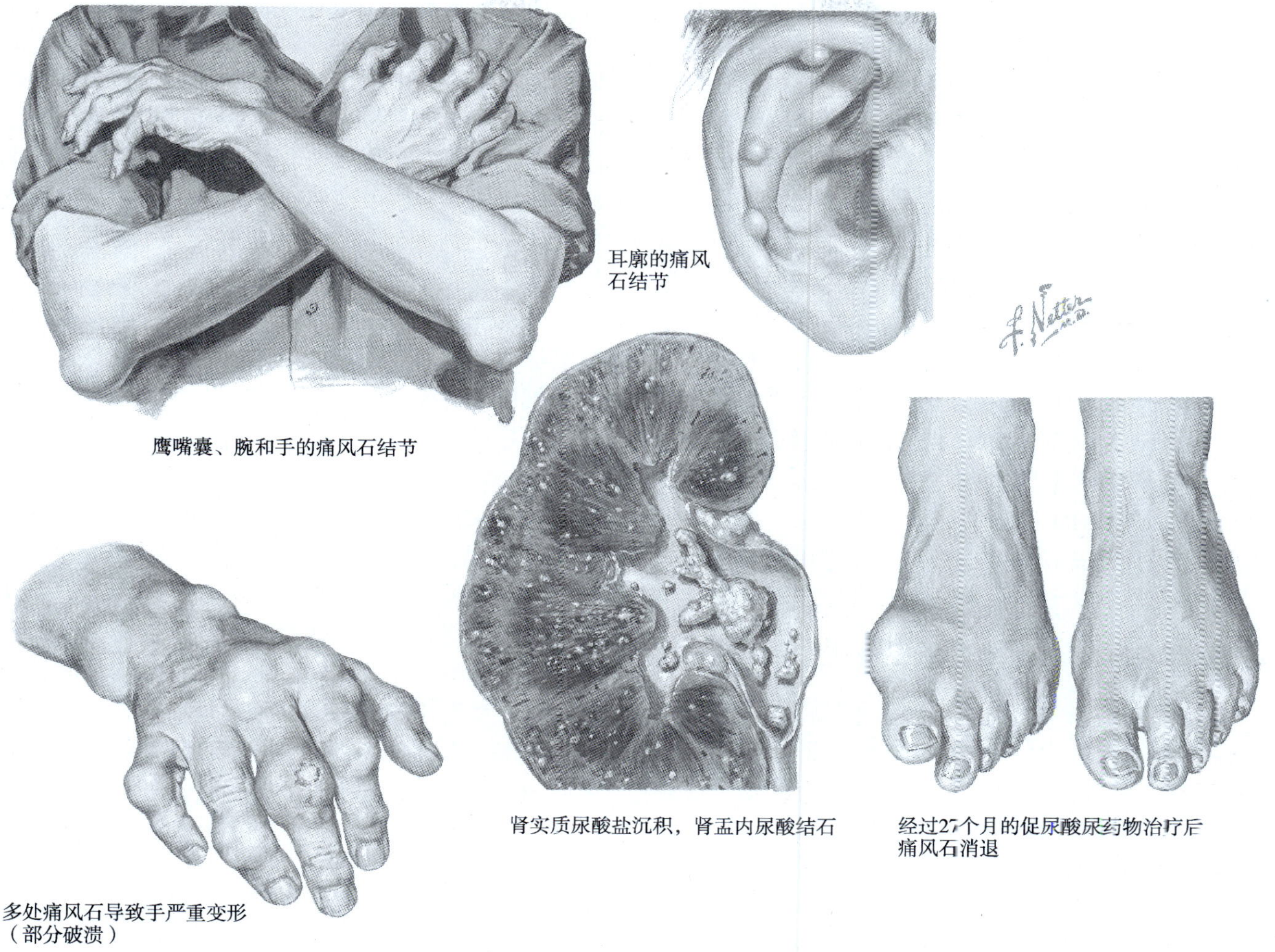

常常被诊断为类风湿关节炎，因为正如以上所提到的，痛风结节与类风湿结节临床上相似，并且20%的慢性痛风患者RF阳性。这种错误可以通过抽吸结节中的物质来避免，痛风中存在纯的尿酸盐。

诊断方法

任何形式痛风的诊断都仅能通过对受累关节、肌腱或者皮下结节穿刺获得的滑液、结节液中存在负性双折射的针形尿酸盐结晶而确定。在急性痛风中这些晶体在多形核白细胞内外均可存在。在慢性和痛风石性痛风中，游离的尿酸盐结晶可能存在而无任何炎性细胞反应。很多商业实验室都可以在偏振光显微镜下检测到滑液中的尿酸盐结晶，这些结晶在关节液标本中可存在7天之久。骨骼平片对痛风的诊断很有帮助。

处理和治疗

急性痛风

非甾体抗炎药（NSAID）是治疗急性发作的主要方法。吲哚美辛是第一个用于急性痛风的药物，经典的起始剂量是每天100～200mg，分次口服，取决于发作的严重度和患者的体重。一些患者在2小时内症状缓解。随着急性痛风缓解，剂量应该在3～4天内逐渐减量。其他NSAID，如萘普生（500mg，每日2～3次）或者布洛芬（800mg，每日4次），也很有效。阿司匹林被禁忌使用，因为它使血清尿酸在应用初始阶段升高。长效NSAID可以在相当长的时间内维持稳态浓度（如吡罗昔康和萘丁美酮），应该避免使用。对于已存在肾脏疾病并且有肾血流动力学改变的患者，应避免使用NSAID，因可能导致高钾血症和肾功能恶化。更新的环氧化酶-2选择性NSAID在急性痛风中与非特异性NSAID有等同的疗效。

如果NSAID被禁忌使用，患者可以口服秋水仙碱。对于急性痛风，静脉给予秋水仙碱的作用目前尚不明确。秋水仙碱对急性痛风有效，对该药的良好反应有助于痛风的诊断。然而所需剂量也接近于毒性水平。出于这个原因，推荐以下用药方法：起始剂量1.2mg，此后每2小时0.6mg，直到患者出现腹泻或者呕吐或者疼痛缓解。总的剂量通常在4～8mg。在毒性症状出现后，症状可能还是不能缓解。

如果NSAID和秋水仙碱都有禁忌，可以关节内注射类固醇。口服类固醇也可用来治疗那些多关节受累的患者。

慢性痛风和反复发作的急性痛风

慢性痛风和周期性发作的急性痛风患者应接受药物预防性治疗，降低血尿酸水平。在周期性发作的急性痛风患者中，应用这些药物要考虑到患者的意愿，因为一些患者可耐受每年4～5次发作，每次发作时仅应用NSAID就能控制，而另一些人则更喜欢长期的预防。低嘌呤饮食味道不佳，患者很少能耐受这种降低血尿酸的方法。降低尿酸的药物不应用于痛风的急性发作，因为它们可能恶化或延长发作的病程。周期性急性痛风的患者在开始使用降低尿酸的药物之前，应该至少无症状4～6周。当预防性治疗开始时，慢性痛风的患者应该口服NSAID或者每天服用秋水仙碱（0.6mg，2次/日）。

预防性药物的选择是基于患者是否有尿酸的低排泄或者高生成。90%的痛风患者有尿酸的低排泄，应该接受毒性小的促尿酸排泄药物。别嘌醇用来治疗尿酸的高产出。收集24小时尿液测定尿酸可以确定患者是低排泄还是高生成。治疗应该以尿液尿酸的排泄水平为基础。血清尿酸水平应该在预防的初期检测，并用来调整用药剂量，目标是将血清尿酸降到5～7mg/dl。预防性治疗中可加用秋水仙碱（0.6mg，2次/日）以预防痛风的急性发作。

丙磺舒是最初的促尿酸排泄剂，用来对有尿酸排泄减低的患者进行初始治疗。它可以抑制肾小管中尿酸的重吸收，增加尿酸的排泄。它在肾结石的患者中禁忌使用，对肾功能降低的患者无效。在服用阿司匹林的患者中其作用减低。初始剂量是500mg，2次/日，与0.6mg秋水仙碱联用则更有效。磺吡酮（200mg，2次/日）也是有效的促尿酸排泄药物，可用来替代丙磺舒。抗高血压药物血管紧张素受体拮抗剂（如氯沙坦）也有促尿酸排泄作用，可以单独用来治疗高血压和痛风。

别嘌醇，能快速代谢为别嘌呤二醇，通过抑制黄嘌呤氧化酶起作用，因此减少尿酸的产生。它应该仅用于治疗尿酸产生过多，或者当促尿酸排泄药物被禁忌使用或者无效时。初始剂量应该是每天100mg，取决于诱发急性痛风的危险，剂量可以逐周增加（100mg/d），直至达到每天300mg。偶尔，在有尿酸高产出遗传因素的患者，剂量可达每天600mg。用别嘌醇的主要并发症有过敏反应，可以是轻微的皮疹，也可以是严重的危及生命的伴有间质性肾炎的中毒性表皮松解症。大约30%的患者在服用别嘌醇时出现皮疹。如果出现皮疹，应立刻停用别嘌醇。在肾功能不全时则应减量（肌酐清除率下降30ml/min时，减量大约100mg/d）。

痛风石性痛风

痛风石性痛风的治疗目的是降低血尿酸，动员和溶解痛风结节中沉积的尿酸。对于可耐受的患者，这可以通过使用促尿酸排泄药物联合别嘌醇来实现。这些患者不需要搜集24小时尿液来检测尿酸，因为两类药物被联合使用。别嘌醇应在开始应用促尿酸排泄剂之前使用，其间间隔6周。在痛风石沉积消失后（这可能需要数年），可以停用促尿酸排泄药物。

展望

新的非嘌呤黄嘌呤氧化酶抑制剂由于没有别嘌醇的皮肤副作用而正在试验中，尿酸酶将尿酸转化为水、二氧化碳和过氧化氢。因为其产生过氧自由基，这些药物仍具有毒性而不能应用于临床。希望将来治疗方面的发展能增加尿酸的代谢，改善有痛风倾向的患者的结局。

（王洁蕊 译 舒荣 校）

参考文献

National Institute of Arthritis and Musculoskeletal and Skin Disease: Questions and Answers about Gout. Available at: http://www.niams.nih.gov/hi/topics/gout/gout.htm. Accessed October 11, 2006.

This excellent review geared toward patients addresses the pathogenesis and treatment of gout.

National Library of Medicine: Gout and Pseudogout. Available at: http://www.nlm.nih.gov/medlineplus/goutandpseudogout.html. Accessed October 11, 2006.

This overview of both crystal diseases includes a summary of causation, symptoms, and treatment. The discussion is geared more toward physicians, but patients will understand most of the information as well.

循证

1. Lee SJ, Terkeltaub RA: New developments in clinically relevant mechanisms and treatment of hyperuricemia. Curr Rheumatol Rep 8(3):224-230, 2006.

   The authors discuss the newest treatments of hyperuricemia with non–purine-based xanthine oxidase inhibitors and uricases.

2. Nuki G: Treatment of crystal arthropathy—history and advances. Rheum Dis Clin North Am 32(2):333-357, 2006.

   The authors provide an excellent overview of history and past and current treatments of an ancient disease.

Robert G. Berger

147

钙晶体疾病

引言

晶体性关节病，除了痛风之外，可由于炎性焦磷酸钙晶体和碱性磷酸钙（basic calcium phosphate，BCP）类结晶在滑膜或腱鞘滑膜间隙中沉积形成。虽然每种晶体产生不同的临床症状，但它们有共同的炎性潜能，可以在受累关节内诱导局部炎症。本章主要讲焦磷酸钙和 BCP 疾病，但通过晶体学和偏振光显微镜技术可以发现有很多其他类型的结晶也存在于滑液间隙中，它们同样重要。这些包括草酸钙（自原发性草酸盐沉积病或血液透析患者中找到）、胆固醇和脂质结晶，以及冷球蛋白类、血红蛋白、胱氨酸和 Charcot-Leyden 晶体。在一些病例中，这些罕见的晶体导致原发性炎症反应，但是在其他病例中，它们可能只是其他原发疾病过程的副现象。

焦磷酸钙沉积病

病因学和发病机制

焦磷酸钙沉积病（calcium pyrophosphate deposition，CPPD）是由于二水磷酸钙结晶沉淀于滑膜、腱鞘滑膜或软骨间隙中而导致。与尿酸结晶不同，尿酸结晶常常产生临床炎症，而 CPPD 晶体可能沉积在软骨组织中，特别是在老年患者，临床症状不明显。在常规 X 线片中，这些沉积物存在于 30% 的 80 岁以上患者和 10% 的 60 ~ 75 岁患者的膝和腕关节的关节腔中。这些患者中只有一小部分存在 CPPD 的临床症状。焦磷酸钙沉积在关节的生化机制还未明确。虽然缺乏对 CPPD 病理生理学的理解，特定的疾病总是和其实质相关，无论患者初发的 CPPD 临床表现什么时候出现，需要记住五 H：甲状旁腺功能亢进（Hyperparathyroidism）、血色素沉着病（Hemochromatosis）、甲状腺功能减退（Hypothyroidism）、低镁血症（Hypomagnesemia）和低磷酸酶症（Hypophosphatasia）。CPPD 的早期表现（40 岁之前）可能与这些情况相关，在一些病例中，可能是罕见的 CPPD 家族遗传的结果。

临床表现

急性假性痛风

典型的急性 CPPD 被称为假性痛风，因为其突发的临床表现为急性单关节炎或寡关节炎。老年妇女易患这种类型的 CPPD，常常发生在膝、肩或腕（图 147-1；彩图 147-1）。这种临床表现类似痛风（虽然它很少影响脚趾和手指）或脓毒性关节炎。

体格检查中，类似于痛风，患者常因严重疼痛不能移动受累关节。在急性发作中，张力性关节积液在膝和肩关节常见。患者关节发红、发热，可能有低热。急性发作时的实验室检查可能包括白细胞（WBC）计数升高伴核左移、血沉升高和其他急性期反应物（如铁蛋白和 C 反应蛋白）升高。滑液通常有中度炎症，包含大多数多形核白细胞。关节液可能严重化脓。X 线片可能显示受累关节内软骨钙质沉着（图 147-2；彩图 147-2）。

骨关节炎二水磷酸钙

CPPD 骨关节炎型患者表现为慢性、有时致畸的关节炎，主要累及膝、腕、肩关节和掌指关节。患者描述为受累关节的肿、红、疼痛的间断急性发

图147-1 假性痛风。

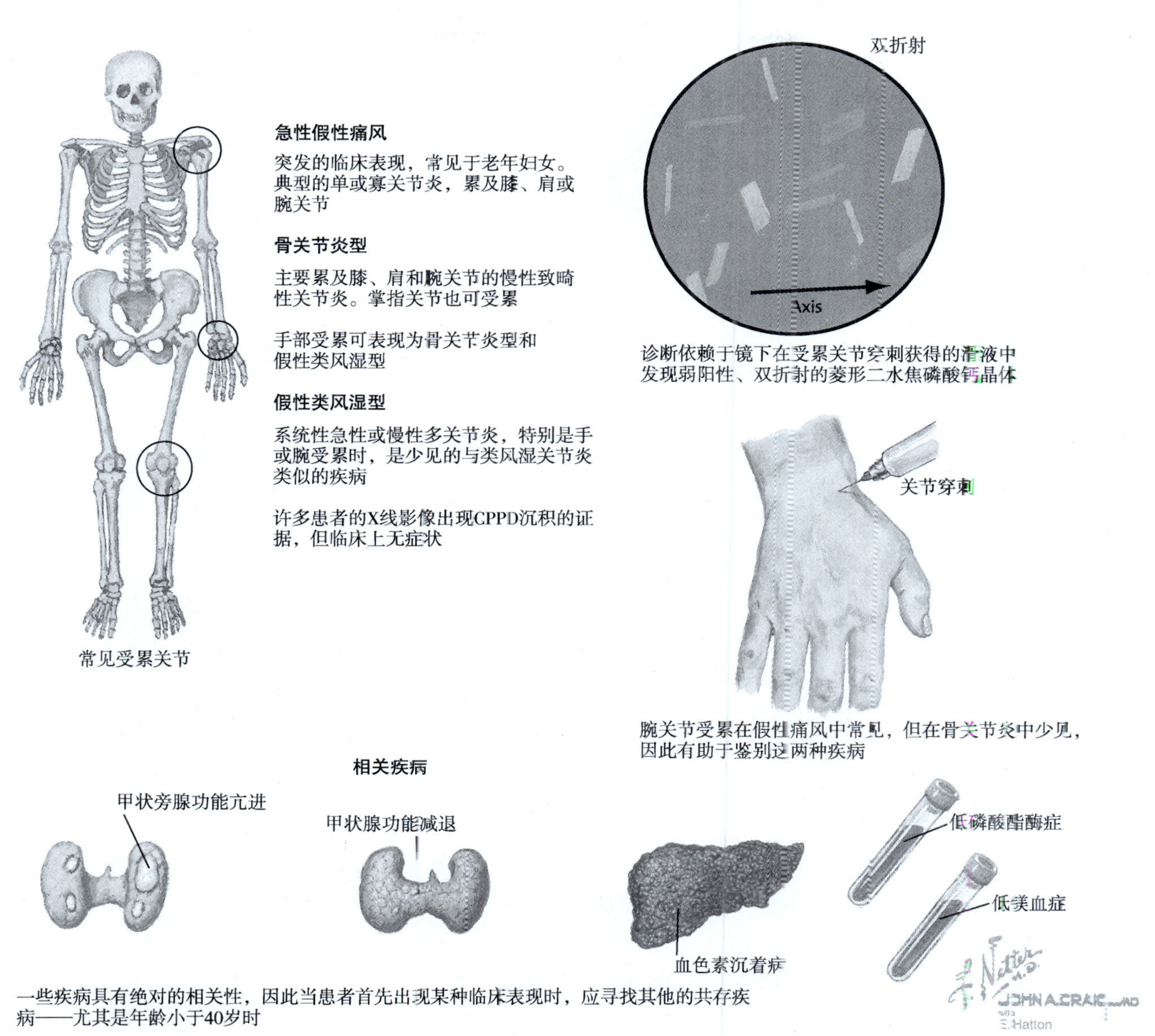

作，或者表现为慢性非炎性疼痛的病史。体格检查显示与骨关节炎一致的变化，伴关节摩擦音、畸形和受累关节活动范围减少。膝有外翻畸形，这与单纯骨关节炎常见的内翻畸形不同。因为在单纯骨关节炎中腕关节很少受累，当其他区域的骨关节炎患者存在腕关节畸形时，需考虑 CPPD 的诊断。实验室检查一般不能帮助诊断。血沉通常正常。受累关节的 X 线表现往往显示骨关节炎改变，虽然存在软骨钙质沉着表现，特别在腕关节的尺侧三角纤维软骨中，这可帮助我们鉴别常规骨关节炎和这一类型的 CPPD。

假性风湿性二水磷酸钙

这一类型的 CPPD 很少见，它与类风湿关节炎相似。临床表现为对称的急性或慢性多关节炎，特别是手和腕关节。血清类风湿因子有时呈阳性。偶尔，这种类型的 CPPD 患者可有发热、多关节炎症，血沉超过 100mm/h（Westergren 法）。影像学 X 线

图147-2 关节软骨钙质沉着病（假性痛风）。

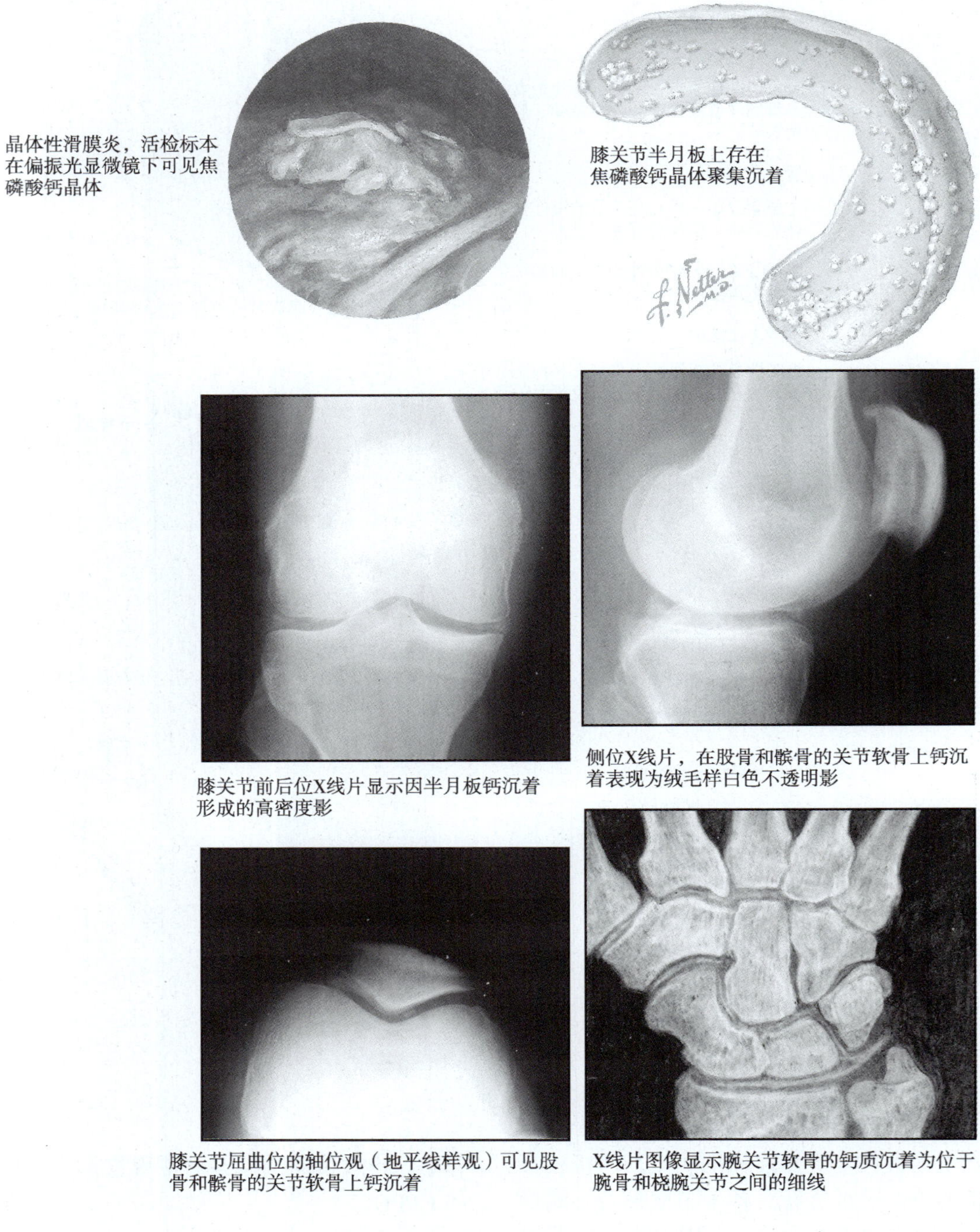

片（特别是手）可能对典型类风湿关节炎与该病的鉴别有帮助。

鉴别诊断和诊断方法

假性痛风可以通过从受累关节中抽吸关节液，观察双折射、菱形二水焦磷酸钙晶体弱阳性而得到诊断。许多商业化实验室能在偏振光显微镜下检查关节液。然而，不同于尿酸盐晶体，焦磷酸钙晶体可能仅在再溶解之前 48 ~ 72 小时的关节液样本中可观察到，因此对关节滑液进行快速检查是必需的。这些晶体比尿酸盐晶体小很多（大约是中性粒细胞直径的 1/4），可能由于关节炎症反应而脱落到关节液中。出于这个原因，滑液中存在焦磷酸钙晶体（甚至在细胞内）并不能完全排除与感染性关节炎并存的可能。如果从关节抽吸术到关节液检查的时间延长，缺乏焦磷酸钙晶体并不能除外 CPPD 的诊断。如果临床上高度怀疑感染性关节炎存在，医师必须根据细菌性关节炎治疗患者，直到培养结果出来之前。在 CPPD 刚开始出现的患者，必须检查血钙、磷酸盐及其促甲状腺激素水平；在适当的临床情况下，应该检查有无血色素沉着病的遗传标志物（如果其他结果提示存在血色素沉着病）。

处理和治疗

急性假性痛风

对于累及 1 或 2 个关节的急性假性痛风，最有效、毒副作用最少的治疗是局部关节腔注射皮质类固醇。应该使用长效类固醇制剂，如己曲安奈德。这些皮质醇的晶体化支链酯类能存在于关节腔内，并具有 2 ～ 3 个月的抗炎作用。对于急性多关节受累的假性痛风患者，应该以快速起效的非甾体抗炎药（NSAID）治疗。长效 NSAID（如吡罗昔康和 namebutone）达到稳态血药浓度的时间延迟，应该避免使用。对于新的环氧化酶 -2 选择性 NSAID 在急性假性痛风中的应用，还没有相关研究。低剂量口服泼尼松，然后迅速减量，可用于 NSAID 禁忌的患者。口服秋水仙碱对于急性假性痛风患者确实有一定的益处，但应该留作不能耐受上述治疗的少数患者的用药。

骨关节炎二水磷酸钙

骨关节炎型慢性疾病患者，应该与任何骨关节炎患者具有类似的治疗方法。因为关节病的炎症基础，NSAID（而非醋氨酚）应该作为一线用药。口服皮质类固醇通常无效，如果伴随严重的关节损害，可能需要行外科关节置换术。

假性风湿性二水磷酸钙

假性风湿性疾病患者在初始治疗中可以试用 NSAID，但常常需要中等剂量的口服皮质类固醇来控制他们的关节疾病。与真正的类风湿关节炎不同，这种类型的 CPPD 常常急性发作，在数周至数月可自然缓解，所以允许间断使用皮质类固醇。

展望

目前控制 CPPD 的治疗不是最佳的。因为导致二水焦磷酸钙晶体形成的生化缺陷还不是十分清楚，没有预防性的药物可用于这种疾病。对 CPPD 的生物化学和物理化学的持续研究应该能导致有效控制该病，如同目前对痛风治疗所取得的成效。

碱性磷酸钙晶体

病因学和发病机制

碱性磷酸钙（BCP）结晶（以前认为仅是钙羟磷灰石）是从钙化的关节周围炎、肌腱炎、滑囊炎和偶发的急性单关节炎中分离出来的。在罕见情况下，它们与慢性关节炎或关节周围炎相关，但在这些情况下，并不完全清楚它们的存在是病因还是一种副现象。BCP 结晶不是双折射的，它们只有在透射或扫描电子显微镜下才能被发现。它们比尿酸钠或 CPPD 要小得多。它们的晶体形状和化学式取决于钙 - 磷酸盐 - 水的比率（表 147-1）。

这些晶体是否导致炎症反应？怎样导致炎症反应？目前其发病机制还尚无定论。在一些情况下（后文叙述），如羟磷灰石假足痛和 Milwaukee 肩综合征，可看到大量滑膜内中性粒细胞，伴随红胞内结晶的摄入（通过电子显微镜），这强烈提示这些 BCP 晶体能引起初始的急性炎症。另一方面，30% ～ 60% 的膝骨关节炎滑液中能找到 BCP 晶体，伴有中性粒细胞计数偏低，提示这一疾病中这些晶体的出现伴随着慢性软骨丢失。

临床表现

BCP 关节病 3 个最常见的表现是钙化性关节周围炎、假足痛和其他急性单关节病、Milwaukee 肩

表 147-1　碱性磷酸钙晶体

晶体	化学组分	钙 / 磷比例
羟基磷灰石	$Ca_5(PO_4)_3OH2H_2O$	1.67
磷酸八钙	$Ca_8H_2(PO_4)_65H_2O$	1.33
磷酸三钙（白磷钙石）	$Ca_3(PO_4)_2$	1.5

综合征。肩部回旋肌群的钙化在影像学上常见，并几乎总是包含BCP晶体。这些部位的急性疼痛发作、红、肿和热是症状性钙化关节周围炎的标志。大多数患者有明显的肩关节活动受限，特别在外展运动时，触痛点在肩峰的外侧曲线以下。假足痛表现为类似痛风的第一跖趾关节的急性炎症发作。与痛风不同的是，假足痛在女性中比男性更常见。其他关节中伴有BCP晶体的急性炎症渗出相对少见，但也有发生，包括膝、髋、踝、腕或肘。Milwaukee肩综合征在老年女性是慢性损害性肩关节病，BCP晶体可能是病因。该病表现为肩部回旋肌群的慢性或急性断裂（有时有关节积血），物理检查有典型的肌群断裂体征，患者不能保持手臂主动外展70°。

鉴别诊断

BCP晶体病的鉴别诊断与急性痛风相似，都是结晶引起的急性关节病。在痛风中，重要的是排除由脓毒症引起的关节病。由于BCP结晶不是双折射的，患者需要抗生素治疗，直到培养结果出现。静脉或口服给药方式取决于临床判断。如果患者发热，外周WBC计数升高，或有其他中毒症状，则需要入院治疗。

诊断方法

BCP晶体在偏振光显微镜下不能发现，滑膜细胞计数可能正常，滑液检查也可能正常。由于受累区域是关节周围而不是关节内，主要诊断方法是二维影像学，或者在Milwaukee肩综合征中，可以行肩部回旋肌群的MRI。如果在患者主诉区域和体格检查相关区域发现钙化，则强烈支持诊断。完全性回旋肌群撕裂伴钙化的MRI证据是老年妇女诊断Milwaukee肩综合征的主要依据。

处理和治疗

与其他钙化的关节周围炎不同，BCP晶体病对关节液抽吸、皮质类固醇注射、NSAID或手术切除反应均不佳（图147-3；彩图147-3）。可以尝试应用关节内注射类固醇或NSAID，但临床医师和患者对疼痛缓解的期盼值要适度。Milwaukee肩综合征在许多患者中只能用肩回旋肌群的外科重建术治疗。

图147-3 钙晶体疾病

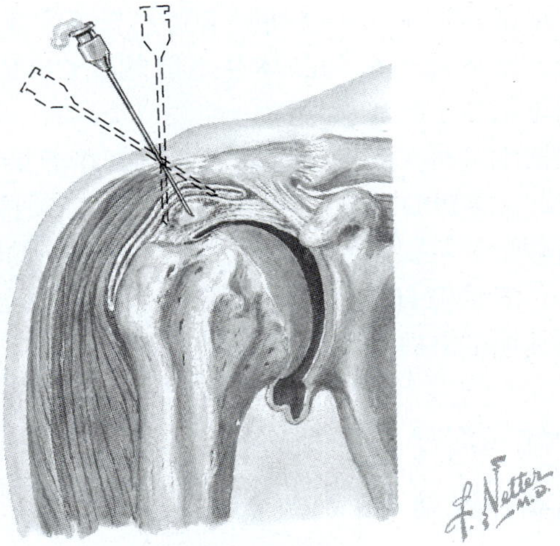

钙化的肩关节滑囊炎的关节穿刺

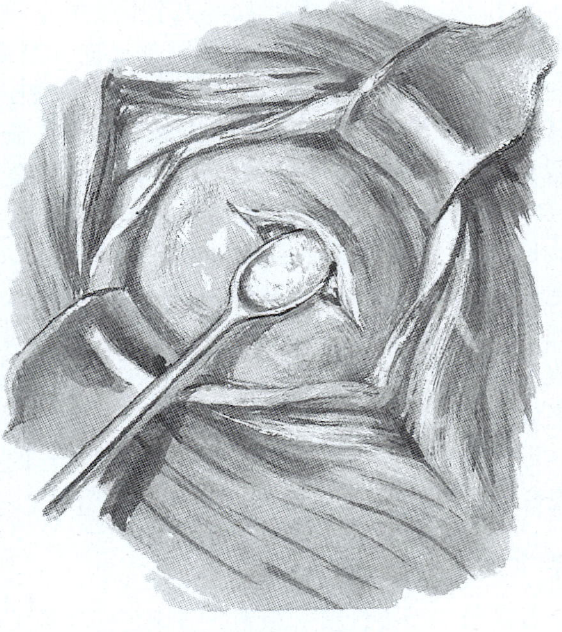

手术去除肩关节囊内的钙沉着物

展望

同CPPD相似，导致BCP晶体形成的生化机制还不十分明确，目前没有有效的预防性用药。我们需要更好地了解这些晶体的物理化学和生物学效应，从而阻止BCP晶体的形成。

（于萍 译 舒荣 校）

参考文献

National Library of Medicine: Gout and Pseudogout. Available at: http://www.nlm.nih.gov/medlineplus/goutandpseudogout.html. Accessed October 12, 2006.

This overview of both crystal diseases includes a summary of causation, symptoms, and treatment. The discussion is geared more towards physicians, but patients will understand most of the information as well.

循证

1. Ea HK, Liote F: Calcium pyrophosphate dihydrate and basic calcium phosphate crystal-induced arthropathies: Update on pathogenesis, clinical features, and therapy. Curr Rheumatol Rep 6(3):221-227, 2004.

   This is the latest review on primarily pseudogout but with some discussion of the basic calcium crystal arthropathies,

2. Molloy ES, McCarthy GM: Basic calcium phosphate crystals: Pathways to joint degeneration. Curr Opin Rheumatol 18(2):187-192, 2006.

   This review concentrates solely on the basic calcium crystals and theories and whether or not calcium crystals are a major cause of osteoarthritis. The article stimulates thought on mechanisms of primary osteoarthritis.

3. Molloy ES, McCarthy GM: Calcium crystal deposition diseases: Update on pathogenesis and manifestations. Rheum Dis Clin North Am 32(2):383-400, 2006.

   The authors discuss the latest thinking on the etiopathogenesis of all the calcium crystal diseases, with excellent sections on clinical manifestations and symptoms.

148

Hal M. Hoffman · Jenny P. Ting · Dhavalkumar D. Patel

自身炎症性综合征

引言

遗传性自身炎症性综合征是一组少见的遗传性疾病，以再发系统性炎症为主要特点，缺乏自身抗体、抗原特异性 T 细胞或可识别的感染。大多数这些疾病被归类为遗传性周期性发热疾病，包括家族性地中海热（familial Mediterranean fever，FMF）、肿瘤坏死因子受体相关的周期性综合征（tumor necrosis factor receptor-associated periodic syndrome，TRAPS）、超免疫球蛋白 D 综合征（hyper-immunoglobulin D syndrome，HIDS）伴周期性发热和 Cryopyrinopathies。最近，这些疾病的遗传基础已被阐明，使我们对疾病的病理生理学有了进一步理解，以便更准确地诊断和进行更新的靶向治疗。

其他罕见的单基因炎症性疾病常包括在自身炎症性综合征中。这些包括以化脓性关节炎伴坏疽性脓皮病和痤疮为特征的疾病和以肉芽肿为特征的疾病（即 Blau 综合征）。这些疾病在本章中没有提及，以再发炎症为主要特点，发病机制与周期性发热相关。其他常见的炎症性疾病（包括 Crohn 病和痛风）也属于自身炎症性疾病，在本书的其他章节进行讨论。

病因学和发病机制

对遗传性自身炎症性综合征致病基因的研究已经开始阐明这些疾病的病因学。这些疾病的共同发病机制是天然免疫失调。天然免疫途径不同阶段的每种突变都导致了细胞因子介导的炎症反应增加。

天然免疫系统是免疫系统进化的古老部分，允许对感染或危险信号发生快速和相对非特异的应答，但不需要既往暴露于刺激因素。如同适应性免疫系统，天然免疫应答由细胞和体液因素组成。主要的应答细胞是骨髓谱系细胞，包括单核巨噬细胞和粒细胞，而不是淋巴细胞。这些细胞在趋化因子的诱导下移行至感染部位，能够吞噬病原体。单核细胞和巨噬细胞具有细胞内和细胞外病原体感知受体，称为 toll 样受体和核苷酸结合结构域富含亮氨酸重复序列（NLR）蛋白，可以察觉危险信号或病原体相关分子，如脂多糖、细菌源性核糖核酸（RNA）、双链 RNA 和肽多糖衍生产物。这些天然介质的活化导致细胞因子［如白介素 -1β(IL-1β)、肿瘤坏死因子 -α（TNF-α)］的产生和释放。这些体液因素对病原体的存活以及吸引炎性细胞至炎症部位有直接或间接的作用。

虽然适应性免疫系统中的基因突变常导致免疫缺陷，而调控天然免疫反应的基因突变可导致细胞因子介导的伴有发热和组织特异性症状的炎症反应增加或失去控制。慢性不可调控性炎症的一个常见结果是发生淀粉样变，这在每一种自身炎症性综合征中有不同的发生频率。每种综合征中特殊临床特征的机制还未被阐明。

遗传学和分子基础

家族性地中海热（FMF）

MEFV，FMF 中突变的基因，编码 pyrin 蛋白。pyrin 蛋白主要在中性粒细胞和单核细胞的细胞质中表达。它在 FMF 临床表现中的确切作用不是十分明确，但 pyrin 与 caspase-1 调控相关，因此也伴有

图 148-1 参与自身炎症性综合征的天然免疫系统途径。

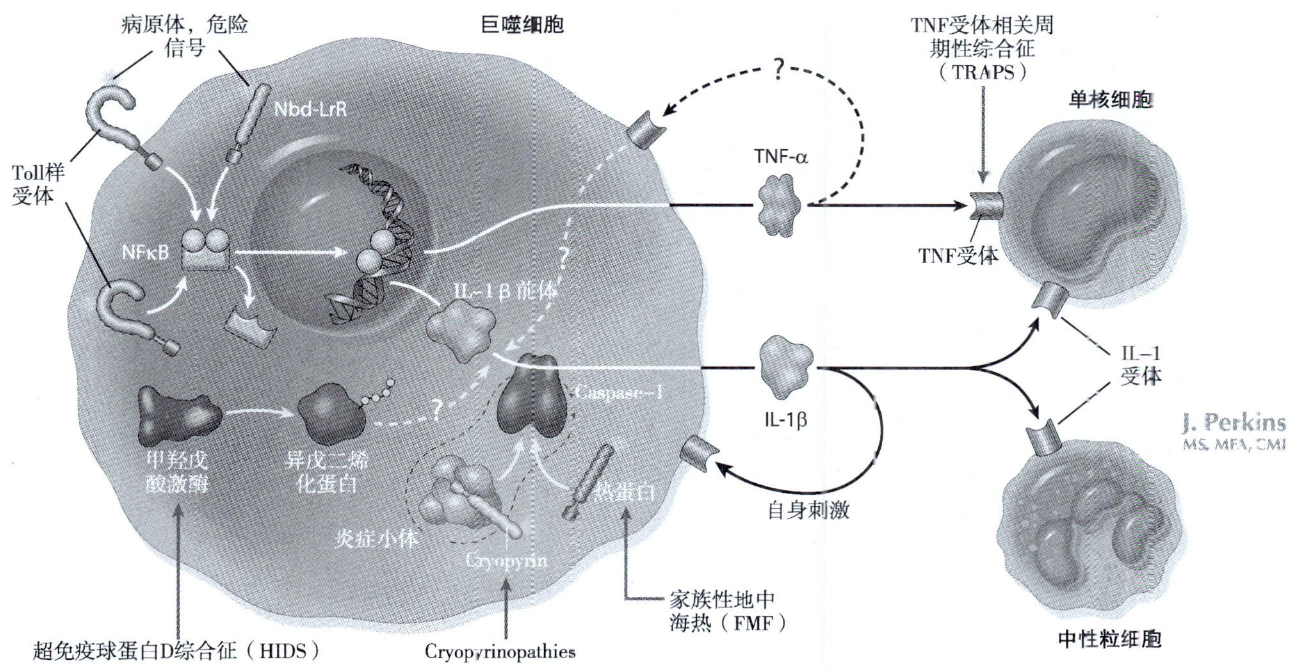

IL-1β 的增加。*MEFV* 突变还与其他炎性疾病（如 Behçet 病）相关，对类风湿关节炎的严重度也有调控作用。

肿瘤坏死因子受体相关的周期性综合征（TRAPS）

TRAPS 起因于主要编码 TNFRSF1A 和肿瘤坏死因子（TNF）55kD 受体的 TNFRSF1A 基因的突变。在一些病例中，突变引起损伤受体的脱落、导致通过 TNF 受体的信号增加或延长，以及 TNF-α 的天然拮抗剂——可溶性 TNF 受体（sTN-FRSF1A）的生成减少。然而，不是所有的患者都表现出缺陷受体脱落，提示在 TRAPS 中存在发热的其他机制。低外显率的突变导致更广泛的炎症性疾病。

超免疫球蛋白 D 综合征（HIDS）

编码甲羟戊酸激酶（MVK）的基因突变是 HIDS 的病因。以前，同一基因的突变与更严重的 MVK 缺乏表型相关，称为甲羟戊酸尿症。MVK 是胆固醇生物合成途径中的一个酶。目前尚不清楚代谢缺陷是如何导致 HIDS 的临床表现，但是有证据表明，特殊异戊烯化蛋白的缺乏可以诱导 IL-1β 介导的炎症。

Cryopyrinopathies

cryopyrin 由基因 *NLRP3*（*CIAS1*）编码。cryopyrin 是一种表达于单核细胞和中性粒细胞的细胞内 NLR 蛋白，与热蛋白（pyrin）有相同的结构特点，并通过激活 caspase-1 调控细胞因子的产生，特别是 IL-1β。cryopyrin 和其他细胞间接头蛋白形成蛋白复合体（即炎症体），参与病原体和危险信号（如痛风晶体）相关的分子反应。突变导致细胞因子介导的炎症反应增加。

临床表现

自身炎症性综合征的患者表现为发作性发热与疾病缓解期交替出现。系统性炎症症状累及关节、皮肤、眼或腹，也以发作性为特征。每种综合征都有其独特的临床特征，结合适当的基因测定，有助于进行正确的诊断，指导选择特殊治疗（图 148-2、

图148-2 患者评估与临床表现。

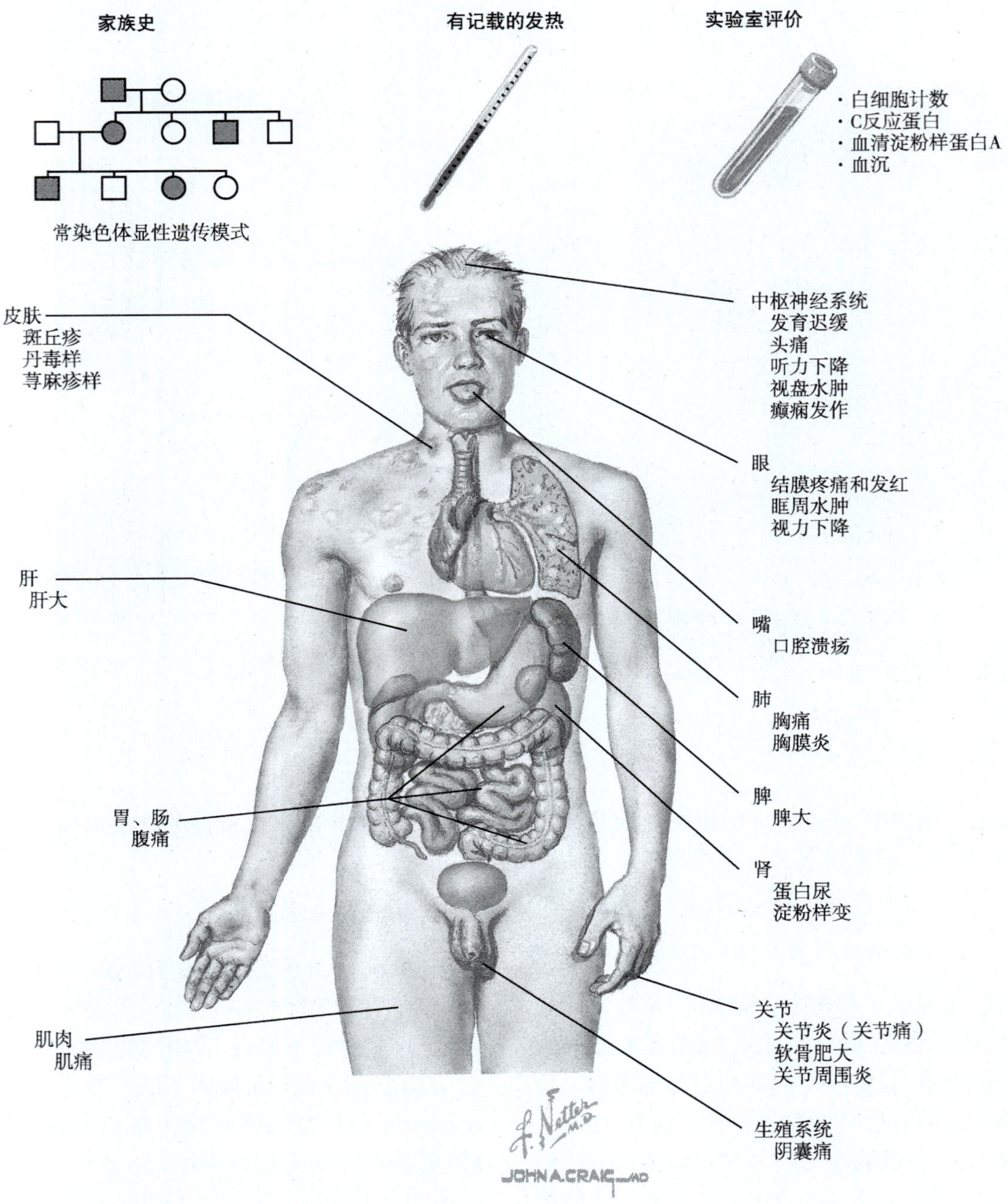

148-3 和 148-4；彩图 148-3 和 148-4）。

个别综合征的临床特征

家族性地中海热（FMF）

FMF 最常见，被认为是遗传性自身炎症性疾病。它影响全世界 10 000 多例患者，多数来自地中海地区，包括亚美尼亚人、阿拉伯人、土耳其人和西班牙犹太人。它是常染色体隐性遗传疾病。FMF 患者呈回归热发作，伴有急性单关节炎、腹痛、浆膜炎（如腹膜炎、胸膜炎或心包炎）。一些患者有丹毒样皮疹，一小部分发展为慢性侵蚀性关节炎。症状常在儿童期出现，80% 的患者在 20 岁之前首发。发作常持续 1 ～ 3 天，发作的间期患者表现良好，无症状间

图 148-3 皮肤表现。

FMF：家族性地中海热；HIDS：赶免疫球蛋白D综合征；TRAPS：肿瘤坏死因子受体相关周期性综合征。

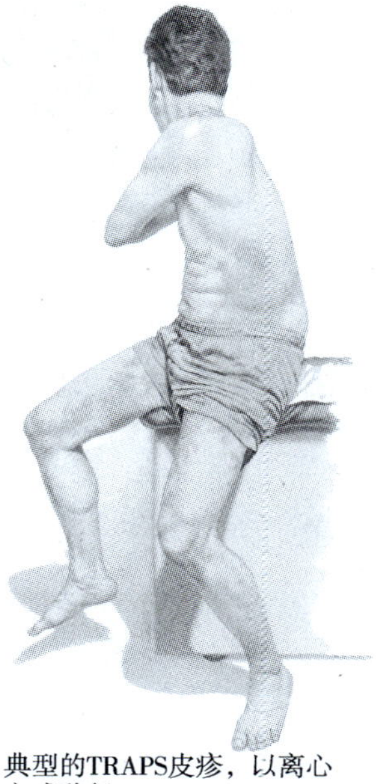

典型的TRAPS皮疹，以离心方式移行

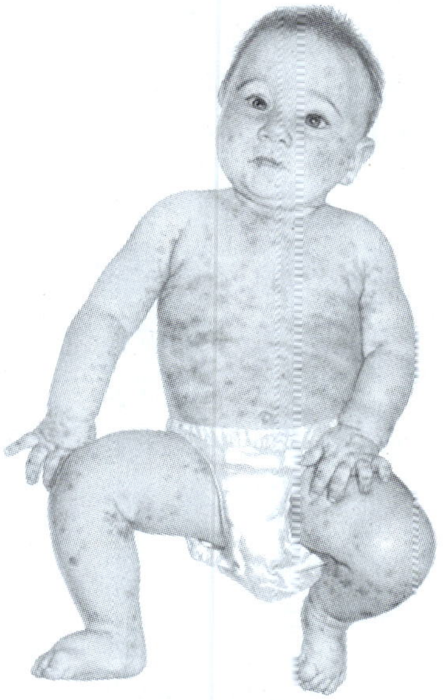

HIDS的皮疹是多样的，包括斑丘疹和荨麻疹样皮疹

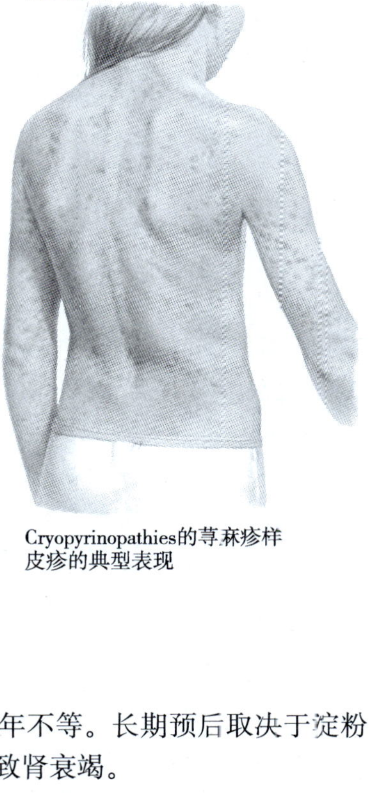

Cryopyrinopathies的荨麻疹样皮疹的典型表现

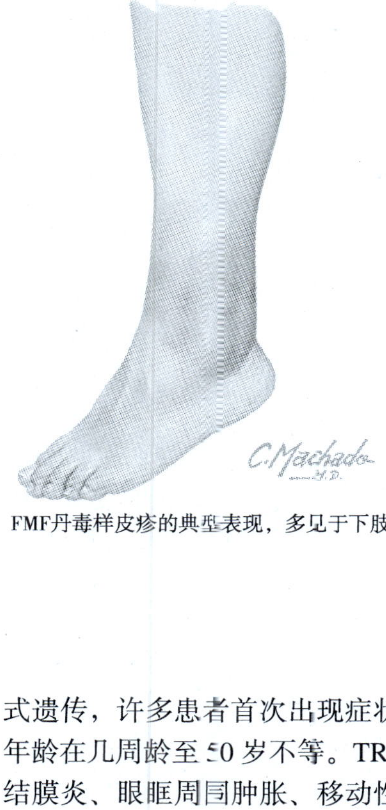

FMF丹毒样皮疹的典型表现，多见于下肢

期有时持续数月或数年不等。长期预后取决于淀粉样变的发展，可以导致肾衰竭。

肿瘤坏死因子受体相关的周期性综合征（TRAPS）

TRAPS（MIM#142680）最初被称作家族性爱尔兰热，因为它第一次是在 1982 年报道自一个大的爱尔兰和苏格兰家族。自那以后相继报道了多个种族的 20 多个家族。TRAPS 是以常染色体显性方式遗传，许多患者首次出现症状是在儿童期，起病年龄在几周龄至 50 岁不等。TRAPS 发作包括发热、结膜炎、眼眶周围肿胀、移动性皮疹、腹痛、肌痛和单关节炎，持续数天至数周不等，一年中复发数次。发作可以由情绪应激、小的感染或过度锻炼引起，但是常常无诱发因素。不良预后的主要决定因素是淀粉样变的发展。

超免疫球蛋白 D 综合征（HIDS）

HIDS 是常染色体隐性遗传疾病，影响全世界大约 200 个患者。HIDS 在荷兰相对常见。回归热持续 3 ～ 5 天，通常周期性地每 3 ～ 6 周复发。发作以疼痛性颈淋巴结病、腹痛、呕吐和腹泻为特点。其他症状，包括皮疹、黏膜溃疡、肌痛、关节痛和头痛，也可发生。90% 的 HIDS 患者在 1 岁以内会有首次发作，但随着年龄的增长，发热发作的频率和程度会越来越轻。通常没有明确诱发因素，但偶尔可由感染、疫苗接种或小外伤引起。尽管发热可在数天后消失，全身不适和关节炎可能需更长时间才能缓解。发作的间期，患者状态良好。

Cryopyrinopathies

Cryopyrinopathies 包括家族性寒冷自身炎症性综合征（familial cold autoinflammatory syndrome，FCAS）、Muckle-Wells 综合征（MWS）、新生儿期发病的多系统炎性疾病（neonatal-onset multisystem inflammatory disease，NOMID）。这些疾病原本被认为是不同的疾病，但目前被认为属于一种系统性炎症疾病的谱系，只不过严重程度不同。这些罕见常染色体显性遗传病的准确患病率不是十分清楚；然而，全世界已报道了 300 名 FCAS、MWS 和 NOMID 患者。

FCAS 患者表现为暴露于寒冷环境中而诱发的荨麻疹样皮疹、发热、寒战和关节痛发作。发作特征还有结膜炎、出汗、嗜睡、头痛、极度口渴和恶心。症状常在暴露后 1 ～ 2 小时发生，高峰在 6 ～ 8 小时后，24 小时内缓解。在冷空气中暴露是触发因素，空调是常见的发作诱因。许多患者白天有皮疹，疲劳于下午出现，晚上达高峰，早晨缓解。95% 的患者在 6 个月时出现症状，常表现为新生儿皮疹。

除了发作常没有明确的触发因素外，MWS 发作与 FCAS 相似。偶尔，发作可能由寒冷、热、锻炼和应激引起。急性发作持续 24 ～ 48 小时，但常有日间症状，如皮疹、疲乏和关节痛。疾病症状出现于儿童早期，但感觉神经性耳聋，MWS 一种特有的特征，可在儿童晚期发生于多达 2/3 的患者，并持续至成年。系统性淀粉样变在 25% 的 MWS 患者中出现，并常常导致成年期肾衰竭。

NOMID 也称慢性婴儿神经 – 皮肤 – 关节综合征，是 cryopyrin 相关表型中最严重的一种。患者在新生儿期表现为荨麻疹样皮疹，但也发生慢性多系统炎性症状，包括长期发热、慢性脑膜炎导致的神经系统损害和并发症、进行性关节和软骨异常。一个特征性表现为膝关节周围的软骨过度生长。患者有慢性炎症证据，也有间歇性急性发作。许多病例为散发性，但有报道为常染色体显性遗传。淀粉样变性在老年患者中已有报道。

图148-4 关节和中枢神经系统表现。

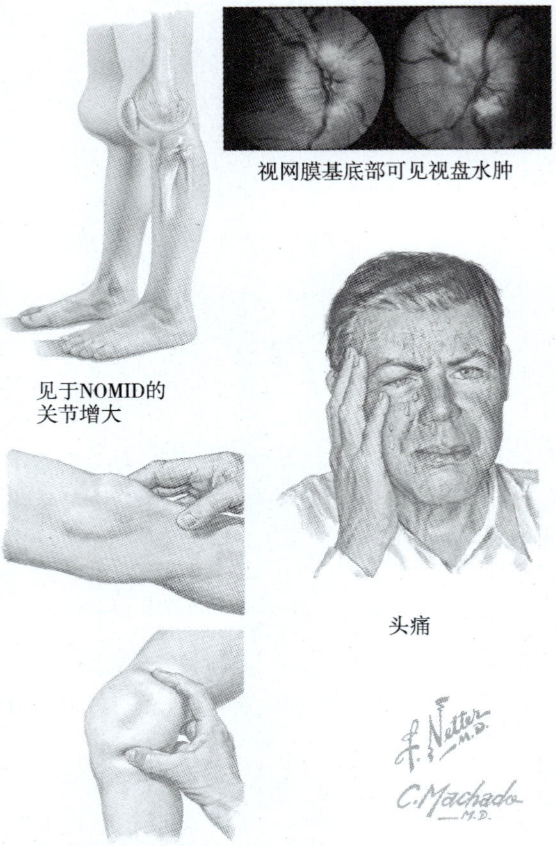

鉴别诊断

有少数非遗传性疾病也表现为回归热和炎症，如 Behçet 病以及伴口疮性口炎、咽炎和淋巴腺炎的周期性发热（periodic fever with aphthous stomatitis, pharyngitis, and adenitis，PFAPA）。Behçet 病以再发黏膜溃疡（口和生殖器）、眼葡萄膜炎和其他炎性眼病、结节性红斑或其他皮疹为特征。它流行于 FMF 相同种群的人群中。发病常发生在儿童或年轻成人，虽然与人类白细胞抗原类型有一些相关，但没有明确的遗传相关性。Behçet 病的病理生理学还不明确。

PFAPA 是儿童周期性发热的最常见病因。它是非遗传自身炎症性疾病，以反复发热伴一个或多个炎性症状（包括咽炎、颈淋巴腺炎或腺病、口疮性口炎）为特征。其他症状与许多遗传性疾病相似，包括头痛、全身不适、腹痛、关节痛和肌痛等。起病常在 2 ～ 5 岁，发作持续 3 ～ 6 天。发作常常是可预测的，每 3 ～ 8 周发生，间隔以正常生长发育的完全无症状期。与遗传性疾病不同，该病有自限性，大多数 PFAPA 儿童在 2 ～ 6 年的症状后可有完全缓解，无长期发病。PFAPA 症状对系统的皮质激素治疗敏感。

诊断方法

周期性发热综合征均以反复发作的炎症为特征。因此，诊断的第一步要检查患者发热情况，记录发热、系统性症状和急性期反应（包括白细胞增多、血沉、C 反应蛋白或血清淀粉样蛋白 A。（不幸的是，在美国还不能从商业上进行该检验。）应该仔细检查是否有隐匿性感染。周期性发热的另一特征（除了 NOMID）是在发作间期恢复。如果患者没有完全恢复，必须排除慢性或复发感染、自身免疫性疾病和隐匿的恶性肿瘤。

在一些病例中，临床表现，如发病年龄、发作时间、促发因素、相关症状和家族史，能鉴别周期性发热综合征。在临床表现与 HIDS 一致的患者，血清免疫球蛋白 D 和尿甲羟戊酸盐可提供对诊断的支持。然而，在许多患者，并没有直观的诊断，所以需结合流行病学、症状、体征和病程来试验性诊断，然后取得基因检测的支持。适当的基因检测能在一些商业性实验室中获得，但在一些病例中，某些基因的全面检测仅能在专业的实验室进行。不幸的是，有一些患者即使有典型自身炎症性综合征的表现，却没有可识别的突变。

处理和治疗

避免治疗错误

自身炎症性综合征的诊断，在取得基因检测证据后可确诊。应该请专科医生会诊或转诊至专科医生。对治疗的充分反应包括：发作的频率和严重程度减少，慢性炎症实验室标志物下降，如 C 反应蛋白和血清淀粉样蛋白 A（可导致淀粉样变性）。

最佳治疗

由于该病相对少见，目前对大多数该类疾病还没有正规、统一的治疗方法。治疗方法来自无对照的病例报道和仅有少数患者的病例系列研究。

家族性地中海热（FMF）

FMF 被许可的标准治疗是秋水仙碱，它可阻止 60% 的患者炎症发作，在另外 20% ～ 30% 的患者可显著减少发作次数。秋水仙碱治疗能将淀粉样变的发病率从多于 60% 下降到少于 5%。它在 FMF 的作用方式不详，可能是由于对中性粒细胞活动性的作用。非甾体抗炎药（NSAID）常用于止痛。

肿瘤坏死因子受体相关的周期性综合征（TRAPS）

TRAPS 可以用 NSAID 和糖皮质激素治疗，可减轻疾病发作的相关症状，但这些药物不会影响发作的频率或淀粉样病变的发生。应用依那西普和重组白介素 -1（IL-1）受体拮抗剂的无对照试验有很好的疗效，导致许多患者发作的频率、时间和严重度减少，一些患者淀粉样病变逆转。

超免疫球蛋白 D 综合征（HIDS）

HIDS 对治疗抵抗。秋水仙碱、沙利度胺和免疫抑制剂治疗无效。用辛伐他汀治疗可诱导适度改善，有依那西普成功治疗的病例报道。最近有研究开始应用重组 IL-1 受体拮抗剂治疗。

Cryopyrinopathies

对 FCAS 患者的治疗，直到最近，仍限于避免冷空气的暴露和应用 NSAID；对于更为严重的 cryopyrinopathy 患者，应用大剂量皮质激素。最近，许多病例报道和少数对照研究显示了 IL-1 靶向治疗在所有三种疾病的疗效，提示 IL-1 在这些疾病中的重要作用。

展望

在过去十年中，对于周期性发热疾病的诊断和治疗有了显著进步。这些疾病的基因检测可以更好地识别其临床特征，提高诊断，发现新的治疗。细胞因子靶向治疗给予这些患者更大的希望。该领域的进一步研究可能发现其他炎症性疾病、基因，以及常见炎症性疾病（如痛风）中其他的致炎途径。

（王洁蕊　译　宋海澄　校）

参考文献

Brydges S, Kastner DL: The systemic autoinflammatory diseases: Inborn errors of the innate immune system. Curr Top Microbiol Immunol 305:127-160, 2006.

The authors provide an excellent review of autoinflammatory diseases and pathogenesis.

Church LD, Churchman SM, Hawkins PN, McDermott MF: Hereditary auto-inflammatory disorders and biologics. Springer Seminars in Immunopathology 27:494-508, 2006.

The article reviews inherited autoinflammatory syndromes with a focus on new therapies.

Infevers Mutation Database for Autoinflammatory Syndromes. Available at: http://fmf.igh.cnrs.fr/infevers. Accessed March 5, 2007.

This comprehensive online database catalogs mutations reported in autoinflammatory diseases.

Janeway CA, Medzhitov R: Innate immune recognition. Annu Rev Immunol 20:197-216, 2002.

This is an excellent review of innate immunity.

Martinon F, Tschopp J: NLRs join TLRs as innate sensors of pathogens. Trends Immunol 26:447-454, 2005.

This comprehensive review covers new proteins involved in pathogen sensing.

循证

1. Dinarello CA, Wolff SM, Goldfinger SE, et al: Colchicine therapy for familial Mediterranean fever. A double-blind trial. N Engl J Med 31;291(18):934-937, 1974.

   The authors report on the first double-blind clinical trial of colchicines in FMF.

2. Drewe E, McDermott EM, Powell PT, et al: Prospective study of anti-tumour necrosis factor receptor superfamily 1B fusion protein, and case study of anti-tumour necrosis factor receptor superfamily 1A fusion protein, in tumour necrosis factor receptor associated periodic syndrome (TRAPS): Clinical and laboratory findings in a series of seven patients. Rheumatology (Oxford) 42(2):235-239, 2003.

   The authors report on a clinical trial of etanercept in TRAPS.

3. Federici L, Rittore-Domingo C, Kone-Paut I, et al: A decision tree for genetic diagnosis of hereditary periodic fever in unselected patients. Ann Rheum Dis 65(11):1427-1432, 2006.

   The authors provide a rational approach to genetic diagnosis of periodic fever disorders.

4. Goldbach-Mansky R, Dailey NJ, Canna SW, et al: Neonatal-onset multisystem inflammatory disease responsive to interleukin-1beta inhibition. N Engl J Med 10;355(6):581-592, 2006.

   The authors report on a large clinical trial of IL-1 receptor antagonist in NOMID.

5. Kallinich T, Haffner D, Niehues T, et al: Colchicine use in children and adolescents with familial Mediterranean fever: Literature review and consensus statement. Pediatrics 119(2):e474-483, 2007.

   This article presents a comprehensive analysis of colchicine therapy in FMF.

6. Leslie KS, Lachmann HJ, Bruning E, et al: Phenotype, genotype, and sustained response to anakinra in 22 patients with autoinflammatory disease associated with CIAS-1/NALP3 mutations. Arch Dermatol 142(12):1591-1597, 2006.

   The authors report on the largest therapeutic trial of IL-1 receptor antagonist in cryopyrinopathy patients.

7. Simon A, van der Meer JW, Vesely R, et al: International HIDS Study Group. Approach to genetic analysis in the diagnosis of hereditary autoinflammatory syndromes. Rheumatology (Oxford) 45(3):269-273, 2006.

   This article presents a logical approach to the diagnosis of autoinflammatory syndromes.

8. Stojanov S, Kastner DL: Familial autoinflammatory diseases: Genetics, pathogenesis and treatment. Curr Opin Rheumatol 17:586-599, 2005.

   This article presents a complete review of inherited autoinflammatory syndromes.

149

Carla M. Nester · Ronald J. Falk

血管炎

引言

血管炎是以白细胞浸润、炎症以及血管壁破坏为特征的一组异质性疾病。在本组疾病中引起炎症的促发事件各异，并且多数是未知的（框 149–1）。一般认为感染和免疫异常是其主要病因。在一些类型的血管炎中可能有遗传倾向。从大血管（大动脉）到很小的静脉（毛细血管后微静脉），所有大小的血管均受累。因而，会出现种类繁多的临床和病理表现。尽管特殊的疾病可能偏爱特定的器官（如川崎病累及冠状血管），但实际上大多数血管炎，尤其是小血管炎，可累及任何血管床。临床诊断包括仔细的临床评估、特殊的实验室和放射学检查以及靶器官的组织样本检查。国际上公认 Chapel Hill 共识会议定义的系统性血管炎规范化描述了各种系统性血管炎。

血管炎近期最重要的进展在于免疫生物制剂（如利妥昔单抗和英夫利昔单抗）在治疗中的应用以及减少常规治疗的毒副作用两方面。基础和临床研究提高了我们对系统性血管炎发病机制的了解，并且在缓解率的改善、耐药性疾病的替代治疗、减少治疗的毒性、预测复发以及识别远期结局的预后标志物等方面提供了一些深入了解。

病因学和发病机制

所有血管炎的共同特征是血管壁内炎症介质的活化。实际上免疫系统效应器的所有组分均可能受累。例如，巨细胞动脉炎和大动脉炎的特征性致病因素为 T 细胞介导的炎症。在免疫复合物介导的血管炎中，循环抗原 – 抗体复合物沉积于血管壁内或来自血管壁自身（原位免疫复合物形成）。抗体直接结合于抗原并整合于血管壁，发生于 Goodpasture 综合征（继发于抗肾小球基底膜抗体）和川崎病（由于抗内皮细胞抗体）中。不管它们以什么方式驻留于血管内，免疫复合物、补体、凝血反应、激肽系统对于中性粒细胞和单核细胞充当了炎性兴奋剂。随后，这些细胞释放毒性氧代谢物和酶破坏血管。

寡免疫血管炎的特点是血管壁缺乏免疫复合物或直接抗体的沉积。它们与抗中性粒细胞胞浆抗体（antineutrophil cytoplasmic antibody，ANCA）密切相关。尽管 ANCA 的作用尚不确定，但大量的证据表明这些抗体是本病的致病因子（图 149-1）。当刺激性细胞因子存在时，ANCA 的抗原（髓过氧化物酶和蛋白酶 3）被转运至中性粒细胞和单核细胞的表面，使 ANCA 与其靶抗原结合。另外，从白细胞和内皮细胞释放这些抗原，可能因 ANCA 免疫复合物形成或由于白细胞丝氨酸蛋白的直接作用导致损害，引起内皮细胞死亡。

临床表现

大多数患者具有全身症状，包括发热、食欲减退、疲乏、体重下降以及关节炎。器官特异性症状可能强烈地提示血管炎，但这些症状可能在全身症状后数周出现。临床特征多变，并且取决于血管炎的类型、累及血管的大小以及受累的器官。

大血管血管炎的典型表现为受累组织的缺血。大动脉炎最常见的症状为跛行，在上肢具有无脉或脉搏不对称以及血管杂音。40% 的患者可发展成肾

表 149-1 Chapel Hill 共识会议关于系统性血管炎命名法所采纳的血管炎名称和定义

名称	
	大血管血管炎*
巨细胞动脉炎（颞动脉炎）	主动脉及其主要分支的肉芽肿性动脉炎，好发于颈动脉的颅外分支。常累及颞浅动脉。多发于 50 岁以上的患者，常伴有风湿性多肌痛。
大动脉炎	主动脉及其主要分支的肉芽肿性炎症，多见于 50 岁以下的患者。
	中血管血管炎*
结节性多动脉炎	中小动脉的坏死性炎症，不伴肾小球肾炎，无小动脉、毛细血管或小静脉的血管炎。
	川崎病累及大、中、小动脉并伴有皮肤黏膜淋巴结综合征。常累及冠状动脉，并可累及主动脉和静脉。多见于儿童。
	小血管血管炎*
韦格纳肉芽肿†,‡	累及呼吸道的肉芽肿性炎症，影响小到中等大小血管的坏死性血管炎（如毛细血管、小静脉、小动脉和动脉），坏死性肾小球肾炎多见。
Churg-Strauss 综合征†,‡	累及呼吸道的高嗜酸细胞性和肉芽肿性炎症，影响小到中等大小血管的坏死性血管炎，并伴有哮喘和高嗜酸细胞血症。
显微镜下多血管炎（显微镜下多动脉炎）†,‡	累及小血管（毛细血管、小静脉或小动脉）的坏死性血管炎，很少或无免疫复合物沉积，也可能出现小和中等动脉的坏死性动脉炎。坏死性肾小球肾炎和肺毛细血管炎很常见。
过敏性紫癜‡	累及小血管（毛细血管、小静脉或小动脉）的 IgA 免疫复合物沉积为主的血管炎，典型者累及皮肤、肠道及肾小球，并伴有关节痛或关节炎。
原发性冷球蛋白血症血管炎‡	冷球蛋白免疫复合物沉积的血管炎，小血管受累，如毛细血管、小动脉和小静脉，并伴有冷球蛋白血症。常累及皮肤和肾小球。
皮肤白细胞破碎性血管炎	局限性皮肤白细胞破碎性血管炎，无系统性血管炎或肾小球肾炎

*大动脉是指主动脉和走向身体主要部位（如四肢、头和颈）的最大分支；中动脉指主要脏器动脉（如肾、肝、冠状动脉和肠系膜动脉）；小动脉是指与微小动脉连接的远端动脉分支。请注意，有些小和大血管的血管炎可能累及中等动脉，但大血管和中等血管的血管炎不累及比动脉小的血管。

†与抗中性粒细胞胞浆自身抗体（ANCA）密切相关。

‡可能伴有肾小球肾炎，可能表现为肾炎或肺肾血管炎综合征。

Adapted from Jennette JC, Falk RJ, Andrassy K, et al：Nomenclature of systemic vasculitides. Proposal of an international consensus conference. Arthritis Rheum 37(2): 187-192, 1994.

框 149-1 血管炎的病因

血管的直接感染

免疫损伤

- 免疫复合物介导
- 抗体直接介导
- 抗中性粒细胞胞浆自身抗体相关，并且可能由抗中性粒细胞胞浆抗体介导
- 细胞介导

病因不明

性高血压。大动脉炎主要的流行病学特征为以女性为主，并且年龄小于 50 岁。另一方面，巨细胞动脉炎常见于 50 岁以上的患者，表现为头痛、咀嚼暂停、颞动脉肿胀和触痛以及视力减退。大约一半的巨细胞动脉炎患者具有风湿性多肌痛。

中等血管的血管炎往往表现为受累器官的梗死。结节性多动脉炎引起局部缺血累及血管和神经，造成单神经病和多发性神经病。肾循环的动脉瘤以及梗死导致肾功能不全和高血压，而发生在其他血管床时，如肠系膜，则会导致肠缺血的症状（图 149-2；彩图 149-2）。许多结节性多动脉炎的病例伴有乙型肝炎，并且好发于中老年人，在 50 ~ 60

图149-1 血管炎。

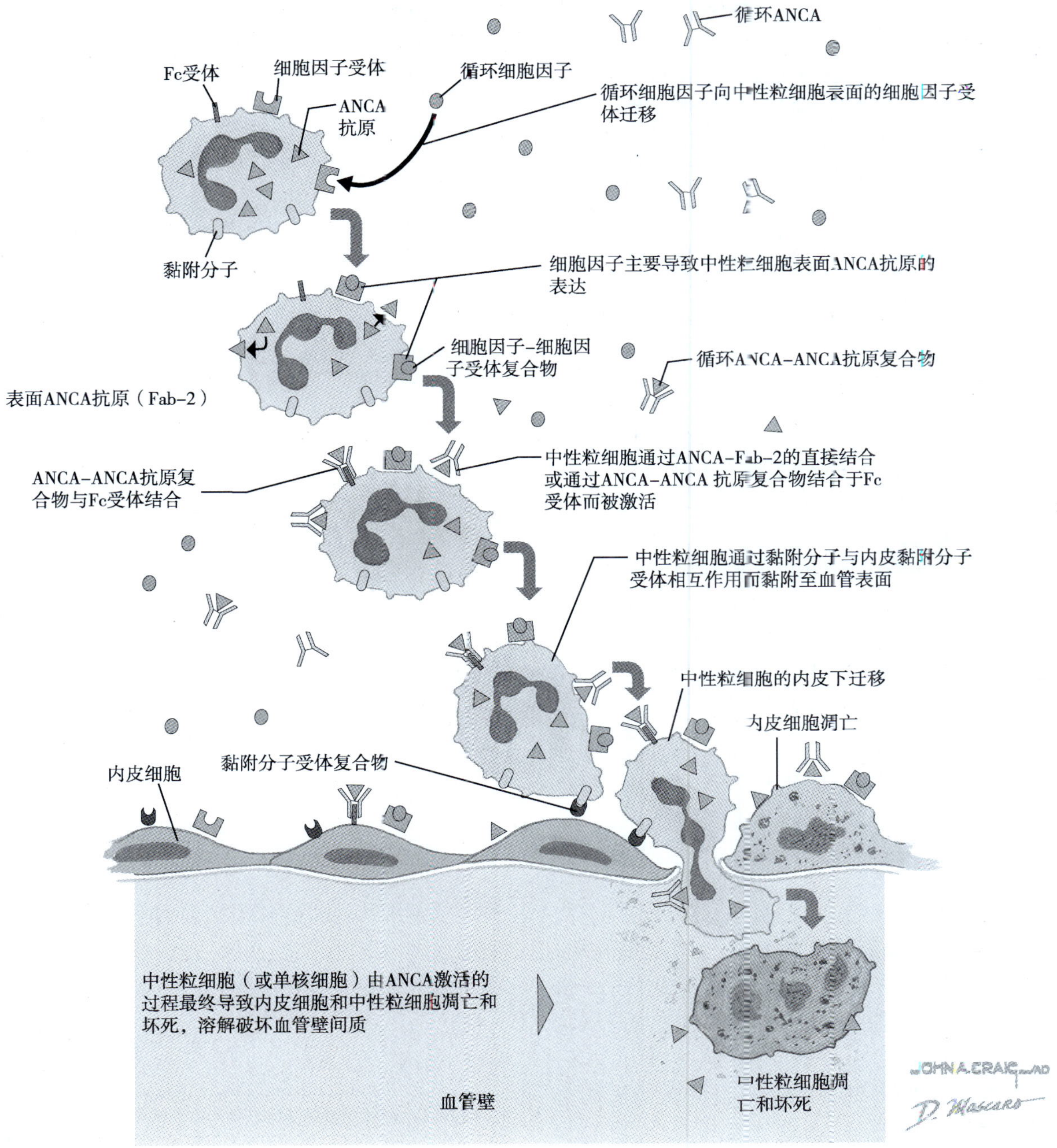

岁之间为其发病的高峰。其发病以男性为主，男女比例 1.5∶1。另外，川崎病几乎全部发生于儿童，并且以腋动脉、髂动脉和冠状动脉受累为特征，以往曾被称为皮肤黏膜淋巴结综合征，主要特征包括发热、结膜炎、腺病、黏膜损伤、剥脱样皮疹。

小血管炎是最常见的血管炎，可分为免疫复合物介导型 [如系统性红斑狼疮、过敏性紫癜 (HSP)] 或寡免疫型。寡免疫的名称源于在间接免疫荧光显微镜检测时，受累组织中免疫复合物的沉积少或缺乏。

韦格纳肉芽肿、Churg-Strauss 综合征以及显微镜下多血管炎典型情况下与 ANCA 相关。患者可出现单脏器或多脏器炎症。许多患者由于白细胞破碎性血管炎而出现皮肤病。皮肤血管炎的皮肤表现包

图149-2 典型结节性多动脉炎的肾损害。

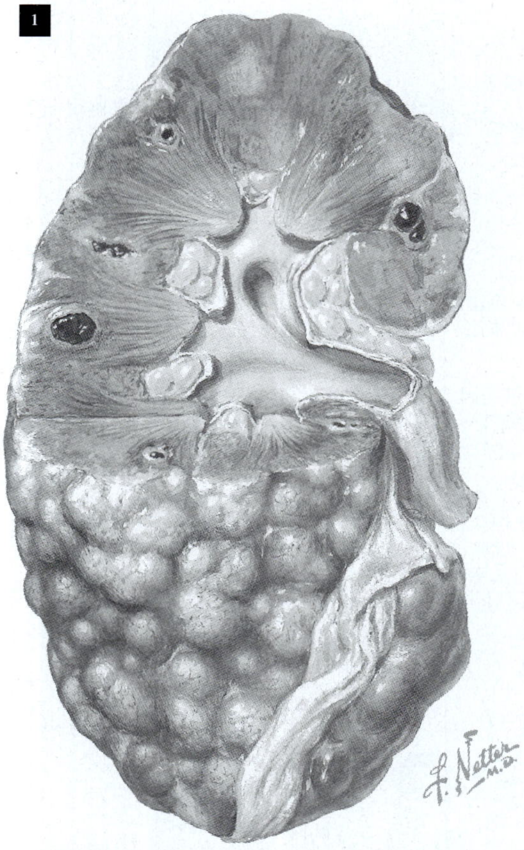

粗糙结节、不规则瘢痕的肾：断面显示组织梗死和皮髓质区内的动脉瘤血栓形成

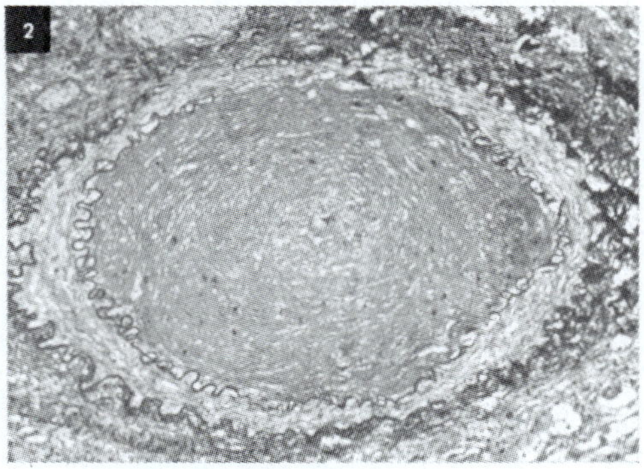

由于内膜纤维化，弓状肾动脉的管腔几乎完全闭塞；内弹力膜断裂以及中层纤维化（弹力纤维van Gieson染色，×100）

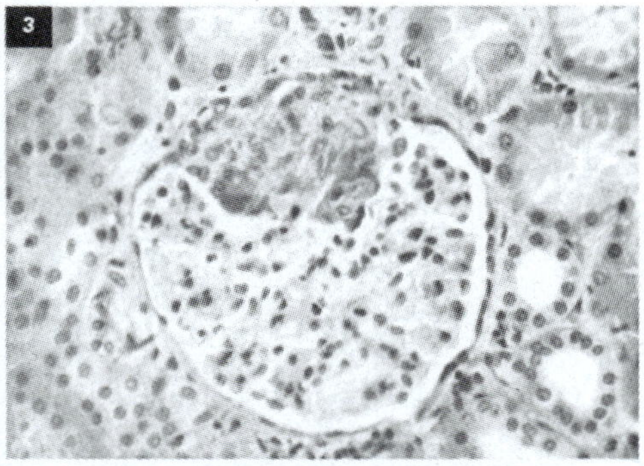

局灶性肾小球病变：节段性肾小球丛由于伴大量纤维蛋白和一些细胞反应的坏死过程而毁坏；患者死于肠穿孔（HE染色，×200）

括紫癜、网状青斑、结节、溃疡以及荨麻疹。同样，许多患者出现肾脏疾病，因为肾小球由小血管构成，从而导致肾小球肾炎。肾小球的炎症造成血尿、蛋白尿、高血压，并且在某些情况下快速进展成肾功能不全（框 149-2）。

成人肾－皮肤血管炎综合征最常见的原因是 ANCA 相关的小血管炎（ANCA-SVV），尤其是显微镜下多血管炎。在儿童，导致肾－皮肤血管炎综合征最常见的系统性血管炎是 HSP，常出现于呼吸道感染之后。HSP 以腹部绞痛、紫癜和关节痛为特点（图 149-3；彩图 149-3）。冷球蛋白血症是另一个引起肾－皮肤血管炎综合征的病因，其与丙型肝炎显著相关。

肾小球肾炎和肺部疾病见于 Goodpasture 综合征（图 149-4；彩图 149-4）、韦格纳肉芽肿、Churg-Strauss 综合征以及显微镜下多血管炎。呼吸道症状范围从短暂的肺浸润到大咯血。多数小血管炎的患者有上呼吸道症状，包括鼻窦痛、鼻衄以及偶尔因气管受累导致的喘鸣。韦格纳肉芽肿的肺受

框149-2 坏死性小血管炎的症状和体征
▪ 皮肤紫癜、结节和溃疡
▪ 周围神经病（多发性单神经炎）
▪ 腹痛和血便
▪ 血尿、蛋白尿和肾功能不全
▪ 咯血和肺浸润或结节
▪ 坏死性（出血性）鼻窦炎
▪ 肌痛和关节痛
▪ 血中的肌酶和胰酶升高
▪ 虹膜炎和葡萄膜炎

图149-3 过敏性紫癜性肾病（Henoch-Schönlein病）。

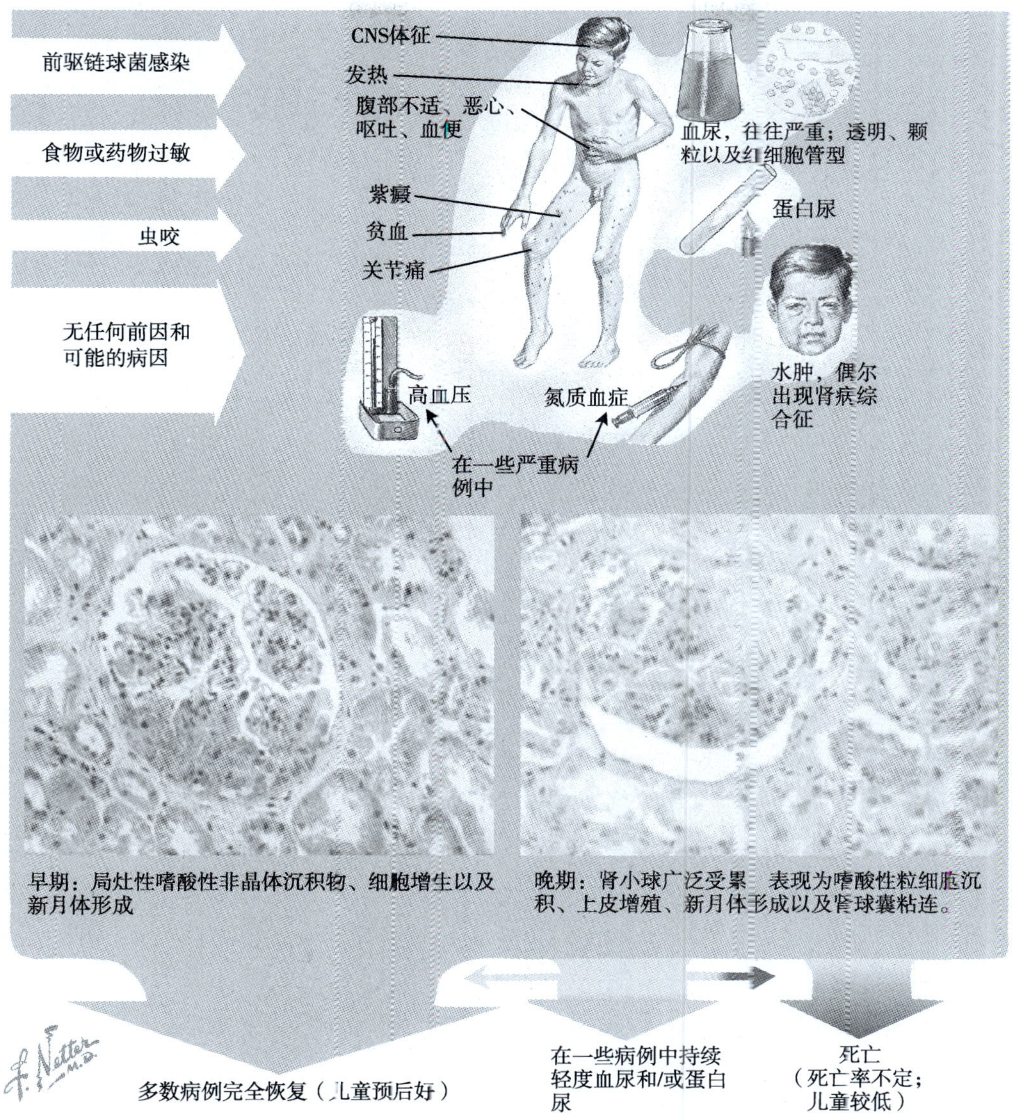

累导致结节和空洞。Churg-Strauss综合征很少出现肾受累。哮喘是疾病的临床表现之一；过敏性鼻炎也是一种常见的临床表现。

鉴别诊断

血管炎的系统性炎症性质和血管炎病的共有特征常使诊断陷入困难。需鉴别诊断的疾病包括全身感染（如心内膜炎、菌血症伴败血症），以及其他形式的结缔组织血管病。

更为严重的是多数血管炎的特征是非特异性的。紫癜，被认为是一个典型的体征，可能见于脑膜炎球菌血症、病毒疾病以及血小板减少症。肺部的异常可能很难与呼吸道感染区分。肾小球肾炎可以见于其他的原发肾疾病，如膜性增生性肾小球肾炎和免疫球蛋白A（IgA）肾病。多发性单神经炎是一种更特异的血管炎临床表现，并且其不对称的临床表现很少能够与其他神经病变（如糖尿病性神经病）相混淆。

图149-4 肺出血肾炎综合征（Goodpasture综合征）。

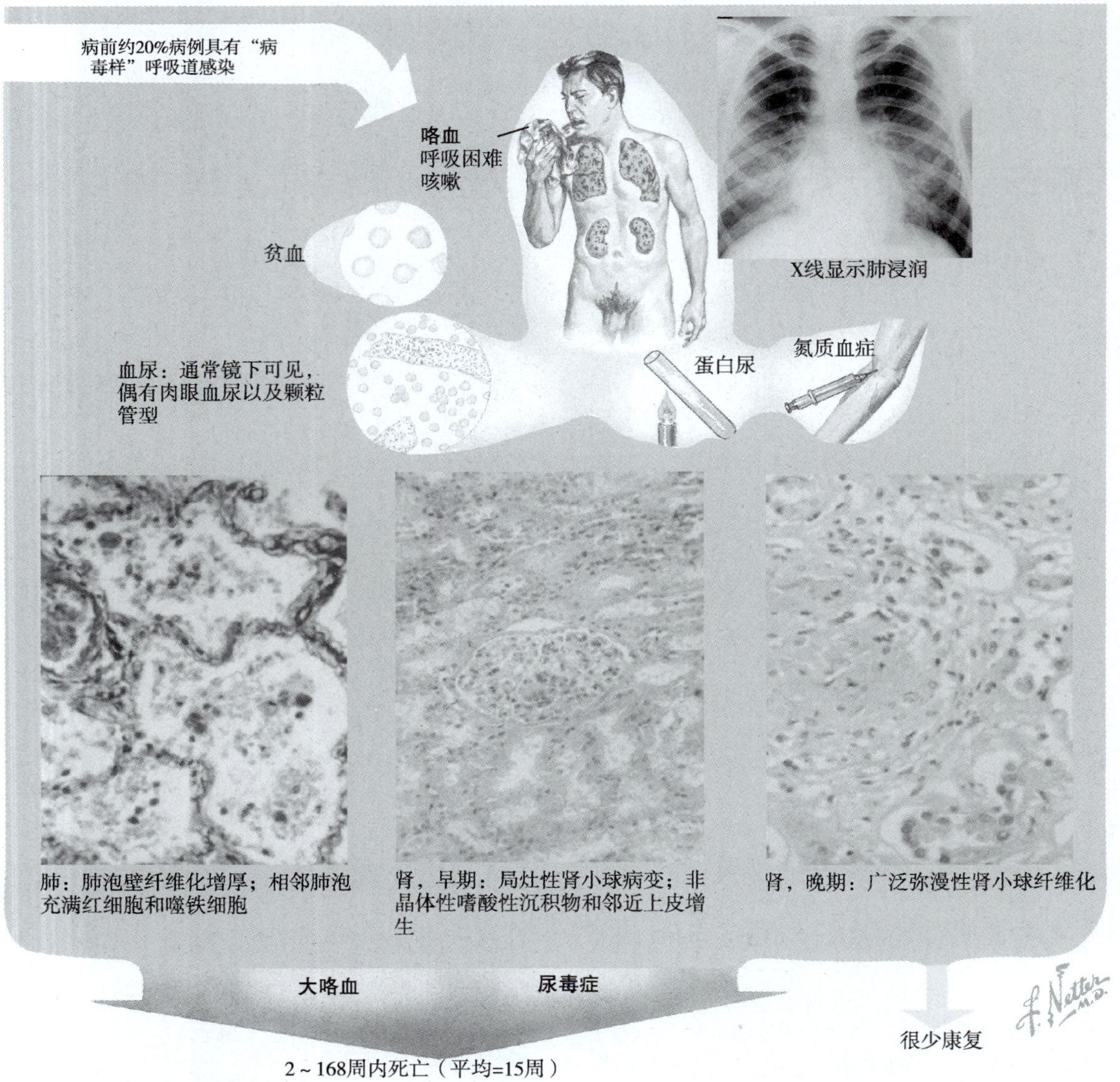

诊断方法

临床病史和体格检查依然是有益的诊断工具，但确诊需要血清学检查、影像学检查，并常常需要活检。ANCA血清学（均用免疫荧光法和酶联免疫吸附试验）对于确定或排除寡免疫小血管炎是必不可少的。其他血清学测试，包括乙型肝炎和丙型肝炎检测、抗核抗体、抗肾小球基底膜抗体、冷球蛋白测定以及补体C3和C4评估，可能是有益的。尿液分析寻找血尿往往是至关重要的。

影像学检查对血管炎的诊断也具有价值。胸部X线检查可显示浸润或出血。当需要更好地评价结节和空洞时，常常需要行计算机断层扫描。对于大、中血管的血管炎，血管造影可能是有益的；磁共振血管成像可允许非侵袭性诊断。在没有发现小血管炎的特异性证据时，动脉瘤的证据对于确定结节性多动脉炎的诊断是至关重要的。

受累器官的活检是最重要的检查项目之一。紫癜皮肤病损处活检标本具有典型的白细胞破碎性血管炎的表现。尽管这证实了血管炎的存在，但其并不能区分这些疾病。肺和肾的活检对诊断是非常有用的，尤其是进行免疫组化验查。免疫介导的血

图149-5 特异性血管炎综合征的分布。

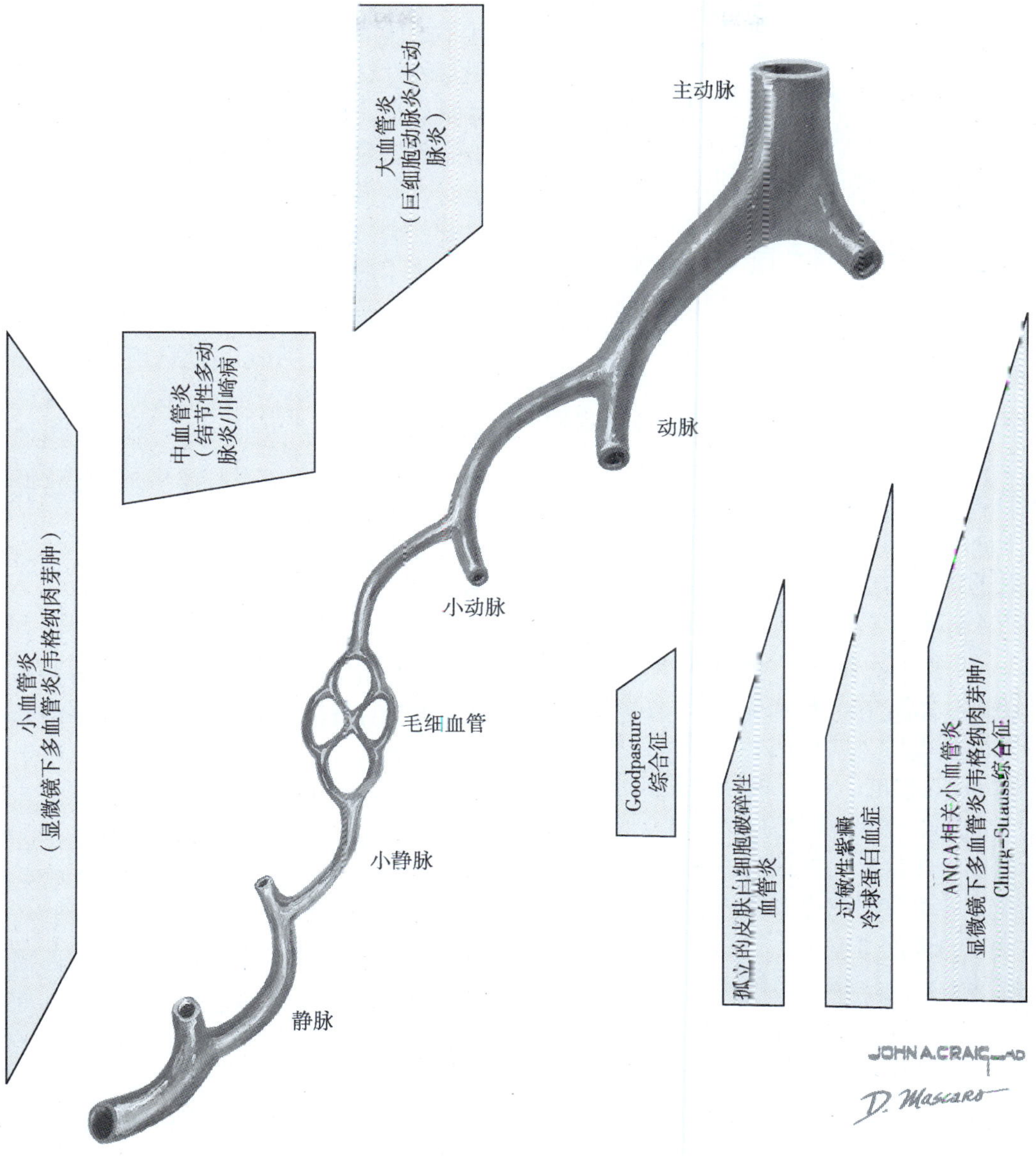

管炎会具有颗粒状的免疫球蛋白沉积物表现，例如IgA（肾病）或过敏性紫癜，或线性染色，如肺出血肾炎综合征。ANCA-相关性疾病常常显示血管坏死而无免疫复合物存在。

处理和治疗

最佳治疗

对每个患者必须基于疾病的严重度和具体诊断来建立治疗方案。每种血管炎的自然病史差别很大。一些血管炎自然病程温和，并且永远不会导致重要脏器的损害。相反，对于ANCA-SVV患者的标准治疗需要糖皮质激素和细胞毒药物治疗以避免发病和死亡。

大血管血管炎（如大动脉炎和巨细胞动脉炎）通常采用大剂量的皮质激素。泼尼松，每天1mg/kg（最大量60mg），通常用于急性期，然后在几个月内逐渐减量。有些患者可能需要小剂量泼尼松维持治疗。激素抵抗型患者可采用甲氨蝶呤治疗。

过敏性紫癜（Henoch-Schönlein purpura，HSP）往往仅需要支持治疗。其相关关节痛可采用非甾体抗炎药治疗。类固醇对严重的腹痛和急进性肾小球肾炎有效。与大多数血管炎不同，川崎病不采用类固醇治疗，因为它们可能使冠状动脉疾病恶化。取而代之的是，静脉注射免疫球蛋白和阿司匹林是治疗的主体。

ANCA-SVV 采用大剂量类固醇并联合细胞毒药物（如环磷酰胺）治疗。诱导治疗包括静脉甲泼尼龙冲击治疗，每天 7mg/kg（最大量 500mg），静脉注射，连续 3 日。在肺出血的病例中，血浆置换应列入诱导治疗的一部分（A 级）。当患者出现依赖于透析的急性肾衰竭时，血浆置换也应被考虑作为治疗方案的一部分。然后在第一个月给予泼尼松口服，每天 1mg/kg（最大量 60mg），并逐渐减量至第二个月末时的隔日给药。糖皮质激素在接下来的 3 ～ 4 个月中逐渐减量。环磷酰胺可给予每月一次静点（A 级），初始剂量 $0.5g/m^2$ 体表面积（BSA）。基于白细胞计数最低水平，剂量增加至 $1g/m^2$ BSA。该水平于每次治疗之后 2 周得出，以保持白细胞计数高于 $3000/mm^3$ 的目的。另一种方法是口服环磷酰胺，每天 2mg/kg。该疗法使患者暴露于更高的环磷酰胺累积量，并且可能导致副作用增加。环磷酰胺治疗所需的持续时间在患者与患者之间存在一些差异，但最近的证据（A 级）表明，如果患者得到缓解，在诱导治疗后 3 个月硫唑嘌呤可替代环磷酰胺。一些复发的表现可能需要更积极的治疗或延长治疗周期，包括蛋白酶 -3 阳性、维持治疗期间 ANCA 持续高滴度以及上呼吸道或下呼吸道病变。

已证明，每天 1 片单倍量甲氧苄啶 – 磺胺甲噁唑片剂能够减少上呼吸道病变的复发，并可能具有防止血管炎患者机会性感染的作用。Good-pasture 综合征的治疗与 ANCA 相关血管炎类似，将血浆置换作为诱导治疗的一部分。

如果冷球蛋白血症是由丙型肝炎所致，只要患者的肌酐清除率大于 50mL/min，冷球蛋白血症血管炎的治疗应包括干扰素 -α 和利巴韦林。病情严重者采用大剂量的皮质激素、细胞毒药物和血浆置换治疗。继发于其他系统疾病的血管炎治疗一般应把最佳治疗集中于潜在疾病的治疗上。

避免治疗错误

在血管炎的病例中，两种最常见的治疗错误包括不正确的诊断和在需要足够的治疗反应时不愿使用毒性疗法。在开始治疗之前，需利用实验室和影像学证据，以及通过富有经验并熟悉疾病过程的组织病理学家审查活检结果，使诊断尽可能准确。医生对弥漫性血管炎症状和体征的经验是一个重要的因素。由于往往具有复发的可能性，医生必须时刻警惕这一问题，并且准备在复发的早期症状出现时重新建立强有力的治疗。尽管许多当前的治疗方案具有潜在毒性，不适当地选用更轻柔的药物治疗方案而非理想的治疗药物，或寄希望病情可能自行改善而延误治疗太长的时间，都是错误的。仔细留意剂量的增加并密切观察患者的副作用和有利作用，是必须遵循的。

展望

目前正在进行研究，以确定备选药物如吗替麦考酚酯（骁悉）是否可有效地用于诱导治疗。该方案与环磷酰胺比较，可能毒性低。使用英夫利昔单抗 [一种抑制肿瘤坏死因子（TNF）活性的单克隆抗体] 进行诱导治疗的初步研究正在进行之中。最近使用利妥昔单抗（一种抗 CD20 单克隆抗体）治疗耐药的血管炎患者取得了令人鼓舞的结果。对于英夫利昔单抗和利妥昔单抗这两种药物，必须进行随机对照试验以证实这些治疗方法具有明确的作用或效果相当。

理想情况下，研究应着眼于预防血管炎症以避免终末器官的损害。为实现这一目的，基础研究必须以确定致病因素为目的。检测高危人群的遗传标志可以密切观察并早期检出特殊的个体。到目前为止，这些检测方法是有效的，尽管如此，在终末器官损害出现前早期诊断疾病仍应作为压倒一切的目标。患者教育和医生对血管炎的认识程度以及进行恰当的实验室检查是极其重要的（图 149-5）。一旦确诊，应把针对特异靶器官的致病因素而不会抑制整个免疫系统的早期药物治疗作为目标。临床研究必须继续把重点放在完善现有的治疗方法上（如降低基线毒性），同时探索具有更好的耐受性的新疗法。

（宋海澄　译　崔刘福　校）

参考文献

European Vasculitis Study Group. Available at: http://www.vasculitis.org/. Accessed November 26, 2006.

The European Vasculitis Study group is a group whose intention is to perform multicenter studies of therapy in systemic vasculitis. Their focus is on European Union–supported clinical trials.

National Library of Medicine and the National Institutes of Health: Vasculitis. Available at: http://www.nlm.nih.gov/medlineplus/vasculitis.html. Accessed November 26, 2006.

This vasculitis resource is for both health professionals and consumers.

National Organization for Rare Disorders. Vasculitis: Available at: http://www.rarediseases.org/search/rdbdetail_abstract.html?disname=Vasculitis. Accessed November 26, 2006.

This site provides both disease reports and associated organizations and support groups for each disease.

UNC Kidney Center. Available at: http://www.unckidneycenter.org/patients.htm. Accessed November 26, 2006.

This site is a patient and caregiver resource.

循证

1. Booth A, Harper L, Hammad T, et al: Prospective study of TNFalpha blockade with infliximab in anti-neutrophil cytoplasmic antibody-associated systemic vasculitis. J Am Soc Nephrol 15(3):717-721, 2004.

   The authors report that TNF-α blockade with infliximab was effective at inducing remission in antibody-associated systemic vasculitis.

2. de Groot K, Adu D, Savage CO; EUVAS (European Vasculitis Study Group). The value of pulse cyclophosphamide in ANCA-associated vasculitis: Meta-analysis and critical review. Nephrol Dial Transplant 16(10):2018-2027, 2001.

   This meta-analysis on the three prospective, randomized controlled trials indicated that pulse cyclophosphamide is less toxic than continuous cyclophosphamide and is an equally potent inductor of remission in ANCA-associated vasculitides.

3. Hogan SL, Falk RJ, Chin H, et al: Predictors of relapse and treatment resistance in antineutrophil cytoplasmic antibody-associated small-vessel vasculitis. Ann Intern Med 143(9):621-631, 2005.

   An evaluation of a cohort of 350 ANCA patients shows that the increased risk for disease relapse appears to be related to the presence of lung or upper airway disease and anti-PR3 antibody seropositivity.

4. Huber AM, King J, McLaine P, et al: A randomized, placebo-controlled trial of prednisone in early Henoch Schonlein purpura. BMC Med 2:7, 2004.

   This article reports that females and blacks, as well as those with severe kidney disease, may be resistant to initial treatment more often than other patients with ANCA-associated small vessel vasculitis and that increased risk for relapse appears to be related to the presence of lung or upper airway disease and anti-PR3 antibody seropositivity.

5. Jayne D, Rasmussen N, Andrassy K, et al: A randomized trial of maintenance therapy for vasculitis associated with antineutrophil cytoplasmic autoantibodies. N Engl J Med 349(1):36-44, 2003.

   This article reports that the withdrawal of cyclophosphamide and the substitution of azathioprine after remission did not increase the rate of relapse.

6. Jennette JC, Falk RJ, Andrassy K, et al: Nomenclature of systemic vasculitides. Proposal of an international consensus conference. Arthritis Rheum 37(2):187-192, 1994.

   The authors propose definitions of the systemic vasculitides.

7. Leib ES, Restivo C, Paulus HE. Immunosuppressive and corticosteroid therapy of polyarteritis nodosa. Am J Med 67(6):941-947, 1979.

   This series report shows improved outcome when an immunosuppressive agent is added to corticosteroid therapy in treating polyarteritis nodosa.

8. Specks U, Fervenza FC, McDonald TJ, Hogan MC: Response of Wegener's granulomatosis to anti-CD20 chimeric monoclonal antibody therapy. Arthritis Rheum 44(12):2836-2840, 2001.

   This is a case report of successfully inducing remission with the use of rituximab in a patient with chronic, relapsing cytoplasmic antineutrophil cytoplasmic antibody (cANCA)–associated Wegener's granulomatosis (WG).

9. Stegeman CA, Tervaert JW, de Jong PE, Kallenberg CG: Trimethoprim-sulfamethoxazole (co-trimoxazole) for the prevention of relapses of Wegener's granulomatosis. Dutch Co-Trimoxazole Wegener Study Group. N Engl J Med 335(1):16-20, 1996.

   This article presents uncontrolled data indicating the efficacy of co-trimoxazole in reducing the incidence of relapses in patients with Wegener's granulomatosis in remission.

10. Newburger JW, Takahashi M, Gerber MA, et al: Diagnosis, treatment and long-term management of Kawasaki disease: A statement for health professionals from the Committee on Rheumatic Fever, Endocarditis and Kawasaki Disease, Council on Cardiovascular Disease in the Young, American Heart Association. Circulation 110(17):2747-2771, 2004.

    This paper reports on a multidisciplinary committee of experts' recommendations for diagnosis, treatment, and long-term management of Kawasaki's disease.

Toby Bates · Mary Anne Dooley

150

风湿性多肌痛和巨细胞性动脉炎

引言

风湿性多肌痛（polymyalgia rheumatica,PMR）和巨细胞动脉炎（giant cell arteritis,GCA）关系密切。PMR 可见于一半的 GCA 患者中，另一方面 15% 的 PMR 患者可伴有 GCA。两种情况可以同时发生，也可以相继发展。据报道症状的出现距发病可相差 10 年。PMR 和 GCA 的发病年龄都在 50 岁以上，而且通常女性多于男性。患病率随着年龄的增长而增长，发病率与人种有关系。高危险人群，如欧洲北部血统且超过 50 岁的个体，PMR 和 GCA 的发病率分别为 20 ～ 53/100 000 和 15 ～ 25/100 000。相反，美国黑人和西班牙人患有 PMR 的为 1 ～ 2/100 000。在这两种疾病中，炎症标志物如血沉（ESR）会有显著升高，也发现白介素 - 6 升高以及疾病与人白细胞抗原 DR4 的相关性。

病因学和发病机制

PMR 和 GCA 的病因还不清楚。一些潜在的机制，包括感染、局部退行性病变、遗传易感性和内分泌因素，被认为是引起细胞自身免疫反应的原因。在血管病变中，特异性自身抗体、高丙种球蛋白血症和 B 细胞的存在已被认可。GCA 是一种中等血管和大血管的炎症，常常累及起源于主动脉弓的颅动脉分支。这种血管炎是单核细胞透壁性浸润、内外弹力膜的破坏及内膜增生。无多核巨细胞浸润，也无肉芽肿形成。

GCA 的死亡率和一般人群疾病的死亡率一样。然而，在缺血性疾病（如心肌梗死、脑血管意外）发病的早期有所增加。在 GCA 患者中，恶性肿瘤患者的死亡率并没有增加。

临床表现

风湿性多肌痛

主要临床表现为严重的颈、肩和髋带的肌肉疼痛和僵硬。疼痛为对称性，且常从肩部开始，可突然发病。可引起关节滑膜炎。全身症状包括体重减轻、疲倦，可伴有抑郁症的表现，但是很少出现高热。肌力正常，但也可能因为疼痛而肌力减低。主动行为由于疼痛而减少，而被动行为不会。剧烈的疼痛和临床表现往往不一致。

巨细胞动脉炎

在一部分 GCA 患者中，血管功能不全或全身炎症的表现可能会占主导地位。颅动脉炎表现为不同强度的头痛，2/3 患者局限于颞枕区。常会出现头皮触痛，伴颞动脉触痛或搏动减弱（图 150-1；彩图 150-1）。检查时颞动脉异常是缺血并发症的预测指标。另一方面，贫血也是严重缺血事件的信号。颌咀嚼功能障碍是 GCA 的特异症状，但只出现在一半的患者中。患者表现为牙关紧闭而不是咀嚼肌疲劳。舌功能障碍和吞咽痛也有报告。

据观察 GCA 的全身症状比 PMR 更加常见，而且多达 50% 的患者都出现在发病初期。不明原因的发热伴有峰形高热，出现在 15% 的 GCA 患者中。可表现为厌食、体重减轻、夜间盗汗、发冷和抑郁。

眼部表现多样，常表现为视力模糊、复视、眼痛、幻视、部分视力丧失和一过性黑矇。15% ～ 20% 的患者发生单侧或双侧视野缺损，常没有先前的视觉

图150-1　巨细胞（颞）动脉炎，风湿性多肌痛。

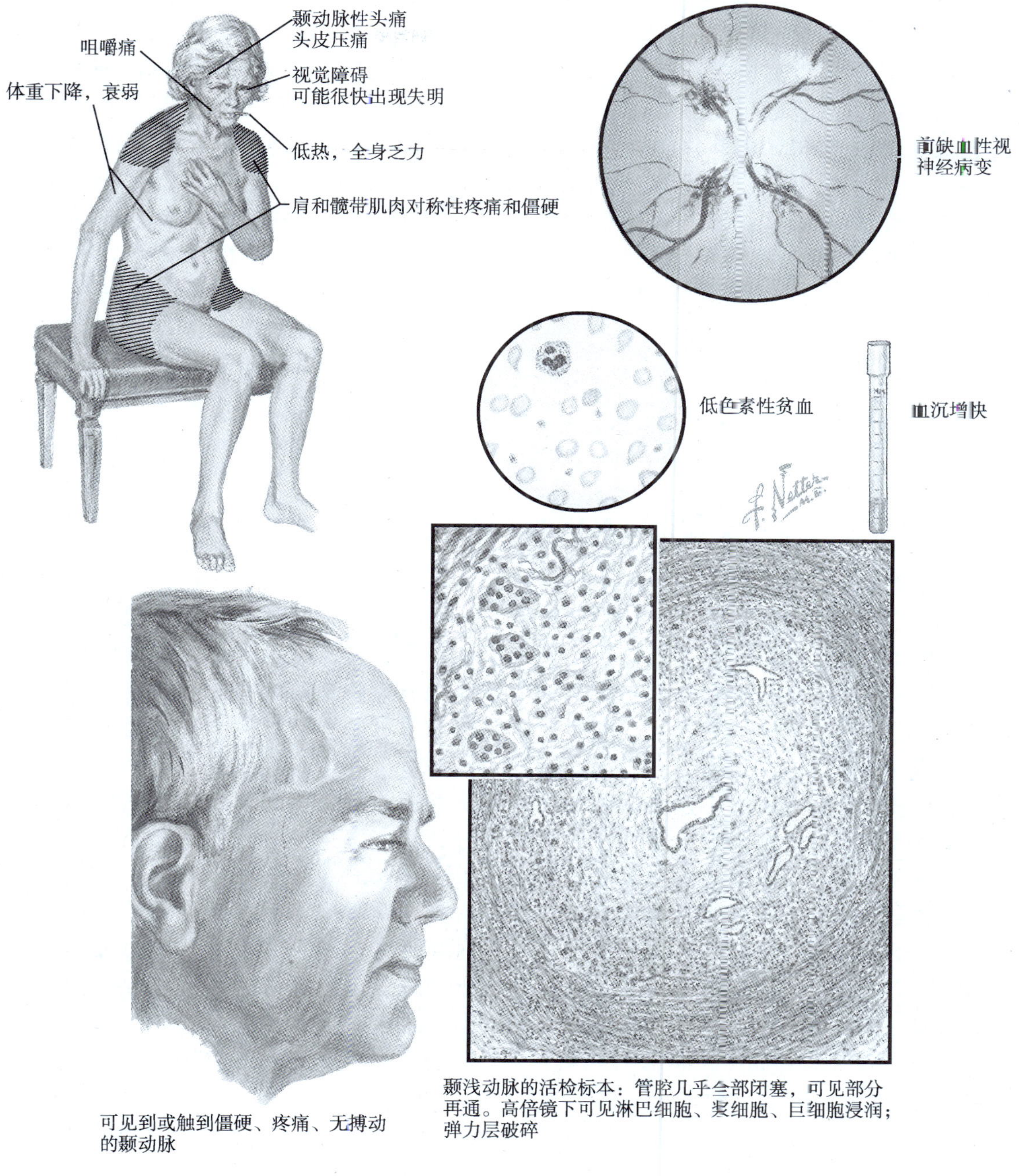

症状。单眼受累如不及时治疗会很快波及到对侧。眼睫状后动脉炎引起的缺血性视神经病变，可用眼底镜检查。血沉的升高与缺血性视觉事件的发生率减少相关。

多达 30% 的患者会出现神经系统症状，它包括短暂性缺血发作、卒中以及神经病变。大动脉炎可表现为跛行、无脉或雷诺综合征。胸主动脉瘤是长期疾病的并发症，而且在 GCA 患者中它的发生率比普通人高出 17 倍之多。心肌梗死（冠状动脉炎）和主动脉瘤破裂导致的死亡虽然少见，但也可发生。

鉴别诊断

PMR 或 GCA 患者的鉴别诊断要除外感染和肿瘤。感染，如丙型肝炎、亚急性细菌性心内膜炎、莱姆病、结核和布鲁杆菌感染，都可能会导致诊断混淆。多发性骨髓瘤可有相似表现，然而PMR患者在血清和尿液电泳中无M样蛋白带。淀粉样变性与伴有颌或臂功能障碍的GCA患者可有类似表现。

甲状腺功能减退、脊柱关节病、多发性肌炎、类风湿关节炎（RA）以及罕见的肌萎缩侧索硬化可与PMR有类似的表现。与PMR不同，典型的多发性肌炎表现为肌无力，而很少表现为肌肉痛。早期RA最初可能被诊断为PMR，但随着时间的推移将被逐渐确诊。RA中的滑膜炎通常更加明显而且呈对称分布。小剂量激素治疗导致滑膜炎完全而快速地缓解，预示为PMR。侵蚀性关节改变在RA中常见，但在PMR中不常见。

诊断方法

PMR的临床诊断受非特异性实验室检查支持。年龄大于50岁且主诉晨僵（> 30min）一个多月、双侧肩和髋带疼痛、存在炎症标志物升高的患者，应该考虑该诊断。对于一些医师，低剂量的皮质类固醇快速起效可证实PMR的诊断。

在年龄大于50岁且具有新的或变化的头痛、视力丧失、PMR或颅外动脉闭塞的患者，应考虑GCA的诊断。动脉炎的确诊应尽可能防止延误病情。颞动脉穿刺活检是诊断的金标准。多达80% ~ 90%的GCA患者，颞动脉活检标本异常。GCA患者的损伤是斑片状的，因此3 ~ 5cm较大的活检比较理想。最近一项研究表明，用福尔马林固定1cm的动脉节段与GCA诊断率提高有联系。如果一侧的颞动脉活检阴性，可以做对侧的颞动脉活检。GCA的颞动脉活检显示弹力层碎裂、管腔狭窄、内膜水肿、多核巨细胞肉芽肿和单细胞浸润。

对于PMR或GCA，没有一个单一的诊断性试验。血沉通常升高超过40mm/h，但并非总是如此。有些学者认为，多达25%的患者颞动脉活检结果阳性而血沉正常。其他急性期反应物也可能升高，如C-反应蛋白。其他检查结果包括正细胞正色素性贫血、血小板增多、肝功能异常（特别是碱性磷酸酶）和von Willebrand因子升高。类风湿因子、抗核抗体及其他自身抗体（如抗中性粒细胞胞浆抗体）阴性。补体水平通常正常。

磁共振成像与磁共振血管造影被用来评估血管受累情况，尤其是GCA中大血管受累情况。报告表明，这些变化可能在皮质类固醇初始治疗后存在数周。颞动脉的彩色多普勒超声（CDS）在识别GCA中很有希望。双边光环的发现被证明在GCA的诊断中具有高度特异性。CDS在GCA的诊断中是一个创伤很小的方法，然而结果非常依赖于操作者，因此这时患者仍需要活检。18-氟脱氧葡萄糖正电子发射断层扫描（PET）在具有非典型表现的大动脉GCA的诊断中很有帮助。PET对于小动脉不太准确，如颞动脉。PET扫描可显示皮质类固醇治疗后的改善情况，因此PET在监测疾病的恢复中起重要作用。这种扫描在无GCA临床特征的PMR患者的大动脉中已显示出其作用。这些结果的意义目前正在研究中。除了需要进一步验证，PET扫描也被其可用性和成本所限制。

处理和治疗

最佳治疗

皮质类固醇是治疗GCA和PMR的首选药物。PMR和GCA同时对皮质类固醇有强烈而迅速的反应。不幸的是，帮助激素减量的治疗如甲氨蝶呤，不一定都起作用。甲泼尼龙冲击治疗可减少激素的风险。

在GCA患者中，最初的泼尼松剂量是1mg/kg，通常每天不多于60mg。没有明确的指征确定什么时候开始将类固醇激素减量。通常这个决定是以临床症状和炎症标志物为基础。泼尼松的剂量可每2 ~ 4周减少5mg，直到每日10mg，随后每2 ~ 4周减少1mg。患者常常保持低剂量治疗至少1 ~ 2年。在类固醇减量期间，病情复发和PMR出现是常见的。血沉和C-反应蛋白并不总是反映疾病的活动，症状复发应给予认真治疗。

在PMR中，对小剂量泼尼松有效是很常见的。在治疗的开始，只有1/3的患者接受每天20mg的剂量。通常情况下，患者每2 ~ 4周减少5mg的剂量。一旦采取每天10mg的剂量，则每月减少1mg剂量。虽然PMR通常是一个自限性过程，泼尼松通常不会在1年内停药，而且有些患者可能使用2年或更长时间。一些患者可能需要长期应用1 ~ 2mg剂量来防止病情复发。患者的症状，而不仅仅是实验室结果，也能指导类固醇减量。在轻型PMR中，非甾体类抗炎药可联合类固醇类使用，这可能增加胃肠道反应和出血的可能。如果患者发生对称性多关节炎，需考虑血清阴性RA的诊断。抗环瓜氨酸肽抗体和手足平片可能对诊断有帮助。在PMR中，滑膜炎是非侵蚀性的。

PMR 患者应该了解 GCA 的症状，如出现要马上告知医生。除症状外，炎症标志物能够帮助诊断患者是否复发。治疗的变化不仅仅基于炎症标志物。患者应该对类固醇导致的骨质疏松症进行预防性治疗，包括钙和维生素 D 的补充。基线骨密度测定有助于未来的决策。对于高血压或糖尿病患者，激素相关性并发症的监测也很重要。如果患者使用皮质类固醇超过 3 个月，应补充二磷酸盐。

附加疗法

甲氨蝶呤和硫唑嘌呤作为帮助激素减量的药物，在 GCA 或 PMR 中的疗效还没有明确。在 GCA 中，最近几个甲氨蝶呤试验得出了相反的结论。环磷酰胺，一种烷化剂，已被用于大血管炎中，并有在严重 GCA 中使用这些药物的病例报告。现在有用抗肿瘤坏死因子 (TNF)-α 抑制剂的病例报告，结果令人鼓舞；然而需要对照试验。抗 CD20 疗法在一些 GCA 病例报告中作为一种辅助疗法。

阿司匹林或华法林在 GCA 中可能有效。一项回顾性研究发现可使脑缺血事件发生率下降，然而在另一个试验中却没有发现类似结果。

避免治疗错误

GCA 被认为是医疗急症，因为有潜在失明的危险。不应等待颞动脉活检后再使用激素治疗。在开始激素治疗的几天内进行活检不会明显降低活检的阳性率。已有报告大剂量的甲泼尼龙治疗可使失明恢复；然而这种方法在预防失明上效果不佳。

展望

PMR 和 GCA 常常需要皮质类固醇治疗至少 1 年。长期使用皮质类固醇有很多并发症，因此对于那些不能停用类固醇、有严重并发症或对激素疗效不佳的患者，激素替代药物的研究是必不可少的。抗 TNF 制剂似乎很有前景，但仍需要进一步的随机试验观察。恶性肿瘤危险需要进一步调查更多的患者群。一些研究人员指出针对干扰素 -γ 治疗可能是有用的，因为它与缺血并发症有关。最后，需要进行阿司匹林治疗的进一步研究。

（陆艳萍　译　舒　荧　校）

参考文献

American College of Rheumatology. Available at: http://www.rheumatology.org. Accessed December 2, 2006.

This is the home site for the American College of Rheumatology. It has up-to-date information for patient and providers on rheumatic diseases and resources. There is a directory of rheumatologist members that provides contact information by name and by location.

Arthritis Foundation. Available at: http://www.arthritis.org. Accessed December 2, 2006.

This website offers continually updated information on a wide variety of rheumatic diseases.

Hunder GG: Giant cell arteritis and polymyalgia rheumatica. Med Clin North Am 81:195-219, 1997.

This is an excellent clinical reference on the features of GCA.

Koopman WJ (ed): Arthritis and Allied Conditions: A Textbook of Rheumatology, 14th ed. Philadelphia, Lippincott Williams & Wilkins, 2001.

This text is a good general reference.

National Institute of Arthritis and Musculoskeletal and Skin Diseases. Available at: http://www.niams.nih.gov. Accessed December 2, 2006.

This site is the branch of the NIH that includes rheumatic disease. Information on current clinical trials, research studies, and access to search PubMed for further information is available.

Ruddy S, Harris ED Jr, Sledge CB, et al: Kelley's Textbook of Rheumatology, 6th ed. Philadelphia, WB Saunders, 2001.

This text is a good general reference.

Weyand CM, Goronzy JJ: Arterial wall injury in giant cell arteritis. Arthritis Rheum 42(5):844-853, 1999.

The authors provide a good review of the immunologic and clinical features of GCA for the generalist.

循证

1. Blockmans D, de Ceuninck L, Vanderschueren S, et al: 18F-fluorodeoxyglucose positron emission tomography in giant cell arteritis: A prospective study of 35 patients. Arthritis Rheum 55:131-137, 2006.

   FDG uptake in the large vessels is a sensitive marker for GCA. Shoulder uptake at diagnosis correlated significantly with the presence of polymyalgia rheumatica. Results of prior PET scintigraphies do not predict relapses of GCA.

2. Jover JA, Hernandez-Garcia C, Morado IC, et al: Combined treatment of giant-cell arteritis with methotrexate and prednisone: A randomized, double-blind, placebo-controlled trial. Ann Intern Med 134:106-114, 2001.

   The study shows the combination of methotrexate with corticosteroid therapy for giant cell arteritis therapy does not decrease a patient's steroid exposure.

3. Karahaliou M, Vaiopoulos G, Papaspyrou S, et al: Colour duplex sonography of temporal arteries before decision for biopsy: A prospective study in 55 patients with suspected giant cell arteritis. Arthritis Res Ther 8(4):R116, 2006.

   Color duplex sonography (CDS) is an inexpensive and noninvasive method that allows a directional biopsy with an increased probability to confirm the clinical diagnosis of GCA. The authors report that biopsy is not necessary in a substantial proportion of patients in whom bilateral halo signs can be found by CDS, although the technique is highly operator dependent.

4. Mazlumzadeh M, Hunder GG, Easley KA, et al: Treatment of giant cell arteritis using induction therapy with high-dose glucocorticoids: A double-blind, placebo-controlled, randomized prospective clinical trial. Arthritis Rheum 54:3310-3318, 2006.

   Initial treatment of GCA with pulse intravenous methylprednisolone allows for more rapid tapering of oral prednisone and was associated with an increased proportion of patients with sustained remission of their disease.

5. Spiera RF, Mitnick HJ, Kupersmith M, et al: A prospective,

double-blind, randomized, placebo controlled trial of methotrexate in the treatment of giant cell arteritis (GCA). Clin Exp Rheumatol 19(5):495-501, 2001.

No corticosteroid-sparing benefit could be attributed to the combination of methotrexate and corticosteroid therapy for the treatment of patients with giant cell arteritis.

6. Torrente SV, Güerri RC, Pérez-García C, et al: Amaurosis in patients with giant cell arteritis: Treatment with anti-tumour necrosis factor-α; Intern Med J 37:280-281, 2007.

The authors report on a patient with blindness due to ischemic optic neuritis during a GCA flare that does not respond to high-dose corticosteroid therapy, but improves significantly with antitumor necrosis factor-α therapy.

Mary Katherine Farmer-Boatwright • Mary Anne Dooley

151

系统性红斑狼疮

引言

系统性红斑狼疮（systemic lupus erythematosus，SLE）是一种慢性炎症性自身免疫性疾病，可能会影响多个器官、系统，并以非器官特异性自身抗体为特点，这些抗体包括抗核抗体（antinuclear antbccy，ANA）、抗双链 DNA 抗体（anti-double-stranded DNA，anti-dsDNA）、抗磷脂抗体和标志性自身抗体抗 Smith 抗体（anti-Sm）。重要的健康事件包括肾衰竭、血管炎、关节炎和神经精神并发症。SLE 临床症状和免疫系统表现多种多样，临床过程中涉及发作期和缓解期，有效的治疗包括皮质激素和其他免疫抑制剂的广泛应用。本病在女性中多见（8 ~ 9：1），发病高峰在育龄期，但 SLE 可发生在任何年龄。在单卵双生子中有 25% ~ 50% 同时发病，反映出很强的遗传性。非洲裔美国人与白种人相比，其发病率增高 3 倍，往往发病年龄较早，且死亡率也较高。西班牙裔和亚洲裔 SLE 患病率增加，并且伴随肾炎。尽管注重了调查研究，但狼疮的种族差异依然知之甚少。

除了 SLE 外，狼疮还有几种类型。慢性皮肤型狼疮和亚急性皮肤型狼疮只限于皮肤。药物诱导的狼疮是自限性的，当停药后可自行消退。普鲁卡因胺和肼屈嗪是引起狼疮常见的药物，在大多病例里可检测到抗组蛋白抗体。新生儿狼疮以短暂出现的皮疹或先天性心脏传导阻滞为特征，这是由于母体的抗 Ro[抗 SSA(抗干燥综合征 A)] 经胎盘传递给胎儿所致。

病因学和发病机制

SLE 的病因不明，很可能是易感基因和环境诱因相互作用的结果。这些诱因可能包括内源性因素如性激素、压力和饮食，以及外源性诱因，如二氧化硅和阳光照射。其他诱因包括感染或尚未确定的环境毒素。还有一些关于 B 细胞功能亢进、自身抗原的异常识别、自身抗体形成和正常耐受破坏等免疫系统功能异常的报道。也可能出现 T 细胞缺陷，包括 T 细胞辅助功能亢进和细胞介导免疫缺陷。

临床表现

SLE 的表现千变万化，可以影响任何器官系统（图 151-1；彩图 151-1）。

肌肉骨骼疾病

肌肉骨骼受累是 SLE 最早且最常见的表现之一。关节痛和肌腱炎较滑膜炎更多见。Jaccoud 关节炎是一种由于韧带松弛发展而来的非侵蚀性但致畸的关节病。肌炎罕见（< 15%），并且在严重程度上为轻到中度。肌病作为皮质激素治疗的结果也可能出现，或偶见于抗疟药。在 SLE 患者中发生骨坏死或缺血坏死者高达 5% ~ 10%，并且多累及双侧的股骨头。这种并发症常常与长期或大量应用皮质激素有关。

皮肤疾病

80% ~ 90% 的 SLE 患者有皮肤黏膜系统的受累，包括口腔和鼻腔溃疡以及皮肤表现。盘状狼疮是最常见的皮肤表现，累及 15% ~ 30% 的患者。SLE 中特殊的狼疮皮肤表现包括急性皮肤型狼疮（颧部红斑或全身大疱性或光敏性皮疹）。非特异性特

图151-1 狼疮的心脏表现。

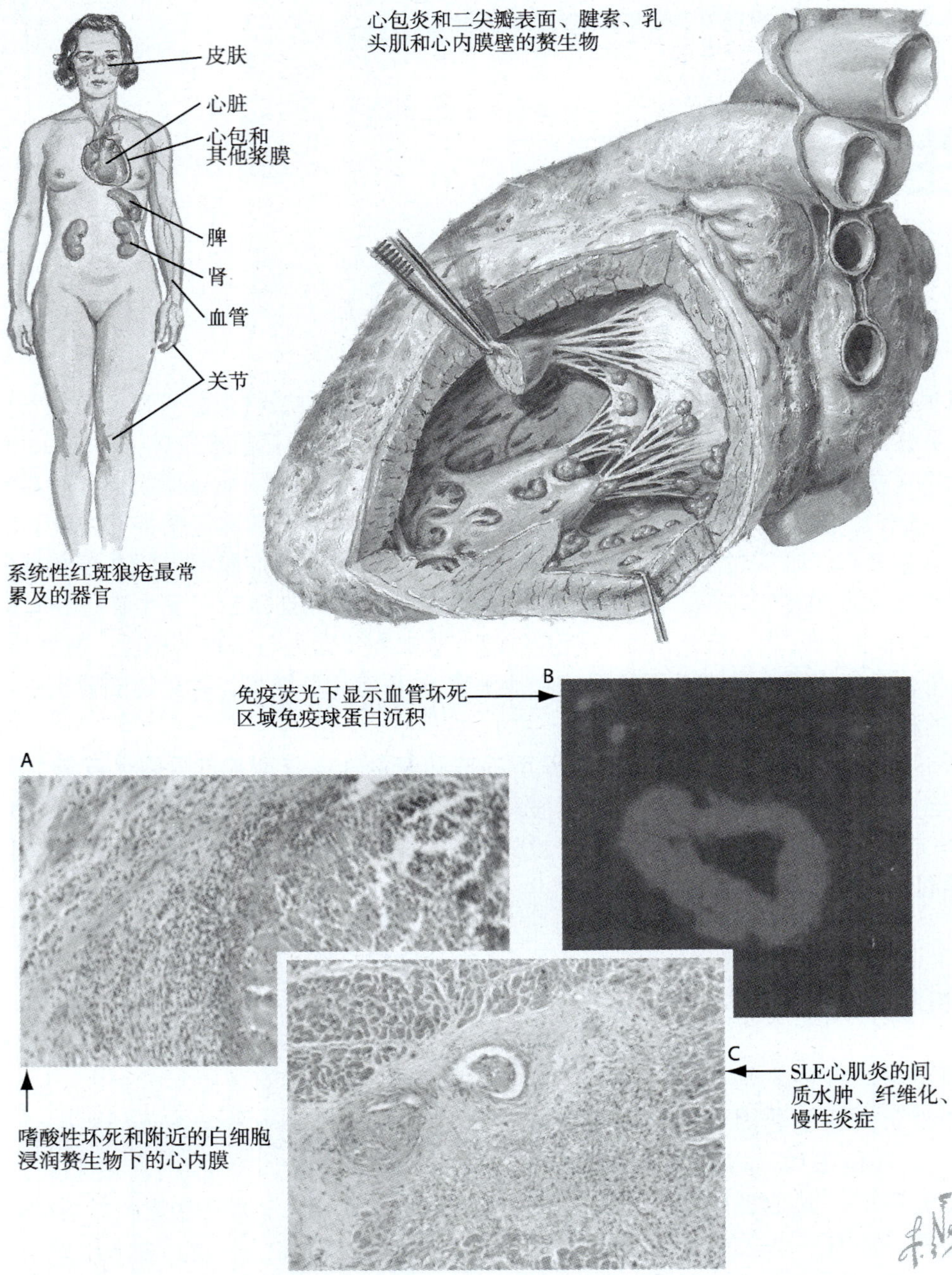

征千变万化，其范围从鲜红的皮肤小血管炎到脂膜炎甚至网状青斑。

心肺疾病

胸膜炎（浆膜炎）是最常见的由狼疮引起的心肺并发症。由于膈肌功能障碍所致的肺容积进行性降低的症候群或“萎缩肺”正日益被大家认识。SLE 患者的胸痛和气促症状在患者中各不相同，包括肺栓塞、心肌缺血、心包积液和胸膜积液。免疫抑制治疗增加了细菌性肺炎的危险。急进性动脉粥样硬化是狼疮死亡率双高峰曲线中第二高峰形成的公认原因。有趣的是，进展中的炎症过程似乎是有别于高血压、高胆固醇血症、皮质激素治疗以及糖尿病的一个独立心血管危险因素。血清高半胱氨酸的升高是狼疮患者的另一个危险因素。

肾脏疾病

临床上，狼疮肾炎的范围可以从轻症无症状蛋白尿到与终末期肾病相关的急进性肾小球肾炎。SLE 肾受累的组织学表现多变（图 151-2；彩图 151-2）。早发的肾脏疾病是一个预后不良的指标。年轻、男性、持续的氮质血症、肾活检中高活动性和慢性指数是其他与结局不佳相关的预后特征。SLE 不是肾移植的禁忌证，因为狼疮患者排异率或移植物存活率与其他人一致。移植的肾再发狼疮肾炎的风险少于 10%。

非洲裔美国人与其他种族比较，SLE 的发病率增加 3 倍，发展成肾炎的概率更高，并且其发病率和死亡率也增高。虽然自 20 世纪 70 年代以来白种人中 SLE 的死亡率相对稳定，但在这段时间跨度内非洲裔美国人的死亡率是增加的。其弥漫增殖性肾炎进展成终末期肾病的速度较白种人快，即便他们同样都给予了细胞毒药物治疗。其进展不依赖年龄、狼疮病程、高血压的病史或控制情况以及肾活检中其活动指数或慢性指数。

神经精神疾病

狼疮的神经精神表现多种多样，包括急性和慢性两种类型，还可以表现为血管炎和脑炎。所有水平的中枢和外周神经系统均可受累。头痛、癫痫发作（局灶和弥漫性）、各种各样的精神失常（情感性精神障碍、重症精神病和器质性脑病）是中枢神经系统受累的最常见表现。与感染、尿毒症和药物（特别是皮质激素）有关的继发性病理生理机制必须被除外。

妊娠和系统性红斑狼疮

令人惊讶的是，无并发症的 SLE 患者生育能力正常。妊娠期间狼疮发作的频率依然是有争议的，因为并未发现妊娠期间狼疮恶化的情况更多或更严重。然而，妊娠中期自然流产（15%）、早产（20%）和死产（5%）的频率是增加的。受孕期间的狼疮活动性是妊娠结局的一个预测因子。新生儿狼疮综合征可能表现为皮疹、暂时性血小板减少和不可逆的完全性心脏传导阻滞。包含雌激素的避孕药和合成雌激素受体拮抗剂由于血栓形成的风险增加而不应用于那些抗磷脂抗体阳性的患者。在雌激素在红斑狼疮患者中的安全性国家评估（Safety of Estrogens in Lupus Erythematosus National Assessment，SELENA）试验中，2005 年的报告指出，口服避孕药没有增加稳定的 SLE 患者发作的风险，虽然绝经后激素替代治疗与轻到中度狼疮活动的风险增加有关，但并不严重。

鉴别诊断和诊断方法

表 151-1 所列的 SLE 分类标准最近一次修订是由美国风湿病学会（ACR）于 1997 年完成的。重要的是要牢记这些标准用于临床研究的比较，但不能作为诊断标准。患者临床表现可能少于 4 个特征，但我们可以明确诊断 SLE 而没有出现其他临床症状或血清学特征。原发抗磷脂抗体综合征患者可能符合 4 项标准或更多，但并没有 SLE。有趣的是，ACR 标准不包括有助于评估疾病活动度以及指导治疗的低补体血症或者肾活检病理学。目前几个小组正在探讨这些标准以便提出诊断标准。

抗核抗体（ANA）是最敏感的筛选试验，当采用诸如 HEP-2 细胞等包含人细胞核的底物进行实验时，超过 95% 的患者呈 ANA 阳性。ANA 试验阳性对 SLE 并不具有特异性，阳性的 ANA 可以见于正常个体。实际上，大约 15% 的 65 岁以上老年人 ANA 阳性，往往为低滴度（即 1:80）。ANA 阳性还与可能和 SLE 相混淆的其他自身免疫性疾病相关，包括类风湿关节炎、干燥综合征、硬皮病和孤立的雷诺综合征。器官特异性自身免疫疾病，如原发性血小板减少性紫癜、自身免疫性甲状腺病、溶血性贫血，也常与 ANA 相关。SLE 患者的家庭成员常出现 ANA 阳性，但没有 SLE 的临床表现。许多自身免疫性疾病都具有重叠特征，这使其难于严格分类。尽管仅见于 30% 的患者中，但抗 Sm（Smith）抗体对 SLE 的诊断是具有特异性的。

药物性狼疮与多种药物相关，包括普鲁卡因胺和肼屈嗪。米诺环素、干扰素 -α、肿瘤坏死因子抑制剂可能与 ANA 和抗 dsDNA 抗体的形成有关，并与 SLE 的发病有关。

处理和治疗

最佳治疗

狼疮是一种临床异质性疾病，一些患者具有皮

图151-2 系统性红斑狼疮（SLE）的肾脏病变。

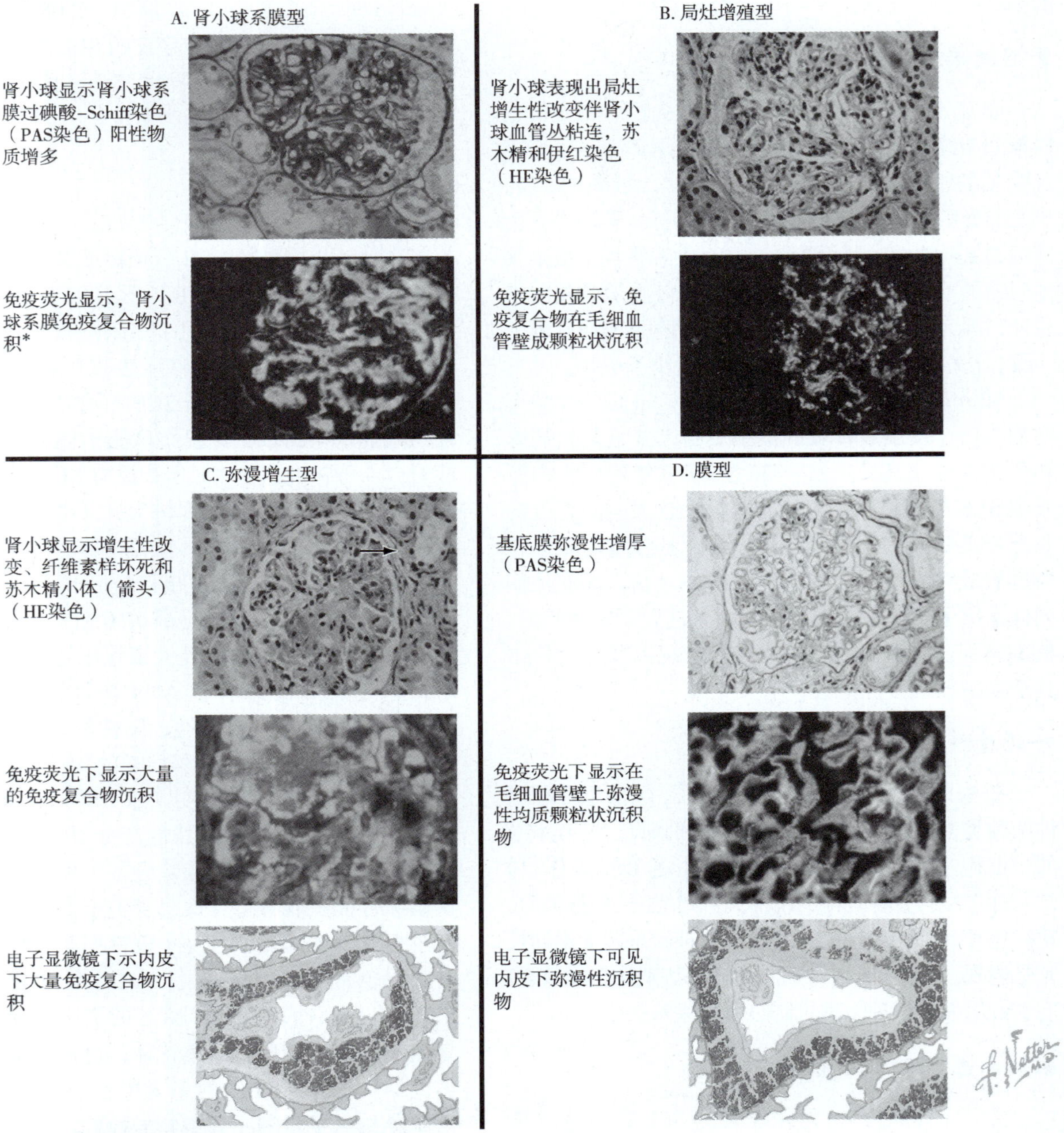

*所有荧光免疫均以荧光素标记的兔抗人γ免疫球蛋白染色

肤损害或关节症状，而另一些则存在危及生命的肾或神经系统损害。治疗方案根据每个患者各自的临床表现制订。确定疾病的活动性（活动与静止）和严重性是选择适当治疗并确定是否有重要器官受累所必需的。与针对血栓形成或栓塞事件的抗凝治疗相比，炎症过程的证据可能提示进行免疫抑制治疗。患者教育是治疗 SLE 的重要组成部分，特别是对远期的预后而言，能够使患者认识到临床变化，了解风险。

患者应当了解通过涂抹高防晒系数（SPF30 或更高）的防晒霜以避免过度暴露于紫外线的重要性。Mexoril，一种 UVA 以及 UVB 的防护剂，最近被

表 151-1　1997 年美国风湿病学会修订的 SLE 标准

标准	定义
1．面部皮疹	颊部扁平或隆起的固定红斑
2．盘状红斑	隆起的红斑伴有角化脱屑和毛囊栓塞，在陈旧的病损上可见萎缩瘢痕
3．光过敏	患者自述或医生观察到日光照射引起皮肤过敏
4．口腔溃疡	医生观察到的口腔或鼻咽部的溃疡，通常为无痛性
5．关节炎	非侵蚀性关节炎，常累及 2 个或 2 个以上的周围关节，以关节肿痛和渗液为特点
6．浆膜炎	a．胸膜炎（确切的胸痛病史或医生听诊到的胸膜摩擦音或胸腔积液）或 b．心包炎（由心电图证实或心包摩擦音或心包积液）
7．肾脏病变	a．持续性蛋白尿，> 0.5g/d 或 > 3+，或 b．任何类型的细胞管型
8．神经系统病变	a．癫痫发作（无其他病因的） b．精神异常（无其他病因的）
9．血液系统病变	a．溶血性贫血 b．白细胞减少（至少两次 < 4000/mm^3） c．淋巴细胞减少（至少两次 < 1500/mm^3） d．血小板减少（< 100 000/mm^3，除外药物影响）
10．免疫学异常	a．抗 ds-DNA 抗体阳性，或 b．抗 Sm 抗体阳性 c．抗磷脂抗体阳性 （1）血清抗心磷脂抗体 IgG 或 IgM 水平异常，或 （2）标准方法测定狼疮抗凝物阳性，或 （3）梅毒血清学试验假阳性至少 6 个月，并经梅毒螺旋体固定试验或荧光梅毒螺旋体抗体吸收试验证实
11．抗核抗体	免疫荧光法检测 ANA 滴度异常或相当于该种方法的其他试验滴度异常，并且没有使用已知的与“药物性狼疮”有关的药物

From Tan EM, Cohen AS, Fries JF, et al: The 1982 revised criteria for the classification of systemic lupus erythematosus (SLE). Arthritis Rheum 25:1271-1277, 1982; and Updating the American College of Rheumatology revised criteria for the classification of systemic lupus erythematosus (letter). Arthritis Rheum 40:1725, 1997. Reprinted with permission of Wiley-Liss, Inc., a subsidiary of John Wiley & Sons,Inc.

美国食品和药品管理局批准。对光过敏的患者应该避免荧光光源照射。狼疮患者的感染风险是增加的，甚至在未使用皮质激素的情况下；所以患者发热应全面评估而不是单纯将其归因于 SLE 发病。疲乏在 SLE 中常见并可能很严重。应考虑到其他的原因，包括甲状腺疾病、并发的纤维肌痛、激素减量后出现的肾上腺功能减退，这些都很重要。规律进行长期的随访是绝对必要的，并且应包括定期的尿检验，因为肾受累在未确定之前可无症状。由于继发于潜在炎性疾病的早发心血管疾病的风险增加，所以应积极治疗高血压和高脂血症。患者也应接受关于戒烟的咨询。狼疮与骨质疏松的风险增加相关，即便未使用激素治疗，所以预防和治疗骨质丢失也是非常重要的。

SLE 的治疗包括以下要点：

1．SLE 是一个可以缓解亦可以恶化的疾病，临床缓解的患者应不予治疗（译者认为即便处于临床缓解期也应维持治疗）。

2．环磷酰胺不应用于无生命危险的情况，因为其副作用严重，包括性腺抑制、脱发、膀胱出血以及恶性肿瘤。

3．血浆置换并未显示出对严重狼疮肾炎有益，但一些无对照报道认为在一些急性危及生命的情况下有效，如系统性血管炎和血栓性血小板减少症（thrombotic thrombocytopenia，TTP）中。

4．应鼓励使用 SPF 30+ 防晒霜。

5．动脉粥样硬化的危险因素（包括高血压、高脂血症以及戒烟）应当解决，正如先前所强调的一样。

具有药理作用的治疗药物

非甾体抗炎药物

非甾体抗炎药物对控制关节症状、浆膜炎（胸膜炎和心包炎）以及头痛是有效的。尚没有选择性环氧化酶(COX)-2 抑制剂在 SLE 中应用的具体研究，但很可能具有与其他患者群体相同的降低胃肠道毒性的资料。COX-2 和非选择性 COX 抑制剂的副作用包括肾、肝和中枢神经系统的不良反应，这些可能导致类似狼疮活动性增强的假象。

皮质激素

激素对狼疮的许多临床特征有效。剂量根据受累器官调整，大剂量用于急性肾病和肌炎，小剂量用于关节痛和疲劳。多种用药途径和配方均有效。皮肤病损可以肌注，关节内注射常对关节炎有效。口服和静脉给药也用于分娩。长期应用增加了包括感染、白内障、高血压、糖尿病、骨质疏松以及缺血性骨坏死的易感风险。

抗疟药

当以皮肤、关节、胸膜或心包症状为主要特征时或者患者具有与 SLE 相关的严重疲劳时，这些药物是最有效的。羟氯喹（Plaquenil）是本组药物中最常用的处方药，但有时也使用氯喹和奎纳克林。定期眼科检查是监测药物毒性必不可少的。如果使用推荐剂量，羟氯喹出现眼毒性的风险不高。其好处包括降脂作用以及可能的抗血栓形成的作用。

免疫抑制剂

加用免疫抑制剂常用于病情更严重者，并且具有减少激素用量的效应。此类药物包括硫唑嘌呤、环磷酰胺、吗替麦考酚酯以及环孢素。甲氨蝶呤已越来越多地用于严重的关节炎或皮肤病变。每种药物的潜在毒性不同，必须进行严密的监测。治疗期间避孕是必需的，因为此类药物中大多数具有致畸的风险。

避免治疗错误

因为 SLE 患者的临床表现很宽泛，因此我们仍需要了解 SLE 患者可能的新的临床症状，这有助于我们下一步对狼疮其他病因的探讨。在开始免疫抑制治疗之前必须进行恰当的实验室检查和活检以确认器官受累。SLE 患者最有可能在发病的头几年内出现新的临床症状，因此密切随访很重要。最近研究证实羟氯喹对预防疾病发作以及减少心血管和血栓形成的风险方面有益。患者应该长期应用羟氯喹，甚至是在应用免疫抑制剂治疗期间。剂量应该保持不超过 6.5 mg/kg，肾功能不全的患者减半。因其不属于肠溶制剂，故胃肠道反应常见。

展望

以往的研究显示较低的社会经济地位与 SLE 的高发病率和死亡率相关。这种关系是复杂的，并且是 LUMINA 队列研究长期评估的重点。在卡罗来纳州狼疮研究——一项在美国东南部的大规模人群病例对照研究中，已明确了狼疮发生的环境危险因素。在该人群中接触二氧化硅是一个高危因素。

目前正在对几个治疗 SLE 的新药进行研究。现在正在进行吗替麦考酚酯和周期性静脉注射环磷酰胺对增生性肾小球肾炎进行初始治疗的比较。短疗程环磷酰胺治疗正在欧洲狼疮试验中进行评估。抑制 T 细胞和 B 细胞活化共刺激途径的单克隆抗体现在正进行临床试验。几种批准用于类风湿关节炎的药物也正在进行用于狼疮的临床评估。一种口服的耐受原——JPJ394，已证实其可能在高滴度抗双链 DNA 抗体的患者中通过下调其产物而延缓肾破坏。自体造血干细胞移植已用于 SLE 患者，7 例患者无病中位随访时间为 25 个月，但其效果的耐久性仍不得而知。无干细胞移植的免疫毁灭性大剂量环磷酰胺治疗严重的难治性 SLE（从而减少移植物抗宿主病的风险）正在评估中。

（宋海澄 译 崔刘福 校）

参考文献

American College of Rheumatology. Available at: http://www.rheumatology.org.

This website includes a geographic directory of rheumatologists, patient information, and additional links.

Arthritis Foundation. Available a: http://www.arthritis.org.

This website offers continually updated information on a wide variety of rheumatic diseases and includes patient educational materials.

Lupus Foundation of America. Available at: http://www.lfa.org.

This website contains valuable patient information and references to patient support groups and national lupus centers.

National Institutes of Health. Available at: http://www.nih.gov/institutes/niams.

The website for the branch of the NIH that focuses on rheumatic diseases provides helpful links to multiple sites, including other organizations, literature, current research, and clinical trials.

循证

1. Buyon JP, Petri MA, Kim MY, et al: The effect of combined estrogen and progesterone hormone replacement therapy on disease activity in systemic lupus erythematosus: A randomized trial. Ann Intern Med 142:953-962, 2005.

This randomized, placebo-controlled trial evaluates the effect of hormonal replacement therapy on SLE disease activity. The authors conclude that a short course of hormonal replacement therapy is associated with a 10% increase in risk for mild to moderate disease activity among postmenopausal women with lupus. Most flares that did occur were mild.

2. Koopman WJ (ed): Arthritis and Allied Conditions, 15th ed. Philadelphia, Lippincott Williams & Wilkins, 2005.

This text provides a thorough review of recent therapies and pathogenesis of SLE.

3. Petri M, Kim MY, Kalunian KC, et al: Combined oral contraceptives in women with systemic lupus erythematosus. N Engl J Med 353(24):2550-2558, 2005.

This pivotal clinical trial concludes that oral contraceptives do not increase the flare rate of SLE in young, antiphospholipid antibody-negative women with SLE.

4. Wallace D, Hahn B (eds): Dubois' Lupus Erythematosus, 7th ed. Philadelphia, Lippincott Williams & Wilkins, 2006.

This excellent comprehensive review of past and current information on causes and treatments of lupus manifestations includes a useful annotated reference list.

Robert A. S. Roubey

152

抗磷脂综合征

引言

抗磷脂综合征（antiphospholipid syndrome，APS）是一种以血栓形成、妊娠并发症和流产为主要表现的疾病，这些表现与一系列针对阴离子磷脂的特异性自身抗体有关。其他临床表现包括血小板减少症、网状青斑、一种心脏瓣膜病（Libman–Sachs 心内膜炎）、皮肤溃疡和某些非卒中性神经系统疾病。大约 1/3 的系统性红斑狼疮（SLE）患者可出现抗磷脂抗体，并且这些患者中的 1/3（SLE 患者的 10% ~ 15%）可出现一种或者多种 APS 的临床表现。在没有 SLE 和其他自身免疫性疾病的情况下，APS 也可以是一种原发疾病。在一般人群中，原发性 APS 是后天血栓形成倾向的相对常见病因，占所有静脉血栓栓塞患者的 15% ~ 20%，且多达 1/3 的年轻卒中患者（< 50 岁）和 10% ~ 15% 出现反复流产的女性是由原发性 APS 造成的。

病因学与发病机制

抗磷脂抗体产生的原因尚不明确。遗传因素可能起着作用。已有一些家族性 APS 的相关报道；然而，导致抗磷脂抗体和 APS 产生的特殊基因尚未确定。

尽管抗磷脂抗体最初被认为是直接针对携带阴离子的磷脂，如心磷脂和丝氨酸磷脂，现在认为这些自身抗体的主要靶标是磷脂结合血浆蛋白。两个最重要的抗原是 β_2- 糖蛋白 1（β_2-GP1）和凝血酶原。β_2-GP1 是一种正常血浆糖蛋白，其生理功能目前尚不明确。遗传性的 β_2-GP1 缺乏与疾病表型无关。β_2-GP1 可以与某些其他分子（如凝血因子 XI、氧化低密度脂蛋白）和细胞（如血管内皮细胞、单核细胞、凋亡细胞）相互作用。当然，凝血酶原在血栓形成中起着重要作用。

研究显示抗磷脂抗体不仅是本病的标志，而且在血液高凝状态和流产的病理生理中起重要作用。例如，在动物模型中，大量的抗 β_2-GP1 单克隆和多克隆抗体显示了促凝效应或者与诱发流产相关。目前已提出很多机制。已经明确的是抗磷脂抗体可以抑制正常的抗凝途径，尤其是蛋白 C 途径。另外，抗磷脂抗体可以结合并活化血管内皮细胞或血单核细胞，促进组织因子和细胞间黏附分子的表达，导致促凝状态。动物模型提示抗磷脂抗体的病理效应需要补体系统的激活。

抗磷脂抗体很可能是血栓形成的一个危险因素，这是因为，抗磷脂抗体可以引起或促进一种高凝状态，但它本身并不是血栓形成事件的主要诱发因素。在抗磷脂抗体阳性的个体中，抗体在血液循环中持续存在，但很少发生血栓形成，即使有，也是在脉管系统的特定位置。

临床表现

抗磷脂综合征的临床表现多种多样，且依赖特定的临床表现。

血栓形成

血栓形成是 APS 的主要表现，几乎所有的血管均有可能发生。最常见的静脉血栓形成部位是下肢的深或浅静脉。多达一半的深静脉血栓患者会发

图 152-1 网状青斑（Livedo Reticularis）。

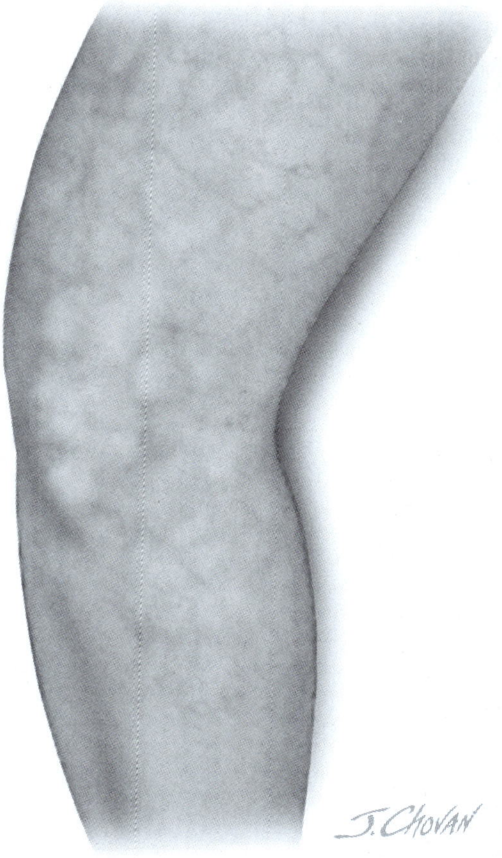

图152-2 网状青斑（Livedo Racemosa）

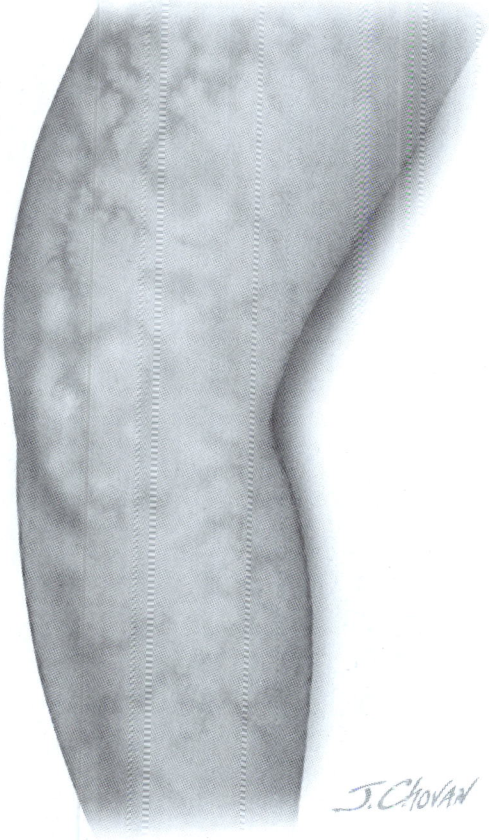

生肺栓塞。在 APS 患者中，卒中是动脉血栓形成最常见的形式。血栓形成很可能是 APS 其他临床表现的潜在病理生理基础（如胎盘血栓形成和梗死导致流产，真皮血管血栓形成导致皮肤溃疡）。

流产和病态妊娠

与抗磷脂抗体密切相关的流产类型是发生在妊娠早期（前 3 个月）的死胎。更早期（10 孕周以内）的流产也可能发生，但统计学上的相关性很弱，这是因为在普通人群中早期流产的发生率也高。抗磷脂抗体也和各种类型的病态妊娠有关，包括发生于妊娠后期的胎儿生长缺陷、羊水过少、先兆子痫和子痫、胎儿窘迫、早产和母体血栓形成。

皮肤症状

网状青斑，一种位于皮下的红蓝色交织格子状的斑纹，也常出现在抗磷脂抗体阳性的患者中。一些研究者将两种主要的青斑进行区别：livedo reticularis（图 152-1；彩图 152-1）和 livedo racemosa(图 152-2;彩图 152-2)。后者是一种浅表的、线条状图像，可能有更大的病理学意义。以青斑和卒中为主要表现的 Sneddon 综合征，在许多病例中与抗磷脂抗体相关。

已有报道皮肤溃疡和皮肤坏死与抗磷脂抗体相关。

血小板减少症

在 SLE 患者中，血小板减少与抗磷脂抗体具有相关性，约 40% 的抗磷脂抗体阳性患者发生血小板减少，而抗磷脂抗体阴性患者仅有 10% 出现血小板减少。约 1/3 的慢性自身免疫性血小板减少症患者抗磷脂抗体阳性。APS 的血小板减少多为中度，与出血没有明显关联。有趣的是，血小板减少似乎并

图152-3 Libman-Sacks心内膜炎。

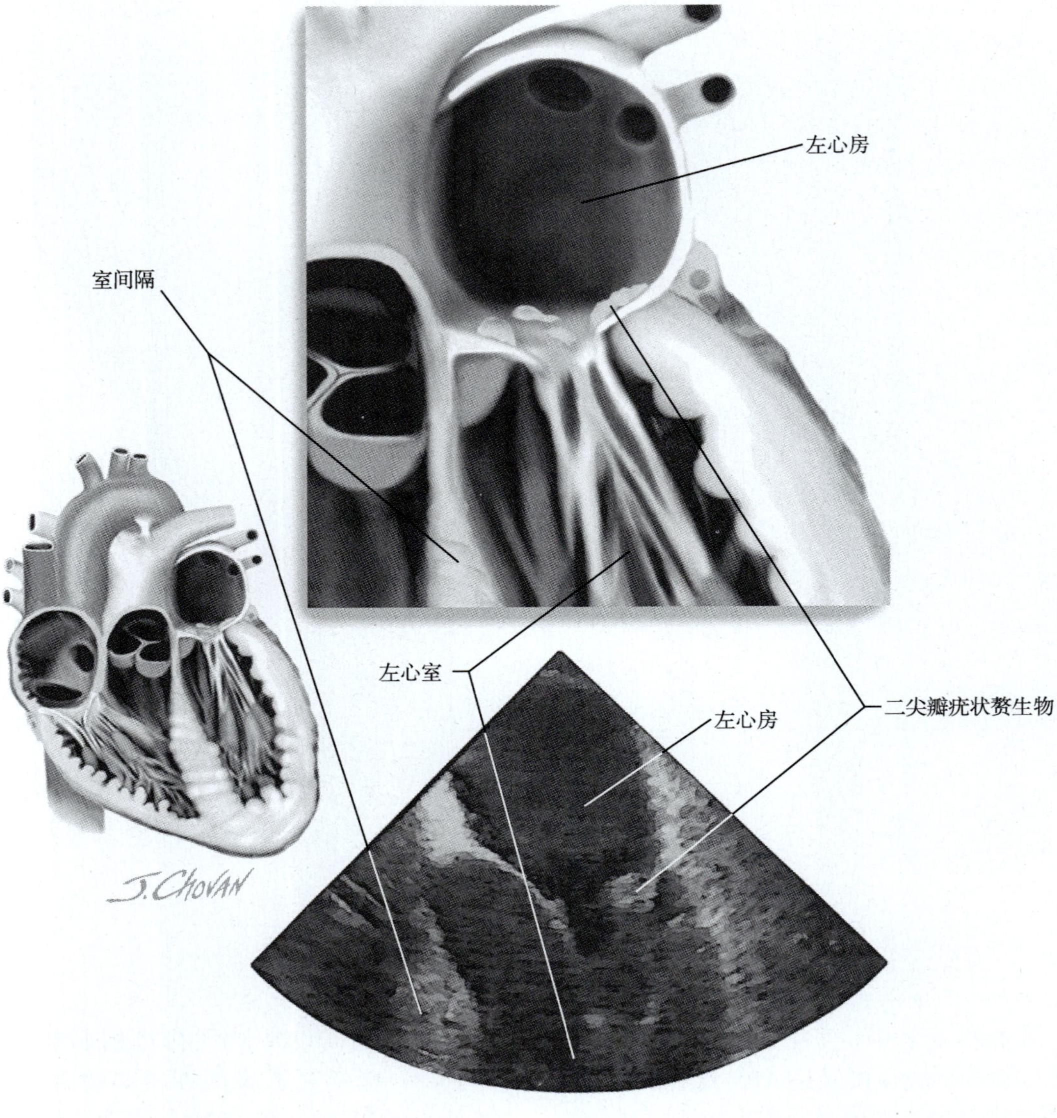

没有对 APS 患者的血栓形成产生保护效应。

心脏瓣膜病

Libman-Sacks 心内膜炎是一种与抗磷脂抗体有关的非感染性疣状赘生物，可发生于 SLE 和非 SLE 患者（图 152-3）。这些赘生物可导致栓塞发生，进而导致缺血性事件（如卒中）。

神经系统表现

如前所述，卒中是 APS 的主要神经系统表现。反复发生卒中可能导致多发脑梗死性痴呆。也可发生短暂性脑缺血发作。很多与卒中并不明确相关的神经系统疾病也可能与抗磷脂抗体相关，尽管循证医学资料显示相关性弱于卒中。这些病变包括横贯性脊髓炎、多发性硬化样综合征、舞蹈病和认知功能障碍。

恶性疾病

恶性 APS 是一种在相对短的时间内（几天或几周）多处发生血栓形成的综合征。典型的血栓形成可累及供应多个重要器官（心脏、肺、肾、大脑和肝）的小血管，导致严重的器官系统功能障碍或衰竭。大血管的血栓（如深静脉血栓形成）则很少发生。已有几百例恶性 APS 的报道。大约一半的患者有 SLE 或 APS 病史，或者两种疾病都有；另一半的患者恶性综合征是 APS 的首发症状。在已报道的病例中，恶性 APS 的死亡率接近 50%。主要的死因是心脏受累（心肌梗死、心肌微血栓形成、心脏传导阻滞）和肺受累（急性呼吸窘迫综合征、肺栓塞）表现。在一些病例中确定了明确的诱因(如感染、手术、创伤或抗凝药物的停用)。

鉴别诊断

当一个有血栓形成的患者考虑诊断为 APS 时，最重要的是排除血栓形成的其他原因（总结于框 152-1 中）。

反复流产应由高危产科或生殖内分泌科医生和不孕症的专家进行评估，以排除解剖、激素水平、新陈代谢以及基因方面的因素。遗传性血栓形成性疾病（见框 152-1）也与反复流产有关。

恶性 APS 可能产生与血栓性血小板减少性紫癜和狼疮性血管炎类似的症状。

诊断方法

APS 的诊断依据为，有血栓形成或习惯性流产病史的患者持续检出一种或多种抗磷脂抗体阳性。依据其他临床表现（没有血栓形成或流产的病史）诊断 APS 是有争议的。APS 的国际分类标准对于临床试验是有帮助的，但是几乎很少用于个体患者。

框 152-1　血栓形成倾向的原因
遗传性
V 因子 Leiden 突变
凝血酶原基因突变
蛋白 C 缺乏
蛋白 S 缺乏
抗凝血酶缺乏
高同型半胱氨酸血症
获得性
恶性肿瘤、骨髓增殖性疾病
创伤、手术、血管内导管
妊娠
固定
口服避孕药、激素替代治疗、他莫昔芬
充血性心力衰竭
Behçet 病
肾病综合征
高黏滞综合征

抗磷脂抗体的实验室检测

抗心磷脂抗体

标准的抗心磷脂抗体检测是检测抗磷脂抗体重要的一线检测方法。持续阳性的中、高滴度 IgG 或 IgM 型抗心磷脂抗体检测与 APS 的临床表现具有强相关性。短暂阳性的试验结果和低滴度抗体很难评价。单独的 IgA 抗心磷脂抗体也与 APS 呈弱相关。

狼疮抗凝物

狼疮抗凝物是一种可抑制磷脂依赖性凝血反应的抗体。需行一项或多项筛选试验。常规的筛选试验包括检测狼疮抗凝物的活化部分凝血酶原时间（狼疮 APTT）和 Russell 蝰蛇毒稀释时间（dRVVT）。如果这些试验中有一项时间延长，则应进行其他 2 种筛选试验。一种混合试验可用于除外凝血因子缺乏，即将患者血浆和正常人血浆混合，可纠正某一种因子缺乏，但不能纠正狼疮抗凝物缺乏。第二种确证试验是显示磷脂依赖性，即过量的磷脂可纠正凝血时间延长。

蛋白质免疫测定法

如前所述，绝大多数抗磷脂抗体直接针对 β_2-GP1 和凝血酶原，而不是携带负电荷的磷脂。在 APS 患者中，大多数通过抗心磷脂检测法检测出的抗体是一种特异性的 β_2-GP1 抗体。狼疮抗凝物检测法检测特定的抗 β_2-GP1 抗体和凝血酶原抗体。抗 β_2-GP1 免疫测定法有效，且对于 APS 的临床表现较传统的抗心磷脂试验更为特异。目前，抗 β_2-GP1 免疫测定法被当做二线检测手段，并用于初始抗心磷脂抗体和狼疮抗凝物阴性或结果不确定患者的检测。抗凝血酶原测定法（有时使用凝血酶原和丝氨酸磷脂的复合体）正处于研究中。

针对其他磷脂的抗体

目前，检测一系列针对其他磷脂（如磷脂酰肌醇、磷脂酸、磷脂酰胆碱）的抗体是有争议的。一般而言，这些试验缺乏标准，而且在抗心磷脂、狼疮抗凝物和抗 β_2-GP1 试验阴性的患者中临床意义还没有确定。

框 152-2 抗磷脂抗体试验的建议
一线检测方法
抗心磷脂抗体（lgG、lgM）
狼疮抗凝物
筛选试验（狼疮 APTT、dRVVT）
确证试验
混合试验
磷脂依赖性检测
二线检测方法
抗心磷脂抗体（lgA）
抗 β_2- GP1 抗体（lgG、lgM、lgA）
研究性检测方法
抗凝血酶原、抗凝血酶原 - 丝氨酸磷脂
不推荐
抗其他磷脂的抗体

处理和治疗

最佳治疗

再发血栓形成的预防

长期的抗凝而不是免疫抑制是治疗的主要部分。过去推荐使用抗凝药华法林维持较高的国际标准化比值（INR）目标值（3.0 ～ 4.0）。最近，随机试验表明使用华法林时 INR 目标值在 2.0 ～ 3.0 是适当的，且该领域的许多专家均采用这个建议。在一些患者中已应用普通和低分子量肝素进行抗凝治疗。一般来说，抗凝治疗没有明确的疗程。当然，长期足量的抗凝将导致出血并发症的风险增加，因此制订这样的治疗计划必须个体化，并且要考虑到患者的年龄、依从性和并发疾病。在一些患者中，抗磷脂抗体检测在几个月或几年后可转为阴性，此时停止抗凝是否安全还不能确定。

流产的预防

在曾有与抗磷脂抗体相关流产病史的女性患者中，未作治疗就怀孕，胎儿安全出生的概率仅有约 20%。单独使用低剂量的阿司匹林治疗，胎儿安全生产率会显著提高，达到约 40%。同时使用肝素和低剂量的阿司匹林治疗，效果更加明显，胎儿安全生产率将达到约 80%。

对于持续中高滴度抗磷脂抗体的女性患者和一个或多个胎儿流产（大于 10 周孕期）或有血栓形成病史的女性患者，均应接受治疗。对于有早期流产（小于 10 周孕期）病史或低滴度抗磷脂抗体的女性患者，以后发生流产的危险性相对较低，同时治疗上也很难做出决定。

对于没有血栓形成病史的产科 APS 女性患者，典型的治疗方案是使用超低剂量或低剂量的普通肝素（每 12 小时 5000 ～ 10 000 单位），或者预防剂量的低分子量肝素。在分娩期持续抗凝，但是建议持续到产后 6 周，目的是为了防止母体血栓形成。

无症状的抗磷脂抗体阳性

对于那些无症状的抗磷脂抗体阳性个体，包括那些有产科 APS 病史、现处于非孕期的妇女，除非禁忌，推荐使用低剂量的阿司匹林。这种建议并非有充足的证据为基础；然而低剂量的阿司匹林能降低血栓形成的风险，其副作用的发生率很低，而且很便宜。

其他治疗药物

在抗磷脂抗体阳性的 SLE 患者中，羟氯喹可以降低血栓形成的危险性。抗血小板药物（如氯吡格雷）在 APS 中的效果未知。利妥昔单抗治疗在少数 APS 患者中产生复杂的结果。静注免疫球蛋白（IVIG）已用于数个使用肝素和阿司匹林治疗失败的习惯性流产患者。然而一项小的随机试验显示，IVIG 没有提高疗效。HMG-CoA 还原酶抑制剂（他汀类）均有一些在降低胆固醇之外的对血管有益的作用。在 APS 动物模型中，他汀类药物显示了一些益处。

避免治疗错误

考虑到长期抗凝的危险，在明确患者存在抗磷脂抗体和需要抗凝治疗时，谨慎做出决定是非常重要的。理想状态下，抗磷脂抗体或狼疮抗凝物或中 – 高滴度抗心磷脂抗体或抗 β_2–GP1 抗体出现 2 次或 2 次以上，时间至少间隔 2 ～ 3 个月。应该谨慎采取措施保证狼疮抗凝物测定是完整的，且包括必要的确证试验。单独的常规 APTT 延长不足以证明狼疮抗凝物的存在。最后，不建议进行多种抗磷脂抗体的系列检测，如已经进行，需谨慎地解释试验结果。如前所述，这些试验中的大多数缺乏标准，而且如果标准的抗磷脂试验阴性，这些试验结果的意义并不可信。

展望

有关抗磷脂抗体的免疫学机制和相关高凝状态的病理生理学方面的研究处于快速进展中。阐明这些机制可以提示更有效、比全程抗凝更安全的治疗方法。例如，一种 β_2-GP1 特异性 B 细胞耐受原已经研制成功，它能够特异性地降低抗 β_2-GP1 自身抗体的水平。

（刘白鹭 译 崔刘福 校）

参考文献

APS Foundation of America. Available at: http://apsfa.org. Accessed March 17, 2007.

This new nonprofit organization provides information and support to patients.

Antiphospholipid Syndrome Collaborative Registry (APSCORE). Available at: http://www.apscore.org. Accessed March 17, 2007.

APSCORE is a national disease registry begun by the National Institutes of Health. The website contains information for physicians and patients.

Hughes Syndrome Website. Available at: http://www.hughes-syndrome.org/overview.htm. Accessed March 17, 2007.

This website is a good general source for information on the antiphospholipid syndrome.

Rare Thrombotic Disease Consortium. Available at: http://rarediseasesnetwork.epi.usf.edu/rtdc/index.htm. Accessed May 21 2007.

The "Information for Physicians" section contains good reviews on the antiphospholipid syndrome in general and on catastrophic antiphospholipid syndrome.

循证

1. Crowther MA, Ginsberg JS, Julian J, et al: A comparison of two intensities of warfarin for the prevention of recurrent thrombosis in patients with the antiphospholipid antibody syndrome. N Engl J Med 349:1133-1138, 2003.

   The authors describe a key randomized trial of warfarin for the prevention of recurrent thrombosis in APS.

2. Derksen RHWM, Khamashta MA, Branch DW: Management of the obstetric antiphospholipid syndrome. Arthritis Rheum 50:1028-1039, 2004.

   This is an excellent evidence-based review.

3. Miyakis S, Lockshin MD, Atsumi T, et al: International consensus statement on an update of the classification criteria for definite antiphospholipid syndrome (APS). J Thromb Haemost 4:295-306, 2006.

   Although the criteria themselves are of limited clinical use, this consensus statement summarizes a large body of evidence-based data on the clinical manifestation of APS.

153

Beth L. Jonas • Robert A.S. Roubey

类风湿关节炎

引言

类风湿关节炎（rheumatoid arthritis，RA）是一种多系统炎性疾病，全球发病率约为人口总数的 1%。发病的高峰年龄在 40 ~ 50 岁之间，女性的发病率明显高于男性；但随着年龄的增加，男女比例趋于均衡。

病因学和发病机制

RA 的病因尚未完全明确，很可能与多种因素有关。比较明确的有遗传因素、个体的免疫应答及某些刺激因素，可能是细菌或病毒源性；所有这些因素在 RA 的发病中都发挥了作用。RA 与位于人类白细胞抗原 (HLA)-DR 基因高可变区的保守序列——即所谓的共享表位相关。在某些种群中，这种共享表位的存在与 RA 的易感性和严重性相关。尽管有很多外源性或内源性抗原可能诱发本病，但关节源性抗原的推断尚未阐明。

病理性滑膜炎是本病的标志。新生血管形成是疾病早期的突出表现，随后正常薄的滑膜变得肥大。滑液的炎症以 CD4+ 细胞聚集为特征。在局部，释放的细胞因子协助介导组织破坏和软骨降解，最终导致骨骼侵蚀。

临床表现

RA 的诊断是非常重要的，尤其是现在，早期应用改善病情的抗风湿药（disease-modifying antirheumatic drug，DMARD）和新的生物制剂已显示出对疾病预后的改善。美国风湿病学会的诊断标准见框 153-1。最终，累及小关节的、对称的炎性多关节炎见于所有的患者。大多数患者起病隐匿，超过数周至数月，但有些患者（约 10%）在几天内急性起病。手和腕的小关节是最常见的早期受累部位，但有些患者可能表现为单关节炎。早期诊断可能困难，并且慢性关节痛的患者必须定期重新评估。

症状和体征包括：关节痛；滑膜炎（滑膜增厚和渗液）导致的关节肿胀；关节僵硬，晨起显著；关节通常是热的，偶有红斑；关节活动受限，前臂伸侧有结节形成；部分患者有低热；全身不适和疲劳（图 153-1）。关节外表现见于较重的患者，可能包括干燥综合征、巩膜外层炎和巩膜炎、胸膜炎、肺结节、肺纤维化、心包炎、类风湿性血管炎以及 Felty 综合征（图 153-2；彩图 153-2）。

早期的实验室检查结果可能正常，但可能出现血小板增多、白细胞增高、轻度贫血（正色素性、正细胞性或小细胞性）、血沉增高及 C 反应蛋白增高。IgM 型类风湿因子阳性见于约 50% 的患者，而且随着时间推移在 70% ~ 75% 的患者中出现。环瓜氨酸肽（cyclic citrullinated peptide，CCP）抗体是一种更敏感的标志物，并且可以见于疾病的早期。自关节抽出的炎性滑液一般表现为以中性粒细胞增多为主的白细胞计数增高。为了排除晶体性关节病或在单关节炎病例中排除感染，在疾病早期进行关节滑液分析是非常重要的。

鉴别诊断

框 153-2 提供了 RA 的鉴别诊断。

框 153-1 类风湿关节炎的分类标准 *（1987 年修订）

1．晨僵时间大于 1 小时
2．3 个或 3 个以上关节区的关节炎
3．手关节炎
4．对称性关节炎
5．类风湿结节
6．血清类风湿因子阳性
7．X 线改变：骨侵蚀或明确的关节周骨质减少

* 如果患者满足上述七项标准中的四项，即可诊断类风湿关节炎。

Adapted from Arnett FC, Edworthy SM, Bloch DA, et al: The American Rheumatism Association 1987 revised criteria for the classification of rheumatoid arthritis. Arthritis Rheum 31:315-324, 1988.Reprinted with permission of Wiley-Liss, Inc., a subsidiary of John Wiley & Sons, Inc.

框 153-2 类风湿关节炎的鉴别诊断

- 血清阴性脊柱关节病：特别是银屑病关节炎，但也有强直性脊柱炎、反应性关节炎和炎性肠病性关节炎
- 多关节痛风或焦磷酸钙结晶沉积性关节炎
- 早期弥漫性结缔组织病，如系统性红斑狼疮、硬皮病或多发性肌炎
- 血色素沉着症
- 血红蛋白病或血友病相关的关节炎
- 感染性关节炎，特别是细小病毒 B19 和其他病毒病原体
- 细菌性心内膜炎
- 甲状腺疾病相关的关节炎（甲状腺功能减退或甲状腺功能亢进）
- 骨关节炎
- 风湿性多肌痛
- 风湿热
- 结节病

诊断方法

对于患者新发的多关节痛或多关节炎，应详细地询问病史和查体。尽管 RA 是常见的，但病史或体格检查的细节可能提示需要特别注意的其他病因。应测量关节肿胀和压痛的程度，以证实滑膜炎的真实性，并且为将来随访时评价病情进展建立一个基线标准。疾病早期 X 线通常正常。关节周围骨质减少往往有助于区分关节疼痛的原因是炎性还是非炎性的。手（和足，如果临床提示）的 X 线片有助于基线的确立。在基线 X 线片出现骨侵蚀是一种预后不良因素，并提示需要积极治疗。应进行滑液分析以证实炎性关节病，并排除其他原因的滑膜炎，包括痛风、焦磷酸钙沉积病以及化脓性关节炎。其他实验室检查包括类风湿因子、抗 CCP 抗体、全血细胞计数、生化检查以及一些急性期反应物，如血沉、C 反应蛋白等。在急性起病的病例中，应进行细小病毒或其他病毒的血清学试验。

处理和治疗

改善病情的抗风湿药（DMARD）

一般常用的 DMARD 包括羟氯喹、柳氮磺胺吡啶、甲氨蝶呤和来氟米特。这些药物的作用机制复杂，但它们全部都具有抑制炎症应答并遏制滑膜炎的作用。羟氯喹对疾病的极早期和轻症患者有效。因其可沉积于色素组织，故建议在基线及每年进行眼科评估。如果坚持标准剂量治疗方案（每天 200 ～ 400mg），并常规监测，则很少或不会出现远期眼损害。柳氮磺胺吡啶口服给药，其剂量应从每天 500mg 缓慢加量至 2g。一些患者如果对治疗无反应，则可能需要尝试高达每天 4g，持续 4 ～ 6 周的治疗。副作用包括消化不良、肝功能异常、白细胞减少、贫血及皮疹。至少在治疗的前 3 个月需要定期监测全血细胞计数和肝功能检查，并在此后定期检查。

甲氨蝶呤是这类药物中最常用的药物，口服剂量 10 ～ 25mg，每周 1 次。其副作用包括消化不良、口腔溃疡、脱发，偶见血液和肝功能异常。目前已证实长期用药发生肝纤维化的危险极小，除以往具有肝部疾病的患者外，不需进行常规肝活检。一般中度饮酒者、具有肝病、糖尿病史的患者或者肥胖症患者的治疗需要非常谨慎和警惕。在开始甲氨蝶呤治疗之前，患者应进行乙肝病毒和丙肝病毒慢性感染的筛查。该药妊娠期禁用。建议补充叶酸每天 1mg 以减少毒性反应。尽管对于长期使用稳定剂量并且未出现毒性反应的患者，可以减少监测频率，但仍推荐每 8 周进行一次血常规和肝功能的检测。

来氟米特经口服给予，在连续 3 天每天 100mg 的负荷剂量后，继以每天 20mg 口服。它已显示出具有延缓影像学进展的作用。常见的副作用包括腹泻、转氨酶升高、可逆性脱发和皮疹。来氟米特可以导致动物致畸，所以计划生育的男女患者必须在

图153-1 类风湿关节炎中早期和中期手部受累。

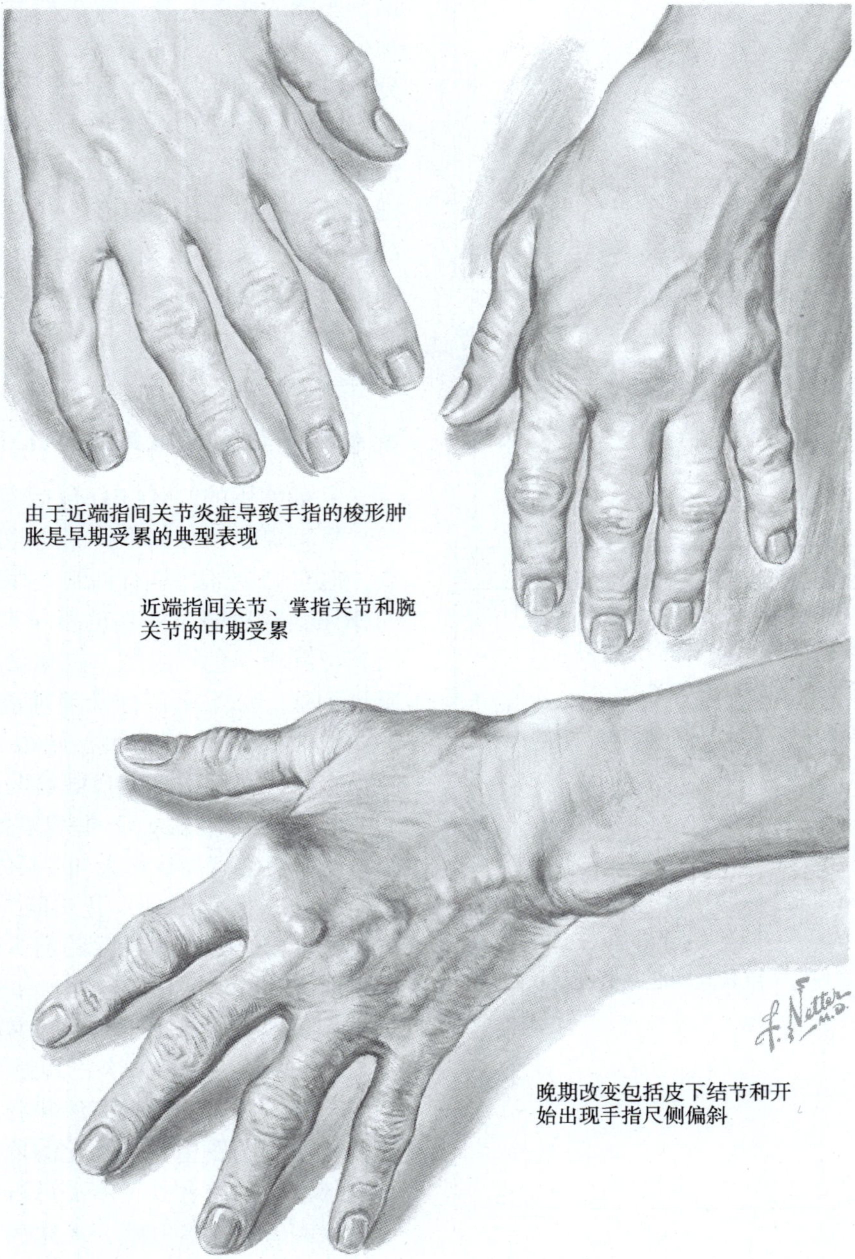

妊娠前先停药，并且服用考来烯胺（8g 每日 3 次，连续 11 天）清除药物。采用与甲氨蝶呤联合用药以减少来氟米特的用量（每天 10mg）是一种备选方案，但其远期的安全性尚不能确定。建议每 8 周检测血常规和肝功能。

生物制剂

依那西普是一种可溶性人肿瘤坏死因子（TNF）受体的重组二聚体融合蛋白。依那西普，50mg 皮下注射每周 1 次，已证实在其他 DMARD 对 RA 治疗效果欠佳时有效。注射部位反应很常见，但很少限制治疗。英夫利昔单抗是一种与 TNF 结合并使其失活的单克隆抗体。像依那西普一样，它在传统的 DMARD 治疗 RA 无效时应用。给药方法是在第 0、2、6 周静脉注射 1 次，以后每 8 周 1 次。可能出现输液反应，但是通常很轻。最新的抗 TNF 抗体——阿达木单抗，是一种皮下注射的完全人源性单克隆抗体，40mg

图 153-2 类风湿关节炎的关节外表现。

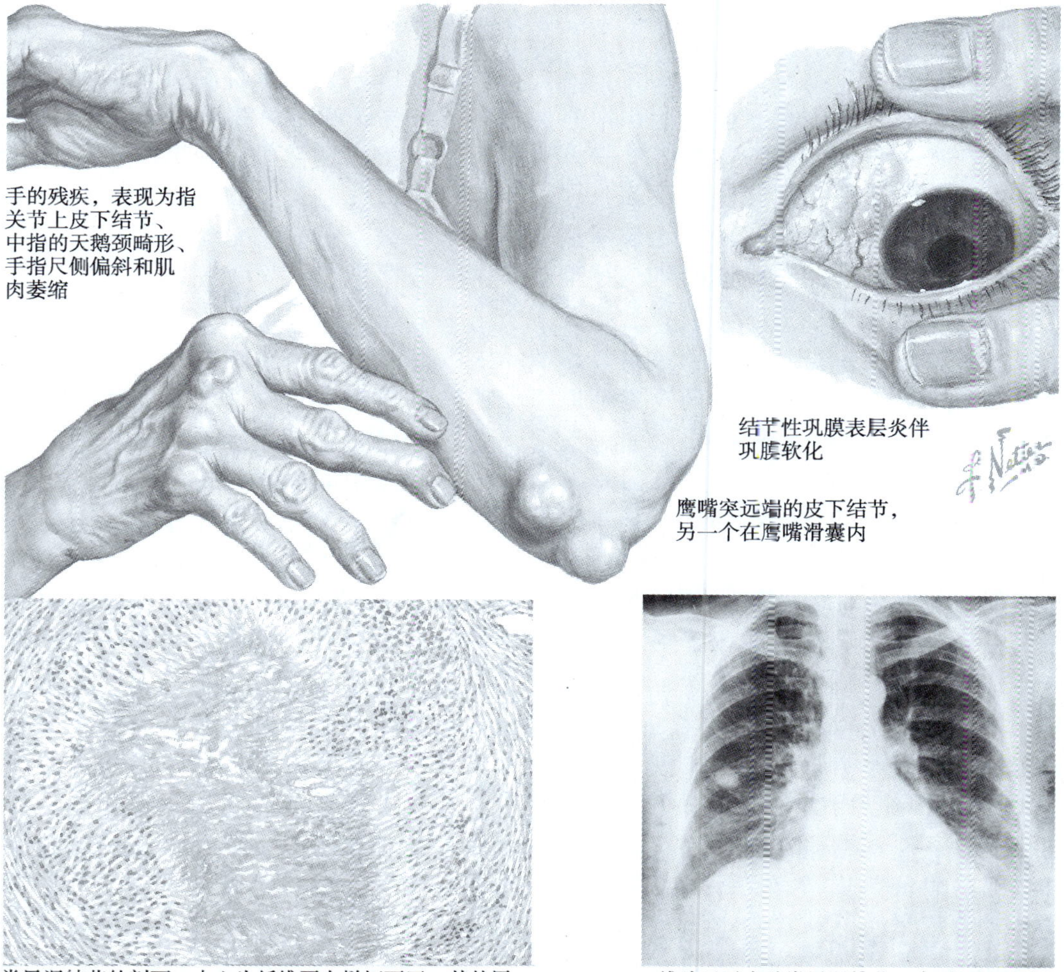

类风湿结节的剖面。中心为纤维蛋白样坏死区，其外周绕以栅栏状排列的间质细胞区，周围是含有慢性炎性细胞的纤维组织囊

X线片显示右肺类风湿结节。直到组织活检或手术后病理学分析之前，病变都可能被误诊为癌症

隔周一次。已有有关感染的报道，一些可危及生命，因此在衰弱的患者中应慎用。曾经有严重感染的报道，特别是结核。因此，建议患者在开始抗 TNF 治疗之前进行纯化蛋白衍生物（purified protein derivative，PPD）结核菌素试验。美国食品和药品管理局已核准阿那白滞素（一种白细胞介素 -1 受体拮抗剂）治疗 RA。其使用方法为每天 100mg，皮下注射。其疗效似乎不大，但它可能是一个那些其他治疗无效的患者获得更有效治疗的选择方案。注射部位的反应可能很严重，但通常在治疗 4 ～ 6 周后消退。

对应用 DMARD 或 TNF-α 抑制剂治疗效果不明显的患者，两种独特作用机制的新制剂可能提供良好的临床疗效。利妥昔单抗是一种使 B 细胞消耗的抗 CD20 的单克隆抗体，由静脉注射给药，两次剂量之间间隔 2 周。因为该药物能够长期有效地抑制 B 细胞，每 6 个月一次给药便足够了，而不必更频繁。阿巴西普是一种抑制 T 细胞活性的选择性共刺激调节剂。该药每月 1 次静脉注射。

皮质激素

全身应用皮质激素对 RA 的治疗是有效的，但显著的长、短期毒性限制了其使用。如果病情允许，泼尼松的剂量应该保持在每天 10mg 以下，并且多数在早晨服用。一旦 DMARD 起效，皮质激素应逐渐减量。有时在控制单个关节炎症时，关节腔内注射皮质激素是非常有效的，但注射间隔不能小于3个月，并且存在局部感染时禁用。

非甾体抗炎药

非甾体抗炎药（NSAID）干扰前列腺素的产生，并因此减轻疼痛和炎症。NSAID具有过多的副作用，最常见的是消化性溃疡。新的选择性环氧化酶-2抑制剂与传统的NSAID相比可能具有一些优点，因为其消化性溃疡的相对风险较少。然而，当前所关心的潜在的心血管毒性使医生在选择药物时应慎重考虑。所有的NSAID都有明显的肾不良反应，尤其在老年人中更显著，包括急性肾衰竭和水肿。作为一项规则，NSAID应作为DMARD药物的辅助用药，并且绝不作为已确诊RA患者的单一治疗，因为它们不能改善疾病的病情。

药物治疗

NSAID是活动性疾病治疗的首选药物。NSAID不能有效控制病情的患者，可以考虑使用小剂量的泼尼松（每天10mg），至少用至DMARD起效之后。大多数RA患者需要DMARD治疗，患者一经确诊RA后即应开始应用这些药物。对于中、重度病情活动的患者，延迟使用此类药物将导致不可逆的关节破坏。在给予治疗剂量之后的3个月内，患者可能对DMARD的治疗无反应。疗效的评价需要经常监测疾病的活动程度。如果没有病情稳定的证据，那么这些药物应有所改变。即便患者治疗有明显的临床效果，仍建议定期进行X线评估，因为侵袭性疾病的进展需要加强治疗。当甲氨蝶呤的疗效不明显时，可以应用甲氨蝶呤和其他药物的联合治疗，如联合柳氮磺胺吡啶、来氟米特或TNF抑制剂。如果已达到全身控制，但个别关节仍然存在活动性炎症，可考虑关节腔内注射皮质类固醇。有时可能需要重复注射，但在一个关节每年不能超过3次。若一个关节需要多次频繁的注射，则提示需要更强的全身治疗，或在持续单关节炎的病例中进行手术治疗。

外科治疗

外科手术的主要原因是减轻疼痛或恢复功能。手术方案的选择包括滑膜切除术（关节或肌腱）、关节成形术以及关节融合术。滑膜切除术可用于膝关节、腕关节、掌指关节或药物治疗无效的其他关节。如果病情活动持续，滑膜组织很可能重新长入关节，但患者能够经历若干年的疼痛缓解。关节成形术及关节置换术常用于髋关节、膝关节、掌指关节及指（趾）间关节。肩和肘关节置换现在已为人们所接受，腕关节及踝关节置换尚在萌芽之中。新修复材料和骨水泥假体的使用可能会改善远期发病率。虽然关节置换术应尽可能地延期进行，但其可以使合适的患者病情得到缓解。关节融合术仍然是难治性腕关节或踝关节关节炎的一个选择。

避免治疗错误

炎性关节病的诊断应被确定。应确定其疼痛是由于活动性滑膜炎引起，还是继发于退行性改变。对于慢性病患者，在DMARD治疗的问题凸显时这点特别重要。如果治疗没有反应，那么保持对潜在药物相互作用的清醒认识，不断对患者进行重新评估，调整治疗药物或治疗方法，是至关重要的。建议患者到风湿病专家那里看病是可取的，特别是出于疾病教育的目的。如果出现功能恶化或者当患者出现全身不适时考虑全身应用皮质激素，或者在一个关节存在持续性炎症（这可以导致畸形），或者考虑外科手术治疗时，也要考虑治疗安排。

最佳治疗

对于慢性疼痛及炎性关节病患者，心理因素是十分重要的。这些都需要解决，并且需要与专科医生联合处理，包括理疗学家、职业治疗师、社会工作者、护士及患者家属。患者教育和自我管理能力是非常重要的。

展望

关于遗传因素在RA发生发展中的作用、细胞因子在活动性疾病中的作用以及基于这些发现而引入靶向治疗的研究，已取得重大进展。TNF抑制剂、B细胞靶向治疗及共刺激调节剂为我们抗风湿治疗的手段做出了巨大贡献。新型生物制剂激增的情况即将出现，包括新的TNF抑制剂、抗白介素-6治疗、新的直接对抗白介素-1的制剂等。目前正在寻找并建立新的治疗目标。未来十年将对可能引起疾病活动的炎症机制以及新的治疗靶点进行更多的研究。

（袁 伟 译 舒 荣 校）

参考文献

The Arthritis Foundation. Available at: http://www.arthritis.org.

This website contains extensive information about RA and has excellent resources for patients.

Furst DE, Breedveld FC, Kalden JR, et al: Updated consensus statement on biological agents for the treatment of rheumatic diseases, 2006. Ann Rheum Dis 65:2-15, 2006.

This consensus document is based on a meeting of 143 rheumatologists and scientists who have reviewed the indications, efficacy, and safety of the biologic agents for all the rheumatic diseases. There is an informative section on recommendations for future research.

Harris ED: Clinical features of rheumatoid arthritis. In Kelly's Textbook of Rheumatology, 7th ed. Philadelphia, Elsevier Saunders, 2005.

The text chapter is a good resource on the clinical presentation of rheumatoid arthritis.

循证

1. Choy EHS, Panayi GS: Mechanisms of disease: Cytokine pathways and joint inflammation in rheumatoid arthritis. N Engl J Med 344:907-916, 2001.

   The authors provide a comprehensive review of the current understanding of the etiology and pathogenesis of rheumatoid arthritis.

2. Machold KP, Nel V, Stamm T, et al: Early rheumatoid arthritis. Curr Opin Rheum 13(3):282-288, 2006.

   This paper reviews some of the most up-to-date information on the importance of timely and aggressive intervention in early RA.

3. O'Dell JR: Drug therapy: Therapeutic strategies for rheumatoid arthritis. N Engl J Med 350:2591-2602, 2004.

   This is an excellent review of the therapeutic principles for the treatment of RA. The article includes clear and concise algorithms and guidelines for monitoring drug therapy.

Mary Anne Dooley

154

硬皮病

引言

硬皮病是一组以皮肤炎性改变和纤维化为特征的慢性自身免疫性疾病（图 154-1；彩图 154-1）。系统性受累和治疗反应可能和皮肤受累的范围相关。系统性硬化症分为三个主要临床亚型：局限皮肤型硬皮病（limited cutaneous scleroderma，lcSSc）、弥漫皮肤型硬皮病（diffuse cutaneous scleroderma，dcSSc）和重叠综合征。三种亚型主要根据皮肤受累的范围和程度来互相区分。局部或局限型硬皮病包括硬斑病和线性硬皮病，为皮肤的硬化病变而无内脏受累。系统性硬化症还可表现为仅有内脏受累而无皮肤硬化。弥漫型硬皮病包括两个综合征：CREST[皮肤钙质沉着症、雷诺现象（Raynaud phenomenon，RP）、食管运动障碍、指（趾）端硬化和毛细血管扩张]和弥漫性系统性硬化症。系统性硬化症除累及皮肤外，还可累及血管、关节、骨骼肌和内脏，如胃肠道、心脏、肾和肺。在美国，该病的发病率为每年每 100 万人中有 20 ~ 30 例新发病例，患病率为每 100 万人中 105 ~ 138 人。女：男发病率比例为 3：1，发病年龄高峰为 40 ~ 60 岁。未发现明显的种族差异。

病因学和发病机制

硬皮病的病因至今尚不明确，单卵双生的共同患病率低于其他风湿性疾病，如类风湿关节炎和狼疮，这提示环境因素在发病机制中起着重要作用。最初的调查显示硬皮病是多基因的复杂疾病。有易感遗传背景的个体经感染、有机溶剂、药物或环境因素等诱发因子的刺激可以发病。相关的环境因素包括硅尘、特定的溶剂、药物和化疗药物等。几项回顾性研究显示，乳腺硅胶假体植入的女性患病风险没有增加。

临床表现包括血管炎、纤维化和免疫学特征。致病因素包括内皮细胞损伤和血管闭塞、表皮和内脏成纤维细胞的基质沉积增加，以及细胞和体液免疫反应激活。遗传因素在疾病易感性中具有作用，但并没有单个的主要组织相容性复合体等位基因与各人种患硬皮病的风险增加相关。微嵌合状态（母体循环内持续存在胎儿细胞）可能与该自身免疫性疾病的免疫激活相关。弥漫型硬皮病中完全缓解很少见。

临床表现

局限皮肤型硬皮病（lcSSc）

皮肤局限性纤维化，累及四肢末端和面部，偶尔晚期可发生肺动脉高压、肺纤维化和小肠吸收不良。CREST 综合征表现为钙质沉着、雷诺现象（RP）、食管功能障碍、指（趾）端硬化和毛细血管扩张，与 lcSSc 非常类似。10 年的生存率大于 70%。

弥漫皮肤型硬皮病（dcSSc）

广泛皮肤纤维化，累及四肢远端和近端（肘的近端）、躯干和面部。皮肤增厚常快速进展，并可早期发生内脏疾病，累及胃肠道、肺、心脏和肾。大多数可触诊肌腱摩擦音，并伴有屈曲性挛缩。10 年生存率通常小于 70%。

无皮肤硬化的硬皮病

一些硬皮病患者没有可觉察的皮肤硬化，而

图154-1 进行性系统性硬化（硬皮病）。

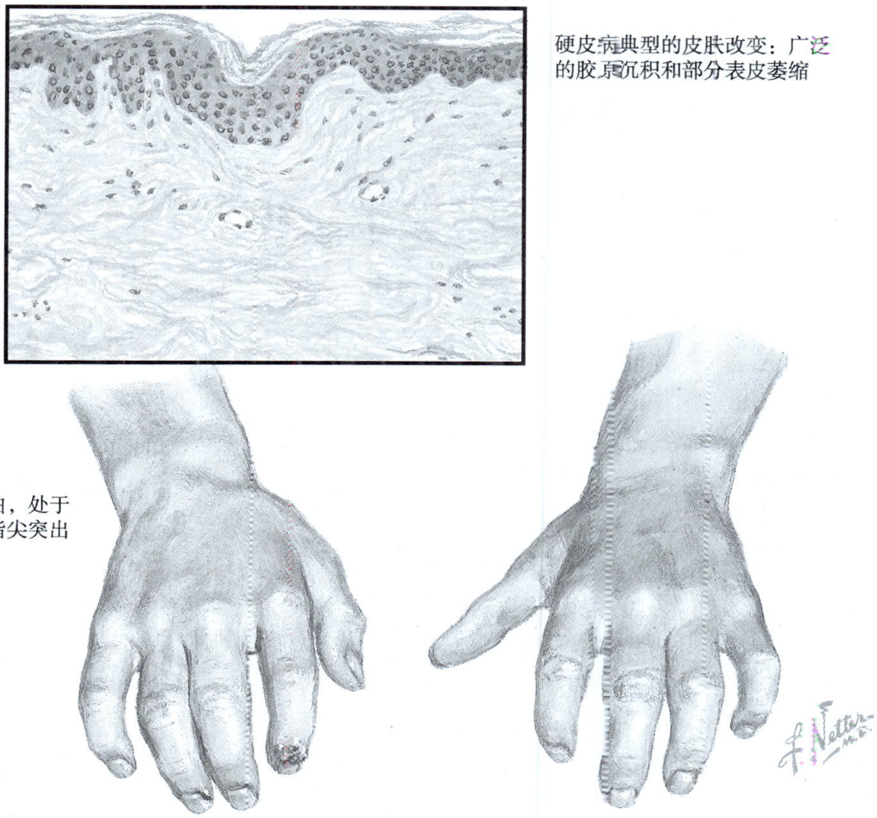

表现为肺纤维化或肾、心脏、胃肠道疾病。可伴有RP。

重叠综合征

硬皮病重叠综合征不仅包括弥漫或局限性皮肤纤维化，还包括一种或多种结缔组织病的典型特征，如类风湿关节炎、系统性红斑狼疮、多发性肌炎、皮肌炎或干燥综合征等。

雷诺现象（RP）

RP是一种因寒冷刺激或情绪紧张引发的可逆性血管痉挛，在硬皮病患者的病程中发生率为95%。它可伴有皮肤颜色苍白、肢端发绀（变蓝）和再灌注充血（变红）。典型情况下，它可累及手指、脚趾、鼻和耳朵，也可累及心脏、肺和肾等。可发生缺血性坏死，导致15%～25%的患者出现指尖溃疡。在这些组织坏死区可发生坏疽或重叠感染。

皮肤

在lcSSc中，皮肤增厚在数年内进展极小，并且与内脏疾病的发生不相关。钙质沉着症是皮内或皮下的羟磷灰石钙沉积，常出现于指（趾）垫、前臂伸面、肘和膝等部位。偶尔可见泛发的病例。毛细血管扩张是lcSSc的典型表现，常出现于手指、面部、唇和前胸。在甲褶毛细血管显微镜检查中，弥漫型和局限型硬皮病均可见扩张的毛细血管袢。而在dcSSc中，可见甲褶血管缺乏。

在dcSSc的疾病早期，患者可能主诉手部浮肿或水肿（水肿期），数周至数月后皮肤变厚和坚硬（硬化期），伴或不伴皮肤色素沉着不足或沉着过度。几年后，皮肤可恢复到正常厚度或变薄（萎缩期）。口周受累导致唇部变薄、放射性皱褶及张口受限。在dcSSc的早期，皮肤硬化进展迅速，2年内达到高峰。它与内脏疾病的进展及发生关节挛缩密切相关。在临床试验中采用皮肤评分来评估这些变化。值得注意的是，皮肤受累的自然病程随时间延长可逐渐减退，甚至在未经治疗的情况下。

肌肉骨骼

关节痛和关节强直可累及小关节和大关节。由于dcSSc特有的纤维性腱鞘炎和肌腱炎，通常可在屈肌腱或伸肌腱上方触及肌腱摩擦音。它们可能与皮肤增厚、肾受累和生存率减小相关。由于皮肤纤维化和钙质沉着的进展，患者的关节活动范围可明显下降。也可见到侵蚀性关节病。患者可发生近端肌无力，伴有肌炎的肌电图和病理学证据。

胃肠道

80%的硬皮病患者最终会出现食管功能障碍。最常见的症状是胃灼热和胸骨下吞咽困难。常规的钡餐造影检查显示食管远端运动减弱。经典的食管测压发现食管下端括约肌功能不全和食管远端平滑肌部分收缩减低。20%～60%的患者出现小肠功能障碍。蠕动减少导致肠内淤积和扩张，这使细菌过度生长，引起脂肪吸收不良，最终营养不良。假性梗阻是罕见的并发症，表现为餐后剧烈的胃胀和绞痛。小肠运动减弱导致功能性肠梗阻，其症状类似于机械性肠梗阻。结肠运动减弱会出现便秘，或便秘与腹泻交替。在横结肠和降结肠的系膜小肠游离部，由于肌肉的片状萎缩而导致发生宽口的憩室。肝、胆道、胰腺很少受累。在抗线粒体抗体（antimitochondrial antibody，AMA）阳性的原发性胆汁性肝硬化患者中，肝病似乎更常与局限皮肤型硬皮病密切相关。

肺

多于70%的系统性硬化症（弥漫皮肤型硬皮病）患者会出现肺受累，它是疾病相关死亡率的最常见原因（图154-2；彩图154-2）。间质性肺病（interstitial lung disease，ILD）和肺血管疾病并发肺动脉高压是主要的临床表现。间质性肺病最常见的症状是劳力性呼吸困难和干咳。常可闻及双肺底吸气末干啰音，胸片显示网状间质改变或纤维化，多出现在下肺野。常常有限制性通气障碍。高分辨率CT显示毛玻璃样改变，提示活动性肺泡炎。支气管肺泡灌洗（bronchoalveolar lavage，BAL）通过检查是否有肺泡巨噬细胞和粒细胞增加，以及粒细胞比例是否增加（总体细胞内中性粒细胞＞3%或嗜酸性粒细胞＞2.2%），从而有助于判定是否有活动性炎症（肺泡炎）。间质性肺泡炎可进展为纤维化伴不可逆的瘢痕形成，继而出现肺动脉高压和组织缺氧。与严重限制性疾病相关的危险因素包括黑人、男性、弥漫皮肤型疾病的年轻患者以及存在抗拓扑异构酶I抗体。

大约5%的lcSSc患者会出现以快速进展的呼吸困难和第二心音肺动脉瓣成分增强为主要特征的肺动脉高压，典型的是在RP发病后10～30年出现。偶尔，患者会有抗U3核糖核蛋白（抗U3 RNP）抗体。弥散功能严重减低，心电图（ECG）提示右心功能不全。预后不良；生存中位值小于2年的患者可给予静脉内或皮下注射前列环素、昔多芬，一日3次，吸入伊洛前列素（iloprostacyclin），或内皮素受体拮抗剂来改善。许多患者需要联合治疗。

心脏

临床上有症状的心包疾病较少见（5%～16%）。超声心动图检查提示大约41%的无症状硬皮病患者有少量心包积液。大量心包积液（＞200ml）可导致心脏压塞，是预后不良及肾危象发生风险增加的标志。心肌炎罕见，但可发生于系统性硬化症并发骨骼肌炎的患者。心肌纤维化会导致收缩期或舒张期功能障碍。大约37%的患者（弥漫皮肤型和局限皮肤型）在静息状态下ECG异常。室上性和室性心律失常更常发生于dcSSc患者。心律失常与死亡率具有强相关性，并与心肺和肾受累的严重程度有关。

肾

25%的dcSSc患者会发展成肾危象，而在lcSSc患者中只有1%。硬皮病肾危象（scleroderma renal crisis，SRC）定义为新发的急进型高血压和迅速进展的少尿型肾衰竭。这些患者血浆肾素活性增加，可出现活动性尿沉渣（镜下血尿、蛋白尿），或缺血性肾损伤特征（急性肾小管坏死）伴粗大棕色管型，或静止性尿沉渣。微血管病溶血性贫血和血小板减少是显著的血液学特征。一些患者表现为充血性心力衰竭、室性心律失常或大量心包积液。dcSSc患者发展为SRC的高危因素包括：快速进展的皮肤增厚、病程小于4年、抗RNA聚合酶Ⅲ抗体阳性、前期大剂量使用类固醇（每日＞20mg）、血清肌酐水平大于3mg/dL。所有这些因素提示预后

图154-2 进行性系统性硬化（PSS；硬皮病）；肺受累。

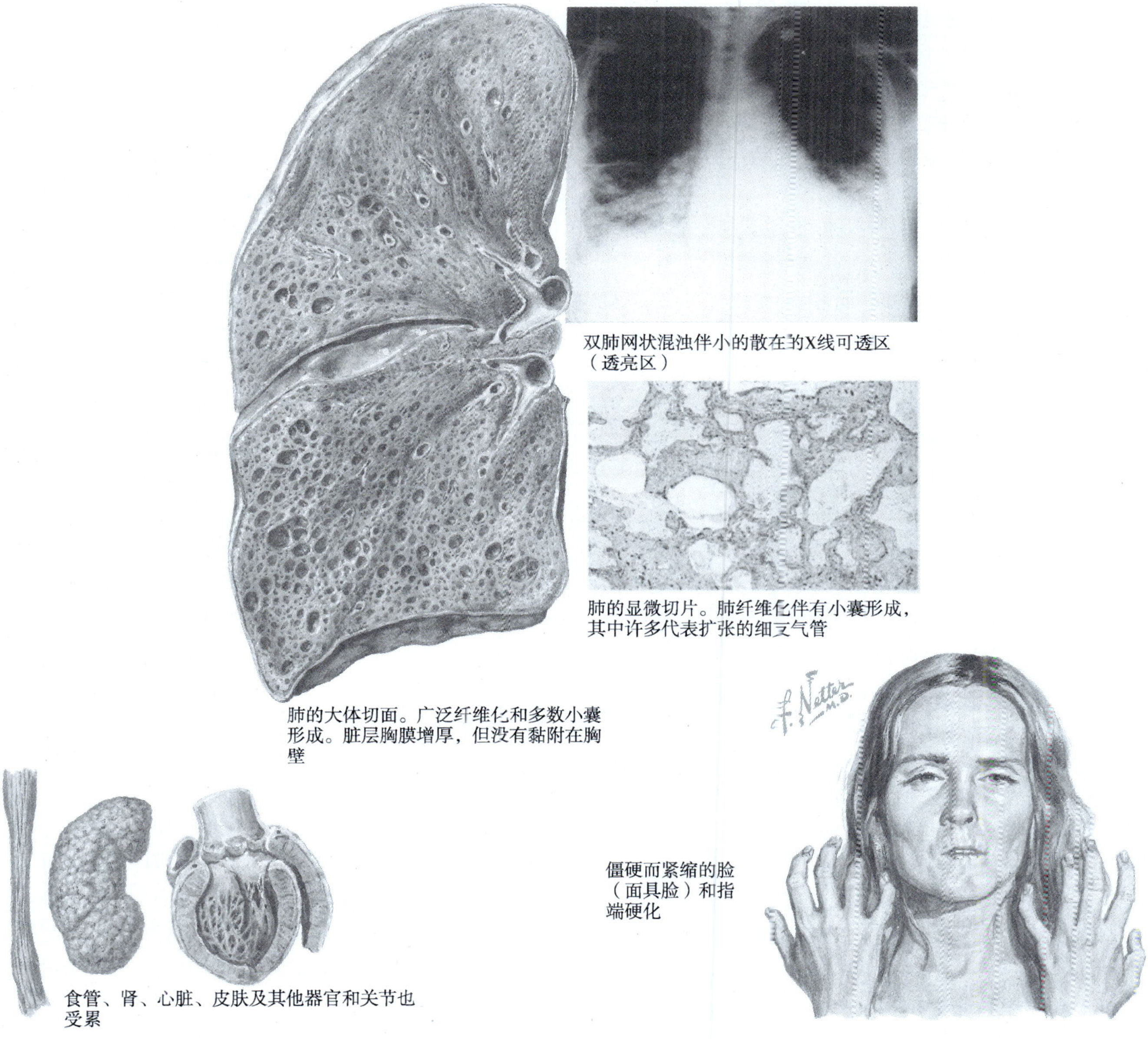

不良。

临床结局

目前硬皮病 5 年和 10 年的生存率分别是 80% ～ 85% 和 60% ～ 65%。弥漫性硬皮病（10 年生存率为 40% ～ 60%）的预后较局限性硬皮病（10 年生存率 > 70%）差，主要原因是早期出现内脏受累的危险更大。其他不良预后因素包括：发病年龄较高、非洲裔美国人或美国本土种族（印第安人）、无 RP、有肌腱摩擦音。局限性硬皮病初起表现相对较轻，但随着时间延长逐渐出现内脏受累，最主要的是肺动脉高压。

鉴别诊断

鉴别诊断需考虑几个硬皮样疾病。这些包括局部硬皮病，伴纤维化累及不同部位、不同皮肤水平，有时累及下面的软组织、肌肉或骨骼。女性和儿童更容易患病。亚型包括孤立性或全身性硬斑病、线性硬皮病、结节性（瘢痕疙瘩）硬皮病和罕见的局部大疱性病变。弥漫性硬皮病伴嗜酸性细胞增多（嗜酸性筋膜炎）可表现为肿胀、僵硬和活动范围受限，但通常不累及手和面部。它们有时与前期的创伤有关。

其他疾病可类似于系统性硬皮病（systemic scleroderma，SSc）。胰岛素依赖性糖尿病患者会出现指（趾）端硬化和掌筋膜纤维化，尤其是青少年发作型——被称为糖尿病脊椎病（diabetic chiropathy）。一种新的疾病——肾源性纤维化皮肤病，可发生于肾功能不全患者使用钆造影剂进行MRI成像后。这种疾病非自身免疫性，但可发生于因任何原因的透析患者或肾功能不全患者。如果药物治疗或肾移植后肾功能改善，这种疾病可能会在一些（而非全部）患者中有所改善或缓解。这种疾病伴有明显的、常常快速进展的全身受累，常因为皮肤受累并发感染和器官功能障碍而致死。该病常常非常疼痛，并且很快在数天内因关节挛缩导致残疾。慢性移植物抗宿主病，尤其在骨髓移植后，可出现很多与SSc相同的临床、生化和组织学特征。环境暴露因素（吸入环氧树脂、氯乙烯、硅尘、有机溶剂和杀虫剂；食入有毒油菜籽烹调油；或注射石蜡或博来霉素）也可产生SSc的特征。其他可导致诊断混淆的复杂和少见疾病包括Sézary综合征、硬化病、类癌综合征、Werner综合征、迟发性皮肤卟啉病、早衰、苯丙酮尿症、局部脂质营养不良和POEMS综合征（浆细胞恶性增生、多神经病、器官巨大症、单克隆增多症和硬皮病样皮肤改变）。

诊断方法

通过评估患者自身抗体形成和主要靶器官受累的证据，而达到系统性硬皮病的诊断。其他结缔组织病的特征（如狼疮或皮肌炎）需要仔细评估。

与dcSSc相关的自身抗体是抗拓扑异构酶Ⅰ（Scl 70）或抗RNA聚合酶Ⅰ和Ⅲ抗体。抗着丝点抗体发现于多达90%的lcSSc患者和5%的dcSSc患者。其他有意义的检查包括手部X线片（肢端骨质溶解和钙化）、胸部X线片（双肺底纤维化）、食管X线片（吞钡显示运动减弱）。肺功能检查显示限制性弥散功能障碍，高分辨胸部CT显示毛玻璃样改变，是早期肺病更为敏感的指标。受累部位的皮肤活检显示真皮胶原进行性增加伴附属器丢失，有助于确诊。

处理和治疗

目前尚无确证的硬皮病治疗方案。治疗的主要目标是保存终末器官功能，延长生存时间，提高生活质量。利用血管紧张素转换酶抑制剂（ACEI）进行积极的抗高血压治疗，可以将肾危象发病之后的生存率提高至2年以上。弥漫性硬皮病的皮肤病变一般在3 ~ 5年内达到高峰，之后进入稳定期，而且肌肉骨骼症状和健康情况通常有所改善。局限性硬皮病的皮肤改变通常是逐渐进展和不可逆的，开始可能表现为全身性皮肤斑，之后局限至面部和手部。局限性硬皮病通常在3 ~ 5年后逐渐减轻，但深色皮肤斑和肌无力可能持续存在。数年以后，弥漫性硬皮病的皮肤一般会软化，并恢复到正常厚度，或者变薄和萎缩；但毛发和汗腺仍然缺乏。

皮肤

在病变早期，通常用抗组胺药、局部用多塞平、1%氢化可的松乳膏治疗瘙痒，或者给予补骨脂素加紫外线A（psoralen plus ultraviolet A，PUVA）治疗。最近，可局部用润滑剂润滑硬化的皮肤。一项最新的安慰剂对照研究显示，治疗剂量的D-青霉胺与低剂量D-青霉胺相比，在皮肤评分和死亡率方面无差异。考虑到其毒性反应、起效慢及缺乏确证的疗效，应用D-青霉胺治疗硬皮病的热情已大大减少。

雷诺现象（RP）

预防RP最有效的方法是避免冷刺激。患者应保暖和远离烟草。长效钙通道阻滞剂（硝苯地平、氨氯地平、非洛地平）是安全且有效的血管扩张剂。其他血管扩张剂（如硝酸盐类或哌唑嗪）可单独使用或与钙通道阻滞剂联用。推荐使用阿司匹林（每日81mg）抑制血小板激活和血栓形成。静脉注射前列腺素（依前列醇、伊洛前列素）能减轻RP严重程度和抑制指（趾）端溃疡，缓解急性指（趾）缺血症状。内皮素受体拮抗剂——波生坦已被证明在缓解治疗中是有效的。更新的高选择性抑制剂尚在研发中。选择性的指（趾）交感神经切除术已成功地应用于一些对药物治疗无反应的病例中。如果病变处感染，可口服抗葡萄球菌的抗生素。深部软组织感染或骨髓炎需要静脉注射抗生素治疗，同时需对失活组织行清创术，必要时截肢。

钙质沉着症

钙质沉着是硬皮病中皮肤严重受累的罕见临床症状，目前尚没有成功的治疗。秋水仙碱（7 ~ 10 天）对于抑制钙质沉着部位周围的局部炎症可能有效。一些研究报道抗凝药华法林、二磷酸盐和局部引流有效。

胃肠道疾病

食管功能障碍可通过少量多餐饮食、抬高床头和应用质子泵抑制剂来缓解。持续存在胃肠道症状的患者应行上消化道内镜检查，以排除食管狭窄和 Barrett 组织化生。小肠运动障碍的症状可通过增加膳食纤维来缓解，避免应用影响胃肠动力的药物（麻醉药），并经验性使用抗生素治疗以避免细菌过度生长。奥曲肽已被用作小肠促运动药，并且疗效不同。在难治性病例中，可能需要胃肠外高营养以增强营养。

肺动脉高压

常规治疗包括血管扩张剂、利尿剂和抗凝剂。已证明通过连续静脉内或皮下注射依前列醇（前列环素），可改善硬皮病患者的临床和血流动力学状态。内皮素 -1 受体拮抗剂（波生坦）和昔多芬已被批准用于治疗肺动脉高压。

间质性肺病

活动性肺泡炎患者通过口服或每月 1 次静脉注射环磷酰胺治疗 12 ~ 18 个月，肺功能可得到改善或稳定。支气管肺泡灌洗对于能否诊断肺泡炎还不明确。静止或活动后缺氧提示需补充供氧。硬皮病接受肺移植的患者术后生存率为 2 年，与原发性肺间质纤维化或原发性肺动脉高压患者相似。对于硬皮病性终末期肺病患者，肺移植可能是一种治疗选择。

肾病

硬皮病肾危象（SRC）是医疗急症。应使用快速起效的 ACEI 将血压快速降至正常。那些对药物反应不佳而迅速进展至肾衰竭的患者需行透析治疗。SRC 患者需透析治疗 12 ~ 18 个月，并继续应用 ACEI 治疗，可恢复肾功能。

心脏疾病

双重内皮素受体拮抗剂——波生坦，减小内皮素的缩血管和促纤维化效应。已报道在治疗肺动脉高压的患者中，波生坦可降低血管阻力，减慢硬化的进展。通过 MRI 和组织多普勒超声可显示，在波生坦治疗过程中心肌灌注增加且功能提高。

肌肉骨骼疾病

非甾体抗炎药可治疗关节痛。定期关节训练能提高关节活动度。急性肌炎的治疗可用甲氨蝶呤、硫唑嘌呤或其他免疫抑制剂。尽量避免使用皮质类固醇，或者如果需要的话使用小剂量，因为其有增加 SRC 的危险。

避免治疗错误

一定要注意的是，硬皮病患者给予大剂量类固醇会增加 SRC 的危险。在给予患者泼尼松前，一定要进行评估以排除硬皮病或硬皮病重叠综合征。当必须用类固醇治疗时，尤其是在水肿期，应使用可有效控制症状的最小剂量，最好泼尼松每日小于 20mg。为减少 SRC 的风险，在患者能耐受的情况下使用 ACEI 治疗是必要的。

展望

目前尚无治疗系统性硬皮病（SSc）的有效方法。关于 SSc 肺纤维化的随机对照试验（randomized controlled trial，RCT）也很少。最近一项已发表的 RCT 研究了在 SSc 肺纤维化中，静脉注射环磷酰胺后随后以硫唑嘌呤治疗的疗效。主要结局指标是最大肺活量的改变和单次呼吸一氧化碳弥散能力的改变。次要结局指标是高分辨率 CT 图像的改变和呼吸困难评分。但试验并未显示主要终点和次要终点有明显意义的改善。最近有关甲氨蝶呤和环孢素的试验也没有显示确定的疗效。一项有关松弛素（一种由妊娠期黄体分泌的胰岛素样蛋白，可通过成纤维细胞减少胶原合成）的大的多中心试验在皮肤评分上未显示有明显改善。正在研究的新的治疗包括口服内皮素 -1 抑制剂（波生坦）、皮下注射前列环素和静脉内注射 γ- 干扰素。在 SSc 中转化生长因子

-β（TGF-β）在纤维化方面始终起着中枢调节作用。一项关于系统性抗 TGF-β1 药物 CAT-192 的前期研究显示无效。白细胞介素 -4 和白细胞介素 -13 是在免疫活化中产生的其他纤维化介导因子，在 SSc 治疗中，针对这些白介素的靶向治疗正在研发中。免疫调节异常导致这些或其他纤维化介导因子大量产生，这可能被当前使用的免疫抑制剂所抑制，包括吗替麦考酚酯、环孢素、他克莫司或西罗莫司等单用或联合应用。

（于 萍 译 舒 荣 校）

参考文献

Poormoghim H, Lucas M, Fertig N, Medsger TA Jr: Systemic sclerosis sine scleroderma: Demographic, clinical, and serologic features and survival in forty-eight patients. Arthritis Rheum 43:444-451, 2000.

This helpful article addresses the subset of patients with visceral involvement and no skin disease.

Yu BD, Eisen AZ: Scleroderma. In Freedberg IM, Eisen AZ, Wolff K, et al (eds): Fitzpatrick's Dermatology in General Medicine, 6th ed. New York, McGraw-Hill Medical, 2003.

This chapter includes a useful general review of the skin findings of scleroderma.

循证

1. American College of Rheumatology. Available at: http://www.rheumatology.org. Accessed March 2, 2007.

   This website includes a geographic directory of rheumatologists, patient information, and additional links.

2. Arthritis Foundation. Available at: http://www.arthritis.org. Accessed March 21, 2007.

   This website is an excellent source for patient educational materials and information on local resources.

3. Clements PJ, Roth MD, Elashoff R, Tashkin DP, et al: Scleroderma Lung Study (SLS): Differences in the presentation and course of patients with limited versus diffuse systemic sclerosis. Ann Rheum Dis May 7, 2007 [Epub ahead of print].

   This article provides a current update of the subgroups of scleroderma.

4. Ioannidis JP, Vlachoyiannopoulus PG, Haidich AB, et al: Mortality in systemic sclerosis: An international metaanalysis of individual patient data. Am J Med 118:2-10, 2005.

   The authors provide an excellent review of recent mortality risks.

5. National Institute of Arthritis and Musculoskeletal and Skin Diseases. Available at: http://www.niams.nih.gov. Accessed March 20, 2007.

   This site provides timely and up-to-date information on available clinical trials and current research efforts in scleroderma.

6. Sanchez-Guerrero J, Colditz GA, Karlson EW, et al: Silicone breast implants and the risk of connective-tissue diseases and symptoms. N Engl J Med 332:1666-1670, 1995.

   This is a timely review of the topic given the recent approval for new devices by the FDA.

Beth L. Jonas · Robert A.S. Roubey

155

脊柱关节病

引言

脊柱关节病是一组具有相似肌肉骨骼病变、关节外表现和免疫遗传背景的系统性炎症性疾病。脊柱关节病主要的疾病和综合征包括强直性脊柱炎（ankylosing spondylitis，AS）、反应性关节炎（以前为 Reiter 综合征）、肠病性关节炎、银屑病关节炎和青少年脊柱关节病。尽管这些诊断是有效且重要的，但是将脊柱关节病视为以多种表现为特征的关节病，而非由四或五个不同疾病构成的一组疾病更有意义。脊柱关节病的各种表现包括：骶髂关节炎（伴或不伴脊柱炎）、外周炎性关节病（多为不对称性且以下肢受累为主）、起止点病（特别是位于脚后跟和骨盆周围）、一些关节外特征（包括虹膜炎和皮肤黏膜损害）、类风湿因子（RF）阴性、家族聚集性及人类白细胞抗原 (HLA)–B27 携带率增高。

病因学和发病机制

大部分脊柱关节病与 HLA-B27 组织相容性抗原的遗传有关(表 155-1)。HLA-B27 与骶髂关节炎、脊柱炎和眼病具有显著的关系。流行病学数据和转基因动物模型支持 HLA-B27 在疾病发病中的作用。HLA-B27 相关疾病与肠道细菌或炎症具有密切的联系。反应性关节炎与耶尔森菌属、沙门菌属、志贺菌属和弯曲杆菌属胃肠道感染相关，也和衣原体属生殖泌尿道感染有关。虽然炎症累及的关节内未发现完整的细菌，但已确定受累滑膜上存在细菌抗原。在炎症性肠病中，肠道通透性增加和肠道正常菌群的暴露对于肠病性关节炎的发生具有作用。AS 和炎症相关的反应性关节炎患者均存在细微的、通常无症状的胃肠道炎症。

临床表现

脊柱关节病的特征性肌肉骨骼病变包括炎症性背痛、中轴关节炎和起止点病。

炎性背痛和中轴关节炎的特点是起病隐袭，疼痛向臀部和大腿放射且有时存在双侧交替疼痛，显著的晨僵，活动后（而非休息）可缓解。起初疼痛以下背部显著，以后可累及胸部和颈部，有时伴有环绕胸廓的疼痛。在已确诊的病例，可能存在正常腰椎前凸消失，各方向腰椎活动受限，胸部扩展受限，骶髂关节和胸骨触痛。

起止点病是韧带附着于骨位置处的炎症（肌腱末端病）。在脊柱关节病中，起止点病常可引起足底筋膜炎、跟腱炎和其他部位的疼痛，包括股内收肌在骨盆的附着点、肋间肌止点、坐骨结节和骨盆边缘等部位。

强直性脊柱炎（AS）

AS 常表现为发生于年轻成人的炎性背痛和晨僵。大约 20% 的患者出现外周关节受累，超过 50% 的患者在疾病某些阶段出现关节（而非脊柱）受累。男性的发病率是女性的 3 倍（图 155-1 和 155-2）。如前所述，起止点病是常见的伴随症状。

25% ~ 30% 的 AS 患者出现虹膜炎(葡萄膜炎)，其可能表现为严重的搏动性疼痛，疼痛多为单侧，伴有流泪、畏光、视力下降（图 155-2)。大约 1% ~ 4% 的 AS 患者出现心血管受累，包括主动脉瓣关闭不全、传导缺陷、心包炎（图 155-2)。90% 的 AS 患

表 155-1 HLA-B27 在脊柱关节病患者中的阳性频率

疾病	HLA-B27 频率
强直性脊柱炎	90%
伴葡萄膜炎或主动脉炎	几乎 100%
反应性关节炎	50% ~ 80%
伴骶髂关节炎或葡萄膜炎	90%
青少年脊柱关节病	80%
炎症性肠病	无增高
伴外周关节炎	无增高
伴脊柱炎	50%
银屑病	无增高
伴外周关节炎	无增高
伴脊柱炎	50%
未受累白人	6% ~ 8%

者为 HLA-B27 阳性（几乎 100% 的患者伴有葡萄膜炎或主动脉炎）。

反应性关节炎

在急性感染某些性病或痢疾微生物之后，常出现非感染性关节炎和骶髂关节炎（图 155-3；彩图 155-3）。60% ~ 80% 的病例 HLA-B27 阳性。本病多为急性发病，在发生尿道炎、腹泻和结膜炎之后 1 ~ 3 周出现关节炎。通常累及膝和踝关节，20% ~ 40% 的病例可见骶髂关节炎的影像学表现。少数患者的疾病表现难以与 AS 鉴别。

可能发生皮肤黏膜损害，如脓溢性皮肤角化病和环状龟头炎。5% ~ 10% 的病例出现心脏受累。

银屑病关节炎

大约 5% 的银屑病患者出现某些形式的银屑病关节炎。银屑病关节炎包括几种类型。

单关节或寡关节病变是最常见的类型（70% ~ 80%）。关节受累是不对称的，主要累及大关节（如膝关节），少数出现远端指（趾）间关节、近端指（趾）间关节以及掌指关节受累。此型可出现一个或多个受累手指或足趾的弥漫性肿胀［腊肠指（趾）］。

一些患者表现为与类风湿关节炎相似的对称性多关节炎。残毁性关节炎是银屑病关节炎的特殊类型，进展迅速，受累关节骨质破坏，发生于大约 5% 的银屑病关节炎患者。

大约 10% 的患者出现脊柱关节病。本病骶髂关节受累对称性较 AS 差，常见单侧受累。大约 60% 的脊柱炎患者 HLA-B27 阳性。HLA-B27 与银屑病或外周银屑病关节炎没有关联（图 155-4；彩图 155-4）。

肠病性关节炎

炎症性肠病（溃疡性结肠炎和 Crohn 病）的患者可出现外周和中轴关节受累。10% ~ 20% 的患者出现外周关节炎。关节病变可在肠道症状之前或在炎症性肠病（尤其是 Crohn 病）诊断之前即可发生。关节炎可能是急性、游走性的，常累及膝关节、踝关节和足。

大约 10% 的炎症性肠病患者出现脊柱炎和骶髂关节炎，其表现与 AS 类似，偶尔呈不对称性。

50% 中轴关节病变的炎症性肠病患者 HLA-B27 阳性，但外周关节病变患者未见 HLA-B27 频率增高。

青少年脊柱关节病

青少年发病的关节炎亚型患者表现为少关节起病，常晚于其他类型。发病年龄为青少年早期，男孩受累多于女孩。累及髋、膝和踝关节。急性虹膜炎常见，HLA-B27 通常阳性。在青年时期大约一半的患者关节病不能与 AS 相区别。

鉴别诊断

脊柱炎与骶髂关节炎

机械性腰背痛可能很难鉴别。提示为炎性背痛和脊柱关节病的特征包括隐匿起病、发病年龄更年轻、疼痛持续 3 个月以上以及锻炼可减轻。腰骶椎间盘疾病可能有相似的临床特点，然而，神经根受压的神经系统体征在脊柱关节病中并不常见。骨关节炎发生于老年患者，通常可通过影像学鉴别。

弥漫性特发性骨肥厚发生于老年患者，可累及所有脊椎水平。该病的特征是沿着多个相邻椎骨的前外侧面有巨大骨刺和骨化。

外周关节炎

通过滑液检查，急性单关节炎可与脓毒性关节炎、痛风、假性痛风相鉴别。银屑病关节炎与类风湿关节炎相似，可通过存在远端指间关节不对称受累、类风湿因子阴性、存在银屑病皮肤和指甲损害而与类风湿关节炎相鉴别。

图155-1　强直性脊柱炎。

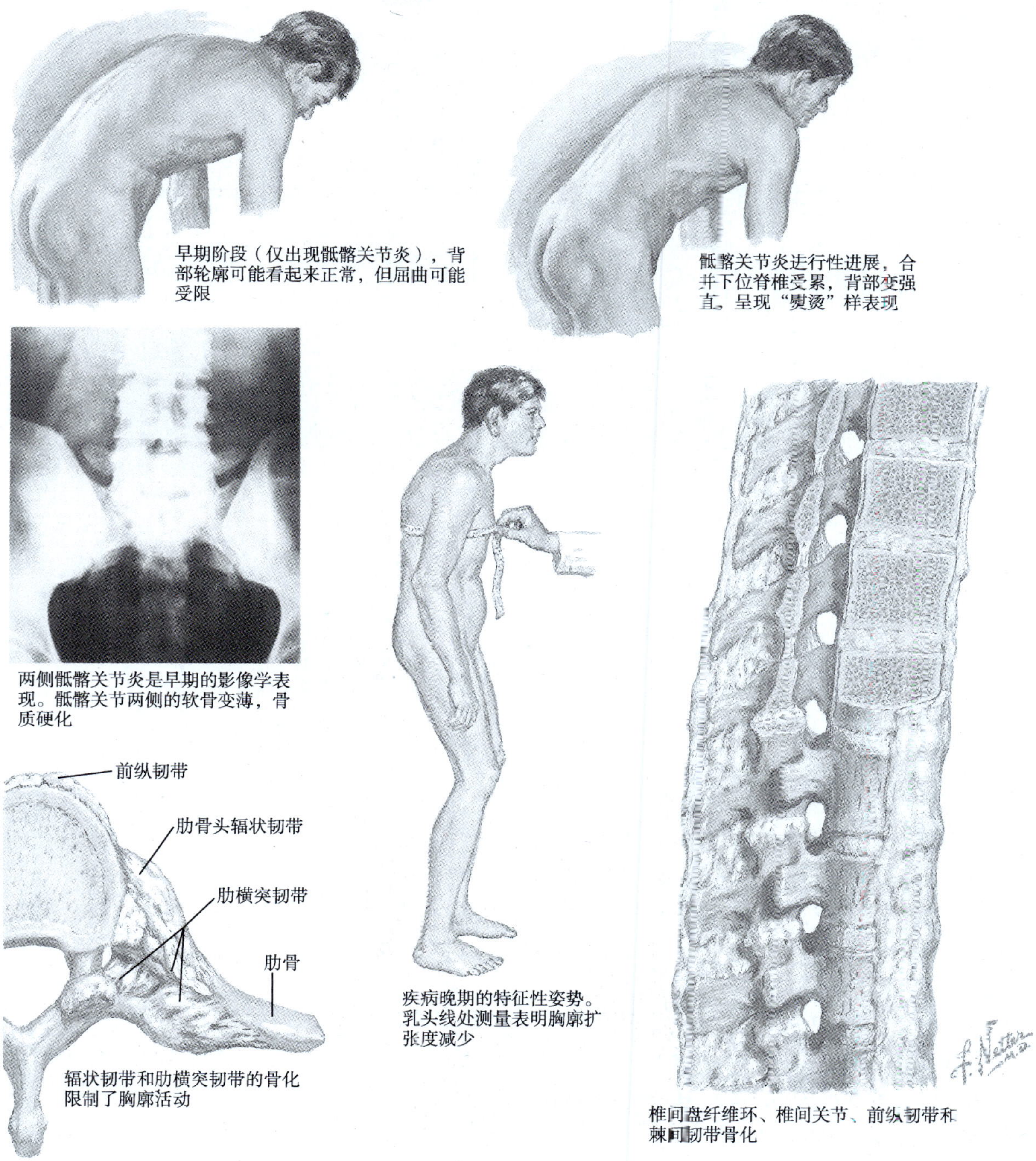

区分脊柱关节病的不同类型可能很困难，特别是在疾病早期。例如，在炎症性肠病之前发生的脊柱炎可能与AS难以鉴别。反应性关节炎的皮肤损害可能难以与脓疱性银屑病相鉴别。存在反应性关节炎的其他关节外表现则有助于鉴别。

诊断方法

脊柱关节病的诊断很大程度上取决于病史、体格检查和影像学。实验室检查很少能确定或否决诊断。

患者的病史至关重要。特征性的特征包括年轻

图155-2 强直性脊柱炎。

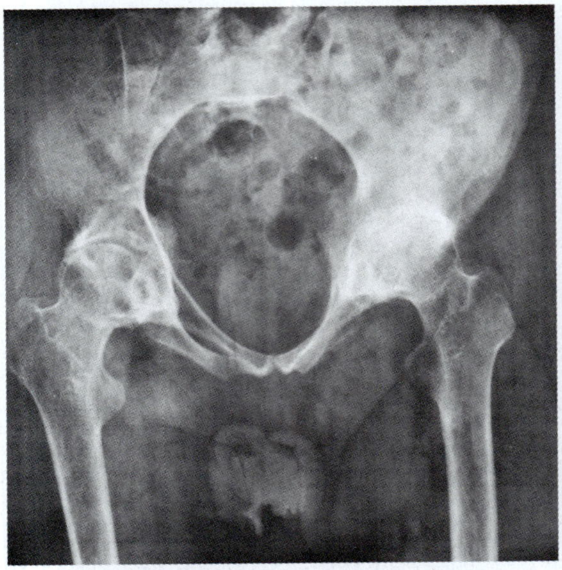

X线表明在疾病晚期两侧骶髂关节完全骨性强直

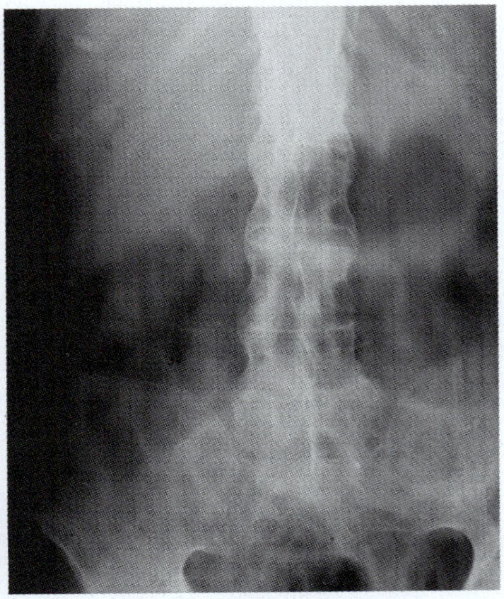

“竹节样脊椎。”腰椎的骨性关节强直。骨化使椎间盘更加膨出

并发症

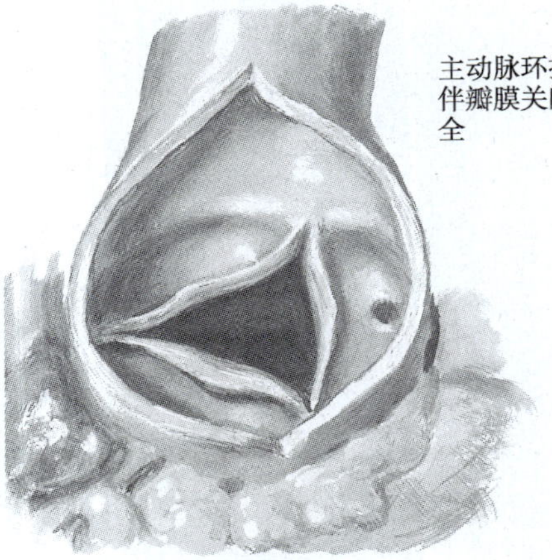

主动脉环扩张伴瓣膜关闭不全

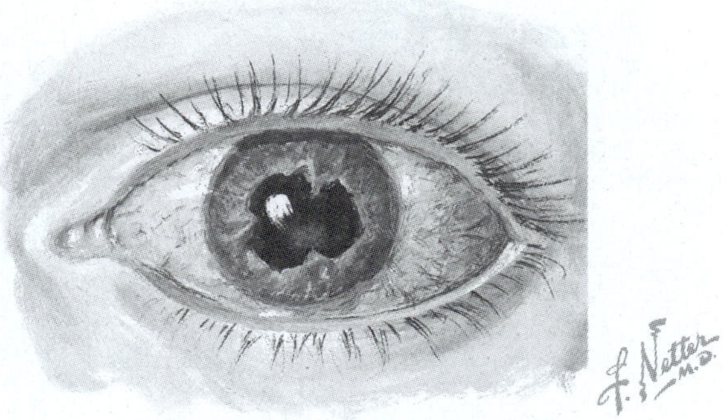

虹膜睫状体炎，粘连所致的不规则瞳孔

患者的炎性背痛、不对称的外周关节炎、一个或多个起止点疼痛、关节外表现、肠道感染或性传播感染可加重关节炎以及阳性家族史。

在疾病早期或轻度疾病时，体格检查不能发现明显的脊柱炎体征。Schober 试验可测量脊柱的前屈度。在此试验中，检查者在患者的背部标记 2 点，一点在腰骶部连结（骶骨浅凹）处，另一点位于此点上方 10cm。正常个体前屈活动时两点之间的距离至少增加 5cm。任何腰椎前凸的消失都应该被注意到。肋椎受累的表现是胸廓活动度减低（胸廓活动度在吸气时 < 5cm，在乳头连线处测量）。然而在出现明显损害前，这些体征很少呈阳性。骶髂关节触痛和骶髂关节炎的其他体征，如骨盆压缩和 Gaenslen 征（受累侧髋关节过度伸展而对侧髋关节屈曲时疼痛），可能有助于诊断，但并非一定可靠。可能存在一个或多个部位的起止点炎（如足底筋膜炎、跟腱炎、上髁炎）。仔细检查关节外表现是非常重要的，包括检查皮肤、指甲、生殖器、心脏和眼。

影像学研究可显示韧带骨赘，为骶髂关节炎或脊柱炎的证据。骨膜炎和新骨形成可发生在起止点

图155-3 反应性关节炎。

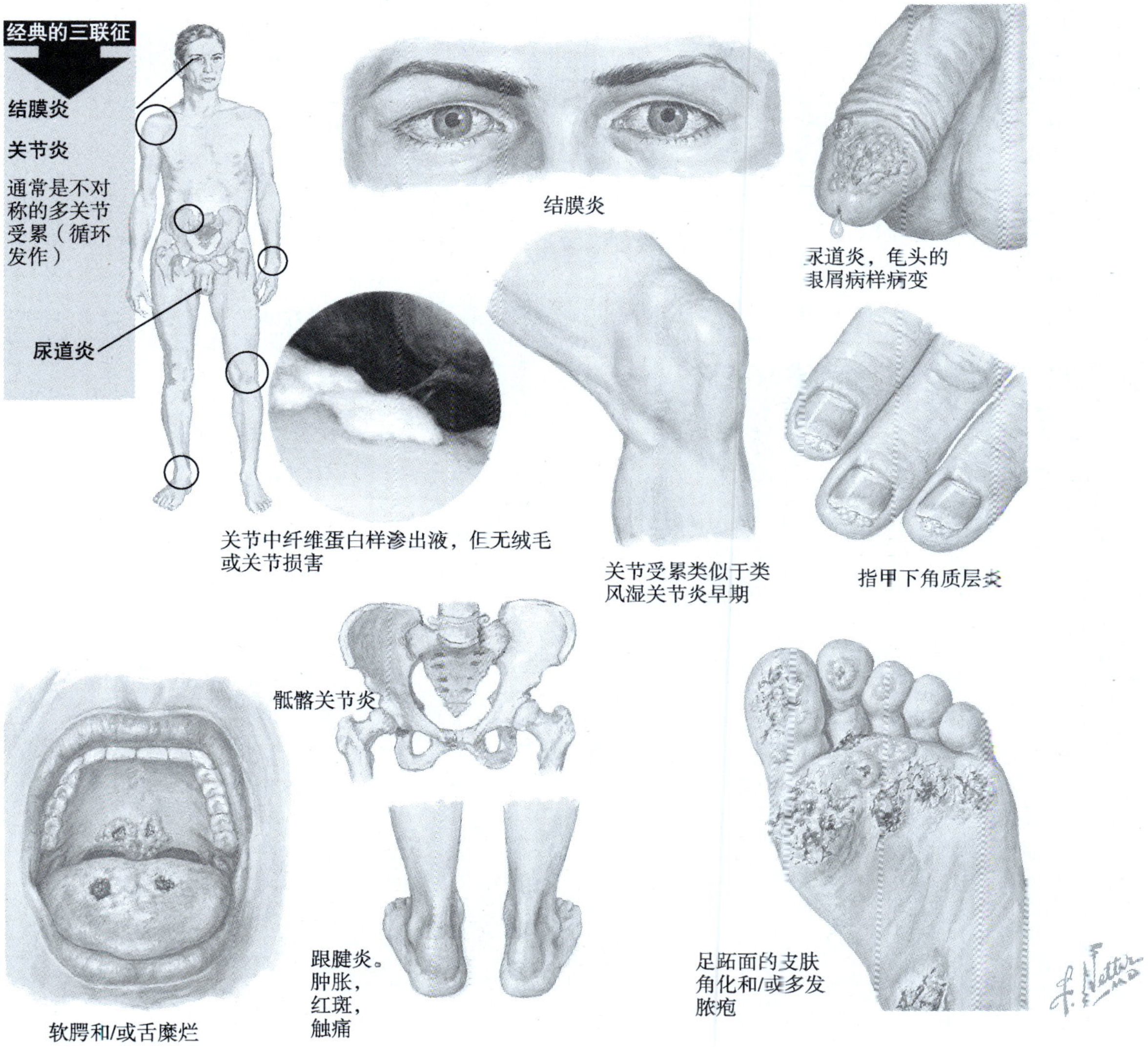

炎部位或受累关节周围。银屑病关节炎的影像学特征包括指（趾）间关节的非对称侵蚀，可累及远端指（趾）间关节，造成远端指（趾）间关节的铅笔帽（pencil-in-cup）表现（图 155-4；彩图 155-4）。滑液分析并不具有特异性，但有助于排除感染和晶体性关节炎。类风湿因子和抗核抗体的检测特征性呈阴性。HLA-B27 的检测不是必需的，但在某些选择性病例中，它有助于降低诊断的不确定性。该检查不能区分 AS 和其他脊柱关节病。在反应性关节炎中，推荐通过尿便培养或聚合酶链反应检测病原体（如衣原体）。

处理和治疗

最佳治疗

明确疾病（脊柱炎、外周关节炎和起止点炎）

图155-4 银屑病关节炎。

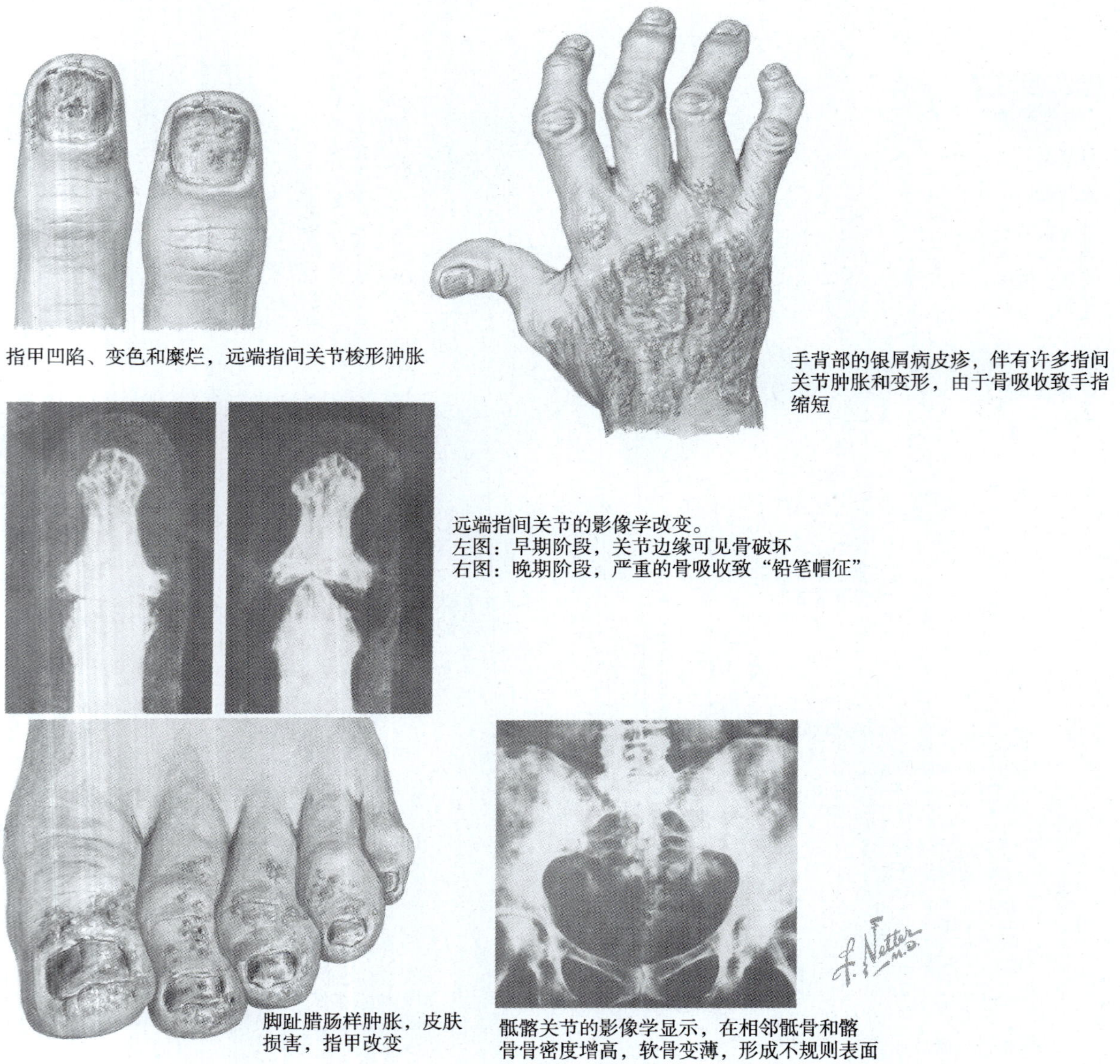

中的活动元素是重要的，因为它们与疾病的活动性和严重度相关，并影响疾病的治疗和预后。脊柱关节病的治疗在过去十年中有了显著的进步。治疗的主要目标是限制关节损害和维持关节于功能位。治疗包括两个主要组成部分：控制疼痛和僵硬、限制关节损害的药物；防止活动范围受限和维持肌肉力量的物理治疗。

应与患者讨论诊断和预后，强调早期及适当积极治疗的重要性。对大多数患者，治疗是有效的，但非治愈性的，但长期预后一般很好。

非甾体抗炎药（NSAID）对于控制脊柱炎和外周关节炎的症状非常重要。吲哚美辛（25 ~ 50mg，每日 3 ~ 4 次）通常有效。可给予缓释胶囊或夜间栓剂以控制晨僵。可试用一些药物以发现最佳耐受的药物。

柳氮磺胺吡啶治疗脊柱关节病的外周关节炎是有效的。副作用包括恶心、皮疹、可逆的精子数量减少和粒细胞缺乏（罕见）。要求规律进行血液学检测，至少在早期阶段。尽管存在副作用，但如果 NSAID 无效，柳氮磺胺吡啶仍是一个有效的药物（2 ~ 3g，每日分次服用）。关节内注射皮质类固醇对于选择性外周关节是有效的，无需全身应用皮质类固醇。

甲氨蝶呤对于银屑病的皮肤和关节表现是有效的治疗。典型的治疗方案为初起每周 1 次口服 10mg，每周剂量可逐渐增加 2.5 ～ 5mg 至每周 25mg。当外周关节疾病为主要表现时，甲氨蝶呤对于其他类型的脊柱关节病也是有效的。甲氨蝶呤对中轴关节疾病多效果不佳。

已证实的衣原体尿道炎患者应给予抗生素。许多研究也提示抗生素可降低衣原体诱导性反应性关节炎患者的疾病病程。抗生素在痢疾后反应性关节炎的使用尚存在争议。

肿瘤坏死因子 -α（TNF-α）抑制剂对其他药物无效的患者有效。所有三种 TNF-α 抑制剂（依那西普、英夫利昔单抗、阿达木单抗）已显示在控制 AS 和银屑病关节炎疾病活动的症状上有效。另外，TNF-α 抑制剂也减慢了银屑病关节损伤的进展。

在中轴疾病，早期治疗的主要目标是减轻疼痛和晨僵，并维持正常姿势和运动度。炎症性疼痛的脊柱位于屈曲位时可能感觉更舒服，但是融合固定在这个位置可造成灾难性的功能减退。物理治疗的目标是减少强直的发生，确保当关节强直发生时脊柱处于非屈曲位。通常要求进行规律的监督管理，参加小组治疗是有帮助的。各种方法（包括超声）可能有助于减轻起止点炎造成的疼痛。

适当的矫正装置可能有帮助（如足底筋膜炎可用鞋垫）。葡萄膜炎、心脏、肺和严重的皮肤受累应由合适的专科医师评估。

避免治疗错误

活动性血清阴性脊柱关节病的诊断应该被确证。如果诊断存在疑问或考虑进行生物制剂治疗，应听从风湿病学家的建议。在使用改善病情的抗风湿药（DMARD）前进行详细的检查，以评估疾病的活动性是必需的。周期性评估患者的病情，对于决定疗效和估计药物毒性也是重要的。其他医疗保健人员（如物理治疗师、职业治疗师和药师）的早期参与，能帮助患者治疗慢性疾病和减低长期发病率。

展望

在血清阴性脊柱关节病中进行的调查包括疾病的病理生理学研究，特别是关于致病性细菌的作用、疾病的免疫遗传学，以及新的生物学反应调节因子在治疗严重疾病中的作用。

（杨文浩　译　崔刘福　校）

参考文献

The Arthritis Foundation. Available at: http://www.arthritis.org.

This website contains extensive information about all kinds of arthritis and has excellent resources for patients.

Furst DE, Breedveld FC, Kalden JR, et al: Updated consensus statement on biological agents for the treatment of rheumatic diseases, 2006. Ann Rheum Dis 65:2-15, 2006.

This consensus document is based on a meeting of 143 rheumatologists and scientists and reviews the indications, efficacy, and safety of the biologic agents for all the rheumatic diseases. It includes a section on recommendations for future research.

循证

1. Khan A (ed): Ankylosing spondylitis: Burden of the illness, diagnosis and effective treatment. J Rheum Suppl 78:1-31, 2006.
   This very practical journal supplement includes three papers: one on epidemiology of the disease, one on diagnosis, and one on treatment.
2. Mease P: Current treatment for psoriatic arthritis and other spondyloarthritides. Rheum Dis Clin North Am 32(Suppl 1):11-20, 2006.
   This comprehensive review of psoriatic arthritis includes disease features, immunopathology, classification, outcome measures and treatment.
3. Smith JA, Marker-Herman E, Colbert RA: Pathogenesis of ankylosing spondylitis: Current concepts. Best Pract Res Clin Rheumatol 20(3):571-591, 2006.
   This excellent review of the current knowledge of the pathogenesis of ankylosing spondylitis includes the importance of HLA-B27, the innate immune system, and the role of inflammation of the gut.

156

Toby Bates • Teresa K. Tarrant

多发性肌炎和皮肌炎

引言

多发性肌炎（PM）和皮肌炎（DM）是特发性的炎性肌病。二者均表现为隐匿起病的近端对称性肌无力。肌外症状可表现为心脏、胃肠道、肺、皮肤或关节炎的症状。PM 和 DM 的发生与其他自身免疫性疾病和恶性肿瘤相关。

因为此类疾病非常罕见，所以其真实的发病率难以确定。据估计，每年的发病率约为每 100 万人 2.18 ~ 7.7 例之间，并且在年龄上呈双峰分布。儿童的发病年龄在 10 ~ 15 岁之间，成人在 45 ~ 60 岁之间。DM 较 PM 常见，特别是在儿童中。同其他自身免疫性疾病一样，女性多见（女：男比率为 2 ：1），与白种人相比非洲裔美国人的发病率较高。近来发现总的发病率有一定增高，这一趋势可能与诊断标准的改良和对疾病认识的提高有关。

病因学和发病机制

PM 和 DM 的病因和发病机制尚不清楚。关于在单一家庭中的多个成员和单卵双生子共患特发性炎性肌病的研究表明，本病可能有一定的遗传倾向。以往研究表明，人类白细胞抗原 (HLA)-DRB1*0301 与白种人的 PM 相关，HLA-DQA1*0501 与青少年的 DM 相关。现已明确这些疾病中特有的肌炎特异性抗体，但这些抗体是否发挥致病作用尚不清楚。已对 3 组肌炎特异性抗体进行了研究，每组对应的临床表现见表 156-1。

虽然 PM 和 DM 具有相似的临床表现，但疾病潜在的发病机制中免疫进程是不同的。DM 导致微血管病和肌内膜毛细血管的破坏，并且通过体液免疫介导的损伤导致肌肉缺血。B 细胞则主要在炎症的血管周围浸润，并且导致免疫球蛋白和补体裂解产物在血管内沉积。相反，PM 的炎症是通过细胞免疫介导机制发生的。表达主要组织相容性复合物（MHC） Ⅰ类分子的肌肉被 CD8+ 细胞毒细胞浸润。

炎性肌病可作为一组不同结缔组织病复合体的一部分发生，它们具有硬皮病、系统性红斑狼疮、混合性结缔组织病或干燥综合征的重叠特征。PM 和 DM 也可与类风湿关节炎、成人 Still 病或韦格纳肉芽肿相关，但较少见。在这些重叠综合征中，肌无力常常是突出的临床表现。

在 PM 和 DM 中恶性肿瘤的风险增加，但 DM 的相对危险性更高。虽然任何肿瘤均有可能，但与这些炎性肌病相关的典型恶性肿瘤是卵巢癌、乳腺癌、胃癌、结肠癌和非霍奇金淋巴瘤。恶性肿瘤的风险在诊断后的第一年内最高，随后下降，但从未达到正常人群的水平。

临床表现

PM 和 DM 表现为起病隐匿的对称性近端肌无力，病程超过数周至数月，这往往延误患者求医，并因此使确诊延迟。传统上，无痛性肌无力是疾病的标志；然而，在高达 30% 的病例中无力伴有肌痛。

患者可能主诉难以自行或者不用手协助从椅子上或者厕所站起（图 156-1）。近端下肢无力导致步态不稳、鸭步。楼梯和台阶成为一种挑战，尤其是在没有可用的扶手的情况下。上肢带肌无力表现为洗头或者梳头困难（图 156-1）。躯干及颈部肌肉受累时，患者难以从仰卧位起立或者从枕头上抬头。

表 156-1 肌炎特异性抗体

自身抗体	临床表现	预后
抗氨酰基 tRNA 合成酶（抗 Jo-1 最常见）	间质性肺病的危险增加 抗合成酶综合征：发热，关节炎，间质性肺病，雷诺现象 技工手	反复不定
抗 Mi-2	急性起病的皮肌炎，常伴披肩征	好
抗信号识别颗粒（SRP）	多发性肌炎 急性的严重病变 可能与坏死性肌炎相关	差

表 156-2 皮肌炎的皮肤表现

皮肤表现	描述
Gottron 皮疹	DM 的特征性表现。扁平或隆起于皮肤，MCP 及 PIP 关节背侧面的紫红色到暗红色丘疹。可发生在腕、肘、膝和踝关节。与 SLE 不同的是，皮疹出现在 MCP 和 PIP 关节之间。
淡紫色皮疹	DM 的高度特征性表现。眼睑周围淡紫色或紫红色皮疹伴眶周水肿。可累及下颌、前额和颊部。与 SLE 不同的是，皮疹不累及鼻唇沟（图 156-2）。
V 字征	非特异性。颈部及前胸的紫红色、红斑和融合的斑疹样病变。
披肩征	非特异性。累及颈项、上背和后肩部的紫红色、红斑状斑疹样病变
枪套征	非特异性。大腿侧面的紫红色、红斑状斑疹样病变。
技工手	手指和手掌的侧部过度角化、鳞屑样病变和裂缝。可能与抗合成酶综合征有关。
钙化	皮下、筋膜和肌内钙化。主要见于青少年 DM。病变可能是广泛的且使人虚弱的，并且不依赖于炎症性肌肉受累
甲褶毛细血管扩张、甲周红斑、表皮过度生长	DM 和 PM 共有的非特异性表现，同其他结缔组织病

DIP：远端指（趾）间关节；DM：皮肌炎；MCP：掌指关节；PIP：近端指（趾）间关节；PM：多发性肌炎；SLE：系统性红斑狼疮。

随着时间的延长，患者可能逐渐出现远端肌肉无力，但面部和眼睛受累的极少见。

顾名思义，DM 区别于 PM 的临床特点是皮肤受累（表 156-2；图 156-2；彩图 156-2），可能出现于肌肉症状之前、之中或之后。皮疹通常为光敏性。少数患者出现典型的皮肤改变而无肌肉受累，被称为无肌病性皮肌炎或无肌炎性皮肌炎。

PM 和 DM 是全身疾病，并且可累及多个器官系统。间质性肺病的患病率差异很大，范围从 5% 至 65% 不等，并可发生在病程中的任何时间。症状可以从无症状（27%）或干咳到显性呼吸困难。具有抗组氨酰 tRNA 合成酶抗体（抗 Jo-1）与间质性肺病的危险性增加相关。但是，炎性肌病中的呼吸困难并非均为间质性肺病所致，还可能由胸部肌肉无力或食管功能障碍引起。

心脏受累的典型表现为无症状的心电图改变，见于多达 50% 的病例。显著的心律失常、心肌炎和充血性心力衰竭罕见。

吞咽困难见于高达 1/3 的病例。这是由口咽部肌肉受累或食管上 1/3 段横纹肌受累所致。吸入性肺炎、鼻腔反流和发音困难可能是由口咽部或食管肌肉无力引起的。尽管消化道出血在成人中少见，但可见于青少年型皮肌炎继发血管病变的患者中。

也可发生非致畸性的类风湿样关节炎。这种关节炎通常较轻。相比之下，抗 Jo-1 阳性者和那些抗合成酶综合征患者却可能出现累及手的破坏性关节

图156-1 炎症性肌病的体征。

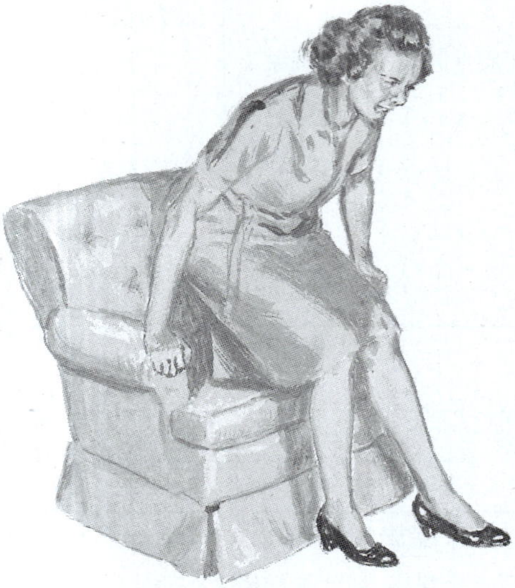

从椅子上站起困难常常是早期症状

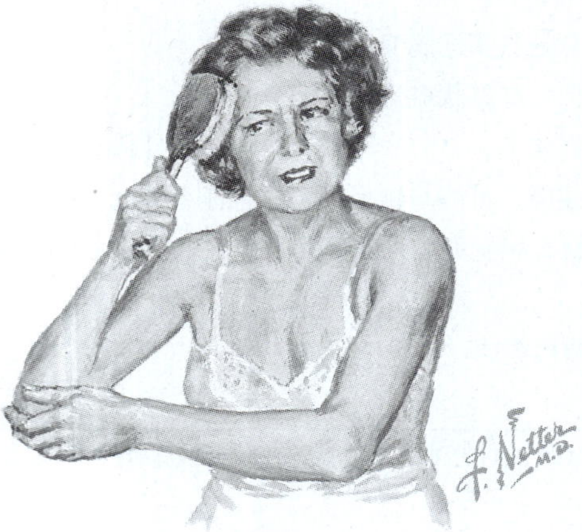

抬臂梳头困难

图156-2 皮肌炎典型的皮肤表现。

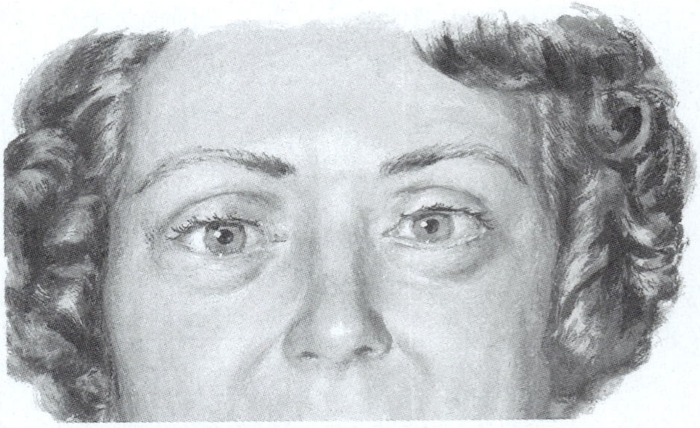

眼周水肿及淡紫色改变是典型的症状。也可存在更为广泛的红斑样皮疹

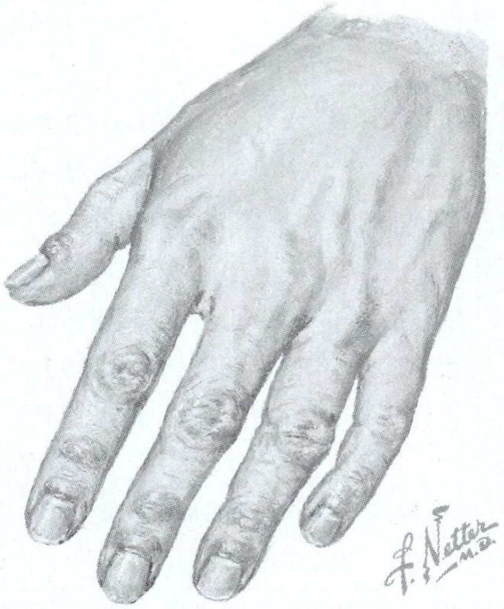

在指甲周围及指间关节的背面可见红斑和/或鳞屑、丘疹

炎。“松软的拇指”一词描述了这些患者的第一指间关节破坏。

鉴别诊断

出现肌无力的患者需要一个完整的病史和体格检查。PM和DM都是比较少见的疾病，因此必须寻找其他病因的线索（框156-1）。在临床上PM与包涵体肌炎的鉴别可能比较困难（表156-3），这就是为什么通常推荐进行肌肉活检以确诊的原因。

诊断方法

PM和DM可以与其他结缔组织病重叠，特别是硬皮病和系统性红斑狼疮（SLE），因此必须进行全面的系统回顾。需要检测所有可能导致无力的药物(框156-1)。记录不能完成的活动是有用的。例如，通过让患者不借助手臂而从坐位起立或者嘱患者蹲下站起，来测试近端下肢的肌力，将有助于明确患者的肌力，并且为评价治疗效果提供一个简单的方法。

初步的实验室检查应包括全血细胞计数与分类、生化和电解质、肝功能、肌酸激酶（CK）、醛缩酶、血沉（ESR）、促甲状腺激素、抗核抗体（ANA）

框 156-1 肌无力的鉴别诊断

1．包涵体肌炎
2．感染
  a．病毒——流感病毒 A、B；乙型肝炎病毒；HIV；柯萨奇病毒；单核细胞增多症
  b．细菌——葡萄球菌；链球菌
  c．寄生虫——毛线虫属；弓形虫属
3．内分泌
  a．甲状腺功能减退；甲状腺功能亢进
  b．甲状腺功能亢进；甲状旁腺功能减退
  c．低血钾；低血钙
4．药物：部分列出
  a．羟甲基戊二酰辅酶 A 还原酶抑制剂（他汀类药物）
  b．皮质激素
  c．秋水仙碱
  d．羟氯喹
  e．西咪替丁
  f．乙醇，可卡因，海洛因
  g．齐多夫定
  h．纤维酸衍生物
5．遗传性肌营养不良
  a．肢带肌营养不良
  b．Duchenne/Becker 肌营养不良
  c．面肩胛臂的营养不良
6．糖原贮积性肌病：成人发病的酸性麦芽糖酶缺乏症，McArdle 病
7．脂肪贮积性肌病：肉碱缺乏病，棕榈酰基转移酶缺陷症
8．神经系统
  a．重症肌无力
  b．肌萎缩侧索硬化
  c．慢性炎性脱髓鞘性多神经病（CIPD）
9．淀粉样变性
10．重症监护的急性肌病

以及血清蛋白电泳。其中最敏感的肌酶为 CK，在有效的治疗前它是增高的。醛缩酶、天冬氨酸和丙氨酸转氨酶也可增高，这些都是肌肉损伤的典型指标。通常（但并非总是）有炎性指标的增高（血沉、C 反应蛋白）。高达 80% 的患者中可发现 ANA。

肌电图（EMG）是一个用来检测炎性肌病的敏感但非特异性的检查。感染性和代谢性疾病同 PM 和 DM 有相似的肌电图表现。因为不是所有的肌肉都肯定受累，应进行多点评估，特别是肌电图对指导活检定位很有帮助。肌电图的典型表现有自发性纤维颤动、针插入激惹、短时限低电压多相运动电位和早募集。肌电图在治疗期间也很有用，因为它能够区分类固醇肌病（长期应用激素治疗 PM 和 DM）和持续活动性炎性疾病。

由于肌酶和肌电图在多种肌肉疾病中都可以出现异常（表 156-3），所以肌肉活检是诊断 PM 和 DM 的金标准。传统上，这可以通过切开活检获得；但是，目前经皮穿刺针吸活检就可以完成，因为它们损伤性小并可以获得多个样本，从而增加诊断的敏感性。为了排除肌营养不良、糖原和脂质沉积病，肌活检需要进行免疫组化、生化和遗传学检测。

PM 的肌肉活检表现为散在的肌纤维坏死和再生。炎症可局限于单个肌纤维周围，以 CD8+ 细胞为主。Ⅰ类主要组织相容性复合物在肌肉中异常表达。更进一步的免疫组化染色和基因检测是非常重要的，因为 PM 的病理表现可见于肌营养不良和包涵体肌炎中。DM 是体液免疫介导过程，具有血管周和肌束间炎症伴相关的微梗死和束周萎缩。

一旦 DM 或 PM 的诊断确立，对于肌肉外受累的评估很重要。基线胸片检查和肺弥散功能测定是肺受累检查的一部分。如果症状或筛查的异常表现提示肺间质病变时，则建议进行高分辨胸部 CT 或支气管肺泡灌洗检查。对抗 Jo-1 抗体的筛查能预测发展成间质性肺病的风险，因为高达 70% 的抗 Jo-1 抗体阳性患者出现该并发症。食管运动功能障碍较常见，因此当出现吞咽困难和呼吸困难时钡餐检查是最简单的检测手段。应该进行特定年龄的癌症筛选，因为该病与恶性肿瘤相关。

处理和治疗

最佳治疗

皮质激素是一线用药（图 156-3）。对于严重的疾病，静脉激素冲击 3 天，每天 1g，然后改为口服激素每天 1mg/kg。更常见的是，开始即给予口服激素每天 1mg/kg。一旦肌肉和酶学检测正常，则开始调整皮质激素用量，这可能需要数月。目前没有任何临床试验用来指导激素的调整，但一致的意见推荐每 3 ～ 4 周减量 20%。一旦减量至每天 10mg，则采用该剂量维持治疗约 1 年。美国风湿病协会推荐对那些需要使用激素治疗 3 个月以上的患者给予双膦酸盐。当患者有食管运动功能障碍时，静脉注射帕米膦酸二钠是双膦酸盐治疗的选择。早期将

表 156-3 多发性肌炎、皮肌炎和包涵体肌炎的不同特征

	多发性肌炎	皮肌炎	包涵体肌炎
年龄	＞20岁	任何年龄（双峰）	＞50岁
性别	女:男比率 2：1	女性＞男性	男性＞女性
肌无力	近端对称性	近端对称性	近端及远端非对称性；股四头肌和手指屈肌萎缩
ANA	常见	常见	不常见
皮肤表现	无	有	无
CK	≤正常50倍	≤正常50倍	经常≤正常5倍
抗Jo-1抗体	多达20%	阳性	阴性
肌肉活检	细胞免疫介导，CD8+，肌内膜浸润	体液免疫介导，CD4+细胞浸润，血管周、肌束间和肌束周萎缩	CD8+细胞浸润，含空泡的肌纤维，细胞内淀粉样沉积物
多器官系统受累	是	是	否
治疗	敏感	敏感	常有抵抗

ANA：抗核抗体；CK：肌酸激酶。

图 156-3 多发性肌炎和皮肌炎的治疗范例。
IVIG：静脉注射免疫球蛋白；TNF：肿瘤坏死因子。

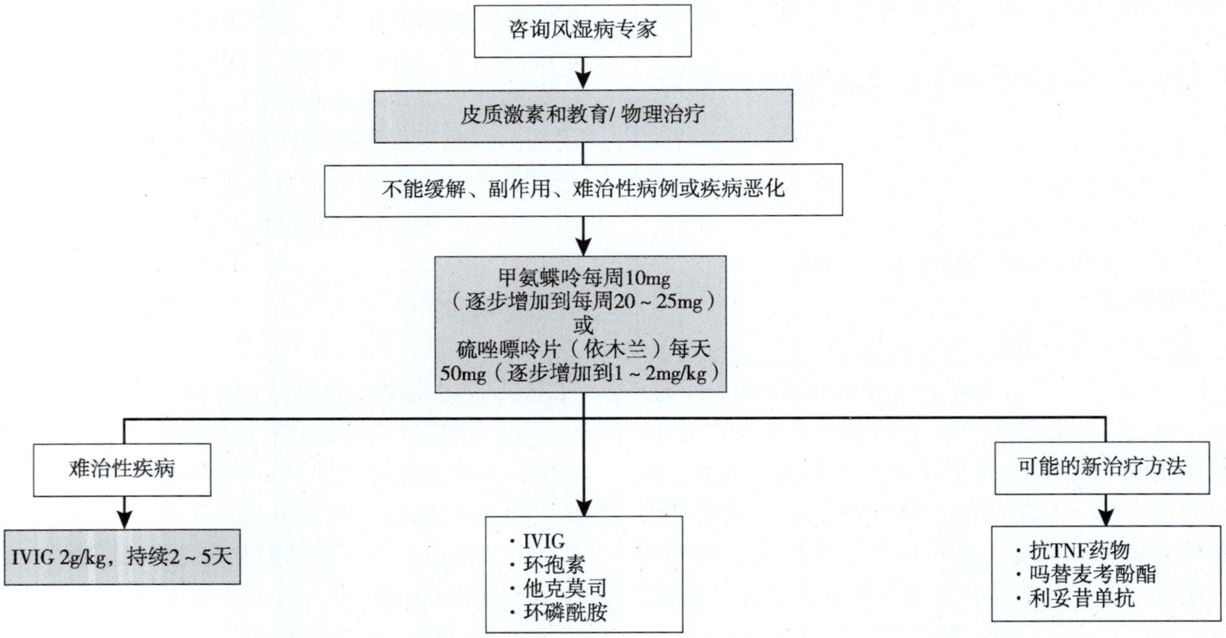

物理治疗纳入炎性肌炎患者的治疗方案是至关重要的。

当皮质激素不能减量或者疗效不佳时，可以在治疗方案中加入激素助减剂。这些药物通常在疾病早期加入，以尽量减少大剂量激素的暴露及其所致的并发症。硫唑嘌呤或甲氨蝶呤是在活动期治疗和缓解期维持治疗中最常用的药物。一项关于硫唑嘌呤和皮质激素联用的前瞻性安慰剂对照试验发现：硫唑嘌呤与安慰剂比较可以改善预后，并具有减少激素用量的能力。一项回顾性研究发现在PM和DM的泼尼松疗法中辅以甲氨蝶呤治疗，使71%～88%的患者病情改善。然而，由于甲氨蝶呤对肺的特异性副作用，硫唑嘌呤是间质性肺病和抗Jo-1抗体阳性患者的首选。

静脉注射免疫球蛋白（IVIG）用于伴有肺或心脏疾病的危重患者。IVIG也可以作为二线用药，用于对泼尼松、硫唑嘌呤或甲氨蝶呤耐药的患者。在DM中，一个双盲、安慰剂－对照试验发现与安慰剂比较，IVIG能够改善肌肉的力量和功能状态。

用于炎性肌病的其他免疫抑制剂包括环孢素、他克莫司和环磷酰胺。这些药物用于上述药物无效、病情危重以及肌肉外器官受累的患者。环孢素和他克莫司已被证实可以改善肌肉力量和功能状态。这两种药物在一些病例观察中，似乎对炎性肌炎、间质性肺病和抗合成酶综合征是有益的。最近，一些病例观察表明吗替麦考酚酯、肿瘤坏死因子α、利妥昔单抗和来氟米特对肌炎有效，但需要更进一步的对照研究来评估这些药物的疗效。

避免治疗错误

对于所有疾病来说，在开始治疗之前均应确定其诊断。在治疗开始后，必须监测药物的毒性。大多数用于DM和PM的药物均可导致明显的免疫抑制，并且增加感染的风险。所以，恶化的症状（如无力和呼吸困难）不一定反映疾病的活动性。具体来说，长期激素治疗可导致类固醇肌病而致无力。如果没有意识到这些，它可能会导致不必要的暴露，引起进一步的免疫抑制及毒性。另一方面，呼吸困难加重可能由已知的DM和PM的肺部表现引起，但也可能是继发肺部感染或由于治疗（如甲氨蝶呤）引起的过敏性肺炎表现。

肌酸激酶和醛缩酶，是肌肉损伤的指标，常用于监测稳定患者的疾病活动性。通常，在这些指标开始升高与开始感觉到无力之间存在一个时间上的延迟。尽管治疗不应仅依赖实验室指标而改变，但如果发现这些情况提示患者和医生应提高警觉。

展望

2000年，国际肌炎结局评估协作研究组（International Myositis Outcome Assessment Collabo-ration Study，IMACS）的创立使试验设计和结局评估标准化。IMACS确定了疾病活动性和预后的评估，提出了临床改善的定义，并且在肌炎临床试验的指导原则上达成了共识。几项确定新药功效的动议正在注册或等待批准中。这些研究评估了B细胞治疗原发性肌病、依那西普治疗成人DM、英夫利昔单抗治疗DM和PM、甲氨蝶呤治疗PM和DM、白介素－1受体拮抗剂治疗慢性炎性肌病的效果。这些试验结果可能将拓宽治疗的选择。

（袁 伟 译 宋海澄 校）

参考文献

American College of Rheumatology. Available at: http://www.rheumatology.org.

This website offers information directed at patient education.

Klippel JH: Primer on the Rheumatic Diseases, 12th ed. Atlanta, Arthritis Foundation, 2001, pp 369-376.

The author provides a basic overview of epidemiology, pathology, and clinical findings.

循证

1. Briani C, Doria A, Sarzi-Puttini P, Dalakas MC: Update on idiopathic inflammatory myopathies. Autoimmunity 39(3):161-170, 2006.
   This in-depth review of inflammatory myopathies expands beyond discussion of DM and PM.
2. Choy EHS, Hoogendijk JE, Lecky B, Winer JB: Immunosuppressant and immunomodulatory treatment for dermatomyositis and polymyositis. The Cochrane Database of Systemic Reviews 2005, Issue 3. Art. No.: CD003643.pub2. DOI:10.1002/14651858.CD003643.pub2.
   This article provides a concise review of the available studies on the treatment of DM and PM.
3. Choy EHS, Isenberg DA: Treatment of dermatomyositis and polymyositis. Rheumatology 41:7-13, 2002.
   The authors provide a concise review and discussion of treatment options.
4. Christopher-Stine L, Plotz PH: Adult inflammatory myopathies. Best Pract Res Clin Rheumatol 18(3):331-344, 2004.
   This review of inflammatory myopathies includes a section on inclusion body myositis.
5. Dalakas MC, Illa I, Dambrosia JM, et al: A controlled trial of high-dose intravenous immunoglobulin infusions as treatment for dermatomyositis. N Engl J Med 329:1993-2000, 1993.
   This double-blind, placebo-controlled, crossover trial of 15 patients whose dermatomyositis was refractory to treatment investigates whether IVIG may be an important therapy for patients with severe disability.
6. Okada S, Weatherhead E, Targoff IN, et al: Global surface ultraviolet radiation intensity may modulate the clinical and immunologic expression of autoimmune muscle disease. Arthritis Rheum 48:2285-2293, 2003.
   The authors investigate whether geoclimatic factors may influence the nature and frequency of DM, PM, and associated autoantibodies around the world.

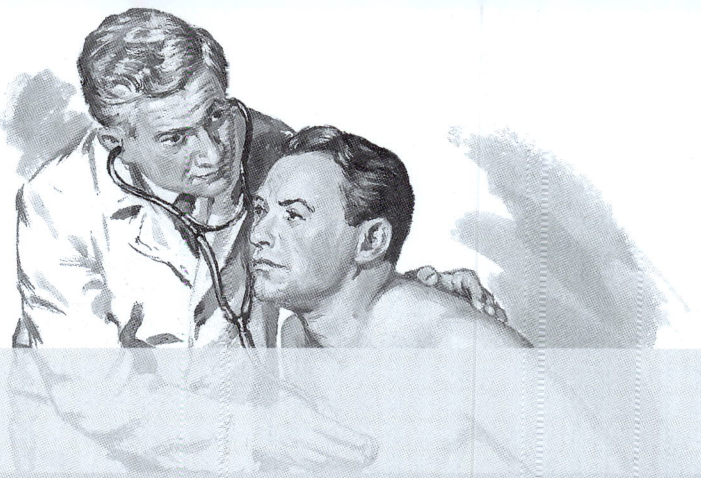

第XVI部分

眼部疾病

Thomas S. Devetski ;

157

近视和常见的屈光异常

引言

眼睛的屈光异常或屈光不正的定义是从标准距离进入眼的光线不能聚焦在视网膜黄斑。屈光不正包括近视、远视、散光和老视。在美国这些健康状况显示为一个很严重的公共卫生问题。1980 年美国的视力矫正调查估算，3 岁以上年龄段人群中有一半以上需要配戴框架眼镜或隐形眼镜来矫正屈光不正。美国的近视患者大约有 7000 万，他们不得不为此每年花费达 46 亿美元。

病因学和发病机制

在基本的视觉范畴，人的视觉系统由角膜、晶状体和眼轴的长度组成。这些解剖学上的组成部分必须协调一致地发育，以便将清晰的视觉图像聚焦在视网膜上。

正视眼（图 157-1）就是视觉系统不存在屈光异常，眼球的正视化就是生长发育过程和眼球组成部分的整合，这样来形成正常视力。直到 3 岁，角膜和晶状体的屈光力（折射能力）通过一种尚不清楚的机制与眼球轴长的变化相关联，结果是超过 95% 的眼以屈光度接近正视眼为最终结果（屈光误差介于 + 4.0D ～ − 4.0D 之间）。

近视（近视眼）（图 157-1）是最常见的屈光异常，其比率占屈光不正的 80%。简单而言，远方目标的光线聚焦在视网膜前方就形成了近视。相对于眼轴长度，眼球的折射能力过强。近视可以分为单纯少年型、成年型和病理型。

单纯性近视占所有近视人数的 85% 以上。据估计，15% ～ 25% 的美国人已经成为或将要成为少年型近视。从 5 岁后开始，近视度数逐步增大，直到 16 岁左右，其中 75% 的人经治疗稳定下来，另外一部分可能继续增长到 20 岁或者 30 岁后。每年增加 − 0.25D ～ − 0.75D 是常见的，但是更高的增长速度并不常见。

通常，近视发病越早，导致最后的屈光度越高。有性别差异的证据，女性从出现近视到视力稳定要比男性早 1 ～ 2 年。一直有关于近视确切病因（遗传与用眼不当）的争论，但是最近的研究进一步证实了家族史是近视发生的主要危险因素学说。研究证实，夫妻双方都患有近视，其子女患近视的概率为 30% ～ 40%；如果一方患近视，其子女患近视的概率为 20% ～ 25%；如果双方均无近视，其子女患近视的概率小于 10%。研究认为，近视需要在 3 年级进行治疗，睫状肌麻痹后屈光度为 +0.5D（远视）或更小，将有 60% 的人到 8 年级变成近视。

成人型近视发生在极度近距离紧张环境的个人，如研究生，一般在 20 岁左右发病。这种近视最终的时间期限和严重程度是不可预料的，但一般都是低度到中度近视。对于以前屈光度已经稳定的个体，如果长时间近距离工作，近视度数会有增加的可能。假设一个新的正视化过程发生，开发一个近的光学焦点，将会导致近视的不断进展。

病理型近视是十分罕见的（占全部近视的 1% ～ 2%），它是很严重的一种近视，眼球快速、病理性地变长。在眼球变长的同时，视网膜变薄，视网膜变性和脱离的机会增加。视网膜裂孔可以发生在 Bruch 膜水平，黄斑区继发性出血和瘢痕形成可导致永久性视力下降，甚至失明。病理性近视在开始就是发展的，而且青春期的进展最为迅速。

图 157-1 近视和其他屈光异常。
IOL：眼内人工晶体。

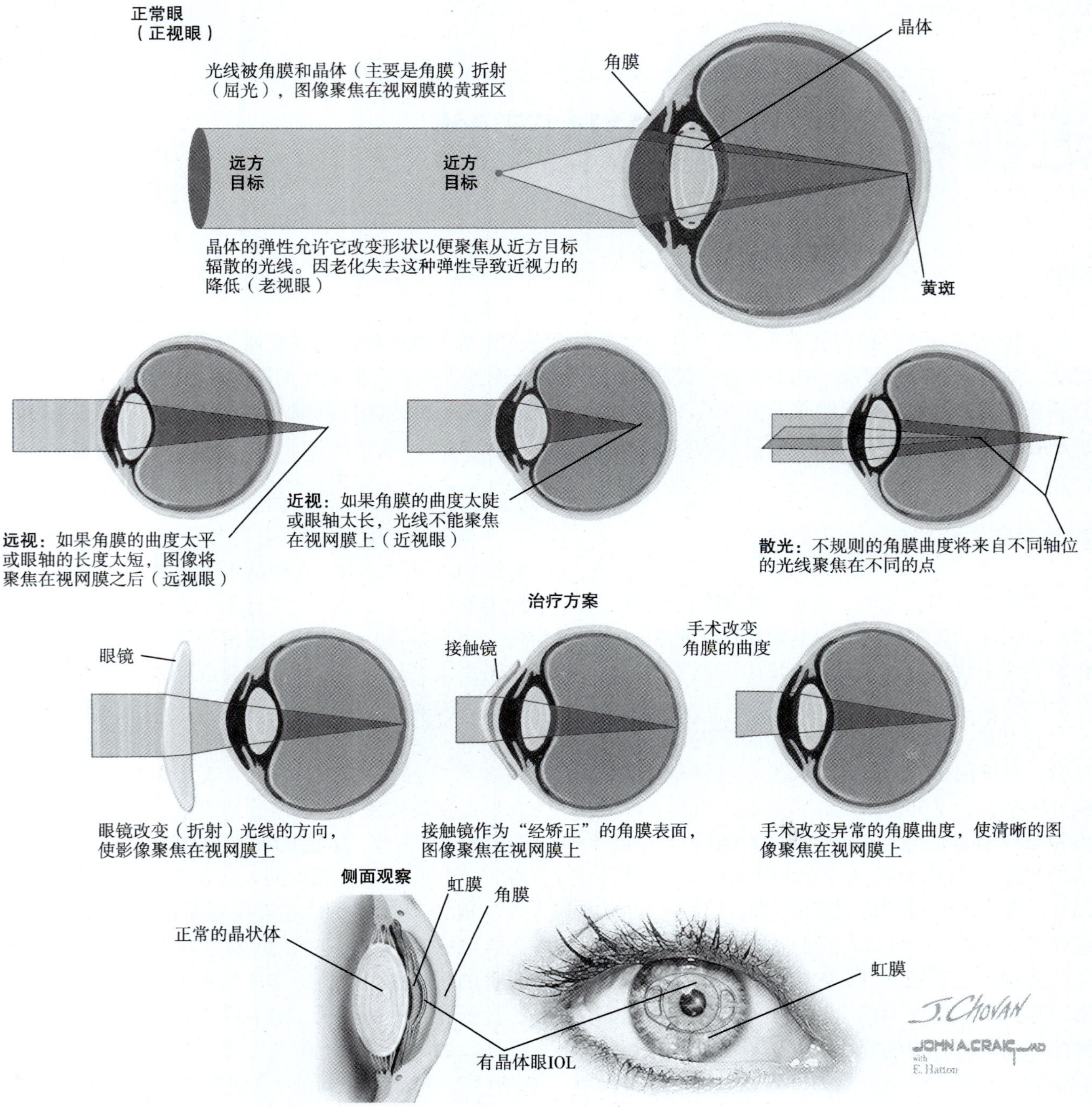

其他一些因素可以引起一过性近视，如血糖水平、核硬化性白内障的进展或一些药物的作用（毛果芸香碱、四环素、肾上腺素、酚噻嗪类、皮质类固醇、口服避孕药）。这种近视通常是可恢复的。

远视（远视眼）（图 157-1）的特征是比正常屈光力更弱或眼轴更短，造成进入眼的光线聚焦在视网膜后。远视的发病率与年龄有直接关系，大多数足月新生儿都从低度远视开始生活，但是，随着眼球的发育拉长，晶体和眼角膜变平，远视迅速降低。30 岁以下年龄段的远视患者数量很难估计，因为眼的调节系统所形成的屈光能力完全可以纠正远视。这种调节系统的过度使用会导致患者出现头痛和视疲劳症状，以及其他双眼整合紊乱和一般眼病。儿童期中至高度的远视与发展成内斜视和弱视之间有很强的相关性。

散光（图 157-1）是屈光杂乱、角膜呈非球形的形状，不同子午线或轴向的屈折力不同。它会导致进入眼的光线聚焦在多个层面而不是一点。晶状体的散光是由于晶状体异常倾斜造成的少见类型。散光的以下特点和近视相似：8 岁左右开始显现，15 岁左右稳定。没有性别差异，患者远视和近视都受影响。人群的 25% ～ 40% 有散光，通常伴随有近视或远视。

老视表明到中年不断丧失调节能力，导致很难聚焦在近的物体上。儿童时代早期，通过睫状体的收缩改变晶状体的形状和功能，调节力达到最大值。随着年龄增长，晶状体逐渐硬化，导致韧性降低和调节能力下降。虽然远视容易和老视混淆，远视是比较少见的，但每个人在 45 岁左右都会受到老视的明显影响。其他眼病（如调节不足）可能在较早年龄出现同样的症状。

临床表现

各种屈光不正的临床表现是在一个或多个注视点呈现视物模糊。近视患者远视力受影响而近视力完好。通常当患者夜间驾驶或者看电视感到困难时去请教眼科医生。遗憾的是儿童经常忍受非常低的视力却不能陈述，以至于当他们出现看教室内黑板或者体育活动困难时才引起我们的注意。近视者通过斜着眼睛(起到小孔镜的作用）来提高视力是很常见的。

远视的临床表现不是很单纯的。理论上讲它和近视相反，引起想象中的看近物模糊而远视力完好，但这样的病例很少见。直到 30 ～ 40 岁，调节系统有能力可以不很费力地矫正低度远视，这个年龄段以下的个体很少意识到他们的屈光不正，抵触屈光矫正的观念。最后，调节能力下降，很难看清所有距离的物体，以致必须借助框架眼镜或隐形眼镜。

散光通常很少有视力障碍，除非它并发有其他屈光不正。所有这些不需要矫正，可以维持很多年而功能完好，像近视一样，利用斜视来提高视力。常见的症状有夜间驾驶时的眩光或单眼复视。

老视较容易出现在 40 岁以后的人们。它表现为对近处物体的聚焦能力逐渐丧失，通常傍晚时症状更明显。由于近距离工作的调节要求超过了调节储备，会出现视物模糊、头痛、疲乏和视疲劳。远视患者出现症状的时间要比近视患者早一些，散光会加重症状。

诊断方法

屈光不正的诊断比较简单，可以用 Snellen 或者其他远近视力表来完成。Snellen 等值视标系统以 20/20 的标准正常视力单位为基础，它相当于测量距离 20 英尺处一个 8.7mm 大小的字母。根据这个标准，所有其他不同视力水平的字母大小可以被推断出来。视力敏锐度分数的分子为被测试人实际看见标准字母的距离（通常为 20 英尺），分母为正常测试者看见同样字母的距离。如果远视力小于 20/20 而近视力正常，说明有一定的近视；远视力正常而近视力差表明有远视。散光可导致近视力和远视力均降低，在中老年人老视与远视相似。

测量屈光不正最准确的方法是进行睫状肌麻痹验光以达到最佳矫正视力，这个步骤需要滴用药物制剂（如环喷托酯）以麻痹睫状体和调节系统。在评估儿童的屈光度时，睫状肌麻痹是特别重要的，因为他们有很大的调节范围，而且使用也不费力。在诊室内使用的眼科专业设备有综合验光仪和自动验光仪，能够灵敏快速地测量屈光度数和模拟眼镜矫正的视力。

处理和治疗

纠正屈光不正有很多可用的治疗（图 157-1），从最基本的方法到尖端的高科技手段。可选择的矫正方法通常分为非手术方法和手术方法。

最佳治疗

非手术方法

非手术矫正屈光不正包括眼镜和接触镜（隐形眼镜），它们被广泛使用并可换用。眼镜这一最常用的方法，能够经济、安全并准确地矫正所有屈光不正，其缺点是脸部不适、周边视力不足和容貌问题。但是，随着高新材料的出现，不断改进的双焦点设计和更新的框架设计，眼镜的大众化使用明显增多。树脂是被最广泛应用于制造眼镜片的材料，因为其比玻璃更轻便、更安全。最新估计在美国接触镜的使用率达 10% ~ 15%。软的水凝胶接触镜佩戴者占全部佩戴接触镜人的 85%，其他人使用硬的透气的或聚甲基丙烯酸甲酯（PMMA）接触镜。应用现在的技术，接触镜能够用来矫正事实上所有的屈光不正，优点包括改善美观、完整的周边视觉，且能矫正眼镜所不能矫正的不规则角膜散光（如圆锥角膜），缺点包括昂贵、感染或其他病变的危险，并需要精心护理。

手术治疗

目前矫正屈光不正的手术包括激光的方法和眼内人工晶体（intraocular lens，IOL）植入术。其中激光的方法使用最多。它精确地切削角膜组织来矫正屈光不正。

屈光性角膜切削术（photorefractive keratecto-my，PRK）通过计算机引导准分子激光（波长为 193nm）重塑角膜基质改变曲率以矫正屈光不正。PRK 需要切削基质组织，非常薄的角膜会限制矫正的度数。由于必须要除掉上皮，激光才能到达基质，手术后直接用绷带型接触镜以减轻疼痛和促进角膜上皮愈合。角膜上皮恢复中，患者可能诉说持续 2 ~ 3 天的轻到中度不适感。实施 PRK 一般只用 1 ~ 2 min 的时间，目前用来矫正 1 ~ 12D 近视、1 ~ 6D 远视及高达 4D 的散光。美国食品和药品管理局于 1995 年公布，已证明利用 PRK 矫正低到中度近视（达 -6D）非常准确，90% ~ 95% 的患者术后视力可达到 20/40 甚至更好。除欠矫或过矫以外，严重并发症还包括被描述为雾样的短暂视物模糊或夜间更严重的视力朦胧以及干眼症。

准分子激光原位角膜磨镶术（laser-assisted in situ keratomileusis，LASIK）是利用一种叫做角膜微切器的器具手术制作一个角膜瓣，并联合 PRK 进行屈光手术。这种精密的器具在角膜的基质和上皮层做一个薄的圆形瓣，另一侧留下一个活瓣。掀开角膜瓣，PRK 在暴露的角膜基质层上进行。然后将角膜瓣小心地放回到原来的位置，完成手术操作。和 PRK 一样，LASIK 可以用来治疗近视、远视和散光。通过使用波前引导激光模式来补偿高阶光学像差，术后矫正的准确性得到很大提高。

LASIK 相对 PRK 的优点是视力恢复快、疼痛小。LASIK 手术的并发症有：角膜瓣制作失误、达不到最佳矫正视力、角膜感觉减退引起类似干眼症的慢性疼痛。PRK 和 LASIK 可以在同一只眼进行多次操作（增强），使手术矫正或自然发生的屈光改变更精细。

有晶体眼 IOL 被手术植入到正常晶状体之前，可用于矫正中度到极高度近视（－5.0 ~ －20.0 D）。术后视力是优秀的，特别是对高度近视的矫正。潜在的并发症包括青光眼、白内障和眼内炎。

避免治疗错误

随着外科手术技术变得更加精细，识别屈光外科手术适当候选者的流程也有了极大改进和提高。角膜地形图和角膜厚度测量的强制使用和仔细检查，大大减少了术后并发症（如角膜扩张或圆锥形角膜）的可能。术前泪点封闭治疗干眼、抗炎药物和泪液的补充，也降低了手术后不适和视力失真的并发症。

展望

激光屈光矫正的未来在于提高矫正的准确性和改善手术技术的安全性。当前研究的重点是在 LASIK 中角膜瓣的安全制作和先进的非瓣（非基质瓣）表面切除，包括激光角膜上皮磨削术（LASEK）和 Epi-LASIK。角膜上皮在先进的切除技术中保留，而在 PRK 中切除。这些新的屈光手术有可能大大降低薄片手术（LASIK）的并发症比率。

目前治疗老视的非激光性手术选择有巩膜扩张术和人工晶体植入术。在所有屈光不正中，老视的永久性矫治似乎最难以实现。

（刘俊辉　译　李春江　校）

参考文献

Michaels DD: Visual Optics and Refraction, 3rd ed. St. Louis, CV Mosby, 1985.

This authoritative resource addresses topics regarding refraction or refractive errors.

Ophthalmic Hyperguide. Available at: www.ophthalmic.hyperguides.com. Accessed December 9, 2006.

This is an excellent searchable source for current research and the latest articles regarding eye disease and treatment.

循证

1. Goss DA, Jackson TW: Clinical findings before the onset of myopia in youth: 4. Parental history of myopia. Optom Vis Sci 73(4):279-282, 1996.

The authors present research for predicting myopia in children using parental myopia as a variable.

2. Zadnik K: The Glenn A. Fry Award Lecture (1995). Myopia development in childhood. Optom Vis Sci 74(8):603-608, 1997.

The author presents an excellent review and compilation of current myopia genesis theory.

3. Zadnik K, Mutti DO, Friedman NE, et al: Ocular predictors of the onset of juvenile myopia. Invest Ophthalmol Vis Sci 40(9):1936-1943, 1999.

This article reviews current research regarding predicting myopia.

W. Craig Fowler · Amy M. Fowler

158

初级保健医师常见的眼前段问题和红眼问题：诊断和处理

引言

初级保健医师和其他非眼科医师经常遇到诉说眼红的患者。本章的主要目的是提供一个方法来鉴别诊断和处理引起眼红的疾病。另一个目的是指导初级保健医师处理如下情况：哪些情况需要立即治疗？哪些情况可以延缓治疗而等待眼科医师的下一步意见？哪些情况需要眼科医师的治疗？哪些情况初级保健医师可以治疗而不需要转诊？以及哪些情况不需要治疗？

病因学

眼和眼球周围红肿可能的原因包括创伤、化学因素、感染、过敏、系统性疾病和手术。眼红的疾病通常分为视觉威胁或非视觉威胁。威胁视觉的原因包括角膜感染、穿孔性损伤、前房积血、眼内炎、眼眶蜂窝织炎、巩膜炎、虹膜炎和急性青光眼。这些眼病要求立即转诊给眼科医师。非视觉威胁性疾病包括结膜下出血、麦粒肿、睑板腺囊肿、睑缘炎、干眼症、结膜炎和大多数角膜擦伤。这些都是常见的，初级保健专家可以恰当处理。

临床表现

根据患者的主诉，眼部的症状可分为：发红、畏光、视力下降或疼痛。具体症状可能有助于揭示眼红的潜在原因（表 158-1）。

诊断方法

为了最佳评估眼红的疾病，初级保健医师需要一个 Snellen 视力表或近视力表、局部麻醉药、带荧光染料的滤纸和带蓝色滤镜帽的笔型电筒。首先应记录使用 Snellen 视力表在 20 英尺的视力，这通常可在大多数诊室进行。也可以选择近视力表。如果可能，通常患者应戴上眼镜或隐形眼镜进行这些测试。年龄超过 40 岁的患者可能是老花眼，虽然他们也许有很好的远视力，但是他们可能还需要放大镜来获得好的近视力。如果没有发现视力下降，大多数眼红疾病是可以治疗的而不需要转诊到眼科。如果视力显著下降，很可能是严重的眼部疾病，有必要将其转诊给一个眼部护理专家。显而易见，结膜炎是不大可能引起视力降低的（框 158-1）。

在记录完既往史和视力检查后，应该对眼球及其附属器进行系统的解剖学检查。首先，进行面部、眼睑、耳前淋巴结和眼眶方面的检查。其次，进行眼球活动、面对面视野和瞳孔的检查。接下来检查眼球，应特别注意检查结膜、角膜和巩膜。用裂隙灯生物显微镜检查虹膜炎、前房积血或闭角型青光的前房是非常有价值的。如果无法使用裂隙灯，一个笔形电筒也是一个有益的选择。角膜表面的平滑度和清晰度以及光反射是检查的重要组成部分。用一滴消毒过的荧光染料滴在下眼睑结膜内，对检查角膜上皮缺损区是非常有帮助的。在眨眼的时候，染料在角膜表面扩散，仅仅附着在角膜上皮缺损的地方，在带蓝色滤镜帽的笔形电筒的照射下显示绿色。在荧光素检查之后，使用 Tono 笔或 Goldmann 压力计进行眼压测试是非常容易的。是否由于急性

表 158-1 眼部主诉的原因

症状	原因
瘙痒	过敏
畏光	角膜擦伤或表面损伤、隐形眼镜相关的浸润或超时戴镜、角膜炎、虹膜炎、急性青光眼、角膜溃疡
烧灼感，刺痒	常见于干眼症，也见于睑缘炎、异物和倒睫
剧痛	角膜擦伤、角膜溃疡、巩膜炎、虹膜炎、眼内炎、严重的角膜炎、严重的表面上皮病变、急性闭角型青光眼
局部眼睑压痛	麦粒肿、睑板腺囊肿、睑板腺炎、蜂窝织炎
异物感	角膜表面擦伤、存有异物或碎片、倒睫、干眼症表面的长丝
视物有光圈	任何原因引起的角膜水肿（尤其是隐形眼镜过度磨损综合征和急性青光眼）

框 158-1 病史：重要的问题和需要考虑的事项

是一个眼还是双眼受影响？测试的视力？视力是否有下降？

外伤前的视力是多少？

突然发作还是逐渐出现？

症状是什么时候出现？数小时还是数天？间歇性？

家里其他人最近是否得过眼红病？近期患过上呼吸道感染？

近期做过眼部手术？（如果是，马上咨询。）

隐形眼镜佩戴史？睡觉的时候是否戴着？（如果是，患者得角膜溃疡的危险性增加 10 倍。）

疼？异物感？发痒？畏光？

分泌物？很少还是很多？水性或是化脓性？慢性或急性？

以前或现在使用过任何眼药？包括总量。

任何外伤史？交往环境？全身状况？

青光眼的高眼压导致眼球变硬，或是否由于巩膜炎、急性青光眼、虹膜炎或其他眼前段炎症过程导致眼球触痛，用示指轻柔地触诊能够提供一个大体的估计。如果眼睛有外伤史和怀疑眼球破裂时，禁止触诊眼球（图 158-1；彩图 158-1）。

鉴别诊断

有眼红特征的疾病，鉴别诊断列于表 158-2。

处理和治疗

眼附属器眼睑、睫毛和泪器的疾病

麦粒肿和睑板腺囊肿

炎症或影响睑缘的皮脂腺可以出现局部的结节性肿胀、压痛、眼睑充血、眼睑局部或弥漫性蜂窝织炎。麦粒肿是睑缘的感染性病变，而睑板腺囊肿出现的结节大多数位于眼睑的中央位置。急性或亚急性病变的治疗包括每天热敷眼睑 4 次，每次 3 ～ 5min。热敷后，患者应按摩眼睑和睑缘，希望分泌物能排出。这种治疗可能需要几个星期才能有效。如果分泌物很多或怀疑感染，局部的抗生素药膏（如杆菌肽、庆大霉素、杆菌肽 – 新霉素 – 多黏菌素 B）适用于睑缘和覆盖受影响部位，每天使用 3 ～ 4 次。有时，如果伴随睑板腺功能失调，出现明显的浓缩或嵌塞，口服抗生素是必要的。在这种情况下，治疗选择多西环素，100mg 每日 2 次，使用 1 个月，然后逐渐减少到每天 1 次，持续用 2 个月或更长时间。睑板腺功能障碍尤其常见于白色人种的中年男性，往往伴随有酒渣鼻。

如果睑板腺囊肿未能解决而转为慢性（即变硬和局限化，或持续超过 3 ～ 4 周），需要转诊至眼科医生。持续或反复出现的眼睑肿物提示需要活检，因为它可能是一种罕见的皮脂腺癌或眼睑鳞状细胞癌（图 158-2；彩图 158-2）。

睑缘炎

睑缘炎是眼睑缘的慢性炎症，与金黄色葡萄球菌感染、皮脂溢出或干眼症有关。其症状和体征可能包括烧灼感、异物感或砂砾感、发红、睑缘增厚、睫毛粘连、早晨睡醒时眼睑粘在一起。睑缘炎也可能无症状。

治疗包括热敷以松解眼睑痂皮和正确的眼睑卫生，包括擦洗眼睑和睫毛的根部以清除碎屑和菌落。患者可在小面巾上使用稀释的婴儿香波。商用眼睑擦洗包效果特别好，并被推荐使用。如果有并发感染或明显的细菌繁殖的话，在每晚眼睑清洁后局部应用抗生素眼膏 2 ～ 6 周是必要的。培养和药敏试

图158-1 诊断方法。

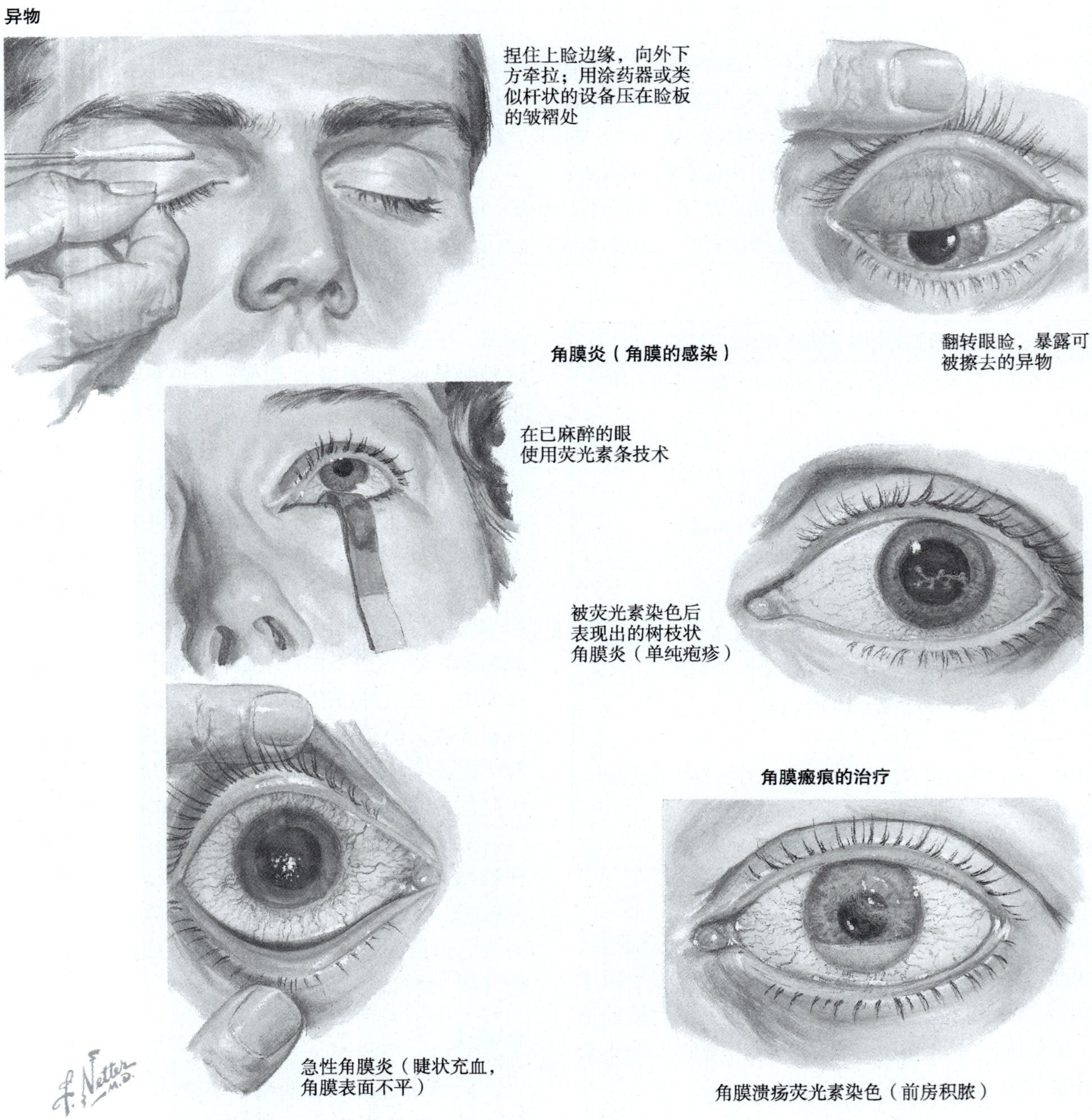

验很少有必要。另外干眼症治疗对于控制病情可能非常重要，因为眼睛干燥是一个促成因素。

眼外结构的蜂窝织炎

眼睑板前（前）蜂窝织炎

前蜂窝织炎的症状和体征包括眼睑红肿、张力性水肿、发热、压痛和波动性淋巴水肿，肿胀可能波及鼻梁并延伸至对侧眼睑。因为严重的眼睑水肿，患者往往无法睁眼，但眼睛本身是相对不受累的，极少伴随结膜充血。患者往往有鼻窦炎、昆虫叮咬、泪囊炎、局部皮肤擦伤、裂伤或穿刺伤的病史。前蜂窝织炎通常伴随低烧和白细胞计数增高。视力、瞳孔和眼球运动是正常的，无眼球突出和眼球运动性疼痛。

表 158-2 常见有眼红特征的疾病鉴别

	结膜炎	角膜炎（角膜炎症或异物）	虹膜炎	急性闭角型青光眼
视力	正常或间歇性模糊，眨眼后清楚	稍微模糊	稍微模糊	显著模糊
分泌物	显著，常常使睫毛粘连；化脓性提示细菌感染；清亮的水样提示病毒感染*；稀薄的黏液提示过敏	无至轻微	无	无
疼痛	无或轻微且表浅	强烈、严重的异物感	中等程度，疼痛且畏光	非常严重，经常恶心和呕吐
充血类型	弥漫性	角膜周围充血	角膜周围充血，睫状充血	弥漫性伴有明显的角膜周围充血
角膜表现	清亮	迟钝或光反射改变；荧光素染色阳性；存在浑浊	清亮或稍模糊	模糊，雾样；光反射改变
眼压	正常	正常	正常到降低	非常高
瞳孔大小	正常	正常或轻度缩小	缩小	固定，中度扩大
瞳孔对光反射	正常	正常	最低限度地进一步缩小	通常没有反应
前房深度	正常	正常	正常	变浅
是否转诊	不（除非是化脓性的）	是	是	是

* 耳前淋巴结（肿大）是病毒性结膜炎的特征。

图158-2 眼睑疾病。

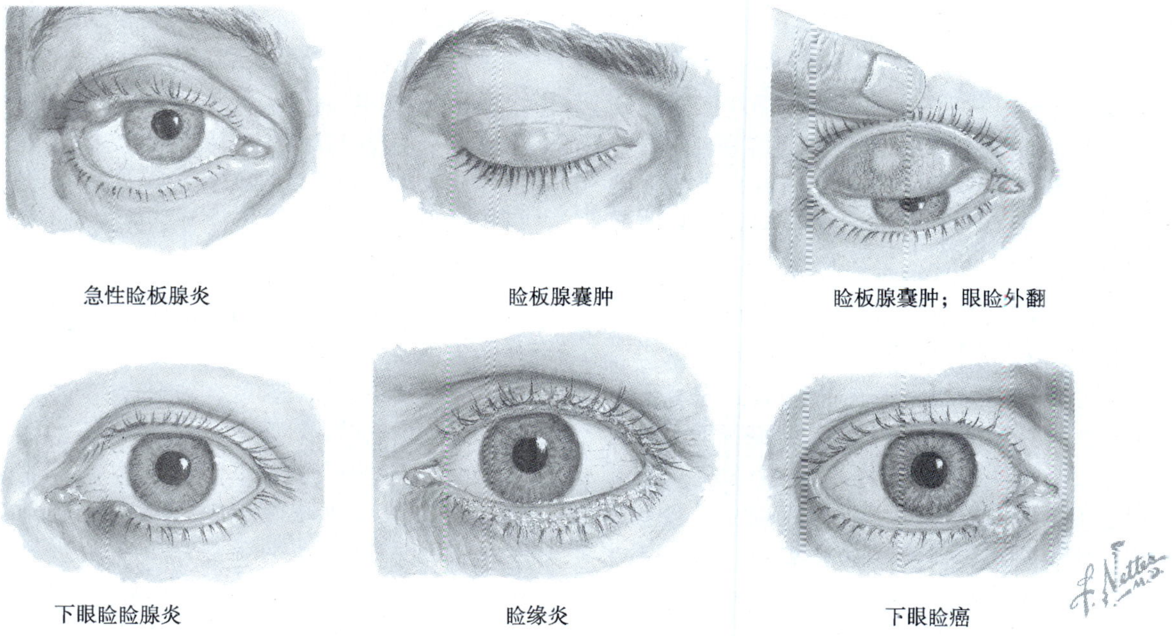

治疗包括检查全血细胞计数，另外对开放的伤口、脓性鼻腔排出物、结膜分泌物或破溃的疱疹进行不同的培养。无局部脓肿的轻症病例，给予口服10天广谱抗生素是必要的（如阿莫西林-克拉维酸盐、头孢克洛或甲氧苄啶-磺胺甲噁唑）。如果存在继发性结膜炎，局部应用抗生素软膏（庆大霉素、杆菌肽、环丙沙星、红霉素或新霉素-杆菌肽-多黏菌素B）是有指征的，条长0.5英寸，每天3～4次。对于小于5岁的中至重度儿童，若口服抗生素几天后没有明显改善，计算机断层（CT）扫描眼眶和鼻窦是必不可少的。这些患者可能需要住院和静脉注射抗生素（头孢曲松、头孢呋辛、氨苄西林-舒巴坦或万古霉素）。如果明确有外伤性的面部损伤，破伤风类毒素应由疾病控制和预防中心（CDC）管理。如果出现波动性肿块或脓肿，伤口探查、清创或排脓可能是必要的。

眼眶（后）蜂窝织炎

眼眶后蜂窝织炎的症状和体征包括眼痛、视力模糊、头痛、复视、眼睑水肿、眼睑红肿、眼睑发热、眼睑压痛和眼球突出。结膜水肿和充血、眼球运动受限、眼球运动疼痛是区别于眼睑板前蜂窝织炎的重要体征。发烧、脓性分泌物、周围感觉降低、视力下降和视网膜静脉充血是令人担忧的体征。计算机断层（CT）扫描往往显示有鼻窦炎（通常是筛窦炎）。眶周区域可能相对无炎症。视神经受累表现出视盘水肿、视力下降和传入性瞳孔障碍。

治疗包括住院、立即咨询眼科专家、血培养、影像学检查（眼眶和鼻窦的CT对比或磁共振成像对比），如果存在鼻窦疾病请耳鼻喉科会诊，并静脉注射广谱抗生素。抗生素应用至少需要72小时，然后口服药物1周。葡萄球菌、链球菌、流感嗜血杆菌、类杆菌和革兰阴性杆菌（特别是创伤后）是最常见的致病微生物。传染病科和儿科的专家会诊可以帮助确定最通用的抗生素和剂量。头孢曲松，每12小时1～2克，再加上万古霉素，每12小时静脉注射1克，对于成年人是合理的初步治疗；然而，需要根据肾功能调整剂量。加用甲硝唑15mg/kg，每6小时静脉注射一次，对于慢性眼眶蜂窝织炎或怀疑厌氧菌感染时是必要的（不能超过4g/d）。对于免疫功能不全的患者必须排除真菌感染，因为如果被确认，需要请耳鼻喉科专家进行外科清创。藻菌病（毛真菌病）是一种威胁生命的疾病，在所有糖尿病及免疫功能低下患者必须考虑到，一般应该立即进行清创治疗。

如果静脉注射抗生素治疗没有立即生效，或出现骨膜下脓肿，外科干预是下一个步骤。所有患者需要仔细监测并发症，包括海绵窦血栓和脑膜炎。严重的眼球突出是使用外用抗生素软膏的指征，每日4次，以减少角膜的暴露和防止角膜溃疡。

鼻泪管阻塞

鼻泪管阻塞的症状和体征包括：眼睛湿润伴眼泪流出眼睑，内侧睫毛上有潮湿或干燥的黏液样物质并结痂，用手指挤压泪囊（内眼角和鼻子之间的区域）在泪点有反流的液体出现，下睑内侧红肿，内眦部肿胀。如果触诊泪囊有黏脓性分泌物排出，患者可能有泪囊炎（泪囊被感染）。鼻泪管阻塞的病因有先天性或后天获得性。

先天性阻塞通常是由于在鼻泪管远端有一个无孔的薄膜（Hasner瓣）。临床上有2%～4%的足月儿出现，在生后1～2周的时候被确诊。治疗包括父母用示指向下压迫鼻泪管和泪囊区，每天2～4次。用这种方法治疗，90%的患儿到1岁时Hasner瓣能够自然打开。如果6～8个月没有解决，应该转诊至眼科医生处进行探通术和冲洗。如果挤压泪囊没有出现液体反流或者如果患者见光闭眼，及时转诊至小儿眼科是必要的。很少会发展成眼睑板前蜂窝织炎或泪囊炎。

后天鼻泪管阻塞是由于慢性鼻腔或鼻窦疾病、泪囊炎、既往手术史、肿瘤或鼻-眶创伤的结果。退化性狭窄是年长者最常见的原因。如果发生了泪囊炎，治疗应包括全身使用抗生素。对于轻症无发热和家长可信赖的患儿，治疗用头孢克洛通常是有效的，每天20～40mg/kg，分三次剂量口服。对于中至重度阻塞伴发热和家长不可信赖的患儿，是住院治疗的指征，用头孢呋辛每天50～100mg/kg，分三次剂量静脉注射。对于无发热轻症的成年患者使用头孢氨苄，500mg每8小时口服一次，是合适的治疗。急性发病且发热的成年患者需要住院治疗，治疗选择静脉注射头孢唑林，每8小时1克。局部应用抗生素滴眼液（莫西沙星、加替沙星、新霉素或庆大霉素）每天4次，加上热敷和轻柔按压内眦区每天4次，对所有患者的治疗是有帮助的。使用类固醇需要眼科医生的评估和监督。脓肿形成是眼科医生行泪囊切开排脓的指征。如果是慢性阻塞或复发，转诊到眼科也是适当的。一旦急性发作已经解决，通常需要通过泪囊鼻腔吻合术联合硅胶插管手术来矫正。

结膜、巩膜和角膜的眼前段疾病，包括干眼症和创伤

结膜炎

结膜炎可以是一个孤立的疾病，或者可能与任何类型的眼内炎症并发。结膜炎的症状和体征包括球结膜或睑板结膜的弥漫性充血（发红）。结膜炎充血的类型不是扇形的。结膜炎通常不疼（与表层巩膜炎或巩膜炎相反），但可能会出现刺激感或异物感。在成人患者，结膜的感染性和非感染性炎症通常伴有眼的分泌物。分泌物的特征提示具体病因：

- 细菌：化脓性分泌物
- 病毒：浆液性、水样分泌物
- 过敏：灰白色水样分泌物，很少，黏液性

细菌性（非淋菌性）结膜炎。细菌性（非淋菌性）结膜炎存在轻至中度的化脓性分泌物和睑结膜乳头状炎症。可能累及单侧或双侧。常见的微生物包括金黄色葡萄球菌、链球菌和嗜血杆菌（儿童）。触诊无耳前淋巴结，除非由于淋病奈瑟球菌而有大量脓性分泌物存在。

治疗包括局部应用抗生素滴眼液：莫西沙星、加替沙星、左氧氟沙星、庆大霉素、妥布霉素、新霉素 - 多黏菌素 B- 短杆菌肽或磺胺醋酰，每日 4 次，用 5 ～ 7 天。可以选择的眼膏包括杆菌肽、庆大霉素、环丙沙星、新霉素 - 杆菌肽 - 多黏菌素 B 或者多黏菌素 B- 杆菌肽，0.5 英寸条长，每日涂 4 次，用 5 ～ 7 天。

患者起初需要每 2 天复诊一次，然后每 3 ～ 5 天复诊一次，直到痊愈。如果 3 天之内没有改善或者视力下降，就应该转诊给眼科医生。大量脓性分泌物是进行革兰染色法培养的指征，以排除淋菌性感染。在这种情况下转诊给眼科医生是明智的。考虑到发展为中耳炎、肺炎或脑膜炎的风险，在儿童，对于流感嗜血杆菌性结膜炎的治疗是口服阿莫西林 – 克拉维酸盐，每日 20 ～ 40mg/kg，分 3 次服。

病毒性结膜炎。病毒性结膜炎具有较高的传染性，因为它通常是由一种腺病毒引起。往往有近期上呼吸道感染史，在出现症状之前的 5 ～ 14 天内接触了上呼吸道感染或眼红患者。双眼同时或先后受累（最多相隔 3 天）。症状和体征包括眼睛疼痛感或瘙痒、耳前淋巴结明显肿大、下眼睑结膜滤泡或滤泡样乳头状反应。滤泡是结膜基质中的肥大细胞和浆细胞围绕大量聚集的淋巴细胞形成。假膜（炎症碎片和纤维）或真正的结膜薄膜形成预示病情严重。小的结膜下出血发生在 43% 的腺病毒性结膜炎病例中。通常情况下，病毒性结膜炎在刚发作的 4 ～ 7 天变得严重，可能在 2 ～ 3 周内不能缓解。2 天至 1 周内可发现点状角膜炎。上皮下混浊可能在 7 ～ 14 天出现，并导致视力下降、对比敏感度降低、光过敏、眩光或明亮的灯光周围有光环。

治疗包括采取措施防止传播和并发症的发生以及对症治疗。怀疑病毒性结膜炎的患者，应在一个单独的地方进行检查，以防止感染传播给其他患者，尽量避免接触医生的办公室。检查时必须清洁和消毒所有设备的把手。患者在办公室接触的门把手或物体也应消毒。氯释放溶液（如 2% 次氯酸钠溶液）和聚维酮碘能够有效地消除病毒病原体。最新配制的氯溶液应该尽快使用，因为稀释后活性将很快丧失。异丙醇消毒腺病毒污染的表面是无效的。患者被告知避免私人交往和共用毛巾、枕头或任何可能受到眼分泌物污染的个人物品。患者触摸眼睛后应该洗手。患病毒性结膜炎的保健专业人员在症状出现 14 天内不应直接用手接触患者。人工泪液或冷敷可以帮助减轻症状。同样，如果瘙痒严重，抗过敏滴眼液或局部应用非甾体药物可能会提供一些帮助。局部应用抗生素应该应用在大块上皮缺损以及膜或假膜去除后的患者。

外用皮质类固醇只能由眼科专业人士使用在有膜或伪膜性结膜炎、重症角膜炎或持续上皮下浸润伴随视觉损害的患者。皮质类固醇能够增强病毒复制和促进感染。使用它们可拖延病毒的清除，可以导致大量感染者在社会流行。

过敏性结膜炎。过敏性结膜炎的症状和体征包括瘙痒、灼热感、轻度结膜充血、眼睑或结膜水肿（球结膜水肿）、乳头状结膜反应及白色黏液。常可有季节性表现，伴有空气传播的过敏史（如动物皮屑、花粉、豚草、粉尘或真菌孢子）。

治疗是对症的。消除过敏原和冷敷或使用冷却的人工泪液是有效的措施。对于中等程度的病例，有效的局部制剂包括：双重抗组胺 - 肥大细胞稳定剂（奥洛他定、依匹斯汀、酮替芬、氮卓斯汀）；单纯局部抗组胺药（左卡巴斯汀、依美斯汀）；单纯肥大细胞稳定剂（色甘酸、洛度沙胺、奈多罗米、吡嘧司特）；减充血合剂（萘甲唑啉加

图158-3 结膜炎、结膜下出血、表层巩膜炎。

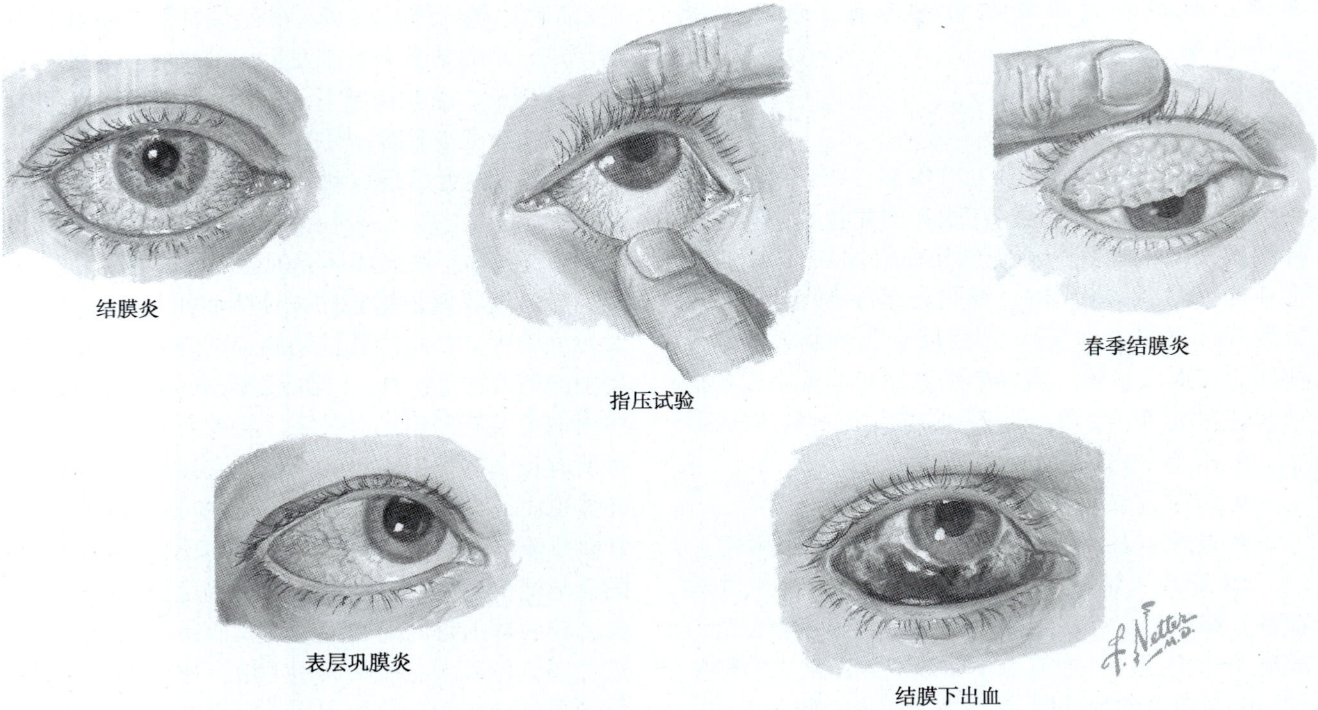

非尼拉敏）。另外加用一种局部非甾体药物（奈帕芬胺、酮咯酸、溴芬酸）可以是有效的。严重和难治的病例需要转诊给眼科医生。外用类固醇备用于严重的病例，并应该仅由眼科医生评估后使用（图 158-3）。

结膜下出血

结膜下出血（subconjunctival hemorrhages，SCH）通常自发而没有明确的原因，集中用力（如咳嗽、打喷嚏、大便时过度用力或搬运重物）后可能会出现。SCH 常常在觉醒时发现。有一种理论认为微小血管囊性分流，在睡眠期间眼睛与枕头摩擦或受压，薄的结膜容易剪切或破裂。SCH 有可能与抗凝血剂、阿司匹林、大剂量维生素 E、高血压发作或出血体质有关，特别是如果出血发生在双眼或复发。患者通常急性发作，无痛、平坦、单侧、浓密，结膜下范围呈血红色。没有视力的损害。

治疗包括仔细检查以排除外伤性因素（穿孔伤或眼球破裂）。怀疑穿透提示应该保护眼睛（使用硬板而不是软的眼罩），并立即进行眼科检查。如果没有眼球穿孔伤或破裂，不需要接受任何治疗，只需等待（一般 2 ~ 3 周能吸收），并确保有良好的预后。如果出血在 3 周内没有干净或者复发，提示应该重新评估。

干眼综合证

干眼综合征（dry eye syndrome，DES），一种泪膜缺乏症（干燥性角结膜炎），在老年人中是极为常见的，特别是年龄超过 40 岁的妇女。症状往往超过体检时所能发现的。症状和体征可以包括烧灼感、刺激感、沙粒感、异物感、轻度结膜发红、间歇性视力模糊和反射性流泪。患者经常提出异议，他们不可能有干眼症，因为他们的眼睛不断地流泪。然而，泪膜主要是油脂性（85% 左右的黏蛋白和脂质），中央水性部分只占 15%。因此，教育患者区别是缺乏泪膜润滑剂（缺乏表面油脂）还是机体为弥补油脂缺乏而反射性流泪的代偿反应，常常是有帮助的。典型情况下，患者的症状是一天天恶化的。

持续长时间的阅读、目不转睛地看电视或用电脑工作往往加剧了干眼的症状，因为这些活动降低了眨眼的频率，增加了泪液的蒸发。吸烟、高气流环境（如汽车空调或通风风扇）、低湿度条件（尤其是在冬季取暖设备打开时）和由于缺乏睡眠导致的疲劳，可以使症状加重。

双侧泪液的新月面降低（在下眼睑边缘测量泪湖高度少于0.3mm）、快速的泪膜破裂时间（角膜表面的泪膜断裂显示小于10秒）和结膜或角膜的点状上皮糜烂（punctate epithelial erosion，PEE）（最好是用荧光染色或丽丝胺绿染色，使用裂隙灯生物显微镜直接观察）是损害的特征。过剩的黏液、泪膜碎片、角膜细丝和眼睑边缘的泡沫（指金黄色葡萄球菌所产生）也可能被注意到。当PEE发生在光线通路（即瞳孔区），就会发生视觉模糊或眩光，这些症状往往是间歇性和可变的。

类似的情况比比皆是。激光角膜原位磨镶术（LASIK手术）后发生干眼症是很常见的，这是因为相对的角膜去神经支配破坏了正常角膜的感觉和泪腺的反馈回路，随后泪液产生减少。共聚焦显微镜显示，LASIK手术后基质神经纤维束立刻减少90%。经过1年，它们的数量有所提高，但仍只有不到原来的一半。

结缔组织疾病如干燥综合征、类风湿关节炎、韦格纳肉芽肿、系统性红斑狼疮，可能表现出严重的干眼性角膜病变。结膜瘢痕形成往往和DES相关，包括眼瘢痕性类天疱疮（严重型）、Stevens-Johnson综合征、沙眼和化学烧伤。DES可能是药物的一种副作用，包括利尿剂、抗组胺药、抗抑郁药、皮肤干燥剂和抗胆碱能药。

由于贝尔麻痹、甲状腺相关（Graves）眼球突出病、瘢痕形成或眼睑位置不正出现眼睑闭合不全，导致角膜暴露和DES增加。其他原因的DES包括维生素A缺乏症、泪腺浸润（结节病、肿瘤）以及放射后泪腺的纤维化。

初步治疗措施可包括人工泪液每2～4小时滴一次，0.2%环孢素滴剂每天2次和在睡前使用润滑凝胶或药膏。如果患者睡觉时发生角膜暴露，在睡眠时戴眼罩或使用湿房镜（如tranquileyes和eyeeco护目镜）常常是有帮助的。患者不应掩盖他们的眼睑闭合，因为眼睑可能在掩盖下不知不觉地打开，从而增加磨损。药膏首先选择润滑凝胶，因为它们很少造成视觉模糊。加湿器放在床边也可能有帮助。口服ω-3脂肪酸（推荐野外捕捉的鱼油品牌），约2000mg/d，也有助于改善角膜前泪膜的质量（脂质黏蛋白层）。

如果DES是严重的或上述措施无效，眼科转诊实施泪点栓塞以帮助患者保持较多的正常泪液是下一步要做的。（小管内型栓子绝不应该使用，因为可以发生细菌性生物膜，导致泪管炎。）如果患者在用栓子时没有发生溢泪，去掉栓子并及时行泪小点烧灼术证明是特别有益的。由于松动和细菌生物膜的形成，长期保留或利用泪小点栓子应该被阻止。在极严重的DES，上部和下部泪小点的烧灼关闭可能是必要的。辅助性使用无防腐剂的羟丙基纤维素润滑剂插入片（长3.5mm，直径1.27mm，放置在较低的外侧穹窿处）可以稳定和增厚角膜前泪膜，对于中至重度干眼综合征是有益的。

睑裂斑和翼状胬肉

睑裂斑和翼状胬肉是源自眼睑间球结膜（鼻侧或颞侧）的良性弹性组织变性肿块，由光化性（紫外线）暴露、风、灰尘、眼睛干燥或慢性刺激造成。睑裂斑是黄白色结节，通常无症状，并仅限于结膜。翼状胬肉是三角形纤维血管生长，并延伸到角膜。

治疗包括眼部润滑处理，如同干眼症，开始时使用人工泪液每天4～6次，同时避免紫外线或刺激物（如太阳镜或安全的护目镜，如果合适的话）。外用非甾体抗炎药（NSAID）对于减轻炎症反应是有用的（如奈帕芬胺每日3次，酮咯酸每日4次，或溴芬酸每日2次），使用2周。进展性扩大的翼状胬肉和难治性或严重的炎症均表明应转诊至眼科医生处。

角膜擦伤

角膜擦伤的症状和体征包括尖锐疼痛、畏光、异物感、流泪、发红、眼睛刮伤史和用荧光素染色上皮缺损区呈明亮的绿色。如果近期没有创伤史，症状发生在觉醒后，那么可能是周期性的侵蚀综合征。

治疗应首先使用荧光染料，以绘制上皮缺损的大小和位置。除缺损区外，角膜应该是透明的。评估浸润、角膜裂伤、穿透性创伤和前房反应是至关重要的。如果存在角膜混浊，可能存在角膜的感染，请眼科会诊是必要的。翻转眼睑以确保没有任何异物存留。使用睫状肌麻痹剂（1%环喷托酯、5%后马托品）可使疼痛缓解。如果患者疼痛明显，可口服止痛剂（可待因）或其他适当的麻醉剂。局部麻醉药是禁忌的！它们只用于辅助检查和明确诊断，滴入眼内几秒就发挥作用。

为预防感染，建议局部使用抗生素。接触镜配戴者必须经抗假单胞菌类药物浸泡（如环丙沙星、妥布霉素、庆大霉素、莫西沙星、加替沙星），而且应每天坚持使用，直至上皮缺损问题解决。滴眼液每天使用4次，药膏应2～4小时使用一次。药膏在眼睑和破损表面间能提供很好的屏障功能，但它们导致视线模糊。如果使用滴眼液的同时使用药膏，滴眼液应始终在药膏之前使用，以提高药物的渗透率。

轻轻封闭患者的眼睑可能增加舒适感，但不建议在配戴隐形眼镜时使用。如果破损是由于植物(如树枝)、蔬菜或假指甲造成的，使用眼罩或绷带是不恰当的。为了促进愈合，减轻疼痛，患者应尽可能保持眼睛闭合。外用NSAID(奈帕芬胺每日3次、酮咯酸每日4次或溴芬酸每日2次）提高舒适性，但可能延缓上皮愈合。

如果破损在24～48小时内不愈合，应该转诊给眼科医生。中央或大片破损必须每天密切观察。无论任何时候如果发生感染，应迅速进行培养和眼科会诊，因为这些患者需要更积极的治疗。

化学损伤

酸损伤。酸，如汽车电池酸（H_2SO_4）、漂白剂、制冷剂（H_2SO_3）、水果防腐剂和玻璃蚀刻化学制剂，使组织蛋白凝结，但不像碱性物质那样对角膜穿透得深。然而，酸能引起急性角膜损伤。

处理酸损伤开始要立即大量冲洗，最好用生理盐水或乳酸林格液，至少持续30min。使用局部麻醉和在眼内放置眼睑扩张器或一个Morgan灌洗透镜是有帮助的，这样有助于冲洗。冲洗完5～10min后，确保下穹窿结膜囊内的pH值检测为中性（7.0)，便达到目的了。如果不是，必须继续冲洗。使pH值成为中性的冲洗量为2～8升。如果pH值持续异常，用湿棉签擦拭穹窿结膜能有效地清除深藏在穹窿处的颗粒物质。

酸损伤的治疗和角膜擦伤是相同的，转诊至眼科医生是必要的。

碱损伤。因碱液（NaOH)、腐蚀性钾（KOH）和氨（NH_4）引起的碱损伤往往比熟石灰$Ca(OH)_2$或氢氧化镁$Mg(OH)_2$造成的结果更糟糕。家用清洁剂、化肥和制冷剂含有氨，水泥、砂浆、石膏和石灰水含有熟石灰，照明弹和烟火含有氢氧化镁。碱损伤导致即刻的和长时间的眼部损害，因为与酸灼伤相比，它对基质有更深的穿透性。碱灼伤也极有可能造成严重的眼部损伤。

碱损伤的治疗和酸损伤一样，开始要立即大量冲洗。立即冲洗是非常重要的，即使用不是无菌的水作为冲洗液也是有用的！及时冲洗是最重要的治疗和挽救视力的措施。任何时候都不应当用酸性溶液来抵消碱烧伤（反之亦然）。碱损伤经适当冲洗后需要及时转诊给眼科医生。

隐形眼镜超时佩戴综合征

角膜上皮细胞低氧状态会出现与角膜擦伤相同的症状和并发症，其中包括疼痛、流泪和畏光。这种综合征通常与睡觉时佩戴隐形眼镜或眼镜紧密接触有关，表现为角膜水肿、视力模糊、结膜充血和偶尔的角膜浸润。刺激因素常常是泪液交换贫乏和眼镜下方代谢产物清除减少。

治疗与角膜擦伤相同。隐形眼镜的佩戴必须停止，同时监测潜在的角膜溃疡或浸润是必不可少的。重新评估应每天进行，如果1～2天没有改善应转诊给眼科医生。

感染性角膜炎

感染性角膜炎是由于感染性微生物导致的炎症破坏角膜上皮细胞和基质的结果。典型情况下是单侧的。危险因素包括隐形眼镜的佩戴、外伤、干眼症、慢性眼表疾病、局部皮质类固醇、眼睑异常、照射和角膜感觉迟钝。

细菌感染性角膜炎的症状包括充血，伴有中至重度疼痛、畏光、视力下降和脓性分泌物。用笔形电筒或裂隙灯检查可见散在的灰色或白色角膜混浊（浸润）。应紧急转诊给眼科医师进行诊断和治疗。

复发性单纯疱疹病毒I型是导致病毒性角膜炎最常见的原因。相关因素包括日光照射、紧张、疾病、创伤、月经和免疫抑制。症状和体征包括眼红伴有水样分泌物和异物感。一个树枝样或分支状的图形是角膜上皮病变的特征，最好是用荧光素染色观察(图158-1)。应紧急转诊到眼科专家。外用类固醇绝不应该用于可能是疱疹性角膜炎的情况。

角膜炎的其他病因是多方面的，但比较常见的感染源包括：真菌（尤其常见于植物或蔬菜等划伤后）和寄生虫（如棘阿米巴，这是特别疼痛的，常见于卫生较差的软性接触镜或热浴缸的使用）。

图158-4　前房积血。

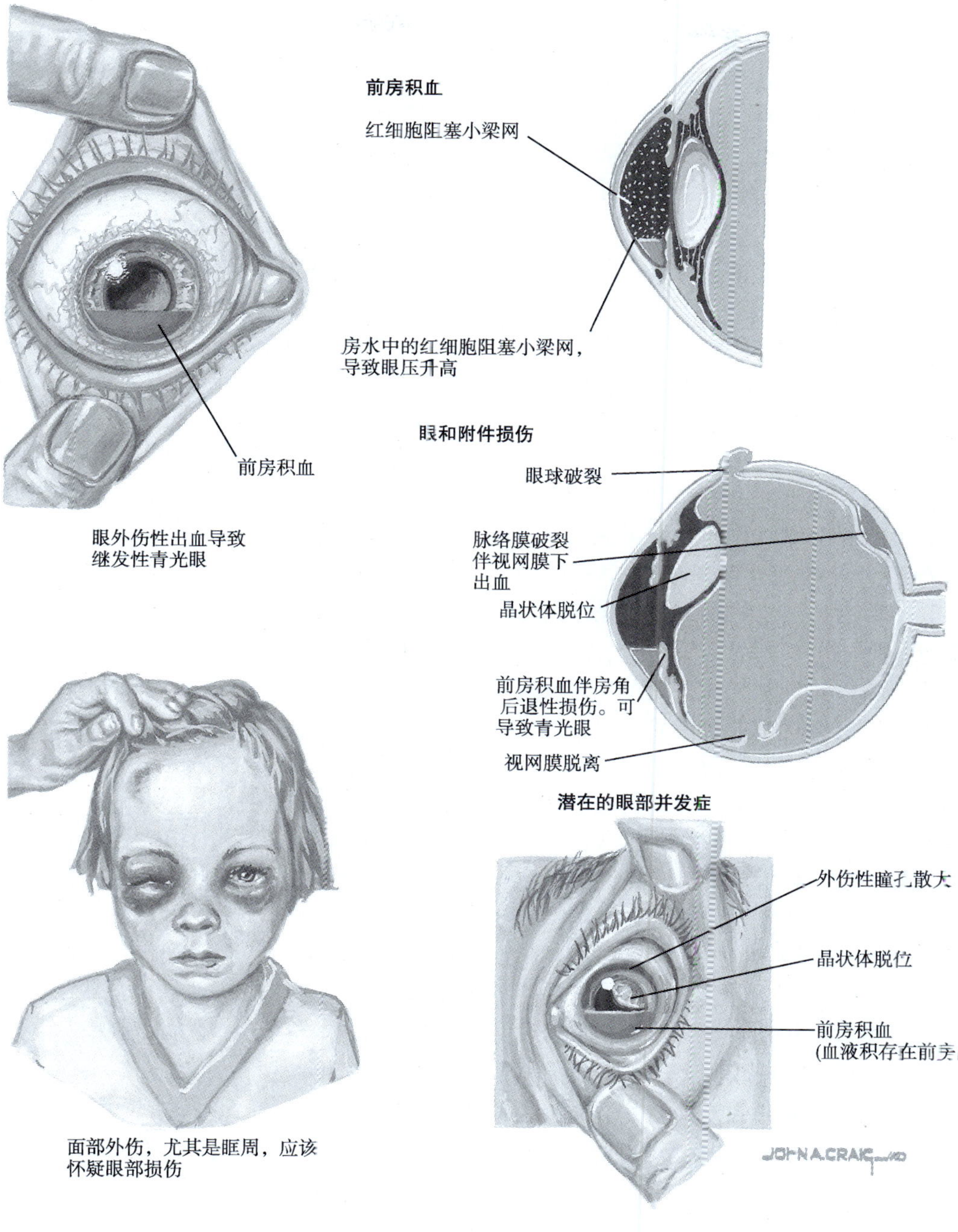

前房积血

前房积血是血液淤积在前房中，通常由钝性外伤造成。患者可出现疼痛、红肿、视力模糊和血红细胞，红细胞是悬浮的（微量前房积血：只能用裂隙灯检查到细胞）或者依附在前房分层存在（通常在6点位置，用笔形电筒照射可发现）。瞳孔可不规则、尖状或受影响的一侧反应迟钝（图158-4）。

评价包括确认视力，如果可能的话，进行对眼球操作最小的初步筛查，因为可能存在并发症。如果在儿童前房积血被报告是自发性的，应怀疑虐待儿童。治疗包括遮盖眼睛，并使患者在休息时头部抬高至少30°。NSAID或阿司匹林产品应禁忌使用。患者不应该阅读，因为眼球运动可促进出血。看电视是允许的。应立即转诊给眼科。

表层巩膜炎和巩膜炎

表层巩膜炎的症状和体征包括急性发作的单眼或双眼发红（70% 是局部性，30% 是弥漫性），通常在年轻的成年人，局部应用 2.5% 的去氧肾上腺素可使其变白（与巩膜炎不同）；轻度疼痛描述为眼睛局部钝痛；视力正常；没有分泌物。有反复发作史是常见的。

大多数表层巩膜炎病例是自限性的，大约 3 周可以自愈。然而，转诊给眼科医生确认是必要的。某些病例需要局部应用 NSAID（奈帕芬胺每日 3 次），口服 NSAID，或两者兼而有之。治疗抵抗可能意味着有系统性疾病，同时需要初级保健医师进行一个系统性检查。

巩膜炎通常是渐进发生的。特征性症状是严重的，烦人的眼痛可以向四周放射到眉、额头、太阳穴或颌部。在夜间患者可能被疼醒。滴 2.5% 的去氧肾上腺素眼红不消退，在自然光下用肉眼检查可见眼睛呈浅蓝色。视力正常或轻度下降。畏光明显，因为 30% 的人伴有虹膜炎。可能出现流泪，但没有眼睛分泌物。25% ～ 50% 的巩膜炎患者有潜在的全身性疾病，常见为结缔组织疾病，如类风湿关节炎、韦格纳肉芽肿或复发性多软骨炎。较少见的潜在疾病是强直性脊柱炎、系统性红斑狼疮、结节性多动脉炎、感染性肠病、痛风、眼后节带状疱疹、结节病、莱姆病、结核病、Reiter 综合征或微生物（细菌或寄生虫）感染。因此，进行全面的风湿病学或内科学检查是必要的。

巩膜炎患者需要眼科评价，因为可能出现威胁视力的并发症。内科或风湿科医师与眼科医师之间的合作是必不可少的，以指导系统的治疗。眼科医生报告持续的眼内炎症，内科或风湿科医师开处方，监测系统性免疫抑制剂。

虹膜炎

虹膜炎是前房内的炎症。症状和体征包括角膜缘周围充血、眼痛、头痛（描述为烦人的疼痛）、畏光、视力下降、瞳孔缩小（小瞳孔，可以是固定的或由于后部粘连而反应差）、前房积脓（前房层状白细胞）和角膜后沉着物。可能与关节炎、感染、结节病、尿道炎及肠道炎性疾病有关。如果有钝性眼外伤史，虹膜炎可能会推迟 1 ～ 3 天发作。虹膜炎的并发症包括眼压升高、慢性闭角型青光眼和白内障。需要及时转诊给眼科专家（图 158-5）。

急性闭角型青光眼

急性闭角型青光眼是由于房水从眼内流出通道的急性阻塞造成。患者的特征是房角狭窄，当瞳孔扩大时眼压急性上升。诱发因素包括昏暗的光线、局部扩瞳剂、一些全身性药物以及情绪压力。典型的单侧急性闭角型青光眼表现为剧烈眼痛、眼睛充血、瞳孔中度散大固定、角膜混浊、视力模糊、前额疼痛、有光晕、恶心或呕吐。触诊患眼可能感觉很坚硬。

最佳的治疗需要立即转诊至眼科医师。如果眼科医师的治疗需要推迟 1 小时以上，最初的治疗应包括以下内容：

- 2% 毛果芸香碱，1 滴，然后在 15min 内重复
- 0.5% 马来酸噻吗洛尔，1 滴（如果没有哮喘或心力衰竭）
- 0.5% 安普乐定，1 滴
- 乙酰唑胺，500mg 口服或静脉注射（如无禁忌）
- 如果没有禁忌，考虑静脉注射 20% 甘露醇溶液

避免治疗错误：治疗警告

局部麻醉药

局部麻醉药不能为镇痛目的开具处方或配药。首先，它们抑制角膜上皮的生长和愈合。第二，它们消除了保护性瞬目反射，并导致角膜暴露、脱水、角膜上皮损坏、诱发患者感染和角膜溶解（溃疡性穿孔）。第三，它们引起点状上皮病变，损害视力。最后，它们有被医疗卫生工作者和患者同样滥用的趋势。

局部用皮质类固醇

局部皮质类固醇滴眼液或药膏（单用或与抗生素合用）不应该由初级保健医生支配或处方，除非在眼科医生的直接监督和密切监测之下。这项建议是基于以下观察。首先，局部皮质类固醇抑制伤口愈合、延迟上皮再生，并可能在神经营养性疾病时导致穿孔，如带状疱疹性角膜炎。它们可以掩盖炎症，导致患者有一种虚假的安全感，而事实上，一个溃疡性穿孔可能正在发展。此外，长期使用外用类固醇可能导致真菌和单纯疱疹性角膜炎，促进后囊下白内障的形成。

皮质类固醇性青光眼是一种长期局部、眼周（包括面霜）、吸入或全身性使用皮质类固醇所形成的开

图158-5 虹膜炎。

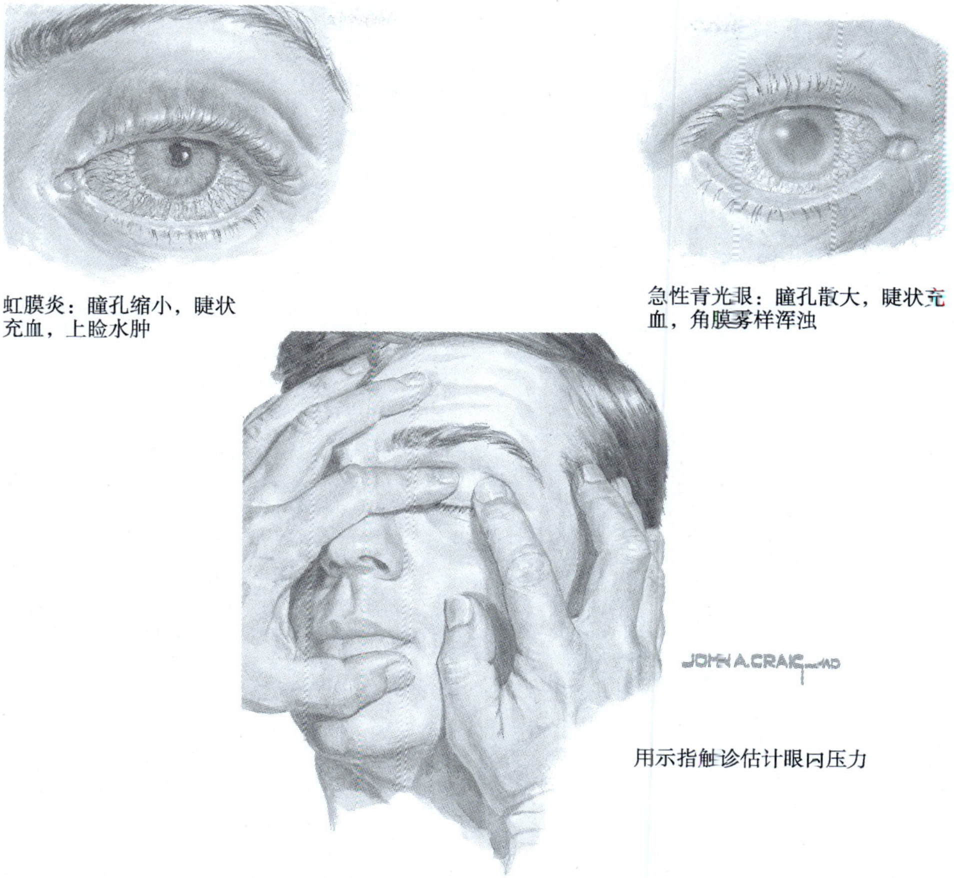

角型青光眼。约有三分之一的患者显示出一定的类固醇反应，但只有一小部分有临床上明显的眼压升高。药剂的类型和效力、使用方法和频率以及患者固有的敏感性，所有这些都影响患者眼压上升前持续的时间和上升的程度。如果是严重的眼压升高，就可能发生无症状视神经损伤和永久性的视力损失。因此，当初级保健医生使用类固醇药物时，建议患者通过眼科护理专家监测他们的眼压，每 3 个月一次。当停用局部类固醇，眼压增高可能持续数月之久。当停用全身性类固醇，眼压在几天之内恢复到治疗前水平。

今后转诊的思考

眼红患者的瞳孔不等大是一个眼部疾病严重的警告信号，应转诊眼科。此外，如果视力急剧而显著地下降，那么结膜炎的诊断是极不可能的，需要转诊给眼科。最后，如果眼红患者是戴软的隐形眼镜，强烈建议转诊到眼科，因为有经验的裂隙灯检查结果对于区别并发症是至关重要的。初级保健医师和眼科医师的密切沟通与合作，对于早期诊断和成功治疗眼红是必不可少的。

展望

病毒性结膜炎（特别是继发于腺病毒）一直是一个常见的眼红问题，也是眼部发病的一个主要原因。病毒分离培养直接检测到腺病毒是目前的金标准，但准确的结果在几天或几周内得不到。因此，培养结果对于临床治疗方法的制订是没有用的。目前的聚合酶链反应为检测腺病毒性结膜炎提供了准确的诊断，但缺乏速度和简便性，因为它需要一个令人满意和宽敞的试验基地。医学界需要有一个快速和高度精确的方法在相对较短的时间内（不到 30min 可以出结果）诊断腺病毒性结膜炎，以便在临床上使用，并可能减少此病在社会上的传播。此外，需要开发有效的局部抗病毒剂以缩短病毒性疾病的病程，减少病毒的复制，降低病毒抗原负荷。

在本文写作之时，唯一商业可用的标准局部抗病毒滴剂是三氟胸苷（三氟甲基脱氧尿苷），它以硫柳汞做保护剂，具有一定的刺激性。在一个前瞻性隐蔽的有关三氟胸苷的试验中，治疗组和接受人工泪液治疗组没有任何差别。其他正在开展的试验都缺乏敏感性。直到这些未来的进展实现之前，接触患流行性角结膜炎患者的卫生保健专业人员在至少14天内限制他们的活动。成年人也应在高传染期间或者至少眼分泌物显著增多期间避免密切接触。

（刘俊辉 译 李春江 校）

参考文献

American Academy of Ophthalmology (Preferred Practice Patterns): Primary Angle Closure Glaucoma; Primary Open Angle Glaucoma; and Comprehensive Adult Medical Evaluation. San Francisco, American Academy of Ophthalmology, 2005.

These preferred practice guidelines available from the American Academy of Ophthalmology are designed to identify the characteristics and components of quality eye care based on the best available scientific knowledge. They are a good review of the titled subject and are often updated on a 5-year cycle.

Pavan-Langston D (ed): Manual of Ocular Diagnosis and Therapy, 5th ed. Philadelphia, Lippincott Williams & Wilkins, 2002.

This is a good resource for the primary care professional.

Tasman WJ, Jaeger EA (eds): Duane's Clinical Ophthalmology, revised ed. Philadelphia, Lippincott Williams & Wilkins, 2004.

This is a time honored, comprehensive, multivolume, detailed review of ophthalmology.

循证

1. American Academy of Ophthalmology: External Disease and Cornea. Basic and Clinical Science Course, vol 8; Intraocular Inflammation and Uveitis, vol 9; and Glaucoma, vol 10. San Francisco, American Academy of Ophthalmology, 2006-2007, updated annually.

   The BCSC (Basic and Clinical Science Course) is a 14-volume series of foundational texts available from the American Academy of Ophthalmology that provide ophthalmologists with the core information needed to pass their board certification exam. Each volume is an excellent overview of the titled subject and includes many photos, diagrams, and instructive illustrations. They are not intended to be an exhaustive review, but rather an excellent source of core information.
2. American Academy of Ophthalmology (Preferred Practice Patterns): Bacterial Keratitis; Blepharitis; Conjunctivitis; Dry Eye Syndrome. San Francisco, American Academy of Ophthalmology, 2003 (Bacterial Keratitis: 2005).

   Preferred practice guidelines available from the American Academy of Ophthalmology are designed to identify the characteristics and components of quality eye care based on the best available scientific knowledge. They are a good review of the titled subject and are often updated on a 5-year cycle.
3. Albert DM, Jakobiec F (eds): Principles and Practice of Ophthalmology, 2nd ed. Philadelphia, WB Saunders, 2000.

   This is a good multivolume comprehensive ophthalmic reference.
4. Ang RT, Dartt DA, Tsubota K: Dry eye after refractive surgery. Curr Opin Ophthalmol 12(4):318-322, 2001.

   This article reviews the dry eye syndrome that can complicate refractive surgery.
5. Avellon A, Perez, P, Aguilar JC, et al: Rapid and sensitive diagnosis of human adenovirus infections by a generic polymerase chain reaction. J Virol Methods 92(2):113-120, 2001.

   This article reviews PCR as a diagnostic test of adenovirus infections.
6. Bradford CA (ed): Basic Ophthalmology for Medical Students and Primary Care Residents, 8th ed. San Francisco, American Academy of Ophthalmology, 2004.

   This text is an excellent clinical reference for primary care providers.
7. Darougar S, Grey RG, Thaker U, McSwiggan DA: Clinical and epidemiological features of adenovirus keratoconjunctivitis in London. Br J Ophthalmol 67:1-7, 1983.

   This is a useful review of adenoviral ophthalmic infections.
8. Garg A, Pandey SK (eds): Textbook of Ocular Therapeutics, 2nd ed. New Delhi, Jaypee Brothers, 2003.

   Chapters are organized to serve as a quick reference to ophthalmologists, with attempts to include advances in ocular therapeutics.
9. Green SM: Tarascon Pocket Pharmacopoeia. Lompoc, CA, Tarascon Publishing, 2007.

   This handy quick reference guide was designed to assist the practitioner in prescribing pharmaceuticals outside of his or her specialty. It is subdivided by extremely useful specialty headings (such as ophthalmology and dermatology) and by pertinent categories (such as analgesics and antimicrobials). Both trade and generic listings are indexed alphabetically.
10. Johns KJ (ed): Eye Care Skills. CD-ROM. San Francisco, American Academy of Ophthalmology, 2005.

    This CD-ROM includes eight topical PowerPoint educational training presentations for non-ophthalmic physicians and allied health care providers. It is available from the American Academy of Ophthalmology, PO Box7424, San Francisco, CA 94120-7424.
11. Kaiser PK, Friedman NJ, Pineda R (eds): The Massachusetts Eye and Ear Infirmary Illustrated Manual of Ophthalmology, 2nd ed. Philadelphia, WB Saunders, 2004.

    This handy full-color guide provides on-the-go clinical information. It includes hundreds of clinical photographs and is a concise general ophthalmology manual that is particularly useful for primary care providers and practitioners in training.
12. Kawana R, Kitamura T, Nakagomi O, et al: Inactivation of human viruses by povidone-iodine in comparison with other antiseptics. Dermatology 195:29-35, 1997.

    This article addresses the effectiveness of povidone-iodine as an antiseptic.
13. Krachmer JH, Mannis MJ, Holland EJ (eds): Cornea, 2nd ed, vol. 2. Philadelphia, Elsevier Mosby, 2005.

    This is the best comprehensive text available for cornea and external disease. It is well illustrated and referenced.
14. Kunimoto DY, Kanitkar KD, Makar MS (eds): The Wills Eye Manual: Office and Emergency Room Diagnosis and Treatment of Eye Disease, 4th ed. Philadelphia, Lippincott Williams & Wilkins, 2004.

    This excellent quick reference information manual covers nearly every ocular disorder commonly encountered in the office, hospital, or emergency room. Key differentiating features are emphasized to aid the practitioner in accurate diagnosis.
15. Lee BH, McLaren JW, Erie JC, et al: Reinnervation in the cornea after LASIK. Invest Ophthalmol Vis Sci 43(12):3660-3664, 2002.

    This article provides information on corneal denervation following LASIK.
16. Palay DA, Krachmer JH (eds): Ophthalmology for the Primary Care Physician, 1st ed. St. Louis, Mosby, 1997.

    This is a good single-volume ophthalmic reference for the primary care provider.
17. Romanowski EG, Yates KA, Gordon YJ: Topical corticosteroids of limited potency promote adenovirus replication in the Ad5/NZW rabbit ocular model. Cornea 21(3):289-291, 2002.

This article addresses adenoviral infection as a complication of topical corticosteroids.

18. Tabery H: Corneal epithelial changes due to adenovirus type 8 infection. Acta Ophthalmol Scand 78:45-48, 2000.

This article documents the pathology of adenovirus type 8 infection.

19. Toda I, Asano-Kato N, Komai-Hori Y, Tsubota K: Dry eye after laser in situ keratomileusis. Am J Ophthalmol 132(1):1-7, 2001.

This article reviews dry eye complicating LASIK.

20. Ward JB, Siojo LG, Waller SG: A prospective, masked clinical trial of trifluridine, dexamethasone, and artificial tears in the treatment of epidemic keratoconjunctivitis. Cornea 12:216-221, 1993.

This article reviews the effectiveness of trifluridine in epidemic keratoconjunctivitis

21. Wilson SE, Ambrosio R: Laser in situ keratomileusis-induced neurotrophic epitheliopathy. Am J Ophthalmol 132(3):405-406, 2001.

This article reviews neurotrophic epitheliopathy complicating LASIK.

W. Craig Fowler

159

白内障的评价和处理

引言

白内障是世界范围内致盲的首要原因。它可能是衰老、各种疾病、某些医学疗法、遗传异常的结果，在起因上也可以是先天的。因为正常晶状体是透明的，任何晶状体囊或实质的浑浊或变色，无论其大小或对视力损害的程度，都是白内障学术上的定义。但是，在临床上习惯把引起视力下降或视力损害的晶状体浑浊称为白内障。

大多数 70 岁以上的患者预计有一定程度的白内障形成或晶状体老化改变。年龄相关性白内障有 50% 的患者年龄在 65 ~ 74 岁之间。发病率在 30 岁以后每 10 年增加一倍。在美国白内障是不能被眼镜矫正的视力下降的首要原因，而且是看眼科医生受益于医疗保险项目的最常见原因。美国每年大约有 160 万白内障患者实施了植入眼内人工晶体的手术。在医学上白内障手术被认为是最成功的外科手术之一（在降低发病率和改善生活质量方面）。一项前瞻性研究证明白内障摘除与机动车事故下降 50% 是有联系的。而且，对于需要护理的老年患者，若不控制其视力的慢性下降，还会增加跌倒的危险和由此造成的伤害。Framingham 研究注意到中等视力损害（如果总体视力下降到 20/30 ~ 20/80）和严重视力丧失（如果视力低于 20/100）10 年以上，会增加髋部骨折的相对危险（1.54 *vs*. 2.17）。仅一只眼的中等视力降低显示相对危险为 1.94，这强调了保持良好立体视觉对于预防摔倒和相关骨折的重要性。当视力降低影响到一个患者的日常生活，如限制安全驾驶、阅读以及参加编织或其他娱乐活动等业余爱好时，执业医生必须在确保没有忽略其他引起视力丧失的重要原因后转诊以评估白内障。

病因学和发病机制

获得性白内障的病因学见框 159-1。

临床表现

患者的症状包括最初图像模糊，然后经过几个月到数年缓慢进展的视力丧失，累及一只眼或双眼（图 159-1）。另外，患者在阳光下或夜晚（尤其是在迎面而来的汽车前灯照射时）可以感觉到耀眼的光、图像幻影或变形、褐色或微黄色的物体变色、图像周围金星四射、多重图像、颜色辨别能力轻微降低，以及有时不戴眼镜近距离阅读的能力较以前有出乎意料的改善。这种意料外的视力改善被医生形容为第二次视力，是由于晶状体的核硬化增加引起，从而导致屈光度增加与近视的发生。颜色辨别力降低和色觉障碍的发生程度不如视神经病那样严重，仅仅白内障不会引起像视神经病变那样的相对性传入性瞳孔反应缺陷。患者的特殊症状是基于晶状体浑浊的位置和密度（图 159-2；彩图 159-2）。

白内障通常是按形态学分类，但是也可以按照成熟度分类。形态学分类包括核型、囊下型、皮质型和不常见的“圣诞树”型。按成熟程度分类包括未成熟期、成熟期、过熟期和硬核液化白内障。

核型白内障在裂隙灯显微镜下显示为晶状体的中央部位出现黄色或棕色变色。典型的表现为远视力较近视力更模糊。这是老化的典型改变，通常需

框 159-1 获得性白内障的病因学

与年龄相关：最常见

眼内炎症：虹膜炎

糖尿病：少年型发展为前囊或后囊下区域的白色雪花样不透明浑浊，成人型在较早年龄发展为年龄相关性白内障。

外伤：外部物体的直接贯通伤，眼睛或头的震荡性外伤，离子辐射到眼内组织，电击，或红外线辐射（如吹玻璃工人）。

药物：类固醇——全身和局部两种、抗精神病药（氯丙嗪）、抗胆碱酯酶药、别嘌呤醇、胺碘酮、白消安。

眼内肿瘤：黑色素瘤合并扇形表层改变。

全身性并发症：低钙血症——皮层呈现小的白色晕彩样改变（通常见于手足搐搦患者）；肌强直性营养不良——多彩的针样浑浊（圣诞树样白内障）；特应性皮炎（囊下，盾牌样白内障）；Down 综合征；先天性风疹

要数年进展，出现显著的视觉受损。皮质型白内障可以累及前部、后部或赤道部皮质，通常是无症状的，直到皮质浑浊进展至视轴区域。由于皮质的水化作用，浑浊开始表现为外层晶体纤维之间微小的裂隙和小的空泡。随着时间的发展，在晶状体周边部这些浑浊日益扩大，进展为辐射状、灰色、轮辐样致密的浑浊。直至浑浊侵犯中心瞳孔区域之前，视觉上一直保持无症状。囊下白内障浑浊可以出现在晶状体的前囊附近，但出现在晶状体的后方更常见，常形成斑块样浑浊。可以经过几个月或几年的迅速发展，以红色背景使用裂隙灯显微镜或直接检眼镜检查的后方映光法可以最佳显示。后囊下白内障可能与长时间使用类固醇、糖尿病、外伤、眼部炎症或辐射有关，通常发生在 50 岁以下患者。

按成熟程度分类不常用，除非描述最严重的晶状体浑浊类型，如成熟、过熟或硬核液化白内障。未成熟期白内障是指晶状体部分浑浊，可能存在部分残余视力。在成熟期白内障，晶状体是完全不透明的，可能没有残余视力。过熟期白内障是一种成熟的白内障，由于晶状体水分漏出造成囊膜皱缩。外层皮质全部液化使中央的核硬化并下沉，形成过熟期硬核液化白内障。

诊断方法

视力降低的患者需要进行完整的检查以明确病因。白内障的视觉评价也必须包括视神经和视网膜的评估，以发现导致视力降低的其他疾病。例如，如果患者诉说近距离工作困难或者视物变形（中心视力波形起伏或扭曲），要进行针对中心黄斑或中央凹的专门分析。如果晶状体是浓密的白内障，直接检眼镜可能不能提供观察眼底细节的足够视野，因此不能对视神经或视网膜病变提供一个可靠的评估。如果患者的一只眼有糖尿病视网膜病变，同时对侧眼视力降低，但是白内障的存在妨碍进行充分的眼底检查，应高度怀疑白内障眼有糖尿病相关的视力损害。摘除白内障常常可以保证评估和治疗视网膜病变，即使白内障手术不能改善患者的视力。

以下是患者病情检查的规范步骤（图 159-3；彩图 159-3）：

1．获取准确的视力损害病史。询问时间、起始、眼部疾病、年轻时或成年早期不好的视力（患白内障之前）、受侵犯侧（单侧或双侧）、眼部外伤、药物治疗和全身性疾病。

2．用 Snellen 视力表记录远视力。通常测试视力的距离是 20 英尺或 6 米，因为对眼睛来讲 20 英尺被认为是视力无限远的点。如果患者戴眼镜检测远视力，这是允许的。首先检查右眼并记录，左眼遮蔽。让患者阅读出他能辨认一半以上字母的最小行。用计数法（如 20/20）记录所测量的视力，分子代表完成测试的距离，分母代表所读出行的指定距离，然后同样检查左眼。如果一只眼或双眼的视力是 20/40 或者更少，让患者通过遮光板的小孔看视力表并记录结果，允许患者戴眼镜检查。如果使用文盲 E 视力表，让患者指出字母 E 的方向。如果患者不能识别视力表的最大字母，可以缩短患者与视力表之间的距离。用新的距离作分子记录视力的值（如 10/400 或 5/400）。如果患者在 3 英尺处不能识别大字母 E（20/400），伸出一个或两个手指，记录准确辨别手指个数的距离（如，指数 /1 英尺）。如果患者不能辨别指数，记录是否能辨认手的纵向和横向摆动（如，手动 /3 英尺）。如果不能辨认手动，使用小手电筒检查患者是否能发现光的方向和有无光的感知力。记录为 LP（光感），定位（患者能感觉光源的方向）或不能定位，或者 NLP（无光感）。

近视力检查仅用于远视力检查困难或不能进行时（检查局限于床旁）。仅仅用标准近视力表在推荐距离检查才是有效的。如果患者在 40 岁以上，戴眼镜准确阅读近视力表是很有必要的。

图159-1 白内障症状

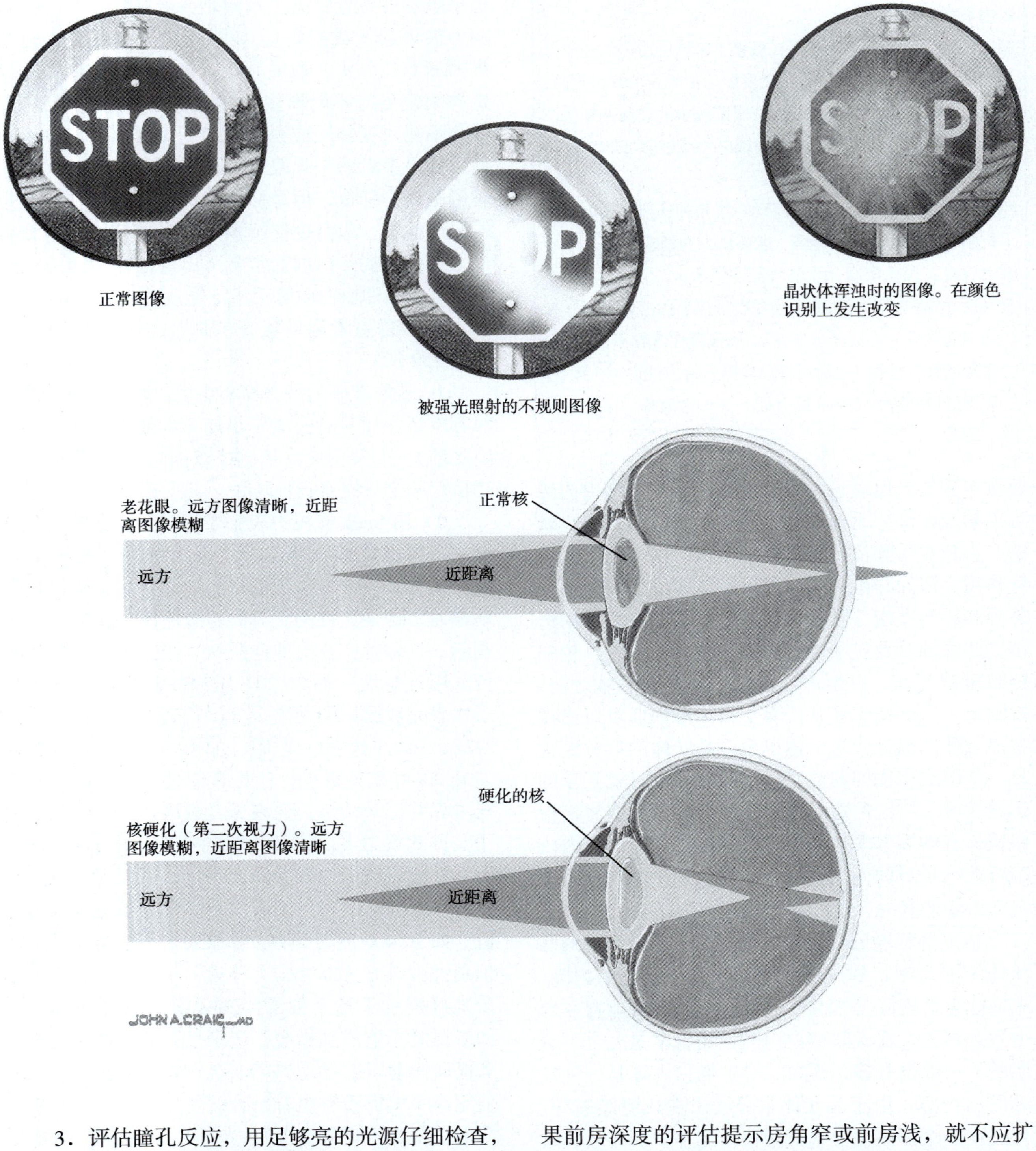

3．评估瞳孔反应，用足够亮的光源仔细检查，以排除相对性传入性瞳孔反应缺陷（afferent papillary defect，RAPD）。晚期白内障不显示 RAPD。

4．检眼镜检查晶状体、视网膜和视神经。用药物扩大瞳孔极大促进了这项检查。推荐的药物包括 2.5% 的盐酸去氧肾上腺素和 1% 的托吡卡胺。如果前房深度的评估提示房角窄或前房浅，就不应扩大瞳孔，因为可以引起闭角型青光眼发作。检查者进入眼内的视线将如同白内障患者的视力一样（即检查者通过直接检眼镜进入患者眼内的视线将与患者向外看的视力一样被降低同样的程度）。要特别注意黄斑和视网膜的中央凹。

图159-2 年龄相关性白内障。

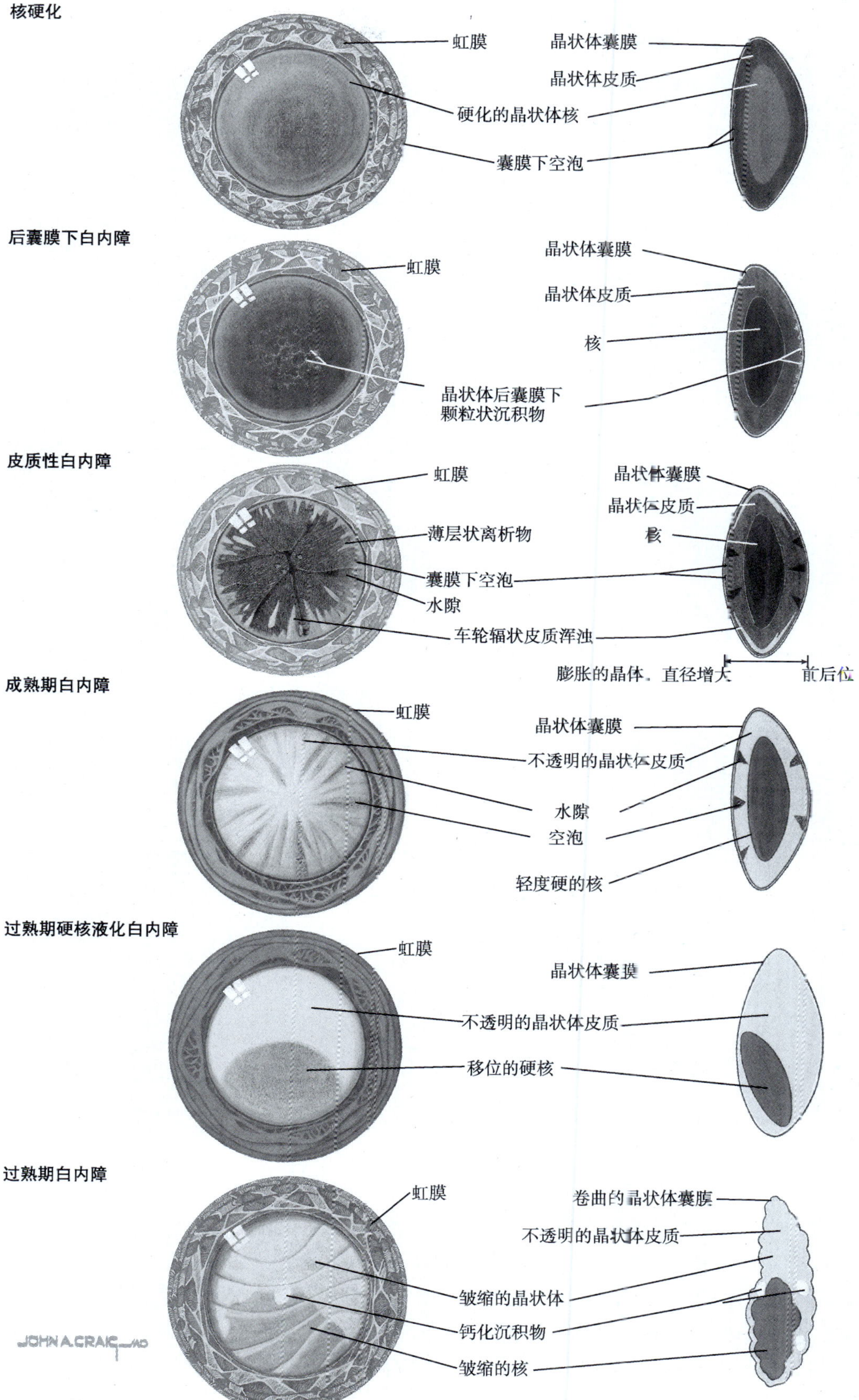

图159-3 诊断性评估。

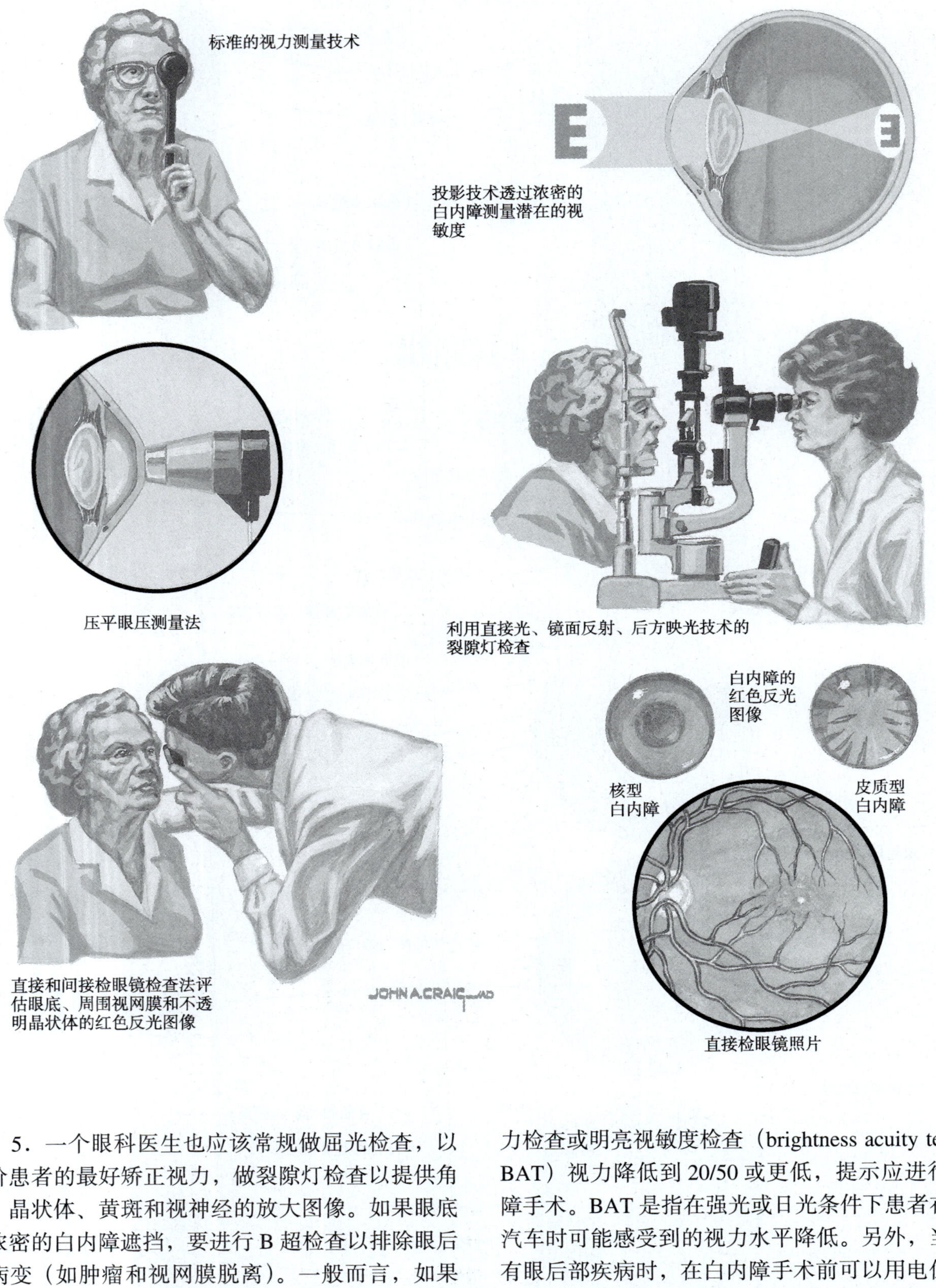

5．一个眼科医生也应该常规做屈光检查，以评价患者的最好矫正视力，做裂隙灯检查以提供角膜、晶状体、黄斑和视神经的放大图像。如果眼底被浓密的白内障遮挡，要进行B超检查以排除眼后部病变（如肿瘤和视网膜脱离）。一般而言，如果患者存在功能性的视力症状，用标准的Snellen视力检查或明亮视敏度检查（brightness acuity testing，BAT）视力降低到20/50或更低，提示应进行白内障手术。BAT是指在强光或日光条件下患者在驾驶汽车时可能感受到的视力水平降低。另外，当同时有眼后部疾病时，在白内障手术前可以用电位视敏度测定计或激光干扰测量法评估患者的视觉潜能。

图159-4 眼内人工晶状体（IOL）研究。

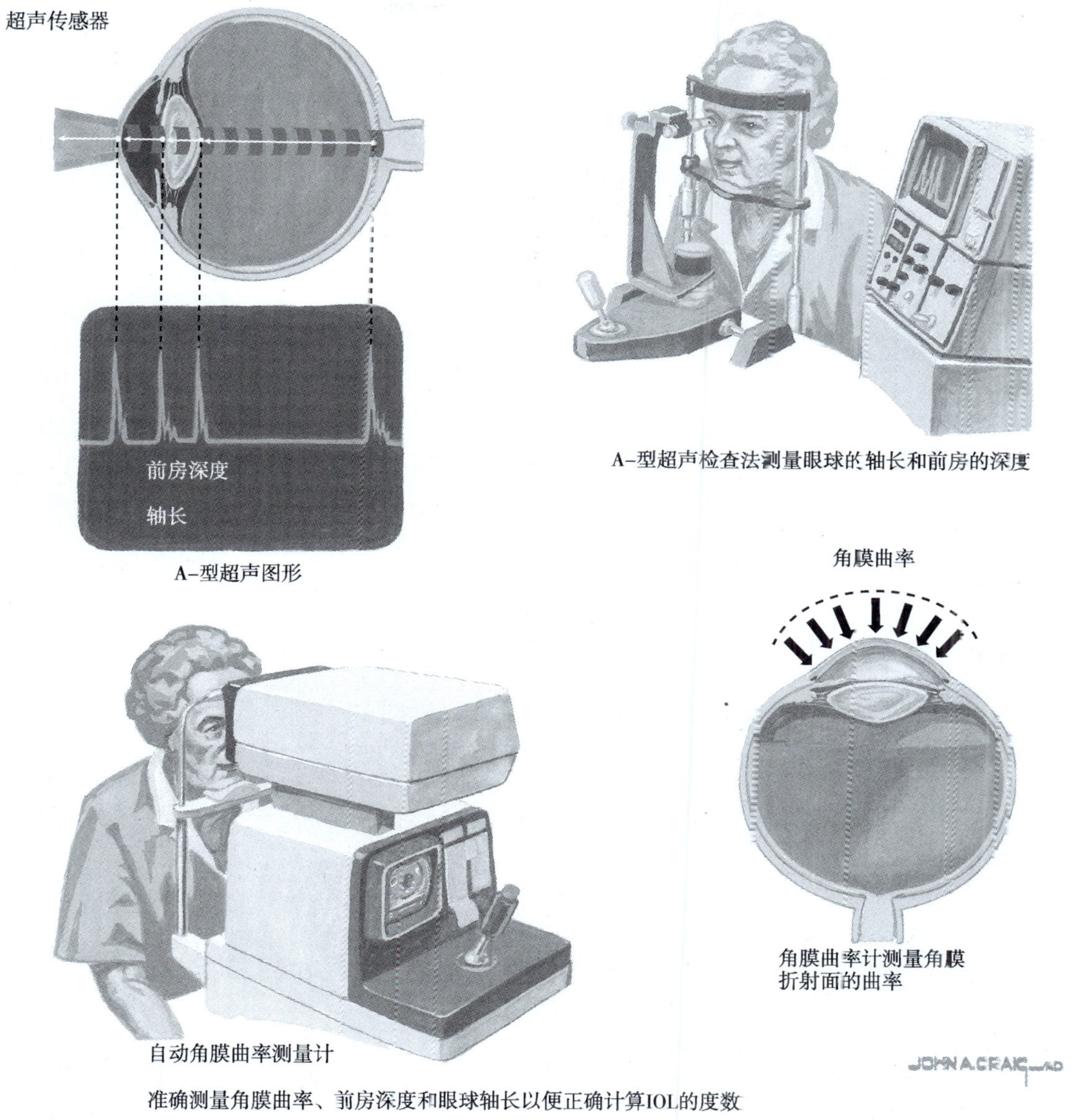

计划行白内障手术时，其他测量包括眼轴长度（A型超声检查）和角膜曲率（角膜的曲率测量），这是计算手术时植入眼内人工晶体度数所必需的。有时需要镜面反射显微镜和角膜厚度测量仪来评估角膜内皮的状况和承受眼内手术的能力（图 159-4）。

处理和治疗

最佳治疗

为了改善视觉功能或便于眼后节疾病的检查和治疗（如糖尿病视网膜病变、青光眼），一般要实施白内障手术（图 159-5；彩图 159-5）。在一些情况，实施白内障手术是因为白内障本身引起了其他眼病（如葡萄膜炎、晶状体溶解性青光眼）。超声乳化白内障吸除术或囊外白内障摘除技术同时植入眼内人工晶体在不断地改进和提高，手术成功率在 95% 以上，大大高于常规的白内障手术。

如果患者拒绝白内障手术，用眼镜纠正屈光不正以扩展可能被限制的能力。少见情况下，在一些有中央小面积浑浊的患者，当患者不能进行手术时，在浑浊进一步扩大之前，散瞳疗法（用 1% 托吡卡胺伴或不伴 2.5% 去氧肾上腺素，一天 3 次）可能

图159-5 晶状体乳化和植入柔软的眼内人工晶体（IOL）。

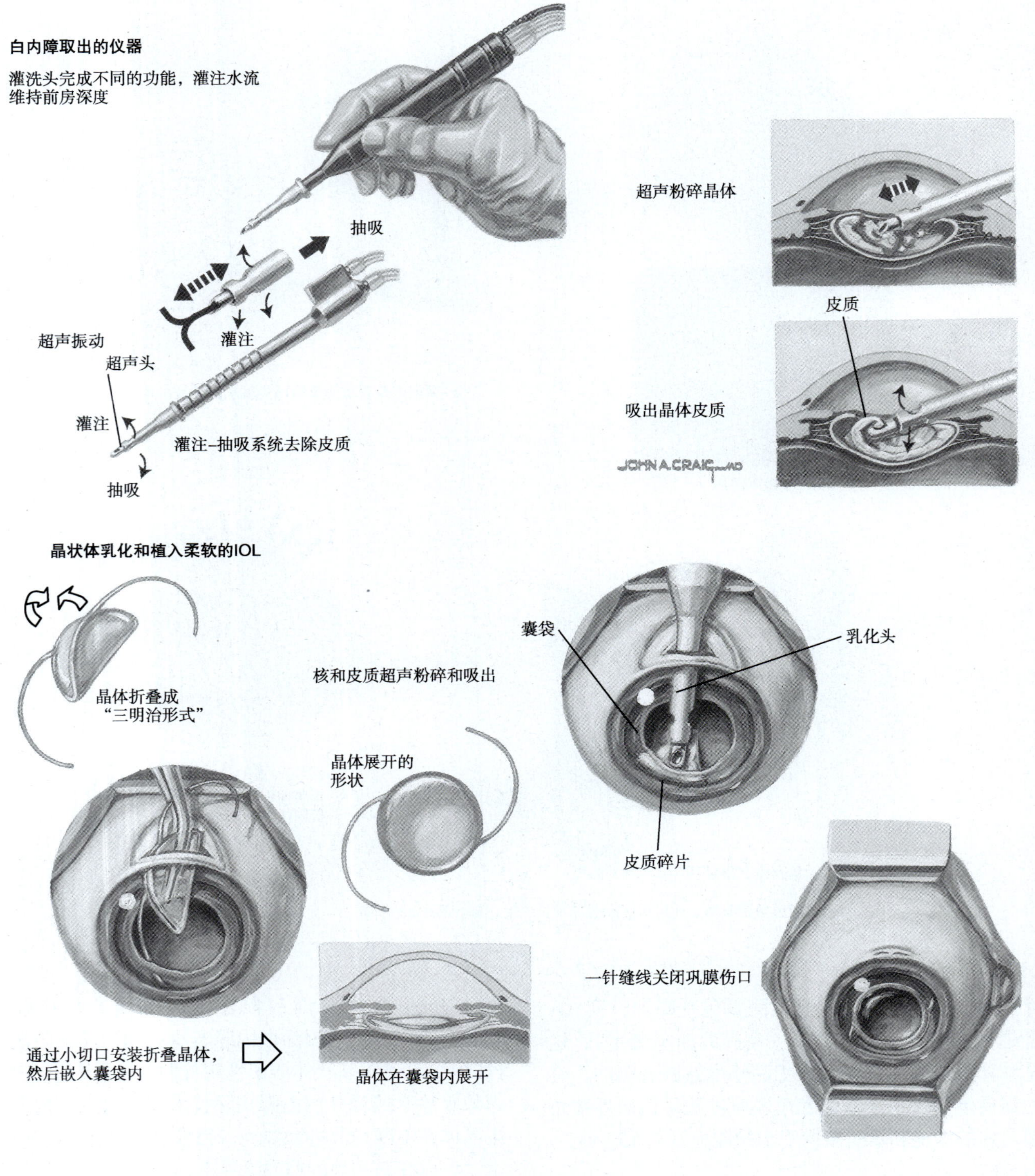

暂时有助于改善患者中央视轴浑浊的周围视力。对于拒绝手术的患者，一般每年都要检查，但是如果出现视力降低的症状或同时出现其他并发的眼部疾病时要立即重新评估。

白内障摘除后，大约50%的患者发展为后囊浑浊(posterior capsule opacification，PCO)，引起视力降低、眩光以及膜样或斑点样闪烁的症状。一些患者可能抱怨对比度减低或者单眼复视。治疗包括用钕：钇-

图159-6 后囊混浊。

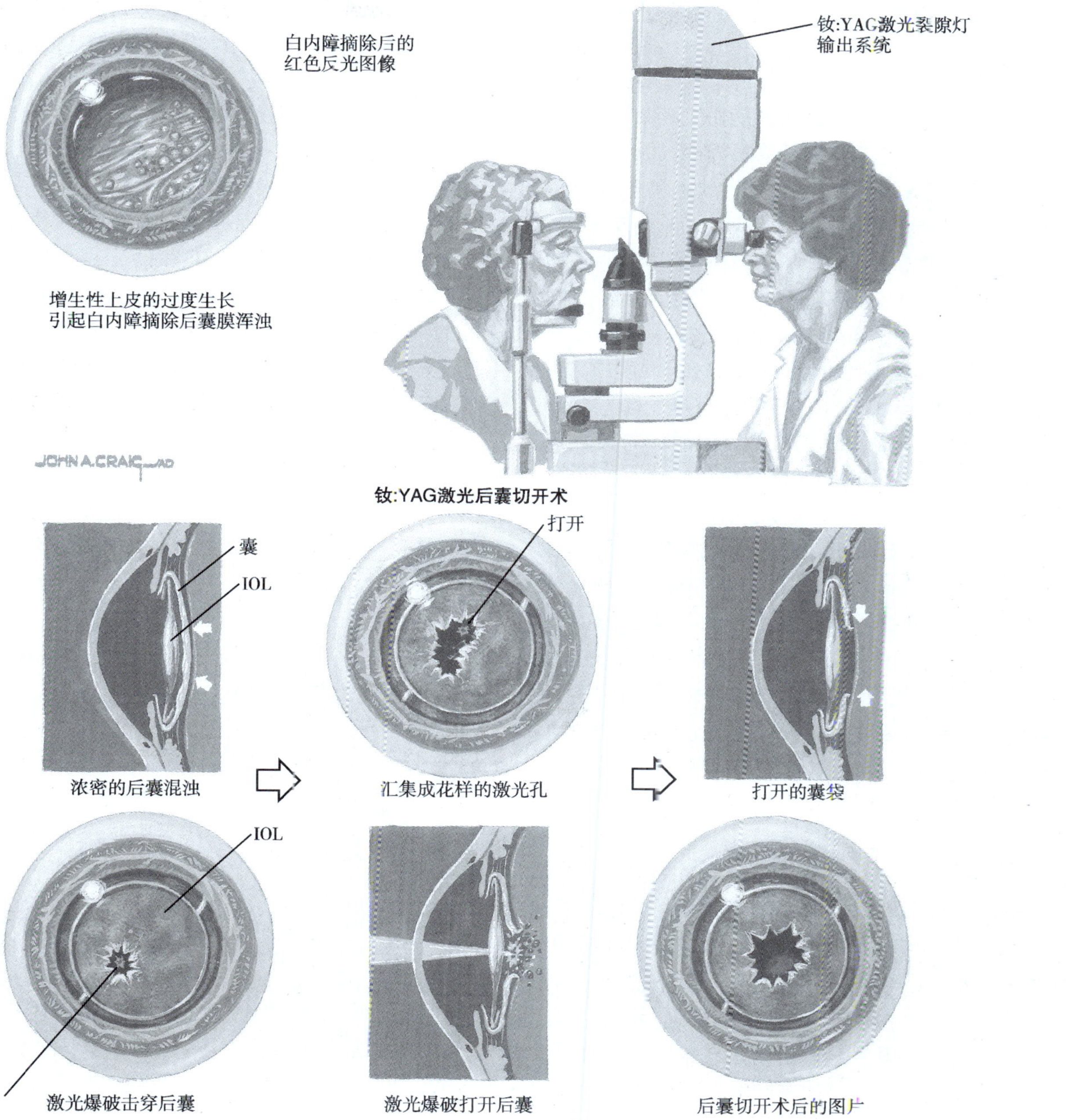

铝-石榴石（Nd:YAG）激光无痛地打开后囊。前囊浑浊或纤维化可以引起囊膜口的收缩，可能同样需要YAG激光囊膜切开术来扩大。PCO的治疗导致患者普遍误认为白内障可以用激光治疗（图159-6）。

前景

手术医生需要对所有打算做白内障手术的患者做术前检查，讨论手术风险、获益、可供选择的方案和潜在的并发症。用一个眼模型可以让患者非常容易地理解眼睛和视力是如何形成的。在一个确定的大学眼科诊所，超过50%的患者错误地猜测晶状体、角膜、视网膜或视神经的位置。大多数患者不知道白内障是什么，而且对于患有此病感到窘迫不安。所以，不要假定患者知道最基本的眼部解剖或理解视力的生理学，这是非常重要的。医生需要记住如果患者不了解最基本的眼科解剖和视觉原理，他们可能不会理解相关的解释或外科转诊的需要。

避免治疗错误

因为在白内障和许多其他眼部疾病，视力下降非常普遍，所以获得每一只眼准确的视力损害程度是非常重要的。患者对视力损害的主观描述经常与客观检查不是特别相符。一些患者在有初始症状长时间后才显示出严重的视力损害，但描述的可能相对轻微。一些患者有微小的视力障碍，但夸大了他们的描述。一些患者不准确地报告他们最初的症状和时间。例如，一位患者可能有慢性眼部疾病，一只眼睛视力丧失，然而直到另一只眼发生一定的视力损害后他才认识到这个问题。然后这个患者会错误地解释说双眼视力急性损害，因为现在每只眼被单独进行评估。因此，所有视力损害的报告都应该被评估。

如果注意到有 RAPD，视力损害的原因可能是由于视神经疾病（如视神经炎或缺血性视神经病变）或者是广泛的视网膜损害。对于白内障或致密的眼部屈光介质混浊（如糖尿病患者的玻璃体出血），仅仅极少数是轻微的 RAPD。初级保健医生也应该记住进行面对面的视野检测，因为偏盲性缺陷（失明累及半侧视野）可能具有正常的视力。此外，还应该测定色觉，如果色觉异常，就可能是视神经或中央视网膜疾病。

如果主诉短暂的视力下降而且倾向于随着瞬目波动，干眼的可能性较大，角膜表面的泪膜必须被改善。视力波动的其他原因可能包括刚开始的糖尿病、高水平的血糖引起晶体的膨胀和严重的近视。患者年龄超过 40 岁时，当他们从远到近改变距离，感觉模糊，要考虑未矫正的老花眼，反之亦然。如果患者诉说 2~5 分钟的视物模糊，就像窗帘或者云雾遮挡视野，最有可能是一过性黑矇，心血管和神经病因学评估是必需的。短暂的视力改变伴有颈动脉或椎基底动脉供血不足可能由颈部动作特别是伸展引起。颅内压升高可以引起视盘水肿，导致短暂的双侧视力模糊或持续片刻的视力丧失。总之，许多全身性药物，特别是那些因为副作用引起低血压的药物，可以造成短暂的视力症状。

如果视力急剧下降伴有疼痛，立即转诊是必需的。论述和处理这些常见的前部红眼问题见第 158 章。如果视力下降缓慢并进展，白内障或屈光异常是可能的。无论如何，基层接诊的专科医生应该记住：青光眼、萎缩性黄斑病变和脑肿瘤也是可能的病因。脑肿瘤患者可能主诉头痛、睡醒时恶心或多种神经病学症状。因眼睛问题引起的头痛很少见，记住这一条很重要。

展望

白内障手术是医学上最有效的手术之一。随着晶状体破碎技术的提高和眼内人工晶体技术的不断进步，使得切口进一步缩小成为可能，同时有利于视力的快速恢复。激光调节人工晶体、多焦点晶体、屈光晶体的植入正被完善，为将来纠正近视、远视、散光和老花眼提供了希望。事实上，晶体植入技术可能在某一天与激光视力矫正手术产生竞争，成为优秀的替代方法代替眼镜或隐形眼镜来矫正屈光不正。

（陈惠艳　译　李春江　校）

参考文献

Johns KJ (ed): Eye Care Skills. CD-ROM. San Francisco, American Academy of Ophthalmology, 2005.

This CD-ROM includes eight topical PowerPoint educational training presentations for nonophthalmic physicians and allied health care providers. Available from the American Academy of Ophthalmology, PO Box 7424, San Francisco, CA 94120-7424.

Tasman WJ, Jaeger EA (eds): Duane's Clinical Ophthalmology, revised ed. Philadelphia, Lippincott Williams & Wilkins, 2004.

This text is a time-honored, comprehensive, multivolume and detailed review of ophthalmology.

循证

1. Albert DM, Jakobiec F (eds): Principles and Practice of Ophthalmology, 2nd ed. Philadelphia, WB Saunders, 2000.
   This text is a good multivolume comprehensive ophthalmic reference.
2. American Academy of Ophthalmology: Section 2: Fundamentals and Principles of Ophthalmology. Basic and Clinical Science Course, Vol. 2; Section 3: Optics, Refraction and Contact Lens. Basic and Clinical Science Course, Vol. 2; and Section 11: Lens and Cataract. Basic and Clinical Science Course, Vol. 11. San Francisco, American Academy of Ophthalmology, 2006-2007; updated annually.
   The BCSC (Basic and Clinical Science Course) is a 14-volume series of foundational texts available from the American Academy of Ophthalmology that provide ophthalmologists with the core information needed to pass their board certification exam. Each volume is an excellent overview of the titled subject and includes many photos, diagrams, and instructive illustrations. They are not intended to be an exhaustive review, but rather an excellent source of core information.
3. Bradford CA (ed): Basic Ophthalmology for Medical Students and Primary Care Residents, 8th ed. San Francisco, American Academy of Ophthalmology, 2004.
   This is an excellent clinical reference for primary care providers.

4. Felson DT, Anderson JJ, Hannan MT, et al: Impaired vision and hip fracture. The Framingham Study. J Am Geriatr Soc 37(6):495-500, 1989.

This article reviews the role decreased visual acuity plays in hip fracture risk.

5. Kaiser PK, Friedman NJ, Pineda R (eds): The Massachusetts Eye and Ear Infirmary Illustrated Manual of Ophthalmology, 2nd ed. Philadelphia, WB Saunders, 2004.

This handy full-color guide provides on-the-go clinical information. It includes hundreds of clinical photographs and is a concise general ophthalmology manual that is particularly useful for primary care providers and practitioners in training.

6. Ledford JK (ed): Handbook of Clinical Ophthalmology for Eyecare Professionals, 1st ed. Thorofare, NJ, Slack, 2001.

This text is a basic reference for eye care professionals in training.

7. Newell FW: Ophthalmology: Principles and Concepts, 8th ed. St. Louis, Mosby, 1996.

This classic general ophthalmic text is very readable and a good overview of basic ophthalmology. It does not include the most current advances, however.

8. Palay DA, Krachmer JH (eds): Ophthalmology for the Primary Care Physician, 1st ed. St. Louis, Mosby, 1997.

This is a good single-volume ophthalmic reference for the primary care provider.

9. Trobe JD: The Physicians' Guide to Eye Care, 2nd ed. San Francisco, American Academy of Ophthalmology, 2001

This text is a good guide to eye care.

10. Wilmer Eye Institute: Eye Diseases Alert: Primer on Cataracts. Johns Hopkins Health Alerts: Vision and Eye Care. Medletter Associates, LLC, 2006.

This is a good primer on cataracts.

11. Wilmer Eye Institute: Eye Care Alert: Diagnosing Cataract Diseases. Johns Hopkins Health Alerts: Vision and Eye Care. Medletter Associates, LLC, 2006.

This text provides helpful information about cataracts.

12. Yoder DM, Fowler WC, Lloyd AH: Anatomic eye models as a patient education modality. Ophthalmic Pract 17(1):12-18, 1999.

This important article underscores the usefulness of eye models in explaining concepts of vision to patients.

Sandra M. Johnson

160

青光眼

引言

在美国和全世界，青光眼是导致失明的首要原因，它是伴有特征性视野缺损的视神经病变，常伴有眼内压（intraocular pressure，IOP）的升高。大约 8 万美国人因青光眼失明，它还是非洲裔美国人失明的首要原因。在美国、欧洲和非洲，原发性开角型青光眼（primary open angle glaucoma，POAG)）是最常见的类型。因为已知青光眼患者在晚期具有不可逆的视力损害，所以安排高危患者早期进行检查和治疗是必要的。传统的高危因素包括非洲裔美国家系、疾病家族史、高眼压和年龄。视觉参数（如基线的杯盘比和角膜厚度）对于评价因眼压升高所致损害的危险性是重要的。青光眼也与糖尿病和高血压所致的血管危险因素有关，还与近视有关。在美国，随着人口的老龄化，患者数量正在增加。

病因学和发病机制

随着年龄的增长，IOP 特征性升高在 10 ~ 21 mmHg 的正常范围内。IOP 的水平主要取决于房水的产生率和通过小梁网的流出阻力（图 160-1）。IOP 升高通常是由流出阻力增加所致，但是 IOP 不高的青光眼也存在。因为患者既可以是压力依赖型也可以是非压力依赖型青光眼，因此需想到其他了解很少的导致视神经轴突损害的因素。需考虑的因素包括筛板的结构和视神经的血液循环。

在原发性开角型青光眼，前房角结构均显示为正常。连接角膜和虹膜之间的房角内包含有小梁网。用特殊的透镜技术——前房角镜可呈现出房角的情况。在继发的开角型青光眼，房角是开放的，但在检查时或通过病史可以发现功能失常或阻塞的原因。例如，皮质类固醇的使用可以导致 1/3 的患者流出阻力增加，其中小部分显示为有临床意义的 IOP 升高。较高比例的青光眼患者将出现 IOP 升高。先天的或后天的巩膜静脉压升高都可以引起继发性开角型青光眼。导致巩膜静脉压升高的因素包括颈动脉 - 硬脑膜瘘、Sturge-Weber 综合征、甲状腺眼病、眼球后肿瘤和上腔静脉综合征。创伤也可以引起开放的房角功能障碍。

根据前房角镜确定的闭角型或窄角型青光眼是青光眼的另外一种主要类型，它在亚洲人中很常见，发病率随年龄而增加。这可能是由基础的解剖因素造成，如前房的深度引起瞳孔阻滞。房角关闭可继发于一些疾病进程中，如新生血管性青光眼，其牵拉虹膜覆盖于小梁网上；也可继发于其他一些疾病进程中，如眼内肿瘤，向前推挤虹膜引起房角阻塞。

临床表现

青光眼的表现有一些不同。对于重要的开角型青光眼，表现为无痛性视力降低。患有急性闭角型青光眼的患者表现为严重的眼部充血性疼痛、视力模糊、恶心和呕吐（图 160-2；彩图 160-2）。继发于视网膜血管病（如增殖性糖尿病视网膜病变）的新生血管性青光眼可有与急性房角关闭相似的表现。这两种类型的青光眼均涉及房角关闭和急性 IOP 升高，导致它们共同的症状。婴幼儿可因流出系统发育缺陷而引起先天性青光眼，表现为特征性的畏光、流泪和角膜浑浊。

图160-1 眼内压。

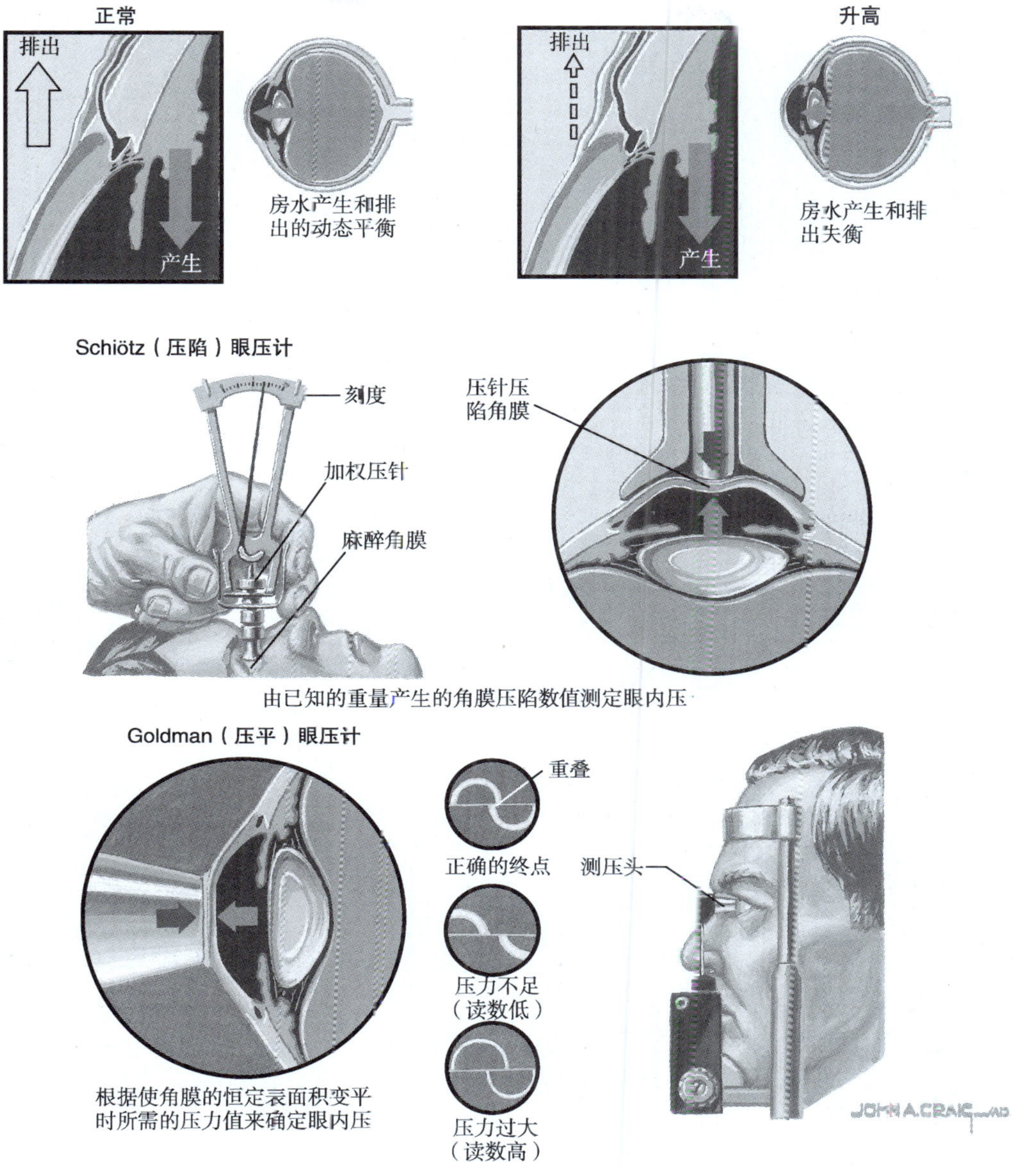

鉴别诊断

基于患者的症状对青光眼的鉴别诊断是广泛的。具有无痛性视力降低的患者可能存在视网膜脱离、黄斑变性、白内障或动脉阻塞。急性房角关闭需与引起眼红的疾病相鉴别，包括感染性角膜炎、结膜炎、眼眶蜂窝织炎和葡萄膜炎。

根据眼科检查，青光眼要与其他视神经病变相鉴别，包括急性缺血性视神经病变、中毒性视神经病变（如维生素 B_{12} 缺乏）和陈旧性视神经炎。垂体腺瘤能够引起类似于青光眼的视神经和视野改变。通常，其他视神经病变与青光眼的视杯相比表现得更苍白。其神经节细胞的损害导致比苍白更明显的视杯扩大和神经视网膜缘变薄。

诊断方法

诊断需要完善的眼部检查，包括前房角镜检查和自动视野分析仪测试。前房角镜确定青光眼是开角型还是闭角型或可能发展为闭角。眼内结构的检查确定患者是否有继发性青光眼。测量 IOP，并密切观察视神经。自动视野测试用来评价视神经的功

图160-2　原发性闭角型青光眼。

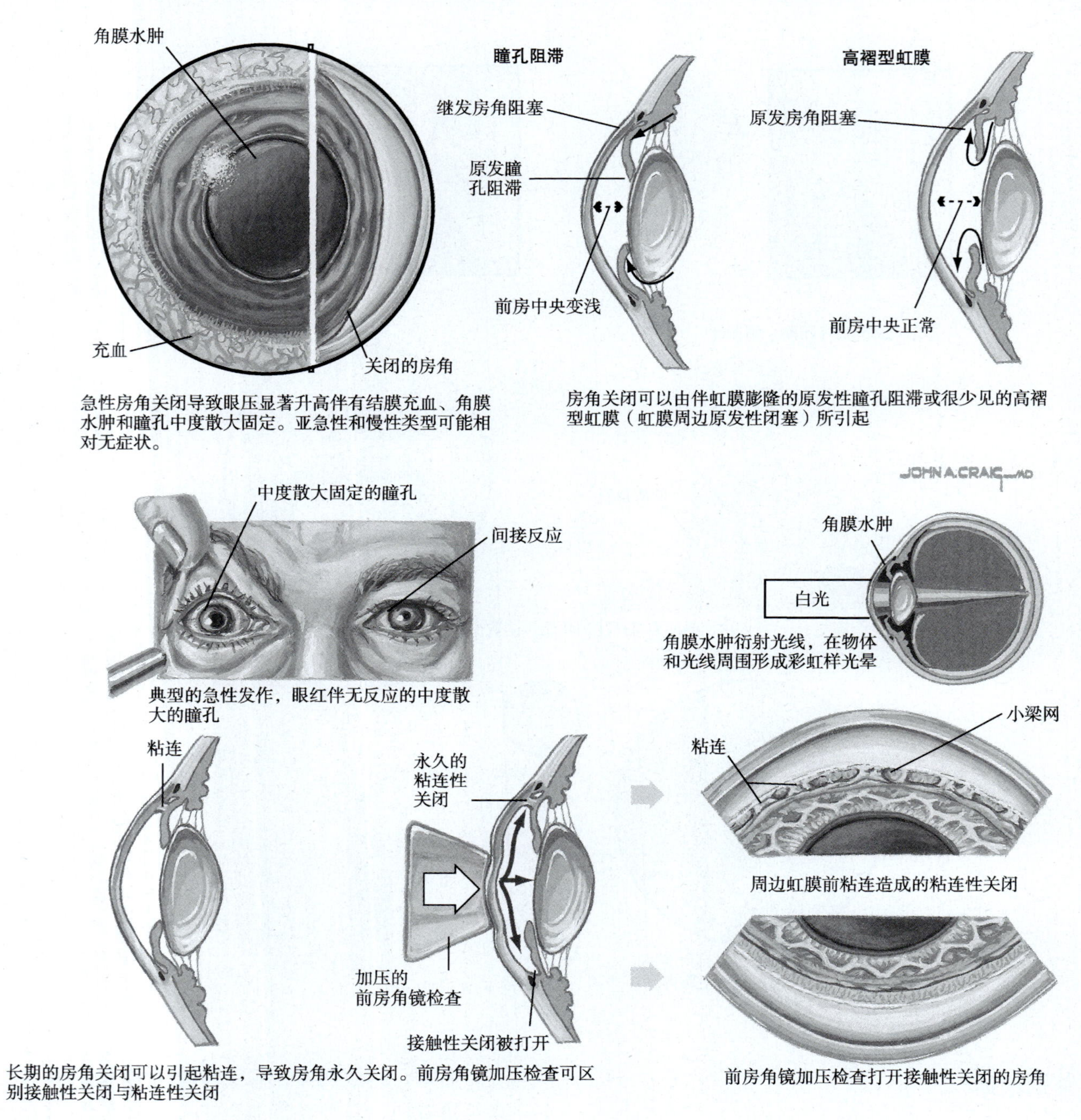

能，测量面对面视野测试不能测量出的相对暗点。角膜中央厚度的测量有助于评估 IOP 升高对青光眼损害的风险。视盘特征与视野表现之间的关系见图 160-3 中的描述。

处理和治疗

在美国，大多数青光眼病例通过局部药物治疗（表 160-1），接下来是激光，然后是外科手术切开。

最佳治疗

指导积极治疗的原则是目标 IOP 的概念。在临床评估完成后，眼科医生选择的治疗目标是 IOP 水平不再进一步导致青光眼性损害。这个 IOP 水平由许多大的国家眼科学会赞助的青光眼临床试验来确定。治

图160-3　青光眼视盘和视野的改变。

早期

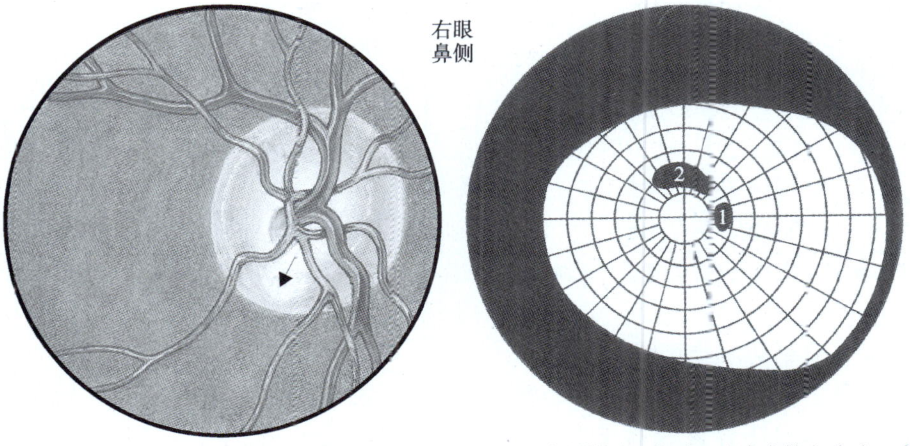

眼底镜检查：视盘生理凹（视杯）的轮廓切迹，切迹局部轻微苍白；几乎总是出现在颞上或颞下（如图所示）象限。

视野检查：轻度生理盲点扩大（1），与颞下象限视神经纤维损害相一致的鼻上视野缺损（2）。

轻度进展

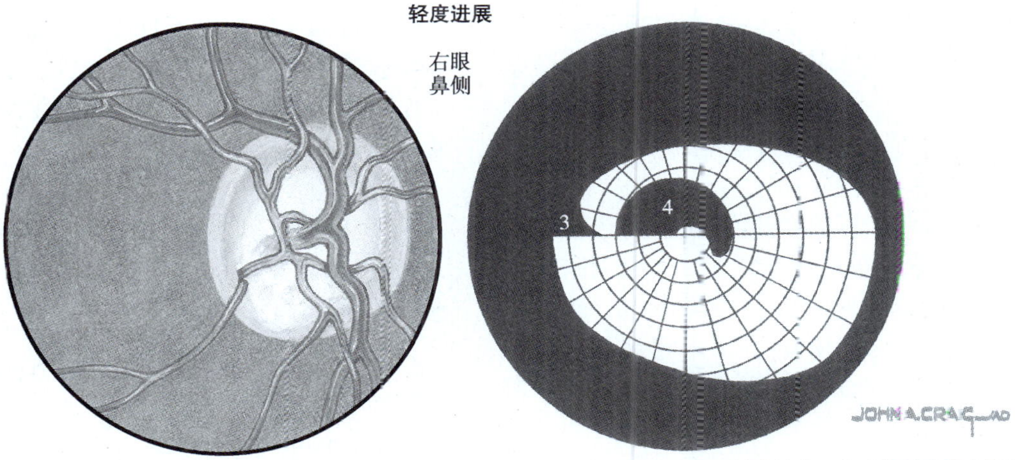

眼底镜检查：视杯边缘的切迹增大，视杯边缘变薄（视杯扩大）；视杯加深；深部可见筛板。

视野检查：颞下神经纤维的进一步受损导致鼻上视野局限性缩小（3），上方弧形暗点（Bjerrum暗点）发生（4）。

疗的综合选择涉及注意患者的病史，并考虑生活质量问题。如果病情进展，IOP 目标需要重新评估。病情进展还是稳定是通过视野和视盘的评价来确定的。

对于开角型青光眼，药物治疗失败后进行激光小梁成形术，它的效果持续数月到数年，一些患者每只眼接受多次治疗。

通过药物使 IOP 尽可能降低后，对于闭角型青光眼的治疗就是激光周边虹膜切开术（laser peripheral iridotomy，LPI）。此操作是使用激光在虹膜周边上部创建一个缺口，让房水从后房循环到前房。像小梁成形术一样，LPI 是疼痛最轻、成功率较高的治疗方法。

以最大耐受药物治疗和激光治疗都失败的患者通常行外科手术。最常见的滤过手术——小梁切除术就是建立一个小的洞口，让房水由前房流到结膜下空间。上睑下液体积聚处被称为滤泡，滤泡壁是菲薄的结膜。在很多情况下，它是抵御细菌微生物侵入的薄的屏障，这些细菌微生物可以进入眼内，引起严重的感染。所有已实施滤过手术的患者出现眼红加重都要立即进行评估。另外一种主要的滤过手术用于有结膜瘢痕危险的患者，它是在眼上象限放置一个盘子，将一个从盘

表 160-1 治疗青光眼的常用滴眼剂

药品种类	成员	主要的全身作用	常见的眼部副作用 *
β- 受体阻滞剂	噻吗洛尔，美替洛尔，卡替洛尔，倍他洛尔，左布诺洛尔	心动过缓，肺部疾病加重，抑郁，全身乏力	无特异性
前列腺素类药物	拉坦前列素，曲伏前列素，比马前列素，乌诺前列酮	罕见	睫毛增粗或变暗，炎症时慎用，虹膜变暗
碳酸酐酶抑制剂	多佐胺，布林佐胺	避免真正的磺胺过敏	无特异性
肾上腺素能药	溴莫尼定，阿可乐定	低血压，嗜睡，口干	过敏反应，包括眼睑

* 所有的滴眼剂可引起眼部刺激症状，表现为异物感、充血、螫刺或烧灼。

子发出的小管放入前房。这些装置被称为青光眼分流器或者小管植入，将液体分流到盘子，然后进入副 Tenon 囊。

婴儿的发育性青光眼是一种像急性闭角型青光眼一样需要外科手术的疾病，经过药物治疗眼压稳定一些后实施手术。被称之为房角切开术或小梁切开术的房角手术通常是首选方案，许多婴儿被治愈。

避免治疗错误

错误选择局部治疗方法的多数原因是忽视了患者的用药史。最常见的潜在错误之一是滴眼液没有真正起效却被吸收而产生全身副作用。最常见的全身副作用是局部使用 β- 受体阻滞剂引起。表 160-1 提供了常用青光眼药物种类的主要全身作用的概况。

展望

对青光眼的研究包括识别遗传学异常和进一步理解小梁网逐渐硬化的过程。探索是否有视神经结构或血管特征的遗传因素和青光眼视神经病变的个人易感性是特别重要的。在 16% 的 POAG 患者中发现了一个基因，筛选试验现在可用于临床病例的筛选。另外一个较大领域的研究是视神经前部的血液循环，到目前为止因为其解剖位置和血管供应数量，成像比较困难。视网膜神经节细胞层和视神经的成像技术，可以对疾病进行可靠的甄别，更准确地追踪疾病发展，客观显示疾病的持续演变。有关导致神经节细胞死亡机制的研究在不断进展，新的知识可以引导神经保护性新药的研发。这项研究与其他疾病的神经生物学研究（如卒中和阿尔茨海默病）有部分重叠。

有关药物治疗的研究将继续集中在通过研发更简单的用药方法和更新的药物制剂改善患者的依从性，如前列腺素类药物，仅要求每天定量给药。大多数其他局部用药为每日两次。复合制剂的研发有希望改善患者的依从性和便利性。手术的研究包括一个更加生理性的通道，即通过阻塞的小梁网把房水分流到 Schlemm 管。

（陈惠艳 译 李春江 校）

参考文献

American Academy of Ophthalmology Preferred Practice Pattern, 2005. Available at: http://www.aao.org/education/library/ppp/poag_new.cfm.
This website outlines the current practice patterns in glaucoma care and serves as a reference for practitioners.

Cantor LB (ed): Section 10: Glaucoma. In Basic and Clinical Science Course 2002. San Francisco, American Academy of Ophthalmology, 2002.
This paper was written by a panel of experts who review the literature and provide a summary of the current understanding of ophthalmic subspecialties such as glaucoma.

循证

1. Colomb E, Nguyen TD, Bechetoille A, et al: Association of a single nucleotide polymorphism in the TIGR/MYOCILIN gene promoter with the severity of primary open-angle glaucoma. Clin Genet 60(3):220-225, 2001.
This work on the myocilin gene has been the major breakthrough in the genetic study of glaucoma.
2. Jampel HD, Quigley HA, Kerrigan-Baumrind LA, et al: Risk factors for late-onset infection following glaucoma filtration surgery. Arch Ophthalmol 119:1001-1008, 2001.
These authors reviewed 131 cases of bleb-associated endophthalmitis to identify risk factors for infection. The risks included use of mitomycin during surgery and continued use of topical antibiotics after surgery.
3. Kass MA, Heuer DK, Higgenbotham EJ, et al: The Ocular Hyper-

tension Treatment Study: A randomized trial determines that topical ocular hypotensive medication delays or prevents the onset of primary open-angle glaucoma. Arch Ophthalmol 120(6):701-713, 2002.

This study identifies risk factors for the development of glaucoma in patients with elevated intraocular pressures. It provided evidence on the utility of central corneal thickness and cup-to-disc ratio assessments in assessing risk for glaucoma in these patients.

4. Sommer A, Tielsch JM, Katz J, et al: Relationship between intraocular pressure and primary open angle glaucoma among white and black Americans. The Baltimore Eye Survey. Arch Ophthalmol 109(8):1090-1095, 1991.

This study illustrates the increased risk for glaucoma with black race and age. It also shows that intraocular pressure measurements alone are not definitive in the diagnosis of glaucoma.

Travis A. Meredith · Pinchas Rosenberg

161

糖尿病性视网膜病变

引言

在美国糖尿病性视网膜病变是引起工作年龄人群中视力损害最主要的原因。几乎所有患糖尿病 20 年或 20 年以上的人都发展为糖尿病性视网膜病变，一个惊人的统计证明在美国多达 1600 万人遭受糖尿病的折磨。因为糖尿病的持续增加，使得糖尿性视网膜病变更为常见。早期治疗糖尿病性视网膜病变的研究(Early Treatment Diabetic Retinopathy Study，ETDRS) 开发并推广了一个分类方案，来识别糖尿病性视网膜病变所经历的许多阶段直到造成严重的视力丧失。最初阶段被称之为非增殖性视网膜病变。这个阶段被细分为轻度、中度、中等严重和严重期。当异常的血管生长在视网膜或视神经表面时，被称之为增殖性视网膜病变，即较晚阶段，并因此分为早期和高度危险时期。

病因学和发病机制

糖尿病性视网膜病变的确切起因是复杂的，经过大量研究，仍不能被完全了解。在未治疗的患者中，高血糖症是许多异常改变发生、发展并最终造成视力损害的主要驱动力。随着血糖的升高，作为生长激素的血红蛋白 A1C 升高。细胞内的山梨糖醇增加。基底膜变厚是一个早期的病理改变，能够在睫状体上皮细胞内发现。毛细血管基底膜不断增厚，同时管壁上的细胞（周细胞）选择性地丧失。一些毛细血管的内皮细胞增殖，但是其他细胞变成非细胞物质。随着疾病的发展，一些区域演变为由增厚基底膜的非细胞结构组成的无灌注毛细血管床。在视网膜的其他区域，微动脉瘤由毛细血管壁外突形成。最后微动脉瘤变得细胞增多、消失，有时形成血栓。

随着疾病的进展，视网膜内的血流发生改变。视网膜的血管不直接受自主神经系统调控，而是受自身调节过程所支配，随着疾病的发展，这种自身调节过程会丧失。全身性高血压常常进一步损害视网膜的血管系统，并与糖尿病性视网膜病变的发生、发展和视力丧失的危险增加有关。

随着病灶组织缺氧的发生，两个重要的伴随过程开始发生在视网膜。在早期糖尿病性视网膜病变中，血管内皮细胞生长因子（vascular endothelial growth factor，VEGF）促使血视网膜屏障破坏。从治疗角度（见后）来看，VEGF 激酶抑制剂已被证明可降低 VEGF 诱发的血视网膜屏障的破坏作用。毛细血管的渗透性增加导致黄斑水肿。当水肿侵犯黄斑中央区时，将出现轻度到中度的视力损害。

第二个主要过程是新的血管异常增生，被称为增殖性糖尿病性视网膜病变或新生血管期。这些新生血管最常见于视神经和视网膜表面，但在特殊病例可以生长在虹膜或覆盖小梁网，严重视网膜缺血的眼可导致新生血管性青光眼。VEGF 已被证明促使视网膜新生血管的发生，在视网膜 VEGF 表达的结果是诱发新生血管。然而，当 VEGF 激酶抑制剂在实验中应用时，视网膜新生血管就被阻止。

临床表现和诊断方法

糖尿病性视网膜病变的最早期表现是在视网膜由毛细血管壁外突形成微动脉瘤或小圆形红点（图 161-1 ；彩图 161-1）。将荧光染料注射到肘前静脉，

图 161-1 糖尿病视网膜病变。
IRMA：视网膜内微血管异常。

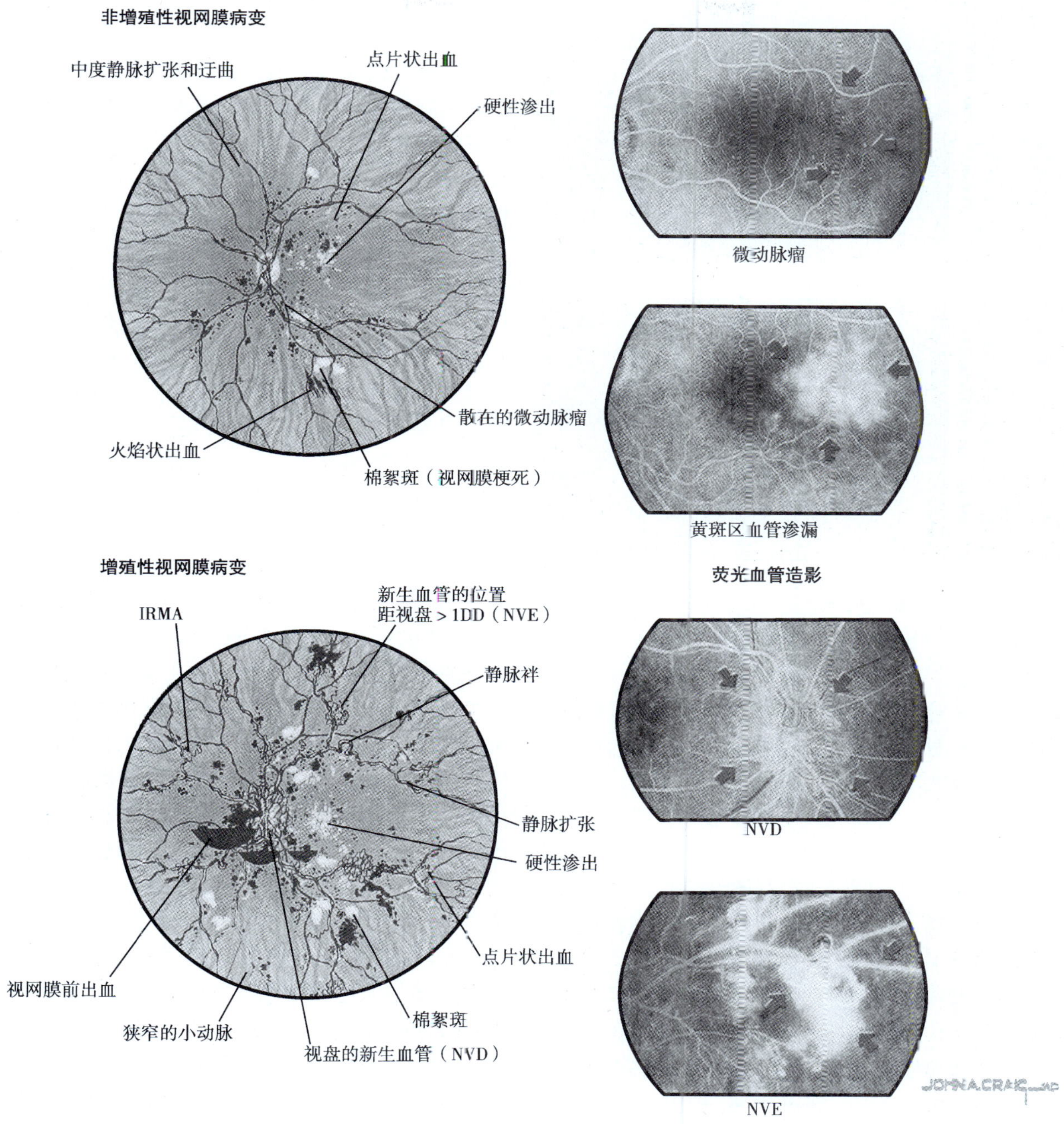

接下来对眼内进行拍照，显示出这些微动脉瘤区域，并可以看到比直接检眼镜检查更清楚的景象。被称为点状出血的视网膜内出血是另外的表现。这些圆的出血点多发生在双极和穆勒细胞垂直分布的外丛状层。越靠近神经纤维层紧紧积聚的视神经，出血可能越表浅，沿着神经纤维层，出血呈现火焰状外观。

随着毛细血管渗透性的进一步破坏，液体积存在视网膜内，通常在视网膜的中间层，检眼镜下检查表现为视网膜变厚。如果增厚累及到黄斑，中央区域呈现为囊性外观（黄斑囊性水肿），并与轻度到中度的视力损害有关。渗透性改变的进一步发展会在视网膜中间层引起脂蛋白沉积，导致巴德渗出液的形成，这是一种视网膜内斑驳的黄色沉积物，

图161-2 眼相干断层摄影。

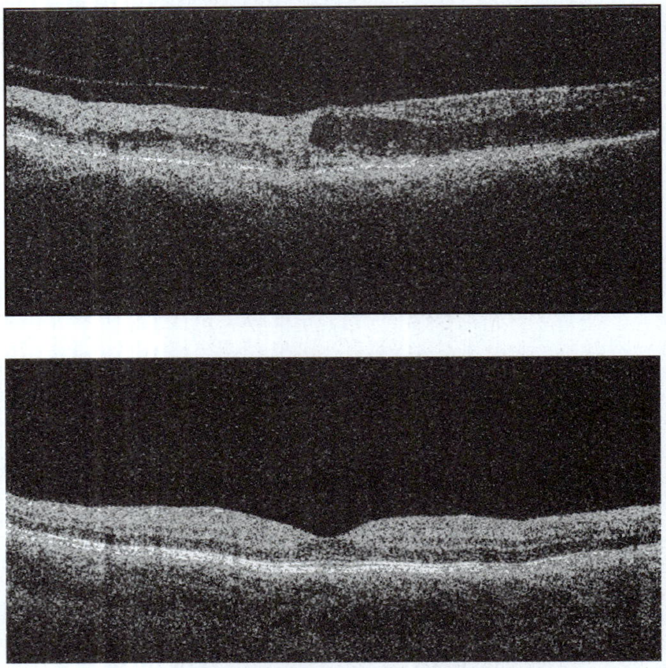

糖尿病性黄斑水肿(上图)和正常黄斑（下图）
眼相干断层摄影图像的比较

通常与这些区域的增厚和水肿有关。黄斑的这些改变可以通过一种新的视网膜成像设备清楚地看到，即眼相干断层摄影（图 161-2；彩图 161-2）。

在晚期阶段（常常与严重的全身高血压有关），被称为棉絮斑（软的、白色、边界模糊的视网膜表层改变）的局灶神经纤维层梗死继续发展。在进行荧光血管造影时，这些区域与毛细血管阻塞和毛细血管断流的范围相一致。局部缺血继续发展，静脉呈现为多个被称之为“串珠”的不规则病灶区。动脉变窄，而且在肉眼水平，血管袢可能发生在大静脉。在小静脉和毛细血管水平发生的更小的视网膜内改变包括微血管扩张，被称为视网膜内微血管异常（intraretinal microvascular abnormalities，IRMA）。

缺氧的发展导致包括 VEGF 在内的血管源性因子的详尽表达，它刺激视网膜表面和视神经表面新生血管簇的形成（图 161-3；彩图 161-3）。这些小的新生异常血管突破视网膜内界膜，并以玻璃体作为支架开始向玻璃体后表面生长。这些血管是脆弱的，很容易破裂出血，特别是受到玻璃体的牵拉时。随着毛细血管生长得更为茂密，在其发展过程中开始伴随纤维组织的增生。然后玻璃体收缩，牵拉纤维血管组织，有时会对视网膜施加足够的力量导致牵拉性视网膜脱离。玻璃体出血妨碍视觉图像传递到视网膜，或纤维血管组织的增生引起黄斑分离，均可导致视力的丧失。通常，大部分这些表现可以同时出现在眼底。根据它们确切的表现、严重程度以及它们累及眼底的范围，构成了分级量表，并用于临床研究。

处理和治疗

最佳治疗

糖尿病性视网膜病变的治疗包括三个战略：（1）系统地控制糖尿病及其并发症，以防止糖尿病性视网膜病变的发生和发展；（2）定期进行眼部检查以发现造成视力损害的病变；（3）直接的眼部管理，包括激光光凝、部分切割玻璃体手术以及通过玻璃体腔或 Tenon 囊的局部药物治疗。

糖尿病控制和并发症试验（Diabetes Control and Complications Trial，DCCT）以及英国前瞻性糖尿病研究（United Kingdom Prospective Diabetes Study，UKPDS）明确表明加强 1 型和 2 型糖尿病患者的血糖控制，对于预防糖尿病性视网膜病变患者的视力下降具有有益的作用。在 DCCT 中，患者通过胰岛素强化治疗，18 个月后初步恶化的轻微视网膜病变有所改善。随后，强化血糖控制的患者在每次检测中表现得更好，视网膜病变发病的风险降低 76%，视网膜病变的进展降低 63%，需要激光治疗的减少 56%。在强化控制建立后，这些益处可持续 4 年。在对 2 型糖尿病的研究中，UKPDS 证明通过改善血糖控制，微血管病变的终点事件减少。

许多研究已证实高血压和糖尿病之间的联系。在 UKPDS 中，加强血压控制可以明显减少对光凝的需求、降低糖尿病性视网膜病变发展的风险，并降低了中等视力损害。总胆固醇、高密度脂蛋白和甘油三酯的升高与视网膜上硬性渗出的快速发展有关；更广泛的硬性渗出与中度视力损害的较高风险有关。通过给予降脂药物明显改善视网膜病变还未被证实，但是在降低心血管发病率方面呈现出积极的作用。

定期进行眼部检查对于发现早期糖尿病性视网膜病变是重要的，而且当高危因素发生时可以早期干预。早期干预与避免中度视力损害而获得较好预后有很强的相关性。大量研究证明仅有 60% 的美国人正在进行适当的筛查。

图161-3 增殖性糖尿病视网膜病变的并发症。

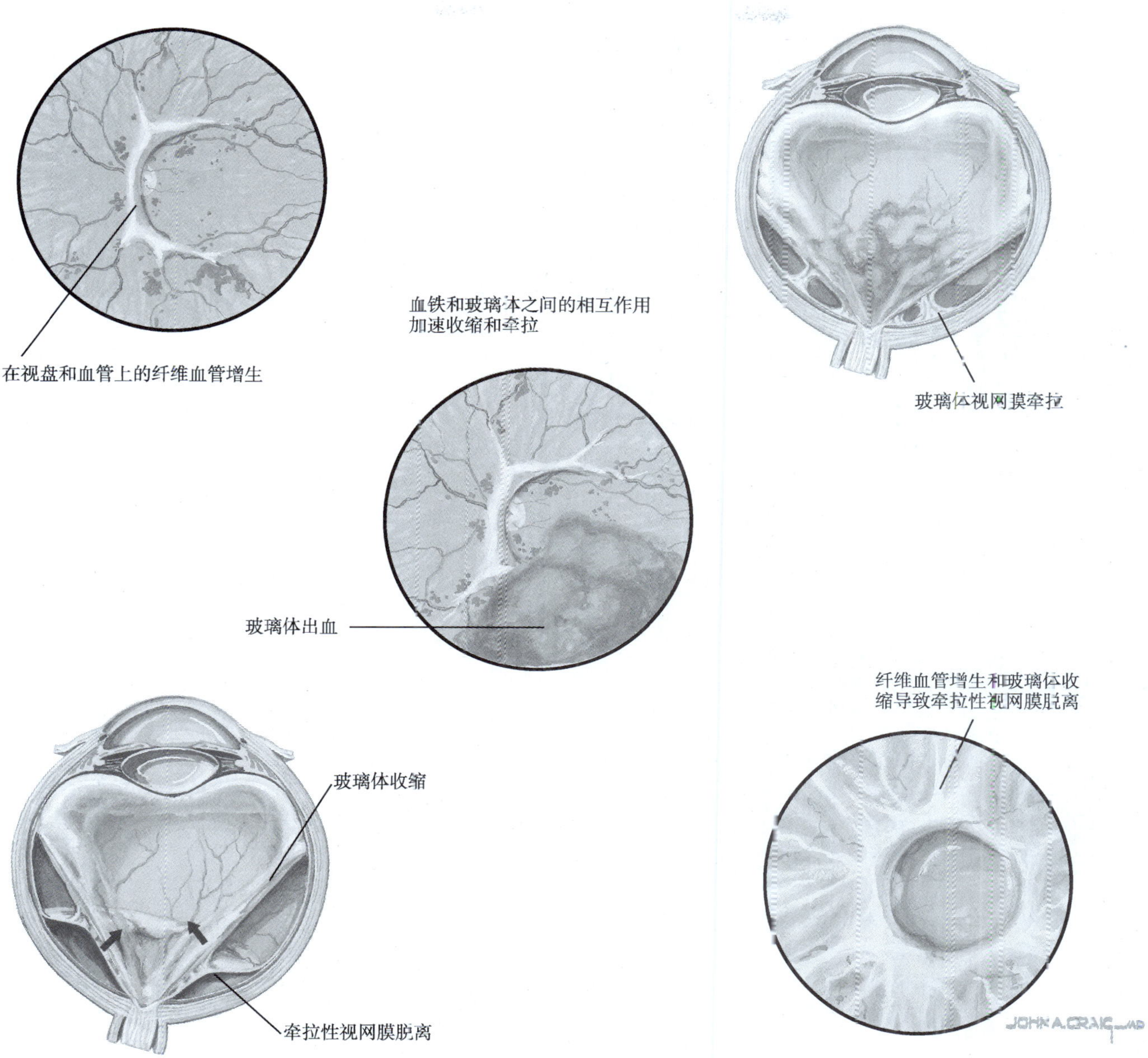

激光光凝作为一种常规操作，是增殖性糖尿病视网膜病变和糖尿病性黄斑水肿的主要治疗方式（图 161-4）。使用眼底接触镜或间接眼底镜，短激光脉冲被释放，并聚焦到视网膜。激光通过组织色素吸收能量后诱导热损伤（烧伤）而发挥作用。例如在氩波长，光能被血红蛋白色素吸收，并在小血管结构层面发挥作用。当治疗微动脉瘤时，这种烧灼可封闭微动脉瘤，并减少渗漏。来自氪、氩和二极管波长的大部分能量被视网膜色素上皮细胞的黑色素和脉络膜的黑素细胞所吸收。

当异常血管在视神经表面或视网膜表面增殖时，就要实施广泛视网膜光凝术或充分分散的光凝术。在这个治疗中，避开神经、黄斑和大血管，大约 1200 ～ 1600 个激光斑被广泛分布在整个视网膜（图 161-5 ；彩图 161-5）。激光斑的直径在 200 ～ 500μm 之间。用这种方法烧蚀大面积的缺血视网膜

图161-4 光凝。

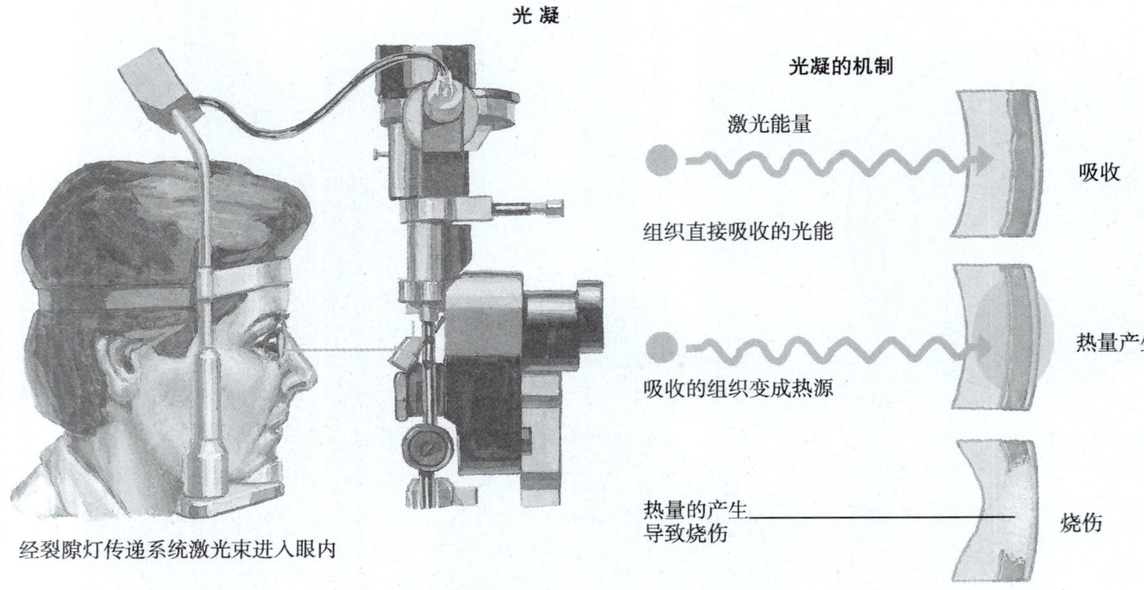

光源发出的激光能量（nm）					激光能量的吸收		
波长 (nm)	氙	氩	红宝石	氪	血红蛋白	叶黄素	黑色素
紫外线<400							
紫色400～450							
蓝色450～480				478			
B-绿480～510		488					
绿色510～550		514		530			
Y-绿550～565							
黄色565～590				568			
橙色590～630							
红色630～700			694	647			
红外线>700							

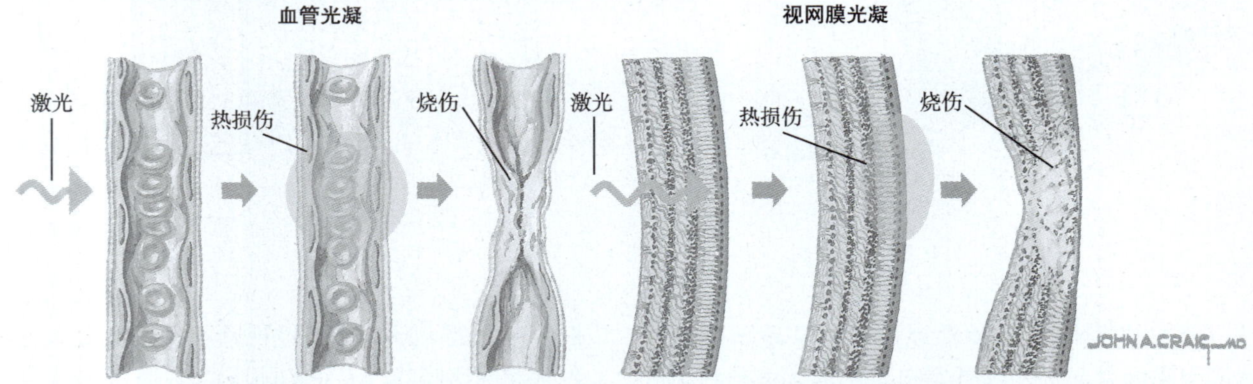

异常或渗漏的血管被血红蛋白吸收的光波（氩514nm或氪568nm）封闭或破坏

视网膜区域被黑色素或视网膜叶黄素吸收的光波（氩488nm和514nm）破坏

组织，减少VEGF的分泌，因此减少新生血管生长是可能的。视力损害的风险与目前存在的危险因素数量相关。当有1～2个危险因素时，两年内严重视力损害的风险控制在7%～3%；当有3～4个危险因素时，严重视力损害的风险为26%～11%。

临床上显著的糖尿病性黄斑水肿被确定为：

图 161-5 广泛视网膜光凝术。
NVD：视盘的新生血管

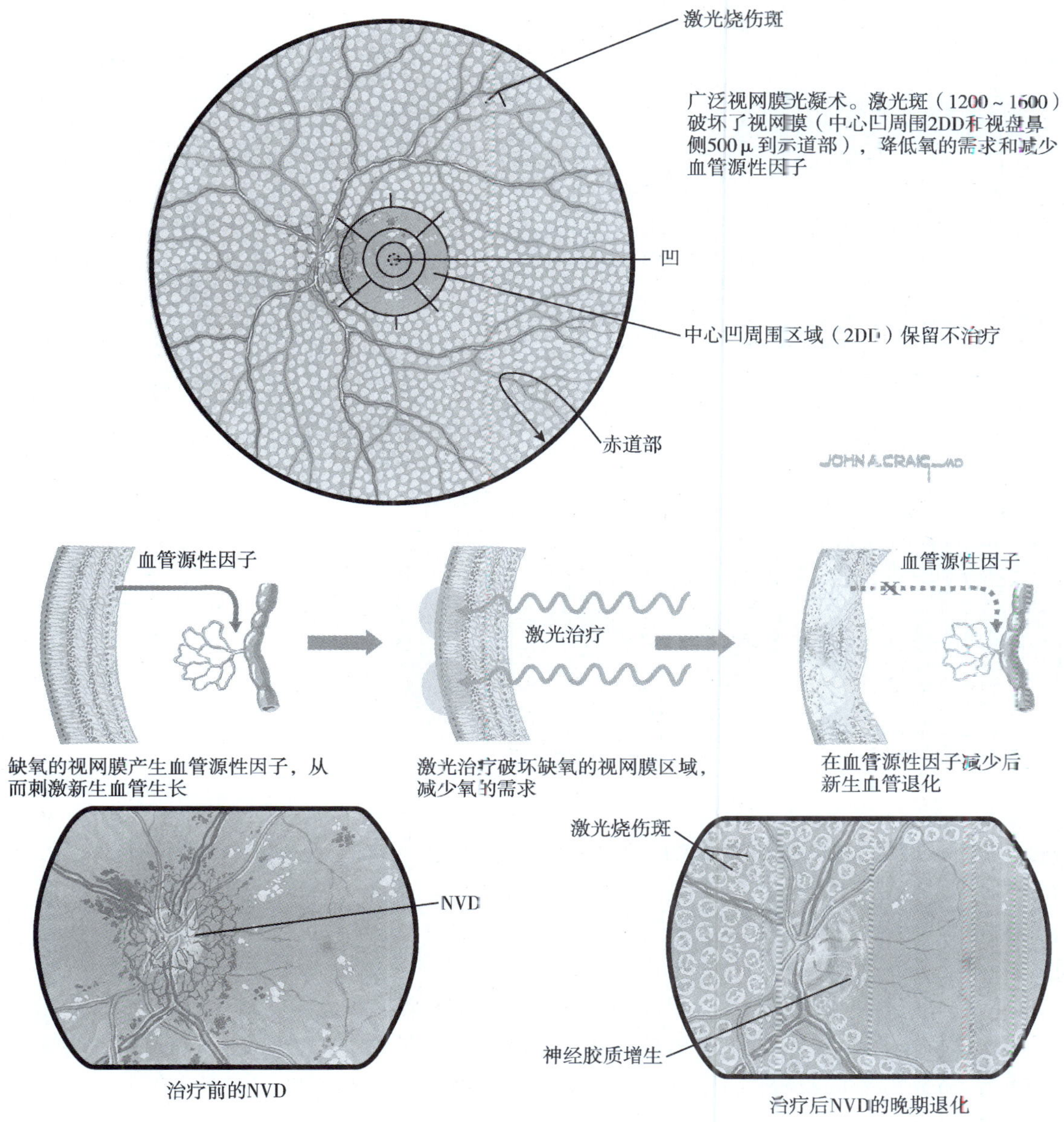

（1）中心凹 500μm 内视网膜增厚；（2）中心凹 500μm 内硬性渗出伴有视网膜增厚；或者（3）中心凹周围一个视盘直径内一个视盘范围的水肿。采用何种治疗方案取决于检眼镜下所见的增厚程度（图 161-6；彩图 161-6）。随后治疗直接作用在中心凹 500μm 内渗漏的微动脉瘤上。激光斑的大小一般在 50 ~ 100μm。如果动脉瘤的位置看上去较有利，而且治疗的风险能够降到最低程度，大多数医生现在甚至可治疗视力为 20/20 的眼睛。适当和及时的激光光凝治疗黄斑水肿可以将严重视力损害的风险降低 95% 以上，将中度视力损害的风险由 25% 降到 12%。

虽然激光光凝极大地改善了视力结局，并降低了糖尿病患者玻璃体切除手术的需求，但仍有少部分患者糖尿病性视网膜病变持续存在并发展。进一步改善的需求导致广泛地局部应用类固醇和抗 VEGF 复合物。雷珠单抗和贝伐单抗是最初被批准

图161-6 黄斑水肿的局部光凝术。

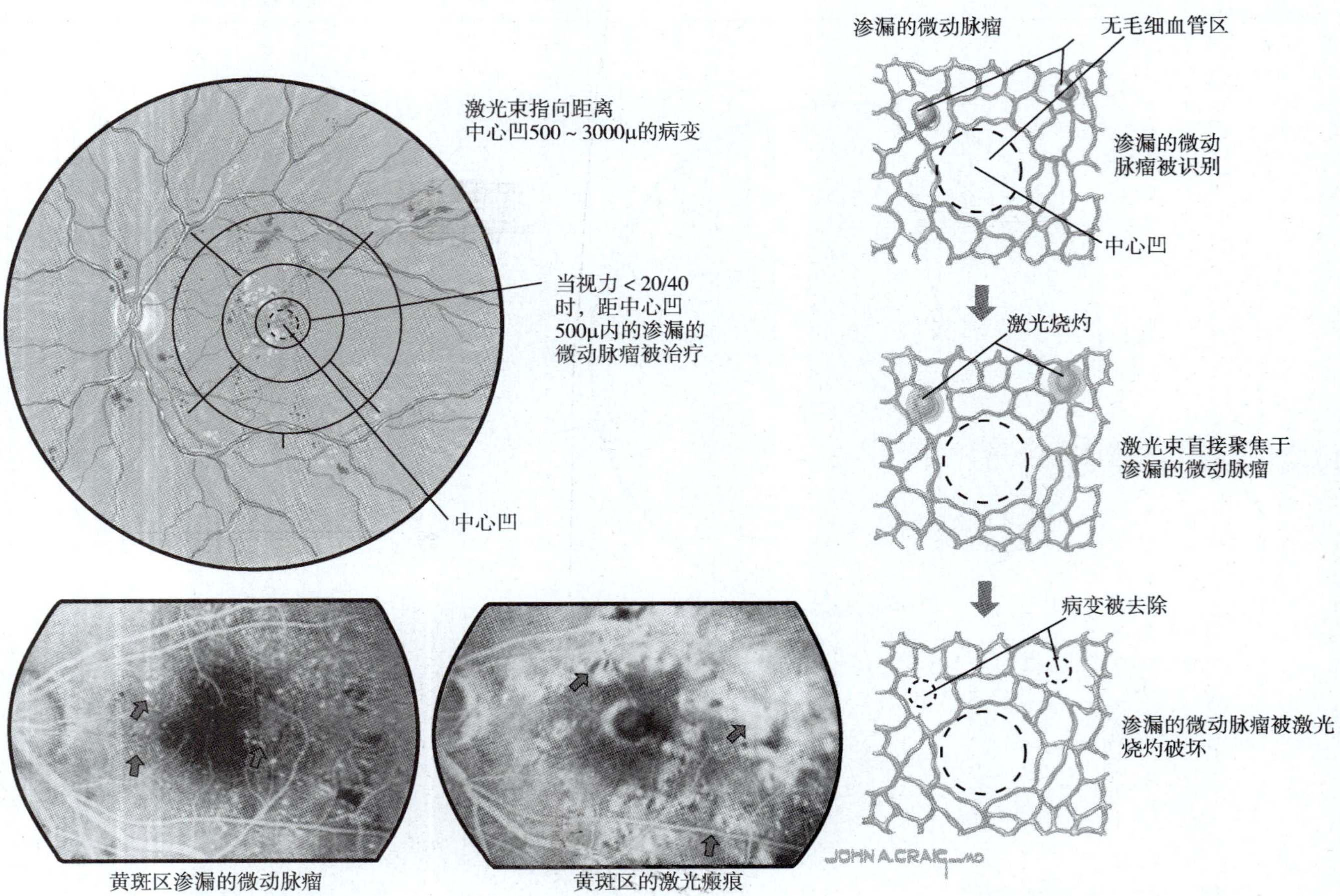

用于治疗黄斑变性和结肠直肠癌的抗 VEGF 制剂。新生血管快速退缩的报告导致这些药物的使用增加。小剂量（50μL）药物使用小口径的针被直接注入玻璃体腔内。

曲安奈德广泛用于激光光凝难以治疗的糖尿病性黄斑水肿。这种类固醇被直接注射到玻璃体腔，也可以注射到邻近后部巩膜壁的 Tenon 囊内。目前也在研究玻璃体内放置长效类固醇剂型。几个多中心、随机对照临床试验正在评估这些药物。

当增殖性病变的早期治疗未实施或无效时，可能发生玻璃体出血或牵拉性视网膜脱离。这提示需要手术干预，以清除血液、复位视网膜和抑制增生进展。在显微操控下能够从眼内切割和吸出血液和玻璃体的特殊器械已被研发出来。各种各样的剪、刀和其他器械被设计用来从视网膜切除增生的组织，并使视网膜复位。必要时，一旦视网膜被看到并复位，就可实施眼内光凝。因为控制增生过程的成功，当纤维血管增生以特殊的侵袭方式生长时，在视力丧失前外科手术有时是必要的。

避免治疗错误

治疗糖尿病性视网膜病变最常见的错误是延误诊断和治疗。因此必须由有经验的眼科医师对存在糖尿病性视网膜病变并发症危险的患者进行定期评估。恶化的黄斑水肿和视力下降可以实施广泛视网膜光凝术或局部激光治疗。通常情况下，首先实施黄斑激光术，然后大约等 1 个月后实施广泛视网膜烧灼以减少风险。通过有效的系统可避免错误的操作，确保正确实施激光或玻璃体切除手术。在任何操作实施前必须保证有充分的知情同意过程。

展望

今后管理糖尿病性视网膜病变的方向将集中在

加强早期发现、系统疾病的医疗管理、控制血管增生和血管渗透性药物的研发，以及激光和手术方法的改善（特别是对黄斑水肿）。努力确保更高比例的糖尿病患者被筛查出来，以便早期发现疾病并给予适当管理。这些包括健康维护组织强制执行的筛选措施，以及医疗保险和眼保健提供组织合作提出的专门筛选计划。远程医疗筛查措施正在研究中，在该措施中通过不散大瞳孔拍摄照片，然后提交到专家读片中心以发现视网膜病变，而不需要由经过训练的眼科检查者进行散瞳检查。

内科和眼科之间的更好合作将无疑更有利于糖尿病性视网膜病变的管理。高血压和高血脂对终末器官的影响可以被眼科医生通过眼底检查直接看到，然后可以向患者和经治医生强调更好地控制这些因素的重要性。患者应始终重视内科医生的建议，重视糖尿病护理提供者的建议，良好地控制血糖。

阻碍蛋白激酶C途径的化合物可以控制视网膜病变向增生期的进展。抗VEGF化合物减低血管的渗透性，并在临床试验中继续研究。黄斑水肿仍然是糖尿病性视网膜病变视力损害的主要原因，有关它的新管理措施正在修订中。现在，眼内类固醇的直接注射、植入眼内类固醇装置、缓释眼内类固醇装置和手术去除内部玻璃体膜正在研究中，以更好地控制和减轻黄斑水肿。

（刘俊辉　译　李春江　校）

参考文献

American Diabetes Association: Diabetic retinopathy: Position statement. Diabetes Care 21:157-159, 1997.

This is the position statement from the American Diabetes Association.

Diabetic Retinopathy Clinical Research Network. Available at: http://public.drcr.net. Accessed August 22, 2006.

A multicenter, collaborative research group participate in multiple trials concerning diabetic retinopathy.

循证

1. Aiello LP, Cahill MT, Wong JS: Systemic considerations in the management of diabetic retinopathy. Am J Ophthalmol 132:760-776, 2001.

   The authors provide an authoritative literature review of seminal articles on the topic.

2. Diabetes Control and Complications Trial Research Group: The effect of intensive treatment of diabetes on the development and progression of long-term complications in insulin dependent diabetes mellitus. N Engl J Med 329:977-986, 1993.

   This landmark multicenter, prospective, single-masked trial provides conclusive evidence that the complications of diabetes mellitus are related to elevation of the plasma glucose concentration.

3. Diabetic Retinopathy Study Research Group: Photocoagulation treatment of proliferative diabetic retinopathy. Clinical application of Diabetic Retinopathy Study (DRS) findings, DRS Report #8. Ophthalmology 88:583-600, 1998.

   This report is on the clinical relevance of one of the first National Eye Institute-sponsored multicenter, prospective interventional studies investigating the effect of laser treatment on proliferative diabetic retinopathy.

4. Early Treatment Diabetic Retinopathy Study Research Group: Photocoagulation of diabetic macular edema. Early Treatment Diabetic Retinopathy Report #1. Arch Ophthalmol 103:1796-1806, 1985.

   This report on a National Eye Institute-sponsored multicenter, randomized, prospective trial investigating the effect of laser treatment on macular edema defined the term clinically significant macular edema.

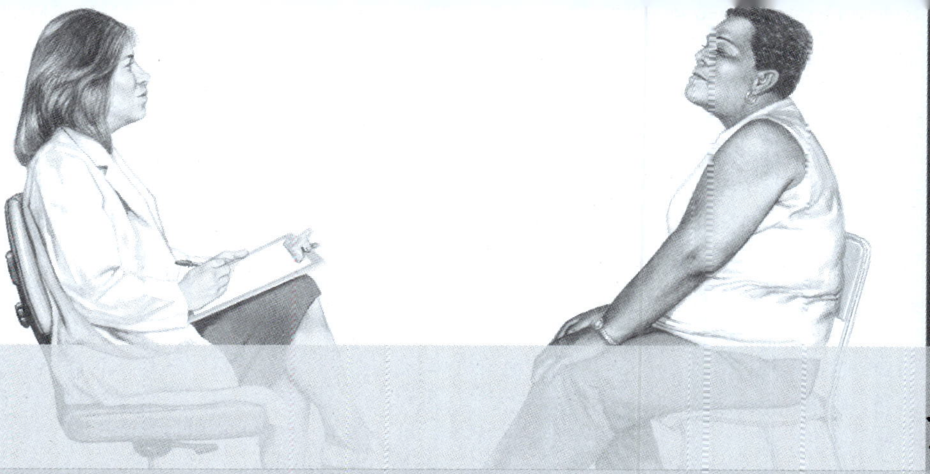

第XVII部分

精神疾病

Burton R. Hutto

162

人格障碍

引言

人格是指个体所具有的持久的行为模式、心理状态以及与他人之间的相互影响。虽然人格具有独特性，但是历史上人们仍然一直尝试对人格进行分类。近来，《精神障碍诊断与统计手册》第 4 版（*Diagnostic and Statistical Manual of Mental Disorders*，DSM-IV）及《疾病与相关健康问题的国际统计分类》第 10 版（*International Statistical Classification of Diseases and Related Health Problems*，ICD-10）使用了相似的分类方法命名引起功能损害的病态人格。对人格进行评估时，正常与异常人格的界限可能很模糊，因此诊断依赖于对功能缺损程度以及相关的痛苦程度进行临床判断，而且这些痛苦包括对其他人造成的痛苦。最近一项具有代表性的有关美国公民的调查显示，18 岁以上的非制度化公民中有 15% 都至少符合一项人格障碍的标准。如果对人格障碍这种复杂的疾病诊断和治疗不足，那么对社会会有重大影响，而且会影响家庭以及其他社交网络。

病因学和发病机制

人所经历的方方面面都会影响人格的发展。个体的性格及弱点、培养者的意图、命运的变幻——各层面个人经验的累积塑造了个人的人格。在发展的各个方面，有害因素（或者是缺乏有利因素）会阻碍人格发展，并可能导致人格障碍。显然，破坏性的事件如虐待、忽视、贫穷以及战争都会对心志的发展造成伤害，但是任何人格的发展都不能仅是积极与消极经历的总和。在发展中，每个人都会逐渐成为其个人发展的原动力。有关人格发展的不计其数的理论中，任何一个都会为这种复杂的个体发展添上一笔。

临床精神病学中，人格障碍的诊断是一种最常见的共病，几乎每个成年人诊断中都会出现。一种人格障碍如果早期植根，那么可以被看作是一个会影响随后在个体生命中出现任何精神障碍的危险因素。

临床表现

所有人格障碍的共同特征包括社会认知、情感表达、社会相互影响和冲动性等领域的文化偏离。这种偏离必须是个体的强烈倾向，而不是偶然性事件或者在危难时人格退化的结果。而且这种偏离必须妨碍了功能。具体人格障碍的特定诊断标准与这四个方面有关：

*社会认知*指个人对世界的感知和理解，包括在社会中的个人定位。常见的社会认知的异常，包括对自身和他人的理想化或贬值。在这种人看来，所有的问题都是灾难性的，在任何情况下自己都是局外人，或者将自己所有的问题归因于外界环境。思考问题的歪曲性导致严重自我定位错误的倾向，是人格障碍的特征之一。

*情感表达*因文化和家庭而有所不同。当一个人不能很好地掌握情感表达的广度、深度、灵活性，并且不能使其适应情景时，人格障碍就可能产生。若情感表达的广度不够，就可能会无法感觉到生气或转移情绪，也可能会把所有的情绪都通过躯体化症状表达出来。情感深度表达障碍主要表现在可能采用夸张的或戏剧化的方式去表达感情。情感的灵活性或者情绪的不稳定性通过焦虑的骤变性、情感

的范围显现出来，或者通过情绪快速、无法预知的改变而体现。判断一种情绪是否适当，应该基于对患者判断事物方法的理解，但是诸如敌视所有异性或怒对任何批评等行为则很明显是不适宜的。

*社会相互作用*中的问题从克制到纠纷。卷入权力纷争、回避、退缩或者利用别人都是这些问题的表现。窘迫、阿谀逢迎都间接表明着人格障碍。含糊、啰嗦等交流中特殊趋势的出现是社交能力退化的另一种表现。

人格障碍者的*冲动控制*能力往往趋向衰退或不协调。按照自我憎恨的想法行事，割伤或烧伤自己的患者经常被紧急治疗。过度控制模式与突然暴发的愚蠢行为（如疯狂饮酒或用药、性放纵或暴怒）交替出现，提示了冲动控制能力差。

这四项分类包括了人格障碍的大部分特征和典型的被扰乱的行为模式。如前所述，一些倾向经常集中呈现，使我们可以有效地判断具体的人格障碍。DSM-IV 或 ICD-10 使用了不同标准描述了具体的人格障碍。简言之，下列描述以 DSM-IV 为基础。DSM-IV 将人格障碍归为三大类型：A 类（偏执型人格障碍）、B 类（戏剧型人格障碍）和 C 型（焦虑型人格障碍）。为叙述方便，所有描述都以纯粹的原型为基础，而现实中都是混合型的。

A 类包括妄想型、分裂样、分裂型人格障碍。妄想型人格障碍者表现为怀疑他人，怀疑别人对自己的忠心或被别人利用。他们总是感到被欺骗，感到受伤时忍受着嫉妒、攻击，怕被别人利用而不信任别人。分裂样人格障碍者喜欢孤独，缺少亲密的关系和性关系，表现出冷淡和漠然。他们缺乏社交魅力，似乎给人冷漠的印象。分裂型人格障碍的人同样缺乏亲密的人际关系、怀疑他人，但是除此以外，他们将别人的举止和形象视为异类。他们奇异的信念尚未达到妄想症的程度。分裂型人格障碍者可能表现出非典型或前驱性的精神分裂症症状。

B 型包括反社会型、自恋型、表演型、边缘型人格障碍。反社会型人格障碍者表现为漠视他人，欺骗、利用、操纵、为求一时痛快不计后果。这类人毫无信义，且利用要挟来影响他人。他们经常犯法，通常很少移情，并缺乏同情心。而且，他们会把自己的罪行归咎于他人。具有自恋型人格障碍的人把别人当作观众以表露自己的特殊之处，并要求优待，表现夸张。他们缺乏移情能力，需要过度关注和重视，漠视他人情感需要，傲慢自大。表演型人格障碍者也欲求通过夸张的傲慢态度、魅力或者其他挑衅性行为成为万众瞩目的焦点。他们会迅速地在人际交往中产生不切实际的期待，且易受他人影响和暗示。

通常边缘型人格障碍者在临床诊断中占有很大比例。他们可能情绪不稳定，常常在无法安慰的情况下具有威胁性或试图自残，进而控制他人的情绪，引人注意。他们也可能通过权力斗争控制他人，当感觉无能为力和被亏待的时候，他们会表现出恶意和敌对。由于害怕被抛弃，他们往往会对别人许下无法达成的诺言，死缠烂打，也包括社交活动的理想化倾向。如"怨天尤人拒绝帮助者"和"我恨你；别离开我"，这样的表达以获得频繁的约会常见于边缘型人格障碍。他们可能缺乏一种关于自我或本体的稳定意识，经常会冲动而不计后果，这导致其寻求归属感、抵御空虚感。边缘型人格障碍也与应激导致的分离和短暂性精神病有关。

C 型包括回避型、依赖型以及强迫型人格障碍。回避型人格的人在社交中表现内向、回避冒险、过度专注于羞辱或拒绝，通过这些表现出自卑和羞耻的感觉。这种人看起来无能、不善于照顾自己，显得沉闷而笨拙。依赖型人格障碍者将自己交由别人处置，他人可以替他们做决定甚至责备他们。他们为求省心，对他人唯命是从，甚至允许不愉快的事情，因为他们怕失去被依赖方而自己照顾自己。强迫型人格障碍者喜欢事事井然有序、循规蹈矩、创造性强、标准规范。他们恪尽职守、坚定倔强、追求完美，过分沉溺于细节并且犹豫不决。他们囤积财物，好像一个吝啬鬼。

鉴别诊断

如果判定人格特征是由其他精神或药物问题引起时则不能诊断人格障碍。例如，精神疾病、颅脑损伤或重金属中毒经常会导致人格改变。中毒期间以及出现延迟性戒断反应时物质滥用也会引起人格改变。精神发育迟滞会全面影响人格功能。所有这些由其他特殊原因引起的人格病理学改变相对主要问题来说均是次要的。

很多人格障碍患者倾向于将他们的问题视为自己无法控制的生理疾病。例如，边缘型人格患者通常会认为自己患有双相障碍。双相障碍是一种精神疾病，它以情感不稳和冲动行为以及情感正常稳定、

图162-1 医生必须内在把握人格障碍患者的强烈易怒情感。

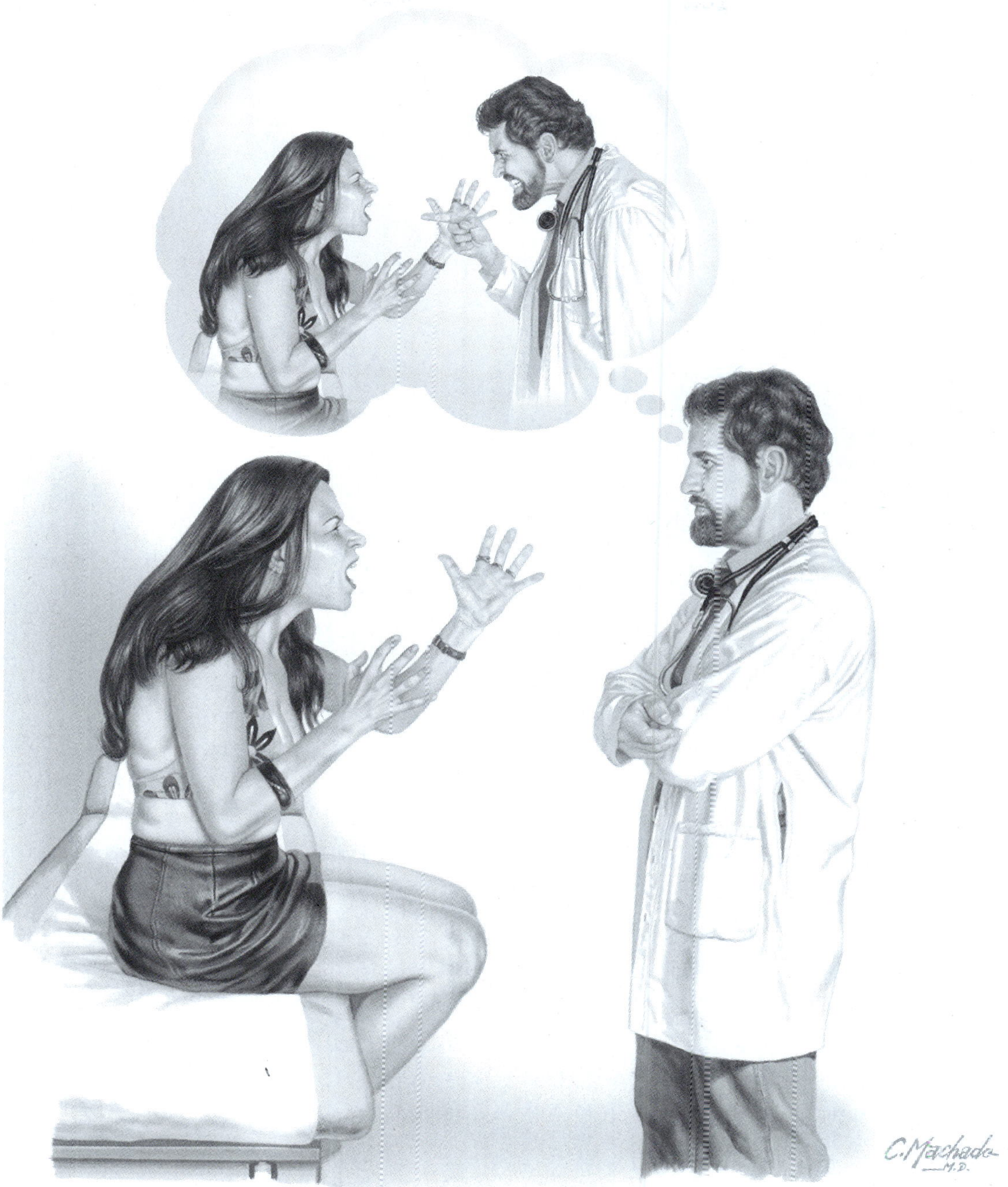

冲动控制良好交互出现为特征。DSM-IV将快速循环型双相障碍定义为在12个月内抑郁、躁狂或轻躁狂发作四次。一日之内慢性情绪起伏更像是人格障碍的症状而不是快速循环型双相障碍。然而通常情况下，这类患者更多地追求适合双相障碍的强效治疗，而不选择专门为人格障碍患者设计的治疗计划，尽管这类治疗方法收效甚微。

诊断方法

我们需要一个详细的精神病学评估才能确定地做出人格障碍的诊断。人格障碍的症状起初在有限

图162-2 医生必须重视人格障碍患者的药物需求。

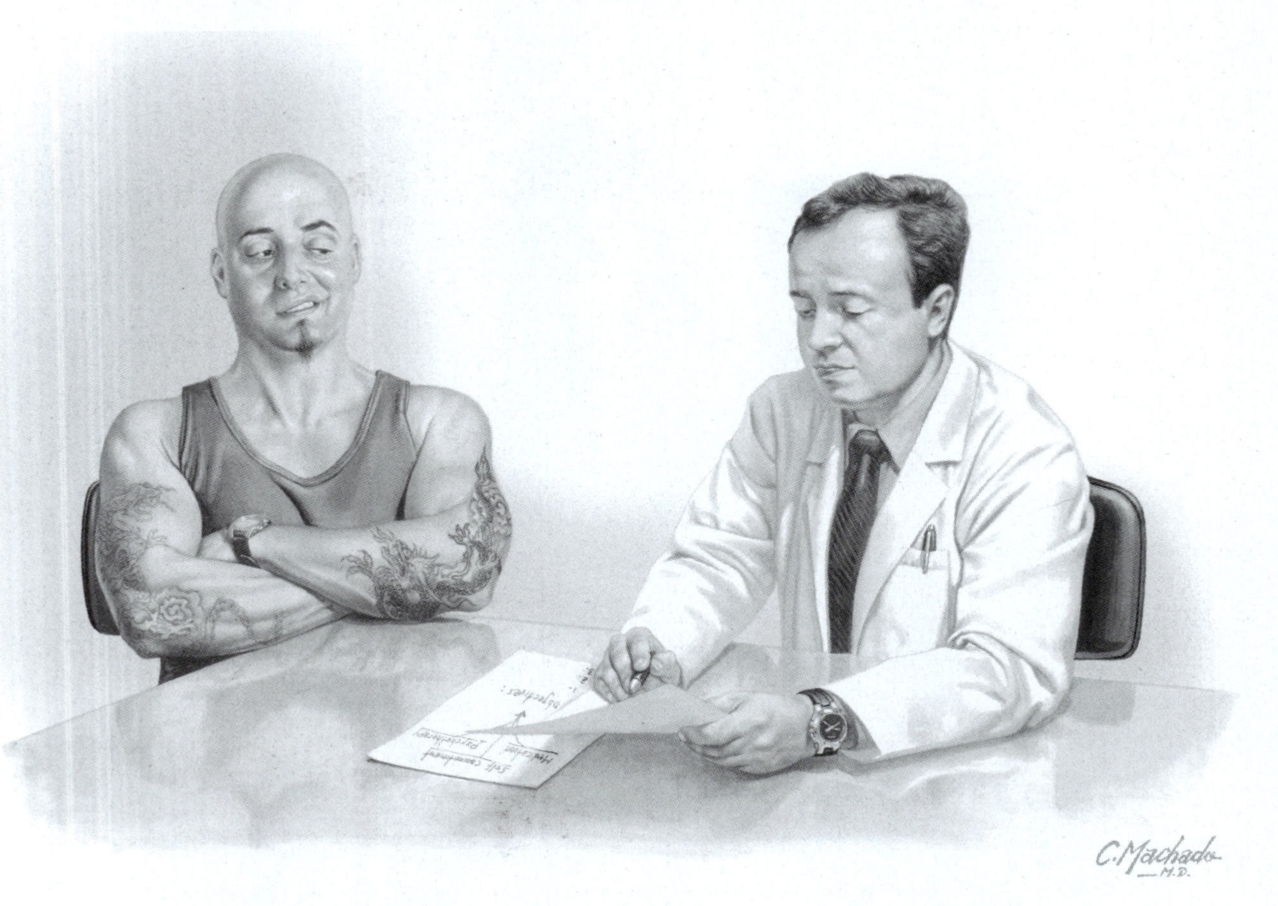

的接触过程中会由于过于微小而不易被发觉。很多经验丰富的临床医师能够通过临床观察人格功能得出一个推定性诊断。但是他们会保留所有其他可能的不同的诊断结论，直到能合理地除外其他诊断。

心理测验可以为基于自我趋向报告、规定行为或投射测验反馈所作出的诊断提供额外的证据。与其他所有测试一样，心理测验必须结合临床背景来解释，但在某些病理学不明显的情况下，其价值是不可估量的。

处理和治疗

大部分人格障碍患者或未治疗或正在治疗。患者身边的人比患者本人的压力和痛苦更大，而有效治疗所能合理引导的只有患者，引导其有动机地恢复其理智。那些参与治疗的患者希望在持续治疗中通过参与困难的工作以期收获现实的变化。

一些人格障碍患者比其他人更频繁地受到干预和治疗。这取决于不均衡的患病率、临床对他们的关注程度以及治疗中不一致的主观预测。毫无疑问，边缘型人格障碍是诊断和治疗中最常见的人格障碍。自恋型、表演型和C型人格障碍的出现经常伴随着其他共病——诸如情绪障碍、焦虑障碍等。然而，A型人格障碍和反社会型人格障碍却很少被认定。在任何已知的治疗中，对反社会型人格障碍的治疗尤其不尽如人意。

最佳治疗

尽管在一些病例中药物治疗可以起到一些辅助作用，人格障碍的合理治疗还是主要依靠心理社会干预。种类繁多的心理疗法干预可以提供实质的好处，为患者选择适合的疗法不只在于按病理学标准仔细地评估，也在于有一种坚定而善于应变的意识，使患者在此过程中可以像一个合作者一样配合。治疗的一般原则是提高患者控制冲动的能力。更多易冲动的患者会在有充足准备和专门会诊的治疗环境中得到控制。那些强烈的冲动控制障碍患者能够从更多焦虑激发治疗中保持稳定并获益，比如探索性心理治疗。

对人格障碍本身的治疗也许不会总是成为重点，但此类患者在所有临床病例中都是常见的，针对他们的病情所进行的治疗会被患者们的人格障碍所危害和干扰。不合作、拒绝治疗、资源浪费、抵触医护人员等问题使得此类患者成为临床环境中的一大难题。人格障碍患者的管理成为一个全面医疗计划所必须考虑的部分，无论其他问题有多么亟待解决。这种管理的基础依赖于避免常规性错误。

避免治疗错误

典型的人格障碍患者从他人身上激起强烈情感，纠缠于烦恼、恐惧中，厌恶稀奇古怪的东西。不善揣摩人意的医护人员在管理这些情绪强烈的患者时会造成过失（图 162-1）。这些患者将大家置入两败俱伤的境地。

管理人格障碍患者的一般原则包括识别医患关系中加剧的紧张情绪，以及客观评估出急性期病情治疗的最佳建议。换言之，保持情感的稳定即是目标（图 162-2）。那意味着抵制回避、解救、控制、惩罚或者反抗报复性挑衅的诱惑。并不是要求医生机械化的冷静，但治疗人格障碍患者通常需要医生忍受强烈的内心情感，将焦点集中在患者的需求上(而不是愿望和要求)。

医生（及其他人）常将这类患者概念化为偏执、道德薄弱或不值得护理。这对于理解人格发展以适应环境至关重要。人格障碍患者已适应早期情景(或至少是想象的情景)，被称为当前不良倾向。能够识别出一些行为与其他环境有关，可以使医生免于对这些行为感到不快。患者一般会基于他们生活中所学到的而做到最好。

在急速变化的医学世界，医生们常终止临床与药物治疗的相互作用。人们希望精神药理学可以为这些患者提供缓冲作用，例如过于苛求、失去理智、情绪化的患者。一些药物显示有限的效能（如边缘性人格障碍用选择性 5- 羟色胺再摄取抑制剂）。但应调节期望值。值得注意的是，苯二氮䓬类药物通常禁用于冲动和有敌意的患者。

鉴于患者的敏感性和医生有时表现出来的无望，人格问题在大多数医学背景下还不能加以讨论。大多医生在患者需要帮助时，提供治疗或安排，但是人格障碍患者不会经常寻求帮助。当他们寻求帮助时，他们希望是药物或其他“神奇的”解脱。可以巧妙地安排心理介入疗法，但大多数患者能够掌握“与别人交谈”的意见。因此，不应避免安排心理健康的提供者进行治疗。

展望

人格障碍及其有效治疗的研究落后于精神病学的生物学研究。人们对于人格障碍治疗方法的研究越来越感兴趣。

（李贺斌　译　马文有　孙贺祥　校）

参考文献

Gunderson JG: Borderline personality disorder: A clinical guide. Washington, DC, American Psychiatric Publishing, 2001.

This single-authored book written by a leader in the field focuses on all aspects of diagnosis and the full range of accepted treatments for the most clinically prevalent personality disorder.

Haas LJ, Leiser JP, Magill MK, Sanyer ON: Management of the difficult patient. Am Fam Physician 72(10):2063-2068, 2005.

This pithy article offers many practical tips on managing difficult patients, including those with personality disorders, in primary care settings.

循证

1. Oldham JM, Skodol AE, Bender DS: The American Psychiatric Publishing Textbook of Personality Disorders. Washington, DC, American Psychiatric Publishing, 2005.

With contributions from dozens of authors, this comprehensive text covers each personality disorder in detail, including etiology, clinical evaluation, treatment, and research.

Matthew N. Goldenberg ▪ Lea C. Watson ▪ B. Anthony Lindsey

163

焦虑和惊恐

引言

许多有精神症状的患者普遍就诊于综合性医疗机构。这种情况尤其见于以躯体症状为主的焦虑障碍患者。虽然仍然缺乏对这些疾病的研究，未治愈性焦虑的直接费用和间接费用是巨大的，但是仍可以得到有效的、基于循证的治疗。

焦虑是一种紧张或忧虑状态，它与实际刺激程度并不成比例（图 163-1）。在成年人中，主要有 5 种焦虑障碍：惊恐障碍（panic disorder，PD），它伴有或不伴有场所恐惧症；社交恐惧症（social phobia，SP）；强迫障碍（obsessive-compulsive disorder，OCD）；广泛性焦虑障碍（generalized anxiety disorder，GAD）；创伤后应激障碍（post-traumatic stress disorder，PTSD）。单一恐惧症（如对雷电和高度的特定恐惧）也很普遍，但在初级保健机构中并不常见。在一般医疗机构中，PD 是焦虑症的主要临床表现。终生患病率接近 5%，女性是男性的两倍，多起病于 20 多岁。通常，PD 具有复杂的临床表现和严重的共病。其他的主要障碍不在这里详述。OCD（见第 167 章）通常需要早期精神治疗。GAD、SP 和 PTSD 需要多方面治疗，而且通常需要较长的治疗时间，以至于它们无法在一般医疗机构中单独治疗。表 163-1 对这些障碍进行了总结。

病因学和发病机制

正如大多数精神障碍一样，精神和环境的触发作用揭示了 PD 的生物学诱因。

神经生物学因素

在这一领域进行了大量的研究，包括对大脑内恐惧和焦虑中枢的研究，如杏仁核、蓝斑和海马区。早期的神经成像研究弥补了这些神经解剖领域的不足。激发性药物，包括乳酸钠、二氧化碳、咖啡因、育亨宾、m- 氯苯哌嗪、芬氟拉明和胆囊收缩素，能够减轻惊恐障碍患者惊恐发作的程度。神经生化学的假说认为，正常的控制方式不能使之有相同的反应。没有一种特定的病理因素能够解释这种疾病。家系研究也表明 PD 具有家族聚集倾向，该病的一级亲属发病风险明显增高。

认知 - 行为

反复发作的预期性恐惧是 PD 的主要症状，当场所恐惧症（担心再次惊恐发作的回避行为）出现时，它显得更加重要。许多人认为，这种状况导致躯体感觉出现灾难性的误解，而这种误解又加剧了焦虑程度。

临床表现

许多早期以躯体不适症状为主的 PD 患者（85%）最初会与医疗机构联系，其中多数人首诊于急诊科，随后会就诊于内科医生。PD 通常在二、三十岁起病。惊恐发作（框 163-1）的诊断标准与 PD（框 163-2）有所不同，因为惊恐发作可见于多种疾病，PD 则不同。

识别 PD 的特征性困难是患者通常不以焦虑为主诉，取而代之的是主诉 10 ～ 15 种躯体不适症状，

图163-1 惊恐障碍。

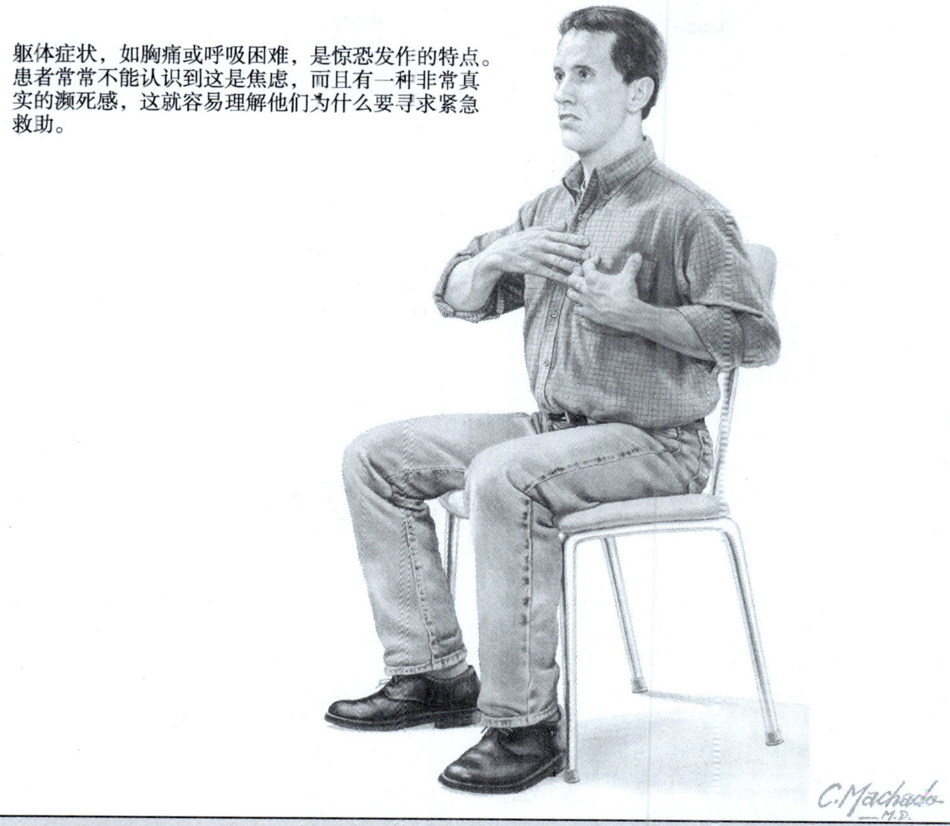

表 163-1 其他常见的焦虑障碍

	社交恐惧症	广泛性焦虑障碍	创伤后应激障碍
特点	过分害怕暴露于被他人审视的一个或多个公共场合，可伴有惊恐发作	为普通的生活境遇而产生不切实际的或过分的担忧；持续的自主神经症状	在生命或身体受到威胁之后产生，并伴随有闯入性的创伤性体验重现，回避和警觉性增高
终生患病率	5% ～ 13%	5%（女∶男 = 2∶1）	[illegible]% ～ 14%（随特异性创伤特点而变）
常见共病	抑郁、物质滥用	抑郁、物质滥用、惊恐障碍	物质滥用、抑郁、躯体型障碍
治疗	*SSRI 类抗抑郁剂、苯二氮䓬类、文拉法辛、CBT	*SSRI 类抗抑郁剂、苯二氮䓬类、文拉法辛	*SSRI 类抗抑郁剂、抗肾上腺素能药（可乐定、普萘洛尔）
参考阈值	低：需要药物治疗	取决于症状严重度和共病的数量	*低：患者通常耗费时间

* 见表 163-2 有关 SSRI 和苯二氮䓬类药物的剂量。

CBT：认知行为治疗；SSRI：选择性 5- 羟色胺再摄取抑制剂。

有一些患者尤其如此。最常见的症状是心脏病症状，包括胸痛和心悸。胃肠道症状和呼吸系统症状也很常见，接近一半的 PD 患者伴有神经系统症状（头痛和眩晕是最常见的）。场所恐惧症还可能使 PD 的临床表现复杂化（框 163-3）。

鉴别诊断

精神病学

严重抑郁和双相障碍经常会出现显著的焦虑症状，而且在焦虑患者的鉴别诊断中，二者常被作为主要诊断。有 1/3 ～ 1/2 的 PD 患者以后发展为抑郁症。许多药物滥用，包括可卡因、大麻、

框 163-1 惊恐发作诊断标准

在强烈恐惧和不适间断出现时，下列四种或更多症状突然发生，并在 10min 内达到高峰。

1．心悸、心跳强烈、心率加快
2．出汗
3．发抖或震颤
4．呼吸急促或窒息感
5．堵塞感
6．胸痛或胸部不适
7．恶心或腹痛
8．头晕、坐立不稳、头昏眼花或昏厥
9．感觉异常（麻木或刺痛感）
10．发冷或潮热
11．现实解体（非真实感）或人格解体（与自己分离感）
12．担心失控或精神错乱
13．恐惧死亡

Adapted from American Psychiatric Association: Diagnostic and Statistical Manual of Mental Disorders, 4th ed, text rev. Washington,DC, American Psychiatric Association, 2000.

框 163-2 惊恐障碍诊断标准

1．A 和 B
   A．反复出现意想不到的惊恐发作
   B．至少一次发作以后 1 个月（或多个月）内，存在下列一种或几种情况：
      ▪ 一直担心再度发作
      ▪ 担忧发作本身的影响或发作的后果（如失控、心脏病发作、“发疯”）
      ▪ 与发作相关的行为明显改变
2．惊恐发作并不是由于物质（如药物滥用、处方药）或一般躯体疾病（如甲状腺功能亢进）的直接生理作用所致。
3．其他精神障碍不能更好地解释惊恐发作，诸如社交恐惧症、特殊恐惧症、强迫障碍或创伤后应激障碍。

苯丙胺和咖啡因，都可诱发不同于 PD 的恐惧状态。

内科学

PD 和焦虑症状与 1/3 或更多的常见疾病共存，包括非典型胸痛、帕金森病、肠易激综合征和慢性阻塞性肺病（框 163-4）。PD 的诊断不能被概念化而排除在躯体疾病之外。目前药物，包括拟交感神经药物，如治疗感冒和过敏的药物，也应当作为诱发焦虑症状的原因进行研究。酒精和镇静药物戒断也可导致焦虑症状。

框 163-3 广场恐怖症诊断标准

1. 对于意料外的事件或环境诱发的惊恐发作或类惊恐症状发生时难以逃避（或令人难堪）或找不到有效帮助的地方或情境产生焦虑。典型的广场恐怖症多发生于下列情境：独自离家外出，在人群中或在排队，过桥，坐公共汽车、火车或汽车。
2. 病人回避那些情境（如不去旅行），在无法回避时忍受明显的苦恼或担心惊恐发作或类惊恐症状，或要求有人陪伴。

Adapted from American Psychiatric Association: Diagnostic and Statistical Manual of Mental Disorders, 4th ed, text rev. Washington,DC, American Psychiatric Association, 2000.

框 163-4 常见的与焦虑或惊恐症状相关的躯体疾病

贫血
心绞痛
心律失常
哮喘
充血性心力衰竭
电解质紊乱
甲状腺功能亢进
低氧症
低血糖症
心肌梗死
甲状旁腺疾病
肺栓塞
癫痫发作
短暂性脑缺血发作
眩晕

诊断方法

伴有多种躯体不适频繁就医的年轻患者，应该首先考虑患有 PD 及相关障碍。我们应当进行一个关于 PD、合并抑郁和物质滥用的调查。（PD 的患者几乎超过酒精滥用患者的 4 倍。）如果可疑为

表 163-2 治疗惊恐障碍的药物

类别	药物	开始剂量	维持剂量
SSRI	西酞普兰†	10 mg/d	20 ～ 40 mg/d
	艾司西酞普兰†	5 ～ 10 mg/d	10 ～ 20 mg/d
	氟西汀 *	5 ～ 10 mg/d	20 ～ 80 mg/d
	氟伏沙明	25 mg/d	50 ～ 300 mg/d
	帕罗西汀	10 mg/d	20 ～ 60 mg/d
	舍曲林†	25 mg/d	50 ～ 200 mg/d
SNRI	文拉法辛	37.5 mg/d	75 ～ 300 mg/d
苯二氮䓬类	阿普唑仑	0.25 ～ 0.5 mg，3 次 / 日	2 ～ 6 mg/d 总量
	氯硝西泮	0.5 mg，2 ～ 3 次 / 日	1 ～ 4 mg/d 总量
	劳拉西泮†	0.5 ～ 1.0 mg，2 ～ 3 次 / 日	2 ～ 10 mg/d 总量

* 氟西汀具有较长的半衰期，对副作用敏感的患者不宜使用。

† 这些药物可以用于治疗惊恐障碍，但不具有美国食品和药品管理局批准的适应证。

SNRI：5 羟色胺 - 去甲肾上腺素再摄取抑制剂；SSRI：选择性 5- 羟色胺再摄取抑制剂。

早期焦虑障碍患者，可以进一步进行系统检查（如内镜检查、心导管插管）。全面的躯体、精神病学、家族和社会史检查将有助于正确诊断。

医学检查包括体格检查及全面的神经系统检查、用药史（包括药店出售的药物）、心电图检查（如果患者超过 40 岁，并有胸痛和心脏病家族史）、有选择的实验室检查（包括全血细胞计数、血生化和促甲状腺激素检查）。如果患者超过 40 岁，应怀疑非精神性疾病所致，进行鉴别诊断以排除躯体疾病等。

处理和治疗

有效的研究证据可用来指导焦虑障碍的治疗，特别是 PD 的治疗。最大的挑战仍然是鉴别出这些疾病，并开出适当的处方（表 163-2）。最重要的是，临床医生必须常规性地考虑 PD 诊断的可能性。一旦发现，治疗的目标包括减少发病的频率和症状的强度，并治疗伴有惊恐发作的预期性焦虑。

最佳治疗

在精神科，药物治疗和行为治疗同样被证明是有效的。PD 的药物治疗已经被深入研究，三环类抗抑郁药、单胺氧化酶抑制剂、高效能苯二氮䓬类药物、5 羟色胺 - 去甲肾上腺素再摄取抑制剂（文拉法辛 XR）和选择性 5- 羟色胺再摄取抑制剂（SSRI）在单一药物治疗时具有相似的疗效。然而，药物副作用、可能的药物相互作用、限制饮食和药物依赖危险限制了前三种药物的使用。由于 SSRI 较少的副作用，它已经替代了老的药物，成为一线治疗药物，而文拉法辛被常规作为二线药物使用。抑郁症药物治疗从起效到发挥药理作用需要 3 ～ 4 周的潜伏期，而 PD 的潜伏期则较短（2 ～ 3 周），但是 PD 患者对药物的副作用更加敏感。

苯二氮䓬类药物起效快速（几天），适合辅助治疗急性期的患者，它可以弥补 SSRI 或文拉法辛起效慢的不足。有足够的资料支持阿普唑仑、氯硝西泮和劳拉西泮的使用。与需要的剂量相反，苯二氮䓬类药物往往被长期大量开具处方。

焦虑障碍的药物治疗应当从可能的最小剂量开始，然后缓慢增加，直到症状改善的最大剂量，这个剂量经常比抑郁症所需的剂量要高（低剂量开始，缓慢加量，逐渐加……再加）。在确定药物无效之前，这个剂量要持续足够的 6 周时间。

认知行为治疗（CBT；例如，心理教育、症状监控、呼吸训练、注重对身体感觉曲解的认知重建以及暴露）是用来有效治疗惊恐症状的，但它需要经过培训的医生和忠实的患者。对于一个想摆脱药物的患者来说，这一点很重要。应该告诉患者，研究表明药物治疗和认知行为治疗相结合能取得最好的疗效。

治疗的有效率是不同的，但是，对照试验表明，在大多数治疗中，有 50% ～ 60% 的患者摆脱了惊恐，持续治疗症状可以完全缓解。文拉法辛被证实可以减轻惊恐的严重程度和广场恐怖症状，但是在最终无症状时，并不比安慰剂好。PD是一种慢性疾病，通常需要维持治疗，并经常遗留有残留症状。最佳治疗期限并没有详述，复发是常见的，尤其是在中断维持治疗时。广场恐怖症和其他精神病共病被认为是预后不良的危险因素。PD，尤其合并抑郁症和物质滥用，会增加患者自杀的危险。

PD的最佳管理包括：估计自杀危险，评估并了解功能损害的程度，建立并保持一种治疗联系，为患者及其家庭提供教育，与其他医生联系（这在避免不必要的诊断试验中起到巨大的作用），并帮助患者学会如何发现复发的早期征象。应鼓励患者限制对咖啡因及相仿药物的消费，并禁止使用非法物品。

对于治疗PD，最近的研究表明，一个基于初级保健机构的合作模式治疗更加有效，费用也更加低廉。这种模式包括由初级保健医生（在精神科医生的指导下）提供的规范药物管理，并有六次CBT相补充，同时由中级行为健康专家提供电话随访。

当患者有下列情况时，需考虑转诊精神科医师：为明确诊断（会诊）；自杀患者；试用两种一线药物治疗失败时；治疗广场恐怖症；需要心理治疗时（如显著的生活应激源、支持系统有限）；患者有精神病共病且病情不稳定时（如持续的抑郁症状、精神活性物质滥用）；或者当最佳治疗超过初级保健机构的时间限制时。

避免治疗错误

关于PD的主要治疗错误是误诊和误治。在确定药物治疗失败之前，药物治疗应当有足够长的时间（6周）和足够高的剂量（达最大值）。很重要的一点是告诉患者从治疗到有效需经历一周左右的时间。另外，证据还显示药物和心理治疗的结合比任何一种治疗模式都更加成功。对药物治疗来说，精神科医生转诊心理治疗专家将是药物治疗的一个重要补充。医师要谨慎地长期使用苯二氮䓬类药物，因为它有导致药物依赖的危险。

展望

焦虑障碍患者所表现的复杂性和挑战必须被包括在早期的治疗之中。研究人员应当继续探求新的治疗方法，特别是注意到有40%～50%的患者对现有治疗没有任何反应。应当提倡联合治疗和自助治疗模式的研究（包括以因特网为基础的信息源）。神经成像技术发展很快，有助于解释一些这样的问题，同时人们也在探索心理治疗原理。必须进一步研究这些常见疾病的有效可行的诊断方法。跨学科联系和多模式干预仍将是有效治疗焦虑障碍患者的关键。

（谷 岩 译 马文有 孙 妍 校）

参考文献

American Psychiatric Association: Diagnostic and Statistical Manual of Mental Disorders, 4th ed., text rev. Washington, DC, American Psychiatric Association, 2000.

Anxiety Disorders Association of America. Available at: http://www.adaa.org. Accessed December 13, 2006.

National Alliance on Mental Illness. Available at: http://www.nami.org. Accessed December 13, 2006.

National Institute of Mental Health (NIMH). Available at: http://www.nimh.nih.gov. Accessed December 13, 2006.

Work Group on Panic Disorder: Practice guideline for the treatment of patients with panic disorder. American Psychiatric Association. Am J Psychiatry 155(5 Suppl):1-34, 1998.

循证

1. Ballenger JC: Current treatments of the anxiety disorders in adults. Biol Psychiatry 46(11):1579-1594, 1999.
   The author presents a comprehensive overview of the evidence for treatments of several anxiety disorders.
2. Ballenger JC: Panic disorder in the medical setting. J Clin Psychiatry 58(Suppl 2):13-19, 1997.
   This editorial review argues for and advises on improved detection of panic disorder in the general medical setting.
3. Goddard AW, Charney DS: Toward an integrated neurobiology of panic disorder. J Clin Psychiatry 58(Suppl 2):4-12, 1997.
   The authors propose a functional neuroanatomic model of fear and anxiety and provide a review of brain imaging studies of panic disorder.
4. Katon W: Clinical practice. Panic disorder. N Engl J Med 354(22): 2360-2367, 2006.
   This article presents a current, clinically based review of the diagnosis and evidence-based treatment of panic disorder.
5. Roy-Byrne PP, Craske MG, Stein MB: Panic disorder. Lancet 368(9540):1023-1032, 2006.
   This current review of the literature on the epidemiology, etiology, diagnosis, and treatment of panic disorder includes a discussion of the evidence for various treatment delivery systems such as a collaborative care model.

John J. Haggerty, Jr. ▪ Micah J. Sickel

164

抑郁症

引言

抑郁是一种常见的非病理性情绪体验，也是一种特殊的生理心理性紊乱。这两种含义并不一样。抑郁症作为一种疾病，具有一系列特殊的症状、体征和特点。它是一种终生复发性疾病，全世界有 10% ~ 20% 的人罹患抑郁症。它影响一个人的工作和家庭生活，死亡率为 15%。

病因学和发病机制

抑郁症产生于单胺类神经递质的紊乱失调。它的维持是由于随后的神经激素变化，涉及下丘脑 - 垂体 - 甲状腺和下丘脑 - 甲状腺轴。这些联合变化最终导致核酸转录的变化。最有影响力的病因学因素是遗传。抑郁症的危险也可通过早年创伤而获得，这种创伤可以"导入"扩大的神经激素紧张反应。其他内科疾病或干预可能会引起继发性抑郁综合征，最显著的是甲状腺功能减退以及影响中枢单胺神经传递的抗高血压药物。中毒或者戒断期间多种物质也会引起继发性抑郁，尤其是酒精、可卡因和兴奋剂。

临床表现

尽管临床上明显的抑郁症出现在 30 ~ 40 岁，但是抑郁症可以起病于任何年龄，包括儿童早期。症状表现因人而异，而且贯穿整个生命周期，但是核心特征通常出现于发作期（图 164-1 和 164-2）。如《精神障碍诊断与统计手册》第 4 版（DSM-IV）所述，这些症状包括：情绪抑郁或兴趣缺乏；食欲增加或减少；睡眠增加或减少；活动减缓；疲乏；过分自责、无价值感或负罪感；性欲减退；思维迟缓、记忆力减退或注意力不集中；以及反复出现死亡或自杀的想法。DSM-IV 要求同时存在 5 个症状或体征，并至少持续 2 周才能确定诊断，但是许多医生认为患者如果具有 3 个或 4 个症状就可以确定诊断。抑郁情绪并非总是最突出的症状，甚至有时并不存在。常见症状有失眠、紧张、躯体疼痛或记忆变化。抑郁症经常伴有焦虑，还可以并发显著的精神病性症状，如幻听、贫穷或罪恶的妄想。抑郁发作可以存在应激源，但也可以没有，而且报道指出应激源通常实际上是抑郁早期的结果而不是病因。

鉴别诊断

适应障碍

适应障碍中抑郁情绪有明确的应激源，但并非所有的抑郁症状群均出现或只是短暂出现（<2 周）。适应障碍对抗抑郁药物无效。

双相型障碍，抑郁相

大约 20% 的抑郁症患者实际上存在未被认识到的双相型情感障碍。公认的双相型障碍类型包括双相Ⅰ型和双相Ⅱ型，主要区别在于躁狂相的严重度。双相Ⅰ型需要一生某一时期出现躁狂症的充分发作。双相Ⅱ型仅仅需要轻躁狂发作。因为轻躁狂常常发作短暂并没有功能障碍，因此很容易被忽略。因为双相障碍中的抑郁相与单纯的抑郁障碍（单相）不容易区别，双相Ⅱ型障碍很容易被误诊为单相抑郁症。两种疾病的鉴别很重要，因为双相障碍需要

图164-1 抑郁的面相。

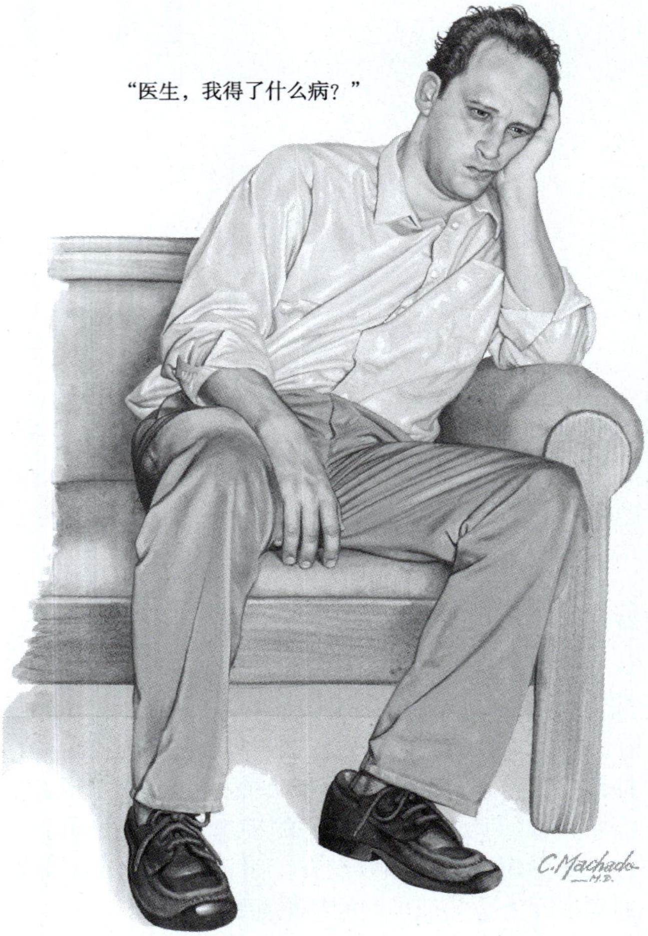

不同的治疗方法，心境稳定剂优于抗抑郁剂。

物质滥用所致抑郁症

抑郁症可能是物质滥用的直接结果，但也可能作为一种独立的并发于物质滥用的共病而存在。纯粹的继发于物质滥用的抑郁症，在物质戒断几天到一周内会得到明显的缓解。如果在这一段时间内抑郁没有得到改善，就需要恰当的治疗。作为共病，物质滥用会影响到抑郁症的发病、病程以及治疗。抑郁症常常与酒精、可卡因、阿片类成瘾同时发生。酒精中毒会增加自杀的风险，所有酒精中毒并引起抑郁的个体都应该进行自杀的评估。酒精依赖会增加患严重抑郁症的可能，相反，严重抑郁症也增加终生出现酒精依赖的可能。可卡因成瘾所致的抑郁症的治疗，在使用抗抑郁剂的同时还要针对成瘾进行治疗。阿片类依赖的治疗通常会使抑郁症状得到改善。然而，与抗抑郁剂治疗其他药物成瘾所致的抑郁相似，在阿片类依赖未经治疗的情况下，抑郁症的治疗会产生混杂的结果。

继发于内科疾病的抑郁症

继发于内科疾病的抑郁症，被认为是无论何时抑郁心境的发生，都伴随着一种与抑郁症有关的内科疾病。这包括甲状腺功能亢进、艾迪生病或库欣病、胰腺癌、AIDS、肺结核、多发性硬化、卒中、阿尔茨海默病、帕金森病以及糖尿病。有时抑郁症可能是未被发现的全身疾病的首要表现，因此，病史和合理的医学评价应该是所有新抑郁症病例的标准评估的一部分。抑郁症也可以由各种常用的药物引起，包括糖皮质激素和干扰素。尚没有足够的证据表明β-受体阻滞剂会引起抑郁症。

诊断方法

考虑到不仅有抑郁情绪的患者存在有抑郁症，以失眠、焦虑、精力减退、慢性疼痛或认知改变为首要主诉的患者也可能存在抑郁症。只有根据病史和观察到的症状和体征符合诊断标准时，才能确定诊断。优秀的自评工具，如 Zung、Beck 或 PHQ-9 抑郁量表，有助于诊断。当症状起始隐匿时，家庭成员或亲密伙伴提供的信息非常珍贵。诊断的评估必须包括既往发作持续的时间和频率，以及过去一段时间是否存在心境高涨。这些信息对于以后的治疗计划，包括确定疗程，都是非常必要的。每一个评估必须包括对自杀风险的询问。用最简单的方式开始这种询问：“你有过死亡的想法或以任何方式伤害自己的想法吗？”想死或自杀在抑郁症中是非常常见的。最常见的是，他们只停留在观念的水平，可以在门诊治疗。然而，在小部分患者中，厌世观念伴随自杀意图或特定的自杀计划，这必须尽快请精神科会诊或住院治疗。有自杀企图史以及存在精神病、物质滥用或严重的孤僻会增加自杀的风险。

处理和治疗

处理抑郁症最重要的原则是将其视为一种终身疾病，单次发作后复发率至少为50%。随着每一次发作，复发率不断升高。严重发作的间期残留慢性

图164-2 抑郁（单相）。

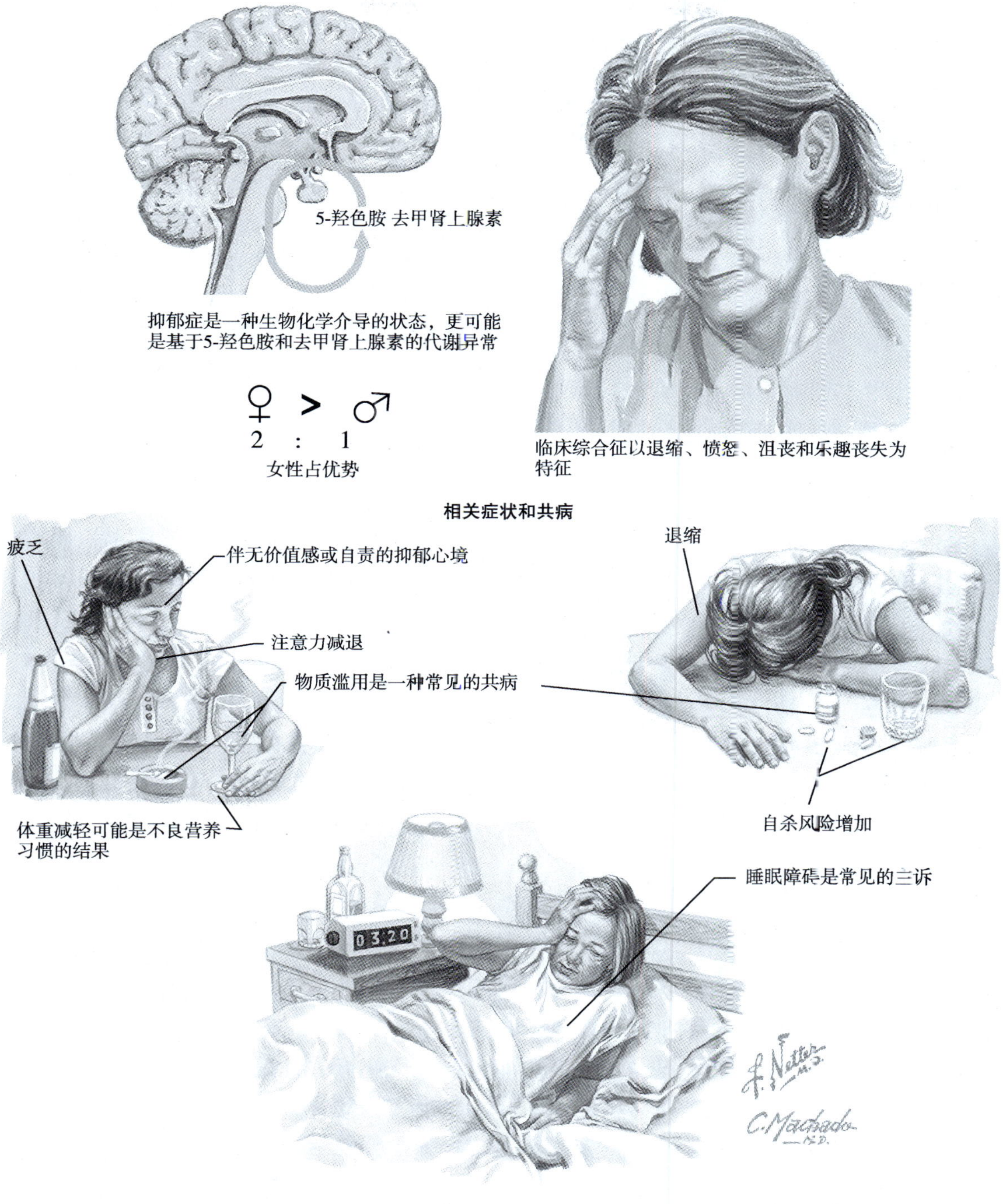

症状的比率也升高。治疗计划必须考虑到患者的教育和疗程。第二个最重要的原则是，虽然所有的抗抑郁剂都有相似的疗效，但患者之间对药物的反应和耐受性存在着很大的差异。许多患者在找到适合他们的药物前，往往要尝试不只一种抗抑郁剂。

药物治疗通常开始选用一种选择性5-羟色胺再摄取抑制剂（SSRI）类抗抑郁剂，包括氟西汀、舍曲林、帕罗西汀、西酞普兰和艾司西酞普兰。如果个人史或家族史中有对某种抗抑郁剂有良好的疗效，那么这种药物应作为首选药物。如果经济困难，传统的三环类抗抑郁剂同样是一种好的选择。对于首选药物，60% ～ 70% 的患者至少会有部分疗效。如果有必要进一步治疗，那么一种以循证为基础的计算程序可用来指导治疗（参阅 Texas Medication Algorithm Project 网站）。通常的程序是：(1) 在耐受的情况下，每 1 ～ 2 周增加剂量；(2) 增加锂盐或三碘甲状腺胺酸(25 ～ 50 mcg),作为一种增效剂；(3) 换用同类药品中的不同药物或换用不同类药物（安非他酮、文拉法辛、度洛西汀、米氮平、三环类、单胺氧化酶抑制剂）；(4) 合用抗抑郁剂（SSRI + 安非他酮或三环类；文拉法辛 + 米氮平）；(5) 考虑电休克治疗，在所有对抑郁症的躯体治疗中，它具有最高的有效率。最近批准的一项迷走神经刺激，它使用一个植入装置，通过迷走神经传送大脑深部刺激，这项治疗可以使对其他治疗无效的难治性个体多达 30% 得到缓解。

对于轻、中度抑郁症，心理治疗和药物治疗有着同样的效果，但对于重度抑郁症来说，并非如此。为抑郁症而特殊设计的心理治疗、认知行为治疗和特殊的人际关系心理治疗，都被证实具有很高的疗效。心理治疗合并药物治疗是一个最好的治疗方案。

最佳治疗

抑郁症的最佳治疗需要一个系统的方法，使用常规筛查、药物管理计算手册（目标是充分缓解症状）以及充分的治疗时间。

及时的心理教育和药物管理后，对抑郁症进行常规和全面的筛查，对减少一般医疗机构中的发病率是适宜和有效的，这是治疗取得成功的一个必要起点。可以使用先前提到的任何一种简短的自评工具。

抗抑郁剂治疗的目标是病情全面缓解，而不是部分症状的减少。随着时间和付出努力，至少 70% 的抑郁症患者能够达到这个目标。然而，在开始药物治疗后仅有 25% 的患者能够全面缓解，两次干预后有 50% 得到全面缓解。因此，达到最后的目标需要对每一个评估常规监测全部的症状（使用一种先前提到的症状评分量表），并且使用一种系统的方法来促进治疗，如果在一特定时期内不存在初步改善的话。得克萨斯药物计算规则项目对这个过程提供了优秀的详细的示例。

最好单次发作后使用抗抑郁剂持续治疗至少 6 ～ 12 个月以防止复发。有证据显示，长期采用抗抑郁剂治疗、心理治疗或两种治疗一起使用，能安全、显著降低未来的复发率。对于出现一次以上抑郁发作或慢性反复发作的抑郁症患者，应坚决考虑这种治疗。

避免治疗错误

不情愿治疗

美国食品和药品管理局（FDA）有关可能会发生治疗相关自杀行为的黑匣子警告，有可能被误解为是一种拒绝开始抗抑郁剂治疗的警告。有证据持续表明，不治疗的风险要高于治疗的风险。在 FDA 警告中，更重要的信息是一旦治疗开始，就应给予充分的监测（见下文）。

未能识别抑郁症是双相型障碍的一部分

双相型抑郁的患者一开始对抗抑郁剂就有反应，但好像不能维持他们的疗效，而且经常随着时间而恶化，因为抗抑郁剂会导致心境转相。这些患者需要心境稳定剂，而且最好要经常请精神科专家会诊。

监测不足

影响安全和不坚持治疗的问题出现于用药的前 4 ～ 6 周。在此期间，通过人员或电话进行监测，至少每 1 ～ 2 周进行一次，而且包括对药物耐受性和起效（恶化）的评估,以及每日遵医嘱的重要性的教育。

展望

对发病机制和遗传的进一步阐述

影响儿茶酚胺能神经传递的一个或更多的基因，对预测应激性生活事件后抑郁症的患病风险带来希望。随着时间的推移，这些发现会为临床提供关于抑郁障碍有价值的生物学标志。使用脑功能成像和分子生物学的研究将会切实促进我们理解抑郁症的神经回路，以及在抑郁症发病、维持和痊愈过程中，突触和细胞核之间发生了什么。

抗抑郁药治疗作用机制的新进展

有很多患者对有效的治疗却没有反应，所有的研究倾向集中于染色体结合的活动度上。调查研究的例子包括抑郁症中阻滞下丘脑 - 垂体 - 肾上腺轴过度兴奋的因子、经颅磁刺激和其他形式的深部脑刺激。

公共教育

降低抑郁症发病率和死亡率的唯一最重要的障碍是未能寻求治疗。关于抑郁症的公共教育远落后于其他常见疾病健康信息的教育。投资公众资源，发展针对抑郁症的有组织的、持续的筛查和健康教育计划，将影响抑郁症的负担，这样的做法能带来至少不低于生物学进展的效应。

（于振剑 译 马文有 王长奇 校）

参考文献

American Psychiatric Association: Practice guidelines. Available at: http://www.psych.org/psych_pract/treatg/pg/prac_guide.cfm. Accessed March 12, 2007.

The APA treatment guidelines represent the most comprehensive expert guidelines for depression and other psychiatric disorders.

National Institute of Mental Health: Depression. Available at: http://www.nimh.nih.gov/healthinformation/depressionmenu.cfm. Accessed March 12, 2007.

*This frequently updated site is an excellent source of information for patients and families. It summarizes and links to significant research advances, including Sequenced Treatment Alternatives to Relieve Depression (STAR*D).*

Texas Department of State Health Services: Texas implementation of medication algorithms. Available at: http://www.dshs.state.tx.us/mhprograms/TIMA.shtm. Accessed March 12, 2007.

These are the most frequently used and best tested medication algorithms for mood disorders and other psychiatric conditions.

循证

1. Duval F, Mokrani MC, Monreal-Ortiz JA, et al: Cortisol hypersecretion in unipolar major depression with melancholic and psychotic features: Dopaminergic, noradrenergic and thyroid correlates. Psychoneuroendocrinology 31(7):876-888, 2006.

   Comparison of responses in depressed patients versus healthy controls to a number of chemical stressors gives some validation to the theory that HPA dysregulation affects dysregulation of the catecholamine and HP-thyroid systems.

2. Fava M, Rush AJ, Wisniewski SR, et al: A comparison of mirtazapine and nortriptyline following two consecutive failed medication treatments for depressed outpatients: A STAR*D report. Am J Psychiatry 163(7):1161-1172, 2006.

   Remission rates in sequenced antidepressant trials drop at each stage and are only 12% to 20% following two failed trials.

3. Kendler KS, Kuhn JW, Vittum J, et al: The interaction of stressful life events and a serotonin transporter polymorphism in the prediction of episodes of major depression: A replication. Arch Gen Psychiatry 62(5):529-535, 2005.

   Susceptibility to depression can now be linked to specific relevant genotypes. Individuals with two short alleles of the serotonin transporter gene (5-HTTLPR) have a greater likelihood than those with other variants to develop depression following stressful life events.

4. Kessler RC, Berglund P, Demler O, et al: The epidemiology of major depressive disorder: Results from the national comorbidity survey replications (NCS-R). JAMA 289:3095-3105, 2003.

   The most current national epidemiologic data show an annual prevalence of 6.6% and a lifetime prevalence of 16% for depression. Only 50% of annual cases receive treatment, and only 42% of these receive adequate treatment.

5. Ko DT, Hebert PR, Coffey CS et al: Beta-blocker therapy and symptoms of depression, fatigue, and sexual dysfunction. JAMA 288(3):351-357, 2002.

   The authors cull randomized trials using β-blockers and look for adverse effects including depressed mood. There are 15 randomized trials that include more than 35,000 patients. A significant increase in depressed mood was not found.

6. Lima MS, Reisser AA, Soares BG, Farrell M: Antidepressants for cocaine dependence. Cochrane Database Syst Rev 2:CD002950, 2003.

   The Cochrane Collaboration focuses on randomized controlled trials that examine the use of antidepressants in the treatment of cocaine dependence. They find no evidence to support the use of antidepressants in cocaine dependence.

7. Nunes EV, Sullivan MA, Levin FR: Treatment of depression in patients with opiate dependence. Biol Psychiatry 56(10):793-802, 2004.

   This review article looks at the comorbidity of depression and opiate dependence and how to effectively treat both disorders using psychosocial interventions in addition to pharmacotherapy.

8. Reynolds CF 3rd, Dew MA, Pollock BG, et al: Maintenance treatment of major depression in old age. N Engl J Med 354(11):1130-1138, 2006.

   Maintenance antidepressant treatment safely and effectively reduces recurrence rate. More than half of previously depressed individuals followed without antidepressant treatment over 2 years experienced recurrence. Maintenance paroxetine treatment cut recurrence rate nearly in half.

9. Rush AJ, Trivedi MH, Wisniewski SR, et al: Bupropion-SR, sertraline, or venlafaxine-XR after failure of SSRIs for depression. N Engl J Med 354(12):1231-1242, 2006.

   *Of patients who failed to respond to first-line treatment with an SSRI in the STAR*D study, 25% reached remission when switched to another antidepressant. Switch to a different class of antidepressant was no more effective than switch to another SSRI.*

10. Sher L: Alcoholism and suicidal behavior: A clinical overview. Acta Psychiatr Scand 113(1):13-22, 2006.

    This author reviews the literature on alcoholism and increased suicide risk with the final recommendation that all those with alcohol abuse and dependence be assessed for suicide risk.

11. Simon GE, Savarino J, Operskalski B, Wang PS: Suicide risk during antidepressant treatment. Am J Psychiatry 163(1):41-47, 2006.

    In a large cohort study including more than 65,000 individuals receiving antidepressants, serotonin reuptake inhibitor use did not increase risk over time for suicide attempt or suicide.

12. Slattery DA, Hudson AL, Nutt DJ: Invited review: The evolution of antidepressant mechanisms. Fundam Clin Pharmacol 18(1):1-21, 2004.

    This review article examines the 50-year history of the monoamine theory of depression, citing numerous supporting research studies.

13. Trivedi MH, Rush AJ, Wisniewski SR, et al: Evaluation of outcomes with citalopram for depression using measurement-based care in STAR*D: Implications for clinical practice. Am J Psychiatry 163(1):28-40, 2006.

    *Structured treatment in real-world settings, including primary care, can achieve results approaching that of highly selective efficacy studies. In the STAR*D study, which accepted psychiatric and medical comorbidity, 47% of patients responded to first-line treatment, and 28% reached remission.*

Burton R. Hutto

165

悲 恸

引言

失去喜爱的对象会引起一系列复杂的生理、心理和社会反应。关于悲恸的定义不尽相同，但悲恸一般是指丧失亲人后的心理反应，失去本身是丧亲，悲恸的社会性表达是居丧。由于文化和家庭上的差异，社会表达也相差悬殊，因此悲恸也会由于丧亲者的心理构成以及丧亲的性质而有所不同。悲恸是对丧亲的一种心理反应。一个人可能由于虚度了青春和错过了机会或者失去一些珍爱的对象（如宠物，甚至是没有生命的物体）而悲伤。哀悼失去的爱人会诱发更显著的与临床有关的反应，但是其他丧失也不能忽视。本章将集中讨论悲恸以及死亡之后的各种病理性悲恸。

病因学和发病机制

悲恸发展为病理性悲恸的风险增加与丧亲相关因素以及悲恸者本身的心理因素有关。突然的、没有预兆的以及过早的死亡很可能会导致负面结果。如果亲人是死于可怕的场景中（如暴力死亡、自然灾害或交通事故死亡），那么丧亲者会出现创伤后应激性症状，这与悲恸有关。如果亲人死于其他情况，则更令人难以接受。失去配偶或孩子，或者是在儿童和青春期失去父母，这是一件创伤性的重大生活事件。多重丧亲、自杀或谋杀致死会使悲恸复杂化。与此同时生活中出现的危机和压力，如交通事故、疾病、与亲人分离、人际关系困难、失业或心灵创伤，都可能会给丧亲者带来严重的伤害，以至于他们的心灵受尽折磨，而没有精力去承受悲恸。

有些人可能更容易出现病理悲恸。缺乏社会支持会使结果更糟糕。对于既往有精神病史和自杀史的患者，临床医生要非常密切地监视他们悲恸过程中的问题。丧亲者与死者之间关系的性质也会导致病理悲恸。矛盾或依赖关系的丧失也会产生问题。失去相互关系中其中任何一个伙伴的人需要迅速建立一个新的类似的关系，以度过悲恸的阶段。

临床表现

正常的悲恸表现为多种形式。对待死亡最初的反应通常包括震惊、怀疑和麻木感。丧亲者表现出寻找行为，包括看到死者的形象、听见他（她）的声音或感觉到他（她）的抚摸（图 165-1）。这种幻觉体验可能持续几周或者几个月，但不认为这是病态的。最初的震惊之后，一段时间的强烈痛苦和情绪接踵而至，所有可以想象的情绪都会被经历，并且情绪波动很大。许多植物神经系统的抑郁症状，如精力减退、食欲不振、体重下降或失眠等，可以持续数月。悲恸的最后阶段是心灵的重建，可能需要数年的时间。虽然大多数丧亲者期待着这段时期结束并回归正常，但丧亲引起的心理学改变却持续终生。

总之，专家认为悲恸的这些阶段是存在的，但是因人而异，所以很难限定正常悲恸的界线。对某一个体无法规定或预测时间窗，任何阶段的体验减轻或者非线性进展也不能提示病态。由于人们的心理差异、个人经历及文化期望的变异性，阶段模式提供了概括性内容，但无法说明心理差异、个人史、或者文化预期性等变量。大部分人逃避痛苦，并且试图抑制悲恸的表达。这种抑制与潜在的痛苦会发

图165-1 悲恸

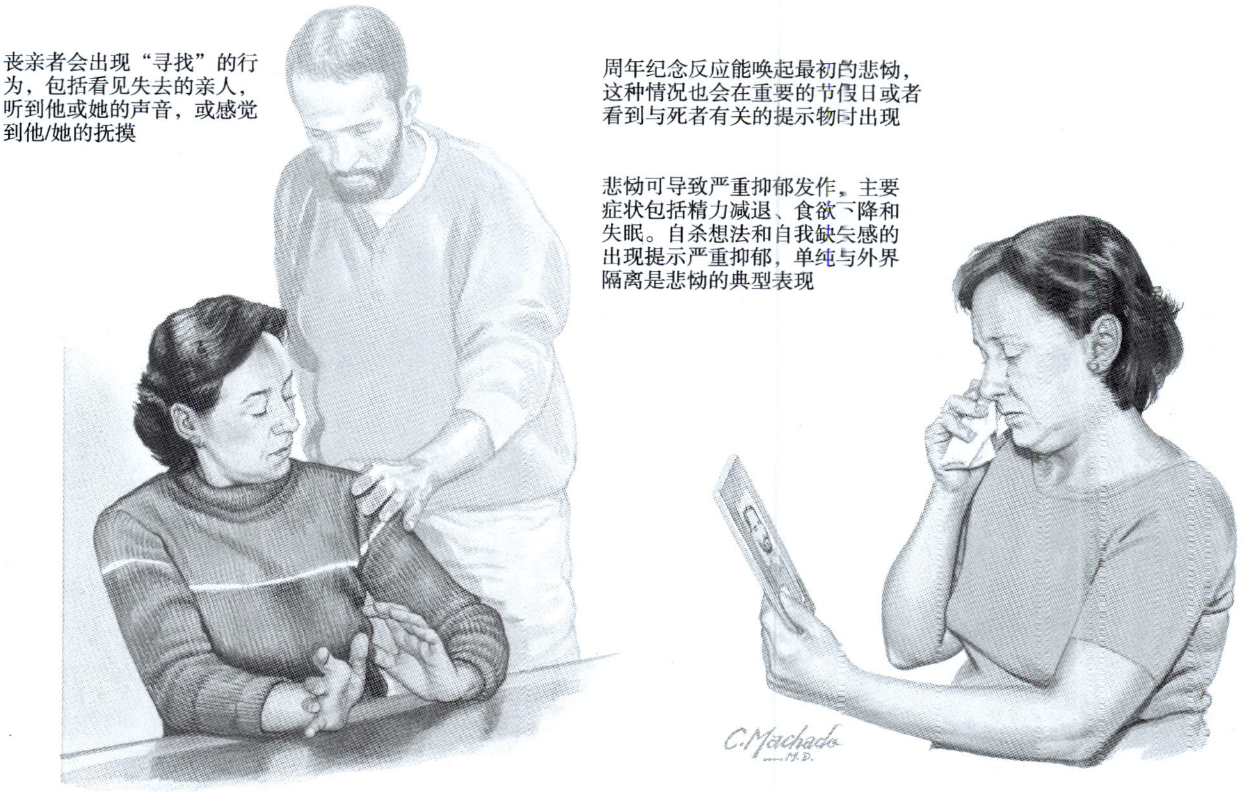

生妥协。这种痛苦深度的部分表达可以被感知为多余的以及意外的。

对周年纪念的反应会唤起最初的悲恸，这种情况不仅在死者周年纪念时出现，也会在重要的节假日或者看到与死者有关的提示物时出现。丧亲者到了父母去世的年龄时经常会有短暂的悲恸。上述的周年纪念反应是无意识的，人们只体验到症状，但不理解具体内容。

悲恸伴有生理变化。有证据显示会出现大量的生理改变，包括免疫力下降、肾上腺皮质活动增加、催乳素增加和生长激素分泌增多。但这些改变的临床意义尚未明确。悲恸之后发生可诊断疾病的相关危险研究仍不确定。一些研究表明配偶死亡的丧亲者死亡率增高，但总体风险仍然较低。

鉴别诊断

悲恸的病理形式是时间过程或者强度的显著异常。当悲恸的表达显著低于预期的情况时，会表现为没有悲恸或者坚决否认悲恸。延迟性悲恸是另外一种时间过程的异常，因为悲恸的表达没有原因的延迟或中止。悲恸在延迟之后会有一个典型的过程。慢性悲恸会持续数年且一直十分强烈，这会阻碍个人的发展和建立新的感情关系。病理性悲恸以这些时间过程或者强度的异常为特征，可以与正常的悲恸相划分。因此病理性悲恸凭借功能损害的程度来鉴别。

悲恸会导致严重抑郁发作，悲恸和抑郁共有一些症状，包括精力减退、食欲下降和睡眠减少。因为这些共存症状，不容易将二者相鉴别。以自我缺失为特征的症状，如过度自责、自杀观念或者无价值感，均提示有严重抑郁。单纯的与外界隔离是典型的正常悲恸。严重的精神运动性迟滞和幻觉（与死者发生短暂的接触），提示悲恸可能合并了抑郁发作。丧亲后1个月存在的抑郁症状数量预示存有持续的抑郁。除此之外，睡眠研究能把抑郁和悲恸区分开来。努力避免悲恸的痛苦影响会导致滥用药物、酒精和一些违禁物质。物质滥用需要积极治疗，以防止其进展带来进一步的后果。

悲恸的患者通常会因为不明确的引起躯体痛苦的症状寻求医疗指导，如为了缓解疼痛。这种悲恸的躯体化表达可以是心理因素引起的，或者与丧亲的生物学反应有关。

处理和治疗

通常情况下，悲恸都有一个自我缓解的过程，并不需要临床医师进行干预。对患者进行支持和教育以帮助其预料悲恸的过程通常是有效的。对某些情境的敏感和对特定丧失产生的心理意义有助于指导进一步的治疗。有效性和敏感性将减轻并不复杂的悲恸。当已出现或预料会出现并发症时，可以采取更多特殊有效的措施。值得指出的一个有效手段是对居丧人员的更深层次咨询。

最佳治疗

对丧亲者进行咨询的目的是推进悲恸过程，或使病理性悲恸转为正常。多项研究表明此方案是有效的。关键是要让患者回顾下列内容：(1) 发生死亡的时期和随即产生的感知觉、仪式和反应；(2) 失去亲人后的生活史，包括好的和坏的方面；(3) 丧亲后发生了什么，包括社会反应和支持以及其他应激源；(4) 对其他家庭成员的影响和他们的需求，以及他们与丧亲者的关系；(5) 相似的经历与处理方式，包括更早的丧失和个人化的处理方式。设计这些调查研究是为了有助于丧亲者表达悲恸，以及对丧失这段关系进行再评价，这也是解决过程中两个很重要的方面。如果悲恸者不愿意或不能够从丧亲的阴影中走出来，那么有必要调查研究一下他（她）所经历的精神创伤、抑郁及依赖需求。一些丧亲者在尽情宣泄悲恸之后，需要经过权威的允许停止哀悼。

关于悲恸的信息、教育、书籍及音像制品有助于丧亲者预测他们的反应。不时地追问具体的记忆、地点以及与死者有关的物品（如看死者照片并加以讨论，或者参观墓地）有助于缓解悲恸。为一般性丧亲或者特殊形式的失去而成立的自助协会［婴儿猝死协会、体恤之友（丧失儿童的父母）、死产和新生儿死亡支持团体、配偶支持团体］可以提供支持、教育、角色扮演和实用的辅助设备。对亡者进行描写（如坚持写日记）或者发表声明能建立优势，并且对于丧亲者是有价值的。安排一个对此方面很专业的精神科医生进行治疗有时也是很适当的。适应证包括严重的持续性悲恸、创伤性失去（尤其是丧亲者出现了 PTSD 的症状)、严重抑郁或者自杀观念、失去父母或同胞的儿童（尤其是幸存的家长患有抑郁时)。

避免治疗错误

任何看护者的角色是减轻正常的悲恸，而不要以任何方式干预悲恸，例如给出一些欠考虑的建议或者提议任何宗教或其他惯常的方式，这也许会妨碍悲恸。当然临床医师也不应该阻止丧亲者从事适当的活动，例如瞻仰已逝者或参加葬礼或者纪念仪式。

正常或异常的悲恸均不需要药物治疗，除非出现特殊的指征。如果使用镇静剂，就应该连续使用几个晚上，并且同时提供帮助和咨询。镇静剂能损害患者对某些重要事件的记忆，如瞻仰逝者、家庭聚会或者丧礼等，这样就能让患者在接下来的日子感觉良好。如果出现严重抑郁，就必须使用抗抑郁药物治疗。

（代佳庚　译　马文有　校）

参考文献

Prigerson HG, Jacobs SC: Caring for bereaved patients: “All the doctors just suddenly go.” JAMA 286:1369-1376, 2001.

This article illustrates how complicated grief is to diagnose and recommends how physicians can interact with bereaved patients and families.

Raphael B: The Anatomy of Bereavement. New York, Basic Books, 1983.

This handbook for professionals reviews the topic of bereavement and covers a variety of situations such as losses of spouses and children as well as the experience of grief for children and adolescents.

循证

1. Parkes CM: Bereavement in adult life. BMJ 316:856-859, 1998.
   This brief, excellent review includes further details and suggestions for dealing with death in medical practice.
2. Shear K, Frank E, Houck PR, Reynolds CF: Treatment of complicated grief: A randomized controlled trial. JAMA 293:2601-2608, 2005.
   This study compares two forms of psychotherapy for grief patients. It describes details of the treatment techniques.
3. Woof WR, Carter YH: The grieving adult and the general practitioner: A literature review in two parts (part 1). Br J Gen Pract 47:443-448, 1997.
   This literature review summarizes the psychology of grief and research on morbidity and mortality related to grieving.

Catherine A. Forneris

166

创伤后应激障碍

引言

创伤后应激障碍（PTSD）发生于一个事件之后，这个事件中个体要么亲身经历了死亡的危险，要么遭受了严重的伤害，要么目击或面临与另一个人同样的危险处境。另外，PTSD 的发生还是个体对导致强烈害怕、无助或恐惧感觉的事件的反应。较多的创伤性事件能使个体产生 PTSD 的症状，下列人群具有 PTSD 的高发生率和流行趋势：战场上的退伍军人；机动车碰撞事故的幸存者；强奸和乱伦事件的幸存者；自然灾害和人为灾害的幸存者。

PTSD 有三个主要症状群：（1）重现创伤性事件的经历；（2）回避和情感麻木；（3）警觉性增高。重现现象（如闪回和噩梦）是 PTSD 的标志。几乎任何事情，尤其同创伤相关联的事件，虽然未被个体识别，但都能触发闪回现象。例如，一个强奸案件的幸存者不能理解为什么她不能站在紫丁香的气味当中，直到她回忆起在她遭受攻击的屋子里有一个装着新修剪过鲜花的花瓶。

回避症状，包括情感麻木，在个体试图控制或保护自我免受负面影响和唤起与重现事件的联系时频繁出现。对于幸存者而言，这可能变得极端，如同在一些病例中个体变得对广场恐怖以至于成年累月地不出家门。情感麻木可能是对积极情感反应的压制和对消极事件和情感的敏感性增加。警觉性增高症状可能包括诸如过于警惕和夸大的惊吓反应。睡眠紊乱、注意力集中困难、记忆减退也经常在遭受 PTSD 的个体中报道。

PTSD 的症状通常在事件发生后的 3 个月内发生而在以后数年内不经常出现，但并非每一个经历创伤性事件的个体都将发展成 PTSD。症状必须持续超过一个月以上才考虑是 PTSD。关于 PTSD 的病程有着高度可变性。一些人在 3 个月之内恢复（急性 PTSD），而另一些人的症状会持续更长的时间（慢性 PTSD）。

PTSD 影响了大约 770 万的美国成人，可发生在任何年龄，包括儿童。女性较男性更容易发展成 PTSD，并且有证据表明对该障碍的易感性有可能在家族中遗传。PTSD 经常伴有抑郁、物质滥用以及一种或多种焦虑障碍。在男性中，与 PTSD 有关的创伤通常是暴露于战斗中和目睹某人遭受严重伤害或被杀。在女性中，PTSD 的创伤大多是强奸和性骚扰。

病因学和发病机制

和许多精神障碍一样，在 PTSD 的病因学中没有一个特定的因素或一系列的病因。可能是生物、心理、环境因素联合作用促成了这一疾病的发生。学习理论专家推测 PTSD 的主要症状是对恐惧的经典条件反射导致的。例如，一个 PTSD 患者在亲临一场创伤性车祸事件后，驾车时可能体验到焦虑和恐惧的增高。对机动车的回避仅仅加强了对它的恐惧，这就是说如果当汽车不在场时，即不焦虑也不恐惧。

从生物学观点来看，持久的脑化学改变在诊断 PTSD 的患者中常常是明显的。患有 PTSD 的人不单是对提醒创伤的事件，而且对任何心理压力有着增强的生理反应（一种夸大的惊跳反应）。当交感神经系统被激活准备应对紧急情况时，蓝斑释放儿茶酚胺神经递质：去甲肾上腺素和肾上腺素。许多研究表明 PTSD 患者可能具有独特的异常儿茶酚胺情况。一些研究发现患有 PTSD 的个体，其去甲肾上腺素 - 皮质醇比率较高。

临床表现

PTSD 发生于创伤性事件以后，发生 PTSD 的人可能是受伤害者，或者伤害可能发生在其爱人身上，或者这个人目睹了一场发生在其他人身上的伤害性事件。

PTSD 首先引起公众关注是与战场退伍军人有关，但它可能是多种创伤性事件的结果。PTSD 患者很容易惊跳，变得感情麻木，对大多数以往热衷的事物丧失兴趣，很难感受到深层次的情感，烦躁易怒，变得过分具有攻击性，甚至对他人易产生暴力。他们回避使他们回想起创伤的地点，在事件的周年纪念日经常很痛苦。大多数患有 PTSD 的人白天在思想里、晚上在他们睡眠的噩梦中反复体验创伤经历（图 166-1）。一些患者会体验到闪回——一种强烈的、非常逼真的创伤性记忆。闪回可以由图像、声音、气味或感觉组成，经常由平常事情所激发，诸如砰的关门声或汽车在路上出现回火。在某些病例中，带有闪回症状的 PTSD 患者可能丧失与现实的接触而认为创伤性事件又从头开始发生。

鉴别诊断

如果没有明确的创伤性事件病史，那么就不能做出 PTSD 的诊断。其他疾病会引起许多 PTSD 的症状，这些疾病必须被排除。物质滥用、抑郁等可作为 PTSD 的并发症发生。最具本质特征的鉴别因素是患者经历了严重的创伤。一些必须被排除的疾病包括适应障碍、抑郁症、惊恐发作以及物质滥用和物质依赖。此外，一些案例中的诈病者，那些人假称受到了精神创伤，有时伪装 PTSD 的症状目的是为了在诉讼案件中获得感情伤害的赔偿金。

急性应激障碍（acute stress disorder，ASD）和 PTSD 是相似的，也是暴露在一次创伤性事件之后发生。ASD 的症状出现在创伤后 4 周以内，并且持续 2 天到 4 周。像 PTSD 一样，ASD 包括重现、回避和警觉性增高的症状。但是，在确定诊断时每种症状群仅需要较少的症状。ASD 具有更多分离性症状而区别于 PTSD；即患者描述他们的感觉“好像他们处于茫然中”，或者对创伤的暂时性遗忘。ASD 可以发展成 PTSD，但其对治疗更敏感，因此需要早期确诊和干预。

诊断方法

在诊所里诊断 PTSD 患者可能具有挑战性。诊断常常漏诊，因为患者常常不愿意提供有关其所经历的创伤事件的信息，或者患者不愿显现出与 PTSD 有关的症状。虽然直接式发问是必要的，但确定诊断所需要的不仅仅是一个症状的清单。

为了保证诊断的准确性，对所有焦虑和抑郁的评价中应当包括一个简短的有关创伤的病史。成年人的创伤性事件可以直接询问，例如，“你曾经在身体上遭受攻击或被强奸吗？你曾经处于一场严重的意外事故中吗？你曾经处于战斗或灾难中吗？”阳性反应会警示临床医生去进一步询问事件与目前任何症状之间的联系。创伤性的童年体验需要给予普通的、安慰性的言语以使患者得到放松：“许多人一直思考童年时令他们恐惧的问题，你是这样吗？”

那些标志性的梦境有助于引导出患者在经历创伤之后的一些细节（框 166-1）。对于每一个事件，评估者都应当确定患者在事件中或在与其他人的亲密关系中是否呈现出感情的分离（称作述情障碍）。这也可以表明其对情感反应普遍麻木。个体以噩梦、回忆或闪回的形式重现事件。事件包含极度的感情忧伤，伴随受到死亡威胁或身体的完整性受到威胁，以及无助的感觉和无能的恐惧。患者回避地点、活动或者使他们回忆起事件的人群。症状需要持续出现一个月以上，并且个体应当体验到了交感神经系统的功能亢进或过分警觉，这可以包括失眠、易怒和注意力集中困难。和所有精神科问诊一样，评估患者对自己或他人的紧急危险是必要的。

更正规的测验和问诊评估创伤事件和 PTSD 的方法也是可用的。测验的选择和有助于诊断的手段应当包括临床医生在恰当的时期对他们的心理测验特征进行分析，诸如假阳性和假阴性结果的比率、灵敏性和特异性。

结构性、诊断性访谈是临床研究中的标准实践方法，

图 166-1　创伤后应激障碍。

遭受创伤的个体白天在思想里、晚上睡眠时在噩梦中都会重复体验创伤性事件。

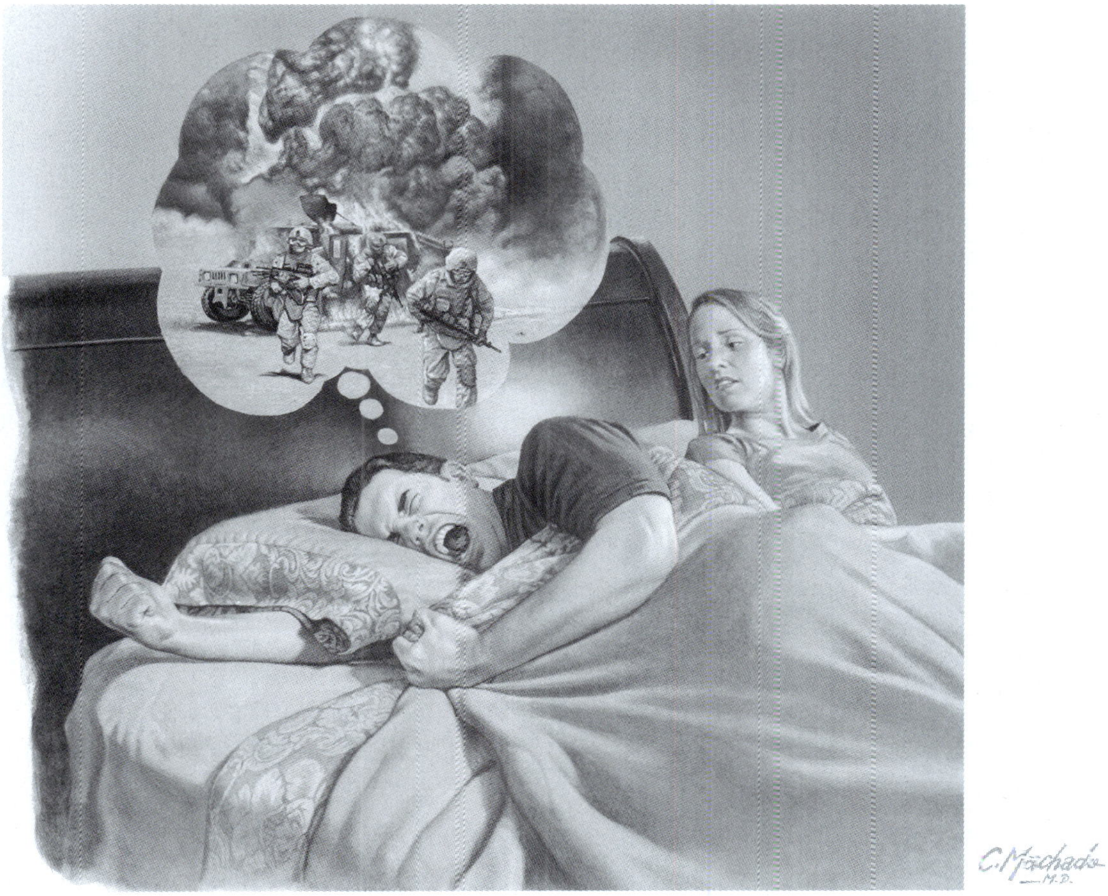

框 166-1　梦境：一种用于筛查创伤后应激障碍患者的记忆
分离
重复体验
情绪痛苦
回避
症状持续一个月以上
交感神经活动亢进或警觉性增高

它能保证回顾出 PTSD 症状的细节。在临床环境中很少使用结构性、诊断性访谈，但可能临床法庭实践除外。

几个自评的测验被发展成一次性高效低成本的方法用于评估 PTSD 的症状 。这些方法因易于管理而被广泛地采用，而且将其作为结构性、诊断性访谈的附加部分也是有益的。它们经常被作为 PTSD 的筛查方法，但是一些仪器上特定的划界分数能够用来导出 PTSD 的诊断。

PTSD 生物学基础测量的研究在过去的 15 年中飞速发展。研究表明 PTSD 改变了多种生理学功能，并且可能也影响大脑的结构区域。该领域的研究结果显示根据精神生理学指数在听觉、视听觉和基础想象的反应性不同，可以识别并对 PTSD 病例进行分类。测量包括心率、血压、皮肤电传导以及肌电描计术 。精神生理学评估时间较长，患者的负担和花费也较高。因为其花费高、鉴定需要专业经验以及其他原因，这种评估将不大可能被临床医生广泛采纳，更经济的检测方法如有助于诊断的问诊以及自评测验被广泛应用。

处理和治疗

最佳治疗

典型PTSD的治疗开始于一个详细的评估和制订一个符合患者需要的治疗计划。通常，特定的PTSD治疗是在患者脱离危机时开始的。在PTSD特定的治疗开始之前需要解决的危机包括：患者目前正暴露于创伤的问题，例如，持续的家庭暴力、虐待或者无家可归；严重的抑郁或自杀意念，极度惊恐或思想缺乏条理；或者需要进行酒精或药物的解毒疗法。PTSD治疗的重要组成包括：(1)教育创伤幸存者和他们的家庭，告诉他们可能的起因、PTSD怎样影响幸存者和他们的爱人以及其他有关PTSD症状的问题；(2)通过想象暴露于创伤性事件，允许幸存者在一个安全、可控制的环境中去重现事件，同时也要认真检查他或她与事件有关的反应和信念；(3)让患者检查和解决其强烈的情感，诸如愤怒、羞耻或内疚等那些在创伤的幸存者中常见的情感；(4)教会患者应付创伤后的记忆、唤起物、反应和情感而不再不知所措和感情麻木。与创伤有关的记忆通常不会在治疗后完全除去，但在掌握新的应对技能后变得易于处理。以上步骤仅代表了通常用于治疗PTSD方法的一部分。

认知行为疗法（cognitive-behavioral therapy，CBT）包含在想法（认知）上做工作以及那些认知是怎样影响人的情感和行为的。暴露疗法是CBT的一种形式，对创伤的治疗来说是独一无二的。它通过在一个安全的、可控制的环境中仔细、反复、详细地想象创伤（暴露）来帮助幸存者面对并使其能够控制那些曾经在创伤期间使他们不知所措的恐惧和极度忧伤。在某些病例中，要突然面对创伤的记忆和提醒物，这就是冲击疗法。对其他个体或创伤而言，对大多数严重创伤渐进地运用放松技术和以较小令人不安的生活压力开始是更可取的，或者通过每次重现一段创伤经历，这种疗法叫做系统脱敏疗法。

和暴露疗法一起，针对创伤的CBT包括：学习应对焦虑的技能（如呼吸再训练和放松训练），针对消极想法进行认知重建，愤怒控制训练，准备面对压力反应（压力灌输训练），学习应对未来特定的创伤症状，当创伤症状发作时克服使用酒精和药物的冲动，以及与人们有效的沟通和交往（社会技能训练或双人疗法）。

*药物治疗*能够缓解PTSD患者常见的焦虑、抑郁和失眠，并且在某些病例中药物治疗能减轻那些由有关创伤的记忆导致的极度忧伤和情感麻木，在大多数（而不是全部）临床试验中，几种抗抑郁药物在患者的改善中显示了作用，并且其他经典药物在预备研究的基础上将可能是有用的。此时，唯一被美国食品药品管理部门通过的特定的治疗PTSD的药物是舍曲林（Zoloft）。

眼动脱敏和再处理（eye movement desensitization and reprocessing，EMDR）包括暴露疗法和CBT联合反复产生注意力交替的技术（眼球运动、手打拍子或耳听音调）。虽然这种治疗形式的理论和研究仍在进展，但有证据表明EMDR独特的治疗要素——注意力交替，可以促进患者面对和处理创伤性体验。

*集体治疗*经常是一种理想的治疗环境，因为创伤幸存者能够在由其他幸存者提供的安全、理解、移情中分享创伤性经历。当集体成员取得较多的了解并且解决了他们的创伤，他们通常感到更加自信和能够相信他人。当他们讨论和分享他们怎样应付与创伤关联的羞耻、内疚、愤怒、害怕、怀疑和自我谴责时，他们把自己聚焦到当前而不是过去。讲一个人的故事（创伤叙述）并且直面与创伤有关的悲痛、焦虑和内疚，使许多幸存者能够应对他们的症状和记忆以及他们生活中的其他方面。

*简明心理动力学心理疗法*关注于由创伤性事件导致的情感冲突，尤其当冲突涉及早期的生活经验时。通过对一个平静的、感情投入的、有同情心的和不加评判的治疗专家重述创伤性事件，使幸存者得到了比较大的自尊感，开发了有效的方法去思考和应对，并且学会了更加成功地应付强烈的感情。治疗专家能够帮助幸存者识别当前触发创伤性记忆的生活处境，虽然使PTSD症状变坏，出现暂时加重，但患者学会了应对方法。

避免治疗错误

有效治疗PTSD的第一步是正确的诊断。并不是所有的患者会自然透露他们经历的创伤性事件，尤其当他们可以从中察觉到侮辱，诸如童年期创伤、性骚扰或家庭暴力。另外，许多有创伤病史的患者呈现出躯体疾病、抑郁、焦虑或者物质滥用，它们和创伤性症状是并存的。如果个体的病史中有创伤性事件，那么临床医生常规筛查患者的创伤病史并评估个体的 PTSD 症状是十分重要的。一旦 PTSD 的诊断确立，有效治疗的第二步就是评估患者的症状和功能受损的水平，然后分析药物治疗是否必要，或者是否对患者进行着重于创伤的治疗。

展望

PTSD 的一级预防是至关重要的，应该包括支持和拥护社会以及全民的努力来阻止暴力，并控制其后果。控制枪支和教育方面的努力以阻止抢劫、虐待儿童和家庭暴力，是主要的预防措施，可减少 PTSD 的发生率。

生物学和治疗结局的研究主要局限于退伍军人。需要对其他类型创伤的幸存者进行相似的研究，如自然灾害、性骚扰和工伤事故。进一步的创伤研究需要阐明是否对不同类型创伤的主观行为和生物学反应与对战争相关的创伤反应相同。其他值得进一步研究的问题包括：调查是否性别因素促使女性较男性产生不同的创伤反应；PTSD 在不同文化和民族的人群中如何被不同地表达；是否由于创伤暴露而存在具有不同于 PTSD 的独特症状群的其他精神病学综合征。

（张浩然　译　马文有　冯　倩　校）

参考文献

International Society for Traumatic Stress Studies (ISTSS). Available at: http://www.istss.org/. Accessed August 22, 2006.

This website is maintained by an international multidisciplinary, professional membership organization that promotes advancement and exchange of knowledge about severe stress and trauma. It provides information on professional and public education, treatment guidelines, worldwide networking and support, fact sheets, and information for the media.

National Center for PTSD. Available at: http://www.ncptsd.va.gov/. Accessed August 22, 2006.

This website is oriented primarily to military veterans, although there are many readings of value to families and trauma survivors. There are also assessment tools, fact sheets, and a very large index to trauma-related literature.

National Crime Victims Treatment and Research Center (NCVC). Available at: http://www.musc.edu/cvc/. Accessed August 22, 2006.

The NCVC is devoted to achieving a better understanding of the impact of criminal victimization on adults, children, and their families. The program activities of the NCVC are focused in four major areas: scientific research, evidence-based treatment, professional education, and consultation

循证

1. Davidson JR: Pharmacological treatment of acute and chronic stress following trauma. J Clin Psychiatry 67(Suppl 2):34-39, 2006.

This article reviews pharmacologic treatment options for posttraumatic stress disorder (PTSD), focusing on goals of pharmacotherapy and the clinical trial evidence for drug treatments available for PTSD.

2. Foa EB, Keane TM, Friedman MJ: Guidelines for treatment of PTSD. J Trauma Stress 13(4):539-588, 2000.

This article describes treatment guidelines developed by the PTSD Treatment Guidelines Task Force of the ISTSS based on an extensive review of the clinical and research literature. These guidelines are intended to inform the clinician about what are considered to be the best practices in the treatment of individuals with a diagnosis of PTSD.

Linda M. Nicholas

167

强迫症

引言

强迫症（obsessive-compulsive disorder，OCD）是以强迫观念、强迫行为或者两者均有为特征的一种定义明确的、使人虚弱的疾病。150 年前被首次描述，在过去的 20 年里，OCD 的概念经历了较深的变化。它曾经被认为是一种罕见的精神性综合征，并通过对童年早期冲突的探索来给予治疗。OCD 现在被认为是大脑通路和神经递质异常的一种显著的神经精神疾病。不幸的是，OCD 从有症状出现到做出合适的诊断和治疗之间，仍有 5 ~ 10 年的时间是隐蔽的、不被认识的。因为有效的治疗有高度特异性，特异性不高的治疗方法没有效果，许多方法都是没必要的。

OCD 在美国人群中的发病率是 2% ~ 3%，跨国家的研究发现不同地理位置和文化背景之间的患病率显著相似。男女发病率相当。发病年龄通常在青春期后期或成年早期，但是儿童期发病并不少见，有 1/3 的患者回忆说症状出现在 15 岁之前。男性的发病年龄要比女性早。

病因学和发病机制

我们已经在 OCD 的遗传和神经病学方面取得了显著的进步。三环类抗抑郁药、氯米帕明、5- 羟色胺再摄取抑制剂（SRI）对治疗 OCD 患者有效，而具有原发去甲肾上腺素能再摄取活性的抗抑郁药（如地昔帕明）则对治疗 OCD 无效，因此产生的假说认为，5- 羟色胺在 OCD 的治疗中起主要作用。神经内分泌、代谢产物和血小板结合的研究也提示 OCD 患者 5- 羟色胺功能的失调。

使用现代神经影像学技术进行的研究显示了 OCD 症状中基底神经节环路的媒介作用。皮质纹状体通路包括 5- 羟色胺能和多巴胺能神经元。一些结构性研究发现 OCD 患者基底神经节的体积要小于正常对照组。使用正电子发射断层扫描的功能研究显示 OCD 患者的额叶、基底神经节和扣带回都有升高的静息活性，这些发现在成功的药物和行为干预后恢复正常。神经心理学和神经外科的研究也支持基底神经节对于 OCD 患者的重要性。

家系调查和双胞胎研究显示遗传对于 OCD 的病因学具有作用。患者的一级亲属有增高的患病风险，同卵双生子比异卵双生子患病的一致性高。

临床表现

OCD 的临床表现在过去的 150 年里几乎没有变化。它的核心症状是强迫观念和强迫行为，既浪费时间又引起功能损害或使人痛苦，并且不能归咎于其他精神或医学疾病（框 167-1）。

强迫观念是持续性侵入的、使人痛苦的且不恰当的思维、意象或冲动。大多数研究发现，成人和儿童最常见的强迫观念问题是污染，以恐惧污物、病菌、毒素、环境危害或躯体分泌物为典型（图 167-1）。患者会害怕疾病的传播或接触疾病，而且这种担心常伴随出现细致、耗时的强迫性清洗或洗漱的强迫行为。其他强迫观念包括：病态的怀疑，患者担心他 / 她的行为会引起损害或灾难性后果；躯体强迫行为；有关性或攻击性的思维或意象；以

图167-1　强迫症。

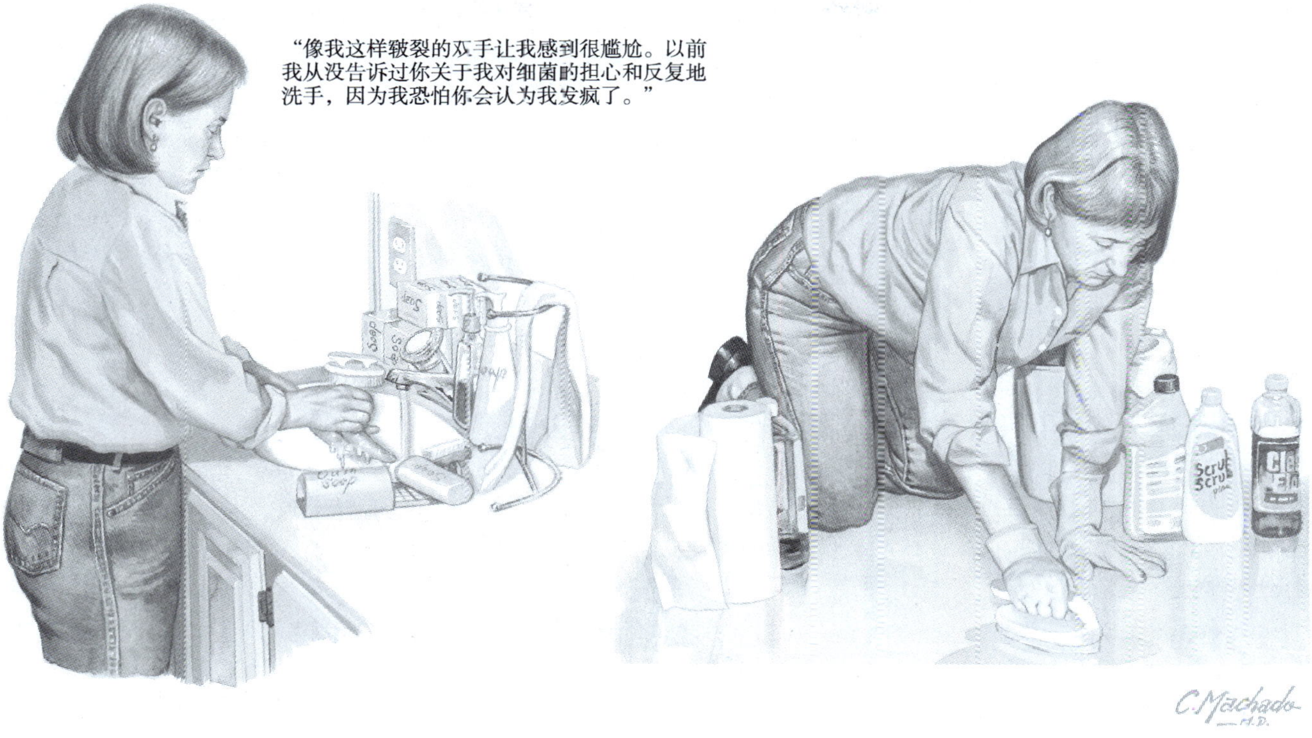

框 167-1　强迫症的 DSM-Ⅳ诊断标准

强迫观念或强迫行为
症状引起明显的痛苦
并非单纯地对现实生活问题过度担心
试图忽视、压抑、调和
思想、冲动和意象的认知是其自我意志的结果
行为或精神活动是为了阻止或减轻痛苦或阻止一些恐怖事件；然而，在现实中它们并不与他们打算调和或阻止的事物相关，或很明显表现过度
症状在某些点上被认为是过分的（不适用于儿童）
强迫观念和强迫行为导致下列之一：
- 引起极度痛苦
- 浪费时间（每天超过一小时）
- 严重干扰了个人的日常事务、职业或学术研究进程，或者日常的社会活动或者交往。

内容并不局限于另一轴 Ⅰ 疾病
不是由于物质（如一种成瘾药物、一种处方药物）或医疗条件的直接影响

及要求对称性、顺序性或精确性。

强迫行为是个体为减轻焦虑或避免一些恐怖事件或结果而出现的重复行为或精神活动，即使这些事件或结果可能与行为没有关系。常见的强迫行为有反复检查、洗手（与污物强迫观念有关）、计数、反复询问或忏悔、重复、指令或安排。临床上，纯粹的强迫观念和强迫行为是很少见的。通常只显现出强迫观念的患者也有隐蔽的仪式性动作或强迫行为，如反复的或仪式性祈祷。

传统意义上，OCD 患者的强迫观念和强迫行为具有自我矛盾的特征（典型患者会把他们的思想和行为看作是无意识的和过度的）。然而，更多最近的研究和区域性试验报道了患者的一个亚型。他们有时缺乏自知力，并且对他们强迫观念的合理性和仪式的必要性确信不疑。OCD 患者的自知力从良好到妄想之间很可能存在一个谱系。

一些研究发现，大约 2/3 的 OCD 患者会有终生共患的精神障碍。严重抑郁最常见（50% ~ 67%），其他焦虑障碍包括社交焦虑障碍、单一恐怖、惊恐性障碍和广泛性焦虑障碍（GAD）。OCD 很少和躁狂症并发。一些精神分裂症患者常合并有强迫

观念和强迫行为，同时并发 OCD 也可导致精神分裂症的预后更差。

OCD 和抽搐性运动障碍有高度的双向重叠。几乎 25% 的抽搐性运动障碍患者完全符合 OCD 的诊断标准，而 OCD 中 20% 的患者终生合并有多发性抽搐史，其中 5% ~ 10% 终生有 Tourette 综合征（TS）。有抽搐、强迫观念与强迫行为的患者，其发病的平均年龄较早，并且有较强的 OCD 和 TS 家族史。精神兴奋剂（如哌甲酯和右旋安非他命）能加重易感者的抽搐、强迫观念与强迫行为的症状。

最近的研究关注于强迫观念和强迫行为谱系的概念，研究建立在一系列可能相关的障碍在现象学、相关特征（发病年龄、临床进程、神经生物学）、家族遗传和对特定药物及行为干预的临床反应是相似的这一观察基础上。这些包括进食障碍、躯体形式障碍（臆想症、躯体变形障碍）和冲动控制障碍（拔毛癖、病态赌博）。

鉴别诊断

有许多医学疾病可以产生类似 OCD 的症状，包括基底神经节病变，如亨廷顿病、某些肿瘤、脑炎后遗症、脑外伤。因为 OCD 特征性地在十几岁和二十岁左右发病，因此年龄稍大患者出现的新症状就要考虑是神经系统疾病的可能。

Swedo 及其同事发现在患有西德纳姆舞蹈病（小舞蹈病）的儿童中，强迫观念和强迫行为有较高的发病率。西德纳姆舞蹈病是感染 A 组 β 溶血性链球菌后风湿热的一种神经系统变异型。有证据显示西德纳姆舞蹈病可能是抗体对基底神经节的一种自身免疫反应。这种联系激发了人们对与链球菌有关的儿科自身免疫性神经精神障碍的研究兴趣，并导致进行免疫干预治疗，如血浆置换或静脉注射免疫球蛋白治疗。该综合征倾向于表现较为急剧，相反，儿童 OCD 的其他病例起病较为隐袭。

临床医生也必须排除出现强迫观念和强迫行为的其他精神性疾病。重度抑郁通常和 OCD 共病，并且特征性地表现为强迫沉思。两种情况可由疾病的进程加以鉴别。抑郁患者的强迫症状只有抑郁发作时才会出现，而真正的 OCD 症状持续存在而与抑郁发作无关。另外，重度抑郁的患者并不认为自己的思想是荒唐和无意义的。同样，从焦虑和烦恼的表现来看，也很难把 OCD 和 GAD 区分开来。在 GAD 的患者，即使烦恼程度很严重，他们所焦虑的内容都是现实的。OCD 常常与强迫性人格障碍（obsessive-compulsive personality disorder，OCPD）相混淆。即使 OCD 患者会表现出完美主义和犹豫不决，但是不会表现出 OCPD 的特征来，如死板、表达温情的能力受限和工作狂。

精神病症状有时可导致强迫观念和强迫行为，很难与自知力差的 OCD 相区分。然而多数情况下，OCD 患者能承认自己症状的不合理。另外，精神病如分裂症，是以 OCD 不具有的其他症状来定义的，如幻觉、言语紊乱、情感平淡。

诊断方法

不能恰当诊断 OCD 的部分原因很可能是患者对于疾病症状的羞耻感，并且害怕被看作是疯子。人们对于自己的症状可能很保密，通常，直到 OCD 的次级症状（如过度洗手和清洁引起皮肤用药的问题）暴露或者引起家人抱怨，OCD 才会被发现。然而，对临床医生缺乏信任以及没有进行适当的筛查问卷都会引起误诊。确定诊断的主要方法是借助专门为引出强迫性思想和仪式性行为而设计的问题来进行临床精神检查。

因为典型的 OCD 出现在青春期和成年早期，筛查问卷应该询问所有在这个年龄段出现焦虑、抑郁和次级症状的人，或者是家人抱怨有偏见或有古怪行为的人。简单的问题可包括："你有让你很烦扰但却无法从大脑中去除的想法或意象吗？""有没有什么事让你觉得你必须一直做，即使你不想？"患者能掌握的诊断工具和有关 OCD 的信息都可以在强迫症基金会（OCF）网站上找到。

处理和治疗

药物治疗学的进展引起了 OCD 治疗的革命。5- 羟色胺再摄取抑制剂（SRI），包括三环类抗抑郁药氯米帕明和选择性 5- 羟色胺再摄取抑制剂（SSRI），是治疗 OCD 的一线用药。OCD 的治疗很特殊，抗抑郁药（而不是 SRI）是无效的。另外，治疗的周期长（8 ~ 12 周），并且 OCD 患者的用量要比其他情况用药剂量大。如果不清楚 OCD 最佳治疗方案中与抑郁相比的这些不同，可能会导致重大治疗错误和治疗效果的失败（表 167-1）。

表 167-1 抗抑郁剂治疗抑郁症与强迫症的比较

	抑郁症	强迫症
药物	不同的单胺摄取类药物有效	只对 5- 羟色胺能药物有效
起效时间	治疗反应常需要 4 ~ 6 周的充分试验	起效需 8 ~ 12 周的试验
治疗目标	缓解	症状减少
复发率	停药之后反复（2 月内 30% ~ 50%）	停药后复发率高（2 月内 90%）

1967 年报道的一例病例首次提出氯米帕明治疗 OCD 可能有效。随后的多中心安慰剂对照试验证实了这种有效性。氯米帕明有去甲肾上腺素和多巴胺再摄取的性质，并且和三环类抗抑郁药的典型不良反应有关，包括：抗胆碱能、抗组胺能、α- 肾上腺素能副作用；奎尼丁样心脏反应；性功能障碍；癫痫发作高风险；超剂量致死。SSRI 比氯米帕明耐受性好，治疗强迫性障碍同样有效。大样本多中心安慰剂对照试验显示氟伏沙明、舍曲林、氟西汀和帕罗西汀有效。西酞普兰和艾司西酞普兰也被证实有效。SRI 对治疗共病心境障碍和焦虑障碍有效（表 167-2）。

表 167-2 治疗强迫症的一线用药

药物（SRI）	常用剂量（mg）	平均每日剂量（mg）
氯米帕明	100 ~ 300	200
氟西汀	20 ~ 80	50
舍曲林	75 ~ 225	150
帕罗西汀	20 ~ 60	50
氟伏沙明	100 ~ 300（分次服用）	200
西酞普兰	20 ~ 60	_
艾司西酞普兰	10 ~ 40	_

研究显示 65% ~ 70% 的 OCD 患者 SRI 早期治疗有显著临床疗效，90% 的患者对序贯试验有反应。因此对一种 SRI 不敏感的患者可能对另外一种敏感。通常，治疗能减轻 30% ~ 60% 的症状，但不能全部缓解。如果治疗中断，症状就会反复，因此多数患者需要长期的治疗。长期资料显示，疗效能维持并随时间而增加。

因为有 40% ~ 60% 的患者对 SRI 治疗没有足够的反应，增大剂量对 OCD 的治疗是很重要的。一些药物，如二线 SRI、锂剂、丁螺酮、氯硝西泮和曲唑酮都曾被用来增加 SRI 的药效，但是资料显示它们的作用有限。多巴胺拮抗剂如氟哌啶醇被证实是有用的，尤其是对合并抽搐性运动障碍或视力不好的患者。最近证实一种 SRI 和非典型抗精神病药利培酮合用有效。电休克治疗未显示有效。神经外科学，尤其是扣带回切开术，对治疗严重的难治性 OCD 有效，深部脑刺激正在研究中。

认知行为治疗

行为治疗对减少 OCD 症状持续有效，有研究显示行为治疗的技术建立在反应预防法和暴露疗法的基础上。患者被逐级暴露在恐怖的情境中或者避免的刺激中，并防止出现相应的仪式行为。强迫行为比强迫观念对行为治疗的依从性要好。认知治疗可能对病态的怀疑、攻击性强迫行为和过度疑虑尤其有效。因为传统的精神动力学心理疗法对 OCD 是无效的，患者应该求助于受过这种技术培训的专业精神健康机构。

最佳治疗

对 OCD 的治疗应该包括认知行为治疗，中重度患者可能对单一的这种治疗形式有效。药物疗法和行为疗法的联合应用是治疗更严重的或丧失自理能力患者的治疗标准，与早期疗效有关，并且能降低复发的风险。

避免治疗错误

误诊是许多 OCD 治疗错误的原因。精神状态的误诊会导致使用抗精神病药所带来的不必要的、潜在的治疗危害。没有意识到严重抑郁合并有 OCD 时治疗可能就会选择无效药物，或者是药物的剂量和服用时间不足。治疗中遗漏行为治疗，可能让患者错过最佳的康复时机。

展望

随着我们对脑的理解不断进展，OCD 发病机制和病因学的确切性质将更加明显，这有助于更准确地检查和治疗。在识别 OCD 亚型方面还有很多工作要做，寻找治疗耐受患者的替代治疗和辅助治疗也同样如此。阐明这种重要疾病的相关研究将来仍要继续。

（马新英 译 马文有 校）

参考文献

March JS, Frances A, Carpenter D, Kahn DA (eds): Expert consensus guideline series. Treatment of obsessive compulsive disorder. Available at: http://www.psychguides.com/ocgl.html. Accessed December 24, 2006.

This consensus paper provides excellent guidelines for evidence-based and stepwise treatment of OCD for the clinician.

Obsessive Compulsive Foundation. Available at: http://www.ocfoundation.org. Accessed December 24, 2006.

The Obsessive Compulsive Foundation provides an informative website for physicians, therapists, and patients with OCD and their families. There are many resources provided, including literature and educational materials, a guide to finding a therapist, and research opportunities.

循证

1. Fineberg NA, Gale TM: Evidence-based pharmacotherapy of obsessive-compulsive disorder. Int J Neuropsychopharmacol 8(1):107-129, 2005.

   This excellent synthesis of randomized trials, meta-analyses, and consensus guidelines addresses pharmacologic treatment of OCD.

2. Hollander E, Kaplan A, Allen A, Cartwright C: Pharmacotherapy for obsessive-compulsive disorder. Psychiatr Clin North Am 23(3):643-656, 2000.

   The authors provide an excellent review of the nuances associated with OCD management as well as the evidence for alternative strategies in the face of nonresponse or inadequate response to SRIs.

3. Swedo SE, Leonard HL, Garvey M, et al: Pediatric autoimmune neuropsychiatric disorders associated with streptococcal infections: Clinical description of the first 50 cases. Am J Psychiatry 155:264-271, 1998.

   Swedo's characterization of the OCD-like symptoms associated with Sydenham's chorea is fascinating and sheds light on the neurobiology of OCD.

John H. Gilmore

168

精神分裂症

引言

精神分裂症是一组复杂的慢性复发性精神疾病，全球终身患病率约为1%。精神分裂症是一种能够以多种不同方式显著影响人类功能的疾病。明显的临床症状通常出现在青春期后期或成年早期，这个时期人们开始独立生活，接受高等教育或开始就业，建立人际关系。男性发病年龄较早，症状更严重，治疗疗效更差，病程更易慢性化。有大约10%的患者在40～45岁之后发病，即诊断为晚发精神分裂症。

精神分裂症的核心症状是现实性感觉发生改变，以幻觉和妄想为特征（图168-1）。然而，它的发病、临床表现、病程和可能的病因都具有显著的特异性。病程以精神症状急性发作间隔以有不同程度残留症状和功能损害的相对稳定期为特征。慢些病程是波动的。一些患者在急性发作的间期症状不明显，仅有轻微的功能损害。相反，幻觉和妄想持续存在会引起严重的功能损害。

病因学和发病机制

精神分裂症具有遗传性。患者的一级亲属发病率在10%左右。同卵双生子患病率的一致性接近45%。精神分裂症患病风险的基因研究有些令人失望，因为任何单一基因对精神分裂症风险的影响都很小。数个染色体区域已被鉴别，提示精神分裂症很可能是一种有多重易感基因的多基因病。

环境因素会影响患精神分裂症的风险。母体产前感染、围生期缺氧及其他产科并发症也会增加风险。在冬季和早春季节出生于城市的人更容易患精神分裂症，这可能是有毒物质、营养问题或者传染病导致的结果。

神经结构影像学研究发现大脑有细微的异常，包括侧脑室和第三脑室轻度扩大和大脑额叶、颞叶灰质减少，以及海马体积减小。有证据表明白质也存在异常。功能成像研究，如正电子发射断层扫描技术（PET）、磁共振成像（MRI）和磁共振波谱提示额叶皮质、颞叶结构（包括海马体）异常。也描述了小脑、丘脑和纹状体的异常。

尸检解剖研究也揭示了细微的异常，包括神经元数量改变、不同突触蛋白质密度变化以及树突棘密度减少。尸检、PET和临床前研究结果以及抗精神病药物作用机制的研究结果发现一些神经递质系统异常。多巴胺、谷氨酸和5-羟色胺系统对精神分裂症有重要意义。

目前，精神分裂症被描述为双重机制，基因风险因素与围生期环境风险因素相互作用引起大脑结构和神经元间连接的细微异常。青春期神经发育依赖于年龄的增长，如突触剪枝和髓鞘形成，这能揭示大脑回路的异常功能，并引起临床症状。

临床表现

精神分裂症有关的症状主要有以下三方面：(1)阳性症状；(2)阴性症状；(3)认知功能障碍。阳性症状是典型的精神病症状，包括妄想和幻觉。妄想是尽管缺乏有效的证据但仍坚信错误的信念，在患者中出现的概率超过90%。妄想有多种形式：偏执、被害和宗教妄想是常见的。幻觉是紊乱的知觉，可出现于任何感觉器官，有接近50%的患者存有幻觉。最常见的是幻听和幻视。

图168-1 精神分裂症。

精神分裂症是一种症状广泛的复杂性疾病。这类患者常表现为情感平淡。她可能对内部刺激有反应——也许伴随着幻听。也可能是显著的阴性症状，包括兴趣、动机缺乏和言语贫乏。最终，可能会由于使用抗精神病药物继发帕金森病

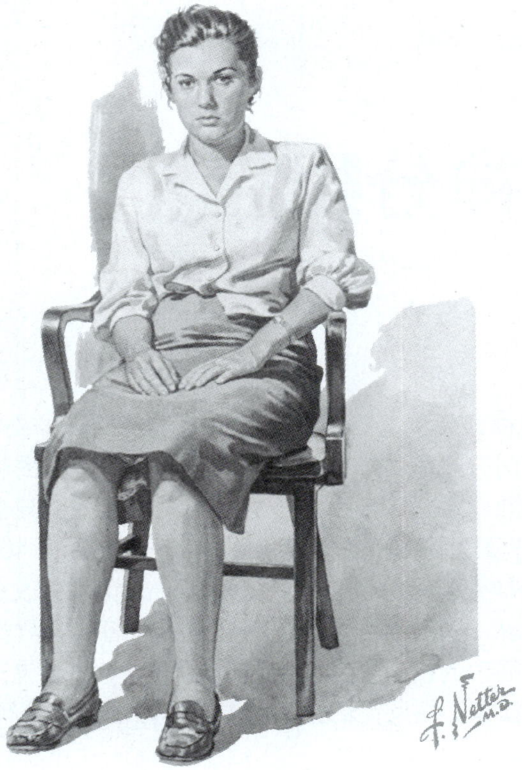

阴性症状是意志力异常，包括情感平淡或受限、兴趣减退、言语贫乏、淡漠、动力缺乏并且以自我为中心。大约有25%的精神分裂症患者有缺陷综合征，或者主要表现为阴性症状，这可能是精神分裂症的一个亚型。在其他患者，阴性症状虽然常见，但通常是由阳性症状（一个偏执的人会以自我为中心并且缺乏动力）、抑郁、焦虑、沮丧、一种刺激性环境或者抗精神病性药物的副反应继发而来。

患者通常都有认知功能障碍，是导致功能损害的主要原因。多种认知功能包括注意力、记忆力、判断力均受损。患者通常出现思维和言语的混乱，这是认知损害的结果，同样阳性和阴性症状也会引起这种情况。

鉴别诊断

精神病的鉴别诊断（框168-1）是长期的，开始于物质滥用（苯丙胺类、可卡因、苯环利定、大麻、致幻剂）或戒断（酒精、镇静催眠药）。医疗机构往往将精神病看作是多种原因引起的谵妄。内科疾病包括急性间歇性卟啉症、库欣综合征、低钙血症和高钙血症、低血糖、甲状腺功能减退和甲状腺功能亢进、肝性脑病、副肿瘤综合征。神经系统疾病包括癫痫不完全发作、脑肿瘤、多发性硬化症、退行性疾病（阿尔茨海默症、Pick病、亨廷顿症）、感染（HIV、神经梅毒、单纯疱疹病毒）、狼疮性脑炎、卒中和肝豆状核变性。叶酸、烟酸、硫胺素和维生素 B_{12} 营养缺乏会出现精神症状。许多处方药、重金属和其他有毒制剂会导致精神症状。其他精神障碍也会出现精神症状，包括躁狂症、严重抑郁症、短暂性精神障碍、妄想性精神障碍和分裂情感性精神障碍。

诊断方法

诊断是根据检查中发现的症状以及既往病史确定（框168-2）。精神分裂症的诊断标准包括下列两项症状并持续1个月：妄想、幻觉、言语紊乱、严

框 168-1 精神病的鉴别诊断
药物和有毒物质
物质滥用（苯丙胺类、可卡因、苯环利定、大麻、致幻剂）
戒断（酒精、镇静催眠药）
处方药物副作用（类固醇、左旋多巴、异烟肼、其他）
重金属（铅，汞）
内科疾病
谵妄
急性间歇性卟啉病
库欣综合征
甲状腺功能减退症、甲状腺功能亢进症
低钙血症、高钙血症
低血糖症
肝性脑病
副肿瘤综合征
神经系统疾病
癫痫不完全发作
脑肿瘤
多发性硬化
退行性疾病（阿尔茨海默症、Pick 病、亨廷顿症）
感染（HIV、神经梅毒、单纯疱疹病毒）
缺血、梗死
狼疮性脑炎
营养不足
叶酸
烟酸
硫胺素
维生素 B_{12}
精神病
双相型障碍
严重抑郁

重紊乱或紧张的行为以及阴性症状。此外，严重的社会和职业功能损害以及症状的持续时间至少需要6个月才能确诊为精神分裂症。症状符合精神分裂症标准但未持续6个月诊断为分裂样精神障碍。患者往往认为他们的想法是真实的，所以不承认自己得病。急性发作期的精神病患者往往是紊乱的，对内部刺激有反应而且无法专注于回答问题。因此有必要从患者朋友或家人处获得病史。

新发精神病患者需要仔细检查，包括躯体和神经系统检查，以排除内科和神经系统疾病，以及物质滥用。基本的实验室检查包括：药物筛查；全血细胞计数；血生化，包括钙离子、甲状腺功能测定、HIV、VDRL、维生素 B_{12} 和叶酸水平的测定。其他实验室检查要根据病史、体格检查以及临床观察来选择，包括检测血浆铜蓝蛋白、重金属和自身抗体滴度。神经影像学（计算机断层扫描、MRI）检查通常用于排除脑肿瘤和其他中枢神经系统异常。

框 168-2 精神障碍诊断与统计手册 第4版（DSM-IV）关于精神分裂症的诊断标准
A．特征性症状
存在两个或两个以上症状，持续1个月或更长时间：
1．妄想
2．幻觉
3．言语紊乱
4．严重紊乱或紧张的行为
5．阴性症状
B．社交或职业功能障碍
从发病以来大部分时间内，一个或多个主要功能（如工作、人际关系或自我照顾功能）明显低于病前水平。
C．病程：症状持续至少6个月。
D．排除分裂情感性精神障碍和心境障碍。
E．排除物质滥用和躯体状况
F．与全身性发育迟缓的关系
若存在孤独症病史或另外的全身性发育迟缓，只有当明显的妄想或幻觉持续至少1个月，才能附加精神分裂症的诊断

处理和治疗

紊乱的患者无法照顾自己并且也不能在门诊治疗时，应当住院治疗。自杀观念是常见的。有50%的患者企图自杀，10%是成功的。精神分裂症患者较少出现妄想支配下的杀人想法。应仔细评估自杀和杀人观念。当患者对自己本身或其他人有危险时应选择住院治疗。

治疗主要依靠抗精神病药物。现在有许多典型及非典型的抗精神病药物。虽然抗精神病药物作用于多种受体而出现多种副作用，但所有药物均有多巴胺 D_2 受体拮抗特性，被认为是它们抗精神病作用的基础。所有抗精神病药物治疗精神病的效果都是一样的；医生或患者对药物的选择基于药物的副作用、既往治疗反应及个人喜好。氯氮平在治疗难治性精神分裂症患者（那些曾经用过两种抗精神病药物进行足疗程、足量药物治疗均失败的人）与其他抗精神病药相比更有效。认知障碍和紊乱的情况可能给需要进行长期治疗的患者带来困难。在这种情况下，可以对患者每 2 ～ 4 周肌注一次长效的抗精神病药。

在对精神分裂症患者的治疗中，抗精神病药的副作用是对患者的一个显著挑战。急性锥体外系综合征如帕金森病、肌张力障碍、静坐不能、急性运动障碍等最常见。迟发性运动障碍是药物长期作用的结果，表现为口周、手或者躯干的舞蹈手足徐动症样的不自主运动。神经阻滞剂恶性综合征是一种非常罕见却有致命危险的综合征，表现为发热、肌僵硬、精神状态改变，还包括植物神经失调、白细胞增多和肌酐激酶升高。其他副作用包括过度镇静、体位性低血压、心电图改变（特别是 Q-T 间期延长）、粒细胞缺乏症、高催乳素血症以及性功能障碍。许多新型的非典型抗精神病药与代谢综合征的发病有联系，包括明显的体重增加，以及血糖、胆固醇、甘油三酯增高和 2 型糖尿病。

最佳治疗

精神分裂症是一个复杂的慢性疾病，治疗最好由一些共同工作的专业人士组成团队进行，这些人能专注于疾病的所有方面。精神分裂症患者经常会出现其他精神疾病的共病，因此需要识别和治疗以改善精神分裂症的病程以及患者所有的功能。常见的共病是物质依赖、抑郁和强迫性障碍。

虽然药物治疗是治疗的基础，但其他心理治疗形式对于帮助患者处理疾病对自身生活的影响具有很重要的作用。支持性心理治疗、心理教育、认知行为治疗以及家庭治疗和以团体为基础的治疗，都能改善患者病情，提高患者功能水平。使用康复计划可以帮助患者弥补认知和社会功能的不足。

避免治疗错误

精神分裂症的诊断只有在排除其他躯体疾病的因素下才能确定。重度抑郁和双相障碍也会出现精神病状态。这些因素以及其他精神病学上的因素都应该在诊断时予以考虑。抗精神病药的治疗起效经常需要几周的时间，所以不要期望抗精神病药早期起效。所有的抗精神病药都可能有明显的、对人体有危害的副作用。治疗医生应予以注意，并且认真监测所选用抗精神病药物的副作用。许多新型非典型抗精神病药物与代谢综合征有关，导致较高的发病率和死亡率；要常规监测体重，以及血糖、胆固醇、甘油三酯的水平。

躯体疾病的处理

躯体疾病在精神分裂症患者中非常普遍，对躯体疾病的认识及治疗对临床医生来说也是一个挑战。精神分裂症患者躯体疾病的发病率和死亡率很高，这些躯体疾病包括心血管疾病、传染病、内分泌疾病和癌症。这种高的发病率和死亡率可能与抗精神病药物的副作用（特别是新型的非典型抗精神病药）、吸烟多、运动少、营养匮乏以及慢性应激水平过高有关。

精神分裂症合并躯体疾病的患者中有 1/3 ～ 1/2 的人没有被精神科医师以及其他内科医师正确诊断。精神症状、认知障碍以及与精神分裂症有关的疼痛阈值升高，阻碍了医生对症状的识别、报告及对患者的帮助。从医生的观点看，一个具有幻听和妄想的可怕又邋遢的患者可能有假想的躯体问题。精神科医生必须警惕精神分裂症患者未发现及未诊断的比率很高的躯体疾病。一旦诊断了一种躯体疾病，预测精神分裂症的阳性和阴性症状及认知障碍对患者治疗依从性的影响是很重要的。

展望

精神分裂症的药物治疗急需改善。只有 35% ～ 45% 的精神分裂症患者其阳性症状因为服用抗精神病药物得到控制，而且估计有 33% 的患者对治疗有抵抗。另外，可用的抗精神病药物有潜在的严重的副作用。治疗阴性症状和认知损害的药物可能改善功能障碍。人们最近开始关注在严重精神症状发生之前识别和治疗精神分裂症，以希望阻止病情的进展和提高远期预后。随着基础神经科学研究对大脑发育和功能的理解不断深入，将最终提高我们对精神分裂症病因和发病机制的认识，也会提高我们对其的防治水平。

（胡晓辉 译 佟久芬 刘松涛 校）

参考文献

Hwang MY, Bermanzohn PC (eds): Schizophrenia and Comorbid Conditions. Washington, DC, American Psychiatric Press, 2001.

This broad overview covers comorbid medical and psychiatric conditions associated with schizophrenia.

Lehman AF, Lieberman JA, Dixon LB, et al: Practice guideline for the treatment of patients with schizophrenia, 2nd ed. Am J Psychiatry 161(2 Suppl):1-56, 2004.

The authors provide an excellent summary of treatment approaches for the person with schizophrenia.

Lieberman JA, Stroup TS, Perkins DO (eds): Textbook of Schizophrenia. Washington, DC, American Psychiatric Publishing, 2006.

This in-depth consideration of all aspects of schizophrenia includes neurobiology, pathophysiology, and treatment.

Marder SR, Essock SM, Miller AL, et al: Physical health monitoring of patients with schizophrenia. Am J Psychiatry 161(8):1334-1349, 2004.

Consensus recommendations address identifying and monitoring the medical complications that may result from chronic antipsychotic use.

循证

1. Lieberman JA, Stroup TS, McEvoy JP, et al: Effectiveness of antipsychotic drugs in patients with chronic schizophrenia. N Engl J Med 353(12):1209-1223, 2005.

   This is the initial report from the Clinical Antipsychotic Trials of Intervention Effectiveness (CATIE) study, a landmark study of antipsychotic effectiveness in a large sample of patients with a real-world design, with broad inclusion and minimal exclusion criteria.

2. McEvoy JP, Lieberman JA, Stroup TS, et al: Effectiveness of clozapine versus olanzapine, quetiapine, and risperidone in patients with chronic schizophrenia who did not respond to prior atypical antipsychotic treatment. Am J Psychiatry 163(4):600-610, 2006.

   Phase 2 of the CATIE study evaluates treatment for patients with a poor response to the initial trail of antipsychotics.

Carol A. Ford • Linmarie Sikich

169

青少年期的情绪和行为问题

引言

青少年期的情绪和行为问题有较高的发病率、死亡率以及医疗费用。曾有过这些问题的青年人群更可能会出现不良行为后果，如受伤、性传播感染、意外怀孕。这些问题通常预示将会患上精神疾病，包括严重抑郁、双相情感障碍（bipolar affective disorder，BPAD）和精神分裂症，并且将需要长期治疗。情绪和行为问题会通过影响对长期治疗方案的选择而使得青年人慢性疾病的治疗变得复杂。在这些情况中，适应不良的行为模式会对教育、工作及家庭这些重要的生活方面产生负面影响，个人的生活经历也会受到影响。最终，存在情绪和行为问题的青少年自杀和杀人的风险不断增加，是这一年龄人群死亡的第二或第三位主要原因。

病因学和发病机制

在青少年中可见到广泛的情绪和行为问题。大多数这些问题的病因是多因素的，遗传、生物学、社会、生长发育因素等都有着不同程度的影响。

临床表现

许多存在情绪和行为问题的青少年都首先到综合医疗机构就诊，而不是精神卫生机构。通常的表现包括：

- 直接与潜在的精神卫生问题相关的躯体症状
- 精神状态改变，引起怀疑潜在的躯体和精神疾病
- 潜在的精神卫生问题引发可导致不良健康结果的行为
- 常规卫生保健评估所发现的焦虑症状，这些评估应该包括心理社会史，如询问家庭和同事关系、学校和职业、酒精以及其他药物使用情况、性行为、精神健康和有关身体意象的情况

一些人在青年时期因为情绪和行为问题而严重影响了他们的生活和社会功能，这一时期通常并不是正常生长发育过程中“仅仅是正在经历的一段时期”，对其的评价必须包括体格检查，以及需要评估是否患有精神疾病。

抑郁症

青少年时期严重抑郁障碍（major depressive disorder，MDD）的患病率估计在 4% ～ 8%，男 / 女比例为 1：2。症状包括：

- 情绪显著改变或兴趣和愉快感丧失至少持续 2 周
- 食欲、体重、睡眠、活动、注意力、精力、动力等明显改变

这些症状使得人际关系和工作能力受损。与其他精神疾病共病也很常见，包括焦虑症、学习问题、注意力缺陷 / 多动障碍（attention deficit/hyperactivity disorder，ADHD）和物质滥用。与患有 MDD 的成年人相比，青少年更多地倾向于表现为易激惹和行为问题，而较少有植物神经系统症状。幻觉也很常见。临床上会出现不同的变异类型，包括不典型抑郁症（表现为睡眠增多和体重增加）、季节性情感障碍和心境恶劣（表现为长期的情绪和动力改变，但几乎没有植物神经系统的症状）。患有严重抑郁症的年轻人中大约有 25% 在 5 年内会企图自杀。

焦虑症

年轻人中会出现几种不同类型的焦虑障碍，估计患病率为 0.3% ~ 4.6%。这些包括惊恐障碍（患病率 0.6%）、创伤后应激障碍（PTSD）（大约 1%）、广泛性焦虑障碍（4.6%）、强迫症（1.9%）以及各种恐惧症。性别分布随着疾病种类和发病年龄的不同而不同。

毋庸置疑，在上述每种疾病中，那些负面的、让人心烦的想法和烦恼影响了年轻人的社会功能。惊恐障碍以存有惊恐发作为特征，而惊恐发作至少有以下躯体症状中的四个，包括心悸、呼吸困难、恶心、眩晕、出汗、感觉异常和胃肠不适症状。起病年龄早的惊恐障碍患者其患病率更高。患创伤后应激障碍（PTSD）的年轻人通常是经历了反复出现的创伤，并且不易确定一个明确的原因。

双相情感障碍（BPAD）

BPAD 的总患病率是 2%，1/3 的成年人都在其青少年时期起病。本病没有显著的性别差异。诊断要求存在至少一次躁狂发作，包括以下症状：

- 情绪过于兴奋、高涨、易怒，社会功能受损
- 显著的注意力不集中、强制言语、思维奔逸、夸大、兴奋、睡眠需要减少

躁狂和抑郁混合发作也很常见。与成年人相比，年轻人发作更频繁，但持续时间较短，其发作常有更加严重的精神病性症状。青年人患双相障碍者比患严重抑郁者自杀的风险更大。他们也可能陷入一些有危险的性行为和体力活动，这些行为对健康有很多危害。

物质应用所致精神障碍

应用精神活性物质在青少年和青年人中非常常见，尤其是酒精。作为一个应该思考的问题，精神活性物质的应用必然会引起患者生活中某一方面或更多方面的功能障碍，并且会引起临床上显著的痛苦或损害。在青少年患者中最常见的特点是社会心理功能和学习功能受损。精神活性物质所致精神障碍常伴有其他的精神障碍，并且会显著增加这些疾病自杀的风险。

进食障碍

估计在一生中神经性厌食症的患病率为 0.5% ~ 3.7%，神经性贪食症的患病率为 1.1% ~ 4.2%。进食障碍在女性更为常见（男 / 女比例从 1∶6 到 1∶10），并且通常是在青少年期或青年期起病。

神经性厌食症的症状包括：

- 拒绝保持在最低正常体重之上或在生长阶段体重不能增加
- 对体重增加有强烈的恐惧
- 对身体形象感到忧虑
- 已有月经的女性停经至少三个周期

神经性贪食症的症状包括：

- 反复出现疯狂的进食，其特征为不能控制地短时间内进食大量食物
- 为阻止体重增加而反复出现不恰当的补救行为（如自我诱发呕吐、滥用药物、禁食或过度运动）
- 在 3 个月内至少每周都出现两次疯狂进食和不恰当的补救行为
- 自我评价过度地受身体形象和体重的影响

神经性厌食症患者经常因为体重下降或闭经而到综合医院就诊。两种疾病患者都可能因为严重的电解质紊乱而出现并发症。偶尔患者会出现便秘或食管撕裂。进食障碍患者与其他精神疾病共病的比率很高（50% ~ 75%）。其死亡率根据发病年龄、疾病持续时间长短和是否存在导泻行为而不同。患者常常由于心律失常或自杀而死亡。一般而言，患者越年轻预后越好，而成年人预后较差。

精神分裂症谱群疾病

成年人群中有 1% 患精神分裂症。患病人群中 60% 在青少年期就开始有症状，尽管男女患病率相等，但典型情况下男性起病较早，症状更为严重。诊断至少需要以下症状中的两点：

- 妄想
- 幻觉
- 言语紊乱，不合逻辑
- 紧张症或极度的行为紊乱
- 阴性症状（回避社交，情感淡漠，言语贫乏）

短暂的幻觉或妄想、社会隔离、社会功能及学习功能衰退等症状的出现常早于明确的症状。在生物学易感的个体，精神活性物质的应用可能会触发症状，也可能反映出自我用药的结果。与成年患者相比，青少年患者较少有系统妄想，而更多表现为复杂的幻觉。主要变异型是分裂情感性精神障碍，

表现为有间断的情感症状，但持续存在精神病性症状。1/10 的精神分裂症患者会出现自杀。

注意力缺陷/多动障碍（ADHD）

估计小学生人群中 ADHD 的发病率为 5%，男/女比例从 4：1 到 9：1。有 80% 的患者症状持续到青春期，有 65% 持续到成年。对于青少年和青年人，尽管在儿童时期曾有注意力集中困难的病史，但很少诊断为 ADHD。

症状可能以集中注意力困难为主，或以活动过多并伴有冲动为主，或两者混合存在。典型的症状出现于混乱的、令人厌烦的或要求持续努力的情况中。青春期患者常常抱怨有坐立不安，而不是活动过度。其他精神疾病，例如严重抑郁症和精神分裂症，也可使注意力降低。

鉴别诊断

在评估青少年和青年人的情绪和行为问题时，鉴别出可能发生于其他疾病的相同症状是很重要的。例如，食欲和体重的显著改变可见于神经性厌食症、严重抑郁症、精神分裂症、物质滥用。通常要依靠所观察到的症状群和它们的发展过程来做出诊断。同时也有必要考虑症状的非精神病性原因，例如躯体疾病或药物的不良反应。

诊断方法

对于青少年和青年患者的评估和治疗要采用启发式的恰当方法来作指导。需要考虑的内容包括实足年龄、认知发展、心理社会发展以及父母关系。青年人常常能够提供关于他们的情感状态、焦虑和认知过程的更加准确的报告，但对于识别出其行为、功能和社会性的问题可能会有困难。在对未成年人提供卫生保健时，法律的、道德的和专业的指导都要保密。

对于诊断青年人情绪和行为问题的一般方法包括：

- 完整的病史和体格检查，包括详细的神经系统检查
- 从家庭和其他来源（如学校人员）收集额外的信息
- 慎重地进行实验室检查以除外主要的内科疾病
- 需要时要咨询精神健康专家或由其安排治疗

应该对所有存在情绪和行为问题的青少年和青年人评估自杀的风险。年轻人自杀的高危险因素包括男性、以前曾有自杀企图、物质滥用、MDD、激越、精神疾病、自杀的家族史。

处理和治疗

最佳治疗

美国儿童和青少年精神病学学会出版了 *Practice Parameters* 一书，用以指导有情绪和行为问题的青少年的治疗。

通常的治疗策略是鼓励青少年患者在治疗中要采取积极的态度。卫生保健提供人员和家庭成员应该给患者提供支持和指导。治疗通常包括：

- 个体的认知、行为和支持治疗
- 家庭治疗和教育
- 精神药理学治疗

已经证明认知治疗对于焦虑症和轻症抑郁症患者有显著的疗效。行为治疗经常是进食障碍、物质滥用、ADHD 和 BPAD 的基本治疗方法。在所有疾病中，对患者进行有关疾病及其治疗方法的教育是最基本的。

对于青少年，药物治疗是有效的。5- 羟色胺再摄取抑制剂是典型的治疗严重抑郁症和焦虑症的一线药物，对于治疗一些进食障碍也是有作用的。一些新型抗抑郁药物也可以选择。已经确定对于青年患者的治疗，三环类药物是无效的。不管是什么诊断，在大约 4% 的接受治疗的年轻患者中（尤其是在治疗的早期），抗抑郁药物治疗的应用会伴随着自杀想法和行为的增加。对青少年患者需要权衡抗抑郁药物的安全性，以减少抑郁症治疗不当可能产生的明确风险。

情绪稳定剂，包括锂盐、丙戊酸盐、卡马西平和许多新型抗癫痫药物，都是 BPAD 最基本的治疗药物。每种药物都会有显著的全身性副作用，包括肾、肝和血液学改变。新型抗精神病药物逐渐成为没有精神病性症状的 BPAD 治疗的一线用药。对于有精神病性症状的青年患者，不管是否伴随抑郁症、BPAD 或精神分裂症，抗精神病药物治疗都是基本的治疗措施。新型抗精神病药物有相对较少的锥体外系副反应，但常常会导致体重明显增加，以及增加患糖尿病和脂代谢异常的风险。一些抗精神病药

物，尤其是利培酮，会引起催乳素升高，并由此导致女性闭经及增加骨质疏松的风险。

对于有自杀高风险患者的治疗包括确保他们安全性的措施以及对于所伴随的情绪障碍的治疗。那些风险最高的患者需要住院治疗。那些不需要住院治疗的患者，也需要有能够对其负责的成年人对其提供足够的监督与支持，还需要有一个安全的家庭环境。家中绝对不能有枪械，患者必须接受药物治疗。

所有有情绪和行为问题的青少年和青年患者都应该持续接受正规的医疗保健，以监测精神病药物治疗可能出现的健康问题，并评估新出现的健康需求。

避免治疗错误

对青少年患者药物治疗临床反应的监测尤其重要，因为终身性的精神病症状常出现于成长发育阶段，而这时患者最终的诊断可能还不明确。例如，最终被诊断为 BPAD 的青少年患者，最初可能表现出青少年 MDD 的临床体征和症状；应用抗抑郁药物治疗可能促发首次躁狂发作。

展望

与年龄较大的成年人相比，患有精神疾病的青少年很难被识别并给予治疗。对疾病很好的识别依赖于提高对青少年群体进行关于严重精神障碍的教育、在学校期间的识别以及由初级保健医师做出诊断。进一步的研究需要集中在预防、早期干预以及对于情绪和行为障碍的治疗上，尤其对于青少年群体。对于这一年龄群体精神卫生方面的关注可能会大量减少发病率、死亡率、卫生保健花费，并减少了精神疾病对于青少年及其一生的个人和社会的负担。

（张　顺　译　马文有　校）

参考文献

National Institute of Mental Health. Antidepressant medications for children and adolescents: information for parents and caregivers. Available at: http://www.nimh.nih.gov/healthinformation/antidepressant_child.cfm. Accessed February 25, 2007.

This site contains information about the potential risks and benefits of antidepressant medication in adolescents.

National Institute on Drug Abuse. NIDA Infofacts: High school and youth trends. Available at: http://www.nida.nih.gov/Infofax/HSYouthtrends.html. Accessed February 25, 2007.

This site provides a recent summary of substance use among adolescents in the United States.

Ozer EM, Park MJ, Paul T, et al: America's adolescents: Are they healthy? National Adolescent Health Information Center. Available at: http://nahic.ucsf.edu. Accessed February 25, 2007.

This website provides an overview of adolescent health in the United States.

循证

1. American Academy of Child and Adolescent Psychiatry: Practice parameters. Available at: http://www.aacap.org/page.ww?section=Practice+Parameters&name=Practice+Parameters. Accessed February 25, 2007.

   The reference site provides management and treatment guidelines specific to adolescent mental health problems that are based on evidence and professional consensus.

2. Ford C, English A, Sigman G: Confidential health care for adolescents: A position paper of the society for adolescent medicine. J Adolesc Health 35(2):160-167, 2004.

   The authors review legal, policy, and practical issues influencing the provision of confidential adolescent health care services.

3. March J, Silva S, Petrycki S, et al: Fluoxetine, cognitive-behavioral therapy, and their combination for adolescents with depression. Treatment for Adolescents with Depression Study (TADS) randomized controlled trial. JAMA 292(7):807-820, 2004.

   This article presents evidence supporting the effectiveness of antidepressant medication in treatment of MDD in adolescents.

4. Wolraich ML: The classification of child and adolescent mental diagnoses in primary care. In Diagnostic and Statistical Manual for Primary Care (DSM-PC) Child and Adolescent Version. Elk Grove Village, IL, American Academy of Pediatrics, 1996.

   This classification provides specific criteria for diagnosis of mental health problems in adolescents.

James C. Garbutt · Robert E. Gwyther · John M. Thorpe, Jr.

170

酒精、物质依赖及成瘾

引言

人类使用精神活性物质已有几千年的历史。自然界向我们提供了大多数精神活性物质，包括乙醇、吗啡、可卡因、大麻。然而，人类的创造力也研发出具有强烈精神活性性质的合成物，如芬太尼、羟考酮、甲基苯丙胺（冰毒）。尽管大多数文化接受精神活性物质的使用，但是使用哪种药物以及使用方式有文化差异。例如，使用酒精在美国很普遍，据报道有 60% ~ 70% 的美国人口在使用。

精神活性物质的使用可以产生多种危害，但两个主要原因是精神活性物质的直接作用（如可卡因导致的心律失常）以及寻找和使用精神活性物质的行为后果（酗酒后失业和与获得精神活性药物有关的活动）。大部分精神活性物质对易感者都能引起成瘾。成瘾或者物质依赖代表精神活性物质的使用已经造成最严重的功能失调。成瘾的特点是：强制性地需要使用药物，对使用药物失去控制，明知有不良后果仍然继续使用，以及形成躯体依赖（尤其是酒精、阿片类物质、镇静催眠药）。

物质的不健康使用是普遍的，包括成瘾。至少 15% 的门诊患者，25% ~ 40% 的住院患者，某些特殊病房（如精神科、烧伤科）超过 50% 的患者有物质滥用的问题，其中烟酒的使用占了大部分比例，然而其他物质的使用和滥用也是很多的。两种或者多种精神活性物质的并用也是常见的。在某些情况下，这可以导致特殊的问题。例如，酒精和可卡因使用后的代谢产物古柯乙烯（cocaethylene）可以导致严重心律失常和坏死性脉管炎。医生需要了解酒药滥用的后果，形成开放的思路把这些物质作为可能的原因考虑进去。

病因学和发病机制

酒精中毒，作为一种疾病综合征，是由美国的内科医生 Benjamin Rush 和英国的内科医生 Thomas Trotter 在 1785 年分别描述的。尽管仍然有很多的社会误解，很多研究还是认为把酒精和药物依赖看成是与遗传和环境有关的疾病来治疗是很重要的。收养和双生子研究表明遗传因素在物质使用障碍的病因学中占了 50% 的成分。它不是以单个基因为主，而是多基因共同作用，其中很多都会影响神经生物功能。

人们在理解成瘾药物的神经生物学作用和这些作用对疾病过程的影响上已经取得了巨大的进步。许多研究显示有两个因素对成瘾和成瘾特征性的强迫使用的形成起作用。首先，所有的成瘾药物都有正性强化的作用，这些药物激活经典的多巴胺奖赏通路：从中脑到伏核和前额叶皮质。因此药物会对个体的行为产生显著影响，而药物效果的敏感性可能是受遗传的影响。其次，随着时间的推移，酒精和其他药物可能产生神经适应，以致于当停止使用的时候，急性和延迟的戒断反应可能出现。急性戒断反应研究得比较清楚（见后）。延迟戒断反应是一个相对新的概念，可以持续几个月。延迟戒断反应的症状群还在定义过程中，它可能包括失眠、应激易感、焦虑、体验快乐的能力下降和其他症状。这些是负性强化因素，是再次使用的重要因素。

酒精和药物成瘾是进行性加重的、常见的、致命性疾病。可能有的人经过反复治疗和复发的循环，有的人从没接受过治疗，有的人取得了重大的进步——有时是经过治疗，而有时甚至没有经过治疗。

临床表现

酒精中毒的临床表现差别很大。在一般的医学实践或者医院设置中，酒精中毒导致健康问题或者出现事故是有酒精问题的患者前来就诊的最常见原因。酒精对身体的大部分器官系统有毒性作用，不同的个体可能会有不同的终末器官问题（如肝硬化、胰腺炎）、行为问题（包括抑郁、失眠）以及一些因为酒精和药物使用而加重的不太严重的医学问题（图 170-1）。入院后的内、外科病房患者经常进入酒精戒断状态，包括自主神经兴奋、震颤、意识错乱、发热、癫痫、激越、幻觉。戒断性谵妄是请精神科

图170-1　酒精对终末器官的影响。

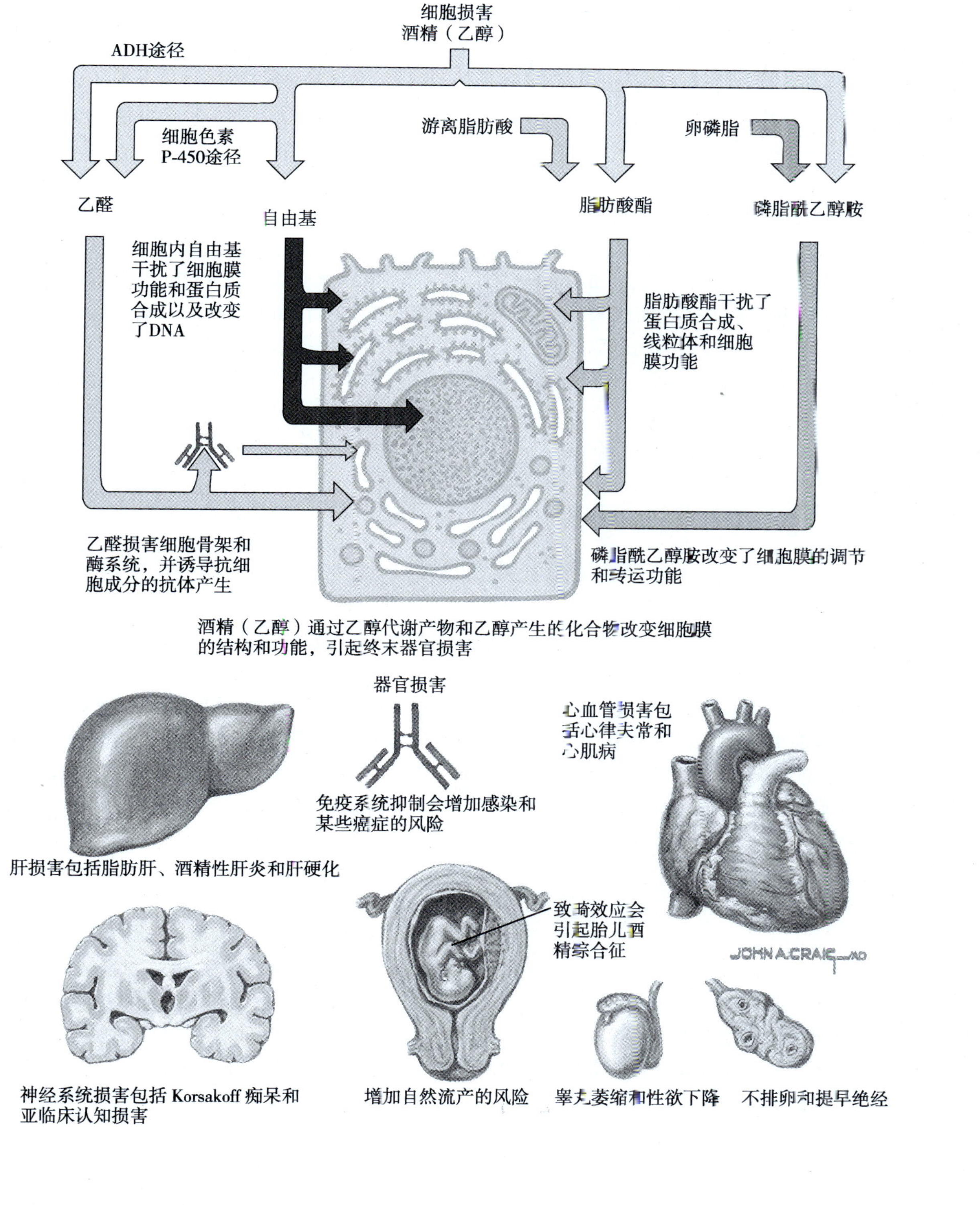

会诊的最常见原因之一。酒精产生的次要严重后果是增加一般内科疾病的风险，比如高血压、高甘油三酯血症、痛风。患者一般不会提供酒精使用和躯体症状的联系。因此，医生在评估急症患者、住院患者以及不太严重的门诊患者时，需要考虑酒精和药物滥用的作用。

药物滥用的临床表现差异也很大，可能包括：

- 兴奋剂：心动过速、血压升高、心脑缺血、妄想、精神运动性兴奋
- 阿片类物质：心动过缓、呼吸减慢、针样瞳孔、意识清晰度下降
- 镇静催眠药：心动过缓、低血压、呼吸减慢、意识清晰度下降、共济失调
- 致幻剂：幻觉、定向力障碍、焦虑、精神错乱

这些一般的临床表现和具体药物的更细化的临床表现一样重要。有一些反映成瘾的躯体反应、社会影响的线索提示物质滥用的可能，如与静脉注射药物相关的感染、动脉粥样硬化血栓加速形成（可卡因和其他兴奋剂所致）导致的临床综合征、酒精或药物诱导的终末器官损害的体检和实验室发现。这些具体包括以下几点：

病史、个人史：暴力、创伤、咯血、急性心理状态改变、急性精神障碍、既往物质滥用、无家可归、犯罪行为、经济状况恶化、失业、寻找有特殊控制作用的物质。

体检发现：脉搏、呼吸频率、血压的变化；卫生状况不好；酒精气味；黄疸、片状出血、注射针迹和蜘蛛痣；瞳孔散大或缩小；鼻中隔穿孔；新出现的心脏杂音；共济失调、反射亢进；易激惹、意识清晰度下降；与疼痛水平不一致的发现。

诊断性的检验结果：药物检测阳性；乙醇水平 > 0.10g/dl；肝酶增加；平均红细胞体积增加；年轻人的心肌酶阳性；心电图显示心动过速；年轻人心肌梗死（MI）的证据；年轻人卒中的 CT 或 MRI 证据。

鉴别诊断

酒精和其他物质使用障碍的鉴别诊断可分类为不健康的酒精和药物使用后果以及真正的酒精或药物成瘾，后者导致失去控制和经常强制性地使用导致严重后果。根据《精神障碍诊断和统计手册》第 4 版（DSM-IV）的定义，酒精依赖（酒精中毒）或者物质依赖的诊断包括物质使用的不适模式，导致严重的功能损害或痛苦，在一年中表现为以下三项或者更多（图 170-2）：

- 耐受：需求量增大才达到同样的效果或者同量的酒精（或药物）达到的效果减弱
- 停用时产生戒断反应
- 酒精（或药物）比预计的使用量更大，使用时间更长
- 持续希望减少用量或者减少用量失败
- 花费大量的时间使用或者从酒精（或药物）滥用中恢复
- 酒精（或药物）的使用导致放弃或者减少重要的活动
- 尽管知道有不良后果，仍然使用酒精（或药物）

酒精（或药物）滥用可能是以前不知道成瘾问题的患者生病的潜在因素。因为已知的药物滥用患者经常营养不良，有潜在的器官损害，经历过摔倒或中毒时气管插管等事件，他们出现其他的心理或者躯体疾病很普遍。因为这些原因，药物滥用应该成为最常见的内科或者精神科疾病的鉴别诊断的一部分。

药物相关的问题需要做如下一般性考虑：(1) 当确定诊断时，需想到药物的因素；(2) 年轻患者出现缺血（如一过性缺血发作或 MI），考虑可卡因或者可卡因和酒精的联合使用；(3) 当治疗物质滥用者（如戒断综合征的谵妄）不能得到期待的反应时，寻找并发症（如硬膜下血肿）；(4) 一种药物的中毒表现（如可卡因中毒时的兴奋、心动过速）类似于另一种药物的戒断症状（如巴比妥戒断时的兴奋、心动过速）；(5) 药物使用与围生期问题（如可卡因使用导致的早产、胎盘早剥）和新生儿并发症（如 HIV、海洛因成瘾母亲的阿片类戒断胎儿）相关。

诊断方法

酒精和药物使用障碍的诊断依赖于临床症状和体征（参见以前的诊断标准和图 170-3）。因为诊断主要基于病史，所以除了收集间接的信息（如从配偶那里），从患者那里收集酒精和药物使用的方式和相关问题资料也是重要的。用非判断性和审问性的方式询问患者使用物质的种类、数量、频率。确

图170-2　酒精依赖。

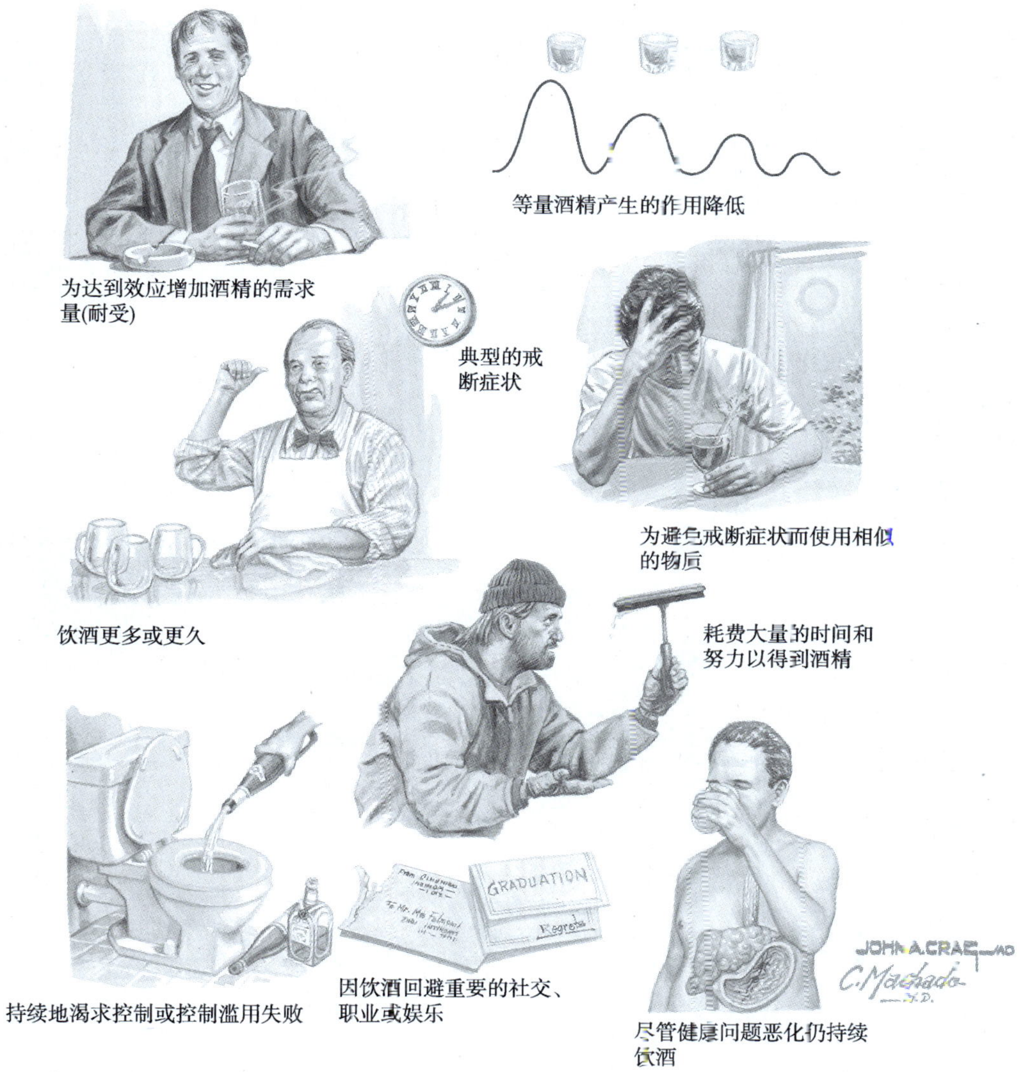

1年以内三次或更多的发生率提示了躯体依赖的形式

定使用后，应该继续询问后果，包括躯体症状、人际关系、社交工作，还有情感和心理事件。

筛查测验也被用到，包括CAGE（4个问题）和酒精使用障碍鉴别测验（AUDIT，10个问题），它们易于执行，检查酒精问题的敏感性好（框170-1）。AUDIT-C，即AUDIT的前三个问题，只集中在使用上——多久喝一次，一天喝多少，多久能一次喝6瓶或者更多的酒——作为一个简单的筛查工具，敏感性和特异性都非常好。AUDIT-C的分数越高，有酒精相关问题的可能性就越大。

实验室检测酒精中毒的特异性差。例如，γ-谷氨酰胺转肽酶是最近有严重酒精使用的敏感指标，可是无特异性。最近出现一个新的检测严重酒精使用的方法——碳水化合物缺乏转铁蛋白（CDT）浓度，特异性较前者高，当怀疑有严重酒精问题时可能会有用。

测量药物的血液浓度对于处理重要问题是必要的，这能够提供精确的数据，但是缺陷是阳性窗相

图170-3 提示酒精滥用的征象。

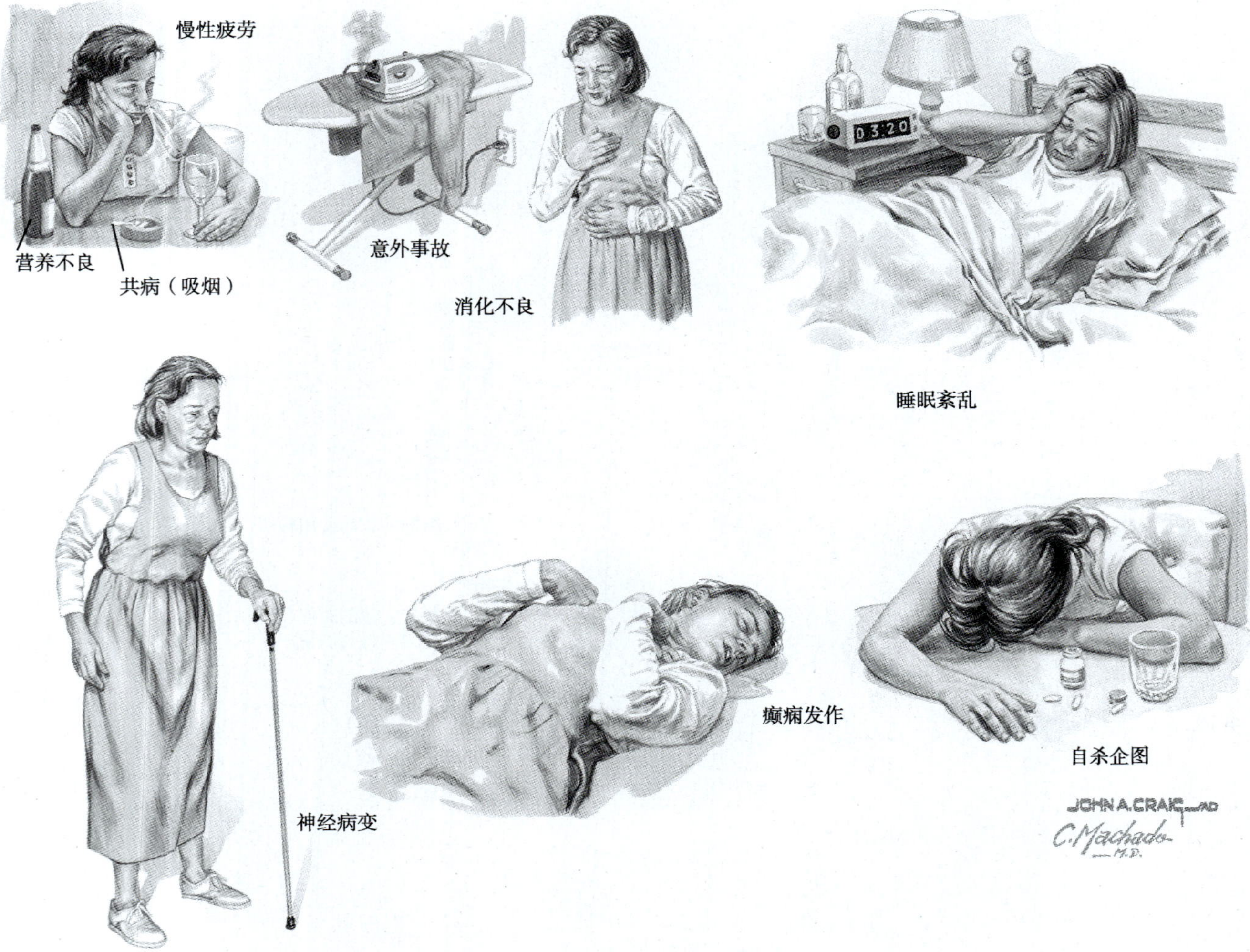

对窄。尿液里的药物浓度也能提供精确的数据，而且阳性窗更宽（例如，可卡因的使用在 48 ～ 72 小时后可以测出，规律的大麻使用 2 ～ 4 周后可以测出）。测量头发的药物浓度用于测量时间更长的物质使用者。然而，测量头发的数据不精确，头发并不总是可得，而且费用昂贵。

在确定诊断、恰当评估患者的健康水平、监测患者的成瘾治疗、筛查工作应聘者、监测运输部门（如飞行员、卡车司机）和防御机构（如军队）的联邦人员时，实验室检查可能是必要的。筛查项目包括苯丙胺类、大麻酚类、可卡因、阿片类、苯环利定。实验室由严格的标准管理，由认证的医学评估者解释阳性结论，同时考虑患者的病史。

实验室药物检测的法律和伦理两难问题有：

- 知情同意。患者应该理解检测药物的行为。然而，有的患者对介绍不能做出有意识的反应，也不能同意。也有未成年人不同意检测而家长要求。有一些拒绝可以忽略，尤其当患者中毒时，拒绝无效。不可避免的情况下，有时药物检测是在不经患者的同意下进行的。
- 司法审判。法庭接受药物检测的条件包括：(1) 建立一系列的保管过程：从样本收集一直到结果作为证据；(2) 必须使用州法庭要求的检测方法学。
- 法医学责任。治疗药物滥用的医生如果没有明确的诊断则可能有法律上的风险。如果患者因使用违禁药物而影响健康状况导致不良后果（大部分州认为是使用者的错），可是却从未考虑到或者未进行药物使用检测，治疗的医生可能需负责任。

处理和治疗

酒精和药物滥用的治疗应该像糖尿病、高血压的治疗一样，是长期的治疗。O'Brien 和 McLellan 明确指出，物质滥用是一个慢性疾病。在他们提出的危害减少模型中，临床医生知道在治疗过程中会有反复的波动，但是随着时间的推移，患者对有害物质的使用会显著减少，物质依赖相关问题也会减少。

最佳治疗

酒精

酒精中毒治疗的开始步骤是明确患者的酒精使用已成为问题，试着在纠正饮酒行为的过程中与患者合作。大部分患者不理解成瘾，也不完全清楚酒精滥用会影响健康的不良后果。这种情况下，健康教育是有价值的。

是否给患者药物治疗取决于患者戒断状态的严重性［如癫痫发作、震颤性谵妄(DT)］。增加严重戒断反应的可能因素有：既往有癫痫发作或 DT 史；并发躯体疾病；老年；某些程度上酒精使用的量和频率也会有影响。没有风险的患者可以监测严重戒断反应的体征。临床医学会酒精戒断评估量表修订版（Clinical Institute Withdrawal Assessment of Alcohol Scale Revised）是量化戒断反应严重性的有用工具。有危险因素或者显著戒断症状的患者需要用药物解毒，除非能够提供已经建立的门诊患者解毒程序，否则这一过程需要在社区医疗机构中完成。推荐使用苯二氮䓬类药物，它对减少戒断症状和减少癫痫、DT 的发生非常有效。然而有些患者尽管使用此类药物，仍然会产生 DT。应该胃肠外给予维生素 B_1，以防止发生 Wernicke 脑病（意识障碍、共济失调、眼肌麻痹）或者永久性的记忆减退（Korsakoff 综合征）。

解毒在酒精中毒治疗中是第一步。从长程的住院治疗到简单的门诊治疗，很多方法被尝试过以减少酒精成瘾患者的饮酒行为。到目前为止，对于戒酒患者并没有特异的方法可供使用。然而，有轻微饮酒问题的患者可能在简单的门诊干预下得到改善，如教育、反馈、鼓励。有更严重酒精问题的患者通常需要更专业的治疗，可能包括：一段时间的住院治疗、密切的门诊治疗、鼓励参加匿名戒酒协会（AA）、药物治疗。用于这些设置的策略包括：动机治疗、认知行为复发预防治疗、进行 AA 的 12 个步骤。治疗戒酒患者的一个重要因素是提供持续的关怀，避免对治疗的怀疑。事实上，数据表明 50% 的戒酒者在治疗 6 个月后酒精使用至少减少 50%。

早期的治疗讨论中，经常提出患者应该戒酒还是减少酒精用量。一些药物，如可卡因和海洛因，毫无疑问是应该戒掉的。而对于酒精，就不是那么明晰了。有酒精中毒和严重使用后果的患者，戒酒是合适的目标。有不健康的酒精使用（不是成瘾），又不愿意戒酒的患者，临床医生和患者一起合作以减少酒精的用量、评估酒精对患者生活的影响是恰当的。保持治疗关系，比要求患者认可终身戒酒更重要。随着时间的推移，很多患者最后会认可戒酒。

药物治疗酒精中毒对增加疗效起着重要的作用。很多年来，治疗酒精中毒的唯一药物是双硫仑——一种醛脱氢酶的抑制剂。双硫仑在酒精使用过程中产生不良反应（从脸红、头痛到大量呕吐、心动过速、胸痛、意识障碍和其他症状），产生使用酒精的心理障碍。它的有效性与治疗依从性有关，在动机很高的患者或者用药监测良好的患者尤其有价值。在美国，双硫仑通常每天使用 250mg，从患者酒精解毒结束开始使用。

纳曲酮是新一代的戒酒药，不通过产生心理障碍起作用。纳曲酮是阿片受体拮抗剂，能够减少严重饮酒问题的复发风险，有可能提高完全戒酒成功的可能性。纳曲酮通过抑制饮酒后的良好体验从而使患者较少可能失去控制。纳曲酮通常在节酒数天后开始使用，至少持续使用数月的时间，并结合心理治疗。在 2006 年，美国食品和药品管理局通过纳曲酮长效注射针剂的上市——每月注射一次。它可以减少严重饮酒的频率，在注射前有过一段时间完全戒酒的患者，能够增加完全戒酒的可能性。

阿坎酸，另一种相对新的制剂，被认为能够削弱酒精戒断后可能发生的过于活跃的 N- 甲基 -D- 天冬氨酸在大脑的活性。它能够有效减少饮酒频率，提高完全戒酒的可能性。

考虑到药物能够提供的净增价值和整体积极的风险效益比值，临床医生应该在使用药物的同时使用心理治疗。

这些概括的治疗原则也适用于其他药物滥用的

框 170-1　CAGE 和 AUDIT 问卷

CAGE：一个肯定答案应引起怀疑；两个肯定答案则高度可疑酒精依赖。

1．Cut
曾经感到需要减少酒精用量吗？

2．Annoyed
人们批评你饮酒会惹恼你吗？

3．Guilt
对你饮酒曾经感到过愧疚吗？

4．Eye opener
早起会想找酒喝吗？

AUDIT：8 分或者更高分提示应该做其他的筛查澄清酒精问题。
(分数在括号里)

1．多久用一次含酒精的饮料？
从不（0）
一个月 1 次或更少（1）
一个月 2 ~ 4 次（2）
一周 2 ~ 3 次（3）
一周 4 次或者更多次（4）

2．一天能喝多少含酒精的饮料？
1 ~ 2 瓶（0）
3 ~ 4 瓶（1）
5 ~ 6 瓶（2）
7 ~ 9 瓶（3）
10 瓶或更多（4）

3．你多久一次能喝 6 瓶或者更多的酒？
从不（0）
少于一个月 1 次（1）
一个月 1 次（2）
一周 1 次（3）
每天或者基本每天 1 次（4）

4．去年多久一次你发现自己一旦开始喝就停不下来？
从不（0）
少于一个月 1 次（1）
一个月 1 次（2）
一周 1 次（3）
每天或者几乎每天 1 次（4）

5．去年多久一次你因为饮酒而不能做正常情况下应该做的事情
从不（0）
少于一个月 1 次（1）
一个月 1 次（2）
一周 1 次（3）
每天或者几乎每天 1 次（4）

6．去年多久一次你早晨醒来需要喝酒才会感到舒服？
从不（0）
少于一个月 1 次（1）
一个月 1 次（2）
一周 1 次（3）
每天或者几乎每天 1 次（4）

7．去年多久一次你饮酒后会感到内疚或者自责？
从不（0）
少于一个月 1 次（1）
一个月 1 次（2）
一周 1 次（3）
每天或者几乎每天 1 次（4）

8．去年多久一次你因为饮酒不能记起前夜发生的事情？
从不（0）
少于一个月 1 次（1）
一个月 1 次（2）
一周 1 次（3）
每天或者几乎每天 1 次（4）

9．你饮酒曾经造成自己或者别人受伤吗？
没有（0）
有过，但是去年没有（2）
去年有过（4）

10．曾经有亲戚、朋友、医生或者其他健康工作者关心你的饮酒问题或者建议你应该减少用量吗？
没有（0）
有过，但是去年没有（2）
去年有过（4）

治疗。然而，医生应该清楚不同种类的药物滥用在治疗上还有其特殊的内容。

阿片类

阿片类药物会产生典型的躯体戒断综合征，包括腹泻、恶心、坐立不安、毛发直立、瞳孔散大、鼻溢液、心动过速、高血压、发热、失眠、渴求药物。严重的戒断症状罕见，然而，阿片类的复用率很高。阿片类戒断的药物治疗包括使用阿片类激动剂（如美沙酮）、部分阿片类激动剂（如丁丙诺啡），或使用 α_2- 去甲肾上腺素能激动剂（如可乐定）。一旦完成阿片戒断，患者需要心理社会治疗。有些患者需要更长时间的激动剂治疗——美沙酮或者丁丙诺啡，以巩固疗效。丁丙诺啡是特殊认证的医生才有

权开具，美沙酮是认证的医疗机构才有权提供。激动剂治疗的好处是能够有效减少 HIV 感染、法律问题和阿片类的非法使用。

苯二氮䓬类和巴比妥类

它们的戒断反应可能很严重而危及生命。戒断症状包括：激越、焦虑、失眠、震颤、耳鸣、恶心、谵妄、幻觉、心动过速、高血压、发热，在严重的病例，可能发生癫痫和死亡。短效药如阿普唑仑戒断反应出现快，而长效药如氯硝西泮或地西泮可能推延至 7 ~ 10 天。处理戒断通常用长效苯二氮䓬类或者苯巴比妥类。没有推荐用于治疗苯二氮䓬类或巴比妥酸盐成瘾的长期治疗药物。

可卡因和兴奋剂

戒断症状不威胁生命，本身不是住院的指征。戒断症状包括：抑郁、过度睡眠、疲劳、食欲增加、多梦、渴求药物。戒断症状消除后，患者应该进行咨询，并鼓励其参加整合 12 步法。不推荐使用药物。

大麻

严重使用者的确会发生戒断，包括：易激惹、奇怪的梦、焦虑、食欲减退。没有大麻戒断的治疗药物。脑内大麻素受体拮抗剂（如利莫纳班）从理论上讲可以用于治疗大麻依赖，但是没有大规模临床试验的证据。

一般性事件

大部分临床医生在他们的医疗过程中接诊过康复期的患者。在治疗这些患者时应该遵循以下原则：可能的话使用恰当的、非药物性的治疗；治疗焦虑、失眠、疼痛、过敏时慎用镇静催眠药或者阿片类药物，其有可能导致复发；用非成瘾药物（如选择性 5- 羟色胺再摄取抑制剂、丁螺酮）治疗抑郁或者焦虑。需要使用止痛药时，医生和患者应该签订减轻疼痛的药物使用合同。最后，也是很重要的一点，医生要为患者提供持续性的支持。

避免治疗错误

第一个需避免的错误是没有把物质滥用作为影响患者健康问题的重要因素。知道患者可能会使用超过一种的药物是重要的。因此，收集相关病史和筛查药物的使用对于提高诊断的准确性很重要。明确多种药物的使用对于解毒和长程治疗是有帮助的。

临床医生在患者需要的治疗水平上应该有弹性。如果患者门诊治疗时来的次数减少，那么就要设定更密切的门诊治疗或者住院治疗。

药物使用的依从性是一个常见的问题。通过间接得来的信息，或者与患者直接对话从而监测依从性。有依从性问题的患者，考虑使用长效制剂，如肌注纳曲酮。

展望

理解和治疗酒精和药物使用障碍已经取得了很大的进展。过去 30 年对导致成瘾的生物、心理、社会因素有了更深刻的描述。然而，太多太多的患者依然没有被诊断和治疗。科学将继续研究成瘾的遗传学和病理生理学基础，毫无疑问，更有效的药物治疗会出现。然而，科学的进步如何应用于患者，还需要医疗保健提供者、政策制订者和公众能够意识到，成瘾的治疗不仅是有效的，而且是使用社会资源的最有效方式。临床医师会通过教育减少对物质使用障碍患者的歧视，并且倡议为其治疗提供足够的资源，而临床医师将在这些工作中扮演重要的角色。

（姜宝顺　译　郭金刚　校）

参考文献

Edenberg HJ, Foroud T: The genetics of alcoholism: Identifying specific genes through family studies. Addict Biol 11(3-4):386-396, 2006.

The authors review recent developments in the identification of genes that contribute to the risk for alcohol dependence.

Ewing JA: Detecting alcoholism. The CAGE questionnaire. JAMA 252(14):1905-1907, 1984.

This is the original simple screening tool to identify patients who may have alcohol use disorders.

Fleming MF, Barry KL, Manwell LB, et al: Brief physician advice for problem alcohol drinkers. A randomized controlled trial in community-based primary care practices. JAMA 277(13):1039-1045, 1997.

This well-conducted trial demonstrates that brief interventions can be effective in alcohol use disorders.

Grant BF, Dawson DA, Stinson FS, et al: The 12-month prevalence and trends in DSM-IV alcohol abuse and dependence: United States, 1991-1992 and 2001-2002. Drug Alcohol Depend 74(3):223-234, 2004.

The authors present one of the more recent epidemiologic studies of the prevalence of alcohol use disorders.

Koob GF, Roberts AJ: Brain reward circuits in alcoholism. CNS Spectr 4:23-37, 1999.

The authors review the neurochemical circuits that may mediate the reinforcing effects of alcohol.

Mayo-Smith MF: Pharmacological management of alcohol withdrawal. A meta-analysis and evidence-based practice guideline. American Society of Addiction Medicine Working Group on Pharmacological

Management of Alcohol Withdrawal. JAMA 278(2):144-151, 1997.
The author summarizes clinical trials of medication treatment for alcohol withdrawal.

O'Brien CP, McLellan AT: Myths about the treatment of addiction. Lancet 347(8996):237-240, 1996.
This article provides a perspective on addictive disorders as chronic illnesses that can respond to treatment.

Prescott CA, Kendler KS: Genetic and environmental contributions to alcohol abuse and dependence in a population-based sample of male twins. Am J Psychiatry 156(1):34-40, 1999.
This is one of the key papers showing the role of genetics in contributing to alcohol use disorders.

Saitz R: Clinical practice. Unhealthy alcohol use. N Engl J Med 352(6):596-607, 2005.
The author provides a recent summary of the range of alcohol use problems.

Saunders JB, Aasland OG, Babor TF, et al: Development of the Alcohol Use Disorders Identification Test (AUDIT): WHO Collaborative Project on Early Detection of Persons with Harmful Alcohol Consumption—II. Addiction 88(6):791-804, 1993.
The AUDIT is another useful screening instrument for alcohol use disorders.

Sullivan JT, Sykora K, Schneiderman J, et al: Assessment of alcohol withdrawal: The revised Clinical Institute Withdrawal Assessment for Alcohol scale (CIWA-Ar). Br J Addict 84(11):1353-1357, 1989.
This article describes probably the most widely used scale to assess alcohol withdrawal.

循证

1. Bouza C, Angeles M, Munoz A, Amate JM: Efficacy and safety of naltrexone and acamprosate in the treatment of alcohol dependence: A systematic review. Addiction 99(7):811-828, 2004.
This recent article updates the efficacy of naltrexone and acamprosate for alcohol dependence.
2. Garbutt JC, West SL, Carey TS, et al: Pharmacological treatment of alcohol dependence: A review of the evidence. JAMA 281(14):1318-1325, 1999.
The authors review the efficacy of pharmacotherapies, including lithium, SSRIs, disulfiram, naltrexone, and acamprosate for alcohol dependence.
3. Mattick RP, Kimber J, Breen C, Davoli M: Buprenorphine maintenance versus placebo or methadone maintenance for opioid dependence. Cochrane Database Syst Rev 3:CD002207, 2004.
This article reviews the efficacy of buprenorphine for opiate dependence.
4. Miller WR, Wilbourne PL: Mesa Grande: A methodological analysis of clinical trials of treatments for alcohol use disorders. Addiction 97(3):265-277, 2002.
The authors thoroughly review the efficacy of multiple psychosocial and medical therapies for alcoholism.

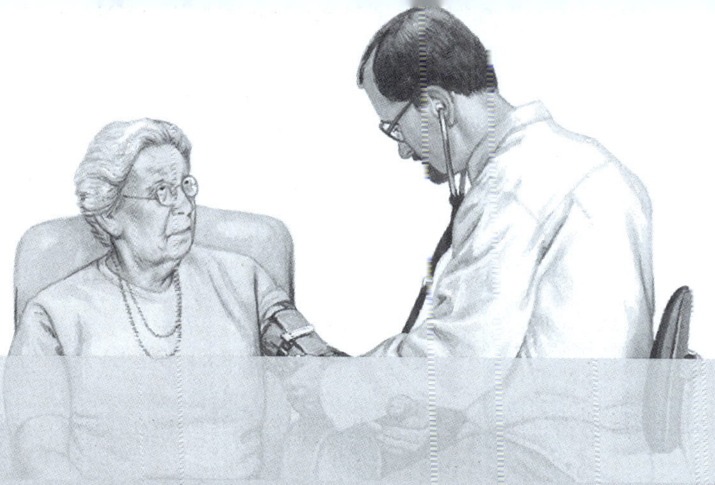

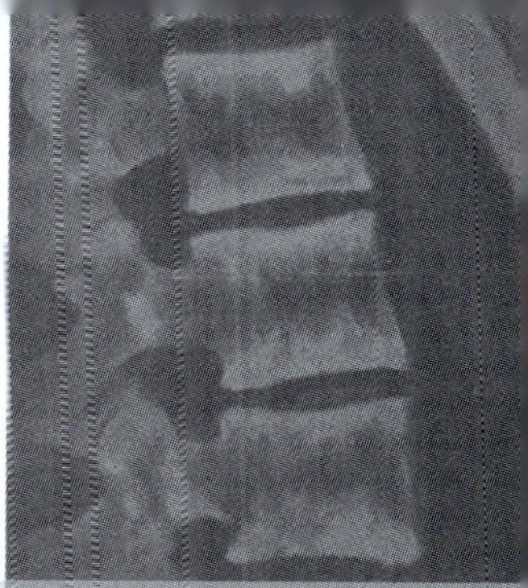

第XVIII部分

皮肤疾病

Nancy E. Thomas

171

荨麻疹

引言

荨麻疹常常是令患者和医生都无奈的一种疾病。尽管报告的相关因素很多，但仍有很多患者患有在多方面评估之后仍不能明确病因的特发性荨麻疹。荨麻疹通常很顽固，因此产生了多种药剂的治疗试验。

病因学和发病机制

在肥大细胞、组胺作为介质的作用下，体液自皮肤的小血管渗出导致荨麻疹。荨麻疹可分为免疫性荨麻疹和非免疫性荨麻疹两类。物理性荨麻疹通常是非免疫性的荨麻疹，而由食物、药物或昆虫叮咬引起的荨麻疹通常是免疫性荨麻疹。荨麻疹主要的发病机制是IgE介导的I型变态反应，Ⅲ型变态反应（免疫复合物）通过经典或补体级联激活途径也能够诱发荨麻疹，与血清病的反应过程相似。非免疫性荨麻疹的发病机制是物理因素或物质引起肥大细胞释放非特异性组胺。遗传因素可能是个体易罹患荨麻疹的因素，在框171-1遗传综合征中已经显示。血管性水肿与荨麻疹相似，但血管性水肿累及了真皮层及皮下组织。在血管性水肿的两种类型中血浆缓激肽系统可能起着重要作用。最近研究已经识别约30%的特发性慢性荨麻疹患者的病因是慢性自身免疫性荨麻疹。这种情况下，IgG类抗IgE抗体或抗FceRIa抗体交联毗邻的肥大细胞受体或IgE分子。已经报告很多疾病或物质与荨麻疹和血管性水肿有关，但未经必要的证实（框171-1和171-2）。慢性荨麻疹患者中病因学诊断成立的不足20%。

临床表现

通常为以白色中心的剧烈瘙痒性风团，其周围红斑光滑、隆起，是荨麻疹的特征性表现（图171-1；彩图171-1）。损害范围从针尖大小到几厘米不等，其形状可为圆形、环形或匐形（图171-2；彩图171-2）。典型的表现是荨麻疹广泛分布、分批出现在身体表面。物理性荨麻疹的特殊类型见表171-1。慢性荨麻疹和物理性荨麻疹可以并存。接触性荨麻疹在皮肤与刺激性物质的接触部位非常明显。肾上腺素性荨麻疹表现为与压力相关的周围绕有白晕的小丘疹。荨麻疹的单个风团存在时间一般不超过24小时，通常无全身症状，偶有恶心、呕吐、腹部痉挛性疼痛、头痛、流涎、哮喘和晕厥等症状伴随荨麻疹出现。

血管性水肿表现为一疼痛性水肿区域，初发部位常常在眼睑周围、口唇或一侧肢体上，可持续数天。遗传性血管性水肿，是一种常染色体显性遗传疾病，发作性无瘙痒性血管性水肿既可自发也可在轻轻击打后出现，水肿发生之前红斑可进展，但典型的荨麻疹可以缺如。危及生命的喉头水肿和累及胃肠道的症状可使临床表现异常复杂。

鉴别诊断

如单个皮损持续超过24小时，呈青紫色，消褪后色素沉着，疼痛但并不苍白，或者出现风湿性疾病相关的症状和体征，提示行组织活检以排除荨麻疹性血管炎。着色性荨麻疹或肥大细胞增生病患者，在皮肤上肥大细胞浸润部位产生瘙痒性荨麻疹型风团。击打产生荨麻疹型风团（Darier征）的皮

框 171-1 与荨麻疹和血管性水肿相关的疾病

获得性血管性水肿	遗传性疾病和综合征
肾上腺素性荨麻疹	关节炎、荨麻疹、血管性水肿
特应性皮炎	C3b 灭活因子缺乏
自身免疫性抗 IgE 抗体或抗 FceRI 抗体	冷诱导的自身炎症性综合征
细菌感染	红细胞生成性原卟啉病
牙脓肿	家族性寒冷性荨麻疹
泌尿系统感染	遗传性血管性水肿
幽门螺杆菌	Muckle-Wells 综合征（荨麻疹、聋、淀粉样变性）
支原体感染	Schnitzler 综合征
静脉窦感染	恶性肿瘤
链球菌感染	癌
内分泌疾病	白血病
甲状腺功能亢进	淋巴瘤
黄体酮	骨髓瘤
真菌感染	真性红细胞增多症
念珠菌	风湿性疾病
皮肤癣菌病	坏死性血管炎
血液疾病	多发性肌炎
缺铁性贫血	风湿性关节炎
副蛋白血症	风湿热
感染和寄生虫病	干燥综合征
阿米巴病	Still 病
蛔虫病	系统性红斑狼疮
丝虫病	病毒感染
贾第虫病	柯萨奇病毒
钩虫病	ECHO 病毒
疟疾	巨细胞病毒
疥疮	EB 病毒
血吸虫病	乙型肝炎和丙型肝炎病毒
类圆线虫病	HIV
毛滴虫病	单核细胞增多症

损通常是持续存在的棕红色丘疹或斑疹。瘙痒性荨麻疹型丘疹和妊娠后三个月可见的妊娠斑，以瘙痒性斑丘疹和典型的出现在腹部萎缩纹上的荨麻疹性斑块为特征。有过敏症状的丘疹型荨麻疹，皮损持续时间较长，位于四肢远端，应考虑昆虫叮咬引起。在鉴别诊断时，也要考虑到多形性红斑和大疱性类天疱疮的荨麻疹阶段。血清病在注射外源性蛋白后 8 ～ 10 天发病，除荨麻疹外还可出现发热、淋巴结病、关节痛或关节炎、脾大和肾炎。实验室检查可发现淋巴细胞减少、补体减少以及蛋白尿。

诊断方法

完整的病史和系统回顾是诊断的关键，重点是发病的时限、刺激性因素和相关的症状和体征（框 171-3），荨麻疹的时限与列表中的暴露因素对照，有益于潜在病因的确定。通常食物摄入和暴露因素日志有助于确定相关因素。几乎任何药物都可以引起荨麻疹，所以试验排除药物性荨麻疹是必要的。荨麻疹性血管炎的特征为荨麻疹性皮损超过 24 小时，如欲排除，应该标记并观察一个风团。取风团边缘组织活检可以明确诊断。如疑有特殊过敏原，斑贴试验、皮内或放射变应原吸附试验则有益于诊断。可做产花粉植物、皮肤真菌、食物、念珠菌属试验。如果有鼻炎或哮喘病病史，支持对产花粉植物过敏的考虑。

荨麻疹超过 6 周或更长时间，则定义为慢性荨麻疹。慢性荨麻疹的实验室检查包括白细胞计数、分类、血沉。其他考虑的试验有促甲状腺激素水平、甲状腺微粒体（过氧化物酶）和甲状腺球蛋白抗体的测定。对慢性荨麻疹患者而言，也应该考虑幽门螺杆菌感染的检测。基于病史及体

框 171-2 与荨麻疹或血管性水肿相关的物质

血液制品
接触性过敏原
- 动物的毛屑和唾液
- 节肢动物
- 食物
- 胶乳
- 海洋生物
- 药物（局部）
- 植物
- 纺织品
- 化妆用品

药物*
- 麻醉剂
- 血管紧张素转化酶抑制剂
- 抗癫痫药
- 阿司匹林
- 溴化物
- 头孢菌素
- 氯喹
- 葡聚糖
- 利尿剂
- 异烟肼
- 非类固醇类抗炎药物
- 阿片类
- 青霉素
- 多黏菌素 B
- 奎尼丁
- 磺胺类药物
- X 线造影剂
- 万古霉素

食物
- 浆果
- 乳酪
- 巧克力
- 鸡蛋
- 鱼
- 麸质
- 牛奶
- 坚果
- 甲壳类动物
- 蕃茄

食品添加剂
- 亚硫酸盐
- 柠檬黄

植入物
- 汞合金充填物
- 宫内节育器
- 正牙带环
- 铂
- 钽钉

昆虫和节肢动物叮咬
吸入剂
- 动物毛屑
- 吸烟
- 灰尘
- 面粉
- 真菌
- 花粉

* 几乎任何处方药和非处方药均可引起荨麻疹。

表 171-1 物理性荨麻疹

荨麻疹类型	临床表现	检测方法
水源性荨麻疹	红斑基础上，毛囊周围的细小的斑点状瘙痒性风团	35℃～36℃之间湿敷 30min
胆碱能性荨麻疹	大块红斑基础上剧烈瘙痒的细小丘疹（2～3 mm）（图 171-3；彩图 171-3）	乙酰甲胆碱皮肤试验或浸在 42℃热水中，使体温升高 0.7℃
寒冷性荨麻疹	与刺激物形状相同的风团	冰柱接触皮肤 5min，10～15min 后受凉部位出现风团和斑块
皮肤划痕症	直线状皮肤划痕风团，长度超过 3mm，周围绕以红晕	用压舌板或皮肤划界器划背部皮肤
迟发性压迫性荨麻疹	在受压后 4～8 小时于受压部位出现隆起的、疼痛性、深部水肿性斑块	测试中用 15 磅重物压住前肩患者行走 15min
热性荨麻疹	红斑，瘙痒性荨麻疹	前臂皮肤热敷
日光性荨麻疹	荨麻疹局限于暴露部位（图 171-4；彩图 171-4）	限定波长的光线下暴露皮肤
振动性血管性水肿	在振动刺激的区域出现瘙痒性红斑，局部肿胀	前臂接触涡流管 4min

图171-1 荨麻疹。

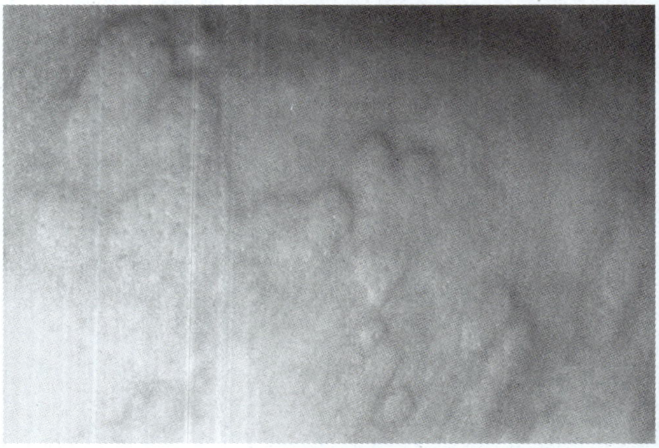

图171-2 环状的和匐行性的荨麻疹。

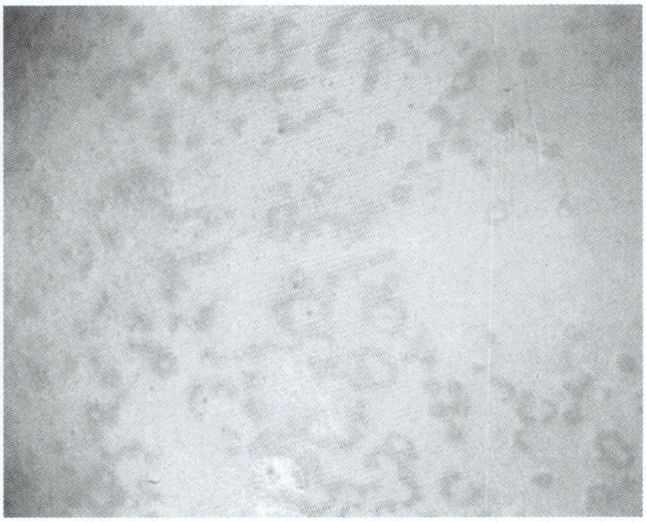

图171-3 胆碱能性荨麻疹。

图171-4 日光性荨麻疹。

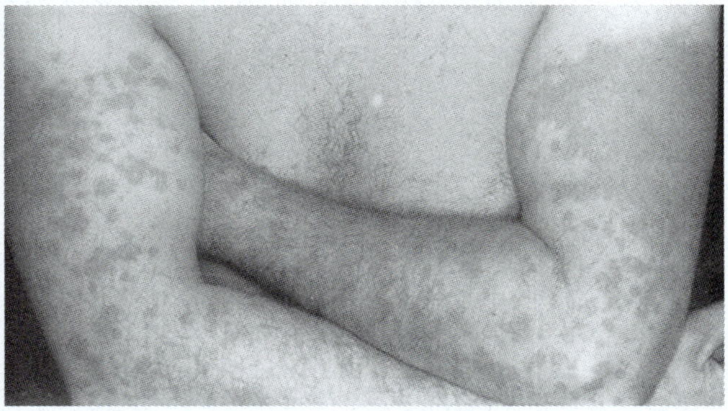

格检查后的其他试验包括尿液分析及尿培养、肝功能检测、乙型病毒肝炎和丙型病毒肝炎的血清学检查、抗核抗体、补体水平、血清 IgE 的检测、咽部链球菌培养、传染性单核细胞增多症检测试剂盒、粪便寄生虫检查、阴道分泌物涂片查找白色念珠菌和滴虫，以及胸片。如果怀疑血清病，提示做尿液分析、全血细胞分析、血沉化验。自体血清皮肤试验是唯一的体内检测功能性自身抗体抗 FceRIa 或抗 IgE 的方法，体外功能性抗体检测尚未广泛应用。

C4 水平在两次发病间期保持降低水平，是遗传性血管性水肿的一种可靠的筛选检测。检测 C1 抑制因子及功能可确诊遗传性血管性水肿。如果出现嗜酸性粒细胞增多或 IgE 水平升高，在鉴别诊断中就要高度考虑 IgE 介导的过敏反应或药物反应或寄生虫感染。红细胞沉降率升高提示系统性疾病或荨麻疹性血管炎。物理性荨麻疹的试验可依表 171-1 描述的进行。寒冷性荨麻疹的实验室试验可包括冷球蛋白、冷纤维蛋白原、VDRL、冷溶血和 α_1- 抗胰蛋白酶。肾上腺素性荨麻疹可通过皮内注射去甲肾上腺素试验确诊。

处理和治疗

一般治疗

对明确可能病因的患者建议其避免或减少接触变应原是十分重要的（框 171-4）。理想状态下荨麻

框 171-3 诊断
▪获得完整的病史和体格检查并对个体线索做特定的评估。
▪体格检查寻找荨麻疹和血管性水肿，检查皮肤划痕现象。
▪非典型病例考虑针对物理性荨麻疹的检查。
▪如果单个皮损持续超过 24 小时，呈青紫色，消褪后色素沉着，疼痛性或不苍白的，或与风湿性疾病的症状和体征相关，提示行组织活检以除外荨麻疹性血管炎。
▪如果荨麻疹是慢性的：
▪考虑白细胞计数、分类计数和血沉检查。
▪考虑促甲状腺激素水平、甲状腺微粒体（过氧化物酶）和甲状腺球蛋白抗体的测定。
▪考虑幽门螺杆菌感染试验。
▪总之，针对个体病史和体格检查的特定性诊断性试验。
▪如果存在孤立的血管性水肿表现或考虑低补体性血管炎，则要获得完整的检查。
▪C1 酯酶抑制剂缺乏患者，可能与血管性水肿的家族史有关，C4 水平可作为对其的一个筛查。

疹的病因是可以确定并消除的。物理性荨麻疹患者应该避免接触相关性物理因素。阿司匹林和非甾体类抗炎药具有与组胺释放相似的功能，可引起荨麻疹加重，所以应该停用该类药物。应该警告物理性荨麻疹患者，如寒冷性荨麻疹患者，过度暴露于刺激性媒介物（如跳入冷水池）会导致严重的血管性水肿和过敏性反应。

药物治疗

急性荨麻疹通常应用抗组胺药物治疗，如果病情严重，则应用皮质类固醇。如伴哮喘、喉头水肿或循环衰竭的急性荨麻疹发作，需应用急救药物治疗，包括肾上腺素、全身应用皮质类固醇、氧气、静脉输液甚至气管插管。对于有严重荨麻疹或血管性水肿病史的患者，应用肾上腺素应急处方至关重要。

通常 H_1 受体阻滞剂是一线治疗用药（框 171-5）。应用三环类抗抑郁药多塞平治疗荨麻疹，是利用其具有抗 H_1 与 H_2 受体的双重作用。替代方法是在应用 H_1 受体阻滞剂基础上加用 H_2 受体阻滞剂如雷尼替丁（150mg 口服，每 12 小时一次）或西咪替丁（300mg 口服，每 8 小时一次），也可提供较好治疗效果。

对于慢性荨麻疹，最好尽可能避免应用皮质类固醇处方。其他可能有价值的治疗包括应用吗替麦考酚酯、抗白三烯类药物、环孢素 - 皮质类固醇联

框 171-4 一般管理建议
▪伴随着哮喘、喉头水肿或循环衰竭的荨麻疹应作为医学急症治疗。
▪对有重症荨麻疹或血管性水肿病史的患者应处方肾上腺素急救包。
▪建议患者避免使用阿司匹林和非类固醇类抗炎药。
▪建议患者避免可致过敏的食物，如坚果、花生和扇贝。
▪要求患者做食物和荨麻疹日志。
▪对慢性荨麻疹患者，考虑限制性饮食。

框 171-5 治疗荨麻疹的抗组胺药物
▪西替利嗪，10mg，每日 1 次
▪氯苯那敏，4mg，每 4 ～ 6 小时 1 次
▪赛庚啶，2 ～ 4mg，每 6 ～ 8 小时 1 次
▪地氯雷他定，5mg，每日 1 次
▪苯海拉明，25~50mg，每 6 小时 1 次
▪多塞平，10 ～ 25mg，每 12 ～ 24 小时 1 次
▪非索非那定，120 ～ 180mg，每日 1 次
▪羟嗪，25 ～ 50mg，每 6 小时 1 次
▪氯雷他定，10mg，每日 1 次

合治疗、硝苯地平、氨苯砜、柳氮磺胺吡啶、秋水仙碱、甲氨蝶呤、羟氯喹、环孢素、紫外线 B、补骨脂素加 A 波段紫外线照射。一些临床医生使用雌激素治疗自身免疫性黄体酮性荨麻疹。已有报道甲状腺素可控制自身免疫性甲状腺炎患者的荨麻疹，甚至甲状腺功能正常时亦如此。

赛庚啶对一些寒冷性荨麻疹患者有效，对物理性荨麻疹患者有时可诱发耐受。β- 受体阻滞剂对肾上腺素性荨麻疹的治疗有效。

遗传性血管性水肿患者的紧急治疗、短期预防、长期预防都十分重要，并且对重症患者必须实施特定的治疗。在美国可用且有一定效果的药剂是新鲜冷冻血浆、小剂量雄激素和 6- 氨基己酸。

避免治疗错误

对慢性荨麻疹患者，试图明确和清除潜在病因的诊断性检查是重要的；但必须是针对患者的病史和体格检查结果的特定试验。慢性荨麻疹患者应尽可能避免长期应用皮质类固醇。

最佳治疗

治疗慢性荨麻疹优先选择无镇静作用的 H_1 受

体阻滞剂。增加 H_1 受体阻滞剂的用量、同时应用两种 H_1 受体阻滞剂、或二者兼之通常都有效。治疗方案中加用 H_2 受体阻滞剂可改善控制。已经研发多种减少皮质类固醇用量的免疫抑制剂类药物应用于荨麻疹治疗，这些药物可能对某些患者有益。

展望

自身免疫性慢性荨麻疹的进一步研究以及可利用的功能性自身抗体的商业检测试验的发展，对于更好地分类这些患者是重要的。同时疾病与荨麻疹的相关性，如幽门螺杆菌感染与慢性荨麻疹，是真实存在还是仅为巧合，尚未确定。乳胶过敏症是荨麻疹和血管性水肿的一个重要病因。未来应该在我们的生活环境中更好地控制乳胶使用，并且采取更好的预防措施避免个体敏感化。

新的抗组胺制剂正在试验当中，并有望提高治疗效果。最近已能够识别两组不同的肥大细胞群，并且两者在抑制和激活之间的体内平衡也在研究之中。医学研究倾向于引导药物直接抑制这些特殊亚型的肥大细胞。更好地分类自身免疫性荨麻疹患者，可以提高诊断水平，以及应用免疫抑制剂恰当治疗这种疾病。在美国几种推荐用于治疗遗传性血管性水肿的药物正在试验阶段，包括用以替代 C1 抑制蛋白和其他降低缓激肽介导的血管通透性的药物。

（刘海杰 译 桑大森 校）

参考文献

Crawford MB: Urticaria. Available at: http://www.emedicine.com/emerg/topic628.htm. Accessed March 13, 2007.

This website provides information on workup and treatment, including dosing of antihistamines.

Gompels MM, Lock RJ, Abinun M, et al: C1 inhibitor deficiency: Consensus document. Clin Exp Immunol 139:379-394, 2005.

This consensus document addresses the diagnosis and management of C1 inhibitor deficiency.

Grattan CEH, Sabroe RA, Sabroe RA, Greaves MW: Chronic urticaria. J Am Acad Dermatol 46:654-657, 2002.

This CME article on chronic urticaria discusses classification, assessment, and management.

Leung DY, Diaz LA, DeLeo V, Soter NA: Allergic and immunologic skin disorders. JAMA 278:1914-1923, 1997.

This review chapter includes information on the immunology of urticaria and angioedema.

Litt JZ: Drug Eruption Reference Manual, 13th ed. New York, Informa Healthcare, 2007.

This is a reference for drugs that have been reported to cause urticaria.

Metzger WJ: Urticaria, angioedema, and hereditary angioedema. In Grammer LC, Greenberger PA (eds): Patterson's Allergic Diseases, 6th ed. Philadelphia, Lippincott Williams & Wilkins, 2002.

This is a helpful review chapter.

Nettis E, Dambra P, Loria MP, et al: Mast-cell phenotype in urticaria. Allergy 56:915, 2001.

This article discusses the science of mast-cell phenotypes.

Sabroe RA, Greaves MW: Chronic idiopathic urticaria with functional autoantibodies. Br J Dermatol 154:813-819, 2006.

This review article discusses the literature regarding functional autoantibodies.

Schocket AL: Chronic urticaria: Pathophysiology and etiology, or the what and why. Allergy Asthma Proc 27:90-95, 2006.

This review article on chronic urticaria discusses potential etiologies and possible screening tests, including a discussion of autoimmune thyroiditis.

循证

1. Buss YA, Garrelfs UC, Sticherling M: Chronic urticaria: Which clinical parameters are pathogenetically relevant? A retrospective investigation of 339 patients. J Dtsch Dermatol Ges 5(1):22-27, 2007.

   This retrospective chart review examines laboratory and clinical data of 339 patients with chronic urticaria.

2. Di Lorenzo G, Pacor ML, Mansueto P, et al: Is there a role for antileukotrienes in urticaria? Clin Exp Dermatol 31:327-334, 2006.

   This article reviews the literature for use of antileukotrienes in urticaria and finds it to be mainly anecdotal.

3. Hook-Nikanne J, Varjonen E, Harvima RJ, Kosunen TU: Is Helicobacter pylori infection associated with chronic urticaria? Acta Derm Venereol 80:425-426, 2000.

   In this study of 231 Finnish patients, no difference was found in the prevalence rate of H. pylori infection in chronic urticaria patients compared with controls, and eradication of H. pylori did not have marked influence on the course of chronic urticaria. The article also provides references on other studies, including those that agree and conflict with this study.

4. Kozel MM, Bossuyt PM, Mekkes JR, Bos JD: Laboratory tests and identified diagnoses in patients with physical and chronic urticaria and angioedema: A systematic review. J Am Acad Dermatol 48:409-416, 2003.

   Based on the review of 29 studies involving 6462 patients, a clinical flow sheet is presented.

5. Shahar E, Bergman R, Guttman-Yassky E, Pollack S: Treatment of severe chronic idiopathic urticaria with oral mycophenolate mofetil in patients not responding to antihistamines and/or corticosteroids. Int J Dermatol 45:1224-1227, 2006.

   The authors report on an open-label, uncontrolled trial of nine patients with chronic urticaria with poor response to antihistamines and/or corticosteroids who improved with mycophenolate mofetil.

6. Vena GA, Cassano N, Colombo D, et al; Neo-I-30 Study Group. Cyclosporine in chronic idiopathic urticaria: A double-blind, randomized, placebo-controlled trial. J Am Acad Dermatol 55(4):705-709, 2006.

   The authors report on a double-blind, randomized, three-armed study of cyclosporine for chronic urticaria.

Kelly C. Nelson • Dean S. Morrell • David S. Rubenstein

172

湿疹和其他常见皮肤病

引言

湿疹是一个广泛应用于皮肤炎症状态或皮肤病的术语，它以瘙痒、红斑、鳞屑、斑疹、丘疹、斑块或小疱为特征性表现。湿疹或皮肤病患者的评估应该包括重点在发作期（急性和慢性比较）的完整病史、诱发和加重因素、相关医学疾病和类似或相关疾病的家族史。体格检查方面，重点关注单个皮损的形态、形状和分布情况。皮肤刮出物氢氧化钾染色有助于区别表皮真菌感染和其他原因引起的剥脱性皮炎。钻孔组织活检术有益于识别特殊皮肤病。引起湿疹性皮炎的各临床疾病的完整描述不在本章范围之内，但是很多极好的资料对该病反应模式的深入研究非常有价值。

特应性皮炎

病因学和发病机制

特应性皮炎是一种免疫介导性疾病，大多数患者都有遗传性过敏症（变应性鼻炎、哮喘和特应性皮炎）的个人史或家族史。在受累区域，占优势的 2 型辅助性 T 细胞可产生使免疫球蛋白 E 和嗜酸性粒细胞增多的白介素。可能的食物和其他环境性过敏原在特应性皮炎发病机制中的作用存在争议。

临床表现

特应性皮炎的主要特征是瘙痒。在成年人，常见的受累皮损为慢性匍行的苔藓样红斑（图 172-1；彩图 172-1）。斑块对称地分布在面部、颈部、肘前和腘窝。然而，也可见到显著累及手背和足背的情况。干燥天气和精神压力增大时病情明显加重，甚至在相对缓解期，患者的皮肤通常也干燥敏感。在急性加重期，对先前有效的治疗方法反应较差时，应该考虑到继发了细菌或病毒感染，包括已受累的区域。

鉴别诊断

特应性皮炎是以剧痒和对称性分布区别于其他脱屑性出疹。鉴别诊断要考虑脂溢性皮炎、刺激性皮炎、接触性皮炎。

诊断方法

细菌和病毒培养可以指导斑块继发感染的治疗。极少必须进行皮肤组织活检。

处理和治疗

最佳治疗

感染的皮肤屏障作用受损，导致水分经皮肤丢失。所以提高和保持水合作用的治疗是有益的。如果只用少量温和的肥皂（丝塔芙、多芬）且在沐浴后使用保湿霜，那么日常沐浴对皮肤的补水是有帮助的。冬季沐浴后立即（3min 之内）涂抹较厚的润肤霜像凡士林、优色林、阿夸弗尔是有效的，然而温暖季节使用较薄的产品（丝塔芙保湿润肤霜）则更易接受。最近美国食品和药品管理局宣称其批准的局部润肤剂因含有神经酰胺，从而能够修复皮肤

图 172-1 特应性皮炎。
肘前窝典型的苔藓样斑块。

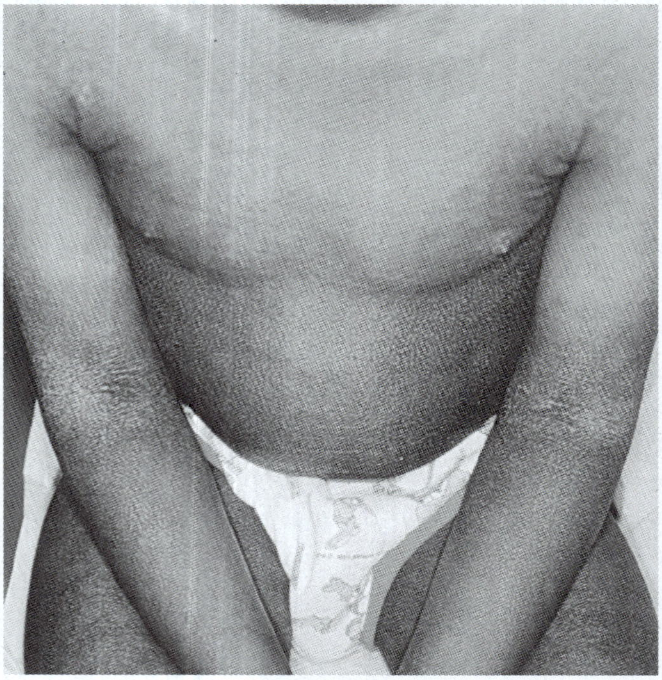

屏障。不管是媒介物、润肤剂，都应每天使用两次。如有指征，可持续局部应用类固醇制剂。

口服抗组胺药物对控制瘙痒发作非常有效。了解应用该类药物可能的镇静作用是重要的。

局部皮质类固醇制剂是治疗的主要方法。根据斑块的部位和厚度选择药剂。皮质类固醇最好在冲击治疗时使用，可在一周内明显改善病变区域。局部冲击治疗应避免长期使用以减少类固醇萎缩和萎缩纹发生的风险。低效的类固醇制剂能在面部和颈部间断使用。中效和强效类固醇在必要的情况下可偶尔使用于四肢厚的、苔藓样变的斑块。所有局部皮质类固醇制剂中，乳膏比霜剂有效，而霜剂又比洗剂有效。

结痂和渗液的皮损通常提示继发细菌感染。有指征使用醋酸铝局部浸泡或压迫这些皮损，之后应用类固醇。多发区域感染时口服抗生素（抗葡萄球菌、抗链球菌）可能是必要的措施。如果社区获得性抗苯唑西林的金黄色葡萄球菌感染率提高，推荐进行低阈值的表皮培养以指导抗生素治疗。

其他治疗

局部钙调磷酸酶抑制剂，如他克莫司（他克莫司软膏）和吡美莫司（爱宁达），确凿的安全性数据仍然缺乏。应用局部免疫调节剂后报告的恶性肿瘤不是全身性使用钙调磷酸酶抑制剂所特有的，这些恶性肿瘤可能在使用局部药物治疗前已经存在。当前推荐钙调磷酸酶抑制剂作为备用药物用于 2 岁以上患者的二线治疗。长期的研究和临床经验将更好地解决这些药物的潜在副作用。当局部用药失败时，下一步是系统治疗，如光疗法、硫唑嘌呤、环孢素。

接触性皮炎

（更全面的讲解参见第 173 章）

病因学和发病机制

接触性皮炎可能是二次接触过敏原或刺激物发生的反应。过敏性接触性皮炎表现为细胞介导的半抗原免疫反应过程，即皮肤内的小分子修饰内源性大分子。再次暴露于过敏原导致表皮的炎症反复发作，结果造成抗原特异性记忆 T 细胞的产生。相反，刺激性接触性皮炎是持续或反复地暴露于有害物质引起的非免疫介导性皮肤损伤。肥皂、清洁剂和有机溶剂是典型的引起刺激性接触性皮炎的物质。

临床表现

急性接触性皮炎是接触过敏原的暴露部位出现以红斑、丘疹、小疱、大水疱为特征的剧烈瘙痒性皮疹（图 172-2；彩图 172-2）。呈几何图形样分布的急性水疱样皮疹是急性接触性皮炎的主要特征。慢性接触性皮炎表现为苔藓样变、鳞屑、红斑，以及色素沉着或色素减少性丘疹或者斑块，或二者皆有。

鉴别诊断

接触性皮炎应区别于其他湿疹疾病，包括特应性皮炎、钱币状湿疹、脂溢性皮炎和慢性单纯性苔藓。

诊断方法

起病、分布和反应模式对于确定主要的接触性过敏原是有帮助的。极少有指征行组织活检。

图 172-2 接触性皮炎。
线状分布的红色斑丘疹和小疱是常春藤接触性皮

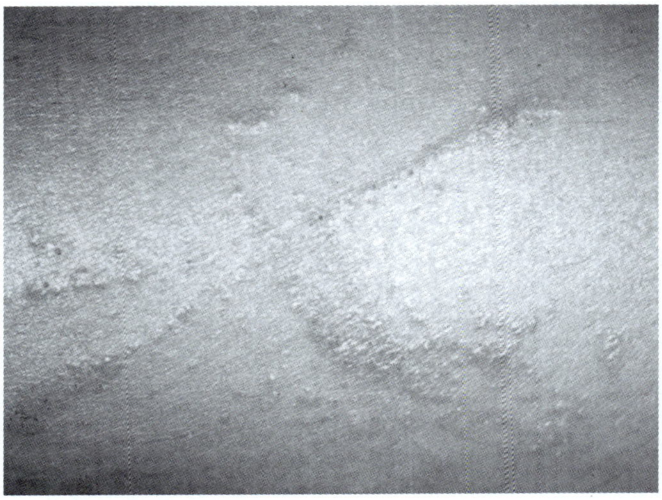

处理和治疗

最佳治疗

接触性过敏原的识别和移除是必要的。通常这需要追问大量病史来确定暴露因素与皮炎的发病、恶化和好转之间的相关性。例如，眼睑皮炎通常是指甲油（当患者擦眼皮的时候转移过去）过敏性接触性皮炎，而耳垂过敏通常是耳钉上的镍引起。斑贴试验可能有助于识别潜在的接触性过敏原。一旦确定并清除暴露因素，应用高效局部皮质类固醇制剂、润肤剂和抗组胺药物通常可以有效地使皮损消退。在泛发的急性接触性皮炎活动期，如对常春藤引起的过敏性皮炎，需要应用全身皮质类固醇。泼尼松（每天口服 40 ～ 60mg）应在 2 ～ 3 周后逐渐减量，以防口服冲击剂量皮质类固醇激素停药后的病情反跳。

脂溢性皮炎

病因学和发病机制

脂溢性皮炎的病因学尚不明确。个体显示对受损皮肤内数量增多的糠秕马拉色菌出现高度反应，但是，该有机体在发病机制中的确切作用尚不明了。

图 172-3 脂溢性皮炎
前额、眉毛、鼻翼、鼻唇沟部位的红斑和油腻的黄色鳞屑。

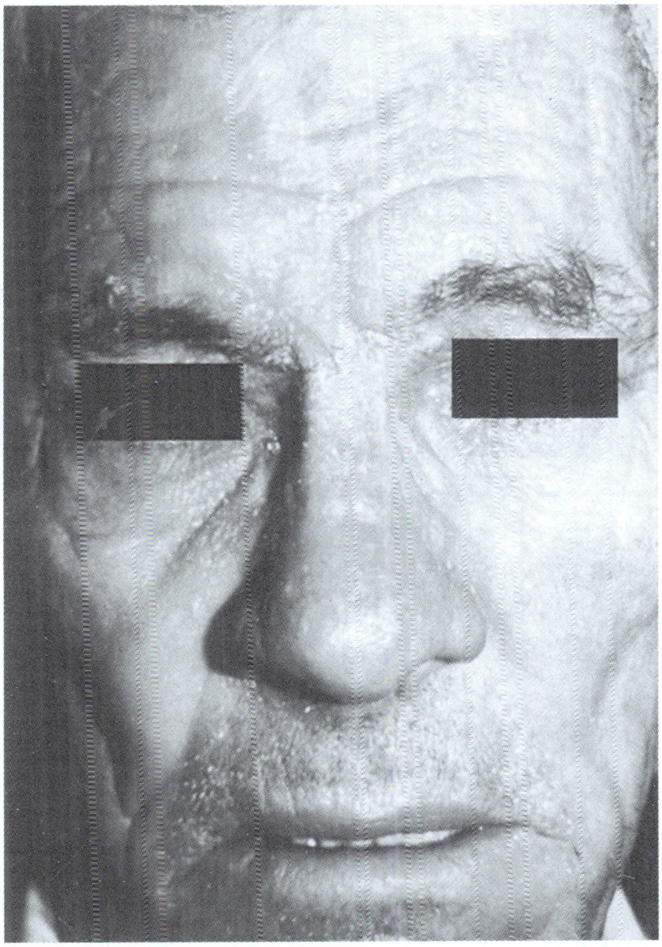

临床表现

脂溢性皮炎是缓解期和加重期交替出现的慢性炎症性疾病。该病累及眉毛、鼻翼、鼻唇沟，以红斑上的油腻性鳞屑为特征。病变区域可扩展至前额和耳后（图 172-3；彩图 172-3）。头皮上常见干鳞片（洋葱头）。擦烂的区域（腋窝和腹股沟）可见界限清楚的小片红斑，并伴有淡黄色、油腻或苍白的鳞片。极少进展为剥脱性皮炎。

鉴别诊断

在一些患者中，脂溢性皮炎与银屑病可能很难鉴别。鉴别诊断也应考虑擦烂、念珠菌感染和特应性皮炎。

诊断方法

擦烂皮损部位培养可鉴别脂溢性皮炎与念珠菌性擦烂斑。

处理和治疗

最佳治疗

通常，脂溢性皮炎较银屑病对治疗敏感。一般治疗 3 ～ 5 天就足以控制病情发作。含有吡硫翁锌(头和肩膀，DHS 锌)、1% 或 2.5% 的二硫化硒（Selsun Blue)、水杨酸（T/Sal）或者 1% 或 2% 酮康唑的洗发剂可以减少头皮鳞屑。面部和擦烂区域对定期应用 1% 或 2.5% 氢化可的松、1% 或 2% 酮康唑乳膏或硫磺制剂产品（5% 或 10% 的磺胺醋酰洗剂）有明显效果。耐药病例可能需要短期使用（每天 2 次，持续 5 ～ 7 天）中效皮质类固醇（氟轻松，0.01% 或 0.025%)，并且应该评估继发细菌或真菌感染的可能。

郁积性皮炎

病因学和发病机制

静脉回流受阻会导致水肿，造成血氧及营养成分弥散障碍，这些慢性变化会导致炎症的发生。

临床表现

通常，郁积性皮炎发生在老年患者的四肢末端，表现为对称性瘙痒性红斑、鳞屑性斑片，也可为丘疹。由于含铁血黄素和炎症消褪后色素沉着，慢性郁积性皮炎会出现色素沉积。指压性水肿是存在的。慢性郁积性皮炎会进展为溃疡。

鉴别诊断

皮肤刮出物氢氧化钾染色试验的目的是鉴别郁积性皮炎与皮肤癣菌病。蜂窝织炎通常是单侧的，急性发病，且伴有全身症状和白细胞增多。

诊断方法

通常，临床表现具有明显的特征性。出现溃疡时，形成溃疡的其他原因也应该考虑，包括小动脉疾病、脉管炎、感染、恶性肿瘤和坏疽性脓皮病。如果临床证据不足，那么组织活检可能有助于除外非郁积性皮炎。

处理和治疗

最佳治疗

抬高患肢可减轻水肿，每天穿弹力袜和治疗心血管基础疾病是必要的措施。局部应用低 - 中效皮质类固醇可减轻皮肤炎症和瘙痒症状。常用润肤剂目的在于阻止已经缓解的炎症恶化。一种医疗压迫绷带——Unna 靴，对郁积性溃疡有良好的治疗效果。

皮肤癣菌病

病因学和发病机制

表皮、头发和指甲的浅表真菌病由真菌引起，可分为三类：表皮癣菌属、小孢子菌属和发癣菌属。该菌类可通过多重来源传播，包括沙土（嗜土的)、动物（嗜动物的)、人类（嗜人类的)。遗传易感性和自身免疫抑制状态促进皮肤癣菌病的发生。一旦感染，潜伏期可短到皮肤损害明显之前的 2 ～ 4 天。

临床表现

面癣和体癣表现为相似的环状的红斑、鳞屑性

图 172-4　面癣。
病损呈中心清楚、匐行性边缘的红斑。

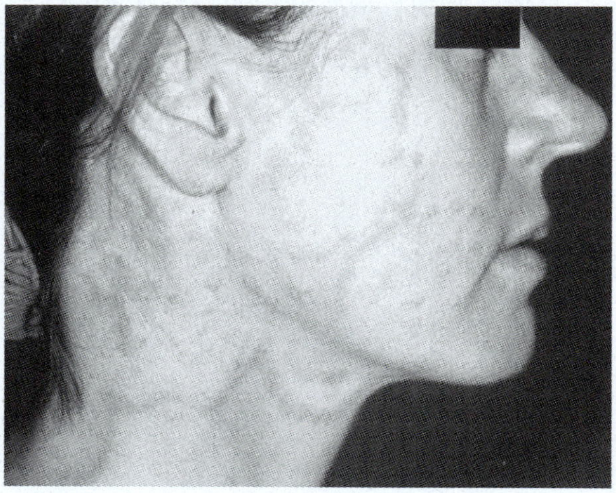

斑片和丘疹（图 172-4；彩图 172-4）。边缘呈活动性的较多红斑和隆起，病损中心趋于清楚、平坦。足癣可出现渗出和起疱性的明显炎症，也可呈现非炎症性的干燥、鳞屑和小片状红斑。甲癣表现为甲板增厚并伴有甲下碎屑。甲板经常从下面的甲床上分离。

在青春期后，头癣并不常见。炎症性皮损发展为潮湿的、硬结的红色斑块称为脓癣。非炎症性皮损表现为带有断发的鳞屑丘疹和斑块。头癣经常伴有瘙痒症和枕部淋巴结病。

鉴别诊断

面癣常与红斑狼疮、脂溢性皮炎、接触性皮炎和特应性皮炎相混淆。甲癣必须与银屑病、特应性皮炎或接触性皮炎、扁平苔藓、慢性甲沟炎、指甲粗糙脆裂相鉴别。头癣应与虱病、特应性皮炎、脂溢性皮炎、银屑病和细菌感染相鉴别。

诊断方法

感染皮损的鳞片、毛发或指甲的氢氧化钾染色试验对诊断皮肤真菌病是必要的。也可将感染区域的获得物置于海藻糖琼脂或真菌检测培养基上进行培养。或者，皮肤刮片或涂片能够用于皮肤真菌筛查，也能提供是何种菌属。如果指甲剪取物培养识别真菌病因失败，可剪取甲板，在福尔马林溶液里固定，过碘酸 -Schiff 染色后进行组织学评估。皮肤组织活检对诊断皮肤癣菌病极少是必要的。因为多数常见真菌不发荧光，故头皮伍德灯照射不再有助于头癣的诊断。

处理和治疗

最佳治疗

多种抗真菌制剂有局部和口服两种使用方法。考虑感染的范围和部位以指导用药途径。局部用制剂（克霉唑、咪康唑、益康唑、奥昔康唑、酮康唑、特比萘芬、萘替芬、环吡酮和布替萘芬）每天使用 2 次，持续应用至疹褪后一周，能有效治疗局部的面癣、体癣、足癣和股癣。对广泛的皮肤疾病，口服用药（特比萘芬、伊曲康唑或氟康唑）会更有效。规律使用抗真菌粉剂能预防股癣和足癣的复发。糜烂性足癣可能继发革兰阴性细菌感染，所以可考虑局部或口服抗菌药物辅助抗真菌治疗。

累及头发和指甲的病变需要系统治疗。对于儿童头癣，灰黄霉素仍是可选择的药物，剂量为每天 20 ～ 25 mg/kg（微粒化的）或 15 ～ 20 mg/kg（超微粒的），持续应用 8 ～ 12 周。随着更多的文献和经验可供参考，更新型的烯丙胺（特比萘芬）和三唑类（伊曲康唑、氟康唑）因其更简单的剂量和更短的治疗时间，有取代灰黄霉素的可能。甲癣需要治疗 3 ～ 4 个月（特比萘芬、伊曲康唑）。大多数保险公司不批准甲癣的疗程，除非诊断是通过氢氧化钾染色试验或培养证实的。与几种口服抗真菌剂相关的肝衰竭报告很少。在系统使用这些药物之前，应筛查患者是否有潜在的肝脏疾病。复发较为常见，在口服治疗一个疗程结束后，预防措施（应用抗真菌乳膏或粉剂）是有帮助的。系统抗真菌药物与局部抗真菌药联合应用可轻度提高真菌学的和临床的治愈率。

避免治疗错误

区别非感染性炎性皮肤病如特应性皮炎和接触性皮炎与癣是必要的。治疗这些疾病的医师使用氢氧化钾制剂染色应该有一个低的阈值，并应轻松地解释其结果。

展望

皮质类固醇已成为湿疹和皮炎的主要治疗药物；但是长期使用会导致真皮萎缩和快速耐受。大量的研究使人们对产生皮肤炎症所需的分子活动和细胞活动有了更准确的理解。根据这些信息，靶向免疫反应特异性组分的非类固醇药物正在研发当中。例如，生物工程制造的大分子，通过干扰抗原表达和细胞因子分泌来修改细胞免疫反应，其可能拓宽治疗方法，用于特殊的顽固性湿疹和皮炎的治疗。

（刘海杰　译　刘红敏　校）

参考文献

American Academy of Dermatology. Available at http://www.aad.org. Accessed December 6, 2006.

This website can be helpful in identifying physicians with clinical expertise in eczematous dermatitis.

Rietschel RL, Fowler JR Jr (eds): Fischer's Contact Dermatitis, 4th ed. Baltimore, Williams & Wilkins, 1995.

This comprehensive textbook catalogues the many agents responsible for contact dermatitis.

Society for Investigative Dermatology. Available at http://www.sidnet.org. Accessed December 6, 2006.

This website can be helpful in identifying scientists with research expertise in skin disease.

循证

1. Alaiti S, Kang S, Fiedler VC, et al: Tacrolimus (FK506) ointment for atopic dermatitis: A phase I study in adults and children. J Am Acad Dermatol 38(1):69-76, 1998.

   This is one of the initial reports describing the use of tacrolimus 0.3% ointment for atopic dermatitis.
2. Griffiths CE: Ascomycin: An advance in the management of atopic dermatitis. Br J Dermatol 144(4):679-681, 2001.

   The author provides a commentary on the value of noncorticosteroid topical anti-inflammatory agents and the potential of ascomycins as topical immunomodulators.
3. Reitamo S, Wollenberg A, Schopf E, et al: Safety and efficacy of 1 year of tacrolimus ointment monotherapy in adults with atopic dermatitis. The European Tacrolimus Ointment Study Group. Arch Dermatol 136(8):999-1006, 2000.

   This study reported the 1-year safety and efficacy data for 0.1% tacrolimus in the treatment of atopic dermatitis.
4. Van Leent EJ, Graber M, Thurston M, et al: Effectiveness of the ascomycin macrolactam SDZ ASM 981 in the topical treatment of atopic dermatitis. Arch Dermatol 134(7):805-809, 1998.

   This placebo-controlled trial shows the efficacy of topical ascomycins in the treatment of atopic dermatitis.

Emily J. Schwarz · Susan Riggs Runge

173

变应性接触性皮炎

引言

变应性接触性皮炎（allergic contact dermatitis，ACD）是一种常见的皮肤病变，以再次接触变应原后出现瘙痒性红色斑丘疹及水泡为特征。ACD 占职业性接触性皮炎的 20%，是第二位常见的皮肤病。世界上最常见的接触性抗原是镍。

病因学和发病机制

暴露于环境中的变应原，经常是小分子物质，可引发 ACD。这些变应原与皮肤上抗原呈递细胞的Ⅱ型分子相结合，主要是郎格汉斯细胞，而后呈递至淋巴结的 T 淋巴效应细胞。初始致敏需要 7 ~ 14 天形成特殊的抗原。一旦致敏，抗原可通过迟发型超敏反应，在数小时至数天内引起临床症状。然而，个体也可因长年暴露于某些低水平的抗原而被致敏，例如，水泥工人长期暴露于低水平的铬。

在女性中，ACD 更为常见，其原因是珠宝中含有变应原，尤其是镍。ACD 可发生在任何年龄段的人群，变应原的暴露也随年龄变化而不同。在美国，前四种变应原为：硫酸镍、硫酸新霉素、秘鲁香脂、芳香混合物。

临床表现

急性 ACD 表现为在接触过敏原数天后出现严重瘙痒的红色斑丘疹和水泡。慢性 ACD 表现为长期存在的带有鳞屑的苔藓样丘疹。在皮肤较薄的部位，如眼睑、阴茎、阴囊，往往出现水肿。

病变部位为诊断提供了重要线索（图 173-1；彩图 173-1）。由植物变应原漆酚（如有毒的常春藤及橡树）引起的典型 ACD 以分布于四肢呈线性分布的水泡为特征。而手背出现的皮炎则可能是对橡胶手套中化学物质的过敏反应。对甲垢、眼科操作及空气变应原过敏可导致眼睑部皮炎。在敏感的患者中，外用制剂如苯佐卡因，可导致肛周 ACD。含对苯二胺染发剂引起的 ACD 常位于发际处及耳部。足背 ACD 常为对橡胶添加剂或皮革中的重铬酸钾产生的反应。表 173-1 列出了重要的接触性变应原、来源及常见的 ACD 部位。

广泛自身致敏性皮疹可起自与致敏原接触的部位，并可引起剥脱性皮炎。

鉴别诊断

ACD 的鉴别诊断包括刺激性接触性皮炎、特应性皮炎、钱币状湿疹、出汗障碍性湿疹和体癣。当出现鳞屑时，要进行氢氧化钾（KOH）涂片检查以除外皮肤癣菌病。与 ACD 相比，足癣常累及趾间部位，并伴有甲癣。手掌及足底的银屑病易与 ACD 混淆，但银屑病常有指甲的改变，并且在其他部位存在银屑病斑块。ACD 诱发的自身致敏性剥脱性皮炎，要考虑包括皮肤 T 细胞淋巴瘤在内的其他病因。皮肤活组织检查可提供非常有价值的信息：ACD 时，镜下表现为表皮棘细胞层水肿，以及皮肤浅层、血管周围的淋巴细胞组织细胞浸润。

诊断方法

当怀疑 ACD 时，有必要对患者的工作环境、

图 173-1 变应性接触性皮炎。

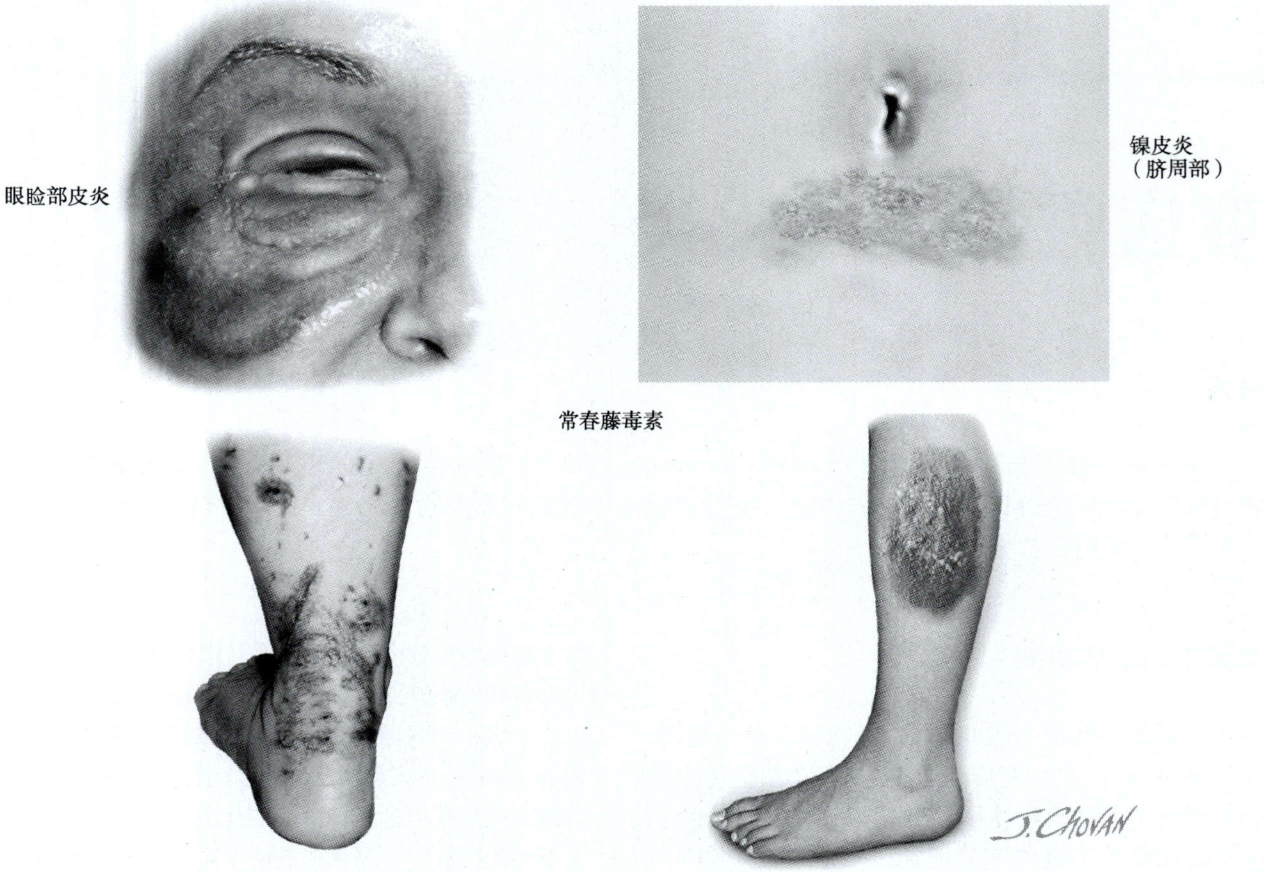

表 173-1 接触性变应原、来源和发病部位		
变应原	**来源**	**发病部位**
硫酸镍	珠宝、衣物	耳垂、颈部、脐
硫酸新霉素	局部用抗生素	伤口
秘鲁香脂	香料、黏着剂	颈部
铬酸盐	皮革、黏固剂	与皮鞋接触的足背
对苯二胺	染发剂	发际及耳部
甲苯磺酰胺	指甲胶	眼睑

个人爱好进行全面的探究。当可能为职业暴露时，关键是要询问脱离工作环境后病情是否改善。对个人化妆品的检查也很重要。询问详细的病史对诊断非常重要。

斑贴试验仍然是诊断 ACD 的金标准。大多数皮肤科医生使用美国食品和药品管理局批准的皮肤斑贴试验诊断接触性皮炎。TRUE(Allerderm) 及 TROLAB(Hermal) 是两个常用的商品化检测的斑贴产品，可同时检测多种变应原。一些皮肤科医生及过敏反应诊所更喜欢做对称的皮肤斑贴试验（图 173-2）。当怀疑职业暴露时，还应考虑包括美容店或花店用的托盘在内的其他特殊变应原。不能使用患者带来的化学物质做试验，因为这些物质可引起严重的皮肤损伤，并且不可能识别所含的所有成分。

当怀疑患者可能对某一特殊的变应原过敏时，就需要行皮肤斑贴试验来证实。最常选用的部位是后背上方。试验部位不能存在晒伤或其他明显的皮疹。而且此部位至少 1 周内未局部应用皮质类固醇，试验前 1 个月不得口服皮质类固醇剂量 > 15mg。局部或全身应用类固醇会降低患者对抗原产生阳性反应的能力。

一旦决定行皮肤斑贴试验，将 TRUE 试剂条贴到背部上方，然后纸条固定。患者应保持试验部位干燥

图173-2 皮肤斑贴试验。

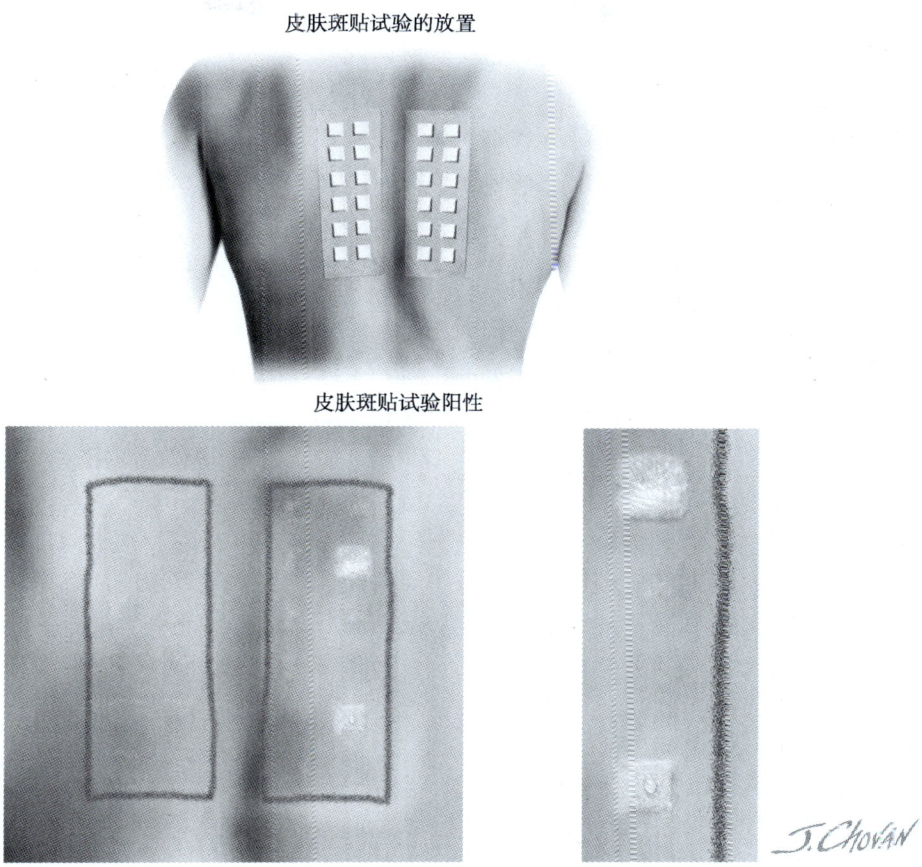

至少48小时，并且要限制做大量出汗的活动。口服抗组胺药物是否会影响试验结果仍存有争议。48～72小时后，患者回到诊所，标记好试验范围，去掉试验贴片，随后进行第一次观察。在最初的观察结束后，患者要在放置贴片后的5～7天再返回行第二次观察。第二次观察是非常必要的，因为一些变应原（包括黄金和蓝色染料）引出反应的时间较长。

皮肤斑贴试验由国际分级系统来进行评判（框173-1），并结合患者目前的暴露情况进行解释。例如，对硫柳汞产生的阳性反应临床意义较小，因为许多人经过儿时的常规接种已被致敏。解释皮肤斑贴试验时，临床联系必不可少。假阳性反应可发生在皮肤刺激综合征的患者。真正的变态反应比刺激性反应更痒。第二次观察对于产生反应较慢的老年患者更为重要。由于疑似物质的浓度低、未进行第二次观察、贴片变湿或皮质类固醇的影响，可产生假阴性反应。

框 173-1 国际分级系统
±，可疑反应，微弱的斑疹性红斑
+，弱阳性，无水泡的红斑性反应，有渗出和丘疹
++，强阳性，水泡性红斑反应，有渗出和丘疹
+++，扩展的大疱反应
–，阴性反应
IR，刺激性反应

处理和治疗

一旦确立ACD诊断，首要的治疗是避免接触变应原。行TRUE斑贴试验时，应将试验反应阳性物质的信息单提供给患者。不幸的是，一些变应原并没有列入此书。医生和患者还应意识到，一些物质会发生交叉反应，如有毒常春藤和芒果。

对于一些变应原，有可供使用的试剂盒来确定产品中的成分。例如，对镍过敏的患者，可考虑进行二甲基乙二肟试验，以便在购买物品前检验其是否含有镍成分。无镍饮食的可行性及有效性仍存在争论。从食物中排除镍非常困难，目前尚无对镍过敏的饮食建议可供参考。罐装食品及在不锈钢餐具中烹饪的酸性食物可能含镍。一些没有烹饪的食物（多叶的绿色蔬菜）也含镍。

最佳治疗

除了避免接触抗原外，对症治疗是重点。因接触有毒常春藤表现为急性泡疹的ACD患者，可通过应用干燥剂（如每天应用2～3次的Burow溶液和微温的燕麦片浴）而获益。对于患者的慢性病变部位，应使用柔润剂如凡士林来治疗。瘙痒明显时，可口服抗组胺药物，如羟嗪10～25mg，每6～8h一次，同时加用长效药物，如西替利嗪每日10mg。不要局部应用抗组胺药物，因为局部应用抗组胺药物也可引起ACD。存在带硬痂的二重感染病变是口服抗生素的指征。应劝告患者用温和的制剂进行清洗，如Cetaphil。

大部分ACD患者可局部应用糖皮质激素。对于包括手、足等皮肤较厚的部位和病变较重的部位，可应用I类类固醇（如氯倍他索软膏，每日2次，连用3周）。VI类及VII类类固醇（如戊酸氢化可的松，每日2次）可应用于皮肤较薄或糜烂的部位，如面部。对于身体其他部位的病变，可应用中效的类固醇（如0.1%曲安西龙软膏，每日2次）。总的来说，软膏优于霜剂或凝胶，软膏的成分少，因而可能的变应原就少。对于口腔内的ACD，适合用中效的类固醇凝胶。对发生在头皮的疑似病例，可应用中效至高效的类固醇洗液治疗。

ACD病变面积超过体表面积的25%时，必须口服一个疗程的糖皮质激素。常用的有效用法是泼尼松每日40～60mg，2周后逐渐减量。如果存在糖皮质激素应用禁忌，应将患者转诊至皮肤科医生，有可能应用窄波紫外线B或免疫抑制剂治疗。彻底治愈ACD病变需要6周的时间。

避免治疗错误

ACD治疗中的一个错误是未能根据身体不同部位给予有效的局部糖皮质激素治疗。例如，对于橡胶手套中巯基苯并噻唑成分引起的ACD，2.5%的氢化可的松软膏的药效欠佳。患者还需要经常应用局部类固醇药物，并给予足够的疗程。需提醒患者，不能指望病变一夜之间治愈。另一常见错误是未能确定引起病变的变应原，其结果是患者在治疗期内反复暴露于变应原，因而治疗无效。为避免治疗错误，详细地询问病史及综合分析是至关重要的。

展望

ACD是一种皮肤病，病史与体格检查非常重要。尽管皮肤斑贴试验仍是诊断的金标准，但目前仍有许多变应原未能包括在商用斑贴内供临床使用。环境中有3700种以上的变应原。今后将有更多的变应原被制成斑贴试验制剂投入临床，这将有助于指导治疗，避免接触致敏物质。脱敏也是此领域中研究的热门。

（王雪利 译 付庆江 校）

参考文献

American Academy of Dermatology. Available at: http://www.AAD.org.
This website is largely devoted to patient education and contains a significant number of patient resources, including patient support groups.

循证

1. Belsito D: Allergic contact dermatitis. In Freedburg IM, Eisen AZ, Wolff K, et al (eds): Fitzpatrick's Dermatology in General Medicine, 6th ed. New York, McGraw-Hill, 2003, pp 1164-1176.
   This chapter is a short introduction to the pathogenesis of ACD, including a few interesting tables concerning contact allergens.
2. Hogan D: Contact dermatitis: Allergic. Available at: http://www.emedicine.com. Accessed January 12, 2005.
   This article provides a general overview of ACD and includes information about specific allergens.
3. Mowad C, Marks J Jr: Allergic contact dermatitis. In Bolognia JL, Jorizzo JL, Rapini RP (eds): Dermatology. St. Louis, Mosby, 2003, pp 227-239.
   This textbook chapter contains details about patch testing.
4. Rietchel RL, Fowler JF (eds): The pathogenesis of allergic contact hypersensitivity; and practical aspects of patch testing. In Fisher's Contact Dermatitis, 5th ed. Philadelphia, Lippincott Williams & Wilkins, 2001, pp 1-26.
   This reference is the authoritative textbook on all aspects of allergic contact dermatitis and devotes chapters to specific types of contact allergens.

Heidi T. Jacobe · Daniel J. Parsons · David S. Rubenstein

174

银屑病

引言

银屑病是一种慢性且易复发的皮肤病变，以界限清楚、呈特征性分布的覆以银色鳞片的红斑为主要表现。在人群中的发病率为 1% ～ 3%。由于病变常有典型特征，故仅通过体格检查就可以明确诊断。常有与皮肤病相关的血清阴性毁损性关节炎，这在幼年发病的患者中更为常见。

病因学和发病机制

近年来在分子水平对银屑病的不断研究使得我们对本病有了进一步的认识。遗传易感性的证据包括：患者的家属和子女发病率明显增加；单卵双胎有高度的一致性。目前，已有 6 个银屑病易感位点（Psor 1 ～ 6）被发现。基因图谱确定这些位点编码涉及感染及上皮分化的蛋白。例如，Psor1 编码主要组织相容性复合物，它与抗原呈递密切相关。Psor2 被定位于 RunX1 转录因子的结合位点，该位点调控 2 个基因的转录，这 2 个基因的蛋白产物调节细胞骨架蛋白和跨膜蛋白的关系。Psor4 编码趋化蛋白 S100A8、S100A9。近来发现 Psor6 编码 JunB，后者是活化蛋白（AP-1）转录因子的成分之一。多基因致病的性质可以解释银屑病的不同表现。

目前认为银屑病是一种异常的免疫反应，导致由炎性细胞分泌的细胞因子和趋化因子以类似伤口愈合的方式刺激角质细胞增生、分化。过度增生和分化改变在组织学上表现为上皮增厚和角化不全，这与临床上观察到的附着银色鳞片的厚的皮肤斑块相一致。针对炎症级联反应的药物（如环孢素及一些新的生物制剂）治疗银屑病非常有效。

临床表现

银屑病发病率无性别差异。通常患病年龄在 30 岁左右，但任何年龄均可发病，临床表现非常明显。发病初期银屑病表现为红色、有鳞屑的斑丘疹，而后逐渐融合，最后形成边界清晰的斑块，其上附着银色鳞片（图 174-1；彩图 174-1）。鳞片的范围与病变部位及治疗措施有关。病变位于头皮时，鳞片较厚，而在擦烂或治疗部位鳞片可不明显（图 174-2；彩图 174-2）。鳞片下的斑块呈深红色。

银屑病多发于某些皮肤部位，如肘、膝、臀裂、头皮、指（趾）甲（图 174-3；彩图 174-3）。指甲病变常常表现为甲床的表面出现凹陷；少数表现为污点（棕色变）、指甲营养不良和甲剥离（图 174-4；彩图 174-4）。银屑病有向皮肤损伤处蔓延的倾向（Koebner 现象）。病变部位可无症状或极度瘙痒。大多数病变局限在前面提及的部位，但银屑病还有许多其他的临床表现（框 174-1）。

银屑病性关节炎常在皮肤病变出现后发生，但也可在任何时间发生。常表现为累及手指和足趾一个或多个关节的非对称性关节炎。病变手指（足趾）急性期表现为热、肿，最终因软组织肿胀而形成所谓的香肠指（趾）。在银屑病患者中，银屑病性关节炎的发病率为 5%，男女发病率无差别。通常的发病年龄在 20 ～ 40 岁。约 80% 的患者存在指甲（趾甲）病变。银屑病性关节炎可不断加重导致关节变形。类风湿因子及抗核抗体检测常为阴性。

图174-1 银屑病。

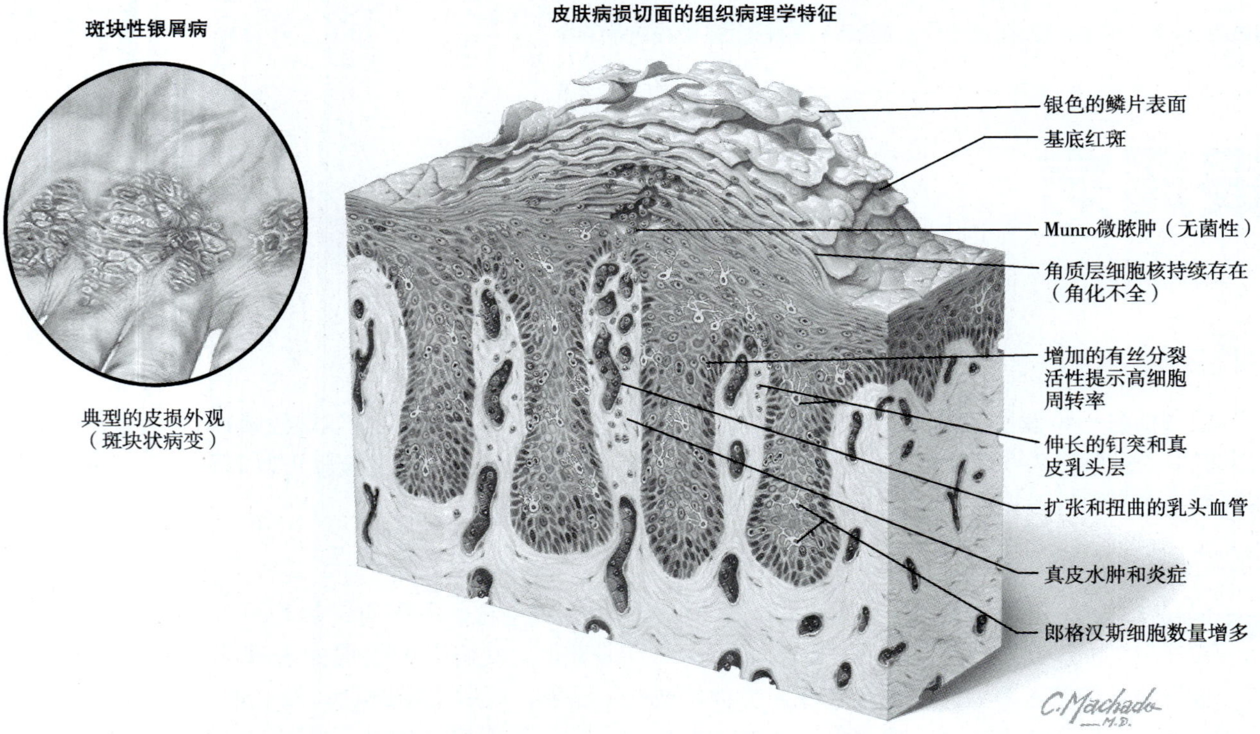

图174-2 生殖区银屑病。

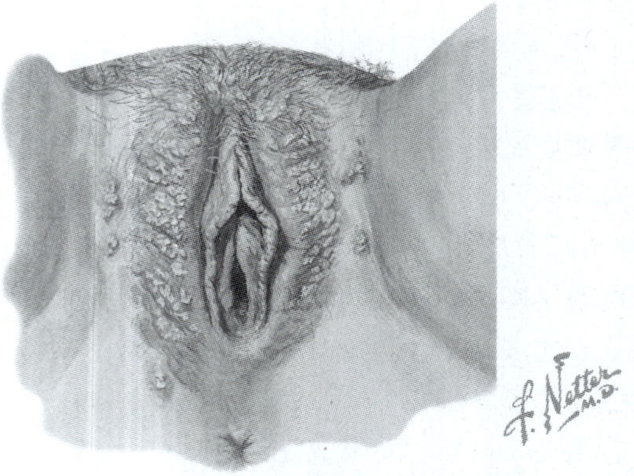

典型的擦烂样病变外观。注意最小限度的鳞片

框 174-1 银屑病的临床表现
慢性斑块状银屑病
滴状银屑病——急性发作的银屑病继以链球菌性咽炎
脓疱性银屑病
红皮病性银屑病
银屑病的手掌和足底
皮褶性银屑病（弯曲部位）

鉴别诊断

银屑病的鉴别诊断取决于病变部位的形态。典型的银屑病斑块不难诊断，但偶尔难与钱币状湿疹、蕈样肉芽肿病、特应性皮炎、体癣相鉴别。滴状银屑病应与二期梅毒、苔藓样糠疹和玫瑰糠疹相鉴别。头皮银屑病易与脂溢性皮炎或湿疹相混淆。头皮银屑病的特点之一是有累及额头的趋势。皮褶性银屑病与脂溢性皮炎、癣或念珠菌感染类似。

诊断方法

典型的斑块状银屑病可通过临床表现明确诊断。滴状银屑病可通过血清学检查与二期梅毒相鉴别。可通过询问病史及组织学检查除外玫瑰糠疹。当怀疑为癣或念珠菌感染时，鳞片氢氧化钾涂片检

图174-3　银屑病：典型分布。

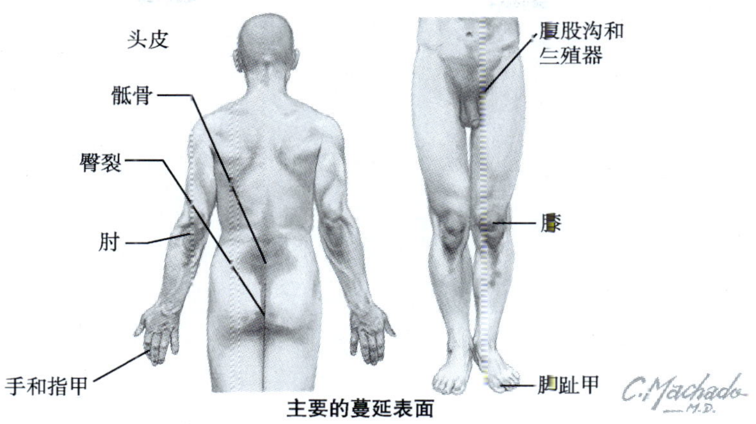

图174-4　银屑病指甲受累。

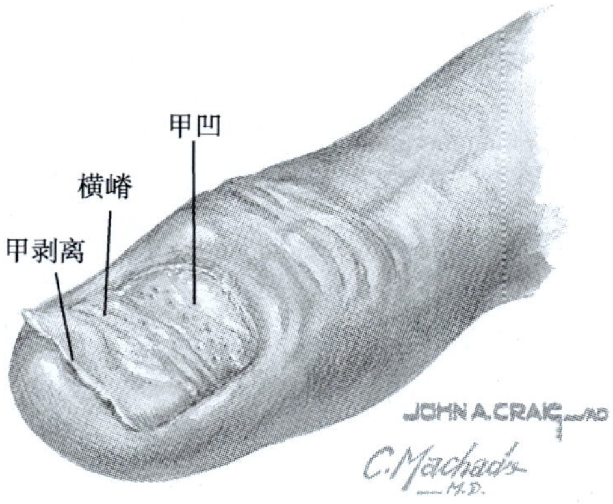

查有助于诊断。对难以诊断的病例，可钻孔取标本行组织学检查。对于突然发生的广泛性银屑病患者，要考虑到1型HIV，要评估HIV感染的危险因素。所有患者要进行HIV检测。

处理和治疗

最佳治疗

银屑病的处理取决于下列因素：

病变占体表面积的百分比。通常，患者的病变范围小于体表面积的10%时可采取局部治疗；病变范围超过体表面积的10%时需要进行紫外线治疗或全身治疗。

病变部位。根据病变部位选择局部用药。疗效取决于用药部位皮肤的特性。一些局部应用的药物（卡泊三烯和他佐罗汀）可刺激面部或糜烂的部位。根据病变分布情况指导全身治疗。例如，对于糜烂部位或头皮银屑病，紫外线治疗并不是理想选择。

斑块的炎症程度。包括焦油、地蒽酚、卡泊三烯在内的一些局部用药可刺激炎性的红色斑块，并使病情恶化。

患者的健康和心理状况。有些患者不能或不愿意遵循包括多种局部用药在内的复杂治疗方案。另外一些患者不适合全身治疗。因此，治疗要因人而异，强调个体化治疗。

局部治疗

局部应用类固醇能迅速缓解炎症及瘙痒。然而，很快就出现耐受性。初始效果很好的患者会注意到随着时间推移疗效会下降。这就使得患者为了重新获得初始的良好疗效而不断过量应用类固醇。所以，要让应用类固醇的患者对此结果有足够的认识。所用的类固醇制剂因病变部位及银屑病斑块的厚度不同而有所差异。治疗面部及糜烂部位时，可选用V级至VII级的类固醇霜剂或软膏（表174-1）。对于四肢及躯干的病变，依据斑块厚度不同可选用IV级至I级的类固醇霜剂或软膏。手、足部位因皮肤较厚，可选用I级或II级类固醇软膏。软膏吸收较好，因而更为有效，但耐受性较差。头皮银屑病可选用IV级至I级类固醇洗液。绝大部分外用类固醇

表 174-1 类固醇治疗银屑病的疗效

组别	疗效	药物
Ⅰ	非常好	0.05% 丙酸氯倍他索（霜剂、软膏、头皮洗液）
Ⅱ	好	0.05% 醋酸氟轻松（霜剂、软膏、头皮洗液）
Ⅲ	中等	0.05% 二丙酸倍他米松（霜剂）
Ⅲ	中等	0.1% 倍他米松 -17- 戊酸酯（软膏）
Ⅳ	中等	0.025% 氟轻松（软膏、头皮洗液）
Ⅴ	中等偏低	0.1% 丁酸氢化可的松（霜剂）
Ⅵ	低	0.05% 地奈德（霜剂、洗液）
Ⅶ	很低	2.5% 氢化可的松（霜剂、软膏）

制剂的用法为 2 次 / 日。I 级类固醇若长期大范围应用会很快引起皮肤的萎缩和条纹，抑制肾上腺轴。大部分医生先用 2 周 I 级类固醇药物，然后停药一周，如此交替。随着病情好转，可逐渐减少类固醇用量。不鼓励长期应用类固醇。合适的维持量是每周 2 次。银屑病不能全身应用类固醇。尽管全身应用类固醇可很快控制病情，但一旦停药病情会反弹，并且有可能转变为脓疱性银屑病，这需要住院治疗。

包括卡泊三烯软膏、霜剂、洗液在内的维生素 D 类似物，抑制角质细胞的增殖，使其正常成熟。此类药物单独应用即可见效，但若同时局部应用强效类固醇疗效会更好。一种用药方法为每日局部应用一次卡泊三烯及 I 级类固醇，直到 2 ～ 3 周后斑块逐渐变薄。随后，周一到周五每天应用卡泊三烯 2 次，周六及周日每天应用 I 级类固醇 2 次。此种用法可持续数周乃至数月。最终，单独应用卡泊三烯每天 1 或 2 次作为维持。卡泊三烯的优点包括：清除时间缩短、类固醇用量减少、减少类固醇的耐药、延长疗效。最大的副作用是局部刺激。卡泊三烯不能用于面部及糜烂部位。当用量小于每周 100 克时，未见有关其影响骨骼或钙代谢的报道。酸性成分如水杨酸等应避免同时应用，因为卡泊三烯会与其发生反应。

他扎罗汀（0.05% 或 0.1% 凝胶制剂）是一种专门用于银屑病的维生素 A 类药物，它具有刺激性，只能用于无炎症的银屑病斑块。可局部应用类固醇以减轻炎症。他扎罗汀被评为妊娠等级 X，因而不能用于孕妇，也不能应用于糜烂部位。他扎罗汀的优点是每天应用 1 次、可用于头皮、减少类固醇用量、能够维持长期的疗效。

银屑病斑块逐渐增厚，黏附的鳞片限制局部药物的吸收和疗效，特别是对于头皮的病变。可用包括水杨酸、尿素、乳酸在内的角质层溶解剂祛除鳞片。包含上述成分的洗液或霜剂既可单独治疗银屑病斑块，也能与其他局部药物共同应用。头皮病变通过下述疗法可获得较好疗效：夜间用含有角质层溶解剂成分的洗液或溶液涂抹并戴上浴帽，早上用洗发液清洗，再随之应用类固醇洗液。用角质层溶解剂后 1 ～ 2 周内即可见效，因而不必连续使用。当患者鳞片再发时，可考虑再次应用角质层溶解剂。

全身治疗

全身治疗指征包括：局部药物治疗失败；病变面积超过体表面积的 10%；手掌、足跖病变；合并银屑病性关节炎。窄光谱紫外线 B 光疗可迅速消除皮肤病变；然而，关节病变对光疗无反应。光疗期间要小心，避免烧伤。此外，紫外线 B 光疗可带来光损伤、光老化及皮肤癌的风险。此类风险是累积的，所以光治疗期间要做好皮肤癌的监测。

口服药物，包括抗代谢药物、维生素 A 类药物和免疫抑制剂，均对治疗银屑病有效。此类药物要小心应用，只有那些熟知其毒性及副作用的医生才能应用。甲氨蝶呤是一种抗代谢药物，它主要抑制二氢叶酸还原酶。它对银屑病的皮肤及关节病变均有效。因甲氨蝶呤抑制骨髓，所以用药期间要定期监测。除此以外，甲氨蝶呤还具有肝毒性。血清学肝功能检查和定期的肝活组织检查可用来监测甲氨蝶呤的肝毒性。报道过的少见不良反应有肺纤维化。

甲氨蝶呤治疗银屑病的用量为每周 7.5 ～ 25mg。补充叶酸有助于减轻甲氨蝶呤引起的胃肠道不适，近来有报道，它有助于降低银屑病患者增加的心血管病风险。甲氨蝶呤经肾排泄，所以对肾功能欠佳的患者要慎用。非甾体类抗炎药会减少甲氨蝶呤的肾排泄，故患者应用此类药物时要小心。

阿维 A 是一类用于全身治疗银屑病的维生素 A 类药物。因其有导致畸形的可能，故育龄女性不能应用。全身治疗银屑病的维生素 A 类药物对脓疱性银屑病及斑块性银屑病均有效。其副作用如口干、秃顶、关节痛一般均不严重。定期的血清学监测包括空腹甘油三酯、肝酶、全血细胞计数，因为此类药物可引起高甘油三酯血症、肝炎甚至罕见的白血病。

环孢素治疗银屑病非常有效，但其全身毒性如骨髓抑制、肾毒性限制了它的长期应用。我们只在银屑病急性加重或蔓延时才短期使用这种强效的免疫抑制剂。为了将其肾毒性降至最低，环孢素剂量不能超过每日 5mg/kg。监测包括：测量血压、全血细胞计数、肝功能、肾功能（血尿素氮、血肌酐）、电解质、尿酸及镁。

生物制剂为治疗银屑病中相对新的一类药物。此类药物为生物表达系统产生的重组蛋白，随后提纯出同种物质。限制生物制剂应用的因素主要是其费用昂贵。依药物及剂量的不同，每年的花费在 12 000 ～ 25 000 美元之间。一些药物已经获准用于治疗银屑病及银屑病性关节炎，包括肿瘤坏死因子 α 阻滞剂依那西普、阿达木单抗和英夫利昔单抗。依法利珠单抗为一种对抗 LFA-1（淋巴细胞功能相关性抗原）CD11a 亚单位的单克隆抗体，使抗原呈递中断，并使淋巴细胞与血管内皮细胞及角化细胞结合的能力减弱。它可单独每周皮下注射 1 次。

特殊考虑

头皮银屑病的患者除了应用上述药物外，还需应用药物洗发香波。成分可包括水杨酸、吡硫翁锌、二硫化硒、煤焦油。银屑病的糜烂部位多存在念珠菌的双重感染。在这些患者中，局部应用覆盖酵母菌的抗真菌药物有效。

银屑病的严重程度与患者应激程度之间存在联系。最大限度的减轻应激有助于银屑病的康复。

包括锂制剂、β 受体阻滞剂、抗疟药、全身性类固醇制剂在内的某些药物可使银屑病加重，应避免应用。

如果患者病变范围超过体表面积的 10% 或对局部治疗无反应，应考虑将其转诊至皮肤科医生。皮肤科医生可应用紫外线、甲氨蝶呤、阿维 A、环孢素及其他系统药物来控制严重的、范围广泛的银屑病。

避免治疗错误

内科医生往往低估因身体重要部位病变使用局部药物治疗所耗费的时间及给患者带来的不便。患者也不承认未使用局部药物，对于这些患者，内科医生往往设想患者需要更强效的药物治疗。为了取得满意的疗效，治疗方案需要根据患者生活方式的不同而有所差异。

展望

几十年来对银屑病炎症机制的详细研究已经转化为新的治疗方法。近来，正在进行分子水平上的研究，并已经用于治疗银屑病及银屑病性关节炎。这些药物有助于提高我们治疗这一常见皮肤病的能力。

（王雪利　译　屈顺喜　校）

参考文献

American Academy of Dermatology. Available at: http://www.aad.org. Accessed December 22, 2006.

Patient-specific information and physicians with expertise in psoriasis can be found here.

National Psoriasis Foundation. Available at: http://www.psoriasis.org. Accessed December 22, 2006.

This website describes patient experiences, treatment options, and listings of physicians with expertise in treating psoriasis.

循证

1. Camisa C: Handbook of Psoriasis. Malden, MA, Blackwell Science, 1998

   This excellent and detailed monograph reviews the diagnosis and treatment of psoriasis.

2. Fitzpatrick TB: Psoriasis. In Freedberg IM, Eisen AZ, Wolff K, et al (eds): Fitzpatrick's Dermatology in General Medicine, 5th ed. New York, McGraw-Hill, 1999.

   This text chapter reviews the pathophysiology, clinical presentation, and natural history of psoriasis as well as current treatment considerations.

David S. Rubenstein ▪ Luis A. Diaz

175

大疱性皮肤病

引言

根据病因及位置，水疱分为表皮内、表皮 - 真皮交界处及表皮下三种。水疱的原发病因包括遗传性细胞黏附蛋白缺陷或将细胞黏附蛋白作为自身免疫反应靶抗原的疾病。典型的自身免疫性大疱性皮肤病常见于成人，如不予临床干预，疾病倾向于长期存在。继发原因包括感染、外伤、炎症性疾病。作为继发表现的水疱常突然出现，呈一过性，且随着原发病的治疗而消失。

遗传性大疱性皮肤病的临床表现是出生时或出生后不久发病，可在家庭成员发现类似的患者。实验室检查对于做出正确诊断至关重要，并应该包括活组织检查以确定下列情况：(1) 常规组织学检查以确定皮肤细胞分裂水平，以及是否存在炎症浸润及其性质；(2) 直接免疫荧光检查以确定皮肤内免疫反应沉积物的性质及位置。其他的诊断性检查还包括间接免疫荧光检查、Western 印迹分析、免疫沉淀法、酶联免疫吸附分析和免疫电子显微镜检查（框 175-1）。

大疱性类天疱疮

病因学和发病机制

大疱性类天疱疮（bullous pemphigoid，BP）是一种自身免疫性疾病，其自身抗体免疫球蛋白G（IgG）靶抗原是基质角化细胞中的半桥粒蛋白BP180（BP 抗原 2）和 BP230（BP 抗原 1）。将BP180 IgG 注射到新生小鼠体内可引起其皮下水疱形成，证明了抗体为致病原（图 175-1）。

临床表现

本病多累及 40 ～ 60 岁的成年人，表现为非炎症性或基底红斑性高张力大疱（图 175-2；彩图175-2）。BP 范围既可局限也可广泛，在出现明显水疱前 2 ～ 4 周可出现荨麻疹。BP 可在 2 ～ 6 年内自行消退。

鉴别诊断

BP 应与其他的大疱类皮肤病相鉴别，特别是获得性大疱性表皮松解症（epidermolysis bullosa acquisita，EBA），可通过盐裂皮肤免疫荧光检查进行鉴别（图 175-1）。

诊断方法

应行穿刺活检做常规组织学检查和直接免疫荧光检查。BP 病变时组织学检查可发现皮下大疱中有嗜酸性粒细胞浸润。直接免疫荧光检查可证实基底膜存在 IgG 和 C3 线性染色带。盐裂皮肤检查时免疫反应物位于大疱的顶部。约 80% 的活动期患者间接免疫荧光检查可发现免疫反应物。

处理和治疗

最佳治疗

病灶内外使用高效皮质激素可有效治疗局限性

图 175-1 自身抗体介导的大疱：盐裂平面位置图。

BP：大疱性类天疱疮；Col Ⅶ：Ⅶ型胶原；CP：瘢痕性类天疱疮；Dsg 1：桥粒芯糖蛋白1；Dsg3：桥粒芯糖蛋白3；EBA：获得性大疱性表皮松解症；HG：妊娠疱疹；PF：落叶型天疱疮；PV：寻常型天疱疮；LABD：线性IgA大疱性皮肤病。

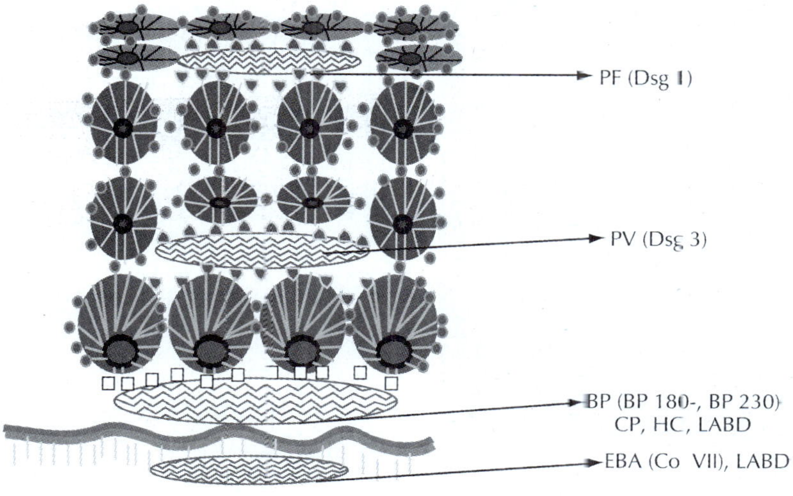

框 175-1 大疱性皮肤病的鉴别诊断

感染

- 单纯疱疹
- 带状疱疹
- 大疱性脓疱疮
- 葡萄球菌性烫伤样皮肤综合征
- 大疱性足癣

损伤或创伤

- 灼伤（热灼伤、太阳灼伤）
- 冻伤
- 擦伤
- 缺血
- 压力

炎性

- 急性变应性接触性皮炎
- 汗疱湿疹
- 扁平苔藓
- 中毒性表皮坏死松解症

大疱性遗传性皮肤病

- 单纯性大疱性表皮松解症
- 交界性大疱性表皮松解症
- 营养不良性大疱性表皮松解症
- 黑利 - 黑利病（良性家族性天疱疮）

自身免疫

- 多形性红斑
- 大疱性类天疱疮
- 瘢痕性类天疱疮
- 妊娠疱疹
- 线形 IgA 大疱性皮肤病
- 获得性大疱性表皮松解症
- 寻常型天疱疮
- 落叶型天疱疮
- 副肿瘤性天疱疮
- 疱疹样皮炎

BP。开始应使用全身性皮质激素，随后应加用可以减少皮质激素用量的药物（如硫唑嘌呤）。为控制严重病变可能必须使用较大剂量的泼尼松或加用免疫抑制剂如环孢素。四环素和烟酰胺对部分患者有效。这些药物特别适用于局部稳定性病变及泼尼松治疗使其他疾病恶化的老年患者。

大疱性类天疱疮样疾病

这是一组自身免疫性疾病，其抗体作用的靶抗原是半桥粒复合物。这组疾病包括瘢痕性类天疱疮（cicatricial pemphigoid，CP）、妊娠疱疹（herpes gestationis，HG）和线形 IgA 大疱性皮肤病（linear

图 175-2 大疱性类天疱疮。 大疱性类天疱疮患者的张力性大疱和荨麻疹样斑块。（Courtesy of Dr. Walter Barkey.）

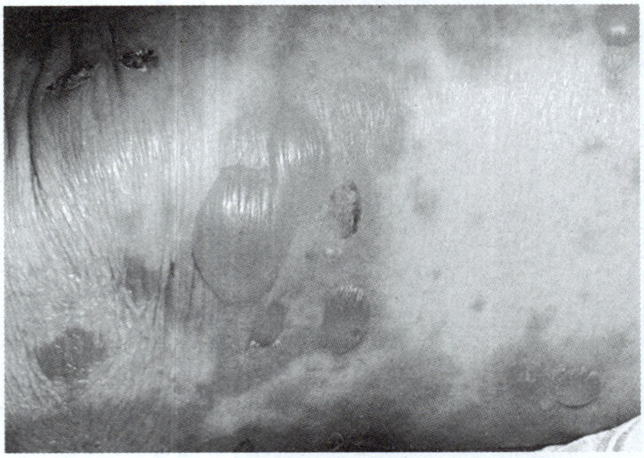

IgA bullous dermatoses，LABD）。CP 是一组慢性进展性疾病，其自身抗体的靶抗原是 β_4- 整合素亚单位、BP180 或层黏连蛋白 5。HG 是妊娠妇女所患的一种自身免疫性水疱性疾病。LABD 是累及成人及儿童的疾病，其病因是针对 BP180 和Ⅶ型胶原的 IgA 抗体，这些疾病表现为表皮下大疱病。检查应该包括活检行常规组织学分析和直接免疫荧光检查。包括泼尼松、硫唑嘌呤和环磷酰胺在内的免疫抑制剂可用于治疗本病。对于有眼部疾病且有失明危险或有咽喉食管狭窄危险的 CP 患者，一定要用大剂量的全身皮质激素和辅助治疗药物（硫唑嘌呤和环磷酰胺）给予积极的治疗。对于仅有轻度黏膜受累的非进展性 CP 患者可用氨苯砜或超高效局部皮质激素治疗。HG 产后可消退，因而其治疗目的是减轻症状和减少水疱形成。轻症使用抗组胺药和局部使用皮质激素可控制病情，病情进展时需全身使用皮质激素。儿童 LABD 常自限，可在数年内自动消退。在成年人，疾病可持续多年，使用氨苯砜或全身使用皮质激素可控制病情。黏膜病变特别是累及眼时，是积极治疗的指征。

获得性大疱性表皮松解症（EBA）

病因学和发病机制

在该自体免疫过程中，患者产生针对Ⅶ型胶原的抗体，Ⅶ型胶原是锚原纤维的主要蛋白成分。

临床表现

EBA 是一种中年人罹患的疾病，其特点是在身体易损部位（膝、肘、手和手指的伸侧、骶部）出现非炎症性水疱、大疱及糜烂。痊愈后遗留瘢痕和粟粒样皮疹。可导致指甲永久性营养不良或脱落以及瘢痕性脱发形成。有一种 EBA 变异型与 BP 相像，表现为基底炎症性水疱和小疱。

鉴别诊断

迟发性皮肤卟啉症的水疱特征是见光加重，伴多毛症和尿卟啉阳性，因而可以与 EBA 区别。大疱性狼疮病可出现与 EBA 相同的小疱和大疱。然而，除Ⅶ型胶原自身抗体外，患者有抗核抗原阳性以及其他典型的红斑狼疮损害。BP 样 EBA 变异型可通过盐裂皮肤免疫荧光试验加以鉴别。

诊断方法

标本活检可发现表皮下水疱中不同的炎性渗出物，直接免疫荧光试验可显示沿皮肤基底膜带 IgG 呈线状沉积，伴或不伴有 C3、IgA 和 IgM 沉积。将病变周围的活检皮肤在 1 mol/L 温盐水中孵育（盐裂分离皮肤），结果可出现表皮和真皮从透明层分离。盐裂分离皮肤试验时 EBA 患者的免疫反应物沉积在真皮侧，而 BP 患者的免疫复合物沉积在表皮侧。超过 50% 的 EBA 患者间接免疫荧光试验阳性，免疫电子显微镜下可证实免疫复合物位于致密层以下。

处理和治疗

免疫抑制治疗不能改变病程。避免皮肤受损、炎热环境和伤口护理是有益的。

寻常型天疱疮

病因学和发病机制

寻常型天疱疮（pemphigus vulgaris，PV）是一种自体免疫疾病，其自身抗体的靶抗原是桥粒芯糖蛋白

图 175-3 寻常型天疱疮
松弛性小水疱及糜烂。

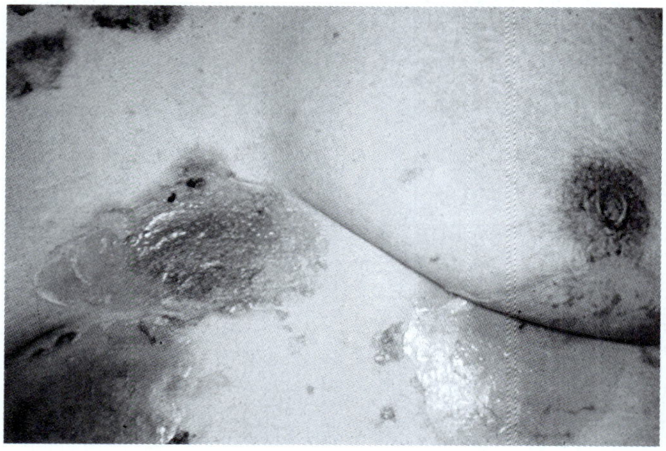

图 175-4 落叶型天疱疮
落叶型天疱疮患者躯干结痂性糜烂。

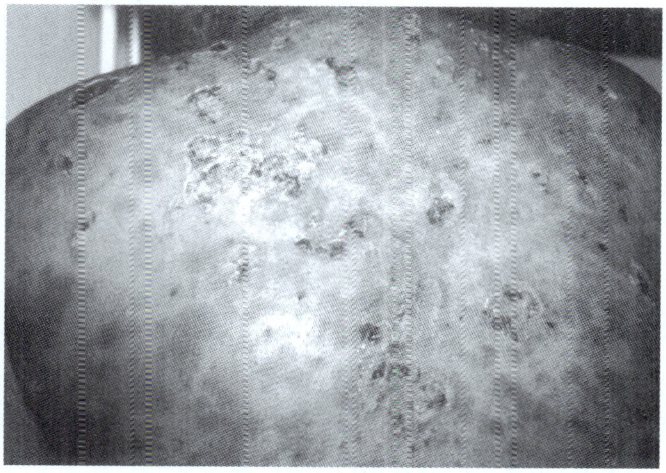

3（dsg-3），将抗 dsg-3 PV IgG 注射到新生小鼠体内，可再现 PV 的临床和组织学表现，从而证实 IgG 是致病因子。人类皮肤培养和 PV 小鼠模型研究皆提示，PV IgG 可激活细胞内由 P38 有丝分裂原活化蛋白激酶（MAPK）和热休克蛋白 27 介导的信号。在小鼠模型中，P38MAPK 抑制剂可阻止 PV IgG 诱导的水疱。

临床表现

50 ～ 60 岁的患者可出现松弛小疱、大疱以及伴有明显黏膜损害的皮肤糜烂（图 175-3；彩图 175-3）。检查眼部病变很重要，因为瘢痕可使视力受损。大多数患者有口腔损害，且常为首发表现。病损部位疼痛，但瘙痒不常见。严重的口腔疼痛可导致进食减少并脱水。皮肤屏障功能丧失可使患者出现继发感染和水电解质平衡紊乱的危险增加。Nikolsky 征可证实皮肤脆性增加，其方法是轻擦皮肤，表皮即容易剥离。

鉴别诊断

组织学及免疫荧光检查可将 PV 与重症多形性红斑及中毒性表皮坏死松解症鉴别。

诊断方法

组织活检发现上基部皮肤棘层松解，基底层上细胞间的黏附丧失（图 175-1）。直接免疫荧光试验可见围绕角化细胞膜沉积的 IgG 。

处理和治疗

最佳治疗

PV 是危及生命的疾病，若不治疗其死亡率接近 60%。迅速起效需要全身使用大剂量皮质类固醇。可考虑辅助应用非甾体类药物（硫唑嘌呤或环磷酰胺）。吗替麦考酚酯是一种非甾体类药物，单独使用或与小剂量激素合用已成功治疗 PV、落叶型天疱疮（pemphigus foliaceus，PF）、副肿瘤性天疱疮（paraneoplastic pemphigus，PNP）。视觉受累应该请眼科医生处理。

落叶型天疱疮（PF）

病因学和发病机制

这是一种自身免疫性疾病，其自身抗体的靶抗原是桥粒芯糖蛋白 1（dsg-1），后者是上基部角化细胞桥粒的主要组分。抗 dsg-1 PF IgG 是致病因子，注射到新生小鼠体内，可再现 PF 的临床和组织学表现。地方性 PF 及巴西天疱疮较易在巴西本土人口中发生。易感个体在遗传易感性及环境因素联合作用下诱发产生自身抗体。

临床表现

皮肤表皮松解所致脆性小疱，在临床上常不能辨认。检查可见头皮、面部和躯干部皮肤疼痛或烧灼感、剥脱以及结痂性糜烂（图 175-4；彩图 175-4）。

鉴别诊断

组织学及直接免疫荧光试验可鉴别 PF 与剥脱性皮炎。

诊断方法

组织活检可发现角膜下和表皮颗粒层皮肤棘层松解（图 175-1）。直接免疫荧光试验显示角化细胞膜上 IgG 沉积。间接免疫荧光试验可发现 80% ～ 90% 的患者存在抗角质细胞 IgG。高敏感性和特异性的酶联免疫吸附分析可用于检测 PF 患者血清中抗 dsg-1 IgG。

处理和治疗

最佳治疗

局部 PF 可在局部使用强效的皮质类固醇，广泛性 PF 可全身应用泼尼松治疗。如果患者单独使用足量泼尼松治疗无效，可加用非甾体类药物（硫唑嘌呤或环磷酰胺）以减少泼尼松用量。

副肿瘤性天疱疮

病因学和发病机制

副肿瘤性天疱疮（PNP）是与淋巴细胞增生性疾病有关的大疱性疾病。自身抗体形成代表了机体对肿瘤抗原的免疫反应，包括针对桥粒斑蛋白Ⅰ（250kD）、桥粒斑蛋白Ⅱ、BP 抗原 1（230kD）、壳斑蛋白（210 kD）、周斑蛋白（190kD）、dsg-3 和 dsg-1 的抗体。被动注射实验表明抗 dsg-3 IgG 引起棘层松解症。

临床表现

PNP 进行性累及口腔黏膜及眼结膜。肺和食管上皮细胞可能同样受累。患者表现为疼痛性口腔糜烂和溃疡。皮肤损害表现为多样性，有类似 PV 的松弛性大疱和糜烂，类似于 PF 的结痂性斑块，多形红斑样微暗的皮损，或是广泛性红斑或中毒性表皮坏死松解症样的皮肤坏死。

鉴别诊断

可通过膀胱上皮细胞间接免疫荧光试验和免疫沉淀检查鉴别 PV、PF、口腔溃疡扁平苔藓、重症多形性红斑和中毒性表皮坏死松解症。

诊断方法

皮肤活检可发现多种皮损特征，包括基底细胞层上棘层松解、角化细胞坏死、表皮和真皮结合部致密苔藓样浸润、表皮下水疱。直接免疫荧光试验可发现角质细胞膜上沉积 IgG 和 C3。与 BP 相同的表现包括在基底细胞层有 IgG 和 C3 沉积。PNP 与其他天疱疮的鉴别方法有：（1）以小鼠膀胱上皮作底物用患者血清进行间接免疫荧光试验（75% ～ 85%PNP 患者出现阳性，PV 和 PF 则不常见）；（2）PNP 出现包斑蛋白和周斑蛋白自身抗体，而 PV 和 PF 则没有。PNP 可侵及手掌和脚掌，而 PV 则不常见。

处理和治疗

最佳治疗

应评估 PNP 患者是否存在原发肿瘤，良性肿瘤手术切除后 6 ～ 18 个月，PNP 常完全消退。难以治疗恶性肿瘤导致的 PNP。临床上已尝试很多治疗方法，如治疗原发肿瘤，应用泼尼松、硫唑嘌呤、环磷酰胺、环孢素、氨苯砜和血浆置换，但没有一种方法能全获成功。大多数伴发 PNP 的恶性肿瘤患者在发生 PNP 2 年内死亡。侵犯肺上皮细胞可导致患者呼吸衰竭。

疱疹样皮炎

病因学和发病机制

疱疹样皮炎（dermatitis herpetiformis，DH）是一种自身免疫性大疱性疾病，与谷蛋白敏感性肠道疾病有关。可在真皮乳头中发现 IgA 自身抗体。

临床表现

DH是一种慢性疾病。好发于20～40岁的人群。临床表现为剧烈瘙痒，簇集成群的小水疱对称性分布在表皮的伸侧，常见于头皮、背、肘部、膝部、臀部。由于搔抓，检查时很难发现完整的小疱，可见继发性成片的、结痂性损伤。

鉴别诊断

DH可通过组织学和免疫荧光试验与下列疾病鉴别：线型IgA疾病、BP、HG、疥疮及多形性红斑。

诊断方法

皮肤活检可发现表皮下小疱以及真皮乳头中性粒细胞及数量不等的嗜酸性粒细胞浸润。直接免疫荧光试验可发现IgA颗粒状沉积于真皮乳头部。

处理和治疗

最佳治疗

可选用氨苯砜。患者在应用1～2天内瘙痒减轻且没有新的病损出现。一旦病情控制，剂量应逐渐减量到控制疾病的最低水平。氨苯砜有致粒细胞缺乏症的危险，开始治疗后必须监测全血细胞计数。氨苯砜有引起溶血和高铁血红蛋白血症的副作用，后者在遗传性葡萄糖-6-磷酸脱氢酶（G6PD）缺乏的患者更加严重。基于上述原因使用氨苯砜前应确定有无G6PD。使用氨苯砜应监测周围神经病变进展情况。磺胺吡啶是氨苯砜的替代品。无谷蛋白饮食可使疱疹样皮炎消失，但大多数患者不耐受饮食控制，而且消除皮肤病变需要1年的时间。

避免治疗错误

本章中所描述的疱疹样疾病均需接受全身用药或免疫抑制剂治疗。使用这些药物需熟悉它们的副作用，警惕并全面监测以减少不良事件的发生风险。

展望

目前自身免疫性大疱性疾病的研究主要针对：（1）确定自身抗体导致角化细胞黏附缺失的机制；（2）研发不必应用全身免疫抑制而能够阻止角化细胞黏附缺失的新方法；（3）识别促进自身抗体反应的触发因子。例如，在PV小鼠模型中，PV IgG触发靶角质细胞内p38MAPK的活性，且p38MAPK抑制剂的药理作用可阻止PV IgG诱导大疱产生的能力。一些公司正在研发p38MAPK抑制剂，如果安全性得到证实，p38抑制剂可为PV患者提供有效治疗。另外，正在进行的巴西天疱疮——一种地方性PF的研究已经显示，某些环境因素诱发宿主发生交叉免疫反应。巴西天疱疮研究很可能超出表皮病理学的范畴，且对自身免疫生物学有进一步的了解。

（王剑利　译　康建忠　校）

参考文献

Current patient-specific information and physicians with expertise in the disorders discussed in the chapter can be found on the following websites:

American Academy of Dermatology. Available at: http://www.aad.org. Accessed December 6, 2006.

Dystrophic Epidermolysis Bullosa Research Association of America (DebRA). Available at: http://www.debra.org. Accessed December 6, 2006.

International Pemphigus and Pemphigoid Foundation. Available at: http://www.pemphigus.org. Accessed December 6, 2006

循证

1. Anhalt GJ, Diaz LA: Prospects for autoimmune disease: Research advances in pemphigus. JAMA 285(5):652-654, 2001.

   This article reviews the structural features of the major histocompatibility complex class II gene–peptide–T-cell receptor complex involved and of the environmental and genetic factors that induce autoimmunity against desmoglein 1.

2. Anhalt GJ, Kim SC, Stanley JR, et al: Paraneoplastic pemphigus: An autoimmune mucocutaneous disease associated with neoplasia. N Engl J Med 323(25):1729-1735, 1990.

   This is the initial clinical, histologic, and immunobiologic description of this variant of pemphigus that is associated with underlying neoplasms.

3. Berkowitz P, Hu P, Liu Z, et al: Desmosome signaling. Inhibition of p38MAPK prevents pemphigus vulgaris IgG-induced cytoskeleton reorganization. J Biol Chem 280(25):23778-23784, 2005.

   This article reports the identification of signaling induced within target skin cells by anti-desmoglein-3 antibodies from PV patients. Blocking PV IgG-induced phosphorylation of p38MAPK and HSP27 prevents early cytoskeletal changes that precede loss of adhesion, suggesting a mechanistic role for p38MAPK and HSP27 in pemphigus acantholysis.

4. Berkowitz P, Hu P, Warren S, et al: p38MAPK inhibition prevents disease in pemphigus vulgaris mice. Proc Natl Acad Sci U S A 103(34):12855-12860, 2006.

   This article reports that PV IgG activates keratinocyte signaling through p38MAPK and HSP25 in the in vivo passive transfer mouse model and that pharmacologic blockade of these events prevents PV IgG-induced blistering in vivo. Combined with the previous reference, these two papers establish a role for p38MAPK as a drug-treated target in pemphigus.

5. Diaz LA, Giudice GJ: End of the century overview of skin blisters. Arch Dermatol 136(1):106-112, 2000.

   This well-written and compact review of the pathophysiology of adhesive defects in autoimmune and inherited blistering disorders of the skin presents the target structural proteins for each blistering disorder and their location within the epidermis in both diagrammatic and table formats.

6. Rubenstein DS, Diaz LA: Pemphigus antibody induced phosphorylation of keratinocyte proteins. Autoimmunity 39(7):1-10, 2006.

   A recent review of the data suggests that pemphigus autoantibodies cause loss of cell-cell adhesion by activating biochemical signaling events within the target keratinocytes.

7. Stanley JR: Pemphigus and pemphigoid as paradigms of organ-specific, autoantibody-mediated diseases. J Clin Invest 83(5):1443-1448, 1989.

   The author reviews the work leading to the identification of the pathophysiologic target antigens desmoglein-3 and desmoglein-1 in pemphigus and BP180 in bullous pemphigoid.

8. Woodley DT, Briggaman RA, Gammon WR: Acquired epidermolysis bullosa. A bullous disease associated with autoimmunity to type VII (anchoring fibril) collagen. Dermatol Clin 8(4):717-726, 1990.

   This article reviews the data supporting epidermolysis bullosa acquisita (EBA) as a chronic subepidermal autoimmune blistering disease of the skin caused by antibodies to type VII collagen.

Diem N. Wu • David S. Rubenstein

176

脱发

引言

脱发源于一系列生理病理过程（图 176-1）。识别脱发病因有助于临床医生制订合理的治疗方案。本章将简单介绍常见原因脱发的基本诊断方法及治疗措施（框 176-1）。

非瘢痕性脱发

非瘢痕性脱发是头皮外观正常情况下的脱发。头发牵拉试验可鉴别断发与脱发。

头发牵拉试验方法为，取 50 ～ 100 根头发并从头皮上轻轻牵拉。在全头皮重复牵拉几次，如果较多头发从毛根脱落，则试验阳性。应该在显微镜下观察毛囊以确定头发是在生长期还是静止期（图 176-2）。该试验有助于鉴别不同的非瘢痕性脱发。

对头发脆弱的患者，头发牵拉试验显示断发中没有毛囊，对这类患者应该询问有关头发护理的问题。不恰当的头发护理是成人头发脆弱的最常见原因。治疗可给予轻柔的头发护理。除了头癣患儿，儿童头发脆弱可能是头发毛干遗传性结构损害的结果。这些患者可到皮肤科就诊。

斑秃

病因学和发病机制

斑秃的确切病因尚不清楚。然而，遗传倾向及自身免疫显得尤为重要。斑秃常与一些自身免疫性疾病有关，如特应性变态反应、自身免疫性甲状腺疾病、白斑、糖尿病、艾迪生病、恶性贫血、系统性红斑狼疮及类风湿关节炎。

临床表现

斑秃多见于儿童及青壮年，男女发病率均等。患者突然发生椭圆形头发脱失（图 176-3）。很少影响到非头皮区域的毛发。发病 1 ～ 3 个月后头发再生。再生的同时可出现新的区域脱发。

检查可见 1 ～ 4cm 椭圆形光滑头皮或短簇状头发(感叹号状)。有 3% ～ 30% 的患者出现指甲凹陷。

鉴别诊断

应与二期梅毒相鉴别。

诊断方法

通常是临床诊断。头发牵拉试验显示生长期及静止期毛发营养不良。应进行甲状腺疾病的血清学检查。很少需要活检。

处理和治疗

最佳治疗

局限性斑秃多自行痊愈，常不必治疗。治疗可选择由安奈德皮内注射，每 4 周一次，直到毛发再生。主要副作用是头皮萎缩。患者，尤其是脱发面积广泛的患者及儿童，应局部涂抹类固醇激素（丙酸氯倍他索）2 周，休息 1 周后再重复周期性使用。其他

图176-1 脱发。

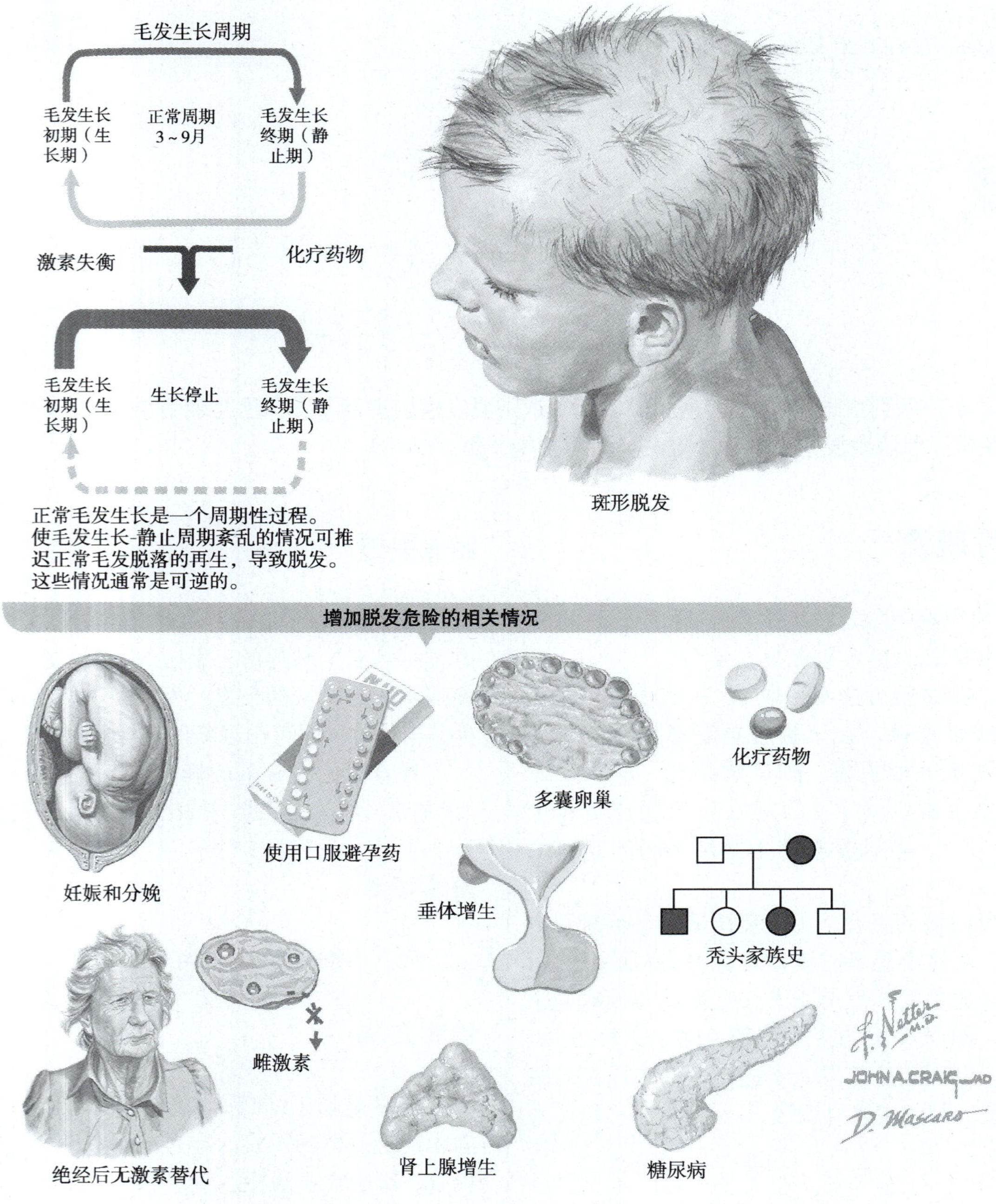

治疗包括他克莫司软膏、squaric 酸及外用米诺地尔。

雄激素源性脱发

病因学和发病机制

雄激素源性脱发是易感者源于头皮雄激素敏感毛囊的毛发减少。可能的机制包括常染色体不完全显性遗传和多基因遗传。

临床表现

男女患病率均等，脱发从 20 岁开始，中年时表现最为明显。男性脱发常从前额开始，进而至头

框 176-1 脱发患者的评估

病史

- 确定脱发是否异常。头发计数辨别生理性还是病理性脱发。让患者收集 7 天内的脱发用以评估。每天脱发多于 50 ～ 100 根提示病理性脱发。
- 确定脱发的时间，是急性的还是逐渐发生的？是否出生后就已经出现？
- 确定相关症状，如疼痛、触痛或者瘙痒。
- 确定是否存在其他皮肤不适。
- 询问最近的病史、精神压力或用药史。
- 确定相关医学问题。
- 确定家族受累成员。

临床检查

- 确定脱发是瘢痕性脱发或非瘢痕性脱发。瘢痕性脱发的特征是在脱发区域内毛囊永久性丧失。
- 确定疾病过程是炎症性还是非炎症性。炎性过程表现为红斑、瘙痒或疼痛。
- 评价是否出现鳞屑、脓疱或淋巴结肿大。
- 确定脱发类型。病变是否仅局限在头皮？是否累及头皮外其他毛发生长区？

实验室检查

- 头发牵拉试验确定病理性脱发。取 50 根头发从头皮上轻轻牵拉，有 2 根或多根头发脱落为异常。
- 显微镜下检查脱落毛发确定毛发生长周期。生长终期毛发有圆的、无色素沉着的毛球，生长期毛发则为圆柱状或逐渐变细的色素沉着毛球（图 176-2）。
- 检查毛干识别是创伤性脱发还是遗传性脱发。
- 穿刺活检目的是确定原发病，特别是瘢痕性脱发或是永久性脱发。
- 疑似头癣病例可进行氢氧化钾制片和真菌培养。

图176-2 生长初期和终期的毛发。

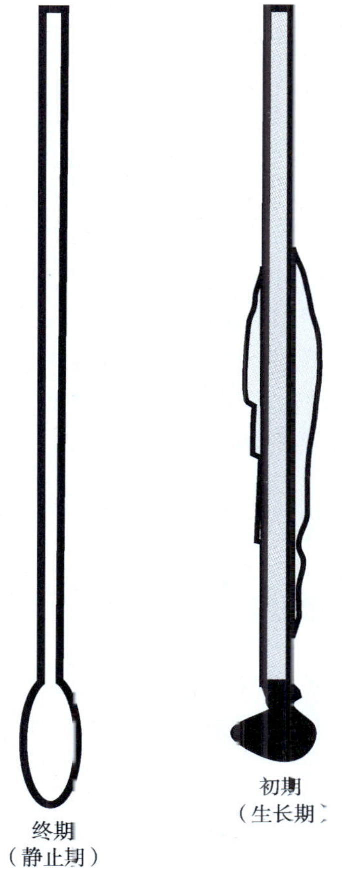

顶，有时整个头顶毛发全部脱光。最后脱发处皮肤可见毳毛。晚期病例，脱发处头皮光滑发亮。女性表现头发减少，头发稀疏，有前额发际。

鉴别诊断

斑秃和毛发生长静止期是两种需要鉴别的情况。

诊断方法

通过完整的病史及检查常能明确诊断，详细的用药史可排除药物相关性脱发。与脱发相关的药物包括抗凝剂、血管紧张素转化酶抑制剂、β 受体阻滞剂、锂、口服避孕药、维 A 酸、丙戊酸及维生素 A 过量。对女性月经不规律、多毛症、重症痤疮或不

图 176-3 斑秃。
短感叹号状毛发在非瘢痕性脱发区域内非常明显。

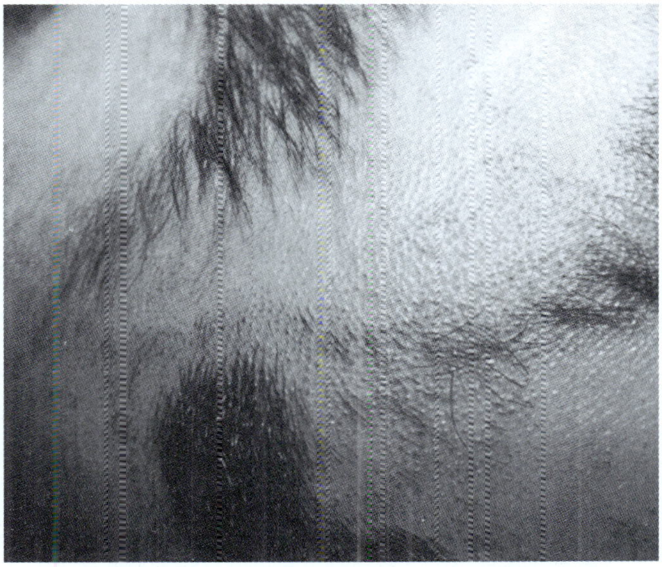

育者应该进行内分泌评估是否存在雄激素过多状态。

处理和治疗

最佳治疗

主要治疗方法是在头皮上每天应用米诺地尔2次。该治疗可阻止30%的患者进一步脱发，并适度促进顶部头发再生。至少治疗3个月才开始显效，持续治疗才会保持疗效。男性患者连续应用非那雄胺（每日1mg）可有效地使顶部脱发再生。不足2%的患者出现性欲下降和勃起功能障碍。女性患者禁用非那雄胺。米诺地尔与非那雄胺可联合应用。严重脱发则需要手术治疗（头发移植或头皮移植）。

静止期脱发

病因学和发病机制

创伤性事件（框176-2）可诱发大量生长初期毛发（生长期）过早进入毛发生长中期，进而至毛发生长终期（静止期）。事件发生2～3个月后处于毛发生长终期的头发脱落，约50%的头发受累。

框176-2　毛发生长终期脱发原因
▪ 心理压力
▪ 躯体压力：全身性疾病、外科手术。
▪ 贫血
▪ 内分泌：产后、围绝经期或绝经后、甲状腺功能减退或甲状腺功能亢进、口服避孕药
▪ 营养：蛋白-热量剥夺、必需脂肪酸缺乏、缺锌、生物素缺乏、缺铁、维生素A过量
▪ 药物

临床表现

静止期脱发可发生在不同性别的任何年龄组，表现为突然出现的弥漫性脱发。常可确定脱发前3个月的促发事件。体格检查可无阳性发现。

鉴别诊断

鉴别诊断包括雄激素性脱发、弥散性斑秃及生长期脱发。生长期脱发常发生在化疗后的2～4周，药品上多会标明脱发，其特征是头发牵拉试验可有生长初期毛发。

诊断方法

患者头皮正常，有特征性病史足以明确诊断，头发牵拉试验阳性，提示非营养不良性脱发。不建议活检。

处理和治疗

6～12个月可自愈。

头癣

病因学和发病机制

头癣是由浅表真菌感染引起的头皮及头发的接触性传染病（断发毛癣菌和犬小孢子菌）。常见于儿童和长期局部应用皮质类固醇激素者。真菌在毛干内及周围复制，当它们感染毛囊时导致毛囊破坏，造成非瘢痕性脱发。可发生称为脓癣的严重炎症反应。源于脓癣或继发性细菌感染的慢性炎症反应可导致头皮纤维化和永久性脱发。

临床表现

头癣可表现为单发或多发的干燥片状脱屑，如它们破坏毛囊时可伴有大量断发（黑点癣），炎症反应边界可有可无。脓癣以脓性渗出硬化性结痂为特征，脓疱常伴有耳前、耳后及颈部淋巴结肿大。

鉴别诊断

脂溢性皮炎可有这种表现。

诊断方法

脱落的毛发或自损害边缘刮取的皮肤，用氢氧化钾（KOH）制片，识别孢子是在毛干内（毛内癣菌）

图 176-4 盘状红斑狼疮。
注意瘢痕形成区域及毛囊完全消失。

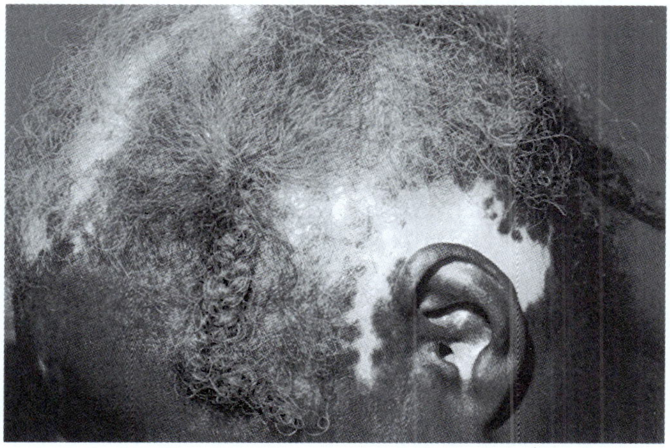

还是毛干外（毛外癣菌），以及菌丝成分。对氢氧化钾试验阴性的可疑病例进行真菌培养有助于诊断。用过碘酸 -Schiff 染色的穿刺活检可证实真菌的存在。

治疗和处理

最佳治疗

灰黄霉素、伊曲康唑或特比萘芬，辅以盐酸酮康唑洗发剂每天洗头可减少接触传染的机会。使用全身性皮质类固醇药物可减轻炎症，并降低脓癣引起头皮纤维化的危险。

瘢痕性脱发

引起瘢痕性脱发的过程导致不可逆的头发脱失。瘢痕性脱发的特点是在临床检查可见毛囊口缺失，组织病理学检查可见毛囊的破坏。对导致终末阶段瘢痕性脱发的各种病因可通过活检进行鉴别。推荐横切面及纵切面头皮活检。

盘状红斑狼疮

病因学和发病机制

盘状红斑狼疮（discoid lupus erythematosus，DLE）为病因不清的自身免疫性疾病。紫外线照射及创伤是其可能发病的危险因素。5% ~ 10% 的 DLE 患者有系统性红斑狼疮的症状和体征。

临床表现

早期病变为红斑和紫斑以及附有鳞屑的斑块，并有毛囊填塞。头发牵拉试验提示头发处于生长初期。随着病情进展，病变部位出现斑驳的色素沉着异常、皮肤萎缩、毛细血管扩张和纤维化或瘢痕形成（图 176-4；彩图 176-4）。头皮之外的区域也可出现相似的皮肤损害。并常有腭部浅表溃疡、近端甲皱红斑及毛细血管扩张。

鉴别诊断

通过针刺活检可与银屑病、头癣和毛发扁平苔藓鉴别。

诊断方法

病变边界组织针刺活检证实表面和深层血管周围的淋巴细胞浸润、浅表皮炎、毛囊堵塞及黏蛋白沉积。

处理和治疗

最佳治疗

局灶性损害可应用高效皮质类固醇软膏，或向活动性炎症边缘皮损内注射曲安奈德。病变广泛者通常需要全身用药（羟氯喹、米帕林、氯喹及阿维A）。终末阶段纤维化损害可不需药物治疗。美容治疗可以掩盖萎缩性、色素减退的终末阶段损害。

毛发扁平苔藓

病因学和发病机制

毛发扁平苔藓是代表自身免疫反应的进行性、炎性瘢痕性脱发。抗原触发可能启动了疾病的进程。

临床表现

毛发扁平苔藓常累及中年人，女性更为多见。患者表现为局灶性脱发，皮损周围有紫色至褐色的角化性丘疹。在瘢痕灶内可能有三簇或更多簇头发。头发牵拉试验确定毛发为生长期。除头皮外，毛发扁平苔藓的临床病变也可累及其他部位，包括黏膜

（口腔白色网状 Wickham 纹）、皮肤（紫色扁平丘疹及斑块）和指甲改变（翼状胬肉）。

鉴别诊断

DLE 是唯一需与之鉴别诊断的疾病。

诊断方法

针刺活检标本显示毛囊周围淋巴细胞浸润。吉姆萨染色可见毛囊周围弹力纤维减少或缺失。直接免疫荧光试验可发现在毛囊基底膜有 IgM 及 IgA 球形沉积，称之为细胞状体。

处理和治疗

最佳治疗

局灶性病变可局部应用高效皮质类固醇或病灶内注射曲安奈德。在应用阿维 A 及羟氯喹前，全身应用皮质类固醇 3 个月以上对减慢或阻止脱发可能有效。患者通常在治疗停止后再次脱发。

瘢痕疙瘩性痤疮

病因学和发病机制

瘢痕疙瘩性痤疮是一种炎症状态，可能与非洲裔美国人的毛囊皮脂腺单位、毛干或头皮特性有关。创伤、表皮剥脱、脂溢性皮肤病、蠕形螨属或细菌感染以及自身免疫可能参与其发病机制。

临床表现

瘢痕疙瘩性痤疮在非洲裔美国成年男性中多见。患者颈后部及枕部头皮出现质硬的红色滤泡状丘疹。这些丘疹可能融合形成与脱发相关的瘢痕疙瘩性结节或斑块。可有瘙痒及灼热的症状。

鉴别诊断

需与毛囊炎鉴别。

诊断方法

通过临床表现可以诊断。针刺组织活检发现毛囊周围皮脂腺水平有明显的淋巴细胞和浆细胞浸润。疾病进展可导致毛囊完全破坏。

处理和治疗

最佳治疗

轻症患者局部联合应用高效类固醇及抗生素可以控制病情，疾病较重者应每月接受病灶内注射曲安奈德和口服抗生素治疗。推荐使用抗菌肥皂辅助治疗。

切割性蜂窝织炎

病因学和发病机制

切割性蜂窝织炎可能是皮肤对金黄色葡萄球菌或痤疮丙酸杆菌的异常免疫反应，病因仍不清楚。

临床表现

活动性损害表现为严重的炎症反应，以脓疱、波动的脓肿及窦道形成为特点，这个痛苦、慢性、不断进展的化脓过程通常影响年轻的非洲裔美国男性，并最终导致瘢痕形成和永久性脱发。细菌培养常无细菌生长或为皮肤共生菌。

鉴别诊断

切割性蜂窝织炎的临床表现需与脓癣、疖肿鉴别。

诊断方法

通过培养排除真菌、细菌感染。穿刺活检证实毛囊脓肿中存在白细胞，也可发现淋巴细胞、浆细胞和异物巨细胞。晚期病损可见因瘢痕造成的毛囊损害。应做病原微生物的特殊染色。常见继发性细菌感染。

图 176-5 结节病。
在脱发斑块内未发现毛囊。

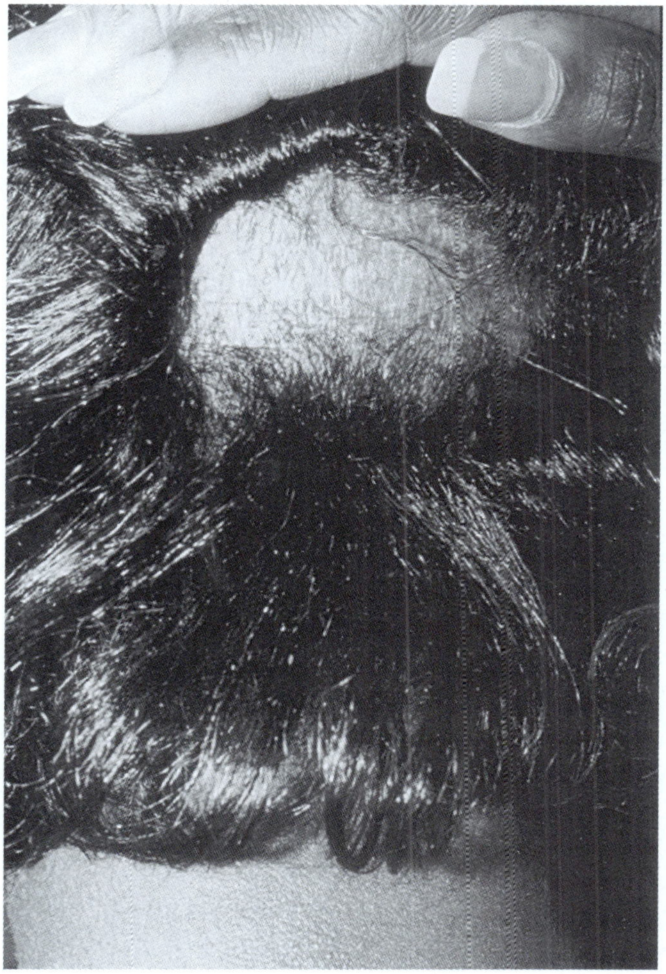

处理和治疗

最佳治疗

四环素、多西环素、米诺环素、头孢氨苄及异维 A 酸是主要的治疗药物。肿瘤坏死因子 -α 抑制剂，如依那西普及英夫利昔单抗，均可用于本病治疗。

结节病性脱发

病因学和发病机制

肉芽肿形成代表对持续性抗原出现的免疫反应。

临床表现

缓慢进展性脱发在非洲裔美国女性中多见。结节病可有多种形态，可呈丘疹、斑疹、局部萎缩或溃疡伴或不伴结痂或鳞屑，常伴随有肺结节病或其他皮肤结节病变（结节性红斑）。结节病能引起瘢痕性脱发（图 176-5），尽管非瘢痕性脱发也有报道。

鉴别诊断

通过针刺组织活检可与盘状红斑狼疮（DLE）相鉴别。

诊断方法

组织活检可发现非干酪样肉芽肿及伴弹性纤维减少的瘢痕形成。确诊结节病的其他检查包括完整的躯体检查以寻找有无结节病的其他皮肤表现，以及胸部 X 线检查以除外肺部疾病。

处理和治疗

最佳治疗

局部应用强效皮质类固醇、病灶内应用类固醇、全身应用泼尼松、羟氯喹及小剂量甲氨蝶呤均是有效治疗。

原发或转移性肿瘤

病因学和发病机制

肿瘤细胞浸润造成包括毛囊在内的皮肤正常结构破坏。

临床表现

检查可见硬结、斑块或者明显取代皮肤附属结构的占位性病变。

鉴别诊断

常见浸润头皮引起脱发的恶性肿瘤包括皮肤 T 细胞或 B 细胞淋巴瘤以及转移性乳腺癌、肺癌及前列腺癌。

诊断方法

穿刺或切取组织活检是证实恶性组织学的必要方法。

处理和治疗

最佳治疗

治疗包括局部切除术和原发恶性肿瘤的治疗。

避免治疗错误

对于各种类型脱发，正确诊断是非常重要的。如果病因不清或者对治疗反应差，应进行头皮穿刺活检。长期病灶内应用曲安奈德或长期局部应用强效皮质类固醇可引起皮肤萎缩。

展望

最近研究表明，头发生长周期需要核受体控制的定时 Wnt 信号通路，这项研究提出了研发通过激活该途径刺激头发再生药物的可能性。这种治疗会对非瘢痕性脱发有益，尤其是雄激素性脱发。

（王剑利 译 阮春雨 校）

参考文献

American Academy of Dermatology. Available at: http://www.aad.org. Accessed December 9, 2006.
This website provides accurate basic medical information about hair loss to patients.

National Alopecia Areata Foundation. Available at: http://www.alopeciaareata.com. Accessed December 9, 2006.
This website is dedicated to alopecia areata and allows patients to form a support network.

Society for Investigative Dermatology. Available at: http://www.sidnet.org. Accessed December 9, 2006.
This website is dedicated to basic science research of skin disease and provides links to various clinical resources for patients.

循证

1. Chartier MB, Hoss DM, Grant-Kels JM: Approach to the adult female patient with diffuse nonscarring alopecia. J Am Acad Dermatol 47(6):809-818, 2002.
   This article provides an outline for diagnosing the primary causes of diffuse nonscarring hair loss in women.
2. Cotsarelis G: Epithelial stem cells: A folliculocentric view. J Invest Dermatol 126(7):1459-1468, 2006.
   The author explains the importance of bulge cells in the hair follicle as a potential target for developing future treatments for hair loss.
3. Olsen EA: Disorders of Hair Growth: Diagnosis and Treatment, 2nd ed. New York, McGraw-Hill, 2003.
   This book is written by one of the hair experts in dermatology and provides a comprehensive review of alopecia.
4. Ross EK, Tan E, Shapiro J: Update on primary cicatricial alopecias. J Am Acad Dermatol 53(1):1-37, 2005.
   This article reviews the etiology, diagnostic features, and therapeutic options for scarring hair loss.

Susan Riggs Runge • Craig Burkhart

177

疥疮和虱病

疥疮

疥疮是一种以极度瘙痒为特点的接触性传染病。严重暴发流行及复杂性疥疮常在护理院和医院这样的机构以及社会弱势群体和免疫功能减低的人群中发生。任何年龄、性别、种族、社会经济阶层的人群皆可罹患疥疮。

病因学和发病机制

疥疮是疥螨属寄生虫侵犯皮肤所致的疾病。这种寄生虫可在人类皮肤内完成其整个生命周期。雌性疥螨咬破皮肤角质层掘成隧道，并在其中产卵，每天产卵 3 ～ 4 个，持续 1 个月，卵经孵化形成幼虫，发育为成虫，如此反复循环。

虽然其主要传播途径是皮肤与皮肤的密切接触，但本病也能通过被褥和衣服间接传播。其感染传播的可能性与疥疮结痂中所含有的高侵袭性螨虫数量直接相关（见后）。

皮肤损害是由于螨虫侵袭以及皮肤对螨虫及其粪便、虫卵的迟发超敏反应共同造成的。瘙痒和皮肤损害通常发生在螨虫侵袭后的 3 ～ 6 周。大多数患者根治螨虫 2 ～ 4 周后仍有瘙痒，其最可能的原因是迟发性超敏反应。

临床表现

患者主诉瘙痒，通常在夜间加重。家庭其他成员的瘙痒病史高度提示本病。

体格检查可发现炎性丘疹，常伴有皮损，好发于指（趾）缝、腕的屈侧、肘部、腋窝、臀部和外生殖器（图 177-1）。在上述特定部位可见长约 2 ～ 5mm，呈灰白色丝线状迂曲的皮下隧道。有时在隧道的盲端可见呈黑点状的螨虫。常会发生继发性脓疮和湿疹。

在婴儿和年长儿童，疥疮常表现为广泛瘙痒性皮疹，累及面部、头皮、手掌和脚掌，老年人和免疫力低下的患者炎症反应可能不明显，可能只表现为瘙痒而皮损很少。结痂性疥疮（挪威疥疮）剥落的皮屑中含有数以千计的高侵袭性螨虫。这种病变最常见于养老院的老年人或免疫功能低下患者，临床上皮肤病变与银屑病相似，常没有瘙痒症状。

鉴别诊断

皮损很少的疥疮患者因有皮屑脱落可能误诊为神经性皮炎。结痂性疥疮很容易与丘疹鳞屑性疾病混淆。疥疮与许多疾病表现相似，如特应性皮炎、丘疹性荨麻疹、脓皮病、昆虫叮咬和疱疹样皮炎。

诊断方法

瘙痒患者如果在典型好发部位发现特征性皮损和疥疮接触史，临床上就可以拟诊疥疮。确诊需要从皮肤刮片中找到螨虫、虫卵或粪便（图 177-1）。因为皮肤刮片检查敏感性很低，未找到螨虫并不能排除疥疮的诊断。

处理和治疗

传统治疗疥疮的方法是局部应用杀疥螨药（图 177-2），但口服伊维菌素已经成为非常有用的替代选择。治疗先证患者的同时对家庭成员和性接触者（即使没有症状）给予治疗是治疗的要点。减少结痂性疥疮传播的方法是必须对所有接触者治疗，包

图177-1 继发于体外寄生虫的皮肤病。

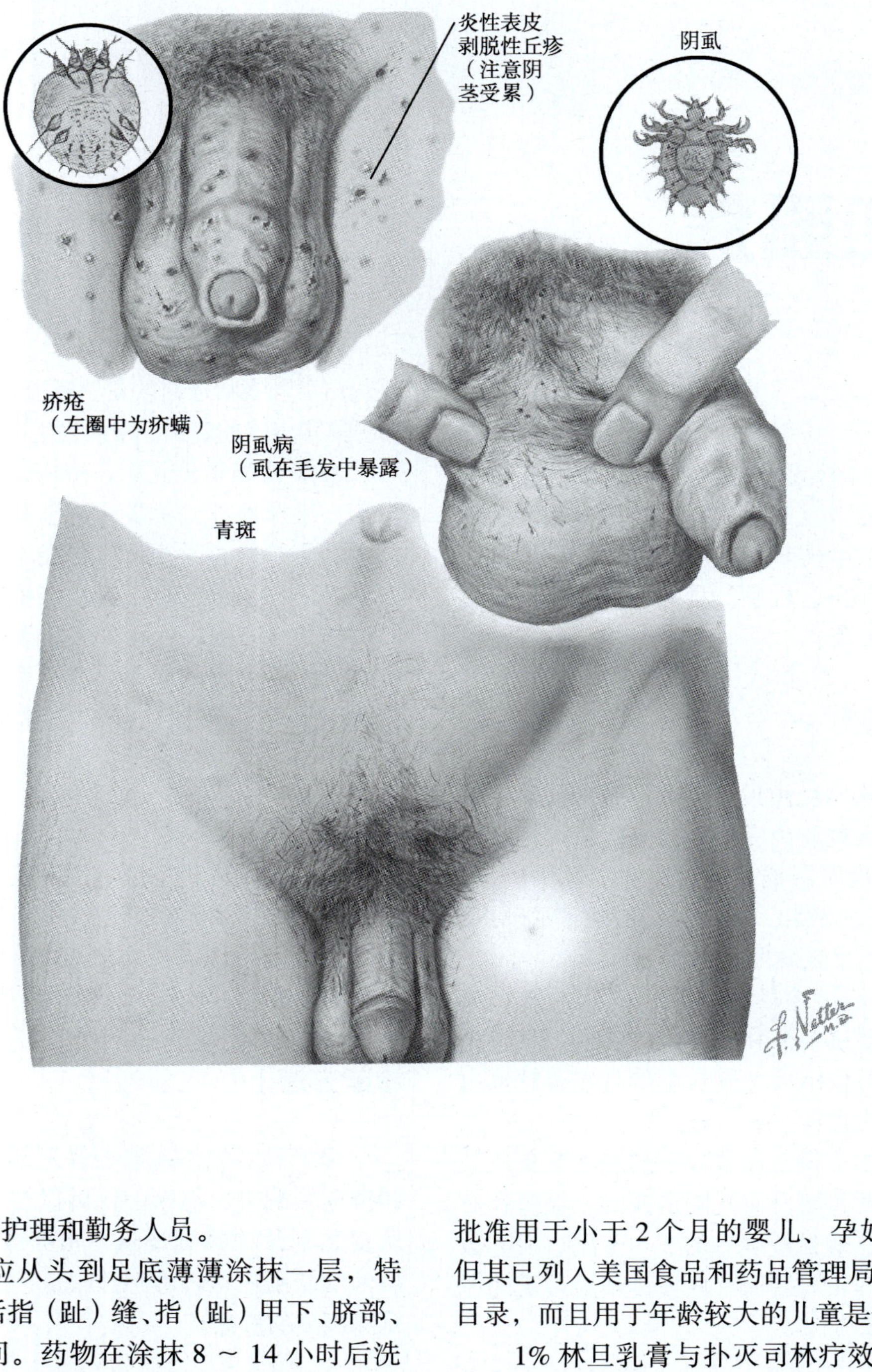

括该机构中的所有护理和勤务人员。

杀疥螨药物应从头到足底薄薄涂抹一层，特别注意的部位包括指（趾）缝、指（趾）甲下、脐部、生殖器及两臀之间。药物在涂抹 8 ～ 14 小时后洗掉。在治疗后，所有床单、毛巾、床上用品和内衣裤应用热水（60℃）在洗衣机中清洗干净。如果儿童的长毛绒玩具不可清洗，72 小时内避免与人接触，让螨虫自然死亡。不管是口服或局部涂抹药物治疗，多数专家主张 7 ～ 14 天后重复给予第 2 次治疗。

因其高效性和低毒性，5% 扑灭司林乳膏成为局部杀疥螨药的首选。尽管 5% 扑灭司林乳膏未被批准用于小于 2 个月的婴儿、孕妇及哺乳期妇女，但其已列入美国食品和药品管理局妊娠期 B 类用药目录，而且用于年龄较大的儿童是安全的。

1% 林旦乳膏与扑灭司林疗效接近，但其潜在的中枢神经系统毒性较扑灭司林大。林旦乳膏禁用于 3 岁以下儿童、孕妇及哺乳期妇女以及存在神经系统疾病的患者。皮肤破溃者或可能用错药物者不应使用该药。

小于 2 个月的婴儿、妊娠或哺乳期妇女可选用含硫 6% 的凡士林膏。儿童或婴幼儿使用克罗米通是安全的，但疗效不确切。

伊维菌素是一种口服抗寄生虫药，广泛用于

图177-2　性传播体外寄生虫病。

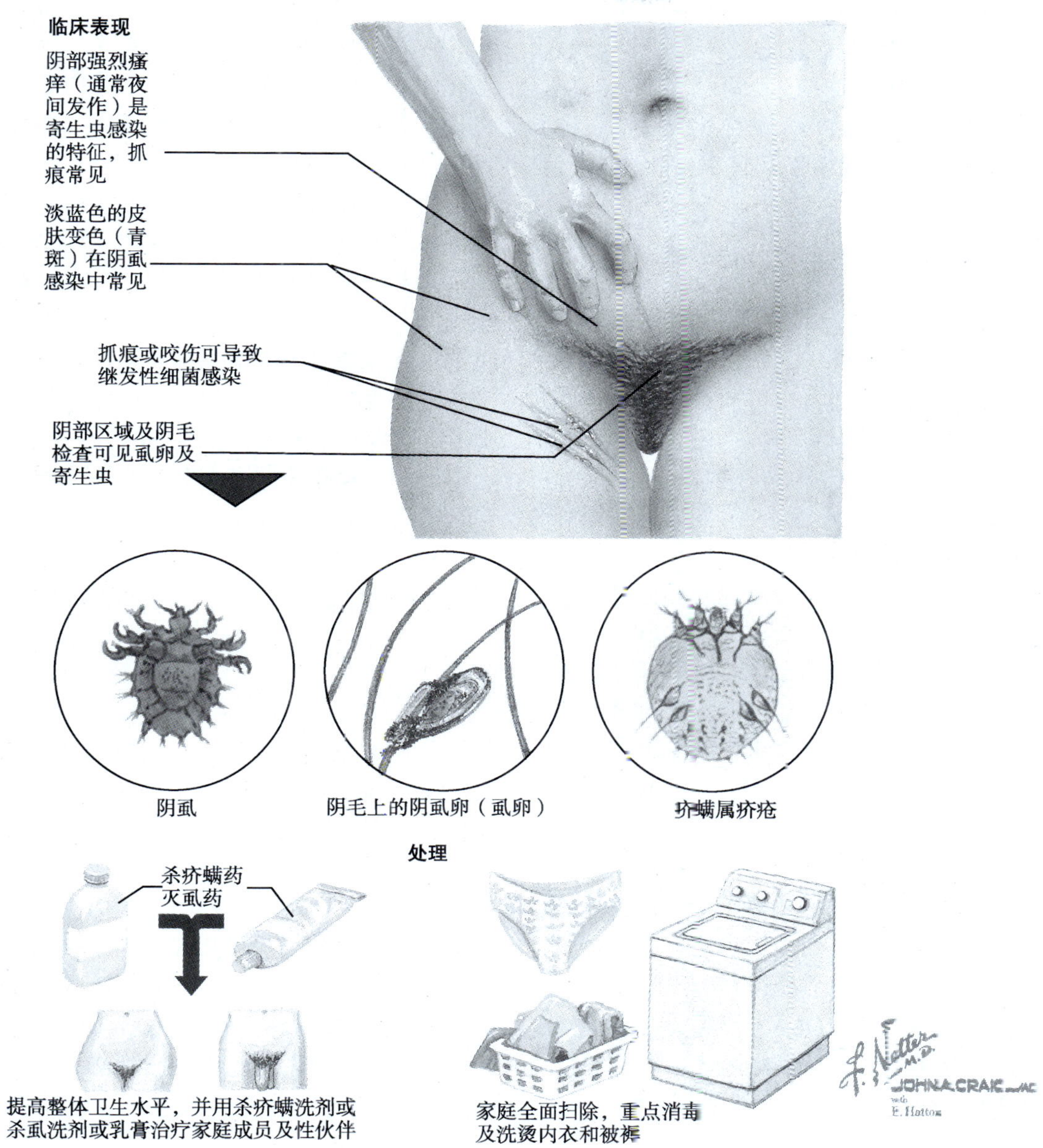

其他几种寄生虫感染治疗，体重大于15kg非妊娠或哺乳期妇女患者使用安全有效。伊维菌素规定剂量为200μg/kg，7～14天之后重复使用。对局部应用杀疥螨剂无效、全身湿疹以及局部治疗不能耐受或依从性差的患者，伊维菌素是理想的治疗药物。

口服抗组胺药和局部使用中效类固醇可缓解瘙痒症状，抗疥螨治疗后瘙痒可持续1个月以上。

避免治疗错误

治疗失败的常见原因包括其他密切接触者未接受治疗，或患者未对全身皮肤表面进行治疗。在先证病例治疗的同时，所有的家庭成员和性伙伴即使没有症状也应接受治疗。如前所述，使用局部杀疥螨剂时应特别注意患者下列区域：指（趾）缝、指（趾）甲下、脐内、生殖器、两臀部之间。

虱病

虱病是由虱虫感染所致，包括头虱病（头虱），体虱病(体虱)或阴虱病(阴虱)。头虱主要见于儿童，阴虱见于性行为活跃期的成人。所有社会经济阶层人员都可罹患头虱病和阴虱病。与之相反的是，体虱病则见于卫生状况差、贫穷及居住拥挤的人群。

头虱

任何社会阶层和种族的人群皆可罹患头虱病，但非洲裔美国人是一个例外，其发病率非常低。虱可通过头与头直接接触传播，也可通过共用毛巾或梳理毛发的器具传播。头虱感染是一个常见的问题。

临床表现

强烈的头皮瘙痒是头虱的特征。体格检查可在头发中发现虱卵和成虱。虱卵为灰色或褐色椭圆形的卵囊，牢固地黏着于发干（图 177-2)。继发改变源于虱的唾液和排泄物引起的免疫反应，颈后部皮肤可见脱屑、红斑以及抓痕。猛烈的抓挠可致头皮继发感染，无光泽的头发上有蜂蜜色结痂，还可有淋巴结肿大。

诊断

在头皮或头发上发现活的成虱可确定活动期感染。虱卵可因黏附在发干上而被发现，显微镜下可见卵壳上面有呼吸孔。如果只发现虱卵不能确定为活动期感染。虱虫感染被清除后，因为虱虫卵壳牢固黏附在头发上并不退化，这些能孵出虱虫或是已死亡的卵壳仍然可保留在头发上长达数周。

鉴别诊断

应考虑其他原因导致的头皮瘙痒，如头癣和脂溢性皮炎，尤其是儿童患者。

处理和治疗

1% 扑灭司林乳膏和含胡椒基丁醚的除虫菊酯为非处方药。二者皆为高效低毒药物。治疗期结束后，可用密齿梳将虱卵从头发上梳除。尽管许多药物外包装上的使用说明意见不一，建议各种局部用药均使用 2 次，并间隔一周。这种方法可确保杀灭所有虱卵，并降低耐药风险。

治疗后所有衣物、毛巾、床单、头发丝带应用洗衣机洗净烘干或干洗。长毛绒玩具装入塑料袋放置在温暖地方储存两周。梳洗头发所用器具用热肥皂水清洗浸泡 20min 是必要的措施，为清除所有可能带有虱卵的脱落头发，用吸尘器彻底打扫地板和家具非常重要。大多数医生都建议发病患者的家庭成员均应接受治疗。

由于对扑灭司林和含胡椒基丁醚的除虫菊酯的耐药性增加，对于处方药物的使用要求也已增加。夜间局部应用马拉硫磷 8 ～ 12 小时，美国尚无耐药的报道。应该限制局部使用林旦，因其已有过量或错用该药导致患者中枢神经系统毒性的报道，建议只用于对其他已获准使用的药物无效的患者。单次伊维菌素口服剂量为 250μg/kg，7 ～ 10 天后重复给药一次，对耐药患者有非常明显的疗效，但尚未有临床试验予以全面评价。

头皮上无活虱存在表明治疗成功。存在虱卵并不代表活动性感染，学生不必离校隔离。

体虱

体虱常在卫生状况差及居住拥挤的人群中流行。在美国，体虱常见于无家可归者。体虱通过衣物和床上用品传播。

临床表现

主要的症状是严重瘙痒。由于剧烈抓挠，这类患者躯干和颈部常有很多抓痕。继发性浅表细菌感染较常见。仔细检查可见虱叮咬过的地方出现数个丘疹或斑疹。患者身上很少出现虱，但在衣缝中常可见虱及虱卵。

诊断

贫困患者如果出现严重瘙痒且无原发皮损应考虑此病。虽然感染个体身上很少见到虱子，但患者衣服上，特别是身体皱褶附近的衣缝中可见虱卵。在患者衣服上找到虱卵、活虱可确诊该病。

鉴别诊断

不检查衣服，体虱病容易误诊为神经性皮炎。

处理和治疗

主要的治疗是消毒衣服和床上用品。患者的衣服、毛巾和床单应用热的肥皂水洗涤或干洗、煮沸。可用前文提到的治疗疥疮常用的5%扑灭司林乳膏治疗体虱。

阴虱

阴虱病是性传播疾病，虽然可见于各个社会阶层及不同种族人群，但最常见于男性同性恋者。阴虱的存在增加了其他性传播疾病的传播。

临床表现

阴虱最常累及阴部，但包括腹股沟区、肛门周围、大腿和躯干区域短发在内的任何毛发均可受累。在儿童，睫毛和发际处的毛发也可受累。患者诉受累区域瘙痒。

患者最常表现为阴部瘙痒（通常夜间发作）。认真检查可在会阴及肛周毛发上发现阴虱及虱卵（图177-2）。可伴有抓痕、继发性细菌感染和淋巴结大。

诊断

显微镜下检查拔下的受累毛发可确定诊断。发现虱卵提示过去或现在感染；且发现活虱可确诊活动性感染。检查患者所有区域的毛发非常重要，因为会阴以外区域的毛发常被累及。

处理和治疗

治疗包括局部使用各种外用制剂。应治疗整个会阴区域及大腿、躯干、腋窝区域。需同时治疗性伴侣。未受感染的同室人员不需要治疗。在治疗的同时，所有的内衣、衣服、床单以及与感染者接触过的毛巾应用热肥皂水洗涤。

如同头虱病，需要使用2次局部杀虫剂，2次间隔1周。常用制剂有局部外用1%的扑灭司林、增效除虫菊酯香波、5%扑灭司林乳膏和1%林旦香波。用致密的梳子清除残留的虱卵和虱。当局部治疗无效或疗效不理想时，应口服伊维菌素，剂量为250μg/kg，连用7天。对睫毛受累者应口服伊维菌素或每日局部使用凡士林2次，连用1周，而后清除任何残留的虱卵。

避免治疗错误

虱抵抗病例最常由于不正确使用灭虱药物、再次感染或误诊所致。灭虱药应用于干发或身体表面，7～10天后应重复使用一次。同时治疗家庭所有成员，用热水洗涤床单和衣服，用热肥皂水洗涤发具20min或放入塑料袋中存放1周，可预防再次感染。存在虱卵并不能确诊有活动性感染，在确诊虱抵抗前应寻找活虱。

展望

将来对虱病和疥疮的处置可能会涉及诊断和治疗等方面的变化。酶联免疫吸附试验可用于家畜的疥疮血清抗体检测，并可能成为提高人类疥疮感染检测的方法。由于虱病对非处方药物的耐药性不断增加，导致越来越多的患者寻求处方药物治疗，使虱病逐渐发展为需要在医师指导下治疗的疾病。

（王剑利　译　李俊娟　校）

参考文献

Meinking TL, Burkhart CN, Burkhart CG: Infestations. In Bolognia JL, Jorizzo JL, Rapini RP (eds): Dermatology. New York, Mosby, 2003.

This text chapter provides a thorough review of common skin infestations.

循证

1. Chosidow O: Clinical practices. Scabies. N Engl J Med 354(16):1718-1727, 2006.
   The author provides an extensive clinical review of the diagnosis and treatment of scabies.
2. Frankowski BL, Weiner LB; Committee on School Health, the Committee on Infectious Diseases, American Academy of Pediatrics: Head lice. Pediatrics 110(3):638-643, 2002.
   This is the consensus report of the American Academy of Pediatrics on diagnosis and management of lice infestations.
3. Heukelbach J, Feldmeier H: Scabies. Lancet 367(9525):1767-1774, 2006.
   The authors provide an excellent review of the etiology, pathology, and management of scabies.
4. Schachner LA: Treatment resistant head lice: alternative therapeutic approaches. Pediatr Dermatol 14(5):409-410, 1997.
   The author provides a review of the growing problem of resistant head lice.

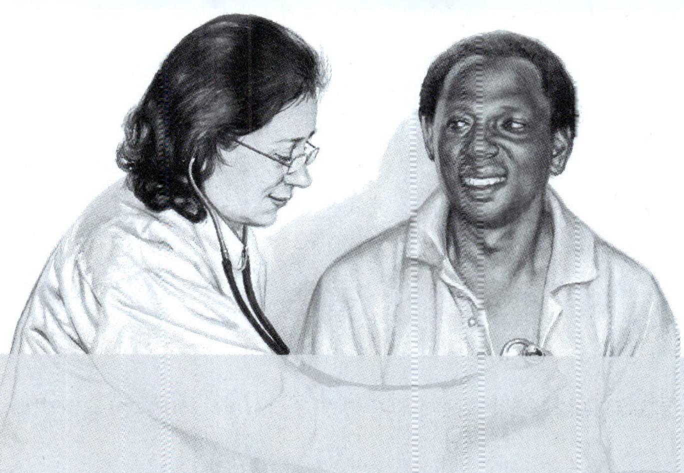

第XIX部分

老年医学

Debra L. Bynum

老年人用药：老年患者的合理处方

引言

随着有关患者用药安全性及减少不良反应的问题越来越受到关注，人们开始认识到老年人尤其容易因为不合理的药物应用而产生相关的并发症。研究表明，老年患者应用处方药最多。随着年龄增大，所使用的药物数量也就越多。有超过 90% 的居住在社区中的女性服用至少一种药物，而且超过 10% 的人服用十种以上的药物。那些居住在救助中心或者专业护理服务场所的人更有可能使用更多的药物。随着人口的老龄化，这一现象将会成为一个更加严重的公共健康问题。而对于医生的挑战则是如何去权衡老年患者用药的利与弊，使其受益。每年有将近 1/3 的老年患者发生不良药物反应而需要处理——这一危险与大量服用的药物有关。

病因学和发病机制

用药过多及不良药物反应的病因是复杂的，甚至连什么是多重用药尚无明确定义。它仅仅是患者服用药物多少的意思吗？多少算太多？随着社会人口的老龄化，一些慢性疾病如糖尿病、心力衰竭以及高血压变得越来越普遍。每一种疾病都有循证的理论依据需要干预，它们通常会应用多种药物。目前，那些已被明确诊断且预后不佳的老年患者，可能会在治疗中给予更多的药物。然而，一般情况下我们很少会将年龄作为理由而不予治疗。现在的患者更可能会通过多种处方、多种调整及多种药剂来服药，因而使问题复杂化。现在制药厂已将患者当做消费者来推销药物，包括老年人。草药制剂及非处方药的应用在老年人中已经逐步提高。在一些调查中发现，将近 25% 的老年患者使用一种草药制剂，而这些人中多于一半人从未向他们的初诊医生说明过。

老年患者的药物不良反应的发病机制也同样复杂。几个主要因素使得老年患者对不良反应更加敏感：

1. 随着年龄的增加，药代动力学发生变化，包括药物的分布、新陈代谢以及药物代谢的改变。由于老年人的净体重下降及脂肪量的增加，药物分布量也发生了改变。肝清除作用的下降以及肾血流和肾小球滤过率的下降都会延长许多药物的半衰期，并降低其代谢率。由于老年人净体重的减少而导致肌酐产物下降，正常的肌酐值可能实际上代表了肾功能的明显损害。
2. 药效学的改变对于一种药物作用于人体所产生的效应可以是多样性的。事实证明药物的治疗水平仍可能存在不良反应，这就要求我们在用药时给予较低的初始剂量，并且多药使用需要仔细滴定。
3. 在服用较多药物的老年患者中，药物与药物间的相互作用更为普遍。
4. 由于共存疾病的发病率增加，药物与疾病间的相互影响在老年人中也变得更为普遍。服用小剂量苯海拉明后，较为年轻的患者仅表现为夜间嗜睡，而与此不同的是，有潜在认知缺损的老年人会出现谵妄。服用三环类抗抑郁药治疗后，年轻患者可能会出现轻微的低血压及头晕，而老年人可能会出现偶发性昏厥，并且由于其潜在的骨质疏松而可能遭受髋骨骨折的痛苦。

5. 由于严重慢性疾病的发病率不断增加，老年人更加倾向于使用多种处方药及复方药剂。来自于不良药物事件的绝对危险与服用药物的数量有直接关系——所用药物数量越多，危险性越大。这是产生不良药物事件的主要危险因素，即使控制住了其他疾病和混杂因素，也是如此。
6. 在老年患者中对不良药物事件的认识不足是很常见的现象。一些副反应如眩晕、意识错乱及便秘，通常被认为是其他疾病作用的结果。当一种症状并没有因为一种副反应的出现而被认识到，而用其他药剂加以治疗时，这时，“处方连锁反应”就开始了。有很多这样的例子——想象一下一位老年女性在服用了非处方药萘普生后出现了血压升高，随之医生为她开了氢氯噻嗪。服药后，她发觉自己出现了尿失禁，就又去问医生，医生随后给她开了诸如奥昔布宁之类的药。吃完药以后，这位老年女性又出现了便秘，医生就又给她开了聚乙二醇。当然，这个故事还会继续下去。

临床表现

遗憾的是，临床上针对老年人的不合理处方引发的不良反应是很常见的，导致显著的发病率和病死率。通常的不良反应包括谵妄、跌倒、骨折、直立位晕厥、便秘及尿潴留。我们要尽可能地鉴别出这些不良反应所产生的后果，并把潜在的病因作为问题的研究对象，以避免陷入“处方连锁反应”。简而言之，当老年患者出现新症状时，“第一个先想到是药物反应”对于我们来说非常重要。

治疗

最佳治疗

给予老年人最佳的合理处方，首先要求医生要有衡量治疗方案与疗效副反应潜在危险的觉察性和警惕性。以下是几个有助于我们治疗的基本方法：

1. 认识到并且避免应用可能不适当的药物（potentially inappropriate medication，PIM）。最新版本的Beers标准（Beers是一本知名文献，记载了老年患者不合理用药问题）中有完整的高危药物清单。Beers团队综述了那些在一般情况下应该被避免使用的药物，或在某种治疗环境下，依据药物不良后果的危险性水平、是否缺乏有效性以及是否安全，而应当被避免使用的药物。清单上列出的主要药物有肌肉松弛药、三环类抗抑郁药、长效苯二氮䓬类、解痉药如双环维林和颠茄、抗胆碱能药如苯海拉明、麻醉药如哌替啶、右丙氧芬/醋氨酚，以及许多非类固醇类抗炎药物。

   重要的是要认识到PIM不是绝对的，常常需要考虑有例外。例如，有自杀倾向和要求抗焦虑治疗的严重焦虑患者可能受益于小剂量的短效苯二氮䓬类药物。根据个人和潜在的药物不良反应来制订治疗方案，这是最重要的问题。
2. 要认识到不良药物反应的负面后果，并及时终止其使用，以免陷入处方连锁反应。
3. 常规询问患者服用非处方药、草药制剂、维生素以及其他辅助用药的情况，并进行记录。
4. 考虑使用能够鉴别一般药物间相互作用的数据库。
5. 建立完善的监测手段，如肝肾功能、抗凝功能等。
6. 记录并报告可疑的不良药物事件。
7. 无论何时都要尽可能使用药品通用名称。药品通用名称与药物商品名称同时使用会导致混淆，甚至会使患者过量服用相似或者相同的药物。
8. 指导患者有关他们所服用的药物，包括每一药物的适应证。
9. 让患者随时携带一份最新的药物清单。这在患者问诊及调整用药时尤其有帮助。
10. 把停药作为日常制订诊断决策的一部分。如果治疗的目标已转移为以护理为主，或者患者发生了其他变化如体重减轻、痴呆加重或是再次入院，那么把停药作为日常制订诊断决策的一部分则显得尤为重要。医院可能已经开始使用诸如质子泵抑制剂这类药物，而患者可能没有继续使用这类药物的指征。类固醇类药物可能用于急性疾病的治疗且从未停止使用。精神调节药的目标及有效性还不明确。基本的一点就是：如果一种药物没有被验证有任何明显的优点，那么就不要再继续使用它。

11．让患者在复查时带着药瓶，而不仅仅是一份药物清单。治疗过失包括药物过失、与患者有关的过失，或者是在某些时候没有被发现的医嘱过失。

12．鉴别可能会增加处方药不良反应危险性的患者个人因素，这些因素包括读写能力、视力丧失、关节炎以及认知水平下降。

避免治疗错误

我们的目标是在有效的治疗与应用药物所伴随的潜在副反应之间达到最佳平衡。老年患者可能会从慢性病的治疗中受益匪浅。避免在治疗中不考虑年龄因素显得尤为重要。

展望

老年患者的合理用药极具挑战性，并且随着老龄人口数量持续不断地增长，它也将成为一个几乎各个专业医生都必须面对的问题。以前将老年人排除在外的临床试验，现在需要继续扩展其合格入选的必要条件，甚至要特别关注于这一人群。随着老年人口的数量持续增加，治疗手段不断丰富，针对老年患者用药过多或过少之间的平衡将变得越来越具有挑战性。

（邓红亮　译　杜　鑫　校）

参考文献

Institute of Medicine. Available at: http://www.iom.edu.

This is the home page for the Institute of Medicine, with links to programs aimed at reduction of medication errors and other quality improvement initiatives.

循证

1. Fick DM, Cooper JW, Wade WE, et al: Updating the Beers criteria for potentially inappropriate medication use in older adults: Results of a U.S. consensus panel of experts. Arch Intern Med 163:2716-2724, 2003

   This article expands on the work done in the original Beers review of inappropriate medications in older patients. The review looks at medications that should be limited or never used based on high rates of side effects, lack of utility, or better alternative medications.

2. Petrone K, Katz P: Approaches to appropriate drug prescribing for the older adult. Prim Care 32:755-775, 2005.

   This article provides a review for rational drug prescribing for older patients.

Nurum F. Erdem

179

跌　倒

引言

跌倒是老年人中常见且严重的问题。它发生在人休息时无意地倒在地上或者较低平面。每年有大约35% ~ 40% 在社区居住的 65 岁以上老年人及超过 50% 居住在养老院或医院的人发生跌倒。其发生与相当程度的发病率、死亡率及尚不成熟的养老院条件有紧密的关系。25% 发生过跌倒的老年人于 6 个月内死亡，60% 的患者会限制活动，而 25% 的患者会遗留功能障碍。此外，出于对跌倒的恐惧，人的行为能力会下降，出现孤僻及远期不良后果。在美国，每年用于治疗跌倒的药物费用超过 20 亿，占 65 岁以上老年人所有药物费用的 6%。

病因学和发病机制

跌倒的发生是由多种因素构成的，并且通常是可以预防的。内在因素（如身体状况及年龄的变化）、外部因素（如药物及环境因素），这些原因都会促使跌倒的发生。有两个或更多的观察性研究显示，在诸如关节炎、抑郁症、立位晕厥、意识障碍以及视觉、平衡、步态或肌力受损的状态下和使用 4 种或 4 种以上药物时，这些情况会增加跌倒发生的危险性。

多项研究均强烈表明锻炼、力量和平衡的恢复与跌倒发病的减少之间有着紧密的关系。更特别的是，臀部外展肌肌力就曾作为老年人跌倒风险的一个强有力的指标而被研究。臀部外展肌肌力的下降会损伤肌肉保护性的伸展反应，延长姿势校正反应时间，从而增加跌倒发生的危险性。

服用多种药物（4 种或 4 种以上处方药物）容易发生跌倒。药物通常与老年人跌倒的发生有关，这些药物包括镇静催眠药，尤其是长效苯二氮䓬类及抗精神病药。5- 羟色胺再摄取抑制剂和三环类抗抑郁药也可以增加跌倒发生的危险性。治疗心脏病类药物如地高辛、利尿剂及 1A 类抗心律失常药与跌倒的发生也有一定的关系。

一些研究表明，随着危险因素数量的上升，跌倒发生的危险性也明显增高。其中一项研究报道，居住在社区具有 4 个或 4 个以上危险因素的老年人发生跌倒的概率比无危险因素或仅有一个危险因素的老年人发生跌倒的概率增加（78% *vs*. 27%）。

正是由于诸如骨质疏松及与年龄相关的身体改变所导致的跌倒损伤，以及多种危险因素的综合作用所引发的跌倒高风险性，使得跌倒成为老年人中的一个主要问题。

临床表现

跌倒在人群中的发生通常与偶然事件及环境因素有关（37%），也可以由身体虚弱、平衡或者步态障碍引发（12%）。跌倒发作（11%）、头晕或眩晕（8%）、直立性低血压（5%）也成为跌倒的诱发因素。18% 的跌倒是由急性疾病、意识错乱、药物或者视力下降引发的，而还有许多人发生跌倒的原因不明（8%）。

通过长期观察，导致跌倒最常见的因素是全身无力（31%）及环境危险因素（27%）。直立性低血压引发的跌倒占 16%，急性疾病占 5%，步态或平衡障碍占 4%，药物导致的占 5%。其中有 10% 在护理院中的跌倒发病原因不明。

图179-1　预防跌倒的临床方法

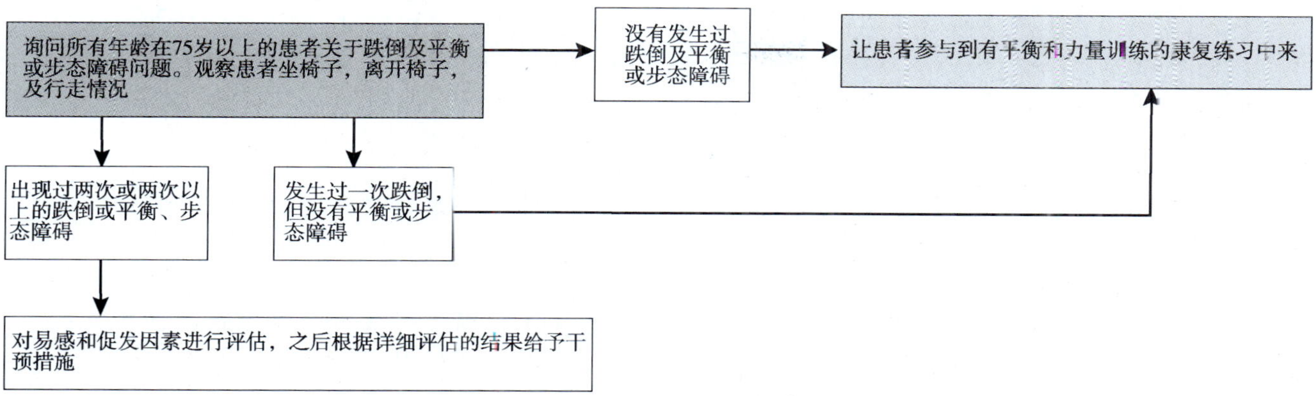

多数跌倒会导致几种类型的损伤，一般是软组织损伤如挫伤和皮肤裂伤。约有 10% ~ 15% 的人出现骨折或其他严重损伤。

对那些跌倒的人来说，仅有一半人可以不用别人帮助而自行站起。跌倒与功能状态的下降有关，并可并发与跌倒相关的损伤。

鉴别诊断

尽管人们认为跌倒是一个常见的老年病学症状，但是跌倒也可以伴随其他疾病的发生。伴随意识丧失的跌倒会导致昏厥的发生（参见第 38 章）。跌倒也可以发生在急性病的病程中，如泌尿道感染或肺炎。帕金森病有时也可通过医生在患者跌倒后的初期表现而被诊断。对这些问题以及其他导致跌倒发生的危险因素保持高度的警惕性非常重要。

诊断方法

临床用于诊断跌倒的方法参见图 179-1。

既往史

尽管一些患者以跌倒为主要表现，但如果医生不加以询问的话，许多老年人是不会说出以前有跌倒的病史。因此，询问跌倒、平衡或步态障碍的病史是系统回顾的一个重要组成部分，并且应该每年在 75 岁及 75 岁以上的老年人中至少开展一次。

跌倒的既往史应该包括跌倒位置及周围环境（包括一名目击者在场）、相关症状、以前跌倒的历史、跌倒的危险因素如服用药物（处方药及非处方药）、功能状态及损伤情况（是否为跌倒后出现）。

药物清单的回顾应包括服用药物的总量及特殊的高危药物，对于那些服用 4 种或 4 种以上药物的人，医生应该认真考虑是否该为他们减药。我们应当权衡一些药物的利与弊之间的关系，并逐渐减量，这些药物包括苯二氮䓬类、其他睡眠药物、精神安定药、抗抑郁药、抗惊厥药或 1A 类抗心律失常药等。

体格检查

尤其是对于那些表现为昏厥前期症状或是与跌倒有关的昏厥患者，在进行有针对性的心血管及神经系统检查时，也要同时对其直立位低血压进行评估（图 179-2）。除了心率及心律以外，心血管检查应当包括有脉搏评估的颈动脉窦按压。许多无法解释的非偶然性跌倒可以用颈动脉窦敏感来解释，并可用放置起搏器的方法来治疗。检查者应当在一种受控的环境下进行颈动脉窦按压，因为在此环境下可以实施心脏监测及复苏。

患者能够保持身体的重心对预防跌倒是至关重要的。与平衡有关的三个主要感觉为视觉、本体感觉和前庭系统。神经系统检查应当集中在针对受损的视觉、感觉、前庭功能障碍及认知的检测方面。视敏度的检查可以通过 Snellen 视力表或是让患者在测试房间内阅读任一本读物来进行。在老年群体中，振动觉的改变是神经病中较受损的本体感觉更为敏感的指标。我们可以通过使用频率为 128Hz 或 256Hz 的低音音叉，在患者感觉到振动时进行回答的方法来检测其振动觉。前庭功能可以通过 Dix-Hallpike 实验及运动性眼震来评估。神经系统检查也应当测试认知能力，寻找与帕金森病有关的改变。

图179-2 体位性低血压。

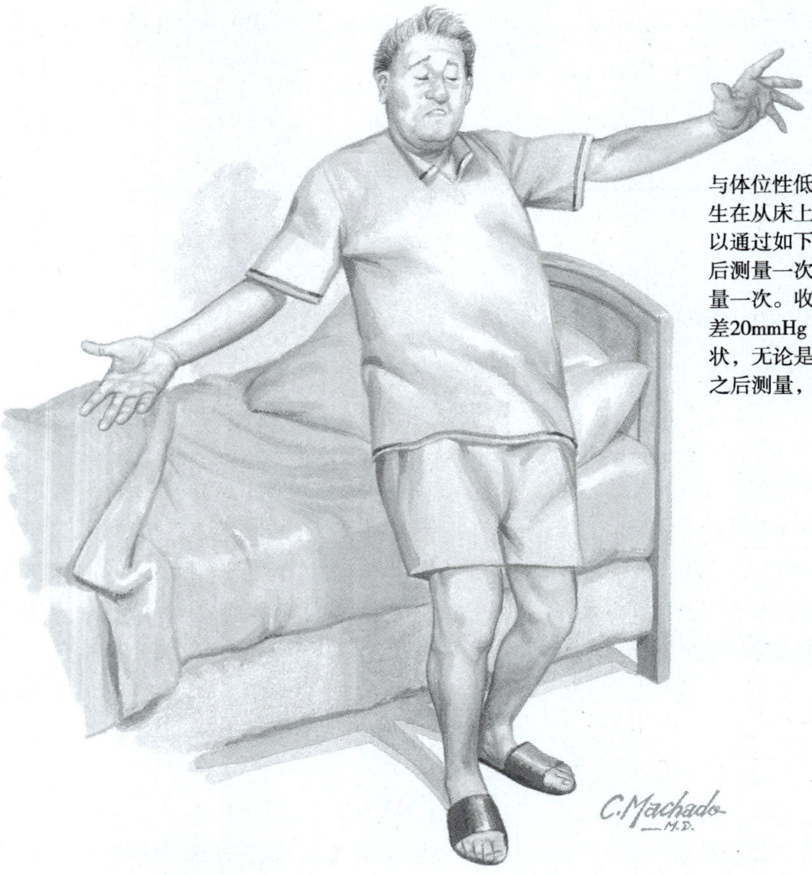

与体位性低血压有关的跌倒可以发生在从床上坐起时。体位性血压可以通过如下方法测量：平卧位5min后测量一次；患者站起时立刻再测量一次。收缩压在这两次测量中相差20mmHg（或20％），无论有无症状，无论是站起后立即测量或2min之后测量，都诊断为体位性低血压

通过观察慌张步态、震颤、肌肉强直或齿轮样强直以及运动迟缓（图 179-3），可以判定帕金森病。

肌肉与骨骼检查应侧重于下肢关节畸形及功能障碍，例如由于关节炎所导致的活动范围受限以及关节力量减小。随着年龄的增长，骨骼肌体积下降，肌肉萎缩；然而，肌力却可以相对保留。

如果出现了跌倒，就应该对步态和平衡进行进一步评估。临床上通过“站立行走试验”就可以很容易地实现：观察患者在不用借助于胳膊的情况下从椅子上站起来，走 10 英尺，转身，之后再走回来并坐在椅子上的过程。这一过程应当在 10 ～ 20 秒之间完成。超过 20 秒的患者有高度发生跌倒的危险。即使是在门诊非常繁忙的时候也可以用“站立行走试验”来检查步态及平衡。

平衡能力可以通过让患者长时间保持双脚并列站立姿势、双脚半前后站立姿势和双脚完全一前一后站立姿势来评定。患者应该可以在任何三种姿势上站立 10 秒钟。此时用胳膊肘轻推患者胸部，看其能否抵挡住而不向后倾倒的方法也可用于判断患者的平衡能力。由于许多人是在捡地上的东西时发生跌倒的，所以另外一种测试平衡的试验是观察患者在试图捡起地上物品（如一串钥匙）时的过程。

实验室检查及影像学

尽管目前还没有跌倒的实验室检测标准，但血常规及血生化检测可以将贫血、脱水及高血糖排除在跌倒病因之外。同样，维生素 B_{12} 和甲状腺功能检验在排除步态和平衡的可逆性问题方面也是很有帮助的。依据病史或者经过体格检查发现有异常的患者，应该做诸如头颅磁共振成像、超声心动图或者 24 小时动态心电图等一些比较昂贵的检查。

家庭危险度评估

由于环境原因经常是导致发生在家里跌倒的一

图179-3 帕金森病的步态改变进展。

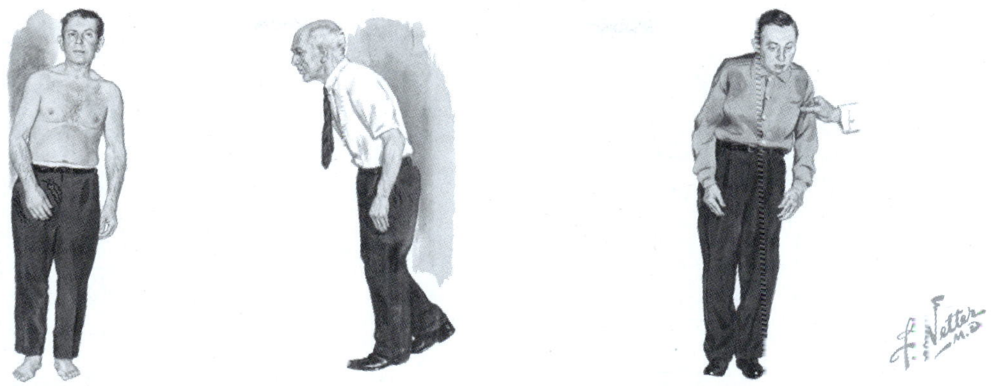

第1阶段：单侧累及；面具脸；病变侧手臂呈半屈曲位伴震颤；患者向病变对侧方向偏斜。

第2阶段：双侧累及伴早期体位改变；腿部行动力下降所致的缓慢、拖行步态。

第3阶段：显著的步态障碍及中度的全身残疾；姿势不稳定伴有跌倒倾向。

个因素，因此，由护士、专业治疗师或内科医生进行的家庭安全评估是极其必要的。要特别注重评估环境中的混杂干扰，灯光、楼梯、电线及家里的地毯是否太滑。其他需要考虑的因素还有浴室及淋浴间把手的安放位置。在家里及户外所穿的鞋也应在评估的范围之内，平跟硬底鞋是最安全的鞋。尺码不合适的鞋所提供的支撑力不足，进而会增加患者被绊倒的风险，因此评估时要考虑到鞋的大小合适度。

损伤的危险因素

评估损伤的危险因素应当包括骨密度扫描及抗凝治疗。

处理和治疗

关于跌倒的处理不仅对近期发生过跌倒的人来说很重要，对于那些有明显跌倒危险因素或是有过跌倒史、正处在高危跌倒状态的人来说也同样重要。人们已经开展了针对跌倒的单因素及多因素干预疗法的研究。

为了尽可能地减少老年人发生跌倒的危险因素，或是减少其暴露于危险因素之中，进行了一项有关干预措施的随机试验的系统回顾，该系统回顾与Cochrane Collaboration系统回顾紧密相关。这一系统回顾的主要结局为统计跌倒患者的数量，或发生跌倒事件的例数。试验将中间结局除外，涉及21 668人的62项试验包括在内。已经被证明有效的单因素干预方法包括：专业指导平衡、姿势训练及肌力加强的项目；停用促精神类药物（地西泮、其他睡眠药物、精神安定药、抗抑郁药）；太极集体训练干预；家庭危险评估及由专门医生根据跌倒病史而为老年人所做的调整疗法；给有心动抑制性颈动脉窦过敏的跌倒患者安装心脏起搏器。

资料显示，在社区中对无论有无发生过跌倒、或是有跌倒危险因素的老年人开展多学科、多因素的危险因素筛查及干预治疗都是非常有益的。对于那些居住在看护中心的老年人来说同样如此。另一以Cochrane Collaboration系统回顾为方法的研究也支持这一观点，它指出，在引入基于人群的项目以后，跌倒引发的受伤率下降。由于一些评论者认为该理论有待更多的高质量研究来支持，这一理论受到限制。

提供支撑的辅助装置例如手杖和助步器（图179-4）有助于支撑人的重力，提供更好的平衡。医生应当正确建议并指导患者使用这些工具，以使患者获得最大的安全性。物理疗法对于指导患者正确而安全地使用这些工具很有帮助。患者会从学习不同种类辅助装置的使用中受益匪浅，例如三轮、四轮助力器，它可以在没有严格限制行走速度或是不影响户外不同地形上行走灵活性的情况下提高行走的安全性。

跌倒的治疗在很大程度上依赖于跌倒及其并发症的预防。评估和预防骨质疏松症对于防止跌倒时发生骨折是很重要的考虑因素。为了预防跌倒后的髋骨折，可以在内衣里垫上髋部保护器。尽管这一方法尚有争议，但早期髋保护装置的研究显示，穿上该装置的人在预防髋骨折方面受益颇多。然而，

图179-4 手杖、拐杖及助步器。

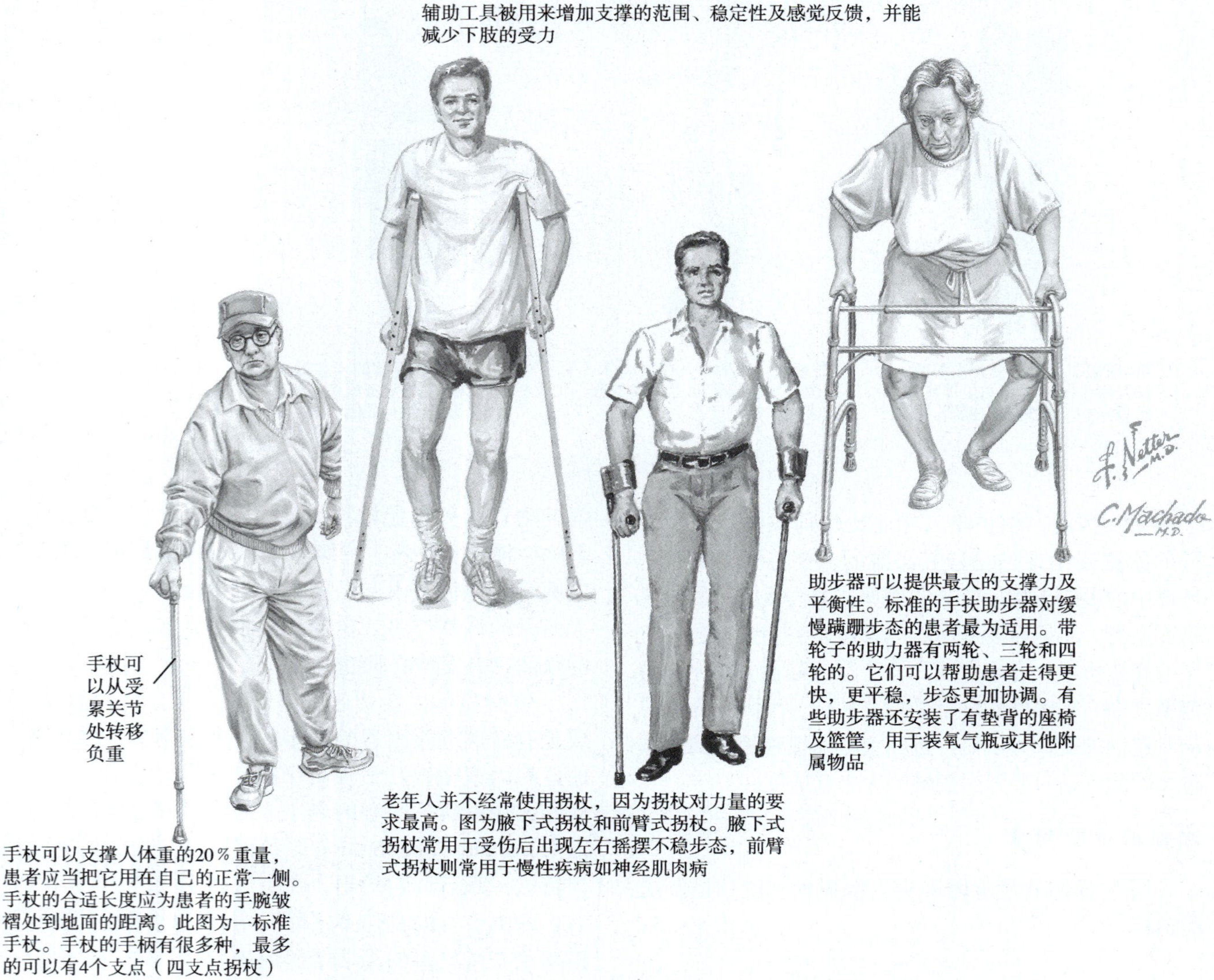

该项研究却没有在后来随机试验的meta分析中得到证实。而且，由于低依从性及患者不易接受，可能会导致髋保护器缺乏有效性。

对于曾有过跌倒史或是正处在跌倒高危状态的房颤患者来说，给予抗凝治疗是另一重要的考虑因素。尽管在抗凝后可能出现头部创伤及之后的硬膜下血肿这些重要的并发症，但近期研究表明，抗凝的利大于弊。特殊的是，由于房颤而处于脑卒中高危险的人在一年之内会发生大约300次左右的跌倒，此时抗凝的危险性大于其优点。

再发跌倒可以引发更复杂的损伤。我们可以通过在家里放置救生索或者安装便携电话来预防此类事情的发生。每天给独居老人打个问候电话或是直接去探望他们，会使这些老年人从中受益。除此之外，教会患者跌倒后如何从地上站起对于预防再发跌倒也是有帮助的。

最佳治疗

我们知道，跌倒是由多因素及多方面原因造成的，因此，应该针对不同个体给予不同的最佳治疗方案。即使先前有人曾有过评估及治疗跌倒的经验，通常情况下也要根据患者的个人情况实施最佳的治疗安排。在协助评估曾发生过跌倒或是处于跌倒高危状态的患者方面，老年医学专家的作用是必要的。

同样，不仅在评估患者及家庭环境，而且在指导及制订治疗计划方面，物理疗法和职业疗法的治疗安排也是极其重要的。这些初期的治疗安排通常会被医疗保险方案所覆盖；然而，科研的进步有助于治疗方法的不断普及。

避免治疗错误

在预防和治疗都陷入困境时，避免治疗发生错误的关键就在于问诊。除非患者是以跌倒后的损伤为表现症状，否则许多跌倒要么是由于健康护理不全面，要么是由于患者没有跟医生说明自己曾发生过跌倒而没有引起临床注意。因为尴尬或者是误以为跌倒是年龄老化不可避免出现的问题，患者不愿谈起他们最近曾出现过跌倒。美国老年医学会、英国老年医学会以及美国整形外科研究院就预防跌倒达成了一个共同的循证指导方针，建议应当询问所有老年患者在过去一年中发生跌倒及经历步态和平衡快速检查的情况。此外，美国预防服务工作委员会建议，应当劝告所有 75 岁及 75 岁以上老年人，以及 70 ～ 74 岁有已知风险因素的老年人应用一些特殊方法来预防跌倒的发生。该组织也提到了人为多因素干预高危跌倒患者的疗法。

通过鉴别高危患者及适当的干预治疗，我们可以降低跌倒所导致的发病率和死亡率，减少跌倒后的并发症。

展望

美国老年医学会预防跌倒研究小组提出了几项用于未来研究和分析的高度优先的议题。对推荐疗法及成功治疗方案中具有特效作用因素的成本效益进行评估，从而使治疗合理化。例如，锻炼（种类、持续时间、强度、频率）中的有效因素是什么，可否将那些有跌倒倾向的人根据评估和干预治疗中的受益分出危险等级吗？由于跌倒的病因多种多样及老年人群的多样化，这些问题对我们提出了挑战。

致谢

谢谢 Jan Busby-Whitehead 博士、Anthony Caprio 博士及 Joshua Cohen 对本章的帮助。

（邓红亮　译　金　成　校）

参考文献

Leipzig RM, Cumming RG, Tinetti ME: Drugs and falls in older people: A systematic review and meta-analysis. II. Cardiac and analgesic drugs. J Am Geriatr Soc 47:40-50, 1999.

This meta-analysis critically evaluates the evidence regarding cardiac and analgesic drugs and the risk for falls in older people. Although the evidence to date is based solely on observational data, there is a weak association between the use of digoxin, type IA antiarrhythmic, and diuretic and falls in older adults. Also noted is that older adults taking more than three or four medications were at increased risk for recurrent falls.

Leipzig RM, Cumming RG, Tinetti ME: Drugs and falls in older people: A systematic review and meta-analysis. I. Psychotropic drugs. J Am Geriatr Soc 47:30-39, 1999.

This meta-analysis critically evaluated the evidence regarding psychotropic drugs and the risk for falls in older people. Although the evidence to date is based solely on observational data, there is a consistent association between the use of most classes of psychotropic drugs and falls.

Thapa PB, Gideon P, Cost TW, et al: Antidepressants and the risk of falls among nursing home residents. N Engl J Med 339:875-872, 1998.

This article reviews the risk for falls associated with selective serotonin reuptake inhibitor antidepressants versus tricyclic and other heterocyclic antidepressants. The authors find little difference in rates of falls between those treated with tricyclic antidepressants and those treated with selective serotonin reuptake inhibitors.

Tinetti ME, Speechley M, Ginter SF: Risk factors for falls among elderly persons living in the community. N Engl J Med 319:1701, 1988.

A one-year prospective investigation to study risk factors for falling in community dwelling persons 75 years of age or older noted that the risk for falling increased linearly with the number of risk factors. Falls among older persons in the community are common, and clinical assessment can identify the elderly persons at greatest risk.

Rubenstein LZ, Robbins AS, Josephson KR, et al: The value of assessing falls in an elderly population. Ann Intern Med 113(4):308-316, 1990.

A randomized controlled trial of elderly persons in long-term care assigned to either comprehensive postfall assessment or usual care found that through assessment, many remediable problems were detected that led to a statistically significant decrease in hospitalizations and reduction in hospital days.

循证

1. Assessing Care of Vulnerable Elders (ACOVE) Physician Education Program for Falls and Mobility Disorders. Santa Monica, CA, RAND Corporation, 2004.

   This is a CD-ROM physician education program produced by Pfizer, the RAND Corporation, and the American Geriatrics Society to improve the quality care for older adults. It is an interactive program with printable forms and educational materials for the physician and patient.

2. Center for Disease Control and Prevention National Center for Injury Prevention and Control Web Site. Available at: http://www.cdc.gov/ncipc/pub-res/toolkit/toolkit.htm. Accessed October 14, 2006.

   This is a website from the Centers for Disease Control and Prevention and National Center for Injury Prevention and Control. The site has fact sheets for physicians as well as patient education materials. There are links to other fall-related websites.

3. Cummings RG, Thomas M, Szonyi G, et al: Home visits by an occupational therapist for assessment and modification of environmental hazards: A randomized trial of falls prevention. J Am Geriatr Soc 47(12):1397-1402, 1999.

   This randomized controlled trial was the first to show the effectiveness of a trained occupational therapist home visit to assess and modify the environment. There were limitations of this study because of potential confounding factors. The fact that falls away from home were also reduced in the treatment group suggested that the intervention influenced not only the environment but also the individual.

4. Gillespie LD, Gillespie WJ, Robertson MC, et al: Interventions for preventing falls in elderly people. Cochrane Database Syst Rev (4):CD000340, 2003.

   This is a comprehensive systematic review of randomized trials to assess the effects of interventions designed to minimize the effect of, or exposure to, risk factors for falling in elderly people. The review is extensive and serves as a good reference.

5. Guideline for the prevention of falls in older persons. American Geriatrics Society, British Geriatrics Society, and American Academy of Orthopaedic Surgeons Panel on Falls Prevention. J Am Geriatr Soc 49(5):664-672, 2001.

   The webpage from the American Geriatrics Society (http://www.americangeriatrics.org/news/media_adv_5.shtml.) also contains a link to the Falls Intervention Evidence Tables (PDF). The evidence tables are a comprehensive list of studies leading up to the 2001 meeting and commentary regarding the strength of the evidence. There is also a Consumer Pamphlet (PDF) for patients to review and list all of their medications to discuss with the physician at their next visit.

6. Man-Son-Hing M, Laupacis A: Anticoagulant-related bleeding in older persons with atrial fibrillation: Physicians' fears often unfounded. Arch Intern Med 14;163(13):1580-1586, 2003.

   This systematic review of the literature critically appraised whether the presence of clinical factors that increase the risk for bleeding affect the chance of anticoagulant-related hemorrhage. They found that many factors that are purported to be barriers in older patients, such as predisposition to falls and old age itself, should not influence the choice of stroke prophylaxis.

7. McClure R, Turner C, Peel N, et al: Population-based interventions for the prevention of fall-related injuries in older people. Cochrane Database Syst Rev (1):CD004441, 2005.

   This systematic review assesses the effectiveness of population-based interventions for reducing fall-related injuries among older people. The authors include studies that report changes in medically treated fall-related injuries among older people following the implementation of a controlled population-based intervention. In all of the five studies that met inclusion criteria, none of which were randomized controlled trials, they find significant decreases or downward trends in fall-related injuries with relative reduction of 6% to 33%. The conclusions are limited because of the quality of the studies reviewed.

8. Parker MJ, Gillespie WJ, Gillespie LD: Hip protectors for preventing hip fractures in the elderly. Cochrane Database Syst Rev (3):CD001266, 2005.

   This comprehensive systematic review of all randomized or quasi-randomized controlled trials compare the use of hip protectors with a control group to determine whether external hip protectors reduce the incidence of hip fractures in older people following a fall. The 15 trials include data from nursing homes and community-dwelling participants. Although earlier evidence shows that in institutions with high rates of hip fracture, the use of hip protectors may reduce the risk for a hip fracture, new evidence shows the effect may be less certain. There is no evidence of any benefit for older people living in the community. Long-term compliance overall is poor because of discomfort and practicality.

9. Tinetti M: Clinical practice: Preventing falls in elderly persons. N Engl J Med 2;348(1):42-49, 2003.

   This Clinical Practice review begins with a case vignette followed by evidence supporting various strategies for evaluation and management of falls in elderly persons. It is concise and well written, with an extensive list of references.

Debra L. Bynum ▪ M. Janette Busby-Whitehead

180

老年高血压

引言

当人们的年龄逐渐增大的时候将面对高血压的危险。估计到 2025 年，美国人有 20% 将超过 65 岁。80 岁以上的人群是人口增长最快的年龄段之一。目前已认识到高血压特别是收缩期高血压与年龄联系紧密。60 ~ 69 岁的人中多达 50% 患有高血压，70 岁以上的人几乎 75% 患有一定程度的高血压。令人吃惊的是，如果人活到 85 岁，其中 80% ~ 90% 将面对高血压的危险。在老年患者，已经很明确收缩压比舒张压是更重要的预计未来心血管事件的预测因子。一些收缩压在 120 ~ 139 mmHg（以前认为是正常水平）的人发生高血压和心血管疾病的危险也增高。多个试验显示通过治疗降低了心血管病、卒中、充血性心力衰竭的发病率、死亡率。尽管如此，中年以上患收缩期高血压的人经常得不到规范治疗。原因非常复杂：控制好血压通常需要复合的药物治疗；在这个年龄组，患者和医师对治疗可能都有消极情绪；并且老年患者可能患有多种并发症以及其他药物不良反应。

病因学和发病机制

大多数收缩期和舒张期高血压病例发生在 55 岁之前。收缩期高血压与年龄联系紧密，其被定义为：收缩压大于 140mmHg 且舒张压低于 90mmHg。与其他老年人的差别包括低肾素水平、对钠负荷的高敏感性和外周血管阻力增加。

临床表现

大多数患者无明显临床症状，导致对老年高血压重视不足和引起大量患病。患者可出现心血管疾病、心力衰竭、卒中或肾衰竭的症状。体格检查显示左心室肥厚，且心血管疾病的危险性增加（图 180-1）。

鉴别诊断

假性高血压，是继动脉顺应性下降和血管粥样硬化增加而出现的血压升高，在老年人中持续测量血压升高，又无终末器官损害表现，降压治疗后可出现晕厥症状，或上肢测量血压有明显脉压差，应考虑假性高血压的可能。

白大衣性高血压，是在诊所测量的血压高于在家或放松状态时的血压，更常见于老年患者，动脉硬化的末梢血管可能使老年人对不稳定的血压波动更敏感。动态血压监测仪可以帮助鉴别并可由医疗保险偿还。另外可以鉴别与未来心血管事件相关性更好的低血压，夜间血压无明显降低可识别发生心血管事件的高危人群。

老年人继发性高血压不常见，当出现新发的显著高血压或血压控制困难时，提示应进一步评估。肾动脉狭窄是这个年龄组造成继发性高血压的最常见原因（图 180-2；彩图 180-2）。具有挑战性的是，这个年龄组的很多患者由于动脉粥样硬化而造成广泛的小血管损害，并且肾血管损害不会因肾动脉狭窄的修复而控制。

诊断方法

高血压的诊断是基于美国国家联合委员会关于

图180-1 老年高血压。

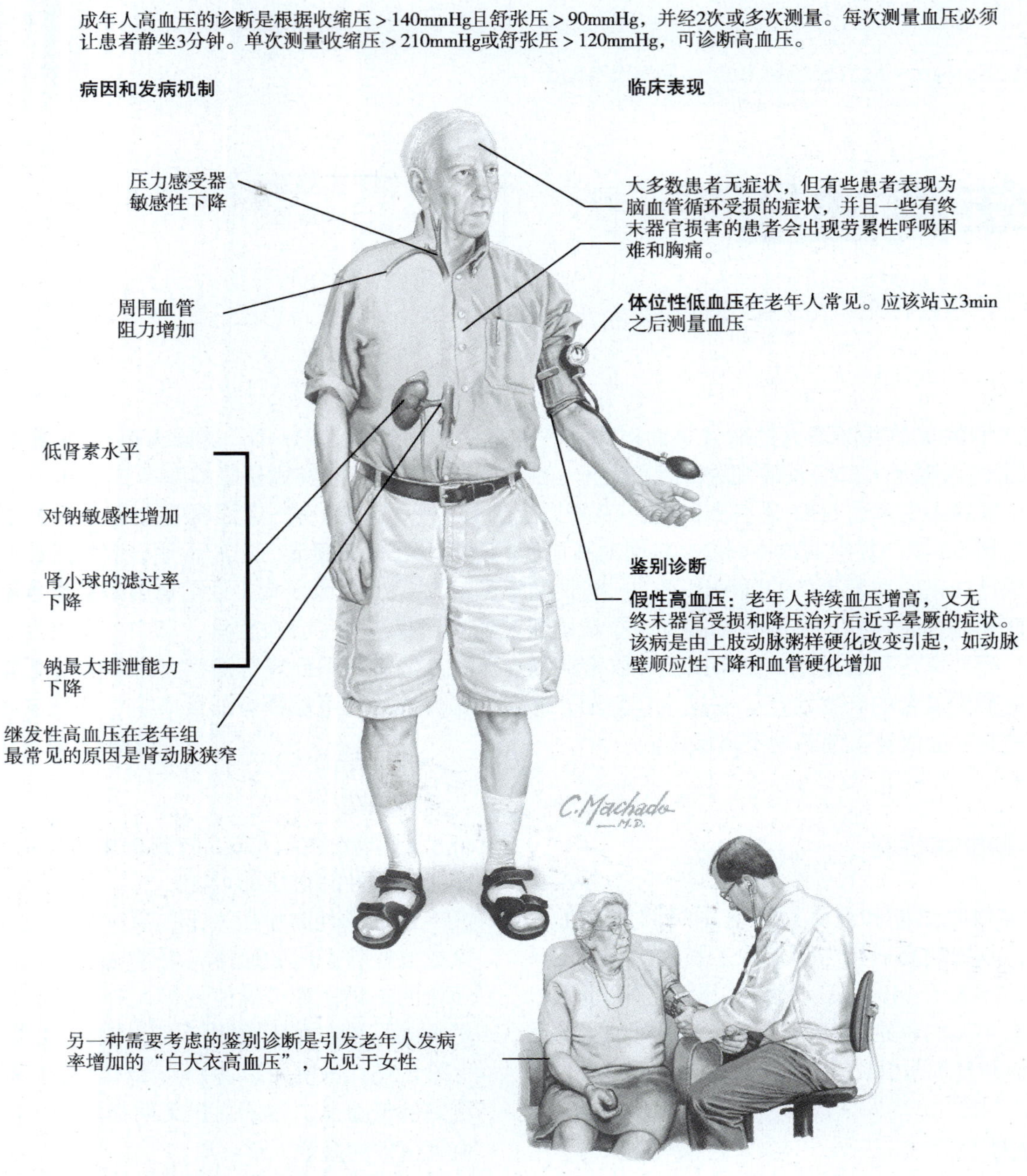

所有成年人高血压的预防、检测、评估与治疗所使用的分类系统（收缩压大于 140 mm Hg 或舒张压大于 90 mm Hg ）。收缩期高血压以前称为单纯收缩期高血压，定义为收缩压大于 140 mm Hg 而舒张压小于 90 mm Hg。诊断高血压的方法是让患者静坐 3min 后用一个合适的袖带血压计测量 2 次或更多次血压。因为老年人的血压波动很常见，因此多次测量血压很重要。体位性低血压多见于老年人；因此，在开始或改变治疗之前，应该先让患者站立 3 分钟后再测量血压。

处理和治疗

为什么治疗？

药物治疗老年人收缩期高血压很有力的证据是减少了心血管事件，包括卒中和心力衰竭。持

图180-2 肾动脉的多种疾病可以导致高血压。

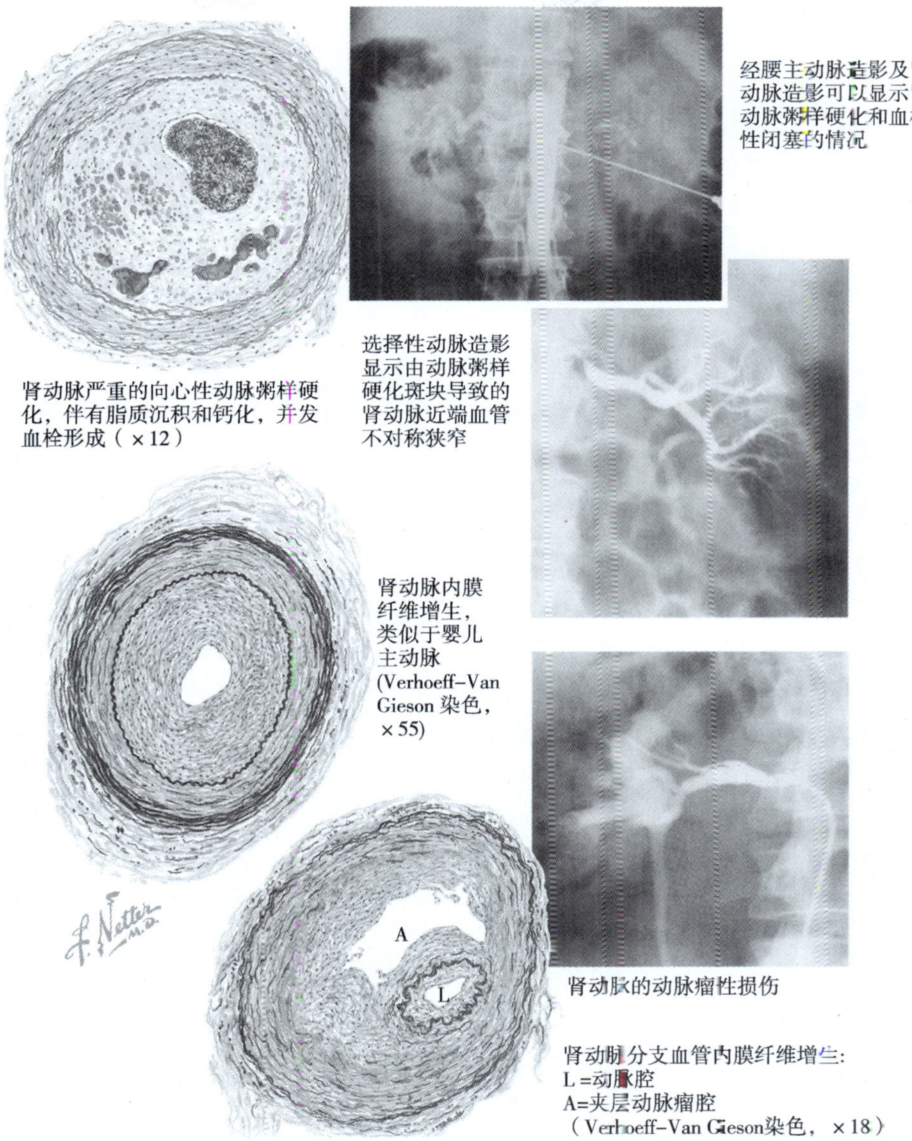

续的研究表明经过治疗的老年人卒中降低了 35%，充血性心力衰竭降低了 50%，所有心血管事件降低了 30%。一项 meta 分析检查了老年人单纯收缩期高血压治疗的风险与获益，发现治疗使总死亡率降低 13%，心血管死亡率降低 18%，所有心血管并发症降低 26%，卒中降低 30%。更为受益的是男性、大于 70 岁的老年患者和之前患心血管并发症的患者。特别是大于 80 岁的老年患者，心血管事件降低了 22%，心力衰竭降低了 39%。年龄很大的患者是否治疗可改善死亡率尚不是十分清楚；然而，在这个年龄组治疗显著改善了生活质量，降低了卒中和心力衰竭的发病率。

最佳治疗

老年和年轻患者的治疗原则相似，应首选噻嗪类利尿药物——这些药物在治疗老年性收缩期高血压的主要试验中应用，另外这些药物价格便宜，患者耐受性好，近年来证明其能有效地减少未来心血管事件。多数收缩期高血压老年患者需用多种药物——许多患者需要 3 种药物以达到目标血压。其他药物如β受体阻滞剂、血管紧张素转换酶抑制剂和钙离子阻滞剂也有效，应被联合应用于特殊患者的并发症，如充血性心力衰竭。

避免治疗错误

老年患者极可能患有体位性低血压、血压不稳定及白大衣性高血压，所有的老年患者都应测定直立血压，治疗应以这些数据为依据。对于那些尽管在门诊血压正常或偏高而在治疗中出现严重直立性低血压的患者，动态血压监测是有帮助的。

不应该因年龄因素或恐惧副作用而回避治疗。资料证明老年患者能在对生活质量影响很小或无影响的情况下耐受治疗。

展望

目前有很多关于减少患痴呆风险的研究。越来越多的来自于老年患者收缩期高血压治疗的多个大型试验的证据证实，老年人痴呆与既往高血压有关。这种风险不仅包括血管性痴呆，还包括阿尔茨海默病。我们能否通过更积极地治疗高血压从而阻止和改变痴呆的发展呢？总结出年龄、痴呆、高血压与美国成人衰老之间复杂的联系，这个问题对公众的健康非常重要。

随着老年性高血压的流行，老年性高血压的治疗知识也在不断增长，并且试验将针对这些患者特别设计。过去曾因担心老年人心血管疾病的高风险性而采取保守治疗的趋势，任何有益的措施代表了一种更大的益处。我们应将年龄作为新的心血管疾病相关因素，并对老年高血压患者进行更积极的治疗。

（王燕玲　译　邓红亮　校）

参考文献

Seventh Report of the Joint National Committee on Prevention, Detection, Evaluation, and Treatment of High Blood Pressure (JNC 7). Available at: http://www.nhlbi.nih.gov/guidelines/hypertension/jnc7full.htm.

This report was sponsored by the National Heart, Lung, and Blood Institute and provides information for patients, public, and health professionals. A complete review of data and summary of recommendations are provided.

循证

1. Forette F, Seux ML, Staessen JA, Thijs L: Prevention of dementia in randomized double-blind placebo-controlled Systolic in Europe (Syst-Eur) Trial. Lancet 352 1347-1351, 1998; and SHEP Cooperative Research Group: Prevention of stroke by antihypertensive drug treatment in older persons with isolated systolic hypertension. Final results of the Systolic Hypertension in the Elderly Program (SHEP). JAMA 265:3255-3264, 1991.

   The follow-up studies from the original work looking at treating systolic hypertension in the elderly demonstrates that older patients in the original treatment groups have a significant reduction in future risk for developing cognitive impairment when compared with those patients in the original placebo groups. One of the more interesting caveats to this is that all causes of dementia, vascular and Alzheimer's, were less in the original treatment groups.

2. Gueyffier F, Bulpitt C, Boissel JP, et al: Antihypertensive drugs in very old people: A subgroup meta-analysis of randomized controlled trials. INDANA Group. Lancet 353:793-796, 1999.

   This study addressed the issue of treating very elderly people, the fastest growing population in the United States, and found that even in this group, treatment of systolic hypertension appears to be of benefit in reducing heart failure and stroke. Although no clear mortality benefit is demonstrated, it is thought that the significant morbidity benefit of stroke reduction in very elderly people justifies therapy.

3. Hansson L, Lindholm LH, Ekbom T, et al: Randomised trial of old and new antihypertensive drugs in elderly patients: Cardiovascular mortality and morbidity. The Swedish Trial in Old Patients with Hypertension-2 Study. Lancet 354:1751-1756, 1999.

   This landmark study addresses the issue of which antihypertensive is best and found that the older agents such as thiazide diuretics are of equal, if not better, efficacy in preventing negative cardiovascular outcomes when compared with the newer agents often used and promoted today.

4. Straessen JA, Fagard R, Thijs L, et al: A randomised double-blind companison of placeso and active treatment for older patrents with isolated systolic hypetension. The Systolic Hypertension in Europe (Syst-Eur) Trial Investigators. Lancet 350:757-764, 1997.

   This and other large trials of this time period look at older patients with isolated systolic hypertension and clearly demonstrate that treatment of systolic hypertension leads to a decrease in cardiovascular events, strokes, and heart failure.

Michael A. Hill

181

谵　妄

引言

谵妄是指两侧大脑皮层功能的生理学障碍，伴随有意识、注意力、认知和感觉障碍，呈急性或亚急性进展，每天特征性波动。谵妄的其他术语包括急性器质性脑综合征、代谢性或中毒性脑病、中毒性脑综合征和急性意识模糊状态。这种潜在的危及生命的状态常不被认识或被卫生保健人员误诊，使得认识这种状态和寻求减轻诱发因素成为主要的治疗目标。

历史上，缺乏定义谵妄的明确标准，患病率的估计也出现混乱，但是用任何方法它都是一种常见疾病。每年用于评估的费用要大于 80 亿美元。谵妄在住院的患者比较常见（10% ~ 30%），尤其在特定的人群中数目比较明显，例如老年人（可达 50%）、AIDS 患者（30% ~ 40%）、术后患者（可达 50%）和烧伤病房的患者。在疾病终末期的患者患病率可高达 80%。而且，6% ~ 7% 疗养院患者、5% ~ 10% 的老年急诊入院患者和 1% ~ 2% 的社区人群也遭受谵妄的痛苦。

危险因素包括高龄、认知损害（尤其痴呆）、已存在的脑损害、慢性内科病和药物中毒。在住院的患者，痴呆是谵妄的一个非常重要的危险因素。医院认定的所有痴呆患者中，约有一半存在或将要发展为谵妄。反之，25% ~ 80% 存在谵妄的住院患者都将会被发现已经存在痴呆。痴呆是谵妄的一个较强的危险因素，以致在痴呆的所有患者中突然出现的精神状态改变也应被认为是谵妄，除非证实是其他所致。住院患者的其他先兆性危险包括劳累过度、营养不良、使用 3 种以上新药物、使用导尿管、视听觉损害、频繁更换房间、手术后疼痛水平、使用哌替啶和任何医源性事件。

病因学和发病机制

谵妄的潜在原因可以根据对维持脑最佳功能的生理及代谢需要来预见。基本的因素包括充足的氧供和营养、避免毒素和感染、严格的体温调节和适当的水化。因此，原因是多种多样的，通常包括混合的因素打破这种微妙的生理平衡（表 181-1）。确切的发病机制还不十分清楚，但是网状激活系统和胆碱能传递的损害可能存在于大多数谵妄患者中。最后，谵妄可以看作是即将发生的脑衰竭的早期征象，在那些不立刻对生命造成威胁的脑部区域（如皮层）出现损伤较慢，而较重要区域（中脑和脑干）损伤重。从这一观点看，这种疾病的严重性应该更好地得到认识。

应用《精神障碍诊断与统计手册》第 4 版（DSM-IV）诊断标准，病因可粗略分类为由于综合医疗条件所致、由药物滥用或停药引起、存在多种病因或病因不确定。

《疾病和相关健康问题的国际统计分类》第 10 次修订版（ICD-10）的选择包括：非酒精和其他精神类药物引起的谵妄；谵妄不伴有痴呆；谵妄伴有痴呆和其他谵妄（包括混合原因的谵妄和亚急性意识模糊状态）。

临床表现

谵妄的主要特征是意识水平降低，伴有承受力、转移力或注意力的损害（图 181-1）。因为这个主要

表 181-1 谵妄的潜在原因

谵妄的潜在原因	举例（部分列表）
药物造成	抗精神病药恶性综合征（NMS）、抗胆碱能药毒性、特异性神经毒性、过敏反应、综合影响（如麻醉药加抗组胺剂）
代谢异常	缺氧、贫血、低血糖、电解质紊乱、水平衡紊乱（包括脱水）、尿毒症、肝性脑病
感染	颅内的（脑病、脑膜炎）
	全身的（肺炎、败血病、肝炎、流行性感冒）
中枢神经系统障碍	头外伤、占位性病变、退行性病变、脑血管病、血管炎
急性维生素缺乏	维生素 B_1（Wernicke 脑病）、维生素 B_{12}
毒素	有机磷酸盐、一氧化碳、有机溶剂、乙二醇、重金属
中毒	兴奋剂、抗胆碱能药、致幻剂、苯环利定
戒断状态	酒精（震颤性谵妄）、镇静催眠药、阿片制剂
其他	癫痫发作（部分发作、癫痫发作后谵妄）
	感觉丧失
	快速眼动睡眠剥夺
	体温失调（高热）

框 181-1 谵妄的常见症状和体征

谵妄的常见症状

时间、空间和位置定向力障碍（偶有不能认人）

近期记忆力损害、混乱的回忆、视觉空间损害

知觉障碍（误解、错觉、幻觉）

无组织的思维和言语、不相关的谈话、妄想

情绪不稳定，尤其是恐惧（可引起攻击和逃避行为）

谵妄的常见体征

精神运动性障碍，包括功能亢进（常伴有精神病）、功能减退伴嗜睡和混合状态

脑电图示广泛慢波（镇静安眠药及酒精戒断状态除外）

构音障碍、失语、书写困难、命名困难

特殊体格检查发现：肝性脑病出现扑翼样震颤，Wernicke 脑病出现颅神经麻痹

缺陷，其他的很多体征和症状都是预料中的（框 181-1）。典型症状随时间波动，并常在夜间加重（日落症）。开始可能为急性或亚急性，伴不安、焦虑、易怒、注意力分散或睡眠障碍等前驱症状，在 24 ~ 72 小时内发展为谵妄。症状持续时间可从少于 1 周至数月，大多数在 10 ~ 12 天可消除；15% 持续超过 30 天，并且症状常持续存在。康复之后的持续认知缺陷，在老年人和 AIDS 患者比较常见，可能为痴呆的一个表现。医学疾病中的谵妄伴有明显的其他疾病，包括肺炎、褥疮、长期住院和手术后并发症增加；25% 在 6 个月内死亡，伴有谵妄的住院患者死亡率比无谵妄的患者高 3 ~ 7 倍（年龄和疾病严重度匹配）。总的表现为功能亢进（最常被识别）、功能减退（常被错过）和混合状态（比较常见）。比较安静的谵妄常更严重，因为增加了脱水、营养不良和误诊的危险。

鉴别诊断

虽然谵妄常与痴呆、严重抑郁症和其他功能性精神病相混淆，但重要的是不要过分关注精神症状，而忽略了内科监护。进展性痴呆可能看似谵妄，尤其进展过程中很难得到可靠的病史，但是大多数痴呆患者急性精神状态的改变可能为谵妄所致（虽然常见，当谵妄消除，却发现痴呆已经进展）。至于情绪紊乱、认知损害常为缺乏信心的结果，而不是真正的缺陷。伴有严重认知障碍的精神病看起来像是伴定向力障碍、记忆力损害和意识混乱的谵妄。意识水平的降低不仅仅出现在仅有精神病的患者，无谵妄的精神病患者脑电图是正常的。虽然所有这些疾病的症状会重叠，但是症状表现形式的波动和意识水平的降低是谵妄所特有的。

图181-1　谵妄。

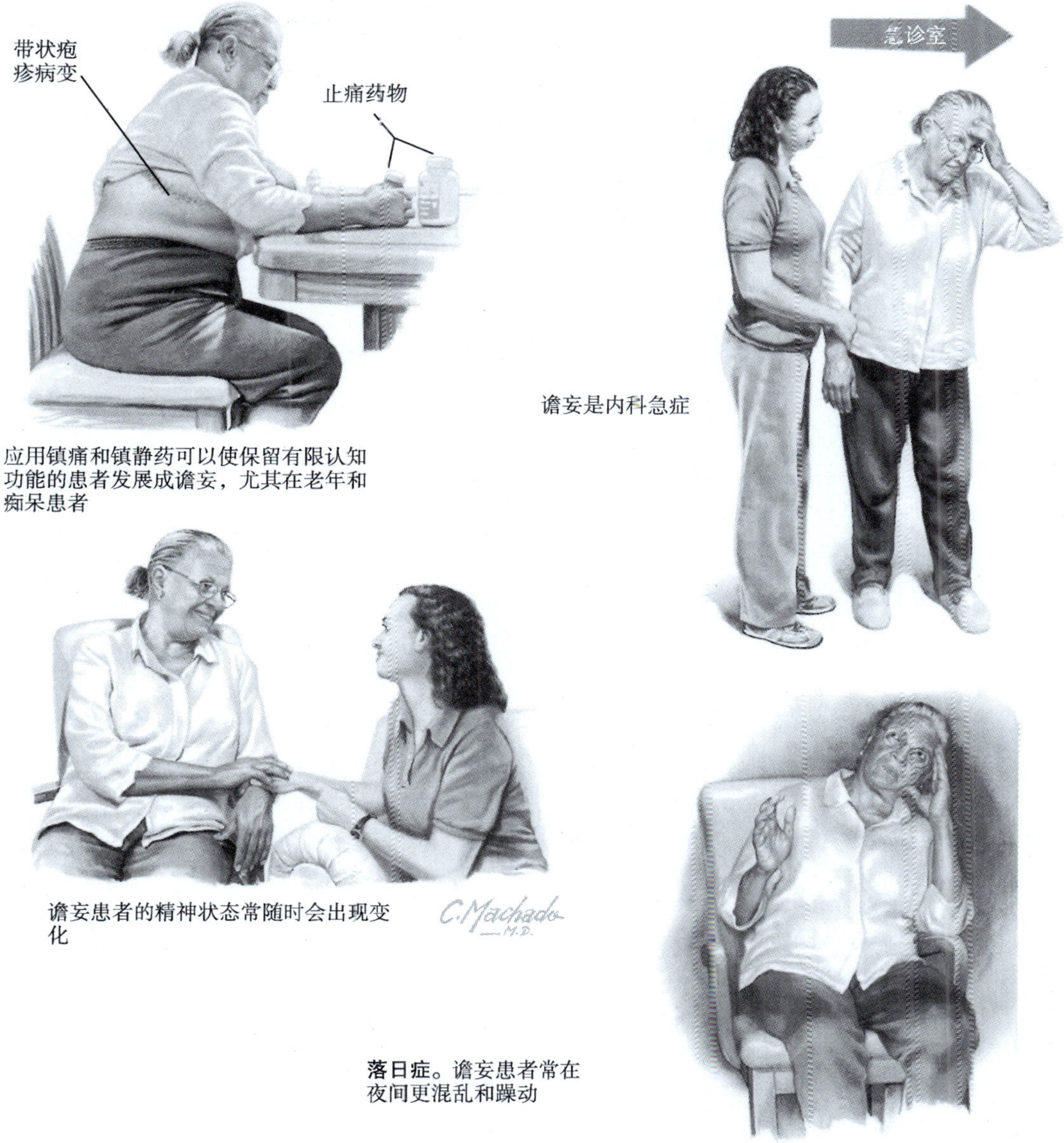

应用镇痛和镇静药可以使保留有限认知功能的患者发展成谵妄，尤其在老年和痴呆患者

谵妄是内科急症

谵妄患者的精神状态常随时会出现变化

落日症。谵妄患者常在夜间更混乱和躁动

诊断方法

所有病因不明的谵妄患者均需检查血生化（电解质、血糖、钙、白蛋白、血尿素氮、天冬氨酸转氨酶、丙氨酸转氨酶、胆红素、碱性磷酸酶、镁、PO_4）、全血细胞计数和分类、心电图、胸部X线片、血氧饱和度测定或动脉血气分析、尿培养和药敏、尿药物毒理学检测。

当临床提示此病时，应考虑特殊的血液试验：VDRL或荧光密螺旋体抗体、重金属检测、维生素B_{12}和叶酸、抗核抗体、尿卟啉、血氨、HIV、促甲状腺激素、血培养、血药水平（如地高辛、锂、苯巴比妥、苯妥英、茶碱、三环抗抑郁药）、腰穿和神经影像（CT或MRI成像）。脑电图（正常时）排除谵妄比确定谵妄更有帮助。

详细的病史可以发现促进疾病发展的原因和诱发因素，而体格检查能够有助于发现功能障碍。也许更重要的是，需要谨慎地观察药物治疗，包括非处方药和营养制品，尤其注意那些应用抗胆碱能药物和中枢神经系统镇静药的患者。对于住院患者，谵妄的原因是多方面的，注意到这一点非常重要，所以寻找原因不应停留在最初可以识别的因素上。

处理和治疗

最佳治疗

最佳治疗要求当谵妄出现时能够鉴别，并且积极寻求所有可纠正的药物所致的原因。早期识别谵妄可以提供重要的时机来防止致残和不可逆的恶化。然而，据一项统计，32% ~ 67% 的谵妄未能被识别。在寻找谵妄原因的同时，也应着手努力减少患者的痛苦和保证安全。完成这两方面的策略可参照框 181-2。

有时药物治疗对控制患者症状和增加安慰是有用的，但是不要忘记主要目标是识别和减轻诱发因素。抗精神病药和苯二氮䓬类是治疗的主要用药，即使其他药物在特定的情况下是有用的。

抗精神病药在谵妄伴有精神病、躁动、情绪不稳定时是有用的。它们在疗效上优于苯二氮䓬类，大量研究显示除镇静安眠药及酒精戒断综合征外副作用较小。应首选高效药物，因为其较小的抗胆碱能作用及镇静作用。虽然应用这些药物可能出现锥体外系副作用，但是对谵妄患者短期应用不是禁忌证。应该避免抗胆碱能药物解毒剂。对于抗精神病药恶性综合征（neuroleptic malignant syndrome，NMS）的患者，抗精神病药为绝对禁忌证。如果 QT 间期大于 450 毫秒，在开始及继续用药时应进一步评价心功能状态。

传统的选择包括：氟哌啶醇，1 ~ 2mg，每 4 小时口服、肌注或静脉给药（老年人 0.25 ~ 0.5mg），持续躁动的可静脉给予高剂量（静脉滴注剂量应该不超过 1mg/min 以减少心脏并发症）；氟哌利多（起效更快，镇静更强，类似指南剂量，但可延长 QT 间期）。

关于使用新型抗精神病药治疗谵妄的证据比较少，但是对于与谵妄无关的早期精神病患者来说，长期使用副作用较大。虽然如此，新型药物如利培酮（0.25 ~ 1mg，每 6 小时口服）和奥氮平（2.5 ~ 5mg，每天 1 ~ 2 次，口服或肌注）在小型开放研究或病例报告中证实有效。喹硫平也可能有效，尤其对于功能亢进型谵妄需要镇静者（25 ~ 50mg 口服，2 ~ 3 次 / 天）。

苯二氮䓬类对于躁动和恐惧有效。单一疗法用于治疗镇静安眠药或酒精戒断性谵妄，或单独应用抗精神病药控制躁动效果不佳时的抗精神病药辅助用药。可选择劳拉西泮，因为它是短效的且无活性代谢物。在肝性脑病的患者避免使用。记住苯二氮䓬类会加重健忘和呼吸抑制，以致会加重意识混乱。

胆碱酯酶抑制剂（毒扁豆碱、多奈哌齐、卡巴拉汀）对抗胆碱能药物所致谵妄有效，对其他类型的谵妄也可能有效，因为脑干胆碱能神经元帮助激活大脑皮层，大多数谵妄是由于这一系统功能低下引起的（即使在戒酒者，问题可能是儿茶酚胺能活动过度）。关于剂量的举例如下：毒扁豆碱 0.5 ~ 2mg，静脉或肌肉注射，或 3mg/h 持续静脉滴注；多奈哌齐 5 ~ 10 mg，每天 1 次；卡巴拉汀 1.5 mg，每天 2 次口服，最大剂量 6mg 每天 2 次。

其他治疗措施包括减少明确的病因（如 Wernicke 脑病给予维生素 B_1），或减弱皮层功能障碍（如对难治性 NMS 或长时间谵妄给予电惊厥疗法）。

框 181-2　一般的治疗策略

- 鉴别诱发因素，如果可能的话使其减轻。
- 保证安全和安慰患者和他人。
- 如可能避免束缚，但为了安全必要时可应用。
- 改善功能和减轻症状（严重症状应考虑给药）。
- 减少可能加重谵妄的因素（如抗胆碱能药物）。
- 提供最佳的环境：房间有足够的照明，包括夜间使用夜灯。
- 避免过度刺激和过弱刺激。使患者尽量少接触混乱的环境，因为许多谵妄患者对刺激呈现高反应性。
- 减少感觉损害（如果临床允许让患者使用眼镜和助听器）。
- 改善环境来促进定向力改进：房间应有一个大的、容易观看的日历和钟表。
- 工作人员和家属应经常努力使患者想起日期、时间和所处的环境。提醒是谁可能也是必要的。
- 如果可能，室外熟悉的事物可移至房间内。
- 工作人员和家属均应经常互相鼓励。
- 考虑告诉患者他（或她）已经混乱和定向障碍。
- 排除不必要的药物治疗，保证足够的水合和营养。

避免治疗错误

谵妄治疗最常见的错误是对症状错认和不能识别它。这样就妨碍了适当的镇静干预，导致药物治疗错误（如抗胆碱能药、抗精神病药或苯二氮䓬类）加重病情。

展望

对于谵妄，治疗的改善应与病因学的认识和处理并行。同时，进一步的工作目标是研究谵妄的神经化学物质紊乱，检测改善记忆因子通过胆碱能机制改善抗胆碱能药所致谵妄或兴奋性毒素调节剂（如美金刚）所致症状的作用，以及它在其他类型谵妄中的益处。沿着同样的思路，研究防止或降低高风险情况下谵妄可能性的措施，包括预防性使用胆碱酯酶抑制剂。

（刘 颖 译 马 英 校）

参考文献

American Family Physician. Available at: http://www.aafp.org/afp/20030301/1027.html.

This website provides an overview of delirium and its treatment for family practitioners.

American Geriatrics Society. Available at: http://www.americangeriatrics.org/.

Patient and family education materials on many geriatric conditions including delirium are available.

American Psychiatric Association. Available at: http://www.psych.org/.

The latest delirium practice guidelines can be found here as well as patient and family guides to delirium.

Sage Journals Online: Journal of Geriatric Psychiatry and Neurology. Available at: http://jgp.sagepub.com/cgi/content/abstract/19/2/83.

Note the 2006 article entitled "Delirium in Older Patients Admitted to General Internal Medicine."

循证

1. American Psychiatric Association: Practice guidelines for the treatment of patients with delirium. Am J Psychiatry 156:5(Suppl):1-20, 1999.

   These guidelines were last updated in August 2004 and provide the best review of the topic currently available.
2. Boettger S, Breitbart W: Atypical antipsychotics in the management of delirium: A review of the empirical literature. Palliat Support Care 3(3):227-237, 2003.

   This article addresses use of new antipsychotic agents for treatment of agitation and psychosis in delirium.
3. Coffey CE, Cummings JL (eds): Textbook of Geriatric Neuropsychiatry, 2nd ed. Arlington, VA, American Psychiatric Publishing, 2000.

   This is the most comprehensive and up-to-date, currently available textbook covering geriatric neuropsychiatric issues.
4. Cole MG: Delirium in elderly patients. Am J Geriatr Psychiatry 12(1):7-21, 2004.

   This review focuses on systematic detection and preventive strategies for hospitalized patients.
5. Dautzenberg PL, Mulder LJ, Olde Rikkert MG, et al: Delirium in elderly hospitalised patients: Protective effects of chronic rivastigmine usage. Int J Geriatr Psychiatry 19:641-644, 2004.

   This article addresses the issue of whether anticholinesterases might be useful in general delirium.
6. Lipowski ZJ: Delirium in the elderly patient. N Engl J Med 325(9):578-582, 1989.

   This was the seminal article on delirium in this population.
7. Wilber ST: Altered mental status in older emergency department patients. Emerg Med Clin North Am 24(2):299-316, 2006.

   Specific diagnoses are discussed, including delirium, stupor and coma, and dementia, along with an approach to all older patients that should result in increased clinician comfort with these patients.

Michael A. Hill

182

痴呆

引言

痴呆是一种以多重认知障碍为特征，导致智能降低、社交或职业功能障碍的获得性综合征。这些障碍通常包括短期记忆受损和一项或多项以下症状：语言能力障碍（失语症）、运动执行困难（失用症）、感觉障碍（失认症）和判断、计算及抽象思维障碍（执行能力）。

痴呆的发病率随年龄显著增加，尽管具体人数不详。据估计在美国仅阿尔茨海默病（Alzheimer's disease, AD）就有 450 万人患病。85 岁以上人群的发病率与患病率显著增加，其中 AD 的发病率高达 50%（表 182-1）。除了 AD 外，常见的痴呆还有血管性痴呆（VaD）、路易体痴呆（LBD）及酒精相关性痴呆。

根据脑组织的病理生理改变，广义上痴呆分为原发性与继发性；根据损害部位，可分为皮层与皮层下；根据治疗结局，可分为可逆与不可逆；根据起病年龄，可分为早发与迟发。额颞痴呆、家族性 AD 和一些血管性痴呆是最常见的早发痴呆，而 AD 是最常见的晚发痴呆。HIV 感染是 55 岁以前痴呆的最常见原因。

多数痴呆起病隐匿，进展多年。有些呈急性起病 [克雅病 (Creutzfeldt–Jacob disease，CJD)]，有些可自发缓解或需要治疗（维生素 B_{12} 缺乏）。尽管起始症状不同，但痴呆终末表现相似。痴呆晚期死亡的共同原因有吸入性肺炎、败血症、脱水和尿路感染。

病因学和发病机制

阿尔茨海默病（AD）是最常见的痴呆，占总数的 50% ～ 75%（80 岁以上患者中比例更高）。病程呈逐渐进展。认知障碍和社交障碍的发展程度并不平行，个别可能具有良好的一般社会交往，但他们可能已很久没有能力去处理复杂事物如理财。 阿尔茨海默病患者诊断后一般存活 8 ～ 10 年，通常在症状出现后 3 ～ 4 年才被诊断。

病理生理改变包括致密的神经（老年）斑（异常不易溶解的淀粉样蛋白片段）和神经原纤维缠结（tau- 微管复合物变异），尤其在海马和后侧颞顶区（图 182-1；彩图 182-1）。胆碱能系统功能紊乱伴乙酰胆碱水平降低和 Meynert 基底核神经元显著减少。有报道 AD 患者 5- 羟色胺和去甲肾上腺素水平下降及谷氨酰胺活性增强。

明确的危险因素有年龄、家族史、Down 综合征、头外伤、女性和遗传因素。19 号染色体上载脂蛋白 E-4（APO E-4）等位基因与迟发性痴呆相关；1、14 和 21 号染色体多个常染色体显性基因突变与早发型痴呆相关。其他危险因素包括人种（黑人比白人高）、晚发性抑郁症、糖尿病和脑血管病。可能有保护作用的因素有教育、抗炎药物的使用、雌激素替代、抗氧化剂、他汀和 APO E-3 基因型（图 182-2）。

血管性痴呆是第二种常见的痴呆（占 15% ～ 20%），包括 Binswanger 病、多发梗死性痴呆、缺氧性损害、冠状动脉旁路移植手术后和炎症性疾病。年龄、高血压、糖尿病和高脂血症是已被证实的危险因素。血管性痴呆可表现为阶段性进展，通常与局部神经病变相关。微血管病变导致的皮层萎缩和脑室周围白质改变是头颅影像最常见的表现。与 AD 相比，血管性痴呆病程更短、发病更早，但二者经常共存（混合性痴呆）。虽然路易体痴呆和 AD 表

图182-1 阿尔茨海默病的显微病理学。

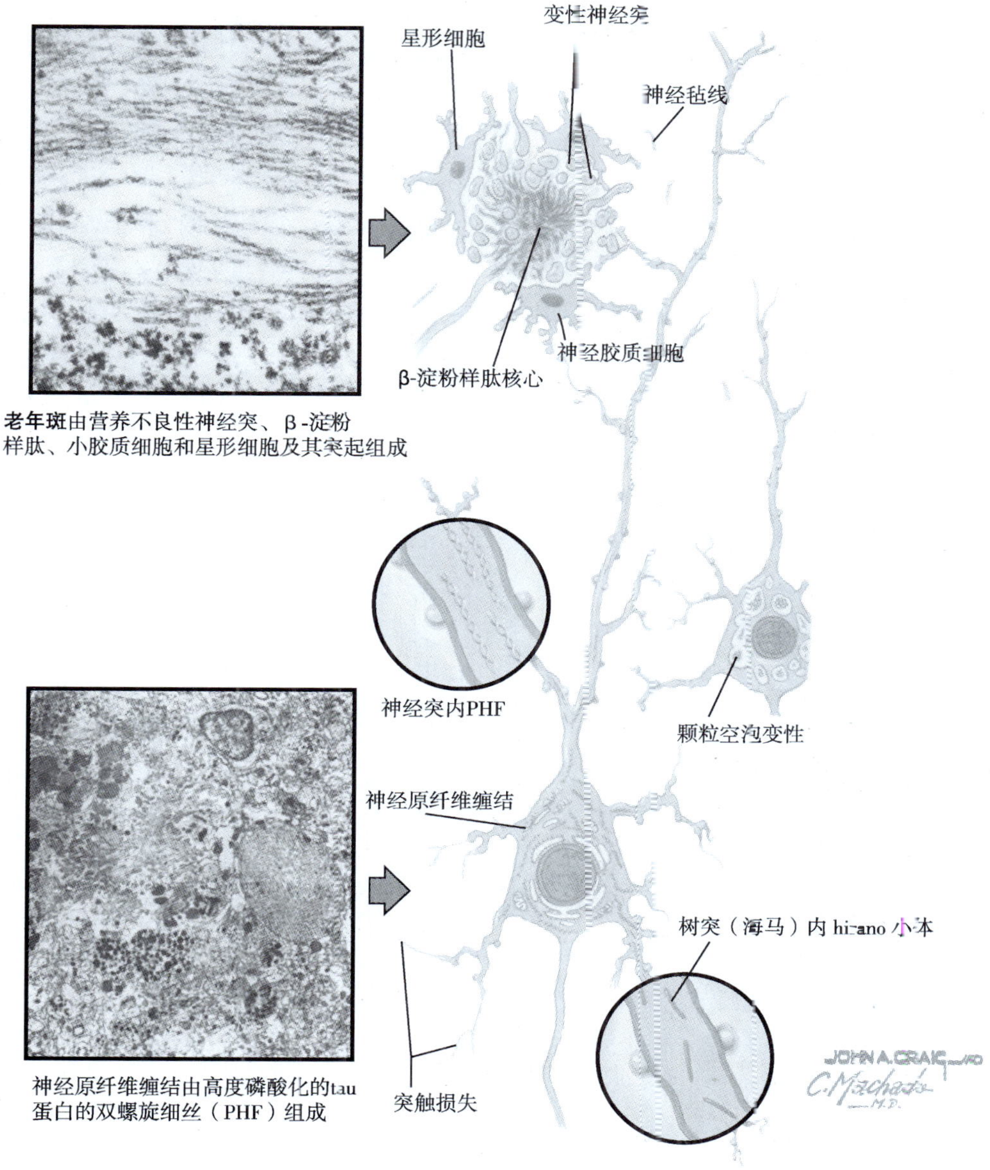

表 182-1 痴呆症的患病率估计

年龄	痴呆患病率*	年龄	痴呆发病率
＞ 65	5% ～ 10%	65 ～ 74	0.5%-1%
＞ 75	10% ～ 20%	75 ～ 84	2% ～ 4%
＞ 85	25% ～ 50%	85 ～ 95	6% ～ 8%
＞ 95	40% ～ 70%	＞ 100	100 岁后发病率稳定或下降

*较低的数字反映了中度至重度痴呆的患病率

现相似，但皮层下症状、频繁幻视、对抗精神病药物的敏感性和波动性症状通常能够对二者进行鉴别（图 182-3）。酒精相关性痴呆也很常见（框 182-1）。

临床表现

痴呆总是与认知障碍和功能障碍相关，然而视

图182-2 阿尔茨海默病的危险因素。

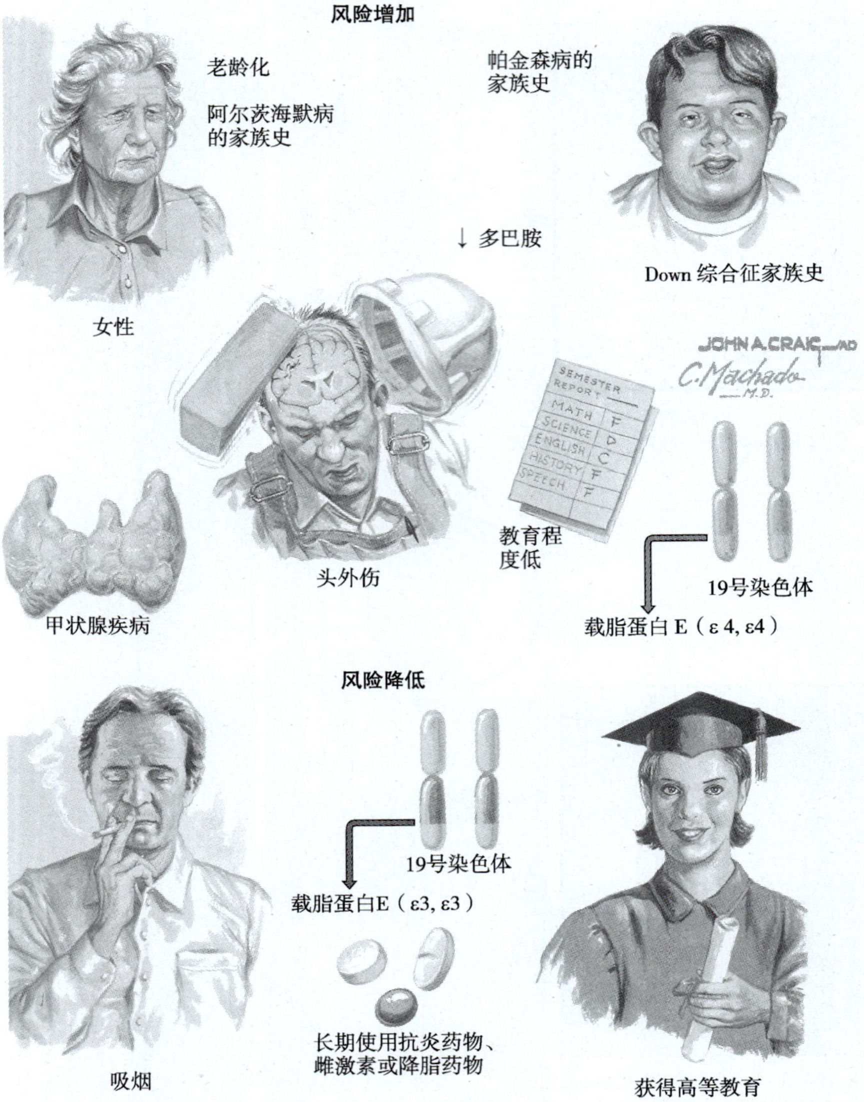

觉空间障碍和行为障碍也很常见。早期表现多样，取决于痴呆类型、疾病阶段、主动求医和某种症状的文化耐受。记忆和语言障碍表现为掌握新知识困难（学习能力障碍）、获取信息困难（命名或找词困难）、个人间断记忆障碍（遗忘）、识别和描述障碍，并且陈述记忆力（是什么）较程序记忆力（怎么样）损害程度更大。一般很少用复杂的句子结构，而听力理解和社会交流常保留。视觉空间障碍表现为不认识熟人、在熟悉的环境中迷路和三维空间缺陷。

行为症状几乎常见，通常引起家属关注和抱怨。无法去解决这些症状与公共体制紧密相关。早期出现人格改变，包括主动性减少（如淡漠、社会退缩）、失控（不适当的性行为和语言）和以自我为中心（任性和小气）。焦虑极为常见，常在疾病进展时恶化。它包括语言（25%）及躯体（30%）的攻击和非攻击行为，如漫游（25% ~ 50%）。攻击与看护人疲倦紧密相关，尤其当漫游也出现时。

痴呆相关特征有抑郁（常早期出现，AD 和血管性痴呆常可见）、妄想（偷盗妄想、不信任）、幻觉（常为视幻觉，尤其在路易体痴呆中常见）、睡眠障碍（失眠、睡醒周期紊乱）。

在痴呆早期，功能障碍和认知测试可能不完全相关。虽然早期测试有缺陷，但个体可能在多方面功能良好。缺陷的比率与具体类型因个体而异。首

图182-3　血管性痴呆和路易体痴呆。

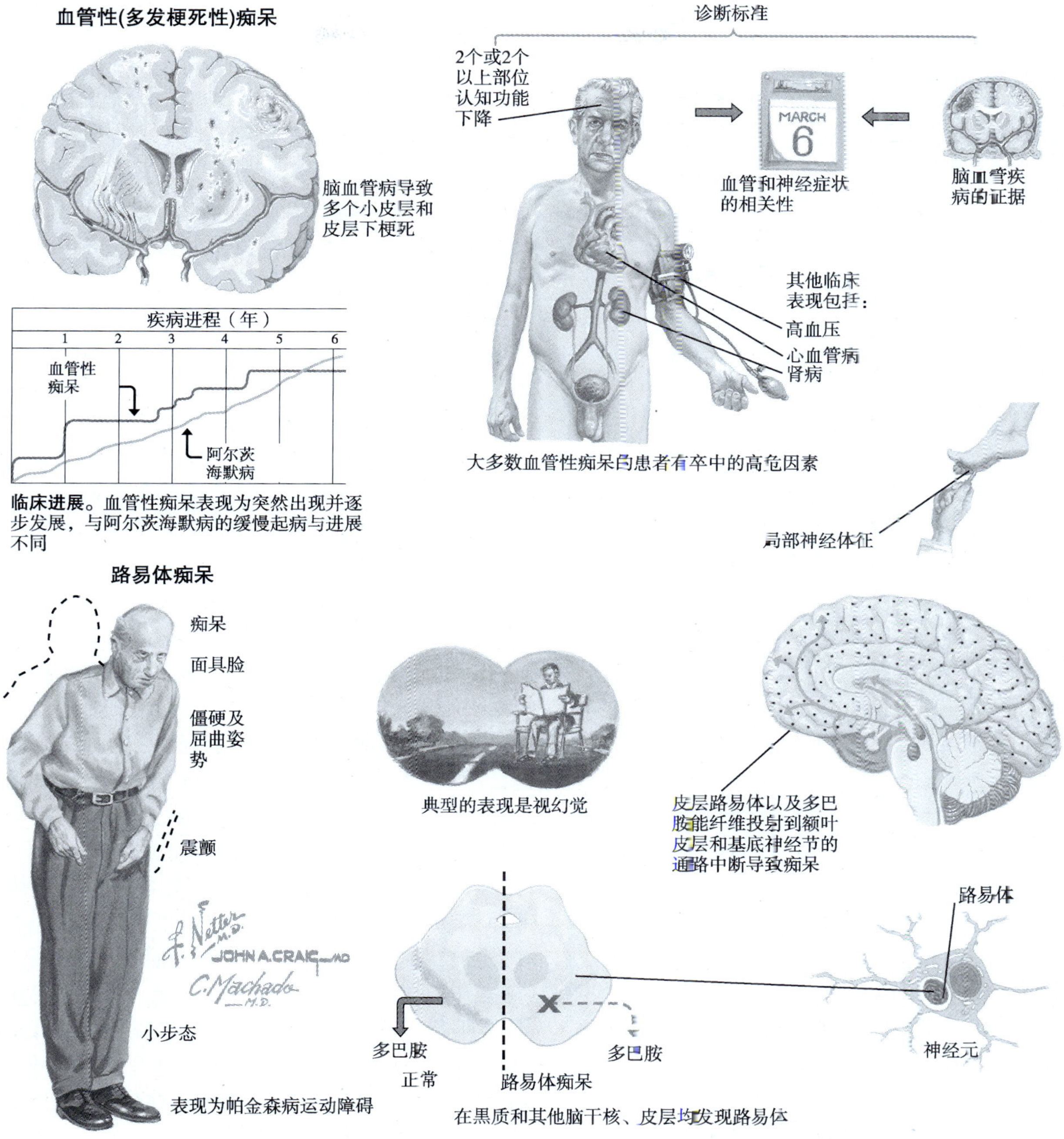

先出现日常基本生活能力受损，如理财、开车、使用电话、服药、坚守岗位。最终大部分基本技能缺失，如喂养、修饰、穿衣、吃饭和梳洗（日常生活能力）。

鉴别诊断

记忆无明显下降的轻微记忆障碍定义为轻度认知障碍（mild cognitive impairment，MCI）。简易精神状态检查量表（Mini Mental State Examination，MMSE）评分在24～30分之间的这些患者处于痴呆的前期，每年约15%进展为痴呆综合征。然而，其他则保持稳定或随着时间逐渐恢复。

在单纯遗忘综合征中，仅有短期记忆障碍而无其他的认知障碍（如酒精遗忘综合征），而谵妄状

框 182-1 少见的痴呆症

原发性退行性痴呆

额颞痴呆（Pick 病）

肌萎缩侧索硬化痴呆

亨廷顿病

神经疾病相关性痴呆

进行性核上麻痹（严重淡漠、向下凝视麻痹）

帕金森病相关痴呆（患者的 20% ～ 60%）

正常颅压脑积水（痴呆、尿失禁、共济失调）

神经肿瘤（尤其额、颞叶肿瘤）

头外伤（如拳击者痴呆）

慢性硬膜下血肿、中枢神经系统血管炎、狼疮

脱髓鞘疾病

感染性痴呆

神经梅毒、Lyme 病、HIV

病毒、寄生虫、细菌、真菌性脑膜炎或脑炎

脑炎后痴呆（尤其是疱疹性脑炎后）

机会性感染或脑脓肿

人类朊蛋白病 [传播性海绵状脑病，包括克雅病 (CJD)、变异 CJD(疯牛病) 和 kuru]

其他疾病相关性痴呆

酒精相关性痴呆（Korsakoff 综合征）

甲状腺和肾上腺疾病

维生素缺乏状态（维生素 B_1、烟酸或维生素 B_{12}）

代谢紊乱（透析性痴呆、肝性脑病、高钙血症、糖调节异常、电解质紊乱、甲状腺术后）

药源性（镇静剂、抗高血压药、心脏药物、麻醉药品、抗胆碱药）

Whipple 病、结节病、Wilson 病

毒物（重金属、有机毒物）

态表现为意识和注意力水平下降伴随症状波动（尽管痴呆的大多数症状也出现）。

精神发育迟滞是一种与智力障碍相关的发育障碍，并不一定影响记忆。假性痴呆与精神疾病导致的认知障碍有关，如抑郁症，这通常表现为注意力下降或量表评分低。最后，感觉性失语易和痴呆相混淆，因为智能测验评分下降出现在智能损害之后。

值得注意的是，许多这些疾病与痴呆相关：例如，年轻的 Down 综合征患者有极高风险发展为 AD；假性痴呆和 MCI 意味着痴呆的开始；谵妄是痴呆的常见并发症之一。

诊断方法

为了早期发现症状和重要功能障碍，详细的病史和可靠的检查至关重要。侧重于神经检查的全面查体是初期工作的重要部分。认知功能测试有助于评估缺陷和监测进展，如 MMSE 评分量表或 Blessed 定向力 - 记忆力 - 注意力测试。MMSE 评分量表被广泛应用，便于操作，65 岁以上的新发患者均应筛查。具有 6 年级以上文化水平的患者评分低于 24/30 应引起重视。画钟试验是另一种简易测试痴呆的方法，尤其适用于 AD。当认知测试和功能评估异常时，当高度怀疑一位高智商个体有早期痴呆尽管正规程序评估 MMSE 正常时，或者如果轻度异常发生于以下个体：低智商或受教育有限、不懂英语、少数民族或者种族，均应考虑进行神经心理学评估或求助于专业人员。

诊断目的就是排除痴呆以外的疾病，确定可逆性痴呆（13%）（如 NPH、维生素 B_{12} 和叶酸缺乏；甲状腺疾病；精神疾病）或者区分某种痴呆综合征（表 182-2）。常规检查包括全血细胞计数和分类、电解质、血钙、血糖、血尿素氮、肌酐、肝功能、甲状腺功能、维生素 B_{12} 和叶酸水平、尿常规和梅毒血清学。需要时可考虑进行沉降率、HIV 检测、胸部 X 线、24 小时尿重金属测定、毒物筛查、神经影像学、腰椎穿刺、脑电图（EEG）、功能影像、莱姆滴度、内分泌检验（除了甲状腺）和类风湿检查。80 岁以上患者没有相应的症状和体征、癫痫发作或步态异常，为避免被忽视，所有新发病例都应进行神经影像学检查。如患者能接受，首选磁共振成像（MRI）。如怀疑转移性癌症、中枢神经系统（CNS）感染、梅毒、脑积水、55 岁前痴呆、快速进展性痴呆、免疫抑制及 CNS 血管炎，应进行腰椎穿刺。EEG 可能有助于鉴别谵妄状态与痴呆，诊断克雅病（CJD），确定癫痫发作。如果可能，功能影像学 [如单光子发射计算机断层扫描（SPECT）、正电子发射断层扫描（PET）、磁共振波谱分析] 有助于鉴别疑难病例的痴呆类型。功能评分量表（如功能性活动问卷）有利于阐明障碍，评估对干预的反应。心理评估应探讨患者的个人问题（如安全性和目前的生活状况、精神合并症）、监护人问题（如社会关系程度、抑郁表现、经济需求）和生活环境

表 182-2 痴呆类型与诊断

痴呆类型	特点	痴呆类型	特点
阿尔茨海默病	隐匿起病，进行性加重 早期即有明显的记忆保留障碍 70 岁后起病，不伴有定位体征或步态异常 排除可逆痴呆 识别和描述困难	血管性痴呆	起病相对突然，阶段性或波动性进展 卒中史、高血压、糖尿病 局部神经症状或体征 情感不稳定、抑郁 人格相对保留的躯体疾病
路易体痴呆	早期执行功能障碍重于记忆障碍 一日内症状波动 幻视 轻度帕金森症，对抗精神病药敏感	抑郁痴呆综合征（假性痴呆	记忆、注意力障碍，不伴有失语症、失认症、失用症 淡漠，缺乏激情，及其他抑郁的植物神经系统症状 夸大记忆障碍，与测试结果不匹配 认知随抑郁而变化
额颞痴呆	早期个性改变明显，如淡漠、失控、反社会行为 奇异行为,语言刻板如“让我去,让我去” 视觉空间能力保留	HIV/AIDS 痴呆	遗忘，精神运动性迟缓，解决问题的能力受损，淡漠 神经体征，如震颤、共济失调、腱反射亢进、额叶释放征 年龄＜ 55 岁
皮层下痴呆	精神运动性迟缓，额叶功能受损，短期记忆障碍 抑郁，淡漠 神经症状：帕金森病、共济失调、尿失禁 晚期可出现明显的言语困难	谵妄（与痴呆相反）	急性或亚急性起病 意识和注意力损害 病程波动 思维混乱 躯体疾病 已有痴呆的患者精神状态改变

问题（家庭安全、被动关注）。

处理和治疗

最佳治疗

最适宜的系统治疗是要求认识到患者和看护人双方的需求。主要目的是确保患者与家庭的安全，改善患者和看护人的生活质量，最终防止看护人倦怠。对患者来说，尽可能减轻认知障碍症状，认识和探讨行为与精神合并症，以及优化功能适应性。对看护人来说，应认识到其情感、物质和经济支持的需求，仔细监测其是否存在抑郁（发生于大约 50% 的隔离看护者）。寻求团体（如阿尔茨海默病协会）的支持或法律援助是非常有益的。

初期治疗策略包括尽量减轻或逆转认知症状的减退，阻止疾病进展，优化代偿功能。在一些病例，需要特殊的治疗方法来逆转潜在的疾病进程（如维生素 B_{12} 或甲状腺替代）。然而在大多数病例，最佳方案就是尽量减轻病理生理学功能障碍。在 AD 中，（胆碱能功能障碍）谷氨酰胺能的过度活跃及异常淀粉样蛋白沉积被作为治疗的靶标。增加胆碱能活性的措施包括提高前体（如卵磷脂）数量来增加乙酰胆碱（Ach）的产生，应用胆碱能激动剂（当前不可用）来模拟 Ach 的作用，用胆碱酯酶抑制剂延长突触的作用时间（图 182-4）。后者最为有效，也可以应用大量的抗胆碱酯酶药来增加胆碱能水平（表 182-3）。这些药物对非 AD 型痴呆患者同样有效，主要是血管性痴呆和路易体痴呆。

图182-4　阿尔茨海默病的药物治疗。

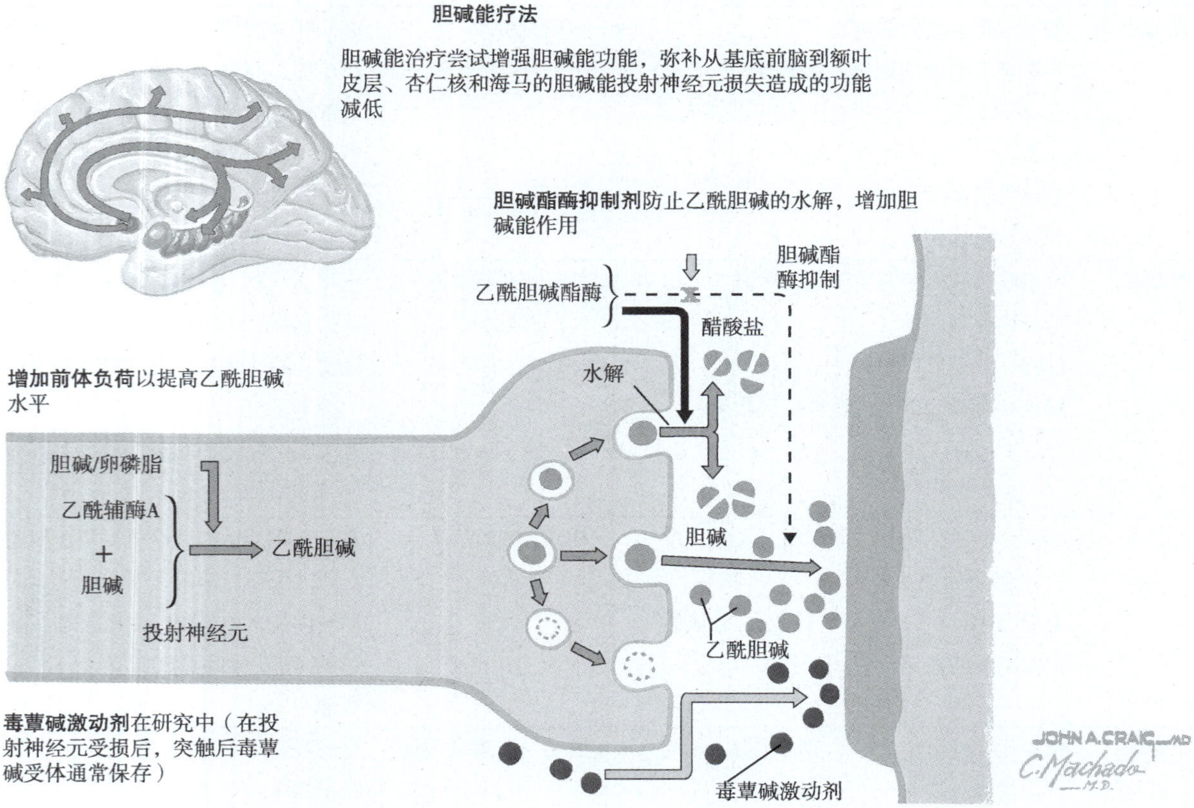

美金刚，一种较弱的谷氨酸门控NMDA受体通道拮抗剂，已被证实能够改善中至重度AD的功能。为了防止记忆形成中过度活跃，通过防止兴奋性毒素损害而减缓疾病的进展也是有用的。

其他有希望的治疗方法包括基因替代疗法、组织移植、抗淀粉样蛋白疫苗注射以及干扰淀粉样变性药物的应用（图182-5；彩图182-5）。

阻止疾病进展的策略还包括控制危险因素（治疗高血压及糖尿病、预防卒中）、积极处理潜在的医学原因、用脑分流术引流正常压力的脑积水（此法也可能会逆转症状）。此外，还有一些证据有限的方法，如应用抗氧化剂（维生素E、银杏、司来

表182-3　胆碱酯酶抑制剂

药物	起始剂量	目标剂量	注意
他克林	10mg，4次/日	每日120～160mg	非一线药物，因为每日4次剂量，并可导致肝功能试验升高
多奈哌齐	5mg，1次/日	每日10 mg	维持起始剂量1～3周可以将副作用降到最低
卡巴拉汀	1.5mg，2次/日	每日6～12mg	与他克林、多奈哌齐、加兰他敏相似的副反应：恶心、呕吐、心动过缓
加兰他敏	4mg，2次/日	8～12mg，2次/日	可逆的胆碱酯酶抑制剂加上受体的调节以增加乙酰胆碱的释放

图182-5 阿尔茨海默病中的淀粉样化。

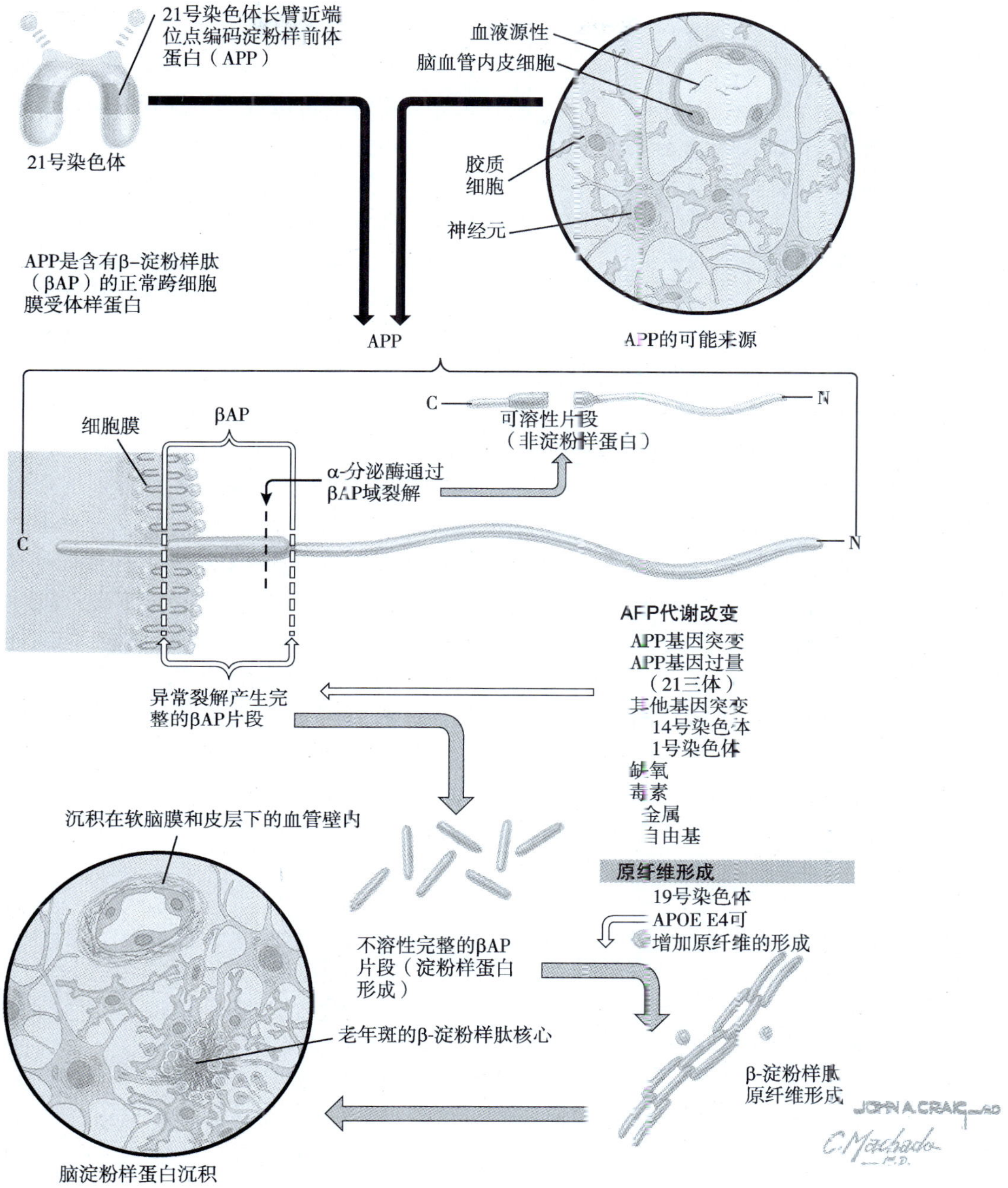

吉兰）、非类固醇类抗炎药、降低高半胱氨酸及应用其他神经保护类药物（乙酰肉毒碱），对治疗进展性痴呆都是有帮助的。然而，目前仍没有足够的证据来使我们常规地推荐以上药物，而且一些相对无毒的药物（如维生素 E）的安全性也在讨论中。

加强中枢神经系统功能（或促进代偿机制）的策略包括雌激素替代疗法（有助于延缓绝经后妇女发生 AD）、应对技能训练（尤其对非进展性或进展缓慢的痴呆），以及消除可干扰认知功能的药物如抗胆碱能药和苯二氮䓬类药物（框 182-2）。

痴呆伴随（继发）症状的治疗通常是治疗的主要焦点，因为许多与痴呆有关的发病（在患者和看护人）都与这些症状有关，这些症状包括抑郁、精神激动、精神病、失眠及谵妄。谨慎的医学评估是必要的第一步，尤其是精神状态的急性改变、新发或加重的精神病、或是精神激动加剧。当我们觉得

框 182-2 常见抗胆碱能药
抗帕金森类药物（苯扎托品、苯海索）
三环类抗抑郁药（尤其是阿米替林和丙米嗪）
传统抗精神病药（尤其是低效的药物）
非典型抗精神病药（尤其是氯氮平和奥氮平）
治疗尿失禁的泌尿类药物（托特罗定、奥昔布宁）
其他（西咪替丁、雷尼替丁、地高辛、呋塞米、硝苯地平、茶碱类、帕罗西汀）
有助于睡眠的药物（苯海拉明）

新的或者进展中的疾病得到了恰当诊断时，就可以尝试针对症状的干预治疗。

对于精神病患者，在没有痛苦或危险的情况下使患者保持冷静及转移其注意力可能是必需的。尽管非典型抗精神病药很快成为我们的所选药物，但氟哌啶醇由于其较少的副作用、已证实的有效性及价格低廉仍然是老年患者用药的很好选择（表 182-4）。立位晕厥和抗胆碱能效应是传统抗精神病药和新一代药物的潜在问题。

诊断抑郁的标准应保持在一个较低的阈值，因为抑郁很常见，并可以加剧认知症状和全身功能的恶化。使患者保持自主性，给予支持性的忠告，鼓励患者做他喜欢的活动都是有益的干预方法。选择性 5- 羟色胺再摄取抑制剂是首选的药物治疗，但不要使用帕罗西汀，因为它有抗胆碱能的作用。

对于精神激动的患者，应当以直接但却冷静的方式对待（而不是与他争论），重新定向考虑是什么导致患者失常对我们来说很有帮助。如果需要的话，应该先对特殊情况进行药物治疗（如在抑郁的背景下对精神激动给予抗抑郁治疗）。非特异性抗精神激动药包括抗精神病药、抗惊厥药、苯二氮䓬类、曲唑酮及丁螺酮。胆碱酯酶抑制剂对这些症状及其他次要症状可能有效，如果还没应用的话应该考虑应用。尽管人们预计抗精神病药可能会有效，但由于它可能会增加老年痴呆患者的卒中危险，所以对该药的应用还在观察之中。尽管曲唑酮和喹硫平均可引起立位晕厥，但低剂量的曲唑酮（按需要每 6 小时 25mg）或者喹硫平（按需要每 6 小时 12.5 ～ 25mg）有较好的耐受性，并且效果较佳。因为苯二氮䓬类可能会引发共济失调、加重记忆障碍和去抑制状态，所以在这一人群中应当谨慎使用。

在安全、光线充足的环境中，可以评价痴呆；在复杂环境中，如网格图案的地板上，能够确定患者是否焦虑或不安。对于失眠症的治疗，应当指导患者及其看护人学会睡眠保健法，还要考虑它是不是其他疾病（如抑郁症）的一个表现。要避免使用可导致患者发生共济失调和记忆缺失的苯二氮䓬类药物及产生

表 182-4 抗精神病药

非典型药物	适用证	优点	不良反应*	剂量范围
利培酮	精神激动、精神病	研究充分，一般耐受性好	老年人中锥体外系症状常见，催乳素升高	0.25 ～ 2mg，2 次 / 日
奥氮平	躁狂、精神病、精神激动	一些患者体重会增加，可以用可溶性片剂	体重增加，高血糖，抗胆碱能效应	2.5 ～ 10mg，1 次 / 日
喹硫平	精神病、精神激动、失眠症	低剂量适用于失眠症；非抗胆碱能药	镇静，剂量复杂	12.5 ～ 200mg，2 次 / 日
齐拉西酮	精神病、精神激动	低镇静作用，体重增加	QT 间期延长	20 ～ 60mg，2 次 / 日
氯氮平	顽固性精神病（非一线用药）	使用于帕金森病患者	镇静，骨髓抑制，高度抗胆碱能效应	12.5 ～ 300mg，1 次 / 日
氟哌啶醇	精神激动、精神病、躁狂	研究最为充分，在老年人中有很好的耐受性，较少副反应，价格低廉，有许多种剂型	锥体外系反应（尤其是静坐不能）；长期使用会导致迟发性运动障碍	0.5 ～ 2mg，1 ～ 2 次 / 日

* 除氟哌啶醇外，所有以上药物都存在潜在的立位晕厥和价格昂贵的问题

抗胆碱能效应的苯海拉明。如果需要的话可以考虑应用曲唑酮（25 ~ 100mg）或喹硫平（25 ~ 50mg）。唑吡坦（5 ~ 10mg）或右佐匹克隆（2 ~ 3mg）短期应用可能有效。

避免治疗错误

两种常见的治疗错误为：忽视了看护人的需要，以及没有识别出痴呆患者突然出现精神状态改变时表现出的谵妄。此外，还有一些可以避免的错误，包括未能识别可治疗的疾病（如抑郁症），以及没有将抗胆碱能药物（如奥昔布宁）的作用降到最低。

展望

AD是最为常见、进展最快的痴呆性疾病，对于它的治疗性研究进展非常迅速。抗淀粉样蛋白疫苗、分泌酶抑制剂、抗炎药及一些特效增强记忆的药物正在检测当中，早期结果令人鼓舞。在研究增强大脑处理异常蛋白能力的治疗策略同时，人们也在研究应用基因控制及外科植入技术。随着治疗领域的进展，对早期检测方法的精确性需求也越来越重要，同时寻找一种对阿尔茨海默病（及其他退行性痴呆）可靠且安全易操作的筛选检查被优先考虑。目前，最有前景的是功能成像、生物标志物及基因检测技术。

（刘业松 译 元小冬 校）

参考文献

Alzheimer's Association. Available at: http://www.alz.org/. Accessed November 17, 2006.

This website is a great resource for families and providers. The organization keeps abreast of current research, provides education for caregivers and patients, and provides links to support resources.

Alzheimer's Disease Education and Referral Center (ADEAR). Available at: http://www.nia.nih.gov/Alzheimers. Accessed November 17, 2006.

This site is an NIH resource for providers, patients, and families.

Alzheimer's Research Forum. Available at: http://www.alzforum.org/. Accessed November 17, 2006.

This site tracks the most current research and includes a section on new drug development.

American Association for Geriatric Psychiatry. Available at: http://www.aagpgpa.org/. Accessed November 17, 2006.

This website can be used to locate providers, track congressional action on geriatric topics, and obtain educational materials.

National Institute of Neurological Disorders and Stroke (NINDS). Available at: http://www.ninds.nih.gov/disorders/dementias/dementia.htm. Accessed November 17, 2006.

This NINDS dementia information page includes a listing of ongoing and recruiting studies.

循证

1. American Psychiatric Association: Practice guidelines for the treatment of patients with Alzheimer's disease and other dementias of late life. Am J Psychiatry 154(5 Suppl):1-39, 1997.

   These summary recommendations for treating Alzheimer's disease patients describe evidence and rationales supporting best practice.

2. Blazer DG, Steffens DC, Busse EW (eds): Textbook of Geriatric Psychiatry, 3rd ed. Washington DC, American Psychiatric Press, 2004.

   This up-to-date review of geriatric psychiatry includes an overview of dementia diagnosis and treatment.

3. Feldman HH, Jacova C: Mild cognitive impairment. Am J Geriatr Psychiatry 13(8):645-655, 2005.

   The authors present an excellent review of this increasingly important topic.

4. Herrmann N, Mamdani M, Lanctot KL: Atypical antipsychotics and risk of cerebrovascular accidents. Am J Psychiatry 161(6):1113-1115, 2004.

   The authors provide an in-depth look at the data leading to the FDA's black-box warning about the use of these agents in AD.

5. Mayeux R, Sano M: Treatment of Alzheimer's disease. N Engl J Med 341(22):1670-1679, 1999.

   This is a good, concise review of the topic from a 1999 article, much of which is still relevant today.

6. Practice parameters for diagnosis and evaluation of dementia (summary statement). Report of the Quality Standards Subcommittee of the American Academy of Neurology. Neurology 44(11):2203-2206, 1994.

   This article provides the neurology perspective on diagnosis and treatment of dementia.

7. Rabins PV: Guideline watch: Practice guideline for the treatment of alzheimer's disease and other dementias of late life. APA Practice Guidelines Update, 2006.

   This article updates the APA practice guidelines from 1997 (see reference 1).

8. Schulz R, Martire LM: Family caregiving of persons with dementia: Prevalence, health effects and support strategies. Am J Geriatr Psychiatry 12(3):240-249, 2004.

   The authors present a good overview of caregiver issues.

9. Small GW, Rabins PV, Barry PP, et al: Diagnosis and treatment of Alzheimer's disease and related disorders. Consensus statement of the American Association for Geriatric Psychiatry, the Alzheimer's Association, and the American Geriatrics Society. JAMA 278(16):1363-1371, 1997.

   This consensus statement on diagnosis and treatment predated the APA guidelines by 2 years and served as a model for the more recent guidelines.

183

Gary S. Winzelberg

预先指导

引言

预先指导（advance directives）是详细说明个体临终治疗选择和在个体丧失决策能力时指定代理决策人的文件。预先指导的主要目标包括生前遗嘱、卫生保健代理人形式等，是为当患者丧失沟通能力时，提升对患者治疗选择的尊重。尽管 15 年前就已颁布了提高预先指导应用的联邦法律，但在成年人中的低完成率表明一个事实——在一项先前的研究中特别指出患者希望同医生共同讨论预先指导。

背景

20 世纪 60 年代生命支持治疗的迅速发展，如心肺复苏、机械通气、血液透析等，不仅延长了患者的生命，也延缓了无法治愈患者的死亡时间。在过去的三十年间，有 3 个处于永久植物状态的年轻女士——70 年代的 Karen Ann Quinlan、80 年代的 Nancy Cruzan 和 90 年代的 Terri Schiavo——成为美国人关于临终关怀核心问题的典型范例：当濒于死亡而失去沟通能力的患者无力决定治疗方式的时候，正在通过她们不想使用而正在被使用的医学手段来维持生命。这些女性引发的法律争论已经帮助巩固濒危患者的生存权力，或通过先前表达她们的意愿，自己决定她们的医学决策，或通过代理人表达。尊重患者自主权的原则是重视患者决策能力的独立性，这个原则现已在卫生保健系统中达成共识。

舆论认为有能力的患者应有权决定他们自己的医疗决策，甚至加速死亡进程的决策，这在 Quinlan、Cruzan 和 Schiavo 病例前就已经在医学与法律上达成了一致。然而，正如这些妇女，停用生命支持治疗将影响到这些失去决策能力从而不能给予正式应允的患者的生命。痴呆所致的认知能力损害、谵妄和严重疾病，使他们不能正确了解他们的处境、权衡治疗的利弊及表达治疗选择。

由这些妇女的病例导致的结果是建立了为丧失能力患者进行医疗决策的伦理法则，并提供了支持预先指导发展的法律基础。在 Quinlan 病例的决议中，法庭支持了她父母对基于伦理原则的“替代决定”的权利，这意味着他们能最好地表达出 Quinlan 女士在意识清醒时将做出的决定。这个决议被认为是使用了决策代理人，通常为配偶或直系亲属，能在患者无能力表达时还能充分表达患者的自主决策。医生要求决策代理人去考虑患者先前所做的有关各种处置选择的决策，或在未明确给予指导时为患者的权益作出最优化的判断。

Quinlan 病例显示出无能力患者需要通过所爱的人表达她们的治疗意愿。相应的，患者拥护把预先指导作为一种在患者失去决策能力之前确定治疗选择、并指定决策代理人的机制。在 Cruzan 病例中，联邦最高法院的判决通过规定州政府为无能力患者建立必要的、“明白可信”的证据标准，对预先指导的应用起到了推动作用。基于此项决议，所有的州都有了使预先指导作为满足他们证据标准的机制。

Terri Schiavo 病例在全国范围内得以大力宣传，以提醒公众预先指导在临终决策中的重要性。如果 Schiavo 女士曾签订过生前遗嘱或正式指定她的丈夫或父母作为她的健康代理人的话，可能就会避免长时间的法律意义上的争论。

定义和法律事宜

完善的预先指导中两个最基本的内容是生前遗嘱和健康代理人文件（卫生保健代理人）。生前遗嘱中提供了当患者失去决策能力或疾病末期或永久植物状态时关于患者临终关怀治疗选择的一般的和特定的信息。生前遗嘱可能表明一个人希望避免接受那些未详尽说明而被患者认为特别的"特殊方法"。另一些生前遗嘱提供了从机械通气到抗生素应用的治疗决策的清单，并由患者指明他们是否愿意接受各项治疗。

虽然生前遗嘱可能提供理解患者关于心肺复苏等治疗选择的相关信息，但如果患者希望避免采取心肺复苏的方法，医生必须有单独的不使用复苏术的医嘱。

卫生保健代理人形式指定当患者无能力作出决定时作为代理决策人的个体，如果最初的代理人无效，这种形式还可以包含替代者。在伦理和法律上医师有就关于患者采取的任何医学措施与健康代理人进行沟通的义务，得到他们的应允。生前遗嘱的范围常常被局限在决定临终治疗，而卫生保健代理人的责任扩展到考虑所有的治疗。卫生保健代理人的决策权仅适合于医疗决策，当患者病入膏肓时的经济决定权应由其他文件授权。

患者可能有完整的生前遗嘱、卫生保健代理人或预先指导。生前遗嘱和卫生保健代理文件的签署需要有见证人，应做公证。预先指导不需要律师的协助。除非患者特别指示或不管任何时候在患者清醒的情况下做出改变，预先指导不会失效。各个州之间预先指导的法律规范各不相同，因此患者在完成签署指导时要符合当地的法律。一个州的预先指导可能在另一个州内是非法的。一些州从其他的州借鉴预先指导的经验，还有一些州一直依从其他州的法律。另外，一些州并没有提供关于外州预先指导合法性方面的明确指导。

尽管使用州政府认可的表格形式的确比其他书面文件及医师关于患者治疗选择讨论的综合意见更具优点，一个不能满足各种法律手续的书面指导仍能帮助指导做出临终治疗决策。这个文件可作为患者关于生命支持治疗意愿的最佳证据。另外，在一些州，患者先前所做的口头表述也具有法律效力。

由国家临终关怀和姑息疗法组织（National Hospice and Palliative Care Organization）主办的网站提供了关于预先指导的一般信息和在 50 个州及哥伦比亚区内免费申请使用的预先指导表格及完整的说明。患者可以通过免费帮助热线解决关于预先指导方面的问题（见参考文献）。图 183-1 是北卡罗来纳州使用的预先指导样表。

临床意义

为提高预先指导的完成率，已经采取了多种措施，包括患者自决行为法案。1991 年颁布的联邦立法要求所有接受联邦资金的卫生保健机构，包括医院、护理所等，如果患者有预先指导，获得患者的认可，如患者需要签订预先指导，则帮助其完成。不幸的是，立法和其他努力都没能显著地提高完成率——低于半数的危重症患者签订了预先指导。并且，先前的研究发现预先指导对患者的临终生存质量影响甚微。

研究已经证实了限制预先指导应用和影响临终决策的几个因素。在不同种族的人群中预先指导的完成率差异很大，非洲裔美国人和拉丁美洲人制订生前遗嘱和指定临终决策代理人的概率明显低于白人，他们更习惯于把家族多数人的意见作为他们的决定，对卫生保健代理人单独作出决定感到不安，一项法律标准是强制他们从他们所爱的人中选择一位决策者。

患者由于其他不同的原因而未完成预先指导：他们不愿意去考虑他们的死亡，他们错误地认为完成指导必须要雇用律师，而他们付不起费用。或者他们认为签订了指导会限制他们的家人为他们的利益做出更好决定的能力。患者还可能错误认为预先指导只是为那些病情危重或年龄很大的人而做。

也许限制和影响预先指导的最重要因素是当患者考虑签订预先指导或签订后缺乏医生的参与。任何预先指导都仅在患者、医生和配合完成指导的家人之间起作用。在一项研究中，签订了预先指导的患者仅有 12% 在完成过程中得到了医师的指导。大多数医师并不清楚他的患者是否已经有预先指导。如果医师不就患者完成生前遗嘱或指定代理人的深层动机进行沟通的话，预先指导就不可能对医疗决策产生积极的作用。

有一些以社区为单位的项目成功地增加了预先指导完成率。在威斯康星州的 La Crosse 地区，一个相对同种族的社区内，制订了关于卫生保健服务

图 183-1 生前遗嘱示例

注意这是北卡罗来纳州使用的生前遗嘱，各州的法律不尽相同。

北卡罗来纳州法定的规范表格，N.C. Gen. Stat. § 90-321
要求自然死亡的声明（生前遗嘱）

要求自然死亡的声明

北卡罗来纳州　　　　县 ________________

我，________________________________，意识完全清楚。指定要求如下：当我的疾病被确诊处于末期并无法医治时，或我被诊断为处于永久植物状态时，我不需要特殊方法或人工营养或水合作用来延长生命。我知道并理解这个文件，授权医师停止或中断特殊方法或人工营养或水合作用，与我以下阐述的说明一致：

（下列各项内容是我最初的愿望）

_____ 当我的疾病已确诊为末期或无法医治时，我同意如下：
_____ 我的医师可以仅停止或中断特殊方法。
_____ 除停止或中断特殊方法以外，如有必要，我的医师可以停止或中断人工营养和/或水合作用。
_____ 如果我的医师确定我处于永久植物状态，我批准如下：
_____ 我的医师可以停止或中断特殊方法。
_____ 除了停止或中断特殊方法外，如有必要，我的医师可以停止或中断人工营养和/或水合作用。

日期：20_______年_______月_______日

签名 ____，（声明者）

我特此表明：声明者____________________在意识完全清醒的情况下在我面前签署了上述声明，我与声明者没有任何血缘或婚姻关系，我不知道或者没有预料到我将在现有的任何生前遗嘱或其附加条款中作为声明者的继承人，或如果声明者在这个期间死亡而没写生前遗嘱时按遗嘱继承情况法作为遗产继承人，从而得到声明者的遗产。我也声明我不是声明者的主管医师或其雇员，也不是声明者作为患者使用的医疗设备的雇员，也不是在声明者居住地的疗养院或任何看护组织的雇员。我更进一步声明我现在没有任何反对声明者的要求。

证明人 ____

证明人 ____

证　明

美国北卡罗来纳州　　　　县________________

我，______________________________，来自 ______________（县）的公证人据此证明______________________（声明者）在我面前并向我发誓这份文件是他希望自然死亡的声明，且是他在行动自由和真实表达的情况下主动自愿地填写和执行的。
我更进一步声明____________________和____________________（证明人），在我面前并向我发誓他们证明______________（声明者）签署上述声明时意识完全清醒；也发誓在他们证明那份声明的时候，（1）没有受到声明者或其配偶的胁迫，（2）他们不知道或者没有预料到他们将在现有的任何生前遗嘱或其附加条款中作为声明者的继承人，（3）他们不是声明者的主管或其雇员，也不是声明者作为患者使用的医疗设备的雇员，也不是在声明者居住地的疗养院或任何看护组织的雇员。（4）他们没有反对声明者的要求。我进一步证明我对声明的真实性及得到正当的执行感到满意。

20___年____月____日

____
公证人

（公证人章）

代理时限：____________

的详细规定，以社区为单位的群体制订了“尊重选择”倡议以促进完成预先指导。“尊重选择”计划的执行，与患者的实际治疗决定和他们先前签署的指导文件几乎完全一致地相关，并可能减少了在医院内的临终医疗护理。

在俄勒冈州，围绕着对医师协助自杀的争论激发起公众对预先指导的关注。一个卫生专业人员与患者的组织倡导签署了一系列具有普遍性和可操作性的规范，作为一项不管患者的健康状况如何都应遵守的指导。维持生命治疗的医嘱（Physician Orders for Life-Sustaining Treatment，POLST）项目是一个关于临终治疗的规则，它被应用于所有不同背景的患者，但主要用于疗养院内患者签订治疗选择的文件，大多数俄勒冈州的疗养院与收容所都自愿加入到这个项目中。一项研究显示，任何患者都没有接受他们所不愿进行的重症监护、机械通气或心肺复苏的治疗。"尊重选择"计划和 POLST 项目的成功引导了其他州和社区执行这些积极措施。

框 183-1 关于预先指导的医师沟通策略

1. 询问患者是否已签订预先指导（生前遗嘱和/或卫生保健代理人）。
2. 如果患者有预先指导，获得一份复本并确认是否符合当地州法律。还要询问患者完成指导的动机。
3. 询问患者在其病情危重、无能力进行治疗方式决定时是否有处置的选择。
4. 询问患者是否有首先的决策代理人（或决策者），而且要询问患者哪些人将不能参加处置意见。
5. 估计患者签订预先指导的障碍。
6. 忠告患者关于预先指导在临终护理决策中的作用和限制，包括如果患者不愿采用心脏复苏治疗，还需签订额外的文件。
7. 忠告患者完成预先指导不需要律师的协助。
8. 通过提供关于预先指导的书面资料，包括连线预先指导计划资源的网站以及提供回答所遇到的全部问题的全程服务方法来协助患者。
9. 要保证使患者了解预先指导可以在他们保持决策能力的状态下随时修改。
10. 在患者的病历中记录交流的内容。
11. 提醒患者与家属讨论他们的选择。

医师角色

患者重视医生对预先指导的沟通（框 183-1）。先前的研究显示患者 - 医生关于预先指导的讨论是与患者满意度的提高、临终相关患者恐惧与焦虑的降低、以及患者对医师了解他们意愿的信任感的提高相联系。患者 - 医生关于临终护理的沟通也提高了患者签订预先指导的可能性。一项研究表明，如果医师提及预先指导的话，有 1/3 的患者愿意讨论这个问题，研究指出除非医生首先谈起这个问题，否则很多患者不愿完成预先指导。

其实医生有很多机会与患者讨论预先指导，包括日常的接诊，或当患者的健康状况发生改变，例如患病需要住院治疗时。尽管患者可能会认为医生和他谈论预先指导是医生认为他将死亡，从而感到恐惧，但在医生办公室内讨论这个问题对尚未患绝症的患者来说看起来更理性。

避免错误

医生关于预先指导可能犯下的最大错误是没有询问患者是否已签订了预先指导。患者可能没有告知医生他们已签订了预先指导，如果医生不问起，他们可能不会讨论他们制订生前遗嘱和指定卫生保健代理人的动机。除非医生知道指导的存在，否则这种指导不会对临终治疗产生任何影响，如果医生能利用患者制订预先指导的机会来更多地了解他们临终治疗目标和选择，将产生更大影响。

另一个医生和患者同样犯的错误是认为生前遗嘱提供关于临终治疗选择的说明，包括是否使用心肺复苏。患者不愿用心肺复苏，医生必须签署一份说明患者的选择和决定能力的文件，医生应回顾患者关于停用心肺复苏的文件。另外，医生要记录患者所表达的临终治疗选择，并且应鼓励患者和他的家人讨论这些选择。当没有和家人进行讨论时，在应用预先指导时，会有产生误解和意外压力的高风险。

展望

预先指导在临终护理中起着非常重要的作用，但仍有局限性。虽然有促进预先指导的需求，已经证实提高医生临终护理沟通技巧的努力在关于临终护理经验的医 - 患、医生 - 家属之间交流中起到了极其关键的作用，这些项目包括教医生们用规范合理的方法有效地就预先指导与患者沟通，而且还要让患者说出护理目标、培养信任和重视患者及家属感情方面的教育。

（王燕玲 译 元小冬 校）

参考文献

Caring Connections. National Hospice and Palliative Care Organization (800-658-8898). Available at: http://www.caringinfo.org. Accessed February 2, 2007.

This website provides patients with a variety of free resources on end-of-life care topics, including advance care planning and access to state-specific advance directive documents and instructions.

End of Life/Palliative Education Resource Center (EPERC). Available at: http://www.eperc.mcw.edu . Accessed March 22, 2007.

This website provides health care professionals with peer-reviewed educational resources, including materials on communication and end-of-life decision making.

循证

1. Kagawa-Singer M, Blackhall LJ: Negotiating cross-cultural issues at the end of life: "You got to go where he lives." JAMA 286:2993-3001, 2001.

   This article outlines some of the major issues in providing cross-cultural end of life care and recommends techniques for negotiating issues influenced by culture that are important in end-of-life care.

2. Kass-Bartelmes BL, Hughes R: Advance care planning: Preferences for care at the end of life. J Pain Palliat Care Pharmacother 18:87-109, 2004.

   This evidence-based review of research studies on advance care planning includes interventions to improve patient end-of-life decision making.

3. Meisel A, Snyder L, Quill T; American College of Physicians—American Society of Internal Medicine End-of-Life Care Consensus Panel: Seven legal barriers to end-of-life care: Myths, realities, and grains of truth. JAMA 284:2495-2501, 2000.

   The authors present legal myths about end-of-life care that can undermine good care and ethical medical practice as identified by a consensus panel of medical and bioethics experts. The panel concludes that physicians must know the law of the state in which they practice.

4. Teno JM, Gruneir A, Schwartz A, et al: Association between advance directives and quality of end-of-life care: A national study. J Am Geriatric Soc 55:189-194, 2007.

   This study completed a national survey of bereaved family members to examine the role of advance directives in end-of-life care and concludes that completion of an advance directive is associated with home deaths, hospice use, and fewer concerns with physician communication.

5. Teno J, Lynn J, Wenger N, et al: Advance directives for seriously ill hospitalized patients: Effectiveness with the patient self-determination act and the SUPPORT intervention. J Am Geriatr Soc 45:500-507, 1997.

   This article assesses the impact of advance directives on decision making about cardiac resuscitation in a clinical trial of seriously ill hospitalized patients that sought to improve end-of-life care decision making. The authors conclude that advance directives did not substantially enhance physician-patient communication or decision making about resuscitation despite their intervention and the implementation of the Patient Self-Determination Act.

6. Tulsky JA: Beyond advance directives: Importance of communication skills at the end of life. JAMA 294:359-365, 2005.

   This clinical review for practicing physicians addresses the challenge in creating and implementing advance directives and offers practical suggestions for improving end-of-life communication and decision making.

7. Winzelberg GS, Tulsky JA, Hanson LC: Beyond autonomy: Diversifying end-of-life decision-making approaches to better serve patients and families. J Am Geriatr Soc 53:1046-1050, 2005.

   This review offers end-of-life communication strategies to physicians when interacting with patients and family caregivers if advance directives have not been completed.

索　引

D

E

F

H

J

K

L

M

N

P

Q

R

W

X

Y

Z

彩　图

彩图5-1　疼痛传导。

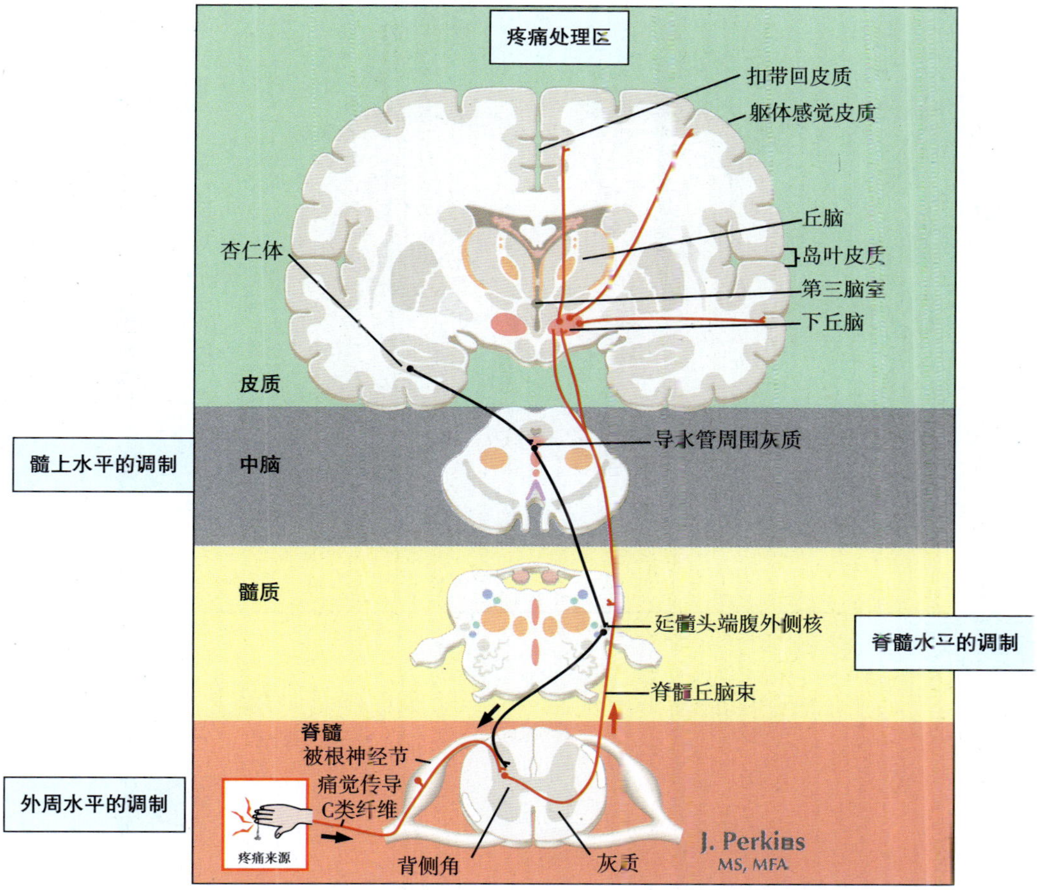

疼痛处理区
扣带回皮质
躯体感觉皮质
丘脑
岛叶皮质
第三脑室
下丘脑
杏仁体
皮质
髓上水平的调制
中脑
导水管周围灰质
髓质
延髓头端腹外侧核
脊髓水平的调制
脊髓丘脑束
脊髓
被根神经节
痛觉传导
C类纤维
外周水平的调制
疼痛来源
背侧角
灰质
J. Perkins
MS, MFA

彩图7-1　一些常见的有毒植物。

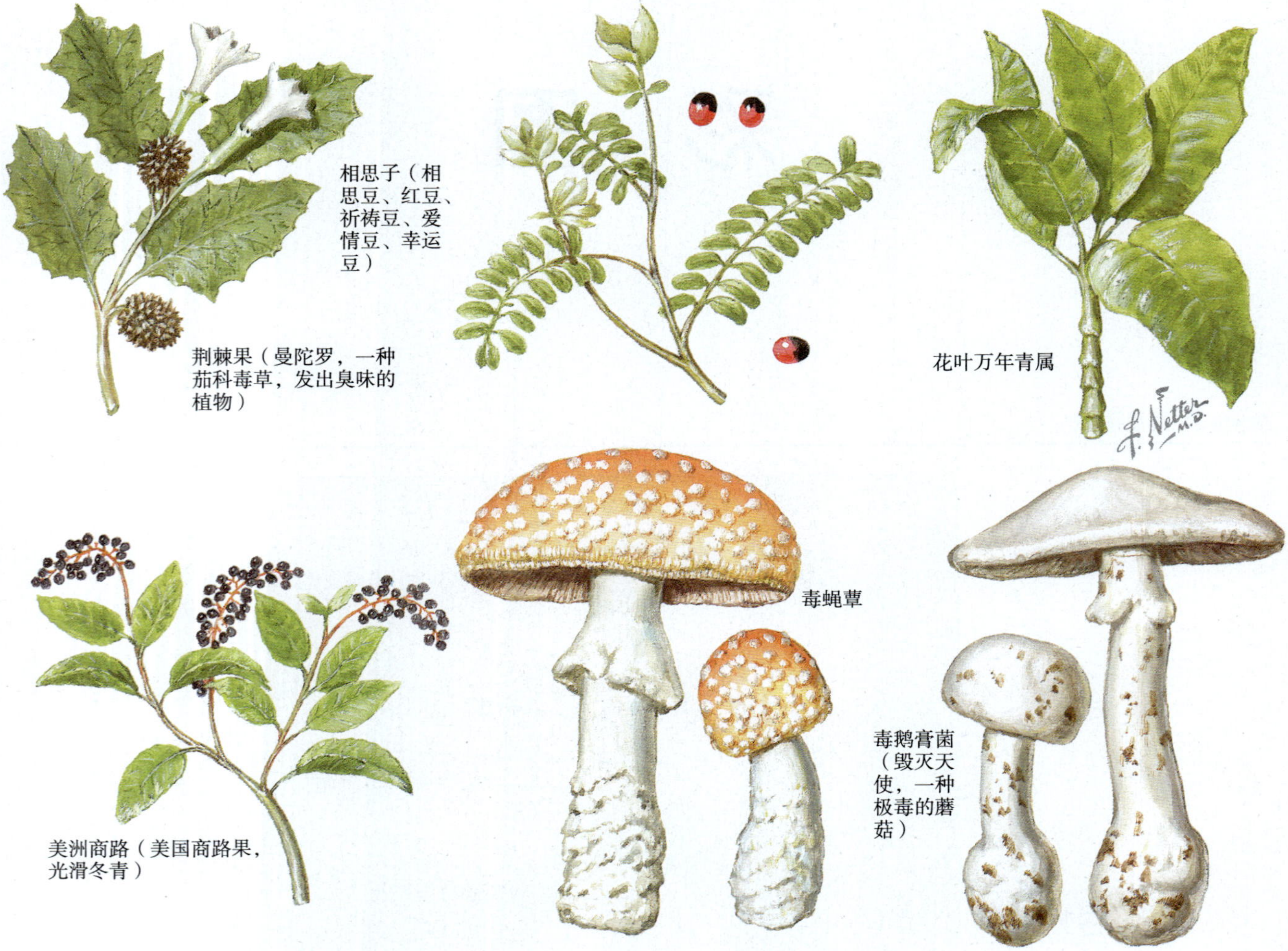

彩图8-1　咽部感染。

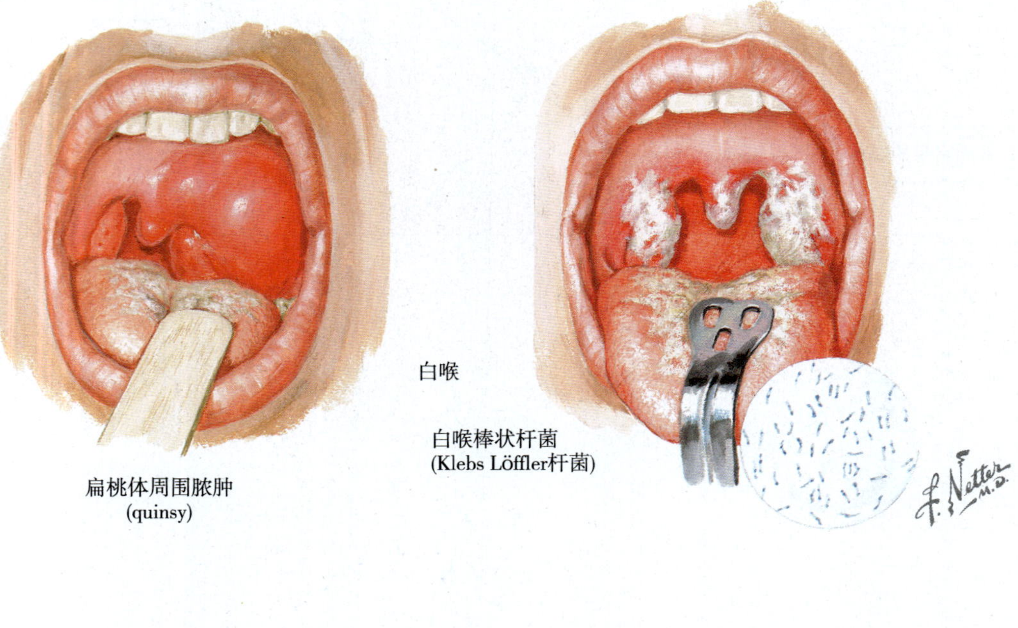

彩图11-1　常见的口腔病变。

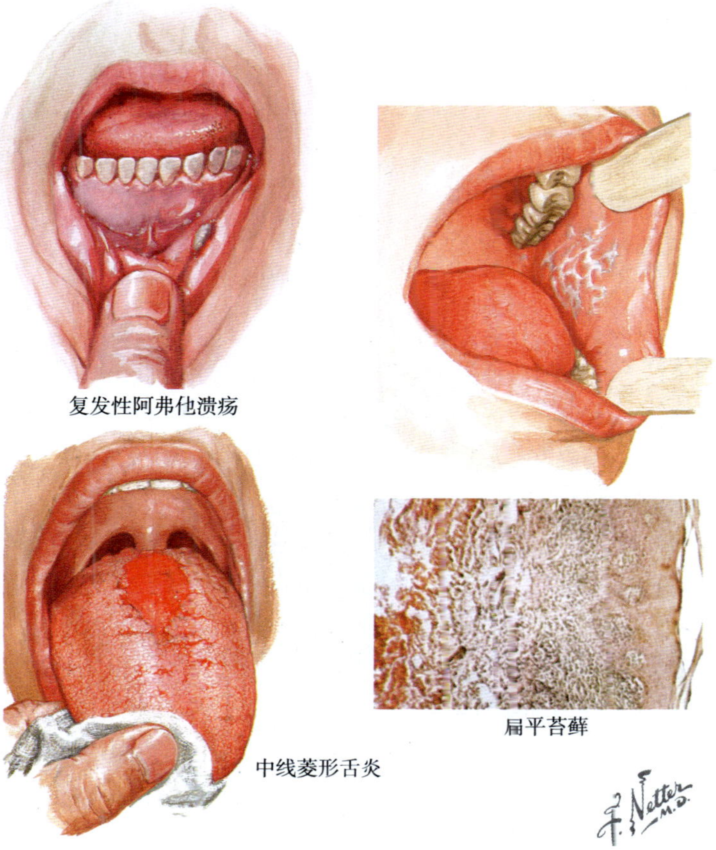

彩图11-3　常见的口腔病变。

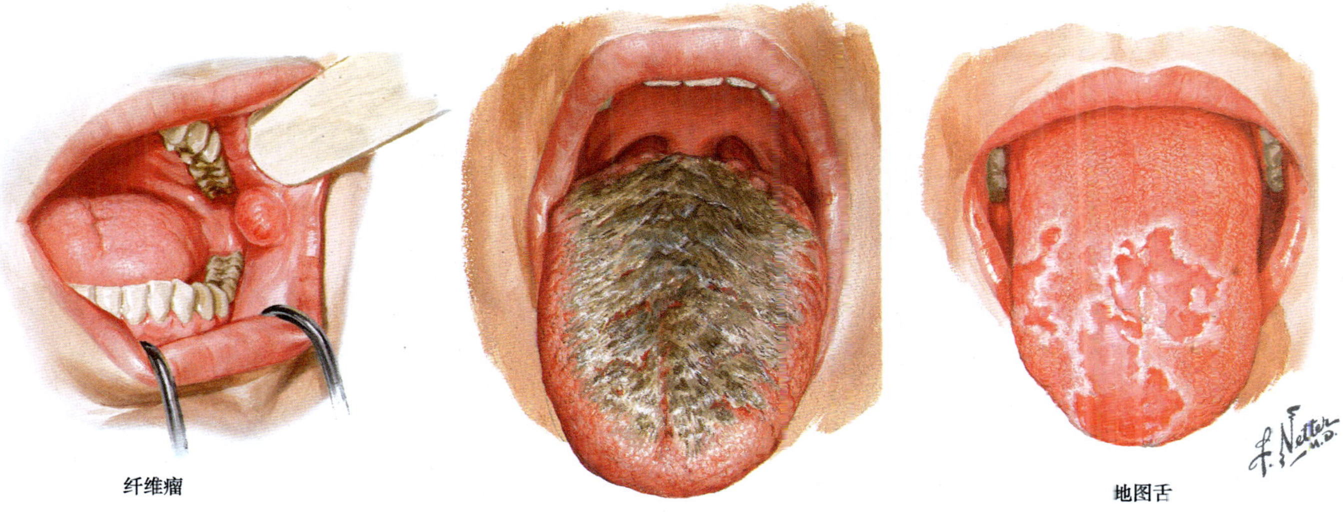

彩图12-1　急性外耳道炎。

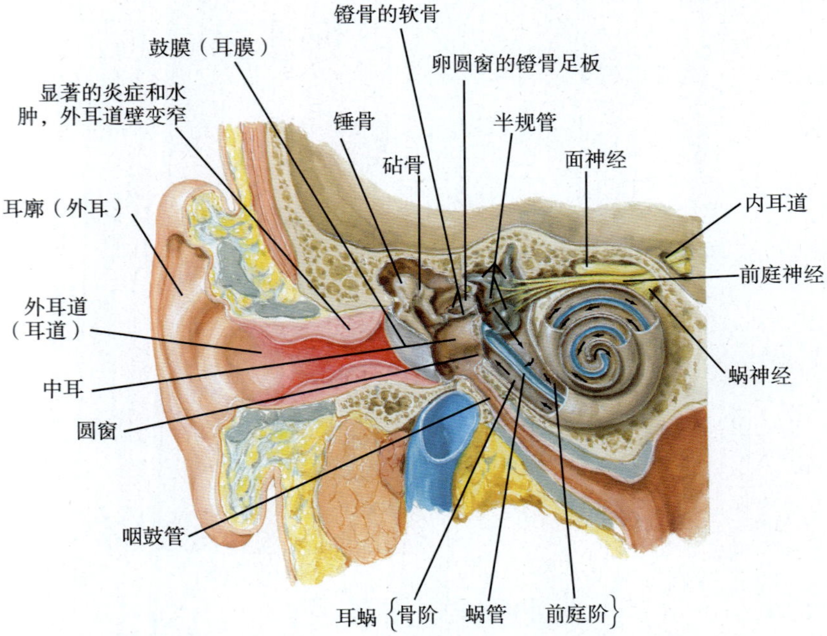

外耳道、炎症、水肿和流出通过局限的外耳道

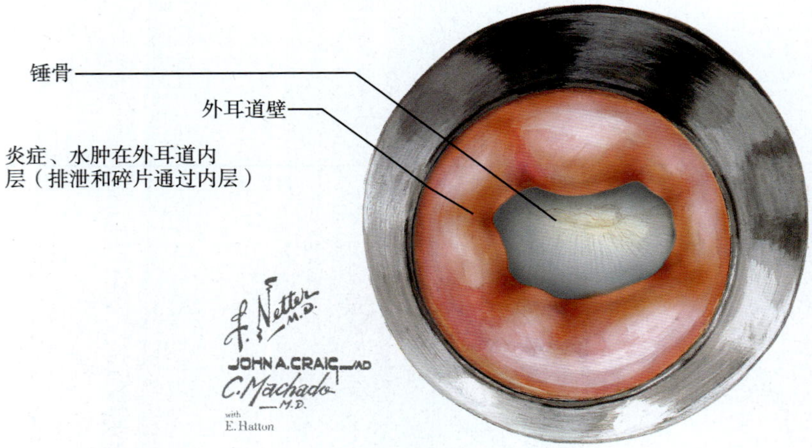

耳镜检查显示的外耳道炎的临床表现

彩图14-2　喉部的炎症。

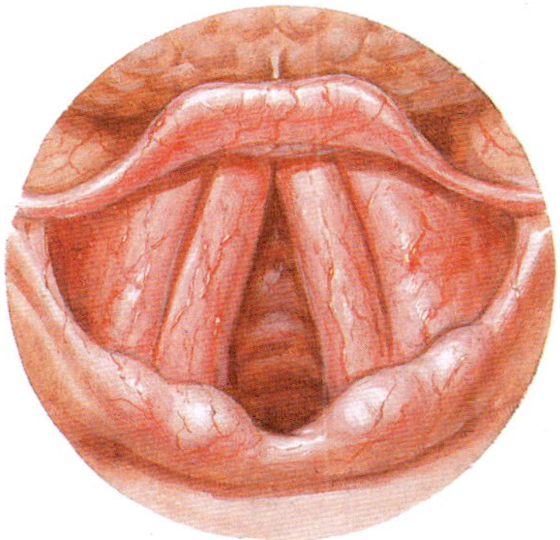

急性喉炎

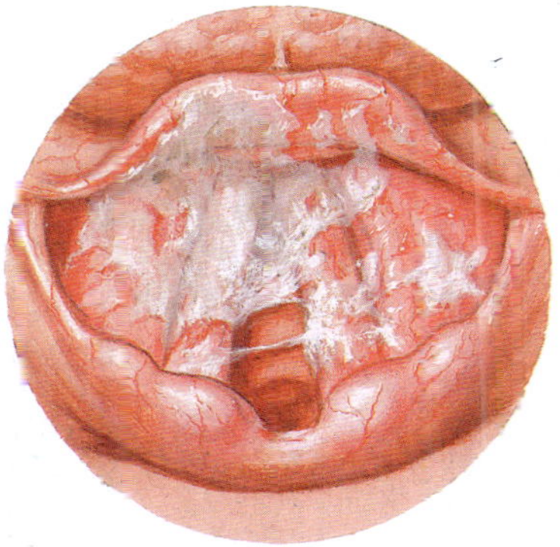

膜性喉炎

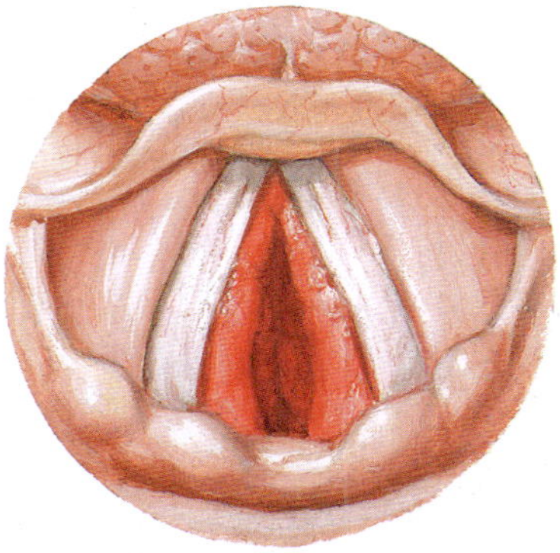

声门下的炎症和炎症性哮喘喉的肿胀

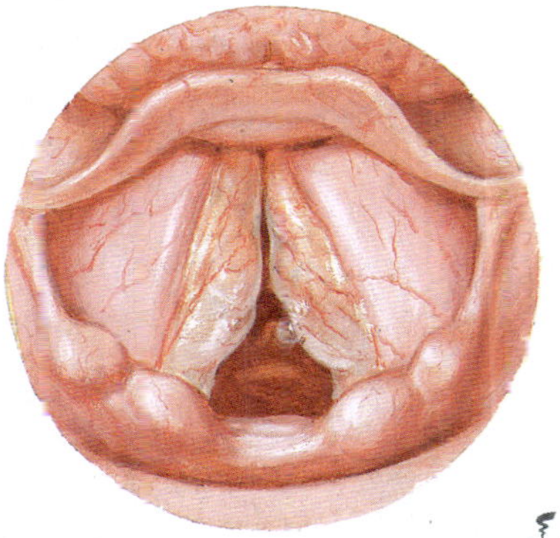

慢性喉炎的水肿型声带

彩图14-3　声带病变。

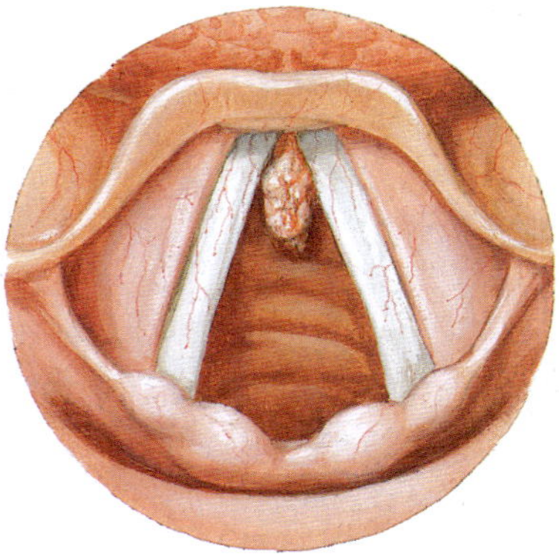

前联合带蒂乳头状瘤

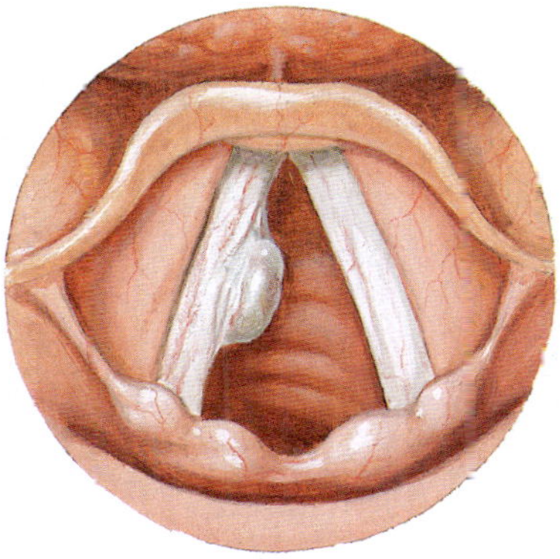

无蒂息肉

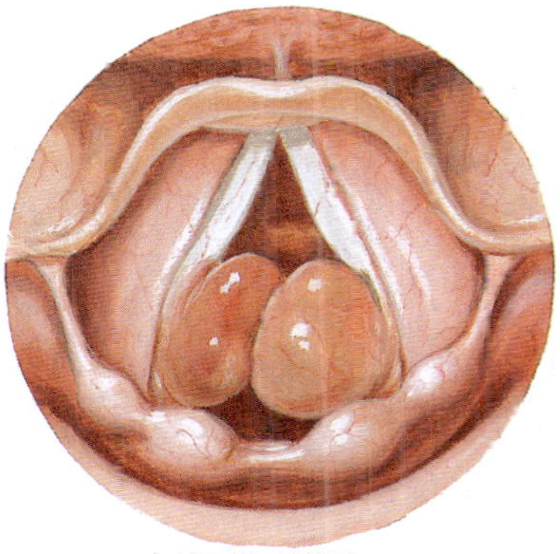

大的双边肉芽肿

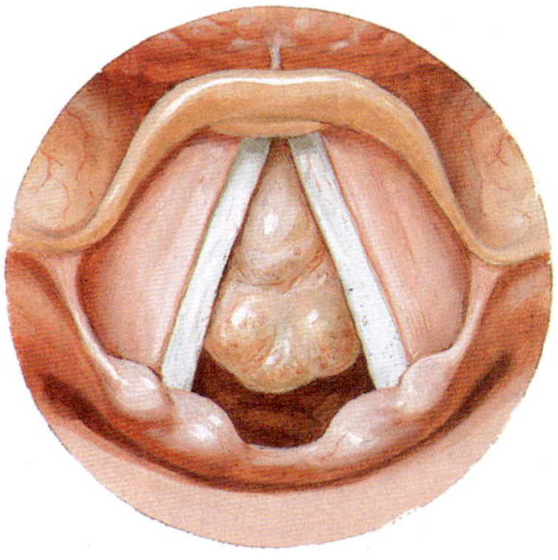

声门下息肉

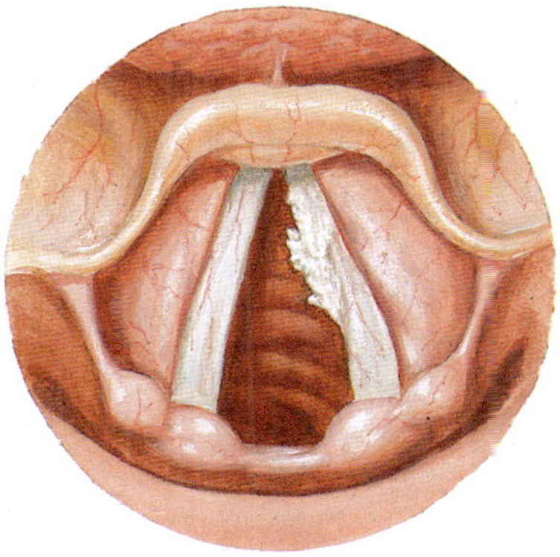

右侧过度角化

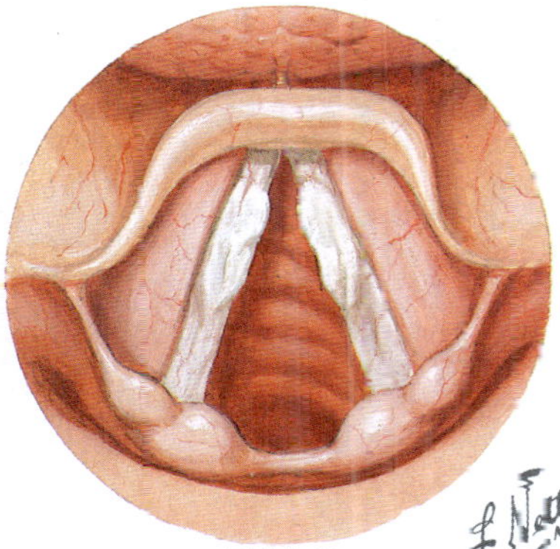

双侧白斑

彩图14-4　喉部的癌症。

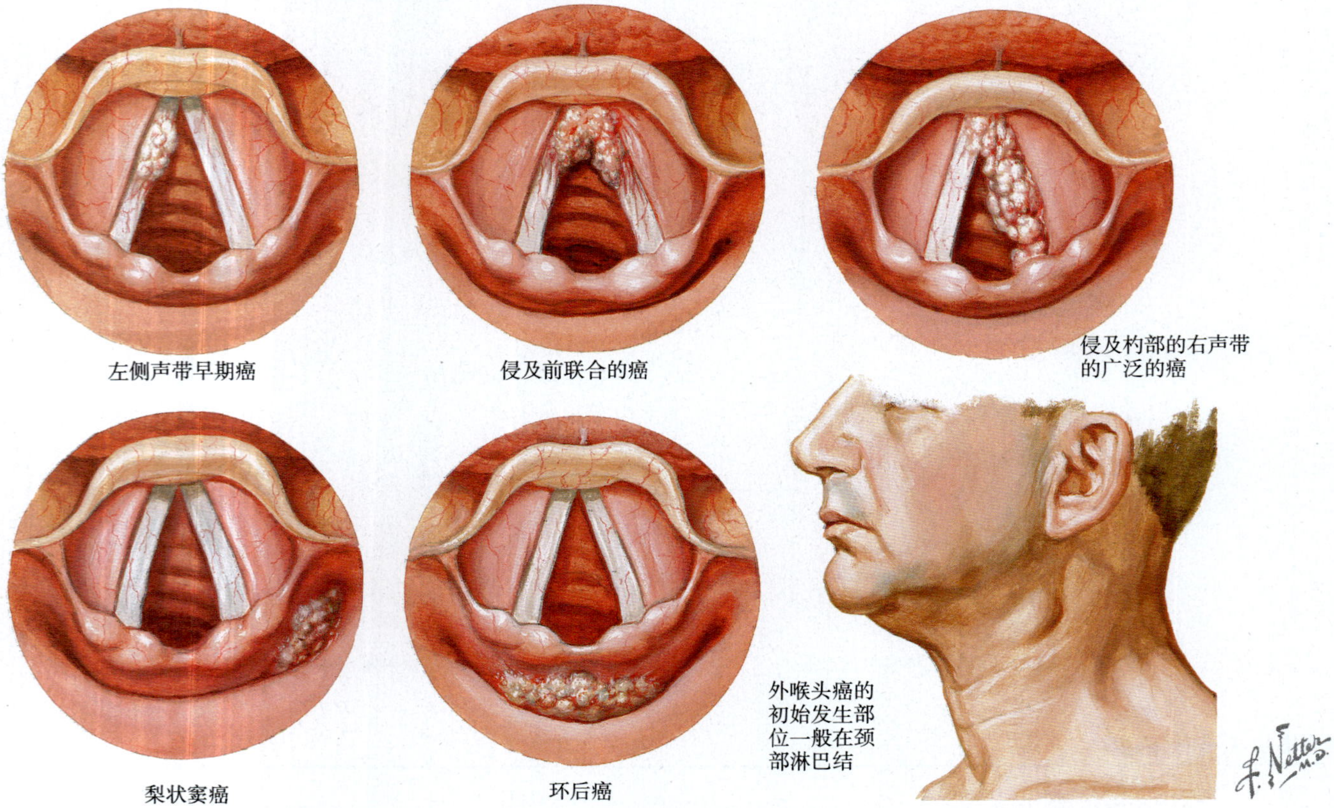

彩图17-2　慢性咳嗽的诊断性检查。

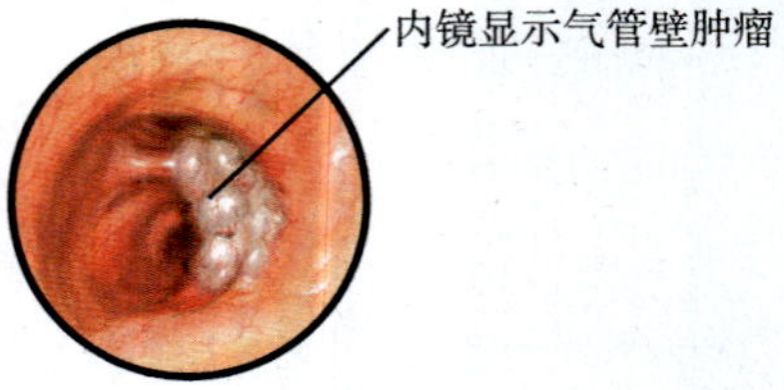

彩图18-1　肺炎球菌性肺炎。

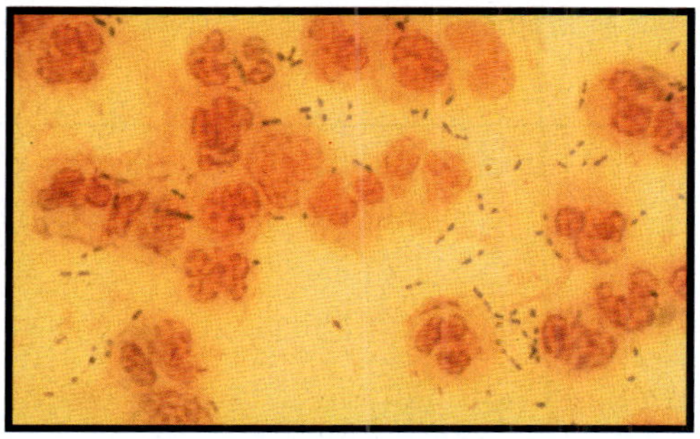

肺炎双球菌脓痰（革兰染色）

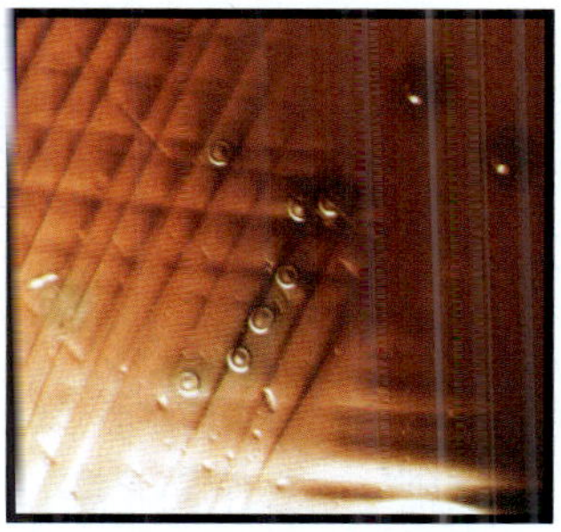

琼脂平板上生长的肺炎球菌菌落

彩图18-2　克雷伯菌属肺炎。

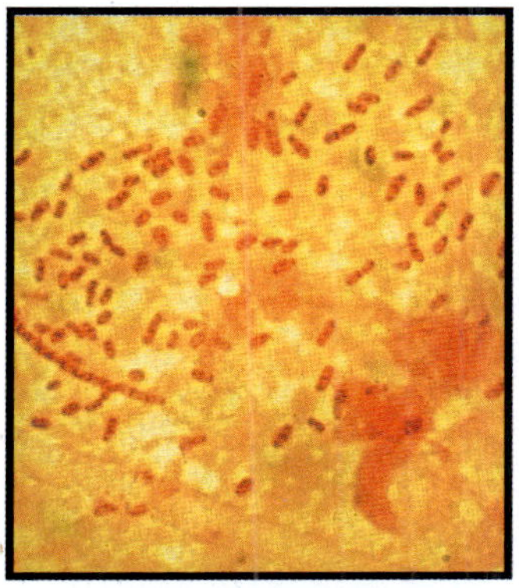

含有肺炎克雷伯菌属的革兰染色痰

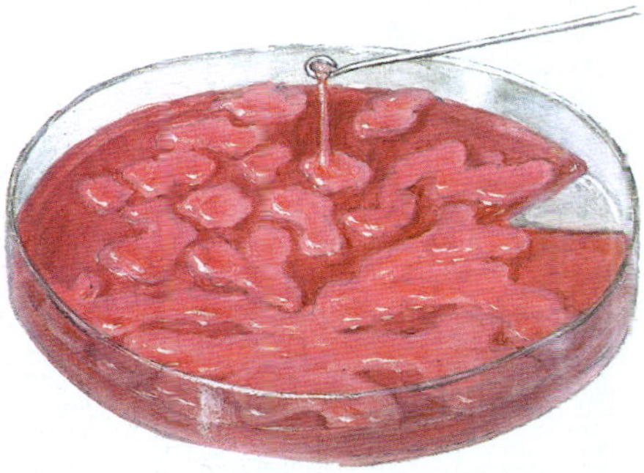

内酯琼脂上生长的克雷伯菌菌落。菌落是黏性半透明的带状物

彩图18-3　葡萄球菌肺炎。

凝固酶试验。左边管显示了血浆凝块，右边是对照管

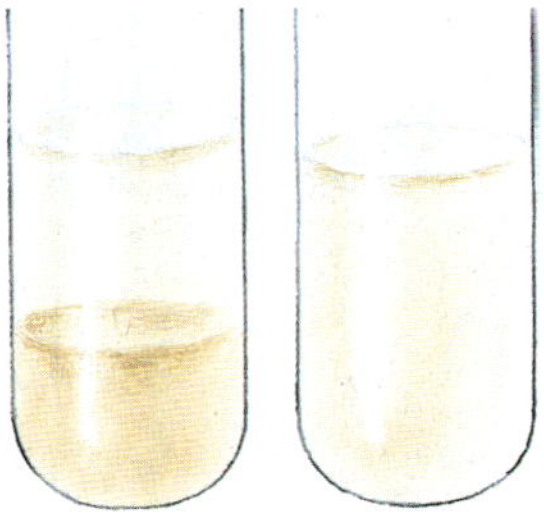

痰液中的金黄色葡萄球菌和多形核白细胞（革兰染色）

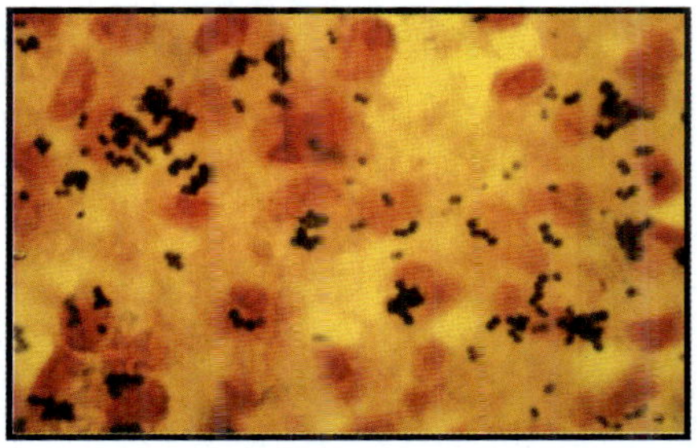

彩图18-4　军团菌病。

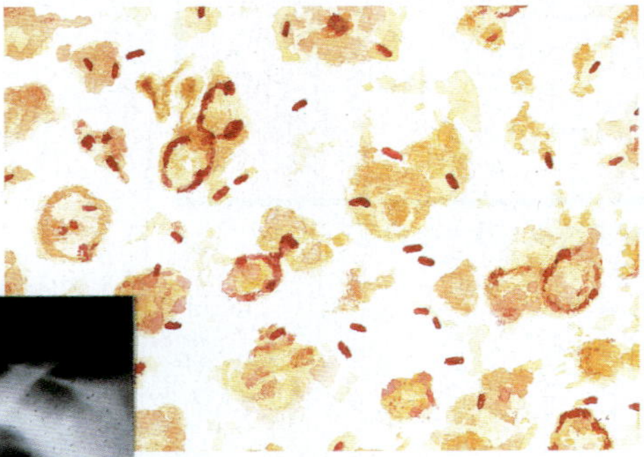

军团菌病患者肺中小的钝圆形多形性细胞内和细胞外杆菌，如图所示，Dieterle银染色，×1500（afer Chandle，et al）

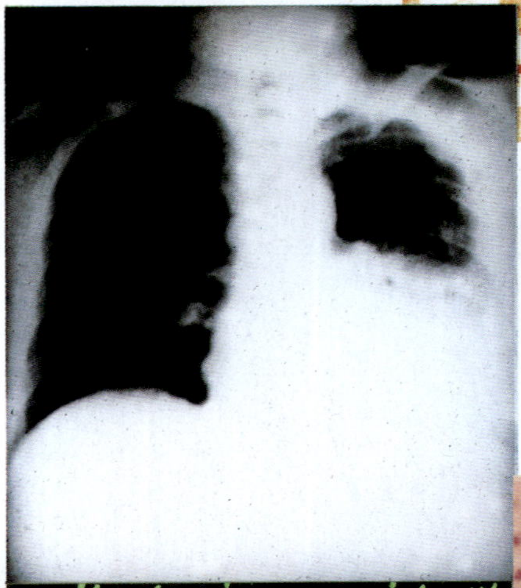

一位58岁男子的胸片，发病5天，血清学检测证实军团菌感染。左下肺叶大量渗出液。给予2~3天红霉素治疗，临床症状改善。2个月后，影像学变化并没有完全消失

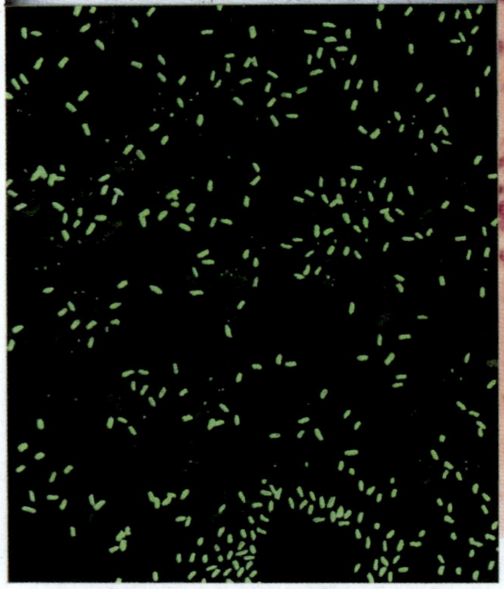

军团菌属，由特殊荧光抗体染色确定

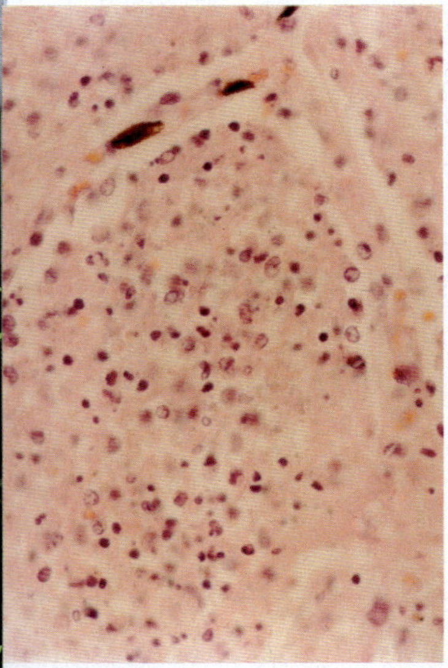

此肺组织学切片（HE染色）来自1例军团菌病死亡病例。有广泛的肺泡内渗出液，其内含有很多巨噬细胞

彩图20-1　哮喘的病理学。

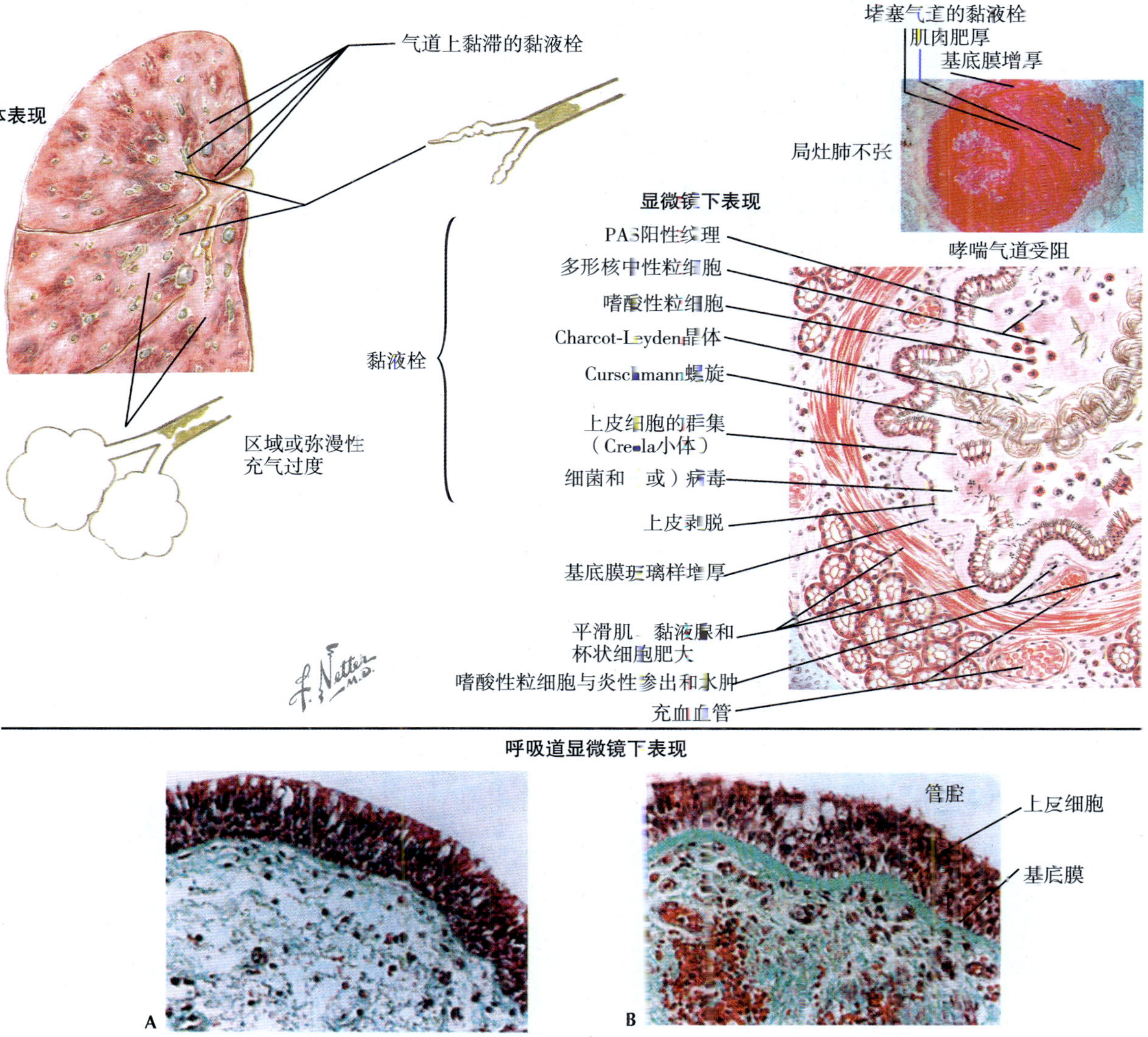

（A）高反应性控制后正常气道，高剂量吸入类固醇后

（B）吸入高剂量类固醇治疗前的哮喘气道

彩图20-4　临床特征。

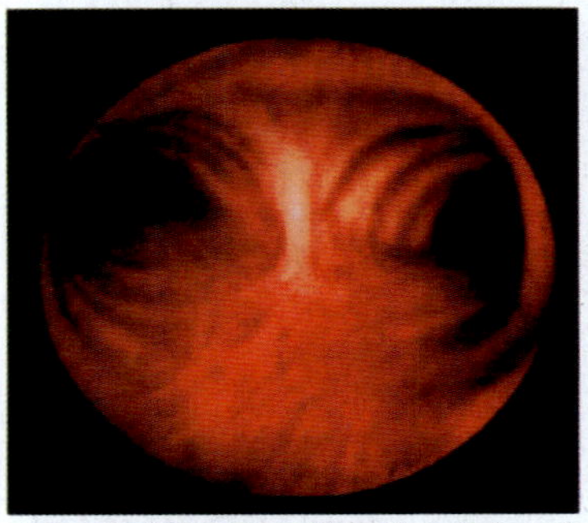

通过支气管镜可见正常气道，在右主支气管的主要分支的主要隆起部分

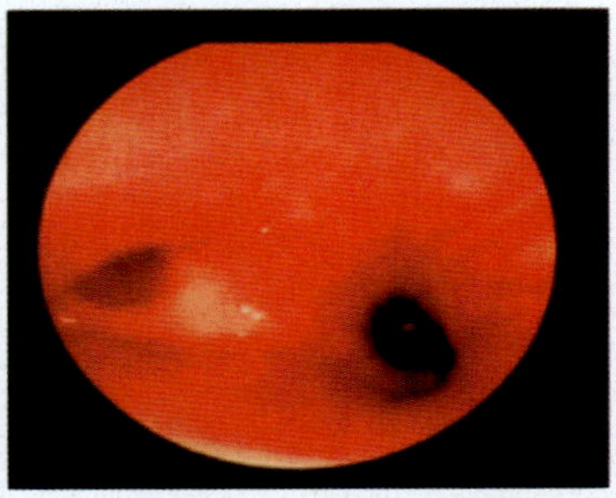

与正常气道相比，相同地方的哮喘气道

彩图20-5　支气管哮喘患者的痰。

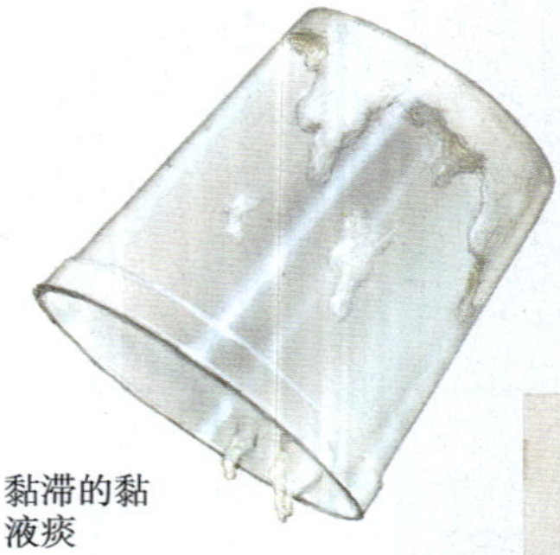

黏滞的黏液痰

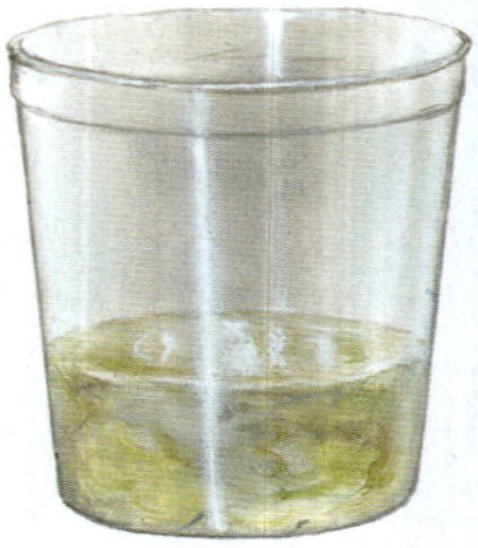

脓痰

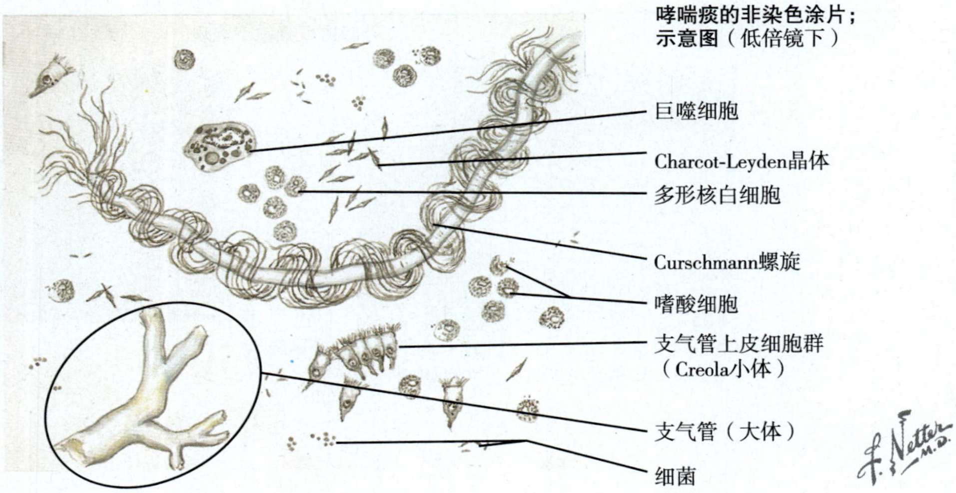

彩图20-6　哮喘日记。

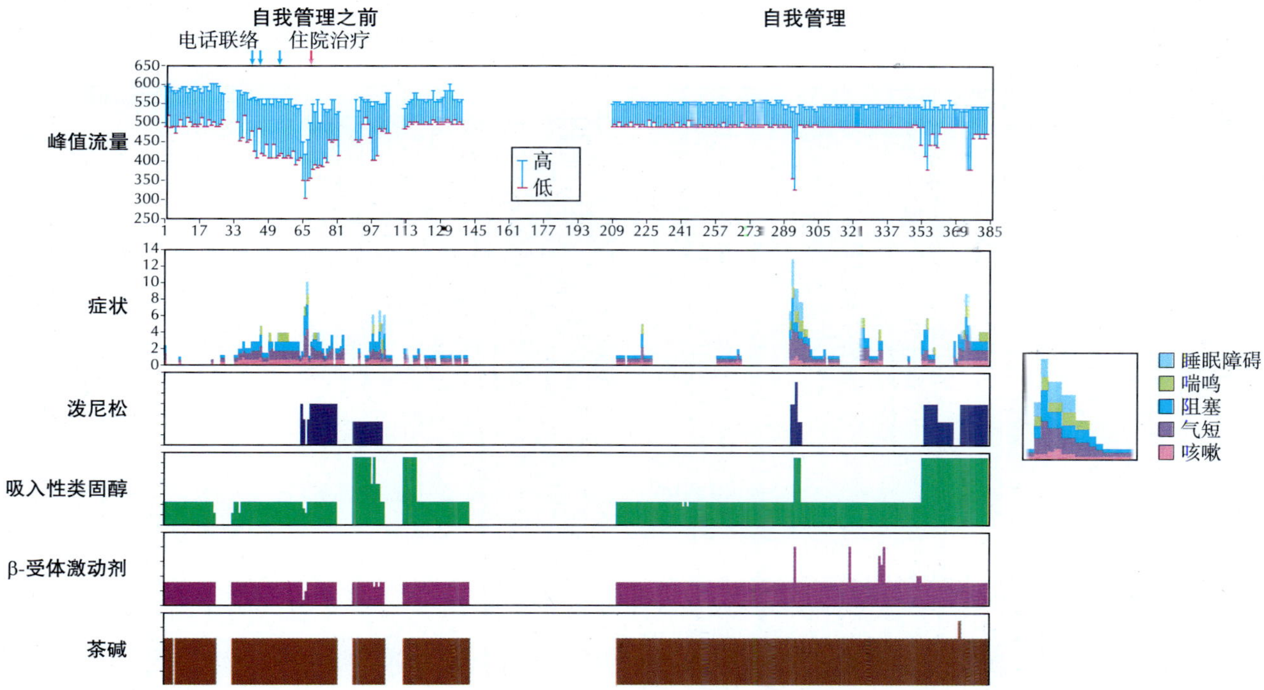

彩图23-4　过敏性肺炎。

显微镜下观察嗜热放线菌，呈甘蔗渣尘肺的病因，主要是一种耐热的放线菌抗原

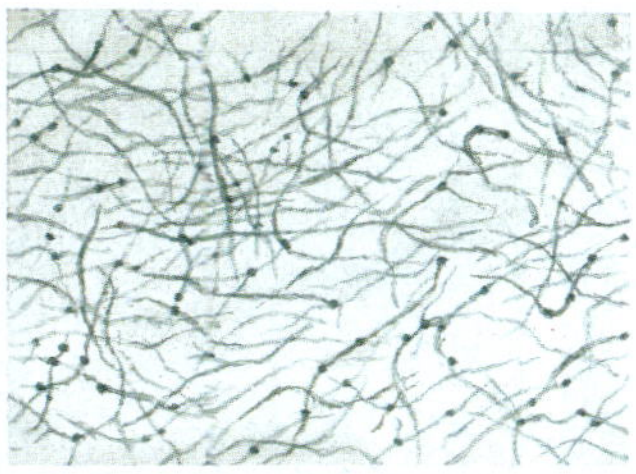

显微镜下干草小多孢菌属（又称T. polyspora），是一种嗜热放线菌，是导致农民肺、蘑菇Picker病、牛雾热的主要抗原

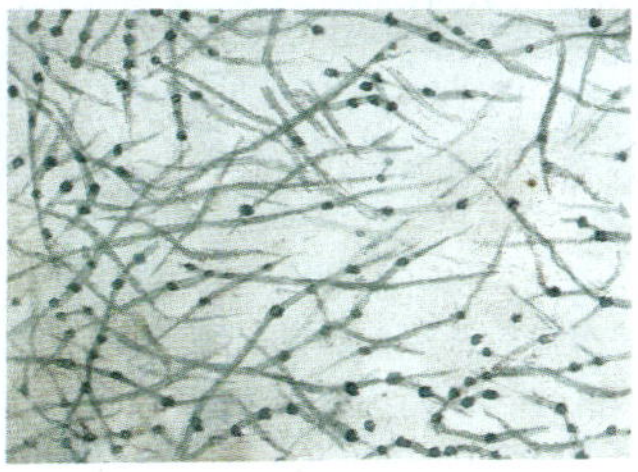

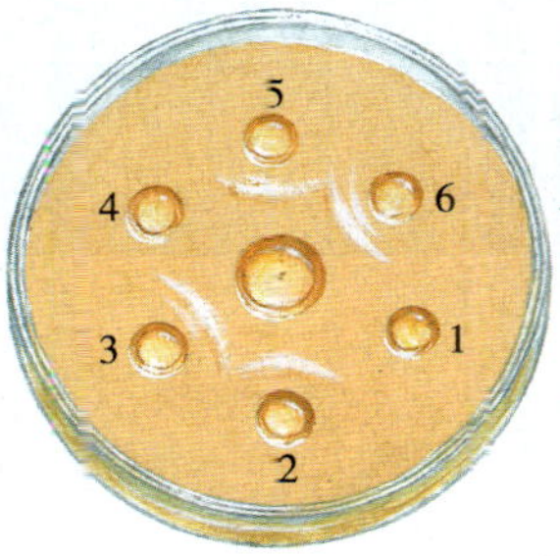

在病人血清的中心环中甘蔗渣肺沉淀反应，周围环为从各种来源的甘蔗渣中提取的提取物。标本1和4取自新鲜的甘蔗渣，无沉淀带。

彩图23-5　结节病。

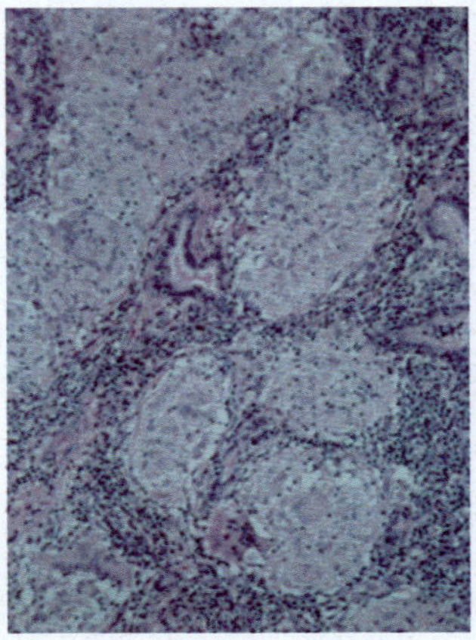

典型的上皮细胞肉芽肿，偶有巨细胞

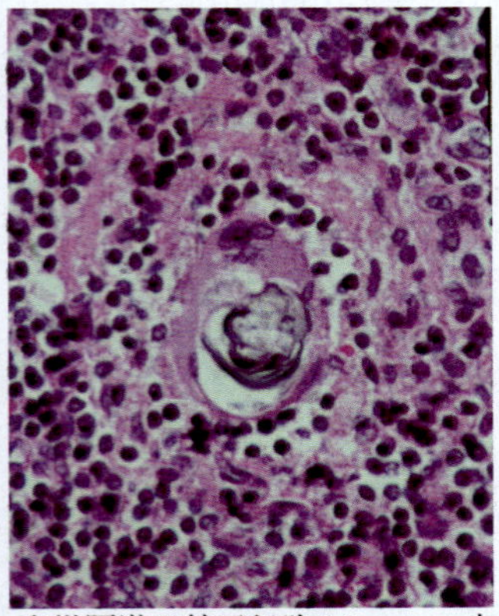

在纵隔淋巴结巨细胞Schoumann小体（同心夹层，钙化体）

彩图26-2　卡托普利肾图。

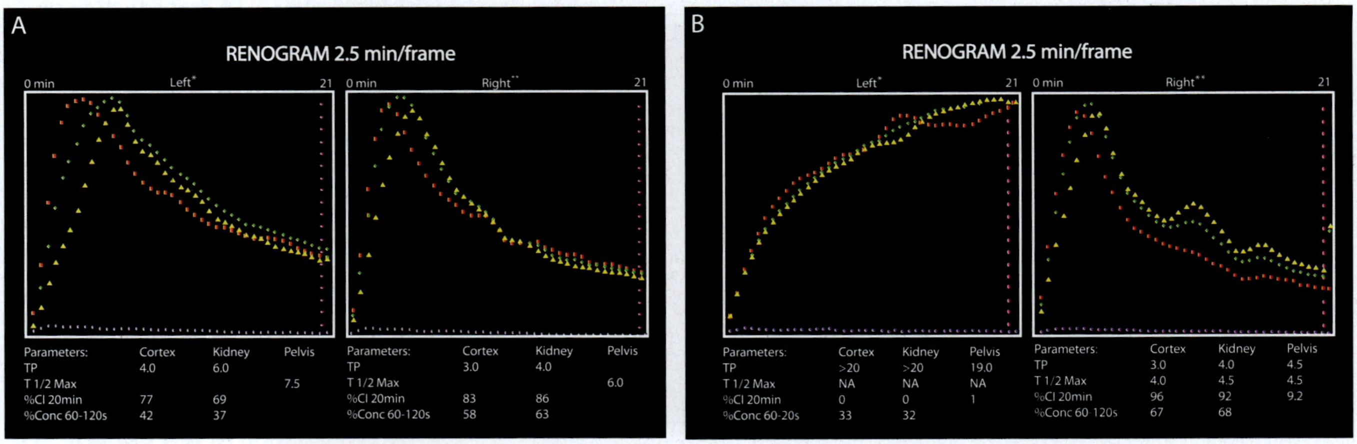

口服50mg卡托普利前（A）后（B），左右肾对静脉给予的Tc-99m 的摄取和排泄曲线图。B图曲线显示放射药剂摄取缓慢并不排泄，提示左侧动脉有功能性狭窄，主动脉造影（C）显示同一患者左侧肾动脉有严重粥样硬化性RAS及狭窄后扩张，右侧肾动脉正常。注意腹主动脉粥样硬化改变。

* 左肾
** 右肾

彩图28-2　冠状动脉粥样硬化性狭窄或阻塞的程度和类型。

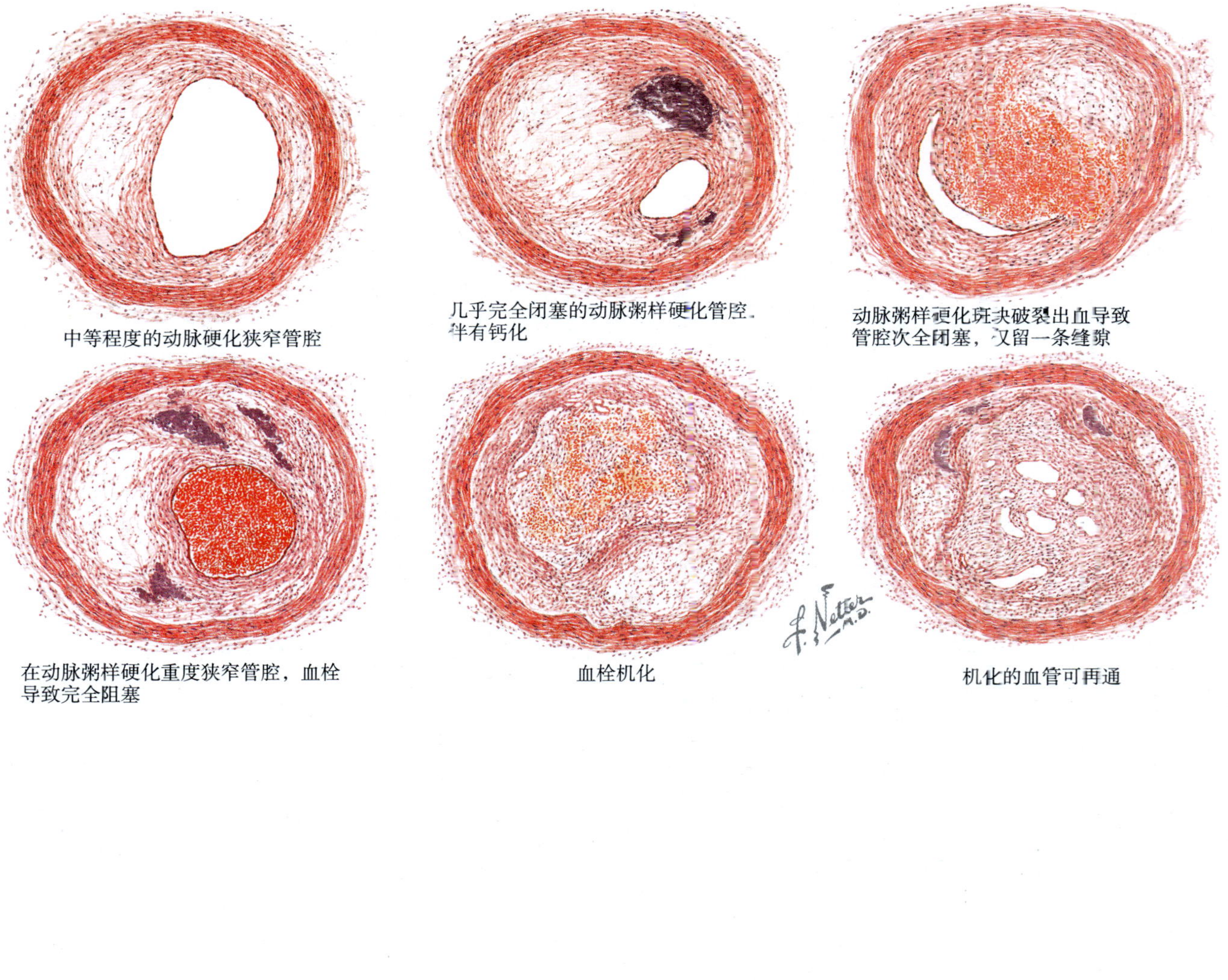

彩图28-3　粥样硬化形成：不稳定斑块形成。

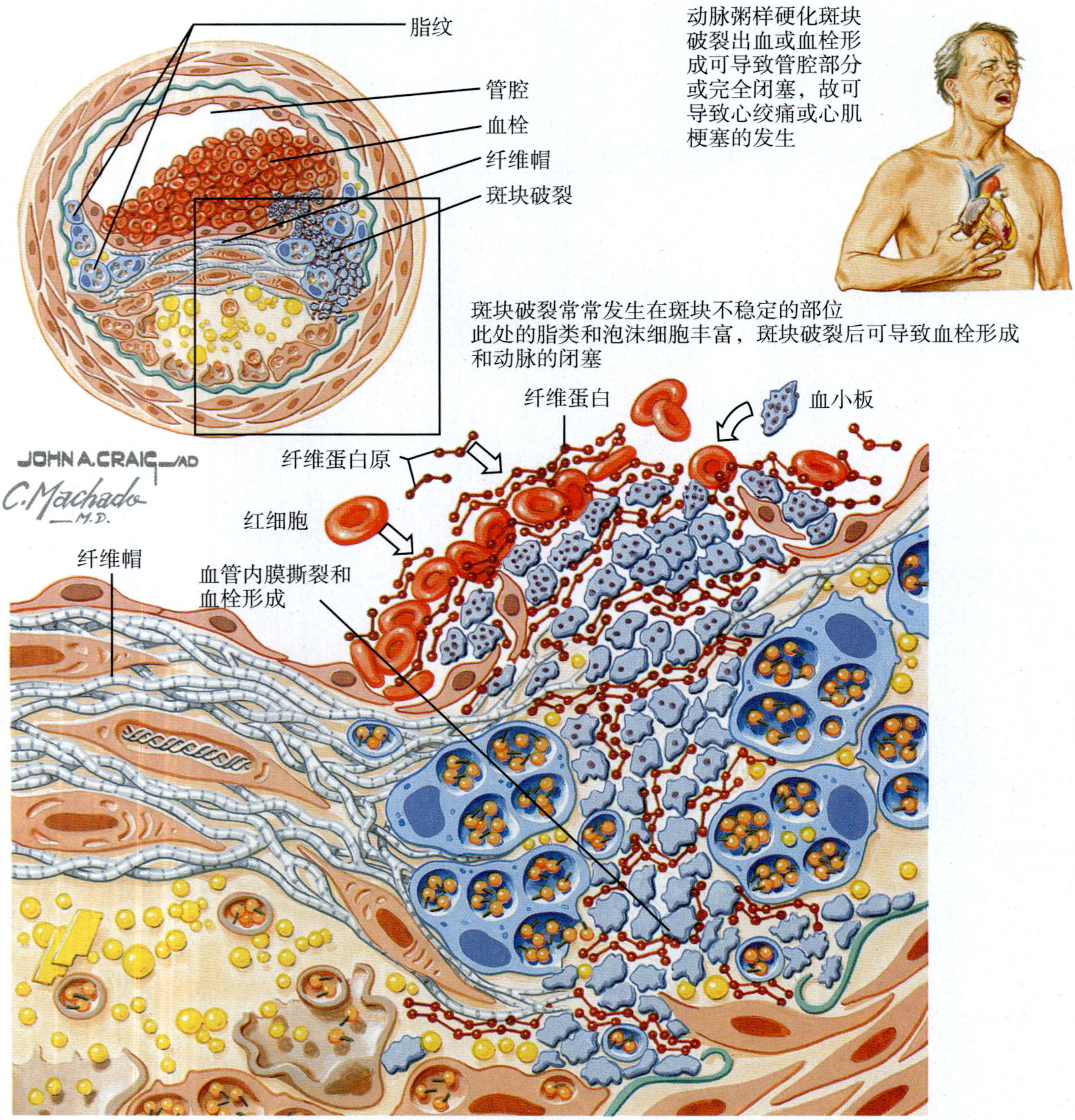

彩图30-2　不同心脏部位与体表ECG动作电位之间的关系。

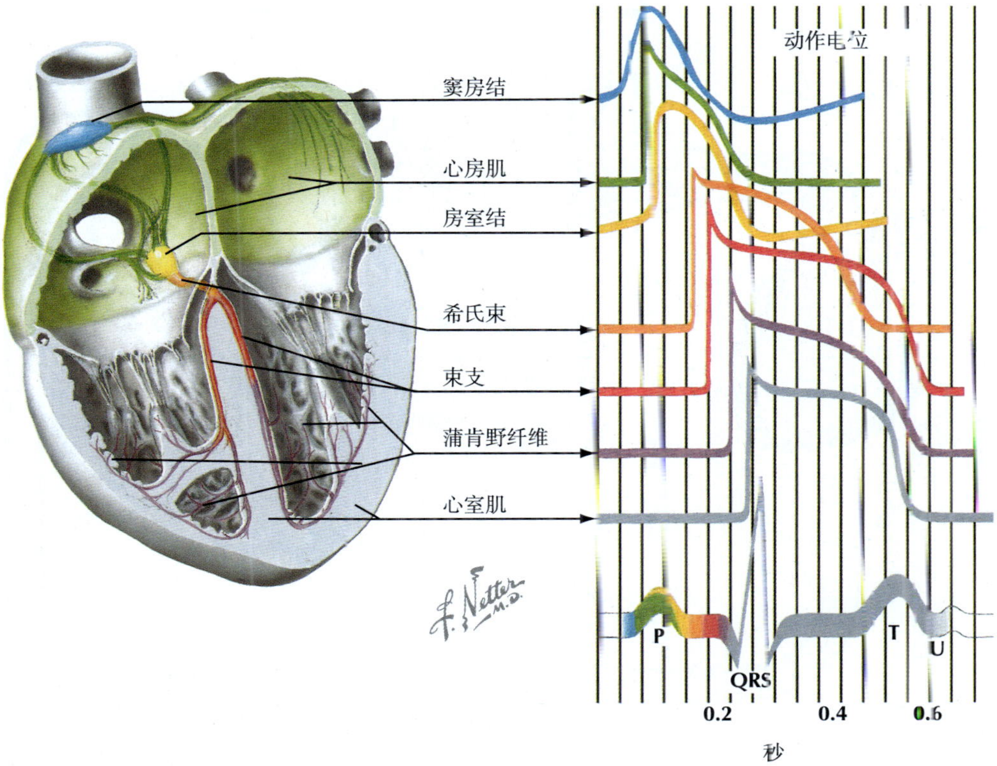

彩图32-3　瓣膜狭窄和关闭不全Ⅲ。

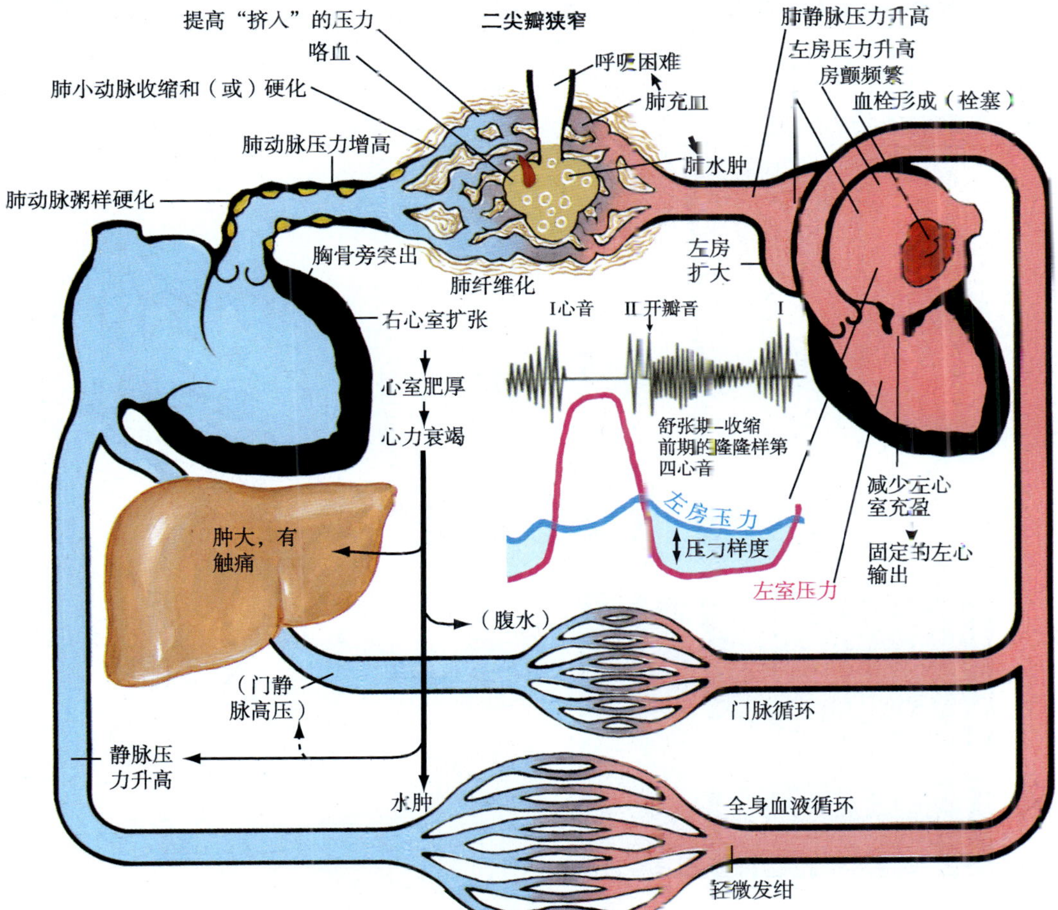

彩图32-4 瓣膜狭窄和关闭不全Ⅳ。

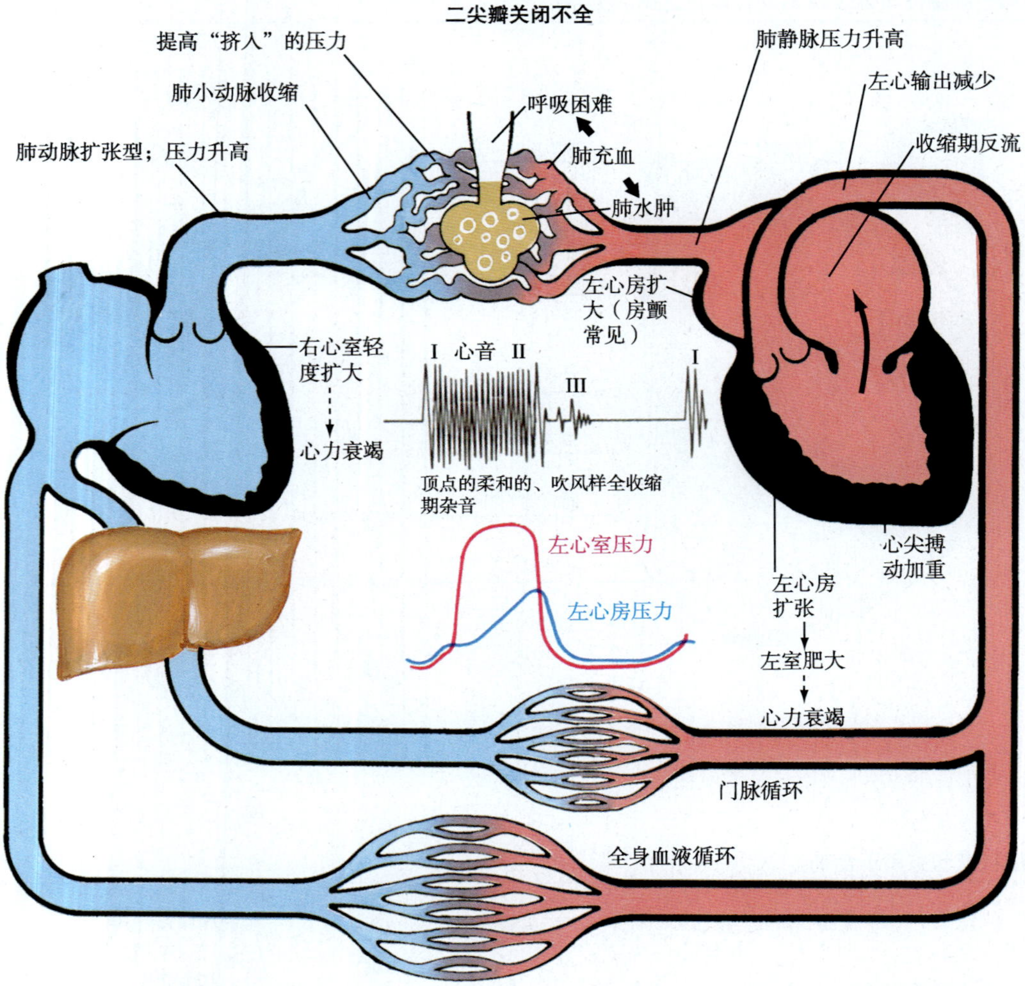

彩图33-1 继发于容量过度负荷的心脏重构。

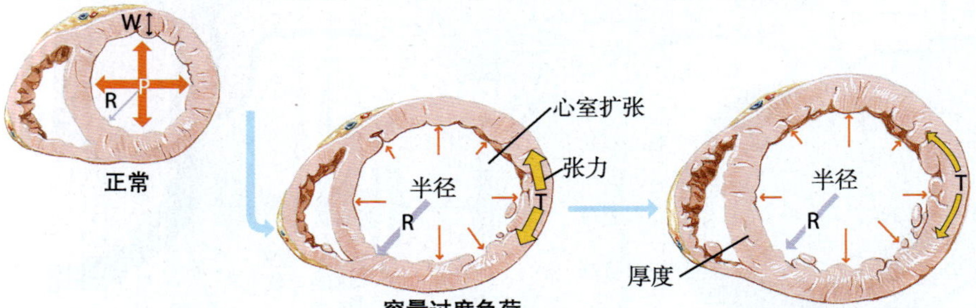

压力升高（p）或容量增加引起心肌厚度（W）和心腔半径（R）和心肌张力（T）增加

离心性肥大

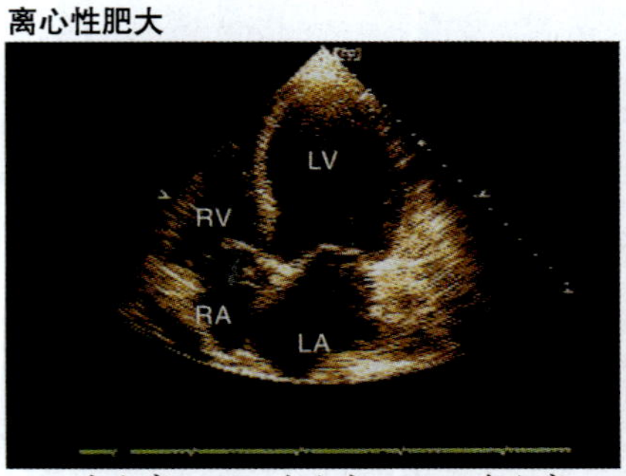

LA：左心房；LV：左心室；RA：右心房；RV：右心室

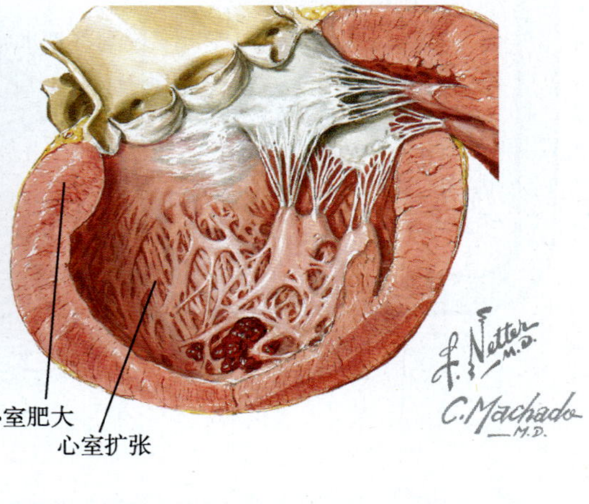

彩图**33-3**　白喉和病毒性心肌炎。

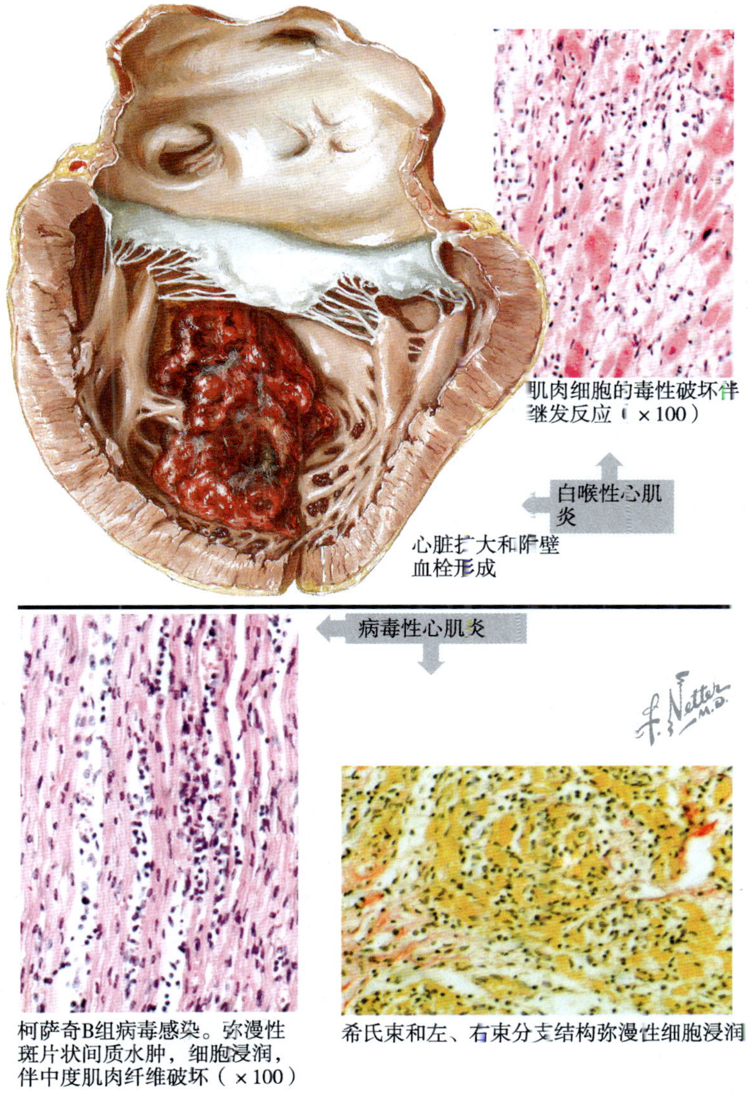

彩图**33-4**　高血压性心脏病。

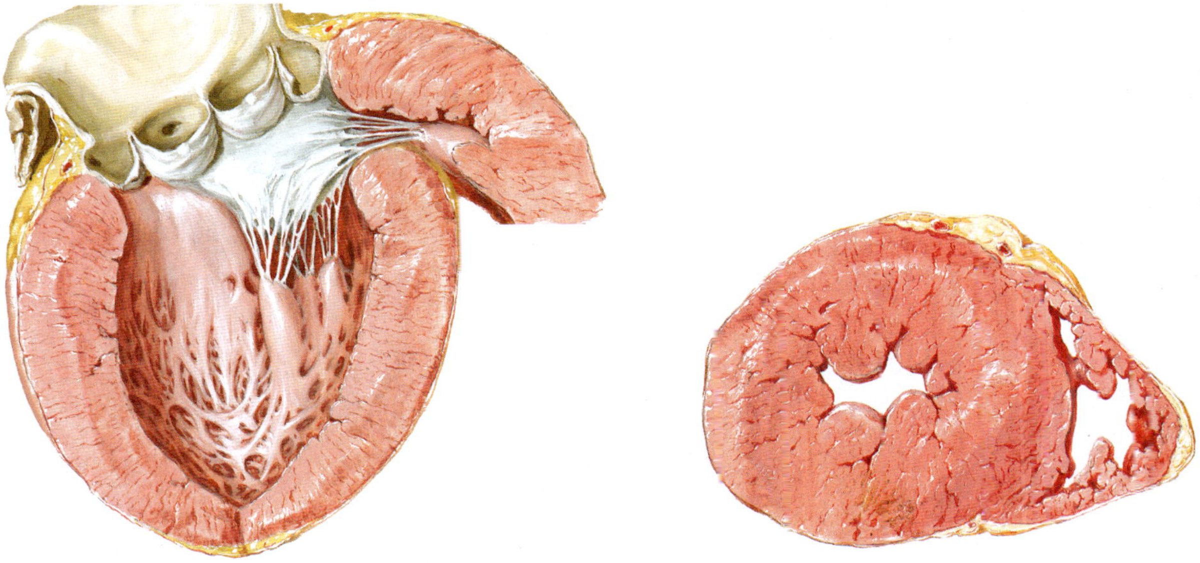

无心力衰竭高血压患
者的左室向心性肥厚

无并发症的高血压性心脏病的横切面，
明显肥厚的左心室和相对正常的右心室

彩图33-6　特发性和浸润性RCM的病因。

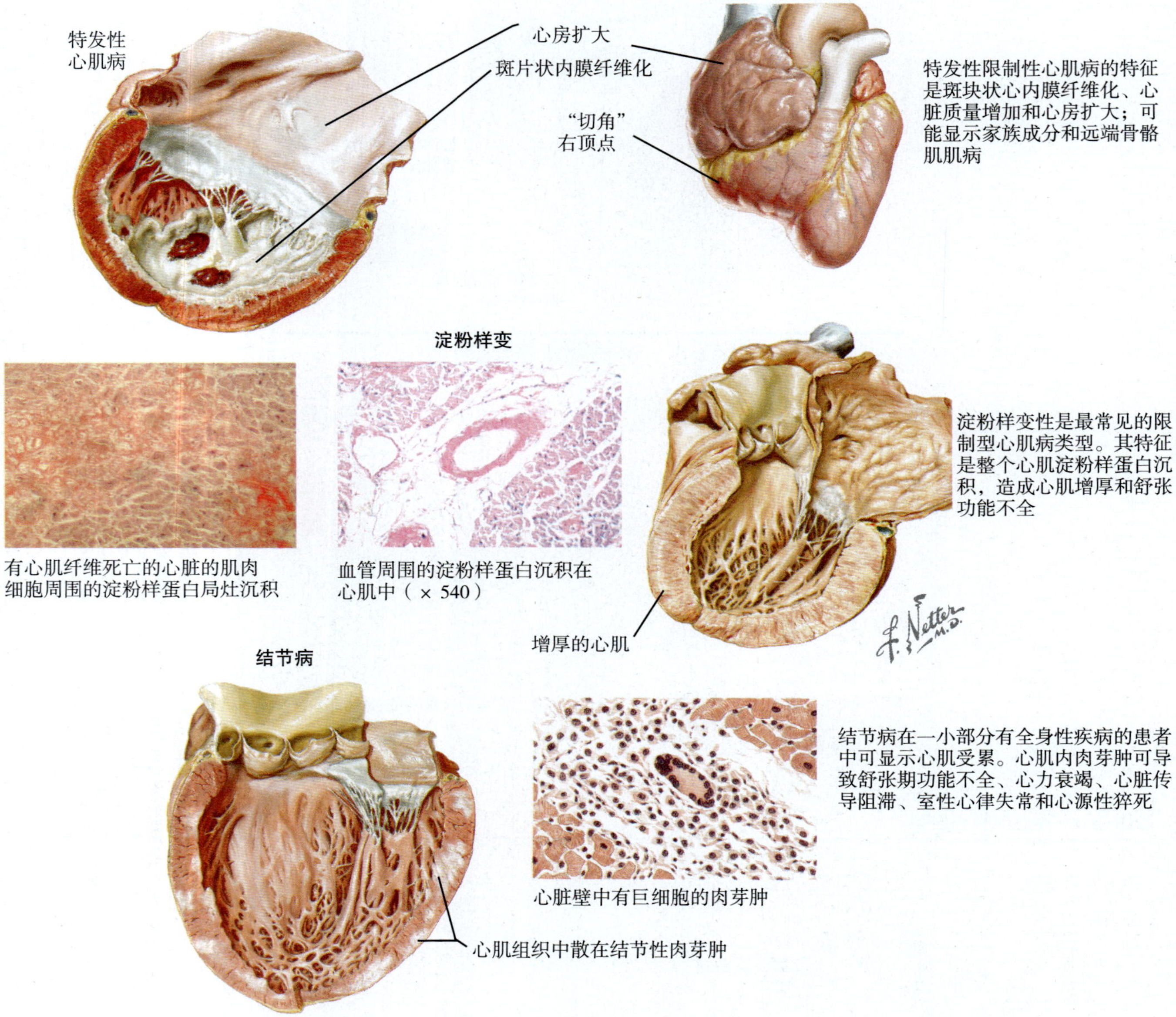

彩图33-7　正位双房心脏移植技术。

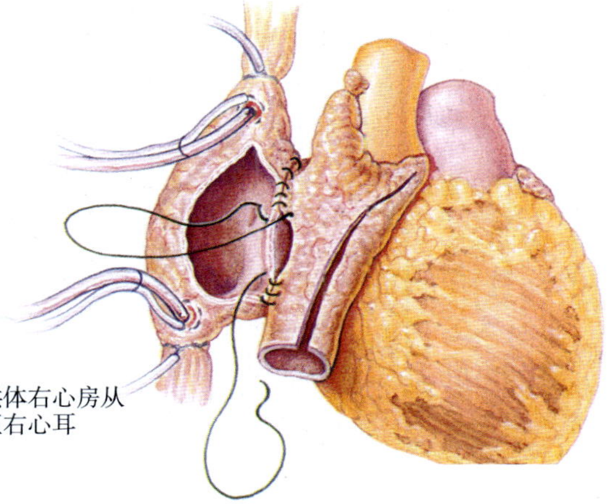

左心房吻合完成，供体右心房从下腔静脉打开延伸至右心耳

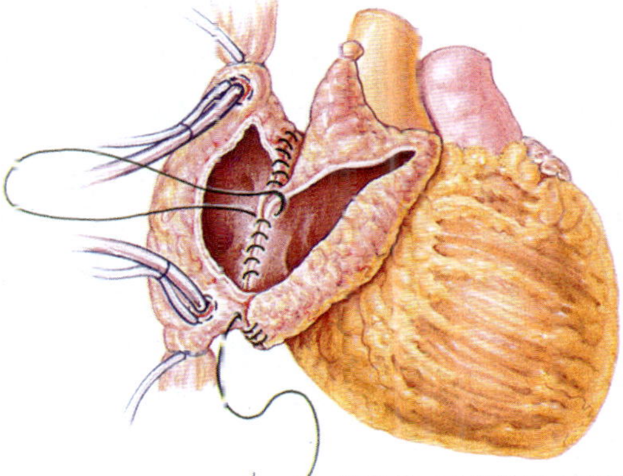

供体的右心房袖吻合到受体左心房袖，直接通过缝合线，加强房间隔的边缘

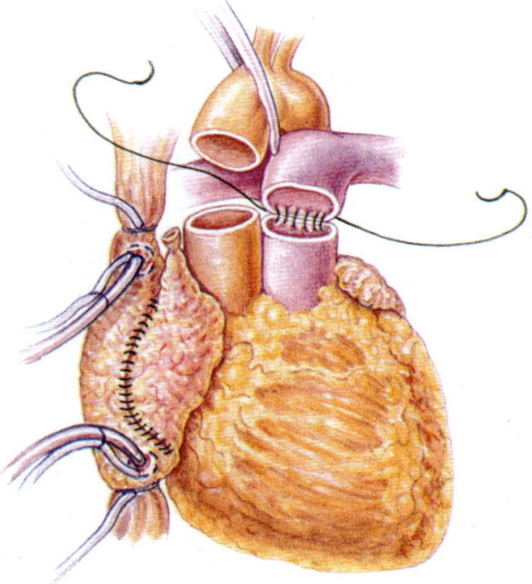

右心房的缝合线在游离壁完成，保留的主肺动脉吻合到供体肺动脉，以端至端的方式

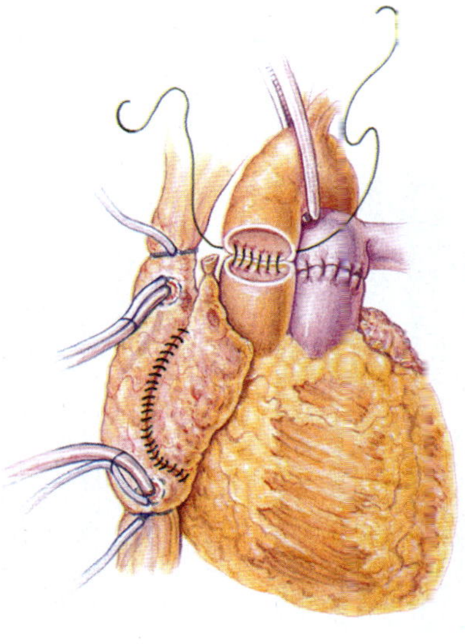

第四个也是最后一个吻合对齐受体和供体的升主动脉，以端至端的方式

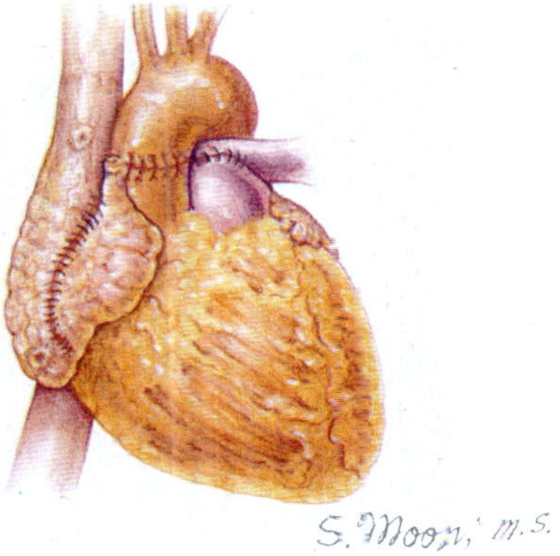

已完成的双心房正位心脏移植，通过心肺流转术分离和插管去除

彩图34-2

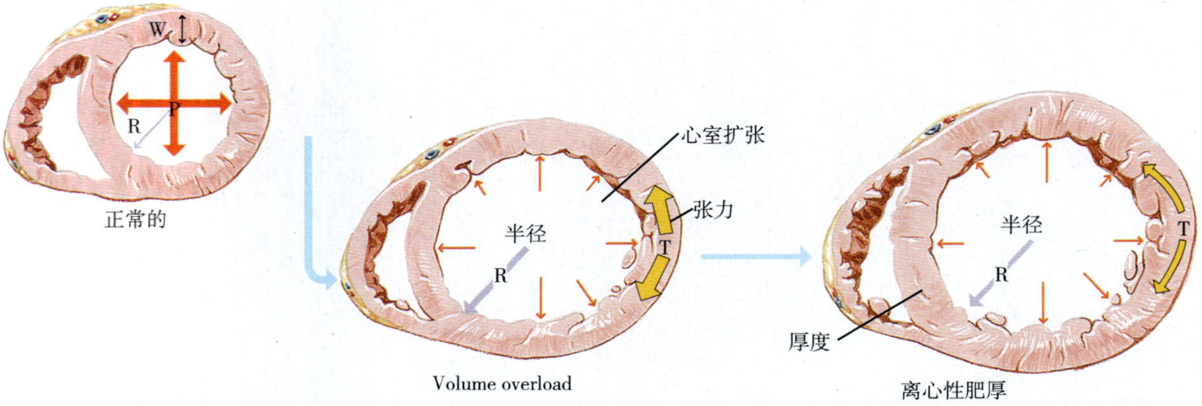

压力（P）升高或容积（V）增大导致壁厚（W）和腔半径（R成比例增加；壁张力（T）增加

离心性肥厚

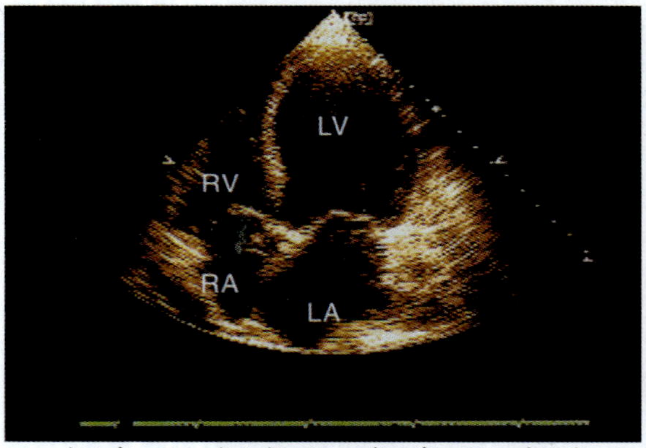

LA：左心房；LV：左心室；RA：右心房；RV：右心室

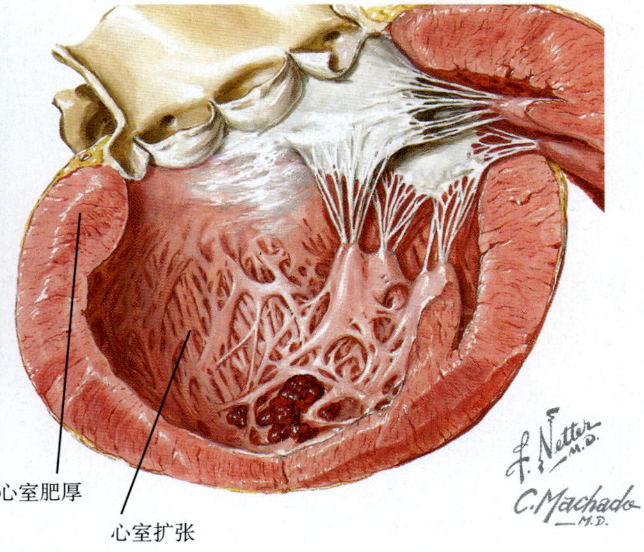

彩图35-1　高胆固醇血症：胆固醇的合成和代谢。

APO：载脂蛋白。

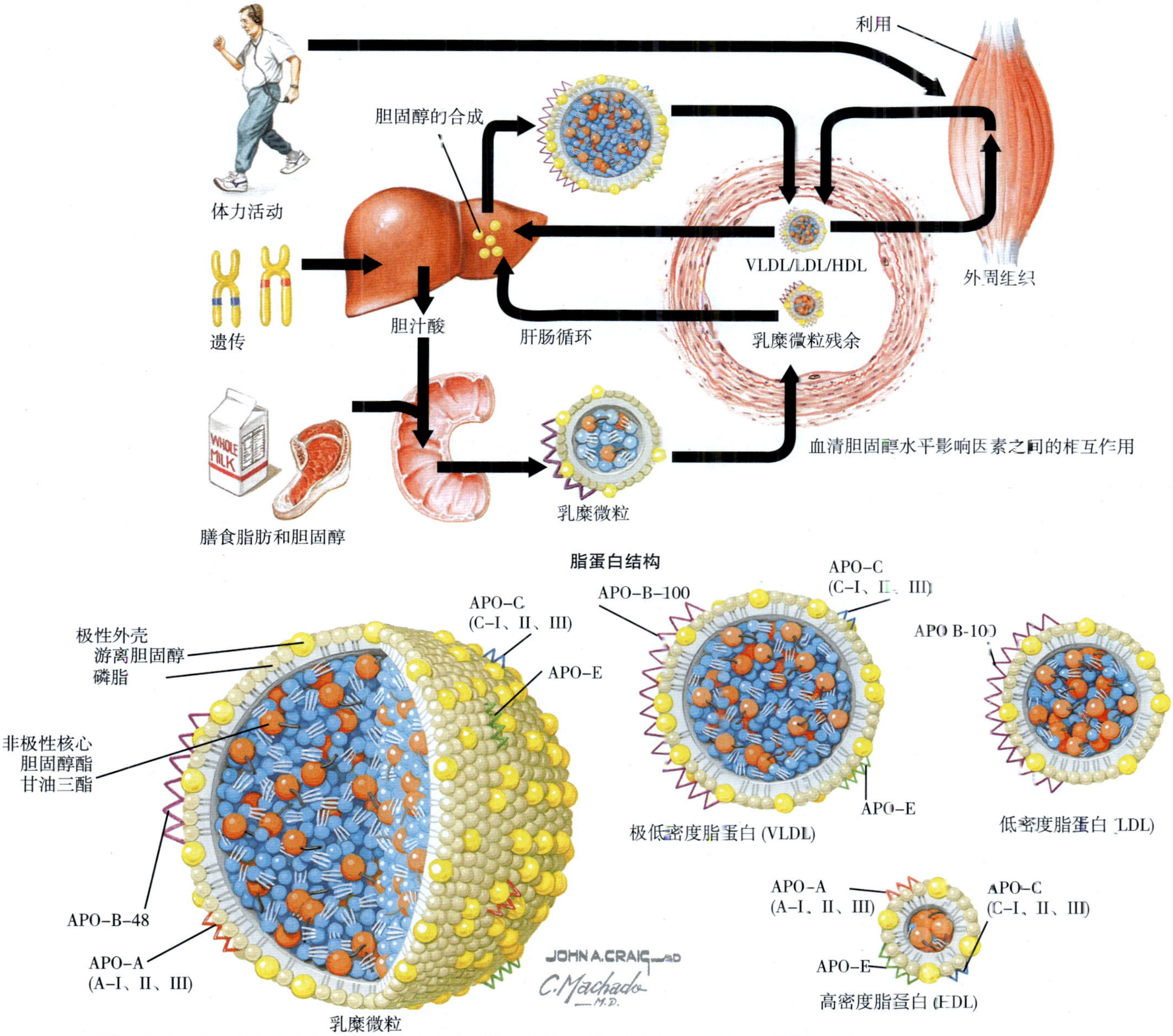

胆固醇作为大分子脂蛋白在血液中运输，非极性的脂质核心由单层极性磷脂以及胆固醇极性部分和载脂蛋白环绕。不同的脂蛋白有不同的脂质核成分、脂质比例和表面蛋白。脂蛋白根据密度被分类为乳糜颗粒、极低密度脂蛋白（VLDL）、低密度脂蛋白（LDL）和高密度脂蛋白（HDL）。

彩图35-2　高胆固醇血症作为冠心病的危险因素。

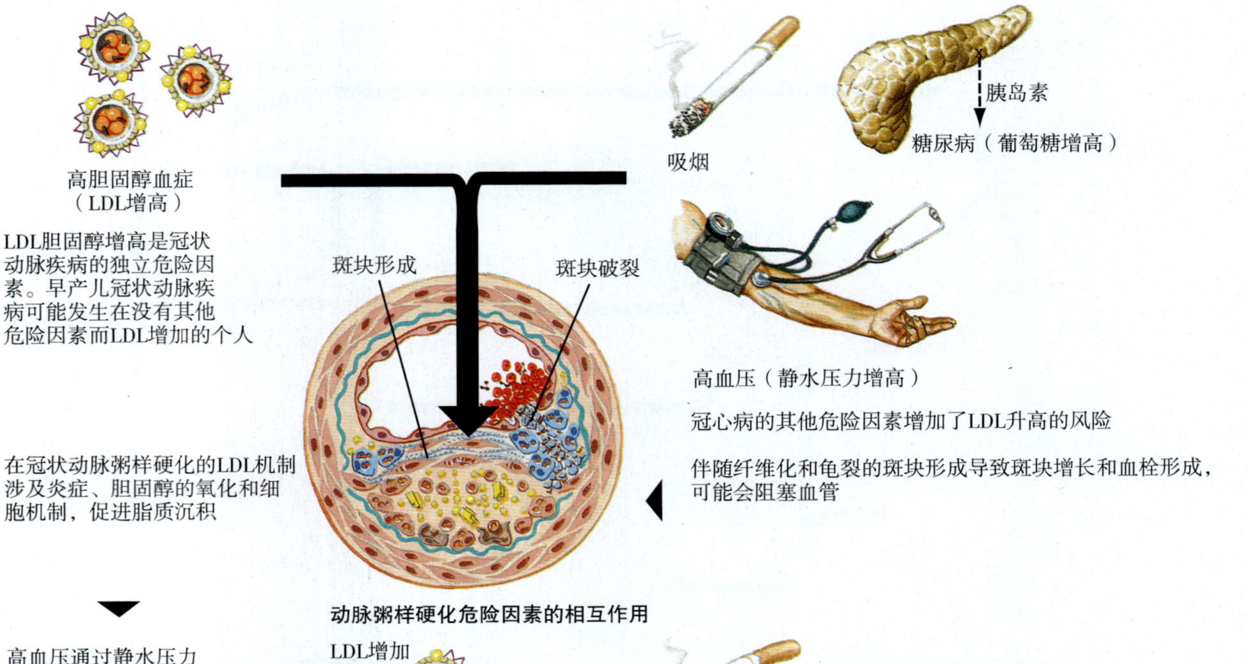

彩图36-1 房室传导异常Ⅰ。

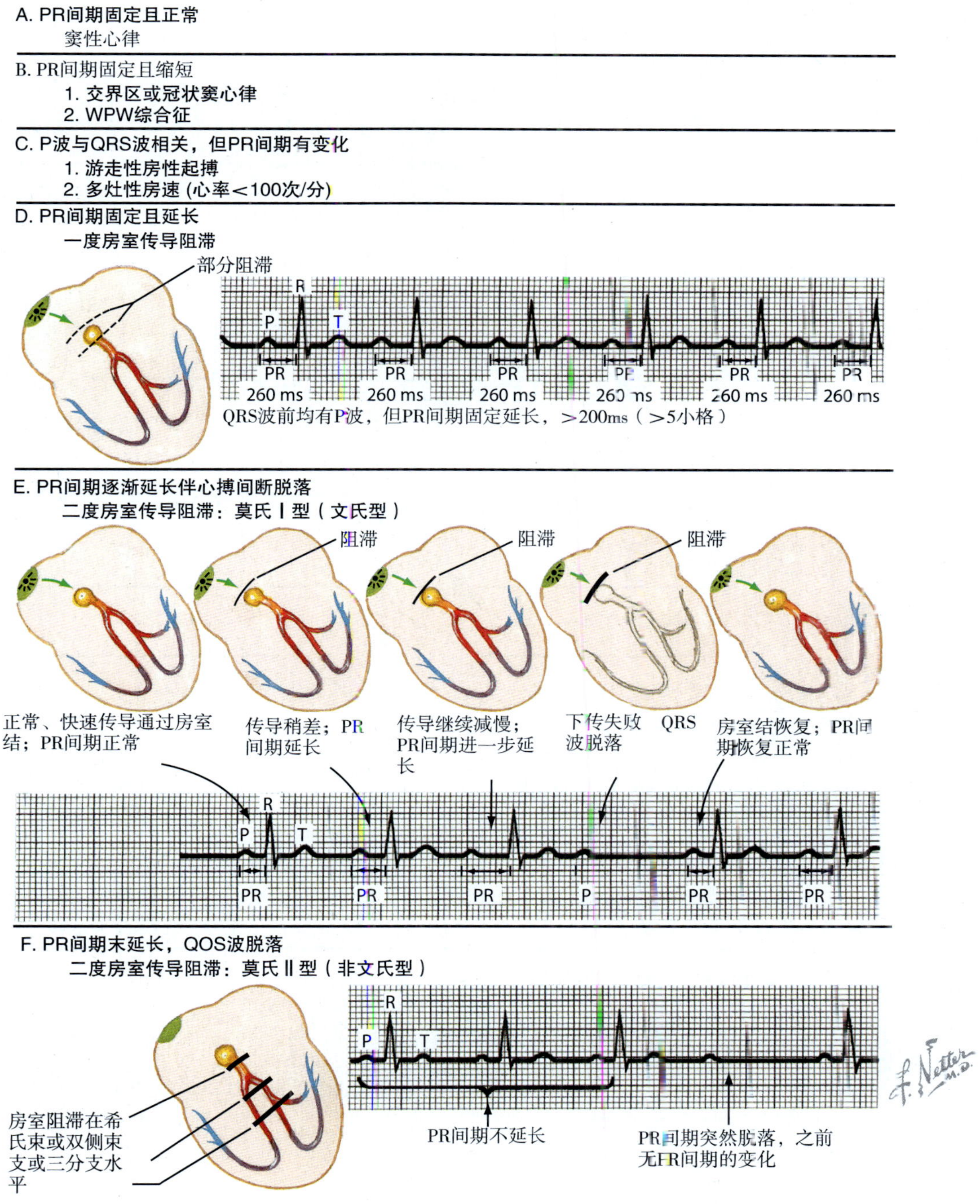

G. P波和QRS波无关：QRS波的频率低于P波

Ⅲ度（完全）房室传导阻滞

1. 冲动起源于窦房结（P波）和AV结阻滞下部位传导（交界区心律）到心室

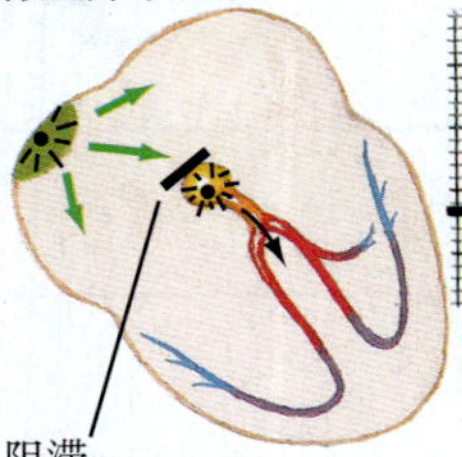

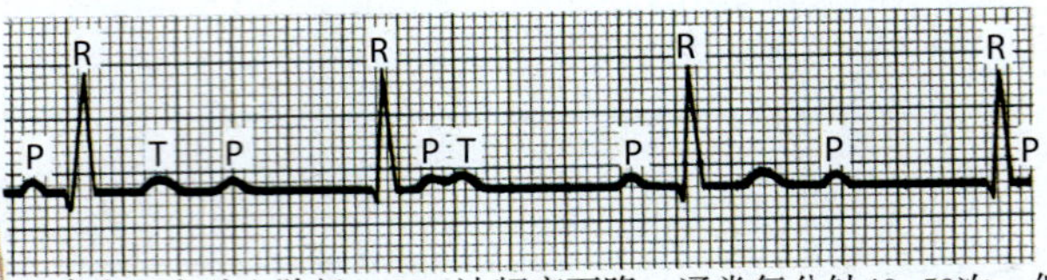

心房和心室独立除极。QRS波频率下降，通常每分钟40~50次，但形态正常

2. 冲动起源于窦房结（P波）及心室内阻滞下部位（室性逸搏心律）

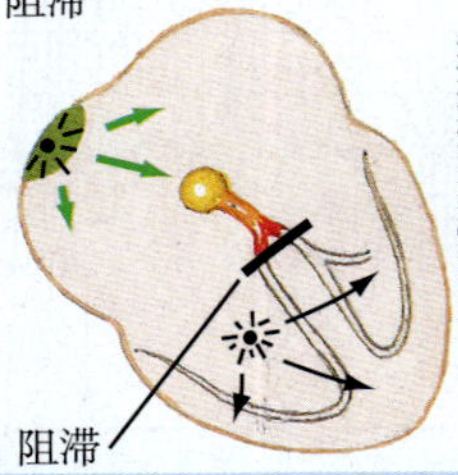

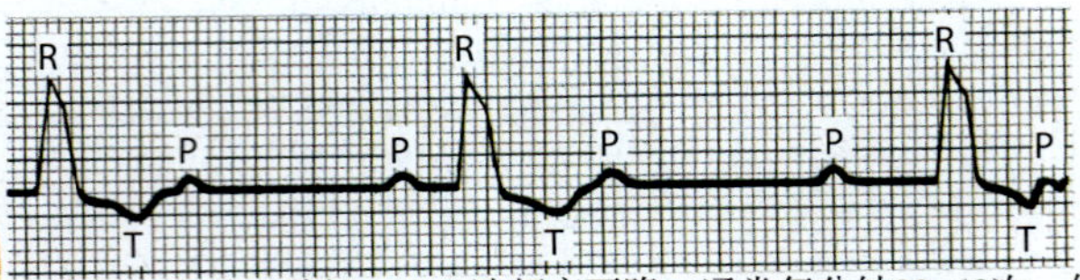

心房和心室独立除极。QRS波频率下降，通常每分钟20~40次，但形态变宽且异常

两种类型的房室传导阻滞的特征

	“高位”	“低位”
阻滞的部位	房室结的顶部	希氏束 双束支或 三束支
逸搏心律的类型	交界区逸搏心律 窄QRS波 心率每分钟40～60次	窦性逸搏心律 宽QRS波 心率低（20～40次/分） 有心搏停止或 室性心动过速危险
基础病因	右冠状动脉病变，膜部梗死，房室结周围水肿	左冠状动脉前降支病变，前壁大面积心肌梗死，或传导系统疾病进展
完全阻滞前的心律	之前可见二度房室传导阻滞，莫氏Ⅰ型（文氏型）	之前可见二度房室传导阻滞：莫氏Ⅱ型（非文氏型）

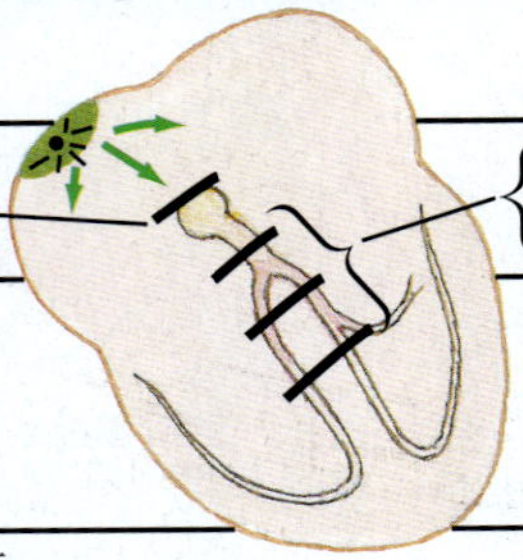

H. P波和QRS波无关。P波的频率低于QRS波频率

较慢的室上性心律

快速的心室律，心室冲动不逆传到心房或终止于房室窦

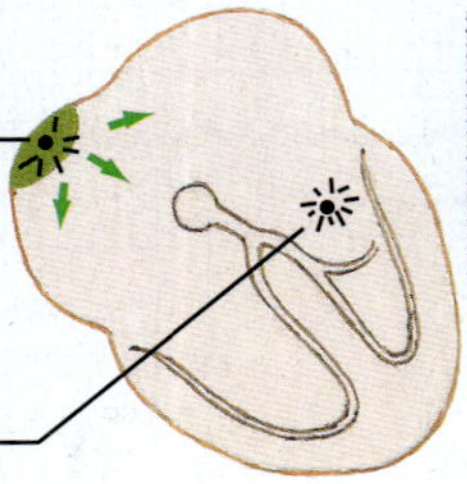

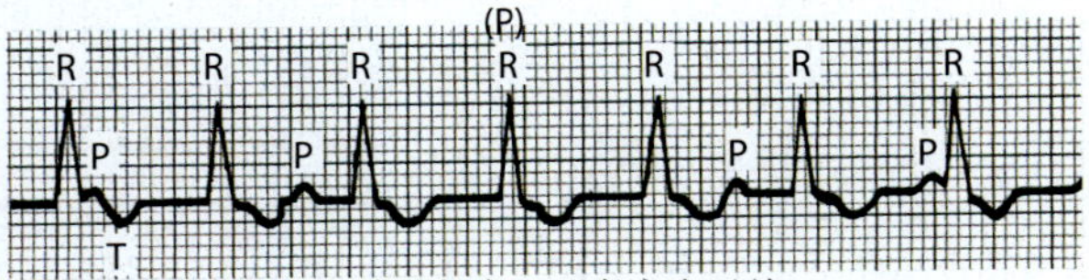

P 波的频率低于QRS波的频率，两者完全无关

彩图36-3　室性心律失常 I。

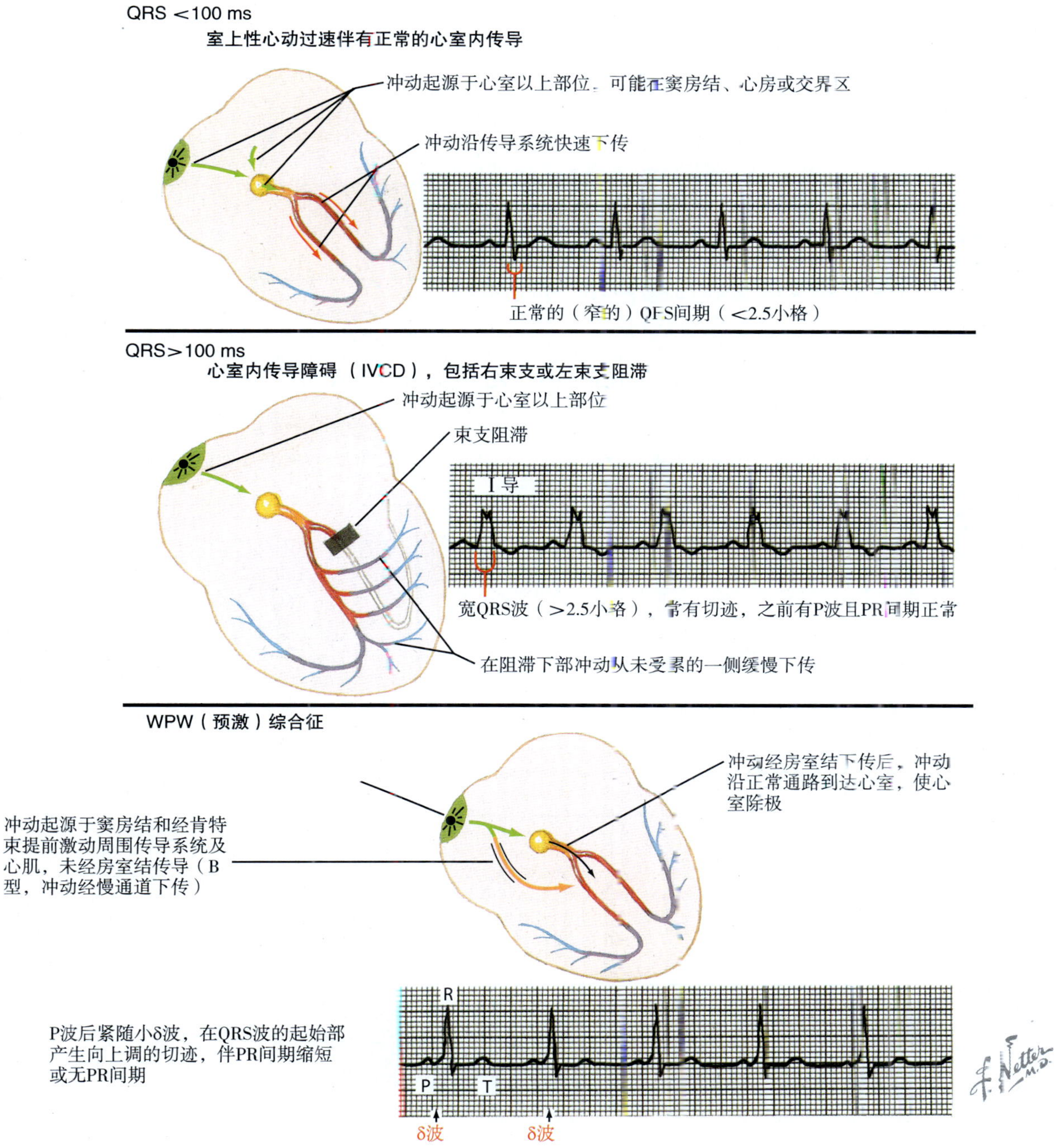

彩图36-4　室性心律失常Ⅱ。

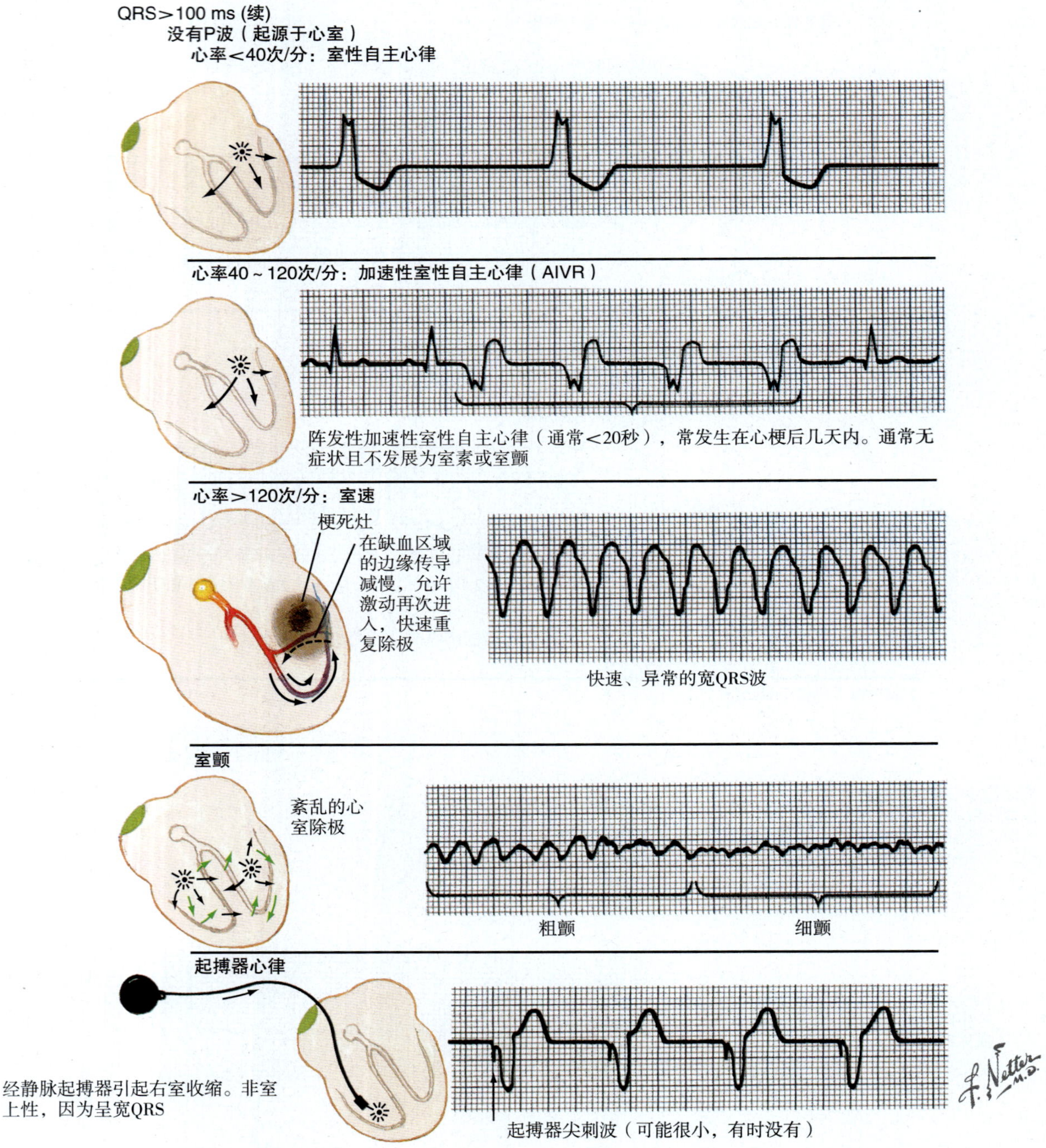

彩图37-1　心房颤动。

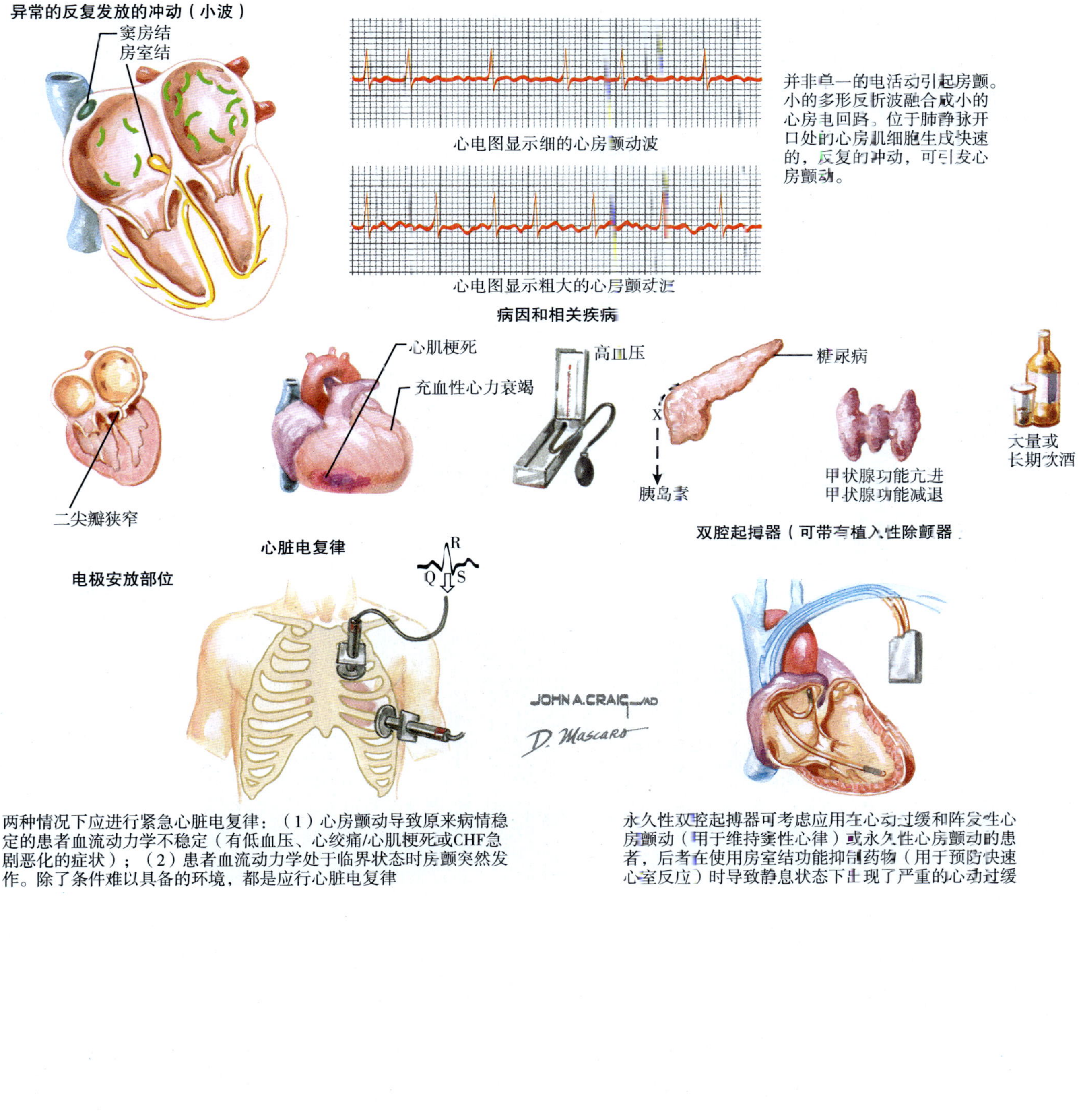

异常的反复发放的冲动（小波）
窦房结
房室结
心电图显示细的心房颤动波
心电图显示粗大的心房颤动波
并非单一的电活动引起房颤。小的多形反折波融合成小的心房电回路。位于肺静脉开口处的心房肌细胞生成快速的，反复的冲动，可引发心房颤动。
病因和相关疾病
心肌梗死
充血性心力衰竭
高血压
糖尿病
X
胰岛素
甲状腺功能亢进
甲状腺功能减退
大量或
长期饮酒
二尖瓣狭窄
心脏电复律
电极安放部位
R
Q
S
双腔起搏器（可带有植入性除颤器）
JOHN A.CRAIG_MD
D. Mascaro
两种情况下应进行紧急心脏电复律：（1）心房颤动导致原来病情稳定的患者血流动力学不稳定（有低血压、心绞痛/心肌梗死或CHF急剧恶化的症状）；（2）患者血流动力学处于临界状态时房颤突然发作。除了条件难以具备的环境，都是应行心脏电复律
永久性双腔起搏器可考虑应用在心动过缓和阵发性心房颤动（用于维持窦性心律）或永久性心房颤动的患者，后者在使用房室结功能抑制药物（用于预防快速心室反应）时导致静息状态下出现了严重的心动过缓

彩图37-5 心房颤动的并发症。

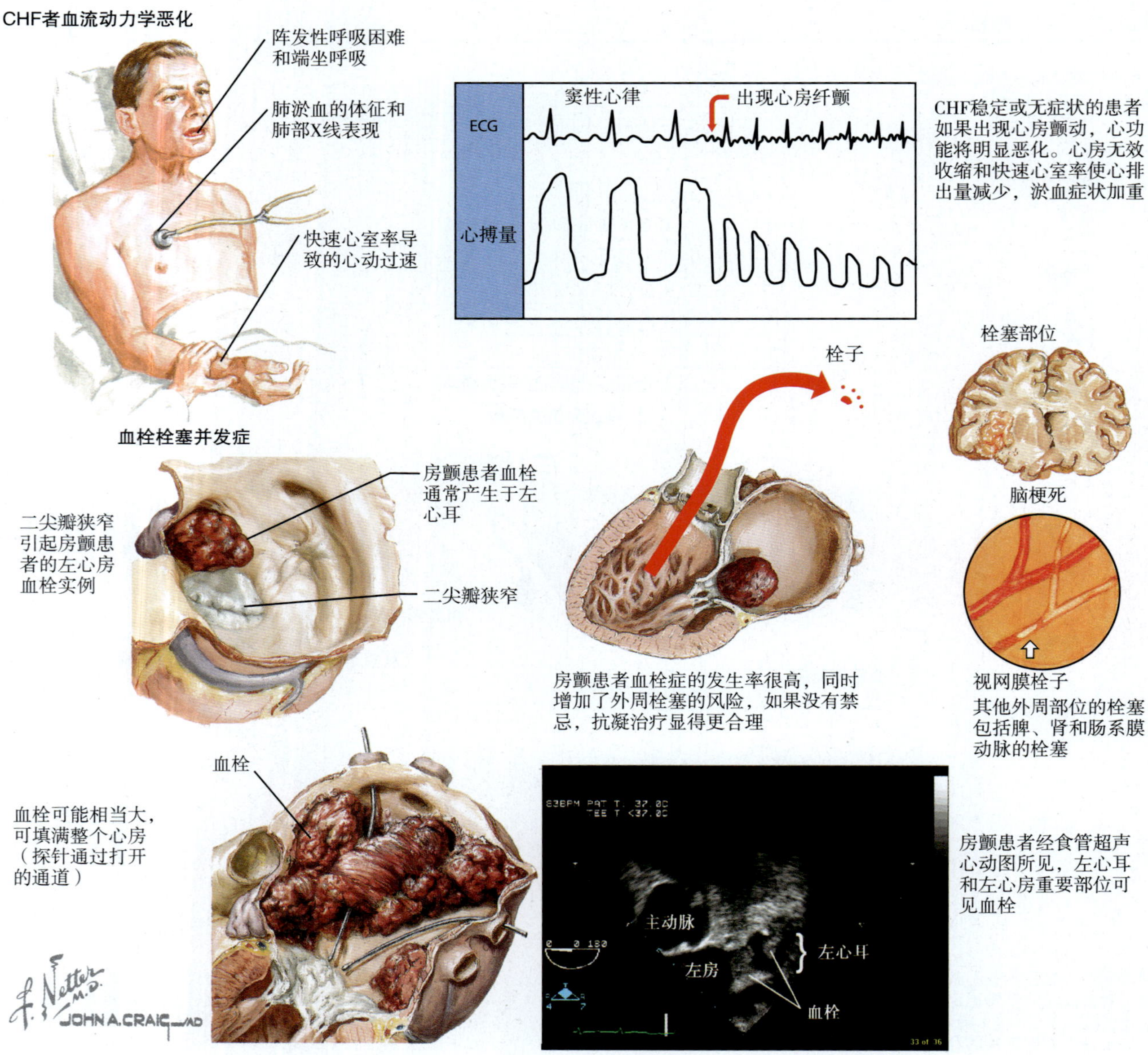

彩图37-6　房颤的手术治疗。

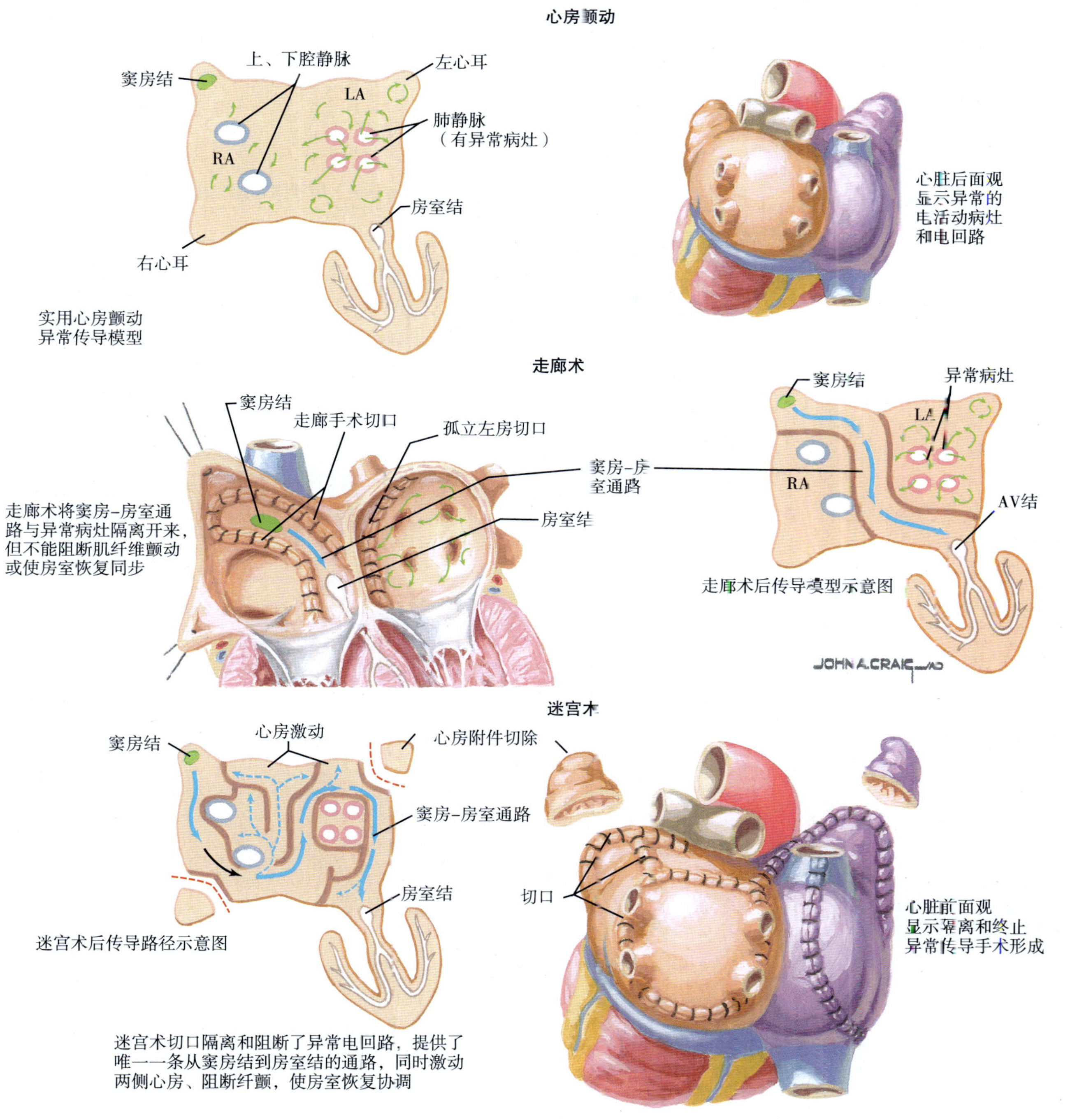

彩图41-1　成人黏液水肿临床表现及病因。

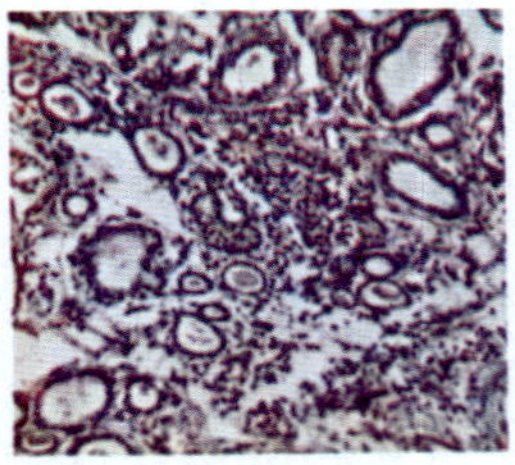

急性甲状腺炎后

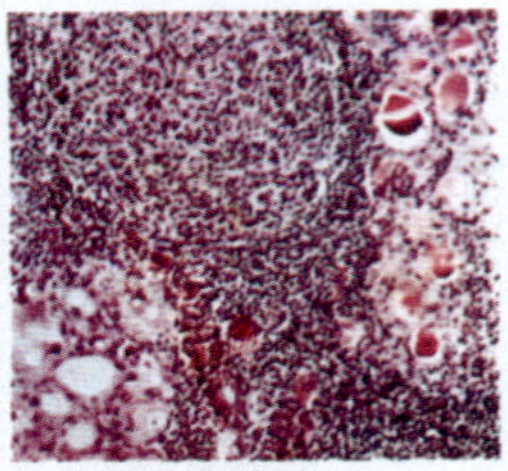

桥本甲状腺炎后

彩图42-2　弥漫性甲状腺肿（Graves' Disease）甲状腺功能亢进的甲状腺病理。

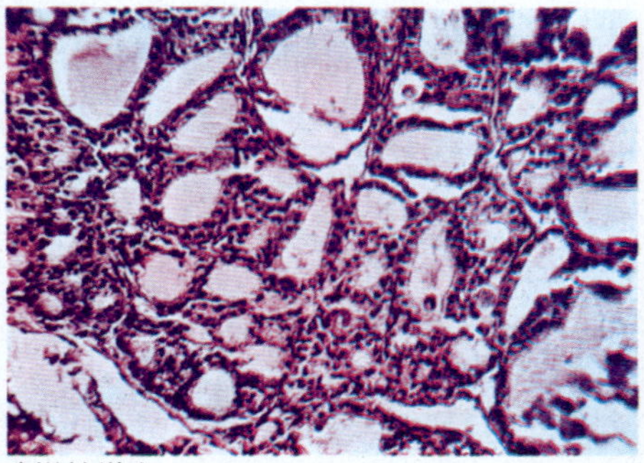

弥漫性增生

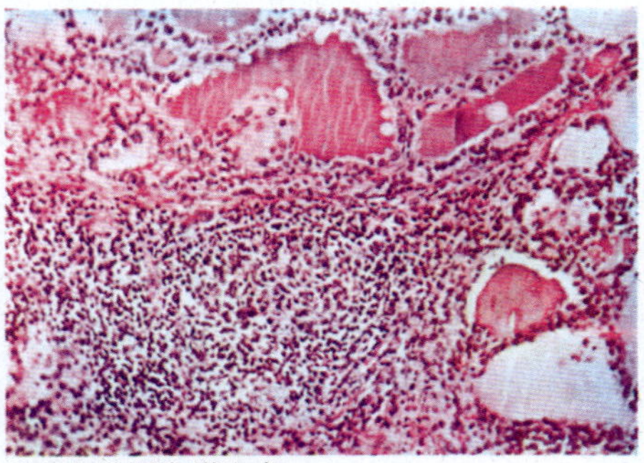

淋巴细胞浸润增生症

彩图42-4　功能亢进甲状腺腺瘤病理生理。

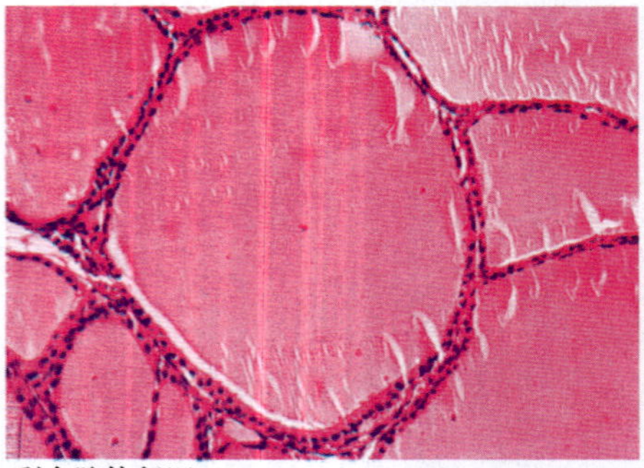

剩余腺体复旧

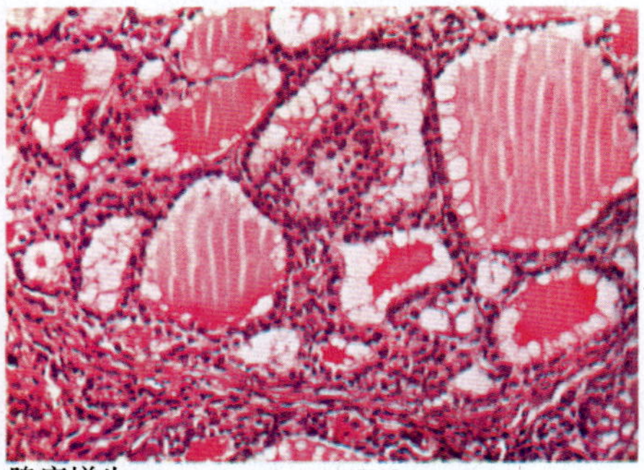

腺瘤增生

彩图43-2　甲状旁腺功能亢进的病理学及临床表现。

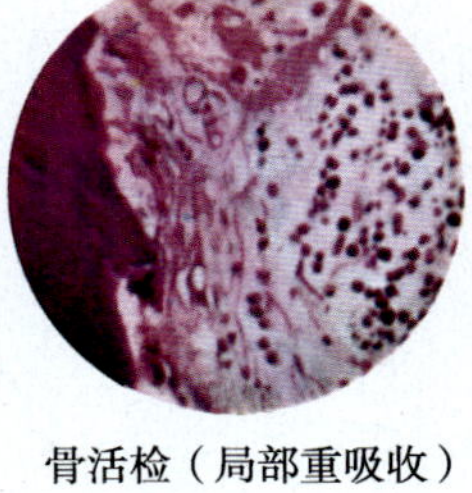

骨活检（局部重吸收）

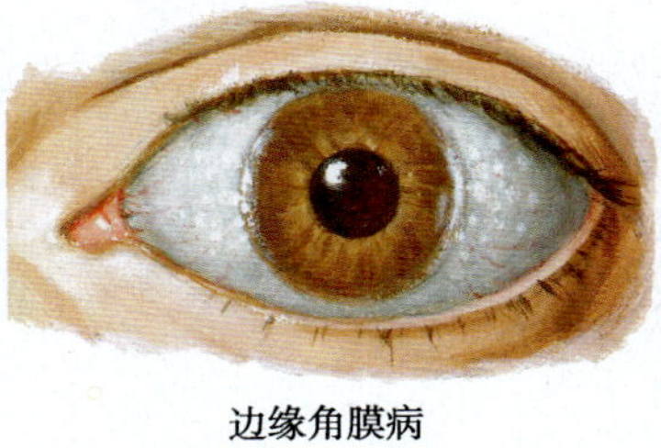

边缘角膜病

彩图45-3　嗜酸性腺瘤。

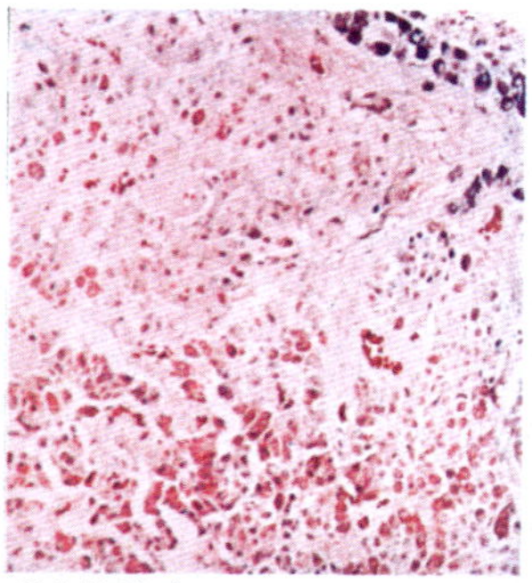

嗜酸性腺瘤（Mann染色，×125）

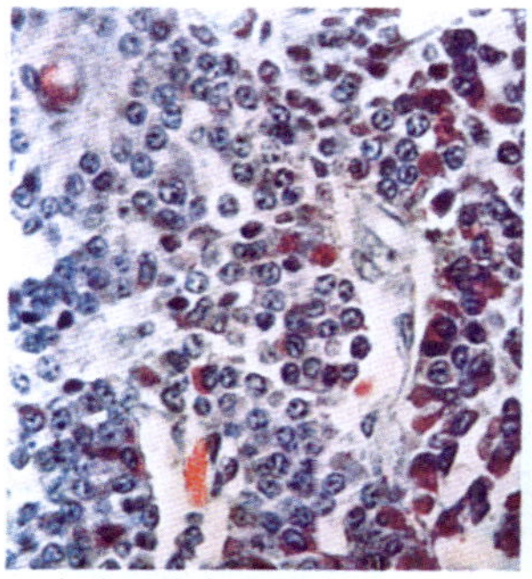

混合嗜酸染色细胞腺瘤（Mann染色，×250）

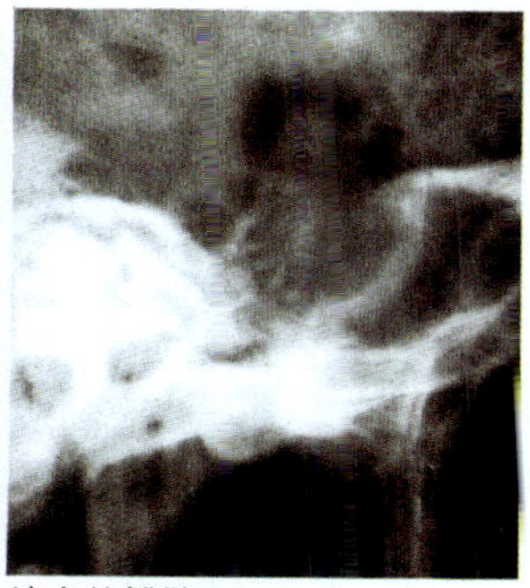

放大的蝶鞍

彩图45-4　嗜碱性腺瘤。

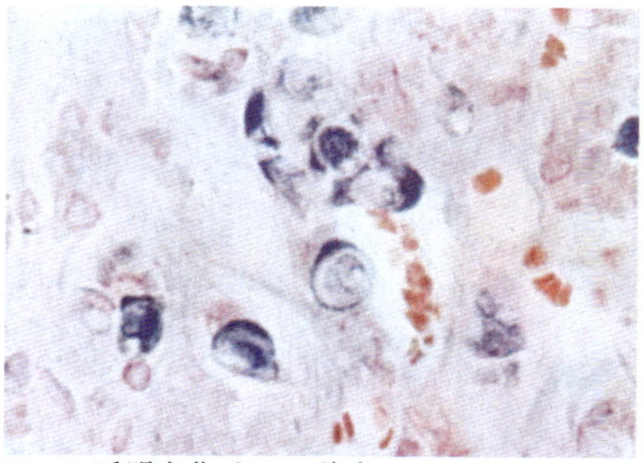

Crooke透明变化（Mann染色，×400）

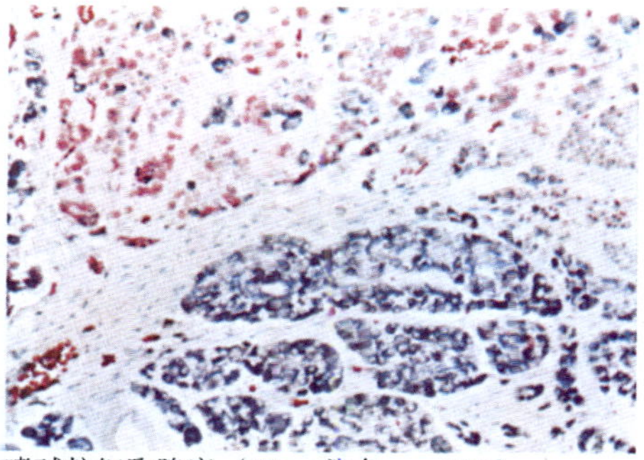

嗜碱粒细胞腺瘤（Mann染色，×125）

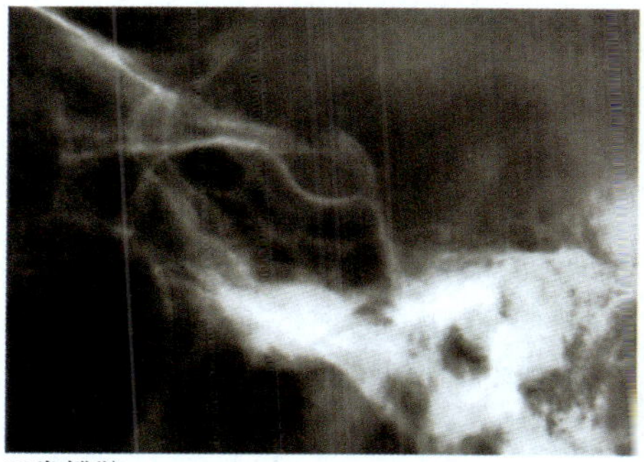

正常蝶鞍

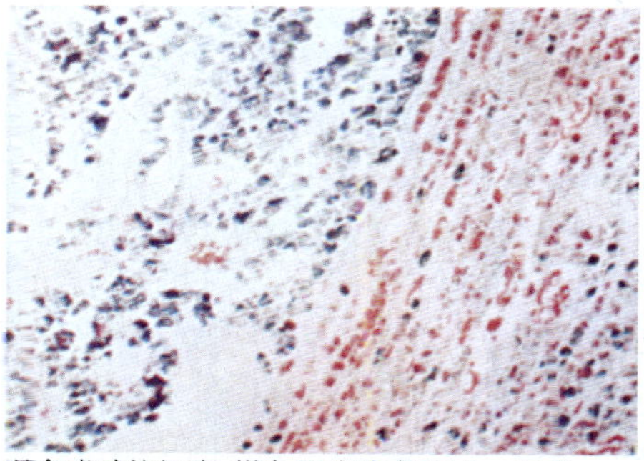

混合嗜碱粒细胞-嫌色细胞腺瘤（Mann染色，× 00）

彩图47-2　睾丸功能不全。

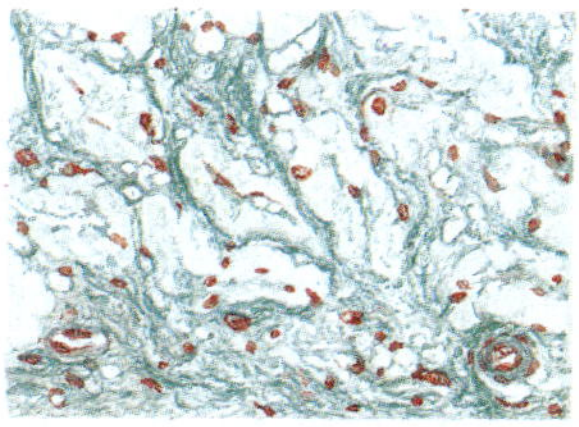

青春期前睾丸衰竭（以下萎缩创伤早期）

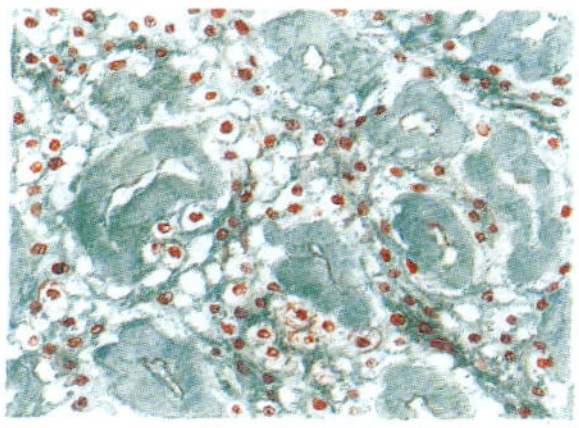

青春期早期睾丸功能衰竭（克氏，类无睾的变种）

彩图47-3　睾丸功能不全：曲细精管式发育不良（克氏综合征）。

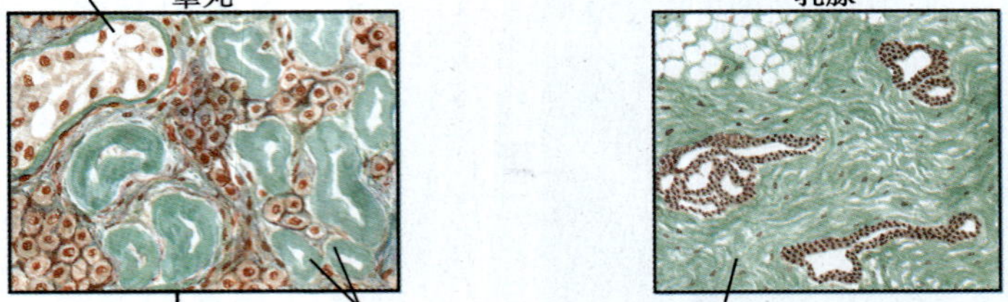

彩图48-1　骨小梁结构。

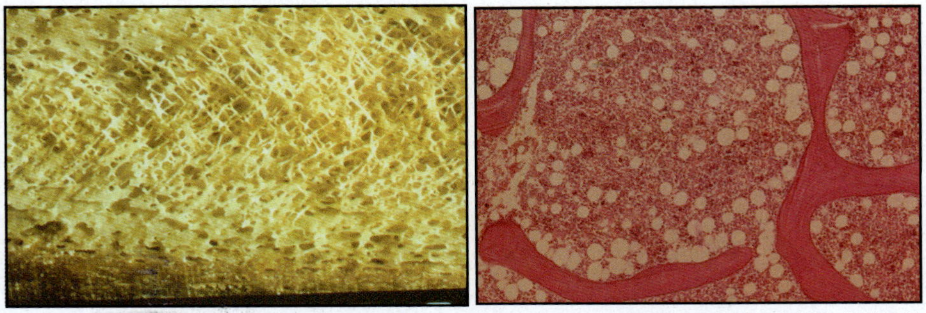

松质骨的横截面（取出骨髓元素）。骨小梁在中心，薄骨皮质在底部

脱钙骨小梁的显微照片，表明骨小梁与骨髓间的关系(H&E染色，×35)

彩图49-1　骨佩吉特病的病理生理及治疗。

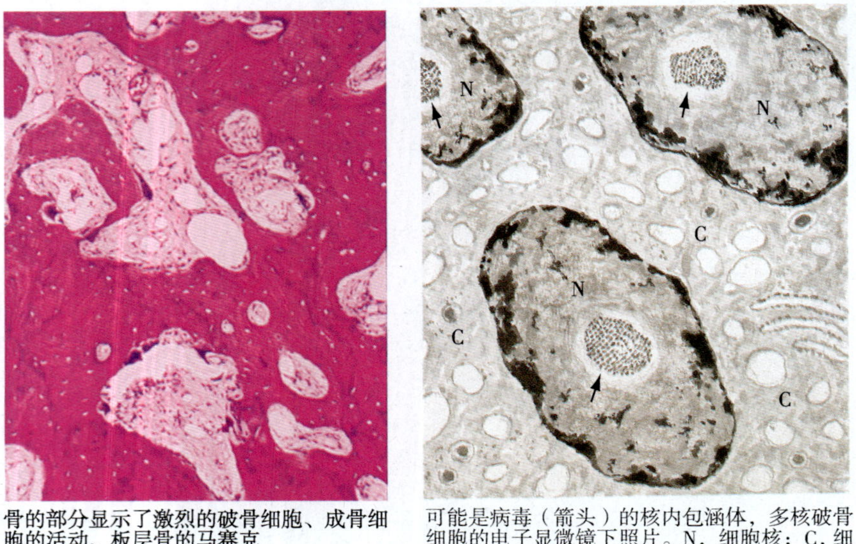

骨的部分显示了激烈的破骨细胞、成骨细胞的活动、板层骨的马赛克

可能是病毒（箭头）的核内包涵体，多核破骨细胞的电子显微镜下照片。N，细胞核；C，细胞质

彩图51-1　消化性溃疡病：急性胃溃疡。

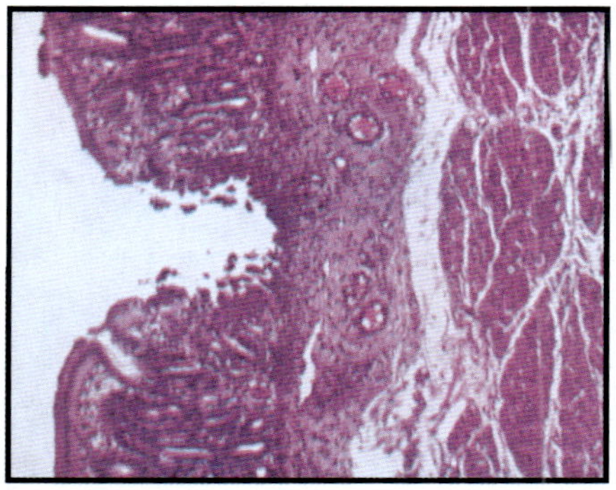

（H&E染色，×80）

彩图51-2　消化性溃疡病：慢性胃溃疡。

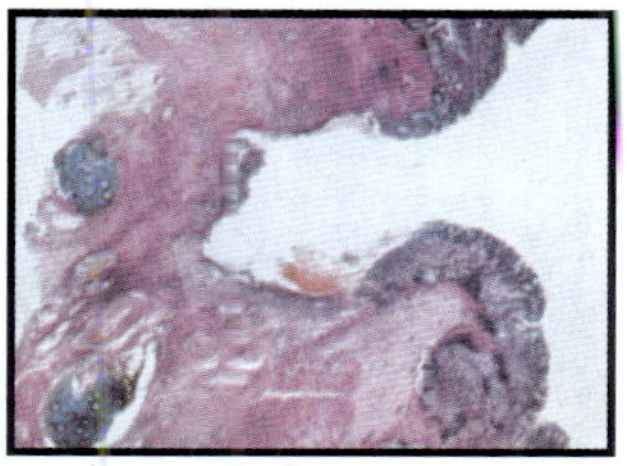

（H&E染色，×5）

彩图55-1　急性胰腺炎。

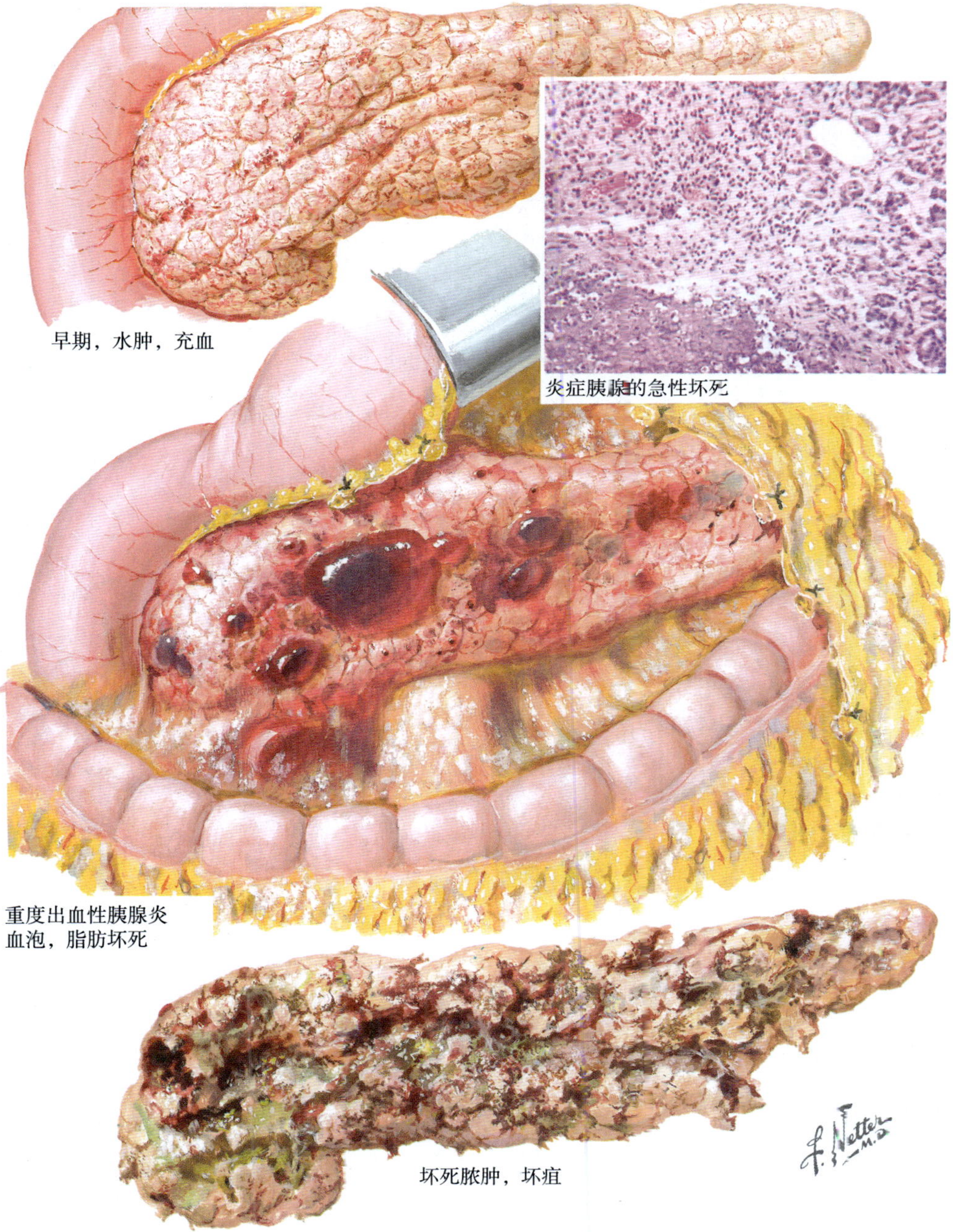

彩图55-2　慢性（复发性）胰腺炎。

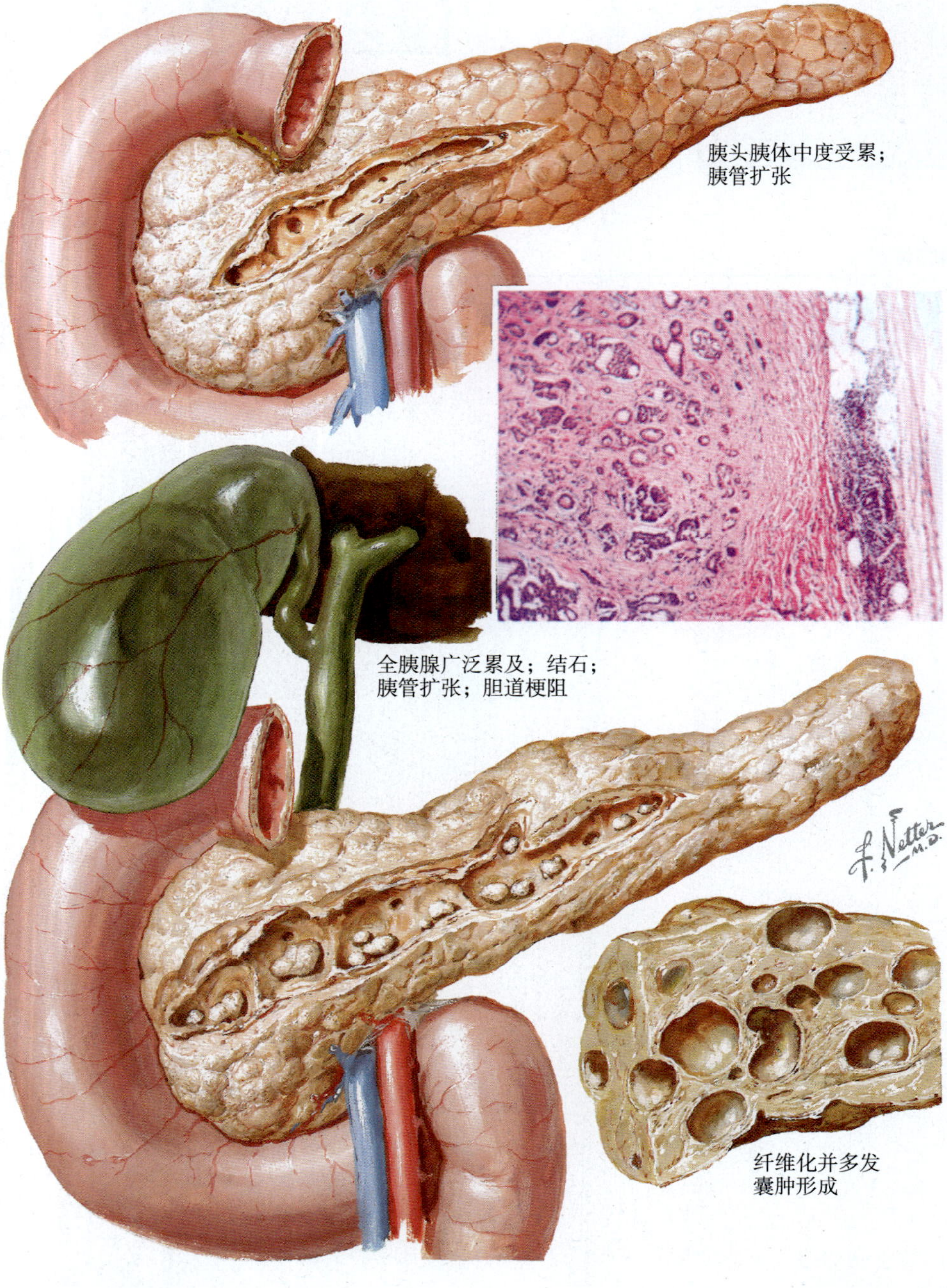

彩图56-2　细菌性痢疾。

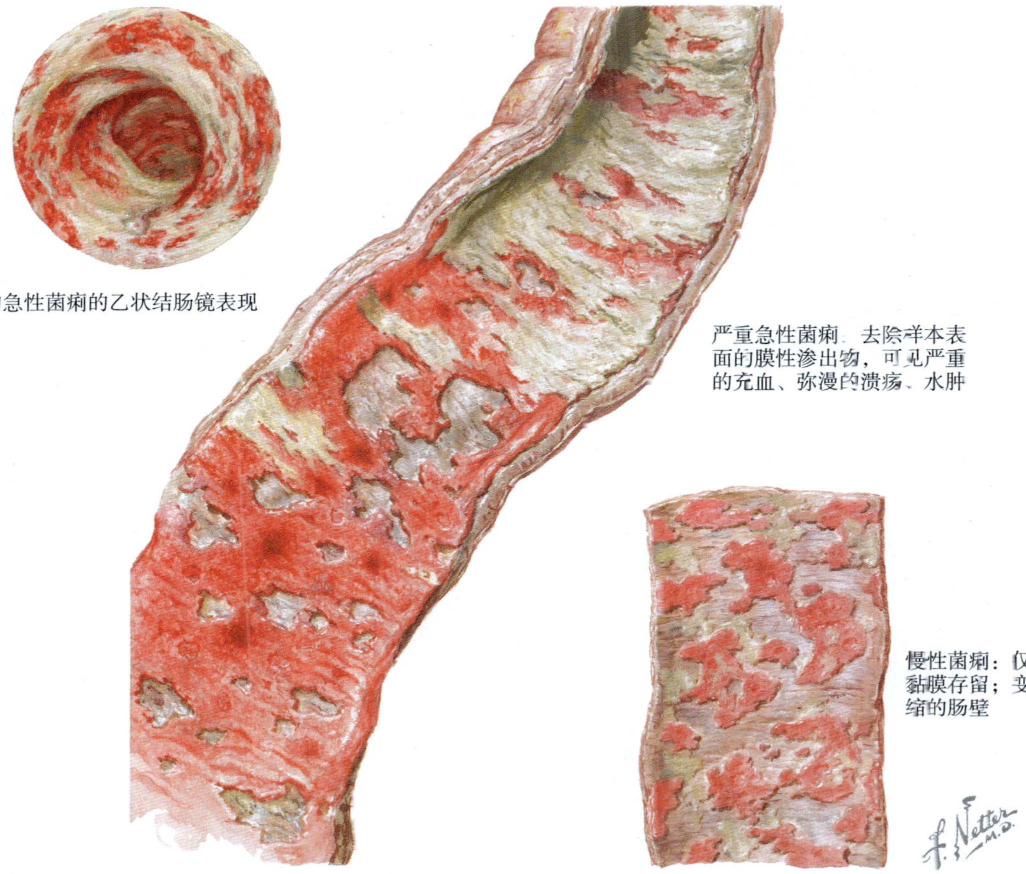

彩图58-4　憩室病。

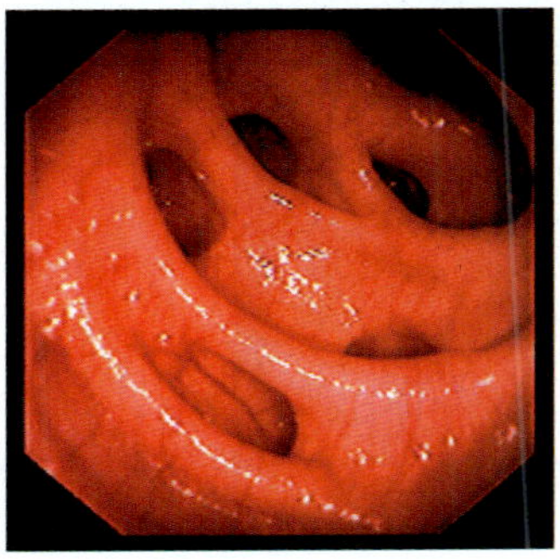

彩图59-1　肠易激综合征：感觉传入神经上的5-HT受体。

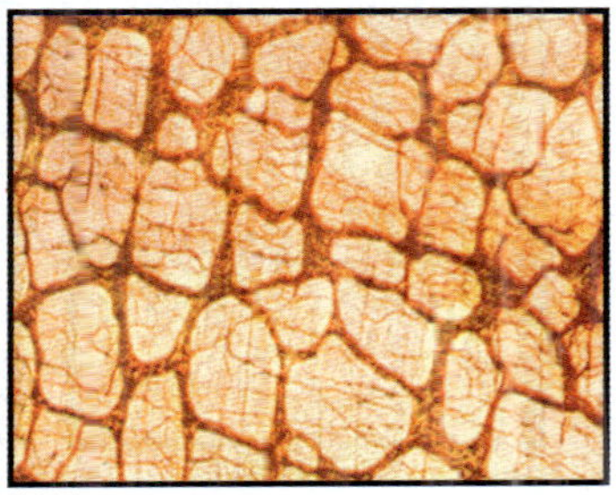

彩图60-3　炎症性肠病的肠外表现。

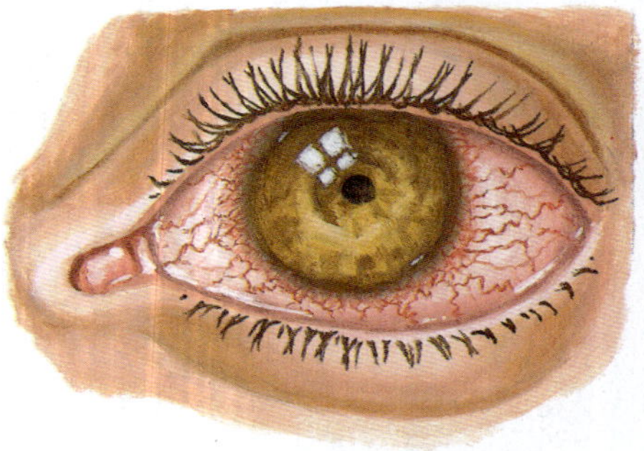

虹膜炎（可先于肠道症状出现）

彩图60-4　炎症性肠病：结肠炎。

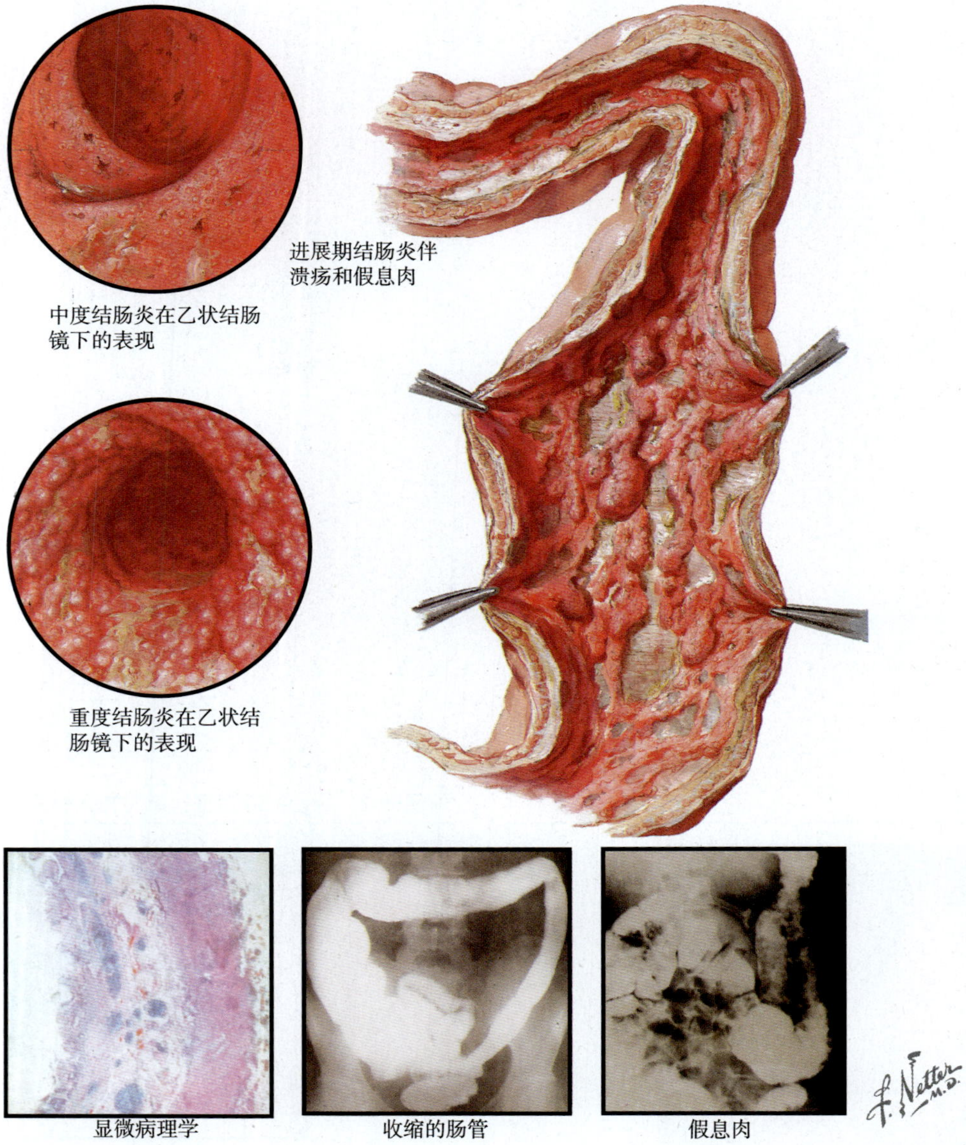

彩图60-5　假膜性结肠炎。

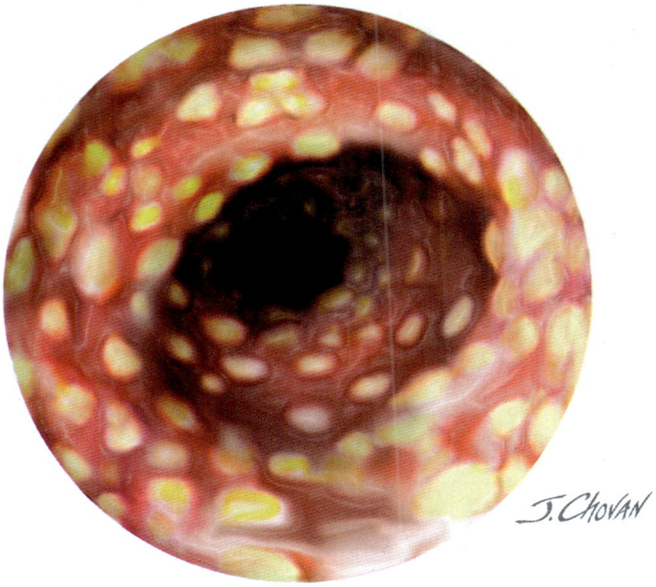

彩图62-1　营养性肝脏疾病——非酒精性脂肪性肝病。

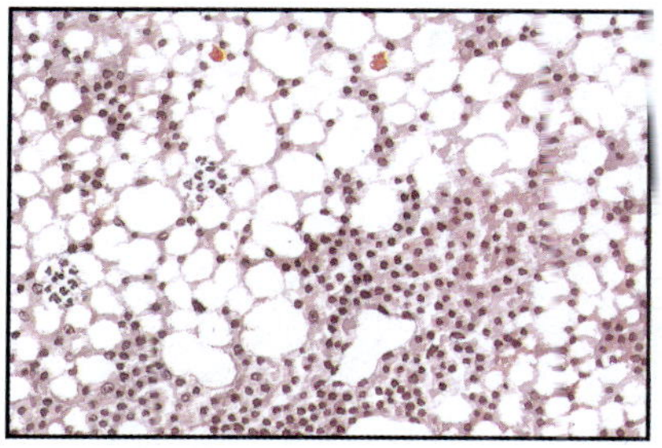

脂肪肝伴急性肝衰竭和黄疸

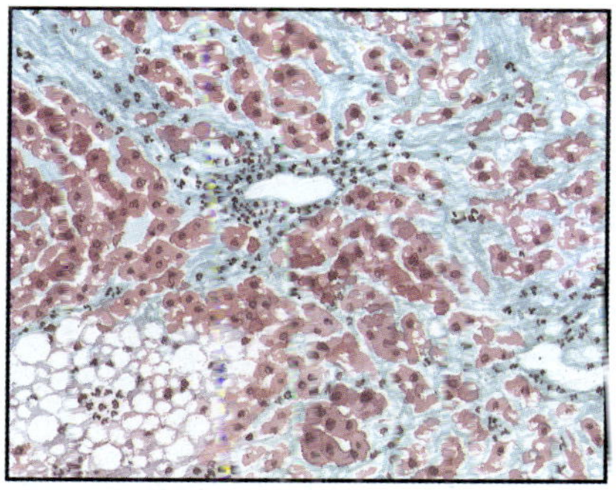

Florid 肝硬化

彩图62-2　药物性肝损伤。

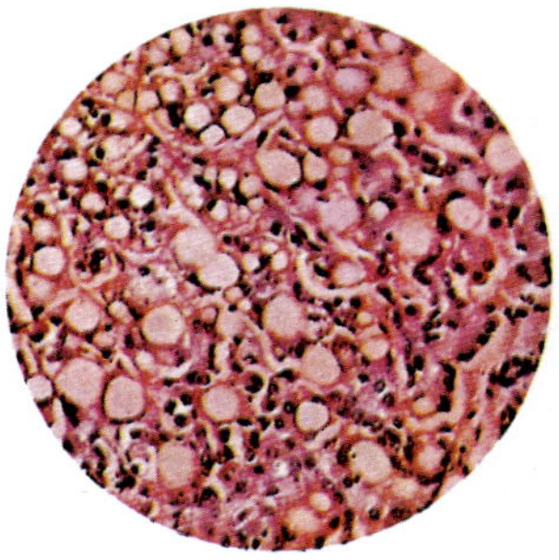

肝脏病变：带状坏死
伴或不伴有脂肪变性

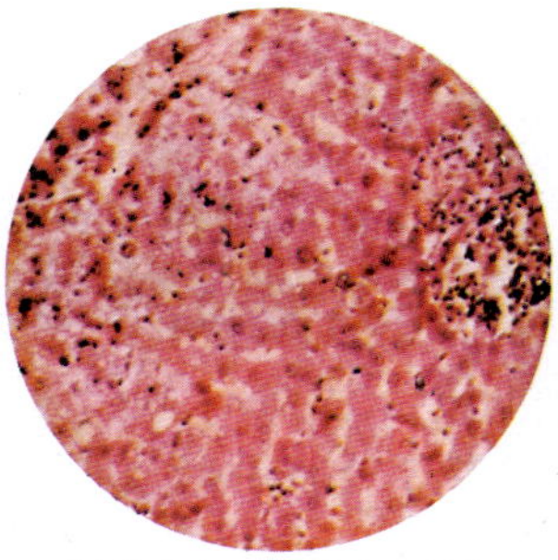

肝脏病变：小叶中心的胆
汁淤积伴或不伴有门管区

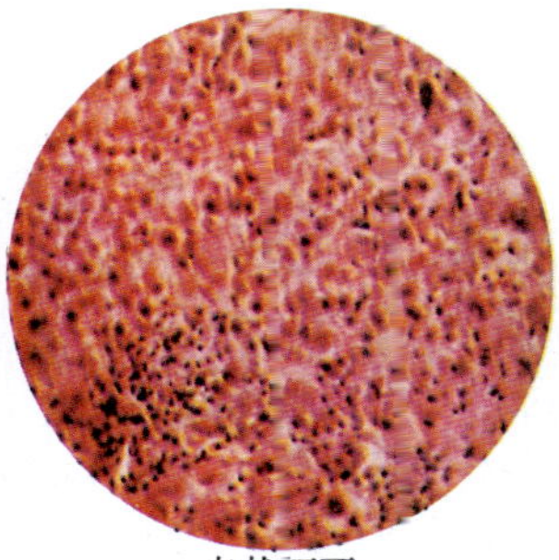

点状坏死

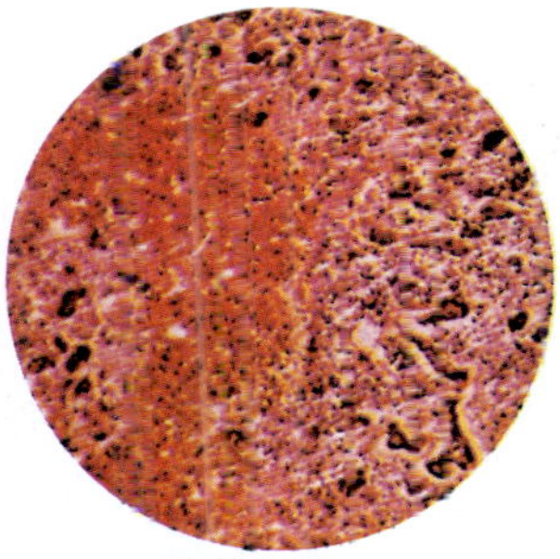

大块坏死

肝脏病变：类似于病毒性肝炎

彩图63-1　病毒性肝炎：急性型。

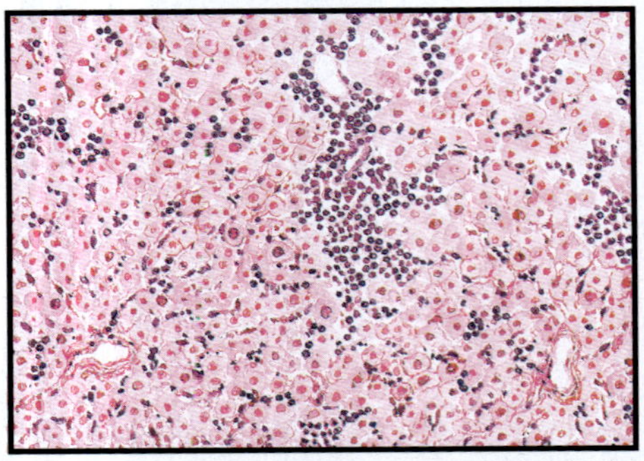

肝组织切片：中度小叶混乱；细胞及细胞核萎缩和肿胀；周围肝细胞被圆形细胞取代

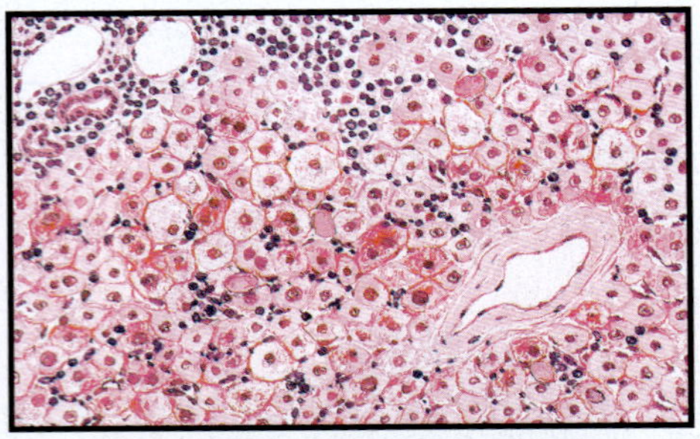

肝细胞形态和大小巨大变化；双核细胞；中央静脉变粗；周围炎症浸润

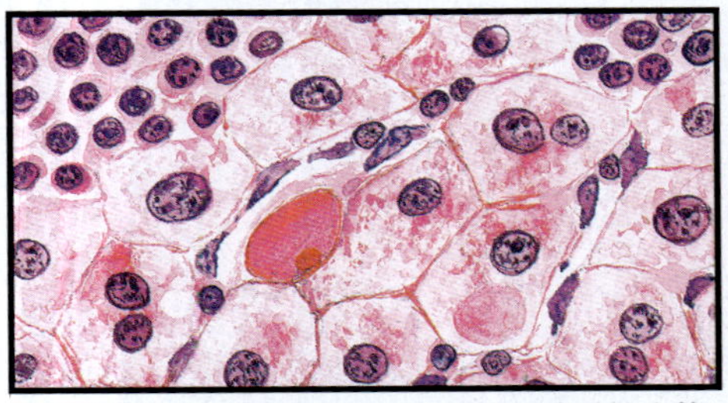

高倍视野：肝细胞变化；双核细胞；嗜酸性小体

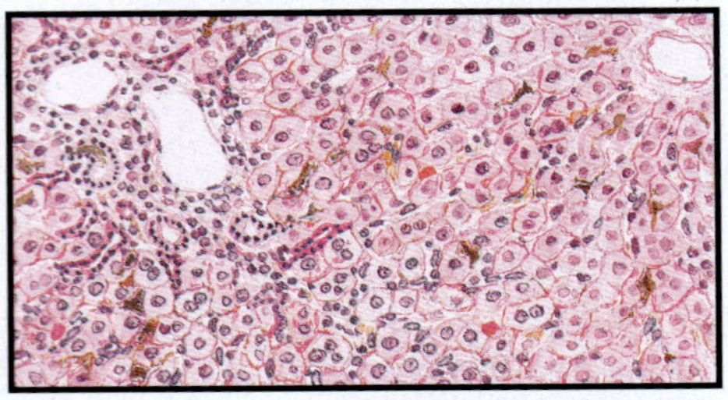

恢复期：Kupffer细胞内脂褐素沉着；毛细胆管内胆汁管型；双核细胞增多；偶见三核细胞

彩图63-2　病毒性肝炎：暴发型（急性大块坏死）。

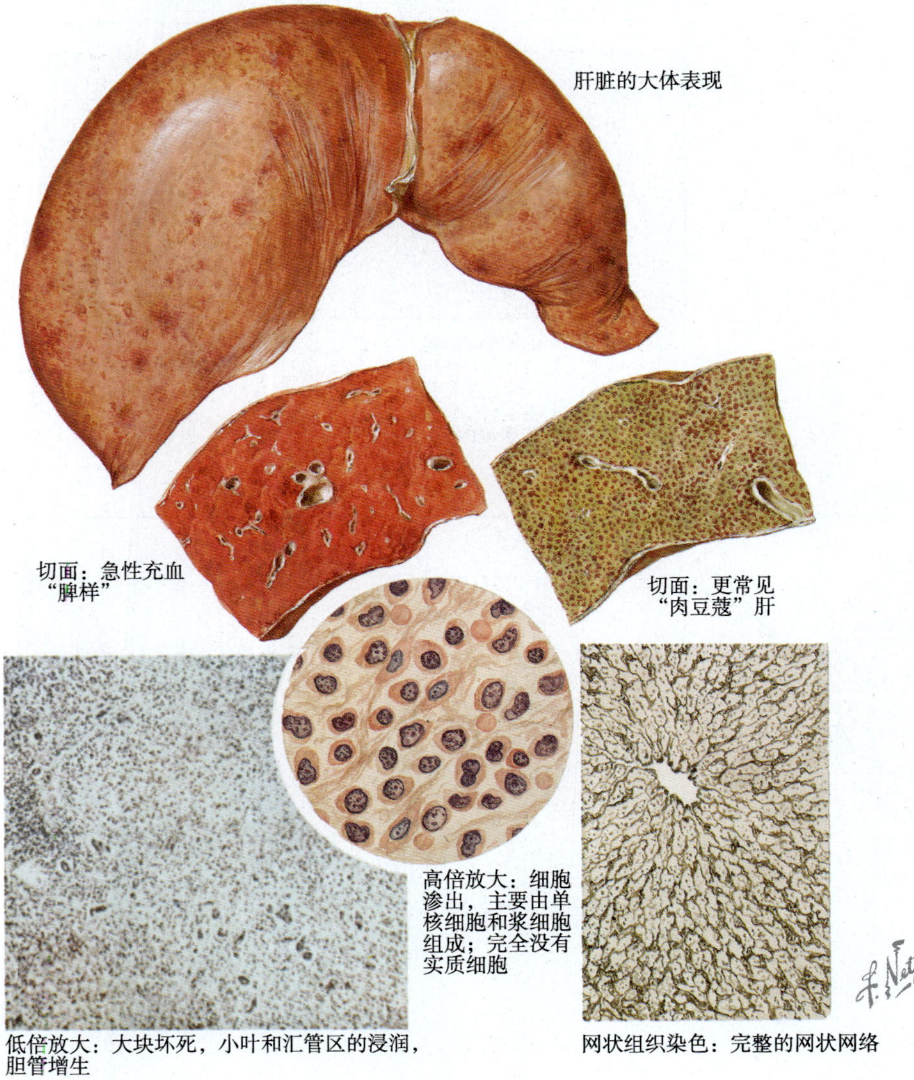

彩图63-3　病毒性肝炎：亚急性重症型。

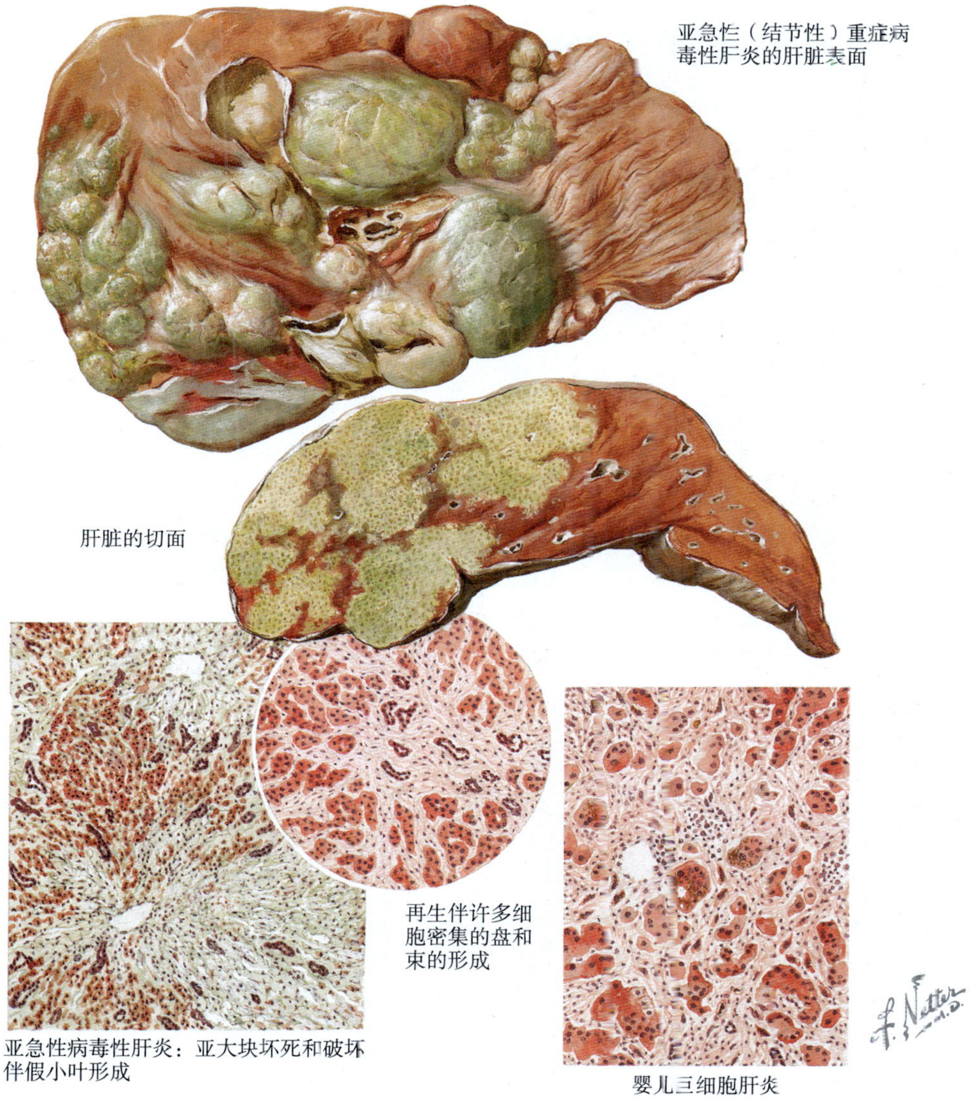

彩图64-1　中隔的肝硬化。

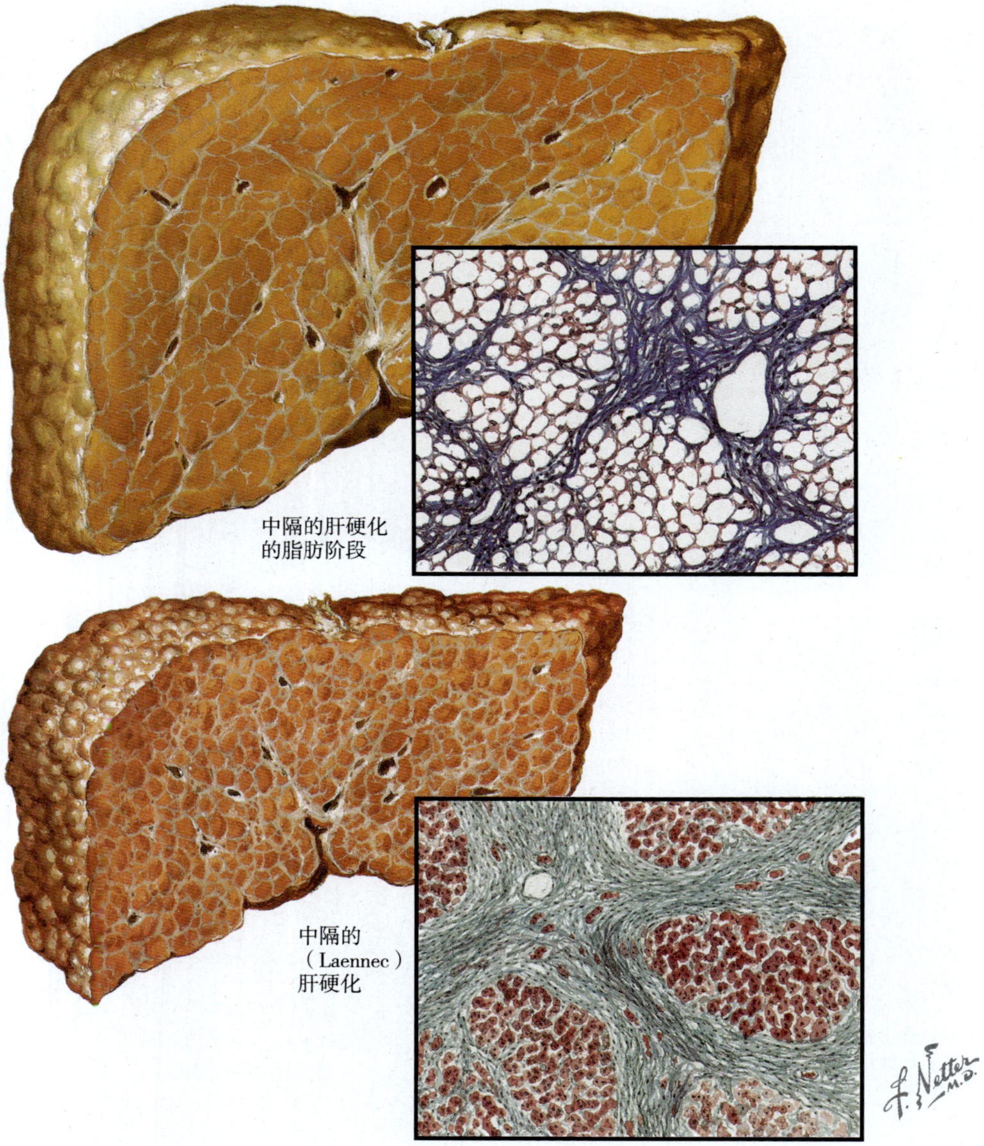

彩图65-1 吸收不良综合征：小肠病因。

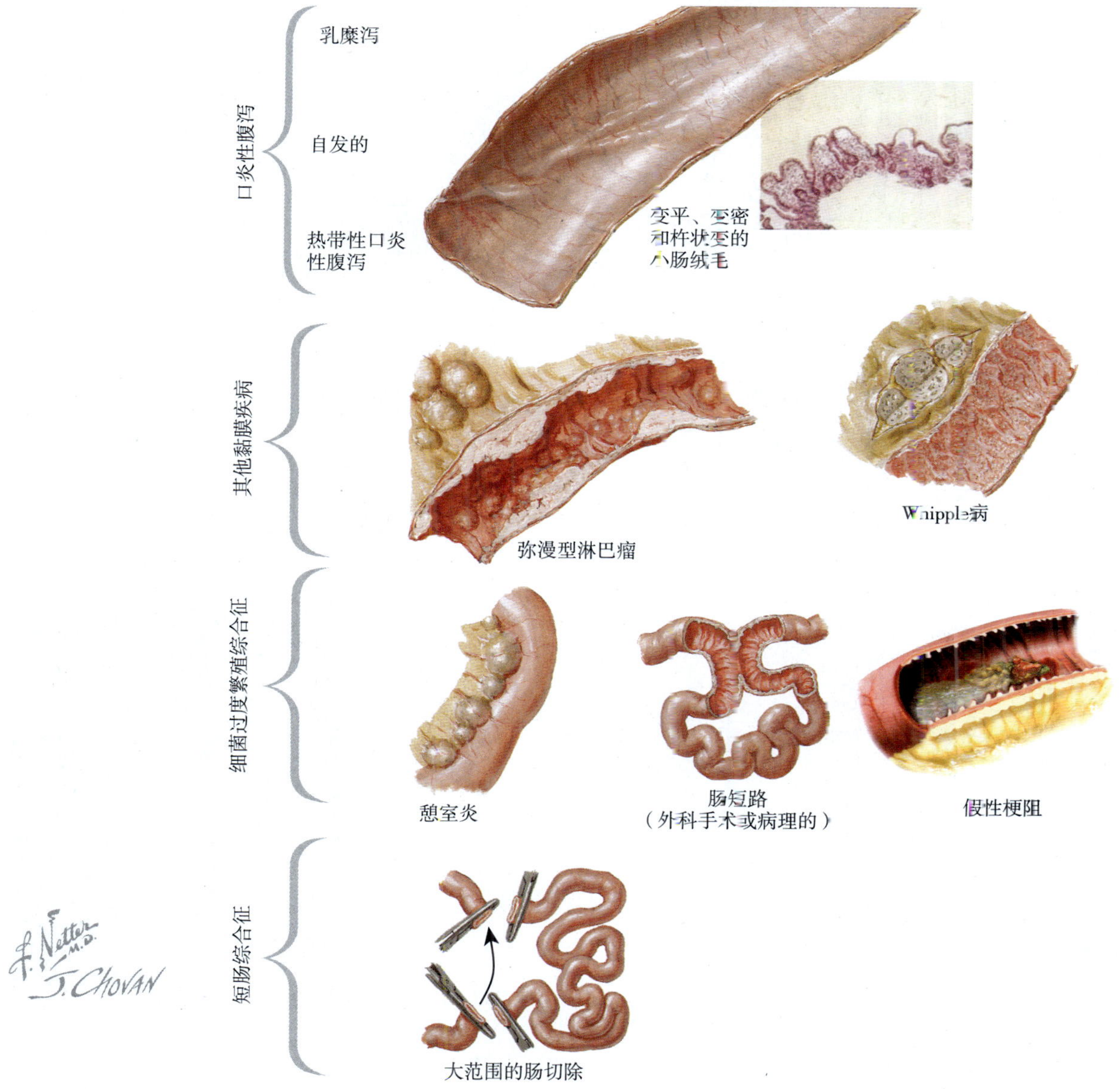

彩图65-2　晚期吸收不良综合征。

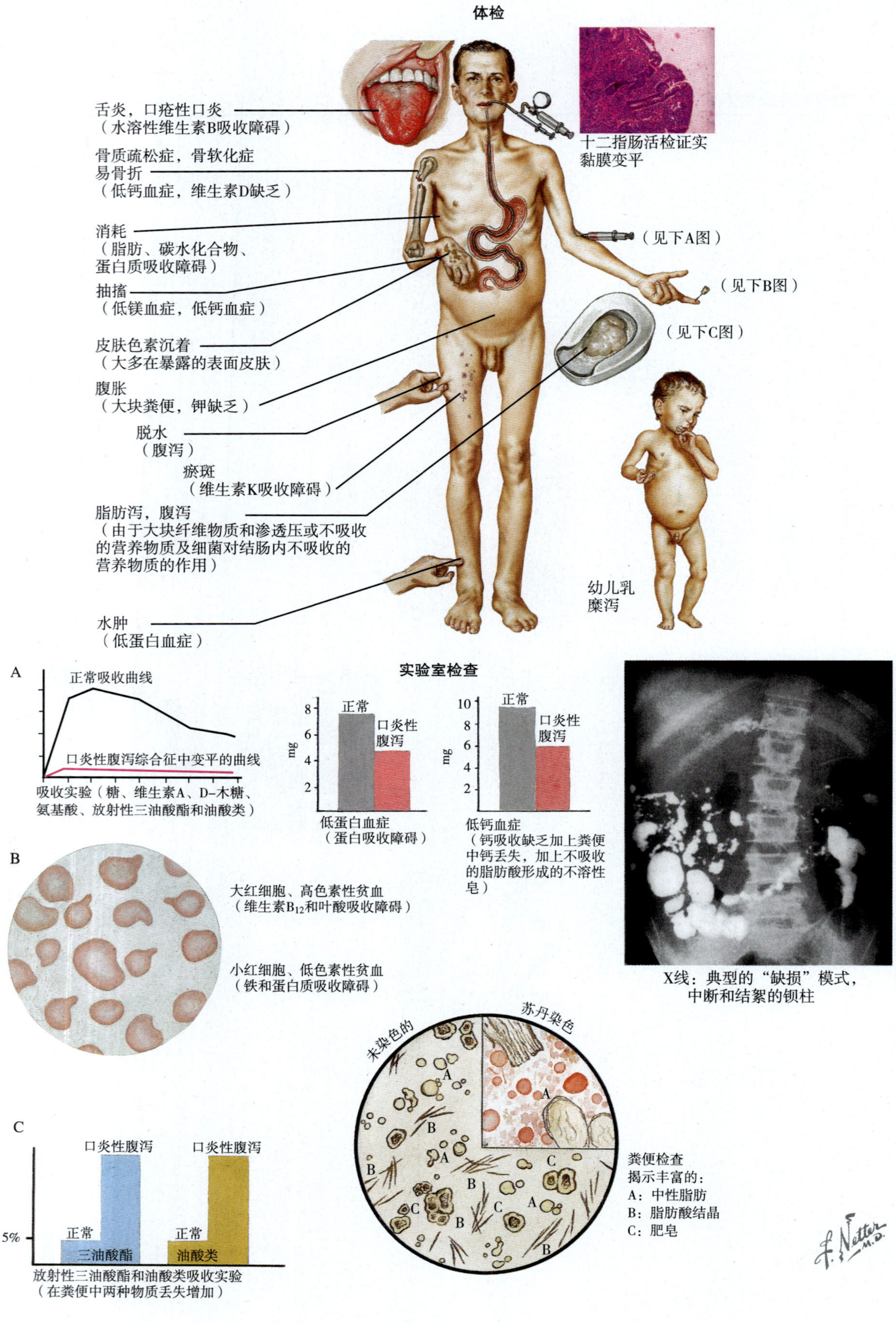

彩图68-2 暴发性细菌性败血症致DIC。

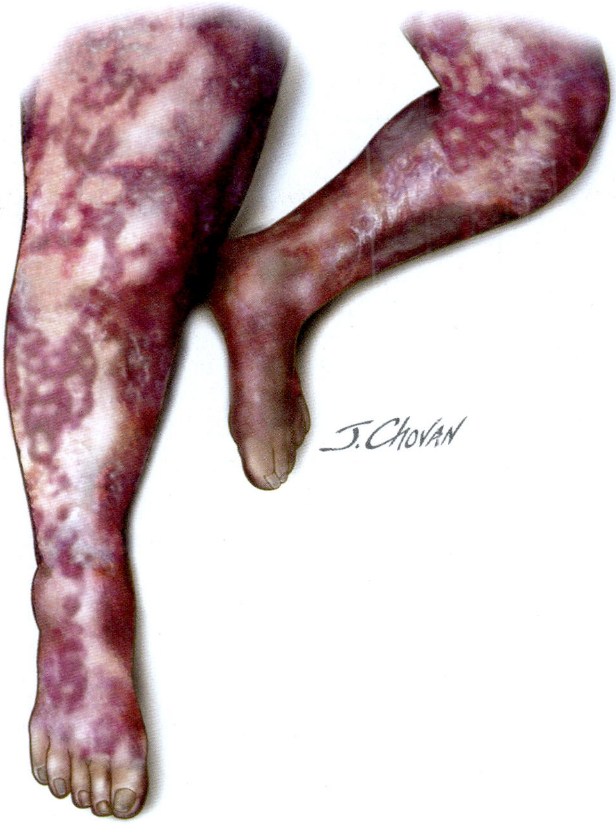

彩图69-5 维生素K拮抗剂治疗相关紫趾综合征。

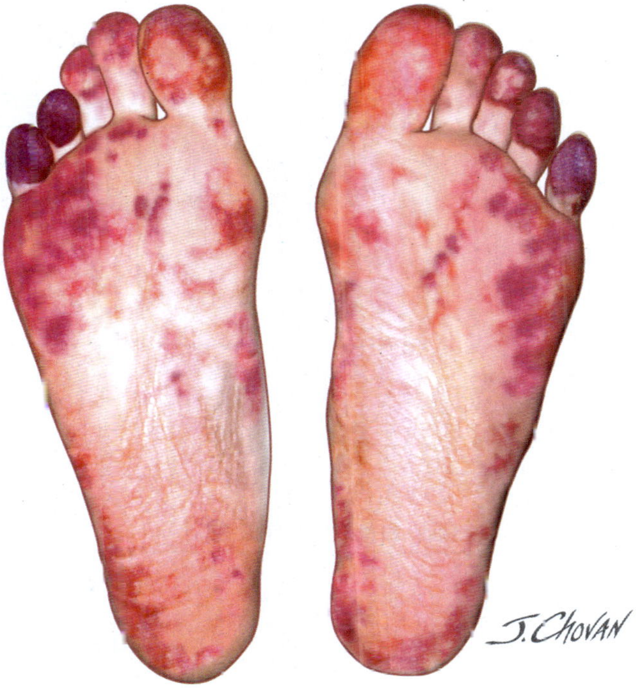

彩图69-3 肝素诱导的血小板减少症患者指（趾）缺血。

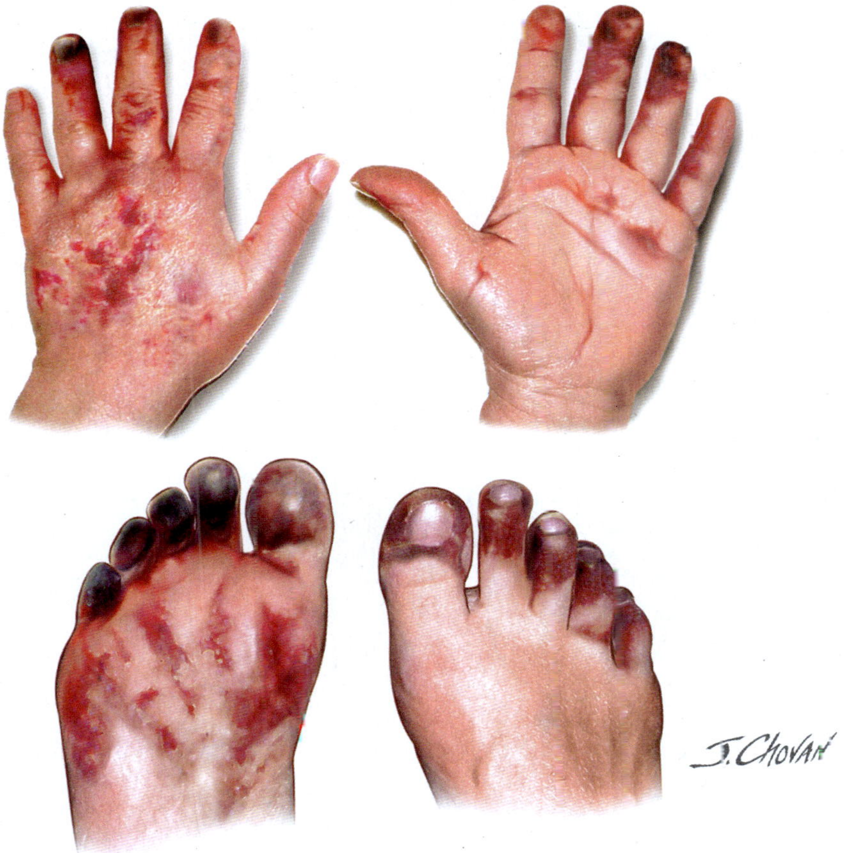

彩图72-1　骨髓造血功能衰竭的临床表现。

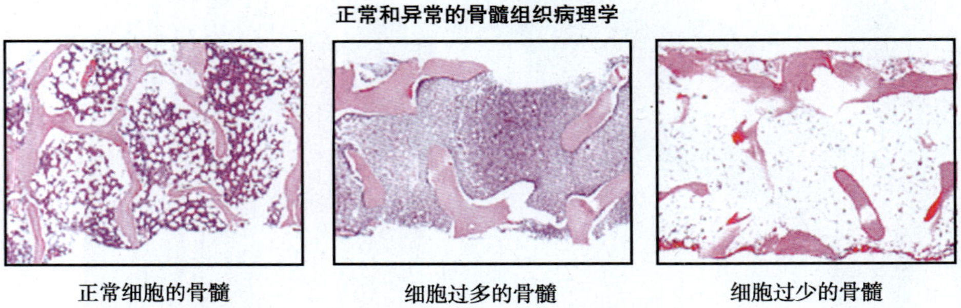

彩图75-1　白血病：白血病的临床表现。

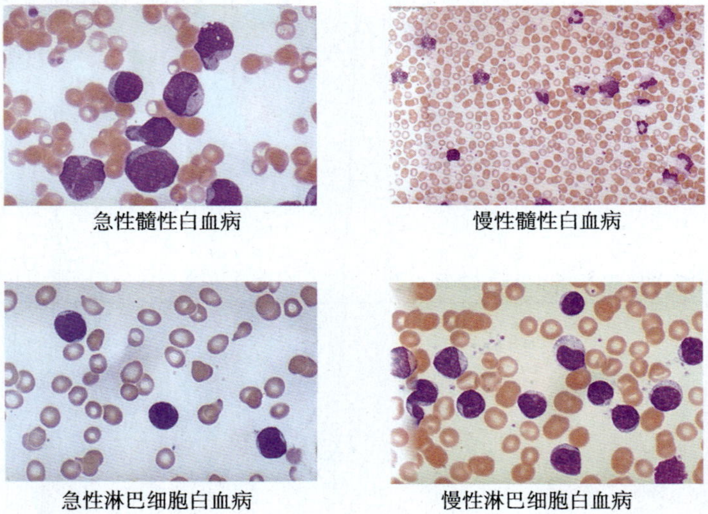

彩图79-5　大肠癌的预后指征。

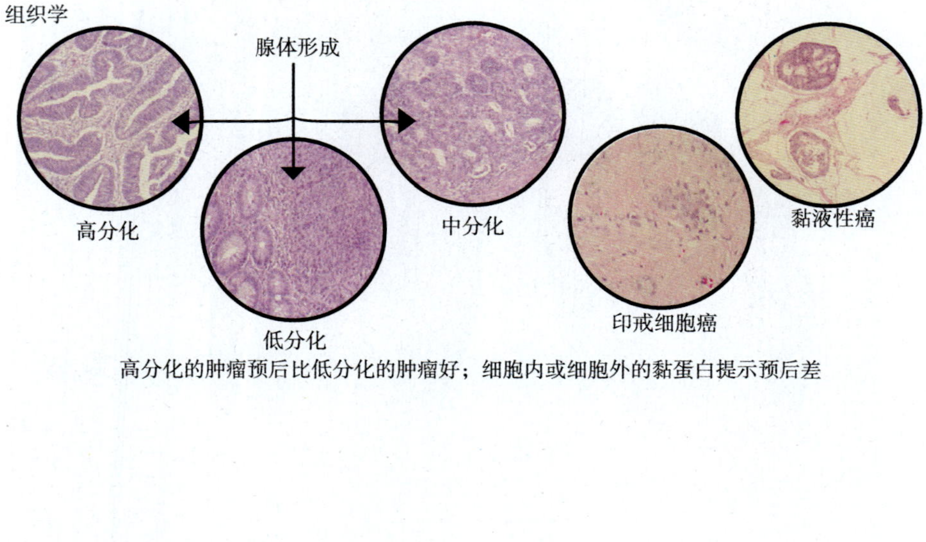

高分化的肿瘤预后比低分化的肿瘤好；细胞内或细胞外的黏蛋白提示预后差

彩图81-1　前列腺癌。

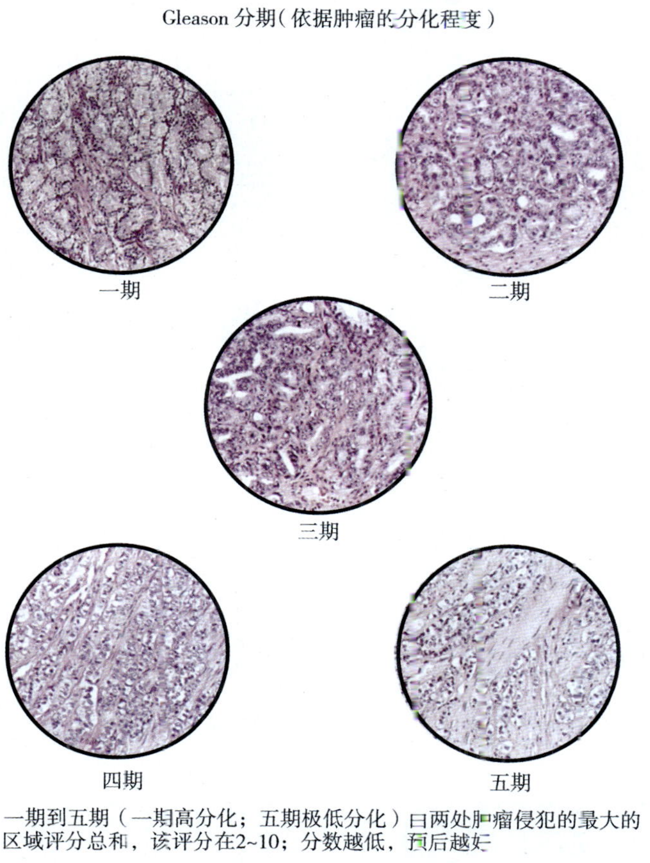

彩图82-3　胃癌：息肉状腺癌和硬癌。

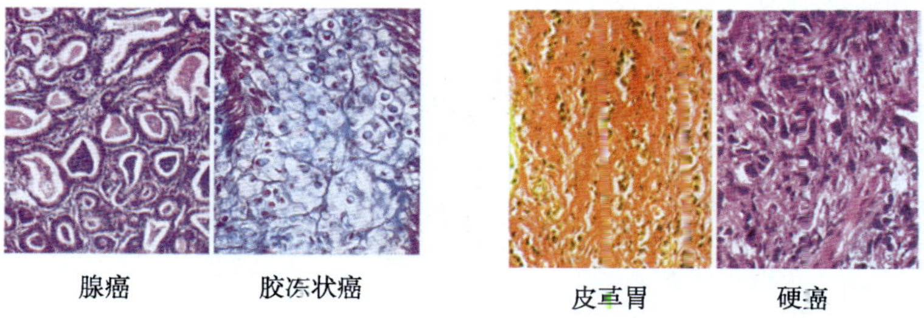

彩图83-1　基底癌细胞结节。

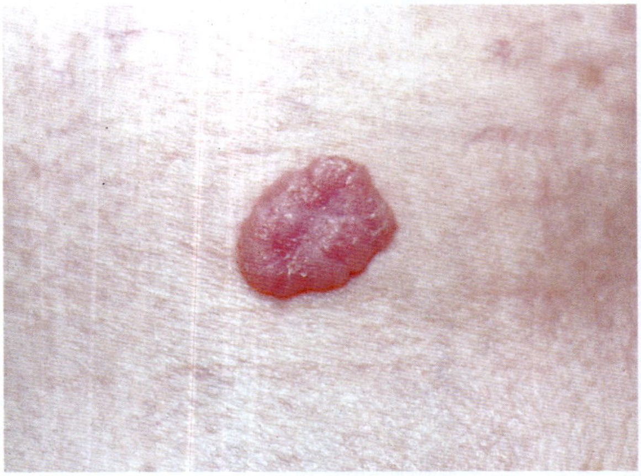

彩图83-2　Bowen病。

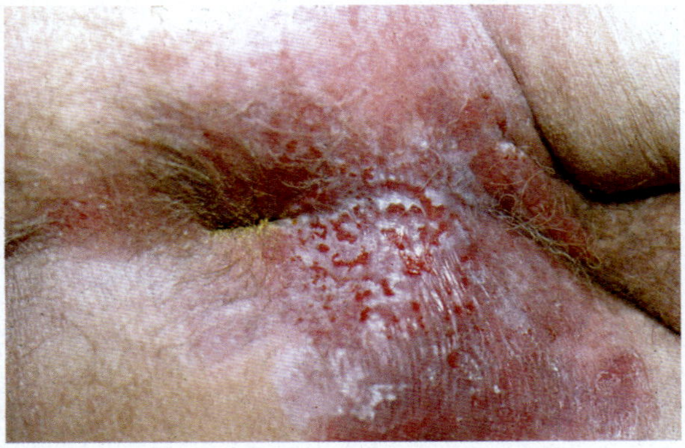

彩图83-3　鳞状细胞癌。

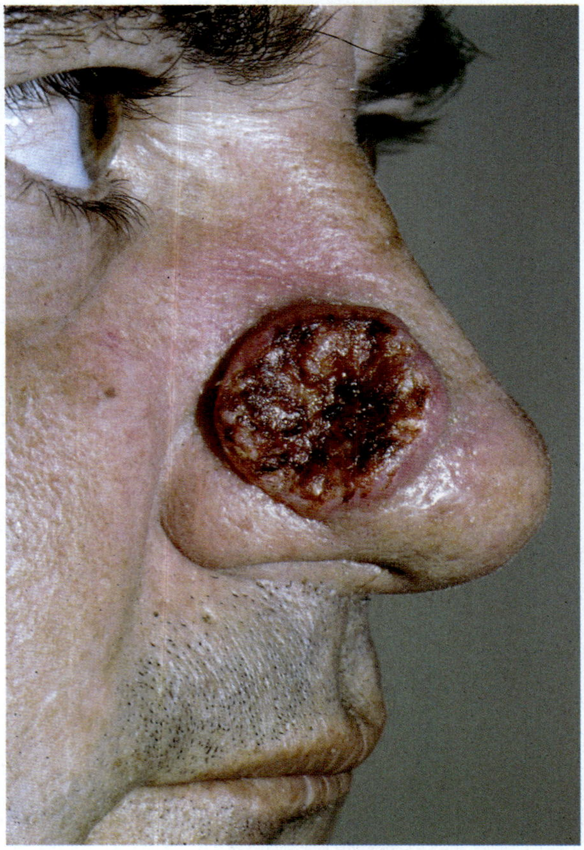

彩图83-4　黑色素瘤。

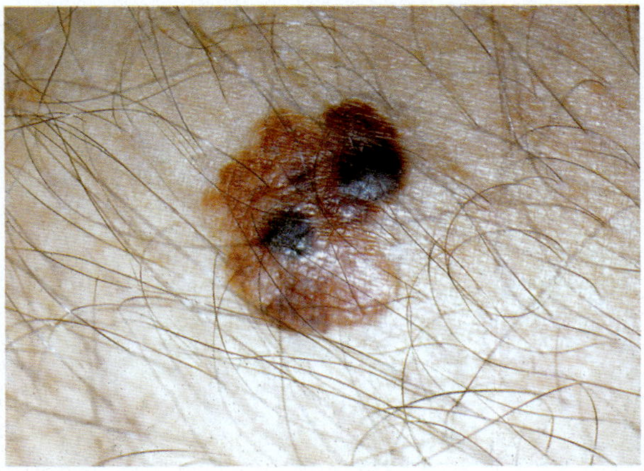

彩图84-1　口腔恶性肿瘤。

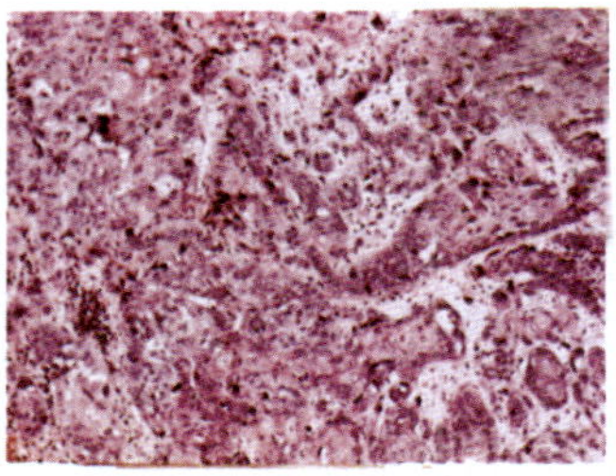

鳞状细胞癌

彩图84-3　黏膜白斑病。

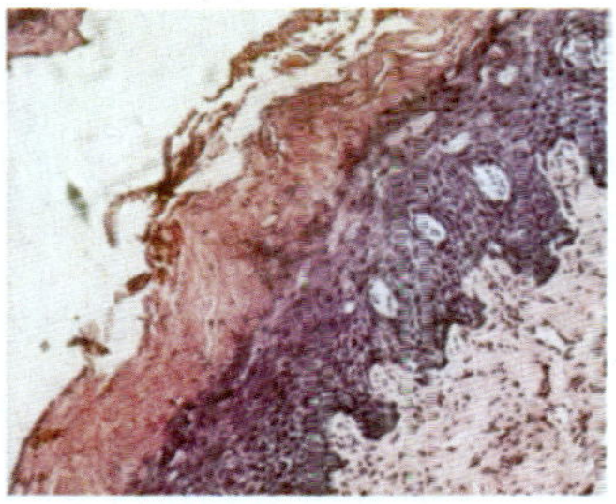

鳞状上皮过度角化

彩图85-2　在鳞状细胞组织中宫颈细胞的病理学。

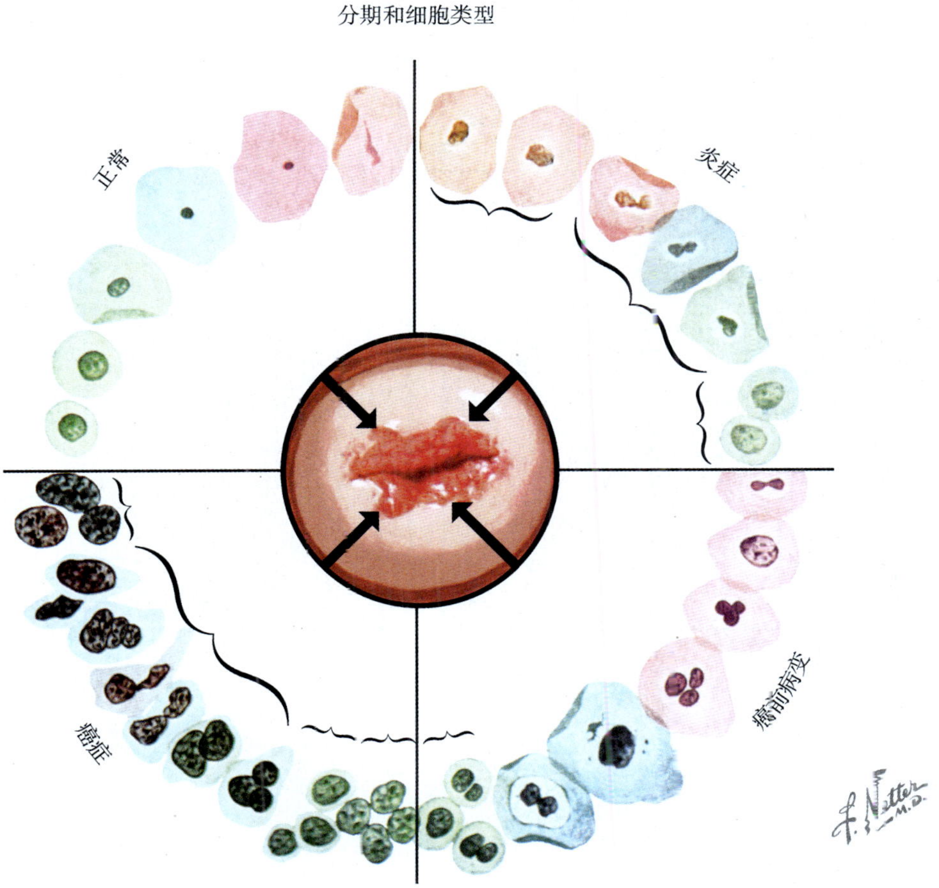

彩图85-3　宫颈癌。

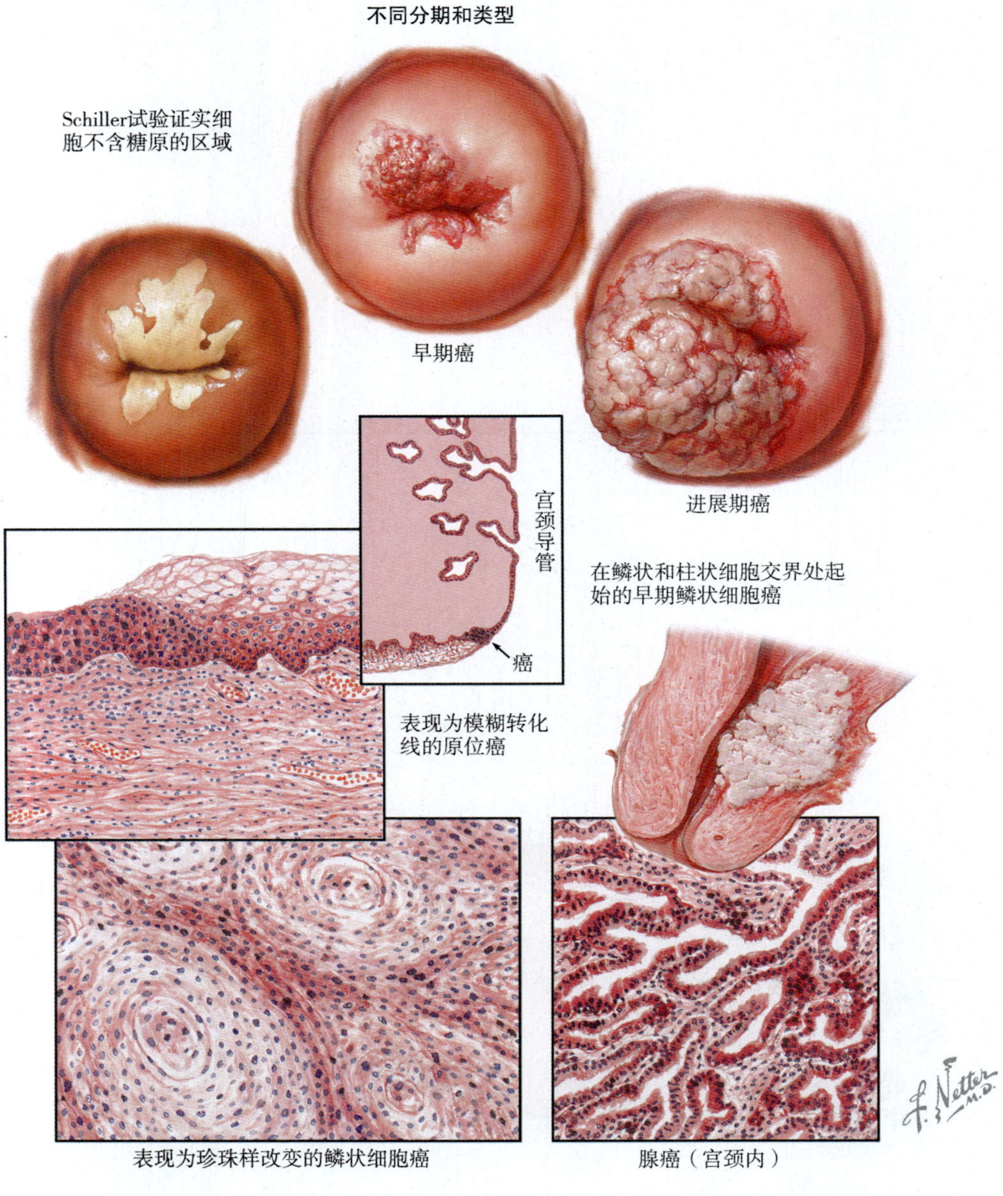

不同分期和类型
Schiller试验证实细胞不含糖原的区域
早期癌
进展期癌
宫颈导管
癌
在鳞状和柱状细胞交界处起始的早期鳞状细胞癌
表现为模糊转化线的原位癌
表现为珍珠样改变的鳞状细胞癌
腺癌（宫颈内）
F. Netter M.D.

彩图86-2 睾丸超声所见。

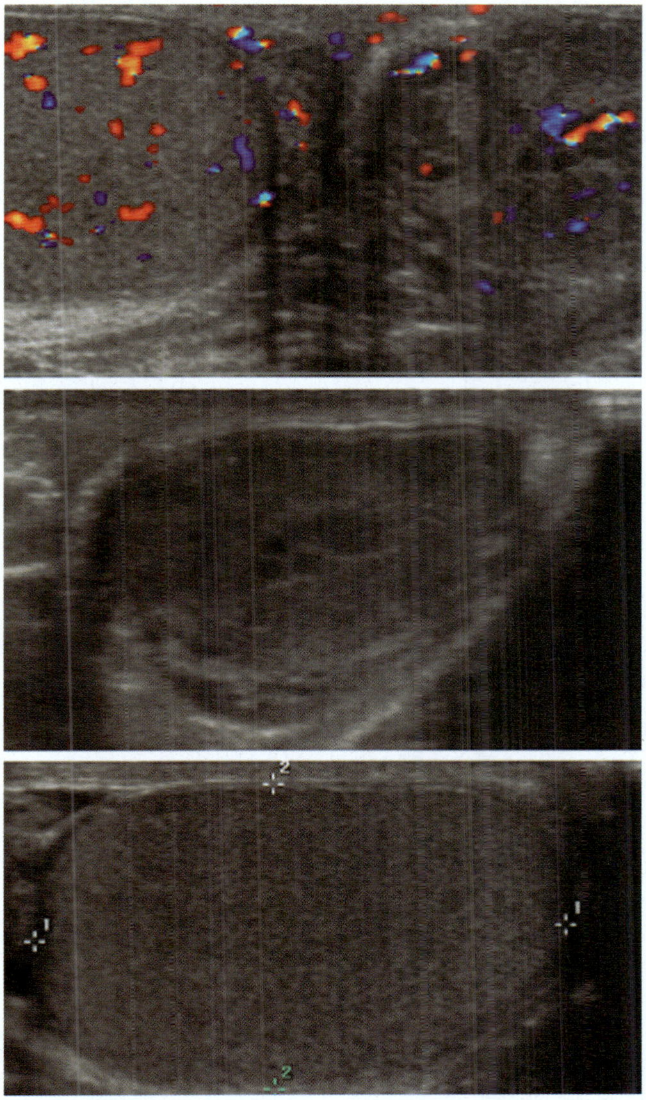

A，依次检查血流，左为正常睾丸，右为有疾病的睾丸；B，睾丸的标准超声所见：背景均匀低回声团；C，正常睾丸超声见均一的腺体。

彩图86-3　睾丸肿瘤：精原细胞瘤，胚胎性肿瘤。

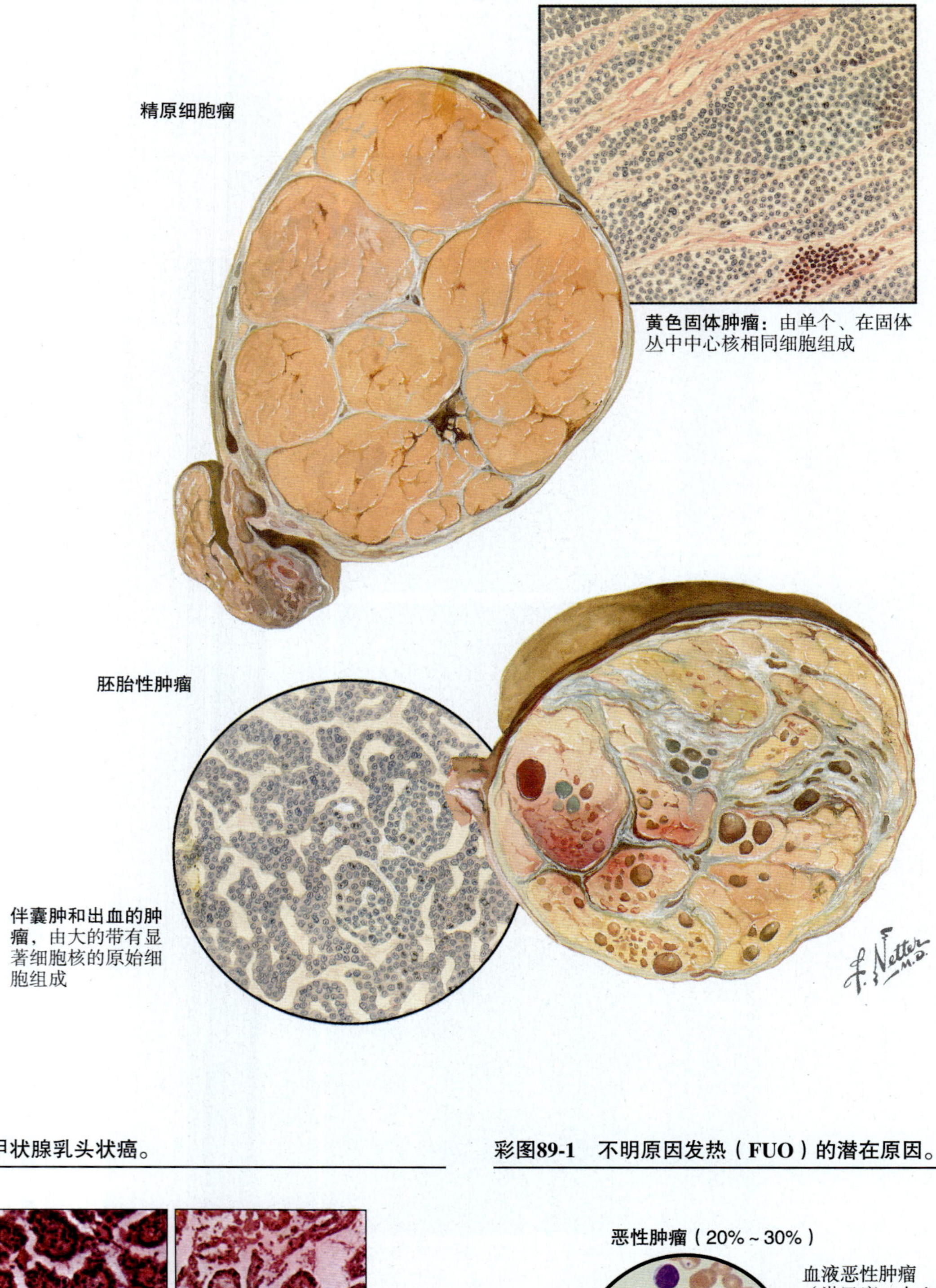

彩图87-1　甲状腺乳头状癌。

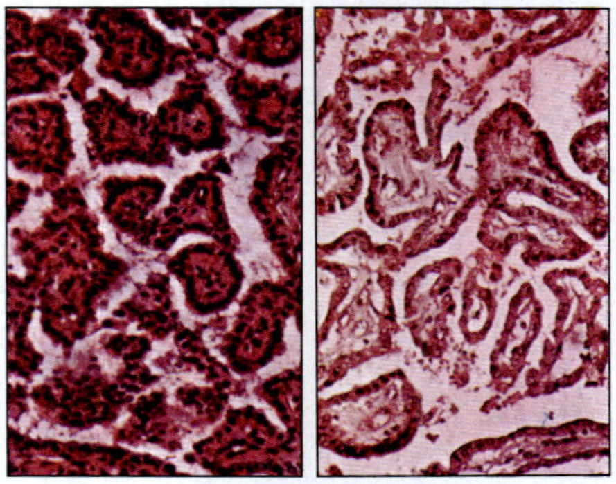

明显乳头癌的两个不同部位

彩图89-1　不明原因发热（FUO）的潜在原因。

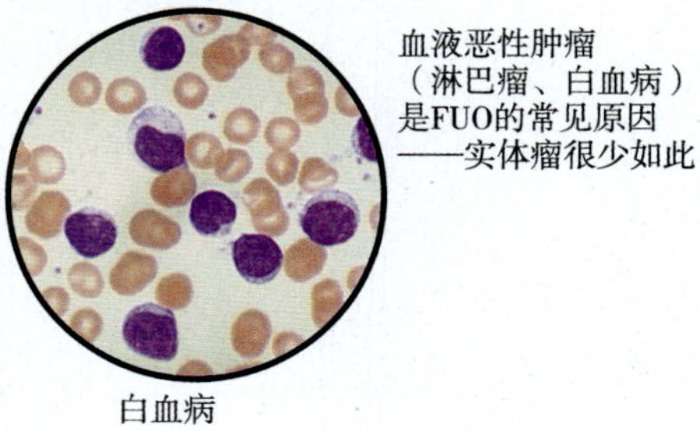

彩图91-2　葡萄球菌性肺炎。

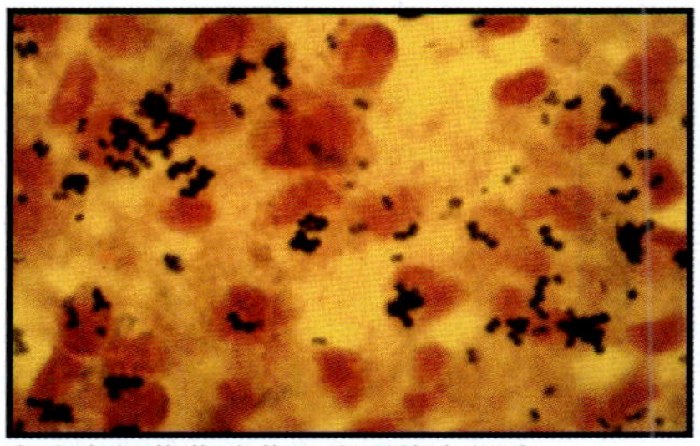

痰液中的葡萄球菌和多形核白细胞（革兰染色）

彩图91-3　细菌性心内膜炎。

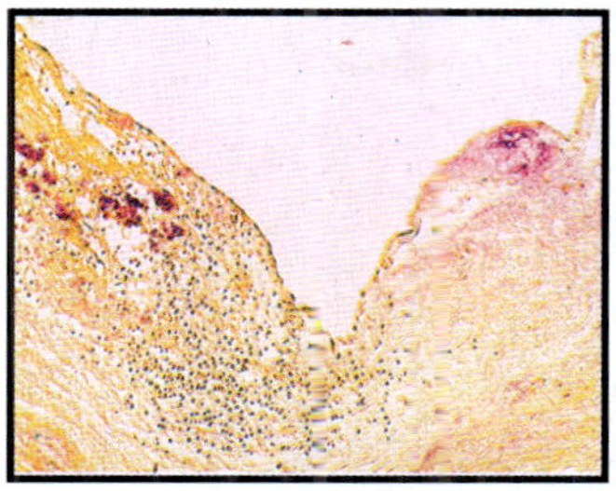

在早期的主动脉瓣细菌性心内膜炎中出现血小板和有机物沉积（染色加深）、水肿和白细胞浸润。

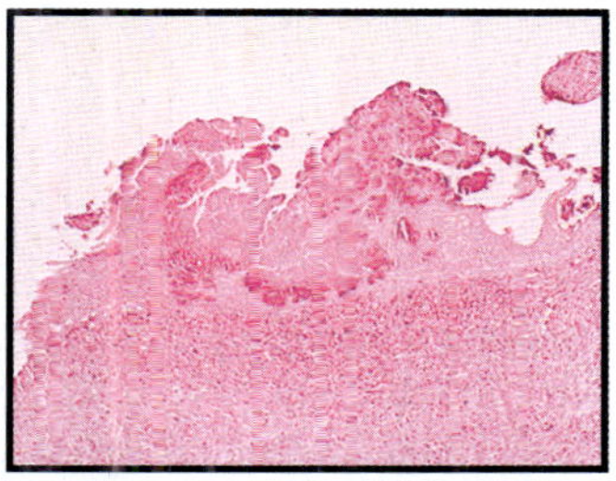

在三尖瓣上发生包括细菌簇在内的赘生物

彩图94-2　细菌性脑膜炎。

脑和脊髓软脑膜表面的炎症和化脓性病变

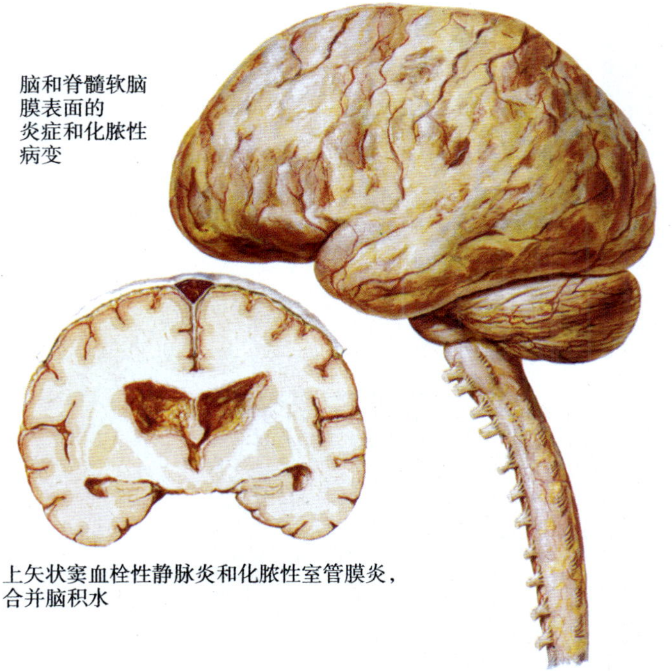

上矢状窦血栓性静脉炎和化脓性室管膜炎，合并脑积水

彩图96-2　血源性骨髓炎。

咽喉
扁桃体
牙齿

皮肤感染
甲沟炎
疖
感染的伤口

肺感染
　肺炎
　脓肿
　结核

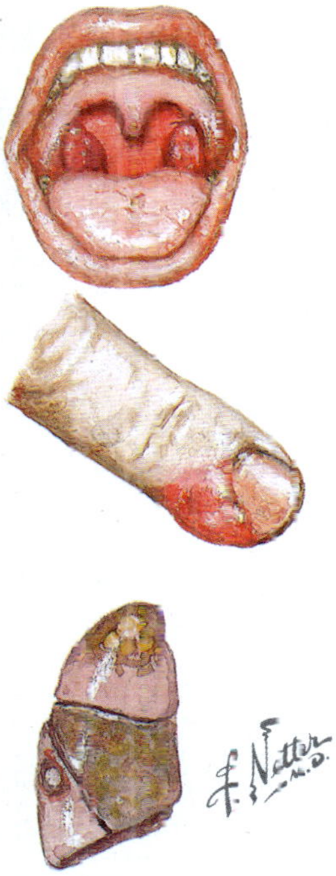

血源性骨髓炎可能继发于包括扁桃体炎、蜂窝织炎、肾盂肾炎、腹内感染和肺炎在内的多种感染相关的亚临床菌血症。

彩图96-3　与骨髓炎相关的邻近感染示例。

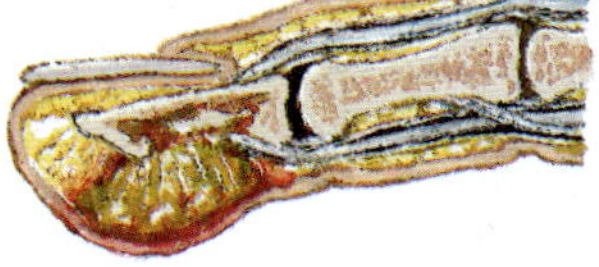

甲沟炎（或其他手部感染）累及骨

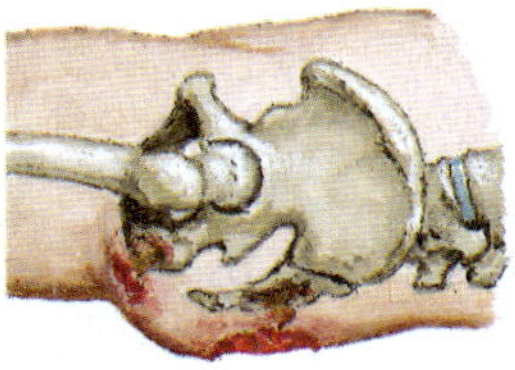

蔓延到骶骨、骨盆或脊柱的压迫性溃疡

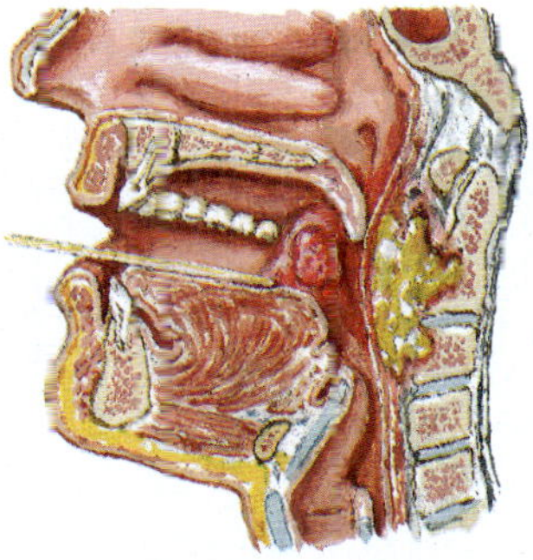

咽后脓肿扩展至颈椎

彩图98-2　流感性肺炎。

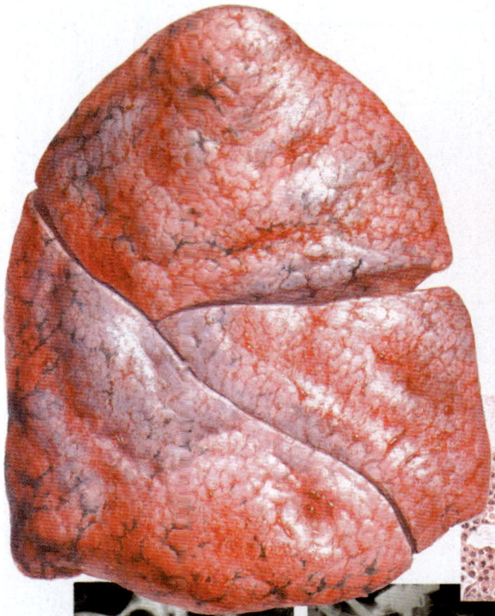

右肺的侧面。明显的充血水肿，伴淡蓝色实变区域

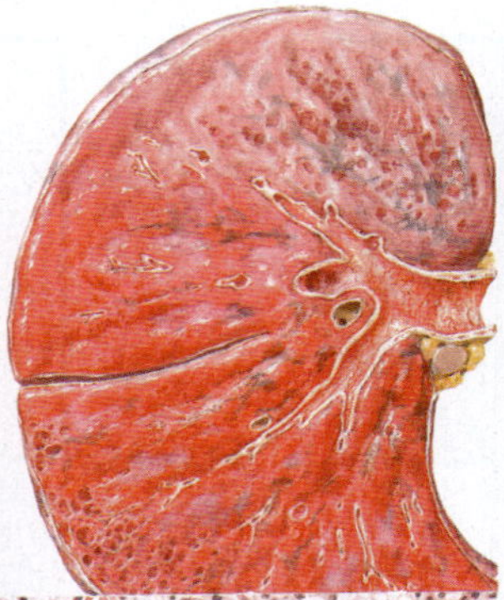

肺横切面。支气管黏膜明显充血，实质出血水肿并融合成片，合并肺气肿

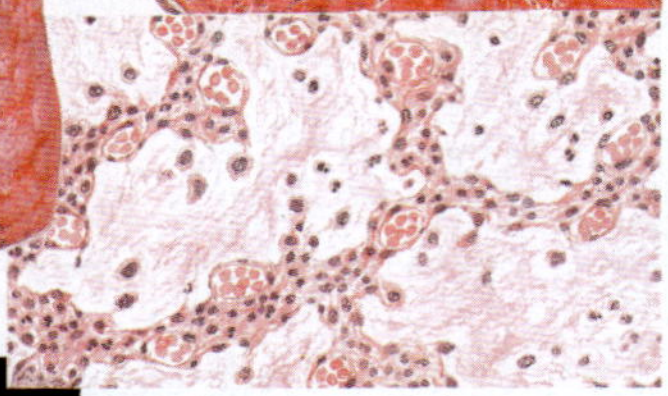

肺泡间隔水肿增厚，细胞浸润；毛细血管充血；肺泡充满含纤维蛋白的脱落的上皮细胞、白细胞和巨噬细胞

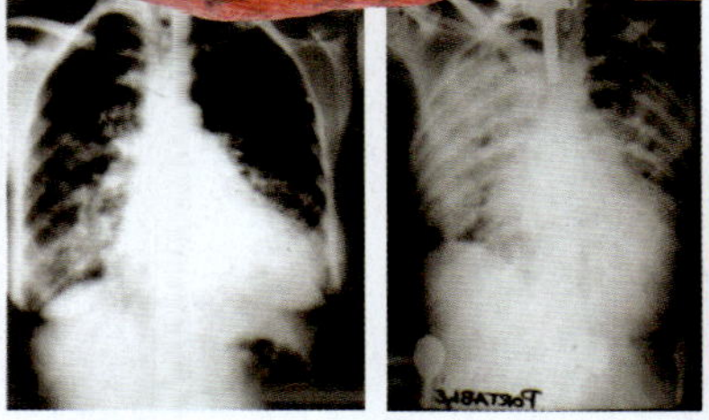

二尖瓣狭窄患者早期左肺可见流感性肺炎，几天后右肺可见肺炎

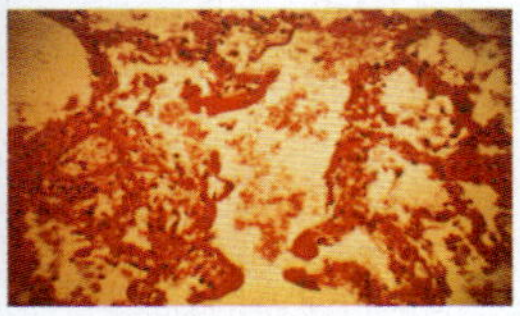

肺切片显示透明膜和肺泡壁坏死

彩图101-1　水痘性肺炎。

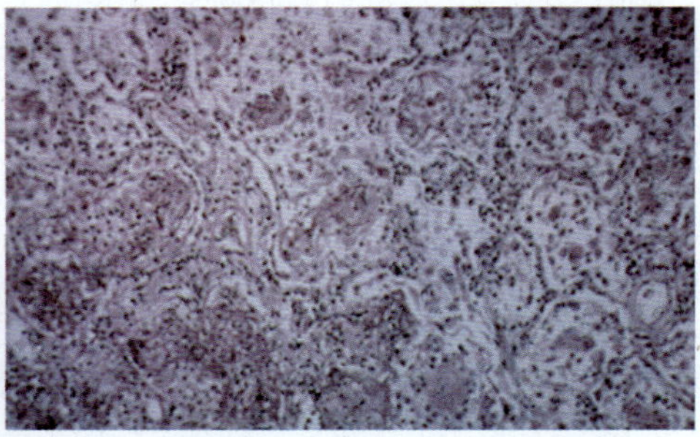

低倍镜视野：肺组织学改变。肺泡充满纤维蛋白、液体和细胞渗出液。

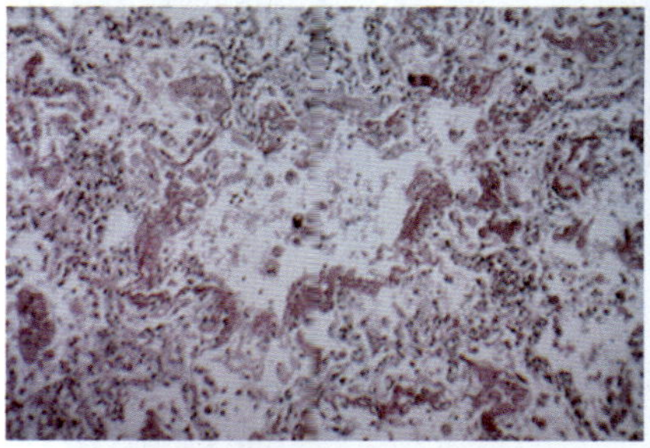

高倍镜视野：间质单核细胞浸润和肺泡内纤维蛋白渗出

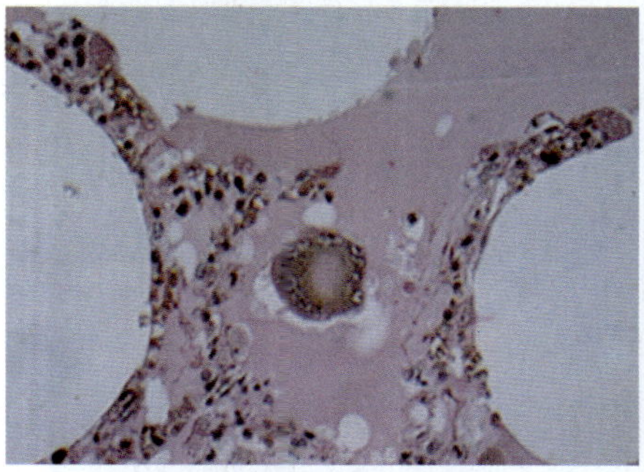

肺泡中含有大量液体的多核巨细胞

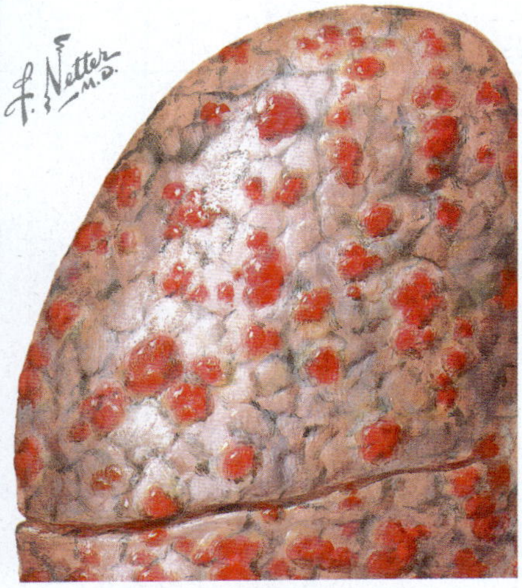

胸膜出血性疱疹

彩图102-1　狂犬病。

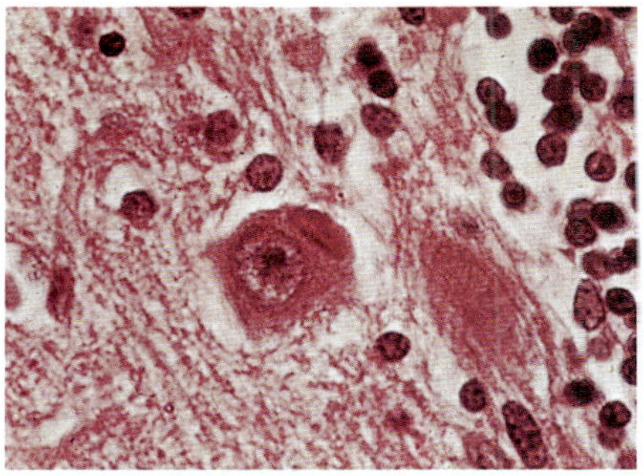

大脑浦肯野细胞中的内氏小体

彩图103-3　初发（原发性）结核综合征。

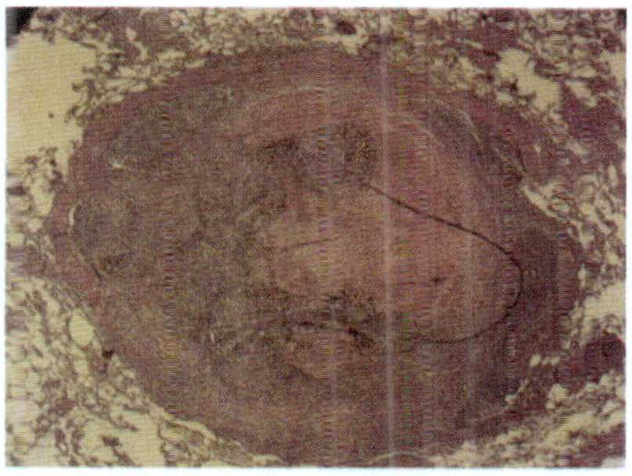

带有纤维囊的浓缩、干燥病灶的切面

彩图103-1　结核病：痰涂片（染色）检查。

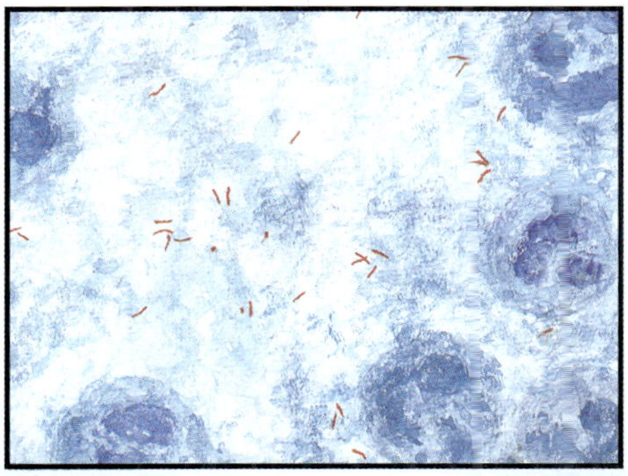

E. 将石碳酸品红染液染色后的痰涂片（齐-尼染色方法同上），在油浸的显微镜下观察，显示出亮红色形如杆状的抗酸杆菌（结核分枝杆菌）

F. Netter M.D.

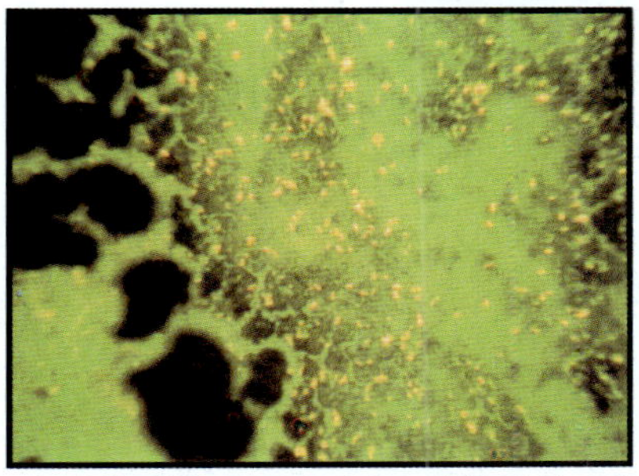

F. 用金胺O染色，可在荧光显微镜下观察到结核分枝杆菌（×200）

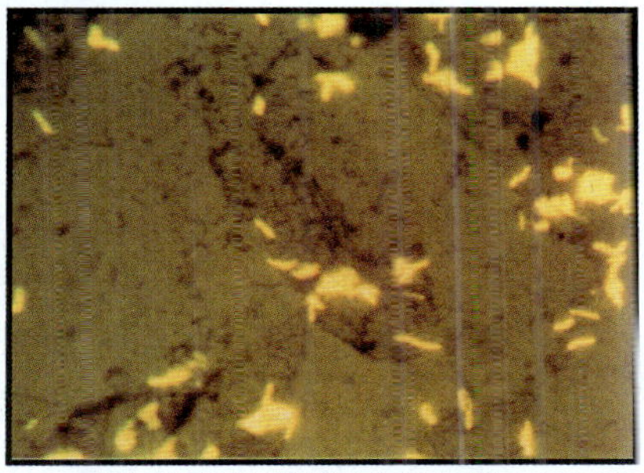

G. 金胺O染色的堪萨斯分枝杆菌（不典型抗酸分枝杆菌），此细菌比结核分枝杆菌大得多（×200）

彩图103-4　结核菌素试验。

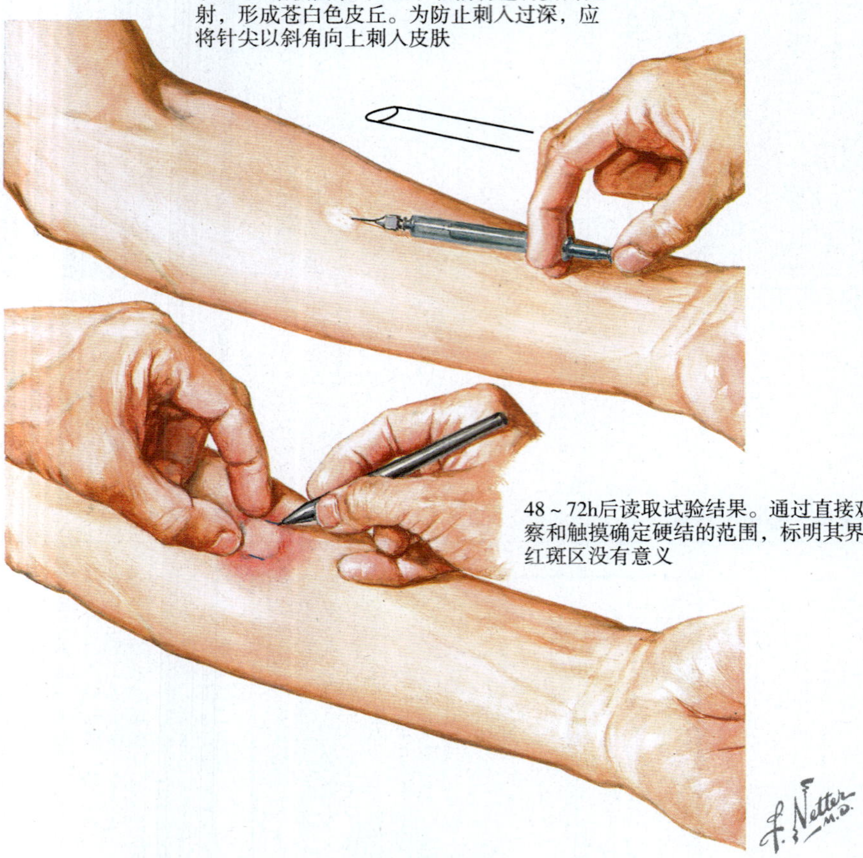

彩图104-2　肺囊虫病。

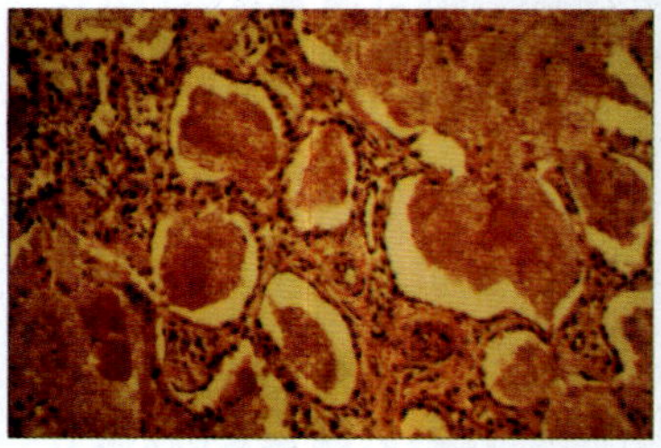

间质淋巴细胞和浆细胞浸润伴肺泡泡沫样渗出

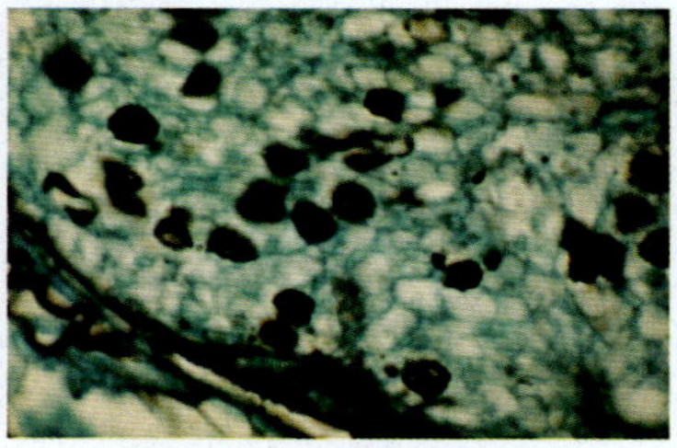

乌洛托品$AgNO_3$染色显示肺内的肺囊虫体（黑斑）

彩图107-1　阿米巴病。

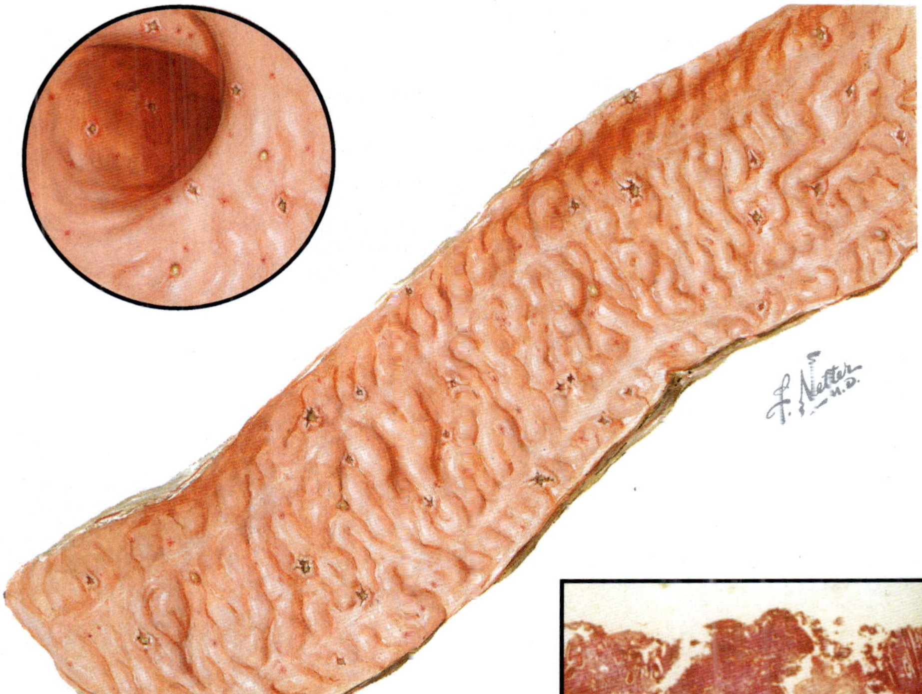

乙状结肠镜影像：急性阿米巴结肠炎；针尖样溃疡；微小的黏膜下脓肿和出血性渗出

大肠片段：中等程度的阿米巴结肠炎；隆起的、边缘破坏的小溃疡

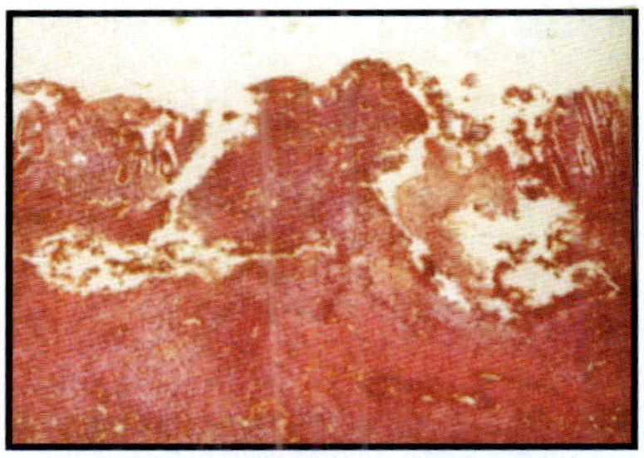

阿米巴溃疡伴随最初的黏膜下窦道形成

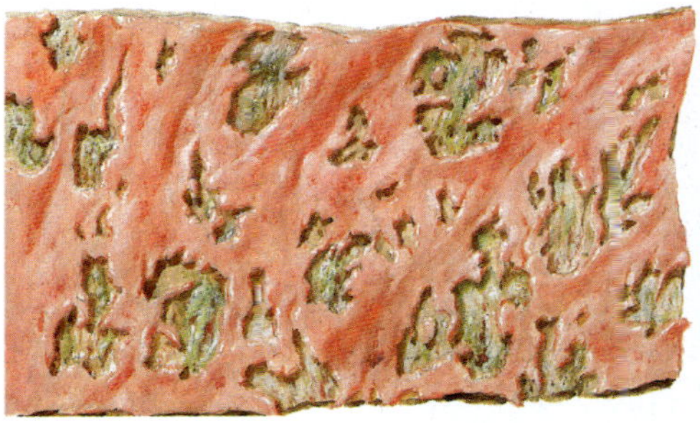

严重的阿米巴结肠炎——现已少见：小溃疡汇合成大的溃疡区域；溃疡有凹凸不平、破坏的边缘；黏膜充血

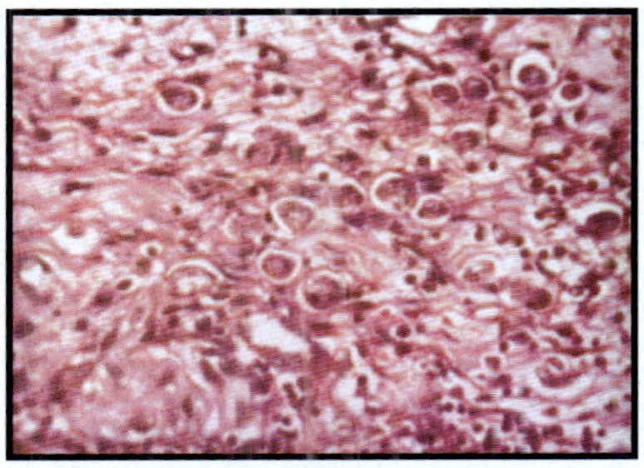

溃疡边缘黏膜下层数量众多的阿米巴

彩图108-2　舌上的毛状白斑。

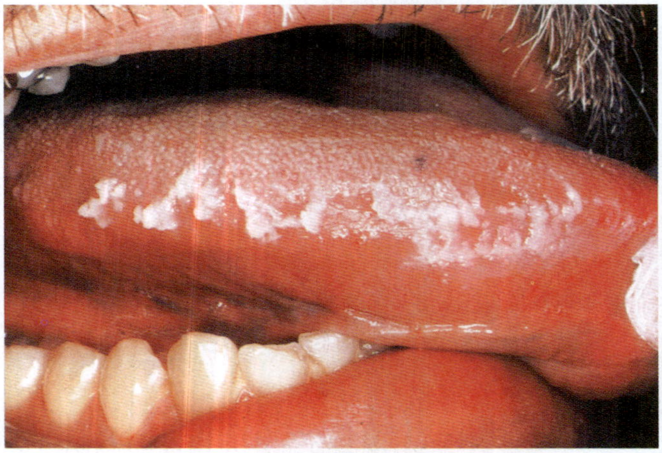

彩图108-4　上腭的假膜念珠菌病。

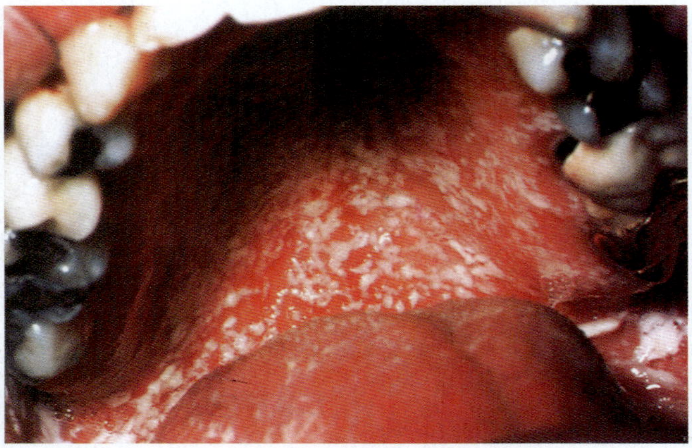

彩图108-3　播散性带状疱疹。

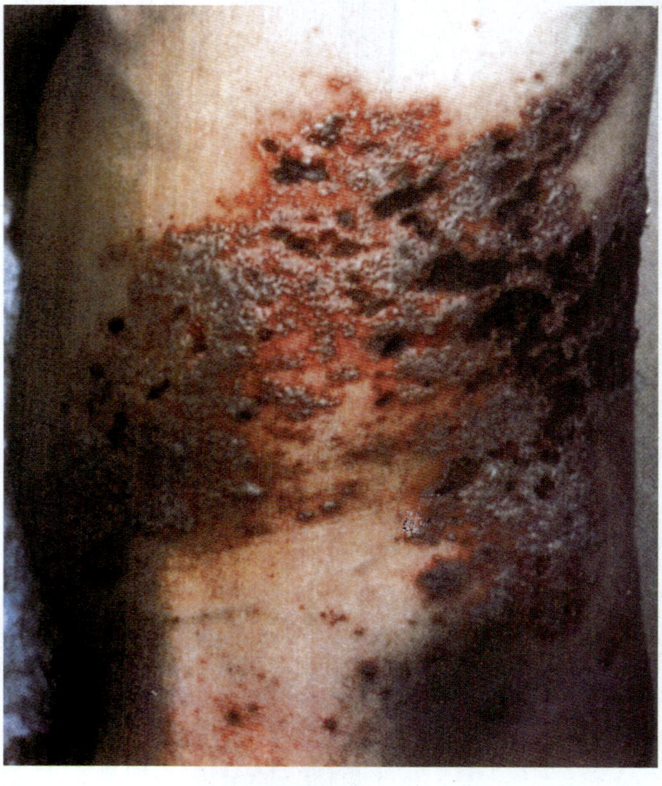

彩图110-1　男性尿道炎。

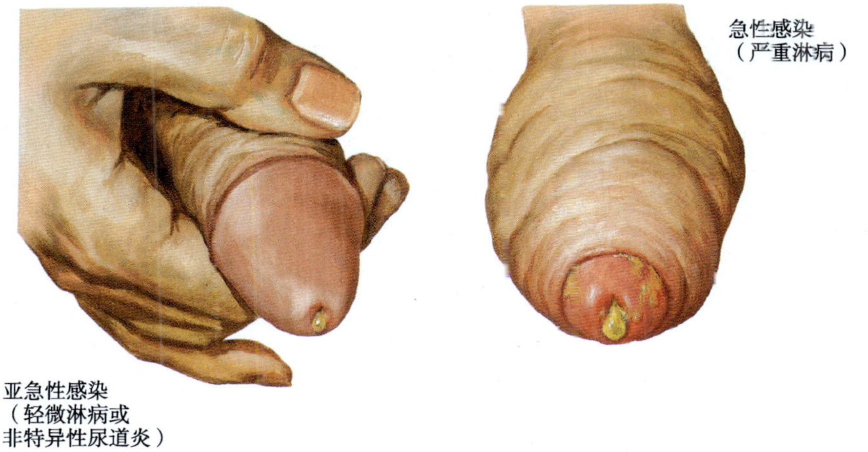

彩图111-1　盆腔炎症性疾病。

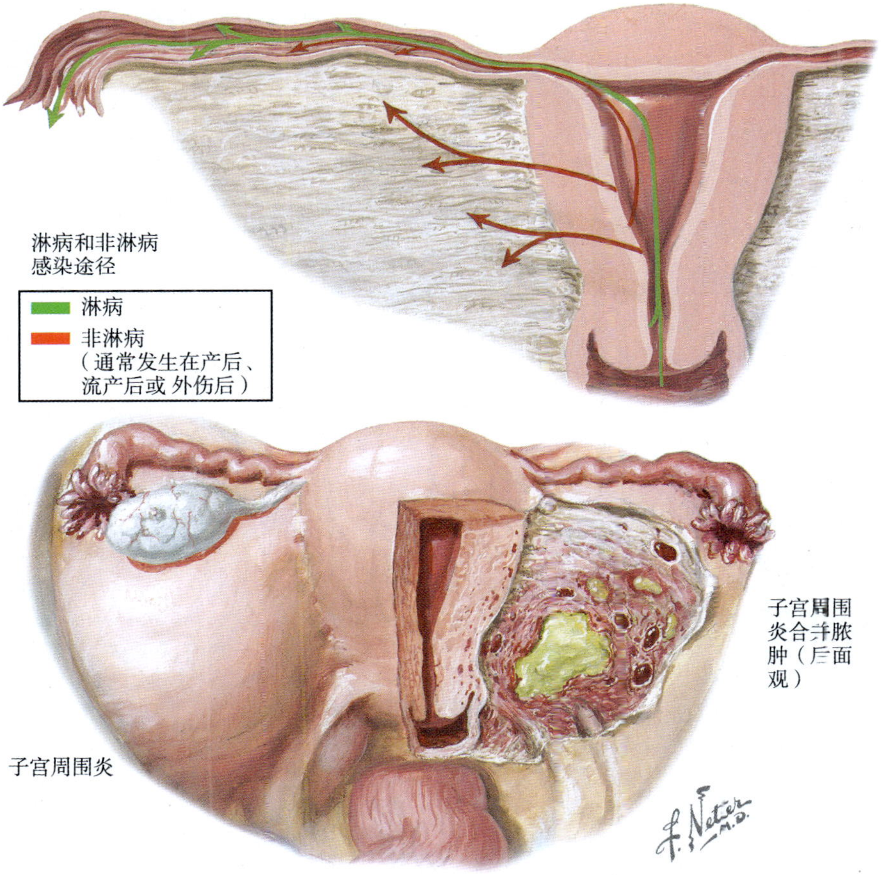

彩图113-1　一期梅毒的生殖器损害。

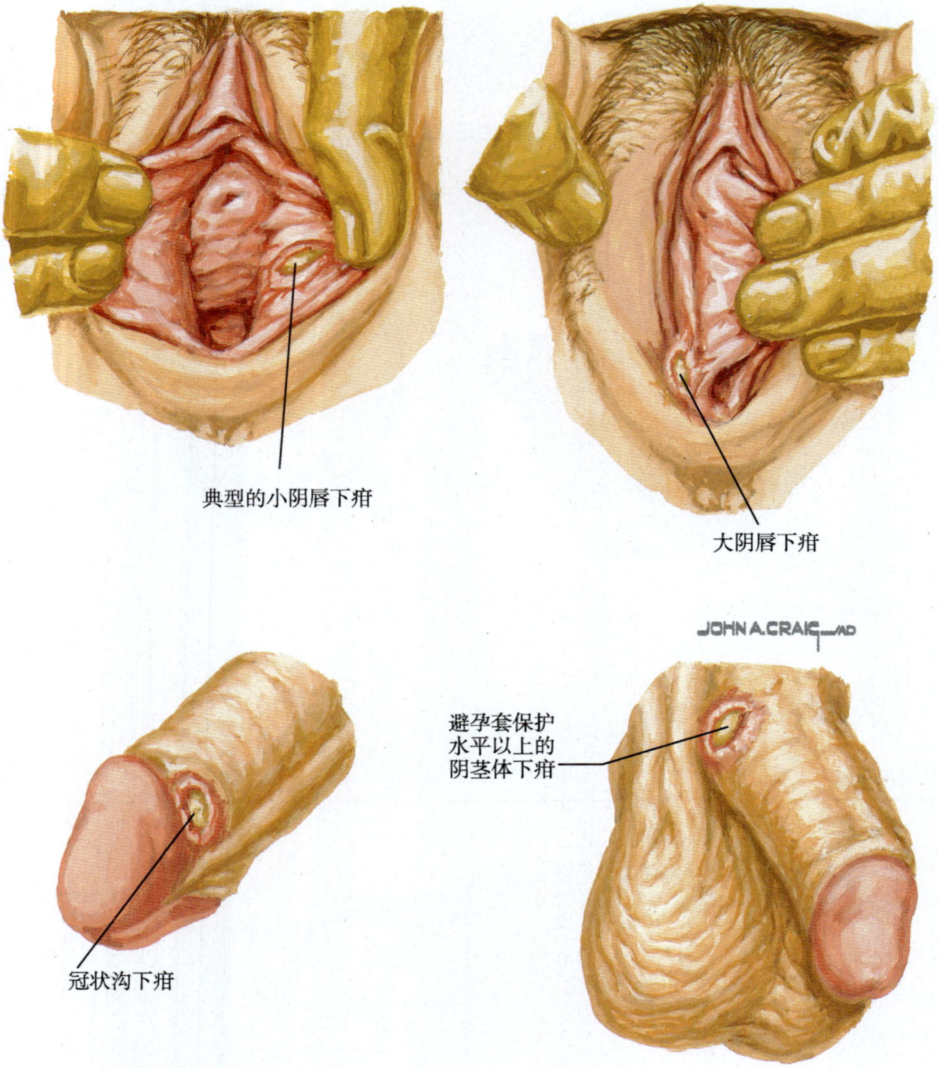

彩图113-2　一期梅毒的生殖器外损害。

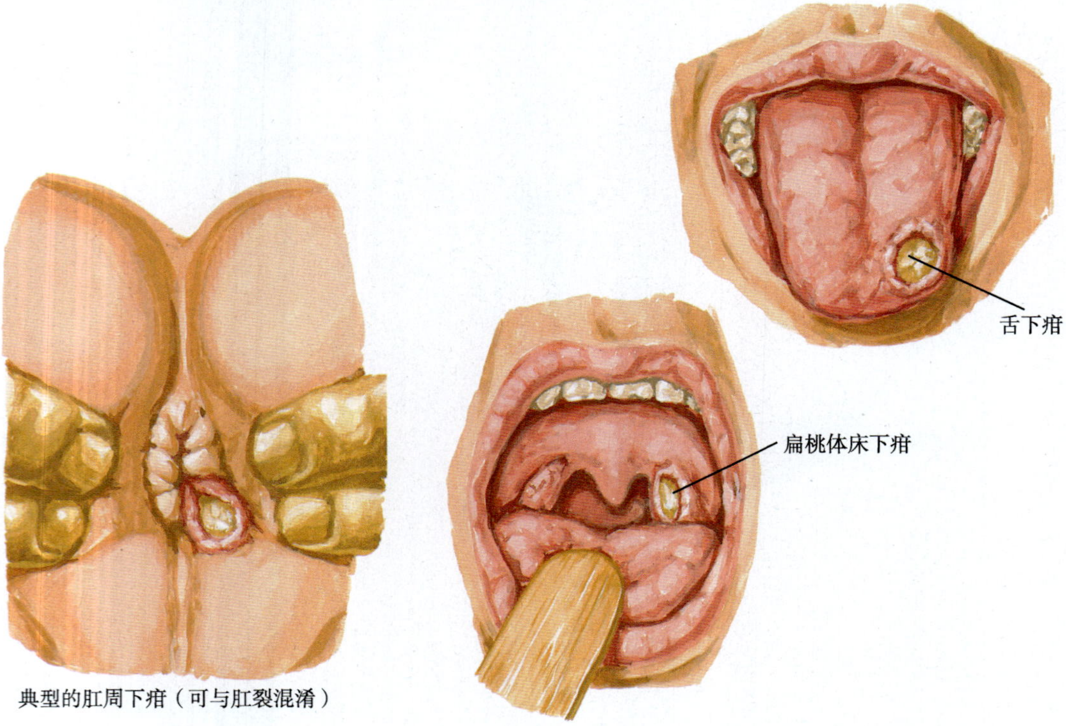

彩图113-3　二期梅毒。

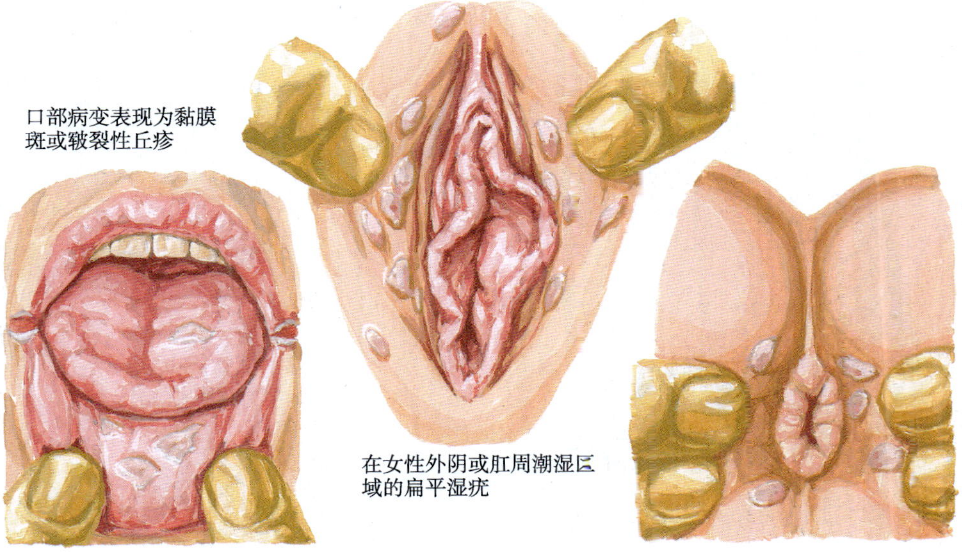

彩图118-1　子宫内膜异位症：腹腔镜所见。

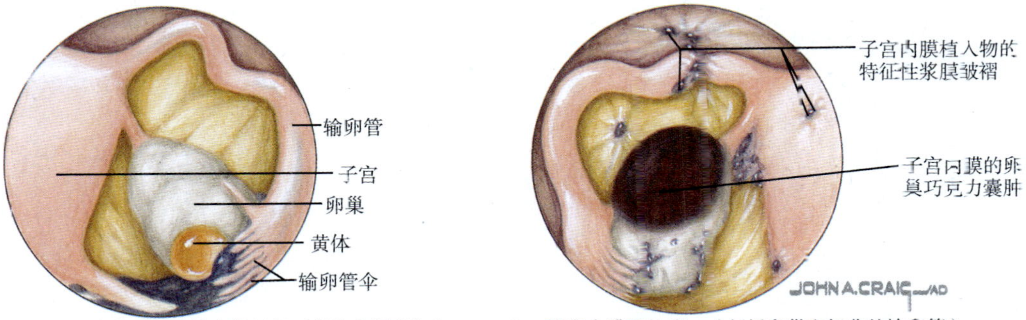

A．正常表现。（输卵管尾部可见靛蓝胭脂红）　　**B．子宫内膜异位症。**（包括卵巢和扭曲的输卵管）

彩图122-1　脊神经和感觉皮节。

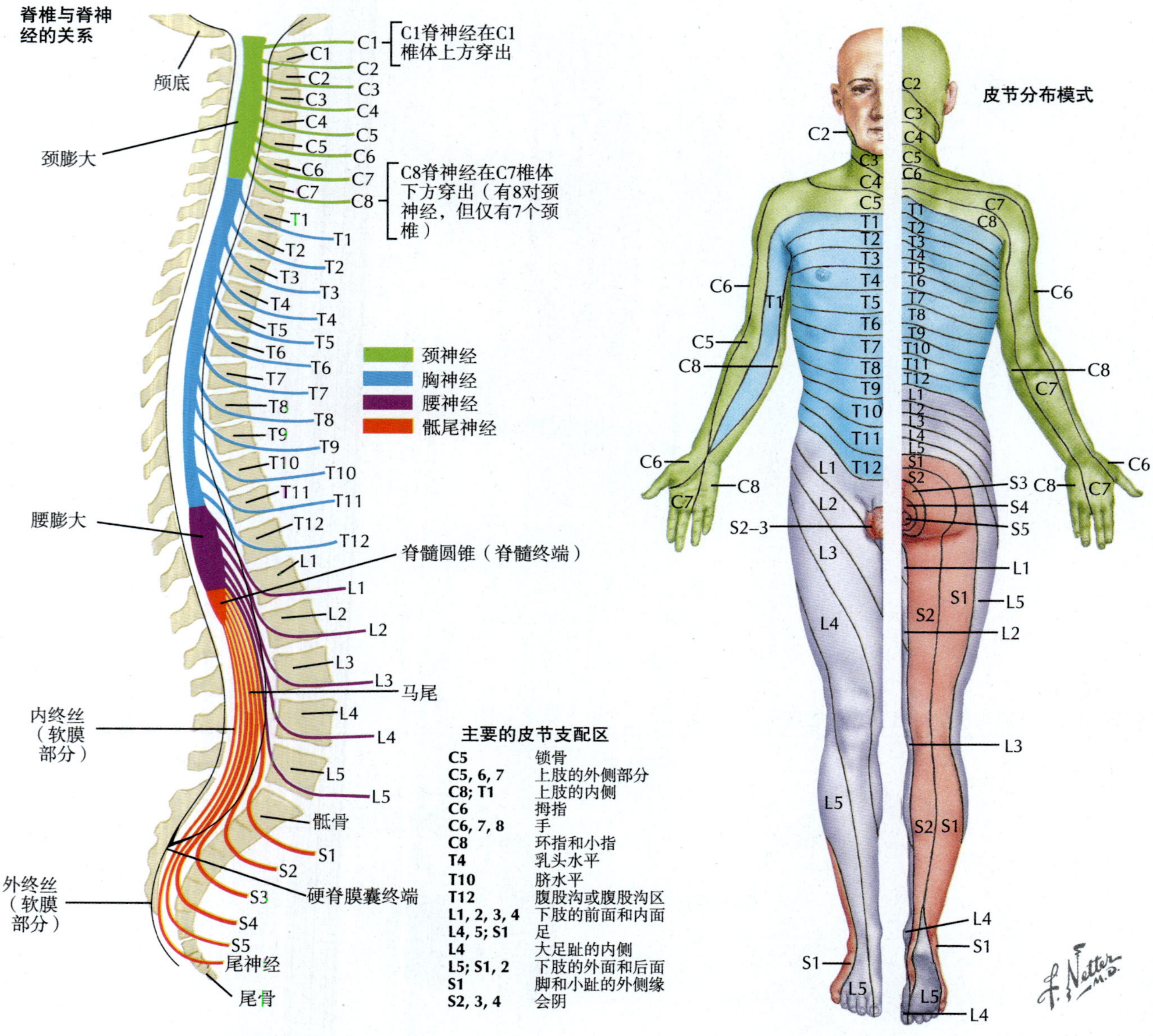

彩图122-2　脊神经起源：横断面。

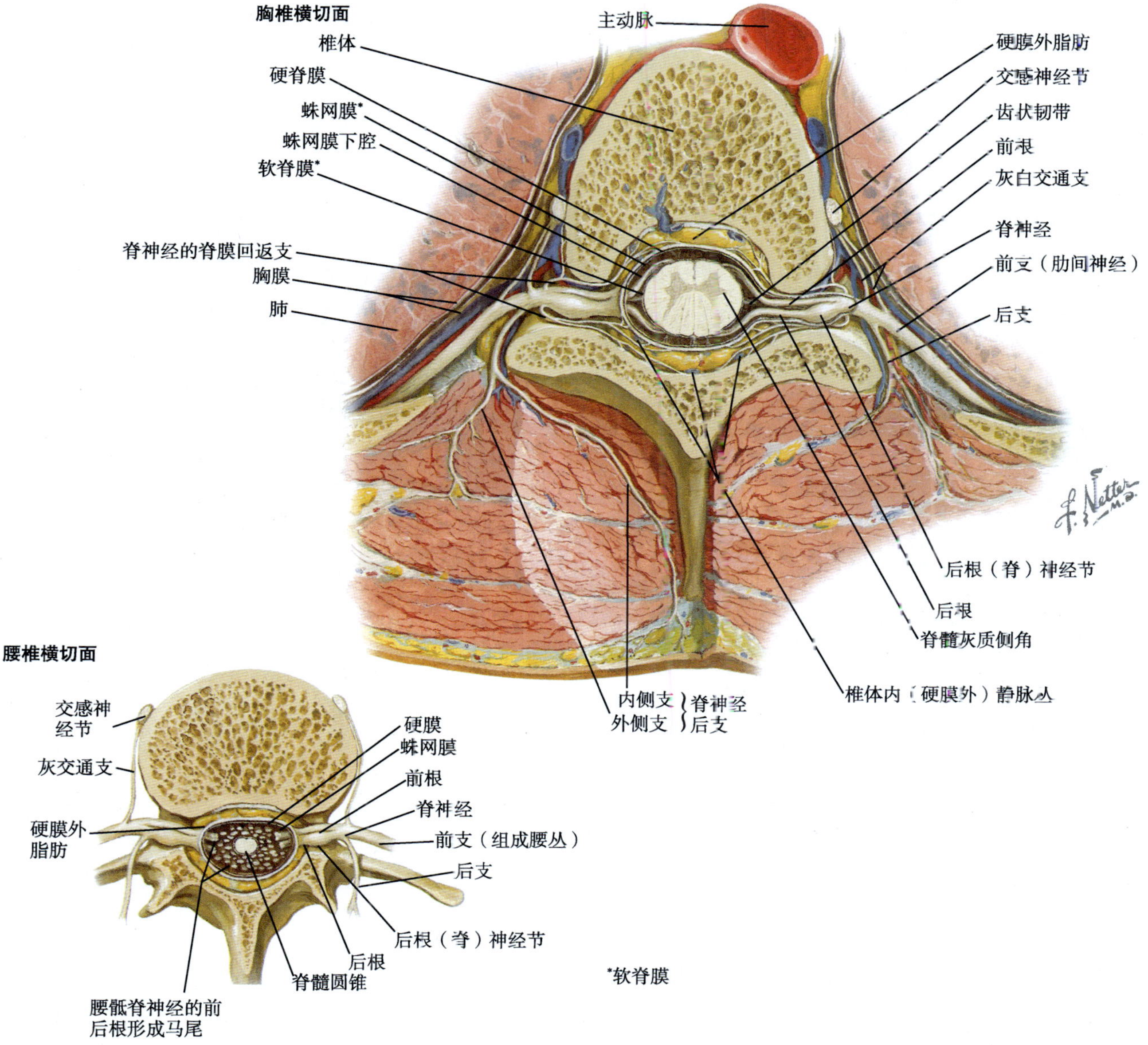

彩图123-4　异常蛋白血症：淀粉样变性神经病。

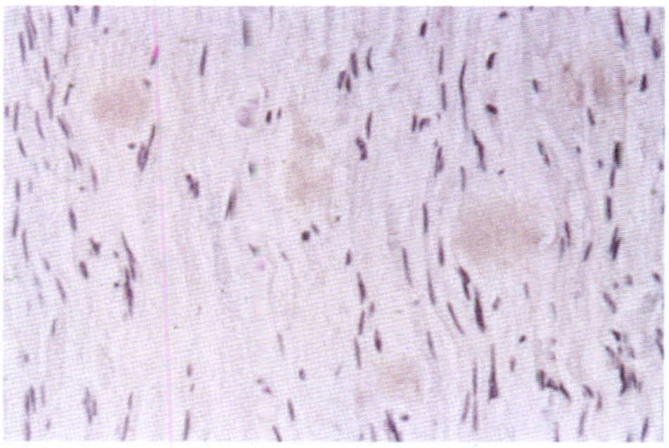

周围神经的活检标本：淀粉样蛋白沉积取代神经纤维（刚果红染色）

彩图123-5　多发性单神经炎合并结节性多动脉炎。

结节性多动脉炎伴特征性多系统受损

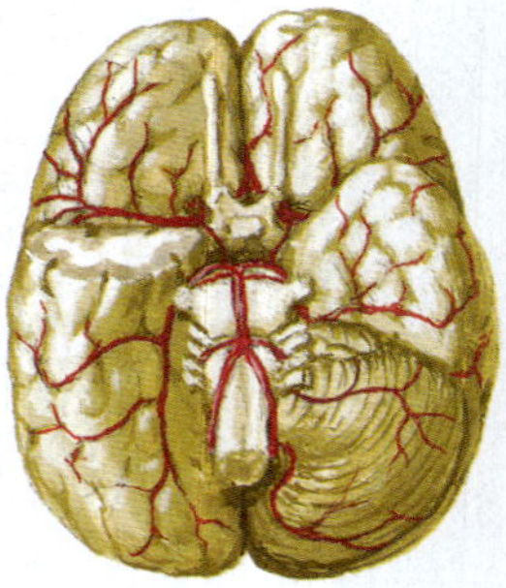

中枢神经系统受累可能会表现为头痛、眼部疾病、惊厥、失语、偏瘫和小脑的症状

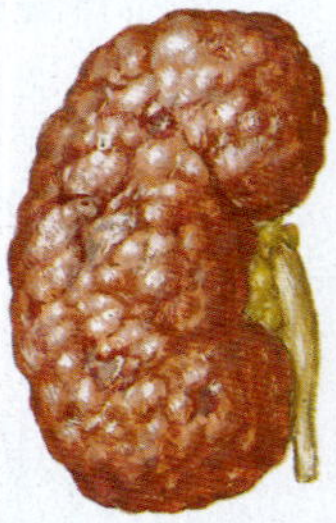

肾病，最严重的结果；尿液中出现红细胞、白细胞和管型；最终导致肾衰竭

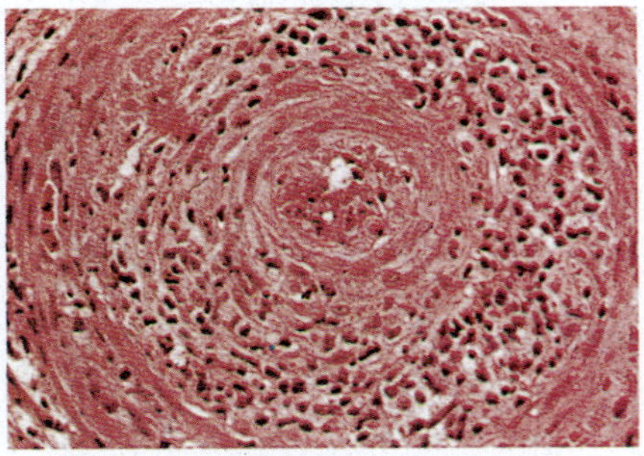

小动脉壁的炎性细胞浸润和纤维蛋白性坏死导致各种器官或组织梗死

彩图123-6　遗传性运动感觉神经病Ⅰ型（CMT Ⅰ型）：运动神经传导速度。

腓肠神经活检标本

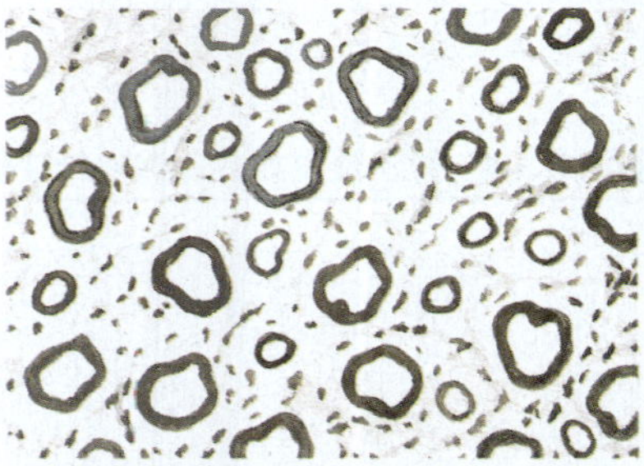

正常周围神经的横断面，可见大、中型有髓纤维

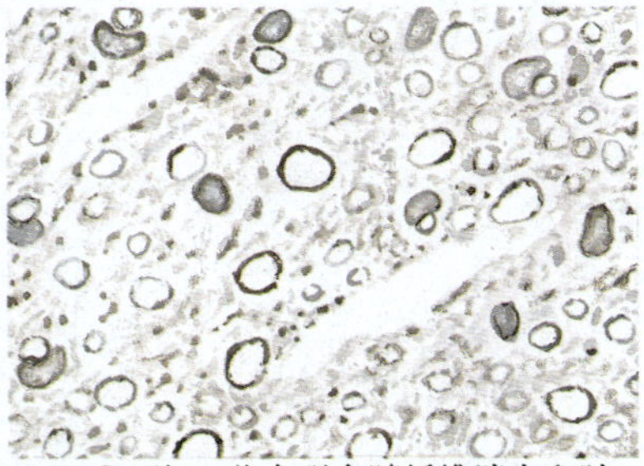

CMT ⅠA型：一些大型有髓纤维消失和髓鞘正在变性

彩图124-1 偏头痛的机制。

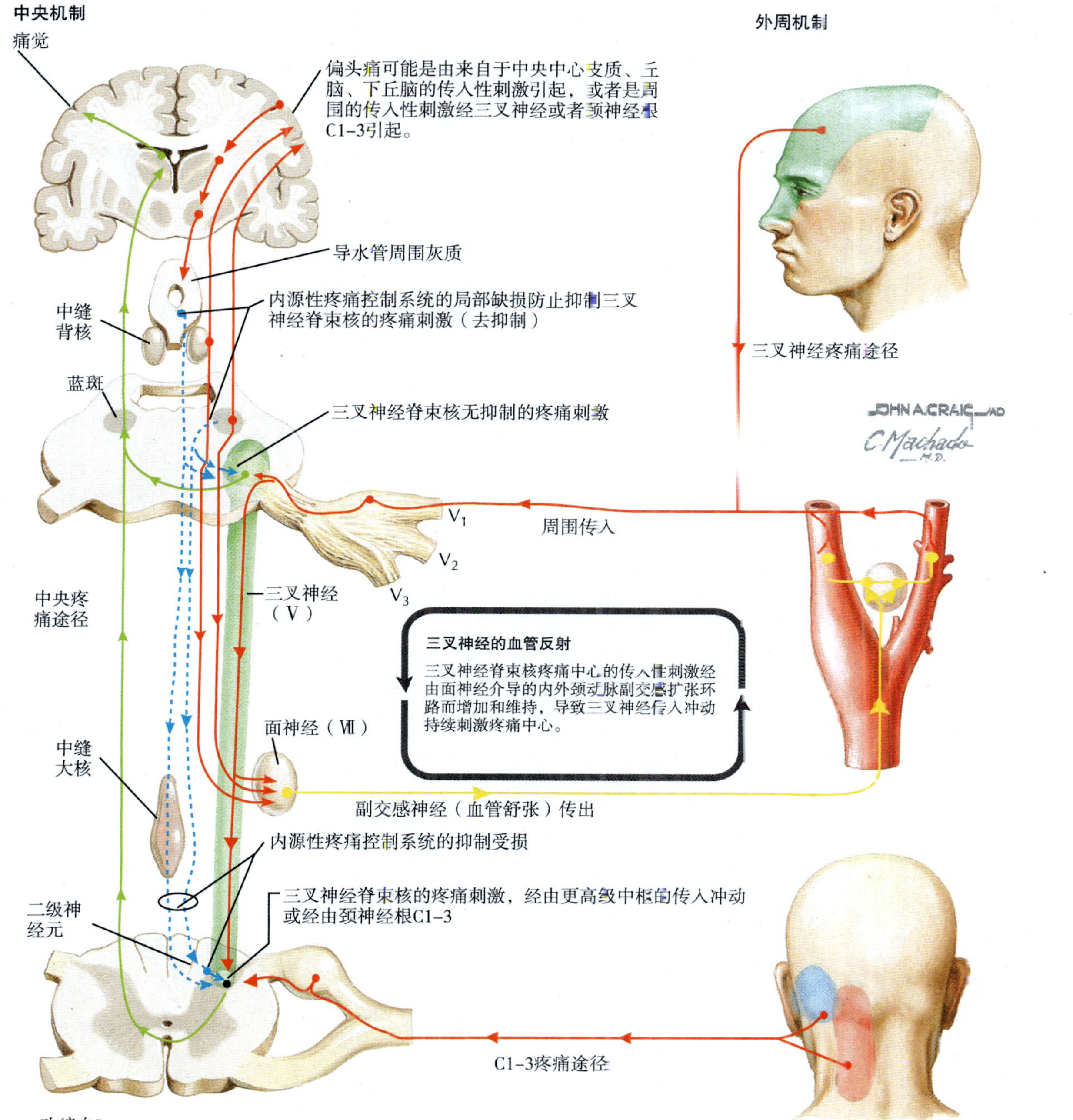

改编自Lance

彩图124-3　基底动脉性偏头痛。

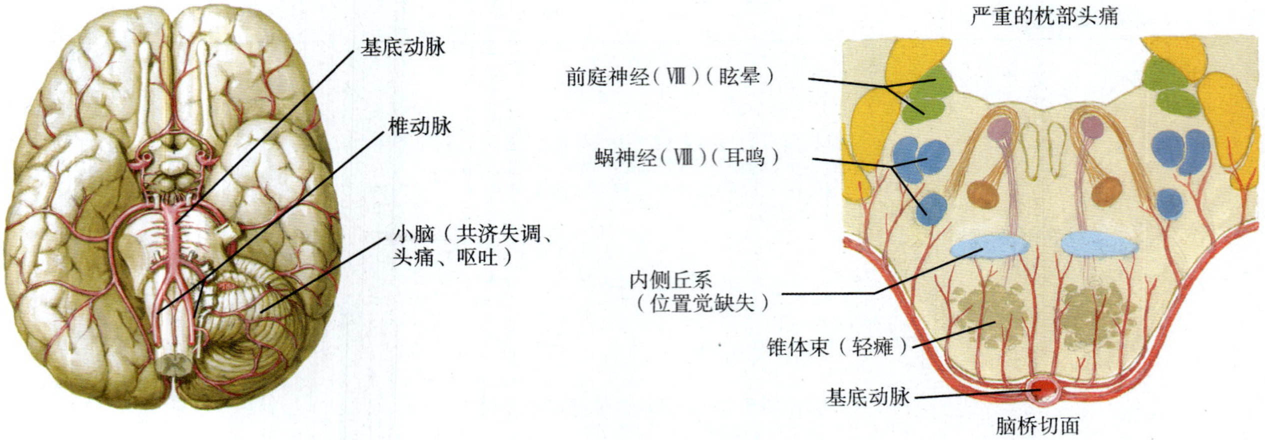

彩图125-1　卒中的分类。

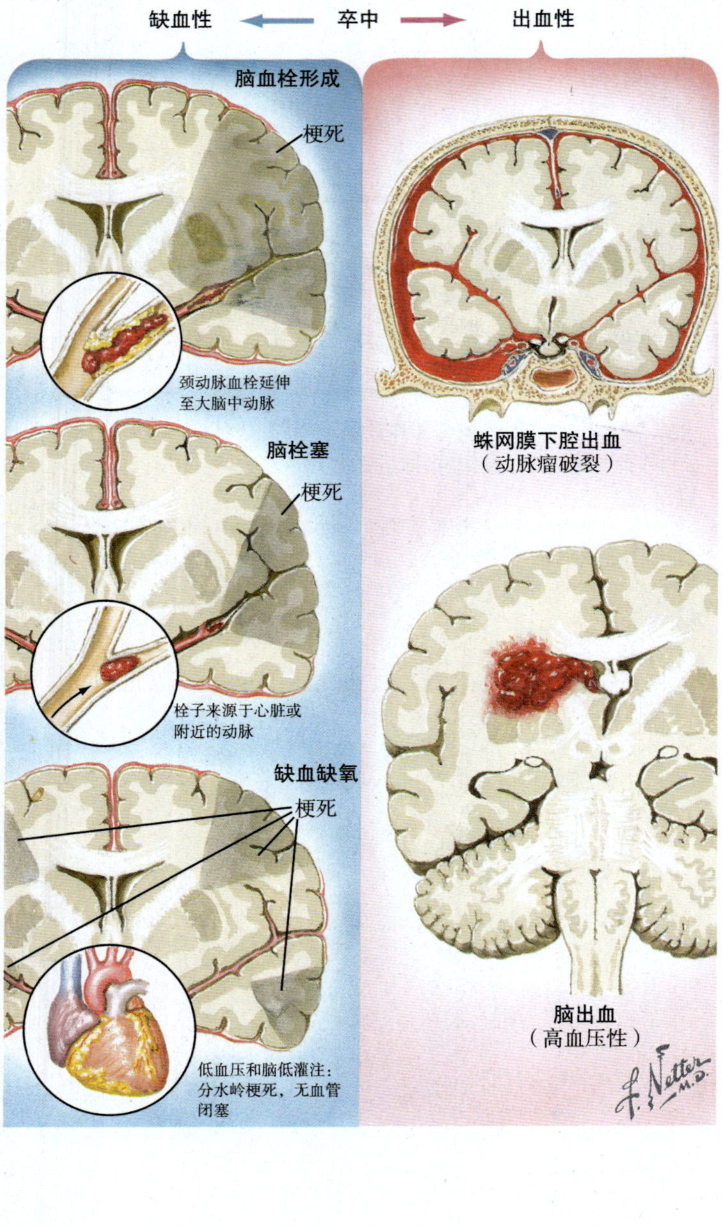

彩图125-2　少见的卒中发病因素。

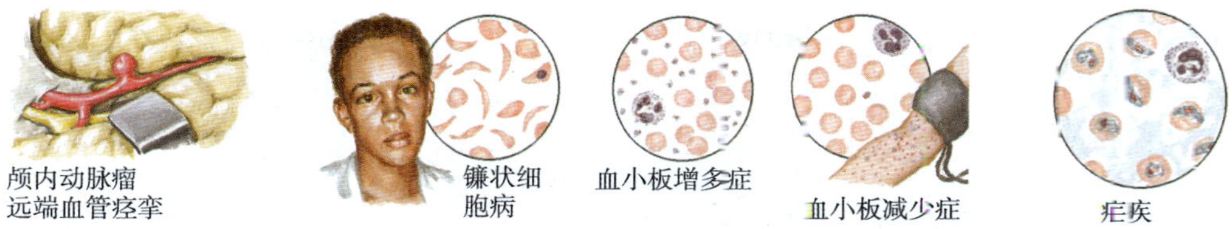

彩图125-3　颈内动脉流域缺血：临床表现。

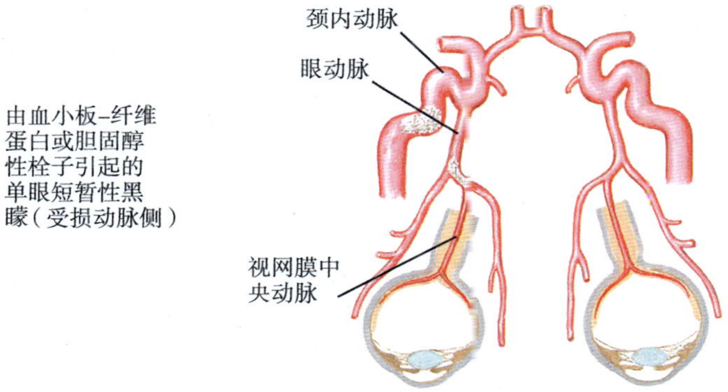

彩图126-1　前庭蜗神经（Ⅷ）。

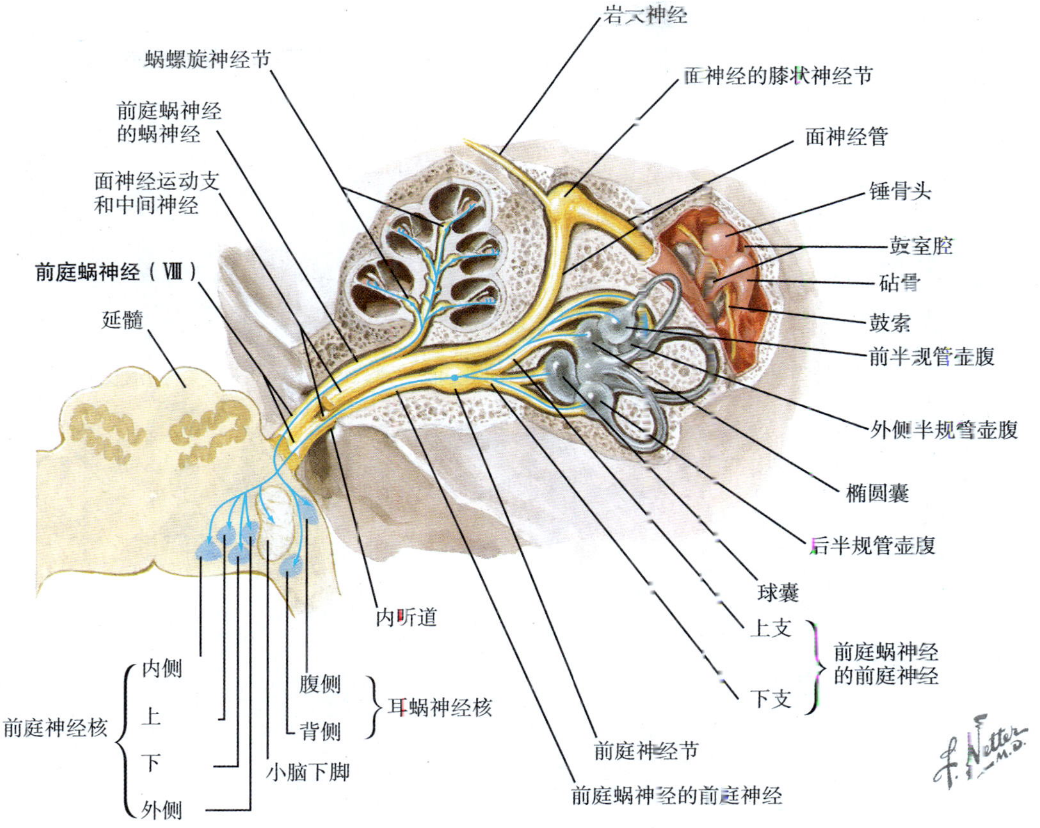

彩图126-2 骨迷路和膜迷路（模式图）。

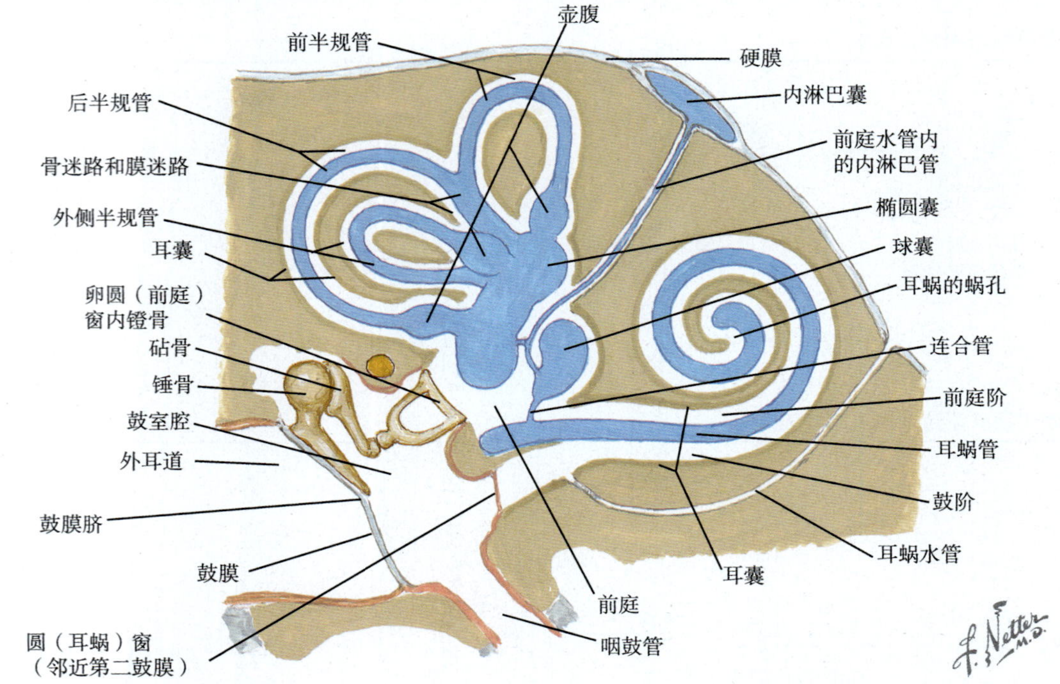

彩图126-3 眩晕的病因。

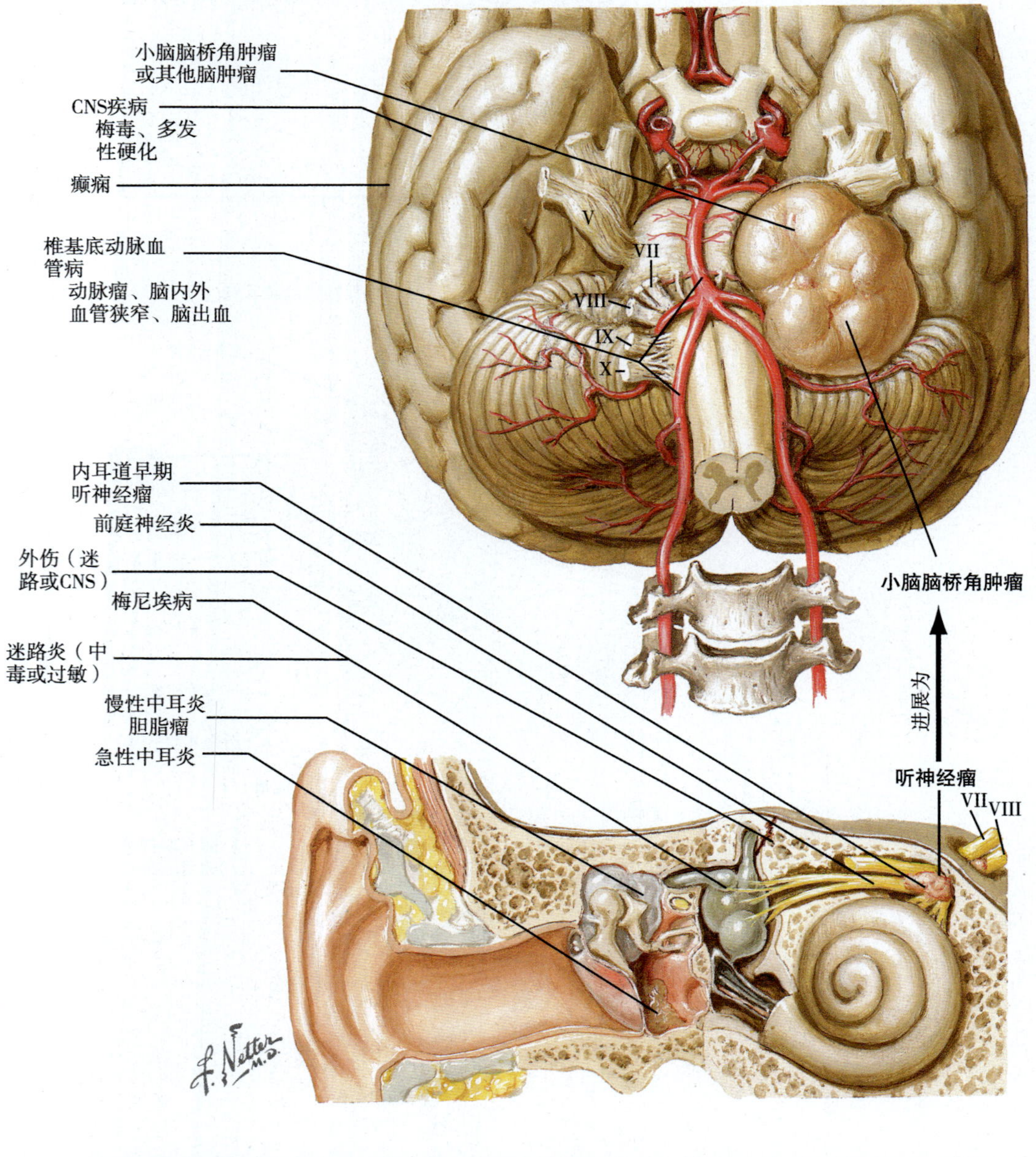

彩图128-1　痫性发作的病因

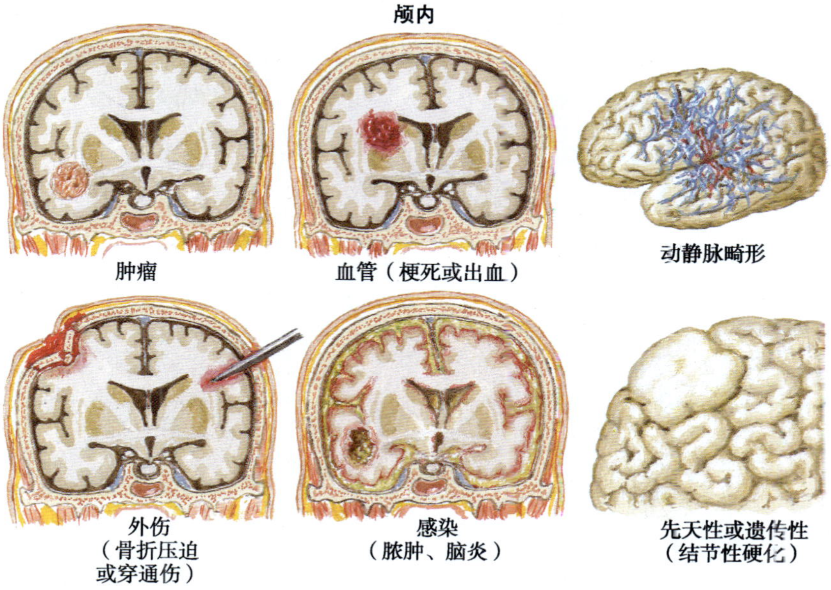

彩图131-1　面（Ⅶ）神经。

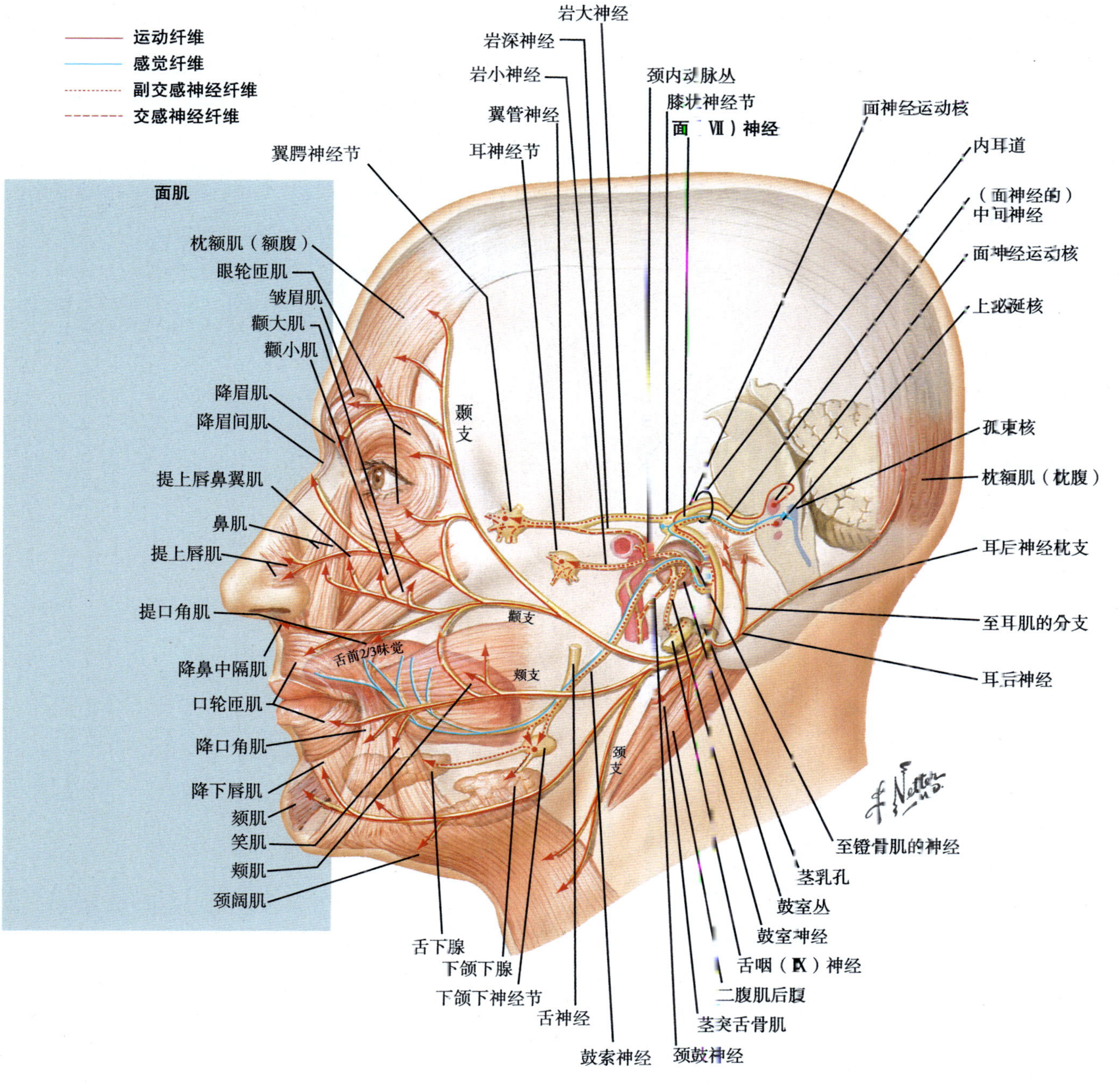

彩图131-2　贝尔麻痹。

面（Ⅶ）神经走行及分布

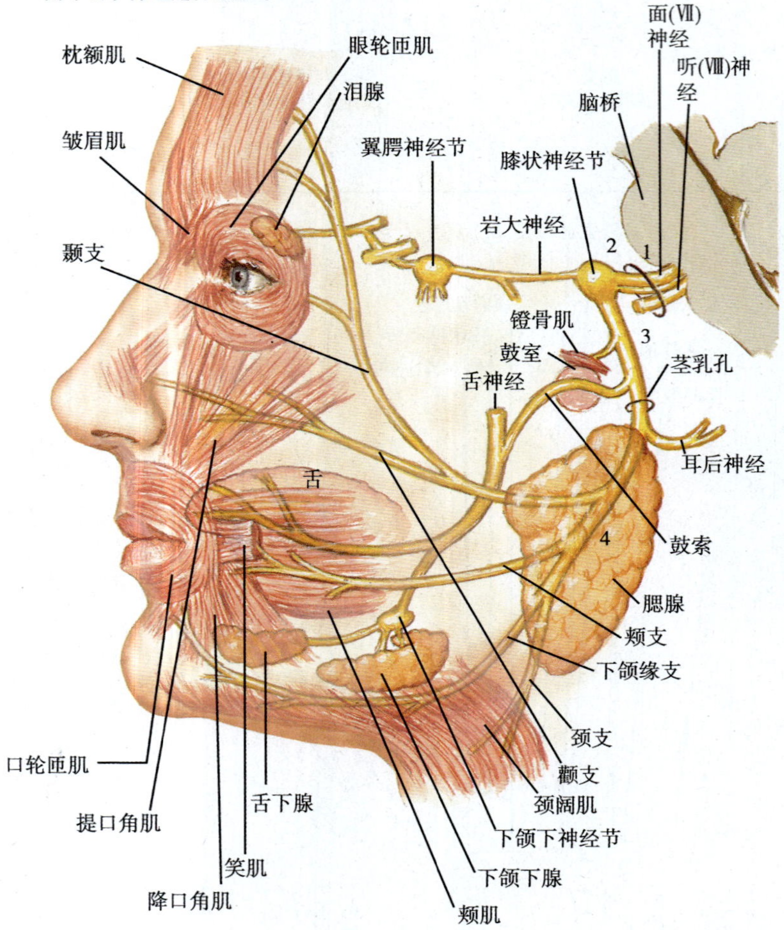

病变部位及其表现

1. 颅内和/或内耳道

由于第Ⅷ对颅神经的损伤出现2、3、4所有症状及耳聋。

2. 膝状神经节

所有3、4的症状加上耳后疼痛。鼓室和外耳道可出现疱疹。

3. 面神经管

所有4的症状加上患侧舌前味觉丧失和唾液分泌减少，是由于鼓索神经损害所致。听觉过敏是由于镫骨肌的神经分支受到影响。

4. 茎乳孔以下（腮腺肿瘤，外伤）

面瘫（口角偏向对侧；患侧不能闭眼或皱眉；由于颊肌麻痹食物常滞留于牙齿和颊部之间）。

彩图132-1 三叉神经痛的典型分布图及相关解剖。

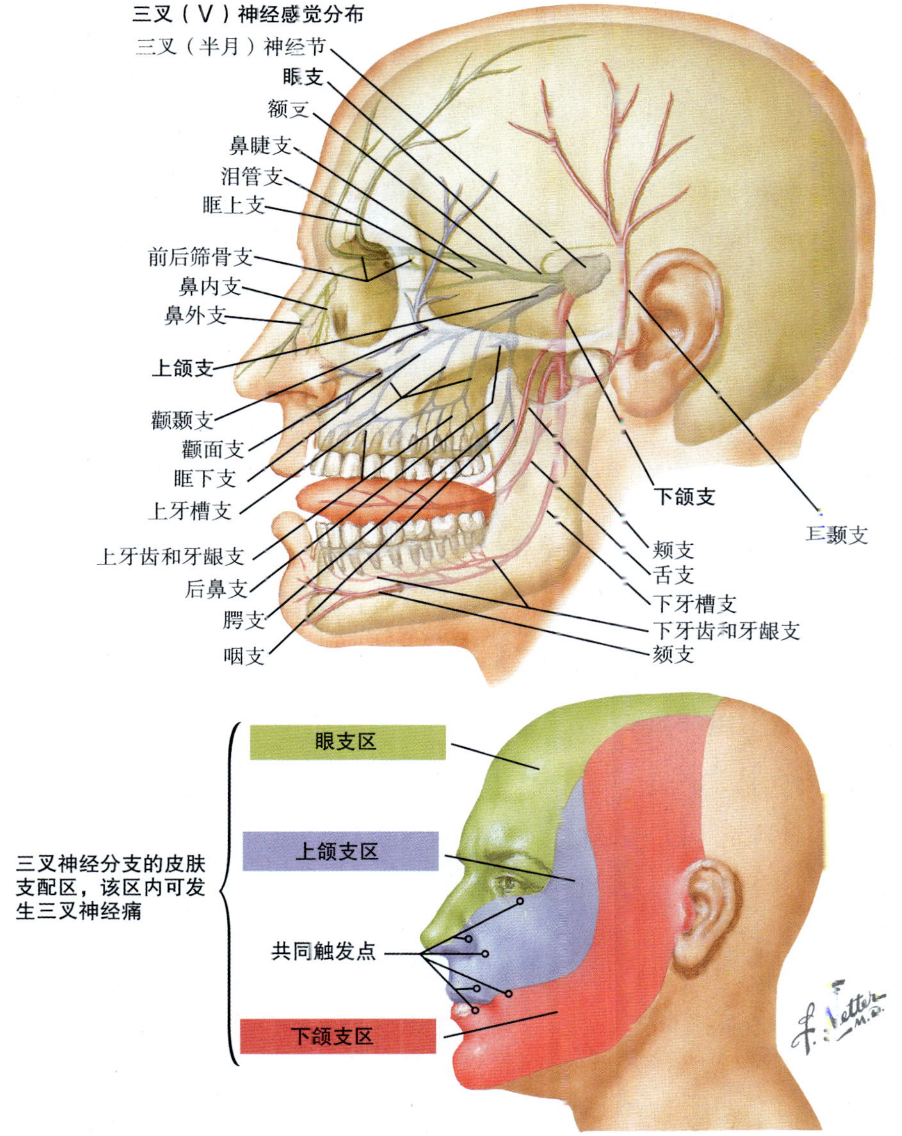

彩图133-2　多发性硬化。

多发性硬化的眼部表现

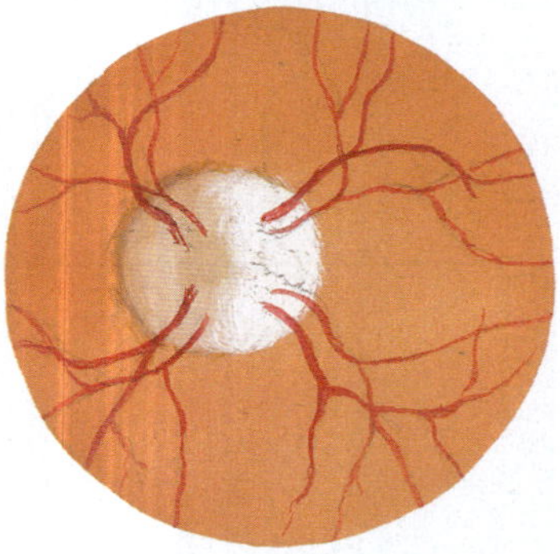

颞侧视盘苍白，由颞侧视(Ⅱ)神经恢复延迟所致。

彩图135-1　膀胱炎的病因。

膀胱镜检查所见

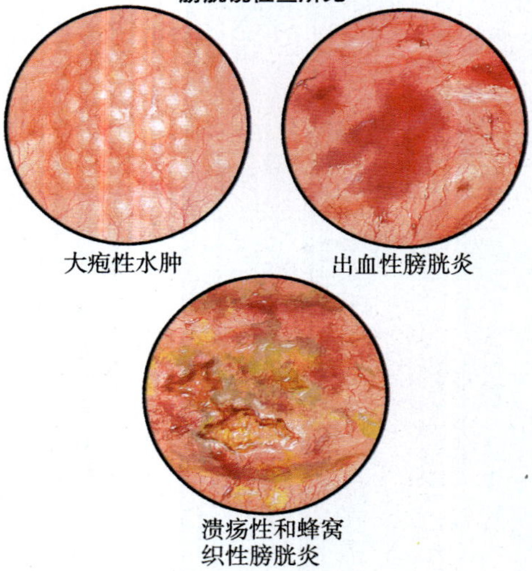

彩图134-1　重症肌无力。

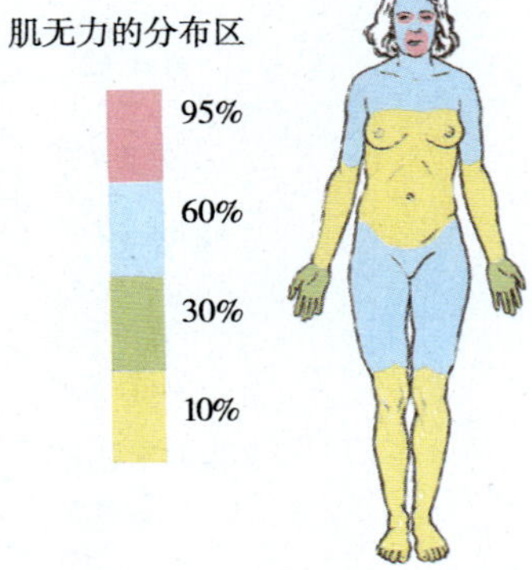

彩图135-3　急性肾盂肾炎：病理学。

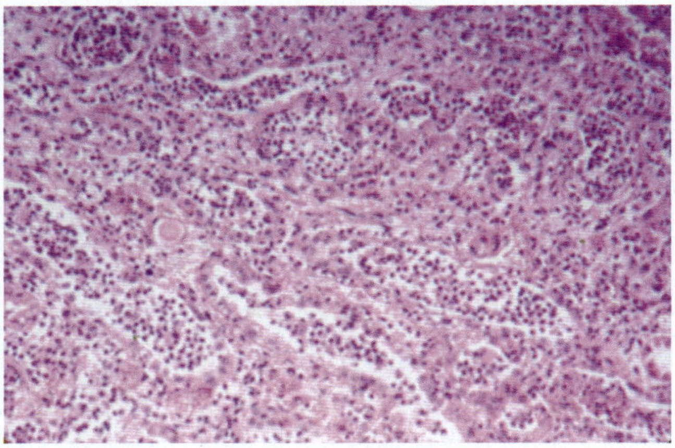

急性肾盂肾炎，在肾间质和集合管有大量多形核白细胞渗出

彩图137-2　肾小球结构。

肾小球图片

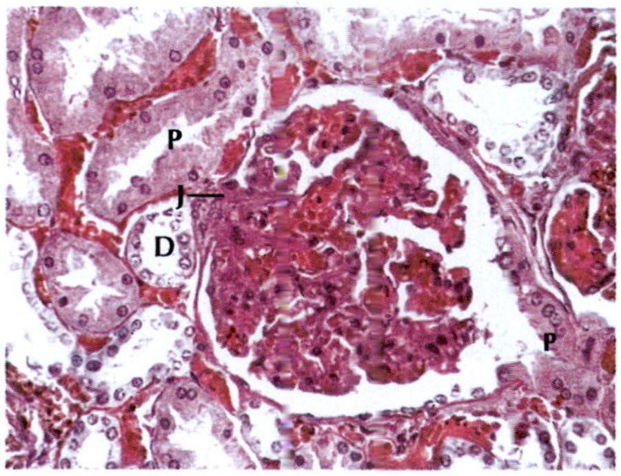

肾小球（人类）；
HE染色，×3250
P＝近端肾小管
D＝远端肾小管
J＝球旁细胞

彩图139-4　慢性肾脏疾病的继发性甲状旁腺功能亢进中血管和软组织钙化。

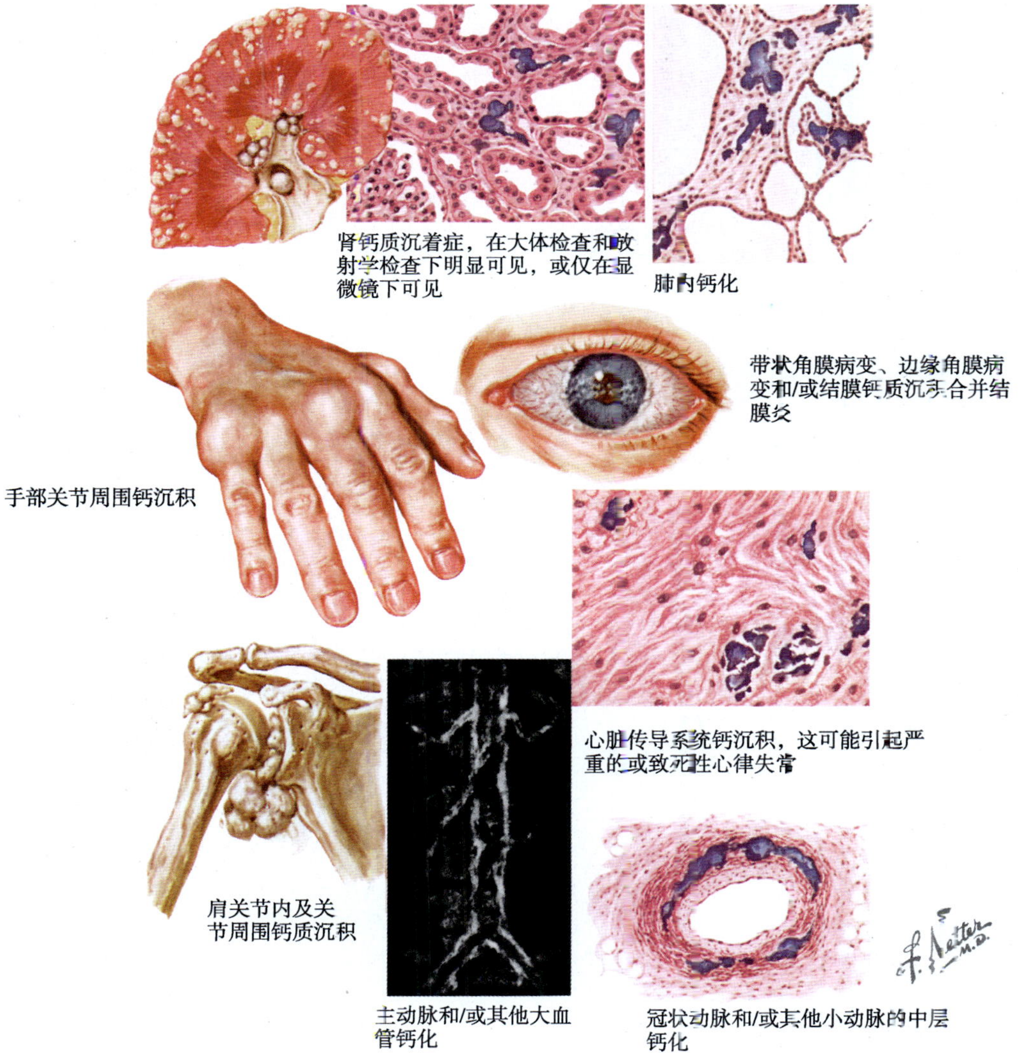

彩图141-1　循环免疫复合物介导的急性肾小球损伤的发病机制假说。

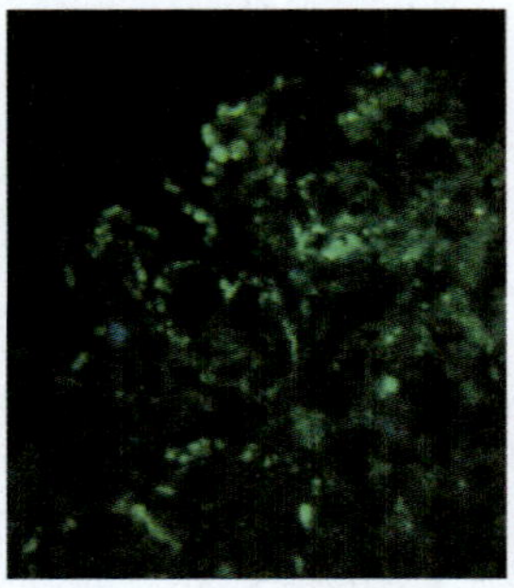

免疫荧光标本，急性肾小球肾炎：γ-球蛋白和补体不规则沉积，类似实验性急性免疫复合物疾病

彩图142-4　肾病综合征的病理学。

微小病变型肾病

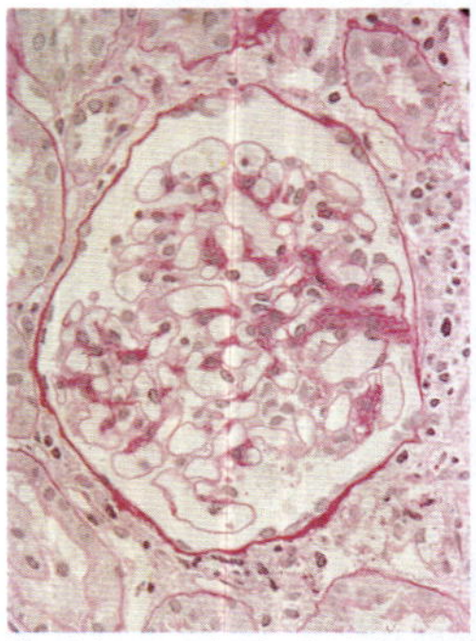

光镜下表现：肾小球基本正常；可能存在肾小管腔内蛋白沉积及小管细胞脂质空泡变性
(PAS, ×250)

膜性肾病

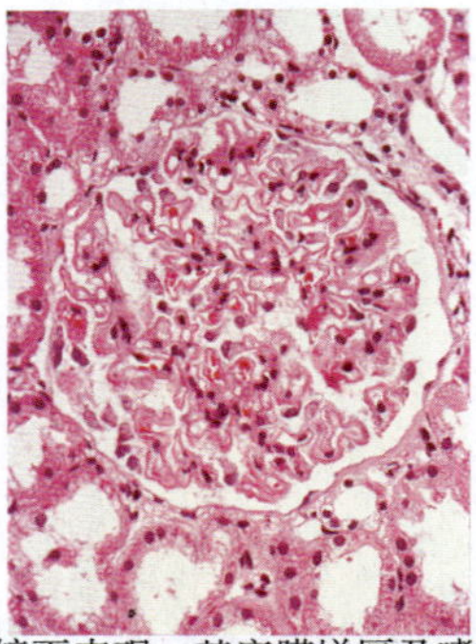

光镜下表现：基底膜增厚及嗜酸性；上皮细胞、内皮细胞和系膜细胞显著但无增生（HE×250）

增生性肾小球肾炎

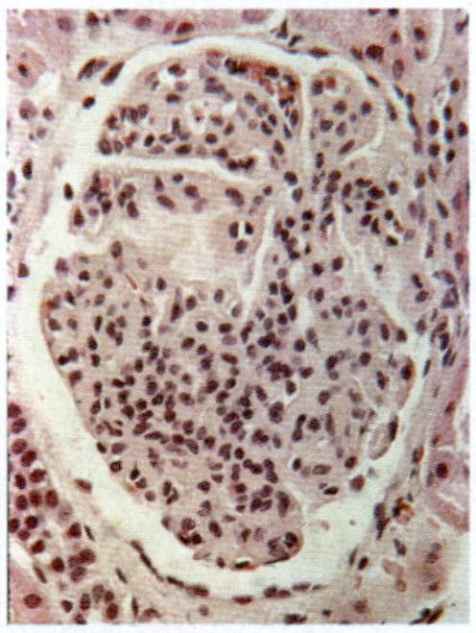

光镜下表现：上皮细胞、内皮细胞和系膜细胞增生；基底膜几乎无增厚（HE×250）

彩图143-4　膝关节OA的临床表现。

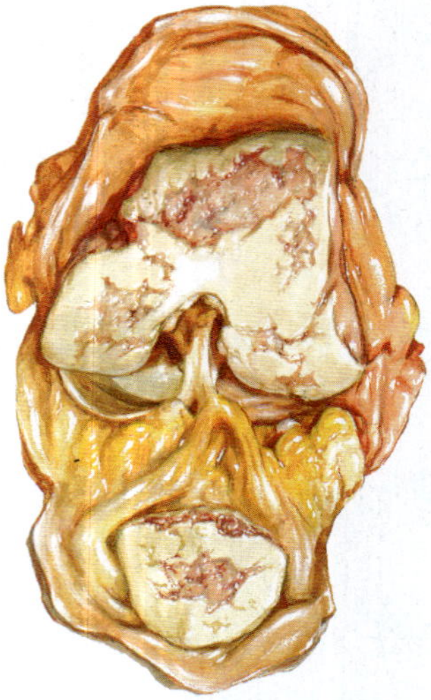

开放的膝关节：严重的关节软骨侵蚀而滑膜改变极少

彩图146-2　痛风性关节炎：自然史。

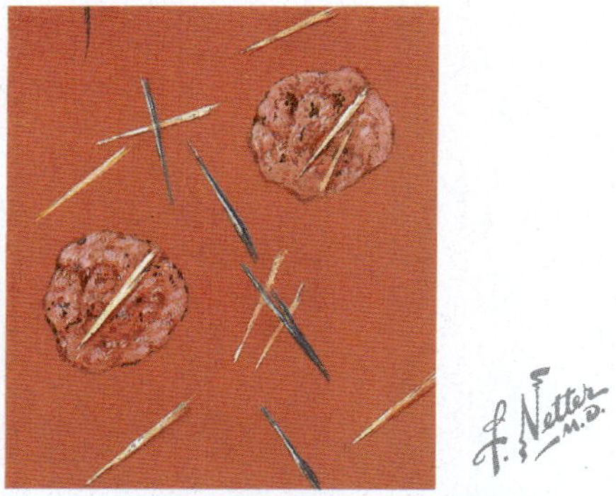

抽吸获得的关节液在偏振光显微镜下可见游离的或被吞噬的尿酸单钠结晶

彩图**147-1**　假性痛风。

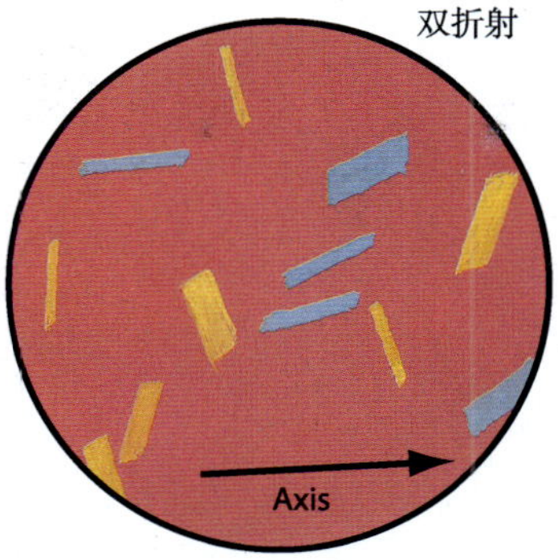

诊断依赖于镜下在受累关节穿刺获得的滑液中发现弱阳性、双折射的菱形二水焦磷酸钙晶体

彩图**147-2**　关节软骨钙质沉着病（假性痛风）。

晶体性滑膜炎，活检标本在偏振光显微镜下可见焦磷酸钙晶体

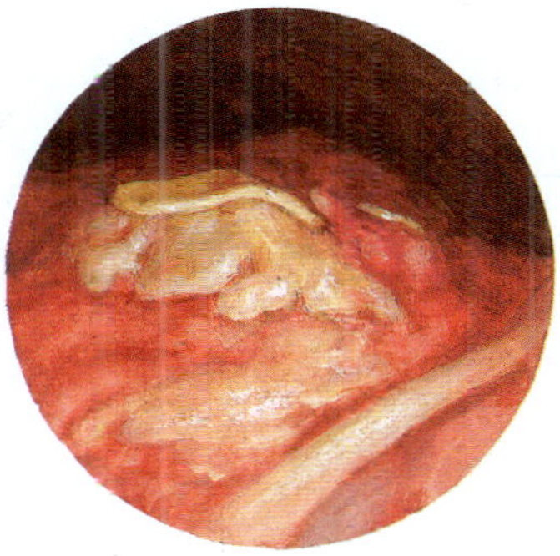

彩图**147-3**　钙晶体疾病

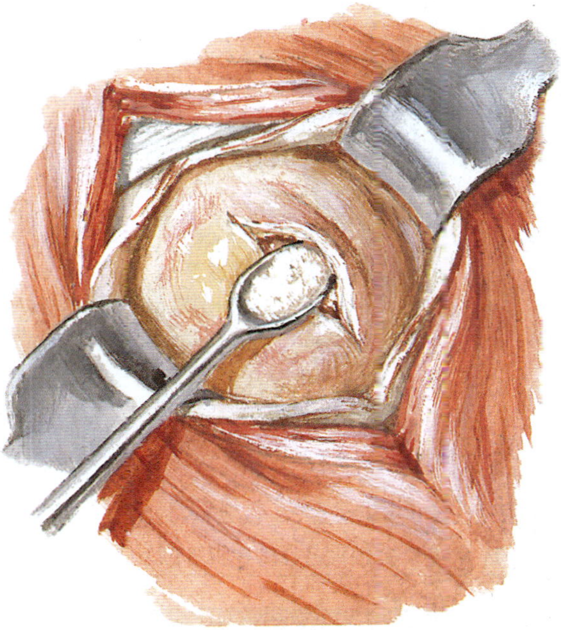

手术去除肩关节囊内的钙沉着物

彩图148-3 自身炎症性综合征的皮肤表现。

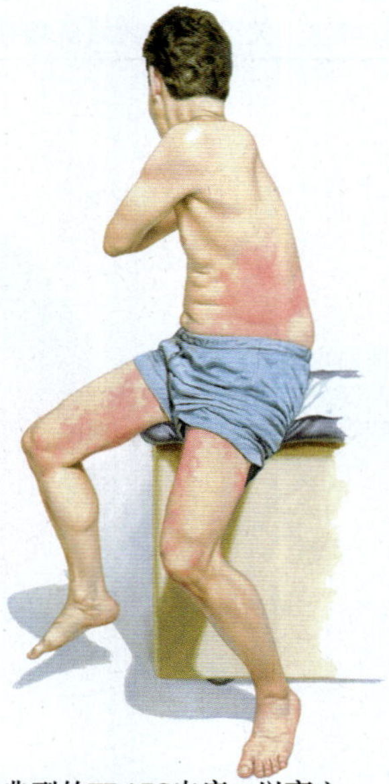

典型的TRAPS皮疹，以离心方式移行

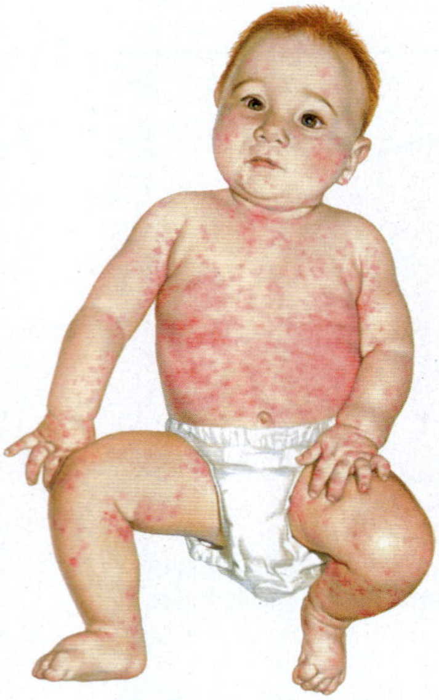

HIDS的皮疹是多样的，包括斑丘疹和荨麻疹样皮疹

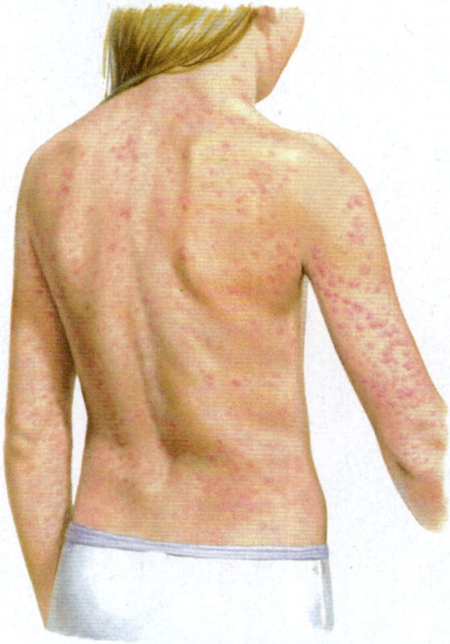

Cryopyrinopathies的荨麻疹样皮疹的典型表现

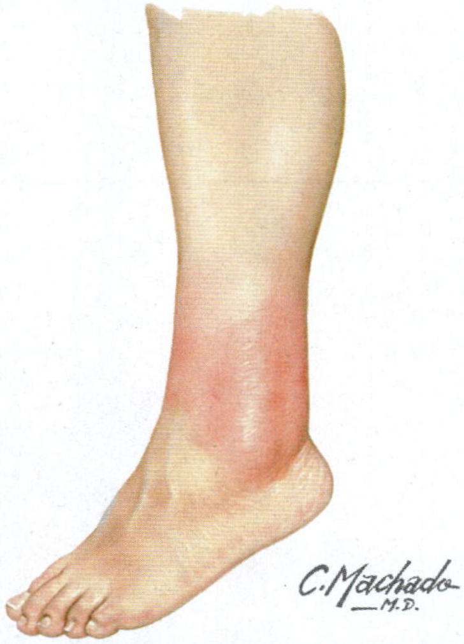

FMF丹毒样皮疹的典型表现，多见于下肢

彩图148-4 自身炎症性综合征的中枢神经系统表现。

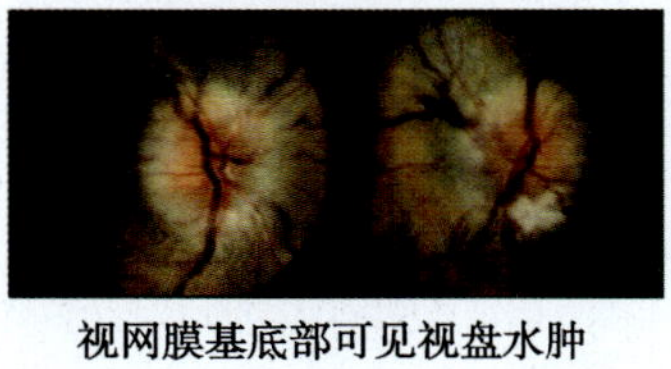

视网膜基底部可见视盘水肿

彩图149-2　典型结节性多动脉炎的肾损害。

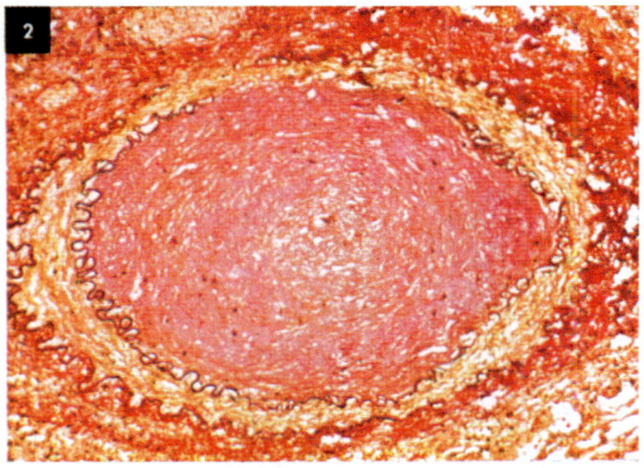

由于内膜纤维化，弓状肾动脉的管腔几乎完全闭塞；内弹力膜断裂以及中层纤维化（弹力纤维van Gieson染色，×100）

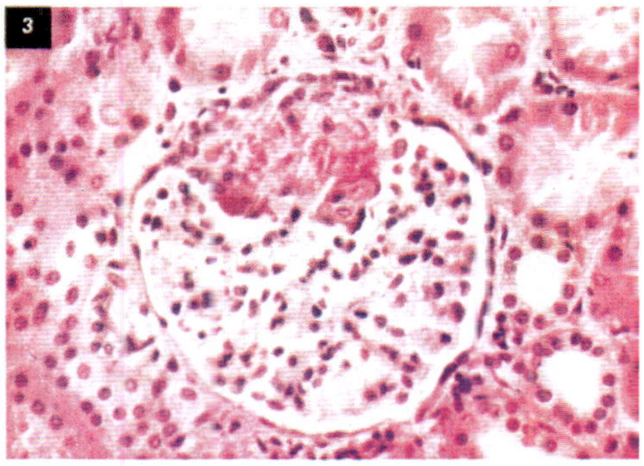

局灶性肾小球病变：节段性肾小球丛由于伴大量纤维蛋白和一些细胞反应的坏死过程而毁坏；患者死于肠穿孔（HE染色，×200）

彩图149-3　过敏性紫癜性肾病（Henoch-Schönlein病）。

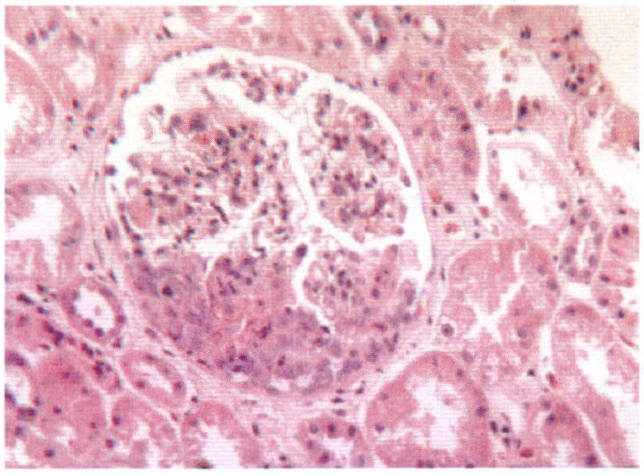

早期：局灶性嗜酸性非晶体沉积物、细胞增生以及新月体形成

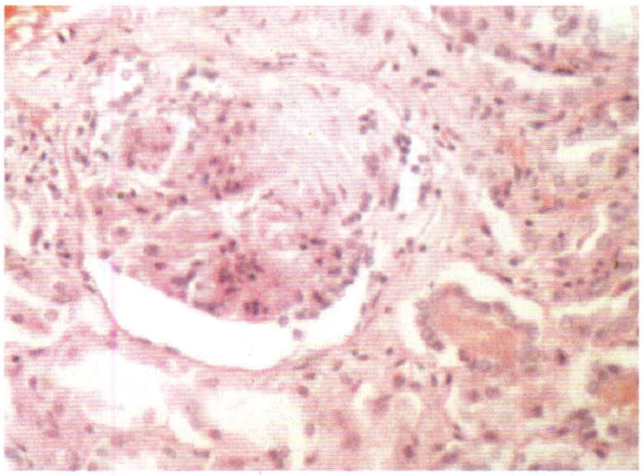

晚期：肾小球广泛受累，表现为嗜酸性粒细胞沉积、上皮增殖、新月体形成以及肾球囊粘连。

彩图149-4　肺出血肾炎综合征（Goodpasture综合征）。

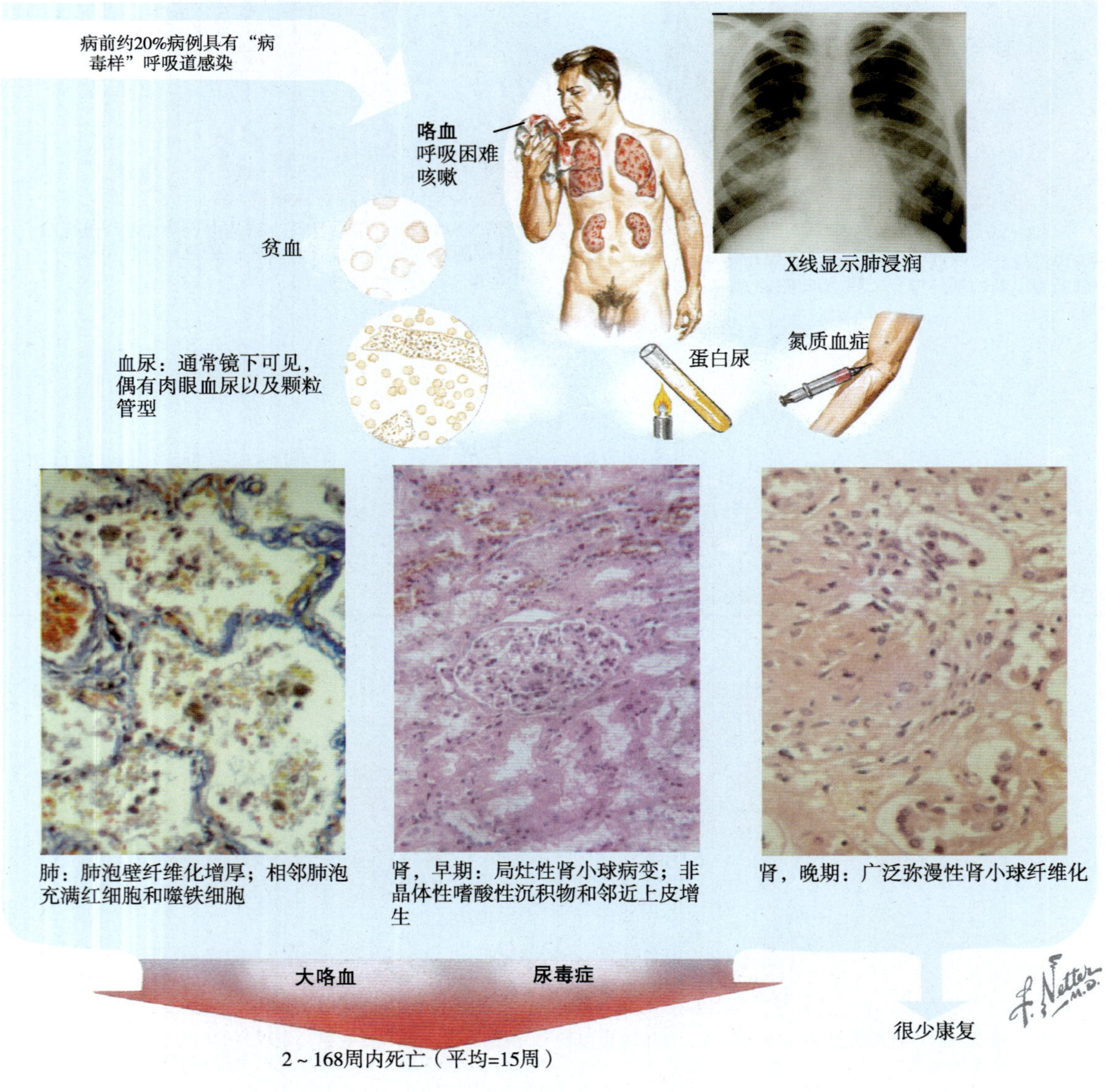

彩图150-1　巨细胞（颞）动脉炎，风湿性多肌痛。

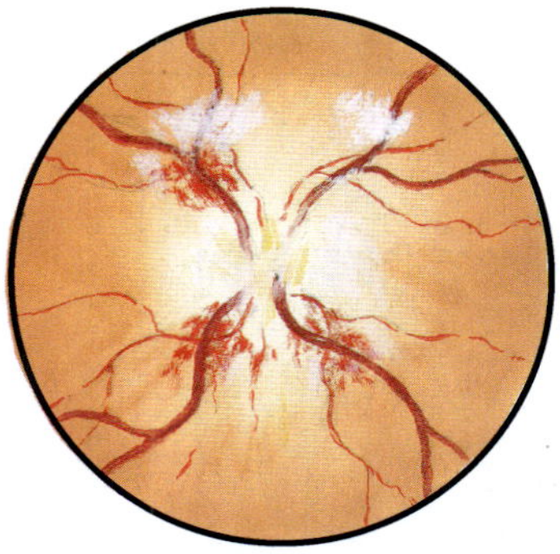

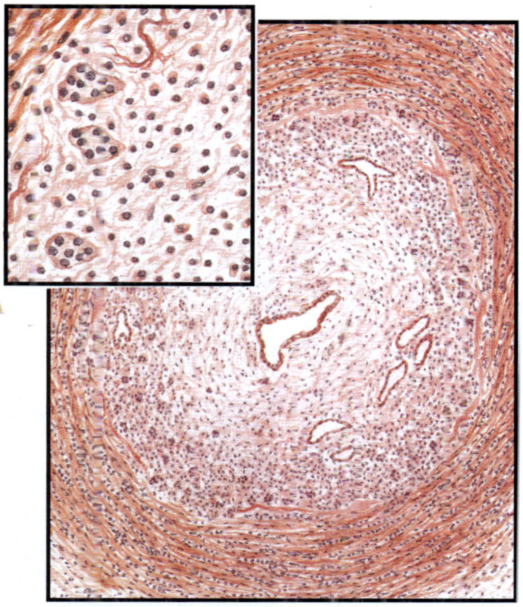

颞浅动脉的活检标本：管腔几乎全部闭塞，可见部分再通。高倍镜下可见淋巴细胞、浆细胞、巨细胞浸润；弹力层破碎

彩图151-1　狼疮的心脏表现。

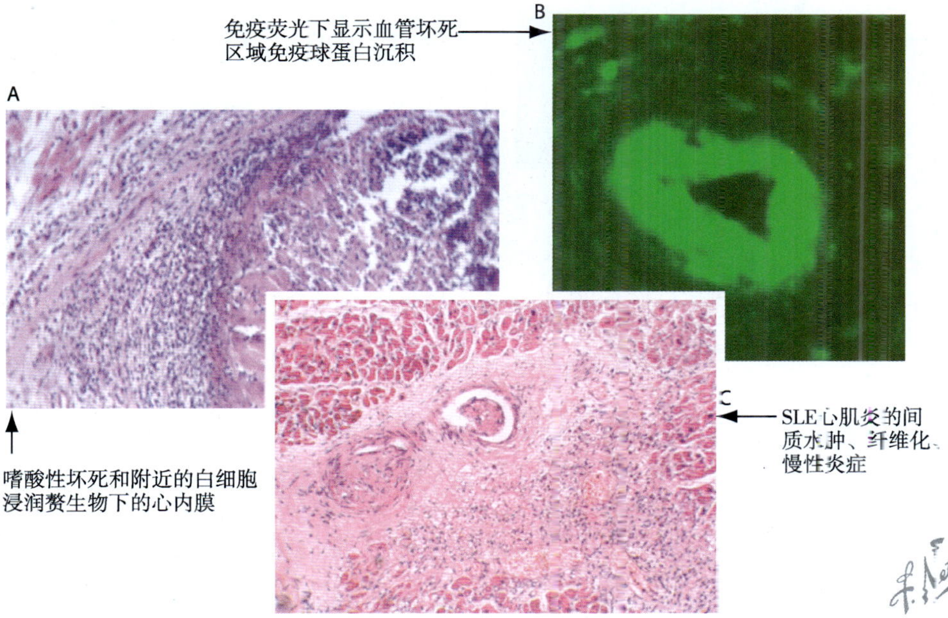

彩图151-2 系统性红斑狼疮（SLE）的肾脏病变。

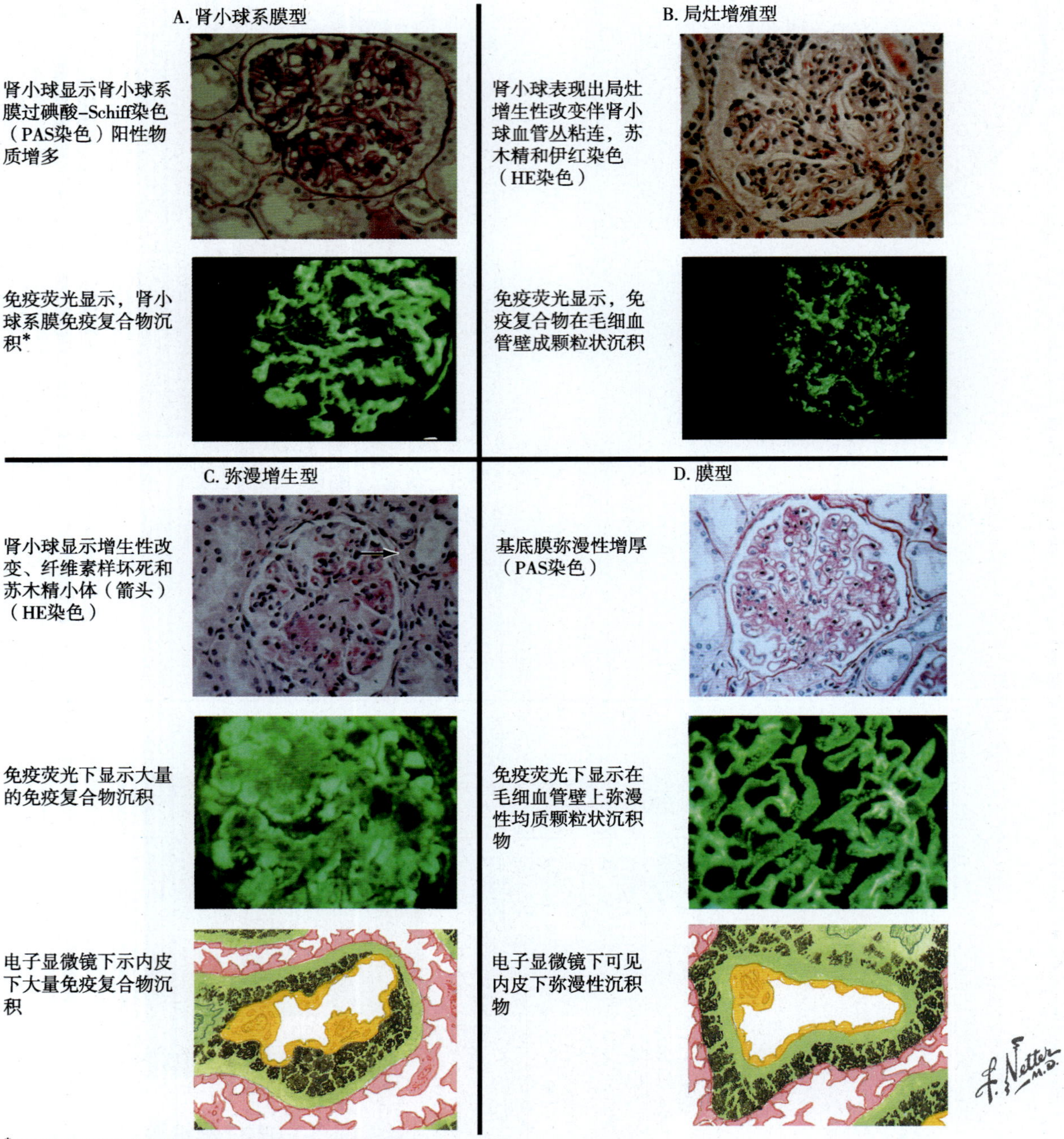

*所有荧光免疫均以荧光素标记的兔抗人γ免疫球蛋白染色

彩图 152-1 网状青斑（Livedo Reticularis）。

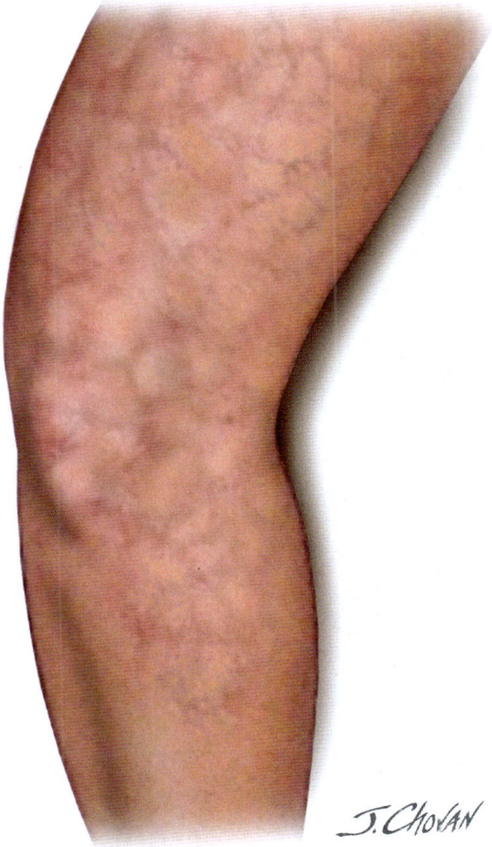

彩图 152-2 网状青斑（Livedo Racemosa）。

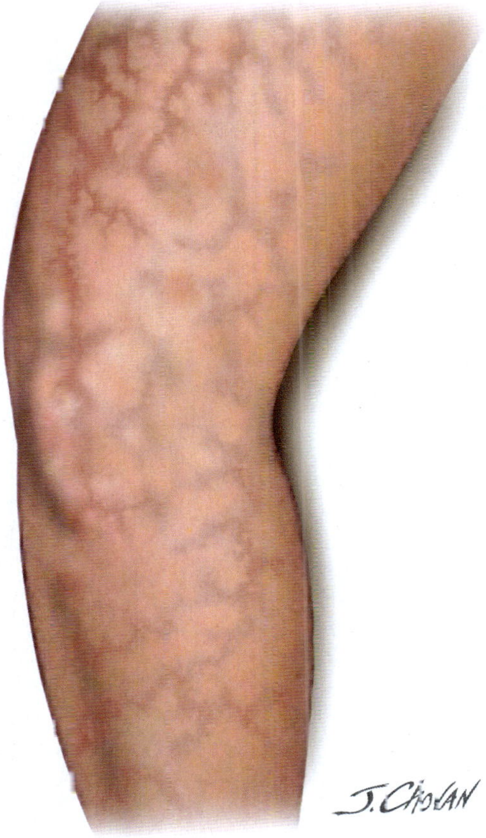

彩图 153-2 类风湿关节炎的关节外表现。

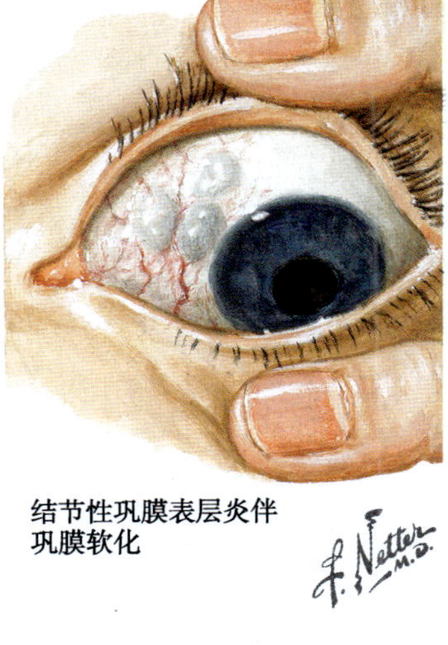

结节性巩膜表层炎伴
巩膜软化

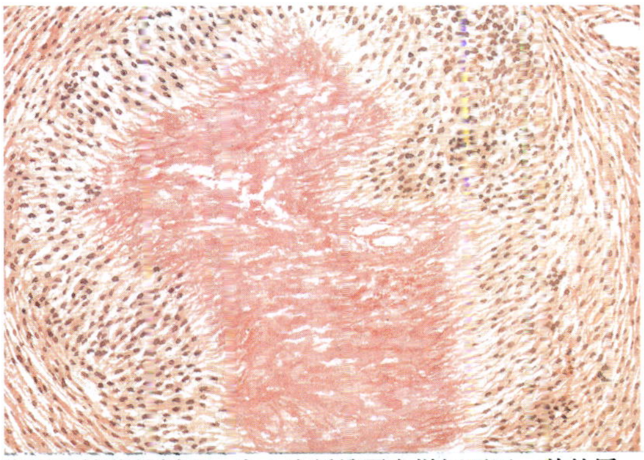

类风湿结节的剖面。中心为纤维蛋白样坏死区，其外周绕以栅栏状排列的间质细胞区，周围是含有慢性炎性细胞的纤维组织囊。

彩图154-1　进行性系统性硬化（硬皮病）。

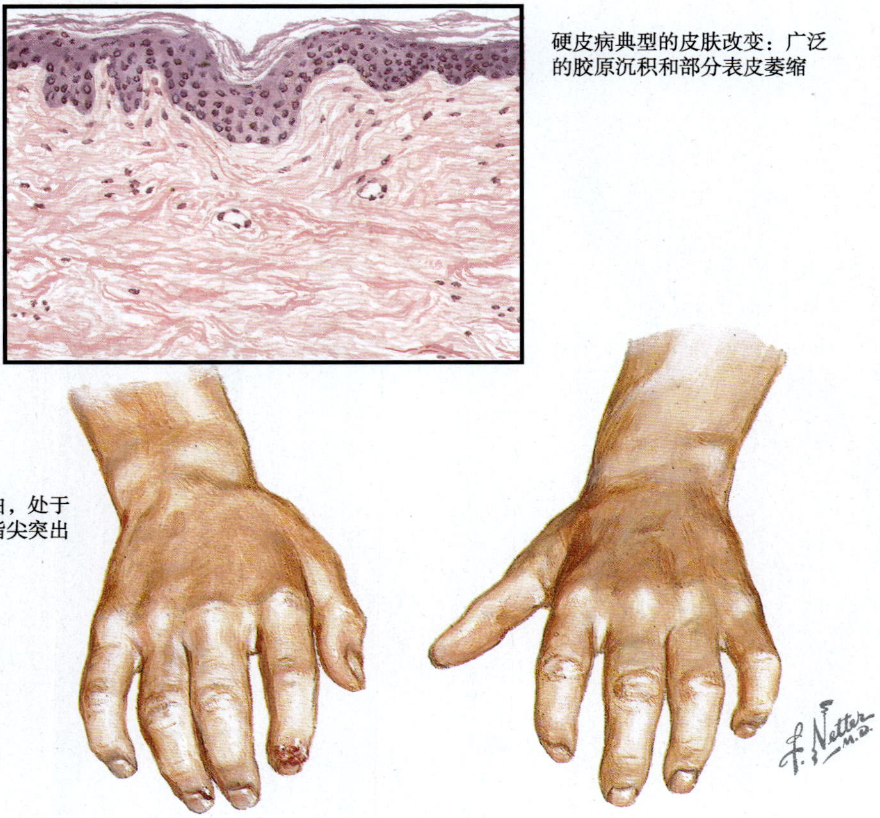

硬皮病典型的皮肤改变：广泛的胶原沉积和部分表皮萎缩

指端硬化：手指部分屈曲，处于半屈曲位；指端萎缩；指尖突出并出现溃疡

彩图154-2　进行性系统性硬化（PSS；硬皮病）；肺受累。

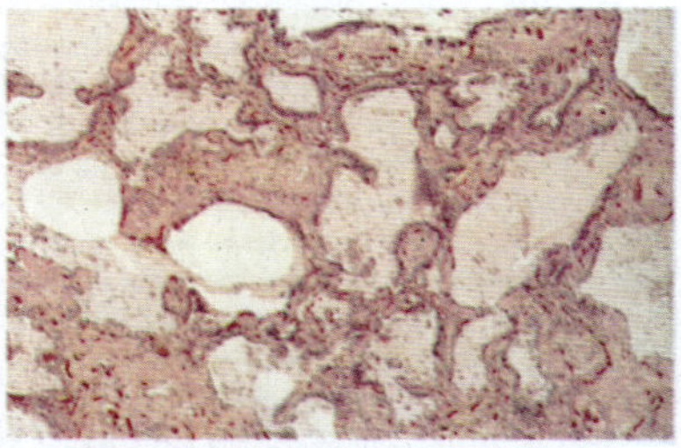

肺的显微切片。肺纤维化伴有小囊形成，其中许多代表扩张的细支气管

彩图155-3　反应性关节炎。

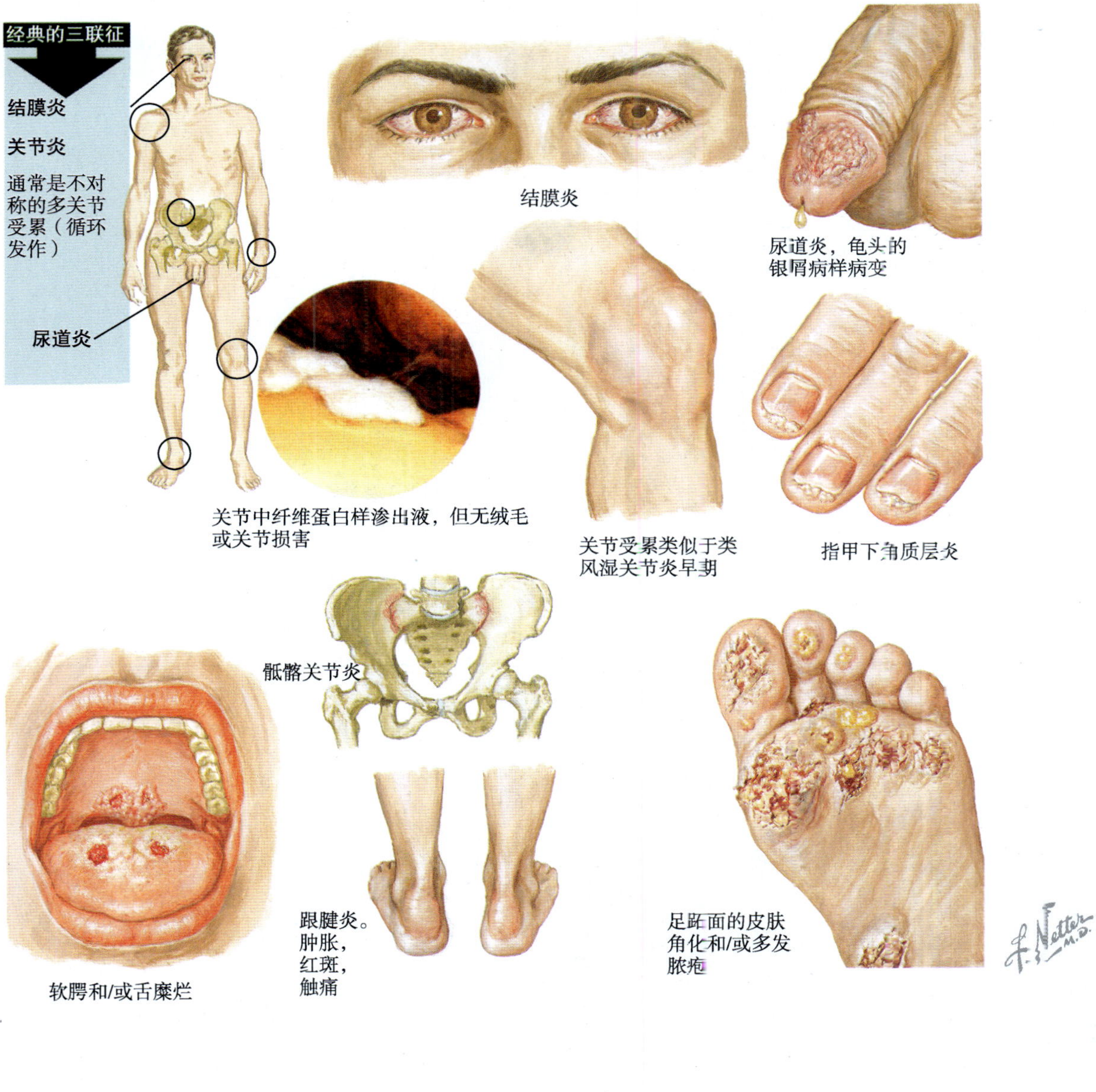

彩图155-4　银屑病关节炎。

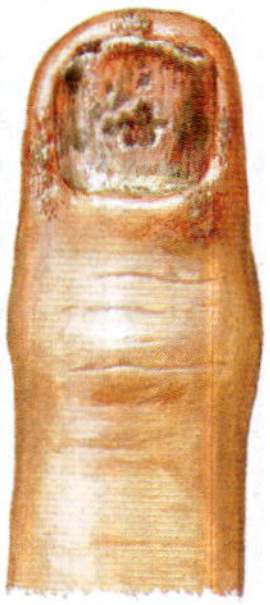

指甲凹陷、变色和糜烂，远端指间关节梭形肿胀

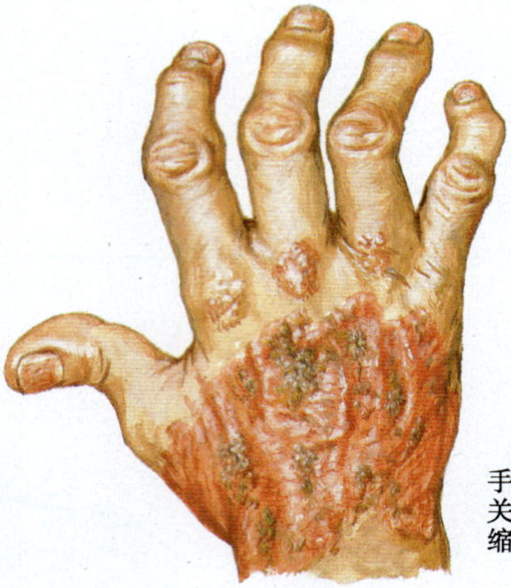

手背部的银屑病皮疹，伴有许多指间关节肿胀和变形，由于骨吸收致手指缩短

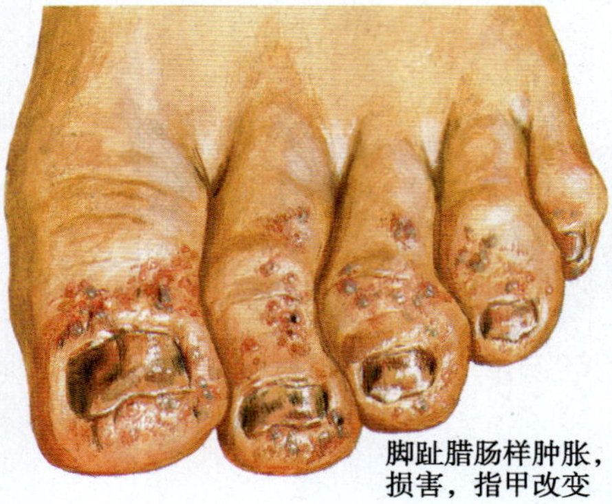

脚趾腊肠样肿胀，皮肤损害，指甲改变

彩图156-2　皮肌炎典型的皮肤表现。

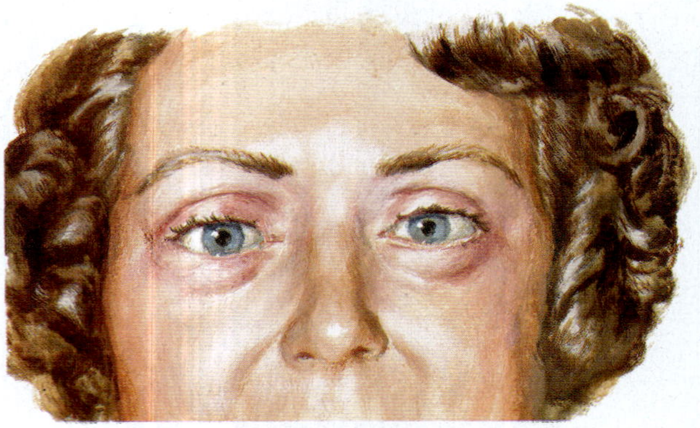

眼周水肿及淡紫色改变是典型的症状。也可存在更为广泛的红斑样皮疹

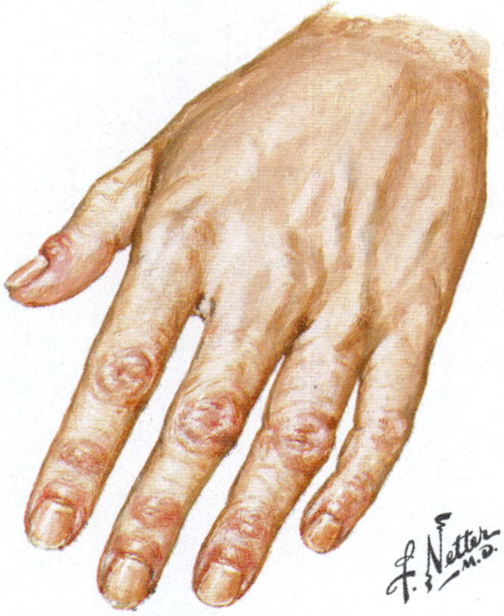

在指甲周围及指间关节的背面可见红斑和/或鳞屑、丘疹

彩图158-1　眼红疾病的诊断方法。

角膜炎（角膜的感染）

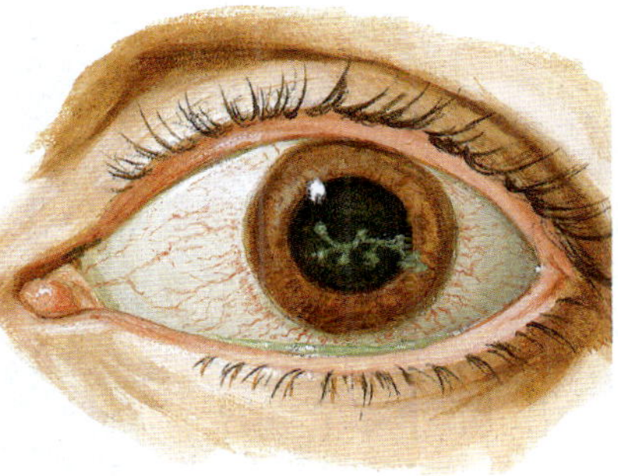

被荧光素染色后
表现出的树枝状
角膜炎（单纯疱疹）

角膜瘢痕的治疗

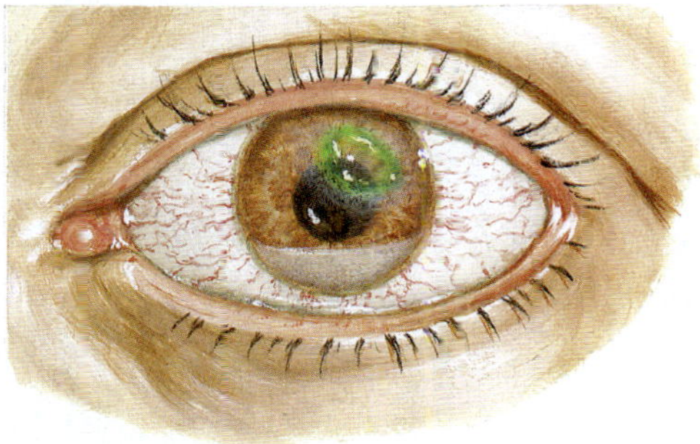

角膜溃疡荧光素染色（前房积脓）

彩图158-2　眼睑疾病。

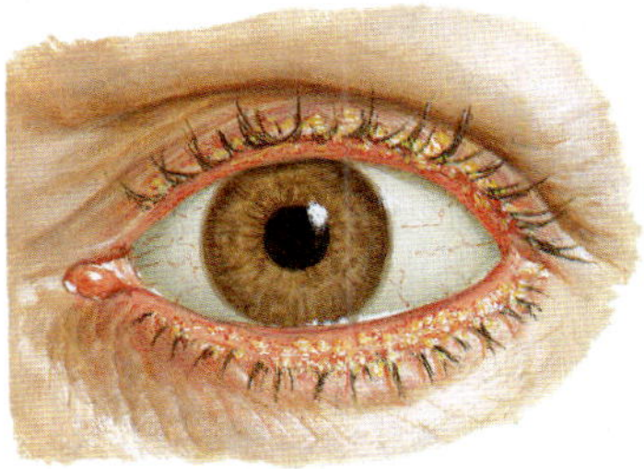

睑缘炎

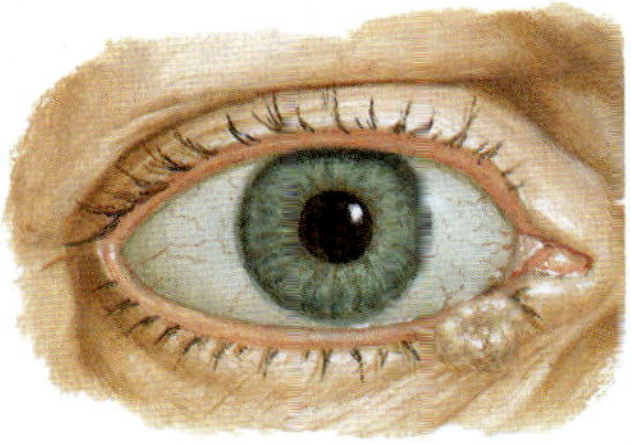

下眼睑癌

彩图**159-2** 年龄相关性白内障。

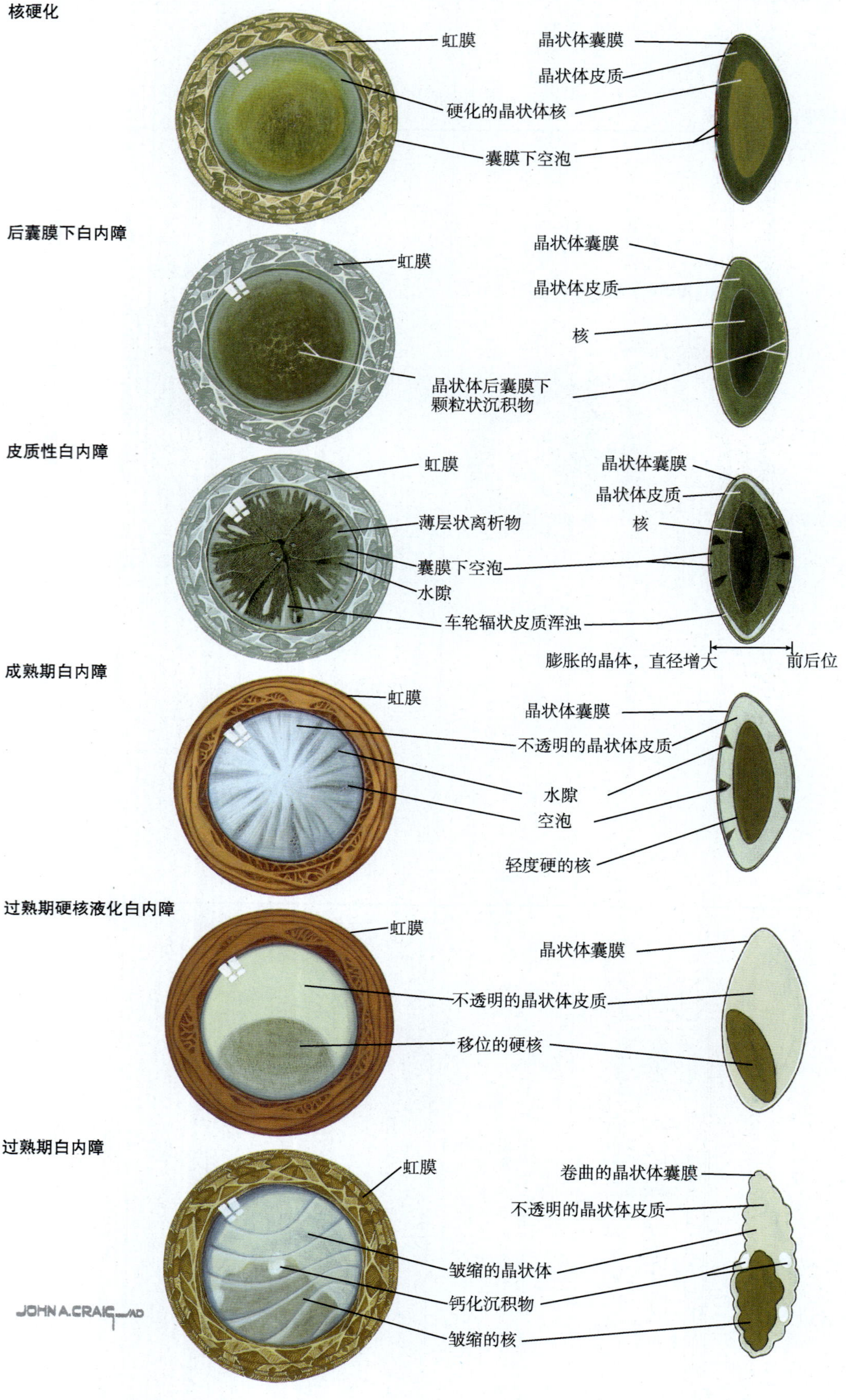

彩图159-5 晶状体乳化和植入柔软的眼内人工晶体（IOL）。

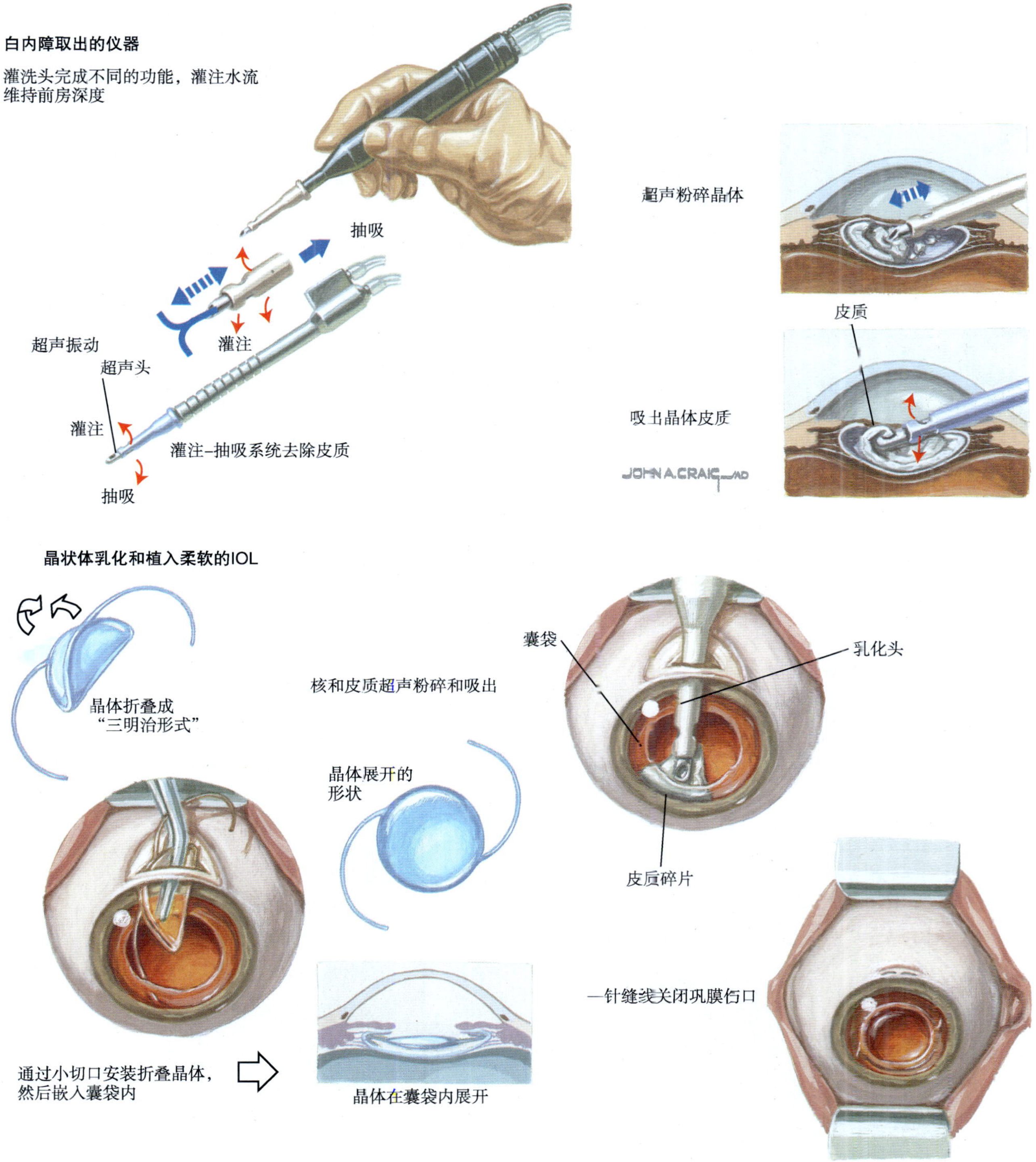

彩图159-3　白内障的诊断性评估。

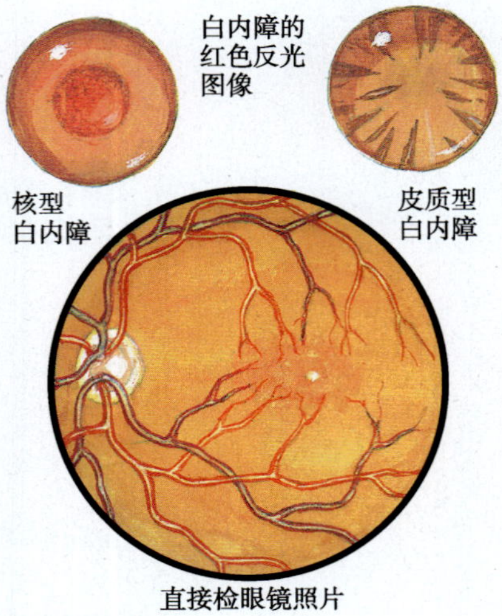

彩图160-2　原发性闭角型青光眼。

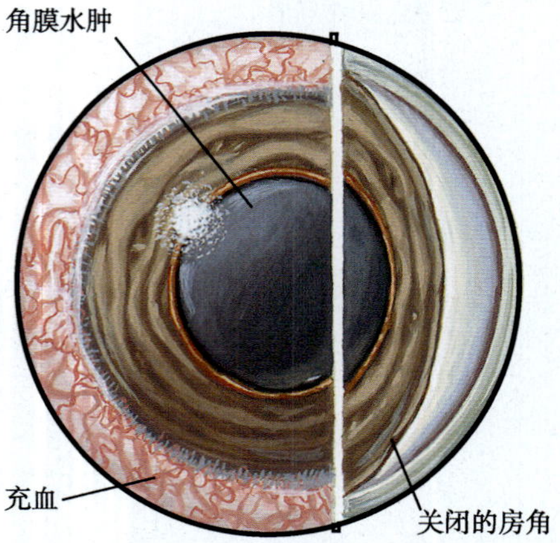

急性房角关闭导致眼压显著升高伴有结膜充血、角膜水肿和瞳孔中度散大固定。亚急性和慢性类型可能相对无症状。

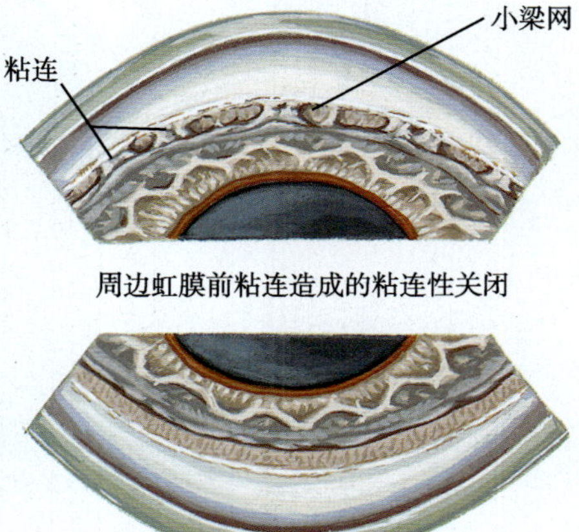

前房角镜加压检查打开接触性关闭的房角

彩图 161-1　糖尿病视网膜病变。

IRMA：视网膜内微血管异常。

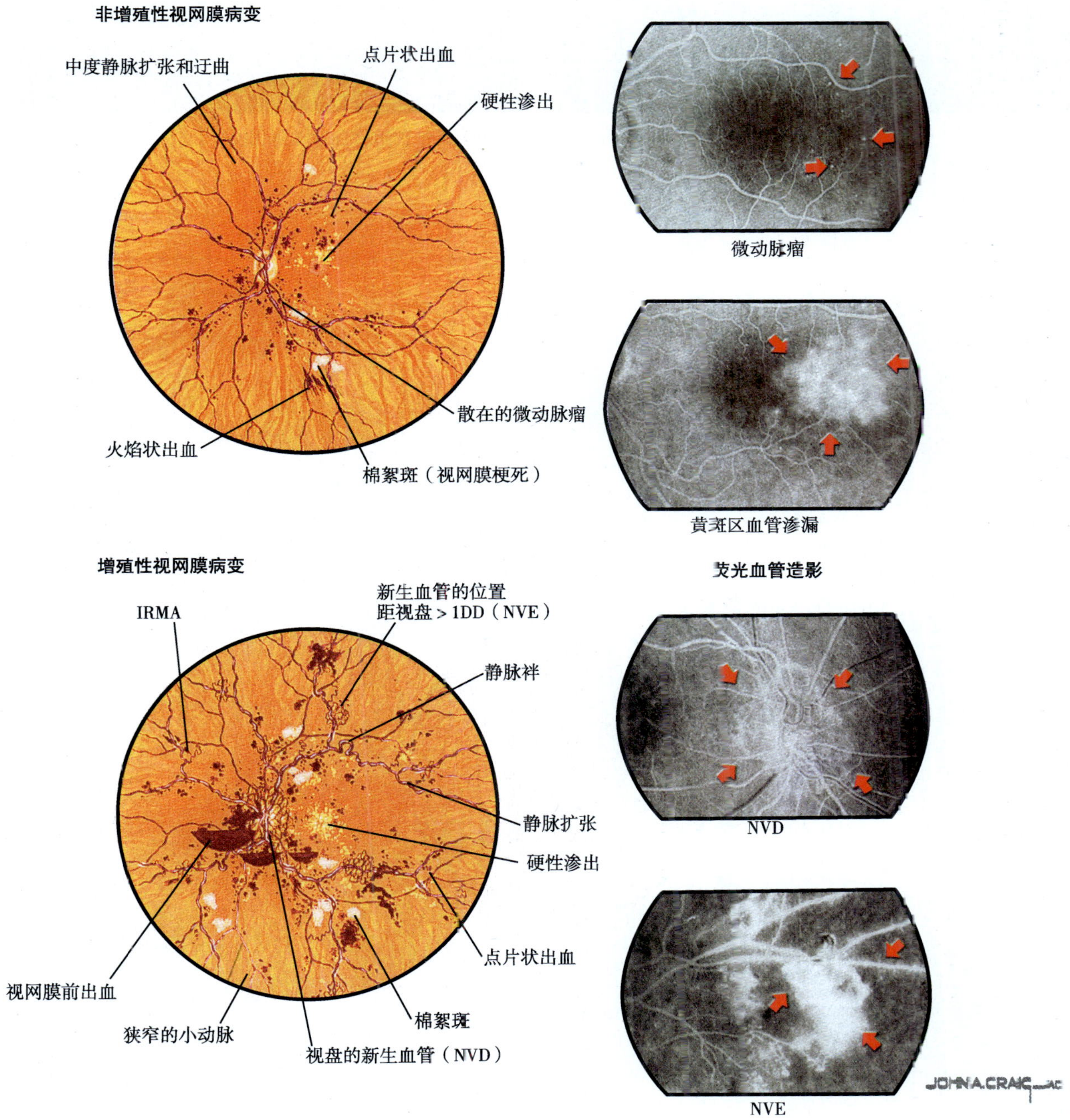

彩图**161-2** 眼相干断层摄影。

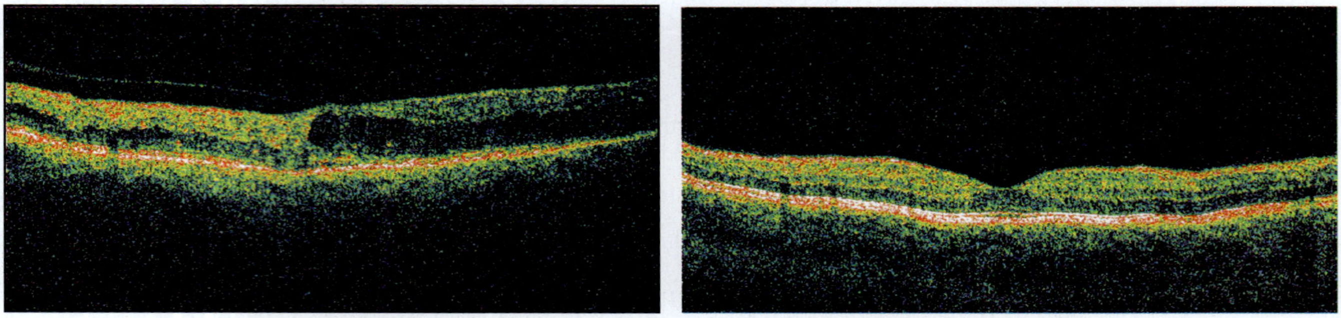

糖尿病性黄斑水肿（上图）和正常黄斑（下图）眼相干断层摄影图像的比较

彩图**161-3** 增殖性糖尿病视网膜病变的并发症。

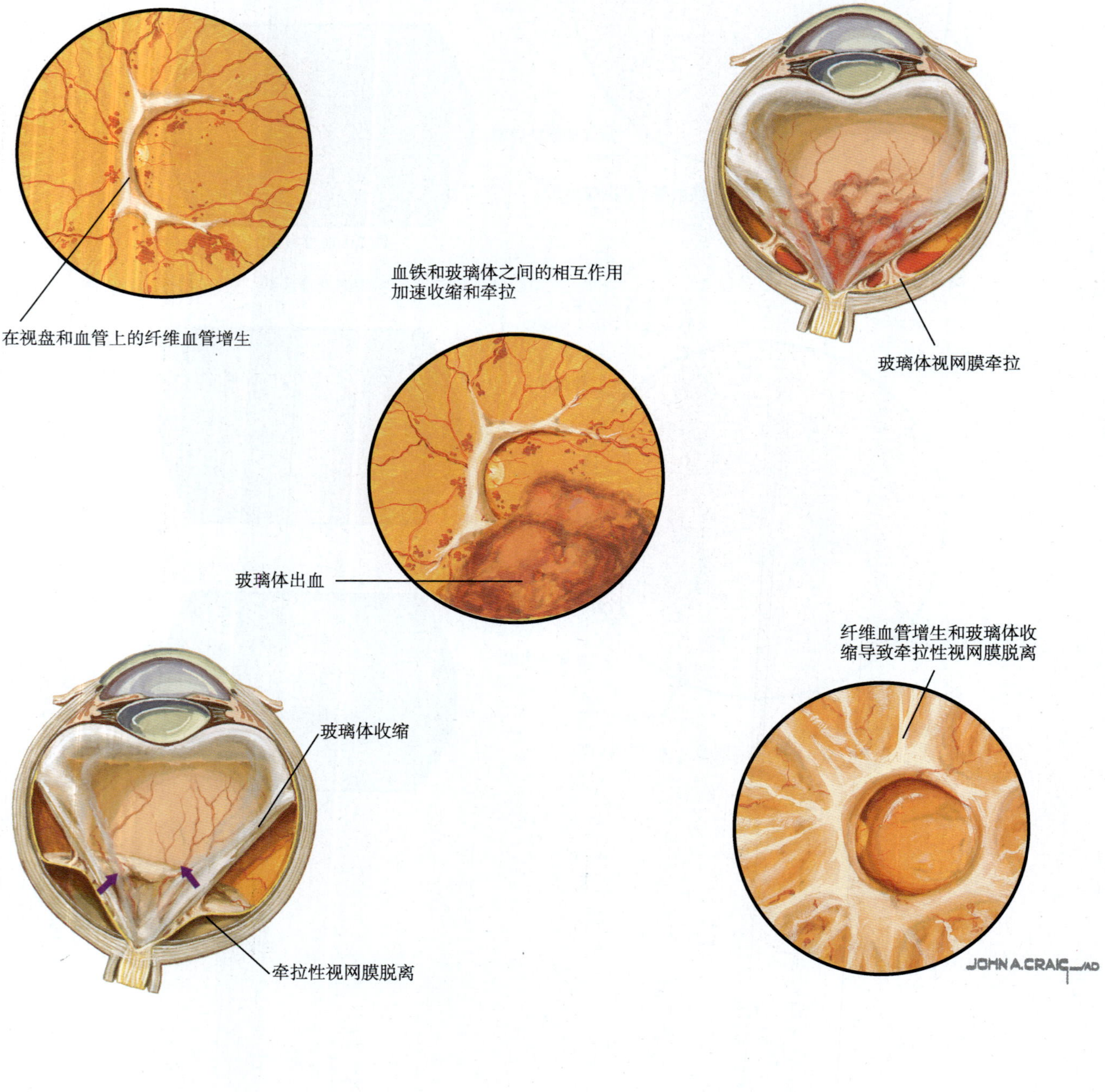

彩图 161-5　广泛视网膜光凝术。

NVD：视盘的新生血管

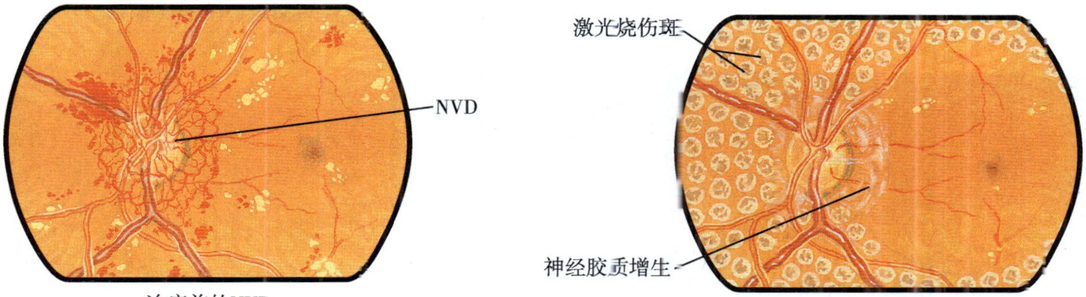

治疗前的NVD　　治疗后NVD的晚期退化

彩图161-6　黄斑水肿的局部光凝术。

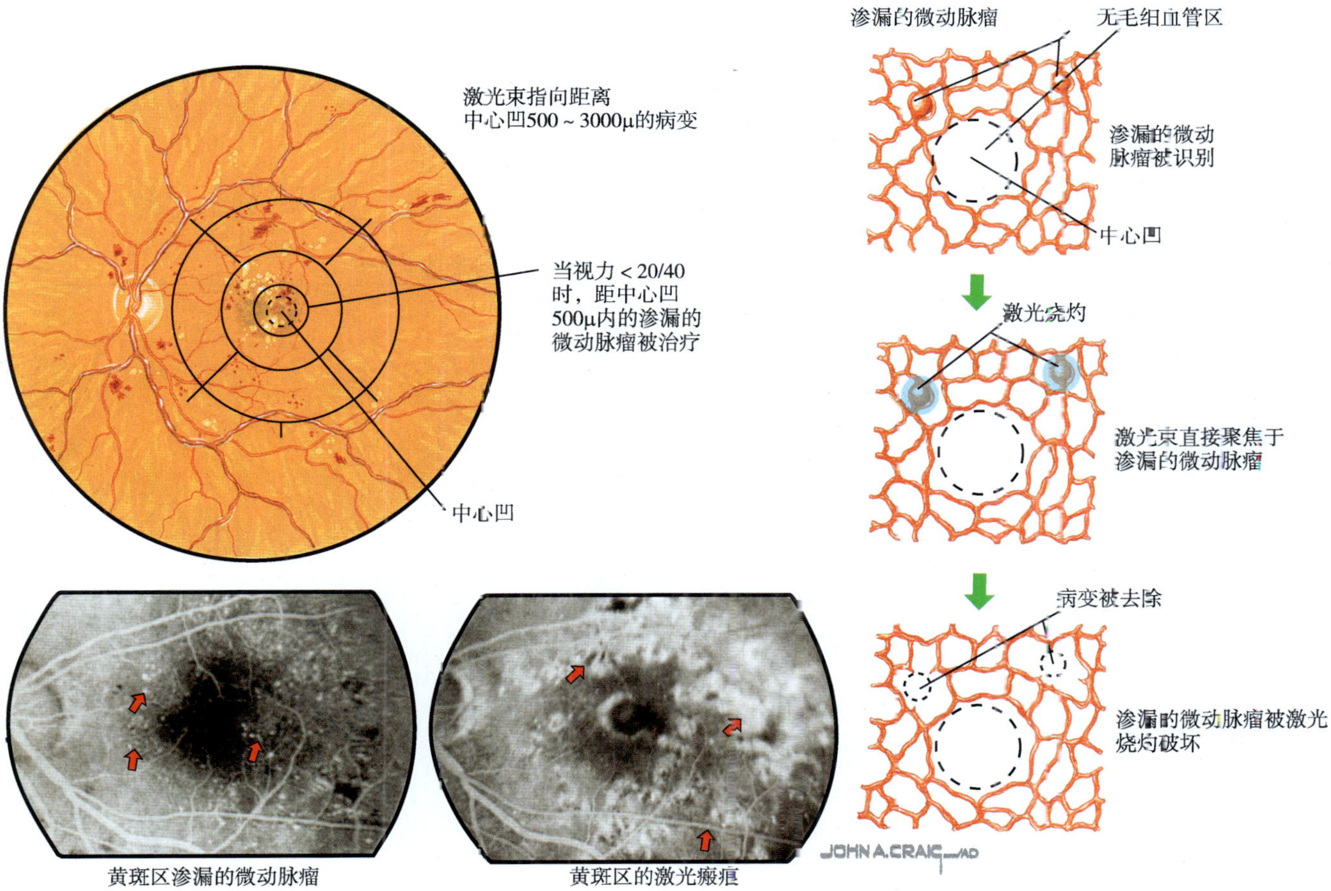

黄斑区渗漏的微动脉瘤　　黄斑区的激光瘢痕

彩图171-1　荨麻疹。

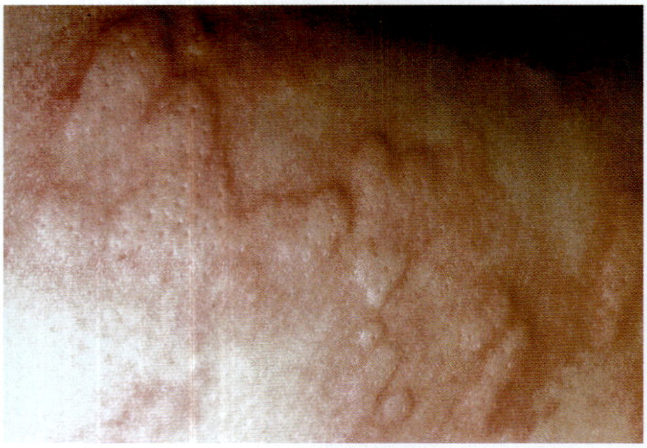

彩图171-2　环状的和匐行性的荨麻疹。

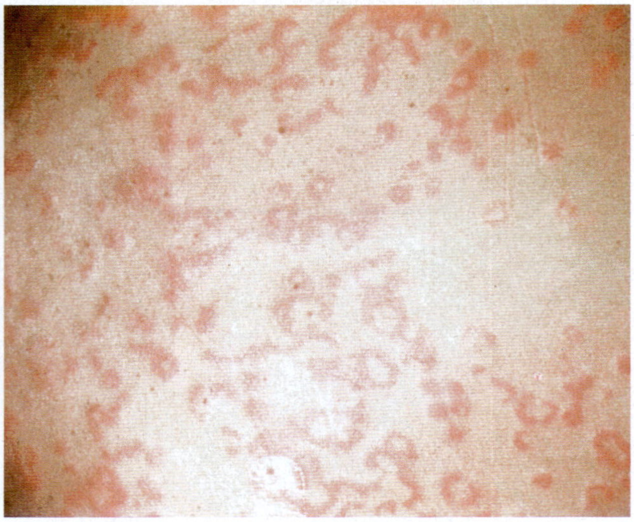

彩图171-3　胆碱能性荨麻疹。

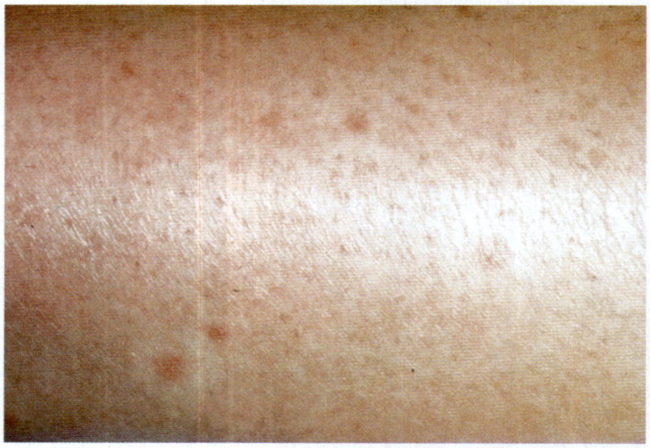

彩图171-4　日光性荨麻疹。

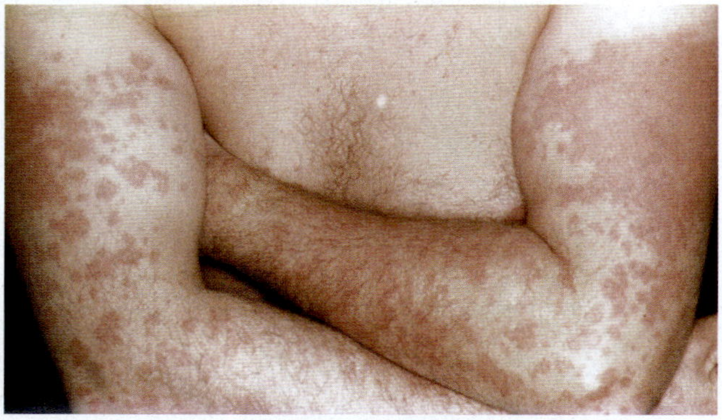

彩图 172-1　特应性皮炎。

肘前窝典型的苔藓样斑块。

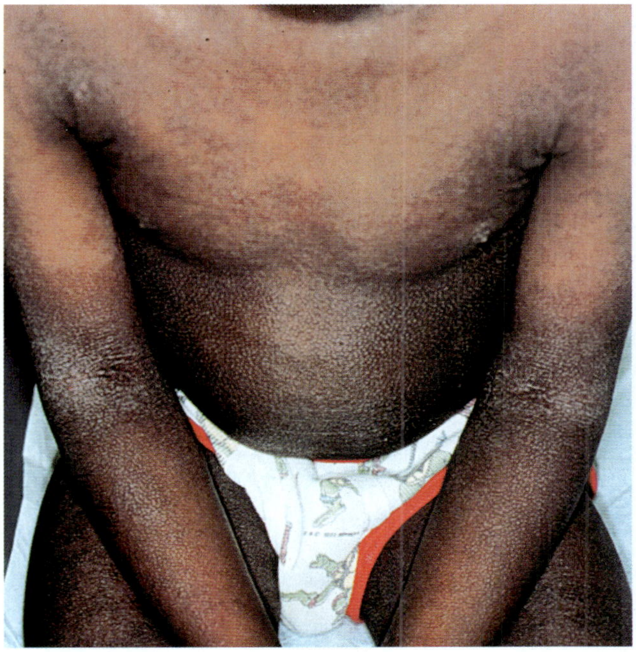

彩图 172-2　接触性皮炎。

线状分布的红色斑丘疹和小疱是常春藤接触性皮炎的特征。

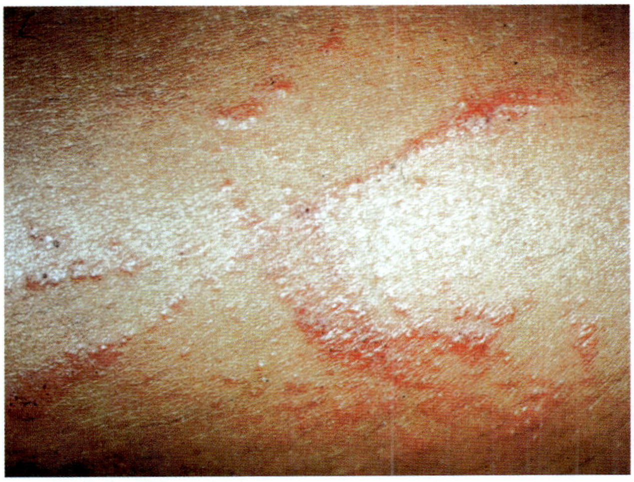

彩图 172-3　脂溢性皮炎

前额、眉毛、鼻翼、鼻唇沟部位的红斑和油腻的黄色鳞屑。

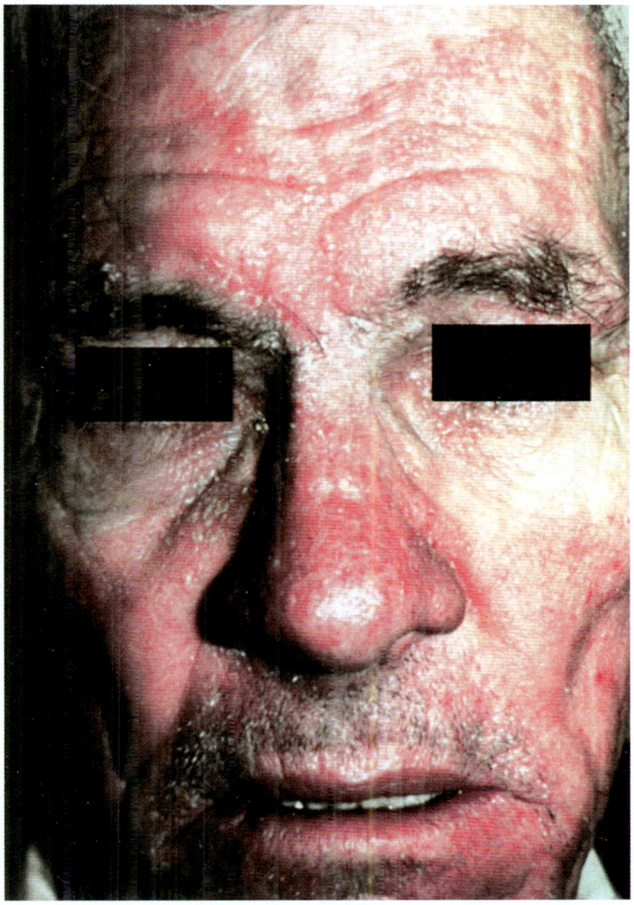

彩图 172-4　面癣。

皮损呈中心清楚、匐行性边缘的红斑。

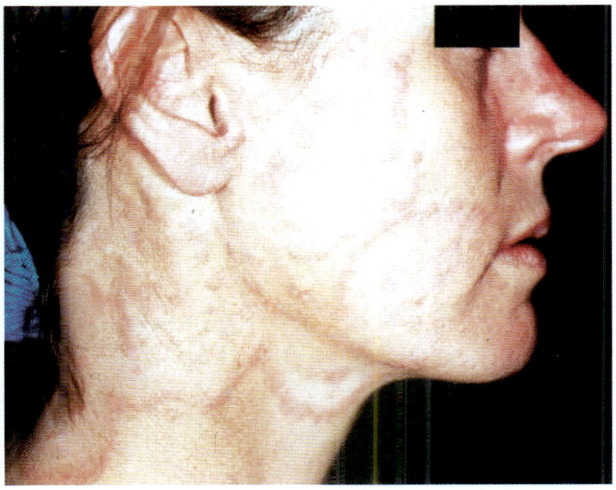

图 173-1 变应性接触性皮炎。

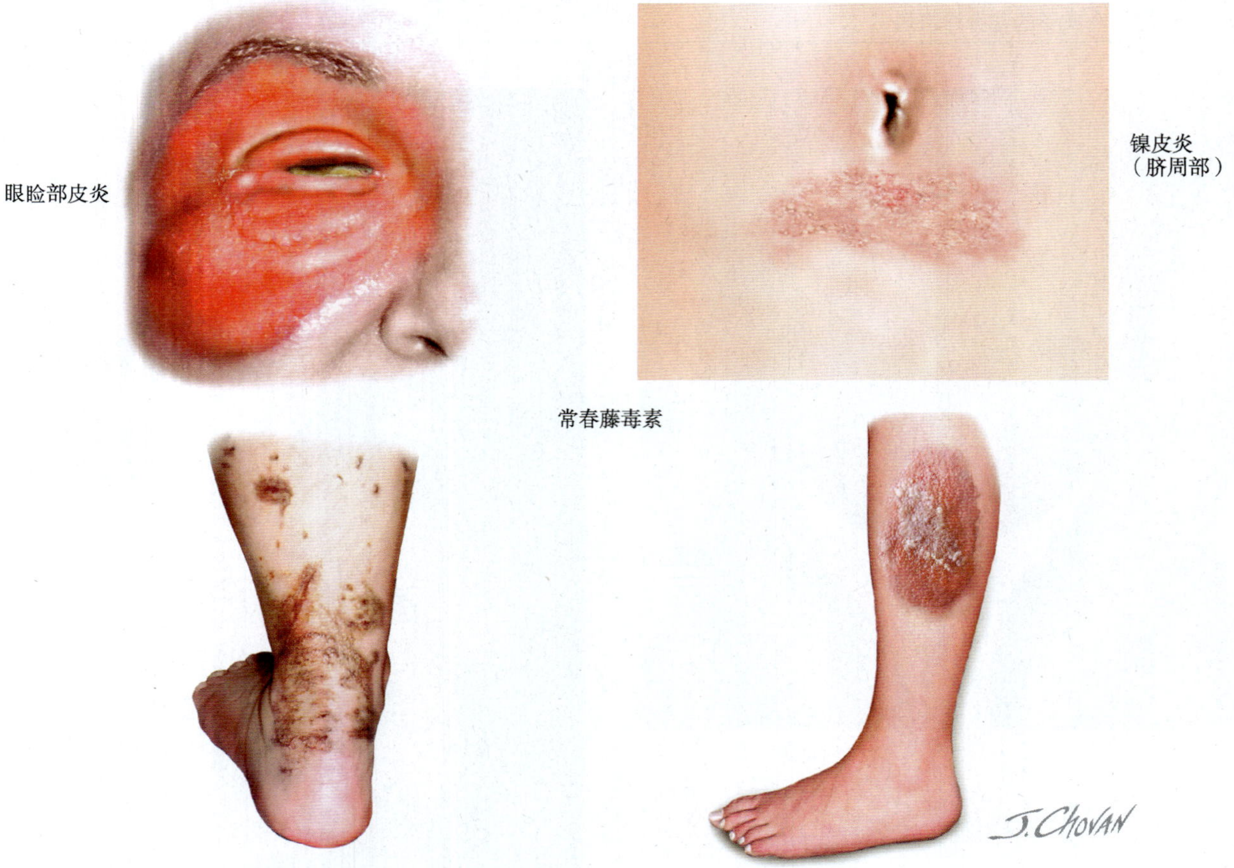

彩图174-1 银屑病。

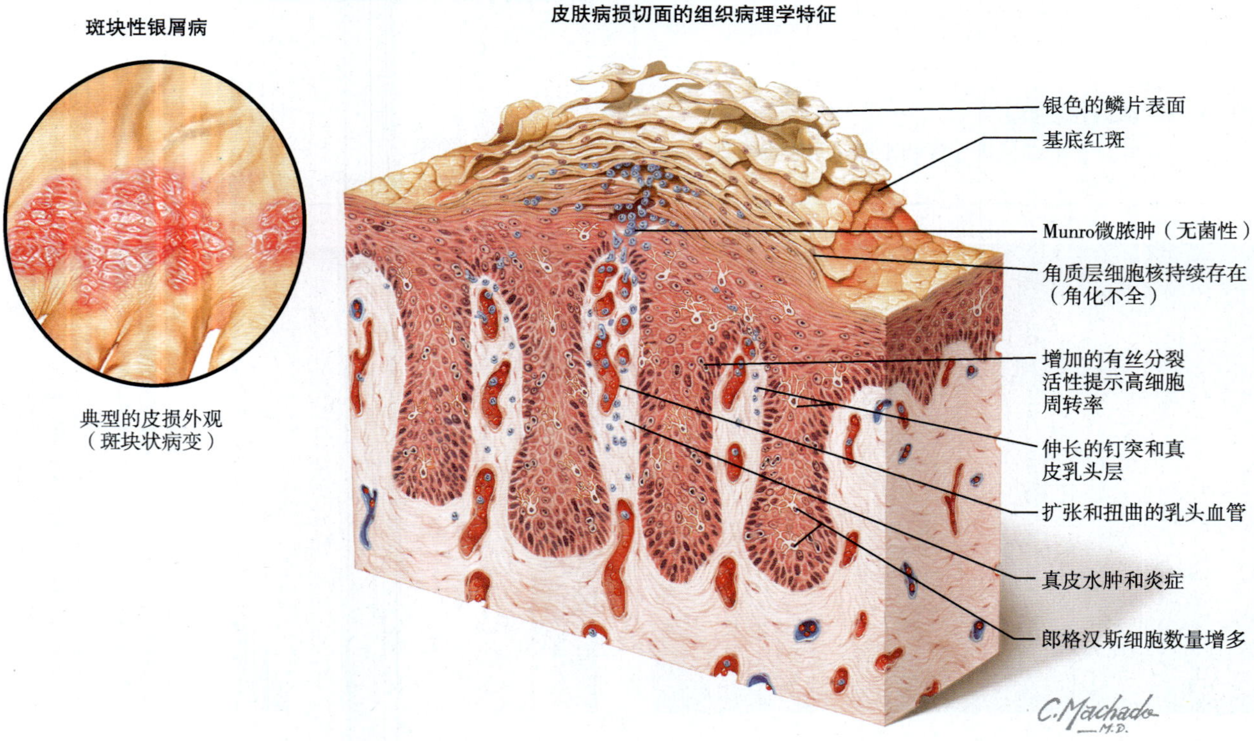

彩图174-2　生殖区银屑病。

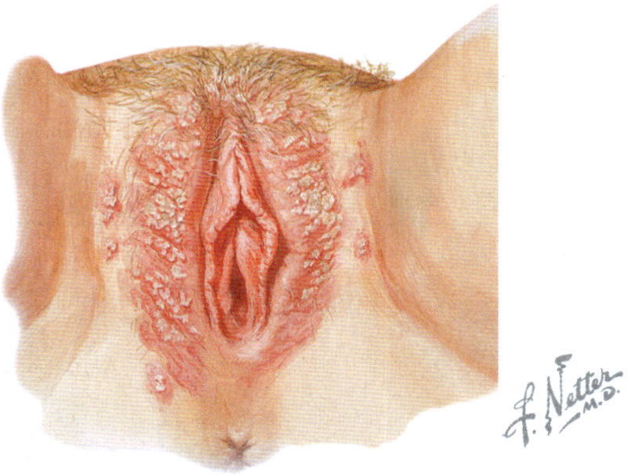

典型的擦烂样病变外观。注意最小限度的鳞片

彩图174-3　银屑病：典型分布。

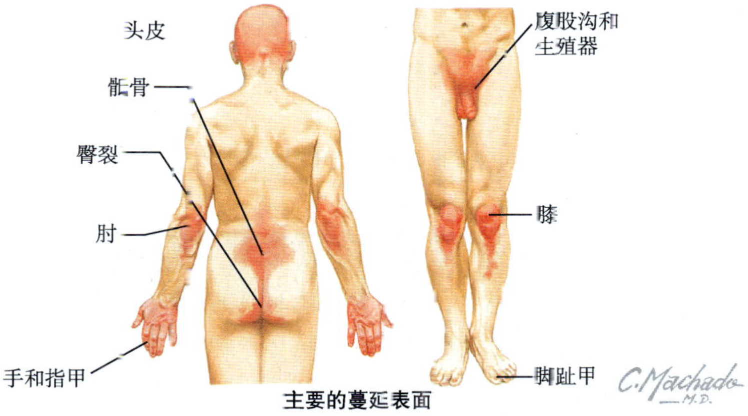

彩图174-4　银屑病指甲受累。

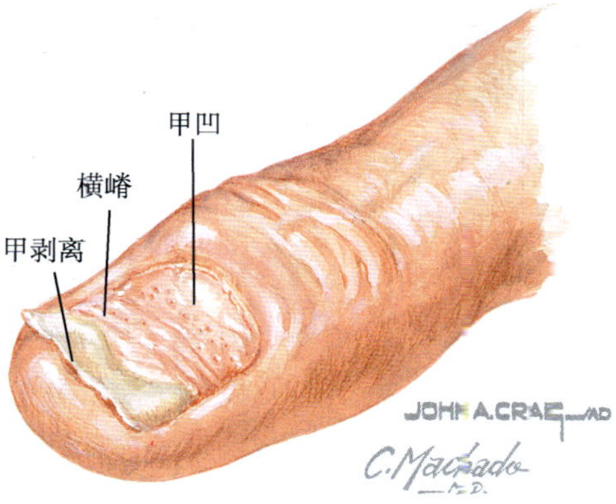

彩图 175-2　大疱性类天疱疮。
大疱性类天疱疮患者的张力性大疱和荨麻疹样斑块。（Courtesy of Dr. Walter Barkey.）

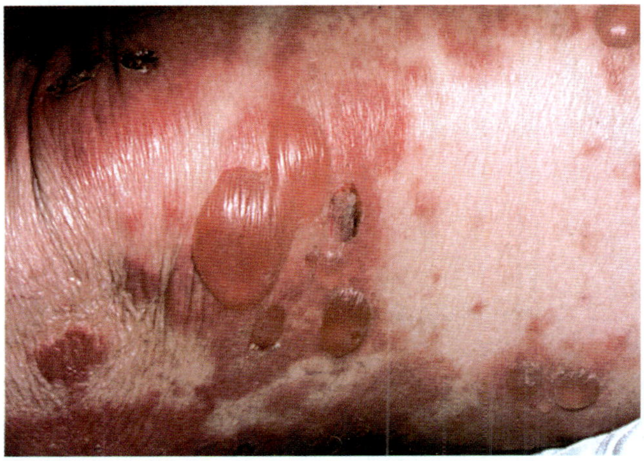

彩图 175-3　寻常型天疱疮
松弛性小水疱及糜烂。

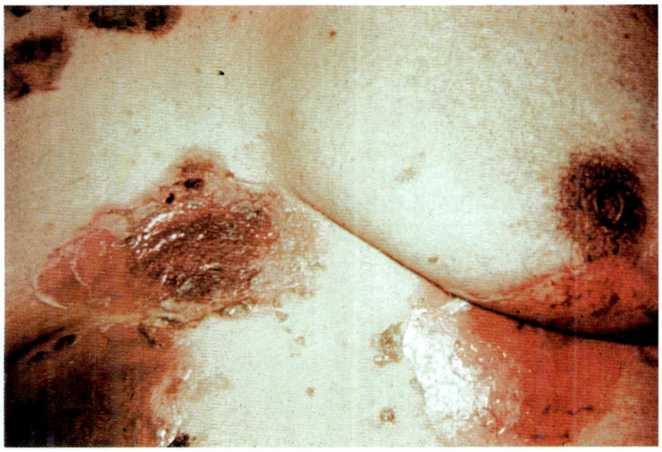

彩图 175-4　落叶型天疱疮

落叶型天疱疮患者躯干结痂性糜烂。

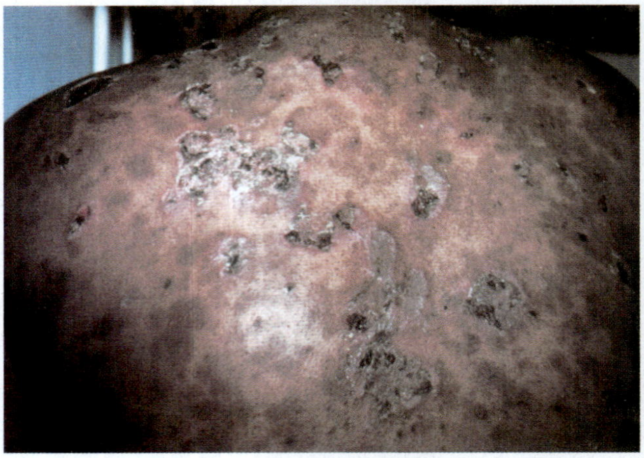

彩图 176-4　盘状红斑狼疮。

注意瘢痕形成区域及毛囊完全消失。

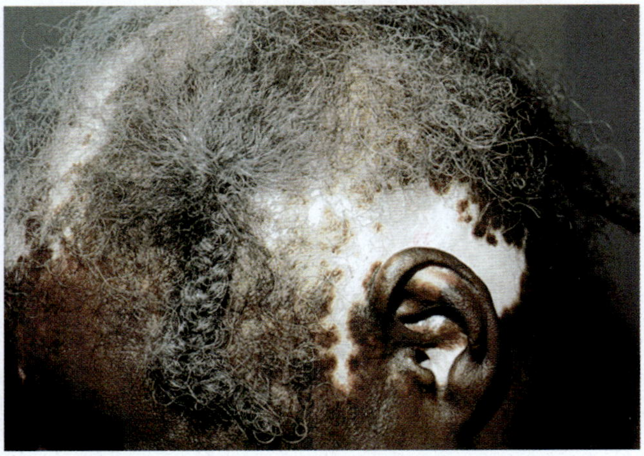

彩图180-2　肾动脉的多种疾病可以导致高血压。

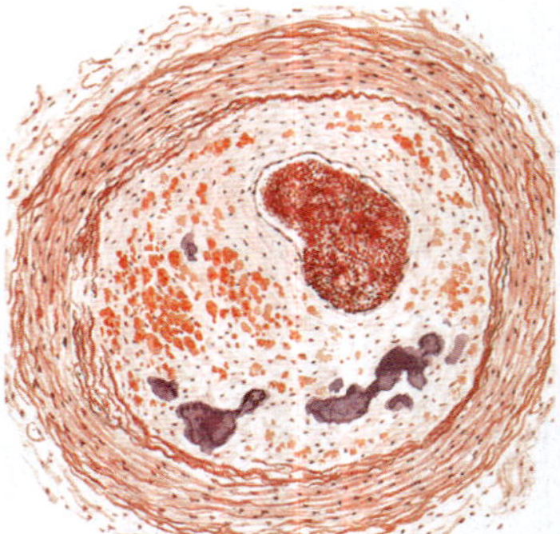

肾动脉严重的向心性动脉粥样硬化，伴有脂质沉积和钙化，并发血栓形成（×12）

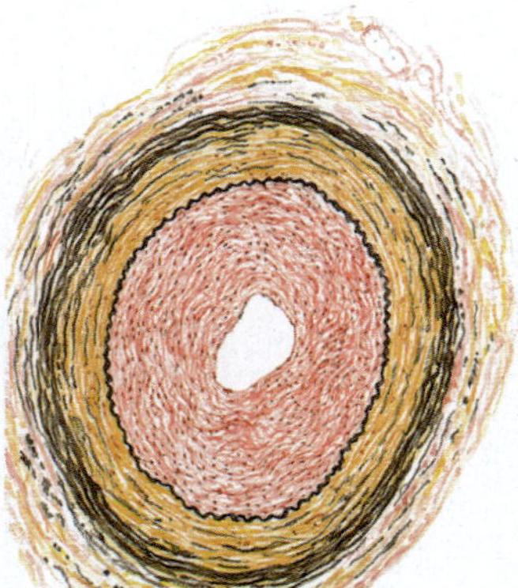

肾动脉内膜纤维增生
类似于婴儿主动脉
(Verhoeff-Van Gieson 染色，×55)

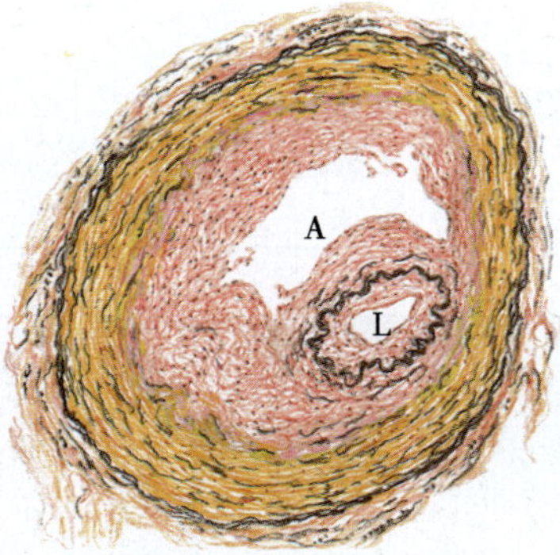

肾动脉分支血管内膜纤维增生:
L =动脉腔
A=夹层动脉瘤腔
（Verhoeff-Van Gieson染色，×18）

彩图182-1　阿尔茨海默病的显微病理学。

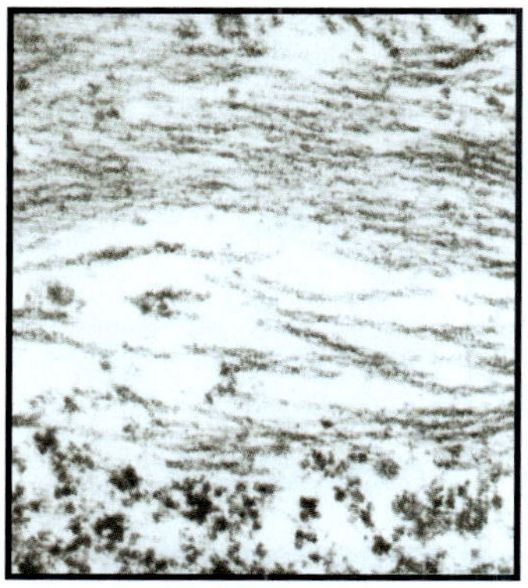

老年斑由营养不良性神经突、β-淀粉样肽、小胶质细胞和星形细胞及其突起组成

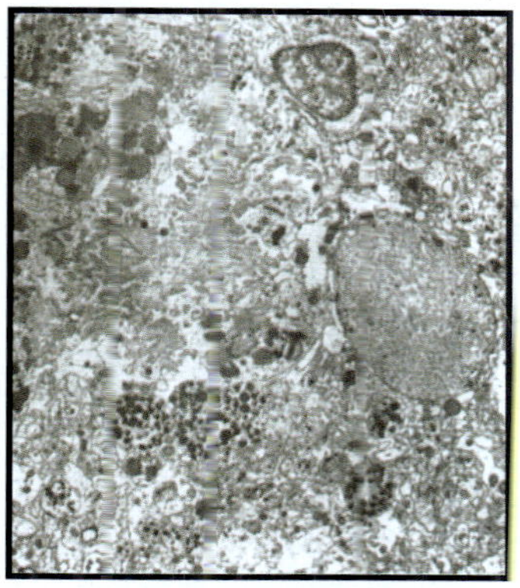

神经原纤维缠结由高度磷酸化的tau蛋白的双螺旋细丝（PHF）组成

彩图182-5　阿尔茨海默病中的淀粉样化。

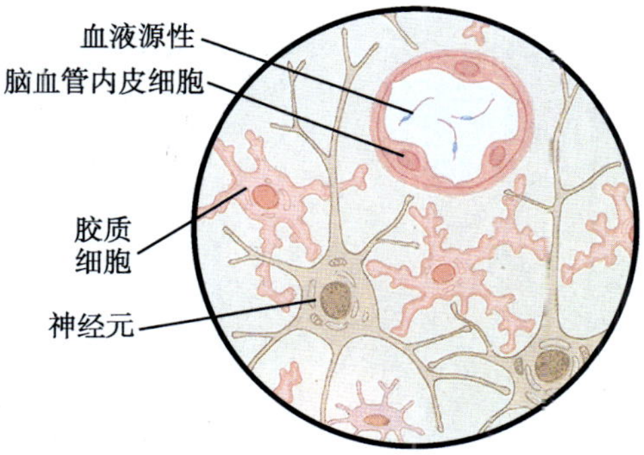

APP的可能来源

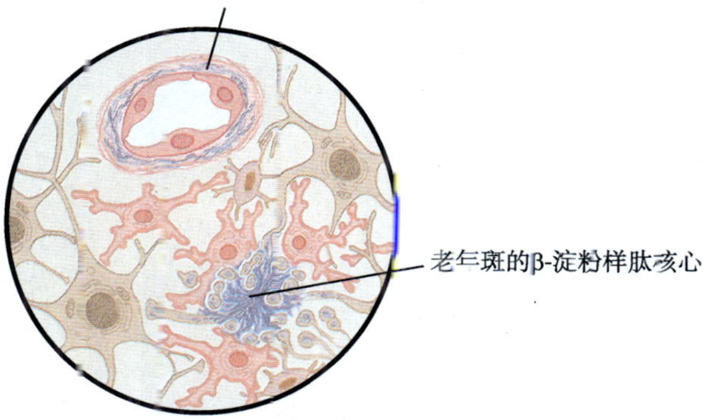

脑淀粉样蛋白沉积